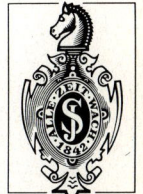

Diagnose und Therapie in der Praxis

Nach der amerikanischen Ausgabe von
Marcus A. Krupp und Milton J. Chatton

bearbeitet, ergänzt und herausgegeben von
K. Huhnstock, W. Kutscha und H. Dehmel

unter Mitarbeit von
G.-W. Schmidt, G. Rudnitzki, D. Kallinke
und I. Florin

Fünfte, neubearbeitete und erweiterte Auflage

Springer-Verlag
Berlin Heidelberg New York Tokyo 1984

Titel der amerikanischen Originalausgabe:
Current Medical Diagnosis & Treatment 1983
© Lange Medical Publications, Los Altos, California, U.S.A.

Herausgeber der deutschen Ausgabe

KARL-HEINZ HUHNSTOCK, Prof. Dr.,
Leitender Arzt der Inneren Abteilung,
Rehabilitationskrankenhaus Karlsbad-Langensteinbach,
Guttmannstraße 1, D-7516 Karlsbad 1

WERNER KUTSCHA, Prof. Dr.,
Chefarzt der Inneren Abteilung, Vinzentius-Krankenhaus,
Cornichonstraße 4, D-6740 Landau/Pfalz

HORST DEHMEL,
Leiter der Abteilung Nachweis wissenschaftlicher Literatur,
Springer-Verlag, Heidelberger Platz 3, D-1000 Berlin 33

unter Mitarbeit von

GEORG-WINFRIED SCHMIDT, Prof. Dr.,
Zentrum für Kinderheilkunde am Klinikum der
Justus Liebig-Universität, Feulgenstraße 12, D-6300 Gießen

GERHARD RUDNITZKI, Dr.,
Stiftung Rehabilitation Heidelberg, Südwestdeutsches
Rehabilitationszentrum für Kinder und Jugendliche,
Im Spitzerfeld 25, D-6903 Neckargemünd

DIETER KALLINKE, Dipl.-Psychol., Dr.
Stiftung Rehabilitation Heidelberg,
Bonhoefferstraße 15, D-6900 Heidelberg 1

IRMELA FLORIN, Prof. Dr.,
Fachbereich Psychologie der Philipps-Universität Marburg,
Gutenbergstraße 18, D-3550 Marburg/Lahn

Mit 39 Abbildungen und 176 Tabellen

ISBN 3-540-11236-7 5. Aufl. Springer-Verlag Berlin Heidelberg New York Tokyo
ISBN 0-387-11236-7 5th edition Springer-Verlag New York Heidelberg Berlin Tokyo

ISBN 3-540-07781-2 4. Auflage Springer-Verlag Berlin Heidelberg New York
ISBN 0-387-07781-2 4th edition Springer-Verlag New York Heidelberg Berlin

CIP-Kurztitelaufnahme der Deutschen Bibliothek. Diagnose und Therapie in der Praxis / nach d. amerikan.
Ausg. von Marcus A. Krupp u. Milton J. Chatton bearb., erg. u. hrsg. von K. Huhnstock ... Unter Mitarb. von
G.-W. Schmidt ... – 5., neubearb. u. erw. Aufl. – Berlin ; Heidelberg ; New York ; Tokyo : Springer, 1984.
Einheitssacht.: Current diagnosis and treatment ⟨dt.⟩
   ISBN 3-540-11236-7 (Berlin ...)
   ISBN 0-387-11236-7 (New York ...)
NE: Huhnstock, Karl-Heinz [Bearb.]; EST

Vorwort zur 5. deutschen Auflage

„Current Medical Diagnosis and Treatment" erschien erstmals 1962 in den USA und fand aufgrund seiner übersichtlichen Gliederung und klaren Konzeption als Nachschlagewerk für den praktischen Arzt sowie den Medizinstudenten eine rasche Verbreitung im englischsprachigen Raum. Jährliche Neuauflagen haben das Buch stets auf dem neuesten Stand diagnostischer und therapeutischer Kenntnisse gehalten und zu zahlreichen fremdsprachigen Editionen geführt.

Es erschien daher sinnvoll, das bewährte Buch auch ins Deutsche zu übertragen. Ähnlich, wie aus Gründen der Koordination die amerikanischen Autoren überwiegend an der Stanford University School of Medicine (Palo Alto) bzw. der University School of Medicine (San Francisco) arbeiten, wurden für die erste deutsche Auflage von 1972 weitgehend Fachkollegen in Kliniken der Fakultät für Klinische Medizin Mannheim der Universität Heidelberg gewonnen.

Es zeigte sich bereits bei der Bearbeitung der ersten Auflage, daß lediglich eine getreue Übersetzung aus dem Amerikanischen nicht sinnvoll war, sondern daß vielfach eine Angleichung an die deutschen Verhältnisse erfolgen mußte. Es wurden daher, bei aller Beachtung des amerikanischen Originaltextes, zahlreiche Anpassungen und Ergänzungen vorgenommen.

Dieser Prozeß der „Assimilation" war vermutlich für den Erfolg des Buches im deutschsprachigen Raum mit entscheidend und ermöglichte bereits 1973 die 2., 1974 die 3. und 1976 die 4. deutsche Auflage. In diesen vorangegangenen Auflagen wurden nicht nur die jeweiligen Textänderungen der neuesten amerikanischen Ausgaben eingearbeitet, sondern das für die deutsche Ausgabe neu erstellte Präparateverzeichnis durch stichwortartige Behandlungsschemata ergänzt sowie die Literaturstellen im Sinne von Hinweisen auf deutschsprachige Monographien und Übersichtsarbeiten umgestaltet.

Die Praktikabilität des Buches liegt unseres Erachtens auch darin, daß es über die Innere Medizin hinaus zahlreiche für die Praxis wesentliche Fachgebiete mitbehandelt und somit als „desk-book" geeignet ist. Lediglich ein Pädiatrie-Kapitel fehlt im amerikanischen Original. Dementsprechend wurde die 4. Auflage durch ein von Herrn Kollegen Schmidt neu konzipiertes Kapitel „Pädiatrie" ergänzt.

Für die jetzt vorliegende 5. Auflage war es notwendig, das Buch völlig neu zu bearbeiten: aufgrund der zwischenzeitlich erfolgten erheblichen Veränderungen mußten zahlreiche Kapitel neu übersetzt werden (wir danken Herrn Dr. Grünberg für die Durchführung der Basisübersetzung). Darüber hinaus waren mehrere Tausend Änderungen erforderlich, um den Text der neuesten amerikanischen Auflage von 1983 anzugleichen. Auch die Kollegen Schmidt und Rudnitzki haben dankenswerterweise die jeweiligen Kapitel („Pädiatrie" bzw. „Psychiatrie") eingehend überarbeitet und auf den neuesten Stand gebracht. – Aufgrund der zunehmenden Bedeutung *Psychosomatischer Störungen* für die Praxis sind Frau Prof. Dr. Florin und Herr Dr. med. Kallinke unserer Bitte gefolgt und haben für die 5. Auflage ein *neues* Kapitel „Psychosomatik" konzipiert. – Nachdem die „Rote Liste" nunmehr auch ein „Verzeichnis chemischer Kurzbezeichnungen von Arzneistoffen" aufgenommen hat, hielten die Herausgeber es für gerechtfertigt, auf die bisherige Form eines *umfangreichen Präparateverzeichnisses* zu verzichten.

Wie in den vorangegangenen Auflagen sei auch an dieser Stelle betont, daß die Angaben einzelner Maßnahmen oder Präparate lediglich Hinweise der Autoren darstellen und nicht dogmatisch verstanden werden sollten.

Zahlreiche Anregungen aus dem Kreis der Leser und Rezensenten der früheren Auflagen wurden – soweit irgend möglich – berücksichtigt, wobei wir die Leser bitten dürfen, auch künftig im Interesse einer ständigen Verbesserung des Werkes Anregungen, Hinweise und Kritik zu äußern.

Den Herausgebern ist es ein aufrichtiges Bedürfnis, Herrn Prokurist W. Bergstedt vom Springer-Verlag für Initiativen sowie seinen und unseren Mitarbeitern für redaktionelle Hilfe zu danken.

Karlsbad/Landau/Berlin, Oktober 1983

K. HUHNSTOCK   W. KUTSCHA   H. DEHMEL

Inhaltsverzeichnis

Autoren
der amerikanischen Originalausgabe

Ralph C. Benson, MD
Professor and Chairman Emeritus of Department of Obstetrics & Gynecology, Oregon Health Sciences University (Portland).

R. Laurence Berkowitz, MD
Clinical Assistant Professor of Plastic & Reconstructive Surgery, Stanford University School of Medicine (Stanford).

Lloyd L. Brandborg, MD
Staff Physician, Veterans Administration Hospital (San Francisco); Clinical Professor of Medicine, University of California School of Medicine (San Francisco).

James J. Brophy, MD
Associate Clinical Professor of Psychiatry, University of California School of Medicine (San Diego); Staff Psychiatrist, San Diego County Mental Health Services.

Carlos A. Camargo, MD
Associate Professor of Clinical Medicine, Stanford University School of Medicine (Stanford); Director of Endocrine Clinic, Stanford University Hospital (Stanford).

John V. Carbone, MD
Professor of Medicine, University of California School of Medicine (San Francisco).

Milton J. Chatton, MD
Clinical Professor of Medicine Emeritus, Stanford University School of Medicine (Stanford); Senior Attending Physician, Santa Clara Valley Medical Center (San Jose); Research Associate, Palo Alto Medical Foundation (Palo Alto).

Joseph G. Chusid, MD
Professor of Neurology, New York Medical College (New York City); Director of Department of Neurology, St. Vincent's Hospital and Medical Center of New York (New York City).

Wayne W. Deatsch, MD
Clinical Professor of Otorhinolaryngology, University of California School of Medicine (San Francisco).

Robert H. Dreisbach, MD, PhD
Clinical Professor of Environmental Health, School of Public Health and Community Medicine, University of Washington (Seattle).

Ephraim P. Engleman, MD, FACP
Clinical Professor of Medicine and Director of Rosalind Russell Arthritis Center, University of California School of Medicine (San Francisco).

John M. Erskine, MD
Associate Clinical Professor of Surgery, University of California School of Medicine (San Francisco); Associate in Surgery, Stanford University School of Medicine (Stanford).

Steven S. Fountain, MD
Clinical Assistant Professor of Surgery, Stanford University School of Medicine (Stanford).

Armando E. Giuliano, MD
Assistant Professor of Surgery, University of California School of Medicine (Los Angeles).

Robert S. Goldsmith, MD, DTM&H
Professor of Tropical Medicine and Epidemiology University of California School of Medicine (San Francisco).

Moses Grossman, MD
Professor of Pediatrics, University of California School of Medicine (San Francisco); Chief of Pediatrics, San Francisco General Hospital.

Carlyn Halde, PhD
Associate Professor of Microbiology and Immunology University of California School of Medicine (San Francisco).

Ernest Jawetz, MD, PhD
Professor of Microbiology and Medicine, University of California School of Medicine (San Francisco).

Floyd H. Jergesen, MD
Clinical Professor Emeritus of Orthopedic Surgery, University of California School of Medicine (San Francisco).

John H. Karam, MD
Associate Professor of Medicine, Co-director of Diabetes Clinic, and Associate Director of Metabolic Research Unit, University of California School of Medicine (San Francisco).

C. Michael Knauer, MD
Clinical Professor of Medicine, Stanford University School of Medicine (Stanford); Chief of Division of Gastroenterology, Santa Clara Valley Medical Center (San Jose).

Felix O. Kolb, MD
Clinical Professor of Medicine, University of California School of Medicine (San Francisco).

Margaret S. Kosek, MD
Research Associate, Palo Alto Medical Research Foundation (Palo Alto).

Marcus A. Krupp, MD
Clinical Professor of Medicine Emeritus, Stanford University School of Medicine (Stanford); Director of Research Institute, Palo Alto Medical Foundation (Palo Alto).

R. Morton Manson, MD
Clinical Associate Professor of Medicine, Stanford University School of Medi-

cine (Stanford); Chief of Medicine, Lockheed Missiles and Space Company (Sunnyvale, California).

Hugh O. McDevitt, MD
Professor of Medical Microbiology and Medicine, Stanford University School of Medicine (Stanford).

Rees B. Rees, Jr., MD
Clinical Professor of Dermatology Emeritus, University of California School of Medicine (San Francisco).

James L. Rushing, MD
Assistant Professor of Medicine, Stanford University School of Medicine (Stanford); Chief of Respiratory Medicine, Santa Clara Valley Medical Center (San Jose).

S. J. Salfen, MD
Medical Director of Respiratory Therapy, Santa Clara Valley Medical Center (San Jose).

Sydney E. Salmon, MD
Professor of Internal Medicine, Hematology and Oncology, University of Arizona College of Medicine (Tucson); Director of University of Arizona Cancer Center.

Martin A. Shearn, MD
Clinical Professor of Medicine, University of California School of Medicine (San Francisco); Chief of Department of Medicine, Kaiser-Permanente Medical Center (Oakland).

Sol Silverman, Jr., DDS
Professor of Oral Medicine and Chairman of the Department, University of California School of Dentistry (San Francisco).

Maurice Sokolow, MD
Professor of Medicine Emeritus and Senior Staff Member, Cardiovascular Research Center, University of California School of Medicine (San Francisco).

Samuel Strober, MD
Professor of Medicine and Chief of Division of Immunology, Stanford University School of Medicine (Stanford).

Phyllis M. Ullman, MA, RD
Senior Dietitian, Stanford Heart Disease Prevention Program, Stanford University Department of Medicine (Stanford).

Daniel Vaughan, MD
Clinical Professor of Ophthalmology, University of California School of Medicine (San Francisco); Consultant, Proctor Foundation for Research in Ophthalmology.

Ralph O. Wallerstein, MD
Clinical Professor of Medicine, University of California School of Medicine (San Francisco).

1. Allgemeinsymptome

Fieber

Das Fieber war schon im Altertum bekannt als ein wichtiges Krankheitssymptom, aber es blieb der modernen medizinischen Forschung vorbehalten, eine bessere Erklärung der Bedeutung der Körpertemperaturschwankungen im gesunden und kranken Zustand zu erbringen. Als im Laufe des vergangenen Jahrhunderts eine große Anzahl spezifischer Fieberursachen identifiziert werden konnte, wandte sich das Interesse auch der Pathogenese des Fiebers zu. Wir wissen heute, daß das Fieber eine Störung der normalen Thermoregulation anzeigt und daß das Thermoregulationszentrum im Hypothalamus liegt, auf welchen im Falle einer Krankheit fieberauslösende (pyrogene) Substanzen entweder exogener (z. B. Mikroben) oder endogener Herkunft einwirken. Andererseits regt das vom Fieber aufgewärmte Blut den Hypothalamus an, Wärme durch periphere (kutane) Gefäßdilatation und Schwitzen sowie Kontrolle des Schüttelfrostmechanismus abzuleiten.

Fieber kann auch dann auftreten, wenn die metabolische Wärmeproduktion des Körpers oder die Umgebungswärme die normale Wärmeabstrahlungskapazität übersteigen oder wenn eine Störung in der Wärmeabstrahlung vorliegt.

Die Körpertemperatur zeigt bereits normalerweise individuelle Schwankungen sowie Veränderungen aufgrund physiologischer Faktoren. Körperliche Anstrengung, Verdauung, plötzlicher Anstieg der Umgebungstemperatur sowie Aufregung (z. B. ein medizinisches Examen) können eine vorübergehende Temperaturerhöhung bewirken. Nach der Ovulation während des Menstruationszyklus und im ersten Trimester der Schwangerschaft bestehen ebenfalls physiologisch geringfügige Temperaturerhöhungen. Die normalen Tagesschwankungen können 1 °C betragen mit einem Minimum am frühen Morgen und einem Maximum am späten Nachmittag.

Die durchschnittliche normale Körpertemperatur beträgt oral 37 °C (mit einer Schwankungsbreite von 36,0–37,4 °C). Die normale rektale oder vaginale Temperatur liegt 0,5 °C höher als die orale Temperatur, die normale axilläre 0,5 °C niedriger.

Wir wissen nicht, ob das Fieber irgendeine nützliche Rolle im Abwehrmechanismus des Körpers spielt.

In der präantibiotischen Ära wurde Fieber bei chronischen Infektionskrankheiten als nichtspezifische Therapie mit beschränktem Erfolg eingesetzt. Stark erhöhte oder lang andauernde Temperaturen können zu schweren metabolischen Störungen führen. Hohes Fieber während der drei ersten Monate einer Schwangerschaft kann Geburtsfehler auslösen, welche scheinbar nicht im Zusammenhang mit der Ursache oder der Behandlung des Fiebers stehen. Fieber per se kann auch den Metabolismus und die Verwertung von Arzneimitteln ändern, welche in der Therapie der verschiedenen mit dem Fieber in Verbindung stehenden Krankheiten eingesetzt werden. Lang anhaltende Erhöhung der Rektaltemperatur über 41 °C kann zu dauerhaftem Hirnschaden führen; wenn die Rektaltemperatur über 43 °C liegt, kommt es zum Hitzschlag und gewöhnlich auch zum Exitus.

Die Körpertemperatur kann einen wichtigen Hinweis auf das Vorhandensein einer Erkrankung und über die Veränderungen im klinischen Zustand eines Patienten geben. Die Fieberkurve (das Fieber-,protokoll') hingegen ist eher von begrenztem Nutzen für spezifische Diagnosen. Zumal der Grad des Fiebers nicht notwendigerweise der Schwere einer Erkrankung entspricht.

Im allgemeinen ist die Fieberreaktion bei Kindern größer als bei Erwachsenen; bei älteren Personen wiederum ist die Fieberreaktion weniger ausgeprägt als bei jüngeren Erwachsenen. Ein plötzlicher Temperaturabfall beim fieberhaften Patienten ist nicht notwendigerweise als günstiges Symptom anzusehen. Wenn nicht auch eine entsprechende Besserung des Allgemeinzustandes des Patienten besteht, kann solch ein Fieberabfall eine ernste Komplikation, wie z. B. einen Schock, vorahnen lassen.

Diagnostische Überlegungen

Die im folgenden gegebene Zusammenstellung zeigt das Ausmaß der klinischen Störungen, die Fieber hervorrufen können. Die meisten fieberhaften Erkrankungen sind relativ leicht zu diagnostizieren. In gewissen Fällen jedoch bleibt die Ursache des Fiebers unklar („Fieber unbekannter Ursache"). In diesen Fällen mißt man die rektale oder vaginale Temperatur. Kürzlich wurde festgestellt, daß Temperaturmessungen im Tympanum zuverlässiger sind als Rektalmessungen, aber gegenwärtig stehen entsprechende Thermometer noch nicht allgemein zur Verfügung.

Zur Klärung des Fiebers können umfangreiche Laboruntersuchungen notwendig werden: Untersuchungen und Kulturen von Körperflüssigkeiten, Exsudaten und Ausscheidungen; serologische Bestimmungen, Hautteste, Biopsien und toxikologische Bestimmungen. Neben der Röntgenkontrolle des Thorax und konventionellen Untersuchungen des Gastrointestinaltrakts und der ableitenden Harnwege können weitergehende Untersuchungen wie Leberszintigraphie, Lymphangiographie, Angiokardiographie und Zöliakographie wichtige Hinweise geben. Wenn klinische, labortechnische und radiologische Befunde einen intraabdominalen Prozeß vermuten lassen, ist ggf. eine Probelaparotomie erforderlich.

In ungefähr 40% der Fälle ist der Grund des ‚Fiebers unbekannter Ursache' (FUU) eine Infektionskrankheit. Etwa 20% der Fälle sind auf neoplastische Krankheiten zurückzuführen, ungefähr 15% auf Bindegewebserkrankungen und der Rest auf verschiedene Ursachen. In 5–10% der Fälle kommt es niemals zu einer konkreten Diagnose.

Die Verwendung eines sogenannten therapeutischen Tests zur Fieberdiagnostik ist nur gerechtfertigt, wenn eine spezifische Erkrankung vermutet wird und wenn eine Diagnose nicht auf andere Weise gesichert werden kann (z. B. Antimalaria-Mittel zur Diagnose einer Malaria). Die vorschnelle Anwendung von Breitspektrum-Antibiotika oder polypragmatische Maßnahmen (z. B. gleichzeitige Verabreichung mehrerer Antibiotika, von Kortikosteroiden, Antipyretika, Analgetika) können eine gezielte Diagnose und Therapie ernsthaft beeinflussen und sogar gefährlich sein. Obwohl Fieber auch psychogenen Ursprungs sein kann, so sollte eine derartige Diagnose doch mit äußerster Zurückhaltung gestellt werden und sich nicht nur auf positive psychiatrische Kriterien, sondern auch auf den sorgfältigen Ausschluß aller Möglichkeiten einer Organerkrankung stützen. Jedoch sind bei psychiatrischen Patienten Fälle imitierten bzw. selbst verursachten Fiebers bekannt.

Klinische Einteilungen von Fieberursachen
(mit Beispielen)

1. Infektionen: Infektionen mit Viren, Rickettsien, Bakterien, Pilzen und Parasiten sind die häufigsten Fieberursachen. Wir unterscheiden a) generalisierte Infektionen ohne lokale Zeichen (z. B. Septikämie), b) generalisierte Infektionen mit lokalen Zeichen (z. B. Fieber bei Scharlach), c) lokalisierte Infektionen (z. B. Pyelonephritis).

2. Erkrankungen mit unbestimmter Ätiologie: Kollagenosen (z. B. generalisierter Lupus erythematodes, Polyarteriitis nodosa, Dermatomyositis, rheumatoide Arthritis, rheumatisches Fieber).

3. Erkrankungen des ZNS: Gehirnblutungen, Kopfverletzungen, Hirn- und Rückenmarkstumoren, degenerative Erkrankungen des ZNS (z. B. Multiple Sklerose), Verletzungen des Rückenmarks.

4. Maligne Neoplasien: Primäre Neoplasmen (z. B. der Schilddrüse, der Lunge, der Leber, des Pankreas, des Urogenitaltrakts), sekundäre Neoplasmen, Karzinoidsyndrom.

5. Hämatologische Erkrankungen: Lymphogranulomatose, Leukämien, perniziöse Anämie, hämolytische Anämien, hämorrhagische Erkrankung (z. B. Hämophilie).

6. Kardiovaskuläre Erkrankungen: Myokardinfarkt, Thromboembolien, infektiöse Endokarditis, dekompensierte Herzinsuffizienz, paroxysmale Tachykardien.

7. Gastrointestinale Erkrankungen: Entzündliche Darmerkrankungen, Leberzirrhose (nekrotische Phase), Leberabszeß.

8. Endokrine Erkrankungen: Hyperthyreose, Phäochromozytom.

9. Erkrankungen aufgrund physikalischer Ursachen: Hitzschlag, Strahlenkrankheit, Trauma (z. B. Operationen), Unfallverletzungen.

10. Erkrankungen aufgrund chemischer Substanzen: Arzneimittel- und anaphylaktische Reaktionen, Maligne Hyperpyrexie, Serumkrankheit, Vergiftungen durch Chemikalien, pyrogene Reaktionen nach intravenösen Injektionen.

11. Störungen des Flüssigkeitshaushalts: Dehydratation, Azidose.

12. Verschiedene andere Erkrankungen: Sarkoidose, Amyloidose.

13. Psychogenes Fieber

14. Artefizielles oder „falsches" Fieber

15. Unbekannte Ursachen

Behandlung

A. Beseitigung der spezifischen Fieberursache: Das Hauptproblem ist das Auffinden und Beseitigen der Fieberursache. Symptomatische Maßnahmen, die lediglich das Fieber senken, sind nur bei hohen und anhaltenden Fieberzuständen indiziert.

Die Vorbeugung der ernsten „malignen Hyperpyrexie", welche bestimmten Formen der Anästhesie (Succinylcholin plus starke Inhalationsnarkotika) folgen kann, wird am besten dadurch erreicht, daß man die Patienten, welche aufgrund Vererbung (frühere persönliche oder familiäre Anamnese schwieriger Anästhesie) prädisponiert sind, exakt voruntersucht und das für sie geeignetste Anästhetikum – bei laufender Temperaturüberwachung während der gesamten Anästhesiedauer – wählt. Sobald das schwere Syndrom erkannt ist, ist eine umgehende Notfalltherapie indiziert. Sofortige und kräftige Abkühlung des Körpers, Hyperventilation mit 100%igem Sauerstoff, i. v.-Gabe von Dantrolen (Dantamacrin®) sowie Sofortmaßnahmen zur Behebung einer me-

Tabelle 1–1. Pathophysiologische Grundlagen zur symptomatischen Fiebertherapie[a]

Patholophysiologische Grundlagen für das Fieber	Klinische Befunde	Therapie
Endogene Pyrogene wirken auf den Hypothalamus, welcher das Fieber induziert (z. B. bei Infektionen, Kollagenosen, Allergien) Ein Agens oder eine Krankheit wirken auf den Hypothalamus, um das Fieber zu induzieren (z. B. Läsionen des ZNS, Toxine, Strahlungen)	Der Patient klagt über Kälte. Schüttelfrost. „Gänsehaut". Kalte Extremitäten. Minimales Schwitzen.	Antipyretische Arzneimittel: z. B. Acetylsalicylsäure, 300–600 mg 4 × täglich. Kleidung und Decken gerade ausreichend für ein maximales Wohlbefinden. Man *vermeide* Maßnahmen zur physikalischen Behebung der Wärme (z. B. kalte Abreibungen, Eisbeutel).
Die Hitzeproduktion übersteigt die Mechanismen der normalen Hitzeabstrahlung (z. B. bei maligner Hyperthermie) Die Intensität der Umgebungswärme übersteigt die normalen Wärmeabstrahlungsmechanismen (z. B. bei Aufenthalt in Industriehitze, übertriebener Benutzung der Sauna) Die defekten Wärmeabstrahlungsmechanismen können mit der normalen Wärmeladung nicht fertig werden (z. B. bei Hitzschlag, Verbrennungen, Störungen der Schweißdrüsenfunktion)	Der Patient klagt über Hitze. Heiße Extremitäten. Aktives Schwitzen (ausgenommen Fälle mit defektem Wärmeabstrahlungsmechanismus).	Übermäßige Kleidung oder Decken entfernen. Die übermäßige Umgebungswärmequelle ist auszuschalten. Maßnahmen zur physikalischen Behebung der Wärme sind zu treffen (z. B. kalte Abreibungen, Eisbeutel, Eiswassereinläufe). Man *vermeide* antipyretische Arzneimittel.

[a] Modifiziert und reproduziert, mit Genehmigung, nach Stern, R. C.: Pathophysiologic basis for symptomatic treatment of fever. *Pediatrics* **59**: 92, 1977

tabolischen Azidose und des bestehenden (oder drohenden) akuten Nierenversagens müssen eingeleitet werden.

B. Die Fiebersenkung durch unspezifische Mittel
Wenn die Körpertemperatur höher als 40 °C ist, besonders bei längerer Dauer, ist eine symptomatische Therapie erforderlich (Tabelle 1–1). Nachdem mäßig hohe Fiebertemperaturen gewöhnlich vom Körper gut vertragen werden, und das mit seltenem Nachweis einer direkten Gewebsschädigung, sollte eine aggressive symptomatische Therapie vermieden werden. Extreme Pyrexie (Hyperthermie) – Temperaturen jenseits von 41 °C – stellt einen medizinischen Notfall dar.

1. Maßnahmen zur Behebung der Wärme: Alkoholabreibungen, feuchte Wadenwickel, kalte Abreibungen, Eisbeutel und Eiswassereinläufe führen zur Reduzierung des Fiebers und schaffen eine physikalische Erfrischung für jene Patienten, welche über Hitze klagen. Die Anwendung dieser Maßnahmen sollte dem Grad des Fiebers und des Unbehagens entsprechen bzw. sie sollten vermieden werden, wenn der fieberhafte Patient sich **kalt** anfühlt und aussieht.
2. Antipyretika: Acetylsalicylsäure, 0,3–0,6 g alle 4 Stunden bei Bedarf, ist bei Krankheiten, welche auf das Thermoregulationszentrum im Hypothalamus einwirken, zur Fiebersenkung recht wirksam. Doch ist zu beachten: Die Arzneimittel können gelegent-

lich das klinische Bild verschleiern und unerwünschte Nebenwirkungen wie z. B. übermäßiges Schwitzen, Nausea und Erbrechen, Hauterruptionen und hämatologische Veränderungen auslösen.
3. Flüssigkeitsersatz: Oral und parenteral müssen Flüssigkeiten in ausreichenden Mengen zugeführt werden, um die durch Schwitzen und alle anderen Ursachen entstandenen übermäßigen Flüssigkeits- und Elektrolytverluste auszugleichen.

Schock
(Kreislaufversagen, Kollaps)

„Schock" ist eine komplexe Gruppe akuter kardiovaskulärer Syndrome, welche wegen ihrer verschiedenartigen Genese nicht präzise zu definieren sind. Praktisch kann man Schock als eine Kreislaufstörung verstehen, welche zu einer unwirksamen oder kritisch reduzierten Durchblutung lebenswichtigen Gewebes und zu generalisierten Auswirkungen großer Tragweite führt. Die Fachbezeichnung beschreibt ein „klassisches", aber außerordentlich variables Muster von Anzeichen und Symptomen, welche gewöhnlich arterielle Hypotonie, verändertes Sensorium, aschfarbene Blässe, feuchtkalte Haut,

Tabelle 1–2. Einteilung der Schockformen

I. Hypovolämischer Schock (vermindertes effektives Blutvolumen)

A. Exogener (externer) Flüssigkeitsverlust
  1. Vollblut (z. B. bei Blutungen)
  2. Plasma (z. B. bei Verbrennungen)
  3. Flüssigkeit und Elektrolyte (z. B. bei Erbrechen, Diarrhoe)
B. Endogener (interner) Flüssigkeitsverlust
  1. Exsudativ (z. B. bei Peritonitis)
  2. Traumatisch (z. B. bei einem Hämatom)

II. Kardiogener Schock (Pumpversagen)

A. Myokardstörungen (z. B. verminderte Myokardkontraktilität)
  1. Fokaler Schaden (z. B. Myokardinfarkt)
  2. Generalisierte Störungen (z. B. Dysrhythmie, Myokarditis)
B. Spezifische Störungen
  1. Herztamponade (z. B. bei Erkrankungen des Perikards)
  2. Obstruktion der größeren Blutgefäße (etwa durch Lungenembolie)

III. Vaskulärer (vasomotorischer Verteilungs-, Niederresistenz-)Schock (veränderte vaskuläre Resistenz und Kapazität)

A. Erhöhte venöse Kapazität (Ansammlung) (z. B. durch bakterielles Endotoxin)
B. Herabgesetzte arterioläre Resistenz (z. B. bei Furcht, Schmerz; durch Vasodilatantien)

---

schnellen und schwachen Puls, Lufthunger, Durst, Oligurie und das allmähliche Fortschreiten in Richtung einer sogenannten „irreversiblen" Phase einschließt.

Die frühzeitige Erkennung eines Schockzustandes kann durch Faktoren wie Angst, welche die medizinischen Probleme komplizieren, und andere umliegende Umstände verschleiert und erschwert werden. Die „klassischen" Schockanzeichen können plötzlich auftreten und oft einen voll entwickelten Schockzustand darstellen.

Im sogenannten „Wärmeschock" (z. B. in der Frühphase des septischen Schocks) ist die Haut rosa und warm und das Harnvolumen ist angemessen trotz arterieller Hypotonie und Blutabsackung in die Peripherie.

Die drei hauptsächlichen pathophysiologischen Mechanismen beim Zustandekommen des Schocks sind: (1) Hypovolämie (vermindertes wirksames Blutvolumen), (2) kardiale Insuffizienz (Pumpenversagen) und (3) eine veränderte vaskuläre Resistenz (Vasokonstriktion oder Vasodilatation).

Die Veränderung eines oder mehrerer dieser Faktoren kann zu einer verminderten Mikrozirkulation führen. Die Adaptation oder das Adaptationsunvermögen der Mikrozirkulation sind verantwortlich für den arteriovenösen Shunt, verminderte Harnausscheidung, Flüssigkeitsverlust aus den Kapillaren,

Blutschlammbildung, verstreute intravaskuläre Koagulation, stagnierende Gewebshypoxie, Azidose, Hyperlaktatazidämie und zelluläre Schädigung, welche alle im Schocksyndrom vorkommen können. Sehr wenig ist noch bekannt über die aktuellen Mechanismen des schädlichen metabolischen Zyklus, welcher zum „irreversiblen Schock" führt.

Debilität, Unterernährung, Senilität, extreme Temperaturen, Alkoholismus, blutdrucksenkende Arzneimittel, Anästhetika, autonome Störungen, Diabetes und Störungen der Nebennierenrindenfunktion sind Faktoren, welche den Schock begünstigen können. Akuter Alkoholismus kann bei Patienten mit Verletzungen eine fehlgeleitete und unerklärbare ernste Hypotonie von einigen Stunden Dauer ohne sichtbare Anzeichen eines klinischen Schocks (Organischämie) verursachen.

Faktoren, welche die Prognose des Schocks ungünstig beeinflussen sind Koma, Azidose (pH < 7,30; $PaCO_2$ > 45 mmHg; Serumlaktat > 2 mmol/l), schwere Sepsis, Anurie, Herzkrankheiten, Lebererkrankungen und fortgeschrittenes Alter (> 70 Jahre).

Einteilung

Keine Einteilung der Schockformen ist vollständig zufriedenstellend. Diejenige, welche auf den vorwiegenden hämodynamischen Veränderungen bei den verschiedenen Schocktypen basiert, ist klinisch die nützlichste (Tabelle 1–2). Es ist offenbar, daß bei einem Patienten im Schock mehrere hämodynamische Mechanismen simultan arbeiten, so daß eine laufende Überwachung multipler Parameter der kardiovaskulären Funktion erforderlich ist. Zum Beispiel: Hypovolämie und veränderte periphere Resistenz können bedeutsame Faktoren beim kardiogenen Schock sein, und das Pumpversagen kann einen wichtigen Faktor beim hypovolämischen Schock darstellen. Therapeutisch ist hier ein wirkliches Wagnis bei der Behandlung eines sogenannten spezifischen Schocktypus mit der Konzentration auf nur einen einzigen aus der Ordnung geratenen Mechanismus gegeben.

A. Hypovolämischer Schock (oligämischer, hämorrhagischer, traumatischer, Verbrennungs- oder chirurgischer Schock): Bei dieser Schockform besteht eine echte Verminderung des Blutvolumens infolge Blut- oder Plasmaverlust. Eine kompensatorische Vasokonstriktion schränkt das Gefäßbett ein und vermag vorübergehend den Blutdruck aufrechtzuerhalten. Falls jedoch nicht sofort Flüssigkeit ersetzt wird, tritt Hypotonie ein, und die Gewebe werden zunehmend anoxämischer. Da der Gefäßraum der kleinste der Flüssigkeitskompartimente des Körpers ist, kann selbst ein geringer, aber plötzlicher Verlust des zirkulierenden Volumens zu einem schweren und eventuell irreversiblen Schaden lebenswichtiger Zentren führen. Der schnelle Verlust von 50% des Blutvolumens ist im allgemeinen tödlich.

Der hypovolämische Schock kann folgende Ursachen haben:

1. Blutverlust durch Hämorrhagie infolge äußerer oder innerer Verletzungen,
2. Blutverlust durch nicht traumatische innere Blutung (z. B. blutendes Ulkus, Varizenblutung),
3. Blut- und Plasmaverlust bei ausgedehnten Frakturen und Trümmerverletzung (Crush-Syndrom),
4. Plasmaverlust und Hämolyse der Erythrozyten bei ausgedehnten Verbrennungen,
5. Plasmaverlust in Körperhöhlen (z. B. Peritonitis),
6. Plasmaverlust bei Nephrotischem Syndrom,
7. Dehydratation mit Elektrolytstörungen.

B. Kardiogener Schock: Dieser Schock entsteht aufgrund der Unfähigkeit des linken Ventrikels, wirksam als Pumpe zu arbeiten und ein entsprechendes Herzminutenvolumen zu unterhalten. Die Schockform kommt am häufigsten vor nach Myokardinfarkt, aber auch bei schweren kardialen Arrhythmien, Lungenembolien, Herztamponade, terminaler Stauungsherzinsuffizienz oder als Komplikation anderer Formen schweren Schocks. Der Schock in Verbindung mit Herzinfarkt oder anderen ernsten Herzkrankheiten weist trotz Therapie eine sehr hohe Mortalitätsrate auf (75–80%).

Klinische Befunde sind für eine prognostische Auswertung des Verlaufes oder für die Prognose eines Myokardschocks nur von begrenztem Wert. Bei einem größeren Herzinfarkt kann durch EKG-, Enzym-, Labor- und differenzierte Untersuchungen der kardiovaskulären Funktion ein sehr verläßlicher Hinweis auf einen drohenden Schock erhalten werden.

C. Vaskulärer Schock (vasomotorischer Schock, Verteilungsschock, Niederresistenzschock): Bei dieser Schockform kann das zirkulierende Blutvolumen unverändert sein. Das Blutvolumen aber ist unzulänglich, weil die Kapazität des Gefäßsystems erweitert ist. Die erhöhte Gefäßkapazität kann auf eine weit verbreitete Dilatation der Arterien und Arteriolen, ferner auf einen arteriovenösen Shunt oder auf eine Ansammlung des Blutes im venösen System zurückzuführen sein. Der venöse Druck ist oft normal.

Die häufigste Form des vaskulären oder Niederresistenzschocks ist jene, welche durch eine gramnegative Bakteriämie verursacht wird, der sogenannte *septische Schock*. Die Toxämie der schweren Infektion wird charakterisiert durch ein kurzes Initialstadium der Vasokonstriktion, gefolgt von Vasodilatation mit Absacken des Blutes in die Venen. Häufig kommt es zu einer direkten toxischen Wirkung auf das Herz und die Nebennierenrinde. Die Mortalitätsrate ist hoch (40–80%). Am häufigsten wird der septische Schock verursacht durch Infektionen mit gramnegativen Organismen (Escherichia coli, Kleb-

siella, Proteus, Pseudomonas, Meningokokken). In zunehmendem Maße werden auch Infektionen mit gramnegativen Anaeroben (z. B. Bacteroides) als Ursache des septischen Schocks festgestellt. Der septische Schock tritt häufiger bei sehr jungen und sehr alten Menschen auf, beim Diabetes, bei malignen hämatologischen Erkrankungen, Erkrankungen des Urogenitaltraktes, der Leber und der Gallenblase, des Darmtraktes, bei Meningitis oder Pneumonie und bei Kortikosteroid-, Immunosuppressiv-, oder Strahlentherapie. Sofort auslösende Faktoren können Eingriffe im Harntrakt, der Gallenblase oder im gynäkologischen Bereich sein. Der septische Schock kann durch eine unwirksame antibiotische Therapie verdunkelt werden.

Ein septischer Schock sollte immer dann vermutet werden, wenn ein fieberhafter Patient Schüttelfrost mit Hypotonie aufweist. Anfangs ist die Haut warm und der Puls kräftig. Es kann eine Hyperventilation auftreten und so zu einer respiratorischen Alkalose führen. Das Sensorium und die Harnausscheidung sind oft anfangs normal. Die klassischen Anzeichen des Schocks manifestieren sich oft erst später. Die Symptome und Anzeichen der auslösenden Infektionen sind nicht immer eindeutig vorhanden bzw. zu erkennen. Neurogene oder psychogene Faktoren, z. B. Verletzungen des Rückenmarks, Schmerz, Trauma, Angst oder Vasodilatantien können auch einen vaskulären Schock auslösen. Plötzliche autonome Überaktivität führt zu Vasodilatation oder Inhibition der Konstriktion der Arteriolen und rapider Absackung des Blutes in die Peripherie.

Auf eine Periode der Angst und Anzeichen der Adrenalinausschüttung (Tachykardie, Tremor und Blässe) folgt ein plötzlicher Vagusreflex mit vermindertem Herzminutenvolumen, mit Hypotonie und verminderter Hirndurchblutung. Ohne Vorliegen von Rückenmarksverletzungen oder anderer kompensierender Faktoren gewinnt der Patient im Liegen oder nach kurzer Anwendung einfacher Behandlungsmaßnahmen (z. B. physikalische Stimuli) relativ schnell wieder das Bewußtsein. Um Rückfälle oder mögliche Verschlimmerungen zu verhindern, ist jedoch eine genaue Beobachtung des Patienten erforderlich.

Der vaskuläre Schock kann auch nach einer anaphylaktischen Reaktion, Histaminreaktion, Ganglionblockade und Schlafmittelvergiftung auftreten.

Behandlung

Es ist von vitaler Bedeutung, die spezifischen Ursachen, zusätzliche Faktoren (z. B. Alter, Vorbefunde, Komplikationen) sowie Ausmaß und Dauer des Schocks zu erkennen. Schnelle, gezielte und entschlossene Maßnahmen sind notwendig: Die Verhinderung oder Früherkennung des Schocks ist einfacher und wesentlich wirksamer als die Behandlung des ausgeprägten Schockzustandes.

Es ist erforderlich, die Lebenszeichen (Puls, Temperatur, Atmung und Blutdruck), Farbe und Aussehen der Haut sowie den Bewußtseinsgrad des Patienten zu beobachten und festzuhalten.

A. Allgemeine Maßnahmen

1. *Lagerung:* Falls keine Kopfverletzung vorliegt, soll der Patient in der „Schockhaltung" gelagert werden (in Kopftieflage). Einige Kliniker meinen, daß die einfache Beinhochlagerung empfehlenswerter ist, da sie die zerebrale Durchblutung weniger beeinflußt.

2. *Sauerstoff:* Die Luftwege müssen von Sekreten und Fremdkörpern freigemacht und, wenn notwendig, ein Oropharyngeal- oder Endotrachealtubus eingeführt werden. Sauerstoff durch Maske oder Nasalkatheter ist so bald als möglich zu verabreichen. Von größter Bedeutung ist die häufige Überwachung der Blutgase. Wenn der arterielle PO_2-(PaO_2)-Wert unter 60 mmHg liegt oder wenn Dyspnoe oder Zyanose vorliegen, wird gewöhnlich mehr Sauerstoff benötigt. Es kann erforderlich sein, unter leichtem Überdruck zu beatmen, um einen entsprechenden Sauerstoffaustausch zu gewährleisten (s. u.).

Wenn der PaO_2 nicht sofort ansteigt, ist ein Pulmonal-Shunt oder eine sogenannte „Schocklunge" anzunehmen. Bei Anwendung der Beatmungstechnik ‚Positiver End-Ausatmungsdruck' (PEAD) ist eine laufende Überwachung der Herz- und Lungen-Funktionen erforderlich. Bestehen Anzeichen eines verringerten Herzminutenvolumens sowie Blutvolumens bei Ansteigen des PEADs, werden Flüssigkeiten und inotrope Mittel verabreicht.

3. *Temperatur:* Der Patient muß warm gehalten, Auskühlung sollte vermieden werden und ebenso zu starke äußere Wärmezufuhr, welche die Peripherie weiter dilatieren würde.

4. *Analgetika:* Besonders schwere Schmerzzustände sollten durch geeignete Erstmaßnahmen und Analgetika behandelt werden. Man gibt Morphium hydrochloricum (10 bis 30 mg subkutan) gegen die Schmerzen, sollte dabei aber berücksichtigen, daß bei Schock-Patienten die subkutane Resorption schlecht ist. Bei schweren Schmerzzuständen ist es vorteilhaft, 4–8 mg Morphin langsam i. v. zu geben. *Cave:* Morphin darf nicht gegeben werden bei Kindern, bewußtlosen Patienten, Patienten mit Kopfverletzungen, respiratorischer Insuffizienz oder beim Fehlen von Schmerzen.

Eine Überdosierung mit Morphin ist zu vermeiden, nach Möglichkeit sollten Barbiturate und Salizylate zur Sedierung und Schmerzbekämpfung eingesetzt werden.

5. *Laboruntersuchungen:* Hämoglobin, Erythrozytenzahl und Hämatokrit (ein Vergleich von zentralem und peripherem Hämatokrit kann Hinweise auf das Verhalten der Mikrozirkulation geben. Diese ist mit Sicherheit gestört, wenn der periphere Hämatokrit um 4% oder mehr höher als der zentrale liegt) sind neben Bestimmungen der Serum-Elektrolyte, pH, PO_2 und PCO_2 unersetzlich.

Die gegenwärtigen Methoden der Bestimmung des Blutvolumens sind bei der Überwachung der Schockbehandlung von beschränktem Wert. Die Konzentration von Blutlaktat ist ein Maßstab des Schweregrades der Durchblutungsstörung; unverhältnismäßig hohe Blutlaktatkonzentrationen bedeuten eine schlechte Prognose.

6. *Harnausscheidung:* Es sollte ein Dauerkatheter gelegt und eine Urinausscheidung über 50 ml/Std erreicht werden. Eine Urinausscheidung unter 20 ml/Std (bei jungen Kindern unter 5–10 ml/Std, s. auch S. 620) ist ein Hinweis auf eine ungenügende Nierendurchblutung und kann − wenn dieselbe nicht korrigiert wird − zur Tubulusnekrose führen.

7. *Zentraler Venendruck, Pulmonalarteriendruck oder transkapillärer Pulmonalvenendruck:* Der zentrale Venendruck oder der Pulmonalarteriendruck müssen bei allen Schockpatienten laufend überwacht werden. Der zentrale Venendruck ist relativ einfach zu bestimmen und kann von Nutzen sein, wenn serienmäßige Messungen durchgeführt werden und diese mit den simultan vorgenommenen klinischen und Laboruntersuchungen verglichen werden können. Der zentrale Venendruck ist nicht so verläßlich wie die Bestimmung des Pulmonalarteriendrucks mit der Swan-Ganz-Kathetertechnik, welche einen genaueren Index der linksventrikulären Funktion bietet (s. u.).

Die Messung erfolgt gewöhnlich über einen elektrischen Druckwandler mit Hilfe von Einschwemmkathetern. Hierfür können dünne einlumige Katheter nach Grandjean oder mehrlumige Katheter nach Swan-Ganz verwendet werden, die unmittelbar hinter der Öffnung an der Spitze einen aufblasbaren Ballon haben. Mit Hilfe dieses Ballonkatheters kann der transkapilläre Pulmonalvenendruck gemessen werden, welcher die Funktion des linken Ventrikels besser wiedergibt. Bei der Bestimmung des zentralen Venendrucks wird ein Katheter perkutan (oder durch Venaesectio) durch die Kubital- oder Subklaviavene vor oder in den rechten Vorhof geschoben und an ein Manometer angeschlossen. Die Normalwerte liegen zwischen 5–8 cm H_2O. Ein niedriger zentraler Venendruck bei Vorliegen eines starken peripheren Gefäßspasmus (Blässe, feuchte und kalte Haut) ist Hinweis auf eine Hypovolämie und bedarf der Flüssigkeitszufuhr, während ein hoher zentraler Venendruck (ca. 15 cm H_2O) ein erniedrigtes Schlagvolumen oder eine Hypervolämie anzeigt. Bei Versagen des linken Ventrikels und beim neurogenen Schock kann der zentrale Venendruck jedoch normal sein. Ein Anstieg des zentralen Venendrucks während einer vorsichtig durchgeführten intravenösen Flüssigkeitszufuhr kann den Wert des zentralen

Venendrucks als Indikator des Herzminutenvolumens und der Herzleistung steigern.

Bei der Einschätzung der angemessenen Wiederherstellung des Flüssigkeitsvolumens ist die Bestimmung des Pulmonalarteriendruckes beträchtlich verläßlicher als der zentrale Venendruck und sollte deshalb, wann immer möglich, angewandt werden. Ein Mitteldruck von 12 mmHg wird als obere Normgrenze angesehen. Ein erhöhter Pulmonalarteriendruck (> 14 mmHg) zeigt die Gefahr eines drohenden Lungenödems und einer Flüssigkeitsüberladung an.

8. *Volumenersatz: Ein adäquates Blutvolumen muß erreicht und aufrechterhalten werden!* Der Flüssigkeitsbedarf kann aus der Anamnese, dem allgemeinen Krankheitsbild, vitalen Symptomen, Hämoglobin- und Hämatokrit-Wert vermutet werden, obwohl diese Befunde keine unbedingt zuverlässigen Hinweise für den notwendigen Flüssigkeitsersatz sind. Unter normalen klinischen Bedingungen kann die Bestimmung des effektiven Blutvolumens schwierig und von vielen Einflüssen abhängig sein. Es gibt keine einfache Technik oder Faustregel, um den Flüssigkeitsbedarf exakt zu beurteilen. Die ständige Messung des zentralen Venendrucks (normal 5–8 cm H_2O) sowie Bestimmungen des Kreislaufvolumens sind für die Beurteilung des Schocks und eines gezielten Flüssigkeitsersatzes nützlich. Das Ansprechen auf die Therapie gibt einen wertvollen Hinweis.

Bei Patienten mit Lungenerkrankungen bzw. pulmonaler Hypertonie und entsprechendem Druckanstieg im rechten Ventrikel besteht keine verwertbare Korrelation zwischen dem Pulmonalarteriendruck und dem linksventrikulären enddiastolischen Druck. Dies gilt auch für den sog. transkapillären Pulmonalvenendruck, der als Verschlußdruck (bei aufgeblasenem Ballon) gemessen wird.

Die Entscheidung darüber, welche Art des Flüssigkeitsersatzes für den individuellen Patienten am geeignetsten ist, ist davon abhängig, welche Art des Flüssigkeitsverlustes vorliegt (Gesamtblut, Plasma, Wasser und Elektrolyte), welche Ersatzlösungen und Laboreinrichtungen zur Verfügung stehen und in geringerem Umfang auch von der Höhe der Kosten. Vollblut (oder Erythrozytenkonzentrat) ist im allgemeinen der wirkungsvollste Flüssigkeitsersatz, besonders bei Hämatokritwerten unter 35%. Andere, sofort zur Verfügung stehende parenterale Ersatzlösungen sollten ad hoc bis zum Vorliegen der Laborwerte bzw. bis zur Beschaffung von Blutkonserven verabreicht werden. Falls der zentrale Venendruck erniedrigt ist und der Hämatokrit über 35% liegt, sollte das Blutvolumen durch kristalloide oder kolloidale Lösungen ersetzt werden.

a) *Kristalloide Lösungen:* Die zur Verfügung stehenden kristalloiden Lösungen schließen Natriumchlorid (physiologische Kochsalzlösung 0,9%) oder Ringer-Lösung ein. Man gibt sofort 500–2000 ml der gewählten Lösung schnell intravenös unter Überwachung des zentralen Venendrucks oder des Pulmonalarteriendrucks. Zur gleichen Zeit trifft man Vorbereitungen für die Anwendung von kolloidalen Lösungen oder Vollblut. Die kristalloiden Lösungen können sofort ohne Zeitverlust (wie z. B. bei Kreuzproben anfällt) angewandt werden und sind bei Notfällen und Massenunfällen jederzeit verfügbar. Sie sind, in entsprechenden Dosen angewandt, bemerkenswert wirksam. Allerdings kann die Wiederherstellung des Plasmavolumens nicht so wie im Falle der Kolloidallösungen erreicht werden. Es kann sogar zu einer unerwünschten übermäßigen Ausdehnung der Interstitialflüssigkeit kommen. Bei der Anwendung großer Mengen von kristalloiden Lösungen sind die Patienten sorgfältig zu überwachen und häufig auf Anzeichen von Wasserüberbelastung und Lungenkomplikationen zu untersuchen. Wenn der Schock trotz sofortiger Infusion von 2 l einer kristalloiden Lösung andauert, muß Vollblut oder eine andere kolloidale Lösung verabreicht werden.

b) *Vollblut:* Vollblut oder Erythrozytenkonzentrate[1] sind in der Behandlung schwerer oder refraktärer Schockzustände (z. B. beim hämorrhagischen Schock) wertvoll.

Bei *drohendem Schock* sollten sofort 250 bis 500 ml Vollblut infundiert werden bei genauer klinischer Nachkontrolle und Bestimmungen des Hämatokrits und des Blutvolumens, um Aussagen über einen eventuellen weiteren Plasmabedarf zu ermöglichen.

Bei beginnendem oder fortgeschrittenem Schock sollen 500 ml bis zu insgesamt 2 l oder mehr gegeben werden in Abhängigkeit von einer eventuell anhaltenden Hämorrhagie, vom klinischen Verlauf sowie den Hämatokrit- und Blutvolumenwerten.

Faktoren, welche diese Anwendung der Transfusion beschränken, sind der Zeitverlust, welcher für die Kreuzproben erforderlich ist, mögliche Hepatitis sowie drohende allergische Reaktionen.

Um die sauerstofftragende Kapazität des Blutes zu erhöhen (z. B. bei Kreislaufüberlastung oder dekompensiertem Herzversagen), können auch hier anstatt Vollblut Erythrozytenkonzentrate oder aufgetaute gefrorene Erythrozyten eingesetzt werden. Wenn Vollblut zur Anwendung kommt, sollte es Blutgruppen- und -typen-spezifisch sein, und die Kreuzprobe sollte erfolgt sein.

---

1 Neuerdings werden Erythrozytenkonzentrate gegenüber Vollblut sogar vorgezogen, da sie rascher zur Verfügung stehen, die Zahl der Transfusionszwischenfälle (beim Vollblut z. B. in Form von hämolytischen oder allergischen Reaktionen) herabsetzen und zudem in Verbindung mit kristalloiden Lösungen zur Korrektur von Volumendefiziten verwandt werden können.

Tabelle 1–3

Sofortmaßnahmen bei Unverträglichkeitsreaktionen nach Infusion kolloidaler Volumenersatzmittel

Klinische Symptomatik	Therapie
Subjektive Beschwerden (Rückenschmerzen, Nausea usw.)	Infusionsstop
Hauterscheinungen (Flush, Urtikaria usw.)	Antihistaminika
Tachykardie RR-Abfall (< 90 syst.)	Kortikosteroide i. v. (z. B. 100 mg Prednisolon)
Dyspnoe Schock	Hochdosiert Kortikosteroide i. v. (z. B. 1 g Prednisolon!) Sauerstoff, Adrenalin-Tropf, Volumenauffüllung unter Wechsel des Volumenersatzmittels

c) *Plasma oder Serumalbumin:* Jede der verschiedenen handelsüblichen Plasmalösungen kann verwendet werden. Es sind kolloidale Volumenexpander, welche gewöhnlich leicht beschaffbar und in Notfällen schnell anwendbar sind. Blutgruppenbestimmungen sind nicht erforderlich. Die Lösungen sind hitzebehandelt, um die Hepatitisgefahr zu reduzieren. (Die Hepatitisfrequenz nach der Anwendung von gesammeltem handelsüblichen Plasma ist ein bedeutender Abschreckungsfaktor bei seinem routinemäßigen Einsatz). Es ist nicht ratsam, Plasmafraktionen bei der Behandlung des tiefen hypovolämischen Schocks anzuwenden, weil das Protein in das Interstitialgewebe der lebenswichtigen Organe austritt, was bedrohliche Auswirkungen (besonders auf die Gehirn- und Atemfunktion) zur Folge haben kann.

d) *Dextrane:* Dextrane sind ein relativ wirkungsvoller „Plasmaersatz" (Cave: Sofortmaßnahmen bei Unverträglichkeitsreaktionen nach Infusion kolloidaler Volumenersatzmittel [vgl. Tabelle 1–3.]) für die Notfallbehandlung des Schocks, können aber nicht die Therapie mit Vollblut (oder seinen Derivaten) ersetzen. Diese wasserlöslichen, biosynthetischen Polysaccharide haben ein hohes Molekulargewicht, hohen onkotischen Druck und die notwendige Viskosität, haben sich jedoch nicht als ebenso wirkungsvoll wie andere Kolloide erwiesen, und ihre Verwendung ist nicht immer ungefährlich. *Ihr Vorteil* ist die schnelle Verfügbarkeit, die gute Verträglichkeit mit anderen Präparaten bei intravenösen Infusionen und die fehlende Gefährdung durch eine Serumhepatitis. *Ihr Nachteil* die Herabsetzung der Blutgerinnung, die Unverträglichkeit mit bestimmten Bluttypen und die Herbeiführung gelegentlicher

(aber dann möglicherweise schwerer) anaphylaktischer Reaktionen.

aa) Dextran 60 (Macrodex®), ein Dextran mit mittlerem Molekulargewicht, steht als 6%ige Lösung in isotoner Kochsalzlösung für die intravenöse Verabreichung zur Verfügung. Es sollten 500–1000 ml mit einer Geschwindigkeit von 20–40 ml/min (bei jungen Kindern $\frac{1}{5}$ bis $\frac{1}{10}$ dieser Dosierung) als Plasmavolumenexpander verabreicht werden.

bb) Dextran 40 (Rheomacrodex®), ein Dextran mit niedrigerem Molekulargewicht und kurzer Wirkungsdauer (8–10 Std), steht als 10%ige Lösung entweder als isotone Kochsalz- oder 5%ige Dextrose-Lösung zur intravenösen Verabreichung zur Verfügung. Es verringert die Blutviskosität und scheint die Mikrozirkulation zu verbessern. Der schnellen initialen Infusion von etwa 100–150 ml innerhalb der 1. Std folgt eine langsamere Gabe von etwa 10–15 ml/kg/24 Std (nach Möglichkeit weniger als 1 l tgl.).

Dextrane sollten mit Vorsicht verabreicht werden bei Patienten mit Herzerkrankungen, Niereninsuffizienz oder ausgeprägter Dehydratation, um ein Lungenödem, eine dekompensierte Herzinsuffizienz oder ein Nierenversagen zu vermeiden.

Nebenreaktionen, besonders anaphylaktische sind selten. Sie können jedoch bereits nach Infusion weniger ml Dextran auftreten und zu extremen, tödlich endenden Schockreaktionen führen. Die Vorinjektion des erst seit kurzer Zeit im Handel befindlichen Promit® soll die Anaphylaxie unterdrücken. Verlängerungen der Blutungszeit wurden berichtet; Vorsicht ist bei thrombozytopenischen Patienten geboten. Vor der Dextran-Therapie sollte Blut zur Blutgruppenbestimmung und zur Kreuzprobe entnommen werden, da Dextran diese Untersuchungen störend beeinflussen kann.

9. *Vasopressorische Substanzen:* Wegen ihrer bemerkenswerten Eigenschaft, den Blutdruck anzuheben, wurden einige der adrenergischen Substanzen auf breiter empirischer Basis in weitem Umfang für die Behandlung der verschiedenen Schockarten verwendet. Wir wissen jetzt, daß es in vielen Fällen zweifelhaft ist, ob die durch die vasopressorischen Substanzen hervorgerufene Blutdrucksteigerung für die zugrundeliegende Störung günstig ist. Es gibt genügend Hinweise, daß der unkritische Gebrauch dieser Substanzen nachteilig sein kann, so daß ihre routinemäßige Anwendung bei allen Schockformen nicht ohne weiteres zu empfehlen ist.

Bei Schock nach Myokardinfarkt sind Vasokonstriktoren nur dann indiziert, wenn ein abnorm niedriger peripherer Gefäßwiderstand vorliegt („non vasoconstricted shock", etwa bei einem Gefäßwiderstand unter 1.000 dyn sec cm^{-5}).

Man muß neben dem Gefäßwiderstand das Auswurfvolumen, den venösen Rückstrom und den linksventrikulären Füllungsdruck berücksichtigen.

Besteht z. B. ein vermindertes Auswurfvolumen bei niedrigem linksventrikulären Füllungsdruck und niedrigem peripheren Widerstand, so könnte durch ein Anheben des Gefäßwiderstandes ein besserer venöser Rückstrom erfolgen. Neben Plasmaexpandern ist hier ein Vasokonstriktor indiziert. Besteht jedoch ein niedriger peripherer Gefäßwiderstand bei erträglicher Auswurfleistung ohne Zeichen einer Minderperfusion, so sollte kein Vasokonstriktor gegeben werden.

Obzwar die pharmakologische Wirkung der verschiedenen adrenergischen Substanzen nicht immer genau erklärt werden kann und obwohl ihre Wirkung bei verschiedenen Krankheiten nicht immer vorhersehbar ist, können bestimmte pharmakologische Wirkungen der verfügbaren Mittel bei der Zusatztherapie des Schocks selektiv genutzt werden (Tabelle 1–4). Die Wahl des passenden Mittels wird offensichtlich von der sorgfältig bestimmten besonderen pathophysiologischen Störung bei einem Patienten abhängig sein. **Die adrenergischen Mittel dürfen keinesfalls als primäre Therapieform beim Schock angesehen werden.** Die volle Aufmerksamkeit sollte der sofortigen Wiederherstellung des Blutvolumens, der Behebung der Hypoxie und der Flüssigkeits- wie Elektrolytstörungen sowie einer Suche nach zu behandelnden Ursachen gelten. Eine ständige Überwachung der Vitalfunktionen, des Sensoriums, des zentralen Venendruckes oder Pulmonalarteriendruckes und der Harnausscheidung ist wesentlich um festzustellen, ob, wann und wieviel sowie für wie lange adrenergische Substanzen angewendet werden sollen.

Die rein alpha-adrenergisch stimulierenden Mittel haben wenig oder keinen Wert bei der Schockbehandlung. Die kombinierten alpha- und beta-adrenergischen Präparate werden am meisten angewendet, je nach Notwendigkeit des Gewebedurchblutungsdruckes. Seit einiger Zeit findet Dopamin weitverbreitete Anwendung wegen seiner einmalig günstigen Wirkung auf die renale und viszerale Durchblutung, aber sein bleibender Wert in der Schockbehandlung muß noch endgültig geklärt werden. Selbstverständlich hat das Adrenalin eine Vorrangstellung unter den adrenergischen Mitteln wegen seines großen Nutzens bei der Behandlung des anaphylaktischen Schocks, aber bei anderen Schockformen wird seine Anwendung nicht empfohlen. Das beta-adrenergische Stimulans Isoproterenol hat einen gewissen Wert als potenter Vasodilatator und als inotropes Agens, aber es neigt besonders dazu, ernste Dysrhythmien auszulösen. Die alpha- und beta-adrenergisch-blockierenden Mittel bleiben hauptsächlich auf die experimentelle Anwendung im Bereich der Schockbehandlung beschränkt.

Die hauptsächlichsten vasopressorischen Medika-

Tabelle 1–4. Adrenergische Stimulantien bei hypotonen Zuständen (Wirkung abgestuft 0–5)

Arzneimittel	Vasomotorische Wirkung		Herz-Stimulans	Herzminuten-volumen	Renale und viszerale Durchblutung
	Vasokon-striktion	Vasodila-tation	(Inotrope Wirkung)		
Gemischt alpha- u. beta-adrenergisch Dobutamin (Dobutrex®)	0–1	4	4	Gewöhnlich vermehrt	Kann vermehrt sein (entsprechend einem gesteigerten Herzminutenvolumen)
Noradrenalin (Arterenol®)	4	0	2	Reduziert	Reduziert
Metaraminol (Araminum®)	3	2	1	Reduziert	Reduziert
Epinephrin, Adrenalin (Suprarenin®)	4	3	4	Vermehrt	Reduziert
Dopamin (Dopamin Giulini®, -Nattermann®) (Soll einen speziellen [dopamin-ergischen] Rezeptor haben)	2	2	2	Gewöhnlich vermehrt	Vermehrt
Beta-adrenergisch Isoproterenol (Aludrin®)	0	5	4	Vermehrt	Gewöhnlich reduziert

mente in der sofortigen Schocktherapie sind folgende:

[1.] Angiotensinamid (Hypertension CIBA), ein Polypeptid mit rasch eintretender starker pressorischer Wirkung ohne die Gefahr der Gewebsschädigung. Man beginnt mit 2 mg in 500–1000 ml Infusionslösung, gegebenenfalls Steigerung auf 3–5 mg je nach Blutdruckverhalten.

[2.] Metaraminolbitartrat (Araminum®) ist eine sowohl alpha- als auch beta-mimetische Substanz mit kardiotoner und vasopressorischer Wirkung. Man gibt 2–10 mg i. m. oder 0,5–5 mg vorsichtig i. v. oder 5–100 mg als langsame i. v.-Infusion in 250–500 ml 5%iger Glukose. (Anm. d. Hrsg.: Vorteil des Metaraminol ist die Möglichkeit auch subkutaner und intramuskulärer Anwendung, d. h. dann, wenn keine Infusionsmöglichkeit besteht, und im Notfall bei kollabierten Venen.)

[3.] Isoproterenol (Isoprenalin [Aludrin®]), ein beta-adrenergischer Stimulator, vermehrt die Förderleistung des Herzens durch seine Wirkung auf die Myokardkontraktion und führt gleichzeitig zur peripheren Vasodilatation. Man gibt 1–2 mg in 500 ml 5%iger Glukose in Wasser i.v. Wegen seiner inotropen Wirkung ist seine Anwendung bei einer Pulsfrequenz über 120/min streng kontraindiziert wegen der Gefahr einer erhöhten Anzahl von Arrhythmien.

[4.] Dopaminhydrochlorid (Dopamin-Nattermann®, -Giulini®) ist ein endogenes Katecholamin, welches gegenüber den anderen adrenergischen Substanzen den Vorteil einer zuträglichen Wirkung auf die renale Durchblutung hat und zusätzlich das Herzminutenvolumen ebenso wie den Blutdruck steigert. Man gibt 200 mg in 500 ml Natriumchlorid (400 μg/ml) anfangs mit einer Frequenz von 2,5 μg/kg/min. Diese Dosis stimuliert die dopaminergischen Rezeptoren, welche die renale Durchblutung ebenso wie die Harnausscheidung steigern, und ferner werden die beta-adrenergischen Herzrezeptoren angeregt, welche das Herzminutenvolumen erhöhen. Bei tiefem Schock können allmählich ansteigende Dosen von Dopamin über 20 μg/kg/min erforderlich sein. Durch diese höheren Konzentrationen werden die Alpha-Rezeptoren stimuliert, welche eine generalisierte Vasokonstriktion auslösen, ebenso wie eine Umkehr der Vasodilatation der Nierengefäße, welche bei niedrigeren Konzentrationen erreicht wird. Nachdem eine wirksame Dosisgröße erreicht ist, sollte die Infusionsrate periodisch auf den niedrigsten Punkt eingestellt werden, welcher notwendig ist, um eine entsprechende Organdurchblutung herbeizuführen. Dopamin allein kann auch versagen und einen entsprechenden Durchblu-

tungsdruck nicht halten oder eine intensive Vasokonstriktion nicht lösen, und so kann es manchmal erforderlich werden, Dopamin in Kombination mit anderen entsprechenden adrenergischen Substanzen anzuwenden. Ein Volumendefizit muß immer vor einer Dopamin-Infusion behoben werden. Widrige Nebenwirkungen schließen ein ventrikuläre Arrhythmien, pektanginösen Schmerz, Nausea und Erbrechen, Kopfschmerz, Hypotonie, Azotämie und seltene Fälle von peripherer Gangrän. Besondere Aufmerksamkeit ist notwendig, wenn Dopamin bei der Schockbehandlung nach Myokardinfarkt eingesetzt wird. Dopamin darf nicht angewendet werden bei Patienten mit Phäochromozytom oder nicht behobener Tachyarrhythmie sowie bei jenen, welche Monoaminoxydaseinhibitoren erhalten.

[5.] Dobutamin (Dobutrex®), ein synthetisches Katecholamin, mit pharmakologischen Wirkungen ähnlich denen des Dopamin, ist bisher noch nicht ausreichend auf seine *möglichen Vorteile* in der Behandlung gerade des kardiogenen Schocks geprüft worden.

10. Kortikosteroide: Die vorteilhafte Wirkung großer Dosen Kortikosteroide bei der Schockbehandlung ist nicht voll verständlich; ihre Wirkung bei vielen Formen von Schocksyndromen ist kontrovers. Man bringt dies in Zusammenhang mit einer verbesserten kardialen Leistung und einer erhöhten Blutströmung in die lebenswichtigen Organe. Beim septischen Schock können sie die Empfindlichkeit auf Endotoxine reduzieren, dennoch ist es fraglich, ob die Adrenokortikosteroide hierbei Verwendung finden sollten, nachdem sie die Empfänglichkeit auf Infektionen erhöhen und die Entwicklung einer Bakteriämie von einem Infektionsherd aus begünstigen können (z. B. gramnegative Harnwegsinfekte). Die begeisterten Befürworter der Kortikosteroid-Therapie bei der Schockbehandlung haben vorgeschlagen, daß Kortikosteroide verabreicht werden sollten, sobald ein Schock vermutet wird – was die Abschätzung des wirklichen Wertes bei der Behandlung sehr erschwert. Die Dosierungsempfehlungen variieren sehr stark. Von manchen werden sehr massive Dosen eingesetzt, z. B. Methylprednisolon 30 mg/kg i.v. Die Behandlung ist sofort abzubrechen, wenn Anzeichen einer gastrointestinalen Blutung vorliegen.

11. Diuretika: Die vorsichtige und frühzeitige Verabreichung von Mannitol, einem inerten Polyalkohol, als 10–20%iger Lösung in 500–1000 ml physiologischer Kochsalzlösung wurde für ausgewählte Patienten, bei denen eine Oligurie vorliegt oder erwartet wird, im Anschluß an eine Behandlung mit gefäßaktiven Stoffen empfohlen. Ebenso wurde hierfür Furosemid, 20 mg i. v., vorgeschlagen. Urinausscheidung und zentraler Venendruck müssen sorgfältig überwacht werden. Die Wirksamkeit dieser Substanz beim Schock wird noch erforscht, aber man vermutet, daß die akute Tubulusnekrose durch Beseitigung der Oligurie verhindert werden kann.

12. Heparin: Vgl. Kap. 8, Angiologie, S. 358f.

13. Pneumatische Druckbehandlung (,External pneumatic pressure'): Bei hypovolämischem Schock zur vorübergehenden Stabilisierung des Patienten erfolgreich.

B. Spezifische Maßnahmen

1. Hämorrhagie und Anämie: Obgleich als Notmaßnahme bei einer durch Schock komplizierten Blutung im allgemeinen zunächst Plasma verabreicht wird, muß die Anämie durch Vollblut beseitigt werden, um eine Hypoxie zu vermeiden. Die Menge des zuzuführenden Vollbluts richtet sich nach der klinischen Situation, dem Hämatokrit und den hämodynamischen Bestimmungen.

2. Flüssigkeits- und Elektrolythaushalt: Störungen des Elektrolyt- und Säure-Basen-Gleichgewichts müssen korrigiert werden. Beim Nachweis einer Azidose mit einem pH des arteriellen Blutes unter 7,35 wird initial Natriumbicarbonat 40–100 mäq. i. v. verabreicht und die weitere Therapie von regelmäßigen arteriellen pH-Bestimmungen abhängig gemacht. Man vermeide eine Alkalose.

3. Herzerkrankungen: Digitalis ist nur bei Patienten mit zuvor bestehender oder sich entwickelnder Herzinsuffizienz bei erhöhtem zentralen Venendruck, bei auf Digitalis ansprechenden Arrhythmien und – umstritten – beim Myokardinfarkt anzuwenden.

Bisherige Untersuchungen haben gezeigt, daß im Schock nach Myokardinfarkt durch Digitalisglykoside keine Steigerung des Auswurfvolumens erreichbar ist. Die Digitalisgabe kann evtl. beim Infarkt sogar nachteilig sein, z. B. durch die Auslösung ventrikulärer Arrhythmien besonders innerhalb der ersten 24 Std oder durch die Steigerung des myokardialen Sauerstoffverbrauchs. Auch die digitalisinduzierte Vasokonstriktion könnte evtl. bei Schock nach akutem Myokardinfarkt bedrohliche Folgen haben. Wahrscheinlich ist Digitalis desto weniger indiziert, je größer der Infarkt ist. Eine Indikation besteht nur bei Linksinsuffizienz mit vergrößertem Herzen. Atropin kann bei der Behandlung ausgewählter Fälle von nach Myokardinfarkt auftretenden Bradykardien in Verbindung mit hämodynamischen Störungen, welche einen kardiogenen Schock nach sich ziehen können, von Nutzen sein. Eine parenterale Flüssigkeitszufuhr kann zur Flüssigkeitsauffüllung notwendig sein, wenn Anzeichen einer Hypovolämie vorliegen, was man aufgrund eines niedrigen zentralen Venendrucks vermuten kann, jedoch sollten solche Infusionen mit Vorsicht gegeben werden (besonders natriumhaltige Lösungen). Bei Herzversagen kann gelegentlich eine Phlebo-

mie von Nutzen sein. Die Anwendung vasopressorischer Substanzen beim Myokardinfarkt ist umstritten. Bei klinischen Hinweisen auf einen Schock (nicht nur mäßige Hypotonie) kann nach Meinung vieler Ärzte die Mortalität dadurch gesenkt werden, daß man den Blutdruck auf systolische Werte von etwa 85 mmHg (nicht über 100 mmHg) einstellt. Die ständige Herzüberwachung durch entsprechende Geräte ist erforderlich (insbesondere bei Verwendung von beta-mimetischen adrenergischen Präparaten). Die hämodynamische Wirksamkeit von gefäßerweiternden Substanzen bei der Reduzierung von Überbelastung und Ausflußgefäßwiderstand bei Patienten mit linker ventrikulärer Insuffizienz und kardiogenem Schock ist Gegenstand weiterer Forschung. Die Anwendung parenteraler Kortikosteroide erfordert weitere Prüfung.

Mechanische Kreislaufhilfen, welche nach einem Myokardinfarkt die Herzmuskelarbeit vermindern und die Koronardurchblutung steigern – indem die intraaortale Ballongegenpulsation auf Notfallbasis genutzt wird –, können von vorübergehendem Nutzen sein, obwohl die Auswirkung auf die gesamte Überlebensrate unbekannt ist. Notfallmäßige Koronar-Bypass-Operationen, Infarktektomien und Korrekturen ventrikulärer Aneurysmen, Chordae tendineae und Septumdefekte nach Myokardinfarkt geben Anlaß zur Hoffnung für viele Patienten. Zur gegenwärtigen Zeit ist es noch schwierig, den möglichen Wert dieser Maßnahmen abzuschätzen (Vgl. auch Kapitel 7).

4. Infektionen: Bei Hinweis auf das Vorliegen einer Infektion sollten sofort entsprechende Maßnahmen ergriffen werden. Die Früherkennung des drohenden Schocks (Gefahr des Exitus innerhalb 48 Std) ist ebenso wichtig wie die initialen bakteriologischen Untersuchungen vor und während der Therapie. Bei Schockanzeichen sollte eine vorbeugende Behandlung mit Breitbandantibiotika so lange erfolgen, bis bakteriologische Untersuchungen den Erregernachweis erbracht haben. „Prophylaktische" Antibiotikagaben sind jedoch nicht angezeigt, außer in Fällen mit hohem Infektionsrisiko (z. B. ausgedehnten Verbrennungen).

5. Adrenokortikales Versagen: siehe Kap. 20, S. 1020

6. Anaphylaktischer Schock: siehe S. 17 ff.

C. Beurteilung des Therapieerfolges

Laufende Beobachtung des Patienten ist Bedingung. Die Vitalfunktionen, der zentrale Venendruck, die Harnausscheidung und die Laborwerte des Patienten müssen in entsprechenden Intervallen bis zur Stabilisierung des Gesamtzustandes überwacht werden.

Schmerz

Der Schmerz ist ein wichtiges Symptom. Er ist das häufigste Symptom, für welches der Patient Erleichterung sucht. Er ist oft auch der erste Anlaß für eine eingehende Untersuchung und gibt dem Arzt wesentliche diagnostische Informationen. Die Anamneseerhebung bei einem Patienten mit Schmerzen sollte eine sorgfältige Aufzählung der Charakteristika wie z. B. Zeitfolge, Art und Charakter, Lokalisation, Ausstrahlung sowie verschlimmernde und lindernde Umstände, welche den Schmerz beeinflussen, enthalten. Da der Schmerz ein subjektives Phänomen ist, ist die Form seiner Beschreibung durch den Patienten manchmal für den Arzt nur schwierig zu interpretieren.

Die Reaktion gegenüber dem Schmerz, einer Funktion der höheren Zentren, ist außerordentlich variabel und durch viele Faktoren beeinflußt. Wenn der Schmerz chronisch wird, d. h. länger als 6 Monate andauert, spielen die multifaktoriellen Einflüsse (wie Angst, Depression; Sozialverhältnisse) sogar eine größere Rolle. Es ist notwendig, nach Möglichkeit die primäre Ätiologie (z. B. Infektion, Toxine) und die Pathogenese (z. B. Entzündung, Ulzerierung, Zerrung, Anoxie, Spasmen) des Schmerzes abzuklären.

Eine Schmerzbekämpfung wird erreicht durch Beseitigung der primären Ursache (z. B. Behandlung der Infektion), Neutralisierung von Schmerzreizen (z. B. Antazida gegen die Hyperazidität des peptischen Ulkus) oder — wenn kausale Behandlung nicht möglich ist — durch Dämpfung oder Ausschaltung des Schmerzes selbst (z. B. palliative Narkotikagaben beim terminalen Karzinom).

Die Gefährdung durch Verabreichung von Analgetika vor der Stellung einer Diagnose kann nicht genug betont werden (z. B. beim akuten Abdominalschmerz). Analgetika, insbesondere Narkotika, können die Symptome einer schweren akuten oder chronischen Erkrankung maskieren.

Der Schmerz kann unspezifisch mit Medikamenten, physikalischen Maßnahmen (z. B. Wärme, Kälte, Ruhigstellung) durch Nervenblockaden, möglicherweise auch durch Akupunktur oder durch einen chirurgischen Eingriff (z. B. Nervenresektion, Chordotomie) behandelt werden. Narkotika sollten so lange vermieden werden, wie nichtnarkotische Medikamente in adäquater Dosierung sich als wirksam erweisen. Wenn Narkotika erforderlich sind, sollten die am wenigsten zur Sucht führenden Präparate (z. B. Codein) an erster Stelle verwendet werden. Man sollte die geringste wirksame Dosis an Narkotika verschreiben und sie baldmöglichst absetzen.

Da psychische oder emotionale Faktoren die Schmerzwelle erheblich beeinflussen, ist es wichtig, die „Placebo"-Wirkung aller therapeutischen Maßnahmen der Schmerzbehandlung zu berücksichtigen. Pharmakologische inaktive Präparate können bei der Beseitigung der Schmerzen sowohl bei organischen als auch bei funktionellen Störungen von erstaunlicher Wirksamkeit sein.

Die gegenwärtige Sorge über den weitverbreiteten Gebrauch von Suchtmitteln und über den Mißbrauch von bestimmten Medikamenten — und die Umstände, welche sich aus der offiziellen Beschränkung ihres medizinischen Gebrauches ergeben — kann manchmal dazu führen, daß narkotische Analgetika auch dann, wenn sie zur Schmerzlinderung indiziert sind, nur mit großer Zurückhaltung verordnet werden. Es darf nicht angenommen werden, daß der durchschnittliche Patient suchtgefährdet ist. Obzwar die verschiedenen Narkotika verschiedene Suchtpotentiale haben können, ist es unvernünftig zu glauben, daß die Suchtgefahr dadurch vereitelt werden kann, indem man weniger wirksame, aber nichtsdestoweniger süchtig machende synthetische narkotische Analgetika an ihre Stelle setzt. In einfachen Worten: Es ist eine gute Regel, die niedrigste wirksame Dosis eines geeigneten Mittels für den jeweiligen klinischen Befund zu geben, um eine entsprechende symptomatische Linderung für so lange als notwendig zu erreichen. Natürlicherweise sollten Maßnahmen, welche auf die Schmerzbehandlung ausgerichtet sind, an erster Stelle stehen. Es kann notwendig sein, das Narkotikum nach dem Grundsatz „nur einmal" oder „nur zweimal" oder nur zwischenzeitlich zu geben. Wenn der Schmerz jedoch schwergradig und schwierig zu behandeln ist, wie z. B. beim terminalen Karzinom, wäre es inhuman, unnötiges Leiden zuzulassen. Es genügt nicht, daß der Arzt sich dieser allgemeinen Begriffe oder Regeln bewußt ist; sie sollten allen bekannt sein (z. B. Krankenhausärzten, Schwestern, auch den Angehörigen des Patienten), welche für die Einnahme von Narkotica unter der Aufsicht des Arztes verantwortlich sind.

Chronischer Schmerz (Vgl. auch Kap. 18, S. 908 ff.) Die Linderung des chronischen Schmerzes kann eines der verwirrendsten und schwierigsten Probleme der Medizin überhaupt sein. Die Ursache des chronischen Schmerzes ist oft unbekannt und unklar, und obwohl die auf die bekannten Schmerzursachen ausgerichtete Therapie von primärer Wichtigkeit ist, ist es oft notwendig, zu indirekten und multidisziplinären therapeutischen Methoden Zuflucht zu nehmen.

Seit Jahrhunderten kommt im Orient und in Asien als Methode der Schmerzlinderung die Akupunktur zur Anwendung, aber diese Methode hat in den USA keine weite Verbreitung gefunden. Die Zusammenhänge und Hintergründe einer Analgesie durch Akupunktur bleiben ungewiß.

Hypnose als Kontrollmittel des chronischen Schmerzes hat eine schwankende Geschichte von Annahme und Anwendung. Die Hypnose mag in der Lage sein, bei manchen ansprechbaren Patienten sensorischen Schmerz durch sedierende und Placebowirkung zu lindern. Zahlreiche andere psychologische Technike wie z. B. Operantes Konditionieren, Biofeedback, fortschreitende Entspannung, Ablenkung und Placebo haben unterschiedlichen Erfolg bei der Schmerzlinderung gehabt.

Die elektrische transkutane Nervenstimulation ist eine einfache und wirksame Methode der Linderung des begrenzt lokalisierten chronischen Schmerzes bei manchen Patienten.

Wenn auch neurochirurgische Maßnahmen (z. B. Chordotomie, Elektrostimulation des Gehirns) im allgemeinen als eine letzte Hilfe für die Linderung des chronischen Schmerzes angesehen werden, sollte man diese nicht unnötigerweise bis zum letzten Augenblick der hoffnungslosen Invalidität und Suchtgewöhnung aufschieben.

Nichtnarkotische Analgetika

Die systemischen nichtnarkotischen Analgetika bewirken peripher eine Schmerzblockade; ihr Wirkungsmechanismus beruht wahrscheinlich auf einer Hemmung der Prostaglandinsynthese.

A. Salizylate: Die Salizylate wirken antipyretisch, analgetisch, antiphlogistisch und urikosurisch. Sie wirken erleichternd bei Myalgien, Neuralgien, Arthralgien, Kopfschmerzen und Dysmenorrhoe. Nebenwirkungen sind gewöhnlich gering und bestehen in Schwindel und Dyspepsie; größere Mengen können jedoch Ohrensausen, Schwerhörigkeit, Sehstörungen, Übelkeit, Erbrechen, Diarrhoe, gastrointestinale Blutungen, Hepatitis, Niereninsuffizienz, Schweißausbruch, Kopfschmerz und Delir hervorrufen. Bei empfindlicheren Patienten können die Salizylate zur Urtikaria und akutem Larynxödem führen.

1. Acetylsalicylsäure (ASS): ASS steht zur Verfügung als einfache, gepufferte oder darmlösliche Tabletten zu 0,3 g. Die übliche Dosis beträgt 0,3–0,6 g, mit reichlich Wasser alle 4 Stunden nach Bedarf einzunehmen. Eine gastrointestinale Reizung kann manchmal reduziert werden durch Verabreichung des Arzneimittels auf vollen Magen oder mit $^1/_2$–1 Teelöffel Speisesoda oder eines anderen Antazidums. Gepufferte ASS, wie sie gewöhnlich zur Verfügung steht, enthält im allgemeinen nur kleine Mengen eines Antazidums, und die Häufigkeit von Nebenwirkungen und die erreichten Blutspiegel unterscheiden sich nicht wesentlich von jenen bei normaler ASS. Die dünndarmlöslichen Präparate wirken langsamer, mindern aber die Magenreizung und sind auch nützlich bei den Patienten, die den analgetischen Wert von „normaler ASS" mit Skepsis betrachten. Manche darmlöslichen Präparate jedoch

passieren den Gastrointestinaltrakt, ohne resorbiert zu werden.

Acetylsalicylsäure kann Magenreizungen und Magen-Darmblutungen bei sonst gesunden Personen verursachen. Das Präparat sollte bei Patienten mit akuten oder chronischen Gastrointestinalerkrankungen — besonders gastrointestinalen Blutungen — oder mit einer aktiven Lebererkrankung *nicht* zur Anwendung kommen. Eine Entscheidung darüber, ASS aus anderen Gründen Patienten, welche davon profitieren könnten, nicht zu verabreichen, muß auf einer individuellen Basis getroffen werden.

Hypersensibilität oder Unverträglichkeit gegen ASS kommen vor, obzwar ungewöhnlich in Anbetracht der weitverbreiteten Anwendung des Arzneimittels. In seltenen Fällen können die Folgen sehr ernst sein. Eine ASS-Unverträglichkeit kann vor allem auf eine Allergie zurückzuführen sein, aber öfter ist die Ursache eine unerklärliche primäre Störung des Bindegewebes beim anfälligen Patienten. Sie entwickelt sich oft spontan bei jüngeren und in mittlerem Alter befindlichen Patienten, welche zuvor ASS ohne Schwierigkeiten einnehmen konnten. Die Unverträglichkeit manifestiert sich durch Schnupfen, nasale Polypen, Asthma, verlängerte Blutungszeit und selten anaphylaktischen Schock. Die Möglichkeit, daß solche Symptome durch ASS ausgelöst werden, muß immer in Betracht gezogen werden, so daß eine weitere Anwendung des Arzneimittels bei empfindlichen Patienten kontraindiziert ist. Die Häufigkeit der echten ASS-Allergie (d. b. auf einer immunchemischen Basis) ist wahrscheinlich weniger als 0,1%, obwohl sie auch ebensogut 2–5% bei bestimmten Asthmatikern betragen kann.

Acetylsalicylsäure kann bei gleichzeitiger Anwendung von Antikoagulantien sowie Phenylbutazon, Probenecid und Spironolacton zu Interaktionen führen; Patienten, welche diese Medikamente einnehmen, sollten vor der Anwendung von ASS in allen seinen Formen gewarnt werden.

Die Einnahme von ASS erhöht die Blutungstendenz bei Patienten mit einem großen Spektrum verschiedener Blutungsprobleme (z. B. bei gerinnungshemmender Therapie, bei von Willebrand'scher Krankheit). Wegen vorübergehender Störungen der Thrombozytenfunktion durch ASS sollten Blutspender 48 bis 72 Stunden vor dem Spenden keine ASS-Präparate einnehmen.

2. Acetylsalicylsäure-Mischungen: (In USA als APC bekannt). Sie enthalten Acetylsalicylsäure, Phenacetin und Koffein. Man gibt 1–2 Tbl. alle 3–4 Std nach Bedarf. Ein eindeutiger Vorteil dieser Kombination gegenüber gewöhnlicher Acetylsalicylsäure wurde nicht bewiesen. Die bei chronischem Gebrauch derartiger Kombinationspräparate eingenommenen Phenacetin-Mengen können einen schweren Nierenschaden hervorrufen.

3. Andere Salizylate:
Natriumsalizylat in darmlöslicher Form, 0,3–0,6 g
alle 4 Stunden, kann von Patienten mit Magenunverträglichkeit auf Acetylsalicylsäure angewandt
werden. Es ist weniger wirksam als Acetylsalicylsäure selbst.
Salizylamid ist ein relativ schwaches kurzwirkendes,
von den Salizylaten abgeleitetes Mittel, welches in
den USA in zahlreichen handelsüblichen analgetischen Arzneimittelkombinationen angetroffen wird.
Es wird im Körper nicht in Salizylate hydrolisiert,
sondern als das Amid ausgeschieden. Es hat zweifelhafte Vorteile vor Acetylsalicylsäure, ausgenommen
bei Patienten mit Magenunverträglichkeit oder Blutungstendenz.

B. Paracetamol (p-Acetaminophenol)[1]: Paracetamol in einer Dosierung von 325–650 mg oral
3–4× täglich hat eine analgetische Wirkung vergleichbar mit Acetylsalicylsäure bei vielen schmerzhaften Zuständen. Es hat keine entzündungshemmende Wirkung und ist daher unwirksam bei der
rheumatoiden Arthritis und bei anderen entzündlichen Erkrankungen. Seine antipyretische Wirkung
ist mit der von Acetylsalicylsäure vergleichbar. Paracetamol kann besonders nützlich sein als mildes
Analgetikum und Antipyretikum in Fällen von ASS-
Allergien und bei Patienten mit Gicht. In therapeutischen Dosen ist das Arzneimittel relativ frei von
Nebenwirkungen. Es führt auch sichtlich nicht zu
Koagulationsstörungen, verursacht keine Magenreizung und Schleimhautblutung, ferner stört es auch
nicht die tubuläre Ausscheidung von Harnsäure.
Überempfindlichkeitsreaktionen und hämatologische Störungen sind ganz selten. Die gleichzeitige
Einnahme des Präparats mit Alkohol ist jedoch
nicht anzuraten. Sehr große Dosen von Paracetamol
– eingenommen als Unglücksfall oder mit suizidaler
Absicht – können zu schweren Leberschäden oder
sogar zu fulminantem Leberversagen führen.

C. Phenylbutazon und sein Parahydroxy-Analog
Oxyphenbutazon haben eine starke „analgetische"
Wirkung bei schmerzhaften Erkrankungen in Verbindung mit entzündlichen Vorgängen. Obwohl sie
bei einer Reihe von akuten rheumatischen Störungen nützlich sind, liegt ihre stärkste Wirkung in der
Therapie der akuten Gicht-Arthritis und der aktiven
ankylotischen Spondylitis. Wegen ihrer relativ hohen Toxizität sollten sie Patienten vorbehalten sein,
die auf Salizylate oder andere einfache therapeutische Maßnahmen nicht ansprechen. Sie sollten vorsichtig innerhalb des empfohlenen Dosierungsbe-
reichs gegeben werden, meist 300–400 mg/die oder
weniger in mehreren Einzeldosen. Die Hinweise des
Herstellers sollten sorgfältig beachtet werden. Bei
Therapieversagen nach einer 1wöchigen Versuchs-
periode sollte die Behandlung abgebrochen werden.

Toxische Nebenwirkungen sind Hautausschläge,
Überempfindlichkeitsreaktionen vom Typ der Serumkrankheit, Übelkeit, Erbrechen, Stomatitis,
peptische Ulzera, Natriumretention, Blutbildveränderungen und Senkung der Prothrombinzeit (wenn
die Medikamente zusammen mit Antikoagulantien
vom Cumarin-Typ genommen werden). Als Vorsichtsmaßnahme werden 2× wöchentlich Blutkontrollen für den 1. Monat, wöchentlich für den 2. Monat und später monatliche Kontrollen empfohlen.
Im allgemeinen sollten die Medikamente nicht über
längere Zeiträume verwendet werden. Die Patienten müssen stets auf das Auftreten von Toxizitäts-
zeichen hin beobachtet werden.

D. Indometacin[2]: Dieser analgetischen und anti-
phlogistischen Substanz wird eine gute Wirkung
bei rheumatischen Erkrankungen nachgesagt, obgleich ihre eventuellen Vorteile gegenüber Acetylsalicylsäure noch umstritten sind. Indometacin
scheint am wirkungsvollsten bei der ankylosierenden Spondylitis und bei der Osteoarthritis des Hüftgelenks zu sein. Die übliche Dosierung beträgt
25 mg, 2–4× tgl., mit Steigerung der Dosis bei guter
Verträglichkeit bis auf 200 mg tgl. Durch gleichzeitige Einnahme von Probenecid (Benemid®) wird der
Plasmaspiegel von Indometacin wahrscheinlich erhöht. Mögliche Nebenwirkungen sind Kopfschmerzen, Schwindel, Verwirrtheitsgefühl, Ohrensausen,
psychiatrische Störungen (bis zu Depression und
Psychose), Exanthem, Stomatitis, Anorexie, Dyspepsie, Nausea, Erbrechen, peptische Ulzera, Magen-Darm-Blutungen und Diarrhoe. Weil Sehstörungen auftreten können (Einlagerungen in der
Kornea, Retinopathie), sind periodische, ophthalmologische Untersuchungen erforderlich. Psychiatrische Erkrankungen, Epilepsie und Morbus Parkinson können sich durch das Medikament verschlechtern. Hämatologische oder hepatotoxische
Nebenwirkungen sind relativ selten. Wegen dieser
Nebenwirkungen und Toxizität müssen Patienten
unter dieser Behandlung sorgfältig beobachtet werden. Retard-Formen (z. B. Amuno®Retard) machen
seltenere Einnahmen notwendig, haben aber die
gleichen Nebenwirkungen. Indometacin sollte nicht
„routinemäßig" als ein mildes Analgetikum (z. B.
anstatt Acetylsalicylsäure) benutzt werden.

E. Neuere entzündungshemmende Analgetika:
Einige neuere antipyretische, entzündungshemmende Analgetika stehen für die Therapie der rheumatoiden Arthritis und auch anderer arthritischer Erkrankungen bei Patienten mit ASS-Unverträglichkeit zur Verfügung. Es scheint, daß diese Verbin-

---

1 u. a. Präparate Anaflon®, Ben-u-ron®, Enelfa®

2 Seit Frühjahr 1983 stand Indometacin in einer Membrankapsel (Warenzeichen Osmogit®) zur Verfügung, welche
– oral eingenommen – den Wirkstoff allmählich-gleich-
mäßig freigab. Aufgrund gravierender Nebenwirkungen
mußte Osmogit® zwischenzeitlich (möglicherweise vorübergehend) vom deutschen Markt zurückgezogen werden.

dungen weniger Nebenerscheinungen hervorrufen als die Acetylsalicylsäure, wenn diese in den gewöhnlichen entzündungshemmenden Dosen verabreicht wird. Auch dürfte die Magenreizung weniger stark als bei ASS sein, aber die Substanzen sollten bei Patienten mit peptischen Ulzera mit Vorsicht angewendet werden; schwere gastrointestinale Blutungen bei einer dieser Substanzen schließt ihre Anwendung bei Patienten mit aktiven peptischen Ulzera vollkommen aus. Auch diese Arzneimittel können wie ASS die Blutgerinnung stören und bei Patienten mit einer hämorrhagischen Diathese Blutungen auslösen.

Diese Mittel sollten nicht gleichzeitig mit ASS oder bei Patienten mit einer Anamnese von nasalen Polypen, Rhinitis, Urtikaria oder Bronchospasmus in Verbindung mit ASS gegeben werden. Sie sollten auch nicht während der Schwangerschaft oder Stillperiode eingenommen werden.

Nebenwirkungen können sein: gastrointestinale Störungen, Exantheme, Kopfschmerzen, Schwindelgefühl, Schläfrigkeit, Sehstörungen, Ohrensausen, Herzklopfen, Dyspnoe und Natriumretention.

Die empfohlenen Dosierungen lauten: z. B. für Ibuprofen (Brufen®) 300–400 mg oral 3–4× tägl.
Fenoprofen (Feprona®) 300–600 mg oral 4× täglich –
Naproxen (Proxen®) 250 mg oral 2× täglich –
Sulindac (Imbaral®) 200 mg oral 2× tgl. und für Tolmetin (Tolectin®) 400 mg oral 3× täglich.

F. Carbamazepin (Tegretal®): Diese trizyklische Substanz, welche chemisch mit Imipramin verwandt ist, ist bei ca. 75% der Patienten mit länger bestehender Trigeminusneuralgie für eine Schmerzlinderung bemerkenswert wirksam und hat bei vielen Fällen zu einer verlängerten Remission geführt (siehe auch Kap. 17, S. 849). Die Schmerzlinderung kann innerhalb von 48 Stunden auftreten. Um festzustellen, ob der Patient eine spontane Remission gehabt hat, müssen häufige periodische Absetzungsversuche des Medikamentes unternommen werden; das Medikament wird bei Schmerzrückfall wieder eingesetzt. Carbamazepin wurde auch bei anderen schweren Neuralgien, bei Schmerz durch Tabes dorsalis und bei Trigeminusneuralgie als Symptom einer Multiplen Sklerose weniger wirksam angewandt. Manche Patienten, welche auf Carbamazepin nicht ansprechen, benötigen die zusätzliche Gabe von Phenytoin oder eine chirurgische Therapie.

Mäßig oder stark wirkende Analgetika

A. Codein: Codein ist pharmakologisch dem Morphin ähnlich, jedoch weniger wirksam. Codein schwächt den Hustenreflex ab und vermindert die Darmmotilität (obstipierend). Zur Erleichterung von mäßig starken Schmerzzuständen wird es dem Morphin vorgezogen, weil es weniger zur Gewöhnung führt und weniger Nebenwirkungen hervorruft

(Urtikaria, Nausea und Erbrechen, Pruritus, Dermatitis, anaphylaktische Reaktionen).
Dosierung:
1. Codeinphosphat 8–65 mg oral oder subkutan alle 3–4 Stunden nach Bedarf. Wenn 65 mg unwirksam sind, wären eher stärkere Narkotika einzusetzen als größere Dosen von Codein, welche nur ernstere Nebenwirkungen nach sich ziehen, ohne die analgetische Wirkung zu verstärken.
2. Codein wird oft in Dosen zwischen 8–65 mg in Kombination mit ASS oder ASS-Verbindungen angewandt, um eine zusätzliche analgetische Wirkung zu erreichen. Die Dosierung ist 1 Tablette oral 3–4× täglich, je nach Bedarf.

B. Dextropropoxyphen: Dextropropoxyphen (Develin® retard) in Dosen von 30–65 mg oral und das pharmakologisch ähnliche, aber stabilere **Dextropropoxyphennapsylat** in Dosen von 100 mg alle 6 Std nach Bedarf, obwohl chemisch verwandt mit den Narkotika, sind in jeder Hinsicht beträchtlich weniger wirksam. Nichtsdestoweniger kann es zu einer Gewöhnung kommen. (In den USA wurde Propoxyphen kürzlich als zu kontrollierendes Arzneimittel in Liste III eingestuft). Nebenwirkungen sind selten (Schwindelgefühl, Schmerz im Epigastrum, Nausea, Ikterus). Bei Einnahme von Propoxyphen durch die Mutter kann es beim Neugeborenen zu Entzugserscheinungen kommen. Die analgetische Wirkung ist ungefähr die gleiche wie die von Acetylsalicylsäure und der Ruf, daß es Codein gleichwertig sei, ist fraglich. Es wird hauptsächlich bei Patienten angewendet, welche auf ASS oder Codein allergisch reagieren oder diese Mittel nicht vertragen können. Es ist schon über viele Suizid-Versuche mit Propoxyphen berichtet worden.

C. Pentazocin (Fortral®): Pentazocin ist ein agonistisch wie antagonistisch wirkendes Starkanalgetikum, welches morphin- und nalorphin-ähnliche Charakteristika besitzt. Eine Dosis von 30 mg subkutan entspricht der analgetischen Wirksamkeit von 10 mg Morphinum sulfuricum, aber die Wirkungsdauer ist kürzer. Es steigert die Herzleistung, während Morphin die gegenteilige Wirkung hat. Die Nebenwirkungen sind ähnlich wie beim Morphin, außer einer leicht erhöhten Frequenz und einem höheren Schweregrad von Somnolenz. Es kann zur Depression der Atemfunktion kommen. Pentazocin unterdrückt nicht die Entzugssymptome bei morphinabhängigen Patienten und kann tatsächlich bei Narkotikaabhängigen den Entzug erleichtern. Eine Dosis von 50 mg oral entspricht ungefähr 60 mg Codein in seiner analgetischen Wirkung bei einem etwas schnelleren Einsetzen der Wirkung und einer etwas kürzeren Wirkungsdauer. Nebenwirkungen sind mit denen von Codein vergleichbar, aber stärker ausgeprägt. Schwindelgefühl und Konzentrationsverlust können auftreten. Es kann sogar zu einer Unverträglichkeit von Pentazocin kommen. Das Medikament hat eine relativ niedrige Gewöhnungswirkung, aber es ist dem Arzneimittelmißbrauch ausgesetzt. Entzugssymptome sind weniger ausgeprägt als bei den Opiaten. Bei Verabreichung dieses Arzneimittels an Suchtabhängige ist Vorsicht geboten, ebenso bei Patienten mit schweren Leberschäden, bei schwangeren Frauen und Kindern unter 12 Jahren. Lokale Reaktionen an der Injektionsstelle sind nicht selten Folge längerer Anwendung und reichen von einer Hautreizung und Ulzeration bis zur fibrösen Myopathie.

Zwei neue agonistisch–antagonistisch wirkende Analgetika – pharmakologisch ähnlich dem Pentazocin – sind Butorphanol und Nalbuphin. Die Klinische Prüfung dieser Substanzen ist noch nicht abgeschlossen.

Stark narkotische Analgetika

Die narkotisch wirkenden Analgetika verändern die Schmerzempfindung aufgrund ihrer Wirkungen auf das ZNS. Ihre Verwendung ist indiziert bei Schmerzzuständen, die zu intensiv sind, um mit nichtnarkotischen Medikamenten beherrscht zu werden, bzw. bei einem Schmerztyp, der nicht durch Salizylate gebessert wird (z. B. viszerale Schmerzzustände).

Die Narkotika wirken in geringer Dosierung leicht sedativ, größere Mengen rufen Schlaf, Stupor und Atemdepressionen hervor. Sie sind suchterzeugend und sollten mit Vorsicht und unter Beachtung der Vorschriften über das Verschreiben von Betäubungsmitteln gegeben werden. Außer Codein sollten sie bei chronischen Krankheiten keine Verwendung finden, außer ggf. zur Behandlung sonst unbeeinflußbarer Schmerzzustände bei finalen Erkrankungen. Sucht und Entziehung werden in Kapitel 18 besprochen.

Die spezifische Behandlung bei einer Intoxikation mit diesen Drogen wird in Kapitel 29 behandelt.

Zur Beachtung: Man verwende stets das schwächste Narkotikum, das den Schmerz beseitigt, d. h. Codein ist dem Pethidin vorzuziehen und Pethidin dem Morphin. Bei Kindern sollen Morphine gar nicht verwendet werden! (5 mg Morphin sind beim Säugling bereits Letaldosis! Vgl. auch S. 623 f.).

A. Morphin: Dieses Präparat ist das wertvollste der potenten Narkotica für den allgemeinen klinischen Gebrauch. Es verursacht Dämpfung des ZNS, die zu einer starken Analgesie führt in Verbindung mit Sedierung, Euphorie, Hypnose, ferner selektiver zentraler Atemdepression, Verringerung oder völliger Unterdrückung des Hustenreflexes. Es verstärkt den intrakraniellen Druck und verursacht Spasmen der biliären und der ureteralen glatten Muskulatur. Morphin ist verwendbar für die Erleichterung eines akuten oder länger dauernden schweren Schmerzes, insbesondere, wenn der Schmerz durch Erkrankungen von weniger als 10–14 Tagen Dauer entsteht.

Die Substanz ist wertvoll in der Behandlung der schweren kardialen Dyspnoe (z. B. Lungenödem oder Asthma cardiale beim Linksherzversagen). Es ist eine allgemein verwendete und wertvolle präoperative Medikation. Morphin ist kontraindiziert bei Morphinüberempfindlichkeit, bei Asthma bronchiale, bei Abdominalschmerz unklarer Genese mit evtl. chirurgischem Eingriff, Leberinsuffizienz, Hypothyreose, Morphinismus, Kopfverletzung, Morbus Addison und bei Gefährdung durch Erbrechen. Nebenreaktionen umfassen evtl. unerwünschte hypnotische Zustände, Atemdepression, Nausea, Erbrechen, schwere Obstipation und allergische Reaktionen (Urtikaria, Pruritus und Anaphylaxie). Die Suchttendenz ist groß.

1. *Morphinum sulfuricum:* 8–15 mg oral oder subkutan. In Fällen von schwerstem Schmerz, besonders Schmerz in Verbindung mit drohendem neurogenem Schock kann es langsam (5–10 mg) i. v. in 5 ml physiologischer Kochsalzlösung gegeben werden. Durch Erhöhung der Dosis über 10 mg wird vermutlich nur eine Verlängerung der Wirkung erreicht.

2. *Morphin-Zusätze:* Belladonna-Alkaloide wie Atropinum sulfuricum (0,2 bis 0,5 mg), Scopolaminum hydrobromicum (0,2–1,0 mg), gleichzeitig mit Morphin verabreicht, mögen einige Nebenwirkungen des Morphins verringern. Tranquilizer vom Phenothiazin-Typ können die analgetische Wirkung hemmen.

B. Morphin-Verwandte: Es stehen eine Reihe von Substanzen zur Verfügung, die dem Morphin äquivalent sind, jedoch keine Vorteile bieten. Der Anspruch geringerer Nebenwirkungen sollte mit Skepsis beurteilt werden.

Die folgenden subkutanen Dosierungen entsprechen 10 mg Morphin: Hydromorphon, 2 mg; Levorphanol, 2 mg; Oxymorphon, 1 mg; Phenazocin, 1 mg; Piminodin, 7,5 mg.

C. Levomethadon (L-Polamidon®): 2,5–10 mg subkutan oder i.m. führt zu einer Analgesie, die der des Morphin entspricht. Oral gegeben ist es nur halb so wirksam. Der Wirkungsbeginn ist langsamer, jedoch länger. Es hat starke suchterzeugende Eigenschaften. Die einzige Gelegenheit, bei der Methadon vorzuziehen ist, ist die *klinische* Behandlung der Sucht; Entzugserscheinungen werden gebessert, wenn zunächst Methadon substituiert wird für Heroin oder ein anderes vom Süchtigen genommenes Opiat.

D. Pethidin (Meperidin; Dolantin®): 75–150 mg oral oder i.m. (nicht s.c.) alle 3–4 Stunden wirkt analgetisch und verursacht weniger intensive Nebenwirkungen als Morphin. Es ist auch weniger suchtfördernd als Morphin, aber nichtsdestoweniger ist eine Pethidin-Süchtigkeit sehr häufig.

E. Pethidin (Meperidin)-Verwandte: Alphaprodin 60 mg s.c. und Anileridin 50 mg s.c. entsprechen 100 mg Pethidin, aber ihre Wirkungsdauer ist kürzer.

Allergische Erkrankungen

Allergische Erkrankungen können sich als generalisierte Allgemeinreaktionen oder als Lokalreaktionen in jedem Körperorgan manifestieren. Diese Reaktionen können akut, subakut oder chronisch verlaufen und können durch eine praktisch unendliche Vielfalt von Stoffen (Antigene) ausgelöst werden. Viele der noch ungeklärten oder sogenannten idiopathischen Erkrankungen sind möglicherweise allergischen Ursprungs.

Eine echte allergische Reaktion wird *immunologisch* vermittelt (d. h. durch einen Antikörper als Folge eines wiederholten Antigenkontaktes). Eine solche ist streng zu unterscheiden von einer einfachen chemischen Reaktion bei einem Individuum mit einem alterierten, geschädigten oder anderweitig anormalen Chemorezeptorsystem. Eine allergische Reaktion ist besonders zu unterscheiden von ungünstigen Reaktionen, die z. B. verursacht werden durch psychologische Ablehnung, Übermaß, Überexposition, und – im Falle von Arzneimitteln – Überdosierung, Nebenwirkungen und bekannte widrige pharmakologische Wirkungen.

Einige der immunologischen Faktoren, welche den Überempfindlichkeitsreaktionen zugrunde liegen, wurden identifiziert. IgE ist ein humorales Immunglobulin, das den sensibilisierenden Antikörper enthält, welcher eine primäre Rolle bei der Vermittlung vieler allergischer Reaktionen des „sofortigen" Hypersensibilitäts-Typs (z. B. Asthma, akute Urtikaria, Heuschnupfen, Anaphylaxie) spielt. Wenn sich ein IgE-Antikörper mit einem Antigen verbindet, zerreißt die neue Verbindung die Mastzelle oder basophile Membrane, entläßt Histamin, die langsam reagierende Anaphylaxis-Substanz (LRS-A), den eosinophilen chemotaktischen Anaphylaxis-Faktor (ECF-A), Kinine und Prostaglandine. Diese chemischen Mittel wirken auf die Schockorgane (z. B. Haut, Bronchiolen) und sind für die klinische Manifestation des sofortigen Allergentyps verantwortlich.

Atopische, „natürliche" oder „spontane", Allergien kommen bei ungefähr 10% der Bevölkerung vor, oft bei einer Familienanamnese ähnlicher Störungen. Eine Bestimmung der Allergene beim atopischen Patienten ist schwierig, da die klinische Anamnese, Hautteste oder Ausschluß-Diäten nicht vollkommen verläßlich sind. Bei atopischen Patienten trifft man oft positive Hautteste auf verschiedene Antigene an. Die Hauttests können oft atopische von nichtatopischen Individuen zu unterscheiden helfen, aber die Relevanz der wissenschaftlichen Teste beruht auf Übereinstimmung mit einer sorgfältigen Anamnese und einer physikalischen Untersuchung. Beim Testen auf verschiedene Arzneimittel besteht ein gewisses Grad an Verläßlichkeit, kaum

aber bei Tests auf Nahrungsmittelallergien. Eosinophilie und vermehrtes Serum-IgE sind charakteristisch, aber nicht pathognomonisch für atopische Störungen. Die Konzentrationen des Serum-IgE müssen nicht notwendigerweise bei Allergien mit dem klinischen Grad der allergischen Reaktion übereinstimmen.

Der Radioallergosorptions-Test (RAST) ist eine in vitro-Methode, das allergenspezifische IgE bei Patienten zu messen, bei welchen eine interdermale Testung nicht möglich ist. Der Test, von speziellem Wert bei der Atopie-Testung, eignet sich nicht allgemein für die klinische Praxis. Die atopischen Störungen schließen ein: Heuschnupfen (allergische Rhinitis), atopische Dermatitis, allergisches Ekzem, allergisches Asthma und anaphylaktische Reaktionen. Eine allergische Grundlage für manche der sogenannten atopischen Störungen wird in Frage gestellt. Andere in Funktion befindliche Schutzmechanismen des Körpers schließen eine zelluläre Immunität, die entzündliche Reaktion, andere Immunglobuline (IgG, IgA, IgM) und das Komplement-System ein. Tabelle 1–5 zeigt eine nützliche Einteilung der allergischen Reaktionen, welche auch die immunopathologischen Mechanismen bei den verschiedenen allergischen Erkrankungen umfaßt.

„Verzögerte" Hypersensibilitätsreaktionen – aufgrund eines längeren Intervalls bis zum Eintreten der Reaktion auf eine provozierende Antigendosis – sind vorwiegend durch eine von Zellen getragene Immunität bedingt und schließen die meisten immunologischen Reaktionen, welche nicht vom zirkulierenden IgE (und möglicherweise anderen Immunglobulinen) abhängen, ein. Die Tuberkulin-Reaktion und die verschiedenen Typen der Kontaktdermatitis sind Beispiele für die verzögerten Reaktionen, welche gewöhnlich Stunden oder Tage benötigen, um abzulaufen. Die Anergie, ein primärer Mangel der Lymphozyten-vermittelten-Reaktion, kann bei der Hauttestung, viralen Infektionen, malignen Erkrankungen, Organtransplantationen und der immunosuppressiven Therapie von Bedeutung sein.

Anaphylaktische Reaktionen (Anaphylaktischer Schock)

Anaphylaktische Reaktionen sind die sofortigen schockähnlichen und häufig deletären Zustände, die innerhalb von Minuten nach der Verabreichung von Fremdserum oder Pharmaka auftreten. Obgleich sich gelegentlich in der Anamnese kein Hinweis auf eine vorangegangene Exposition gegenüber der Fremdsubstanz findet, stellen diese akuten Reaktionen ohne Zweifel eine induzierte Überempfindlichkeitsreaktion dar. Anaphylaktische Reaktionen können nach der Injektion von Serum, Penicillin

Tabelle 1–5. Einteilung der allergischen Krankheiten (nach Coombs und Gell)

Typ	Mechanismus	Hauptantikörper	Beispiele
I	Anaphylaktisch (sofort, homozyto-tropisch, antigenausgelöst, anti-körper-vermittelt)	IgE	Anaphylaxie (Arzneimittel, Insektengifte, Anti-seren), atopisches Bronchialasthma, allergische Rhinitis, Urtikaria, Angioödem
II	Zytotoxisch (antimembran)	IgG, IgM (aktiviertes Komple-ment)	Transfusionsreaktionen, Goodpasture-Syndrom, autoimmune Hämolyse, hämolytische Anämie, gewisse Arzneimittelreaktionen
III	Immunkomplex (Serumkrankheit-ähnlich)	IgG (bildet Komplexe mit Komplement)	Serumkrankheit, Lupusnephritis, berufsbedingte allergische Alveolitis
IV	Zellen-vermittelt (protrahiert) oder tuberkulinähnliche Reaktion		Allergische Kontaktdermatitis, infektiöse Granu-lomata (Tuberkulose, Mykosen), Gewebstrans-plantat-Abstoßung

und anderen Antibiotika auftreten sowie bei prak-tisch jeder wiederholten parenteralen Verabrei-chung diagnostischer und therapeutischer Substan-zen. Eine Anaphylaxie wird selten nach oraler Nah-rungseinnahme und oraler Medikamentenzufuhr eintreten. *Merke:* Allein schon aus diesem Grund sollten sensibilisierende Pharmaka nicht unterschei-dungslos oral, lokal bzw. parenteral gegeben werden.

Die Medikamente zur Notfallsbehandlung sollten immer dort bereitstehen, wo Injektionen verab-reicht werden.

Man kann drei Anaphylaxie-Syndrome unterschei-den, die sich auf die hervorstechendsten klinischen Zeichen gründen: 1. Larynxödem, 2. Bronchospas-mus und 3. Gefäßkollaps.

Die Symptome der Anaphylaxie umfassen Angst-gefühl, Parästhesien, generalisierte Urtikaria oder Ödeme, Erstickungsgefühl, Zyanose; ziehende At-mung, Husten, Inkontinenz, Schock, Fieber, Pu-pillenerweiterung, Bewußtseinsverlust und Kräm-pfe; der Tod kann innerhalb von 5–10 min eintre-ten.

A. **Notfallbehandlung**
1. Noradrenalinlösung, 0,4–1 ml der 1:1000 Lö-sung (0,4–1 mg) i.m., nach 5–20 min wiederholt, später nach Bedarf. Wenn der Patient nicht sofort anspricht, gibt man 0,1–0,2 ml der 1:1000 Lö-sung in 10 ml physiologischer Kochsalzlösung *langsam* i. v.
2. Lagerung in Schockposition, Warmhaltung.
3. Freihaltung der Luftwege durch Oraltubus oder Endotrachealtubus, ggf. ist eine Nottracheotomie erforderlich.
4. Diphenhydramin-hydrochlorid, wäßrig, 5–20 mg i. v., im Anschluß an Noradrenalin soweit erfor-derlich.
5. Sauerstoff, 4–6 l/min.

6. Theophyllin-Injektion 250–500 mg in 10–20 ml physiologischer Kochsalzlösung *langsam* i. v. (bei schwerem Asthma ohne Schock!)
7. Vasopressoren: Bei ausgeprägter (schwerer arte-rieller) Hypotonie sind eventuell Vasopressoren (z. B. Noradrenalin, 4 mg in 1 l Glukose) mittels Infusion erforderlich.
8. Hydrocortison (100–250 mg) oder Prednisolon (50–100 mg) in Aqua. dest. oder physiologischer Kochsalzlösung i. v. innerhalb von 30 sec im An-schluß an Noradrenalin oder Diphenhydramin bei zeitlich andauernden Reaktionen.
9. Zum Ausgleich einer Hypovolämie können i. v. Flüssigkeiten zugeführt werden.

B. **Vorbeugung**
1. Vorsichtsmaßnahmen: Man sei sich der Gefahr bewußt! Potentiell gefährliche Medikamente sollten nur bei eindeutiger Indikation gegeben werden. Man soll Patienten mit einer Anamnese von Heu-schnupfen, Asthma oder anderen allergischen Stö-rungen nur wenn notwendig Medikamente geben. Nach Möglichkeit sollte man durch Fragen feststel-len, ob der Pat. kürzlich das jetzt zu verabreichende Präparat bereits erhalten hat. Wenn eine Anamnese allergischer Reaktion bei vorangehender Verabrei-chung vorliegt, *dann sollte das Präparat weder oral noch durch Injektion gegeben werden.* Kratz- oder Konjunktivaltests mit verdünnten Lösungen der Testsubstanz und intradermale Tests sind unzuver-lässig und nicht ungefährlich. Penicillin ist eine der häufigeren Ursachen der Anaphylaxie. Das Unter-lassen der Verwendung von Penicillin ist die einzig sichere Methode, Penicillin-Allergien zu vermeiden. Halbsynthetische Penicilline und verwandte Sub-stanzen zeigen in unterschiedlichem Ausmaß Kreuz-Allergie mit natürlichen Penicillinen. Spezifische Penicillin-Antigen-Teste können durch-geführt werden mit „größeren" und „kleineren"

Determinanten, stehen aber nicht routinemäßig zur Verfügung. Eine negative Anamnese oder ein negativer Hauttest sind nicht immer eine Sicherheitsgarantie. Eine Anamnese einer Penicillinreaktion oder eines positiven Hauttestes sollte – trotz der Tatsache, daß die Penicillinallergie bei manchen Personen zu- und abnehmen kann – für den Arzt allerdings eine Warnung sein, Penicillin nicht zu verwenden, soweit ein anderes wirksames Arzneimittel ohne Sicherheitsrisiken anstelle von Penicillin verordnet werden kann. In außerordentlich seltenen Fällen, in welchen Penicillin allein oder in Kombination das einzige wirksame Mittel wäre, kann man eine fortschreitende Desensibilisierung versuchen. Das muß unter ständiger Aufsicht mit vorbereiteten entsprechenden Reanimationsmaßnahmen geschehen. Arzt und Patient sollten sich der großen Risiken hierbei bewußt sein.

Andere Medikamente außer Penicillin, welche in der Lage sind, Anaphylaxien hervorzurufen, sind Immunantisera (z. B. gegen Tetanus; Schlangengifte), Protein-haltige Mittel (z. B. Chymotrypsin, Penicillinase), Natriumdehydrocholat, Demethylchlortetracyclinhydrochlorid, Nitrofurantoin, Bromsulphthalein (BSP), Streptomycin, wasserlösliche jodhaltige Röntgenkontrastmittel und selten Impfstoffe.

Patienten, welche bekanntermaßen auf Insektenstiche allergisch reagieren, sollten Gegenden, in welchen diese Insekten auftreten, meiden. Es kann zweckmäßig sein, Schutzkleidung (z. B. Handschuhe, Netze; Kleider, welche den ganzen Körper bedecken) zu tragen. Sensibilisierte Patienten sollten immer ein „Erste-Hilfe-Besteck" bei sich führen, das eine Spritze Noradrenalin [1:1000] (die Lösung sollte nicht älter als ein Jahr sein), Ephedrinsulfat/Tbl. (25 mg), ein Antihistaminikum und eine Staubinde enthält. Sie sollten damit umgehen können.

Patienten mit Arzneimittel- und Insektenstich-Allergie sollten eine medizinische Identifikationsmarke oder eine entsprechende Identifikationskarte bei sich tragen.

2. Vorzeitige Verabreichung von Antihistaminika und Kortikosteroiden: Antihistaminika, Corticotropin und Kortikosteroide werden vor einer vorsichtigen Anwendung wichtiger Arzneimittel, auf welche der einzelne allergisch sein kann, gegeben, mit der Absicht, Hypersensibilitätsreaktionen vorzukommen. Der Effekt jedoch ist unvorhersehbar und die Prozedur daher gefährlich.

3. Desensibilisierung: Eine Hypersensibilität auf Insektallergene kann außerordentlich stark ausgeprägt sein, und eine Desensibilisierung von vermutlich insektenallergischen Patienten kann, obwohl wirksam, sehr risikoreich sein und wird daher am besten von einem erfahrenen Allergologen durchgeführt.

„Serumkrankheit"

Die „Serumkrankheit" ist eine generalisierte allergische Reaktion, die innerhalb von 1 bis 2 Wochen nach der Injektion von Fremdserum (z. B. Tetanus- oder Diphtherie-Antitoxin) und eher noch häufiger bei vielen oft verschriebenen Medikamenten auftritt. Sie ist charakterisiert durch Unwohlsein, Fieber, Urtikaria, fleckigen oder generalisierten Ausschlag, Lymphadenopathie, Muskelschmerzen, Nausea, Erbrechen und Abdominalschmerz. Sie verläuft im allgemeinen leicht bei einer Dauer von 2–3 Tagen. Sehr selten treten ernstzunehmende neurologische Komplikationen auf. Bei bereits sensibilisierten Individuen kann die Reaktion schwer oder sogar tödlich sein, wobei der Symptombeginn unmittelbar auf die Injektion oder nach einer Latenzperiode von einigen Stunden bis Tagen einsetzt (Anaphylaxie).

A. Vorbeugung

1. Diagnose: Die Erkennung einer individuellen Überempfindlichkeit stützt sich auf die Vorgeschichte einer allergischen Diathese oder frühere Medikamenten- bzw. Serumreaktionen und erfordert eine spezielle Austestung der Überempfindlichkeit und sorgfältige Vorsichtsmaßnahmen bei der Verabreichung des Immunserums.

2. Testung der Serum-Überempfindlichkeit: s. Anhangs-Kapitel.

3. Desensibilisierung: Bei Hinweis auf Überempfindlichkeit durch konjunktivale oder intradermale Tests ist es obligat, daß der Patient mit ansteigenden Dosierungen des zu verwendenden Serums desensibilisiert wird. (s. Anhangs-Kapitel)

B. Behandlung

1. Leichte Reaktionen: Antihistaminika oder Salizylate nach Bedarf.

2. Mäßig schwere oder verlängerte Reaktionen: Antihistaminika, Noradrenalin, Ephedrin oder Kortikosteroide können erforderlich sein.

3. Schwere Reaktionen: s. oben unter anaphylaktischen Reaktionen.

Medikamente bei allergischen Erkrankungen

Medikamente sind nützlich für die symptomatische Therapie allergischer Erkrankungen, jedoch sollten sie nicht als Ersatz einer genauen Diagnostik Verwendung finden, ausgenommen bei allergischen Notfällen.

Die ideale Versorgung des allergischen Patienten besteht darin, das auslösende Agens zu identifizieren und einen Kontakt zu verhindern. In der Praxis ist es jedoch oft schwierig, das bestimmte Allergen zu bestimmen; außerdem kann es mehrere Allergene gleichzeitig geben. Hinzu kommt, daß es oft unmöglich ist, die vielen in Frage kommenden Allergenquellen auszuschalten oder den Kontakt vorauszusehen, manchmal auch dann nicht, wenn die Allergene entsprechend identifiziert worden sind.

Eine Desensibilisierung (Immuntherapie) mancher allergischer Patienten kann zuweilen durch vorsichtige Verabreichung fortschreitend höherer Dosen der allergisierenden Substanzen durchgeführt werden, besonders wenn die allergische Reaktion auf nachweisbare exogene Ursachen (z. B. Blütenstaub, Hausstaub) zurückzuführen ist.

Viele Manifestationen allergischer Reaktionen sind auf die Freisetzung von Histamin und anderer chemischer Mittler der Hypersensibilitätsreaktionen aus den Speicherungsregionen im Körper — den Gewebsmastzellen und zirkulierenden basophilen Blutkörperchen — zurückzuführen. Die Allergietherapie besteht somit in der Verabreichung von Medikamenten, welche

1. die Histaminwirkung verändern (Antihistaminika);
2. die Freisetzung des Histamins durch ansteigende intrazelluläre Spiegel von zyklischen Nukleotiden (beta-adrenergischen Medikamenten und Prostaglandin E$_2$) hemmen;
3. die Freisetzung von Histamin durch Blockierung des Enzyms, welches das intrazelluläre cAMP (Theophyllin) inaktiviert, hemmen;
4. prophylaktisch die Freisetzung von Histamin durch einen unbekannten Mechanismus (Cromolyn) hemmen oder
5. die allergisch-entzündliche Reaktion unterdrükken (Kortikosteroide).

Antihistaminika (Antiallergika)

Neben ihrer histaminblockierenden Wirkung weisen sie häufig auch einen sedativen und atropinähnlichen Effekt auf. Es gibt fünf chemische Gruppen von Antihistaminika: Ethanolamine (z. B. Diphenhydramin), Ethylendiamine (z. B. Tripelennamin), Alkylamine (z. B. Brompheniramin) und Phenothiazine (z. B. Promethazin) und neuerdings die sog. H$_1$-Rezeptor-Antagonisten, zu denen das Terfenadin (Teldane®) zählt, das chemisch keine Verwandtschaft zu den anderen Antihistaminika aufweist und welches selektiv-peripher, nicht aber sedativ wirkt. Die in einigen Dutzend verfügbaren Antihistaminika unterscheiden sich voneinander vorwiegend in ihrer Potenz, Wirkungsdauer, in ihrem Sedierungsgrad und in ihrer Häufigkeit von Nebenwirkungen. Es ist zweifelhaft, daß irgendein bestimmtes Medikament für alle Patienten gleich gut geeignet ist. Die richtige Wahl ist wichtig, und es kann notwendig sein, verschiedene Typen von Antihistaminika zu testen um die optimale Wirksamkeit für einen bestimmten Patienten festzustellen.

Die Antihistaminika sind am nützlichsten bei der symptomatischen Therapie der saisonbedingten allergischen Rhinitis, der Urtikaria, des angioneurotischen Ödems, bei der Behandlung von Insektenstichen und der Serumkrankheit. Weniger leicht voraussehbar ist ihr Nutzen bei der vasomotorischen oder das ganze Jahr hindurch bestehenden Rhinitis. Sie sind am wenigsten wirksam bei der atopischen Dermatitis und beim Asthma bronchiale. Allein verabreicht, sogar wenn sie i. v. gegeben sind, versagen sie gegen die physiologischen Störungen der schweren allergischen Reaktionen (z. B. bei der Anaphylaxie). Bei der Behandlung von Dermatosen sollte die topische Anwendung von Antihistaminika auf die Haut und die Schleimhäute vermieden werden. Einige häufig angewandte Antihistaminika (Antiallergika) und ihre üblichen oralen Dosierungen sind:

A. Keine Sedierung:
Terfenadin (Teldane®) 60 mg × tgl.

B. Sedierung selten:
Chlorphenamin (Polaronil®) 2 mg 4 × tgl.
Brompheniramin (Ebalin®, Ilvin®) 16 mg 2 × tgl.

C. Sedierung gering:
Isothipendyl (Andantol®) 8 mg 4 × tgl.
Mebhydrolin (Omeril®) 50 mg 4 × tgl.

D. Sedierung oft vorherrschend:
Diphenhydramin (Dolestan®, Sekundal®-D) 25–50 mg tgl.
Promethazin (Atosil®) 25 mg 2 × tgl.
Dimetinden (Fenistil®) 2 mg 3 × tgl.

Gewichtsverlust

Ein Gewichtsverlust kann oft ein Anzeichen einer körperlichen oder psychischen Erkrankung sein. Insbesondere ist bei einem *chronischen* Gewichtsverlust klinisch nach den Ursachen (Malignität, Infektionen, toxische Erkrankungen) zu fahnden. Dies schließt oft radiodiagnostische und Laboruntersuchungen ein. Eine psychiatrische Beratung und Behandlung ist vor allem in Fällen der Depression oder bei Anorexia nervosa vonnöten.

Ermüdungserscheinungen

Ermüdungen können verschiedene Ursachen haben – z. B. endokrinologische, neurologische, infektiöse, respiratorische, hämatologische, kollagene, maligne oder pharmakologisch-toxische Gründe. Der Diabetes mellitus, die Myasthenia gravis, die Hepatitis, das Emphysem, die Anämie, die rheumatoide Arthritis, der systemische Lupus erythematosus, maligne Erkrankungen sowie Alkoholzufuhr bzw. die Einnahme von Sedativa oder Tranquilizern gehen mit Ermüdungssymptomen einher.

Literatur:
Kapitel 1. Allgemeinsymptome

Ahnefeld, F. W.: Sekunden entscheiden — Notfallmedizinische Sofortmaßnahmen. Berlin-Heidelberg-New York: Springer 1981.

Ahnefeld, F. W.: Der Schock. In: Lehrbuch der Anaesthesiologie, Reanimation und Intensivtherapie (Hrsg. Benzer, H., Frey, R., Hügin, W., Mayrhofer, O.) Berlin-Heidelberg-New York: Springer 1981.

Ahnefeld, F. W.; Bergmann, H.; Burri, C.; Dick, W.; Halmágyi, M.; Rügheimer, E. (Hrsg.): Notfallmedizin (Klinische Anästhesiologie und Intensivtherapie, Bd. 10). Berlin-Heidelberg-New York: Springer 1976.

Auberger, H. G.: Regionale Schmerztherapie. Stuttgart: Thieme 1971.

Baar, H. A., Gerbershagen, H. U.: Schmerz – Schmerzkrankheit – Schmerzklinik (Kliniktaschenbuch). Berlin-Heidelberg-New York: Springer 1974.

Cottier, H.: Pathogenese. Ein Handbuch für die ärztliche Fortbildung. Berlin-Heidelberg-New York: Springer: 1980.

Dietzmann, R. K., Lillehei, R. C.: Die Anwendung von Arzneimitteln bei der Schockbehandlung. Internist 12, H. 3 (1971).

Dutz, H., Kleinsorge, H., Schulz, F. H. (Hrsg.): Diagnose und Differentialdiagnose innerer Krankheiten. Stuttgart: Fischer 1969.

Eichenberger, E.: Fieber und endogene Hyperthermie durch pharmakologische, immunologische und physikalische Maßnahmen. In: Handbuch der experimentellen Pharmakologie, Bd. XVI. Berlin-Heidelberg-New York: Springer 1966.

Frühmann, G.: Cortisonderivate bei allergischen Krankheiten. Stuttgart: Thieme 1968.

Gersmeyer, E. F., Yasargil, E. C.: Schock und hypotone Kreislaufstörungen. Stuttgart: Thieme 1978.

Gessler, U., Haan, D. (Hrsg.): Pathogenese, Klinik, Prophylaxe und Therapie des Schocks. Darmstadt: Steinkopff 1972.

Gross, R., Grosser, K. D., Sieberth, H. G.: Der internistische Notfall. Stuttgart: Schattauer 1973.

Gross, D., Langen, D.: Schmerz und Schmerztherapie, Stuttgart: Hippokrates 1971.

Hadorn, W.; Zöllner, N. (Hrsg.): Vom Symptom zur Diagnose. Lehrbuch der Diagnostik. Basel-München: S. Karger 1979.

Hansen, K., Werner, M.: Lehrbuch der klinischen Allergie. Stuttgart: Thieme 1967.

Hegglin, M.; Siegenthaler, W. (Hrsg.): Differentialdiagnose innerer Krankheiten. Stuttgart: Thieme 1980.

Janzen, R.: Schmerzanalyse. Stuttgart: Thieme 1973.

Janzen, R., Keidel, W. D., Herz, A., Streichele, C.: Schmerz, Grundlagen-Pharmakologie-Therapie. Stuttgart: Thieme 1972.

Kuhn, D., Huhnstock, K.: Differentialdiagnose rezidivierender Fieberzustände. Therapiewoche 17, 12 (1967).

Lasch, H. G., Riecker, G.: Die Intensivpflege beim Schock. Internist 10, 234 (1969).

Losse, H., Wetzels, E. (Hrsg.): Rationelle Diagnostik in der inneren Medizin. Stuttgart: Thieme 1982.

Lutz, H.: Plasmaersatzmittel. Stuttgart: Thieme 1980.

Moeschlin, S.: Therapiefibel der inneren Medizin. Stuttgart: Thieme 1982.

Neuhof, H., Lasch, H. G.: Schock infolge bakterieller Infektion. Der Chirurg 45, [H. 3] 111 (1974).

Ostermeyer, J.: Zur Problematik des Schocksyndroms. Mat. Med. Nordmark 25, 187 (1973).

Ring, J.; Burg, G. (Edit.): New Trends in Allergy. Berlin-Heidelberg-New York: Springer 1981.

Scheuerlen, P. G.: Systematische Differentialdiagnose innerer Krankheiten (Heidelberger Taschenbücher, Bd. 188). Berlin-Heidelberg-New York: 1982.

Schuster, H. P.; Schönborn, H.; Lauer, H. (Hrsg.): Schock. Entstehung, Erkennung, Überwachung, Behandlung. (Reihe Fachschwester – Fachpfleger. Innere Medizin – Intensivmedizin). Berlin-Heidelberg-New York: Springer 1978.

Struppler, A.; Geßler, M. (Hrsg.): Schmerzforschung – Schmerzmessung – Brustschmerz. Berlin-Heidelberg-New York: Springer 1981.

Veragut, U., Siegenthaler, W.: Schock. In: Siegenthaler, W. (Hrsg.) Klinische Pathophysiologie. Stuttgart: Thieme 1979.

Wanke, M., Schumann, G.: Patho-anatomisches Bild des Schocks und seiner verschiedenen Formen. Der Chirurg 45, [H. 3] 97 (1974).

Werner, M., Ruppert, V.: Praktische Allergiediagnostik. Stuttgart: Thieme 1979.

Therapieschemata zum Kap. 1: Allgemeinsymptome (Stichwörter in alphabetischer Reihenfolge)

ALLERGISCHE ERKRANKUNGEN

Notfallbehandlung
1. Noradrenalin
2. Lagerung in Schockposition
3. Freihaltung der Luftwege
4. Diphenhydraminhydrochlorid
5. Sauerstoffzufuhr
6. Theophyllin
7. bei ausgeprägter (schwerer arterieller) Hypotonie ggf. Vasopressoren
8. Hydrocortison oder Prednisolon bzw. das rascher wirksame Methylprednisolon (i. v.)
9. bei Hypovolämie i. v.-Flüssigkeitszufuhr

Vorbeugung
1. Penicillin-Antigen-Tests (soweit verfügbar)
2. Desensibilisierung von einem Allergologen
3. evtl. Schutzkleidung (gegen Insektenstiche u. ä.) tragen
4. ‚Allergie-Paß' und ‚Erste-Hilfe-Besteck' für sensibilisierte Patienten
5. in Ausnahmefällen prophylaktische Verabreichung von Antihistaminika (s. „allgemeine Therapie"), Corticotropin (ACTH) oder Kortikosteroiden

„Serumkrankheit"
1. Testung der Serum-Überempfindlichkeit
2. Desensibilisierung   } vorbeugend
3. Antihistaminika (s. „allgemeine Therapie") oder Salizylate bei *leichten Reaktionen*
4. Antihistaminika, Noradrenalin, Ephedrin oder Kortikosteroide bei *schweren Reaktionen*

Allgemeine Therapie
1. Antihistaminika (Cave Sedierung als vornehmliche Nebenwirkung!):
   Terfenadin   ohne Sedierung (!)
   Chlorphenamin } mit seltener
   Brompheniramin } Sedierung
   Isothipendyl } mit geringer
   Mebhydrolin } Sedierung
   Promethazin } mit oft vor-
   Diphenhydramin } herrschender
   Dimetinden } Sedierung
2. Sympathomimetika:
   Noradrenalin (Mittel der Wahl)
   Ephedrin (in chronischen Fällen sinnvoll)
3. Kortikosteroide

FIEBER

bei spezifischen Erkrankungen
evtl. sog. therapeutischer Test (z. B. mit Antimalaria-Mitteln zur Malaria-Diagnose)

bei leichtem Fieber (vorübergehende Temperaturerhöhung [37–38,5°C])
keine Behandlungsnotwendigkeit

bei erhöhtem (mittelschwerem) Fieber (38,5–40°C)
1. nach Möglichkeit Beseitigung der Fieberursache
2. a. bei Schüttelfrost („Gänsehaut") Patienten warm halten; Gabe von Antipyretika; kalte Abreibungen etc. meiden!
   b. bei Schwitzen des Patienten übermäßige Kleidung oder Decken entfernen; kalte Abreibungen, Eisbeutel; Antipyretika meiden!
3. Flüssigkeitszufuhr

bei schweren Fällen (anhaltendes Fieber über 40°)
1. verstärkte Flüssigkeitszufuhr
2. Alkoholumschläge
3. warme oder lauwarme Bäder zur peripheren Vasodilatation
4. kalte Packungen
5. Eisbeutel
6. Antipyretika (wegen Verschleierungsgefahr und unerwünschten Nebenwirkungen bei infektiösen Fieberzuständen allerdings mit Vorsicht zu verwenden):
   Acetylsalicylsäure oder Paracetamol
7. notf. Laparatomie (nach Ausschöpfung aller nicht-operativen diagnostischen Maßnahmen und zur Abklärung der Fieberursache)

bei hyperpyretischen Zuständen
(s. auch Erkrankungen durch Hitzeeinwirkungen, Kap. 28, S. 1236 ff.)
1. Notfalltherapie
2. sofortige Abkühlung des Körpers
3. Hyperventilation mit 100%igem Sauerstoff
4. i. v.-Gabe von Dantrolen (Dantamacrin®)
5. Maßnahmen zur Behebung einer metabolischen Azidose sowie zur Verhütung eines akuten Nierenversagens
6. Flüssigkeitsersatz

SCHMERZ

Analgetikagabe
(nicht vor Diagnosestellung, weil Gefahr der Maskierung der Symptome; bei Anwendung von Narkotika Suchtgefahr beachten!)
1. *nichtnarkotische Analgetika*
   Acetylsalicylsäure (von Gemischen mit Phenacetin ist abzuraten; Cave: Acetylsalicylsäure kann gegenüber Antikoagulantien, Phenyl-

Kap. 1: Allgemeinsymptome

butazon, Probenecid und Spironolacton entgegengesetzt wirken)

Phenacetin (nur **in Einzelfällen** und niemals bei Kindern unter 4 Monaten verwenden)

Paracetamol (nicht antiphlogistisch wirksam!)

Phenylbutazon } strenge Dosierung beachten, kurze Anwendungsdauer, Blutkontrollen erforderlich
Oxyphenbutazon }

Indometacin (wegen Nebenwirkungen und Toxizität nicht als übliches mildes Analgetikum verwenden)

Ibuprofen } vor allem zur Behandlung arthritischer Erkrankungen und bei ASS (Acetylsalicylsäure)-Unverträglichkeit geeignet
Fenoprofen
Naproxen
Sulindac
Tolmetin

Carbamazepin (bes. zur Behandlung der Trigeminusneuralgie)

Codein (bei mäßig starken Schmerzzuständen)

Dextropropoxyphen (Cave: Abhängigkeit, Entzugssyndrom)

Pentazocin (Starkanalgetikum!)

2. *narkotische Analgetika* (nur bei intensiven Schmerzzuständen indiziert)

Morphin (Suchtgefahr!)

Levorphanol (als Morphin verwandtes Analgetikum [Suchtgefahr!])

Levomethadon (Suchtgefahr!)

Oxycodon

Pethidin (Meperidin)

SCHOCK

(Cave: Therapie nur unter **ständiger** Beobachtung des Patienten und seiner Vitalwerte!)

Allgemeine Maßnahmen

1. Patient in Kopftieflage lagern, sofern keine Kopfverletzung vorliegt
2. Freihaltung der Luftwege; Sauerstoffzufuhr; Überwachung der Blutgase
3. Temperatur konstant halten (Auskühlung und Überwärmung vermeiden)
4. Analgetika
   Morphinum hydrochloricum (s. c., bei schweren Fällen i. v.; Cave strenge Indikationsstellung, Überdosierung vermeiden!)
5. Laboruntersuchungen zur Bestimmung von Hämoglobin, Erythrozytenzahl, Hämatokrit, Blutvolumen, Blutgasen (Astrup) und Elektrolyten
6. Kontrolle der Harnausscheidung; Dauerkatheter

7. Messung des zentralen Venendrucks (Pulmonalarteriendrucks)
8. Parenterale Flüssigkeitszufuhr je nach Art des Flüssigkeitsverlustes zur Erreichung und Aufrechterhaltung eines adäquaten Blutvolumens (Volumenersatz)
   a) Physiologische Kochsalz- oder Glukoselösung bzw. kristalloide Lösungen sind während der Vorbereitung weiterer Infusionen zu verabreichen (Cave: Anwendung von Kochsalzlösung bei Herzinsuffizienz)
   b) Vollblutkonserven oder Erythrozytenkonzentrate (Cave: besser geeignet, da weniger Transfusionszwischenfälle) bei schweren Schockzuständen
   c) Plasma oder Serum-Albumin
   d) Dextrane erweisen sich als relativ wirkungsvoller Plasmaersatz vor allem zur Notfallbehandlung, können aber die Vollbluttherapie bzw. die Behandlung mit anderen Kolloiden nicht ersetzen

Dextran 60 } Cave: Herzerkrankungen, Niereninsuffizienz und Dehydratation sowie Thrombozytopenie
Dextran 40 }

9. Vasopressorische Mittel (nicht routinemäßig, nur gezielt bei bestimmten Schockformen [z. B. beim hypotensiven Schock] anzuwenden; dabei unter ständiger Herz- und Kreislaufüberwachung):
   Angiotensinamid (Anwendung nur unter regelmäßiger Blutkontrolle)
   Metaraminol (auch s. c.- oder i. m.-Anwendung möglich)
   Isoproterenol (Cave: Arrhythmien bei gesteigerter Pulsfrequenz)
   Dopamin (vor Anwendung etwaiges Volumendefizit beheben; Cave: bei Herzrhythmusstörungen und nach Myokardinfarkt)
   Dobutamin (für den kardiogenen Schock)
10. Kortikosteroide: Notfalls Gabe von hohen Dosen besonders bei kardiogenem, septischem oder refraktärem Schock, z. B. Methylprednisolon, 30 mg/kg i. v. (Cave: gastrointestinale Blutungen)
11. Diuretika (vgl. Tabelle 7–8, S. 299):
    Mannitol sowie als rasch wirksames Diuretikum
    Furosemid (i. v., Urinausscheidung und Venendruck beachten!)

Kap. 1: Allgemeinsymptome

12. Heparingabe
13. Luftdruckbehandlung (bei hypovolämischem Schock geeignet)

Spezifische Maßnahmen

1. *bei Hämorrhagie oder Anämie:* Zufuhr von Vollblut
2. *bei Störungen des Elektrolyt- und Säure-Basen-Gleichgewichts:* entsprechende Korrektur durch Flüssigkeits- und Elektrolytzufuhr
3. *bei Azidose:* Gabe von Natriumbicarbonat zur Wiederherstellung des Säure-Basen-Gleichgewichts
4. *bei Nebennierenrindenversagen:* Behandlung mit Hydrocortison (bei Septikämie oder Schock so früh wie möglich verabreichen)
5. *bei bestehenden oder sich entwickelnden Herzerkrankungen:* Digitalistherapie (strenge Indikationsstellung! Cave: nach Myokardinfarkt!)
6. *bei Infektionen:* antibiotische Therapie mit Breitbandantibiotika
7. *bei anaphylaktischem Schock:* s. S. 18

2. Störungen des Wasser- und Elektrolythaushalts

Die Körperflüssigkeiten besitzen normalerweise eine spezifische chemische Zusammensetzung und sind in relativ konstanten Volumina über die Flüssigkeitsräume verteilt. Krankheiten erzeugen unabhängig oder als Begleiterscheinungen Störungen in Menge, Verteilung und Konzentration von gelösten Stoffen in den Körperflüssigkeiten. Die korrekte Diagnose und Therapie der Wasser- und Elektrolytstörungen haben das Verständnis der chemischen Gesetze und physiologischen Vorgänge, die Volumen, Verteilung und Zusammensetzung regulieren, zur Voraussetzung. Darüber hinaus müssen die pharmakologischen Wirkungen der Bestandteile der Körperflüssigkeiten in Rechnung gezogen werden.

Grundsätzliche Überlegungen

(Besonderheiten des Kindesalters im Wasser- und Elektrolythaushalt s. Kap. 13, S. 620)

Volumen und Verteilung des Körperwassers

Das Volumen an Körperwasser innerhalb eines Individuums wird sehr genau konstant gehalten; Aufnahme (Nahrung, Trinkmenge, Wasserbildung durch Verbrennung) und Ausscheidung (respiratorische Wasserverdunstung, Schweißverdunstung, Urin) halten sich die Waage. Der Wassergehalt eines Körpers verhält sich umgekehrt proportional zu seinem Fettgehalt. Da Fettzellen nur wenig Wasser enthalten, fettarmes Gewebe dagegen reich an Wasser ist, ergibt sich, daß das Verhältnis von Wassergehalt zu Körpergewicht bei fettleibigen Individuen kleiner ist als bei mageren. Außerdem bestehen Geschlechtsunterschiede, da nach Abschluß der Kindheit das Verhältnis von Fettgewebe zu fettarmem Gewebe bei Frauen gewöhnlich höher ist. Im Alter neigt der Mensch im allgemeinen mehr zum Fettansatz. Bei der durchschnittlich gut ernährten Bevölkerung der USA schwankt der Gesamtwassergehalt wie aus Tabelle 2–1 ersichtlich. Die Verteilung des Wassers innerhalb der einzelnen Räume des Körpers hängt von Verteilung und Zusammensetzung an gelösten Stoffen ab. Die Fähigkeit von Membranen und Zellen, die Bewegung von gelösten Teilchen in und aus Kapillaren, Interstitium und Zellen zu verhindern, hat eine Verteilungsraumtrennung für gelöste Stoffe zur Folge; die Verteilung von Wasser erfolgt durch Osmose, es wird 1. gleiche osmolare Konzentration an gelösten Stoffen und 2. gleicher Wassergehalt in den Verteilungsräumen eingehalten. Zwar existieren Unterschiede in der Zusammensetzung an gelösten Stoffen in den verschiedenen Verteilungsräumen, die Osmolarität (Anzahl osmotisch wirksamer Teilchen pro Einheit Flüssigkeit) ist jedoch gleich auf beiden Seiten einer Membran, die zwei Flüssigkeitsräume voneinander trennt (Tabelle 2–1).

Die Konzentration gelöster Stoffe wird ausgedrückt in osmol/l. Dieser Ausdruck (Osm) weist auf das Verhältnis zwischen molarer Konzentration und osmotischer Wirksamkeit einer gelösten Substanz hin. Die Osmolarität einer Substanz in Lösung wird berechnet durch Multiplikation der molaren Konzentration mit der Zahl der durch Ionisierung entstehenden Teilchen (mol). Glukose in Lösung ergibt so 1 Teilchen/Molekül, Natrium-Chlorid-Lösung (für alle praktischen Belange) dissoziiert völlig in Natrium- und Chlorid-Ionen, entsprechend 2 Teilchen/Molekül. 1 Mol Glukose in Lösung entspricht also 1 osmol, 1 Mol NaCl dagegen 2 osmol. Bei Elektrolytkonzentrationen ist jedoch die Millieinheit (mOsm/l) gebräuchlicher. Osmol bezogen auf ein kg Wasser wird osmolal genannt, Osmol bezogen auf Liter Flüssigkeit osmolar. Die normale Osmolarität der Körperflüssigkeiten beträgt 285–293 mOsm/l.

Tabelle 2–1. Ganzkörperwasser (in % des Körpergewichts, bezogen auf Alter und Geschlecht)[a]

Alter	männlich	weiblich
10–18	59%	57%
18–40	61%	51%
40–60	55%	47%
Über 60	52%	46%

[a] Modifiziert und abgedruckt mit freundlicher Genehmigung aus: Edelman und Liebman: Anatomy of body water and electrolytes. Amer. J. Med. **27**, 256 (1959)

Bei allen Situationen veränderter Osmolarität besteht die Störung gleichmäßig in allen Verteilungsräumen, und der Überschuß oder Mangel an gelösten Stoffen oder Wasser müssen auf der Basis des Ganzkörperwassers berechnet werden.

Elektrolyte

Im medizinischen Bereich werden Elektrolytkonzentrationen in Milliäquivalenten pro Liter Körperflüssigkeit gemessen. Salze in Lösungen dissoziieren in Ionen mit positiven (Kationen) und negativen (Anionen) Ladungen. Die Anzahl der positiven und negativen Ladungen ist gleich, d. h. einem zweiwertigen Kation (++) stehen zwei einwertige (−) Anionen oder ein zweiwertiges Anion (−−) gegenüber.

Ein mol (Molekulargewicht in g) einer Substanz stellt das Molekulargewicht dieser Substanz ausgedrückt in Gramm dar. Ein mol einer Substanz enthält $6,023 \times 10^{23}$ Moleküle dieser Substanz. Wenn die Substanz in ionisierter Form bestehen kann, wird ihre Fähigkeit, mit Substanzen entgegengesetzter Ladung Verbindungen einzugehen, durch ihre Valenz bestimmt, d. h. der Anzahl von Ladungen pro Atom bzw. Molekül. Ein mol eines einwertigen Ions wird als 1 Äquivalent definiert. Ein mol eines zweiwertigen Ions bindet also 2 Äquivalente. Die Bezeichnung Äquivalent ist deshalb ein Ausdruck der Konzentration bezogen auf die elektrische Ladung. Der Gehalt an Ionen in Körperflüssigkeiten ist relativ gering und wird deshalb besser in 0,001 Äquivalenten bzw. Milliäquivalenten/1 ausgedrückt. Die Dissoziation komplexer Ionen wie Phosphat-Ionen und Proteine ändert sich mit dem pH-Wert, was die Definition einer spezifischen Valenz ausschließt.

Tabelle 2–2. Molekular- und Milliäquivalentgewichte

	Valenz	Molekular-Gewichte (g)	Milliäquivalent-gewichte (mg)
Kationen			
Na^+	1	23	23
K^+	1	39	39
Ca^{++}	2	40	20
Mg^{++}	2	24	12
Anionen			
Cl^-	1	35,5	35,5
HCO_3^-	1	61	61
H_2PO_4 $\}$	$\{1\}$	31	
HPO_4 $\}$	$\{2\}$		
$SO_4^=$	2	96	48

(Bei normalem Plasma-pH von 7,4 existiert Phosphat als Puffergemisch aus H_2PO_4 und HPO_4-Ionen mit einer effektiven Valenz von 1,8.) (Tabelle 2–2).

Verteilungsräume des Körperwassers

Grundsätzlich lassen sich Extrazellulärraum, der Plasma und Interstitium einschließt, und Intrazellulärraum als Verteilungsräume voneinander abgrenzen. Körperflüssigkeiten sind auch in festem Bindegewebe, Knochen und transzellulären Räumen (Darmlumen, Liquor cerebrospinalis, Augenkammerwasser) enthalten, diese sind jedoch von relativ geringer Bedeutung und spielen normalerweise keine Rolle bei den klinisch wichtigen Störungen des Flüssigkeitshaushaltes.

Die gedankliche Vereinfachung, die Körperflüssigkeit in Intrazellulär(IZR)- und Extrazellulärraum (EZR) zu trennen, wird gerechtfertigt von der Tatsache, daß Na-Salze die Masse der osmotisch wirksamen Teilchen des Extrazellulärraums darstellen, während im Intrazellulärraum Kaliumsalze den größten Teil an osmotischer Wirkung ausmachen. Darüber hinaus können alle anderen in den Körperflüssigkeiten gelösten Stoffe entweder als frei zwi-

Tabelle 2–3. Verteilung des Körperwassers bei einem durchschnittlichen, jungen Erwachsenen männlichen Geschlechts[a] (bei Kindern s. Tabelle 13–1, S. 620)

	ml/kg[b] Körpergewicht	% des Gesamt-körperwassers
Gesamt-Extrazellulärflüssigkeit	270	45
Plasma	45	7,5
Interstitielle Flüssigkeit	120	20
Bindegewebe und Knochen	90	15
Transzelluläre Flüssigkeit (Liquor, Kammerwasser usw.)	15	2,5
Gesamte intrazelluläre Flüssigkeit	330	55
Gesamtkörperwasser	600	100

[a] Modifiziert nach Edelman and Liebman: Anatomy of water and electrolytes. J. Med. **27**, 256 (1959)

[b] $\dfrac{ml/kg}{10}$ = %, d. h. 45 ml/kg = 4,5% Körpergewicht

Tabelle 2–4. Konzentration von Kationen und Anionen in Plasma, interstitieller Flüssigkeit (ISF) und intrazellulärer Flüssigkeit (IZF) [n. b. = nicht bestimmt].

	Plasma, mval/l Durchschnitt	Bereich	Plasma, mÄq/kg H_2O im Durchschnitt	ISF, mval/l[a] im Durchschnitt	IZF, mval/l im Durchschnitt
Na^+	140	138–145	150	144	5–10
K^+	4	3,5–5	4	4	155
Ca^{++}	5	4,8–5,65	5	3	3
Mg^{++}	2	1,8–2,3	2	2	30
Gesamt:	151		161	153	
Cl^-	103	97–105	110	114	5–10
HCO_3	26	26–30	27	28	10
Protein	16	14–18	2	2	
HPO_4	2	1,2–2,3	1	1	180[b]
SO_4	1	n. b.	17	4	
Organische Säuren	3	n. b.	4	4	
Gesamt:	151		161	153	

[a] Die Konzentrationen wurden erhalten durch Umrechnung der Plasmakonzentrationen auf mval/l Serumwasser und unter Anwendung eines Donnan-Faktors von 0,96 für Kationen und 0,92 für Anionen
[b] Protein, organ. Phosphat, andere organische Verbindungen

schen Intra- und Extrazellulärraum austauschbar (wie z. B. Harnstoff) oder als osmotisch unwirksam (z. B. intrazelluläres Magnesium, das größtenteils proteingebunden ist) angesehen werden (Tabelle 2–3), d. h. sie bilden keinen osmotischen Gradienten, da ihre Konzentration in beiden Verteilungsräumen gleich ist. Die Zusammensetzung der Körperflüssigkeiten in den einzelnen Verteilungsräumen ist unterschiedlich. Besonderheiten der Elektrolytkonzentration der einzelnen Kompartimente sind in Tabelle 2–4 dargestellt.

Interstitielle Flüssigkeit steht zur Analyse nicht zur Verfügung, weshalb man sich klinisch mit der Bestimmung von Plasma- oder Serumbestandteilen begnügt, die ausreichend genug informieren, um Wasser- und Elektrolytstörungen im Hinblick auf ihre klinische Bedeutung zu erfassen.

Faktoren zu betrachten: Volumen, Konzentration und pharmakologische Wirkung. Die nachfolgende Diskussion wird folgende Themen behandeln:

Wasservolumen
1. Extrazellulärflüssigkeit: Plasma, interstitielle Flüssigkeit, transzelluläre Flüssigkeit (Liquor cerebrospinalis, Darminhalt, Augenkammerwasser usw.).
2. Intrazelluläre Flüssigkeit.

Konzentration
1. Osmolarität: Gesamtmenge an gelösten Teilchen.
2. Konzentration einzelner Elektrolyte.

Pharmakologische Wirksamkeit
1. Wasserstoffionenkonzentration (pH).
2. Konzentration von Elektrolyten mit ausgeprägter pharmakologischer Wirkung (K^+, Ca^{2+}, Mg^{2+}, PO_4^{3-}).

Physiologie von Wasser und Elektrolyten und Behandlung abnormer Zustände

Unter Einbeziehung der oben erwähnten grundsätzlichen Überlegungen ist es nützlich, die Rolle der Körperflüssigkeiten bei der Erhaltung der Homöostase als Ausdruck drei eng miteinander verknüpfter

Wassergehalt

(Wasservolumen)

„Volumen" und „Wasser" sind im Verlauf der folgenden Abhandlung als Synonyma zu verstehen. Das Volumen des Körperwassers wird durch Bilanzierung zwischen Aufnahme und Ausscheidung konstant gehalten. Wasser an sich, in Nahrungsmit-

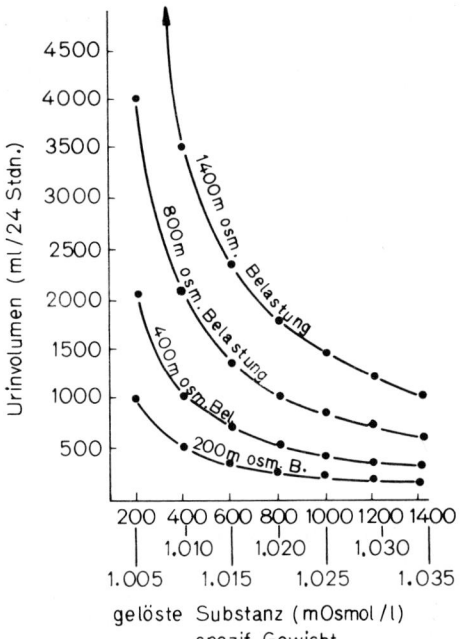

Abb. 2–1. Gesamtausscheidung an gelöster Substanz und Urinvolumen bei gegebenem spezifischen Gewicht. (Nachgezeichnet und gedruckt mit freundlicher Erlaubnis von John H. Bland: Clinical Recognition and Management of Disturbances of Body Fluids. Saunders 1956)

Der erwachsene Mensch benötigt durchschnittlich 800–1300 ml Wasser/die, um seinen obligaten Wasserbedarf zu decken. Bei normaler Diät braucht der Mensch ca. 500 ml Wasser zur renalen Ausscheidung gelöster Stoffe in maximal konzentriertem Urin, plus eine zusätzliche Menge Flüssigkeit als Ersatz für den Wasserverlust über Haut und Atemwege. Flüssigkeitsverluste schließen meist Elektrolytverluste ein. Schweiß, Darmsäfte, Urin und Wundsekrete enthalten erhebliche Mengen an Elektrolyten. Zur Beurteilung des Wasser- und Elektrolytverlustes müssen Krankheitsverlauf, Gewichtsveränderungen, klinisches Zustandsbild sowie genaue Bestimmung der Plasma-Konzentration von Elektrolyten, Osmolarität, Proteingehalt und pH in Rechnung gesetzt werden. Kontrolle der Nierenfunktion ist notwendig, bevor Korrektur und Erhaltungsbedarf bestimmt und verordnet werden können. Abb. 2–1 zeigt den unterschiedlichen Bedarf an Flüssigkeit zur Ausscheidung unterschiedlicher Mengen von gelösten Teilchen. Die Kapazität der Niere, konzentrierten oder verdünnten Urin auszuscheiden, limitiert den Wasserbedarf.

1. Wasserverlust

Wasserverlust erzeugt einen Volumenmangel im Intra- und Extrazellulärraum und geht mit einem Anstieg gelöster Substanzen in diesen beiden Flüssigkeitsräumen einher. Im Blut ist der Flüssigkeitsverlust ablesbar an der gesteigerten Plasmaosmolarität, hervorgerufen durch Elektrolyt- und Proteinerhöhung. Mit Absinken des Blutvolumens wird der renale Blutstrom vermindert und die Ausscheidung an Harnstoff sinkt ab, was einen Harnstoffanstieg in den Körperflüssigkeiten zur Folge hat. Die ADH-Sekretion wird stimuliert, wodurch ein weiterer Wasserverlust über die Niere verhindert wird.

Die Wasserverarmung entsteht durch verminderte Aufnahme oder ungewöhnliche Verluste. Verminderte Aufnahme kommt vor bei bewußtlosen Patienten, die vermindert fähig oder ganz unfähig sind, Flüssigkeit zu schlucken, z. B. wegen Ösophagus- oder Pylorusstenose, oder wenn der Patient unangemessene Korrektur- und Erhaltungsmengen bekommt. Fieber oder heiße Umgebungstemperatur steigern die Verluste über Lungen und Haut.

Die Niere kann jedoch kein Wasser zurückhalten bei inadäquater ADH-Sekretion (Diabetes insipidus) oder Unempfindlichkeit der Niere gegenüber ADH (nephrogener Diabetes insipidus), bei osmotischer Diurese, bei Diabetes mellitus, bei durch Nierenerkrankungen verminderter Tubulusfunktion und bei Einschränkung der Wasserrückresorption als sekundäre Folge der Kaliumverarmung, der Hyperkalzämie und nach Beseitigung obstruktiver Harnwegserkrankungen; als Folge intensiver Thera-

teln und als Produkt der Verbrennung wird über Nieren, Haut und Lungen ausgeschieden. Für Konstanthaltung von Volumen und Verteilung wichtiger Elektrolyte sind die Kationen Natrium im Extrazellulärraum (EZR) und Kalium und Magnesium im Intrazellulärraum (IZR) und die Anionen Chlorid und Bicarbonat für die Extrazellulärflüssigkeit (EZF), Phosphate und Proteine für die Intrazellulärflüssigkeit (IZF). Mangel oder Überschuß an Wasser erzeugt gleichsinnige Volumenveränderungen in beiden (EZR und IZR) Verteilungsräumen. Mangel oder Überschuß an Natrium (mit begleitendem Anion) bewirkt Zu- oder Abnahme des Extrazellulärvolumens (EZV), mit Wasserverschiebung aus dem EZR bei Natrium-Verlust und in den EZR hinein bei Natrium-Zufuhr.

Volumenveränderungen werden von entsprechenden selbsttätigen oder Rückkupplungsmechanismen des Körpers beantwortet. Grundsätzliche Regelmechanismen sind ADH für Wasser, Aldosteron und andere Kortikosteroide für Natrium (und Kalium) und Gefäßreaktionen, die die glomeruläre Filtrationsrate für Wasser und Natrium beeinflussen, sowie wahrscheinlich ein natriumuretisches Hormon (vielleicht die Prostaglandine PGA_2 und/oder PGE_2, welche in den Nieren gebildet werden).

pie mit Diuretika oder aufgrund von Präparaten, welche die Wirkung des renalen antidiuretischen Hormons verzögern (z. B. Lithium, Demeclocyclin, Amphotericin B).

Der Flüssigkeitsmangel ist charakteristischerweise gekennzeichnet von Durst, geröteter Haut, dehydriertem Aussehen, zähen Schleimmembranen, Tachykardie und Oligurie. Eine Zunahme der Wasserverarmung hat Halluzinationen und Delirium, Hyperpnoe und Koma zur Folge.

Behandlung

Eine wesentliche Richtschnur für die Therapie ist eine akute Veränderung des Gewichts, welche direkt mit einer Veränderung des Flüssigkeitsvolumens in Verbindung steht.

Flüssigkeit kann mit oder auch ohne Elektrolytzusatz verabreicht werden. Wird Wasser alleine benötigt, soll 2,5–5%ige Glukoselösung intravenös appliziert werden, wobei durch die Verbrennung der Glukose weiteres Wasser entsteht. Oft werden Elektrolyte (Na^+) benötigt, um Verluste wieder aufzufüllen und die angemessene Zirkulation und Harnausscheidung zu erhalten. Bei normaler Nierenfunktion stellen 2–3000 ml Wasser/die (1500 ml/m^2 Körperoberfläche) eine ausreichende Menge zur Deckung des Bedarfs dar. Wenn der Wassermangel mit erhöhtem Serumnatriumgehalt und erhöhter Serumosmolarität einhergeht, kann der zusätzlich benötigte Wasserbedarf unter Bezugnahme auf die normale Serumosmolarität für das gesamte Flüssigkeitsvolumen berechnet werden. Der intrazelluläre Wasserbedarf ist an der EZF ablesbar, mit der ein osmotischer Ausgleich besteht; deshalb muß sich jede Korrektur von Osmolaritätsschwankungen auf das gesamte Flüssigkeitsvolumen des Körpers beziehen. Der Wasserbedarf wird zusätzlich durch Fieber gesteigert, da der Verlust über Haut und Lungen ansteigt.

2. Überwässerung

Ein Zuviel an Flüssigkeit (Hyperhydratation, Verdünnungssyndrom) bedeutet Vergrößerung des Flüssigkeitsraumes und sinkende Konzentration (Verdünnung) der Plasmaelektrolyte und des Plasmaeiweißes: also verminderte Plasmaosmolarität. Ähnliche Verdünnungsphänomene entstehen intrazellulär. Im Normalfall wird als Folge dessen die ADH-Sekretion herabgesetzt, was der Niere die Möglichkeit gibt, überflüssige Flüssigkeit auszuscheiden. Überwässerung entsteht, wenn die Flüssigkeitsaufnahme die Ausscheidungskapazität übersteigt, häufig nach zu großer Flüssigkeitszufuhr bei parenteraler Ernährung, jedoch auch bei verminderter Ausscheidungskapazität als Folge akuter oder chronischer Niereninsuffizienz, renaler Funk-

tionseinschränkungen bei Herzinsuffizienz (verminderte GRF und gesteigerte Wasserrückresorption), bei Lebererkrankungen mit Aszites, bei vermehrter Zufuhr von ADH oder Bildung ADH-ähnlicher Substanzen durch Tumoren oder aber auch durch die verschiedensten Endokrinopathien; darüber hinaus aber auch durch Medikamente, welche die antidiuretische Hormonsekretion anregen oder die Wirksamkeit des ADH erhöhen (z. B. Narkotika, Chlorpropamid, Barbiturate, Paracetamol, Clofibrat, Indometacin, Vincristin, Cyclophosphamid). Die Überwässerung (besonders bei starker Ausprägung und raschem Eintritt) erzeugt das Syndrom der sogen. Wasserintoxikation, das sich in Kopfschmerzen, Nausea, Erbrechen, abdominalen Krämpfen, Schwäche, Stupor, Koma und Krämpfen charakteristischerweise äußert.

Behandlung

Die hauptsächliche Therapie besteht in Restriktion der Wasserzufuhr. Besteht außerdem echter Natriummangel, so sollen Elektrolytlösungen verabreicht werden. Bei Bestehen einer schweren Wasserintoxikation ist die Zufuhr hypertoner Salzlösungen sinnvoll, um die Wasserverschiebung überschüssiger IZF in den EZR zu fördern, d. h. die Osmolarität anzuheben und das IZV zu verkleinern (aber eine übermäßige Ausdehnung des extrazellulären Flüssigkeitsvolumens kann zum akuten Herzversagen und zum Lungenödem führen und ist daher zu verhindern).

Konzentration

Die Gesamtkonzentration an gelösten Stoffen (Osmolarität) ist anscheinend im intrazellulären und extrazellulären Wasser gleich. Im IZR spielt die Proteinkonzentration eine wichtigere Rolle für die Osmolarität als im Plasma. Der Eiweißgehalt der IZF ist gering und seine osmotische Wirkung deshalb vernachlässigbar klein. Die gebräuchlichste und beste Methode zur Messung der Osmolarität stellt die Bestimmung der Anzahl an gelösten Teilchen durch Messung der Gefrierpunktserniedrigung dar. Die normale Schwankungsbreite ist 285–295 mOsm/l. Die Serumosmolarität kann nach folgender Formel berechnet werden:

$$\text{Osmolarität} = 2\,(Na^+\ \text{mÄq/l}) + \frac{\text{Glukose mg/l}}{200} + \frac{\text{Blut-Harnstickstoff mg/l}}{30}$$

(1 mOsm Glucose = 180 mg/l, 1 mOsm Harnstickstoff = 28 mg/l; eine Abrundung auf 200 und 30 ist für klinische Zwecke akzeptabel.)

Tabelle 2–5. Beziehung zwischen Serum-Natrium und Ganzkörpernatrium bei verschiedenen klinischen Situationen

Serum-Natrium	Ganzkörper-Natrium	Klinisches Bild	Wasser- u. Elektrolyt-Therapie
Niedrig (Hyponatriämie)	Erhöht	Ödematöse Zustände (d. h. Nephrose, Zirrhose, Herzkrankheiten). Kann auch nach schweren Verbrennungen oder in der direkten postoperativen Phase auftreten.	Keine Therapie vor Anhebung des Serum-Natrium notwendig.
<130 mval/l	Normal	Patienten mit niedriger Natrium-Zufuhr und Wasserretention als Antwort auf Trauma oder chirurg. Eingriffe, besonders bei iatrogener Überwässerung (Verdünnungssyndrom, Wasservergiftung). Kann auch bei Pat. mit Leberzirrhose auftreten, besonders nach Aszitespunktion	Leicht: Beschränkung der Wasserzufuhr Schwer: Hypertone (3–5%) NaCl-Lösungen können notwendig sein.
	Niedrig	Addisonsche Krankheit; Salzverlust-Syndrom; gastrointestinale Flüssigkeits- und Elektrolytverluste; starkes Schwitzen bei freier Wasserzufuhr; manchmal bei langer Anwendung von Saluretika oder salzfreier Diät.	Isotonische Kochsalzlösung
Normal	Erhöht	Nieren-, Herz- und Lebererkrankungen; Tumoren mit Beteiligung der Pleura- und Peritonealhöhle. Ursache ist die renale Retention von Wasser und Salz in gleichen osmotischen Verhältnissen	
135–145 mval/l	Niedrig	Im Vorstadium schneller Salzverarmung durch gastrointestinale Verluste hält die Niere die Osmolarität der Körperflüssigkeiten konstant durch Ausscheidung verdünnten Urins. Eine ähnl. Sit. entsteht bei d. diabet. Azidose.	
Erhöht (Hypernatriämie)	Erhöht	Überschüssige Zufuhr von Natriumsalzen	
>150 mval/l	Normal	Einfache Dehydratation durch Wasserverlust; Diabetes insipidus (angeboren od. erworben, i. d. polyurischen Phase des akuten Nierenversagens oder nach Schädel-Hirn-Traumen).	Wasser peroral oder Dextrose in Wasser intravenös. Elektrolytkontrolle.
	Niedrig	Langanhaltendes Schwitzen ohne Wasserzufuhr	Hypotone NaCl-Lösung

Es ist wünschenswert, auch das Serumprotein zu bestimmen, denn ein erhöhtes Serumprotein führt zu einem niedrigen Serumnatrium. Das Serumvolumen setzt sich zu 93% aus Wasser zusammen; der Rest besteht aus festen Bestandteilen (auch meistens Proteinen und Lipiden). Jede Vermehrung von Protein oder Lipiden führt zu einer Reduzierung der wässrigen Serumfraktion. Da Na^+ im wässrigen Teil gelöst ist, führt eine Wasserreduktion zu einer Na^+-Reduktion. Eine Hyperproteinämie und eine Hyperlipidämie führen so zu einer falschen Hyponatriämie, wenn Na^+ durch Flammenphotometrie gemessen wird.

1. Hyperosmolarität

Eine hyperosmolare Konzentration in Körperflüssigkeiten ist wegen der hierdurch aus dem IZR entstehenden Wasserverschiebungen von Nachteil und somit gefährlich.

Hyperosmolarität mit nur vorübergehender oder ohne symptomatische Wasserverschiebung

Zwei Substanzen, welche Zellmembranen gut passieren und eine Hyperosmolarität auslösen können, sind Harnstoff und Alkohol. Harnstoff kann akut in großen Dosen verabreicht werden, um Wasser aus den Zellen zu „ziehen", aber die Wirkung ist vorübergehend (wie auch die Diurese), und der Harnstoff kommt schnell im Gesamtkörperwasser (GKW) ins Gleichgewicht. Alkohol stellt sehr schnell ein Gleichgewicht zwischen intrazellulärer und extrazellulärer Flüssigkeit her, indem er für jede 1000 mg/l 22 mOsm/l hinzufügt. Es gibt keinen Beweis dafür, daß Hyperosmolarität ernstere Schwierigkeiten auslöst, aber bei allen Zuständen von Stupor oder Koma, bei welchen die Osmolarität höher liegt als jene, welche aus dem Werte des Serum-Na^+, Glukose und Harnstickstoff berechnet wird, sollte überlegt werden, ob Alkohol für den Unterschied verantwortlich ist (osmolare Differenz).

Hyperosmolarität mit beträchtlichen Wasserverschiebungen

Erhöhte Konzentrationen gelöster Stoffe, welche nicht leicht in die Zellen eintreten, führen zu einer Wasserverschiebung aus dem IZR und bewirken eine echte intrazelluläre Dehydratation. Natrium und Glukose sind dabei am meisten beteiligt.

A. Hypernatriämie

Hypernatriämie folgt fast immer auf den Verlust von Körperflüssigkeit, welche mehr Wasser als Natrium enthält (z. B. bei einem verdünnten Urin während eines Diabetes insipidus). Die Hypovolämie und die Hyperosmolarität lösen Durst aus; wenn jedoch wegen Debilität, Nausea oder herabgesetzten geistigen Zustands Flüssigkeit nicht ersetzt wird, schreitet die Hyperosmolarität weiter fort. Zum klinischen Bild gehören Durst (ausgenommen bei Läsionen des Hypothalamus), Gewichtsverlust, gerötete Haut, „dehydriertes" Aussehen, Tachykardie, niedriger Blutdruck und Oligurie. Fieber, Delirium, Hyperpnoe und Koma sind Anzeichen eines sehr schweren Volumenverlustes und von Hyperosmolarität. Eine verminderte Nierendurchspülung führt zu erhöhtem Blut-Harnstickstoff und in schweren Fällen zu einer Erhöhung der Serum-Kalium-Konzentration. Die Therapie ist darauf ausgerichtet, die Ursache des Flüssigkeitsverlustes zu beheben und Wasser sowie erforderlichenfalls auch Elektrolyte zu ersetzen. Die Berechnung des Wasserdefizits wird ausgerichtet auf die Wiederherstellung der normalen Osmolarität für das gesamte Körperwasser (GKW). Das erforderliche Wasservolumen kann wie folgt berechnet werden: Man berechne zuerst das GKW. (GKW = 0,5–0,6 des Körpergewichtes eines normal genährten bis schlanken Erwachsenen.) Dann:

$$\text{Volumen (in Litern) zu ersetzen} = \text{GKW} \frac{[Na^+] - 140}{140}$$

Zu Anfang kann 5%ige Glukose in Wasser eingesetzt werden. Sobald die Korrektur des Wasserdefizites fortschreitet, sollte die Therapie fortgesetzt werden mit 0,45% NaCl plus Glukose oder – wenn der Na$^+$-Verlust groß war – 0,9% physiologische Kochsalzlösung. Kalium und Phosphat können je nach Serumspiegel hinzugefügt werden. Sobald als möglich sollte die orale Flüssigkeitszufuhr wieder aufgenommen werden.

Der Flüssigkeitsersatz sollte langsam vollzogen werden (über 24–48 Stunden), um eine Wiederanpassung durch Diffusion zwischen den Flüssigkeitsräumen zu ermöglichen. Eine Erhaltungstherapie sollte jeder 24-Stunden-Periode hinzugefügt werden.

Selten kommt es zu einer Hypernatriämie ohne Veränderung in dem Gesamtkörper-Na-Gehalt. Dieser Umstand ist auf eine unerklärliche Veränderung im „Osmostatus", mit Störungen der Hypothalamus- oder Hypophysenfunktion und vielleicht mit leichtem Diabetes insipidus bei inadäquater Flüssigkeitsaufnahme, zurückzuführen.

Hierbei ist nichts anderes erforderlich, als den Patienten anzuhalten, entsprechende Flüssigkeitsmengen zu sich zu nehmen. Selten ist auch die Hypernatriämie mit erhöhtem Körper-Na$^+$ verbunden. Die Anwendung von hohen Dosen NaHCO$_3$ bei der Behandlung von Herzstillstand können zur Hypernatriämie führen, besonders wenn die Nierenfunktion gestört ist oder eine unzulängliche Kreislaufsituation vorliegt. Eine weitere Ursache kann eine zufällige Injektion einer hypertonischen Salzlösung, wie sie zur Einleitung eines Abortus verwendet wird, sein. Der Na$^+$ Anstieg führt zur Expansion des Extrazellulärvolumens auf Kosten des intrazellulären Wassers, d. h. zu einer extrazellulären Überladung und intrazellulären Dehydratation.

Die Therapie besteht in der Zufuhr von Flüssigkeit in Form von 5%iger Glukose mit einer Geschwindigkeit, welche das extrazelluläre Flüssigkeitsvolumen vergrößert und die Hyperosmolarität reduziert, aber kein stauungsbedingtes Herzversagen auslöst. Gleichzeitig sollten wirksame Diuretika, wie z. B. Furosemid i. v., gegeben werden, um überschüssiges Natrium und Wasser zu beseitigen.

B. Hyperglykämie

Die Glukose stellt allmählich über die Zellmembranen hinweg ein Gleichgewicht her, besonders in Abwesenheit von Insulin, und wirkt so als ein osmotisch aktives Agens im extrazellulären Raum. Aus den Zellen geht Wasser verloren, bei einem Ansteigen des extrazellulären Flüssigkeitsvolumens und bei entsprechender Verdünnung der extrazellulären Elektrolyte, d. h. Hyponatriämie. Bei einer Glykosurie führt die osmotische Diurese zu einem Wasser- und Na-Verlust und als Konsequenz zu einer gesamten Verringerung des GKW's und des Natrium. Die Verminderung des extrazellulären Flüssigkeitsvolumens und die fortgesetzte Hyperosmolarität führen zu einer weiteren Wasser- und Elektrolytverschiebung aus den Zellen heraus (K$^+$, HPO$_4^{2-}$). Die Na$^+$-Konzentration steigt nicht an, wenn ausreichend Wasser aufgenommen wird. Der fortgesetzte Na$^+$-Verlust verringert aber das Körper-Na$^+$. Die anhaltende Diurese bedingt eine Verminderung des zirkulierenden Blutvolumens mit schließlichem Abfall des Blutdrucks, mit Tachykardie und einem erhöhten Blut-Harnstickstoff, manchmal auch erhöhtem Serum-K$^+$. (Vergleiche nicht-ketotisches hyperglykämisches Koma, S. 1094).

Für die Therapie des hyperglykämischen, hyperosmolaren Zustandes ist es notwendig, das Gesamt-Körper-Natrium zu bestimmen, denn bei ernstem Na$^+$-Defizit ist ein sofortiger Ersatz von Na$^+$ und Wasser dringend geboten. Das Vorliegen des klinischen Bildes eines niedrigen Blut-(Plasma)Volumens ist der beste sofortige Indikator eines Na$^+$-Defizits. Der Serum-Na$^+$-Spiegel ist kein verläßlicher Anhaltspunkt. Zu Anfang ist es wesentlich, das extrazelluläre Flüssigkeitsvolumen zu vergrößern, bis der Blutdruck und das Urinvolumen stabil sind, und zwar mittels einer isotonischen Kochsalzlösung und – wenn klinischerseits indiziert – auch Plasma. In diesem Fall reduzieren kleine Insulindosen die Hyperglykämie (im Gegensatz zur hyperglykämischen diabetischen Azidose). Sobald der Kreislauf verbessert ist, können die Wasserverluste auf Grund des Hyperosmolaritätsgrades berechnet (siehe Berechnung für den Wasserersatz bei Hypernatriämie) und hyposmolare Lösungen (wie z. B. 0,45%ige Kochsalzlösung) gegeben werden. Die Defizitkorrektur sollte nicht schnell vor sich gehen, damit eine Diffusion und ein allmählicher Ausgleich von Wasser und Osmolarität zustande kommen können. Die Serumelektrolyte und Harnstoff-Stickstoff müssen genau kontrolliert werden. Kalium und Phosphat können erforderlich sein. Bei einer zu schnellen Korrektur mit hyposmolaren Lösungen kann es zum Hirnödem kommen.

2. Hyposmolarität

Hyponatriämie

A. Allgemeine Betrachtungen: Eine *Verminderung des Natriumgehaltes* in der EZF kann entweder die Folge eines Natriumverlustes oder Folge von Verdünnung durch Wasserretention sein. Natriumverlust kommt vor bei Nebennierenrindeninsuffizienz, bei Hyperglykämie, bei exzessiver Diuretika-Therapie, ungewöhnlichen Verlusten an Verdauungssäften, bei Niereninsuffizienz und ungewöhnlichem Schweißverlust. Wenn ein Flüssigkeitsdefizit mit ungenügendem Natriumersatz wieder aufgefüllt wird, hat das ebenfalls eine Hyponatriämie zur Folge. Ein *Anstieg des Körperwasservolumens* ist die Folge einer großen Wasseraufnahme oder einer übermäßigen Ausscheidung von antidiuretischem Hormon. Eine anormale Ausscheidung von antidiuretischem Hormon kann ausgelöst werden durch: Arzneimittel (Narkotika, trizyklische Antidepressiva, Barbiturate, Chlorpropamid, Thiazide, Clofibrat, Cyclophosphamid, Vincristin), Lungenerkrankungen (Lungenabszeß, Tuberkulose, Aspergillose) und Erkrankungen des zentralen Nervensystems (Enzephalitis, Trauma, Tumor); oder sie kann in Verbindung stehen mit malignen Tumoren (Karzinom der Lungen, Prostata, Pankreas; Thymom). *Wasserretention* tritt aber auch auf bei therapeutischer Anwendung von ADH, bei Sekretion antidiuretischer Substanzen durch verschiedene Arten von Lungentumoren, bei schwerer chronischer Herzinsuffizienz, bei Leberzirrhose mit Aszites und beim Nephrotischen Syndrom. Alle diese Zustände verursachen ein *Verdünnungssyndrom,* das durch Hyponatriämie (Verdünnungshyponatriämie) und gewöhnlich nor- malen oder sogar erhöhten Gesamtnatriumgehalt des Körpers gekennzeichnet ist.

B. Behandlung: Natriummangel kann durch Zufuhr von Kochsalzlösung mit oder ohne Natriumbicarbonat ausgeglichen werden. Zum Ersatz leichter Mangelzustände wird 0,9% NaCl (155 mÄq Natrium und Chlorid/l) oder Ringerlösung mit oder ohne Laktatzusatz benutzt; zum Ausgleich schwerer Störungen kann 3% NaCl (513 mÄq/l) oder 5% NaCl (855 mÄq/l) bedenkenlos verabreicht werden. Bei speziellen Fragestellungen sollten jedoch umfassendere Werke über Wasser- und Elektrolytstoffwechsel zu Rate gezogen werden.

Die Hyponatriämie als Verdünnungsfolge bei Wasserretention (die Gründe hierfür sollten erforscht werden) wird mit Einschränkung der Flüssigkeitszufuhr adäquat behandelt. Da bei Zuständen mit Verdünnungshyponatriämie das Gesamtkörpernatrium normal oder sogar erhöht ist, sollte kein Natrium zusätzlich zugeführt werden.

Der Anteil anderer Elektrolyte an der EZF hat nur geringe osmotische Wirkung.

In Fällen starker Hyposmolarität sollten Furosemid oder Etacrynsäure verabreicht werden, um die Ausscheidung eines isotonischen Urins zu erreichen; hierbei ist auch ein sorgfältiger Elektrolytersatz wichtig.

Pharmakologische Wirkung von Flüssigkeiten und Elektrolyten

Wasserstoffionenkonzentration

Die Wasserstoffionenkonzentration (H^+) der Körperflüssigkeiten wird genau konstant gehalten bei einer IZK von 10^{-7} mol/l (pH 7,0) und einer EZK von 4×10^{-8} mol/l (pH 7,4). Trotz ständigen Anfalls oder Verlust von H^+-Ionen werden diese Konzentrationen durch sogenannte Puffersubstanzen, die H^+-Ionen entfernen oder zugeben, fast immer konstant gehalten. Die Kapazität der Puffer ist jedoch beschränkt, die Regulation wird deshalb von anderen Mechanismen, hauptsächlich Lungen und Nieren, unterstützt. Die wichtigsten Puffersubstanzen des Körpers sind Proteine, oxydiertes und reduziertes Hämoglobin, primäre und sekundäre Phosphate sowie einige intrazelluläre Phosphorsäure-Ester und das Kohlensäure-Bicarbonat-System.

Ein Großteil aufgenommener Nahrung wird zur Energiegewinnung völlig unter Freisetzung von Wasser, CO_2 und Harnstoff verarbeitet. Stoffwechselendprodukte, wie Sulfate und Phosphate, sind stark saure Anionen, die durch Kationen wie Natrium „neutralisiert" werden müssen. Bei der Verbrennung von Fetten und Kohlenhydraten entstehen ebenfalls starke Säuren wie Acetessigsäure und Milchsäure als Zwischenprodukte des intermediären Stoffwechsels. Puffer setzen H⁺-Ionen frei oder binden sie; endgültig ausgeschieden werden H⁺ über die Nieren als Säuren oder als Ammoniumionen oder über die Lungen als CO_2 und H_2O, was gleichbedeutend mit Kohlensäure ist. Die Funktionen von Lunge und Nieren können dargestellt werden als

$$\frac{[H^+]\,[HCO_3^-] \leftrightharpoons PCO_2 \text{ Lunge}}{[B^+]\,[HCO_3^-] \quad \text{Niere}}$$

Die respiratorische Regulation des CO_2 Partialdruckes in den Alveolen der Lunge und damit auch im arteriellen Blut bestimmt den H_2CO_3-Gehalt der Körperflüssigkeiten:

$$CO_2 + H_2O \leftrightharpoons H_2CO_3$$

Die Abatmung von CO_2 über die Lungen bedeutet also im Endeffekt Verlust von Kohlensäure. Die Niere ist verantwortlich für den Gehalt kohlensaurer Salze in den Körperflüssigkeiten, die zusammen mit Kohlensäure eines der Puffersysteme zur pH-Regelung darstellen.

Die Tubuluszellen der Niere erzeugen aus CO_2 und Wasser Kohlensäure nach der folgenden Gleichung:

$$CO_2 + H_2O \overset{\boxed{\text{Carbo-anhydrase}}}{\rightleftharpoons} H_2CO_3$$

Diese Kohlensäure dient als Ursprung für H⁺, die gegen Natrium⁺ in den tubulären Harn ausgetauscht werden können, so daß H⁺ ausgeschieden werden, Natrium⁺ aber rückresorbiert werden (s. Abb. 2–2). Obgleich der pH des Urins nicht unter 4,5 absinken kann, können zusätzliche H⁺ durch Verbindung mit NH_3 (das gewöhnlich aus Glutamin in der Tubuluszelle gebildet wird) ausgeschieden werden. NH_3 diffundiert aus der Tubuluszelle in den Urin im Tubulus, wo er sich mit H⁺ zu NH_4^+ verbindet, wodurch besonders die Ausscheidung von Anionen starker Säuren ohne Steigerung der Wasserstoffionenkonzentration ermöglicht wird (kein Sinken des pH). Die Austauschvorgänge in den Nierentubuli beinhalten aktive Transportmechanismen, die es ermöglichen, einen Gradienten der Wasserstoffionenkonzentration von extrazellulär von 4×10^{-8} mol/l (pH 7,4) gegenüber einer Wasserstoffionenkonzentration im Tubulusharn von 32×10 mol/l (pH 4,5) zu erhalten, was eine Steigerung der H⁺-Konzentration um das 800fache bedeutet (s. Abb. 2–2).

Klinische Erscheinungsformen veränderter H⁺-Konzentration

Der klinische Terminus Azidose meint ein Sinken des pH in der EZF (Anstieg der H⁺ Konzentration); Alkalose bedeutet einen Anstieg des pH (also Sinken der H⁺ Konzentration) in der EZF. Die Veränderungen der H⁺ Konzentration sind häufig Folge respiratorischer oder metabolischer Störungen oder auch beider Störungen zugleich.

1. Respiratorische Azidose

Die resp. Azidose tritt im Gefolge von Ventilationsstörungen auf, was zu CO_2 Retention und damit zur Erhöhung des PCO_2 in Alveolen und arteriellem Blut führt (Hyperkapnie). Die CO_2 Retention ist Folge einer unzureichenden Ventilation während einer Narkose, der Dämpfung des Atemzentrums durch zentralnervöse Erkrankungen oder Drogen oder einer Schwäche oder Lähmung der Atemmuskulatur. Anatomische Strukturveränderungen der Lunge (Emphysem) oder der Lungenzirkulation sowie Abnormitäten der Thoraxform (Kyphoskoliose) können den alveolär-kapillären Gasaustausch, die alveoläre Verteilung und damit die Abatmung von CO_2 beeinträchtigen. Zusammen mit eingeschränkter CO_2-Elimination tritt gewöhnlich ein verminderter O_2-Austausch mit erniedrigtem alveolärem und arteriellem PO_2 (Hypoxämie) auf. Bei CO_2-Retention und daraus entstehendem Anstieg des H_2CO_3 Gehalts ermöglicht die kompensatorische Reabsorption von HCO_3^- durch die Niere den Puffersubstanzen eine Verminderung der H⁺ Konzentration. Dieser Schutzmechanismus kommt jedoch nur langsam in Gang und steht deshalb nur bei chronischen Störungen zur Verfügung.

Die Gefährlichkeit der akuten Hyperkapnie kann kaum überschätzt werden; die Pufferkapazität ist stark eingeschränkt und die renalen Mechanismen kommen nur langsam in Gang. Aus diesem Grund kann ein Anstieg des PCO_2 rasch zum Anstieg der H⁺ Konzentration (Sinken des pH) bis auf Werte führen, die mit dem Leben nicht mehr vereinbar sind. Respiratorische Insuffizienz, die plötzlichen Anstieg des PCO_2 erzeugt, geht gewöhnlich mit entsprechendem Abfall des PO_2 einher, was die lebensbedrohliche Situation noch verstärkt. So wird augenscheinlich, daß Perioden der Hypoventilation eine schwere und oft tödliche Komplikation in der postoperativen Phase, bei Thoraxchirurgie (Druckkammer!), bei schweren Erkrankungen oder Schock mit tiefer Bewußtlosigkeit, bei Schädel-Hirn-Traumen oder bei Herzinsuffizienz, Arrhythmien oder Herzinfarkt darstellen.

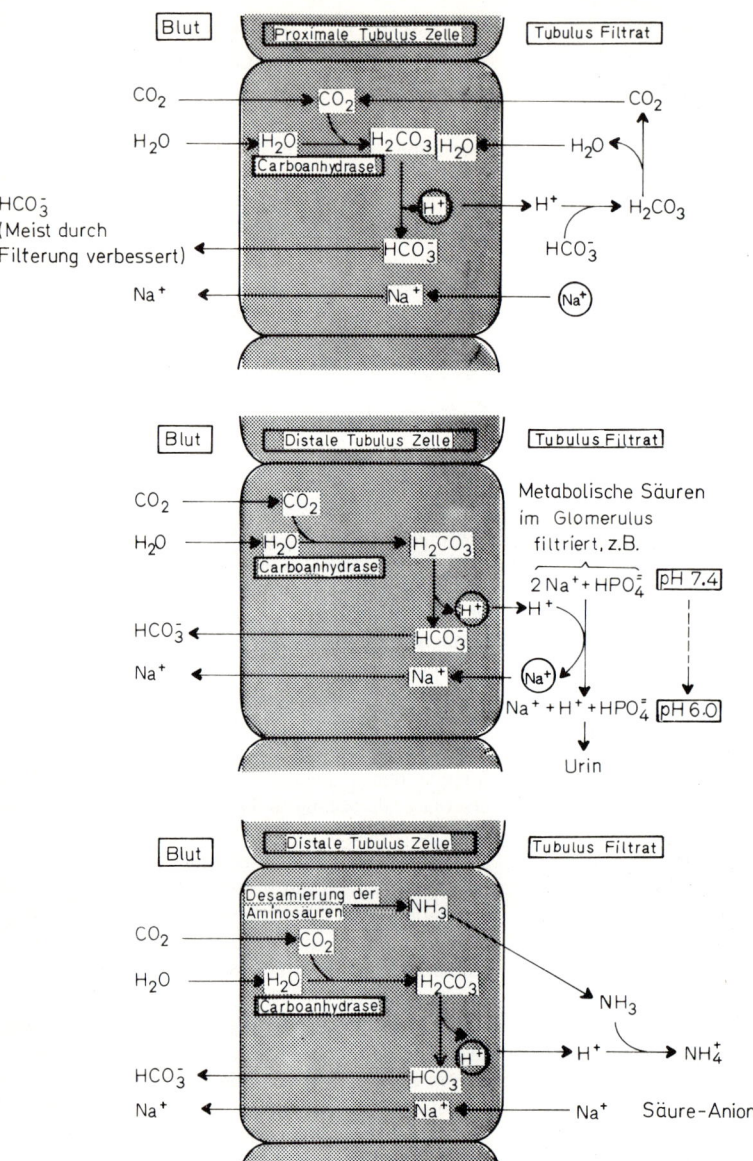

Abb. 2–2. *Oben:* Freisetzung von H^+ im proximalen Tubulus. *Mitte:* Sekretion von H^+ im distalen Tubulus. *Unten:* Produktion von Ammoniumionen im distalen Tubulus

Behandlung

Die Behandlung ist in erster Linie auf eine Verbesserung der Ventilation durch Offenhalten der Atemwege, durch mechanische Hilfsmittel, Bronchodilatatoren, Verbesserung der Herzsituation und Gegenmittel gegen Narkosemittel und Medikamente, die das Atemzentrum beeinträchtigen, ausgerichtet. Oft sind Tracheotomie oder Intubation notwendig. Genaue Bestimmung des PCO_2, PO_2 und pH des arteriellen Blutes sind notwendig. Das Atemzentrum wird durch hohen PCO_2 weitgehend unansprechbar gemacht, und seine Erholung geht nur langsam vonstatten. Bei bestehender Hyperkapnie kann die Beseitigung der Hypoxämie durch Sauerstofftherapie den Patienten des einzigen noch verbleibenden Stimulus für das Atemzentrum berauben, und es wird so eine noch schwerere Hypoventilation mit nachfolgender CO_2-Narkose und Tod hervorgerufen. Künstliche Beatmung muß so lange durchgeführt werden, bis das Atemzentrum wieder auf normale CO_2 Konzentration anspricht.

2. Respiratorische Alkalose

Die resp. Alkalose ist das Ergebnis von Hyperventilation, die erniedrigten PCO_2 und erhöhten pH-Wert der EZF erzeugt. Angst ist eine der häufigsten Ursachen dafür. Die Hyperventilation während der Narkose oder durch unkorrekt durchgeführte künstliche Beatmung kommt häufiger vor als gewöhnlich angenommen wird. Der renale Ausgleich durch Ausscheidung von HCO_3-Ionen erfolgt zu langsam, um effektiv zu sein, und der pH-Anstieg kann Werte erreichen, bei denen Taubheitsgefühle, Tetanie und gesteigerte neuromuskuläre Erregbarkeit auftreten.

Behandlung

Die Behandlung der spontanen Hyperventilation besteht in Abbau der Ängste durch entsprechende Medikamente oder Psychotherapie. Die Tetanie ist leicht zu beeinflussen durch Wiedereinatmen ausgeatmeter Luft, wodurch der CO_2 Gehalt des Blutes ansteigt und der pH-Wert absinkt. Die Einstellung von Beatmungsgeräten sollte sich stets nach der Bestimmung des PCO_2 und pH im arteriellen Blut richten.

3. Metabolische Azidose

Die metabolische Azidose kommt vor während des Hungerns, beim schlecht eingestellten Diabetes mellitus mit Ketose, bei Elektrolyt- und Wasserverlust (einschl. Bicarbonatverlust) als Folge von Durchfall oder Darmfisteln und bei Niereninsuffizienz oder tubulären Defekten, die mit adäquaten H^+ Verlust einhergehen. Kationenverluste (Natrium, Kalium, Kalzium) und Retention von organischen Säuren entstehen beim Hungern und beim unkontrollierten Diabetes mellitus. Bei Niereninsuffizienz werden Phosphate und Sulphate retiniert und Kationen (besonders Natrium) gehen verloren, aufgrund der eingeschränkten H^+ Sekretion, die als Austauschmechanismus für Kationen im Tubulus dient. Eine seltene Ursache für die metabolische Azidose ist die Einnahme saurer Salze, wie z. B. NH_4Cl, Mandelsäure oder Vorstufen von Säuren wie Methylalkohol; diese rufen besonders häufig eine Azidose bei schon bestehender Niereninsuffizienz hervor. Die respiratorische Kompensation der metabolischen Azidose durch Hyperventilation reduziert den CO_2-Gehalt und damit die Menge an H_2CO_3 in der EZF. Bei Vorliegen einer Azidose ist es wichtig, zu unterscheiden zwischen Bicarbonat-Verlust und der Ansammlung oder Retention starker Säuren durch Berechnung der „Anionen-Lücke"[1] oder der durch die

---

1 „Anionen-Lücke" $= [Na^+] - ([HCO_3^-] + [Cl^-]) =$
$\quad$ 8–12 mÄq

Tabelle 2–6. Anionen-Lücke

Normal (8–12 mÄq)

HCO_3^--Verlust
$\quad$ Diarrhoe
$\quad$ Pankreasflüssigkeitsverlust
$\quad$ Ileostomie (nicht adaptiert)
$\quad$ Carboanhydrasehemmer
Chlorid-Retention
$\quad$ Nierentubulus-Azidose
$\quad$ Dünndarmschlingenblase
$\quad$ Verabreichung von HCl-Äquivalent
NH_4Cl
$\quad$ Arginin und Lysin in parenteraler Ernährung

Vermehrt (> 12 mÄq)

Metabolische Anionen
$\quad$ Diabetische Ketoazidose
$\quad$ Alkoholische Ketoazidose
$\quad$ Milchsäure-Azidose
$\quad$ Niereninsuffizienz (PO_4^{3-}, SO_4^{2-})
$\quad$ Hunger
$\quad$ Metabolische Alkalose
Arzneimittel oder chemische Anionen
$\quad$ Salicylat-Intoxikation
$\quad$ Carbenicillin-Therapie
$\quad$ Methanol (Ameisensäure)
$\quad$ Äthylenglykol (Oxalsäure)

Vermindert (< 8 mÄq)

Plasmazellen-Dyskrasien
$\quad$ Monoklonales Protein (Kationen-Paraprotein)
$\quad$ (begleitet von Chlorid und Bicarbonat)

---

gewöhnliche Serum-Elektrolyt-Bestimmung nicht identifizierten Anionen-Menge (Tabelle 2–6).

Bei einem Bicarbonat-Verlust (Diarrhoe, Ileostomie, Dünndarmschlingenblase, Nierentubulus-Azidose) kommt es gewöhnlich zu einer Chlorid-Retention, um die „Lücke" normal zu halten. Bei Chlorid-Aufnahme, z. B. als NH_4Cl oder Aminosäuren-Chlorid (bei der totalen parenteralen Ernährung) kommt es zum Bicarbonat-Verlust, und die „Lücke" bleibt normal. Eine Anionen-Lücke, welche größer als 12 mÄq ist, ist ein Hinweis auf eine Akkumulation organischer Säuren, wie z. B. Essigacetat, Beta-Hydroxybuttersäure und Lactat. Bei Vorliegen einer Niereninsuffizienz besteht eine Anionen-Lücke wegen der Retention von Phosphat, Sulfat oder anderer Ionen. Die erhöhte Wasserstoffionen-Konzentration kommt aber aufgrund der Unfähigkeit, das Wasserstoff-Ion auszuscheiden, zustande. Zu einer kleineren als normalen Anionen-Lücke kommt es bei einer Vermehrung monoklonaler Immunglobuline (Kationen-Paraproteine, d. h. der isoelektrische Punkt ist höher als das Serum-pH), besonders IgG, bei plasmazellulären Dyskrasien und lymphoproliferativen Störungen.

Behandlung

Die Behandlung zielt in erster Linie auf eine Beseitigung der metabolischen Störungen (z. B. Insulingabe zur Korrektur der diabetischen Stoffwechsellage) und auf Ersatz von Verlusten an Flüssigkeit, Natrium, Kalium, HCO_3 und anderer Elektrolyte. Der Anionenersatz kann Bicarbonat oder Laktat-Ionen einschließen (große Bicarbonatmengen werden jedoch nur bei besonders gefährlichen Situationen benötigt). Eine Mischung aus gleichen Teilen 0,9% NaCl und 1/6 molarer Natrium-Lactat- oder -Bicarbonatlösung enthält einen noch größeren Anteil an HCO_3. Gleichzeitig bestehende Niereninsuffizienz erfordert vorsichtigen Ersatz der Wasser- und Elektrolytdefizite und genau kontrollierte Zufuhr zur Erhaltung der normalen Konzentrationen im EZR an Wasser, Natrium, Kalium, Kalzium, Chlorid und Bicarbonat. Erhöhtes Serumphosphat kann gesenkt werden durch orale Gabe von Aluminiumhydroxid, das im Darm mit der Phosphatabsorption interferiert. Bei Niereninsuffizienz kann der erhöhte extrazelluläre Kaliumspiegel entweder durch orale Aufnahme von Ionenaustauscher, die Kalium, das mit der Nahrung aufgenommen oder in dem Darm sezerniert wird, binden und so die Aufnahme verhindern (s. Hyperkaliämie), oder durch Hämo- oder Peritonealdialyse gesenkt werden. Azidose im Kindesalter s. Kap. 13, S. 656.

Milchsäureazidose

Eine seltene aber schwere Form der Azidose entsteht durch große Mengen anfallender Milchsäure. Voraussetzung hierfür ist eine schwere Gewebsanoxie, die zu anaerobem Glukosestoffwechsel mit Milchsäureproduktion führt (Schock). Diese Form der Azidose entwickelt sich schnell und ist gewöhnlich sehr ausgeprägt und nur schwer mit Natriumbicarbonat zu beeinflussen. Die Plasmamilchsäurespiegel können auf Werte bis 8 mmol/l ansteigen. Eine Milchsäureazidose muß angenommen werden bei anoxischen Zuständen, Hypovolämie oder Endotoxinschock, schwerer pulmonaler Insuffizienz, Herzinsuffizienz, schwerer Leberinsuffizienz, nichtketotischer diabetischer Azidose, nach Biguanidtherapie und im Gefolge von Vergiftungen mit Paraldehyd oder Salizylaten. Die Diagnose wird gesichert durch Bestimmung des aktuellen Laktatspiegels bei erkennbarer Azidose oder durch den Hinweis auf eine große Menge eines nicht identifizierten Anions (d. h. nicht Chlorid, HCO_3, HCO_4 oder Ketonkörper). Die Behandlung ist oft vergeblich. Primäre und verstärkende Ursachen müssen konsequent behandelt werden, Natriumbicarbonat wird in großen Mengen verabreicht.

4. Metabolische Alkalose

Eine metabolische Alkalose entsteht entweder aufgrund eines Säureverlustes oder wegen eines Bicarbonat-Überschusses (Vgl. Tabelle 2–7). In beiden Fällen ist der Serum-Bicarbonat-Gehalt erhöht und die Chlorid-Konzentration verringert. Eine mäßige oder starke metabolische Alkalose (Alkalämie) ist häufig von einer vermehrten Anionen-Lücke begleitet.

Zum Schutz des Plasma-pH bewirkt eine Hypoventilation eine CO_2-Retention und erhöht somit den H_2CO_3-Anteil des Bicarbonat-Puffersystems. Bei der metabolischen Alkalose werden K^+ und H^+ durch die Niere ausgeschieden, was gewöhnlich zu einer K^+-Verarmung führt.

Die Therapie ist auf die Wiederherstellung des normalen Körperwasservolumens sowie der Konzentrationen von K^+, Cl^- und Na^+ ausgerichtet. Das Anion sollte ausschließlich Cl^- sein, bis die Korrektur erreicht ist. Eine Alkalose aufgrund eines Mineralokortikoid-Überschusses ist oft therapieresistent, da die Nieren nicht in der Lage sind, Cl^- zu halten.

Tabelle 2–7. Ursachen der metabolischen Alkalose

Säureverlust
Saurer Magensaft (Erbrechen, Absaugen)
K^+-Mangel mit H^+-Ausscheidung im distalen Nephron
Chlorid-Ausscheidung mit erhöhter Rückresorption von HCO_3^- durch starke Diuretika (Furosemid, Thiazid, Etacrynsäure)
Renale Säureausscheidung durch überschüssiges Mineralokortikoid (besonders Aldosteron)
Chlorid-Verluste durch Diarrhoe (selten)

Bicarbonat-Gewinne
Übermäßige Zufuhr von Bicarbonat oder seiner Vorstufen (alkalisierende Salze). Erfordert gewöhnlich mäßige Niereninsuffizienz.
Milch-Alkali-Syndrom
Metabolismus der Acidessigsäure, der Beta-Hydroxybuttersäure, von Ketonkörpern und Milchsäure zu Bicarbonat
Plötzliches Absinken des arteriellen PCO_2 während einer Therapie der chronischen Hyperkapnie (kompensierte respiratorische Azidose)
Kontraktionsalkalose (Schwund des Körperflüssigkeitsvolumens).

Kalium

Kalium ist eines der wichtigsten intrazellulären Kationen, es spielt dort eine dem Natrium in der EZF entsprechende Rolle. Die physiologischen Wirkungen von Kalium hängen in erster Linie von der Konzentration dieses Kations in der EZF ab, obgleich auch die intrazelluläre Konzentration von einiger Bedeutung sein kann. Kalium spielt eine wichtige

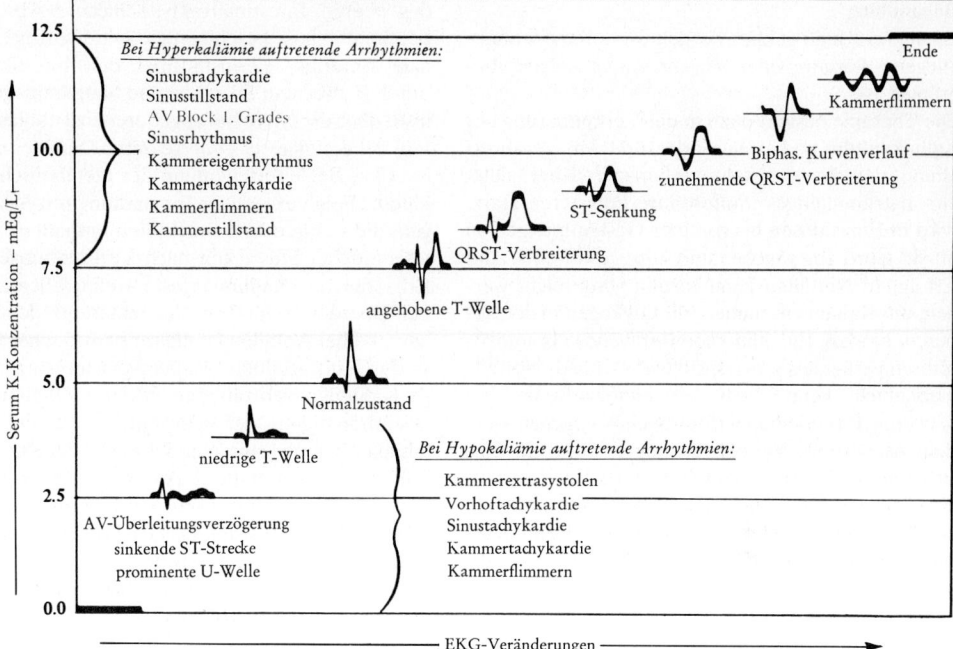

Abb. 2–3. Beziehung zwischen K$^+$-Konzentration und EKG. (Vorausgesetzt, daß keine gleichzeitigen Veränderungen von Na$^+$ und Ca$^+$ vorhanden sind)

Rolle bei der Muskelkontraktion, bei der Reizleitung in Nerven, bei Enzymwirkungen und in der Funktion der Zellmembranen. Die Erregbarkeit des Herzmuskels, Reizüberleitung und Herzrhythmus werden von Schwankungen des Kaliumspiegels in der EZF stark beeinflußt. Sowohl Anstieg als auch Abfall der Kaliumkonzentration beeinträchtigen die Erregbarkeit und Überleitungsgeschwindigkeit. Über die Norm erhöhte Konzentrationen bewirken eine deutliche Verminderung der Reizleitungsgeschwindigkeit mit diastolischem Herzstillstand; bei sehr niedrigen Konzentrationen erfolgt der Stillstand in der Systole. Die Wirkungen anomaler Kaliumkonzentrationen in EZF auf das Membranpotential der Herzmuskelzelle und auf die Depolarisation und Repolarisation lassen sich im EKG ablesen.

Membranpotential und Erregbarkeit quergestreifter und glatter Muskulatur werden durch die Konzentrationen von Kalium, Kalzium und Magnesium stark beeinflußt, wobei H$^+$ und Natrium ebenfalls von Bedeutung sind.

Die elektromechanische Koppelung steht ebenfalls unter dem Einfluß dieser Ionen. In beiden Extremfällen anomaler Kaliumkonzentration in der EZF ist die Kontraktilität der Muskulatur eingeschränkt und schlaffe Lähmungen treten auf. Die Kaliumkonzentration der EZF wird zwischen 3,5 und 5 mÄq/l genau konstant gehalten. Die Ausscheidung der täglich mit der Nahrung aufgenommenen 35–100

mÄq/l Kalium erfolgt beim normalen Erwachsenen vorwiegend über die Niere. Es besteht Grund zu der Annahme, daß das Kalium des Glomerulumfiltrats im proximalen Tubulus rückresorbiert und im distalen Tubulus durch aktive Sekretion wieder in die Tubulusflüssigkeit abgegeben wird.

1. Hyperkaliämie

Gründe für eine gesteigerte extrazelluläre Kaliumkonzentration sind: Die Unfähigkeit der Niere, aufgenommenes Kalium wieder auszuscheiden (akutes und chronisches Nierenversagen, schwere Oligurie als Folge von Flüssigkeitsmangel oder Trauma), ungewöhnliche Freisetzung intrazellulären Kaliums bei Verbrennungen und Verletzungen mit ausgeprägten Gewebszerstörungen oder schweren Infektionen sowie überschüssige Zufuhr von Kaliumsalzen.

Bei der metabolischen Azidose ist das extrazelluläre Kalium erhöht, da Kalium aus dem Zellinnern austritt. Die erhöhte Kaliumkonzentration beeinträchtigt die normale neuromuskuläre Funktion und ruft Schwäche und Lähmungen hervor; geblähtes Abdomen und Diarrhoe können auftreten. Mit steigender extrazellulärer Kaliumkonzentration zeigt das EKG verlangsamte Reizleitung mit zeltförmigen T-Wellen, großer Amplitude, Vorhofstillstand, verbreitertem QRS-Komplex, biphasischem QRS-T-Komplex und schließl. Kammerflimmern und Herzstillstand (s. Abb. 2–3).

Behandlung

Zu allererst muß geklärt werden, wodurch der angestiegene Serum- oder Plasma-Kaliumspiegel begründet ist.

Die Therapie besteht dann in der Verminderung der Kaliumzufuhr und oraler oder rektaler Verabreichung von Ionenaustauscherharzen.[1] Kayexalate, ein natriumhaltiges Sulfonsäure-Polystyren-Harz, wird in Einzeldosen bis zu einer Gesamtmenge von 40–80 g pro Tag gegeben und führt gewöhnlich zum Erfolg. In Notfällen kann Insulin verabreicht werden, um Kalium zusammen mit Glykogen in der Leber zu binden; Kalzium kann intravenös als antagonistisch wirkendes Ion gespritzt werden. Als Notfallmaßnahme kann auch Natriumbicarbonat bei schweren Hyperkaliämien intravenös gegeben werden; der so erzeugte pH-Anstieg bewirkt ein Einströmen von Kalium in das Zellinnere. Bei Bestehen einer ausgeprägten Niereninsuffizienz kann die Behandlung mit der künstlichen Niere oder Peritonealdialyse nötig werden.

2. Hypokaliämie

(Vgl. Tabelle 2–8)

Ein Kaliummangel kann, muß aber nicht mit einer erniedrigten extrazellulären Kaliumkonzentration einhergehen; wenn jedoch eine Hypokaliämie besteht, ist die Verminderung des Gesamtkaliums meistens ausgeprägt. Ausnahmen von dieser Regel stellen die Hypokaliämie der Alkalose und der Insulinzufuhr dar. Gründe für einen Kaliummangel sind reduzierte Aufnahme bei Hunger oder Verschluß

---

1 In Deutschland sind solche Harze unter den Namen Resonium-A®, Ca-Serdolit®, Al-Serdolit® im Handel.

Tabelle 2–8. Ursachen der Hypokaliämie

Mangelnde Aufnahme
Hunger
Protrahierte Anwendung von intravenösen Flüssigkeiten ohne Kalium

Verminderte Resorption
Malabsorption
Dünndarm-Bypass; kurzer Darm

Gesteigerter Verlust
Gastrointestinal: Erbrechen, Obstruktion, Dünndarmfistel, Diarrhoe, Laxantienabusus
Renal: kongenitale Tubulusstörungen, Nierenversagen, Diurese durch Diuretika, Diabetes mit Azidose, metabolische Alkalose, Kortikosteroidüberschuß, Lakritzenabusus
Wunden: offene Verbrennungen

Hypokaliämie ohne Defizit
Familiäre periodische Paralyse
Testosteron-Therapie (anabolische Wirkung)

---

des oberen Intestinaltrakts, schlechte Absorption bei Steatorrhoe, beschleunigte Darmpassage, regionale Enteritis, Verluste über den Intestinaltrakt durch Erbrechen, Diarrhoe und Saugdrainage, Verluste über die Niere bei angeborenen Tubulusdefekten, bei gesteigerter Diurese durch Diabetes und Saluretika, Begleiterscheinung der metabolischen Alkalose, Folge exzessiver Behandlung mit Salzlösungen, die wenig oder kein Kalium enthalten, Verlust interstitieller Flüssigkeit nach Verbrennungen oder Erfrierungen. Kaliumverluste treten ebenfalls auf bei Überdosierung von Nebennierenrindenhormonen und bei Anfällen familiärer periodischer Paralyse durch intrazelluläre Kaliumverschiebung. Niedrige Kaliumkonzentrationen in der EZF führen zur Beeinträchtigung der neuromuskulären Funktionsfähigkeit mit ausgeprägter Schwäche der Skeletmuskulatur, was verminderte Atemarbeit zur Folge hat, und Schwäche der glatten Muskulatur, was einen Ileus hervorrufen kann. Das EKG zeigt verminderte Amplitude und Verbreiterung der T-Wellen, prominente U-Wellen, gesenkte ST-Strecken, AV-Block und schließlich Herzstillstand. Metabolische Alkalose mit erhöhtem Plasma-pH und Bicarbonatkonzentrationen entwickelt sich als Ergebnis des Kaliummangels, der von renaler Ausscheidung der H^+ und Reabsorption von Bicarbonat und von Natrium- und H^+-Bewegungen aus dem EZR in die Zellen begleitet wird, wenn Kalium verlorengeht. Dabei tritt ebenfalls eine Störung der Wasserrückresorption auf, die Polyurie und Hyposthenurie zur Folge hat; sie wird nur langsam im Zuge der Behandlung gebessert.

Behandlung

Die Behandlung erfordert oralen oder parenteralen Kaliumersatz. Wegen der Toxizität des Kaliums darf die Zufuhr nur vorsichtig erfolgen, damit Hyperkaliämien vermieden werden. Darüber hinaus ist die Feststellung einer ausreichenden Nierenfunktion immer von Bedeutung, wenn Kalium zugeführt wird, da der wichtigste Ausscheidungsweg über die Niere führt. Kaliumchlorid in einer Gesamttagesmenge von 1–3 mmol pro kg Körpergewicht kann parenteral in Glukose oder Salzlösungen (oder beides zusammen) mit einer Geschwindigkeit, bei der keine Hyperkaliämie auftreten kann, verabreicht werden. Nur in Ausnahmefällen, bei denen entweder der Kaliumspiegel extrem niedrig ist oder die Herzmuskel- oder Atemmuskelaktivität schwer beeinträchtigt sind, können 10–20 mÄq Kalium in einer Stunde oder schneller verabreicht werden. Chlorid wird stets zum Ausgleich der Hypochlorämie benötigt, die bei der hypokaliämischen Alkalose auftritt.

Die Kalium-Verarmung der renalen Tubulus-Azidose erfordert K^+- und HCO_3^--Ersatz (s. renale tubuläre Azidose, Kap. 16, S. 786).

Kalzium

Kalzium macht etwa 2% des Körpergewichts aus, jedoch liegt nur etwa 1% des im Körper enthaltenen Kalziums in gelöster Form vor. Im Plasma ist Kalzium enthalten als nicht diffundierender Protein-Komplex (33%), als diffundierender, aber nicht dissoziierter Komplex mit Anionen wie Zitrat, Bicarbonat und Phosphat (12%) und als Kalzium-Ion (55%). Die normale Plasma- (oder Serum-)Kalzium-Konzentration beträgt 2,25–2,6 mmol/l (9–10,5 mg/dl).

Der Serum-Kalzium-Spiegel reagiert auf zwei Hormone: das Parathyreoid-Hormon erhöht und Calcitonin senkt die Konzentration. Vitamin D, besonders seine aktive Form 1,25-Dihydroxycholecalciferol und das Serum-PO_4^{3-} beeinflussen ebenfalls die Ca^{2+}-Regulation.

Der Knochen steht der Körperflüssigkeit als Kalzium-Reservoir zur Verfügung. Die Ausscheidung erfolgt über die Niere. Kalzium wirkt als notwendiges Ion in vielen Enzymen. Es ist wichtiger Bestandteil der Mukoproteine und Mukopolysaccharide. Kalzium ist notwendig für die Blutgerinnung. Zusammen mit anderen Kationen hat Kalzium besondere Wirkungen auf das Membranpotential der Zellen und deren Permeabilität, was sich am deutlichsten an seiner Wirkung auf die neuromuskuläre Übertragung darstellt. Es spielt außerdem eine zentrale Rolle bei der Muskelkontraktion, wobei es auf dem Sarkolemm freigesetzt wird, um in die ATP-ADP-Reaktion einzugreifen. Während der Erschlaffung der Muskelfaser wird Kalzium aktiv ins Sarkolemm und ins sarkoplasmat. Retikulum zurücktransportiert. Die Erregungsleitung in den Nerven reagiert empfindlich auf die Kalzium-Konzentration der interstitiellen Flüssigkeit. Die Erregbarkeit wird durch hohe Kalziumkonzentrationen herabgesetzt, durch niedrige gesteigert. Zeichen erhöhter Kalziumkonzentration sind Dämpfung des Bewußtseins und Stupor sowie Schlaffheit und Schwäche der Muskulatur. Niedrige Kalziumkonzentration steigert die Erregbarkeit und ruft so Übererregbarkeit der Muskulatur, Tetanie und Krämpfe hervor. Der Herzmuskel beantwortet erhöhte Kalziumkonzentration mit gesteigerter Kontraktilität, ventrikulären Extrasystolen und Kammereigenrhythmus. Diese Wirkungen werden durch Digitalis noch verstärkt. Bei schwerer Kalziumvergiftung kann systolischer Herzstillstand auftreten. Niedrige Kalziumkonzentrationen rufen verminderte Kontraktilität des Herzens, Verlängerung der QT-Zeit durch Dehnung der ST-Strecke im EKG hervor.

Tabelle 2–9. Ursachen der Hyperkalzämie

Vermehrte Aufnahme oder Resorption
Milch-Alkali-Syndrom
Vitamin D- und/oder Vitamin A-Überschuß

Parathyreoidhormon-Überschuß
Primärer Hyperparathyreoidismus (Adenom, Hyperplasie, Karzinom)
Sekundärer Hyperparathyreoidismus (Niereninsuffizienz, Malabsorption)

Neoplasma
Tumoren mit Ausscheidung PTH-ähnlicher Peptide (Ovar, Niere, Lunge)
Metastasen in den Knochen
Multiples Myelom und andere lymphoproliferative Erkrankungen

Verschiedenes
durch Thiazid-Diuretikum induziert
Sarkoidose
Hypophosphatasie
Immobilisierung
Familiär (genetisch) bedingte Hypokalziurie
Iatrogene Hyperkalzämie

1. Hyperkalzämie

(Vgl. auch Tabelle 2–9)

Die Hyperkalzämie (H.) kommt vor bei Hyperparathyreoidismus, bei Knochenmetastasen, bei Produktion eines Parathyreoidea-ähnlichen Hormons einzelner Tumoren (Ovar, Niere, Lunge), bei Sarkoidose, Plasmozytom und als Folge von Vitamin D-Überdosierung. Die Hyperkalzämie an sich beeinträchtigt die neuromuskuläre Übertragung und verursacht dadurch allgemeine Schwäche, erzeugt eine Polyurie, Durst, Anorexie, Erbrechen und Obstipation.

Stupor, Koma und Azotämie folgen nach.

Behandlung

Die Therapie besteht in der Beherrschung der Primärerkrankung. Die symptomatische Hyperkalzämie geht mit einer hohen Mortalitätsrate einher; die Therapie muß sofort eingeleitet werden. Bis die Primärerkrankung unter Kontrolle gebracht werden kann, kann die Kalzium-Ausscheidung über die Niere, welche zu einer Senkung des Serum-Kalzium-Spiegels führt, durch eine Vielzahl von Mitteln gefördert werden. Die Na^+-Ausscheidung wird von einer Ausscheidung des Ca^{2+} begleitet; deshalb ist die Einleitung der Natriurese durch i. v.-Verabreichung von Natriumsalzen und die zusätzliche Anwendung von Diuretika die Notfalltherapie der Wahl. Natrium in hohen Dosen (70–80 mmol/h als Chlorid oder Sulfat) mit oder ohne Diuretika können über 12–48 Stunden notwendig sein. Gewöhnlich ist der

Ersatz von Wasser sowie K^+ und Mg^{2+} notwendig. Die Anwendung von Phosphat ist gefährlich und sollte nur bei ungewöhnlichen Fällen angewandt werden, welche auf Salztherapie nicht ansprechen. Wenn erhöhte Ca-Spiegel auf Sarkoidose oder Neoplasmen zurückzuführen sind, können Kortikosteroide, wie z. B. Prednison, wirksam sein. Mithramycin ist von Nutzen, wenn erhöhte Ca-Spiegel auf Tumormetastasen in Knochen zurückgehen.

2. Hypokalzämie
(Vgl. Tabelle 2–10)

Eine Hypokalzämie kann ihre Ursache in Hypoparathyreoidismus (idiopathisch oder postoperativ), in chronischer Niereninsuffizienz, Rachitis, Osteomalazie oder Malabsorptionssyndromen haben.
Die Hypokalzämie beeinflußt die neuromuskuläre Erregbarkeit, so daß muskuläre Krämpfe und Tetanie, Zuckungen, Stridor und Dyspnoe, Doppeltsehen, abdominelle Krämpfe und Harndrang die Folge sind. Persönlichkeitsveränderungen kommen ebenfalls vor. Beim chronischen Hypoparathyreoidismus und Pseudohypoparathyreoidismus kann eine Katarakt auftreten, Verkalkung der Basalganglien des Gehirns sind nicht selten. Geistige Zurückgebliebenheit und vermindertes Wachstum sind Zeichen dieser Erkrankung im Kindesalter.

Behandlung
Diese richtet sich nach der Grundkrankheit. Die Behandlung des Hypoparathyreoidismus mit Vitamin D und Kalzium wird in Kapitel 20 ausführlich besprochen. Bei der Tetanie als Folge der Hypokalzämie können 1–2 g Calciumgluconat i. v. verabreicht werden. Eine kontinuierliche Infusion kann notwendig sein, um den Plasma-Kalzium-Spiegel zu erhalten. Orale Medikation mit den Chlorid-, Gluconat-,

Tabelle 2–10. Ursachen der Hypokalzämie

Verminderte Einnahme oder Resorption
Malabsorption
Dünndarm-Bypass, kurzer Darm
Vitamin D-Mangel (Rachitis, Osteomalazie)

Gesteigerter Verlust
Chronische Niereninsuffizienz
Diuretische Therapie

Endokrine Störungen
Hypoparathyreoidismus (genetisch bedingt oder erworben)
Pseudohypoparathyreoidismus
Calcitonin-Sekretionen bei medullärem Karzinom der Schilddrüse

Physiologisch bedingt
Verbunden mit vermindertem Serum-Albumin
Bedingt durch Gabe von Antibiotika (Aminoglykosiden)

Laevulinat- oder Carbonatsalzen ist gewöhnlich ausreichend zur Therapie leichter Symptomatik oder latenter Tetanie. Niedriges Serum-Kalzium in Verbindung mit niedrigem Serum-Albumin erfordert keine Ersatztherapie.

Magnesium

Ungefähr 50% des gesamten Magnesiums im Körper ist als unlösliches Salz im Knochen gespeichert. Nur 5% liegt als extrazelluläres Kation vor; die verbleibenden 45% sind als Kation in den Zellen enthalten. Die normale Plasmakonzentration beträgt 1,5–2,5 mÄq/l, davon ist 1/3 proteingebunden, 2/3 liegen als freies Kation vor.
Magnesium ist als wichtiger Bestandteil prosthetischer Gruppen oder Aktivatoren an der Funktion vieler Enzyme beteiligt und als solcher besonders wichtig für die Übertragung energiereicher Phosphatgruppen bei ATP verbrauchenden Reaktionen oder Reaktionen, die andere Nucleotid-Triphosphate als Koenzym benötigen.
Die physiologischen Effekte des Magnesiums auf das Nervensystem sind denen des Kalziums vergleichbar. Erhöhte Magnesiumkonzentrationen in der interstitiellen Flüssigkeit führen zur Sedierung und beeinträchtigen die Funktionen des zentralen und peripheren Nervensystems. Niedrige Konzentrationen verursachen gesteigerte Erregbarkeit, Desorientiertheit und Krämpfe. Magnesium wirkt direkt auf die neuromuskuläre Übertragung. Erhöhte Spiegel wirken blockierend durch verminderte Acetylcholinfreisetzung, durch Herabsetzung der Acetylcholinwirkung auf die Depolarisation und vermindern so die Erregbarkeit der Muskelzelle. Kalziumionen wirken hier antagonistisch. Niedrige Magnesiumspiegel steigern die neuromuskuläre Erregbarkeit und die Kontraktilität teilweise durch vermehrte Acetylcholinfreisetzung. Tetanie und Krämpfe sind die Folge. Die Herzmuskulatur kann ebenfalls durch steile Anstiege der Magnesiumkonzentration in der Größenordnung von 10–15 mÄq/l beeinflußt werden. Die Überleitungszeit im EKG ist verlängert mit Zunahme der P-R-Strecke und Verbreiterung der QRS-Anteile. Bei weiterem Anstieg der Magnesiumkonzentration tritt Herzstillstand in der Diastole ein.
Erhöhte Magnesiumkonzentrationen bewirken Gefäßerweiterung und Blutdruckabfall sowohl durch Blockade sympathischer Ganglien als auch durch direkte Wirkung auf die glatte Muskulatur.

Tabelle 2–11. Ursachen der Hypomagnesiämie

Verminderte Aufnahme oder Resorption
Malabsorption
Verlängerte gastrointestinale Drainage
Dünndarm-Bypass
Malnutrition
Alkoholismus
Parenterale Ernährung mit unzureichendem Magnesium-
gehalt

Vermehrter Verlust
Diabetische Ketoazidose
Diuretische Therapie
Diarrhoe
Hyperaldosteronismus, Bartter-Syndrom
In Verbindung mit Hyperkalziurie
Renaler Magnesiumschwund

Unerklärbar
Hyperparathyreoidismus
Postparathyreoidektomie
Vitamin D-Therapie
Antibiotika-Behandlung (mit Aminoglykosiden)

1. Hypermagnesiämie

Ein Magnesiumüberschuß ist fast immer Resultat einer Niereninsuffizienz: Der Unfähigkeit auszuscheiden, was durch Nahrung oder Infusion zugeführt wurde. Gelegentlich wird bei der Anwendung von Magnesiumsulfat als Abführmittel, besonders bei eingeschränkter Nierenfunktion, genug Magnesium aufgenommen, um toxische Symptome zu erzeugen. Zeichen der Hypermagnesiämie sind Muskelschwäche, Blutdruckabfall, Müdigkeit und Verwirrtheit. Das EKG zeigt vergrößertes P-R-Intervall, verbreiterten QRS-Komplex und angehobene T-Wellen. Der Tod tritt gewöhnlich ein durch Lähmung der Atemmuskulatur.

Behandlung

Die Behandlung zielt auf Besserung der Niereninsuffizienz. Kalzium wirkt antagonistisch zu Magnesium und kann deshalb vorübergehende Besserung bei intravenöser Anwendung erzeugen. Hämo- oder Peritonealdialysen können ebenfalls zur Anwendung kommen.

2. Hypomagnesiämie
(Vgl. Tabelle 2–11)

Magnesiummangel kommt vor bei chronischem Alkoholismus zusammen mit Delirium tremens, Hunger, Diarrhoe, Malabsorption, langanhaltender gastrointestinaler Sekretabsaugung und Hypoparathyreoidismus. Der Magnesiummangel wird charakterisiert von neuromuskulärer und zentralnervöser Übererregbarkeit mit athetotischen Bewegungen, schnellenden, grob- und feinschlägigen Zitterbewe-

gungen, positivem Babinski-Reflex, Nystagmus, Tachykardie, Hypertonie und vasomotorischen Störungen. Verwirrung, Desorientierung und Ruhelosigkeit können vorherrschen. Hypokalzämie und Hypokaliämie treten öfter auf.

Behandlung

Die Therapie besteht in der Verabreichung parenteraler Flüssigkeiten, welche Magnesium ebenso wie Chlorid und Sulfat enthalten; man gibt 5–30 mmol/Tag während des schweren Defizits, gefolgt von 5 mmol/Tag als Erhaltungsdosis. Magnesiumsulfat kann ebenfalls i. m. gegeben werden, 8–33 mmol täglich in 4 Einzeldosen. Die Serumspiegel müssen laufend kontrolliert werden, damit diese nicht über 2,5 mmol/l ansteigen. Magnesiumoxid, 250–500 mg 2–4 × täglich ist bei Patienten mit chronischer Hypomagnesiämie zur Auffüllung der Depots von großem Nutzen.

Phosphor

80% des Körper-Phosphors findet sich in Verbindung mit Kalzium in Knochen und Zähnen. Von den restlichen 20% ist die Hälfte in einer Vielzahl organischer Verbindungen weit über den Körper verteilt anzutreffen, die andere Hälfte ist in Verbindungen mit Proteinen, Lipiden, Kohlenhydraten und anderen Verbindungen in Muskeln und Blut enthalten. Während das organische Phosphat das wichtigste intrazelluläre Anion ist, stellt das anorganische Phosphat nur einen kleinen Teil des intrazellulären Phosphors dar.

Die Phosphatverbindungen sind wichtige Agentien als Energieträger und spielen auch eine wesentliche Aufgabe im Metabolismus der Kohlenhydrate, der Proteine und des Fettes. Anorganisches Phosphat wird zur ATP-Resynthese gebraucht. Im Erythrozyten werden 2,3-Diphosphoglycerat und ATP beim Transport und bei der Abgabe des Sauerstoffs benötigt. Bei der Säure-Basen-Homöostase dient Phosphat als der hauptsächliche Urinpuffer (HPO_4^{2-}, $H_2PO_4^{-}$), indem es den Großteil der titrierbaren Säure liefert.

Die renale tubuläre Rückresorption des gefilterten Phosphates (die Phosphat-Ausscheidung ist erhöht) wird durch das Parathyreoidhormon, die Expansion des extrazellulären Flüssigkeitsvolumens, die erhöhte Natriumaufnahme, durch Hyperkalzämie, Calcitonin, Glukokortikosteroide und durch Wachstumshormon vermindert. Der Phosphormetabolismus und die Homöostase stehen in enger Verbindung mit dem Kalziummetabolismus.

Tabelle 2–12. Ursachen der Hyperphosphatämie

Endokrinologisch bedingt
Überschuß an Wachstumshormon (Akromegalie)
Hypoparathyreoidismus mit niedrigem Kalzium
Pseudohypoparathyreoidismus mit niedrigem Kalzium

Renal
Chronische Niereninsuffizienz
Akute Niereninsuffizienz

Katabolische Zustände; Gewebszerstörung
Streß oder Verletzung – besonders, wenn eine Niereninsuffizienz vorliegt
Chemotherapie maligner Erkrankungen, besonders lymphoproliferativ

Übermäßige Aufnahme oder Absorption
Laxantien oder Einläufe mit Phosphaten
Hypervitaminose: Vitamin D

Tabelle 2–13. Ursachen der Phosphatverarmung und der Hypophosphatämie

Ursachen der Phosphatverarmung

Verminderter Vorrat oder verminderte Resorption
Hunger
Parenterale Ernährung mit mangelhaftem Phosphatgehalt
Malabsorptions-Syndrom, Dünndarm-Bypass
Resorption blockiert durch Aluminiumhydroxid oder Bicarbonat
Vitamin D-Mangel und Vitamin D-resistente Osteomalazie

Erhöhte Verluste
Hyperparathyreoidismus (primär oder sekundär)
Hyperthyreoidismus
Renale Tubulusstörungen, welche zu einer übermäßigen Phosphaturie führen
Hypokalämische Nephropathie (Kaliumverarmung)
Mangelhaft behandelter Diabetes mellitus

Ursachen der Hypophosphatämie

Alle Zustände wie oben aufgeführt
Intrazelluläre Phosphorverschiebungen
Verabreichung von Glukose, Fruktose (vorübergehend)
Verabreichung von Insulin (vorübergehend)
Anabolische Steroide, Östrogene, orale Kontrazeptiva
Respiratorische Alkalose
Salicylatvergiftung

Elektrolyt-Anomalien
Hyperkalzämie
Hypomagnesiämie
Respiratorische Alkalose

Ursachen klinisch bedeutsamer Hypophosphatämie (Verluste und deren mangelhafter Ersatz)
Diabetes mellitus mit Azidose, besonders während aggressiver Therapie
Erholung nach Hungerperiode oder verlängerter katabolischer Zustand
Parenterale Ernährung mit mangelhaftem Phosphatanteil
Chronischer Alkoholismus, insbesondere während der Wiederherstellung der Ernährung; verbunden mit Hypomagnesiämie (Magnesium-Defizit)
Respiratorische Alkalose
Erholung von schweren Verbrennungen

1. Hyperphosphatämie

Kinder im Wachstumsalter haben normalerweise einen höheren Serumphosphorspiegel als Erwachsene. Tabelle 2–12 zeigt Ursachen anormaler Hyperphosphatämie auf.
Die klinischen Anzeichen der Hyperphosphatämie sind diejenigen ihrer Ursachen.
Ein akuter Anstieg der Phosphatspiegel führt zu einem Sturz des Serumkalziums, wobei es zu Anzeichen einer Hypokalzämie kommt. Eine Reduktion des Serumbicarbonats entspricht einer Anpassung an erhöhte Phosphatkonzentration.
Die Therapie ist auf die Grundkrankheit und auf den akuten Eintritt der Hypokalzämie ausgerichtet. Beim akuten und chronischen Nierenversagen bewirkt die Dialyse eine Senkung des Serumphosphats.

2. Hypophosphatämie und Phosphordefizit
(s. Tabelle 2–13)

Eine Hypophosphatämie kann auch bei normalen Phosphatdepots auftreten. Zu einer ernsten Verarmung der Phosphatdepots des Körpers kann es bei niedrigen, normalen oder hohen Serumphosphorspiegeln kommen.
Schwere Hypophosphatämie und Phosphordefizit können ernste und lebensbedrohliche Konsequenzen haben. Eine chronische Verarmung kann sich durch Anorexie, Muskelschmerzen und Knochenschmerzen sowie Frakturen manifestieren. Die Knochenstruktur ähnelt der bei Osteomalazie. Bei akuten Zuständen und besonders bei Serumphosphorspiegeln von 1 mg/dl oder weniger kann es zu schwergradiger hämolytischer Anämie mit erhöhter Fragilität der Erythrozyten, gestörtem Sauerstofftransport zu den Geweben, erhöhter Infektanfällig-

keit durch gestörte Chemotaxis der Leukozyten, Dysfunktion der Thrombozyten mit petechialen Blutungen, Rhabdomyolyse und zu Symptomen im Bereich des zentralen Nervensystems (wie z. B. Enzephalopathie mit Reizbarkeit, Schwäche, Parästhesien, Dysarthrie, Verwirrtheitszustände, Konvulsionen und Koma) kommen.
Die Therapie wird am besten auf die Prophylaxe ausgerichtet, wobei man die Wiederauffüllung von Phosphat und der Erhaltungsflüssigkeiten einschließt.
Bei der parenteralen Ernährung zur Förderung des Aufbaustoffwechsels werden 20 mmol Phosphor für

1000 nichteiweiß-kcal zur Erhaltung des Phosphat-gleichgewichtes und zur Sicherstellung einer anabolen Funktion benötigt. Während einer protrahierten parenteralen Zufuhr von Erhaltungsflüssigkeiten wird eine Tagesmenge von 20–40 mmol Phosphor benötigt. Eine handelsüblich zur Verfügung stehende KH_2PO_4/K_2HPO_4-Mischung (pH 6,5) beinhaltet Kalium 4,4 mmol/l und Phosphat 3 mmol/ml; 5 ml auf jeweils 2 l Flüssigkeit ergibt Kalium 44 mmol und Phosphat 30 mmol (= 930 mg Phosphat). Bei einer Verabreichung phosphathaltiger Lösungen müssen die Nierenfunktion abgeschätzt und das Serum-Kalzium wegen der Gefahr einer Hypokalzämie genau beobachtet werden. Für den oralen Gebrauch sind Phosphatsalze erhältlich in Magermilch (ca. 33 mmol/l). Tabletten von Natrium- und Kaliumphosphat-Mischungen (K-Phos und K-Phos Neutral), welche 3, resp. 8 mmol Phosphat enthalten) und Kapseln (Neutraphos und Neutraphos-K, welche 8 mmol Phosphat enthalten) können gegeben werden; sie ergeben 16–32 mmol Phosphor (0,5–1 g Phosphor) pro Tag.

Zu den Kontraindikationen der Phosphatsalztherapie gehören der Hyperparathyreoidismus, die Niereninsuffizienz, Gewebsschaden und -nekrose sowie eine Hyperkalzämie.

Diagnosestellung und Behandlung der Wasser-, Elektrolyt- und Säure-Basenstörungen

Die Diagnose und Behandlung der Wasser- und Elektrolytstörungen stützen sich auf die Beurteilung des klinischen Zustandes des Patienten. Dazu gehören genaue Anamnese, Kenntnis der gegenwärtigen Krankheit und der Komplikationen, physikalische Untersuchung und Laborbefunde, die über verändertes Volumen, Osmolarität, Verteilung und pathologische Zustände Aufschluß geben. Obwohl die genaue Kenntnis des physiologischen Wasser- und Elektrolytstoffwechsels und der Nierenfunktion für Planung und Durchführung der Therapie unerläßlich sind, ist ihre praktische Durchführung bei weitem nicht exakt. Der behandelnde Arzt sollte dies stets bedenken und dankbar die Eigenmechanismen des Patienten zur Erhaltung der physiologischen Gleichgewichte ausnutzen. Bei ausreichender Nierenfunktion ist der Spielraum zwischen oberer und unterer Normgrenze für Wasser und Elektrolyte groß, und eine Balance stellt sich leicht ein. Bei Nie-

reninsuffizienz, einigen Endokrinopathien (die Wasser- und Elektrolytstoffwechsel beeinflussen), im Schock, bei Herzinsuffizienz, Leberinsuffizienz, schwerem gastrointestinalen Flüssigkeitsverlust, pulmonaler Insuffizienz und einigen selteneren Erkrankungen ist der Patient seines normalen Regulativvermögens beraubt, und es ist nun Sache des Arztes, Verluste quantitativ genau zu ersetzen und die Therapie exakt zu kontrollieren. Einige grundsätzliche Behandlungsprinzipien sollen hier geschildert werden; zur Lösung schwieriger Probleme muß ausführlichere und spezialisierte Literatur herangezogen werden.

Erhaltungsbedarf

Ein Großteil der Patienten, denen Wasser und Elektrolyte zugeführt werden müssen, können ihren Erhaltungsbedarf nicht oral decken, sind jedoch sonst als weitgehend normal anzusehen. Aus der Tabelle 2–14 ist ersichtlich, daß die Toleranzgrenzen für Wasser und Elektrolyte der Therapie einen weiteren Spielraum lassen, vorausgesetzt, daß die Nieren ausreichend normal arbeiten, um die endgültige Regulation von Volumen und Konzentration durchführen zu können.

Ein erwachsener Patient von durchschnittlichem Körpergewicht, dessen gesamte Flüssigkeitszufuhr parenteral erfolgt, müßte 2500–3000 ml 5- oder 10%ige Dextroselösung mit 0,2% Kochsalz (34 mÄq Na und Cl/l) erhalten. Zu jedem Liter Flüssigkeit können noch 30 mÄq KCl zugesetzt werden. Bei einem Volumen von 3 l würde die gesamte Chloridzufuhr 192 mÄq betragen, was ohne weiteres toleriert werden kann. Wenn die parenterale Ernährung nur für 2 oder 3 Tage notwendig ist, kann der KCl-Anteil auch weggelassen werden. Nach 3 Tagen kaliumfreier Infusionsbehandlung wird der Kaliumverlust deutlich, und Ersatz ist erforderlich. Andere handelsübliche Infusionslösungen enthalten Elektrolytgemische, die auf den Erhaltungsbedarf des durchschnittlichen Erwachsenen zugeschnitten sind: z. B. enthält jeder Liter einer

Tabelle 2–14. Täglicher Erhaltungsbedarf bei Patienten, die Flüssigkeiten per os bekommen

	Pro m² Körperoberfläche	Erwachsener Patient (60–100 kg)
Glukose	60–75 g	100–200 g
Na⁺	50–70 mÄq	80–120 mÄq
K⁺	50–70 mÄq	80–120 mÄq
Wasser	1500 ml	2500 ml

solchen Lösung 50 g Glukose, 40 mÄq Natrium, 35 mÄq Kalium, 40 mÄq Chlor, 20 mÄq HCO_3 und 15 mÄq PO_4. Zufuhr von 2500–3000 ml dieser Lösung entspricht dem in Tabelle 2–14 geforderten Bedarf. In Situationen, in denen Erhaltungsbedarf oder zusätzlicher Ersatz von Wasser und Elektrolyten per Infusion zugeführt werden müssen, sollte die Tagesmenge kontinuierlich über 24 Std verteilt werden, um eine bestmögliche Ausnutzung zu gewährleisten. Intermittierende Zufuhr großer Infusionsmengen verursacht reaktive Ausscheidung über die Nieren und beraubt diese der Möglichkeit zur exakten Regulation. Die kontinuierliche Infusion ist besonders wünschenswert, wenn die Flüssigkeitsverluste groß sind und das Gesamtvolumen der tägl. Infusionsmenge entsprechend hoch ist. Durch die moderne Technik der kontinuierlichen Infusion bedeutet die 24 Std andauernde Zufuhr für den Patienten nur wenig Unbequemlichkeit und Härte.

Mangelzustände

Zum Erhaltungsbedarf müssen zusätzlich Wasser und entsprechende Elektrolytmengen als Ersatz früherer Verluste und zum Ausgleich gegenwärtiger Verluste hinzugeführt werden. Die Wasser- und Elektrolytmengen richten sich jeweils nach der Größe des Verlustes der einzelnen Substanzen; die Wahl des Anions wird bestimmt durch den Säure-Basen-Haushalt.

Der Grad der Flüssigkeitsverarmung läßt sich abschätzen an Hand der Krankheitsgeschichte, der Größe des plötzlichen Gewichtsverlusts und, bei der ärztlichen Untersuchung, am Elastizitätsverlust von Haut und Subkutangewebe, Auftreten von zähem Schleim, Tachykardie und Blutdruckverlust, Abgeschlagenheit und Müdigkeit. Wenn die Dehydratation zunimmt, verursacht die Abnahme des Plasmavolumens weiteren Blutdruckabfall und schließlich Schock. Die Hämokonzentration steigt mit zunehmendem Verlust an Plasmawasser; die Elektrolytkonzentrationen weichen je nach den vorangegangenen Verlusten von der Norm ab; der Harnstoffanstieg spiegelt die sinkende glomeruläre Filtrationsrate wider, die ihre Ursache im verminderten Plasmadurchfluß aufgrund des niedrigen Blutvolumens hat. Das extrazelluläre Flüssigkeitsvolumen und zirkulierendes Blutvolumen spiegeln akute Flüssigkeitsverschiebungen wider, wie sie nach Verbrennungen, Darmverschluß, Peritonitis, venösen Stauungen und seltener beim Lymphödem vorkommen.

Die Behandlung besteht im Ersatz von Flüssigkeit und Elektrolyten, in Abhängigkeit von Serumosmolarität (Natrium-Konzentration), pH-Wert und Serum-Kalium-Konzentration. Bei Hyperosmolarität (Hypernatriämie) werden elektrolytfreie oder hypotone Lösungen verwendet; wenn die Serum-Natrium-Konzentration normal ist, können isotonische Lösungen als Infusion verwendet werden. Wenn eine Hyposmolarität (Hyponatriämie) als Folge von Natriumverlust auftritt, sind hypertone (3–5%) Kochsalzlösungen oder Natriumbicarbonatlösungen erforderlich. Zusätzlich zum Flüssigkeitsverlust muß der Erhaltungsbedarf hinzugerechnet werden, was erfordert, daß ein bestimmtes Verhältnis von Volumen, Elektrolytkonzentration und Zufuhrgeschwindigkeit eingehalten wird, damit der Normalzustand wieder erreicht wird.

Es sollte Ziel der Behandlung sein, Verluste nach 48–72 Std völlig auszugleichen. Zirkulation, Diffusion, Konzentrationsausgleich und renale Regelmechanismen sind zeitabhängige Vorgänge und benötigen deshalb bis zur völligen Normalisierung die erwähnte Zeitspanne. Generell gilt die Regel, am ersten Behandlungstag die Hälfte des angenommenen Verlustes und den üblichen Erhaltungsbedarf hinzuzuführen, jeweils $1/4$ des Verlusts wird an den beiden folgenden Tagen zugeführt; damit wird innerhalb von 72 Stunden ein vollständiger Ersatz erreicht. Darüber hinaus müssen natürlich die laufenden Verluste ständig ersetzt werden.

Häufig auftretende Situationen mit großem Flüssigkeitsverlust werden später aufgeführt. Andere, weniger häufige Störungen sollen hier nicht besprochen werden. Zur Therapieanleitung hierfür wird auf ausführlichere Literatur hingewiesen.

1. Diabetische Azidose (Ketose)

Sie ist charakterisiert durch signifikante Verluste an Wasser, Natrium und Kalium zusammen mit Anhäufung von Ketonkörpern und Abfall von Bicarbonat und pH in der ECF. Die Therapie wird in Kapitel 21 besprochen.

2. Gastrointestinale Erkrankungen

Diese gehen oft mit großen Verlusten von Wasser, Natrium und Kalium einher. Verluste an Chlorid oder Bicarbonat hängen ab vom Ort der Stenose oder Erkrankung, d. h. bei Pylorusstenose entsteht ein Chloridmangel; bei Verlust von Dünndarmsekret ein Bicarbonatmangel (s. Tabelle 2–15). Nach Anlegen einer Drainage sollten die gesammelten Sekrete analysiert und gemessen werden, um Volumen- und Elektrolytverluste zu bestimmen und ausreichend zu ersetzen.

Tabelle 2–15. Volumen und Elektrolytgehalt gastrointestinaler Flüssigkeitsverluste[a]

	Na^+ (mÄq/l)	K^+ (mÄq/l)	Cl^- (mÄq/l)	HCO_3 (mÄq/l)	Volumen (ml)
Magensaft, hoher Säuregehalt	20 (10–30)	10 (5–40)	120 (80–150)	0	1000–9000
Magensaft, niedriger Säuregehalt	80 (70–140)	15 (5–40)	90 (40–120)	5–25	1000–2500
Pankreassaft	140 (115–180)	5 (3–8)	75 (55–95)	80 (60–110)	500–1000
Galle	148 (130–160)	5 (3–12)	100 (90–120)	35 (30–40)	300–1000
Dünndarmsekret	110 (80–150)	5 (2–8)	105 (60–125)	30 (20–40)	1000–3000
Sekret des unteren Ileum und Zökum	80 (40–135)	8 (5–30)	45 (20–90)	30 (20–40)	1000–3000
Durchfall-Stühle	120 (20–160)	25 (10–40)	90 (30–120)	45 (30–50)	500–17000

[a] Durchschnittswerte/24 Stunden in Klammern

Tabelle 2–16. Beispiele für Lösungen zur intravenösen Infusion

	Na^+	K^+	Ca^{++}	Mg^{++}	NH_4^+	Cl^-	HCO_3^- Äquiv.[a]	PO_4	Glukose (g/l)
5% Glukose in Wasser									50
10% Glukose in Wasser									100
physiol. Kochsalzlösung (0,9%)	155					155			
Kochsalzlösung (5%)	855					855			
Ringerlösung	147	4	4			155			
Ringer-Laktat (Hartmannsche)	130	4	3			109	28		
Darrowsche Lösung (KNL)	121	35				103	53		
Kaliumchlorid									
0,2% in 5% Dextrose		27				27			50
0,3% in 5% Dextrose		40				40			50
Modifizierte „Duodenal"-Lösung									
mit 10% Dextrose	80	36	5	3		64	60		100
„Magen-Lösung" mit 10% Dextrose	63	17			70	150			100
Ammonium-Chlorid-Lösung, 0,9%					170	170			
Natriumlactat 1/6 molar	167						167		
Natriumbicarbonat, 1/6 mol.	167						167		
Beispiele von Lösungen für den Erhaltungsbedarf:									
Kinder-Elektrolytlös.									
„No. 48" mit 5% Dextrose	25	20		3		22	23	3	50
Erhaltungsbedarf an Elektrolyten									
„Nr. 75" mit 5% Dextrose	40	35				40	20	15	50
Laevulose u. Dextrose m. Elektrolyten (Butlers II)	58	25		6		51	25	13	100
5% Dextrose in 0,2% NaCl	34					34			50
10% Dextrose in 0,45% NaCl	77					77			100

Kopfzeile Mittelspalte: Elektrolytgehalt im mÄq/l

[a] HCO_3^- Äquivalente können Bicarbonat, Lactat, Acetat, Gluconat oder Citrat oder Kombinationen dieser sein. Eine große Zahl verschiedener Elektrolytlösungen sind im Handel erhältlich

3. Verbrennungen

Traumatische Ödeme führen zur Sequestration von Flüssigkeit im Gewebe um die verbrannten Stellen, mit nachfolgendem Abfall des zirkulierenden Plasmavolumens und Kreislaufkollaps. Die Therapie wird in Kapitel 28, S. 1237 ff. beschrieben.

4. Peritonitis

Entzündungen in der Bauchhöhle können dort zur Ansammlung erheblicher Flüssigkeitsmengen führen. Schnelles Wiederauffüllen der verlorenen Plasma- und Gewebsflüssigkeit ist unbedingt erforderlich.

5. Aszites

Die Kombination von Lebererkrankungen mit Aszites und die Konsequenzen einer Therapie mit Diuretika können komplexe Störungen der Flüssigkeitsverteilung und des Elektrolythaushalts bewirken (s. auch Kapitel 10).

Zusammenfassung

Die folgenden Ausführungen fassen die Wasser- und Elektrolyt-Therapie zusammen. Aufgeführt werden diejenigen Faktoren, die für die Beurteilung des Zustandes eines Patienten wichtig sind und die

über die Dringlichkeit der Therapie und die zuzuführenden Flüssigkeitsmengen entscheiden. Diese Zusammenfassung soll als Hilfsmittel zur Festlegung des Therapieplans dienen, wobei keine der notwendigen Voraussetzungen für die Behandlung vernachlässigt werden sollte.

Problematik
1. Einfacher Erhaltungsbedarf.
2. Ausgleich von Verlusten und Erhaltungsbedarf.
3. Ersatz von laufenden und früheren Verlusten und Erhaltungsbedarf.
4. Ausgleich laufender Verluste und Erhaltungsbedarf.

Situationen: Akut oder chronisch
A. Akut:
1. Respiratorische PCO_2 und pH oft übersehen. H^+ Konzentration kann sich schnell bis auf lebensbedrohliche Werte verändern. Therapie sofort und adäquat durchführen.
2. Azidose und organische Ionen (Milchsäure und Ketonkörper), „Anionen-Lücke". Normalerweise gilt,
$Cl^- + HCO_3^- + 12 = Na^+$ in mÄq/l.
3. Überschuß oder Mangel an Plasmakalium.
4. Hyper- oder Hyposmolarität, oft iatrogen.
5. Ungeheure gastrointestinale Verluste; Addisonsche Krisen.
6. Akute Niereninsuffizienz.
B. Chronisch:
1. Niereninsuffizienz.
2. Pulmonale Insuffizienz.
3. Chronische Erkrankungen des Magen-Darm-Trakts (Darm, Leber).
4. Endokrine Störungen, besonders Myxödem.

Tabelle 2–17. Beispiele von Elektrolyt-Konzentraten

	Ampullen-Inhalt	Elektrolytinhalt in mval in einer Ampulle								
		Na^+	K^+	Ca^{++}	MG^{++}	NH_4^+	Cl^-	HCO_3^-	Anderes Anion	PO_4^{3-} mmol
Kaliumchlorid[a]	10 ml		20				20			
Kalium acetat[a]	20 ml		40						40 (Acetat)	
Kaliumphosphat[a]	15 ml		65							45
Calciumgluconat 10%	10 ml			2,25					4,5 (Gluconat)	
Natriumbicarbonat 7,5%[b]	50 ml	45						45		
Natriumlactat, molar[b]	40 ml	40							40 (Lactat)	
Ammoniumchlorid[a]	30 ml					120	120			
Magnesiumsulfat 50%	–				4[c]					

Beachte: Der Arzt sollte sich immer davon überzeugen, daß sich die vom Hersteller angegebene Substanzmenge i. den Ampullen befindet.
[a] Auf 1 l oder mehr verdünnen.
[b] Wie vom Hersteller angegeben verdünnen.
[c] 4 mmol/ml.

Tabelle 2–18. Beispiele oraler Elektrolytzubereitungen

Zubereitung	Vorliegend als	Na$^+$	K$^+$	NH$_4^+$	Elektrolytgehalt[a] Ca^{2+}	Cl$^-$	HCO$_3^-$
NaCl	Salz	17				17	
NaHCO$_3$	Salz	12					12
KCl	Salz		14			14	12
K-Triplex®	Elixier		15 mÄq/5 ml				
K-Gluconat (Kaon®)	Elixier		7 mÄq/5 ml				
Ca-Lactat	Salz				3,25		
Ca-Gluconat	Salz				2,25		
NH$_4$Cl (säuerndes Salz)	Salz			19[b]		19	
Kayexalate® (Ionen-austauscherharz)	Salz	1[c]					

[a] mmol/g wenn nicht anders angegeben.
[b] NH$_4^+$ wird im Körper mÄq in H$^+$ umgesetzt.
[c] 1 g entzieht dem Patienten 1 mÄq K$^+$ und führt ihm 3 mÄq Na$^+$ zu; entspricht Resonium-A® (deutsches Präparat).

Tabelle 2–19. Umrechnungstabelle für therapeutisch verwendete Salze[a]

Salz	g	mmol Kationen für die angegebene Menge
I. V. od. oral		
NaCl	9	155
NaCl	5,8	100
NaCl	1	17
NaHCO$_3$	8,4	100
Na-lactat	11,2	100
KCl	1,8	25
K-acetat	2,5	25
K$_2$HPO$_4$	1,35	25
KH$_2$PO$_4$	1,27	
CaCl$_2$	0,5	5
Ca-gluconat	2	5
MgCl$_2$	0,5	5
Oral		
K-citrat	3	25
K-tartrat	5	27

[a] Reproduziert mit freundlicher Erlaubnis aus: KRUPP, SWEET, JAWETZ and BIGLIERI: Physician's Handbook, 19th ed. Lange 1979.

Für die Therapie bestimmende Faktoren

Geschlecht: Frauen haben gewöhnlich höheren Fettanteil im Gewebe und haben deshalb niedrigeren Wassergehalt (pro kg KG) als Männer.

Körpergröße: Adipös oder mager; höherer Fettanteil bedeutet geringeren Anteil von Ganzkörperwasser pro kg Körpergewicht.

Nieren und Lungenfunktion.

Grund des abnormen Zustandes: z. B. Schock, gastrointestinale Stenose, Sequestration von Flüssigkeit in sog. „dritte Räume", Diabetes oder andere endokrine Störungen, Fehl- oder Unterernährung als Medikamenteneffekt oder durch therapeutischen Irrtum.

Meßgrößen

Gewicht.

Einfuhr, Ausfuhr, Bestimmungen vorangegangener Verluste.

Serumelektrolyte, Osmolarität, Harnstoff und Kreatinin, Eiweiß und Glukose.

PCO$_2$, pH, PO$_2$ im arteriellen Blut wenn nötig. Spezifisches Gewicht, Osmolarität und Volumen des Urins.

Die Tabellen 2–16, 2–17, 2–18 und 2–19 veranschaulichen den weiten Spielraum, der dem Therapeuten zur Verfügung steht, um den normalen Elektrolyt- und Wassergehalt bei der Vielzahl der klinischen Probleme wiederherzustellen. Das gute Verständnis der oben erwähnten physiologischen Vorgänge ermöglicht es dem Arzt, die Therapie rationell und sorgfältig zu planen. Bei Störungen der Nieren- und Lungenfunktion wird die Problematik selbst für den erfahrensten Kliniker schwierig und gefährlich.

Literatur: Kapitel 2. Störungen des Wasser- und Elektrolythaushalts

Ahnefeld, F. W.; Bergmann, H.; Burri, C.; Dick, W.; Halmágyi, M.; Rügheimer, E.: Wasser-Elektrolyt- und Säuren-Basen-Haushalt. (Klinische Anästhesiologie und Intensivtherapie, Bd. 15). Berlin – Heidelberg – New York: Springer 1977.

Baur, H., Lang, H.: Der Wasser- und Elektrolythaushalt des Kranken, ein Nachschlagewerk für die Praxis. Berlin – Heidelberg – New York: Springer 1972.

Bücherl, S., et al. (Hrsg) Postoperative Störungen des Elektrolyt- und Wasserhaushalts. Stuttgart: Schattauer 1968.

Bühlmann, A. A., Rossier, P. H.: Klinische Pathophysiologie der Atmung. Berlin – Heidelberg – New York: Springer 1970.

Christensen, H. N.: Elektrolytstoffwechsel. (Heidelberger Taschenbücher, Bd. 55). Berlin – Heidelberg – New York: Springer 1969.

Gruber, U. F.: Blutersatz. Berlin – Heidelberg – New York: Springer 1968.

Gruber, U. F., Allgöwer, M.: Wasser- und Elektrolythaushalt. In: Wissenschaftl. Tabellen, 7. Aufl. Basel: Geigy 1968.

Halmágyi, M.: Veränderungen des Wasser- und Elektrolythaushalts durch Osmotherapeutika. Anaesthesiologie und Wiederbelebung, Bd. 46. Berlin–Heidelberg–New York: Springer 1970.

Husemann, B.: Die Bedeutung des Wasser- und Elektrolythaushaltes für die Praxis. Baden-Baden: Witzstrock 1975.

Krück, F.: Säure- und Basenhaushalt In: Siegenthaler, W. (Hrsg), Klinische Pathophysiologie. Stuttgart: Thieme 1979.

Mertz, D. P.: Die extrazelluläre Flüssigkeit. Stuttgart: Thieme 1962.

Mertz, D. P.: Elektrolytstoffwechsel und arterielle Hypertension Stuttgart: Schattauer 1971.

Pauli, H. G.: Die respiratorische Säuren-Basen-Regulation in Physiologie und Klinik. Basel: Schwabe 1964.

Reissigl, H.: Praxis der Flüssigkeitstherapie. München: Urban & Schwarzenberg 1968.

Riecker, G.: Störungen des Wasser- und Elektrolytstoffwechsels bei Nierenkrankheiten. In: Handb. inn. Med. Bd. VIII/1, 5. Aufl. Berlin–Heidelberg–New York: Springer 1968.

Schley, G.: Störungen des Wasser-, Elektrolyt- und Säure-Basenhaushaltes. Diagnose und Therapie. (Kliniktaschenbuch). Berlin – Heidelberg – New York: Springer 1980.

Schück, O., Stribrná, J.: Taschenbuch der Diuretika-Therapie. München: Urban & Schwarzenberg 1971.

Schuster, H. P.: Die Bilanzierung des Wasser-Elektrolythaushaltes in der Intensivbehandlung. Der Internist **16**, [H. 3] 91 (1975).

Schuster, H. P.; Lauer, H. (Hrsg.): Grundlagen des Wasser- und Elektrolythaushaltes. (Reihe Fachschwester – Fachpfleger. Innere Medizin – Intensivmedizin). Berlin – Heidelberg – New York: Springer 1978.

Seybold, D.: Therapie der Hyponatriämie. Der Internist **15**, [H. 12] 594 (1974).

Thews, G. (Hrsg.): Nomogramme zum Säure-Basen-Status des Blutes und zum Atemgastransport. Anaesthesiologie und Wiederbelebung, Bd. 53. Berlin–Heidelberg–New York: Springer 1971.

Truninger, P.: Wasser- und Elektrolythaushalt. Stuttgart: Thieme 1971.

Zumkley, H.: Wasser-, Elektrolyt- und Säure-Basen-Haushalt. Stuttgart: Thieme 1975.

Therapieschemata zum Kap. 2: Störungen des Wasser- und Elektrolythaushalts (vgl. auch „Zusammenfassung" am Schluß des Kapitels, S. 46 f.; Stichwörter in alphabetischer Reihenfolge)

ALLGEMEINE THERAPIE

Erhaltungsbedarf
bei alleiniger parenteraler Flüssigkeitszufuhr
1. täglich 5- oder 10%ige Dextroselösung + 0,2% Kochsalz (vgl. Tabelle 2–14, S. 43)
2. handelsübliche Infusionslösungen mit Elektrolytgemischen für den täglichen Bedarf infundieren (kontinuierliche Infusion beachten)

Mangelzustände
Ersatz und Zufuhr von Flüssigkeit und Elektrolyten zur Bilanzierung bei
a) Diabetischer Azidose (Ketose)
b) Gastrointestinalen Erkrankungen: Bestimmung der Volumen- und Elektrolytverluste und Ersatz derselben (vgl. Tabelle 2–15, S. 45)
c) Verbrennungen: vgl. Kapitel 28. „Durch physikalische Einflüsse bedingte Erkrankungen", S. 1237 ff.
d) Peritonitis: schnelles Wiederauffüllen der verlorenen Plasma- und Gewebsflüssigkeit
e) Aszites: vgl. Kapitel 10, Gastroenterologie S. 493

SPEZIELLE THERAPIE

Alkalose, metabolische
Zufuhr von Wasser, Kalium und Natrium, als Anion Chlorid, zur Wiederherstellung des normalen Körperwasservolumens

Alkalose, respiratorische
1. Psychotherapie bei spontaner Hyperventilation
2. Beatmung bei Tetanie (PCO_2- und pH-Werte im arteriellen Blut beobachten!)

Azidose, metabolische
1. bei diabetischer Stoffwechsellage Insulinpräparate verordnen, vgl. S. 1085 ff.
2. Ersatz des Flüssigkeitsverlusts durch Elektrolyte (Cave Niereninsuffizienz)
3. bei erhöhtem Serumphosphat orale Gabe von Aluminiumhydroxid
4. bei Niereninsuffizienz Senkung des erhöhten Kaliumspiegels durch Ionenaustauscher oder Hämo- bzw. Peritonealdialyse
5. im Kindesalter Verabreichung von Natriumbicarbonat (8,4%ig) + Dextroselösung (5%ig) [vgl. auch Kap. 13, S. 657

Azidose, respiratorische
1. Verbesserung der Ventilation (Freihalten der Atemwege); ggf. Bronchodilatatoren, Herzpräparate, Analeptika verabreichen

2. in schweren Fällen Tracheotomie oder Intubation
3. Bestimmung der PCO_2-, PO_2- und pH-Werte des arteriellen Blutes
4. bei bestehender Hyperkapnie ist eine **Sauerstoff**therapie kontraindiziert
5. künstliche Beatmung

Hyperglykämie
1. Bestimmung des Gesamtkörper-Natriums
2. bei Natriumdefizit sofortiger Ersatz
3. Gabe einer isotonischen Kochsalzlösung zur Vergrößerung des extrazellulären Flüssigkeitsvolumens (EZF)
4. zur Reduzierung der Hyperglykämie Verabreichung von kleinen Insulindosen
5. Kontrolle der Serumelektrolyte und des Harnstickstoffs (evtl. entsprechende Korrekturen)

Hyperkaliämie
1. Verminderung der Kaliumzufuhr
2. orale oder rektale Verabreichung von Ionenaustauscherharzen (z. B. Resonium-A®, Ca-Serdolit®, Al-Serdolit®)
3. in Notfällen Gabe von Insulin, Kalzium (i. v.) und Natriumbicarbonat (i. v., bei **schweren** Hyperkaliämien)
4. bei ausgeprägter Niereninsuffizienz Hämo- oder Peritonealdialyse

Hyperkalzämie
1. bei erhöhter Kalziumkonzentration mit Vergiftungssymptomen vorsichtige Gabe von anorg. Phosphat (i. v. oder peroral)
2. Zufuhr von Natriumsulfat, auch Natrium EDTA (i. v.) zur Einleitung einer Natriurese
3. im Rahmen einer Notfalltherapie zusätzliche Gabe von Diuretika
4. Kalium-, Magnesium- und Wasserersatz
5. bei gleichzeitiger Sarkoidose oder Vorliegen von Neoplasmen Verabreichung von Kortikosteroiden, z. B. von Prednison; evtl. auch Gabe von Mithramycin

Hypermagnesiämie
1. Verbesserung der in der Regel bestehenden Niereninsuffizienz
2. i. v. Kalzium-Gabe
3. ggf. Hämo- oder Peritonealdialyse

Hypernatriämie
(vgl. Tabelle 2–5, S. 30)
1. Wiederauffüllen des Defizits (bei Wassermangel) mittels 5%iger Glukoselösung
2. Verminderung der Natriumzufuhr (bei früherer exzessiver Natriumgabe)
3. ggf. zusätzliche Diuretika-Gabe (z. B. Furose-

Kap. 2: Wasser- und Elektrolytstörungen

mid i. v.) [auf ausreichenden Flüssigkeitsersatz achten!]

Hyperphosphatämie
1. Behandlung der Grundkrankheit
2. Ausgleich der Hypokalzämie
3. bei akutem oder chronischem Nierenversagen Hämodialyse

Hypokaliämie
1. Kaliumersatz (oral oder parenteral; Cave: vorsichtige Zufuhr und ausreichende Nierenfunktion!) in Form von Kaliumchlorid (parenteral in Glukose oder Salzlösungen)
2. bei schweren Fällen schnellere Zufuhr des Kaliumchlorids
3. eine Hypokaliämie bei renaler Tubulus-Azidose erfordert in jedem Fall Kalium-Ersatz

Hypokalzämie
1. bei bestehendem Hypoparathyreoidismus Behandlung mit Vitamin D und Kalzium
2. bei Tetanie Calciumgluconat (i. v.); ggf. Dauerinfusion
3. in leichten Fällen und bei latenter Tetanie orale Medikation mit Chlorid-, Gluconat-, Laevulinat- oder Carbonatsalzen

Hypomagnesiämie
1. parenterale Zufuhr von Magnesiumchlorid oder -sulfat
2. ständige Kontrolle der Serumspiegel
3. bei **chronischer** Hypomagnesiämie Verabreichung von Magnesiumoxid

Hyponatriämie
(vgl. Tabelle 2–5, S. 30)
1. Zufuhr von Kochsalzlösung mit oder ohne Natriumcarbonat oder Ringerlösung mit oder ohne Laktatzusatz (Lösungsstärke je nach Schwere des Falles)
2. bei Wasserretention Einschränkung der Flüssigkeitszufuhr, keine zusätzliche Natriumgabe
3. in Fällen starker Hyposmolarität Verabreichung von Furosemid oder Etacrynsäure und sorgfältiger Elektrolytersatz

Hypophosphatämie
1. Phosphatgabe (-ersatz)
2. Flüssigkeitszufuhr
3. Überwachung der Nierenfunktion und ständige Prüfung des Serum-Kalziumspiegels

Milchsäureazidose
Verabreichung großer Mengen von Natriumbicarbonat (Behandlung oft erschwert oder gar vergeblich)

Überwässerung
1. Restriktion der Wasserzufuhr
2. bei Natriummangel Elektrolytlösungen infundieren
3. bei schwerer Wasserintoxikation hypertone Salzlösungen zuführen

Wasserverlust
1. Flüssigkeitszufuhr mit oder ohne Elektrolytzusatz
2. bei alleiniger Wasserzufuhr (im Falle einer **normalen** Nierenfunktion körperlichen Wasserbedarf vorher berechnen [Cave: Osmolaritätsschwankungen, Fieber!]) zusätzliche Applikation einer 2,5–5%igen Glukoselösung (i. v.)
3. Gewichtsveränderungen, Osmolaritätsschwankungen und Harnausscheidung ständig überprüfen

3. Dermatologie

Diagnose von Hauterkrankungen

Bei jedem hautkranken Patienten ist eine eingehende Krankengeschichte zu erheben. Die Bedeutung konstitutioneller Faktoren für die Entwicklung oder Verschlimmerung von Hautkrankheiten (z. B. innerliche Krankheiten, Gemütseinflüsse, Diätfehler) darf nicht vernachlässigt werden. Die gesamte Körperoberfläche ist bei gutem – möglichst natürlichem – Licht zu untersuchen.

Behandlungsplan

Viele lokale Mittel stehen für die Behandlung von Hautkrankheiten zur Verfügung. Im allgemeinen ist es besser, mit wenigen Heilmitteln und Behandlungsmethoden gründlich vertraut zu sein, als vielerlei auszuprobieren.

Bei Aufstellung des Therapieplans ist es notwendig, die individuelle Beschaffenheit der Patientenhaut zu berücksichtigen. Trockene Haut erfordert meistens geschmeidig und weich machende Mittel, feuchte oder fettige Haut dagegen in der Regel fettfreie austrocknende Mittel.

Die Behandlung beginnt man mit milden und einfachen Anwendungsformen. Im allgemeinen werden akut entzündete Veränderungen am besten mit lindernden, nicht reizenden Mitteln, chronisch verdickte Hauterscheinungen mit stimulierenden oder keratolytischen Präparaten behandelt. Man verwende zunächst nur eine kleine Menge an einer umschriebenen Stelle und beobachtet die Hautverträglichkeit während mehrerer Stunden.

Man soll Verordnungen nicht auswechseln, bevor ein Mittel nicht ausreichend Zeit hatte, seine Wirksamkeit zu zeigen. Jedoch muß man es sofort absetzen, wenn sich eine unerwünschte Überempfindlichkeitsreaktion der Haut zeigt.

Der Patient soll sorgfältig über die Anwendungsweise der Medikamente belehrt werden.

Im Zweifelsfalle sollte man lieber zu schwach als zu stark behandeln.

Hinweis: Die Ziffern von Rezeptbeispielen im Text beziehen sich auf die Tabellen 3-2 bis 3-7 am Ende des Beitrags.

Allgemeine Leitsätze zur Wahl der lokalen Maßnahmen bei verschiedenen Stadien der Hautkrankheiten

Hinweis: Die Behandlungsweise im Einzelfall hängt ab von der Eigenart der Dermatose, dem Ausmaß der Veränderungen, der allgemeinen Beschaffenheit der Patientenhaut, der vorausgegangenen Behandlung und von Arzneimittelallergien sowie von anderen Faktoren.

A. Akute Erkrankungen: (Kurzfristiges Auftreten, Rötung, Brennen, Schwellung, Juckreiz, Blasenbildung, Nässen). Man bevorzuge feuchte Anwendungen (Tabelle 3-2), z. B. feuchte Verbände bei umschriebenen Erkrankungen der Extremitäten, kühlende feuchte Umschläge bei Herden an Kopf, Nacken, Stamm oder Extremitäten oder Bäder bei generalisiertem Befall (s. unten bei Pruritus). Lösungen oder Puder können für entzündete Hautpartien (Achselhöhlen, Leisten, zwischen den Zehen, unter den Brüsten) oder auf dem Kopf verwendet werden.

B. Subakute Erkrankungen: (Mittlere Krankheitsdauer, abklingende Erscheinungen und Veränderungen von geringer Krankheitsschwere). Feuchte Anwendungen wie vorstehend beschrieben, Schüttelmixturen (Tabelle 3-4) oder beides. Emulsionen und wasserlösliche Cremes können auch zur Milderung von Hauterkrankungen bzw. zur Trocknung von Hautläsionen und als Grund- oder Trägersubstanzen Anwendung finden.

C. Chronische Erkrankungen: (Längere Krankheitsdauer, gleichbleibender Zustand, derbe Beschaffenheit, Borken, Fissuren, Schuppen). Feuchte Anwendungen oder Schüttelmixturen (oder beides), wie oben beschrieben, oder eine der folgenden Möglichkeiten: Emulsionen (Tabelle 3-4), hydrophile Salben (Tabelle 3-5), Pasten mit hohem Pudergehalt (Tabelle 3-5), Cremes nach Art der Cold Cream und Stearatcremes (Vanishing-Cremes) (Tabelle 3-5) oder Fettsalben (Tabelle 3-6).

Verhütung von Komplikationen

Die häufigsten Komplikationen von Hautkrankheiten sind Pyodermien, lokale oder systematische Ausbreitung einer Infektion, Hautentzündungen durch überstarke Behandlung, medikamentöse Überempfindlichkeitsreaktionen und kosmetische Beeinträchtigungen.

A. Pyodermien: Infizierte, entzündete oder erodierte Hautstellen sind besonders empfänglich für Eiterkokken, die durch Kratzen, Reiben oder Drücken in die Haut gelangen. Die Patienten sind zu belehren, sich häufig die Hände zu waschen und alle

Manipulationen an infizierten Hautstellen zu unterlassen. Die verordneten Mittel sind in verschlossenen Behältern aufzubewahren und mit sterilen Spa-
teln aufzutragen. Diese sind nach Gebrauch wegzu-
werfen. Wird eine behaarte Stelle infiziert, dann
sollte die besonders sorgfältig gereinigt und rasiert
werden.

**B. Lokale oder systematische Ausbreitung der Infek-
tion:** Fast jede Hautinfektion kann lokal oder auf
hämatogenem bzw. lymphogenen Wege um sich
greifen. In den meisten Fällen stellt eine solche
Komplikation eine weit größere Bedrohung für Leben und Gesundheit dar, als die ihr zugrundeliegende Hautinfektion. Besonders ernst ist das Übergreifen staphylogener Gesichtsinfektionen auf den
Sinus cavernosus. Lymphangitis, Lymphadenitis,
Septikämie, Nierenabszesse, Blaseninfektionen und
Glomerulonephritis können sich als Folge einer primären Hautinfektion entwickeln. Deshalb sind intensive lokale und allgemeine Maßnahmen zur
rechtzeitigen Bekämpfung besonders wichtig. Die
innerliche oder parenterale Verabfolgung von Antibiotika ist im allgemeinen den schweren Hautinfektionen oder beim Auftreten von Allgemeinerscheinungen vorbehalten. Ihre Auswahl sollte sich nach
den Ergebnissen bakteriologischer Untersuchungen
richten.

C. Hautentzündungen durch überstarke Behandlung:
Hierzu kommt es nicht, wenn Arzt und Patient wissen, daß jede Unterbehandlung besser ist als eine
Überbehandlung, und wenn der Patient die übertrieben reichliche oder zu lange Anwendung von lokalen Maßnahmen unterläßt.

D. Exfoliierende Dermatitis: Diese Komplikation
läßt sich nicht immer vermeiden, aber sie kann dadurch vermindert werden, daß vor Anwendung einer medikamentösen Behandlung eine sorgfältige
Anamnese erhoben wird. Bei Allergikern soll man
mit einer kleinen Menge vorbehandeln, um eine
Überempfindlichkeit festzustellen. Arzneimittel, die
zur oralen oder parenteralen Anwendung bestimmt
sind (z. B. Sulfonamide, Antibiotika oder Antihistamine), sollten nicht lokal angewendet werden. Sulfacetamidnatrium und die Tetrazykline scheinen
bei äußerlicher Anwendung unbedenklich zu sein.

E. Kosmetische Beeinträchtigungen: Kosmetische
Schädigungen im Zusammenhang mit den Hautkrankheiten lassen sich durch frühzeitige sorgfältige
Behandlung und durch geeignete operative Eingriffe vermeiden. Jede Selbstbehandlung von Hautveränderungen, besonders im Gesicht und an sichtbaren Hautstellen, hat zu unterbleiben.

Pruritus

(Juckreiz)

„Pruritus ist ein unangenehmes Gefühl, welches das
Bedürfnis zum Kratzen hervorruft" (Haffenreffer).
Er stellt das am häufigsten vorkommende Symptom
in der Dermatologie dar und umfaßt lokalisierte
und generalisierte juckende, stechende, kitzelnde
und brennende Empfindungen. Juckreiz läßt sich
weitaus weniger gut ertragen als Schmerzen.
Jucken ist eine modifizierte Form von Schmerzen
und wird übermittelt durch langsame sensible Nerven.
Vorübergehender leichter Pruritus kann physiologisch vorkommen. Er kann als Symptom spezifischer dermatologischer Veränderungen auftreten,
aber auch idiopathisch sein oder vor oder während
einer ernsten innerlichen Erkrankung bestehen,
z. B. bei Lymphomen und anderen Neoplasmen,
Leber- oder Gallenerkrankungen, Diabetes mellitus, Nephritis, Arzneimittelunverträglichkeit oder
-mißbrauch. Vielleicht hat als allerhäufigste Ursache für einen generalisierten Pruritus eine übermäßige Trockenheit der Haut zu gelten, wie sie vorkommen kann bei Grenzfällen von Ichthyosis, bei
seniler Degeneration mit zusätzlichen Seifenreizun-
gen und bei vermindertem Feuchtigkeitsgehalt infolge zu heißer oder zu kalter Witterungseinflüsse.
Andere Ursachen sind Druck und Reibung, chemische Reizstoffe (unter Einschluß von Medikamenten), Nahrungsmittel und andere Allergene sowie
emotionelle Einflüsse.

Behandlung

A. Allgemeine Maßnahmen: Leichte Kost. Vermeidung von fetten und stark gewürzten Speisen. Probekost oder Ausschaltdiät sind angebracht bei Verdacht auf Nahrungsmittelallergie (vgl. Kapitel 21).
Wenn der Pruritus auf Gemütseinflüsse zurückgeführt wird, ist entsprechende Behandlung angezeigt. Äußerliche Reizungen, z. B. durch grobe Kleidungsstücke oder berufliche Kontaktstoffe, sollten
ferngehalten werden. Seifen oder Waschmittel dürfen von Personen mit trockener oder irritierter Haut
nicht gebraucht werden. Stärkehaltige Bäder sind
erlaubt. Die Fingernägel sollten kurz und sauber gehalten werden. Wenn möglich, hat das Kratzen zu
unterbleiben. Überflüssige Medikamente soll man
absetzen, da sie ihrerseits oftmals zu Juckreiz führen.

B. Spezifische Maßnahmen: Spezifische Ursachen
sind, sofern es möglich ist, zu beseitigen oder zu behandeln.

C. Lokale Maßnahmen:
1. Schüttelmixturen, Emulsionen und Salben, de-

nen Analgetika oder Antipruriginosa beigegeben sind, vermögen den Juckreiz zu lindern (Tabelle 3-4).

2. Bei zu trockener Haut wirken erweichende Mittel, z.B. Cold Cream (Rp. Nr. 30) lindernd. Ein ausgezeichnetes Mittel für trockene Haut sind feuchte Anwendungen, etwa in Form eines Bades, mit anschließender Einfettung, wodurch die feuchte Beschaffenheit der Haut länger erhalten bleibt.

3. Bei zu feuchter Haut führen austrocknende Mittel zur Linderung, z.B. feuchte Verbände und Umschläge (Rp. Nr. 1–5 und 7), Schüttelmixturen (Rp. 13–15) und Puder (Rp. Nr. 8–11), besonders bei akuten Prozessen.

4. Wannenbäder. Generalisierter Pruritus läßt sich oftmals durch lauwarme Bäder (15 min, 2–3 × tgl.) gut beeinflussen. Nach dem Bad sollte die Haut trocken getupft und nicht gerieben werden. (Vorsicht: Übermäßige Austrocknung der Haut durch zu langes Baden oder durch anschließenden Aufenthalt in Zugluft ist zu vermeiden). Empfehlenswerte Badezubereitungen sind: 1 Stärke- und Sodabad. 1–3 Tassen Stärke und 1 Tasse Natriumbicarbonat auf eine Badewanne voll lauwarmen Wassers. Die Sodabeigabe kann auch entfallen. 2. Teerbad. Man rechnet 50–100 ml Steinkohlenteerlösung auf ein warmes Wannenbad. Auf eine evtl. Überempfindlichkeit gegen Teer ist zu achten. 3. Ölbad. 5–25 ml Badeöl auf ein warmes Wannenbad. (Ergänzung des Herausgebers: In Deutschland bevorzugt man fertige Badezusätze, z.B. Balneum Hermal® [auch mit Teer-Zusatz], Ichtho®-Bad, Töpfer's Hautbad, Töpfer's Teer-Kleiebad, Balnacid®, Lignopix® u.a.).
Schaumbäder sollten vermieden werden.

5. 5% Milchsäure in Vaseline oder einer Lotio als Träger können den Pruritus lindern und das Aussehen von trockener Haut und Ichthyosis bessern.

6. Eine Creme, welche Natriumchlorid und andere Mineralien sowie Pyrrolidon, Carbonsäure, Harnstoff, Ammonium, Harnsäure, Zucker, organische Säuren und Peptide enthält, wird als unübertroffen bei der Behandlung trockener Haut und bestimmter Ichthyosen angesehen.

D. Wirkungsweise von lokalen Kortikosteroid-Cremes oder -Salben: Durch Auftragen von Kortikosteroidpräparaten auf umschriebene Herde von Psoriasis, Lichen planus und Ekzem in jeder Nacht und Abdecken mit einer dünnen Kunststoff-Folie können etwa 1–2% des Wirkstoffs resorbiert werden. Die Nebenwirkungen erstrecken sich auf Miliaria, Pyodermien, Hitzschlag, Nebennierenrindenatrophie, lokale Hautatrophie, übelriechende Ausdünstungen, Pilzinfektionen und urtikarielle Exantheme.

E. Verabfolgung von juckreizlindernden Mitteln:
1. Antihistaminika (Chlorphenamin, Cyproheptadin) und Antiserotonine können bei Pruritus aller-

gischen oder unbekannten Ursprungs versucht werden.

2. Phenyläthylbarbitursäure, 15–30 mg 2–4 × täglich, oder Chlordiazepoxid können eine erwünschte Sedierung bei übererregten oder verwirrten Patienten bewirken. Barbiturate führen allerdings selbst gelegentlich zur Dermatitis.

3. ACTH oder Kortikosteroide

Prognose
Die Entfernung äußerer Faktoren oder reizender Wirkstoffe vermag oft zur völligen Beseitigung des Juckreizes zu führen. Hängt der Juckreiz mit einer bestimmten Hauterkrankung zusammen, dann kann er sich zurückbilden, sobald die Erkrankung selbst unter Kontrolle gebracht ist. Idiopathischer Pruritus und Juckreiz, der mit ernsten inneren Krankheiten zusammenhängt, pflegt nicht selten auf keine Art von Therapie anzusprechen.

Allgemeine Dermatosen

Kontakt-Dermatitis

(Dermatitis venenata)

Diagnostische Merkmale
- Rötung und Schwellung, oft gefolgt von Bläschen und Blasen, an Kontaktstellen mit verdächtigen Einwirkungen.
- Später Nässen, Krustenbildung und Superinfektion.
- In Vorgeschichte oftmals vorangegangene Reaktionen auf verdächtige Kontaktstoffe.
- Epikutantests mit den Wirkstoffen ergeben in der Regel positive Reaktionen im Sinne der Allergie.

Allgemeine Betrachtungen
Bei der Kontaktdermatitis handelt es sich um eine akute oder chronische Hautentzündung, welche durch direkten Hautkontakt mit Chemikalien oder anderen Reizstoffen ausgelöst wird. Die Erscheinungen finden sich am häufigsten an unbedeckten Körperstellen. Vier Fünftel dieser Krankheitszustände lassen sich auf übermäßige oder zusätzliche Einwirkungen von primären oder allgemeinen Reizstoffen (z.B. Seifen, Waschmittel, organische Lösungsmittel) zurückführen. In anderen Fällen handelt es sich um eine echte Kontaktallergie oder Idiosynkrasie. Die allerhäufigsten Allergien bei dermatologischen Heilmitteln richten sich gegen antibakterielle Mittel, Antihistaminika und Anaesthetika.

Klinische Befunde

A. Symptome: Jucken, Brennen und Stechen sind oft außerordentlich stark und finden sich an den exponierten Körperstellen oder in ungewöhnlicher asymmetrischer Verteilung. Die sichtbaren Erscheinungen bestehen aus geröteten Flecken, Knötchen und Bläschen. Die befallenen Gebiete sind oft heiß und angeschwollen, und sie können mit Nässen, Krustenbildung und Superinfektion einhergehen. Die Anordnung der Veränderungen läßt sich zuweilen für die Diagnose verwerten (z. B. typische streifenförmige Anordnung der Bläschen an den Extremitäten). Die Lokalisation läßt oft die Ursache vermuten: Kopfbefall verweist auf Haarfärbemittel, Haarfestiger, Shampoos oder Haarwasser; Gesichtsbefall auf Cremes, Seifen, Rasiermittel; Nackenbefall auf Schmucksachen, Fingernagelpolitur usw.

B. Laborbefunde: Die Epikutantests können von Nutzen sein, aber sie haben ihre Grenzen. Im Falle einer positiven Reaktion muß ein Kontrolltest bei einer anderen Person vorgenommen werden, um eine primäre Reizwirkung auszuschließen. Die Vornahme von Lichttests kann notwendig werden, wenn Verdacht auf lokale Lichtempfindlichkeit besteht. Dabei setzt man die getestete Hautstelle 48 Stunden später einer Sonnenbestrahlung aus.

Differentialdiagnose

Eine asymmetrische Anordnung und anamnestische Hinweise auf einen vorausgegangenen Kontakt erleichtern die Unterscheidung einer Kontaktdermatitis von anderen Hautkrankheiten. Die Erscheinungen können durch primäre Reizwirkungen von Chemikalien oder durch allergische Sensibilisierung gegen Kontaktstoffe hervorgerufen werden. Zu den häufigsten Sensibilisatoren gehören Gummi-Antioxydantien und -beschleuniger, Nickel- und Chromsalze, Formalin und halogenierte Antiseptika. Die Abgrenzung kann schwierig sein, wenn die befallene Hautstelle mit der bevorzugten Lokalisation anderer Hautkrankheiten übereinstimmt, z. B. Skabies, Mykid, endogenes Ekzem und andere Ekzemformen.

Vorbeugung

Den auslösenden Stoffen darf die Haut nicht wieder ausgesetzt werden. Der Gebrauch von Seifen und Waschmitteln ist zu unterlassen. Kosmetika sollten nicht mehr verwendet werden. Das Tragen von Schutzhandschuhen ist zu empfehlen. Darunter muß ein Baumwollhandschuh getragen werden. Schutzcremes sind nahezu wertlos. Es kann notwendig werden, den Beruf oder bestimmte Verrichtungen aufzugeben, wenn es auf andere Weise nicht gelingt, den beruflichen Kontakt zu vermeiden. Pflanzliche Reizstoffe in der Nähe von Wohnungen oder an häufig besuchten Plätzen sollten von Hand oder auf chemischen Wege ausgerottet werden.

Unverzügliche und gründliche Beseitigung reizender Substanzen durch ausgiebiges Waschen und Verwendung von Lösungsmitteln oder anderen chemischen Wirkstoffen kann wirksam sein, wenn sie kurz nach der Exposition erfolgt. Nach Kontakt mit dem Reizstoff muß die gründliche Waschung bereits wenige Minuten später mit Wasser und Seife durchgeführt sein, wenn sie noch von Wert sein soll.

Behandlung

A. Allgemeine Maßnahmen: Man verordne 35 mg Prednison sofort, dann 30, 25, 20, 15, 10 und 5 mg an den folgenden Tagen. Statt dessen können auch 60 mg Triamcinolon als Einzelgabe intraglutäal injiziert werden.

B. Lokale Maßnahmen: Es muß je nach Stadium und Zustand der Dermatitis behandelt werden.

1. Akute nässende Dermatitis: Nicht mit Wasser und Seife bearbeiten. Lindernde feuchte Umschläge (Tabelle 3-2) anwenden. Wenn die Erkrankung zur Generalisierung neigt, wende man jucklindernde Stärke- und Sodabäder an, wie bei der Behandlung des Pruritus beschrieben. Schüttelmixturen (Rp. Nr. 13–15) können an Stelle von feuchten Umschlägen oder im Wechsel mit ihnen zur Anwendung kommen, besonders bei Befall intertriginöser Bezirke oder bei geringgradigem Nässen. Wenn die Extremitäten betroffen sind, können sie feucht verbunden werden. Hydrocortison und seine Abkömmlinge haben sich in Form von Lotions, Creme oder Salbe bei sehr sparsamer Anwendung 2–4× tgl. als sehr wirksam erwiesen. Kortikosteroid-Sprays wirken wohl am besten. (Nicht in die Augen bringen).

2. Subakute Dermatitis: Man verwende Schüttelmixturen.

3. Chronische Dermatitis (trocken und lichenifiziert): Zur Behandlung verwendet man wasseraufnahmefähige fettige Salben oder Cremes. Teere sind in diesem Krankheitsstadium offensichtlich besonders wirksam.

Prognose

Die Kontaktdermatitis besitzt eine Neigung zur Selbstheilung, sofern die erneute Exposition unterbleibt. Eine spontane Desensibilisierung kann vorkommen. Eine zunehmende Hautempfindlichkeit gegenüber gewerblichen Reizstoffen kann einen Berufswechsel notwendig machen.

Erythema nodosum

Diagnostische Merkmale
- Schmerzhafte rote Knoten auf der Vorderseite der unteren Extremitäten
- Keine Ulzerationen

- Langsame Rückbildung im Laufe mehrerer Wochen, an das Aussehen von Quetschungen erinnernd
- In einem Teil der Fälle besteht Zusammenhang mit Infektionen oder Arzneimittelüberempfindlichkeit (z. B. Jodide, Bromide, Sulfonamide)

Allgemeine Betrachtungen

Beim Erythema nodosum handelt es sich um einen Symptomenkomplex, der gekennzeichnet ist durch druckempfindliche, gerötete Knoten, vorwiegend an den Streckseiten der unteren Extremitäten. Die Dauer beträgt meistens ungefähr 6 Wochen, und es kann zu Rückfällen kommen. Die Erkrankung kann bei verschiedenen Infektionen auftreten (primäre Kokzidioidomykose, primäre Tuberkulose, Streptokokkeninfektionen, Gelenkrheumatismus oder Syphilis) oder sie kann auf Arzneimittelüberempfindlichkeit zurückgeführt werden (ganz besonders bei Sulfathiazol). Die Veränderungen können aber auch auftreten bei Leukämie, Sarkoidose und Colitis ulcerosa. Auch Infektionen seltener Art können hierfür verantwortlich sein, z. B. mit Pasteurella pseudotuberculosis. Das Erythem kann auch bei Schwangerschaft auftreten.

Klinische Befunde

A. Symptome: Die geschwollenen Stellen sind ausgesprochen druckschmerzhaft. In der Regel gehen ihnen Fieber, allgemeines Krankheitsgefühl und Gelenkschmerzen voraus. Die Knoten finden sich fast immer auf den Streckseiten der Unterschenkel, aber sie können in seltenen Fällen auch an Armen, Stamm und Gesicht auftreten. Sie werden 1–10 cm im Durchmesser groß und haben zunächst eine Farbe zwischen blaßrosa und rot. Im Laufe der Abheilung werden die verschiedensten Farbnuancen, wie bei Quetschungen beobachtet. Gelegentlich zeigen die Knoten Fluktuation, aber sie schmelzen nicht ein.

B. Laborbefunde: Histologisch weist das Vorkommen von atrophischen Fetteinlagerungen im Korium auf ein Erythema nodosum hin. Bei Lungenaufnahmen werden recht häufig Hilusdrüsenveränderungen gefunden.

Differentialdiagnose

Syphilitische Gummata und Sporotrichose treten einseitig auf. Das Erythema induratum befällt die Beugeseiten und neigt zu Ulzerationen. Die Vasculitis nodosa entsteht üblicherweise an den Waden und geht mit einer Phlebitis einher. Das Erythema multiforme besitzt eine generalisierte Ausbreitung. Im vorgeschrittenen Stadium hat das Erythema nodosum Ähnlichkeit mit Hautquetschungen.

Behandlung

A. Allgemeine Maßnahmen: Spezifische Ursachen wie Infektion und exogene Toxine muß man eliminieren oder behandeln. Zur Einhaltung der notwendigen Ruhe ist klinische Einweisung zu empfehlen. Fokalinfektionen sollten behandelt werden, obwohl der Krankheitsablauf nicht beeinflußt zu werden scheint. Für die Behandlung der Knoten selbst kann man Tetracyclin verordnen, und zwar viermal täglich 250 mg über mehrere Tage. Auch Kortikosteroide kommen in Betracht, sofern sie nicht kontraindiziert sind. Tuberkulose muß ausgeschlossen worden sein. Salizylate können hilfreich sein.

B. Lokale Behandlung: Eine lokale Behandlung ist nicht unbedingt notwendig. Falls die Knoten Beschwerden verursachen, behandle man sie nach den Grundsätzen der Ekzemtherapie.

Prognose

Die Erscheinungen bilden sich im allgemeinen nach Ablauf von etwa 6 Wochen zurück, aber sie können rezidivieren. Die Prognose hängt zum Teil vom primären Leiden ab.

Erythema multiforme

Diagnostische Merkmale

- Plötzliches Auftreten von symmetrischen geröteten Herden mit anamnestischen Angaben über Rezidivneigung
- Die Erscheinungen können makulös, papulös, urtikariell, bullös oder hämorrhagisch sein
- Scheibenförmige Herde mit hellem Zentrum und konzentrischen erythematösen Ringen kommen vor
- Meistens Befall der Streckseiten, aber auch an Handflächen, Fußsohlen oder Schleimhäuten vorkommend
- In der Vorgeschichte oft Zusammenhang mit Herpes simplex, allgemeinen Infektionen, inneren Krankheiten oder Arzneimittelempfindlichkeit

Allgemeine Betrachtungen

Beim Erythema multiforme handelt es sich um eine akut entzündliche, vielgestaltige Hautkrankheit mit mannigfachen oder nicht feststellbaren Ursachen. Es kann als primäre Hautkrankheit auftreten oder aber auch als Hautmanifestation einer allgemeinen Infektion, einer malignen oder chronischen Erkrankung innerer Organe (einschl. chron. Colitis ulcerosa, Rheumatoid, Lupus erythematodes und Dermatomyositis) oder als Reaktion auf eingenommene Medikamente oder Seruminjektionen. Langzeit-Sulfonamide lösen besonders leicht ein Erythema multiforme aus. Herpes simplex-Virus und Wurmbefall (Askariden) wurden ebenfalls angeschuldigt. Die Erkrankung tritt vorwiegend im Frühjahr und im Herbst auf und bevorzugt junge Menschen.

Klinische Befunde

A. Symptome: Der Beginn ist akut, oft von brennenden Empfindungen begleitet. Eine Beteiligung der Mund-, Augen- und Genitalschleimhaut kommt vor. Die Veränderungen können verhältnismäßig wenig Beschwerden verursachen, aber sie können auch mit Kopfschmerzen, Kreuzschmerzen, allgemeinem Krankheitsgefühl und leichtem bis mäßigem Fieber einhergehen. Hauptmerkmal ist das symmetrische Auftreten von gruppierten oder isoliert stehenden, violettfarbenen ödematösen Papeln, Flecken oder Knoten, die einen Durchmesser von 0,5–1 cm und eine kuppelartig gewölbte Oberfläche besitzen. Die Herde vergrößern sich und werden purpurfarben. Der Ausdruck „multiform" bedeutet, daß die Veränderungen in vielerlei Varietäten auftreten können. Außer den beschriebenen Formen können auch vesikulöse, bullöse, pustulöse, urtikarielle und hämorrhagische Erscheinungen vorkommen. Die Blasen können einem Pemphigus ähneln, aber sie sind gewöhnlich von einem roten Hof umgeben. Eine recht charakteristische Veränderung ist das Erythema iris (Herpes iris), das sogen. Ochsenauge, welches aus einer geröteten Papel mit zentraler Aufhellung besteht. Die Herde befinden sich meistens auf den Streckseiten, aber sie können auch anderswo auftreten, z. B. auf Handflächen und Fußsohlen. Aphthenartige Schleimhautgeschwüre sind häufig. Eine seltene Form, das Erythema perstans, kann Monate oder Jahre andauern. Chronische, leichtgradige Stomatitis kann eine Form vom Erythema multiforme sein.

B. Laborbefunde: Es gibt keine charakteristischen Laboratoriumsbefunde. Das histologische Bild ist eindrucksvoll, aber nicht pathognomonisch.

Differentialdiagnose

Sekundäre Lues, Urtikaria, Arzneimittelexantheme und Epidermolysis acuta toxica (Lyell-Syndrom) müssen ausgeschlossen werden. Die bullöse Form des Erythema multiforme ist von der Dermatitis herpetiformis, dem Pemphigus und dem bullösen Pemphigoid abzugrenzen. Beim Erythema multiforme finden sich in der Regel auch Allgemeinbeschwerden einschl. Fieber.

Komplikationen

Das Erythema multiforme kann durch die Mitbeteiligung innerer Organe (Pneumonie, Myokarditis, Nephritis usw.) kompliziert sein.

Vorbeugung

Bei Patienten mit Erythema multiforme in der Vorgeschichte sollten alle unnötigen Medikationen unterbleiben.

Behandlung

A. Allgemeine Maßnahmen: Bettruhe und gute Krankenpflege bei Vorhandensein von Fieber.

B. Spezifische Maßnahmen: Alle ursächlichen Faktoren, wie chron. Allgemeininfektion (z. B. Tuberkulose), Fokalinfektionen und sensibilisierende Medikamente, ausschließen. Tetracyclin, 4× tgl. 250 mg über mehrere Tage, ist oft wirksam. Kortikosteroide können, wie beim Erythema nodosum, versucht werden. Sulfapyridin, viermal täglich 0,5 g, kann man anschließend geben, wenn die anderen Mittel versagt haben.

C. Lokale Maßnahmen: Man behandelt je nach Stadium und Erscheinungsform nach den Regeln der Ekzemtherapie. Bei akuten Formen bevorzugt man einfache feuchte Verbände und Umschläge oder Schüttelmixturen. Hinsichtlich der Veränderungen an der Mundschleimhaut wird auf den Abschnitt über aphthöse Ulzerationen im Kapitel 10 verwiesen. Subakute Hauterscheinungen behandelt man mit Schüttelmixturen.

Prognose

Die Erkrankung dauert im allgemeinen 2–6 Wochen und kann rezidivieren. Das Stevens-Johnson-Syndrom, eine Variante dieser Krankheit mit zusätzlicher Beteiligung innerer Organe, kann sehr schwer oder sogar tödlich verlaufen. Die Prognose hängt teilweise von der zugrundeliegenden Erkrankung ab.

Pemphigus*

(Pemphigoid)

Diagnostische Merkmale

- Rezidivierendes Auftreten von Blasen auf normaler Haut
- Beginn oft in Form von Schleimhautblasen, -erosionen und -ulzerationen
- Nikolskisches Phänomen (Oberfläche Hautabhebung nach Druck oder Trauma) häufig auslösbar
- Nachweis der Akantholyse (Tzanck-Test) ist diagnostisch bedeutsam

Allgemeine Betrachtungen

Beim Pemphigus handelt es sich um eine recht seltene Hauterkrankung von unbekannter Ätiologie, die innerhalb von 2 Monaten bis 5 Jahren immer letal endet, sofern sie unbehandelt bleibt. Die Blasen entwickeln sich spontan und sind relativ symptomlos, aber die Komplikationen der Krankheit führen zu erheblicher Toxizität und Entkräftung. Erstaunlicherweise besteht ein Mangel an innerlichen und

---

* Pemphigus des Neugeborenen s. Kapitel 13, S. 648
  Pemphigoid des Neugeborenen s. Kapitel 13, S. 648

labormäßigen pathologischen Befunden. An den inneren Organen lassen sich durch Biopsie keine Primärläsionen feststellen. Die Erkrankung befällt fast ausschließlich Erwachsene. Neuerdings wurde das Vorhandensein von Autoantikörpern nachgewiesen.

Klinische Befunde
A. Symptome: Der Pemphigus ist gekennzeichnet durch die schleichende Entwicklung von Blasen. Diese können zuerst an den Schleimhäuten auftreten und führen dann rasch zu Erosionen. Schon bald können sich eine Toxikämie und ein mäuseartiger Geruch entwickeln. Durch Reiben mit dem Daumen an der Oberfläche einer unbetroffenen Hautstelle läßt sich oft die Epidermis leicht ablösen (Nikolskisches Phänomen).

B. Laborbefunde: In Abstrichen von Blasengrund kann man bei Giemsa-Färbung (Tzanck-Test) die Zerreißung der epidermalen interzellulären Brücken erkennen. Dieser Befund wird als Akantholyse bezeichnet. Es kann eine Leukozytose und Eosinophilie bestehen. In fortgeschrittenen Fällen können erniedrigte Serumproteinwerte und Verschiebungen der Serumelektrolyte nachgewiesen werden. Die Blutsenkung pflegt beschleunigt zu sein, und es kann eine Anämie auftreten.

Differentialdiagnose
Eine Akantholyse wird bei anderen bullösen Eruptionen, wie Erythema multiforme, Arzneimittelexanthemen, Kontaktdermatitis, bullöser Impetigo oder auch bei Dermatitis herpetiformis und beim bullösen Pemphigoid nicht gefunden. Alle diese Krankheiten besitzen deutliche klinische Merkmale, welche eine Unterscheidung von Pemphigus ermöglichen.

Komplikationen
Sekundärinfektionen kommen häufig vor und führen oft zu extremer Entkräftung. Terminal kommt es zu Schock, Septikämie, Störungen des Elektrolytgleichgewichts, Kachexie, Toxikämie und Pneumonie.

Behandlung
A. Allgemeine Maßnahmen: Klinische Einweisung zwecks Bettruhe und bei vorliegender Indikation Antibiotika, Bluttransfusionen und i.v. Ernährung. Anästhesierende Pastillen vor den Mahlzeiten können die Schmerzen bei oralen Läsionen verringern.
B. Spezifische Maßnahmen: Die Behandlung muß mit Kortikosteroiden in hoher Initialdosis, z.B. 120–150 mg oder noch mehr Prednison (oder einem äquivalenten Präparat), begonnen werden, um innerhalb von 3 oder 4 Tagen die Blasenbildung zu unterdrücken. Man behält die Kortikosteroide per

os bei und reduziert die Dosis so rasch wie möglich bis zu einer täglichen Erhaltungsdosis, die gerade noch ausreicht, um lokale oder allgemeine Erscheinungen unter Kontrolle zu halten. Tetracyclin, viermal täglich 250 mg, vermag die Wirkung von Prednison noch zu verbessern.

Danach wechsle man auf eine 2-Tage-Dosierung. Methotrexat, Azathioprin und Cyclophosphamid werden versuchsweise mit einigem Erfolg eingesetzt. Die Hauptindikation für diese immunosuppressiven Arzneimittel ist die Unverträglichkeit großer Dosen Kortikosteroide. Sie sind jedoch nicht weniger risikoreich. Zuerst muß der Gesamtzustand des Patienten u.a. mit Kortikosteroiden unter Kontrolle gebracht werden. Niedrigere Dosen von Kortikosteroiden und Zytostatika können dadurch erreicht werden, daß man sie kombiniert verabreicht. Goldnatriumthiomalat, welches bei chronischer Polyarthritis angewandt wird, soll wirksam sein, wenn es nachfolgend auf initiales Prednison eingesetzt wird. Diaphenylsulfon 100 mg/tgl. oder weniger kann bei manchen Fällen von Pemphigus wirksam sein.
C. Lokale Maßnahmen: Haut- und Schleimhautherde sollten in gleicher Weise behandelt werden, wie es bei allen anderen vesikulösen, bullösen und ulzerösen Hauterkrankungen der verschiedensten Genese üblich ist. Superinfektionen erfordern eine geeignete antibiotische Lokalbehandlung.

Prognose
Der Pemphigus führte früher unweigerlich zum Tode, aber er läßt sich heute in vielen Fällen auf unbestimmte Zeit beherrschen. Die Steroidbehandlung kann eine vollständige und dauerhafte Rückbildung herbeiführen. In derartigen Fällen ist es möglich, die Erhaltungstherapie abzusetzen. Die Hälfte aller vorkommenden Todesfälle muß man heute auf die Nebenwirkungen der Steroidtherapie zurückführen.

Atopische Dermatitis

(Endogenes Ekzem)

Diagnostische Merkmale
- Mit Juckreiz einhergehende, vesikulöse, papulöse, exsudative oder lichenifizierte Hautveränderungen von Gesicht, Nacken, oberer Brustpartie, Handgelenksgegend, Händen, Kniekehlen und Ellenbeugen
- Allergische Krankheiten in der persönlichen oder Familienanamnese (z.B. Asthma, allerg. Rhinitis, endogenes Ekzem)
- Rückfallneigung. Remission im Alter von 2 Jahren bis zum Schulalter und darüber

Allgemeine Betrachtungen

Zu den diagnostischen Kriterien der atopischen Dermatitis zählen der Pruritus sowie eine Tendenz zur chronischen oder chronisch rezidivierenden Dermatitis. Zusätzlich sind zwei oder mehr der folgenden Charakteristika anzunehmen: (1) Persönliche oder Familienanamnese atopischer Erkrankungen (Asthma, allergische Rhinitis, atopische Dermatitis), (2) sofortiges Reagieren im Hauttest, (3) weißer Dermographismus (weiße Linie anstatt 3-fache Lewis-Reaktion) oder verzögertes Blaßwerden nach cholinergischen Agentien und (4) vorn- oder hintenliegende subkapsuläre Katarakte; zusätzlich bestehen noch 4 oder mehr der folgenden Merkmale: (1) Xerosis/Ichthyosis/hyperlineare Handflächen, (2) Pityriasis alba, (3) Keratosis pilaris, (4) Gesichtsblässe/infraorbitale Verschattung, (5) Dennie-Morgansche infraorbitale Falte, (6) erhöhtes Serum-IgE, (7) Keratokonus, (8) Tendenz zur nichtspezifischen Handdermatitis und (9) Tendenz zu wiederholten Hautinfektionen.

Klinische Befunde

A. Symptome: Der Juckreiz kann extrem stark und langdauernd sein. Er führt oft zu seelischen Störungen, woraus einige irrtümlicherweise auf ursächliche Zusammenhänge geschlossen haben. Die Ausbreitung der Hauterscheinungen ist charakteristisch. Befallen sind Gesicht, Nacken und Oberkörper („Kapuzensitz"), ferner Ellenbeugen und Kniekehlen. Eine Abortivform kann nur die Hände befallen. In solchen Fällen ist die Allergie-Anamnese besonders wichtig. Bei kleinen Kindern beginnt das Leiden meistens an den Wangen und zeigt oft Bläschenbildung und Nässen. In späteren Jahren ist die befallene Haut trocken, lederartig und lichenifiziert, obwohl intraepidermale Bläschen gelegentlich noch histologisch nachgewiesen werden können. Erwachsene haben im allgemeinen trockene, lederartig verdickte, hyperpigmentierte oder hypopigmentierte Hauterscheinungen an den typischen Lokalisationen.

B. Laborbefunde: Die Ergebnisse von intrakutanen und Scratch-Tests sind enttäuschend. Eosinophilie kann vorhanden sein. Das Auftreten eines anämischen Hofes nach i. c. Acetylcholin-Injektion kann zur Diagnose atypischer Fälle beitragen. Das Serum-IgE kann bei Exazerbationen erhöht sein. Bei Kindern und Erwachsenen mit atopischer Dermatitis allein und ohne begleitendes Asthma oder allergische Rhinitis können mittels der radioimmunologischen, allergen-spezifischen-IgE-in-vitro-Testmethode (RAST) Antikörper gegen häufige Allergene nachgewiesen werden, aber dies ist nicht von großem praktischen Wert.

Differentialdiagnose

Auszuschließen ist das seborrhoische Ekzem (häufiges Betroffensein von behaartem Kopf und Gesicht, fettig-schuppige Beschaffenheit und rasches Ansprechen auf Behandlung), Kontaktdermatitis und Lichen chronicus simplex (mehr umschriebene Herde von geringerer Ausbreitung).

Komplikationen

Kaposi's varizelliforme Eruption, welche sich bei Superinfektion der erkrankten Haut durch Herpes simplex-Virus (Ekzema herpeticatum) **plus** gelbe Staphylokokken entwickelt.

Superinfektion mit Vakzinevirus wird als Ekzema vaccinatum bezeichnet.

Beide Infektionen können sehr ernst verlaufen. Die Patienten sollten vor Kontakt mit diesen Viren möglichst geschützt werden.

Behandlung

A. Allgemeine Maßnahmen: Corticotropin oder Kortikosteroide können eine eindrucksvolle Besserung bei schweren oder fulminantem Ekzem herbeiführen. Triamcinolonacetonid-Lösung 20–30 mg i. m. alle 3 Wochen (oder seltener) kann die Erkrankung unter Kontrolle halten. Aufenthalte in Gegenden mit gleichmäßigem Klima und Höhenlage sind von Nutzen (z. B. der gesamte Mittelmeerraum, bevorzugterweise der südöstliche). Hohe Dosen von Hydroxyzin oder Diphenhydramin können nützlich sein, aber die Dosierung muß allmählich gesteigert werden, um eine extreme Schläfrigkeit zu vermeiden. Bei Patienten mit atopischer Dermatitis sind Staphylokokken-Infektionen der Haut relativ selten, und das sogar, obwohl bei diesen Patienten die Hautrisse schwer mit Staphylokokken-Kolonien besetzt sind. Gelegentlich benötigen die Patienten interkurrent oder fortlaufend eine antibiotische Therapie, z. B. Dicloxacillin 1 g/die oral.

B. Spezifische Maßnahmen: Die Vermeidung extremer Temperaturen kann die Neigung zu kutanvaskulären und Schweißreaktionen herabsetzen.

Die Kost sollte vernünftig und ausgeglichen sein. Es gibt keinen Beweis für die Annahme, daß Beschränkungen in der Normalkost von Wert sein könnten, besonders nicht bei Erwachsenen. Probekost oder Ausschaltdiät können zur Ausschließung einer Nahrungsmittelallergie bei bestimmten Krankheitsfällen von Nutzen sein, wenn eine urtikarielle Komponente vorhanden ist. Aufzeichnungen über ihre Nahrungsmittel können chronisch Kranke anlegen, um eine möglicherweise vorliegende Nahrungsmittelallergie festzustellen. Berichte über ungünstige Nahrungsmitteleinwirkungen liegen vor über Weizen, Milch, Eier, Schweinefleisch, Fisch, Schellfisch, Tomaten, Erdbeeren und Schokolade.

Desensibilisierungsversuche mit verschiedenen Allergenen mit langsam ansteigenden Injektionen pflegen zu enttäuschen und können zu schweren akuten Ausbrüchen führen.

Ein Versuch zur Erkennung und Behandlung seelischer Störungen sollte unternommen werden. Der praktische Wert für die Hauterkrankung selbst ist allerdings gering.

C. Lokalbehandlung: Alle unnötigen lokalen Hautreizungen sind zu vermeiden, etwa durch übermäßiges Baden oder durch die Einwirkung irritierender Medikamente, Chemikalien, Fette und Seifen. Seifenfreie Reinigungsmittel sind nicht empfehlungswert. Hautinfektionen, besonders wenn sie mit Exsudatbildung einhergehen, müssen sofort in geeigneter Weise behandelt werden. Kortikosteroide als Lotion, Creme oder Salbe können bei zweimal täglicher sparsamer Anwendung von sehr guter Wirkung sein. Röntgen- oder Grenzstrahl-Bestrahlungen (durch einen Facharzt) lassen sich in vielen Fällen nutzbringend, wenn auch nur mit vorübergehendem Erfolg, einsetzen.

Die Behandlung richtet sich nach dem klinischen Zustand und Stadium der Hautveränderungen:

1. Für akute nässende Erscheinungen verwendet man die in Tabelle 3-2 genannten Anwendungen in Form von lindernden oder adstringierenden feuchten Verbänden, Bädern oder Umschlägen für die Dauer von 30 min, 3 oder 4× tgl.; Schüttelmixturen (Rp. 13 und 14) bevorzugt man bei Nacht oder wenn feuchte Anwendungen nicht wünschenswert sind. Bei Befall der Extremitäten kann man über Nacht Schutzverbände anlegen.

2. Subakute oder in Abheilung begriffene Formen sollten mit Schüttelmixturen behandelt werden, denen man milde antipruriginöse oder milde anregende Wirkstoffe beifügen kann. Schüttelmixturen sind außerdem bei ausgedehntem Flächenbefall angezeigt. Salben mit schwachem Teergehalt (Tabelle 3-6) lassen sich ebenfalls verwenden.

3. Chronische, trockene und lichenifizierte Veränderungen behandelt man am besten mit Salben, Cremes und Pasten (Tabelle 3-5), die je nach vorhandener Indikation ölige, keratolytische, antipruriginöse und milde keratoplastische Wirkstoffe enthalten. Die lokale Anwendung von Kortikosteroiden und Teerpräparaten ist bei chronischen Fällen am meisten verbreitet. Wirksame Kortikosteroide sind Fluocinolonacetonid und Triamcinolonacetonid als Creme, Salbe, Lotion und Spray. Steinkohlenteer verwendet man als 2–5%ige Salben, Cremes und Pasten. Jodchlorhydroxychinolin 3% (Vioform®) oder Dichlorhydroxychinaldin (Sterosan®) als Salbe oder Creme verwendet man an behaarten Stellen oder wenn eine Teer-Überempfindlichkeit besteht.

Prognose

Die Erkrankung nimmt einen chronischen Verlauf; sie hat oft die Neigung, sich zurückzubilden und zu rezidivieren.

Zirkulationsgestörtes oder Stauungsekzem

Diagnostische Merkmale

- Juckende, gerötete, nässende und angeschwollene Ekzemherde mit Ulkusbildung an den Unterschenkeln
- Ältere Menschen mit früheren oder vorhandenen Varizen, Traumen oder Thrombophlebitiden
- Atrophische, pigmentierte Haut mit Narben von früheren Ulzerationen

Allgemeine Betrachtungen

Unterschenkelekzeme kommen bei älteren Menschen, besonders bei Männern häufig vor. Die meisten Krankheitsfälle müssen auf eine gestörte Blutzirkulation zurückgeführt werden bei variкösen Venen und anderen Gefäßleiden, aber ihren Anfang nehmen oder verschlimmert werden kann die Erkrankung durch die geringfügigsten Verletzungen, durch übermäßige Einwirkung von Seife, durch Medikamente, Kälte, trockene Hautbeschaffenheit und sogar Unterernährung. Nach einer Verletzung oder medikamentösen Reaktion kann sich aus einer kleinen Ekzemstelle eine generalisierte, juckende Bläscheneruption entwickeln (Autoallergisierung, „Phänomen der toxischen Hautabsorption"). Diese Reaktion kann auch spontan zustande kommen. Es wird angenommen, daß es sich um eine für Epidermiszellen spezifische Reaktion mit wärmebeständigem, komplementabhängigem Gamma-Globulin handelt. Das **postphlebitische Syndrom** kann in jedem Lebensalter zu Stauungsekzem und Ulzerationen führen.

Klinische Befunde

Starker Juckreiz ist das einzige Symptom. Gerötete, nässende und angeschwollene Ekzemherde bestehen auf der Beugeseite oder den seitlichen Anteilen eines oder beider Unterschenkel, oft oberhalb der Fußknöchel. Die inmitten der Ekzemherde gelegenen Ulzerationen sind rundlich und scharf begrenzt. Sie besitzen einen schmutzig-grauen Geschwürsgrund und ein verdicktes Randgebiet. Beträchtliche Ödeme können vorhanden sein. Eine Variante bildet das ischämische Hypertensionsulkus, welches erstaunlich schmerzhaft sein kann.

Differentialdiagnose

Abzugrenzen sind Geschwürsbildungen aus anderen Ursachen, z. B. bei Sichelzellenanämie, Hypertension, Erythema induratum sowie syphilitischen Ulzerationen des tertiären Stadiums. Das Stauungsekzem selbst muß unterschieden werden von der Kontaktdermatitis (z. B. nach Unverträglichkeit von Medikamenten oder durch Strumpffarben).

Behandlung

A. Allgemeine Maßnahmen und Vorbeugung: Wichtig sind gesunde Lebensführung (vernünftige Kost, Ruhe und Schlaf) und gute Hautpflege. Zu langes Sitzen, Stehen und Umhergehen sowie zu enge Strumpfhalter sind zu vermeiden. Besonders gut sitzende Schuhe und Strümpfe sollten getragen, alle traumatischen Einwirkungen vermieden werden.

B. Spezifische Maßnahmen: Man muß die zugrundeliegende Krankheit behandeln, z. B. variköse Venen, operierbare arterielle Verschlußkrankheiten, Thrombophlebitis, Herzinsuffizienz und Hypertension. Eine eingetretene Autoallergisierung kann innerlich und äußerlich mit Kortikosteroiden behandelt werden.

C. Lokale Maßnahmen: Akute nässende Entzündungen behandelt man mit kühlen feuchten Verbänden (Tabelle 3–2). Sensibilisierende oder irritierende äußere Medikamente soll man vermeiden. Superinfizierte Ekzeme oder Ulzerationen werden lokal mit antibiotischem Puder (z. B. Aureomycin®-Wundpuder oder Terramycin®-Puder) behandelt. Die örtliche Anwendung von Kombinationspräparaten zwischen Kortikosteroiden und Antibiotika ist mehr bei chronischen Prozessen angebracht.

Das Bepinseln indolenter Ulzerationen mit Castellanischer Lösung, 1%iger wäßriger Gentianaviolett-Lösung oder 10%iger Argentum nitricum-Lösung kann die Abheilungsvorgänge beschleunigen.

Druckverbände mit Schaumgummipolster und das Tragen von Kompressionsstrümpfen können sich für die Heilung von indolenten Stauungsgeschwüren und hartnäckigen Stauungsekzemen sehr nutzbringend auswirken.

Manche ziehen die Anwendung des Unna-Zinkleimverbandes den Druckverbänden vor. Ganzhauttransplantate mit Ligation der Vv. perforatori können notwendig werden. Epidermistransplantationen haben eine hohe Erfolgsrate bei Beingeschwüren. Schweinehautverbände können die Heilung unterstützen.

Sehr zweckmäßig ist es, Ulzerationen oder Ekzeme täglich mit 1%igem Chlorjodhydroxychinolin (Vioform®) in Lassarscher Paste auf Telfa-Kompressen zu verbinden. Dies kann sehr nützlich sein.

Prognose

Die Prognose hängt zu einem großen Teil von der Verbesserung der Blutzirkulation in den Beinen (z. B. durch Beseitigung der Varizen) und von einer zweckmäßigen Behandlung ab. Es besteht eine große Neigung zur chronischen Entwicklung und zu Rückfällen.

Lichen chronicus simplex

(Neurodermitis circumscripta)

Diagnostische Merkmale
- Mit chronischem Juckreiz einhergehende pigmentierte und lichenifizierte Hautveränderungen
- Verstärkte Hautfurchenbildung im Bereich von verdickten, scharf begrenzten, schuppenden Herden
- Prädilektionsstellen sind Nacken, Handgelenksbeugen, Streckseiten der Unterarme, Innenseiten der Oberschenkel, Genitalien sowie die Bezirke unterhalb der Kniekehlen und vor den Ellenbogen.

Allgemeine Betrachtungen

Unter Lichen simplex chronicus verstehen wir einen hartnäckigen, üblicherweise eine bestimmte Lokalisation einhaltenden Herd, der einen Durchmesser von mehreren cm erreicht. Am häufigsten findet man ihn an Nacken, Handgelenksbeugen und Fußknöcheln. Ein ständiger Wechsel zwischen Kratzen und Jucken ist ein besonderes Kennzeichen. Die Erkrankung kann sich auf normaler Haut entwickeln, aber sie tritt auch als Komplikation im Anschluß an eine Kontaktdermatitis oder an andere Hautentzündungen auf. Sie ist besonders häufig bei Personen orientalischer Herkunft, aber angeblich soll sie in den betreffenden Ursprungsländern nur selten vorkommen. Am häufigsten werden Frauen im Alter von mehr als 40 Jahren betroffen. Unter 5 Menschen besitzt nur einer die Eigenschaft, im Anschluß an chronische Manipulationen oder Kratzeffekte eine Lichenifizierung der Haut zu bekommen.

Klinische Befunde

Intermittierendes Jucken veranlaßt den Patienten zu ausgiebigem Kratzen. Trockene, lederartige, hypertrophische, lichenifizierte Herde entwickeln sich an Nacken, Handgelenksbeugen, Perineum, Oberschenkeln oder sonstwo. Die Stellen sind dauerhaft lokalisiert und rechtwinklig. Die Begrenzung ist scharf. Die Linienzeichnung der verdickten und pigmentierten Herde ist vertieft. Durch sie werden die erkrankten Stellen in rechtwinklige Bezirke unterteilt.

Differentialdiagnose

Man muß abgrenzen gegenüber anderen herdförmig auftretenden Hauterkrankungen wie Psoriasis, Lichen planus, seborrh. Ekzem und nummulärem Ekzem.

Behandlung

Die Krankheitsherde sollten vor äußeren Reizen geschützt werden. Der Patient sollte alle körperlichen und seelischen Belastungen nach Möglichkeit vermeiden. Die lokale Anwendung von Kortikosteroiden wirkt ausgesprochen günstig. Die Injektion von Triamcinolon-acetonid-Suspension in den Krankheitsherd kann gelegentlich zur Abheilung führen. Wirksam sind auch Kunststoff Folienverbände mit 0,1%iger Triamcinolon-acetonid-Creme, 0,1%iger Betamethason-valerat-Creme, 0,05%iger Fluocinonid-Creme oder 0,025% Fluocinolon-Creme über Nacht. Röntgen- oder Grenzstrahlen können ebenfalls zur Anwendung kommen, wenn es sich um einen technisch erfahrenen Experten handelt. Kaffee und ähnliche Stimulanten sollten vermieden werden.

Prognose

Die Erkrankung neigt zum chronischen Verlauf. Sie heilt an einer Stelle ab, um an einer anderen wieder aufzutreten. Der Juckreiz kann so stark sein, daß er zu Schlafstörungen führt.

Arzneimittelexantheme

(Dermatitis medicamentosa)

Diagnostische Merkmale

- In der Regel plötzliches Auftreten eines ausgedehnten, symmetrischen, geröteten Exanthems
- Andere entzündliche Hauterkrankungen können vorgetäuscht werden
- Allgemeinbeschwerden wie Krankheitsgefühl, Gelenkschmerzen, Kopfschmerzen und Fieber können vorhanden sein

Allgemeine Betrachtungen

Unter Arzneimittelexanthem versteht man eine akute oder chronische entzündliche Hautreaktion infolge Einwirkung von Medikamenten. Fast jedes Arzneimittel, ob eingenommen, injiziert, inhaliert oder resorbiert, kann eine Hautreaktion auslösen. Allerdings basiert die Mehrzahl der Hautreaktionen nicht auf einer Allergie, vielmehr auf Überdosierungen oder toxischen Nebenwirkungen eines Präparats, auf Arzneimittelinteraktionen oder auf einer Idiosynkrasie gegenüber bestimmten Stoffen. Hautentzündungen nach äußerlicher Anwendung von Medikamenten (Kontaktdermatitis) sind in diesen Krankheitsbegriff nicht eingeschlossen. Das Exanthem pflegt nach erneuter Exposition gegenüber dem gleichen oder einem chemisch verwandten Medikament zu rezidivieren, aber gleichartige Reaktionen können auch im Anschluß an die Verabfolgung von nicht verwandten Arzneimitteln auftreten, und das gleiche Medikament kann verschiedenartige Reaktionsformen bei verschiedenen Menschen auslösen. Spätere nochmalige Zufuhr des verdächtigten Medikaments kann gefährliche Folgen haben.

Klinische Befunde

A. Symptome: Der Beginn erfolgt im allgemeinen unerwartet mit deutlichem Erythem und oft mit starkem Juckreiz. Aber das Auftreten kann sich auch verzögern (Penicillin, Serum), Fieber und andere Allgemeinerscheinungen können vorhanden sein. Das Exanthem bevorzugt fast immer eine symmetrische Anordnung. Unter solchen Umständen muß der Arzt ein bestimmtes Medikament (oder eines unter mehreren) verdächtigen und durch Erhebung einer genauen Anamnese zu ermitteln versuchen, ob ein solches genommen wurde oder nicht. Die Arzneimittelexantheme lassen sich etwa folgendermaßen einteilen: 1. Erythematös (Wismut, arsenhaltige Mittel, Barbiturate, Sulfonamide, Antihistamine, Atropin); 2. ekzematoid oder lichenoid (Gold, Chininverbindungen); 3. akneiform oder pyodermisch (ACTH, Kortikosteroide, Jod- und Bromverbindungen); 4. urtikariell (Penicillin, Antibiotika, Sera); 5. bullös (Jodverbindungen); 6. fix (Phenolphthalein, Barbiturate); 7. exfoliierend (Arsenverbindungen, Gold, Carbamazepin); 8. nodös (Sulfathiazol, Salizylate). 9. Exanthematöse Eruptionen können durch viele Arzneimittel ausgelöst werden. Ampicillin gegen die infektiöse Mononukleose verursacht ein morbilliformes Exanthem. 10. Eine Photosensibilisierung kann ebenfalls eintreten (Phenothiazine, Chlorothiazide, Demeclocyclin, Griseofulvin, Nalidixinsäure, topische Agentien). 11. Pigmentationen können durch verschiedene Substanzen (Kontrazeptiva, Phenothiazine, Schwermetalle, Chinacrin, Chloroquin und Minocyclin) verursacht werden.

B. Laborbefunde: Im Blutbild finden sich zuweilen Leukopenie, Agranulozytose oder eine aplastische Anämie.

Differentialdiagnose

Von anderen Exanthemen unterscheidbar durch die Anamnese und durch das Abklingen nach Absetzen des Medikaments. Das Abklingen erfolgt zuweilen erst verzögert.

Komplikationen

Blutbildveränderungen können vorkommen.

Vorbeugung

Personen, die an einem Arzneimittelexanthem gelitten haben, sollten analoge Mittel von bekannter chemischer Zusammensetzung ebenso meiden wie die Überträger von Infektionskrankheiten.

Behandlung

A. Allgemeine Maßnahmen: Man behandelt Allgemeinerscheinungen, wie es die Art ihres Auftretens

(z. B. Anämie, Ikterus, Purpura) erfordert. Antihistamine können bei urtikariellen und angioneurotischen Erscheinungen von guter Wirkung sein, aber als Notfallmaßnahme sollte man 0,5–1 ml Adrenalin 1:1000 i. m. injizieren. Kortikosteroide kann man bei akuten und schweren Krankheitsfällen anwenden.

B. Spezifische Maßnahmen: Möglichst sämtliche Medikamente absetzen und zur Beschleunigung ihrer Ausscheidung aus dem Körper für erhöhte Flüssigkeitszufuhr sorgen. Dimercaprol (Sulfactin Homburg®, B. A. L.®) sollte man bei Krankheitsfällen versuchen, die auf Schwermetalle (z. B. Arsen, Quecksilber, Gold) – siehe Kapitel 29 – zurückgeführt werden. Kochsalzzufuhr – 5–10 g täglich per os – vermag die Ausscheidung von Brom- und Jodverbindungen in Fällen zu beschleunigen, die nach diesen Mitteln entstanden waren (s. Kapitel 29).

C. Lokale Maßnahmen: Die verschiedenartigen Erscheinungsformen eines Arzneimittelexanthems behandelt man nach den Grundsätzen, die für die Erkrankungen gelten, welche durch das Exanthem nachgeahmt wurden. Auf die Neigung zu Sensibilisierungen muß man achten.

Prognose

Arzneimittelexantheme klingen im allgemeinen rasch nach dem Absetzen des betreffenden Präparates und durch geeignete Behandlungsmaßnahmen ab. Wenn es zu einer schweren allgemeinen Ausbreitung kommt, besonders durch Arsenverbindungen, kann sie zu einem letalen Ausgang führen.

Exfoliierende Dermatitis

(Erythrodermie)

Diagnostische Merkmale

- Schuppenbildung und Rötung im Bereiche ausgedehnter Hautbezirke
- Juckreiz, allgemeines Krankheitsgefühl, Fieber, Gewichtsverlust
- Auftreten als Primärerkrankung ist ebenso möglich wie die Entstehung als Folge toxischer Wirkstoffe (durch äußeren Kontakt, perorale Aufnahme oder parenterale Zufuhr)

Allgemeine Betrachtungen

Die Erythrodermie, eine Hautkrankheit, bei der weite Gebiete der Haut gerötet und von Schuppenlamellen, die leicht abblättern, bedeckt sind, kann durch Leukämie, Lymphom oder andere maligne innere Erkrankungen hervorgerufen werden. Sie kann auch als Teilerscheinung des klinischen Bildes eines Arzneimittelexanthems oder einer Kontaktdermatitis entstehen und sie kann schließlich – in den meisten Fällen – idiopathisch bedingt sein. Sonderformen einer Ichthyosis können einer Erythrodermie ähnlich sehen.

Klinische Befunde

A. Symptome: Die Krankheitssymptome bestehen aus Juckreiz, Schwäche, allgemeinem Krankheitsgefühl, Fieber und Gewichtsverlust. Die Exfoliation kann generalisiert auftreten oder die gesamte Hautoberfläche umfassen. Zuweilen kommt es zum Verlust von Haaren und Nägeln. Eine generalisierte Lymphadenopathie kann Teilerscheinung eines Lymphoms oder einer Leukämie sein, sie kann aber auch mit dem klinischen Bilde der Hauterkrankung selbst zusammenhängen (Dermopathische Lymphadenitis). Schleimhautablösungen kommen ebenfalls vor.

B. Laborbefunde: Blut- und Knochenmarkuntersuchungen sowie die Biopsie von Lymphknoten lassen das Vorliegen einer Leukämie oder eines Lymphoms erkennen. Die Hautbiopsie zeigt, ob eine Mycosis fungoides oder eine bestimmte Dermatose (z. B. Psoriasis oder Lichen planus) vorliegen. Vorhanden sein können eine Hypoproteinämie als ernstes Symptom und eine Anämie.

Differentialdiagnose

Man muß andere mit Schuppenbildung einhergehende Erkrankungen ausschließen, z. B. Psoriasis, Lichen planus, schweres seborrhoisches Ekzem und Arzneimittelexanthem, aber diese können sich auch ihrerseits zu einer Erythrodermie entwickeln.

Komplikationen

Septikämie, Schwäche durch Eiweißverlust, Pneumonie, Herzschwäche, verschleiertes Fieber, Stoffwechselerhöhung, gestörte Wärmeregulation und Anämie.

Vorbeugung

Patienten, denen sensibilisierende Medikamente verordnet werden, sollten eindringlich auf die mögliche Entstehung von Hautreaktionen hingewiesen werden. Medikamente sollten so lange ausgesetzt bleiben, bis die Ursache der Hautreaktion feststeht. Eine nachgewiesene Sensibilisierung sollte als absolute Kontraindikation für die weitere Verabfolgung des betreffenden Mittels gelten. Bei der Behandlung von Dermatosen sollte jede Überdosierung unterbleiben.

Behandlung

A. Allgemeine Maßnahmen: Zwecks Einhaltung von Bettruhe ist der Patient klinisch einzuweisen. Er sollte mit Talkum eingepudert und in ein Bettlaken eingeschlagen werden. Der Krankenraum ist gleichbleibend warm, unter Vermeidung von Zugluft, zu halten. Zuweilen sind Blut- oder Plasmatransfusionen erforderlich. Jede unnötige Medikation ist zu vermeiden.

Bei schweren oder fulminant verlaufenden Fällen von Erythrodermie kann die Verabfolgung von Kortikosteroiden zu einer eindrucksvollen Besserung führen, aber jede Langzeitbehandlung sollte möglichst vermieden werden. Wenn eine bakterielle Infektion vorliegt, sollten geeignete Antibiotika gegeben werden; Pyodermien sind eine häufige Komplikation der Erythrodermie.

B. Spezifische Maßnahmen: Nach Möglichkeit alle Medikamente absetzen und ihre Ausscheidung aus dem Körper beschleunigen, z. B. durch vermehrte Flüssigkeitszufuhr. Dimercaprol vermag die Schwere und Dauer von Hautreaktionen nach Arsenverbindungen und Gold zu verringern (s. Kapital 29).

C. Lokale Maßnahmen: Sorgfältige Hautpflege und Vermeidung aller die Haut irritierenden lokalen Anwendungen. Man behandelt die Haut am besten wie bei einer ausgedehnten akuten Dermatitis mit feuchten Verbänden, milden Bädern (Tabelle 3-2), Puder (Tabelle 3-3) und Schüttelmixturen (Tabelle 3-4), später mit Zinköl (Tabelle 3-4) und Salben (Tabelle 3-6). Wenn notwendig, sollte man lokal auch antibakterielle Mittel in Salbenform (z. B. Oxytetracyclin, Chlortetracyclin, Erythromycin oder Polymyxin B) verwenden.

Prognose

Die Prognose ist unterschiedlich. Sie hängt oft von der Prognose der zugrundeliegenden Erkrankung (z. B. Lymphom) ab. Die idiopathische Erythrodermie ist hinsichtlich ihrer Dauer und Rückfallneigung prognostisch nicht erfaßbar.

Dermatitis actinica

(Photodermatitis, Erythema solare oder Sonnenbrand, Polymorphe Lichtsensibilisierung, Photoallergische Kontaktdermatitis)

Diagnostische Merkmale

- Schmerzhaftes Erythem, Ödem und Bläschenbildung an sonnenexponierten Hautstellen
- Fieber, gastrointestinale Beschwerden, allgemeines Krankheitsgefühl und Erschöpfung können sich einstellen
- Albuminurie, Zylindrurie und Hämaturie können auftreten

Allgemeine Betrachtungen

Der Dermatitis actinica ist eine akute entzündliche Hautreaktion, die als Verbrennungsfolge nach übermäßiger Exposition gegenüber Sonnenstrahlen oder anderen aktinischen Strahlen (Quarzlampe), durch Photosensibilisierung der Haut durch bestimmte Arzneimittel oder bei Idiosynkrasie gegenüber Lichtstrahlen, wie sie bei einigen konstitutionellen Erkrankungen beobachtet wird, auftritt. Eine Kontakt-Photosensibilisierung kann durch Parfüms, Antiseptika oder andere Chemikalien ausgelöst werden.

Klinische Befunde

A. Symptome: Die akute entzündliche Hautreaktion geht einher mit Schmerzen, Fieber, gastrointestinalen Erscheinungen, allgemeinen Krankheitsgefühl und sogar völliger Erschöpfung. Die Krankheitserscheinungen setzen sich zusammen aus Rötung und Ödem, möglicherweise auch Bläschenentwicklung und Nässen an den exponierten Körperstellen. Oft kommt es später zu Abschuppungen und Pigmentverschiebungen.

B. Laborbefunde: Albuminurie, Zylindrurie, Hämaturie und Bluteindickung kommen vor. Urin und Stuhl sollten auf Porphyrine, das Blut auf Protoporphyrine untersucht werden.

Differentialdiagnose

Abgrenzen muß man die Lichtdermatitis von einer Kontaktdermatitis, wie sie nicht selten durch eine der vielen Substanzen ausgelöst wird, die in den Sonnenbräunungslotions und -ölen enthalten sind. Die Empfindlichkeit gegen Lichtstrahlen kann auch Teilerscheinung einer ernsteren Erkrankung sein, z. B. Porphyrie, erythropoetische Protoporphyrie, Lupus erythematodes oder Pellagra. Phenothiazine, Sulfone, Chlorothiazide, Griseofulvin und Antibiotika können die Haut gegen Lichtstrahlen sensibilisieren. Die polymorphen Lichtdermatosen umfassen mehrere deutlich unterscheidbare klinische Syndrome von unbekannter Ätiologie. Die durch Lichtstrahlen bedingte Kontaktdermatitis kann auf Bithionol und Salicylanilid (schwache antiseptische Zusätze in Seifen und Cremes) zurückgeführt werden.

Komplikationen

Häufig wiederholte, langdauernde Lichteinwirkungen können bei hellhäutigen Menschen zur Entwicklung von Keratomen und Epitheliomen führen. Manche Personen bekommen chronische Lichtschäden auch dann noch, wenn sie sich den photosensibilisierenden oder phototoxischen Substanzen nicht weiterhin ausgesetzt hatten.

Vorbeugung

Menschen mit sehr heller, empfindlicher Haut sollten einen längeren Aufenthalt in praller Sonne oder unter ultravioletter Bestrahlung vermeiden. Eine allmähliche Gewöhnung unter sorgfältig dosierten Bestrahlungsbedingungen kann empfohlen werden. Lichtschutzmittel sollten vor der Sonnenexposition

angewendet werden. Am besten bewährte sich 5%ige Paraaminobenzoesäure in 50%igem Äthylalkohol (Rp. Nr. 50).
Die orale Anwendung der Psoralene gilt als umstritten.

Behandlung

A. Allgemeine Maßnahmen: Konstitutionelle Symptome behandelt man durch angemessene unterstützende Maßnahmen. Schmerzen, Fieber und gastrointestinale sowie andere Symptome sind unter Kontrolle zu bringen, je nachdem wie sie gerade auftreten. Acetylsalicylsäure kann einen gewissen therapeutischen Wert haben. Kortikosteroide, in beiden Formen, allgemein und topisch, können bei schweren Reaktionen erforderlich sein.
Betacaroten, 60 mg tgl. oral, bildet eine wirksame Therapie bei der erythropoetischen Protoporphyrie. Dosen in Höhe von 90–300 mg Betacaroten oral können bei Erwachsenen mit Photodermatitis, polymorphem Lichtexanthem oder Urticaria solare angewandt werden. Chloroquin, 125 mg oral 2 mal pro Woche über 3–9 Monate, ist bei der Therapie der Porphyria cutanea tarda wirksam. Die Patienten müssen regelmäßig klinisch-ophthalmologisch kontrolliert werden, ebenso müssen Laborbestimmungen des Urins auf Uroporphyrin vorgenommen werden. Dieses Vorgehen ist jedoch ungeeignet bei Patienten, welche eine Hepatitis oder Zirrhose haben. Eine alternative Therapieform ist eine Phlebotomie mit Aderlaß von 500 ml Blut alle zwei Wochen, aber sie wird oft kompliziert durch Anämie oder andere hämatologische Störungen, durch eine Hypoproteinämie oder vasomotorische Dysfunktion. Lebertoxische Stoffe, einschließlich Alkohol, sind zu verbieten.
Triamcinolonacetonid, Kristallsuspension 40 mg, kann 1 × jährlich zur Allgemeinbehandlung und Propylaxe tief-intraglutäal injiziert werden.
B. Lokale Maßnahmen: Die Behandlung ist die gleiche wie bei der akuten Dermatitis. Zuerst verwendet man kühlende und lindernde feuchte Verbände (Tabelle 3-2), dann geht man auf Schüttelmixturen (Tabelle 3-4) über. Die Anwendung von Fettsalben sollte wegen ihres Okklusiveffekts unterbleiben.

Prognose

Die Dermatitis actinica ist im allgemeinen gutartig und klingt von selbst wieder ab, ausgenommen bei schweren Verbrennungen oder wenn es sich um einen zusätzlichen Befund bei ernsten Erkrankungen handelt.

Lichen planus

Diagnostische Merkmale
- Juckende, rotbläuliche, abgeflachte Papeln mit feinen weißlichen Streifen und symmetrischer Verteilung
- Häufig strichförmige Anordnung nach Kratzeffekten (Köbnersches Phänomen)
- Vornehmlich an Handgelenksbeugen, Kreuzbeingegend, Penis, untere Extremitäten, Schleimhäuten
- Bevorzugtes Auftreten bei sonst gesunden, aber unter emotionellen Spannungen lebenden Personen
- Die Histopathologie ermöglicht die Diagnose

Allgemeine Betrachtungen
Bei Lichen planus handelt es sich um eine chronische, entzündliche Erkrankung, die mit seelischen Spannungen oder Belastungen zusammenhängt oder Zeichen einer „allergischen" Reaktion (besonders auf Farben, Farbfilmentwickler und Gold) ist. Die 3 Hauptbefunde sind: typische Hautläsionen, Infiltration von T-Zellen in der Dermis – histopathologisch gesehen – und Fluoreszenz mit IgG und C_3 bei der Grundmembran. Vor allem kommt diese Hautkrankheit in der 2. Lebenshälfte vor, während sie in der Kindheit selten ist.

Klinische Befunde
Der Juckreiz kann leicht oder schwer sein. Bei den Hautveränderungen handelt es sich um rotbläuliche, abgeflachte polygonal begrenzte Papeln, die einzeln oder in Gruppen angeordnet sind und vor allem an Handgelenksbeugen, Penis, Lippen, Zunge sowie Wangen- und Vaginalschleimhaut auftreten. Die Papeln können sich bullös umwandeln oder ulzerieren. Die Erkrankung kann generalisiert vorkommen. Die Schleimhauterde weisen ein spitzenartiges weißes Netzwerk auf, welches oft zu Verwechslungen mit der Leukoplakie führt. Die Papeln haben einen Durchmesser von 1–4 mm und besitzen an der Oberfläche weißliche Streifen (Wickhamsches Phänomen).

Differentialdiagnose
Abzugrenzen sind ähnlich aussehene Veränderungen bei Atebrin®- oder Wismut-Überempfindlichkeit und andere papulöse Hauterkrankungen wie Psoriasis, papulöses Ekzem und Lues II. Lichen planus der Schleimhäute muß unterschieden werden von der Leukoplakie. Bestimmte Entwickleroder Kopierlösungen können kontaktbedingte Hautveränderungen hervorrufen, die einem Lichen planus sehr ähnlich sehen.

Behandlung
A. Allgemeine Maßnahmen: Die Patienten sind oft reizbar, seelisch verkrampft und nervös. Der

Krankheitsausbruch folgt oft einer Gemütsverstimmung. Die Behandlung sollte deshalb auf eine Besserung der seelischen Verfassung abgestellt werden, z. B. mit Phenyläthylbarbitursäure, 2–4 × tgl. 15–30 mg oral für die Dauer eines Monats. Kortikosteroide können bei schweren Fällen mit herangezogen werden. Griseofulvin (mikroverfeinert), 500 mg tgl. oral, kann versucht werden. Eine orale Zinkgabe – in Verbindung mit einer topischen Kortikosteroidcreme – kann hilfreich sein. Neuerdings steht für schwere Formen auch das Retinoid Etretinat (Tigason®) zur Verfügung.

B. Lokale Maßnahmen: Teerhaltige Schüttelmixturen (Rp. Nr. 16) sind zu empfehlen. Röntgen- oder Grenzstrahlenbehandlung kann in schweren Fällen – durch einen Spezialisten – erfolgen. Bei lokalisierten Formen sind intrafokale Injektionen von Triamcinolonacetonid angebracht. Die Anwendung von Kortikosteroid-Creme oder -Salbe kann über Nacht unter einem Kunststoff-Folien-Okklusivverband erfolgen.

Prognose

Der Lichen planus ist gutartig, aber er kann monate- oder jahrelang bestehen und auch rezidivieren. Herde an der Mundschleimhaut neigen zu besonders großer Hartnäckigkeit.

Psoriasis

Diagnostische Merkmale

- Silberhelle Schuppen auf intensiv roten Herden, besonders an Knien, Ellenbogen und behaartem Kopf
- Getüpfelte Nägel
- Juckreiz nur bei eruptiven Formen und beim Vorkommen in Körperfalten
- Psoriatische Arthropathie kann vorkommen
- Die Histopathologie ist spezifisch

Allgemeine Betrachtungen

Die Psoriasis ist eine häufige, benigne, akute oder chronische entzündliche Hauterkrankung, welche offensichtlich auf genetischer Disposition beruht. Ein genetischer Defekt im mitotischen Kontrollsystem wird als Ursache vorausgesetzt. Die verminderte Ansprechbarkeit des cAMP-Systems in der psoriatischen Epidermis auf Prostaglandin E$_1$ läßt vermuten, daß eine veränderte Reaktionsfähigkeit der Epidermis auf Prostaglandine einer der Faktoren in der Pathophysiologie der Psoriasis sein könnte. Traumatische oder zur Reizung führende Einwirkungen auf die psoriatische Haut können zur Entwicklung von Psoriasisherden an der betreffenden Stelle führen. Die Psoriasis verläuft gewöhnlich eruptiv, besonders in Perioden großen Stresses. Es

kann zu sehr ernsten, lebensbedrohlichen Formen kommen. Es bestehen einige Anhaltspunkte dafür, daß immunologische Faktoren eine Rolle in der Pathogenese der Psoriasis spielen, aber das ist noch nicht ausreichend bestätigt. Kürzliche experimentelle Studien deuten darauf hin, daß eine schwere Psoriasis auf Dialyse ansprechen kann, was der Vermutung Nahrung gibt, daß eine systemische biochemische Einheit eine ursächliche Rolle spielen könnte.

Klinische Befunde

Im allgemeinen bestehen keine Beschwerden. Die eruptive Form der Psoriasis kann jucken, und beim Auftreten in Körperfalten pflegt der Juckreiz stark zu sein (Psoriasis inversa). Die Herde sind intensiv gerötet, scharf begrenzt und von silberhellen Schuppen bedeckt. Ellbogen, Knie und behaarter Kopf sind am häufigsten befallen. Die Nagelveränderungen ähneln einer Onychomykose. Eine feine Tüpfelung der Nägel gilt als pathognomonisch. Die Erkrankung kann mit einer Arthritis einhergehen, die der rheumatoiden Form ähnelt.

Differentialdiagnose

Auf dem behaarten Kopf muß an ein seborrhoisches Ekzem, in den Körperfalten an eine Intertrigo oder eine Kandidiasis, an den Nägeln an eine Onychomykose gedacht werden.

Behandlung

A. Allgemeine Maßnahmen: Aufenthalt in warmem Klima scheint eine günstige Wirkung zu haben. Unspezifische innere Mittel besitzen keinen großen Wert, mit Ausnahme von Arsen, welches aber unter Berücksichtigung der Rückfallneigung der Herde und der nach übermäßigem Gebrauch auftretenden Spätfolgen (Keratome, Epitheliome) nicht ungefährlich ist. Die Fowlersche Lösung (Liqu. Kal. arsenic.) wurde bei Patienten mit subakuten und chronischen Formen zweimal täglich in Dosen von 3–15 Tropfen empfohlen, obwohl Dosishöhe, Anwendungsdauer, Indikationen und sogar die Zweckmäßigkeit der Anwendung noch umstritten sind. Man kann es bei vorliegender Indikation in mehreren Kuren verabfolgen, aber jede einzelne Kur sollte eine Zeitdauer von 2–3 Monaten nicht überschreiten. (Anmerkung des Herausgebers: In Deutschland ist die Arsenbehandlung der Psoriasis ganz aufgegeben worden!) In schweren Fällen ist eine Klinikeinweisung angezeigt, und es sollte eine orale Therapie mit dem Retinoid Etretinat (Tigason®), das seit kurzem im Handel ist, vorgenommen werden (Initialdosis: 0,75–1 mg/kg/die, maximal 75 mg/die, über 2–4 Wochen; Erhaltungsdosis 0,5 mg/kg/die über weitere 6–8 Wochen bis zur maximalen Remission; *Cave:* das Präparat wirkt teratogen! Eine kombinierte Behandlung mit Vitamin A muß vermieden werden, eine Kombination mit anderen Behandlungsformen [topische Steroide, PUVA etc.] ist erlaubt). ACTH oder Kortikosteroide können bei schnell sich ausbreitenden Fällen ebenfalls notwendig werden. In derartigen Fällen kann man i.m. Injektionen von 40–60 mg Triamcinolon-acetonid in Abständen von 3 Wochen verabfolgen. (Vorsicht!) Bei generalisierter, therapieresistenter Psoriasis (einschließlich Arthropathia psoriatica) kann ein Behandlungsversuch mit Methotrexat unternommen werden.

Beruhigende Einwirkungen sind wichtig, da die Patienten wegen der schwierigen Behandlung oft mutlos werden. Man sollte versuchen, diese seelische Belastung zu beeinflussen.

B. Lokale Maßnahmen: *1. Akute Psoriasis:* Alle irritierenden oder stimulierenden Medikamente sind zu vermeiden. Man beginnt mit einer Schüttelmixtur (Rp. Nr. 13 u. 14) oder milden Salbe (Tabelle 3-6) mit Zusatz von 5% Liqu. carbon. deterg. Sind die Veränderungen weniger akut geworden, dann bevorzugt man milde keratoplastische Zusätze zu Schüttelmixturen (Tabelle 3-4) oder hydrophilen Salben (Tabelle 3-5)

2. Subakute Psoriasis: Tägliche warme Bäder. Entfernung der Schuppen mit Bürste, Seife und Wasser. Anwendung von Schüttelmixturen (Tabelle 3-4) und hydrophilen Salben (Tabelle 3-5) unter Zusatz von keratoplastischen oder stimulierenden Wirkstoffen in ansteigender Konzentration. Sonnen- oder Höhensonnen-Bestrahlungen in langsam ansteigender Dosierung können verabfolgt werden.

3. Chronische Psoriasis: Man wendet folgende Kombination von Ultraviolettbestrahlung und Teertherapie täglich nach Bedarf (modifiziert nach Goeckermann) an: 2–5%ige Teersalbe dick auf die Haut auftragen und dort für 12–24 Stunden belassen. Dann wird die Salbe mittels Öl entfernt, eine leichte Verfärbung bleibt zurück. Anschließend Höhensonnenbestrahlungen in langsam ansteigenden suberythemen Dosen je nach Verträglichkeit.

Teer-Gele sind elegante Ersatzmittel für rohen Steinkohlenteer. Anthralinsalbe 0,1–1% kann von Nutzen sein. Allerdings neigt sie zur Reizung und verfärbt weißes oder graues Haar. Sie sollte nicht in der Nähe der Augen angewandt werden.

Experimentelle Arbeiten lassen vermuten, daß eine Bestrahlung durch Höhensonne oder Schwarzlichtlampen auf die chronische Psoriasis eine heilende Wirkung hat.

8-Methoxypsoralen (Ammoidin, Methoxsalen), 20–60 mg oral gefolgt von Ultraviolettbestrahlung (PUVA), hat bei der Therapie der hartnäckigen Psoriasis gute Erfolge gezeigt. Die Rezidivrate ist jedoch hoch. Die speziellen Hochintensitäts-UV-Lampen sind zudem teuer. Die Dosimetrie muß sehr sorgfältig beachtet werden. Sicherheitsmaßnahmen für die Augen sind noch nicht festgelegt worden. (Es ist allerdings über bestimmte Augenveränderungen bei Nachttieren, welche mit Methoxsalen gefüttert und welche anschließend einer Hochintensitäts-Schwarzlichtbestrahlung ausgesetzt worden sind, berichtet worden). Es kann zu Nausea, starker Rötung und Ödemen sowie Juckreiz kommen. Jedoch die hauptsächlichen Gefahren sind diese: Altern der Haut, besonders bei jenen, welche leicht einen Sonnenbrand bekommen und wenig bräunen; ferner mögliche Auslösung einer malignen Hauterkrankung, einschließlich Melanom.

Die einfache Anwendung von im Handel befindlichen Teermixturen 2 mal täglich kann ebenso wirksam sein wie die vergleichbare Anwendung potenter topischer Kortikosteroide.

Bei lokalisierten Läsionen kann man Triamcinolonacetonid-Suspension 2,5 mg/ml intraläsional injizieren. Über Nacht wendet man Triamcinolonacetoniod-Creme 0,1% oder Fluocinolon-Creme 0,025% dick in Kombination mit einem Plastikfilm-Okklusivverband an. Für die behaarte Kopfhaut kann Betamethasonvalerat-Lotio 0,1% noch günstiger sein. Man kann über den ganzen Körper nach einer Kortikosteroidcremebeschichtung einen Plastiktrainingsanzug überziehen.

Prognose

Die krankhaften Veränderungen lassen sich oft beseitigen, obwohl die Rezidivneigung bestehen bleibt. Psoriasis ist eine langdauernde und schwer zu behandelnde Erkrankung.

Pityriasis rosea

Diagnostische Merkmale
- Ovaler, rehbraunfarbener, schuppender Hautausschlag, der den Spaltlinien des Rumpfes zugeordnet ist
- Ein Primärherd entsteht gewöhnlich 1–2 Wochen vor der allgemeinen Eruption
- Juckreiz gelegentlich vorhanden

Allgemeine Betrachtungen

Die Pityriasis rosea ist eine leichte, nicht ansteckende, akut entzündliche Hautkrankheit von unbekannter Ätiologie. Sie verläuft wie ein infektiöses Exanthem, besitzt jedoch einen festgelegten Verlauf (üblicherweise 6 Wochen) und hinterläßt eine dauerhafte „Immunität" (zweimaliger Befall ist selten). Die Erkrankung tritt vorwiegend im Frühjahr und Herbst auf. Chronische Verlaufsformen kommen nur selten vor. Ausgiebige Sonnenbrände unterdrücken das Exanthem (nur im Bereich der gebräunten Hautbezirke).

Klinische Befunde

Gelegentlich kommt es zu starkem Juckreiz. Die Herde bestehen aus ovalen, rehbraunen fleckförmigen Gebilden von 4–5 mm im Durchmesser. Sie folgen den Spaltlinien der Haut am Stamm. Die Abschilferung der Herde führt zu einer gefältelten Schuppenbildung, die in der Herdmitte beginnt. Die proximalen Anteile der Extremitäten sind mitbefallen. Ein Primärherd ist in der Regel vorhanden.

Differentialdiagnose

Die sekundäre Lues ist abzugrenzen, besonders wenn die Herde sehr zahlreich und kleiner als gewöhnlich sind. Tinea corporis, seborrhoisches Ekzem, Tinea versicolor und Arzneimittelexantheme können eine Pityriasis rosea vortäuschen.

Behandlung

Akute irritierte Herde, die aber ungewöhnlich sind, sollten wie eine akute Dermatitis mit feuchten Verbänden (Tabelle 3-2) oder Schüttelmixturen (Rp. Nr. 13–16) behandelt werden. Sonst kann man zweimal täglich eine 5%ige Liqu. Carbon. deterg.-Stärke-Lotio (Rp. Nr. 16) anwenden. Auch Höhensonnenbestrahlungen kommen in Betracht.

Prognose

Die Pityriasis rosea ist im allgemeinen eine akute selbstheilende Krankheit, die nach etwa 6 Wochen abklingt.

Seborrhoisches Ekzem und Kopfschuppen

Diagnostische Merkmale

- Trockene Schuppen oder trockene gelbliche Verkrustungen mit oder ohne darunter befindlicher Hautrötung
- Lokalisation: Behaarter Kopf, mittlere Gesichtspartie, Brustbeingegend, zwischen Schulterblättern, Nabelbereich und Körperfalten

Allgemeine Betrachtungen

Das seborrhoische Ekzem ist eine akute oder chronische papulosquamöse Hautentzündung. Es beruht auf einer erblichen Veranlagung unter Mitwirkung verschiedener Faktoren wie Hormone, Ernährung, Infektion und Gemütsspannungen. Die Bedeutung des hefeartigen Pityrosporon ist ungeklärt. Kopfschuppen sind nur eine Intensivierung des physiologischen Prozesses der Desquamation.

Klinische Befunde

Juckreiz kann vorhanden sein, aber er wird nicht in jedem Falle beobachtet. Behaarter Kopf, Gesicht, Brust, Rücken, Nabelgegend und Körperfalten können fettig oder trocken sein, mit trockenen Schuppen oder fettigen gelblichen Schorfen bedeckt. Rötungen, Fissuren und Sekundärinfektionen können auftreten.

Differentialdiagnose

Man muß andere Hautkrankheiten mit der gleichen Lokalisation abgrenzen, z. B. Intertrigo und Mykosen. Außerdem ist die Psoriasis auszuschließen.

Behandlung

A. Allgemeine Maßnahmen: Man sorge für ausgeglichene Kost und schränke jedes Übermaß an Süßigkeiten, Gewürzen, heißen Getränken und Alkohol ein. Regelmäßige Arbeitszeiten, Erholungspausen, Schlaf und körperliche Reinlichkeit sind zu empfehlen. Behandelt werden müssen auch alle verschlimmernd wirkenden Faktoren wie Infektionen, Überarbeitung, Gemütsspannungen, Obstipation und Diätfehler.

B. Lokale Maßnahmen:

1. Akute, subakute oder chronische Ekzemherde: Behandlung wie bei Dermatitis oder Ekzem. Emulsionen mit Zusatz von 0,5% Hydrocortison und 10% Sulfacetamidnatrium sind für alle Erscheinungsformen und Stadien geeignet. Das gleiche gilt für kortikosteroidhaltige Cremes, Lotions oder Lösungen (Rp. Nr. 20, 39 und 40).

2. Seborrhoe des behaartem Kopfes: Man verwendet eines der folgenden Mittel: (1) Selsun®-(Selensulfid)-Suspension oder ein anderes Waschmittel (Ergänzung des Herausgebers: auf dem deutschen Markt z. B. Ellsurex®, Loscon®, Criniton®, Ichtho-Cadmin®, Sebopona®, Selukos) zum Kopfwaschen einmal wöchentlich bewähren sich ausgezeichnet. (2) Shampoos, welche Zinkpyrithion enthalten, können sehr wirksam sein. (3) Bctamethasonvalerat-Lotion Betnesol®-V 0,1% wirkt ausgezeichnet. (Ergänzung des Herausgebers: als Kopfwasser sind auf dem deutschen Markt erhältlich z. B. Alpicort®, K$_5$-Tinktur, Loscon®-Tinktur usw.)

3. Seborrhoe unbehaarter Körperstellen: Anwendung einer leicht anregenden Lotio (Rp. Nr. 16), einer Salbe (Rp. Nr. 35) oder einer hydrophilen Salbe (Tabelle 3–5) mit Zusatz von 3–5% Sulf. praec. Die Schuppenbekämpfung kann durch Zusatz von 1% Salicylsäure noch unterstützt werden.

4. Seborrhoe intertriginöser Körperstellen: Fetthaltige Salben vermeiden. Statt dessen verordnet man feuchte Kompressen (Rp. Nr. 1–5 und 7) und verwendet anschließend eine hydrophile Salbe (Tabelle 3-5) mit Zusatz von 5% Hydr. praec. alb.

Prognose

Die Neigung zu Rückfällen bleibt während des ganzen Lebens bestehen. Im Einzelfall pflegt sich die Krankheit über Wochen, Monate oder Jahre hinzuziehen.

Acne vulgaris

Diagnostische Merkmale

- Pickel (Papeln oder Papulopusteln) im Bereich von Gesicht, Rücken und Schultern zur Pubertätszeit
- Offene und geschlossene Komedonen
- Zystenbildung, langsame Rückbildung, Vernarbung
- Häufigste aller Hautkrankheiten

Allgemeine Betrachtungen

Die Acne vulgaris ist eine häufige entzündliche Hautkrankheit von unbekannter Äthiologie. Vermutlich ist sie auf eine genetische Disposition und eine Aktivierung der Androgene zurückzuführen. Sie kann sich jederzeit entwickeln, zu Pubertätsbeginn und während der gesamten Zeitdauer einer bestehenden Sexualhormonaktivität. Eunuchen bleiben verschont, aber die Krankheit kann bei prädisponierten Personen durch Androgenzufuhr hervorgerufen werden. Eineiige Zwillinge können in identischer Weise befallen werden.

Die Krankheit kommt bei Männern häufiger vor. Im Gegensatz zur Volksmeinung klingt sie nicht immer spontan ab, sobald die körperliche Entwicklung beendet ist. Bei unterbleibender Behandlung kann sie bis ins 4. und sogar 6. Lebensjahrzehnt bestehen bleiben. Die Hautveränderungen sind die Folgen einer übersteigerten Talgdrüsentätigkeit, einer Talgretention, eines vermehrten Wachstums des Akne-Bazillus (Corynebacterium acnes) innerhalb der am Austreten behinderten Talgmassen, einer Reizung durch Fettsäuren und einer Fremdkörperreaktion durch außerhalb der Follikel befindlichen Talg.

Klinische Befunde

Leichtes Brennen, Schmerzen oder Juckreiz können vorhanden sein. Es finden sich entzündliche Papeln, Papulopusteln, erweiterte Poren, Zysten und Narben. Diese Veränderungen treten hauptsächlich im Gesicht, an Nacken, oberen Brustbezirken, Rücken und Schultergegend auf. Häufig kommen Komedonen vor. Befangenheit und Scham sind bei den Kranken vielfach besonders stark ausgeprägt.

Differentialdiagnose

Abgrenzen muß man akneiforme Erscheinungen durch Brom und Jod sowie nach Kontakt mit chloriertem Naphthalin und Diphenyl.

Komplikationen

Entwicklung von Talgzysten, erhebliche Narbenentwicklung und psychische Traumen.

Behandlung
A. Allgemeine Maßnahmen:

1. Belehrung der Patienten: Der Patient sollte eindringlich belehrt werden über die Art seiner Hautkrankheit, die Möglichkeiten zu ihrer Behandlung und die Notwendigkeit, den Behandlungsplan unbeirrt über längere Zeit beizubehalten. Er sollte ferner darauf hingewiesen werden, daß die Behandlung nicht nur ein befriedigendes kosmetisches Aussehen hervorrufen soll, solange der Prozeß noch aktiv ist, sondern daß auch die Entwicklung bleibender Narben verhindert werden muß.

2. Diät: Die Kost soll abwechslungsreich und ausreichend sein. Schokolade, Nüsse (auch Erdnußbutter), fette und gebratene Speisen, Hochseefische, Alkohol, scharfe Gewürze und ein Übermaß an Kohlenhydraten sind zu verbieten. Der Ernährung kommt aber nicht die Bedeutung zu, die man früher vermutete.

3. Arzneimittel, insbesondere die brom- oder jodhaltigen, sind nach Möglichkeit fernzuhalten.

4. Öle oder Fette sollte man zur Hautpflege nicht verwenden.

5. Faktoren, die eine Akne ungünstig zu beeinflussen pflegen, wie Anämie, Unterernährung, Infektionen oder gastrointestinale Störungen, sind entsprechend zu behandeln.

6. Die ungünstigen Auswirkungen von seelischen Beeinträchtigungen müssen in die Betrachtung einbezogen werden und sind ihrerseits zu behandeln.

7. Antibiotika: Tetracyclin, 250 mg täglich oral, kann einen weit besseren Langzeiterfolg haben als jede andere Therapie.

Hohe Dosen von Tetracyclin, in den meisten Fällen 2 000 mg täglich, werden für schwere Akneformen empfohlen, stets bei sorgfältiger klinischer und Laborüberwachung. Tetracyclin kann allerdings Zähne im Wachstumsalter dauerhaft verfärben (Anmerkung des Herausgebers: aus diesem Grunde ist Tetracyclin bei Kindern bis zum 7. Lebensjahr kontraindiziert). Blutbilder, blutbiochemische Untersuchungen und Urinuntersuchungen ergeben gewöhnlich bei Personen unter niedrig dosierter Langzeittherapie mit Tetracyclin oder Erythromycin normale Befunde. Eine gramnegative Follikulitis, welche als Superinfektion während einer unter Breitspektrumantibiotikatherapie stehenden Akneerkrankung auftreten kann, spricht auf ein Absetzen dieser Antibiotika und auf eine orale Verabreichung von Penicillin über ein bis zwei Wochen hin an. Chloramphenicol sollte bei der Akne nicht verwendet werden. Minocyclin, 50 mg 2 mal täglich oral, wird in schweren Fällen als Zusatztherapie empfohlen.

Topische Antibiotika in speziellen Trägern haben sich bei der Akne ebenfalls als hilfreich erwiesen.

8. Orale Kontrazeptiva sollen manchen jungen Frauen mit Akne von Nutzen sein. Offensichtlich entwickelt sich eine positive Wirkung besonders vom Mestranol. Eine gelegentliche Komplikation ist die Hyperpigmentation (Melasma).

9. Zinkgluconat, 50 mg morgens und abends mit den Mahlzeiten gegeben, kann ebenfalls nützlich sein.

10. Retinoide: Isotretinoin, ein Vitamin A-Analog (13-cis-Retinoinsäure, Ro 4-3780), hat sich in der Behandlung schwerer Akneformen (z. B. Acne conglobata) als erfolgreich erwiesen. Das Präparat (es wirkt allerdings teratogen) befindet sich noch in Klinischer Prüfung; mit seiner Einführung (vorauss. Warenzeichen Accutan®) ist ca. 1984 zu rechnen.

B. Lokale Maßnahmen: Gewöhnliche Seife genügt zum Waschen, aber besser noch ist pHisoHex®. Fette Reinigungscremes und andere Kosmetika sind zu vermeiden. Der behaarte Kopf wird 1–2 × wöchentlich gewaschen (Rp. Nr. 48). Komedonen drückt man mit einem Komedonenquetscher aus. Fluktuierende Talgzysten werden mit einem kleinen scharfen Skalpell eröffnet und entleert.

1. Keratoplastische und keratolytische Mittel: Über Nacht trägt man eine Schwefel-Zinkschüttelmixtur (Rp. Nr. 18) auf und entfernt sie morgens mit warmem Wasser.

2. Keratolytische Salben und Pasten: Zu Beginn schwachprozentige Formen, die man verstärkt, solange sie vertragen werden. Für die Nacht kann man eine hydrophile Salbe mit 2–10% Schwefelzusatz verwenden. Sie wird am nächsten Morgen wieder entfernt (Rp. Nr. 18).

3. Handelspräparate gegen Akne stehen in großer Zahl zur Verfügung.*

4. Dermabrasio: Eine kosmetische Besserung läßt sich durch Abschleifen inaktiv gewordener Zustandsbilder erreichen, insbesondere bei flachen oberflächlichen Narben. Die Haut wird zunächst mit Chloräthyl vereist und anästhesiert, anschließend mit feinem Sandpapier oder mit motorgctriebenen Spezialbürsten abgeschliffen. Die Methode ist nicht frei von unerwünschten Nebenwirkungen, z. B. Hyperpigmentierungen oder vergrößerten Narben. Eine milde tägliche Schleifung erreicht man auch durch Einmassieren kleiner Partikelchen, die in einer Salbe inkorporiert sind (Brasivil).

5. Chemische Maßnahmen: Sorgfältiges Betupfen von Aknenarben mit Phenol, liquefact. oder 25–50%iger Trichloressigsäure kann bei sofortiger Wiederentfernung mit 70%igem Alkohol zu hervorragenden kosmetischen Ergebnissen führen.

6. Strahlenbehandlung: Gewöhnliche Sonnenbäder in steigenden Dosen sind vielfach von großem Nutzen. Ultraviolette Bestrahlungen wendet man zusätzlich neben den anderen therapeutischen Maßnahmen an. Unter Verwendung von Suberythemdosen in mehrtägigen Abständen strebt man ein schwaches Erythem mit leichter Schuppung an. Rö-Bestrahlungen (durch einen Facharzt) sollte man den besonders schweren Fällen vorbehalten, die auf andere Behandlungsarten nicht angesprochen haben.

7. Flüssige Stickstoffsprays sind nützlich zum Bleichen von Zysten und Papeln.

Prognose

Eine unbehandelt bleibende Acne vulgaris kann während des gesamten Erwachsenenalters bestehenbleiben und zu erheblichen Narben führen. Die Erkrankung ist chronisch und neigt trotz Behandlung zu Rückfällen.

Rosacea

Diagnostische Merkmale

- Chronische Erkrankung im Gesichtsbereich bei Menschen mittleren und höheren Alters
- Es besteht eine große vaskuläre Komponente (Erytheme und Teleangiektasien)
- Einen akneähnliche Komponente (Papeln, Pusteln und Seborrhoe) ist ebenfalls vorhanden
- Außerdem besteht eine glanduläre Komponente, begleitet von Hyperplasie des weichen Nasengewebes (Rhinophyma)

Allgemeine Betrachtungen

Abgesehen von einem offensichtlich genetischen Faktor kann kein einziger Faktor die Pathogenese dieser Krankheit erklären. Emotionale Störungen, eine seborrhoeische Diathese und eine Dysfunktion des Gastrointestinaltraktes könnten bedeutsame weitere Faktoren sein. Über ein statistisch häufiges Vorkommen von Migräne in Zusammenhang mit Rosacea ist berichtet worden.

Eine Variante der Rosacea ist die sogenannte Demodex-Akne (Demodicidosis), bei welcher eine große Zahl der *Demodex folliculorum*-Milbe in den Poren gefunden wird. Diese können unter dem Mikroskop demonstriert werden, wenn der Inhalt der ausgequetschten Poren in Glyzerin auf einem Objektträger untersucht wird.

---

* Anstelle der im Original empfohlenen, hier nicht erhältlichen amerikanischen Fertigpräparate sind in Deutschland u. a. gebräuchlich: Airol® Roche, Cordes® VAS, Epi-Aberel®, Eudyna®; Aknecompren®, Aknederm®, Akne-Medice®, Akne-Vausept®, Aknichtol®-Lotio, Mederma®, Neo-Medrate®, Sebohermal®, Stepin®, Sulfoderm®-Puder, Wisamt® usw.

Klinische Befunde

Diese sind im wesentlichen oben beschrieben. Das ganze Gesicht kann eine rosige Färbung haben. Man sieht wenige oder keine Mitesser. Entzündliche Papeln treten hervor, und es können auch Pusteln bestehen. Daneben kann eine Seborrhoe vorhanden sein. Der Patient klagt oft über Brennen und Stechen mit abwechselnden Episoden von Hitzegefühlen.

Differentialdiagnose

Abzugrenzen ist von der Akne, Bromodermie, Jododermie und von der oben beschriebenen Demodicidosis. Die rosige Farbe der Rosacea führt jedoch im allgemeinen genau zur Diagnose.

Behandlung

A. Allgemeine Maßnahmen: Man sollte zunächst emotionalen und hiermit verbundenen gastrointestinalen Störungen nachgehen. Als die Krankheit fördernde Faktoren werden unter anderem genannt: Infektherde, emotionale Spannung, chronische Müdigkeit, endokrine Störungen, unausgeglichene Kost sowie ein chronischer Alkoholismus. Ein Beweis hierfür steht jedoch noch aus. Es ist jedoch ratsam, diesen Faktoren besondere Aufmerksamkeit zu schenken. Tetracyclin, 250 mg oral täglich auf leeren Magen, in Verbindung mit einer topischen Behandlung, kann sehr wirksam sein.

B. Lokale Maßnahmen: Eine Kombinations-Salbe als dünner Film abends oder jeden zweiten Abend aufgetragen in Verbindung mit 0,5–1% Hydrocortison-Creme oder 0,05% Desonid-Creme (Tridesilon®), morgens und abends unter gleichzeitiger oraler Tetracyclintherapie, ist eine sehr wirksame Behandlung. Topische Antibiotika in den speziellen Trägern können ebenfalls sehr wirksam sein.

Prognose

In der Vergangenheit neigte die Rosacea zu Hartnäckigkeit und Resistenz. Mit Hilfe der oben genannten therapeutischen Maßnahmen kann sie gewöhnlich unter Kontrolle gebracht werden. Das als Komplikation auftretende Rhinophyma erfordert überlicherweise plastisch-chirurgische Korrekturen.

Urtikaria und Angioneurotisches Ödem

(Familiäres Angioödem)

Diagnostische Merkmale

- Auftreten flüchtiger Quaddeln
- Gewöhnlich sehr intensiver Juckreiz
- Besondere Formen der Urtikaria tragen besondere Merkmale (hereditäres Angioödem, Dermographismus, cholinergische Urtikaria, Urticaria solare oder Kälteurtikaria)
- Meist akuter Verlauf über eine Dauer von ein bis zwei Wochen
- Eine chronische Urtikaria kann den größten Bemühungen, die Ursache zu finden oder auszuschließen, trotzen

Allgemeine Betrachtungen

Eine Urtikaria kann auf verschiedene Stimuli zurückzuführen sein. Der pathogenetische Mechanismus kann entweder immunologisch oder aber auch nicht immunologisch sein. Der häufigste immunologische Mechanismus rührt vom Typ I ‚Hypersensibilitätszustand‘, vermittelt durch IgE. Ein anderer immunologischer Mechanismus löst die Aktivierung der Komplementkaskade aus, welche zur Ausschüttung von Anaphylatoxinen führt. Diese wiederum bewirken die Ausschüttung von Histamin. Gleichgültig ob die Pathogenese allergisch oder nichtallergisch ist, die Reglerfaktoren wirken auf die Mastzellen und Basophilen, welche wiederum Mittlerstoffe auslösen, die nun ihrerseits fähig sind, eine Urtikaria hervorzurufen. Zu diesen Mittlerstoffen gehören: Histamin, Serotonin, Kinine, langsam wirkende Substanzen der Anaphylaxie, Prostaglandine, Acetylcholin, Absetzungsprodukte des Fibrins und Anaphylatoxine, welche die vaskuläre Permeabilität erhöhen und Quaddeln hervorrufen. Die intrazellulären Spiegel von cAMP spielen eine regulative Rolle bei der sekretorischen Ausschüttung des Histamins aus den Mastzellen und den Basophilen.

Klinische Befunde

A. Symptome: Juckreiz ist das klassische, hervortretende Symptom, kann aber in seltenen Fällen fehlen. Die Läsionen sind akut, mit Pseudopodien und intensiver Schwellung. Die Morphologie der Läsionen kann sich während eines Zeitraumes von Minuten oder Stunden verändern. Zu den betroffenen Körperstellen gehören vornehmlich Lippen, Zunge, Augenlider, Larynx, Handflächen, Fußsohlen und Genitalien. Eine papuläre Urtikaria aufgrund von Insektenstichen kann für lange Zeit bestehenbleiben und gelegentlich als Lymphom oder Leucaemia cutis aufgrund der histologischen Befunde fehlinterpretiert werden. Bei Floh- oder Mückenstichen kann man an der Läsion gewöhnlich einen zentralen Punkt feststellen. Gestreifte Urtikaria-Läsionen findet man bei der akuten allergischen Pflanzendermatitis (z. B. auf Giftefeu, Gifteiche oder Sumach). Beim Angioödem besteht häufig eine positive Familienanamnese; die urtikariellen Läsionen können massiv sein. Eine Laryngealobstruktion kann zum Tode führen.

B. Laborbefunde: Im Blut ist häufig eine Eosinophilie festzustellen. Bestimmung des Serumspiegels der vierten Komplementkomponente auf familiäres

Angioödem. Bei chronischer Urtikaria lassen sich in Stuhlproben Parasiten finden.

Differentialdiagnose
Abzugrenzen sind die Kontaktdermatitis und der Dermographismus.

Behandlung
A. Allgemeine Maßnahmen: Die Ursache ist festzustellen und − wenn möglich − umgehend auszuschließen. Die wichtigsten Ursachen sind Arzneimittel (z.B. Atropin, Pilocarpin, Morphium, Codein), Arthropodenbisse (z. B. durch Insekten), physikalische Faktoren (wie Hitze, Kälte, Sonnenlicht, Verletzung und Druck) und vermutlich neurogene Faktoren, wie z.B. bei der *cholinergischen Urtikaria,* welche durch besondere Körperübungen, Aufregung, heiße Duschen etc. ausgelöst werden.
Allergische Ursachen können einschließen: Penicillinreaktionen, Inhalationen von Federn oder Tierhautschuppen, Genuß von Schalentieren oder Erdbeeren, Seruminjektionen und Impfstoffe, äußerliche Kontaktallergene verschiedener Chemikalien und Kosmetika sowie Infektionen.
Die allgemeine Therapie schließt orale Antihistaminika ein. Hydroxyzin, 10 mg 2mal täglich bis 25 mg 3mal täglich, kann sehr nützlich sein. Cyproheptadin, 4 mg 4mal täglich, kann dort Erfolg zeigen, wo Hydroxyzin nicht wirkt; Cyproheptadin ist auch nützlich bei *Kälteurtikaria.* Es kann notwendig sein, oral Prednison in absteigender Dosierung von 45 mg bis hinunter auf 5 mg in einer 8-Tages-Periode zu verordnen. Adrenalin 1:1 000, 0,3–1,0 ml subkutan anschließend, kann sehr wirkungsvoll sein.
Beim *familiären Angioödem* hilft Methyltestosteron, 10 mg 1–2 mal täglich. Auch werden für die gleiche Indikation von dem Gonadotropinhemmer Danazol (Winobanin®) gute Erfolge berichtet.
Bei einer *chronischen Urtikaria* ist eine systemische Behandlung mit Oxatomid (Tinset®) angezeigt (Cave: Herzpatienten oder Diabetiker während der Behandlung mit Oxatomid ärztlich überwachen).
B. Lokale Maßnahmen: Stärkebäder, zweimal täglich, können sehr nützlich sein. Dabei kann eine Tasse voll feiner veredelter Stärke auf ein angenehm warmes Bad verwendet werden. Man kann auch Calamina-Liniment mit 0,25% Phenol topisch als Badezusatz verwenden.
Urticaria solare wird durch langsam abgestufte Aufenthalte an der Sonne behandelt.

Prognose
Die Krankheit dauert gewöhnlich nur wenige Tage. Die chronische Form kann aber über Jahre bestehenbleiben. Das hereditäre Angioödem kann lebensbedrohlich wirken und bereits während der ersten akuten Phase frische Plasmatransfusionen erfordern.

Pluriorifizielle Elektrodermose
(Stevens-Johnson) s. Kapitel 13, Pädiatrie, S. 653

Intertrigo

Die Intertrigo wird hervorgerufen durch die mazerierende Wirkung von Hitze, Feuchtigkeit und Reibung. Besonders leicht entwickelt sie sich bei korpulenten Menschen und in feuchtem Klima. Unzulängliche Körperhygiene bedeutet einen wichtigen ätiologischen Faktor. Oft findet man ein seborrhoisches Ekzem in der Vorgeschichte. Die Beschwerden bestehen aus Jucken, Stechen und Brennen. Die Körperfalten weisen Fissuren, Rötungen und Mazerationen mit oberflächlichen Erosionen auf. Urin- und Blutuntersuchungen decken oft einen Diabetes mellitus, entsprechende Hautuntersuchungen eine Kandidiasis auf. Im gefärbten Direktabstrich findet man reichlich Kokken. Intertrigo ist z.B. die häufigste Dienstunfähigkeitsursache bei amerikanischen Truppen in den Tropen.
Die Behandlung deckt sich weitgehend mit den Anwendungen bei Tinea cruris, doch sollten ausgesprochene Antimykotika keine Verwendung finden. Rückfälle sind häufig.
Intertrigo des Säuglings, s. Kapitel 13, Pädiatrie, S. 653

Miliaria
(Schweißfriesel)

Diagnostische Merkmale
- Brennende oder juckende, oberflächliche, dicht angeordnete kleine Bläschen oder Papeln an bedeckten Körperstellen
- Heißes, feuchtes Wetter
- Gelegentlich Fieber und sogar Hitzschlag

Allgemeine Betrachtungen
Bei der Miliaria handelt es sich um eine akute Hautentzündung, welche sich besonders häufig an den oberen Extremitäten, am Stamm und den intertriginösen Bezirken entwickelt. Heiß-feuchte Einwirkungen stellen die häufigste Ursache dar, aber eine individuelle Empfänglichkeit pflegt mitzuwirken, und es werden vor allem korpulente Menschen befallen. Es kommt zu Verstopfungen der Schweißdrüsenporen und schließlich zum Aufplatzen mit Entwicklung einer irritierenden, stechenden Hautreaktion.

Klinische Befunde
Übliche Begleitsymptome sind Brennen und Jukken. In schweren Fällen kann es zu Fieber, Hitz-

schlag und sogar zu Todesfällen kommen. Die Effloreszenzen bestehen aus kleinen, oberflächlichen, geröteten, dünnwandigen, einzeln, aber dicht nebeneinanderstehenden Bläschen, Papeln oder Papulovesikeln. Die Veränderungen finden sich am häufigsten an bedeckten Körperstellen.

Differentialdiagnose
Man muß abgrenzen gegenüber ähnlich aussehenden Hauterscheinungen beim Arzneimittelexanthem.

Vorbeugung
Auf optimale Arbeitsbedingungen ist nach Möglichkeit zu achten, z.B. durch Überwachung von Temperatur, Durchlüftung und Feuchtigkeitsgehalt. Übermäßig langes Baden und scharfe Seifen sollte man vermeiden. Vorsichtig durchgeführte Sonnen- oder Ultraviolettbestrahlungen sind zweckmäßig bei Personen, die sich später in ein heißes, feuchtes Klima begeben wollen. Empfindliche Menschen sollten die genannten schädlichen klimatischen Einwirkungen vermeiden.

Behandlung
Eine juckreizlindernde und kühlende spirituöse Flüssigkeit von etwa folgender Zusammensetzung läßt man 2–4 × tgl. einreiben:

Rp. Menthol.	1,0
Phenol. liquefact.	2,0
Glycerin.	15,0
Spirit. dilut.	ad 240,0

Andere Mittel, die mit wechselndem Erfolg zur Anwendung kommen können, sind Schüttelmixturen (Rp. Nr. 13 mit 1% Phenolzusatz oder Rp. Nr. 14) sowie juckstillende Puder und sonstige Körperpuder. Sekundärinfektionen (oberflächliche Pyodermien) behandelt man mit Kal. permang.-Verbänden bzw. Kompressen oder mit Bädern (Tabelle 3-2). Hydrophile Salben (Tabelle 3-5) mit Zusatz von 2,5% Hydr. praec. alb. sind ebenfalls oft angebracht. Eine Abhärtung der Haut erreicht man durch 2 × tägliches Einreiben mit 10% Acid. tannic. in 70% Alkohol. Anticholinergika per os können bei schweren Fällen sehr wirksam sein.

Prognose
Die Miliaria ist im allgemeinen eine leichte Krankheit, aber in schweren Fällen (Anhidrosis und Erschöpfungszustände in den Tropen) kann es als Folge von Störungen der wärmeregulierenden Mechanismen zu Todesfällen kommen. Der Prozeß kann auch bis zu einem gewissen Grad irreversibel sein und infolgedessen eine dauernde Entfernung des Betroffenen aus dem feuchtheißen Klima notwendig machen.

Pruritus ani et vulvae

Diagnostische Merkmale
- Juckreiz im Anogenitalbereich, besonders nachts
- Hautveränderungen können fehlen, oder es bestehen entzündliche Erscheinungen jeden Grades bis zur Lichenifikation

Allgemeine Betrachtungen
Die meisten Fälle haben keine eindeutige Ursache, aber viele verschiedene Ursachen sind uns bekannt. Anogenitaler Pruritus kann die gleichen Ursachen haben wie Intertrigo, Lichen simplex chronicus, seborrhoisches Ekzem, Kontaktdermatitis (durch Seifen, Eau de Cologne, Spülungen, Kontrazeptiva), oder er kann auf reizende Absonderungen, z.B. durch Diarrhoen, Fluor albus, Trichomoniasis, oder auf lokalisierte Erkrankungen (Kandidiasis, Dermatophytose) zurückgeführt werden. Diabetes mellitus muß ausgeschlossen werden. Psoriasis oder seborrhoisches Ekzem können vorhanden sein. Unsauberkeit kann ebenfalls die Schuld tragen.

Bis zu 10% der gynäkologischen Patienten können einen Pruritus vulvae aufweisen. Bei Frauen ist Pruritus ani allein slten, und ein Pruritus vulvae befällt gewöhnlich nicht auch die Analregion, obzwar der anale Juckreiz gewöhnlich auch auf die Vulva übergreift. Bei Männern tritt eine Pruritus des Skrotum weniger häufig als ein Pruritus ani auf. Wenn alle möglichen bekannten Ursachen ausgeschlossen sind, wird der Zustand als ideopathisch oder als ein essentieller Pruritus diagnostiziert.

Klinische Befunde
A. Symptome: Einziges Symptom ist der Juckreiz, hauptsächlich bei Nacht. Sichtbare Befunde sind im allgemeinen nicht vorhanden, aber es können auch entzündliche Rötungen, Fissurierungen, Mazerationen, Lichenifikationen, Exkoriationen oder auf Kandidiasis oder Epidermophytie verdächtige Erscheinungen auftreten.

B. Laborbefunde: Urinuntersuchungen und Blutzuckerbestimmungen können einen Diabetes mellitus aufdecken. Direkte mikroskopische Untersuchungen oder Kulturen aus Hautschuppen können zum Nachweis von Pilzen oder Darmparasiten führen. Auch Stuhluntersuchungen sind zum Nachweis evtl. Darmparasiten wichtig.

Differentialdiagnose
Abzugrenzen sind die verschiedensten Krankheitsursachen wie Candida-Pilze, Parasiten, lokale Reizungen durch Kontakt mit Medikamenten und Reizstoffen sowie andere primäre Hauterkrankungen der Genitalregion wie Psoriasis, Seborrhoe oder Intertrigo.

Vorbeugung

Alle in Betracht kommenden innerlichen oder lokalen Ursachen sind zu behandeln. Der Patient ist über eine sorgfältige Körperhygiene der Anogenitalgegend zu belehren.

Behandlung
(s. auch unter „Pruritus")

A. Allgemeine Maßnahmen: Heiße, scharf gewürzte Nahrungsmittel sowie Medikamente mit Reizwirkung auf die Analschleimhaut sind zu vermeiden. Eine Obstipation ist zu beseitigen. Der Patient soll nach dem Stuhlgang sehr weichen oder angefeuchteten Stoff oder Watte verwenden und sich gründlich reinigen. Frauen sollten die gleichen Maßnahmen nach dem Urinieren durchführen. Belehrt werden muß der Patient auch über die schädliche und juckreizverstärkende Wirkung des Kratzens.

B. Lokale Maßnahmen: Kortikosteroid-Cremes (Rp. Nr. 40) wirken ausgezeichnet. Zweimal tägliche Sitzbäder gibt man bei akut entzündeten und nässenden Erscheinungen. Dazu verwendet man Argt. nitr.-Lösung 1:10000–1:200, Kal. permang.-Lösung 1:10000 oder Essigsaure Tonerde-Lösung 1:20. Die Unterwäsche sollte täglich gewechselt werden. Fissurierte oder ulzerierte Stellen bestreicht man mit Castellanischer Lösung.
Bestrahlungen mit Röntgen- oder Grenzstrahlen kommen in Betracht, wenn andere Mittel versagt haben.

Prognose

Obwohl der Verlauf gewöhnlich benigne ist, kann der anogenitale Pruritus für lange Zeit bestehenbleiben oder rezidivieren.

Kallositas und Klavus

Schwielen und Hühneraugen entstehen an Füßen und Zehen bei falscher Körperbelastung, Fußdeformitäten oder schlecht sitzenden Schuhen. Manche Menschen sind durch hereditäre Belastung für abnorm starke Schwielenbildungen prädisponiert.
Druckempfindlichkeit und ihre Nachwehen sind die einzigen Beschwerden. Die starken Hyperkeratosen entwickeln sich nur an den Druckstellen. Nach ihrem Abschälen wird ein glasig erscheinender Kern sichtbar, der sich dadurch von den Plantarwarzen unterscheidet, welche ihrerseits viele Blutpunkte als Folge durchgeschnittener Kapillaren aufweisen. Ein weiches Hühnerauge bildet sich oft am proximalen Ende der Seitenfläche der 4. Zehe als Folge des Drucks, der auf den knöchernen Teil des Interphalangealgelenks der 5. Zehe ausgeübt wird.

Die Behandlung soll eine Beseitigung der Ursachen, die zu Druck und Reibung geführt haben, bewirken. Es muß für gutsitzende Schuhe gesorgt werden, und orthopädische Fehlbildungen sind zu beseitigen. Schwielenbildungen kann man durch sorgfältiges Abhobeln des Kallus nach Umschlägen mit warmem Wasser wesentlich bessern oder auch durch keratolytische Mittel z. B.

Rp. Acid. salicyl.	4,0
Aceton.	4,0
Collodii	ad 15,0

Da Signa: Über Nacht auf die Schwiele auftragen und mit einem Pflasterstreifen befestigen. Pflaster morgens entfernen und Behandlung wiederholen, bis Klavus oder Kallus beseitigt sind.
Eine metatarsale Lederspange, 12,7 mm: 6,3 mm groß, kann man auf der Außenseite des Schuhs unmittelbar an der das Körpergewicht tragenden Stelle der Sohle befestigen. Schuhe mit geriffelten Sohlen sind ebenfalls zweckmäßig.
Frauen, die zur Bildung von Schwielen und Hühneraugen neigen, sollten kein einengendes Schuhwerk tragen.
Es können auch Schuhe mit Schaumgummisohlen verwendet werden, bei denen vom Schuhmacher Einkerbungen in die Innenseiten der Sohlen an den den Schwielenbildungen entsprechenden Stellen geschnitten wurden.

Lupus erythematodes chronicus discoides

Diagnostische Merkmale
- Rote, asymptomatische, umschriebene Herde, besonders im Gesicht, oft in schmetterlingsförmiger Anordnung
- Schuppung folliküläre Hornzapfen, Atrophie und Teleangiektasien im Bereich der Herde
- Charakteristische Histologie

Allgemeine Betrachtungen

Der Lupus erythematodes weist eine oberflächliche, umschriebene, scheibenförmige Hautentzündung auf, die sich am häufigsten an Hautstellen entwickelt, die der Sonne oder ultravioletter Bestrahlung ausgesetzt sind. Die Ätiologie ist unbekannt. Die disseminierte Form wird in Kapitel 14 besprochen.

Klinische Befunde
A. Symptome: Symptome sind im allgemeinen nicht vorhanden. Die Veränderungen bestehen aus dunkelroten, scharf begrenzten einzelnen oder multiplen Herden, die einen Durchmesser von 5–20 mm besitzen und vorwiegend im Gesicht in Schmetter-

lingsform an Nase und Wangen auftreten. Es kommt zu Atrophie, Teleangiektasien und verstopften Follikeln. Meistens sind die Veränderungen von trockenen, verhornten, festhaftenden Schuppen bedeckt. Wo es angebracht erscheint, sollte eine eingehende Allgemeinuntersuchung erfolgen, um den systematischen Lupus erythematodes auszuschließen.

B. Laborbefunde. Bei der chronisch diskoiden Form gibt es im allgemeinen keine signifikanten Laborbefunde. Beim Auftreten einer Leukopenie oder Albuminurie, mit oder ohne Zylinder, muß an die disseminierte oder systematische Form einer Krankheit gedacht werden. Die histologischen Veränderungen sind charakteristisch. Der antinukleäre Antikörpertest dürfte am besten geeignet sein, um den systematischen Lupus erythematodes auszuschließen. Paramyxovirus-ähnliche Gebilde sind in Hautveränderungen bei Polymyositis, Lupus erythematodes und Dermatomyositis gefunden worden. Ihre Bedeutung ist noch unbekannt.

Differentialdiagnose
Die Schuppen sind trocken und besitzen einen reißnagelartigen Zapfen. Dadurch lassen sie sich von den Schuppen des seborrhoischen Ekzems unterscheiden. Man muß auch den sklerodermiformen Typ des Basalioms abgrenzen und bei Abwesenheit von Knötchen und Ulzerationen den Lupus vulgaris.

Komplikationen
Es kann zur Disseminierung kommen. Narben können sich entwickeln.

Behandlung
A. Allgemeine Maßnahmen: Chronische Erkrankungsformen muß man behandeln. Sonneneinwirkungen und andere intensive Bestrahlungen sind zu vermeiden. Niemals zur Strahlentherapie greifen! Einen optimalen Allgemeinzustand strebt man durch ausgeglichene Kost und zusätzlich durch Vitamin- und Eisenpräparate an. Für ausreichende Ruhe, bei Fieber Bettruhe, muß man sorgen.
B. Medikamentöse Behandlung (nur für die diskoide Form geeignet): Jedes der folgenden Medikamente kann schwere Sehstörungen nach sich ziehen. Bei langfristiger Medikation sollte alle 3 Monate eine augenfachärztliche Untersuchung erfolgen. So lange es möglich ist, sollte man den Lupus erythematodes chronicus discoides als kosmetische Störung betrachten und nur lokal oder mit abdeckenden Mitteln behandeln.
1. Chloroquindiphosphat (Resochin®), in der ersten Woche täglich 0,25 g, dann zweimal wöchentlich 0,25 g. Auf Unverträglichkeitserscheinungen achten.
2. Hydroxychlorochinsulfat (Quensyl®), täglich 0,2 g per os, dann zweimal wöchentlich. Kann ge-

legentlich von Nutzen sein, wenn Resochin® nicht vertragen wurde.
3. Das 3-wertige synthetische Antimalariamittel Triquin 1 Tabl. täglich, später zweimal wöchentlich, ist manchmal wirksamer und wird besser vertragen als die vorher genannten.
C. Lokale Infiltration: 10 mg/ml Triamcinolonacetonid-Suspension wird einmal wöchentlich oder einmal monatlich in die Herde injiziert. Diese Methode sollte vor der innerlichen Behandlung (s. oben) versucht werden.
D. Kortikosteroide: Kortikosteroid-Creme, über Nacht aufgetragen und mit einer luftdichten, dünnen geschmeidigen Plastikfolie bedeckt, kann eine recht gute Wirkung zeigen.

Prognose
Die Erkrankung bleibt lange Zeit bestehen, ist aber nicht lebensbedrohlich, sofern sie nicht in die disseminierte Form übergeht.

Viruskrankheiten der Haut

Herpes simplex

Diagnostische Merkmale
- Rückfällig auftretende kleine, gruppierte Bläschen auf gerötetem Grund, besonders im Mund- und Genitalbereich
- Auftreten erfolgt häufig nach geringen Infektionen, Trauma, Streß oder Sonnenbestrahlungen
- Regionäre Lymphknoten können vergrößert und druckempfindlich sein
- Der Tzanck-Abstrich ist positiv auf große multinukleäre Epithelriesenzellen, umgeben von akantholytischen Ballonzellen.

Allgemeine Betrachtungen
Herpes simplex ist eine akute Virusinfektion (Virustypen 1 und 2). Die klinischen Erscheinungen, welche jahrelang an derselben Körperstelle rezidivieren können, werden durch Fieber, Sonnenbrand, Verdauungsstörungen, Ermüdung, scharfen Wind, Menstruation oder nervöse Spannungen ausgelöst. Die Vorstellung, daß das Herpes-Virus in den Nervenzellen und besonders innerhalb der Zellkerne der sensorischen Ganglien fortbesteht, führt zu dem Schluß, daß jede topische Behandlung mit größter Wahrscheinlichkeit nicht in der Lage ist, das Virus in diesen „versteckten" Stellen zu vernichten. Ein lokalisierbarer Defekt im Immunsystem kann für

die rezidivierenden Herpes simplex-Infektionen verantwortlich sein. Der angeblich onkogene Effekt der Herpes-Virus-Infektionen ist Anlaß zu wachsender Besorgnis. Bei Patienten mit einem immunologischen Defekt oder bei bestehender Immunosuppression kann es zu einer letalen Enzephalitis kommen. Hier steht auch zur prophylaktischen Gabe seit kurzem Aciclovir (Zovirax®) zur Verfügung.

Klinische Befunde

Hauptsächlichste Symptome sind Brennen und Stechen. Neuralgien können den Ausbrüchen vorausgehen oder sie begleiten. Die Veränderungen bestehen aus kleinen gruppierten Bläschen, die an jeder Stelle auftreten können aber meistens an Lippen, Mund und Genitalien vorkommen. Die regionären Lymphknoten können geschwollen und druckempfindlich sein.

Differentialdiagnose

Eine Abgrenzung muß erfolgen gegenüber anderen Blaseneruptionen, insbesondere Herpes zoster und Impetigo. In der Genitalgegend muß man an Lymphogranuloma inguinale und Ulcus molle denken.

Komplikationen

Pyodermie, Kaposi's varizelliforme Eruption (Eczema herpeticum oder Herpes simplex disseminatus), Enzephalitis, Keratitis sowie eventuell Carcinoma cervicis und andere neoplastische Krankheiten. Carcinoma in situ auf dem Penis junger Männer, früher gefürchtet wegen der Vermutung, daß es durch eine Herpes-Virus-Transformation bei fotoreaktiver Farben- und Lichttherapie zustande kommt, steht mit einer solchen Therapie sichtlich nicht im Zusammenhang.

Behandlung

Bei hartnäckigen oder schwerem rezidivierenden Herpes:

A. Allgemeine Maßnahmen: Begünstigende Umstände möglichst fernhalten. Zur systemischen i.v.-Behandlung der Typen 1 und 2 steht seit kurzem das Virustatikum Aciclovir (Zovirax®) zur Verfügung. Alternativ kann für schwere Verlaufsformen (z.B. Herpes-Enzephalitis) Vidarabinphosphat als Kurzinfusion verabreicht werden. Die übliche Pockenimpfung in wöchentlichen Abständen während 6–8 Wochen wurde empfohlen, um Rezidive zu verhindern, aber die Resultate sind nicht eindeutig.

B. Lokale Maßnahmen: (Die Veränderungen mehrmals täglich mit einem angefeuchteten Blutstillungsstift betupfen.) Zweimal tägliche Anwendung von ameisensaurem Wismutjodid-Puder oder einer Schüttelmixtur (Rp. Nr. 13, 14); zweimal täglich Betupfen mit Kampferspiritus oder Adrenalinlösung 1:100. Auch ist Viru-Merz Serol® (3 × tgl.) möglich.

Lokale Kortikosteroidpräparate sind kontraindiziert. Die Behandlung der Keratitis dendritica wird im Kapitel 4 (Ophthalmologie), S. 112 besprochen. Bei Vorhandensein von Zellgewebsentzündung und Lymphadenitis verordnet man kühlende Kompressen. Eine Stomatitis behandelt man nach den in Kapitel 10 beschriebenen Methoden. Röntgen- oder Grenzstrahlen wendet man (durch einen Facharzt) nur in Sonderfällen an.

Es gibt bis heute kein *sicher* wirksames systemisches therapeutisches Vorgehen gegenüber *rezidivierenden* Herpes simplex-Infektionen der Haut. Topische Therapeutika können nur Infektionen beenden, wenn sie frühzeitig eingesetzt werden.

Prognose

Die Krankheitserscheinungen nehmen 1–2 Wochen in Anspruch. Rezidive sind bei Absetzen der medikamentösen Behandlung häufig.

Herpes zoster

(Gürtelrose)

Diagnostische Merkmale

- Schmerzen im Ausbreitungsgebiet eines Nervensegments gefolgt von gruppierten, schmerzhaften Bläscheneruptionen
- Halbseitiger Befall. Hauptsächliches Vorkommen im Gesicht und am Stamm.
- Anschwellen der regionären Lymphknoten (inkonstant)

Allgemeine Betrachtungen

Herpes zoster ist eine virusbedingte, akute mit Bläschenentwicklung einhergehende Hautentzündung. Es besteht Grund zur Annahme, daß das Virus mit dem Varizellenvirus identisch ist. Die beiden Krankheiten können gleichzeitig vorkommen. Möglicherweise ist die Erkrankung nur auf eine Reaktivierung des Varizellenvirus zurückzuführen, dessen Infektionen mehrere Jahre okkult bestanden haben. Mit wenigen Ausnahmen führt die Erkrankung zu einer lebenslänglichen Immunität. Die Patienten in einem allergischen Stadium (z.B. bei Hodgkinscher Erkrankung, Lymphomen oder unter immunsuppressiver Therapie) haben ein größeres Risiko.

Klinische Befunde

Schmerzen gehen der Eruption um 48 Std. oder mehr voraus. Sie können bestehenbleiben und auch an Intensität zunehmen, nachdem die Hautveränderungen abgeheilt sind. Die Herde setzen sich aus gruppierten, prall gefüllten, tiefliegenden Bläschen zusammen und finden sich halbseitig entlang dem Ausbreitungsgebiet eines Nervensegments. Häufigster Sitz sind Stamm oder Gesicht. Die regionären Lymphknoten können druckempfindlich und angeschwollen sein.

Differentialdiagnose

Da Gifteiche und Giftefeu nach einmaliger Berührung eine halbseitige und streifenförmige Dermatitis hervorzurufen vermögen, muß diese Krankheit vom Herpes zoster unterschieden werden. Außerdem ist der Herpes simplex in ähnlich aussehenden Fällen abzugrenzen, doch ist dieser im allgemeinen weniger schmerzhaft.

Komplikationen

Langdauernde Neuralgien und Anästhesien der befallenen Bezirke nach eingetretener äußerer Abheilung, Paresen des N. facialis oder anderer Nerven und eine Enzephalitis können sich einstellen.

Behandlung

A. Allgemeine Maßnahmen: Barbiturate können zur Linderung der durch die Schmerzen ausgelösten nervösen Erregungszustände beitragen. Aspirin® oder kombinierte Aspirin®-Phenacetin-Coffein-Präparate mit oder ohne Codeinphosphat verordnet man gegen die Schmerzen. Einen ophthalmologischen Konsiliarius sollte man bei Supraorbitalbeteiligung zuziehen, um schwere Augenkomplikationen vorzubeugen. Eine einzige intraglutäale Injektion von Triamcinolon-acetonid-Suspension zu 40–60 mg kann zur prompten Besserung führen. Prednison, 40 mg oral täglich über 4 Tage und dann in absteigenden Dosen verabreicht, kann ebenfalls von Nutzen sein. In schweren Fällen ist eine stationäre Behandlung erforderlich.

Zoster hat sich trotz normaler Varicella-Zoster-Antikörperspiegel entwickelt, was beweist, daß die zellengebundene Immunität wichtiger ist bei der Verhütung des Zosters als die zirkulierenden Antikörper selbst. Aus diesem Grund ist es unwahrscheinlich, daß ein Zoster-Immunglobulin (ZIG) bei der Verhütung oder Therapie des Herpes zoster von Vorteil sein kann.

Vorläufige Forschungsergebnisse lassen den Schluß zu, daß Vidarabin den Krankheitsverlauf bei bestimmten komplizierten Varicella-Zoster-Infektionen verkürzen kann; auch könnte es die Hautheilung beschleunigen und bei Patienten mit gestörter Immunität, welche einen disseminierten Zoster haben, den Schmerz lindern helfen. Dieses Medikament ist auch als Augensalbe erhältlich. Interferon ist noch nicht ausreichend angewandt worden, um seine Beurteilung abzuschließen. Hingegen sollte bei Patienten, die einer steten Immunsuppression unterliegen, bei einem sich begleitend entwickelnden Herpes zoster Aciclovir (Zovirax®) i.v. verabreicht werden.

B. Lokale Maßnahmen: Feuchte Umschläge können erforderlich werden bei akuten und ausgedehnten entzündlichen Prozessen. Calamin-Lotio oder andere Schüttelmixturen haben sich oft gut bewährt. Man trägt die Mixtur reichlich auf und bedeckt sie mit Watte. Keine Fettsalben verwenden. Röntgenbestrahlungen (durch einen Fachmann) können von Nutzen sein.

C. Neuralgien nach Zoster: Eine Behandlung der befallenen Hautregion mit Triamcinolonacetonidsuspension mit Lidocain hat enttäuscht. Vitamin E (800 E/die) sollte zur Anwendung kommen. Es werden auch Interkostalnerven- und Sympathikusganglionblockaden, in täglicher Wiederholung bis zum Abklingen der Symptome, empfohlen. Amitriptylin, 25 mg oral 3 × täglich, oder Perphenazin, 4 mg oral 3 × tgl., oder Fluphenazin, 1 mg 4 × tgl., werden ebenfalls gegeben. Bei diesen Mitteln kann es allerdings zu Schlafstörungen kommen.

Prognose

Die Eruption nimmt 2–3 Wochen in Anspruch und rezidiviert nicht. Die Mitbeteiligung motorischer Nerven kann zu vorübergehenden Lähmungen führen. Neuralgien als Zosterfolge, die sich besonders häufig bei älteren Personen im Supraorbitalbereich entwickeln, sind außerordentlich hartnäckig und sprechen nicht auf Behandlungen an. Augenbeteiligung kann zur Erblindung führen.

Warzen

Diagnostische Merkmale

- Warzenbildungen an Haut oder Schleimhäuten sind im allgemeinen nicht größer als 0,5 cm im Durchmesser
- Stark verlängerte Inkubationszeit 2–18 Monate)
- Spontane Rückbildungen sind häufig (50%), aber oftmals sprechen Warzen auf keinerlei Behandlung an
- „Rezidive" (Entstehung von frischen Warzen) sind häufig

Allgemeine Betrachtungen

Warzen finden sich in der Regel einzeln oder gruppiert und sind wahrscheinlich auf das gleiche Virus zurückzuführen. Besonders häufig entstehen sie an exponierten Stellen, z. B. an Fingern oder Händen. Die Inkubationszeit beträgt 2–18 Monate. Keine Altersgruppe bleibt verschont, aber am häufigsten werden sie bei Kindern und jungen Erwachsenen festgestellt. Das Virus selbst ist intranukleär, angeordnet in Icosahedron-Symmetrie, und zeigt 40–55 nm im Durchmesser. Es liegen inzwischen

Anhaltspunkte dafür vor, daß Warzenviren im Labor gezüchtet werden können.

Ferner ist nachgewiesen, daß bei Patienten, die ein weitverbreitetes und resistentes Auftreten von Warzen aufweisen, eine T-Zellen-Defizienz besteht und daß in Fällen, bei welchen es vermehrt zu spontaner Warzenrückbildung kommt, der IgG-Spiegel im Serum erhöht ist.

Klinische Befunde

Meistens werden keine Symptome verursacht. Druckschmerzhaft sind Plantarwarzen, Juckreiz kommt bei anogenitalen Warzen vor. Gelegentlich kann eine Warze zu mechanischen Verschlüssen führen, z. B. im Nasenloch oder im Gehörgang.

Warzen variieren stark in Form, Größe und Aussehen. Flache Warzen sieht man am besten bei seitlicher Beleuchtung. Subunguale Warzen pflegen trocken, fissuriert und hyperkeratotisch zu sein. Sie erinnern an Nietnägel oder andere unspezifische Veränderungen. Plantarwarzen können mit Hühneraugen oder Schwielenbildungen verwechselt werden.

Vorbeugen

Berühren mit Warzenträgern sollte man vermeiden. Beim Vorhandensein von planen Warzen darf nicht daran gekratzt werden. Die Verwendung eines Elektrorasierers kann die Weiterverbreitung von Warzen über beim Rasieren entstandene Wunden verhüten.

Behandlung

A. Entfernung: Wenn möglich entferne man die Warzen auf eine der nachstehenden Arten: *1. Operative Entfernung:* Man injiziert eine kleine Menge eines Lokalanaesthetikums unter die Warze und entfernt sie dann mit dem Scharfen Löffel oder einer Schere oder durch Abschaben bis zur Basis der Warze mit einem Skalpell. Anschließend betupft man die Stelle mit Trichloressigsäure oder wendet Elektrokaustik an.

2. Flüssiger Stickstoff wird mit einem festsitzenden Watteträger aufgetragen, bis sich die Warze weiß färbt. Es kommt zu Nachschmerzen, aber sehr viele Warzen lassen sich auf diese Weise unblutig entfernen.

3. Keratolytische Mittel. Es kann eines der folgenden Mittel empfohlen werden:

Rp. Acid salicyl	4,0
Aethyl. aminobenz. (Anaesthesin®)	0,15
Aceton	
Collod. elast.	ad 15,0

MDS. Abends auf die Warzen auftragen.

RP. Acid. salicyl.	3,0
Alkohol (40%)	ad 100,0

MDS. Flache Warzen täglich mit Wattestäbchen betupfen.

4. Anogenitale Warzen werden am besten durch wöchentliches Aufpinseln von 25% Podophyllinspiritus (Vorsicht!) behandelt.

5. Plantarwarzen können durch Anwendung von 10%wäßriger Formaldehydlösung, bedeckt mit einem durchsichtigen Plastikverband, oder durch tägliches Abschmirgeln mit folgendem 5-minütigen warmen Fußbad behandelt werden.

B. Immuntherapie: Warzen können nachweislich zum Verschwinden gebracht werden, wenn der Patient gegen Dinitrochlorphenzol sensibilisiert und danach damit topisch behandelt wird **(Vorsicht!).**

Eine konsequente, konservative Anwendung topischer Reizmittel kann durch die unspezifische Stärkung der Warzenantikörper bei der Warzenbehandlung wirksam sein. Spezifische Warzenantikörper (IgM, IgA und IgG) sind im Serum von Patienten mit Warzenrückbildung gefunden worden.

Prognose

Es besteht eine außerordentlich große Neigung zur Entwicklung frischer Herde. Die Warzen können spontan abheilen, aber auch jeder Behandlung trotzen.

Bakterielle Infektionskrankheiten der Haut

Impetigo contagiosa

Bei der Impetigo handelt es sich um eine durch Staphylokokken oder − weniger häufig − durch Streptokokken hervorgerufene übertragbare und autoinokulierbare Hautinfektion. Das infektiöse Material wird oft durch schmutzige Fingernägel auf die Haut übertragen. Bei Kindern kommen als Infektionsquellen häufig eine eitrige Nasenabsonderung oder ein anderes, davon betroffenes Kind in Betracht.

Einziges Symptom ist Juckreiz. Die Hauterscheinungen bestehen aus Flecken, Bläschen, Pusteln und honigfarbenen Borken, nach deren Entfernung eine frischrote Erosion sichtbar wird. Gesicht und andere exponierte Körperstellen werden am häufigsten befallen.

Impetigo muß abgegrenzt werden von anderen vesikulösen und pustolösen Läsionen wie z. B. Herpes simplex, Varicella und Kontaktdermatitis (Dermatitis veneneta).

Die Therapie ist die gleiche wie bei Follikulitis. Bei Bestehen von Fieber oder schweren allgemeinen Anzeichen sollte eine antibiotische Behandlung vorgenommen werden. Entweder Erythromycin oder Dicloxacillin (1 g/die) sind gewöhnlich wirksam.

Ecthyma

Unter Ecthyma versteht man eine tiefergreifende Form von Impetigo. Es führt zu Ulzerationen und findet sich bevorzugt an den Beinen und anderen bedeckten Körperstellen, oftmals als Komplikation bei allgemeiner Körperschwäche und Ungezieferbefall.

Impetigo Bockhart

Die Impetigo Bockhart ist eine Staphylokokkenerkrankung der Haut, die zu prallen, druckschmerzhaften Pusteln an den Follikelöffnungen führt. Es handelt sich um eine Sonderform der Follikulitis.

Impetigo neonatorum

Die Impetigo neonatorum ist eine hochgradig kontagiöse, zuweilen sehr ernste Impetigoform bei Säuglingen. Sie erfordert eine unverzügliche innerliche Behandlung und eine Abschirmung von anderen Kindern (Isolierung, Fernhalten von Pflegepersonen mit Pyodermien aus Säuglingsstationen usw.). Die Herde sind großblasig, sehr ausgedehnt und gehen mit schweren Allgemeinerscheinungen einher. Todesfälle können vorkommen.

Follikulitis

(Einschließlich Sycosis simplex oder Bartflechte)

Diagnostische Merkmale
● Juckreiz und Brennen an behaarten Stellen
● Pustelbildungen an den Haarfollikeln
● Bei Sykosis Entzündungen der umgebenden Haut

Allgemeine Betrachtungen
Die Follikulitis wird durch eine Staphylokokkeninfektion des Haarfollikels hervorgerufen. Wenn die Veränderungen in die Tiefe übergreifen und einen chronischen, schlecht beeinflußbaren Verlauf annehmen, spricht man von Sykosis. Vielfach wird die Sykosis durch Autoinokulation und Rasierwunden übertragen. Die Oberlippe gilt als besonders empfänglich bei Männern, die unter chronischen Absonderungen aus der Nase bei Sinusitis oder Heuschnupfen leiden.

Klinische Befunde
Die Symptome bestehen aus leichtem Brennen und Jucken und bei Manipulationen am Haar aus Schmerzen. Die Veränderungen selbst setzen sich aus Pustelbildungen am Haarfollikel zusammen. Bei der Sykosis wird auch die umgebende Haut mitbetroffen und kann einem Ekzem, wegen der Rötung und Verkrustung, ähneln.

Differentialdiagnose
Man hat zu unterscheiden gegenüber der Acne vulgaris und Hautinfektionen nach Art der Impetigo.

Komplikationen
Abszeßentwicklung.

Vorbeugung
Verursachende oder verschlimmernde Faktoren allgemeiner (z. B. Diabetes mellitus) oder lokaler Art (z. B. mechanische oder chemische Hautreizungen, Absonderungen) sind entsprechend zu behandeln.

Behandlung
A. Spezifische Maßnahmen: Behandlung mit antibakteriellen innerlichen Mitteln kann versucht werden, wenn die Hautinfektion auf lokale Maßnahmen resistent bleibt, wenn sie ein starkes Ausmaß annimmt oder schwer ist und mit Fieber einhergeht, wenn sie zu Komplikationen geführt hat oder wenn gefahrvolle Stellen (Oberlippe, Nase, Augen) befallen wurden.
Lokale antibakterielle Mittel sind von erwiesenem Wert und sollten konsequent zur Anwendung gelangen, bis ein befriedigendes Resultat erreicht wurde. Sie sollten zunächst über Nacht aufgetragen und von einem Verband bedeckt werden; am Tage wendet man feuchte Kompressen an. Nach eingetretener Besserung kann eines der nachstehenden Präparate 2–4mal täglich zur Anwendung kommen: 1. Neomycinsulfat als 1%ige Creme oder Salbe, 4mal täglich. 2. Jodchloroxychinolon als 3%ige Creme oder Salbe zweimal täglich. 3. Andere antibiotische Salben, allein oder in Kombination 2- bis 4mal täglich. Darunter seien genannt: Polymyxin B in Kombination mit Bacitracin oder Oxytetracyclin, Neomycin, Chloramphenicol und Erythromycin.
Penicillin und Sulfonamide sollten nicht lokal angewendet werden.

B. Lokale Maßnahmen: Man reinigt die Bezirke vorsichtig mit verdünnter Seifenlösung und wendet dann feuchte Verbände oder Kompressen zweimal täglich für die Dauer von 10 min an (Tabelle 3-2). Sobald die Haut erweicht ist, eröffnet man vorsichtig die größeren Pusteln und entfernt nekrotisches Gewebe.

Prognose

Die Follikulitis neigt zu chronischem und therapieresistentem Verlauf. Es können Monate oder sogar Jahre bis zur Abheilung vergehen.

Furunkulose und Karbunkel

Diagnostische Merkmale
- Äußerst schmerzhafte entzündliche Anschwellung eines Haarfollikels mit Entwicklung eines Abszesses
- Primär sind zuweilen prädisponierende, die Abwehrkraft herabsetzende Erkrankungen vorhanden
- Der ursächliche Organismus der Erkrankung rührt vom Coagulase-positiven Staphylococcus aureus

Allgemeine Betrachtungen

Unter einem Furunkel versteht man eine tiefsitzende Infektion (Abszeß), die den gesamten Haarfollikel und das angrenzende subkutane Gewebe befallen hat. Häufigster Sitz sind behaarte Körperbezirke, die mechanisch reizenden Einwirkungen durch Reibung, Druck oder Feuchtigkeit sowie den zu Verstopfungen führenden Petroleumprodukten besonders ausgesetzt sind. Da die Prozesse autoinokulierbar sind, kommen sie häufig multipel vor. Trotz gründlicher Durchuntersuchung kann im allgemeinen eine prädisponierende Krankheitsursache nicht ermittelt werden. Jedoch kann es vorkommen, daß einzelne Patienten an Diabetes mellitus, Nephritis oder anderen zur Schwächung der Abwehrkräfte führenden Erkrankungen leiden.

Beim Karbunkel handelt es sich um mehrere Furunkel, die sich in benachbarten Haarfollikeln entwickelt haben und miteinander zu einem zusammenhängenden, tiefsitzenden Gebilde verschmelzen, aus dem sich multiple Pfropfbildungen abstoßen.

Klinische Befunde

A. Symptome: Starke Druckempfindlichkeit und Schmerzen entstehen durch Druck auf die Nervenendfasern, besonders in Bezirken, deren darunterliegende Strukturen wenig Raum für Anschwellungen bieten. Schmerzen, Fieber und allgemeines Krankheitsgefühl sind bei Karbunkeln stärker vorhanden als bei Furunkeln. Der follikuläre Abszeß ist entweder rundlich oder konisch gestaltet. Er vergrößert sich zunehmend, beginnt zu fluktuieren, erweicht und eröffnet sich spontan nach Ablauf von wenigen Tagen bis 1–2 Wochen, um dann einen Pfropf aus nekrotischem Gewebe und Eiter abzustoßen. Der Entzündungszustand läßt zuweilen schon nach, bevor es zur Nekrose kommt.

B. Laborbefunde: Eine geringfügige Leukozytose kann vorkommen.

Differentialdiagnose

Abzugrenzen sind tiefe mykotische Infektionen, wie Sporotrichose und Blastomykose, ferner andere bakterielle Infektionen, wie Anthrax und Tularämie sowie die Talgzysten bei Akne.

Komplikationen

Die gefährliche Thrombose des Sinus cavernosus kann im Anschluß an lokale Manipulationen bei Furunkeln auftreten, die sich in der Mitte der Oberlippe oder in der Gegend der Nasolabialfalten befinden. Perinephritische Abszesse, Osteomyelitis und andere hämatogene Staphylokokkeninfektionen können ebenfalls vorkommen.

Behandlung

A. Spezifische Maßnahmen: Allgemeine antibakterielle Mittel sind indiziert (ausgewählt aufgrund der Kulturbefunde und des Empfindlichkeitstestes). Cloxacillin oder Erythromycin, 1 g/die per os, sind gewöhnlich wirksam. Cephalexin gilt als alternatives Mittel. Minocyclin kann gegen Staphylokokkenstämme wirksam sein, welche gegen andere Antibiotika resistent sind.

B. Lokale Maßnahmen: Ruhigstellung der betroffenen Körperstellen. Überflüssige Manipulationen an den entzündeten Regionen sind zu unterlassen. Man benutzt feuchte Wärme, um bei größeren Läsionen eine „Lokalisierung" herbeizuführen. Chirurgische Inzisionen, Epilationen oder chirurgische Ausräumungen werden nach „Reifwerden" der Läsionen vorgenommen. Cave: Nicht tief inzidieren. Antibakterielle, locker sitzende Verbände werden so lange angewendet, bis die betroffene Region „entleert" und abgeheilt ist. Eine akute Staphylokokkenparonychie muß nicht inzidiert und drainiert werden. Die Einführung eines flachen Metallspatel oder geschärften Holzstäbchens in die Nagelfalte kann bei einer reif gewordenen Entzündung zum Abfluß des Eiters führen.

Prognose

Rezidivierendes Auftreten von zahlreichen Furunkeln kann den Patienten über Monate und Jahre quälen. Die Karbunkulose ist wesentlich schwerer und gefährlicher als die Furunkulose.

Erysipel

Diagnostische Merkmale
- Ödematöser, sich ausbreitender, umschriebener, heißer, erythematöser Hautbezirk mit oder ohne Bläschen- oder Blasenbildung
- Schmerzen, Krankheitsgefühl, Frösteln, Fieber
- Leukozytose, beschleunigte Blutsenkung

Allgemeine Betrachtungen
Beim Erysipel handelt es sich um eine akute Entzündung von Haut und subkutanem Gewebe durch Infektion mit betahämolytischen Streptokokken. Es kommt besonders häufig an den Wangen vor.

Klinische Befunde
A. Symptome: Die Symptome bestehen aus Schmerzen, allgemeinem Krankheitsgefühl, Frösteln und mäßigem Fieber. Zuerst zeigt sich ein leuchtend roter Fleck, sehr oft an einer Fissur des Nasenwinkels. Dieser breitet sich aus und entwickelt sich zu einem scharf begrenzten, gespannten, glänzenden, glatten und sich heiß anfühlenden Hautbezirk. Das Randgebiet dehnt sich von Tag zu Tag weiter aus. Die Haut ist etwas ödematös und hinterläßt bei Fingerdruck eine leichte Delle. Gelegentlich entwickeln sich oberflächliche Bläschen oder Blasen. Im allgemeinen kommt es nicht zu Pustelbildungen oder Gangrän, und die Abheilung erfolgt ohne Hinterlassung von Narben. Die Erkrankung kann von einer kleinen Hautwunde ihren Ausgang nehmen, wenn diese als Eintrittspforte für den Krankheitskeim dient.

B. Laborbefunde: Fast immer besteht Leukozytose und beschleunigte Blutsenkung.

Differentialdiagnose
Zu unterscheiden ist die Zellgewebsentzündung mit ihrer weniger scharfen Begrenzung und der Beteiligung tieferer Gewebsschichten sowie das Erysipeloid, eine gutartige bazilläre Infektion, die zur Hautrötung an den Fingern oder Handrücken bei Fischern und Fleischern führt.

Komplikationen
Trotz sofortiger Behandlung kann das Erysipel bei erheblicher Ausdehnung und auf innere Organe übergreifender Toxizität insbesondere bei sehr jungen und alten Menschen zum Tode führen.

Behandlung
Man verordnet Bettruhe mit erhöhtem Bettende, wendet warme Packungen an und bekämpft Schmerzen und Fieber mit Aspirin®. Spezifisch bei beta-hämolytischen Streptokokkeninfektionen wirkt Penicillin.

Prognose
Früher galt das Erysipel als sehr lebensbedrohlich, besonders bei sehr jungen und alten Menschen. Mit antibiotischer Behandlung kann die Erkrankung heute im allgemeinen rasch unter Kontrolle gebracht werden. Bei sofortiger und geeigneter Therapie wird man durchaus Rückfälle verhindern können.

Zellgewebsentzündung

Die Zellgewebsentzündung, eine sich diffus ausbreitende Hautinfektion, muß man von ihrer oberflächlichen Form, dem Erysipel, unterscheiden. Beide Erkrankungen sind sich recht ähnlich. Die Zellgewebsentzündung befällt tiefere Gewebsschichten und läßt sich auf verschiedene Krankheitserreger, meistens Kokken, zurückführen. Die betroffene Haut ist heiß und gerötet, aber sie besitzt eine diffusere Begrenzung als das Erysipel. Im allgemeinen entwickelt sich die Zellgewebsentzündung im Anschluß an eine kleine Hautverletzung. Rezidivierendes Auftreten kann zuweilen die Lymphgefäße befallen, so daß sich eine dauerhafte Schwellung, ein sogenanntes solides Ödem, entwickelt.

Im allgemeinen sind antibakterielle innerliche Maßnahmen (Penicillin, Breitband-Antibiotika oder Sulfonamide) von prompter und zufriedenstellender Wirkung.

Erysipeloid

Die durch Erysipelothrix rhusiopathiae hervorgerufene Infektion muß unterschieden werden vom Erysipel und der Zellgewebsentzündung. Es handelt sich um eine im allgemeinen gutartige Infektion, die man vornehmlich bei Fischern und Fleischbearbeitern antrifft. Sie ist durch eine Hautrötung der Finger und Handrücken charakterisiert und breitet sich an mehreren Tagen weiter aus. Die seltene innerliche Mitbeteiligung erkennt man an der Umkehrung des Albumin-Globulinverhältnisses und anderen ernsten Symptomen. Eine Endokarditis kann sich einstellen. Penicillin vermag in der Regel rasch zur Heilung zu führen. Breitbandantibiotika lassen sich statt dessen ebenfalls anwenden.

Dekubitalgeschwüre

Durch Aufliegen entstandene Druckgeschwüre sind eine Spezialform von Ulzerationen, die sich nach langdauerndem Druck auf Knochenstellen infolge unzureichender Blutversorgung und schlechter Ernährung des Gewebes entwickeln. Am häufigsten ist die Haut über Kreuzbein und Hüfte betroffen, aber man sieht die Druckgeschwüre gelegentlich auch an Hinterkopf, Ohren, Ellbogen, Fersen und Fußknöcheln. Sie treten vor allem bei betagten, gelähmten und geschwächten Patienten auf, die nicht mehr über ein ausreichendes Fettpolster verfügen. Geringgradige Infektionen können hinzutreten.

Gute Krankenpflege, Ernährung und Hautpflege sind wichtige Voraussetzungen für die Vorbeugung. Haut und Bettwäsche müssen sauber und trocken sein. Bettlägerige, gelähmte, moribunde und apathische Patienten, die als Anwärter für die Entwicklung von Dekubitalgeschwüren gelten müssen, sollten häufig anders gelagert werden (mindestens jede Stunde), und es müssen die gefährdeten Stellen auf das Vorhandensein kleiner druckempfindlicher Rötungen untersucht werden. Aufzublasende Gummiringe, Gummikissen und eine Dekubitusmatratze sind für die Behandlung frischer Druckstellen, aber auch zur Vorbeugung von nicht zu unterschätzendem Wert.

Frische Ulzerationen sollten lokal mit antibiotischem Puder und gut aufsaugenden Verbänden behandelt werden. Ausgeprägte Formen erfordern chirurgische Beratung und Versorgung. Ein poröses Kissen, welches man unter den Patienten legt, leistet vielfach gute Dienste. Es sollte oft gewaschen werden. Auch ein Wasserbett ist sehr nützlich — ausgenommen, wenn Miliaria besteht. Ein häufiger Verband mit 1% Chlorjodhydroxychinolin in Lassarscher Paste kann wirksam sein. Schwere und beeinträchtigende Dekubitus-Geschwüre werden mit 20%iger Benzoylperoxyd-Lotio behandelt. Ein Tuch wird zuerst mit physiologischer Kochsalzlösung angefeuchtet, danach mit der Lotio gesättigt, sodann auf das Geschwür aufgelegt und schließlich mit einem dünnen Plastik-Polyäthylen-Okklusivverband überdeckt.

Pilzinfektionen der Haut

(Dermatomykosen)

Mykotische Infektionen werden traditionsgemäß in zwei Gruppen eingeteilt: oberflächliche und tiefe. Hier sollen nur die oberflächlichen Infektionen besprochen werden: Tinea capitis, Tinea corporis, Tinea inguinalis, Epidermophytie der Hände und Füße sowie Epidermophytid, ferner Tinea unguium (Onychomykose oder Nagelmykose) und Tinea versicolor. Die Kandidiasis gehört zu einer Zwischengruppe, aber sie soll sowohl hier abgehandelt werden wie bei den tiefen Mykosen.

Die Diagnose von Pilzinfektionen stützt sich im allgemeinen auf die Lokalisation und das charakteristische Aussehen der Veränderungen sowie auf folgende Laboratoriumsuntersuchungen: 1. Unmittelbarer Nachweis der Pilze aus Schuppen von verdächtigen Herden nach Aufhellung mit 10%iger Kalilauge. 2. Pilzkulturen. 3. Hauttests, z. B. mit Trichophytin (nicht zuverlässig) bei oberflächlichen Mykosen. 4. Untersuchung mit Wood-Licht (Ultraviolettlampe mit einem Spezialfilter), wobei die Haare durch Fluoreszenz grünlich aufleuchten, sofern es sich um Infektionen durch Erreger der Mikrosporumgruppe handelt. Die Lampe ist auch unersetzlich für die Feststellung von Behandlungsfortschritten. Selbst unverdächtige Kopfpilzerkrankungen können durch die Wood-Lampe bei Reihenuntersuchungen von Schulkindern leicht erkannt werden. Haare, die von Trichophyten-Pilzen befallen sind, fluoreszieren nicht. 5. Histologische Schnitte nach Färbung mit Perjodsäure nach Hotchkiss-McManus. Die Pilze färben sich rot und lassen sich leicht nachweisen.

Serologische Untersuchungen besitzen für die Diagnose oberflächlicher Pilzinfektionen keinen Wert.

Grundbegriffe der lokalen Behandlung

Akute fortschreitende Pilzinfektionen behandelt man zu Beginn wie jede akute Hautentzündung. Es kann notwendig sein, die Entzündung zu behandeln, bevor man lokale Antimykotika anwendet. Die meisten lokal anwendbaren fungiziden Mittel besitzen eine starke Reizwirkung auf die Haut. Man kann deshalb leicht zu kräftig behandeln.

Allgemeine Maßnahmen und Vorbeugung

Die Haut muß trocken gehalten werden, da feuchte Haut das Pilzwachstum begünstigt. Kühles Klima ist vorzuziehen. Körperliche Anstrengungen sollte man einschränken, um übermäßiges Schwitzen zu verhindern. Nach dem Baden oder nach stärkerem Schwitzen soll die Haut sorgfältig abgetrocknet werden. Socken und Kleidungsstücke sind häufig zu wechseln. Sandalen oder zehenfreie Schuhe sollten bevorzugt werden. Feuchte Hautstellen behandelt man mit Talkum oder sonstigem austrocknenden Puder oder mit feuchten Verbänden (Tabelle 3-2). Sedativa führen bei nervösen Menschen zuweilen zu einem Rückgang der Hautsekretion. Man kann die Haut auch mit Sonnenbädern oder ultravioletten Bestrahlungen abhärten.

Ketoconazol

Seit 1982 steht in Ketoconazol (Nizoral®) das *erste orale Breitspektrumantimykotikum* zur Verfügung, das in Tablettenform (1 Tabl. = 200 mg Ketoconazol) erhältlich ist und welches eine ‚Wende in der antimykotischen Therapie' (Meinhof 1983) einzuleiten verspricht. Es findet bei allen Mykosen der Haut (mit Ausnahme der Mikrosporie) Anwendung. Besonders ist es für Oberflächen- und Schleimhautmykosen geeignet, die durch äußerliche Behandlung nicht zu beheben sind, da die Hautflächen zu groß sind oder da die Mykosen tieferliegende Hautschichten betreffen. Zusätzlich ist Ketoconazol für die Behandlung von Organ- und Systemmykosen (außer Aspergillom) geeignet. Als weitere Indikation für eine Ketoconazol-Behandlung ist die chronisch rezidivierende Vaginalmykose anzusehen, die auf eine Lokaltherapie nicht reagiert.

Griseofulvin

Griseofulvin ist ein Antibiotikum, das durch Fermentation mehrerer Penicilliumarten gewonnen wird. Es ist wasserlöslich und thermostabil. Eine chemische Verwandtschaft zu den anderen gebräuchlichen Antibiotika besteht nicht. Ebensowenig kommt eine gekreuzte Empfindlichkeit mit anderen Antibiotika vor. Die Substanz wird in der Keratinschicht abgelagert und stört offenbar das Wachstum der Pilze. Griseofulvin gelangt oral bei Fadenpilz-Infektionen zur Anwendung. Ganz besonders wirksam ist es bei Pilzerkrankungen des behaarten Kopfes (Herpes tonsurans) und recht wirksam auch beim Vorkommen im Gesicht, am Nakken und Stamm. Weniger groß ist die Wirkung in der Leistengegend und am geringsten an Händen und Füßen. Nagelinfektionen sprechen ebenfalls schlecht auf Griseofulvintherapie an.

Das Präparat wird in Tablettenform zur Verfügung gestellt. Die neuerdings bevorzugte mikronisierte Form ist in Tabletten zu 125 mg und 500 mg erhältlich und wird offensichtlich besser resorbiert. Die durchschnittliche Tagesdosis beträgt für Erwachsene 1 g, für Kinder entsprechend weniger. Die Resorption ist angeblich besser nach fettreichen Mahlzeiten. Onychomykosen erfordern oft eine langdauernde Behandlung.

Unverträglichkeitsreaktionen gehen einher mit Kopfschmerzen, Urtikaria, Schwindel, Müdigkeit, morbilliformen und hämorrhagischen Exanthemen, Magendarmbeschwerden und Durchfällen. Aber es kann auch zur Photosensibilität und zur Beeinträchtigung der Wirkung von Methylenbisoxycumarin (Dicumarol) kommen. Obwohl zuweilen über schwergradige Nebenwirkungen berichtet wurde, haben hämatologische Untersuchungen und Prüfungen der Nieren- und Leberfunktion gezeigt, daß die Substanz im allgemeinen frei von Nebenerscheinungen ist.

Seit kurzem steht für alle Dermatomykosen als weiteres Breitspektrumantimykotikum Bifonazol (Mycospor®) zur Oberflächenbehandlung und Lokaltherapie als Creme und in Lösungsform zur Verfügung, welches sich durch Primär-Fungizidie, lange Hautverweildauer und durch eine zuverlässige Penetration auszeichnet.

Tinea capitis

(Herpes tonsurans der Kopfhaut)

Diagnostische Merkmale

- Runde, graue, schuppende, „kahle" Stellen auf dem behaarten Kopf
- Üblicherweise bei Kindern vor der Pubertät
- Oft unter Wood-Licht fluoreszierend
- Mikroskopische oder kulturelle Untersuchung ermöglicht den Nachweis des Pilzes

Allgemeine Betrachtungen

Die hartnäckige, übertragbare und zuweilen epidemisch auftretende Infektion befällt fast ausschließlich Kinder und heilt in der Pubertätszeit spontan ab. Zwei Pilzgattungen (Microsporum und Trichophyton) können zu Herpes tonsurans-Infektionen auf dem behaarten Kopf führen. Meistens liegt ein Befall mit Microsporum vor. In diesen Fällen zeigen die befallenen Haare unter Wood-Licht eine leuchtende Fluoreszenz. Die Gattung Trichophyton führt zuweilen zu besonders hartnäckigen Infektionen, die bis ins Erwachsenenalter bestehen bleiben können.

Klinische Befunde

A. Symptome: Außer leichtem Juckreiz kommen im allgemeinen keine Symptome vor. Die Erkrankung führt zu runden, grauen, schuppigen, scheinbar kahlen Stellen auf dem behaarten Kopf. Die Haare sind abgebrochen, so daß keine wirkliche Kahlheit besteht. Der Herpes tonsurans kann für das bloße Auge nicht sichtbar sein, sondern er läßt sich nur im Wood-Licht erkennen. In diesen Fällen zeigen die befallenen Haare eine leuchtend grüne Fluoreszenz, die bis in die Haarfollikel hineinreicht.

B. Laborbefunde: Der mikroskopische oder kulturelle Nachweis der Organismen in den Haaren kann notwendig werden.

Differentialdiagnose

Unterschieden werden muß von anderen Erkrankungen des behaarten Kopfes, wie Pediculosis capitis, Pyodermien, Alopecia areata und Trichotillomanie (Herausreißen eigener Haare).

Vorbeugung

Der Austausch von Kopfbedeckungen sollte vermieden werden. Erkrankte Personen oder Haustiere müssen intensiv behandelt und zur Feststellung der Heilung regelmäßig nachuntersucht werden. Nach dem Haareschneiden sollte der Kopf gewaschen werden.

Komplikationen

Das Cerion Celsi, eine knotige, exsudative Eiterbeule, die zuweilen eine Narbe hinterläßt, ist die einzige Komplikation.

Behandlung

Das Mittel der Wahl ist Ketoconazol, 200 mg tgl. oral, für die Dauer von 1–2 Monaten; zur Alternativbehandlung eignet sich Griseofulvin, unter Bevorzugung der mikrofeinen Herstellungsform, per os täglich oder zweimal täglich 0,25–0,5 g während 2 Wochen; es vermag die meisten Krankheitsfälle ebenfalls zur Ausheilung zu bringen. Der Kopf ist täglich zu waschen. Ggf. sollte 2 × tgl. 2%ige Miconazol-Creme oder 1%ige Clotrimazol-Creme in die Kopfhaut eingerieben werden.

Prognose

Die Tinea capitis kann sehr therapieresistent sein, aber in der Pubertätszeit heilt sie meistens spontan ab. Meistens tritt auch bei unbehandelten Fällen nach 1–2 Jahren eine spontane Abheilung ein.

Tinea corporis oder Tinea circinata

Diagnostische Merkmale
- Juckende, ringförmige, schuppende, zentral abheilende Herde. Kleine Bläschen im peripherwärts fortschreitenden Randgebiet
- Bevorzugung exponierter Hautstellen
- In der Anamnese Berührung mit infizierten Haustieren
- Bestätigung der Diagnose durch mikroskopische oder kulturelle Laboratoriumsuntersuchungen

Allgemeine Betrachtungen

Die Veränderungen finden sich oft an exponierten Körperstellen, z.B. an Gesicht und Armen. Anamnestisch lassen sich nicht selten engere Berührungen mit einer infizierten Katze nachweisen. Alle Arten von Dermatophyten können diese Erkrankung hervorrufen, aber einige von ihnen lassen sich besonders häufig nachweisen.

Klinische Befunde

A. Symptome: Im allgemeinen besteht intensiver Juckreiz. Er ermöglicht es, die Krankheit von anderen ringförmigen Hautveränderungen zu unterscheiden. Die Herde setzen sich aus ringförmig angeordneten kleinen Bläschen zusammen und zeigen eine zentrale Aufhellung. Sie stehen in dichten Gruppen beieinander, haben einen asymmetrischen Sitz und befinden sich vorzugsweise an exponierten Körperstellen.

B. Laborbefunde: Die Hyphen lassen sich gut nachweisen, indem man eine Bläschendecke entnimmt und sie mit einem Tropfen 10%iger Kalilauge mikroskopisch untersucht. Bestätigen kann man die Diagnose durch die Kultur.

Differentialdiagnose

Der Juckreiz unterscheidet die Tinea corporis von anderen zur Ringbildung neigenden Hautveränderungen, z.B. bei Psoriasis, Erythema multiforme und Pityriasis rosea.

Komplikationen

Die möglichen Komplikationen erstrecken sich auf ein Übergreifen der Erkrankung auf die Kopfhaare oder Nägel, wobei eine Abheilung wesentlich schwieriger zu erreichen ist. Außerdem kann es zu einer Dermatitis infolge übermäßig starker Behandlung, zu Pyodermien und zu einem Mykid kommen.

Vorbeugung

Vermieden werden muß der Kontakt mit infizierten Haustieren und das Austauschen von Kleidungsstücken ohne vorheriges gründliches Waschen.

Behandlung

A. Spezifische Maßnahmen: Für die Dauer von 2–8 Wochen 1 × tgl. 200 mg Ketoconazol (1 Tabl. Nizoral®) zu einer Mahlzeit; alternativ Griseofulvin mikrofein, täglich oral 0,5 g für Kinder und 1 g für Erwachsene.

B. Lokale Maßnahmen: Keinesfalls zu stark behandeln!

Rp. Acid. Salicyl.	0,3
Sulf. praec.	0,9
Hydrophile Salbengrundlage ad	30,0

MDS. zweimal täglich äußerlich anzuwenden.
Salben mit Undecylensäure lassen sich bei weniger chronischen und nicht infiltrierten Herden verwenden.

Die lokale Anwendung von Tonoftal®-Lösung (Rp. Nr. 21) ist von guter Wirkung bei Hautpilzerkrankungen mit Ausnahme des Nagelbefalls. Haloprogin-Salbe oder Miconazol- bzw. Clotrimazol-Creme können verwandt werden.

Prognose

Die oberflächliche Trichophytie spricht im allgemeinen gut auf orale Griseofulvin-Therapie oder konservative lokale Maßnahmen an.

Tinea inguinalis

Diagnostische Maßnahmen
- Starker Juckreiz in intertriginösen Bezirken
- Peripher fortschreitende, scharf begrenzte, im Zentrum sich aufhellende, gerötete fleckförmige Herde mit oder ohne Bläschenentwicklung

- Gelegentlich gleichzeitiges Vorhandensein einer Fußmykose
- Mikroskopische oder kulturelle Laboruntersuchungen bestätigen die Diagnose

Allgemeine Betrachtungen

Die Krankheitserscheinungen der Tinea inguinalis beschränken sich auf Leistengegend und Glutäalfalte und verursachen im allgemeinen weniger Beschwerden als diejenigen der Tinea corporis. Man findet die Krankheit häufig bei Sportsleuten, aber auch bei fettleibigen oder stark schwitzenden Personen. Jeder Dermatophyt vermag eine Tinea inguinalis hervorzurufen, und es kommen recht häufig Übertragungen von einer Epidermophytie der Füße vor. Hartnäckiger Pruritus ani kann gelegentlich auf einer Pilzinfektion beruhen.

Klinische Befunde

A. Symptome: Der Juckreiz ist im allgemeinen stärker als beim seborrhoischen Ekzem oder der Intertrigo. Die Psoriasis inversa kann jedoch mit noch stärkerem Juckreiz einhergehen als die inguinale Form der Tinea. Die Herde setzen sich aus fleckförmigen erythematösen Herden mit scharfer Begrenzung bei abblassendem Zentrum und aktiver peripherer Weiterentwicklung innerhalb intertriginöser Bezirke zusammen. Im Randgebiet kann es zur Bläschenbildung kommen, und gelegentlich kommen auch bläschenförmige Satellitenherde in der Umgebung vor.

B. Laborbefunde: Nach Zusatz von 10%iger Kalilauge lassen sich die Hyphen mikroskopisch nachweisen. Auch eine kulturelle Züchtung ist möglich.

Differentialdiagnose

Zu unterscheiden sind andere Erkrankungen der intertriginösen Bezirke, wie Kandidiasis, seborrhoisches Ekzem, Intertrigo und die Psoriasis der großen Körperfalten („Psoriasis inversa").

Behandlung

A. Allgemeine Maßnahmen: 2–3mal täglich sollten die betroffenen Stellen mit Puder behandelt werden, besonders wenn starkes Schwitzen besteht. Die Stellen sollen sauber und trocken gehalten werden, aber übertriebenes Baden ist zu vermeiden. Einer Intertrigo oder Scheuereffekten beugt man durch Vermeidung aller übertriebenen Behandlungsmaßnahmen vor, weil es sonst zu weiteren Infektionen und Komplikationen kommen kann. Rauhe Kleidung sollte keinesfalls getragen werden.

B. Spezifische Maßnahmen: Das Mittel der Wahl ist Ketoconazol (Nizoral®), tgl. 200 mg (1 Tabl. zu einer Mahlzeit). Griseofulvin ist in schweren Fällen alternativ indiziert. Man gibt 1 g tgl. per os während 1–2 Wochen.

C. Lokale Maßnahmen: Die Behandlung entspricht dem Stadium der Dermatose. Sekundär infizierte und stark entzündete Erscheinungen behandelt man am besten unter Bettruhe mit lindernden und trocken machenden Lösungen, z.B. mit feuchten Kompressen mit Kal. permang. 1:10000 oder Alum. acet.-Lösung 1:20 oder auch — bei anogenitalem Befall — mit Sitzbädern.

D. Fungizide Mittel: Man kann eines der folgenden Mittel verwenden: 1. Schwache Jodlösungen — höchstens als 1%ige Tinktur — zweimal täglich; 2. Carbolfuchsin (Castellanische Lösung), in der Verdünnung 1:3, einmal täglich; 3. Undecylensäurehaltige Salben, zweimal täglich; 4. Salicyl-Schwefelsalbe — Rp. Nr. 35; 5. Tonoftal®-Lösung Rp. Nr. 21.

Prognose

Die Tinea inguinalis spricht im allgemeinen prompt auf lokale oder allgemeine Behandlungsmaßnahmen an.

Epidermophytie

(Tinea palmarum et plantarum, Hand- und Fußmykose)

Diagnostische Merkmale

- Jucken, Brennen und Stechen im Bereich von Interdigitalfalten, Handflächen und Fußsohlen
- Tief sitzende Bläschen im akuten Stadium
- Abschilferungen, Rhagadenbildung und Mazeration in subakuten oder chronischen Fällen
- Die mikroskopische oder kulturelle Untersuchung von Hautschuppen kann zum Nachweis des Pilzes führen

Allgemeine Betrachtungen

Die Epidermophythie stellt eine ungewöhnlich häufige akute oder chronische Dermatose dar. Möglicherweise sind die auslösenden Keime an den Füßen der meisten Erwachsenen immer vorhanden. Manche Personen scheinen empfänglicher zu sein als andere. Die meisten Infektionen werden durch Pilzgattungen Trichophyton und Epidermophyton hervorgerufen.

Klinische Befunde

A. Symptome: Im Vordergrund der Symptome steht der Juckreiz. Aber es können auch Brennen, Stechen und andere Empfindungen im Vordergrund stehen oder aber Schmerzen durch Sekundärinfektionen mit nachfolgender Zellgewebsentzündung, Lymphangitis und Lymphadenitis. Die Epidermophytie zeigt sich oft in Form einer Rhagadenbildung in den Zehenfalten, möglicherweise mit zusätzlichen Erosionen und feuchten Mazerationen.

Aber es können auch gruppierte Bläschen auf Fußsohlen oder Handflächen vorkommen oder auch Nagelveränderungen mit Verfärbungen und Verdickungen der Nagelsubstanz von oft erheblichem Ausmaß. Akute entzündlich gerötete, nässende und mit Blaseneruptionen einhergehende Krankheitsformen kommen in den akuten Stadien zustande.

B. Laborbefunde: Hyphen lassen sich in den Hautschuppen oft nach Zusatz von 15%-iger Kalilauge mikroskopisch nachweisen. Die kulturelle Züchtung ist einfach zu handhaben und oft aufschlußreich, aber der Nachweis der pathogenen Pilze gelingt nicht immer.

Differentialdiagnose

Unterscheidungen sind notwendig gegenüber anderen Hauterkrankungen mit gleicher Lokalisation, z. B. interdigitale Intertrigo, Kandidiasis, Psoriasis, Kontaktdermatitis (durch Schuhwerk, Puder, Nagelpolitur), endogenes Ekzem und Skabies.

Vorbeugung

Als wichtigste Prophylaxe ist eine gute Körperhygiene anzusehen. Gummi- oder Holzsandalen sollten in öffentlichen Badeanstalten oder an Badeplätzen getragen werden. Auch für den allgemeinen Gebrauch sollte man zehenfreie Schuhe oder Sandalen vorziehen. Sorgfältiges Abtrocknen der Zehenzwischenräume nach jedem Baden darf nicht unterlassen werden. Die Socken sind häufig zu wechseln. Empfehlenswert ist ferner das Einpudern der Füße (Tabelle 3–3) und die Einlage eines Wattebauschs oder Mullstreifens zwischen die Zehen über Nacht.

Behandlung

A. Spezifische Maßnahmen: Das Mittel der Wahl ist Ketoconazol (Nizoral®); es empfiehlt sich die Gabe von 1 Tabl. à 200 mg tgl. für die Dauer von 1–2 Monaten. Griseofulvin hat sich bei der Behandlung der Epidermophytie nicht bewährt und sollte nur in schweren Fällen oder bei Unwirksamkeit lokaler Maßnahmen Verwendung finden.

B. Lokale Maßnahmen: Wichtig ist es, nicht übertrieben stark zu behandeln.

1. Akutes Stadium (dauert 1–10 Tage): Man verabfolgt Umschläge mit essigs. Tonerde (Rp. Nr. 4) für die Dauer von 20 min 2–3 mal täglich. Falls eine Sekundärinfektion vorhanden ist, nimmt man statt dessen eine Kal. permang.-Lösung 1 : 10000. Falls die Sekundärinfektion sehr schwer ist und mit Komplikationen einhergeht, richtet man sich nach den in der Einleitung dieses Abschnitts gegebenen Richtlinien.

2. Subakutes Stadium: Eines der folgenden Mittel kann empfohlen werden: 1. Zinkundecatsalbe zweimal täglich; 2. Whitfieldsche Salbe, um ¼ bis ½ verdünnt (Rp. Nr. 33); 3. 5%ige Steinkohlenteerlösung in Zinklotio oder Rp. Nr. 16; 4. 1–2% Steinkohlenteer in Lassarscher Paste.

3. Chronisches Stadium: Man verwendet eines der folgenden Mittel: 1. Salicyl-Schwefel-Salbe oder -Creme (Rp. Nr. 35); 2. Whitfieldsche Salbe um ein Viertel bis zur Hälfte verdünnt (Rp. Nr. 33); 3. Undecylensäurehaltige Salbe zweimal täglich; 4. Alkoholische Whitfield-Lösung (Rp. Nr. 46), Carbolfuchsin (Castellanische Lösung); 5. Tonoftal®-Lösung, Rp. Nr. 21.

C. Mechanische Maßnahmen: Sorgfältige Entfernung aller abgelösten oder verdickten Gewebsteile nach feuchten Umschlägen oder Bädern.

D. Röntgen- oder Grenzstrahlenbehandlung: Die Strahlenbehandlung kann nützlich sein, wenn andere Mittel versagt haben.

Prognose

Die Epidermophytie spricht im allgemeinen gut auf die Behandlung an, aber es kommt bei dafür empfänglichen Personen leicht zu Rückfällen.

Dermatophytid (Mykid)

(Allergie gegen Pilze)

Diagnostische Merkmale

- Juckende, gruppierte Bläscheneruption an Seitenflächen und Beugeseiten der Finger und Handflächen
- Pilzinfektion an anderer Körperstelle, meistens an den Füßen
- Trichophytin-Hauttest positiv. Keine Pilze in den Herden nachweisbar.

Allgemeine Betrachtungen

Beim Mykid handelt es sich um eine Überempfindlichkeitsreaktion gegenüber einem aktiven Pilzherd an irgendeiner Körperstelle, in der Regel an den Füßen. Die Pilze selbst findet man in den primären Veränderungen, aber nicht in den Herden des Mykids. Am häufigsten sind die Hände befallen, aber ein Mykid kann auch an anderen Körperstellen auftreten.

Klinische Befunde

A. Symptome: Juckreiz stellt das einzige Symptom dar. Die Veränderungen bestehen aus gruppierten Bläschen. Man findet sie besonders häufig über den Daumen- und Kleinfingerballen. Sie sind rundlich, bis 15 mm im Durchmesser groß, und können auch an den Seiten- und Beugeflächen der Finger vorkommen. Gelegentlich befallen die Veränderungen auch die Handrücken, oder es kommt zu generalisierter Aussaat.

B. Laborbefunde: Der Trichophytin-Hauttest ist positiv, aber er kann auch aus anderen Gründen positiv ausfallen. Ein negativer Trichophytintest schließt ein Mykid aus. Wiederholte negative mikroskopische Befunde, die aus Krankheitsherden stammen, sind notwendig, bevor die Diagnose eines Mykids begründet erscheint.

Differentialdiagnose

Auszuschließen sind alle Erkrankungen, die zu Bläscheneruptionen an den Händen führen, besonders die Kontaktdermatitis, die Dyshidrose und umschriebene Formen des endogenen Ekzems.

Vorbeugung

Frühzeitige und ausreichende Behandlung aller Pilzinfektionen.

Behandlung

Die allgemeinen Maßnahmen entsprechen den für alle entzündlichen Dermatosen geltenden Richtlinien. Die auftretenden Erscheinungen müssen je nach dem Stadium der Entzündung behandelt werden. Den Primärherd sollte man durch die orale Gabe von Ketoconazol, alternativ mit Griseofulvin behandeln oder durch lokale Methoden, wie sie bei der Epidermophytie üblich sind. Eine einmalige intraglutäale Injektion von 40–60 mg Triamcinolonacetonid-Suspension kann zur Eindämmung der Eruptionen führen, bevor der Ausgangsherd unter Kontrolle gebracht ist.

Prognose

Das Mykid kann in plötzlich auftretenden Schüben bestehen, und Rückfälle sind nicht selten, es pflegt aber nach entsprechender Behandlung der an beliebiger Körperstelle vorhandenen Primärinfektion mit abzuheilen.

Tinea unguium

(Onychomykose)

Diagnostische Merkmale

- Glanzlose, brüchige, hypertrophische, bröckelige Nägel
- Mikroskopischer und kultureller Pilznachweis aus Nagelteilchen

Allgemeine Betrachtungen

Bei der Tinea unguium handelt es sich um eine destruktive, durch Trichophyten oder Epidermophyton hervorgerufene Infektion eines oder mehrerer, ganz selten aller Finger- oder Zehennägel. Als häufigste Erreger werden Trichophyton mentagrophytes, Trichophyton rubrum und Epidermophyton floccosum gefunden. Candida albicans führt zur Onychomycosis candidamycetica.

Klinische Befunde

A. Symptome: Im allgemeinen bestehen keine Beschwerden. Die Nägel sind glanzlos, brüchig und verdickt, die Nagelsubstanz ist spröde. Erkrankte Nagelteile können abbrechen.

B. Laborbefunde: Die Sicherung der Diagnose ist unerläßlich. Nagelteilchen sollten mit 15%-iger Kalilauge aufgehellt und unter dem Mikroskop auf Hyphen und Sporen untersucht werden. Man kann die Pilze auch züchten, z.B. auf Sabouraud-Nährböden. Außerdem läßt sich der Pilz in histologischen Schnitten mittels der Perjodsäure-Schiff-Reaktion nachweisen.

Differentialdiagnose

Unterscheiden muß man die Nagelmykosen von Nagelveränderungen nach Kontakt mit scharfen Alkalien und bestimmten anderen Chemikalien sowie solchen bei Psoriasis, Lichen planus und Kandidiasis.

Behandlung

A. Allgemeine Maßnahmen: siehe S. 81.

B. Spezifische Maßnahmen: Ein Behandlungsversuch für die Dauer bis zu 6 Monaten sollte *zuerst* mit Ketoconazol oral (Nizoral®), 200 mg tgl., durchgeführt werden. Dieses hat sich dem Griseofulvin gegenüber als überlegen erwiesen. Griseofulvin in tgl. hohen Dosen für die Dauer von 3–8 Monaten kann eventuell alternativ gegeben werden, aber diese Behandlung führt nicht immer zur Heilung. Candida- oder Dermatophytie-Infektionen können spezifisch mit Miconazol oder Clotrimazol behandelt werden.

C. Lokale Maßnahmen: Die Nägel sind täglich mit Sandpapier oder einer Feile (erforderlichenfalls bis zum Nagelbett herunter) abzuschleifen. Als Fungistatikum wendet man eines der folgenden Mittel, 2× tgl. auf die betroffenen Nägel, an: (1) Miconazol (Daktar®-Creme) oder (2) Clotrimazol (Canesten®-Creme oder -Spray).

Prognose

Die Therapie ist oft schwierig, trotz peroraler Ketoconazol- oder Griseofulvin-Behandlung, mitunter über mehrere Monate, oder trotz einer topischen Therapie mit Miconazol oder Clotrimazol.

Tinea versicolor

(Pityriasis versicolor)

Diagnostische Merkmale

- Blasse Flecken, die keine Sonnenbräune annehmen
- An Samt erinnernde, chamoisfarbene Flecken, die beim Kratzen abschilfern

- Verteilung über den Stamm findet sich am häufigsten
- Pilznachweis in den Schuppen bei mikroskopischer Untersuchung

Allgemeine Betrachtungen

Unter Tinea versicolor versteht man eine harmlose oberflächliche Pilzinfektion der Haut durch *Malassezia furfur*. Die Kranken werden meistens erst dadurch auf die Eruption aufmerksam, daß die Herde nach Sonneneinwirkung nicht bräunen und das entstehende Pseudoleukoderm als Vitiligo mißdeutet wird. Die Krankheit ist nicht leicht übertragbar und bevorzugt Personen, die zu warme Kleidung tragen und übermäßig schwitzen. Bei Sportlern sind epidemische Erscheinungen bekannt.

Klinische Befunde

A. Symptome: Leichter Juckreiz kann vorkommen. Die Herde bestehen aus samtartig aussehenden, chamoisfarbenen Flecken von 4–5 mm im Durchmesser oder aus großen flächenhaften Bezirken. Schuppen können durch Kratzen mit dem Fingernagel leicht abgelöst werden. Die Veränderungen finden sich an Stamm, Oberarmen, Nacken und Gesicht.

B. Laborbefunde: Große, stumpfe Hyphen und dickwandige Sporen kann man bei schwacher Vergrößerung nachweisen, wenn man die Hautschuppen mit 15%iger Kalilauge aufgehellt hat. Malassezia furfur läßt sich nur schwer kultivieren.

Differentialdiagnose

Abzugrenzen sind die Vitiligo wegen ihrer äußerlichen Ähnlichkeit und auch das seborrhoische Ekzem, sofern es sich an den gleichen Lokalisationen befindet.

Behandlung und Prognose

Auf sorgsame Hautpflege ist zu achten. Die medikamentöse Behandlung mit Ketoconazol oral (Nizoral®), 1 Tabl. à 200 mg tgl. für die Dauer von 2 Wochen, führt in 90% der Fälle zur Heilung. Die Tinea versicolor spricht auch gut auf tägliches Einreiben von Selensulfid-Suspension (Selsun®) an. Rückfälle kommen dabei häufig vor. Zu den lokalen Behandlungsmitteln gehört nach wie vor die Tonoftal®-Lösung (2 × tägl. dünn auftragen und leicht einreiben).

Kutane Kandidiasis

Diagnostische Merkmale

- Heftiger Juckreiz an Vulva, Anus oder Körperfalten
- Oberflächlich gelegene, erodierte, fleischfarben

gerötete Hautbezirke mit oder ohne vesikulopustulöse Satellitenherde.
- Weißliche käsige Abscheidungen an der Oberfläche
- Pilznachweis nach mikroskopischer Untersuchung der Hautschuppen oder Abscheidungen

Allgemeine Betrachtungen

Die kutane Kandidiasis ist eine oberflächliche Pilzinfektion, die sich meistens an einer beliebigen Haut- oder Schleimhautstelle des Körpers entwickelt. Bevorzugt tritt sie bei Diabetikern, in der Schwangerschaft und bei fettleibigen, stark schwitzenden Menschen auf. Antibiotika können unterstützend beteiligt sein. Ein Hypoparathyreoidismus wird zuweilen durch eine Kandidiasis kompliziert.

Klinische Befunde

A. Symptome: Der Juckreiz kann sehr intensiv sein. Brennende Empfindungen werden zuweilen angegeben, besonders im Bereich von Vulva und Anus. Die Veränderungen bilden oberflächlich gelegene, erodierte, fleischrote Bezirke in den Körperfalten, z. B. in der Leistengegend, der Gesäßfalte, unter den Brüsten, an den Mundwinkeln und am Nabel. Die Randgebiete sind an der Oberfläche unterminiert, und es kommen hier auch vesikulopustulöse Satellitenherde vor. Weißliche, käsig aussehende Absonderungen können sich auf den Herden entwickeln, vor allem an der Mund- und Vaginalschleimhaut. Paronychien und interdigitale Erosionen können ebenfalls vorkommen.

B. Laborbefunde: Sporen und kurze Hyphen lassen sich aus Hautschuppen und Absonderungen mikroskopisch gut nachweisen, wenn man das Präparat zuvor mit 15%iger Kalilauge aufhellt. Auch die kulturelle Züchtung gelingt leicht. Der Organismus kann auf dem Sabouraudschen Nährboden isoliert werden. Bei schweren Formen der Haut- und Schleimhautkandidiasis können Hauttests auf alle üblichen Antigene einschließlich Candida negativ ausfallen, ebenso wie es zur Unfähigkeit kommen kann, gegen Dinitrochlorbenzol eine Sensibilität zu entwickeln.

Differentialdiagnose

Unterscheidungen sind notwendig gegenüber Intertrigo, seborrhoischem Ekzem und Tinea inguinalis.

Komplikationen

Die Kandidiasis kann von Haut oder Schleimhaut aus auf Blase, Lungen und andere innere Organe überspringen.

Behandlung

A. Allgemeine Maßnahmen: Man muß gleichzeitiges Vorhandensein von Diabetes, Fettleibigkeit oder Hyperhidrosis mitbehandeln. Die erkrankten

Herde sollten trocken gehalten und möglichst viel der Luft ausgesetzt werden. Ketoconazol, 200 mg tgl. oral, hat sich vor allem zur Behandlung von *chronischen* Formen sehr bewährt. Die innerliche Behandlung mit Antibiotika sollte man absetzen oder, falls nicht möglich, durch Nystatin in oralen Dosen von dreimal täglich 1,5 Mill. Einheiten ergänzen. (Ergänzung des Herausgebers: Zu empfehlen ist in diesen Fällen Mysteclin®, ein Kombinationspräparat in Kapseln von 250 mg Tetracyclin und 50 mg Amphotericin B.)

B. Lokale Maßnahmen:
1. Nägel und Haut: Moronal®-Salbe oder Ampho-Moronal®-Creme, 3–4 × tgl. anwenden oder statt dessen 1%iges Gentianaviolett bzw. Castellanische Tinktur. Bei Paronychien empfiehlt sich 2 × tgl. 4%iges Thymol in Chloroform.
2. Vulva und Schleimhäute: 2 Wochen lang über Nacht 1 Moronal®- bzw. Candio-Hermal®-Ovulum einführen oder feuchte Schleimhautbezirke 1–2 × tgl. mit Nystatin-Puder bestäuben. Amphotericin B (Ampho-Moronal®-Ovula), Gentianaviolett oder Castellanische Lösung kann man ebenfalls dazu verwenden. Miconazol kann intravaginal (Gyno-Daktar®) angewendet werden.

Prognose
Die kutane Kandidiasis kann zuweilen unbeeinflußbar und langdauernd sein, besonders bei Kindern, bei denen sich gelegentlich subkutane Granulome entwickeln, die jeder Behandlung trotzen.

Parasitenbefall der Haut

Skabies

Diagnostische Merkmale
- Nächtlicher Juckreiz
- Kleine juckende Bläschen und Pustelchen an den Enden von Stollengängen, besonders an den Seitenflächen der Finger und an den Handballen
- Milben, Eier und schwärzliche Klumpen von Kot sind mikroskopisch nachweisbar

Allgemeine Betrachtungen
Skabies ist eine häufige Hautkrankheit und wird durch Befall mit Sarcoptes scabiei hervorgerufen. Eine ganze Familie kann erkranken. Die Erkrankung tritt generalisiert auf, aber sie läßt im allgemeinen Kopf und Nacken frei, obwohl gerade diese Stellen bei Kleinkindern mitbetroffen sind. Die Milbe ist mit bloßem Auge als weißer Punkt eben

noch erkennbar. Die Skabies wird fast immer durch Zusammenschlafen oder anderen engen Kontakt mit befallenen Personen erworben.

Klinische Befunde
A. Symptome: Der Juckreiz tritt fast ausschließlich bei Nacht auf. Die Hautveränderungen bestehen aus mehr oder weniger generalisierten Exkoriationen mit kleinen juckenden Bläschen oder Pusteln und Milbengängen an den Seitenflächen der Finger und an den Handballen. Die Gänge erscheinen als kurze, unregelmäßige Striche von 2–3 mm Länge, als wären sie mit einem angespitzten Stift eingezeichnet worden. Charakteristisch ist auch das Auftreten an den Brustwarzen der Frauen und am männlichen Genitale, ferner die Bevorzugung der Glutäen. Im Vordergrund der Erscheinungen stehen vielfach Pyodermien.
B. Laborbefunde: Das ausgewachsene Milbenweibchen läßt sich durch Herausnahme aus dem Ende eines frischen Milbenganges mittels eines scharfen Skalpells demonstrieren. Die Milbe pflegt dann an der Spitze der Klinge zu kleben. Man kann durch flaches Schneiden auch den gesamten Gang mit Milbe, Eiern und Kot nachweisen. Die Diagnose sollte immer durch den mikroskopischen Nachweis der Milbe, der Eier oder von Kot gesichert werden.

Differentialdiagnose
Man muß die verschiedenen Arten von Pediculosis aber auch andere mit Juckreiz einhergehende Erkrankungen ausschließen.

Behandlung und Prognose
Sofern die Läsionen nicht durch eine schwere sekundäre Pyodermie kompliziert sind, sollte die Therapie vorwiegend in der Beseitigung der Parasiten bestehen. Bei Vorliegen einer sekundären Pyodermie ist diese mit systemischen und topischen Antibiotika zu behandeln.
Die Desinfektion mit Hexachlorcyclohexan 1%ig in Cremebasis, angewandt vom Nacken herunter, über Nacht und nach einer Woche wiederholt, ist die Methode der Wahl.
Allerdings empfiehlt sich wegen einer potentiellen Neurotoxizität Zurückhaltung bei einer Anwendung bei Säuglingen ebenso wie gegenüber einer übermäßigen Anwendung bei Erwachsenen. Bett- und Körperwäsche müssen gewaschen und gereinigt werden. Dieses Präparat kann auch angewandt werden, bevor eine Sekundärinfektion unter Kontrolle gebracht ist. Ein alternatives, sehr wirksames Mittel ist Crotamiton (Euraxil®-Salbe oder -Lotio), welches in der gleichen Weise wie das Hexachlorcyclohexan angewandt wird.
Sofern sich die Behandlung nicht auf alle Familienmitglieder erstreckt, kann es leicht zu Rückfällen kommen.

Es treten immer wieder resistente Formen der Erkrankung auf, welche multiple, gezielte Therapieformen erfordern.

Pediculosis

Diagnostische Merkmale
- Juckreiz mit Exkoriationen
- Nissen an den Haarschäften; Läuse an Haut oder Kleidung
- Bei Pediculosis pubis gelegentliches Vorkommen von bläulichen Flecken (Maculae coeruleae) an Oberschenkelinnenseiten oder Unterbauch

Allgemeine Betrachtungen
Bei der Pediculosis handelt es sich um eine parasitäre Erkrankung von behaartem Kopf, Stamm oder Schamgegend. Die Erkrankung findet sich besonders häufig bei Personen, die in überfüllten Wohnbezirken unter ungünstigen hygienischen Verhältnissen wohnen. Die Filzlaus kann allerdings von jedem erworben werden, sofern er sich auf einem davon betroffenen Toilettensitz niederläßt. Man unterscheidet drei Arten von Läusen: 1. Pediculosis pubis oder Phthiriasis, verursacht durch den Pediculus pubis (Filzlaus); 2. Pediculosis vestimentorum durch Pediculus humanus oder corporis (Kleiderlaus); 3. Pediculosis capitis durch Pediculus capitis (Kopflaus).
Kopf- und Kleiderlaus sind sich äußerlich ähnlich, etwa 3–4 mm lang. Kopfläuse werden häufig durch gemeinsame Benützung von Hüten oder Kämmen übertragen. Die Kleiderlaus wird nur selten am Körper gefunden, da sich das Insekt nur zur Nahrungsaufnahme auf die Haut begibt und deshalb in den Nähten der Unterwäsche gesucht werden muß. Wolhynisches Fieber, Rückfallfieber und Typhus können durch Kleiderläuse übertragen werden.

Klinische Befunde
Der Juckreiz kann bei Kleiderlausbefall sehr intensiv sein, das Kratzen an den davon betroffenen Stellen zu tiefen Exkoriationen führen. Das klinische Bild zeigt starke Kratzeffekte. Pyodermien können vorhanden sein, und sie können bei jeder der drei Verlausungsarten das Hauptsymptom bilden. Kopfläuse lassen sich auf dem behaarten Kopf nachweisen. Man kann aber auch nach Nissen suchen. Sie haften weidenkätzchenartig in Hautnähe an den Haaren. Am leichtesten findet man sie hinter den Ohren und am Nacken. Kleiderläuse können ihre Nissen an den Lanugohaaren des Körpers ablegen. Filzläuse können auch generalisiert auftreten, besonders wenn es sich um stark behaarte Personen handelt; die Läuse kann man dann sogar an den Wimpern und Kopfhaaren finden.

Differentialdiagnose
Kopfläuse muß man unterscheiden vom seborrhoischen Ekzem, Kleiderläuse von Skabies und Filzläuse von Pruritus und Eczema anogenitalis.

Behandlung
Man kann Hexachlorcychlohexan, wie zuvor bei Skabies beschrieben, verwenden, oder Pyrethrin in Lotioform. Alle behaarten Körperstellen unterhalb des Halses sind zu behandeln. Beeinträchtigte Augenwimpern sind 2mal täglich mit Petrolatum zu behandeln.

Prognose
Die Pediculosis spricht prompt auf lokale Behandlung an.

Andere Zoonosen der Haut

Diagnostische Merkmale
- Umschriebene Hautveränderungen mit Juckreiz
- Furunkelartige Erscheinungen, die lebende Arthropoden enthalten
- Druckempfindliche, weiterschreitende, gerötete Herde („Larva migrans")
- Generalisierte Urtikaria oder Erythema multiforme

Allgemeine Betrachtungen
Einige Gliederfüßler, z.B. die meisten Stechmücken, kann man leicht identifizieren, solange sie stechen. Bei vielen anderen ist das nicht der Fall, z.B. weil sie zu klein sind, weil es nicht zu einer sofortigen Reaktion kommt oder weil sie zur Schlafenszeit stechen. Es können Stunden vergehen, bevor sich die Reaktionen entwickeln. Andererseits können sich schwere allergische Reaktionen sofort einstellen. Die Patienten pflegen einen Arzt aufzusuchen, wenn es sich um sehr zahlreiche Stellen handelt und sehr intensiver Juckreiz besteht. In schweren Fällen kann es zu Schlafstörungen, Unruhe, Schwächezuständen oder gar zum Kollaps kommen. Zuweilen ist die ganze Körperoberfläche von Stichen bedeckt.
Viele Menschen erleiden schwere Reaktionen nur bei erstmaligem Kontakt mit Arthropoden. Sie ziehen sich ihre juckenden Effloreszenzen auf Reisen zu oder wenn sie eine neue Wohnung beziehen. An Kleiderläuse, Flöhe, Wanzen und Stechmücken sollte man bei unklaren Hauterscheinungen denken. Spinnen werden oft zu Unrecht als Urheber von Bißstellen angeschuldigt. Sie befallen den Menschen nur selten, obwohl die braune Spinne (Loxosceles reclusus) schwere nekrotische Reaktionen hervorrufen und die Schwarze Witwe (Latrodectus

mactans) erhebliche Allgemeinerscheinungen und
sogar den Tod herbeiführen kann.

Neben den Stichen von Arthropoden werden Hauterscheinungen häufig auch durch giftabsondernde
Insekten (Wespen, Hornissen, Bienen, Ameisen,
Skorpione) oder durch Bisse von Tausendfüßlern
hervorgerufen. Ferner gibt es urtikarielle Hautentzündungen durch Raupenhaare, blasenbildende
Entzündungen und furunkelartige Veränderungen
durch fliegende Insektenlarven und Sandflöhe sowie eine strichförmig verlaufende, weiterschreitende Hauteruption durch die Larva migrans.

Klinische Befunde

Die Diagnose ist zuweilen schwierig, wenn der Patient die Einwirkung nicht bemerkt hat und erst verzögert eine Reaktion verspürt. Häufig findet man
die Bisse in Gruppen beieinander, entweder auf un-
bedeckter Haut (z. B. nach Mückenstichen) oder
unter Kleidung, besonders im Gürtelbereich oder in
den großen Beugen (z. B. durch kleine Milben oder
Insekten in Betten oder Kleidung). Die Reaktionen
sind oft um 1–24 Std. oder mehr verzögert. Juckreiz
ist fast immer vorhanden und kann unerträglich
werden, sobald der Patient begonnen hat zu kratzen. Sekundärinfektionen, die zuweilen ernste Folgen haben, können durch Kratzen hervorgerufen
werden. Häufig kommt es zu allergischen Manifestationen, vor allem zu urtikariellen Erscheinungen.
Papeln können sich zu Bläschen weiterentwickeln.
Erleichtert wird die Diagnose durch die Feststellung etwa vorhandener Arthropoden und durch die
Überprüfung der beruflichen Verhältnisse bzw. neu
übernommener Tätigkeiten. Hauptsächlich kommen in Betracht:

1. *Wanzen:* Leben in den Ritzen der Betten oder anderer Möbel. Die Stichstellen sind streifenartig oder
gruppenförmig angeordnet. Die der Bettwanze
nahe verwandte Raub-Wanze pflegt nach neueren
Beobachtungen in steigendem Maße auch Menschen anzufallen.

2. *Flöhe:* In Betten und Fußböden. Rattenflöhe
können die Beine befallen. Geflügelflöhe haften zuweilen fest an der Haut. Die in Südamerika und
Afrika vorkommenden Sandflöhe bohren sich in
die Haut ein, schwellen an und verursachen vielfach Sekundärinfektionen.

3. *Zecken:* Üblicherweise erfolgt die Übertragung
durch Vorbeistreichen an niedrigem Buschwerk.
Ein Befall mit Zeckenlarven kann in großer Zahl erfolgen und erhebliche Beschwerden verursachen.
In Afrika und Indien werden sie mit den Trombidien verwechselt. Aufsteigende Lähmungen lassen
sich gelegentlich auf Zeckenbisse zurückführen.
Die Entfernung der fest in der Haut steckenden
Zecke ist sehr wichtig.

4. *Erntemilben:* Es handelt sich um die Larven von
Trombidien. Einige Arten, die in umschriebenen

Landstrichen und an bestimmten Stellen vorkommen (z. B. Beerenfelder, Waldränder, Rasenflächen,
Geflügelfarmen), befallen den Menschen, und zwar
vorzugsweise im Gürtelbereich, an den Fußknöcheln oder in den großen Falten. Sie führen nach einem mehrstündigen Intervall zu intensiv juckenden
roten Papeln. Die roten Larven findet man zuweilen
in der Mitte der Papeln, sofern diese nicht bereits
zerkratzt wurden. Unter den Insekten führen die
Erntemilben wohl am häufigsten zu besonders zahlreichen, durch ihren Juckreiz quälenden Läsionen
(Thrombidiasis).

5. *Vogelmilben:* Sie sind größer als Erntemilben. Befallen werden Hühnerställe, Taubenschläge oder
Vogelnester in Dachrinnen. Die Stichstellen findet
man in großer Zahl an beliebigen Körperstellen, jedoch werden Geflügelhändler besonders an Händen und Unterarmen betroffen. Klimaanlagen können Vogelmilben ansaugen und zum Befall der
Raumbewohner führen.

Ähnliche Veränderungen werden von Milben hervorgerufen, die Mäuse oder Ratten befallen. Bei
Vogel- und bei Rattenmilben wird die richtige Diagnose vielfach nicht gestellt. Man denkt an vielerlei
andere Krankheiten oder an psychogene Ursachen.
Unbeeinflußbare Formen von Akarophobie lassen
sich oft auf längeres Unbeachtetlassen oder Fehldiagnosen zurückführen.

6. *Nahrungsmittelmilben:* Sie sind weiß und gerade
eben noch sichtbar. Befallen sind vor allem Kopra,
Vanilleschoten, Zucker, Stroh und Getreide. Menschen, die mit diesen Produkten umgehen, erkranken besonders an Händen, Unterarmen und zuweilen Füßen. Auf dem Wege über Bettzeug kann es
sogar zu einer ausgedehnten Dermatitis kommen.

7. *Raupen mit Quaddeln erzeugenden Haaren:* Die
Haare werden von den Kokons in die Luft verweht
oder von den Motten selbst verbreitet. Sie führen
bei massivem Auftreten zu schweren häufig saison-
gebundenen rückfälligen Hautausschlägen, z. B. in
einigen amerikanischen Südstaaten.

8. *Tungiasis:* Die Erkrankung wird hervorgerufen
durch Tunga penetrans, den Sandfloh. Er kommt in
Afrika, Westindien und Südamerika vor. Das Weibchen bohrt sich unter die Haut, saugt sich mit Blut
voll und schwillt bis zu einer Größe von 0,5 cm an.
Seine Eier stößt es nach außen ab. Ulzerationen,
Lymphangitis, Gangrän und Sepsis können sich
einstellen, möglicherweise mit Todesfolge. Mit
Chloroform oder Äther getränkte Tupfer, die man
gegen die Läsionen drückt, pflegen das Insekt abzu-
töten. Anschließend sollte man den Umgebungs-
bereich mit insektiziden Mitteln desinfizieren.

Differentialdiagnose

Arthropoden muß man in die Differentialdiagnose
von Hauterkrankungen einbeziehen, die eines der
erwähnten Symptome aufweisen.

Vorbeugung

Dem Befall mit Ungeziefer beugt man am besten vor, indem man unsaubere Plätze meidet, eine gute Körperpflege betreibt, und wenn angebracht, für die Desinfektion von Kleidung, Bettwäsche und Möbeln sorgt. Läuse, Erntemilben und andere Milben vernichtet man durch DDT, indem man den behaarten Kopf und die Kleidung damit behandelt. Dabei ist es nicht notwendig, die Kleidung auszuziehen. Benzylbenzoat ist ein ausgezeichnetes Milbentötungsmittel. Kleiderstücke besprüht man mit einem Spray oder taucht sie in Seifenbrühe.

Behandlung

Hinweis: Vermeide jede übermäßig starke Lokalbehandlung.

Lebende Arthropoden sollte man nach Auftragen von Alkohol sorgfältig mit einer Pinzette entfernen. Hitze, z.B. durch eine dicht an die Haut gehaltene brennende Zigarette, führt dazu, daß Zecken und Blutegel sich selbst lösen. Zur Identifizierung hebt man die Tiere in Alkohol auf. Besonders Kinder sollten das Kratzen unterlassen.

Lokal wendet man eine Kortikosteroid-Lotion oder -Creme an. Falls diese nicht zur Verfügung steht, verordnet man Euraxil®-Salbe. Sie wirkt nicht nur milbenvernichtend, sondern auch juckstillend. Calamin-Lotion oder kühlende feuchte Kompressen sind immer wohltuend und wirksam. Antibiotika in Creme-, Lotion- oder Puderform sind angezeigt, wenn sich Sekundärinfektionen zu entwickeln beginnen.

Körperliche Anstrengungen und überflüssige Wärme sollte man vermeiden.

Gegen Schmerzen kann man Kodein verordnen. Cremes, die lokale Betäubungsmittel enthalten, sind nicht sehr wirksam und können zu Sensibilisierungen führen. Falls man eine anästhesierende Salbe verordnen will, sollte man Xylocain® verwenden, da es am wenigsten sensibilisiert.

Hauttumoren

Allgemeine Hinweise

Die übermäßige Exposition der gesunden Haut gegenüber dem Sonnenlicht bedeutet ein großes Krebsrisiko. Bei hellhäutigen Menschen kann das Sonnenlicht aktinische (solare) Keratosen, Naevi, Basalzellen- und Plattenepithelzellenkarzinome sowie Melanome auslösen.

Der beste Schutz ist eine Abschirmung durch entsprechende Kleidung, die Vermeidung direkter Sonnenbestrahlung während des Tages und der regelmäßige Gebrauch von chemischen Sonnenschutzmitteln.

Einteilung

Die folgende Einteilung ist aus Platzgründen vereinfacht worden. Grundsätzlich gilt: Fast jeder von embryonalen Zellen ausgehende Tumor der verschiedensten Entwicklungsstadien kann sich auch an der Haut entwickeln.

A. Benigne Tumoren: Seborrhoeische Warzen werden auf eine naevoide Herkunft zurückgeführt und bestehen aus einer übermäßigen, gutartigen Epidermiswucherung mit pigmentierter, weicher oder warzenartiger Oberflächenbeschaffenheit. Sie kommen außerordentlich häufig vor und zwar sowohl an exponierten als auch an bedeckten Körperstellen – vielfach werden sie irrtümlicherweise als Melanome oder andere Neoplasmen der Haut aufgefaßt.

B. Naevi: Jeder der folgenden Naevi (ausgenommen Sommersprossen) kann bei Vorliegen von Verdachtsmomenten exidiert werden.

1. Naevuszellen-Naevi sind fast immer benigne. Sie treten gewöhnlich in der Kindheit auf und tendieren im Alter zur spontanen bindegewebigen Umwandlung. Pigmentierte Naevi, die schon bei Geburt vorhanden sind, weisen eine größere Tendenz zur Melanomentwicklung auf als solche, die erst in späteren Jahren auftreten. Sie sollten deshalb möglichst immer ekzidiert werden. Das trifft besonders auch für Baderumpfnaevi zu.

2. Junktionale Naevi: Sie setzen sich aus Naevuszellen und in der Regel etwas Melanin zusammen und finden sich beiderseits der Reteleiste. Sie sind möglicherweise bereits Vorläufer eines malignen Melanoms, obwohl die meisten Melanome de novo entstehen. Wenn ein Naevus schnell wächst, dunkel wird oder blutet, sollte die Möglichkeit der malignen Entartung in Betracht gezogen werden.

3. Compound-Naevi: Diese aus junktionalen Elementen und im Derma gelegenen Naevus-Zellen bestehenden Formen können sich ebenfalls zu einem malignen Melanom entwickeln. Dermal gelegene Naevus-Zellen-Naevi sind dagegen ganz benigne.

4. Blaue Naevi (Naevi caerulei): Diese sind benigne, obwohl sie in manchen Fällen eine invasive Verhaltensweise zeigen und deshalb multiple Exzisionen erfordern. Die Läsionen sind klein, leicht erhaben und blau-schwarz gefärbt.

5. Epitheliale Naevi umfassen mehrere Arten von verrukösen epithelialen Wucherungen, die häufig einen linealen Verlauf zeigen. Mikroskopisch findet man Zellen, wie sie normalerweise in der Epidermis vorkommen. Diese Naevi degenerieren nur selten zu Plattenepithelzell- oder Basalzellkarzinomen. Der Naevus sebaceus Jadassohn, welcher gewöhnlich in der behaarten Kopfhaut vorkommt, setzt sich aus einer Zahl embryonaler Elemente zusammen und wird als besonders entartungsneigend angesehen.

6. *Sommersprossen,* die in der juvenilen Form Ephelides (Epheliden) und in der erwachsenen, verzögerten Form Lentigines (Lentiginen) genannt werden, bestehen aus übermäßig vermehrtem Melanin in den Melanozyten der Basalschicht der Epidermis. Juvenile Sommersprossen tendieren dazu, mit der Zeit spontan zu verschwinden, während Lentiginen im späteren Leben auftreten und eher persistieren.

C. Praekanzerosen: Aktinische oder solare Keratosen sind fleischfarben und fühlen sich wie kleine Flächen von Sandpapier an, wenn der Finger darüber streicht. Wenn sie entarten, wird aus ihnen ein Plattenepithelkarzinom. Bei Personen mit heller Hautfarbe treten sie an exponierten Körperstellen auf. Nichtaktinische Keratosen können durch systemischen Kontakt mit Arsen oder mit beruflich bedingten Reizstoffen (wie Teer) provoziert werden. Bei einer Keratose sind die Zellen atypisch und gleichen denjenigen, die man beim Plattenepithelkarzinom sieht, aber sie sind gut abgegrenzt durch eine intakte Verbindung zwischen Epidermis und Derma. Die Läsionen können exzidiert werden oder oberflächlich mit einem Skalpell − gefolgt von Kautherisation oder Fulguration − entfernt werden. Eine Alternative dieser Therapie ist die Anwendung von 1–5%igem Fluorouracil in Propylenglykol oder auf Creme-Basis. Dieses Agens kann morgens und abends in die Läsionen eingerieben werden, bis sie stark wund sind (gewöhnlich nach 1–3 Wochen); die Therapie sollte dann noch für einige Tage fortgeführt und danach abgebrochen werden. Augen und Mund sind zu schützen. Alle Läsionen, die danach noch bestehen, sollten zwecks histologischer Untersuchung exzidiert werden.

D. Maligne Tumoren:

1. *Spinozelluläre Karzinome* treten gewöhnlich an exponierten Körperstellen bei hellhäutigen Personen auf, welche leicht einen Sonnenbrand erleiden und schlecht braun werden. Sie entwickeln sich aus aktinischen oder solaren Keratosen. Sie tendieren dazu, sich sehr schnell zu entwickeln, und können einen Durchmesser von 1 cm innerhalb von zwei Wochen erreichen. Diese Läsionen treten als kleine, rote, chronische, harte Knötchen auf, welche schnell ulzerieren. Zu Metastasen kann es sehr frühzeitig kommen, obwohl die Ansicht besteht, daß sie bei spinozellulären Karzinomen, die sich aus aktinischen Keratosen entwickeln, weniger wahrscheinlich sind, als bei jenen, welche de novo entstehen. − Keratoakanthome sind benigne Wucherungen, die an ein spinozelluläres Karzinom erinnern, sich aber innerhalb von 8 Wochen spontan zurückbilden. Die bevorzugte Therapie des spinozellulären Karzinoms ist die Exzision. Auch eine Rönt-

genbestrahlung kann statt dessen angewandt werden.

2. *Basozelluläre Karzinome* treten meistens auf exponierten Körperstellen auf. Die Läsionen wachsen langsam; sie erreichen erst nach einem Jahr Wachstum eine Größe von 1–2 cm Durchmesser. Sie haben ein wächsernes Aussehen mit deutlich sichtbaren Teleangiektasien. Zu Metastasen kommt es fast nie. Vernachlässigte Läsionen können ulzerieren und so zerstörerisch wirken, indem sie auch in vitale Organe infiltrieren. Die Therapie besteht in einer allgemeinen Exzision, Curettage und Elektrodesikkation, in Röntgenbestrahlung oder einer mikroskopisch kontrollierten Exzision. Von manchen wird auch die Kryochirurgie vertreten, jedoch ist die Rückfallrate hoch.

3. *Das Bowen-Syndrom (intraepidermales spinozelluläres Epitheliom)* ist verhältnismäßig selten und erinnert an eine Psoriasis. Der Verlauf ist oft benigne, aber eine maligne Progression kann eintreten, und man muß dann großzügig exzidieren.

4. *Morbus Paget.* Die mitunter als Karzinom apokriner Schweißdrüsen angesehene Erkrankung beginnt in der Umgebung der Brustwarzen und täuscht ein chronisches Ekzem vor, kann aber auch apokrine Regionen, wie z.B. die Genitalien, befallen. Wenn die Läsionen an der Vulva anstatt an den Brustwarzen oder der Perianalregion sind, ist die Wahrscheinlichkeit eines zugrundeliegenden Schweißdrüsenkarzinoms geringer.

5. *Malignes Melanom.* In den USA z.B. wird ein ständiges Ansteigen aller primären Hautmalignome einschließlich des Melanoms verzeichnet. Die Melanome verursachen dabei die meisten Todesfälle aller Hautkarzinome. Das Durchschnittsalter derjenigen, die an einem Melanom sterben, ist niedriger als jener, die an anderen Hautkarzinomen sterben. Fast ⅔ der Todesfälle durch ein Hautkarzinom sind auf Melanome zurückzuführen. Die primär malignen Melanome können in sechs klinisch-histologische Typen (einschließlich des Lentigo maligna-Melanoms) eingeteilt werden: das sich *oberflächlich ausbreitende* maligne Melanom (= häufigster Typ; tritt bei ⅔ aller an Melanom Erkrankten auf), das *noduläre* maligne Melanom, das *akral-lentiginöse* Melanom, das maligne Melanom *an den Schleimhäuten,* verschiedene Formen, welche aus *blauen, kongenitalen* und *Riesen-Naevi* hervorgehen sowie *aquirierte Compound-* und *Intradermal-Naevi* im zentralen Nervensystem und bei inneren Organen. Echte Melanome variieren in ihrem Aussehen von Makula zu Knötchen mit einem erstaunlichen Farbenspiel zwischen fleischfarben und pechschwarz sowie häufigen Beimischungen von Weiß, Blau, Purpurrot und Rot. Die Grenzen sind gewöhnlich unregelmäßig, und das Wachstum kann schnell sein.

Die Therapie des Melanoms besteht in einer großzügigen Exzision mit Lymphknotendissektion je nach Tiefe und Lokalisation der Läsion.

6. Zu den malignen Hauttumoren gehört auch das bisher vornehmlich in Afrika unter der schwarzen Bevölkerung häufiger vorkommende *Kaposi-Sarkom,* das in jüngster Zeit auch in den USA (vornehmlich in Großstädten, epidemisch bei weißen Homosexuellen) auftrat. Das Kaposi-Sarkom ist hier Ausdruck eines *erworbenen Immunmangel-Syndroms (AIDS).* Die lymphadenopathische Krankheitsform (daneben gibt es auch eine noduläre, eine floride und eine infiltrierende) verläuft oft fatal und zeigt (trotz Radiotherapie und Zytostatikabehandlung) eine hohe Mortalitätsrate von 40–50%. Die Ätiologie des Syndroms ist bis heute unklar, doch werden genetische, virale und toxische (Drogenabusus) Komponenten angenommen (u. a. Stüttgen, Orfanos).

Verschiedene Haut-, Haar- und Nagelerkrankungen

Pigmentstörungen

Melanin wird gebildet von den Melanozyten in der Basalschicht der Epidermis. Sein Vorläufer, das Aminosäure-Tyrosin, wird langsam umgewandelt zu Dihydroxyphenylalanin (DOPA) durch Tyrosinase, und es gibt dabei noch viele weitere chemische Entwicklungsstufen bis zur endgültigen Bildung von Melanin. Dieser Vorgang kann durch äußere Einwirkungen begünstigt werden, z. B. durch Sonne, Hitze, Trauma, ionisierende Strahlung, Schwermetalle und Veränderungen im Sauerstoff-Potential. Diese Einflüsse können zu Hyperpigmentation, Hypopigmentation oder zu beidem führen. Lokale Traumen können die Melanozyten vorübergehend oder dauernd zerstören, wobei es zur Hypopigmentation kommt, manchmal mit umgebender Hyperpigmentation, wie beim Ekzem und bei der Dermatitis. Innerliche Einwirkungen erstrecken sich auf das Melanozyten-stimulierende Hormon (MSH) aus der Hypophyse, welches in der Schwangerschaft und in Fällen von unzureichender Hydrocortison-Produktion aus der Nebennierenrinde ansteigt. Melatonin, ein Epiphysenhormon, reguliert die Pigment-Verteilung und -Anhäufung.

Bei anderen Pigmentstörungen handelt es sich um Folgen von Einwirkungen durch von außen eindringende Farbstoffe, wie bei der Karotinämie, der Argyrie, bei der Ablagerung anderer Metalle und bei Tätowierungen. Endogene Pigmentstörungen entwickeln sich aus Stoffwechselsubstanzen einschließlich des Hämosiderin (Eisen), aus hämorrha-

gischen Prozessen, Mercaptan, Homogentisinsäure (Ochronose), Gallenfarbstoffen und Karotin.

Klassifizierung

Pigmentstörungen lassen sich in primäre oder sekundäre und in mit Pigmentvermehrung oder Pigmentverlust einhergehende einteilen.

A. Primäre Pigmentstörungen: Sie sind nävusartig oder angeboren und umfassen Pigmentnaevi, Mongolenflecken, Incontinentia pigmenti, Vitiligo, Albinismus und Piebaldismus. Bei der Vitiligo handelt es sich um einen genetisch festgelegten Pigmentmangel, wobei im Bereich der betroffenen Hautstellen gehemmte Melanozyten vorhanden sind. Partieller oder totaler Albinismus tritt als genetisch festgelegte rezessive Erbanlage auf. Piebaldismus, eine umschriebene Hypomelanose, beruht auf einer autosomen dominanten Erbanlage.

B. Sekundäre Pigmentstörungen: Hyper- oder Hypopigmentationen können auftreten als Folge übermäßiger Sonnen- oder Hitzeeinwirkungen oder im Anschluß an Exkoriationen oder unmittelbare physikalische Schädigungen. Hyperpigmentierungen sieht man bei der Arsenmelanose oder bei der Addisonschen Krankheit (bei unzureichender hemmender Einwirkung von Hydrocortison auf die in der Hypophyse stattfindende Produktion von MSH). Verschiedene wichtige Störungen sind folgende:

1. Chloasma (Melasma). Es handelt sich dabei im wesentlichen um eine naevoide Störung, die zu fleckförmigen Hyperpigmentierungen im Gesicht führt. Sie geht oftmals einher mit verstärkt vorhandenen Pigmentierungen an anderen Stellen, z. B. der Achselhöhle, der Linea alba, der Leistengegend und der Brustwarzenumgebung. Während der Schwangerschaft tritt das Chloasma recht häufig als Folge der stimulierenden Wirkung von MSH auf, aber es neigt nach jeder Schwangerschaft wieder zur Rückbildung. Orale Kontrazeptiva können zur Entstehung eines Chloasma führen.

2. Die Berlock-Dermatitis kann durch eine Überempfindlichkeit gegenüber ätherischen Ölen in Parfüms hervorgerufen werden.

3. Das Leukoderma tritt als sekundäre Hypopigmentation auf bei endogenem Ekzem, Lichen planus, Psoriasis, Alopecia areata, Lichen simplex chronicus sowie bei inneren Krankheiten, z. B. Myxödem, Thyreotoxikose, Syphilis und Toxikämie. Es kann sich anschließen an lokale Hauttraumen der verschiedensten Art, oder es kann zur Gold- oder Arsendermatitis hinzutreten. Antioxidantien in Gummiwaren, z. B. als Monobenzyläther des Hydrochinons, können ein Leukoderm nach Tragen von Gummihandschuhen, von Gummikissen in Büstenhaltern usw. hervorrufen. Dazu kommt es besonders häufig bei Negern.

4. Epheliden (jugendliche Sommersprossen) und Lentiginen (senile Sommersprossen): Die Anzahl der funktionierenden Melanozyten vermindert sich um 10% je Lebensjahrzehnt. Der Verlust ist oft fleckig, besonders in Regionen solarer Degeneration. Eine kompensatorische Hypertrophie mancher Melanozyten führt zur Bildung von Lentiginen.

5. *Arzneimittel-Pigmentierungen* werden durch Chloroquin, Minocyclin und Chlorpromazin verursacht.

Differentialdiagnose
Man muß den echten Pigmentmangel unterscheiden von Pseudoachromien, wie sie bei der Tinea versicolor, der Pityriasis alba faciei und dem seborrhoischen Ekzem vorkommen. Manchmal ist es schwierig, die echte Vitiligo abzugrenzen von einem Leukoderm oder sogar von umschriebenem Albinismus.

Komplikationen
Durch Sonnenbestrahlungen begünstigte Keratome und Epitheliome kommen bei Personen mit Vitiligo und Albinismus besonders leicht zur Entwicklung. Bei Vitiligo besteht eine Neigung zu Juckreiz in den Anogenitalfalten. Schwere seelische Auswirkungen können sich bei Personen einstellen, die an Vitiligo oder anderen Pigmentstörungen leiden, sofern diese ein übermäßiges Ausmaß angenommen haben und es sich um Menschen mit relativ dunkler Hautbeschaffenheit handelt.

Behandlung und Prognose
Bei partiellem oder totalem Albinismus kommt es niemals zum Wiederauftreten des Pigments. Bei Vitiligo beobachtet man es selten, beim Leukoderm kann es sich spontan wieder einstellen. Die einzige wirksame Therapie bei Vitiligo — mit einer Erfolgsquote von etwa 10–15% der Fälle — besteht in der lokalen Anwendung von Methoxypsoralen und der innerlichen Verabfolgung von Trioxypsoralen. Bei lokaler Anwendung sollte man keine stärkere Konzentration verwenden als 1:10000, da sonst sehr schwere phototoxische Wirkungen und Blasen auftreten. Trioxypsoralen verwendet man in einer täglichen Dosis von 10 mg oral am Morgen (2–4 Std vor Sonneneinwirkung) für die Dauer von Wochen oder Monaten. In Kombination mit vorsichtiger Sonnenexposition kann bei Vitiligo eine Repigmentierung eintreten. Leberfunktionsteste sind nicht notwendig.

Umschriebene Epheliden und Altersflecken lassen sich durch sorgfältiges Auftragen von Phenol. liquefact. mittels eines festgedrehten Wattestäbchens beseitigen. Chloasma und andere Arten von Hyperpigmentierungen behandelt man, indem man die Haut vor Sonne schützt und abdeckende Kosmetika, z. B. Covermark®, aufträgt. Parfümhaltige Kosmetika sollten nicht verwendet werden.

Als Bleichmittel werden hauptsächlich verwendet: 5%ige weiße Präzipitatsalbe auf Creme-Basis und Hydrochinon-monobenzyläther in flüssiger Form oder als Creme. Letzteres ist in seinen Resultaten nicht frei von Zufallsbefunden, und es ist deshalb besser, zunächst mit einer stärker verdünnten Zubereitungsform, als sie in den Fertigpräparaten enthalten ist, zu beginnen. Es kann sonst zu unerwarteten Hyper- und Depigmentierungen kommen.

Die Behandlung anderer Pigmentstörungen sollte in der Beseitigung der zugrundeliegenden Faktoren oder in der Vermeidung der auslösenden Ursachen, sofern dies möglich ist, z. B. bei der Karotinämie, bestehen.

Haarausfall

(Alopezie)

Mit Vernarbungen einhergehende Alopezien
Narbige Alopezien können sich entwickeln nach chemischen oder physikalischen Traumen, Lichen planus capillitii, schweren bakteriellen oder mykotischen Infektionen, Herpes zoster, Lupus erythematodes discoides chronicus, Sklerodermie und übermäßiger Röntgenbestrahlung. Die spezifische Ursache läßt sich oft durch Erhebung der Vorgeschichte ermitteln oder auch durch das Ausmaß des Haarverlusts oder das Auftreten von Hautveränderungen wie beim Lupus erythematodes und anderen Infektionen. Um den Erythematodes von anderen Krankheiten zu unterscheiden, bedarf es oft einer Biopsie.

Narbige Alopezien sind irreversibel und bleiben dauernd bestehen. Es gibt für sie keine Behandlung.

Ohne Vernarbung einhergehende Alopezien
Die nichtvernarbenden Alopezien kann man einteilen nach dem Ausmaß ihrer Ausdehnung in Alopecia universalis (generalisierter Haarausfall), Alopecia totalis (vollständiger Haarausfall) und Alopecia areata (kreisförmiger Haarausfall).

Narbenlose Alopezien können im Zusammenhang mit verschiedenen **Allgemeinerkrankungen** auftreten, z. B. mit disseminiertem Lupus erythematodes, Kachexie, Lymphomen, schlecht eingestelltem Diabetes, schwerer Schilddrüsen- oder Hypophysen-Hypofunktion und Dermatomyositis. Die einzige in Betracht kommende Behandlung besteht in rascher und angemessener Beseitigung der zugrundeliegenden Störung. In derartigen Fällen kann sich wieder Haarwachstum einstellen.

Der **für den Mann** typische Haarausfall stellt die häufigste Alopezieform dar und beruht auf einer genetischen Anlage. Die allerersten Anzeichen entwickeln sich beiderseits neben dem vorderen Schädelanteil. Gleichzeitiges Vorhandensein einer Seborrhoe ist häufig und besteht aus einer auffallend starken fettigen Durchtränkung und Rötung der

Kopfhaut sowie Schuppenbildung. Vorzeitiger Haarverlust bei jungen Männern kann zu schweren neurotischen Störungen führen. Das Ausmaß des Haarverlusts ist verschieden und nicht voraussagbar. Eine Behandlung gibt es nicht, und der Patient sollte deshalb davor gewarnt werden, sein Geld für angepriesene Haarwässer oder Massageapparate auszugeben. Die Seborrhoe selbst behandelt man nach den bei der Besprechung des seborrhoischen Ekzems genannten Methoden.

Die **diffuse idiopathische Alopezie der Frau** scheint an Häufigkeit zuzunehmen. Eine Ursache ist nicht bekannt. Oft erkennt man die Erkrankung erst, wenn etwa 80% der Haare ausgefallen sind. Dabei zeigt sich dann ein diffuser Haarausfall über der gesamten Kopfhaut. Zuweilen wurde eine erhöhte Testosteron-Ausscheidung nachgewiesen. Bei diesen Frauen entwickeln sich häufig neurotische Störungen, deren Ausmaß einer Kanzerophobie gleichkommt. Bei gleichzeitigem Vorhandensein einer Seborrhoe sollte diese behandelt werden. Östrogene innerlich und äußerlich kann man versuchen, ebenso niedrig dosierte Kortikosteroid-Kuren. Eisenmangel kann vorhanden sein.

Die Ursache der **Alopecia areata** ist unbekannt. Bisher konnten keine pathologischen Veränderungen an der Kopfhaut nachgewiesen werden. Die kahlen Stellen sind vollständig glatt, oder es sind einige wenige Haare stehengeblieben. Schwere Erkrankungsformen kann man durch Injektionen von Triamcinolonacetonid-Suspension in die Herde oder in vorsichtiger Form mit innerlichen Kortikosteroiden behandeln. Eine derartige Allgemeinbehandlung sollte nur in Betracht gezogen werden, wenn ernste seelische Störungen vorliegen.

Kortikosteroide wendet man innerlich auch zur Behandlung der generalisierten und totalen Alopezie an. Die Alopecia areata klingt im allgemeinen von selbst wieder ab, und es pflegt zum völligen Wiederwachstum der Haare zu kommen. Zuweilen bleiben die kahlen Stellen bestehen, und das gilt üblicherweise auch für die totalen und besonders ausgedehnten Formen.

Ausgedehnte Fälle von Alopecia areata können durch Katarakte kompliziert werden.

Bei der **Trichotillomanie,** der Neigung zum Auszupfen eigener Haare, zeigen die betroffenen Stellen einen unregelmäßigen Haarverlust. Nachwachsende Haare sind immer vorhanden, da sie nicht ausgezupft werden können, bevor sie wieder lang genug sind.

Die **arzneimittelausgelöste Alopezie** gewinnt zunehmend an Bedeutung. Folgende Medikamente können sie auslösen: Vitamin A (in hoher Dosierung), Zytostatika, Antikoagulantien, Clofibrat (selten), Antithyreoidika, orale Kontrazeptiva, Trimethadion, Allopurinol, Amphetamine, Salizylate, Gentamycin und Levodopa.

Hirsutismus

Hirsutismus kann diffus oder umschrieben, erworben oder angeboren auftreten. Bei Frauen kommt die verstärkte Behaarung besonders häufig in der Bartgegend und an der Oberlippe vor, aber sie kann sich auch an der Brust und in der Umgebung der Brustwarzen zeigen. Endokrinologische Untersuchungen sind notwendig, um eine verstärkte Androgenbildung auszuschließen (Cushing-Syndrom). Zuweilen wird man versuchen müssen, die androgene Nebennierenrindenproduktion durch Hemmung der Hypophysentätigkeit mit kleinen Dosen eines oralen Kortikosteroids zu behandeln. Sofern sich der Hirsutismus auf eine übermäßige Androgenproduktion zurückführen läßt, kann die Exstirpation der betr. Drüse zum Verschwinden der überzähligen Haare führen. Mit der manuellen Entfernung unerwünschter Haare geben sich manche Frauen zufrieden. Die dabei erfolgte Schädigung der Haarpapille kann sich hemmend auf das Haarwachstum auswirken.

Keloide und hypertrophische Narben

Unter Keloiden versteht man Tumoren aus aktiv wachsendem Bindegewebe, welche sich im Anschluß an Traumen oder andere Irritationen bei prädisponierten Personen entwickeln. Das Trauma kann relativ belanglos sein, wie etwa bei der Akne. Keloide verhalten sich wie Neoplasmen, obwohl sie nicht maligne sind. Spontane fingerförmige Auswüchse können sich aus den zentralen Partien heraus nach außen weiterentwickeln, und die Geschwulstbildung kann sehr umfangreich werden und zur Entstellung führen. Juckende oder brennende Empfindungen können vorhanden sein. Hypertrophische Narben, die im allgemeinen im Anschluß an Operationen oder Unfallverletzungen auftreten, bestehen aus erhabenen und geröteten Verhärtungen. Nach einigen Monaten oder später läßt die Rötung nach, und die Gebilde werden wieder weich und flach. Eine Entfernung sollte man nicht versuchen, sondern abwarten, ob es zur spontanen Rückbildung der Verhärtung kommt. Die intrafokale Injektion einer Kortikosteroid-Suspension ist bei hypertrophischen Narben recht wirksam. Die Keloidbehandlung ist weniger befriedigend. In Betracht kommen operative Exzisionen, Röntgenbestrahlungen, Vereisungen mit Kohlensäureschnee oder flüssigem Stickstoff und die Injektion einer Kortikosteroid-Suspension.

Nagelerkrankungen

Nagelveränderungen sind niemals pathognomonisch für eine bestimmte Allgemein- oder Hauterkrankung. Alle bei allgemeinen Erkrankungen vorkommenden Nagelveränderungen können auch ohne eine gleichzeitig vorhandene innere Erkrankung auftreten.

Nagelwachstumsstörungen können nicht grundsätzlich auf Funktionsstörungen der Schilddrüse, Hypovitaminose, Ernährungsstörungen oder ausgedehnte allergische Reaktionen zurückgeführt werden.

Klassifizierung

Nagelerkrankungen lassen sich einteilen in 1. lokale, 2. kongenitale oder genetisch bedingte und 3. solche, die im Zusammenhang mit inneren oder generalisierten Hautkrankheiten auftreten.

A. Lokale Nagelerkrankungen:
1. Onycholysis, eine distal einsetzende Abhebung der Nägel, vor allem an den Fingern, ist eine Folge übermäßigen Umgangs mit Wasser, Seifen, Detergentien, Alkalien und industriellen keratolytischen Substanzen. Ein Hypothyreoidismus kann dabei beteiligt sein.
2. Nageldistorsionen entstehen als Folge einer chronischen Entzündung der Nagelmatrix unterhalb des Eponychiums.
3. Verfärbung und Verdickungen des Nagels, begleitet von moderigem Geruch, werden bei Pilzbefall festgestellt.
4. Unebenheiten und andere Veränderungen können durch Warzen, Naevi und sonstige auf die Nagelmatrix einen Druck ausübende, an Wachstum zunehmende Gebilde verursacht werden.
5. Allergische Reaktionen gegenüber Formaldehyd und Harzen in Unterkleidung und Polituren an Nagelbett oder Matrix führen zu hämorrhagischen Streifen in der Nagelplatte, zu Anhäufungen von Hornmassen unter dem freien Nagelrand und zur starken Erweichung des Nagelbetts.
6. Beausche Linien (Querfurchen) können auf fehlerhafte Maniküre zurückgeführt werden.

B. Kongenitale und genetisch bedingte Nagelerkrankungen:
1. Eine einzige Längsfurche des Nagels kann als genetischer oder traumatischer Defekt der Nagelmatrix unterhalb der Eponychialfalte zur Entwicklung gelangen.
2. Nagelatrophien können kongenital vorkommen.
3. Hippokratische Nägel (Trommelschlegelfinger) kommen ebenfalls kongenital vor.
4. Löffelnägel sieht man öfters bei anämischen Kranken.
5. Tüpfelnägel sind charakteristisch für Psoriasis.

6. Nagelveränderungen treten auch im Zusammenhang mit Alopecia areata, Lichen planus und Morbus Darier auf.

Differentialdiagnose

Wichtig ist es, die kongenitalen und genetischen Veränderungen von denjenigen Zustandsbildern zu unterscheiden, die durch Traumen oder Umwelteinflüsse hervorgerufen werden. Nagelerkrankungen durch Fadenpilze lassen sich oft nur schwer von Candidabedingten Nagelinfektionen unterscheiden. Die mikroskopische Untersuchung von Nagelteilchen, die mit 15%iger Kalilauge aufgehellt wurden, oder die Anlegung einer Kultur können die richtige Diagnose erleichtern. Fadenpilzinfektionen der Nägel gleichen häufig den Veränderungen, die man bei Psoriasis und Lichen planus zu sehen bekommt. In derartigen Fällen muß der übrige Körper sorgfältig nach entsprechenden Veränderungen abgesucht werden.

Komplikationen

Bei Onychodystrophien kommt es gelegentlich zu sekundären bakteriellen Infektionen, unter Umständen gefolgt von beträchtlichen Schmerzen und Arbeitsunfähigkeit, möglicherweise sogar von weiteren ernsten Folgezuständen, sofern Blutzirkulation oder Innervation gestört sind. Zehennagelerkrankungen können zum eingewachsenen Nagel führen, der oft durch bakterielle Infektionen und gelegentlich durch überschießendes Granulationsgewebe kompliziert wird. Unzulängliche Nagelpflege und nicht passende Schuhe können zur Entwicklung dieser Komplikationen beitragen. Auch Zellgewebsentzündungen können hinzukommen.

Behandlung und Prognose

Die Behandlung besteht im allgemeinen aus sorgfältiger Wundtoilette und Nagelpflege, vor allem aber in der Vermeidung aller irritierenden Einwirkungen wie Seifen, Detergentien, Alkalien, Bleichungsmittel, Lösungsmittel usw. Antimykotische Maßnahmen sind angezeigt bei Onychomykosen, antibakterielle Maßnahmen bei bakteriell bedingten Komplikationen. Wenn die Nagelveränderun-

Tabelle 3-1. Lokale Applikationsarten bei akuten, subakuten und chronischen Hautläsionen

	akut	subakut	chronisch
Feuchte Präparate (Bäder, Seifen, feuchte Umschläge)	×		
Puder, Schüttellösungen	×	×	
Emulsionen	×	×	×
Creme	×	×	×
Pasten		×	×
Salben			×

gen mit bestimmten Krankheiten zusammenhängen, z. B. Psoriasis und Lichen planus, muß sich die Behandlung nach diesen Gesichtspunkten richten. Nagelveränderungen bilden sich allerdings nur sehr langsam zurück. Kongenitale oder genetisch bedingte Nagelveränderungen lassen sich gewöhnlich nicht beeinflussen. Longitudinale Furchenbildungen im Anschluß an zeitweilig auftretende Einwirkungen auf die Nagelmatrix, etwa bei Warzen, Synovialzysten usw., können durch die Beseitigung dieser Veränderungen zur Ausheilung gebracht werden.

Tabelle 3-2. Wäßrige Lösungen: Für Bäder und feuchte Verbände.

Indikationen: Akute, gerötete, geschwollene, juckende, infizierte, nässende oder vesikulöse Hauterscheinungen.
Anwendungsformen: Die Lösungen müssen in kühlem Zustand zur Anwendung kommen (warm nur bei Infektionen).
1. Hand- und Fußbäder (2–5 l), zweimal täglich ¼ Std.
2. Feuchte Verbände, bei umschriebenen Veränderungen. Dazu nimmt man von Flüssigkeit völlig durchfeuchtete Frottierhandtücher.
a) Offene Verbände (Kompressen) bei sehr akuten Prozessen und wenn eine besonders ausgeprägte reinigende und kühlende Wirkung angestrebt wird. Häufiges Erneuern, z. B. 2–3mal täglich ½ Std, ist notwendig.
b) Feuchte Dunstverbände sollten nicht verwendet werden

Wirkstoff	Wirkung[a]	Bereich der verwendeten Konzentrationen	Häufigste Anwendungsform	Zubereitung der Lösungen
Klares Leitungswasser	a	—	—	—
Rp. 1 Natriumchlorid	a	6:1000–15:1000 (0,6–1,5%)	0,9%	2 Teelöffel auf 1 l Wasser
Rp. 2 Natriumbicarbonat	juckreizlindernd	1:50–1:20 (2–5%)	3%	8 Teelöffel auf 1 l Wasser
Rp. 3 Magnesium sulfuric.	juckreizlindernd	1:50–1:25 (2–4%)	3%	8 Teelöffel auf 1 l Wasser
Rp. 4 Liqu. Alum. acet.	adstringierend	1:200–1:10 (0,5–10%)	5%	50 ml Burowsche Lösung auf 1 l Wasser
Rp. 5 Argent. nitr.	adstringierend antiseptisch	1:10000–1:200 (0,01–0,5%)	1:400 (0,25%)	10 ml einer 25%igen Argt. nitr.-Lösung oder 2,5 g Argt. nitr. auf 1 l Wasser
Rp. 6 Neomycin	antibakteriell	0,1%	0,1%	0,1%ig als feuchte Umschläge bei exsudativen Pyodermien
Rp 7 Kalim permangan.	juckreizlindernd oxydierend antiseptisch adstringierend	1:10000–1:400 (0,01–0,25%)	1:10000 (0,01%)	0,3 g auf 3 l Wasser oder 0,1 g auf 1 l Wasser

[a] Alle diese Lösungen haben auch eine austrocknende, lindernde und reinigende Wirkung

Tabelle 3-3. Puder

Name	Verordnungsform	Gebrauchsanweisung und Hinweise
Rp. 8 Absorbierender Gelatine-Puder		Für Beingeschwüre und andere indolente Geschwürsbildungen. Absorbierender hämostatischer Gelatine-Puder. Zweimal täglich anwenden. Daneben kann auch ein antibiotischer Puder Verwendung finden
Rp. 9 Talkum		Zur gewöhnlichen Puderbehandlung
Rp. 10 Antibiotischer Puder zur lokalen Anwendung	Oxytetracyclin (Terramycin®)-, Neomycin-Bacitracin (Nebacetin®)- oder Tetracyclin (Achromycin®)- Puder	Für Pyodermien. Zweimal täglich auftragen
Rp. 11 Nystatin	Rp. Moronal®-Puder 100000 E/g, 15 g oder Candio-Hermal®-Puder 1 Streudose = 10 g	Bei Kandidiasis zweimal täglich

Tabelle 3-4. Schüttelmixturen und Emulsionen.

Flüssige Mittel, die Medikamente in Lösung oder Suspension enthalten, haben einen weiten Anwendungsbereich bei lokalisierten und generalisierten Hauterkrankungen, weil sie leicht aufzutragen und wieder zu entfernen sind. Sie haben oft eine stark austrocknende Wirkung und sollten nicht zur Anwendung kommen, wenn diese Wirkung unerwünscht ist. Nachstehende Verordnungen haben sich besonders bewährt

Bezeichnung und Wirkungsart	Verordnungsform	
Rp. 12 Benzylbenzoat	Rp. Benzylii benzoici	25,0[a]
	Spirit.	ad 100,0
Rp. 13 Calamin-Lotio	Rp. Calamin.	8,0[b]
(lindernd, austrocknend)	Zinc. oxyd.	8,0
	Glycerin.	2,0
	Magm. Bentoniti	25,0
	Aqu. Calcar.	ad 100,0
Rp. 14 Zink-Lotio	Rp. Zinc. oxyd.	
(juckreizlindernd, kühlend, austrocknend)	Talc.	$\overline{aa}$ 20,0[c]
	Glycerin.	15,0
	Aqu. dest.	ad 100,0
Rp. 15 Zinköl	Rp. Zinc. oxyd.	10,0[d]
(kühlend, austrocknend)	Ol. olivar.	
	Aqu. Calcar.	$\overline{aa}$ ad 120,0
Rp. 16 Steinkohlenteer-Lotio	Rp. Liqu. Carbon. deterg.	10,0[e]
(kühlend, austrocknend, keratoplastisch)	Zinc. oxyd.	
	Talc.	$\overline{aa}$ 20,0
	Glycerin.	30,0
	Aqu. dest.	ad 100,0
Rp. 17 Sonnenschutz-Emulsion	Rp. p-Aminobenzoesäure	3,0[f]
	Emulsionsgrundlage	ad 30,0
Rp. 18 Akne-Lotio	Rp. Sulf. praec.	
	Zinc. sulf.	$\overline{aa}$ 3,0[g]
	Natr. biborac.	
	Zinc. oxyd.	$\overline{aa}$ 5,0
	Aceton.	30,0
	Aqu. camphor.	
	aqu. rosar.	$\overline{aa}$ ad 100,0
Rp. 19 Amphotericin B	Rp. Ampho-Moronal®-Lotio	10,0[h]
Rp. 20 Fluocinolon. aceton.	Rp. Jellin®-Lotio	20 ml[i]
Rp. 21 Tolnaftat-Lösung	Rp. Tonoftal®-Lösung	10 ml[k]
Rp. 22 Achselschweiß-Lotio	Rp. Alumin. chlor.	50,0[l]
	Glycerin.	25,0
	Aqu. dest.	ad 200,0

Gebrauchsanweisung und Hinweise:

[a] Zur generalisierten Anwendung bei Skabies und Pediculosis.

[b] 3–4mal täglich bzw. bei Bedarf lokal auftragen. Wirkungsvoll bei akuter Dermatitis. Übermäßige Austrocknung durch überlange Anwendung sollte man bei dieser Lotio ebenso wie bei anderen nichtöligen Lotiones vermeiden. Durch Zugabe von 1% Phenol. liquefact. erhält man einen juckreizlindernden Effekt. (Anm. d. Hrsgs.: Calamin und Bentonit sind in Deutschland nicht eingeführt.)

[c] Zweimal täglich oder bei Bedarf lokal auftragen. Wirksam bei akuter Dermatitis. Ausgezeichnete Grundlagen-Lotio, der man andere Wirkstoffe zusetzen kann.

[d] 3–4mal täglich oder bei Bedarf lokal auftragen. Wirksam bei akuter Dermatitis. Weniger austrocknend als Rp. 13 und 14.

[e] Über Nacht anzuwenden. Hauptsächlich für die subakute Dermatitis bestimmt. Leicht anregende Lotio. Nicht auf behaarte oder infizierte Stellen auftragen.

[f] Lokal auf die Haut auftragen vor jeder Sonnen-Exposition.

[g] Bei Akne über Nacht lokal anwenden.

[h] Mindestens zweimal täglich bei Haut- und Schleimhaut-Kandidiasis anwenden.

[i] Zweimal täglich bei ekzematösen Erkrankungen des behaarten Kopfes anwenden. Nicht an Augen- und Genitalschleimhäute bringen.

[k] Zweimal täglich bei pilzbedingten Hautkrankheiten. Unwirksam bei der Onychomykose.

[l] Kleine Mengen morgens in Achselgegend reiben. Wirksames Antihidrotikum

Tabelle 3-5. Salbengrundlagen.

Indikationen:
1. Trockene Haut.
2. Mechanischer Schutz für daruntergelegene Hautläsionen.
3. Resorption von Absonderungen aus darunterbefindlichen Hautläsionen (gilt nur für hydrophile Zubereitungen).
4. Grundlage für der Haut zuzuführende aktive Wirkstoffe.

Kontraindikationen:
1. Akut entzündliche nässende Hauterkrankungen.
2. Behaarte Hautbezirke (außer bei hydrophilen Salben)

Präparate	Verordnungsform		Eigenschaften
Rp. 23 Vaselinum album	–		Verzögert zuweilen das Eindringungsvermögen inkorporierter Medikamente
Rp. 24 Hydrophile Vaseline	3% Cholesterin in Vaseline, Cera alba und Stearylalkohol		Begünstigt die Eindringung inkorporierter Medikamente. Wasseraufnehmend (hydrophil)
Rp. 25 Lanolin (wasserhaltig)	–		Gutes Haftungsvermögen an die Haut; stabil; begünstigt die Eindringung. Auf Sensibilisierung achten
Rp. 26 Lanolin. anhydr.			Wasseraufnahmefähig. Begünstigt die Eindringung. Auf Sensibilisierung achten
Rp. 27 Zinkoxydsalbe	20% Zinkoxyd in Paraffin. liquid, Lanolin, Cera alba und Vaselin. album		Mechanische Schutzwirkung; wasseraufnahmefähig. Gibt der Salbe Festigkeit und Haftfähigkeit
Rp. 28 Kakaobutter			Schmilzt bei Körpertemperatur

Cremes
(Wasserhaltig; stärker erweichend und lindernd als Salben).

Präparate	Verordnungsform		Eigenschaften
Rp. 29 Hydrophile Salbe	Rp. Methylparaben	0,025	Begünstigt Eindringungsvermögen; wasseraufnahmefähig; gutes Vehikel für wasserlösliche Medikamente. Die Parabene können die Haut sensibilisieren
	Propylparaben	0,015	
	Stearylalkohol	25,0	
	Vaselin. alb.	25,0	
	Propylenglykol	12,0	
	Polyoxyd-40-stearat	5,0	
	Aqu. dest.	ad 100,0	
Rp. 30 Unguentum leniens	Rp. Spermacet.	12,5	„Coldcream" (Wasser-in-Öl-Emulsion); kühlende und lindernde Wirkung
	Cer. alb.	12,0	
	Ol. amygdal.	56,0	
	Natr. bibor.	0,5	
	Aqu. ros.	5,0	
	Aqu. dest.	14,	
	Ol. ros.	0,02	
Rp. 31 Emulsionsgrundlage	Rp. Duponal C	1,6	Nicht erhitzend und nicht reizend. Weniger schmutzend als andere Cremes und Salben
	Alkohol. cetyl.	7,0	
	Alkohol. stearyl.	7,0	
	Vasel. alb.	20,0	
	Ol. paraffin.	2,0	
	Butoben.	0,05	
	Aqu. dest.	ad 100,0	

Pasten
(Hoher Puderanteil. Fördern Verdunstung und Kühlwirkung).

Präparate	Verordnungsform		Eigenschaften
Rp. 32 Zinkpaste (Lassarsche Paste)	Rp. Zinc. oxyd. Talc.	ā̄ā 25,0	Mechanische Schutzwirkung. Verstärkte Haftfähigkeit, aber vermindertes Eindringungsvermögen für Arzneistoffe[a]
	Vaselin. alb.	ad 100,0	

[a] Zur Verbesserung der Wasseraufnahmefähigkeit kann man 2% Cholesterin in 5% Acetylalkohol zufügen

Tabelle 3-6. Salben: Verschiedene Standardverordnungen

Allgemeine Bezeichnung	Verschreibungsform		Anwendungsweise und Bemerkungen
Rp. 33 Whitfieldsche Salbe (Salicyl-Benzoesäure-Salbe)	Rp. Acid. salicyl Acid. benzoic. Lanolin. Vasel. flav.	3,0 6,0 5,0 ad 100,0	Zur Nacht auftragen, Fungizide Wirkung. Wird häufig um ½ bis ¼ schwächer verordnet. Nicht für akute oder subakute Erkrankungen geeignet.
Rp. 34 Essigs. Tonerdsalbe	Rp. Liqu. Alum. acet. Lanolin anhydr. Past. Zinc.	10,0 20,0 ad 60,0	Bei Bedarf auf die Haut auftragen. Geeignet für abklingende Entzündungen
Rp. 35 Salicyl-Schwefelsalbe	Rp. Acid. salicyl. Sulf. praec. Vasel. flav.	1,0–3,0 1,0–3,0 ad 100,0	Bei Bedarf auftragen. Stark fungizid. Nicht für akute oder subakute Prozesse
Rp. 36 Acrisorcin-Creme			In Deutschland nicht erhältlich
Rp. 37 Weiße Präzipitatsalbe	Rp. Hydr. praec. alb. Paraffin. liquid. Vaselin. flav.	5,0 3,0 ad 100,0	Bei Bedarf auftragen. Für seborrh. Ekzem u. Psoriasis. Auf Mercurialismus und Pigmentverschiebung achten.
Rp. 38 Gamma-Hexachlorcyclohexan	Rp. Jacutin®-Emulsion oder -Gel.		Anwendung nach Verordnung. Wirksames Skabiesmittel
Rp. 39 Hydrocortison-Salbe oder Creme	Gebräuchlich zu 0,25%, 0,5%, 1% und 2,5% in 5 g-Packungen und mehr		Zweimal täglich dünn einreiben. Auch in Kombination mit Teer, Antibiotika oder Vioform®. Nicht bei Keratitis herpetica verwenden
Rp. 40 Triamcinolon-acetonid 0,025–0,1% oder Fluocinolon 0,01–0,25% Betamethason-valerat u. a.	Volon® A-Salbe oder -Creme Delphicort®-Salbe oder Creme Jellin®-Salbe oder Creme Celestan®-V bzw. Betnesol®-V-Salbe oder Creme		Bei Nacht unter Kunststofffolie, bei umschriebenem Ekzem oder Psoriasis Besonders wirksam bei Psoriasis

Tabelle 3-7. Lösungen, Tinkturen und Gele

Allgemeine Bezeichnung	Verschreibungsform		Anwendungsweise und Bemerkungen
Rp. 41 Gentianaviolett	1%ige wäßrige Lösung		Antiseptisch und fungizid
Rp. 42 Natriumthiosulfat	10%ige wäßrige Lösung		Fungizid (besonders bei Tinea versicolor)
Rp. 43 Argentum nitricum	1–10%ige wäßrige Lösung		Ätzend und adstringierend, bei Rhagaden und Ulzerationen
Rp. 44 Chrysarobin	4%ig in Chloroform		bei Candida-Paronychien
Rp. 45 Nitromersol	0,5% (Tinktur 1:200)		Bakteriostatisch und keimtötend (Anm. d. Hrsgs.: In Deutschland nicht eingeführt)
Rp. 46 Alkoholische Whitfield-Lösung	Rp. Acid. salicyl. Acid. benzoic. Alcohol. 40%	2,0 4,0 ad 120,0	Örtlich aufzutragen Wirksames fungizides Mittel.
Rp. 47 Benzoetinktur	unverdünnt		Geeignet für erodierte, fissurierte oder ulzerierte Stellen
Rp. 48 Schmierseifenliniment	65% Seife		Erprobtes Reinigungsmittel
Rp. 49 Antiseborrhoischer Shampoo	Selsun®, Sebopona®, Criniton®, Ichtho-Cadmin® u. a.		

Allgemeine Bezeichnung	Verschreibungsform	Anwendungsweise und Bemerkungen
Rp. 50 Lichtschutztinktur	Rp. 5%ige p-Aminobenzoesäure in 50%igem Alkohol	Wirksamer als die meisten Lichtschutzcremes
Rp. 51 Clotrimazol, 1% in Polyethylenglykol 400	Rp. Sol. Lotrimini	Bei Dermatophyten- oder Candida-Infektionen 2mal täglich anwenden.
Rp. 52 Betamethasonbenzoat-Gel, 0,025% oder Fluocinonid-(0,05%) Gel oder Triamcinolon-(0,1%) Gel	Gel-Ausbreitungsformen sind in Deutschland noch nicht im Handel	Besonders wertvoll zur Anwendung an behaarten Stellen. (Alles Kortikosteroidpräparate).

Literatur:
Kapitel 3. Dermatologie

Bandmann, H.-J., Fregert, S.: Die Epicutantestung. Berlin-Heidelberg-New York: Springer 1982

Bode, H.G., Korting, G.W.: Haut- und Geschlechtskrankheiten, 10. Aufl. Stuttgart: Fischer 1970

Braun-Falco, O.: Maligne Melanome der Haut aus dermatologischer Sicht. Der Chirurg 45, [H. 8] 345 (1974)

Braun-Falco, O., Lukacs, Š.: Dermatologische Röntgentherapie. Berlin-Heidelberg-New York: Springer 1973

Braun-Falco, O., Plewig, G., Wolff, H. H.: Dermatologie und Venerologie. Berlin-Heidelberg-New York-Tokyo: Springer 1983

Brehm, G.: Haut- und Geschlechtskrankheiten (Lehrbuch für Krankenpflegeberufe). Stuttgart: Thieme 1979

Burckhardt, W.: Atlas und Praktikum der Dermatologie und Venerologie, München: Urban & Schwarzenberg 1972

Fritsch, P.: Dermatologie. (Heidelberger Taschenbücher, Bd. 222). Berlin-Heidelberg-New York-Tokyo: Springer 1983

Gloor, M.: Pharmakologie dermatologischer Externa. Berlin-Heidelberg-New York: Springer 1982

Greither, A.: Dermatologie und Venerologie, (Heidelberger Taschenbücher, Bd. 113). Berlin-Heidelberg-New York: Springer 1978

Heintz, R. (Hrsg.): Erkrankungen durch Arzneimittel. Stuttgart: Thieme 1978

Herrmann, F., Ippen, H., Schaefer, H., Stüttgen, G.: Biochemie der Haut. Stuttgart: Thieme 1973

Hoede, N., Morsches, B., Holzmann, H.: Psoriasis — eine Allgemeinerkrankung. Der Internist 15, [H.4] 186 (1974)

Jadassohn, J. (Hrsg.): Handbuch der Haut- und Geschlechtskrankheiten. Ergänzungswerk. Berlin-Heidelberg-New York: Springer 1959–1981

Kimmig, J., Jänner, M.: Taschenatlas der Haut- und Geschlechtskrankheiten. Stuttgart: Thieme 1978

Konz, B., Burg, G. (Hrsg.): Dermatochirurgie in Klinik und Praxis. Berlin-Heidelberg-New York: Springer 1977

Korting, G.W.: Therapie der Hautkrankheiten. Stuttgart: Schattauer 1970

Korting, G.W. (Hrsg.): Dermatologie in Praxis und Klinik. Stuttgart: Thieme 1979–1981

Korting, G.W.: Praxis der Dermatologie. Stuttgart: Thieme 1982

Luger, A.: Cytostatica in der Dermatologie (Kliniktaschenbuch) Berlin-Heidelberg-New York: Springer 1977

Male, O.: Medizinische Mykologie für die Praxis. Stuttgart: Thieme 1981

Marghescu, S.: Dermatologie und Venerologie (Taschenbücher Allgemeinmedizin). Berlin-Heidelberg-New York: Springer 1981

Marghescu, S., Wolff, H. H.: Untersuchungsverfahren in der Dermatologie und Venerologie. Berlin-Heidelberg-New York: Springer 1977

Muller, E., Loeffler, W.: Mykologie, Stuttgart: Thieme 1977

Nasemann, Th.: Viruskrankheiten der Haut, der Schleimhäute und des Genitales. Stuttgart: Thieme 1974

Nasemann, Th., Sauerbrey, W.: Lehrbuch der Hautkrankheiten und venerischen Infektionen. Berlin-Heidelberg-New York: Springer 1981

Nasemann, Th., Jänner, M., Schütte, B.: Histopathologie der Hautkrankheiten. Berlin-Heidelberg-New York: Springer 1982

Petres, J., Hundeiker, M.: Korrektive Dermatologie. Berlin-Heidelberg-New York: Springer 1975

Plewig, G., Kligman, A.M.: Akne. Berlin-Heidelberg-New York: Springer 1978

Raab, W.: Dermatologie, Stuttgart: Fischer 1972

Schönfeld, W. (fortgeführt von Schneider, W.): Lehrbuch der Haut- und Geschlechtskrankheiten. Stuttgart: Thieme 1972

Steigleder, G. K. (Hrsg.): Dermatologie und Venerologie. Stuttgart: Thieme 1979

Steigleder, G. K.: Taschenatlas der Dermatologie. Stuttgart: Thieme 1981

Steigleder, G. K.: Therapie der Hautkrankheiten. Stuttgart: Thieme 1981

Stüttgen, G., Schaefer, H.: Funktionelle Dermatologie. Berlin-Heidelberg-New York: Springer 1974

Walther, H.: Dermatologie in der täglichen Praxis. München-Berlin-Wien: Urban & Schwarzenberg 1975

Winkler, K.: Dermatologie, (Repetitorium). Berlin: de Gruyter 1972

Wintsch, K.: Hauttumoren. Der Chirurg 45, [H.7] 313 (1974)

Wodniansky, P.: Haut- und Geschlechtskrankheiten. Wien-New York: Springer 1973

Zaun, H. (Hrsg.): Ovulationshemmer in der Dermatologie. Stuttgart: Thieme 1972.

Therapieschemata zum Kap. 3: Dermatologie (Stichwörter in alphabetischer Reihenfolge)

ALLG. BEHANDLUNGSPLAN

(Leitsätze der Behandlung von Hautkrankheiten)

1. Wahl des Medikaments nach individueller Beschaffenheit der Haut des Patienten (individuelle Therapie)
2. Beginn der Behandlung mit milden und einfachen Anwendungsformen, ggf. Steigerung zu stärkeren Ausbietungsformen (Hautverträglichkeit)
3. Beobachtung der Wirksamkeit eines Präparates (Wirkung und Nebenwirkungen)
4. bei akuten und subakuten Erkrankungen Bevorzugung von feuchten Anwendungen (Verbände, Umschläge etc.)
5. bei chronischen Erkrankungen Anwendung von Emulsionen, hydrophilen Salben, Pasten, Cremes oder Fettsalben neben feuchten Behandlungen und/oder Anwendung von Schüttelmixturen
6. zur Verhütung von Komplikationen (Pyodermien. Ausbreitung von Entzündungen und Infektionen) auf Sauberkeit des Patienten, einwandfreie Mittel, gezielte Therapie (Antibiotika nach Antibiogramm), genaue Einhaltung der Verordnung seitens des Patienten, sorgfältige Anamnese und Verbot der Selbstbehandlung durch den Patienten achten

ACNE VULGARIS

1. allg. Belehrung des Patienten über Behandlungsplan (Länge und Art der Behandlung)
2. Einstellung auf Diät
3. Vermeidung von Ölen, Fetten sowie brom- und jodhaltigen Arzneimitteln
4. Nebenbehandlung der bestehenden Grundkrankheiten und eventueller seelischer Beeinträchtigungen
5. Antibiotikagabe, vor allem Langzeittherapie mit Tetracyclin, per os tgl. 250 mg (Cave: Chloramphenicol nicht verwenden!); in schweren Fällen kann Minocyclin als Zusatztherapie empfohlen werden
6. Orale Kontrazeptiva (zur Behandlung bei jungen Frauen geeignet, Cave: Hyperpigmentierungen)
7. Zinkgluconat, 2 × tgl. jeweils 50 mg
8. Retinoide (Isotretinoin)
9. lokale Maßnahmen:
   a) pHisoHex® (keine fetten Reinigungscremes verwenden), 2maliges Kopfwaschen wöchentl., Komedonen- und Talgzystenentfernung
   b) keratoplastische und keratolytische Mittel (nachts Schwefel-Zinkschüttelmixtur, hydrophile Salben mit 2–10% Schwefelzusatz)
   c) spezielle Akne-Behandlung mit Retinoiden
   d) Dermabrasio oder (da milder) Brasivil-Salbe
   e) chem. Maßnahmen (u. a. 25–50%ige Trichloressigsäure)
   f) Strahlenbehandlung (Sonnenbäder bei leichten, ultraviolette Bestrahlung bei mittelschweren, Röntgenbestrahlung bei schweren Erkrankungen)
   g) Flüssige Stickstoffsprays zum Bleichen von Zysten und Papeln

ARZNEIMITTELEXANTHEME

(Dermatitis medicamentosa)

1. Zunächst Absetzen aller früheren Medikamente, erhöhte Flüssigkeitszufuhr, ggf. Gabe von Dimercaprol nach Einnahme von Metallen sowie Kochsalzzufuhr (5–10 g tgl. per os) nach Einnahme von brom- und jodhaltigen Mitteln
2. Sodann Gabe von Antihistaminika, in Notfällen Adrenalin, 0,5–1 ml 1 : 1 000 i. m. injizieren; ggf. auch Anwendung von Kortikosteroiden.
3. lokale Behandlung je nach Art und Schwere des Exanthems (Cave: Sensibilisierungsneigung)

DEKUBITALGESCHWÜRE

1. Häufige Umlagerung von bettlägerigen Patienten unter Verwendung von Gummikissen und einer Dekubitusmatratze; evtl. Wasserbett
2. lokale Behandlung mit antibiotischem Puder oder Chlorjodhydroxychinolin (1%ig) in Lassarscher Paste und mit gut aufsaugenden Verbänden
3. in schweren Fällen Benzoylperoxid-Lotio (20%ig) oder chirurg. Versorgung

DERMATITIS ACTINICA

(Lichtdermatitis)

1. zur Schmerz- und evtl. Fieberbehandlung Acetylsalicylsäure (Aspirin®)
2. bei schweren Reaktionen Gabe von Kortikosteroiden (Triamcinolon ist auch zur Prophylaxe geeignet)
3. als lokale Maßnahmen Anwendung von kühlenden feuchten Verbänden und Schüttelmixturen (keine Fettsalben!)
4. Orale Behandlung mit Betacaroten
5. Evtl. Phlebotomie mit Aderlaß

Kap. 3: Dermatologie

DERMATITIS, ATOPISCHE

(Endogenes Ekzem)

1. einleitend bei schwerem Krankheitsbild ACTH oder Kortikosteroide (z. B. Triamcinolonacetonid)
2. ausgeglichene Kost; evtl. Klimawechsel
3. Hautreizungen vermeiden
4. Evtl. fortlaufende antibiotische Therapie (z. B. mit Dicloxacillin)
5. zur lokalen Behandlung Gabe von Kortikosteroiden als Lotio, Creme oder Salbe 2 × tgl.
6. weitere Behandlung nach Zustand und Stadium der Hautveränderungen:
   a) akute Erscheinungen werden mit feuchten Verbänden, Bädern oder Umschlägen (3–4 × tgl. für 30 min), nachts mit Schüttelmixturen behandelt
   b) für subakute Formen sind Schüttelmixturen oder Salben mit schwachem Teergehalt zu verwenden
   c) für chronische Veränderungen werden Salben, Cremes und Pasten (evtl. mit zusätzl. Wirkstoffen) verwandt; hierbei handelt es sich um Kortikosteroide (Fluocinolonacetonid oder Triamcinolonacetonid) und um Teerpräparate (2,5% steinkohlenteerhaltig), daneben gelangen Jodchlorhydroxychinolin (Vioform®) oder Dichlorhydroxychinaldin (Sterosan®) an behaarten Hautstellen oder bei Teerüberempfindlichkeit zur Anwendung.

DERMATITIS, EXFOLIIERENDE

(Erythrodermie)

1. Klinikeinweisung und Bettruhe (Patient mit Talkum pudern, in ein Bettlaken einschlagen; jede unnötige Medikation vermeiden)
2. notf. kurzfristige Gabe von Kortikosteroiden und Antibiotika
3. durch Flüssigkeitszufuhr für rasche Ausscheidung aller bisher verwandten, jetzt abzusetzenden Medikamente sorgen
4. sorgfältige Hautpflege, zusätzlich feuchte Verbände, milde Bäder, Puder, Schüttelmixturen, später Zinköl und Salben (ggf. auch antibiotische)

DERMATOPHYTID

Behandlung je nach Stadium der Entzündung (primär Ketoconazol oder Griseofulvin; ggf. auch Triamcinolon-acetonid, 40–60 mg intraglutäal injizieren)

EKZEM, SEBORRHOISCHES

(Kopfschuppen)

1. ausgeglichene Kost und Vermeidung von Süßigkeiten, Gewürzen, heißen Getränken und Alkohol
2. auf körperliche Sauberkeit achten
3. bei akuten, subakuten und chronischen Ekzemleiden Behandlung mit Emulsionen sowie kortikoidhaltigen Cremes, Lotions oder Lösungen
4. bei Seborrhoe des behaarten Kopfes 1 × wöchentl. Kopfwäsche mit Selendisulfid oder einem anderen Kopfwaschmittel; dazu 1 × tgl. Einreibungen mit einem geeigneten Kopfwasser
5. bei Seborrhoe unbehaarter Kopfstellen Anwendung von leichten Lotions oder hydrophilen Salben (mit und ohne Zusätze)
6. bei Seborrhoe intertriginöser Körperstellen fetthaltige Salben vermeiden, statt dessen feuchte Kompressen und hydrophile Salben verwenden

EPIDERMOPHYTIE

(Tinea palmarum et plantarum)

1. zur allg. medikamentösen Behandlung orale Gabe von Ketoconazol
2. *bei akutem Stadium:* Umschläge mit essigsaurer Tonerde 2–3 × tgl. für 20 Min. (bei Sekundärinfektion statt dessen Kaliumpermanganat-Lösung 1 : 10000)
3. *bei subakutem Stadium:* Zinkundecatsalbe 2 × tgl.
   oder Whitfieldsche Salbe (¼–½ verdünnt)
   oder 5%ige Steinkohlenteerlösung in Zinklotio
   oder 1–2% Steinkohlenteer in Lassarscher Paste
4. *bei chronischem Stadium:* Salicyl-Schwefel-Salbe oder -Creme
   oder Whitfieldsche Salbe (¼–½ verdünnt)
   oder Undecylensäure; Salbe 2 × tgl.
   oder Alkoholische Whitfieldlösung bzw. Castellanische Lösung
   oder Tolnaftat-Lösung
5. notf. Strahlenbehandlung

ERYSIPEL

1. Bettruhe, warme Packungen; bei Schmerzen und Fieber Acetylsalicylsäure (Aspirin®)
2. bei beta-hämolytischen Streptokokkeninfektionen Gabe von Penicillin

Kap. 3: Dermatologie

ERYSIPELOID

Gabe von Penicillin bzw. Breitbandantibiotika

ERYTHEMA MULTIFORME

1. Bettruhe
2. Tetracyclin, 4 × tgl. 250 mg über mehrere Tage
3. ggf. Kortikosteroide oder Sulfapyridin, 4 × tgl. 500 mg
4. lokale Behandlung: feuchte Verbände, Umschläge, Schüttelmixturen

ERYTHEMA NODOSUM

1. Klinische Einweisung und Bettruhe
2. nach Behandlung der Fokalinfektionen Gabe von Tetracyclin, 4 × tgl. 250 mg über mehrere Tage; ggf. auch Kortikosteroide
3. Gabe von Salizylaten

FOLLIKULITIS

1. Reinigung der Hautbezirke mit verdünnter Seifenlösung; anschl. feuchte Verbände oder Kompressen 2 × tgl. für 10 min. Nach Erweichung der Haut Öffnung der größeren Pusteln mit Entfernung des nekrotischen Gewebes
2. bei Resistenz oder Schwere der Hautinfektion Anwendung innerlicher antibakterieller Mittel
3. im übrigen Verabreichung lokaler antibakterieller Mittel (nachts auftragen, mit Verband abdecken; tagsüber Kompressen)
4. nach Besserung Anwendung von Neomycinsulfat (1%ige Creme oder Salbe) 4 × tgl. oder von Jodchlorhydroxychinolin (3%ige Creme oder Salbe) 2 × tgl. (andere Kombinationspräparate können auch gegeben werden, aber **keine** lokale Anwendung von Penicillin oder Sulfonamiden)

FURUNKULOSE UND KARBUNKEL

1. Ruhigstellung der betroffenen Körperstelle und Vermeidung mechanischer Einwirkungen
2. feuchte Wärme
3. gezielte Therapie mit antibakteriellen Mitteln (Antibiogramm)
4. nach Reifung der Herde Inzision, Epilation oder chir. Aussäuberung
5. zur Abheilung antibakterieller Salben und lokkere Verbände

HAARAUSFALL

(Alopezie)

a) *diffuse idiopathische Alopezie der Frau*
   Gabe von Östrogenen (innerlich und äußerlich) sowie Kortikosteroidkur (mit niedriger Dosierung); bei Eisenmangel Eisenpräparate verordnen
b) *Alopecia areata*
   bei schweren Formen Behandlung mit Triamcinolon-acetonid-Suspension oder Kortikosteroiden (innerlich)
für die weiteren Formen der Alopezie gibt es keine besonderen Behandlungsrichtlinien

HAUTTUMOREN

1. operative Entfernung mittels Elektrochirurgie, Skalpell oder nach vorheriger chemischer Ätzbehandlung
2. Strahlenbehandlung (bes. bei Spinaliomen und Basaliomen)
3. lokale Chemotherapie mit Fluorouracil (1%ig)

HERPES SIMPLEX

1. Virustatische Behandlung mit Aciclovir, alternativ bei schweren Formen mit Vidarabin
2. lokaler Behandlungsversuch mit Viru-Merz Serol®, jedoch keine lokalen Reizungen vornehmen
3. 2 × tgl. Anwendung von ameisensaurem Wismutjodid-Pulver oder einer Schüttelmixtur; 2 × tgl. Betupfen mit Kampferspiritus oder Adrenalinlösung 1:100
4. keine lokalen Kortikosteroidpräparate verwenden
5. Strahlenbehandlung nur in Sonderfällen durch den Facharzt

HERPES ZOSTER

(Gürtelrose)

1. zur Sedierung Barbiturate, zur Schmerzbehandlung Acetylsalicylsäure (Aspirin®)
2. Triamcinolon-acetonid-Suspension, 1 × 40–60 mg intraglutäal injizieren oder Prednison, 40 mg tgl. oral in absteigenden Dosen für die Dauer von 4 Tagen
3. in schweren Fällen Klinikeinweisung
4. bei komplizierten Krankheitsverläufen Gabe von Vidarabin oder Aciclovir
5. als ergänzende lokale Maßnahmen feuchte Umschläge, Schüttelmixturen, Röntgenbestrahlungen durch den Facharzt (keine Fettsalben verwenden)
6. Behandlung der Neuralgien nach H. zoster mittels Vitamin E, 800 E tgl.; evtl. auch Nervenblockaden

HIRSUTISMUS

1. nach endokrinologischer Untersuchung orale Gabe von Kortikosteroiden (kleine Dosen)

Kap. 3: Dermatologie

2. ggf. Exstirpation der betr. Drüse zur Hemmung des Haarwuchses

IMPETIGO CONTAGIOSA

Behandlung mit Antibiotika (Erythromycin oder Dicloxacillin)

IMPETIGO NEONATORUM

Isolierung des Säuglings und unverzügliche innere Behandlung

KALLOSITAS UND KLAVUS

1. auf gutes Schuhwerk (ggf. orthopädisch angepaßt) achten
2. keratolytische Mittel, evtl. Abhobeln des Kallus nach warmen Umschlägen

KANDIDIASIS, KUTANE

1. ggf. Mitbehandlung von Diabetes, Fettleibigkeit und Hyperhidrosis
2. Trockenhaltung der erkrankten Hautpartien
3. ggf. innerliche Behandlung mit Amphotericin B + Tetracyclin (Mysteclin®)
4. lokale Therapie: für Nägel und Haut Moronal®-Salbe oder Ampho-Moronal®-Creme, 3–4 × tgl. oder 1%iges Gentianaviolett bzw. Castellanische Tinktur; für Vulva und Schleimhäute 2 Wochen lang über Nacht 1 Moronal®- bzw. Candio-Hermal®-Ovulum einführen und feuchte Schleimhautbezirke 1–2 × tgl. mit Nystatin-Puder bestäuben. (Behandlung auch mit Ampho-Moronal®-Ovula, Gentianaviolett od. Castellanischer Lösung möglich). Alternativ kann eine Behandlung mit Miconazol (Gyno-Daktar®) erfolgen.
5. bei *chronischen* Formen Ketoconazol, 200 mg tgl. oral

KELOIDE

1. zunächst intrafokale Injektion einer Kortikosteroid-Suspension
2. ggf. operative Exzision, Röntgenbestrahlung, Vereisung mit Kohlensäureschnee oder flüssigem Stickstoff

KONTAKT-DERMATITIS

(Dermatitis venenata)

1. sofort Prednison, 35 mg, dann 30, 25, 20, 15, 10 u. 5 mg an den folgenden Tagen oder 1 × 50 mg Triamcinolon intraglutäal injizieren
2. Lokalbehandlung
   a) *bei akuter nässender Dermatitis:* feuchte Umschläge, ggf. auch Stärke- und Sodabäder, Schüttelmixturen; Hydrocortison, tgl. 2–4 × in Form von Lotions, Cremes, Salben und Sprays
   b) *bei subakuter Dermatitis:* Schüttelmixturen
   c) *bei chronischer Dermatitis:* hydrophile fettige Salben oder Cremes, auch Teerpräparate

LICHEN CHRONICUS SIMPLEX

(Neurodermitis circumscripta)

1. lokale Anwendung von Kortikosteroiden (Triamcinolon-acetonid-Suspension)
2. nachts Kunststoff-Folienverbände mit 0,1%iger Triamcinolon-acetonid-Creme oder 0,025% Fluocinolon-Creme
3. ggf. Strahlenbehandlung durch Facharzt
4. Stimulantien (Kaffee etc.) vermeiden

LICHEN PLANUS

1. gereizte Patienten erhalten Phenobarbital, 2–4 × tgl. 15–30 mg oral für einen Monat
2. bei schweren Fällen Retinoide (Etretinat), zusätzlich Kortikosteroide und/oder Strahlenbehandlung
3. Griseofulvin, 500 mg tgl. oral
4. Kombinationsbehandlung in Form von oraler Zinkgabe und topischer Anwendung von Kortikosteroidcremes
5. zur lokalen Therapie teerhaltige Schüttelmixturen, intrafokale Triamcinolon-acetonid-Injektionen und Kortikosteroid-Cremes wie -Salben (nachts unter einem Kunststoff-Folien-Okklusivverband)

LUPUS ERYTHEMATODES CHRONICUS DISCOIDES

1. intensive Lichtbestrahlung meiden; ausgeglichene Kost plus Vitamin- und Eisenpräparate, Ruhe bzw. bei Fieber Bettruhe
2. zur lokalen Infiltration Triamcinolon-acetonid als Suspension 10 mg/ml 1 × wöchentl. bzw. 1 × monatl.
3. bei regelmäßiger ophthalmologischer Untersuchung (Sehstörungen!) können folgende Medikamente (möglichst kurzfristig) verabreicht werden:
Chloroquindiphosphat (Resochin®), in der ersten Woche tgl. 250 mg, dann 2 × wöchentl. 250 mg (auf Unverträglichkeitserscheinungen achten)
Hydroxychlorochinsulfat (Quensyl®), tgl. 200 mg per os, dann 2 × wöchentl.

Kap. 3: Dermatologie

4. nachts Kortikosteroid-Cremes auftragen und mit luftdichter, dünner Plastikfolie bedecken

MILIARIA

(Schweißfriesel)

1. Behandlung mit juckreizlindernden und kühlenden spirituösen Speziallösungen, Schüttelmixturen, Pudern; Sekundärinfektionen mit Verbänden bzw. Kompressen oder mit Bädern, ggf. hydrophilen Salben behandeln
2. bei schweren Fällen Gabe von Anticholinergika per os

NAGELERKRANKUNGEN

1. sorgfältige Wundtoilette und Nagelpflege sowie Vermeidung von äußeren Reizmitteln
2. bei Onychomykosen Gabe von Antimykotika
3. bei bakteriell bedingten Komplikationen Verabreichung von Antibiotika

PEDICULOSIS

Behandlung s. unter Skabies

PEMPHIGUS

(Pemphigoid)

1. Klinische Einweisung, Bettruhe, ggf. Antibiotika, Bluttransfusionen und parenterale Ernährung
2. Behandlung mit Kortikosteroiden in hoher Initialdosis (120–150 mg); später Reduktion auf Erhaltungsdosis; ggf. zusätzliche Gabe von Tetracyclin, 4 × tgl. 250 mg
3. Immunosuppressiva (evtl. in Kombination mit Kortikosteroiden)
4. Evtl. Einsatz von Goldpräparaten in Kombination und Prednison.
5. Antibiotische Lokalbehandlung

PIGMENTSTÖRUNGEN

1. bei Vitiligo lokale Anwendung von 8-Methoxypsoralen (Lösung 1:10000) und innerliche Verabfolgung von Trioxypsoralen (tgl. 10 mg oral am frühen Morgen)
2. bei Chloasma Haut vor Sonne schützen und abdeckende Kosmetika verwenden.

PILZINFEKTIONEN DER HAUT, ALLG.

1. Trockenhaltung der Haut und lokale Behandlung eventueller Entzündungen
2. Ketoconazol oral
3. Griseofulvin; tgl. 1000 mg, für Kinder entspr. weniger

PITYRIASIS ROSEA

1. akute Herde mit feuchten Verbänden oder Schüttelmixturen behandeln
2. Höhensonnenbestrahlungen

PRURITUS

1. leichte Kost, Vermeidung äußerlicher Reizungen, Sauberhaltung der Fingernägel, stärkehaltige Bäder
2. zur Linderung des Juckreizes Schüttelmixturen, Emulsionen und Salben plus Analgetika oder Antipruriginosa
3. bei zu *trockener Haut* erweichende Mittel (z. B. Bad plus anschließende Einfettung), bei zu *feuchter Haut* feuchte Verbände und Umschläge, Schüttelmixturen und Puder
4. Wannenbäder (lauwarm 15 min. 2–3 × tgl.) in Form von Stärke- bzw. Soda-, Teer- und Ölbädern
5. Verabreichung von lokalen Kortikosteroid-Cremes oder -Salben
6. Verabfolgung von juckreizlindernden Mitteln:
   a) Antihistaminika
   b) Adrenalin-Injektionen; 0,25–1 ml einer 1%igen Lösung in 4 stdl. Abständen
   c) Phenobarbital, 15–30 mg 2–4 × tgl. zur allg. Sedierung
   d) ACTH oder Kortikosteroide

PRURITUS ANI ET VULVAE

1. heiße, scharf gewürzte Speisen sowie Medikamente mit Reizwirkung meiden
2. sorgfältige Körperhygiene der Anogenitalgegend; 2 × tgl. Sitzbäder mit speziellen Lösungen
3. Kortikosteroid-Cremes
4. Analfissuren oder -ulzera mit Castellanischer Lösung bestreichen
5. notf. Röntgenbestrahlung

PSORIASIS

1. ggf. Klinikeinweisung
2. orale Therapie mit Etretinat (Tigason®); Einzelheiten s. S. 65
3. ACTH oder Kortikosteroide, letztere lokal unter Plastikfolienverbänden anwenden oder ggf. i.m. Injektionen von 40–60 mg Triamcinolonacetonid in Abständen von 3 Wochen (Cave: strenge Dosierung); bei Therapieresistenz Behandlungsversuche mit Methotrexat
4. lokale Therapie:
   a) *bei akuter Psoriasis:* stimulierende Medikamente meiden, Verabreichung von Schüttelmixturen, milden (hydrophilen) Salben

Kap. 3: Dermatologie

b) *bei subakuter Psoriasis:* täglich warme Bäder, Entfernung der Schuppen mit Bürste, Seife, Wasser; Schüttelmixturen, hydrophile Salben mit keratoplastischen Zusätzen in steigender Konzentration; Sonnen- oder Höhensonnenbestrahlung

c) *bei chronischer Psoriasis:* lokale Anwendung von 5%iger weißer Präzipitatsalbe (2 × tgl.) oder 5%iger Cignolin-Salbe (1 × tgl.), ggf. auch kombinierte Teer-UV-Bestrahlung; bei umschriebenen Herden nachts 0,1%ige Triamcinolon-acetonid-Creme oder 0,025%ige Fluocinolon-Creme in Form von Kunststoff-Folien-Okklusivverbänden, ggf. auch 0,1%ige Betamethasonvalerat-Salbe. Bei chronisch-hartnäckigen Fällen PUVA-Theorie (Methoxsalen + Ultraviolettbestrahlung)

ROSACEA

1. Ausschaltung psychischer Störfaktoren
2. Orale Tetracyclin-Gabe, 250 mg tgl.; in Kombination mit topischer Kortikoid- bzw. Antibiotikatherapie
3. Spezielle Behandlung mit Desonid-Creme (Tridesilon®), morgens und abends

SKABIES

1. Behandlung der Familienmitglieder (sonst Gefahr des Erkrankungsrückfalls)
2. Gamma-Hexachlorcyclohexan (Methode der Wahl) über 3 Nächte einreiben; ggf. auch mit 25%igem Benzylbenzoat-Spiritus oder Crotamiton (Euraxil®)
3. Reinigung der Bett- und Körperwäsche
4. bei sekundären Pyodermien feuchte Verbände mit Kaliumpermanganat-Lösung (1:10000), 2–3 × tgl. ½ Std. und evtl. systemische bzw. topische Antibiotika-Gabe

STAUUNGSEKZEM

1. gesunde Lebensführung (Kost, Ruhe, Schlaf) und gute Hautpflege, außerdem gutsitzende Schuhe und Strümpfe tragen
2. Begleiterkrankungen (variköse Venen, Verschlußkrankheiten etc.) behandeln
3. akut nässende Entzündungen mit kühlen feuchten Verbänden, superinfizierte Ekzeme oder Ulzerationen lokal mit antibiotischem Puder (z. B. Aureomycin®-Wundpuder [Chlortetracyclin] oder Terramycin®-Puder [Oxytetracyclin] behandeln; bei chronischen Prozessen örtliche Anwendung von Kombinationspräparaten (Kortikosteroide + Antibiotika)

4. indolente Ulzerationen mit Castellanischer Lösung, 1%iger wäßriger Gentianaviolett-Lösung oder 10%iger Argentum-nitricum-Lösung bepinseln
5. zur Heilungsförderung sollen Druckverbände mit Kompressionsstrümpfen getragen werden
6. Evtl. auch Zinkleimverbände
7. Notfalls Hauttransplantate

TINEA CAPITIS

(Herpes tonsurans)

1. Ketoconazol, 200 mg tgl. oral, für 1–2 Monate
2. Alternativ Griseofulvin (mikrofein), per os tgl. oder 2 × tgl. 250–500 mg über 2 Wochen verabreichen
3. tgl. Kopfwäsche
4. Ggf. 2 × tgl. Miconazol-Creme (2%ig) oder Clotrimazol-Creme (1%ig) in die Kopfhaut einreiben

TINEA CORPORIS OD. CIRCINATA

1. Ketoconazol, 200 mg tgl. oral (1 Tabl. zu einer Mahlzeit) für die Dauer von 2–8 Wochen
2. Griseofulvin (mikrofein), tgl. oral 500 mg für Kinder, 1000 mg für Erwachsene
3. bei nicht chronischen und nicht infiltrierten Herden auch Verwendung von Salben mit Undecylensäure
4. bei Hautpilzerkrankungen (außer Nägel) lokale Anwendung von Tolnaftat (Tonoftal®)-Lösung, Haloprogin-Salbe oder Miconazol- bzw. Clotrimazol-Creme

TINEA INGUINALIS

1. Hautpartien 2–3 × tgl. pudern, sauber und trocken halten, rauhe Kleidung und übertriebenes Baden vermeiden
2. in schweren Fällen Ketoconazol, 200 mg tgl. oral; alternativ Griseofulvin, tgl. oral 1000 mg während 1–2 Wochen
3. sonst lokale Behandlung der Dermatose unter Bettruhe mit fungiziden Mitteln, mit feuchten Kompressen oder auch (bei anogenitalem Befall) mit Sitzbädern

TINEA UNGUIUM

(Onychomykose)

1. Ketoconazol, 200 mg tgl. oral, für eine Dauer bis zu 6 Monaten
2. Griseofulvin, in tgl. hohen Dosen (oral 1–2 g) 3–8 Monate lang
3. bei Candida-Infektionen Nystatin oder Am-

Kap. 3: Dermatologie

photericin B bzw. Miconazol oder Clotrimazol

4. Kurzhalten der Nägel; notf. operative Entfernung der Nägel
5. Anwendung handelsüblicher Antimykotika (Fungistatika)

TINEA VERSICOLOR

(Pityriasis versicolor)

1. auf sorgfältige Hautpflege achten
2. Ketoconazol, tgl. 1 Tabl. à 200 mg oral für 2 Wochen
3. tgl. Einreiben mit Selendisulfid-Suspension (Selsun®)
4. Tolnaftat-(Tonoftal®-)Lösung (2× tgl. dünn auftragen und leicht einreiben)

URTIKARIA

(Angioneurotisches Ödem, Familiäres Angioödem)

1. Ausschaltung ursächlicher Faktoren (Arzneimittel; Hitze, Kälte, starke Sonnenbestrahlung; allergische und neurogene Faktoren)
2. im akuten Stadium einfache, blande Kost (Nahrungsmittelallergie!), unnötige Medikamente vermeiden
3. Antihistaminika-Gabe
4. in Notfällen Adrenalin (1:1000), 0,3–1 ml subkutan
5. bei schweren und bedrohlichen Formen innerliche Kortikosteroidbehandlung
6. bei akuten Anfällen eines hereditären angioneurotischen Ödems Gabe von Frischplasma und Methyltestosteron, evtl. auch Danazol

7. zur Lokalbehandlung antipruriginös wirkende Präparate und Stärkebäder
8. bei *chronischer Urtikaria* systemische Behandlung mit Oxatomid (Cave: Herzpatienten und Diabetiker)

WARZEN

1. Entfernung durch Operation, flüssigen Stickstoff (unblutig) oder durch keratolytische Mittel
2. zur innerlichen Behandlung Schwermetalle wie Wismut oder Quecksilber (nicht für Kleinkinder geeignet!)
3. Immuntherapie mittels topischer Reizmittel

ZELLGEWEBSENTZÜNDUNG

Antibakterielle innerliche Maßnahmen mit Penicillin, Breitbandantibiotika oder Sulfonamiden

ZOONOSEN DER HAUT

1. Kratzen und übermäßige Lokalbehandlung vermeiden; ebenso körperliche Anstrengungen und übermäßige Wärme
2. lebende Arthropoden mit Pinzette entfernen
3. zur Lokaltherapie Anwendung von Kortikosteroid-Lotion oder -Creme; ggf. kühle feuchte Kompressen; bei Sekundärinfektionen Gabe von Antibiotika in Creme-, Lotion- oder Puderform
4. bei Schmerzen Verordnung von Codein oder Lidocain-(Xylocain®-)Salbe

4. Ophthalmologie

Allgemeine Symptomatologie

Rötung
Rötung ist das häufigste Symptom bei Augenerkrankungen. Sie ist durch eine Hyperämie der Konjunktival-, Episkleral- oder der Ziliargefäße bedingt. Sie entsteht durch Reizung, Infektion, Entzündung, Verletzung, Tumoren oder ansteigenden Innendruck des Auges.

Schmerz
Die beiden schwerwiegendsten Augenerkrankungen, die Schmerzen verursachen, sind die Iritis und das akute Glaukom. Wenn keines von beiden vorliegt, sollte nach einer Hornhaut-Erosion, einem Hornhaut-Fremdkörper oder nach einem subtarsalen Fremdkörper geschaut werden.

Verschleiertes Sehen
Die wichtigsten Ursachen für verschleiertes Sehen sind Refraktionsfehler, Hornhautnarben, Glaskörpertrübungen, Netzhautablösung, Makuladegeneration, Zentralvenenthrombose, Zentralarterienverschluß, Neuritis nervi optici und Optikusatrophie.

Konjunktivale Eiterung
Eine Eiterung wird gewöhnlich durch eine bakterielle oder virusbedingte Konjunktivitis hervorgerufen.

„Überanstrengung" der Augen
Dies ist ein häufiges Augenleiden, das gewöhnlich ein Unbehagen der Augen bei längerem Lesen oder diffiziler Arbeit darstellt. Es sollten signifikante Refraktionsfehler, frühe Presbyopie, schlechte Beleuchtung oder Muskelgleichgewichtsstörungen (meist Exophorie mit geringer Konvergenz) ausgeschlossen werden.

Tabelle 4-1. Differentialdiagnose allgemeiner Ursachen eines entzündeten Auges

	Akute Konjunktivitis	Akute Iritis[a]	Akutes Glaukom[b]	Verletzung oder Entzündung der Kornea
Vorkommen	sehr häufig	häufig	selten	häufig
Absonderung	mäßig bis reichlich	keine	keine	wäßrig oder eitrig
Sehen	keine Visusbeeinträchtigung	leicht verschleiert	deutlich verschleiert	meist verschleiert
Schmerzen	keine	mäßige	starke	meist starke
Konjunktivale Rötung	diffus	vorwiegend limbusnahe	diffus	diffus
Kornea	klar	meist klar	hauchig	kann erodiert, verletzt oder ulzeriert sein oder zeigt einen Fremdkörper
Pupillengröße	normal	eng	mäßig erweitert	normal
Pupillenreaktion auf Lichteinfall	normal	gering	gering bis keine	normal
Intraokularer Druck	normal	normal	erhöht	normal
Konjunktival-Ausstrich	Erreger	keine Erreger	keine Erreger	Erreger nur bei einem Ulcus corneae

[a] Akute Uveitis anterior.
[b] Winkelblock-Glaukom.

Photophobie

Bei Lichtscheu sollte man an eine Iritis, Keratitis, an Ulcus corneae oder Albinismus der Augen denken.

„Flecken"

„Flecken vor den Augen" sind Glaskörpertrübungen, die meist keine klinische Bedeutung haben. In besonderen Fällen bedeuten sie den Beginn einer Netzhautablösung oder einer Uveitis posterior.

Kopfschmerzen

Kopfschmerzen treten nur gelegentlich bei Augenerkrankungen auf. Die Ursachen okular bedingter Kopfschmerzen sind meist die gleichen wie für die „Überanstrengung der Augen" (s. oben). Außerdem treten sie bei einem akuten Winkelblock-Glaukom auf.

Doppeltsehen

Doppeltsehen entsteht durch eine Gleichgewichtsstörung der Augenmuskeln oder durch eine Lähmung eines äußeren Augenmuskels als Folge einer Entzündung, Blutung oder Schwellung sowie durch Entzündung des III., IV. oder VI. Hirnnerven. Der VI. Hirnnerv ist am häufigsten betroffen.

Exophthalmus

(Proptosis)

Die häufigste Ursache für einen Exophthalmus im Erwachsenenalter ist eine Schilddrüsenerkrankung. Andere Gründe eines gewöhnlich einseitigen Exophthalmus sind in Tumoren der Orbita, in Entzündungen, starken Blutungen, Zysten oder Fisteln des Sinus carotidis zu suchen.

Augen – Notfallserkrankungen*

Akutes Winkelblock-Glaukom

Das akute Glaukom kann nur durch den Verschluß eines zuvor engen vorderen Kammerwinkels ausgelöst werden. Wenn die Pupille spontan weit wird oder durch ein Mydriatikum bzw. ein Zykloplegikum erweitert wird, wird der Kammerwinkel verlegt, und es entsteht ein akuter Glaukomanfall. Aus diesem Grund ist es eine wichtige Vorsichtsmaßnahme, sich zuvor den Kammerwinkel zu betrachten, ehe man diese Mittel verabreicht. Über 1% der Menschen über 35 Jahre haben enge Kammerwin-

---

* Bei diesen Erkrankungen ist **unbedingt** die Hinzuziehung eines Facharztes erforderlich.

kel; bei vielen von ihnen entsteht jedoch nie ein akutes Glaukom. Bei nicht behandeltem Auge mit engem Kammerwinkel entsteht ein Winkelblock-Glaukom gewöhnlich spontan. Dieser Vorgang kann durch jedes Mittel forciert werden, das die Pupille erweitert, z. B. durch wahllosen Gebrauch von Mydriatika oder Zykloplegika durch den Patienten oder Arzt. Die ziliarkörperlähmenden Mittel können in Form von Augentropfen oder allgemein verabreicht werden, z. B. durch einen Anästhesisten, der vor einer Cholezystektomie Scopolamin oder Atropin verordnet. Vermehrte Zirkulation von Adrenalin bei Streßzuständen kann ebenfalls die Pupille erweitern und ein akutes Glaukom hervorrufen. Die gleiche Wirkung kann der Aufenthalt in einem dunklen Filmtheater haben.

Patienten mit einem akuten Glaukom begeben sich wegen starker Schmerzen und verschleiertem Sehen sofort in Behandlung. Das Auge ist gerötet, die Hornhaut ist hauchig, die Pupille ist mäßig erweitert und reagiert nicht auf Lichteinfall. Der intraokulare Druck ist erhöht (Tonometrie).

Das akute Glaukom muß von einer Konjunktivitis und einer akuten Iritis unterschieden werden.

Eine periphere (Laser-)Iridektomie innerhalb 12 bis 48 Std. nach Beginn der Symptome führt gewöhnlich zu einer dauerhaften Heilung. Ein unbehandeltes, akutes Glaukom hat innerhalb 2 bis 5 Tagen nach Beginn der Symptome eine völlige und dauernde Erblindung zur Folge. Ehe man operativ eingreift, muß der intraokulare Druck durch lokal verabreichte Miotika, allgemein verabreichte osmotische Wirkstoffe und Carboanhydrasehemmer gesenkt werden.

Drei verschiedene osmotische Wirkstoffe (Harnstoff, Mannitol, Glycerin) stehen vor einer Operation bei Winkelblock-Glaukom zur Senkung des intraokularen Druckes zur Verfügung. Harnstoff und Mannitol werden i. v. verabreicht. Glycerin gewinnt an Popularität, da es oral verabreicht wird. Die Dosierung aller drei osmotisch wirksamen Mittel beträgt etwa 1,5 g/kg.

Seit einiger Zeit werden auch Betablocker wie Bupranolol und Timolol (als Augentropfen) erfolgreich beim akuten Winkelblock-Glaukom angewandt.

Fremdkörper

Wenn ein Patient über „etwas in seinem Auge" klagt und eine entsprechende Vorgeschichte angibt, hat er meist einen Fremdkörper im Auge, wenn dieser auch nicht sofort zu sehen ist. Meist können alle Fremdkörper unter schräg auffallender Beleuchtung mit Hilfe einer Taschenlampe und Lupe erkannt werden. Man notiere die Zeit, den Ort und andere Einzelheiten des Unfalles. Außerdem prüfe man die Sehschärfe, bevor die Behandlung begonnen wird, als Vergleichsbasis im Falle von Komplikationen.

Konjunktivaler Fremdkörper

Fremdkörper unter der oberen tarsalen Konjunktiva werden von Schmerzen und durch plötzlich auftretenden Blepharospasmus bei klarer Hornhaut begleitet. Nach Einträufeln eines Lokalanästhetikums (z. B. Ophtocain®) ektropioniert man das Lid. Dabei soll der Patient nach unten blicken. Hierdurch entfaltet sich das Oberlid, der obere Tarsusrand rückt nach unten. Man faßt dann den Rand des Oberlides an den Wimpern und zieht ihn noch weiter nach unten und etwas vom Augapfel ab. Hierdurch soll der obere Tarsusrand vor den Orbitalrand gebracht werden. Mit einem Glasstab (oder einem ähnlichen Gegenstand) drückt man von außen den oberen Tarsusrand nach unten, während man gleichzeitig den Lidrand über den Glasstab als Hypomochlion nach oben kippt.

Wenn ein Fremdkörper vorhanden ist, kann er dann leicht entfernt werden, indem man mit einem feuchten Watteträger über die Bindehautoberfläche wischt.

Hornhaut-Fremdkörper

Wenn Verdacht auf einen Hornhaut-Fremdkörper besteht, dieser bei einer Inspektion aber nicht zu erkennen ist, sollte man Fluorescein in den Konjunktivalsack träufeln und die Kornea mit Hilfe einer Augenlupe und mit starkem Licht untersuchen. Der Fremdkörper kann dann mit einem sterilen, feuchten Watteträger entfernt werden. Es sollte ein Lokalantibiotikum verabreicht werden, z. B. Polymyxin-Bacitracin-Salbe. Es ist nicht notwendig, das Auge zu verbinden; der Patient muß jedoch nach 24 Std wieder angesehen werden, wegen der Gefahr einer Sekundärinfektion des Kraters. Wenn es nicht möglich ist, den Hornhaut-Fremdkörper auf diese Weise zu entfernen, sollte er von einem Ophthalmologen entfernt werden. Eisen- oder Stahlfremdkörper müssen in der Regel in Lokalanaesthesie unter Benutzung einer Spaltlampe entfernt werden. Wenn keine Infektion vorhanden ist, wird das Epithel der Kornea den Krater innerhalb von 24 Std ausfüllen. Es muß nachdrücklich betont werden, daß das intakte Hornhaut-Epithel eine wirksame Schranke gegen Infektionen bildet. Wenn das Hornhaut-Epithel einmal verletzt ist, wird die Kornea äußerst anfällig für Infektionen. Eine frische Entzündung ist durch eine weiße, nekrotische Zone um den Krater und durch einen leichten Wall von grauem Exsudat gekennzeichnet. Diese Patienten sollten sofort zu einem Augenarzt überwiesen werden.

Eine unbehandelte Hornhaut-Infektion kann zu einem gefährlichen Ulcus corneae, zu einer Panophthalmie und zum Verlust des Auges führen.

Intraokularer Fremdkörper

Ein Patient mit einem intraokularen Fremdkörper sollte sofort zum Augenarzt überwiesen werden. Nach einiger Zeit werden die brechenden Medien zunehmend trüber. Ein Fremdkörper, der noch kurz nach der Verletzung zu sehen war, ist nach einigen Stunden nicht mehr zu erkennen. Der Fremdkörper kann oft, wenn es rechtzeitig versucht wird, durch die Eintrittspforte mit Hilfe eines Magneten wieder entfernt werden. Die Prognose für eine Erhaltung der Sehkraft ist allgemein schlecht.

Hornhaut-Erosion

Ein Patient mit einer Hornhautabschürfung klagt über heftige Schmerzen, besonders beim Bewegen des Lides über die Kornea.

Man notiere die Vorgeschichte und Sehschärfe und untersuche die Kornea und Konjunktiva mit Licht und Lupe zum Ausschluß eines Fremdkörpers. Wenn eine Erosion vermutet, aber nicht erkannt werden kann, träufle man sterile Fluoresceinlösung in den Konjunktivalsack; der Bezirk der Hornhaut-Erosion färbt sich intensiver grün als die umgebende Hornhaut.

Man verabreiche Polymyxin-Bacitracin-Augensalbe und lege einen Verband zur Vermeidung des Lidschlages an. Der Patient sollte zu Hause bleiben, das andere Auge geschlossen halten und am nächsten Tag angesehen werden, um sicher zu gehen, daß die Kornea verheilt ist. Eine rezidivierende Hornhaut-Erosion ist häufig eine Folge von unsauberer Behandlung.

Prellverletzungen

Prellverletzungen des Auges und der Umgebung können ein Hämatom der Lider („blaues Auge"), eine subkonjunktivale Blutung (Hyposphagma), Hornhautödem und Ruptur, eine Blutung in die Vorderkammer (Hyphäma), Abreißen der Iriswurzel (Iridodialyse), Lähmung des M. Sphincter pupillae, Lähmung des Akkommodationsmuskels, eine Katarakt, Subluxation oder Luxation der Linse, Glaskörperblutung, Netzhautblutung und Netzhautödem (am häufigsten im Makulagebiet), Netzhautablösung, Aderhautruptur, Orbitalbodenfraktur und Verletzung des Nervus opticus verursachen.

Zahlreiche dieser Verletzungsfolgen treten sofort auf, andere erst nach Tagen oder Wochen. Patienten mit leichten bis schweren Prellverletzungen sollten von einem Augenarzt angesehen werden. Zur Schmerzstillung kann Biseptol® compositum empfohlen werden.

Jede schwere Verletzung, die eine intraokulare Blutung, besonders eine Vorderkammerblutung (Hyphäma), verursacht, birgt die Gefahr einer Sekundärblutung in sich, die ein schwer zu behandelndes Glaukom mit dauerndem Verlust des Sehvermögens verursachen kann. Jeder Patient mit traumatischem Hyphäma sollte 6 bis 7 Tage Bettruhe einhalten und beide Augen verbunden haben. Eine Sekundärblutung tritt nach dieser Zeit selten auf.

Keratitis photoelektrica

(Keratitis actinica)

Verbrennungen der Kornea durch UV-Strahlen entstehen meist beim Elektroschweißen („Verblitzung") oder durch Sonneneinwirkung beim Skilaufen („Schneeblindheit"). Es gibt keine sofort auftretenden Symptome. Erst 12 Std später klagt der Patient über quälende Schmerzen und heftige Lichtscheu. Nach Einträufeln von sterilem Fluorescein zeigt eine Untersuchung an der Spaltlampe eine diffuse, stippchenförmige Hornhauttrübung.

Die Behandlung besteht aus einer lokalen Steroidtherapie und allgemeinen Verabreichung von Analgetika und Sedativa. Alle Patienten erholen sich innerhalb 24 bis 48 Std ohne Komplikationen.

Lokalanaesthetika sollen nicht verschrieben werden.

Ulcus corneae

Das Hornhautgewebe stellt einen medizinischen Notfall dar. Dem typischen grauen, nekrotischen Ulcus corneae ist ein Trauma vorausgegangen, meist ein Hornhaut-Fremdkörper. Das Auge ist gerötet mit Tränenfluß und konjunktivaler Absonderung. Der Patient klagt über verschwommenes Sehen, Schmerzen und Lichtscheu.

Um Komplikationen vorzubeugen, ist eine sofortige Behandlung notwendig. Ansonsten kann eine Beeinträchtigung des Sehvermögens durch Hornhautnarben oder intraokulare Infektion entstehen. Ein Hornhautgeschwür kann durch viele Ursachen wie Bakterien, Viren, Pilze und Allergie entstehen. Nur die wichtigsten Erreger sollen hier diskutiert werden.

Pneumokokken-Ulkus (Ulcus serpens corneae)

Die häufigste bakterielle Ursache des Ulcus corneae ist der *Streptococcus pneumoniae*. Das frische Ulkus ist grau und ziemlich scharf begrenzt.

Wenn Pneumokokken empfindlich auf Sulfonamide und Antibiotika reagieren, ist die lokale Behandlung meist wirksam. Falls keine Behandlung stattfindet, kann die Kornea perforieren. Eine gleichzeitig vorhandene Dakryozystitis sollte ebenfalls behandelt werden. Evtl. muß später eine Dakryozystorhinostomie zur Verhütung weiterer Ulzera in Erwägung gezogen werden.

Pseudomonas-Ulkus

Ein weniger häufiger, dafür aber virulenterer Erreger des Ulcus corneae ist die *Pseudomonas aeruginosa*. Die Ulzeration beginnt charakteristischerweise in einem verletzten Gebiet, breitet sich rasch aus und bewirkt eine schnelle Perforation der Hornhaut und den Verlust des Auges innerhalb 48 Std. Die Pseudomonas aeruginosa bildet gewöhnlich ein kennzeichnendes bläulich-grünes Pigment.

Schnelle Diagnose und energische Therapie lokal mit Polymyxin und allgemein mit Streptomycin und einem Sulfonamid sind notwendig, wenn das Auge gerettet werden soll.

Keratitis herpetica (dendritica)

Eine durch das Herpes simplex-Virus bedingte Hornhautulzeration ist häufiger als jedes bakteriell verursachte Ulkus. Sie ist meist einseitig und kann jede Altersgruppe beider Geschlechter betreffen. Oft geht ein Infekt der oberen Luftwege mit Fieber und Halsschmerzen voraus.

Meist findet man ein oder mehrere dendritische Ulzerationen (oberflächliche, astartig verzweigte, graue Figuren) auf der Hornhautoberfläche. Diese sind aus klaren Hornhautepithelbläschen zusammengesetzt. Wenn die Bläschen platzen, färbt sich der Bezirk mit Fluorescein grün. Obgleich die dendritische Figur die charakteristischste Form darstellt, kann die Keratitis herpetica in einer Vielzahl von anderen Formen auftreten.

Die Behandlung besteht in Entfernung des virusenthaltenden Korneaepithels ohne die Bowmannsche Membran oder das Korneastroma zu verletzen (Abrasio corneae). Dies wird nur durch einen Augenarzt durchgeführt. Beachte: lokal keine Kortikosteroide verabreichen, da diese die Virulenz durch Abschwächung der natürlichen Abwehrreaktion erhöhen. Dies führt zur Hornhautperforation und zum Verlust des Auges.

Idoxuridin (z.B. Synmiol® Augensalbe oder IDU „Röhm Pharma") hat sich als besonders wirksam gegen die Keratitis herpetica erwiesen. Es wird als 0,1%ige Lösung in Tropfenform oder als Salbe gegeben. Das Medikament wird während des Tages 1–2stündlich verabreicht und während der Nacht

2–3stündlich – und zwar im allgemeinen für die Dauer von 3 Tagen. Als neueres antivirales Medikament hat sich Vidarabin bewährt. 4–5 mm Salbe werden alle 4 Std bis zum Schlafengehen in den Bindehautsack gegeben. Das Präparat ist 1 bis 2 Tage nach Reepithelisierung abzusetzen. Im Falle chronisch-rezidivierender Erkrankungen wird die Salbe 2–3 × tgl. über mehrere Wochen – allerdings unter regelmäßiger Kontrolle – verabreicht. Die neueste Substanz gegen Herpes-Viren – Aciclovir – befindet sich in der Ausbietungsform Augensalbe noch in Klinischer Prüfung. Mit einer Einführung ist bis zum Frühjahr 1984 zu rechnen.

Viele Ophthalmologen bevorzugen jedoch noch immer, das betroffene Hornhautepithel auf mechanische Weise zu entfernen, und legen für einige Tage einen Verband an, bis sich das Epithel regeneriert hat.

Chemisch bedingte Konjunktivitis und Keratitis

Chemische Verätzungen sollten so schnell wie möglich durch Spülung mit Kochsalzlösung oder klarem Wasser behandelt werden. Es sollte keine Säure mit einer Lauge neutralisiert werden oder umgekehrt, da die durch die Reaktion entstehende Wärme weiteren Schaden anrichten kann. Laugenverätzungen bedürfen einer längeren Spülung, da Laugen im Gegensatz zu Säuren durch die Eiweiße des Auges nicht ausgefällt werden. Die Pupille sollte mit 0,2%igem Scopolamin oder mit 2%igem Atropin erweitert werden. Eine Kombination von Kortikosteroid- und antibiotischen Tropfen oder Salben wird sofort verabreicht. Als Komplikationen treten Symblepharon, Hornhautnarben, Tränengangstenose oder Sekundärinfektion auf.

Conjunctivitis gonorrhoica

Die Conjunctivitis gonorrhoica, die Hornhautulzerationen verursachen kann, ist durch starken Eiterfluß gekennzeichnet. Die Diagnose kann durch einen gefärbten Eiterausstrich und eine Kultur bestätigt werden. Sofortige Behandlung mit lokaler und allgemeiner Verabreichung von Penicillin ist erforderlich.

Sympathische Ophthalmie

(Sympathische Uveitis)

Die sympathische Ophthalmie ist eine seltene, schwere, bilaterale, granulomatöse Uveitis. Die Ursache ist nicht bekannt. Die Erkrankung kann jedoch zu jeder Zeit, nach einer Woche oder vielen Jahren, nach einer durchbohrenden Verletzung des Ziliarkörpers auftreten. Als erstes entzündet sich das verletzte Auge, danach das zweite (sympathisierte) Auge. Verschwommenes Sehen, Lichtscheu und Rötung sind Anzeichen dafür.

Die beste Behandlung der sympathischen Ophthalmie ist die Entfernung des verletzten Auges. Jedes schwer verletzte Auge (z. B. mit Sklerarruptur und Verletzung des Ziliarkörpers, mit Glaskörperverlust und Netzhautläsion) sollte innerhalb einer Woche nach der Verletzung enukleiert werden. Es sollte jede Anstrengung unternommen werden, die Einwilligung zur Operation seitens des Patienten zu erhalten. In erwiesenen Fällen von sympathischer Ophthalmie kann eine allgemeine Kortikosteroidtherapie helfen. Ohne Behandlung führt die Erkrankung allmählich zur beidseitigen Erblindung.

Verletzungen

Lider

Wenn der Lidrand verletzt ist, sollte der Patient einer fachärztlichen Behandlung zugeführt werden, damit keine Kerbenbildung am Lidrand zurückbleibt. Lidverletzungen, die nicht den Lidrand einschließen, können wie jede andere Hautverletzung vernäht werden.

Konjunktiva

Bei oberflächlicher Verletzung der Konjunktiva sind Nähte nicht erforderlich. Um Infektionen zu verhüten, verabreiche man 2–3 × tgl. eine Breitbandantibiotikum- oder Sulfonamidsalbe in das Auge, bis die Verletzung verheilt ist.

Kornea oder Sklera

Untersuchungen und Manipulationen sollten auf ein Minimum beschränkt werden, da der dabei ausgeübte Druck ein Auslaufen des intraokularen Inhaltes zur Folge haben kann. Das Auge sollte leicht verbunden werden und mit einer Metallkapsel, die oben und unten auf dem Orbitalknochen aufliegt, abgedeckt werden. Der Patient sollte ermahnt werden, nicht zu pressen, die Augen geschlossen zu halten und sich so ruhig wie möglich zu verhalten. Er ist zur weiteren Behandlung einem Augenarzt zuzuführen.

Zellulitis der Orbita

Eine orbitale Zellgewebsentzündung macht sich durch einen plötzlichen Fieberbeginn, Protrusio bulbi, Schwellung und Rötung der Lider bemerkbar. Sie ist meist durch Eitererreger verursacht. Um einem Gehirnabszeß vorzubeugen, ist eine sofortige Behandlung mit Antibiotika erforderlich. Das Ansprechen auf Antibiotika ist meist gut.

Glaskörperblutung

Eine Blutung in den Glaskörper kann eine Netzhautablösung verschleiern. Behandlung durch einen Ophthalmologen ist angezeigt. Die Gründe für eine Glaskörperblutung sind gewöhnlich Diabetes, enormer Hochdruck, Blutdyskrasien und Verletzung.

Allgemeine Augenleiden

Konjunktivitis

Die Bindehautentzündung ist die meist verbreitete Augenerkrankung der westlichen Hemisphäre. Sie kann akut oder chronisch verlaufen. Die meisten sind exogen durch bakterielle Infektionen oder Virusinfektionen verursacht, obwohl auch endogen bedingte Entzündungen vorkommen können (z.B. Conjunctivitis phlyktaenulosa, Überempfindlichkeitsreaktion auf zirkulierendes Tuberkuloprotein). Andere Ursachen sind Allergie, chemische Reize und Pilz- oder parasitäre Infektionen. Die Übertragungsart der konjunktivalen Infektionen zum anderen Auge oder auf andere Personen ist der direkte Kontakt, u.a. durch Finger, meist durch Handtücher oder Taschentücher.

Die Konjunktivitis muß von einer Iritis, einem Glaukom, einer Hornhautverletzung und einer Keratitis differentialdiagnostisch unterschieden werden.

Bakterielle Konjunktivitis

Die bei der bakteriellen Konjunktivitis am häufigsten gefundenen Erreger sind der *Streptococcus pneumoniae* und *Staphylococcus aureus*. Beide verursachen eine stark eitrige Absonderung. Es beste-

hen keine Schmerzen oder verschwommenes Sehen. Die Erkrankung heilt, wenn sie nicht behandelt wird, gewöhnlich von selbst und dauert ca. 10 bis 14 Tage. Durch Gaben von 3mal täglich Sulfonamidsalben oder antibiotischen Salben wird die Infektion gewöhnlich in 2–3 Tagen behoben. Man benutze keine Antibiotika-Kortikosteroidkombination.

Virus-Konjunktivitis

Eine der häufigsten Erreger der Viruskonjunktivitis ist der Adeno-Virus Typ 3. Meist wird sie von einer Pharyngitis, Fieber, Übelkeit und präaurikulärer Drüsenschwellung begleitet. Lokal sind die Lidbindehäute gerötet, und es bestehen eine starke Tränenabsonderung und spärliches Sekret. Kinder sind häufiger betroffen als Erwachsene. Verunreinigte Schwimmbäder sind oft die Quelle des Virus. Es gibt keine spezielle Behandlung, obgleich eine lokale Sulfonamidtherapie einer Sekundärinfektion durch Bakterien vorbeugen kann. Die Erkrankung dauert gewöhnlich längstens 14 Tage.

Keratoconjunctivitis sicca

Diese Augenerkrankung kommt vornehmlich bei älteren Frauen vor. Die Patientinnen klagen über Trockenheit, Rötung oder Juckreiz der Augen. Eine Unterfunktion der Tränendrüsen kann neben systemischen Erkrankungen wie der rheumatoiden Arthritis als Hauptursache angesehen werden. Die Behandlung ist symptomatisch (evtl. Verordnung von ‚künstlichen Tränen‘).

Chlamydiale Keratokonjunktivitis

Trachom und Einschlußkeratokonjunktivitis

Das *Trachom* ist außerordentlich verbreitet, z.T. schon im Kindesalter, namentlich in den östlichen Staaten Europas, aber auch in Italien, Afrika und zum Teil in Amerika. In Ägypten ist es besonders häufig: „ägyptische Augenkrankheit“. Es ist ein Hauptgrund für Blindheit. Es ist eine Art bilateraler Keratokonjunktivitis, die durch einen der Psittakose und der Lymphogranulomatose ähnlichen Erreger (Chlamydozoon trachomatosis oder besser Pararickettsia trachomatosis Provaszek-Halberstädter) verursacht wird und nur unter schlechten Hygienebedingungen und bei Übervölkerung vorkommt. Das Trachom ist durch beidseitige konjunktivale Rötung und Jucken, seröse Absonderung und spärliches Sekret (außer bei Verschlimmerung) gekennzeichnet. Es wird von Auge zu Auge u.a. durch infizierte Finger, durch Handtücher oder Augenkosmetika übertragen. Epidemiologische Erwägungen sind für die Diagnose wichtig. Die Behandlung sollte aufgrund der klinischen Symptome umgehend einsetzen, ehe die Ergebnisse der notwendigen Laboruntersuchungen vorliegen. Die medikamentöse Therapie besteht in der oralen Gabe von Tetracyclin in hohen Dosen für 3–5 Wochen. Eine Lokalbehandlung ist nicht erforderlich. Jedoch sind hygienische Maßnahmen von großer Wichtigkeit. Ohne Behandlung schreitet das Trachom fort und verursacht Hornhautnarben mit leichtem bis schwerem Verlust des Sehvermögens.

Die *Einschlußkeratokonjunktivitis* ist eine venerische Infektion (durch Chlamydien verursacht), welche durch Geschlechtsverkehr übertragen wird. Gelegentlich wird die Infektion auch durch verunreinigte Schwimmbäder übertragen.

Einschlußblenorrhoe

Sie zeichnet sich durch beidseitige, konjunktivale Rötung und reichlich Sekret aus. Es ist eine immer häufiger werdende Ursache von Augenentzündung Neugeborener 5–12 Tage nach der Geburt. Bei Erwachsenen kommt sie seltener vor, hingegen neuerdings öfter bei Jugendlichen.

Der Erreger unterscheidet sich bei einem gefärbten Ausstrich von dem des Trachoms. Klinisch ist die Einschlußblenorrhoe leicht vom Trachom durch die reichliche Absonderung und das fast völlige Fehlen von kornealer Beteiligung zu unterscheiden. Sie spricht gut auf 4mal täglich lokal verabreichte Sulfonamidsalben an. Lokal angewendete Tetracyclinbehandlung ist genauso wirksam. Durch Behandlung kann die Erkrankung innerhalb einer Woche behoben werden; anderenfalls kann sie 3 Monate bis 1 Jahr andauern.

Allergische Konjunktivitis

Die allergische Konjunktivitis ist häufig und tritt oft mit Heuschnupfen auf. Sie verursacht beidseitig Tränen, Juckreiz, Rötung und spärlich zähes Sekret. Sie verläuft gewöhnlich chronisch und kehrt immer wieder. Lokal angewandte Kortikosteroidtherapie ist meist erfolgreich.

Durch Pilze und Parasiten hervorgerufene Konjunktivitis

Durch Pilze und Parasiten hervorgerufene Konjunktivitiden sind in den meisten Teilen der Welt selten. Klinisch besteht bei meist einseitiger Erkrankung eine starke Schwellung der Lider und der regionären Lymphdrüsen (präaurikulare und auch submaxillare). Ein häufiger vorkommendes Beispiel ist die Leptothrix-Konjunktivitis, die bei Personen mit innigem Kontakt zu Katzen auftritt.

Neugeborenen-Konjunktivitis s. S. 647

Pinguikula

Die Pinguikula (Lidspaltenfleck) ist eine gelbliche, aus hyalinem und elastischem Gewebe bestehende Erhebung beiderseits der Kornea (meist nasal) im Lidspaltenbereich. Diese Erhebungen wachsen selten, sind jedoch häufig entzündet. Eine Behandlung ist nicht erforderlich. Die Pinguikula tritt meist bei Personen über 35 Jahre auf.

Pterygium

Das Pterygium (Flügelfell) besteht aus einer dreieckigen, flügelartigen Schleimhautduplikatur, die sich über den nasalen, selten über den temporalen Limbus auf die Kornea hinüberschiebt. Die Spitze (Kopf) ist gegen Hornhautmitte gekehrt. Wenn durch Weiterwachsen das Sehvermögen bedroht ist, dadurch daß sich der Kopf dem Pupillargebiet nähert, ist eine Exzision erforderlich. Trotz chirurgischer Eingriffe ist eine Wiederbildung eines Pterygiums häufig.

Uveitis

(Iritis, Iridozyklitis)

Unter Uveitis versteht man jede beliebige Entzündung des Uveatraktes (Iris, Corpus ciliare und Choreoidea). Eine Entzündung vorwiegend der Iris nennt man Uveitis anterior, Iridozyklitis oder Iritis. Eine Entzündung der Choreoidea (meist auch der Retina) nennt man Uveitis posterior oder Chorioretinitis.

Die Uveitis kann entweder exogen oder endogen bedingt sein; die letztere Ursache ist häufiger. Die Erkrankung ist meist einseitig. Die Symptome sind bei beiden Formen gleich; sie unterscheiden sich lediglich in der Intensität. Frühzeitige Diagnose und Behandlung sind zur Verhütung von hinteren Synechien wichtig. Die Uveitis muß von der Konjunktivitis, einem akuten Glaukom und dem Ulcus corneae unterschieden werden.

Nichtherdförmige Uveitis (endogene)

Die meisten Fälle nichtherdförmiger Uveitis beginnen anscheinend spontan. Es besteht jedoch ein ziemlich enger Zusammenhang mit der rheumatischen Arthritis. Sie kommt bei ungefähr 10% aller Patienten mit rheumatischer Arthritis vor. In erster Linie sind Iris und Ziliarkörper betroffen. Es werden aber auch gelegentlich Herde in der Choreoidea gefunden. Eine Verschlimmerung läuft dem rheumatischen Prozeß parallel.

Der Beginn ist akut mit starken Schmerzen, Rötung, Lichtscheu und verschwommenem Sehen. Es besteht eine ziliare Injektion. Mit der Spaltlampe oder Lupe erkennt man feine weiße Präzipitate auf der Hornhautrückfläche. Die Pupille ist eng, und man kann Fibrinkoagel mit korpuskulären Elementen in der Vorderkammer finden. Wenn hintere Synechien bestehen, ist die Pupille entrundet, die Lichtreaktion fehlt.

Eine lokale und allgemein angewandte Kortikosteroidtherapie bewirkt eine Verkürzung des Verlaufes. Wärmeapplikation lindert die Schmerzen. Die Bildung von hinteren Synechien kann durch 2mal täglich 2 Tropfen 1%iges Atropin in das betroffene Auge verhindert und die Lichtscheu gelindert werden. Rezidive sind häufig, aber die Prognose ist gut.

Herdförmige Uveitis (exogene)

Die herdförmige Uveitis entsteht durch Eindringen pathogener Mikroorganismen, z. B. *Mycobacterium tuberculosum* oder durch das *Toxoplasma gondii*. Diese Erreger lassen sich jedoch selten nachweisen. Es können einige oder alle Uveabschnitte betroffen sein, die Prädilektionsstelle ist jedoch die Choreoidea.

Die herdförmige Uveitis ist heimtückischer als die nichtherdförmige, da sie meist wenig Schmerzen und Rötung verursacht, aber die bleibende Schädigung des Auges relativ schwer ist. Der Beginn ist schleichend, und das betroffene Auge ist nur leicht und diffus gerötet. Durch Glaskörpertrübung und Mitbeteiligung der Retina ist das Sehvermögen verschwommener, als es in Anbetracht der scheinbaren Harmlosigkeit des Prozesses erwartet wird. Schmerzen sind nur leicht oder gar nicht vorhanden. Die Lichtscheu ist nur gering. Die Pupille kann normal weit oder, wenn hintere Synechien bestehen, enger als normal und entrundet sein. Mit der Spaltlampe oder Lupe sind große, graue Präzipitate auf der Hornhautrückfläche zu erkennen. Die Vorderkammer ist trüb. Häufig sind Irisknötchen und Glaskörpertrübungen vorhanden. Beim Betrachten mit dem Ophthalmoskop erscheinen frische Choreoideaherde gelblich.

Die Behandlung ist meist unbefriedigend, da die auslösende Ursache selten gefunden wird. Die Pupille sollte mit Atropin weitgestellt und die Begleiterkrankungen sollten entsprechend behandelt werden. Die Prognose bezüglich des Sehvermögens ist günstig.

Erkrankungen der Lider und der Tränenwege

Hordeolum

Das Gerstenkorn ist ein häufig auftretender Staphylokokkenabszeß, der durch eine lokalisierte Rötung, Schwellung und Druckschmerz an umschriebener Stelle an Ober-oder Unterlid gekennzeichnet ist. Ein Hordeolum internum ist ein Abszeß der Meibohmschen Drüse, welcher zur Haut oder zur konjunktivalen Seite hin gerichtet ist. Das Hordeolum externum (Entzündung der Moll- und Zeisschen Drüsen) ist kleiner und sitzt am Lidrand.

Das erste Anzeichen ist der Schmerz, dessen Intensität in direktem Zusammenhang zum Ausmaß der Schwellung steht.

Die Behandlung besteht in Wärmeapplikation und Desinfektion des Lidrandes durch antibiotika- oder sulfonamidhaltige Salben. Durch diese Therapie soll die Abszedierung beschleunigt werden. Eine Stichinzision über einem Abszeß des Lidrandes wird dann notwendig, wenn eine Rückbildung nicht innerhalb von 48 Std eintritt oder die Schmerzen einen Eingriff notwendig machen.

Chalazion

Das Hagelkorn ist eine chronisch proliferierende Entzündung der Meibohmschen Drüse und ist durch eine derbe Schwellung am Ober- oder Unterlid gekennzeichnet. Dem Chalazion kann ein Gerstenkorn vorausgegangen sein. Es perforiert zur konjunktivalen Seite hin. Wenn das Chalazion groß genug ist, um Druck auf die Kornea auszuüben, wird das Sehen verzerrt. Die Bindehaut ist im Bereich des Chalazions gerötet und erhaben.

Die Behandlung besteht in einer Ausschälung durch den Augenarzt.

Tumoren

Warzen und Papillome der Lidhaut können gewöhnlich durch einen praktischen Arzt entfernt werden. Das exzidierte Gewebe sollte jedoch histologisch auf Malignität untersucht werden.

Blepharitis

Die Blepharitis ist eine meist chronische, beidseitige Entzündung der Lidränder. Sie kann ulzerös *(Staphylococcus aureus)* oder seborrhoisch sein. Die letztere Form kann durch das *Pityrosporum ovale* verursacht sein, obgleich diese Beziehung nicht ganz sicher ist. Es liegen gewöhnlich beide Formen vor. Mit der seborrhoischen Blepharitis ist meist immer eine Seborrhoe der Kopfhaut, der Augenbrauen und häufig der Ohren verbunden.

Kennzeichen sind Reizung, Brennen und Jucken. Die Augen sind rot umrändert, und man sieht Schuppen oder Krusten zwischen den Wimpern hängen. Bei dem Staphylokokkentyp sind die Schuppen trocken, die Lidränder rot und ulzeriert, und die Wimpern neigen zum Ausfall. Bei dem seborrhoischen Typ sind die Schuppen fettig, es fehlen Ulzerationen, und die Lidränder sind weniger gerötet. Bei der meist mehr gemischten Form kommen beide, trockene und fettige Schuppen, vor, und die Lidränder sind gerötet und können ulzeriert sein. Sauberkeit der Kopfhaut, der Augenbrauen und Lidränder ist zur erfolgreichen Behandlung erforderlich. Die Schuppen müssen täglich mit einem feuchten Watteträger von den Lidern entfernt werden. Die Behandlung besteht in der Anwendung antibiotischer oder sulfonamidhaltiger Salben − 3 × tgl. auf die Lidränder aufgetragen. Die völlige Beseitigung der konstitutionellen Anomalie ist nicht möglich. Bei einer schweren Staphylokokken-Blepharitis ist eine Testung der antibiotischen Empfindlichkeit erforderlich.

Entropium und Ektropium

Ein Entropium (einwärts gedrehtes Lid, meist das Unterlid) tritt gelegentlich bei älteren Personen als Folge von Nachlassen der Elastizität der Lidhaut und spastischer Momente des Musculus orbicularis oculi auf. Wenn die Wimpern auf der Kornea reiben, ist eine operative Behandlung notwendig.

Das Ektropium (auswärts gedrehtes Unterlid) kommt bei älteren Personen häufiger vor. Wenn dadurch starkes Tränenträufeln, Keratitis durch mangelhaften Lidschluß oder ein kosmetisches Problem entstehen, ist eine operative Behandlung erforderlich.

Dakryozystitis

Unter Dakryozystitis versteht man eine Entzündung des Tränensackes. Sie kann akut oder chronisch verlaufen und tritt meist bei Kindern und Personen über 40 Jahren auf. Sie ist meist einseitig und eine Sekundärerscheinung einer Tränengangstenose.

Dakryozystitis bei Erwachsenen

Die Ursache der Stenose ist meist unbekannt. Es kann jedoch eine Verletzung der Nase vorausgegangen sein. Bei der akuten Dakryozystitis ist meist das infizierende Agens der *Staphylococcus aureus* oder der *betahämolytische Streptococcus*. Bei der chronischen Form findet man den *Streptococcus pneumoniae*, selten *Candida albicans*. Gemischte Infektionen treten nicht auf.

Die akute Dakryozystitis ist durch Schmerzen, Schwellung und Rötung im Bereich des Tränensakkes gekennzeichnet. Man kann schleimig-eitriges Sekret ausdrücken. Bei der chronischen Dakryozystitis sind Tränenträufeln und Eiterung die wichtigsten Kennzeichen. Auch hierbei können Schleim und Eiter ausgedrückt werden.

Die akute Dakryozystitis spricht gut auf Antibiotika an. Wenn die Stenose nicht operativ entfernt wird, sind Rezidive jedoch häufig. Die chronische Form kann durch den Gebrauch antibiotischer Augentropfen verschleiert werden. Echte Heilung kann nur durch Entfernung der Stenose bewirkt werden.

Kindliche Dakryozystitis

Normalerweise öffnet sich der Ductus lacrimalis spontan in den ersten Lebensmonaten. Gelegentlich öffnet sich einer der ableitenden Tränenwege jedoch nicht, und es entsteht sekundär meist eine Pneumokokken-Dakryozystitis. In diesem Fall ist eine kräftige Massage des Tränensackes angezeigt, und es sollten 4–5 × tgl. antibiotische oder sulfonamidhaltige Augentropfen in den Konjunktivalsack geträufelt werden. Wenn dies nicht bald zum Erfolg führt, sind Spülung und Sondierung der ableitenden Tränenwege ungeachtet des Alters des Kindes notwendig. In 75% der Fälle ist eine einmalige Sondierung erfolgreich; bei den übrigen Fällen kann durch wiederholtes Sondieren fast immer eine Heilung erreicht werden.

Glaucoma chronicum

(Weitwinkel-Glaukom)

Diagnostische Merkmale

- Schleichender Beginn bei älteren Menschen
- In den frühen Stadien keine eindrucksvollen Symtome
- Allmählicher, über den Zeitraum von Jahren verlaufender Verlust des peripheren Gesichtsfeldes
- Dauernd leicht erhöhter intraokularer Druck, wie durch tonometrische Reihenuntersuchungen festgestellt wurde
- Merke: es bestehen keine Farbkreise um Lichter, es sei denn, der intraokulare Druck ist stark erhöht

Allgemeine Betrachtungen

Bei Glaucoma chronicum ist der intraokulare Druck durchweg erhöht. Über eine Zeitspanne von Monaten oder Jahren führt dies zur Optikusatrophie und zum Verlust des Sehvermögens. Die Schwankungsbreite geht von einer geringen peripheren Gesichtsfeldeinschränkung bis zur völligen Erblindung. Die Ursache des zunehmend schlechter werdenden Kammerwasserabflusses bei Glaucoma chronicum konnte bisher noch nicht vollständig geklärt werden. Diese Erkrankung tritt beiderseits auf und ist erblich bedingt, am wahrscheinlichsten wie ein rezessiv-geschlechtsgebundener Erbgang, der so häufig ist, daß er leicht mit dominanter Vererbung (pseudodominant) verwechselt werden

kann. Das kindliche Glaukom hat einen rezessiv-
geschlechtsgebundenen Erbmodus.

Klinische Befunde

Personen mit Glaucoma chronicum bieten anfangs
keine Symptome. Es kann vielleicht eine geringe
Papillenexkavation bestehen. Die Gesichtsfelder
werden allmählich eingeengt; das zentrale Sehvermögen bleibt bis zum Spätstadium der Erkrankung
erhalten. Um die Diagnose zu stellen, sind folgende
drei Untersuchungen wichtig: Tonometrie, ophthalmoskopische Betrachtung des Nervus opticus, zentrale Gesichtsfeldbestimmung, außerdem dauernde
augenärztliche Überwachung. Der normale intraokulare Druck beträgt durchschnittlich 17 mm Hg
mit einer Streuungsbreite von 10 bis 25 mm Hg. Mit
Ausnahme des akuten Glaukoms ist die Diagnose
nie durch nur eine tonometrische Messung zu stellen, da verschiedene Faktoren den Druck beeinflussen können (z. B. tägliche Schwankungen). Vorübergehende intraokulare Druckerhöhung macht
noch kein Glaukom aus (aus dem gleichen Grund
ist zeitweises Auftreten von erhöhtem Blutdruck
noch keine Hochdruckkrankheit).

Vorbeugung

Jede Person über 20 Jahre sollte vom Augenarzt alle
3–5 Jahre tonometriert werden. Wenn eine familiäre Belastung besteht, ist eine jährliche Überprüfung
angezeigt. Mydriatika und Zykloplegika sollten
nicht angewandt werden, bevor der Kammerwinkel
mit dem Gonioskop untersucht worden ist.

Behandlung

Die meisten Patienten können mit 1–2%igen Miotika, z. B. Pilocarpin (Pilocarpol®, Borocarpin®) 3 bis
4mal täglich, eingestellt werden. Pilocarpin verstärkt den Kammerwasserabfluß durch den
Schlemmschen Kanal. Carboanhydrasehemmer,
z. B. Acetazolamid, vermindern die Kammerwasserproduktion. 0,5%–2%ige Suprarenin®-Augentrop-
fen vermindern die Kammerwasserproduktion und
fördern den Abfluß. (Achtung: Suprarenin® ist bei
engem Kammerwinkel kontraindiziert.) Timolol
und Bupranolol, beides Betablocker, sind neue
wirksame Präparate zur Glaukombehandlung. Sie
werden allein oder in Kombination mit anderen,
den Augeninnendruck erniedrigenden Mitteln angewandt. Im allgemeinen beträgt die Dosierung 2 ×
täglich 1 Tropfen. Die Behandlung muß während
des ganzen Lebens erfolgen.

Prognose

Das unbehandelte Glaucoma chronicum, das im
Alter von 40–45 Jahren beginnt, kann bis zum
60.–65. Lebensjahr zur vollständigen Erblindung
führen. Rechtzeitiges Erkennen und frühzeitige Behandlung erhalten in den meisten Fällen das notwendige Sehvermögen während des Lebens.

Netzhauterkrankungen*

(verbunden mit Systemerkrankungen wie Blutdyskrasien, Sarkoidose, Syphilis oder Toxoplasmose)

Netzhautablösung

Diagnostische Merkmale

● Zunehmend stärker werdendes verschleiertes Sehen auf einem Auge („Ein Vorhang senkte sich
  über mein eines Auge")
● Keine Schmerzen oder Rötung
● Ophthalmoskopisch sichtbare Ablösung

Allgemeine Betrachtungen

Die Netzhautablösung entsteht gewöhnlich spontan, kann aber auch sekundär durch ein Trauma
verursacht werden. Die spontane Netzhautablösung tritt am häufigsten bei Personen über 50 Jahre
auf. Prädisponierende Ursachen wie Aphakie und
Myopie sind häufig. Oft ist auch eine Verletzung die
Ursache.

Klinische Befunde

Sobald die Retina eingerissen ist, löst sich die Netzhaut von der Aderhaut durch ein Transsudat der
chorioidalen Gefäße, das sich mit dem Glaskörper
vermischt. Hinzu kommt eine vom Glaskörper ausgehende Zugwirkung durch Glaskörperfäden und
Stränge, die mit der Netzhaut verbunden sind. Der
temporale obere Quadrant ist die am meisten betroffene Stelle. Der abgelöste Bezirk vergrößert sich
schnell und verursacht entsprechend zunehmenden
Visusverlust. Das zentrale Sehvermögen bleibt solange erhalten, bis sich die Makula ablöst.
Bei ophthalmoskopischer Untersuchung sieht man
die Retina wie eine graue Wolke in den Glaskörper
hineinhängen. Es sind immer ein oder mehrere
Netzhautrisse vorhanden, die meist halbmondför-
mig und rot oder orange aussehen und durch einen
erfahrenen Untersucher erkannt werden können.

Differentialdiagnose

Ein plötzlich auf einem Auge auftretender, partieller Visusverlust kann auch durch eine Glaskörperblutung oder durch eine Zentralvenen- oder Astthrombose hervorgerufen werden.

Behandlung

Jeder Patient mit Netzhautablösung sollte sofort zu
einem Augenarzt geschickt werden. Wenn der Pa-

---

* Es seien hier erwähnt die hypertensive und die diabetische Retinopathie bzw. die Retinopathia proliferativa
  sive non proliferativa.

tient eine weite Strecke transportiert werden muß, sollte sein Kopf so gelagert werden, daß der abgelöste Teil der Retina mit Hilfe der Schwerkraft zurückweicht. Z.B. soll ein Patient mit einer temporal oben gelegenen Amotio retinae des rechten Auges flach auf dem Rücken liegen und den Kopf nach rechts gedreht halten. Die Lagerung ist bei einem kurzen Weg nicht so wichtig.

Die Behandlung besteht in Ablassen der subretinalen Flüssigkeit und Verschließen des Netzhautloches durch Diathermie oder Skleraraffung (oder beidem). Dies bewirkt eine entzündliche Reaktion, welche ein Anhaften der Retina an die Choreoidea bewirkt. Die *Lichtkoagulation* ist in einer bestimmten Anzahl von beginnenden, flachen Ablösungen wertvoll. Hierbei wird ein stark fokussiertes Licht („Brennglas") durch die Pupille auf die Retina geschossen, um eine künstliche Entzündung zwischen Choreoidea und Retina zu erzeugen.

Laserstrahlen (monochromatische Lichtstrahlen größter Leuchtdichte) werden gelegentlich in der gleichen Weise wie Lichtkoagulation angewandt.

Die Hauptanwendung von Lichtkoagulation und Laserstrahlen besteht in der Verhütung von Netzhautablösungen, indem kleine Netzhautrisse abgedichtet werden, ehe es zu einer Ablösung kommt.

Kryochirurgie wird ebenfalls erfolgreich in der Behandlung von Netzhautablösungen angewandt. Eine tiefgekühlte Sonde wird der Sklera aufgelegt, um eine choreoretinale Narbe zu verursachen, ohne die Sklera stark zu schädigen. Diese (im Vergleich zur Diathermie) geringe Skleraläsion macht die Operation weniger riskant und erleichtert eine nochmalige Operation, da die Narbenbildung gering ist.

Prognose

Etwa 80% von komplikationslosen Fällen können durch eine einzige Operation geheilt werden; weitere 10% müssen nochmals operiert werden. Der Rest kann nicht geheilt werden. Die Prognose ist schlecht, wenn die Makula abgelöst ist, wenn viele Glaskörperstränge vorhanden sind oder die Ablösung lange besteht. Ohne Behandlung kommt es in ein bis sechs Monaten zur vollständigen Ablösung. Spontane Ablösungen sind letztlich in 20% bis 25% der Fälle beidseitig.

Katarakt

Diagnostische Merkmale
- Über Monate oder Jahre zunehmend verschwommenes Sehen
- Keine Schmerzen oder Rötung
- Linsentrübungen, die mit zunehmender Dichte sichtbar werden

Allgemeine Betrachtungen

Eine Katarakt ist eine Linsentrübung. Katarakte sind meist beidseitig. Sie können konnatal oder als Folge eines Traumas entstanden sein oder, was seltener vorkommt, im Rahmen einer Systemerkrankung auftreten. Die senile Katarakt ist die am häufigsten vorkommende Form; die meisten Menschen über 60 Jahre haben verschiedene Grade von Linsentrübungen.

Klinische Befunde

Auch im frühen Stadium kann eine Katarakt bei erweiterter Pupille mit dem Ophthalmoskop, einer Spaltlampe oder mit gewöhnlicher Taschenlampe erkannt werden. Wenn die Katarakt reifer wird, ist die Retina zunehmend schwerer zu erkennen, bis zuletzt der Fundus nicht mehr einzusehen ist. In diesem Stadium erscheint die Pupille weiß und die Katarakt ist reif.

Das Ausmaß des Visusverlustes entspricht der Dichte der Katarakt.

Behandlung

Nur ein geringer Prozentsatz der senilen Katarakte erfordert eine operative Entfernung. Der Grad der Beeinträchtigung des Sehvermögens ist das Hauptkriterium für eine Operation. Andere Gesichtspunkte stellen das Alter, der allgemeine Gesundheitszustand und der Beruf dar. Die Behandlung der senilen Katarakt besteht in der Entfernung der getrübten Linse und anschließender Korrektur der Refraktion durch Stargläser. In zunehmendem Maße treten bei jüngeren Patienten und bei Patienten jeden Alters, bei welchen ein operativer Eingriff auf nur einem Auge erforderlich ist, an die Stelle der schweren Stargläser Kontaktlinsen.

Die *Kryoextraktion* ist zur Zeit die häufigste Art, die zur operativen Kataraktentfernung angewandt wird.

Ursprünglich war die Hauptindikation für die Kryoextraktion luxierte, getrübte Linsen und jede Katarakt, die schwer mit der Kapselpinzette zu fassen war. Die Kryoextraktion erfreut sich inzwischen zunehmender Beliebtheit und wird vielfach routinemäßig angewandt.

Prognose

Wenn eine Operation indiziert ist, verbessert eine Linsenextraktion die Sehschärfe in 95% der Fälle. Bei den übrigen Fällen bestanden entweder vorher Netzhautschäden oder es entstanden postoperative Komplikationen wie Glaukom, Hämorrhagien, Netzhautablösung oder Infektion.

Strabismus

Diagnostische Merkmale
- Vorgeschichte des Schielens
- Darstellung der Abweichung durch Hornhautreflexbildchen und Abdecktest („Cover-Test")
- Verminderte Sehschärfe auf dem Schielauge

Allgemeine Betrachtungen
Ungefähr 5% der Kinder werden mit schon vorhandener oder sich entwickelnder, schlechter Funktion der binokularen Koordination geboren, was als Strabismus erkannt ist. Mit abnehmender Häufigkeit können die Augen nach innen abweichen (Esophorie), nach außen (Exophorie), nach oben (Hyperphorie) oder nach unten (Hypophorie). Die Ursache ist nicht bekannt, aber in fast allen Fällen fehlt die Fusion. Wenn ein Kind mit parallel stehenden Augen geboren wird, jedoch ein ererbtes, schwaches Fusionsvermögen hat, kann sich ein Strabismus entwickeln.

Klinische Befunde
Kinder mit deutlichem Strabismus entwickeln zunächst Doppelbilder. Sie lernen bald das Bild des abweichenden Auges zu unterdrücken, und deshalb kommt es zu einer mangelhaften Entwicklung des Sehvermögens dieses Auges. Dies ist das erste Stadium der Amblyopia ex Anopsia.
Die meisten Fälle von Schielen sind gut zu erkennen. Wenn jedoch der Schielwinkel klein ist oder es sich um ein intermittierendes Schielen handelt, kann die Diagnose schwierig sein. Die beste Art einen Strabismus festzustellen ist, ein Licht in 30–60 cm Abstand in beide Pupillen zu werfen. Wenn das Hornhautreflexbildchen in der Mitte jeder Pupille zu erkennen ist, kann eine Parallelstellung beider Augen angenommen werden.
Bei einem weiteren Untersuchungstest („Cover-Test") deckt man z.B. das rechte Auge mit einer Blende ab und fordert den Patienten auf, mit dem linken Auge genau das Untersuchungslicht zu fixieren. Wenn die Fusionsbreite gering ist, wird durch das Abdecken des rechten Auges der Fusionsvorgang soweit gestört, daß das rechte Auge abweicht. Diesen Vorgang kann man hinter der Blende beobachten. Wenn die Blende entfernt wird, geht das rechte Auge in die Ausgangsstellung zurück. Bei augenfälligem Strabismus bleibt das verdeckte Auge in der abgewichenen Stellung, nachdem die Blende entfernt worden ist. Um eine Parese der äußeren Augenmuskeln auszuschließen, bittet man den Patienten, mit beiden Augen dem Untersuchungslicht nach rechts, links, oben und unten zu folgen. Wenn eine Schielanamnese vorliegt, das Schielen aber nicht festgestellt werden kann, sollte der Patient in 6 Monaten nochmals untersucht werden.

Vorbeugung
Schiel-Amblyopie kann durch routinemäßige Visusuntersuchungen aller Vorschulkinder festgestellt werden. Eine Behandlung durch Dauerverschluß des guten Auges, mittels einer allseits abschließenden Kapsel, ist einfach und erfolgreich.
Die Verhütung von Erblindung durch diese einfachen Diagnostik- und Behandlungsarten ist eines der lohnendsten Ziele in der medizinischen Praxis.

Behandlung
Das Ziel der Schielbehandlung ist 1. gutes Sehvermögen auf jedem Auge, 2. Parallelstellung der Augen aus kosmetischer Sicht und 3. übereinstimmende Funktion beider Augen zu erreichen.
Der beste Zeitpunkt des Behandlungsbeginnes ist das Alter von etwa 6 Monaten. Wenn die Behandlung später erfolgt, bevorzugt das Kind das geradestehende Auge und unterdrückt die Bilder auf dem anderen Auge. Dies führt zu einer Fehlentwicklung des Sehvermögens des abweichenden Auges (Amblyopia ex Anopsia).
Wenn das Kind unter 7 Jahren ist und ein amblyopes Auge hat, kann die Amblyopie durch Abdecken des besseren Auges gebessert werden. Im Alter von 1 Jahr kann das Okkludieren innerhalb 1 Woche erfolgreich sein. Mit 6 Jahren benötigt man 1 Jahr, um das gleiche Ergebnis zu erreichen und u.a. das Sehvermögen auf beiden Augen anzugleichen. Längeres Okkludieren beeinträchtigt das Sehvermögen des besseren Auges nicht.
Eine Operation ist nach Angleichen der Sehkraft angezeigt. Wenn das Sehvermögen auf beiden Augen gleich ist und die Augen durch eine Operation (oder durch eine Brille, wie im Falle einer akkomodativen Esophorie) leidlich parallel gestellt werden können, helfen Augenübungen (Orthoptik) dem Patienten, beide Augen zusammen zu gebrauchen (Fusion).

Prognose
Die Prognose für einen Strabismus, der im 1. bis 4. Lebensjahr beginnt, ist günstiger als für einen Strabismus, der seit Geburt besteht. Für den Strabismus divergens ist die Prognose günstiger als für den Strabismus convergens und günstiger für den latenten als für den manifesten Strabismus.

Wichtige Behandlungsarten bei Augenentzündungen

Erkennen von pathogenen Erregern
Bevor man das Medikament der Wahl verordnet, muß man den ursächlichen Erreger nachweisen. Ein durch Pneumokokken verursachtes Ulcus cor-

neae spricht z. B. auf eine Behandlung mit Sulfonamid, Penicillin oder einem Breitbandantibiotikum
an; bei einem durch *Pseudomonas aeruginosa* verursachten Ulcus corneae ist dies nicht der Fall. Hier
ist eine energische Behandlung mit Polymyxin erforderlich. Ein anderes Beispiel ist die durch Staphylokokken bedingte Dakryozystitis, welche –
wenn sie nicht auf Penicillin anspricht – wahrscheinlich auf Erythromycin oder Chloramphenicol
reagiert.

Die Wahl entscheidender Medikamente

Bei Behandlung von entzündlichen Augenerkrankungen, z. B. der Konjunktivitis, sollte man immer
das Medikament anwenden, das am wirksamsten
ist, das mit der geringsten Wahrscheinlichkeit Komplikationen verursacht und am billigsten ist. Es ist
auch vorzugsweise ein Medikament anzuwenden,
das nicht allgemein verabreicht worden ist, z. B. Sulfacetamid oder Bacitracin. Von den verschiedenen
antibakteriellen Mitteln kommen die Sulfonamide
den o. g. einzelnen Anforderungen am nächsten.
Zwei für den ophthalmologischen Gebrauch zuverlässige Sulfonamide sind Sulfisoxazol und Sulfacet-
amid-Natrium. Die Sulfonamide haben außerdem
den Vorteil, wenig allergische Reaktionen hervorzurufen, und sind wirksam gegen den Trachom-Erre-
ger. Die Sulfonamide sind in Salben- oder Tropfenform erhältlich.
Drei der wirkungsvollsten Breitbandantibiotika für
den ophthalmologischen Gebrauch sind Gentamycin, Chloramphenicol und Neomycin. Die Medikamente sind sowohl gegen gram-positive als auch
gram-negative Bakterien wirksam. Allergische Erscheinungen auf Neomycin sind häufig. Andere
Antibiotika, die häufig angewandt werden sind Erythromycin, Tetrazykline, Bacitracin und Polymyxin. Die Verbindung Bacitracin-Polymyxin wird
häufig in Form von Salbe prophylaktisch nach Entfernung von Hornhautfremdkörpern als Schutz gegen gram-positive und gram-negative Erreger benutzt.

Methoden der Handhabung

Die meisten antiinfektiösen Augenmedikamente
werden lokal verabreicht. Eine allgemeine Therapie
ist sowohl für alle intraokularen Entzündungen erforderlich, als auch für das Ulcus corneae, die Orbi-
talphlegmone, die Dakryozystitis und jede schwere
äußere Entzündung, die nicht auf eine lokale Behandlung anspricht.

Salben- bzw. Tropfenbehandlung

Salben haben einen größeren therapeutischen Effekt als Tropfen, da die Wirkung länger anhält. Sie
verursachen jedoch verschwommenes Sehen. Wenn
dies vermieden werden sollte, müssen Tropfen angewandt werden.

Applikationsarten von Medikamenten bei Augenerkrankungen

Einträufeln von Medikamenten

Man setzt den Patienten auf einen Stuhl mit zurück-
gebeugtem Kopf, geöffneten Augen und nach oben
gerichtetem Blick. Das Unterlid wird etwas abgezogen und 2 Tropfen in die untere Übergangsfalte geträufelt. Eine Berührung der Wimpern oder der
Bindehaut durch die Pipette soll vermieden werden,
damit keine Krankheitserreger in die Lösung gelangen und mit der Pipette auf andere Patienten übertragen werden. Der Patient soll anschließend beim
Augenschließen nicht kneifen.
Augensalben streicht man mittels eines Glasstäb-
chens in den Bindehautsack. Das Unterlid wird etwas vom Bulbus abgezogen. Man legt das Ende des
Glasstabes, auf dem eine linsengroße Menge Salbe
aufgeladen ist, frontal parallel zum Auge in die untere Übergangsfalte. Dann läßt man den Patienten
die Augen schließen und zieht den Glasstab tempo-
ralwärts aus der Lidspalte heraus.

Selbstbehandlung

Es werden die gleichen Methoden angewandt, wie
oben beschrieben, außer daß Tropfen meist besser
im Liegen eingeträufelt werden sollten.

Augenverband

Die meisten Augenverbände sollten fest genug angelegt werden, um die Lider sorgfältig geschlossen
zu halten. Eine gewöhnliche Mull-Watte-Augen-
kompresse, die mit Pflasterstreifen von der Stirn zur
Wange befestigt wird, ist ausreichend. Wenn mehr
Druck erwünscht ist, nimmt man zwei oder drei
Kompressen übereinander. Eine schwarze Augen-
klappe ist schlecht sauber zu halten und wird deshalb nur noch selten in der modernen medizinischen Praxis benutzt.

Warme Umschläge

Auf das betroffene Auge wird zwei- bis viermal pro
Tag 10–15 min ein mit warmem Wasser getränktes
Handtuch oder ein Waschlappen gelegt.

Entfernung eines oberflächlichen Hornhautfremdkörpers

Wenn möglich stelle man die Sehschärfe des Patienten fest und verabreiche sterile, lokalanästhesie-
rende Tropfen. Dem sitzenden oder liegenden Patienten sollte ein Assistent mit einer starken Lampe
in das betroffene Auge leuchten, so daß die Strahlen schräg auf die Kornea treffen. Mit Hilfe einer
Lupe oder Spaltlampe lokalisiert man den Fremdkörper auf der Hornhautoberfläche. Man kann ihn

mit einem Watteträger oder mit einer Fremdkörpernadel entfernen, indem man die Lider mit der anderen Hand auseinander hält, um Zwinkern zu verhindern. Eine antibakterielle Salbe (z. B. Polymyxin-Bacitracin) wird, nachdem der Fremdkörper entfernt worden ist, verabreicht. Das Auge muß nicht verbunden werden. Der Patient soll jedoch am darauffolgenden Tag angeschaut werden, um sich von der Heilung zu überzeugen.

Vorsichtsmaßnahmen bei der Behandlung von Augenerkrankungen

(Man beachte auch im Kapitel ANHANG die Tabelle 2, S. 1347 über die die Augen z. T. erheblich beeinflussenden Nebenwirkungen bei **lokaler** und **systemischer** Anwendung bestimmter Pharmaka)

Gebrauch von Lokalanästhetika
Unkontrollierter Selbstgebrauch von Lokalanästhetika ist gefährlich, weil sich der Patient, ohne es zu bemerken, das anästhesierte Auge verletzen kann.

Erweiterung der Pupille
Zykloplegika und Mydriatika sollten mit Vorsicht angewandt werden. Pupillenerweiterung kann, wenn der Patient einen engen Kammerwinkel hat, einen akuten Glaukomanfall auslösen.

Lokale Kortikosteroidtherapie
Wiederholter Gebrauch von Kortikosteroiden bringt vier ernste Gefahren mit sich: Keratitis herpetica (dendritica), Pilzwachstum, Weitwinkelglaukom und Kataraktbildung. Es ist nachgewiesen, daß lokal angewandte Kortikosteroide eine Kataraktbildung induzieren können. Weiter kann bei der Anwendung von Kortikosteroiden bei Keratitis dendritica eine Hornhautperforation entstehen.

Verabreichung verunreinigter Augenmedikamente
Augentropfen müssen mit ebenso großer Sorgfalt wie bei intravenös zu verabreichenden Flüssigkeiten zubereitet werden (wäßrige Augentropfen müssen grundsätzlich konserviert sein). Tetracain, Procain, Physostigmin und Fluorescein verunreinigen leicht. Am gefährlichsten ist es bei Fluorescein, da diese Lösung häufig mit *Pseudomonas aeruginosa* verunreinigt ist, einem Erreger, der das Auge rasch zerstört. Sterile Fluoresceinfilterpapierstreifen sind jetzt erhältlich und werden anstelle von Fluoresceinlösungen empfohlen.
Folgende Regeln sollten bei der Handhabung von Augenmedikamenten zum Zwecke diagnostischer Untersuchungen eines unverletzten Auges beachtet

werden: 1. man kaufe von der Apotheke nur Lösungen in kleinen Mengen (maximal 10 ml); 2. man versichere sich, daß die Lösung steril hergestellt worden ist und daß sie ein wirksames antibakterielles Mittel enthält; 3. man sollte die Flasche mit dem Anschaffungsdatum versehen. Der Gebrauch von Augentropfenflaschen aus Plastik wird jedes Jahr beliebter. Lösungen aus diesen Flaschen können gefahrlos bei unverletzten Augen benutzt werden. Ob in Plastik- oder Glasbehältern, Augentropfen sollten, nachdem sie angebrochen worden sind, nicht über längere Zeit benutzt werden. Die gesetzlich vorgeschriebene Aufbrauchfrist für Augentropfen beträgt 4 Wochen.
Wenn das Auge durch einen Unfall oder ein Operationstrauma verletzt worden ist, ist die Verabreichung steriler Medikamente von größter Wichtigkeit.

Übermäßiges Pilzwachstum
Da Antibiotika wie Kortikosteroide, wenn sie über eine längere Zeit bei entzündlichen Erkrankungen der Hornhaut verabreicht werden, die Entwicklung einer Sekundärinfektion der Hornhaut durch Pilze begünstigen, sollten Sulfonamide immer dann verabreicht werden, wenn sie für die Behandlung ausreichend sind (Cave: Mögliche Sulfonamidallergie).

Sensibilisierung
Ein beachtlicher Anteil der in das Auge geträufelten flüssigen Substanz gelangt in den Blutstrom. Dies bewirkt, daß ein in das Auge geträufeltes Antibiotikum den Patienten gegen das Mittel sensibilisieren und bei einer späteren allgemeinen Verabreichung eine Überempfindlichkeitsreaktion hervorrufen kann.

Literatur: Kapitel 4. Ophthalmologie

Alberth, B.: Die chirurgische Behandlung der Ätzverletzungen des Auges. Stuttgart: Enke 1971.

Axenfeld, Th., Pau, H.: Lehrbuch und Atlas der Augenheilkunde. Stuttgart: Fischer 1972.

Brückner, R.: Ärztlicher Rat für Augenkranke. Stuttgart: Thieme 1973.

Eisner, G.: Augenchirurgie. Berlin – Heidelberg – New York: Springer 1978.

François, J., Hollwich, F. (Hrsg.): Augenheilkunde in Klinik und Praxis. Stuttgart: Thieme 1977 ff.

Gasteiger, H.: Augenheilkunde. Berlin: de Gruyter 1970.

Heydenreich, A.: Innere Erkrankungen und Auge. Stuttgart: Thieme 1979.

Hollwich, F.: Augenheilkunde. Stuttgart: Thieme 1979.

Hollwich, F.: Taschenatlas der Augenheilkunde. Stuttgart: Thieme 1980.

Hruby, K.: Kurze Augenheilkunde mit besonderer Berücksichtigung der dringlichen und bedrohlichen Erkrankungen des Auges. München: Urban & Schwarzenberg 1972.

Lang, J.: Strabismus (Schielen) Bern: Huber 1971.

Leydhecker, W.: Augenheilkunde. Berlin – Heidelberg – New York: Springer 1979.

Leydhecker, W.: Die Glaukome in der Praxis (Kliniktaschenbuch). Berlin – Heidelberg – New York: Springer 1979.

Leydhecker, W.: Manual der Tonographie für die Praxis (Kliniktaschenbuch). Berlin – Heidelberg – New York: Springer 1977.

Marchesani, O., Sauter, H.: Atlas des Augenhintergrundes. München: Urban & Schwarzenberg 1972.

Müller, F., Pietruschka, G.: Einführung in die Augenheilkunde. Leipzig: Barth 1972.

Pau, H.: Differentialdiagnose der Augenkrankheiten. Stuttgart: Thieme 1974.

Pau, H. (Hrsg.): Therapie in der Augenheilkunde. Berlin – Heidelberg – New York: Springer 1977.

Reiner, J.: Beiträge zur Optik des Auges und der Brille. Stuttgart: Enke 1972.

Rintelen, F.: Augenheilkunde. Germering: Karger 1970.

Schäfer, W.D.: Strabismus in der Praxis (Kliniktaschenbuch). Berlin – Heidelberg – New York: Springer 1976.

Schreck, E.: Differentialdiagnose in der Ophthalmologie. Stuttgart: Enke 1977.

Straub, W. (Hrsg.): Die ophthalmologischen Untersuchungsmethoden. Stuttgart: Enke 1971.

Thiel, R.: Therapie in der Augenheilkunde. Stuttgart: Thieme 1970.

Vaughan, D., Asbury, T.: Ophthalmologie – Diagnose und Therapie in der Praxis. Berlin–Heidelberg–New York– Tokyo: Springer 1983.

Therapieschemata zum Kap. 4: Ophthalmologie   (Stichwörter in alphabetischer Reihenfolge)

AUGENENTZÜNDUNGEN

Allgemeine Grundsätze

1. Nachweis des ursächlichen Erregers vor jeder Verordnung eines Medikaments
2. Wahl des entscheidenden Medikaments (nach Wirksamkeit, Anzahl der Nebenwirkungen und Preis)
3. Mehrzahl der Medikamente zur Behandlung von Augeninfektionen wird lokal verabreicht
4. Salben zeigen eine größere (weil länger anhaltende) Wirkung als Tropfen (jedoch deren Vorteil: kein verschwommenes Sehen)

AUGENERKRANKUNGEN

Allgemeine Vorsichtsmaßnahmen

1. kein unkontrollierter Gebrauch von Lokalanästhetika (Verletzungsgefahr des Patienten!)
2. vorsichtige An- und Verwendung von Zykloplegika und Mydriatika (Gefahr der Auslösung eines akuten Glaukomanfalls bei Patienten mit engem Kammerwinkel)
3. wiederholten Gebrauch von Kortikosteroiden meiden (sonst 4 Gefahren: Keratitis herpetica, Pilzwachstum, Weitwinkelglaukom und Kataraktbildung)
4. sorgfältige und saubere Verabreichung von Augenmedikamenten (verunreinigte Medikamente, z.B. verunreinigtes Fluorescein, gefährden das Auge). Das wird weitgehend erreicht durch (a) Lösungen in kleinen Mengen und (b) sterile Herstellung der betreffenden Lösung. Vorteil der Augentropfenfläschchen aus Plastik
5. Augentropfen *eines* Behälters nicht länger als 2 Wochen verabreichen
6. nach Möglichkeit Verabreichung von Sulfonamiden, da Antibiotika und Kortikosteroide – längere Zeit angewandt – die Entwicklung von Sekundärinfektionen begünstigen. (Zudem entsteht durch häufig verabreichte Antibiotika beim Patienten Gefahr der Sensibilisierung. Überempfindlichkeitsreaktionen!)

Allgemeine Therapiemaßnahmen
beim Einträufeln von Medikamenten

1. Unterlid etwas abziehen, Tropfen in untere Übergangsfalte träufeln.
2. Berührung der Wimpern oder der Bindehaut durch Pipette vermeiden (Krankheitserreger!)
3. Augensalben mittels Glasstäbchen in den Bindehautsack streichen.
4. bei Selbstbehandlung Tropfen im Liegen einträufeln

beim Anlegen eines Augenverbandes

1. Augenverbände fest anlegen, um Lider geschlossen zu halten
2. normale Form des Verbandes: Mull – Watte – Augenkompresse (gegebenenfalls zwei oder drei Kompressen übereinander)

beim Anlegen von Augenumschlägen

1. Handtuch oder Waschlappen mit *warmem* Wasser tränken
2. betroffenes Auge 2–4 × pro Tag für 10–15 min mit warmem Umschlag versehen

bei der Entfernung eines oberflächlichen Hornhautfremdkörpers

1. Überprüfung der Sehschärfe und Verabreichung von lokalanästhesierenden Tropfen
2. mittels Lupe oder Spaltlampe Fremdkörper auf der Hornhautoberfläche lokalisieren
3. Fremdkörper mit Watteträger oder Fremdkörpernadel entfernen
4. danach Verabreichung einer antibakteriellen Salbe

BLEPHARITIS

1. auf Sauberkeit der Kopfhaut, der Augenbrauen und Lidränder achten
2. Schuppen täglich mit feuchtem Watteträger von den Lidern entfernen
3. Lokalbehandlung mit antibiotischen oder sulfonamidhaltigen Salben
4. gegebenenfalls Antibiogramm (z.B. bei Verdacht auf schwere Staphylokokken-Blepharitis)

CHALAZION („HAGELKORN")

Ausschälung

CONJUNCTIVITIS GONORRHOICA

sofortige Behandlung (allgemein u. lokal) mit Penicillin

DAKRYOZYSTITS

beim Erwachsenen

1. akute Form mit Antibiotika behandeln (allerdings Rezidivgefahr)
2. bei chronischer Stenose operativ behandeln (sonst ständig Rezidive)
3. bei chronischer Form Gebrauch antibiotischer Augentropfen meiden (Verschleierungsgefahr)

beim Kind

1. kräftige Massage des Tränensackes
2. Einträufelung von antibiotischen oder sulfon-

Kap. 4: Ophthalmologie

amidhaltigen Augentropfen in den Konjunktivalsack 4–5 × tgl.
3. notfalls Spülung und Sondierung der ableitenden Tränenwege, ggf. mehrfach

EKTROPIUM

bei starker Behinderung operative Behandlung

ENTROPIUM

notfalls operative Behandlung

FREMDKÖRPER

grundsätzlich
1. Befragung nach Zeit, Ort und Art des Unfalls
2. Prüfung der Sehschärfe
   (beides vor der Behandlung)

Hornhaut-Fremdkörper
1. bei Verdacht Fluorescein in Konjunktivalsack einträufeln, anschl. Untersuchung der Kornea
2. Entfernung des Fremdkörpers mit einem sterilen feuchten Watteträger
3. Verabreichung eines lokalen Antibiotikums, z. B. Polymyxin-Bacitracin-Augensalbe
4. erneute Vorstellung des Patienten nach 24 Std. (Augenverband nicht notwendig)
5. bei Hornhaut-Infektion oder Komplikationen Überweisung des Patienten an den Augenarzt (anderenfalls Gefahr eines Ulcus corneae oder einer Panophthalmie)

intraokularer Fremdkörper
1. sofortige Überweisung zum Augenarzt
2. dort Entfernung des Fremdkörpers mittels Magneten (Erhaltung der Sehkraft in Frage gestellt)

konjunktivaler Fremdkörper
1. Einträufelung eines Lokalanästhetikums (z. B. Ophtocain®) und Ektropionierung des betr. Lides
2. mittels Glasstab Freilegung des Fremdkörpers und Entfernung desselben mit einem feuchten Watteträger (Wischen über die Bindehautoberfläche)

GLASKÖRPERBLUTUNG

Behandlung durch Augenarzt (Verschleierung einer Netzhautablösung möglich!)

GLAUKOM

akutes (Winkelblock-) Glaukom
1. Differentialdiagnose (Konjunktivitis – akute Iritis) und sofortiger Behandlungsbeginn (sonst Gefahr der Erblindung!)
2. Senkung des intraokularen Drucks durch lokal verabreichte Miotika und allg. therapierte osmotische Wirkstoffe (Harnstoff i. v., Mannitol i. v. u. Glycerin oral jeweils 1,5 g/kg KG)
3. periphere Iridektomie innerhalb von 12–48 Std. (führt gewöhnlich zur dauerhaften Heilung)
4. Betablocker (Bupranolol, Timolol)

Glaucoma chronicum (Weitwinkel-Glaukom)
1. zur Verstärkung des Kammerwasserabflusses 1–2%ige Miotika, z. B. Pilocarpin, 3–4 × tgl.
2. zur Verminderung der Kammerwasserproduktion Carboanhydrasehemmer, z. B. Acetazolamid
3. zur Verminderung der Kammerwasserproduktion und zur Förderung des Kammerwasserabflusses 0,5–2%ige Suprarenin®-Augentropfen (bei engem Kammerwinkel kontraindiziert)
4. Timolol oder Bupranolol, 2 × tgl. 1 Tropfen applizieren
5. die Behandlung ist zeitlebens durchzuführen, um das notwendige Sehvermögen zu sichern

HORDEOLUM („GERSTENKORN")

1. Wärmeapplikation und Desinfektion des Lidrandes durch Sulfonamid- oder Antibiotikasalben
2. notfalls (bei erhöhtem Schmerz und Abszeßreife) Stichinzision über Abszeß

HORNHAUT-EROSION

1. Überprüfung der Sehschärfe und Untersuchung von Kornea und Konjunktiva mit Licht und Lupe (zum Fremdkörperausschluß)
2. bei vermuteter Erosion Einträufelung von steriler Fluoresceinlösung in den Konjunktivalsack (intensivere Grünfärbung der Hornhaut-Erosion als der umgebenden Hornhaut)
3. Verabreichung von Polymyxin-Bacitracin-Augensalbe und Anlegen eines Augenverbandes zur Vermeidung des Lidschlags
4. Vorstellung des Patienten am nächsten Tag zur Überprüfung des Heilungsprozesses (Cave: rezidivierende Hornhaut-Erosion = Folge unsauberer Behandlung)

Kap. 4: Ophthalmologie

KATARAKT

1. operative Behandlung der senilen Katarakt durch Entfernung der getrübten Linse („Kryoextraktion") und anschließende Korrektur der Retraktion durch Stargläser (Cave: Hauptkriterium für Operation = Grad der Beeinträchtigung des Sehvermögens)
2. bei einseitiger Augenoperation können bei anschl. Korrektur der Retraktion statt Stargläser Kontaktlinsen gewählt werden
3. abgesehen von postoperativen Komplikationen wird Sehschärfe in 95% der operierten Fälle durch Linsenextraktion verbessert

KERATITIS PHOTOELEKTRICA

Lokale Steroidtherapie und Verabreichung von Analgetika und Sedativa

KONJUNKTIVITIS

allergische Konjunktivitis
lokale Kortikosteroidtherapie

bakterielle Konjunktivitis
3 × tgl. Sulfonamidsalben oder antibiotische Salben (kontraindiziert sind Antibiotika-Kortikosteroid-Kombinationen) verabreichen

Einschlußblenorrhoe
Sulfonamidsalben (4 × tgl.) oder lokale Tetracyclinbehandlung

Trachom/Einschlußkeratokonjunktivitis
1. Tetracyclin: 2 g/die über 3–5 Wochen in Form einer allg. oralen Tetracyclinbehandlung
2. Hygienische Maßnahmen

Virus-Konjunktivitis
eventl. lokale Sulfonamidtherapie, sonst keine spezielle Behandlung

KONJUNKTIVITIS (UND KERATITIS), CHEMISCH BEDINGT

1. Spülung bei Verätzung mit Kochsalzlösung od. klarem Wasser (längere Spülungen bei Laugenverätzungen!)
2. zur Pupillenerweiterung 0,2%iges Scopolamin oder 1%iges Atropin
3. kombinierte Anwendung von Kortikosteroid- und antibiotischen Tropfen oder Salben

NETZHAUTABLÖSUNG

1. sofortige Behandlung der Netzhautablösung durch Augenarzt/Augenklinik (Cave: richtige Kopflagerung bei weitem Transport, Differentialdiagnose: Glaskörperblutung – Zentralvenen- oder Astthrombose)
2. als Initialbehandlung Ablassen der subretinalen Flüssigkeit und Verschließen des Netzhautloches durch Diathermie und/oder Skleraraffung (neuerdings findet hier die Kryochirurgie erfolgreiche Anwendung)
3. ggf. Lichtkoagulation oder Laserstrahlenanwendung zur Verhütung von Netzhautablösungen
4. operative Heilung in 90% der komplikationslosen Fälle (80% durch einmalige, 10% durch zwei- oder mehrmalige Operation)

OPHTHALMIE, SYMPATHISCHE
(sympathische Uveitis)

1. Enukleation des verletzten Auges (beste Behandlungsform), da sonst Gefahr beidseitiger Erblindung
2. als unterstützende Therapie Kortikosteroid-Anwendung

PRELLVERLETZUNGEN

1. Behandlung grundsätzlich durch einen Augenarzt wegen Vielfalt der Verletzungsfolgen (z.B. bei schweren Verletzungen durch intraokulare Blutung Gefahr der Sekundärblutung ⇒ Glaukom ⇒ Verlust des Sehvermögens)
2. Patienten mit mittelschweren und schweren Prellverletzungen 6–7 Tage Bettruhe und beiderseitigen Augenverband verordnen
3. Zur Schmerzstillung Verordnung vom Biseptol® compositum

PTERYGIUM

bei Bedrohung des Sehvermögens Exzision

STRABISMUS

1. zur Feststellung des Schielens Visusuntersuchungen (z.B. Lichttest, „Cover-Test"; ggf. in Abständen von 6 Monaten)
2. Beginn der Behandlung nach Möglichkeit im 6. Lebensmonat durch Okkludieren des guten Auges mittels allseits abschließender Kapsel (Behandlungserfolg bei einem 1jährigen Kind gewöhnlich nach 1 Woche, bei einem 6jährigen erst nach 1 Jahr; längeres Okkludieren beeinträchtigt Sehvermögen des besseren Auges nicht)
3. Operation nach Angleichen der Sehkraft
4. Augenübungen (Orthoptik) zur Erreichung eines guten Sehvermögens

Kap. 4: Ophthalmologie

TUMOREN

1. Entfernung von Warzen und Papillomen der Lidhaut durch den behandelnden Arzt
2. histologische Untersuchung von exzidiertem Gewebe auf Malignität veranlassen
3. in Zweifels- oder komplizierten Fällen Hinzuziehung von Facharzt bzw. Klinik

ULCUS CORNEAE

in jedem Fall
sofortige Behandlung (sonst Gefahr einer Verminderung des Sehvermögens)

Keratitis herpetica
(K. dendritica)
1. Behandlung durch den Augenarzt
2. Entfernung des virusenthaltenden Korneaepithels (Abrasio corneae) und ggf. Anlegen eines Verbandes für einige Tage
3. Idoxuridin, tagsüber alle 1–2 Std, während der Nacht 2–3 stdl. Salbe od. Tropfen zuführen
4. Vidarabin, alle 4 Std bis vor dem Schlafengehen 4–5 mm Salbenstrang in den Bindehautsack geben

Pneumokokken-Ulkus
(Ulcus serpens corneae)
lokale Sulfonamid- und/oder Antibiotika-Behandlung

Pseudomonas-Ulkus
rasche und energische Behandlung, lokal mit Polymyxin, allg. mit Streptomycin und Sulfonamiden

UVEITIS

herdförmige Uveitis (exogene)
1. Feststellung der auslösenden Ursache der Erkrankung und Behandlung des Grundleidens bzw. der Begleiterkrankungen (Cave: Therapieergebnis sonst unbefriedigend)
2. Gabe von Atropin zur Verbesserung des Sehvermögens

nichtherdförmige Uveitis (endogene)
1. Wärmeapplikation zur Linderung der Schmerzen
2. lokale und allgemeine Kortikosteroidtherapie
3. zur Verhinderung von hinteren Synechien und zur Linderung der Lichtscheu tgl. Verabreichung von 2 × 2 Tropfen 1%igem Atropin

VERLETZUNGEN

Konjunktiva
1. bei oberflächlicher Verletzung keine Vernähung erforderlich
2. statt dessen zur Infektionsprophylaxe 2–3 × tgl. Verabreichung eines Breitbandantibiotikums oder eines Sulfonamids in Salbenform (bis zur Verheilung der Verletzung)

Kornea oder Sklera
1. vorsichtige Untersuchung der Verletzung (Cave: keinen Druck auf Augeninneres ausüben!)
2. leichter Augenverband und Okkludierung des verletzten Auges mit Metallkapsel
3. Ruhigstellung des Patienten und Weiterbehandlung durch den Augenarzt

Lider
1. Behandlung von Lidrandverletzungen durch den Facharzt
2. Lidverletzungen (ohne Lidrand) sind zu vernähen

ZELLULITIS DER ORBITA

sofortige Behandlung mit Antibiotika zur Vorbeugung eines Gehirnabszesses

5. Hals-, Nasen-, Ohrenkrankheiten

Erkrankungen des Ohres

Schwerhörigkeit

Einteilung

A. Innenohrschwerhörigkeit (Schallempfindungs-schwerhörigkeit): Störungen der neutralen Strukturen im Innenohr oder der Nervenbahn, die zum Hirnstamm führt.

B. Schalleitungsschwerhörigkeit: Störungen des Schalleitungsapparates des äußeren oder Mittelohres verhindern eine Übertragung der Schallwellen zum Innenohr.

C. Gemischter Typ: Störungen in beiden Teilen, im Schalleitungs- und Schallwahrnehmungsbereich.

D. Funktionelle Schwerhörigkeit: Hörverlust, für den keine organische Läsion gefunden werden kann.

Allgemeine Betrachtungen

5 bis 10% aller Menschen haben einen vorübergehenden oder bleibenden Hördefekt, der ausreicht, ihr allgemeines Befinden zu stören. Eine Hörstörung kann in jedem Lebensalter auftreten und verursacht Beschwerden, die abhängig sind vom Grad des Hörverlustes, dem Alter, in dem sie auftritt (Störungen in der Sprache und Sprachentwicklung), und ob nur ein oder beide Ohren befallen sind. Die Innenohrschwerhörigkeit kann angeboren sein. Sie kann auf ein Geburtstrauma, mütterliche Röteln, eine Erythroblastose oder auf eine Innenohrmißbildung zurückzuführen sein. Weitere Ursachen sind Hirnverletzungen, Verletzungen des Innenohres und des N. VIII. Bei vaskulären Störungen mit Hämorrhagie oder Thrombose des Innenohres, ototoxischen Substanzen* (Streptomycin, Neomycin, Gentamycin, Polymyxin, Kanamycin, Chinin, ASS) finden sich ebenfalls Innenohrschädigungen. Bakterielle oder virale Infekte (Mumps etc.), schwere Fiebererkrankungen, Morbus Menière, Tumoren der hinteren Schädelgrube, Multiple Sklerose und

Altersschwerhörigkeit sowie Lärmschäden führen ebenfalls zu einer Störung der Innenohrfunktion.
Eine Schalleitungsschwerhörigkeit kann erblich bedingt sein, abhängig von Mißbildungen des äußeren und Mittelohres. Traumen können die Ursache einer Perforation des Trommelfelles oder einer Unterbrechung der Gehörknöchelchenkette sein. Entzündliche Mittelohrerkrankungen können zu einer serösen Otitis media, einer akuten oder chronisch eitrigen Otitis media oder einer Otitis media mit Adhäsivprozessen führen. Die Otosklerose, eine vererbliche Schalleitungsschwerhörigkeit, im mittleren Lebensalter beginnend, erzeugt eine Stapesankylose mit spongiöser Knochenwucherung; die Entstehungsursache ist unbekannt.

Klinische Befunde

Dem älteren Patienten wird gewöhnlich ein Hörverlust erst bei bedeutendem Ausmaß bewußt, und eine ausführliche Anamnese ist von Wichtigkeit, um die Ätiologie zu finden. Alle Ursachen von Hörstörungen, die oben erwähnt sind, müssen berücksichtigt werden. Besonders das Alter, der Beginn, der Grad des Hörverlustes, das Fortschreiten verbunden mit Ohrenrauschen oder Schwindel, Schädeltraumen, Lärmschäden, ototoxischen Substanzen, verdächtige Infektionen, fieberhafte Erkrankungen sind zu berücksichtigen. Bei Kleinkindern und Jugendlichen können immer eine Sprachentwicklungsstörung, der Mangel an Mitarbeit, eine Konzentrationsschwäche und schlechtes Mitkommen in der Schule als Folge einer Hörstörung auftreten. Ein vollständiger Hals-Nasen-Ohren-ärztlicher Befund ist bei allen Patienten mit Hörverlust unerläßlich. Sehr wichtig ist die Untersuchung des Gehörganges, des Trommelfells und des Mittelohres ggf. mit der Ohrlupe oder mit dem Mikroskop, um auch geringgradige Veränderungen zu entdecken. Besondere Berücksichtigung verlangen adenoide Vegetationen und Tonsillen, Nasen- und Nasennebenhöhlenaffektionen sowie Störungen anderer Hirnnerven.
Tests von besonderem Wert sind folgende:
1. Sprachtest
2. Ohrenticktest
3. Stimmgabeltest: Dabei sind die 500 und 1000 Hz Stimmgabeln die wichtigsten; diese Tests lassen eine Lateralisation des Stimmgabeltons erkennen

---

* Vgl. Anhang, Tabelle ,Unerwünschte Arzneimittelwechselwirkungen', S. 1385 ff.

und zeigen Störungen der Luftleitung und Knochenleitung an (Unterschiede der Schalleitungs- und Schallempfindungsschwerhörigkeit).

4. Audiometer-Untersuchungen (Tonschwellenaudiometrie, Sprachaudiometrie und andere hochspezifische audiometrische Untersuchungen) geben genauen Aufschluß über Grad und Art des Hörverlustes.

5. Prüfungen des peripheren Gleichgewichtsapparates erbringen wertvolle objektive Aufschlüsse über die Innenohrfunktion. Eine fehlende oder wechselnde Reaktion des peripheren Gleichgewichtsapparates ist immer charakteristisch. Die Untersuchung wird ausgeführt, indem man den Gehörgang mit warmem oder kaltem Wasser spült, um einen Nystagmus und Schwindel zu erzeugen. Die Reaktion sollte auf jedem Ohr annähernd gleich sein.

6. Das Elektronystagmogramm (ENG) kann von Wert zum Nachweis, zur Aufzeichnung und zur Interpretation eines Nystagmus sein – insbesondere in Ergänzung zum Gleichgewichtstest.

Behandlung*

A. Hörverlust bei Kindern:

1. Innenohrschwerhörigkeit (Taubheit): Es gibt keine konservative oder chirurgische Behandlung für die meisten Arten von Innenohrschwerhörigkeit. Eine frühe Behandlung von bakteriellen Infektionen des Zentralnervensystems (Meningitis usw.) und die frühzeitige Behandlung von fieberhaften Erkrankungen können die Entstehung einer Innenohrschwerhörigkeit verhindern. Während der Behandlung mit ototoxischen Medikamenten sollten die Hörfunktion regelmäßig geprüft und die Mittel abgesetzt werden, wenn das Hörvermögen beeinträchtigt wird. Sind andere gleichwertige Medikamente vorhanden, sollten ototoxische Substanzen nicht gegeben werden. Die beste Behandlung besteht in Rehabilitation und Erziehung. Eine Hörhilfe ist angezeigt, wenn ein Hörrest vorhanden ist. Mundablesen und Sprachtraining müssen im Erziehungsprogramm vorhanden sind.

2. Schalleitungsschwerhörigkeit: Bei Kindern ist hier stets auch an Fremdkörper-Instillationen zu denken. *Cave:* Nie versuchen, einen rundlichen Fremdkörper mit einer Pinzette extrahieren zu wollen! Hier sind fachärztliche Maßnahmen und Instrumente (stumpfe Häckchen) erforderlich. Die akute eitrige Otitis media sollte mit einer frühzeitigen Parazentese des Trommelfells zusammen mit Medikamenten behandelt werden. Die akute katarrhalische Otitis media sollte man medikamentös behandeln, aber der Patient muß dabei sorgfältig beobachtet werden um sicherzustellen, daß die

Infektion sich vollständig zurückbildet. Sonst kann zurückbleibende Flüssigkeit zu einer serösen Otitis media („glue ear" – gelatinöser Erguß der Paukenhöhle) und zu Adhäsivprozessen führen, die eine Schalleitungsschwerhörigkeit verursachen.

Antibiotika in entsprechender Dosierung und Nasentropfen sollten mindestens 7 Tage und oft länger gegeben werden. Dies ist notwendig, um schwelende Prozesse zu verhindern, die sonst nach einigen Tagen mit antibiotisch-resistenten Keimen wiederauftreten können. Parazentese und Absaugen können nötig werden.

Die seröse Otitis media kommt gleichermaßen im Kindes- und Erwachsenenalter vor. Rechtzeitige Behandlung wird gewöhnlich den Hörverlust verhindern bzw. beheben. Die Untersuchung und Behandlung von zusätzlichen Allergien oder Infekten der Nase verbunden mit Erkrankungen des Respirationstraktes bei Mittelohrerkrankungen sind wirkungsvoll. Die Entfernung der die Tubenostien verlegenden adenoiden Vegetationen und entzündlichen Tonsillen ist oft notwendig. Bei langwierigen oder sich wiederholenden Fällen können eine erneute Adenotomie oder Parazentese mit Einlegung von Polyaethylenröhrchen in die Paukenhöhle erforderlich sein. Anschließendes Politzern ist erforderlich. Der Verlauf jedes Falles muß durch sorgfältige Hörtests (Audiometrie) verfolgt werden.

Die Otitis media chronica in der Kindheit sollte man energisch behandeln, indem man versucht, die Krankheit auszuheilen und das Hörvermögen zu erhalten und wiederherzustellen. Viele Fälle erfordern eine Reinigung mit anschließender Instillation von Puder (Chloramphenicol, Borpuder) oder antibiotischen Lösungen. Aufmerksamkeit muß wiederum Nasen- oder Nasennebenhöhlenerkrankungen geschenkt werden, ebenso adenoiden Vegetationen und entzündeten Tonsillen. Andere Fälle machen die Operation des Mittelohres oder des Mastoids oder beides notwendig. Beiderseitige angeborene Anomalien des Gehörgangs und des Mittelohres können chirurgisch korrigiert werden. Dies sollte vor der Ohrmuschelkorrektur geschehen. Zentrale Trommelfellperforationen werden durch Transplantate (Vene, Haut oder Faszien) verschlossen. Randständige Perforationen erfordern tympanoplastische Maßnahmen mit Kontrolle der Hörknöchelchenkette und des Mastoids.

B. Schwerhörigkeit bei Erwachsenen:

1. Innenohrschwerhörigkeit: Eine von einem akustischen Trauma herrührende Innenohrschwerhörigkeit kann sich im Verlauf von 6 Monaten bessern. Die beste Behandlung besteht darin, den Patienten dem Lärm nicht mehr auszusetzen, die Ursachen abzustellen und Maßnahmen zu ergreifen, um die Ohren zu schützen. Zahlreiche Beobachtungen über Hörverlust bei Rock-Musik sind beschrieben worden. Die Innenohrschwerhörigkeit bei Morbus Me-

---

* Falls ein Hörverlust nicht korrigiert werden kann, muß der Patient *Hörhilfen* erhalten.

nière verbessert sich oft durch die Behandlung und zwischen den Anfällen. Es gibt keine konservative oder chirurgische Behandlung für andere Formen der Innenohrschwerhörigkeit außer den oben erwähnten. Eine sofortige Behandlung bakterieller Infektionen des Zentralnervensystems und hochfieberhafter Erkrankungen sowie die Unterbrechung einer Therapie mit ototoxischen Substanzen ist bei Beginn von Hörstörungen erforderlich. Eine Hörhilfe bei Patienten mit einer Innenohrschwerhörigkeit sollte nur angewandt werden, wenn die Hörtests (für Ton und Sprachgehör) dafür sprechen und wenn der Patient lernt, mit dem Gerät umzugehen. Das Lernen vom Mund abzulesen ist von großem Wert für die Rehabilitation des Patienten.

2. *Schalleitungsschwerhörigkeit:* Wichtige Fortschritte sind in der chirurgischen Behandlung von Mittelohrschwerhörigkeit erzielt worden. Früher führte man bei Otosklerose die sog. Fensterungsoperation am horizontalen Bogengang durch. Heute erfolgt der Eingriff direkt am fixierten Stapes (durch den Gehörgang und das Mittelohr). Die hier geübten Techniken sind: indirekte und direkte Mobilisation: Krurotomie; Stapesplastik (Interposition) mit Fußplattenresektion (Ersatz durch Bindegewebe); Stapedektomie (Drahtplastik und Teflonstab). Trommelfellperforationen können durch Venen oder Bindegewebsplastiken verschlossen werden.

Mastoid- und Mittelohroperationen werden bei Eiterungen und Cholesteatomen ausgeführt, um durch Plastiken und Revision der Gehörknöchelchenkette das Gehör zu erhalten oder gar zu verbessern.

Die seröse Otitis media wird beim Erwachsenen in der gleichen Weise wie beim Kind behandelt.

Eine durch den Morbus Menière bedingte Innenohrschwerhörigkeit spricht am besten auf eine schnelle adäquate und langdauernde Behandlung an. Ein wechselnder Hörverlust hat eine günstigere Prognose als ein unerwartet auftretender und konstant bleibender. Die Grundlage der Behandlung ist salzarme Kost, Sedierung, Vasodilatatoren (u. a. Nicotinsäure in steigenden Dosen), Kaliumsubstitution und Gaben von Antihistaminika.

Erkrankungen des äußeren Ohres

1. Cerumen obturans

Zerumen ist die normale Sekretion vom knorpligen Teil des äußeren Gehörganges und dient der Schutzfunktion. Normalerweise trocknet es aus und wird aus der Tiefe des Gehörganges nach außen transportiert. Durch Trockenheit mit Schuppung der Haut bei Enge und Windung sowie bei starker Behaarung kann es sich jedoch im Gehörgang ansammeln. Durch den ungeübten Versuch, es zu entfernen, wird es immer tiefer in den Gehörgang gedrückt. Meist macht es bis zu diesem Zeitpunkt keine Beschwerden; erst wenn der Gehörgang vollständig verschlossen ist, kommt es zu einem Völlegefühl, zu Schwerhörigkeit verbunden mit Ohrgeräuschen und Hustenreiz, ausgelöst durch einen Vagusreflex. Otoskopisch zeigt sich eine Ansammlung von gelbem, braunem oder schwarzem Ohrenschmalz, das weich, wachsig oder steinhart sein kann. Wenn das Zerumen fest und noch beweglich ist, kann es mit Hilfe eines Ohrtrichters und einer stumpfen Ringkürette oder einem Watteträger entfernt werden. Wenn dies Schmerzen bereitet, kann der Ohrschmalzpfropf durch eine Spülung mit körperwarmem Wasser ausgespült werden. Man benutzt hierzu eine große Spritze und eine Nierenschale, in der die Spülflüssigkeit aufgefangen wird. Wenn der Ohrenschmalzpfropf sehr hart und fest haftend ist und bei der ersten Spülung nicht entfernt werden kann, so muß man zunächst wiederholt ölige Ohrentropfen, Glycerin oder Wasserstoffsuperoxyd einträufeln und nach 2–3 Tagen erneut spülen.

2. Otitis externa

Allgemeine Betrachtungen

Die Otitis externa wechselt in ihrer Schwere von einer leichten diffusen ekzematösen Dermatitis zu einer Zellulitis bis zu einer Furunkulose des Gehörganges. Sehr häufig ist sie auch auf eine Pilzinfektion des Ohres zurückzuführen. In gewissen Fällen ist nicht eine Infektion der Grund, sondern die Reaktion auf eine Kontaktdermatitis (Hörgeräte) oder eine sehr variable seborrhoische Dermatitis. Bei bakteriellen Infektionen des Gehörganges findet man häufig Staphylokokken und gramnegative Stäbchen. Bei Pilzinfektionen beobachtet man Aspergillus, Mucor und Penicillium. Faktoren, die zu einer Otitis externa führen können, sind Feuchtigkeit im Gehörgang, feuchtes Klima, Schwimmen und Tauchen sowie ein Trauma beim Versuch, ein Ohr zu reinigen, und letzlich seborrhoische und allergische Dermatitiden.

Klinische Befunde

A. Symptome: Jucken und Schmerzen in dem trockenen und schuppenden äußeren Gehörgang sind die Hauptsymptome. Es kann ein wäßriger oder eitriger Ausfluß mit intermittierender Schwerhörigkeit bestehen. Die Schmerzen können extrem werden, wenn der Gehörgang vollständig durch ödematöse Schwellung der Haut und Zelltrümmer verschlossen ist. Präaurikuläre, postaurikuläre und Halslymphknotenschwellung sowie steigende Temperaturen zeigen die wachsende Schwere der Infektion an. Bei der Untersuchung findet man krustige, schuppende, erythematöse, ödematöse und pustulöse Formen. Zerumen fehlt.

B. Laborbefund: Die Leukozytenzahl kann normal oder erhöht sein.

C. Spezialuntersuchungen: Nachdem der Gehörgang gereinigt und das Trommelfell einzusehen ist, kann eine Otitis media ausgeschlossen werden, vor allem wenn man ein normales oder fast normales Hörvermögen findet.

Differentialdiagnose

Die diffuse ekzematöse Dermatitis, die diffuse infektiöse Dermatitis und das Ohrfurunkel müssen von der Kontaktdermatitis, die durch fremde Gegenstände hervorgerufen wird (z. B. Hörgeräte), unterschieden werden. Außerdem kann auch eine Otitis media mit eitrigem Ausfluß und perforiertem Trommelfell zu einer Entzündung des äußeren Gehörganges führen. Schließlich kann ein Tumor des äußeren Ohres Grund der Entzündung sein.

Behandlung

A. Allgemeine Behandlung: Wenn eine Ausbreitung der Infektion unter der Haut des Gehörganges (Lymphadenitis oder Fieber) festzustellen ist, müssen Antibiotika gegeben werden. Analgetika sind gegen die Schmerzen zu verordnen.

B. Lokale Behandlung: Die Maßnahmen der lokalen Behandlung bestehen darin, den Gehörgang sauber und trocken zu halten und ihn vor einem Trauma zu bewahren. Durch vorsichtige Reinigung sollten Abschilferungen des Epithels aus dem Gehörgang mit dem Watteträger oder gelegentlich durch Spülungen entfernt werden. Die Anwendung von Glycerin, Wasserstoffsuperoxyd oder Boralkoholglycerin-Tropfen, dreimal täglich verabreicht, helfen sehr oft, diese Epithelabschilferungen zu entfernen. Lokal verabreichte antibiotische Ohrentropfen (Neomycin oder Polymyxin u. a.), zwei- bis dreimal täglich verabreicht, helfen die Infektion unter Kontrolle zu bekommen. Lokale Kortikosteroide helfen gegen die wachsende Entzündung, das Ödem und kontrollieren die sehr oft zugrundeliegende Dermatitis. Örtlich können auch viele Antimykotika und antimikrobische Medikamente benutzt werden, aber manche sollten mit Vorsicht gebraucht werden, da die Möglichkeit einer intensiven lokalen Reaktion gegeben ist. Kompressen mit 3%igem Borwasser helfen manchmal sehr gut gegen akute ekzematöse Infektionen, wenn andere Maßnahmen nicht helfen. 70%iger Alkohol ist bei einem starken Juckreiz in dem trockenen schuppenden Gehörgang anzuwenden.

Die maligne Form der Otitis externa kommt vornehmlich bei älteren Diabetikern vor. Die Infektio-

nen sind besonders schwer und müssen umgehend klinisch behandelt werden, zumal die Mortalitätsrate 30–50% betragen kann.

Prognose

Trotz intensiver Behandlung rezidiviert die Otitis externa oft.

Erkrankungen des Mittelohres

1. Otitis media acuta

Diagnostische Merkmale
- Ohrenschmerzen, Hörverlust, eitrige Sekretion und Völlegefühl im Ohr
- Im Gefolge oft eine Infektion der oberen Luftwege
- Fieber und Frösteln

Allgemeine Betrachtungen

Die akute Mittelohrentzündung tritt im Kleinkindes- und Kindesalter auf, ist aber auch in jedem anderen Alter zu beobachten. Gewöhnlich findet sich eine Eiterung des Mittelohres, die von einer Erkrankung der oberen Luftwege begleitet ist. Betahämolytische Streptokokken, Staphylokokken, Pneumokokken und *Haemophiles influenzae* sind gewöhnlich die Erreger. Im Gefolge der akuten Entzündung der Mittelohrschleimhaut tritt eine akute Eiterung mit Perforation des Trommelfelles und manchmal sogar mit einer Nekrose der Mittelohrmukosa und des Trommelfelles auf.

Klinische Befunde

A. Symptome: Die Hauptsymptome sind Ohrschmerz, Schwerhörigkeit, Fieber, Schüttelfrost und ein Völlegefühl mit Druck auf dem erkrankten Ohr. Das Trommelfell zeigt zunächst eine Gefäßinjektion im Bereich des Hammers und des Anulus fibrosus, dieser folgen eine diffuse Schwellung und Hyperämie des Trommelfelles mit dem Verlust der normalen Begrenzungen. Das Trommelfell wölbt sich vor, wie der Druck des zurückgehaltenen Sekretes auf das Mittelohr wächst. Das Trommelfell platzt und im Gehörgang findet sich Sekret. Dieser Ausfluß kann pulsieren, Fieber ist normalerweise immer dabei.

B. Laborbefunde: Die Leukozyten sind gewöhnlich erhöht. Durch einen Sekretabstrich mit einer Kultur kann der Krankheitserreger festgestellt werden.

C. Spezialuntersuchungen: Die Hörteste zeigen eine Schalleitungsschwerhörigkeit.

Differentialdiagnose

Die akute Otitis media mit einem vorgewölbten Trommelfell muß von einer blasenbildenden Myringitis unterschieden werden, die gewöhnlich durch die Anwesenheit von mehr als einer Blase im Gehörgang und außerdem durch das Fehlen des Hörverlustes gekennzeichnet ist. Die akute Mittelohrentzündung mit Ausfluß muß ebenfalls von einer akuten Gehörgangsentzündung unterschieden werden. Die Anamnese der vorangehenden Infektion des oberen Atemweges und der Hörverlust sichern die Diagnose der akuten Mittelohrentzündung. Die akute Exazerbation der chronischen Mittelohrentzündung wird durch die Vorgeschichte von rezidivierendem Ohrenlaufen, Hörverlust und durch das Erkennen von Perforation und Narbengewebe am Trommelfell diagnostiziert. An ausstrahlende Otalgien muß gedacht werden (Pharyngitis, Laryngitis, Zahnerkrankungen und Parotiserkrankungen), vorausgesetzt daß keine akute Rötung am Trommelfell und im Gehörgang zu erkennen und kein Fieber vorhanden ist.

Komplikationen
Akute Mastoiditis, Labyrinthitis und Meningitis können als Komplikationen auftreten.

Behandlung
A. Allgemeine Behandlung: Bettruhe, Analgetika und Antibiotika. Penicillin oder ein Breitbandantibiotikum ist das Mittel der Wahl und sollte für mindestens 6 Tage gegeben werden, um die Möglichkeit eines Reinfektes zu vermindern. Abschwellende Nasentropfen sollen helfen, die Funktion der eustachischen Röhre wiederherzustellen.
B. Lokale Behandlung: Ohrentropfen sind von begrenztem Wert, außer in leichtesten Fällen. Lokale Wärme kann die Auflösung beschleunigen. Lokale Kälte kann manchmal die Schmerzen erleichtern. Der entscheidende Aspekt der Behandlung ist jedoch die Parazentese, wenn sich die Infektion nicht von allein schnell auflöst und wenn ein vorgewölbtes Trommelfell darauf hinweist, daß Flüssigkeit im Mittelohr vorhanden ist und unter Druck steht. Die Parazentese sollte so schnell wie möglich durchgeführt werden, wenn ein beständiger Schmerz, Fieber, ein wachsender Hörverlust oder Schwindel vorhanden sind.

Prognose
Die akute Mittelohrentzündung, die mit Antibiotika und Parazentese adäquat behandelt wird, heilt mit seltenen Ausnahmen gut ab. Eine komplizierende Mastoiditis tritt nur bei ungenügender oder gar keiner Behandlung auf. Eine bleibende Schallleitungsschwerhörigkeit mit oder ohne Sekretion kann die Folge einer unvollständigen Heilung der Infektion sein. Es ist dringend notwendig, nach einer akuten Mittelohrentzündung die Ohren zu untersuchen und das Hörvermögen zu prüfen, um eine persistierende Schallleitungsschwerhörig-

keit mit einer serösen Otitis media oder einem „glue ear" (gelatinöser Erguß in der Pauke) zu verhindern.

2. Otitis media chronica

Bei einer chronischen Entzündung des Mittelohres findet sich fast immer eine Perforation des Trommelfells. Es ist wichtig, zwischen der relativ gutartigen Otitis media chronica mesotympanalis und der Otitis media chronica epitympanalis zu unterscheiden. Die erstere ist charakterisiert durch eine zentrale Perforation des Trommelfells und ein Otorrhoe mit Infektion des oberen Atemweges. Die letztere ist oft verbunden mit einer Mastoiderkrankung, die potentiell meist gefährlicher ist. Hier findet sich eine randständige Perforation im Bereich der Shrapnellschen Membran mit oft fötider Sekretion und Cholesteatommassen im Bereich der Perforation. Fötider Ausfluß und ein eingeschränktes Hörvermögen sind die häufigsten Symptome.
Die Behandlung des chronischen Tubenkatarrhs sollte darauf ausgerichtet sein, die Funktion der eustachischen Röhre zu verbessern, indem man Infektionen der Nase und der Nasennebenhöhlen ausheilt. Dabei sollten infizierte und hypertrophierte adenoide Vegetationen und Tonsillen sowie Nasenpolypen entfernt werden. Eine Nasenscheidewandverbiegung müßte operiert und eine allergische Rhinitis entsprechend behandelt werden. Ohrentropfen (Boralkoholglycerin oder antibiotische Lösungen) und Puder (Borsäurepuder oder antibiotische Puder) verbunden mit einer häufigen Reinigung des Ohres sind von großem therapeutischen Wert. Gaben von Antibiotika haben nur einen begrenzten Wert. Bei einer dauernden Eiterung, einer Mastoiditis und anderen Komplikationen sollte eine Radikaloperation durchgeführt werden. In bestimmten Fällen von einer chronischen Mittelohrentzündung, bei denen ein Hörverlust aufgetreten ist, kann, wenn das Mittelohr trocken und die Tubenfunktion adäquat ist, eine rekonstruktive Mittelohroperation (Tympanoplastik) ausgeführt werden, um das Hörvermögen zu verbessern oder zu erhalten.

3. Seröse Otitis media

Die seröse Otitis media kann in jedem Lebensalter auftreten. Sie ist dadurch charakterisiert, daß sich im Mittelohr sterile Flüssigkeit (serös oder mukös) ansammelt. Die dadurch verursachten Symptome sind Hörverlust, Völlegefühl, Klopfen im Ohr und ein unnatürlicher Widerhall der Sprache des Patienten. Sie kann erstens durch eine Verlegung der Eustachischen Röhre hervorgerufen werden, die die normale Ventilation des Mittelohrs verhindert und in der Folge eine Transsudation von seröser Flüssigkeit hervorruft. Zweitens kann nach einer unvollständig ausgeheilten eitrigen Mittelohrentzündung ein Exsudat zurückbleiben. Und drittens kann auch ein allergisches Exsudat im Mittelohr die Ursache sein.

Bei der Untersuchung zeigt sich eine Schalleitungsschwerhörigkeit, ein retrahiertes Trommelfell, oft mit einer charakteristischen trüben Verfärbung. Die Beweglichkeit des Trommelfells ist bei der Untersuchung mit der pneumatischen Lupe eingeschränkt. Hinter dem Trommelfell wird ab und zu auch ein Flüssigkeitsspiegel beobachtet. Das Fehlen von Fieber, Schmerzen und toxischen Symptomen unterscheidet diese seröse Otitis media von der akuten Otitis media. Im Erwachsenenalter ist bei einer persistierenden unilateralen serösen Otitis media ein Tumor im Nasopharynx auszuschließen.

Die örtliche Behandlung besteht in Politzern, Parazentese des Trommelfells mit Aspiration des Mittelohrinhaltes und abschwellenden Nasentropfen, die mehrmals täglich verabreicht werden sollen. Zugrundeliegende Faktoren müssen korrigiert werden, z. B. durch eine Tonsillektomie, Adenotomie, die Kontrolle einer Nasenallergie sowie die Behandlung von nasalen oder Nasennebenhöhlenaffektionen. In resistenten Fällen kann das Einlegen von Polyaethylenkathetern in die Paukenhöhle nach der Parazentese und die lokale oder allgemeine Anwendung von Kortikosteroiden helfen.

4. Mastoiditis

Die *akute Mastoiditis* ist eine Komplikation der akuten eitrigen Mittelohrentzündung. Knöcherne Nekrosen im Zellsystem des Warzenfortsatzes mit einem Zerfall bzw. einer Zerstörung der Knochenstrukturen können in der zweiten bis dritten Woche auftreten. Wenn die eitrige Mastoiditis sich trotz einer antibiotischen Therapie weiterentwickelt, so muß eine Mastoidektomie durchgeführt werden. Seit der Einführung von Chemotherapeutika und Antibiotika wird die akute Mastoiditis selten beobachtet. Die antibiotische Therapie wurde deshalb richtungweisend für die Behandlung der akuten Mittelohrentzündung.

Die *chronische Mastoiditis* ist eine Komplikation der Otitis media chronica. Wenn diese Krankheit im Kindesalter auftritt, entwickeln sich im Warzenfortsatz keine zellulären Strukturen, der Knochen wird dicht und sklerotisch. Die Infektion ist meist auf die Gegend um das Antrum beschränkt. Wenn die Röntgenuntersuchung einen sklerosierten Warzenfortsatz zeigt, so heißt das nicht, daß eine chronische Infektion vorhanden ist, sondern nur, daß eine Infektion in der Kindheit bestanden hat und

das Zellsystem des Warzenfortsatzes nicht normal entwickelt ist. Das Vorhandensein einer Infektion muß durch klinische Befunde erhärtet sein. In manchen Fällen von randständigen Perforationen, vor allem in der Shrapnellschen Membran entwickelt sich ein Cholesteatom. Das Cholesteatom wird durch Einwachsen von mehrschichtigem Plattenepithel der Haut des äußeren Gehörganges in die Mittelohrräume hervorgerufen. Es bildet sich eine Epitheloidzyste aus. Desquamation und zwiebelartiges Wachstum der Zyste können den benachbarten Knochen und das übrige Gewebe zerstören. Antibiotika sind von begrenztem Wert bei einer chronischen Matoiditis, aber sie können sehr nützlich in der Behandlung von Komplikationen sein. Bei manchen Fällen von Otitis media chronica epitympanalis können durch lokale Säuberung des Ohres und durch Instillation von antibiotischem oder Borpuder und entsprechenden Lösungen Besserungen erzielt werden. In anderen Fällen muß die Radikaloperation oder Tympanoplastik ausgeführt werden.

Komplikationen der Mittelohrentzündungen

Folgen der akuten eitrigen Mittelohrentzündung und der Mastoiditis

A. Ein im Verlaufe einer akuten Mittelohrentzündung mit Mastoiditis auftretender subperiostaler Abszeß ist häufig. Die Mastoidektomie ist angezeigt.

B. Die Fazialisparese entwickelt sich in den ersten Stunden oder Tagen nach Beginn einer Otitis media acuta. Verantwortlich hierfür ist ein Ödem des Nerven im knöchernen Fazialiskanal. Die Behandlung besteht in Gaben von Antibiotika und evtl. einer Parazentese.

C. Die Meningitis, der epi- und subdurale Abszeß und der Hirnabszeß sowie die Thrombose des Sinus sigmoides sind sehr ernsthafte Komplikationen der eitrigen Mittelohrentzündung und Mastoiditis, die durch Gaben von Antibiotika maskiert sein können. Die chirurgische Behandlung dieser Komplikationen ist unbedingt angezeigt.

D. Hörverlust/Schwerhörigkeit s. S. 129.

Folgen der chronischen Mittelohrentzündung

A. Die akute Exazerbation der chronischen Mittelohrentzündung und Mastoiditis können zu einer Meningitis, einem subduralen, epiduralen oder Hirnabszeß führen und auch zu einer Thrombose des Sinus sigmoides. Eine chirurgische Therapie kombiniert mit Gaben von Antibiotika ist erforderlich.

B. Die Fazialisparese ist normalerweise die Folge des direkten Druckes durch ein Cholesteatom oder durch Granulationsgewebe auf den Nerven. Die Radikaloperation und Dekompression des N. facialis sind erforderlich.

C. Hörverlust/Schwerhörigkeit s. S. 129.

Erkrankungen des Innenohres

1. Menière-Syndrom
(Anfallsweise auftretender Labyrinthschwindel)

Diagnostische Merkmale
- Intermittierende Attacken von Drehschwindel, Übelkeit, Erbrechen und mitunter Schweißausbrüche
- Fortschreitende meist einseitige Innenohrschwerhörigkeit mit anhaltendem Ohrensausen

Allgemeine Betrachtungen
Das Menièresche Syndrom ist charakterisiert durch sich wiederholende Anfälle von Drehschwindel verbunden mit Schwerhörigkeit und Tinnitus aurium. Es tritt sehr oft bei Männern im Alter zwischen 40 und 60 Jahren auf. Die auslösende Ursache ist nicht bekannt, aber ein endolymphatischer Hydrops mit deutlicher Dilatation des Cochlearganges ist das pathologische Bild. Die Menièresche Erkrankung kann auch nach einem Schädeltrauma oder einer Mittelohrinfektion auftreten. Die meisten Fälle entwickeln sich ohne sichtbare Störung im Bereich des Nervensystems und des Ohres.

Klinische Befunde
Anfallsweise auftretender heftiger Schwindel ist das Hauptsymptom. Drehen der Umgebung wird oft bemerkt. Übelkeit, Erbrechen und Schweißausbrüche kommen oft zusammen vor. Die Anfälle können von einigen Minuten bis zu mehreren Stunden andauern. Die Häufigkeit der Attacken variiert sehr stark, sogar beim gleichen Patienten. Kopfschmerzen, Innenohrschwerhörigkeit, Tinnitus aurium finden sich während und zwischen den Attacken. Der Hörverlust neigt zur Progredienz und ist in 90% der Fälle unilateral. Ein Nystagmus kann während der Schwindelanfälle beobachtet werden. Wechselnde Labyrinthreaktionen werden oft bei kalorischen und Drehprüfungen gesehen. Es besteht eine zunehmende Empfindlichkeit gegen laute Töne. Die audiometrischen Tests zeigen ein positives Rekruitment, eine wachsende Diskrimination und eine Innenohrschwerhörigkeit.

Differentialdiagnose
Der vestibuläre Schwindel ist von dem Schwindel, der durch Tumoren der hinteren Schädelgrube her-vorgerufen wird, zu unterscheiden (Stauungspapille, Liquoruntersuchungen und Hirnstammzeichen). Es unterscheiden sich Schwindel und Gedächtnisschwäche von jenen Systemerkrankungen wie hirnstammvaskuläre Durchblutungsstörungen und psychiatrische Krankheitsbilder. Oft sind Spezialuntersuchungen (Audiometrie, Elektronystagmographie u. ä.) zur Differentialdiagnose erforderlich.

Behandlung
Eine Sedierung ist wichtig; denn viele dieser Patienten haben eine deutliche psychische Überlagerung. Eine salzfreie Diät und Gaben von Ammoniumchlorid sind angezeigt. Diuretika wie Diamox® werden ebenfalls benutzt. Nicotinsäure, 50 bis 100 mg 2–3 × tgl. i. v. oder 100 mg oral fünf- bis sechsmal tgl., hat sich als zweckmäßig erwiesen. Antivertiginosa (Dimenhydrinat, z. B. als Dramamine®, Novomina®, Vomex A®) helfen bei manchen Patienten. Auch Atropinsulfat kann eine akute Attacke stoppen. Die operative Zerstörung des Labyrinths oder des Vestibularapparates kann in einigen wenigen Fällen notwendig werden, wenn keine medikamentöse Behandlung Erfolg hat.

Prognose
Das Menière-Syndrom ist eine chronisch rezidivierende Erkrankung, die über Jahre auftreten kann. Eine Besserung der Schwindelerscheinungen nach der Behandlung ist oft beobachtet worden. Tinnitus und Schwerhörigkeit bleiben davon gewöhnlich unberührt und sind ständig vorhanden. Die langsam fortschreitende Schwerhörigkeit führt meistens nicht zu einer vollständigen Taubheit. Das plötzliche Aufhören der Schwindelanfälle kann von einem kompletten Hörverlust gefolgt sein. Verfahren, die den vestibulären Teil des VIII. Hirnnerven zerstören oder unterbrechen, können spätere Schwindelanfälle verhindern.

2. Tinnitus

Dies ist ein Geräusch im Ohr oder im Kopf, das objektiv (muß vom Untersucher gehört werden) oder subjektiv sein kann. Objektive Geräusche sind ungewöhnlich und werden meist durch vaskuläre Vibrationen in den Blutgefäßen des Kopfes und des Nackens oder durch rhythmisch schnelle Kontraktionen der Muskeln hervorgerufen. Der Untersuchende kann oft den Ton durch ein Stethoskop hören, das über dem Ohr aufgesetzt ist, oder man kann die Bewegung des Trommelfelles und des Gaumens sehen. Subjektive Ohrgeräusche sind gewöhnlich verbunden mit einem Hörverlust oder anderen Störungen des äußeren, Mittel- oder Innenohres. Deshalb ist die Entstehung unbekannt. Es wird vermutet, daß Reizungen von Nervenendigungen der

Cochlea durch degenerative, vaskuläre oder vasomotorische Erkrankungen hervorgerufen werden.
Die meisten Patienten geben an, daß der Lärm während des ganzen Tages erträglich ist, er aber viel lauter und viel störender in der Nacht wird, wenn der
maskierende Effekt der umgebenden Geräusche
nicht vorhanden ist. Wenn möglich richtet sich die
Behandlung nach den vorliegenden Gründen. Evtl.
Gabe von durchblutungsfördernden Mitteln (Duso-
dril®, Trental®, Hydergin® oder Vincamin). Wenn
die Ätiologie nicht bestimmt werden kann, so ist
Ruhe das einzige, was hilft. Ein Hörgerät während
des Tages und ein Kopfkissenhörer während der
Nacht können in einigen Fällen nützen. Sedieren
sollte man nur in seltenen Fällen. Schwierige Fälle
erfordern eine enge Zusammenarbeit zwischen Otolaryngologen, Internisten, Neurologen und Psychiatern.

3. Akute nichteitrige Labyrinthitis

Akute Entzündungen des Innenohres sind oft die
Folge von Infektionen des Respirationstraktes und
zeigen sich durch intensiven Schwindel, meist verbunden mit Ohrgeräuschen, Gangunsicherheit und
Nystagmus. Ein Hörverlust ist selten. Bettruhe in einem abgedunkelten Raum ist angezeigt. Antibiotika
sind von geringem Wert, außer wenn eine Infektion
des Mittelohres und Warzenfortsatzes vorliegt. Gaben von Antihistaminika können eine Bewegungs-
dämpfung herbeiführen. Eine Sedierung ist angezeigt. Die Schwindelattacken können einige Tage
dauern, die Rückbildung ist gewöhnlich vollständig.

4. Akute eitrige Labyrinthitis
(Diffus-eitrige Labyrinthitis)

Sie ist eine Infektion der intralabyrinthären Struktur. Sie kann die Folge einer akuten Mittelohrentzündung und Mastoiditis oder die akute Exazerbation einer chronischen Mittelohrentzündung sein.
Auch eine von Ohrerkrankungen unabhängige Meningitis kommt als Ursache in Betracht. In der Regel führt sie zu einer totalen Zerstörung des Laby-
rinthes der befallenen Seite mit einer kompletten
einseitigen Taubheit. Operation und Gaben von
Antibiotika sind unbedingt indiziert.

5. Chronische Labyrinthitis
(Zirkumskripte Labyrinthitis)

Sie ist die Folge einer Arrosion der knöchernen La-
byrinthkapsel (gewöhnlich des horizontalen Bogen-
ganges) durch ein Cholesteatom. Der Pat. hat rezi-

divierende Schwindelanfälle, die durch einen wachsenden Luftdruck auf den Gehörgang mit einer
pneumatischen Ohrlupe oder einem Politzerballon
provoziert werden können (positives Fistelsym-
ptom). Die Radikaloperation mit Entfernung des
Cholesteatoms ist die Therapie der Wahl.

Erkrankungen der Nase

Entzündungen des Naseneingangs
(Vestibulitis)

Entzündungen des Nasenvorhofs zeigen das Bild
einer Dermatitis und können die Folgen einer Reizung durch Nasensekret sein. Fissuren finden sich
bei einer chronischen Dermatitis und können durch
eine Verletzung bei der Reinigung hervorgerufen
werden. Außerdem beobachtet man häufig Furunkel im Nasenvorhofbereich, die nach Auszupfen
von Haaren entstehen können. Die Symptome einer
Entzündung sind Schuppung und Nässen bis zur
Ödembildung, Hyperämie, starke Schmerzen und
Abszesse. Fissuren sieht man an der Columella, am
Nasenboden und am Nasenflügel. Sie können
durch sorgfältiges Reinigen bei Schnupfen verhindert werden. Außerdem empfiehlt sich, den Nasenvorhof mit Vaseline oder Borsalbe einzufetten.
Auch die Behandlung mit milden antibiotischen
Salben mehrmals täglich ist angezeigt. Bei schweren
Infektionen im Nasenvorhofbereich sollte man An-
tibiotika, lokale Wärme und antibiotische Salben
verordnen.

Fremdkörper bei Kindern s. S. 686

Septum-Hämatom und
Septum-Abszeß

Das Septum-Hämatom ist oft die Folge eines Na-
sentraumas. Die stark geschwollene Nasenscheide-
wand behindert die Nasenatmung und verursacht
frontales Kopfweh. Septumabszesse sind meist infizierte Septum-Hämatome. Auch sie behindern die
Nasenatmung, verursachen Kopfweh, Fieber,
Schmerzen in der Nase und Spannungsgefühl über
dem Nasenrücken. Das Septum-Hämatom kann

konservativ behandelt werden. Es muß jedoch auf eine mögliche Infektion geachtet werden. Wenn es sich innerhalb 4–6 Wochen nicht zurückbildet, sollte mit einer dicken Nadel punktiert werden oder eine Inzision mit Drainage erfolgen. Wegen der Möglichkeit einer Infektion sollten gewisse Vorsichtsmaßnahmen beachtet werden. Der Septum-Abszeß muß großzügig beiderseits inzidiert und drainiert werden. Nekrotische Knorpelstücke sollten entfernt werden. Um einen frühzeitigen Verschluß zu verhindern, muß täglich gespreizt werden, wenn keine Drainage eingelegt worden war. Eine Nasentamponade kann notwendig sein, um eine Blutung zu stillen. Antibiotika sind angezeigt. Die Zerstörung des Septumknorpels hat eine Sattelnase zur Folge.

Allgemeine Erkrankungen der Atemwege

(Gewöhnliche Erkältungen, Grippe, akute Bronchitis, Tracheobronchitis)

Zu dieser Gruppe von Erkrankungen gehören auch die zahlreichen viralen Infektionen des oberen Respirationstraktes. Kinder vom 1. bis 5. Lebensjahr sind am meisten, Erwachsene zwischen dem 25. und 35. Lebensjahr am nächst häufigsten davon befallen. Während der Sommermonate sind diese Infektionen seltener. Die Möglichkeit einer Erkältung durch Abkühlung und Feuchtigkeit ist unter normalen Umständen von geringer ätiologischer Signifikanz.

Bekannte Krankheitserreger, die diese Erkrankung verursachen, sind die Rhinoviren (30 verschiedene serologische Typen), u.a. Adenoviren, Echoviren, Coxsackie-Viren, Influenza-Viren, Parainfluenza-Viren. Diese Menge von Erregern erklärt die Häufigkeit von Erkältungen bei vielen Menschen.

Klinische Befunde

A. Symptome: Der Patient klagt über Abgeschlagenheit, mit meist wenig Fieber und viel Kopfweh. Nasale Beschwerden sind Brennen, behinderte Nasenatmung und Juckreiz. Daneben findet sich ein oft wäßriger Ausfluß und Niesreiz, der von einem kurzdauernden schleimig-eitrigen Ausfluß mit behinderter Nasenatmung gefolgt sein kann. Beschwerden seitens des Rachens sind Trockenheit, gering- bis mittelgradige Halsschmerzen, Heiserkeit und Rauheitsgefühl. Husten mit spärlichem Auswurf und substernale Schmerzen können ebenfalls dabei sein. Ernsthafte Atembehinderungen können im Kindesalter, bei Jugendlichen und Erwachsenen beim Vorliegen einer bronchopulmonalen Erkran-

kung (Emphysem) auftreten. Die Nasenschleimhaut ist gerötet und ödematös geschwollen. Der Rachen und die Tonsillen zeigen eine geringgradige entzündliche Rötung ohne Ödem oder Exsudation. Fälle von Pharyngitiden mit beträchtlicher entzündlicher Rötung und Exsudat, bei denen in wiederholten Kulturen beta-hämolytische Streptokokken nachgewiesen wurden, gehören in diese Gruppe. Die Halslymphknoten sind oft leicht bis stark vergrößert. Ein Herpes labialis tritt oft gemeinsam mit solchen Infektionen auf.

B. Laborbefunde: Die weißen Blutkörperchen können leicht erhöht sein, aber in den meisten Fällen ist hierfür eine sekundäre bakterielle Infektion verantwortlich.

Differentialdiagnose

Viele spezielle Infektionskrankheiten verursachen anfangs Beschwerden, die von den allgemeinen Erkrankungen des Respirationstraktes nicht unterschieden werden können. Eine genaue Beobachtung ist notwendig, um diagnostische Irrtümer (Meningokokken-Infektionen, Diphtherie) zu vermeiden. Die Influenza ist durch ihr epidemisches Auftreten und durch ihre serologischen Reaktionen zu erkennen. Exanthematöse Erkrankungen speziell der Masern und Windpocken können in ihrer präeruptiven Phase allgemeine Erkrankungen des Respirationstraktes vortäuschen. Im Anfang können Pharyngitiden, die durch beta-hämolytische Streptokokken hervorgerufen sind, klinisch von akuten streptokokkenbedingten exsudativen Pharyngitiden nicht unterschieden werden. Kulturen sind erforderlich, um eine genaue Diagnose zu stellen.

Komplikationen

Komplikationen ergeben sich oft aus sekundären bakteriellen Infektionen, die begleitet werden von einer Verlegung der Luftwege (Nasennebenhöhlenausführungsgänge, Bronchiolen). Hierzu gehören die eitrige Sinusitis, die Otitis media acuta, bakterielle Pneumonien und die Tonsillitis.

Behandlung

Eine spezifische Behandlung ist nicht angezeigt. Antibiotika sollten nur benutzt werden, um Sekundärinfektionen bei Pat. mit schlechten pulmonalen und kardialen Bedingungen zu verhindern. Allgemeine Maßnahmen sind Ruhe, reichlich Flüssigkeit, um eine Austrocknung zu verhindern, und eine leichte, wohl ausgewogene Diät. Aspirin® kann gegen Kopfweh, Halsweh, Muskelschmerzen und Fieber verordnet werden. Abschwellende Nasentropfen bringen eine zeitliche Besserung der behinderten Nasenatmung und Rhinorrhoe. Sie sollten in Abständen von 2–3 Std verabfolgt werden. Antihistaminika können die Frühsymptome einer Schleimhautentzündung zurückdrängen. Gegen starken Husten kann Kodein verordnet werden. Auch Kopflichtbäder sind zu empfehlen. Die Anwendung von hohen Dosen Vitamin C (1 g oder mehr tgl.) bleibt von ungewissem Wert.

Allergische Rhinitis
(Heuschnupfen)

Diagnostische Merkmale
- Wäßriger Schnupfen, Niesen, brennende Augen und Nase
- Blasse, livide verfärbte Schleimhäute
- Eosinophilie des Nasensekrets und des Blutes

Allgemeine Betrachtungen
S. Diskussion unter Bronchialasthma, S. 157.

Klinische Befunde
A. Symptome: Die Hauptsymptome sind eine behinderte Nasenatmung, ein wäßriges Nasensekret, Juckreiz in der Nase, der vorübergehend oft heftige Niesanfälle auslöst. Jucken und Brennen der Konjunktiva, was zu Tränenfluß führt. Die Nasenschleimhaut ist blaß-blau verfärbt und aufgelockert. Polypen können vorhanden sein. Außerdem findet sich eine Konjunktivitis.

B. Laborbefunde: Im Ausstrich des Nasensekrets zeigt sich eine anwachsende Eosinophilie (bei Infektionen dominieren Neutrophile). Im peripheren Blutbild findet sich eine leichte (5–10%ige) oder manchmal starke (30–40%ige) Eosinophilie (auch im beschwerdefreien Intervall). Hautteste können eine Hilfe sein, die Ursache der Allergie zu erkennen, aber sie können nur im Zusammenhang mit dem klinischen Bild betrachtet werden.

Differentialdiagnose
Eine Anamnese, in der eine Allergie vorkommt, hilft eine allergische Rhinitis von einer normalen Erkältung oder Infektion des oberen Luftweges zu unterscheiden. Heuschnupfen sollte bei Kindern als Grund für wiederholte Erkältungen in Erwägung gezogen werden.

Behandlung
A. Spezifische Maßnahmen: Eine sichere spezifische Behandlung gibt es nicht. Desensibilisierung kann manchmal von Vorteil sein; sie besteht darin, daß man den Pat. das verantwortliche Allergen (Polle) in wachsenden Dosen gibt, um eine Immunität zu erreichen. Um optimale Ergebnisse zu erzielen, sollte die Behandlung 3–6 Monate fortgesetzt werden. Mit der Behandlung wird am besten 3–4 Monate vor der Heuschnupfenzeit begonnen.

B. Allgemeine Maßnahmen: In 60 bis 80% der Fälle helfen Antihistaminika.
Sympathikomimetika (Ephedrin) sind allein oder in Kombination mit Antihistaminika sehr effektvoll. Wertvoll kann auch eine sedierende Behandlung bei besonders aufgeregten Patienten sein.
Die Kortikosteroide sind in einigen Fällen von Heuschnupfen gebräuchlich, die durch eine Desensibilisierung nicht unter Kontrolle gebracht werden können. Es werden Dosen zwischen 20 und 40 mg Prednisolon tgl. oral verabreicht. Zeigt sich eine Besserung, sollten die Gaben von Prednisolon reduziert werden. Die Dosierung sollte langsam reduziert und nicht plötzlich abgesetzt werden. Die Steroidtherapie sollte man sobald wie möglich wieder absetzen. Die Erhaltung einer allergenfreien Atmosphäre und der Gebrauch von geprüften Beatmungsmasken mit Raumfiltern sind während der Pollensaison oft von Wert. Wenn Staub das gefundene Allergen ist, sollte man ein staubfreies Schlafzimmer wie folgt vorbereiten: man bedecke die Matratzen und das Kopfkissen mit einem luftdichten Plastikmaterial. Man entferne alle Teppiche, Bettvorleger und anderes staubproduzierendes Material, vor allem mit Stoff drapierte Möbel, die sehr leicht verschmutzen können. Die Möbel sollten möglichst von synthetischem Material hergestellt sein. Auch alle übrigen möglichen Quellen für Allergien im Haus sollten beseitigt werden.

Prognose
Die allergische Rhinitis ist in vielen Fällen ein schwer zu beeinflussendes Leiden, das sich als therapieresistent erweisen kann.

Nasennebenhöhleninfektionen
(Sinusitiden)

Diagnostische Merkmale: Akut
- Die Vorgeschichte einer akuten Erkrankung oder Infektion der oberen Luftwege, von Zahninfektionen oder einer Allergie der Nase
- Schmerzen, Empfindlichkeit, Rötung und Schwellung über der befallenen Nebenhöhle
- Behinderte Nasenatmung und schleimig-eitriges Nasensekret
- Trübung der Nasennebenhöhlen bei Röntgenaufnahmen oder Diaphanoskopie
- Fieber, Schüttelfrost, Unwohlsein, Kopfschmerzen
- Zahnweh (Kieferhöhlenentzündung), Auftreten einer Schwellung nahe des inneren Augenwinkels (Ethmoiditis)

Diagnostische Merkmale: Chronisch

● Verstopfte Nase
● Schleimig-eitriges Sekret im Nasenrachenraum
● Verschattung der Nebenhöhlen bei Röntgenaufnahmen oder Diaphanoskopie
● Schmerzen sind nicht immer vorhanden.

Allgemeine Betrachtungen

Die akute Nasennebenhöhleninfektion folgt gewöhnlich einer akuten Infektion der oberen Luftwege. Sie kann auftreten nach Schwimmen oder Tauchen, nach Zahnabszessen oder Zahnextraktionen, nach einer Allergie der Nase oder als eine Exazerbation beim Bestehen einer chronischen Nasennebenhöhleninfektion. Eine akute Stirnhöhlenentzündung ist seltener. Die akute Siebbeinentzündung kommt meist im Säuglings- und Kindesalter vor. Relativ häufig kommt es bei Kindern dadurch zu „chronisch rezidivierenden Bronchitiden", die recht therapieresistent sind: manchmal zur Sinubronchitis (vgl. auch S. 686). Die chronisch-eitrige Infektion einer Nebenhöhle ist seltener als die Pansinusitis.

Klinische Befunde

A. Symptome:

1. Die akute Nasennebenhöhlenentzündung: Die Symptome sind wie bei einer akuten Rhinitis, nur ausgeprägter. Es treten Kopfschmerzen und Schmerzen im Bereich der Wange auf. Man findet eine Schwellung der Nasenschleimhaut mit Behinderung der Nasenatmung und eine schleimig-eitrige Sekretion aus der Nase und dem Nasenrachen. Oft ist auch eine Halsentzündung mit Husten dabei. Das Kopfweh ist typisch, sehr stark während des Tages und abends nachlassend. Die akute Kieferhöhlenentzündung kann Schmerzen im Bereich der Zähne hervorrufen. Eine akute Siebbeinentzündung verursacht Kopfschmerzen zwischen und hinter den Augen, die bei Augenbewegungen stärker werden. Schmerzen im Bereich der Orbita kommen bei der Stirnhöhlenentzündung vor. Fieber und Allgemeinsymptome wechseln mit dem Schweregrad der Infektion.

2. Die chronische Nasennebenhöhlenentzündung: Chronische Infektionen der Nebenhöhlen brauchen keine Symptome hervorzurufen. Eine geringe schleimig-eitrige Absonderung an der Rachenhinterwand, ein übler Geruch oder ein Husten können die einzigen Symptome sein. Manchmal ist die Nasenatmung behindert.

B. Laborbefunde: Bei einer akuten Sinusitis kann die Leukozytenzahl erhöht sein, und in der Kultur eines Nasenabstriches finden sich meist Eitererreger.

C. Weitere Befunde: Die Röntgenaufnahme der Nasennebenhöhlen und die Diaphanoskopie zeigen eine Verschattung der befallenen Nebenhöhle.

Differentialdiagnose

Die akute Zahninfektion erzeugt in der Regel eine größere Schwellung im Wangenbereich mit einer mehr umschriebenen Schmerzhaftigkeit im Bereich des befallenen Zahnes als eine Kieferhöhlenentzündung. Die umschriebene Schwellung und Schmerzen im medialen Lidwinkel beim Fehlen von schleimig-eitrigem Nasensekret unterscheiden eine Infektion der Tränenabflußwege von einer Siebbeinentzündung. Die Röntgenuntersuchung gibt eine endgültige Auskunft über eine Nasennebenhöhlenbeteiligung. Eine einseitige Kieferhöhlenentzündung ohne offensichtliche Ursache weist auf eine Zahnerkrankung oder ein Neoplasma hin.

Komplikationen

Die chronische Nasennebenhöhlenentzündung ist die häufigste Komplikation einer akuten Nasennebenhöhlenentzündung. Abszesse der Orbita können sich bei einer Sinusitis ethmoidalis oder frontalis entwickeln. Weitere Komplikationen einer Sinusitis frontalis können eine Meningitis, ein epiduraler, subduraler oder Hirnabszeß sein. Auch Osteomyelitiden können im Gefolge einer Kieferhöhlen- oder Stirnhöhlenentzündung auftreten.

Behandlung

A. Akute Nasennebenhöhlenentzündung: Es empfiehlt sich, dem Pat. Bettruhe und Sedativa zu verordnen, Analgetika und eine leichte Diät sind angezeigt. Mehrmals täglich abschwellende Nasentropfen und Gaben von Antibiotika führen häufig zu einer Heilung. Breitbandantibiotika scheinen die beste Wirkung zu erzielen.

Kopflichtbäder und vorsichtiges Absaugen des Nasensekrets können dabei helfen.

Kieferhöhlenspülungen sind nach Abklingen einer akuten Entzündung von großem Wert. Die akute Sinusitis frontalis soll medikamentös und konservativ behandelt werden. Die Eröffnung bzw. Erweiterung des Ausführungsganges einer Nebenhöhle kann manchmal bei akuten rasch fortschreitenden Infektionen angezeigt sein. Die akute Ethmoiditis spricht sehr gut auf medikamentöse Behandlung an; wenn sich jedoch eine äußere fluktuierende Schwellung entwickelt, sind die Operation und Drainage angezeigt.

B. Die chronische Nasennebenhöhlenentzündung: Wenn der Erreger erkannt ist, soll das dementsprechende Antibiotikum gegeben werden. Eine Spülbehandlung ist zu empfehlen. Konservative chirurgische Maßnahmen, um einen Abfluß zu erreichen, sind von Wert (Entfernung von Polypen, submuköse Septumresektion und endonasale Eingriffe zur Erweiterung der Ausführungsgänge). Wenn konservative Behandlung zu keinem Erfolg führt, ist die radikale Sinuschirurgie bei äußeren Erscheinungen besonders in Betracht zu ziehen.

C. Behandlung der Komplikationen:

1. Osteomyelitis und *Abszesse* müssen chirurgisch angegangen werden. Auch bei einer Meningitis sollten chirurgische Maßnahmen angewandt werden, um den Herd zu beseitigen. Zur Unterstützung sind immer Antibiotika zu geben.

2. Orbitale Fisteln: Behandle die zugrundeliegende Sinuserkrankung und verschließe den Gang.

3. Kieferhöhlenmundvorhofsfisteln: Heile die Kieferhöhleninfektion durch die Radikaloperation der Kieferhöhle nach Caldwell-Luc und verschließe den Fistelgang durch eine Plastik.

4. Mukozelen (Mukopyozelen) erfordern chirurgische Maßnahmen.

Prognose

Die akuten Infektionen der Nasennebenhöhlen sprechen gewöhnlich auf eine medikamentöse Behandlung und Spülung an. Chronische Infektionen der Nasennebenhöhlen bedürfen des chirurgischen Eingriffs. Chronische Stirnhöhlenentzündungen rezidivieren häufig.

Nasale Tumoren

Gutartige Tumoren

Angiome, Fibrome, Papillome, Chondrome und Osteome sind die häufigsten Typen von gutartigen Neubildungen in der Nase und den Nebenhöhlen. Durch Tumoren in der Nase kommt es zu einer behinderten Nasenatmung und zu einer vermehrten Sekretion, wenn sie größer werden. Bei Angiomen kann es zu schweren Blutungen aus der Nase kommen. Außerdem können Sekundärinfektionen auftreten. Bei Größerwerden des Tumors kommt es zu Druckatrophien, die das umgebende Gewebe zerstören. Der Nasenrücken kann verbreitert und das Auge verdrängt werden. Röntgenuntersuchungen und eine Biopsie sichern die Diagnose.

Die Behandlung besteht in einer vollständigen Entfernung des Tumors, bei Befallensein einer Nebenhöhle mit Anlegung eines großen Fensters zur Nasenhaupthöhle.

Bösartige Tumoren

Viele bösartige Geschwülste entstehen in den Nebenhöhlen und wachsen in die Nasenhaupthöhle ein. Karzinome und Sarkome werden hier gesehen. Symptome können erst sehr spät auftreten. Allen gemeinsam sind behinderte Nasenatmung, vermehrte Nasensekretion, Nasenbluten, Schmerzen, Schwellungen der entsprechenden Gesichtshälfte und der Nase sowie Doppelsehen. Die Röntgenaufnahmen zeigen eine Verschattung der befallenen Nebenhöhle und können so eine Infektion vortäuschen. Natürlich können Sekundärinfektionen dabei mitbeteiligt sein. Meist sind jedoch auch schon knochenzerstörende Prozesse auf den Röntgenaufnahmen zu erkennen. Zytologische Ausstriche von Spülflüssigkeit der Kieferhöhle zeigen maligne Zellen. Durch die Biopsie wird die Diagnose gesichert. In der Regel ist die radikale Operation die Therapie der Wahl. In besonderen Fällen kann nach einer Biopsie eine Strahlenbehandlung durchgeführt werden. Gelegentlich erfolgt auch eine kombinierte Behandlung durch chirurgische und radiologische Maßnahmen.

Nasenbluten
(Epistaxis)

Die Gegend häufigen Nasenblutens sind die Schleimhautgefäße im Bereich des knorpligen Septums (Locus Kiesselbachii) und der vordere Anteil der unteren Muschel. Blutungen treten normalerweise meistens nach Traumen der Nase, nach Naseninfektionen (besonders bei kräftigem Schnäuzen) oder bei Austrocknung der Nasenschleimhaut, wenn die Luftfeuchtigkeit gering ist, auf. Kleinere Traumen wie Nasenbohren können zu Ulzerationen der Septumschleimhaut mit nachfolgender Hämorrhagie führen. Ungefähr 5% aller Blutungen aus der Nase entstehen im hinteren Anteil, wo die Blutungsquelle nicht sicher einsehbar ist. Dies kann zum großen Problem in der Behandlung werden.

Die Diagnose Nasenbluten ist manchmal nicht sicher zu stellen, wenn das Blut in den Pharynx läuft und verschluckt wird. In diesen Fällen ist ein Erbrechen von blutigen, kaffeesatzartigen Massen das erste Anzeichen. Auslösende Ursachen, die zu Nasenbluten führen können, wie z. B. Hochdruck, hämorrhagische Diathese, nasale Tumoren oder Infektionskrankheiten (z. B. Masern, rheumatisches Fieber) müssen in allen Fällen von rezidivierendem starkem Nasenbluten ohne ersichtlichen Grund in Betracht gezogen werden.

Behandlung

A. Spezifische Maßnahmen: Die Behandlung der Grundkrankheit ist davon abhängig, ob bei einer ausführlichen Anamnese kardiovaskuläre, renale oder Lebererkrankungen sowie Koagulopathien und andere Systemerkrankungen entdeckt werden. Man muß Bluttransfusionen geben, wenn der Blutverlust sehr groß ist.

B. Lokale Maßnahmen: Man soll den Pat. mit nach vorn gebeugtem Kopf sitzen lassen, um eine Blutaspiration zu vermeiden. Eine gute Beleuchtung (mit dem Spiegel oder der Stirnlampe) ist wichtig, um eine genaue Untersuchung und Behandlung durchzuführen.

1. Das vordere Nasenbluten: Ein Zusammendrücken der Nase für etwa 5 min kann zu einer Blutstillung führen. Außerdem kann man noch einen mit Suprarenin® (Lösung 1:1000) getränkten Spitztupfer in das entsprechende Nasenlumen einlegen. Nach der Blutstillung oder wenn der Druck nicht ausreichte, um die Blutung zu stillen, sollte man einen Wattebausch mit einem lokalen Anästhetikum (½%iges oder 1%iges Tetracain bzw. 5%iges Cocain) einlegen, um für die Verätzung eine Anästhesie zu haben. Die blutende Stelle kann mit einer Chromsäurereperle (nach Einwirken mit 10%igem Argentum nitricum neutralisieren) oder mit Trichloressigsäure verätzt werden. Auch eine Elektrokoagulation ist möglich. Die Krustenbildung nach Verätzung verhindert man am besten durch Salben der Nase mit Vaseline. Eine zweite Verätzung kann notwendig werden. Wenn die Blutungsquelle für eine Verätzung oder Koagulation nicht zugänglich ist oder durch die Verätzung nicht unter Kontrolle zu bringen ist, muß die Nase tamponiert werden.

Nach Anästhesie und Abschwellen der Schleimhaut wird das Nasenlumen mit Gazestreifen (ca. 2 cm breit) austamponiert. Das Tamponieren der Nase erfolgt in Lagen am Nasenboden oder im oberen Teil der Nasenhöhle beginnend. Die Tamponade soll so lange wie möglich liegenbleiben (ungefähr 5–6 Tage). Gegen Schmerzen verabreicht man Analgetika; um einer Infektion (Otitis media acuta, Sinusitis) vorzubeugen, gibt man Antibiotika.

2. Das hintere Nasenbluten: Es kann gestillt werden durch eine hintere Nasentamponade. Dadurch werden zwei Dinge erreicht: durch Kompression können Blutungen im Epipharynx und den Choanen gestillt werden. Außerdem verhindert die hintere Nasentamponade, daß bei einer zu festen vorderen Tamponade Gazestreifen in den Rachen gelangen. Die hintere Nasentamponade besteht aus verschiedengroßen Gazepäckchen (Bellocqsche Tamponade), die an zwei einander gegenüberliegenden Flächen durch jeweils zwei Seidenfäden armiert sind. Das Einlegen der Nasenrachentamponade geschieht auf folgende Weise: man führt zwei weiche Katheter durch beide Nasenlumina in den Pharynx ein und aus dem Mund heraus. Dann werden die zwei oberen Fäden an den jeweiligen Katheterenden befestigt und durch den Mund, den Pharynx mit Hilfe der Katheter aus den Nasenlumina herausgezogen. Gleichzeitig führt man die Gazepackung mit dem Finger in den Epipharynx. Dabei ist darauf zu achten, daß die Uvula nicht nach hinten von der Tamponade eingeklemmt wird. Zur Fixierung der Nasenrachentamponade werden die beiden Fäden über einem Gazepolster am vorderen Nasensteg verknotet. Die beiden anderen Fäden, die aus dem Mund heraushängen, werden seitlich am Gesicht oder an der Ohrmuschel durch ein Pflaster befestigt. Sie werden später dazu benutzt, die Tamponade durch den Rachen und Mund wieder herauszuziehen.

Man sollte die Tamponade nicht länger als vier Tage liegenlassen. Täglich sollte bei dem Pat. eine Ohrinspektion durchgeführt werden, um eine beginnende Otitis zu erkennen und entsprechend vorzubeugen. Die Blutung kann rezidivieren, wenn die Tamponade entfernt ist, oder es kann auch trotz Tamponade weiterbluten. Wenn dies eintritt, muß die Tamponade gewechselt werden. Sollte es trotz dieser Maßnahmen noch bluten, kann bei Vorhandensein eines Septumsporns, hinter dem es blutet, die submuköse Septumresektion ausgeführt werden. Außerdem ist eine permaxilläre Ligatur der A. maxillaris interna zu erwägen, wenn es aus dem hinteren unteren Nasenabschnitt blutet. Auch Methoden zur Unterbindung der A. A. ethmoidales ant. und post. in der Orbita sind angegeben.

Prognose

Die meisten vorderen Nasenbluten können ambulant behandelt werden. Schwierige Fälle, vor allem bei Blutungen aus dem hinteren Nasenabschnitt, erfordern einen 2–3wöchigen Krankenhausaufenthalt. Bei zirrhotischen oder sklerotischen Patienten mit einer Koronarinsuffizienz können starke Blutungen zu schweren Komplikationen führen.

Erkrankungen des Rachens

Banale Pharyngitis

Die akute katarrhalische Pharyngitis ist eine Entzündung der Rachenschleimhaut, die auch das unter der Schleimhaut befindliche lymphatische Gewebe befällt. Sie ist meist Teil einer Erkrankung der oberen Atemwege. Die häufigsten Ursachen sind virale und bakterielle Infektionen. Selten wird sie hervorgerufen durch Reizung der Schleimhaut beim Einatmen von Gasen oder beim Einnehmen von Flüssigkeiten. Die Pharyngitis findet sich als Symptom bei akuten spezifischen Infektionen (z. B. Masern, Scharlach, Keuchhusten). Die Entzündung kann diffus oder umschrieben (Seitenstrangangina) sein. Eine Austrocknung der Schleimhaut führt zu einer Pharyngitis sicca.

Bei einer *akuten Pharyngitis* besteht ein Gefühl der Trockenheit und des Wundseins im Schlund. Andere Symptome sind Fieber und Abgeschlagenheit. Die Rachenschleimhaut ist entzündlich gerötet, leicht geschwollen und mit zähem Schleim bedeckt. Die Krankheit dauert meist nur wenige Tage.

Die *chronische Pharyngitis* zeigt folgende Symptome: Trockenheit im Hals, zähen Schleim und Husten, oft sich wiederholende akute Schübe von mehr oder weniger starkem Halsweh, eine starke Hyperämie mit einer Schwellung der Schleimhaut, speziell des tonsillären Teils, mitunter zähen Schleim auch im Hypopharynx.

Die Behandlung der *akuten Pharyngitis* ist symptomatisch: Ruhe, leichte Diät, Analgetika, Gurgeln und Halsspülungen mit warmen, nicht reizenden Flüssigkeiten. Antibiotika können gegeben werden für anfängliche oder komplizierende bakterielle Infektionen. Die *chronische Pharyngitis* wird behandelt, indem man die dafür verantwortlichen Ursachen, wie Infektionen der Nase, der Nasennebenhöhlen oder der Tonsillen, beseitigt. Auch Reizungen durch Alkohol, stark gewürzte Speisen und Tabak sollten vermieden werden. Bei lokalen Behandlungen zur Schleimablösung können Inhalationen und Spülungen mit Salzlösung verordnet werden. Außerdem können Pinselungen mit 2%igem Silbernitrat vorgenommen werden.

Bei Säuglingen und Kleinkindern ist die akute Pharyngitis das Äquivalent der Angina im späteren Lebensalter. (Vgl. auch Kap. 13, S. 686 f.).

Akute Tonsillitis

Sie ist fast immer eine bakterielle Infektion, die am häufigsten vorkommenden Erreger sind Streptokokken. Sie ist eine ansteckende, durch Luft und Speisen übertragbare Infektion, die in jedem Alter auftreten kann. Am häufigsten ist sie aber im Kindesalter. Meistens ist sie bei Kindern mit Infektionen der adenoiden Vegetation verbunden. Der Beginn ist plötzlich mit Halsweh, Fieber, Schnupfen, Kopfweh und Übelkeit, die Tonsillen sind geschwollen und hochrot, auch die Pharynxschleimhaut ist entzündlich gerötet. Auf Druck entleert sich aus den Krypten der Tonsillen eitriges Sekret. Die zervikalen Lymphknoten sind häufig schmerzhaft und geschwollen. Andere Ursachen von Halsweh und Fieber, die von der akuten Tonsillitis zu unterscheiden sind, sind die Pharyngitis simplex, die infektiösen Mononukleosen, die Angina Plaut-Vincent, die Diphtherie, Agranulozytose und Pilzerkrankungen. Ein Rachenabstrich mit Kultur gibt Aufschluß über die Erreger (Bakterien und Pilzinfektionen). Das Differentialblutbild hilft die Virusinfektionen und Bluterkrankungen voneinander zu unterscheiden. Durch das weiße Blutbild und den heterophilen Antikörpertiter kann die Diagnose einer infektiösen Mononukleose gestellt werden. Komplikationen einer lokalen Ausbreitung sind die chronische Tonsillitis, die akute Otitis media, die akute Rhinitis und Nebenhöhlenentzündung, der Peritonsillarabszeß und Parapharyngealabszeß sowie der zervikale Lymphknotenabszeß. Als weitere Komplikationen wären noch die Thrombophlebitis der Vena jugularis interna und eine mögliche Sepsis zu nennen. Eine Streptokokkentonsillitis kann eine Nephritis, Osteomyelitis, rheumatisches Fieber und eine Pneumonie im Gefolge haben.

Die Behandlung besteht in Bettruhe, Inhalationen, leichter Diät, Analgetika und Antibiotika. Als lokale Behandlung zur Linderung der Schmerzen ist häufiges Gurgeln mit nichtreizenden Lösungen angezeigt.

Nach 5–7 Tagen tritt gewöhnlich eine Heilung ein. Eine strenge Behandlung kann den Verlauf sehr stark verkürzen und viele Komplikationen verhindern sowie dem Pat. Erleichterung verschaffen.

Chronische Tonsillitis

Sie entsteht meist aus einer sich wiederholenden, ungenügend behandelten akuten Infektion. Man findet eine schwache entzündliche Rötung, ein leichtes Ödem, vernarbte Tonsillen, und auf Druck kann sich aus den Krypten eitriges Sekret entleeren. Weitere Symptome sind ein Fremdkörpergefühl im Hals mit Hustenreiz, übler Mundgeruch, hervorgerufen durch ein Exsudat. Vergrößerte Lymphknoten werden oft beobachtet. Die Größe der Tonsillen ist von geringer Bedeutung bei der Beurteilung einer chronischen Infektion. Die chronische Entzündung schafft die Voraussetzung für sich häufig wiederholende akute Infektionen.

Die Behandlung einer signifikant chronischen Tonsillitis ist die Tonsillektomie. Sich wiederholende akute oder chronische Infektionen von Patienten, bei denen das Operationsrisiko zu hoch ist (wegen des Alters oder wegen schwerer System- und hämorrhagischer Erkrankungen), werden medikamentös, in der gleichen Weise wie dies oben bei akuten Tonsilitiden angeführt ist, behandelt. Eine chronische Infektion kann selten durch eine konservative Behandlung beeinflußt werden.

Tonsillektomie und Adenotomie

Der Wert der Adenotomie und Tonsillektomie, die Indikation für und gegen diese Operation und der beste Zeitpunkt für den Eingriff haben große Kontroversen hervorgerufen. Die meisten Chirurgen stimmen in der Meinung überein, daß die beste Gelegenheit gegeben ist, wenn die Operation einen eindeutigen Vorteil für den Pat. bietet. Es gibt Gründe, bei denen dieser Eingriff absolut kontraindiziert ist. Wenn eine strenge Indikation zur chirurgischen Behandlung gegeben ist, soll die Operation trotzdem nicht eher durchgeführt werden bis alle wichtigen Faktoren (medizinische, psychologische und soziale) erwogen worden sind. Während eines akuten Infektes ist die chirurgische Behandlung kontraindiziert. In manchen Fällen kann eine 2- bis 3-wöchige gezielte Antibiotikatherapie die Infektion beenden.

A. Die strenge Indikation zur Tonsillektomie und Adenotomie, wenn die entzündeten Tonsillen und adenoiden Vegetationen sichere Ursachen der Krankheit sind oder wenn die Tonsillen bösartig sind:
1. wiederholte akute oder chronische Infektionen der Rachen- und Gaumenmandeln.
2. wiederholte akute Ohrinfektionen.
3. persistierende oder sich wiederholende seröse Otitiden.
4. der Peritonsillarabszeß.
5. beim *Kinde* gelten diese vorstehenden Indikationen höchstens als „zweifelhafte".

B. Zweifelhafte Indikationen: Wenn immer die infizierten oder hyperplastischen Tonsillen die wahrscheinliche Ursache der Krankheit sind und diese unterhalten. (Alle anderen beeinflussenden Faktoren muß man zunächst untersuchen, ablehnen oder behandeln.) Das Operationsrisiko ist gegenüber dem Vorteil einer Operation abzuwägen.
1. Schnarchen und Mundatmung.
2. Allergische Rhinitis und Asthma.
3. Systemerkrankungen wie Nephritis, rheumatische oder angeborene Herzfehler, rheumatisches Fieber (von vielen als bedeutsame Erkrankung betrachtet, auch wenn lokale Infektionen fehlen).

C. Bedingte Kontraindikationen: Wenn durch die Operation mehr geschadet als geholfen würde, vorausgesetzt, daß man spezielle Vorsichtsmaßnahmen trifft. (Während der akuten Tonsillitis ist eine Operation kontraindiziert).
1. Bei Gaumenspalten kann die Sprache durch eine Adenotomie und Tonsillektomie beeinträchtigt werden. Man könnte höchstens adenoide Vegetationen im Bereich des Tubenwinkels entfernen.
2. Systemerkrankungen wie schlecht einstellbarer Diabetes, Tuberkulose, Herzleiden.

D. Absolute Kontraindikationen: Wenn die Operation mehr schadet als nützt:
1. Hämorrhagische Diathesen, z. B. Hämophilie.
2. *Fortgeschrittene* schwere Systemerkrankung.

Angina Plaut-Vincent

Eine Sonderform der Tonsillitis ist die Plaut-Vincent-Angina. Sie wird durch anaerobe Spirochäten und fusiforme Bakterien verursacht und führt zu (meist einseitiger) Tonsillitis mit schmierig-grau-

weißlich überzogener Ulzeration, die auch auf die Gaumenbögen und Uvula oder die Wangen- und Kieferschleimhaut übergreifen kann. Die Eitermembran ist leicht wegwischbar, was differentialdiagnostisch gegen Diphtherie sowie Soor wichtig ist. Das Ulkus ist recht schmerzhaft. Die regionären Lymphknoten schwellen an, und es bestehen Fieber und starker Foetor ex ore.

Differentialdiagnose
Diphtherie (Rachenabstrich!), Soor, leukämische Angina, Lues, Tuberkulose.

Behandlung
Penicillin parenteral über mehrere Tage (2mal täglich 100 000 bis 400 000 E. Depot-Penicillin) und (relativ hoch dosiert) Vitamin B-Komplex und C.

Prognose
Gut.

Peritonsillarabszeß

Er ist eine Komplikation der Mandelentzündung. Er entsteht, wenn die fortschreitende Entzündung sich in der Peritonsillarregion ausbreitet, zwischen der Tonsillenkapsel und dem M. constrictor pharyngis. In der Kultur finden sich Misch-Infektionen von Eitererregern (Streptokokken, Staphylokokken und Pneumokokken). Wenn die Entzündung in den peritonsillären Raum durchbricht, steigern sich auf der betroffenen Seite die Halsschmerzen, es kommt zum Verschlucken und zur Kieferklemme. Die einseitige Schwellung bei vorgewölbtem weichen Gaumen und vorgewölbter Tonsille kann bis über die Mittellinie reichen und die Uvula verdrängen. Eine Fluktuation entwickelt sich meist nach dem 3. bis 5. Tag.
Eine regelmäßige Beobachtung und Gaben von Antibiotika sind angezeigt. Wenn eine Fluktuation festzustellen ist, muß inzidiert und in den folgenden Tagen mehrmals nachgespreizt werden, damit eine Neubildung des Abszesses verhindert wird. Im beschwerdefreien Intervall sollte die Tonsillektomie, um erneute Abszesse zu vermeiden, durchgeführt werden.

Angina Ludovici (Mundbodenphlegmone)

Es ist eine schwere eitrige Infektion des sublingualen-submandibulären Raumes im Bereich des Mundbodens. Die sich schnell ausbreitende Phlegmone drückt die Zunge gegen den Gaumen, behindert ihre Beweglichkeit und verursacht starke Schmerzen. Es kann zu akuter Luftnot kommen, und die Infektion kann sich im medialen Halsdreieck weiter ausbreiten. Eine sofortige Behandlung mit hohen Dosen von Antibiotika und Cortison ist notwendig. Wenn sich ein Abszeß entwickelt, sollte man von außen inzidieren und drainieren, wobei eine örtliche Betäubung bei dem Eingriff einer Allgemeinnarkose vorzuziehen ist. Bei der diffusen Ausbreitung der Infektion findet sich selten viel freier Eiter. Die Inzision sollte ausgedehnt und tief genug sein. Eine Tracheotomie kann notwendig werden.

Retropharyngealabszeß

Er ist eine eitrige Infektion, die meist im Säuglings- und Kleinkindesalter auftritt. Sie bildet sich zwischen der hinteren Pharynxwand und der Fascia praevertebralis und ist die Folge einer Lymphknoteninfektion, gewöhnlich nach einer Mandelentzündung oder Entzündung der Nasenhaupt- und -nebenhöhlen. Die Symptome sind Schluck- und Atembeschwerden sowie Fieber. Die hintere Pharynxwand ist stark schmerzempfindlich und geschwollen. Die frühzeitige Behandlung mit Antibiotika kann zur Heilung führen. Kommt es aber zu einer Einschmelzung, muß inzidiert werden. Der Pat. ist in Kopfhängelage zu lagern bei optimaler Beleuchtung und Vorhandensein eines Absaugegerätes. Eine Narkose sollte wegen der Aspirationsgefahr nur gemacht werden, wenn noch intubiert werden kann. Die Nottracheotomie kann erforderlich werden.

Parapharyngealabszeß

Sie können entstehen als Komplikation einer akuten Tonsillitis, bei Peritonsillarabszessen, Zahninfektionen und einer akuten Pharyngitis. Er ist lokalisiert in dem Bindegewebsraum außerhalb der Schlundmuskulatur tief im Bereich der Halsweichteile und der Gefäßscheide. Von hier aus kann sich die Infektion bis in das thorakale Mediastinum ausbreiten. Die Symptome sind Sepsis, Schwellung der seitlichen Pharynxwand und Kieferklemme. Die Kompression der tiefen Halsgefäße kann zu einer ödematösen diffusen Schwellung im Bereich der befallenen Halsseite führen. Eine frühzeitige Behandlung mit Infusionen und hohen Dosen von Antibiotika ist angezeigt. Intraorale Inzisionen und

Revisionen des kollaren Mediastinums von außen sollten nur vom erfahrenen Kopf-Hals-Chirurgen durchgeführt werden.

Bei Allgemeinnarkosen sollte man wegen einer Verlegung der Atemwege vorsichtig sein. Im Zweifelsfalle ist vor Beginn der Allgemeinnarkose der Luftröhrenschnitt in Lokalanästhesie auszuführen.

Erkrankungen des Kehlkopfes

Stridor connatus s. Kap. 13, S. 687

Akute Laryngitis

Eine akute Entzündung der Kehlkopfschleimhaut kann bei einer bakteriellen oder viralen Infektion auftreten, sie kann begleitet sein von einer akuten Rhinitis, Pharyngitis und Tracheitis. Häufig findet man eine Laryngitis bei Influenza, Masern oder Diphtherie, mitunter auch bei Einatmen von atemwegreizenden Substanzen. Heiserkeit ist das Hauptsymptom. Oft wird über Schmerzen und Husten geklagt. Stridoröses Atmen findet sich bei einer ödematösen Schwellung im Bereich des Kehlkopfeinganges. Die Untersuchung des Kehlkopfes zeigt eine entzündliche Rötung, manchmal mit einer ödematösen Schwellung. Beläge von zähem Schleim können vorhanden sein. Die akute Laryngitis kann sich bis in die Bronchien hinein ausbreiten und bei starkem Husten zu einer unbedeutenden Hämoptoe führen. Die Behandlung besteht aus Stimmschonung, Einschränkung des Rauchens, Behandlung der ursächlichen Nasen-, Nasennebenhöhlen- und Halsinfektionen und des Hustens. Inhalationen und Halswickel können eine Erleichterung bringen. Bei bakteriellen Infektionen helfen Antibiotika. Bei zunehmendem Ödem und Dyspnoe sollte neben Antibiotika auch Kortikoide gegeben werden, um vielleicht eine Tracheotomie umgehen zu können. Die akute Laryngitis des jungen Kindes ist oft mit einer Tracheitis kombiniert (Laryngo-Tracheo-Bronchitis) und wird – im Gegensatz zum Diphtherie-Croup – noch oft als Pseudocroup bezeichnet. Die inspiratorische Dyspnoe kann in schweren Fällen zur Tracheotomie zwingen: In diesem Alter ist deshalb frühzeitig eine intensive Behandlung erforderlich: Freiluft oder Aerosol (Inhalationsspray) mit Antibiotika (Penicillin) und Cortison (als Hydrocortison 5 bis 10 mg); Verdampfen ätherischer

Öle (Bronchitiskessel mit Eukalyptus- oder Mentholöl); Sedativa (Luminal® 0,05 bis 0,1 g i. m. oder bis 0,2 g rektal) oder Atosil®-Saft; Sauerstoffzugabe zur Atemluft, Cortison (Hydrocortison 20 bis 30 mg i. m.), Sulfonamide oder Antibiotika oral oder parenteral.

Differentialdiagnostisch wichtig:
Bei Diphtherie ist die Stimme aphonisch (Kind kann nur flüstern), bei Pseudocroup „stockheiser" rauh. Diphtherie-Croup kommt allmählich (binnen 12 bis 24 Std), Laryngitis binnen weniger Stunden, meistens nachts. Erster meist ohne Fieber, letzter mit Fieber. Bei Diphtherie-Croup sind fast stets Pseudomembranen im Rachen sichtbar; bei dessen Verdacht **muß** Heilserum verabfolgt werden (Cave: „Kunstfehler"!).

Chronische Laryngitis

Diese Entzündung der Kehlkopfschleimhaut kann durch verschiedene Ursachen hervorgerufen werden, inbegriffen die wiederholte akute Laryngitis. Überbeanspruchung der Stimme, fortwährendes Einatmen von Reizmitteln (Rauchen), chronische Nebenhöhlen- und Halsinfektionen, spezifische Erkrankungen (Syphilis und Tuberkulose, heute selten) und Allergien können eine chronische Laryngitis hervorrufen. Dauernde Heiserkeit ist das Hauptsymptom. Husten, Auswurf von zähem Schleim und ein Trockenheitsgefühl im Hals werden oft angegeben. Bei der Untersuchung findet man chronisch entzündlich gerötete, ödematös verdickte Stimmbänder mit teilweise unregelmäßiger Oberfläche, polypöse Veränderungen, Pachydermien und Auflagerung von zähem Schleim. Manchmal sieht man auch Ulzerationen. Röntgenaufnahmen, Rachenabstriche bei Tuberkulose, serologische Tests bei Syphilis und Biopsien sind zur Diagnose erforderlich, insbesondere um ein Karzinom auszuschließen. Die Therapie besteht in der Behandlung der Grundkrankheit. Bei Hals- und Nebenhöhleninfektionen sollte man Antibiotika geben, bei allergischen Erkrankungen könnte desensibilisiert werden. Stimmschonung und Einschränkung des Rauchens sind zu empfehlen.

Tumoren des Kehlkopfes

Diagnostische Merkmale
- Heiserkeit ist das Hauptsymptom
- Verlegung der Atemwege
- Halsweh – stechendes Gefühl im Hals, Schmerz der sich bis zum Ohr hinziehen kann

- Husten oder Hämoptoe
- Dysphagie

Allgemeine Betrachtungen
Tumoren des Kehlkopfes können entweder gutartig oder bösartig sein. Beide zeigen dieselben Symptome und können gemeinsam abgehandelt werden. Die Symptome, die sie hervorrufen, hängen ab von ihrer Größe und der Lokalisation des Tumors.
Benigne Kehlkopftumoren können Neubildungen, z. B. Papillome oder Fibrome, sein. Sie können die Folge einer Allergie oder einer metabolischen Störung sein oder durch äußere und innere Traumen entstehen (Sängerknötchen, Intubationsgranulome). 95% der bösartigen Kehlkopftumoren sind Plattenepithelkarzinome, aber auch Sarkome, Adenokarzinome u. a. kommen vor.

Klinische Befunde
Die Heiserkeit ist das erste und wichtigste Zeichen der Stimmbandtumoren. Wenn der Tumor größer wird, kommt es zu Atemnot und Dyspnoe, aber dies findet sich meist erst im schon fortgeschrittenen Stadium. Befindet sich der Tumor an einer anderen Stelle im Kehlkopf (Taschenbänder, Epiglottis, aryepiglottische Falte, Sinus pyriformis), ist die Heiserkeit ein spätes Symptom. Halsschmerzen, Verschlucken und ein zeitweiliger Husten können die einzigen frühzeitigen Symtome sein. Bei der Inspektion des Kehlkopfes findet man dann tumoröse Veränderungen und Ulzerationen. Die unter der Schleimhaut gelegenen Tumoren fallen bei glatter Oberfläche durch Plumpheit und Verdickung der normalen Konturen auf. Durch eine Biopsie wird die Diagnose gesichert.

Differentialdiagnose
Kehlkopftumoren sind zu unterscheiden von der chronischen Laryngitis und spezifischen Entzündungen (Tuberkulose, Syphilis), dem Kontaktulkus, dem Granulom und der Kehlkopflähmung. Laryngeale Symptome, die länger als 2–3 Wochen andauern, müssen untersucht werden. Eine indirekte oder direkte Laryngoskopie ist erforderlich. Röntgenaufnahmen des Thorax, spezifische Untersuchungen auf Tbc oder Syphilis und eine Kehlkopfbiopsie sichern die Diagnose.

Behandlung
Der intralaryngeale Eingriff und die Operation von außen sollten durch den HNO-Arzt ausgeführt werden. Bei kleinen gutartigen Tumoren muß durch eine feingewebliche Untersuchung die Malignität ausgeschlossen werden. Bei Schrei- und Sängerknötchen oder Kontaktulkus, deren Entstehung ein Trauma ist, muß das Grundleiden behandelt werden. Kleine gutartige Tumoren des Stimmbandes, die zur Heiserkeit führen, können in Lokalanästhe-

sie indirekt oder direkt in Intubationsnarkose entfernt werden. Größere gutartige Tumoren, besonders Papillome, die eine Neigung zu Rezidiven haben, erfordern mitunter eine Laryngofissur mit entsprechender Exzision.

Maligne Tumoren können von außen bestrahlt oder operiert werden. Die Bestrahlung von außen eignet sich für oberflächliche Tumoren, die auf ein Stimmband beschränkt sind und nicht auf Muskel oder Knorpel übergegriffen haben. Ausgedehnte Tumoren erfordern eine operative Entfernung (z. B. Laryngektomie) mit radikaler Halsausräumung (en bloc neck dissection).

Prognose

Gegenwärtig kann eine Kombinationsbehandlung (Bestrahlung und nachfolgende Operation) zu besseren Ergebnissen bei malignen Tumoren führen.

Tracheotomie

Fünf Indikationen der Tracheotomie sind zu nennen:

1. Eine Verlegung der Atemwege in der Höhe des Kehlkopfes oder höher.
2. Zum Zwecke einer Bronchialtoilette.
3. Zur Durchführung einer Intubationsnarkose, wenn der Pat. nicht oral zu intubieren ist.
4. Zur Ruhigstellung des Kehlkopfes und
5. zur Durchführung einer verlängerten Trachealintubation bei Respiratoreinsatz.

Die Ursache einer Verlegung des Atemweges im oder oberhalb des Kehlkopfes können eine Infektion sein (Laryngotracheobronchitis, Epiglottitis und Diphtherie), aber auch Tumoren, Ödeme (allergische, infektiöse, nach Strahlenbehandlung), Traumen und Fremdkörper. Die Verlegung des oberen Atemweges führt zu einer suprasternalen, intrakostalen und epigastrischen Einziehung mit allen Anzeichen des Sauerstoffmangels, schließlich einer Unruhe, beschleunigtem Puls und zuletzt einer Zyanose. Störungen, die eine normale Sphinkterfunktion des Kehlkopfes hemmen, ermöglichen die Aspiration von pharyngealem Sekret und verhindern einen wirksamen Hustenstoß. Die Ursachen dieses Geschehens können einmal Vergiftungen, zerebrale Durchblutungsstörungen, postoperative Schockzustände, Poliomyelitis und organische Erkrankungen des Zentralnervensystems mit Bewußtlosigkeit sein. Bei Operationen vor allem im Kopf-Halsbereich gibt es Situationen, in denen eine nasale oder orale Intubation nicht durchgeführt werden kann; dann wird die Tracheotomie notwendig.

Zwei Arten von Tracheotomie sind zu unterscheiden: Die *Nottracheotomie* und die *vorausgeplante*

Tracheotomie. Die *Nottracheotomie* muß sofort durchgeführt werden, auch wenn geeignetes Instrumentarium und Assistenten fehlen. Unter diesen Umständen ist die Koniotomie, auch Krikothyreotomie genannt, ein sicheres Verfahren, das sofort durchgeführt werden kann. Mit Hilfe einer Schere oder eines Messers wird die Haut senkrecht über der Membrana krikothyreoidea durchtrennt (an dieser Stelle liegt der Atemweg am nächsten unter der Haut) und eine Inzision quer in diese Membran gemacht. Dann wird der Einschnitt gespreizt mit Hilfe eines Messergriffs oder eines anderen Dilatators. Dabei ist es wichtig, immer in der Mittellinie zu bleiben und sobald wie möglich eine obere oder untere Tracheotomie durchzuführen. Hat man ein Laryngoskop und einen endotrachealen Tubus oder ein Bronchoskop zur Hand, können diese eingeführt oder ggf. der Patient beatmet werden. Danach ist eine korrekte Tracheotomie auszuführen. Die *vorausgeplante Tracheotomie* wird in Lokalanästhesie oder Narkose durchgeführt, vorausgesetzt, daß der Pat. ausreichend Luft bekommt. Die exakte operative Technik kann variieren. Man kann einen senkrechten Hautschnitt in der Mittellinie oder einen Querschnitt anlegen. Der Schilddrüsenisthmus ist entweder stumpf abzupräparieren oder scharf zu durchtrennen; die Prinzipien sind in jedem Fall die gleichen:

1. eine Verletzung des Ringknorpels ist auf jeden Fall zu vermeiden,
2. man muß sich in der Mittellinie halten, um die Halsweichteile nicht zu verletzen,
3. der Operationsschnitt ist nicht zu fest zu verschließen, um ein Hautemphysem zu vermeiden.

Postoperativ soll die Atemluft angefeuchtet werden, um die Sekretion in Gang zu bringen und um die Bildung von Borken und Krusten zu verhindern; das Innenstück ist öfter zu reinigen (alle 2–4 Std), eine starke Sedierung des Pat. ist zu vermeiden und eine ständige Überwachung während der ersten 24–48 Std erforderlich. Dies ist vor allem bei kleinen Kindern unbedingt notwendig. Eine aufblasbare Manschette um die Kanüle ist bei einer assistierten Atmung notwendig. Doch sollte die Manschette nicht länger als unbedingt erforderlich aufgeblasen sein, um Ulzerationen, spätere Granulome oder gar Trachealstenosen zu verhindern.

Fremdkörper
in Luft- und Speiseweg

Fremdkörper können in den Larynx, die Trachea, die Bronchien oder in den Ösophagus gelangen; vor allem wenn man beim Essen plötzlich erschreckt wird, kann es zur Fremdkörperaspiration kommen. Auch ein Gegenstand, den man im Mund hält, kann plötzlich verschluckt werden. Bei 80% der Fälle von aspirierten oder verschluckten Fremdkörpern handelt es sich um Kinder unter 15 Jahren. Bei Erwachsenen sind die meisten Fremdkörper größere Speisebrocken oder Knochenstücke, die in der Speiseröhre steckenbleiben — als Folge hastigen Essens oder schlechten Kauens.

Speiseröhrenfremdkörper findet man meistens im Bereich des Ösophagusmundes, weniger häufig im mittleren Teil der Speiseröhre und kardianah. Wenn laryngeale Fremdkörper den Atemweg blokkieren, kommt es zur Asphyxie. Kleine Fremdkörper, die die Glottis passieren können, findet man selten in der Trachea; sie gelangen meist in den rechten Stammbronchus, weil dieser praktisch die Verlängerung der Trachea darstellt. Fast alle Fremdkörper, die durch den Mund in den Atem- oder Speisetrakt gelangen, müssen auf dem gleichen Wege entfernt werden, sofern sie sich nicht schon im Magen befinden.

Kehlkopf-Fremdkörper

Sie machen Heiserkeit, Stridor, Husten und Engegefühl. Sie können den Atemweg teilweise oder ganz verlegen und verursachen ein stridoröses Atmen oder eine Asphyxie. Sie können eine Entzündung hervorrufen mit Fieber, Schmerzen, Spannungsgefühl und Schwellung. Durch indirekte oder direkte Laryngoskopie können sie mit Hilfe einer Faßzange in Oberflächenanästhesie oder Narkose entfernt werden. Um ein Abgleiten des Fremdkörpers in die Bronchien oder den Ösophagus zu verhindern, kann der Kopf in Hängelage gebracht werden. Ein Broncho- und Ösophagoskop sollte man zur Hand haben, wenn der Fremdkörper in die Bronchien oder Speiseröhre gelangt.

Bronchial-Fremdkörper

Aspirierte Bronchialfremdkörper verursachen zunächst einen starken Hustenreiz, nach diesem folgt eine uncharakteristische Periode, die zwischen einigen Stunden, über Monate und Jahre dauern kann, bis sich eine Verlegung und entzündliche Erscheinungen (Husten, Kurzatmigkeit, Atelektase und Lungenentzündungen) zeigen. Wenn der Fremdkörper sich in einer Position befindet, die einen Ventileffekt hervorruft, dann können ein Emphysem eines Lungensegmentes oder eine Atelektase auftreten. Wiederholte Hustenanfälle und Lungenentzündungen, besonders einseitige, lassen an einen aspirierten Fremdkörper denken.

Schattengebende Fremdkörper sind leicht zu erkennen. Die Verdachtsdiagnose aspirierter Fremdkörper kann aber auch gestellt werden bei einem nichtschattengebenden Fremdkörper, der eine Atelektase verursacht hat. Organische Fremdkörper verursachen früher eine Entzündung als anorganische

Fremdkörper. Differentialdiagnostisch ist es notwendig, zwischen Pneumonie und Bronchiektasen, Lungenabszeß und Tuberkulose zu unterscheiden. Bronchialfremdkörper werden mit Hilfe eines Bronchoskops und einer Faßzange entfernt; dies geschieht meist in Narkose. Nicht diagnostizierte Bronchialfremdkörper können zu schweren sich ausbreitenden Lungeninfektionen (Pneumonie, Abszeß, Empyem) führen. Bei Kindern kann sich nach einer Bronchoskopie ein Kehlkopfeingangsödem entwickeln, das eine Tracheotomie erforderlich macht.

Speiseröhren-Fremdkörper

Sie können den Hustenreiz auslösen, vor allem aber entsteht ein Engegefühl, außerdem Halsschmerzen in der Höhe des Ringknorpels, und die Patienten haben den Eindruck, als wäre etwas im Hals stekken geblieben. Schluckbeschwerden werden angegeben, und oft ist es dem Betroffenen unmöglich, flüssige oder feste Speisen zu sich zu nehmen. Manchmal, besonders bei Kindern, kann es Wochen und Monate dauern, bis sich mit einer Infektion auch eine völlige Verlegung des Speiseweges zeigt. Bei einem Speichelsee im Sinus piriformis beiderseits sollte man immer an eine Verlegung des Speiseweges im Bereich der ersten Enge denken. Schattengebende Substanzen stellen sich im Röntgenbild dar. Bei einem großen Fleischbrocken kann röntgenologisch der Verdacht „Fremdkörper" nicht bestätigt werden. Durch Kontrastdarstellung des oberen Speiseweges kann ein Passagehindernis in der Speiseröhre dargestellt werden. Kardianahe Fremdkörper verursachen oft Schmerzen zwischen den Schulterblättern. Speiseröhrenfremdkörper sollten durch einen geschulten Endoskopisten entfernt werden. Der Versuch einer blinden Entfernung von Speiseröhrenfremdkörpern ist heute abzulehnen. Kommt es bei der Ösophagoskopie und Entfernung eines Fremdkörpers zu einer Perforation, besteht die Gefahr einer Mediastinitis, die in 50% der Fälle zum Tode führt. Auch eine schwere Blutung kann die Folge einer Speiseröhrenperforation sein.

Literatur: Kapitel 5.
Hals-, Nasen-, Ohrenkrankheiten

Albrecht, R., Fendel, K.: Otoskopische Diagnostik. Berlin: Akademie Verlag 1971.

Becker, W. (Hrsg): Atlas der Hals-Nasen-Ohrenkrankheiten. Stuttgart: Thieme 1981.

Berendes, J., Ganz, H.: Lehrbuch der Hals-, Nasen-, Ohrenheilkunde. Berlin — Heidelberg — New York: Springer 1970

Berendes, J., Link, R., Zöllner, F.: Hals-Nasen-Ohrenheilkunde in Praxis und Klinik. Stuttgart: Thieme 1977 ff.

Birnmeyer, G.: HNO-ärztlicher Spiegelkurs. Stuttgart: Thieme 1972.

Boenninghaus, H.-G.: Hals-Nasen-Ohrenheilkunde, (Heidelberger Taschenbücher, Bd. 76). Berlin — Heidelberg — New York: Springer 1980.

Boenninghaus, H.-G.: Hals-Nasen-Ohrenheilkunde für den Allgemeinarzt (Taschenbücher Allgemeinmedizin). Berlin — Heidelberg — New York: Springer 1980.

Böhme, G.: Untersuchungsmethoden der Stimme und Sprache. Leipzig: Barth 1972.

Breuninger, H.: Medikamentöse Therapie der Hals-Nasen-Ohrenkrankheiten. Stuttgart: Thieme 1974.

Denecke, H.J.: Die oto-rhino-laryngologischen Operationen im Mund- und Halsbereich (Allgemeine und spezielle Operationslehre, Bd. 5/Teil 3). Berlin — Heidelberg — New York: Springer 1980.

Falk, P.: Einführung in die HNO-Heilkunde, Grundlage für Diagnose und Klinik. Stuttgart: Thieme 1971.

Feldmann, H.: HNO-Notfälle (Kliniktaschenbuch). Berlin — Heidelberg — New York: Springer 1981.

Ganz, H. (Hrsg): HNO Praxis heute 1 + 2. Berlin — Heidelberg — New York: Springer 1980/1982.

Lehnhardt, E.: Praktische Audiometrie. Stuttgart: Thieme 1978.

Minnigerode, B.: Röntgendiagnostik des Ohres. München: Urban & Schwarzenberg 1970.

Oeken, F.W.: Notfälle in der Hals-Nasen-Ohrenheilkunde. Stuttgart: Fischer 1971.

Theissing, G., Theissing, H.J.: Kurze HNO-Operationslehre. Stuttgart: Thieme 1971–1975.

Zöllner, F.: Hals-Nasen-Ohrenheilkunde. Stuttgart: Thieme 1974.

Therapieschemata zum Kap. 5: Hals-, Nasen-, Ohrenkrankheiten
(Stichwörter in alphabetischer Reihenfolge)

ANGINA LUDOVICI

(Mundbodenphlegmone)

1. sofortige Behandlung mit Antibiotika und Cortison (hohe Dosen)
2. bei Abszeßentwicklung Inzision von außen und Drainage (in Lokalanästhesie)
3. notfalls Tracheotomie

ANGINA PLAUT-VINCENT

1. parenterale Gabe von Depot-Penicillin (bei Kindern: 2 × tägl. 100000 bis 400000 I. E.; bei Erwachsenen entsprechend mehr) über mehrere Tage
2. Verabreichung von Vitamin B-Komplex und Vitamin C, jeweils in hoher Dosierung ebenfalls über mehrere Tage

ATEMWEGE, ALLG. ERKRANKUNGEN

1. im allg. Ruhe, reichlich Flüssigkeit und leichte Diät
2. spezifische Behandlung nicht notwendig
3. Gabe von Antibiotika nur zur Verhinderung von Sekundärinfektionen bei Patienten mit schlechtem Allgemeinzustand
4. bei Kopfschmerzen, Halsweh, Muskelschmerzen und/oder Fieber Verordnung von Acetylsalicylsäure (Aspirin®)
5. bei behinderter Nasenatmung und Rhinorrhoe Gabe von abschwellenden Nasentropfen (2–3 stdl.); ggf. zur Verhinderung einer Schleimhautentzündung Antihistaminika, gegen starken Husten Codein
6. zur unterstützenden Therapie sind Kopflichtbäder angezeigt
7. Eine Behandlung mit Vitamin C (zumal in hohen Dosen) kann hier nicht vorbehaltlos empfohlen werden.

CERUMEN OBTURANS

1. Entfernung mit Hilfe eines Ohrtrichters und einer stumpfen Ringkürette oder einem Watteträger
2. bei Kindern und bei Schmerzen Ausspülung des Ohrschmalzpfropfes mit körperwarmem Wasser
3. ggf. (bei sehr hartem Pfropf) wiederholte Gabe von öligen Ohrtropfen, Glycerin oder Wasserstoffsuperoxyd zur Vorbereitung der Spülung, dann nach 2–3 Tagen Ausspülung

FREMDKÖRPER IN LUFT- UND SPEISEWEG

a) Nasen-Fremdkörper
Entfernung durch den Facharzt

b) Kehlkopf-Fremdkörper
indirekte oder direkte Laryngoskopie (in Oberflächenanästhesie oder Narkose; Kopf in Hängelage bringen, um Abgleiten des Fremdkörpers in Bronchien oder Ösophagus zu verhindern, mit Faßzange Fremdkörper entfernen)

c) Bronchial-Fremdkörper
1. Differentialdiagnose (: Pneumonie, Bronchiektasen, Lungenabszeß, Tuberkulose)
2. Entfernung des Fremdkörpers mittels Bronchoskop und Faßzange

d) Speiseröhren-Fremdkörper
1. Röntgenkontrastdarstellung des Speiseweges
2. Entfernung des Fremdkörpers durch erfahrenen Endoskopisten mittels Ösophagoskop (Perforationsgefahr ⇒ Mediastinitis, schwere Blutung)

KEHLKOPFTUMOREN

1. Differentialdiagnose (: chron. Laryngitis, spez. Entzündungen, Kontaktulkus, Granulom, Kehlkopflähmung) und Sicherung der Diagnose durch Laryngoskopie (indirekt od. direkt), Thoraxröntgenuntersuchung, spez. Untersuchungen auf Tbc oder Syphilis sowie Kehlkopfbiopsie
2. operative Eingriffe je nach Größe und Art der Tumoren nur durch HNO-Facharzt in Lokalanästhesie oder Intubationsnarkose
3. Bestrahlung oberflächlicher maligner Tumoren und umfangreiche operative Entfernung ausgedehnter Tumoren (Laryngektomie etc.)

LABYRINTHITIS, AKUTE, NICHT EITRIGE

1 Bettruhe
2. Sedierung
3. ggf. Gabe von Antihistaminika und Antibiotika

LABYRINTHITIS, AKUTE, EITRIGE

1. Gabe von Antibiotika
2. bei fortschreitender Zerstörung des Labyrinths Operation

Kap. 5: Hals-, Nasen-, Ohrenkrankheiten

LABYRINTHITIS, CHRONISCHE

Radikaloperation mit Entfernung des Cholesteatoms (= Therapie nach Wah)

LARYNGITIS, AKUTE

1. Stimmschonung, Einschränkung des Rauchens
2. Behandlung der ursächlichen Nasen-, Nasennebenhöhlen- und Halsinfektionen und des Hustens (Inhalationen, Halswickel)
3. bei bakteriellen Infektionen Antibiotika, bei Ödemen und Dyspnoe zusätzlich Cortison zur Vermeidung einer Tracheotomie
4. bei Kindern intensive Behandlung mit Freiluft, Aerosolen (Antibiotika + Kortikoide), Inhalationen (ätherische Öle); evtl. Sauerstoffzugabe zur Atemluft, Verabreichung von Sedativa (oral, i. m. oder rektal) sowie Kortikoiden (i. m.) und Sulfonamiden oder Antibiotika oral oder parenteral

LARYNGITIS, CHRONISCHE

1. allgemeine Behandlung der Grundkrankheit (ggf. Antibiotika [Hals- und Nebenhöhleninfektionen] und Antihistaminika [allergische Erkrankungen]
2. Stimmschonung, Einschränkung des Rauchens

MASTOIDITIS

1. zur Behandlung der akuten Mastoiditis s. Abschnitt „Otitis media acuta"
2. Gabe von Antibiotika bei chronischer Mastoiditis nur von bedingtem Wert (Cave: Begleiterkrankungen)
3. ggf. Besserung durch lokale Säuberung des Ohres und durch Instillation von Borpuder oder von antibiotischen Lösungen
4. notfalls Radikaloperation (Mastoidektomie) oder Tympanoplastik

MENIÈRE-SYNDROM

1. Sedierung, salzfreie Diät und Gaben von Ammoniumchlorid
2. Diuretikagabe, z. B. Acetazolamid (Diamox®)
3. weitere medikamentöse Behandlung: Nicotinsäure 50–100 mg 2–3 × tgl. i. v. od. 100 mg oral 5–6 × tgl.; Dimenhydrinat 150–400 mg tgl.; Atropinsulfat

MITTELOHRENTZÜNDUNGEN, KOMPLIKATIONEN

1. *bei subperiostalem Abszeß* ist eine Mastoidektomie angezeigt
2. *bei Fazialisparese* Gabe von Antibiotika, ggf. Parazentese, Radikaloperation u. Dekompression des N. facialis
3. *bei epi- und subduralem Abszeß sowie Hirnabszeß* chirurgische Behandlung kombiniert mit Antibiotikagaben

NASALE TUMOREN

Gutartige Tumoren
vollständige chirurg. Entfernung des Tumors

Bösartige Tumoren
radikale Operation, ggf. Strahlenbehandlung; gelegentlich chirurg.-radiolog. kombinierte Behandlung

NASENBLUTEN

(Epistaxis)

spezifische Maßnahmen
Behandlung der Grundkrankheit (Anamnese!); ggf. Bluttransfusionen (bei hohem Blutverlust)

lokale Maßnahmen
grundsätzlich gebeugte Kopfhaltung des Patienten (Vermeidung der Blutaspiration)
a) Vorderes Nasenbluten
(meist ambulant zu behandeln)

1. Zusammendrücken der Nase für ca. 5 min zwecks Blutstillung
2. Einlage eines mit Adrenalin (Suprarenin®, Lösung 1:1000) getränkten Spitztupfers in das entspr. Nasenlumen
3. ggf. Verätzung mit einer Chromsäureperle (nach Einwirkung Neutralisation mit 10%igem Argentum nitricum) oder mit Trichloressigsäure; vorher Lokalanästhesie (½%iges oder 1%iges Tetracain oder 5%iges Cocain)
4. Elektrokoagulation
5. ggf. Nasentamponade mittels Gazestreifen (2 cm breit) für 5–6 Tage
6. gegen Schmerzen Gabe von Analgetika, zur Infektionsprophylaxe von Antibiotika
b) Hinteres Nasenbluten
(gewöhnlich klinische Behandlung erforderlich)

1. hintere Nasentamponade (Bellocqsche Tamponade) für maximal 4 Tage unter tgl. Ohrinspektion (beginnende Otitis!)

Kap. 5: Hals-, Nasen-, Ohrenkrankheiten

2. bei wiederholter Blutung Tamponade wechseln
3. notfalls bei fortgesetzter Blutung submuköse Septumresektion oder permaxilläre Ligatur der A. maxillaris interna

NASENEINGANGSENTZÜNDUNGEN

(Vestibulitis)

1. Nasenvorhof mit Vaseline oder Borsalbe einfetten, ggf. Behandlung mit milden antibiotischen Salben mehrmals tgl.
2. bei schweren Infektionen Antibiotikagabe, lokale Wärmetherapie und Verordnung von antibiotischen Salben

NASENNEBENHÖHLENINFEKTIONEN

a) akute Nebenhöhlenentzündung
1. Bettruhe, Sedativa, Analgetika, leichte Diät
2. tgl. Gabe von (Breitband-)Antibiotika und abschwellenden Nasentropfen
3. als unterstützende Therapiemaßnahmen: Kopflichtbäder, Absaugen des Nasensekrets und Kieferhöhlenspülungen (letztere nach Abklingen der akuten Entzündung)
4. ggf. Eröffnung des Ausführungsganges einer Nebenhöhle und Drainage

b) chronische Nebenhöhlenentzündung
1. Erregernachweis und Antibiotikagabe; zusätzlich Spülbehandlungen
2. konservative chirurg. Maßnahmen zur Abflußerleichterung, notfalls radikale Sinuschirurgie

c) Komplikationen der Nebenhöhlenentzündungen
1. *bei Meningitis, Osteomyelitis und Abszessen:* chirurg. Vorgehen, unterstützt durch Antibiotikagabe
2. *bei orbitalen Fisteln:* Behandlung der zugrundeliegenden Sinuserkrankung und Gangverschluß
3. *bei Kieferhöhlenmundvorhofsfisteln:* Radikaloperation n. Caldwell-Luc und Verschluß des Fistelganges durch Plastik
4. *bei Mukozelen:* chirurg. Maßnahmen

OTITIS EXTERNA

1. Reinigung des Gehörganges und Untersuchung des Trommelfells (Differentialdiagnose!)
2. zur allg. Behandlung Gabe von Antibiotika und Verabreichung von Analgetika im Fall von Schmerzen
3. zur Vorbereitung der lokalen Behandlung Gehörgang sauber und trocken halten (Reinigung mit Watteträger und durch Spülungen)
4. 3 × tgl. Anwendung von Glycerin, Wasserstoffsuperoxyd oder Boralkoholglycerin-Tropfen
5. Verabreichung von antibiotischen Ohrentropfen (Neomycin oder Polymyxin) 2–3 × tgl. zur Infektionsbehandlung
6. ggf. auch lokale Kortikosteroide, Antimykotika u. antimikrobische Medikamente (Cave: lokale Reaktionen!)
7. bei akuten ekzematösen Infektionen unterstützen Kompressen mit 3%igem Borwasser die Behandlung
8. bei starkem Juckreiz in dem trockenen schuppenden Gehörgang ist die Anwendung von 70%igem Alkohol vorteilhaft

OTITIS MEDIA ACUTA

1. Differentialdiagnose (:blasenbildende Myringitis – akute Gehörgangsentzündung – ausstrahlende Otalgien)
2. allg. Behandlung: Bettruhe, Analgetika und Antibiotika (Gabe von Penicillin oder einem Breitbandantibiotikum für mindestens 6 Tage, zusätzlich abschwellende Nasentropfen)
3. lokale Behandlung: bei leichten Fällen Ohrentropfen (von begrenztem Wert!), lokale Wärme bzw. Kälte; bei schweren Fällen (ständiger Schmerz, Fieber, Schwindel, Hörverlust) Parazentese
4. nach Abschluß der Behandlung Prüfung des Hörvermögens

OTITIS MEDIA CHRONICA

1. Behandlung der Begleiterkrankungen (Infektion des Nasen-Rachenraumes etc.)
2. häufige Reinigung des Ohres verbunden mit Gabe von Ohrentropfen (Boralkoholglycerin) oder antibiot. Lösungen und Puder (Borsäurepuder oder antibiotische Puder)
3. bei dauernder Eiterung und vermehrten Komplikationen ist eine Radikaloperation bzw. rekonstruktive Mittelohroperation („Tympanoplastik") angezeigt, um das Hörvermögen zu bessern oder zu erhalten

OTITIS MEDIA SEROSA

1. Behandlung der Begleiterscheinungen
2. als örtliche gezielte Behandlung Politzern, Parazentese des Trommelfells (mit Aspiration des Mittelohrinhaltes) sowie mehrmals tgl.

Kap. 5: Hals-, Nasen-, Ohrenkrankheiten

Verabreichung von abschwellenden Nasentropfen

3. in resistenten Fällen Einlegen von Polyaethylenkathetern in die Paukenhöhle nach der Parazentese sowie lokale und allg. Anwendung von Kortikosteroiden

PARAPHARYNGEALABSZESS

1. frühzeitige Behandlung mit Antibiotika (hohe Dosen, ggf. Infusionen)
2. notf. durch Fachchirurgen intraorale Inzisionen und chirurg. Revision des kollaren Mediastinums (Cave: bei Allgemeinnarkosen Verlegung der Atemwege; ggf. vorher Luftröhrenschnitt in Lokalanästhesie)

PERITONSILLARABSZESS

1. Antibiotikagabe
2. bei Fluktuation Inzision des Abszesses
3. nach Beschwerdefreiheit Tonsillektomie (beim Kind nicht obligat)

PHARYNGITIS, BANALE

1. *bei akuter Erkrankung:* Ruhe, leichte Diät, Analgetika, Halsspülungen; ggf. Antibiotikagabe; bei Säuglingen und Kleinkindern Soforttherapie mit Sulfonamiden oder Antibiotika – zusätzlich Nasentropfen verabreichen
2. *bei chronischer Erkrankung:* Behandlung des Grundleidens; Vermeidung von Alkohol, Tabak, stark gewürzten Speisen; Inhalationen, Spülungen mit Salzlösungen und Pinselungen mit 2%igem Silbernitrat

RETROPHARYNGEALABSZESS

1. frühzeitige Behandlung mit Antibiotika
2. bei Einschmelzung des Abszesses Inzision bei Kopfhängelage des Patienten (Cave: Narkose nur bei Intubationsmöglichkeit, sonst Aspirationsgefahr!)
3. notf. Tracheotomie

RHINITIS, ALLERGISCHE

(Heuschnupfen)

1. Desensibilisierung (Behandlungsbeginn 3–4 Monate vor Heuschnupfenzeit und Behandlungsdauer 3–6 Monate)
2. Antihistaminika (in 60–80% der Fälle wirkungsvoll)
3. ggf. Sedativa und Sympathikomimetika (z.B. Ephedrin)
4. bei erfolgloser Desensibilisierung Anwendung

von Kortikosteroiden, insbesondere Prednisolon, 20–40 mg tgl. oral (Cave: bei Besserung langsam reduzieren)

SCHWERHÖRIGKEIT

1. ausführliche Untersuchung des Gehörs
2. Hörtests (Sprach-, Ohrentick- u. Stimmgabeltest)
3. audiometrische Untersuchung
4. Prüfung des peripheren Gleichgewichtsapparates
5. Hörverlust bei Kindern
   a) Hörhilfe, Rehabilitation, Hörerziehung (Mundablesen, Sprachtraining)
   b) ggf. Antibiotikabehandlung, Parazentese, korrigierende Operationen durch Facharzt
6. Schwerhörigkeit bei Erwachsenen
   a) Ruhigstellung des Patienten
   b) Hörhilfen (Rehabilitation)
   c) korrigierende Operationen durch Facharzt

SEPTUM-HÄMATOM (SEPTUM-ABSZESS)

a) S.-Hämatom
bei ausbleibender Rückbildung Punktion oder Inzision mit anschließender Drainage (Cave: Infektionsgefahr!)
b) S.-Abszeß
1. beiderseitige Inzision mit anschließender Drainage
2. bei fortgesetzter Blutung Nasentamponade
3. Antibiotika

TINNITUS

1. Medikamentöse Sedierung in manchen Fällen nötig, sonst allg. Ruhigstellung des Patienten
2. ggf. Verabreichung von durchblutungsfördernden Mitteln (wie z.B. Dusodril®, Trental®, Hydergin® oder Vincamin)
3. bei Bedarf tagsüber Hörgerät verwenden lassen (ggf. nachts einen Kopfkissenhörer)

TONSILLITIS, AKUTE

1. Bettruhe, Inhalationen, leichte Diät, Analgetika und Antibiotika
2. lokale Behandlung durch häufiges Gurgeln mit nichtreizenden Lösungen

TONSILLITIS, CHRONISCHE

Tonsillektomie (ausgenommen Risikopatienten; Zeit und Wahl der Operation nach strenger Indikation; vgl. S. 142)

Kap. 5: Hals-, Nasen-, Ohrenkrankheiten

TRACHEOTOMIE
(anzuwenden bei Verlegung der Atemwege in
der Höhe des Kehlkopfes oder höher, zwecks
Bronchialtoilette, bei oral nicht möglicher Intubationsnarkose und zur Ruhigstellung des
Kehlkopfes)

a) Nottracheotomie
sofortige Durchführung durch Inzision der
Membrana krikothyreoidea mit Messer oder

Schere, Spreizung des Einschnitts und Einführung des endotrachealen Tubus oder des
Broncho- bzw. Laryngoskops

b) vorausgeplante Tracheotomie
operativer Eingriff in Lokalanästhesie oder
Narkose (Cave: Verletzung des Ringknorpels
und der Halsweichteile meiden), anschl. Beatmung (Atemluft anfeuchten!) und Überwachung des Patienten für 24–48 Std

6. Pulmologie
(Atemwegserkrankungen)

Unspezifische Symptome

Husten
Der Husten ist das häufigste und wichtigste Symptom bei Atemwegserkrankungen. Er wird durch Veränderungen des Respirationstraktes (zwischen Nase und Alveolen) hervorgerufen. Husten wird jedoch auch durch extrapulmonale Erkrankungen wie Herzinsuffizienz, subphrenische Abszesse oder Otitis media ausgelöst. Paroxysmaler Husten spricht für Bronchialobstruktion.

Trockener Reizhusten: Am häufigsten im Frühstadium akuter tracheobronchialer Infekte, meist ausgesprochen schmerzhaft, retrosternal lokalisiert.

Produktiver Husten: Meist nicht schmerzhaft; er bereitet dem Pat. nach Abhusten des Expektorierten eine gewisse Erleichterung.

Behandlung: Im Idealfall kann die auslösende Ursache beseitigt werden. Weiterhin müssen Reizstoffe, wie Rauch, Staub, Luftverschmutzung, Allergene und Tabakrauchen, gemieden werden. Bei Bronchialspasmen verabfolgt man Broncholytika parenteral, oral oder per inhalationem. Kortikosteroide und Antihistaminika (letztere weniger effektiv) vermindern die entzündliche Komponente. Zur Verflüssigung zähen Bronchialsekretes bewährt sich Solutio Kalii jodati. Bei lästigem Reizhusten verordnet man Codeinum phosphorium 15–30 mg alle 3–4 h.

Atemnot
Verminderte Ventilation (restriktiv oder obstruktiv), ineffektive Atemarbeit oder Diffusionsstörungen führen zu Dyspnoe. Bei Lungenkrankheiten tritt anfänglich seltener Atemnot auf, sie ist für Herzerkrankungen weit eher pathognomonisch. Lediglich der alveolokapilläre Block und die verminderte Atemreserve bedingen eine Dyspnoe (z.B. Bronchitis als Zweiterkrankung bei Lungenemphysem). Auch akute Erkrankungen, wie Pneumonie, Spontanpneumothorax, Bronchialasthma und ausgedehnte Atelektasen und Ergüsse, können zu starker Atemnot führen.

Die Orthopnoe findet sich nur gelegentlich bei Lungenkranken (häufiger bei Herzkranken): beim Bronchialasthma kann gelegentlich die Atemnot durch eine sitzende Stellung erleichtert werden.

Auswurf
Die Untersuchung des Sputums ist äußerst wichtig. Schleimiger Auswurf wird bei Tracheobronchitis und Asthma bronchiale gefunden. Gelbes oder grünes Sputum spricht für eine bakterielle Infektion. Fötider Auswurf besteht bei Besiedlung mit Anaerobiern (Lungenabszeß). Beim Lungenödem wird rosafarbenes, schaumiges Sekret abgehustet, rostfarbenes Sputum spricht für eine Pneumonie. Große Auswurfmengen, die sich im Spitzglas mehrschichtig absetzen, sind typisch für Bronchiektasen. Die Produktion größerer Sputummengen, insbesondere wenn sie bei Änderung der Körperlage (z.B. morgens nach dem Aufstehen) abgehustet werden, spricht für die Entleerung von Kavitäten oder Hohlräumen in den Bronchialbaum.

Rasselgeräusche
Sie sind ein charakteristisches Zeichen für Bronchialerkrankungen. Diffuse, paroxysmale und vorwiegend trockene Rg bei verlängertem Exspirium findet man beim Bronchialasthma. Akutes Linksversagen führt zu diffusen, feuchten, nichtklingenden, klein- bis mittelblasigen Rg. Man differenziert sie am besten durch Zeichen der Stauung und den Nachweis einer verlängerten Arm-Zungenzeit. Besondere Beachtung verdienen Rg, die konstant an einer bestimmten Stelle zu hören sind („stehende Rg"): sie sprechen für Bronchialkarzinome, entzündliche Stenosen oder Corpora aliena.

Thoraxschmerzen
Zu Schmerzen im Bereich des Thorax führen nur solche Prozesse, die parietale Pleura, Brustwand, Knochen- oder Knorpelstrukturen befallen (die viszerale Pleura ist schmerzunempfindlich). Der pleurale Schmerz tritt meist nur einseitig auf. Er wird verstärkt durch Wechsel des intrathorakalen Drukkes (tiefes Durchatmen, Husten, Niesen). Zwerchfellreizung erzeugt Schmerzen in der Schulter (zentrale Reizung) oder im Oberbauch (periphere Reizung). Bei Erkrankungen der Brustwand kommt es zu lokalisierten und weniger von Atmung und Husten abhängigen Schmerzen, die oft von Hyperästhesien begleitet werden. Lokalisierte Schmerzen, Schwellung und Hyperästhesie eines oder mehrerer Rippenknorpel können durch eine unspezifische Entzündung hervorgerufen werden (Tietze-Syndrom). Bei Thoraxschmerzen muß differentialdia-

gnostisch sowohl an Lungen- als auch an Herzerkrankungen gedacht werden. Herzschmerzen werden meist substernal lokalisiert, sie strahlen in Hals, Kinn, linke Schulter, linken Arm oder Oberbauch aus. Die Schmerzen werden oft durch Belastung ausgelöst, sie bessern sich nach Ruhe (kardiale Durchblutungsstörungen). Perikardiale Entzündungen führen zu substernalen oder präkordialen Schmerzen, tiefes Durchatmen verstärkt sie. Ösophagusreizung oder -spasmen manifestieren sich als tiefsitzende, zentrale und schluckabhängige Beschwerden. Dauernder tiefsitzender Thoraxschmerz spricht für eine neoplastische Erkrankung. Zur Aufklärung von Thoraxschmerzen ist immer die Erhebung einer genauen Anamnese erforderlich.

Bluthusten
Blutiger Auswurf findet sich bei Tuberkulose, Bronchialkarzinom, Adenom, Bronchiektasen, Bronchitis und chronischen Lungenabszessen. Letale Lungenblutungen sind relativ selten. Hämorrhagien aus Nase und Pharynx müssen ausgeschlossen werden. Bei Vitien (Mitralstenose) führen Kollateralkreisläufe zwischen bronchialen und pulmonalen Venen zu Hämoptysen. Im Zusammenhang mit Thoraxschmerzen und Schock bei Lungenbluten muß auch an einen Lungeninfarkt gedacht werden.

Zyanose
Erniedrigte O_2-Konzentration im Blut führt zu Zyanose. Zahlreiche Veränderungen können dafür ver-

Tabelle 6–1. Lungenfunktionsteste, die für den Kliniker brauchbar sind

Test	Klinische Bedeutung	Normalwerte
Vitalkapazität (VK) Die VK stellt die Volumendifferenz zwischen tiefster Ein- und Ausatmung dar	Wiederholt anomale Werte (mehr oder weniger 20% der Sollkapazität) sind signifikant. Sie sprechen für kardiopulmonale oder respiratorische Erkrankungen	Männer-VK = (27,63 − [0,1112 × Alter in Jahren]) × Größe in cm. Frauen-VK = (21,78 − [0,101 × Alter in Jahren]) × Größe in cm.
Sek.-Kapazität (Tiffeneau) Nach max. Inspiration wird der Pat. aufgefordert, die Luft kurz anzuhalten und dann so rasch und tief wie möglich auszuatmen. Gemessen wird dabei die in der 1. sec exspirierte Luftmenge in Litern. Die Umrechnung kann auch in Prozent der VK (rel. Sek. Kapazität) angegeben werden	Der Test erfordert die Mitarbeit des Probanden. Verminderungen sprechen für obstruktive Atemwegserkrankungen	Normalwert: 75–85% der VK
Atemgrenzwert: Der Atemgrenzwert gibt die max.-mögliche Willkürhyperventilation in 1/min an. Prüfg. nur 10–30 sec, um Hyperventilationserscheinungen zu vermeiden	Eine Verminderung spricht ebenfalls für obstruktive Atemwegserkrankungen	Normalwert: Männer: 86,5 − [(0,522 × Alter)] × Körperoberfläche Frauen: 71,3 − [(0,474 × Alter)] × Körperoberfläche Befunde, die 30% und mehr unter der Norm liegen, sind als pathol. zu bewerten
Sauerstoffdruck arteriell (PO_2)	Hypoxämie, die klinisch nicht in Erscheinung tritt, kann durch Blutgasanalyse gelegentl. verifiziert werden	Arterieller O_2-Druck: Normalwert = 90–100 mm Hg
Wenn niedrige Werte erhalten werden, sollten dieselben nach Verabfolg. v. bronchodilatatorisch wirkenden Medikamenten wiederholt werden		
CO_2-Druck (PCO_2) Plasma bic (HCO_3^-) pH	Wichtiger Wert bei der Diagnose und Behandlung respiratorischer Azidosen, die bei CO_2-Retention auftreten (vorwiegende Messg. durch Astrup)	arteriell und kapillar PCO_2 40 mm Hg 46 mm Hg Plasma HCO_3^- 24 mÄ q/l Ph 7,40–7,37

antwortlich sein: Diffusionsstörungen, Verteilungsstörungen, alveoläre Hypoventilation etc.
Cave: Vermindertes Hämoglobin verhindert die Manifestation einer Zyanose!

Polyglobulie
Als Antwort auf einen chronischen Sauerstoffmangel bei pulmonaler Insuffizienz kann es zu einer Vermehrung der Erythrozyten kommen. Die Differentialdiagnose gegenüber einer Polycythaemia vera, die mit normaler Sauerstoffsättigung einhergeht, ist nicht immer leicht. Sie wird im Kapitel 9 über Bluterkrankungen abgehandelt.

Osteoarthropathie hypertrophiante Pneumique
(Pierre Marie Strümpell)
Diese Erkrankung findet sich vereinzelt bei chronischen Lungenerkrankungen. Es kommt zu Trommelschlegelfingern und -zehen, subperiostalen Proliferationen an langen Röhrenknochen, Arthralgien und Weichteilschwellungen. Nach Heilung der Lungenerkrankung (z.B. Resektion eines Bronchialkarzinoms) können sich diese Veränderungen wieder zurückbilden. Die Ursache ist unbekannt.

Trommelschlegelfinger
Trommelschlegelfinger und -zehen findet man bei Bronchiektasen, Bronchialkarzinomen und Lungenabszessen, nicht jedoch bei Lungentuberkulosen. Auch extrapulmonale Erkrankungen führen zu diesen Veränderungen: angeborene Vitien, Leberzirrhose oder eine angeborene Anomalie sui generis.

Lungenfunktionsteste
s. Tabelle 6–1, S. 154.

Erkrankungen der Luftröhre

Akute Obstruktion der oberen Luftwege

Eine akute Verlegung der oberen Luftwege ruft lebensbedrohliche Erstickungssymptome hervor und ist gewöhnlich auf einen eingeatmeten Fremdkörper oder ein akutes Larynxödem zurückzuführen. Die Obstruktion muß sofort behoben werden durch eine Entfernung des Fremdkörpers oder notfalls durch eine Tracheotomie. Die auf Seite 1375 beschriebene Heimlich-Methode ist besonders gut anwendbar in Fällen einer Verlegung der Luftwege durch Nahrungsbissen.

Chronische Obstruktion der oberen Luftwege

Eine chronische Obstruktion der oberen Luftwege, welche eine fixierte oder variable Verengung der Trachea hervorruft, wird oft als Asthma, Bronchitis oder Emphysem fehlinterpretiert. Als Ursachen gelten Vernarbungen nach früherer Tracheotomie, Lähmungen der Stimmbänder, Kompression durch eine vergrößerte Schilddrüse, durch Tumoren, vergrößerte Lymphknoten oder Tracheomalazie. Eine genaue Diagnose ist wichtig, weil die Störung oft chirurgisch korrigiert werden kann.
Eine Verengung der Trachea kann bei Rasselgeräuschen und Dyspnoe mit stridorartigem Husten, besonders bei Verschlechterung im Liegen, vermutet werden. Ein inspiratorischer Stridor ist durch Auskultation über der Trachea demonstrierbar.
Eine Obstruktion des Luftstromes während des Ein- und Ausatmens findet bei einem fixierten Trachealverschluß statt. Eine vorwiegend inspiratorische Obstruktion trifft dann zu, wenn die Verengung nicht fixiert ist (z.B. bei einer Parese der Stimmbänder).
Die Therapie und Prognose hängen im wesentlichen von der Ursache der Obstruktion ab.
Kürzlich wurde ein Schlaf-Apnoe-Syndrom, das durch eine partielle Verlegung der oberen Luftwege während des Schlafes zustande kommt, beschrieben. Es wird charakterisiert durch lautes Schnarchen, das durch apnoeische Perioden, welche gelegentlich gefährliche Ausmaße erreichen können, unterbrochen wird. Es besteht eine Hypoxämie. Andere Symptome sind Schlafsucht während des Tages, Verwirrtheitszustände, Persönlichkeitsveränderungen, Impotenz, morgentliche Kopfschmerzen und eine abnorme motorische Aktivität während des Schlafes. Ernste Fälle werden durch Tracheotomie behandelt; sie führt zu einem vollständigen Schwinden der Symptome. Die Ursache der laryngealen Dysfunktion ist nicht bekannt; eine strukturelle Anomalie ist nicht nachweisbar.

Erkrankungen der Bronchien

Bronchitis

Ein führendes Symptom zahlreicher Lungenerkrankungen (Tuberkulose, Bronchiektasen, Emphysem) ist die Infektion und Entzündung der Bronchien. Die klinische Wichtigkeit wird häufig unterschätzt.

A. Akute Bronchitis

Sie ist durch produktiven Husten (mukopurulent bis purulent) und das Fehlen röntgenologischer Erscheinungen gekennzeichnet. Bei der Untersuchung findet man feuchte und trockene, nicht klingende Rasselgeräusche. Die akute Bronchitis ist oft viraler Genese (Grippe, Masern etc.). Sie ist bei sonst gesunden Erwachsenen selten ernst zu nehmen. Bei Kindern jedoch, insbesondere bei Kleinkindern, kann sie über eine Bronchialobstruktion zu lebensbedrohlichen Erscheinungen führen. Neuere Untersuchungen bei Kindern ergaben Parainfluenza-, Adeno- und Rhinoviren. Bei Erwachsenen mit chronischer pulmonaler Insuffizienz (z. B. Emphysem) kann die aufgepfropfte akute Bronchitis zu lebensbedrohlichen Situationen führen.

Sputumkulturen ergeben meist Bakterien der normalen Mundflora. Nur gelegentlich werden spezifisch pathogene Keime, wie Pneumokokken oder β-hämolysierende Streptokokken, gefunden. Bei Kindern kann der Hämophilus influenzae eine Bronchitis hervorrufen.

B. Chronische Bronchitis

Sie ist charakterisiert durch eine lange Dauer und das Fehlen der Zeichen einer akuten Infektion der oberen Luftwege. Häufig findet sich eine Kombination mit dem Lungenemphysem. Die Begriffe Emphysem und chronische Bronchitis werden gern (besonders bei älteren Patienten) zu einem Krankheitsbild zusammengefaßt: chronische Emphysembronchitis oder chronisch obstruktive Emphysembronchitis. Sputumkulturen sind ohne größeren Wert, da sie gewöhnlich nur das Bild der normalen Mundflora wiedergeben.

Untersuchungen bei Exazerbationen ergaben oft Kombinationen mit Virusbesiedlungen (Rhinovirus und/oder Synzytial-Virus). Infektionen mit Befall der Bronchioli (Bronchiolitis) führen zu schweren oder sogar lebensbedrohlichen Situationen bei Kindern, gelegentlich auch bei Erwachsenen. Seit längerer Zeit liegen aber keine Beobachtungen mehr vor. Im Laufe der Zeit führt die zunehmende Emphysembronchitis zum Cor pulmonale.

Behandlung

A. Akute Bronchitis: Es sollte Bettruhe eingehalten werden. Rauchen muß untersagt werden. Wichtig ist genügende Flüssigkeitszufuhr, um der Dehydratation vorzubeugen. Bewährt haben sich auch Dampfinhalationen. Gegen den Bronchospasmus können Ephedrin 25 mg oral oder Isoproterenolsulfat (Aludrin®) 1:200 als Aerosol mit einem Sprayinhalator (Kompressor, Ultraschall vernebelt) gute Dienste leisten. Die Wirkung von Antihistaminika auf die entzündete Schleimhaut ist unterschiedlich. Bei starkem, quälendem Husten gibt man Codeinum phosphor. 15–30 mg je nach Substanz (Paracodin®, Silomat®). Bei Bronchospasmen gibt man je nach Stärke eine bronchospasmolytisch wirkende Substanz (s. Abschnitt Asthma). Aspirin® senkt das Fieber und erleichtert dem Patienten die subjektiven Beschwerden. Unter folgenden Voraussetzungen sollten Antibiotika zum Schutz vor einer Sekundärinfektion eingesetzt werden: beeinträchtigte Atmung, Herzinsuffizienz, Schädigung bei anderen Erkrankungen, bei alten Patienten, bei Kindern und Jugendlichen mit schweren Symptomen. Die Anlage einer Sputumkultur ist bei der akuten Bronchitis nicht nötig.

Dosierungshinweise für Antibiotika: Procain-Penicillin $2 \times$ 600000 IE täglich, Penicillin G Tabletten $4 \times$ 400000 IE tgl. (oder $4 \times$ 250 mg), Penicillin V Tbl. (Penicillin-Heyl® „oral 200"/„oral 400"), $4 \times$ tgl., Tetracyclin 250–500 mg $3 \times$ tgl. (Bisolvomycin®) oder Ampicillin (Binotal®), 250–500 mg $4 \times$ tgl. oral.

B. Chronische Bronchitis: Man denke immer an die Möglichkeit, daß eine chronische Bronchitis nur das Symptom einer anderen Erkrankung sein kann (Bronchialkarzinom etc.). Es müssen alle Quellen chronischer Reize vermieden werden: Rauchen, irritierende und allergieerzeugende Substanzen, z. B. am Arbeitsplatz. Gelegentlich ist ein Klimawechsel angezeigt.

Der trockene Reizhusten muß mit Codeinum phosphoricum 15–30 mg alle 3–4 Std oder einer vergleichbaren Substanz unterdrückt werden. Durch die adäquate Zufuhr von Flüssigkeit und durch gesättigte Lösung von Kalium jodatum 10–15 Tropfen $4 \times$ täglich kann das Sputum verflüssigt werden. Bronchialspasmen mildert man durch Gabe von Terbutalin (Bricanyl®), 2,5–5 mg, oder Theophyllin, 100–200 mg alle 4 Std. oral, oder Isoproterenol (Aludrin®) 1:200 gelöst alle 2–4 Std. Antihistaminika versprechen nur eine geringe Besserung. In schweren kaum beherrschbaren Fällen kann ein Versuch mit Kortikosteroiden gemacht werden. Prednison oral wird in einer Anfangsdosierung von 5–10 mg $4 \times$ tgl. 3–4 Tage lang verabfolgt, anschließend muß es langsam wieder bis zu einer kleinen Erhaltungsdosis abgebaut werden. Noch besser ist es, wenn es ganz abgesetzt werden kann. Viele Autoren lehnen die Behandlung der Bronchitis mit Kortikosteroiden ab.

Bei eitrigem Sputum sind Antibiotika angezeigt. Die Mittel der Wahl sind Penicillin oder Breitbandantibiotika (Dosierung siehe Therapie der akuten Bronchitis).

Tritt nach einigen Tagen keine Besserung ein, muß eine Sputumkultur mit Antibiogramm angelegt werden. (Wichtig: vor Anlage der Kultur 3 Tage keine Antibiotika!) Nach Durchführung einer antibiotischen Therapie mit voller Wirkdosis empfehlen viele Autoren zur Verhinderung eines Rückfalls die Langzeittherapie mit halber Dosis. Diese Therapie vermindert wohl Schwere und Dauer, jedoch nicht die Häufigkeit von interkurrenten Atemwegsinfektionen. Dies trifft besonders bei Nachweis von Pneumokokken zu.

Asthma bronchiale

Diagnostische Merkmale

- Anfälle von Dyspnoe, Husten, Auswurf von glasigem, zähem Schleim, keuchende Atmung
- Verlängertes Exspirium mit generalisierten trockenen, oft musikalischen Rasselgeräuschen diffus über beiden Lungen
- Eosinophilie in Sputum und Blutausstrich
- Die Bronchialobstruktion läßt sich durch Medikamente beheben

Allgemeine Betrachtungen

Bei der ätiologischen Bewertung eines allergischen Patienten müssen die familiäre Belastung, Umweltbedingungen sowie psychogene Stimuli beachtet werden.

50% dieser Patienten haben eine Familienanamnese mit Rhinitis, Asthma, Ekzemen und Urtikaria. 75% aller Nachkommen von 2 allergischen Eltern sind selbst allergisch. Aus der Familienanamnese ist jedoch nie der Ort der klinischen Manifestation einer allergischen Reaktion abzulesen.

Die meisten allergischen Erkrankungen des Respirationstraktes werden durch Inhalationsallergene hervorgerufen. Zu den wichtigsten Noxen zählen die Pollen (Lindenblüten, Gräserblüte, Tierhaare, Hausstaub). Verstärkend wirken psychogene Faktoren (Eltern-Kinder-Probleme, Eheschwierigkeiten) sowie Infektionen und endokrine Störungen. Es wird dadurch das Gleichgewicht des Patienten zwischen bronchopulmonalem Organ und allergischer Umwelt in Unordnung gebracht.

Die Antigen-Antikörperreaktion kommt in Gang und führt zu schnellen, aber reversiblen Veränderungen: Zunahme der Kapillar-Permeabilität, der Sekretproduktion, Anstieg der eosinophilen Leukozyten in Blut, Gewebe und Sekreten. Das allergische Asthma beginnt zumeist vor dem 20. Lebensjahr. Es gibt jedoch auch ein Asthma ohne nachweisbare Allergie. Dabei nimmt man eine Überempfindlichkeit auf Bakterien an ("Intrinsic-Asthma"). Ungefähr 50% der Patienten leiden an dieser Überempfindlichkeit. Dieses Asthma beginnt meist in fortgeschrittenem Lebensalter. Manchmal tritt Asthma auch als Begleiterkrankung z.B. bei Arteriitis nodosa oder eosinophilem Lungenfiltrat (Löffler-Syndrom) auf.

Klinische Befunde

A. Symptome: Das Bronchialasthma tritt anfallsartig mit verlängertem, keuchendem Exspirium, Husten, Dyspnoe auf. Am Ende jeder Attacke wird wenig glasig-schleimiger Auswurf abgehustet. Oft geben den pulmonalen Symptomen Erscheinungen von Seite der Nase voraus: Jucken, Schleimhautschwellung und wäßriger Ausfluß ("Nasenasthma"). Der Patient mit einem akuten Asthmaanfall bietet ein ganz charakteristisches Bild: er sitzt im Bett, ringt nach Luft, der Thorax ist in Inspirationsstellung fixiert, die Atemhilfsmuskulatur angespannt. Der Patient kann nicht ausatmen. Das Keuchen ist im ganzen Krankenzimmer zu hören, es überdeckt bei der Auskultation alle übrigen pulmonalen Symptome. Zieht sich ein Anfall mit akuten, kaum beherrschbaren bedrohlichen Symptomen lange hin, spricht man von einem Status asthmaticus.

B. Laborbefunde: Die meisten Patienten mit allergischem Asthma haben einen erhöhten Serumspiegel von Immunglobulinen E (IgE). Das Sputum ist zäh und glasig, es enthält Pfröpfe und Spiralen. Mikroskopisch findet man vermehrt eosinophile Leukozyten. Auch das Differentialblutbild zeigt eine Eosinophilie. Während schwerer Anfälle kommt es durch das gestörte Perfusions-Ventilationsverhältnis, alveoläre Hypoventilation oder einen funktionellen Rechts-Links-Shunt zu arterieller Hypoxie.

C. Röntgenbefunde: Das Lungenübersichtsbild zeigt meist keine Veränderungen. Während schwerer Anfälle kann ein akutes, reversibles Emphysem vorliegen. Bei langem Krankheitsverlauf kommt es zu einer irreversiblen Lungenblähung. Gelegentlich wurde über flüchtige migrierende Lungeninfiltrate berichtet. Selten kann ein Spontanpneumothorax den Anfall komplizieren.

Differentialdiagnose

Die Unterscheidung von Bronchitis, Emphysem und Herzinsuffizienz ist durch das charakteristisch verlängerte Exspirium mit trockenen Rasselgeräuschen leicht möglich.

Komplikationen

Das Bronchialasthma führt im Laufe der Zeit zum chronischen Lungenemphysem und Cor pulmonale. Weitere Komplikationen: Atelektasen, Pneumonien, Spontanpneumothorax.

Behandlung

Es müssen zwei Krankheitsphasen unterschieden werden:

1. der akute Anfall
2. das Intervall

Theophyllin ist das Mittel der Wahl, um einen akuten Asthmaanfall zu beherrschen. Glukokortikoide sind zur Behandlung des Status asthmaticus und für den theophyllinresistenten Patienten nötig. Ebenfalls ist ACTH, wenn auch weniger schnell, wirksam.

Cave: Adrenalinderivate dürfen bei Patienten mit Hochdruck, Asthma cardiale und Angina pectoris nur mit besonderer Vorsicht eingesetzt werden!

A. Behandlung des akuten Asthma bronchiale-Anfalls: Allergene, soweit sie dem Patienten bekannt sind, müssen gemieden werden. Sedativa unterstützen die psychologische Führung des Patienten. Atemwegsinfekte werden energisch mit wirksamen Antibiotika bekämpft. Sehr wichtig ist die Zufuhr genügender Flüssigkeitsmengen oral oder auch parenteral, um der drohenden Dehydratation entgegenzuwirken. Von den zahlreichen angebotenen Expektorantien zeichnet sich besonders Jod dadurch aus, daß es tatsächlich in der Lage ist, auch die Sekrete der tieferen Luftwege zu verflüssigen. Man gibt daher Kalium jodatum-gesättigte Lösung 4 × tgl. 10–15 Tropfen in Wasser.

1. Leichte Anfälle: Hier ist Theophyllin das Mittel der Wahl.

a) Euphyllin® 0,24 g langsam i.v., Aminophyllin® 0,24 g langsam i.v., Solosin® 0,208 g langsam i.v. oder 2–3 Amp. in 500 ml physiologischer Kochsalzlösung im Tropf. Bewährt haben sich auch langsame i.v.-Injektionen von Brondilat® oder Perphyllon® (auch i.m. möglich). Von der früher geübten Adrenalin-Injektion (Lösung 1:1000; Suprarenin®, 0,2–0,5 ml subkutan) ist man inzwischen wegen möglicher Tachykardien und Extrasystolen weitgehend abgekommen.

b) Adrenalininhalation 1:100 oder Isoproterenol 1:200 in wäßriger Lösung zerstäubt mit Vernebler alle 30–60 min 1–2 Inhalationen wenn nötig *(Aludrin-®, Alupent-® Dosierinhalator, Adrenalin Medihaler®, Priatan®-, Perasthman®-Inhalat; Atrovent®-, Berotec®-, Sultanol®-, Bricanyl®-Dosieraerosol).*

Cave: Überdosierung bei Selbstbehandlung des Patienten, Todesfälle durch Überdosierung!

c) Ephedrinsulfat oder Ephedrinhydrochlorid kann zusammen mit Barbituraten verabfolgt werden. Diese Substanzen sind in zahlreichen Asthmaspezialitäten enthalten.

d) Zur Sedierung kann man Phenobarbital, 3 × bis maximal 4 × tgl. 100 mg verabfolgen. Valium® (Diazepam) kann in 5 mg-Dosen 3 bis 4mal täglich peroral verabreicht werden. Es kann manchmal die Überstimulation durch bronchodilatatorische Substanzen mildern. Bei schwerem Asthma kann durch Sedierung die Atmung beeinträchtigt werden; man sollte daher in diesen Fällen keine Sedativa verwenden.

2. Schwerer Asthmaanfall, Adrenalin-empfindlich (s. auch unter 3. Status asthmaticus): Verwende Adrenalin, Euphyllin® und Sedativa wie unter 1. Meist werden i.v.-Injektionen von Kortikoiden notwendig sein: wie unter 3. (siehe unten) 40–120 mg Urba-

son®, 50–150 mg Solu-Decortin®-H; eine Einweisung ins Krankenhaus unter Arztbegleitung wird meist unumgänglich. Durch Inhalation von 100% O_2 mittels Maske bei einem flow von 6–12 l/min über kurze Zeit wird die Dyspnoe erheblich erleichtert. Noch besser, wenn vorhanden, wirkt eine intermittierend angewandte Überdruckbeatmung mit dem Bird- oder Bennett-Apparat, wobei gleichzeitig bronchodilatatorisch wirksame Medikamente vernebelt werden können. Die Überdruckbeatmung sollte jede Stunde für 15–20 min durchgeführt werden. Führen alle diese Maßnahmen nicht zum erhofften Erfolg, muß ACTH, wie weiter unten beschrieben, eingesetzt werden. Sehr wichtig ist zur Verhütung der Dehydratation die Zufuhr bilanzierter Flüssigkeitsmengen.

3. Status asthmaticus: Hier ist die Einweisung in das Krankenhaus unbedingt erforderlich. Der Hausarzt muß jedoch die Behandlung bereits einleiten, um den Transport zu erleichtern: Euphyllin® 0,24–0,48 g langsam i.v., weiterhin Prednisolon (Solu-Decortin®-H) 100 mg, Methylprednisolon (Urbason®) 80–250 mg oder Betamethason (Celestan® solubile) 20 mg i.v. Sobald als möglich sollte O_2 mit Maske oder Nasenschlauch zugeführt werden. Im Krankenhaus wird die Behandlung mit bilanzierter Flüssigkeitszufuhr (600 ml mehr als ausgeschieden wird, wenn kein Fieber besteht, sonst entsprechend mehr. Man richtet sich nach der Körperosmolarität, deren bester Parameter das Serum-Natrium ist), Euphyllin®, Cortison oder ACTH fortgeführt. So rasch wie möglich sind die arteriellen Blutgase zu bestimmen und dies ist alle 30–60 min zu wiederholen, bis die akute Gefahr beseitigt ist. Die Erhöhung der Kohlendioxydspannung ist ein gefährliches Zeichen. Der Patient mit schwerem Asthma gehört auf eine Intensivstation.

An diese Vorbehandlung schließt sich eine Infusionsbehandlung an: z.B. 3–4 Ampullen Euphyllin® à 0,24 mg bzw. Solosin® in 500 ml 5%iger Laevulose bei einer Laufzeit von 4–6 Std, am besten nach einer intravenösen Vorinjektion von 2–3 Amp. Bisolvon® (gesonderte Injektion notwendig, da Bisolvon® mit anderen Medikamenten leicht ausfällt). Es ist auf tachykarde Rhythmusstörungen zu achten. An Stelle der Euphyllin®-Injektion kann auch die in manchen Fällen wirkungsvollere Alupent®-Infusion unter strenger Puls- und EKG-Kontrolle verwandt werden: z.B. 10 mg Alupent® in 500 ml 5% Glukose bei Einlaufzeit von 6 Std. Eine Kombinationsbehandlung läßt sich mittels folgender Infusionsmischung durchführen: 500 ml 5%ige Glukose, 5 Amp. Euphyllin® à 0,24 mg, 5 mg Alupent®, 25 mg Solu-Decortin®-H, Einlaufzeit 12 Std, anschließend wiederholen.

In verzweifelten Fällen können in 24 h bis zu 1000 mg Prednisolon zugeführt werden. ACTH wird am besten als Synacthen® (pro Trockenampulle 0,25

mg) evtl. im Dauertropf verabfolgt. In 4–6 Std soll eine gewisse Erleichterung eintreten, der Anfall in 24–48 Std beendet sein. Wichtig sind auch Sedativa (Barbitursäurederivate), um dem Patienten die Angst zu mildern. Natürlich muß beachtet werden, daß durch Sedierung nicht etwa die Atmung eingeschränkt wird, eine Gefahr, die besonders bei erhöhter Kohlendioxydspannung besteht. Bestehen Kontraindikationen für eine Steroidtherapie (absolute Kontraindikationen gibt es nur für die Dauertherapie!), infundiere man 1 ml Adrenalin 1:1000 in 1000 ml 5% Dextroselösung 60–80 Tropfen/min. Tritt keine Besserung ein, kann eine Vollnarkose lebensrettend sein. In verzweifelten Fällen, wenn aus äußeren Umständen kein Fachanästhesist zugezogen werden kann, ist der Versuch einer rektalen Applikation von Äther pro narcosi 30–90 ml in der gleichen Menge Olivenöl gerechtfertigt. Eine Wiederholung dieser Maßnahme kann auch 12–24 h erfolgen. Gelegentlich können eine Bronchoskopie und Tracheotomie zur Freihaltung der Atemwege und eine assistierte Beatmung erforderlich werden.
B. Intervall-Therapie: Im Intervall muß intensiv nach der auslösenden Ursache gefahndet werden. Allergene können mittels Haut- oder Inhalationstesten gefunden werden. Anschließend kann ein Versuch der Desensibilisierung durch Zufuhr steigender Allergendosen unternommen werden. Nach Möglichkeit müssen die Allergene gemieden werden. Leider sind viele Patienten polyvalent allergisch. Weiterhin müssen psychische Faktoren ausgeschaltet werden. Soweit als möglich müssen gute häusliche Verhältnisse angestrebt werden. Eine Fokussuche muß durchgeführt werden: Zahngranulome, Stirn-Nebenhöhlen, Mittelohr, Gallenblase, Appendix, Adnexe sind zu sanieren, wenn Veränderungen vorliegen. Patienten mit einem „Intrinsic-Asthma" (Bronchitis als Begleitkrankheit) erhalten eine Langzeittherapie mit adäquaten Antibiotika (Antibiogramm anfertigen). Weiterhin kann Ephedrinsulfat mit oder ohne Barbitursäurederivat verordnet werden. Bewährt hat sich folgendes Rezept:

Rp.
Theophyllin-Aethylendiamin 0,2
Ephedrinhydrochlorid 0,025
(oder Ephedrinsulfat)
Phenobarbital 0,015
D. S.: alle 4 Std eine Kapsel

Zur Verhütung und Behandlung schwerer Anfälle haben sich auch die Dosier-Tascheninhalatoren mit Aludrin® und Alupent® sowie Bricanyl®, Berotec®, Sultanol®, Asthmalitan® Depot und Atrovent® bewährt (Cave Überdosierung!). Manchen Patienten geben Antihistaminika Erleichterung, generell jedoch hat ihre Anwendung enttäuscht. Patienten, die noch keine Besserung durch andere Maßnahmen

erhalten haben, können auf lange Sicht mit einem Kortikosteroid behandelt werden. Die anzuwendende Dosierung sollte ausreichend sein, um den Patienten in beschwerdefreiem Zustand zu halten. Man beginnt z.B. mit 10 mg Prednison 3–4× tägl. und reduziert allmählich bis auf die niedrigst wirksame Erhaltungsdosis.
Beclometasondipropionat (Viarox®, Sanasthmyl®) ist seit einigen Jahren als Kortikosteroid-Dosier-Aerosol in Anwendung. Es ist durch Inhalation wirksam bei minimaler systemischer Absorption; eine Suppression der Nebennierenrinde sowie andere Kortikosteroid-Nebenwirkungen werden so auf ein Minimum reduziert oder ganz ausgeschlossen. Beclometason wird zur Erhaltungstherapie empfohlen, wenn ein Kortikosteroid-Bronchodilatator erforderlich ist. Bei 5–10% der Patienten kommt es zur oralen Kandidiasis, aber diese ist selten schweren Grades. Sie kann mittels Nystatin-Mundspülungen (4× tägl.) unter Kontrolle gehalten werden.
Cromoglicinsäure (Intal®) ist hauptsächlich zur Prophylaxe des Asthma bronchiale von Nutzen. Es wirkt spezifisch, indem es die Freisetzung der Mittler, welche durch die Antigen-Antikörper-Reaktion ausgelöst wird, inhibiert. Es ist während der Remissionen wirksam, um rezidivierende Anfälle zu verhindern und den Bedarf an Kortikosteroiden zu reduzieren. Es wird in Form von mikrofeinem Pulver in Kapseln zur Inhalation angewandt. Eine gelegentliche Pharynx- oder Trachealreizung kommt vor, hingegen sind systemische Nebenwirkungen noch nicht beobachtet worden.
Die vielfach empfohlene Entfernung des Glomus caroticum und ihre Wirkung auf das Asthma bronchiale konnten bislang nicht ausreichend gesichert werden.

Prognose
Die meisten Asthmapatienten finden sich gut damit ab, daß eine oft lebenslange Therapie nötig ist. Ungenügende ärztliche Kontrollen sowie unabänderliche Umweltbedingungen begünstigen die Entwicklung der beschriebenen, manchmal lebensbedrohlichen Komplikationen.

Bronchiolitis, spastische; asthmoide Bronchitis, kapilläre Bronchitis
s. S. 687

Bronchiektasen

Diagnostische Merkmale
- Chronischer Husten
- Auswurf großer Mengen von purulentem Sputum
- Hämoptysen
- Rasselgeräusche über beiden Unterlappen (oder auch nur einseitig, selten auch an anderer Stelle)
- Die Thoraxübersichtsaufnahme ist meist wenig ergiebig; erst die Bronchographie zeigt die Veränderungen

Allgemeine Betrachtungen
Bronchiektasen sind Erweiterungen der mittelgroßen Bronchien mit Zerstörung der elastischen und muskulären Wandelemente. Folgende Veränderungen werden als auslösende Ursache angeschuldigt: alle Lungeninfekte (Pneumonien, Pertussis, Tuberkulose), Bronchialobstruktionen (Fremdkörper, Stenosen, gut- und bösartige Tumoren), Atelektasen, bei Kindern kongenitale Defekte (situs inversus, Lungenzysten, fehlende Stirnhöhlen). Da wegen der effektiveren Therapie Infektionen und Obstruktionen nicht mehr so häufig als Ursache in Betracht kommen, werden andere Faktoren angeschuldigt, man spricht von unbekannten endogenen Faktoren. Die Anamnese ergibt jedoch häufig eine in der Jugend abgelaufene Lungenerkrankung. Oft finden sich Sinusitiden, der Zusammenhang ist jedoch nicht ganz klar (Kartagener).

Klinische Befunde
A. Symptome: Das Erscheinungsbild resultiert aus einer gestörten Bronchialfunktion (Verlust von Elastizität und Ziliarfunktion) und der Sekretretention. Die Sputumkultur zeigt die üblichen Pneumonieerreger. Die verzögerte Lösung einer Pneumonie sollte immer an Bronchiektasen denken lassen. Charakteristisch sind chronischer Husten und die Expektoration purulenter Sputummengen. Letzteres setzt sich im Spitzglas in 3 Schichten ab: Sediment, Flüssigkeit und Schaum. Bezeichnend ist die maulvolle Expektoration nach Wechsel der Körperlage (plötzliche Drainage bronchiektatischer Segmente). In 50% der Fälle treten Hämoptysen auf, schwere Blutungen in 10–20%. Sie sind jedoch selten tödlich. Sekundäre Bronchiektasen sind meist auch für Blutungen bei Tuberkulose und Bronchialkarzinomen verantwortlich. Chronische und akute Exazerbationen pulmonaler Infekte führen zu Gewichtsverlust, Schwäche, Nachtschweiß und Fieber. Die wiederholte Zerstörung von Lungengewebe führt zu Fibrose, Lungenemphysem und schließlich zur pulmonalen Insuffizienz.
Als wichtigstes physikalisches Zeichen gelten klein-mittel-großblasige feuchte, meist nicht klingende Rasselgeräusche über den Unterfeldern. Man kann die Rasselgeräusche durch Änderung der Körperlage oder durch Hustenlassen provozieren. Als weitere Zeichen findet man Einziehungen der Brustwand, verminderte Thoraxelastizität und Mediastinalverziehung auf die bevorzugt befallene Seite. Während akuter Infektionsperioden bestehen Zeichen der Pneumonie. In langdauernden, fortgeschrittenen Fällen kommt es zu Abmagerung, Zyanose und Trommelschlegelfingern.
B. Laborbefunde: Diese sind leider meist uncharakteristisch. In fortgeschrittenen Fällen kann sich als Folge der Lungeninsuffizienz eine Polyzythämie entwickeln. Zum Ausschluß einer Tuberkulose müssen Sputumausstriche und Tb-Kulturen angelegt werden (besonders wichtig bei Oberlappenbefunden). Manchmal werden Pneumokokken gefunden. Nach häufigen Antibiotikaanwendungen kommt es zur Besiedelung der Bronchiektasen mit Pseudomonas und Aerobakter-Stämmen.
C. Röntgenbefunde: Die p. a. Thoraxübersichtsaufnahme ist selten ergiebig. Manchmal finden sich vermehrte Lungenzeichnungen, Infiltrate und multiple Aufhellungen. Die Methode der Wahl ist die Bronchographie. Dabei stellen sich zylindrische, sackförmige oder spindelförmige Erweiterungen mit Verlust der normalen Bronchialverzweigungen dar. Insbesondere bei Voruntersuchungen zur operativen Therapie müssen unbedingt beide Lungen bronchographiert werden, um nicht Veränderungen in anderen Lungenanteilen zu übersehen. *Cave:* Die Untersuchung ist bei akuten Infektionen und Jodüberempfindlichkeit kontraindiziert.
D. Bronchoskopie: Meist können Bronchiektasen nicht eingesehen werden, da sie zu weit peripher liegen. Manchmal findet man Verlegungen der großen Bronchien. Die Lokalisation der Bronchiektasen ist oft durch den Nachweis von Eiterabflußstraßen möglich. Die selektive Bronchographie gelingt mit Hilfe der Bronchoskopie leichter. Beide Untersuchungen werden vielfach in einem Arbeitsgang meist in Vollnarkose durchgeführt.

Differentialdiagnose
Es kommt die chronische Bronchitis, die Tuberkulose (die aber ihrerseits zu Bronchiektasen führen kann) und ein Lungenabszeß in Betracht. Karzinome und Adenome führen ebenfalls zu Hämoptysen.

Komplikationen
Die wiederholten Infektionen der schlecht drainierten Lungensegmente führen zu chronischer Eiterung und Lungeninsuffizienz. Weitere Komplikationen sind schwere oder gar fatal endende Blutungen, progressive Lungeninsuffizienz, chronisches Cor pulmonale und die Amyloidose.

Behandlung

A. Allgemeine Maßnahmen: Die wirksamste Behandlung ist die Unterstützung der Drainage erkrankter Lungenabschnitte durch entsprechende Lagerung. Der Patient muß angehalten werden, möglichst oft die Haltung anzunehmen, bei der er am meisten Sekret abhusten kann. Diese Lage muß er 2–4 × täglich für 10–15 min einnehmen, das erste Mal morgens nach dem Aufstehen, das letzte Mal abends vor dem Zubettgehen. Dickflüssiges Sputum muß mit gesättigter Lösung von Kalium jodatum 10–15 Tropfen in Wasser 4 × täglich verflüssigt werden. Es gibt auch mukolytische Substanzen wie Acetylcystein, Bisolvon®, die auch auf dem Wege der Inhalation wirksam sind. Am Beginn der Behandlung kann auch eine bronchoskopische Absaugung bronchusstenosierender Sekretmassen oder gar Fremdkörper nötig sein. Dabei finden sich gelegentlich Adenome oder Stenosen, die aufbougiert werden können. Sehr wichtig ist die schnellste Behandlung von Infekten der oberen Luftwege, um absteigende Entzündungen zu verhindern. Viele Bronchiektatiker leiden an chronischen Infekten der oberen Luftwege (postnasale Sekretion). Hier ist dringend Abhilfe zu schaffen. Klimawechsel heilt nicht. Ein warmes, trockenes Klima beugt jedoch wiederholten Infekten der oberen Luftwege vor. Zu vermeiden ist eine neblige, rauchgeschwängerte Atmosphäre. Patienten mit schweren Erkrankungsformen müssen Bettruhe einhalten. Das Bettende kann 10–15 cm höher gestellt werden. Wichtig ist eine gute und gesunde Ernährung, absolutes Rauchverbot. Hin und wieder wird die Anlage eines Tracheostoma nötig, um bei großen Sputummengen Katheteraspirationen durchführen zu können.

B. Spezifische Maßnahmen: Husten, Auswurf und andere Symptome besonders während akuter Verschlechterungen können oft durch antibiotische Behandlung gemildert werden. Diese Besserung ist jedoch passager, so daß Antibiotika am besten nur bei akuten Zuständen eingesetzt werden sollten. Gelegentlich ist auch eine Langzeittherapie mit halber Dosierung angezeigt.

1. Penicillin kann parenteral (besonders bei akuten Pneumonien) oder oral verwendet werden. Man gibt 4 × tgl. 400000 E Penicillin G.
2. Tetracyclin 4 × tgl. 250 mg.
3. Andere Antibiotika sollten je nach Ausfall des Antibiogramms eingesetzt werden.
4. Die Inhalation von Antibiotika hat keinen nachweisbaren Effekt.
5. Verabfolgung von mukolytischen Medikamenten (s. o.).

C. Chirurgische Behandlung:

1. Die Resektion ist bei Jugendlichen mit rezidivierenden Symptomen, aber sonst gutem Allgemeinbefinden und bei Ausschluß von Bronchiektasen in anderen Lungenanteilen angezeigt.

2. Die chirurgische Intervention ist bei Patienten bis zum 60. Lebensjahr möglich, wenn die dringende Notwendigkeit besteht, insbesondere bei akuten Blutungen. Die Bronchiektasen müssen einseitig und lokalisiert sein. Die Ergebnisse bei inkompletter Resektion sind schlecht.

Prognose

Der vernünftige Einsatz chirurgischer und konservativer Maßnahmen, insbesondere der antibiotischen Therapie haben die Prognose der Bronchiektasen verbessert.

Erkrankungen der Lunge

Lungenerkrankungen aufgrund immunologischer Reaktionen

Innerhalb der vergangenen Jahre haben die Fortschritte der Immunologie zu einem besseren Verständnis der pathogenetischen Mechanismen, die einer großen Gruppe von Erkrankungen zugrunde liegen, welche man früher als bronchopulmonale Krankheiten ohne besonderen Bezug betrachtete, geführt. Heute ist es üblich, bestimmte Lungenerkrankungen als Hypersensibilitätsmanifestation eines von 4 Typen allergischer Reaktionen zu kategorisieren, wie sie von Coombs und Gell beschrieben und klassifiziert wurden.

Typ I: Sofortreaktion.

An die Mastzellen fixierte IgE-Antikörper reagieren mit Antigen und setzen Histamin wie andere Mittel frei, wie z. B. beim atopischen Asthma und bei der Anaphylaxie.

Typ II: Zytotoxisch.

IgE- oder IgM-Antikörper reagieren mit Antigen auf die Targetzellen und aktivieren ein Komplement, was zur Zelllyse führt. Dies geschieht z. B. bei der Pneumokoniosis, beim Goodpasture-Syndrom und bei bestimmten Arzneimittelreaktionen.

Typ III: Immunkomplex-Krankheit.

IgE- oder IgM-Antikörper bilden Komplexe mit Antigen und Komplement und setzen Mittler frei, welche lokale Gewebsentzündungen auslösen. Die pulmonale Vaskulitis (beim systemischen Lupus erythematodes und anderen Krankheiten) sowie die Serumkrankheit sind Beispiele dieses Prozesses.

Typ IV: Verzögert, zellvermittelt.

Sensibilisierte T-Lymphozyten reagieren direkt mit Antigen und führen durch die Wirkung der Lymphokine zur Entzündung. Beispiele sind: Die Kon-

taktdermatitis und die pulmonale eosinophile Infiltration bei Wurmerkrankungen.
Manche Hypersensibilitätskrankheiten ziehen mehr als eine der oben beschriebenen immunologischen Prozesse nach sich.

Lungeninfektionen

Eine Infektionspneumonie kann durch eine Vielzahl verschiedener Erreger, meistens durch Bakterien oder Viren, hervorgerufen werden. Für eine angemessene Therapie ist es wesentlich, das ursächliche Agens durch eine Sputumuntersuchung mit gefärbtem Ausstrich und durch eine Blutkultur zu identifizieren. Die transtracheale Aspiration und sogar die Lungenpunktur durch einen erfahrenen Facharzt können notwendig werden.

Pneumokokkenpneumonie

Diagnostische Merkmale
- Plötzlicher Beginn mit Fieber, Schüttelfrost, Thoraxschmerzen, Husten mit rostbraunem Auswurf
- Röntgenologisch finden sich Infiltrationen, oft in lobärer Anordnung
- Pneumokokkennachweis im Sputum und oft im Blut
- Leukozytose

Allgemeine Betrachtungen
Die Pneumonie ist eine vorwiegend durch Infektion hervorgerufene Entzündung des Lungenparenchyms. Differentialdiagnostisch müssen in Betracht gezogen werden: Lungeninfarkt, Atelektase, Bronchialobstruktion, Herzinsuffizienz, oft Kombinationen der angeführten Erkrankungen. Bei primären bakteriellen Pneumonien werden in 80% Pneumokokken nachgewiesen (Erwachsene Typ I–VIII, Kinder Typ XIV). Diese Keime treten jedoch auch im gesunden Respirationstrakt auf. Die Entwicklung einer Pneumonie scheint daher von einer Störung der normalen Resistenz abhängig zu sein. Zu einer Pneumonie führen Virusinfekte, Unterernährung, Unterkühlung, giftige Gase, Alkoholintoxikation und Aspiration. Letztere wird verursacht durch Verminderungen der zerebralen Funktionen mit Lähmung des Hustenreflexes, der Epiglottisfunktion, später mit Störung der Ziliarfunktion mit Verminderung der Sekretelimination sowie Veränderung der alveolären Phagozytenfunktion.
Die Pneumonie befällt entweder einen oder mehrerer Lungenlappen (Lobärpneumonie), Segmente (Segmentpneumonie) oder ist in einzelnen Infiltrationen angeordnet (Bronchopneumonie).

Klinische Befunde
A. Symptome: Die Pneumonie beginnt meist plötzlich mit Fieber und Schüttelfrost, stechenden Schmerzen im Thorax, die atemabhängig sind, manchmal in Rücken, Schulter oder Abdomen ausstrahlen. Gelegentlich kommt es sogar zu Erbrechen. Es besteht Husten, der Auswurf ist rostbraun. Der Patient macht einen schwerkranken Eindruck. Die Atmung ist tachypnoisch (30–40 pro Minute), oft schnarchend mit Nasenflügelatmen. Meist besteht jedoch keine Orthopnoe. Der Kranke liegt häufig auf der betroffenen Seite und versucht sie auf diese Weise ruhig zu stellen. Gelegentlich tritt auch ein Herpes simplex labialis auf. Die Atemexkursionen sind anfänglich auf der erkrankten Seite eingeschränkt, das Atemgeräusch kann abgeschwächt sein, man hört kleinblasige klingende Rasselgeräusche (Crepitatio indux). Später findet man die klassischen Zeichen der Manifestation mit Dämpfung, Bronchialatmen und kleinblasigen klingenden Rasselgeräuschen. Bei Beteiligung der Pleura hört man auch ein Pleurareiben (Pleuropneumonie). Gelegentlich bestehen starke adominelle Beschwerden, die Verwechslungen mit einem akuten Abdomen möglich machen. Während der Lösung der Pneumonie ist Crepitatio redux zu hören. Insbesondere durch die antibiotische Therapie sind die klinisch physikalischen Symptome oft verschleiert, so daß man wiederholte Röntgenuntersuchungen des Thorax durchführen muß.
B. Laborbefunde: In 25% der Fälle wachsen bereits auf den Blutkulturen Pneumokokken. Im peripheren Blutbild besteht meist eine erhebliche Leukozytose (20000 bis 25000/mm³). Bei niedrigen Leukozytenwerten ist die Prognose schlecht. Der Sputumausstrich wird nach Gram gefärbt, Sputumkulturen müssen angelegt werden. Der Ausfall des Antibiogramms ist für die weitere Therapie entscheidend. Viele Plattenepithelien im Ausstrich legen den Verdacht auf starke Vermischung mit Mund- und Nasensekret nahe. Solche Sputumproben sind nur von zweifelhaftem Wert. Ein typisches Sputum der tiefen Atemwege bei der Pneumokokkenpneumonie enthält reichlich Erythrozyten, Leukozyten und Pneumokokken. Wird kein brauchbares Sputum expektoriert, kann durch eine transtracheale Aspiration die Ätiologie noch gelegentlich aufgeklärt werden.
C. Röntgenbefunde: Anfänglich findet man keine oder eine nur angedeutete Trübung der befallenen Lungenanteile. Nach der typischen Manifestation bestehen deutliche Infiltrate oder eine lobäre Verschattung. Flüssigkeitsansammlungen im Sinus phrenicocostalis sprechen für eine pleurale Beteiligung (Pleuropneumonie). Während der Lö-

sung der Pneumonie können sich Aufhellungen darstellen, die Kavernen vortäuschen (Pseudokavernen).

Behandlung

Wie oben bereits erwähnt, sollten vor Beginn der Behandlung unbedingt Blutkulturen, Sputumausstriche, Sputumkulturen und Antibiogramme angelegt werden. Der Therapieplan und die Auswahl der Antibiotika richten sich nach Ausfall des Antibiogramms, Schwere der Erkrankung, Vorliegen ungünstiger prognostischer Zeichen und nach den Komplikationen.

A. Antibiotische Therapie: Das Mittel der Wahl ist hier das Penicillin G. Anfänglich wird die parenterale Applikation bevorzugt. In leichten Fällen gibt man 600 000 E alle 12 Std, bei schweren Fällen bis 10 Mill. E in 24 Std per infusionem. Erst wenn ein Erfolg deutlich wird, kann auf eine orale Therapie mit 400 000 E Penicillin G oder V alle 4–6 Std übergegangen werden. Zur Zeit sind noch alle Pneumokokkenstämme penicillinempfindlich. Einzelne Stämme sind jedoch resistent auf Tetracyclin, Erythromycin und Lincomycin. Diese Alternativen zu Penicillin (Versuch bei Patienten mit bekannter Penicillin-Allergie) können bei leichten Fällen insbesondere als orale Therapie eingesetzt werden. In schweren Fällen muß man Cephalotin (8–12,0 g i. v.) oder Cephaloridin (4,0 g i. m. oder i. v.) geben. Sulfonamide werden wegen ihrer langsameren Wirkung gegenüber Penicillin weniger bevorzugt. Trotzdem kann in einzelnen Fällen eine wenn auch nicht optimale Therapie mit Sulfisoxazoldiolamin oder Natriumsulfadiazin 4–6,0 g i. v. durchgeführt werden. Die bekannten Vorsichtsmaßnahmen bei der Sulfonamidtherapie sind zu beachten.

B. Allgemein unterstützende Maßnahmen:

1. Atmung und Sauerstoff: Die Luftwege müssen freigehalten werden. Wenn nötig, müssen eine Trachealabsaugung, eine Intubation oder eine Tracheotomie vorgenommen werden. Alle Patienten mit schwerer Pneumonie, Zyanose und deutlicher Dyspnoe benötigen Sauerstoff. Diese Therapie schützt außerdem vor dem Lungenödem. O_2 kann mittels Nasenkatheter, Gummimaske oder Sauerstoffzelt zugeführt werden. Während mit Sauerstoffzelt und Nasenkatheter nur Konzentrationen von 40–50% O_2 erreicht werden, erzielt man mit der Maske 95% O_2. Häufig jedoch werden die Masken wegen Husten und Auswurf schlecht toleriert. Der Sauerstoff muß angefeuchtet zugeführt werden, um die Schleimhäute nicht auszutrocknen.

2. Schock und Lungenödem: Das sind die häufigsten Todesursachen der Pneumonie. Die Herzinsuffizienz muß behandelt werden, häufig ist Digitalisierung nötig. Bezüglich der Schockbehandlung s. Kapitel 1.

3. Toxisches Delirium: Es tritt praktisch bei jeder schweren Pneumonie auf und ist besonders schwierig bei Äthylikern zu beherrschen. Es muß unbedingt unter Kontrolle gebracht werden, um Erschöpfung und Kreislaufversagen zu verhindern. Am besten gibt man Phenothiazin, Haldol® mit Akineton®, Distraneurin® (letzteres cave Atemdepression bei Anwendung der Infusionen) oder Paraldehyd 8–12 ml oral; Wiederholung bei Bedarf stündlich, eventuell auch 5 ml i. m., Wiederholung wenn nötig nach 30 min. Um Angst und Unruhe während des Tages zu unterdrücken, kann Phenobarbital 15–30 mg alle 4 Std gegeben werden. 0,1 g Phenobarbital verhilft zur nötigen Nachtruhe. Neben der Verabfolgung von Sedativa und Tranquilizern ist es nötig, das Sensorium des Kranken auf jede Veränderung hin zu überprüfen sowie nach den Zeichen eines Meningismus zu suchen, um eine beginnende Pneumokokkenmeningitis nicht zu übersehen.

4. Flüssigkeit: Patienten mit einer Pneumokokkenpneumonie schwitzen profus und verlieren dadurch viel Flüssigkeit und Elektrolyte. Flüssigkeitsbilanz bei einer Mindestharnmenge von 1500 ml und Elektrolytausgleich sind nötig.

5. Diät: Der dyspnoische inappetente Patient zieht anfänglich eine flüssige Kostform vor. Mit zunehmender Besserung wird eine normale Nahrungszusammensetzung toleriert. Bei langdauerndem Krankheitsverlauf mit Komplikationen ist eine hochkalorische, vitamin- und eiweißreiche Diät angezeigt.

6. Husten: Wenn der Husten Schlaf und Ruhe stört, muß er mit Codeinphosphat unterdrückt werden: 15–20 mg alle 3–4 Std subkutan oder oral. Es kann auch ein Elixier aus Terpinhydrat mit Kodein, ein Teelöffel alle 4 Std, verabfolgt werden. In schweren Fällen empfehlen sich auch Silomat® oder Dicodid® i. m. oder Paracodin® oral.

7. Pleurale Schmerzen: Bei leichten Schmerzen kann die entsprechende Stelle mit Äthylenchloridspray eine Minute lang besprüht werden. Anschließend kann entlang der Längsachse des Körpers eine Kältezone durch den Schmerzpunkt von ca. 2,5 cm gesprüht werden. Ferner kann man 15–30 mg Codeinphosphat verabfolgen. Bei starken Schmerzen kann man eine Serie von Procainhydrochlorid 0,5–1%-Injektionen in und um den Schmerzpunkt spritzen (Novocain®). Bei ganz starken Schmerzen muß auf Opiate übergegangen werden (Cave: Lähmung des Atemzentrums).

8. Abdominelle Symptome: Der Meteorismus entsteht durch Luftschlucken. Diese Aerophagie wird bei Pneumoniepatienten oft zum echten Problem. Man gibt Sauerstoffbeatmung in hohen (90–100%) Konzentrationen, da O_2 vom Darm sehr schnell resorbiert wird. Neostigminmethylsulfat 1:2000 1 ml s. c. (Prostigmin®) und die Einlage eines Darmrohres geben rasch Erleichterung. Der Magendilatation muß mit Einlage einer Magensonde und Absaugung begegnet werden.

9. Herzinsuffizienz: Insbesondere bei älteren Patienten oder solchen mit vorbestehenden Herzerkrankungen kann es durch die Pneumonie zu Dekompensationen kommen. Rasche Digitalisierung ist angezeigt.

10. Arrhythmie: Extrasystolen verlangen meist keine Therapie. Bei Vorhofflimmern und -flattern ist rasche Digitalisierung angezeigt, da beide zur Insuffizienz führen.

C. Beurteilung der Behandlung: Bei geeigneter Auswahl der Antibiotika muß in spätestens 48 Std eine deutliche Besserung sichtbar werden. Sollte dies nicht der Fall sein, müssen drei Möglichkeiten in Betracht gezogen werden:

1. Schwere Komplikationen in Form von Empyem, Lungenabszeß, Lungengangrän in Verbindung mit Bronchialobstruktion, Endokarditis, Meningitis.

2. Die Pneumonie ist nicht durch Pneumokokken, sondern einen anderen Keim, der auf die verwendeten Antibiotika resistent ist, verursacht.

3. Es kann sich um ein Drogenfieber oder eine Zweiterkrankung handeln.

Ein eventuell vorhandener Pleuraerguß muß sofort punktiert werden, um durch Ausstrich und Kultur das Vorliegen eines Empyems auszuschließen. Ein Empyem müßte drainiert werden, evtl. auch geschlossene Spülbehandlung täglich als Versuch.

Komplikationen

Bei der Pneumokokkenpneumonie muß mit folgenden Komplikationen gerechnet werden: steriler Pleuraerguß 4–8%, Empyem 0,5 bis 2%, Endokarditis und Meningitis 0,1–0,03%, Perikarditis 0,1%. Andere Komplikationen wie Pneumokokkenarthritis etc. sind selten. Vereinzelt kann es zu fibröser Organisation der entzündeten Lungenanteile anstatt zur Lösung der Pneumonitis kommen. Es resultiert dann meist Arbeitsunfähigkeit.

Prognose

Die unbehandelte Pneumokokkenpneumonie hat eine Mortalitätsrate von 20–40%, abhängig von folgenden prognostischen Zeichen: Alter über 45 Jahre, Zweiterkrankungen (Herzinsuffizienz, Leberzirrhose etc.), Schwangerschaft, Leukopenie, Bakteriämie, Proteinurie, Lungenödem und Schock. Mit einer frühzeitigen und ausreichenden Penicillinbehandlung liegt die Mortalität bei 5%. Tatsächlich aber liegt die Mortalität vorwiegend bei den Altersgruppen unter 2 Jahren und über 45 Jahren. Bei unbehandelten, unkomplizierten Fällen tritt die Lösung der Pneumonie durch die Krise (oder auch allmählich) nach 7–10 Tagen ein.

Prophylaxe

Ein polyvalenter Impfstoff, welcher die Polysaccharide von 14 Pneumokokkentypen, die am häufigsten die Infektion auslösen, enthält, ist z. B. in den USA erhältlich. Personen mit hohem Gesundheitsrisiko erhalten durch diesen Impfstoff ausgezeichneten Schutz: so z. B. Personen mit Sichelzellanämie; Kinder nach Splenektomie; Personen mit chronischen bronchopulmonalen, kardialen oder Nierenerkrankungen sowie ältere oder geschwächte Personen. Eine Einzeldosis von 0,5 ml wird i. m. gegeben; sie kann lokal Erythem, Schmerz oder Fieber auslösen. Der Impfstoff sollte nicht während der Schwangerschaft verabreicht werden; bei Kindern unter zwei Jahren kommt es bei Impfung nicht zur Bildung von Antikörpern. Es ist noch nicht geklärt, ob und wie oft die Impfung wiederholt werden soll.

Andere bakterielle Pneumonien

Zur Zeit ist bei 15% aller bakteriellen Pneumonien damit zu rechnen, daß sie nicht durch Pneumokokken verursacht sind. Die röntgenologischen und physikalischen Symptome sind jedoch ähnlich. Entscheidend für eine effektive Behandlung sind jedoch die Erkennung des Erregers mit Hilfe von Ausstrich, Kultur und die Empfindlichkeitstestung mit dem Antibiogramm.

Klebsiellen-Pneumonie

Die *Klebsiella pneumoniae Friedländer* kann man bei 5–20% aller Menschen in der normalen Bakterienflora des Respirationstraktes oder des Darmes finden. Die primär durch Klebsiella pneumoniae verursachte Pneumonie tritt vorwiegend bei Alkoholikern und Geschwächten sowie Unterernährten auf. Häufig tritt die Infektion als Superinfekt bei schwerkranken Patienten auf. Der Beginn ist meist plötzlich mit Schüttelfrost, Fieber, Zyanose, Dyspnoe und ausgeprägter Toxizität. Das Sputum ist häufig rot (Johannisbeergelee), mukös, zäh und schwierig abzuhusten. Physikalische Zeichen und Leukozytenzahlen wechseln. Die Erkrankung kann fulminant verlaufen und schnell letal enden. Bei subakuten Verläufen besteht eine Tendenz zu Nekrose und Abszeßbildung. Die Diagnose stützt sich auf den Nachweis des plumpen, von einer Kapsel umgebenen gramnegativen Doppelstäbchens im Ausstrich. Es kann mit Pneumokokken in schlecht gefärbten Ausstrichen verwechselt werden. Weiterhin können Klebsiellen in Blut- und Sputumkulturen nachgewiesen werden. Es muß sofort eine intensive Antibiotikatherapie eingesetzt werden: Kanamycin 0,5 g alle 4–8 Std (15 mg/kg/24 h), Cephalotin 6–10 g i. v., Gentamycin 80–160 mg i. v. Um Rückfälle zu vermeiden, muß die Therapie über 2 Wochen fortgesetzt werden. Die Allgemeintherapie entspricht der bei der normalen Pneumonie. Die Mortalitätsrate der unbehandelten Klebsiellenpneumonie liegt bei 80%. Trotz Einsatz einer adäquaten Therapie beträgt sie noch immer 40%.

Pneumonie durch Haemophilus influenzae

Es handelt sich um eine seltene Form einer primär bakteriellen Pneumonie beim Erwachsenen. Sie wurde bei Herzerkrankungen, chronischen Lungenerkrankungen und Hypogammaglobulinämien gefunden. Die Symptomatik entspricht den anderen bakteriellen Pneumonien. Das Sputum kann blutig sein. Die Deutung der gramgefärbten Ausstriche ist schwierig und kann zu falschen Ergebnissen führen. Die endgültige Diagnose wird durch Kulturen von Blut und Sputum gestellt. Die Therapie wird mit Ampicillin, 1–1,5 g oral alle 6 Std oder 150 mg/kg/24 h i. v., durchgeführt. Es kann auch 0,5 g Chloramphenicol alle 6 Std verabfolgt werden. Die Allgemeinmaßnahmen sind dieselben wie bei der Pneumokokkenpneumonie.

Pneumonie durch Pseudomonas aeruginosa, Proteus und Serratia

Pneumonien, die durch die genannten Erreger verursacht werden, findet man zunehmend bei geschwächten Personen mit Herz- und Lungenerkrankungen, Alkoholikern, als Superinfektion bei Patienten nach Inhalationstherapie, Trachealabsaugung, Tracheotomie oder antibiotischer Therapie. Häufige und wichtige ätiologische Faktoren sind kontaminierte medizinische Geräte. Oft findet sich ein früh auftretendes Delirium. Häufig sind Übergänge in Nekrose und multiple Lungenabszedierung. Die Mortalitätsrate ist hoch. Das Gentamycin (Refobacin®, Sulmycin®) scheint jedoch neue Möglichkeiten der Behandlung zu eröffnen: 3 mg/kg/24 h i.m. in 2 Tagesdosen aufgeteilt. Bei Nierenerkrankungen mit Retention harnpflichtiger Substanzen muß die Dosis reduziert werden, um oto- und nephrotoxischen Schäden vorzubeugen.

Streptokokkenpneumonie

Die durch hämolytische Streptokokken hervorgerufene Pneumonie begleitet oft Viruserkrankungen des Respirationstraktes, wie bei Influenza oder Masern. Die Kranken sind hochtoxisch und zyanotisch, häufig und frühzeitig tritt ein Pleuraerguß auf, der sich bei einem Drittel der Erkrankten in ein Empyem umwandelt. Die Diagnose stützt sich auf den Nachweis von Streptokokken im Sputumausstrich, in Blut und Sputumkulturen. Die Behandlung der Wahl ist Penicillin G in der oben angegebenen Dosierung (Pneumokokkenpneumonie).

Staphylokokkenpneumonie

Pneumonien durch *Staphylococcus aureus* treten bei Virusinfektionen der Atemwege (Influenza), geschwächten Personen, postoperativ, hospitalisierten Kindern, besonders nach antibiotischer Therapie, auf. Die Krankheit beginnt schleichend mit diskreten Symptomen wie Kopfschmerz und Husten. Später kommt es zu einem plötzlichen Umschlag, der Patient wird schwerkrank, es tritt hohes Fieber und Schüttelfrost auf, Husten mit eitrigem, blutdurchsetztem Sputum, Zyanose. Früh erscheinen ein Pleuraerguß, ein Empyem oder ein Pneumothorax. Röntgenbefunde mit Pneumothorax oder niveautragenden Kavernen sind immer auf eine Staphylokokkenpneumonie verdächtig. Die Diagnose stützt sich auf den Sputumausstrich mit massenhaft Leukozyten und grampositiven Kokken, wovon ein Teil intrazellulär liegt, weiter auf die Blut- und Sputumkultur (Staphylococcus aureus) sowie die Untersuchung evtl. vorhandener Pleuraergüsse. Das periphere Blutbild zeigt eine Leukozytose von über 20000 Zellen/mm³.

Die Initialtherapie besteht aus einer vollen Cephalosporindosis oder einem Penicillaseresistentem Penicillin. Folgende Dosierungen werden empfohlen: Cephalotin 8–14 g/24 h, Methicillin 8–16 g/24 h, beide Substanzen i. v. Gibt das Antibiogramm eine Empfindlichkeit auf Penicillin an, gibt man Penicillin G, 20–60 Mill. E. in 24 h im Tropf. Ein Empyem muß drainiert werden. Der Spontanpneumothorax muß intensiv behandelt werden. Die Prognose ist von der Grundkrankheit und der Sensibilität der Erreger abhängig.

Anaerobier-Pneumonie (Bacteroides-Pneumonie)

Dabei handelt es sich meist um Komplikationen bei chronisch Lungenkranken oder bei abdominellen Infektionen. Leitsymptom sind früh auftretende Pleuraergüsse und Empyeme, die subakut oder chronisch verlaufen. Es finden sich gramnegative pleomorphe Erreger. Die Drainage des Empyem, das meist einen üblen, fauligen Geruch aufweist, muß mit einer hochdosierten Penicillin- oder Tetracylinbehandlung kombiniert werden.

Pneumocystis Carinii-Pneumonie

Sie ist eine typische Frühgeborenen-Pneumonie (s. S. 688), die nur selten bei Patienten mit abgeschwächter Abwehr, Kindern bei Leukämien etc. auftritt. Die Diagnose wird aus Lungenbiopsien gestellt. Die typischen Zysten des Parasiten (Pneumocystis Carinii) finden sich in Tupfpräparaten, die nach Giemsa gefärbt werden. Das Mittel der Wahl ist Pentamidinisothionat (Lomidine, Specia) 4 mg/kg/24 h i. m. Alternativ kann Co-trimoxazol gegeben werden.

Melioidosis

Der Erreger *Pseudomonas pseudomallei* kommt in der Erde und im Wasser vieler subtropischer und tropischer Länder vor. Tiere und Menschen werden häufig auf dem Atemwege infiziert. Die meisten Infektionen sind subklinisch, aber manche führen zu rotzkrankheitsähnlichen Erscheinungen; andere verursachen eine Pneumonie, die von einer subakuten oder chronischen bis zur foudroyanten und schnell letalen Form reichen kann. Bei Personen, die an einer leichten oder subklinischen Pneumonie leiden, kann eine latente Infektion über Jahre hinweg anhalten und sogar durch Immunsuppression reaktiviert werden.

Die Diagnose beruht auf den bakteriologischen und serologischen Befunden, besonders bei der chronischen Form. Die Blutkulturen sind bei der in Südostasien angetroffenen Form positiv.

Der Erreger ist empfindlich gegenüber Tetrazyklinen, Chloramphenicol und Sulfonamiden. Diese Arzneimittel, einzeln oder in Kombination, müssen über einige Wochen hinweg verabreicht werden. Gelegentlich sind Lungenabszesse zu drainieren.

Präventive Maßnahmen sind nicht bekannt. Eine Übertragung der Krankheit von Mensch zu Mensch ist äußerst selten.

„Legionärs"-Krankheit

Diese Krankheitsbezeichnung ist für eine Form der Pneumonie verwandt worden, welche während eines Konvents der American Legion in Philadelphia 1976 aufgetreten war.

Die Krankheit tritt am häufigsten bei Personen im mittleren Lebensalter, bei Rauchern und Patienten mit Niereninsuffizienz oder solchen, welche eine Hämodialysebehandlung oder eine immunosuppressive Therapie erhalten, auf.

Es bestehen ein allgemeines Krankheitsgefühl, Myalgie, Kopfschmerz und Fieber über 1–2 Tage, dann hohes Fieber (40 °C) mit Schüttelfrost und nichtproduktivem Husten. Es können außerdem Bauchschmerzen, Durchfall und ein Delirium auftreten. Die körperliche Untersuchung und die Thoraxröntgenaufnahme zeigen einseitige oder beidseitige fleckige Lungenkonsolidierung. Pleurale Ergüsse kommen manchmal vor. Eine schwere Hypoxie kann außerdem vorhanden sein.

Es besteht eine mäßige Leukozytose (10 000–18 000/ml) mit einer Linksverschiebung. Die Leberfunktionsteste (SGOT/SGPT) können abnormal sein, und eine Hämaturie kann zusätzlich vorliegen. Die bakteriologische Untersuchung des Sputums,

des Blutes und der Pleuralflüssigkeit erbringen oft keine Bakterien als Pneumonieerreger.

Das ursächliche Agens ist ein gramnegatives Bakterium, welches auf Hühnereiembryo und auf kräftigem bakteriologischen Nährboden aus Lungengewebe und Pleuralflüssigkeit gezüchtet wurde. Aus diesem Organismus ist ein Antigen entwickelt worden, mit dessen Hilfe die Aufdeckung von Antikörpern mittels der indirekten Immunfluoreszenz möglich ist. Ein erhöhter Antikörpertiter ist der bestmögliche Nachweis für die Infektion. Der Erreger dringt wahrscheinlich über die Atemwege, vielleicht aus dem Staub, in den Körper ein. Er kann latent bleiben und durch Immunosuppression aktiviert werden. Eine Übertragung von Mensch zu Mensch konnte bisher nicht bewiesen werden.

Die Krankheit verschlimmert sich gewöhnlich für 4–7 Tage und bei jenen Patienten, die sich wieder erholen, kommt es ungefähr am 8. Tag zur Entfieberung (ohne vorherige Therapie). Die Letalitätsrate beträgt etwa 10–20% bei Patienten mit klinisch manifesten, unbehandelten Infektionen. Zum Tod kommt es entweder durch respiratorisches Versagen oder durch Schock.

Die gegenwärtig empfohlene Therapie, welche u. a. auf den Verlauf von klinischen Fällen basiert, besteht in der Verabreichung von Erythromycin (Erythrocin®), 0,5–1,0 g alle 6 Stunden i. v. oder per os über 2–3 Wochen. Die zusätzliche Gabe von Rifampicin (Rifa®, Rimactan®) 10–20 mg/kg/die peroral, erwies sich als hilfreich bei manchen Patienten, die auf eine ausschließliche Erythromycin-Behandlung wenig Besserung zeigten. Eine assistierte Beatmung und eine eventuelle Schockbehandlung sind wesentlich.

Mischformen bakterieller Pneumonien

(Hypostatische Pneumonie, terminale Pneumonie, Bronchopneumonie)

Diagnostische Merkmale

- Unterschiedlicher Beginn mit Fieber, Husten, Dyspnoe und Auswurf (grüngelbes purulentes Sputum mit Mischflora)
- Oft sind die Symptome durch die Primärerkrankung maskiert
- Leukozytose (fehlt bei alten und geschwächten Patienten)
- Im Thoraxröntgenbild ungleichmäßige Infiltrationen

Allgemeine Betrachtungen

In Kultur und Ausstrich findet sich eine Mischflora. Von keinem Erreger kann behauptet werden, daß er das auslösende Agens ist. Diese Pneumonieform erscheint oft als postoperative Komplikation, bei verschiedenen chronischen Erkrankungen (Herzerkrankungen, Karzinomen, Urämie) oder auch bei akuten Erkrankungen (Masern, Influenza). Häufig findet sich diese Komplikation auch bei Bronchiektasen und Emphysem. Besonders alte Menschen sind anfällig (terminale Pneumonie). Patienten, die mit Immunsuppressiva oder intermittierender Überdruckbeatmung behandelt werden müssen, sind besonders anfällig für Pneumonien, die durch gramnegative Stämme ausgelöst werden. Folgende Zeichen bei geschwächten, chronisch Kranken und alten Personen deuten auf eine Pneumonie:

1. Verschlimmerung des Hustens, Zunahme von Dyspnoe und Zyanose
2. subfebrile, unregelmäßige Temperaturen
3. purulentes Sputum
4. unregelmäßig verteilte basale Infiltrationen im Röntgenbild (eventuell in Verbindung mit schon vorbestandenen pulmonalen Veränderungen – Röntgenverlaufserie kontrollieren).

Klinische Befunde

A. Symptome: Die Krankheit beginnt meist schleichend mit subfebrilen Temperaturen, Husten und Auswurf. Die Dyspnoe nimmt zu, es kommt zur Zyanose. Die physikalischen Zeichen sind oft sehr vieldeutig und nicht abzugrenzen gegen andere chronische pulmonal oder kardial bedingte Erkrankungen. Auf der anderen Seite können alle oben bei der bakteriellen Pneumonie genannten Symptome gefunden werden.

B. Laborbefunde: Bei Auswurf von grünem oder gelbem Sputum sollte an eine komplizierende Pneumonie gedacht werden. Im Ausstrich und in der Kultur des Sputums findet sich eine Mischflora. Prädominierende Bakterienformen sind für die Therapie maßgebend. Bei alten und geschwächten Personen fehlt oft die Leukozytose.

C. Röntgenbefunde: Das p. a. Thoraxübersichtsbild zeigt unregelmäßig verteilte fleckige Infiltrationen in den posterioren und basalen Segmenten. Gelegentlich kommt es auch zu Abszedierungen. Um Verschattungen von vorbestehenden Erkrankungen der Lunge oder (und) des Herzens abzugrenzen, ist eine besonders subtile Diagnostik nötig (Rö-Verlaufserie anfordern).

Differentialdiagnose

In Betracht kommen Tbc, Karzinome, mykotische, bakterielle oder virusbedingte Infektionen (wovon einige wiederum sekundär sein können).

Behandlung

Wenn kein ätiologisches Agens nachgewiesen werden kann, müssen Breitspektrumantibiotika eingesetzt werden: Ampicillin (Binotal®) 1–1,5 g oder Tetracyclin 0,5 g alle 6 Std. Bei Überwiegen von Streptokokken hält man sich an die oben bei der Therapie der Pneumonie angegebenen Richtlinien.

Prognose

Diese ist von der Grundkrankheit und der prädominierenden Bakterienart abhängig.

Primär abszedierende Pneumonie

s. S. 688

Aspirationspneumonie

Dabei handelt es sich meist um eine besonders schwere Krankheit, gewöhnlich nach Aspiration von Mageninhalt (bei Störungen des Schluckaktes und Hustenreflexes in Narkose, postoperativ, ZNS-Erkrankungen, Koma etc.). Die ausgedehnten Lungenschädigungen entstehen durch das niedrige pH (unter 2,5) des Magensekretes. Klinisch imponiert das Bild wie eine Mischform aus Lungenödem und Bronchospasmus. Das Röntgenbild erinnert an Veränderungen bei Embolien, Atelektasen, Bronchopneumonie oder Herzinsuffizienz. Die Therapie entspricht der bei gemischtförmigen Pneumonien. Bei schweren Entzündungszeichen sind hohe Cortisondosen indiziert: 200 mg Hydrocortison i. m. eingangs und dann 50 mg alle 6 Std 2 Tage lang, dann 25 mg alle 6 Std über weitere 2 Tage. Die bronchoskopische Absaugung fördert meist nur kleine Mengen der aspirierten Flüssigkeit zu Tage. Eine assistierte Beatmung und eine vermehrte Sauerstoffzufuhr sind nützlich.

Primär atypische Pneumonie (Mykoplasmen-Pneumonie)

Diagnostische Merkmale

- Langsam zunehmender Husten mit wenig Auswurf und Fieber
- Nur diskrete physikalische Zeichen bei der Untersuchung
- Röntgenologische Verschattungen
- Leukozytenzahl normal oder niedrig

Allgemeine Betrachtungen

Als auslösendes Agens für das PAP-Syndrom kommen verschiedene Viren, Rikettsien, Chlamydien und Mykoplasmen in Betracht. Es muß differenziert werden von bakteriellen, tuberkulösen und neoplastischen Erkrankungen sowie von Pilzpneumonien. Das auslösende Agens sollte unbedingt bestimmt werden. Häufig finden sich Adenoviren (Typ 4, 7, 14), Influenzavirus, Q-Fieber, Coxiella burneti (Rickettsia burneti), Chlamydien der Psittakosegruppe, verschiedene Pilze, wie Kokzidioiden, Histoplasmen, Kryptokokken, schließlich Mycoplasma pneumoniae. Bei Kontakt mit Katzen, Ziegen oder Schafen kommt es zu Q-Fieber, bei Kontakt mit Vögeln zur Psittakose (Ornithose). Pilzinfektionen entstehen bei Kontamination mit Erde oder Staub, während Virus- und Mykoplasmenerkrankungen durch Tröpfcheninfektion weitergetragen werden. Nur 10–20% der Mykoplasmainfektionen führen zur pulmonalen Manifestation, alle anderen verlaufen asymptomatisch oder führen nur zu Erkrankungen des oberen Respirationstraktes. Die Mykoplasmapneumonie ist jedoch die häufigste Pneumonieform bei sonst gesunden jungen Erwachsenen.

Klinische Befunde

A. Symptome: Sowohl bei den spontanen als auch experimentellen Formen finden sich stark divergierende klinische Symptome. Die Zeichen können so banal wie bei einer Erkältung sein, gelegentlich als schwere Formen auftretende Erkrankungen können auch letal enden. Meist entspricht der Beginn einer leichten Erkältung, zieht sich mit trockenem Husten in die Länge. Dann steigt das Fieber, dazu kommen Heiserkeit und Kopf- und Gliederschmerzen, häufig wird über eine extreme Müdigkeit geklagt. Pleurale Ergüsse oder Schmerzen sind dagegen selten. Im Gegensatz zu den röntgenologischen Befunden sind die physikalischen Zeichen bescheiden oder fehlen ganz. Man kann über den befallenen Gebieten abgeschwächtes Atmen oder auch Rasselgeräusche hören.

B. Laborbefunde: Das Sputum ist spärlich, selten blutig tingiert. Im Ausstrich fällt der Mangel an Bakterien auf. In der Kultur findet sich nur die übliche Mundflora. Die Leukozytenzahlen sind normal, leicht oder gar stark vermindert. Erst in späteren Krankheitsstadien kann eine leichte Leukozytose gefunden werden. Die Kälteagglutinine werden ab der 2. Krankheitswoche in ca. 50% der Fälle positiv. Um von Signifikanz sprechen zu können, muß der Titer auf mehr als 1:10 während der 2. Krankheitswoche ansteigen. Man kann dann auch gegen Mykoplasmen gerichtete Antikörper nachweisen. Das Mycoplasma pneumoniae (aus Sputumproben) wächst auf speziellen Nährboden.

C. Röntgenbefunde: Anfänglich finden sich parahiläre streifige Infiltrationen, die sich später auf die mittleren und basalen Anteile beider Lungen ausdehnen. Manchmal werden Intialbefunde übersehen, ab der 3. Krankheitswoche sind sie jedoch massiv. Da die Form der Verschattungen stark variiert, ist keine bestimmte Anordnung pathognomonisch.

Differentialdiagnose

Eine Mykoplasmen-Pneumonie kann anderen, nicht bakteriellen Pneumonien ähneln, einschließlich jenen, die durch Chlamydia psittaci, Coxiella burnetii (Q-Fieber), Adenoviren oder Influenzaviren hervorgerufen werden. Andere Ursachen von Lungeninfiltraten müssen ebenfalls in Betracht gezogen werden, einschließlich Mikrobakterien, Pilze oder Infarkte und Neoplasmen. Die Mykoplasmeninfektion kann auch vielen anderen Typen der Virus- und Atemwegserkrankungen ähneln.

Verlauf

Der Verlauf ist ganz variabel. Fieber und Husten können über drei Tage bis zu vier oder sechs Wochen bestehen. Eine langsame Erholung ist die Regel. Radiologisch nachweisbare Befunde lösen sich langsam auf; sie rezidivieren gelegentlich, Todesfälle sind aber selten.

Selten kommt es auch zur intravaskulären Hämolyse bei hohen Kälteagglutinin-Titern.

Komplikationen

Nur in 5% der Fälle entstehen sterile Pleuraergüsse. Manchmal kommt es auch zu Atelektasen, Pneumothorax, Perikarditis, Myokarditis, sekundären bakteriellen Pneumonien oder hämolytischen Anämien. Als Spätkomplikationen sah man Bronchiektasen.

Behandlung

Die Allgemeinbehandlung entspricht der Pneumokokkenpneumonie. In leichten Fällen der Mykoplasmapneumonie brauchen keine Antibiotika eingesetzt zu werden. Schwere Fälle erfordern Erythromycin (0,5 g oral alle 4–6 Std) oder Tetracyclin in der selben Dosierung. Die Mortalität auch unbehandelter Fälle ist niedrig. Das Fieber geht gewöhnlich innerhalb von 10 Tagen zurück, die röntgenologischen Veränderungen sind länger nachweisbar.

Lipoidpneumonie

Durch die Aspiration öliger Medikamente (Nasentropfen) kann es zu einer Lipoidpneumonie kommen. Histologisch finden sich neben einer Lungenfibrose Makrophagen, die Öltröpfchen phagozytiert haben. Die Symptomatik variiert stark: Es gibt Formen mit hohem Fieber, Husten mit Auswurf wie bei akuter Pneumonie oder Verlaufsformen mehr chronischer Art mit Nachtschweiß und Gewichtsverlust. Im Röntgenbild fehlen oft alle Symptome, gelegentlich finden sich streifige Veränderungen. Die physikalischen Zeichen sind nicht typisch und variieren stark. Bei akuter Symptomatik findet sich manchmal auch eine Leukozytose. Die gezielte Untersuchung auf ölbeladenen Makrophagen sichert bei entsprechender Anamnese (Verwendung öliger Nasensalben, Nasentropfen, Mineralöl etc.) die Diagnose. Röntgenologisch finden sich, wie oben bereits beschrieben, gelegentlich auch peribronchiale, lobäre oder zerstreutherdige Verschattungen. Auch zentrale Aufhellungen wurden beschrieben. Die Behandlung ist unspezifisch. Die Benutzung von Nasentropfen etc. muß untersagt werden. Bei Befolgung dieser Richtlinien kommt es zu keiner Progression, die Prognose ist gut. Isoliert befallene Lungenanteile können auch reseziert werden.

Pneumonien durch spezifische Viren, Rickettsien, Chlamydien

Die wichtigsten spezifischen Virus-, Rickettsien- und Chlamydien-(Betsoniae-)-Infektionen einschließlich Influenza, Q-Fieber, Rocky-Mountain spotted-Fieber, Psittakose (Ornithose) und Typhus führen zu Pneumonien. Auch die akuten, virusbedingten Exantheme (Pocken, Varizellen, Röteln, Masern) sind oft von Pneumonien begleitet. Diese Pneumonien sind nicht von primär atypischen Pneumonien durch physikalische und Röntgenuntersuchungen zu trennen. Die Diagnose stützt sich auf die Beobachtung des Krankheitsverlaufes, die extrapulmonalen Zeichen (Exanthem etc.), Exposition (Papagei, Zecken), epidemiologische Informationen und den Anstieg des Antikörpertiters. Die Behandlung ist symptomatisch. Die antibiotische Behandlung der Chlamydienerkrankungen wird in Kapitel 23 besprochen. Die Rickettsienerkrankungen sind bei den Rickettsiosen abgehandelt. (s. Kap. 22).

Das eosinophile Lungeninfiltrat (Pie-Syndrom)

Dieses relativ seltene Krankheitsbild ist durch wandernde, multiple Lungeninfiltrate, eine Eosinophilie bis zu 80% im peripheren Blut und eine variable Symptomatik gekennzeichnet. Man glaubt, daß es sich dabei um eine allergische Reaktion auf verschiedene Noxen handelt (Tbc, Bruzellose, Kokzidioidomykose, Amöbenruhr, Trichinose, Leberegel, Kollagenosen). Die Behandlung ist weitgehend symptomatisch. Therapie und Prognose hängen von der Primärerkrankung ab. Zusätzliche Cortisontherapie bzw. Behandlung mit Anthelmintika bringen oft die entscheidende Wendung (Cave: Abschirmung gegen Erreger der Grundkrankheit unbedingt erforderlich). Fungistatika sind unwirksam.

Lungentuberkulose

(Meldepflichtig an das zuständige Gesundheitsamt der Wohngemeinde ist der Verdacht einer Erkrankung, die Erkrankung und der Todesfall. Gesetzlich vorgeschrieben ist weiterhin eine Meldung an den zuständigen Gewerbearzt oder die zuständige Berufsgenossenschaft, wenn der Verdacht besteht, daß die Tuberkulose eine Berufserkrankung sein könnte – Ziffer 37 –).

Diagnostische Merkmale
- Die Beschwerden sind oft gering: Müdigkeit, Abgeschlagenheit, Krankheitsgefühl, Inappetenz, leichter Gewichtsverlust, Husten, Hämoptysen, apikale Rasselgeräusche, abendliche Temperaturerhöhungen, Nachtschweiß
- Oft fehlt eine spezifische Symptomatik
- Positiver Tuberkulin-Hauttest, wichtig ist der Wechsel von bisher negativ auf positiv (Konversion)
- Apikale oder subapikale Infiltrate mit oder ohne Kavernen, Tuberkelbakterien im Sputum, Magennüchternsekret oder im Kehlkopfabstrich

Allgemeine Betrachtungen
Die Lungentuberkulose ist eine spezifische Lungenerkrankung, die durch Infektion mit einem säurefesten Stäbchen, dem *Mycobacterium tuberculosis*, entsteht und durch Knötchenbildung im Gewebe histologisch charakterisiert ist. Die „Primär"-Infektion der Kinder, eine sich meist von selbst konsolidierende Erkrankung, entgeht oft der klinischen Entdeckung. Die fortschreitende, endogene Reinfektionsform wird meist bei jungen Erwachsenen (selten vor der Pubertät) entdeckt. Unterernährung, Alkoholismus, Diabetes, Silikose und eine Langzeittherapie mit Cortison verschlechtern die Prognose.

Klinische Befunde
A. Symptome: Der röntgenologische Befund ist meist viel ausgedehnter, als es die klinische Symptomatik vermuten läßt. Man kann im allgemeinen

erwarten, daß eine Tbc aktiv ist, wenn allgemeine und pulmonale Symptome vorhanden sind und entsprechende Röntgenveränderungen zur Darstellung kommen. Das Fehlen von Krankheitserscheinungen schließt jedoch eine Aktivität des Prozesses nicht aus. Besonders bei der kindlichen Primärinfektion fehlen meist jegliche Symptome. Minimalläsionen bei Erwachsenen werden oft bei Röntgenreihenuntersuchungen gefunden.

Sonst finden sich als Symptome Unbehagen, leichte Erschöpfbarkeit, Anorexie und Gewichtsverlust. Es werden subfebrile Nachmittags- und Belastungstemperaturen gemessen. Hohes Fieber findet sich nur bei disseminierten und pneumonischen Formen. Der Husten kann trocken oder produktiv sein. Hämoptysen finden sich in 10–20% der Fälle. Bei Bronchialschleimhauttuberkulosen kommt es zu trockenen Rasselgeräuschen und starkem Husten. Nicht selten wird in der Vorgeschichte über Grippe oder Raucherhusten berichtet. Bei Befall der Pleura kommt es zu atemabhängigen Thoraxschmerzen und Dyspnoe. Gelegentlich finden sich auch irreführende Symptome („Masken der Tuberkulose") wie die einer Zystitis, Epidydimitis, Magenschmerzen, Tenesmen, Osteomyelitis der Wirbelsäule, Meningitis oder Addisonismus. Dann müssen jedoch unbedingt extrapulmonale Tuberkuloseformen ausgeschlossen werden.

Das Fehlen physikalischer Zeichen ist fast ein Leitsymptom der Tuberkulose („bei der Tuberkulose sieht man viel und hört nichts, bei Bronchiektasen hört man viel und sieht nichts!"). Man kann jedoch Rasselgeräusche und Bronchialatmen über den befallenen Lungenanteilen hören. Durch Anhustenlassen werden Rasselgeräusche provoziert. Bei fortgeschrittenen Erkrankungsformen kommt es zu Deformierungen der Brustwand, der Wirbelsäule, Verziehungen der Trachea und Einziehungen der Supraklavikulargruben. Die sogenannten Kavernenzeichen, wie Knacken, amphorisches Atmen, sign de sou etc. sind sehr unsicher. Die Manifestation röntgenologischer Veränderungen in den Unterfeldern spricht eher gegen eine tuberkulöse Ätiologie. Sehr schwierig ist die Klärung der Ätiologie einer Pleuritis exsudativa insbesondere bei jüngeren Personen. Heiserkeit und andere Kehlkopfveränderungen mahnen zu besonderer Vorsicht, sie erfordern eine indirekte Laryngoskopie zum Ausschluß einer Kehlkopftuberkulose.

B. Laborbefunde:

1. Tuberkulin-Haut-Teste: Die verschiedenen Tuberkulinteste beruhen auf der Überempfindlichkeit der Haut auf ein spezifisches bakterielles Protein, das aus Kulturmedien von Mycobacterium tuberculosis gewonnen wird. Es kann auf verschiedene Arten verabfolgt werden: bei Kindern (Schul-Reihenuntersuchungen) Moro-Salbe, Pflaster (weniger zu empfehlen). Als positiv gilt die Reaktion,

wenn an dieser Stelle am 3. Tage mehrere gerötete Knötchen nachweisbar sind.

Bei Erwachsenen wird die intrakutane Applikation von gereinigtem Alttuberkulin (GT) in steigenden Konzentrationen empfohlen: man beginnt bei Vorliegen verdächtiger Lungenveränderungen mit der Verdünnung 1:100000, sonst mit 1:10000. Die Einspritzung erfolgt auf der Volarseite, bei Kindern auf der Dorsalseite (geringere Sensibilität) des Unterarms (manche Autoren empfehlen auch den Intraskapular-Raum am Rücken), distal wird eine Quaddel mit 0,1 reinem Lösungsmittel gesetzt, proximal davon 0,1 ml der gewählten Tuberkulin-Verdünnung. Ablesungen können nach 24 Std und Nachkontrollen bis zu 5 Tagen erfolgen. Es soll ein Knötchen bzw. ein roter Hof von mindestens 5 mm ∅ nachweisbar werden, um von einer positiven Reaktion sprechen zu können; bei Kindern gilt der Reaktionsausfall am 3. Tage (48–72 Std) nach der Testanlegung als verbindlicher Zeitpunkt. Cortison und einzelne andere Substanzen können einen negativen Ausfall der Tuberkulinprobe bedingen. In jüngerer Zeit setzen sich industriell gefertigte kleine Stempel durch, deren Spitzen mit Tuberkulin getränkt sind. Sie werden unter leichtem Druck auf die gereinigte Haut aufgedrückt. Der Tine®-Test entspricht ungefähr einer GT-Stärke von 1:2500, der Tubergen®-Test einer solchen von ca. 1:10000. Spätreaktionen bis zu 5 Tagen sind beschrieben worden.

Auswertung: a) Positive Tuberkulinreaktion: Ein roter Hof oder ein Knötchen von mindestens 5 mm ∅ sprechen für eine frische oder früher durchgemachte spezifische Infektion. Die Hautteste werden erst 2–8 Wochen nach einer spezifischen Infektion positiv. Man spricht von Tuberkulinkataster und meint damit die Anzahl der positiven Reagenten eines bestimmten Kollektivs. Bei der städtischen Bevölkerung rechnet man bei den Erwachsenen mit einer überwiegenden Anzahl von positiven Reagenten, bei Schulkindern nur noch mit ca. 10%.*

b) Negative Tuberkulinreaktion: Eine negative Tuberkulinreaktion schließt mit großer Wahrscheinlichkeit die tuberkulöse Genese einer Lungenerkrankung aus. Allerdings fällt die intrakutane Reaktion in der **ant**allergischen Phase (erste 4 bis 5 Wochen nach einer Infektion einschließlich eventueller BCG-Impfung) noch negativ aus. Die Anergie ist ein sehr seltenes Ereignis bei massivsten Erkrankungen (Typhobacillose Landouzy), exanthematischen Erkrankungen, ACTH- oder Cortisonbehandlung. Es ist auch an das Vorliegen eines M. Boeck zu denken (s. dort). Weiterhin gibt es unwirksame Tuberkulin-Chargen.

---

* Falsch positive Reaktionen können als Ergebnis einer Kreuz-Sensibilität auf atypische Mykobakterien auftreten.

c) Tuberkulin-Konversion: Als besonders wichtiges Symptom gilt die Tuberkulin-Konversion von negativ auf positiv. Dies wird man bei besonders exponierten Personen, die öfters getestet werden, entdecken (Ärzte, Schwestern, andere Krankenhausbedienstete mit Patientenkontakt).

2. *Bakteriologische Untersuchungen:* Zu den sicheren Zeichen für das Vorliegen einer Tuberkulose gehört der Nachweis von Mycobacterium tuberculosis in Sekreten, Ausscheidungen oder Geweben (Sputum, Eiter, Kehlkopfabstrich, Magennüchternsekret, Urin, Stuhl, Liquor, Gewebe aus exzidierten Lymphknoten, etc).

a) Sputum: Das Sputum gilt als positiv, wenn von einem geübten Untersucher Tuberkelbakterien nachgewiesen werden. Vor dem Beginn einer Chemotherapie müssen Kulturen und in seltenen Fällen auch Tierversuche angelegt werden. Tierversuche bedeuten einen erheblichen Kostenmehraufwand, daher beschränke man sich auf derartige Untersuchungen bei Verdacht auf Nierentuberkulose (Urin), Meningitis tb. (Liquor) etc. Auch sollten Resistenzbestimmungen durchgeführt werden, insbesondere dann, wenn bereits früher eine Chemotherapie durchgeführt wurde. Trotzdem muß mit einer Chemotherapie vor Eintreffen der Ergebnisse begonnen werden, da diese bis zu 10 Wochen auf sich warten lassen. Dabei muß man auf die anamnestisch erfragten Tuberkulostatika verzichten. Verwirrung gibt es gelegentlich durch seltene atypisch säurefeste Stäbchen. Durch neuere bakteriologische Methoden sind Unterscheidungen möglich. Bestehen berechtigte Zweifel an der Pathogenität, sollten Tierversuche durchgeführt werden.

b) Magennüchternsekret: Der Direktausstrich ist wegen zahlreich vorkommender apathogener säurefester Stäbchen im Magensaft nicht empfehlenswert. Hier sollten Kultur und Tierversuch angewendet werden. Bei primärer aktiver Tbc werden in 20–30% positive Ergebnisse erzielt.

c) Sputumprovokation: Haben Patienten keinen Auswurf, gelingt es manchmal durch provokatorische Maßnahmen mTb nachzuweisen. Bewährt haben sich die Anwendung von Expektorantien, physiolog. Kochsalzinhalationen und direkte oder indirekte Bronchiallavagen mit dem Huzly-Sauger oder einem Metraskatheter.

3. *Lymphknotenbiopsie:* Sehr sorgfältig muß nach vergrößerten supraklavikulären und präskalenischen Lymphknoten gesucht werden. Durch Exzision gelingt eine einfache Diagnostik (Biopsie) der zugrundeliegenden Erkrankung. Exzidierte Lymphknotenanteile sollten nicht nur histologisch, sondern auch durch Kultur und Tierversuch auf mTb untersucht werden.

C. Röntgenbefunde: Das Thorax-Röntgenbild deckt die meisten Veränderungen auf. Es ist somit die wichtigste Methode zur Entdeckung einer Lungentuberkulose. Fehler entstehen lediglich, wenn die Veränderungen hinter Rippen, Klavikula, Herz- oder Gefäßstrukturen verborgen liegen. Auch differentialdiagnostische Schwierigkeiten müssen durch andere Untersuchungen gelöst werden. Das übliche Bild der Primärtuberkulose besteht aus Primärkomplex mit peripherem Lungenherd und zugehörigem Hiluslymphom. Beides verkalkt oft. Viele PK sind jedoch röntgenologisch nicht faßbar (nur durch Tuberkulinkonversion gesichert). Möglicherweise handelt es sich um Darm-PK. Sehr große Lymphone sind bei Erwachsenen ungewöhnlich. Röntgenologisch können Primär- und Reinfektionsstadien oft nicht differenziert werden.

Das übliche Bild der Erwachsenentuberkulose besteht in apikalen und subapikalen Infiltraten (Ranke III, Postprimärtuberkulose, Reinfektion). Gelegentlich gelingt es mit Aufnahmen in Kreuzhohlstellung Läsionen darzustellen, die sonst nicht erkennbar sind. Kavernen sprechen meist für eine aktive Tuberkulose, oft sind jedoch Schichtaufnahmen zur Verifizierung nötig. Fibrotische Tbc-Formen (Zirrhose) zeigen streifige und strängige scharf begrenzte Veränderungen. Der Arzt soll sich aber nicht zu früh zur Diagnose einer „Inaktivität" verführen lassen. Solitäre Rundherde, miliare Formen und lobare Infiltrationen (käsige Pneumonie) bereiten differentialdiagnostisch Schwierigkeiten. Auch die Pleuritis sicca und exsudativa hat keine röntg. Zeichen, die sie von anderen Formen unterscheiden läßt. Unterfeldtuberkulosen sind selten (3%) ohne Befall der Lungenspitzen. Die Bronchustuberkulose kann zur Obstruktion und damit zu Bronchiektasen führen, welche die entsprechenden Rö.-Befunde (siehe dort) ergeben. Entscheidend für den Verlauf einer Tbc sind Röntgenverlaufserien: Aktivität und Therapie können oft nur durch sie entschieden werden.

Differentialdiagnose

Die Lungentuberkulose kann nahezu jede andere Lungenkrankheit nachahmen. Folgende Erkrankungen müssen in Erwägung gezogen werden: bakterielle und virusbedingte Pneumonie, Lungenabszeß, Mykosen, Bronchialkarzinom, Sarkoidose, Pneumokoniose, atypische, nichttuberkulöse Mykobakterieninfektion (s. unten). Beweisend sind der Nachweis von Tb in Kultur und Tierversuch. Wird ein Karzinom vermutet, muß die histologische Abklärung erzwungen werden, sei es durch Bronchoskopie, Mediastinoskopie, Thorakoskopie, präskalenische Biopsie, transthorakale Nadelbiopsie etc. Man soll bei dringendem Verdacht das Ergebnis von Kultur und Tierversuch (3 Monate Dauer!) nicht abwarten. Ein negativer Tuberkulinhauttest hat ein geringeres Gewicht, erlaubt jedoch den Ausschluß einer Tuberkulose.

Vorbeugung

A. Isolationsmaßnahmen (gesetzliche Bestimmungen bei der zuständigen Gesundheitsamt-Tbc-Fürsorge anfordern): Personen, die mit bekannten Ausscheidern in Kontakt kommen (Pflegepersonal, Ärzte, Familienangehörige) müssen sich durch Gesichtsmasken, Schutzkleidung und sorgfältige Händedesinfektion (mit für mTb wirksamen Desinfektionsmitteln!) nach jeder Kontamination mit infektiösem Material, dem Patienten oder Wäsche, Kleidung, Gebrauchsgegenständen und Ausscheidungen schützen. Das Pflegepersonal muß Tuberkulinpositiv reagieren oder BCG geimpft werden (siehe entsprechende Richtlinien der Gesundheitsämter). Ein bestimmtes Lebensalter zum Eintritt auf eine Infektionsstation ist nötig, Schwangere ab dem 3. Monat müssen versetzt werden etc. Jährliche Thoraxröntgenkontrollen sind erforderlich.

B. Kontrolle von Kontaktpersonen: Wird eine Person mit einer offenen Tbc entdeckt, müssen alle Kontaktpersonen (Familie, Schule, Arbeitskollegen etc.) sofort und nochmals nach spätestens 3 Monaten durch Thoraxröntgen und Hauttest überprüft werden. Tuberkulin-positive Personen sollten 2 Jahre lang halbjährlich geröntgt werden.

C. BCG-Impfung: Es ist allgemein anerkannt, daß die BCG-Impfung einen gewissen Schutz vor schweren und generalisierten Tuberkuloseformen bietet. Einige Faktoren mindern jedoch ihren Wert. Insbesondere angelsächsische Autoren stehen der BCG-Impfung nicht so positiv gegenüber wie die europäischen. Als Negativa werden angeführt: in den meisten Ländern der Erde ist das Risiko der Entwicklung einer Tbc unter den Tuberkulin-negativen Personen gering – dem Arzt wird die Möglichkeit der Auswertung einer Tuberkulinkonversion genommen, – in vielen Teilen der Welt ist es schwierig (nicht in Deutschland!), effektive BCG-Vakzine zu erhalten und zu testen. Aus all diesen Gründen werden BCG-Impfungen in angelsächsischen Ländern nur bei exponierten Personen und bei Bevölkerungsgruppen, die röntgenologisch nicht überwacht werden können, empfohlen.*

D. Behandlung von Tuberkulin-Reaktoren: (ohne andere Krankheitserscheinungen). Die meisten Fachleute empfehlen eine einjährige INH-Therapie aller Personen, die von einer offen tuberkulösen Person infiziert wurden und Tuberkulinpositiv sind, insbesondere konvertiert sind. Auch alle Kinder, Jugendliche und junge Erwachsene mit einem kräftig positiven Tuberkulin-Hauttest (bei 1:100000 oder 10 mm ∅ bei 1:10000) sollten prophylaktisch ein Jahr behandelt werden. Die Dosis

sollte 5 mg/kg/die, bei jungen Kindern 8 mg/kg/die INH betragen. Eine Einschränkung der Arbeitstätigkeit ist nicht nötig. Dabei darf aber das Lungenbild keine Veränderungen zeigen. Die Thoraxkontrolle sollte nach 3, nach 9 Monaten und dann jährlich durchgeführt werden.

Behandlung

A. Ruhe: Wenn eine aktive Tuberkulose vorliegt, müssen Bettruhe, psychische Entspannung, in einer sorgenfreien, komfortablen Umgebung, sei es zu Hause oder noch besser in einem Krankenhaus oder Sanatorium angestrebt werden. (Bei häuslicher Asylierung müssen die einschlägigen Bestimmungen und die Zustimmung des zuständigen Gesundheitsamtes eingehalten werden). Wenn auch die Chemotherapie die Zeit der absoluten Bettruhe verkürzt hat, ist sie trotzdem nach wie vor eine wichtige Behandlungsmaßnahme. Fehlen Aktivitätszeichen oder haben sie sich zurückgebildet, kann auf eine ambulante Behandlung mit leichter Aktivierung des Patienten übergegangen werden. Die meisten Fachärzte empfehlen eine Hospitalisierung des Patienten für die Zeit der Aktivität des Lungenprozesses. Bei Patienten mit Frühstadien, geringer Symptomatik und guten häuslichen Verhältnissen sind meist 6–8 Wochen Krankenhausbehandlung zur Einleitung eines Therapieprogrammes und zum Ausschluß einer Infektionsgefährdung (Zeit bis zum Eintreffen der Kulturergebnisse!) genügend. Bei Patienten mit fortgeschritteneren Erkrankungen sind je nach Einzelfall Behandlungen über 4–6 Monate oder länger erforderlich, bevor sie in ambulante Weiterbehandlung entlassen werden können. Verlängerter Krankenhausaufenthalt wird nötig bei: 1. ausgedehnten Erkrankungen; 2. mangelhaftem Ansprechen auf die Therapie; 3. schlechten häuslichen Verhältnissen; 4. asozialem Verhalten oder mangelndem Verständnis für die Erkrankung: Alkoholismus etc.; 5. Zweiterkrankungen mit Einfluß auf die Tbc, wie Diabetes mellitus, Silikose etc. Gelegentlich kann auch umgekehrt eine häusliche Behandlung von Vorteil sein, wenn es aus psychischen, wirtschaftlichen oder sozialen Gründen erforderlich erscheint. Es müssen jedoch die Sicherheit vor Infektionen der anderen Familienmitglieder, ungestörte Liegezeiten, kontrollierte Einnahme der Medikamente und genügende medizinische Überwachung gewährleistet sein.

B. Chemotherapie: Die Chemotherapie gehört zu den wichtigsten Maßnahmen bei der Behandlung der Lungentuberkulose. Sie ist am wirkungsvollsten, wenn sie in ein wohldurchdachtes Programm von Bettruhe und eventuell nötigen operativen Maßnahmen eingebaut wird. Im allgemeinen ist die Einleitung einer ambulanten Betreuung und die Rückkehr zu körperlicher Aktivität unter Chemotherapie früher möglich.

---

* Inzwischen sind auch in Mitteleuropa verstärkte Impfreaktionen Neugeborener festgestellt worden, so daß eine besonders strenge Überwachung der Impflinge erforderlich ist.

Die tuberkulostatischen Medikamente werden mit Ausnahme der präventiven Therapie in der angeführten Kombination und nie als Monotherapie empfohlen. Die meisten Autoren empfehlen die Chemotherapie mindestens 12 Monate länger, als Aktivitätszeichen nachweisbar sind, durchzuführen (d. h. stabile Röntgenveränderungen, keine Kavernen, mTb-Kulturen negativ, und das alles bereits 6 Monate lang). Die wichtigsten und effektivsten Medikamente sind zur Zeit INH, SM, PAS, Ethambutol und Rifampicin (I. Ordnung). Prinzipiell soll bei manifesten offenen Tuberkulosen eine Kombinationstherapie von 3, zumindest aber bei geschlossenen Formen von 2 Tuberkulostatika, getrieben werden (s. Empfehlungen des Zentralkomitees zur Bekämpfung der Tbc). Bei schwerkranken Patienten empfiehlt sich eine Dreierkombination, bei mehr chronischen Formen eine Zweierkombination. Im allgemeinen sollte mit der Verwendung von Streptomycin gespart werden, einerseits um es für die Zeit evtl. nötiger operativer Maßnahmen noch vor Eintritt einer Resistenzbildung zur Verfügung zu haben, andrerseits um irreversiblen Hörschäden vorzubeugen. Vor Behandlungsbeginn sind unbedingt Resistenzbestimmungen anzulegen, um nach Eintreffen der Ergebnisse nach 4–6 Wochen eventuell die Chemotherapie zu modifizieren.

1. Isonicotinsäurehydrazid (INH): Es ist nach wie vor eines der wirkungsvollsten Medikamente. Die Wirkung schwindet jedoch, besonders wenn es als Monotherapie gegeben wird, mit der Entwicklung der Resistenz. Es sollte zumindest mit einem der anderen angegebenen Medikamente in Kombination gegeben werden (s. unten). INH ist bei jeder Form einer Tuberkulose einschließlich der kindlichen Primärform indiziert. Ebenso wertvoll ist es bei der Behandlung der Miliartuberkulose, der spez. Meningitis sowie der extrapulmonalen Tbc-Formen. Die Nebenwirkungen sind gering und selten, wenn die Dosierung von 10 mg/kg/die eingehalten wird. An Nebenwirkungen sind Exantheme, Fieberreaktionen, Polyneuritiden und selten ZNS-Veränderungen (in Form von Psychosen) beschrieben worden. Es scheint, daß die letztgenannten Erscheinungen durch eine Erschöpfung von Pyridoxin entstehen. Es sollten daher 25–50 mg/die Pyridoxin verabfolgt werden.

2. Streptomycinsulfat (SM): Die Indikationen zum Einsatz von SM entsprechen denen des INH. Es muß jedoch eingeschränkt werden, daß seine Wirkung bei fortgeschrittenen Tuberkulosen weniger erfolgreich ist. Ebenso wie INH sollte es nie allein, sondern immer in Kombination verabfolgt werden. SM kann Schädigungen des 8. Hirnnerven verursachen (Schwindel, Schwerhörigkeit bis irreversible Taubheit) insbesondere wenn es über längere Zeit täglich gegeben wird (über 30 g insgesamt steigt das Risiko). Der Gehörschaden wird irreversibel, wenn die Applikation von SM fortgesetzt wird (audiometrische Kontrollen vor, während und nach SM-Therapie sind verpflichtend). Die toxischen Reaktionen von SM können vermindert werden, wenn es nur 2 oder 3 × wöchentlich je 1,0 g verabfolgt wird (z. B. Mo-Mi-Fr). Diese Verabfolgung ist mit Ausnahme von schweren Tuberkuloseformen sehr gut wirksam. Gelegentlich kann ein generalisiertes Ekzem zum Therapieabbruch zwingen. Oft werden periorale Parästhesien angegeben, die jedoch vernachlässigt werden können.

3. Paraaminosalicylsäure (PAS) und sein Na- oder Ca-Salz: Dieses Medikament hat nur eine geringe tuberkulostatische Wirkung, kann aber in Kombination mit SM und INH Resistenzbildungen verzögern. Häufig finden sich jedoch Magen-Darm-Unverträglichkeiten mit Erbrechen und Diarrhoen. Selten kommt es zu Fieberreaktionen, generalisierten Ekzemen und ganz selten zu Leberschäden. Manchmal gelingt es jedoch, über diese Schwierigkeiten mit der Verabfolgung einer anderen PAS-Form hinwegzukommen. Oft genügt es auch, für einige Tage die PAS-Medikation auszusetzen und dann langsam einschleichend wieder auf die therapeutische Dosis zu erhöhen. Bei anhaltenden Fieberzacken, Ekzem oder Leberstörungen muß die Droge abgesetzt werden.

4. Ethambutol (EMB): Es handelt sich hierbei um ein Medikament, das verdient, unter die Tuberkulostatika I. Ordnung eingereiht zu sein. Es gibt nur sehr selten Nebenwirkungen. Über Retrobulbärneuritiden und Farbsinnstörungen wurde berichtet. Wenn es in der angegebenen Dosierung gegeben wird, handelt es sich nur um seltene und reversible Erscheinungen. Bei Auftreten von Visusstörungen muß die Medikation abgebrochen werden. Visuskontrollen vor und monatlich während der EMB-Medikation sind durchzuführen. Die derzeitige Indikation für EMB besteht im Ersatz von PAS, wenn dieses nicht toleriert wird. Die Dosierung sollte in Form einer einmaligen Tagesdosis von 15–25 mg/kg/die eingehalten werden.

5. Rifampicin (RMP): Es ist das jüngste Tuberkulostatikum und kann nach allen bisherigen Erfahrungen ebenfalls in die erste Gruppe der Tuberkulostatika eingereiht werden. An Nebenwirkungen sind neben Exanthemen und Magenbeschwerden Verschlechterungen vorbestehender Leberschädigungen bekannt geworden. Daher sind 4-wöchentliche Kontrollen der Leberwerte erforderlich. Die Dosierung besteht in einer einmaligen Tagesdosis von 10–12 mg/kg/die in Kombination mit anderen Tuberkulostatika (z. B. INH und EMB).

6. Tuberkulostatika zweiter Ordnung:
a) Ethionamid (ETH): Es ist auch gebräuchlich und relativ wenig toxisch. Nebenwirkungen wurden im Bereich von Leber, Magen und ZNS bekannt. Kontraindikationen sind Leberschäden, Psychosen,

Epilepsie und Frühgravidität. Kontrollen der Transaminasen sind erforderlich. Bezüglich der tuberkulostatischen Wirkung ist festzuhalten, daß frühere Berichte ermutigend waren, in letzter Zeit scheint es jedoch, daß die Verordnung zurückgeht, insbesondere sollte es aber dann eingesetzt werden, wenn Resistenzen auf die Tuberkulostatika I. Ordnung vorliegen.

b) Cycloserin (CS): Es hat nur eine begrenzte tuberkulostatische Aktivität und wird ebenfalls erst dann eingesetzt, wenn auf die Tuberkulostatika I. Ordnung Resistenzen eingetreten sind, insbesondere dann, wenn thoraxchir. Maßnahmen nötig werden. Die übliche Erwachsenendosis liegt bei 15 mg/kg/die. Bei hoher Dosierung sollte Pyridoxinhydrochlorid (50 mg/24 h) und Diphenylhydantion (100 mg/24 h) wegen evtl. auftretender Störungen des ZNS zusätzlich verabfolgt werden. Eine initale Fieberzacke ist ohne Bedeutung.

c) Viomycinsulfat (VM): Es handelt sich dabei um eine tuberkulostatisch weniger wirksame, dafür um so toxischer wirkende Substanz. Eine begrenzte Indikation besteht in den Fällen, wo alle o. g. Medikamente durch Allergene oder Resistenzen nicht mehr eingesetzt werden können. Die übliche Dosierung liegt bei 2–4 g tgl. (15 mg/kg/die) oder 2 bis 3 × wöchentlich für die Gesamtdauer von 6 Wochen. Die Toxizität betrifft den VIII. Hirnnerven und die Nieren. Es müssen also audiometrische und Nierenfunktionsprüfungen durchgeführt werden. Kontraindikationen sind Niereninsuffizienzen, Hörstörungen und Gravidität. Eine Kombination mit SM, KM und CM muß vermieden werden (s. unten).

d) Pyrazinamid: Dieses Medikament ruft gelegentlich schwere Leberschäden hervor. Es kann mit INH 1–3 Monate lang bei Auftreten von Allergien oder Resistenzen anderer Tuberkulostatika eingesetzt werden. Weitere Störungen betreffen den Magen-Darmtrakt und die Gelenke. Häufige Kontrollen der Leberwerte sind nötig. Die Medikation muß bei entsprechenden Störungen sofort abgebrochen werden. Die übliche Erwachsenendosis liegt bei 25–40 mg/kg/24 h oder ca. 2,0–2,5 g tgl. Kreuzresistenzen sind nicht bekannt.

e) Capreomycin (CM): Es handelt sich um ein gut verträgliches i. m. anzuwendendes Medikament, das anstatt oder nach SM eingesetzt werden kann. Kreuzresistenz besteht gegenüber VM. Die übliche Tagesdosis beträgt 1,0 g. Mögliche Störungen wurden im Bereich des VIII. HN und der Nieren bekannt, sind aber selten. Kontraindikationen stellen die Gravidität, Hörstörungen und Nierensuffizienzen dar. Keine Kombination mit SM, VM und KM.

f) Thiosemicarbazon (TSC): Es handelt sich um eines der ältesten Tuberkulostatika. Es wird nur noch selten angewendet. Die übliche Tagesdosis beträgt 150 mg, d. h. 1–2 mg/kg 24 h oral oder auch lokal. Nebenwirkungen betreffen Magen, Leber, blutbildende Organe. Exantheme treten insbesondere bei gleichzeitigem Genuß von Käse und Fisch auf. Kontraindikationen bestehen bei Lebererkrankungen und Diabetes. Transaminasen sollen alle 3 Wochen, Blutbild und Harnstatus alle 12 Wochen kontrolliert werden. Kreuzresistenzen bestehen gegenüber ETH und PTH.

g) Kanamycin (KM): Es handelt sich um ein wenig wirkungsvolles, aber toxisches Präparat. Es soll daher nur bei unbedingter Notwendigkeit eingesetzt werden. Die übliche Dosierung beträgt 10–20 mg i. m., i. v. in der Infusion, am besten wöchentlich 3--4 × 1,0 g. An Nebenwirkungen sind Schädigungen des VIII. HN und der Nieren bekannt. Kontraindikationen bestehen bei Niereninsuffizienzen, Hörstörungen, Gravidität. Eine Kombination mit SM, VM und CM muß vermieden werden. Kontrollen umfassen die Audiometrie, Vestibularisprüfungen, Harnstatus, Harnstoff, Kreatinin alle 3–4 Wochen, Blutbildkontrollen.

7. Kortikosteroide: In Verbindung mit einer garantiert wirkungsvollen Chemotherapie können gute Erfolge erzielt werden. Insbesondere sind sie bei der Pleuritis exsudativa, der Meningitis-Tbc und hochexsudativen pulmonalen Tuberkulosen indiziert. Es soll jedoch bei Anwendung über längere Zeiträume die Cushingschwellendosis von z. B. 20 mg Prednison nicht überschritten werden. Kontraindikationen (wie Magenulzera, Diabetes etc.) müssen beachtet werden.

C. Kollapstherapie: (Pneumothorax, Pneumoperitoneum, meist in Verbindung mit temporärer Phrenikusblockade, Pneumolyse, Plomben). Sie wird nur noch relativ selten angewendet. Meist handelt es sich nur noch um relative Indikationen, diese müssen dem Spezialisten in thoraxchirurgischen Zentren überlassen werden. Die reversiblen Kollapsverfahren (Pneumothorax) sollen nicht über 2–3 Jahre (wegen Pleuraverschwartungen etc.) ausgedehnt werden.

D. Große Thoraxchirurgie:
Lungenresektion: Sie gehört zu den wichtigsten und erfolgreichsten Behandlungsmethoden, die in ca. 3–4% aller an aktiver Tuberkulose erkrankten Patienten nötig wird. Als Indikationen gelten unter anderem: 1. lokalisierte Rundherde, insbesondere bei unsicherer Diagnose; 2. Bronchiektasen; 3. Bronchialstenosen; 4. bei nicht entseuchten Restkavernen unter Thorakoplastiken, wenn es die Gegenseite zuläßt; 5. für jede Bakterien-ausscheidende lokal begrenzte Form, die nach einer im Minimum 6 Monate konsequent durchgeführten Chemotherapie nicht entseucht ist.

E. Thorakoplastik: Sie ist heute keine Erstbehandlungsmethode mehr. Anwendung bei Resthöhlen nach Resektionsbehandlung, bei beidseitigen Tuberkulosen bei entsprechender Indikation, um die Überdehnung der Restlunge nach Resektionen zu vermeiden, um chronische Empyemhöhlen zu verkleinern. Sie ist eine stark verstümmelnde Operation, die zu Kyphoskoliosen, Thoraxstarre und durch die Verstümmelung zu psychischen Schwierigkeiten insbesondere bei Frauen führen kann. Daher muß die Indikationsstellung streng und vom Spezialisten gut durchdacht werden.

F. Diät: Diese sollte reich an Proteinen und Vitaminen bei entsprechender Kalorienzufuhr sein. Besondere Diätformen (Hermann-Sauerbruch etc.) haben sich nicht durchgesetzt. Das Normalgewicht sollte erreicht werden, darüber hinaus jedoch keine Mastkur durchgeführt werden. Cave insbesondere bei gleichzeitiger Steroidverabfolgung.

G. Klima: Im Gegensatz zu europäischen Autoren glauben die Amerikaner, daß klimatische Einwirkungen wenig Wirkung auf die Heilung der Tuberkulose haben. Wichtig ist jedoch die gute Führung der medikamentösen und allgemein medizinischen Behandlung. Exzessive Sonnenbestrahlung großer Hautbezirke insbesondere bei pulmonalen Formen sollte vermieden werden, ebenso jedoch auch Industriestaub und Rauch.

H. Symptomatische Behandlung: Wichtig ist eine Beruhigung des Patienten. Man muß ihm erklären, daß alle Symptome rückbildungsfähig sind, sobald die Erkrankung unter Kontrolle gebracht ist.

1. Husten: Im allgemeinen sollte der Husten bei Tbc nicht unterdrückt werden, um Sputumretentionen und damit auch Streuungen in andere Lungenanteile zu vermeiden (insbesondere bei Hämoptoe und feuchtem Bronchialbaum). Der Patient sollte zu produktivem Husten ermutigt werden. Er soll unterrichtet werden, wie man produktiv hustet ohne gewaltsame Inspiration. Der eigentliche Hustenstoß sollte ohne Anstrengung erfolgen. Gelegentlich, insbesondere bei trockenem Reizhusten, kann es notwendig werden, antitussive Substanzen einzusetzen. Man verabfolgt 8–10 mg Codeinphosphat oral oder auch eine andere hustenstillende Substanz alle 4–6 Std. Patienten mit großen Kavernen und großen Eitermengen kann durch Wechsel der Körperlage geholfen werden (Drainage-Lage). Bei Sekundärinfektionen muß Penicillin oder bei entsprechendem Antibiogramm ein Breitspektrumantibiotikum eingesetzt werden.

2. Nachtschweiß: Dicke Zudecken sollten vermieden werden. Essigwasserabreibungen und Stabilisierung der Kreislaufverhältnisse wirken meist besser als Salbei-Auszüge etc.

3. Blutung: Die Hauptgefahr der Blutung ist nicht der plötzliche Tod, sondern die Aspiration von mTb-haltigem Blut in andere Lungenanteile und damit die Provokation einer bronchogenen Aussaat. Aus diesem Grunde sollten antitussive Substanzen erst nach einer besonders gewissenhaften Indikationsstellung und dann in niedriger Dosierung eingesetzt werden. Der Husten sollte nur gemildert, z. B. 8–10 mg Codeinphosphat alle 4–6 h, jedoch nicht völlig unterdrückt werden. Cave Morphine! Bei schweren Blutungen besteht Schockgefahr. Es muß eine entsprechende Therapie eingeleitet werden. Für den meist aufgeregten Patienten sind beruhigende Medikamente wichtig, dazu kann Phenobarbitalnatrium 60–100 mg s. c. verabfolgt werden. Bei fortgesetzten schweren Blutungen müs-

Tabelle 6–2. Tuberkulostatika I. Ordnung

Medikamente	Erwachsenendosis	Nebenwirkungen	Kontraindikationen	Kreuz-resisten-zen
Isoniazid Isonicotinsäurehydrazid (INH) = Neoteben®	5–10 mg/kg/24 h	selten periphere Neuritiden, ZNS, blutbild. Org.	psych. Störungen Epilepsie, Alkoholiker	keine
Streptomycin (SM)	15 mg/kg/24 h	Schädigungen des VIII. HN: vest. und cochl., Nieren	Niereninsuffizienz Hörstörungen, Frühgravidität	keine
p-Aminosalicylsäure, Paraaminosalicylsäure (PAS)	200 mg/kg/24 h	Magen-Darmstörungen blutbild. Org., Elektrolytstörungen, Allergien	Leberschädigung Ulcera vent. u. duoden. Allergiker	keine
Ethambutol (EMB) = = Myambutol®	15–25 mg/kg/24 h	Sehstörungen	Visusstörungen	keine
Rifampicin (RMP) = Rimactan®, Rifa®	10–12 mg/kg/24 h	Magenunverträglichkeit Exantheme	Leberschädigungen Frühgravidität	keine

Vor Beginn einer tuberkulostatischen Therapie immer Sputum auf mTb, Kultur und Resistenzbestimmung untersuchen. Beginn der Chemotherapie jedoch dann sofort. Bei Ersterkrankungen ohne Vorbehandlung in schweren Fällen Zweier- bzw. Dreierkombinationen, z. B.:
INH + RMP; INH + EMB + SM

sen Hämostyptika eingesetzt werden, manchmal ist ein guter Erfolg mit 1 ml (= 10 I. E.) Vasopressin i. v. in 10 ml phys. Kochsalzlösung zu erzielen. Solange die Blutung anhält, ist strenge Bettruhe einzuhalten, völlige Immobilisierung ist jedoch unklug, gelegentliche Lageänderung fördert nämlich die Expektoration. Der Patient muß über eine geeignete Hustentechnik unterrichtet werden (s. oben). Die besten Hämostyptika sind endgültig weniger effektiv als eine optimale Chemotherapie, welche eine Abheilung der Läsion herbeiführt.

I. Erfolg der Behandlung: Innerhalb von 2–3 Wochen muß eine Rückbildung der klinischen Symptome erreicht sein. Röntgenologisch kann meist bereits schon nach 4 Wochen eine gewisse Besserung nachgewiesen werden. Das positive Sputum wird oft nach 3 Monaten (je nach Befund) negativ. Während der ersten Monate nach der Behandlung sollten alle 4 Wochen eine Rö- und Sputumkontrolle sowie die entsprechenden Kontrollen der Blutwerte, Audiometrie, Urin, Vestibularisprüfung, Sehprüfung etc., Transaminasen, Kreatinin, Harnstoff etc. je nach eingesetzten Medikamenten durchgeführt werden. Nach Eintreten der Besserung können die Intervalle von Rö- und Sputumkontrollen verlängert werden. Sind 3 aufeinanderfolgende Sputumkulturen (vorher 1 Woche alle Tuberkulostatika absetzen!) negativ und ist eine chirurgische Behandlung nicht nötig, kann dem Patienten eine baldige Rückkehr zu normaler Aktivität erlaubt werden. Wird innerhalb von 3 Monaten keine röntgenologische Besserung oder Sputumkonversion erzielt, muß das Therapieschema überprüft werden. Nach klinischen Kriterien ist eine Tbc inaktiv, wenn in den letzten 6 Monaten 1. keine klinischen Symptome; 2. ein unveränderter Röntgenbefund ohne Kavernen; 3. das Sputum (oder Magennüchternsekret, Kehlkopfabstrich) kulturell negativ waren.

Prognose

Bei Einsatz aller modernen chemotherapeutischen und chirurgischen Methoden vor Erreichen eines fortgeschrittenen Erkrankungsstadiums geht die Erkrankung nur selten fatal aus. Die meisten Patienten, auch mit etwas fortgeschrittenen Erscheinungen, können innerhalb von 12 Monaten wieder zu normaler Aktivität zurückgeführt werden. Ist die Tbc 2 Jahre inaktiv (bei entsprechender Behandlung), beträgt die Rückfallquote weniger als 1%. Trotzdem sind lebenslange Kontrollen aller behandelten Tuberkulosekranken (und Personen, bei denen vermutet wird, daß sie eine aktive Tbc hatten) dringend indiziert.

Lungenkrankheiten durch atypische Mykobakterien

Es gilt als sicher, daß auch andere Mykobakterien als das Mycobacterium tuberculosis (eventuell auch solche, die unter normalen Umständen nur saprophytisch sind) chronisch progrediente Lungenerkrankungen erzeugen. So werden Halslymphknotenentzündungen häufiger durch solche Organismen als durch das Mycobacterium tuberculosis hervorgerufen. Der klinische Verlauf ist sehr ähnlich, lediglich die präaurikulären Lymphknoten werden durch atypische Mykobakterien häufiger befallen. Der Tuberkulinhauttest wird auch hier positiv, wenn auch weniger intensiv. Diese Organismen sind von Tuberkelbakterien mikroskopisch nicht zu unterscheiden, sie können durch ihr kulturelles Verhalten (Pigmentbildung, schnelleres Wachstum, biochemische Teste, neg. Ausfall des Tierversuches) differenziert werden. Die Übertragung von Mensch zu Mensch ist nicht bekannt, daher ist auch eine Isolierung nicht notwendig, gelegentlich wurden jedoch Kombinationsformen mit echtem Mycobacterium tuberculosis gefunden. Da die Behandlung mit Tuberkulostatika wenig erfolgreich ist, müssen meist chirurgische Maßnahmen eingesetzt werden.

Lungenabszeß

Diagnostische Merkmale

- Abszeßentwicklung 1–2 Wochen nach Aspiration, Bronchialobstruktion, vorangehender Pneumonie
- Septische Temperaturen, Schweißausbrüche, periodisch plötzlich große Auswurfmengen, die purulent, fötid oder muffig riechen, gelegentlich Hämoptysen
- Röntgendichte Verschattungen mit Aufhellungen und Flüssigkeitsniveau

Allgemeine Betrachtungen

Der Lungenabszeß ist eine entzündliche Läsion, die durch Nekrose des Lungengewebes entsteht. 10–14 Tage nach Veränderung der bronchopulmonalen Funktion oder der bronchopulmonalen Struktur durch folgende Möglichkeiten beginnt die Erkrankung:

1. Aspiration von infiziertem Material (z. B. während Mund-Kiefer-Operationen)
2. Unterdrückung des Hustenreflexes (z. B. im Koma durch Medikation)
3. Durch Bronchialobstruktion (Postoperative Atelektasen, Fremdkörper, Neoplasmen)
4. Pneumonien, bes. bakterielle Formen

5. Ischämie (s. unter Abschnitt Lungenembolie, S. 194ff.)

6. Septikämien (bes. Staphylokokken).

Infektionen mit pyogenen oder anaeroben Bakterien führen unter den oben angeführten Ursachen zu Lungenabszessen. Die häufigste Lokalisation ist das apikale Segment des Unterlappens (VI) oder das posteriore Segment des Oberlappens re (II). Als Komplikationen kommt es gelegentlich zu Pleuritiden und Durchbrüchen der Abszesse in den Pleuraspalt (Kavernenruptur) mit nachfolgender innerer Fistel (Empyem, Pyopneumothorax). Bei inkonsequenter Behandlung kann es auch zu einem chronischen Abszeß kommen.

Klinische Befunde

A. Symptome: Der Beginn kann plötzlich oder auch allmählich sein, an Symptomen finden sich Fieber (septisch), Schweiß, Husten, Thoraxschmerzen. Anfänglich ist der Husten oft trocken. Periodisch kommt es zu Schüben von plötzlicher Expektoration großer Mengen übelriechenden Eiters, anschließend erfolgt eine Remission der allgemeinen Symptome, häufig kommt es auch zu Hämoptysen. Bei subpleuraler Lage des Abszesses findet sich Pleuraschmerz. Wird der Abszeß chronisch (8–12 Wochen nach Beginn) finden sich Gewichtsverlust, Anämie und Osteoarthropathie. Die physikalischen Zeichen können minimal sein. Die den Abszeß umgebende Pneumonitis kann gelegentlich nachgewiesen werden. Bei Ruptur in den Pleuraspalt finden sich Zeichen des Ergusses.

B. Laborbefunde: Durch die anaerobe Infektion ist das Sputum übelriechend und schmutzig grau bis braun, bei nicht putrider Infektion ist das Sputum grünlich oder gelblich und riecht modrig, doch nicht so stechend wie bei der putriden Infektion. Bei Veränderungen im Bereich der Oberfelder und bei chronischen Abszessen müssen Ausstriche und Kulturen auf Mycobacterium tuberculosis durchgeführt werden. Zur richtigen Wahl der antibiotischen Therapie müssen normale und anaerobe Kulturen sowohl des Sputums als auch des Blutes angelegt werden. Sind letztere positiv, spricht dies für eine septische Embolisierung als Quelle des Lungenabszesses.

C. Röntgenbefunde: Anfänglich findet sich eine lokalisierte dichte Verschattung, später bildet sich eine zentrale Aufhellung häufig mit Flüssigkeitsspiegel aus. Oft sind jedoch Schichtaufnahmen zur Darstellung der Kavitäten notwendig. Gelegentlich ergibt die Thoraxübersichtsaufnahme die primäre Ursache des Abszesses (Bronchialkarzinom, Lungeninfarkt). Die Röntgenkontrollen zeigen den Erfolg der Behandlung, erlauben die anatomische Lokalisation, wenn chirurgische Maßnahmen ins Auge gefaßt werden, und geben Auskunft über pleurale Komplikationen. Pleuraergüsse müssen sofort punktiert werden, um ein eventuell bestehendes Empyem aufzuklären und entsprechend zu behandeln.

D. Instrumentelle Examination: 10% aller Lungenabszesse werden durch Bronchialkarzinome verursacht. Deshalb muß die Bronchoskopie routinemäßig durchgeführt werden.

Differentialdiagnose

Es muß die Unterscheidung zu anderen kavernenbildenden Lungenkrankheiten getroffen werden: Tbc, Bronchialkarzinom, Pilzinfekte, Staphylokokkenpneumonien.

Behandlung

Wichtig ist die Drainagebehandlung durch entsprechende Lagerung, anfangs auch Bronchoskopien zur Beförderung des Sekretabflusses.

A. Akuter Lungenabszeß: Es ist eine intensive antibiotische Behandlung (Penicillin, alternativ Erythromycin) zur Verhütung von Zerstörung weiteren Lungengewebes wichtig. Wenn der Patient anspricht, ist eine Langzeittherapie über 1–2 Monate zur Erfolgssicherung nötig. Spricht der Patient nicht an, muß ohne Zeitverlust die chirurgische Intervention angeschlossen werden. Beträgt der Kavernendurchmesser mehr als 6 cm, ist die Wand sehr dick und ist das Fieber nach 2 Wochen nicht rückläufig, schwindet die Hoffnung auf eine konservative Ausheilung.

B. Chronischer Abszeß: Einzelne Patienten mit chronischem Lungenabszeß können noch durch konservative Behandlung zur Heilung gebracht werden. Meist jedoch muß die antibiotische Therapie zur OP-Vorbereitung eingesetzt werden.

Komplikationen

Schwere Symptome entstehen durch Einbruch einer Kaverne bzw. des Eiters in den Pleuraraum (Empyem): Fieberanstieg, heftiger Pleuraschmerz, Schweißausbrüche, toxischer Allgemeineindruck. Gelegentlich kommt es zu schweren oder gar tödlichen Blutungen. Der metastatische Hirnabszeß ist eine wohlbekannte, jedoch seltene Komplikation. Defektheilungen führen zu Bronchiektasen. Bei langdauernden Eiterungen kann sich eine Amyloidose ausbilden.

Prognose

Sofort einsetzende und intensive antibiotische Therapie haben die Prognose des Lungenabszesses gebessert. Die chronische Form ist relativ selten. Dann aber ist die chirurgische Behandlung erfolgreich.

Bronchialkarzinom

Diagnostische Merkmale
- Schleichender Beginn mit Husten, lokalisierte RG, oft Hämoptysen; gelegentlich jedoch auch asymptomatisch
- Röntgenbild erinnert an ungelöste Pneumonie, Atelektase, Pleuritis mit blutigem Erguß, periphere Rundherde
- Metastasen in anderen Organen sind oft Ursache für Initialsymptom
- Endokrine, biochemische und neuromuskuläre Veränderungen vermitteln oft erst den Verdacht auf das Vorliegen eines Bronchialkarzinoms

Allgemeine Betrachtungen
Die häufigste Form intrathorakaler Malignome ist das Karzinom, das im Bereich des Bronchialbaumes wächst. (Vergleiche dagegen die solitäre Lungenerkrankung, die häufig maligne ist). Es befällt vorwiegend Männer (8:1) jeden Alters, vorwiegend jedoch solche im Krebsalter jenseits des 40. Lj. Die Wertigkeit genetischer Faktoren bei der Ätiologie des Bronchialkarzinoms sind weitgehend unklar. Auffallend ist das seltene Auftreten bei Nichtrauchern. Häufig sind invasives Wachstum in Rippen, Mediastinalstrukturen, Nervenstränge sowie Fernmetastasen in Nebenniere, Niere, Leber, Hirn und Knochen.

Die WHO-Klassifikation des Bronchialkarzinoms, welche sich auf den histologischen Zelltyp der Malignität stützt – wenn in Wechselbeziehung mit den Tumorstadien gebracht – ist bei der Bestimmung der Therapie und Prognose sehr nützlich.

Klinische Befunde
A. Symptome: Anhaltender trockener Husten, Hämoptysen, lokalisierte, konstant nachweisbare Rasselgeräusche sind die Hauptsymptome, die durch Bronchialreizung, Erosion und Partialobstruktion hervorgerufen werden. Häufig finden sich auch keine Symptome oder sie werden als Raucherhusten oder chronische Bronchitis bagatellisiert. Lungeninfektionen (Pneumonie, Lungenabszeß), die distal einer Bronchialobstruktion entstehen, maskieren oft durch ihre dominierende Symptomatik das zugrundeliegende Neoplasma. Jede atypisch verlaufende Lungenerkrankung (langdauernd, rezidivierend, ungenügend auf die Therapie ansprechend) muß das Vorliegen eines Bronchialkarzinoms nahelegen. Häufig entstehen die ersten Symptome durch Metastasen: Knochenschmerzen, Thoraxschmerzen durch ossäre oder pleurale Metastasen, neurologische Veränderungen durch Absiedlungen im Gehirn („Keine Kraniotomie ohne Thoraxröntgenbild"). Die pulmonalen Symptome werden meistens durch Bronchialobstruktion, Pleurabefall

oder mediastinale Invasion verursacht. Solange ein noch kleiner Tumor keine Bronchialobstruktion oder Pleurareizung hervorruft, macht er auch keine Symptome. Erst bei entsprechender Größe kommt es zu physikalischen und röntgenologischen Veränderungen. Diese manifestieren sich in Form einer partiellen oder kompletten Bronchialobstruktion mit peripherer Atelektase und nachfolgender Infektion. Trommelschlegelfinger, nicht eindrückbare Ödeme der Extremitäten, Periostverdickungen (Rö!) können relativ früh auftreten und bilden sich nach Entfernung des Tumors wieder zurück. Charakteristisch für die Ausbreitung eines Tumors sind der Pleuraerguß (oft blutig) und Zeichen des mediastinalen Befalls (Perikarderguß, Heiserkeit, trockener, heftiger Husten, Stridor, Dysphagie, Heraustreten von Halsstrukturen durch die Einflußstauung). Das Oberlappenbronchialkarzinom kann zum Pancoast-Syndrom führen mit Horner-Syndrom und Schulter-Arm-Schmerz. Besonderes Augenmerk muß der Entwicklung von Skalenuslymphknoten und Lebertumoren als üblicher Sitz der Metastasen gewidmet werden. Durch eine sorgfältige neurologische Untersuchung müssen Hirnmetastasen ausgeschlossen werden. Gelegentlich werden auch metabolische Veränderungen beobachtet: Myasthenische Symptome wie bei der Myasthenia gravis, periphere Neuritis mit Veränderungen sowohl des sensiblen als auch des motorischen Anteils, Trommelschlegelfinger, Salzverlust-Syndrom der Nieren, Morbus Cushing, Karzinoid-Syndrom (Hyperserotoninämie), auch wenn das Tumorgewebe kein Karzinoid ist, Hyperkalzämie auch ohne Knochenmetastasen und Hyponatriämie durch eine exzessive Sekretion von adiuretischem Hormon (ADH). Der Mechanismus dieser Veränderungen ist nur schwer verständlich. Oft verschwinden diese Symptome nach Entfernung des Tumors. Sie sprechen nicht unbedingt für eine schlechte Prognose.

B. Laborbefunde:

1. Sputumzytologie: Bei guten Zytologen kann mit positiven Ergebnissen in 60–70% der Fälle gerechnet werden. Immer müssen mehrere Proben untersucht werden (wichtig ist eine entsprechende Sputumfixation bereits am Krankenbett in Äther-Alkohol oder nach den entsprechenden Angaben des untersuchenden Institutes).

2. Bronchoskopie: In 75% der Fälle ist die endoskopische Diagnose mit Biopsie und Histologie positiv. Wichtig ist die Anwendung aller Biopsiemöglichkeiten: Lavage, Probeexzision, Kürettage, transbronchiale Punktion nach Schiessle, Friedelsche Katheterbiopsie, periphere Lungenbiopsie etc. Damit kann die positive Ausbeute auf über 80% erhöht werden.

3. Präskalenische Biopsie nach Daniels: Hier finden sich in der präskalenischen Region oft Lymphknotenmetastasen. Diese Methode ist insbesondere

bei Befall der Hilus- und Mediastinallymphknoten indiziert.

4. Mediastinoskopie nach Carlens: Dabei kann besonders das vordere obere Mediastinum exploriert werden. Es handelt sich um eine wertvolle Methode in der Hand des Geübten.

5. Nadelbiopsie: Unter Bildwandlerkontrolle können insbesondere bei peripher liegenden Veränderungen genügend große Biopsien entnommen werden. Gelegentlich kommt es zu Blutungen und Pneumothorax.

6. Thorakoskopie: Bei Pleuralbefall kann durch die Inspektion und gezielte Probeexzision aus befallener Pleura häufig die Diagnose gestellt werden.

7. Wenn alle obengenannten Methoden nicht zum Ziel führen oder aus anderen Gründen nicht angewendet werden können, muß eine explorative Thorakotomie durchgeführt werden. Das Risiko ist gering.

C. Röntgenbefunde: Die größte Chance der Frühdiagnose bietet die Lungenaufnahme. Isolierte Rundherde ohne Symptome können nur mit Hilfe dieser Methode entdeckt werden. Bei 30–60% der Rundherde handelt es sich um Karzinome. Sie können sich röntgenologisch auf verschiedene Art und Weise darstellen: Perihiläre Tumoren: (34 bis 36%), segmentäre oder lobäre Atelektasen: (21–23%), Pleuraergüsse (5–15%), und mediastinale Lymphknotenvergrößerungen (5 bis 15%). Insbesondere bei Nachsorgeuntersuchungen nach pulmonalen Infektionen muß eine sorgfältige Suche nach unvollständiger Lösung von Pneumonien, Tumoren, hilären oder mediastinalen Lymphknotenvergrößerungen erfolgen. Letztere werden am besten durch einen Breischluck dargestellt. Bei ungenügender Rückbildung der pulmonalen Veränderungen nach Infektionen müssen wöchentliche Thoraxkontrollen erfolgen.

Behandlung

Die einzige Hoffnung besteht in der frühzeitigen Entdeckung und chirurgischen Entfernung des Tumors. Aus diesem Grunde muß die jährliche Thoraxfilmkontrolle bei Männern über 40 Jahren gefordert werden (s. Richtlinien der UICC). Symptome inoperabler Lungentumoren können für eine gewisse Zeit unter Kontrolle gebracht werden. Von Interesse ist eine präoperative Supervoltbestrahlung, in der Hoffnung den Patienten doch noch in ein operationsfähiges Stadium zu bringen.

Prognose

Das Wichtigste ist die Frühdiagnose. Nur dann kann eine Läsion in einem operablen Stadium angetroffen werden. Zur Zeit erleben jedoch nur 13% aller Patienten das 5. Jahr nach der Diagnosestellung. Bei Patienten mit einem Plattenepithelkarzinom und keinen Anzeichen einer Metastase wird von einer 5-Jahres-Überlebensrate in Höhe von 35% nach Resektion berichtet. Differenzierte Tumore haben eine schlechtere Prognose. Karzinome der Hauptstammbronchien haben sogar eine sehr schlechte Prognose.

Bronchialadenom

Das Bronchialadenom ist mit 5% die häufigste benigne Neubildung des Bronchialbaumes. (Neubildung der Drüsenstrukturen der Bronchialschleimhaut.) Es macht 5–10% aller solitären Rundherde der Lunge aus. Männer und Frauen sind ungefähr gleich häufig betroffen. Das Durchschnittsalter liegt etwas niedriger als das des Bronchialkarzinoms. Es wächst jedoch örtlich auch invasiv. Die meisten Adenome entstehen in den proximalen Bronchien. Der Beginn ist schleichend: Husten und lokalisierte RG erinnern an das Bronchialkarzinom. Der Tumor ist stark vaskularisiert, daher kommt es häufig (25–30%) zu Hämoptysen. Da das Bronchialadenom nicht zur Exfoliation neigt, ist auch die Zytologie ineffektiv. Die differentialdiagnostische Klärung erfolgt durch Bronchoskopie (Cave: schwere Blutung bei der Biopsie mit Erstickungsgefahr). Eventuell muß eine explorative Thorakotomie eingesetzt werden.

Differentialdiagnostisch muß unterschieden werden zwischen Fremdkörper und tuberkulösen Bronchusstenosen.

Behandlung

Gelegentlich können Adenome pendulans (nicht die infiltrierenden) bronchoskopisch entfernt werden. Es kann jedoch zu schweren Blutungen kommen. Meist jedoch ist zur Entfernung der Adenome die Thorakotomie nötig. Die Prognose ist gut. Der Tumor tendiert zu lokalinvasivem Wachstum, 5–10% der Tumoren metastasieren langsam. Der Tod wird meist nicht durch Metastasen verursacht, sondern tritt im Gefolge sekundärer Erscheinungen wie Bronchiektasen, Pneumonien, Hämorrhagien, chirurgischen Komplikationen oder Asphyxien durch Tumorobstruktion ein.

Alveolarzellkarzinom
(Bronchiolarkarzinom, pulmonale Adenomatose)

Es handelt sich um einen relativ seltenen, bösartigen Lungentumor (3–5% aller Lungenkrebse), der langsam wächst und spät metastasiert. Im Gegensatz zum Bronchialkarzinom wächst dieser Tumor häufig beidseitig. Die Lungenstrukturen werden nicht verändert. Neoplastische Zellen befallen Alveolen und Bronchiolen. Die Verteilung zwischen Männern und Frauen ist 1:1, die am häufigsten befallene Altersgruppe liegt zwischen dem 50. und 60. Lebensjahr. Die großen Bronchien werden nicht befallen, da dieser Tumor von den Bronchiolen oder Alveolen ausgeht. Die Symptome treten erst später auf. Das Hauptsymptom ist der Auswurf großer Mengen wäßrigen oder schleimigen Sputums. Es finden sich verschiedene Zeichen des Lungenbefalls: Dyspnoe, Zyanose, Dämpfung, Trommelschlegelfinger, Cor pulmonale. Bei diesem Tumor ist wegen der starken Exfoliation die Sputumzytologie erfolgreich.

Röntgenologisch finden sich beidseitige Infiltrationen, daneben aber müssen Rundherde vorhanden sein, gelegentlich auch Verkalkungen. Differentialdiagnostisch wichtig ist das beidseitige Auftreten, das lange Überleben, das teilweise Fehlen von Symptomen im Gegensatz zum Bronchialkarzinom und -adenom. Gelegentlich findet sich nur ein solitärer Rundherd mit Verkalkung, der von Tuberkulomen, Granulomen, Metastasen und Pilzinfektionen unterschieden werden muß.

Behandlung

Bei einseitigem Befall ohne Anhalt für Fernmetastasen bietet sich eine chirurgische Behandlung an.

Prognose

Bei entsprechender Behandlung besteht eine Überlebenschance von 6–7 Jahren nach Diagnosestellung. Der massive Befall beider Lungen ist meist die Todesursache, in 50% erscheinen Metastasen. Bei möglicher Resektion von Solitärläsionen kann die 5-Jahres-Überlebensrate 25–35% betragen.

Alveolarproteinose

Die Alveolarproteinose ist eine chronisch-progressive und häufig letal endende Erkrankung unbekannter Ätiologie. (Sie war bis 1958 unbekannt.) Sie ist charakterisiert durch zunehmende Atemnot, Husten, intermittierendes Fieber, röntgenologisch nachweisbare Infiltrationen, pulmonale Insuffizienz vom Typ des alveolären Blocksyndroms. Die Diagnose basiert auf histologischen Kriterien (durch Biopsie oder Autopsie): die Alveolen sind erfüllt von granulomatösem amorphen Material, welches sich in charakteristischer Weise mit saurem, Schiffschem Reagenz färbt. Die chemische Ähnlichkeit zwischen diesem Material, welches ein Phospholipid (Pamitoyl-Lecithin) zu sein scheint, und dem oberflächenaktiven Agens, welches nor-

malerweise vom Alveolarepithel sezerniert wird, legt den Verdacht nahe, daß es sich hier um eine Hypersekretion dieser Substanz handelt. Die Patienten scheinen besonders für Nocardiose und andere Pilzinfektionen anfällig zu sein. Ramirez beschrieb eine Methode, bei der er mit einer Heparinlösung via Endobronchialkatheter die befallene Lunge spült. Auf diese Weise könnten große Mengen von Protein entfernt werden, es verschwinden sogar die röntgenologischen Erscheinungen und die pulmonale Insuffizienz. Gerard beschrieb kürzlich einen Fall, den er erfolgreich mit intermittierender Überdruckbeatmung und Inhalation von proteolytischen Fermenten erfolgreich behandelt hat.

„Extrinsic"-allergische Alveolitis
(Hypersensibilitätspneumonie)

Die „extrinsic"-allergische Alveolitis ist die Folge von Typ III-(Immunkomplex)-Antigen-Antikörper-Reaktionen. IgG-Antikörper sind gewöhnlich vorhanden. Die Erkrankung wird durch den Kontakt mit Schimmelstaub, der verschiedene Pilze enthält, verursacht. Hierzu gehören auch die thermophilen Actinomyceten, die für die durch infizierte Aircondition-Systeme ausgelöste Hypersensibilitätspneumonie verantwortlich sind. Allerdings läßt die Tatsache, daß nur 5–15% der gefährdeten Personen erkranken, auch an genetische oder andere Wirtsfaktoren denken.

Das klinische Bild zeigt sich in akutem Auftreten von Fieber, trockenem Husten, Dyspnoe und einem allgemeinen Krankheitsgefühl. Diese Symptome können etwa 5–6 Stunden nach Kontakt mit den auslösenden Antigenen auftreten. Thoraxröntgenaufnahmen zeigen eine diffuse, feine granuläre Infiltration. Eine Eosinophilie tritt gewöhnlich nicht auf. Eine genaue Kontaktanamnese ist bei der Diagnostik wichtig. Fortgesetzte leichte Kontakte mit einem solchen Antigen können auch chronisch pulmonale und systemische Symptome auslösen. Die Hypersensibilität gegenüber Aspergillus-Antigenen führt zu einem chronischen klinischen Krankheitsbild.

Die Therapie besteht in Beendigung bzw. Meidung derartiger Kontakte und – bei schweren Symptomen – in einer Kortikosteroid-Behandlung. Schwergradige oder wiederholte Krankheitsformen können zur Lungenfibrose führen.

Desquamative interstitielle Pneumonie

Dies ist scheinbar eine leichtere Form einer interstitiellen Pneumonie unbekannter Ätiologie. Sie tritt vorwiegend bei Erwachsenen beiderlei Geschlechts auf. Die Hauptsymptome bestehen in langsam zunehmender Atemnot, chronischem Husten, ohne oder mit wenig Sputum. Das charakteristische Röntgenbild zeigt eine milchglasartige Trübung, subkortikal im Bereich der Unterlappen. Die Spirometrie ergibt eine Lungenfunktionsstörung im Sinne des alveolokapillären Blockes. Histologisch sind die Alveolen erfüllt von desquamierten Alveolarzellen. Die Grundstruktur der Lunge ist nicht verändert, es finden sich keine Nekrosen. Die Ursache der Erkrankung ist unbekannt. In den meisten Fällen ist mit einer Steroidbehandlung ein Erfolg zu erzielen.

Plasmazelluläre, interstitielle Pneumonie

Zu dieser jenseits des frühen Säuglingsalters nur bei Personen unter hoher Immunosupressionsbehandlung (z. B. bei Leukämie, Malignomen, Organtransplantationen) auftretenden Erkrankung, s. S. 688 (Frühgeborenen-Pneumonie) und S. 1201.

Asbestose

Einzelheiten s. Tabelle 6–3, S. 182.

Quarzstaublungenerkrankung (Silikose)

Anzeigepflichtige Berufserkrankung nach Ziffer 34, bei Verbindung mit aktiver Lungentuberkulose nach Ziffer 35 der siebenten Berufskrankheitenverordnung (– 7. BKVO –) vom 20. Juni 1968 (BgBl. I. S. 721).

Diagnostische Merkmale
- Staubexposition mit SiO_2 (z. B. Granit, Sandstein)
- Charakteristischer Rö-Befund: bds. knötchenförmige bis schwielige Verschattung, Fibrose, Hiluslymphknotenbefall (eierschalenförmig)
- Häufige Infektionen des Respirationstraktes
- Wichtig: Tbc ist eine häufige Komplikation

Allgemeine Betrachtungen
Die Silikose ist eine der chronischen fibrotischen Lungenerkrankungen, die durch Inhalation von anorganischem Staub am Arbeitsplatz entstehen (vgl. Tabelle 6–3). Bei der Silikose ist die freie Kieselsäure (Silikondioxid, SiO_2) der häufigste Auslöser. Allerdings ist ein längerer Kontakt gewöhnlich notwendig. Immunglobuline der Typgruppe II/Zytotoxisch (IgG und IgM) konnten im silikotischen Gewebe nachgewiesen werden.

Es scheint, daß weitere künftige Untersuchungen des immunologischen Mechanismus die Pathogenese dieser ungewöhnlichen Krankheit klären werden.

Klinische Befunde
A. Symptome: Klinische Symptome können völlig fehlen oder bestehen lediglich in der leichten Anfälligkeit gegenüber Infektionen des Respirationstraktes: Bronchitis, Pneumonien. Das häufigste Zeichen ist die Dyspnoe, die langsam im Laufe der Jahre progredient ist. Später kommt es zu Husten, anfangs trocken, später produktiv, häufig mit Blutbeimengungen. Oft kommt es zu schweren, gelegentlich fatalen Hämoptoen.

Physikalisch findet man oft auch bei fortgeschrittenen Stadien keine Veränderungen.

B. Laborbefunde: Das Sputum muß auf säurefeste Stäbchen untersucht werden, damit eine relativ häufige Begleit-Tbc nicht übersehen wird. Zur endgültigen Abklärung können eine Lungenbiopsie (cave Spontanpneu, Blutung) oder eine Mediastinoskopie nötig werden.

C. Röntgenbefunde: Das Thoraxbild allein ist nicht unbedingt beweisend, legt aber den Verdacht nahe. Die Veränderungen finden sich beidseitig symmetrisch, vorwiegend in den zentralen Mittelfeldern. Die kleinen Knötchen sind meist von gleicher Form und Dichte. Als Frühzeichen kommt es zu Hilusvergrößerungen. Später zeigen die Kalkeinlagerungen Eierschalenform. Die Fibrose ist streifig-netzig. Durch Konfluenz der Knötchen kommt es in späteren Stadien zu größeren Verdichtungen – Schwielenbildung. Das Begleitemphysem führt zu vermehrter Strahlentransparenz besonders an den Lungenbasen. In späteren Stadien kann es auch zur „Reinigung" der Lungen von den Knötchen kommen, die sich wegen des starken Emphysems nicht mehr darstellen. Man findet dann nur noch die Schwielen und größere Herde.

Behandlung
Es ist zur Zeit noch keine spezifische Behandlung bekannt (PVA erst im Versuchsstadium). Symptomatische Behandlung ist bei Husten und Atemnot obstruktiver Art angezeigt. Eine Chemotherapie mit Tuberkulostatika bis ans Lebensende ist bei Kombination mit einer Tbc notwendig.

Tabelle 6–3. Pneumokoniosen

Erkrankung und Vorkommen	auslösende Stäube und Pathologie	klinische Erscheinungen	Röntgenbefunde
Silikose Bergwerk, Bohren, Sprengen, Schleifen, Gußputzen, Formen Sandstrahlen, Silikatosen bei Porzelinnern	freie Kieselsäure (SiO₂, Partikelgröße, kleiner als 3 μ), krystobalite Tridymite (toxische Isomere, die durch den Einfluß großer Hitze auf Si entstehen) erzeugen Gewebereaktionen in Form von Knötchen, Schwielen, Fibrose, Hiluslymphknotenveränderungen, Emphysem	geforderte Exposition 2–20 J. Dyspnoe, trockener Husten, verschiedene Infekte, bes. Tbc, Pulmonalinsuffizienz, Cor pulm.	Hiluslymphknotenveränderungen (Eierschalen), Knötchen, Schwielen, Streifen, Emphysem, ass. Tbc
Asbestose Bergwerk und Verarbeitung (Weben, Mischen)	Magnesium-Silikat (Partikelgröße 20–200 μ). Asbestosekörperchen (hantelförmig) im Sputum und Gewebeschnitt, erzeugen Bronchiolenobstruktion und distal Atelektasen, Fibrosen, kleinfleckige Veränderungen, Pleuraverkalkungen	Exposition 2–8 Jahre, frühzeitig Husten mit Auswurf und Dyspnoe, pulmonale Insuffizienz, Asbestwarzen an der Hand oder den Extremitäten (eingedrungene Asbestnadeln). Erhöhte Morbiditätsrate für Bronchial-Karzinom möglich, ebenso malign. Mesotheliom	zarte, netzförmige Zeichnung in den Lungen-Unterfeld. Verdickungen der Pleura (milchglasartige Trübungen) Verklebung des Sinus phrenicocostalis, Pleuraverkalkungen
Berylliose Berylliumproduktion Erzeugung von fluoreszierendem Pulver	Berylliumteilchen. Akut: fleckige Infiltrationen wie Bronchopneumonie chronisch: Granulome an den Alveolar-Septen, Fibrose nicht vordergründig. Zerstör. d. elast. Elemente, Emphysem	akut: nach Wochen bereits Bronchitis, Pneumonie chronisch: 6–18 Monate Dyspnoe, Husten, Gewichtsverlust, Zyanose, Hautläsionen, Cor pulmonale	akut: fleckige Infiltrationen chronisch: feine Knötchen (Sandpap.) dann Knoten, netz. Zeichnung, Hilusfr.
Bauxit-Pneumokoniose (Schleiferkrankheit, Aluminiumlunge)	möglicherweise auch durch andere toxische Beimengungen (Krystobalit, Tridymit), nicht nur durch Aluminiumstaub hervorgerufen Fibrose, Hiluslymphkn.-erkrankung, Atelektasen	geforderte Exposition sind einige Monate bis zu 2 Jahren. Dyspnoe, ausgeprägt. pulmonale Insuffizienz, rezidivierende Spontanpneumoth.	Befall der hilären und mediastin. Lykn. Zwerchfellauszieh. Fibrose, Emphysem
Anthrakose (selten getrennt von Silikose), Bergwerk, Stadtbewohner	Kohlenstaub. Verursacht schwarze Verfärbung der Lunge, dort manchmal auch Knoten. Befall auch anderer Organe, dort keine Knoten	fortschreitende Erkrankung (Fibrose, Emphysem) wurde von Waliser Kohlenarbeitern beschrieben. Jedoch kann SiO₂ ein wichtiger Faktor sein	netzartige Zeichnung feine Knötchen; Kohlenstaub erzeugt große Verschattung ohne Fibrose
Siderose Eisenerzverarbeitung, Metallbohrer, Elektroschweißer	Eisenoxid, metallisches Eisen erzeugen rote (Oxide) und schwarze (metallische) Verfärbung der Lunge. Der rote Typ führt zu Fibrose, der schwarze Typ mit Silikose ass.	Symptome entsprechen der Silikose	Abhängig haupts. von der Begleit-Silikose

Prognose

Die fortschreitende Dyspnoe kann über Jahre bestehen. Die Entwicklung von Komplikationen, insbesondere einer Tbc, verschlechtert die Prognose.

Andere Pneumokoniosen

Folgende Substanzen verursachen nach Inhalation verschieden starke Grade einer Lungenentzündung, Fibrose, Emphysem. Meist sind die Erscheinungen weniger ausgeprägt als die durch SiO_2 hervorgerufenen: Kohlenstaub (Anthrakose), Bauxit (besteht aus Aluminium und Kieselsäure), Asbest (dehydriertes Kalzium-Magnesium-Silikat), Glimmerstaub (Aluminium-Silikat), Talkum (hydriertes Magnesium-Silikat), Graphit (kristallisierter Kohlenstoff und SiO_2), Beryllium und diatomare Erden. Letztere verursachen Veränderungen ähnlich der Silikose nur dann, wenn sie erhitzt werden (z. B. bei der Erzeugung von Schleifmitteln).
Die Aufklärung einer Staublungenerkrankung hängt mit von der sorgfältigen Erhebung der Berufsanamnese ab. Die Behandlung ist symptomatisch.

Durch organische Stäube verursachte Lungengranulomatosen

Durch Inhalation verschiedener organischer Stäube können akute granulomatöse interstitielle Pneumonien hervorgerufen werden (besonders bei landwirtschaftlichen Arbeitern). Auslösende Ursachen sind feuchtes Heu, Kompost, Bagasse (Zuckerrohrrückstände), Vogelexkrete und Federn, Rotholz-Sägemehl (Sequoiose) und Ahornrinde.
Bei der Inhalation organischer Stäube dringen Partikel von einem Durchmesser zwischen 1 bis 5 mü in die Alveolen und Bronchioliterminals vor und setzen dort eine präzipitinbedingte allergisch-immune Komplexreaktion vom Typ III (Arthusphänomen) in Gang. Sie kann bei jedem Menschen ohne allergische Diathese auftreten.

Klinische Befunde

4 bis 6 Std nach der Exposition kommt es zu Schüttelfrost, Fieber, Kopfschmerzen, Myalgien und Abgeschlagenheit. Je akuter der Beginn, um so stärker machen sich Zyanose, Dyspnoe und quälender Reizhusten bemerkbar. Im Gegensatz dazu stehen bei den schleichend verlaufenden chronischen Formen Belastungsdyspnoe, Appetitlosigkeit und ein auffallender Gewichtsverlust im Vordergrund. Vor allem über der Lungenbasis trockene, krepitierende Geräusche. Bronchitische Geräusche gehören nicht zum Krankheitsbild.
Röntgenbefunde: Bei leichten Fällen normal, bei schweren Bildern finden sich miliare Fleckschatten in allen Lungenabschnitten (Sandsturmlunge) und schließlich auch massivere konfluierende Verdichtungen. Pleuraergüsse und Hilusbeteiligungen gehören nicht zum Krankheitsbild. Im weiteren Fortschreiten entwickeln sich kleinknotige Herde, retikuläre Zeichnungen und schließlich Röntgenzeichen der Fibrose und des Cor pulmonale.
Laborbefunde: Beschleunigte BKS, im akuten Stadium Leukozytose, Gamma-Globulin-Vermehrung und Zunahme von IgG.
Die Lungenfunktionsprüfung zeigt anfangs oft normale Werte, die alveokapilläre Diffusion ist frühzeitig herabgesetzt, bald treten Zeichen der restriktiven Ventilationsstörung auf. Hauttests und Inhalationstests können die Diagnose sichern helfen.
Jedoch Vorsicht bei der Dosierung wegen hoher Zwischenfallgefahr. Komplikationen: Im akuten Stadium die schwere respiratorische Insuffizienz, im chronischen Stadium das Emphysem, Spontanpneumothorax, sekundäre Mykose und Cor pulmonale.

Differentialdiagnose:

Miliartuberkulose, akute Sarkoidose, Asthma bronchiale siehe Tabelle 6–4. Die Erkennung der Krankheit ist wichtig, da sie bei frühzeitiger Feststellung heilbar ist. Unerkannt führt sie über die Lungenfibrose zum Tod.

Behandlung

Im akuten Stadium sind Kortikosteroide günstig. Die wesentlichste Therapie liegt in der Vermeidung einer entsprechenden Exposition. Einzelformen →
1. Die Farmerlunge. Landwirte, die mit schimmligem Heu zu tun haben, erkranken. Je nach Feuchtigkeitsgehalt (30–34°) treten in den ersten Tagen in dem gelagerten Material Temperatursteigerungen bis zu 60° auf; das sind die optimalen Bedingungen für das Wachstum der sporenbildenden Actinomyzeten und die entsprechende Schimmelbildung. Gemessen an der Häufigkeit landwirtschaftlicher Arbeiten ist die Farmerlunge selten. In der Bundesrepublik Deutschland soll die Krankheit in die 8. Berufskrankheitenverordnung (BKVo) aufgenommen werden. Bis dahin ist eine Meldung nach § 551, Abs. 2 RVO aussichtsreich. Derzeit werden pro Jahr etwa 4–7 Fälle gemeldet.
2. Vogelzüchterlunge. Sie wird durch Aspiration tierischer Antigene im Umgang mit Hühnern, Enten, Gänsen, Tauben, Papageien und Wellensittichen hervorgerufen.
3. Byssinose. Diese bei den Baumwollarbeitern vorkommende Erkrankung, die bei den Hanfarbeitern als Cannabiose bezeichnet wird, gehört nicht zu den

Tabelle 6–4. Zur Differentialdiagnose Asthma bronchiale – Exogene allergische Alveolitis

	Asthma bronchiale	Exogene allergische Alveolitis
Klinisches Bild	Sofortreaktion mit deutlicher Dyspnoe	Nach 4–6 Std Fieber. Dyspnoe. Zyanose, trockener Husten. Gewichtsverlust
Auskultationsbefund	Bronchitische Geräusche bei verlängertem Exspirium	Trockene Rasselgeräusche über den Lungenunterfeldern
Röntgenbefunde	Normal oder flüchtige Infiltrate. evtl. Emphysem	Miliare feinherdige Herde, später Zunahme interst. Zeichnung (Fibrose, Wabenlunge)
Blutbild	Eosinophile	Polymorphkernige Leukozytose
BKS	normal	beschleunigt
Elektrophorese	normal	Zunahme der γ-Globuline
Lungenfunktion	Reversible obstruktive Ventilationsstörung	Restriktive Ventilationsstörung. Alveo-kapilläre Diffusionsstörung
Immunologie		
Individuelle	Durch multiple Allergene	Nicht sensibilisiert (Nichtatopiker)
Reaktionslage	sensibilisiert (Atopiker) (etwa 10%)	Massive Exposition kann fast jeden Menschen erkranken lassen
Reaktionstyp nach Gell u. Coombs	Typ I (Sofortreaktion)	Typ III (Arthus-Phänomen)
Reaktionsort	Bronchien, Bronchiolen	Alveolen, Bronchioli respiratorii, auch Bronchien
Reaktionsablauf	Kontakt von zirkulierendem Antigen mit zellulären Antikörpern *unter Histaminfreisetzung*	Kontakt zirkulierender präzipitierender Antikörper mit Antigen. Unter Bildung von Mikropräzipitalen mit sekundärem Zelluntergang oder lokaler Entzündung
Antikörper	Reagine (IgE)	Präzipitine (IgG)
Diagnostik		
Hauttests	Sofortreaktion nach 10–15 min	Ödematöse Schwellung nach 3–4 Std. löst sich innerhalb 24 Std
Inhalationstests	Bronchospasmus innerhalb 30 min	Allmähliche Zunahme von Dyspnoe und allg. Reaktion nach 4–6 Std
Antikörpernachweise	Reaginnachweis durch quantitative IgE-Bestimmung	Präzipitinnachweis durch Ouchterlony-Diffusionstest und Immunelektrophorese
Therapie		
Desensibilisierung	möglich	ausgeschlossen
Broncholytika	erfolgreich	erfolglos
Antihistaminika	erfolgreich	erfolglos
Kortikosteroide	erfolgreich	erfolgreich *auf Zeit*
Aufgabe der Exposition	wünschenswert	unerläßlich

exogenen allergischen Alveolitiden, mit denen sie fälschlicherweise oft gemeinsam aufgeführt wird. Die eigenartige Krankheit beginnt erst nach 5 bis 15 Jahren regelmäßiger Exposition der Arbeiter gegen Rohbaumwolle an den sogenannten Karden- oder Batteur-Maschinen.

Zunächst Druckgefühle, Atemnot, Abgeschlagenheit und Bronchitis, die allmählich zunehmen. Am Ende steht die Arbeitsunfähigkeit wegen ständiger Dyspnoe und Entwicklung einer Fibrose.

Silo-Füller-Syndrom

Es handelt sich um eine erst spät erkannte pulmonale landwirtschaftliche Berufserkrankung durch Inhalation stickstoffhaltiger Dämpfe, die aus eben frisch gefüllten Silos entweichen (Füllung mit Getreide, Luzernklee etc.). Die Initialphase beginnt sofort nach der Exposition mit Husten, Dyspnoe, Mattigkeit. Nach einem symptomfreien Intervall mit höchstens etwas Dyspnoe und Müdigkeit folgt ein Stadium mit Fieber, Schüttelfrost, Krankheitsgefühl, zunehmendem Husten und Dyspnoe, Tachykardie, Tachypnoe und diffusen RG. Röntgenologisch finden sich beide Lungen von miliaren Herden durchsetzt. Der Tod kann bereits 2–3 Wochen nach der Exposition auftreten, oder es kommt innerhalb von 2–3 Monaten zur Besserung.

Zur Behandlung werden Sauerstoff (einschließlich intermittierender Überdruckbeatmung), Antibiotika und Kortikosteroide eingesetzt. Die präventiven Maßnahmen erschöpfen sich im Verbot des Betretens dampfender Silos, in guter Belüftung durch offene Türen und maschinelle Ventilation.

Idiopathische Lungenhämosiderose

Es handelt sich um eine chronische, zu Rezidiven neigende und oft tödlich endende Erkrankung unbekannter Ursache. Es kommt zu wiederholten Hämoptysen, Husten, Dyspnoe, deutlicher hypochromer Anämie mit einer letalen Glomerulonephritis (Goodpasture-Syndrom). Es wurden auch nephrotische Syndrome beobachtet. Während der Exazerbationen finden sich röntgenologisch knötchenförmige oder netzartige Lungenveränderungen, die sich während der Remissionen wieder zurückbilden. Das Röntgenbild mit der schweren hypochromen Anämie sollte an die Diagnose denken lassen. Das typische Merkmal sind die hämosiderinbeladenen Makrophagen in der Lunge. Eine Therapie ist nicht bekannt.

Atelektase

Diagnostische Merkmale
- Akut: Plötzlich auftretende Dyspnoe, Fieber, auch wenn die Ausdehnung der Atelektase gering ist
- Chronisch: Meist asymptomatisch, auch wenn große Lungenteile befallen sind
- Röntgenologisch: homogene, konkav begrenzte Verschattung (Raumminderner Prozeß). Mediastinalverziehung auf die befallene Seite. Hier auch Zwerchfellhochstand und Einengung der Interkostalräume

Allgemeine Betrachtungen
Bei der Atelektase handelt es sich um einen Kollaps durch mangelnde Belüftung von Lungensegmenten distal einer totalen Bronchialobstruktion, die durch eine Reihe von Erkrankungen hervorgerufen sein kann. In der Anamnese können sich Sekretretentionen, Fremdkörperaspirationen oder Bronchialinfektionen finden. Die postoperative Atelektase ist ein häufiges Ereignis (3–5% aller bisher lungengesunden Patienten nach großen Eingriffen; bei Patienten mit chronisch-obstruktiver Lungenerkrankung kann die Häufigkeit sogar 50% betragen). Die Erkrankung beginnt meist 24–27 Std nach der Operation. Die Bronchialobstruktion verhindert den Eintritt von Luft in das distal gelegene Segment, den Lappen oder gar eine ganze Lunge. Es kommt zu kompensatorischen Veränderungen, wobei die angrenzenden Organe den Raum der kollabierten Lunge einzunehmen versuchen:

1. Verziehung des Mediastinums auf die befallene Seite.
2. Höhertreten des Zwerchfells.
3. Überdehnung der gesunden Lunge (kompensatorisches Emphysem).

Die Kompression der Lunge durch andere Ursachen (z. B. Pleuraerguß) ist von weit geringerer physiologischer Signifikanz als die Atelektase durch eine Obstruktion.

Klinische Befunde
A. Symptome: Der Schweregrad der Symptome hängt ab von: Sitz der Obstruktion, der Geschwindigkeit der Entstehung, vom Vorhandensein oder Fehlen einer Infektion im Bereich der Atelektase. Je akuter der Beginn (postoperative Atelektase), um so schwerer ist die Symptomatik. Es kommt zu Dyspnoe, Zyanose, Tachykardie, Thoraxschmerzen und Fieber. Weniger ausgedehnte Atelektasen führen zu wechselnden Symptomen, auch kleine Atelektasen können Symptome machen. Die Erscheinungen entstehen durch die Obstruktion selbst oder durch die Infektion des distalen atelektatischen Lungenanteils. Physikalisch findet sich eine Einschränkung der Thoraxbeweglichkeit auf der befallenen Seite, Einengung der Interkostalräume, Verschiebung des Mediastinums auf die befallene Seite, was durch die Verlagerung der Trachea, der Herzspitze und durch die Dämpfung nachgewiesen werden kann. Des weiteren findet sich ein abgeschwächter bis fehlender Stimmfremitus, ein abgeschwächtes Atemgeräusch und Bronchophonie. Gelegentlich wechseln sich Bronchialatmen und abgeschwächtes Atmen über einer Atelektase ab. Bei chronischen Atelektasen sind diese Erscheinungen modifiziert durch die Rigidität des Mediastinums und Veränderungen der Elastizität der erkrankten Lunge. Auffallend ist häufig eine Tachykardie, die durch die bestehende Temperatur nicht erklärt werden kann.

B. Röntgenbefunde: Das luftleere Segment ist als milchglasartige Trübung sichtbar. Der atelektatische Bezirk ist röntgendichter als ein vergleichbarer anderer Lungenanteil, weil er luftleer ist. Das Volumen ist deutlich vermindert, wodurch eine konkave Begrenzung der Verschattung zustande kommt. Das Zwerchfell tritt auf der befallenen Seite höher. Eines der Hauptkriterien ist die Verziehung des Mediastinums auf die befallene Seite. Nicht selten findet sich auf der erkrankten Seite ein Pleuraerguß, der jedoch meist nicht imstande ist, das Medistinum zur Mittellinie zurückzudrängen. Die Ergußlinie verläuft nach abwärts und lateral der Mittellinie anstatt aufwärts und lateral wie bei Ergüssen ohne Atelektase.

C. Instrumentelle Examination: Die Untersuchung der Wahl ist die Bronchoskopie, dabei ist häufig auch eine Behandlung möglich.

Differentialdiagnose

In Betracht kommen: Lobäre Pneumonien (jedoch konvexe Begrenzung der Verschattung), andere pulmonale Infektionen, Lungeninfarkt und Pleuraergüsse.

Komplikationen

Die Folgen ungelöster Obstruktionen mit Atelektase sind Infektion, Destruktion von Lungengewebe, Fibrose und Bronchiektasen.

Behandlung

A. Postoperative Atelektase: Der Patient muß zu forciertem Husten und Hyperventilation angehalten werden. Häufig gelingt es, durch bronchodilatatorische Aerosole und intermittierende Überdruckbeatmung (Bennett, Bird) die Atelektase zu lösen. Um Schleimpfröpfe zu verflüssigen, gibt man mukolytische Substanzen (Acetylcystein). Die apparative Therapie sollte alle 2–3 Std erfolgen und mindestens über 24 Std fortgesetzt werden, bevor aktivere Maßnahmen ergriffen werden. Die positive Druckbeatmung sollte bei Patienten mit chronischen Lungenkrankheiten prophylaktisch eingesetzt werden, wodurch Atelektasen vermieden werden könnten.

Instrumentelle Maßnahmen: Absaugung des Tracheobronchialbaumes mit einem weichen Katheter, dabei muß jedoch absolut steril vorgegangen werden. (Verwendung von Einmalkathetern etc.) Die Einwegkatheter können blind durch den Nasopharynx oder mit Hilfe eines Laryngoskopes eingeführt werden. Sind diese Maßnahmen ineffektiv oder ist die Atelektase länger als 24 Stunden massiv, muß eine bronchoskopische Absaugung erfolgen. Weiterhin müssen Antibiotika verabfolgt werden: G-Penicillin, 600 000 I. E. i. m. 2× tgl. oder Tetracyclin, 250 mg oral 4× tgl.

B. Spontanatelektase: Hier ist sofortige Bronchoskopie zur Aufklärung der Natur der Bronchialobstruktion und Therapiebestimmung durchzuführen.

Prognose

Die Prognose ist meist gut, eine ungelöste Atelektase kann jedoch zum Tode führen, wenn sie massiv ist, oder zu verlängerter Krankheit, wenn es sich um eine segmentale oder lobäre Atelektase handelt. Die Prognose ist entsprechend schlecht, wenn die Ursache ein Karzinom ist.

Respiratorisches Distress-Syndrom des Erwachsenen

Diagnostische Merkmale

- Angst, Dyspnoe und Tachypnoe bei Patienten unter einer Therapie wegen Trauma, Schock oder Sepsis
- Arterielle Hypoxämie bei bestehender Hypokapnie
- Diffuse alveoläre oder interstitielle Infiltrate (die zur Konsolidierung fortschreiten können) auf der Thoraxröntgenaufnahme
- Verminderte pulmonale Compliance

Allgemeine Betrachtungen

Der Terminus respiratorisches Distress-Syndrom des Erwachsenen (RDSE) beschreibt ein nichtkardiogenes pulmonales Ödem, das bei bestimmten charakteristischen klinischen Situationen auftritt. Obwohl die genaue Häufigkeit unbekannt ist, kann es zu diesem Zustand bei etwa ⅓ aller Patienten mit schwerem Schock oder Trauma kommen. Die Erkrankung tritt in Verbindung mit einem massiven Trauma, mit Hypotonie jeder Genese, kardiopulmonalen Bypass-Operationen, bei Septikämie, viralen Pneumonien, Aspirations-Pneumonie und anderen schweren Infektionen, bei intravenöser Narkotiküberdosierung, bei Fettembolie und Pankreatitis auf. Die Pathogenese ist unklar, aber das Ergebnis ist eine Schädigung des pulmonalen kapillären Endothels, was zu einer erhöhten Permeabilität, zur interstitiellen und alveolaren Blutung und zu Ödemen führt. Als Folge davon kommt es zu einem Verlust der Oberflächenspannung und dadurch zu einer weitverbreiteten alveolären Atelektase mit Rechts-Links-Shunt des kapillären Blutes an den kollabierten Alveolen vorbei. Die erhöhte extravaskuläre Flüssigkeitsmenge in der Lunge und die diffuse alveoläre Atelektase münden in eine verringerte Compliance und verminderte funktionelle Restkapazität.

Klinische Befunde

A. Symptome: Die Symptome treten typischerweise 12–24 Stunden nach dem Initialtrauma auf. Die vorherrschenden Symptome sind jene der Hypoxämie, d.h. Angst, Dyspnoe und verändertes Bewußtsein. Die körperliche Untersuchung zeigt typischerweise Tachypnoe und Tachykardie. Die Auskultation der Lunge ergibt wenig oder keine Rasselgeräusche. Wenn die Hypoxämie schwergradig ist, kann gleichzeitig eine Zyanose bestehen.

B. Laborbefunde: Die Blutgasbestimmung aus dem arteriellen Blut zeigt eine progressive schwere Hypoxämie mit Hypokapnie. Es besteht eine Unfähigkeit, arterielles Blut sogar bei ansteigend hohen

Sauerstoffkonzentrationen (F_{IO_2}) mit Sauerstoff zu sättigen. Ein normaler oder erhöhter $paCO_2$ tritt spät im Verlauf der Erkrankung auf und ist prognostisch ein bedenkliches Zeichen. Der arterielle pH-Wert ist gewöhnlich normal oder erhöht.

C. Röntgenbefunde: Die Thoraxröntgenaufnahmen zeigen interstitielle oder alveoläre Infiltrate, die auf eine Konsolidierung hin fortschreiten (bei gleichzeitiger Kardiomegalie).

Behandlung

A. Unterstützung der Atmung: Der Patient sollte durch mechanische Beatmung große Flutvolumen (15 ml/kg) mittels eines volumengesteuerten Beatmungsgeräts erhalten. Wenn ein paO_2 von 60 mm/Hg mit einem nichttoxischen F_{IO_2} (inhalierte Sauerstoffkonzentration unter 50%) nicht erreicht werden kann, ist ein Positiver-End-Ausatmungs-Druck (PEAD) indiziert. Der Positive-End-Ausatmungs-Druck reduziert den Umfang der Rechts-Links-Shunts durch Verhütung des Alveolarkollapses und ermöglicht eine entsprechende Sauerstoffsättigung des arteriellen Blutes bei einem niedrigen F_{IO_2}. Jedoch muß die Höhe des PEAD mit Rücksicht auf das Herzminutenvolumen des Patienten genau überwacht werden, da es oft zur Reduktion des Herzminutenvolumens kommt. Andere häufige Nebenwirkungen des PEAD sind Pneumothorax, Pneumomediastinum und subkutanes Emphysem.

B. Flüssigkeitsbilanzierung: Die genaueste und verläßlichste Methode, das Flüssigkeitsgleichgewicht und die intravenöse Flüssigkeitstherapie bei erwachsenen Patienten mit respiratorischem Distress-Syndrom zu überwachen, ist der Swan-Ganz-Lungenarterien-Katheter. Hiermit kann der pulmonale kapilläre Keildruck auf einem Optimum von 5 bis 10 mm Hg gehalten werden (höhere Drucke prädisponieren für ein Lungenödem wegen der Durchlässigkeit des verletzten Kapillar-Endothels). Um den optimalen pulmonalen kapillären Keildruck zu erhalten, sollte die Flüssigkeitszufuhr auf 20–25 ml/kg Körpergewicht pro Tag beschränkt bleiben. Intravenöse Diuretika (z. B. Furosemid) sollten dann verabreicht werden, wenn es erforderlich ist, den optimalen Keildruck zu erreichen oder zu erhalten. Wenn es notwendig wird, intravenös Flüssigkeiten zuzuführen, um das Herzminutenvolumen zu erhalten, sind kristalloide Lösungen (z. B. physiologische Kochsalzlösung, Ringer-Lösung) Albumin- oder kolloiden Lösungen vorzuziehen, weil letztere in das Lungeninterstitium eindringen und dort einen osmotischen Stimulus auslösen, welcher ein fortgesetztes Lungenödem begünstigt. Erythrozytenkonzentrate sind auch eine akzeptable Form des intravenösen Volumenersatzes und sollten in ausreichenden Mengen gegeben werden, um die Hämo-globinkonzentration auf mindestens 10 g/dl zu halten.

C. Therapie der zugrundeliegenden Erkrankungen: Grunderkrankungen, die in ein respiratorisches Distress-Syndrom beim Erwachsenen ausarten können (z. B. fortgesetzte Blutungen, Pankreatitis, persistierende Infektionen) müssen korrigiert werden. Besondere Aufmerksamkeit sollte dabei der Bekämpfung von Infektionen (entweder im Thorax oder an entfernteren Körperstellen) gewidmet werden. Es ist nachgewiesen, daß der schlimmste prognostische Faktor eine fortschreitende Infektion ist – auch jene, welche außerhalb des Thorax verläuft. Bei solchen Infektionen können die Bakterien Wirkstoffe auslösen, welche im Blut zirkulieren und weiteren Schaden am pulmonalen Kapillarendothel anrichten. Es gibt keinen Beweis dafür, daß die prophylaktische Anwendung von Antibiotika zur Infektionsverhütung bei diesen Patienten von Nutzen ist. In Wirklichkeit kann eine derartige Anwendung sogar für Superinfektionen mit gegen Antibiotika resistenten Bakterien prädisponieren.

Prognose

Die maschinelle Beatmung ist manchmal über mehrere Wochen erforderlich. Wenn Änderungen in der mechanischen Beatmungsweise beabsichtigt sind, sind vorherige Messungen der arteriellen Blutgase, des gemischten venösen PO_2 und des Herzminutenvolumens die besten Hinweise auf den Zustand des Patienten. Die Mortalität liegt bei 50–80%. Die meisten Patienten, die überleben, gewinnen das frühere Ausmaß ihrer Lungenfunktion innerhalb eines Jahres wieder.

„Schock"-Lunge

Immer häufiger findet man dieses Syndrom in Verbindung mit allgemeinem Schock insbesondere bei Patienten in Intensivpflegestationen. Die klinischen Erscheinungen treten meist 12–24 h nach der hämodynamischen Krise auf. Trotz massiver O_2-Therapie fällt der arterielle PO_2. Röntgenologisch erscheinen progressive multiple Infiltrationen. Die Gründe sind vielgestaltig: Toxine und vasokonstriktorische Substanzen des Schockgeschehens, Mikroembolien, Herzversagen, Infektion, Überwässerung und Sauerstoffvergiftung (prolongierte Sauerstofftherapie mit 100% O_2). Die Prognose ist schlecht.

Chronisches Lungenemphysem

Diagnostische Merkmale

- Schleichender Beginn mit Belastungsdyspnoe (nur im Finalstadium Ruhedyspnoe)
- Verlängertes Exspirium mit trockenen Rasselgeräuschen, Husten mit Auswurf, ohne dabei den Bronchialbaum freihusten zu können
- Faßförmiger Thorax, Einsatz der Atemhilfsmuskulatur
- Röntgenologisch überhelle, vermehrt transparente Lungenunterfelder, abgeflachte, tiefstehende Zwerchfelle

Allgemeine Betrachtungen

Das Emphysem ist charakterisiert durch eine diffuse Erweiterung und Blähung der Alveolen, Einriß der Interalveolarsepten mit Beeinträchtigung der Lungenfunktion durch ein vergrößertes Residualvolumen. Häufig findet sich auch eine partielle Obstruktion der kleinen Bronchien.

Ein Emphysem tritt auf:

1. Ohne Anamnese einer chronischen Lungenerkrankung: idiopathisches Emphysem. Die Ursache ist unbekannt, man nimmt einen angeborenen, vererblichen Defekt des elastischen Lungengerüstes an.

2. Sekundär bei chronisch-obstruktiven Lungenerkrankungen wie Bronchitis und Asthma.

3. In Verbindung mit einer Lungenfibrose (Fibrose, Silikose). Bislang wurde kein schlüssiger Beweis erbracht, daß Glasblasen, das Blasen von Musikinstrumenten oder ähnliche Beschäftigungen zu einem Emphysem führen. Viele Autoren sehen im Zigarettenrauchen eine Ursache.

In einzelnen Familien wurden gehäuft chronisch obstruktive Lungenerkrankungen beobachtet. 1964 wurde erstmals über eine Kombination von einem Mangel von Glykoprotein, α_1-Antitrypsin und obstruktiven Lungenerkrankungen berichtet, wobei ein genetischer Faktor angenommen wurde. Später wurde ein genetischer Defekt unabhängig vom α_1-Antitrypsinmangel beschrieben. Jedenfalls scheinen genetische Faktoren und das Zigarettenrauchen eine wichtige Rolle bei der Entstehung des Lungenemphysems zu spielen. Das Emphysem ist die häufigste Ursache der chronischen Lungeninsuffizienz und des Cor pulmonale chronicum. Es befällt bevorzugt Männer jenseits des 45. Lj. Bei vielen Lungenkrankheiten findet man lokalisierte emphysematöse Pulmonalanteile, so auch bei zentralen Bronchialkarzinomen im Frühstadium. Riesenemphysemblasen können gelegentlich zu Spontanpneumothoraces führen. Sind sie lokalisiert, und besteht kein generalisiertes Lungenemphysem, sollten sie exzidiert werden.

Der Terminus „Bronchitis" wird zur Bezeichnung dieses Krankheitsbildes besonders in England benützt. Andere Autoren sprechen von chronisch obstruktiver bronchopulmonaler Erkrankung.

Klinische Befunde

A. Symptome: Die Anamnese ergibt eine langsam zunehmende Atemnot und produktiven Husten. Der Beginn ist schleichend. Selten findet man selbst bei fortgeschrittenen Stadien Ruhedyspnoe und Orthopnoe. Der Husten wird durch interkurrente Infekte des Respirationstraktes verschlechtert. Häufig kommt es zu keuchender Atmung.

Schon geringfügige Infekte der Atemwege, die bei anderen Patienten ohne Veränderungen der Lunge ohne Folgen sind, können zu fatalen Ateminsuffizienzen führen. Müdigkeit, Abgeschlagenheit, Inappetenz, Gewichtsverlust gehören zur Hypoxie. Die zunehmende muskuläre Aktivität, die zur Bewältigung der Atemarbeit nötig ist, führt zur Azidose. Bei schwerer Atemnot kommt es zu Kopfschmerzen, Bewußtseinstrübung, Asterixis (flapping tremor), Papillenödem und Miosis. Patienten mit fortgeschrittenem Emphysem zeigen einen in Inspirationsstellung fixierten Thorax (faßförmig). Der anterior-posteriore Durchmesser ist vergrößert. Der Hals erscheint verkürzt, die akzessorischen Atemmuskeln (Sternocleidomastoideus, M. pectoralis, M. scalenus) werden ebenso wie die Abdominalmuskeln und Interkostalmuskeln zu Hilfe genommen. Durch Palpation kann die verminderte Rippenbeweglichkeit nachgewiesen werden; es besteht die Tendenz, den Thorax als Einheit in vertikaler Richtung zu bewegen. Die Dämpfung von Herz und Leber wird durch den hypersonoren Klopfschall verändert. Die Zwerchfellbeweglichkeit ist vermindert bis aufgehoben. Die Atemgeräusche sind vermindert, die Exspirationsphase verlängert. Weiterhin sind diffuse, musikalische Rasselgeräusche nachweisbar. Steht kein Lungenfunktionslabor zur Verfügung, kann man auch mit vielen einfacheren Methoden in der Sprechstunde während der physikalischen Untersuchung die Bronchialobstruktion nachweisen. Die gesamte Vitalkapazität sollte in 3 sec ausgeblasen werden können, wenn sich der Patient anstrengt. Mit einer Stoppuhr kann man das leicht nachweisen. Kann das Ende erst in 5–6 sec erreicht werden, besteht eine leichte, wenn der Patient mehr als 7 sec braucht, eine schwere obstruktive Ventilationsstörung. Auch der Streichholztest (auch Kerze ausblasen) ist beweisend: der Patient muß in der Lage sein, die Flamme aus 15 cm Entfernung auszublasen, sonst liegt eine Obstruktion vor. Durch das tiefstehende Zwerchfell wird die Leber 2–3 Querfinger unter dem Rippenbogen tastbar. Es besteht eine Lippen- u. Akrozyanose. Das Gesicht ist infolge der Polyzythämie und Anoxie gerötet bis rot-violett gefärbt. In Kombinationen mit anderen Manifestationen der pulmonalen

Osteoarthropathie finden sich gelegentlich Trommelschlegelfinger und -zehen. Bei Vorliegen einer Rechts-Herzinsuffizienz kommt es zu peripheren Ödemen und oberer Einflußstauung.

B. Röntgenbefunde: Es kommt zu einer vermehrten Strahlendurchlässigkeit, insbesondere der basalen Lungenanteile auf der pa-Aufnahme, und auf der seitlichen Aufnahme zeigt sich eine vermehrte Strahlentransparenz retrosternal. Der anterior-posteriore Durchmesser ist vergrößert. Insbesondere bei der Durchleuchtung imponieren die flachen tiefstehenden und wenig beweglichen Zwerchfelle. Ringförmige Aufhellungen sind charakteristisch für Emphysemblasen, sie können gelegentlich eine erhebliche Größe erreichen.

C. Laborbefunde: Solange das Emphysem nicht exzessiv ist, kann die Vitalkapazität normal sein. Charakteristisch ist das vergrößerte Residualvolumen, dieses kann jedoch nur in einem Lungenfunktionslabor bestimmt werden (z. B. Helium-Mischmethode); die Bestimmung der Sekundenkapazität, wie oben erwähnt, ist jedoch eine einfache Untersuchungsmethode, die für die Obstruktion spricht.

Die ventilatorische Insuffizienz führt zu einer alveolären Hypoxie und einem verminderten PO_2 im Blut. Bleiben diese Veränderungen, steigt der PCO_2 als Ausdruck der Insuffizienz der Lunge, CO_2 abrauchen zu können. Die initiale Azidose kompensiert die Niere durch Retention von Bicarbonat. In späteren Stadien oder bei Fehlen dieses Mechanismus kommt es zur manifesten Azidose mit niedrigen pH-Werten. Die Blutgase können heutzutage in allen Krankenhäusern bestimmt werden. Die Messungen sollten im arteriellen (oder Kapillar-) Blut erfolgen. PO_2 unter 50 mm Hg oder PCO_2 über 50 mm Hg sprechen für eine respiratorische Insuffizienz. Wegen der Pufferungssysteme kann das pH trotzdem noch lange im Normbereich bleiben, zu beachten sind jedoch Änderungen von Bicarbonat und Basenexzeß. Häufig steigen auch die Erythrozytenzahl und der Hämatokrit an (sekundäre Polyzythämie). Auffallenderweise findet man jedoch auch bei schwerem Emphysem selten Polyzythämien.

Differentialdiagnose

Wichtig ist die Unterscheidung der Dyspnoe eines chronischen Lungenemphysems von einer Herzinsuffizienz, einer chronischen Bronchitis und einem Asthma bronchiale.

Komplikationen

Rezidivierende akute Bronchitiden führen zu eitrigem Sputum, Fieber, Zunahme von Dyspnoe und Zyanose. Solche Infektionen führen schubweise zu Verschlechterung der Lungenfunktion und sind daher von großer Bedeutung. Unkontrolliert lange Beatmung mit Sauerstoff, insbesondere bei Patienten mit respiratorischer Azidose, rauben dem Kranken den letzten verbliebenen Stimulus zur Atmung, nämlich die Hypoxie. Das Ergebnis ist eine Hypoventilation und eine zunehmende Azidose mit nachfolgendem Koma. Gelegentlich kommt es durch Platzen von Emphysemblasen zu einem Spontanpneumothorax. Zunehmende Herzinsuffizienz verschlechtert die Prognose.

Behandlung

A. Lungenemphysem: Da die meisten Patienten zusätzlich an einer chronischen Bronchitis mit Begleitbronchospasmus leiden, entspricht die Therapie derjenigen, wie sie oben für die chronische Bronchitis und das chronische Asthma bronchiale dargelegt wurde. Man gibt Bronchodilatatoren, Sputumverflüssiger (Aerosole), oral gesättigte Ka-Jodatumlösung. Die Infektionen müssen mit Antibiotika unter Kontrolle gebracht werden. (Wenn kein Antibiogramm angefertigt werden kann, mit Tetracyclin.) Führen die angegebenen Maßnahmen nicht zum Ziel, verbessern gelegentlich Kortikoide dramatisch den Verlauf. Bei Langzeitbehandlung müssen sie in kleinsten eben noch wirksamen Dosen verabfolgt werden. Dabei sind eine sorgfältige Indikationsstellung und Kontrolle wegen der vielfältigen Gefahren wichtig. Häufig ist die Verabfolgung von Sauerstoff notwendig. Wichtig ist jedoch eine vorsichtige Verwendung unter laufender Beobachtung des Patienten wegen möglicher Hypoventilation und Koma durch CO_2-Retention. Nach Möglichkeit sollten bereits zu Beginn PO_2 und PCO_2 sowie das pH bestimmt werden. Einer beginnenden Azidose kann oft allein durch ein Sauerstoff-Luftgemisch begegnet werden. Es können durch Nasenkatheter 1–2 l Sauerstoff pro Minute verabfolgt werden, wenn der Patient laufend überwacht wird. Viel besser ist eine intermittierende Druckbeatmung (Bird-Respirator etc.), weil diese Geräte eine adäquate Ventilation mit Elimination der CO_2 gewährleisten. Dazu soll eine optimale Zwerchfellbeweglichkeit angestrebt werden. Man muß den Patienten zur Stärkung der Bauchmuskulatur und zu einer überkompletten Exspiration anhalten. Folgende Handgriffe gegen eine Überdehnung der Lunge haben sich bewährt: Der Pat. legt seine Handflächen unter den vorderen Rippenbogen und drückt während dem Ende einer Exspiration denselben nach innen und oben. Das ist 10–15 mal 2–3 × tgl. zu wiederholen. Dadurch kann die Dyspnoe des Patienten über Stunden gebessert werden. Weiterhin bietet die Industrie zusätzlich zu den Respiratoren Atemgürtel an, die die Exspiration z.B. durch Aufblasen dieser Atemgürtel verbessern. Bezüglich der Behandlung des chronischen Cor pulmonale siehe auch die Diskussion in Kapitel 7. In letzter Zeit wandte man sich wieder vermehrt der Langzeit-Sauerstofftherapie zu. Es wurden dazu leichte portable Behälter für flüssigen Sauerstoff entwickelt. Es wurde über bessere Leistungen bei chronisch Lungenkranken unter dieser Therapie berichtet. Die Langzeitergebnisse sind nicht sehr eindrucksvoll.

B. Pulmonale Insuffizienz: Durch die alveoläre Hypoventilation bei chronischen Lungenerkrankungen und auch aus anderen Gründen kommt es nach Ausschöpfung der Kompensationsmöglichkeiten (Puffersysteme etc.) zur schweren respiratorischen Azidose. Es handelt sich dabei um einen Intensiv-Pflegefall.
Die therapeutischen Prinzipien sind folgende:
1. Verbesserung der Ventilation und Zufuhr genügender Sauerstoffmengen zur Versorgung der Organe
2. Korrektur des Elektrolyt- und Wasserhaushaltes
3. Bekämpfung von Infektionen, Bronchospasmen, Herzinsuffizienz und anderer Begleitfaktoren.
Zu 1. *Ventilation und Sauerstofftherapie:* Die Ventilation muß sofort in Gang gebracht werden. Die Freihaltung der Atemwege ist Voraussetzung. Eventuell muß der Patient intubiert oder tracheotomiert werden. Die Beatmung kann notfalls mit einem Atembeutel oder durch Mund-zu-Mund-(Mund-zu-Nase-) Beatmung erfolgen. Bei länger dauernder Beatmung (assistiert) haben sich verschiedene Maschinen bewährt: Bird, Bennett, Harlow-Ventilator etc. Sie können die natürliche Atmung unterstützen oder umgestellt werden auf vollautomatische Beatmung. Bei Benützung dieser druckgesteuerten Maschinen sollte das Ausatmungsvolumen durch ein entsprechendes Respirometer kontrolliert werden. Ist der Atemwiderstand zu groß (über 30 cm H_2O), müssen volumengesteuerte Geräte eingesetzt werden (Engström, Air Shields, Mörch).
Blutgasanalysen müssen vor Beginn und dann stündlich bis zur Besserung des Zustandsbildes kontrolliert werden. Der Sauerstoff kann bei den druckgesteuerten Geräten entweder direkt zum Betrieb des Gerätes mit einem entsprechenden Mischventil oder bei druckluftbetriebenen Geräten im Nebenschluß zugeführt werden. Man sollte sich bemühen, den PO_2 auf 70–80 mm Hg zu halten.
Ist der Patient in der Lage mitzuarbeiten, kann man auch einen Versuch mit der Beatmung über eine Maske machen. Bessert sich der Zustand innerhalb einer Stunde, ist auf die Intubation zu verzichten.
Ist jedoch eine Intubation nötig, kann der Mund- oder Nasentubus mehrere Tage belassen werden, bevor man eine Tracheotomie durchführt. Nach der Tracheotomie sollten nur Trachealtuben mit Manschette verwendet werden, aus denen alle Stunden für einige Minuten die Luft entfernt werden muß, um Schleimhautnekrosen vorzubeugen. Tritt bei einem intubierten Patienten plötzlich Atemnot ein, sollte überhaupt als erstes die Luft aus der Man-

schette abgelassen werden, bis der Fehler lokalisiert werden kann. Die Reinigung erfolgt durch steriles, vorsichtiges Absaugen stündlich. Besonderes Augenmerk ist der Atemluftbefeuchtung zu widmen, da die Feuchtigkeit in der Lage ist, Sekrete zu verdünnen. Es sollte ein Hauptstrom-System (Aerosolprinzip, besser Ultraschall mit Bakterienfilter) benutzt werden.
Zu 2. *Elektrolyte und Wasserhaushalt:* Bei schwerer Azidose (pH unter 7,15), die lebensgefährlich ist, muß sofort mit einer i.v. Zufuhr von 88–132 mAequv. Natriumbicarbonatlösung begonnen werden. Die pH-Kontrollen sollten bis zur Normalisierung alle 15 min erfolgen. Bei vielen Patienten mit einer chronischen Atmungsinsuffizienz besteht auch ein Kaliummangel, der mit Kaliumchloridlösung behoben werden muß (Tagesbedarf ca 60 mVal). Auch die Flüssigkeitszufuhr muß korrigiert werden, nur durch entsprechende Zufuhr werden auch die Bronchialsekrete verflüssigt. Man hüte sich jedoch auch vor einer Überwässerung.
Zu 3. *Komplikationen:* Häufig ist eine Infektion des Respirationstraktes die auslösende Ursache für die Insuffizienz. In kritischen Situationen kann nach Abnahme der Resistenzbestimmungen sofort mit einer Penicillin-(Cephalotin-) und Kanamycintherapie begonnen werden. In weniger dringenden Fällen begnügt man sich mit Tetrazyklinen oder Ampicillin.
Bronchospasmen, die sich als trockene Rasselgeräusche während des verlängerten Exspiriums manifestieren, sollten so schnell als möglich beseitigt werden. Gut bewährt haben sich eine Infusion von 500 mg Aminophyllin in 500 ml Dextrose 5% i.v. alle 4–6 Std sowie die Inhalation von Isoproterenol (Aludrin®) 1:200 verdünnt mit 2 Teilen Wasser über den Respirator (alle 2 Std 15 min lang). Erst wenn diese Maßnahmen ohne Erfolg bleiben, sollte man zu Steroiden oder ACTH greifen (Solu-Decortin®, Urbason®, Celestan®, Betnesol®; Synacthen®).
Die beste Behandlung der chronischen Rechtsherzinsuffizienz ist jedoch eine Besserung der Ventilation und damit die Behebung der Hypoxämie. Der Patient muß digitalisiert werden, Diuretika können in schweren Fällen eingesetzt werden (Diamox®, Aldactone®, Lasix®).

Prognose
Morbidität und Mortalität hängen vom Grad der Pulmonalinsuffizienz ab, der approximativ durch Bestimmung der Belastungsdyspnoe und exakt durch eine Lungenfunktionsuntersuchung bestimmt werden kann.

Fettsucht und Hypoventilation

Dieses Syndrom wurde bei extrem adipösen Patienten ohne Herz- u. Lungenerkrankungen beschrieben. Es wird charakterisiert durch Somnolenz, Zyanose, periodisches Atmen, Hypoxie, Hyperkapnie, sekundäre Polyzythämie, rechtsventrikuläre Hypertrophie und Herzinsuffizienz. Wegen der Ähnlichkeit zu Dickens Beschreibung des fetten Jungen in „Die Pickwickier" wurde es „Pickwick(ier)-Syndrom" genannt. Gewichtsreduktion bessert die Erscheinungen.

Diffusionsstörung
(Pneumonose Brauer, Alveolarkapillarblocksyndrom)

Bei einer Anzahl von Erkrankungen, bei denen der Gasaustausch zwischen Alveolen und Kapillaren gestört ist, tritt dieses klinische Syndrom auf. Man spricht auch von einer gestörten Sauerstoffdiffusionskapazität der Lungen. Zu den wichtigsten Ursachen gehören: Miliar-Tbc, Sarkoidose, Berriliose, Asbestose, verschiedene andere Granulomatosen und Lungenfibrosen, Karzinom, Sklerodermie und die Mitralstenose. Verschiedene Untersuchungen aus jüngster Zeit vermitteln den Eindruck, daß sowohl die Verminderungen der kapillaren Strombahn, Verkleinerung der Gasaustauschfläche, Durchblutungs- u. ventilatorische Verteilungsstörungen in der Pathogenese dieses Syndroms wichtiger sind als die Verdickung der Alveolarwände. Zu den wichtigsten klinischen Symptomen gehören die Hyperventilation, Tachypnoe, Dyspnoe, Zyanose und basale feuchte RG. Zeichen einer Bronchialobstruktion (z. B. trockene RG) fehlen meist.
Röntgenologisch finden sich streifige und diffuse Infiltrationen auf dem Thoraxübersichtsbild. Die präzise Definition kann nur durch eine subtile Lungenfunktionsprüfung gestellt werden. Es zeigt sich dabei folgendes:
1. gleichförmige Verminderung der Lungenvolumina mit einem normalen Residualluft/Totalkapazitäts-Quotienten
2. relativ gute Vitalkapazität
3. verminderte Diffusionskapazität (D_{co} vermindert)
4. Anoxämie
5. normaler oder verminderter PCO_2
Die Behandlung richtet sich neben einer Bekämpfung der auslösenden Ursachen (z. B. Miliar-Tbc) nach der Verminderung der O_2-Diffusion. Ist diese reversibel, kann mit einer Besserung gerechnet werden. Bei entsprechender Behandlung können z. B. ein Lungenödem oder eine Miliar-Tbc ausgeheilt

werden. Eine diffuse akute Lungensarkoidose und verschiedene Formen unspezifischer Lungengranulomatosen können sich dramatisch auf Cortisonbehandlung bessern. Bei ausgeprägten Fibrosen dagegen ist eine Besserung meist nicht mehr möglich. Bei Sauerstoffnot hat sich die intermittierende Überdruckbehandlung am besten bewährt.

Das akute Lungenödem nach exogenen Noxen

Bei völlig Herz- u. Lungengesunden wurden Lungenödeme nach Drogen beschrieben (Nitrofurantoin, Hydrochlorothiazid, Heroin); weiter nach schnellem Aufstieg in Höhen von über 3000 m (Flugzeug-Druckkabinen, Unfälle) sowie nach Inhalation giftiger Gase.
Allgemeine Maßnahmen, die bei der Therapie eines durch diese Ursachen ausgelösten Lungenödems von Nutzen sein können, sind folgende: (1) Gabe zusätzlichen Sauerstoffs, gewöhnlich durch intermittierende oder fortlaufende Überdruckbeatmung; (2) tracheale Absaugung; (3) intravenöse Verabreichung von Diuretika; (4) i.v.-Gabe von Aminophyllin und (5) Korrektur einer respiratorischen oder metabolischen Azidose.

Idiopathische interstitielle Fibrose
(Hamman-Rich-Syndrom)

Diese Erkrankung wurde erstmals von Hamman und Rich 1933 beschrieben. In der Zwischenzeit wurden viele Fälle mit ähnlichen path.-anat. Zeichen aber verschiedenen klinischen Manifestationen beschrieben. Die wichtigsten klinischen Zeichen sind chronischer Husten, progressive Dyspnoe und röntgenologisch diffuse Lungeninfiltrationen. Durch die Lungenpunktion bei dyspnoischen Patienten konnten Fälle von interstitiellen Fibrosen bereits aufgeklärt werden, bevor röntgenologische Zeichen in Erscheinung traten. Interessanterweise findet man relativ häufig bei diesen Patienten (ohne Arthritis) den rheumatoiden Faktor (ein 19 S-Makroglobulin) im Serum. Andererseits tritt die Lungenerkrankung zuweilen auch bei Patienten mit rheumatoider Arthritis und hohem Titer des rheumatoiden Faktors auf. Alle bekannten Ursachen für eine Lungenfibrose müssen ausgeschlossen werden, wie Infektionen, Inhalation oder regelmäßige Expositionen toxischer Substanzen, verschiedene Systemerkrankungen, bevor diese Diagnose gestellt wird. Die Sicherung muß histologisch erfolgen.

Die Prognose ist schlecht. Der Verlauf ist progressiv über Monate oder auch Jahre.

In frühen Stadien scheinen Kortikosteroide in einigen Fällen erfolgversprechend. Man gibt 60 mg Prednison täglich und reduziert dann langsam auf eine Erhaltungsdosis von 5–10 mg 3 Monate lang. Ergibt sich innerhalb von 30 Tagen keine Besserung, dann bricht man die Behandlung besser ab.

Sarkoidose
(Morbus Boeck)

Diagnostische Merkmale
- Meist symmetrischer Befall der Hiluslymphknoten, noduläre oder fibröse Infiltration beider Lungen
- Tuberkulinhauttest häufig negativ, kein Nachweis von Mycobacterium tuberculosis
- Die Biopsie (meist aus Lymphknoten oder Haut) zeigt vorwiegend nicht verkäsende Epitheloidzellgranulome
- Gelegentlich Hyperglobulinämie und Hyperkalzämie
- Manchmal sind auch die Haut, Knochen, Gelenke, Augen (Uvea) und Speicheldrüsen (Löffgren-Syndrom) befallen

Allgemeine Betrachtungen
Die Sarkoidose ist eine chronische, relativ gutartige, nicht verkäsende Granulomatose unbekannter Ätiologie, die praktisch jedes Gewebe des Körpers befallen kann. Da die Lungen am häufigsten befallen werden, ist die Differentialdiagnose zu anderen Lungenkrankheiten am wichtigsten. Extrapulmonale Veränderungen sind seltener und unterschiedlich. Bei Hautbefall kommt es zu atrophischen Narben, ausgestanzte Veränderungen finden sich vorwiegend in den Phalangen von Hand und Fuß (Morbus Jüngling). Auch die Anschwellung der Speicheldrüsen kann den Verdacht auf eine Sarkoidose nahelegen. Vielleicht besteht eine familiäre Häufung, eine Ansteckungsgefahr jedoch besteht nicht. Epidemiologische Untersuchungen zeigten gewisse Zusammenhänge mit Umweltbedingungen. Die Verteilung ist weltweit, in den warmen Zonen jedoch am häufigsten. Neger erkranken 14mal häufiger als Weiße. Die häufigste Altersgruppe ist die zw. 20 und 40 Jahren.

Klinische Befunde
A. Symptome: Häufig fehlen jegliche pulmonalen Symptome trotz röntgenologisch ausgeprägten Erscheinungen. Es finden sich oft leichter Nachtschweiß, geringe Temperaturerhöhungen, etwas Gewichtsverlust. Husten und Dyspnoe treten erst in fortgeschrittenen Stadien auf. Bei akutem Beginn (Löffgren-Syndrom) kann es auch schon zu Beginn zu Atemnot und einem Erythema nodosum im Bereich beider Unterschenkel kommen. Bei Befall der Haut kommt es zu diffusen Infiltrationen insbesondere im Gesicht, an Ohren, Nase und anderen prominenten Partien. Atrophische Narben folgen der Heilung. Das uveoparotische Fieber (Heerfordt-Syndrom) ist durch Fieber, schmerzlose Schwellung der Parotis und anderer Speicheldrüsen charakterisiert. Auch die Tränendrüsen können befallen sein, ebenso wie die Augen mit Konjunktivitis, Iritis, Kornea- und Glaskörpertrübung, Befall der Netzhaut. Auch Polyarthritiden können auftreten. Ein Myokardbefall kennzeichnet sich durch Arrythmien, Reizleitungsstörungen und Herzinsuffizienz. Auch Lähmungen der Gesichtsmuskeln (Fazialis-Parese), weicher Gaumen, Stimmbänder und auch periphere Neuritiden können auftreten.

B. Hautteste: Die Hypersensibilitätsreaktionen sind bekannterweise bei Sarkoidose gestört, und Tuberkulin- wie verschiedene Pilzantigen-Hautteste sind so gewöhnlich negativ, selbst bei Vorliegen dieser Infektionen. Das aus Sarkoidknoten hergestellte Antigen, intrakutan injiziert, ruft das Sarkoid-Tuberkel lokal hervor (gewöhnlich nach Wochen oder Monaten), und zwar bei den meisten Patienten mit Sarkoidose (Kveim-Reaktion). Der Wert dieses Testes ist wegen der erforderlichen Zeit beschränkt und auch, weil positive Reaktionen ebenfalls bei Bestehen einer anderweitig ausgelösten Lymphadenopathie zustande kommen können.

C. Laborbefunde: Blutbild ist uncharakteristisch, nur gelegentlich kommt es zu Leukozytose und einer leichten Eosinophilie (10 bis 15%), Anämie und Thrombozytopenie (Hypersplenismus). Der Hämatokrit ist oft erhöht, das Serumglobulin absolut erhöht. Serumkalzium und die alkalische Phosphatase können erhöht sein. Der Tuberkulintest ist meist negativ (ein pos. Tuberkulintest spricht jedoch nicht unbedingt gegen einen Morbus Boeck), auch die verschiedenen Pilzteste sind meist negativ. Bei den meisten Patienten mit Sarkoidose kann man durch intrakutane Verabfolgung von Antigen aus Sarkoideselymphknoten nach Wochen oder Monaten ein lokales Sarkoideseknötchen beobachten (Kveimtest). Der Wert dieser Probe ist jedoch begrenzt, insbesondere wegen der mangelnden Spezifität, der Schwierigkeit der Antigenbeschaffung und der langen Laufzeit bis zur Ablesung. Diese muß in Form einer Hautbiopsie mit histologischer Untersuchung des Gewebes erfolgen. Zur Sicherung der Diagnose ist eine Biopsie nötig. Am leichtesten zugängliches Gewebe bieten dazu die Lymphknoten und die Haut. Auch kleine unverdächtig erscheinende Lymphknoten können typische Veränderungen enthalten. Die Lymphknoten des präskalenischen Dreieckes stehen ebenfalls in Verbindung mit den mediastinalen Lymphknoten. Aus diesem Grunde

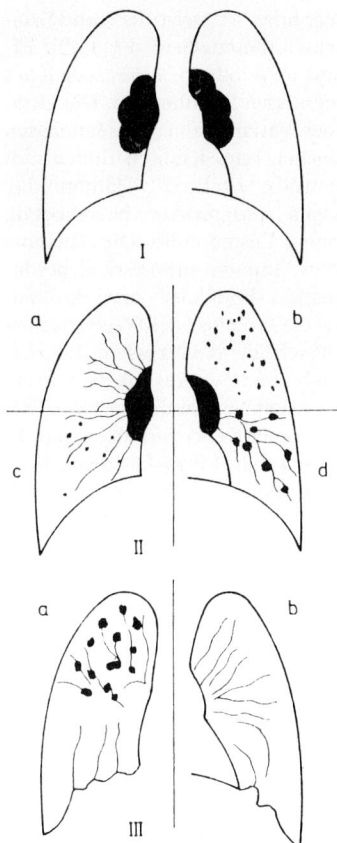

Abb. 6–1. Röntgenologische Differenzierung der Sarkoido-
sestadien (Wurm). Stadium I: massive Hiluslymphome bei
freiem Lungenparenchym. Stadium II: zunehmende Beteiligung des Lungenparenchyms unter Rückbildung der Hiluslymphome. Stadium III: Lungenfibrose

ist die präskalenische Biopsie nach Daniels bis zu
70% positiv. Auch eine Biopsie der Konjunktiva
wurde als Routinemethode zur Sarkoidosesiche-
rung empfohlen. Gelingt es nicht, mit Hilfe dieser
Biopsien zu einem histologischen Ergebnis zu kommen, muß eine Leberblindpunktion nach Mengini
eingesetzt werden. Praktisch 100% positive Ergebnisse liefert lediglich die Mediastinoskopie.

D. Röntgenbefunde: Bei der pulmonalen Form unterscheiden wir 3 Stadien, die sich röntgenologisch
voneinander differenzieren lassen (Abb. 6–1).
Im Stadium I bestehen doppelseitige fast symmetrische Hiluslymphknotenvergrößerungen. Das Lungenparenchym ist völlig frei. Im Stadium II, das
man in ein Stadium IIa bis d unterteilen kann,
kommt es unter Rückbildung der Hilusveränderung
zu einer zunehmenden Beteiligung des Lungenparenchyms.
Im Stadium IIa besteht zunächst eine vermehrte
Streifenzeichnung, im Stadium IIb eine tüpfelige

Zeichnung, im Stadium IIc eine tüpfelige-streifige
und im Stadium IId eine tüpfelig-streifige Zeichnung mit rundlichen Herdschatten.
Im Stadium III steht die Fibrose im Vordergrund.
Hiluslymphknotenvergrößerungen bestehen nicht
mehr.
Im Stadium IIIa kommen noch granulomatöse
Veränderungen neben der Fibrose vor. Im Stadium
IIIb besteht das Vollbild der fibrotischen Lungen-
veränderung. Zusätzlich können narbige Schrump-
fungen mit zipfelartigen Ausziehungen des ZF's
vorhanden sein. Im Röntgenbild findet sich eine
streifige Zeichnung. Dazu kommen die charakteristischen wie ausgestanzten Aufhellungen in den
kleinen Hand- u. Fußknochen (Morbus Jüngling).

Differentialdiagnose
In Betracht kommen insbesondere die Tuberkulose,
Kollagenosen, maligne Lymphome (bes. Morbus
Hodgkin), Pneumokoniosen und alle Erkrankun-
gen, die mit Hiluslymphknotenvergrößerungen und
miliaren Lungenveränderungen einhergehen.

Behandlung
Es gibt keine spezifische Behandlung; bei leichteren Formen kann mit einer Therapie gewartet werden, wenn engmaschige Röntgenkontrollen eine
spontane Rückbildung zeigen. Bleiben die Erscheinungen unverändert oder zeigen sich gar Zeichen
der Progredienz, empfiehlt Wurm eine Cortisonbehandlung unter tuberkulostatischem Schutz, z.B.
20 mg Prednisolon in 24 Std und INH 10 mg/kg
Körpergewicht in 24 Std.

Prognose
Die Sarkoidose ist eine relativ gutartige Erkrankung. Die Gesamtmortalität beträgt 5%. Die pulmonalen Veränderungen stabilisieren sich oder können sich auch ohne Therapie spontan zurückbilden.
Komplikationen schließen ein: eine Tuberkulose,
Herzerkrankungen (Befall des Herzmuskels direkt
oder Cor pulmonale) und pulmonale Insuffizienz
bei fortgeschrittenen Erkrankungen.

Goodpasture-Syndrom
(Hämorrhagisches Lungen-Nieren-Syndrom)

Das simultane Auftreten von Lungenbluten und
Glomerulonephritis wurde als klares klinisches und
pathologisch-anatomisch definiertes Syndrom erkannt. Es befällt vorwiegend junge Männer, ist progressiv und endet in den meisten der beschriebenen
Fälle letal, der Grund dafür waren die pulmonalen
oder renalen Veränderungen. Die Ursache ist unbekannt, der Zusammenhang mit einer diffusen Arte-

riitis wurde diskutiert, ist jedoch unsicher. Das Goodpasture-Syndrom, auch mit GP abgekürzt, ist möglicherweise eine Variante der Glomerulonephritis mit schwerem Verlauf oder stärkerer Streptokokken-Hyperergie auf die Lungenalveolen. Pathologisch-anatomisch finden sich eine diffuse pulmonale intraalveoläre Blutung und eine schwere proliferative Glomerulonephritis. Klinische Symptome bestehen in Form von Hämoptysen, Lungeninfiltraten, Anämie, Hochdruck, Hämaturie und Proteinurie. Ein ähnliches klinisches und pathologisch anatomisches Bild sieht man auch bei älteren Menschen beiderlei Geschlechtes, die an einer diffusen Arteriitis oder einer Wegenerschen Granulomatose leiden. Die Gefäßveränderungen beim Goodpasture-Syndrom sind jedoch andersartig, so daß eine getrennte klinische Beschreibung gerechtfertigt erscheint. Die Behandlung bleibt palliativ und entspricht der der Pneumonien bzw. der Glomerulonephritis. Azathioprin (Imurek®) kann bei einzelnen Patienten versucht werden. Alternativ kommt die immunosuppressive Behandlung mit Prednison plus Cyclophosphamid in Frage. Bei Nierenversagen ist eine Hämodialyse angezeigt. Kürzlich wurde auch über Erfolge einer bilateralen Nephrektomie gefolgt von Nierentransplantationen berichtet. Diese Behandlung beruht auf der Annahme, daß die Nierenschädigung mit einer Antikörperbildung zusammenhängt, welche die glomeruläre und alveoläre Basalmembran schädigt.

Pulmonale Vaskulitis

Hier handelt es sich um eine Gruppe von Hypersensibilitätserkrankungen, bei welchen die pulmonale Vaskulitis eine Manifestation einer systemischen Erkrankung darstellt. Der immunologische Mechanismus scheint auch den Typ III der Antikörperbildung zu berühren, als eine Reaktion auf verschiedene Antigene und bestimmte Arzneimittel (wie z. B. auf Sulfonamide oder Hexamethonium und Nitrofurantoin). Serumkrankheiten, die Polyarthritis nodosa, der systemische Lupus erythematodes und die interstitielle Pneumonie sind Manifestationen dieses Reaktionstyps.

Wegenersche Granulomatose

Es handelt sich um eine nekrotisierende Granulomatose unbekannter Ätiologie, sie befällt den oberen Respirationstrakt, die Lungen und die Gefäße (Venen u. Arterien). Der renale Befall in Form

einer Glomerulonephritis ist meist die Todesursache. Die Geschlechtsverteilung beträgt 1:1. Die Erkrankung tritt meist im 4. oder 5. Lebensjahrzehnt bei vorher völlig gesunden Personen auf. Die Ursache könnte in einer Variante einer disseminierten Polyarthritis zu suchen sein. Klinisch finden sich eine schwere Sinusitis, Epistaxis, Hämoptysen, Lungenverdichtungen, progressiver Nierenbefall, blutige Hautläsionen, Eosinophilie. Die Therapie mit Zytostatika bzw. Immunosuppressiva, besonders Cyclophosphamid (Endoxan®) bzw. Azathioprin (Imurek®), hat die Prognose der Wegenerschen Granulomatose entscheidend verbessert. Die Erkrankung hatte zuvor eine 2-Jahres-Mortalitätsrate von 80% bei renalem Befall. Allerdings ist die Therapie wegen der schweren Nebenwirkungen nur indiziert bei multiplen progressiven Läsionen. Eine Kortikosteroid-Behandlung ändert die Prognose nicht, kann aber bei Vorliegen akuter entzündlicher Erscheinungen von Nutzen sein.

Lungenembolie

Diagnostische Merkmale
● Charakteristisch für einen großen Pulmonalembolus ist der plötzliche Beginn einer Dyspnoe mit Angstgefühl mit oder ohne substernale Schmerzen. Kurz darauf folgen Zeichen der akuten Rechtsüberlastung und des Kreislaufzusammenbruches
● Charakteristisch für den Lungeninfarkt sind eine weniger starke Atemnot, Pleuraschmerzen, Husten, Hämoptysen und röntgenologische Verschattungen
● Unterschiedlich starke unerklärbare Dyspnoe mit oder ohne röntgenologische Veränderungen können Zeichen rezidivierender Mikroembolien der Lungen sein
● In der Anamnese findet sich häufig die Angabe einer Thrombophlebitis

Allgemeine Betrachtungen
Die meisten Emboli (75%) stammen aus den tiefen Venen der unteren Extremitäten und den Beckenvenen. (Embolien durch Luft, Fett oder Tumorzellen werden hier nicht abgehandelt.) Es werden daher auch gehäuft ältere, bettlägerige oder postoperative Patienten befallen (besonders nach ausgedehnten abdominellen und pelvinen Operationen). Deshalb sollte man bei jedem akuten Ereignis mit pulmonalen und kardialen Symptomen beim genannten Personenkreis an eine Embolie denken, insbesondere auch im frühen Postpartum.

Klinische Befunde
Klinik und Laborbefunde hängen sehr vom Sitz und der Ausdehnung des Verschlusses ab. Bei Lage

des Embolus in einer Endarterie können die Befunde minimal sein oder gar fehlen, beim Verschluß mittelgroßer Pulmonalarterien prädominieren pulmonale und röntgenologische Zeichen. Beim Befall der großen Pulmonalarterie stehen die kardialen Symptome im Vordergrund: obere Einflußstauung, zunehmender Schock, Bewußtlosigkeitssynkopen, Zyanose, EKG-Veränderungen mit Zeichen der akuten Rechtsherzüberlastung und plötzlicher Tod. Übersteht der Patient diese akute Phase, treten in 25% Hämoptysen, Pleuraschmerz und Röntgenveränderungen (letztere erst nach 12–36 h) auf. Der Ausgangspunkt des Embolus ist klinisch häufig nicht zu eruieren.

A. Symptome: Charakteristisch ist der plötzliche Beginn der Symptome. Der Thoraxschmerz (in 75% vorhanden) hat seine Ursache entweder in einer pleuralen Reizung oder in Gefäßspasmen. Er ist unabhängig vom Zustand der Koronarien vor der Erkrankung. Dyspnoe (50%) besteht je nach Ausdehnung und Lage des Embolus und kann bis zum Lungenödem führen. Als charakteristisches Symptom gilt die plötzlich auftretende Atemnot. In 30% kommt es zu heftigem Husten, in 25% zu Hämoptysen. Im Gegensatz zum Herzinfarkt kommt es bei der Lungenembolie weit häufiger zu Anfällen von Bewußtlosigkeit. In den Tagen nach der Embolie kommt es zu Fieberschüben, oft ist dies das einzige Symptom. Schüttelfröste sind jedoch selten. Häufig treten kardiale Zeichen auf: Tachykardie, sichtbare Pulsationen im I. und II. ICR links (selten), Betonung des II. Pulmonaltones, ein lautes systolisches Geräusch, ein protodiastolischer Galopprhythmus, Kreislaufkollaps (Schock) und Zyanose. Die pulmonalen Symptome können flüchtig sein: Rasselgeräusche, Dämpfung, Bronchialatmen, Pleurareiben, Zeichen eines Pleuraergusses.

B. Laborbefunde: Ein niedriger arterieller PO_2 und PCO_2 sind üblich. Ein normaler PO_2 (über 90 mmHg) schließt eine massive Embolie aus. Andere Laboruntersuchungen sind unzuverlässig.

C. Röntgenbefunde: Die Veränderungen entstehen meist durch die Infarzierung des Lungengewebes. Häufig findet man Erweiterung der A. pulmonalis, hochstehendes Zwerchfell, einen kleinen Pleuraerguß (zytologisch mit einer Eosinophilie) und Lungenverschattungen. Es gibt keine charakteristische Form der Lungenverschattungen. Zu einer Zeit, zu der noch keine röntgenologischen Veränderungen nachweisbar sind, bringt die Lungenszintigraphie mit 131-Jod-markiertem makroaggregiertem Albumin i. v. als Screeningmethode sichere Ergebnisse. Es handelt sich um Aussparungen distal der infarzierten Arterie. (Aussparungen finden sich bei vielen Lungenerkrankungen, diese gehen jedoch auch meist mit röntgenologisch sichtbaren Veränderungen einher. Für eine Embolie charakteristisch werden halbmondförmige Aussparungen, die nach der

lateralen Thoraxwand gerichtet sind, angesehen.) Die sicherste Methode ist die selektive Angiokardiographie.

D. EKG-Befunde: In 10–20% der Fälle bilden sich EKG-Veränderungen, die oft flüchtig sind, aus. Sie treten besonders bei Patienten auf, die auch andere Symptome zeigen. In den Standardableitungen findet sich ein tiefes S in 1, ein tiefes Q u. ein neg. T in 3. Gelegentlich auch ein hohes P in 2 bei einem Re-Typ. Die Brustwandableitungen zeigen ein neg. T in V1–4, weiter wurden nachgewiesen flüchtige inkomplette Rechts-Schenkelblöcke, hohe R-Zacken rechts präkordial, Verschiebung der Übergangszone nach links (Rotation im Uhrzeigersinn).

Differentialdiagnose

Es ist zu differenzieren vom Herzinfarkt, akuter Pneumonie, Atelektase, Pneumothorax und anderen Herz- und Lungenerkrankungen, die zu Dyspnoe und Thoraxschmerzen führen.

Behandlung
A. Sofortmaßnahmen:
1. Sauerstoff in hoher (100%) Konzentration mit Maske, um die Atmung aufrechtzuerhalten. Diese Maßnahme dient auch zur Überbrückung kardiorespiratorischer Insuffizienzerscheinungen. Man legt einen zentralen Venenkatheter zur Messung des (zentralen) Venendrucks, zur Verabreichung von Arzneimitteln und Flüssigkeiten und für eine eventuelle Notfall-Phlebotomie.
2. Heparin: Initialdosis 25 000 Einheiten (Liquemin®), dann alle 6 Std 10 000 E (oder alle 8 Std 15 000 E). Der gute Erfolg scheint durch eine zusätzliche Vasodilatation verursacht zu sein. Cave: Kontraindikationen! Später kann diese Therapie mit Cumarinderivaten (Marcumar®) oral fortgesetzt werden.
3. Streptase®-Behandlung: siehe Abschnitte über Blutgerinnung im Kap. 9, „Blut".
4. Bei schweren Schmerzen müssen Opiate (Opioide) eingesetzt werden: Pethidin, 50–100 mg s.c. bzw. 10 mg i.v. oder Morphinsulfat 8–15 mg s.c. oder i.v. Cave bei Schock!
5. Schockbehandlung: Wenn nötig, müssen vasopressorische Substanzen wie Levarterenolbitartrat (4 mg/l) oder Metaraminol-bitartrat (15–100 mg in 500 ml 5% Dextroselösung i.v.) eingesetzt werden. Die Tropfenzahl ist so einzustellen, daß ein systolischer Druck von über 90 mg Hg garantiert wird.
6. Durch die moderne Bypass-Technik wurde die Embolektomie erfolgreicher, es wurde bereits über eine große Anzahl erfolgreicher Fälle berichtet. Die Operation muß bei massiver Embolisierung in bedrohlicher Situation erwogen werden, wenn die operativen Voraussetzungen vorhanden sind. Die endgültige Entscheidung des chirurgischen Eingriffes bedarf jedoch von Fall zu Fall sorgfältigster Prüfung.

B. Nachfolgende Behandlung: Wichtig ist eine sorgfältige Beobachtung in der Folgezeit wegen der Möglichkeit von Sekundärinfektionen. Es müssen sofort Antibiotika eingesetzt werden. Tritt ein Pleuraerguß, der die Atmung beeinträchtigt, auf, muß er abpunktiert werden. Treten trotz adäquater Antikoagulantientherapie (3–6 Monate) Rezidive auf, müssen die Ligatur der Vena cava bzw. die Einlage von Filtersystemen in die Vena cava erwogen werden.

Prognose

Die Lungenembolie ist eine häufige, plötzliche Todesursache. Bei Auftreten eines akuten Cor pulmonale oder eines Kreislaufkollapses (Schock) ist die Prognose schlecht. Mikroembolien treten weit häufiger auf, als sie diagnostiziert werden. Die Mortalität steigt mit jeder Episode der Embolisierung.

Pleuraerkrankungen

Fibrinöse Pleuritis

Das pathologisch-anatomische Substrat einer Pleuritis sicca ist die Entwicklung eines fibrinösen Belages an der Pleuraoberfläche. Dieser Belag tritt meist als Folge einer anderen primären Lungenerkrankung auf: Pneumonie, Tuberkulose, Karzinom, Lungeninfarkte sind wohl die häufigste Ursache. Die entzündliche Fibrinauflagerung geht der Entwicklung eines Pleuraergusses voran. Ein Thoraxschmerz ist dann typisch für eine Pleuritis, wenn er in der tiefsten Inspiration am stärksten ist. Der Schmerz fehlt oder ist minimal, wenn der Atem angehalten wird oder wenn die Rippen durch einen Thoraxverband etc. stillgelegt werden. Gelegentlich finden sich auch fortgeleitete Schmerzen in den Schultern, im Nacken, die meist von der diaphragmalen Pleura (Zentraldiaphragma) ausgehen. Gelegentlich finden sich auch Schmerzen im Oberbauch. (Ausgehend von der peripheren diaphragmalen Pleura.) Pathognomonisch ist das atemabhängige Pleurareiben („to and fro", Lederknarren, Krepitieren). Dieses kann auch ohne Pleuraschmerzen auftreten oder vice versa. Die Patienten schonen meist wegen der Schmerzen die erkrankte Pleuraseite, die verminderte Beweglichkeit ist nachzuweisen, meist besteht eine oberflächliche schnarchende Atmung. Der Patient liegt auf der erkrankten Seite, um sie zu schonen. Die übrigen Symptome entsprechen der zugrundeliegenden Erkrankung. Die Behandlung entspricht ebenfalls der Grundkrankheit. An erster Stelle steht die Beseitigung der Schmerzen durch Analgetika. Gelegentlich kann auch ein Dachziegelverband Erleichterung bringen. Man achte jedoch auf gutes Abhusten. Eine Novocain®-Blockade der Interkostalräume kann wohltuend wirken. Mit Rückbildung der Grundkrankheit bessert sich auch die Pleuritis sicca. Gelegentlich bleiben jedoch auch Pleuraschwarten oder Adhäsionen zurück.

Pleuraergüsse

Diagnostische Merkmale

- Bei großen Ergüssen kommt es zu Dyspnoe. Gelegentlich sind kleine Ergüsse auch symptomlos
- Die pleuralen Schmerzen gehen dem Erguß meist voraus. Sie verschwinden in dem Augenblick, in dem sich Flüssigkeit zwischen die Pleurablätter schiebt
- Abgeschwächtes bis aufgehobenes Atmen findet sich bei der physikalischen Untersuchung
- Oft auch Dämpfung, Ägophonie, abgeschwächter Stimmfremitus und Bronchophonie
- Für die übrigen Symptome ist die zugrundeliegende Herz- oder Lungenerkrankung verantwortlich
- Röntgenologisch kann der Nachweis des Ergusses erst bei Erreichen einer bestimmten Größe zugeführt werden

Allgemeine Betrachtungen

Jede Flüssigkeitsansammlung in der Pleurahöhle (Transudat oder Exsudat) nennt man Pleuraerguß. Da zahlreiche Erkrankungen zu einem Pleuraerguß führen können, sind diagnostische Regeln wie „tuberkulöse Ergüsse sind niemals blutig" wohl von statistischer Signifikanz, nie aber bindend für den Einzelfall. Viele entzündliche kardiovaskuläre und neoplastische Erkrankungen führen zu einem Pleuraerguß. Die diagnostischen Bemühungen müssen auf die Grundkrankheit gerichtet sein. Die „idiopathischen" Pleuraergüsse sind häufig tuberkulösen Ursprungs.

Klinische Befunde

A. Symptome: Symptome können fehlen, am Beginn bestehen häufig Thorax- oder Schulterschmerzen, bes. wenn eine trockene Pleuritis vorausgeht. Die Dyspnoe ist oft gering, bei großen oder rasch ansteigenden Ergüssen jedoch auch lebensbedrohlich. Es können Zeichen einer Herzinsuffizienz kombiniert sein, je nach Art der Grundkrankheit kann es zu Fieber, Schweißen, Husten und Auswurf kommen. Physikalisch finden sich eine Einschränkung der Thoraxbeweglichkeit auf der entsprechenden Seite, verminderter oder fehlender Stimmfremitus, Bronchophonie, Dämpfung sowie abgeschwächtes bis aufgehobenes Atemgeräusch über dem Erguß. Am Oberrand des Ergusses hört man Ägophonie. Große Ergüsse führen zu einer Verdrängung des Mediastinums (sichtbar an der Verlagerung der Trachea und des Herzspitzenstoßes). Besteht hinter dem Erguß eine Atelektase, kann es auch zum umgekehrten Phänomen kommen: das Mediastinum wird auf die erkrankte Seite gezogen. Gelegentlich finden sich auch Zeichen ähnlich einer Infiltration (Dämpfung, Bronchophonie, Bronchialatmen), insbesondere bei großen rasch ansteigenden Ergüssen.

B. Röntgenbefunde: Erst wenn der Pleuraerguß 300 ml überschritten hat, wird er röntgenologisch sichtbar. Als Frühzeichen findet sich ein verstrichener Sinus phrenicocostalis. Später finden sich dreieckige, homogen dichte Verschattungen, mit einer nach medial konkav gerichteten Begrenzung. Die beiden anderen Begrenzungen des Ergusses werden durch Brustwand und Zwerchfell gebildet. Wie oben beschrieben, kann das Mediastinum durch die Flüssigkeit auf die Gegenseite verdrängt werden (dislozierter Herz- und Trachealluftschatten). Bei Änderung der Körperhaltung kommt es zu einer Verschieblichkeit des Ergusses, da er sich jeweils lageabhängig einstellt. Gelegentlich finden sich auch Ergüsse an atypischen Stellen, z. B. interlobär oder in abgekapselten, begrenzten Bezirken.

C. Pleurapunktion: Der endgültige Beweis eines Ergusses wird erst durch die Punktion geführt. Eine Probepunktion ist auf jeden Fall anzustreben. Man gewinnt das Punktat zur Untersuchung seiner physikalischen Eigenschaften, weiter von Eiweißgehalt, spez. Gewicht, infektiösen Agenzien und zur Zytologie. Die Punktion muß vorsichtig durchgeführt werden, um Infektionen und Verletzungen anderer Organe (Pleura visceralis, Herz, Gefäße, Zwerchfell, Nerven etc.) zu vermeiden. An Komplikationen bekannt sind Spontanpneumothorax, Blutungen, Stichkanalmetastasen.

1. Gewinnung des Materials: Man punktiert, wenn möglich an der Stelle der stärksten Dämpfung im Bereich der mittleren Axillarlinie streng senkrecht auf die Thoraxwand am oberen Rand der unteren Rippe eines Interkostalraumes. Um Lufteintritt bei Wechsel der Spritze zu vermeiden, benützt man einen Zweiwegehahn oder eine Rotandaspritze. Streng sterile Kautelen sind notwendig, um eine bakterielle Kontamination zu vermeiden. Das erste Mal soll man nicht mehr als 1000 ml Erguß entfernen, da sonst die Gefahr des Auftretens eines Lungenödems besteht.

2. Untersuchung des Pleuraexsudates (die Proben müssen stets frisch sein): Es wird das spez. Gew. oder noch besser der Eiweißgehalt geprüft. Bei Werten unter 1015 bzw. 3 g% Gesamteiweiß handelt es sich meist um ein Transsudat. Bei Werten

darüber um entzündliche Ergüsse. Um eine geeignete Sedimentation zu erreichen, hat es sich als vorteilhaft erwiesen, vorher die Spritze mit Heparin zu benetzen. Vom Sediment müssen durchgeführt werden: bakterielle Ausstriche auf Gramfärbung, ZN-Färbung auf Tuberkelbakterien, Papanikolaou-Färbung auf Zellen. Eine Probe soll zur Zellzählung verwendet werden. Weiterhin müssen Kulturen auf Bakteriennährböden sowie auf Hohnschem Agar angelegt werden. Tierversuche sind nur bei sonst nicht abklärbaren Exsudaten anzulegen (Tbc, Pilze, etc.). Folgende Werte sollen noch aus dem Erguß bestimmt werden: Elektrophorese, LDH (häufig hoch bei Neoplasmen), CRP, Fibrinogen, Glukoproteinbestimmung, Aminosäuren, serologische Untersuchung wie ASE, KBR, AK-Neutralisationsteste, Lipide, Alpha-Amylase bei entsprechenden Verdachtsmomenten.

D. Pleurabiopsie (Blindpunktion): Sie ergibt in einigen Fällen noch verwertbare Ergebnisse. Insbesondere in letzter Zeit wurden bessere Nadeln bekannt (Abrams-Nadel). Bei zweifelhafter Diagnose sollte sie unbedingt durchgeführt werden.

E. Thorakoskopie: Diese ist bei jedem sonst nicht einwandfrei abklärbarem Erguß durchzuführen. Man rechnet mit ca. 15% Ergüssen, die sonst nicht abzuklären sind. Durch die Thorakoskopie gelingt es, praktisch jeden Erguß aufzuklären, man erspart damit dem Patienten den viel größeren Eingriff der probatorischen Thorakotomie.

Maßnahmen zur Verhütung postpneumonischer und anderer steriler Ergüsse
Die Therapie richtet sich gegen die Grundkrankheit. Eine antibiotische Therapie wird begonnen oder fortgesetzt (siehe Pneumoniebehandlung), bis der Patient 10–14 Tage afebril ist oder der Pleuraerguß sich resorbiert hat.

Behandlung
A. Postpneumonische und andere sterile Ergüsse: Man entfernt alle punktierbare Flüssigkeit durch häufige Punktionen, wenn nötig täglich. Auf einmal sollten nicht mehr als 1000 ml entfernt werden. Sollte sich der Erguß nicht zurückbilden, muß er immer wieder nach C untersucht werden, um ein beginnendes Empyem nicht zu übersehen. Bis zur Entfieberung ist Bettruhe notwendig.

B. Tuberkulöse Ergüsse: Eine unkomplizierte Pleuritis exsudativa tuberculosa wird wie eine leichtere Form der Lungentuberkulose behandelt. Es empfehlen sich Zweierkombinationen (z. B. INH + PAS, INH + Ethambutol, INH + Rifampicin etc.). Weiterhin empfiehlt sich der Zusatz von kleinen Dosen Prednison (20 mg tgl.) möglichst über 3 Monate. Eine Sanatoriumskur ist angezeigt und wird vom zuständigen Versicherungsträger (LVA, BFA, etc.) auch finanziell getragen. Bis zur Exsudatrückbildung ist Bettruhe unbedingt einzuhalten. Die Pleura ist möglichst leer zu punktieren, um durch die Entfernung des Fibrins die Bildung einer Pleuraschwarte zu verhindern. Besteht länger als 2 Wochen hohes Fieber, muß an eine massive hämatogene Aussaat gedacht werden. Wichtig ist eine sorgfältige röntgenologische Nachkontrolle durch den Lungenfacharzt mindestens über 5 Jahre, da viele Patienten innerhalb von 5 Jahren an einer sogenannten postpleuritischen Lungentuberkulose erkranken. Anzeige beim Gesundheitsamt ist erforderlich (Verdacht, Erkrankung u. Tod).

C. Ergüsse aufgrund maligner Tumoren: Diese Ergüsse neigen dazu, sich schnell wieder aufzufüllen und erfordern deshalb eine häufige Entfernung. Man sollte versuchen, die Neubildung der Flüssigkeit durch Bestrahlung des Thorax oder durch Anwendung von Zytostatika intrapleural unter Kontrolle zu bringen.

Prognose

Die Prognose hängt von der Grundkrankheit ab.

Pleuraempyem

(nicht tuberkulös)

Eine akute Infektion des Pleuraspaltes kann entstehen durch:
1. direkte Streuung einer bakteriellen Pneumonie (bes. Pneumokokken-, Streptokokken- u. Staphylokokkenpneumonie).
2. Ruptur eines Lungenabszesses in den Pleuraspalt.
3. Invasion einer subphrenischen Infektion.
4. Traumatische Penetration.

Das Empyem ist heute selten, da eine adäquate und frühe Therapie der Grundkrankheit die Regel ist. Die klinischen Symptome werden oft durch die Grundkrankheit verdeckt. Charakteristisch sind Pleuraschmerz, Fieber, Toxizität nach klinischer Besserung der Grundkrankheit in Verbindung mit physikalischen und röntgenologischen Zeichen des Pleuraergusses. Bei der Pleurapunktion kann ein mehr oder weniger purulentes Exsudat gewonnen werden. Daraus können pathogene Keime gezüchtet werden. Das Empyem zeigt eine geringe Tendenz zur spontanen Remission (bes. in Verbindung mit Bronchiektasen und Tbc) und neigt zu verlängertem Verlauf bzw. zu Chronizität. Der Schlüssel für eine erfolgreiche konservative Behandlung eines akuten Pleuraempyems liegt bei der frühzeitigen Diagnose. Jede pleurale Flüssigkeitsansammlung im Verlauf einer entzündlichen Lungenerkrankung sollte sofort punktiert werden. Das Probepunktat muß sofort kultiviert werden und ein Antibio-

gramm angelegt werden. Die Empyemflüssigkeit sollte soweit als möglich abpunktiert werden, anschließend soll die Pleurahöhle mit physiologischer Kochsalzlösung täglich so lange gespült werden, bis nur noch klare Flüssigkeit zurückgewonnen werden kann. Anschließend wird wäßriges Penicillin 1 000 000 E und 0,5 g Streptomycin in 10 ml physiologischer NaCl Lösung instilliert und belassen. Wichtig ist die tägliche Aspirationsspülung und Instillation von Antibiotika, bis kein Exsudat mehr gewonnen werden kann. Nach Eintreffen von Kultur und Antibiogramm richtet man sich in der Behandlung entsprechend ein. Gleichzeitig mit der intrapleuralen Instillation wird das entsprechend effektive Antibiotikum auch parenteral oder oral oder gleichzeitig so lange verabfolgt, bis der Patient 10–14 Tage lang afebril ist. (Cave: Verlängerte Verwendung von Streptomycin wegen Schädigung des 8. Hirnnerven, Chloramphenicol wegen Knochenmarksschädigungen!) Ist der Eiter anfänglich zu dickflüssig, um abpunktiert zu werden (Versuch einer Verdünnung mit physiologischer Kochsalzlösung muß durchgeführt werden), oder wenn sich der Zustand des Patienten trotz konsequenter Therapie verschlechtert, muß eine chirurgische Drainage (Bühlausche Heberdrainage) durchgeführt werden. Sie wird heute adäquaterweise auch vom Internisten ohne Rippenresektion mit Hilfe eines Einmalbesteckes leicht durchgeführt. Das chronische Empyem entsteht durch inkonsequente Therapie oder durch eine bronchopleurale Fistel. Bei letzterer Komplikation ist eine Resektionsbehandlung notwendig.

Hydrothorax

Damit wird ein Krankheitsbild bezeichnet, bei dem Flüssigkeit von einem spez. Gew. von weniger als 1015 und einem EW-Gehalt von weniger als 3,0 g/% (Transsudat) im Pleuraraum ist. Als häufigste Ursache kommt die Herzinsuffizienz in Betracht, weniger häufig ist Lymphstauung, Obstruktion der Vena cava superior oder der Vena azygos. Nicht selten findet man einen Hydrothorax bei Leberzirrhose mit Aszites (6%). Mit Jod-131-Albumin konnte in jüngster Zeit ein Transfer des Aszites vom Peritoneum in den Pleuraraum nachgewiesen werden. Das Transsudat sollte nach den obgenannten Kriterien untersucht werden. Besteht Dyspnoe, muß die Flüssigkeit durch Punktion entfernt werden. Die Prognose entspricht der Grundkrankheit.

Hämatothorax

Diesen findet man häufig nach Traumen. Der physikalische Befund entspricht dem des Pleuraergusses. Den Erfahrungen des 2. Weltkrieges zufolge werden die besten Ergebnisse durch Punktion und Spülungen der Pleurahöhle erreicht. Diese können wiederholt nötig werden. Hält die Blutung an, muß eine Thorakotomie angeschlossen werden. Bes. wichtig ist steriles Vorgehen bei der Punktion, um eine bakterielle Kontamination des Pleuraspaltes zu verhüten. Größere Blutkoagula müssen chirurgisch entfernt werden.

Spontanpneumothorax

Diagnostische Merkmale
- Plötzlicher Beginn mit Thoraxschmerzen, die in Schulter oder Arm der betroffenen Seite ausstrahlen, verbunden mit Dyspnoe
- Tympanitischer Klopfschall, verminderte Thoraxbeweglichkeit, vermindertes bis aufgehobenes Atmen und der Stimmgeräusche, Mediastinalverdrängung auf die Gegenseite
- Das Röntgenbild mit Retraktion der Lunge ergibt die Diagnose

Allgemeine Betrachtungen
Die Ätiologie des Spontanpneumothorax ist bis zu 90% unbekannt, und kann jedoch auch sekundär bei verschiedenen Lungenerkrankungen auftreten. Die idiopathische Form tritt typischerweise bei sonst gesunden jungen Männern ohne nachweisbare Lungenerkrankung auf. Bei der Thorakoskopie werden meist subpleurale Emphysemblasen gefunden. Durch den Eintritt von Luft durch eine Öffnung der Pleura visceralis kommt es zu einem teilweisen oder völligen Kollaps der entsprechenden Lunge. Meist begrenzt sich der Kollaps durch schnellen Selbstverschluß des Risses. Gelegentlich kommt es jedoch zu einem Ventilmechanismus mit zunehmendem Eintritt von Luft beim Inspirieren, die beim Exspirieren nicht entweichen kann. Durch den zunehmenden intrapleuralen Druck kommt es zu einem Spannungspneumothorax. Dieser ist äußerst gefährlich durch seine Wirkung auf das kardiorespiratorische System und kann tödlich enden, wenn nicht sofort Abhilfe geschaffen wird.

Klinische Befunde
A. Symptome: Oft sind die Symptome geringfügig (leichte Thoraxschmerzen, trockener Husten) oder werden ganz übersehen. Charakteristisch jedoch ist der plötzliche Beginn mit heftigen Thoraxschmer-

zen, die in Schulter und Arm der betroffenen Seite ausstrahlen. Durch Bewegung und Atmen werden diese Schmerzen verstärkt, sie rufen eine Dyspnoe hervor. Beim Spannungspneumothorax kann es zu Zyanose und Schock kommen, der hohe intrapleurale Druck erschwert den venösen Rückfluß zum Herzen. Physikalisch findet man verminderte Thoraxbeweglichkeit, abgeschwächtes bis fehlendes Atemgeräusch und Stimmfremitus auf der betroffenen Seite. Auf der Gegenseite hört man oft abnorm laute und scharfe Atemgeräusche. Der Klopfschall ist auf der betroffenen Seite hypersonor bis tympanitisch. Bei ausgedehntem Pneumothorax kommt es zur Verdrängung des Mediastinums auf der Gegenseite (Verlagerung der Trachea nachweisbar). Über der betroffenen Seite hört man das Sign de sou, bei linksseitigem Pneumothorax ist gelegentlich ein herzsynchrones, rauhes Maschinengeräusch zu hören.

B. Röntgenbefunde: Der Pleuraspalt mit einer deutlichen Begrenzung der retrahierten Lunge ist am besten über der Spitze und auf Aufnahmen in maximaler Exspirationsstellung zu sehen. Schwierigkeiten bestehen bei wenig ausgedehnten Spontanpneumothoraces und bei Bestehen eines massiven Hautemphysems. Der Kollaps kann auf bestimmte Lungenanteile beschränkt bleiben (Pleuraadhäsionen). Die Mediastinalverdrängung erkennt man an der Dislokation des Herzschattens und des Luftraumes in der Trachea (große Luftmengen gehen mit einem Spannungspneumothorax einher). Gelegentlich sieht man etwas Flüssigkeit im Sinus (Blut von einer geplatzten Emphysemblase oder einer abgerissenen Adhäsion). Selten jedoch finden sich größere Flüssigkeitsmengen am Beginn der Erkrankung.

Differentialdiagnose
Der Spontanpneumothorax kann sekundär bei einer erkrankten Pleura auftreten: Tuberkulose, Neoplasma, Abszeß, bullöses Emphysem. Meist jedoch entsteht ein Spontanpneumothorax ohne auffindbare Ursachen (Platzen kleiner Emphysemblasen der Pleura visceralis). Der Grund für die Ausbildung von solchen Emphysemblasen und deren Ruptur ist unbekannt. 50% aller Fälle betreffen die Altersgruppe von 20–24, 85% davon sind Männer. Ein Spontanpneumothorax kann bei Bewegung oder auch in Ruhe auftreten (wichtig für Begutachtung). Der Thoraxschmerz muß vom Herzinfarkt (insbes. bei Schulter-Armschmerz), Lungeninfarkt und von akuter Pleuritis sicca differenziert werden.

Behandlung
A. Sofortmaßnahmen beim Spannungspneumothorax: Wichtig: Troikart oder dicke Nadel mit kurzem Anschliff in den 2. Interkostalraum in der Medioklavikularlinie einlegen (Cave: Lungenverletzung

der sich ausdehnenden Lunge!). Nach Druckausgleich kann man aus einem geschlitzten Fingerling, der über die liegende Nadel oder den Troikart gestülpt wird, ein Einwegventil herstellen. Sobald als möglich wird durch den Troikart ein Gummikatheter in den Pleuraspalt eingeführt. Das freie Ende des Katheters wird an eine spezielle feinregulierbare Thoraxabsaugpumpe oder, wenn nicht erreichbar, in eine Wasserflasche (1–2 cm unter der Oberfläche) geleitet. Ist der Schmerz zu stark, kann Morphiumsulfat 8–15 mg i. v. oder i. m. verabfolgt werden. Wenn nötig, muß entsprechende Schockbehandlung eingeleitet werden.

B. Spontanpneumothorax ohne ansteigenden intrathorakalen Druck: Es muß Bettruhe eingehalten werden, bis sich die Luft resorbiert hat. Der Pleuraschmerz wird mit Analeptika oder durch einen Stützverband beseitigt. Liegt keine Pneumonie vor und belästigt der Husten den Patienten stark, muß er durch Codeinphosphat 15–60 mg alle 3–4 Std gedämpft werden. Die Luft kann abgesaugt werden (am besten mit einem Pneumothoraxapparat) insbes. dann, wenn Dyspnoe vorliegt oder wenigstens der Pleuraspalt so groß ist, daß sicher ohne Lungenverletzung abgesaugt werden kann. Strömt die Luft nach, muß eine Dauerdrainage, wie oben angeführt, angelegt werden. Sauerstoffverabfolgung kann nötig werden. Wenn sich in vereinzelten Fällen die Lunge trotzdem nicht ausdehnt, muß eine Thorakotomie mit Pleuraresektion durchgeführt werden.

Prognose

Sie ist beim idiopathischen Spontanpneumothorax gut. Schlecht ist sie beim sekundären, symptomatischen Pneumothorax wegen der Infektion der Pleurahöhle. Rezidive gibt es in 15–20% meist auf derselben Seite. Der Spannungspneumothorax hat eine gute Prognose, wenn er sofort therapiert werden kann. Allen Patienten, bei denen ein Spontanpneumothorax in der Anamnese bekannt ist, sollte das Fliegen und das Aufsuchen größerer Höhen verboten werden. In 10% der Fälle findet sich ein Hämatothorax, bei sekundären Spontanpneumothoraces (Tuberkulose, Abszeß, Neoplasma) kommt es zur Ausbildung eines Empyems. Mangelnde Ausdehnung mit Übergang in einen Fibrothorax ist beim idiopathischen Typ selten. Der Spannungspneumothorax ist ein echter Notfall.

Traumatischer Pneumothorax

Beachte: Es handelt sich um einen Notfall.
Offene Brustwunden (Ventilmechanismus) müssen mit jedem erreichbaren Mittel abgedichtet (Verband, Handtuch, Hemd, Plastikfolie etc.) und sobald als möglich chirurgisch verschlossen werden. Ein traumatischer Spontanpneumothorax durch Lungenpunktion oder Verletzung (frakturierte Rippe, Schußverletzung) wird wie ein geschlossener Spontanpneumothorax (s. oben) behandelt. Ein chirurgischer Eingriff wird hier jedoch häufig nötig.

Erkrankungen des Mediastinums

Mediastinaltumoren

Mediastinaltumoren sind häufig klinisch stumm, bis sie eine entsprechende Größe erreicht haben. Oft werden sie erst bei Routineuntersuchungen des Thorax durch Bild und Durchleuchtung rein zufällig entdeckt. Röntgenologisch müssen Lage, Dichte und Beweglichkeit beachtet werden. Häufig ist jedoch eine Biopsie die einzige Möglichkeit zur Klärung der Diagnose. Wegen der Nähe zu Herz, großen Gefäßen, Ösophagus, Luftwegen und Nerven kann auch ein gutartiger Tumor potentiell bösartig sein. Die Beschwerden entstehen durch Kompression und Distorsion der umgebenden Organe. Häufig werden die Schmerzen substernal angegeben. Oft gehen sie aus von den unteren Hals-, beziehungsweise den oberen Brustsegmenten, gelegentlich werden Herzschmerzen imitiert, gelegentlich strahlen die Schmerzen in Schulter, Hals, Arm und Rücken aus. Häufig kommt es zu Hustenreiz, daher denkt man oft an Tracheal- oder Bronchialerkrankungen. Zu Dyspnoe kommt es erst bei Obstruktion der Luftwege, dann folgen allerdings häufig Infektionen der peripheren Lungenabschnitte. Die Atmung wird stridorös, im Inspirium findet sich Einziehung des Jugulums. Durch Kompression des thorakalen Anteils des Nervus recurrens kommt es zu Heiserkeit. Die Kompression des Ösophagus führt zur Dysphagie. Die Kompression des Herzens oder der großen Gefäße erzeugt hingegen selten Symptome. Durch Verlagerung der Trachea denkt man gelegentlich an ein Aortenaneurysma mit fortgeleiteten Pulsationen. Häufig findet sich eine Einflußstauung mit stark gefüllten Halsvenen, Stockesschem Kragen und Kollateralvenen an der Thoraxwand. Die Kompression des Hals-Sympathikus führt zum Horner-Syndrom (gleichseitige Miose, Ptose, Enophthalmus). Neben Rö-Bild und Durchleuchtung kann auch die Angiographie zur Diagnostik herangezogen werden. Weiter sollen Lymph-

Tabelle 6–5. Differentialdiagnose mediastinaler Tumoren*

Veränderung	Dichte	Beweglichkeit bei Durchleuchtung	Klinische Befunde
Anterior: Teratom	durchscheinende obere Region mit dichterem darunterliegendem Schatten verschmelzend. Ein Befund von Zähnen oder Knochengewebe ist pathognomonisch. Neigung zur Kalzifikation	kann sich in der Form bei der Respiration ändern	oft klinisch stumm. Gelegentliche Ruptur in den Bronchus mit Aushusten von Haaren und talgigem Material. Kann mit anderen kongenitalen Anomalien einhergehen
Hernie (Morgagni)	kann Darm (Luft) oder Omentum (weiche Gewebedichte) enthalten	Bariumuntersuchungen können diagnostisch wertvoll sein	kann asymptomatisch sein
Lymphom (Morbus Hodgkin, Lymphosarkom)	dichte, abgerundete Tumoren. Gewöhnlich bilateral	kann übertragene Pulsationen zeigen, wenn in der Nachbarschaft von Blutgefäßen. Relativ fixiert	hervortretende systemische Symptome (z. B. Fieber, Kachexie, Anämie, Pruritus). Lymphadenopathie in palpablen Regionen
substernale Struma	verschmilzt mit weichem Gewebe des Nakkens. Kann schleierhafte Kalzifikationen aufweisen.	verändert sich bei Schluckbewegungen, verlagert gewöhnlich die Trachea	der obere Teil ist oft im Nacken palpabel. Anzeichen einer Thyreotoxikose können bestehen
Thymus-Thymom	dichtes weiches Gewebe	Gewöhnlich fixiert	physiologisch bei Säuglingen; gewöhnlich maligne bei Erwachsenen. Benigne Vergrößerung bestätigt in bis zu 18% der Fälle bei Myasthenia gravis
perikardiale Zysten	weiches Gewebe	gewöhnlich solitär; Bewegung mit dem Herz	Asymptomatisch
Mittellage: bronchogene Zysten	kann Luft über Flüssigkeiten enthalten	kann bei Schluckbewegung Lage verändern (aufsteigen)	kann infiziert werden und einen normalen Lungenabszess simulieren
Leiomyom des Ösophagus	eine einzelne umschriebene Masse	fixiert. Im Umriß mit Bariumkontrastmittel im Ösophagus darstellbar	gewöhnlich Anamnese einer Dysphagie
Lymphom s. unter „Anterior"			
Posterior: Neurofibrom	nahe Beziehung zum thorakalen Rückenmark (Wirbelsäule)	fixiert	oft klinisch „stumm", wenn entdeckt. Radikulärer Schmerz kann im Vordergrund stehen. Gewöhnlich nicht mit generalisierter Neurofibromatose (von Recklinghausen) verbunden. Kann eine Kompression des Rückenmarks auslösen
Ganglioneurom	nahe Beziehung zum thorakalen Rückenmark (Wirbelsäule)	gewöhnlich bei Kindern	potentiell maligne
Hernie (Bochdalek)	dichtes weiches Gewebe. Kann Flüssigkeitsspiegel zeigen	kann Niere, Milz oder Darm enthalten	gewöhnlich asymptomatisch
Neuroblastom	nahe Beziehung zum thorakalen Rückenmark (Wirbelsäule)	gewöhnlich bei Kindern	maligne
Aneurysma der Aorta descendens	expansiv		Erosionen der Wirbel können Rückenschmerzen hervorrufen

* Metastasen können in jedem Teil des Mediastinums auftreten. Zu den seltenen Mediastinaltumoren gehören Lipome und Meningozele

knotenbiopsien, palpabler Knoten (zervikal, supraklavikular) oder nicht palpabler Knoten (präskalenische Biopsie nach Daniels) eingesetzt werden. In zunehmendem Maße findet auch die Mediastinoskopie Eingang in die Diagnostik. Dadurch konnte die Anzahl der nötigen exploratorischen Thorakotomien gesenkt werden. Die Behandlung hängt von der Grundkrankheit ab, die Prognose ist je nach histologischen Kriterien der Veränderungen sehr unterschiedlich.

Metastasen gibt es in jedem Teil des Mediastinums. Zu den seltenen Mediastinaltumoren gehören Thymusvergrößerung (kranial), Lipome, perikardiale Zysten (anterior), Meningozelen, Aneurysmen der absteigenden Aorta (posterior). Die Thymusvergrößerung findet sich im vorderen Mediastinum oben, sie ist bei Kindern physiologisch, bei Erwachsenen jedoch meist bösartig. Bei der Myasthenia gravis findet sich in 15% eine gutartige Vergrößerung des Thymus.

Pneumomediastinum

Diagnostische Merkmale
- Plötzlicher Beginn mit schweren retrosternalen Schmerzen
- Krepitation bei Palpation von Hals und Thorax
- Herzsynchrone knirschende Geräusche
- Die Diagnose wird durch das Röntgenbild gestellt

Allgemeine Betrachtungen
Beim Pneumomediastinum handelt es sich um freie Luft im Mittelfeldraum. Sie kann sekundär eintreten durch Perforation des intrathorakalen Teils des Ösophagus, des Tracheobronchialtraktes oder durch spontane Perforation von Emphysemblasen in den perivaskulären interstitiellen Raum der Lunge. Weiterhin kann Luft durch offene Halswunden oder Thoraxwunden mit Hautemphysem in das Mediastinum dringen. Häufig findet sich eine Kombination mit einem Spontanpneumothorax, insbesondere mit einem Spannungspneumothorax.

Klinische Befunde
A. Symptome: Die Symptome sind meist minimal, oft dringt die Luft aus dem Mediastinum in die Subkutis des Halses, verbreitet sich dann über den ganzen Körper einschließlich Extremitäten und dringt ins Retroperitoneum ein. Bei Vorliegen eines Spontanpneumothorax (Spannungspneumothorax) jedoch beginnen die Symptome plötzlich mit schweren retrosternalen Schmerzen, ausstrahlend in Hals, Schulter und Anus (retroperitoneale Verteilung). Der Grad der Dyspnoe hängt vom Span

nungspneumothorax ab. Relativ selten erzeugt ein intramediastinaler Druck eine Kompression von Herz und großen Gefäßen mit deutlicher Dyspnoe, Schock und Tod („Air-block"). Hämodynamisch finden sich dieselben Verhältnisse wie bei der Herztamponade. Tritt fortgesetzt Luft in die Subkutis ein, kann es zu grotesken Schwellungen von Hals und Gesicht kommen. Charakteristischerweise hört man oft herzsynchrone knisternde oder knirschende Geräusche (Hammansches Zeichen), die jedoch gelegentlich auch von einem linksseitigen Spontanpneumothorax herrühren können (s. dort).

B. Röntgenbefunde: Diese sind entscheidend: Es finden sich Aufhellungen rund um die Herzkontur u. streifige Veränderungen im oberen Mediastinum. Bei der seitlichen Aufnahme findet sich bei voller Exspiration eine Aufhellung des Retrosternalgebietes und der Subkutis des Halses und der Schulter.

Differentialdiagnose
Der Retrosternalschmerz kann einen Herzinfarkt simulieren.

Behandlung
Eine Behandlung ist meist nicht nötig, es sollte jedoch eine genaue Aufklärung der Ursache angestrebt werden (Pneumothorax, Bronchusruptur, Ösophagusperforation etc.).

Prognose
Meist kommt es zu Spontanremissionen, manchmal führt der intramediastinale Überdruck jedoch zum Tode. Wenn die Symptome fortschreiten, kann der Zustand auf eine Ösophagusruptur zurückzuführen sein, wobei eine Notfalltracheotomie notwendig ist.

Akute Mediastinitis

Die akute Entzündung des Mediastinums entsteht häufig durch traumatische Perforation des Ösophagus oder der Trachea (bei instrumentellen Manipulationen mit Fremdkörpern), Spontanperforation des Ösophagus (Karzinom), lymphogene und direkte Infektion von Hals oder Kopf, Retropharyngeal- oder Zervikalabszeß. Sie beginnt meist innerhalb von 24 Std nach der Perforation. Es kommt zu Hals- u. substernalen Schmerzen, zunehmender Dysphagie, Fieber, Schüttelfrost, Erschöpfung und Toxizität sowie zu Zeichen des Pneumomediastinums. Röntgenologische Zeichen können fehlen, oder es findet sich eine Mediastinalverbreiterung in Form einer weichen diffusen Verschattung. Es können Mediastinaltumoren oder Abszesse, mit oder ohne Flüssigkeitsspiegel, sichtbar werden.

Behandlung

Zuerst sollen hohe Penicillindosen und zusätzlich Chloramphenicol eingesetzt werden, bis die Empfindlichkeit geprüft ist. Kommt es zu einer Vorwölbung des Jugulums, ist die chirurgische Drainage indiziert. Eine Drainage durch Mediastinotomie ist bei röntgenologisch nachweisbaren erweiterten Mediastinalschatten angezeigt.

Prognose

Ohne Behandlung ist die Mortalität hoch. Bei adäquater Behandlung ist die Prognose wesentlich besser.

Chronische Mediastinitis

Ca. 10% aller röntgenologisch festgestellten Mediastinalvergrößerungen sind granulomatöse und fibröse Mediastinitiden. Ursachen dafür sind die Histoplasmose, Tbc und die Sarkoidose. Klinisch findet sich neben der röntgenologisch nachweisbaren Mediastinalverbreiterung eine obere Einflußstauung, gelegentlich auch eine partielle Ösophagus- und Trachealobstruktion. Die Abklärung erfolgt durch präskalenische Biopsie, Mediastinoskopie oder Mediastinalexploration. Die erwähnten Granulomatosen sprechen auf spezifische Behandlung und Kortikosteroide an. Die Obstruktionserscheinungen müssen chirurgisch beseitigt werden.

Sauerstofftherapie und assistierte Beatmung

Unter Sauerstofftherapie versteht man die Verabfolgung von Sauerstoff in höherer Konzentration oder unter höherem Druck, als er in der umgebenden Atmosphäre vorhanden ist. Es muß also die Seehöhe in die Überlegungen miteinbezogen werden, es muß beachtet werden, ob Sauerstoff in Meereshöhe oder in größerer Höhe verabfolgt wird. Vor allem muß man sich zuerst klar werden über die Gründe einer bestehenden Hypoxämie, z. B. respiratorische Veränderung, Herzerkrankung etc. Man beachte, daß viele Zustände, andere als die chronisch-obstruktive Lungenerkrankung, mit einem respiratorischen Versagen einhergehen können:

(1) Obstruktion der Luftwege:
  Emphysem
  Chronische Bronchitis
  Asthma bronchiale
  Kardiale Erkrankungen, die zu massiver Kongestion der Lungen führen.
(2) Restriktive Defekte:
  Interstitielle Fibrose aller Typen
  Pleuraerguß
  Pneumothorax
  Infiltrative Erkrankungen (z. B. Pneumonie).
  Atelektase
  Adipositas
  Abdominelle Ausdehnung aller Typen.
(3) Depression des ZNS:
  Arzneimittel
  Kopfverletzung
  Infektion des ZNS.
(4) Anomalien der Thoraxwand:
  Kongenitale und erworbene Deformitäten
  Trauma (Dreschflegelthorax)
  Neuromuskuläre Erkrankungen oder Blockaden.

Wenn das respiratorische System in Ordnung ist, ist der Prozentsatz des verabfolgten Sauerstoffes (insbes. bei Herzerkrankungen) nicht kritisch. Bei Erkrankungen des Respirationstraktes jedoch muß darauf besonders Rücksicht genommen werden, insbesondere wenn die physiologische Regulation der Atmung in Mitleidenschaft gezogen ist. Da anfänglich meist die Verhältnisse nicht klar sind, ist es angezeigt, bei Veränderungen des respiratorischen Systems nur eine Konzentration von 25–30% Sauerstoff zu geben. Es kann als Regel gelten, daß höhere Sauerstoffkonzentrationen bei Herzerkrankungen als bei Lungenerkrankungen verabfolgt werden sollen. Eine respiratorische Insuffizienz wird dadurch definiert, daß es dem respiratorischen System nicht möglich ist, einen entsprechenden Gasaustausch zwischen Blut und Umgebungsluft aufrechtzuerhalten und so die arteriellen Blutgase innerhalb bestimmter Normgrenzen zu halten. In Ruhe und in Höhe des Meeresspiegels soll ein Minimum von PO_2 von 60 mm Hg bzw. ein Maximum von 80 mm Hg eingehalten werden. Die normale arterielle Kohlendioxydspannung liegt zwischen 35 und 45 mm Hg.

Die klinischen Erscheinungen der respiratorischen Insuffizienz sind Ruhelosigkeit, Kopfschmerzen, Verwirrtheit, Tachykardie, eingeschränkte motorische Funktion, Asterixis, zentrale Zyanose, Hypertension, Miosis und schließlich Koma. Unglücklicherweise sind diese Symptome zuweilen schlecht ausgeprägt, so daß eine respiratorische Insuffizienz übersehen wird, wenn man nicht eine Blutgasanalyse durchführt.

Gefahren der Sauerstofftherapie

Es muß immer wieder betont werden, daß die Aufrechterhaltung der Atmung bei Ventilationsstörungen wesentlich wichtiger als Sauerstoffgabe ist.

Tabelle 6–6. Sauerstofftherapie mit positivem Druck

Gerät	ungefähre O_2-Konz. (%)	ungefähre O_2-Konz. (%) Besonderheiten
Druckgesteuert (Bird, Bennett u. a.)	40–100 (bei Verwendung von O_2)	Atmungswiderstände über 30 cm Wasser können nicht überwunden werden
Volumengesteuert (Engström, Bennett MA 1 u. a.)	21–100 (keine genaue O_2-Konzentrationskontrolle)	Sehr wirksam bei kontrollierter Atmung. Hohe Atemwegswiderstände können überwunden werden

Tabelle 6–7. Sauerstofftherapiezubehör bei Wechseldrucken

Zubehör	Flow l/min	ungefähre O_2-Konz. (%)	Besonderheiten
Nasenkanüle	4– 6	30–40	Nicht möglich bei rascher Obstruktion
Nasenkatheter	4– 6	30–40	Fehlplazierte Katheter führen zur Magenerweiterung
Maske mit Ausatmungsklappe	6– 8 8–12	35–45 45–65	Unpraktisch bei längerem Gebrauch
Maske (mit Beutel)	6– 8 8–12	40–60 60–90	------------
Venturi-Maske (Venti-Maske)	4– 8	24, 28, 35 Masken für jede Konz.	Genaue Konzentrationen nach dem Venturi-Prinzip

Lange Zeit wurde angenommen, daß hochprozentige Sauerstoffgaben bei schwer hypoxischen Patienten mit erhöhtem PCO_2-Spiegel gefährlich seien, weil sie die Atmung beeinträchtigen. Die Theorie, daß die Hilfsatemregulationen (Glomus caroticum und aortae) bei hohem PO_2 nicht mehr antworten, mag bei einer kleinen Anzahl von Patienten richtig sein.

Größere Gefahren jedoch scheinen 1. von der Kumulation von CO_2 bei gedrosselter Atmung und 2. von Lungenveränderungen durch hochprozentigen Sauerstoff herzurühren. Erfolgt keine mechanisch aktive Beatmung, scheinen hohe O_2 Konzentrationen das alveoläre PCO_2 zu erhöhen und die Lungenepithelien ebenfalls zu schädigen. Ein weiterer Grund besteht vielleicht darin (ist aber nicht überprüft), daß Stickstoff unbedingt in den Alveolen anwesend sein muß, so daß die Alveolenwände nicht kollabieren können, wie das der Fall wäre, wenn nur resorbierbare Gase anwesend wären. Dem ohngeachtet haben klinische Beobachtungen aus jüngster Zeit haben ergeben, daß bei respiratorischen Insuffizienzen nur wenig durch eine Sauerstoffgabe von mehr als 30% gewonnen wird. Schließlich ist auch zu berücksichtigen, daß mit Beatmungsgeräten, Masken usw. Infektionen übertragen werden können; es ist daher für eine entsprechende Säuberung und Sterilisierung zu sorgen. Bei kontinuierlichem Gebrauch ist auch ein Wechsel der Geräte vorzunehmen.

Die Verwendung von O_2 bei respiratorischer Insuffizienz

Die konventionellen Geräte, mit denen Sauerstoff verabfolgt wird, erlauben keine Kontrolle der Sauerstoffkonzentration, es sei denn, man verwendet häufig oder dauernd ein Sauerstoffmeßgerät. Die angebotenen Tabellen, die ein Verhältnis von O_2-flow und Atemluft angeben, sind ungenau, da sie eine höhere O_2-Konzentration verlangen als nötig, nützlich und sicher ist. Eine kürzlich entwickelte Gesichtsmaske (Venturimaske) kontrolliert die O_2-Konzentration: es werden 100% O_2 mit atmosphärischer Luft nach dem Prinzip des Venturi-Ventils gemischt. Eine weitere Möglichkeit zur günstigen Sauerstoffapplikation bietet das Sauerstoffkopfzelt, welches für einen hohen sauerstoffangereicherten Luftstrom sorgt. Beide Methoden liefern eine Sauerstoffkonzentration von 24–35%. Die Ventimaske wird in 3 Größen und für verschiedene Mischungsverhältnisse geliefert. Eine Form erzeugt die Normalkonzentration von 24%, eine von 28% und eine dritte von 35% O_2-Konzentration. Zur Entscheidung, welche Maske nötig ist, müssen die Bestimmung des alveolären PCO_2, Bestimmung der arteriellen Blutgase und der pH-Wert herangezogen werden. Eine Ausrüstung für diese Bestimmung ist in jedem größeren Krankenhaus vorhanden (Astrup). Mechanische Beatmungsgeräte werden verwendet, wenn entweder die Atmung unterstützt oder kontrolliert werden muß.

Im Falle der Unterstützung dirigiert die Einatmung des Patienten den Luftstrom, im Falle der Kontrolle wird für einen automatischen Atmungszyklus von der Maschine selbst gesorgt. Über Beatmungsgeräte siehe Tabelle 6–6.

Eine intermittierende Verabfolgung hoher O_2-Konzentrationen kann die ventilatorische Störung verschlechtern, fortlaufende Verabfolgung hoher O_2-Konzentrationen erhöht den PCO_2 auf gefährliche Spiegel. Auf diese Art und Weise kann eine Atmung auf ein solches Niveau herabgedrückt werden, daß eine forcierte Atmung nötig würde. Aus diesem Grunde muß empfohlen werden, daß entweder die Umgebungsluft mit weniger als 30% O_2 angereichert wird (bestimmt mit dem O_2-Meter), daß eine standardisierte Venturi-Maske oder ein Kopfzelt benutzt wird oder daß ein neuer O_2-Kontroller zur Anwendung kommt. Die beste Art der Patientenüberwachung ist die Bestimmung des alveolären PCO_2. Die kann mit einer relativ einfachen Apparatur durchgeführt werden. Die Gasanalyse kann mit einem modifizierten Haldane-Analyzer oder mit einem Infrarot-CO_2-Analyzer durchgeführt werden (URAS). Vollständigere Ausrüstungen erlauben die häufige Bestimmung von pH, PCO_2 u. PO_2 (Astrup). Die Hypoxämie ist für den Patienten gravierender als die respiratorische Azidose. Man weiß, daß ein PO_2 von 90 mm Hg nicht lebensbedrohlich ist. Die wichtigsten toxischen Auswirkungen höherer Werte bestehen in Schläfrigkeit, Reizbarkeit, gestörter Respiration und Schädigungen der Lungen. Aus diesem Grunde ist zur Verhütung von Atemmechnikstörungen die Kontrolle des PCO_2 wichtig. Von Sedativa sollte solange kein Gebrauch gemacht werden, als der Austausch der O_2-angereicherten Luft durch die gestörte Ventilation behindert ist.

Assistierte Beatmung

Typisierung der ventilatorischen Insuffizienz

Eine respiratorische Insuffizienz kann aus verschiedenen Gründen eintreten (Klassifikation nach Kampell):

A. Hypoxämie und Hyperkapnie: Verursacht durch:
1. Ungenügende Atmung.
   a) Ungenügende Innervation oder Muskelkraft.
   b) Ungenügende Atemmechanik der Lunge oder des Thorax.
2. Mangelnder Ausgleich von Ventilation und Perfusion, z. B. reduzierte Perfusion einer ventilierten Lunge (zunehmender physiologischer Totraum).

B. Hypoxämie ohne Hyperkapnie: Kann bedingt sein durch:

1. Ungenügenden O_2-Transport.
   a) Veränderte Alveolar-Kapillarmembran.
   b) Eingeschränktes pulmonales Kapillarsystem
2. Mangelnden Ausgleich von Ventilation und Perfusion, z. B. reduzierte Ventilation und Perfusion, z. B. reduzierte Ventilation einer perfundierten (durchbluteten) Lunge (zunehmender Shunt-Effekt).

Indikation für assistierte Beatmung

Die assistierte Beatmung mit Hilfe mechanischer Apparate war ursprünglich für die Behandlung neurologischer oder muskulärer Störungen (Poliomyelitis) oder gestörter pulmonaler oder thorakaler Mechanik (Brustkorbquetschung, extreme Kyphoskoliose) gedacht. Man kann sie aber auch bei vielen anderen Erkrankungen mit Vorteil einsetzen. Sie sollte erst dann in Anwendung gebracht werden, wenn alle konservativen Maßnahmen fehlgeschlagen haben und es deutlich wird, daß ein adäquater arterieller PO_2 nicht mehr aufrechterhalten werden kann und der PCO_2 zu hoch bleibt. Dann aber ist es nötig, die gesamte zur Verfügung stehende Technik einzusetzen, einschließlich Tracheostoma, kontinuierliche Beatmung und druck- oder volumengesteuerter Geräte. Gelegentlich erweist es sich von Vorteil, gleichzeitig bronchodilatatorische Substanzen auf dem Wege der Überdruckbeatmung zuzuführen. (Bronchospastische Zustände mit pulmonaler Insuffizienz.) Die Gefahren einer gelegentlichen oder intermittierenden Überdruckbeatmung mit Sauerstoff bei Pulmonalinsuffizienz wurden im vorhergehenden Kapitel bereits diskutiert. Man soll nicht allzu großzügig bei der Verwendung der assistierten Beatmung sein. Der Schlüssel für eine erfolgreiche Behandlung ist in der Aufrechterhaltung der adäquaten Oxygenierung des Blutes und des Hustenmechanismus zu suchen. Mit Ausnahme der unten im einzelnen angeführten Probleme ist der Fehlschlag aller konservativen Bemühungen die prinzipielle Indikation für eine assistierte Beatmung. Dabei ist es nicht nötig, die Blutgaswerte auf Normalspiegel zu bringen, sie müssen nur über dem potentiell gefährlichen Niveau liegen. Dazu muß allerdings die Behandlung mit 24–30% Sauerstoff kontinuierlich so lange durchgeführt werden, bis die pulmonale Insuffizienz behoben ist.

Indikationen:

1. Akute Asphyxie, die durch eine Inhalation toxischer Gase entstand (CO, H_2S), massive Überdosierung von atemdepressiven Substanzen (Suizid), Obstruktion durch Sekrete bei bewußtlosen Patienten, Ertrunkenen.
2. Zentrale Atemdepression durch Gifte: Barbiturate, Opiate, Anästhetika.
3. Störungen der Atemmuskulatur durch Lähmung tieferer motorischer Zentren oder neuromuskulärer

Block durch Gifte (Curare, organische Phosphatinsektizide, Botulinustoxin).

4. Atemdepression bei schwerem Schock.

5. Atemdepression bei zerebralen vaskulären Prozessen.

6. Atemlähmungen bei Störungen des Atemzentrums, tieferer motorischer Neurone, Muskeln oder des neuromuskulären Apparates durch Infektionen (Poliomyelitis, Neuronitis, Tetanus, Meningitis, Enzephalitis).

7. Respiratorische Lähmung bei Demyelonisierung und degenerativen neuromuskulären Erkrankungen (Multiple Sklerose, amyothrophische Lateralsklerose, muskuläre Dystrophie, Myasthenia gravis).

8. Ventilationsstörungen bei Thoraxquetschungen oder Kyphoskoliose.

9. Respirationsstörungen bei den verschiedensten akuten oder chronischen Lungenerkrankungen, welche einen adäquaten Gasaustausch unmöglich machen.

Technik der assistierten Beatmung

A. Probleme der Luftwege: Die Freihaltung der Atemwege des bewußtlosen Patienten wird am besten durch Verwendung eines Endotracheal- oder Tracheostomatubus gewährleistet. Die Intubation hat sich für die Beherrschung akuter oder vorübergehender Atemstörungen optimal bewährt (z. B. Barbituratvergiftung, zerebrovaskulärer Zwischenfall, Schock). Bei verlängerter assistierter Beatmung (über 3 Tage) oder wenn massenhaft Sekret abgesaugt werden muß, sollte die Tracheotomie durchgeführt werden (z.B.: Schneller Abfall der Vitalkapazität < 50 bis 35% des Sollwertes bei einem bewußtlosen Patienten).

Das Tracheostoma sollte am ersten Trachealring unter dem Krikoid angelegt werden. Am besten ist dann die Beatmung mittels eines Engström-Respirators. Sekrete müssen unter Einhaltung peinlicher Asepsis aspiriert werden. (Technik der Tracheotomie und Tracheobronchialtoilette: s. neuere Fachliteratur). Trotz entsprechender Sorgfalt kann es zu Komplikationen in Form von lokalen Infekten, Trachealerosionen und Nekrosen sowie tödlichen Luftembolien kommen. Bei assistierter Beatmung über längere Zeit darf nur ein Tubus ohne Manschette (bzw. Manschette nicht aufgebläht) Verwendung finden. Ein Tubus mit aufgeblasener Manschette ist lediglich dann von bes. Wert, wenn die Gefahr von Aspirationen besteht oder eine kontrollierte Insufflationsmenge bzw. ein kontrollierter Druck in der Lunge aufrechterhalten werden muß.

B. Aufstellung eines Planes für die assistierte Beatmung: Muß man prinzipiell unterscheiden zwischen der Verwendung eines mechanischen Respirators für die Behandlung akuter respiratorischer Zwischenfälle (wenn konservative Maßnahmen

fehlschlagen) und einer langdauernden assistierten Beatmung, um das Leben zu erhalten. Für den ersteren Fall (Notfall) kann jedes Gerät Verwendung finden, das einen adäquaten und kontrollierbaren Luftstrom erzeugt. Der Engström-Respirator (volumenkontrolliert) ist am empfehlenswertesten, wegen seines hohen Preises jedoch nicht überall vorhanden. Alternativen dazu sind die vielen mit positivem Druck arbeitenden Respiratoren. Alle diese Geräte können lebensrettend wirken, wenn ihre Mechanik vom Personal gut verstanden und richtig angewendet wird. Die einfachste und am schnellsten anwendbare Methode im akuten Notfall ist die Wiederbelebung mit Mund-zu-Mundbeatmung oder Mund-zu-Nasebeatmung (s. Diagramm und Instruktionen im Anhang!). Auch die verschiedenen vom Handel angebotenen mit positivem Druck arbeitenden Reanimationseinheiten können, wenn sie sofort verfügbar sind, für die künstliche Beatmung in der Frühphase einer Asphyxie verwendet werden (Herzstillstand, Erhängen, Elektroschock, O_2-Mangel, Gasvergiftung). Für die Behandlung der Ateminsuffizienz im Sinne obiger Indikationen (oder bei Versagen obiger Maßnahmen) ist der Tankrespirator am effektivsten. Unglücklicherweise ist die Mechanik bei Ärzten und Schwestern nicht sehr beliebt! Bei Verwendung von Atemgerät und Tubus sollte das Atemgas mit gesättigtem Wasserdampf gemischt werden.

Zu unterscheiden ist die Dauerbehandlung neuromuskulär geschädigter Patienten. Bei diesen sollten die Überdruckrespiratoren durch Küraß-Respiratoren (Monaghan, Thomson, Emerson), durch Beatmungsgürtel, die mit Spezialmotoren angetrieben werden (Thomson, Monaghan), und durch Kippbett (Emerson), welches die Atmung durch den Schwerkrafteffekt auf die Bauchorgane anregt, ersetzt werden. Durch diese Maschine können Menschen mit Lähmungen der Atemmuskulatur ein lebenswertes aktives Dasein führen.

Aerosol und intermittierende Überdruckbeatmung von Atemstörungen

Der Luftstrom, der bei künstlicher Beatmung unter positivem Druck der Luft direkt in den Tracheobronchialbaum eingebracht wird, muß angefeuchtet werden. Dazu werden viele Aerosole mit Feuchtigkeit, mukolytischen Enzymen, Bronchialdilatatoren und antimikrobiellen Medikamenten empfohlen. Zur Zerstäubung von Wasser und Aerosolen können Sauerstoff, Druckluft, Kompressoren und Ultraschallgeneratoren verwendet werden. Bei

Membranpumpen muß darauf geachtet werden, daß keine ölabgedichteten Pumpen verwendet werden (Explosionsgefahr bei Sauerstoffverwendung). Für die Behandlung chronischer Lungeninsuffizienzen, bes. von Emphysem und Bronchialasthma, wird die intermittierende Überdruckbeatmung bevorzugt. Unglücklicherweise werden in diesen Einrichtungen gewöhnlich Sauerstoffkonzentrationen von über 40% verwendet. Einige Modelle jedoch können durch den Anbau von Ventilen nach dem Venturiprinzip zur Sauerstoffmischung oder durch Sauerstoffbehälter mit niedriger O_2-Luftmischung verbessert werden. Die Atemfrequenz soll zwischen 10–20/min unter Druck zwischen 10–20 cm Wassersäule verändert werden können. Bei der Verwendung von Aerosolen ist insbesondere auf den pH-Wert zu achten, da bei einem pH 5 und darunter das Bronchialepithel seine Ziliartätigkeit einstellt. Vor dem Einsatz mukolytischer Enzyme muß der Patient vorsichtig mit einer kleinen Dosis vorgetestet werden (Allergien, Fieberzacken). Meist jedoch werden bronchodilatatorische Medikamente eingesetzt, selten Antibiotika. Patienten mit chronisch obstruktiven Lungenerkrankungen wenden mit Erfolg Geräte für intermittierende Überdruckbeatmung an, die sie selbst bedienen können. Anschließend sollten sie eine Lagerungsdrainage und Atemgymnastik zur Förderung der Zwerchfellfunktion, Brustkorbdehnung und Förderung der akzessorischen Atemhilfsmuskulatur durchführen.

Medikamente und Konzentrationen

Alle Lösungen sollten tgl. frisch zubereitet werden. Auf das pH muß besonders geachtet werden. Die Häufigkeit und die Dauer der Behandlung hängen von der Erkrankung und ihrem Schweregrad ab.

A. Bronchialdilatatoren zur Inhalation: Folgende Medikamente werden unverdünnt nur in handbetriebenen Zerstäubern oder Gaspatronenverneblern und nur für einige Inhalationszüge pro Behandlung angewendet. Bei Verwendung von Aerosolapparaten und intermittierender Überdruckbeatmung (15–20 min/Behandlung) müssen sie mit 2 ml oder mehr physiologischer Kochsalzlösung verdünnt werden.

1. Adrenalin 0,5 ml einer 1:100 Lösung (od. 4–6 Tropfen des razemischen Adrenalins als Hydrochlorid: Vasonephrin, Mikronephrin).
2. Isoproterenol-sulfat (Aludrin®) 0,1–0,5 ml 1:100, 1:200 oder verdünnt mit Wasser 1:600 bei Verwendung im intermittierenden Überdruckvernebler.

B. Mukolytische Präparate:
1. Acetylcystein. Es soll mit der gleichen Menge NaCl-Lösg. verdünnt werden. Dieses Medikament ist wirkungsvoll und sicher, auch bei exzessiver Sekretion, insbesondere unterstützend bei Lagerungsdrainage oder bei Aspiration von Sekreten.

2. Enzyme. Es wurde eine Reihe verschiedener Präparationen entwickelt. Es kommt jedoch immer wieder zu unliebsamen Reaktionen bei der Verwendung von Trypsinen und Pankreasdornase. Sie können daher generell nicht empfohlen werden.

C. Antibiotika zur Inhalation: Obwohl der Erfolg inhalierter Antibiotika zweifelhaft ist, werden folgende Präparate empfohlen:
1. Penicillin 50000–100000 E pro Sitzung in 1–2 ml Wasser.
2. Oxytetracyclin (Terramycin®) 50–100 mg.
Aufgrund szintigraphischer Untersuchungen konnte nachgewiesen werden, daß lediglich 25% der aerosolierten Medikamente die Lunge erreichen, der Rest konnte in der Magenblase nachgewiesen werden.

D. Orale Bronchodilatantien: Xanthine und sympathomimetische Amine können für eine orale adjuvante Therapie wichtig sein. Wenn solche Mittel entsprechend genutzt werden, können kardiovaskuläre, neurologische und gastrointestinale Nebenwirkungen vermindert und der Bedarf an Kortikosteroiden gesenkt werden. Wenn möglich, sollten die Serum-Theophyllin-Spiegel während entsprechender Behandlung kontrolliert werden.

E. Kortikosteroide: Obwohl zunächst andere Formen der Therapie mit weniger schweren Nebenwirkungen versucht werden sollten, dürfen Kortikosteroide dyspnoeischen Patienten mit Bronchospasmus nicht vorenthalten werden. Anfangs gibt man Prednison, 10 mg 4 × täglich per oral, und steigert alle 24 Stunden, bis der Bronchospasmus vollkommen gelöst ist. Wenn der Bronchospasmus auf die Kortikosteroid-Therapie nicht anspricht, ist die Therapie der Bronchien neu zu überdenken und eine stationäre Behandlung zwecks aggressiver Aerosoltherapie und Physiotherapie des Thorax ratsam. Nach vollständiger Auflösung des Bronchospasmus und nach Einleitung einer wirksamen Aerosol-Therapie kann man zur allmählichen Reduktion der Kortikosteroid-Dosis alle 3–7 Tage übergehen. Eine Beendigung der Kortikosteroidgabe ist wünschenswert, aber eine Dosisreduktion auf vorübergehende oder kleine tägliche, aufgeteilte Erhaltungsdosen kann oft das optimal Erreichbare sein.

F. Breitspektrum-Antibiotika: Der gezielte Einsatz von Breitspektrum-Antibiotika (wie z. B. Tetracyclin oder Ampicillin) kann bei der Therapie respiratorischer Infektionen erforderlich sein.

G. Umweltkontrolle: Die Vermeidung von Rauchen sowie das Meiden von Rauch, Pollen oder Staub sind ganz wesentlich, wenn auch schwer zu erreichen. Das Rauchen ist der wichtigste kausale Faktor für eine Verschlimmerung einer chronischen obstruktiven Lungenerkrankung.

H. Verschiedenes: Eine Phlebotomie zur Reduzierung der sekundären Polyzythämie verbessert die allgemeine Zirkulation und vermindert die Wahrscheinlichkeit einer thromboembolischen Erkrankung. Digitalispräparate und Diuretika sind notwendig, wenn eine Herzinsuffizienz eintritt. In vielen Fällen ist auch ein Kaliumersatz erforderlich.

Literatur: Kapitel 6.
Pulmologie
(Atemwegserkrankungen)

Bartsch, H. (Hrsg): Lungenmykosen. Stuttgart: Thieme 1971.

Blaha, H.: Diagnostische Probleme bei der Tuberkulose. MMW **112**, 994 (1970)

Blaha, H.: Die Lungentuberkulose im Röntgenbild. Berlin–Heidelberg–New York: Springer 1976.

Böhlau, V., Böhlau, E.: Fibel der Inhalationsbehandlung mit Aerosolen. München: Urban & Schwarzenberg 1971.

Bohlig, H.: Lunge und Pleura. Stuttgart: Thieme 1975.

Bolt, W.: Klinische Funktionsdiagnostik der Atemstörungen. In: Klinische Funktionsdiagnostik, Hrsg.: Bartelheimer. Stuttgart: Thieme 1973.

Bühlmann, A. A., Rossier, P. H.: Klinische Pathophysiologie der Atmung. Berlin – Heidelberg – New York: Springer 1970.

Chrétien, J.: Pneumologie. Stuttgart: Thieme 1980.

Ferlinz, R. (Hrsg.): Praktische Lungenfunktionsprüfung. Stuttgart: Thieme 1978

Günther, W., Krieger, E.: Husten und Auswurf. München: Dustri 1972.

Hamelmann, H., Troidl, H. (Hrsg.): Behandlung des Bronchialkarzinoms. Stuttgart: Thieme 1981

Hayek, H. von: Die menschliche Lunge. Berlin – Heidelberg – New York: Springer 1970

Hein, J., Kleinschmidt, H., Uehlinger, E.: Handbuch der Tuberkulose. Stuttgart: Thieme 1958–75.

Heinrich, F., Klink, K.: Lungenembolie (Kliniktaschenbuch). Berlin – Heidelberg – New York: Springer 1981

Kessler, G.-Fr.: Was ist gesichert in der Therapie des Asthma bronchiale? Der Internist **16**, [H. 12] 594 (1975).

Kühn, H.: Lungenentzündungen und ihr Wandel unter der Chemotherapie. Leipzig: Barth 1972.

Landmann, H.: Lungenerkrankungen durch Parasiten. Leipzig: Barth 1972.

Langer, Ch.: Zur Klinik der Bronchiektasen. Pneumonologie **143**, 169 (1970).

Lode, H.: Die sog. Legionärskrankheit, in: Verhandlungen der Dt. Ges. f. innere Medizin, Bd. 89 (1983), i. Vorb.

Matthys, H.: Pneumologie. Berlin – Heidelberg – New York: Springer 1982

Radenbach, K. L.: Zum gegenwärtigen Stand der antituberkulösen Chemotherapie. Internist **14**, [H. 3] 100 (1973).

Simon, O.: Lungentuberkulose – Bakteriologie, Therapie, Differentialdiagnose. Darmstadt: Steinkopff 1971.

Simons, F., Bonhoeffer, K., Gho, Ch., Klaschik, E., Busse, J.: Verhütung und Behandlung von Infektionen des Respirationstraktes. Der Chirurg **46**, [H. 1] 5 (1975).

Teschendorf, W., Anacker, H., Thurn, P.: Röntgenologische Differentialdiagnostik, Band I, Teil 1: Lunge und Pleura. Stuttgart: Thieme 1975

Thal, W.: Kinderbronchiologie. Leipzig: Barth 1972.

Ulmer, W. T., Reichel, G., Nolte, D.: Die Lungenfunktion. Stuttgart: Thieme 1976

Walter, A. M., Heilmeyer, L.: Antibiotikafibel. Stuttgart: Thieme 1975.

Wieser, O., Müller, U.: Zur Diagnose und Therapie von Pleurakrankheiten. Therapiewoche **20**, 318 (1970).

Wieser, O., Regula, H., Müller, U.: Entzündliche Pleuraergüsse, Therapiewoche **20**, 1162 (1970).

Wissler, H.: Erkrankungen der Lungen und Bronchien im Kindesalter. Stuttgart: Thieme 1972.

Woitowitz, H. J.: Berufsbedingtes allergisches Asthma bronchiale. MMW **112**, 19, 874 (1970).

Wurnig, P.: Bronchiektasen. Pneumonologie **143**, 176 (1970).

Zelis, R., Cross, C. E.: Die Behandlung des Lungenödems. Der Internist **16**, [H. 6] 293 (1975).

Therapieschemata zum Kap. 6: Pulmologie (Stichwörter in alphabetischer Reihenfolge)

ALVEOLARZELLKARZINOM

chirurgische Behandlung

ALVEOLITIS, ‚EXTRINSIC' – ALLERGISCHE

(Hypersensibilitätspneumonie)

1. Meidung jeglicher Kontakte mit Schimmelstaub (Air-condition-Systeme!)
2. bei schweren Symptomen Kortikosteroidbehandlung

ANAEROBIER-PNEUMONIE

s. S. 165

ASPIRATIONSPNEUMONIE

1. bronchoskopische Absaugung
2. bei schweren Entzündungen: Gabe von hohen Cortisondosen, z. B.
   Hydrocortison, eingangs 200 mg i. m., dann 50 mg alle 6 Std 2 Tage lang, schließlich 25 mg alle 6 Std für weitere 2 Tage (oder länger)
3. Assistierte Beatmung

ASTHMA BRONCHIALE

a) akuter Anfall

1. *bei leichten Anfällen:*
   Theophyllin [Mittel der Wahl] (Aminophyllinderivat, Euphyllin®) oder Aminophyllin® 0,24 g langsam i.v. oder 2–3 Amp. in physiolog. Kochsalzlösung im Tropf, ggf. auch rektale Gabe (Supp.). Bewährt haben sich auch Brondilat® oder Perphyllon® (i.v., ggf. auch i. m.)
   Adrenalin, als Inhalation (Adrenalin Medihaler®) 1:100 alle 30–60 min 1–2 Inhalationen
   Isoproterenol (Aludrin®-Dosierinhalator) 1:200 alle 30–60 min 1–2 Inhalationen (Cave: Überdosierung)
   Ephedrin (-hydrochlorid oder -sulfat), ggf. mit Barbituraten
   Phenobarbital, zur Sedierung 4× tgl. 30 mg
   Diazepam, in 5 mg-Dosen 3–4× tgl. peroral
2. *bei schweren Fällen:* (gewöhnlich Krankenhausbehandlung)
   zunächst Adrenalin, Aminophyllin®, außerdem meistens Kortikoide (i.v.); ggf. auch Sedativa; zur Verbesserung der Atmung Inhalation von 100% O_2 mittels Maske, ggf. intermittierende Überdruckbeatmung bei gleichzeitiger Gabe von Bronchodilatatoren; notfalls ACTH; zur Verhütung der Dehydratation Zufuhr bilanzierter Flüssigkeitsmengen; gezielte

Infusionsbehandlung (Einzelheiten vgl. S. 158)

3. *bei Status asthmaticus:*
   vor Einweisung ins Krankenhaus Gabe von Aminophyllin® 0,24–0,48 g langsam i. v., weiterhin Prednisolon, 100 mg; Methylprednisolon, 8–250 mg oder Betamethason, 20 mg i. v;
   Zuführung von O_2 mit Maske, im Krankenhaus bilanzierte Flüssigkeitszufuhr sowie Gabe von Aminophyllin®, Cortison (– 1000 mg in 24 Std) oder ACTH (evtl. Dauertropf).
   Bestimmung der arteriellen Blutgase (Wiederholung alle 30–60 min); bei schwerem Asthma Überweisung des Patienten auf eine Intensivstation. Anschließend Infusions-(Kombinations-)Behandlung, s. S. 158 f.
   Bei Angstzuständen der Patienten Verabreichung von Sedativa (Cave: mögliche Atemeinschränkung durch Sedativa); bei Kontraindikation einer Steroidtherapie Infusion von 1 ml Adrenalin 1:1000 in 1000 ml 5% Dextroselösung, 60–80 Tropfen/min, notfalls Vollnarkose, evtl. Bronchoskopie und Tracheotomie sowie assistierte Beatmung

b) Intervall-Therapie

1. ggf. Allergentests und Desensibilisierung
2. Begleiterkrankungen sanieren! (z. B. Bronchitis mittels Antibiotika nach Antibiogramm)
3. Ephedrin (mit oder ohne Barbitursäurederivat)
4. zur *Verhütung und Behandlung schwerer Anfälle* Isoproterenol-sulfat (Aludrin®) oder Orciprenalinsulfat (Alupent®) bzw. Terbutalin oder Fenoterol oder Ipratropiumbromid (Cave: Überdosierung!) oder Salbutamol oder Isoetarin
5. notf. *Langzeittherapie* mit Kortikosteroiden, z. B. Prednison, 3–4× tgl. 10 mg
6. zur *Erhaltungstherapie* kann in Form des Dosier-Aerosols Beclometason gegeben werden
7. zur *Prophylaxe* ist besonders Cromoglicinsäure von Nutzen

ATELEKTASE

a) postoperative Atelektase

1. verstärktes Husten und Hyperventilation durch den Patienten
2. ggf. bronchodilatatorische Aerosole und Mukolytika verabreichen und Überdruckbeatmung anwenden (letztere auch prophylaktisch bei Patienten mit chronischem Lungenleiden)
3. Katheterabsaugung des Tracheobronchialraumes (Cave: Einmalkatheter verwenden!), notfalls bronchoskopische Absaugung

Kap. 6: Pulmologie

4. Antibiotikagabe: Penicillin G, 600000 I. E. i. m. 2 × tgl. oder Tetracyclin, 250 mg oral 4 × tgl.

b) Spontanatelektase

vor Behandlungsbeginn und zur Therapiebestimmung sofortige Bronchoskopie

BRONCHIALADENOM

Thorakotomie, falls Entfernung bronchoskopisch nicht möglich ist

BRONCHIALKARZINOM

möglichst frühzeitige Entfernung des Tumors (ggf. präoperative Supervoltbestrahlung)

BRONCHIEKTASEN

a) allg. Maßnahmen

1. richtige Lagerung bzw. Haltung des Patienten zur Sekretentfernung
2. Kalium jodatum zur Verflüssigung des Sputums, 4 × tgl. 10–15 Tropfen, in Wasser einzunehmen
3. Mukolytika, z. B. Bromhexin (Bisolvon®)
4. begleitende chronische Infekte sofort behandeln
5. bei schweren Formen der Erkrankung Bettruhe
6. gute und gesunde Ernährung; absolutes Rauchverbot

b) spez. Maßnahmen

1. Mukolytika (s. o.)
2. Antibiotika, z. B. Penicillin G, 4 × tgl. 400000 I. E. parenteral (bes. bei akuten Pneumonien) oder oral; Tetracyclin, 4 × tgl. 250 mg (andere Antibiotika je nach Antibiogramm)

c) chirurg. Maßnahmen

bei jüngeren Patienten mit einseitig rezidivierenden Symptomen Resektion des Lungenabschnitts; in akuten Notfällen (Blutungen!) ist ein chirurgischer Eingriff auch bis zum 60. Lebensjahr eines Patienten angezeigt

BRONCHITIS, AKUTE

1. Bettruhe, Rauchverbot, genügende Flüssigkeitszufuhr (gegen Dehydratation)
2. Ephedrin, 25 mg oral oder Isoproterenolsulfat (Aludrin®), 1:200 mittels Handvernebler inhalieren
3. ggf. Antihistaminika
4. Codeinphosphat, 15–30 mg bei starkem Husten
5. gegen Fieber Acetylsalicylsäure (Aspirin®)

6. ggf. Antibiotika zum Schutz vor einer Sekundärinfektion, z. B.
Procain-Penicillin, 2 × 600000 I. E. tgl. oder Penicillin G, 4 × 400000 I. E. tgl. (oder 4 × 250 mg), oder Penicillin V, 4 × 400000 I. E. tgl. oder Tetracyclin, 250–500 mg 4 × tgl. oder Ampicillin, 250–500 mg 4 × tgl.

BRONCHITIS, CHRONISCHE

1. vgl. Punkte 1–6 „Akute Bronchitis", ggf. vor Antibiotikagabe (Penicillin oder Breitbandantibiotika) Sputumkultur mit Antibiogramm
2. in schweren Fällen Kortikosteroide, z. B. Prednison, oral 5–10 mg 4 × tgl. 3 bis 4 Tage lang, dann niedrigere Erhaltungsdosis (Cave: Therapie der chron. Bronchitis mit Kortikosteroiden ist umstritten!)
3. bei Bronchialspasmen Gabe von Terbutalin, Theophyllin oder Isoproterenol

BRONCHOPNEUMONIE

(hypostatische, terminale Pneumonie)

Ampicillin (Binotal®), 3–10 g/die (bei Säuglingen 0,1 g/kg/KG/Tag, auf 3 Einzeldosen verteilt) oder
Tetracyclin, 0,5 g alle 6 Std oder auch ein anderes Breitbandantibiotikum

DISTRESS-SYNDROM, RESPIRATORISCHES

1. mechanische Beatmung (volumengesteuert)
2. ständige Überwachung der arteriellen Blutgase (paO_2, PO_2, $paCO_2$, F_{IO_2}) und des Herzminutenvolumens
3. kontrollierte Flüssigkeitsbilanzierung
4. Intensivbehandlung der Grunderkrankungen wie Pankreatitis, Infektionen, Blutungen etc.

FIBROSE, IDIOPATHISCHE INTERSTITIELLE

Kortikosteroidtherapie (im Frühstadium der Erkrankung), z. B.
Prednison, anfangs 60 mg tgl., später langsame Reduzierung auf Erhaltungsdosis von 5–10 mg (3 Monate lang)

GOODPASTURE-SYNDROM

1. Azathioprin, alternativ Prednison + Cyclophosphamid
2. sonst palliative Behandlung; neuerdings sind auch bilaterale Nephrektomien (gefolgt von

Kap. 6: Pulmologie

Nierentransplantationen) erfolgreich vorgenommen worden
3. bei Nierenversagen sortige Hämodialyse

HAEMATOTHORAX

1. Punktion und Spülungen (ggf. wiederholt)
2. bei andauernder Blutung Thorakotomie und Entfernung größerer Blutkoagula

HAEMOPHILUS INFLUENZAE-PNEUMONIE

s. S. 165

KLEBSIELLEN-PNEUMONIE

s. S. 164

„LEGIONÄRS"-KRANKHEIT

1. Erythromycin, 0,5–1 g alle 6 Std. i. v. oder peroral für die Dauer von 2–3 Wochen
2. evtl. zusätzlich (falls Erythromycin allein nicht wirksam genug) Gabe von Rifampicin, 10–20 mg/kg KG tgl. peroral
3. Assistierte Beatmung
4. Evtl. Schockbehandlung

LIPOIDPNEUMONIE

1. weitere Benutzung von öligen Medikamenten (Nasentropfen etc.) strikt vermeiden
2. bei Fortschreiten der Erkrankung notf. Resektion der befallenen Lungenteile

LUFTRÖHRENERKRANKUNGEN

a) akute Obstruktion der oberen Luftwege
1. **sofortige** Entfernung des Fremdkörpers
2. notf. Tracheotomie
3. bei Bolusobstruktion **umgehende** Anwendung des ‚Heimlichschen' Griffs (Näheres s. S. 1375)

b) chronische Obstruktion der oberen Luftwege
1. evtl. vorübergehende Tracheotomie
2. chirurgische Korrektur

LUNGENABSZESS

1. Bronchoskopie und Drainagebehandlung
2. in akuten Fällen: intensive Antibiotikabehandlung mit Penicillin, alternativ Erythromycin (Langzeittherapie 1–2 Monate!); bei Nichtansprechen der antibiotischen Therapie chirurg. Eingriff
3. beim chronischen Abszeß: antibiotische Therapie zur Vorbereitung einer Operation

LUNGENEMBOLIE

a) als Sofortmaßnahmen
1. Sauerstoffbehandlung; zentraler Venenkatheter
2. Streptokinase
3. Heparin, Initialdosis 25000 I. E., dann alle 6 Std 10000 I. E. (oder alle 8 Std 15000 I. E.), ggf. zusätzliche Vasodilatation (Cave: Kontraindikationen!); Fortsetzung der Therapie später mit Cumarin bzw. Phenprocumon
4. bei schweren Schmerzen Gabe von Opiaten (Opioiden) (Cave: bei Schockzustand!)
5. zur Schockbehandlung
   Noradrenalin oder
   Metaraminol-bitartrat (15–100 mg in 500 ml 5% Dextroselösung i. v.)
6. ggf. Embolektomie

b) als nachfolgende Behandlung
1. bei Gefahr von Sekundärinfektionen Antibiotikagabe
2. bei Pleuraerguß Punktion
3. bei Rezidiven trotz Antikoagulantienbehandlung nach 3–6 Monaten chirurg. Eingriff (Ligatur der V. cava)

LUNGENEMPHYSEM, CHRONISCHES

1. Bronchialdilatatoren, Sputumverflüssiger, Antibiotika (nach Antibiogramm), ggf. Kortikosteroide verabreichen
2. Sauerstoffzufuhr, wenn möglich durch intermittierende Druckbeatmung
3. Korrektur des Wasser- und Elektrolythaushaltes bei respiratorischer Azidose (Gabe von Natriumbicarbonat und Kaliumchlorid)
4. zur Behandlung von Infektionen des Respirationstraktes z. B.
   Cephalotin oder
   Kanamycin oder
   Tetracyclin oder
   Ampicillin
5. zur Behandlung von Bronchospasmen Infusion von Aminophyllin, 500 mg in 500 ml Dextrose 5% i. v. alle 4–6 Std sowie Inhalation von Isoproterenol (Aludrin®), 1:200 verdünnt mit 2 Teilen Wasser per Respirator (alle 2 Std f. 15 min); notf. auch Gabe von Kortikosteroiden bzw. ACTH
6. bei chronischer Rechtsherzinsuffizienz Beatmung, Digitalistherapie und in schweren Fällen Diuretika

Kap. 6: Pulmologie

LUNGENINFILTRAT, EOSINOPHILES
(Pie-Syndrom)

Behandlung der Primärerkrankung, zusätzlich Therapie mit Cortison und Anthelmintika

LUNGENÖDEM, AKUTES
(nach exogenen Noxen)

Einzelheiten zur Behandlung s. S. 191

LUNGENTUBERKULOSE

1. Behandlung von Tuberkulin-Reaktionen für ein Jahr (INH-Therapie) 5 mg/kg/KG/die (bei jungen Kindern 8 mg/kg/KG/die) unter fortlaufender Thoraxkontrolle
2. bei aktiver Tbc vor allem Ruhe und psychische Entspannung (möglichst Krankenhaus- oder Sanatoriumsaufenthalt)
3. neben Bettruhe Chemotherapie (Kombinationsbehandlung, gewöhnlich über mehrere Monate) mit

Isoniazid (INH)	Tuberkulostatika
Streptomycin (SM)	I. Ordnung
(Cave: mögliche	(zur Kombination
Hörschäden)	jeweils 2–3
PAS (p-Aminosalicylsäure)	Tuberkulostatika,
Ethambutol (EMB)	Einzelheiten
Rifampicin (RMP)	S. 173)
Ethionamid (ETH)	
D-Cycloserin (CS)	Tuberkulostatika
Viomycin (VM)	II. Ordnung
Pyrazinamid (PZA)	(Einzelheiten
Capreomycin (CM)	S. 173 f.)
Thiosemicarbazon (TSC)	
Kanamycin (KM)	

4. zusätzliche Gabe von Kortikosteroiden, insbesondere bei bestimmten Tbc-Formen (z. B. Meningitis-Tbc)
5. Kollapstherapie (selten anzuwenden)
6. Thoraxchirurgie (Lungenresektion, Thorakoplastik)
7. Diätkost (reich an Proteinen und Vitaminen), Beachtung der klimatischen und Umweltbedingungen und symptomatische Behandlung von Husten, Nachtschweiß und Blutung

MEDIASTINITIS

1. zur Abklärung des Krankheitszustandes präskalenische Biopsie, Mediastinoskopie oder Mediastinalexploration
2. sofortige Gabe von Penicillin (hohe Dosen) und Chloramphenicol bis zum Abschluß der Empfindlichkeitsprüfung des Erregers

3. Gabe von Kortikosteroiden (bei chronischer Verlaufsform)
4. ggf. chirurg. Drainage (Mediastinotomie)
5. bei Obstruktion chirurg. Beseitigung

MELIOIDOSIS

1. für einige Wochen Gabe von
Tetracyclin
Chloramphenicol und } einzeln oder
Sulfonamiden   in Kombination
2. bei Lungenabszeß Drainage

PLEURAEMPYEM

1. Probepunktat und Antibiogramm
2. Abpunktion der Empyemflüssigkeit und tgl. Spülung der Pleurahöhle mit physiologischer Kochsalzlösung
3. Installation von 1 000 000 I. E. wäßrigem Penicillin und 0,5 g Streptomycin in 10 ml physiologischer NaCl-Lösung
4. gleichzeitige orale oder parenterale Antibiotikagabe gemäß Antibiogramm (Cave: Langzeittherapie von Streptomycin und Chloramphenicol vermeiden!)
5. ggf. chirurg. Drainage
6. notf. chir. Resektion

PLEURAERGÜSSE

a) postpneumonische und andere sterile Ergüsse
1. Punktion (notf. tgl.)
2. Bettruhe

b) tuberkulöse Ergüsse
1. Tuberkulostatika (Zweierkombination, vgl. S. 197 f.)
2. Prednison, tgl. 20 mg über 3 Monate
3. Bettruhe, später Sanatoriumskur
4. sorgfältige röntgenologische Nachkontrolle über 5 Jahre

c) maligne Ergüsse
1. sofortige Entfernung (evtl. wiederholt)
2. anschl. Betrachtung und evtl. Zytostatikaeinsatz

PLEURITIS, FIBRINÖSE

1. Analgetikagabe bei Schmerzen
2. Dachziegelverband

Kap. 6: Pulmologie

3. ggf. Blockade der Interkostalräume mit Procainhydrochlorid

PNEUMOCYSTIS CARINII-PNEUMONIE

s. S. 165

PNEUMOKOKKENPNEUMONIE

1. Antibiogramm und Sputumkultur
2. Penicillin G; anfangs parenteral bei leichten Fällen 600000 I. E. alle 12 Std, bei schweren Fällen bis zu 10 Mill. I. E. in 24 Std per infusionem, bei Bewegung später orale Therapie mit 400000 I. E. Penicillin G oder V alle 4–6 Std
3. bei Penicillin-Allergie orale Therapie mit Tetracyclin, Erythromycin oder Lincomycin in leichten Fällen; bei schweren Fällen Cephalotin (8–12 g i. m.) oder Cephaloridin (4 g i. m. oder i. v.)
4. in Einzelfällen ist auch eine Sulfonamid-Therapie (z. B. Sulfisoxazol) angezeigt
5. als unterstützende Maßnahmen: Freihaltung der Luftwege, Sauerstofftherapie, bei Herzinsuffizienz Digitalisierung, sofortige Behandlung eines toxischen Deliriums (vgl. S. 163), Elektrolyt- und Flüssigkeitszufuhr, ggf. Diät, Husten-, Meteorismus- und Schmerzbehandlung

PNEUMONIE, DESQUAMATIVE INTERSTITIELLE

Steroidbehandlung

PNEUMONIE, HYPOSTATISCHE

s. Bronchopneumonie, S. 210

PNEUMONIE, PRIMÄR ATYPISCHE
(Mykoplasmen-Pneumonie)

in schweren Fällen Erythromycin, 0,5 g oral alle 4–6 Std oder Tetracyclin in der gleichen Dosierung (sonstige Allgemeinbehandlung s. unter Pneumokokkenpneumonie)

PNEUMONIE, TERMINALE

s. Bronchopneumonie, S. 210

PSEUDOMONAS AERUGINOSA-/ SERRATIA- UND PROTEUSPNEUMONIE

s. S. 165

SARKOIDOSE

Cortisonbehandlung (Prednisolon, 20 mg in 24 Std) unter tuberkulostatischem Schutz (Isoniazid, 10 mg/kg/KG/24 h)

SILO-FÜLLER-SYNDROM

1. Sauerstoffbehandlung
2. Antibiotikagabe und Therapie mit Kortikosteroiden

SPONTANPNEUMOTHORAX

a) beim Spannungspneumothorax
1. Druckausgleich durch Troikarteinführung, dann Einführung eines Gummikatheters und einer Thoraxabsaugpumpe
2. bei starken Schmerzen Morphium, 8–15 mg i. v. oder i. m.

b) beim Spontanpneumothorax ohne ansteigenden intrathorakalen Druck
1. Bettruhe und Stützverband
2. bei Schmerzen Analeptika, bei starkem Husten Codeinphosphat, 15–60 mg alle 3–4 Std
3. Absaugen der Luft
4. ggf. Dauerdrainage, Sauerstoffzufuhr und Thorakotomie

STAPHYLOKOKKEN-PNEUMONIE

1. zur Initialtherapie Cephalotin, 8–14 g/24 h i. v.
2. bei Penicillinempfindlichkeit gemäß Antibiogramm Weiterbehandlung mit 20–60 Mill. I. E. Penicillin G in 24 h im Tropf
3. Empyem-Drainage

STREPTOKOKKEN-PNEUMONIE

als Mittel der Wahl Penicillin G (zur Dosierung vgl. auch Pneumokokkenpneumonie)

WEGENERSCHE GRANULOMATOSE

1. Cyclophosphamid
2. alternativ Azathioprin
} zur zytotoxischen (-statischen) bzw. immunsuppressiven Behandlung

3. bei Entzündungen zusätzlich Kortikosteroid-Gabe

7. Kardiologie

Die vollständige Diagnose jeder kardiovaskulären Erkrankung beruht auf der Klärung der Ätiologie, der Erkennung struktureller und funktioneller Veränderungen und der Beurteilung der verbleibenden funktionellen Kapazität des Herzens. Hierauf basieren auch Behandlung und Prognosestellung.

Klärung der Ätiologie wird möglich durch Kenntnis des Alters und der Anamnese des Patienten, der spezifischen gegenwärtigen Anomalitäten und geeigneten Laboruntersuchungen. Anomalitäten der kardialen Struktur und Funktion können durch physikalische elektrokardiographische erste Untersuchungen erkannt werden. Der Herz-Katheterismus wird benötigt, um ausgedehntere Shunts auszuschließen, den Druck in den Herzkammern, in der Aorta oder Arteria pulmonalis zu messen. Die Farbstoff-Verdünnungskurve ist von Nutzen beim Nachweis verschiedener Rechts-Links- oder Links-Rechts-Shunts. Die biplane Angiographie und die Cine-Angiographie sind von großer Bedeutung bei der Erkennung morphologischer Veränderungen bei kongenitalen oder entsprechenden erworbenen Anomalitäten, bei der Bestimmung des Ausmaßes von Klappen-Insuffizienzen, bei der Sichtbarmachung von Herztumoren usw.

Die nuklearmedizinische Herzdiagnostik erlaubt die frühzeitige Entdeckung von Herzinfarkten und die Bestimmung der Infarktgröße.

Radioisotopenuntersuchungen können intrakardiale Shunts sichtbar machen. Die Ultraschallmethode hat bei der Beurteilung von Herzklappenerkrankungen und der Diagnostik von Perikardergüssen inzwischen Bedeutung erlangt. Die Radarkymographie ist inzwischen zur Erkennung regionaler Dysfunktionen der Ventrikel empfohlen worden.

Unspezifische Symptome

Häufige Symptome, die bei Herzerkrankungen auftreten können, sind Dyspnoe, Müdigkeit, Thorakalschmerz und Herzklopfen. Da jedoch alle diese Symptome auch durch nichtkardiale Störungen

Tabelle 7-1. Rangordnung der Risikoindikatoren

Herzinfarkt
1. Hypercholesterinämie
2. Zigarettenrauch-Inhalation
3. Hypertonie
4. Diabetes
5. Hyperurikämie
6. Adipositas (indirekt)

Apoplexie
1. Hypertonie
2. Koronarkrankheit
3. Diabetes
4. Adipositas

Claudicatio intermittens
1. Zigarettenrauch-Inhalation
2. Diabetes
3. Hypercholesterinämie
   (Hypertriglyzeridämie)
4. Koronarkrankheit

selbst bei Patienten mit bekannter Herzerkrankung bedingt sein können, hängt die exakte Deutung dieser Erscheinungen von systematischer Untersuchung und Diagnostik ab.

Dyspnoe

Die Dyspnoe als Folge von Herzerkrankungen ist meist von einer Herzvergrößerung und einer anderen strukturellen oder funktionellen Veränderung begleitet. Der häufigste Typ des Dyspnoe als Folge einer Herzerkrankung ist die Anstrengungs-Dyspnoe — eine merkliche Kurzatmigkeit bei mäßiger Anstrengung, die in Ruhe zurückgeht.

Orthopnoe ist eine Dyspnoe im Liegen, die durch Aufsetzen prompt geringer wird. Sie tritt nur in fortgeschrittenen Stadien der Herzinsuffizienz auf.

Paroxysmale nächtliche Dyspnoe: Plötzliches Erwachen des Patienten mit dem Drang aufzusitzen oder vor dem Bett zu stehen, um eine Atmungserleichterung zu erreichen. Dies kann das erste Symptom eines Linksherzversagens oder einer Mitralstenose sein.

Die nicht kardialen Ursachen einer Anstrengungsdyspnoe bestehen in körperlichem Trainingsmangel, Adipositas, geistiger Einschränkung, fortgeschrittenem Alter, chronischen Lungenerkrankungen, Anämie und Einengung des Nasalraumes. Orthopnoe entsteht bei extremer Fettleibigkeit, ausgeprägtem Aszites jedweder Ursache, abdomineller Spannung als Folge gastro-intestinaler Erkrankungen und ab dem 3. Monat einer Schwangerschaft. Eine paroxysmale nächtliche Dyspnoe kann simuliert werden durch Bronchialasthma oder auch zu Beginn einer andersartigen Luftwegs-Obstruktion. Angstzustände und kardiale Neurosen können durch jede Form der Dyspnoe hervorgerufen werden. Jedoch haben solche Patienten oft eine Art Seufzeratmung und klagen über das Gefühl der Unfähigkeit, genügend tief atmen zu können. Diese psychogene Dyspnoe wird darüber hinaus von einer akuten respiratorischen Alkalose begleitet, die das Gefühl der Benommenheit oder auch der geistigen Leistungseinschränkung hervorruft. Außerdem bestehen hierbei Parästhesien in den Extremitäten oder um den Mund herum zuweilen auch eine deutliche Tetanie, Zittrigkeit und Angstgefühl.

Müdigkeit: Leichte Müdigkeit, die in Ruhe zurückgeht, ist meist bedingt durch ein kleines Minutenvolumen und eine Herzinsuffizienz. Sie ist das Hauptsymptom (mehr als die Dyspnoe) bei kongenitalen Herzfehlern, dem Cor pulmonale oder der Mitralstenose, die durch eine pulmonale Hypertension kompliziert ist. Asthenisch-chronische Erschöpfung und Lethargie, die nicht in Ruhe zurückgeht, ist Folge von psychischen Störungen wie Depressionen, kardialen Neurosen und chronischen Angstzuständen. Sie kann auch eine Komponente des sogenannten Effort-Syndroms (neuro-zirkulatorische Asthenie) sein. Nichtkardiale organische Ursachen einer Müdigkeit sind chronische Infekte, Anämie, endokrine und metabole Störungen, chronische Vergiftungszustände. Die Müdigkeit kann auch habituell bedingt sein oder durch depressiv oder sedativ wirkende Substanzen, maligne oder Kollagen-Erkrankungen, aber auch durch jede Form geistiger Erkrankung.

Thoraxschmerz

Der Thoraxschmerz tritt bei folgenden kardiovaskulären Störungen auf: Angina pectoris (hierbei ist der Schmerz die Folge einer intermittierenden Ischämie des Myokards), Herzinfarkt, Myoperikarditis, Perikarderguß oder Perikard-Tamponade, Aortenaneurysma, Lungenembolie oder Lungeninfarkt.

Der Thoraxschmerz ist eine der häufigsten Klagen auf medizinischem Gebiet. Seine Bedeutung kann dadurch beurteilt werden, daß man sorgfältig Qualität, Lokalisation, Ausstrahlung, Dauer und jene Faktoren ermittelt, die den Schmerz hervorrufen, verschlimmern oder verschwinden lassen. Meist sind häufigere Untersuchungen und Laborteste notwendig. Belastungsuntersuchungen, therapeutische Teste und selektive Koronarangiographien sind manchmal erforderlich. Folgende nichtkardiale Störungen sind oft von Thoraxschmerzen begleitet, die dem Schmerz von Herzerkrankungen ähneln oder sogar gleichen: Arthritis oder Bandscheibenerkrankungen der unteren Hals-Wirbelsäule und oberen Brust-Wirbelsäule (dorsaler oder ventraler Wurzelschmerz); kardiale Neurosen, neuro-zirkulatorische Asthenie und andere emotionelle Störungen: Hiatushernien, akute oder chronische Cholezystitis, akute Pankreatitis, Kardiospasmus, peptische Geschwüre, ösophageale Schmerzen. Störungen, die einen lokal begrenzten Schmerz der Thoraxwand hervorrufen, sind die Kostochondritis, Überanstrengung oder Entzündung der Pektoral- und Interkostal-Muskeln und -Bänder, aber auch das Postmyokardinfarkt-Syndrom, das Schulter-Hand-Syndrom; die Periarthritis der linken Schulter, der Spontan-Pneu, die Pleuritis, Rückenmarkserkrankungen, Mediastinal-Tumoren, Neoplasmen der Rippen der Wirbel, mediastinales Emphysem.

Herzklopfen

Das Bewußtwerden von schnellen, kräftigen oder unregelmäßigen Herzschlägen ist eine der häufigsten Klagen, die auf das Herz bezogen wird. In den meisten Fällen ist das Herzklopfen Folge eines zunehmenden Bewußtwerdens der normalen Herzaktion, und zwar entweder aus Angst vor einer Herzerkrankung oder als Folge länger anhaltender emotioneller Störungen wie bei einer neurozirkulatorischen Asthenie. Zwei Typen der Herzaktion werden beim Herzklopfen meist beschrieben:

1. Die Sinustachykardie als ein kräftiges, schnelles Klopfen, das allmählich oder plötzlich beginnt und verschieden schnell wieder sistiert. Das Auftreten ist oft an Anstrengung oder Aufregung gebunden.

2. Ventrikuläre Extrasystolen mit der Empfindung des Herzaussetzens oder „Herzstolperns". Patienten mit echter paroxysmaler Tachykardie beschreiben ein schnelles, regelmäßiges Herzklopfen oder Gefühl des Flatterns, das plötzlich beginnt und für Minuten oder Stunden anhält, um dann schnell aufzuhören. Bei jüngeren Patienten finden sich sonst keine Symptome, wenn die Attacken nicht sehr lange anhalten. Bei älteren Patienten können paroxysmale Arrhythmien eine Angina pectoris hervorrufen, aber auch eine Herzinsuffizienz, Schwindel oder eine Herzsynkope. Paroxysmales Vorhofflimmern wird als ein irreguläres Herzklopfen empfunden, das plötzlich beginnt und wieder aufhört. Chronisches Vorhofflimmern oder -flattern wird oft vom Patienten nicht wahrgenommen, es sei denn, wenn nach Belastung oder Aufregung die Herzfrequenz ansteigt. Ein während der Episode angefertigtes EKG sichert die Diagnose. Jedoch ist in vielen Fällen auch ohne EKG eine Diagnose möglich, wenn man eine allgemein klinische Untersuchung, einen Belastungsversuch oder Karotis-sinus-Druck-

versuch durchführt und darüber hinaus das allgemein klinische Bild (Alter des Patienten, Amnestizierung von Herz- und anderen Erkrankungen) berücksichtigt.

Symptome der Herzerkrankungen

Verwertbare Informationen über die Ätiologie, Art und Ausdehnung einer Herzerkrankung können oft durch allgemeine physikalische Untersuchungen erhalten werden wie Nachprüfung des Argyll-Robertson-Phänomen, kleine Blutungen, Splenomegalie, diffuse Struma, große Nieren, kongenitale Anomalien oder epigastrische Pulsationen. Nach abnormen Pulsationen der Halsvenen oder im Präkordial-Bereich, Zyanose und Ödemen ist ausgiebig zu suchen. Eine sorgfältige Palpation kann Hinweise auf eine rechts- oder linksseitige Ventrikelhypertrophie, auf ein Schwirren oder abnorme diastolische Bewegungen geben.

Ödeme
Ödeme als Folge einer Herzinsuffizienz erscheinen beim ambulanten Patienten zuerst in der Knöchelgegend und an den unteren Extremitäten, während sie beim bettlägerigen Patienten über dem Os sacrum, dem Gesäß und in der Oberschenkelgegend zu finden sind.
Das bloße Vorhandensein von Ödemen ist selbst bei einem Patienten, der über Dyspnoe klagt, nicht für eine Herzinsuffizienz beweisend. Sichere Ödeme sind oft auch bei Patienten mit Adipositas, mit insuffizienten Unterschenkelvenen oder abgeheilten Thrombophlebitiden feststellbar. Strumpfbänder, einengende Strümpfe, zu enge Gürtel, längeres Sitzen oder Stehen, prämenstruelle Flüssigkeitsretention und das sogenannte „idiopathische Ödem von Frauen" sind die häufigsten Ursachen von Ödemen. Nephrosen, Nephritiden im Endzustand, Leberzirrhosen mit Aszites, kongenitale oder erworbene Lymphödeme, Hypoproteinämien, schwere Fehlernährung oder Anämien und der Verschluß der unteren Hohlvene könnten Ödeme in den abhängigen Teilen hervorrufen.

Zyanose
Man unterscheidet eine zentrale und periphere Zyanose. Die zentrale Zyanose resultiert aus einer erniedrigten arteriellen Sauerstoffsättigung, die durch intrakardiale Rechts-Links-Shunts, pulmonale arteriovenöse Fisteln, gewisse chronische Lungenerkrankungen oder eine Pneumonie verursacht sein kann. Sichtbar wird die zentrale Zyanose im Gegensatz zur peripheren Zyanose auch an Schleimhäuten, wie der Innenseite der Lippen, der Wangen, auf der Zunge und den Konjunktiven. Die Polycythaemia vera ruft dagegen eine zentrale Zyanose hervor bei normaler Sauerstoffsättigung. Diese Zyanose ist darauf zurückzuführen, daß die größere Anzahl roter Blutkörperchen ein verhältnismäßig größeren Anteil an reduziertem Hämoglobin bedingt. Eine gute Unterscheidungsmöglichkeit zwischen einer zentralen Zyanose, die durch Shunts in Herz und Lunge bedingt ist, von der die auf eine primäre Lungenerkrankung zurückzuführen ist, ist die Verabreichung von 100%igem Sauerstoff. Eine auf einem Shunt beruhende Zyanose wird hierdurch nicht beeinflußt, während eine Zyanose infolge einer parenchymalen Lungenerkrankung unter Applikation von 100%igem Sauerstoff verschwindet. Die periphere Zyanose tritt bei normaler arterieller Sauerstoffsättigung auf. Sie wird nur an abgekühlten Stellen des Körpers beobachtet, wie an den Fingerspitzen, der Nase, den Ohren und den Wangen. Sie wird durch eine verlangsamte Zirkulation in der Peripherie hervorgerufen, die eine verstärkte Sauerstoffausschöpfung im Kapillarblut ermöglicht. Ein vermindertes Herzminutenvolumen infolge einer Mitralstenose, Pulmonalstenose oder einer Herzinsuffizienz verursacht ebenfalls eine periphere Zyanose. Die häufigsten Ursachen sind jedoch allgemeine nervöse Spannung mit kalten, klammen Händen, besonders bei kalter Umgebung.

Geräusche, Töne und Clicks
Die Auskultation erlaubt die Feststellung struktureller oder funktioneller Anomalitäten durch Feststellung von Veränderungen des 1. oder 2. Herztons, von kardialen Zusatztönen, extrakardialen Tönen, systolischen pulmonalen oder aortalen Austreibungstönen und durch die Analyse von Geräuschen. Hiervon müssen Töne und Tonveränderungen unterschieden werden, die keine pathologische Bedeutung haben: Wie die normale Spaltung des 2. Tones, der mittelsystolische Click, der normale 3. Herzton, kardiorespiratorische Geräusche und akzidentelle Herzgeräusche. Die exakte Deutung von Geräuschen ist schwierig bei ausgeprägter Herzinsuffizienz mit kleinem Herzminutenvolumen und hoher Herzfrequenz. In diesen Fällen kann die Wiederherstellung der kardialen Kompensation oder die Verlangsamung der Herzfrequenz laute Geräusche hervortreten lassen. Man kann die Geräusche nach ihrer Intensität in Grade einteilen: Grad I schwächste Intensität bis VI stärkste Intensität. Erfahrene Untersucher differieren bei der Beurteilung von Geräuschen selten mehr als um einen Grad.

A. Systolische Geräusche: Ein leises, kurzes systolisches Geräusch kann über jeder Klappengegend ohne pathologische Bedeutung sein, wenn keine anderen Anomalitäten bestehen und wenn es mit der Respiration und Körperstellung variiert. Körperliche Anstrengung und Tachykardie verstärken die Intensität jedes Geräusches. Ein derartiges akzidentelles oder funktionelles systolisches Geräusch wird gewöhnlich über der Mitral- oder Pulmonal-Klappengegend festgestellt. Es ist ein Austreibungsgeräusch (Crescendo-Decrescendoform mit Ende vor Systolenschluß) und steht in Zusammenhang mit dem Blutauswurf vom rechten oder linken Ventrikel in die Pumonalarterie bzw. die Aorta. Es wird besonders gut in liegender Stellung bei Personen mit einem flachen Thorax gehört. Tiefe Inspiration führt zum Verschwinden bzw. zur deutlichen Abschwächung, während tiefe Exspiration das Geräusch beträchtlich verstärkt. Je lauter ein systolisches Geräusch, um so mehr besteht die Wahrscheinlichkeit, daß es organischen Ursprungs ist.

Bei Kindern läßt sich ein akzidentelles Herzgeräusch mittels des Amylnitrit-Testes oft abgrenzen: Wird das Geräusch ca. 30 Sekunden nach Inhalation von 0,1 ml Amylnitrit (= 1 Brechampulle Nitramyl, 2 bis 3 cm von der Nase entfernt gehalten) lauter, spricht das für ein akzidentelles Geräusch, bleibt es gleichlaut oder wird es leiser, liegt ein organischer Fehler vor. (Cave: Blutdruckabfall)

Jedes systolische Geräusch ist von einem Schwirren über derjenigen Klappengegend begleitet, deren Erkrankung dafür verantwortlich ist, wenn nicht gleichzeitig eine ausgeprägte Anämie besteht. Ein holosystolisches Geräusch in der Herzspitzengegend (ein Regurgitationsgeräusch), das mit dem 1. Ton einsetzt oder ihn geradezu ersetzt und bis in die linke Axilla oder linke Infraklavikulargegend hörbar ist, ist organischen Ursprungs, d. h. es ist die Folge einer Deformierung der Mitralklappe oder Dilatation des Mitralklappenringes mit entsprechender Regurgitation. Ein aortales systolisches Geräusch ist vom Typ des Auswurfgeräusches und demnach mittelsystolisch. Es wird bis in die Karotiden oder in die obere Interskapular-Gegend fortgepflanzt, wenn es die Folge einer organischen Erkrankung der Aortenklappe oder einer Dilatation des Aortenklappenringes ist. Dieses Geräusch wird häufig auch gut über der Herzspitze gehört.

B. Diastolische Geräusche: Diastolische Geräusche können durch Dilatation des Herzens entstehen (akute Myokarditis, schwere Anämie) durch die Dilatation des Aortenringes (ausgeprägte Hypertension), Deformität einer Klappe oder einen intrakardialen Shunt. Wenn man diastolische Geräusche beurteilen will, so muß man seine Aufmerksamkeit ausschließlich auf die Diastole konzentrieren und soweit wie möglich den 1. Herzton und systolische Geräusche subjektiv unterdrücken.

Funktionelle und therapeutische Einteilung der Herzerkrankungen

Einteilung nach der funktionellen Kapazität
(4 Grade)

Grad I: Keine Einschränkung der körperlichen Aktivität. Normale körperliche Aktivität verursacht keine Müdigkeit, kein Herzklopfen, keine Dyspnoe oder anginösen Schmerz.

Grad II: Leichte Einschränkung der körperlichen Aktivität. Bei Beschwerdefreiheit in Ruhe führt gewöhnliche körperliche Aktivität zur Müdigkeit, zu Herzklopfen, zu Dyspnoe oder anginösem Schmerz.

Grad III: Erhebliche Einschränkung der körperlichen Aktivität. In Ruhe besteht noch Beschwerdefreiheit. Jedoch ruft bereits leichte körperliche Tätigkeit Müdigkeit, Herzklopfen, Dyspnoe oder anginösen Schmerz hervor.

Grad IV: Es besteht Unfähigkeit, irgendeine physische Aktivität ohne Beschwerden zu entwickeln. Auch während Ruhe bestehen Erscheinungen der Herzinsuffizienz oder des anginösen Syndroms. Bei jeglicher körperlicher Aktivität nehmen die Beschwerden zu.

Einteilung nach therapeutischen Gesichtspunkten
(5 Klassen)

Klasse A: Die körperliche Aktivität braucht nicht eingeschränkt zu werden.

Klasse B: Gewöhnliche körperliche Aktivität muß nicht beschränkt werden, es muß jedoch jegliche schwere Anstrengung vermieden werden.

Klasse C: Es muß bereits gewöhnliche körperliche Aktivität deutlich eingeschränkt werden, körperlich anstrengendere Tätigkeiten sind zu unterlassen.

Klasse D: Normale körperliche Aktivität sollte weitgehend eingeschränkt werden.

Klasse E: Der Patient muß entweder im Bett oder im Stuhl eine Dauer-Ruhelage einhalten.

Konnatale Herzerkrankungen

Die konnatalen Erkrankungen betragen 2% aller Herzerkrankungen des Erwachsenen sowie rund 1% aller Neugeborenen; die Mehrzahl dieser Vitien dürfte auf embryonalen Mißbildungen beruhen und in den schwersten Fällen bereits beim Frischgeborenen zum Tode führen. Die folgende Unterteilung und Angabe der relativen Häufigkeit der Mißbildungen basieren auf Untersuchungen von PAUL WOOD.

Einteilung

A. Ohne Shunt:
1. Rechtsseitig: Pulmonalstenose (12%).
2. Linksseitig: Koarktation der Aorta (9%); Aortenstenose (3%).

B. Mit Shunt:
1. Azyanotisch: Vorhof-Septum-Defekt (20%); offener Ductus arteriosus (13%); Ventrikel-Septum-Defekt (9%).
2. Zyanotisch: Fallotsche Tetralogie (11%); Pulmonalstenose mit umgekehrtem Vorhof-Shunt (3%); Eisenmengersyndrom (3%); Trikuspidalatresie (1,5%).
Die Häufigkeit nicht-kardialer kongenitaler Anomalien wird mit 20% eingeschätzt. Hierzu gehören besonders der Mongolismus, das Marfan-Syndrom und chromosomale Anomalitäten wie das Turner-Syndrom.

Die Pathogenese der klinischen Erscheinungen
Kongenitale Herzerkrankungen rufen die entsprechenden klinischen Erscheinungen durch einen oder mehrere der folgenden Mechanismen hervor:
A. Stenose einer Klappe oder eines Gefäßes (s. A oben): Es entwickelt sich eine Hypertrophie des proximalen Ventrikels und gegebenenfalls eine Herzinsuffizienz mit den üblichen Erscheinungen.
B. Links-Rechts-Shunt (s. B 1 oben): Die vom linken Vorhof oder Ventrikel zum rechten Vorhof oder Ventrikel geshuntete Blutmenge steigert die Arbeit des rechten Ventrikels und die Größe des pulmonalen Blutstromes in Abhängigkeit vom Flow im großen Kreislauf. Bei großen Shunts, aber auch bei kleineren Shunts nimmt diese Störung während körperlicher Belastung zu, so daß Dyspnoe und Leistungsschwäche eintreten. Aus unbekannten Gründen verursachen einige dieser Shunts eine pulmonale Hypertonie. Dann tritt eine Umkehr des Shunts ein, indem der ursprüngliche Links-Rechts-Shunt in einen Rechts-Links-Shunt übergeht (Eisenmenger-Syndrom). Es können auch Hämoptysen auftreten.
C. Rechts-Links-Shunt (s. oben B 2): Das vom rechten Vorhof oder Ventrikel in die Aorta, den linken Vorhof oder den linken Ventrikel geshuntete „venöse" Blut führt wegen der Umgehung des Lungenkreislaufes zu einer arteriellen Sauerstoffuntersättigung, die von einem gewissen Ausmaß an klinisch als Zyanose erkennbar ist. Hockstellung kann eine gewisse Erleichterung der Anstrengungsdyspnoe und des Schwächegefühls bringen. Wenn der pulmonale Blutstrom stark absinkt, kann eine Synkope eintreten. Die permanente Sauerstoffuntersättigung

des arteriellen Blutes führt zu einer kompensatorischen Polyzythämie. Diese kann ihrerseits in schweren Fällen für zerebrale Thrombosen verantwortlich sein. Gerinnungsstörungen begleiten meist die starken Zyanosen.
Komplizierend zu den spezifisch hämodynamischen Veränderungen können metastatische Hirnabszesse bei Links-Rechts-Shunt auftreten. Bakterielle Endokarditiden können entstehen und zwar besonders beim Ventrikel-Septum-Defekt, beim offenen Ductus arteriosus und bei der zweizipfligen Aortenklappe. Um die Größe und Art des vorliegenden Defektes exakt erfassen zu können, sind über Röntgenbild und EKG-Untersuchung hinaus Herzkatheter, Farbstoff-Verdünnungs-Kurven und Kineangiokardiographie notwendig.

Differentialdiagnose
A. Auskultatorische Phänomene: Unterstützend wirkt der Hinweis auf ein Geräusch in der Kindheit, kongenitale Anomalien an anderen Körperstellen und das Auffinden von Geräuschen und Schwirren in Gegenden, in denen sie bei rheumatisch bedingten Herzklappenfehlern nicht gefunden werden. Ein Schwirren und ein Geräusch längs des linken Sternalrandes ist häufig Folge einer kongenitalen Herzerkrankung, obwohl auch eine erworbene Aortenstenose die Diagnostik erschweren kann. Leise bis laute mitteldiastolische Geräusche in der Herzspitzengegend treten beim Ventrikel-Septum-Defekt und offenem Ductus arteriosus auf, ohne die anderen Charakteristika einer Mitralstenose. Venöse Geräusche oberhalb der oberen Parasternalgegend können zuweilen schwer unterschieden werden von dem kontinuierlichen Geräusch des offenen Ductus arteriosus oder einer aortopulmonalen Kommunikation. Immerhin nehmen die venösen Geräusche in liegender Stellung deutlich ab.
B. Zyanose mit Gerinnungsstörungen: Zyanose, Gerinnungsstörungen und Polyzythämie können auch bei dem chronischen Cor pulmonale als Folge der Lungenerkrankung und bei kongenitalen pulmonalen arteriovenösen Fisteln auftreten. Wenn der Ursprung der Zyanose und der Gerinnungsstörung nicht klar ist, kann die Messung der arteriellen Sauerstoffsättigung nach Inhalation von 100%igem Sauerstoff zur Klärung beitragen, da die arterielle Sauerstoffsättigung nicht ansteigen kann, wenn ein Shunt vorhanden ist.
C. Zyanose ohne Gerinnungsstörung: Die Zyanose ohne Gerinnungsstörung und Polyzythämie ist meist „peripher", und zwar als Folge eines verminderten Herzminutenvolumens oder einer verlangsamten peripheren Strömung. Die arterielle Sauerstoffsättigung ist normal. Wenn eine sorgfältige Untersuchung einer eventuell korrigierbaren kongenitalen Herzanomalie noch diagnostische Fragen of-

fenläßt, sollten bei dem Patienten ein Herzkatheterismus, eine Angiographie oder eine Farbstoffverdünnungskurve durchgeführt werden.

Reine Pulmonalstenose

Die Stenose der Klappe oder des Infundibulums der Arteria pulmonalis führt zu einem Anstieg des Austreibungswiderstandes, steigert daher den rechtsventrikulären Druck und begrenzt die Menge des pulmonalen Blutstroms. Wenn gleichzeitig kein Shunt besteht, so ist die arterielle Sauerstoffsättigung normal. Die Zyanose bei schwerer Pulmonalstenose ist peripher durch das verkleinerte Herzminutenvolumen bedingt. Blutgerinnungsstörungen oder eine Polyzythämie fehlen, wenn nicht gleichzeitig ein offenes Foramen ovale oder ein Vorhofseptumdefekt besteht, der einen Blut-Shunt vom rechten zum linken Ventrikel gestattet.

Klinische Befunde

A. Symptome: Leichte Fälle (der Druckgradient zwischen rechtem Ventrikel und Arteria pulmonalis ist kleiner als 50 mm Hg) sind asymptomatisch. Mittelgradige bis schwere Stenosen (der Gradient überschreitet 80 mm Hg) verursachen Anstrengungs-Dyspnoe (ohne Herzinsuffizienz), Ohnmachtsanfälle und Thorakalschmerz. Eine Rechtsinsuffizienz mit Ödemen, gesteigerter Dyspnoe und allgemeinem Schwächegefühl entsteht gegebenenfalls in schweren Fällen.

Man tastet eine verstärkte, rechtsventrikuläre Aktion. Im linken 2. oder 3. Interkostalraum parasternal sind ein lautes, rauhes systolisches Geräusch und ein Schwirren feststellbar. Bei der infundibulären Stenose wird das Geräusch im 3. und 4. Interkostalraum gehört. Der 2. Ton geht bei schweren Fällen meist im Geräusch unter. Die pulmonale Komponente des 2. Tones ist abgeschwächt, verzögert oder fehlt vollständig. Beide Komponenten des 2. Tones sind in leichten Fällen hörbar. In schweren Fällen wird ein präsystolischer Galopp und eine prominente a-Welle im Venenpuls beobachtet.

B. Röntgenologische und fluoroskopische Befunde: Die Herzgröße kann normal sein. In Abhängigkeit vom Schweregrad der Stenose besteht ein prominenter rechter Ventrikel und eine Vorhofs- bzw. eine Herzvergrößerung. Die Pulmonalarterie ist bei der Klappenstenose dilatiert mit schwachen oder fehlenden Pulsationen, sie ist hingegen normal bei der infundibulären Stenose. Die Lungengefäßzeichnung ist normal oder in schweren Fällen vermindert.

C. EKG-Befunde: Zeichen rechtsventrikulärer Hypertrophie und betonte P-Wellen.

D. Spezialuntersuchungen: Der Herzkatheterismus gestattet eine Bestimmung des Druckgradienten zwischen rechtem Ventrikel und Arteria pulmonalis, darüber hinaus auch die Entscheidung zwischen valvulärer und infundibulärer Stenose und besonders im Zusammenhang mit Farbstoffverdünnungskurven die Erfassung eines begleitenden Shunts. Die Angiographie ermöglicht die Beurteilung der Morphologie des Defektes.

Behandlung

Die reine Pulmonalstenose mit ausgeprägter Hypertrophie und einem Druckgradienten über 75 bis 80 mm Hg wird chirurgisch behandelt. Die Mortalität ist niedrig. Die Operationsergebnisse sind meist hervorragend. Alle Veränderungen werden unter direkter Sicht korrigiert. Hypertrophische Veränderungen des Ausflußtraktes werden meist durch Ventrikulotomie angegangen.

Prognose

Patienten mit leichter Stenose haben eine normale Lebenserwartung, wenn keine bakterielle Endokarditis auftritt. Schwere Stenosen verursachen hartnäckige Herzinsuffizienz im 20. oder 30. Lebensjahr. Stenosen mäßigen Grades können in Kindheit und Jugend asymptomatisch bleiben. Kardiale Symptome und Herzinsuffizienz entstehen jedoch häufiger im Erwachsenenalter. Nur 12% dieser Patienten überleben das 50. Lebensjahr. Bei Patienten mit reiner Pulmonalstenose beträgt die Häufigkeit der bakteriellen Endokarditis ca. 1% pro Jahr.

Koarktation der Aorta

Der Erwachsenentyp der Koarktation der Aorta besteht in einer lokalen Verengung des Aortenbogens, distal vom Abgang der linken Arteria subclavia in der Gegend des Ligamentum arteriosum. In 25% der Fälle besteht gleichzeitig eine zweizipflige Aortenklappe. Der Blutdruck ist im proximalen Teil der Aorta und ihren Abzweigungen deutlich erhöht. Zwischen der proximal von der Stenose gelegenen Aorta mit hohem Druck und der distal davon weiterführenden Aorta mit entsprechendem Niederdruck entwickeln sich Kollateralen über die Interkostalarterien und Seitenäste der Subklaviaarterien.

Klinische Befunde

A. Symptome: Meist treten keine Symptome auf, bis die Hypertension eine Linksinsuffizienz oder eine zerebrale Blutung hervorruft. Ausgeprägte arterielle Pulsationen werden in der Gegend des Nackens und suprasternal beobachtet. Die Hypertension besteht im Bereich der Armarterien, während der

Druck in den Beinarterien normal oder erniedrigt ist. Dieser Unterschied wird bei körperlicher Anstrengung deutlicher, eine Erscheinung, die diagnostisch ausnutzbar ist. Im Vergleich zu den Pulsen der Brachialarterien sind die Pulsationen der Femoralarterien deutlich abgeschwächt. Sichtbare oder tastbare Kollateralarterien finden sich in den Interkostalräumen oder am Skapularrand. Patienten mit großen Kollateralgefäßen können relativ kleine Druckgradienten zeigen, obwohl sie eine schwere Aortenisthmusstenose haben. Spätsystolische Geräusche über der Herzbasis werden oft über dem Rücken, meist sogar über den Dornfortsätzen besser gehört als unmittelbar präkordial.

B. Röntgenbefunde: Es werden Rippenusuren sichtbar als Folge der vergrößerten kollateralen Interkostalarterien. Darüber hinaus besteht eine Dilatation der linken Arteria subclavia und eine post-stenotische Dilatation der Aorta. Außerdem stellt sich der linke Ventrikel vergrößert dar.

C. EKG-Veränderungen: In leichten Fällen ist das EKG unverändert, sonst treten Zeichen der linksventrikulären Hypertrophie auf.

Behandlung

Die Resektion des verengten Aortenstückes ist im allgemeinen eine schwierigere Operation als die Ligatur des offenen Ductus arteriosus. Die Operationsmortalität liegt zwischen 1–3%. Immerhin sind die Risiken der Erkrankung selbst so hoch, daß die Koarktation bis zum 20. Lebensjahr beseitigt sein sollte. Zwischen dem 20. und 35. Lebensjahr ist die chirurgische Korrektur dann anzuraten, wenn es dem Patienten schlecht geht. Oberhalb des 50. Lebensjahres steigt die Mortalität erheblich an, so daß eine Operation von zweifelhaftem Wert erscheint.

Prognose

Die meisten Patienten mit der Erwachsenen-Form der Koarktation sterben vor dem 40. Lebensjahr an den Komplikationen der Hypertension, an der Ruptur der Aorta, bakterieller Endokarditis oder zerebraler Blutung (kongenitale Aneurysmen). Immerhin haben 25% der Patienten vom kardiovaskulären System her gesehen eine normale Prognose. Die Todesursachen sind hier unabhängig von der Koarktation.

Vorhofseptumdefekt

Die häufigste Form des Vorhofseptumdefekts ist die Persistenz des Ostium secundum im mittleren Septumbereich. Weniger häufig persistiert das tiefer gelegene Ostium primum. Bei letzterer Anomalie besteht häufig auch eine Mitral- oder Trikuspidalanomalität. In beiden Fällen fließt normal oxygeniertes Blut vom linken Vorhof in den rechten Vorhof. Dadurch steigt das rechtsventrikuläre Auswurfvolumen und das pulmonale Stromvolumen an. Beim sogenannten Primumdefekt führt im gegebenen Falle eine Mitralklappeninsuffizienz zusätzlich zu einer Belastung des linken Ventrikels.

Klinische Befunde

A. Symptome: Die meisten Patienten mit einem kleinen Sekundumdefekt haben keine Symptome. Bei großen Shunts entwickelt sich eine Anstrengungsdyspnoe oder eine Herzinsuffizienz. Es werden dann starke rechtsventrikuläre Pulsationen sichtbar und tastbar. Als Folge des größeren Auswurfvolumens durch die Pulmonalklappe ist ein mäßig lautes systolisches Austreibungsgeräusch im 2. und 3. Interkostalraum auskultierbar. In der Herzspitzengegend und in der Gegend des Xiphoids kann besonders in Inspiration ein leises mitteldiastolisches Geräusch als Folge des erhöhten Durchflusses durch die Trikuspidalklappe hörbar werden. Ein Schwirren ist ungewöhnlich. Die Spaltung des 2. Herztones ist auffällig weit. Sie variiert kaum (weniger als 0,02″) mit der Atmung.

B. Röntgenbefunde: Große Pulmonalarterien mit kräftigen Pulsationen. Verstärkte pulmonale Vaskularisation, ein vergrößerter rechter Vorhof und Ventrikel bei einem schmalen Aortenknopf.

C. EKG-Veränderungen: Beim Ostium secundum-Defekt ist eine rechtsventrikuläre Hypertrophie nachweisbar. In den meisten Fällen ist ein inkompletter oder kompletter Rechtsschenkelblock vorhanden. Beim Ostium primum-Defekt besteht meist ein überdrehter Linkstyp.

D. Spezialuntersuchungen: Mit Hilfe eines Herzkatheterismus können die Größe des geshunteten Blutvolumens, die intrakardialen und pulmonalen Drucke und der pulmonale Gefäßwiderstand berechnet werden. Zuweilen gelingt es, den Katheter durch den Defekt in den linken Vorhof zu schieben. Mit Hilfe der (2-D)-Echokardiographie kann man darüber hinaus den Primumdefekt oder eine Mitralinsuffizienz erfassen.

Behandlung

Kleine Vorhofseptumdefekte werden nicht operiert. Defekte mit einer Shuntgröße, die mehr als Zwei- bis Dreifache des Stromvolumens im Systemkreislauf betragen mit leichtem oder nicht erhöhtem Pulmonalarterienwiderstand, sollten operiert werden. Das Operationsrisiko ist jetzt so gering, daß Patienten mit einem Verhältnis pulmonales Strömungsvolumen zu Systemkreislaufstromvolumen = 2:1 operiert werden sollten. Zurückhaltend mit der Operation sollte man bei Patienten sein, die eine pulmonale Hypertonie mit einem Rechts-Links-Shunt haben, da die Gefahr einer Rechtsinsuffizienz besteht.

Prognose

Patienten mit kleinem Shunt haben eine normale Lebenserwartung. Bei größeren Shunts wird meist ein mittleres oder auch höheres Lebensalter erreicht, bevor eine pulmonale Hypertonie oder eine Herzinsuffizienz einsetzt. Die Herzinsuffizienz kann ziemlich plötzlich durch ein Vorhofflimmern oder durch das Ansteigen des pulmonalen Widerstandes herbeigeführt werden. Große Shunts verursachen um das 40. Lebensjahr eine Leistungsschwäche. Ein erhöhter pulmonaler Widerstand auf Grund einer pulmonalen Hypertension entwickelt sich sowohl in der Kindheit als auch im frühen Erwachsenenalter beim Sekundumdefekt selten. Häufiger ist der pulmonale Hochdruck dagegen beim Primumdefekt. Nach dem 40. Lebensjahr kann allerdings auch beim Sekundumdefekt eine pulmonale Hypertension entstehen. Die Mortalität einer Operation mit kardialem Bypass liegt unter 1%, wenn der Patient unter 45 Jahre alt ist, keine Herzinsuffizienz besteht und der Pulmonal-Arteriendruck unter 60 mm Hg liegt. Die Operationsmortalität steigt auf 6–10% bei Patienten über 40 Jahren mit Herzinsuffizienz oder bei einem Pulmonalarteriendruck über 60 mm Hg. Bei den meisten Patienten entwickelt sich nach der Operation eine deutliche Verbesserung des Allgemeinzustandes.

Offener Ductus arteriosus

In diesem Fall ist der Verschluß des embryonalen Ductus arteriosus unterblieben, so daß ein Shunt zwischen Arteria pulmonalis und Aorta besteht. Meist liegt die Verbindung in der Nähe des Abgangs der linken Arteria subclavia. Während Systole und Diastole fließt ein kontinuierlicher Blutstrom von der Aorta durch den Ductus in die Arteria pulmonalis. Diese arteriovenöse Fistel verlangt eine größere Arbeit vom linken Ventrikel. Bei einigen Patienten führen obliterative Veränderungen an den Pulmonalgefäßen zu einer pulmonalen Hypertension, es entwickelt sich dann ein bidirektionaler Shunt oder ein Rechts-Links-Shunt.

Klinische Befunde:

A. Symptome: Bis zum Eintreten einer linksventrikulären Insuffizienz bestehen meist keine Symptome. Das Herz ist normal groß oder leicht vergrößert mit verstärktem Herzspitzenstoß. Die Pulsamplitude ist groß und der diastolische Druck ist niedrig. Ein kontinuierliches, rauhes „Maschinengeräusch" mit dem Gipfel in der späten Systole wird am besten über dem 1. und 2. linken Interkostalraum parasternal gehört. Meist besteht ein Schwirren. Bei einer linksventrikulären Hypertrophie größeren

Ausmaßes kann auch eine paradoxe Spaltung des 2. Tones vorhanden sein.

B. Röntgenbefunde: Das Herz ist normal in Größe und Kontur, oder es besteht eine leichte Vergrößerung des linken Ventrikels und linken Vorhofs. Die Pulmonalarterie, die Aorta und der linke Vorhof erscheinen prominent.

C. EKG-Veränderungen: In Abhängigkeit von der Größe des Ductus liegen unauffällige EKG oder Zeichen der Linkshypertrophie vor.

D. Spezialuntersuchungen: Mit Hilfe eines Herzkatheterismus kann der Links-Rechts-Shunt nachgewiesen werden. Der Katheter kann von der Art. pulm. aus durch den Ductus in die Aorta vorgeschoben werden. In Kombination mit einer Angiographie können andere Veränderungen ausgeschlossen werden wie ein in das rechte Herz rupturierter Sinus valsalvae, der ein ähnliches Geräusch hervorrufen kann.

Behandlung

Da die Operationsmortalität unter 1% liegt, wird der Verschluß sowohl bei Kindern als auch bei Erwachsenen durchgeführt. Allerdings steigt die Mortalität mit dem Alter des Patienten an. Aus diesem Grunde ist bei asymptomatischen Patienten doch eine gewisse Zurückhaltung hinsichtlich der Operation geboten. Die subakute bakterielle Endokarditis ist die hauptsächlichste Komplikation dieser Mißbildung. Es besteht keine einheitliche Ansicht, ob man in der Gegenwart einer pulm. Hypertonie den offenen Ductus operativ angehen soll. Die augenblickliche Meinung tendiert zur Ligatur, wenn ein permanenter oder intermittierender Links-Rechts-Shunt vorliegt, d. h. wenn der pulm. Blutstrom vergrößert ist und der Druck in der Art. pulm. unter 100 mg Hg liegt.

Prognose

Große Shunts haben infolge einer früh einsetzenden Herzinsuffizienz eine hohe Mortalität. Patienten mit kleineren Shunts haben eine hohe Lebenserwartung. Die Herzinsuffizienz und die bakterielle Endokarditis sind die häufigste Komplikation. Ein kleiner Prozentsatz der Patienten entwickelt eine pulm. Hypertension und einen umgekehrten Shunt, so daß die unteren Extremitäten, insbesondere die Zehen, im Gegensatz zu den normal gefärbten Fingern, zyanotisch erscheinen. In diesem Stadium besteht allerdings Inoperabilität.

Ventrikelseptumdefekt

Die Mißbildung besteht in einer persistierenden Öffnung im oberen Teil des interventr. Septums auf Grund einer unvollständigen Fusion mit dem Aortenseptum. Hierbei strömt eine gewisse Blutmenge von dem linken Ventrikel mit seinem höheren Druck in das Niederdrucksystem des rechten Ventrikels. In ¼ bis ⅓ der Fälle ist der Shunt nicht groß genug, um das Herz ernsthaft zu belasten. Bei großen Shunts kann eine Belastung sowohl des rechten als auch des linken Ventrikels eintreten. Bei großen Defekten können die Drucke in beiden Ventrikeln gleich sein. Das Shuntvolumen hängt dann von dem Verhältnis des pulmonalen und systemischen Gefäßwiderstandes ab.

Klinische Befunde

A. Symptome: Die klinischen Erscheinungen hängen von der Größe des Defektes und vom pulmonalen Gefäßwiderstand ab. Sind pulmonaler Gefäßwiderstand und Defekt klein, so ist der Links-Rechts-Shunt ebenfalls gering. Ist der Defekt groß, so ist auch der Links-Rechts-Shunt zunächst groß. Ein Anstieg des pulmonalen Gefäßwiderstandes vermindert den Links-Rechts-Shunt und ändert das pansystolische Geräusch in ein spindelförmiges Geräusch. Im dritten und vierten Interkostalraum links parasternal werden ein langes, lautes und rauhes systolisches Geräusch und ein Schwirren gefunden. Beides kann der einzige Hinweis auf einen kleinen Defekt sein. Bei großen Shunts ist die rechtsventrikuläre Aktion tastbar, und ein mittelsystolisches Strömungsgeräusch sowie ein dritter Herzton über der Herzspitzengegend sind hörbar.

B. Röntgenbefunde: Bei großen Shunts von rechts nach links oder in beide Richtungen sind der linke Vorhof und die Pulmonalarterien bei verstärkter pulmonaler Vaskularisation vergrößert.

C. EKG-Veränderungen: Unauffälliges EKG oder Zeichen rechtsseitiger, linksseitiger oder sogar biventrikulärer Hypertrophie.

D. Spezialuntersuchungen: Mit Hilfe eines Herzkatheterismus kann eine endgültige Diagnose in den meisten Fällen gestellt werden. Kinder mit einer Herzinsuffizienz sollten besonders intensiv untersucht werden.

Behandlung

Die Symptomatik des Ventrikelseptumdefekts zeigt eine große Variationsbreite: Von unauffälliger kardialer Hämodynamik bis zum Tod in früher Kindheit wegen einer Herzinsuffizienz. Der asymptomatische Shunt muß nicht operiert werden. Am günstigsten sind die Operationsresultate bei großen Links-Rechts-Shunt mit Linkshypertrophie und nur geringer pulmonaler Hypertension. Bei einem Pulmonalarteriendruck über 85 mm Hg und kleinem Links-Rechts-Shunt beträgt die Operationsmortalität ca. 50%. Bei Shuntumkehr ist die Operation kontraindiziert. Wenn eine Operation wegen einer therapieresistenten Herzinsuffizienz in der Kindheit infolge eines großen Links-Rechts-Shunts durchge-

führt werden muß, so kann sie in Form einer Verengerung der Pulmonalarterie den Shunt verkleinern und den Patienten bis in das 5.–6. Lebensjahr hinüberretten, in dem dann eine endgültige Korrektur durchgeführt werden kann. Wahrscheinlich erfolgt bei einer Reihe von Ventrikelseptumdefekten (möglicherweise in 30–50% der Fälle) ein Spontanverschluß. Aus diesem Grunde sollte die operative Korrektur bis in die späte Kindheit hinausgezögert werden, wenn nicht eine schwere Leistungseinschränkung besteht oder die Entwicklung einer pulmonalen Hypertonie beobachtet wird.

Prognose

Patienten mit dem typischen Geräusch als einzigem Phänomen haben eine normale Lebenserwartung, es sei denn, es tritt eine bakterielle Endokarditis ein. Bei großen Shunts entwickelt sich relativ früh eine Herzinsuffizienz, so daß ein Überleben des 40. Jahres selten beobachtet wird. Eine Shuntumkehr mit der Entwicklung eines sogenannten Eisenmenger-Syndroms soll in etwa 25% der Fälle eintreten.

Fallotsche Tetralogie

Hierunter versteht man eine Pulmonalstenose in Kombination mit einem hochsitzenden Ventrikelseptumdefekt. Hierbei kann ein Teil des rechtsventrikulären Blutes statt in die Arteria pulmonalis in die Aorta gelangen. Das aortale Blut wird auf diese Weise merklich untersättigt. Dadurch kommt es zur Zyanose, Polyzythämie und Uhrglasnägeln. Durch körperliche Anstrengung wird die Zyanose verstärkt.

Klinische Befunde

A. Symptome: Die körperliche Entwicklung ist in schweren Fällen deutlich retardiert. Meist besteht Dyspnoe. Durch eine Art Hockstellung können Dyspnoe und Schwächegefühl überwunden werden. Gelegentlich können Synkopen auftreten. Die hervorstechenden Zeichen sind Zyanose, Uhrglasnägel und Trommelschlegelfinger, eine leicht betonte rechtsventrikuläre Aktion und ein fehlender Spitzenstoß. Außerdem besteht ein kurzes, rauhes Systolikum und ein Schwirren entlang des linken Sternalrandes. Das Herz ist nicht vergrößert. Falls die Veränderungen nicht leichterer Art sind, wird ein lauter ungespaltener 2. Ton gehört. Wenn der 2. Ton gespalten ist, so ist die Pulmonalkomponente abgeschwächt.

B. Röntgenbefunde: Die Lungenfelder sind abnorm strahlungsdurchlässig. Die Herzspitze ist abgerundet. Das Pulmonalarteriensegment ist stark konkav (Schuhform des Herzens). In 25% der Fälle besteht ein rechter Aortenbogen.

C. EKG-Veränderungen: Zeichen mäßiger Rechtshypertrophie sind in den meisten Fällen vorhanden. Gelegentlich bestehen prominente P-Wellen.
D. Spezialuntersuchungen: Herzkatheterismus und rechtsventrikuläre Angiokardiographie gestatten die Diagnose. Eine Aortographie wird als Routineuntersuchung bei Patienten empfohlen bei denen eine radikale Korrektur vorgenommen werden soll. Auf diese Weise kann man symptomarme zusätzliche Defekte erkennen.

Behandlung
Unter extrakorporaler Zirkulation wird eine operative Korrektur vorgenommen. Bei Patienten mit unterentwickelten Pulmonalarterien und bei Patienten mit einem Körpergewicht geringer als 15 kg sollte, wenn eine schwere Sauerstoffuntersättigung besteht, zunächst nur eine Blalocksche Anastomose angelegt werden. Bei muskulären Verengungen des Infundibulums hat sich Propranolol zur Vermeidung von Synkopen als erfolgreich erwiesen.

Prognose
Die Fallotsche Tetralogie ist die häufigste Form kongenitaler zyanotischer Herzerkrankungen. Ein Überleben bis ins Erwachsenenalter ist selten. Die schwere Hypoxämie ist die häufigste Todesursache. Als Folge der Polyzythämie können Thrombosen auftreten. Die Schwere des Krankheitsbildes hängt von der Ausprägung der pulmonalen Stenose ab. Je ausgeprägter die Stenose, um so kleiner der pulmonale Blutstrom.

Eisenmenger-Syndrom
(Pulmonale Hypertension bei Herzinsuffizienz)

Die Mißbildung war ursprünglich als Ventrikelseptumdefekt, Rechtshypertrophie mit reitender Aorta und Zyanose definiert. Jetzt versteht man darunter eine pulmonale Hypertonie, die eine Umkehr eines ursprünglichen Links-Rechts-Shunts verursacht. Der Häufigkeit nach geordnet sind folgende Mißbildungen zu nennen, die dieses Syndrom verursachen: Ventrikelseptumdefekt, offener Ductus arteriosus, Vorhofseptumdefekt (selten vor dem 21. Lebensjahr bei Sekundum-Defekten). Die Ursache der pulmonalen Hypertonie ist unbekannt. In den meisten Fällen liegt sie zumindest im Ansatz bereits während der Geburt vor. Der erhöhte pulmonale Gefäßwiderstand führt zur Rechtshypertrophie und einer Shuntumkehr verschiedenen Ausmaßes.

Klinische Befunde
A. Symptome: Es besteht eine Anstrengungsdyspnoe mäßigen bis schweren Grades, Ventrikelseptumdefekt und Vorhofseptumdefekt führen zu einer Zyanose mit Uhrglasnägeln und Polyzythämie. Der offene Ductus arteriosus mit pulmonaler Hypertension verursacht eine Zyanose der unteren Extremitäten besonders der Zehen. Die Pulsationen des rechten Ventrikels und der Arteria pulmonalis sind palpabel. Längs des linken Sternalrandes kann ein systolisches Geräusch gehört werden, meist besteht auch ein pulmonaler Austreibungston.
B. Röntgenbefunde: Besonders fluoroskopisch lassen sich große aktive Pulsationen der zentralen Pulmonalgefäße bei reduzierter peripherer pulmonaler Gefäßstruktur nachweisen.
C. EKG-Veränderungen: Meist wird eine Rechtshypertrophie mit hohen, spitzen P-Wellen beobachtet.
D. Spezialuntersuchungen: Herzkatheterismus, Angiokardiographie und Farbstoff-Verdünnung-Untersuchungen können die Größe des Shunts erfassen.

Therapie
Beim Eisenmenger-Syndrom ist eine chirurgische Therapie nicht erfolgreich.

Prognose
Die meisten Patienten sterben vor dem 30. Lebensjahr infolge einer Herzinsuffizienz, infolge vaskulärer Thrombosen oder einer Endokarditis.

Trikuspidalatresie

Die Trikuspidalatresie kann in folgenden Variationen auftreten: 1. als isolierte Mißbildung; 2. zusammen mit einer Pulmonalarterienstenose und einem Vorhofseptumdefekt; 3. zusammen mit einem Ventrikelseptumdefekt oder einem offenen Ductus arteriosus. Das Blut erreicht trotz Atresie der Trikuspidalklappe über die verschiedenen Defekte die Lunge. So fließt z. B. das Blut vom rechten Vorhof in den linken Vorhof und erreicht die Lunge, indem es über einen Ventrikelseptumdefekt in den rechten Ventrikel fließt. Sind jedoch der rechte Ventrikel und die Arteria pulmonalis rudimentär, so kann das Blut von der Aorta über einen offenen Ductus arteriosus in den Pulmonal-Kreislauf gelangen.
Bei der Untersuchung bemerkt man einen starken apikalen Impuls, ein systolisches Geräusch und ein Schwirren entlang des linken Sternalrandes, außerdem Zyanose, Trommelschlegelfinger und Polyzythämie. Im EKG findet man einen überdrehten Linkstyp oder Zeichen der Linkshypertrophie.
Angiokardiographie und Herzkatheterismus sind für eine endgültige Diagnose notwendig. Wenn der pulmonale Blutstrom niedrig ist, so ist die Blalocksche Anastomose (eine Anastomose der Arteria

subclavia mit der Arteria pulmonalis) die Therapie der Wahl. Eine Anatomosierung des rechten Vorhofs mit der Arteria pulmonalis hat sich nicht bewährt. Die Prognose ist schlecht. Nur in seltenen Fällen wird das jugendliche Alter überlebt.

Erworbene Herzerkrankungen

Rheumatisches Fieber

Diagnostische Kriterien
A. Kriterien I. Ordnung:
1. Karditis
2. Sydenham Chorea
3. Subkutane Knoten
4. Erythema marginatum
5. Polyarthritis

B. Kriterien II. Ordnung:
1. Fieber
2. Polyarthralgie
3. Verlängerung des P/R-Intervalls
4. Erhöhte BKS und Vermehrung des C-reaktiven Proteins
5. Nachweis eines vorausgegangenen Infektes mit betahämolytischen Streptokokken
6. Rheumatisches Fieber in der Anamnese oder Nachweis einer rheumatischen Klappenerkrankung.

Die Diagnose des rheumatischen Fiebers ist meist gesichert, wenn zwei oder mehr der Kriterien I. Ordnung erfüllt sind. Dessenungeachtet können Erkrankungen wie eine rheumatoide Arthritis, eine neuro-zirkulatorische Asthenie, eine bakterielle Endokarditis, eine Kollagenose, Serumkrankheit, Penicillinüberempfindlichkeit oder eine chronische Infektionserkrankung die Früherscheinungen des rheumatischen Fiebers hervorrufen.

Allgemeine Betrachtungen
Das rheumatische Fieber ist eine subakute oder chronische Systemerkrankung, die aus unbekannten Gründen entweder selbst sistiert oder zu einer langsam fortschreitenden Klappendeformität führt. Selten ist die Erkrankung akut und fulminant. Das rheumatische Fieber ist die häufigste Ursache von Herzerkrankungen bei Patienten unter 50 Jahren. Hinter der Hypertonie und der atherosklerotischen Koronarerkrankung steht es an dritter Stelle der Herzerkrankungen. Es ist etwas häufiger bei Männern als bei Frauen. Jedoch beobachtet man die

Chorea mehr bei Frauen. Die größte Häufigkeit findet man zwischen dem 5. und 15. Lebensjahr. Das rheumatische Fieber ist selten vor dem 4. und nach dem 50. Lebensjahr.

Dem rheumatischen Fieber geht eine Infektion mit hämolytischen Streptokokken der Gruppe A voraus. Es tritt meist 1–4 Wochen nach einer Angina tonsillaris, einer Nasopharyngitis oder einer Otitis auf.

In der akuten Phase des rheumatischen Fiebers sind das Endokard, das Myokard, das Perikard, das Synovium der Gelenke, die Lungen oder die Pleura betroffen. Die charakteristische Veränderung ist eine perivaskuläre grunulomatöse Reaktion und Vaskulitis. In 75–80% der Fälle ist die Mitralklappe betroffen, in 30% die Aortenklappe und in weniger als 5% die Trikuspidal- und Pulmonalklappe. Auf der Oberfläche der ödematosen Klappe erscheinen kleine rötliche Granula. Es kann eine vollständige Heilung auftreten oder aber eine progressive Narbenbildung als Folge einer subakuten oder chronischen Entzündung, die sich über Monate oder Jahre hinziehen kann.

Klinische Befunde
A. Kriterien I. Ordnung:
1. Karditis: Das Vorhandensein einer Karditis gestattet die Diagnose des rheumatischen Fiebers, wenn ein rheumatisches Fieber in der Anamnese vorhanden ist oder eine Klappenerkrankung rheumatischen Ursprungs oder wenn eine Streptokokkeninfektion des oberen Respirationstraktes in den letzten vier Wochen durchgemacht wurde. Die Karditis tritt meist bei Kindern oder Jugendlichen auf. Im Erwachsenenalter wird die Karditis am besten durch häufige EKG-Kontrollen entdeckt. Folgende Faktoren erhärten die Diagnose einer Karditis:
a) Perikarditis: Entweder fibrös (mit pleuritischer Beteiligung und Schmerzen im präkordialen, epigastrischen oder im Bereich der linken Schulter; Reibegeräusch, charakteristische ST-T-Hebungen im EKG) oder mit Ergüssen jeden Ausmaßes. Die Perikarditis ist seltener bei Erwachsenen. Sie kann auch durch die progressive Zunahme des Herzschattens bei häufigen Röntgenkontrollen diagnostiziert werden (Echokardiographischer Nachweis s. S. 232).
b) Herzvergrößerung: Sie kann röntgenologisch festgestellt werden. Sie zeigt die Dilatation des geschwächten und entzündeten Myokards an. Meist sind Serienkontrollen notwendig, um die Größenänderungen zu erfassen.
c) Rechtsseitige und linksseitige Herzinsuffizienz: Die Rechtsherzinsuffizienz ist häufiger bei Kindern und meist durch eine schmerzhafte Leber gekennzeichnet.
d) Mitral- oder aortalbedingte diastolische Geräusche: Sie zeigen die Dilatation des Klappenrings

oder des Myokards mit oder ohne begleitender Valvulitis an. Fehlen die eben genannten Veränderungen, so stützt sich die Diagnose der Karditis im Zusammenhang mit dem gesamtklinischen Bild auf folgende weniger spezifische Phänomene:

1. EKG-Veränderungen: Eine Verlängerung des P/R-Intervalls um mehr als 0,04″ über den Normwert des Patienten wird am häufigsten beobachtet. Eine Veränderung der Form der P-Welle oder eine Inversion der T-Wellen sind weniger spezifisch.

2. Änderung der Qualität der Herztöne

3. Ein pansystolisches Geräusch über der Herzspitze, das auch noch in der Axilla hörbar ist und während des Krankheitsverlaufs persistiert oder an Lautstärke zunimmt. Das kurze mitteldiastolische Geräusch nach Carey-Coombs muß sorgfältig gesucht werden.

4. Galopprhythmus: Er ist besonders bei Kindern und Jugendlichen schwierig vom physiologischen 3. Herzton zu differenzieren.

5. Eine Sinustachykardie, die unabhängig ist vom Grade des Fiebers, die auch während des Schlafes persistiert und bei leichter körperlicher Anstrengung bereits zunimmt.

6. Arrhythmien, wie ektopische Aktionen und ein wandernder Schrittmacher.

2. Die folgenden zwei Symptome treten meist nur bei schwerer Karditis auf und sind daher von geringem Wert bei der Frühdiagnose. Zuweilen erscheinen sie jedoch vor der Karditis, so daß sie dann ein wichtiger Hinweis auf ein rheumatisches Fieber sein können.

a) Erythema marginatum (Annulare). Es tritt meist mit Knötchen in der Haut zusammen auf. Die Veränderungen beginnen als rasch wachsende Flecken, die schließlich Ringform annehmen oder bei zunehmender Größe ein helles Zentrum erhalten. Sie können leicht erhaben sein und konfluieren. Zuweilen sind sie flüchtig, zuweilen bleiben sie längere Zeit bestehen.

b) Subkutane Knötchen: Sie sind außer bei Kindern selten. Die Knötchen können vereinzelt oder gehäuft auftreten, sie sind gewöhnlich klein (2 cm oder weniger im Durchmesser), fest, nicht schmerzhaft. Sie sind fixiert an Faszien oder Sehnenscheiden über prominenten Knochen wie den Ellbogen, dem Handrücken, den Malleoli, den Wirbeldornfortsätzen oder dem Hinterhaupt. Sie können über Tage oder Wochen bestehen bleiben und sind klinisch kaum zu unterscheiden von den Knötchen bei rheumatoider Arthritis.

3. Sydenhamchorea: Sie kann plötzlich als alleiniges Symptom ohne Zeichen einer Chorea minor auftreten. Sie kann sich aber auch im Verlauf des rheumatischen Fiebers entwickeln. Ca. 50% der Fälle haben andere Zeichen des rheumatischen Fiebers. Häufiger sind Mädchen betroffen. Im jugendlichen Alter ist die Sydenhamchorea seltener. Sie besteht

in kontinuierlichen, plötzlichen zwecklosen Bewegungen der Glieder, des Stammes und der Gesichtsmuskeln. Leichtere Formen machen sich als eine fortlaufende Ruhelosigkeit bemerkbar, wobei der Patient versucht, die unkontrollierten Bewegungen in zweckvoll erscheinende überzuführen. Vielerlei Grimassen sind häufig. All diese Bewegungserscheinungen werden durch Erregung verschlimmert. Sie verschwinden während des Schlafes. Diese Episode kann mehrere Wochen bis Monate dauern.

4. Arthritis: Die Arthritis beim rheumatischen Fieber ist als wandernde Polyarthritis mit allmählichem oder plötzlichem Beginn charakterisiert, die hauptsächlich die großen Gelenke betrifft. Die heißen, geröteten Gelenke schwellen an. Die Körpertemperatur steigt progressiv in Abhängigkeit der subkutanen Gelenksentzündung. Im jugendlichen Alter kann zuweilen auch ein kleines Gelenk betroffen sein. Die akute Arthritis dauert 1–5 Wochen und verschwindet, ohne Deformierungen zu hinterlassen. Zur Beachtung: Die Gelenksentzündung kann nur als Kriterium I. Ordnung angesehen werden, wenn ein Erguß oder echte Zeichen einer Entzündung vorhanden sind. Im anderen Fall handelt es sich um Arthralgien, bei denen nur der Schmerz oder eine gewisse Steifigkeit der Gelenke ohne objektive Entzündungszeichen vorhanden sind. Ein promptes Ansprechen der Arthritis auf Salizylate ist charakteristisch für das rheumatische Fieber. Diagnostisch verwertbar ist diese Ansprechbarkeit auf Salizylate nicht.

Hinsichtlich der Arthritis ist die diagnostische Regel für das rheumatische Fieber (ein Kriterium I. und 2 Kriterien II. Ordnung) ein wenig irreführend. Arthritiden und Arthralgien treten bei Kindern und Jugendlichen häufig im Zusammenhang mit Fieber und beschleunigter BKS auf. Eine Streptokokkeninfektion oder ein „rauher Hals" sind ebenso häufig. Das Zusammentreffen dieser Faktoren führt häufig zu der ungerechtfertigten Diagnose eines rheumatischen Fiebers. Eine sichere Diagnose erfordert den Nachweis einer Karditis oder das Vorhandensein zusätzlicher rheumatischer Manifestationen, wie das Erythema marginatum oder die Chorea.

B. Kriterien II. Ordnung:

Die folgenden, meist nicht spezifischen Erscheinungen unterstützen dann die Diagnose eines rheumatischen Fiebers, wenn sie von anderen mehr spezifischen Manifestationen begleitet sind:

1. Fieber: Es tritt bei Arthritis und Karditis immer auf. In subakuten oder chronischen Phasen kann es relativ gering sein. Es kann kontinuierlich oder intermittierend auftreten. Das Fieber ist nur bedeutsam als Entzündungszeichen. Manche Kinder und jugendliche Erwachsene haben eine Normtemperatur von 37,5–37,8 °C. Diese Feststellung ist wichtig, um nicht irrtümlicherweise in jedem Falle von Fieber zu sprechen.

2. Krankheits- und Schwächegefühl, Gewichtsverlust und Anorexie können das einzige sichtbare Zeichen schwelenden rheumatischen Prozesses sein. Sie sind jedoch auch die Charakteristika jeder chronischen aktiven Erkrankung.

3. Abdominalschmerz: Er ist nicht selten und von großer Variabilität in der Lokalisation und dem Ausmaß. Er führt gelegentlich zu einer unnötigen Laparatomie. Er kann hervorgerufen werden durch eine Lebervergrößerung, eine sterile rheumatische Peritonitis, durch eine rheumatische Arteriitis oder eine Pleura- bzw. Perikardbeteiligung.

4. Rekurrierende Epistaxis: Sie wird von manchen Klinikern für ein Zeichen eines subklinischen rheumatischen Fiebers gehalten.

5. Der sogenannte Wachstumsschmerz: Er tritt in Gelenken und periartikulären Geweben oder Muskelansätzen auf. Er kann ein Symptom des rheumatischen Fiebers sein.

Laborwerte: Sie unterstützen die Diagnose in dreifacher Weise:

1. Als unspezifischer Nachweis einer entzündlichen Erkrankung: Erhöhung der Blutkörperchensenkungsgeschwindigkeit und des C-reaktiven Proteins sind nahezu immer bei einem aktiven rheumatischen Fieber vorhanden, es sei denn, die Chorea ist das einzige klinische Symptom. Darüber hinaus können eine verschiedengradige Leukozytose und eine normochrome Anämie vorhanden sein. Eine leichte Proteinurie und eine Mikrohämaturie können auftreten, ohne daß hieraus schon auf eine begleitende Glomerulonephritis geschlossen werden kann.

2. Als Hinweis auf eine vorausgegangene Infektion mit beta-hämolytischen Streptokokken: Ein hoher oder ansteigender Titer des Antistreptolysin-O (oder der Antistreptodornase B, Antihyaluronidase) beweist eine frische Infektion, nicht jedoch ein rheumatisches Fieber. Eine Kultur aus dem Rachenabstrich ist in 50% der Fälle eines aktiven rheumatischen Fiebers positiv für beta-hämolytische Streptokokken.

3. Als verwertbarer Hinweis gegen die Diagnose des rheumatischen Fiebers: Ein niedriger Antistreptolysin-O-Titer (50 Todd-Einheiten), der auch bei wiederholten Kontrollen nicht ansteigt, spricht gegen ein rheumatisches Fieber. Ebenso ist eine normale BKS sehr selten bei einem aktiven rheumatischen Fieber.

Differentialdiagnose

Das rheumatische Fieber kann mit folgenden Erkrankungen verwechselt werden: Rheumatoide Arthritis, Osteomyelitis, traumatische Gelenkerkrankungen, neurozirkulatorische Asthenie oder Herzneurose, bakterielle Endokarditis, Lungentu-

berkulose, chronische Meningokokkenerkrankung, akute Poliomyelitis, disseminierter Lupus erythematodes, Serumerkrankung, Arzneimittel-Überempfindlichkeit, Leukämie, Sichelzellanämie, inaktive rheumatische Herzerkrankung, kongenitale Herzerkrankung und „chirurgisches Abdomen".

Komplikationen

In schweren Fällen tritt eine Herzinsuffizienz auf. Andere Komplikationen bestehen in kardialen Arrhythmien, Perikarditis mit großem Erguß, rheumatischer Lungenentzündung, Lungenembolie und Lungeninfarkt, latenter Herzinsuffizienz und frühzeitiger oder später Entwicklung einer permanenten Herzklappendeformität.

Die Rezidivprophylaxe

Die Rezidiv-Verhütung besteht in der Vermeidung eines erneuten Infektes mit betahämolytischen Streptokokken bzw. in der frühzeitigen Therapie einer derartigen Infektion mit Antibiotika.

A. Allgemeine Maßnahmen: Vermeidung eines Kontaktes mit Personen, die eine Erkältung, besonders der oberen Luftwege, haben. Aufenthalt in einem gemäßigten Klima, in dem Streptokokken seltener sind.

B. Spezielle Infektionsverhütung: Es werden zwei Methoden vorgeschlagen:

1. Penicillinprophylaxe: 200 000–250 000 Einheiten täglich vor dem Frühstück peroral verabreichten Penicillins (oder auch Penicillin G) oder monatlich 1 Million Einheiten eines Depot-Penicillins intramuskulär injiziert. Diese Praxis wird besonders bei Kindern geübt, die eine oder mehrere akute Attacken hatten. Sie sollte bis über das Schulalter hin durchgeführt werden. Erwachsene erhalten diese Präventiv-Therapie für die Dauer von 5 Jahren nach dem rheumatischen Fieber.

2. Sulfonamide: Wenn der Patient eine Penicillin-Überempfindlichkeit hat, sollten Sulfonamide gegeben werden und zwar Sulfadiazin oder Sulfisoxazol 0,5 bis 1 g pro Tag für ein Jahr. Zur Beachtung: Bei Patienten mit längerer Sulfonamidmedikation sollten periodische Kontrollen des Blutbildes und des Urins durchgeführt werden. Bei Auftreten einer Leukopenie muß die weitere Applikation gestoppt werden.

C. Therapie der Streptokokken-bedingten Halsentzündung: Eine sofortige Therapie (innerhalb von 24 Std) einer Streptokokkeninfektion kann in den meisten Fällen ein akutes rheumatisches Fieber verhindern (vgl. auch Kapitel 23).

Behandlung

A. Medikamentöse Therapie:

1. Salizylate: Salizylate reduzieren merklich das Fieber, den Gelenkschmerz und die Gelenkschwellung. Es gibt jedoch bis jetzt keine Hinweise, daß hierdurch der Ablauf der Erkrankung selbst beeinflußt wird.

Zur Beachtung: Salizylate müssen solange gegeben werden, wie Schmerz, Schwellung oder Fieber bestehen. Ein vorzeitiges Absetzen führt zum Wiederauftreten der Symptomatik. In diesem Falle sollten Salizylate sofort wieder gegeben werden.

a) Das Natriumsalizylat gehört zu den meist verbreiteten Medikamenten dieser Gruppe. Die Maximaldosis beträgt 1–2 g alle 1–4 Std peroral, um die Symptomatik verschwinden zu lassen. 4–6 pro Tag genügen bei den meisten Erwachsenen. Allerdings können gelegentlich auch die Maximaldosen nicht ausreichen. Es gibt jedoch keinen Beweis, daß die intravenöse Applikation einen Vorteil gegenüber der oralen hätte. Zu den frühzeitigen Intoxikationserscheinungen gehören Übelkeit und Erbrechen. Man gibt gewöhnlich Antazida, um die Magenreizung zu vermindern. Vorsicht: Natriumsalicylat oder Natriumbicarbonat dürfen nicht bei Patienten mit rheumatischem Fieber verwendet werden, die gleichzeitig eine Herzinsuffizienz haben.

b) Acetylsalicylsäure kann an der Stelle von Natriumsalicylat gegeben werden und zwar in derselben Dosis und unter denselben Voraussetzungen.

2. *Penicillin* sollte ebenso in der Behandlung wie in der Verhütung des rheumatischen Fiebers eingesetzt werden. Vergleiche Kapitel 23, außerdem das Präparate-Verzeichnis der Roten Liste.

3. *Kortikosteroide:* Sorgfältige Untersuchungen haben gezeigt, daß durch Kortikoide sogar in frühzeitig einsetzender, hoher Dosierung nicht sicher die kardiale Schädigung verhindert oder vermindert werden kann. Kortikosteroide sind stark wirksame antientzündliche Substanzen, die in der akuten exsudativen Phase des rheumatischen Fiebers gegeben werden sollten. Sie sind hierbei wahrscheinlich wirksamer als Salizylate. Schon eine kurzzeitige Kortikosteroidgabe führt zur schnellen Beseitigung der akuten Erscheinungen des rheumatischen Fiebers. Kortikoide sind besonders in schweren Fällen indiziert. Auch abnorme EKG-Veränderungen wie ein verlängertes PQ-Intervall und die Blutkörperchensenkungsgeschwindigkeit können innerhalb einer Woche normalisiert werden. Bei der Diagnose des rheumatischen Fiebers wird folgendes Vorgehen empfohlen: Prednison, 5–10 mg oral alle 6 Std für 3 Wochen, dann ein allmählicher Abbau der Dosis über einer Periode von 3 Wochen, dann allmähliches Weglassen der Nachtdosis, anschließend der Abenddosis und schließlich der Tagesdosen. In schweren Fällen sollte die Dosis jedoch bis zur Beherrschung der Symptomatik erhöht werden (vergleiche Diskussion über Gefahren und Vorsichtsmaßnahmen bei der Kortikoid-Therapie in Kapitel 20).

B. **Allgemeine Maßnahmen:** Strenge Bettruhe, bis alle Zeichen der Aktivität des rheumatischen Fiebers verschwunden sind. Folgende Kriterien sind zu beachten: Normalisierung von Temperatur, Blutkörperchensenkungsgeschwindigkeit und Pulsfrequenz, Rückbildung oder Fixation der EKG-Anomalität. Unter diesen Voraussetzungen darf der Patient allmählich aufstehen. Es sind jedoch mehrere Monate Schonung vorzuschreiben, es sei denn, das rheumatische Fieber war sehr bland. Es soll auf eine gute Ernährung geachtet werden.

C. **Behandlung der Komplikationen:**

1. *Manifeste Herzinsuffizienz:* Therapie wie bei jeder manifesten Herzinsuffizienz mit folgenden Variationen:

a) Natriumarme Diät und Diuretika.

b) Digitalis ist in vielen Fällen mit akutem rheumatischem Fieber nicht sinnvoll wie bei einer manifesten Herzinsuffizienz anderer Genese. Es kann sogar die myokardiale Irritabilität erhöhen, d.h. Rhythmusstörungen hervorrufen. Digitalis sollte daher nur mit besonderer Vorsicht appliziert werden.

c) Viele Fälle der manifesten Herzinsuffizienz sind Folge einer akuten Myokarditis. Sie sprechen oft dramatisch auf ACTH oder Kortikosteroide an. Wenn derartige natriumretinierende Hormone verabreicht werden müssen, so muß die Kost besonders natriumarm sein (unter 200 mg Natrium pro Tag), oder es sind Diuretika, wie Thiazide, zusätzlich zu verabreichen.

2. *Perikarditis:* Sie ist zu behandeln wie jede nichteitrige Perikarditis. Der rheumatische Erguß ist steril. Antibiotika haben keinen Wert. Grundsätzlich sollte der Schmerz gegebenenfalls durch Opiate gelindert werden. Wenn eine Tamponade droht, muß der Erguß durch Parazentese entleert werden. Das ist jedoch selten notwendig. Ist eine Parazentese unumgänglich, so sollte sie unter Penicillinschutz erfolgen. ACTH und Kortikosteroide bzw. Salizylate sollten verabreicht werden, da sie einen besonders günstigen Effekt auf die Resorption des Perikardergusses zu haben scheinen.

Prognose

Die Initialepisoden des rheumatischen Fiebers dauern bei Kindern Monate, bei Erwachsenen Wochen. 20% der Kinder haben Rezidive innerhalb von 5 Jahren. Nach 5 Jahren sind Rezidive, wenn zwischendurch Beschwerdefreiheit bestand, ungewöhnlich. Sie sind selten nach dem 21. Lebensjahr. Die unmittelbare Mortalität beträgt 1–2%. Eine schlechte Prognose besteht, wenn die rheumatische Aktivität bei vergrößertem Herzen, Herzinsuffizienz und Perikarditis andauert. 30% derartiger Kinder sterben innerhalb von 10 Jahren nach der 1. Attacke. Sonst ist die Prognose gut. 80% der Patienten erreichen das Erwachsenenalter und 50% derselben haben nur eine geringe Einschränkung ihrer Lebensfähigkeit. Ungefähr ein Drittel der jungen Patienten haben eine nachweisbare Klappenschädigung nach der ersten Episode. Meist handelt es sich um eine Kombination einer Mitralstenose mit einer Insuffizienz. Nach 10 Jahren haben ⅔ der überlebenden Patienten nachweisbare Klappenfehler. Bei Erwachsenen bleiben in weniger als 20% der Fälle Herzschädigungen zurück. Sie sind auch im allgemeinen weniger schwer. Hier ist die Mitralinsuffizienz das häufigste Residuum, jedoch auch Aorteninsuffizienzen treten häufiger als im Kindesalter auf. Der Einfluß der Kortikosteroide auf die Prognose ist noch nicht sicher. 20% jener Patienten, die eine Chorea hatten, können sogar nach einer längeren Latenzperiode des Wohlbefindens noch eine Klappendeformität entwickeln.

Rheumatische Herzerkrankung
(die inaktive rheumatische Klappenerkrankung)

Die chronische rheumatische Herzerkrankung rührt von einzelnen oder wiederholten Attacken eines rheumatischen Fiebers her, die zu einer Verhärtung oder Deformierung von Klappensegeln, Verwachsungen von Kommissuren oder Verkürzungen und Verwachsungen der Chordae tendineae geführt haben. Es resultiert eine Stenose oder eine Insuffizienz. Oft existieren beide, obwohl meist eines von beiden überwiegt. In 50–60% der Fälle ist die Mitralklappe allein befallen. In 20% sind Veränderungen der Mitralklappe mit denen der Aortenklappen kombiniert. Trikuspidalklappenschädigungen treten nur in Verbindung mit Mitral- oder Aortenfehlern auf und zwar in etwa 20% der Fälle. Die Pulmonalklappe ist selten befallen.

Klinische Befunde
Ein rheumatisches Fieber kann nur in 60% der Fälle in der Anamnese gefunden werden. Das früheste Symptom einer organischen Klappenerkrankung ist ein deutliches Geräusch. Die frühesten hämodynamischen Folgen von Klappenveränderungen sind im Röntgenbild mittels der Fluoroskopie und durch EKG-Untersuchungen festzustellen, da hier sich am ehesten spezifische Vergrößerungen der Herzhöhlen darstellen. Eine sorgfältige physikalische Untersuchung gestattet jedoch ebenfalls eine genaue Diagnose manifester Herzklappenfehler. Die wesentlichsten Zeichen der Fehler größerer Klappen sind zusammengefaßt in der Abb. 7–1. Die hämodynamischen Veränderungen, die Symptome, zusätzliche Erscheinungen und der Verlauf werden unten besprochen.

Behandlung der asymptomatischen Herzklappenerkrankung
A. Verhütung:
I. Das Rezidiv des akuten rheumatischen Fiebers kann verhütet werden:

1. Durch Vermeidung einer erneuten Streptokokkeninfektion.
2. Durch kontinuierliche antibiotische Prophylaxe bei ausgewählten Patienten unter 35 und denjenigen, die gesichert hämolytischen Streptokokkeninfektionen ausgesetzt waren.
3. Durch prompte und adäquate Behandlung von Infekten mit hämolytischen Streptokokken.
II. Der Patient sollte auf die Möglichkeit einer bakteriellen Streuung aufmerksam gemacht werden bei Zahnextraktionen, urologischen Maßnahmen, chirurgischen Vorgehen usw.

B. Allgemeine Maßnahmen: Es ist eine Berufsberatung notwendig, die auf die mögliche reduzierte Leistungsfähigkeit im späteren Lebensalter Rücksicht nimmt. Verlaufsuntersuchungen sind durchzuführen, um möglichst früh Störungen der Schilddrüse, Anämien und Arrhythmien zu erfassen. Es ist auf eine allgemeine gesunde Lebensweise zu achten, Fettansatz und übermäßige körperliche Anstrengung sind zu vermeiden.

1. Mitralstenose

Über 75% aller Patienten mit einer Mitralstenose sind Frauen unter 45 Jahren. Relativ geringgradige Verengungen genügen bereits, um auskultatorische Zeichen hervorzurufen. Wenn die Klappenöffnungsfläche weniger als 1,5 cm^2 beträgt, muß der Druck im linken Vorhof ansteigen, um einen normalen Blutstrom durch die Klappe und ein normales Herzzeitvolumen zu gewährleisten. Dadurch kommt es zu einer Druckdifferenz zwischen dem li. Vorhof und dem linken Ventrikel während der Diastole, die in leichten Fällen nur während der Schnellfüllungsperiode des Ventrikels oder in der darauffolgenden Vorhofssystole besteht. In schwereren Fällen kann dieser Druckgradient die ganze Diastole über bestehen. Das zeitliche Anhalten des Druckgradienten ist allerdings auch von der Frequenz abhängig: bei hoher Frequenz kann die Druckdifferenz die ganze Diastole bestehen, während sie bei niedriger Frequenz nur für einen Teil der Diastolendauer vorhanden ist. Das diastolische Geräusch hängt von der Zeitdauer dieses Druckgradienten ab.
Um die Klappenöffnungsfläche berechnen zu können, muß man außer dem Druckgradienten auch den Blutstrom kennen. Mit dem Druck im linken Vorhof steigt auch der Druck im pulmonalen venösen Kapillarsystem an, und der Patient zeigt Dyspnoe und Leistungsschwäche. Besonders treten diese Erscheinungen bei Frequenzsteigerungen auf. Das kurze diastolische Intervall bei der Tachykardie führt zu einer schlechten Ventrikelfüllung. Aus diesem Grunde sinkt das Herzminutenvolumen, das Blut staut sich im Vorhof und im Pulmonal-

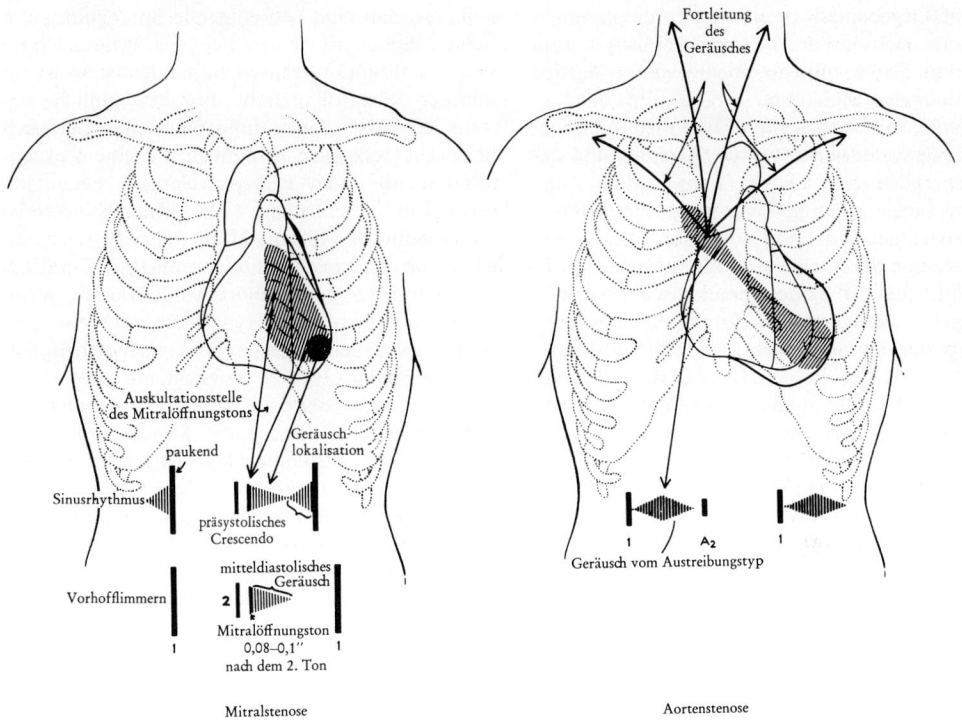

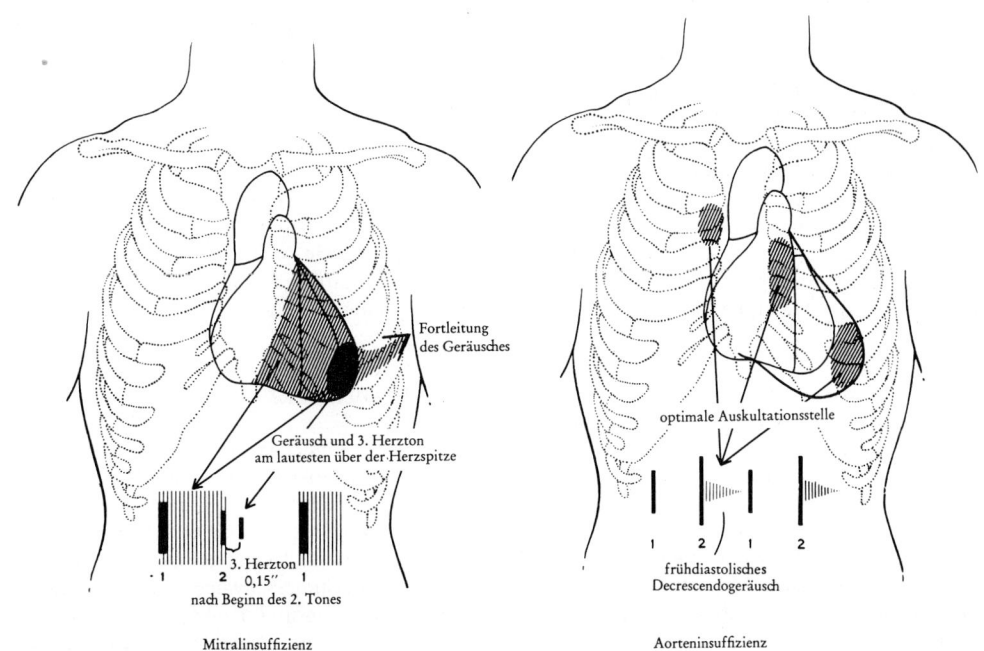

Abb. 7-1. Geräusche und Herzvergrößerung bei häufigen, erworbenen Klappenfehlern

kreislauf. Gegebenfalls ist eine dauernde pulmonale Stauung nachweisbar. Die liegende Position, zum Beispiel im Schlaf, führt zu einem weiteren Anstieg des pulmonalen Blutvolumens. Dies führt dann zu Orthopnoe, zu paroxysmalen Dyspnoen oder zum akuten Flüssigkeitsaustritt in die Alveolen und damit schließlich zum akuten Lungenödem. Eine schwere Lungenstauung kann eingeleitet werden durch eine akute Bronchitis oder jede Art Infektion der Luftwege, durch eine subakute bakterielle Endokarditis oder ein akutes rheumatisches Rezidiv. Auf Grund einer langdauernden pulmonalen venösen Hypertension entwickeln sich schließlich Anastomosen zwischen Pulmonal- und Bronchial-Venen in Form von submukösen bronchialen Varizen. Da diese leicht rupturieren, können leichte oder schwere Hämoptysen entstehen.

50–80% der Patienten bekommen ein paroxysmales oder chronisches Vorhofflimmern, das ohne Kontrolle zur Dyspnoe oder zum Lungenödem führen kann. 20–30% dieser Patienten haben später größere Embolien in zerebrale, viszerale oder periphere Arterien. Sie haben ihren Ursprung in der Thrombusbildung im linken Vorhof. Bei 40–50% der Patienten treten rechtsventrikuläre Hypertrophie, Dilatation und schließlich Insuffizienz mit den entsprechenden typischen Zeichen auf.

Bei einigen Patienten verengen sich aus unbekannten Gründen die pulmonalen Arteriolen. Der daraus resultierende starke Anstieg des Pulmonalarteriendruckes beschleunigt die Entwicklung der Rechtsinsuffizienz. Diese Patienten haben relativ wenig Dyspnoe, aber eine ausgesprochene Leistungseinschränkung als Folge des deutlich reduzierten Herzminutenvolumens.

Zu den speziellen diagnostischen Untersuchungen gehören: Echokardiographie, links-ventrikuläre Angiographie, Farbstoffverdünnungskurven, Druckmessungen im linken Ventrikel und linken Vorhof mittels Herzkatheter.

Die Echokardiographie hat insofern einen zusätzlichen diagnostischen Wert, als sie eine verlangsamte Schlußbewegung des vorderen Mitralsegels als Folge einer Verdickung der Klappe und der Chordae zeigen kann.

Behandlung

Die Valvulotomie der Mitralis bei geschlossenem Herzen ist nur dann zu empfehlen, wenn die Symptomatik nur auf eine mechanische Obstruktion, nicht jedoch auf eine Insuffizienz der Mitralklappe hinweist. Einige Chirurgen führen wegen der besseren Sichtverhältnisse jede Mitralvalvulotomie mit einem offenen Bypass durch. Eine Embolie im großen Kreislauf ist z.B. die Indikation für eine offene Operation. Ein Klappenersatz ist notwendig, wenn die Stenose mit einer Insuffizienz kombiniert ist, oder wenn die Mitralklappe so verändert und ver-

kalkt ist, daß eine befriedigende Sprengung nicht mehr möglich ist. Wenn bei einer Mitralstenose kein systolisches Geräusch vorhanden ist, so ist ein mitraler Rückfluß extrem unwahrscheinlich. Besteht jedoch ein lautes holosystolisches Geräusch über der Herzspitze zusammen mit einem akzentuierten, oft relativ frühen 3. Herzton, einem leisen 1. Ton bei fehlendem Mitralöffnungston, so ist ein erheblicher Mitralrückfluß wahrscheinlich, sogar wenn ein kurzes mitteldiastolisches Geräusch über der Herzspitze gehört werden kann. Wenn nicht gleichzeitig eine Hypertonie oder ein Aortenklappenfehler besteht, ist bei Linkshypertrophiezeichen im EKG große Vorsicht mit einer sogenannten geschlossenen Valvulotomie geboten, da unter diesen Umständen die Mitralklappe meist insuffizient ist. Besteht nur ein wenig auffälliges systolisches Geräusch über der Herzspitze, so hängt die Diagnose vom übrigen Untersuchungsbefund ab.

Da der weitere Verlauf einer Mitralstenose sehr variieren kann und die Mortalität dieser Klappenerkrankung ebenso wie die Mitralvalvulotomie 3–5% beträgt und außerdem die Möglichkeit einer Restenosierung besteht, sollte in leichten Fällen mit leichter Anstrengungsdyspnoe und geringer Leistungsschwäche von einem chirurgischen Eingriff abgesehen werden. Die Indikationen für eine Operation sind folgende:

1. Zeichen einer Mitralstenose mit nicht verhärteter Klappe (Öffnungston, paukender 1. Herzton).
2. Unkontrollierbare Lungenödeme.
3. Deutliche Dyspnoe und gelegentlich Lungenödeme.
4. Pulmonale Hypertension mit rechtsventrikulärer Hypertrophie und frühzeitiger manifester Herzinsuffizienz.
5. Embolie im großen und kleinen Kreislauf.
6. Erhöhter pulmonaler Gefäßwiderstand mit deutlicher Dyspnoe und verstärktem Pulmonalanteil des 2. Tones. Diese Patienten stehen unter der Gefahr der Embolie wie der Herzinsuffizienz.
7. Rechtsherzinsuffizienz oder Trikuspidalinsuffizienz (oder beides).

2. Mitralinsuffizienz

Während der Kammersystole sind die Mitralsegel nicht wie üblich verschlossen. Es fließt daher Blut sowohl in den linken Vorhof als auch in die Aorta. Hieraus resultiert eine vergrößerte Arbeitsbelastung des linken Ventrikels. Der linke Vorhof vergrößert sich und eine Leistungsschwäche, die im Verlaufe vieler Jahre nur langsam fortschreitet. Ggf. entsteht eine Linksinsuffizienz, schließlich Orthodyspnoe und paroxysmale Dyspnoen, die bald von den Symptomen einer Rechtsinsuffizienz gefolgt sind.

Wenn die Herzinsuffizienz manifest geworden ist, so bleibt der Therapieerfolg unvollständig und der Patient leistungseingeschränkt. Die Mitralinsuffizienz prädisponiert ebenso wie die Stenose zum Vorhofflimmern. Jedoch ruft diese Arrhythmie keine akute Lungenstauung hervor und nur weniger als 5% haben periphere arterielle Embolien. Die Mitralinsuffizienz neigt besonders zur akuten bakteriellen Endokarditis.

Klinisch ist die Mitralinsuffizienz durch ein holosystolisches Geräusch charakterisiert, das maximal über der Spitze hörbar ist und meist nach der Axillarlinie zu, selten nach der Herzbasis zu, ausstrahlt. Außerdem bestehen ein kräftiger Impuls des li. Ventrikels und ein schneller Anstieg des Karotispulses. Oft ist ein deutlicher 3. Herzton vorhanden. Besteht gleichzeitig eine leichte Mitralstenose, so können ein kurzes mitteldiastolisches Geräusch und ein später Öffnungston feststellbar sein. Klinisch und elektrokardiographisch ist die Linkshypertrophie im allgemeinen mäßig ausgeprägt. Die Vergrößerung des röntgenologischen Herzschattens ist meist auf die beträchtliche Erweiterung des li. Vorhofs zurückzuführen. Die Mitralklappe ist häufig verkalkt, jedoch nicht so häufig wie bei der reinen Mitralstenose. Das gleiche gilt für die Vergrößerung des Hauptstammes der Pulmonalarterie.

Hämodynamisch fällt bei der schweren rheumatischen Mitralinsuffizienz der deutlich erhöhte li.-seitige Vorhofdruck auf. Die Druckkurve zeigt eine große d-Welle und einen raschen y-Abfall aufgrund der schnellen Füllung des li. Ventrikels. Die Überlastung des li. Ventrikels führt schließlich zur Linksinsuffizienz mit verkleinertem Herzminutenvolumen. Embolien im großen Kreislauf und pulmonale Hypertension treten bei der rheumatischen Mitralinsuffizienz seltener auf als bei der Mitralstenose. Das Vorhofflimmern ist dagegen häufiger. Eine dogmatische Differenzierung ist jedoch nicht sinnvoll, da Mitralstenose und Insuffizienz nicht selten kombiniert auftreten und oft schwer zu entscheiden ist, welcher der beiden Fehler im Vordergrund steht. Tritt zur Mitralinsuffizienz eine Aortenstenose oder eine Aorteninsuffizienz, so sind die hämodynamischen Veränderungen oft weniger auffällig, als wenn die Klappen isoliert befallen sind.

Nicht-rheumatische Mitralinsuffizienz

Die Mitralinsuffizienz kann andere Ursachen als das rheumatische Fieber haben. Diese haben eine unterschiedliche klinische Symptomatik und einen differenten Verlauf.

Mitralklappenprolaps

Synonyme sind: Papillarmuskeldysfunktion, Klicksyndrom, Barlow-Syndrom. Man unterscheidet zwischen einer idiopathischen und einer erworbenen Form. Die Ursache der idiopathischen Form ist unbekannt. Ein autosomal-dominanter Erbgang ist wahrscheinlich. Nicht selten kommt diese Form im Rahmen von Bindegewebserkrankungen (z. B. Marfan-Syndrom) vor. Pathologisch-anatomisch findet man eine myxomatöse Degeneration des Mitralklappenapparates. Die Häufigkeit wird mit 1 bis 4% der Normalbevölkerung angegeben. Die Ursache der erworbenen Form ist überwiegend in myokardialen Ischämien mit und ohne Infarkt zu suchen. Es wird auch ein Zusammenhang mit der sog. „Small Vessel Disease" diskutiert. Schließlich ist eine Assoziation mit rheumatischer Mitralinsuffizienz möglich.

Für eine normale Mitralklappenfunktion ist ein fein abgestimmtes Zusammenspiel zwischen Klappensegeln, Klappenring, Papillarmuskeln, Chordae tendinae und der Größe des linken Ventrikels erforderlich. Dieses kann durch Dehnung, Vergrößerung oder Schwellung der Klappensegel, Weitung des Klappenringes, bei verlängerten oder funktionell ungleichen Sehnenfäden oder sogar auch asymmetrischen Ventrikelkontraktionen vorkommen. Derartig asynchrone Ventrikelkontraktionen mit einer abnormen Aktivierung der Papillarmuskeln können z. B. auch bei ventrikulären Extrasystolen auftreten.

Klinische Befunde

A. Symptome: Thoraxschmerzen, Palpitationen, Müdigkeit, Herzstolpern, Leistungsminderung, belastungsabhängige Atemnot, synkopale Zustände. Der Präkordialschmerz ist dem bei KHK nicht unähnlich, jedoch häufig durch Belastung nicht verstärkbar. Er wurde versuchsweise dadurch erklärt, daß das prolabierende hintere Mitralsegel zu einer Kompression der Arteria coronaria circumflexa führe und daß daraus eine Ischämie des posterioren Myokards resultiert.

Mittels Koronarangiographie war diese Hypothese bisher nicht zu bestätigen. Ein Großteil der Patienten mit idiopathischem Mitralklappenprolaps (MKP) haben keinerlei Beschwerden.

Der auskultatorische Befund ist bei allen Formen des MKP gleich: meso- oder spätsystolischer Klick, spätsystolisches Geräusch, welches dem Klick folgt und meistens mit einem Crescendo in den 2. Ton übergeht. Bei einigen Patienten beginnt der Prolaps bereits in der frühen Systole, so daß der Klick dann vermißt wird. Das spätsystolische Geräusch kann manchmal musikalisch sein und sogar in Form eines sogenannten Möwenschreies auskultiert werden. Holosystolische Geräusche bedeuten meist einen massiven Rückfluß bei Prolaps eines oder beider Segel. Alle Maßnahmen, die zu einer Verringerung des linksventrikulären Volumens führen, verlagern Klick oder Geräusch oder beides zeitlich vor, da die Mitralklappen früher prolabieren (Valsalva-Versuch, Steh-Versuch, tiefe Inspiration, Nitroglycerin-Applikation). Betablocker verspäten oder vermindern die Auskultationsphänomene.

B. EKG: Nicht selten T-Abflachung bis T-Inversionen in der Abl. II, III, avF sowie gelegentlich V4–V6. Ausgeprägte U-Wellen und Verlängerung der relativen QT-Dauer sind beobachtet worden. Unter Belastung können ST-Senkungen auftreten. Rhythmusstörungen in Form von supraventrikulären, ventrikulären Extrasystolen, supraventrikulärer und ventrikulärer Tachykardie, Vorhofflimmern und Überleitungsstörung sind häufig, auch wandernde Schrittmacher sind beschrieben worden. Die Neigung zu Rhythmusstörungen wird meist erst im 24-Std.-Langzeit-EKG aufgedeckt.

C. Röntgenbefunde: In unkomplizierten Fällen normale Herzsilhouette. Lediglich Anomalien des Thoraxskelettes wie ein sog. Linealkreuz oder eine Trichterbrust können auf eine Klappenanomalie hinweisen.

Der direkte Nachweis des MKP gelingt durch die Ventrikulographie, jedoch nicht in jedem Falle. Trefferquote von Ventrikulographie und Echokardiographie sollen in etwa gleich sein.

D. Echokardiographie: Methode der Wahl. Beim gesunden Herzen vereinigen sich Echos beider Mitralsegel mit dem Beginn der Systole und beschreiben zu Anfang der Diastole eine parallele, leicht ansteigende Linie (C-D-Strecke). Bei spätsystolischem Prolaps bewegt sich das hintere Segel gegen Ende der Systole kurzfristig gegenläufig zum vorderen Segel (dorsalwärts). Am Ende der Systole nähern sich beide Segel wieder einander an. Beim holosystolischen MKP sieht man zu Beginn der Systole nicht die langsam nach vorn gerichtete Form der geschlossenen Segel, sondern ein nach dorsal gerichtetes, konkaves, hängemattenartiges Bewegungsmuster, wobei sich beide Segel unterschiedlich weit voneinander zu entfernen scheinen.

Differentialdiagnose
Von den organischen Herzerkrankungen muß an einen postendokarditischen Mitralklappenfehler, Ventrikelseptumdefekt, eine obstruktive Kardiomyopathie und im Kindesalter an eine valvuläre Aortenstenose gedacht werden.

Therapie
Häufig ist keine Behandlung notwendig. Bei Beschwerden oder Komplikationen werden Betablocker verabreicht. Nitrokörper sind wirkungslos. Nicht indiziert sind Chinidin und Chinidin-ähnliche Substanzen, da sie QTU-Anomalien verstärken können. Ein prothetischer Klappenersatz sollte nur selten bei wesentlicher Verschlechterung der Herzfunktion durch die Mitralinsuffizienz erforderlich sein. Eine antibiotische Endokarditisprophylaxe im Rahmen von Bagatellinfekten und kleineren chirurgischen Eingriffen wegen der Gefahr einer bakte-

riellen Endokarditis ist insbesondere in Fällen mit systolischem bzw. spätsystolischem Geräusch zu empfehlen.

Prognose
Da der Großteil der Patienten beschwerdefrei ist, hat man früher die Situation bagatellisiert. Nach jahrelangem stationärem Verlauf können plötzlich eine Verschlechterung oder überhaupt erstmals ein Beschwerdebild auftreten. Es wurde über zerebrale Ischämien infolge von Thromboembolien berichtet, die ihren Ausgang von einer prolabierenden Mitralklappe nehmen. Bei einem MKP mit spätsystolischem Geräusch wurden als Komplikation Endokarditiden beobachtet (bei einem Klick allein kaum). Es wird über plötzliche Herztodesfälle berichtet, die man auf ventrikuläre Heterotopien im Rahmen von QTU-Anomalien zurückführt. Die Ruptur von Papillarmuskeln und Chordae tendineae ist selten und kann als Folge einer schweren Mitralinsuffizienz zum akuten Linksversagen und zum Tode führen.

3. Aortenstenose

Überwiegend sind Männer betroffen (80%). Eine leichte Verengung, aufgerauhte Klappen oder eine Aortendilatation können auch ohne wesentliche hämodynamische Veränderungen das typische Geräusch und ein Schwirren hervorrufen. Bei leichten und mittleren Fällen sind die charakteristischen Zeichen: Ein systolisches Austreibungsgeräusch über der Aorta, fortgeleitet in den Hals und die Herzspitzengegend und ein Austreibungston in der Aortengegend. In schweren Fällen liegt eine tastbare linksventrikuläre Aktion vor, außerdem oft eine umgekehrte Spaltung des zweiten Tones und ein deutlich abgeschwächter zweiter Herzton. Die Thoraxaufnahme zeigt bei der Klappenstenose eine Dilatation der ascendierenden Aorta. Wenn die Klappenöffnungsfläche weniger als 1/3 der Norm beträgt, so wird meist die ventrikuläre Systole verlängert, so daß der Puls ein typisches Plateau zeigt. In diesem Stadium werden Anstrengungsdyspnoe, Leistungsschwäche und Herzklopfen beobachtet. Das Herzzeitvolumen wird schließlich so stark reduziert, daß die Patienten Angina pectoris, erhebliches Schwächegefühl und Schwindel (besonders bei Anstrengungen) oder sogar Synkopen haben. Wenn eine dieser Erscheinungen auftritt, so beträgt die weitere Lebenserwartung selten mehr als drei Jahre. Viele Patienten bekommen einen Herzinfarkt. 30% der Patienten sterben plötzlich. Die Stenose kann in der Klappengegend liegen oder subvalvulär oder supravalvulär. Für den chirurgischen Eingriff ist die Lokalisation der Stenose notwendig. Mit Hilfe der Echokardiographie kann man die Beweglichkeit der Aortenklappen untersuchen. Darüber hinaus kann die Verdickung der Ventrikelwand hiermit beurteilt werden. Das Ausmaß der Klappenstenose ist allerdings weniger auf diese Weise abzuschätzen. Um das Ausmaß der Stenose, die Gegenwart einer gleichzeitigen Insuffizienz oder einer Koronarstenose zu erfassen, müssen bei den Patienten präoperativ meist ausgedehnte Untersuchungen durchgeführt werden, wie Rechts- und Linkskatheterismus, Kontrastmitteldarstellungen der Aorta, der Koronarien und des linken Ventrikels. Kritisch wird die Klappenöffnungsfläche bei 0,6–0,7 cm^2.

Die valvuläre Aortenstenose muß unterschieden werden von der supravalvulären und von der Verengung des Ausflußtraktes des linken Ventrikels im Infundibulum-Bereich (muskuläre Subaortenstenose; idiopathische hypertrophische Subaortenstenose = IHSS). Die supravalvuläre Stenose ist kongenital und selten. Es liegt wenig chirurgische Erfahrung vor. Die Ergebnisse hängen von den Verhältnissen in der Aorta ascendens ab. Bei der subvalvulären Stenose kann die Obstruktion intermittierend sein, sie kann durch Digitalis oder inotrope Einflüsse verstärkt werden, sie kann gemindert werden durch Beta-Rezeptorenblocker wie Propranolol, in gewissem Ausmaß auch durch Sedierung. Die IHSS kann mit Hilfe des Echokardiogramms erfaßt werden. Gleichzeitig treten bei diesen Muskelveränderungen häufig systolische Vorwärtsbewegungen des vorderen oder beider Mitralsegel auf. Wenn die Obstruktion des linken Ausflußtraktes erheblich ist und Propranolol keine wesentliche Wirkung zeigt, ist ein chirurgischer Eingriff indiziert. Die Myotomie und die umschriebene Resektion des hypertrophierten Muskels haben befriedigende Erfolge gebracht.

Behandlung

Die Indikationen für die chirurgische Korrektur der Aortenstenose sind: Zunehmende linksventrikuläre Insuffizienz, Ohnmachtsanfälle als Folge der zerebralen Ischämie, Angina pectoris-Anfälle als Folge des verminderten Herzzeitvolumens (nicht als Folge einer begleitenden Koronararterien-Erkrankung). Liegt gleichzeitig eine Mitralstenose vor, so können in der gleichen Operation beide Fehler korrigiert werden.

Der Klappenfehler muß also ausgeprägt sein, bevor eine chirurgische Intervention erwogen wird. Der Aortenklappen-Ersatz ist heute die Methode der Wahl. Versuche einer Rekonstruktion der Klappen sind meist erfolglos. Sie sind jedoch zuweilen bei schweren kongenitalen Aortenstenosen möglich, wenn z. B. nicht genügend kleine Prothesen verfügbar sind.

Die Verlaufsstudien haben beim Klappen-Ersatz eine frühe Mortalität von 4 bis 20% und eine Spätmortalität von 16–30% (mit einem Durchschnitt von 23% innerhalb von fünf Jahren) erbracht. Gute Resultate wurden bei 85% der überlebenden Patienten beobachtet. Bei den Fällen mit einem klinisch guten Operationserfolg konnten auch entsprechende hämodynamische Verbesserungen nachgewiesen werden.

4. Aorteninsuffizienz

Jahrelang kann der einzige Hinweis auf eine Aorteninsuffizienz auch ein weiches diastolisches Geräusch sein. Es entsteht durch die Regurgitation einer relativ kleinen Blutmenge durch die schlußunfähigen Klappen während der Diastole („auskultatorische" Aorteninsuffizienz). Mit zunehmender Klappen-Deformität regurgitieren größere Blutmengen, der diastolische Blutdruck sinkt, die Pulswelle erhält ihre charakteristische Form und der linke Ventrikel nimmt an Größe zu („dynamische" Aorteninsuffizienz). Viele Patienten bleiben bis zu diesem Stadium asymptomatisch, einige zeigen bereits Anstrengungsdyspnoe. Die Linksinsuffizienz beginnt oft plötzlich mit einem akuten Lungen-Ödem oder wiederholter paroxysmaler nächtlicher Dyspnoe und Orthopnoe, Schwächeanfällen, Müdigkeit, Anstrengungsdyspnoe. Häufig treten dann Angina pectoris-Anfälle oder protrahierte Thoraxschmerzen auf. Die Herzinsuffizienz ist therapierefraktär und eine der Haupttodesursachen. 10 bis 15% dieser Patienten sterben plötzlich.

Wegen der großen Volumenbelastung des li. Ventrikels besteht ein großes Schlagvolumen, jedoch — späte Stadien der Erkrankung ausgenommen — keine Vergrößerung des Herzminutenvolumens. Der enddiastolische Druck im li. Ventrikel bleibt ebenfalls bis in späte Stadien der Erkrankungen normal; er kann bei Herzinsuffizienz plötzlich ansteigen und führt dann auch zu einer Erhöhung des Druckes im li. Vorhof.

Der Anstieg des enddiastolischen linksventrikulären Druckes tritt meist erst bei Absinken der Compliance auf.

Behandlung

Nur selten genügt eine Naht oder Faltung der Aortenklappe. Meist ist eine Totalprothese notwendig. Das Operationsrisiko und die ungewisse Prognose beschränken die Operationsindikation auf die Schweregrade III oder IV. Der beste Zeitpunkt für den Klappenersatz ist schwierig festzulegen, da viele Patienten fünf bis zehn Jahre mit medikamentöser Unterstützung selbst bei ausgeprägter Insuffizienz und Linkshypertrophie leben können. Die Überlebenszeit mit einer Klappen-Prothese ist nicht bekannt. Embolische Ereignisse sind seltener als bei einem Mitralklappen-Ersatz. Dennoch sollte bei einer künstlichen Klappe eine Antikoagulierung vor-

Tabelle 7-2. Differentialdiagnose rheumat. bedingter Herzfehler

	Mitralstenose	Mitralinsuff.	Aortenstenose	Aorteninsuff.	Trikuspidalstenose	Trikusp. insuff.
Inspektion	Mitralgesicht, diffuse Präkordialpulsation bei Jugendlichen.	Verstärkter Spitzenstoß der MCL.	Hebender Spitzenstoß. Schwache Karotispulsation.	Blässe. Kapillarpuls. Starke Karotispulsation.	Riesen-a-Welle des Jugularpulses. Gelblichzyanot. Hautfarbe.	Große d-Welle des Jugularpulses.
Palpation	Mitteldiastol. od. präsystol. Schwirren über der Herzspitze. Kleiner Puls. Bei pulm. Hypertonie rechtsventr. Pulsation linksparasternal im 3.-5.ICR.	Systol. Schwirren über der max. Auskultationsstelle. Puls: normal oder klein oder leicht unterdrückbar	Hebender, nach links und leicht nach unten verlagerter Spitzenstoß. Karotispuls: parvus et tardus. Systol. Schwirren in tiefer Exspir. über der Aortenauskultationsstelle.	Hebender nach links u. unten verlagerter Spitzenstoß. Karotispuls: celer et altus (Wasserhammerpuls).	Mitteldiastol. Schwirren links unten parasternal. Präsystol. Leberpulsation (bei Sinusrhythmus).	Rechtsventrikul. Pulsation. Zuweilen systol. Schwirren links unten parasternal. Systol. Leberpulsation.
Perkussion	Dämpfung im 3.ICR links parasternal.	Linksseitige Herzdämpfung verbreitert.	Herzdämpfung leicht nach links u. unten vergrößert.	Deutl. Vergrößerung der Herzdämpfung nach li. u. unten.	— —	Verbreiterung der Dämpfung nach li. u. rechts.
Herztöne, Rhythmus und Blutdruck	Paukender I.Ton Mitralöffnungston links parasternal oder über der Herzspitze. Oft Vorhofflimmern. Blutdruck normal.	Normaler od. abgeschwächter, schlecht vom Geräusch trennbarer I.Ton. III. Herzton. Zuweilen später Öffnungston. Meist Vorhofflimmern. Blutdruck normal.	A_2 normal oder verspätet u. abgeschwächt oder fehlend. Blutdruck normal od. systol. normal aber diastol. erhöht. Zuweilen aortaler Austreibungston.	Töne normal od. lauter A_2. Große Blutdruckamplitude mit diastol. Druck $\leqq 60$ mm Hg.	I.Ton meist laut.	Meist Vorhofflimmern.
Geräusche Lokalisation Fortleitung	Diastolikum in der Herzspitzengegend. Bei schwerer pulm. Hypertonie zusätzl. links parasternal Graham-Steel-Geräusch.	Systolikum über der Herzspitze fortgeleitet in die li. Axilla u. li. Infraskapulargegend.	Systolikum im 2.ICR rechts parasternal und/oder über der Herzspitze; fortgeleitet in die Karotiden u. zuweilen in die obere Interskapulargegend.	Diastolikum links parasternal im 3.-4.ICR, auch über Aorta u. Herzspitze, oft systol. Austreibungsgeräusche über Aorta.	Diastolikum links parasternal 3.-5.ICR.	Systolikum links parasternal 3.-5.ICR.

Tabelle 7-2. (Fortsetzung)

	Mitralstenose	Mitralinsuff.	Aortenstenose	Aorteninsuff.	Trikuspidalstenose	Trikusp. insuff.
Zeitl. Geräuschbeziehung	Beginn mit dem MÖT mit präsystol. Anschwellen bei Sinusrhythmus. Das Graham-Steel-Ger. beginnt mit dem A₂.	Holosystolisch: Beginn mit dem I. Ton, Ende mit oder nach A₂.	Mittelsystolisch: Beginn nach dem I. Ton, Ende vor dem II. Ton. Mittelsystl. Gipfel.	Beginn unmittelbar nach dem Aortenton, Ende vor dem I. Ton.	Wie bei der Mitralstenose.	Wie bei der Mitralinsuffizienz.
Geräuschcharakter	Niederfrequent, rumpelnd. Präsystol. Crescendo, Graham-Steel: hochfrequent, blasend.	Blasend, hochfrequent, manchmal rauh od. musikalisch.	Rauh Spindelförmig	Blasend, hauchend.	Wie bei der Mitralstenose.	Blasend, etwas rauh oder musikalisch.
Optimale Auskultationsbedingungen	Nach körperl. Belastung. Linke Seitenlage. Trichterstethoskop leicht aufgesetzt.	Nach körperl. Bel. Membranstethoskop.	Ruhe, nach vorn geneigt, voll ausgeatmet. Trichterstethoskop leicht aufgesetzt.	Langsame Herzfrequenz, nach vorn geneigt, ausgeatmet, Membranstethoskop.	Verstärkt in Inspiration, liegend, Trichterstethoskop.	Verstärkt in Inspiration.
Röntgenuntersuchung und Fluoroskopie	Verstrichene Herztaille. Großer li. Vorhof mit Ösophaguseinengung. Bei pulm. Hypertonie großer rechter Ventrikel u. große Art. pulm.	Vergrößerter li. Ventrikel u. Vorhof. Bei nicht extremer Vergrößerung systol. Pulsation des li. Vorhofs.	Konzentr. Hypertrophie des li. Ventrikels. Prominente Aorta ascendens bei schmalem Aortenknopf. Oft Klappenverkalkung.	Mäßige bis starke Hypertrophie des li. Ventrikels. Prominenter Aortenknopf. Starke Aortenpulsation.	Vergrößerter re. Vorhof.	Vergrößerter re. Vorhof u. Ventrikel.
EKG	Breites P in Standard-Extremitätenabl.; breites negat. od. biphasisches P in V1. Normale Achse. Bei pulm. Hypertonie schmale hohe P, Rechtsabweichung od. Rechtshypertrophiezeichen.	Linksabweichung od. Linkshypertrophiezeichen. Breites, gekerbtes P in den Standardabl.; breites negat. od. biphas. P in V1	Linkshypertrophiezeichen.	Linkshypertrophiezeichen.	Hohes, schmales P. Normale Achse.	Rechtsabweichung.

genommen werden. Das Operationsrisiko ist bei der Aorteninsuffizienz geringer als bei der Aortenstenose.

Die Aorteninsuffizienz, die während einer subakuten bakteriellen Endokarditis auftritt, kann zu einer schweren Herzinsuffizienz für Wochen oder Monate führen, selbst wenn die Infektion beherrscht wird. Die Operation ist sogar während der Infektion indiziert, wenn trotz medikamentöser Therapie eine Herzinsuffizienz eintritt. Die Patienten sollten noch mehrere Monate nach der Endokarditis weiter beobachtet werden.

5. Trikuspidalstenose

Sie tritt meist bei Frauen auf und ist gewöhnlich mit einem Mitralklappenfehler kombiniert. Die Trikuspidalstenose behindert den Blutrückfluß zum Herzen. Hieraus resultiert ein venöser Rückstau im großen Kreislauf, entsprechend dem pulmonalen Rückstau bei der Mitralstenose. Es sollte an eine Trikuspidalstenose gedacht werden, wenn eine Rechtsherzinsuffizienz mit Hepatomegalie, Aszites und Ödemen in den abhängigen Teilen im frühen Verlauf einer Mitralklappenerkrankung auftritt. Die Zeichen des Rückstaues sind besonders ausgeprägt, wenn gleichzeitig Vorhofflimmern besteht. Meist besteht eine ausgeprägte Leistungsschwäche. Es entwickelt sich frühzeitig eine kardiale Zirrhose. Die Patienten zeigen das charakteristische Bild einer peripheren Zyanose mit einem leichten Ikterus. Nur durch sehr sorgfältige Untersuchung kann das typische rumpelnde Diastolikum am linken unteren Sternalrand von dem Geräusch der Mitralstenose unterschieden werden. Besteht ein Sinusrhythmus, so kann bei 50% der Patienten eine präsystolische Leberpulsation festgestellt werden. Mit Hilfe des Venenpulses kann eine sogenannte „Riesen"-a-Welle registriert werden. Bei Vorhofflimmern ist lediglich die verzögerte Entleerung der Jugularvenen während der Diastole zu beobachten. Der vergrößerte rechte Vorhof in der Thorax-Röntgenaufnahme oder im Angiogramm sichert die Diagnose der Trikuspidalklappenerkrankung. Mit Hilfe des Herzkatheterismus kann ein entsprechender Druckgradient zwischen re. Vorhof und re. Kammer festgestellt werden.

Behandlung

Die kongenitale Trikuspidalstenose wird von einem unterentwickelten rechten Ventrikel begleitet. Sie eignet sich nicht zur Valvulotomie. Die Umleitung des Blutstroms der Vena cava cranialis in dem Kreislauf der rechten Lunge stellt einen erfolgreichen palliativen Eingriff dar.

Die erworbene Trikuspidalstenose ist selten; sie kann durch Valvulotomie unter Sicht angegangen werden. Meist ist jedoch ein Klappenersatz notwendig.

6. Trikuspidal-Insuffizienz

Die Trikuspidal-Insuffizienz belastet den rechten Ventrikel ähnlich wie die Mitral-Insuffizienz den linken Ventrikel. Die Symptome und Erscheinungen der organischen Trikuspidalklappen-Erkrankung als Folge einer rheumatischen Herzerkrankung sind ähnlich denen einer Rechtsherz-Insuffizienz irgendwelcher Ursache. Die Klappen-Erkrankung kann in Gegenwart einer Mitralklappen-Erkrankung dann vermutet werden, wenn relativ frühzeitig eine Rechts-Insuffizienz einsetzt und ein rauhes systolisches Geräusch am linken unteren Sternalrand auftritt, das abtrennbar ist vom Mitralgeräusch und eine Intensitätszunahme während und kurz nach der Inspiration zeigt. Im Jugularvenenpuls fehlt meist der sogenannte systolische Kollaps (x) oder er ist stark reduziert. An seiner Stelle kann auch eine echte zusätzliche Welle zwischen a und d beobachtet werden, die Ausdruck der Regurgitation ist.

Behandlung

Der Ersatz der Trikuspidalklappe wird immer häufiger mit guten Ergebnissen durchgeführt. Die Trikuspidal-Insuffizienz als Folge einer schweren Mitralklappen-Erkrankung kann sich zurückbilden, wenn die Mitralklappe ersetzt wird.

Die Prognose der rheumatischen Herzerkrankung

Das rekurrierende rheumatische Fieber kann eine schwere Herzinsuffizienz zu jeder Zeit hervorrufen. Die bakterielle Endokarditis stellt eine beständige Gefahr dar.

A. Mitralstenose: Meist sterben die Patienten mit einer schweren Mitralstenose an therapieresistenter Herzinsuffizienz im 30. oder 40. Lebensjahr nach einer längeren Zeit der Leistungseinschränkung.

B. Mitralinsuffizienz und die Aortenklappen-Erkrankung: Diese Patienten haben erst im späteren Leben klinische Erscheinungen. Der Tod tritt jedoch wenige Jahre nach den ersten Zeichen einer Herzinsuffizienz ein.

C. Aortenstenose: Drei Jahre nach dem Auftreten von anginösen Beschwerden, Linksherz-Insuffizienz und Synkopen tritt meist der Tod ein.

D. Trikuspidal-Erkrankungen: Sie sind meist mit Mitralklappen-Erkrankungen kombiniert. Die Prognose ist überraschend gut; es sind Überlebenszeiten bis zu 10 Jahren nach dem Eintreten von Ödemen beobachtet worden. Jedoch sind die Patienten deutlich leistungseingeschränkt.

Bakterielle Endokarditis

Diagnostische Merkmale
Subakute Endokarditis
- Patienten mit rheumatischer, atherosklerotischer, degenerativer myxomatöser Veränderung der Mitralklappe oder kongenitaler Herzerkrankung
- Kontinuierliches Fieber, Gewichtsverlust, Gelenk- und Muskelschmerzen, Müdigkeit, Anämie
- Herzgeräusche, Splenomegalie, embolische Ereignisse
- Positive Blutkultur

Akute Endokarditis
- Patienten mit einer akuten Infektion oder einem frischen chirurgischen Eingriff in der Anamnese
- Hohes Fieber, plötzlicher Wechsel oder Neuauftreten von Geräuschen, embolische Ereignisse
- Splenomegalie und toxische Erscheinungen

Allgemeine Betrachtungen
Die *subakute bakterielle Endokarditis (SBE)* ist eine schleichende bakterielle Infektion des Endokards. Sie wird meist nach einer früheren rheumatischen Herzerkrankung, bei kalzifizierten Klappen oder einer kongenitalen Herzmißbildung beobachtet. Die Bakteriämie entsteht nach einer Infektion des Respirationstraktes, nach einer Zahnbehandlung oder einer Zystokopie. In vielen Fällen ist die Infektionsquelle unbekannt. Meist liegt eine Infektion mit nichthämolytischen Streptokokken (besonders Streptococcus viridans und S. faecalis) vor. Seltener sind Staphylokokken die Ursache. Grundsätzlich kann jedoch jeder Mikroorganismus ursächlich in Betracht gezogen werden.
Die Bakterien siedeln sich im Endokard, besonders im Gebiet der Aortenmitral-Klappe, an und vermehren sich. Thrombozyten-Aggregation und Fibrinausscheidungen entstehen. Es bilden sich unregelmäßige, leicht abbröckelnde Auswüchse, die die Ursache für arterielle Embolien sind. Eine embolische Nephritis oder eine Glomerulonephritis führen manchmal zu einem Nierenversagen. Die Verschleppung der Bakterien auf dem Blutwege kann zu mykotischen Aneurysmen führen, die jedoch selten rupturieren. Eine aktive rheumatische Karditis kann gleichzeitig bestehen. Die SBE ruft leichte bis mäßige Alterserscheinungen hervor, außerdem zerebrale, renale, splenale und mesenteriale Embolien, Herzinsuffizienz oder eine Kombination dieser Ereignisse. Die Bakteriämie folgt einem der o.g. Ereignisse innerhalb von Tagen oder Wochen.
Die *akute bakterielle Endokarditis (ABE)* ist eine rasch fortschreitende Infektion normaler oder veränderter Klappen, die sich im Zusammenhang mit einer schweren Bakteriämie entwickelt, wie sie bei akuten Infektionserkrankungen, z.B. der Pneumo-

kokkenpneumonie, einer post-abortalen Beckeninfektion oder Abszessen auftritt. Die ABE kann auch als Komplikation der Herzchirurgie, einer transurethralen Prostatektomie oder chirurgischer Eingriffe an infiziertem Gewebe entstehen. Die häufigsten Erreger sind Pneumokokken, hämolytische Staphylokokken, betahämolytische Streptokokken und gramnegative koliforme Keime.
Bei der akuten Endokarditis bilden sich große, leicht abbröckelnde Auswüchse an den Klappen. Entsprechend werden Embolien mit metastatischer Abszeßbildung und plötzliche Perforationen, Aufbrüche oder Zerstörungen der betroffenen Klappen oder sogar Rupturen der Chordae tendineae beobachtet.

Klinische Befunde
A. Symptome: In jedem Fall besteht Fieber, wenn auch kurze afebrile Perioden auftreten können. Meist bestehen folgende Symptome: Nachtschweiße, Schüttelfröste, Schwächegefühl, Anorexie, Gewichtsverlust, unbestimmte Muskelschmerzen, Arthralgien, Rötung und Schwellung der Gelenke, plötzliche Sehstörungen, Aphasie oder Hemiplegien als Folge zerebraler Embolie, Schmerzen im Bauch-, Brust- oder Flankenbereich als Folge mesenterialer, splenaler, pulmonaler oder renaler Embolien. Außerdem können bestehen: Nasenbluten, rasche Ermüdbarkeit und Zeichen der Herzinsuffizienz. Bei der ABE ist der Verlauf fulminanter als bei einem toxischen Allgemeinbild. Bei der SBE ist häufig ein rheumatischer oder kongenitaler Herzfehler vorhanden. Es bestehen meist Tachykardie, Splenomegalie, Petechien der Haut und der Schleimhäute, des Augenhintergrundes oder des Nagelbettes als sogenannte Splitter-Hämorrhagien, Uhrglasnägel an Finger und Zehen, Blässe oder eine gelb-braune Verfärbung der Haut, neurologische Erscheinungen aufgrund zerebraler Embolien, kleine, rote Knötchen an Finger- und Zehenballen. Bei der Infektion der Trikuspidal-Pulmonalklappen sind nur uncharakteristische Herzgeräusche vorhanden, während rekurrierende Lungenembolien typisch sind. Bei älteren Personen ist das gesamtklinische Bild oft untypisch.
Die ABE ist eine schwere Infektion, begleitet von Schüttelfrost, hohem Fieber, Prostration und häufigen schweren embolischen Ereignissen. Sie kann sich einer vorausgegangenen ursächlichen Infektion (z.B. Pneumonie, Furunkulose, Beckeninfektion) überlagern oder plötzlich einem chirurgischen Eingriff folgen. Die Herzgeräusche wechseln schnell, die Herzinsuffizienz tritt frühzeitig auf.
Die ABE kann während einer prophylaktischen oder inadäquaten therapeutischen Antibiotika-Applikation erfolgen. In diesen Fällen ist der Beginn der Erkrankung oft verschleiert, bis schließlich ein plötzliches embolisches Ereignis das Auftreten

von Petechien, eine unerklärliche Herzinsuffizienz, der Wechsel von Klappengeräuschen oder eine ansteigende Temperatur den ersten verwertbaren Hinweis geben.

B. Laborbefunde: Bei Verdacht auf eine SBE sollen zwei Blutkulturen täglich über drei bis fünf Tage angesetzt werden. Nach einer zwei- bis siebentägigen Inkubation wächst in 85 bis 95% dieser Kulturen der Erreger, so daß eine spezifische Medikamenten-Testung vorgenommen werden kann. Bei der ABE setzt man zwei bis drei Kulturen während des akuten Krankheitsbeginns an und beginnt dann sofort mit der antibiotischen Therapie. Bei wiederholt negativen Blutkulturen (z. B. bei urämischen Patienten) sollte eine Knochenmarkskultur angelegt werden.

Die Verabreichung von Antibiotika kann eine Blutkultur für etwa 10 Tage hemmen.

Gewöhnlich sind weiterhin vorhanden: Eine normochrome Anämie, eine stark erhöhte Blutkörperchen-Senkungsgeschwindigkeit, eine Leukozytose verschiedenen Ausmaßes, eine Mikrohämaturie und Proteinurie. Die Stickstoffretention kann der erste verwertbare Erkrankungshinweis sein, besonders bei älteren Patienten. Der Rheumafaktor ist in 50 bis 60% der Fälle bei der SBE um mehr als sechs Wochen nachweisbar.

Komplikationen

Sie bestehen in erster Linie bei der ABE und SBE in arteriellen Embolien, die zu Hemiplegien oder Aphasien, Infarzierungen des Darmes, der Niere oder der Milz oder zu einer akuten arteriellen Insuffizienz einer Extremität führen. Herzinsuffizienz, Niereninsuffizienz, Blutungsneigung, Anämie oder metastatische Abszesse treten besonders bei der ABE auf. Milz-Abszesse können die Ursache für Rückfälle oder ein Versagen der Therapie sein.

Differentialdiagnose

Die SBE muß von verschiedenen sehr ähnlich aussehenden Erkrankungen unterschieden werden. Hemiplegie, therapieresistente Herzinsuffizienz, Anämie und Blutungsneigung oder Urämie sind verdächtig auf eine SBE. Wenn ein Patient mit einem dieser Symptome Fieber oder ein Herzgeräusch hat, sollten Blutkulturen angesetzt werden. Folgende Erkrankungen sind zu differenzieren: Lymphome, die thrombozytopenische Purpura, die Leukämie, das akute rheumatische Fieber, der disseminierte Lupus erythematodes, die Polyarteriitis nodosa, die chronische Meningokokkämie, die Bruzellose, die disseminierte Tuberkulose und schließlich die nicht bakterielle thrombotische Endokarditis oder eine chronische, erschöpfende Erkrankung. Die ABE erscheint wie eine schwere Reaktion des Gesamtorganismus auf eine nachweisliche Infektion. Sie kann erkannt werden an der ra-

schen klinischen Verschlechterung, der Bakteriämie, am Auftreten oder Wechsel von Herzgeräuschen, an der Herzinsuffizienz und größeren embolischen Ereignissen, besonders im Zentralnervensystem, die einer Meningitis ähnlich sein können.

Vorbeugung

Zuweilen steht das Auftreten einer Endokarditis in Zusammenhang mit Eingriffen an den Zähnen, im Bereich der Ohren, der Pharynx oder des Urogenitaltraktes. Daher sollten Patienten mit bekannten kardialen Anomalien mit folgender Therapie auf derartige Eingriffe vorbereitet werden:

1. 600 000 E. Procain-Penicillin mit 600 000 E. kristallinem Penicillin i. m. eine Stunde vor dem Eingriff. An den folgenden zwei Tagen täglich 600 000 E. Procain-Penicillin i. m.

2. 500 000 E. Penicillin G oder V, 4–5 × tgl. per oral, am Tag des operativen Eingriffs und zwei Tage danach.

3. Bei Penicillin-Überempfindlichkeit oder Patienten, die bereits prophylaktische Penicillingabe wegen eines rheumatischen Fiebers erhalten, ist zu empfehlen: Erythromycin, 250 mg per oral viermal pro Tag, am Tag des chirurgischen Eingriffs und zwei Tage danach. Es kann auch Vancomycin, 0,5 g i. v. alle 8 Stunden für einen Tag gegeben werden.

4. Bei Eingriffen in den Urogenital- oder Gastrointestinal-Trakt ist zu empfehlen: Gentamycin, 120 mg täglich, zusätzlich zu der Penicillinmenge unter 1 oder Cephazolin.

Chirurgische Maßnahmen: Bei ausgewählten Patienten mit korrigierbaren kongenitalen Mißbildungen (z. B. offener Ductus arteriosus) oder bestimmten erworbenen Herzklappenschädigungen kann eine Operation zur Endokarditisprophylaxe durchgeführt werden. Es muß jedoch eine präoperative antibiotische Therapie vorgenommen werden.

Behandlung

A. Spezifische Maßnahmen: Der wesentlichste Gesichtspunkt der Behandlung einer bakteriellen Endokarditis ist, eine Antibiotika-Konzentration zu erreichen, in der eine Bakterizidie gewährleistet ist. Penicillin hat in genügend hohen Konzentrationen eine ausgeprägte bakterizide Wirkung gegen sehr viele Bakterien, die eine Endokarditis hervorrufen. Die Verwendung von Penicillin ist meist auch wegen seiner geringen Nebenwirkungen sinnvoll.

Positive Blutkulturen sind wesentlich für die Sicherung der Diagnose und für die Testung der Empfindlichkeit des Erregers gegenüber den verschiedenen Antibiotika. Zwei Blutkulturen sollten täglich drei bis fünf Tage vor Beginn der Therapie angesetzt werden, ausgenommen jene schweren Fälle, in denen die Antibiotika-Therapie sofort nach dem Ansetzen von zwei bis drei Blutkulturen notwendig ist. Merke: Kontrolle der antibakteriellen Therapie! Negative Blutkulturen sind das Erfordernis einer wirkungsvollen Therapie. Während der Therapie sollte das Patientenserum bakterizid gegenüber jenen Keimen wirksam sein, die aus dem Blut des Patienten gezüchtet wurden. Das Patientenserum sollte in einer Verdünnung von 1:5 oder 1:10 eine schnelle bakterizide Wirkung gegenüber den nachgewiesenen Keimen *in vitro* haben.

1. Die subakute Endokarditis durch Streptococcus viridans verursacht (Streptococcus salivarius, S. muans, S. sanguis, S. bovis). — Der S. viridans-Erreger (meist durch Infektionen des oberen Atmungstraktes eindringend) ist in etwa 70% der Fälle Ursache der subakuten Endokarditis. Die Erreger sind meist auf 0,1–1,0 E/ml Penicillin G in vitro empfindlich. Es sind täglich 5 bis 10 Mill. E. Penicillin G zu verabreichen (in Einzeldosen verteilt, alle 4 Std. als intravenöse Infusion). Meist reicht eine Verabreichungsdauer von 3 bis 4 Wochen. Eine verstärkte Bakterizidie wird durch zusätzliche Gabe eines Aminoglycosids (z. B. Gentamycin 3–5 mg/kg KG und Tag i. m.) für die Dauer von 10 bis 14 Tagen erreicht. Es gibt sehr resistente Organismen, die 20 bis 50 Mill. E. Penicillin G täglich benötigen. Bei hohen Penicillin-Dosen muß auf ein physiologisches Natrium-Kalium-Verhältnis geachtet werden. Besteht aufgrund der Antibiotika-Austestung die Notwendigkeit zu einer Kombination von Penicillin G mit Streptomycin, so gebe man 30 Mega (20 bis 40 Mega) Penicillin G auf 3–4-tägige Kurzinfusionen verteilt, dazu 2 × 0,5 g Streptomycin pro Tag i. m. Therapiedauer etwa 4 Wochen.

Besteht eine Penicillin-Allergie, so stehen Cephalosporine als alternative Behandlungsmöglichkeit zur Verfügung: Cephalotin 3 × 4 g pro Tag als Kurzinfusion oder eines der neueren Cephalosporine (z. B. Cephazolin 6 g pro Tag, Cefoxitin 8–10 g pro Tag, Cefoperazon 2 × 2 g pro Tag, Cefotaxim 2 × 2 g pro Tag bis maximal Tagesdosis von 8 g). Auf eine mögliche Kreuzallergie zwischen Penicillinen und Cephalosporinen ist zu achten. Bei Nierenschädigung ist eine sorgfältige Anpassung der Cephalosporin-Dosis an die Nierenfunktion notwendig. Für die Verwendung dieser Präparate gilt natürlich grundsätzlich die Beachtung des Antibiogramms.

2. Endokarditis durch Steptococcus faecalis bedingt. Dieses Bakterium ist in 5 bis 10% der Fälle Ursache der Endokarditis. Es sind 20 bis 40 Mill. E. Penicillin G täglich notwendig, evtl. in Kombination mit Aminoglycosiden. Es können auch 6 bis 12 g Ampicillin tägl. in Einzelgaben alle 4 Std. verwendet werden. Die Behandlung sollte 4–5 Wochen fortgesetzt werden (Gentamycin nicht länger als 10 bis 14 Tage) — Cephalosporine können Penicillin nicht ersetzen.

3. Endokarditis durch Staphylokokken bedingt (Staphylococcus aureus, Staphylococcus epidermitis). Wenn die Staphylokokken keine Penicillinase bil-

den, können 10 bis 20 Mill. E. Penicillin G in Einzeldosen verteilt täglich verwendet werden. An Kombinationspräparate wie Lucipen® ist zu denken. Auch hier wird das Antibiogramm über die Verwendung weiterer Substanzen entscheiden.

4. Endokarditis durch gramnegative Bakterien bedingt. Die Empfindlichkeit dieser Organismen ist sehr verschieden, so daß die Austestung im Labor unerläßlich ist. Aminoglycoside (Gentamycin, 5 bis 7 mg/kg und Tag, Tobramycin 5 bis 7/kg und Tag) werden oft kombiniert mit Cephalozin 4 g/Tag oder Ampicillin 6 bis 12 g/Tag oder Carbenicillin 12 bis 30 g/Tag. Bei Verwendung der Aminoglycoside muß besonders auf die Nierenfunktion geachtet werden (Kreatinin-Bestimmung!). Über Modifikationen der Aminoglycosiddosen und anderer nephrotoxischer Substanzen wird im Kapitel 27 berichtet. Die Substanzen können auch Nervenschädigungen verursachen. Es muß daher auf Hör- und Vestibularisstörungen geachtet werden.

Bei Verwendung höherer Dosen von Penicillin oder Cephalosporinen ist zu berücksichtigen: 1 Mill. E. des Kalium-Penicillin G enthalten etwa 1,7 mÄqu Kalium, die zur toxischen Erhöhung des Serum-Kaliumspiegels besonders bei Nierenfunktionsstörungen führen können. Bei hohen Penicillindosen muß mit Diffusion in das Zentralnervensystem und mit entsprechenden neurotoxischen Wirkungen gerechnet werden. Bei intravenöser Langzeitinfusion von Antibiotika ist die Möglichkeit einer Superinfektion gegeben. Um diese zu vermeiden, sollte die Injektionsseite etwa alle 48 Std. gewechselt und die Injektionsstelle aseptisch gehalten werden. Hohe Antibiotikadosen können Thrombophlebitiden auslösen.

5. Endokarditis durch Hefe und Pilze verursacht. Seltene Situation, jedoch bei häufigen intravenösen Applikationen nach Herzchirurgie und bei Verabreichung immunsuppressiver Substanzen gelegentlich festzustellen. Candida albicans, Candida parapsilosis und Torulopsis gladrata sowie Aspergillus und sogar Histoplasma werden gefunden. Die Pilzendokarditis kann zur Entwicklung größerer Vegetationen führen, die dann beim Abreißen Embolien in großen Arterien verursachen können. Eine Candida-Endokarditis wurde zuweilen relativ früh nach der Implantation prothetischer Klappen beobachtet. Blutkulturen können 1 bis 3 Wochen bis zu einem positiven Ergebnis brauchen.

Zu verwenden sind Amphotericin B (0,4–1 mg/kg tägl. i. v.) und Flucytosin (150 mg/kg und Tag oral), 600 mg Miconazol (Daktar® i. v.) in 250 ml Infusionslösung über 1 Std., in schweren Fällen 1 200 mg verteilt auf zwei- bis dreitägliche Infusionen. Das Breitspektrum-Antimykotikum Amphotericin B sollte nur bei strenger Indikation verwandt werden, da es sehr ernste Nebenwirkungen hat. Wenn möglich, sollte eine befallene Klappe exzidiert werden.

Verlauf und Rezidive

Am Ende einer Therapie-Periode von 3 bis 6 Wochen sollte jegliche antomikrobielle Therapie abgesetzt werden. Nach 3 Tagen sind tägliche Blutkulturen für 4 Tage und dann eine weitere Blutkultur wöchentlich für vier Wochen unter sorgfältiger Beobachtung des Patienten zu empfehlen. Die meisten bakteriologischen Rezidive treten während dieser Zeit ein. Allerdings sind auch schon Rezidive nach mehreren Monaten beobachtet worden. Embolische Ereignisse und Fieber können während und nach erfolgreicher Therapie auftreten. Sie sind kein Grund für eine Therapieänderung. Eine frühzeitige adäquate Therapie bei bakteriologisch gesicherter Endokarditis kann in bis zu 90% der Fälle zur bakteriologischen Heilung führen. Tritt ein bakteriologisches Rezidiv ein, so müssen die Keime erneut nachgewiesen und getestet werden und eine zweite, meist länger dauernde Behandlung mit entsprechend ausgewählten Medikamenten durchgeführt werden.

Trotz bakteriologischer Heilung tritt bei einer größeren Anzahl der so behandelten Patienten innerhalb von fünf bis zehn Jahren eine Herzinsuffizienz auf. Diese mechanisch bedingte Herzinsuffizienz kann z. T. auf die Klappendeformitäten (d. h. Perforation eines Segels, Zerreißen von Chordae tendineae) infolge der bakteriellen Infektion z. T. auf Heilungs- und Schrumpfungsprozesse zurückgeführt werden. Deshalb muß die chirurgische Korrektur im weiteren Verlauf erwogen werden.

B. Allgemeine Maßnahmen: Eine allgemein unterstützende Therapie wie bei jeder schweren Infektion ist notwendig. Eine schwere Anämie ist durch Transfusionen von Blut oder Erythrozyten-Suspensionen anzugehen. Antikoagulantien (d. h. Heparin oder Cumarinderivate) sind bei der unkomplizierten bakteriellen Endokarditis nicht indiziert. Sie können sogar zu hämorrhagischen Komplikationen führen.

C. Behandlung der Komplikationen:

1. Infarkte von Organen im großen Kreislauf sind gewöhnlich auf Embolien zurückzuführen, die von den entzündlichen Auflagerungen im linken Herzen herrühren. Embolien aus dem rechten Herzen führen zum Lungeninfarkt. Die Behandlung ist symptomatisch. Manchmal helfen Antikoagulantien. Bei entsprechendem Sitz der Embolie kann eine Embolektomie versucht werden.

2. Herzinsuffizienz: Eine bakterielle Endokarditis von längerer Dauer wird häufig von einer Myokarditis begleitet. Diese führt zusammen mit der zunehmenden Klappen-Deformität zur Herzinsuffizienz. In diesem Falle ist eine Digitalisierung bei natriumarmer Kost empfehlenswert. Bei diesen Patienten sind Natriumsalze des Penicillins nicht sinnvoll. Es sollten Kalium- oder Kalzium-Salze bevorzugt werden. Ein frühzeitiger Klappen-Ersatz ist zu

erwägen, wenn trotz antibiotischer Therapie eine progressive Herzinsuffizienz besteht. Wegen der schlechten Prognose der progressiven Aorteninsuffizienz, die sich unter einer bakteriellen Endokarditis entwickelt, kann die Einsetzung einer Aortenklappen-Prothese bereits zwei bis 3 Wochen nach einer zufriedenstellenden antimikrobiellen Therapie notwendig sein.

3. Viele Patienten mit einer bakteriellen Endokarditis entwickeln eine *Stickstoff-Retention* infolge einer embolischen Nephritis oder einer Glomerulonephritis. In diesem Falle ist eine spezielle Anpassung der Medikamentendosis notwendig und evtl. eine spezielle Therapie der Urämie erforderlich, bis die Nierenfunktion unter der antibiotischen Therapie gebessert wird.

Prognose

Der Ausgang der bakteriellen Endokarditis ist schlecht, wenn die bakterielle Infektion nicht beherrscht werden kann. In einigen Fällen kann die chirurgische Beseitigung einer infizierten arteriovenösen Fistel oder eines offenen Ductus arteriosus hinsichtlich der Beseitigung der Bakteriämie Bedeutung haben. Ähnliches gilt für Patienten mit konstant-negativen Blutkulturen und langer Therapienotwendigkeit mit hochresistenten Bakterien und Patienten mit einer infizierten Klappenprothese. Wenn die bakteriologische Heilung erreicht ist, hängt die Prognose von der kardiovaskulären Funktionstüchtigkeit ab, die durch Verziehung und Narbenbildung infolge des Heilungsprozesses eingeschränkt sein kann. Nur ca. 50% der Patienten, die nach einer bakteriellen Endokarditis bakteriologisch geheilt sind, sind fünf Jahre nach der Therapie noch beschwerdefrei. Von den Klappenschädigungen hat die Aorteninsuffizienz die schlechteste Prognose. Sie erfordert daher eine baldige chirurgische Korrektur. Von den Embolien haben die zerebralen Embolien die schlechteste Prognose. Zerebrale Embolien und Rupturen mykotischer Aneurysmen können sogar nach bakteriologischer Heilung noch auftreten. Die Nierenfunktionsstörungen sind meist reversibel, wenn die antimikrobielle Therapie früh einsetzt.

Hypertone kardiovaskuläre Erkrankungen

Die Kriterien für die Diagnose der Hypertonie sind willkürlich, da der arterielle Druck mit dem Lebensalter ansteigt und gewisse Variationen von Messung zu Messung zeigt. Die Weltgesundheitsorganisation hat 3 Blutdruckbereiche definiert. Danach muß für alle Altersgruppen ein Blutdruck von 140/90 als oberer Grenzwert der Norm angesehen werden. Bei einem Blutdruck zwischen 140/90 und 160/90 spricht man von einem Grenzbereich oder bereits von einer Grenzwerthypertonie. Blutdruckwerte ab 160/95 werden unbedingt als pathologisch angesehen. Die Gefäßkomplikationen der Hypertonie deutet man als Folge des angestiegenen arteriellen Druckes. Die Hypertonie, bei der keine Veränderung des Herzens nachweisbar ist, bezeichnet man als hypertone vaskuläre Erkrankung. Liegen jedoch gleichzeitig eine Linkshypertrophie, Herzinsuffizienz oder eine Koronararterienerkrankung vor, so spricht man von einer hypertonen kardiovaskulären Erkrankung.

Bei jungen Menschen ist die Hypertonie meist durch eine chronische Glomerulonephritis, eine Nierenarterienstenose, eine Pyelonephritis oder eine Koarktation der Aorta bedingt.

Vorübergehende leichte Erhöhungen des Blutdrucks infolge von Aufregungen, Angst oder Anstrengung und die Erhöhung des systolischen Blutdrucks allein bei älteren Menschen infolge von Elastizitätsverlust der größeren Gefäße gehören nicht zur Hypertoniekrankheit.

Ätiologie und Einteilung

A. Primäre Hypertonie: In ca. 85% der Fälle von hypertoner vaskulärer oder kardiovaskulärer Erkrankung kann keine Ursache festgestellt werden. Der Beginn dieser essentiellen Hypertonie liegt meist zwischen dem 25. und 55. Lebensjahr. Die Familien-Anamnese ist meist verdächtig auf eine Hypertonie (Schlaganfälle, plötzlicher Tod, Herzinsuffizienz). Frauen sind häufiger als Männer betroffen. Die Erhöhung des Druckes ist im Frühstadium vorübergehend und wird dann allmählich permanent. Sogar in gesicherten Fällen variiert der Blutdruck erheblich, besonders bei Reaktionen auf emotionalen Streß wie Angst, Ärger und Frustration. Der Blutdruck, der durch den Patienten zu Hause oder während der täglichen Beschäftigung bestimmt wird, ist meist niedriger als der, der im Sprechzimmer, in der Klinik oder im Krankenhaus gemessen wird. Es ist letztlich noch nicht klar, welches dieser Meßergebnisse bedeutungsvoller für die Prognose ist.

Beachte: Das Gesagte gilt auch für andere Formen der Hypertonie. Die Diagnose der essentiellen Hypertonie kann nur dann als gesichert gelten, wenn wiederholte und sorgfältige Untersuchungen keine spezifische Hypertonieursache erbracht haben.

B. Sekundäre Hypertonie:

1. Renale Hypertonie:

a) Vaskulär bedingt: Die Stenosierung einer oder beider Nierenarterien als Folge einer Atherosklerose, einer fibro-muskulären Hyperplasie oder anderer Veränderungen stellt die häufigste Ursache der heilbaren Hypertonie dar. Selbst wenn sie sich in der gleichen Form wie die essentielle Hypertonie darstellt, muß bei folgenden Gesichtspunkten daran gedacht werden:

1. Wenn der Hypertoniebeginn nach dem 50. Lebensjahr erfolgt;
2. wenn Geräusche im Bereich der epigastrischen oder renalen Arterien feststellbar sind;
3. wenn auch andernorts eine Atherosklerose nachweisbar ist;
4. wenn beim intravenösen Urogramm Veränderungen in der Erscheinungszeit oder in der Konzentration des Kontrastmittels im Bereich der betroffenen Niere auftreten;
5. wenn die Reninkonzentration der einen Nierenvene höher ist als der anderen;
6. bei abnormer renaler Ausscheidung radioaktiver Substanzen;
7. wenn die Atherosklerose oder fibromuskuläre Hyperplasie durch Nierenangiographie nachgewiesen werden kann.

Die funktionelle Veränderung einer betroffenen Niere kann über den Nachweis einer erhöhten Reninkonzentration in der Nierenvene der betroffenen Seite oder mit Hilfe des Howard-Stamy-Tests mit verminderter Natrium-Konzentration und erhöhter Osmolarität im Urin nachgewiesen werden.

b) Parenchymal bedingt: Die chronische Glomerulonephritis und die Pyelonephritis stellen bisher die häufigsten Ursachen der Hypertonie dar. Die einseitige Pyelonephritis ist sehr selten, jedoch ist eine Heilung mit Hilfe eines chirurgischen Eingriffs möglich. Die Zystenniere, die kongenitale oder erworbene Hydronephrose, die Plasmozytomniere, die Amyloidschrumpfniere und die Nierenbeteiligung bei Kollagenosen sind seltenere Ursachen. Die akute Glomerulonephritis ist oft von einer Hypertonie begleitet.

2. Endokrin bedingt: Das Phäochromozytom, ein Tumor des Nebennierenmarks oder (seltener) des chromaffinen Gewebes längs der Sympathikuskette, ist die Ursache einer dauernden oder intermittierenden Hypertonie infolge einer Freisetzung von Noradrenalin und Adrenalin in das Blut. Die Cushingsche Erkrankung, der primäre Aldosteronismus, der 17-Hydroxylase-Mangel, die Hyperthyreose, der Hyperparathyreoidismus, die kongenitale Nebennierenhyperplasie mit Virilismus und eine Übertherapie mit Desoxycorticosteron bei Patienten mit Nebenniereninsuffizienz führen regelmäßig zu einer Hypertonie. Ein eosinophiler Tumor der Hypophyse, der zur Akromegalie führt, kann ebenfalls eine Hypertonie verursachen.

3. Kardiovaskulär bedingt: Aortenisthmusstenose, Aortenklappeninsuffizienz, totaler AV-Block, hyperkinetisches Herzsyndrom, arteriovenöse Fistel.

4. Durch verschiedene Ursachen bedingt: Eine Hypertonie verschiedenen Ausmaßes tritt bei Toxikosen in der Schwangerschaft auf, bei erhöhtem intrakraniellem Druck infolge eines Tumors oder eines Hämatoms und in den späten Stadien der Periarteriitis nodosa, des Lupus erythematodes disseminatus und der Sklerodermie.

5. *Medikamentös bedingt:* Durch Lakritze und Carbenoxolon (Pseudo-Conn-Syndrom), Ovulationshemmer (etwa 1% der Frauen, die kontrazeptive Steroide einnehmen, entwickeln eine Hypertension. Sie ist reversibel, hält etwa für 3 Monate nach Absetzen der Kontrazeptiva-Einnahme an), Mineralo- und Glukokortikoide.

C. Maligne Hypertonie: Jede Form einer bestehenden Hypertonie kann relativ plötzlich ernste Ausmaße annehmen. Der diastolische Druck steigt hierbei über 130 mm Hg. Dadurch können eine weitläufige Arteriolennekrose, eine rasch fortschreitende Niereninsuffizienz und ein Papillenödem entstehen. Das Papillenödem kann der Nierenfunktionsstörung vorausgehen. Es ist daher ein gut verwertbares klinisches Zeichen. Die Höhe des Blutdrucks allein kann irreführend sein. Die Bezeichnung „maligne" wird deshalb benutzt, weil die Mortalität ohne Behandlung innerhalb von zwei Jahren 100% erreicht.

Pathogenese

Die essentielle und die renale Hypertonie sind Folgen eines gesteigerten Arteriolenwiderstandes unklarer Genese. Wenn Herzinsuffizienz oder Ödeme fehlen, so sind das Herzzeitvolumen und das Blutvolumen nicht verändert. Renale Pressor-Substanzen können eine Rolle bei der essentialen und renalen Hypertonie spielen. Allerdings ist dieser Mechanismus beim Menschen noch nicht nachgewiesen. Beim Phäochromozytom ist die Hypertonie durch verschiedene Faktoren bedingt wie gesteigertes Herzzeitvolumen und erhöhten peripheren Widerstand als Folge einer Adrenalin- und Noradrenalinausschüttung.

Der Mechanismus der Entstehung der Hypertonie durch Glukokortikoide, Aldosteron und Desoxycorticosteron ist nicht bekannt.

Die Hypertonie bei der Koarktation der Aorta wird direkt auf die Stenose zurückgeführt, weil hier der linke Ventrikel sein Blut sozusagen in ein zu kleines System entleert. Es mögen aber auch renale Mechanismen eine Rolle mitspielen.

Pathologie

Durch Verdickung der Intima, Muskelhypertrophie und hyaline Degeneration führt die Hypertonie dazu, daß die anfänglich reversible Arteriolenverengung permanent wirkt. Bei der malignen Hypertonie entsteht rasch eine Arteriolennekrose (besonders im Bereich der Nierengefäße). Diese ist verantwortlich für den akuten Beginn der Nierenfunktionsstörung. Die Hypertonie beschleunigt die Entwicklung der Atherosklerose der Koronar- und Ze-

rebral-Arterien. Häufige Folgen sind: Myokardinfarkt und zerebrale Blutungen oder Thrombosen.

Klinische Befunde

Der Befund in Klinik und Labor hängt hauptsächlich von dem Ausmaß der Gefäßveränderungen in den wesentlichen Organen ab wie Herz, Gehirn, Nieren, Augen und periphere Arterien.

A. Symptome: Eine leichte bis mäßige essentielle Hypertonie geht mehrere Jahre mit einem normalen Gesundheitszustand und Wohlbefinden einher. Unbestimmte Symptome treten für gewöhnlich auf, wenn der Patient weiß, daß er einen erhöhten Blutdruck hat. So sind subokzipitale Schmerzen, die besonders morgens ausgeprägt sind und im Laufe des Tages vergehen, typisch. Es kann jedoch jede Form von Kopfschmerzen auftreten bis zur Migräne. Weitere häufige Beschwerden sind: Schwindelgefühl, Benommenheit, Völlegefühl im Kopf, leichte Ermüdbarkeit, Energieverlust und Herzklopfen. Diese Symptome lassen sich als eine Angstreaktion auf die Hypertonie deuten und sind zuweilen von psychologischen Störungen begleitet. Patienten mit einem Phäochromozytom, das vorwiegend Noradrenalin produziert, haben meist eine Dauerhypertension. Intermittierende Freisetzung von Katecholaminen führt zu (Minuten und Stunden dauernden) Anfällen von Angst, Herzklopfen, profusen Schweißausbrüchen, Blässe, Zittern, Übelkeit und Erbrechen. Der Blutdruck ist während dieses Anfalles deutlich erhöht. Es könnten Angina pectoris oder ein akutes Lungenödem auftreten. Beim primären Hyperaldosteronismus haben die Patienten Episoden von generalisierter Muskelschwäche oder sogar Lähmung, Parästhesien, Polyurie und Nykturie. Die kardiale Überlastung führt oft zu paroxysmalen nächtlichen Dyspnoe-Anfällen oder zu Asthma cardiale mit oder ohne den Symptomen einer chronischen Linksinsuffizienz. Auch eine Angina pectoris oder ein Herzinfarkt können auftreten.

Die progressive Nierenschädigung führt zu eindrucksvollen Symptomen. Es können Nykturie oder intermittierende Hämaturie auftreten.

Die Erkrankung der peripheren Arterien führt meist zum intermittierenden Hinken. Stenosen und Verschlüsse der Aorta abdominalis rufen Schmerzen im Gesäß in Ruhe (oder erst während des Laufens) und Impotenz hervor.

Die zerebralen Komplikationen führen zu

1. Hemiplegie oder Aphasie infolge einer Thrombose;

2. plötzlicher Blutung (z. B. auch durch Platzen kleiner intrazerebraler Aneurysmen) mit Todesfolge innerhalb von Stunden oder Tagen. Bei der malignen Hypertonie (gelegentlich auch ohne dieselbe) treten schwere Kopfschmerzen, Verwirrtheitszustände, Koma, Konvulsionen, Sehstörungen, vorüberge-

hende neurologische Zeichen, Übelkeit und Erbrechen (sogenannte hypertensive Enzephalopathie) auf. Ihr Entstehungsmechanismus ist nicht bekannt. Zerebrale Ödeme können eine Rolle spielen. Die neurologische Symptomatik ist häufig unter Behandlung reversibel.

B. Befunde: Der physikalische Befund hängt von der Ursache der Hypertonie, ihrer Dauer, ihrem Schweregrad und ihrer Auswirkung auf die wesentlichen Organe ab.

1. Blutdruck: Eine Hypertonie liegt bei Patienten unter 50 Jahren nicht vor, wenn der Blutdruck bei wenigstens drei Messungen nach 20 min langer Ruhe in ruhiger Umgebung 140/90 mm Hg nicht überschreitet. Gelegentliche Messungen (wie sie üblicherweise vorgenommen werden) ergeben oft viel höhere Werte. Sie werden nach entsprechender Ruheperiode normal. In diesem Fall spricht man von vaskulärer Hyperreaktivität, nicht aber von Hypertonie.

2. Einteilung der **Netzhautveränderungen nach Keith-Wagner** (KW) bei der Hypertonie hat eine prognostische Bedeutung und korreliert gut mit dem klinischen Verlauf.

KW 1 = geringe Arteriolenverengung

KW 2 = deutlichere Arteriolenverengung und arteriovenöse Einengungen

KW 3 = flammenförmige oder zirkuläre Blutungen und flockenartige, sogenannte (Cottonwool) „Baumwoll"-Exsudate

KW 4 = eines der o. g. Zeichen + Papillen-Ödem, d. h. Hervorragen der Papille mit verschleiertem Papillenrand und Ausfüllung der physiologischen Papillenmulde. Definitionsgemäß besteht bei der malignen Hypertonie immer ein Papillenödem.

3. Herz und Arterien: Ein lauter Aortenanteil des 2. Tones und ein früh-systolisches Austreibungsklick können vorhanden sein. Vergrößerung des linken Ventrikels mit verstärkter linksventrikulärer Aktion sprechen für die ausgebildete Erkrankung. Mit Beginn der Herzinsuffizienz werden basale pulmonale Rasselgeräusche, Galopp-Rhythmus und Pulsus alternans beobachtet. Ein präsystolischer Galopp allein läßt nicht notwendigerweise auf eine Herzinsuffizienz schließen.

4. Pulse: Es sollte ein direkter Vergleich zwischen beiden Karotiden, Radial-, Femoral-, Popliteal- und Pedal-Pulsen durchgeführt werden. Auf das Fehlen oder Vorhandensein von Geräuschen bei größeren Gefäßen einschließlich der abdominellen Aorta und der Arteria iliaca ist zu achten. Der Blutdruck ist an beiden Armen und Beinen zu messen.

5. Gehirn: Neurologische Residuen zerebraler Thrombosen oder Blutungen können vorhanden sein und zwar vom positiven Babinski- oder Hoffmann-Reflex bis zur Frankschen Hemiplegie oder Hemianopsie.

6. Endokriner Status: Beim Morbus Cushing findet man: Stammfettsucht, Hirsutismus, Akne, blaurote Striae und feingranulierte Haut. Eine Niere kann durch einen Nebennierentumor verdrängt sein. Bei primären Hyperaldosteronismus beobachtet man schlaffe Lähmungen oder muskuläre Schwächen, abgeschwächte oder fehlende Sehnen-Reflexe, ebenso wie abgeschwächte oder fehlende Vasomotoren-Reflexe.

7. Koarktation der Aorta: Schwache oder im Vergleich zu den Radial-Pulsen verzögert auftretende Femoral-Pulse sind bei Jugendlichen ein wesentlicher Hinweis auf die Koarktation der Aorta. Weitere sichere Zeichen sind: Ein basales, systolisches Geräusch, das bis in die Interskapulargegend fortgeleitet wird, tastbare Kollateralarterien an den unteren Rippenrändern und an den Skapularrändern.

8. Nierenarterienstenose: Zuweilen kann ein charakteristisches arterielles Geräusch mit einem Membran-Stethoskop im linken oder rechten Epigastrium oder auch in den Flanken und im Kosto-Vertebral-Winkel gehört werden.

9. Nierenparenchym-Erkrankungen: Der Patient kann ein urämisches Aussehen und entsprechenden Geruch aufweisen. Zystennieren sind groß und leicht palpabel.

C. Laborbefunde: Bei der Routine-Urinuntersuchung kann ein niedriges fixiertes, spezifisches Gewicht eine fortgeschrittene Nierenparenchym-Erkrankung oder eine hypokaliämische Nephrophie bei primärem Hyperaldosteronismus aufdecken. In beiden Fällen ist der Rest-Stickstoff erhöht und eine Anämie vorhanden. Beim Hyperaldosteronismus ist das Serum-Kalium erniedrigt, das Serum-Natrium und CO_2 dagegen erhöht. Das Umgekehrte ist der Fall im urämischen Zustand bei einer primären Nierenerkrankung.

Proteinurie, granulierte Zylinder und gelegentlich eine Mikrohämaturie treten bei der Nephrosklerose auf. Eine Differentialdiagnose gegenüber der chronischen Nephritis ist allerdings hiermit allein nicht möglich.

Eine Bakteriurie weist auf eine Pyelonephritis hin. Die typischen Leukozyten-Zylinder werden allerdings selten gefunden. Die Pyurie kann häufiger fehlen. Es muß eine quantitative Urinkultur angefertigt und in Intervallen wiederholt werden, da die Bakteriurie bei der chronischen Pyelonephritis intermittierend auftreten kann. Die quantitative Bestimmung der Ausscheidung der 17-Hydroxycorticosteroide oder Katecholamine und Vanillyl-Mandelsäure ist notwendig bei Verdacht auf Morbus Cushing bzw. Phäochromozytom. Das Urinaldosteron muß nicht routinemäßig bestimmt werden. Leitsymptom des Conn-Syndroms und anderer Mineralokortikoid-Syndrome ist eine Hypokaliämie, wenn keine kaliumsparenden Diuretika verabreicht wurden. Die Diagnose ist gesichert, wenn neben einer erhöhten Aldosteron-Konzentration im Plasma und im Urin eine erniedrigte Plasmarenin-Aktivität nachgewiesen wird. Ist letztere erhöht, so besteht ein sekundärer Aldosteronismus, wie er bei maligner Hypertonie, Nierenarterienstenose oder dem seltenen Reninom beobachtet wird. Abgesehen von Früh- oder Grenzfällen kann die Diagnose exakt auf Grund der blutchemischen Untersuchungen gestellt werden.

1. Teste zur Diagnostik des Phäochromozytoms: Bestimmung der 24-Stunden-Ausscheidung der Katecholamine im Urin (s. Appendix) oder der Vanillyl-Mandelsäure (Normwert: 0,7 bis 6,8 mg/24 Std). Die Bestimmung der Katecholamin-Ausscheidung hat meist die Provokationsteste (Histamin- und Regitin®Test) verdrängt. Die Provokationsteste sind mit einer Gefährdung des Patienten verbunden und zeigen sowohl falsch-positive als auch falsch-negative Resultate. Bei der Bestimmung der Katecholamin-Ausscheidung ist zu berücksichtigen, daß manche Substanzen die Ergebnisse beeinflussen, insbesondere Sympathikomimetika und solche Pharmaka, die in die Katecholamin-Biosynthese oder den -Metabolismus eingreifen wie zum Beispiel Antihypertensiva, die die Sympathicusaktivität hemmen, Monoaminooxydase-Hemmer, Dehydrogynase-Hemmer und Alkohol. Bei den fluorimetrischen Methoden wirken außerdem Tetrazykline Erythromycin-, Chinidin- und Chlorpromazinstörend. Erhöhte Bilirubin-Konzentrationen beeinflussen die chromatographische Analyse der Urin-Katecholamine. Man sollte daher derartige Pharmaka möglichst etwa 8 Tage vor der geplanten Untersuchung absetzen.

2. Test bei Dauer-Hypertonie infolge eines Phäochromozytoms:
Nach 20 min langer Ruhelage wird der Ausgangs-Blutdruck bestimmt. Er sollte 170/110 mm Hg überschreiten. Phentolamin (Regitin®) 2,5 bis 5 mg werden rasch i.v. – am besten in einem Infusionsschlauch –, nachdem der Blutdruck konstante Werte erreicht hat, injiziert. Innerhalb von 2 bis 5 min sollte der Blutdruck mindestens um 35–25 mm Hg bei einem Phäochromozytom-Patienten abfallen.
Beachte: Sedativa, Antihypertensiva und ein urämischer Zustand können falsch-positive Teste bedingen.

3. Provokationstest für Patienten mit normalem Blutdruck: 0,01 bis 0,025 mg Histamin-Base werden in 0,5 ml physiologischer Kochsalzlösung mit einer Tuberkulin-Spritze rasch i.v. injiziert. Die Nadel beläßt man in der Vene, damit Phentolamin injiziert werden kann, um eine exzessive Blutdruck-Steigerung beseitigen zu können. Ein Blutdruck-Anstieg um 60–30 mm Hg oder ein noch höherer Anstieg nach einem Cold-Pressor-Test innerhalb von zwei Minuten weist auf ein Phäochromozytom hin.

D. Röntgenbefunde: Das Thoraxbild zeigt Rippenusuren und den schmalen Aortenknopf bei der Koarktation und darüber hinaus das Ausmaß der Herzvergrößerung. Das intravenöse Pyelogramm gibt Auskunft über die relative Nierengröße, die Geschwindigkeit des Erscheinens und Verschwindens von Kontrastmitteln, Nierenverlagerungen, Obstruktionen, Pyelonephritis und Zystennieren. Durch angiographische Untersuchungen lassen sich etwa 80% der Phäochromozytome nachweisen. Zur Lokalisation der Phäochromozytome kann die axiale Computertomographie, die Nebennierenszintigraphie verwendet werden. Zuweilen kann auch mit Hilfe der abdominellen Sonographie ein Nebennierentumor erfaßt werden.

E. EKG-Befunde: Das EKG gibt Hinweise über das Ausmaß der linksventrikulären Hypertrophie, über Koronar-Arterien-Erkrankungen und Rhythmusstörungen. Beim Hyperaldosteronismus ist das QT-Intervall verlängert.

F. Spezialuntersuchungen: Die präsakrale Luft-Insufflation kann Nebennierentumoren sichtbar machen. Bei Verdacht auf eine Nierenarterienstenose ist neben dem intravenösen Urogramm ein Nierenangiogramm erforderlich (transfemorale Katheter-Einführung und Injektion des Kontrastmittels direkt in die Nierenarterien). Weitere Untersuchungsmöglichkeiten liegen in der Isotopen-Ausscheidung, isolierten Nierenfunktionsuntersuchungen (z.B. Inulin und PAH-Clearance, Farbstoff- und Elektrolytkonzentrationsbestimmungen).

G. Verlaufsuntersuchungen: Wenn spezielle Ursachen ausgeschlossen sind, sind periodische ophthalmoskopische Untersuchungen, Beurteilungen der Herz- und Nierenfunktion, Thoraxaufnahmen, Urin-Eiweißbestimmungen zur Beurteilung des Verlaufs der Erkrankungen notwendig.

Die Behandlung mit hypotensiven Substanzen
Viele Hypertonie-Patienten, besonders Frauen im mittleren Alter, fühlen sich jahrelang ohne Therapie wohl. Aus diesem Grunde soll man wegen der Nebenwirkungen einer dauernden medikamentösen Therapie die Notwendigkeit der Verwendung von Hypotensiva stets überlegen.
Die Hypertonie kann bei den einzelnen Patienten sehr verschieden sein. Die Therapie sollte sich nach dem Schweregrad der Hypertonie und Vorhandensein von Komplikationen richten. Eine zufriedenstellende Einteilung der Schweregrade, die auf dem Befund des Augenhintergrundes beruht, ist auf Seite 243 wiedergegeben. Andere Faktoren, die die Schwere der Hypertonie beurteilen lassen, sind das EKG, die Größe des Herzens und die Nierenfunktion. Auf keinen Fall sollten leicht toxisch wirkende Substanzen bei einer leichten Hypertonie eingesetzt werden. Eine leichte bis mäßige Erniedrigung des Blutdrucks über Monate oder Jahre kann die vasku-

lären Komplikationen der Hypertonie verringern oder sogar beseitigen. Medikamenten-Kombinationen sind üblich. Sie sind jedoch oft schwierig zu beurteilen.

Lebensversicherungsuntersuchungen haben gezeigt, daß sogar leichte Blutdruckerhöhungen die Lebenserwartung herabsetzen, besonders, wenn sie durch eine vorzeitige Atherosklerose bedingt sind. Es sind sicherlich noch ausgedehnte klinische Kontrolluntersuchungen notwendig, um entscheiden zu können, ob die Therapie einer leichten Hypertonie (diastolischer Druck unter 105 mm Hg) ohne vaskuläre Komplikationen eine Atherosklerose verhindern und die Lebenserwartung verlängern kann. Es ist vorstellbar, daß die Therapie derartige Wirkung hat, wenn man von toxischen Medikamenten-Reaktionen absieht.

Diätetische Maßnahmen: Normalisierung des Körpergewichtes sollte in allen Fällen angestrebt werden. Die tägliche Kochsalzzufuhr sollte nicht über 6 bis 8 g liegen. Bisher ist zwar nicht sicher bewiesen, daß eine mäßiggradige Kochsalzrestriktion bereits zu einer Blutdruckabnahme führt. Ein wichtiges Argument für die Beschränkung der Kochsalzzufuhr bildet jedoch die Tatsache, daß die Wirkung der Saluretika durch eine uneingeschränkte Kochsalzaufnahme abgeschwächt wird.

A. Indikationen zur hypotensiven Therapie:

1. Sichere Indikationen: Eine hypotensive medikamentöse Therapie ist sicher indiziert bei der malignen Hypertonie und bei der dekompensierten Hypertonie (Herzinsuffizienz, Lungenödem), wenn ein akuter Herzinfarkt ausgeschlossen ist; bei rasch ansteigendem diastolischem Druck mit Linkshypertrophie und -dilatation; bei der hypertensiven Enzephalopathie; bei einer Verschlechterung des Herz- und Augenhintergrund-Befundes (Exsudate und Hämorrhagien), besonders bei jungen Patienten (speziell bei Männern); oder wenn der diastolische Druck dauernd 110 mm Hg übersteigt.

2. Mögliche Indikationen: Eine hypotensive medikamentöse Therapie ist wahrscheinlich indiziert bei wiederholten leichten zerebralen Thrombosen mit neurologischen Residuen und bei hohem diastolischem Druck; bei therapieresistenter Koronarinsuffizienz mit hohem diastolischem Druck; wenn der diastolische Blutdruck zwischen 105 bis 110 mm Hg ohne Komplikationen schwankt; bei schweren therapieresistenten Hypertonie-Kopfschmerzen (emotionaler Streß ausgeschlossen).

3. Zweifelhafte Indikationen: Eine hypotensive medikamentöse Therapie ist wahrscheinlich nicht indiziert bei leichter, gutartiger essentieller Hypertonie älterer Frauen oder im Frühstadium der labilen Hypertonie Jugendlicher, in dem keine Zeichen vaskulärer Komplikationen vorliegen.

B. Antihypertensiva: Eine antihypertensive Therapie sollte bei gesicherter Hypertonie, wenn sie einmal begonnen wurde, weiter fortgesetzt werden.

1. Peroral wirksame Diuretika (Tabelle 7–8, S. 299): Für die blutdrucksenkende Wirkung der Diuretika ist die renale Natrium- und Wasserelimination, die zu einer Verminderung des extrazellulären Flüssigkeitsvolumens und des Plasmavolumens führt, von Bedeutung. Zwar steigen unter chronischer Diuretika-Gabe das extrazelluläre Flüssigkeitsvolumen und das Plasmavolumen wieder an, jedoch werden die Ausgangswerte nicht wieder vollständig erreicht. Für den blutdrucksenkenden Effekt dürfte weiterhin eine Abschwächung der Gefäßreagibilität gegenüber Noradrenalin wichtig sein.

Die akute Gabe eines Diuretikums führt zu einer Verminderung des Herzzeitvolumens. Bei chronischer Gabe tritt eine Abnahme des peripheren Gesamtwiderstandes auf, während das Herzzeitvolumen wieder zur Ausgangslage zurückkehrt.

Sulfonamid-Diuretika stellen die in der Langzeittherapie der Hypertonie am häufigsten verwendete Substanzgruppe dar.

Besonders geeignet sind Präparate mit mittellanger (z. B. Hydrochlorothiazid) oder langer Wirkungsdauer (z. B. Chlortalidon), da diese nur ein- oder zweimal pro Tag bzw. nur alle 2 bis 3 Tage verabfolgt werden müssen. Zwischen den einzelnen Präparaten bestehen bei der Anwendung äquinatriuretischer Dosen keine sicheren Unterschiede in der blutdrucksenkenden Wirkung oder in der Häufigkeit der Nebenwirkungen.

Sulfonamid-Diuretika führen häufig zu einer Hypokaliämie. In solchen Fällen ist eine Kalium-Substitution (z. B. Kalinor®, Rekawan®, Kalium-Duriles®) oder die Kombination eines Sulfonamid-Diuretikums mit Spironolacton, Triamteren oder Amilorid sinnvoll. Häufig steigt unter der Therapie mit diesen Diuretika der Harnsäurespiegel im Serum an. Echte Gichtattacken werden jedoch nur selten ausgelöst. Bei entsprechend disponierten Patienten kann akut eine Verschlechterung der Kohlenhydrattoleranz auftreten; hierauf ist besonders bei latentem oder manifestem Diabetes mellitus zu achten. Neuerdings wurde bei längerdauernder Gabe dieser Diuretika eine Zunahme der Triglyzeride und des sogenannten „Low-Density"-Lipoprotein-Cholesterins im Serum festgestellt. Bei kaliumsparenden Diuretika muß man vorsichtig sein, wenn eine Niereninsuffizienz vorliegt, da hierbei eine Hyperkaliämie auftreten kann.

2. Beta-Rezeptorenblocker: Über die pharmakologischen Eigenschaften siehe besonderen Abschnitt, S. 321 f.

Bei entsprechender Dosierung ist die blutdrucksenkende Wirkung der verschiedenen Beta-Rezeptorenblocker etwa gleich stark. Der Mechanismus dieser Wirkung ist bisher nicht klar. Man hat eine zentrale Wirkung angenommen, aber auch daran

Tabelle 7-3 a. Antihypertonika

Chemische Bezeichnung	Handelsname	Dosierung
Clonidin	Catapresan® (Tabl. à 0,150 mg, Tabl. à 0,3 mg, Amp. à 0,15 mg)	3 × 1 Tabl. tgl., stationär auch bis 6 Tabl. à 0,3 mg tgl.; Erhaltungs-dosis meist 2 × 1 Tabl. tgl. 1 Amp. bis 4 × tgl. s. c. od. i. m., i. v. mit mindestens 10 ml phys. Kochsalz-lösung (langsam!); vgl. Text
(Di)hydralazin	Nepresol® (Tabl. à 25 mg)	s. Text; Tachykardie u. Minuten-volumensteigerung möglich, daher Vorsicht bei Herzinsuffizienz (ev. Kombin. mit bradykardisierenden Hypotensiva wie Reserpin od. Betarezeptorenblockern)
Guanethidin	Ismelin (Tabl. à 10 u. 20 mg)	s. Text, tgl. Dosis über 30–60 mg nicht sinnvoll
1-α-Methyldopa	Sembrina® Presinol® Aldometil®	s. Text
Rauwolfia-Gesamt-alkaloide		s. Text
Reserpin	Reserpin-Hameln Reserpin-Saar Serpasil®	Individuell! s. Text

gedacht, daß eine allmähliche Abnahme des peripheren Gesamtwiderstandes als Anpassung an eine initiale Abnahme des Herzzeitvolumens eine Rolle spielt. Ein Renin-senkender Effekt scheint nicht von wesentlicher Bedeutung zu sein.

Das Maximum der blutdrucksenkenden Wirkung tritt innerhalb weniger Tage bis zwei Wochen ein. Wegen der Möglichkeit eine latente Herzinsuffizienz durch Beta-Blocker zu manifestieren, hat man empfohlen, Beta-Blocker bevorzugt bei Patienten unter 60 Jahren zu verwenden. Die Entscheidung hängt jedoch vom Einzelfall ab. Man wird jeweils die Gesamtsituation des Patienten zur Beurteilung heranziehen müssen und die natürlich auf Seite 322 beschriebenen Nebenwirkungen und Kontraindikationen zu berücksichtigen haben.

Wesentlichste Kontraindikationen sind bekanntlich die manifeste Herzinsuffizienz, das Asthma bronchiale, das Syndrom des kranken Sinusknotens, der AV-Block II. und III. Grades und eine Pulsfrequenz unter 50/min bei älteren Patienten. Eine gewisse Sonderstellung nimmt Labetalol (Trandate®) ein, da diese Substanz zusätzlich eine Alpha-Rezeptorenblockierende Wirkung besitzt. Wahrscheinlich ist diese jedoch bei oraler Langzeittherapie ohne wesentliche Bedeutung für die Blutdrucksenkung.

3. *Rauwolfia-Substanzen:* Rauwolfia hat eine relativ leichte hypotensive Wirkung. Seine Anwendung ist jedoch auch wegen seines leichten sedativen Effektes und wegen seiner additiven Wirkung in Kombinationen mit ganglionären oder postganglionären Blockern sinnvoll. Als Nebenwirkungen können auftreten: Das Gefühl der verstopften Nase, Hyper-

azidität, Natrium-Retention und schwere Depression. In diesen Fällen sollte die Substanz abgesetzt werden. Folgende Substanzen kommen in Frage:
a) Reserpin 0,1 bis 0,25 mg 3 × täglich oral zu Beginn und 0,25 mg pro Tag als Erhaltungsdosis. Reserpin kann auch in kritischen Situationen kurzzeitig i. m. gegeben werden. 1–2,5 mg alle 8 bis 12 Std.
b) Rauwolfia, 10 bis 12 mg pro Tag.

4. *Dihydralazin-sulfat* (Nepresol®): Hydralazin und Dihydralazin wirken relaxierend auf die glatte Gefäßmuskulatur, vorwiegend im Bereich der Arteriolen. Sie führen zu einer Senkung des peripheren Gefäßwiderstandes und einer Steigerung des Herzschlagvolumens sowie der Herzfrequenz. Die initiale Dosis beträgt 10 bis 25 mg oral zweimal täglich. Bei allmählicher Steigerung bis auf eine Gesamtdosis von 200 mg pro Tag. Bei alleiniger Verwendung von dieser Substanz sind die Therapieerfolge oft nicht eindrucksvoll. Einige Patienten werden orthostatisch, daher günstige Kombination mit Betarezeptorenblockern. Da Hydralazin den renalen Blutstrom steigert, kann es in Kombination mit oral wirksamen ganglionären bzw. postganglionären Blockern oder oralen Diuretika verwendet werden.

Toxische Nebeneffekte können bei großen Dosen auftreten. Sie sind jedoch selten in Dosen, die 200 mg nicht überschreiten, und in Kombination mit Chlorothiazid oder mit Rauwolfia. Weitere Nebenwirkungen sind: Kopfschmerzen und Herzklopfen mit Tachykardie. Nach hohen Dosen über mehrere Monate kann auch ein Syndrom auftreten, das einer diffusen Kollagen-Krankheit ähnelt.

Tabelle 7-3 b. Antihypertonika. Kombinationspräparate (Auswahl)

Handelsname	Zusammensetzung	Dosierung
Adelphan®	0,1 mg Reserpin 10 mg Dihydralazin	Beginn 2–3 × 1 Tabl., Steigerung bis 3 × 2–3 Tabl., Reduz. auf Erhaltungsdosis.
Adelphan-Esidrix®	Adelphan + 10 mg Hydrochlorothiazid	3 × 1 tgl., Reduktion auf Erhaltungsdosis.
Bendigon®	150 mg Inositolnicotinat, 15 mg Mefrusid, 0,15 mg Reserpin	Zu Beginn 1 Kapsel tgl., falls erforderlich Erhöhung auf 2–3 Kapseln tgl. (jedoch nur in Ausnahmefällen notwendig).
Briserin®	0,5 mg Dihydroergocristin 0,1 mg Reserpin 5,0 mg Clopamid	Beginn mit 1 Drag. tgl., später 2–3 Drag. tgl. mögl. Zuweilen genügt 1 Drag. jeden 2. Tag.
Caprinol®	0,1 mg Reserpin, 125 mg Methyldopa, 10 mg Mefrusid	Im allgemeinen 1 Dragée pro Tag, in besonderen Fällen bis 3 × 1 Dragée tgl.
Combipresan®	0,075 mg Clonidin 15 mg Chlortalidon	Anfangs 2 × tgl. 1 Drag., Erhaltungsdosis 1 Drag. tgl.
Darebon®	0,25 mg Reserpin 50 mg Hygroton®	½–1 Tabl. tgl., in schweren Fällen 3 Tbl. tgl., Übergang auf Erhaltungsdosis 3 × ½–1 Tabl. wöchentlich.
Diuraupur®-Stufen-Dragées	10 mg Hydrochlorothiazid 0,1 mg Reserpin 0,25 mg Rescinnamin 0,01 mg Raupin 0,19 mg Ajmalin 0,6 mg Yohimboasäuremethylester 550 mg Kaliumchlorid	3 × 1 Drag. tgl. nach den Mahlzeiten, unter genauer Überwachung vorübergehend 3 × 2 Drag. tgl., Erhaltungsdosis 1 Drag. tgl.
Durotan® 100	4 mg Xipamid 0,1 mg Reserpin	½–2 Tabl. tgl., vorübergehend maximal 3–4 Tabl. tgl.
Elfanex®	0,1 mg Reserpin 10 mg Dihydralazin 10 mg Hydrochlorothiazid 300 mg Kaliumchlorid	3 × 1 Drag. tgl., vorübergehend 3 × 2 Drag. tgl., Erhaltungsdosis 1–2 Drag. tgl.
Esimil®	10 mg Guanethidin-Sulfat, 25 mg Hydrochlorothiazid	Zu Beginn 1 Tabl. tgl., Erhöhung nach 1 Woche um ½ Tabl. tgl. möglich. In schweren Fällen Steigerung auf maximale tgl. Dosis von 2–3 Tabl., Erhaltungsdosis 1 Tabl. tgl.
Ipharon®	12,5 mg Dihydratinophthalazinsulfat 1 mg Gesamtalkaloide der Rauwolfia serp.	1–2 Drag. tgl., im Verlauf von 4 Tagen 3–4 × tgl. 1 Drag.
Modenol®	3,3 mg Thiabutazid 0,07 mg Reserpin 0,07 mg Rescinnamin 0,7 mg Raubasin 300 mg Kaliumchlorid	2–3 × 1 Drag. tgl., Erhaltungsdosis 1–2 Drag. tgl.
Nortensin®	60 mg Lasix®, 0,4 mg Reserpin	Zu Beginn 1 Drag. tgl. Nach Normalisierung Fortsetzung der gleichen Dosis oder 1 Dragée jeden 2. Tag. Nur selten vorübergehende Dosiserhöhung auf 2 × 1 Drag. tgl. nötig.
Pacepir®	50 mg Radix Rauwolfiae 50 mg Hydroflumethiacid 625 mg Kaliumchlorid	Leichte Fälle: 1 Drag. tgl. Schwere Fälle: langsame Steigerung auf 2–3 Drag. tgl. Erhaltungsdosis 1 Drag. tgl. od. jeden 2. Tag.
Raufuncton®	Extrakt aus Rad. Rauwolfiae mit 1 mg Gesamtalkaloiden; 2,5 mg Trockensubstanz (55 MSE) Miroton®	2–3 × 1–2 Drag. tgl.
Rauwopur®-Dragées	0,1 mg Reserpin 0,25 mg Rescinnamin 0,01 mg Raupin 0,19 mg Ajmalin 0,6 mg Yohimboasäuremethylester	Therapieeinleitung meist mit Diuraupur®; dann alternierende Behandlung, meist 2–3 × 1 Drag. nach dem Essen.
Repicin®	2 mg 3-Benzyl-6-trifluormethyl-7-sulfamoyl-3,4-dihydro-1,2,4-benzothiadiazin-1, 1-dioxyd 0,1 mg Reserpin 200 mg Kaliumchlorid	Beginn mit 2 Tabl. oder Drag. tgl., bei Erfolglosigkeit nach 1 Woche auf 4 Tabl. steigern. Erhaltungsdosis 1–2 Tabl. tgl.

Tabelle 7-3 b. Fortsetzung

Handelsname	Zusammensetzung	Dosierung
Resaltex®	50 mg Triamteren, 25 mg Hydrochlorothiazid 0,125 mg Reserpin	Anfangsdosis 1 Tabl. tgl. nach dem Essen. Je nach Verhalten des Blutdrucks Verminderung oder Erhöhung.
Sali-Presinol®	0,25 g 1-α-Methyldopa 0,01 g Benzthiazid	1–2 Tabl. tgl. (einschleichend), max. 6 Tabl. tgl.
Seda-Repicin®	Repicin® + 3 mg Methiomeprazin	Individuell, ambulante Höchstdosis: 2 Drag. tgl.
Sembrina®-Saltucin®	250 mg L-α-Methyldopa, 1 mg Thiabutazid	Zu Beginn 1–2 Drag. tgl., dann langsam auf 3–4 Drag. tgl. steigern. Zur Dauerbehandlung 2–3 Drag. tgl. in mehreren Einzelgaben. Oft ist 1 Drag. tgl. ausreichend.
Tensocalm®	6 mg Clorexolon 1,35 mg Levomepromazinmaleat 500 mg Kaliumchlorid	Anfangs 1 Tabl. tgl., später jeden 2. Tag oder an 5 aufeinanderfolgenden Tagen der Woche mit Wochenendpausen 1 Tabl. zum Abendessen.
Terbolan®	0,1 mg Reserpin 15 mg Furosemid	Beginn: 3 × 1 Tabl. tgl. Schwere Fälle: Steigerung bis auf 4 × 2 Tabl. tgl. möglich. Dauerbeh.: 2 × 1 Tabl. tgl. oder weniger.

5. *Prazosin* (Minipress®): Es blockiert kompetitiv die postsynaptischen Alpha-Rezeptoren, ohne (wie andere Alpha-Rezeptoren-Blocker) die präsynaptischen Alpha-Rezeptoren zu beeinflussen. Der periphere Gesamtwiderstand nimmt ab, Herzzeitvolumen und Herzfrequenz steigen nur geringfügig an. Außerdem kommt es zu einer Venendilatation. Nebenwirkungen sind: orthostatische Hypotonie (besonders zu Beginn der Therapie), Kopfschmerzen, Übelkeit, Herzklopfen.

6. *Methyldopa* (Sembrina®): Nach einer Initialdosis von 250 mg zwei- bis dreimal täglich peroral kann in Intervallen von zwei bis drei Tagen allmählich bis auf eine tägliche Gesamtdosis (verteilt auf zwei bis vier Einzeldosen) von 0,75 bis 2,5 g gesteigert werden. Der Druck – sowohl im Liegen als auch im Stehen – wird in ca. ⅔ der Fälle mäßiger Hypertonie gesenkt. Ein orthostatischer Effekt kann, besonders bei Patienten mit Reserpin-Therapie, in den Vordergrund treten. Eine gleichzeitige Thiazid-Therapie ist empfehlenswert wegen der Potenzierung des hypertensiven Effektes und der Vermeidung einer Flüssigkeitsretention (mit Schläfrigkeit), die als Nebeneffekt beobachtet werden kann (z. B. Sali-Presinol®). Ebenso wie andere hypotensiv wirkende Substanzen, so sollte auch Methyldopa unter strenger ärztlicher Kontrolle verabreicht werden, bis eine stabile Erhaltungsdosis ermittelt ist. Fieber ist eine seltene, toxische Reaktion. Ebenso selten können sich ein pos. Coombs-Test und eine hämolytische Anämie entwickeln.

7. *Clonidin* (Catapresan®): Es wirkt wahrscheinlich durch einen zentralen Alpha-Rezeptoren-stimulierenden Effekt. Infolge der hieraus resultierenden Verminderung des Sympathicotonus nehmen Herzfrequenz und Schlagvolumen ab. Wahrscheinlich trägt auch eine venöse Dilatation zu der Verminderung des Schlagvolumens bei. Bei längerer Verabreichung von Clonidin zeigt sich auch eine Abnahme des peripheren Gefäßwiderstandes. Das Herzzeitvolumen kann wieder seinen Ausgangswert erreichen. Eine Kontraindikation ist die Erkrankung des Sinusknotens. Nebenwirkungen sind: Mundtrockenheit, Müdigkeit, Schwindel, Obstipation, Abnahme der Libido; die Wirkung von Beruhigungs- oder Schlafmitteln sowie Alkohol kann durch Catapresan® verstärkt werden. Catapresan® soll nicht plötzlich abgesetzt werden.

8. *Ganglionäre und postganglionäre Blocker-Substanzen*. Die Anfangsdosen peroral anwendbarer, ganglionärer und postganglionärer Blocker-Substanzen sind:
Hexamethonium 125 mg, Pentoliniumtartrat 10 bis 20 mg, Chlorisondaminchlorid 10 bis 20 mg. Mecamylanin wird in Anfangsdosen von 1 bis 2,5 mg ein- bis zweimal täglich verabreicht. Es kann eine Steigerung um 2,5 mg pro Dosis bis zur Erreichung eines zufriedenstellenden fixen Blutdruckes vorgenommen werden. Die Wirkungen dieser Substanzen können durch Thiazide gesteigert werden.

a) *Ganglionäre Blocker-Substanzen:* Diese Substanzen werden heutzutage weniger verwendet, da sie auch den Parasympathikus blocken und außerdem durch Guanethidin meist verdrängt worden sind. Pentoliniumtartrat, Chlorisondaminchlorid und Mecamylanin-Hydrochlorid können oral oder subkutan verabreicht werden. Die intestinale Resorption ist mit Ausnahme der von Mecamylamin gering und unregelmäßig, so daß auch eine entsprechend unregelmäßige Wirkung auf den Blutdruck besteht.

b) *Postganglionäre Blocker-Substanzen:* Guanethidin (Ismelin®) wirkt durch Blockierung des post-

Tab. 7-3 c. Nebenwirkungen und Kontraindikationen der Antihypertensiva

Rauwolfiaalkaloide	Hydralazin	Guanethidin	Alpha-Methyl-Dopa	Imidazoline	Saliuretika	Aldosteronantagonisten
Nebenwirkungen der Antihypertensiva						
Parasympathikusreiz mit Bradykardie, Hypermotilität des G-I-Trakts, Trockenheit der Nasenschleimhaut, verengte Pupillen, Wasserretention, Schläfrigkeit, Schwindel	Hemmung der Histaminase; führt zu Hitzewallungen, Schwindel, Erbrechen, Schwellung der Nasenschleimhaut. Koronarinsuffizienz bei Gefäßsklerose. L.E.-Zellphänomen	Sympathikusblock mit Orthostase, Schwächegefühl, Diarrhoe, Bradykardie, Mundtrockenheit, Wasserretention, sexuelle Störungen	Hepatitis, Mundtrockenheit, Schnupfen, Arzneimittelfieber, Wasserretention, Sedation	Mundtrockenheit, Sedation, Schwindel, Potenzschwäche, Kopfschmerzen, Übelkeit, Hautjucken, Parotisschmerz	Hypokaliämie, Muskelschwäche, Erbrechen, allergische Hauterscheinungen, Blutzuckersteigerung, Harnsäureanstieg	Hyperkaliämie, Hyponatriämie, Benommenheit, Verwirrtheit, Nausea, Hautexantheme
Kontraindikationen der Antihypertensiva						
Depressionen, manifeste Herzdekompensation	Herzinfarkt, Koronarsklerose, Magenstenose	Phäochromozytom	Arzneimittelfieber, Leberschaden, manifeste Herzinsuffizienz	Manifeste Herzinsuffizienz	Elektrolytstörungen, M. Cushing, Gicht, Leberkoma, evtl. Leberzirrhose, Cave: Diabetes	Akute Niereninsuffizienz

ganglionären adrenergen Neurons. Die Substanz kann in einer einzelnen Tagesdosis gegeben werden. Sie ist wirksam, wird gut toleriert und führt nicht zur Blockade des Parasympathikus. Die Anfangsdosis ist 10 mg peroral. Die Steigerung erfolgt allmählich in wöchentlichen Intervallen. Orthostatische Reaktionen (besonders am Morgen oder nach körperlicher Anstrengung), Diarrhoe, Muskelschmerzen, Impotentia ejaculandi sind die Hauptnebenwirkungen.

c) Grundsätzliches Vorgehen bei der Verwendung von ganglionären oder postganglionären Blockern: 1. Der Patient muß hospitalisiert werden außer bei Verwendung von Guanethidin. 2. Kleine Anfangsdosen werden allmählich in Abhängigkeit von der Reaktion und Toleranz des Patienten gesteigert. 3. Die Blutdrucksenkung sollte in der ersten Woche nur mäßig erfolgen. Die Senkung des Druckes auf Normwerte darf nur dann erfolgen, wenn der Patient nachweislich systolische Drucke um 150 mm Hg ohne hypotensive Erscheinungen toleriert. 4. Die orthostatische Reaktion, die die größte Nebenwirkung darstellt, sollte nicht nur als eine potentielle Gefahr für den Patienten angesehen werden, sondern auch als eine therapeutische Möglichkeit, die hypotensive Wirkung der Substanz über das Wirkungsmaximum hinaus zu verlängern. Um minimale Nebeneffekte zu haben, wird empfohlen, die Dosen von Ganglien-Blockern durch vorherige Applikation von Reserpin 1–2 mg pro Tag oder Thiazid (s. o.) oder beiden möglichst niedrig zu halten. 5. Gegebenenfalls muß eine Obstipation durch Laxativa behoben werden. Durchfälle (z. B. nach Guanethidin) können durch kleine Dosen von Kodein beseitigt werden. 6. Der Patient sollte auf die Auswirkungen einer zusätzlichen Vasodilatation aufmerksam gemacht werden, wie sie durch Hitze, heiße Bäder, Alkohol und in der Ruhe nach körperlicher Belastung auftreten kann.

Die Wirkung der Hypotensiva sollte besonders beim ambulanten Patienten im Stehen kontrolliert werden.

d) Bestimmung der adäquaten Dosis: Eine Therapie von ein bis zwei Wochen ist gewöhnlich notwendig, um diejenige Dosis zu bestimmen, die eine Blutdruckerniedrigung auf etwa 160/100 mg Hg ermöglicht. Dann kann man unter ambulanten Bedingungen die Dosis allmählich weiter steigern, bis die gewünschte Drucksenkung erhalten bleibt. Die Meinung ist geteilt darüber, ob der einzustellende Druck z. Zt. des Wirkungsmaximums 150–160 mm Hg systolisch betragen soll oder ob er diejenige Höhe haben soll, bei der leichte hypotensive Symptome im Stehen auftreten. Eine Obstipation kann durch perorale Verabreichung von Methonium-Verbindungen vermieden werden, die die Resorption der Medikamente steigern. Laxativa sollten eine tägliche Darmentleerung gewährleisten.

Obwohl die Bestimmung der Erhaltungsdosis schwierig ist, darf man als befriedigenden Erfolg bezeichnen, wenn der diastolische Blutdruck im Stehen 90–100 mm Hg oder weniger beträgt. Da die Wirksamkeit der Medikamente nicht ohne weiteres durch gelegentliche Messungen im Sprechzimmer festgestellt werden kann, ist folgendes Vorgehen empfehlenswert: 1. Der Blutdruck wird zu Hause gemessen und dem Arzt bei seinen regelmäßigen Besuchen vorgelegt. Der Arzt variiert entsprechend die Dosis. Der Patient wird instruiert, die Dosis zu erniedrigen, wenn der Blutdruck unter 150/90 mm Hg fällt und das Medikament ganz wegzulassen, wenn der Blutdruck unter 130/80 mm Hg im Liegen sinkt. 2. Beobachtung der Kreislauf-Reaktion während eines minutenlangen Stehens. 3. Periodische Krankenhaus-Aufnahme für ein bis zwei Tage, um den Basal-Blutdruck zu erfassen. Dieser Basal-Blutdruck ist oft 50 bis 100 mm Hg geringer als der Blutdruck, wie er im Sprechzimmer gemessen wird. 4. Über den Tag verteilte Druckmessungen ergeben eine repräsentativere Aussage über das Blutdruck-Verhalten des Patienten.

e) Nebenwirkungen und Zwischenfälle bei ganglionären und postganglionären Blocker-Substanzen:
1. Akute Hypotonie-Reaktionen machen sich bemerkbar durch Ohnmacht, Schwäche, Übelkeit und Erbrechen. Der Patient sollte angewiesen werden, sich in derartigen Situationen mit hochgelagerten Füßen hinzulegen. Wenn die Hypotonie-Reaktion nicht sehr ausgeprägt ist, gehen dann die beschriebenen Symptome rasch weg. Besteht die Symptomatik jedoch weiterhin, so muß man druckhebende Medikamente verabreichen wie Phenylephrin, Effortil® oder Novadral® subkutan oder als langsame kontinuierlich intravenöse Infusion von Levarterenolbitartrat 4 mg/l. In schweren Fällen kann Hypertensin i.v. angewendet werden (verdünnt mit phys. Kochsalzlösung 1–2 Gamma/min). In leichteren Fällen dürfte Akrinor® genügen (2–4 Amp. in 500 ml phys. Kochsalzlösung langsam i.v.). Die Verabreichung muß allerdings vorsichtig geschehen, da manche Patienten stark empfindlich auf Vasopressoren sind. 2. Eine akute oder schleichende Niereninsuffizienz als Folge des herabgesetzten renalen Blutstroms und Filtrationsdrucks kann zum Absetzen der Medikation zwingen. 3. Thrombosen und Nierenversagen sind Zwischenfälle bei älteren Patienten, bei denen schwere plötzliche Blutdruckabfälle auftreten. 4. Eine natriumarme Diät potenziert die Wirkung der Blockersubstanzen. Wenn man einem Patienten, der eine festgelegte Dosis erhält, eine natriumarme Diät verabreicht, können hypotensive Erscheinungen eintreten. Es ist empfehlenswert, zu Beginn der Therapie den Patienten auf eine Diät mit 2 g Natrium pro Tag einzustellen. 5. Alkohol, Hitze, vasodilatierende Substanzen, körperliche Anstrengung und Salzverarmung potenzieren die Wirkung der ganglionären und postganglionären Blockverbindungen. 6. Da die ganglionären Blocker-Substanzen mit Ausnahme von Guanethidin auch den Parasympathikus blocken, können entsprechende parasympathikolytische Effekte zu Sehstörungen, Verstopfung und Mundtrokkenheit führen. Diese Nebeneffekte können durch perorale Neostigmin-Medikation (7,5 bis 15 mg) z. T. behoben werden. Leichte Laxativa sollten in der Bekämpfung der Obstipation eingesetzt werden.

9. Captopril (Lopirin®, Tensobon®): Captopril ist ein kompetitiver Antagonist des Angiotensin-Converting-Enzyms. Unter Einnahme von Captopril nehmen die Plasmakonzentrationen von Angiotensin II und Aldosteron ab. Es ist nicht sicher, ob die antihypertensive Wirkung der Substanz ausschließlich auf der verminderten Bildung von Angiotensin II beruht. Sie führt zu einer Senkung des peripheren Gesamtwiderstandes; evtl. leichte HZV-Zunahme. Allmähliche Dosissteigerung! Beginn mit 6,25 mg tgl. Die Substanz soll auf nüchternen Magen eingenommen werden, da sonst die Resorption behindert wird. Die gleichzeitige Gabe von Amuno®, Voltaren® und Felden® (wahrscheinlich bei allen Substanzen, die in die Prostaglandin-Synthese eingreifen) kann zu einer Wirkungsminderung führen. Wegen vereinzelter Fälle von akuter Hypotonie nach der ersten Verabreichung von Captopril wurde anfänglich eine klinische Ersteinstellung zur Bedingung gemacht. Die Gefahr der akuten Hypotonie besteht besonders bei einer vorausgehenden oder zusätzlichen diuretischen Therapie, bei Hyponatriämie, akzelerierter und maligner Hypertonie sowie bei Niereninfarkten. Weitere Nebenwirkungen: Exantheme, Geschmacksverlust, Proteinurie, Leukopenie. Sehr selten wurden beobachtet: Hyperkaliämie, reversibles Nierenversagen, Myokardischämie, Tachykardie, Bradykardie, Eosinophilie, Aphthen, Pemphigus, Haarausfall, hämolytische Anämie, Lymphadenopathie, Guillain-Barré-Syndrom, „Serum-Sickness"-Syndrom. Die Bedeutung neuerdings angegebener Blutgerinnungsstörungen im Sinne einer Hyperkoagulabilität muß weiter geklärt werden. Verschiedentlich wurden Benommenheit, Schwindel, Schwächegefühl und Müdigkeit beobachtet. Die Analyse der Entstehungsumstände der Nebenwirkung ergab, daß bei Hochdruckpatienten mit normaler Nierenfunktion das Risiko gering ist, während es für Patienten mit eingeschränkter Nierenfunktion erheblich höher ist.

10. Kalzium-Antagonisten: Auch sie setzt man bei leichteren Hypertonien mit Erfolg ein, s. S. 258f., S. 264 und S. 323.

Praktisches Vorgehen bei der medikamentösen Hochdruck-Therapie:
Der Versuch einer Monotherapie wird nur bei leichter bis mittelschwerer Hypertonie möglich

sein. Die Empfehlungen der Deutschen Liga zur Bekämpfung des hohen Blutdruckes sehen eine Stufentherapie der Hypertonie vor:
1. Stufe: Saluretikum oder Beta-Blocker.
2. Stufe: Saluretikum + Beta-Blocker oder Saluretikum + Reserpin.
3. Stufe: Saluretikum + Beta-Blocker + Dihydralazin oder Prazosin; oder Saluretikum + Alpha-Methyldopa oder Clonidin.

Die Captopril-Therapie ist unter besonderer Berücksichtigung der Nebenwirkungen mehr für schwere Hypertonien vorgesehen.

Wenn man mit der Kombination der Monosubstanzen entsprechenden Erfolg hat, können dann auch einige der zahlreichen Kombinationspräparate (bes. mit Betablockern) verwendet werden: Antra® (100 mg Alprenolol, 10 mg Hydrochlorothiazid), Beloc® comp. (100 mg Metoprolol, 12,5 mg Hydrochlorothiazid), Docidrazin® (60 mg Propranolol, 25 mg Hydralazin, 2,5 mg Bendroflumethiazid), Moducrin® (10 mg Timolol, 25 mg Hydrochlorothiazid, 2,5 mg Amilorid), Pertenso® (10 mg Bemetizid, 20 mg Triamteren, 20 mg Bupranolol, 20 mg Dihydralazin), Teneretic® (100 mg Atenolol, 25 mg Chlortalidon), Torrat® (20 mg Metipranolol, 2,5 mg Butizid), Trasitensin®-retard (160 mg Oxprenolol, 20 mg Chlortalidon), Treloc® (100 mg Metoprolol, 12,5 mg Hydrochlorothiazid, 25 mg Hydralazinhydrochlorid), Trepress® (80 mg Oxprenolol, 25 mg Hydralazinhydrochlorid, 10 mg Chlortalidon), Viskaldix® (10 mg Pindolol, 5 mg Clopamid).

C. Akute Blutdruckkrisen: Patienten mit akuter starker Blutdrucksteigerung (diastolischer Blutdruck über 150 mm Hg) gehören ins Krankenhaus und müssen notfallmäßig mit parenteralen Antihypertensiva behandelt werden. Die bedeutungsvollsten hypertensiven Krisen sind diejenigen, die zu akuten Folgeerscheinungen geführt haben wie: die akute hypertensive Enzephalopathie, das akute Lungenödem begleitet von einem erheblichen Blutdruckanstieg bei hypertensiven Patienten mit Linksinsuffizienz, maligne Hypertonie, das akute dissezierende Aneurysma der Aorta bei hohem arteriellem Druck und die akute Hämorrhagie bei erhöhtem Druck.

Vorsicht: Der Patient gehört auf eine Intensivstation, er sollte aufrecht sitzen und der Blutdruck fortlaufend kontrolliert werden. Serumharnstoff und Serumkreatinin müssen täglich bestimmt werden, besonders wenn der Harnstoff über 50 mg% angestiegen ist.

1. Rasch wirksame Substanzen:
a) unter häufiger Blutdruckkontrolle (am besten alle 10 bis 15 Minuten) können 1 bis mehrere Catapresan®-Ampullen in 5%iger Laevulose/oder physiologischer Kochsalzlösung (250 ml oder 500 ml, je nach der Herz- und Blutdrucksituation) infundiert werden.

b) Nitroprussidnatrium (Nipruss®): die braune Brechampulle enthält 60 mg Nitroprussidnatrium, die farblose Brechampulle enthält 5 ml sterilisierte 0,9%ige Natriumcitratlösung, von der 3 ml als Lösungsmittel verwendet werden sollten. Diese 2%ige Nipruss®-Lösung wird nur in Mischung mit 5%iger wäßriger Glucoselösung zur Infusion verwendet (keine Mischung mit Laevulose-Lösung!)

Sie muß sofort nach Zubereitung mit beiliegender Aluminiumfolie umwickelt werden, um vor Lichteinfall geschützt zu sein. Zusetzung anderer Arzneistoffe ist nicht möglich. Die Infusion muß einschleichend begonnen werden. Man läßt am besten zunächst 20 µg pro Minute einlaufen. Der Blutdruck muß halbmünütlich kontrolliert werden. Bei nicht erfolgter Blutdrucksenkung wird die Tropfgeschwindigkeit allmählich gesteigert, die Senkung kann innerhalb weniger Sekunden erfolgen. Die Substanz ist daher nur bei notwendiger rascher Blutdrucksenkung indiziert. Die Dauer der Gesamttherapie nimmt 1 bis mehrere Stunden in Anspruch. Es wird empfohlen, die Behandlung nicht über 2 Tage fortzusetzen, da insbesondere bei fortgeschrittenen Niereninsuffizienzen mit Thiocyanat-Retention zu rechnen ist. Wegen des gleichmäßigen Infusionsflusses wird empfohlen, eine zentrale Vene und eine Infusionspumpe zu verwenden. Nebenwirkungen: Schwächegefühl, Müdigkeit, Übelkeit, Erbrechen, Schwindel, Schweißausbruch, Ohrensausen, Muskelzuckungen, Erregungszustände, Tachykardie und Tachypnoe. Bei Verwendung höherer Dosen und länger als 2 Tage dauernder Applikation sind Thiocyanat-Bestimmungen im Plasma notwendig. Nicht verwendet werden sollte Nipruss® bei arteriovenösem Shunt oder bei einer Aortenisthmusstenose.

c) Hypertonalum®: 1 Amp. (= 300 mg Diazoxid) relativ rasch i. v., fortlaufende Blutdruckkontrolle.

2. Verzögert wirksame Substanzen:
a) Reserpin, 1–2,5 mg i. m. alle 8 Std appliziert.
b) Hydralazin, 5–20 mg i. m. alle 2–4 Std gegeben.
c) Methyldopa, 500 mg intravenös alle 2–4 Std appliziert. Die Wirkung setzt langsamer als bei den Ganglienblockern ein. Sie hält aber 8–12 Std an.

D. Nachfolgende Therapie: Wenn der Blutdruck unter Kontrolle gebracht ist, gibt man oral Guanethidin in Kombinationen mit Thiaziden oder anderen oral wirksamen Antihypertonika.

E. Andere Behandlungsmethoden: Eine strenge natriumarme Diät (350 mg Natrium oder weniger pro Tag) ist seit Einführung von Chlorothiazid unnötig geworden. 2 g Natrium können pro Tag gestattet werden. Versuche, die Hypertonie mit psychoanalytischen Methoden anzugehen, waren nicht erfolgreich. Wenn auch die Vermeidung von Emotionen eine zusätzliche Therapienotwendigkeit ist. Nervösen Patienten kann Phenobarbital 15–30 mg drei- bis viermal täglich gegeben werden.

Therapie der Komplikationen

Die kardialen, zerebralen und renalen Komplikationen der Hypertonie sind bei der Herzinsuffizienz besprochen. Es sind Angina pectoris, Herzinfarkt, zerebrale Blutung, zerebrale Thrombose und Nierenversagen.

Die Ursache des Kopfschmerzes bei Hypertension ist nicht bekannt. Häufig ist der Schmerz emotionellen Ursprungs, wenn man von der fortgeschrittenen oder malignen Hypertonie absieht. Suggestion und Aufklärung können erfolgreich sein. Hypotensive Substanzen sind besonders beim Kopfschmerz der malignen oder prämalignen Hypertonie erfolgreich.

Prognose

Wenn auch viele Patienten mit einer leichten Blutdruckerhöhung eine normale Lebenserwartung haben, so sterben doch auch viele Patienten 20 Jahre nach Beginn der unbehandelten kardiovaskulären Hypertonie-Krankheit an den Komplikationen. Vor der Ära der Antihypertonika starben 70% der Patienten an Herzinsuffizienz oder Koronararterien-Erkrankung, 15% an zerebraler Blutung und 10% an Urämie. Die Herzinsuffizienz ist heutzutage nicht mehr die übliche Todesursache. Haupttodesursache stellen vielmehr zerebrovaskuläre, koronare und renale Komplikationen auf der Grundlage des atherosklerotischen Prozesses dar. Die Überlebenschance der Patienten mit maligner Hypertonie ist durch die moderne medikamentöse Therapie merklich gestiegen. 50 bis 60% leben heutzutage noch 5 Jahre nach Diagnosestellung, während vor der Ära der medikamentösen Hypertonie-Behandlung nach zwei Jahren nur noch 10% am Leben waren.

Die der Hypertonie zugrundeliegende Ursache ist häufig auch für den Tod verantwortlich (z.B. bei der Cushingschen Erkrankung, der Periarteriitis nodosa und der terminalen Nephritis).

Arteriosklerotische Herzerkrankung

(Arteriosklerotische Koronarerkrankung; ischämische Herzerkrankung)

Die arteriosklerotische Herzerkrankung oder die verschließende Atherosklerose der Koronararterien ist die häufigste Ursache der kardialen Leistungseinschränkung und des Todes. Man nimmt eine Störung des Fettstoffwechsels als Ursache für eine lokalisierte subintimale Ansammlung von fettigem und fibrösem Gewebe an, die fortschreitend die epikardialen Anteile der Koronararterien und ihrer Hauptäste verschließt.

Die aus prospektiven Stadien ermittelten sogenannten Risikofaktoren, die zur Entstehung der ischämischen Herzerkrankung prädisponieren, sind: Genetische Prädispositionen, arterielle Hypertension, Diabetes mellitus, Hypercholesterinämie und Hypertriglyzeridämie und Zigarettenrauchen (mehr als 10 Stück pro Tag). Weitere Faktoren von geringerer Bedeutung sind: Fettleibigkeit und körperliche Inaktivität. Die Männer sind viermal häufiger betroffen als die Frauen. Vor dem 40. Lebensjahr beträgt das Verhältnis sogar 8:1, jenseits des 70. Lebensjahres 1:1. Der Gipfel der Erkrankungshäufigkeit liegt beim Mann zwischen 60.–70. Lebensjahr. Selbst fortgeschrittene Stadien der atherosklerotischen Koronarveränderungen, zuweilen sogar ein kompletter Verschluß, können klinisch weitgehend stumm bleiben und werden erst nach einem plötzlichen Tod aus anderer Ursache entdeckt. Z.Zt. ist die Koronarangiographie die einzige Möglichkeit, die Lokalisation und das Ausmaß einer Veränderung zu bestimmen. Es besteht aber keine Korrelation zwischen den klinischen Symptomen und der Ausdehnung der Erkrankung.

Der pathologische Mechanismus, der den klinischen Erscheinungen der arteriosklerotischen Herzerkrankung zugrunde liegt, ist in Tabelle 7-3 d, S. 253 beschrieben.

1. Angina pectoris

Diagnostische Merkmale

- Drückender oder druckähnlicher Schmerz retrosternal oder links davon, der besonders unter Anstrengung auftritt, in bestimmter Form ausstrahlen kann und in Ruhe zurückgeht
- 70% dieser Patienten haben unter leichter Belastung diagnostisch verwertbare EKG-Veränderungen. Die verbleibenden 30% haben ein normales EKG oder nichtdiagnostisch verwertbare Veränderungen.

Allgemeine Betrachtungen

Werden die Angina pectoris-Beschwerden charakteristisch angegeben, hat man von einer typischen Angina pectoris gesprochen. Wenn die Beschwerden in ihrem Verlauf keine wesentlichen Schwankungen zeigen, spricht man von einer stabilen Angina pectoris. Eine instabile Angina liegt dann vor, wenn über Tage oder Wochen die Belastbarkeit fortschreitend abnimmt, die Dauer der Schmerzanfälle länger und therapeutisch immer schwieriger angehbar ist.

Bei der instabilen Angina pectoris scheint der morphologische Prozeß der Gefäßveränderung eine relativ schnelle Zunahme aufzuweisen. In der instabilen Phase ist besondere Aufmerksamkeit hinsichtlich der Therapie erforderlich. Der Zustand besonders schneller Zunahme der Angina pectoris-Beschwerden wird auch als Präinfarkt-Syndrom bezeichnet (siehe auch unter ‚Varianten der Angina pectoris', S. 264f.).

Im allgemeinen ist die Angina pectoris die Folge einer arteriosklerotischen Herzerkrankung. Nur in seltenen Fällen kann sie auch ohne merkliche Erkrankung der Koronararterien bei einer schweren Aortenstenose oder Aorteninsuffizienz, einer syphilitischen Aortitis, schweren Stoffwechselstörungen bei einer Hyperthyreose oder nach Schilddrüsentherapie, schwerer Anämie und paroxysmalen Tachykardien auftreten. Der zugrundeliegende Mechanismus ist eine Diskrepanz zwischen dem myokardialen Sauerstoffverbrauch und dem koronaren Sauerstoffangebot. Die drei Faktoren, die zu einer relativen oder absoluten Myokardischämie führen, sind:

1. Beschränkung der Sauerstoff-Zufuhr durch die Koronararterien:
a) Alle Gefäßfaktoren wie arteriosklerotische Verengung, mangelnder Kollateralkreislauf, reflektorische Verengung bei Erregung, Kälte, gastrointestinalen Erkrankungen oder Rauchen. Alle Blutfaktoren wie Anämie, Hypoxämie und Polyzythämie, erhöhte Viskosität.
b) Alle Kreislauffaktoren wie Blutdruckabfall infolge von Arrhythmien, orthostatischer Hypotension, Blutung oder einem Valsalvaschen Preßdruckversuch, schließlich lokale Kreislaufstörungen wie herabgesetzter Füllungsdruck der Koronararterien bei einer Aortenstenose oder Aorteninsuffizienz.

2. Steigerung des Herzzeitvolumens:
Physiologische Faktoren wie körperliche Anstrengung, Aufregung oder vermehrte Verdauungsarbeit im Gefolge einer schweren Mahlzeit, pathologische Faktoren wie Anämie, Thyreotoxikose, arteriovenöse Fisteln und Phäochromozytom.

3. Gesteigerter Sauerstoffverbrauch des Myokards:
Als Folge einer gesteigerten Herzarbeit wie z.B. bei Aortenstenose, der Aorteninsuffizienz und diastolischer Hypertonie; oder gesteigerter Sauerstoffverbrauch bei Thyreotoxikose oder jeder Situation mit erhöhter Katecholamin-Exkretion (Phäochromyzytom, starke Erregung und Hypoglykämie).

Beobachtungen bei Patienten mit Anstrengungsangina während eines Herz-Katheterismus haben gezeigt, daß kurz vor dem Angina-pectoris-Anfall und den ischämischen Veränderungen im EKG ein beträchtlicher Anstieg des linksventrikulären enddiastolischen Druckes auftritt. Dabei steigt der myokardiale Sauerstoffverbrauch an. Diese Veränderungen zeigen, daß bei der Angina pectoris eine Linksherzinsuffizienz oder eine Herabsetzung der myokardialen Compliance auftreten kann.

Klinische Befunde
A. Anamnese: Die Diagnose der Angina pectoris hängt häufig ganz von der Anamnese ab. Es ist sehr wesentlich, daß der Patient die Symptome selbst beschreibt, ihre Qualität und Lokalisation genau angibt. Die Anamnese sollte – insbesondere folgende Kategorien – umfassen:

1. Umstände, die den Angina pectoris-Anfall auslösen bzw. beenden: Die Angina pectoris tritt meist im Laufen speziell beim Hinaufsteigen oder Hinaufrennen von Treppen auf. Eine Anstrengung, die mit Glottisverschlüssen und Immobilisation des Thorax einhergeht, ruft die Attacke meist besonders schnell hervor. Unabhängig vom Typ der Aktivität tritt die Angina pectoris während der Anstrengung auf und sistiert prompt, wenn der Patient steht oder ruhig sitzt. Der Patient zieht die aufrechte Position meist der liegenden vor. Manche Patienten erhalten durch Aufstoßen Erleichterung. Das Ausmaß der Aktivität, die den Anfall hervorruft, variiert bei jedem Patienten. Es ist jedoch stets geringer nach Mahlzeiten, während Aufregung oder in kaltem Wind. Schwere Mahlzeiten und starke Erregung können eine Attacke auch ohne Anstrengung hervorrufen.

2. Charakteristika der Beschwerden: Die Patienten beschreiben den Anfall häufig nicht als „Schmerz", sondern als Gefühl des Drückens, Brennens, Pressens, Erstickens, Wundseins oder der Enge. Die Beschwerden werden oft auf eine Verdauungsstörung oder Magenverstimmung geschoben. Man findet nie einen scharf umschriebenen Schmerz, der mit dem Finger gezeigt werden kann. Das Beschwerdebild tritt schnell während der Anstrengung

Tabelle 7-3 d. Pathologische Mechanismen arteriosklerotischer Herzerkrankungen

Klinischer Befund	Zugrundeliegender Mechanismus
1. Angina pectoris	1. vorübergehende lokalisierte Myokardischämie
2. akuter Herzinfarkt	2. arterieller Verschluß
3. Prä-Infarkt, Azotämie	3. länger anhaltende Myokardischämie mit oder ohne Myokardnekrose
4. Herzinsuffizienz, chronische Arrhythmien, Überleitungsstörungen, abnormes EKG	4. allmähliche Fibrose des Myokards oder des Erregungsleitungssystems. Die Veränderung kann auch aus 2. od. 3. hervorgehen
5. plötzlicher Tod	5. jeder der o.g. Mechanismen; zusätzlich ventrikuläre Arrhythmie oder Adams-Stokes-Anfall

auf und nimmt rasch mit deren Intensität zu, bis der Patient sich wieder ausruht.

3. Lokalisation und Ausstrahlung: Die lokale Verteilung der Beschwerden variiert sehr stark, wiederholt sich jedoch recht typisch beim einzelnen Patienten. In 80 bis 90% der Fälle wird der Schmerz hinter oder leicht links neben dem Sternum angegeben. Zu Beginn ist er meist links oder seltener rechts, strahlt charakteristischerweise in die Mitte aus, wird tief im Thorax empfunden. Obwohl der anginöse Schmerz von C2 bis Th10 ausstrahlen kann, reicht er oft bis in die linke Schulter und den linken Oberarm und die Innenseite des Armes, bis zum 4. und 5. Finger. Eine Ausstrahlung in die rechte Schulter und distal davon ist seltener. Gelegentlich treten die Beschwerden im Unterkiefer, im Nacken, in der Interskapulargegend oder im oberen Teil des linken Gesäßes auf. Die Angina pectoris kann meist ausgeschlossen werden, wenn der Patient nur mit einem Finger auf die Herzspitzengegend als Schmerzort zeigt.

4. Anfallsdauer: Der Angina pectoris-Anfall hält nur kurze Zeit an und verschwindet ohne Schmerzresiduen. Wenn die Attacke durch Anstrengung ausgelöst ist, hört sie prompt in Ruhe auf. Meist halten die Beschwerden weniger als drei Minuten an, selbst wenn der Patient sie als länger empfindet. Nur die Attacken, die auf schwere Mahlzeiten erfolgen, können oft 15 bis 20 min dauern.

5. Wirkung von Glycerin-trinitrat: Die Diagnose der Angina pectoris gewinnt an Sicherheit, wenn 1. 0,4 mg Glycerin-trinitrat (Nitroglycerin) stets die Anfallsdauer verkürzt; 2. Unter dieser Substanz die Belastungstoleranz zunimmt. Allerdings ist diese diagnostische Hilfe weniger verläßlich als eine charakteristische Anamnese.

6. Es sind auch *Erkrankungen ohne unmittelbaren Bezug* zu berücksichtigen, die die Angina pectoris intensivieren können z.B. Cholezystitis, Hiatushernie, Thyreotoxikose, paroxysmale Arrhythmien, orthostatische Hypotension oder Linksherzinsuffizienz.

B. Untersuchungsbefund: Die Untersuchung während einer spontan oder induziert auftretenden Attacke zeigt häufig einen erheblichen Anstieg des systolischen und diastolischen Druckes. Gelegentlich tritt während des Schmerzes ein Galopp-Rhythmus auf. Karotissinus-Massage führt häufig schneller zum Rückgang des Schmerzes als zur Frequenzverlangsamung (jedoch: Vorsicht!). Dies scheint ein diagnostisches Hilfsmittel bei atypischer Angina zu sein.

Es ist wesentlich, Hinweise für arteriosklerotische Erkrankungen zu finden, wie Diabetes mellitus (Retinopathie oder Neuropathie), Xanthomatosis (tuberosa, plana oder tendinosa) oder Störungen, die eine Angina intensivieren können, wie die Hypertonie, Thyreotoxikose, die orthostatische Hypotonie,

die Aortenstenose und die Mitralstenose. Die kardiovaskuläre Untersuchung ergibt jedoch in 20 bis 40% der Angina pectoris-Patienten normale Befunde. Schließlich ist auf periphere arterielle Erkrankungen, Kardiomegalie, auffällige Herzgeräusche oder Zeichen einer Herzinsuffizienz zu achten.

C. Laborbefunde: Anämie, Hypercholesterinämie, Diabetes mellitus, Hypoglykämie, Hyperthyreoidismus und Erkrankungen des oberen Intestinaltraktes sollten als zusätzliche Faktoren ausgeschlossen werden. Eine Thorax-Röntgenaufnahme ist erforderlich, um pulmonale, kardiale und Veränderungen am Skelet auszuschließen.

D. EKG-Befunde: In 25% der Fälle ist das Ruhe-EKG normal. Der Rest umfaßt atrioventrikuläre oder intraventrikuläre Leitungsstörungen, Zeichen der Linkshypertrophie, alte Myokardinfarkte oder unspezifische ST-T-Veränderungen. Ein Belastungs-EKG kann die Diagnose sichern. Es sollte jedoch nur durchgeführt werden, wenn das Ruhe-EKG normal ist, der Patient drei Wochen kein Digitalis erhalten hat und der Schmerz nicht frisch ist. Diese Vorsichtsmaßregeln sind notwendig, um zu vermeiden, daß ein Patient mit einer akuten oder subakuten Myokardischämie belastet wird. Ein positives Belastungs-EKG besteht darin, daß eine wenigstens 1 mm tiefe horizontale oder absteigende ST-Senkung in einer oder mehreren Ableitungen oder eine AV-Überleitungsstörung, ein Schenkelblock oder gar eine ST-Hebung auftreten. Eine Senkung der S-ST-Verbindung allein („J"), eine T-Wellen-Abflachung oder eine geringere ST-Senkung sind diagnostisch nicht verwertbar. Im Standard-Test treten signifikante EKG-Veränderungen nur bei 50 bis 60% der Patienten mit Angina pectoris auf. Der Prozentsatz wird wesentlich höher, wenn die Untersuchungen während eines spontanen Anfalls oder bei intensiverer Belastung durchgeführt werden. Die Auslösung eines Anfalls oder einer schwereren Herzrhythmusstörung durch die Belastung ist möglichst zu vermeiden, daher sollte jede Belastung (am besten mit dem Fahrradergometer) unter Aufsicht eines Arztes durchgeführt werden.

E. Selektive Koronar-Kine-Angiographie: Mit zunehmender Erfahrung hat sich gezeigt, daß die Angiographie relativ sicher die anatomischen Veränderungen der Koronararterien zeigt. Es gibt jedoch einige Patienten mit sicherer Angina pectoris und normalem Koronarangiogramm. Es schließt also ein normales Angiogramm eine Koronarerkrankung nicht aus.

Die Indikation für diese Untersuchung ist noch nicht fest umrissen, sie wird jedoch zunehmend häufiger gestellt.

Differentialdiagnose

Eine relativ schlecht definierte Gruppe von Störungen hat man als psycho-physiologische vaskuläre

Reaktionen bezeichnet. Sie gehen gewöhnlich mit dumpfen Thoraxschmerzen einher, die über Stunden oder Tage anhalten können, direkt als Herzschmerz bezeichnet, oft durch Anstrengung verstärkt werden und prompt in Ruhe zurückgehen. Messerstichartige, kurz andauernde Schmerzen in der Herzspitzengegend oder über dem Präkordium treten ebenso häufig auf. Emotionelle Spannungen und Abgespanntheit verstärken den Schmerz. Atemnotartige Beschwerden durch Hyperventilation, Herzklopfen, Müdigkeit und Kopfschmerzen können ebenso vorhanden sein. Über fortwährende Erschöpfung wird häufig geklagt.

Das „vordere Brustwand-Syndrom" ist charakterisiert durch eine scharf lokalisierte Verspannung der Interkostalmuskeln, die auf Druck schmerzhaft sind. Luxation oder Entzündung der Chondrokostalgelenke, die warm, geschwollen und rot sein können (das sogenannte Tietze-Syndrom), können zu diffusen Thoraxschmerzen führen, die durch lokalen Druck reproduzierbar sind. Interkostale Neuritiden (Herpes zoster, Diabetes mellitus usw.) können diagnostisch irreführen.

Eine besondere Empfindlichkeit des Xiphoids und des unteren Sternalrandes kann zu Schmerzen führen, die ebenfalls durch Druck reproduzierbar sind. Alle diese Schmerzbilder können auch bei einem Angina pectoris-Kranken auftreten.

Erkrankungen der Hals- und Thoraxwirbelsäule (degenerative Bandscheibenerkrankungen, Streckhaltungen, Arthritiden), die die hinteren Wurzeln alterieren, führen zu plötzlichen scharfen, heftigen Thoraxschmerzen mit Lokalisation und Ausstrahlung, ähnlich dem Angina pectoris-Schmerz. Sie stehen jedoch in enger Beziehung zu bestimmten Bewegungen des Halses oder der Wirbelsäule, aufrechter Stellung, Streckbewegung usw. Der Schmerz als Folge zervikaler oder thorakaler Bandscheibenerkrankungen strahlt häufiger in die äußere oder dorsale Seite des Armes aus und betrifft mehr den Daumen und den Zeigefinger als den Ring- oder kleinen Finger. Ein peptisches Geschwür oder chronische Cholezystitis, Kardiospasmus und funktionelle gastrointestinale Erkrankungen werden oft diagnostiziert, da die Patienten häufig Erleichterung des Angina pectoris-Schmerzes durch Aufstoßen empfinden. Bei diesen Erkrankungen ist jedoch die Symptomatik mehr zur Nahrungsaufnahme als zu körperlichen Anstrengungen bezogen.

Röntgenologische und fluoroskopische Untersuchungen können die Diagnose klären. Der Schmerz verschwindet bei entsprechender Diät und medikamentöser Behandlung. Die Hiatushernie ist durch einen Schmerz im unteren Thorax und oberen Abdominalbereich charakterisiert, der besonders nach schweren Mahlzeiten in gebückter oder liegender Körperstellung auftritt. Der Schmerz verschwindet bei leichter Diät, Antazida und im Laufen.

Degenerative und entzündliche Veränderungen der linken Schulter, Halsrippen und das Scalenus anticus-Syndrom sind von der Angina pectoris dadurch zu unterscheiden, daß der Schmerz bei Bewegung des Armes und der Schulter auftritt, daß Parästhesien im linken Arm vorhanden sind und daß entsprechende Übungen und ein Kopfkissen unter den Schultern Erleichterung bringen.

Eine Mitralstenose oder eine pulmonale Hypertonie infolge einer chronischen Lungenerkrankung können gelegentlich Thoraxschmerzen hervorrufen, die von der Angina pectoris nicht zu unterscheiden sind, selbst wenn man Veränderungen an der ST-Strecke berücksichtigt. Der klinische Befund der Mitralstenose oder der Lungenerkrankung ist jedoch vorhanden, das EKG zeigt eine Rechtsdrehung des QRS-Vektors oder eine Rechtshypertrophie.

Verhütung der ischämischen Herzerkrankung

Patienten mit hohen Risikofaktoren (sie wurden einleitend in diesem Abschnitt geschildert) haben, besonders wenn mehrere Faktoren gleichzeitig vorhanden sind und diese Patienten weniger als 50 Jahre alt sind, ein hohes Risiko der klinischen Erkrankung. Immerhin kann eine Beseitigung dieser Risikofaktoren das weitere Fortschreiten der Erkrankung verhindern. Es ist daher eine intensive Prophylaxe zu betreiben. Hypertonie und Diabetes mellitus sind zu behandeln. Das Zigarettenrauchen ist einzuschränken. Das optimale Körpergewicht und die körperliche Ertüchtigung sollten erreicht werden. Die Behandlung der Hyperlipidämien setzt eine Kenntnis der verschiedenen Typen dieser Anomalität voraus. Die Tabelle 7–4a faßt die allgemein anerkannte Typeneinteilung zusammen. Die Typeneinteilung wird durch die Lipidelektrophorese ermöglicht. Im Serum liegen folgende Normalwerte vor: Cholesterin 130 bis 250 mg%, Triglyzeride 25 bis 220 mg%; die Fraktionen verteilen sich auf: alpha $24 + / - 8\%$, Prä-beta $22 + / - 80\%$, beta $55 + / - 7\%$. Die Behandlung nach Fredrickson ist folgende:

Typ I: Reduktion der Fettzufuhr auf 35 g pro Tag.

Typ II: Reduktion der Zufuhr gesättigter Fette und des Cholesterins und die Applikation folgender Medikamente: Colestyramin (Quantalan®) 16–32 g pro Tag in Einzeldosen während der Mahlzeiten. Beta-Sitosterin (Sito-Lande®), 12 bis 18 g pro Tag in Einzeldosen vor den Mahlzeiten. Clofibrat (Regelan® N 500), 500 mg dreimal täglich. Colestyramin bindet die Gallensäure und steigert so ihre Exkretion. Beta-Sitosterin verhindert die Synthese von Cholesterin. Nebenwirkungen, wie gastrointestinale Störungen, können auftreten. Sorgfältige Verlaufsuntersuchungen durch den Arzt sind zur Vermeidung der Nebenwirkungen notwendig. Bei Nichtansprechen einer Colestyramin-Therapie soll-

Tabelle 7-4a. Die 5 Haupttypen der primären Hyperlipidämie

Ursächlicher Mechanismus	Klinisches Bild	Häufigstes Alter der Feststellung	Auszuschließen sind
	Normalserum		
–	–	–	–
	Typ I. Am seltensten, die exogene Hyperlipidämie oder Hyperchylomikronämie		
Genet. Defekt der Lipoproteinlipase-Aktivität	Tomatencreme-suppenblut. Weiße Reflexstreifen auf den Netzhaut-gefäßen. Hepato-splenomegalie. Xan-thome. Bauch-schmerzen trotz Normdiät	Frühe Kindheit	Pankreatitis, Diabetes
	Typ II. Relativ häufig		
Dominant vererb-lich; sporadisch	Xanthome an Sehnen u. Knochen-vorsprüngen. Arcus senilis. Vorzeitige Atherosklerose	Frühe Kindheit (bei schweren Fällen)	Hypothyreose, intrahepatische Obstruktion, Nephrotisches Syndrom
	Typ III. Relativ selten		
Rezessiv vererb-lich; sporadisch	Xanthome (insbes. gelbe Streifen auf den Handflächen). Abnorme Glukose-toleranz. Hyper-urikämie	Erwachsenenalter (über 20 Jahre)	Lebererkrankung, Dysglobulinämie, unkontrollierter Diabetes
	Typ IV. Häufig. Endogene Hyperlipidämie		
Genetisch bedingt; sporadisch. Ex-zessive, endogene Glyzeridsynthese. Mangelnder Glyzeridabbau	Vorzeitige Gefäß-erkrankung (bes. Koronarerkrankun-gen bei Jugend-lichen). Abnorme Glukosetoleranz (häufig leichter Diabetes).	Erwachsenenalter	Hyperthyreose, Diabetes, Pankrea-titis, Glykogen-speichererkrankung, Nephrotisches Syn-drom, Schwanger-schaft, multiple Myelome
	Typ V. Selten. Gemischte exogene und endogene Hyperlipidämie		
Wahrscheinlich genetisch bedingt	Bauchschmerzen, die manchmal zu chirurg. Eingriffen führen, bei denen man dann höchstens eine milchige Peri-tonealflüssigkeit findet.	Frühes Erwachsenenalter	Insulinabhängiger Diabetes, Pankrea-titis, Alkoholismus

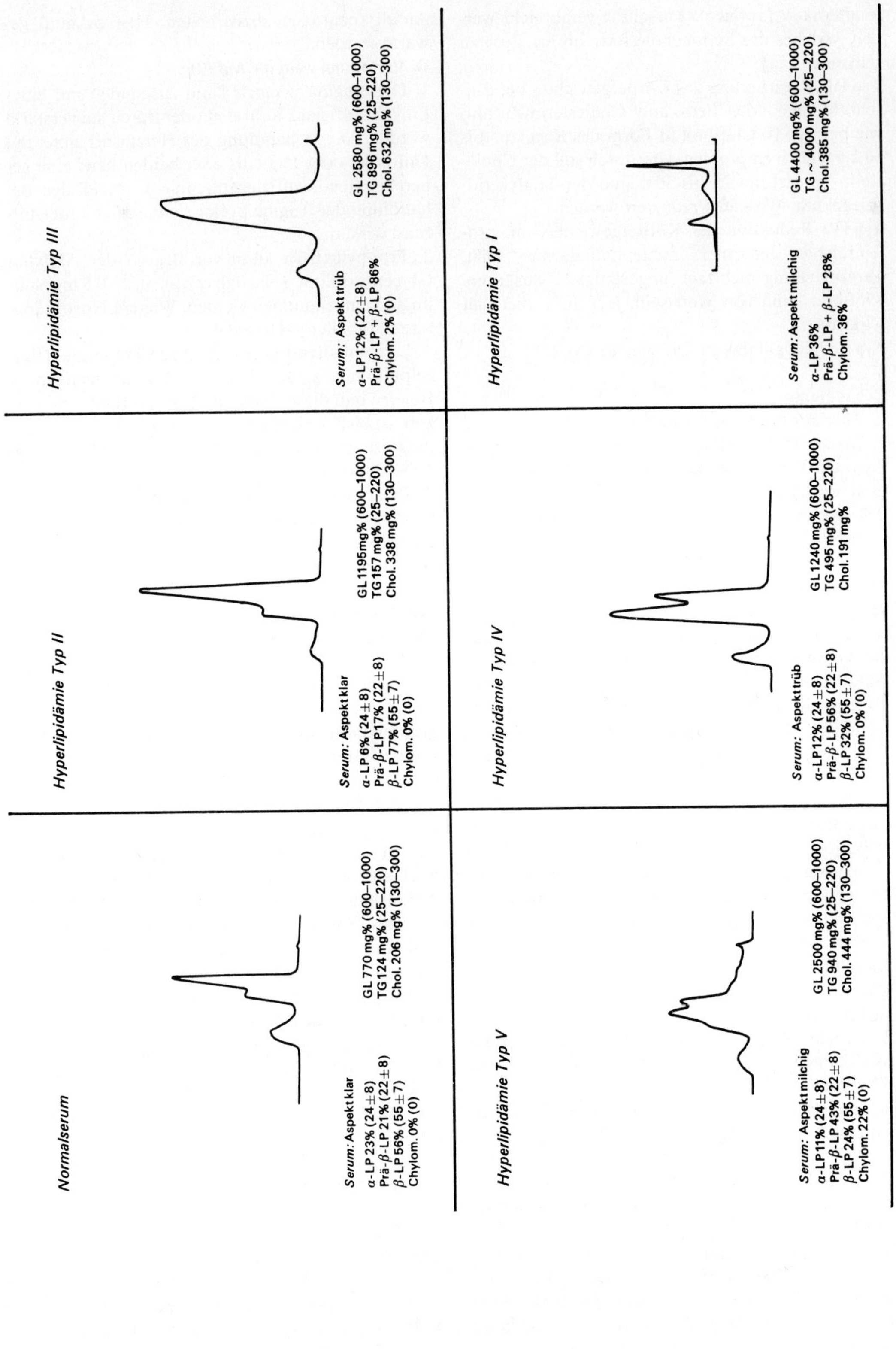

Normalserum

Serum: Aspekt klar
α-LP 23% (24±8)
Prä-β-LP 21% (22±8)
β-LP 56% (55±7)
Chylom. 0% (0)

GL 770 mg% (600–1000)
TG 124 mg% (25–220)
Chol. 206 mg% (130–300)

Hyperlipidämie Typ II

Serum: Aspekt klar
α-LP 6% (24±8)
Prä-β-LP 17% (22±8)
β-LP 77% (55±7)
Chylom. 0% (0)

GL 1195 mg% (600–1000)
TG 157 mg% (25–220)
Chol. 338 mg% (130–300)

Hyperlipidämie Typ III

Serum: Aspekt trüb
α-LP 12% (22±8)
Prä-β-LP + β-LP 86%
Chylom. 2% (0)

GL 2580 mg% (600–1000)
TG 896 mg% (25–220)
Chol. 632 mg% (130–300)

Hyperlipidämie Typ V

Serum: Aspekt milchig
α-LP 11% (24±8)
Prä-β-LP 43% (22±8)
β-LP 24% (55±7)
Chylom. 22% (0)

GL 2500 mg% (600–1000)
TG 940 mg% (25–220)
Chol. 444 mg% (130–300)

Hyperlipidämie Typ IV

Serum: Aspekt trüb
α-LP 12% (24±8)
Prä-β-LP 56% (22±8)
β-LP 32% (55±7)
Chylom. 0% (0)

GL 1240 mg% (600–1000)
TG 495 mg% (25–220)
Chol. 191 mg%

Hyperlipidämie Typ I

Serum: Aspekt milchig
α-LP 36%
Prä-β-LP + β-LP 28%
Chylom. 36%

GL 4400 mg% (600–1000)
TG ~ 4000 mg% (25–220)
Chol. 385 mg% (130–300)

Abb. 7-2. Beispiele der Lipidelektrophorese

te alternativ Probucol (Lurselle®) verabreicht werden, welches das Serumcholesterin um ca. 20% zu senken vermag.

Typ III: Reduzierung des Körpergewichtes bei Einschränkungen der Fett- und Cholesterin-Zufuhr, wie bei Typ II. Clofibrat in Form des Regelan® bis zu 2 g täglich empfohlen. Hierdurch soll der Cholesterin-Spiegel um 25 bis 50% und der Triglyzeridspiegel um 40 bis 80% reduziert werden.

Typ IV: Reduktion des Körpergewichtes mit proteinreicher, fettarmer, kohlenhydratarmer Diät, Verabreichung mehrfach ungesättigter Fettsäuren. Clofibrat kann von Wert sein, jedoch ist die Diät wirksamer.

Typ V: Hier gilt das gleiche wie für Typ IV.

Behandlung

A. Therapie des akuten Anfalls:

1. Glycerintrinitrat (Nitroglycerin) ist das Medikament der Wahl. Es wirkt in etwa 1 bis 2 min. Zu Beginn des Anfalls ist eine Tablette von 0,6 bzw. 0,8 mg unter die Zunge zu legen und die langsame Auflösung abzuwarten. Kapseln sind zu zerbeißen. Die austretende Flüssigkeit ist sublingual zur Resorption zu bringen. Die Dosis kann auf 3 Kapseln gesteigert werden, wenn von einer niedrigeren Dosis kein Erfolg gesehen wird. Das Glycerintrinitrat kann entweder bei dem Anfall selbst, oder wenn ein Anfall erwartet wird (siehe unten), gegeben werden. Es kann Kopfschmerzen und Blutdruckabfall verursachen. Akut wirksam auch Nitrosprays.

2. Amylnitrit: Eine Glaskapillare wird über dem Taschentuch zerbrochen und (mit Wirkung innerhalb von 10 sec) inhaliert. Dieses Medikament verursacht meist eine Rötung des Gesichts, verstärkte Pulsation und manchmal Schwindel u. Kopfschmerzen. Diese Reaktionen können dadurch etwas geringer gehalten werden, wenn die Inhalation von einem größeren Abstand aus erfolgt, oder durch schnelles Vorbeiführen der aufgebrochenen Kapillare bzw. des getränkten Tuches an der Nase. Der Patient lernt meist sehr schnell, wie er am besten inhaliert.

3. Langanhaltend wirksame Nitrate und andere Medikamente haben kaum Erfolg in der Therapie des akuten Anfalls.

4. Anmerkung des Herausgebers: Akute Erfolge sind auch mit sublingualer Applikation von Nifedipin und Oxyfedrin beobachtet worden.

5. Alkohol. Ein oder zwei Whisky oder Brandy können als Hausmittel mit gewissem Erfolg verwendet werden.

6. Allgemeine Maßnahmen. Der Patient soll still stehen, sitzen oder liegen, sobald der Schmerz beginnt und sich bis zum Abklingen des Anfalles ruhig verhalten. Meist ist dies sowieso die Reaktion des Patienten. Manche versuchen allerdings, den Anfall sozusagen abzuarbeiten. Hiervor muß gewarnt werden.

B. Verhütung weiterer Anfälle:

1. Die Angina pectoris kann zusammen mit einer Linksinsuffizienz auftreten oder durch sie verstärkt werden. Die Behandlung der Herzinsuffizienz mit Diuretika oder Digitalis oder beiden bzw. eine generelle Herzinsuffizienztherapie kann in der Behandlung der Angina pectoris wesentlich unterstützend wirken.

2. Prophylaktisch kann vor Beginn der Aktivität Glycerintrinitrat (Nitroglycerin), 0,25–0,8 mg sublingual eingenommen werden. Weitere Nitropräparate s. Tabellen 7-4b und 4c.

3. Langanhaltend wirksame Nitro-Präparate. (Einzelpräparate s. Tabelle 7-4b). Ein überzeugender Beweis, daß diese Präparate lebensverlängernd wirken, ist bisher nicht erbracht worden. Anfallsverhütung ist möglich. Neu: Nitropflaster (Nitroderm TTS, Deponit®).

4. Betablocker (Betasympathikolytika): [siehe Tabelle 7-4e; zusammenfassende Betrachtung und Nebenwirkungshinweise s. S. 321 ff.]. Propranolol (Dociton®) 10 bis 40 mg dreimal täglich ist mit gutem Erfolg verabreicht worden, wenn eine Herzinsuffizienz ausgeschlossen war. Die Substanz muß unter den entsprechenden Vorsichtsmaßregeln verabreicht werden, wie sie unten näher besprochen sind. Die Kombination mit Nitraten hat sich bewährt.

5. Anmerkung des Hrsgs.: Als prophylaktische Therapie werden im Anfallsintervall sog. Koronardilatatoren (siehe Medikamententabelle 7-4g) verwendet. Im Tierexperiment ist mit diesen Substanzen eine Kollateralenbindung im Herzmuskel nachgewiesen worden. Am Menschen steht dieser Beweis noch aus. Allerdings wird über einen Rückgang der Anfallshäufigkeit berichtet. In der letzten Zeit haben diese Substanzen wesentlich an therapeutischer Bedeutung verloren. Neuere Untersuchungen an Tieren haben gezeigt, daß manche Substanzen dieser Gruppe über die Steigerung der Koronardurchblutung hinaus weitere, z.B. Stoffwechsel-aktive Wirkungen, in der Herzmuskulatur entfalten. So hat unter anderem Carbochromen eine Hemmung bestimmter Fermente (z.B. der Phosphodiesterase) und damit möglicherweise Stoffwechselverbessernde Effekte zur Folge.

Neuerdings wird auch eine Hemmung der Thrombozytenaggregation (und damit der Thrombosebildung) beschrieben.

Inzwischen sind eine Reihe weiterer Medikamente entwickelt worden, die weniger zur Bekämpfung des akuten Anfalls, sondern zur Verhütung weiterer Anfälle geeignet sind. Es handelt sich um die sog. Kalziumantagonisten (vgl. Tabelle 7-4h, S. 264): Dieser Substanzgruppe ist die Eigenschaft gemeinsam, den transmembranären Kalziumeinstrom in

Tabelle 7-4b. Nitro-Präparate

Chem. Bezeichnung	Handelsname	Dosierung
Amylnitrit		Im Anfall 1–2mal nach Gebrauchs-anweisung inhalieren. Pro Tag nicht mehr als 20 Inhalationen.
Glyceroltrinitrat	Nitroglycerinum Compretten®	1 Comprette à 0,5 mg mehrmals tgl. (½–1–2) perlingual
	Nitrangin®	1–3 Kapseln à 0,8 mg, zerbeißen, sub-lingual.
	Nitrolingual®	1–3 Kapseln à 0,8 mg, zerbeißen, sub-lingual. Nitrolingual®-Spray (1–2 Stöße).
	Nitro-Mack®-Retard	Kapsel à 2,5 mg in langzeitwirksamer Form, 2 K. tgl. unzerkaut.
	Nitrorectal®	Supp. à 0,8 mg 2–3 × tgl.
	Sustac®-Retard mite	Tabl. à 2,6 mg Depotform 2 × 1 tgl.
	Sustac®-Retard forte	Tabl. à 6,5 mg Depotform 1 × tgl.
Pentaerythrityl-tetranitrat (PETN)	Dilcoran® 80	2 × ½–1 Tabl. à 80 mg tgl. Langzeit-wirkung
Isosorbiddinitrat	Isoket®, Maycor®, Iso Mack®	Tabl. à 5 mg, 3 × 1–2 tgl.
	Isoket® retard, Maycor® retard, Iso Mack® Retard	Tabl. à 20 mg (Depotform), 2 × 1 tgl.
	Isoket® retard 40, Iso Mack® Retard forte	Tabl. à 40 mg, 3 × 1 tgl.
	Iso Mack® Retard 60 mg	Tabl. à 60 mg (Depotform), 3 × 1 tgl.
Isosorbit-5-nitrat	Elantan® 20 Ismo® 20	Tabl. à 20 mg, 3 × 1 tgl.
Mannitolhexanitrat	Moloid®	Tabl. à 0,33 mg. Beginn mit 1 Tabl. tgl. 5 Tage lang, dann 2 × 1 tgl.

die erregten Myokardfasern zu blockieren. Daher wird die Kontraktilität herabgesetzt. Sie haben auch eine koronardilatierende Wirkung (zumindest an den großen Gefäßen), da sie auch an der Gefäß-muskelzelle den Kalziumeinstrom hemmen. Man hat diese Substanzgruppe als Kalziumantagonisten zusammengefaßt, obwohl sie sonst recht unter-schiedliche Eigenschaften haben.

a) Verapamil (Isoptin®) hat die stärkste antiarrhyth-mische Wirkung der Gruppe (siehe Antiarrhythmi-ka) und kaum eine nitroähnliche Wirkung. Es kön-nen 3 × 40 bis 3 × 80 mg täglich verabreicht werden. Es steht auch in „Retard"-Form zur Verfügung. Die intravenöse Form sollte für die Behandlung der Koronarinsuffizienz nicht verwendet werden. Schwindel und Magenunverträglichkeit können vorkommen; bei höherer Dosierung können Fre-quenzverlangsamungen sowie AV-Überleitungsstö-rungen beobachtet werden. (Vgl. auch f) Gallopa-mil als Weiterentwicklung des Verapamil.)

b) Diltiazem (Dilzem®) hat noch eine leicht antiar-rhythmische Wirkung, zusätzlich leicht nitroartige Wirkung. Die Tabletten von 60 mg haben eine ver-zögerte Wirkstofffreisetzung. Dosierung bis zu 3 × 1 Retardtabl. täglich. Nebenwirkungen: Übelkeit,

Müdigkeit, Schwindel, Kopfschmerzen; selten Juckreiz; sehr selten Bradykardie und pathologi-sche Blutdrucksenkung.

c) Nifedipen (Adalat®), Wirkung anscheinend durch Abnahme des peripheren Gefäßwiderstandes. Do-sierung: 3 × 1–2 Kapseln à 10 mg tgl. Nebenwirkungen: Kopfschmerzen, Gesichtsrö-tung, Schwindel, Übelkeit.

d) Fendilin-hydrochlorid (Sensit®). Dosierung: 3 × 1 Drg. à 50 mg tgl. Nebenwirkungen: Kopfschmerzen, Übelkeit, Un-ruhe, Kontraindikationen: frischer Herzinfarkt.

e) Perhexilinmaleat (Pexid®), Anfangsdosierung 2 × 2 Tabl. à 100 mg tgl., dann allmähliche Reduzie-rung bis zur niedrigsten noch wirksamen Dosis. Nebenwirkungen: Schwindelgefühl, Kopf-schmerzen, Übelkeit, Tremor, Gangstörungen, Schwitzen, Urtikaria; gelegentlich mäßige Erhö-hung von GOT, GPT und alk. Phosph.; daher am besten bei Lebererkrankungen nicht einsetzen.

f) Gallopamil (D 600, Procorum®), eine Weiterent-wicklung des Verapamil, wurde am 1.4. 1983 als neuer Kalziumantagonist eingeführt. Es ist dem Verapamil verwandt, jedoch mehrfach stärker wirk-sam.

Tabelle 7-4c. Nitro-Kombinationspräparate

Handelsname	Zusammensetzung	Dosierung
Adenovasin®	0,5 mg Nitroglycerin 0,3 mg Atropin. sulf. 1 mg Adenosin 20 mg Aethylpapaverinhydrochlor. 20 mg Phenylaethylbarbitursäure 70 mg Theophyllin anhydr.	2–3 × tgl. ½–1 Tabl. perlingual schneller wirksam
Dilcoran®	0,01 g PETN 0,015 g Phenylaethylbarbitursäure	3 × 1–2 Tabl. tgl.
Gilucor®	20 mg Ajmalin 0,05 mg Reserpin. hydrochlor. 5 mg Extr. Belladonnae 8 mg PETN	3 × 1 Drag. tgl.
Govil®	0,4 mg Nitroglycerin 10 mg PETNIL 20 mg Nicotinsäure 40 mg Mandelsäurebenzylester 15 mg Phenylaethylbarbitursäure	3 × tgl. 1 Drag.
Myocardon®	100 mg Euphyllin 20 mg Phenylaethylbarbitursäure 29,7 mg Papaverinhydrochlorid 0,3 mg Atropinmethylnitrat 0,5 mg Nitroglycerin	1–3 × tgl. ½–2 Tabl.
Pentaneural®	0,2 g Meprobamat 0,02 g PETN	4 × tgl. 1–2 Drag.
Pentrium®	0,02 g PETN 0,005 g Librium®	2–3 × tgl. 1–2 Tabl.
Stenocardin®	5 mg Procainamid 0,6 mg Erythroltetranitrat 5 mg Rutin; 11,3 mg Scillae sicc. 2,5 mg Extr. Val. sicc. 6,8 mg Extr. Crataegi sicc.	2–3 × tgl. 1–2 Drag.
Stenoppressin®	0,2 g Aethyl. nitros. 2 g Belladonnae sicc. 8 g Tinct. Lobeliae 15 g Tinct. Stroph. 0,5 g Ol. Menthae pip. Spir. dilut. ad 100 g	3 × tgl. 10–15 Tropfen peroral od. perlingual

Tabelle 7-4d. Eigenschaften Beta-Rezeptoren blockierender Substanzen

Freiname	Handelsname	Beta-Blockade (Propranolol = 1)	Kardio- selektivität	Sympatho- mimetische Eigenwirkung	Direkte kardio- depressive Wirkung
Acebutol	Neptal, Prent	0,3	+	+	+
Alprenolol	Aptin	0,3	−	+	+
Atenolol	Tenormin	1	+	−	−
Bunitrolol	Stresson	2–4	−	+	−
Bupranolol	Betadrenol	1	−	−	+
Methypranol	Disorat	4	−	−	−
Metoprolol	Beloc, Lopresor	1	+	−	±
Nadolol	Solgol	2–4	−	−	−
Oxprenolol	Trasicor	0,5–1	−	+	+
Pindolol	Visken	5–10	−	+	+
Propranolol	Dociton	1	−	−	+
Sotalol	Sotalex	0,3	−	−	−
Timolol	Temserin	6	−	±	−
Toliprolol	Doberol, Sinorytmal	1	−	−	+

+ vorhanden, − fehlt, ± nicht geklärt.

Tabelle 7-4e. Betarezeptorenblocker – Monopräparate[a]

Substanz	Handelsname	Hersteller	Substanzmenge pro Dosis	Handelsformen Packungsgröße	Arzt-Information	Patienten-Information
1. Acebutolol	Neptal	Röhm-Pharma	200 mg	30/50 Tbl.	●	●
	Neptal 400	Röhm-Pharma	400 mg	28/56/98 Tbl.	●	●
	Neptal Ampullen	Röhm-Pharma	25 mg	5 Amp.	●	
	Prent	Bayer	200 mg	30/50/100 Tbl.		
	Prent 400	Bayer	400 mg	30/50/100 Tbl.	●	
2. Alprenolol	Aptin Duriles	Astra	200 mg	30/50/100 Tbl.		●
3. Atenolol	Tenormin 50	ICI-Pharma	50 mg	28/56/98 Tbl.	●	●
	Tenormin 100	ICI-Pharma	100 mg	28/56/98 Tbl.	●	●
4. Bunitrolol	Stresson	Boehringer Ingelheim	10 mg	50 Tbl.		●
5. Bupranolol	betadrenol 40	Melusin	40 mg	20/40/100 Tbl.		●
	betadrenol 100	Melusin	100 mg	20/40/100 Tbl.		●
	Panimit 50	Nattermann	50 mg	20/50/100 Tbl.		●
	Panimit 100	Nattermann	100 mg	20/50/100 Tbl.		●
6. Carazolol	Conducton	Klinge	5 mg	50/100 Tbl.		●
7. Mepindolol	Corindolan-2,5	Schering	2,5 mg	20/50/100 Tbl.		●
	Corindolan-5	Schering	5 mg	20/50/100 Tbl.		●
8. Metipranolol	Disorat 10	Boehringer Mannheim	10 mg	50/100 Tbl.	●	
	Disorat 20	Boehringer Mannheim	20 mg	50/100 Tbl.	●	●
9. Metoprolol	Beloc Duriles	Astra	200 mg	30/50/100 Tbl.		●
	Beloc mite	Astra	50 mg	30/50/100 Tbl.		●
	Beloc	Astra	100 mg	30/50/100 Tbl.		●
	Lopresor mite	Geigy	50 mg	30/50/100 Tbl.	●	●
	Lopresor	Geigy	100 mg	30/50/100 Tbl.	●	●
	Prelis	Brunnengräber	200 mg	20/50/100 Tbl.	●	●
10. Nadolol	Solgol mite	Heyden	60 mg	28/50/100 Tbl.	●	●
	Solgol	Heyden	120 mg	30/50/100 Tbl.	●	●
11. Oxprenolol	Trasicor	Ciba	2 mg	5 Amp.	●	●
	Trasicor 40	Ciba	40 mg	20/50 Tbl.	●	●
	Trasicor 80	Ciba	80 mg	20/50 Tbl.	●	●
	Trasicor retard	Ciba	160 mg	20/50/100 Drg.	●	●
12. Penbutolol	Betapressin	Hoechst	40 mg	20/50/100 Tbl.	●	●
13. Pindolol	Visken-mite	Sandoz	2,5 mg	30/50/100 Tbl.	●	●
	Visken	Sandoz	5 mg	20/30/50/100 Tbl.	●	●
			5 mg	30 ml/100 ml Tr.	●	●
			0,4 mg	5 Amp.	●	●
	Visken 15 mg	Sandoz	15 mg	20/50 Tbl.	●	●
	Visken retard	Sandoz	20 mg	20/30/50 Tbl.	●	●
14. Propranolol	Dociton 10	Rhein-Pharma	10 mg	50/250 Tbl.	●	●
	Dociton 40	Rhein-Pharma	40 mg	50/100/250 Tbl.	●	●
	Dociton 80	Rhein-Pharma	80 mg	50/100 Tbl.	●	●
	Dociton retard	Rhein-Pharma	160 mg	28/56/98 Kps.	●	●
	Indobloc 40	Homburg	40 mg	50/100 Tbl.	●	●
	Indobloc 80	Homburg	80 mg	50/100 Tbl.	●	●
	Propranolol 40 Stada	Stada	40 mg	50/100 Tbl.		
	Propranolol 80 Stada	Stada	80 mg	50/100 Tbl.		
	Propranolol 160 retard Stada	Stada	160 mg	28/56 Tbl.		
	Propranur 20	Henning Berlin	20 mg	20/50/98 Tbl.	●	
	Propranur 40	Henning Berlin	40 mg	20/50/98 Tbl.	●	
	Propranur 80	Henning Berlin	80 mg	20/50/98 Tbl.	●	
	Propranur 160	Henning Berlin	160 mg	20/50/98 Tbl.	●	

Tabelle 7-4e. Fortsetzung

Substanz	Handelsname	Hersteller	Substanzmenge pro Dosis		Handelsformen Packungsgröße	Arzt-	Patienten-Information
15. Sotalol	Sotalex mite	Bristol	80	mg	20/40/100 Tbl.	●	●
	Sotalex	Bristol	160	mg	20/40/100 Tbl.	●	●
	Sotalex i.v.	Bristol	20	mg	5 Amp.	●	
			40	mg	5 Amp.	●	
			80	mg	5 Amp.	●	
16. Timolol	Temserin	MSD-Sharp & Dohme	10	mg	30/100 Tbl.		●
17. Toliprolol	Doberol 10	Boehringer Ingelheim	10	mg	50 Tbl.	●	●
	Doberol 50	Boehringer Ingelheim	50	mg	20/50 Tbl.	●	●
18. Celiprolol	neuer Betarezeptorenblocker (noch in Klinischer Prüfung; Einführung steht bevor)						

Betarezeptorenblocker mit alphablockierender Wirkung: Labetalol

Substanz	Handelsname	Hersteller	Substanzmenge pro Dosis		Handelsformen Packungsgröße	Arzt-	Patienten-Information
1. Labetalol	Trandate mite	Glaxo	100	mg	50/100 Tbl.	●	●
	Trandate	Glaxo	200	mg	50/100 Tbl.	●	●
	Trandate Injektionslösung	Glaxo	100	mg	5 Amp.	●	

[a] aus: Hochdruck Arzneimittel-Manual (1982); Wiedergabe mit freundlicher Genehmigung der pmi-Verlags GmbH, Frankfurt/Main

Tabelle 7-4f. Kombinationspräparate aus Betarezeptorenblockern plus Diuretika[a]

Substanz	Handelsname	Hersteller	Substanzmenge pro Dosis		Handelsformen Packungsgröße	Arzt-	Patienten-Information
Kombinationspräparate							
1. Metoprolol Chlortalidon	Lopresor- Hygroton 25	Geigy	100 25	mg mg	je 15/30/ 100 Tbl.	●	●
2. Oxprenolol Hydro- chlorothiazid	Trasicor 80 Esidrix	Ciba	80 25	mg mg	28+14/ 84+42 Tbl.	●	●
3. Propranolol Spironolacton	Dociton 80 Aldace 50	Rhein-Pharma/ Searle	80 50	mg mg	20+ 50 Tbl.		●
4. Propranolol Triamteren Hydro- chlorothiazid	Dociton 80 Dytide H	Rhein-Pharma/ Röhm-Pharma	80 50 25	mg mg mg	30+15/ 60+30 Tbl.	●	●
	Propranolol/ Tri.-Thiazid Stada	Stada	160 50 25	mg mg mg	28 Kps.+ 28 Tbl./ 56 Kps.+56 Tbl.		
Fixe Kombinationspräparate							
1. Acebutolol Mefrusid	Sali-Prent	Bayer	400 20	mg mg	30/50/100 Tbl.	●	●
2. Alprenolol Hydro- chlorothiazid	Antra	Astra	100 10	mg mg	30/50/100 Tbl.		
3. Atenolol Chlortalidon	Teneretic	ICI-Pharma	100 25	mg mg	28/30/50/56/98/ 100 Tbl.	●	●
	Teneretic mite	ICI-Pharma	50 12,5	mg mg	28/30/50/56/98/ 100 Tbl.	●	●
4. Bupranolol Bemetizid Triamteren	Cardiotensin	Melusin	100 10 10	mg mg mg	20/50/100 Tbl.		

Tabelle 7-4f. Fortsetzung

Substanz	Handelsname	Hersteller	Substanzmenge pro Dosis	Handelsformen Packungsgröße	Arzt-Information	Patienten-Information
5. Metipranolol Butizid	Torrat	Boehringer Mannheim	20 mg 2,5 mg	20/50/56/ 100 Tbl.	●	●
6. Metoprolol Hydro-chlorothiazid	Beloc Comp.	Astra	100 mg 12,5 mg	30/50/100 Tbl.		●
7. Oxprenolol Chlortalidon	Trasitensin	Ciba	80 mg 10 mg	20/50/100 Tbl.	●	●
	Trasitensin retard	Ciba	160 mg 20 mg	20/50/100 Drg.	●	●
8. Penbutolol Furosemid	Betasemid	Hoechst	40 mg 20 mg	30/50/100 Tbl.	●	●
9. Pindolol Clopamid	Viskaldix	Sandoz	10 mg 5 mg	20/30/50/ 100 Tbl.	●	●
10. Propranolol-HCl Bendro-flumethiazid	Dociretic	Thiemann	80 mg 2,5 mg	28/56/98 Kps.	●	●
11. Propranolol Triamteren Hydro-chlorothiazid	Dociteren	Rhein-Pharma/ Röhm-Pharma	80 mg 25 mg 12,5 mg	25/50/100 Tbl.	●	●
	Betathiazid	Henning Berlin	80 mg 25 mg 12,5 mg	20/50/98 Tbl.		
12. Sotalol Hydro-chlorothiazid	Sotaziden	Bristol	160 mg 25 mg	28/84 Tbl.		●
13. Timolol Amilorid Hydro-chlorothiazid	Moducrin	MSD-Sharp & Dohme	10 mg 2,5 mg 25 mg	30/50/100 Tbl.		●

Kombinationspräparate mit Alphablocker

Substanz	Handelsname	Hersteller	Substanzmenge pro Dosis	Handelsformen Packungsgröße	Arzt-Information	Patienten-Information
1. Labetalol Hydro-chlorothiazid	Trandate Esidrix	Glaxo	200 mg 25 mg	30+15/ 50+25/ 100+50 Tbl.	●	●

[a] aus: Hochdruck Arzneimittel-Manual (1982); Wiedergabe mit freundlicher Genehmigung der pmi-Verlags GmbH, Frankfurt/Main

Tabelle 7-4g. Koronardilatatoren

Chem. Bezeichnung	Handelsname	Dosierung
Carbochromen	Intensain®	3 × tgl. 1 Kapsel à 150 mg, 1 Amp. à 40 mg i.v.
Dipyridamol	Persantin®	3 × tgl. 2 Drag. à 25 mg
	Persantin® forte	3 × tgl. 1 Drag. à 75 mg, ev. 1–2 Amp. à 10 mg mehrmals tgl. langsam i.v.
Etafenon	Baxacor®	1–2 Drag. à 75 mg 1–3 × tgl., 1–2 Amp. à 10 mg 2–3 × tgl.
Hexobendin	Reoxyl®	3 × tgl. 1 Tabl. à 60 mg, 1–2 Amp. à 5 mg i.v. od. i.m.
Lidoflazin	Clinium®	3 × 1 Tabl. à 60 mg tgl., nach 1 Monat Steigerung auf 3 × 2 möglich.

Beachte: I.v.-Applikation von Koronardilatatoren stets langsam, nie im Schock, bei Hypotension und frischem Herzinfarkt. Gefahr peripherer Vasodilatation!

Tabelle 7-4h. Kalziumantagonisten

Medika-ment	Marken-name	Charakteristika	Dosierung (mg/Tag)
Verapamil	Isoptin®	Gefäßerweiternd *und* antiarrhythmisch. Pharmakokinetik unvollständig geklärt. Retard-Tabletten sollen 6 bis 14 Stunden wirken	120–480
Diltiazem	Dilzem®	Leicht nitroartig und leicht antiarrhythmisch; Retard-Tablette mit verzögerter Wirkstofffreisetzung	180–360
Nifedipin	Adalat®	Keine nennenswerte Beeinträchtigung der AV-Überleitung, nitroartig Eliminationshalbwertzeit 4–5 Stunden. Kapseln können (zur Sofortwirkung) zerkaut werden	30– 60
Fendilin	Sensit®	Wirkung ähnlich Nifedipin. Wirkungseintritt verzögert Eliminationshalbwertszeit um 6 Stunden	100–150
Prenylamin	Segontin®	Besitzt auch sedierende und antiarrhythmische Eigenschaften Wirkungseintritt verzögert. Eliminationshalbwertzeit um 7 Stunden	45–240
Gallopamil	Procorum®	Verringert Energieumsatz und Sauerstoffverbrauch des Herzens sowie den Gefäßtonus, wirkt vasodilatatorisch	100–150

6. Chirurgische Therapie der Koronarinsuffizienz: Man kennt 2 operative Verfahren:
1. die indirekte Myokardrevaskularisation durch Implantation der Arteria mammaria interna und
2. direkte Eingriffe an den Kranzgefäßen durch sogenannte Bypass-Operationen.

Die erste Methode (erstmalig von Vineberg 1950 durchgeführt) ist bei hochgradigen diffusen Koronarsklerosen mit einer mindestens 90%igen Stenosierung gegeben.
Eine weitere Voraussetzung ist der Nachweis von interkoronaren Kollateralen. Nicht indiziert ist diese Operation bei segmentalen Stenosen oder Verschlüssen mit normaler peripherer Gefäßstrecke, weil hier der Venen-Bypass erfolgreich ist.
Die Operationsletalität beträgt für die Vineberg-OP beim Einzelimplantat etwa 4%, beim Doppelimplantat etwa 6%. Die Bypass-Operationen haben eine Mortalität von 3–5%.
7. Der Versuch, die Schilddrüsentätigkeit bis zum Myxödem mit Hilfe von Thiouracil-Verbindungen oder radioaktivem Jod (siehe Kapitel 20) herabzusetzen, geht von dem Gedanken aus, die Herzarbeit zu vermindern. Gute Resultate sind etwa in der Hälfte der Fälle therapieresistenter Angina pectoris berichtet worden. Jedoch sollte diese Methode erst nach Versagen der übrigen Therapie nach Ausschluß emotioneller Faktoren angewendet werden.
8. Allgemeinmaßnahmen: Der Patient muß alle Gewohnheiten und Tätigkeiten einschränken, die bei ihm einen Anfall auslösen können. Zusätzliche Störungen (insbesondere eine Anämie), die zu einer verstärkten kardialen Ischämie führen können, sind zu behandeln. Die meisten Angina pectoris-Patienten brauchen keine längere Bettruhe, wenn auch Ruhe und Entspannung sinnvoll sind. Auch eine entsprechende geistige Ruhe ist wichtig. Adipöse Patienten sollten durch eine entsprechende Diät und Fetteinschränkung ihr Gewicht auf normale oder sogar subnormale Werte reduzieren. Tabak

wird am besten ganz vermieden oder nur in geringen Dosen gestattet, da das Rauchen Tachykardien und Erhöhung des Blutdrucks hervorrufen kann. Besonders das Zigarettenrauchen ist als ein Risikofaktor der koronaren Herzerkrankung nachgewiesen. Gute körperliche Kondition aufgrund eines regelmäßigen Trainingsprogrammes hält man für erfolgreich in der Therapie und in der Prophylaxe, wenn auch ein großer Teil ein psychologischer Effekt sein mag.
9. Sedativa oder Tranquilizer können die Häufigkeit der Attacken reduzieren.
10. Kontrollen einer Hyperlipämie sind erforderlich, wie in A. besprochen.

Prognose

Der Verlauf ist lang mit Variabilität in der Frequenz und der Schwere der Anfälle, die von beschwerdefreien Perioden, aber auch von einem Infarkt unterbrochen sein können. Plötzlicher Todeseintritt ist möglich. Die durchschnittliche Überlebenszeit nach Beginn der Angina pectoris beträgt 8–10 Jahre. Die Jahres-Mortalität – bezogen auf die Angina pectoris – liegt 5 bis 8% oberhalb der erwarteten. Diabetes mellitus, Hypertonie, Kardiomegalie, Herzinsuffizienz, Herzinfarkt, Arrhythmien und Überleitungsstörungen (wie im EKG ersichtlich) verkürzen die Lebenserwartung. Beginn des Beschwerdebildes vor dem 40. Lebensjahr oder frühzeitige kardial bedingte Todesfälle trüben die Prognose. Die Hälfte der Patienten stirbt plötzlich, ⅓ nach einem Herzinfarkt. Ein Teil des noch verbleibenden Restes stirbt an einer Herzinsuffizienz.

2. Varianten der Angina pectoris

Liege-Angina (Angina decubitus)
Patienten mit sonst typischer Angina pectoris können gelegentlich Anfälle kurz nach dem Zubettge-

hen haben, oder sie werden durch einen Anfall geweckt. Sitzen oder Stehen beseitigt den Anfall allmählich. Glycerintrinitrat ist nicht so wirkungsvoll wie gewöhnlich. Solche Episoden sind gewöhnlich kurz und selten. Wenn diese Variante der Angina plötzlich auftritt und besonders, wenn der Schmerz nachts auftritt, müssen die Bedingungen gesucht werden, die diesen Schmerz intensivieren. Sind keine besonderen Bedingungen zu finden, so ist der Typ der Liege-Angina verdächtig auf einen drohenden Infarkt. Die Todesrate ist ohne Therapie hoch. Therapie mit Kalziumantagonisten.

Als *Prinzmetal-Angina* hat man eine Angina pectoris-Form bezeichnet, bei der im EKG bereits ST-Hebungen wie beim frischen Herzinfarkt auftreten; diese ST-Hebungen verschwinden jedoch mit Rückbildung des Anfalls, ohne eine Q-Zacke als Zeichen einer Nekrose zu hinterlassen.

Die *therapieresistente Angina (Status anginosus)*. Nach verschlimmernden Faktoren – insbesondere nach einer Thyreotoxikose oder exzessiven emotionellen Spannung – muß intensiv gesucht werden, da sie noch in 5 bis 10% der Fälle vorhanden sind. Ein hoher Prozentsatz der Patienten mit dem verlängerten anginösen Schmerz entwickelt einen frischen Herzinfarkt oder stirbt plötzlich. Einige Patienten kehren allerdings ebenso plötzlich zu ihrem alten Bild der Angina pectoris zurück oder werden sogar asymptomatisch. Allerdings setzt sich dieser Status anginosus nur selten fort, ohne daß eine Myokardnekrose auftritt.

Ist eine entsprechende Dosis von Glycerintrinitrat wirkungslos, so ist wie bei einem Herzinfarkt zu behandeln. Persistiert der Schmerz, nachdem ein Herzinfarkt ausgeschlossen ist, so ist die therapeutische Herbeiführung eines Myxödems mit Thiouracil-Verbindungen oder radioaktivem Jod zu erwägen.

Der anginöse Schmerz als Vorläufer des Herzinfarktes (die Präinfarkt-Angina)

Die Behandlung wie bei einem Infarkt sollte in folgenden Situationen einsetzen: 1. Plötzlicher Beginn der Angina pectoris; 2. Schnelles Ansteigen hinsichtlich Häufigkeit, Schwere und Dauer; 3. Abrupter Wechsel in Lokalisation oder Ausstrahlung; 4. Schmerz, begleitet von Übelkeit oder Erbrechen; 5. Persistierende oder wiederholte Liege-Angina; 6. Vollständige Refraktärität gegenüber Glycerintrinitrat.

Das Wiedererscheinen der Angina nach einem langen asymptomatischen Intervall kann – braucht aber nicht – eine Therapie wie bei einem Herzinfarkt erfordern.

Akuter Herzinfarkt

Diagnostische Merkmale

- Plötzliches, aber nicht sofortiges Auftreten eines Vernichtungsschmerzes im vorderen Thoraxbereich, Herzrhythmusstörungen, Hypotonie oder Schock
- Selten schmerzloser Verlauf mit dem Bild einer akuten Herzinsuffizienz, Synkope, zerebrale Thrombose oder eines unerklärlichen Schocks
- Fieber, Leukozytose, Anstieg der Blutkörperchen-Senkungsgeschwindigkeit, Erhöhung der CPK, SGOT und LDH innerhalb von 24–48 Std
- EKG: Abnorme Q-Zacken, erhöhte ST-Strecken; später symmetrisch invertierte T-Wellen

Allgemeine Betrachtungen

Der Herzinfarkt ist eine umschriebene Nekrose des Myokards meist als Folge eines Verschlusses einer Koronararterie durch einen Thrombus oder eine subintimale Blutung im Bereich einer atheromatösen Stenose. Seltener kommt es zu einem kompletten Verschluß durch Proliferation der intimalen Plaques oder durch eine Blutung in einen solchen Plaque. Der Infarkt kann auch ohne vollständigen Verschluß entstehen, wenn der koronare Blutstrom temporär stark vermindert ist wie im postoperativen oder traumatischen Schock, bei gastrointestinaler Blutung oder Blutdruckabfall irgendeiner Ursache oder Dehydratation. Selten sind ein embolischer Verschluß, eine syphilitische Aortitis oder eine akute Vaskulitis Ursache des Infarktes.

Lokalisation und Ausdehnung des Infarktes hängen von der anatomischen Gefäßverteilung, dem Sitz des Verschlusses und der Kollateral-Zirkulation ab. Thrombosen treten meist im Ramus descendens anterior der linken Koronararterie auf und führen zu einem Infarkt der Vorderseite des linken Ventrikels. Ein Verschluß der linken Arteria circumflexa verursacht einen Antero-Lateral-Infarkt. Thrombosierung der rechten Koronararterie führt zu einem Infarkt des posterioinferioren Teiles des linken Ventrikels.

Klinische Befunde

A. Symptome:

1. Prämonitorischer Schmerz: Bei über einem Drittel der Patienten gehen das Beschwerdebild der Angina pectoris oder ein plötzlicher atypischer anginöser Anfall oder unklare Beschwerden im Thoraxbereich dem Herzinfarkt Stunden, Tage oder Wochen voraus.

2. Infarkt-Schmerz: Er kann in Ruhe (sogar im Schlaf) oder während körperlicher Betätigung beginnen. Er ist dem anginösen Schmerz in Lokalisation und Ausstrahlung ähnlich, aber intensiver, geht in Ruhe nicht zurück, nimmt rasch oder in Wellenform innerhalb von Minuten oder länger an Intensität zu. Glycerintrinitrat hat keine Wirkung. Der Schmerz kann Stunden anhalten, wenn er nicht durch Narkotika beseitigt wird. Er ist oft unerträglich. Der Patient wird kaltschweißig, fühlt sich schwach und angegriffen, bewegt sich unruhig hin und her und sucht eine erträgliche Stellung. Es werden Schwindel, Synkopen, Dyspnoe, Orthopnoe, Husten, Stöhnen, Übelkeit und Erbrechen und abdominales Völlegefühl beobachtet. All diese Erscheinungen können einzeln oder zusammen auftreten.

3. *Der schmerzlose Infarkt:* In 5 bis 15% der Fälle fehlt der Schmerz, ist sehr gering oder durch anderweitige Komplikationen überschattet, wie ein akutes Lungenödem oder eine sich rasch entwickelnde Herzinsuffizienz, extreme Schwäche, Schock, Synkope oder eine zerebrale Thrombose.

B. Befunde: Der physikalische Befund kann stark variieren. Der Schweregrad des klinischen Bildes muß nicht mit der Ausdehnung und Lokalisation des Infarktes korrelieren.

1. *Schock:* Der Schock kann beschrieben werden als ein Abfall des systolischen Druckes unter 80 mm Hg (oder etwas darüber bei vorbestehender Hypertonie) mit aschfahlem Gesicht, Benommenheit, kalter, feuchter Haut, peripherer Zyanose, Tachykardie oder Bradykardie und schwachem Puls. Der Schock tritt nur in schweren Fällen auf (etwa in 8 bis 14% der Fälle). Der Schock kann zunächst mehr durch den Schmerz als durch die hämodynamischen Auswirkungen des Infarktes bedingt sein. Wenn das der Fall ist, so bildet er sich innerhalb von 30–60 Minuten nach Beseitigung des Schmerzes und Zufuhr von Sauerstoff zurück.

2. *Kardiale Auswirkungen:* In ernster Situation sind 1. und 2. Herzton schwach, oft auskultatorisch nicht unterscheidbar, so daß hierbei das sogenannte Tick-Tack-Phänomen entsteht. Galopp-Rhythmus, gestaute Halsvenen, basale Rasselgeräusche sind oft vorhanden. Ein akutes Lungenödem oder eine sich rasch entwickelnde Herzinsuffizienz können das Bild beherrschen. In weniger schwierigen Situationen ist der Untersuchungsbefund normal und der systolische Blutdruck etwas erniedrigt. In 20 bis 30% der Fälle tritt vom 2. bis 5. Tag ein perikardiales Reiben auf. Es ist oft nur sehr flüchtig.

3. *Fieber:* Fieber fehlt zu Beginn im Gegensatz zur akuten Perikarditis und bei prolongiertem Schock. Innerhalb von 24 Std steigt es gewöhnlich auf 37,8 bis 39,4 °C (selten bis über 40 °C) und hält für drei bis sieben Tage an (nur selten länger).

C. Laborbefunde: Leukozytosen von 10 bis 20 000 Zellen/ml entwickeln sich gewöhnlich am 2. Tag und verschwinden innerhalb einer Woche. Die Blutkörperchen-Senkungsgeschwindigkeit ist zu Beginn normal, sie steigt am 2. oder 3. Tag an und bleibt eine bis drei Wochen lang erhöht. Die

SGOT-Aktivität steigt innerhalb von sechs bis zwölf Stunden an, erreicht einen Gipfel in 24 bis 48 Std und kehrt innerhalb von drei bis fünf Tagen zur Norm zurück. Die LDH kann 5–7 Tage lang erhöht bleiben. Die HBDH benötigt einige Tage zum Anstieg und bleibt dann über 14 Tage erhöht. Häufigere Bestimmungen können diagnostisch wertvoll sein.

Die Creatin-Phosphokinase (CPK) zeigt gegenüber den anderen Fermentbestimmungen den frühesten Anstieg, normalisiert sich jedoch am schnellsten wieder. Ihre Aktivität nimmt allerdings auch bei Erkrankungen des Skeletmuskels zu. Auch intramuskuläre Injektionen, seltener Hypo- und Hyperthyreose, Alkoholintoxikation oder akute Psychosen können Erhöhungen verursachen. Etwas muskelspezifischer ist ein CK-Isoenzym, die CK-MB, die den gleichen Aktivitätsverlauf wie die CPK hat.

D. EKG-Befunde: Das Ausmaß der EKG-Veränderungen muß keine Beziehung zum klinischen Schwerebild des Infarktes haben. Typischerweise zeigen die spezifischen Veränderungen des EKG einen geradezu stereotypen Verlauf über mehrere Wochen. Zu Beginn findet sich eine Hebung der ST-Strecke und der T-Welle bei einem abnormen Q. Die ST-Hebung verschwindet allmählich, während die T-Welle symmetrisch terminal negativ wird. Eine sichere Infarktdiagnose kann nur in Gegenwart aller drei Anomalitäten gestellt werden. ST-T-Veränderungen allein sind verdächtig, aber nicht beweisend für einen frischen Infarkt. Die charakteristischen Veränderungen sind bei einem kompletten Linksschenkelblock nicht sichtbar. Das gleiche gilt, wenn ein vorausgegangener Infarkt das EKG stark verändert hat. Jedoch kann auch in diesen Fällen zu Beginn eines Anfalls eine ST-Verlagerung öfter beobachtet werden.

Die ST-Streckenhebungen des Akutstadiums können bis zum 5. oder 7. Tag nach Infarkteintritt nachweisbar bleiben. Die negativen T-Wellen können sich bis zum 2. oder 3. Monat nach dem Infarkt wieder zurückbilden. Im typischen Fall bleibt nur noch die pathologische Q-Zacke des Folgestadiums zurück. Beim Hinterwandinfarkt zeigen sich die EKG-Veränderungen in den Ableitungen III, aVF und D; beim Vorderwandinfarkt in den Brustwandableitungen V1 bis V4; beim Seitenwandinfarkt in V5 und V6. Aus Anzahl und Höhe der ST-Streckenhebung in 36 oder 72 Brustwandableitungen werden beim sogenannten „precordial mapping" Rückschlüsse auf die Infarktgröße gezogen.

E. Nuklearmedizinische Untersuchungsverfahren: Man benutzt sie zur Infarktgrößenabschätzung, dabei kommt wohl dem Thallium die größere Bedeutung zu, weil es alte und frische Veränderungen markiert. Die klinische Bedeutung der Infarktdarstellung mit 99-m-Technetium-Pyrophosphat erscheint gering, da die Information über Infarktlokalisation und -ausdehnung frühestens 24 bis 72 Stunden nach Symptombeginn vorliegt. Der Befund eines länger als 2 Wochen nach Infarkteintritt positiven Technetium-Szintigramms erscheint von prognostischem Wert, da dann mit einer hohen Reinfarktrate und Mortalität zu rechnen ist.

Zur Zeit sind die Radioisotopentechniken im Routinebetrieb vor allen Dingen dann wertvoll, wenn sie bei diagnostisch unklaren Fragestellungen oder Komplikationen selektiv eingesetzt werden.

F. Ultraschalldiagnostik: Wertvolle Aussagen können hauptsächlich bei verschiedenen Infarktkomplikationen gemacht werden. So kann ein Perikarderguß mit hoher Sensitivität erfaßt werden, eine Vergrößerung des rechts-ventrikulären Querdurchmessers kann Hinweise auf eine Rechtsherzbeteiligung liefern. Mit dem zweidimensionalen Ultraschallverfahren kann man besser als mit der eindimensionalen Methodik gestörte Wandbewegungen erfassen; das Ausmaß der Wandbewegungsstörung überschätzt die Ausdehnung des tatsächlichen Infarktes, da auch angrenzendes, nichtinfarziertes Myokardgewebe einen gestörten Kontraktionsablauf zeigt. Die zweidimensionale Echokardiographie ist für die Diagnose von akuten Infarktkomplikationen wertvoll. Sie kann zwischen wahren und falschen Aneurysmen des linken Ventrikels unterscheiden, wie sie nach gedeckter Perforation auftreten, oder zwischen einer Papillarmuskeldysfunktion und -ruptur.

G. Hämodynamische Befunde: Sie sind im Detail bei der Besprechung der Herzinsuffizienz und des Schocks abgehandelt (s. Seite 289 f.).

Differentialdiagnose

Bei der akuten Perikarditis geht das Fieber oft dem Schmerz voraus. Dieser Schmerz ist vorwiegend pleuritisch und abhängig von der Atmung und spezifischen Körperstellung. Das Perikardreiben tritt frühzeitig auf. Es ist gewöhnlich lauter und über einem größeren Gebiet hörbar und länger anhaltend als beim Infarkt. Meist ist ein pleuroperikardiales Reiben ebenfalls nachweisbar. QRS-Veränderungen finden sich hierbei nicht. Bei der T-Inversion treten keine spiegelbildlichen Veränderungen auf. SGOT und LDH sind selten erhöht. Ein dissezierendes Aneurysma verursacht starken Thoraxschmerz, der gleich zu Beginn meist maximal ist. In typischen Fällen breitet er sich über den Thorax und den Rücken im Verlauf einiger Stunden aus. Pulsveränderungen, Veränderungen von Aortengeräuschen, ein linksseitiger Pleuraerguß oder eine kardiale Tamponade können auftreten. Der Blutdruck fällt meist nicht sehr frühzeitig ab. Synkopen oder neurologische Anomalitäten sind häufig. Die EKG-Veränderungen weisen nicht auf einen Infarkt hin, es sei denn, ein Koronar-Ostium ist in das dissezierende Aneurysma einbezogen.

Eine akute Lungenembolie kann einen Thoraxschmerz verursachen, der vom Herzinfarkt nicht zu unterscheiden ist, ebenso wie die hierbei auftretende Hypotonie, Dyspnoe und die gestauten Halsvenen. Jedoch zeigt das EKG meist eine Rechtsdrehung des QRS-Vektors oder rechtsventrikuläre Leitungsstörungen, besonders in der Frühphase. SGOT und LDH sind oft erhöht wie bei einem Herzinfarkt. Wenn die Embolie nicht tödlich endet, führt sie zum Lungeninfarkt, der häufig einen pleuritischen Schmerz, Hämoptysen und einen lokalisierten Lungenbefund verursacht. Bei sorgfältiger Untersuchung wird oft eine Thrombophlebitis an den unteren Extremitäten, in der Leistengegend oder im unteren Abdominalbereich gefunden.

Erkrankungen der zervikalen oder thorakalen Wirbelsäule können einen plötzlichen starken Thoraxschmerz, ähnlich dem beim Herzinfarkt, verursachen. Diese Schmerzen sind jedoch durch orthopädische Maßnahmen zu lindern, und das EKG ist normal.

Eine Hiatushernie kann den Infarktschmerz simulieren. Die T-Wellen können hierbei flach oder zuweilen sogar während des Schmerzanfalls negativ sein. Es tritt jedoch keine Hypotension auf. Außerdem fehlen Fieber, Leukozytose, Anstieg der Blutkörperchen-Senkungsgeschwindigkeit der SGOT oder der LDH.

Auch eine akute Pankreatitis und eine akute Cholecystitis können in diesem Ausmaß einen Infarkt nachahmen. Der anamnestische Hinweis auf gastrointestinale Beschwerden, Gelbsucht, erhöhte Serumamylase und Röntgenbefunde ermöglicht die Differentialdiagnose. Verwertbar ist auch das Fehlen entsprechender EKG-Veränderungen.

Ein Spontan-Pneumothorax, ein mediastinales Emphysem, das Vorstadium eines Herpes zoster und schwere psychopathologische kardiovaskuläre Reaktionen müssen diagnostisch ebenfalls vom Herzinfarkt differenziert werden.

Komplikationen

Herzinsuffizienz und Schock können bereits zu Beginn des Infarktes vorhanden sein oder sich unmerklich entwickeln oder abrupt auf eine Arrhythmie oder eine Lungenembolie folgen. Sedierung und allgemeine Schwäche können das Vorhandensein von Dyspnoe und Orthopnoe maskieren. Täglich sollte sorgfältig nach folgenden Erscheinungen gesucht werden:

Gestaute Halsvenen, basale pulmonale Rasselgeräusche, Galopp-Rhythmus, systolisches Geräusch im Sinne einer Mitralinsuffizienz, abnorme kardiale Pulsationen, zunehmende Vergrößerung der Leber und sakrale Ödeme. Thoraxaufnahmen zur Beurteilung einer pulmonalen Stauung sind empfehlenswert. Der kardiogene Schock, die gefürchtetste Komplikation, tritt etwa bei 10 bis 15% der Infarktpatienten auf. Er hat eine Mortalität von 85–100%. Er tritt auf, wenn sich die Leistung des linken Ventrikels akut vermindert wie zum Beispiel bei einem ausgedehnten Infarkt (Ausfall von mehr als 40% der mechanischen Aktivität des linken Ventrikels) oder bei hämodynamisch bedeutsamen Arrhythmien. Natürlich ist er auch bei Füllungsbehinderungen des linken Ventrikels zu beobachten wie zum Beispiel bei einer Perikard-Tamponade.

Ohne Antikoagulantien treten in 10 bis 20% der Fälle im Akut- und Rekonvaleszenzstadium Lungenembolien infolge von Phlebitiden der unteren Extremitäten oder im Beckenbereich auf.

Arrhythmien sind nach dem Herzinfarkt häufig und man schätzt sie in 40% der Fälle als Todesursache ein. Häufig tritt entweder ein Herzstillstand oder ein Kammerflimmern auf. Der Herzstillstand folgt dem Schock oder der Herzinsuffizienz. Das Kammerflimmern tritt mehr primär auf. Die Sinusbradykardie ist mit 40% die häufigste Rhythmusstörung im akuten Infarktstadium und wird vor allem bei Hinterwandinfarkten beobachtet.

Für ihre Behandlung gilt besonders, daß immer der Patient und nicht das EKG behandelt werden sollte. Werden klinische Zeichen einer verminderten Herzauswurfleistung beobachtet, kann Atropin in geringen Dosen eventuell wiederholt gegeben werden; es ist jedoch zu beachten, daß nach Atropin vereinzelt plötzlicher Übergang in eine Tachykardie eintreten kann. Die fortlaufende Beobachtung des Kranken hat viel häufiger ventrikuläre Tachykardien, komplette AV-Blöcke und andere, weniger schwerwiegende Rhythmusstörungen entdeckt, als man früher in diesem Stadium vermutet hat. Ventrikuläre Extrasystolen gehen oft ernsteren Rhythmusstörungen voraus, die schließlich im Kammerflimmern enden können. Vorhofarrhythmien sind seltener und meist flüchtig, wie z. B. das Vorhofflimmern. Das rechtzeitige Erkennen der Arrhythmien ist wesentlich für die Therapie.

Zerebrovaskuläre Störungen können als Folge des Blutdruckabfalls beim Infarkt auftreten oder als Folge eines Embolus, der von einem wandständigen Thrombus abgelöst wurde. Es ist empfehlenswert, bei allen Patienten mit akuten zerebrovaskulären Störungen ein EKG abzuleiten.

In 5% der Fälle kommt es nach der Erholung von der initialen Attacke zu einem Infarktrezidiv oder zu einer Ausdehnung des Infarktes. Die Herzruptur ist selten. Sie fällt meist in die 1. Woche.

Die Perforation des interventrikulären Septums ist sehr selten. Charakteristisch ist für dieses Ereignis das plötzliche Auftreten eines lauten, rauhen, systolischen Geräusches und ein Schwirren über der linken Parasternalgegend, außerdem eine akute Herzinsuffizienz. Dieses Phänomen muß von der Mitralinsuffizienz unterschieden werden, die durch eine Infarzierung oder Dysfunktion des Papillarmuskels entstehen kann. Die Diagnose kann manchmal dadurch gesichert werden, daß man einen Katheter in die Arteria pulmonalis und darüber hinaus bis in den Bereich des Pulmonalkapillardruckes vorschiebt und so die v-Wellen registriert und die Sauerstoffsättigung im rechten Ventrikel mißt. Beide Ereignisse führen zur Herzinsuffizienz und machen einen chirurgischen Eingriff notwendig, wenn der Zustand des Patienten sich in den folgenden Wochen oder Monaten stabilisiert hat und ein Herz-Katheterismus signifikante Veränderungen der Hämodynamik gesichert hat.

Ein ventrikuläres Aneurysma und eine periphere arterielle Embolie kann frühzeitig oder Monate nach der Erholung auftreten. Das Bild des ventrikulären Aneurysma reicht von der sichtbaren Ausbeulung eines bestimmten Herzbezirks bis zur Kontraktionseinschränkung oder paradoxen Pulsationen einer bestimmten Stelle der Kammerwand, die durch Kine-Angiographie sichtbar gemacht werden kann. Ungefähr 20% der Patienten entwickeln eine Art Aneurysma-Akinesie des linken Ventrikels, wie man sie klinisch durch abnorme paradoxe präkordiale Pulsationen erkennen kann. Die Sichtbarmachung gelingt meist durch die Kinefluoroskopie oder linksventrikuläre Angiographie. Einige der Patienten entwickeln eine therapieresistente Herzinsuffizienz, die gut auf die chirurgische Entfernung des abnormen Kammerbezirks anspricht.

Das Schulter-Hand-Syndrom ist ein seltenes Beschwerdebild, das durch die längere Immobilisation von Arm und Schultern hervorgerufen wird und möglicherweise eine Dystrophie aufgrund eines sympathischen Reflex-Mechanismus darstellt. Ein anfänglicher Schmerz und eine gewisse Schwäche über der affektierten Schulter ist gefolgt von weiterem Schmerz, Schwellung und Schwächegefühl der Hand mit Übermaß oder Mangel an Schweißproduktion.

Oligurie, Anurie oder seltener eine tubuläre Nekrose können als Schockfolge bestehen bleiben.

Behandlung

A. Unmittelbare Behandlung: Es setzt sich in zunehmendem Maße die Erkenntnis durch, daß die Patienten am besten in einer speziellen koronaren Intensivstation therapiert werden können, die mit fortlaufender Überwachung, Alarm- und Registriereinrichtungen, Herz-Schrittmacher und Wiederbelebungsgeräten ausgerüstet ist und von speziell ausgebildeten Schwestern und Ärzten betreut wird. Es ist heute sicher, daß das Risiko des Kammerflimmerns und des plötzlichen Todes in den ersten Stunden nach Einsetzen des Infarktes besonders hoch ist. Es sollte keine Mühe gescheut werden, diese Patienten so schnell wie möglich auf eine derartige Intensivstation (coronary care unit) zu bringen. Einige Städte, wie z. B. Belfast in Nordirland, haben spezielle Koronar-Ambulanzen eingerichtet, um die Sterblichkeit zu mindern. Es werden auch prophylaktische antiarrhythmische Programme diskutiert.

1. *Ruhe:* Spannung und Angst müssen beseitigt werden. Physische und geistige Ruhe, in möglichst bequemer Stellung sind während der ersten zwei bis drei Wochen wesentlich, um eine Herzruptur zu vermeiden. Innerhalb der ersten Tage darf es dem Patienten nicht gestattet werden, allein zu essen bzw. die persönlichen täglichen Bedürfnisse ohne Hilfe vorzunehmen, es sei denn, daß das Gesamtbild sehr leicht ist ohne Schock und andere Komplikationen. Eine spezielle Pflege ist vonnöten. Eine bettseitige Toiletteneinrichtung verursacht sehr wahrscheinlich weniger Anstrengung als der Gebrauch der Bettschüssel.

Ein ausreichender Schlaf ist für Patienten mit einem Herzinfarkt oder einer Herzinsuffizienz von vitaler Bedeutung. Um diesen Schlaf zu gewährleisten, sollten Sedativa gegeben werden. Bei entsprechender Indikation sind innerhalb der ersten Tage Morphinderivate notwendig.

2. *Schmerzbekämpfung:* Bei starkem Schmerz gibt man Morphin. hydrochlor. 10 bis 15 mg s.c. oder langsam i.v.

Wenn der Schmerz innerhalb von 15 min nicht zurückgeht, darf die Dosis wiederholt werden. Weitere Injektionen können subkutan verabfolgt werden, wenn der Patient nicht im Schock und der Schmerzanfall nicht sehr schwer ist. Bei Schock und schwerem Schmerz ist eine intravenöse Applikation notwendig. Vorsicht: Es darf keine zweite Dosis Morphin verabreicht werden, wenn die Atemfrequenz weniger als 12/min beträgt. Morphin kann eine venöse Stauung und eine Verminderung des Herzminutenvolumens verursachen, die beim Aufsitzen des Patienten zur Ohnmacht führen können. Von mancher Seite wird Dihydromorphinon (Dilaudid®) 4 mg s.c. oder i.v. oder Pethidin (Dolantin®) 50 bis 100 mg i.v. oder i.m. bevorzugt, da diese Substanzen offenbar weniger Übelkeit und Erbrechen verursachen. Aminophyllin 0,5 g i.v. (langsam injiziert, d.h. 1 bis 2 ml/min) kann unterstützend wirken, wenn der Schmerz durch Opiate und Sauerstoff nicht beseitigt wurde (s. unten). Bei weniger starkem Schmerz kann eine langsame intravenöse Injektion von 1 Ampulle Aspisol® ausreichen.

3. *Sauerstoff-Zufuhr* ist meist notwendig als unterstützende Therapie bei Dyspnoe, Zyanose, Lungenödem, Schock und Thoraxschmerzen. Bei normaler Sauerstoffsättigung des arteriellen Blutes bewirkt eine Erhöhung der Sauerstoffkonzentration in der Einatmungsluft keine vermehrte Sauerstoffabgabe ins Gewebe, unter Umständen kann es sogar zu einem Anstieg des peripheren Gesamtwiderstandes und des Blutdruckes und einer Abnahme des Herzzeitvolumens kommen. Die Sauerstoffgabe (2–4 Liter pro Minute per Nasensonde) sollte deshalb nur beim Nachweis einer Hypoxämie vorgenommen werden. Eine positive Druckbeatmung kann zu einer Herabsetzung des venösen Rückflusses und so zu einer Verschlimmerung der Myokardischämie führen.

4. *Begrenzung der akuten Infarktgröße:* Die Erfolgschancen sind zur Zeit noch umstritten. Bei einer hyperdynamischen Ventrikelfunktion, die nur bei etwa 5% der Fälle zu finden ist, werden neben einem normalen Füllungsdruck im linken Ventrikel eine erhöhte Pulsfrequenz, ein erhöhtes Herzzeitvolumen und häufig auch ein leicht erhöhter Blutdruck festgestellt. Meist liegen nur kleine Infarkte bei diesen Fällen vor. Da hierbei der myokardiale Sauerstoffverbrauch erhöht ist, könnte man versuchen, Betarezeptorenblocker in kleinen, eventuell wiederholt gegebenen Dosierungen zu verabreichen. Es sind jedoch alle oben bereits geschilderten Kontraindikationen nun strengstens zu beachten. Der Patient ist eingehend hämodynamisch zu kontrollieren.

Nitrate wirken vorwiegend auf den venösen Gefäßschenkel und können damit die Symptome der Lungenstauung rasch bessern. Es wurde eine verbesserte Pumpfunktion des Herzens und auch ein günstiger Effekt auf die errechnete Infarktgröße festgestellt. Es werden 50 mg Nitroglycerin oder Isosorbiddinitrat auf 500 ml Lösungsmittel pro 24 Stunden empfohlen; hierbei ist jedoch eine engmaschige Kontrolle des arteriellen Druckes und der Pulsfrequenz notwendig. Ein Anstieg der Pulsfrequenz würde zu einer Steigerung des myokardialen Sauerstoffverbrauchs und damit zu einer negativen Wirkung führen.

Der arterielle Mitteldruck sollte 80 bis 90 mm Hg nicht unterschreiten, da sonst der koronare Perfusionsdruck zu niedrig ist und damit die Myokarddurchblutung verschlechtert wird.

5. Über die *Antikoagulantien-Therapie* ist man in leichten Fällen (rascher Schmerzrückgang, nur geringe Zeichen myokardialer Nekrose, kein Schock, keine Herzinsuffizienz) verschiedener Meinung. In allen schweren Fällen eines Herzinfarktes ist es üblich, Antikoagulantien zu verabreichen. Man sollte 20000 bis 30000 Einheiten Heparin pro 24 Stunden verabreichen. Allgemein verbindliche Richtlinien darüber, ob die Antikoagulantien-Therapie mit Marcumar® fortgesetzt werden sollte, existieren nicht. Es muß deshalb im Einzelfall entschieden werden, ob die gerinnungshemmende Therapie nach der Mobilisierung, bei Krankenhausentlassung oder in den folgenden 3 bis 6 Monaten beendet wird. Über eine Fibrinolysebehandlung mit Streptase® beim akuten Herzinfarkt ist man verschiedener Meinung. Immerhin scheint die Verwendung von Streptase® beim kardiogenen Schock

erfolgreich und daher sinnvoll zu sein. Über eine Durchführung dieser Therapie s. Kap. 8.

Von mehreren Arbeitsgruppen ist inzwischen angiographisch dokumentiert worden, daß durch eine intrakoronare Streptokinase-Infusion in das akut verschlossene Gefäß bei ⅔ bis ¾ der Patienten die Auflösung eines frischen Thrombus möglich ist. Hierzu ist eine Koronarangiographie innerhalb von 2–6 Stunden nach Symptombeginn notwendig; in den meisten Fällen bleibt an der ehemaligen Verschlußstelle des Gefäßes eine organische Reststenose bestehen. Sie konnte nach den ersten Ergebnissen durch eine direkt anschließende Katheterdilatation mit dem Grüntzig-Ballon-Katheter bei 89% der Patienten erfolgreich ausgeweitet werden. Der Vorteil der intrakoronaren gegenüber der intravenösen Streptokinase-Infusion besteht in der wesentlich geringeren Streptokinasemenge.

6. *Chirurgische Therapie:* Der operative Verschluß eines hämodynamisch wirksamen Ventrikelseptumdefektes oder ein Mitralklappenersatz nach Papillarmuskelruptur bilden häufig die einzige Überlebenschance für den Patienten. Durch eine Therapie mit Vasodilatatoren lassen sich zwar bei der akuten Mitralinsuffizienz das Regurgitationsvolumen, beim Ventrikelseptumdefekt das Nebenschlußvolumen verringern, häufig gelingt hiermit jedoch nur eine kurzfristige Stabilisierung und erst die Notoperation führt zum endgültigen Erfolg. Wenn möglich sollte man mit einer Operation allerdings bis zur Vernarbung des Infarktgebietes warten. Der Wert einer notfallmäßigen Bypass-Operation ist umstritten.

B. Verlauf: Genaue klinische Beobachtung über die weitere Ausdehnung des Infarktes, über das Auftreten eines Reinfarktes und von Komplikationen sowie die entsprechende Therapie sind wesentlich. Erneuter Schmerz Tage oder Wochen nach Verschwinden des Initialschmerzes ist verdächtig auf eine Ausdehnung der Nekrose. Sicherheit hierüber bringt das EKG und das allgemein klinische Bild. Es erfolgt dieselbe Behandlung wie bei dem Erstinfarkt. Die Ruheperiode ist erneut zu verlängern. Die verschiedenen prophylaktischen Möglichkeiten, die Ausdehnung der Koronarerkrankung zu vermindern, werden weiter unten diskutiert.

C. Behandlung der Komplikationen:

1. *Linksherzinsuffizienz:* Etwa 25% der Patienten mit einem frischen Infarkt weisen eine Linksherzinsuffizienz auf. Wie die hohe Letalität von 40 bis 50% zeigt, ist eine erfolgreiche Therapie immer noch problematisch. Bisher wurde die Linksherzinsuffizienz beim Infarkt im wesentlichen durch Digitalisierung und Saluretikaverabreichung behandelt. Die Glykoside führen zu einer Steigerung der Kontraktionskraft der Muskelfasern durch Anstieg der intrazellulären Kalziumionenkonzentration. Da der Tonus der glatten Muskelzelle jedoch ebenfalls von der intrazellulären Kalziumionenkonzentration abhängig ist, können durch Glykoside der periphere und der koronare Gefäßwiderstand erhöht, und somit die Koronardurchblutung verschlechtert und eventuell sogar die Schocksituation ausgelöst werden.

Man ist mit den Glykosiden inzwischen zurückhaltender, besonders seit mit den natürlichen oder synthetischen Katecholaminen Dopamin und Dobutamin (Dobutrex®) stärker inotrop wirksame und relativ leicht steuerbare Substanzen zur Verfügung stehen. Dopamin ist die physiologische Vorstufe von Noradrenalin und Adrenalin. Es besitzt eine stimulierende Wirkung sowohl auf die Alpha- als auch auf die Beta-Rezeptoren. Im unteren und mittleren Dosierungsbereich überwiegt die Beta-Rezeptoren-stimulierende, im höheren Dosierungsbereich die Alpha-Rezeptoren-stimulierende Wirkung. Die Grenze liegt etwa bei 450 µg/min. Grundsätzlich sollten 500 bis 1 000 µg/Minute nicht überschritten werden. Im niedrigen Dosierungsbereich zwischen 2 bis 8 µg/kg × Minute nimmt Dopamin eine Sonderstellung unter den Katecholaminen ein, da es unabhängig von den Alpha- und Betarezeptorenstimulationen offensichtlich eine direkte Stimulation von Dopamin-Rezeptoren hervorruft, die zu einer Vasodilatation in Splanchnikus- und Nierengefäßen führt (im Handel erhältliche Präparate: 50 mg/5 ml Dopamin Giulini®, 50 mg/10 ml Dopamin-Nattermann®). Dobutamin (Dobutrex®) ist ein synthetisches Katecholamin, das fast ausschließlich auf die Beta-1-Rezeptoren des Herzens wirkt. Es bewirkt keine Ausschüttung von körpereigenem Adrenalin. Eine Besonderheit ist, daß trotz ausgeprägter positiver inotroper Wirkung nur eine geringe positiv chronotrope Wirkung besteht (unter bestimmten Voraussetzungen sind jedoch tachykarde Reaktionen beschrieben worden). 2–3 Minuten nach parenteraler Applikation setzt die Wirkung ein und erreicht nach etwa 10 Minuten ein Maximum. Es wird in 5%iger Glukoselösung oder physiologischer Kochsalzlösung verabreicht. Es darf nicht mit 5%igen Natriumcarbonat- oder anderen alkalischen Lösungen verdünnt werden. Die Dosis liegt zwischen 2,5 bis 10 µg/kg pro Minute. Eine Kombination mit Dopamin, vor allem wenn die Nierendurchblutung zu berücksichtigen ist, hat sich bewährt (im Handel erhältliches Präparat: 5 ml-Ampullen mit 250 mg Dobutrex®).

Nach dem Verhalten ihres Schlagvolumens können 2 Gruppen von herzinsuffizienten Patienten unterschieden werden, einmal Patienten mit den klinischen Zeichen einer Lungenstauung bei weitgehend normalem Herzzeitvolumen; hier wird zusätzlich die Diuretikagabe von wesentlichem Erfolg sein (20–40 mg Furosemid intravenös senkt nach 5–15 Minuten den Pulmonalarteriendruck). Die andere Gruppe der Linksherzinsuffizienz umfaßt Patienten mit stark erniedrigtem Herzzeitvolumen; hier hat sich die Therapie mit Vasodilatatoren bewährt. Sie verbessern die Herzleistung ohne den myokardialen Sauerstoffverbrauch zu steigern. Durch ihre gefäßerweiternde Wirkung können sie allerdings den arteriellen Druck senken. Dieser muß daher besonders im Infarktstadium sorgfältig kontrolliert werden. Dinitrate wirken vorwiegend auf das venöse System; so kann Nitroglycerin, sublingual verabreicht, bereits nach wenigen Minuten erfolgreich sein. Bei schwererer Linksinsuffizienz wird man die oben beschriebene intravenöse Infusion unter strenger Blutdruck- und Pulsfrequenzkontrolle anwenden. Ein Vasodilatator, der überwiegend auf das Arteriolensystem wirkt (durch funktionelle Blockade der postsynaptischen Alpha-Rezeptoren), ist das Prazosin (Minipress®). Zu Beginn werden kleine Dosen, zum Beispiel $3 \times 0,5$ mg, gegeben und je nach Ansprechen bis auf 3 bis 6 mg pro Tag erhöht. Nur durch eine periphere arterioläre Vasodilatation ohne wesentlichen Einfluß auf das venöse System wirkt Dihydralazin (Nepresol®); Dosierung $3 \times \frac{1}{2}$ bis 3×2 der 25 mg-Tabletten. Bei beiden Substanzen sind eine strenge Blutdruck- und Pulsfrequenzkontrolle notwendig.

Bei schwerer Linksinsuffizienz hat sich die Kombination eines Vasodilatators mit einer positiv-inotrop wirksamen Substanz bewährt; es gelingt damit, das Schlagvolumen stärker zu erhöhen und den Füllungsdruck mehr zu senken als mit jeder der einzelnen Substanzen allein.

2. *Kardiogener Schock:* Er ist durch einen hohen enddiastolischen Druck im linken Ventrikel und ein stark erniedrigtes Herzzeitvolumen gekennzeichnet. Er kann daher als besonders schwere Form einer Linksherzinsuffizienz aufgefaßt werden.

a) *Medikamentöse Therapie:* Durch positiv-inotrop wirkende Medikamente kann versucht werden, die Leistung des linken Ventrikels zu verbessern. Voraussetzung für ihre Wirksamkeit ist, daß eine Depression der Kontraktionskraft des gesunden Myokards vorliegt. Wenn dieses jedoch durch die Adrenalinstimulation im kardiogenen Schock schon hyperkontraktil ist, wird die positiv-inotrope Wirkung kaum einen Erfolg haben. Über die Verwendung von Dopamin und Dobutamin siehe Therapie der Herzinsuffizienz bei Herzinfarkt.

b) *Intraaortale Ballongegenpulsation:* Hierzu wird nach Arteriotomie oder perkutan über eine Femoralarterie ein Ballonkatheter in die Aorta thoracalis bis unterhalb der Abgänge der vier großen Halsarterien vorgeschoben. Der 30 bis 50 cm fassende Ballon wird herzschlagsynchron am Ende der Systole aufgeblasen und präsystolisch abrupt entleert. Die plötzliche Entleerung verringert den systolischen Aortendruck und damit die Nachbelastung des linken Ventrikels. Das Aufblasen des Ballons am Ende der Systole führt zu einer diastolischen Druckerhö-

hung im proximal des Ballons gelegenen Anteil der Aorta. Dadurch erhöht sich auch der koronare Perfusionsdruck. Man kann somit den myokardialen Sauerstoffverbrauch senken und die Sauerstoffzufuhr steigern.

c) *Externe Gegenpulsation:* Hierbei wird die untere Körperhälfte des Patienten von einer Druckkammer umschlossen, die sich herzschlagsynchron nach dem gleichen Prinzip füllt und entleert. Beide Methoden der sogenannten mechanischen assistierten Zirkulation senken jedoch die Mortalitätsrate des kardiogenen Schocks nur wenig. Die auf die intraaortale Gegenpulsation zu beziehenden Komplikationen liegen bei 8% (Blutungen, Dissektionen, Embolien oder akute Durchblutungsstörungen im Bereich der unteren Extremitäten). Die rein auf die Gegenpulsation zu beziehende Mortalitätsrate liegt bei 0,8%.

3. *Arrhythmien:* Ventrikuläre Extrasystolen sind häufig. Sie weisen auf die verstärkte Irritabilität des geschädigten Myokards hin und können Kammerflimmern verursachen. Lidocain (Xylocain®) 50–100 mg langsam i. v., gefolgt von einer intravenösen Infusion mit einer Geschwindigkeit von höchstens 1–2 mg Xylocain®/min, ist die Therapie der Wahl. Zu beachten ist, daß besonders bei älteren Patienten Xylocain® zur zerebralen Krampfauslösung führen kann. Da jede Extrasystole Kammerflimmern beim akuten Infarkt auslösen kann, wurde die routinemäßige Xylocain®-Prophylaxe während der ersten 36 Stunden des Infarktes gefordert. Es sollten hierbei 2 bis 4 mg/Minute infundiert werden. Von mancher Seite wird jedoch diese prophylaktische Behandlung abgelehnt. Zuweilen kann eine dem Lidocain ähnliche, aber auch peroral wirksame Substanz (Mexiletin [Mexitil®]) Lidocainrefraktäre Tachykardien unterdrücken. Man injiziert einen Bolus von 150 bis 200 mg in 2 bis 5 Minuten und gibt eine perorale Erhaltungsdosis von 500 bis 1000 mg in 24 Stunden. Auch hier können zerebrale Nebenwirkungen auftreten. Andere Möglichkeiten sind: Procainamid (Novocamid®), Chinidinsulfat (am besten als Chinidinbisulfat), Diphenylhydantoin (Zentropil®), Disopyramid (das Chinidin-ähnlich, jedoch weniger vagolytisch wirkt) oder Kaliumsalze, wenn der Verdacht besteht, daß Digitalis die Arrhythmie ausgelöst hat. Eine energische Therapie der ventrikulären Arrhythmien kann Kammerflimmern und Herzstillstand verhindern. Diese bedrohlichen Arrhythmien können ohne Vorwarnung besonders im Frühstadium der Erkrankung auftreten.

Die ventrikuläre Tachykardie ist eine Notfall-Situation (s. u.). Das Kammerflimmern sollte durch Alarm auf einer Intensiv-Station angezeigt werden und die Defibrillation möglichst innerhalb von 30 sec erfolgen. In vielen Intensiv-Stationen führen speziell geschulte Schwestern die Defibrillation durch, wenn der Arzt nicht schnell genug erreichbar ist. Lidocain (Xylocain®) ist im Anschluß daran als intravenöse Infusion (1–2 mg/min) zur Verhütung eines Rezidivs zuzuführen.

Vorhofflimmern tritt meist nur vorübergehend auf. Wenn es bestehen bleibt, dem Patienten Beschwerden macht oder eine Herzinsuffizienz auftritt, so ist vorsichtig zu digitalisieren oder eine Kardioversion durchzuführen.

4. *Adams-Stokes-Anfälle mit Herzblock:* Notfallsituation! Der totale Herzblock tritt etwa bei 6–10% der Herzinfarkte als akute Komplikation auf. Er hat eine hohe Mortalität. Die Anfälle halten selten länger als eine Woche an. Sie können meist durch künstliche Herzstimulation mit einem transvenösen Schrittmacher-Katheter im rechten Ventrikel therapiert werden. Eine Schrittmacherfrequenz von 70–80 min gewährleistet meist ein ausreichendes Herzzeitvolumen und gibt eine befriedigende Gewebsperfusion. Da die Asystolie unversehens auftreten kann, sollte man Elektroden-Katheter prophylaktisch bei allen Patienten anlegen, die einen totalen AV-Block bei Vorderwand-Infarkten, einen AV-Block 2. Grades oder einen AV-Block 3. Grades mit Hinterwand-Infarkt haben. Schwieriger ist die Entscheidung bei dem AV-Block 1. Grades bei Hinterwand-Infarkten. Eine prophylaktische Lidocain-Infusion kann, wenn der AV-Block verschwindet, angelegt werden, um Kammerflimmern zu vermeiden.

Das Kammerflimmern ist die unangenehmste Komplikation, die beim akuten Infarkt mit künstlicher Herzstimulation auftreten kann. Aus diesem Grunde ist es empfehlenswert, Patienten mit einem AV-Block 1. Grades oder mit dem Typ 1 des AV-Blockes 2. Grades (Wenckebachsche Periodik) und Hinterwand-Infarkt nicht routinemäßig kardial zu stimulieren. Es sind möglichst Demand-Schrittmacher zu verwenden, deren Impulsaktivität und Impulsabgabe vom ORS-Komplex des gleichzeitig registrierten EKG abhängt. Auf diese Weise kann ein Konkurrieren des natürlichen und künstlichen Schrittmachers vermieden werden.

Die Sinusbradykardie, insbesondere die bei Hinterwandinfarkten, kann in einen AV-Block übergehen und ist daher mit einem vorübergehenden transvenösen Schrittmacher und Atropin (0,5–1 mg langsam i.v.) prophylaktisch zu behandeln. Tritt dennoch ein totaler AV-Block auf, so kann ein externer Schrittmacher angelegt werden.

5. *Thromboembolien* treten häufiger im Verlauf eines Herzinfarktes auf. Antikoagulantien sind rasch einzusetzen. Über die Behandlung der Lungenembolie (s. Diskussion in Kapitel 6).

6. *Oligurie, Anurie, akute Tubulusnekrose* s. Kapitel 16.

7. *Ruptur, Perforation des Kammerseptums, die Mitralinsuffizienz aufgrund einer Papillar-Muskel-Dysfunktion oder -Ruptur und das Ventrikelaneurysma:* Bei persistierender Herzinsuffizienz hat die chirurgische Korrektur des perforierten Septums oder der Mitralinsuffizienz Erfolge gebracht. Die Resektion eines Wandaneurysmas ist nur dann sinnvoll, wenn dieses Aneurysma größer ist und eine Herzinsuffizienz besteht. Bei kleineren asymptomatischen Aneurysmen ist keine Korrektur notwendig. Bei der Herzruptur ist keine Behandlung erfolgreich.

8. *Seltene Post-Infarktsyndrome:*

a) *Dressler-Syndrom:* Eine Perikarditis, die zwischen der 2. bis 4. Woche nach dem Infarkt in einer Häufigkeit von 4% auftritt. In wenigen Fällen ist sie noch mehrere Monate nach dem akuten Ereignis beobachtet worden. Wie bei dem ähnlich verlaufenden Postkardiotomiesyndrom liegt ätiologisch wahrscheinlich ein Autoimmunprozeß zugrunde. Die Patienten klagen nicht selten über schwere Präkordialschmerzen, können Fieber bis 40 °C und eine Leukozytose haben. Perikard-Pleurareiben und evtl. Ergüsse können auftreten. Als Ausdruck der Perikarditis sind häufig neue ST-Hebungen zu beobachten. Differentialdiagnostisch muß an einen Reinfarkt, einen hämorrhagischen Perikarderguß als Komplikation einer Antikoagulantientherapie oder auch an eine Lungenembolie gedacht werden. Meist bilden sich die Erscheinungen nach wenigen Tagen zurück. Kortikosteroide können wahrscheinlich den Verlauf abkürzen. Entlastungspunktionen des Perikards sind nur selten notwendig.

b) *Schulter-Hand-Syndrom:* Schulterschmerz und schmerzhafte Bewegungseinschränkung des Schultergelenks. Es kann über Wochen andauern und wird am besten durch eine frühzeitig einsetzende präventive physikalische Therapie vermieden.

9. *Aktivität in der Rekonvaleszenz:* Es sollte wenigstens eine Ruheperiode von 3 Wochen eingehalten werden. Wenn der Infarkt sehr schwer war, so ist diese Ruheperiode auf 6 Wochen zu verlängern. Für die meisten Patienten gilt daher folgendes Programm: Vollständige Ruhe im 1. Monat, im 2. Monat nach dem Infarkt langsam ansteigende körperliche Aktivität, dann folgt ein weiterer Monat eingeschränkter körperlicher Aktivität bis zur Wiederherstellung der Arbeitsfähigkeit. Das Ausmaß und die Dauer der Ruhe muß individuell verordnet werden. Es hängt ab von dem Schweregrad des Infarktes und von der Reaktion des Patienten.

Der Patient darf ungefähr die ersten 7 bis 10 Tage nach seinem ersten Aufstehen noch nicht außerhalb des Raumes spazieren gehen. Die allmähliche Wiederaufnahme der Aktivität ist äußerst wichtig. Die wiedereinsetzende Bewegung sollte zunächst auf dem gleichen Stockwerk erfolgen, wobei die Bewegungsperioden langsam gesteigert werden können. Diese langsame Steigerung soll ohne Thoraxschmerz, Dyspnoe, Tachykardie oder Schwächegefühl erfolgen. Wenn schließlich zwei Monate nach dem Infarkt auch ein Spazierengehen im Freien möglich ist, so sind doch zunächst für einen weiteren Monat Steigungen und Treppen zu vermeiden.

Prognose

Die durchschnittliche Mortalität während des 1. Monats nach dem Infarkt beträgt 30%. Die meisten Todesfälle ereignen sich innerhalb der ersten zwölf Stunden. Bei leichten Infarkten verschwinden die klinischen Erscheinungen schnell und die Initial-Mortalität liegt unter 5%. Ein klinisch schwerer Herzinfarkt benötigt ca. 6–12 Wochen für eine vollständige Wiederherstellung. Die Mortalität steigt auf 60–90% bei längerem Schock, schwerer frühzeitiger Herzinsuffizienz, Leukozytose über 20000 mit Eosinophilie, Fieber über 40°C, unkontrolliertem Diabetes mellitus, hohem Lebensalter, früheren Infarkten und bei Kombinationen der einzelnen Faktoren. Eine Lungenembolie (ohne Antikoagulantien-Behandlung), persistierende Arrhythmien und Infarktausdehnung steigern die Mortalität um 15–20% im frühen Rekonvaleszenzstadium.

Tabelle 7-5. Soforttherapie des akuten Herzstillstandes

1. Kopftieflagerung auf harter Unterlage
2. Schlag auf die Brust („Handkantenschlag")
3. Äußere Herzmassage
4. Künstliche Beatmung: Mund-zu-Mund, anschließend Intubation
5. EKG-Diagnose:
   A. Extreme Bradykardie (bzw. Asystolie)
     Isoproterenol (Aludrin®) bzw.
     Metaproterenol (Alupent®)
     0,5–1,0 mg oder mehr i.v. (intrakardial)
     elektrischer Schrittmacher
   B. Extreme Tachykardie (Kammerflattern, Kammerflimmern)
     Procainamid   500 mg i.v. oder
     Lidocain   100 mg i.v. oder
     Ajmalin   50 mg i.v.
     elektrische Defibrillation: 200–400 Wsec
   C. Sekundäre Tachykardie bei primärer Bradykardie
     weiter Intensivbeobachtung
     Vorsicht mit frequenzwirksamen Medikamenten!
     Astrup-Kontrolle
     elektrischer Schrittmacher
     evtl. „overdriving"
6. Rezidivprophylaxe
   bei A. und C. elektrischer Schrittmacher
   bei B. medikamentös:
     Lidocain 2–4 mg/min
     Ajmalin 300–600 mg tgl.
     Procainamid 3–6 × 500 mg i.m. tgl.
7. Behandlung der Azidose (Natriumbicarbonat)
8. Schocktherapie
9. Elektrische Überwachung der Herzfrequenz
10. Intensivpflege

Die weitere Lebenserwartung hängt von der ärztlichen Versorgung und von dem Vorhandensein anderer chronischer Erkrankungen ab. Eine vollständige Wiederherstellung, von der Klinik und vom EKG her gesehen, gestattet meist eine Überlebenszeit von 10 bis 15 Jahren.

Sekundäre Prävention

Ziel ist es, einen Reinfarkt bzw. ein Fortschreiten der koronaren Herzkrankheit zu verhindern. Weitgehende Ausschaltung der sogenannten Risikofaktoren.

Medikamentöse sekundäre Prävention: Verschiedene Studien haben mit Betarezeptorenblockern eine signifikant niedrigere Rate an plötzlichen Todesfällen feststellen können, so daß unter Beachtung aller Kontraindikationen eine Prävention mit Betarezeptorenblockern zu empfehlen ist. Vom theoretischen Standpunkt aus scheint eine Hemmung der Thrombozytenaggregation zur Verhinderung eines Reinfarktes möglich. Der Trend einer geringeren Reinfarktrate unter Acetylsalicylsäure ist in einigen Studien erkennbar. Die Wirksamkeit einer Antikoagulantienbehandlung während der akuten Infarktphase ist mehrfach belegt worden. Die Dauer der Antikoagulation wird zwischen 4 Wochen und 6 Monaten empfohlen. In den meisten Fällen wird jedoch die Antikoagulantiengabe nach der Mobilisation bzw. nach Ende des Krankenhausaufenthaltes beendet.

Herzrhythmusstörungen*

Das Vorhandensein einer Arrhythmie kann bei folgenden Erscheinungen angenommen werden:
1. Wenn das plötzliche Auftreten und Aufhören von Herzklopfen oder „Herzrasen" angegeben wird.
2. Bei deutlich irregulärer Herzaktion.
3. Wenn die Herzfrequenz unterhalb von 40 oder oberhalb von 140/min liegt.
4. Wenn die Herzfrequenz nicht mit der Atmung oder körperlicher Anstrengung variiert.
5. Wenn eine rasche Herzaktion plötzlich durch einen Karotissinus-Druck verlangsamt wird.
6. Wenn der 1. Herzton deutlich in seiner Intensität variiert.
7. Bei plötzlichem Auftreten von Angina pectoris, Schock, Herzinsuffizienz oder Synkopen.
Die Diagnose einer Arrhythmie besteht in der genauen Feststellung des Ursprungs der Anomalität

---

* Näheres zur Stoffklasse der Antiarrhythmika und ihrer Einteilung (n. Vaughan-Williams) in 5 Gruppen s. S. 316

und der exakten Beurteilung ihrer Bedeutung. Die häufigsten Arrhythmien sind: Sinus-Arrhythmien (wie Sinustachykardie, Sinusbradykardie), Vorhof- und Kammer-Extrasystolen und paroxysmale Vorhoftachykardie.

Sie können sowohl bei normalen als auch bei kranken Herzen auftreten und haben meist keine wesentliche Bedeutung. Vorhofflimmern und Vorhofflattern treten meist bei Patienten mit arteriosklerotischen und rheumatischen Herzerkrankungen auf, jedoch können auch eine Thyreotoxikose, akute Infektionen oder ein Trauma dieselben auch ohne Herzerkrankungen hervorrufen. Die Kammertachykardie ist eine ernste Rhythmusstörung und tritt meist nur bei fortgeschrittener koronarer Erkrankung auf. Der partielle oder totale Herzblock resultiert ebenfalls aus einer Koronarerkrankung und ist häufig die Folge einer Fibrose des Erregungsleitungssystems. Auch eine Digitalis-Intoxikation ist eine häufigere Ursache vieler Rhythmusstörungen. Vom physiologischen Standpunkt aus sind Arrhythmien dann von wesentlicher Bedeutung, wenn sie das Herzminutenvolumen reduzieren, den Blutdruck erniedrigen und hieraus eine Verminderung der Durchblutung lebenswichtiger Organe wie Gehirn, Herz und Niere resultiert. Eine schnelle Herzaktion kann eine oder alle der eben genannten pathologischen Veränderungen hervorrufen. In Gegenwart einer Herzerkrankung können außerdem eine akute Herzinsuffizienz bzw. Lungenödem, Angina pectoris oder Herzinfarkt, Synkope oder zerebrale Mangeldurchblutung und schließlich zerebrale Thrombosen auftreten. Manche Patienten mit sonst normalem Herzen können relativ hohe Herzfrequenzen ohne andere Symptome als Herzklopfen oder Gefühl des Herzflatterns ertragen, jedoch führen auch hier länger dauernde Rhythmusstörungsanfälle zu Schwäche, Anstrengungsdyspnoe und Präkordialschmerz. Die Häufigkeit, mit der eine verlangsamte Herzaktion Symptome in Ruhe oder unter Anstrengung hervorruft, hängt von dem Ausgangszustand des Herzens ab und seiner Fähigkeit, das Schlagvolumen zu steigern. Wird die Herzfrequenz abrupt langsamer wie zu Beginn eines totalen AV-Blocks oder eines vorübergehenden Stillstandes, so können eine Synkope oder sogar Krämpfe auftreten.

Wenn möglich, so sind frühere Anfälle, auslösende Faktoren, Symptome der Herzinsuffizienz oder der Angina pectoris zu erfragen. Gesucht werden muß nach einer Herzvergrößerung, auffälligen Geräuschen, Zeichen der Herzinsuffizienz und Hypotonie. Die Herzfrequenz muß exakt ausgezählt werden. Wenn die Aktion regelmäßig erscheint, so ist sie sicherheitshalber mehrfach zu kontrollieren. Bei Irregularität muß das Pulsdefizit bestimmt werden. Sind keine schwere Herzinsuffizienz, Angina pectoris oder ein frischer Infarkt nachzuweisen, so ist die

Auswirkung der Atmung und des Atemanhaltens, körperlicher Anstrengung und körperlichen Lagewechsels auf die Herzfrequenz und den Herzrhythmus zu untersuchen. Bei hoher Herzfrequenz kann der rechte und linke Karotissinus 30 Sekunden lang unter Auskultation des Herzens massiert werden. Die Massage muß sofort gestoppt werden, wenn die Herzfrequenz sich ändert. Es ist achtzugeben auf Intensitätsänderungen des 1. Herztones. Die Halsvenen müssen nach abnormen Pulsaktionen abgesucht werden.

Die endgültige Diagnose der Arrhythmie hängt vom EKG ab. Jedoch gestatten Überlegungen aufgrund des Alters des Patienten, der begleitenden Herzerkrankungen und der klinischen Untersuchungen meist die Diagnose vor dem EKG.

Sinusarrhythmie

Die Sinusarrhythmie besteht in einem periodischen Ansteigen der normalen Herzfrequenz mit der Inspiration und einem Abfall mit der Exspiration. Dieses Phänomen ist auf Vagusreflexe mit Auswirkung auf den normalen Herzschrittmacher zurückzuführen. Es verschwindet beim Atemanhalten oder bei einem Herzfrequenzanstieg irgendeiner anderen Ursache. Diese Arrhythmie hat keine besondere Bedeutung außer bei älteren Patienten, die gleichzeitig eine Koronarerkrankung haben.

Sinustachykardie

Bei der Sinustachykardie besteht eine Frequenzerhöhung auf über 100/min. Sie ist die Folge einer raschen Impulsbildung im normalen Herzschrittmacher, die ihrerseits auf Fieber, Anstrengung, Aufregung, Anämie, Schock, Thyreotoxikose oder Medikamentenwirkung zurückzuführen ist. Die Frequenz kann 180/min bei jungen Patienten erreichen. Sie überschreitet jedoch selten 160. Die Aktion ist grundsätzlich rhythmisch, jedoch zeigen häufigere Kontrollen, daß die Frequenz um 5 oder mehr Schläge pro Minute bei Wechsel der Körperposition und beim Atemanhalten variiert. Die Frequenz wird allmählich langsamer, die Tachykardie kann jedoch als Reaktion auf plötzliche emotionale Reize wieder beginnen.

Sinusbradykardie

Bei der Sinusbradykardie liegt die Herzfrequenz unter 60/min aufgrund vagaler Reflexwirkungen auf den normalen Herzschrittmacher. Die Herzfrequenz steigt nach körperlicher Anstrengung oder Applikation von Atropin an. Leichte Sinusbradykardien sind ohne Bedeutung, wenn nicht gleichzeitig eine Herzerkrankung besteht, insbesondere eine koronare Herzerkrankung oder ein akuter Herzinfarkt. Ältere Patienten können bei langsamen Herzaktionen allgemeines Schwächegefühl, Verwirrtheit oder sogar Synkopen haben.

Sick-Sinus-Syndrom
(SKS, Sick-Sinus-Syndrom, Syndrom des kranken Sinusknotens, Bradykardie-Tachykardie-Syndrom)

Unter diesen Begriff werden verschiedene kombinierte Formen von Arrhythmien zusammengefaßt, denen die Störung des Sinusknotens gemeinsam ist. Häufig treten atriale Arrhythmien hinzu. Das zunächst nur oft intermittierend in Erscheinung tretende Leiden, das sich vor allem in Form verschiedener Bradykardien (gelegentlich Wechsel zwischen Bradykardie und Tachykardie) manifestiert, zeigt meist eine langsame Progredienz. Gleichzeitige AV-Blockierungen sind seltener. Liegen sie vor, spricht man von einer Zweiknotenkrankheit (Sinusknoten und AV-Knoten). Ursächlich kommen ischämische, degenerative oder entzündliche Erkrankungen des Herzens infrage. Häufig bleibt die Ursache jedoch unklar.

Diagnostische Merkmale
● Müdigkeit, uncharakteristischer Schwindel
● Herzklopfen, Herzunregelmäßigkeit
● Ohnmachtserscheinungen bis zum synkopalen Anfall, evtl. sogar bis zum apoplektischen Insult.

EKG: Neben dem Ruhe-EKG sind ein Langzeit-EKG (Bandspeicher) und ein Belastungs-EKG durchzuführen. Die Belastung ist nur unter ärztlicher Kontrolle gestattet.
Es können intermittierende sinuatriale Blockierungen auftreten.
SA-Block I. Grades: Die Erregungsleitung vom Sinusknoten zum Vorhof ist verzögert. Das Intervall zwischen Sinus und Vorhoferregung wird vom EKG nicht registriert. Der sogenannte SA-Block I. Grades ist im EKG nicht zu objektivieren. Es bleibt stets die Differentialdiagnose einer Sinusbradykardie. In vielen Fällen kann die gestörte Sinusknotenfunktion durch einen Atropinversuch nachgewiesen werden. Normalerweise findet sich nach

Gabe von 0,5 bis 2 mg Atropin i.v. ein Frequenzanstieg um durchschnittlich 64% des Ausgangswertes, wobei eine Maximalfrequenz von über 100 Schlägen pro Minute erreicht wird. Ein Frequenzanstieg von weniger als 25% des Ausgangswertes wird als Ausdruck einer gestörten Sinusknotenfunktion angesehen.
SA-Block II. Grades: Progressive sinuatriale Leitungsverzögerung bis zum Ausfall der sinuatrialen Überleitung. Man hat diese zunehmende Verzögerung als Wenckebachperiodik bzw. Typ I nach Mobitz des SA-Block II. Grades bezeichnet. Charakteristisch ist eine sich wiederholende Unregelmäßigkeit der P-Welle. Bei gleichbleibendem PQ-Intervall werden die PP-Abstände kürzer bis eine längerdauernde Pause eintritt, die kürzer ist als zwei PP-Intervalle. Das Überleitungsverhältnis des SA-Block II. Grades Typ I kann wechseln. Bei einem 3:2 Überleitungsverhältnis entsteht ein Pseudobigeminus.
SA-Block II. Grades Typ II nach Mobitz: Intermittierende Leitungsunterbrechungen zwischen dem Sinusknoten und dem Vorhof. Es treten Pausen der Herzschlagfolge ein, die mindestens die Dauer eines doppelten oder einfachen Vielfachen des PP-Abstandes haben. Häufig sind die langen PP-Intervalle ein wenig kürzer als die Berechnung ergibt. Es wird angenommen, daß der Sinusknoten nach der langen Pause seine Erregungswelle schneller an den Vorhof abgibt. Ein regelmäßiger 2:1-Block führt zu einem langsamen Sinusrhythmus, der von einer Sinusbradykardie nur schwer abzugrenzen ist. Nach Atropin zeigt die Sinusbradykardie eine langsam zunehmende Frequenz, der SA-Block eine plötzliche Beschleunigung oder keine Reaktion.
SA-Block III. Grades: Totale Unterbrechung der Erregungswelle vom Sinusknoten zum Vorhofmyokard. Es kommt zum Herzstillstand, wenn nicht ein sekundäres oder tertiäres Automatiezentrum einspringt.
Wenn tachykarde und bradykarde Phasen miteinander abwechseln, hat man auch vom Sinusknotensyndrom Typ III gesprochen. Die tachykarden Störungen treten nicht selten als Ersatzrhythmus nach einer längeren Sinuspause auf. Andererseits sind Adam-Stokes-Anfälle beim Sinusknotensyndrom nach plötzlicher Beendigung einer tachykarden Rhythmusstörung zu beobachten. Es ist wichtig, diese Phase im Bandspeicher-EKG zu erfassen und hier auf die sogenannte präautomatische Phase zu achten. Die bei Persistieren einer Tachykardie zu beobachtende präautomatische Phase entspricht der Sinusknotenerholungszeit, da sie für den Patienten spontan zutreffende Verhältnisse wiedergibt.
Beim Belastungs-EKG fällt auf, daß im Gegensatz zu den vagal bedingten Sinusbradykardien, wie z.B. bei Sportlern (die eine adäquate Zunahme der

Herzfrequenz entsprechend der Belastungsstufe zeigen), der Frequenzanstieg beim Sinusknotensyndrom hinter dem der entsprechenden Altersgruppe deutlich zurückbleibt. Dabei werden Frequenzen von 80/min auch bei höheren Belastungen oft nicht überschritten.

Die bisher geschilderten Veränderungen sind oft besser verläßlich als das Ergebnis einer Vorhofstimulation. Hier wird durch Elektrostimulation des rechten Vorhofs eine Frequenz um 130, z. T. bis 150 bei einer Stimulationsdauer von mindestens 30 Sek. durchgeführt. Die Zeit zwischen der letzten durch die Stimulation ausgelösten P-Zacke bis zur ersten nach Beendigung der Stimulation spontan auftretenden P-Zacke wird als Sinusknotenerholungszeit bezeichnet; sie beträgt normalerweise maximal 1,050 msec. Einzelheiten und Variationen sind in Speziallehrbüchern nachzulesen.

Therapie

Medikamentös meist sehr schwierig; man kann einen Versuch mit Alupent®, Alupent® Depot oder Itrop® machen. Treten zwischendurch Tachykardien auf, sind Antiarrhythmika sehr problematisch, da sie gefährliche Bradykardien hervorrufen können. Bei bedrohlicher Frequenzverlangsamung oder bedrohlichen Blockierungen ist die Schrittmachertherapie die Methode der Wahl. Nach Schrittmacherimplantationen können, falls noch erforderlich, dann auch Antiarrhythmika zur Unterdrückung tachykarder Phasen gegeben werden.

In den letzten Jahren ist dieses Syndrom auch als Rhythmusstörung eines „kranken Sinus" oder als Tachykardie-Bradykardie-Syndrom bekannt geworden. Zugrunde liegt eine Anomalität der Schrittmacherfunktion des Sinusknotens oder der Überleitung vom Sinus zum AV-Knoten. Die Pat. können eine Sinusbradykardie, Sinusstillstand oder eines sinuatrialen Block entwickeln. Im Zusammenhang mit einer langsamen Vorhofsfrequenz können paroxysmale Vorhofsarrhythmien auftreten. So kann der Pat. abwechselnd eine langsame Herzfrequenz oder eine Vorhofstachykardie oder Vorhofflimmern haben. Die Behandlung der Vorhofsarrhythmien mit Chinidin oder Digitalis kann die Funktionsstörung des Sinus oder der sinuatrialen Überleitung noch verstärken. Die Therapie erfolgt daher am besten durch eine Implantation eines künstlichen Schrittmachers – wie oben angegeben.

Vorhofsextrasystolie

Vorhofsextrasystolen treten auf, wenn ein ektopischer Herd in den Vorhöfen eine Erregung vor dem Impuls des Sinusknotens abgibt. Die Kammerak-

tion tritt demzufolge vorzeitig auf. Das Intervall, das auf diese Aktion folgt, ist verlängert, jedoch nicht vollkompensatorisch, d. h. das Intervall ist nur etwas länger als ein normales Intervall zwischen zwei Aktionen. Derartige Extrasystolen können bei jeder Herzfrequenz bei normalen oder erkrankten Herzen auftreten. Sie können einem paroxysmalen Vorhofflimmern unmittelbar vorausgehen oder folgen. Beschleunigung der Herzfrequenz aufgrund irgendeiner Ursache unterdrückt zuweilen diese Extrasystolen.

Bedingt durch den fehlartigen Reizursprung ist die vorzeitig einfallende P-Zacke deformiert. Fällt die Extrasystole sehr frühzeitig ein, kann der nachfolgende QRS-Komplex leicht deformiert sein. Diese Rhythmusstörung ist häufig bei hämodynamischer Überlastung der Vorhöfe (z. Beispiel Mitralstenose) und hier als Vorläufer von Vorhofflimmern anzusehen. Sie tritt auch auf bei entzündlichen und degenerativen Myokarderkrankungen, seltener bei Digitalisüberdosierung.

Bei Herzgesunden ist keine Therapie erforderlich. Bei Überdigitalisierung Digitalispause, eventuell Diphenylhydantoin. Bei Hypokaliämie Kaliumsubstitution. Betablocker können wirksam sein, auch Disopyramid und Ajmalin-bitartrat haben sich bewährt.

Paroxysmale Vorhofstachykardie

Sie ist die häufigste Form aller paroxysmalen Tachykardien. Sie wird öfter bei jungen Patienten mit normalem Herzen beobachtet. Der Anfall beginnt und endet abrupt und dauert meist mehrere Stunden. Die Herzfrequenz kann 140–240/min betragen (meist 170–200/min). Die Herzaktion ist vollständig regulär. Das heißt die Herzfrequenz variiert nicht um mehr als 1–2/min. Körperliche Anstrengung und Lagewechsel sind ohne Effekt. Karotissinus-Massage, Luftanhalten oder induziertes Erbrechen können den Anfall prompt unterbrechen, jedoch auch ohne Wirkung sein. Wenn nicht eine Herzerkrankung wie eine Mitralstenose oder eine koronare Erkrankung zugrunde liegt, haben die Patienten außer dem Gefühl des schnellen Herzschlagens keine Symptome. Bei länger anhaltenden Anfällen mit hoher Herzfrequenz tritt allerdings Dyspnoe oder Engegefühl in der Brust auf. Eine paroxysmale Vorhofstachykardie kann infolge einer Digitalis-Intoxikation auftreten. Sie ist dann oft von einem AV-Block 2. Grades begleitet, bei dem jeder 2. Vorhofsimpuls auf den Ventrikel übergeleitet wird (die sogenannte PAT mit Block). Paroxysmale Vorhofstachykardien oder (besser allgemeiner gesagt) supraventrikuläre Tachykardien haben eine

Fülle verschiedener Ursachen: 1. Funktionelle Ursachen: vegetative Labilität, körperliche und seelische Belastung. 2. Kardiale Ursachen: Myokarditis, Koronarsklerose, Herzinfarkt, Klappenfehler, WPW-Syndrom, LGL-Syndrom. 3. Extrakardiale Ursachen: Hyperthyreose, hyperkinetisches Herzsyndrom, Phäochromozytom, Fokaltoxikosen. 4. Abdominelle Ursachen: Hiatushernie. 5. Iatrogene und toxische Ursachen: Digitalisglykoside, Diuretika mit Hypokaliämiewirkung, Sympathikomimetika, trizyklische Antidepressiva, Genußmittel (Nikotin, Coffein, Alkohol).

EKG: Regelmäßig einfallende, meist in Ableitung V 1 am besten erkennbare, leicht deformierte P-Wellen. Die Deformierung ist um so geringer, je näher der Reizursprung am Sinusknoten liegt. Die P-Welle kann mit dem vorausgehenden T verschmolzen sein; da dann eine Unterscheidung von einer Knotentachykardie nicht möglich ist, spricht man besser von einer supraventrikulären Tachykardie. QRS ist in der Regel nicht deformiert, es sei denn, es liegt ein Ermüdungsblock vor. In diesen Fällen ist zur Unterscheidung der Kammertachykardie das Auffinden der P-Wellen besonders wichtig. Manchmal hilft eine Ösophagusableitung zur Sichtbarmachung der P-Welle oder es gelingt durch Carotis-Druckversuch die Frequenz zu senken, wodurch T und P differenziert dargestellt werden können. Ist dies nicht möglich, sprechen folgende Kriterien für eine supraventrikuläre Tachykardie mit Ermüdungsblock: 1. Rechtsschenkelblockbild, 2. RSR-Muster in V 1, 3. Kleines Q in V 6, 4. QRS-Dauer länger als 0,12 sec, aber nicht länger als 0,14 sec.

Manchmal kann mit Hilfe sogenannter hoher, rechtspräkordialer Brustwandableitungen eine P-Welle doch noch sichtbar gemacht werden. Schließlich können mit Hilfe einer bipolaren Katheterelektrode, im rechten Vorhof positioniert, P-Wellen sichtbar gemacht werden. Mit Hilfe der His-Bündel-Elektrokardiographie kann schließlich der Rhythmusursprung durch Beobachtung der A-, H- und V-Zacken festgestellt werden. Es gibt multifokale Vorhoftachykardien, bei denen die P-Welle unterschiedlich konfiguriert und die PR-Zeit inkonstant ist, da je nach Ursprungsort verschiedene Richtungen der Erregungsausbreitung im Vorhof und unterschiedlich lange Überleitungen bestehen. Besonders bei Digitalisintoxikationen kann es zu zusätzlichen AV-Blockierungen I. bis II. Grades kommen.

Die Verhütung der Anfälle

A. Spezifische Maßnahmen: Herausfinden der Ursachen wie emotionaler Streß, Schwäche, Tabak- oder Alkoholabusus.

B. Medikamente:

1. Betablocker, peroral, siehe Tabelle 7-4 e, S. 261 f. Evtl. zusätzliche Volldigitalisierung.

2. Isoptin®, 3 × tgl. 1 Drg. à 80 mg, evtl. zusätzliche Digitalisierung.

3. Digoxin/Digitoxin besonders als Basistherapie bei gleichzeitiger Herzinsuffizienz. Langsame Sättigung und Übergang auf Erhaltungsdosis.

4. Chinidinbisulfat (z. B. Chinidin-Duriles®): 2 × 0,25 bis 0,5 g pro Tag per os. Jedoch Verträglichkeitstestung (Blutdruck und Pulsfrequenzmessung) mit 0,25 g.

5. Ajmalinbitartrat (siehe Tabelle 7-6) 2 bis 3 × 1 Tablette pro Tag. Mehr zur Behandlung von Kammerextrasystolen oder -tachykardien ist Procainamid geeignet. Es kann auch bei einer Vorhofsextrasystolie in einer Dosis von 250–500 mg dreimal täglich peroral verabreicht werden, wenn Chinidin und Digitalis zu keinem Erfolg geführt haben. Vorsicht ist gegenüber allen Patienten mit Herzinsuffizienz und Herzblock zu üben. Bei einer Herzinsuffizienz sollte in jedem Falle eine Volldigitalisierung zusätzlich erfolgen (s. die Zusammenstellung dieser Präparate in Tabelle 7-6, S. 292 ff.).

6. Propafenon (Rytmonorm®): 3 × 150 bis 300 mg pro Tag per os.

Die Therapie des akuten Anfalls

Der Krankheitswert der Rhythmusstörung hängt vom Patientenalter, der Herzfrequenz, dem Vorhandensein einer organischen Herzerkrankung, aber auch der persönlichen Empfindlichkeit des Patienten ab. Die meisten Anfälle verschwinden spontan. Aus diesem Grund sollte der Arzt keine Medikamente verwenden, die gefährlicher sind als die Erkrankung. Intensive therapeutische Bemühungen, den Anfall schnell zu unterbrechen, sollten allerdings gemacht werden: bei mehrtägiger Dauer des Anfalls, bei Herzinsuffizienz, Synkope, Angina pectoris oder wenn diesem Anfall eine bestimmte Herzerkrankung zugrunde liegt.

A. Mechanische Maßnahmen: Man hat viele derartige Methoden versucht, den Anfall zu unterbrechen. Der Patient kann diese selbst häufig lernen. Hierzu gehört der Valsalvasche Preßdruckversuch (Anhalten der Atmung bei kontrahiertem Thorax und Abdominalmuskeln), Streckung der Arme und des Körpers, Bücken des Kopfes zwischen die Knie.

B. Vagus-Stimulation: *1. Karotissinus-Druck:* Bei halbliegenden Patienten wird mit gewisser Vorsicht zunächst der eine Karotissinus für 10 bis 20 sec und dann der andere gedrückt und massiert. Der Druck sollte nicht auf beide Karotiden gleichzeitig ausgeübt werden. Fortlaufende Auskultation des Herzens ist in jedem Fall notwendig, damit der Karotissinus-Druck sofort unterbrochen werden kann, wenn der Anfall aufhört.

2. Der doppelseitige Augapfel-Druck ist ebenfalls verwendet worden. Er ist jedoch viel weniger wirksam als der Karotissinus-Druck und birgt außerdem die Gefahr einer Retinaschädigung in sich.

3. Das induzierte Erbrechen (Sirup von Ipecac, 4–8 ml) darf nicht im Falle einer Synkope bei Angina pectoris oder schwerer kardialer Erkrankung angewendet werden.

C. Medikamentöse Therapie: Wenn die mechanischen Maßnahmen versagen, und der Anfall anhält (besonders wenn die o.g. Symptome vorhanden sind), so sollte eine medikamentöse Therapie eingeleitet werden. Es gibt keine Einmütigkeit über die wirksamsten Substanzen; die folgenden versprechen jedoch zufriedenstellende Erfolge: 1. Digitalis oral oder intravenös, wenn in den vorausgegangenen zwei Wochen kein Digitalis verabreicht wurde. 2. Isoptin®, 0,5 mg langsam unter Pulskontrolle i.v. – Es gelten ähnliche Vorsichtsmaßnahmen wie bei der Verabreichung der unten genannten Betablocker. 3. Propranolol (Dociton®), 10–30 mg 3 × p.o. täglich vor den Mahlzeiten und zur Nacht oder 1 mg langsam i.v. Auch hier ist eine klinische und elektrokardiographische Kontrolle bis zum Einsetzen des therapeutischen Effektes erforderlich. Dann ist die weitere Substanzzufuhr zu stoppen. Eine zweite Dosis von 1 mg kann i.v. gegeben werden, wenn zwei bis fünf Minuten nach der Gabe des 1. mg kein Erfolg eingetreten ist. Atropin, 0,5 bis 1 mg, kann i.v. gegeben werden, wenn eine extreme Bradykardie eintritt. Neuere Betablocker sind ebenfalls sehr langsam i.v. und unter Puls-, am besten EKG-Kontrolle, injizierbar: Visken®, 0,2–0,4 mg. (Weitere Beta-Blocker s. Tabelle 7-4d), Vorsicht: Betablocker sollten intravenös nur dann gegeben werden, wenn andere Maßnahmen versagt haben, die klinische Situation ernst und das therapeutische Risiko gerechtfertigt ist. 4. Druckerhöhende Substanzen. 5. Procainamidhydrochlorid (z.B. Novocamid®). Eine kontinuierliche Überwachung des EKG oder der Herzfrequenz und des Blutdruckes sind erforderlich. 6. Propafenon (Rytmonorm®) 70 bis 140 mg langsam i.v. 7. Chinidinsulfat, Chinidinbisulfat (Chinidin-Duriles®). 8. In bedrohlichen Fällen kann Ajmalin (bis 50 mg) langsam i.v. unter EKG- und Blutdruckkontrolle injiziert werden (s. Tabelle 7-6, S. 292ff.).

D. Medikamentenstop: Die paroxysmale Vorhoftachykardie (meist mit 2:1-Block) kann die Folge einer Digitalis-Intoxikation sein (entweder Folge einer Dosiserhöhung oder eines exzessiven diuretischen Kaliumverlustes). Die Behandlung besteht darin, daß mit der Gabe von Digitalis und Diuretika gestoppt bzw. dem Patienten Kalium zugeführt wird.

E. Die Kardioversion (s.u.) kann angewendet werden, wenn die klinische Situation ernst genug ist, das Risiko der Anästhesie und des elektrischen Schocks zu erlauben. Da die Möglichkeit besteht, daß eine Digitalis-Intoxikation die Ursache einer atrialen oder nodalen Tachykardie ist (besonders wenn gleichzeitig ein AV-Block besteht), ist der Elektroschock in progressiv steigender Dosis anzuwenden, beginnend mit 25 Wsec. Bei ventrikulären Extrasystolen ist Lidocain (Xylocain®) 50–100 mg langsam i.v. zu empfehlen und bei Verschwinden der Extrasystolen eine Wiederholung des Schocks vorzunehmen. Bei erneutem Auftreten von Extrasystolen ist mit der Kardioversion zu warten.

Vorhofflimmern

Das Vorhofflimmern ist die häufigste der chronischen Arrhythmieformen. Es tritt oft auf bei rheumatischer Herzerkrankung, besonders bei der Mitralstenose und bei arteriosklerotischer Herzerkrankung. Es kann paroxysmal bei der Thyreotoxikose auftreten. Infektionen, Traumen, chirurgische Eingriffe, Vergiftungen und Alkohol-Exzesse können Anfälle von Vorhofflimmern auch bei Patienten mit normalen Herzen hervorrufen. Es ist die einzige häufige Rhythmusstörung, bei der die Kammerfrequenz schnell und die Herzaktion unregelmäßig ist. Ein ektopischer Vorhof-Schrittmacher sendet Erregungen mit einer Frequenz von 400–600/min aus. Die Erregungsimpulse laufen durch die Vorhöfe mit verschiedenen Geschwindigkeiten und werden meist im AV-Knoten blockiert. Die Antwort der Kammer ist vollständig unregelmäßig. Die Kammerfrequenz variiert ohne Behandlung zwischen 80–160/min. Aufgrund der verschieden langen systolischen Füllungsperioden variiert auch das Schlagvolumen, so daß nicht alle Kammeraktionen zu einem palpablen peripheren Puls führen. Die Differenz zwischen der Herzfrequenz und der Pulsfrequenz bezeichnet man als „Pulsdefizit". Das Pulsdefizit ist größer, wenn die Kammerfrequenz hoch ist. Durch körperliche Anstrengungen kann die Irregularität zunehmen, wenn die Herzfrequenz langsam ist. Karotissinus-Massage ist praktisch wirkungslos oder führt nur zu geringfügiger Frequenzverlangsamung.

Verhütung des Vorhofflimmerns
(s. paroxysmale Vorhoftachykardie oben).

Behandlung
A. Paroxysmales Vorhofflimmern:
1. Digitalis: Digitalis ist das Medikament der Wahl, besonders wenn die Arrhythmie bei Patienten mit organischen Herzerkrankungen (speziell Mitralstenose) oder mit hochfrequenten Ventrikelaktionen oder mit Erscheinungen der Herzinsuffizienz aufgetreten ist. Besteht Zweifel, ob man Chinidin oder Digitalis geben soll, so sollte man sich für Digitalis entscheiden, da diese Substanz durch eine Überleitungserschwerung die Kammerfrequenz herabsetzt

und eine nahezu unmittelbar wirksame Therapie darstellt. Die Therapie mit Chinidin oder mit der elektrischen Kardioversion hat das Ziel, den ektopischen Vorhofrhythmus auszuschalten. Die Therapie ist daher sicherer, wenn man zunächst mit Hilfe von Digitalis die Kammeraktion unter Kontrolle bringt. Es ist voll zu digitalisieren und unter Vermeidung toxischer Erscheinungen eine Kammerfrequenz von 70–80/min einzustellen. Dabei ist es keinesfalls sicher, daß unter Digitalis das paroxysmale Vorhofflimmern in ein fixiertes Flimmern übergeht.

2. *Kardioversion:* Wenn das paroxysmale Vorhofflimmern bei sonst normalem Herzen mit einer Kammerfrequenz unter 140 und ohne andere Symptome, insbesondere Zeichen einer Herzinsuffizienz, auftritt, so kann die Kardioversion sofort versucht werden, um den Sinus-Rhythmus wiederherzustellen. Chinidin-Duriles® ist meist zur Rezidivprophylaxe notwendig.

3. *Verapamil* (außer bei Wolff-Parkinson-White-Syndrom).

B. Chronisches Vorhofflimmern: Obwohl die Meinungen sehr variieren, dürfen folgende Richtlinien zur Konversion des Vorhofflimmerns aufgestellt werden. Jeder Fall muß individuell betrachtet werden. Ganz allgemein betrachtet, darf eine Konversion dann versucht werden, wenn zu erwarten ist, daß der Patient sich mit einem Sinus-Rhythmus besser fühlen wird als mit einem Vorhofflimmern: 1. Bei Vorhofflimmern, das seit einigen Wochen mit nur geringfügigen Zeichen einer Herzerkrankung besteht. 2. Bei Vorhofflimmern, das von häufigeren embolischen Ereignissen begleitet ist. 3. Bei refraktärer Herzinsuffizienz, die durch Vorhofflimmern hervorgerufen wurde. 4. Bei starkem Herzklopfen als Folge einer ungleichmäßigen Frequenz-Herabsetzung durch Digitalis. Diese Beschwerden treten zuweilen nur unter Anstrengung auf. 5. Bei Vorhofflimmern, das in der ersten Zeit nach erfolgreicher Mitralstenosen-Operation aufgetreten ist.

1. *Digitalis:* Grundsätzlich ist Digitalis die erste Therapiemaßnahme. Der Sinn der Digitalis-Applikation besteht in der Verlangsamung der Kammeraktionen und Vermeidung einer Herzinsuffizienz. Allerdings muß eine Digitalis-Intoxikation vermieden werden. Die Digitalis-Medikation ist etwa zwei Tage vor der Kardioversion zu stoppen.

2. *Elektroschock (Countershock):* Der synchronisierte Gleichstrom-Schock von 2,5 msec Dauer und 50–400 W/sec Stärke hat unter allgemeiner Narkose viele Fälle von Vorhofflimmern wieder in einen Sinus-Rhythmus überführt, sogar wenn Chinidin versagt hat bzw. die nötige Chinidindosis nicht vertragen wurde. Der Elektroschock gehört jetzt zur Therapie der Wahl der Beseitigung des chronischen Vorhofflimmerns oder Vorhofflatterns. Der Gleichstrom-Schock sollte bei einer Digitalis-Intoxikation nicht angewendet werden. Dennoch bleiben Rezidive ein Problem. Es werden noch viele Langzeitbeobachtungen notwendig sein.

Nicht jedes Vorhofflimmern sollte versuchsweise in einen Sinusrhythmus übergeführt werden. Wenig Aussichten auf Erfolg bestehen bei Patienten mit großem Herzen, die jahrelang Vorhofflimmern haben, und bei nicht operierten Mitralvitien. Idealvoraussetzungen für die erfolgreiche elektrische Regularisierung des Vorhofflimmerns sind: Dauer weniger als 1 Jahr, Patientenalter unter 60 Jahre, keine rheumatische Erkrankung, linker Vorhof nicht dilatiert, Ursache der Arrhythmie behandelt (Rekompensation, Hyperthyreose, Klappenoperation), keine kardiale Dekompensation, keine chronische Myokarditis, grobschlägiges Flimmern, rasche Kammerfrequenz.

3. *Chinidin-Bisulfat in Retardform (z. B. Chinidin-Duriles®):* 2 bis 3 × 0,25 bis 0,5 g pro Tag peroral. Bei Vorhofflattern und bei Herzinsuffizienz sollte vorher voll digitalisiert sein. Wegen eines vagolytischen Effektes könnte das Chinidin beim Vorhofflattern eine höherfrequente Überleitung ohne Digitalisvorgabe verursachen. Chinidin-Bisulfat ist nach erfolgreicher Kardioversion in einer Erhaltungsdosis über längere Zeit zu geben. Ähnlich wie Chinidin wirkt Disopyramid, hat jedoch weniger Nebenwirkungen. Durch kombinierte Anwendung von Chinidin (3 × 0,25 mg) und Propranolol (bis 4 × 20 mg) bzw. Chinidin und Verapamil (3 × 80 bis 160 mg Isoptin®) lassen sich die Konversionserfolge steigern bei gleichzeitiger Reduktion toxischer Nebenwirkungen, da die Dosis der Einzelkomponente geringer gehalten werden kann. In diesem Zusammenhang ist das Kombinationspräparat Cordichin® verwendet worden, das 80 mg Verapamil und 250 mg Chinidin-Bisulfat enthält. Bei Chinidin-Therapie ist im EKG auf ventrikuläre Extrasystolie und TU-Abnormität zu achten (präfibrillatorische Zeichen!), um dann die Therapie zu beenden, zumindest keine weitere Dosissteigerung vorzunehmen.

4. *Clinium®* s. Vorhofflattern.

5. *Betablocker, z. B. Propranolol,* 10–40 mg dreimal täglich vor den Mahlzeiten und zur Nacht per os können die Kammerfrequenz verlangsamen, wenn dies durch Digitalis nicht ausreichend möglich war. Wenn überhaupt, so muß diese Substanz bei einer Herzinsuffizienz, bei Herzblock und Bronchospasmen sehr vorsichtig dosiert werden. (Gefahren der Propranolol-Therapie s. S. 322).

Vorhofflattern

Das Vorhofflattern ist seltener und tritt meist bei Patienten mit rheumatischen oder koronaren Herzerkrankungen auf oder als Ergebnis der Chinidin-

Applikation bei Vorhofflimmern. Die Frequenz liegt zwischen 250–350 mit einer Überleitung von 2:1, 3:1 oder 4:1 über den AV-Knoten zu den Herzkammern. Entsprechend beträgt die Frequenz der Herzkammern meist die Hälfte (2:1-Block) der Vorhoffrequenz, also z.B. 150/min. Eine Karotis-sinus-Massage kann zu einer plötzlichen Verlangsamung oder sogar zu einem Stillstand führen mit raschem Wiederansteigen der Frequenz bei Sistieren der Massage. Beträgt die Ventrikelfrequenz 75, wie das z.B. bei einem 4:1-Block der Fall sein kann, so kann körperliche Anstrengung zu einer plötzlichen Verdopplung der Herzfrequenz, d.h. zu einem 2:1-Block führen. Der 1. Herzton variiert in seiner Lautstärke leicht von Schlag zu Schlag.

Vorbeugung

Die Vorbeugungsmaßnahmen sind ähnlich wie bei der Vorhofstachykardie.

Behandlung

A. Paroxysmales Vorhofflattern: Die Behandlung ist ganz ähnlich der der paroxysmalen Vorhofstachykardie nur mit der Ausnahme, daß Digitalis nicht das Medikament der Wahl darstellt. Die Arrhythmie tendiert häufiger zur Fixation als dies bei der Vorhofs- oder Knoten-Tachykardie der Fall ist.

B. Chronisches Vorhofflattern:

1. Digitalis ist wieder das Medikament der Wahl. Es verstärkt die AV-Blockierung und verhindert so die 2:1- oder 1:1-Überleitung. In etwa der Hälfte der Fälle tritt unter Volldigitalisierung Vorhofflimmern oder der Sinus-Rhythmus ein. Digitalis kann hierbei auf übliche Weise gegeben werden. Die orale Medikation reicht im allgemeinen aus. Die i.v. Applikation ist zu bevorzugen, wenn die Situation kritisch ist und eine Kardioversion nicht möglich ist. Digitalis muß oft in höherer Dosierung gegeben werden als dies bei der Herzinsuffizienz notwendig ist. Wenn eine fixierte 4:1-Überleitung durch Digitalis erreicht ist, so kann eine leichte weitere Erhöhung der Dosis das Flattern in ein Flimmern oder in einen Sinus-Rhythmus überführen. Ist das nicht der Fall, so sollte die Kardioversion versucht werden.

2. Propranolol (Dociton®) kann ebenso wie beim Vorhofflimmern verabreicht werden, damit die Kammerfrequenz herabgesetzt wird, falls dies mit Digitalis nicht möglich ist (siehe Vorhofflimmern, oben).

3. Die Kardioversion wird wie beim Vorhofflimmern durchgeführt (s.o.). Dies scheint die Therapie der Wahl zu werden, da sie einfach und wirkungsvoll ist, ohne daß die toxischen Nebenwirkungen wie bei großen Digitalis- und Chinidin-Dosen zu befürchten sind.

4. Chinidin sollte nicht grundsätzlich in der Behandlung des Vorhofflatterns verwendet werden. Es sei denn, der Patient ist mit einer langsamen Kammer-

aktion volldigitalisiert. Führt Digitalis nur zu einer 4:1-Überleitung oder zum Vorhofflimmern, so kann Chinidin gegeben werden, wenn die Kardioversion nicht möglich ist.

5. Clinium® hat sich in der Behandlung des Vorhofflatterns und -flimmerns mit einer Anfangsdosis von 3 × 1 Tabl. tägl. sehr bewährt. Erhaltungsdosis meist 2 × 1 Tabl.. Es hat nicht die Nebenwirkungen des Chinidins. Gelegentlich durch Clinium® ausgelöste ventrikuläre Extrasystolen lassen sich durch gleichzeitige Gabe von 2 × 150 mg Rytmonorm® meist vollständig unterdrücken.

Knotenrhythmus

Der AV-Knoten oder die Vorhof-Knoten-Verbindung oder die Verbindung zwischen dem Hisschen Bündel können als Schrittmacher das Herz aktivieren. Gewöhnlich liegt hier eine Frequenz von 40–60/min vor. Dies kann bei normalen Herzen auftreten, jedoch auch bei Myokarditis, koronarer Herzerkrankung oder auch als Ergebnis der Digitalistherapie. Die Frequenz steigt im allgemeinen bei körperlicher Anstrengung an. Die Diagnose wird oft zufällig anläßlich einer EKG-Aufnahme gestellt. Die sorgfältige Beobachtung des Jugularpulses kann sogenannte Cannonsche-Wellen erkennen lassen. Die Patienten sind meist ohne Symptome. Es muß allerdings in jedem Fall eine Digitalis-Intoxikation in Betracht gezogen werden.

Das Verhalten der P-Welle im EKG weist auf einen Knotenrhythmus hin: In Ableitung II negative P-Welle mit PQ-Zeit unter 0,12 sec. (oberer Knotenrhythmus). P-Welle im Kammerkomplex verborgen (mittlerer Knoten), negative P-Welle dem Kammerkomplex in der ST-Strecke nachfolgend (unterer Knotenrhythmus).

Knotentachykardie

Diese Arrhythmieform ist die Folge einer raschen regelmäßigen Impulsbildung im AV-Knoten mit regelmäßiger Überleitung zu den Kammern. Die Frequenz liegt häufig zwischen 140–240/min. Die Knotentachykardie kann harmlose Ursachen haben, sie kann jedoch auch durch eine schwere Herzerkrankung bedingt sein. Sie tritt häufiger als andere Arrhythmien beim Cor pulmonale auf. Nicht selten ist sie Folge einer Digitalis-Intoxikation, die die Impulsbildung in tieferen Schrittmachern steigert. Aberrante Überleitungen können die Überleitung von einer Kammertachykardie erschweren, beson-

ders wenn eine retrograde Überleitung zu den Vorhöfen stattfindet.

Die Therapie erfolgt wie bei der Vorhofstachykardie.

Ventrikuläre Extrasystolen (VES)
(Vgl. Tabelle 7-9, S. 323)

Die ventrikulären Extrasystolen sind häufiger als
die Vorhofsextrasystolen, jedoch diesen im Mechanismus und in der Manifestation ähnlich. Mit diesen zusammen stellen sie die häufigste Ursache einer Rhythmusstörung bei normaler Herzfrequenz
dar. Die ektopische Bildung eines Impulses führt zu
einer vorzeitigen Kammerkontraktion. Die Herztöne sind bei dieser Kontraktion hörbar. Die Ventrikelaktion ist von einer längeren Pause gefolgt, da
die nächste Ventrikelaktion ausfällt (kompensatorische Pause). Das Intervall zwischen der vorausgegangenen normalen Aktion und der Aktion, die der
kompensatorischen Pause folgt, ist genau doppelt
so groß wie ein normales Intervall zwischen zwei
normalen Aktionen. Einzelne Extrasystolen, die jeweils auf eine normale Aktion folgen, nennt man bi-
gemisch gekoppelte Extrasystolen oder man spricht
von einem Bigeminus. Körperliche Anstrengung
beseitigt meist Extrasystolen und führt zu einer
rhythmischen Herzaktion. Die pathologische Wertigkeit dieser Extrasystolen ist nicht immer leicht
anzugeben. Sicher pathologisch ist die Extrasystolie, wenn verschiedene Herde vorliegen, wenn die
Extraaktionen in Salvenform erfolgen, bei hoher
Kammerfrequenz auftreten oder wenn sie unter
Digitalis-Applikationen erscheinen. Eine schwere
Herzerkrankung oder Digitalis-Intoxikation sind
dann hierfür verantwortlich. In den meisten Fällen
kann jedoch keine organische Herzerkrankung als
Ursache gefunden werden.

Behandlung
Wenn keine Herzerkrankung gefunden werden
kann, die Extrasystolen selten sind und nicht zu
Herzbeschwerden führen, ist eine spezifische Therapie nicht notwendig. Sind die Extrasystolen Folge
einer Digitalis-Intoxikation, so sind Digitalis und
Diuretika für 3 bis 5 Tage oder so lange wegzulassen, bis die Arrhythmie verschwindet. Anschließend ist mit entsprechend kleinerer Glykosiddosis
fortzufahren. Zuweilen kann jedoch die Extrasystolie bei digitalisierten, herzinsuffizienten Patienten
der Ausdruck einer Unterdigitalisierung sein. Wenn
die Entscheidung hierüber schwierig ist, so sollte
man das Digitalis für einige Tage weglassen und die
Herzinsuffizienz mit anderen Methoden angehen
(s. S. 300 ff.). Oft verschwinden dann die Extrasystolen in dem Ausmaß wie das Herz rekompensiert.

Kaliumchlorid, 1–3 g viermal täglich, ist oft erfolgreich bei digitalisindizierten ventrikulären Extrasystolen.

Problematisch ist auch heute noch die Beurteilung
der Notwendigkeit einer Behandlung von ventrikulären Extrasystolen. Sie gewinnen sicherlich bei organischen Herzerkrankungen, besonders bei gleichzeitiger koronarer Herzkrankheit, an pathologischer Bedeutung. Man hat eine Klassifikation der
ventrikulären Extrasystolen versucht (Lown, s.
S. 323). Behandlungsbedürftigkeit besteht bei mehr
als 5 Extrasystolen/Minute, in jedem Fall ab Grad
III nach Lown. Kurze Salven und Ketten mit kür-
zerwerdender vorzeitiger Indikation sind klinisch
bedeutsame Warnzeichen für drohendes Kammerflimmern. Sie sind absolute Indikation für sofortige
Behandlung.

Bei schnellem Grundrhythmus und rascher Behandlungsbedürftigkeit wird heute als Behandlung
der Wahl die intravenöse Gabe von Lidocain (Xylo-
cain®) angesehen. Nach einem initialen Bolus von
100 mg i.v. beträgt die infundierte Dosis 1 bis 4 bis
6 mg/min. Eine gleichzeitig vorhandene Hypokaliämie soll unter allen Umständen beseitigt werden.
Nicht zuletzt deshalb, weil die antiarrhythmische
Wirkung von Lidocain mit abnehmendem Serum-
kalium-Spiegel geringer wird. Lidocain hat allen
anderen Substanzen gegenüber den Vorteil der kurzen Haftung und Wirkung, so daß hierbei weniger
die Gefahr einer negativen Wirkungspotenzierung
mit nachfolgend verabreichten Antiarrhythmika besteht. Zu berücksichtigen ist jedoch, daß bei älteren
Patienten (etwa ab 70 Jahren) durch die Substanz
zerebrale Krämpfe ausgelöst werden können.

Ist keine rasche Behandlungsindikation gegeben, so
genügen Ajmalin, Beta-Blocker, Disopyramid, Propafenon, Mexiletin oder Tocainid (Xylotocan®).
Chinidin oder Procainamid sind oral anzuwenden,
wenn die Extrasystolen in Salvenform erfolgen oder
mehrere Herde nachweisbar sind. Über die Behandlung von Extrasystolen bei Herzinfarkt
s. S. 271.

Paroxysmale Kammertachykardie

Hier handelt es sich um eine seltenere Arrhythmieform, die durch eine schnelle ektopische Impulsbildung in den Kammern hervorgerufen wird. Die
Frequenz kann um 160–200/min liegen. Diese Arrhythmie dauert meist Stunden, kann aber auch
ohne Behandlung über Tage anhalten. Die Aktionen erfolgen meist rhythmisch, wenn auch weniger
als bei der Vorhofstachykardie. Der 1. Herzton
kann von Schlag zu Schlag leicht variieren. Karotissinus-Massage ist ohne Effekt.

Die paroxysmale ventrikuläre Tachykardie tritt

häufiger nach einem Herzinfarkt oder bei Digitalis-Intoxikation auf. Präkordial-Schmerz als Folge einer Myokardischämie, Abfall des Blutdrucks und Schock sind häufig.

Vorbeugung

Die Medikamente der Wahl sind Chinidin und Propafenon oder, wenn ventrikuläre Extrasystolen während eines akuten Herzinfarktes auftreten, eine konstante Infusion von Lidocain (Xylocain®) in einer Geschwindigkeit von 1–2 mg/min.

Behandlung
A. Im leichten bis mittleren Fall:

1. Die Kardioversion (Counter-Schock) hat, abgesehen von den leichtesten Fällen, die pharmakologische Therapie weitgehend verdrängt.

2. Lidocain (Xylocain®), 50–100 mg i.v. hat die Therapie mit Chinidin und Procainamid verdrängt, weil seine Wirkung kürzer anhält und Blutdrucksenkungen seltener beobachtet werden (s.u.). Chinidin 0,4 g per oral jede 2. Stunde, dreimal, wenn der Tachykardieanfall gut toleriert wird, der Patient nicht im Schock ist und die Kardioversion nicht möglich ist. Besteht der Anfall weiter und treten keine Chinidin-Intoxikationszeichen auf, so kann die Dosis erhöht werden, 0,6 g oral jede zweite Stunde, dreimal, oder der Elektroschock versucht werden. Ist der Elektroschock nicht möglich und auch die höhere Chinidindosierung nicht erfolgreich, so ist auf Procainamid überzugehen.

3. Procainamidhydrochlorid (Novocamid®): 0,5–1,5 g oral alle 4–6 Std kann dann verabreicht werden, wenn Chinidin wirkungslos war oder toxische Symptome aufgetreten sind.

4. Diphenylhydantoin (Phenhydan®, Epanutin®) hat bei sehr langsamer Injektion erfolgreich ventrikuläre Tachykardien beseitigt, besonders wenn sie auf Digitalis zurückzuführen waren. Der Sinus-Rhythmus kann wieder auftreten und digitalisinduzierte ventrikuläre Arrhythmien können so nach einem Elektroschock verhütet werden. Die Injektion hat in jedem Fall sehr langsam zu erfolgen (höchstens 25 mg/min; bewährt hat sich initial die Dosis von 125 mg; bei guter Verträglichkeit können nach 20–30 min nochmals 125 mg appliziert werden. Anmerkung des Herausgebers). Außerdem müssen das EKG und der Blutdruck fortlaufend kontrolliert werden.

B. Im schwereren Fall: (oder wenn eine andere Medikation versagt hat)

1. Elektroschock (s.o.).

2. Lidocain (Xylocain®): 50–100 mg i.v. (langsam, etwa innerhalb 3 min), im Bedarfsfalle ein- oder zweimalige Wiederholung im Abstand von 10–20 min. Wenn 3 Einzelinjektionen keine zufriedenstellende Wirkung zeigen, wird eine Xylocain®-Dauertropfinfusion angelegt (500 mg Xylocain® in 500 ml Glukose- oder physiologischer Kochsalzlösung mit einer Tropfgeschwindigkeit von 20–40 Tropfen pro min. Dies entspricht einer Xylocain®-Zufuhr von 1–2 mg pro min).

3. Procainamid-hydrochlorid (Novocamid®): 0,5–1 g i.m., Wiederholung nach 4 Std. Die intravenöse Injektion ist gefährlich (Blutdrucksenkung!), evtl. können 100 mg langsam i.v. injiziert werden.

4. Chinidin wird in Form des Chinidingluconats (0,8 oder 0,5 g Chinidinbase) i.m. gegeben und alle zwei Stunden zwei- bis dreimal wiederholt. (In Deutschland ist diese Therapie allerdings nicht üblich.)

5. Propranolol (Dociton®) kann oral gegeben werden: 10–30 mg dreimal täglich vor den Mahlzeiten und zur Nacht. Unter Kontrolle von EKG und Blutdruck ist auch die langsame intravenöse Injektion von 1–8 mg möglich. Hier gelten die gleichen Vorsichtsmaßregeln wie sie bei der Therapie der Vorhofsarrhythmien erwähnt wurden. Propranolol wird bei der ventrikulären Tachykardie nur verwendet, wenn die Kardioversion nicht möglich ist. S. Betablocker-Tabelle 7-4d, S. 260.

C. Im schwersten Falle:

1. Elektroschock: Die Depolarisation des gesamten Herzens hat sich selbst im akuten Herzinfarkt sehr erfolgreich bei Patienten erwiesen, die nicht auf Lidocain oder Procainamid ansprachen. Unter Narkose kann mit einem Gleichstromschockgerät, das die Möglichkeit der Synchronosation hat (der Schock wird von der R-Zacke getriggert) eine Entladung von 2,5 msec Dauer und 50 bis 400 W/sec-Stärke gegeben werden.

2. Lidocain (Xylocain®) kann in einer Dosis von 1 mg/kg in ein- oder zweiprozentiger Lösung (50–100 mg bei einem Erwachsenen) langsam intravenös mit Erfolg verabreicht werden. Tritt die Arrhythmie erneut auf, so wird eine intravenöse Infusion mit 50 mg/h (1 g verdünnt in einem Liter fünfprozentiger Glukose) gegeben oder die intravenöse Injektion zweimal in 20 min-Abständen wiederholt.

3. Procainamidhydrochlorid (Novocamid®) kann in einer Dosis von 1 g sehr langsam i.v. (höchstens 100 mg/min) besser jedoch als Infusion gegeben werden. In jedem Falle ist eine fortlaufende Überwachung des EKG und des Blutdrucks notwendig. Die Medikation kann zu einer schweren Hypotonie führen.

4. Chinidin kann i.v. als Chinidingluconat unter fortlaufender Überwachung von EKG und Blutdruck gegeben werden (0,8 g verdünnt mit 50 ml fünfprozentiger Glukose in einer Geschwindigkeit von höchstens 1 ml/min). Wenn man Chinidin in sehr schweren Fällen intravenös gibt (besonders wenn im früheren EKG ein totaler AV-Block vorlag), muß der Arzt besonders darauf achten, daß nicht ein Kammerflimmern oder eine Asystolie auftreten. (Diese Therapie ist in Deutschland jedoch nicht üblich. Bemerkung des Herausgebers.)

5. Propranolol (Dociton®) kann in der Weise gegeben werden, wie es bei den schweren Fällen beschrieben wurde (s. o.).

6. Vasopressorische Substanzen in der Schocksituation. Wenn infolge der ventrikulären Tachykardie oder infolge einer entsprechenden intravenösen Medikation ein Schock auftritt, so können drucksteigernde Substanzen angewendet werden, wie dies im Kapitel 1 unter Schockbehandlung beschrieben ist.

7. Andere Medikamente: 1. Magnesiumsulfat, 10 ml einer 20%igen Lösung *langsam* i.v. Es muß jedoch ein Kalzium-Salz als Antidot bei einer evtl. Magnesium-Intoxikation bereitgehalten werden. 2. Manchmal ist eine intravenöse Morphin- oder Pethidin-Injektion (Dolantin®) erfolgreich.

8. Digitalis ist bei ventrikulärer Tachykardie im allgemeinen kontraindiziert. Es kann jedoch bei Patienten erfolgreich sein, bei denen eine Herzinsuffizienz besteht und bei denen o. g. Medikamente erfolglos waren. Es muß jedoch vorsichtig gegeben werden.

9. Die transitorische transvenöse Herzschrittmacher-Anwendung kann erfolgreich den ektopischen Rhythmus unterbrechen und ist besonders dann verwendet worden, wenn die Antiarrhythmika versagt haben.

Zur peroralen Rezidivprophylaxe können gegeben werden: 3 × 20 mg Ajmalin-bitartrat pro Tag, 3 × 150 bis 300 mg Propafenon pro Tag, 3 bis 4 × 100 bis 200 mg Disopyramid pro Tag, 2 bis 3 × 300 mg Mexiletin pro Tag; bei koronarer Herzkrankheit und bei gesteigertem Sympathikotonus ist eine Beta-Blocker-Therapie möglich.

Kammerflattern und Kammerflimmern

Diese Arrhythmie-Formen stellen ein fortgeschrittenes Stadium der Kammertachykardie dar, in dem die Pulsbildung noch schneller erfolgt und die Überleitung unregelmäßig ist, so daß entsprechend ineffektive Kammerkontraktionen auftreten. Die Diagnose kann nur aus dem EKG gestellt werden. Das Kammer-Flatter-Flimmern endet rasch tödlich, wenn es nicht durch eine Defibrillation unterbrochen wird. Es ist im allgemeinen von einer schweren Myokardschädigung begleitet, kann jedoch durch Epinephrin, Chinidin oder Digitalis ausgelöst werden.

Behandlung
A. Chirurgische und mechanische Maßnahmen:
Externe Herzmassage, künstliche Beatmung und elektrische Defibrillation stellen die Therapie der Wahl dar (siehe Anhang). Die fortlaufende Beobachtung des Patienten mit einem akuten Herzinfarkt hat gezeigt, daß etwa die Hälfte der plötzlichen Todesfälle auf ein Kammerflimmern zurückzuführen ist. Die prompte Therapie kann lebensrettend wirken. Die Eröffnung des Thorax mit direkter Herzmassage wird weniger geübt, es sei denn bei Zwischenfällen während kardialer Operationen.

B. Medikamentöse Behandlung: Sie ist im allgemeinen unwirksam. Bei paroxysmalen Episoden kann eine prophylaktische Therapie versucht werden, wie sie bei der ventrikulären Tachykardie angegeben ist.

Erregungsleitungsstörungen

Sinuatrialer Block
(S-A-Block)

Beim S-A-Block ist der normale Schrittmacher des Herzens unfähig, den Depolarisationsimpuls zu starten. Es resultiert ein regelmäßiges Ausbleiben der Erregung oder seltener eine fixierte 2:1-Rhythmusstörung. Dieses Versagen ist auf einen erhöhten Vagustonus, aber auch auf eine Herzerkrankung zurückzuführen. Körperliche Anstrengung und Atropin beseitigen bei Vagotonie den S-A-Block. Diese Arrhythmie kann daran erkannt werden, daß in dem verlängerten Intervall zwischen den Herzschlägen kein Herzton hörbar ist (im Gegensatz zur ventrikulären Extrasystole). Im EKG fehlt jeweils eine elektrische Aktion, daher ist sie differentialdiagnostisch nicht leicht von einer Sinusarrhythmie zu differenzieren. Man unterscheidet einen SA-Block II. Grades Typ I mit periodischer Zunahme der sinuatrialen Leitungszeit bis zum Überleitungsausfall und nachfolgender Erholung (Wenckebach-Periodik).

Elektrokardiographisch ist diese Blockform folgendermaßen charakterisiert: 1. Phasisch auftretende große PP-Intervalle, die kleiner sind als es dem Doppel des vorangehenden PP-Intervalles entspricht. 2. Das PP-Intervall nach der blockierten Erregung ist größer als das davor. 3. Die PP-Intervalle werden vor der Blockierung progressiv kürzer. Der SA-Block II. Grades Typ II ist dadurch charakterisiert, daß bei Sinusrhythmus plötzlich ein oder mehrere Vorhof- und Kammerkomplexe fehlen und Herzpausen eintreten, deren Lücken das Doppelte oder ein Mehrfaches der normalen Herzperioden (PP-Intervalle) tragen. Wenn dieser Typ des

SA-Blocks mit einer 2:1-Überleitung auftritt, liegt eine Sinusbradykardie vor. Der Block kann nur vermutet werden, wenn z. B. eine sprunghafte Verdoppelung der Herzfrequenz während körperlicher Belastung oder unter Atropin auftritt. Beim SA-Block III.Grades, also dem sogenannten totalen SA-Block, fallen Vorhof- und Kammerkomplexe aus. Er ist vom Sinusknotenstillstand nicht zu trennen. Wenn kein Ersatzrhythmus eintritt, kann es zu einer Synkope kommen.

Ursachen von SA-Blöcken können sein: degenerative Herzerkrankungen, Myokarditis, Amyloidose, Hämochromatose, Hyperkaliämie, toxische Ursachen (Digitalis, Glykoside, Antiarrhythmika, Beta-Blocker), Tumoren, Kardiomyopathien. Es treten meist keine Symptome auf, wenn die Periode des Stillstands sich nicht über längere Zeit erstreckt. Bei gleichzeitiger Koronarinsuffizienz, älteren Patienten oder längerer Blockierungsdauer können Angina pectoris-Anfälle, Ohnmachten und echte Synkopen auftreten. Bei empfindlichen Individuen kann eine Karotissinus-Massage einen S-A-Block auslösen.

Behandlung

In manchen Fällen ist keine Therapie notwendig. Auslösende Faktoren sollten, wenn möglich, stets eliminiert werden. Folgende Therapie kann versucht werden: 1. Atropinsulfat, 0,6 mg 4× tgl. peroral. 2. Ephedrinhydrochlor., 25 mg 4× tgl. peroral. In hartnäckigen Fällen kann man 0,5 bis 1 mg Atropin i.v. geben. 3. Versuch einer Behandlung mit Oxyfedrin bis zu 3× 2 (oder 6× 1) Tabletten tgl.

Bei erheblichen Bradykardien ist natürlich eine Herzschrittmacher-Behandlung erforderlich. Da die Bradykardien intermittierend auftreten können, muß ein Patient mit SA-Block im Langzeit-EKG und evtl. unter Belastung beobachtet werden.

Atrioventrikulärer Block

(AV-Block)

Der AV-Block besteht in einer Verlängerung der Überleitungszeit für den normalen Impuls vom Vorhof zu den Kammern. Er wird in verschiedene Grade eingeteilt: AV-Block 1.Grades mit verlängerter Überleitungszeit (latenter Herzblock); 2.Grades, inkompletter oder partieller Herzblock; 3.Grades, totaler oder kompletter Herzblock.

Latenter Herzblock: Das PR- oder PQ-Intervall ist über 0,22″ verlängert. Die Vorhofimpulse erreichen jedoch die Kammern. Sein Vorhandensein kann klinisch vermutet werden, wenn der 1.Herzton bei einem kräftigen Herzspitzenstoß abgeschwächt erscheint. Es kann ein präsystolischer Galopp infolge eines hörbaren Vorhofstones bestehen. Dieser AV-Block 1.Grades wird häufig bei dem akuten rheumatischen Fieber, bei Koronararterienerkrankungen und bei Behandlung mit Digitalis oder Chinidin beobachtet.

Inkompletter oder partieller Herzblock: Hierbei ist die Überleitung so verzögert, daß einzelne Impulse die Kammer nicht erreichen und entsprechend einzelne Kammerkontraktionen ausfallen. Während dieses Ausbleibens erholen sich die Erregungsleitungsbahnen, so daß eine Erregung wieder übergeleitet wird. Auf diese Weise kann sich ein regelmäßiger oder unregelmäßiger Zyklus ausbilden, so daß ein Rhythmus mit einer 2:1 oder 3:1 oder anderer Überleitungsform entsteht. Die Diagnose kann durch die Beobachtung gestellt werden, daß die Intervalle zwischen den Herzschlägen, in denen kein Herzton hörbar ist, z.B. doppelt so lang sind wie normal (siehe auch ventrikuläre Extrasystolen). Der inkomplette Herzblock tritt häufig bei arteriosklerotischen Herzerkrankungen auf. Auch die Diphtherie kann eine Ursache sein.

Eine Reihe von Autoren unterscheiden diesen inkompletten AV-Block (AV-Block II.Grades) in einen Typ I und II. Beim Typ I (Wenckebachsche Periodik) liegt eine progressive Verlängerung des AV-Intervalls bis zum Ausbleiben einer Überleitung vor. Beim Typ II fallen einzelne Überleitungen ohne vorherige Verlängerung des AV-Intervalls aus. Bei einem Herzinfarkt bedarf der Typ I meist keiner Behandlung, während der Typ II oft zum totalen AV-Block mit Adams-Stokesschen Anfällen führt und daher die Behandlung mit künstlichem Herzschrittmacher benötigt.

Totaler Herzblock (AV-Block III.Grades): Er tritt meist nur bei älteren Patienten mit einer entsprechenden Fibrosierung des Leitungssystems auf. Er ist weniger häufig die Folge einer koronaren Herzerkrankung. Selten ist er kongenital. Die Überleitung der Vorhofimpulse auf die Kammern ist vollständig blockiert. Beim Einsetzen eines Kammerrhythmus beträgt die Frequenz meist weniger als 45/min. Körperliche Anstrengung steigert die Frequenz kaum. Der 1.Herzton variiert sehr in seiner Lautstärke. Große Blutdruckamplitude mit wechselnder Höhe des systolischen Druckes und Cannonsche Venenpulswellen werden beobachtet. Der Patient kann asymptomatisch sein. Es kann aber auch allgemeine Schwäche und Dyspnoe bestehen, besonders wenn die Herzfrequenz unter 40/min sinkt. Während des Übergangs vom partiellen zum totalen Block haben manche Patienten Kammerasystolien, die mehrere Sekunden oder Minuten dauern. Entsprechend tritt Bewußtlosigkeit ein. Dauert die Asystolie mehrere Sekunden, können Krämpfe auftreten (Adams-Stokes-Syndrom). Asystolien, die länger als 2–3 min dauern, enden meist tödlich.

Behandlung

A. Die verlängerte Überleitung (AV-Block I. Grades) und der inkomplette Herzblock (AV-Block II. Grades): Ohne Adams-Stokes-Syndrom (s. u.) ist die Behandlung der AV-Überleitungsstörungen selten erfolgreich, wenn man von der Ausschaltung jener Substanzen absieht, die hierfür verantwortlich sein können, oder eine akute Myokarditis entsprechend behandelt. Die Verlängerung des AV-Intervalls selbst benötigt keine Therapie, wenn nicht ein kompletter Herzblock mit einer Kammerfrequenz unter 35/min auftritt. Herzinsuffizienz und Leistungsschwäche können bei niedriger Kammerfrequenz auftreten. Ephedrin oder Isoproterenol (Aludrin®) oder Orciprenalin (Alupent®) sind zu verabreichen, um die Kammerfrequenz zu erhöhen (s. u.).

B. Der totale Herzblock und der Adams-Stokessche Anfall: Man muß eine vorbeugende Behandlung bzw. eine Beseitigung der Ursachen versuchen. Das Ziel der Therapie liegt darin, eine Frequenz zu erreichen, die über 40/min liegt. Neue Ergebnisse mit dem künstlichen Herzschrittmacher haben jedoch gezeigt, daß eine Frequenz von 70 weit besser ist.

1. Der künstliche transvenöse oder transventrikuläre Herzschrittmacher. Die Implantation myokardialer Elektroden aus Platindraht verbunden mit einer Zink-Cadmium-Batterie, die man subkutan im Abdomen unterbringt, ist weitgehend verdrängt worden von der transvenösen Einführung des Elektrodenkatheters in den re. Ventrikel. Die dramatische Besserung der Herzinsuffizienz, zerebraler Symptome und synkopaler Anfälle hat zu einem möglichst frühzeitigen Einsatz des künstlichen Schrittmachers bei vielen Patienten geführt. Die kardiale Stimulation mit einem Elektrodenkatheter im rechten Ventrikel, der über die Vena cava cranialis eingeführt ist, hat sich als lebensrettend erwiesen, besonders wenn synkopale Attacken gerade eingetreten sind.

Man verwendet heute den künstlichen Herzschrittmacher bereits nach einem Adam-Stokesschen Anfall und stellt entsprechend höhere Frequenzen ein, wenn bei niederer Aktionsfolge zerebrale oder kardiale Insuffizienzzeichen vorhanden sind.

Wenn ein synkopenverursachender AV-Block nur vorübergehend ist, so wird ein Demand-Schrittmacher verwendet, der nur während der bradykarden Phasen aktiviert wird. Auf diese Weise wird auch die Gefahr des Kammerflimmerns geringer, das dadurch auftreten könnte, daß der künstliche Schrittmacherimpuls in die vulnerable Phase der natürlichen Erregung fällt.

2. Isoproterenol (Aludrin®) kann intravenös als Infusion in einer Dosis von 2–15 mg in 500 ml unter EKG- und Blutdruckkontrollen dem Erfolg entsprechend gegeben werden. Im weniger akuten Fall bzw. zur Vorbeugung kann man eine halbe bis eine Tablette zu 20 mg sublingual geben. Entspre-

chendes gilt für die Anwendung von Orciprenalin (Alupent®) eine halbe bis 1½ Tabl. zu 20 mg in vier- bis sechsstündlichem Abstand täglich peroral oder im akuteren Falle 2,5 bis 7,5 mg auf 500 ml Physiologische Kochsalzlösung als intravenöse Infusion, ebenfalls unter EKG- und Blutdruckkontrolle.

3. Ephedrin, hydrochloricum (Ephedrin-„knoll"®) ½ bis 1 Tablette zu 50 mg zwei- bis dreimal täglich.

4. Die intrakardiale Aludrin®- bzw. Alupent®-Injektion, 1–2 ml bei Herzstillstand.

5. Kortikosteroide können die Rückbildung eines totalen AV-Blocks begünstigen, wenn er noch nicht längere Zeit besteht.

Intraventrikuläre Blockbilder

Das klinische Interesse an den intraventrikulären Blockbildern (Schenkelblock, Hemiblock) ist in den letzten 10 Jahren durch Publikationen geweckt worden, die nachweisen konnten, daß solche elektrokardiographischen Veränderungen Vorläufer höhergradiger AV-Blockierungen sein können. Erregungsleitungsstörungen unterhalb des His'schen Bündels waren lange Zeit lediglich in Rechts- und Linksschenkelblockierungen unterschieden worden. Heute ist gesichert, daß der linke Schenkel zumindest funktionell, möglicherweise auch anatomisch, aus einem linksanterioren und linksposterioren Anteil besteht. Die isolierte Unterbrechung eines dieser Schenkel wird als Hemiblock bezeichnet. Leitungsstörungen des linken Schenkels können also nicht nur als kompletter Linksschenkelblock in Erscheinung treten, sondern auch als linksanteriorer Hemiblock (Überwiegen des R in I, überwiegende S-Zacke in II und III) und als linksposteriorer Hemiblock (überwiegende R-Zacke in III, überwiegende S-Zacke in I). Der Kammerkomplex muß bei diesen Hemiblockbildern nicht wesentlich verbreitert sein. Bifaszikuläre Blockierungen sind: die Kombination von linksanteriorem und linksposteriorem Hemiblock = vollständiger Linksschenkelblock die häufigere Kombination von linksanteriorem Hemiblock und komplettem Rechtsschenkelblock, sowie die seltenere Kombination von linksposteriorem Hemiblock und komplettem Rechtsschenkelblock. Besonders die beiden letzteren sind in 3–5% der Fälle Vorläufer einer totalen AV-Blockierung.

Ätiologisch ist für die Entstehung faszikulärer Blockbilder bei älteren Patienten eine koronare Herzkrankheit oder eine Fibrosierung des Erregungsleitungssystems anzunehmen.

Als Lenégre'sche Erkrankung bezeichnet man eine isolierte Fibrosierung des Erregungsleitungssystems, als Lev'sche Erkrankung eine Fibrosierung und Verkalkung im Bereich des Mitralringes und des muskulären Septums.

Bei jungen Patienten können diese Leitungsstörungen bei Herzfehlern (z.B. Ostium primum-Defekt) oder Myokarditiden, Myokardiopathien, Amyloidose und Transfusionssiderose beobachtet werden.

Künstliche Herzschrittmacher

Die *Indikation zur Herzschrittmacherimplantation* kann bei folgenden Herzrhythmusstörungen gegeben sein:

AV-Block II. und III. Grades, Sinusknotenerkrankungen (Sick-Sinus-Syndrom), hochgradige Bradyarrhythmie mit Herzinsuffizienz oder zerebralen Symptomen, selten bei tachykarden Herzrhythmusstörungen.

Herzschrittmachertypen

1. Festfrequente (gleich asynchrone oder starrfrequente) Schrittmacher: hierbei gibt der Impulsgeber in ganz regelmäßigen Zeitabständen ohne Rücksicht auf evtl. Eigenaktionen des Herzens Impulse an das Myokard zur Kontraktion. Falls noch ein Eigenrhythmus des Herzens vorhanden ist oder sich später erneut entwickelt, entsteht hierbei eine sogenannte Parasystolie.

2. Demand-Schrittmacher: sie schalten sich nur bei Bedarf ein, wenn die Eigenfrequenz unter die Schrittmacherfrequenz absinkt. Die folgenden beiden Typen solcher Demand-Schrittmacher werden zur Zeit implantiert:

a) QRS-inhibierter Schrittmacher: hier wird die Umpulsabgabe durch einen vorzeitigen QRS-Komplex inhibiert. Übersteigt die spontane Herzfrequenz die Schrittmacherfrequenz, so ist dieser elektrokardiographisch nicht erkennbar. Um diesen Schrittmacher trotzdem kontrollieren zu können, kann man durch Auflegen eines Magneten von außen auf den Schrittmacher die Demand-Funktion ausschalten.

b) QRS-gesteuerte Schrittmacher (Schrittmacher mit pos. QRS-Steuerung gleich Stand-By-Schrittmacher): hier wird der elektrische Impuls jeweils durch eine spontane R-Zacke ausgelöst und fällt unmittelbar hinter ihr in die absolute Refraktärphase; erst wenn die nächste Spontanaktion ausfällt, wird der Schrittmacherimpuls von einer künstlichen Kammererregung gefolgt.

Immer mehr setzen sich sogenannte multiprogrammierbare Demandschrittmacher durch, bei denen man auch nach Implantation mit entsprechenden Geräten von außen die Pulsfrequenz und noch einige elektrische Daten des Schrittmachers verändern kann.

3. Vorhofgesteuerte Schrittmacher werden vereinzelt bei jüngeren Pat. mit stabilem Vorhofrhythmus implantiert. Von einer Elektrode am oder im re. Vorhof wird dessen Potential aufgenommen und über einen Verstärker mit einer Verzögerung von 0,18 bis 0,2 Sek. zum Myokard geleitet.

Ärztliche Kontrolluntersuchungen nach Implantation mit Herz- und Pulsfrequenzmessungen sollten im Verlauf von ein bis zwei Monaten erfolgen. Die meisten der derzeit handelsüblichen Schrittmacher führen bei Alterung der Batterien zu einer Abnahme der Schrittmacherfrequenz um 10%, was dann Anlaß zur Austauschoperation ist.

Plötzliche Frequenzänderungen höheren Grades erfordern eine Klinikeinweisung, da mit weiteren Frequenzsprüngen bis zum Ausfall gerechnet werden muß.

Weitere Zeichen der Batteriealterung sind: Verlust der QRS-Steuerung mit Fr.-Änderungen, Fehlen von Schrittmacherimpulsen. Schrittmacherimpulse ohne nachfolgenden QRS-Komplex zeigen eine Widerstandserhöhung oder eine Verlagerung der Elektrodenspitze an.

Als Dipol-Sprung werden plötzliche Änderungen von Größe und Ausschlagrichtung des elektrischen Impulses im EKG bei bipolarer Stimulation bezeichnet; der Befund geht meist mit einer Unterbrechung der Stimulation einher und bedarf einer operativen Korrektur der Elektrodenlage.

Die röntgenologische Beurteilung des Ladungszustandes der Impulsgeber-Batterien aufgrund zunehmender Schwärzung und Konturenunschärfe ihrer Ringstruktur ist unzuverlässig.

Schenkelblock

Der Schenkelblock ist eine reine EKG-Diagnose, die auf der Verbreiterung von QRS über 0,11″ beruht. Er ist auf eine verzögerte Leitung der Erregung im rechten oder linken Schenkel des Hisschen-Bündels oder im Myokard zurückzuführen. Die Herzfrequenz oder der Herzrhythmus sind davon unabhängig, und die häufigste Ursache ist eine koronare Herzerkrankung, jedoch können auch Fibrosen des Leitungssystems und kongenitale Veränderungen eine Rolle spielen. Der Schenkelblock, insbesondere der Rechtsschenkelblock, ist gutartig und verkürzt nicht die Lebenserwartung. Der Linksschenkelblock weist auf eine Erkrankung des linken Ventrikels hin und hat eine schlechtere Prognose als der Rechtsschenkelblock. Sind derartige Blöcke Folge einer lokalen Fibrose, so können sie einem AV-Block vorausgehen.

Eine spezifische Behandlung gibt es nicht. Es kann höchstens die zugrundeliegende Erkrankung behandelt werden.

Syndrome mit verlängerter QT-Dauer

Von Jervell und Lange-Nielsen wurde 1957 ein Syndrom beschrieben, das durch eine abnorme Verlängerung der QT-Zeit, oft tödliche Synkopen und Innenohrschwerhörigkeit gekennzeichnet war. Es handelt sich hierbei um ein autosomal-rezessiv vererbtes Syndrom. Im Audiogramm wird eine schwere bilaterale hochfrequente Schwerhörigkeit gefunden. Romano und Ward berichteten über eine Variante des Syndroms mit QT-Verlängerung ohne Innenohrschwerhörigkeit.

Diese Form wird autosomal-dominant vererbt. Als Ursachen der Synkopen wurden ventrikuläre Tachykardien und Kammerflimmern nachgewiesen. Elektrophysiologisch handelt es sich um Syndrome mit inhomogener verlängerter Repolarisation, die möglicherweise auf der Grundlage von Re-entry-Mechanismen zu Extrasystolien und Kammertachykardien führen.

Die synkopalen Anfälle können in jedem Lebensalter beginnen. Am häufigsten jedoch in der frühen Kindheit. Auslösend sind oft harmlose seelische und körperliche Belastungen.

Neben den angeborenen idiopathischen Formen der QT-Verlängerung ist auch eine erworbene QT-Verlängerung möglich (z. B. beim akuten Myokardinfarkt, Erkrankungen des ZNS, Chinidin-Überdosierung, Hirnblutung mit Ventrikeleinbruch). Therapeutisch kontraindiziert sind alle Antiarrhythmika, die die Refraktärzeit und die Erregungsleitungszeit im ventrikulären Leitungssystem verlängern und damit zu erneuten Kammertachykardien führen können.

Hierzu gehören besonders die Antiarrhythmika der Gruppe I a (vgl. Einteilung der Antiarrhythmika) und die der Gruppe III. Nicht anzuwenden sind jedoch auch eine Reihe von Antidepressiva (Amitriptylin, Clomipramin, Doxepin, Imipramin und Maprotilin) sowie alle Wirkstoffe die eine Hypokaliämie induzieren können (also Diuretika, Laxantien, Carbenoxolon) und durchblutungsfördernde Mittel wie Vincamin.

Anzuwenden sind Substanzen, die die intraventrikuläre Erregungsausbreitung verbessern bzw. zu einer Verkürzung der Aktionspotentialdauer führen, also die Antiarrhythmika der Gruppe I b. Unter einer Dauertherapie mit Beta-Rezeptorenblockern konnte ein Rückgang der Mortalität bei diesen Syndromen beobachtet werden.

Präexzitationssyndrome (Ante-Systolie-Syndrome)

Durch akzessorische Leitungsbahnen kann die über den AV-Knoten gehende physiologische Erregungsleitung von den Vorhöfen auf die Kammern teilweise umgangen werden. Als Folge hiervon können phasenversetzte Doppelerregungen des Kammermyokards resultieren, da eine vom Vorhof ankommende Erregungswelle einmal über die physiologischen Leitungsstrukturen des His-Bündels und der Tavaraschenkel nach einer entsprechenden Leitungsverzögerung im AV-Knotenbereich, zum anderen aber auch beschleunigt über akzessorische Kurzschlußverbindungen läuft. Somit entstehen ventrikuläre Kombinationssystolen, die hauptsächlich im Elektrokardiogramm sichtbar sind, welche aber auf die Pumpleistung des Ventrikels kaum eine Auswirkung haben. Die Antesystolie ist also als solche klinisch von untergeordneter Bedeutung. Da jedoch durch die zusätzliche atrioventrikuläre Verbindung die anatomische Voraussetzung für eine Kreiserregung (Vorhof-AV-Knoten-Ventrikel-akzessorisches Bündel-Vorhof) geschaffen wird, besteht die Möglichkeit sogenannter Re-entry-Rhythmusstörungen. Diese können Tachykardien oder Extrasystolien sein. Die Häufigkeit paroxysmaler Tachykardien wird zwischen 5 und 25% angegeben. Neben supraventrikulären Tachykardien, supraventrikulären und ventrikulären Extrasystolien werden auch Vorhofflattern, Vorhofflimmern und sogar ventrikuläre Tachykardien beobachtet.

Je nach Lage der akzessorischen Bahn unterscheidet man verschiedene Antesystolieformen (siehe Abbildung 7-3, S. 288). Wenn die akzessorische Bahn nicht zur Weiterleitung der Erregung über das His-Brockinie-System führt, kommt es im EKG zur Delta-Welle im aufsteigenden Schenkel des R und zu einem verbreiterten QRS-Komplex. Das von Wolff, Parkinson und White beschriebene Syndrom (WPW-Syndrom) wird durch das sogenannte Kent'sche Bündel hervorgerufen, das zu einer vorzeitigen Erregung vorhofsnaher Kammeranteile führt. Die PQ-Zeit im EKG ist um den Betrag der Delta-Welle verkürzt. Je nach Ausrichtung der Delta-Welle wird zwischen einem sternal-positiven Typ A und einem sternal-negativen Typ B des WPW-Syndroms unterschieden.

Durch andere akzessorische Leitungsbahnen hervorgerufene Änderungen des Erregungsablaufes hat man als atypische WPW-Varianten bezeichnet. So gibt es die Sondervariante des Mahaim-Syndroms, als dessen Ursache akzessorische Leitungsbrücken (Mahaimphasen) vom His-Stamm zum Kammermyokard angenommen werden.

Hier ist eine deutliche Delta-Welle ohne wesent-

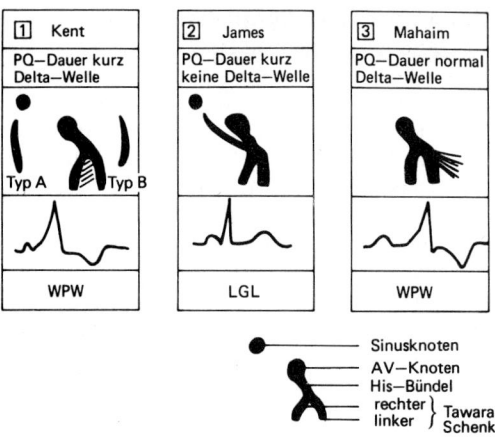

Abb. 7-3. Antesystolieformen

liche Verkürzung von PQ festzustellen (siehe Abb. 7-3).

Eine weitere Variante ist das LGL-Syndrom (Lown-Ganong-Levine-Syndrom). Hier führt das James'-sche Bündel zu einer direkten Umgehung des AV-Knotens, die Fasern münden also wieder in das His'sche Bündel ein. Aufgrund dieser akzessorischen Bahn wird die PQ-Zeit abnorm kurz, da die bremsende Wirkung des AV-Knotens wegfällt. Eine Delta-Welle ist jedoch nicht vorhanden, da keine abnormen Bahnen im Kammermyokard von der Erregung benutzt werden.

Rudimentäre Antesystolien geben sich durch diskrete Delta-Wellen ohne sekundäre ST-T-Alterationen zu erkennen als Ausdruck einer nur wenig ins Gewicht fallenden Präexzitation des Kammermyokards. Zwischen den einzelnen WPW-Varianten sind alle Mischformen möglich.

Die Antesystolie tritt häufig nur intermittierend auf, gelegentlich wird sie nur im Langzeit-EKG beobachtet. Sie kann durch tiefe Atmung, den Valsalva-Versuch, bei der Steh- und Arbeitsbelastung oder bei verschiedensten vago-vasalen Reflexen sichtbar gemacht oder unterdrückt werden.

Das WPW-Syndrom ist differentialdiagnostisch gegenüber verschiedenen elektrokardiographisch ähnlichen Bildern abzugrenzen: z.B. vom Linksschenkelblock. Hier steigt QRS steil an und zeigt in Ableitung I meist die Form „eines abgebrochenen Zuckerhutes"; demgegenüber weist der QRS-Komplex beim WPW-Syndrom meist einen spitzen Gipfel auf und zeigt die Delta-Welle. Negative Delta-Wellen in den Ableitungen II, III, aVF können formkritisch an infarkttypische Q-Zacken erinnern und so zur Fehldiagnose Hinterwandinfarkt führen. Negative Delta-Wellen in den Ableitungen V1 und V2 (Typ B des WPW-Syndroms) können Anlaß zur elektrokardiographischen Fehldiagnose Supraapi-

kalinfarkt sein. Die Differentialdiagnose gelingt durch die Gesamtbeurteilung des EKG mit dem Nachweis positiver Delta-Wellen in anderen Ableitungen.

Umgekehrt kann ein Infarktgeschehen durch die Formkriterien eines WPW-Syndromes maskiert werden.

Bestehen Zweifel an der Diagnose WPW-Syndrom, so kann der Ajmalin-Test weiterhelfen: Unter Gabe von 50 mg Ajmalin langsam i.v. gelingt es häufig, ein WPW-Syndrom durch Blockierung der akzessorischen Bahn akut zum Verschwinden zu bringen. Ajmalin ist eine sehr wirksame, nicht ungefährliche Substanz (siehe Seite 292).

Da das EKG des WPW-Syndroms seine Entstehung einer ventrikulären Kombinationssystole verdankt, ergibt sich die Differentialdiagnose gegenüber ventrikulären Kombinationssystolen, die dadurch entstehen, daß die Kammern zum Teil in normaler Weise über das AV-System und zum Teil von einer Kammerextrasystole aktiviert werden. Gemeinsam ist beiden Arten von Kombinationssystolen die kurze PQ-Zeit. Den ventrikulären Kombinationssystolen fehlt jedoch die typische Delta-Welle. Man muß jedoch einen langen EKG-Streifen schreiben: während bei den WPW-Kombinationssystolen die abnormen QRS-Komplexe in der Regel unverändert bleiben, finden sich bei den ventrikulären Kombinationssystolen meist wechselnde EKG-Formen.

Therapie

Hauptsächlich kommt es darauf an, bei Sinusrhythmus ektope Reizbildungen als Auslöser von Tachykardien zu unterdrücken. Besonders der Patient mit intermittierendem WPW-Syndrom sollte darüber Bescheid wissen, um zum Beispiel bei plötzlichem Vorhofflimmern einen anderen Arzt vor der Verabreichung von Digitalis zu warnen, da dieses die normale AV-Überleitung verlangsamen, jedoch die Refraktärzeit in der akzessorischen Bahn verkürzen kann. Auf diese Art und Weise könnten rasche Vorhofimpulse zu den Ventrikeln übertragen werden und so zu Kammertachykardie oder Kammerflimmern führen.

Bei einer Tachykardie gilt es, die Leitungsgeschwindigkeit und die Refraktärzeit der Überleitung über den AV-Knoten und/oder akzessorischer Leitungsbahnen zu beeinflussen, um die Blockierung des vorhandenen „Re-entry-Kreises" zu erreichen. In diesem Sinne wirken Antiarrhythmika wie Ajmalin (Neo-Gilurytmal®), Propafenon (Rytmonorm®) und Chinidin oder auch Amiodaron (Cordarex®) und Lorcainid (Remivox®). Es sind auch Kombinationen mit Beta-Blockern empfohlen worden, die doch selbst auf die akzessorische Bahn kaum wirken dürften.

Nur in sehr seltenen Fällen von WPW-Syndrom mit

schweren medikamentös therapieresistenten Rhythmusstörungen ist die Indikation zu einer chirurgischen Behandlung gegeben. Voraussetzung für einen erfolgreichen chirurgischen Eingriff ist die präoperative elektrophysiologische Lokalisation der akzessorischen Leitungsbahn durch Elektrodenkathetertechnik.

Wolff-Parkinson-White-Syndrom

(Antesystolie; WPW-Syndrom)
s. unter ‚Präexzitationssyndrome‘, S. 287 f.

Herzinsuffizienz

Diagnostische Merkmale

Linksinsuffizienz:
● Anstrengungsdyspnoe und Schwächegefühl, Orthopnoe, anfallsweise nächtliche Dyspnoe
Rechtsinsuffizienz:
● Erhöhter Venendruck, Hepatomegalie, Ödeme in den abhängigen Teilen
Globalinsuffizienz (Rechts- und Linksinsuffizienz):
● Kardiomegalie, Galopp-Rhythmus, verlängerte Arm-Zungenzeit

Allgemeine Betrachtungen

Die Herzinsuffizienz ist eine klinische Erscheinung, die sich bei 50 bis 60% aller Patienten mit organischer kardiovaskulärer Erkrankung entwickelt. Sie ist durch die Unfähigkeit des Herzens definiert, eine den metabolischen Bedürfnissen des Organismus ausreichende Blutmenge zu fördern. Es kann daher eine Herzinsuffizienz vorhanden sein, wenn das Herzzeitvolumen groß, normal oder niedrig ist. Unabhängig von der absoluten Höhe ist bei der Herzinsuffizienz das Herzzeitvolumen gegenüber den Stoffwechselbedürfnissen zu klein.
Zu Beginn kann eine Rechts- oder Linksinsuffizienz isoliert bestehen. In den meisten Fällen sind beide Ventrikel insuffizient. Die Insuffizienz des rechten Ventrikels als Folge pulmonaler parenchymaler oder vaskulärer Erkrankungen wird als „Cor pulmonale" bezeichnet oder als pulmonale Herzerkrankung (s. S. 306).
Die häufigsten Ursachen der Herzinsuffizienz sind Hypertonie, koronare Atherosklerose und rheumatische Herzerkrankungen. Weniger häufige Ursachen sind chronische Lungenerkrankungen, kongenitale Herzerkrankungen, syphilitische Aorteninsuffizienz, kalzifizierende Aortenstenose und bakterielle Endokarditis. Seltenere Ursache der Herzinsuffizienz sind kollagene Erkrankungen, arteriovenöse Fisteln, Myokarditis, Beriberi, Myokard-Tumoren und -Granulome.
In 50% der Fälle sind auslösende Erkrankungen und Faktoren nachweisbar. Zu den häufigsten zählen: Arrhythmien, Atemweginfekte, Herzinfarkt, Lungenembolie, rheumatische Karditis, exzessive und rasche parenterale Zufuhr von Flüssigkeiten, Schwangerschaft, Thyreotoxikose, Anämie und übermäßige Kochsalzzufuhr.

Ätiologie

Die Hauptursachen der Herzinsuffizienz sind folgende:
A. Herzmuskelschwäche oder Herzmuskelentzündung:
Koronararterienerkrankungen, Myokarditis.
B. Übermäßige Belastung:
1. Erhöhter Austreibungswiderstand: Hypertonie, Stenose der Aorten- und Pulmonalklappen.
2. Vergrößertes Schlagvolumen: Mitralinsuffizienz, Trikuspidalinsuffizienz, Aorteninsuffizienz und kongenitale Links-Rechts-Shunts.
3. Erhöhter Minuten-Volumen-Bedarf des Organismus: Thyreotoxikose, Anämie, Schwangerschaft, arteriovenöse Fisteln.

Pathogenese

Die Herzkammern reagieren auf jeden der o. g. Mechanismen zunächst mit einer Hypertrophie. Wenn die hierdurch gesteigerte Kontraktionskraft nicht mehr ausreicht, so nehmen der diastolische Füllungsdruck und das Volumen zu, wodurch für eine gewisse Zeit ein normales Herzzeitvolumen gewährleistet wird. Ggf. ist jedoch das Herzminutenvolumen für die Stoffwechselbedürfnisse des Organismus nicht ausreichend, dann liegt eine Herzinsuffizienz vor.

Klinische Befunde

A. Symptome:
1. Linksinsuffizienz: Sie ist durch folgende Hauptsymptome charakterisiert: Dyspnoe, Leistungsschwäche und leichte Ermüdbarkeit, Nykturie. Die Anstrengungsdyspnoe wird durch die pulmonale Blutüberfüllung verursacht und ähnelt der Ventilationssteigerung körperlicher Anstrengung. Sie ist jedoch von einem Gefühl der Atemnot und Atemlosigkeit begleitet. Bei der Herzinsuffizienz wird der Patient bereits unter einer körperlichen Anstrengung kurzatmig, die normalerweise keine Schwierigkeiten bereitet. Nimmt die pulmonale Blutüberfüllung zu, so führen immer geringfügigere Anstrengungen zur Dyspnoe, bis schließlich der Patient auch in Ruhe Atemnot hat (Ruhe-Dyspnoe).
Die Orthopnoe ist eine Kurzatmigkeit, die im Liegen auftritt, da hierbei die Lungengefäß-Überfüllung zunimmt. Sie wird durch Aufsitzen vermindert.

Die paroxysmale nächtliche Dyspnoe kann zu jeder Zeit auftreten und oft das erste Zeichen der Linksinsuffizienz, die durch schwere Hypertonie, Aortenstenose oder Aorteninsuffizienz oder einen Herzinfarkt bedingt ist. Sie tritt auch bei Patienten mit schwerer Mitralstenose auf. Sie ist eine fortgeschrittenere Form der Orthopnoe. Der Patient erwacht aus dem Schlaf, nach Luft ringend, und empfindet im Sitzen oder Stehen Erleichterung. Häufig besteht Husten. Aus unbekannten Gründen haben die Patienten meist eine keuchende Inspiration und Exspiration, sog. Asthma cardiale. Die paroxysmalen Husten- und Dyspnoe-Anfälle können wenige Minuten bis mehrere Stunden dauern oder schließlich in ein akutes Lungenödem übergehen. Der Patient wird dabei blaß oder zyanotisch und bekommt unter starkem Schweißausbruch extremen Lufthunger. Es wird ein schaumiges, weißes oder leicht rosa gefärbtes Sputum ausgehustet. Der Anfall kann eine bis mehrere Stunden dauern oder bei zunehmender Schwäche des linken Ventrikels in Schock übergehen und schließlich im Tode enden.

Die Formen der Dyspnoe müssen von jenen unterschieden werden, die unter anderen Bedingungen auftreten können. Fortgeschrittenes Alter, Debilität, schlechte körperliche Konstitution, Fettleibigkeit, chronische Lungenerkrankungen und schwere Anämie können eine Anstrengungsdyspnoe hervorrufen. Extreme Fettleibigkeit (Pickwick-Syndrom), Aszites jeder Ursache, Vergrößerungen des Abdominalraumes durch intestinale Erkrankungen oder Schwangerschaft können auch ohne Herzerkrankung eine Orthopnoe hervorrufen. Das Asthma bronchiale kann im mittleren Lebensalter symptomatisch zuweilen sehr schwer von der paroxysmalen nächtlichen Dyspnoe der Linksinsuffizienz zu unterscheiden sein. Patienten mit einer neurozirkulatorischen Asthenie oder Angstzustände mit psychologisch bedingten kardiovaskulären Reaktionen können manche Form der Dyspnoe zeigen.

Ermüdung und Schwächegefühl unter Anstrengung sind ein frühes Kennzeichen der Herzinsuffizienz. Sie verschwinden rasch in Ruhe. Die starke Ermüdbarkeit ist häufiger als die Dyspnoe ein wesentliches Symptom der Patienten mit Mitralstenose und pulmonaler Hypertonie.

Die Nykturie ist auf eine Ausschwemmung der tagsüber aufgetretenen Ödeme zurückzuführen, die durch die im Liegen verstärkte Nierenperfusion ermöglicht wird. Sie ist der Ausdruck der eingeschränkten Herzarbeit in Ruhe und wird durch tagsüber verabreichte Diuretika oft noch verstärkt. Es ist nach folgenden Symptomen zu fahnden:

[1.] Nach den Hauptursachen der Linksinsuffizienz (Hypertonie, Aorten- und Mitralklappenfehler, Herzinfarkt).

[2.] Nach der Linkshypertrophie. Hierbei ist der Herzspitzenstoß kräftig und hebend, nach links und unten verlagert. Im EKG und in der Thoraxaufnahme finden sich entsprechende Veränderungen.

[3.] Der radiologische Nachweis der Erweiterung pulmonaler Venen und sogenannte Kerley-B-Linien sind Hinweise für eine Lungenstauung bzw. eine beginnende pulmonale Hypertonie. Bei der akuten Linksuffizienz kann auch eine schmetterlingsförmige Hilusstauung nachweisbar sein. Die weiteren Symptome müssen nicht immer vorhanden sein und sind auch für die Diagnose nicht unbedingt notwendig: Basale pulmonale Rasselgeräusche, die nach Husten nicht verschwinden; Galopp-Rhythmus oder Pulsus alternans; Akzentuierung des Pulmonalanteils des 2. Tones (betonter „P2"). Die Thoraxaufnahme zeigt der bei Mitralstenose eine Vergrößerung des linken Vorhofs und eine pulmonale Stauung; bei sicherer Linksinsuffizienz ist auch eine Vergrößerung des linken Ventrikels nachzuweisen.

2. Die Rechtsinsuffizienz. Sie entwickelt sich nicht selten nach einer Linksinsuffizienz kurzer Dauer. Mitralstenose, Pulmonalstenose, Trikuspidalinsuffizienz und kongenitale Herzerkrankungen wie das Eisenmenger-Syndrom (bei einem Ventrikel- oder Vorhof-Septum-Defekt) können zu einer reinen Rechtsinsuffizienz führen. Die Trikuspidalstenose führt zu denselben Erscheinungen wie eine Rechtsinsuffizienz. Anorexie, Gedunsensein und Schmerzen im rechten oberen Abdominalbereich bei Anstrengungen sind häufig. Sie sind die Folge einer Stauung im Leber- und Viszeralbereich aufgrund des erhöhten Venendrucks. Tagsüber besteht Oligurie, nachtsüber Polyurie. Kopfschmerzen, Schwächegefühl und geistige Störungen können in schweren Fällen vorhanden sein.

Der Venendruck kann grob aus den gestauten Halsvenen während normaler Exspiration geschätzt werden, wenn der Rumpf des Patienten mit dem Bett etwa einen Winkel von 30° bildet. Ein einfaches Wassermanometer gestattet eine häufige Bestimmung des Venendruckes am Bett (als Nullpunkt dient die Grenze zwischen mittlerem u. unterem Drittel des Thoraxdurchmessers). Der normale Venendruck beträgt 6–10 cm Wasser. Einen Hinweis auf eine vorwiegende Rechtshypertrophie erhält man leicht durch Feststellung linksparasternaler oder epigastrischer Pulsationen. Die Leber ist vergrößert, Aszites ist selten hervorragend. Tritt Aszites frühzeitig und in großen Mengen auf, so muß an eine kardiale Tamponade, konstriktive Perikarditis oder eine Trikuspidalstenose gedacht werden. Die Ödeme in den abhängigen Körperteilen werden meist zuerst im linken Unterschenkel bemerkt. Anfänglich verschwinden die Ödeme über die Nacht. Häufiger tritt ein rechtsseitiger Pleuraerguß auf. Kalte Extremitäten und Zyanose der Nagelbetten sind Folge der verlangsamten peripheren Blutströmung. Meist besteht eine Sinus-Tachykardie.

Bei reiner Rechtsinsuffizienz findet man im EKG Zeichen der Rechtshypertrophie, bei der Linksinsuffizienz Zeichen der Linkshypertrophie. Vergrößerungen des rechten Vorhofs und Ventrikels sind bei reiner Rechtsinsuffizienz deutlich. Die Kammervergrößerung ist jedoch schwer zu beurteilen, wenn die Rechtsinsuffizienz Folge einer Linksinsuffizienz ist.

B. Laborbefunde: Rotes und weißes Blutbild, Hämoglobin, Zellvolumen und Blutkörperchen-Senkungsgeschwindigkeit sind bei der unkomplizierten Linksinsuffizienz normal. Bei chronischen Cor pulmonale kann eine Polyzythämie auftreten. Im Urin findet man öfter Eiweiß. Die Reduktion der Nierendurchblutung kann zu einer Erhöhung des Blutharnstoffs führen. Wenn eine primäre Nierenerkrankung besteht, ist das spezifische Gewicht des Urins hoch.

Der Serumgehalt an Natrium. Kalium, CO_2 und Chlorid sind bei unkomplizierter Herzinsuffizienz ohne Diuretika-Anwendung im Normbereich. Spezielle Untersuchungen sollten durchgeführt werden, um ungewöhnlichere Ursachen und Komplikationen der Herzinsuffizienz auszuschließen wie Thyreotoxikose, bakterielle Endokarditis, Syphilis, Kollagenerkrankungen und Phäochromozytom.

C. Echokardiographie: Mit dieser Methode können Akinesien und Hypokinesien einzelner Kammerabschnitte nachgewiesen werden. Aus der Verkleinerung der sogenannten Verkürzungsfraktion kann auf eine Kontraktilitätsminderung geschlossen werden.

Differentialdiagnose

Die Herzinsuffizienz muß von folgenden Erkrankungen unterschieden werden: Neurozirkulatorische Asthenie, akute und chronische Lungenerkrankungen, Bronchialasthma, Leberzirrhose, Lungenkarzinom, Nephrosis und Nephritis, Mediastinaltumoren, rezidivierende Lungenembolien, Verschluß der Vena cava und Anämie.

Die Anamnese und der physikalische Befund der organischen kardiovaskulären Erkrankung wie vergrößertes Herz, Galopp-Rhythmus, Pulsus alternans, erhöhter Venendruck bei fehlender venöser Kollateralzirkulation und die verlängerte Kreislaufzeit ermöglichen die Differentialdiagnose der Herzinsuffizienz.

Speziell nach korrigierbaren Ursachen der Herzinsuffizienz ist zu suchen: konstriktive Perikarditis, Mitralstenose, Pulmonalstenose, subakute bakterielle Endokarditis, Thyreotoxikose, periphere arteriovenöse Fistel, Beriberi und rezidivierende Arrhythmien.

Behandlung

Ziel der Therapie ist es, die Kontraktilität des Herzens zu steigern und die abnorme Retention von Natrium und Wasser zu beseitigen. Der Patient trägt einen erheblichen Teil der Mitverantwortung bei der Durchführung der Therapie, da ggf. längerdauernde Einschränkungen in der Diät und der Aktivität notwendig sind.

Nicht-kardiale Ursachen der Herzinsuffizienz müssen ausgeschlossen werden wie Thyreotoxikose, Anämie, Myxödem. Ernährungsstörungen (insbesondere Vitamin B-Mangel), arteriovenöse Fisteln, Polycythaemia vera und die Pagetsche Erkrankung. Zu erfassen und auszuschließen sind auslösende Faktoren wie Infektionen (insbesondere des Respirationstraktes), Lungeninfarkt, Überanstrengung, übermäßige Natriumzufuhr, unregelmäßige Medikamenteneinnahme (insbesondere Digitalis); das Auftreten von Arrhythmien, besonders mit hoher Kammerfrequenz (z. B. Vorhofflimmern); Herzinfarkt und Anämie.

A. Ruhe: Bettruhe oder Aufenthalt im Lehnstuhl setzen die Herzarbeit herab und begünstigen die Natrium-Diurese. Durch Morphinderivate oder Barbiturate herbeigeführter Schlaf ist erholsam für den Patienten, der nachts infolge seiner Dyspnoe oft schlaflos ist. Auch nach erreichter Kompensation sollten die Ruheperioden noch ausgiebig sein und sollte erst allmählich eine steigernde körperliche Aktivität einsetzen. Die meisten Patienten können den neben dem Bett stehenden sogenannten Nachtstuhl ohne größere Anstrengung benutzen als die Bettschüssel.

Die Ruheperiode ist solange wie nötig auszudehnen, damit das Herz seine Reservekräfte regenerieren kann, sie ist jedoch nicht unnötig zu verlängern, damit eine allgemeine Retardierung des Patienten vermieden wird. Die Patienten fühlen sich meist in einem etwas kühlen Raum wohler.

Herzpatienten neigen zu Thrombophlebitiden während der Bettruhe. Es ist daher eine aktive und passive Bewegung der unteren Extremitäten zu gewährleisten und elastische Strümpfe sind zur Thromboseprophylaxe anzuwenden.

B. Diät: Zu Beginn der Therapie gibt man häufige (4–6) kleine Mahlzeiten mit leichten, niederkalorischen, vitaminreichen Speisen ohne viel Ballaststoffe. Das Ausmaß der Natrium-Einschränkung hängt vom Grad der Herzinsuffizienz und von den Kontrollmöglichkeiten ab. Sogar unter der Verwendung von Diuretika ist eine unbegrenzte Natriumzufuhr abzulehnen. Das Ausmaß der früheren Natriumzufuhr schreibt das Ausmaß der Natriumrestriktion vor. Bevor jedoch eine erhebliche Natriumeinschränkung vorgenommen wird, muß geklärt werden, ob die Nierenfunktion insoweit in Ordnung ist, daß Natrium retiniert werden kann. Zuweilen können 350 mg Natrium oder weniger das gerade noch tolerable Maximum der Zufuhr sein, oberhalb dessen bereits Ödeme auftreten. Allerdings ist eine derartig extreme Natriumrestriktion selten notwendig.

Tabelle 7-6. Medikamente zur Behandlung von Herzrhythmusstörungen (Dosierung, Indikationen, Kontraindikationen, Nebenwirkungen, Antidote)

Substanz/Präparat	Anwendungsart	Dosierung	Indikationen	Kontraindikationen	mögliche Nebenwirkungen	Antidote
Ajmalin (Gilurytmal®)	intravenös; intravenöse Infusion	50 mg (1 Amp./10 ml) in 5 min; 1 mg/kg Std in 250 ml 10% Glukose- oder physiol. Kochsalzlösung	paroxysmale Tachykardie (supra- und ventrikulär)	AV-Block, Schenkelblock, Vorhofflattern	Reizleitungsverzögerung, bei Überdosierung Kammerflattern möglich	Natriumlactat (11,2%ige Lösung), 20–80 ml i.v. oder als Infusion
Ajmalinbitartrat (Neo-Gilurytmal®)	oral	10–20 mg (= 1–2 Tabl.) 3–4 × tgl.	Extrasystolie Rezidivprophylaxe	AV-Block	Übelkeit, Durchfall, Cholostase	nicht erforderlich
Beta-Rezeptorenblocker (Aptin®, Doberol®, Dociton®, Visken®, Trasicor®)	oral	unterschiedlich, je nach Präparat s. Tabelle 7-4d, S. 260	Sinustachykardie (hyperkin. Syndr.) supra- und ventrikuläre Tachyarrhythmie	frischer Herzinfarkt, manifeste Herzdekompensation, Asthma bronchiale	Herzinsuffizienz, Blutdrucksenkung, AV-Blockierung, Bronchospasmus	Alupent®, i.v., Inhalation
Chinidin-sulfat Chinidin-bisulfat (Chinidin-Duriles®, Optochinidin® retard)	oral	0,2–0,6 (= 1–3 Tabl.) 0,25–0,5 (= 1–2 Tabl.) bis auf 2 × 2 tgl. ansteigend	Vorhofflimmern und -flattern (nach Digitalisierung), Rezidivprophylaxe	AV-Block, Kollaps, Digitalisüberdosierung, Allergie	Reizleitungsblockierung, Kollaps, Brechreiz, Durchfall, Ohrensausen, Sehstörungen	Dosis reduzieren, Natriumlactat Alupent®, i.v., Hypentensin bei Druckabfall
Diphenylhydantoin (Zentropil®, Phenhydan®)	oral	100 mg (= 1 Tabl.) 3 × tgl.	Arrhythmien nach Digitalisintoxikation	total. AV-Block	Blutdruckabfall, Bradykardie	
Verapamil (Isoptin®)	oral; intravenös	3 × 40–80 mg; 1–2 Ampullen langsam i.v.	Sinustachykardie, Vorhofflattern mit schneller Überleitung	AV-Block, manifeste Herzdekompensation, frischer Herzinfarkt	bei höherer Dosierung Blutdrucksenkung und AV-Blockierung	Alupent® i.v.
Lidocain (Xylocain®)	intravenös; intravenöse Infusion	50–100 mg (= 2,5–5 ml 2%); 500 mg in 500 ml Glukose- oder NaCl-Lösung 20–40 (–80) Tropfen/min	ventrikuläre Tachykardie, andere Arrhythmien, bes. bei frischem Herzinfarkt	AV-Block, Schenkelblock, schwere Hepatopathie, Niereninsuffizienz	Unruhe, zentrales Schwindelgefühl, Blutdruckabfall, nervöse Symptome, Krämpfe	Zufuhr abbrechen, Alupent®, Atropin, Barbiturate

Tabelle 7-6. (Fortsetzung)

Substanz/Präparat	Anwendungsart	Dosierung	Indikationen	Kontraindikationen	mögliche Nebenwirkungen	Antidote
Aprindin* (Amidonal®)	oral	50 mg (1–3 Kapseln tgl.)	ventrikuläre und supraventrikuläre Extrasystolen, Tachykardien, digitalisbedingte Arrhythmien	AV-Block 2. und 3. Grades, schwere intraventrikuläre Erregungsleitungsstörung (Schenkelblockbilder), Epilepsie und epileptieforme Erkrankungen. Vorsicht bei Parkinsonismus, eingeschränkter Leber- und Nierenfunktion, Blutbildschäden	selten zentral nervöse Erscheinungen wie Krämpfe; Ikterus, Leukopenie	spezifisches Antidot nicht bekannt; notfalls symptomatische Maßnahmen (z. B. Natriumlactat, Orciprenalin), bei Auftreten von Krämpfen am besten ein rasch wirksames Barbiturat i. v., jedoch keinesfalls Phenytoin (Diphenylhydantoin).
	intravenöse Infusion	Ampulleninhalt (200 mg) 1:10 in physiologischer Kochsalz- oder 5%iger Zuckerlösung verdünnen, 120–150 ml dieser 1%igen Lösung innerhalb von 10–20 Min infundieren, evtl. kann nach 1 Std erneut 50–100 ml infundiert werden				
Procainamid (Novocamid®)	oral	0,5–1,0 (= 2–4 Drag.) 3 × tgl.	ventrikuläre Extrasystolie, ventrikuläre Tachykardie	AV-Block Schenkelblock, Kollaps	Blutdruckabfall, Reizleitungsblockierung, Brechreiz	Natriumlactat, Hypertensin
	intravenös (langsam!)	0,2–1,0 (2–10 ml)				
Sparteinsulfat (Depasan®)	oral	100 mg (= 1 Tabl.) initial 2–4 × 2 tgl. Dauer 3 × 1 Tabl. tgl.	Sinustachykardie, Vorhofflimmern, Rezidivprophylaxe	Schwangerschaft	nur bei Überdosierung: Curareähnlicher Effekt auf Skeletmuskulatur, Atemstörungen	Kalzium i. v.
	intravenös	100–200 mg (= 1–2 Amp.)				
Orciprenalin (Alupent®)	oral	10–40 mg (= ½–2 Tabl.) 3 × tgl.	Bradykardie, Reizleitungsstörungen, Adams-Stokessche Anfälle, Rezidivprophylaxe, Überdosierung von Digitalis und Beta-Rezeptorenblockern	keine	Unruhe, Schlafstörungen, Tachykardie, Arrhythmie	nicht erforderlich, Dosis reduzieren
	intravenös intrakardial intravenöse Infusion	0,5–1 mg (1–2 Amp.) 10–30 mg (= 2–6 Amp. zu 10 ml in 250 ml Infusionslösung)				

* Der Einsatz des Präparats sollte vornehmlich im klinischen Bereich erfolgen; während der Behandlung ist eine fortlaufende Überwachung des Patienten im Hinblick auf mögliche gravierende Nebenwirkungen notwendig.

Tabelle 7-6. (Fortsetzung)

Substanz/Präparat	Anwendungsart	Dosierung	Indikationen	Kontra-indikationen	mögliche Nebenwirkungen	Antidote
Flecainid (Tambocor®)	oral, intravenös	2 × 1 bis 2 × 2 der 100 mg Tabletten i.v.: 200 bis 400 mg pro Tag, die mit einer langsamen Injektion (nicht weniger als 5 Minuten) von 1 mg/kg Körpergewicht eingeleitet werden. Zur Verdünnung des Ampulleninhalts nur chloridfreie Glucoselösung	Herzrhythmusstörungen; ventrikuläre und supraventrikuläre Extrasystolie, ventrikuläre und supraventrikuläre Tachykardie einschließlich WPW-Syndrom	SA- und höhergradige AV-Blockierungen, kardiogener Schock. Bei Herzinsuffizienz vor Behandlung eine Kompensierung durchführen	15 bis 20% der Patienten: Doppeltsehen, Schwindel, Kopfdruck, Kopfschmerz, Übelkeit. Die dosisabhängigen Nebenwirkungen verschwinden auch bei gleichbleibender Dosis meist nach wenigen Tagen. Bei stark eingeschränkter Nierenfunktion Kumulation möglich, daher Reduzierung der Dosis	spezifisches Antidot nicht bekannt. Versuchsweise inotrop wirkende Substanzen wie Dopamin und Dobutamin, bei starker SA- oder AV-Überleitungsstörung versuchsweise Atropin i. v.
Disopyramid (Rytmodul®, Norpace®)	oral	400 bis 600 mg täglich. Dosis von 800 mg sollte nicht überschritten werden	Vorhofflimmern, Vorhofflattern, ventrikuläre Arrhythmien, vor allem bei bradykardem Grundrhythmus, Vorbereitung zur Elektrokardioversion	absolute Kontraindikationen bestehen nicht. Relative Kontraindikation ist Prostatahypertrophie wegen leicht kontraktilitätsmindernder Wirkung; Vorsicht bei Herzinsuffizienz	gastrointestinale Störungen, Mundtrockenheit, Akkommodationsstörungen, Miktionsbeschwerden, Sedierung, Kopfschmerz, Schwindel; selten Blutdrucksenkung; sehr selten Hautrötung und Cholostase	spezifisches Antidot nicht bekannt und wohl auch kaum erforderlich
Mexiletin (Mexitil®)	oral, intravenös	100 bis 800 mg peroral. Intravenös 100 bis 250 mg über 4–10 Minuten, eventuell gefolgt von einer Infusion von 250 mg während der ersten und weiteren 250 mg innerhalb der nächsten 2 Stunden	Ventrikuläre Extrasystolie	ausgeprägte Bradykardie. AV-Block. Fortgeschrittener Schenkelblock. Erkrankungen des ZNS	bei 25% aller Patienten zentralnervöser Störungen (Brechreiz, Schwindel, Sehstörungen, Nystagmus, Verwirrtheit). Gastrointestinale Nebenwirkungen. AV-Überleitungsstörungen selten	kein spezifisches Antidot. Bei Bradykardie 0,5 bis 1 mg Atropin i. v. Bei zentralen Krämpfen Versuch mit Valium® i. v.
Propafenon (Rytmonorm®)	oral, intravenös (als Infusion in Glucose- oder Laevulose, nicht in NaCl-Lösung)	300 bis 900 mg peroral; 70 mg 3 bis 4mal täglich oder als Infusion 10 bis 15 mg pro Stunde	paroxysmale Tachykardie (supra- und ventrikulär), Extrasystolie	schwere Bradykardie. Erregungsleitungsstörungen, Sinusknoten-Syndrom, manifeste Herzinsuffizienz, kardiogener Schock, schwere obstruktive Ventilationsstörungen, Hypotonie	Mundtrockenheit mit Taubheitsgefühl an Zunge und Lippen, Kopfschmerzen. Schwindelgefühl. Flimmern vor den Augen. Gastrointestinale Störungen. AV-Blockierungen. Blutdruckabfall bei älteren Patienten mit eingeschränkter Herzleistung	spezifisches Antidot nicht bekannt. Bei Frequenzabfall Alupent®

Tabelle 7-6. (Fortsetzung)

Substanz/ Präparat	Anwendungsart	Dosierung	Indikationen	Kontraindikationen	mögliche Nebenwirkungen	Antidote
Tocainid (Xylotocan®)	oral	400 bis 1 200 mg täglich oral	ventrikuläre Arrhythmie	AV-Überleitungsstörungen. Ausgeprägte Sinusbradykardie	bei etwa 25% der Patienten treten Nebenwirkungen auf. Sie können jedoch meist durch Dosisreduktion vermieden werden: zentralnervöse Nebenwirkungen (Schwindel, Parästhesien, Tremor, Müdigkeit, Verwirrtheit), gastrointestinale Nebenwirkungen; sehr selten Agranulozytose	kein spezifisches Antidot. Bei Bradykardie 0,5 bis 1 mg Atropin i. v.
Lorcainid (Remivox®)	oral, intravenös	2 bis 3mal 100 mg peroral, 400 mg nicht überschreiten; i. v.: Kurzinfusion von 10 bis 20 mg pro Minute oder Tropfinfusion bis zu einer Höchstdosis von 400 mg/ Tag	ventrikuläre Rhythmusstörungen	höhergradige SA- und AV-Blockierungen. Schwere Bradykardie. Erkrankungen des ZNS	bei 20 bis 30% der Patienten zeigen zentralnervöse und gastrointestinale Erscheinungen	kein spezifisches Antidot
Amiodaron (Cordarex®)	oral, intravenös	200 bis 800 mg pro Tag oral; i. v.: 5 bis 10 mg pro kg Körpergewicht, langsam injiziert oder infundiert	supra- und ventrikuläre Tachyarrhythmien sowie Extrasystolen. WPW-Syndrom, durch Vorhofflimmern kompliziert	Schilddrüsenerkrankungen	Hypo- und Hyperthyreosen. Meist reversible Ablagerungen in der Cornea. Photosensibilität der Haut. Neigung zur Kumulation (Wirkungsdauer bis 40 Tage nach Absetzen!)	kein spezifisches Antidot
Ipratropiumbromid (Itrop®)	oral, intravenös	In der Klinik 0,5 mg langsam i. v.; 5 mg bis 15 mg oral (kann bis auf 3 × 15 mg täglich gesteigert werden)	vagal bedingte Sinusbradykardien. Bradyarrhythmien mit SA-Blockierungen. AV-Block II. Grades. Wenckebach. Bradykardes Vorhofflimmern	Glaukom. Prostatahypertrophie. Stenosen im Magen-Darm-Kanal. Tachykardie. Megakolon	Mundtrockenheit. Völlegefühl. Obstipation. Akkommodationsstörungen. Glaukomanfälle. Miktionsstörungen. Selten Extrasystolie und Tachykardie	Physostigmin 1 bis 2 mg intravenös, auch Prostigmin 0,5 bis 2,5 mg. Im Erregungsstadium Valium®

Tabelle 7-6a. Wirkdosen, Resorptionsquoten, Abklingquoten, Persistenzquoten, Wirkungseintritt, Wirkungsdauer und Erhaltungsdosen der einzelnen Herzglykoside

		Digitoxin	β-Acetyl-Digoxin	β-Methyl-Digoxin	Acetyl-Digitoxin	Digoxin	Lanatosidgemische (A+B+C)	Lanatosid C	Peruvosid	Proscillaridin A	K-Strophanthin	Scilla maritima	Convallatoxin
Resorptionsquote in % (enteral)		95–100	95–100	>90	80	60	60	40	30–50	25	<10	~10	~10
Abklingquote in % (Wirkungsverlust pro Tag)		7	20	22	15–20	20	20	20	40	50	40	50	60
Persistenzquote in % (= tägl. Wirkungsrest)		88–93	80	78	80	80	80	80	60	50	60	50	40
Mittl. Vollwirkdosis (mg) (Vollwirkspiegel)		2,0	2,0	0,91–1,36	2,0	2,0	2,0	2,0	1,1–1,2	0,7	0,6–0,8	0,7	0,7
Wirkungseintritt (Min.) (Latenzzeit)	oral	120–240	30	5–20	120–140	60	120–240	60	60	45–60	–		
	i.v.	30	30	1–4	30	10–20	20–40	20	15	–	10–15		
Vollwirkung (Std.)	oral	5		0,1–0,3 (8–18 min)	8	4–5	6–8	7	(2–3)	2–3	–		
	i.v.	8		0,02–0,25 (1–15 min)	5	6–8	4–5	4–5	(3–4)	–	3–4		
Wirkungsdauer (Tage) (nach Vollwirkdosis)		10–21	6–8	6	8–10	6–8	6–8	6–8	1–2	1–2	1–2	<1	
Erhaltungsdosis (mg)	oral	0,1–0,15	0,4	0,2–0,3	0,25	0,35–0,5	0,35–0,5	0,75–1,0	0,9	0,75–1,25	0,25	2,4–3,5	3,6–7,2
	i.v.	0,1–0,15	0,4	0,2–0,3	0,20	0,25–0,35	0,25–0,35	0,3–0,4	0,45	–	–	0,35–0,5	0,2

Vitaminzufuhr ist in jedem Falle indiziert. Fehlernährung und A-Vitaminosen müssen unbedingt vermieden werden, da z.B. die Beriberi-Erkrankung die Herzinsuffizienz verstärkt.

Wenn die Natriumeinschränkung verläßlich durchgeführt wird, muß die Flüssigkeitszufuhr nicht wesentlich vermindert werden.

C. Digitalis (s. Tabelle 7-6a u. 7-7a): Digitalis steigert die Kraft und die Geschwindigkeit der Herzkontraktion. Auf die Digitalis-Applikation bei der Herzinsuffizienz folgen ein vergrößertes Herzminutenvolumen, Abnahme der Herzgröße und des enddiastolischen Kammerdrucks, Abfall des Drucks im rechten Vorhof und in den peripheren Venen. Die Wirkung der einzelnen Glykoside ist qualitativ ähnlich, und die Differenz besteht in der Geschwindigkeit des Wirkungseinsatzes in der Dosierung und in der Ausscheidungsrate. Der Arzt muß mit der schnellen intravenösen und schnellen oralen Sättigung vertraut sein. Die rasche Digitalisierung ist indiziert beim Vorhof-Flattern und -Flimmern mit schneller Kammerfrequenz und beim akuten Lungenödem. Im anderen Fall ist eine langsame Digitalisierung zu empfehlen (s. auch S.312ff.).

D. Natrium- und Wasserausscheidung:

1. Thiazid-Diuretika: Sie hemmen die Natrium- und Chloridresorption vor allem im proximalen und in Teilen des distalen Tubulus. Ihre Wirkung beträgt etwa 80% im Vergleich zu den organischen Quecksilberverbindungen. Sie greifen nicht direkt in den Säurebasenhaushalt ein und führen – vom Chlorothiazid abgesehen – nicht zu einer vermehrten Bicarbonatausscheidung. Kaliumverluste können sekundär zu einer metabolischen Alkalose führen. Die Wirkung setzt meist 1–2 Std. nach der Einnahme ein; bei einer Glomeruluminfiltration unter 25 ml/min bleibt die diuretische Wirkung aus. Eine Kaliumverarmung (die bei der Verschlechterung der Glukosetoleranz eine Rolle spielt) sollte diätetisch vermieden werden. Die Abnahme des intravaskulären Volumens kann zu einer Stimulation der Aldosteronsekretion führen.

Der Harnsäurespiegel kann ansteigen, so daß Gichtanfälle provoziert werden können. Einige Präparate: Chlorothiazid, Hydrochlorothiazid, Cyclopenthiazid, Polythiazid, Hydroflumethiazid, Thiabutazid; s. Tabelle 7-8, S. 299.

2. Quecksilber-Diuretika: Die Quecksilber-Diuretika (s. Tabelle 7-8) sind etwas wirksamer als die Thiazide. Man wendet sie im allgemeinen erst dann an, wenn oral wirksame Substanzen versagt haben. Sie wirken dadurch, daß sie die Natrium- und Chlorid-Rückresorption in den renalen Tubuli vermindern. Der klinische Effekt wird etwa 2 Std nach der intramuskulären oder subkutanen Injektion beobachtet. Er erreicht sein Maximum in 10–12 Std. Man sollte zu Anfang kleine Substanzmengen verwenden, da diese häufig bereits zu einer ausreichenden Diurese führen. Die Anwendung erfolgt am besten morgens, damit das Wirkungsmaximum nicht in die Nacht fällt. Große Dosen können zu massiver Diurese mit erheblichem Flüssigkeits- und Elektrolyt-Verlust führen.

Das kann, besonders bei älteren Menschen, recht unangenehme Beschwerden hervorrufen. Die Wirkung der Quecksilber-Diuretika kann durch die Zugabe von Chloriden z.B. Ammoniumchlorid (2g viermal täglich am Tag vor der Applikation des Diuretikums) oder Lysinmonohydrochlorid (5g viermal täglich) potenziert werden, wenn nicht gleichzeitig eine schwere Lebererkrankung vorliegt. Wendet man Ammoniumchlorid länger als 48 Std an, so bietet dies keinen Vorteil, es steigt im Gegenteil die Gefahr der Azidose. Acetazolamid (Diamox®), 0,25 g ein- oder zweimal tägl. f. 2–3 Tage vor der Applikation des Quecksilberdiuretikums, führt ebenfalls zu einer Wirkungspotenzierung.

3. Aldosteron-Antagonisten: Spironolacton (Aldactone®) führt zu einer Natriumdiurese ohne Kaliumverlust und kann mit einem Thiazid kombiniert werden, um dessen kaliumausschwemmende Wirkung zu neutralisieren. Die Wirkung setzt nach etwa einer Woche ein. Die Reaktion ist verschieden, kann aber sehr eindrucksvoll sein. Die Anfangsdosis beträgt 25 mg viermal tgl.. Schläfrigkeit, Hyperkaliämie, Hypovolämie, Hypotonie und thorakale Mißempfindungen können als Nebenwirkungen auftreten. Einen ähnlichen kaliumsparenden Effekt hat Triamteren (Jatropur®). Günstig sind auch Kombinationen von Aldosteron-Antagonisten mit Thiaziden, Etacrynsäure oder Furosemid (s.u.)

4. Etacrynsäure (Hydromedin)® : 50 bis 150 mg oral und Furosemid (Lasix®) 20 bis 120 mg oral (s.S.299) sind bewährte, sehr effektvolle Diuretika von kurzer Wirkungsdauer. Sie verursachen allerdings häufiger als Thiazide Übelkeit und Diarrhoe. Die starke Diurese kann einen bemerkenswerten Abfall der glomerulären Filtrationsrate und des Kaliums herbeiführen. Diese Medikamente sind daher mit der entsprechenden Vorsicht zu verwenden. Der rasche Wirkungsbeginn (innerhalb von 30 min) empfiehlt die Verwendung dieser Substanzen beim akuten Lungenödem. Andererseits führt ihre ausgeprägte Wirksamkeit leichter zu Zwischenfällen, so daß bei Herzinsuffizienz im allgemeinen die Thiazide häufiger angewendet werden.

5. Nebenwirkungen der Diuretika: a) Magendarmtrakt: (11,4%) Mundtrockenheit, Zungenschwellung, Parotisschwellung, dyspeptische Beschwerden, Inappetenz, Erbrechen, Obstipation, Durchfall, Meteorismus; b) Herz: (2,6%) Herzklopfen, Herzrhythmusstörungen, Tachykardie, pektanginöse Beschwerden; c) Muskel: (4,5%) Krämpfe, Schmerzen, Adynamie; d) Nervensystem: (1,8%) Kopfschmerzen, Müdigkeit, Erregungszustände bis

Tabelle 7-7a. Digitalispräparate

Chem. Bezeichnung	Handelsname	Applikation
α-Acetyldigoxin	Dioxanin®	Tabl. à 0,2 mg
	Lanadigin®	Tabl. à 0,2 mg
α- u. β-Acetyldigoxin	Sandolanid®	Tabl. à 0,2 mg
β-Acetyldigoxin	Novodigal®	Tabl. à 0,2 mg
β-Methyldigoxin	Lanitop®	Tabl. à 0,1 mg, Amp. à 0,2 mg/ml, 45 Tropfen = 0,6 mg (Liquidum)
	Lanitop® E, -mite	Tabl. à 0,15 bzw. 0,05 mg
Lanatosid A, B, C	Pandigal®	25 Tropfen 0,4 mg
Digitoxin	Digimerck®	Tabl. 0,1 mg; Amp. 0,25 mg Drag. 0,1 mg (dünndarmlöslich) 30 Tropfen 0,1 mg
	Digitoxin „Didier"®	Tabl. 0,1 mg; Supp. 0,25 mg Amp. 0,25 mg/ml
	Digitoxin-Hameln	Tabl. 0,1 mg; Drag. 0,1 mg; Drag. 0,05 mg
Digoxin	Digacin®	Drag. 0,25 mg; Amp. 0,25 mg/2 ml
	Lanicor®	Tabl. 0,25 mg; 45 Tropfen 0,75 mg; Amp. 0,25 mg/ml
Lanatosid C	Cedilanid®	Drag. 0,25 mg; 30 Tropfen 1 mg; Amp. 0,4 mg/2 ml; Supp. 1 mg
	Celadigal®	Drag. 0,25 mg; 30 Tropfen 1 mg
	Lanatosid-Hameln	Tabl. 0,25 mg; 30 Tropfen 1 mg
	Lanimerck	Drag. 0,25 mg; 30 Tropfen 1 mg

Tabelle 7-7b. Strophanthinpräparate

Chem. Bezeichnung	Handelsname	Applikation
K-Strophanthin	Kombetin®	Amp. 0,125 mg/mg Amp. 0,25 mg/ml Supp. 0,5 mg/ml
	k-Strophanthin-Hameln	Amp. 0,125 mg/ml Amp. 0,25 mg/ml Amp. 0,5 mg/ml
+220 mg Cordalin®	Cordalin®-Strophanthin	Amp. 0,125 mg/2 ml Amp. 0,25 mg/2 ml
+250 mg Dihydroxyprophyl-theophyllin	Theokombetin®	Amp. 0,125 mg/2 ml Amp. 0,25 mg/2 ml
G-Strophantin	Purostrophan®	Amp. 0,25 mg/ml Amp. 0,5 mg/ml
+2 g standardis. Bienenhonig	Melostrophan® Melostrophan® forte	Amp. 0,1 mg/10 ml Amp. 0,2 mg/10 ml

Tabelle 7-7c. Herzglykoside verschiedener Art

Chem. Bezeichnung	Handelsname	Applikation
Convallatoxin	Cardiopon®	Drag. à 1,2 mg mit Begleitstoffen
	Convacard®	1 Drag. oder 10 Tropfen: 1,2 mg mit Begleitstoffen
Peruvosid	Encordin®	Drag. à 0,2 mg, 20 Tropfen = 0,3 mg, Amp. 0,3 mg/2 ml
Proscillaridin A	Sandoscill®	Drag. à 0,25 mg, Drag. à 0,5 mg, Amp. 0,2 mg/2 ml
	Talusin®	Drag. à 0,25 mg, Drag. à 0,5 mg
Reinglykosid aus Scilla maritima	Scillaren®	Drag. à 0,8 mg, 20 Tropfen = 0,8 mg, Amp. 0,5 mg/ml

Tabelle 7-8. Diuretika

Chem. Bezeichnung	Handelsname	Dosierung
Acetazolamid	Diamox®	1–2 Tabl. à 250 mg/Tag, 1 Amp. à 500 mg i.v. infundieren
Butizid	Saltucin®	5–10 mg tgl.
Chlortalidon	Hygroton®	½–2 Tabl. à 100 mg tgl.
Cyclopenthiazid	Navidrex®	½–2 Tabl. à 0,5 mg tgl.
Etacrynsäure	Hydromedin®	1–3 Tabl. à 50 mg tgl.
Furosemid	Lasix®	½–3 Tabl. à 40 mg tgl., 1–2 Amp. à 20 mg tgl. i.v.
Hydrochlorothiazid	Esidrix®	1–3 Tabl. à 25 mg tgl.
	Di-Chlotride®	1–3 Tabl. à 25 mg tgl.
Mefrusid	Baycaron®	25–75 mg tgl.
Piretanid	Arelix®	1–2 Tabl. à 6 mg tgl. oder 2–4 Tabl. à 3 mg (mite) tgl.
Polythiazid	Drenusil®	½–2 Tabl. à 2 mg tgl.
Spironolacton	Aldactone®, Osyrol®	4 Drag. à 50 mg tgl.
Sulfamylamid	Brinaldix®	½–2 Tabl. à 20 mg tgl.
Thiabutazid	Saltucin®	2–3 Tabl. à 5 mg tgl.
Triamteren	Jatropur®	1–4 Kapseln à 50 mg tgl.
Trichlormethiazid	Esmarin®	½–2 Tabl. à 4 mg tgl.
Xipamid	Aquaphor®	½ bis 1½ Tabl. à 40 mg tgl.
Kaliumsparende Saluretika		
Amilorid	Arumil®	5–10 mg tgl.
Triamteren	Jatropur®	50–150 mg tgl.
Spironolacton	Aldactone® Osyrol®	50–100 mg tgl.

Kombination von Saluretika (übl. Dosierung 1–2 Tabl. oder Dragees täglich)

Handelsname	Zusammensetzung
Aldactone® 50-Saltucin®	50 mg Spironolacton, 5 mg Butizid
Dytide® H	50 mg Triamteren, 25 mg Hydrochlorothiazid
Diucomb®	50 mg Triamteren, 25 mg Bemetizid
Moduretik®	5 mg Amilorid, 50 mg Hydrochlorothiazid

Die Erhaltungsdosen können wesentlich niedriger sein als die angegebenen Dosierungen. Sie hängen von Therapieerfolg u.a. Faktoren ab.

zur Psychose, Paraesthesien; e) Blut (0,6%) Leukopenie, Thrombopenie, Anämie; f) Verschlechterung der diabetischen Stoffwechsellage; g) Haut: (0,8%) Pruritus, Dermatitis, Hauttrockenheit, Haarausfall; echte allergische Reaktionen sind relativ selten.

6. *Folgende Kombinationspräparate,* die den Nachteil der Kaliumverarmung weitgehend vermeiden, haben sich bewährt: Moduretik®, (Amilorid 5 mg, Hydrochlorothiazid 50 mg), Dytide® H (Triamteren 50 mg, Hydrochlorothiazid 25 mg).

E. **Sauerstoff-Therapie:** Sie ist besonders dann erfolgreich, wenn eine Atemstörung vorhanden ist.

F. **Vasodilatatoren:** Hämodynamische Untersuchungen haben gezeigt, daß Patienten mit Linksherzinsuffizienz, die ein niedriges Herzzeitvolumen und einen hohen linksventrikulären Füllungsdruck haben (mehr als 20 mmHg), oft besser reagieren, wenn der Widerstand gegen den ventrikulären Auswurf (Afterload) durch Vasodilatatoren vermindert wird. Man hat aus diesem Grund Vasodilatatoren

bei schwerer chronischer Herzinsuffizienz verwendet, die ungenügend auf die bisher besprochene Therapie reagiert haben. Die Wirkung von Nitroprussidnatrium ist sehr eindrucksvoll, jedoch auch nicht ungefährlich, da dies zu schweren Blutdruckabfällen führen kann. Die Substanz kann nur unter Intensivbedingungen und EKG-Kontrolle eingesetzt werden.

Oral verabreichtes Hydralazin oder Dihydralazin (Nepresol®), welches den systemischen Gefäßwiderstand und damit die sogenannte Nachlast vermindert, allein oder in Verbindung mit Nitraten (die die Vorlast vermindern), kann sehr erfolgreich sein. Die Dosis hängt von der Reaktion des Blutdruckes und der Pulsfrequenz ab, die bei dieser Therapie sorgfältig beobachtet werden muß (Beginn mit 2 × ½ Tabl.). Die intravenöse Infusion von Isosorbiddinitrat hat sich besonders beim Lungenödem bewährt.

Andere Vasodilatatoren wie Prazosin (Minipress®),

das nicht nur den arteriellen, sondern auch den venösen Widerstand vermindert, und Captopril (Lopirin® [nur in Klinik, s. unter „J"]) können erfolgreich sein.

G. Sympathikomimetika und andere positiv-inotrop wirkende Substanzen: Alupent® wird wegen seiner starken Frequenzwirkung heute nicht mehr verwendet.

Dopamin und Dobutamin haben sich besonders dann bewährt, wenn Digitalis kontraindiziert ist, z.B. in der postoperativen Phase nach einer Herzoperation oder im frühen Stadium des Herzinfarktes und beim kardiogenen Schock (s. dort).

H. Mechanische Maßnahmen: Aderlaß (nicht bei Anämie), wechselnde Stauung, Southey-Röhren und Akkupunktur können eine gewisse Wirkung haben, wenn die übliche Therapie der Herzinsuffizienz versagt. Die Southey-Röhren (und die Akkupunktur) sind angeblich bei schwerer Rechtsinsuffizienz mit hartnäckigen Ödemen in den abhängigen Körperteilen wirksam. Es muß jedoch darauf geachtet werden, daß nicht eine extreme Natriumverarmung bei Hyperkaliämie eintritt.

I. Peritonealdialyse: Die Peritonealdialyse mit hypertonischen Lösungen ist eine wirksame Methode des Flüssigkeitsentzugs. Sie sollte jedoch Patienten mit schwerer Herzinsuffizienz und Niereninsuffizienz vorbehalten sein. Die Besserung kann zuweilen recht dramatisch sein.

J. Hemmung des Renin-Angiotensin-Systems: Angiotensin-Conversions-Enzym (ACE), das die Umwandlung von Angiotensin I in Angiotensin II bewirkt.

Captopril, das als Lopirin® im Handel ist, war bei chronischer Herzinsuffizienz nach Ausschöpfung der Basistherapie mit Digitalis und Saluretika erfolgreich. Im Gegensatz zu anderen Vasodilatatoren führt Lopirin® nicht zu einer reflektorischen Tachykardie und Aktivierung des Renin-Angiotensin-Systems. Die renale Durchblutung und glomeruläre Filtrationsrate können durch Lopirin® gesteigert werden. Durch die verminderte Angiotensin II-Produktion nach Verabreichung dieser Substanz wird die Aldosteron-Produktion vermindert. Hierdurch kommt es zu einer verringerten Salz- und Wasserretention und schließlich zu einer Volumenabnahme. Über die Nebenwirkungen dieser Substanz siehe Abschnitt Hypertonie.

K. Therapiekontrolle der Herzinsuffizienz: Folgende Kontrollen sind bei jeder Visite durchzuführen:
1. Der Status der ursprünglichen Symptome
2. Neue Symptome
3. Das morgendliche Gewicht oder das Gewicht bei der gleichen Bekleidung
4. Das Vorhandensein der Herzinsuffizienzzeichen (Venenstauung und -pulsationen, pulmonale Rasselgeräusche, Pleuraergüsse, Lebervergrößerung, Ödeme)

5. Untersuchung des Herzens und der Blutgefäße (Herztöne, Galopp-Rhythmus, Reibegeräusche, Herzrhythmus und Spitzenstoß, Herzgröße, periphere Arterienpulsation und Venenstatus).
6. Blutdruck und das Vorhandensein eines Pulsus alternans.

Prognose

Die Herzinsuffizienz wird häufig durch Lungenembolien kompliziert, die die Folge von Venenthrombosen in den unteren Extremitäten sind. Pulmonale Infekte, kardiale Zirrhose und periphere Arterienembolien können auftreten. Im allgemeinen ist die Ansprechbarkeit auf die Therapie der beste Hinweis für die Prognosestellung. Erkennung und Beseitigung auslösender Faktoren verlängern die Lebenserwartung. Das Lebensalter, das Ausmaß der Herzvergrößerung und der Herzschädigung, die Schwere der zugrundeliegenden und begleitenden Erkrankungen müssen bei der Beurteilung berücksichtigt werden. Eine Überlebenszeit von 5 bis 8 Jahren ist häufig. Die Lebenserwartung ist länger bei einer Herzinsuffizienz infolge einer Mitralinsuffizienz oder eines Vorhofflimmerns. Die Lebenserwartung ist kürzer, wenn die Herzinsuffizienz durch eine Mitralstenose, syphilitische Aorteninsuffizienz, kalzifizierende Aortenstenose, Myokardinfarkt, chronische Lungenerkrankung und schwere Hypertonie bedingt ist.

Spezielle Probleme in der Therapie der Herzinsuffizienz

Akutes Lungenödem

Das akute Lungenödem stellt eine ernste Notfallsituation dar. Die Therapie hängt von der Ursache und der Schwere des Falles ab. So kann z.B. einem leichteren Fall Morphin und Bettruhe therapeutisch ausreichen. Bei einem akuten Lungenödem infolge eines Vorhofflimmern mit schneller Kammerfrequenz muß Lanatosid C, Digoxin oder Digitoxin i.v. appliziert werden.

Der Patient wird am besten halb aufgerichtet oder in einen Stuhl gesetzt. Diese Position vermindert den venösen Zufluß zum Herzen. Morphinum hydrochloricum (0,02 g subkutan) mindert die Angst, unterbricht pulmonale Reflexe und macht schläfrig. Die Beseitigung der forcierten Atmung senkt den negativen intrathorakalen Druck und damit den erhöhten venösen Rückfluß zum Herzen.

Nitroglycerin (0,4 bis 0,6 mg, Nitrolingual®), innerhalb der ersten 10 Minuten mehrfach wiederholt, kann eine akute Verbesserung bringen. Unter fortlaufender Blutdruck- und Pulsfrequenz-Kontrolle kann Isosorbiddinitrat (etwa 1 bis 1,5 mg pro Stunde) infundiert werden. Die hierdurch mögliche erhebliche Verminderung der Vorlast kann eine akute Erleichterung bringen. Die perorale Gabe von Vasodilatatoren kann ebenfalls rasch die Herzkammern entlasten. Allerdings ist auch hier eine Blutdruck- und Pulsfrequenz-Kontrolle notwendig.

Beim Hypertoniker kann in bedrohlicher Situation auch an die Infusion von Natriumnitroprussid gedacht werden, die jedoch wiederum eine Intensivüberwachung erfordert.

Sauerstoff ist in hoher Konzentration über eine Maske oder – besonders bei Kindern – über ein Zelt zuzuführen. Mäßige Konzentrationen (40–60%) können im Sauerstoffzelt oder mit dem Nasenkatheter erreicht werden. Die Sauerstoffzufuhr mindert die Hypoxie und die Dyspnoe und setzt die Permeabilität der Lungenkapillaren herab. Eine Überdruckbeatmung kann sehr erfolgreich sein. Substanzen, die die Oberflächenspannung des Bronchialsekretes herabsetzen, können unterstützend wirken.

Der venöse Rückfluß zum Herzen kann akut und wirksam durch Blutdruckmanschetten herabgesetzt werden, die auf einen Druck aufgeblasen werden, der den venösen Rückstrom, nicht jedoch die arterielle Strömung unterbricht. Der Stau wird alle 15 Minuten unterbrochen und an der anderen Extremität fortgesetzt. Bei Rückgang des Lungenödems wird der Stau nur allmählich aufgehoben. Mit Hilfe dieser Methode können etwa 700 ml Blut in die Extremitäten gestaut werden. Ein Aderlaß (300 bis 700 ml) ist der direkteste Weg, den venösen Rückfluß zu reduzieren. Er kann eindrucksvoll zur Vergrößerung des Herzminutenvolumens und zum Absinken des Druckes im rechten Vorhof und in den Venen führen. Bei Anämie ist er kontraindiziert.

Etacrynsäure (Hydromedin®) 25 mg i.v., Furosemid (Lasix®) 20 bis 40 mg i.v. sind durch schnellen diuretischen Effekt erfolgreich. Eine schnelle Digitalisierung ist wichtig. Große Vorsicht ist jedoch geboten, einem bereits digitalisierten Patienten Digitalis i.v. zu verabreichen.

Beim akuten rezidivierenden Lungenödem infolge einer schweren Hypertonie kann Reserpin 1–2,5 mg i.m. alle 8–12 Std (zusätzlich zu anderen Maßnahmen, wie sie in der Therapie akuter Hypertonien auf Seite 251 beschrieben sind) wesentlich helfen. Vorsicht ist jedoch geboten wegen der Möglichkeit einer Hypotonie.

Refraktäre Herzinsuffizienz

Wenn die beschriebenen Maßnahmen nicht zum Erfolg führen, so muß die Gesamtsituation unter besonderer Berücksichtigung der folgenden Fragen nochmals überlegt werden:

1. War die Bettruhe ausreichend? War die Natriumzufuhr größer als gestattet? Wurden die Therapiemaßnahmen sorgfältig und exakt ausgeführt? Außerdem muß ein klarer Überblick über die Aktivität, Diät und Medikation des Patienten vorliegen.

2. Waren oder sind unerkannt vorhanden: Lungeninfarkt, Anämie, Hyperthyreose, Vitaminmangel, Herzinfarkt oder Arrhythmien?

3. Haben sich Komplikationen ereignet, wie eine akute rheumatische Myokarditis oder eine subakute bakterielle Endokarditis?

4. Bestehen Elektrolytstörungen als Folge von Diät, Diuretika und Abführmitteln? Elektrolytstörungen können zur Refraktärität gegenüber Quecksilberdiuretika führen, einen Natriummangel herbeiführen und bei Kaliummangel eine Digitalis-Intoxikation begünstigen.

Behandlung in der Rekonvaleszenz

Es muß auf ausreichende Ruhe und die Belastungstoleranz geachtet werden. Auslösende Faktoren und nicht kardiale Ursachen der Herzinsuffizienz sind zu eliminieren.

A. Digitalisierung: Wenn mit einer Digitalis-Therapie begonnen wurde, muß sie meist für das weitere Leben fortgeführt werden.

B. Natriumarme Diät: Gestattet sind 1,5 g Natriumchlorid (60 mg Natrium pro Tag). Der Gehalt des Natriums im Serum und im Urin muß zuweilen kontrolliert werden, um eine Natriumverarmung zu vermeiden. Eine fehlerhafte Natriumzufuhr bei einer schweren Nierenerkrankung kann eine sehr ernst zu nehmende Insuffizienz auslösen. Werden Thiazide verwendet, so kann man dem Patienten wenigstens 2 g Natrium pro Tag in seiner Diät gestatten.

C. Diuretika: Selbst der ausreichend digitalisierte Patient kann bei einer natriumarmen Diät noch Ödeme entwickeln. Dann sind bis zur Verhinderung der Wassereinlagerung Diuretika zu verwenden.

Wegen der oralen Applikationsmöglichkeit werden die Thiazid-Diuretika häufig verwendet. Jedes der auf Tabelle 7–8 aufgeführten Medikamente kann mehrmals pro Woche oder sogar pro Tag verabreicht werden. Wegen der Möglichkeit einer Kaliumverarmung muß bei der Verwendung der Thiazide Kalium entweder in Fruchtsäften oder als Kaliumchlorid (z.B. KCl-retard Zyma®), bis dreimal täglich, zugeführt werden.

Regelmäßige und wiederholte Injektionen von Quecksilber-Diuretika können durchgeführt werden, wenn man die auf S. 297 aufgeführten Vorsichtsmaßnahmen berücksichtigt.

Elektrolytstörungen bei der Herzinsuffizienz

A. Hypochlorämische Alkalose: Sie tritt bei der quecksilberbedingten Diurese auf, wenn die Chlorid-Ausscheidung stärker als die Natriumausscheidung ist. Der Serum-Chlorid-Spiegel sinkt ab. Der

Serum-Bicarbonatspiegel steigt an. Der Serumgehalt an Natrium und Kalium kann normal oder erniedrigt sein. Es treten Symptome der Dehydratation auf: Trockene Schleimhäute, Verlust des Gewebsturgors und eine latente oder manifeste Tetanie. Die Therapie erfolgt mit Ammoniumchlorid, 4–6 g pro Tag, drei- bis viermal täglich, wiederholt nach einem Intervall von 3–4 Tagen. Im Falle eines Kaliumdefizits müssen auch Kalium-Salze zugeführt werden (s. u.). Bei einer Tetanie sind Kalzium-Salze zu verabreichen.

Eine hypokaliämische und hypochlorämische Alkalose können gleichzeitig bestehen.

B. Natrium-Verlust-Syndrom: Wenn Ödeme fehlen, so weisen Schwäche, Oligurie, Schwitzen und Azotämie auf ein Salzverlust-Syndrom hin. Heißes Wetter, Fieber und Erbrechen gehören zu den prädisponierenden Faktoren. Eine Natriumverarmung kann ohne Alkalose oder Azidose auftreten, sie kann aber durch eine Dehydratation und Azidose kompliziert sein. Sie kann bei starker Natriumeinschränkung und Verabreichung von Quecksilber-Diuretika entstehen.

In leichteren Fällen besteht die Therapie nur in stärkerer Natriumzufuhr. Bei schweren Fällen muß eine hypertonische Kochsalzlösung i. v. fundiert werden.

Das gesamte Körpernatrium ist meist erhöht, wenn Ödeme vorhanden sind, selbst wenn eine Hyponatriämie besteht. In solchen Fällen darf Natrium im allgemeinen nicht zugeführt werden.

C. Hypokaliämie: Sie kann durch eine übermäßige Kaliumausscheidung hervorgerufen werden bei der Applikation von Quecksilber-Diuretika, Thiaziden oder anderen wirksamen Diuretika oder Acetazolamid, Zufuhr von Säuren oder Ionenaustauschern, bei Patienten mit einer natriumarmen Diät. Die Hypokaliämie begünstigt eine Digitalis-Intoxikation. Die Therapie besteht in der Zufuhr von Kaliumchlorid, 3–6 g per oral täglich, vorausgesetzt, daß die Nierenfunktion in Ordnung ist. *Vorsicht:* Kalium-Salze dürfen bei Azidose und Niereninsuffizienz nicht parenteral gegeben werden.

Herzinsuffizienz mit hohem Minuten-Volumen
(High-Output-Failure)
Mit der Bezeichnung High-Output-Failure will man ausdrücken, daß trotz vollentwickelter Herzinsuffizienz das Herzminutenvolumen größer ist als in der Norm, aber für die Bedürfnisse des Organismus nicht ausreicht. Diese Störung tritt charakteristischerweise dann auf, wenn eine Herzerkrankung durch eine Thyreotoxikose kompliziert ist oder durch eine schwere Anämie (Hb < 8 g/100 ml), Schwangerschaft, arteriovenöse Fisteln, Beriberi, gelegentlich auch durch eine Pagetsche Erkrankung, eine chronische Lebererkrankung mit arterieller Sauerstoffuntersättigung.

Das klinische Bild dieser Herzinsuffizienz ist durch eine auffälligere Tachykardie, starke Herzaktion, ausgeprägte Pulsation, warme Hände und Haut gekennzeichnet. Die Kreislaufzeiten können verkürzt sein oder auch normal, wenn der Venendruck stark erhöht ist. Diese Kombination wird bei der unkomplizierten Herzinsuffizienz nie beobachtet, wenn man von Fieber oder einer der genannten Störungen absieht.

Die Therapie richtet sich sowohl gegen die Herzinsuffizienz als auch gegen die begleitende Erkrankung wie z. B. Anämie und die Thyreotoxikose.

Erkrankungen des Perikards

Akute Perikarditis

Diagnostische Merkmale

- Pleuristische oder persistierende substernale präkordiale Schmerzen, die in die linke Halsgegend oder den Rücken ausstrahlen.
- Perikardreiben
- EKG: Frühzeitig ist eine konkordante ST-Hebung zu beobachten; später treten ganz allgemein symmetrische T-Inversionen auf ohne Q-Zacken oder reziproke Veränderungen in anderen Ableitungen (Ausnahme aVR)

Allgemeine Betrachtungen

Die infektiöse Perikarditis ist der Häufigkeit nach geordnet durch folgende Organismen bedingt: Viren, Mycobacterium tuberculosis, pyogene Bakterie mit Bakteriämie oder Septikämie (Pneumokokken, hämolytische Streptokokken, Staphylococcus aureus, Meningococcus, Gonococcus) und Bruzellen. Die entzündliche Perikarditis kann bei allen Erkrankungen auftreten, die mit einer akuten Vaskulitis einhergehen wie beim Lupus erythematodes disseminatus, beim akuten rheumatischen Fieber und bei der Serum-Krankheit. Durch verschiedene Faktoren ist die Perikarditis bedingt nach Perikardektomie, Herzinfarkt oder Trauma, bei Urämie, metastatischen Tumoren und Lymphomen. Die hämorrhagische Perikarditis ist die Folge eines dissezierenden Aneurysma.

Die akute Perikarditis ist im klassischen Falle eine fibrinöse Perikarditis mit Erguß. Die Perikardhöhle enthält verschieden große Mengen von Bluttransudat, Exsudat oder Eiter. Eine verschiedengradige Myokarditis begleitet die Perikarditis und ist verantwortlich für EKG-Veränderungen wie die ST-T-Hebungen.

Klinische Befunde

A. Symptome: Die akute Virusperikarditis tritt am häufigsten bei Männern im Alter von 20–50 Jahren auf und folgt meist auf eine Virusinfektion des Respirationstraktes. Der Schmerz tritt meist ziemlich plötzlich auf; er ist präkordial oder substernal oder hat pleuritischen Charakter. Er strahlt in die linke Halsseite, in die Schulter, in den Rücken oder in das Epigastrium aus. Er nimmt in aufrechter Körperstellung zu und wird durch Schlucken verstärkt. Tachykardie und Perikardreiben (oft Pleuroperikardreiben) sind vorhanden.

Die Körpertemperatur beträgt 37,8 bis 39,4 °C oder mehr bei der infektiösen Perikarditis. Die Temperatur wird durch die zugrundeliegende Erkrankung bestimmt.

B. Laborbefunde: Bei der akuten Virusperikarditis besteht immer eine Leukozytose von 10–20 000. Eine Leukopenie kann bei einer Perikarditis mit disseminiertem Lupus erythematodes auftreten. Bei der isolierten Perikarditis muß man daher nach LE-Zellen suchen.

C. Röntgenbefunde: Im Thorax-Röntgenbild können eine Herzdilatation, eine Pneumonie und ein Pleuraerguß nachweisbar sein.

D. EKG-Befunde: Zu Beginn sieht man in allen Ableitungen nur eine ST-T-Hebung bei normaler Konkavität. Die Rückkehr der ST-Strecke zur Ausgangslinie erfolgt nach ein paar Tagen unter Ausbildung einer T-Inversion. Reziproke Veränderungen in anderen Ableitungen fehlen ausgenommen aVR. Q-Zacken treten nicht auf.

E. Echokardiographie: Die Echokardiographie ist zur Diagnose eines möglichen Perikardergusses wertvoll.

Differentialdiagnose

A. Der akute Herzinfarkt: Die akute Virusperikarditis folgt meist auf eine Infektion des Respirationstraktes, tritt im Alter von 20 bis 50 Jahren auf und bietet den charakteristischen pleuristischen Schmerz. Fieber, Perikardreiben, Leukozytose und erhöhte Blutkörperchen-Senkungsgeschwindigkeit sind zu Beginn häufiger als 24–72 Std. später. Die EKG-Veränderungen sind im allgemeinen deutlich. SGOT oder LDH sind selbst bei schwerer Perikarditis selten erhöht.

B. Die akute Pleuritis: Das Perikardreiben kann vom Pleurareiben dadurch unterschieden werden, daß es auch beim Atemanhalten bestehen bleibt, wenn auch zuweilen ein pleuroperikardiales Reiben vorhanden sein kann, das mit der Atmung variiert. Die EKG-Veränderungen erlauben die Diagnose der Perikarditis auch bei fehlendem Reiben.

C. Die Verwechslungsmöglichkeit der Perikardreibens mit kardialen Geräuschen: Das Perikardreiben ist charakterisiert durch seine Wechselhaftigkeit, durch seine fehlende Beziehung zu den Herztönen.

Komplikationen

Der Perikarderguß ist die einzige wesentliche Komplikation. Die Herzdilatation, die die akute Virusperikarditis begleitet, führt selten zur Herzinsuffizienz, kann aber Arrhythmien verursachen.

Behandlung

Es ist die Grundkrankheit zu behandeln. Gegen den Schmerz können Analgetika verabreicht werden. Salizylate und Corticotropin (ACTH) oder Kortikosteroide sind bei der rheumatischen Karditis zu empfehlen.

Prognose

Die Prognose der Virusperikarditis ist im allgemeinen sehr gut. Die Erholung erfolgt innerhalb von zwei Wochen bis zu drei Monaten. Rezidive sind selten. Auch Entzündungsfolgen wie Perikardverdickungen oder persistierende EKG-Veränderungen sind nicht häufig zu finden. Die rasche und ausgiebige Anwendung von Antibiotika oder auch einer chirurgischen Therapie bestimmt die Prognose der tuberkulösen und purulenten Perikarditis. Der disseminierte Lupus erythematodes zeigt sich, wenn er eine Perikarditis verursacht, meist auch durch andere Organmanifestationen. Bei den übrigen Perikarditiden bestimmt die Grundkrankheit die Prognose.

Perikarderguß

Diagnostische Merkmale

- Die Aspiration von Flüssigkeit aus der Perikardhöhle ist die exakteste diagnostische Methode zum Nachweis eines Perikardergusses.
- Thoraxschmerz, Dyspnoe, Schwächegefühl, gestaute Halsvenen, ein großes relativ schwach pulsierendes Herz und ein paradoxer Puls.

Allgemeine Betrachtungen

Die häufigsten Ursachen eines Perikardergusses sind: Urämie, Tbc, Kanzeromatose, eitrige Perikarditis und entzündliche Erkrankungen. Seltenere Ursachen sind: Die chylöse und die „chronische idiopathische" Perikarditis. Auch das Myxödem kann einen erheblichen Erguß hervorrufen.

Die Geschwindigkeit der Ergußentwicklung bestimmt seine pathophysiologische Bedeutung. Selbst massive Ergüsse rufen bei langsamer Entwicklung kaum Symptome hervor. Plötzliche Blutungen in den Perikardraum oder die schnelle Entwicklung relativ kleiner Ergüsse lassen den intraperikardialen Druck rasch bis zur Herztamponade ansteigen. Hierbei werden dann der venöse Einstrom und die diastolische Füllung des Herzens eingeschränkt. Bei der Tamponade nimmt das Herzzeitvolumen ab. Tachykardie und Anstieg des venösen Druckes setzen als kompensatorische Mechanismen ein. Wird die Tamponade nicht beseitigt, so können Schock und schließlich Tod eintreten.

Klinische Befunde

A. Symptome: Schmerzen fehlen häufig. Sie können jedoch wie bei der akuten Perikarditis in Form eines dumpfen diffusen präkordialen Oppressionsgefühls unter substernalen Beschwerden auftreten. Dyspnoe und Husten zwingen den Patienten zum Aufsitzen und Vornüberbeugen. Es tritt eine Dysphagie ein. Fieber und andere Symptome hängen von der Grundkrankheit ab (d. h. z. B. Septikämie, Empyem, maligne Erkrankungen).
Das Gebiet der Herzdämpfung ist vergrößert und der Herzspitzenstoß ist nicht palpabel oder verschwindet im Dämpfungsrand. Das Perikardreiben kann trotz eines großen Ergusses bestehen bleiben. Bei der Tamponade sind zu beobachten: Gestaute Halsvenen, paradoxe Pulsation und ein kleiner Arterienpuls. Lebervergrößerung, Aszites und Unterschenkelödeme hängen von Ausmaß und Dauer der Tamponade ab. Die akute Tamponade führt zum klinischen Bild des Schocks.

B. Laborbefunde: Die Ätiologie des Ergusses kann durch seine bakteriologische und zytologische Untersuchung oder eine Perikardbiopsie abgeklärt werden. Hat der Erguß eine infektiöse oder eine entzündliche Ursache, so bestehen Leukozytose und Erhöhung der Blutkörperchen-Senkungsgeschwindigkeit. Die Arm-Zungen-Kreislaufzeit ist selbst bei einem großen Erguß noch normal, wenn keine Tamponade vorliegt. Dieses Ergebnis hilft oft bei der Deutung eines großen Herzschattens im Thoraxbild. Beim Myxödem kann ein Perikarderguß mit verlängerter Kreislaufzeit auch ohne Tamponade vorliegen.

C. Röntgenbefunde: Häufig bestehen eine sich rasch vergrößernde Silhouette mit scharfen Rändern, ein akuter rechter kardiophrenischer Winkelerguß, klare Lungenfelder und ein Pleuraerguß. Die kardialen Pulsationen fehlen oder sind nur schwach ausgeprägt. Die intravenöse CO_2-Applikation ermöglicht röntgenologisch die Abschätzung der Distanz zwischen der Vorhofhöhlung und dem Perikard. In ähnlicher Weise gestattet dies auch ein Katheter im rechten Vorhof. Die Angiokardiographie ist eine wesentliche Hilfe in der Diagnose des Perikardergusses. Die Ultraschalluntersuchung oder die Echokardiographie werden als wenig belästigende Untersuchungen in neuerer Zeit zum Nachweis eines Perikardergusses verwendet.

D. EKG-Befunde: Die T-Wellen sind abgeflacht, biphasisch oder in allen Ableitungen invertiert. Es besteht eine allgemeine Niederspannung.

E. Echokardiographie: Beste und einfachste Methode einen Perikarderguß nachzuweisen. Die invasiven Untersuchungsmethoden wurden hierdurch meist verdrängt.

Differentialdiagnose

Es kann unmöglich sein, die kardiale Dilatation bei der Herzinsuffizienz von einem Perikarderguß zu unterscheiden, wenn gleichzeitig ein Pleuraerguß besteht. Jedoch treten bei der Herzinsuffizienz folgende Erscheinungen selten auf: Rasche Änderung der Herzgröße im Röntgenbild, klare Lungenfelder bei normalen Hilusgefäßen, paradoxe Pulsationen und fluoroskopisch abgesicherte fehlende Herzpulsationen.
Bei einem Patienten mit Herzinsuffizienz sollen das Fehlen merklicher Geräusche, Arrhythmien und Hypertonie an die Möglichkeit eines Perikardergusses denken lassen.

Komplikationen

Die Herztamponade ist eine ernst zu nehmende Komplikation. Die rasche Entwicklung von Perikardergüssen oder Blutungen in den Perikardsack behindert den venösen Rückstrom und die Herzfüllung so, daß das Herzzeitvolumen abnimmt und ein irreversibler Schock eintritt.
Die eitrige Perikarditis ist gewöhnlich die Folge anderer Infektionen, kann aber auch zuweilen als Folge einer nicht sterilen Perikardpunktion entstehen.

Behandlung

A. Notfalltherapie (die Perikardpunktion): Indikation zur perikardialen Parazentese ist die Symptomatik der Herztamponade. Wenn der Perikarderguß eine bestimmte Größe erreicht und besonders wenn er sich schnell entwickelt, können der Venendruck eine Höhe von 22–24 cm Wasser übersteigen und das Herzzeitvolumen fortlaufend abnehmen. In diesem Falle wird der Patient schwach, blaß und dyspnoisch. Der Puls wird sehr klein, schnell und fadenförmig, d. h. also der Patient kommt in den Schock. Unter diesen Umständen ist das Ablassen des Perikardergusses lebensrettend. Der Erguß muß jedoch langsam abgelassen werden, um eine Herzdilatation und plötzliche reflektorische Änderungen der Herzfrequenz und des Rhythmus zu vermeiden.

1. Punktionsstelle: (Vorsicht: Die Punktion des Herzmuskels muß vermieden werden.) Die Punktion kann am linken 5. oder 6. Interkostalraum etwa 1 cm innerhalb der Herzdämpfung oder 1–2 cm innerhalb des linken röntgenologisch lokalisierten Herzrandes außerhalb der linken Sternallinie vorgenommen werden. Die Nadel wird, leicht nach innen und oben geneigt, langsam eingeführt. Ist ein Erguß vorhanden, so findet man ihn meist in einer Tiefe von 3–5 cm, zuweilen von 7–8 cm. Die Punktion kann auch vom Epigastrium aus zwischen dem

Processus xiphoides und dem linken Sternalrand durchgeführt werden. Die Nadel wird nach oben in einem Winkel von ca. 30° gegen die Mittellinie gerichtet eingeführt. Das Perikard wird in etwa 3 bis 4 cm Tiefe erreicht.

2. Punktionsausrüstung: Nadeln der Nummern 16 oder 18 mit kurzem schrägen Anschliff und passendem Stilett. Nadeln der Nummer 26 oder 27 zur Infiltration der Haut mit Procain. Eine 20–30 ccm-Spritze zum Absaugen der Flüssigkeit. Die Spritze sollte über einen 4 Zoll langen Schlauch mit der Nadel verbunden sein, damit exzessive Bewegungen der Nadel vermieden werden. Eine sterile Elektrode ist mit der Nadel verbunden (Brustwandschaltung eines gut geerdeten EKG-Gerätes, um erkennen zu können, wenn die Nadel ins Myokard eintritt. Eine exakte Erdung des Patienten und des EKG-Gerätes ist notwendig, um ein Kammerflimmern über eine Induktion zu vermeiden).

3. Technik: Die Haut wird im Bereich der Punktionsfläche gesäubert und sterilisiert und mit 1–2prozentiger Procainlösung infiltriert. Die Nadel wird ohne Spritze und ohne Stilett langsam durch die Haut geführt. Wenn Flüssigkeit austritt, muß sie langsam zurückgezogen werden. Tritt die Nadel ins Epikard, so zeigt das EKG eine plötzliche Hebung von ST. Die Nadel darf nicht weiter vorgeschoben werden. Mit dieser Technik vermeidet man weitgehend die Gefahr der Herzpunktion.

Wenn die Nadel zurückgezogen ist, genügt ein einfacher Verband als Verschluß der Punktionsstelle.

B. Spezifische Maßnahmen:

1. Tuberkulöse Perikarditis: Behandlung der allgemeinen Infektion mit Bettruhe, entsprechender Ernährung, allgemeinen Maßnahmen und intensiver antituberkulöser Chemotherapie. Wenn Fieber und Zeichen des Perikardergusses nicht in kurzer Zeit zurückgehen und noch nach etwa einem Monat bestehen, so muß ein chirurgischer Eingriff in Form einer Dekortikation des Perikards erwogen werden, um eine chronische konstriktive Perikarditis zu vermeiden. Es gehört Erfahrung dazu zu beurteilen, wenn die Krankheit trotz medikamentöser Therapie progressiv erscheint und wann die ersten Zeichen der Konstriktion auftreten.

2. Rheumatische Perikarditis mit Erguß: Behandlung wie beim rheumatischen Fieber. Die Salizylate begünstigen die Ergußresorption. Eine Parazentese ist meist nicht notwendig, sie muß natürlich bei Gefahr einer Tamponade durchgeführt werden.

3. Hydroperikard als Folge der Herzinsuffizienz: Die Therapie der Herzinsuffizienz reicht meist aus.

4. Hämoperikard als Rupturfolge anliegender Gewebe (meist posttraumatisch). Bei starker Flüssigkeitsansammlung ist eine Abpunktion erforderlich.

5. Infektion: Die Infektion ist mit geeigneten Chemotherapeutika anzugehen und ggf. eine Parazentese durchzuführen. Nach Abpunktion der Flüssig-

keit werden 50 000 bis 150 000 E. Penicillin und eine entsprechende Menge Streptomycin oder anderer indizierter Antibiotika in den Perikardraum instilliert. Dies wird bei jeder neuen Punktion wiederholt. Die Chemotherapie ist so lange fortzusetzen, wie ein eitriger Erguß nachweisbar ist. Wenn der Erguß gekapselt ist oder der Patient nicht auf die Therapie anspricht, ist eine chirurgische Drainage über eine Perikardiotomie erforderlich.

6. Die urämische Perikarditis wird oft klinisch nach dem Beginn einer chronischen Dialyse offenbar. Eine schwere Tamponade erfordert eine Perikardektomie.

7. Myxödem: Vorsichtige Behandlung mit kleinen Dosen T_3 oder T_4.

8. Bindegewebserkrankungen: Therapie mit Kortikosteroiden.

9. Sarkoidose: Behandlung mit Kortikosteroiden.

10. Tumore (Lymphome): Einsatz von Radiotherapie und Zytostatika.

Prognose

Die tuberkulöse Perikarditis führt bei den meisten unbehandelten Fällen zum Tode oder zur chronischen konstriktiven Perikarditis bei den Überlebenden. Die Mortalitätsrate ist dagegen bei frühzeitig einsetzender und ausreichender Therapie sehr niedrig. Die Langzeitauswirkung auf die konstriktive Perikarditis ist noch nicht bekannt.

Die akute gutartige Perikarditis endet selten letal. Die rheumatische Perikarditis kann von einer Myokarditis begleitet sein, die dann die unmittelbare Prognose bestimmt. Residuen von klinischer Bedeutung treten bei dieser Perikarderkrankung meist nicht auf.

Die eitrige Perikarditis endet ohne Behandlung meist letal, da sie im allgemeinen von einer Bakteriämie begleitet ist. Sie reagiert jedoch häufig zufriedenstellend auf Antibiotika.

Chronische konstriktive Perikarditis

Diagnostische Merkmale

- Deutlich erhöhter Venendruck
- Leichte bis mäßige Herzvergrößerung und eingeschränkte Herzpulsation
- Paradoxe Pulsation
- Aszites ohne Begleitung von Knöchelödemen

Allgemeine Betrachtungen

Die Einmauerung des Myokards durch ein adhärentes dichtes fibröses Perikard kann asymptomatisch bleiben oder die Kammerausdehnung während der Diastole behindern. Tritt diese Behinderung ein, dann ist das Schlagvolumen klein und fixiert. Das Herzzeitvolumen kann dann nur durch Tachykardie vergrößert werden. Der Venendruck steigt wie bei der Herzinsuffizienz an. Zusammen mit einer renalen Retention von Natrium und Wasser entstehen die peripheren Zeichen der Rechts-Herzinsuffizienz.

Klinische Befunde

A. Symptome: Die Hauptsymptome sind langsam zunehmende Dyspnoe, Mattigkeit und Schwächegefühl bei Anstrengung. Zunahme des Abdominalumfanges und der Unterschenkelödeme. Die Untersuchung zeigt deutlich gestaute Halsvenen mit schwachen oder fehlenden systolischen Pulsationen, jedoch auffälliger diastolischer Retraktion, ein mäßig vergrößertes Herz mit relativ bewegungsarmem Präkordium bei Fehlen der Tachykardie. Schwache Herztöne, manchmal ein tastbarer und frühdiastolischer Perikardton, kleine Blutdruckamplitude mit hohem diastolischen Druck, paradoxe Pulsationen, vergrößerte Leber, Aszites und Ödem an beiden Unterschenkeln und dem Skrotum. Häufig besteht Vorhofflimmern.

B. Laborbefunde: Die Arm-Zungen-Zeit ist verlängert. Seltener sind tuberkulöse Infektionen der Lunge oder anderer Organe festzustellen.

C. Röntgenologische und fluoroskopische Befunde: Das Herz ist im allgemeinen mäßig vergrößert. Die Vergrößerung ist nicht typisch für valvuläre oder hypertensive Erkrankungen. Die Herzpulsationen fehlen ganz. Die Lungenfelder sind hell. Perikardiale Verkalkungen sind häufig, müssen aber zur Diagnose der konstriktiven Perikarditis nicht vorhanden sein.

D. EKG-Befunde: Die T-Wellen sind flach oder invertiert. Es besteht zuweilen eine Niederspannung der QRS-Komplexe. Vorhofflimmern ist häufig.

Differentialdiagnose

Die Halsvenenstauung ohne systolische Pulsation. Die leichte bis mäßige Herzvergrößerung, das Fehlen von Herzgeräuschen und der Hypertonie. Paradoxe Pulsationen und die EKG-Veränderungen erlauben die Differentialdiagnose der chronischen konstriktiven Perikarditis von der Trikuspidalstenose, der Herzinsuffizienz, der Leberzirrhose, von Mediastinaltumoren, der Nephrose und der Obstruktion der Vena cava.

Komplikationen

Bei tuberkulösem Ursprung kann es zu einer miliaren Ausstreuung oder zu einem akuten Aufflackern der intraperikardialen Infektion kommen.

Infolge der venösen Stase der Inaktivität kann es zu einer Thrombophlebitis der Unterschenkelvenen kommen.

Behandlung

Natriumarme Diät und Diuretika sind wie bei der Herzinsuffizienz zu empfehlen, um Aszites und eine echte Herzinsuffizienz zu vermeiden. Digitalis bringt meist nur wenig Erfolg.

Die chirurgische Beseitigung des konstringierenden Perikards normalisiert in einer Reihe von Fällen den Gesundheitszustand. Wenn die Stauungsphänomene chronisch werden oder die Perikarditis fortschreitet, so ist die chirurgische Intervention die einzige Therapiemöglichkeit. In einem großen Londoner Hospital war die Operationsfrühmortalität 4%. 85% überlebten den Eingriff mit Erfolg.

Prognose

Der Verlauf der konstriktiven tuberkulösen Perikarditis ist ohne Tuberkulostatika und ohne chirurgischen Eingriff meist ungünstig. Viele dieser Patienten entwickeln eine zunehmende Leistungseinschränkung. Es entstehen Aszites und Ödeme. Der Tod erfolgt infolge eines mechanisch bedingten Herzversagens. Einige Patienten zeigen keine Progression über Jahre. Eine spontane Remission ist jedoch selten.

Erkrankungen des Myokards

Chronische oder subakute pulmonale Herzerkrankungen
(Chronisches oder subakutes Cor pulmonale)

Diagnostische Merkmale

- Symptome und übliche Zeichen der chronischen Bronchitis und des Lungenemphysems
- Keine signifikanten Herzgeräusche. Keine Hypertonie
- EKG: Schmale hohe P-Wellen und Rechtsdrehung des QRS-Vektors
- Thoraxbild: Vergrößerter rechter Ventrikel, Pulmonalkonus und Pulmonalarterie prominent

Allgemeine Betrachtungen

Das Cor pulmonale ist charakterisiert durch eine rechtsventrikuläre Hypertrophie und ggf. eine Rechtsinsuffizienz, die auf eine Lungenparenchym- oder Lungengefäßerkrankung zurückzuführen sind. Es kann akut, subakut oder in den meisten Fällen chronisch auftreten. Seine klinischen Erscheinungen hängen von der Grunderkrankung und deren Auswirkung auf das Herz ab.

Das chronische Cor pulmonale wird meist durch ein chronisch-obstruktives Lungenemphysem, auch als chronische, asthmoide Bronchitis bezeichnet, verursacht. Weniger häufigere Ursachen sind: Pneumokoniose, Lungenfibrose, Kyphoskoliose, primäre pulmonale Hypertension, wiederholte subklinische Lungenembolien und Kapillarverschlüsse durch ein metastasierendes Karzinom. Das Emphysem und die begleitende Fibrose führen zu einer Obliteration der Kapillaren und somit zu einer Lungenfunktionsstörung mit daraus resultierender Hypoxie. Kompensatorisch können eine Polyzythämie und ein vergrößertes Herzzeitvolumen entstehen. Diese führen wiederum zu einem gesteigerten Pulmonalarteriendruck, der eine Rechtshypertrophie oder sogar eine Rechtsinsuffizienz (high-output-failure) verursacht.

Klinische Befunde

A. Symptome: Die hervorstechendsten Symptome des Cor pulmonale sind respiratorischer Art: Chronischer Husten, Anstrengungsdyspnoe, keuchende Atmung, auffällige Ermüdbarkeit und Schwäche. Wenn die pulmonale Erkrankung schließlich so weit fortgeschritten ist, daß sie zur Rechtsinsuffizienz führt, werden diese Symptome noch stärker. Hinzu kommen Ödeme in den abhängigen Körperteilen und Schmerzen in den oberen Abdominalbereich und Verdauungsstörungen. Zyanose, Trommelschlegel-Finger, gestaute Halsvenen, Lungenemphysem, auffällige Pulsationen im epigastrischen Winkel und Lebervergrößerung vervollständigen das Bild. Die Herzgröße ist wegen des Emphysems schlecht zu bestimmen. Eine Klappenerkrankung ist im unkomplizierten Fall nicht nachweisbar. Der Puls ist gut gefüllt, und die Extremitäten fühlen sich warm an, wenn der Patient nicht im Terminalstadium oder im Schock ist.

B. Laborbefunde: Als Folge des Emphysems tritt häufig eine Polyzythämie auf. Die arterielle Sauerstoffsättigung liegt unter 85%. Die arterielle Kohlendioxydspannung ist meist erhöht. Der Venendruck ist bei Rechtsinsuffizienz deutlich erhöht. Die Kreislaufzeiten können normal oder leicht verlängert sein.

C. EKG-Befunde: Deutliche Drehung des QRS-Vektors nach rechts, hohe spitze T-Wellen. Rechtshypertrophiezeichen allein sind selten, wenn man von der primären pulmonalen Hypertonie absieht. Für eine Rechtsherzbelastung typische EKG-Veränderungen sind: Summe von S in V5 oder V6 und R in V1 größer als 1,05 mvolt, P pulmonale, R in AVR größer als 0,3 mvolt, S in V5 oder V6 größer als 0,7 mvolt.

D. Röntgenbefunde: Prominenz oder Vergrößerung des rechten Pulmonalkonus und der Pulmonalarterie.

Differentialdiagnose

Im Frühstadium kann das Cor pulmonale nur aus dem EKG und dem Röntgenbild diagnostiziert werden. Treten kardiale Insuffizienzzeichen hinzu, so ist die Differentialdiagnose von der primären Linksinsuffizienz durch Beachtung folgender Faktoren möglich: Häufige Atemerkrankungen in der Anamnese, Fehlen der Orthopnoe, das Ausmaß der Zyanose, die gut gefüllten Pulse und die warmen Extremitäten in der Gegenwart von Ödemen. Das EKG zeigt die Rechtsdrehung, die Kreislaufzeiten sind normal oder nur mäßig verlängert. Ursächliche Faktoren der Linksinsuffizienz sind nicht nachweisbar.

Komplikationen

Interkurrente Infekte des Respirationstraktes verstärken die Dyspnoe, den Husten und die Zyanose und können beim fortgeschrittenen Emphysem ein gefährliches Ausmaß der respiratorischen Azidose hervorrufen. Es können neurologische Zeichen der CO_2-Narkose auftreten: Desorientiertheit, Somnolenz, Koma und gelegentlich sogar Krämpfe.

Behandlung

A. Spezifische Maßnahmen: Infekte des Respirationstraktes sind rechtzeitig und ausreichend mit Antibiotika zu behandeln.

B. Allgemeine Maßnahmen:

1. Intermittierende Überdruckbeatmung, z.B. mit dem Respirator nach Bennett, Emerson und Bird oder ähnlichen Geräten. Die Inspirationsdrucke können hierbei +10 bis +15 cm Wasser betragen. Patienten ohne Spontanatmung werden automatisch mit dem Bird-Respirator beatmet. Mit dieser Methode können bronchal-dilatierende und die Oberflächenspannung herabsetzende Medikamente und Aerosole (s. Kapitel 6) günstiger appliziert werden. Intermittierend und unter entsprechender Kontrolle angewendet, tritt hierbei keine Erniedrigung des Herzzeitvolumens ein.

2. Die intermittierende Überdruckbeatmung ist in Kombination mit Bronchialdilatatoren wohl die effektivste therapeutische Maßnahme. Rein mechanische Maßnahmen sind bei der akuten Atemstörung meist ohne Erfolg und sollten erst bei Versagen der üblichen Therapie eingesetzt werden.

3. Substanzen, die die Erregbarkeit des zentralen Nervensystems herabsetzen, insbesondere Narkotika, Barbiturate und Hypnotika, sind streng kontraindiziert, da sie eine ernst zu nehmende Wirkung auf das Atemzentrum haben.

4. Sonst ist die Herzinsuffizienz in üblicher Weise mit Bettruhe, Natrium-Einschränkung, Diuretika und Digitalis zu behandeln. Digitalis ist wenig wirksam, wenn das Herzminutenvolumen hoch ist.

5. Acetazolamid (Diamox®) kann nach ausreichender Wiederherstellung der Atmung in einer Dosie-

rung von 250 mg pro Tag zur Kohlensäure-Elimination verwendet werden.

Prognose

Das kompensierte Cor pulmonale hat dieselbe Prognose wie die zugrundeliegende Erkrankung. Vom Eintritt der Herzinsuffizienz an beträgt die durchschnittliche Lebenserwartung 2–5 Jahre. Es sind jedoch wesentlich längere Überlebenszeiten beobachtet worden, besonders wenn ein unkompliziertes Emphysem dem Cor pulmonale zugrunde lag. Linksinsuffizienz infolge einer Koronararterienerkrankung, Hypertonie und Aortenklappenfehler können sich entwickeln und entsprechend die Lebenserwartung merklich verkürzen.

Syphilitische kardiovaskuläre Erkrankungen

Diagnostische Merkmale
- Röntgenologisch nachweisbare Verkalkungen oder lokalisierte Dilatation der Aorta ascendens
- Aortenklappeninsuffizienz ohne Aortenstenose oder Mitralklappenerkrankungen
- Nachweis der syphilitischen Ätiologie: Infektion in der Anamnese, positive Serumreaktionen, Nachweis anderer Spätmanifestationen der Syphilis

Allgemeine Betrachtungen

Die syphilitische Herzerkrankung kann bestehen in: Einer Aortenklappeninsuffizienz (häufigste Manifestation), Aortendilatation oder einem Aneurysma oder einer Verengerung der Koronarostien. Sie tritt in 5% der Fälle auf, die eine syphilitische Behandlung durchgemacht haben. Sie ist häufiger bei Männern (3:1) und wird gewöhnlich zwischen dem 35. und 55. Lebensjahr diagnostiziert (d.h. 10 bis 20 Jahre nach der Primärinfektion). In 85% der unbehandelten Fälle sind die Serumreaktionen positiv. Die Aorta ascendens, der Aortenbogen und die absteigende Aorta sind häufig befallen. Die Abdominalaorta ist seltener affiziert. In 10% einer unbehandelten syphilitischen Aortitis kommt es zu Aortenklappeninsuffizienz. Eines oder beide der Koronarostien können teilweise verschlossen sein.

Klinische Befunde

A. Aortitis: Ohne Dilatation bestehen meist keine Symptome. Bei einem Patienten unter 40 Jahren ohne Hypertonie und ohne nachweisbare Arteriosklerose ist ein akzentuierter Aortenton mit oder ohne leises systolisches Aortengeräusch verdächtig auf eine syphilitische Aortitis. Der fluoroskopische Nachweis der Dilatation und verstärkten Pulsation der aszendierenden Aorta (am besten im linken vorderen schrägen Durchmesser gesehen), bei fehlender Elongation, ist ebenfalls verdächtig. Verkalkungen, auf die Aortenwurzel und den Aortenbogen beschränkt, sind ebenfalls diagnostische Hinweise.

B. Aorteninsuffizienz: Das klinische Bild, der Röntgenbefund und das EKG gleichen der rheumatischen Aorteninsuffizienz. In 10% der Fälle treten gleichzeitig sackförmige Aneurysmen auf. Die Aorteninsuffizienz kann für erstaunlich lange Zeit symptomlos bleiben. Wenn jedoch eine Herzinsuffizienz eingetreten ist, folgen bald die Therapierefraktärität und der Tod innerhalb von 2–5 Jahren.

C. Aortenaneurysma: Die Symptome hängen von der Lokalisation und der Größe des Aneurysma ab. Das Aneurysma der aszendierenden Aorta ist durch sichtbare Pulsation oder Dämpfung im Sternalbereich und in dem 1. bis 3. Interkonstalraum parasternal gekennzeichnet. Im rechten Arm ist der Blutdruck erniedrigt. Es bestehen ein systolisches Geräusch und ein Schwirren im Bereich der Aorta ohne periphere Zeichen der Aortenstenose. Das Aneurysma des Aortenbogens ist charakterisiert durch Husten, Dyspnoe, rekurrierende pulmonale Infektionen (Kompression der Trachea oder des rechten Hauptbronchus), Heiserkeit (Kompression des Nervus recurrens), Ödeme im Gesicht und am Hals, gestaute Halsvenen und prominente Venen im oberen Thoraxbereich. (Kompression des Ösophagus). Das Aneurysma der deszendierenden Aorta ist meist asymptomatisch. Von einer gewissen Größe an kann es die Rippen oder die Wirbel arrodieren und Schmerzen, besonders im Liegen, verursachen. Es können auch sichtbare oder palpable Pulsationen am medialen Rand der linken Skapula auftreten.

Röntgenologisch können sackförmige oder diffuse Ausbuchtungen der Aorta thoracica mit gesteigerten Pulsationen sichtbar gemacht werden. Gerinnselbildungen oder periaortale Fibrosen können die Pulsationen abschwächen und einen soliden Tumor vortäuschen. Die transaxillare oder retrograde femorale Aortographie ermöglicht hier die Differentialdiagnose.

D. Verengung der Koronararterienostien: Die Angina pectoris gleicht derjenigen, die durch eine koronare Herzerkrankung anderer Art hervorgerufen wird. Die syphilitische Ursache kann nur durch den Nachweis einer oder anderer Manifestationen, der syphilitischen Aortitis, gefunden werden.

Differentialdiagnose

Das klinische Bild kann eine rheumatische oder arteriosklerotische Herzerkrankung nachahmen. Die syphilitischen Aneurysmen sind klinisch von arteriosklerotisch bedingten nicht zu unterscheiden.

Behandlung

A. Spezifische Maßnahmen: Die Behandlung der Syphilis wie in Kapitel 24 ausgeführt.

Mehrere aufeinanderfolgende Penicillin-Kuren werden in Intervallen von 6 Monaten oder einem Jahr empfohlen, besonders wenn die Serumreaktionen positiv sind.

B. Allgemeine Maßnahmen: Während der Penicillin-Behandlung ist Bettruhe zu empfehlen, um eine Herxheimer-Reaktion zu vermeiden.

C. Chirurgische Maßnahmen: Die Operation von Aneurysmen ist versucht worden, ist jedoch sehr gefährlich.

Komplikationen

A. Die Aorteninsuffizienz: Es tritt eine Linkshypertrophie ein, die allmählich zur Linksinsuffizienz führt.

B. Das Aortenaneurysma: Rekurrierende pulmonale Infektionen. Bronchiektasen, Atelektasen, Bronchial-Blutungen und Rupturen oder Dissektionen von Aneurysmen können auftreten.

Prognose

A. Aortitis: 10 bis 20% der Patienten entwickeln eine Aorteninsuffizienz oder andere Manifestationen der syphilitischen kardiovaskulären Erkrankungen. Bei den übrigen ist die Lebenserwartung nicht eingeschränkt.

B. Aorteninsuffizienz: Wenn die Penicillin-Therapie bei nur angedeuteten Zeichen der Aorteninsuffizienz einsetzt, kann ein Fortschreiten der Klappenveränderungen gebremst oder sogar gestoppt werden. Dies beeinflußt sichtlich die weitere Prognose.

C. Aortenaneurysma: Wenn das Aneurysma eine Größe erreicht hat, daß es Kompressionssymptome verursacht, so beträgt die Lebenserwartung meist nur noch Monate. Bei kleinerem Aneurysma und effektiver Therapie der Syphilis ist die Überlebenschance besser. Der Tod tritt meist durch Ruptur des Aneurysmas ein.

D. Verengung der Koronararterienostien: Diese Komplikation verschlimmert die Herzinsuffizienz als Folge der syphilitischen Aorteninsuffizienz und führt häufig zu einem plötzlichen Tod. Eine operative Korrektur ist erfolgreich durchgeführt worden.

Akute und chronische Myokarditis und die Endomyokarderkrankungen

(Die Kardiomyopathien)

Diagnostische Merkmale

- Persistierende Tachykardie, niedriger systolischer Blutdruck, abgeschwächter 1. Herzton, wechselnde systolische Geräusche, Galopp-Rhythmus, Pulsus alternans, Rechtsherzinsuffizienz
- Fehlen sonstiger ätiologischer Faktoren für eine Herzinsuffizienz
- EKG: Atrioventrikuläre oder intraventrikuläre Leitungsstörungen, abnorme T-Wellen, QRS-Niedervoltage; uncharakteristisches EKG-Bild

Allgemeine Betrachtungen

Die akute Myokarditis ist eine fokale oder diffuse Entzündung des Myokards, die während oder nach vielen Virus-, Bakterien-, Rickettsien-, Spirochäten-, Pilz- und Parasiten-Erkrankungen auftreten kann. Milde Formen sind häufig und werden oft nur durch serienmäßige EKG-Untersuchungen festgestellt. Schwere Myokarditiden mit erheblicher Symptomatik treten beim akuten rheumatischen Fieber, bei der Diphtherie, bei Typhus und bei der Chagasschen Erkrankung (Trypanosoma cruzi) auf. Eine Bakteriämie, Viruspneumonie und Enzephalitis, auch eine Trichinose können von einer Myokarditis verschiedenen Ausmaßes begleitet sein. Der Begriff Endomyokarderkrankung umfaßt eine große Anzahl nichtinfektöser Myokarderkrankungen. Ihre klinischen Zeichen sind ähnlich der der Myokarditis bis auf die Tatsache, daß periphere Embolien und refraktäre Herzinsuffizienzen häufiger sind und der Prozeß chronischer abläuft. Hierzu gehören z. B. die isolierte Myokarditis Fiedler, die isolierte Septumhypertrophie, die subaortale muskuläre Stenose, die subendokardiale Fibroelastose, die idiopathische Herzhypertrophie (kongenital und erworben), die familiäre Kardiomegalie, die idiopathische Myokardinsuffizienz während der Schwangerschaft, Kollagenerkrankungen (die Sklerodermie, der disseminierte Lupus erythematodes, die Polyarteriitis nodosa), die Serumkrankheit und die Amyloidose.

Klinische Befunde

A. Symptome: Leichte Formen der Myokarditis verlaufen asymptomatisch, wobei die zugrundeliegende Erkrankung im Vordergrund steht. Schwere Myokarditisfälle gehen einher mit Schwäche, Synkopen, Schwindelgefühlen, Dyspnoe, Übelkeit, Erbrechen, Thoraxschmerz; es können sogar Schock und plötzlicher Tod eintreten. Bei den Endomyokarderkrankungen kann der Verlauf akut, subakut oder chronisch sein, die Symptome sind jedoch ähnlich. Die Fiedlersche Myokarditis, die idiopathische Herzatrophie, die idiopathische Herzinsuffizienz während der Schwangerschaft und andere primäre Myokarderkrankungen sind durch periphere Embolien und Herzinsuffizienz charakterisiert. Es können nichtkardiale Manifestationen der Grundkrankheit feststellbar sein wie beim Karzinoidsyndrom, bei der Friedreichschen Ataxie und bei den Kollagenosen. Zu den Symptomen der zugrundeliegenden Erkrankung (z. B. Hämochromatose, Sklerodermie) treten Fieber, Tachykardie, Herzvergrößerung, abgeschwächte Herztöne, wechselnde systolische Geräusche, Arrhythmien, Herzinsuffizienz variablen Ausmaßes (vorwiegend Rechtsinsuffizienz), Hepatomegalie, Galopp-Rhythmus, Pulsus alternans und gestaute Halsvenen; schließlich Zeichen peripherer oder zerebraler Embolien. Die obstruktive Kardiomyopathie präsentiert sich als idiopathische Linksinsuffizienz; sie kann eine Aortenstenose, eine chronisch konstriktive Perikarditis, eine Beriberi-Erkrankung usw. simulieren.

B. EKG-Befunde: Partieller bis kompletter atrioventrikulärer Block und intraventrikuläre Erregungsausbreitungsstörungen; allgemein abgeflachte oder invertierte T-Wellen; Niedervoltage. Bei leichter Myokarditis können nur vorübergehende Abflachungen oder Inversionen der T-Wellen beobachtet werden.

Differentialdiagnose

Die Myokarditis und die Endomyokarderkrankungen variieren in ihrer Symptomatik so stark, daß sie verwechselt werden können mit der Thyreotoxikose, bakterieller Endokarditis, Koronararterienerkrankungen, rheumatischer Herzerkrankung mit Tonabschwächung und atypischen Geräuschen, Perikardtamponade und neoplastischen Erkrankungen des Herzens. Die Sinustachykardie und EKG-Veränderungen geringeren Ausmaßes reichen nicht für die Diagnosestellung.

Behandlung

Es gibt keine spezifische Therapie, abgesehen von der obstruktiven Kardiomyopathie des linken Ventrikels. Die Exzision des stenosierenden subaortalen Muskelanteils oder die ventrikuläre Myotomie können jetzt mit Hilfe der Herz-Lungen-Maschine durchgeführt werden. Bei den Kollagenosen können Kortikosteroide von Erfolg sein. Für die Behandlung der Anämie gelten die bekannten Grundregeln.

Prognose

A. Akute Myokarditis: Bei den häufigeren Formen sind schwere Leitungseinschränkung und Tod selten.

Die durchschnittliche Mortalität bei der diphtherischen Myokarditis beträgt 25%. Die Todesrate nähert sich allerdings 100%, wenn Schock oder Herzinsuffizienz eintreten; sie beträgt 50–75% beim totalen Herzblock. Die Mortalität ist gleichermaßen hoch bei der Chagasschen Erkrankung. Die Myokarditis ist die Haupttodesursache beim Typhus. Meist bleiben keine Spätresiduen zurück, das rheumatische Fieber ausgenommen.

B. Primäre Myokarderkrankung oder Kardiomyopathie: Diese Gruppe von Erkrankungen, meist unbekannter Ursache, entwickelt sich gewöhnlich recht heimtückisch, wenn sie auch gelegentlich akuten Myokarditiden folgen kann. Vom klinischen Standpunkt aus ergeben sich 3 Gruppen:

a) die *kongestive Kardiomyopathie;* sie beruht sozusagen auf einem Pumpfehler des Herzens; es ist nicht nur eine allgemeine deutlich verminderte Kontraktion bei herabgesetzter Verkürzungsgeschwindigkeit, sondern zu einem hohen Prozentsatz auch eine ausgeprägte regionale Kontraktionsstörung zu beobachten.

b) Die *hypertrophische Kardiomyopathie,* siehe unten

c) Die *obliterative oder restriktive Kardiomyopathie,* zu der Löfflers Endocarditis parietalis fibroblastica und die Endokardfibrose zählen.

Bei den Patienten mit primärer Kardiomyopathie besteht gewöhnlich eine unerklärliche Linkshypertrophie oder eine Linksinsuffizienz, die im Verlaufe von Monaten oder Jahren meist fortschreitet. Embolien, kardiale Arrhythmien und die Zeichen einer obstruktiven oder restriktiven Veränderung des linken Ventrikels sind zu beobachten.

Von den bekannten Kardiomyopathien ist wohl die *alkoholische Kardiomyopathie* die häufigste. Die Meinungen differieren, ob der Alkohol direkt die Myokardzelle alteriert und so die Kardiomyopathie hervorruft, oder ob der Alkohol über den Mechanismus eines Thiaminmangels im Sinne einer Beriberi-Erkrankung wirkt. Der ersteren Ansicht wird meist widersprochen. Andere generalisierte Erkrankungen, die oft mit einer Kardiomyopathie einhergehen, sind die primäre Amyloidose, die Sklerodermie, die Sarkoidose und die Endokardfibrose in Afrika. Die postpartale Myokarditis und Herzinsuffizienz werden als eine Variante der Kardiomyopathien angesehen. Klarheit besteht hierüber jedoch nicht. Die Glykogenspeicherkrankheit und verschiedene neurologische Erkrankungen können ebenfalls mit einer primären Myokarderkrankung verbunden sein.

Die primäre Myokardiopathie wird oft durch Ausschluß aller bekannten Ursachen einer Herzerkrankung diagnostiziert. Das wird wohl weiterhin der Fall sein, bis neue Erkenntnisse gewonnen sind.

Die hypertrophische Kardiomyopathie

(Idiopathische hypertrophische Subaortenstenose, IHSS)

Diese Erkrankung ist genetisch bedingt und kommt häufiger vor, als man bisher annahm. Sie ist gekennzeichnet durch eine asymetrische Hypertrophie des Septums oder der Wand des li. Ventrikels, in Verbindung mit einer verschiedengradigen Obstruktion des li. ventrikulären Ausflußtraktes. Entsprechende Veränderungen können auch im re. Ventrikel vorliegen. Es entsteht somit ein Druckgradient zwischen Ventrikel und Aorta wie bei der Aortenklappenstenose. Positiv inotrope Medikamente wie Digitalis erhöhen diesen Druckgradienten.

Die Einengung des li. ventrikulären Ausflußtraktes wird durch eine systolische Vorwärtsbewegung des vorderen Mitralsegels gegen das Septum verursacht. Diese abnorme Klappenbewegung, die mit Hilfe der Echokardiographie gut dargestellt werden kann, kann auch Ursache einer Mitralinsuffizienz sein.

Diagnostisch wertvolle Veränderungen zeigt der li. ventrikuläre Druck und der Karotispuls: durch die verstärkte Kontraktion des hypertrophierten Kammerteils kommt es zunächst zu einem steilen Anstieg der Druckkurve, wenn dann der Ausflußtrakt mehr oder weniger weitgehend verschlossen ist, fällt diese Druckkurve steil ab, und es folgt ein langsamerer systolischer Druckablauf bzw. ein verlangsamter Blutauswurf im systolischen Teil der Karotispulskurve, so daß auf die erste hohe steil ansteigende Welle, eine zweite niedrigere Welle bis zum Ende der Systole folgt.

Dieses Verhalten des Karotispulses ist besonders nach einer Extrasystole sichtbar. Diese postextrasystolische Veränderung hat mehr diagnostische Bedeutung als das Druckverhalten während und nach dem Preßdruckversuch, Amylnitritinhalation und betastimulierenden Substanzen.

Auskultatorisch ist ein systolisches Geräusch feststellbar. Die Pat. haben klinische Erscheinungen wie bei einer valvulären Aortenstenose.

Die Behandlung mit Betablockern bringt einen gewissen Erfolg. Eine Operationsindikation ist gegeben, wenn eine durch Betarezeptorenblockade unbeeinflußbare Symptomatik (klinischer Schweregrad III oder IV) besteht.

Als unterer Grenzwert für die Indikation gilt in Ruhe ein ventrikulaortaler Gradient von 60 mmHg. In größeren Serien ist das Behandlungsergebnis in 70–90% der Fälle gut. Die Frühmortalität wird mit 5–15% angegeben. Auch bei gutem OP-Ergebnis ist die Prognose zurückhaltend zu beurteilen, da das Grundleiden durch den nur palliativen Eingriff nicht beeinflußt wird.

Primäre Herztumoren

Sie sind selten. Metastasen können im Myokard oder Perikard auftreten und die Ventrikelfunktion stören; bei gleichzeitigem Erguß kann eine Perikardtamponade auftreten, gelegentlich können solche Tumoren die arteriellen oder venösen Gefäße einengen. Der häufigsten malignen primären Herztumoren sind Sarkome verschiedenen Typs. Die Diagnose kann vermutungsweise bei bizzarer Herzschattenbegrenzung gestellt werden.

Eine definitive Diagnose ist durch Cine-Angiokardiographie möglich.

Der häufigste gutartige Tumor des Herzens ist das *Myxom* (meist im li. Vorhof).

Klinische Symptome:

1. intermittierende Synkopen und Dyspnoe wie bei Mitralklappenerkrankungen. Wechselnde Geräusche, der Tumor ist meist gestielt und beweglich, so daß Mitralklappenobstruktionen verschiedenen Grades auftreten können. Es kann ein mitteldiastolisches Geräusch mit oder ohne Mitralöffnungston beobachtet werden.

2. Embolien im systemischen Kreislauf.

3. Tachykardien und zuweilen auch Fieberanämie, Proteinanomalitäten.

Die Diagnose kann mit Hilfe der Echokardiographie gestellt werden.

Der Herzpatient und die Chirurgie

Der größte chirurgische Eingriff ist bei Herzpatienten stets gefährlicher als beim Herzgesunden. Wenn Schock, Blutungen, Hypoxie, Thromboembolie oder Atemstörungen bei einem herzkranken Patienten auftreten, so ist die Gefahr einer Koronarokklusion, eines Herzinfarktes, einer Herzinsuffizienz und von Arrthythmien besonders groß. Ernsthaftere Herzerkrankungen, die das Risiko eines chirurgischen Eingriffs erhöhen, sind die rheumatische Herzerkrankung (speziell die Aortenstenose), die koronare Herzerkrankung (etwa zusätzliches Risiko von 5%), die syphilitische kardiovaskuläre Erkrankung (besonders wenn die Koronarostien einbezogen sind, was eine begleitende Angina pectoris vermuten läßt). Hypertonie ohne kardiale und renale Beeinträchtigung erhöht im allgemeinen nicht das Operationsrisiko.

Wenn es möglich ist, so sollten chirurgische Eingriffe erheblicher Größe und Dauer bei Patienten mit frischer Herzinsuffizienz bis auf etwa drei Wochen nach entsprechender Besserung der kardialen Situation verschoben werden. Bei Patienten mit einem frischen Herzinfarkt ist eine Operationsverschiebung um drei bis sechs Monate empfehlenswert. Der Patient sollte für die Operation durch Medikamente, Vitaminzufuhr und Diät in die beste kardiale Situation gebracht werden. Eine Anämie ist zu beseitigen. Elektrolytstörungen müssen vor der Operation, besonders beim herzkranken Patienten korrigiert werden.

Beim Herzpatienten muß die Narkose besonders vorsichtig ohne wesentliches Aufregungsstatium eingeleitet und aufrecht erhalten werden. Es ist für ausreichende Ventilation und Oxygenation zu sorgen.

Eine während der Operation auftretende Hypotonie ist sofort anzugehen. Größere Blutverluste sind zu vermeiden. Die Flüssigkeitszufuhr hat nach dem Ausmaß der kardialen Reserve zu erfolgen.

Die Fortschritte in der Anästhesie und der chirurgischen Technik haben das Operationsrisiko in den letzten Jahren deutlich vermindert. Das Vorhandensein einer Herzerkrankung erhöht andererseits das Operationsrisiko. Notwendige Operationen sollten jedoch nicht unterlassen werden.

Die Herzpatientin und die Schwangerschaft

Die Abwägung folgender Faktoren soll die Einschätzung des Risikos einer Herzinsuffizienz bei der Graviden ermöglichen:
1. Funktioneller Zustand bei der Schwangerschaft.
2. Alter der Patientin.
3. Herzgröße.
4. Strukturelle Alteration des Herzens.
5. Vorhandensein von Arrhythmien.
6. Sozio-ökonomischer Status der Patientin (d. h. ob bereits Kinder zu Hause zu versorgen sind oder ob die Patientin arbeiten muß).
7. Intelligenz und Kooperation der Patientin.
8. Das Vorhandensein von Begleiterkrankungen.

Abschätzung des Risikos einer Herzerkrankung in der Schwangerschaft
A. Leichte oder keine Leistungseinschränkung: Fast alle Patienten, die keine oder leichte Symptome bei normaler körperlicher Betätigung haben, können unter entsprechender ärztlicher Überwachung den Geburtstermin abwarten. Treten jedoch ernste Symptome bei der Patientin während körperlicher Betätigung auf, so ist sie zu hospitalisieren, die Herzinsuffizienz zu behandeln und Bettruhe bis zum Termin einzuhalten.
B. Mäßige oder deutliche Leistungseinschränkung: Wenn die Patientin eine reine Mitralstenose hat und wenn sich ein akutes Lungenödem entwickelt oder mäßige bis deutliche Symptome bei körperlicher Aktivität hat, so sollte die Valvulotomie in Betracht gezogen werden. Die Durchführung dieses Eingriffs hat sich bis zum 8. Monat als erfolgreich erwiesen. Besteht bei der Patientin jedoch eine inoperable Alteration, so ist sie zu hospitalisieren, die

Herzinsuffizienz zu behandeln und Bettruhe bis zum Geburtstermin einzuhalten.
C. Schwere Leistungseinschränkung: Bei allen Patientinnen, die während der ersten drei Schwangerschaftsmonate bereits Beschwerden bei leichter oder sogar fehlender körperlichen Aktivität haben und deren Herzfehler inoperabel ist, sollte die Schwangerschaft unterbrochen werden, da die Gefahr einer Herzinsuffizienz und sogar des Todes bei dieser Patientengruppe gegeben ist. Die Tubenligatur ist in Betracht zu ziehen.

Physiologische Herzbelastung durch die Schwangerschaft
Die Herzarbeit steigt um etwa 50% zu Beginn des 3. Monats, wenn das Blutvolumen und das Herzzeitvolumen zunehmen. Die Plazenta wirkt wie eine arteriovenöse Fistel. Eine Herzinsuffizienz kann zu jeder Zeit vom Ende des 3. Monats an bis zu 2–3 Wochen vor dem Geburtstermin eintreten; von diesem Zeitpunkt an nimmt die Herzbelastung aus nicht exakt erklärlichen Gründen wieder ab.
Die Natriumzufuhr sollte nach dem 2. Monat eingeschränkt werden.

Entbindung
Z. Zt. herrscht die Meinung vor, daß die vaginale Entbindung stets zu bevorzugen ist, wenn nicht eine gynäkologische Indikation den Kaiserschnitt erfordert. Die Koarktation der Aorta dürfte die einzige kardiale Erkrankung sein, die eine Kontraindikation für die vaginale Entbindung darstellt, da hierbei die Gefahr der Aortenruptur besteht. Die Austreibungsphase sollte so kurz wie möglich gehalten werden, ggf. ist die Zange zu verwenden. Ergonovin-maleat sollte nicht verwendet werden, da es zu einer Steigerung der Herzarbeit führt.

Kardiovaskuläre Medikamente*

Digitalis und digitalisähnliche Substanzen

Wirkung von Digitalis und digitalisähnlichen Substanzen
Die fundamentale Wirkung der Digitalis-Glykoside liegt in der Steigerung der Kraft und Geschwindigkeit der Herzkontraktion des suffizienten und des

---

* Herzwirksame Pharmaka, die bei Niereninsuffizienz besonders zur Kumulation neigen, sind: Digoxin, hydrophile Betablocker (wie z. B. Tenormin®), Procainamid und Chinidin.

insuffizienten Herzens. Liegt keine Herzschwäche vor, so kann die Zunahme der Kontraktilität des Herzens durch die Steigerung der Anstiegsgeschwindigkeit des Ventrikeldrucks nachgewiesen werden, selbst wenn das Herzzeitvolumen nicht zunimmt. Es ist noch nicht vollständig geklärt, wie Digitalis und die Muskelzelle selbst die Kontraktilität steigern. Eine Theorie (Braunwald) erklärt die Wirkung so, daß die Digitalis-Glykoside den Mechanismus der elektromechanischen Kopplung dadurch potenzieren, daß sie im Zusammenhang mit der Freisetzung der Kalziumionen aus dem sarkoplasmatischen Retikulum die intrazytoplasmatische Kalziumionenkonzentration während der Zellerregung steigern. Elektrophysiologisch gesehen, steigert Digitalis die Automatizität der sekundären Schrittmacher im AV-Knoten im Hisschen Bündel und im ganzen Purkinje-System. Digitalis verlangsamt jedoch die Erregungsleitung des Herzens, wodurch andererseits das sogenannte Re-entry-Phänomen hervorgerufen wird und die ventrikuläre Erregbarkeit zunimmt. Die Verlangsamung der Erregungsleitung durch den AV-Knoten wird therapeutisch nutzbar gemacht beim Vorhofflimmern. Andererseits besteht die Möglichkeit, durch Herzglykoside einen partiellen oder kompletten AV-Block zu erzeugen. Es kann auch eine Knotenachykardie oder eine AV-Dissoziation durch Steigerung der Eigenerregbarkeit der tieferen Schrittmacher hervorgerufen werden. Auf diese Weise entstehen auch ventrikuläre Extrasystolen, ventrikuläre Tachykardien oder sogar Kammerflimmern.

Bei der dekompensierten Herzinsuffizienz erhöht Digitalis durch Steigerung der Kontraktilität das Herzzeitvolumen, senkt den Druck im rechten Vorhof, den Venendruck und steigert die Ausscheidung von Natrium und Wasser und korrigiert auf diese Weise einige der hämodynamischen und metabolischen Alterationen bei der Herzinsuffizienz. Der positiv inotrope Effekt von Digitalis setzt glücklicherweise vor den toxischen Manifestationen ein, obwohl die Grenze zwischen therapeutischer Wirkung und Intoxikation oft sehr eng ist. Alle Digitalis-Präparate scheinen in ihrer Wirkung ähnlich zu sein, sowohl hinsichtlich ihres positiv-inotropen Effekts als auch hinsichtlich der Auswirkung auf Erregungsbildung und Erregungsleitung.

Grundsätzliches zur Applikation

A. Digitalissättigung (die Digitalisierung): Digitalis muß zu Anfang in hohen Dosen verabreicht werden, um eine Gewebssättigung und einen therapeutischen Effekt zu erzielen. Später werden, solange die Indikation für die Digitalisapplikation besteht (meist lebenslang), kleinere Dosen verabreicht, die gerade dem metabolisierten und ausgeschiedenen Betrag entsprechen, die sogenannten Erhaltungsdosen.

B. Kriterien einer ausreichenden Digitalisierung: Digitalis wird verabreicht, bis ein therapeutischer Effekt eintritt (d.h. Rückgang der Herzinsuffizienz oder Verlangsamung der Kammerfrequenz beim Vorhofflimmern) oder bis die ersten toxischen Effekte (Anorexie) eintreten.

1. Herzinsuffizienz mit normalem Rhythmus: Die Digitalisierung ist ausreichend, wenn

a) die diuretische Wirkung ausreicht und die Ödeme ausgeschwemmt werden.
b) Die Herzgröße abnimmt.
c) Der venöse Druck und die Kreislaufzeiten normalisiert werden.
d) Die Herzfrequenz abnimmt (wenn ihr Anstieg Insuffizienzfolge war).
e) Die Lebervergrößerung zurückgeht.

2. Beim Vorhofflimmern: Wenn die Frequenz nach körperlicher Anstrengung unter 80 ist, kann man eine ausreichende Digitalisierung annehmen. Die körperliche Anstrengung besteht in fünfmaligem Aufsitzen bei bettlägerigen Patienten oder in fünf (etwa 30 cm hoch reichenden) Sprüngen bei gehfähigen Patienten.

C. Auswirkungen auf das EKG: Die charakteristischen Veränderungen, die Digitalis am EKG hervorruft, sind eine muldenförmige ST-Senkung und eine zu dem Kammerkomplex gegensätzliche T-Bewegung. Später nimmt das PR-Intervall zu. Die ST-T-Veränderungen können nicht als Kriterien einer Digitalis-Intoxikation angesehen werden, da sie bereits vor der Sättigung auftreten und zwei bis drei Wochen nach Beendigung der Digitalis-Applikation noch vorhanden sind. Jedoch können diese Veränderungen einen Hinweis geben, ob Digitalis in den letzten zwei bis drei Wochen eingenommen wurde.

D. Toxische Wirkungen von Digitalis: Es gibt keine nichttoxischen Digitalis-Präparate, und die Grenze zwischen therapeutischem und toxischem Spiegel ist sehr schmal.

1. Leichte Intoxikation: Appetitlosigkeit, ventrikuläre Extrasystolen, Bradykardie.

2. Mäßige Intoxikation: Erbrechen, Übelkeit, Kopfschmerzen, Unpäßlichkeit und ventrikuläre Extrasystolen.

3. Schwere Intoxikation: Durchfälle, Sehstörungen, Verwirrtheit, Desorientierung, Knotentachykardie, AV-Dissoziation, paroxysmale Vorhoftachykardie mit Block, Vorhofflimmern, ventrikuläre Tachykardie, SA- oder AV-Block.

4. Extreme Intoxikation: Schwerer Abdominalschmerz, hochgradige Überleitungsstörungen und Kammerflimmern. Da viele Arrhythmien mit oder ohne Digitalis-Intoxikation auftreten, ist es für den Arzt oft sehr schwierig zu entscheiden, ob das Medikament die Arrhythmie verursacht hat. Ein hoher Wahrscheinlichkeitsgrad besteht jedoch hinsichtlich multifokaler ventrikulärer Extrasystolen, der

Knotentachykardie, der AV-Dissoziation und der paroxysmalen Vorhofstachykardie mit Block. Die ventrikuläre Tachykardie ist häufig beim akuten Herzinfarkt, sie kann aber auch Folge einer Digitalis-Intoxikation sein. Wenn die Digitalis-Medikation fortgesetzt wird, obwohl die o. g. Arrhythmien vorhanden sind (die man sich als einen Index der Digitalis-Intoxikation vorstellen kann), so ist die Mortalität sehr hoch.

E. Beziehung des Digitalis zum Kaliumion: Es besteht ein gewisser Antagonismus zwischen Kalium und Digitalis, d. h. die Digitalis-Intoxikation tritt um so leichter in einer Situation auf, in der die Kaliumkonzentration in der Zelle oder im Serum vermindert ist. Dieser Kaliummangel kann durch Diuretika vom Thiazid- oder Quecksilbertyp, jedoch auch durch eine Kortikosteroid-Therapie hervorgerufen werden. In dieser Situation muß Kalium zugeführt werden.

F. Behandlung der schweren Digitalis-Intoxikation: * Die Applikation von Digitalis und Diuretika ist einzustellen, bis die Manifestation der Intoxikation sich zurückgebildet haben. Die Herzinsuffizienz ist in dem Fall mit anderen Maßnahmen anzugehen. Kaliumsalze sind peroral zu verabreichen (4–8 g pro Tag in verteilten Einzeldosen) oder in entsprechend dringender Situation auch in einer intravenösen Infusion (jedoch nicht mehr als 20–30 mÄq/ Std). In Notfallsituationen kann Kalium jedoch schneller unter EKG-Kontrolle i.v. appliziert werden. Bei hochgradigem AV-Block oder Nierenversagen dürfen Kaliumsalze nicht intravenös gegeben werden. Prämonitorische ventrikuläre Arrhythmien können mit Lidocain (Xylocain®), Diphenylhydantoin (Zentropil®), Propranolol (Dociton®) bzw. anderen Betablockern oder Procainamid (Novocamid®) behandelt werden. *Vorsicht:* Mit der Kardioversion sollte man zurückhaltender sein, wenn eine Digitalis-Intoxikation vermutet wird. Es könnten hierdurch digitalisinduzierte Arrthythmien ausgelöst bzw. solche in ernstere Arrhythmieformen wie eine ventrikuläre Tachykardie übergeführt werden. Ist sie dennoch nötig, so soll man zunächst mit kleinen Stromstößen beginnen. Die Unterscheidung zwischen Digitalis-Intoxikation und der nicht ausreichenden Digitalisierung ist zuweilen schwierig. Wenn Unsicherheit besteht, so kann man zunächst das Glykosid und die Diuretika absetzen und die Herzinsuffizienz durch die Einschränkung von Natrium und durch andere die Herzfunktion steigernde Maßnahmen behandeln. Übelkeit, Erbrechen und Arrhythmien, die durch Digitalis bedingt waren, verschwinden dann innerhalb von zwei bis drei Tagen. Vorsicht: Es dürfen keine rasch wirkenden

Digitalis-Präparate intravenös gegeben werden, wenn der Patient bereits Digitalis eingenommen hat. Es sei denn, man ist sicher, daß seine Beschwerden nicht auf Digitalis-Medikation zurückzuführen sind.

G. Auswahl der Digitalis-Präparate (s. Tabelle 7-6 a und 7-7 a): Alle Herzglykoside haben pharmakologisch ähnliche Eigenschaften. Sie differieren in der Dosis, in der Resorption, in der Wirkungsgeschwindigkeit und in der Wirkungsdauer. Digitalisblätter und Digitoxin haben eine längere Latenzperiode bis zum Wirkungsmaximum. Dafür hält ihre Wirkung entsprechend länger an. Digoxin (Lanicor®), Lanatosid C (Cedilanid®) haben einen schnelleren Wirkungsbeginn und eine kürzere Dauer. Acetyldigitoxin kann nur oral verabreicht werden und entspricht Digoxin. Gitalin hat Eigenschaften, die zwischen denen des Digitoxins und des Digoxins liegen. Quabain zeigt seine Wirkung innerhalb weniger Minuten. Es wird jedoch seltener verwendet, da andere Glykoside sich als wertvoller erwiesen haben. In Deutschland hat das Ouabain keine wesentliche therapeutische Bedeutung erlangt.

Indikation zur Digitalis-Applikation

1. Die Herzinsuffizienz (Links-Rechtsinsuffizienz oder kombinierte Insuffizienz) mit Sinusrhythmus oder Vorhofflimmern.
2. Vorhofflimmern oder Vorhofflattern mit schneller Kammerfrequenz.
3. Supraventrikuläre, paroxysmale Tachykardie.
4. Vor der Herzchirurgie, besonders der Mitralvalvulotomie bei Patienten mit Sinus-Rhythmus, damit, falls ein paroxysmales Flimmern auftritt, die Kammeraktion nicht zu schnell wird.
5. Zur Prophylaxe paroxysmalen Vorhofflimmerns bei Patienten, bei denen Chinidin versagt hat oder wegen Intoleranz nicht verabreicht werden kann.

Applikationsmöglichkeit von Digitalis
A. Parenterale Applikation:

1. Die Digitalisierung in akuter Situation:
a) beim akuten Lungenödem oder anderer schwerer Herzinsuffizienz. Es ist eine gewisse Vorsicht geboten, wenn man die Volldigitalisierung in einer einzigen intravenösen Injektion vornehmen will. Die Substanz muß sehr langsam und in verteilten Dosen gegeben werden.
b) Bei der Therapie des Vorhofflimmerns, wenn die Kontrolle der Kammeraktion unbedingt notwendig ist.
2. Wenn Digitalis oral nicht verabreicht werden kann, d. h. bei Übelkeit und Erbrechen jeglicher Ursache, im Koma und postoperativ.

B. Orale Applikation: Sie steht im Vordergrund, wenn die parenterale Verabreichung nicht indiziert ist.

---

* Seit kurzem steht zur Behandlung das Digitalis-Antidot BM (Digitalis-Antikörperfragmente [Fab]) der Firma Boehringer Mannheim zur Verfügung.

Klinisch relevante Arzneimittelinteraktionen mit Herzglykosiden

Beeinträchtigung der enteralen Absorption von Digoxin durch Neomycin, Phenytoin, Aktivkohle, Colestyramin, Metoclopramid, Antazida, Paraaminosalicylsäure, Zytostatika, Antirheumatika. Beeinflussung der renalen Ausscheidung und Verteilung von Digoxin. Bei einer täglichen Chinidin-Dosis von 500 bis 1000 mg sollte die Digoxin-Erhaltungsdosis um ⅓ bis zur Hälfte reduziert werden. Auch Adalat®, Isoptin®, Rytmonorm® und Schilddrüsenhormone führen unter Dauergabe zu einer Erhöhung des Digoxinplasmaspiegels; der Mechanismus für diese Interaktion ist unklar.

Beeinflussung des Metabolismus von Herzglykosiden durch Pharmaka

Digitoxin liegt einem ausgiebigen Metabolismus zugrunde, im Gegensatz zu Digoxin, das zu einem hohen Prozentsatz (60 bis 90%) unverändert renal ausgeschieden wird. Daher ist eine Beeinflussung des Glykosidstoffwechsels, hauptsächlich für Digitoxin, zu erwarten. Unter dem Einfluß von Phenytoin, Phenobarbital und Rifampicin kommt es zu einer Beschleunigung des Digitoxin-Abbaus.

Pharmakodynamische Interaktionen

Da die Herzglykoside an verschiedenen Stellen der Erregungsleitung des Arbeitsmyokards angreifen, treten Interaktionen mit allen jenen Arzneimitteln auf, die ebenfalls hier effektiv sind. So steigern Sympathikomimetika die sogenannte bathmotrope Wirkung von Digitalis und begünstigen so das Auftreten von Rhythmusstörungen. Aus diesem Grunde kann auch Reserpin durch eine initiale Freisetzung von Katecholaminen das Entstehen von Extrasystolen erleichtern. Die sogenannten trizyklischen Antidepressiva haben eine chinidinähnliche Wirkung auf das Erregungsleitungssystem, aber auch eine sogenannte kardio-depressorische Wirkung, die den positiv-inotropen Effekt der Herzglykoside abschwächt. Alle Antiarrhythmika und Beta-Rezeptorenblocker steigern oder hemmen den Einfluß von Digitalis auf das Myokard. Kalium- und Digitalisglykoside konkurrieren um den gleichen Rezeptor an der äußeren Zellmembran, so daß bei Kaliummangel mehr Glykosid gebunden wird.

Methodik der Digitalisierung

A. Unbehandelte Fälle: (Wenn der Patient in den vorausgegangenen zwei Wochen kein Digitalis erhalten hat).

1. Parenterale Digitalisierung: Vorsicht: Die volle Digitalisierung ist intravenös nicht gestattet, wenn nicht absolute Sicherheit besteht, daß innerhalb der letzten zwei Wochen kein Digitalis verabreicht wurde. Die intravenöse Applikation hat stets langsam zu erfolgen.

Das Präparat ist hinsichtlich seiner Wirkungsgeschwindigkeit auszuwählen. Von extremen Notfällen abgesehen, darf die Volldigitalisierungsdosis nicht in einer einzigen Dosis gegeben werden. Allgemein hat sich bewährt, die Hälfte bis ⅔ der durchschnittlichen Digitalisierungsdosis sofort zu verabreichen und den Rest in zwei bis vier Stunden. Man muß jedoch sorgfältig auf die Digitalis-Intoxikationszeichen achten. Wenn die Intitialdosis parenteral gegeben wird, so ist zu empfehlen, auch eine durchschnittliche Erhaltungsdosis peroral zu verabreichen, wenn der Patient in der Lage ist zu schlucken. So kann eine optimale Digitalisierung von Beginn an erreicht werden. Es ist jedoch nicht notwendig, das gleiche Glykosid oral zu geben, das man initial parenteral verabreicht hatte (d.h. man kann z.B. intravenös mit Lanatosid C beginnen und kann mit einem anderen Digitalis-Präparat per oral fortfahren).

Es ist außerordentlich schwer, die Gefahr einer Digitalis-Intoxikation abzuschätzen, da diese auch bei Patienten auftreten kann, die vorher kein Digitalis erhalten haben. Aus diesem Grunde sollte möglichst nie die volle Digitalisdosis in einer einzelnen Injektion verabreicht werden.

Die Digitalisdosierung ist für jeden Patienten individuell zu gestalten.

2. Orale Schnelldigitalisierung (innerhalb 24 Std): Es ist meist unvernünftig, zu versuchen, die Volldigitalisierung in einer einzigen oralen Dosis zu verabfolgen, da hierbei meist Übelkeit und Erbrechen auftreten und auf diese Weise es schwierig ist, das Ausmaß der Digitalisierung abzuschätzen. Es sind also mehrere Einzeldosen zu empfehlen. Vor der Verabreichung einer neuen Dosis muß ärztlicherseits ausgeschlossen werden, ob nicht bereits toxische Symptome aufgetreten sind.

3. Langsame Digitalisierung: Besonders wenn der Patient nicht ausreichend kontrollierbar ist, sollte er so langsam digitalisiert werden, daß in 3 täglichen Einzeldosen nach ca. 5–7 Tagen die Sättigung erreicht ist.

B. Anbehandelte Fälle: Ist innerhalb der letzten 2 Wochen ein Digitalispräparat eingenommen worden, so gibt man zunächst ¼ der notwendigen Dosis und steigert diese dann allmählich unter weiterer Beobachtung.

Erhaltungsdosis

Diese muß individuell ermittelt werden.

Antiarrhythmika

Zur Behandlung der Herzrhythmusstörungen stehen eine große Anzahl sehr verschiedenartiger Pharmaka zur Verfügung (siehe Tabelle 7-6). Sie weisen erhebliche Unterschiede in ihrer chemischen Konstitution, ihrem Metabolismus, ihrem Wirkungsmechanismus und in ihrem Wirkungsort auf. Wegen ihrer Nebenwirkungen, die das zentrale Nervensystem, den Verdauungstrakt, das Blutbild, aber auch das Herzkreislaufsystem selbst betreffen, sollten sie nur unter strenger Beobachtung der Kontraindikationen und bei entsprechenden Kontrolluntersuchungen eingesetzt werden. Immer ist zu beachten, daß Antiarrhythmika selbst Rhythmusstörungen auslösen können. Man hat versucht, die Antiarrhythmika zu klassifizieren. Die zur Zeit gebräuchlichste Unterteilung erfolgt in 5 Gruppen nach Vaughan-Williams. Diese ist jedoch mehr ein Hilfsmittel zur Übersicht über die einzelnen Antiarrhythmika. Da selbst zu bestimmten Gruppierungen gehörende Antiarrhythmika noch recht unterschiedliche Eigenschaften haben können, sind diese neben der Einteilung in Gruppen gesondert zu berücksichtigen. Grundlage der Einteilung ist der verschiedene Einfluß der Substanzen auf das Aktionspotential:

Gruppe I: Wichtigstes Kennzeichen ist eine Hemmung des schnellen Natriumeinstromes während der Erregung. Dadurch wird die Depolarisationsgeschwindigkeit, also die Anstiegsgeschwindigkeit des Aktionspotentials, verlangsamt und die Leitungsgeschwindigkeit der Erregungsausbreitung vermindert. Man hat diese Substanzen auch als Natrium-Antagonisten bezeichnet. Sie haben kaum eine Einwirkung auf den für den Natrium-Kalium-Transport notwendigen Metabolismus. Ihre Wirkung auf den Elektrolytstrom ist derjenigen der Glykoside entgegengesetzt. Nach neueren Ergebnissen werden diese Substanzen weiter in eine Gruppe I a und I b unterteilt.

Gruppe I a: Diese Substanzen bewirken eine zusätzliche Verlängerung der Aktionspotentialdauer. Da diese Eigenschaft beim Chinidin besonders ausgeprägt ist, hat man von einem Chinidin-Typ gesprochen.

Hierzu zählen: Chinidin, Procainamid, Disopyramid, Propafenon, Ajmalin, Spartein.

Die Gruppe I b führt jedoch zu einer Verkürzung der Repolarisation. Man hat sie auch als Lidocain-Typ bezeichnet.

Hierzu gehören: Lidocain, Mexiletin, Phenytoin, Aprindin, Lorcainid, Tocainid.

Trotz dieses gemeinsamen Effektes unterscheiden sich diese Substanzen zum Teil beträchtlich in ihrer Wirung auf Überleitung und Automatie als auch hämodynamisch (Kardiodepression, Vasodilatation; siehe auch bei den einzelnen Substanzen).

Gruppe II: Beta-Rezeptoren-Blocker (z. B. Mepindolol, Alprenolol, Acebutolol, Oxprenolol). Die antiarrhythmische Wirkung von Beta-Blockern besteht ausschließlich in einer Hemmung Katechol-amin-induzierter elektrischer Potentiale. Sie besitzen in therapeutischen Konzentrationen keine merkliche elektrophysiologische Eigenwirkung (nach neueren Untersuchungen scheint Sotalol hier eine Ausnahme zu sein, daher rechnet man diese Substanz auch unter die Klasse III). Dadurch wird die arrhythmiefördernde Wirkung der Katecholamine auf die Zellmembran vermindert.

Gruppe III: Diese Substanzen verlängern die Repolarisationsdauer bzw. die effektive Refraktärperiode.

Hierzu gehören: Amiodaron (Cordarex®). Nach neueren Befunden besitzt der Beta-Blocker Sotalol ausgeprägte Eigenschaften der Gruppe III; seine Refraktärzeit-verlängernde Wirkung scheint sogar ausgeprägter zu sein als die von Amiodaron. Die Klasse III findet in letzter Zeit mehr Interesse, da durch die Verlängerung der Aktionspotentialdauer möglicherweise Re-entry-Mechanismen unterbrochen werden können.

Gruppe IV: Kalziumantagonisten. Der Wirkungsmechanismus liegt in einer Hemmung des langsamen Kalziumeinstroms, der hauptsächlich der Angriffspunkt ist der AV-Knoten. Die am stärksten elektrophysiologisch wirksamen Substanzen der Kalziumantagonisten sind Verapamil (Isoptin®, Cardibeltin®), Diltiazem (Dilzem®). Eine Kombination mit Beta-Blockern gilt als zunächst kontraindiziert. Bei ventrikulären Arrhythmien eignet sich gelegentlich eine Kombination mit Gruppe I a- und I b-Antiarrhythmika.

Gruppe V: Substanzen mit nachweislich zentralnervös bedingtem antiarrhythmischen Effekt, der bisher nur teilweise aufgeklärt ist. Hierzu rechnet man den Beta-Blocker Propranolol und mit gewissem Vorbehalt Diphenylhydantoin.

Bei jeder Therapie mit Antiarrhythmika sind Pulsfrequenz, Blutdruck und EKG in regelmäßigem Zeitabständen zu kontrollieren.

Chinidin

Es verlängert die Refraktärzeit der Herzmuskelzelle und verlangsamt die Leistungsgeschwindigkeit in Vorhof und Kammer. Myokardiale Erregbarkeit und Vagotonus werden herabgesetzt. Glatte Muskeln können zur Erschlaffung und so Gefäße zur Dilatation gebracht werden. Chinidin kann oral, intramuskulär oder intravenös verabreicht werden. Die intravenöse Verabreichung sollte nur in Notsituationen und von Ärzten vorgenommen werden, die mit dieser Substanz Erfahrung haben. Chinidin wird bei oraler Applikation rasch resorbiert. Es erreicht einen Wirkungsgipfel etwa nach zwei Stunden und wird langsam ausgeschieden. Nach 12 Std sind noch etwa 30% des Wirkungsmaximums nachweisbar. Ausscheidung: Leber 50–80%, Niere 20–50%.

Wenn 5 oder 6 Dosen in zwei Stunden Abstand gegeben worden sind, erreicht man mit weiteren Dosen im gleichen Intervall keine merkliche Steigerung des Blutspiegels mehr. Wenn man eine feste Dosis Chinidin viermal täglich gibt, so steigt der Blutspiegel allmählich und erreicht ein Maximum in ca. 48 bis 72 Std. Will man einen höheren Blutspiegel erreichen, so muß die Einzeldosis erhöht oder das Intervall zwischen den Dosen verkürzt werden. Das 12 Std nach einer Chinidin-Gabe noch 30–40% des Wirkungsmaximums vorhanden sind, kann eine feste Dosis wie z. B. 0,4 g alle 2 Std fünfmal über einige Tage gegeben werden, um steigende Chinidin-Konzentration im Blut zu erreichen.

Lang wirkende Chinidin-Präparate sind erfolgreich verwendet worden und gestatten in geringen Dosen den gewünschten Effekt zu erreichen. Man sollte sie vor allem in der Rezidivprophylaxe verwenden und weniger in der Konversion chronischer Arrhythmien. Diese langwirkenden Präparate (wie Chinidin-Duriles®, Optochinidin® retard) sind wegen ihrer geringeren Toxizität in letzter Zeit mehr in den Vordergrund getreten. In jedem Falle sollte man bei Chinidin-Präparaten zunächst 1 Tabl. als Testdosis unter Blutdruck- und Pulskontrolle verabreichen, bevor man sich mit der Dosis in den therapeutisch wirksamen Bereich begibt.

Indikationen und Kontraindikationen

Unter den Kardiologen herrschen widersprüchliche Meinungen über die Indikationen, Dosierung und Gefahren des Chinidins. Man darf nicht vergessen, daß diejenigen Patienten, die Chinidin erhalten, organische Herzerkrankungen haben. Es können auch unvorhergesehene Zwischenfälle auftreten, wenn Chinidin nicht gegeben wird.

A. Indikationen: Der Elektroschock hat wegen seiner größeren Wirksamkeit und Sicherheit das Chinidin in der Beseitigung atrialer und ventrikulärer Arrhythmien etwas verdrängt. Wenn der Elektroschock nicht angewendet werden kann, so sollte man sich daran erinnern, daß Chinidin zur Beseitigung von Vorhofflimmern, Vorhofflattern, von Kammer- und Knoten-Tachykardien benutzt werden kann. Chinidin ist wertvoll in der Prophylaxe rekurrierender paroxysmaler Arrhythmien und in der Unterdrückung frequenter Extrasystolen, besonders nach Herzinfarkt, Operation und in ähnlichen klinischen Situationen.

Die Kombination von Chinidin mit anderen Antiarrhythmika ist oft wirksam, wenn die alleinige Gabe ineffektiv ist. Synergistische Wirkungen bei kombinierter Anwendung von Chinidin und Propranolol sind beschrieben worden. Ebenso erwies sich die Kombination von Verapamil und Chinidin

(z. B. Cordichin®) als wirkungsstärker bei der Behandlung von Vorhofflimmern, -flattern, supraventrikulären und atrialen Tachykardien.

B. Kontraindikationen: Die Chinidin-Allergie und der totale AV-Block sind eine absolute Kontraindikation. Relative Kontraindikationen sind: der Schenkelblock, die Thyreotoxikose, das akute rheumatische Fieber und die subakute bakterielle Endokarditis.

Präparate und Applikation

1. Chinidinsulfat bzw. Chinidin-bisulfat werden *oral* verabreicht. Es sei denn, eine parenterale Applikation ist speziell indiziert.

2. Die *intramuskuläre* Applikationsart ist dann indiziert, wenn der Patient das Medikament oral nicht nehmen kann und die Situation nicht kritisch ist. In diesem Falle steht Chinidin-gluconat (0,8 g in 10 ml-Ampullen) zur Verfügung.

3. Die *intravenöse* Applikationsart ist nur dann zu verwenden, wenn eine entsprechend dringende Situation es erfordert und der Arzt mit der Substanz vertraut ist. Chinidinsulfat, 0,8 g in 10 ml-Ampullen, kann in 50 bis 100 ml fünfprozentiger Glukose verdünnt werden und dann mit einer Geschwindigkeit von etwa 1 ml/min intravenös injiziert werden. (Die 2. und 3. Applikationsform ist in Deutschland nicht üblich).

Toxizität

A. Myokardiale Toxizität: Sie ist wesentlichste und daher am intensivsten zu beachten. Die früheste Auswirkung sieht man am EKG: Verlängerung der QT-Zeit und von QRS, ventrikuläre Extrasystolen oder ventrikuläre Tachykardie.

Wichtig ist, daß Chinidin offensichtlich zu einem erhöhten Digitalis-Plasma-Spiegel führen kann; dies gilt besonders für Digoxin. Bei eingeschränkter Nierenfunktion kann es zur Kumulation kommen.

B. Übelkeit, Erbrechen und Diarrhoe können ein Ausmaß annehmen, das zum Absetzen der Medikation zwingt.

C. Chinchonismus: Schwindel und Kopfschmerz können ebenfalls zum Absetzen der Substanz zwingen. Vorsicht: Wenn die QRS-Dauer um mehr als 50% ihres Wertes vor der Behandlung zunimmt oder wenn ventrikuläre Extrasystolen oder ventrikuläre Tachykardien auftreten, muß Chinidin sofort abgesetzt werden. In seltenen Fällen kann die ventrikuläre Tachykardie zum Kammerflimmern und plötzlichen Tod führen.

Bei Patienten, bei denen Vorhofflimmern durch Chinidin beseitigt wurde, kann vorübergehend ein sinuatrialer Block auftreten. Es ist auch ein vorübergehender Knoten-Rhythmus beobachtet worden. Das hat klinisch keine Bedeutung. Es kann auch vorübergehend eine Verlängerung des PR-Intervalls auftreten, wenn Chinidin zu einer Konversion des Vorhofflimmerns geführt hat. Diese Phänomene gehen meist zurück, wenn die Dosis erniedrigt wird.

D. Andere kardiovaskuläre Effekte:
1. Bei parenteraler Applikation oder bei großen peroralen Dosen kann eine Hypotonie eintreten, bei normalen oralen Dosen ist das selten der Fall.
2. bei der Konversion des Vorhofflimmerns treten in etwa 1% der Fälle Embolien auf. Die Quote ist bei unbehandeltem Vorhofflimmern höher. Um die Entwicklung neuer Thromben beim Vorhofflimmern zu unterbinden, wird empfohlen, ein bis zwei Wochen vor der Konversion Antikoagulantien zu verabreichen, besonders bei Patienten mit einer Embolieanamnese.

E. Idiosynkrasie: Fieber, Purpura, Ausschläge und schwerer Blutdruckabfall können bereits bei einer Testdosis von 0,1 g auftreten.

Überführung in den Sinusrhythmus

Wenn die Kardioversion nicht möglich ist, kann Chinidin verwendet werden. Diese Therapie ist jedoch in der Klinik nach Verabreichung von Chinidin bzw. Chinidin-Duriles® als Testdosis durchzuführen. Anschließend sind für 2 Std Blutdruck und Pulsfrequenz zu kontrollieren.
Bei Vorhofflimmern oder -flattern ist vorher zu digitalisieren, da sonst die durch Chinidin hervorgerufene Herabsetzung der AV-Überleitung zu einer Steigerung der Kammerfrequenz führen kann.
Eine Reihe von Kliniken beginnen eine Woche vor der Chinidinapplikation mit einer Antikoagulation. Über ihre Wirksamkeit hinsichtlich der Emblieverhütung bei einsetzenden Sinusrhythmus sind die Meinungen geteilt.
Die zunehmende Chinidinwirkung kann grob geschätzt werden aus: Serienbestimmungen des Chinidin-Blutspiegels, Bestimmung der Vorhofflimmerfrequenz, Messung des QT- und QRS-Intervalls. Die Vorhofflimmerfrequenz wird am besten aus der Ableitung V1 bestimmt. Sie wird unter der Chinidinwirkung merklich verlangsamt. Wenn eine Frequenz von 200–250/min erreicht ist, so ist der Konversionspunkt meist nahe. Wenn QT und QRS um 25–30% ihres Ausgangswertes zugenommen haben, kann ein wesentlicher Chinidin-Effekt angenommen werden. Chinidineinstellung stets in der Klinik! Siehe auch Clinium® bei Vorhofflattern.

Disopyramid

Handelspräparate sind Norpace®, Rhytmodul®, Diso-Duriles®. Diese Subatanz ist Chinidin-ähnlich; sie hat keine Wirkung auf Leber- und Nierenfunktion. Sie wird jedoch überwiegend über die Niere ausgeschieden, was bei Nierenfunktionsstörungen zu berücksichtigen ist. Ihre Halbwertzeit im Plasma beträgt 7 Stunden. Die Sinusknotenfrequenz wird nur unwesentlich beeinflußt.
Ebenso wie die anderen Substanzen der Gruppe I vermindert Disopyramid das diastolische Depolarisationspotential, wodurch die Automatieneigung und die Erregbarkeit abnehmen. Eine gewisse kardiodepressive Wirkung scheint zu bestehen, daher Vorsicht bei Herzinsuffizienz! Eine Kombination mit Lidocain, Lorcainid, Mexiletin, Tocainid oder mit Beta-Blockern ist möglich. Eine gleichzeitige Gabe mit Chinidin, Procainamid, Propafenon oder Aprindin sollte unterbleiben, da von ihr keine wesentliche therapeutische Erfolgsvermehrung zu erwarten ist.

Lidocain

Das als Xylocain® bekannte Präparat ist im Gegensatz zu anderen Antiarrhythmika kaum an Plasmaproteine gebunden. Durch rasche Diffusion ins Gewebe ist seine Wirkungsdauer nur kurz: Halbwertszeit nach i. v. Gabe nur 15–30 Minuten. Der Abbau in der Leber erfolgt sehr rasch, daher Vorsicht bei Leberfunktionsstörungen! Eine Stunde nach i. v.-Injektion kann nur noch ein niedriger Gewebsspiegel nachgewiesen werden. Wegen des raschen Abfalls des Blutspiegels nach einmaliger Bolus-Injektion und aufgrund der langen Latenzzeit bis zum Erreichen eines effektiven Plasmaspiegels bei der Infusionstherapie mit der üblichen Dosis (2–4 mg/Minute) ist es erforderlich, bei lebensbedrohlichen Arrhythmien der Infusion einen Bolus von 100 bis 200 mg vorauszuschicken. Bei Nierensuffizienz muß mit einer Kumulation gerechnet werden. Bei niedriger Serum-Kalium-Konzentration ist Lidocain wenig wirksam. Mit zentralnervösen Nebenwirkungen muß ab Blutspiegel von 5 mg/ml gerechnet werden. Die therapeutisch wirksamen Spiegel liegen etwa zwischen 2 bis 4 mg/ml. Die Sinusfrequenz wird nur wenig herabgesetzt. Es hat keine negativ-inotrope Wirkung. Therapeutischen Dosen fehlen Änderungen der PQ-, QRS- und QT-Dauer. Zur intramuskulären Injektion eignet sich Lidocain schlecht, da die Resorption verlangsamt ist und ungleichmäßig erfolgt. Wenn nur eine i. m.-Applikation möglich ist, empfiehlt sich eine Injektion von 300 mg, dadurch wird ein antiarrhythmischer Schutz von ca. 2 Stunden erreicht.
Bei gleichzeitiger Gabe von Beta-Rezeptorenblockern und Lidocain muß der dadurch erhöhte Plasmaspiegel von Lidocain beachtet, das heißt die Dosis reduziert werden. Ohne Bedenken kann Lidocain mit Digitalis kombiniert werden.

Kombinationen mit Antiarrhythmika, die zentralnervös wirksam sind (siehe Tabelle 7-6), sind nicht vorzunehmen.

Nitrite und Nitrate

Die Nitrite sind Relaxantien der glatten Muskeln. Es ist erneut die Frage aufgeworfen worden, ob erkrankte Koronararterien durch Nitrite erweitert werden können. Die Beseitigung der Angina pectoris durch Nitrite ist wahrscheinlich auf eine Herabsetzung der Arbeit des Herzmuskels zurückzuführen. Diese Herabsetzung dürfte darauf beruhen, daß kapazitive Gefäße erweitert werden, wodurch es zu einer Blutansammlung in denselben kommt. Aus dieser Blutansammlung in den Venen (Venous pooling) resultiert ein verminderter venöser Rückfluß und daraus wiederum eine Verkleinerung des Herzens und ggf. auch eine Verminderung des Schlagvolumens.

Rasch wirkende Nitropräparate
Rasch wirkende Präparate wie Glycerintrinitrat und Amynitrit werden im akuten Anfall verwendet oder in der Prophylaxe vor einer körperlichen Anstrengung.
A. Glycerintrinitrat in Kapselform (z. B. Nitrolingual®) (verschiedene Präparate s. Tabelle 7-4b u. 7-4c): Zerbeißen von 1–3 Kapseln und die sublinguale Resorption abwarten. Die Wirkung tritt nach ein bis zwei Minuten auf und hält etwa 15 bis 40 min an.
B. Amylnitrit: Einige Tropfen in ein Tuch und inhalieren. Der Effekt tritt in etwa 10 sec ein und hält fünf bis zehn Minuten an.
C. Isosorbiddinitrat-Spray: Z. B. Iso Mack® Spray, isoket® Spray. Ein Sprühstoß führt etwa zur Freisetzung von 0,9 ml Flüssigkeit und enthält ca. 1,25 mg Isosorbiddinitrat. In Abständen von etwa 30 Sekunden werden 1 bis 3 Sprühstöße bei angehaltenem Atem in die Mundhöhle gesprüht, nicht inhaliert. Der Wirkstoff wird innerhalb von Sekunden von der Mundschleimhaut resorbiert. Der Effekt beginnt nach 20 Sek. und hält 1 bis 1,5 Stunden an.

Langwirkende Nitropräparate
Besonders zur Prophylaxe geeignet. Die Wirkung der Einzeldosis beginnt etwa nach 15 bis 60 min und hält je nach Präparat 4–12 Std an. (Tabelle 7-4b und 7-4c).
Das Glaukom galt bisher als strenge Kontraindikation für die Verwendung von Nitropräparate. Inzwischen ist für Isosorbiddinitrat (Isoket®) erwiesen, daß eine Warnung vor dem Gebrauch von diesem Präparat bei Glaukomkranken nicht erforder-

lich ist, da die beobachteten Druckanstiege auch spontan zu beobachten waren und in den Bereich des Meßfehlers fielen.
Neu verwendet werden Metabolite des Isosorbiddinitrats: z. B. das Isosorbid-5-Nitrat. Diese Substanz entsteht durch Abbau des Isosorbiddinitrats in der Leber. Dieser Metabolit ist voll koronarwirksam. Da er nicht weiter in der Leber abgebaut wird, ist durch seine Applikation ein gleichmäßigerer Spiegel als durch Isosorbiddinitrat im Blut erreichbar. Entsprechende Präparate sind: Ismo® 20, Mono Mack® 20 und Mono Mack® 40 sowie Elantan® 20. Die Nebenwirkungen sind die gleichen wie bei den Isosorbiddinitraten.
Der den Nitraten immer wieder nachgesagte Gewöhnungsprozeß im Sinne einer Tachyphylaxie wird von vielen Seiten bestritten.

Substanzen mit Nitrat-ähnlicher Wirkung
Molsidomin (Corvaton®). Wirkungsmechanismus wie bei den Nitropräparaten: Reduktion der Füllungsdrücke und -volumina der Ventrikel über eine Verminderung des Rückstroms zum Herzen durch Erhöhung der venösen Kapazität. Die Substanz wird praktisch 100%ig resorbiert, wirkt 5 bis 7 Stunden durch substanzeigenen Langzeiteffekt. Tachyphylaxie bisher nicht beschrieben; neuerdings wird zusätzlich eine positive Beeinflußung der Thrombozytenaggregation angenommen. Da die Wirkung ähnlich denen der Nitropräparate ist, sind auch die Nebenwirkungen entsprechend, wenn auch Kopfschmerzen seltener beobachtet werden.

Diuretika

Diuretika sind Substanzen, die die tubuläre Rückresorption von Natrium vermindern. Sie werden in der Behandlung von Erkrankungen verwendet, die mit Natriumretention und entsprechender Flüssigkeitssammlung (Ödemen) einhergehen. Peroral wirksame Diuretika sind auch in der Behandlung der Hypertonie verwendbar, da die Natriumverarmung die Wirkung hypotensiver Medikamente potenziert.

Thiazid-Diuretika (s. auch S. 299)
Die Substanzen dieser Gruppe haben den großen Vorteil, peroral wirksam zu sein. Der erhebliche Natriumverlust, den sie verursachen, ist jedoch auch von einer Kaliumausscheidung begleitet, die zu entsprechenden Nebenwirkungen führen kann, besonders dann, wenn gleichzeitig Digitalis verabreicht wird. Die Thiazide sind Sulfonamidderivate, haben aber nur einen leichten hemmenden Effekt auf die Carboanhydratase.

Sie können erfolgreich verwendet werden zur Unterstützung hypotensiv wirkender Medikamente, in der Behandlung von Ödemen aufgrund einer Herzinsuffizienz, einer renalen Erkrankung, einer Leberzirrhose oder anderer Natrium-retinierender Erkrankungen. Sie können auch in der Therapie des Diabetes insipidus verwendet werden. Die Thiazide sind kontraindiziert bei der akuten Niereninsuffizienz. Sie müssen in kleinen Dosen und mit besonderer Vorsicht bei Leberzirrhotikern, jedoch auch bei Patienten mit Digitalis-Medikation verabreicht werden. Die Kaliumverarmung ist grundsätzlich eine toxische Nebenwirkung und tritt meist relativ früh auf, wenn die Diurese erheblich ist. Wenn mit der Kost nicht genügend frisches Obst und Gemüse zugeführt wird, so sollte Kaliumchlorid (z.B. in Form des Rekawan®, 1 Dragee = 1 g Kaliumchlorid) je nach Ausmaß des Kaliummangels drei- bis viermal täglich 1 g zugeführt werden. Eine intermittierende diuretische Therapie oder die gleichzeitige Verwendung kaliumsparender Diuretika kann eine Hypokaliämie verhüten. Bei Patienten mit Digitalis-Medikation muß besonders daran gedacht werden, daß eine Hypokaliämie eine Digitalis-Intoxikation hervorrufen kann.

Andere toxische Nebenwirkungen s. S. 297.

Es herrscht Übereinstimmung, daß die Natriumzufuhr in der Diät in einem vernünftigen Maße konstant gehalten werden darf. Man kann die Natriumzufuhr weiterhin reduzieren, um Diuretika einzusparen. Die heute gebräuchlichsten Thiazide sind in Tabelle 7-8 zusammengestellt. Es gibt bisher kein klinisch genügend begründetes Ergebnis, daß eines dieser Medikamente zu bevorzugen ist. Chlortalidon (Hygroton®) ist kein Thiazid, sondern ein Sulfonamid, jedoch den anderen in der Tabelle aufgeführten, Substanzen wirkungsähnlich. In der Ödembehandlung können, wenn es notwendig ist, große Dosen verwendet werden. Wenn die Ödemausschwemmung erreicht ist, sind in der Applikation meist mehrtägige Intervalle einzuhalten.

Etacrynsäure (Hydromedin®) und Furosemid (Lasix®)

Die Etacrynsäure ist ein Derivat der Aryloxyacet-Säure, das ein stark wirksames Diuretikum darstellt und die gleichen Indikationen wie die Thiazide hat. Seine Wirkung ist stärker, setzt schneller ein (30 bis 60 min) und führt damit zu einer ausgeprägteren Verarmung an Natrium und Kalium, d.h. auch zur Gefahr einer hyponatriämischen und hypokaliämischen Alkalose. Es ist daher eine intermittierende Therapie empfehlenswert. Im allgemeinen wird mit kleinen Dosen (25–50 mg) begonnen. Besondere Vorsicht ist bei Patienten mit gestörter Nierenfunktion und Digitalis-Medikation geboten. Ähnliche Effekte kann man mit Furosemid erzielen. Es ist ein bewährtes Diuretikum, das nicht zum Thiazid- oder Quecksilbertyp der Diuretika gehört. Es kann sowohl peroral als auch intravenös gegeben werden. Es hat den Vorteil, daß es rasch wirkt und den Kohlenhydratstoffwechsel nicht beeinflußt. Die initiale Dosis beträgt 20–40 mg per oral. Vorsicht: Der Patient muß nach Hörstörungen befragt werden. Treten diese auf, so ist die Diuretikagabe zu stoppen.

Quecksilber-Diuretika

Die intramuskulär oder subkutan verabreichbaren Quecksilber-Diuretika waren die Standardmedikamente für viele Jahre. Sie sind etwas wirksamer als die Thiazide und können daher einen größeren Natriumverlust verursachen. Sie bewirken jedoch eine geringere Kaliumdiurese. Es gibt keine therapeutisch zufriedenstellende orale Medikation. Die Quecksilber-Diuretika werden heute meist nur bei einem sonst schwierig zu therapierenden Patienten verwendet und meist auch dann nur nach fehlgeschlagenen oralen Therapieversuchen. Bei Kindern sind Quecksilber-Diuretika kontraindiziert.

Man gibt nicht mehr als 0,5–2 ml der gelösten Präparate einmal täglich: Mersalyl oder Mercurophyllin oder Merallurid.

Carboanhydratase-Hemmer

Diese Substanzen, Hauptvertreter Acetazolamid (Diamox®), sind Sulfonamidderivate, die die tubuläre Rückresorption von Bicarbonat in der Niere hemmen. Diese Wirkung führt nur zu einer vorübergehenden und relativ geringfügigen Natriumdiurese, jedoch zu einem ständigen Abfall der Bicarbonat-Konzentration im Plasma und einem Anstieg der Plasma-Chlorid-Konzentration. Bei einer zwei- bis dreimaligen Applikation pro Woche sind diese Substanzen manchmal in der Therapie der Herzinsuffizienz mit Cor pulmonale wirksam. Sie können auch die Wirkung von Quecksilberdiuretika potenzieren. Carboanhydratase-Hemmer können Schwindel, Parästhesien und kleinere allergische Reaktionen hervorrufen.

Zur Erzielung einer Diurese wird Acetazolamid (Diamox®) in Dosen von 250–500 mg zwei- bis dreimal pro Woche gegeben.

Aldosteron-Antagonisten

Spironolacton (Aldactone®, Osyrol®) ist ein Antagonist des Aldosterons, jenes Nebennierensteroids, das die tubuläre Rückresorption des Natriums in der Niere kontrolliert. Spironolacton führt daher zu einer Natriumdiurese ohne Kaliumverlust. Es kann mit Thiaziden kombiniert werden, um deren kaliumdiuretischen Effekt zu neutralisieren. Die Wirkung setzt etwa nach einer Woche ein. Die Ansprechbarkeit vom Patienten mit Herzinsuffizienz und primären Aldosteronismus ist verschieden. Die Substanz ist als zusätzliches Medikament zu den Diuretika zu verwenden, besonders wenn resistente

Ödeme bei der Leberzirrhose und der Nephrose vorliegen. Es ist jedoch auf eine Hyperkaliämie zu achten. Daher sind serienmäßig Serum-Kalium-Bestimmungen und EKG-Registrierungen vorzunehmen. Die Initialdosis beträgt 25 mg viermal täglich. Schwindel, thorakales Druckgefühl, Hyponatriämie, Hyperkaliämie und Hypotonie können auftreten.

Triamteren (Jatropur®)

Wie Spironolacton kann auch Triamteren in Kombination mit Thiaziden verwendet werden, um deren hypokalämische Wirkung zu neutralisieren und den diuretischen Effekt zu verstärken. Die gleiche Kombination ist auch mit Quecksilber-Diuretika möglich. Unter Triamteren-Medikation kann- der Harnstoff- und der Kaliumgehalt im Serum ansteigen, so daß entsprechende Kontrollen vorgenommen werden können. Leichte gastrointestinale Nebenwirkungen sind möglich. Es werden täglich zweimal 1–2 Kapseln à 50 mg verabreicht.

Procainamid-Hydrochlorid

Procainamid (Novocamid®) unterdrückt ektopische Schrittmacher, verhütet Arrhythmien unter Cyclopropan-Anästhesie mit Adrenalin und ist erfolgreich in der Therapie von Knoten- und Kammerarrhythmien. Mit geringerem Erfolg kann es auch zur Verhütung dieser Arrhythmien verwendet werden. Es hat eine viel geringere Wirkung auf Vorhofs- als auf Kammer-Arrhythmien. Es kann nicht ohne weiteres entschieden werden, ob Procainamid oder Chinidin das Medikament der Wahl in der Therapie ventrikulärer Arrhythmien ist.
Ausscheidung: 60% Niere, 40% Leber.

Dosis und Applikation

A. Peroral wirksame Applikation: Novocamid® steht in Dragees zu 250 mg zur Verfügung. Es können 1–4 Dragees alle 4–6 Std verabreicht werden.
B. Intramuskuläre Applikation: Zehnprozentige Injektionslösung zu 10 ml. Es können 5–10 ml i.m. gegeben werden. Das Wirkungsmaximum tritt innerhalb von 15–16 min ein. Ein nachweisbarer Blutspiegel besteht noch nach 6 Std. Der Blutspiegel ist höher und der Abfall langsamer bei Patienten mit Herz- und Niereninsuffizienz. Bei intramuskulärer Applikation tritt in der gegebenen Dosis selten eine Hypotonie auf.
C. Intravenöse Applikation: Zehnprozentige Injektionslösung zu 10 ml. Es können 2–10 ml intravenös mit einer Höchstgeschwindigkeit von 25–50 mg/min injiziert werden. Besser ist es, wenn die Gesamtdosis der intravenösen Injektion 200–500 mg nicht überschreitet. Dieses Vorgehen ist grundsätzlich nur im dringenden Fall einer ventrikulären Tachykardie gestattet. Fortlaufende EKG- und Blutdruckkontrolle sind unbedingt erforderlich.

Toxizität

Die Toxizität des Procainamids ähnelt der des Chinidins (mit Ausnahme des Chinchonismus).
1. Schwere Hypotonie, besonders bei parenteraler Applikation, die auch nach Absetzen der Medikation und entsprechender druckanhebender Therapie schwer anzugehen ist. Aus diesem Grunde sind also häufige Blutdruckkontrollen erforderlich.
2. Verlängerung des QRS-Intervalls.
3. Ventrikuläre Arrhythmien.

Adrenergische Beta-Rezeptorenblockade
(s. auch Tabellen 7-4d/4e/4f, S. 260ff.)

Noradrenalin, die spezifische Neurotransmitter-Substanz, die von den sympathischen Nervenbedingungen freigesetzt wird, entfaltet ihre Wirkung ähnlich wie andere Substanzen und Hormone hauptsächlich an bestimmten lokalisierten Stellen, sogenannten Rezeptoren. Ahlquist entwickelte die Theorie, daß es Alpha- und Beta-Rezeptoren gäbe, die eine verschiedene Ansprechbarkeit besitzen. Ein sicherer Nachweis der anatomischen oder chemischen Struktur dieser Rezeptoren steht jedoch noch aus. Adrenergische Rezeptoren sind charakteristische lokale Gebilde (Zellgruppen?), die auf Adrenalin und verwandte Substanzen ansprechen. Sie können z.Zt. nur aufgrund ihrer pharmakologischen Ansprechbarkeit unterschieden werden. Ahlquist zeigte, daß die von ihm sogenannten nur funktionell erfaßbaren Beta-Rezeptoren bei Aktivität zur Herzreizung (Frequenz- und Kontraktilitätssteigerungen), Vasodilatation, Erschlaffung der glatten Muskulatur, der Bronchien, des Myometriums und des Darmes führen. Inzwischen ist eine funktionelle Trennung der Beta-Rezeptoren an verschiedenen Organen möglich gewesen. Man hat daher die am Herzen sitzenden Beta-Rezeptoren als Beta-1-Rezeptoren und die an den Bronchien vorhandenen als Beta-2-Rezeptoren bezeichnet. Die Aktivierung der Alpha-Rezeptoren bedingt dagegen Vasokonstriktion, Erschlaffung der Intestinalmuskeln und Kontraktion des Dilatatormuskels der Pupillen. Der spezifische Agonist der Alpha-Rezeptoren ist das Phenylephrin. Sogenannte Alpha-Blocker sind daher Substanzen, die die Wirkung des Phenylephrins spezifisch unterbinden. Der spezifische Agonist der Beta-Rezeptoren ist das Isoproterenol.

Beta-Blocker sind daher Substanzen, die die Wirkung des Isoproterenols, nicht jedoch die des Phenylephrins, spezifisch verhindern.

Propranolol und andere Betablocker

Zu den ältesten und daher wohl am meisten untersuchten der heute noch verwendeten Beta-Blocker zählt das Propranolol (Dociton®). Es gehört zu den sogenannten unspezifischen Beta-Blockern, die also nicht zwischen Beta-1- und Beta-2-Rezeptoren unterscheiden, sondern in etwa auf beide gleichmäßig wirken. Dociton® hat eine gewisse Chinidin-ähnliche Membraneigenwirkung, die jedoch in therapeutischen Dosen wahrscheinlich ohne wesentlichen Effekt ist. Man hat inzwischen sogenannte kardioselektive Beta-Blocker entwickelt. Das sind Substanzen, die speziell die Beta-1-Rezeptoren blocken, wie z. B. Atenolol (Tenormin®) und Metoprolol (Beloc®). Die sogenannte Kardioselektivität soll mit zunehmender Dosierungshöhe verlorengehen. Schließlich gibt es Beta-Rezeptoren-Blocker, die am Beta-Rezeptor eine leichte sympathikomimetische Aktivität entwickeln, wie z. B. das Pindolol (Visken®). Es wird berichtet, daß Substanzen mit leichter sympathikomimetischer Eigenwirkung (sogenannte ISA, Intrinsic-Sympathicomimetic-Activity) die Pulsfrequenz weniger stark senken.

Die einzelnen Beta-Blocker haben eine recht verschiedene Plasmahalbwertszeit. Diese ist zwar kein exakter Parameter für die Abschätzung der Wirkdauer, da der Plasmaspiegel und die Wirkdauer am Myokard nicht streng miteinander parallel gehen, aber doch als einigermaßen brauchbarer Hinweis zu verwerten. Zu den am kürzesten wirksamen Betablockern gehört das Metoprolol (Wirkdauer verzögert in Beloc-Duriles®). Die längste Wirkdauer scheint Solgol® (Nadolol) mit einer Plasmahalbwertszeit von 20 bis 24 Std. zu haben.

Einige Betablocker sind stark lipophil (Metoprolol, Propranolol). Sie werden nur zu einem geringen Prozentsatz über die Niere ausgeschieden, so daß eine Nierenfunktionsstörung kaum zu einer Kumulation führen kann. Andererseits wurde bei diesen Betablockern beobachtet, daß es zu Interaktionen mit Cimetidin (Tagamet®) kommen kann. Es wurde beobachtet, daß bei Metoprolol durch Cimetidin der Plasmaspiegel im Maximum um 70% und bei Propranolol um 95% gesteigert werden kann. Ausgesprochen hydrophile Betablocker wie Atenolol (Tenormin®) werden überwiegend mit dem Urin ausgeschieden, so daß bei Nierenfunktionsstörung eine gewisse Kumulationsgefahr besteht. Daher empfiehlt man bei einer Kreatininclearance zwischen 16 und 35 ml/min pro 1,73 qm 50 mg und bei einer Kreatininclearance unter 15 ml/min pro 1,7 qm 25 mg Tenormin®. Bei den hydrophilen Betablockern hat man keine Interaktion mit Cimetidin bisher beobachtet.

Applikation: Beta-Rezeptoren-Blocker werden im allgemeinen peroral angewendet. Bei vielen Präparaten gibt es auch intravenös verwendbare Formen. Die Injektion hat stets sehr langsam, unter EKG- und Blutdruckkontrolle zu erfolgen. Die intravenöse Anwendung wird praktisch nur bei bedrohlichen Herzrhythmusstörungen notwendig.

Da die Beta-Blocker die Kontraktilität herabsetzen und die Pulsfrequenz verlangsamen sowie da zumindest auch die unspezifischen Beta-Blocker die Beta-2-Rezeptoren blockieren, ergeben sich folgende *absoluten Kontraindikationen:* Manifeste muskuläre Herzinsuffizienz, Asthma bronchiale, AV-Überleitungsstörungen und AV-Blockierungen. Ausgeprägte Bradykardie, Schock.

Relative Kontraindikationen sind: Latente Herzinsuffizienz, Neigung zur Hypoglykämie, periphere Durchblutungsstörungen, Therapie mit Reserpin oder Guanethidin.

Entsprechend gehören zu den sogenannten *spezifischen Nebenwirkungen der Beta-Blocker:* muskuläre Herzinsuffizienz, Bronchospasmus, Verstärkung einer peripheren arteriellen Durchblutungsstörung.

Unspezifische Nebenwirkungen sind: Brechreiz, Übelkeit, Schlaflosigkeit, Benommenheit, flüchtige Hautausschläge, Diarrhöen, Sehstörungen; selten Impotenz; sehr selten thrombozytopenische Purpura.

Vorsicht: Da die Aktivität des Sympathikus wesentlich für die Funktion des linken Ventrikels ist, so können Beta-Blocker besonders beim insuffizienten Herzen zu gefährlichen Zwischenfällen führen. Sie sind daher mit der nötigen Vorsicht zu verwenden bzw. bei sicherer Herzinsuffizienz nicht zu verabreichen. Beta-Blocker verlängern die AV-Überleitungzeit und können einen höhergradigen AV-Block verstärken. Daher ist auch die Gegenwart eines AV-Blocks als Kontraindikation anzusehen. Beta-Blocker können durch Blockierung der Bronchialrelaxation Bronchospasmen hervorrufen, sind daher nicht bei Patienten zu verwenden, die zu Bronchialspasmen neigen. Sie dürfen nicht verwendet werden bei Patienten, die gleichzeitig MAO-Inhibitoren erhalten.

Klinische Verwendung

A. Antiarrhythmische Wirkung: Propranolol wirkt erfolgreich in der Beseitigung mancher Vorhof- und Kammerarrhythmien. Es kann auch Rezidive paroxysmaler Vorhofs- und Kammerarrhythmien verhüten, besonders wenn sie durch Digitalis hervorgerufen sind. Wegen seiner negativ-chronotropen Wirkung kann Propranolol die Kammerfrequenz bei Patienten mit Vorhofflimmern erniedrigen, selbst wenn es durch Digitalis nicht möglich war. Die negativ-inotrope Wirkung muß auch dann beachtet werden, wenn die Herzfrequenz unter Kontrolle steht. Das Medikament ergänzt, ersetzt aber nicht andere rhythmische Substanzen.

B. Wirkung bei Angina pectoris: Ein Betablocker kann die Belastungstoleranz steigern, die Häufigkeit der Anfälle herabsetzen und die ischämischen Belastungs-EKG-Veränderungen beseitigen. Diese Wirkung ist dadurch möglich, daß z. B. Propranolol durch Reduktion der Herzarbeit auch den Sauerstoffverbrauch herabsetzt, Extrasystolen vermeidet und die Herzfrequenz auch nach der körperlichen Anstrengung niedriger hält. Kombinationen der Beta-Blocker mit langwirksamen Nitropräparaten haben sich bewährt, da die eine Substanz zum Teil ungünstige Wirkungen der anderen aufheben kann. So können zum Beispiel eine unter Beta-Rezeptorenblockern auftretende Vasokonstriktion und die Erhöhung des enddiastolischen Drucks durch Nitrokörper kompensiert und die durch Nitrosubstanzen hervorgerufene Tachykardie durch Beta-Rezeptorenblocker gebremst werden.

C. Therapie der ideopathischen hypertrophischen Subaortenstenose: Propranolol vermindert den Obstruktionsgradienten, der durch endogene und exogene Katecholamine hervorgerufen wird. Das Medikament bringt daher vielen Patienten klinische Besserung und erspart den chirurgischen Eingriff. Aus diesem Grunde sollte eine Operation erst nach einem therapeutischen Versuch mit Propranolol durchgeführt werden.

D. Therapie der Hypertonie: siehe dort.

E. Therapie des Phäochromozytoms: Obwohl Alpha-Blocker wie Phentolamin (Regitin®) das Risiko abrupter Blutdruckanstiege vor und während der chirurgischen Behandlung vermindern, verhüten sie doch nicht die Tachykardie, die Katecholamine hervorrufen. Aus diesem Grunde ist bei der Phäochromozytom-Operation Propranolol zusätzlich zu empfehlen.

F. Therapeutische Möglichkeiten bei der Fallotschen Tetralogie: Episoden verstärkter Zyanose oder von Synkopen können die Folge einer verstärkten Kontraktion des Infundibulums des rechten Ventrikels sein, ausgelöst durch sympathische Impulse. Propranolol hat sich hier in einer gewissen Erschlaffung des Infundibulums bewährt und geholfen, die Häufigkeit dieser ernsten Episoden zu mindern. Die gleichen Indikationen gelten für die übrigen in Tabelle 7-4d aufgeführten Beta-Rezeptorenblocker.

Kalziumantagonisten

Eine recht ungleiche Substanzgruppe, die den transmembranären Kalziumeinstrom durch den sogenannten „langsamen Kalziumkanal" der Muskulatur des Myokards und der großen Gefäße hemmt.

Hieraus resultiert eine Herabsetzung der mechanischen Spannungsentwicklung. Das Aktionspotential selbst wird nicht beeinflußt. Durch Hemmung der Spannungsentwicklung der Herzmuskelfasern kommt es zu einer Senkung des Sauerstoffbedarfs, durch Hemmung der Muskelkontraktion großer Gefäße kommt es zu einer Gefäßdilatation. Wie sich gezeigt hat, können zum Beispiel durch Digitalis ausgelöste Gefäßmuskelspasmen (sie sind an den Abdominalgefäßen beobachtet worden) unterdrückt oder gelöst werden. Auch spontan auftretende Gefäßmuskelspasmen, die man bei der sogenannten Liegeangina annimmt, können durch Kalziumantagonisten beseitigt werden (nicht durch Beta-Rezeptorenblocker).

Isoptin® hat eine starke antiarrhythmische Wirkung, in geringerem Maße besteht dieser Effekt bei Dilzem®.

Adalat® und Sensit® beeinflussen den Herzrhythmus kaum. Adalat hat von allen Kalziumantagonisten die ausgeprägteste nitroartige Wirkung.

Wegen des Einflusses auf die Kontraktilität hat man zunächst jede Kombination der Kalziumantagonisten mit Beta-Rezeptorenblockern abgelehnt. In der Zwischenzeit gilt diese Ablehnung nur noch für die Kombination von Isoptin® mit Beta-Rezeptorenblockern. Als neuer Kalziumantagonist mit vorwiegend zerebrovaskulärer Wirkung befindet sich Nimodipin in klinischer Prüfung.

Tabelle 7-9. Modifizierte Klassifikation ventrikulärer Extrasystolen (VES) nach *Lown* et al.

Klasse 0	– keine VES
Klasse I	– < 30 VES/Stunde
Klasse II	– > 30 VES/Stunde
Klasse III a	– multiforme VES
Klasse III b	– Bigeminus
Klasse IV a	– VES-Paare (Couplets)
Klasse IV b	– Salven (≧ 3 konsek. VES)
Klasse V	– „R-auf-T-Phänomen"

Literatur: Kapitel 7. Kardiologie

Arnold, O. H.: Therapie der arteriellen Hypertonie. Berlin – Heidelberg – New York: Springer 1970.

Beickert, A.: Erweiterte Therapie der Herzinsuffizienz. Jena: VEB Fischer 1971.

Belz, G. G., Strauch, M.: Notfall-EKG-Fibel (Kliniktaschenbuch). Berlin – Heidelberg – New York: Springer 1982.

Bender, F.: Aktuelle Probleme der β-Rezeptorenblockade. Stuttgart: Schattauer 1970.

Bertel, O., Burkart, F., Follath, F., Ritz, R.: Die Herzstation (Kliniktaschenbuch). Berlin – Heidelberg – New York: Springer 1983.

Bethge, K.-P.: Langzeit-Elektrokardiographie. Berlin – Heidelberg – New York: Springer 1982.

Bock, K. D.: Hochdruck. Stuttgart: Thieme 1981.

Bock, K. D.: Hypertonie als Risikofaktor. Der Internist **15**, [H. 3.] 129 (1974).

Bock, K. D.: Was ist gesichert in der Therapie des Hochdrucks? Der Internist **11**, 419 (1970).

Bodem G.: Herzinsuffizienz (Kliniktaschenbuch). Berlin – Heidelberg – New York: Springer 1980.

Bolte, H. D. (Hrsg.): Therapie mit Beta-Rezeptorenblokkern. Berlin – Heidelberg – New York: Springer 1979

Bolte, H.-D. (Hrsg.): Katecholamine und Vasodilatantien bei Herzinsuffizienz. Berlin – Heidelberg – New York: Springer 1981.

Bolte, H.-D., Schrey, A. (Hrsg.): Beta-Rezeptorenblocker. Berlin – Heidelberg – New York: Springer 1982.

Brückner, J. B. (Hrsg): Kreislaufschock (Anaesthesiologie und Intensivmedizin, Bd. 125). Berlin – Heidelberg – New York: Springer 1980.

Burckhardt, D.: Zur Diagnose des chronischen Cor pulmonale. Bern: Huber 1972.

Degenering, F. H.: Der Herzmuskel. Berlin – Heidelberg – New York: Springer 1976.

Degenring, F. H.: Praktische Kardiologie. Berlin – Heidelberg – New York: Springer 1979.

Dökert, B.: Herzglykosid-Fibel. Dresden: Steinkopff 1971.

Dilger, J. (Hrsg.): Therapieschemata für die Akut- und Intensivmedizin. München – Wien – Balimore: Urban & Schwarzenberg 1983.

Dubin, D. B.: Schnell-Interpretation des EKG. Berlin – Heidelberg – New York: Springer 1981.

Effert, S., Hanrath, P., Bleifeld, W.: Echokardiographie. Berlin – Heidelberg – New York: Springer 1979

Fleckenstein, A., Roskamm, H. (Hrsg.): Calcium-Antagonismus. Berlin – Heidelberg – New York: Springer 1980

Franz, I.-W.: Ergometrie bei Hochdruckkranken. Berlin – Heidelberg – New York: Springer 1982.

Freudenberg, H.: Atlas zur Koronarangiographie. Berlin – Heidelberg – New York: Springer 1982.

Friedberg, Ch. K.: Erkrankungen des Herzens, herausgegeben von Maria Hegglin. Stuttgart: Thieme 1972.

Gottstein, U., Riecker, G. (Red.): Gefäßkrankheiten, in: Der Internist Jg. 23, H. 7 (Juli 1982).

Gross, R., Grosser, H-D., Sieberth, H-G.: Der internistische Notfall. Stuttgart: Schattauer 1973.

Hahn, P.: Der Herzinfarkt in psychosomatischer Sicht. Göttingen: Vandenhoeck & Ruprecht 1971.

Halhuber, J. M., Milz, H.: Praktische Präventivkardiologie. München: Urban & Schwarzenberg 1972.

Halhuber, C.: Rehabilitation in ambulanten Koronargruppen (Rehabilitation und Prävantation, Bd. 13). Berlin – Heidelberg – New York: Springer 1980

Hammer, O. (Hrsg.): Die koronare Herzkrankheit, 36. Fortbildungslehrgang Bad Nauheim 1970. Darmstadt: Steinkopff 1972.

Hardewig, A. Diedrich, R.: Was ist gesichert in der Therapie von Rhythmusstörungen des Herzens? Der Internist **13** , [H. 12] 485 (1972).

Hardinghaus, W.: EKG – Tabellarischer Leitfaden für die tägliche Praxis. Stuttgart: Hippokrates 1982.

Heidel, W.: Wert und Grenzen ambulanter Diagnostik bei Herzfehlerkranken. Jena: VEB Fischer 1972.

Heinecker, R.: EKG in Praxis und Klinik. Stuttgart: Thieme 1980.

Hochrein, H. (Hrsg.): Herzrhythmusstörungen (Kliniktaschenbuch). Berlin – Heidelberg – New York: Springer 1980

Holldack, K., Wolf, D.: Atlas und kurzgefaßtes Lehrbuch der Phonokardiographie. Stuttgart. Thieme 1974.

Hopf, R., Kaltenbach, M.: Die hypertrophische Kardiomyopathie. Stuttgart: Thieme 1982.

Jahrmärker, H. (Hrsg.): Digitalistherapie. Berlin – Heidelberg – New York: Springer 1975.

Junge-Hülsing, G., Hardinghaus, W. (Hrsg.): Herzschrittmacher. Stuttgart: Hippokrates 1982.

Kaltenbach, M., Klepzig, H. (Hrsg.): Röntgenologische Herzvolumenbestimmung Berlin – Heidelberg – New York: Springer 1982.

Kaltenbach, M., Roskamm, H., Kober, G., Bussmann, W.-D., Samek, L., Stürzenhofecker, P., Becker, H.-J., Petersen, J.: Vom Belastungs-EKG zur Koronarangiographie. Berlin – Heidelberg – New York: Springer 1980.

Klaus, D. (Hrsg.): Kardiologie – Hypertonie (Taschenbücher Allgemeinmedizin). Berlin – Heidelberg – New York: 1979.

Klepzig, H.: Herz- und Gefäßkrankheiten. Stuttgart: Thieme 1982.

Klinge, R.: Das Elektrokardiogramm. Stuttgart: Thieme 1982.

Lang, E. (Hrsg.): Aktuelle Themen der Alterskardiologie. Berlin – Heidelberg – New York: Springer 1982.

Ledingham, J. M.: Ätiologie und Pathogenese der Hypertonie. Der Interist **15**, [H. 3] 114 (1974).

Lohmann, F.-W. (Hrsg.): Beta-Rezeptorenblockade. Berlin – Heidelberg – New York: Springer 1982.

Lüderitz, B.: Elektrische Stimulation des Herzens. Diagnostik und Therapie kardialer Rhythmusstörungen. Berlin – Heidelberg – New York: Springer 1980.

Lüderitz, B.: Therapie der Herzrhythmusstörungen. Berlin – Heidelberg – New York: Springer 1981.

Lüderitz, B. (Hrsg.): Ventrikuläre Herzrhythmusstörungen. Berlin – Heidelberg – New York: Springer 1981.

Luisada, A. A., Sainani, G. S.: Herzdiagnostik. Stuttgart: Schattauer 1971.

Lydtin, H.: Behandlungen der coronaren Herzkrankheit mit Beta-Rezeptorenblockern. Der Internist **13**, [H. 9] 353 (1972).

Mertz, D. P.: Elektrolytstoffwechsel und arterielle Hypertonie. Stuttgart: Schattauer 1971.

Mörl, H.: Der „stumme" Myokardinfarkt (Kliniktaschenbuch). Berlin – Heidelberg – New York: Springer 1975.

Mörl, H.: Herzinfarkt (Kliniktaschenbuch). Berlin – Heidelberg – New York: Springer 1981.

Nager, F.: Der akute Myokardinfarkt: Bern: Huber 1970.

Nusser, E., Donath, H.: Herzrhythmusstörungen. Stuttgart: Schattauer 1971.

Pfisterer, M. E.: Nuklearmedizinische Herzdiagnostik (Kliniktaschenbuch). Berlin – Heidelberg – New York: Springer 1982.

Rahn, K. H.: Differentialtherapeutische Prinzipien bei medikamentöser Hochdrucktherapie. Der Internist **15**, [H. 3] 157 (1974).

Rhomberg, H. F.: Essentielle Hypertonie. Bern: Huber 1972.

Riecker, G.: Klinische Kardiologie. Berlin – Heidelberg – New York 1982.

Riecker, G.: Kardiologie 1983 – Ergebnisse, Probleme, Entwicklungen. In: Der Internist Jg. **24**, H. 7 (Juli 1983).

Rieckert, H.: Hypotonie (Kliniktaschenbuch). Berlin — Heidelberg — New York: Springer 1979.

Rosenthal, H. (Hrsg.): Arterielle Hypertonie. Berlin — Heidelberg — New York: Springer 1980.

Roskamm, H., Reindell, H.: Herzkrankheiten. Pathophysiologie-Diagnostik-Therapie. Berlin — Heidelberg — New York: Springer 1982.

Schley, G.: Kardiale Therapie. Stuttgart: Thieme 1982.

Schmidt-Voigt, J.: Der Herzanfall. Berlin — Heidelberg — New York: Springer 1971.

Schmidt-Voigt, J.: Diagnostische Leitbilder bei koronarer Herzkrankheit. Berlin — Heidelberg — New York: Springer 1980.

Schmidt-Voigt, J.: Die ambulante Herzuntersuchung. Berlin — Heidelberg — New York: Springer 1982.

Schröder, H. (Hrsg.): Aktuelle Digitalisprobleme. München: Urban & Schwarzenberg 1972.

Schwarzbach, W.: Die Herzinsuffizienz. München: Urban & Schwarzenberg 1972.

Schweizer, W.: Einführung in die Kardiologie. Bern: Huber 1972.

Sailer, S.: Aktuelle Probleme der Fibrinolysebehandlung. Wien: Hollinek 1972.

Simon, H.: Herzwirksame Pharmaka. München: Urban & Schwarzenberg 1972.

Stauch, M.: Kreislaufstillstand und Wiederbelebung. Stuttgart: Thieme 1977.

Stauch, M.: Funktionsdiagnostik Herz (Kliniktaschenbuch). Berlin — Heidelberg — New York: Springer 1982.

Strauer, B. E.: Das Hochdruckherz. Berlin — Heidelberg — New York: Springer 1979.

Stumpe, K. O. (Hrsg.): Therapie mit Antihypertensiva. Berlin – Heidelberg – New York – Tokyo: Springer 1983

Thorspecken, R., Hassenstein, P.: Rhythmusstörungen des Herzens — Ursache, Erkennung, Behandlung. Stuttgart: Thieme 1975.

Tonczar, L.: Kardiopulmonale Wiederbelebung (Anaesthesiologie und Intensivmedizin, Bd.147). Berlin — Heidelberg — New York: Springer 1982.

Vaitl, D. (Hrsg.): Essentielle Hypertonie. Psychologisch-medizinische Aspekte. Berlin — Heidelberg — New York: Springer 1982.

Vetter, H., Vetter, W.: Praktische Hypertonie. Stuttgart: Thieme 1982.

Wartak, J.: EKG-Praxis. Stuttgart: Thieme 1982.

Wirtzfeld, A., Baedecker, W.D.: Rhythmusstörungen des Herzens. München — Wien — Berlin: Urban & Schwarzenberg 1974.

Therapieschemata zum Kap. 7: Kardiologie
(Stichwörter in alphabetischer Reihenfolge)

ANGINA PECTORIS

a) bei akutem Anfall

1. Nitroglycerin (Glycerintrinitrat), Kps. à 0,8 mg sublingual oder Nitrospray
2. Amylnitrit (Cave: gelegentliche Nebenreaktionen bei Inhalation)
3. Ruhigstellung des Patienten bis zum Abklingen des Anfalls

b) zur Verhütung weiterer Anfälle

1. bei bestehender gleichzeitiger Herzinsuffizienz unterstützende Verabreichung von Digitalis und Diuretika
2. prophylaktisch Nitroglycerin (Glycerintrinitrat) 0,25–0,8 mg sublingual (vgl. auch Tabellen S. 259f.)
3. Gabe von Langzeit-Nitro-Präparaten (Depotform, vgl. Tabelle S. 259) auch als Nitropflaster
4. Betablocker (Beta-Sympatholytika), vgl. Tabelle 7-4d, S. 260. (Cave: Herzinsuffizienz, Bronchialasthma)
5. weiterhin zur prophylaktischen Therapie Anwendung von neuen Kardiaka, z. B. Kalziumantagonisten; s. S. 258f.
6. notf. chirurg. Gefäßplastiken (Bypass-Operationen)
7. ggf.Senkung der Schilddrüsenaktivität zur Minderung der Herzleistung
8. allgemeine Ruhigstellung des Patienten (längere Bettruhe nicht notwendig), Vermeidung von Rauchen, bei adipösen Patienten Diäteinstellung, sonst auch körperliches Training zur Konditionsverbesserung
9. Sedativa oder Tranquilizer zur Minderung der Anfälle
10. Blutbildkontrollen: (Hyperlipämie)

AORTENINSUFFIZIENZ

in schweren Fällen sofortiger Aortenklappen-Ersatz (Totalprothese), sonst zur Vorbereitung des chirurg. Eingriffs (Naht, Faltung der Aortenklappe bzw. Klappenersatz) medikamentöse Herztherapie über mehrere Jahre

AORTENSTENOSE

bei ausgeprägtem Klappenfehler und entsprechender Herzinsuffizienz chirurgische Korrektur der Stenose: Aortenklappen-Ersatz (= Methode der Wahl)

ATRIOVENTRIKULÄRER BLOCK
(AV-Block)

a) AV-Block I. + II. Grades
– verlängerte Überleitung + inkompletter Herzblock –
zur Erhöhung der Kammerfrequenz

1. Ephedrin oder
2. Isoproterenol oder
3. Orciprenalin
   Cave: Evtl. Entstehung eines höhergradigen Blocks

b) totaler Herzblock
und Adams-Stokes-Syndrom

1. künstlicher transvenöser oder transventrikulärer Herzschrittmacher
2. Isoproterenol 2–15 mg in 500 ml Infusion i. v. unter EKG- und Blutdruckkontrolle (zur Vorbeugung ½–1 Tabl. à 20 mg sublingual)
   Orciprenalin 2,5–7,5 mg in 500 ml Infusion i. v., ebenfalls unter EKG- und Blutdruckkontrolle (oder in weniger akuten Fällen bzw. zur Vorbeugung ½–1½ Tabl. à 20 mg 4–6 stdl. tgl. peroral)
3. Ephedrin-hydrochlorium, ½–1 Tabl. à 50 mg 2–3 × tgl.
4. bei Herzstillstand intrakardiale Injektion von Aludrin® (Isoproterenol), 1–2 ml
5. evtl. zusätzlich (zu 1–4) Kortikosteriode zur Rückbildung des totalen AV-Blocks

COR PULMONALE, CHRONISCHES ODER SUBAKUTES

1. Behandlung der begleitenden Infekte des Respirationstraktes mit Antibiotika
2. intermittierende Überdruckbeatmung in Kombination mit Bronchodilatatoren (Cave: Narkotika, Barbiturate und Hypnotika streng kontraindiziert); bei Hypoventilation Versuch der Ventilationssteigerung durch Micoren®
3. Behandlung der Herzinsuffizienz mittels Bettruhe, durch Natrium-Einschränkung sowie mit Diuretika und Digitalis
4. nach Wiederherstellung der normalen Atmung Gabe von Acetazolamid, 250 mg tgl. zur Kohlensäure-Elimination

DIGITALIS-INTOXIKATION

s. S. 314.

DUCTUS ARTERIOSUS, OFFENER

operativer Verschluß des offenen Ductus (vor allem bei permanentem bzw. intermittieren-

Kap. 7: Kardiologie

dem Links-Rechts-Shunt) unter sorgfältiger Indikationsprüfung

ENDOKARDITIS, BAKTERIELLE

a) spezifische Maßnahmen

1. vor Therapiebeginn 3–5 Tage lang tgl. Blutkulturen zum Antibiotikatest ansetzen, ausgenommen *akute* schwere Endokarditis; Blutkulturen am Ende einer Therapieperiode wiederholen.
2. die verschiedenen Formen der bakteriellen Endokarditis werden je nach Erregertyp gezielt antibiotisch behandelt; Einzelheiten s. S. 239.

b) allgemeine Maßnahmen

bei begleitender Anämie Bluttransfusionen oder Erythrozyten-Suspensionen

c) Komplikationsbehandlung

1. bei *Embolien:* Antikoagulantien, ggf. Embolektomie
2. bei *Herzinsuffizienz:* natriumarme Kost und Digitalisierung
   (Cave: Natriumsalze des Penicillins meiden), notf. Klappenersatz
3. bei *Stickstoffretention:* Anpassung der Medikamentendosis an Nierenleistung und ggf. Therapie der Urämie

EXTRASYSTOLEN, VENTRIKULÄRE

1. bei Digitalis-Intoxikation bzw. -Überempfindlichkeit Vermeidung von Digitalis und Diuretika für 3–5 Tage, anschl. Glykosidtherapie (in kleineren Dosen)
2. bei Hypokaliämie Kaliumchlorid 1–3 g
3. i.v.-Gabe von Lidocain (Cave: Krampfanfälle bei älteren Patienten möglich!)
4. evtl. Betablocker oder Antiarrhythmika

FALLOTSCHE TETRALOGIE

1. operative Korrektur unter extrakorporaler Zirkulation (Herz-Lungen-Maschine) (z.B. bei schwerer Sauerstoffunsättigung)
2. bei muskulären Verengungen des Infundibulums Gabe von Propranolol (Dociton®) zur Vermeidung von Synkopen (Dosierung S. 323)

HERZINFARKT, AKUTER

a) unmittelbare Behandlung

1. sofortige Aufnahme des Patienten in koronare Intensivstation

2. Ruhigstellung des Patienten (ausreichender Schlaf, Vermeidung von Anstrengung ggf. Sedativa)
3. zur Schmerzbekämpfung Aspisol®, langsam i.v.; ggf. Morphin, 10–15 mg s.c. oder langsam i.v., Dihydromorphinon, 4 mg s.c. oder i.v. oder Pethidin, 50–100 mg i.v. oder i.m.
4. Sauerstoffzufuhr bei Hypoxämie (Cave: positive Druckbeatmung kann venösen Rückfluß herabsetzen und so Myokardischämie verschlimmern)
5. Begrenzung der Infarktgröße durch medikamentöse Soforttherapie (Nitrate)
6. Schocktherapie (Digitalisierung, evtl. Dopamin, Isoproterenol, Dobutamin)
7. Antikoagulantientherapie (evtl. Fibrinolyse)
8. evtl. chirurgische Therapie (nach Vernarbung des Infarktgebietes)

b) Verlaufstherapie

genaue klinische Beobachtung über Infarktverlauf (Ausdehnung, Wiederauftreten etc.) u.a. durch wiederholtes EKG

c) Behandlung von Komplikationen

1. bei *Linksherzinsuffizienz* (Einzelheiten s. S. 270f.): Sauerstoffzufuhr, Diuretikagabe, vorsichtige Digitalisierung, Natriumeinschränkung, bei Hypokaliämien Kaliumzufuhr (z.B. Rekawan®, 1 Tabl. tgl.); dabei intermittierende Kaliumbestimmung im Serum
2. bei *kardiogenem Schock:* möglichst frühzeitige Therapie (s. S. 271 und vgl. auch Kap. 1 Abschnitt „Schock") in Form einer Digitalisierung bei gleichzeitig bestehender Herzinsuffizienz; zur Steigerung des Herzminutenvolumens Dopamin, Isoproterenol; fortlaufende Beobachtung des arteriellen Druckes (auch der Pulmonalarterien) Blutgasanalysen; zur Blutdrucksteigerung Noradrenalin oder positiv-inotrop wirksame Substanzen; bei vermindertem Blutvolumen Auffüllung und Ersatz durch arterielle oder venöse Infusionen
3. bei *Arrhythmien:* s. Einzelheiten zur Therapie mit Antiarrhythmika S. 315f.; Gabe von Kaliumsalzen (bei Verdacht der Arrhythmie aufgrund Digitalisierung); bei ventrikulärer Tachykardie (Notfallsituation!) zusätzlich Defibrillation, bei akutem anhaltenden Vorhofflimmern vorsichtige Digitalisierung oder Kardioversion
4. bei *Adams-Stokes-Anfällen mit Herzblock* (Notfallsituation!): künstliche Herzstimulation mit transvenösem Schrittmacher-Katheter

Kap. 7: Kardiologie

im rechten Ventrikel, zusätzlich prophylaktische Lidocain-Infusion (s. u. 3.) gegen Kammerflimmern; bei Sinusbradykardie transvenöser Schrittmacher und Atropin (0,5–1 mg
langsam i. v.)
5. bei *Thromboembolien:* Antikoagulantien
6. bei *Perforation des Kammerseptums:* chirurg.
Korrektur
7. bei *Schulter-Hand-Syndrom:* frühzeitig einsetzende physikalische Therapie
8. bei *Dressler-Syndrom* Gabe von Kortikosteroiden; notf. Entlastungspunktionen des Perikards

d) Nachbehandlung
(Rekonvaleszenzzeit)
1. 3–6 Wochen Ruheperiode (im 2. Monat leichte
körperliche Aktivität)
2. langsame Steigerung der Bewegungsperioden
3. nach zwei Monaten spazierengehen im Freien,
nach drei Monaten eingeschränkte körperliche Tätigkeit (z. B. leichtes Treppensteigen)
möglich
4. sekundäre Prävention (Einzelheiten s. S. 273)

HERZINSUFFIZIENZ

1. viel Schlaf, Bettruhe, Lehnstuhlarbeit (Cave:
aktive und passive Bewegung der unteren Extremitäten zur Thromboseprophylaxe)
2. Diät (häufig kleine Mahlzeiten mit vitaminreichen Speisen, Natriumeinschränkung, Vitaminzufuhr)
3. Digitalisierung (schnelle Sättigung, Erhaltungstherapie); vgl. Tabelle S. 298)
4. Diuretika zur Natrium- und Wasserausscheidung (vgl. Tabelle S. 299)
a) Thiazid-Diuretika
b) Quecksilber-Diuretika (etwas wirksamer als
Thiazide, daher zunächst kleine Dosen sonst
Gefahr zu hohen Flüssigkeits- und Elektrolyt-
Verlustes)
c) Aldosteron-Antagonisten (kaliumsparende
Diurese): Spironolacton, anfangs 4 × tgl.
25 mg
Triamteren
d) stark wirksame Diuretika (mit kurzer Wirkungsdauer)
Etacrynsäure, 25–100 mg oral
Furosemid, 20–40 mg oral
(Cave: starke Diurese kann zu bemerkenswerten Kaliumverlusten führen, bei Herzinsuffizienz daher Vorsicht geboten)
5. Sauerstofftherapie bei Atemstörungen

6. Vasodilatatoren
7. Sympathikomimetika/positiv-inotrop wirkende Substanzen (Dopamin und Dobutamin)
8. Captopril (Lopirin®)
9. Peritonealdialyse (bei Patienten mit schwerer
Herz- und Niereninsuffizienz)
10. regelmäßige Kontrolle während der Herz-
insuffizienz-Therapie der Erkrankungssymptome, des Gewichts, der Herzinsuffizienz-
Zeichen, der Herztätigkeit und des Blutgefäß-
Status sowie des Blutdrucks und des Pulses

HYPERTONIE

1. Überprüfung der Notwendigkeit einer antihypertensiven Behandlung (Art und Schwere der
Erkrankung)
2. Diätetische Maßnahmen (Reduzierung des
Körpergewichts, Einschränkung der Kochsalzzufuhr)
3. Einsatz von Beta-Rezeptorenblockern (Einzelheiten s. S. 245 f.)
4. Therapie mit anderen Antihypertonika, z. B.

Reserpin Rauwolfia	Rauwolfia-Substan- zen mit leicht sedativen Effekten (Cave: bei Nebenwirkungen)	
Chlorothiazid Hydro- chloro- thiazid	(Cave: Elek- trolytver- armung, Hyper- urikämie u. Hyper- glykämie möglich)	perorale Diuretika antihy- per- tonisch wirksam
Etacrynsäure Furosemid	(Cave: Elek- trolytver- armung; Se- rum-Kalium- Spiegel kon- trollieren!)	
Dihydralazin	(in Komb. mit Blockern oder oralen Diuretika einzuneh- men)	
Methyldopa	(Cave: bei orthostatischem Effekt gleichzeitig Thiazid- therapie, Verabreichung allg. unter strenger ärztlicher Kontrolle)	
Clonidin	(Cave: einschleichende Do-	

Kap. 7: Kardiologie

sierung bei Patienten mit schweren zerebralen Gefäßveränderungen)

Guanethidin (postganglionäre Blocker-Substanz, kleine Anfangsdosen, allmähliche Steigerung! Cave: Nebenwirkungen vielfältig)

Prazosin (zu Beginn der Therapie ist eine orthostatische Hypotonie möglich)

Captopril (für *schwerere* Hypertonien!; klinische Ersteinstellung erforderlich!)

Kalziumantagonisten (bei *leichteren* Hypertonien)

5. bei akuten Blutdruckkrisen fortlaufende Blutdruckkontrolle und tägliche Bestimmung von Serumharnstoff und Serumkreatinin. Der Patient sollte aufrecht sitzen, er ist in eine Intensivstation zu verlegen. (Cave: Patienten mit akuter starker Blutdrucksteigerung [diast. über 150 mm Hg] gehören in die Klinik)
6. zur Behandlung der akuten Blutdruckkrisen haben sich als antihypertensive Substanzen bewährt:

a) *rasch wirkende Mittel:*
Nitroprussidnatrium
Diazoxid (1 Amp. à 300 mg relativ *rasch* i. v.) oder je nach Ausmaß der Blutdruckkrise 1–3 Ampullen Catapresan® oder bis 6 Ampullen Isoptin® in 500 ml physiologischer Kochsalzlösung. Alle rasch wirkenden Mittel unter ständiger Blutdruck- und Pulskontrolle, d. h. unter den Bedingungen einer Intensivstation.

b) *verzögert wirksame Mittel:*
Reserpin, 1–2,5 mg i. m. alle 8 Std Hydralazin, 5–20 mg i. m., all3 2–4 Std
Methylodopa, 500 mg i. v. alle 2–4 Std
7. nach Stabilisierung des Blutdrucks Gabe von Guanethidin in Kombination mit Thiaziden oder anderen oral wirksamen Antihypertensiva zur nachfolgenden Therapie.
8. zur zusätzlichen Behandlung von nervösen Patienten kann Phenobarbital, 15–30 mg 3–4 × tgl., verabreicht werden

KAMMERFLATTERN UND -FLIMMERN

1. externe Herzmassage, künstliche Beatmung und elektrische Defibrillation
2. notf. direkte, interne Herzmassage

KAMMERTACHYKARDIE, PAROXYSMALE

a) zur Vorbeugung
1. Chinidin ⎱
2. Procainamid ⎰ (Medikamente der Wahl)
3. Lidocain (bei ventrikulären Extrasystolen)

b) im leichten bis mittleren Fall
1. Kardioversion
2. Lidocain, 50–100 mg i. v.
3. Chinidin, 0,4 g peroral alle 2 Std 3 × (nur wenn Kardioversion nicht möglich und Patient nicht im Schock ist)
4. Procainamid, 0,5–1,5 g oral alle 4–6 Std
5. Diphenylhydantoin, 5 mg/kg KG i. v. oder bis 250 mg i. v., höchstens 25 mg/min; initiale Dosis 125 mg, bei guter Verträglichkeit können nach 20–30 min nochmals 125 mg gegeben werden (Cave: langsame Injektion bei fortlaufender EKG- und Blutdruckkontrolle; vor allem für digitalisinduzierte Arrhythmien geeignet)

c) im schweren Fall
1. Kardioversion
2. Lidocain, 50–100 mg i. v. (langsam, in 3 Min.), ein- bis zweimalige Wiederholung nach 10–20 min. möglich; ggf Dauertropfinfusion (500 mg in 500 ml Glukose- oder physiolog. Kochsalzlösung, 20–40 Tropfen/min = 1–2 mg Xylocain®/min)
3. Procainamid, 0,5–1 g i. m.; evtl. Wiederholung nach 4 Std
4. Propranolol (Dociton®), oral 10–40 mg 3 × tgl. vor den Mahlzeiten oder i. v.-Injektion von 1–8 mg unter EKG- und Blutdruckkontrolle

d) im schwersten Fall
1. Kardioversion
2. Lidocain, 1 mg/kg KG in 1–24%iger Lösung langsam i. v., ggf. i. v.-Infusion 50 mg/stdl. (1 g verdünnt in 1 Liter 5%iger Glukose)
3. Procainamid, 1 g sehr langsam i. v. (höchstens 100 mg pro min.) oder per infusionem bei fortlaufender EKG- und Blutdruckkontrolle
4. Propranolol (Dociton®), wie beim „schweren Fall" angegeben
5. bei eintretendem Schock Verabreichung von vasopressorische Medikamenten
6. notf. transitorischer transvenöser Herzschrittmacher

e) Rezidivprophylaxe mit Antiarrhythmika

Kap. 7: Kardiologie

KOARKTATION DER AORTA

Ligatur des offenen Ductus arteriosus bzw. Resektion des verengten Aortenteils

LUNGENÖDEM, AKUTES
(bei gleichzeitiger Herzinsuffizienz)

1. Notfallsituation, Therapie nach Ursache und Schwere des Falles
2. Patient halb aufrichten bzw. sitzen lassen, ggf. Morphingabe
3. Gabe von Nitraten und Vasodilatatoren
4. erhöhte Sauerstoffzufuhr
5. Anlegen von Blutdruckmanschetten, ggf. auch Aderlaß (300–700 ml)
6. Etacrynsäure, 50 mg oral oder 25 mg i. v. oder Furosemid, 20–40 mg i. v.
7. schnelle Digitalisierung (Cave: Überdosierung!)

MITRALINSUFFIZIENZ

Klappenprothese (Starr-Edwards-Klappen; Cave: spätere degenerative Veränderungen an der Kunstklappe können zu Komplikationen führen)

MITRALKLAPPENPROLAPS

1. bei Beschwerden Verabreichung von Betablockern.
2. antibiotische Endokarditisprophylaxe bei Bagatellinfekten
3. bei wesentlicher Verschlechterung der Herzfunktion prothetischer Klappenersatz

MITRALSTENOSE

1. bei reiner Stenose Valvulotomie der Mitralis bei geschlossenem Herzen (bei Embolie im großen Kreislauf offene Operation), bei Stenose + Insuffizienz Klappenersatz
2. Lungenödeme, Embolien, ausgeprägte pulmonale Hypertension, erhöhte Dyspnoe und Rechtsherz- und/oder Trikuspidalinsuffizienz bedingen chirurgischen Eingriff

MYOKARDITIS, AKUTE UND CHRONISCHE

1. bei obstruktiver Kardiomyopathie des linken Ventrikels Exzision des stenosierenden subaortalen Muskelanteils oder ventrikuläre Myotomie (mit Hilfe der Herz-Lungen-Maschine)
2. bei Kollagenosen Kortikosteroide

PERIKARDERGUSS

a) Notfalltherapie
Perikardpunktion (perikardiale Parazentese; Erguß langsam ablassen zur Vermeidung einer Herzdilatation; Cave: keine Punktion des Herzmuskels, exzessive Bewegung der Punktionsnadel vermeiden!)

b) spezifische Maßnahmen
1. bei *tuberkulöser Perikarditis* Bettruhe, ausgewählte Ernährung, antituberkulöse Chemotherapie; notf. chirurg. Eingriff in Form einer Dekortikation des Perikards
2. bei *rheumatischer Perikarditis* mit Erguß Gabe von Salizylaten (begünstigen auch Ergußresorption)
3. bei *Hydroperikard* als Folge der Herzinsuffizienz muß die Herzinsuffizienz umfassend behandelt werden
4. beim *Hämoperikard* (meist posttraumatisch) ist gewöhnlich eine Abpunktion erforderlich
5. bei *Infektionen* Chemotherapie und ggf. Parazentese
6. bei *urämischer Perikarditis* notf. Perikardektomie
7. bei *Myxödem* T_3- oder T_4-Gabe
8. für *Bindegewebserkrankungen* Einsatz von Kortikosteroiden
9. bei *Sarkoidose* Verabreichung von Kortikosteroiden
10. bei *Tumoren* Radiotherapie plus Zytostatika

PERIKARDITIS, AKUTE

1. Behandlung der Grundkrankheit
2. Analgetika zur Schmerzbehandlung; Salizylate, ACTH und Kortikosteroide zur Therapie der rheumatischen Karditis

PERIKARDITIS, CHRONISCHE KONSTRIKTIVE

1. natriumarme Diät und Diuretika
2. bei fortschreitender Perikarditis chirurg. Beseitigung des konstringierenden Perikards

PRÄEXZITATIONSSYNDROME

1. Antiarrhythmika-Gabe
2. evt. Kombination mit Betablockern verabreichen
3. notf. chirurgische Behandlung

PULMONALSTENOSE, REINE

chirurgische Korrektur der Veränderungen (bei

Kap. 7: Kardiologie

hypertrophischer Veränderung des Ausflußtraktes Ventrikulotomie)

RHEUMATISCHES FIEBER

1. Differentialdiagnose (wichtig!)
2. Salizylate (z. B. Acetylsalicylsäure), Kortikosteroide, Penicilline
3. strenge Bettruhe und gute Ernährung
4. *bei Komplikationen* in Form einer *manifesten Herzinsuffizienz* natriumarme Diät u. Diuretika (Digitalis mit Vorsicht therapieren!), evtl. auch ACTH oder Kortikosteroide – in Form einer *Perikarditis* Schmerzbehandlung (evtl. Opiate) und bei *Erguß mit drohender Tamponade* Parazentese, nachfolgend Penicillinschutz und Gabe von ACTH, Kortikosteroiden und Salizylaten
5. zur Rezidivprophylaxe Penicillin bzw. Sulfonamide (bei Penicillin-Überempfindlichkeit)

SICK-SINUS-SYNDROM

1. Implantation eines künstlichen Schrittmachers
2. Antiarrhythmika (Cave: Sinusarrhythmien)

SINUATRIALER BLOCK
(S-A-Block)

1. Atropinsulfat, 0,6 mg 4 × tlg. peroral
2. Ephedrin-hydrochlor., 25 mg 4 × tgl. peroral
3. in hartnäckigen Fällen 0,5–1 mg Atropin i. v.
4. evtl. künstlicher Schrittmacher

TRIKUSPIDALINSUFFIZIENZ

Ersatz der Trikuspidalklappe (bzw. der Mitralklappe, wenn schwere Mitralklappenerkrankung die Trikuspidalinsuffizienz herbeiführte)

TRIKUSPIDALSTENOSE

1. bei kogenitaler Form Palliativbehandlung (Umleitung des Blutstroms der V. cava cranialis in den Kreislauf der rechten Lunge)
2. bei erworbener Form (selten) Valvulotomie bzw. Klappenersatz

VENTRIKELSEPTUMDEFEKT

operative Korrektur in später Kindheit

VORHOFFLATTERN

a) paroxysmales Vorhofflattern
Behandlung s. Vorhofstachykardie, paroxysmale

b) chronisches Vorhofflattern
1. Digitalistherapie
2. Betablocker
3. Versuch der Wiederherstellung des Sinusrhythmus durch Kardioversion (Therapie der Wahl), alternativ durch Clinium® oder durch Chinidin, wenn Kardioversion nicht möglich und Patient bei weiterem Vorhofflimmern volldigitalisiert ist

VORHOFFLIMMERN

a) paroxysmales Vorhofflimmern
1. Digitalis (Medikament der Wahl), vgl. S. 312 ff.
2. Kardioversion (bei sonst normalem Herzen anzuwenden)
3. Verapamil

b) chronisches Vorhofflimmern
1. Digitalis (erste Therapiemaßnahme), s. o. (Cave: Überdosierung!); Clinium®
2. Elektroschock (bei Digitalis-Intoxikation kontraindiziert)
3. Chinidin-bisulfat in Retardform
4. Propranolol (Dociton®), 10–40 mg 3 × tgl. vor den Mahlzeiten peroral (Cave: vorsichtige Dosierung, vgl. S. 322)
5. Verapamil

VORHOFSEPTUMDEFEKT

Operation bei Defekten mit hoher Shuntgröße (das Zwei- bis Dreifache des Stromvolumens im Systemkreislauf); kleine Defekte werden nicht operiert (Cave: bei pulmonaler Hypertonie mit einem Rechts-Links-Shunt Operation meiden, sonst Gefahr einer Rechtsinsuffizienz)

VORHOFSTACHYKARDIE, PAROXYSMALE

a) zur Verhütung der Anfälle
1. Betablocker (s. auch Tab. 7-4d, S. 260), z. B. Propranolol (Dociton®), 10–30 mg 3 × tgl. peroral vor den Mahlzeiten (Cave: Patienten mit Herzinsuffizienz und Herzblock) oder
2. Verapamil, 3 × tgl. 1 Drag. à 80 mg (evtl. zusätzlich Digitalisierung) oder Ajmalinbitartrat, 2–3 × tgl. 1 Drg. à 50 mg
3. Digitalisierung (zunächst Volldigitalisierung, dann Erhaltungsdosis)
4. Chinidinbisulfat, 0,2–0,6 g 3–4 × tgl. (anfangs kleine Dosen, allmähliche Steigerung)

Kap. 7: Kardiologie

5. Procainamid, 250–500 mg 3 × tgl. peroral (falls Chinidin- und Digitalistherapie erfolglos sind)

b) Therapie des akuten Anfalls
1. Valsalvascher Preßdruckversuch
2. Vagus-Stimulation (Karotissinus-Druck)
3. medikamentöse Therapie (sorgfältige Arzneimittelauswahl!):
   Betablocker, z. B. Propranolol (Dociton®), 10–30 mg 3 × tgl. vor den Mahlzeiten oder 1 mg langsam i. v. mit evtl. Wiederholung nach 2–5 min. (Cave: klinische und elektrokardiographische Kontrolle)
   Kalziumantagonisten vom Typ des Isoptin® 1 Ampulle zu 2,2 ml langsam i. v., bei Mißerfolg Wiederholung, s. Seite 278
   Herzglykoside (Digoxin, Digitoxin) als Basistherapie bei gleichzeitiger Herzinsuffizienz

Antihypotonika (Behandlung mit blutdruckerhöhenden Substanzen)
Antiarrhythmika: Flecainid, 10 mg langsam i. v. (Cave: kontinuierliche Überwachung des EKG oder der Herzfrequenz und des Blutdrucks erforderlich!)
Propafenon, 70–140 mg langsam i. v.
4. bei Digitalis-Intoxikation als auslösende Ursache Behandlungsstop für Digitalispräparate sowie für Diuretika und Zufuhr von Kalium, Diphenylhydantoin; vgl. auch S. 314
5. Kardioversion (Elektroschock in progressiv steigender Dosis, unter zusätzlicher Gabe von Lidocain, 50–100 mg langsam i. v. bei ventrikulären Extrasystolen)

8. Angiologie

Degenerative und entzündliche Arterienerkrankungen

Die Arteriosklerose ist die häufigste Form degenerativer Arterienerkrankungen. Ihre Häufigkeit nimmt mit dem Alter zu. Wenn auch zuweilen Manifestationen dieser Erkrankungen im 40. Lebensjahr angetroffen werden, so sind doch die Patienten (besonders Männer) meist älter. Erkrankungen, die zu Arteriosklerose prädisponieren, sind:
Die Hyperlipidämie, der Diabetes mellitus und der Bluthochdruck. Die Arteriosklerose tritt häufig als generalisierte Erkrankung aus. Sie wird klinisch meist dann deutlich, wenn Sie Arterien eines lebenswichtigen Organs befällt. Rauchen fördert offensichtlich diese Entwicklung. Der Verlauf der Erkrankung ist durch einen graduellen oder vollständigen Verschluß von Gefäßen charakterisiert. Es können jedoch aneurysmatische Veränderungen arterieller Segmente und schließlich Rupturen auftreten.
Als weniger häufige Formen der degenerativen und entzündlichen Arterienerkrankungen sind anzusehen:
Die zytische Medianekrose der Aorta, die syphilitische Aortitis und Arteriitis, die Arteriitis großer und kleiner Arterien unbekannter Ätiologie, die Thrombangiitis obliterans (Bürgersche Erkrankung) und die fibromuskuläre Hyperplasie der Viszeralarterien. Die durch diese Erkrankungen bedingten hämodynamischen Störungen ähneln sehr denen der Arteriosklerose.

Erkrankungen der Aorta

Aneurysmen der Aorta thoracica

Die Fortschritte in der antibiotischen Therapie haben die Häufigkeit syphilitischer Aneurysmen vermindert. Die häufigste Ursache thorakaler Aneurysmen stellt daher die Arteriosklerose dar. Sehr schnelle Beschleunigungen, wie sie bei einem Auto- oder Flugzeugunfall auftreten, können erhebliche Zerrungen an der Aorta thoracica hervorrufen, und zwar meist gerade jenseits des Ursprungs der linken Arteria subclavia, und so die Bildung eines Aneurysmas ermöglichen. Die zystische Medianekrose, eine nicht geklärte und relativ seltene Erkrankung, kann zu thorakaler Aneurysmabildung selbst bei jüngeren Menschen führen. Lediglich ⅙ aller Aneurysmen der Aorta sind thorakal.

Klinische Befunde
Die Manifestationen hängen von der Position und der Größe des Aneurysmas ab.
A. Symptome: Es brauchen keine Symptome zu bestehen. Es können jedoch Schmerzen im Substernal-, im Hals- und im Nackenbereich auftreten bzw. Symptome die Folge eines Druckens auf die Trachea (Dyspnoe, Stridor, Husten), den Ösophagus (Dysphagie) und den Nervus recurrens (Heiserkeit) oder den Vena cava cranialis (Ödeme im Bereich des Halses und der Arme, gestaute Nackenvenen) sein. Es können auch Symptome einer Regurgitation durch die Aortenklappen vorhanden sein.
B. Laborbefunde: Beim syphilitischen Aneurysma können die entsprechenden Seroreaktionen positiv sein.
C. Röntgenbefunde: Thoraxaufnahmen, Schichtuntersuchungen, Fluoroskopie, Ösophagographie, CT und Angiokardiographie stellen die wesentlichsten diagnostischen Maßnahmen dar.

Differentialdiagnose
Die Differentialdiagnose zwischen einem Aneurysma und einem Mediastinaltumor kann manchmal nur durch die Thorakotomie entschieden werden.

Auch dann ist die Diagnose manchmal schwierig, da manche Aneurysmen so mit Thromben angefüllt sind, daß Pulsationen kaum noch wahrgenommen werden.

Aortographie, Sonographie und CT sind hier von Wert; darüber hinaus können in der Diagnostik Untersuchungen mit Radioisotopen und die Radioangiokardiographie von Nutzen sein. Außerdem dürfte künftig der Einsatz der Kernspintomographie (NMR) wertvoll sein.

Behandlung

Die Aneurysmen der thorakalen Aorta nehmen meist an Größe und Symptomatik zu und enden in der Ruptur. Die Resektion des Aneurysmas ist die Therapie der Wahl, und sie sollte durchgeführt werden, wenn der Patient in guter Allgemeinverfassung ist. Kleine asymptomatische Aneurysmen sollen jedoch zunächst (radiologisch und sonographisch) beobachtet werden, da das Operationsrisiko relativ groß ist.

Sackförmige Aneurysmen mit schmalem Stiel können oft ohne Verschluß der Aorta exzidiert werden. Fusiforme Aortenaneurysmen verlangen jedoch die Resektion und den Ersatz des entsprechenden Aortenstückes. Diese Operation muß meist mit partiellem oder totalem kardialen Bypass durchgeführt werden.

Prognose

Kleinere Aneurysmen können über Jahre unverändert bleiben und brauchen nicht zur Todesursache zu werden. Bei großen Aneurysmen ist die Prognose besonders dann schlecht, wenn sie Symptome machen und von Hypertonie und einer arteriosklerotischen kardiovaskulären Erkrankung begleitet sind. Im allgemeinen stirbt 1/3 der Patienten innerhalb von drei Jahren, die Hälfte innerhalb von 5 Jahren und 2/3 innerhalb von 10 Jahren. Jedoch ist die Ruptur nur in 1/3 der Fälle die Todesursache. Sackförmige Aneurysmen distal der linken Arteria subclavia und solche, die mit der Aorta ascendens enden, können jetzt mit einer vertretbaren Mortalitätsrate operiert werden. Die Resektion eines Aneurysma des Aortenbogens hat jedoch noch eine sehr hohe Mortalität.

Aneurysma dissecans der Aorta

Diagnostische Merkmale

- Plötzlicher heftiger Thoraxschmerz mit Ausstrahlung in den Rücken, das Abdomen und die Extremitäten
- Schock tritt meist nicht vor den Spätstadien auf
- Zentralvenöse Erscheinungen können auftreten

- Meist besteht eine Hypertonie-Anamnese
- Männer sind häufiger betroffen.

Allgemeine Betrachtungen

Die Dissektion hat ihren Beginn in einem Einreißen der Intima, einer atherosklerotischen Aorta ascendens oder weniger häufig der Aorta distal des Bogens. In den meisten Fällen besteht eine Hypertonie, die als ätiologischer Faktor angesehen werden kann. Die Dissektion entsteht aufgrund degenerativer Veränderungen in der Media der Aorta (zystische Medianekrose) mit intramuralen Blutungen. Später erfolgt dann das Einreißen der Intima über diesem Gebiet. Somit kann das Blut in die Aortenwand eindringen (dieses Phänomen beobachtet man verständlicherweise auch häufig bei Patienten mit einem Marfan-Syndrom). Das Blut dringt nun in die Media des Gefäßes weiter und zwar distal der eingerissenen Intima. Es können sich Verzweigungen entwickeln. Die Ruptur nach außen führt zum Tod. Sie kann nach Stunden, Tagen oder Wochen auftreten. Die Ruptur in das Gefäßlumen hinein ermöglicht das Überleben des Patienten. Das Blut fließt dann sozusagen durch eine zweikanalige Aorta.

Klinische Befunde

A. Symptome: Plötzlich einsetzender heftiger anhaltender Schmerz im Thoraxbereich, gelegentlich in den Rücken, das Abdomen oder in die Hüften ausstrahlend und meist an Intensität zunehmend. Schock kann vorhanden sein. Der partielle oder komplette Verschluß jener Arterien, die zum Gehirn oder Rückenmark führen, kann zu zentralvenösen Störungen wie Krämpfen, Hemiplegie oder Paralyse der oberen Extremitäten führen. Die peripheren Pulse und der Blutdruck können abgeschwächt oder seitenungleich sein. Es können Geräusche über den Arterien hörbar sein oder Zeichen eines akuten Verschlusses sichtbar werden. Durch eine Dissektion in der Gegend der Aortenklappen kann eine funktionelle Aorteninsuffizienz mit dem entsprechenden diastolischen Geräusch auftreten. Häufig ist Fieber vorhanden.

B. Laborbefunde: Meist bestehen eine Leukozytose und ein LDH-Anstieg. EKG-Veränderungen sind nur dann vorhanden, wenn die Dissektion ein Koronarostium betrifft, die Aortenklappeninsuffizienz zur Herzinsuffizienz führt oder eine Herztamponade infolge einer Perforation in den Perikardraum auftritt.

C. Röntgenbefunde: Die Röntgenaufnahme zeigt die Erweiterung der thorakalen Aorta mit der Tendenz zum Fortschreiten. Die Angiokardiographie kann das doppelte Lumen sichtbar werden lassen. Ggf. sind Perikard und Pleuraachse nachweisbar. Aortogramm und CT können die Diagnose sichern helfen.

Differentialdiagnose

Das Aneurysma dissecans ist meist sehr schwer von einem Herzinfarkt zu unterscheiden. Hinzu kommt, daß diese Patienten meist auch eine Herzerkrankung mit frischen oder alten EKG-Veränderungen haben.

Behandlung

A. Medikamentös: Die medikamentöse, kontrollierte Senkung des Blutdrucks kann erfolgreich sein, besonders dann, wenn gleichzeitig eine Hypertonie besteht. Zumindest kann man hiermit häufig den Transport ins Krankenhaus ermöglichen und die akute fortschreitende Dissektion in einen relativ stabilen Zustand überführen, der weitere Untersuchungen und evtl. eine Operation ermöglicht. Die medikamentöse Therapie ist auch bei Patienten mit einem relativ stabilen subakuten oder chronischen Aneurysma dissecans indiziert.

Es wird empfohlen, den systolischen Blutdruck auf 100–120 mmHg zu senken. Die intravenöse Infusion mit Nitroprussidnatrium wird deswegen umgehend eingeleitet; sodann wird eine Kombination von Propranolol und Methyldopa gegeben. Alternativ kann man auch Reserpin, 1–2 mg i. m. oder peroral zweimal täglich, und Guanethidin (Ismelin®), 25–50 mg peroral zweimal täglich, geben, um den Effekt der relativen Hypotonie zu erhalten. Zudem ist auch Propranolol (Dociton®) allein mit Erfolg verwendet worden. Anschließend ist der Versuch zu machen, den Blutdruck so normal wie möglich zu halten. Meist gelingt das mit Reserpin und Guanethidin. Der Patient ist weiterhin sorgfältig zu beobachten (EKG, Blutdruck, zentraler Venendruck, Harnausscheidung).

Die Thoraxröntgenaufnahme, die peripheren Pulse, Gefäßgeräusche, Herztöne und das Zentralnervensystem müssen zudem häufig kontrolliert werden. Wenn es nicht gelingt, die Situation zu beherrschen, besonders wenn der Blutdruck auf die Medikation nicht anspricht, wenn das Fortschreiten der Dissektion nicht kontrollierbar ist oder wenn eine Aortenklappeninsuffizienz sich entwickelt, so ist der operative Eingriff zu erwägen.

B. Chirurgisch: Der operative Eingriff kann manchmal das Fortschreiten der Dissektion verhindern, besonders wenn die Dissektion distal von der linken Arteria subclavia begonnen hat und nur die Aorta descendens betrifft. In diesem Fall sind eine Resektion und ein Gefäßersatz möglich. Manchmal verhindert der intraluminäre Durchbruch des dissezierenden Aneurysmas die Aortenruptur. Wenn die Ausrüstung für einen partiellen oder kompletten kardialen Bypass vorhanden ist und wenn das Operationsrisiko nicht sehr hoch ist, sollte der chirurgische Eingriff versucht werden. Die Operation ist besonders dann indiziert, wenn sich eine fortschreitende schwere Aortenklappeninsuffizienz entwik-

kelt oder der Thoraxschmerz nicht nachläßt, wenn ein sackförmiges Aneurysma entsteht, wenn Verschlüsse größerer Aortenäste auftreten oder die fortschreitende Vergrößerung des Aneurysmas eine drohende Ruptur erkennen läßt.

Prognose

Innerhalb von 3 Monaten 90%, jedoch nur 3% in der akuten Phase.

21% sterben innerhalb von 24 Std., 60% innerhalb von 2 Wochen. Dieses Überleben wird nicht spontan erreicht, sondern durch die oben angegebene intensive Behandlung.

50–80% der Pat. können medikamentös in eine subakute oder chronische Form der Dissektion übergeführt werden. Für die chirurg. Behandlung sind die Pat. sorgfältig auszuwählen. Nach 3 Jahren leben nur noch 30% der medikamentös behandelten Patienten, hingegen 60% der chirurgisch behandelten, so daß die chirurgische Behandlung die Methode der Wahl ist.

Aneurysmen der Aorta abdominalis

Meist sitzen die Aneurysmen der Aorta abdominalis unterhalb des Ursprungs der Nierenarterien und in der Aortenbifurkation; oft betreffen sie die Arteriae iliacae communes. Aneurysmen der oberen abdominalen Aorta sind selten. Die meisten Aneurysmen der distalen Aorta sind arteriosklerotischen Ursprungs und fusiform. 80% der aortischen Aneurysmen liegen in der distalen Aorta.

Klinische Befunde

A. Symptome: Man kann drei Phasen beobachten: *1. Asymptomatische Phase:* Bei einer Routineuntersuchung wird ein pulsierendes Gebilde im mittleren und unteren Abdominalbereich entdeckt. Meist sind Männer über 50 Jahre betroffen. Es ist eine allgemeine Regel, daß die Resektion des Aneurysmas auch in der asymptomatischen Phase zu empfehlen ist, besonders gilt dies für große Aneurysmen. Obwohl auch kleine Aneurysmen (kleiner als 6 cm) rupturieren können, ist man hierbei ggf. mit der Operation zurückhaltender, besonders wenn eine kardiale oder renale Erkrankung besteht oder eine distale periphere obliterierende Gefäßveränderung vorliegt. Wenn jedoch das Aneurysma an Größe zunimmt und Symptome macht, so ist die Operation ernsthaft zu erwägen.

2. Symptomatische Phase: Es können Schmerzen auftreten, von leichten Mißempfindungen im mittleren Abdomen bis zum schweren konstanten oder intermittierenden Schmerz in Abdomen oder Rükken, der mit Narkotika bekämpft werden muß. Ein

intermittierender Schmerz kann von einer Vergrößerung oder intramuralen Dissektion begleitet sein.
Der Schmerz ist ein prognostisch ungünstiges Zeichen, das meist einen baldigen operativen Eingriff
verlangt. Periphere Embolien und Thrombosen, die
meist distalere Aneurysmen komplizieren, sind bei
abdominellen Veränderungen seltener.

3. *Ruptur:* Die Ruptur eines Aneurysmas führt fast
immer innerhalb weniger Stunden oder Tage zum
Tode und ist daher eine Indikation für eine sofortige Operation. Der Schmerz ist meist sehr stark. Da
die Dissektion oft in retroperitoneales Gewebe erfolgt, das einen Gewebswiderstand bietet, können
Schock und andere Manifestationen eines Blutverlustes zunächst gering sein, oder sogar fehlen. Die
freie unkontrollierte Blutung führt dagegen zum
Tod. Es bildet sich eine zunehmende pulsierende
Masse im Abdomen und im Flankenbereich.
Gelegentlich treten Ekchymosen auf. Etwa die
Hälfte solcher Patienten kann durch sofortige Operation gerettet werden.

B. Laborbefunde: Die kardiale und renale Funktion
sollte mit Hilfe des EKG, der Urinanalyse und der
Serum-Harnstoff-Bestimmung kontrolliert werden.
Ultrasonographische Untersuchungen sind wertvoll, da sie die Ausdehnung eines Aneurysma belegen.

C. Röntgenbefunde: Kalkeinlagerungen in der
Wand des Aneurysmas machen dieses zumeist in
anteriopsterioren und lateralen Abdominalauf-
nahmen sichtbar. Manchmal kann die Position des
Aneurysmas in Beziehung zu den Nierenarterien
durch ein intravenöses Urogramm sichtbar gemacht
werden. Erosionen der Wirbel treten bei Abdomi-
nalaneurysmen nicht häufig auf. Die translumbale
Aortographie wird selten verwendet. Bei dieser Methode kann nämlich ein Aneurysma rupturieren.
Außerdem sieht man hierbei selten das obere Ende
des Aneurysmas, da dieses oft durch einen Thrombus ausgefüllt ist. Wenn eine distale Verschlußkrankheit oder eine renovaskuläre Hypertonie vermutet werden, so ist ein Aortogramm indiziert, damit man Klarheit über die Ausdehnung der distalen
Erkrankung gewinnt. Eine CT kann eine Arteriographie überflüssig machen. Fortan wird auch die
Kernspintomographie (NMR) Anwendung finden.

Behandlung
Die Exzision des Aneurysmas und der Ersatz des
Defektes sind bei allen Aneurysmen der distalen
Aorta indiziert, wenn die Veränderung nicht sehr
klein und asymptomatisch ist oder die allgemeine
Verfassung des Patienten so schlecht ist, daß das
Operationsrisiko größer ist als das Rupturrisiko.
Patienten über 80 Jahre sind ohnehin für eine derar-
tige Operation nicht geeignet. Eine bestehende Hy-
pertension sollte aber behandelt und kontrolliert
werden.

Prognose
Die Mortalität bei ausgewählter Operation beträgt
3-8%. Nach gelungener Operation überleben 50%
die nächsten 5 Jahre und 30% die nächsten 10 Jahre.
Von den nicht operierten Patienten überleben weniger als 20% fünf Jahre und annähernd 40% sterben
aus anderen Gründen als an einer Ruptur des Aneurysmas. Bei einem bestehenden Aortenaneurysma ist das Risiko dreimal höher an einer Ruptur zu
sterben als an den Folgen einer Operation.

Aneurysmen der
Femoral- und Poplitealarterien

Diese Aneurysmen sind seltener. Sie sind meist arteriosklerotischen Ursprungs, multipel und oft bilateral. Sie können auch Folge eines Traumas sein. Es
gibt auch syphilitische Aneurysmen. Mykotische
Aneurysmen treten nach einer Bakteriämie oder
häufiger nach einem septischen Embolus auf.
Die Diagnose ist meist nicht schwer zu stellen, obwohl die Veränderung in der Poplitealgegend lange
unbemerkt sein kann, bis eine Komplikation eintritt. Das Hauptsymptom ist ein festes pulsierendes
Gebilde in der Femoral- und Poplitealgegend, über
dem häufig ein Geräusch hörbar ist. Die Pulsation
kann fehlen, wenn eine Thrombosierung eingetreten ist. Die distale Zirkulation kann beeinträchtigt
sein, wenn das Aneurysma thrombosiert ist oder
sich von diesem Thrombus stammende Emboli in
der Peripherie festgesetzt haben. Mit Hilfe der Arteriographie kann man die Ausdehnung des Aneurysmas und den Zustand der peripheren Gefäße erfassen. Die CT oder die Sonographie können die Größe von Poplitealaneurysmen bestimmen helfen.
Tritt eine Ruptur ein, so kann sie zum Tode führen
oder zum Verlust einer Extremität. Eine komplette
Thrombose führt in einem Drittel der Fälle von
Poplitealaneurysmen zur distalen Gangrän. Durch
Druck auf die benachbarten Venen kann eine
Thrombophlebitis entstehen. Druck auf die Tibial-
und Peronealnerven kann Schmerzen im Unterschenkel hervorrufen.
Die Exzision des Aneurysmas mit Ersatz des Defektes ist die Therapie der Wahl, wenn es sich nicht um
sehr kleine Aneurysmen oder Patienten in schlechtem Allgemeinzustand handelt. Die Gefahr des Verlustes einer Extremität nach der Resektion ist gering. Durch Manipulation an den benachbarten
Venen kann es postoperativ zu einer Thrombophlebitis kommen.

Arteriosklerotische Verschlußkrankheit

Verschlußkrankheit der Aorta und Iliakalarterie

Der Verschluß beginnt meist vor, in oder kurz hinter der Bifurkation der gemeinsamen Iliakalarterie aufgrund arteriosklerotischer Veränderungen in der Intima und der Media. Meist besteht gleichzeitig eine perivaskuläre Entzündung und eine Bildung von Kalkplaques in der Media. Die Progression erfolgt meist in proximaler Richtung, so daß erst die Aortenbifurkation und dann die Aorta abdominalis bis zu den Nierengefäßen betroffen wird. Die Stenosierung schreitet bis zum vollständigen thrombotischen Verschluß fort, der oft dicht unterhalb der Nierenarterien beginnt und bis in die distalen Aa. iliacae communes reicht. Obwohl die Arteriosklerose eine generalisierte Erkrankung ist, ist der Verschluß segmental begrenzt, selbst bei Alteration der Aorta-Iliakal-Gefäße besteht oft nur eine minimale Atherosklerose im Bereich der distalen Aa. iliacae externae und femorales. Der lokalisierte Verschluß mit relativ normalen Gefäßen oberhalb und unterhalb davon ist die günstige Situation für einen chirurgischen Eingriff.

Männer über 50 Jahre sind am häufigsten betroffen. Herz- und Nierenerkrankungen und Hypertonie sind meist gleichzeitig vorhanden.

Klinische Befunde

Die sogenannte Claudicatio intermittens wird fast immer in den Wadenmuskeln, jedoch auch im Bereich der Oberschenkel und der Hüfte beobachtet. Das Phänomen ist meist bilateral und progressiv. Der Patient lernt mit der Zeit, daß der Schmerz nachläßt, wenn er jeweils zu gehen aufhört. Schwierigkeiten hinsichtlich der Erektion sind bei Männern häufig. Kalte Füße machen sich bemerkbar. Ruheschmerz ist selten.

Die Femoralpulse fehlen oder sind abgeschwächt. Die Pulse distal der Femoralis fehlen meist. Die Pulsation der Aorta abdominalis kann tastbar sein. Über der Aorta, über den Iliakal- oder den Femoralarterien können Geräusche hörbar sein. Atrophische Veränderungen der Haut, des Subkutangewebes und der Muskeln, der distalen Extremitäten sind meist minimal oder fehlen.

Die translumbale Aortographie gibt einen Überblick über das Ausmaß des Verschlusses und den Zustand der Gefäße distal davon. Meist ist jedoch das Ausmaß der Verschlußkrankheit, das man unter der Operation feststellt, größer als das, welches die Arteriographie sichtbar macht. Ein Arteriogramm, das nur einen minimalen Verschluß in der Iliakalgegend zeigt, schließt merkliche Verengungen nicht aus, da größere Plaques oft die Hinterwand der Arterie bedecken, die aber im anterio-posterioren Arteriogramm nicht zu sehen sind. Die Möglichkeit, daß durch diese Untersuchungsmethode Komplikationen ausgelöst werden können, muß gegen den Wert der Information, der hierdurch erhalten wird, abgewogen werden. Meist ist jedoch die Arteriographie indiziert. Anterio-posteriore und laterale Röntgenaufnahmen des Abdomens und manchmal auch der Oberschenkel geben eine gute Information über das Ausmaß der Gefäßverkalkung.

Behandlung

Die chirurgische Therapie ist dann indiziert, wenn der Verschluß die Aktivität bzw. die Arbeit des Patienten beeinträchtigt. Die optimale Therapie besteht hierbei in der Wiederherstellung des Blutstroms durch das verengte oder verschlossene Arteriensegment. Dies kann durch eine arterielle Prothese oder eine Thrombendarteriektomie erreicht werden.

A. Arterielle Prothese: Sie ersetzt oder umgeht das verschlossene Segment. Sie stellt die Therapie der Wahl bei ausgedehnteren Aortoiliakalverschlüssen dar.

B. Thrombendarteriektomie: Sie ist besonders dann erfolgreich, wenn der Verschluß nur ein kurzes Arterienstück betrifft.

C. Sympathektomie: Eine bilaterale lumbale Sympathektomie kann dem direkten arteriellen chirurgischen Eingriff angeschlossen werden.

Prognose

Die Operationsmortalität ist relativ niedrig (2–6%). Die Operationserfolge sind auch auf lange Sicht gesehen im allgemeinen gut. Subjektiv und objektiv ist eine Besserung zu verzeichnen. In vielen Fällen werden auch die Extremitätenpulse wieder tastbar.

Verschlußkrankheit der Femoral- und Poplitealarterien

Am häufigsten sind die Arteria femoralis superficialis und die Arteria poplitea betroffen. Die arteriosklerotischen Veränderungen treten meist zuerst an dem distalen Punkt der A. superficialis femoralis auf, an dem sie unter der Sehne des Musculus adductor magnus in den Poplitealspalt geht. Mit der Zeit können die ganze A. femoralis superficialis und die proximale A. poplitea verschlossen werden. Meist sind jedoch die tiefen Femoralarterien offen und ebenso wie die distale Arteria poplitea und ihre Verzweigungen relativ frei von der Erkrankung.

Klinische Befunde

Im allgemeinen sind die Veränderungen in einem Bein stärker als in dem anderen.
A. Symptome: Die Claudicatio intermittens, die oft bei kleinen Anstrengungen wie dem Spazierengehen um einen halben oder ganzen Häuserblock auftritt, ist auf die Wade und den Fuß beschränkt. Wenn auch ein Ruheschmerz auftritt, so ist die arterielle Erkrankung sehr ausgeprägt und die Prognose schlecht. Atrophische Veränderungen am Unterschenkel und am Fuß treten ziemlich spät auf. Hierzu gehört der Verlust von Haaren, die Verdünnung der Haut und des subkutanen Gewebes und die Atrophie der Muskeln. Rötung des Fußes beim Herabhängen und Blaßwerden beim Anheben werden meist beobachtet. Wenn man den Fuß nach dem Anheben wieder herabhängt, so erscheint die Wiederauffüllung der Venen auf dem Fußrücken bis auf 15–20 sec oder mehr verlängert. Der Fuß ist im allgemeinen kühl oder kalt. Sind diese Befunde ausgeprägt, so besteht der Verdacht auf eine okklusive Erkrankung im Bereich der Aortoiliakal- oder Unterschenkelgefäße. Die Pulsationen der Arteria femoralis sind meist gut tastbar, während die Pulse der Arteria poplitea und der Fußarterien nicht nachweisbar sind.
B. Röntgenbefunde: Röntgenaufnahmen der Oberschenkel und Unterschenkel können Verkalkungen der Arteria femoralis superficialis und der Poplitealgefäße zeigen. Im Arteriogramm kann die Lokalisation, das Ausmaß des Verschlusses ebenso wie der Zustand der distalen Gefäße beurteilt werden. Es ist jedoch meist ebenso wichtig, die Einflußbedingungen durch die Aortoiliakalgefäße zu kennen, da ein guter distaler Abfluß keinen vollen Erfolg garantiert, wenn der Zufluß von oben nicht ausreicht. Aus diesem Grund muß oft eine translumbale Aortographie durchgeführt werden.

Behandlung

Ein operativer Eingriff ist indiziert:
1. Wenn die Claudicatio intermittens die Bewegungsfreiheit des Patienten merklich einschränkt.
2. Wenn prägangränöse oder gangränöse Veränderungen am Fuß auftreten und die berechtigte Hoffnung besteht, daß eine Operation erfolgreich ist.
A. Arterielle Prothese: Es kann die Einpflanzung eines Stückes aus der Vena saphena magna vorgenommen werden. Die Verwendung synthetischer Gefäßprothesen hat sich in diesem Gefäßbereich nicht sehr bewährt.
B. Thrombendarteriektomie: Sie kann erfolgreich sein, wenn das verschlossene Segment kurz ist. Wenn die Verschlußkrankheit sich an den Iliakal- und großen Femoralgefäßen sowie an den distalen

Femoral- und Poplitealgefäßen abspielt, so ist es wahrscheinlich besser, die Obstruktion vor allem in den größeren proximalen Arterien zu beseitigen, um einen größeren Zustrom zu ermöglichen, als an den kleineren distalen Gefäßen eine Operation vorzunehmen.
C. Sympathektomie: Die lumbale Sympathektomie kann als unterstützende Maßnahme nach dem Einpflanzen einer Prothese oder der Durchführung einer Endarteriektomie vorgenommen werden. Sie stellt die alleinige Maßnahme dar, wenn eine direkte Operation nicht möglich ist. Sie kann einige Tage vor oder zur selben Zeit der direkten Gefäßoperation durchgeführt werden. Der vasodilatatorische Effekt der Sympathektomie kann die Zirkulation im Unterschenkel und im Fuß verbessern, besonders wenn hier eine ausgedehnte Gefäßerkrankung vorliegt.

Prognose

Die Thrombosierung der Gefäßprothese oder des endarteriektomierten Gefäßes kann sofort postoperativ oder nach Monaten oder Jahren im Femoral-Popliteal-Bereich auftreten. Aus diesem Grunde sollte eine Operation bei leichter oder mäßiger Verschlußkrankheit nicht durchgeführt werden. Viele dieser Kranken (nahezu 80%) könnten mehrere Jahre ohne weiteres Fortschreiten der Krankheit leben. Das Versagen der Prothese oder der Endarteriektomie schafft für die Extremitäten meist keine schlechteren Bedingungen als sie vor der Operation waren. Dennoch erreichen nur etwa 50% der Patienten eine Überlebenszeit von 5 Jahren. Die meisten Todesfälle gehen auf Komplikationen aufgrund der Arteriosklerose zurück, besonders der Koronararterien.

Verschlußkrankheit der Arterien des Unterschenkels und des Fußes

Okklusive Veränderungen der Unterschenkel und Füße betreffen die Tibial- und Peronealarterien, ihre Abzweigungen zu den Muskeln, die Fußgefäße und gelegentlich auch die kleinen Zehengefäße. Die Symptomatik hängt davon ab, ob die Gefäße nur verengt oder verschlossen sind; außerdem von der Plötzlichkeit und dem Ausmaß des Verschlusses und dem Zustand der proximalen und kollateralen Gefäße. Das klinische Bild kann variieren von einer Gefäßinsuffizienz, die zu ihrer Entwicklung Monate oder Jahre benötigt und manchmal zur Atrophie, zum ischämischen Schmerz und schließlich zur Gangrän führt, bis zu der rasch fortschreitenden ausgedehnten Thrombose, die eine akute Ischämie und oft auch eine Gangrän hervorruft.

Klinische Befunde

Obwohl nicht alle möglichen Manifestationen der vaskulären Erkrankung im Bereich der Unterschenkel und Füße hier beschrieben werden, gibt es doch gewisse klinische Aspekte, die von allgemeiner Bedeutung für die Diagnosestellung und für den Patienten sind.

A. Symptome:

1. Claudicatio intermittens: Sie ist das häufigste Symptom. Eine schmerzhafte Ermüdung während der Anstrengung betrifft meist zuerst die Wadenmuskeln. In schweren Anfällen kann selbst nach einer kurzen Gehstrecke ein länger dauernder Schmerz evtl. auch mit krampfartigem Charakter auftreten. Seltener sitzt der Schmerz im Fuß. Hält der Schmerz länger als 10 min trotz Ruhe an, so muß man an andere Erkrankungen denken, wie z. B. eine Arthritis. Die sogenannte Gehstrecke, die der Patient bis zum Auftreten des Schmerzes bewältigen kann, ermöglicht eine grobe Abschätzung des Ausmaßes der Kreislaufstörungen: Eine Gehstrecke von zwei Häuserblocks (350 bis 450 Meter) besteht bei einer leichteren, eine Strecke von einem Block bei einem mäßigen und eine Strecke von einem halben Block oder weniger bei einer schweren Durchblutungsstörung.

2. Ruheschmerz: Der Ruheschmerz kann Folge einer Infektion oder einer Ischämie sein. Der Infektionsschmerz hat gewöhnlich klopfenden Charakter, während der Ischämieschmerz gleichmäßig nagend erscheint mit gelegentlichen Spasmen und Stichen. Der Ruheschmerz tritt häufig des Nachts im Bett auf, wenn das Herzzeitvolumen kleiner wird. Der Fuß ist hierbei warm. Eine gewisse Schmerzerleichterung kann dadurch erhalten werden, daß die Bettdecke weggeschlagen wird oder der Patient den Fuß nach unten hängen läßt. In sehr fortgeschrittenen Fällen kann der Schmerz dauernd bestehen und so stark sein, daß er kaum durch Narkotika zu beseitigen ist. Die ischämische Neuropathie spielt hier eine wesentliche Rolle. Der Patient erhält erst Ruhe durch Amputation.

3. Muskelkrämpfe: Sie bestehen in plötzlichen schmerzhaften Kontraktionen, die einige Minuten andauern und das Gefühl des Wundseins für Minuten oder Tage hinterlassen. Treten sie in einem pulslosen Bein auf, so sind sie meist durch eine arterielle Erkrankung hervorgerufen.

B. Befunde:

1. Das Fehlen der Arterienpulse: Es muß sorgfältig nach den Pulsen der Arteria femoralis, poplitea, dorsalis pedis und tibialis posterior gesucht werden. Obwohl die Poplitealpulse vorhanden sein können, fehlen meist die Fußpulse. Allerdings fehlt der Puls der A. dorsalis pedis in 8% kongenital. Der Puls der Tibialis posterior ist jedoch vorhanden, wenn keine arterielle Erkrankung, ausgeprägte Adipositas oder ein Ödem vorliegen. Zuweilen kann die Schwierig-keit bestehen, daß der Untersucher seine eigenen Pulsationen mit denen des Patienten verwechselt. Körperliche Anstrengung oder Nitroglycerin beschleunigen den Patientenpuls und ermöglichen so eine Differenzierung. Allerdings kann bei manchen Patienten mit arterieller Erkrankung der Fußpuls unter Anstrengung verschwinden. Wenn der Poplitealpuls vorhanden ist, so ist ein direkter chirurgischer Eingriff nicht zu empfehlen.

2. Farbänderungen an den Füßen: Die Füße sind blaß, Hautreizung führt zur Kapillarfüllung und entsprechender Rötung. Die schlechte Blutversorgung führt zur anoxischen Paralyse der Kapillaren und kann eine blau-rote Hautfarbe bedingen.

Man hat versucht, die Geschwindigkeit der Wiederkehr der normalen Hautfarbe nach lokalem Druck als einen Hinweis auf die Durchblutungsgüte zu verwerten. Dieser Hinweis ist jedoch sehr ungenau, da die Zirkulation nach Aufhören eines Drucks nicht notwendigerweise die wahren Kreislaufverhältnisse wiedergeben muß.

a) Abblassen beim Anheben der Extremität: Die Durchblutung ist schlecht, wenn der Fuß nach dem Anheben aus der Horizontalen schnell abblaßt, besonders, wenn der Fuß nur leicht angehoben ist.

b) Fußrötungszeit: Wenn ein Bein 1–2 min angehoben war und dann bei liegenden Patienten nach unten hängt, so kehrt die normale Hautfarbe innerhalb weniger Sekunden zurück. Die Kollateralzirkulation ist um so schlechter, je länger es dauert, bis die Zehen wieder gerötet sind. Im allgemeinen ist die arterielle Erkrankung gering und die Kollateralzirkulation einigermaßen ausreichend, wenn die Rötung der Zehen der herabhängenden Extremität innerhalb von 20 sec auftritt. Eine Behandlung mit lumbaler Sympathektomie kann empfohlen werden. Die arterielle Erkrankung ist jedoch ausgeprägt, und die Sympathektomie wird wenig Erfolg bringen, wenn das Auftreten der Rötung mehr als 20 sec (in schweren Fällen 45 bis 60 sec) benötigt.

c) Rubor bei herabhängender Extremität: Eine fleischfarbene Rötung der Zehen und des Fußes bei herabhängender Extremität wird häufig bei einer Verschlußkrankheit in diesem Bereich beobachtet. Diese Verfärbung erreicht jedoch meist erst nach einer Minute Herabhängen ihre volle Intensität. Dieser Rubor gehört zur mäßig bis schweren arteriellen Verschlußkrankheit.

d) Rubor bei Gefäßstase: Wenn eine vollständige Stase in distalen Gefäßen mit arteriellen und venösen Thrombosen und Extravasaten von Blut auftritt, so verschwindet die Rötung der Zehen und des Fußes auch beim Hochheben der Extremitäten nicht. Meist umgibt eine abgeblaßte Zone die gerötete Hautstelle bei hochgehobener Extremität. Diese Störung ist meist mit starken Schmerzen verbunden und wird bei der Thrombangiitis obliterans häufiger als bei der Atherosklerose beobachtet.

e) Fleckige Zyanose und Blässe zeigt einen schweren Grad der Ischämie an. Sie wird häufig bei der akuten Thrombose oder einer frischen Embolie beobachtet.

3. Venöse Füllungszeit: Wenn die Klappen im System der Vena saphena in Ordnung sind, so ist die venöse Füllung ein guter Hinweis auf die Kollateralzirkulation des Fußes. Wenn die Venen des Fußrückens nach 1-minutenlanger Hochlage des Beines in herabhängender Position sich nach 30 sec zu füllen beginnen, so kann die prägangränöse Extremität wahrscheinlich durch eine Sympathektomie gerettet werden. Nach vollständigem Verschluß einer größeren Arterie kann die venöse Füllungszeit 90 sec betragen.

4. Lokale Gewebsveränderungen: Eine verminderte arterielle Blutströmung führt zum Zugrundegehen des subkutanen Gewebes in den Zehen des Fußes und des Unterschenkels. In diesem Bereich können die Haare ausfallen, die Haut wird glatt und durchscheinend, die Nägel werden verdickt und deformiert. Kleinere Verletzungen führen bereits zu Infektionen. Jedoch auch ohne merkliche Verletzungen können Infektionen an den Nagelecken auftreten. Die Infektion kann ziemlich schmerzlos ablaufen. Es kann sich ein chronisches ischämisches Geschwür ausbilden, das oft an Druckstellen des Fußes lokalisiert ist. Die Infektion kann aber auch zur lokalisierten und zur progressiven Gangrän führen. Lokale Wärme sollte in der Therapie solcher Infektionen nicht verwendet werden.

5. Hauttemperaturuntersuchungen: Hauttemperaturmessungen und plethysmographische Untersuchungen sind von Wert in der Beurteilung des Ausmaßes der Durchblutungsstörung und können in Grenzfällen entscheiden, ob eine lumbale Sympathektomie Erfolg verspricht oder nicht. Ein grob orientierender klinischer Test besteht darin, die Extremität für einige Minuten der Raumtemperatur auszusetzen. Bei gestörter arterieller Zirkulation fühlt sich dann die Extremität kalt an.

6. Schwitzen: Die Schweißproduktion steht unter der Kontrolle des sympathischen Nervensystems. Sie ist daher ein Hinweis auf das Ausmaß der Störung der autonomen Aktivität in der betreffenden Extremität. Wenn ein Patient mit einer Verschlußkrankheit an dem betreffenden Fuß noch schwitzen kann, so ist das ein Hinweis auf eine gewisse sympathische Aktivität, und damit ist die Wahrscheinlichkeit eines Erfolges einer lumbalen Sympathektomie noch gegeben.

C. Röntgenbefunde: Röntgenaufnahmen des Unterschenkels und des Fußes können Gefäßverkalkungen und Knochenveränderungen zeigen. Wenn ein Geschwür nahe bei einem Knochen oder einem Gelenk liegt, kann eine Osteomyelitis sichtbar werden. Wenn der Poplitealpuls kaum tastbar ist, so bringt die Arteriographie kaum zusätzliche Information

für die Entscheidung einer chirurgischen Therapie. In Einzelfällen muß jedoch der Zustand der Femoral- und Poplitealarterien auf diese Weise objektiviert werden.

D. Physiologische Untersuchungen: Blutdruck und Blutfluß müssen in den Arterien durch Sonographie, Plethysmographie und Istopenclearance gemessen werden.

E. Arterielle Erkrankungen bei Diabetikern: Die Arteriosklerose entwickelt sich frühzeitiger bei Patienten mit einem Diabetes mellitus, insbesondere wenn diese Erkrankung über Jahre kaum kontrolliert wurde. Es können sowohl die großen als auch die kleinen Gefäße befallen sein. Jedoch ist der Verschluß der kleineren Gefäße häufiger als bei Nichtdiabetikern. Diese kleineren Gefäße sind für einen chirurgischen Eingriff nicht geeignet. Die Betreuung des diabetischen Patienten mit Verschlußerkrankungen am Fuß und am Unterschenkel ist daher schwieriger. Die Widerstandsfähigkeit gegenüber Infekten scheint vermindert zu sein. Die Kontrolle des Diabetes ist bei Infektionen besonders schwierig. Gefühlsstörungen im Bereich der Zehen und des distalen Fußes (als Folge einer diabetischen Neuropathie) begünstigen Verletzungen. Bei diesen Patienten mit neurogenen Geschwüren kann der Schmerz minimal sein und die periphere Zirkulation so weit ausreichen, daß eine Abheilung des Geschwürs einen relativ normalen Verlauf zeigt. Als Sorge bleibt natürlich, besonders aufgrund der Sensibilitätsstörungen, die Gefahr der Verletzung und Sekundärinfektion. Geschwüre und Gangrän sind in jedem Falle leicht infizierbar. Sie können auch zu einer allgemeinen Entzündungsreaktion führen.

Behandlung

A. Claudicatio intermittens: Der Patient muß sorgfältig über seine Bewegungsmöglichkeiten instruiert werden: Geringeres Schrittempo, Vermeidung von Treppen und Steigungen, Einlage kurzer Ruhepausen. Es ist jedoch hervorzuheben, daß gerade das Gehtraining der effektivste Weg ist, eine Kollateralzirkulation zu entwickeln. Ein Gehtraining bis zur Schmerzgrenze, gefolgt von einer dreiminütigen Ruhepause, sollte täglich mindestens achtmal erreicht werden.

Die Lumbalsympathektomie ist die chirurgische Therapie der Wahl. Sie hat große Chancen, wenn die Poplitealpulse noch tastbar sind. Sie kann jedoch auch zum Erfolg führen, wenn nur noch der Femoralpuls nachgewiesen werden kann. Eine Indikation für die Operation sind eine Rötungszeit und eine venöse Füllungszeit von 20 sec oder weniger. Wenn die Rötungszeit und venöse Füllungszeit mehr als 30 sec betragen, so ist die Sympathektomie weniger erfolgversprechend. Wenn die Füße noch eine Schweißreaktion zeigen, so ist ein recht gutes

Operationsergebnis zu erwarten. Objektivere Hinweise für oder gegen eine Operation erhält man durch plethysmographische Untersuchungen. Die Gehstrecke nimmt erst Wochen oder Monate nach der Sympathektomie zu, da der Kollateralkreislauf für die Muskeln sich nur allmählich entwickelt. Die Verbesserung der Hautdurchblutung ist dagegen oft schon nach Stunden deutlich.

Eine häufige und belästigende Folge der Sympathektomie ist oft am 10. postoperativen Tag eine unerklärte Neuralgie an der Seite des Ober- und Unterschenkels. Der Schmerz kann leicht oder auch schwerer sein und hält meist Tage oder Wochen an. Die Therapie ist symptomatisch. Die Neuralgie verschwindet schließlich in allen Fällen.

B. Kreislaufinsuffizienz der Füße und der Zehen: Die Sympathektomie ist sogar dann indiziert, wenn die Femoralpulse fehlen oder gangränöse Veränderungen im Bereich der Zehen vorhanden sind. Mäßige oder starke Ruheschmerzen zeigen allerdings ein fortgeschritteneres Stadium an, in dem eine Operation nur noch wenig Erfolg verspricht. Im früheren Stadium kann die Operation dagegen durch Entwicklung einer zusätzlichen kollateralen Blutstörung die Beingefäße vor weiteren Verschlüssen bewahren. Vasoaktive Substanzen haben, zumindest allein verabreicht, weniger Wert; abgesehen von den Fällen, bei denen eine abnorme Vasokonstriktion vorliegt. Wie Blutströmungsuntersuchungen gezeigt haben, besteht die Möglichkeit, daß unter vasoaktiver Therapie beim älteren arteriosklerotischen Patienten der Zufluß zur ischämischen Extremität abnimmt.

[Anmerkung des Herausgebers: In Deutschland wird eine **vasoaktive Therapie** im Rahmen der Gesamttherapie durchaus befürwortet. Entsprechende *vasoaktive Pharmaka* sind: Bufedil® (Buflomedil); Filmtabletten à 150 mg, Erw. erhalten im allgemeinen 3–4 Filmtabl. tgl., verteilt auf 2–3 Einzelgaben; Brechampullen à 50 mg, hier erfolgt eine individuelle Dosierung; Sibelium® (Flunarizin); Kapseln à 5 mg; im allgemeinen 2 Kps. tgl. in einer Gabe abends, je nach Schweregrad der Erkrankung kann anfangs auf je 2 Kps. morgens und abends erhöht werden (Sibelium® verbessert als Kalziumantagonist die Flexibilität der Erythrozyten und erhöht so selektiv in ischämischen Arealen die Mikroperfusion); Trental® (3,7-dimethyl-1-(5-oxo-hexyl)-xanthin), 1 Ampulle à 100 mg i.v. oder i.a. innerhalb wenigstens 5 min, zusätzl. und als Erhaltungstherapie 3 × 1 bis 2 Dragees, als intravenöse Infusion 1–3 Injektionsampullen in 500 ml physiologischer Kochsalzlösung oder in Rheomacrodex® (Der Vorteil dieser Substanz dürfte darin liegen, daß neben der Gefäßdilatation eine Herabsetzung der Blutviskosität eintritt); Fludilat® (Bencyclan-hydrogenfumarat), 1 bis 2 Ampullen à 50 mg in einer Geschwindigkeit von höchstens 1,5 ml pro min 3–4 ×

tgl. i.v. oder i.a. oder 1 Ampulle i.m.; als Infusion 3 bis 8 Ampullen in ansteigender Dosierung 1 bis 2 × tgl., maximal 10 Ampullen tgl.; zusätzlich und als Erhaltungsdosis 3 × 1–2 Dragées am Tag; Dusodril® (Naftidrofuryl), 2 Ampullen D.-Pi. à 200 mg in 500 ml (z.B. 5%ige Laevulose oder physiologische Kochsalzlösung, jedoch keine Infusionslösungen, die Kalium enthalten, wegen Ausfällungsgefahr) innerhalb von wenigstens 2 Std infundieren oder 1–2 Ampullen i.m. oder i.v. (langsam!), als Erhaltung 2–3 × 1 Retard-Dragée tgl.; Lamuran® (Raubasin), 1–2mal 1 Ampulle à 10 mg langsam i.v., evtl. zusätzl. 3 × 1 Dragé oder als Infusion (-DTJ) 50 mg in 500 ml Laevulose oder physiologischer Kochsalzlösung innerhalb von wenigstens 2 Std.

Bei allen vasoaktiven Pharmaka gilt, wie beim frischen Herzinfarkt, die manifeste Herzinsuffizienz als Kontraindikation. Beim Raubasin ist außerdem sehr erhöhte Vorsicht bei Klappenstenosen und starken Einengungen der Lungenstrombahn geboten.

Weitere Beispiele vasoaktiver Pharmaka sind: Complamin®, Cosaldon®, Dilatol®, Niconacid®, Priscol®, Ronicol®, Vasculat® u.a. Grundsätzlich muß hierbei indiv. dosiert werden. Es ist besonders bei i.v. oder i.a. Applikation auf die Herz-Kreislaufreaktion zu achten, da Blutdrucksenkung und speziell bei geschädigtem Herzen kardiale Überlastungen auftreten können.] Auf eine sorgfältige Fußpflege ist zu sehen.

C. Infektionen, Geschwüre und Gangrän der Zehen oder Füße:

1. Frühtherapie akuter Infektionen: Komplette Bettruhe mit leicht gesenktem oder horizontal gelagertem Bein. Eine offene Wunde sollte leicht mit Gaze bedeckt werden. Einschnürende Bandagen sind jedoch nicht zu verwenden. Ist Eiter vorhanden, so ist eine Kultur mit Sensibilitätsprüfung vorzunehmen, droht jedoch ein Fortschreiten der Infektion, so ist eine antibiotische Therapie ohne Abwarten des Kulturergebnisses bzw. der Sensibilitätsprüfung vorzunehmen. Eitrige Taschen sind sorgfältig zu drainieren. Ulzerationen, die mit nekrotischem Gewebe bedeckt sind, können durch feuchte sterile Kochsalzumschläge (3–4 × tgl. gewechselt) zur Heilung gebracht werden. Xeroform®, Gaze oder Bacitracin-Neomycin-Öl können ebenfalls bei der Beseitigung infizierter Krusten helfen.

Nach Diabetes und Anämie ist zu fahnden und eine entsprechende Therapie einzuleiten.

2. Frühbehandlung der eingetretenen Gangrän: Die Gangrän schreitet meist bis zu der Stelle fort, an der die Zirkulation durch die Entzündung angeregt ausreicht, um einen weiteren Gewebsuntergang zu verhindern. An dieser Stelle grenzt sich zumindest vorübergehend der Prozeß ab. Dieser Vorgang kann durch Maßnahmen beschleunigt werden, die denen ähnlich sind, wie sie im vorausgehenden Abschnitt über die Therapie der akuten Infektion beschrieben sind. Wenn die Haut noch intakt, die Gangrän noch trocken ist, so ist man mit Antibiotika zurückhaltend. Ist jedoch die Infektion vorhanden, die Gangrän feucht, so sind intensiv Antibiotika anzuwenden, um das Fortschreiten der Infektion und eine Septikämie zu verhindern. Wenn die Gangrän nur ein Hautsegment und das darunterliegende oberflächliche Gewebe betrifft, so können eine Sympathektomie und ein Arterienersatz den Prozeß stoppen. Das nekrotische Gewebe kann abgetragen werden und das Geschwür chirurgisch versorgt bzw. in der oben aufgeführten Weise therapiert werden. Wenn trotzdem keine Heilung eintritt und die Amputation notwendig ist, so kann sie aufgrund dieser Maßnahmen doch zuweilen mehr nach distal verlegt werden.

3. Amputation wegen Gangrän:
1. Eine Zehe, die an ihrer Basis gangränös ist, kann manchmal durch das nekrotische Gewebe amputiert und offen gelassen werden. Dieses Vorgehen ist zu empfehlen, wenn eine aktive Infektion und die Gefahr von eitrigen Retentionen bestehen.
2. Wenn nur der distale Teil der Zehe gangränös ist und ein ausreichender Versorgungskreislauf für die proximale Zehe besteht, so kann nach guter Demarkation und Entzündungsbeseitigung eine geschlossene Amputation durchgeführt werden.
3. Eine transmetatarsale Operation ist zu erwägen, wenn die Gangrän eine oder mehrere Zehen, jedoch nicht den Fuß betrifft und wenn die distale Blutversorgung des Fußes für eine Heilung ausreichend erscheint.
4. Eine Amputation unterhalb des Knies ist bei Patienten mit mehr oder weniger gut palpablem Poplitealpuls durchzuführen, wenn eine gute Kollateralzirkulation um das Knie herum nachweisbar ist (worauf ein warmer und gut ernährter Unterschenkel hinweist) und wenn die Gangrän oder Ischämie des Fußes so ausgeprägt ist, daß eine Lokal-Amputation (wie oben ausgeführt) nicht durchführbar ist. Die Erhaltung des Knies und des proximalen Unterschenkelteils ist sehr wichtig für die spätere Prothese und die weitere Beweglichkeit des Patienten. Es sollte therapeutisch alles unternommen werden, die Amputation in dieser Höhe zu ermöglichen.
5. Eine Amputation oberhalb des Knies kann bei sehr fortgeschrittener Gefäßerkrankung mit ausgedehnter Gangrän oder heftigem Ischämieschmerz notwendig werden.

Verschlußkrankheit extrakranieller Arterien

Die Symptome der zerebrovaskulären Insuffizienz können von leichter Desorientiertheit bis zu Hemiplegie oder Tod variieren. Meist ist die Stenosierung intrakranieller Gefäße hierfür verantwortlich. In ca. ⅓ der Fälle liegen jedoch extrakranielle Verschlüsse vor.

Die Arteriosklerose ist meist die Ursache der extrakraniellen Arterienverschlüsse. Der Prozeß ist häufig segmental begrenzt. Er betrifft typischerweise die Karotisgabel, die proximalen Teile der Carotis interna und die Vertebralarterie (in 90% der Fälle). Seltener sind die intrathorakalen Teile der größeren Aortenabzweigungen betroffen. Entsprechend der Bedeutung der einzelnen Gefäße für die Versorgung des Gehirns entwickelt sich die Ausfallssymptomatik.

Der Verschluß großer Gefäße am Aortenbogen kann auch aufgrund einer syphilit. Aortitis oder einer unspezifischen Arteriitis, besonders bei jungen Frauen, entstehen.

Klinische Befunde

A. Symptome: Häufig besteht keine feste Beziehung zwischen dem klinischen Befund und dem Ausmaß der Lokalisation der Verschlußkrankheit. Daher hat die Arteriographie eine große Bedeutung.

1. Karotiden: Wenn die Insuffizienz primär die Karotiden betrifft, so haben die Symptome meist supratentoriellen Charakter: Schwäche der Extremitäten und des Gesichtes, Anästhesie, Aphasie, Verwirrungszustände, Erinnerungseinschränkung, Persönlichkeitsveränderungen, Hemiplegie und Koma. Die Pulsation der Carotis interna ist klinisch nicht exakt zu überprüfen. Jedoch weist ein Geräusch über der Karotidenbifurkation auf eine Stenose im Bereich der Carotis interna hin. Läßt sich kein Geräusch nachweisen, so kann das Gefäß normal sein, extrem eng oder verschlossen. Beim Verschluß wird die digitale Kompression der gleichseitigen Carotis communis gut vertragen, während die Kompression des kontralateralen Gefäßes (ein etwas gefährlicher Test) meist rasch zu zentralnervösen Erscheinungen führt. Eine Verschlußkrankheit kann auch ohne Gefäßgeräusch auftreten. Andererseits kann ein Gefäßgeräusch bei relativ geringem Verschluß bestehen.

2. Vertebral- und Basilargefäße: Betrifft die Insuffizienz die Vertebral- und Basilargefäße, so treten subtentorielle Symptome auf wie Schwindel, besonders beim Aufstehen, und ein unsicherer Gang.

3. Augensymptome: Vorübergehende Episoden von Seheinschränkungen oder sogar Blindheit (besonders beim Gehen) können auftreten. Ursache hierfür ist ein herabgesetzter intraokularer Arteriendruck auf die Seite des Verschlusses, wie mit Hilfe der Ophthalmodynamometrie festgestellt werden kann. (Die Verwendung eines Kipptisches ermöglicht exakte Untersuchungen des Auges in liegender und aufrechter Stellung.) Mikroembolie aus Fibrin, Thrombozyten, Thromben oder Teile von arteriosklerotischen Plaques, die sich aus arteriosklerotischen Geschwüren in den Karotiden lösen können, werden in den Retinalarterien im Zusammenhang mit den Sehstörungsperioden gefunden.

4. Große Gefäße: Der Verschluß großer Gefäße, die von Aortenbogen abzweigen, führt zur Claudicatio intermittens des Armes, zur verminderten oder fehlenden Pulsation in der Carotis communis oder in den Axillargefäßen, zu Blutdruckdifferenzen zwischen den beiden Armen oder zu einem Geräusch in der Supraklavikulargegend.

5. Subklavia-Zapf-Syndrom: Wenn die proximale linke Arteria subclavia oder die Arteria innominata total verschlossen sind, so kann die Blutversorgung des Armes retrograd über die Arteria vertebralis einsetzen. Hieraus resultiert eine Reduktion der Gesamtblutversorgung des Gehirns. Bewegungen des Armes sind dann nicht nur von Claudicatioerscheinungen, sondern auch von Schwindel und anderen zerebralen Symptomen begleitet.

B. Röntgenbefunde: Die Arteriographie ist die genaueste diagnostische Untersuchungsmethode. Sie besteht meist in einer Serie von Untersuchungen, die alle vier Arterien, die zum Gehirn führen, einschließt. Zuerst wird der Aortenbogen untersucht. Das geschieht meist über einen Katheter, der über die rechte Arteria axillaris oder brachialis oder über eine Femoralarterie in den Aortenbogen vorgeschoben wird. Diese perkutane Methode des Katheterismus (Seldinger-Technik) wird am häufigsten benutzt. Die direkte Injektion durch eine Nadel in die Arteria carotis wird für detaillierte Untersuchungen der Karotis-Bifurkation verwendet. Die Einbeziehung der intrakraniellen Arterien in diese Untersuchung ermöglicht den Ausschluß eines Neoplasmas oder einer okklusiven Erkrankung der Zerebralarterien.

Behandlung

A. Allg. Medizinische Maßnahmen: Ein operativer Eingriff kann eine bessere Blutversorgung des Gehirns erreichen. Dieser Eingriff kann auch prophylaktisch bedeutsam für weitere Schädigungen des Gehirns sein. Stenosen, die das Lumen um weniger als 50% einengen sind nicht von Bedeutung und sollten nicht operiert werden. Eine rein prophylaktische Stenosenbeseitigung bei Patienten ohne zentralvenöse Symptome ist daher selten indiziert.

1. Notfallchirurgie: Die Notfalloperation des akuten Schlaganfalls hat enttäuscht. Folgenschwere postoperative Blutungen in das infarzierte Gebiet sind nicht selten. Meist, besonders aber bei Patienten im Koma, ist es günstiger, die arteriellen Untersuchungen und den operativen Eingriff zu verschieben, bis die Situation sich stabilisiert hat und eine gewisse Kollateralzirkulation eingesetzt hat.

2. Selektivchirurgie: Patienten mit intermittierenden Symptomen oder leichten konstanten neurologischen Defekten — oder solche, die sich von einem größeren Insult erholt haben — sind evtl. zu operieren.

3. Operationskontraindikation: Patienten mit Hemiplegie, die keine Zeichen der Rückbildung haben, können in ihrer Gehirndurchblutung durch eine Operation kaum verbessert werden. Wenn die Arteria carotis interna komplett verschlossen ist und dieser Verschluß seit einigen Stunden besteht, so ist das Gefäß meist auch jenseits des Zervikalsegments der Carotis interna verschlossen. Der chirurgische Versuch der Strömungsverbesserung ist dann meist ohne Erfolg.

4. Medikamentöse Behandlung: Antikoagulantien und Thrombozytenaggregationshemmer sollten eingesetzt werden. Darüber hinaus zeichnen sich mit dem in der Behandlung koronarer und kardialer Erkrankungen bereits bewährten Therapieprinzip des Kalziumantagonismus auch bei zerebralen Blutversorgungsstörungen neue Behandlungsmöglichkeiten ab. Ein Kalziumantagonist mit ausgeprägter Wirksamkeit bei zerebralen Mikrozirkulationsstörungen ist z. B. Sibelium®, das sich insbesondere bei Schwindel, bei vaskulär-bedingten Kopfschmerzen und Migräne sowie bei Hypoxiebedingten Schlafstörungen bewährt hat.

B. Chirurgische Behandlung: Die Thrombendarteriektomie wird meist durchgeführt, um eine Stenose der Karotiden-Bifurkation zu beseitigen, die klinische Bedeutung hat (über 60% Verschluß). Karotisverschlüsse nahe der Aorta werden meist durch eine Umgehungsplastik behandelt.

Der kurzzeitige kompl. Verschluß der Karotis während der Arbeit unmittelbar an der Arterie führt gelegentlich (5 bis 10%) zu temporären oder permanenten Gehirnschädigungen und manchmal zum Tod.

Es fehlt der Beweis, daß eine allgemeine Narkose einen gewissen Schutz vor einer Gehirnschädigung darstellt. Von mancher Seite wird ein Shunt befürwortet, um eine ausreichende Blutströmung durch die Carotis interna während der Endarteriektomie zu erhalten, besonders wenn eine bilaterale Karotisstenose besteht. Von anderer Seite wird eine Hyperkarbie während der Schlußperiode empfohlen. Es müssen jedoch noch verläßliche Kriterien gesucht werden, um entscheiden zu können, welche Patienten einen Interna-Shunt während der Endarteriektomie benötigen.

Prognose

Obwohl man die Operation bei sorgfältig ausgewählten Patienten mit einem akzeptablen Operations- und Komplikationsrisiko (Mortalitätsrate 1–2%) durchführen kann, ist eine sichere Lebensverlängerung bisher noch nicht nachgewiesen. Vorübergehende ischämische Anfälle können meist vermieden werden, wenn auch der Patient nicht auf die Dauer vor einem größeren Schlaganfall bewahrt werden kann. Immerhin kann ein chirurgischer Eingriff die Zahl der neurologischen Ausfälle deutlich mindern. Aber bei ausgeprägten und dauernden zentralnervösen Veränderungen hat auch der chirurgische Eingriff meist nur geringe Erfolge.

Nierenarterienstenose

Die Stenose einer Nierenarterie kann eine fortschreitende Hypertonie verursachen, die jedoch durch eine Wiederherstellung der normalen Blutströmung zu der Niere beseitigt werden kann. Der renale Pressormechanismus funktioniert, wenn nur ein Teil der Niere inadäquat durchströmt wird. Die Arteriosklerose ist die häufigste Ursache. Es gibt jedoch auch kongenitale Stenosen der Nierenarterie, besonders bei Kindern und Jugendlichen, die Ursache für eine Hypertonie bilden können. Eine Stenose einer der beiden Nierenarterien kann sich aufgrund einer Verdickung der Media der Arterie entwickeln (fibromuskuläre Hyperplasie). Diese Ursache der Hypertonie tritt z.B. bei Patienten im jüngeren oder mittleren Alter (besonders bei Frauen) auf.

Klinische Befunde
A. Symptome: Die Nierenarterienstenose sollte bei jedem Patienten in Betracht gezogen werden, bei dem die Hypertonie rasch zunimmt, besonders mit Erhöhung des diastolischen Druckes oder bei dem ein Geräusch im Bereich der Nierenarterie hörbar ist. Weitere Verdachtsmomente für eine Stenose der Nierenarterie sind: Eine Hypertonie, die entweder bei alten Patienten oder Jugendlichen, d.h. unter 30, auftritt; eine Hypertonie, die nach Schmerzanfällen im Bereich der Flanke oder des Abdomens auftritt; eine Hypertonie bei Patienten, bei denen ein intravenöses Urogramm einen Größenunterschied der Nieren (mehr als 1 cm) oder eine Differenz in der Ausscheidung des Kontrastmittels gezeigt hat (häufige Aufnahmen innerhalb der ersten 10 min sind notwendig, um derartige Differenzen zu erfassen).
B. Laborbefunde: Verdächtig auf einseitige Nierenarterienstenose sind: Eine einseitige exzessive Reabsorption von Natrium und Wasser mit Anstieg der Inulin- oder Paraaminohippursäure-Konzentration. Isotopen-Nephrogramm und -Szintigramm sind relativ einfache Suchmethoden; die Bestimmung des zirkulierenden Renins oder Angiotensins scheint zunehmende Bedeutung zu gewinnen.
C. Röntgenbefunde: Wenn auch Unterschiede im Urogramm zwischen den beiden Nieren wertvolle Hinweise liefern, so schließt ein normales Untersuchungsergebnis eine Nierenarterienerkrankung nicht aus, besonders wenn eine doppelseitige Nie-

renarterienstenose besteht. Eine Aortographie mit der Katheterspitze im Nierenarterienabgang benötigt nur kleine Kontrastmengen, ermöglicht aber eine Darstellung der Stenose. Diese Untersuchung hat den höchsten Informationsgehalt und sollte bei jedem Patienten durchgeführt werden, bei dem die Möglichkeit einer merklichen Nierenstenose besteht.

Behandlung
Die Therapie der Wahl ist bei sorgfältig ausgewählten Patienten die Beseitigung der Stenose. Operiert werden sollten nur Pat. unter 40 Jahren. Hier tritt in 30–50% der Fälle eine Normotonie auf.
Die Operationsletalität liegt allerdings bei 7%. In 40% der Fälle ist eine Nephrektomie notwendig. In 25% der Fälle besteht die Möglichkeit eines Mißerfolges oder in 35% die eines Teilerfolges.
Pat. mit medikamentös gut beeinflußbarem Hochdruck sollten nicht operiert werden.
Bei Patienten über 50 oder 60 mit stark ausgeprägten arteriosklerotischen Erscheinungen ist die Operationsmortalität so hoch, daß eine medikamentöse Therapie oder die Nephrektomie eher in Betracht gezogen werden sollten.

Erkrankung der Arteria coeliaca und mesenterica cranialis

Aneurysmen oder Verschlußkrankheiten in den Eingeweideästen der abdominellen Aorta treten gelegentlich auf. Die arterielle Insuffizienz des Intestinaltrakts macht sich meist durch postprandialen Schmerz und Malabsorptionserscheinungen mit Gewichtsverlust bemerkbar. Häufig ist ein Geräusch hörbar. Die Angiographie mit Hilfe eines Katheterismus ermöglicht die Diagnose der Verschlußerkrankung und auch die Entscheidung, ob ein operativer Eingriff – z.B. eine Endarteriektomie oder eine Umgehungsplastik – indiziert ist: Die Thrombose der Arteria mesenterica cranialis führt meist zu einem Darminfarkt (s.: Der akute Verschluß der Mesenterialgefäße in Kapitel 10).

Akuter Arterienverschluß

Diagnostische Merkmale
● Die Symptomatik hängt von der verschlossenen Arterie ab, von dem betroffenen Organ und dem Ausmaß eines Kollateralkreislaufs

- Der Verschluß einer Extremitätenarterie führt meist zu Schmerz, Sensibilitätsstörungen, Kribbeln, Schwäche- und Kältegefühl. Meist bestehen Blässe, Marmorierung, motorische und sensorische Störungen, Reflexanomalitäten und Kollaps der oberflächlichen Venen. Die Pulsationen der Arterie distal des Verschlusses fehlen
- Akute Verschlüsse in anderen Regionen führen z. B. zu zerebralen Ereignissen, intestinaler Ischämie und Gangrän, zu Nieren- und Milzinfarkten

Differentialdiagnose

Zunächst muß zwischen der arteriellen Embolie und Thrombose unterschieden werden. Bei älteren Patienten mit arteriosklerotischer Gefäßerkrankung und gleichzeitiger Herzerkrankung kann die Unterscheidung sehr schwierig sein. Die akute Thrombophlebitis mit arteriellem Spasmus kann unterschieden werden durch eine normale oder erhöhte Hauttemperatur, durch gestaute Venen oder ödematöse Veränderungen.

1. Arterielle Embolie

Die arterielle Embolie erscheint häufig als Komplikation einer rheumatischen Herzerkrankung (22%), einer arteriosklerotischen Herzerkrankung (60%), eines Herzinfarktes, einer bakteriellen Endokarditis oder einer Herzinsuffizienz. In ⅔ der Fälle tritt sie bei Vorhofflimmern auf. Bei 13% der Patienten kann eine Embolieursache nicht gefunden werden. In 12% der Fälle existiert mehr als eine Embolie. Die Differentialdiagnose zwischen Embolie und Thrombose kann hierbei schwierig sein. Gelegentlich kann sich ein arterieller Thrombus lösen und so zu einer Embolie in einem distalen Arteriensegment führen. Ursache derartiger Embolien können Aneurysmen, arteriosklerotische Plaques oder Geschwüre, Entzündungen wie die Thrombangiitis obliterans sein. Ist der Embolus klein, so können die Symptome lokalisiert und vorübergehend auftreten.

Ein Embolus neigt dazu, in Bifurkationen von Arterien hängen zu bleiben. Er erreicht meist die Arterien der unteren Extremitäten, obwohl natürlich auch Embolien der oberen Extremitäten (16%), des karotischen Systems (20%), des Gehirns oder des Intestinaltraktes (5%) auftreten können.

Klinische Befunde

Bei einer Extremitätenembolie sind die Initialsymptome meist Schmerz (plötzlich oder allmählich), Taubheitsgefühl, Kältegefühl und Kribbeln. Meist treten die Symptome plötzlich auf. Sie können sich jedoch auch über eine Periode von mehreren Stunden allmählich entwickeln. Distal der Blockierung fehlen die Arterienpulsationen. Weiterhin treten

auf: Blässe und Marmorierung, Hypästhesie oder Anästhesie, Schwächegefühl oder Parese der Extremität. Die Oberflächenvenen sind kollabiert. Später können Hautnekrosen, Blasen und schließlich eine Gangrän auftreten.

Behandlung

In den meisten Fällen ist die sofortige Embolektomie die Therapie der Wahl. Sie sollte innerhalb von 4–6 Stunden durchgeführt werden. Wenn ein größerer Zeitabschnitt vergangen ist (12 Std oder mehr) oder wenn Hinweise auf eine Gewebsnekrose bestehen, so ist die Embolektomie mit einem höheren Mortalitätsrisiko behaftet. In solchen Fällen sollte man daher nichtoperative Maßnahmen wie unten geschildert vorziehen.

A. Präoperative Notfallsmaßnahmen:

1. Heparin: Heparin-Natrium, 5000 E. i. v., sind sofort bei Diagnosestellung zu geben, um eine distale Thrombose zu verhindern. Die Wirkung dieser Heparinmenge ist meist vorüber, bis der Patient zur Operation kommt. Wenn eine vier- bis fünfstündige Operationsverzögerung anzunehmen ist, so sind zusätzlich 3000 bis 4000 E. i. m. zu geben.

2. Sympathikus-Blockade: Eine Sympathikus-Blockade darf nicht durchgeführt werden, wenn bereits Heparin gegeben wurde. In diesem Falle ist es besser, die Heparintherapie zu intensivieren und die Operation so rasch wie möglich vorzunehmen. Ist jedoch eine längere Operationsverzögerung zu erwarten oder der Patient inoperabel, so muß eine Sympathikus-Blockade vor der Heparintherapie versucht werden.

3. Herz- und Nierenfunktion sind fortlaufend zu überwachen.

4. Protektive Maßnahmen: Die Extremität ist in leicht nach unten geneigter oder horizontaler Position zu lagern.

Es sind weder Hitze noch Kälte zu applizieren. Die Extremität ist weich zu lagern und vor jeder schädigenden harten Berührung zu schützen.

5. Vasodilatatoren: U. a. Eupaverin®, 60 mg i. v. alle zwei bis drei Stunden oder 30 mg intraarteriell proximal des Verschlusses. Nicotinsäure, 50 mg viermal tägl., oder Tolazolin (Priscol®), 12,5 bis 25 mg 3–4 × tgl., können versucht werden, wenn ein chirurgischer Eingriff nicht möglich ist.

6. Analgetika: Der Schmerz sollte mit Analgetika bekämpft werden.

7. Arteriographie: Die Arteriographie kann vor oder während der Operation durchgeführt werden. Es können mehrere Embolien in einer Extremität vorhanden sein. Die Röntgenuntersuchungen ermöglichen die Lokalisation eines distalen Embolus und die Bestimmung des Ausmaßes der Thrombose.

8. Thrombolytische Therapie [Einfügung des Herausgebers]: Die Therapie, deren Wirkung erst nach mehreren Stunden beginnt, ist indiziert bei den nicht oder nicht mehr operablen Kranken sowie bei den noch frischen Embolien mit relativ guter Prognose (Arm, Unterschenkel). Sie kann zwar noch nach 3–4 Tagen eingeleitet werden. Die Chancen sind jedoch auch hier um so besser, je früher die Behandlung einsetzt.

Nach Vor-Injektion von 40 mg 6-Methylprednisolon (z. B. Urbason®) werden 250 000 I. E. Streptase®, in 50 ml physiologischer Kochsalzlösung gelöst, innerhalb von 30 min infundiert. Von schnelleren Infusionen wird abgeraten. Direkt anschließend an diese sogenannte Anflutdosis werden 750 000 I. E. Streptase® in 500 ml Haemaccel® gelöst, innerhalb von 8 Std verabreicht und diese Infusion bis zum Erfolg wiederholt, jedoch nicht länger als 3–4 Tage. Es wird auch vorgeschlagen, anstelle dieser Infusionsdosierung nach der Anflutdosis eine stündl. Verabreichung von ca. 200 000 I. E. Streptase® in den ersten 4 Behandlungsstunden in Haemaccel® zu geben und weitere ca. 100 000 I. E. Streptase® ab der 5. Std bis zum Ende der Therapie, d. h. also maximal 3–4 Tage lang, zu verabreichen. Die Infusion sollte am besten mit einer Infusionsmaschine durchgeführt werden; wenn dies nicht möglich ist, ist an der Infusionsflasche mit Pflasterstreifen eine Graduierung anzubringen, an der stündl. abgelesen werden kann, ob die erforderliche Menge eingelaufen ist. Um eine Rethrombosierung zu vermeiden, muß sich an jede thrombolytische Therapie eine Antikoagulantienbehandlung anschließen. Der Übergang sollte möglichst nahtlos erfolgen. Hierbei ist zu berücksichtigen, daß nach Absetzen der Streptase®-Therapie die antithrombotische Wirkung der Fibrin- bzw. Fibrinogen-Abbauprodukte etwa 8–12 Std lang anhält. Eine zu große Menge an Heparin könnte gerade in dieser Phase zu Blutungen führen. Eine kombinierte Anwendung von Streptase® und Heparin ist kontraindiziert. Auch die direkte Vorbehandlung mit Heparin gilt als relative Kontraindikation. Eine bereits vorhandene Heparinwirkung läßt sich jedoch rasch durch Protaminsulfat neutralisieren. Nach dem Absetzen der Streptase®-Therapie werden etwa 10 000 I. E. Heparin innerhalb von 12 Std verabreicht, anschließend werden 15 000 I. E. Heparin innerhalb von 12 Std gegeben. Wenn man ganz sicher gehen will, so beginnt man die anschließende Heparintherapie erst dann, wenn die verlängerte Thrombinzeit beginnt, unter das Doppelte der Norm abzusinken. Gleichzeitig mit Heparin beginnt man eine perorale Antikoagulantientherapie (Cumarinderivat) in der üblichen Weise.

Während der Heparininfusion sollte tägl. mindestens 1 Kontrolle der Thrombinzeit erfolgen. Der Quickwert ist bekanntlich durch Heparin verfälscht.

Das Risiko einer Thrombolysetherapie ist nicht unerheblich.

Es gelten daher folgende **Kontraindikationen:**
1. Latente und manifeste hämorrhagische Diathese.
2. Tumorerkrankung.
3. Blutende Intestinalerkrankungen.
4. Hypertonie mit systolischen Werten über 200 mmHg (Gefahr der zerebralen Blutung); bei Hypotonien muß auf weiteren Blutdruckabfall wegen der Plasminwirkung auf das Bradykinin-System geachtet werden; evtl. Schutz durch Kortikosteroide.
5. Bei Diabetikern (Augenhintergrundblutung?)
6. Bei vorausgegangener lumbaler Aortographie.
7. Bei vorausgegangenen Sympathikusblockaden (starke Blutungsneigung durch Hemmung der Gewebsthrombokinase durch Procain).
8. Endocarditis lenta wegen der Blutungsgefahr in embolisch hämorrhagische Hautbezirke.
9. Nierensteine.

Zu den **relativen Kontraindikationen** zählen: schwere Niereninsuffizienz, Herzinsuffizienz, schwerer Leberschaden, hohes Alter (über 80 Jahre).

Tritt eine Blutung auf, so wird die Lyse unterbrochen und Trasylol® (200 000 bis 300 000 I. E. als intravenöse Tropfinfusion) und AMCHA (10 mg/kg KG 2–4× tgl. oder als Dauertropfinfusion) verabreicht.

Am besten sind häufige Kontrollen des Gerinnungssystems während der Therapie. Bei der angegebenen schematischen Dosierung können diese jedoch stark eingeschränkt werden. Man sollte aber tgl. wenigstens 1 × die Thrombinzeit bestimmen.

Etwa 8 Std nach Lysebeginn ist die Thrombinzeit ungefähr um das 3fache ihres Ausgangswertes verlängert.

B. Operation: Sitzt der Verschluß in einer Extremitätenarterie, so wird meist in Lokalanästhesie operiert. Nach Beseitigung des Embolus durch die Arteriotomie muß die proximale und distale Arterie nach weiteren Embolien und sekundären Thrombosen mit einem Spezialkatheter (Fogarty-Katheter mit einem aufblasbaren Ballon an der Spitze) abgesucht werden. Ein Embolus in der Aortengabelung oder in der Arteria iliaca kann oft in Lokalanästhesie durch die Femoralarterien unter Benutzung des gleichen Katheters beseitigt werden. Postoperativ ist eine Heparinisierung für eine Woche oder länger angezeigt; danach ist oft eine weitere Antikoagulantiengabe wünschenswert.

Prognose

Die arterielle Embolie stellt nicht nur eine Bedrohung für die betroffene Extremität (Amputationsrate 5–25%), sondern auch für das Leben des Patienten dar (Klinische Mortalitätsrate unter Berücksichtigung häufig bestehender Herzerkrankungen = 25–30%). Der operative Eingriff wird von Patienten mit ausgeprägten Herzerkrankungen schlecht vertragen, so daß die Operationsmortalität recht hoch sein kann.

Die Mortalität nimmt mit der Größe und der besonderen Lokalisation eines Embolus zu. Am gefährlichsten sind Emboli in der Aorta oder in den Iliakalarterien. Es können begleitende zerebrale oder mesenteriale Embolien auftreten, ebenso wie eine fortschreitende Herzinsuffizienz. Embolien bei gleichzeitiger Hypertonie oder arteriosklerotischer Herzerkrankung haben eine schlechtere Prognose als diejenigen, die bei einer rheumatischen Klappenerkrankung jüngerer Patienten auftreten. Die Embolien rezidivieren in 50% der Fälle und in über 50% der Fälle bei gleichzeitigem Vorhofflimmern.

Bei Patienten mit Vorhofflimmern sollte versucht werden, den Sinusrhythmus mit Chinidin oder einer Kardioversion wiederherzustellen. Allerdings gelingt die Wiederherstellung des Sinusrhythmus meist nur bei Patienten mit vorübergehenden oder frisch eingesetztem Vorhofflimmern. Eine Langzeitantikoagulation kann die Gefahr weiterer Embolien herabsetzen. Bei entsprechend ausgewählten Patienten ist die operative Beseitigung der Mitralstenose zu empfehlen. Eine Mitralplastik, in frühen Stadien der Mitralstenose durchgeführt, vermindert die Gefahr späterer embolischer Komplikationen.

Liegt keine Herzerkrankung vor, können durch eine Arteriographie häufig eine arteriosklerotische Wandveränderung oder ein kleines Aneurysma als Ursache der Embolie nachgewiesen werden.

2. Akute arterielle Thrombose

Eine akute Thrombose entwickelt sich meist in Arterien, deren Lumen durch atherosklerotische Veränderungen bereits deutlich eingeengt ist. Meist bestehen Einengungen von 90% oder mehr. Das Blut, das durch solch ein verengtes, unregelmäßiges und ulzeriertes Lumen fließt, neigt zur Gerinnung und kann zu einem ziemlich plötzlichen vollständigen Verschluß der Stenose führen. Der Thrombus kann dann weiterwachsen. Er endet meist an einer Stelle, an der das Blut etwas schneller durch eine weniger erkrankte Arterie fließt, meist an einem größeren Arterienast. Gelegentlich wird die Thrombose dadurch ausgelöst, daß der Blutstrom eine arteriosklerotische Plaque aufreißt und so das Lumen blockiert. Entzündliche Veränderungen der Arterienwand mit entsprechender Verengung des Lumens wie bei der Thrombangiitis obliterans können ebenso zu einer akuten Thrombose führen. Eine chronische mechanische Reizung der Arterie wie durch eine Halsrippe kann Ursache einer Thrombose sein. Die Thrombusbildung in einer erkrankten Arterie

ist zuweilen von einem episodischen Blutdruckabfall, einem akuten Trauma oder einer Herzinsuffizienz begleitet. Eine Polyzythämie begünstigt die Möglichkeit der Thrombusbildung.

Der chronische unvollständige Arterienverschluß fördert meist die Entwicklung eines Kollateralkreislaufes. Wird der Verschluß schließlich vollständig, so nimmt die kollaterale Blutströmung zu. Die betroffene Extremität kann sich während dieser Entwicklung des Kollateralkreislaufes für Stunden oder Tage in einer relativ kritischen Situation befinden. Der Zustand des Gewebes distal von der Blockierung hängt von der Entwicklung eines ausreichenden Kollateralkreislaufes ab. Diese Entwicklung hängt ihrerseits von der Lokalisation und der Größe des arteriellen Thrombus und zusätzlichen Anomalitäten ab wie Schock, Herzinsuffizienz, Anämie oder Hämokonzentration.

Klinische Befunde

Der lokale Befund an der Extremität ähnelt sehr stark dem bei einer arteriellen Embolie. Folgende differentialdiagnostische Erwägungen sind anzustellen:

1. Bestehen Manifestationen einer arteriellen Verschlußkrankheit in anderen Körpergegenden, besonders an der anderen Extremität, Geräusche, fehlende Pulse, weitere Veränderungen, wie oben beschrieben? Finden sich in der Anamnese Hinweise auf eine Claudicatio intermittens? Derartige Hinweise sind zwar gut verwertbar, aber nicht beweisend für die Diagnose einer Thrombose.

2. Bestehen in der Anamnese oder im Befund Zeichen von flüchtigem Vorhofflimmern oder einem Herzinfarkt? In diesem Falle ist eine Embolie wahrscheinlicher als eine Thrombose.

3. EKG und Serumfermente geben eine zusätzliche Information über die Situation des Herzens und über die Wahrscheinlichkeit einer Embolie.

4. Eine Arteriographie ermöglicht eine exakte Differentialdiagnose und entsprechende Therapie.

Behandlung

Während bei einer Embolie die Embolektomie zu empfehlen ist, ist bei einer Thrombose aus zwei Gründen ein operatives Vorgehen abzulehnen:

1. Das thrombosierte Arteriensegment kann sehr lang sein, so daß eine entsprechend ausgedehnte und schwierige Operation nötig ist (eine Thrombendarteriektomie oder eine arterielle Plastik). Die Entfernung eines einzigen Embolus in einer sonst normalen oder fast normalen Arterie ist ein vergleichsweise schneller und erfolgreicher Eingriff.

2. Die betroffene Extremität hat bei der Thrombose eine größere Überlebenschance, da sich in der stenosierenden Phase vor der akuten Thrombose meist ein gewisser Kollateralkreislauf entwickelt hat. Bei einer Embolie ist das nicht der Fall, außerdem sitzt

der Embolus meist an einer größeren Arteriengabel und verschließt beide Äste. Schließlich ist der begleitende Arterienspasmus meist ausgeprägter.

Die Therapie ist dementsprechend wie in der präoperativen Phase einer Arterienembolie (siehe oben) unter sorgfältiger Beobachtung über Stunden oder Tage durchzuführen. Besonders muß auf eine ausreichende Zirkulation der distalen Gegenden geachtet werden. Entwickelt sich eine Blutversorgung dieser Gegenden nicht und droht die Gefahr einer Nekrose, so muß ein chirurgischer Eingriff vorgenommen werden. Dies ist besonders dann der Fall, wenn Röntgenuntersuchungen einen gewissen Erfolg versprechen. Im anderen Fall kann eine Sympathektomie die Extremität retten.

Prognose

Bei der akuten Thrombose der Iliakalarterien oder der oberflächlichen Femoralarterien überlebt die Extremität meist. Die Gangrän ist häufiger, wenn die Arteria poplitea plötzlich verschlossen wird, besonders dann, wenn zwischen dem Verschluß und dem Therapiebeginn eine längere Zeitspanne mit deutlichem Arterienspasmus vergeht. Überlebt die Extremität den Verschluß, so ist eine längere Beobachtungszeit mit entsprechender Behandlung unter den gleichen prognostischen Möglichkeiten notwendig, wie sie im Abschnitt über die Verschlußerkrankungen der Femoral- und Poplitealarterien besprochen ist.

Thrombangiitis obliterans (TAO)

(Die Bürgersche oder Winiwarter-Bürgersche Erkrankung)

Diagnostische Merkmale

- Meist jugendliche, männliche Raucher
- Meist entzündliche Verschlüsse an den distalen Extremitätenarterien mit Kreislaufinsuffizienz-Zeichen der Zehen oder Finger
- Es können auch Thrombosen der oberflächlichen Venen bestehen
- Der Verlauf ist intermittierend, und die Amputation kann notwendig werden, besonders wenn das Rauchen nicht gestoppt wird

Allgemeine Betrachtungen

Die Bürgersche Erkrankung stellt einen episodischen segmental entzündlichen und thrombotischen Prozeß der Arterien und Venen, besonders der Extremitäten dar. Sie wird am häufigsten bei Männern im Alter von 25–40 Jahren beobachtet. Die Symptomatik bezieht sich nur auf den Verschluß. Zunächst bestehen Ischämiezeichen, später Infektion und Nekrose. Der Entzündungsprozeß

verläuft intermittierend mit Ruheperioden von Wochen, Monaten oder Jahren.

Die klinische Differentialdiagnose zwischen der Bürgerschen Erkrankung und einer atherosklerotischen kann schwierig oder unmöglich sein. Meist sind die Gefäße der Beine befallen. Am häufigsten entwickelt sich der Prozeß an den Plantar- und Digitalgefäßen und denen des Unterschenkels (besonders an der Arteria tibialis posterior). Ein Verschluß der Femoral-Popliteal-Arterien ist selten. Auch bei den oberen Extremitäten sind meist die distalen Gefäße befallen. In den einzelnen Episoden können verschiedene Arterien-Segmente betroffen werden. In den Ruhezeiten besteht die Möglichkeit einer gewissen Rekanalisation.

Eine oberflächliche Thrombophlebitis migrans ist häufig ein Frühzeichen der Erkrankung.

Die Ursache ist unbekannt, Kollagenveränderungen in den Gefäßen lassen eine Kollagenerkrankung annehmen. Meist handelt es sich um Raucher. Der Therapieerfolg bleibt häufig aus, wenn der Patient nicht aufhört zu rauchen.

Klinische Befunde

Die Symptomatik gleicht der der Arterieninsuffizienz, so daß die Unterscheidung von einer peripheren arteriosklerotischen Erkrankung schwierig sein kann. Wenn auch die beiden Erkrankungen sehr ähnlich sind, so weisen doch folgende Befunde auf eine Bürgersche Erkrankung hin:

1. Der Patient ist meistens männlichen Geschlechts, Raucher und zwischen 25 und 40 Jahren.

2. Oft sind in der Anamnese oder im Befund schmale rote Stränge als Ausdruck einer oberflächlichen Thrombophlebitis migrans. Meist sind die Saphenaäste betroffen, selten größere Gefäße. Die Biopsie einer derartigen Vene ermöglicht meist die Diagnose der Erkrankung.

3. Das Phänomen der Claudicatio intermittens ist häufig und wird meist in der Handfläche oder im Fußgewölbe beobachtet. Auch anhaltender Ruheschmerz wird nicht selten angegeben. Er hat bohrenden und ziehenden Charakter, hört oft im Schlaf und während des Essens auf und steht mehr im Vordergrund als bei den Patienten mit atherosklerotischer Erkrankung. Taubheitsgefühl, Sensibilitätsstörungen, prickelnde und brennende Schmerzen können Ausdruck einer ischämischen Neuerkrankung sein.

4. Die Zehen oder die gesamt distale Region des Fußes können blaß und kalt sein. Es kann auch ein Rubor bestehen, der relativ unabhängig von der Lagerung ist. Die Haut wird bei Anheben der Extremitäten nicht blaß. Beim Herabhängen der Extremität ist der Rubor oft deutlicher als bei den Patienten mit einer atherosklerotischen Erkrankung. Die distalen Gefäßveränderungen sind meist asymmetrisch, so daß z. B. die Zehen nicht in gleichem Aus-

maß verändert sind. Im allgemeinen fehlen die Pulsationen der Arteria dorsalis pedis, tibialis posterior, ulnaris oder radialis, oder sie sind verschieden stark ausgeprägt.

5. Es können trophische Veränderungen auftreten. Sie sind oft von Ulzerationen am Nagelrand begleitet.

6. Meist besteht die Erkrankung an beiden Beinen. Sie kann zusätzlich Hände und Unterarme befallen. In der Anamnese können sich Hinweise auf Raynaudsche Erscheinungen finden.

7. Der Verlauf ist meist intermittierend. Akute und oft sogar dramatische Episoden können sich mit Ruheperioden abwechseln. Wenn die Kollateralgefäße und die Hauptgefäße verschlossen sind, so nimmt die Wahrscheinlichkeit einer Gangrän und Amputation zu. Der Verlauf einer atherosklerotischen Erkrankung ist weniger dramatisch und kontinuierlicher.

Differentialdiagnose

Die verschließende Arteriosklerose tritt im höheren Alter auf. Sie ist oft von Hyperlipidämie und Gefäßverkalkungen begleitet. Dagegen fehlt meist eine Thrombophlebitis. Die Sklerodemie verursacht charakteristische Hautveränderungen vor den Gefäßbefunden.

Die Raynaudsche Erkrankung führt zu symmetrischen bilateralen Farbveränderungen, besonders bei jungen Frauen. Die arteriellen Pulsationen sind nicht verändert.

Netzartige livide Hautveränderungen und Akrozyanose werden bei vasospastischen Erkrankungen beobachtet, die die peripheren Pulsationen nicht verändern.

Erfrierungen können zur oberflächlichen Gangrän führen. Die Pulsationen proximal dieser Gangrän sind jedoch nicht verändert. Außerdem besteht eine anamnestisch feststellbare Kälteexposition. Nicht vaskulär bedingte trophische Geschwüre können bei der Tabes dorsalis, auch bei der Syringomyelie und anderen Erkrankungen mit Sensibilitätsstörungen auftreten. Bei diesen Erkrankungen sind die arteriellen Pulsationen vorhanden, und es bestehen keine lageabhängigen Farbveränderungen.

Bei neuromuskulären Erkrankungen werden die Verletzungen oft mit denen der Bürgerschen Erkrankung verwechselt. Es bestehen hierbei jedoch Bandscheibenvorfälle, Metatarsalgien und andere mechanische Störungen. Außerdem sind die peripheren Pulsationen normal und keine Zeichen einer Claudicatio intermittens vorhanden.

Behandlung

Die Grundsätze der Therapie sind dieselben wie die der atherosklerotischen Gefäßerkrankung. Die Langzeitprognose ist jedoch bei der Bürgerschen Erkrankung besser. Die Therapie soll daher möglichst konservativ sein und der Gewebeverlust auf ein Minimum eingeschränkt werden.

A. Allgemeine Maßnahmen: Das Rauchen muß aufgegeben werden! Der Arzt muß hierauf dringendst hinweisen. Die Erkrankung ist meist progressiv, wenn dieser Hinweis nicht beachtet wird. Die Instruktionen über die Fußpflege sind in Kapitel 21 angegeben.

B. Chirurgische Behandlung:

1. Sympathektomie: Die Sympathektomie ist erfolgreich im Ausschluß vasospastischer Veränderungen und unterstützt die Entwicklung des Kollateralkreislaufs in der akuten Phase. Sie hilft auch bei der Rückbildung der Claudicatio intermittens und des Ruheschmerzes leichter bis mäßiger Formen der Erkrankung. Nach einer Amputation kann die Sympathektomie die Heilung begünstigen.

2. Arterienersatz: Wenn der Femoralpuls vorhanden ist, jedoch der Poplitealpuls fehlt, so ist ein Arteriogramm durchzuführen, um die Möglichkeit eines arteriellen Ersatzes beurteilen zu können. Die Indikation zum Arterienersatz ist jedoch bei der Bürgerschen Erkrankung seltener gegeben, da diese meist nicht zu einem kompletten Block in der Ileofemoral-Gegend führt.

3. Amputation: Die Indikationen zur Amputation sind denen bei der atherosklerotischen Erkrankung (s. d.) ähnlich. Allerdings soll man bei der Bürgerschen Erkrankung wirklich konservativ vorgehen. Die Ergebnisse der Amputation sind bei den mittleren drei Zehen besser als bei Amputation der großen oder der kleinen Zehe. Die Amputation der ganzen Hand ist selten notwendig. Gelegentlich müssen einzelne Finger entfernt werden.

Besteht jedoch eine Erkrankung der großen und kleinen Gefäße, so haben konservative Maßnahmen nur wenig Erfolg. Der Schmerz kann so stark werden, daß eine Amputation notwendig ist.

Prognose

Die Prognose ist meist nicht schlecht, wenn der Patient mit dem Rauchen aufhört und eine gute Fußpflege durchführt. Nur selten führt die Bürgersche Erkrankung zum Tode.

Idiopathische Arteriitis von Takayasu

(„Pulslose Erkrankung")

Diese Erkrankung tritt häufig bei jungen Frauen auf. Sie ist eine Polyarteriitis unbekannter Ätiologie und befällt bevorzugt den Aortenbogen und seine Äste. Sie tritt häufiger im Orient auf. Die Symptome hängen von den betroffenen Gefäßen ab. Sie reichen von den Zeichen der zerebrovaskulären Insuffizienz wie Synkopen und Bewußtseinsstörungen bis zur deutlichen Kollateralzirkulation im Nacken, Thorax und in den Schultern. Es können die Arterienpulse an den oberen Extremitäten fehlen, Sehstörungen und ophthalmologische Veränderungen eintreten. Allgemeine Symptome wie beim Lupus erythematodes werden nicht beobachtet.

Die pulslose Erkrankung muß von anderen Erkrankungen des Aortenbogens wie der Syphilis und der Atherosklerose unterschieden werden. Die Arteriitis führt zu einem progressiven Verschluß der proximalen Karotiden, der Arteria innominata oder der Arteria subclavia und kann ohne einen künstlichen Arterienersatz zur Blindheit und Hemiplegie führen.

Arteriitis temporalis

(Riesenzellarteriitis)

Die Arteriitis temporalis tritt bei Männern und Frauen nahezu nur oberhalb des 55. Lebensjahres auf. Die Ätiologie ist unbekannt. Da die charakteristischen Riesenzellen nicht nur in den Temporalarterien, sondern auch in der Aorta und ihren Verzweigungen auftreten, hat man diese Erkrankung auch Riesenzellarteriitis genannt.

Den Manifestationen am Gefäßsystem können muskuloskeletale Symptome vorausgehen, die einer Polymyalgia rheumatica sehr ähnlich sein können. Möglicherweise sind sie nur Ausdruck verschiedener klinischer Manifestationen der gleichen Krankheit.

Klinische Befunde

A. Symptome: Wochen oder Monate, bevor lokale Symptome auftreten, kann leichtes Fieber, Anorexie, Krankheitsgefühl, Müdigkeit und Gewichtsverlust bestehen. Die Patienten klagen über heftige klopfende frontale oder okzipitale Kopfschmerzen, die eine Zeitlang anhalten. Die ernsteste Krankheitsmanifestation besteht in plötzlichem oder allmählichem Sehverlust in einem oder beiden Augen (50% der Fälle) als Ausdruck des Befallenseins der zentralen Retinaarterie. Die betroffenen Temporal- oder Okzipitalarterien werden zu derben, festen Strängen, die manchmal knotig und meist pulslos sind. Häufig besteht in der gleichen Gegend ein Erythem. Bei der Untersuchung des Augenhintergrundes finden sich verschiedene Anomalitäten.

B. Laborbefunde: Leichte Anämie, Leukozytose mit Linksverschiebung und eine stark erhöhte Blutkörperchen-Senkungsgeschwindigkeit werden meist gefunden.

Behandlung

Rauchen muß eingestellt werden.

A. Schmerzbekämpfung: Opiate sind wegen der Suchtgefahr in chronischen Fällen kontraindiziert. Die Exzision des betroffenen Arteriensegmentes ist zur Schmerzbeseitigung durchgeführt worden. Lokale Injektionen von Procain oder Lidocain (Xylocain®) sind erfolgreich in der Schmerzbekämpfung.

B. Kortikoidbehandlung: Diese Therapie sollte sofort mit der Diagnosestellung eingeleitet werden. Nur hiermit sind Augenkomplikationen zu verhüten; ebenso können andere Symptome recht gut auf diese Weise unter Kontrolle gebracht werden. Man beginnt mit hohen Dosen (300 mg Cortison täglich bzw. vergleichbare Mengen der neueren Präparate). 200 mg Cortison (oder eines äquivalenten Präparates) sind beizubehalten, bis die Symptome unter Kontrolle gebracht sind. Das geschieht meist nach zwei bis fünf Wochen. Dann ist die Dosis allmählich zu reduzieren. 25–75 mg Cortison (oder eines entsprechenden Präparates) sind jedoch weiter zu verabreichen, bis die Erkrankung ihren normalen Verlauf erreicht hat.

Prognose

Die Arteriitis temporalis ist meist eine gutartige Erkrankung, die einen Verlauf von zwei Monaten bis zwei Jahren hat. Sehstörungen bleiben meist bestehen und sind daher ernst zu nehmende Komplikationen.

Vasospastische Störungen

Raynaudsche Erkrankung und Raynaudsches Phänomen

Diagnostische Merkmale

- Paroxysmale bilaterale symmetrische Blässe und Zyanose der Extremitätenhaut mit anschließendem Rubor
- Auslösende Momente sind: Kälte und Emotionen. Rückgang durch Wärme
- Die Erkrankung betrifft bevorzugt junge Frauen

Allgemeine Betrachtungen

Die Raynaudsche Erkrankung ist die primäre oder idiopathische Form der paroxysmalen digitalen Zyanose. Das Raynaudsche Phänomen ist die sekundäre Form.

Bei der Raynaudschen Erkrankung antworten die Digitalarterien überschießend auf vasospastische

Reize. Die Ursache ist unbekannt. Es scheint eine Anomalität des sympathischen Nervensystems vorzuliegen. Die Erkrankung tritt meist bei Frauen zwischen dem Pubertätsalter und dem 40. Lebensjahr auf. Eine Familienanamnese mit vasospastischen Phänomenen wird häufig beobachtet. Vielfach werden immunologische Anomalitäten beobachtet.

Klinische Befunde

Die Raynaudsche Erkrankung und das Raynaudsche Phänomen sind charakterisiert durch intermittierende Attacken von Blässe oder Zyanose – oder Blässe, gefolgt von Zyanose an den Fingern (selten an den Zehen), die durch Kälte oder Emotionen ausgelöst werden. Zu Beginn der Erkrankung können nur ein bis zwei Fingerspitzen befallen sein. Mit fortschreitender Erkrankung werden die Finger in ihrer Gesamtheit bis zur distalen Handfläche befallen. Der Daumen ist selten betroffen. Mit Nachlassen des Anfalls tritt eine von der Fingerbasis fortschreitende Rötung auf. Hierbei kann zunächst ein intensiver Rubor entstehen mit Klopfen, Parästhesien und leichter Schwellung. Meist hören die Anfälle spontan auf. Sonst gehen sie vorüber bei Betreten eines warmen Raumes, oder wenn die Extremität in warmes Wasser gehalten wird. Zwischen den Anfällen sind keine abnormen Befunde feststellbar. Zur Diagnosestellung sollte ein Anfall durch Kälteexposition der Hand oder des ganzen Körpers ausgelöst werden. Die vasomotorische Störung ist meist von Taubheitsgefühl, Steifigkeit, verminderter Sensibilität und ziehendem Schmerz begleitet. Die Erkrankung kann zur Atrophie der Fingerkuppen führen. An der Fingerspitze können sich gangränöse Geschwüre entwickeln, die bei warmem Wetter ausheilen.

Die Raynaudsche Erkrankung ist viel seltener als das Raynaudsche Phänomen und tritt erst zwischen dem 15. und 45. Lebensjahr (auch meist bei Frauen) auf. Sie hat die Neigung zur Progressivität und tritt symmetrisch an den Fingern beider Hände auf (im Gegensatz zum Raynaudschen Phänomen, das unilateral sein kann und zuweilen nur an ein bis zwei Fingern sichtbar wird). Die Spasmen werden allmählich häufiger und länger. Die Gangrän eines ganzen Fingers ist selten und die peripheren Pulse sind normal.

Differentialdiagnose

Es muß zwischen der Raynaudschen Erkrankung unterschieden werden und den zahllosen Störungen, die von einem Raynaudschen Phänomen begleitet sind. Hierzu gehören die Thrombangiitis obliterans, die Atherosclerosis obliterans, das Hals-Rippen-Syndrom (Scalenus anticus-Syndrom), Kollagenerkrankungen und Störungen, die durch Kälteagglutinine und eine Kryoglobulinämie hervorgerufen werden. Die Unterscheidung von der

Thrombangiitis obliterans fällt meist nicht schwer, da diese eine Erkrankung der Männer ist und das begleitende Raynaudsche Phänomen meist nur ein bis zwei Finger befällt. Die Abschwächung oder das Fehlen peripherer Pulse schließt eine Raynaudsche Erkrankung aus. Dieses Zeichen ist auch wesentlich in der Unterscheidung der Raynaudschen Erkrankung von der Atherosclerosis obliterans. Die Atherosclerosis obliterans tritt meist im höheren Lebensalter auf; das Raynaudsche Phänomen ist hierbei selten bilateral oder symmetrisch.

Das Raynaudsche Phänomen bei dem Hals-Rippen-Syndrom ist meist unilateral. Die Kompression des Plexus brachialis beherrscht meist das klinische Bild. Die vielen hier möglichen Untersuchungen und Teste sind daher bei jedem Patienten durchzuführen, der ein unilaterales Raynaudsches Phänomen aufweist. Es kann schwierig sein, die Hautverdickung bei der Raynaudschen Erkrankung von einem Frühstadium der Sklerodermie mit Raynaudschem Phänomen zu unterscheiden. Wenn das Raynaudsche Phänomen bereits seit einigen Jahren besteht, die sklerodermalen Hautveränderungen jedoch minimal bleiben, so ist die Diagnose der Raynaudschen Erkrankung mehr wahrscheinlich. In späteren Stadien der Sklerodermie wird die Haut des Gesichts, des Nackens und des Thorax befallen, außerdem tritt aufgrund ösophagealer Manifestationen eine Dysphagie auf.

Das Raynaudsche Phänomen kann zuweilen beim systemischen Lupus erythematodes im Vordergrund stehen.

Kryoglobuline (abnorme Proteine, die bei Kälteexposition zum Ausfallen neigen) verursachen eine Störung, die der Raynaudschen Erkrankung ähnelt. Diese Eiweißkörper findet man bei ernsteren Systemerkrankungen, so daß die Diagnose meist nicht schwierig ist. In atypischen Fällen eines Raynaudschen Phänomens ist nach Kryoglobulinen zu suchen.

Bei der Akrozyanose ist die Hautverfärbung der Hand permanent und diffus. Erfrierungen können zu chronischen Veränderungen mit einem Raynaudschen Phänomen führen. Auch an eine Ergotaminvergiftung muß gedacht werden.

Behandlung

A. Allgemeine Maßnahmen: Der Körper muß warm gehalten werden, und besonders die Hände sind vor Kälte zu schützen. Vor dem Hinausgehen in die Kälte oder vor dem Öffnen des Kühlschrankes sind Handschuhe anzuziehen. Die Hände müssen zu jeder Zeit vor Verletzungen geschützt werden. Die langsam heilenden Wunden sind vor Infektionen zu bewahren. Die rauhe Haut muß eingekremt werden. Das Rauchen ist einzustellen.

B. Vasodilatantien: Hier ist an Ronicol®, Trental® und Priscol® zu denken. Im allgemeinen haben jedoch diese Medikamente hierbei enttäuscht. Nitroglycerin (0,3 mg sublingual, 4× tgl. und 10 min vor einer Kälteexposition) kann günstig wirken. Neuerdings wird gegen die akuten vasospastischen Reize erfolgreich Protaglandin E i.v. gegeben; die Wirkung kann über Wochen andauern.

C. Chirurgische Behandlung: Wenn auch die Erfolgsdauer der dorsalen Sympathektomie begrenzt ist, so stellt doch dieser chirurgische Eingriff die effektivste Therapie der Raynaudschen Erkrankung und des Raynaudschen Phänomens dar. Zwei bis fünf Jahre nach dem Eingriff kehren die Symptome mit zunehmender sympathischer Aktivität allmählich zurück. Aus diesem Grunde sollte bei leichten Fällen und im Frühstadium nicht operiert werden. Andererseits hat die Sympathektomie bei fortgeschrittenen, schweren Fällen keinen Wert mehr.

Prognose

Die Raynaudsche Erkrankung verläuft im allgemeinen gutartig. Sie führt zu entsprechenden Beschwerden bei Kälteexposition, die im Verlauf der Jahre meist leicht zunehmen. Nur in wenigen Fällen besteht eine rasche Progression, so daß bereits leichteste Temperaturänderungen zur Symptomatik führen. Hierbei können dann eine Sklerodaktylie und kleine gangränöse Bezirke beobachtet werden. Diese Patienten haben heftige Schmerzen und Bewegungseinschränkung der Finger.

Livedo reticularis

Es handelt sich um eine vasospastische Störung unbekannter Ätiologie, die zu einer marmorierten Hautverfärbung großer Flächen an den Extremitäten führt. Sie tritt vorwiegend bei jungen Frauen auf und kann Begleiterscheinungen einer malignen Erkrankung sein.

Die Patienten klagen über eine dauernde bläuliche Marmorierung der unteren Extremitäten, die zeitweise nur die unteren Anteile betrifft, jedoch auch auf die Oberschenkel, auf die Hände und Arme (meist allerdings weniger ausgeprägt) übergehen kann. Die Verfärbung geht ins Rötliche über bei Exposition in warmes Wasser. Sie verschwindet jedoch spontan nie vollständig. Einige Patienten klagen über Parästhesien, Kälte- oder Taubheitsgefühl in der betroffenen Gegend. Selten werden rezidivierende Ulzerationen an den unteren Extremitäten beobachtet.

Die bläuliche Marmorierung der Extremitäten ist pathognomonisch, die peripheren Pulse sind normal. Die Extremität kann kalt sein und zu verstärkter Schweißbildung neigen.

Diese Störung muß von der Akrozyanose, der Raynaudschen Erkrankung und organischer Verschlußerkrankung unterschieden werden.

Die Behandlung besteht in der Vermeidung von Kälteexposition und in der Verwendung von Vasodilatantien [z.B. Tolazolin (Priscol®), 25 bis 50 mg viermal tgl. in schweren Fällen]. Treten Ulzerationen oder eine Gangrän auf, so sind Bettruhe, Kompressen, Vasodilatantien, gelegentlich eine Sympathektomie notwendig.

Meist ist die Livedo reticularis gutartig. Allerdings können bei einigen Patienten rezidivierende Ulzerationen und sogar eine Gangrän eine Hospitalisierung notwendig machen.

Akrozyanose

Die Akrozyanose ist eine vasospastische Störung, die möglicherweise auf einen Refluxverlust der Venulen zurückzuführen ist, der zu einer sekundären Arteriolenkonstriktion führt. Sie kann in jedem Lebensalter auftreten und wird meist bei Frauen jüngeren Alters beobachtet. Das Krankheitsbild bessert sich bei zunehmendem Lebensalter sowie während der Schwangerschaft. Die Haut fühlt sich kalt und feucht an und zeigt eine deutliche zyanotische Verfärbung. Es kann eine gewisse Schwellung vorhanden sein. Schmerz besteht nicht. Die Symptomatik nimmt während der kalten Monate zu, ist nicht paroxysmal, sondern meist dauernd. Spezielle Laboruntersuchungen gibt es nicht. Die Behandlung besteht darin, daß man den Patienten über den gutartigen Charakter der Akrozyanose aufklärt und daß dieser jegliche Kälteexposition meidet. Nur selten und in schweren Fällen ist eine Sympathektomie notwendig.

Die Farbveränderungen können das ganze Leben lang anhalten.

Erythromelalgie

(Erythermalgie)

Die Erythromelalgie ist eine paroxysmale bilaterale vasodilatative Störung unbekannter Ätiologie. Die idiopathische (primäre) Erythromelalgie tritt bei sonst gesunden Personen auf. Kinder werden selten, Frauen und Männer in gleicher Weise betroffen. Ein sekundärer Typ wird gelegentlich bei Patienten mit Polycythaemia vera, Hypertonie, Gicht und organischen neurologischen Erkrankungen beobachtet. Das Hauptsymptom ist ein bilateraler brennender Schmerz, der Minuten bis Stunden anhält, zunächst an umschriebenen Stellen der Fußsohle oder Handfläche, später – bei fortgeschrittener Erkrankung – an der ganzen Extremität auftritt. Der Anfall tritt bei vasodilatatorischen Reizen auf (z. B. körperliche Aktivität, Wärmeexposition) und somit besonders des Nachts, wenn die Extremitäten unter der Bettdecke warmgehalten werden. Rötung oder Zyanose und Hitzegefühl werden angegeben. Durch Anheben oder Kälteexposition des betreffenden Körperteils kommt es zur Unterbrechung des Anfalls.

Zwischen den einzelnen Anfällen kann ein pathologischer Befund erhoben werden. Bei Anfallsauslösung werden Hitze und Rötung mit dem typischen Schmerz festgestellt. Die Hauttemperatur und die Arterienpulsationen nehmen zu, an den betroffen Stellen können profuse Schweißausbrüche auftreten.

Die Erythromelalgie muß von der peripheren Neuritis, organischen Verschlußkrankheiten und der Akrozyanose unterschieden werden.

Bei der primären Erythromelalgie kann Aspirin® sehr gut helfen. Der Patient muß Wärmeexpositionen meiden. In schweren Fällen, wenn Medikamente versagen, kann eine Durchtrennung oder Quetschung peripherer Nerven notwendig werden, um den Schmerz zu beseitigen.

Die primäre idiopathische Erythromelalgie ist gutartig. Die Prognose der sekundären Erythomelalgie hängt von der zugrundeliegenden Erkrankung ab.

Vasomotorische Störungen im Zusammenhang mit einem Trauma

Reflektorische (posttraumatische) sympathische Dystrophie

(Kausalgie)

Diagnostische Merkmale
- Brennender Schmerz und Hyperästhesie an einer Extremität, begleitet von Rötung und Kältegefühl
- Atrophie der Haut und Muskeln kann vorhanden sein
- Anamnestisch besteht meist ein Trauma eines peripheren Nerven der betreffenden Extremität

Allgemeine Betrachtungen
Die Kausalgie ist charakterisiert durch einen intensiv brennenden Schmerz und Vasodilatation an einer Extremität. Sie ist eine seltene Erkrankung und durch eine partielle Durchtrennung oder Quetschung eines peripheren Nerven (meist des Nervus medianus) hervorgerufen. Die Verletzung selbst kann trivial sein. Eine Operation an einer Extremität kann der Erkrankung vorausgehen. Bei Kindern ist Kausalgie selten.

Klinische Befunde
A. Symptome: Der Schmerz tritt distal der Verletzungsstelle auf, ist jedoch nicht streng auf den Verlust des Nerven begrenzt. Er tritt erst nach Tagen oder Wochen auf. Er wird ausgelöst durch leichtes Berühren, Temperaturveränderungen, Bewegungen oder Herabhängen der Extremität. Die Haut wird rot, glatt, ohne Haare und Falten, schuppig, kalt und feucht. Die Knochen werden osteoporotisch. Einschränkung der Beweglichkeit und Deformierungen können so später auftreten. Das Leben der Patienten wird ganz von der Anstrengung beherrscht, auch das leichteste Trauma der Extremität zu vermeiden.

B. Röntgenbefunde: Meist wird eine Osteoporose beobachtet.

Prophylaxe
Alle unnötigen Traumen peripherer Nerven sind bei chirurgischen Eingriffen an den Extremitäten sorgfältig zu vermeiden. Die Schienung der Extremität für die Zeit während der akuten schmerzvollen Phase kann manchmal die weitere Entwicklung verhindern.

Behandlung und Prognose
A. Konservative Behandlung: Da die Störung häufig nach einem Jahr oder später verschwindet, kann sich die Behandlung darauf beschränken, die betroffene Fläche kühl zu halten und vor Reizen zu schützen, auch dann, wenn der Patient eine intensivere Therapie verlangt. Es können Sedativa und Analgetika verabreicht werden. Narkotika sind jedoch zu vermeiden.

B. Chirurgische Behandlung: Eine Sympathektomie kann Erleichterung bringen. Durchtrennung des Nerven proximal der betroffenen Stelle führt zwar zur Schmerzfreiheit, jedoch auch zur Denervierung. Eine Reamputation eines schmerzhaften Stumpfes ist meist von dem Wiederauftreten der Symptome in dem neuen Stumpf gefolgt. Die spinothalamische Traktotomie ist eine verzweifelte, nicht immer erfolgreiche Maßnahme. Wenn schwere Störungen und entsprechende psychische Reaktionen im Vordergrund stehen, so haben lokale Maßnahmen und operative Eingriffe keinen Erfolg. In fortgeschrittenen Fällen ist die Prognose für ein nützliches Leben schlecht. Neuerdings wird mit gewissem Erfolg durch die Neurochirurgie eine Blockade der Schmerzimpulse vorgenommen.

Sudecksche Atrophie

Die Sudecksche Atrophie ist eine akute Knochenatrophie einer Extremität, die nach einer kleineren
Verletzung meist am Knöchel oder Handgelenk
auftritt. Es bestehen Symptome einer vasomotorischen Hyperaktivität und ein brennender Schmerz,
der durch Bewegung verstärkt wird. Es können
Ödeme und lokale Hitzegefühle auftreten. Die Extremität kann schließlich kalt, zyanotisch und abge-
zehrt erscheinen. Gelenkversteifung ist möglich. Sekundäre Frakturen des atrophischen Knochens
können auftreten.
Die Prophylaxe besteht in einer ausreichenden
frühzeitigen Bewegung nach Verstauchungen. Die
Frühmanifestationen sind physikalisch zu therapieren: Leichte Wärmeanwendung, leichte Massage,
vorsichtige Gelenkbewegungen. Bei mittelschweren
Formen kann die Gabe von Prednison hilfreich
sein.
Bei schweren und chronischen Formen kann die
Sympathektomie Erfolg bringen.

Degenerative und entzündliche Venenerkrankungen

Varizen

Diagnostische Merkmale
- Erweiterte, gewundene oberflächliche Venen an
  den unteren Extremitäten
- Varizen können asymptomatisch sein oder von
  Schwächegefühl, schmerzhaften Beschwerden
  oder echtem Schmerz begleitet sein
- Es können sekundäre Veränderungen der Haut
  (Ödeme, Pigmentation, Ulzeration) und des sub-
  kutanen Gewebes eintreten

Allgemeine Betrachtungen
Die Varizen entwickeln sich vorwiegend an den unteren Extremitäten. Es handelt sich um abnorm dilatierte, elongierte und gewundene Veränderungen
der Saphena-Venen und ihrer Äste. Die Gefäße liegen unmittelbar unter der Haut und oberhalb der
tiefen Faszien. Sie haben daher keine ausreichende
Unterstützung wie die tiefen Venen, die von Muskelgewebe umgeben sind. In vielen Fällen besteht
eine entsprechende Erbanlage zur Venenwand-
schwäche, Venenklappeninsuffizienz und Varizen-
ausbildung. Begünstigende Faktoren sind: Langes

Stehen, Schwangerschaft, Fettleibigkeit und vielleicht auch Gewebsalterung.
Eine sekundäre Varikosis kann aufgrund obstruktiver Veränderungen und Klappenschädigungen im
tiefen Venensystem nach einer Thrombophlebitis
entstehen. Kongenitale oder erworbene arteriovenöse Fisteln können von Varikosis begleitet sein.
Meist sind die große Vena saphena und ihre Äste
betroffen, seltener die kurze Vena saphena. Es können eine oder mehrere insuffiziente perforierende
Venen am Ober- und Unterschenkel vorhanden
sein, so daß Blut nicht nur von oben über die Saphena femoralis-Verbindung in die Varizen fließen
kann, sondern auch von dem tiefen Venensystem.
Infolge von Klappendefekten fällt der Druck in den
oberflächlichen Venen und während des Laufens
nicht wesentlich. Im Verlaufe der Jahre nehmen die
Venen an Größe zu, während das umgebende Gewebe und die Haut sekundäre Veränderungen zeigen wie Fibrose, chronisches Ödem und Pigmentation. Auch atrophische Veränderungen können in
der Haut entstehen.

Klinische Befunde
A. Symptome: Selbst eine sehr ausgeprägte Varikο-
sis kann ohne subjektive Symptome bestehen, während bereits minimale Varizen diese Beschwerden
machen können. Ziehende oder brennende
Schmerzen, Müdigkeitsgefühl oder Schmerzen im
Unterschenkel, besonders während des Stehens,
sind die häufigsten Klagen. Es können kurze Muskelkrämpfe auftreten. Claudicatio intermittens und
Kältegefühl in den Füßen gehören nicht zum Bild
der Varikosis. Man muß sorgfältig zwischen den
Symptomen der arteriosklerotischen und der Ve-
nenerkrankung unterscheiden, da die arterielle Verschlußkrankheit im allgemeinen eine Kontraindikation für die operative Behandlung der Varizen darstellt. In der Gegend der veränderten Venen kann
aufgrund einer ekzematoiden Dermatitis ein lästi-
ges Hautjucken entstehen.
B. Sichtbare Zeichen: Dilatierte, geschlängelte und
verlängerte Venen unter der Haut am Ober- und
Unterschenkel sind besonders im Stehen sichtbar.
Bei sehr adipösen Patienten sind sie manchmal erst
durch Palpation feststellbar. Sekundäre Gewebsveränderungen können selbst bei ausgedehnter Varikosis fehlen. Besteht jedoch die Varikosis längere
Zeit, so sieht man eine bräunliche Pigmentation
und eine Verdünnung der Haut, besonders oberhalb der Knöchel. Leichte Schwellung kann auftreten. Ausgeprägte Schwellung und Fibrose gehören
im allgemeinen zum postphlebitischen Stadium.
C. Trendelenburg-Test: Er dient zur Beurteilung der
Klappeninsuffizienz am proximalen Ende der langen Vena saphena und der kommunizierenden Venen zwischen den oberflächlichen und tiefen Gefäßen.

1. Man hebt das Bein bei liegendem Patienten. Die Varizen entleeren sich unmittelbar, wenn keine organische Venenobstruktion besteht.

2. Man staut mit einem Gummischlauch den Oberschenkel und läßt den Patienten aufstehen.

a) Wenn die lange Vena saphena 30 sec lang oder länger leer bleibt und sich dann allmählich im Verlaufe von 1 bis 2 min füllt, so sind die Klappen der Saphena-femoral-Verbindung insuffizient, die Klappen der Venae communicantes dagegen suffizient, so daß das Blut durch sie in der normalen Richtung (von der Oberfläche in die Tiefe) fließt. Erfolgt nach Entfernung des Stauschlauchs eine rasche Füllung der Venen von oben, so besteht eine Insuffizienz der proximalen Klappen. In diesem Fall spricht man von einem positiven Test.

b) Füllen sich die Varizen schnell, so sind die Venae communicantes zwischen dem tiefen und oberflächlichen System durchgängig, und das Blut fließt in die Varizen zurück. Wenn nach Entfernung des Stauschlauchs keine zusätzliche Füllung der Varizen eintritt, so ist der Test negativ. Erfolgt jedoch eine weitere Füllung der Varizen, so sind die Klappen am obersten Ende der langen Vena saphena ebenfalls insuffizient und der Test ist doppelt positiv. Die Lokalisation der defekten Venae perforantes kann durch Wiederholung der Untersuchung mit verschieden hochplaziertem Stauschlauch bestimmt werden.

Differentialdiagnose

Die primäre Varikosis ist von der sekundären durch folgende Symptome zu unterscheiden:

1. Chronische Insuffizienz des tiefen Venensystems
2. Verschluß der Retroperitonealvenen
3. Arteriovenöse Fisteln (angeboren oder erworben) und
4. Kongenitale Venenmißbildung.

Die Venographie ist in diesem Zusammenhang wertvoll. Besonders wenn der Verdacht auf einen Verschluß der tiefen Venen besteht und ein ausgedehnter chirurgischer Eingriff in Betracht gezogen wird, sollte man eine Phlebographie des tiefen Venensystems durchführen, um zu sichern, daß dieses tiefe Venensystem durchgängig ist.

Komplikationen

In der verdünnten, atrophischen, pigmentierten Haut entwickeln sich Ulzerationen, die zur Chronizität neigen und schmerzhaft sind. Zuweilen kann ein Ulkus in eine Varize penetrieren, so daß es zu einer profusen Blutung mit Fistelbildung kommt.

Die Therapie des Geschwüres besteht in Ruhe bei hochgelagertem Bein und Kochsalzkompressen. Manchmal ist ein Hautersatz notwendig. Muß der Patient ambulant bleiben, so ist der Unterschenkel durch entsprechende Kleidung zu komprimieren. Rezidive sind häufig.

Thrombophlebitiden, die in den Varizen beginnen und sich von hier ausbreiten, sind häufig. Sie werden besonders bei Schwangeren und bei Frauen mit Kontrazeptiva beobachtet (s. nächster Abschnitt). Vereinzelte, lokale Traumen oder verlängerte Sitzperioden können ebenfalls eine Venenthrombose herbeiführen. Es muß verhütet werden, daß eine derartige Thrombose das tiefe Venensystem erfaßt.

Behandlung

Da die Varikosis zum Fortschreiten neigt, muß von einem gewissen Krankheitsstand an eine Therapie durchgeführt werden, um progressive Veränderungen und Komplikationen zu vermeiden. Nur der operative Eingriff hat einen länger dauernden Erfolg.

A. Konservative Behandlung:

1. *Elastische Strümpfe* und intermittierendes Hochlagern der Beine sind das beste Therapeutikum bei älteren und risikoreichen Patienten und auch bei Patienten, die eine Operation verweigern. Das gleiche gilt manchmal auch für Frauen mit leichter bis mäßiger Varikosis, die weitere Kinder haben wollen (da bessere Langzeitergebnisse bei Frauen erhalten werden, die keine Schwangerschaft mehr wünschen). Elastische Strümpfe sind auch dann zu empfehlen, wenn Varizen in der Familienanamnese vorhanden sind und täglich stundenlanges Stehen notwendig ist.

2. Die *Injektionsbehandlung* der Varikosis mit sklerosierenden Lösungen (Aethoxysklerol®, Phlebodestal®, Varigloban®) mit dem Ziel, die Vene zu thrombosieren, sollte für jene kurzen Venensegmente vorbehalten bleiben, die nach einem chirurgischen Eingriff noch vorhanden sind. Die Rezidivquote nach der Injektionstherapie ist hoch. Es können auch Komplikationen auftreten (d. h. z. B. lokale oder systemische Reaktion, paravenöse Injektionen oder tiefe Thrombophlebitiden).

B. Chirurgische Behandlung: Hohe Ligatur der Saphena-Femoral-Verbindung mit Stripping der Saphena. Dieser Eingriff ist mit Ligaturen der sekundär varikosierten Venen und Unterbrechung der insuffizienten Vena perforantes zu verbinden. Auch die kurze Vena saphena kann in ihrer Verbindung zur Poplitealvene unterbunden werden. Bei älteren Patienten und solchen mit nur leichten Alterationen kann das Stripping unterlassen werden und lediglich eine Lokalanaesthesie vorgenommen werden. Sobald wie möglich muß der Patient, mit elastischen Binden versorgt, umhergehen.

Stehen und Sitzen sind für ein bis zwei Wochen nach der Operation zu unterlassen. Im Bett sind die Beine hochzulagern.

Prognose

Der Patient muß informiert werden, daß sogar eine ausgedehnte und sorgfältig durchgeführte Operation nicht die Entwicklung zusätzlicher Varizen vermeiden kann und daß ggf. eine erneute Operation (wenn auch meist kleineren Ausmaßes) notwendig werden kann. Treten nach einem operativen Eingriff ausgedehnte Varizen auf, so ist nachzuprüfen, ob der vorgenommene Verschluß vollständig war. Auch nach adäquater Therapie der Varikosis gehen die sekundären Gewebsveränderungen meist nicht zurück.

Patienten, die – familiär bedingt – zu Venenerkrankungen neigen oder früher bereits eine Varikosis erlitten, sollten vorsorglich elastische Strümpfe tragen – dies gilt besonders für Patientinnen während der Zeit der Schwangerschaft.

Thrombophlebitis der oberflächlichen Venen

Diagnostische Merkmale
- In der Gegend einer sichtbaren Vene sind Haut- und Unterhautgewebe gerötet und schmerzhaft geworden
- Es besteht keine Allgemeinreaktion

Allgemeine Betrachtungen
Die oberflächliche Thrombophlebitis kann spontan auftreten, in der Schwangerschaft oder post partum, besonders bei Frauen mit Varizen oder Thrombangiitis obliterans. Eine oberflächliche Thrombophlebitis kann auch durch ein Trauma wie z. B. durch einen Schlag auf den Schenkel oder durch eine Injektion mit einer die Venenwand reizenden Lösung ausgelöst werden. Tritt sie in Form der Thrombophlebitis migrans oder recurrens auf, so muß an eine Thrombangiitis gedacht werden. Sie kann auch die Manifestation einer malignen Abdominalerkrankung sein wie z. B. eines Pankreaskarzinoms. Manchmal stellt sie das früheste Zeichen dar. Die lange Vena saphena ist oft betroffen. Die oberflächliche Thrombophlebitis geht meist nicht mit einer Thrombose der tiefen Venen einher. Lungenembolien treten selten auf.

Der Venenkatheterismus (besonders Armvenen) wird heutzutage häufig durchgeführt. In solchen Fällen ist täglich sorgfältig nach Entzündungszeichen zu suchen. Bei Lokalreaktion der Vene muß der Katheter entfernt werden. Er muß in jedem Falle nach 48–72 Std gezogen werden. Schwere septische Komplikationen sind möglich.

Klinische Befunde
Der Patient spürt meist einen dumpfen Schmerz in der Gegend der betroffenen Vene. Der Lokalbefund besteht in Induration, Rötung und Empfindlichkeit entlang des Venenablaufs. Der Prozeß kann entzündlich bleiben, kann aber auch einen großen Teil der langen Vena saphena und ihrer Verzweigungen ergreifen. Die Entzündungsreaktionen verschwinden gewöhnlich in ein oder zwei Wochen. Für längere Zeit kann ein fester Strang zurückbleiben. Ein Ödem der Extremität fehlt.

Differentialdiagnose
Der lineare und nur selten zirkuläre Entzündungsbefund und seine Zugehörigkeit zum Verlauf einer oberflächlichen Vene ermöglicht die Differentialdiagnose gegenüber der Zellulitis, dem Erythema nodosum, Erythema induratum, der Pannikulitis, der Lymphangitis, der tiefen Thrombophlebitis und der Fibromyositis.

Behandlung
Wenn der Prozeß gut lokalisiert ist und nicht in der Nähe der Saphena femoralis in Verbindung ist, so genügen lokale Wärmeanwendungen, Bettruhe und Hochlagerung des Beines. Phenylbutazon, 100 mg 3 × tgl. für fünf Tage, unterstützt die Entzündungsbekämpfung. Diese Substanz ist jedoch bei Magengeschwüren kontraindiziert.

Wenn der Prozeß sehr ausgedehnt ist oder die Tendenz zur Ausdehnung zeigt oder in der Nähe der Sapheno-femoralen-Verbindung abläuft, so ist die Ligatur oder Durchtrennung der Vena saphena indiziert. Der Entzündungsprozeß geht hierbei meist zurück. Die Entfernung des betroffenen Venensegments (Stripping) führt allerdings zu einer raschen Genesung.

Eine Antikoagulantientherapie ist nicht indiziert, außer wenn die Erkrankung fortschreitet und das tiefe Venensystem mit einbezogen zu werden droht. Eine septische Thrombophlebitis erfordert sofortige chirurgische Maßnahmen (Exzision des betroffenen Venenstückes – Venenersatz).

Prognose
Der Verlauf ist meist gutartig und kurz. Die Prognose hängt von den zugrundeliegenden pathologischen Vorgängen ab. Die Phlebitis der Vena saphena dehnt sich zuweilen auf die tiefen Venen aus. Dann besteht die Gefahr einer Lungenembolie.

Thrombophlebitis der tiefen Venen

Diagnostische Merkmale
- Schmerz und Schwellung in der betroffenen Extremität
- Ödem, Dilatation der oberflächlichen Venen, Tachykardie und Fieber
- Empfindlichkeit des Unterschenkels und positives Homansches Zeichen

● Es kann eine tiefe Venenthrombose ohne klinische Erscheinungen bestehen

Allgemeine Betrachtungen

Bei der Thrombophlebitis besteht ein partieller oder kompletter Verschluß einer Vene durch einen Thrombus mit sekundärer Entzündungsreaktion der Venenwand. Der Prozeß tritt meist in den tiefen Venen der unteren Extremitäten und im Becken postoperativ oder post partum innerhalb der ersten 14 Tage auf. Er wird auch bei Patienten mit Frakturen oder Traumen und Herzerkrankungen gefunden, besonders bei postoperativen Patienten, wenn längere Bettruhe notwendig ist.

Am häufigsten sind die tiefen Venen des Unterschenkels betroffen. Der thrombotische Prozeß kann aber auch beginnen oder fortschreiten in den Femoral- und Iliakalvenen. Zuweilen liegt der Ursprung in den Beckenvenen oder in der langen Vena saphena. Prädisponierende Faktoren sind: Höheres Lebensalter, maligne Erkrankungen, Schock, Dehydratation, Anämie, Fettleibigkeit und chronische Infektion. Häufigster ursächlicher Faktor der Thrombophlebitis sind die venöse Stase und Druckveränderungen im Endothel der Venenwand, wenn das Bein z. B. stundenlang auf der Matratze oder einem Operationstisch liegt. Eine Störung des Koagulationsmechanismus kann eine Rolle spielen. Auch andere, meist wenig verstandene Faktoren wie z. B. ein Gewebstrauma können von Bedeutung sein. Schwangerschaft und die Verwendung von Kontrazeptiva führen bei einigen Frauen (vor allem Raucherinnen über 30 Jahre) zu Thrombophlebitiden. Derartige Substanzen sind daher bei anamnestischer Thrombose nicht zu verabreichen.

Klinische Befunde

Im Frühstadium kann die Extremität ohne Symptome sein. Nicht selten erleiden Patienten eine Lungenembolie von den Unterschenkeln her, ohne daß entsprechende Symptome in den Extremitäten zu finden sind.

A. Symptome: Die Patienten klagen über dumpfes Ziehen, Hitzegefühl oder Schmerzen im Unterschenkel oder in ausgeprägteren Fällen im ganzen Bein.

B. Lokale Zeichen: Empfindlichkeit und Induration oder Spasmen der Unterschenkelmuskeln, leichte Schwellung (oft nur durch sorgfältige Vergleichsmessungen feststellbar); Schmerz im Unterschenkel, hervorgerufen durch Dorsalflektion des Fußes (Homansches Zeichen); leichtes Fieber und Tachykardie. Wenn die Femoral- und Iliakalvenen befallen sind, so kann die Schwellung des Beines beträchtlich sein. Bei ausgeprägter venöser Stase kann die Haut zyanotisch werden oder auch blaß und kalt, wenn ein reflektorischer arterieller Spasmus hinzukommt.

Symmetrische, eindrückbare Ödeme der Unterschenkel und Knöchel sind (besonders wenn gleichzeitig keine Empfindlichkeit besteht) meist Folgen einer Erkrankung des Herzens, der Niere oder der Leber. Thrombophlebitiden können gleichzeitig an beiden Beinen bestehen. Sie führen jedoch nicht zu symmetrischen Veränderungen. Kontusionen mit oder ohne Hämatom und Muskelverletzungen können Schwierigkeiten in der Differentialdiagnose bereiten.

C. Zusätzliche diagnostische Maßnahmen:
1. Phlebographie
2. Radiofibrinogentest
3. Sonographie

Differentialdiagnose

Eine Thrombophlebitis muß sorgfältig von einer Zellulitis, von Beinödemen oder von einer Wadenmuskelverhärtung unterschieden werden.

Komplikationen

Die Hauptkomplikation der tiefen Thrombophlebitis ist die Lungenembolie.

Es kann eine leichte oder mäßig große Lungenembolie bestehen, ohne daß gleichzeitig pulmonale Symptome oder röntgenologische Veränderungen nachzuweisen sind. Die klinischen Manifestationen der Lungenembolie bestehen in Form des pleuritischen Schmerzes (oft mit vorübergehendem Pleurareiben), einem trockenen Husten (manchmal mit Hämoptyse), in lokalen Rasselgeräuschen, in einem kleinen Pleuraerguß und oft in Veränderungen des röntgenologischen Lungenbildes. Fieber, erhöhte Puls- und Atemfrequenz sind meist vorhanden. Die Serum-LDH kann erhöht sein.

Die massive Lungenembolie ist begleitet von Schock, Dyspnoe und Zyanose und oft von charakteristischen EKG-Veränderungen im Sinne eines akuten Cor pulmonale. Innerhalb von Minuten oder Stunden kann der Tod eintreten.

Eine weitere Komplikation stellt die chronische venöse Insuffizienz mit Entwicklung sekundärer Varizen dar.

Vorbeugung

1. Stärkerer Druck auf Ober- oder Unterschenkel, z. B. bei längerer Operation ist zu vermeiden.
2. Patienten mit anamnestischer Thrombophlebitis oder Varikosis sollten elastische Strümpfe auch während und nach der Operation und vor allem beim Verlassen des Bettes tragen.
3. Die präoperative, präpartiale Korrektur einer Anämie, Dehydratation, einer Herzinsuffizienz oder metabolischer Störungen vermindert die Gefahr einer Thrombophlebitis.
4. Postoperative Beinübungen sollten sobald wie möglich durchgeführt und für mehrere Tage fortgesetzt werden. Frühzeitiges Gehen (aber nicht Sitzen

oder Stehen) ist sehr wesentlich. Es sollte sobald wie möglich nach einer Operation oder einer akuten Erkrankung damit begonnen werden. Ist jedoch Bettruhe notwendig, so sind aktive oder passive Übungen im Bett zu empfehlen (z. B. aktive oder passive Beugung der Zehen, der Knöchel und Kniegelenke). Die Bettbekleidung darf die Extremitäten nicht einengen. Auf wiederholtes, tiefes Atmen ist zu achten.

5. Bei Patienten, die zu Thrombophlebitiden prädisponiert sind, sollten bei Bettruhe die Füße 10 cm hochgelagert sein. Der Kopf sollte, wenn möglich in Horizontallage gehalten werden. Die Knie sollen möglichst nicht mit Hilfe von Kissen in Beugestellung fixiert werden.

6. Bei Patienten mit Frakturen des Ober- oder Unterschenkels kann eine prophylaktische Antikoagulierung erfolgreich sein. Diese Antikoagulierung sollte ein bis zwei Tage nach dem Eintritt der Fraktur begonnen und für mehrere Wochen fortgesetzt werden (siehe unten).

7. Patienten mit Thrombophlebitiden, die abdominalen oder thorakalen Operationen zugeführt werden, sollten prophylaktisch mit Antikoagulantien (Heparin), Aggregationshemmern (ASS) oder Dextranen behandelt werden.

Behandlung der akuten Thrombophlebitis
A. Lokale Maßnahmen: Anhebung der Beine um mehrere cm bei horizontal gelagertem Kopf ist besonders zu Anfang zu empfehlen. Nach 5 bis 10 Tagen, wenn sich ein adhärenter Thrombus gebildet hat (und die lokalen Symptome zurückgegangen sind), ist Laufen, jedoch nicht Sitzen oder Stehen zu empfehlen. Diese Laufzeit ist täglich zu steigern.

Elastische Bandagen oder Strümpfe von den Zehen bis zum Knie sind baldmöglichst anzulegen und wenigstens 6–12 Monate zu tragen. Bandagen und anfängliche Antikoagulierung helfen bei intermittierender Hochlagerung der Beine, postphlebitische Erscheinungen zu vermeiden.

B. Medikamentöse Behandlung (Antikoagulantien): Die Antikoagulantientherapie wird in den meisten Fällen mit einer tiefen Thrombophlebitis mit oder ohne Lungenembolie für notwendig gehalten. Das Auftreten von Lungenembolien ist durch diese Therapie signifikant vermindert worden. Das Fortschreiten der Thrombose und chronische sekundäre Veränderungen des betroffenen Beines werden unter dieser Therapie ebenfalls seltener. Die Frage, welches Medikament man verwenden soll, hängt von der Erfahrung des Arztes ab. Auf jeden Fall wirkt Heparin schneller. Es sollte daher wenigstens zu Anfang benutzt werden. Später und vor allem, wenn eine längere Antikoagulierung vorgenommen wird, ist auf Dicumarol-Präparate überzugehen.

Die Geschwindigkeit der Symptomenrückbildung ist sehr verschieden. Eine Reihe von Fällen sind

Tabelle 8-1. Mögliche Nebenwirkungen des Heparins

1. Sofortidiosynkrasie (Exanthem, Urtikaria, Schüttelfrost, Quincke-Ödem)
2. Blutungen (Magen-Darm-Trakt, abführende Harnwege, Tumoren, nach Streß)
3. Tachykardie, Blutdruckanstieg
4. Haarausfall (nach 2–12 Wochen)
5. Osteoporose, verzögerte Kallusbildung, extraossäre Verkalkungen (bei Langzeittherapie)
6. Viskositätserhöhung des Blutes bei Morbus Waldenström (Makroglobulin-Heparin-Komplexe)

weitgehend therapierefraktär. Bei einer venösen Thrombose sollte die Therapie wenigstens 9–12 Tage fortgesetzt werden, bei einer Lungenembolie 14–21 Tage. Bleibt die Symptomatik auch nach dieser Zeit noch bestehen, so muß die Therapie weiter fortgesetzt werden. Bei deutlicher thrombotischer Tendenz ist eine Antikoagulantientherpie für eine Zeit von 6 oder mehr Monaten notwendig. Dies gilt besonders dann, wenn eine Lungenembolie aufgetreten war.

1. Heparin. Vor Therapiebeginn müssen die Gerinnungszeit und die Prothrombinzeit bestimmt werden. Die notwendige Dosis kann sehr verschieden sein. Zu Beginn sind oft kleinere Dosen notwendig. Während der Therapie muß die Thrombinzeit häufiger bestimmt werden. Eine Thrombinzeit verlängert um das 2–3fache unmittelbar vor der nächsten Dosis liegt in der therapeutischen Breite. Beträgt sie mehr als das 3fache, so muß die nächste Injektion verschoben oder die Dosis erniedrigt werden. Ist die Thrombinzeit kleiner als das 2fache, so ist eine etwas größere Dosis indiziert. Hat man die individuelle Dosis ermittelt, so genügt eine Bestimmung der Thrombinzeit alle 24 Std. Es gibt verschiedene Applikationsmöglichkeiten.

a) Die intramuskuläre oder tiefsubkutane Injektion. Die Applikation von Natrium-Heparin erfolgt intermittierend alle sechs Stunden. Die Gerinnungszeit sollte alle 24 Std, etwa ½ Std vor der nächsten Dosis, bestimmt werden. Für einen Erwachsenen durchschnittlicher Größe sind 6000 bis 8000 E. Alle 6 Std eine übliche Dosis zu Anfang. Nach einigen Tagen erniedrigt sich die notwendige Dosis meist auf 4000 bis 6000 E. Von mancher Seite wird eine vierstündliche Injektion etwas kleinerer Dosen oder eine zwölfstündliche Injektion etwas größerer Dosen bevorzugt.

Heparin kann in Depot-Form verwendet werden: z. B. Liquemin®-Depot (40000 E. Heparin pro ml und 20 mg Ephedrinhydrochlorid in wäßriger Lösung). In der Regel genügt eine Injektion von einem ml Liquemin®-Depot i. m. oder subkutan für 24 Std. Bewährt hat sich auch die Aufteilung der Tagesdosis in zwei Injektionen von je 20000 E. Liquemin®-Depot subkutan. Die Injektion wird mit einer möglichst feinen Nadel i. m. oder s. c. an der Vorderseite des Oberschenkels verabreicht. Von i. m.-Injektionen an Körperstellen, die einem Druck ausgesetzt sind, ist wegen Hämatomgefahr abzuraten [Anmerkung des Herausgebers].

Calciparin® ist eine konzentrierte Lösung von Calciumheparinat und wird subkutan in die Bauchhaut injiziert. (Dosierung: 2500 I. E. = etwa 0,1 ml pro 10 kg/KG alle 12 Std).

Zur primären Prophylaxe der postoperativen Thromboembolie ist auch die subkutane Gabe von Heparin-Dihydergot® (= Heparin-Natrium + Dihydroergotaminmesilat) geeignet (erste Injektion 1–2 Std vor der Operation, weiter postoperativ im 12 Std-Rhythmus für die Dauer von 7–10 Tagen).

b) Intravenöse Injektion: Es werden intermittierende intravenöse Injektionen von Natrium-Heparin im Vier- oder Sechs-Stunden-Rhythmus vorgenommen. [Anmerkung des Herausgebers: In leichten bis mittelschweren Fällen beträgt die Tagesdosis 40 000 bis 50 000 E. Liquemin®.] Gelegentlich wird auch eine intravenöse Infusion verwendet. Man beginnt hierbei mit 10 000 E./l fünfprozentiger Glukoselösung bei einer Geschwindigkeit von 15 bis 25 Tropfen/min. Die Tropfgeschwindigkeit wird dann in Abhängigkeit von den Gerinnungsdaten geregelt, die alle zwei bis drei Stunden zu bestimmen sind. Die Kontrolle ist hierbei schwieriger. Sie ist jedoch oft recht wertvoll, besonders bei Patienten mit extremer Thromboseneigung und bei Patienten, die rasch mit hohen Dosen bei ausgedehnter pulmonaler Embolie antikoaguliert werden müssen (der postembolische Bronchialkonstriktionsreflex scheint durch große Dosen von Heparin blockierbar zu sein, z. B. 15 000 E. initial und 80–100 000 E. in den ersten 24 Std). Z. Zt. wird Heparin am häufigsten in der ersten Phase der Antikoagulierungstherapie verwendet. Viele Ärzte neigen dazu, später auf Substanzen überzugehen, die die Prothrombinkonzentration herabsetzen. Man gibt Heparin, bis die Krankheitssymptome Rückbildungstendenz zeigen. Daher ist Heparin meist die ersten 7 bis 14 Tage zu verabreichen. Es wird dann abgesetzt, wenn die Prothrombinzeit im therapeutischen Bereich eingestellt ist. Von mancher Seite wird allerdings nur Heparin verwendet.

2. Prothrombindepressiva: Substanzen, die den Prothrombinspiegel senken (Tabelle 8–2), sind unterschiedlich im Wirkungsbeginn und in der Wirkungsdauer. Bishydroxycumarin und Warfarin sind wohl die am häufigsten verwendeten Substanzen; keines der Präparate hat jedoch so viele Vorteile, daß es gerechtfertigt wäre, auf ein anderes zu wechseln, wenn der Arzt damit Erfahrung hat.

Ein therapeutischer Effekt ist erreicht, wenn die Prothrombinaktivität (= Thromboplastinzeit nach Quick; angegeben als prozentuale Verminderung der Gerinnbarkeit des Patientenplasmas im Vergleich zur Gerinnbarkeit eines Normalplasmas) auf wenigstens 30% gefallen ist. Zu bevorzugen ist allerdings eine Aktivität von 15 bis 25%. Zu Beginn der Behandlung sollten tägliche Prothrombinaktivitätsbestimmungen durchgeführt werden und sollte die Dosierung entsprechend vorgenommen werden. Bei gut eingestellten Patienten genügen wöchentliche oder manchmal sogar monatliche Bestimmungen der Prothrombinaktivität. Die üblichen Startdosen und die Erhaltungsdosen sind in Tabelle 8-2 wiedergegeben. Patienten mit Prothrombinaktivität, die unter 100 bis 80% liegen, erhalten entsprechend geringere Dosen. Die Wirkung dieser Substanzen kann durch andere Medikamente gestört werden. So wird der antikoagulierende Effekt reduziert durch: Barbiturate, Chloralhydrat, Glutethimid (Doriden®), Meprobamat und Griseofulvin. Potenziert durch Phenylbutazon (Butazolidin®), Diphenylhydantoin (Zentropil®), Salizylate, Sulfisoxazol, Tetrazykline, Chloramphenicol, Neomycin, Chinidin und manche andere Substanzen. Es ist daher bei der entsprechenden Medikation demgemäß vorsichtig zu verfahren.

3. Behandlung einer Blutung und Überdosierung: Die grundsätzliche Gefahr einer Antikoagulantientherapie ist eine abnorme Blutung. Die Blutung als Folge einer Heparinapplikation kann rasch beseitigt werden bzw. die Gerinnungszeit normalisiert werden durch die intravenöse Injektion von einprozentigem Protaminsulfat in physiologischer Kochsalzlösung. Man gibt 1/100 der E. Heparin in mg Protaminsulfat.

Bei Verabreichung eines Depotpräparates Heparin kann es notwendig sein, die Applikation von Protaminsulfat zu wiederholen.

Die Blutung einer Überdosierung eines Prothrombindepressivums ist schwieriger unter Kontrolle zu bringen, da der Thrombinspiegel nach Absetzen der Substanz nur langsam ansteigt. Ist die Blutung schwer, so ist die Therapie zu unterbrechen und auch später nicht wieder aufzunehmen. Man gibt in diesem Falle sofort eine Frischbluttransfusion. [Anmerkung des Herausgebers: Als Vitamin K-Präparat kann Konakion® gegeben werden. Bei leichteren Blutungen 5–10 mg peroral oder bei schweren Fällen 1 bis 2 Ampullen zu 10 mg langsam i. v., Tagesdosen von 40 mg sind nicht zu überschreiten.] Schwerere Blutungen benötigen besondere Plasmafraktionen mit Prothrombinkomplex.

C. Chirurgische Maßnahmen:

1. Venenligatur: Die Venenligatur ist dann zu empfehlen, wenn eine Antikoagulantientherapie kontraindiziert ist. Kontraindikationen einer Antikoagulantientherapie bestehen z. B. bei Patienten mit einem peptischen Geschwür, Colitis ulcerosa, Blutdyskrasien, erheblichen Lebererkrankungen und bei Patienten in den ersten zwei bis drei postoperativen Tagen, besonders wenn die Operation

Tabelle 8-2. Prothrombindepressiva

Präparat	Initialdosis innerhalb 48 Std (mg)	Erhaltungs- dosis pro Tag (mg)	Wirksamkeit der Initialdosis (Tage)	Optimale Gerinnungs- wirkung (Std)	Normali- sierung der Gerinnung (Tage)
Marcumar®	20–30	3	12	48–72	10–14
Warfarin	75–100	10	10	36–48	5–8
Sintrom®	25–50	4–8	8	36–48	8–10
Cumopyran	100–200	25	10	36–48	5–8
Dicumarol	400–500	75	8	36–48	5–7
Tromexan®	1800–2400	450	6	18–24	3–5
Phenylindandion	300–400	25–100	5	24–48	2–3
Dipaxin	30–40	2–6	14	48–72	15–20
Indaliton	25–35	2–4	10	36–48	9–10

sehr ausgedehnt war. Eine Venenligatur ist auch dann indiziert, wenn Zeichen einer Weiterentwicklung des Thrombus bestehen, wenn trotz ausreichender Antikoagulantientherapie Embolien auftreten oder wenn sich eine septische Phlebitis entwickelt hat.

Nach der Ligatur beider gemeinsamer Femoralvenen ist die Möglichkeit einer zweiten, evtl. tödlichen, Lungenembolie sehr gering, wenn der thrombotische Prozeß in den Beinen aufsteigt und nicht in den tiefen Beckenvenen. Die Ligatur der Vena cava inferior verhütet nahezu mit Sicherheit weitere Lungenembolien.

In gewissem Ausmaß besteht die Gefahr der Entwicklung eines chronischen Ödems in dem ligierten Bein. Diese Gefahr kann dadurch gemindert werden, daß ein bis zwei Tage nach der Ligatur eine Antikoagulantientherapie begonnen wird, außerdem elastische Strümpfe getragen und die Beine im Verlauf eines weiteren Jahres intermittierend hochgelegt werden (s. auch nächster Abschnitt).

2. *Femoralvenen-Thrombektomie:* Sie ist dann indiziert, wenn ein massiver venöser Verschluß besteht (Phlegmasia coerulea dolens), der auf Sympathikusblockade, Hochlagerung der Beine, Heparintherapie und Flüssigkeitsentzug nicht angesprochen hat. Dieses Vorgehen ist auch dann zu empfehlen, wenn ein massives Ödem ohne Vasospasmen vorhanden ist (Phlegmasia alba dolens). Wenn der Thrombus nicht adhärent geworden ist (d. h. weniger als 48 Std seit seiner Entwicklung verstrichen sind), so kann hierdurch bei anschließender Heparinisierung eine normale Funktion des Venensystems wiederhergestellt werden. Auf diese Weise konnten massive Ödeme und Vasospasmen beseitigt werden. Postoperativ können allerdings eine Rethrombosierung oder eine pulmonale Embolie auftreten.

Prognose

Unter entsprechender Behandlung erreicht der Patient seinen früheren Gesundheitszustand und seine Aktivität innerhalb von 3 bis 6 Wochen wieder. Im allgemeinen ist die Prognose gut, besonders dann, wenn die Gefahr der Lungenembolie vorüber ist. Es ist jedoch für die ersten 2 bis 3 Wochen eine Beobachtung notwendig. Gelegentlich kann die Phlebitis rezidivieren, obwohl eine ausreichende Antikoagulierung durchgeführt wird. In diesen Fällen können auch rekurrierende Lungenembolien auftreten. Zurückbleiben kann eine chronische venöse Insuffizienz mit all ihren Komplikationen.

Chronische venöse Insuffizienz

Diagnostische Merkmale

- Meist findet sich in der Anamnese eine Phlebitis oder eine Verletzung des Unterschenkels
- Knöchelödeme sind das früheste Zeichen
- Varizen, Pigmentation, Dermatitis und subkutane Indurationen treten später auf
- Ulzerationen in oder über der Knöchelgegend sind häufig

Allgemeine Betrachtungen

Die chronische venöse Insuffizienz beruht meist auf den Veränderungen nach einer tiefen Thrombophlebitis (das sogenannte postphlebitische Syndrom), sie kann aber auch aufgrund eines neoplastischen Verschlusses der Beckenvenen, kongenital oder bei einer erworbenen arteriovenösen Fistel auftreten oder traumatisch bedingt sein. Häufig ist sie von Varizen begleitet.

Wenn die Insuffizienz Folge einer tiefen Thrombophlebitis ist, so sind die Venenklappen durch den thrombotischen Prozeß zerstört worden. Die tiefen Venen sind oft irregulär oder unvollständig verschlossen. Die oberflächlichen Venen können varikös sein und sich von den tiefen Venen auffüllen. Der venöse Druck fällt dann nicht ab, wenn der Patient läuft. Da die Klappen unvollständig vorhanden sind oder fehlen und der chronisch erhöhte venöse Druck nicht abfällt, treten sekundäre Veränderungen in den Venolen, Kapillaren, im subkutanen Gewebe, in der Haut und in den oberflächlichen Venen wieder auf. Eine primäre Varikosis ohne Anomalitäten des tiefen Venensystems kann auch aus Veränderungen aufgrund einer chronischen venösen Stase resultieren.

Klinische Befunde

Die chronische venöse Insuffizienz ist charakterisiert durch ein progressives Ödem des Beines (besonders des Unterschenkels) und sekundäre Veränderungen der Haut und des subkutanen Gewebes. Die häufigsten Symptome sind Jucken, Schweregefühl in den Beinen, das im Stehen zunimmt, und Schmerzen, wenn ein Geschwür vorhanden ist. Die Haut ist meist dünn, durchscheinend atrophisch und oft bräunlich verfärbt. Nicht selten ist ein Ekzem vorhanden oder auch eine großflächige oberflächliche Dermatitis. Das subkutane Gewebe ist verdickt und fibrös. Rezidivierende Ulzerationen sind häufig, meist oberhalb der Knöchel, in der medialen oder Vorderseite des Beines. Bei der Heilung bildet sich eine dünne fibrotische Haut, die selbst bei einem leichten Trauma aufbricht. Die Varizen sind meist deutlich und häufig von einer Insuffizienz der perforierten Venen im mittleren und oberen Teil des Unterschenkels begleitet.

Differentialdiagnose

Die Ödeme bei der Herzinsuffizienz sind im allgemeinen bilateral, symmetrisch und können sich auch in der Sakralgegend entwickeln. Andere Zeichen der Herzinsuffizienz ermöglichen die Differentialdiagnose gegenüber der venösen Insuffizienz.

Renale Erkrankungen können ausgedehnte Ödeme hervorrufen. Die Diagnose wird in diesem Falle über Blut- und Urinuntersuchungen möglich sein.

Das Lymphödem ist ein festes Ödem, das bei Hochheben der Extremität nicht ohne weiteres zurückgeht. Die anderen Zeichen der venösen Insuffizienz (z.B. Varizen, Pigmentation, Geschwüre) fehlen beim Lymphödem, außerdem besteht anamnestisch meist ein Hinweis auf akute Zellulitiden. Das Lipödem tritt gewöhnlich besonders bei Frauen mit erheblicher Adipositas (besonders in der Beckengegend) auf. Es schreitet selten fort und ist nicht von einer Induration, von Geschwüren, Varizen oder Pigmentationen begleitet.

Die erworbene arteriovenöse Fistel geht mit einem Geräusch und einer anamnestisch nachweisbaren Verletzung einher. Arteriographische Untersuchungen geben wertvolle Hinweise.

Geschwüre bei chronischer arterieller Insuffizienz sind viel schmerzhafter als bei venöser Insuffizienz. Sie treten auch meist in der Gegend der Zehen oder

des Fußes auf. Außerdem fehlen dann die Fußpulse.

Das Erythema induratum beginnt als ein schmerzhafter Knoten, aus dem sich ein Geschwür entwickelt. Es tritt meist bilateral und symmetrisch auf. Das Geschwür entsteht meist auf der Rückseite des Unterschenkels. Zahlreiche andere Unterschenkelgeschwüre (z.B. nach Trauma, bei der Sichelzellanämie und bei Pilzinfektionen) können von der venösen Insuffizienz meist durch das Fehlen von Varizen, durch das Fehlen der Kongestion der Haut und chronischer Schwellung unterschieden werden.

Vorbeugung

Irrisversible Gewebsveränderungen und begleitende Komplikationen können durch eine adäquate Behandlung der akuten Thrombophlebitis mit Antikoagulantien und energischen Maßnahmen gegen das Ödem verhindert werden.

Zu den Maßnahmen gegen das Ödem gehört die Versorgung der Unterschenkel mit elastischen Binden, intermittierende Perioden der Beinhochlagerung und Hochstellung des Fußendes.

Behandlung

A. Allgemeine Maßnahmen: Bettruhe mit hochgelagerten Beinen, um das chronische Ödem zu vermindern, gehört zu den Grundsätzen in der Therapie der chronischen venösen Insuffizienz. Folgende Maßnahmen sind geeignet, um die Tendenz zum Ödem unter Kontrolle zu halten:

1. Intermittierende Hochlagerung der Beine während des Tages, hochgestelltes Bettfußende.

2. Langes Sitzen oder Stehen ist zu vermeiden.

3. Der lebenslange Gebrauch gutpassender plastischer Strümpfe oder Binden vom Fuß bis zum Knie während des Tages oder Abends ist zu empfehlen.

B. Dermatitisbehandlung: Ekzematöse Veränderungen können akut oder chronisch sein. Die Behandlung wird entsprechend variiert.

1. Akute nässende Dermatitis:

a) feuchte Kompressen für eine Stunde viermal täglich mit Borsäurelösung, Kaliumpermanganatlösung und Burowsche Lösung.

b) Nach den Kompressen wird eine 0,5 prozentige Hydrocortison-Creme aufgetragen. (In dieser Creme können Nystatin und Neomycin enthalten sein.)

c) Systematische Antibiotikatherapie bei aktiven Infektionen.

2. Abklingende chronische Dermatitis:

a) Fortsetzung der Behandlung mit Hydrocortison-Creme für ein bis zwei Wochen bzw. bis keine Besserung mehr eintritt.

b) Zinkoxydsalbe mit Ichthamol (Ichthyol®), dreiprozentig ein- bis zweimal pro Tag. Die Reinigung muß evtl. mit Öl erfolgen.

c) Castellanische Lösung für Zehen und Nägel ein- bis zweimal pro Woche erlaubt die Therapie einer

Dermatophytosis und Onychomykosis (Desenix®, Salbe und Puder und Aerosol können ebenfalls benutzt werden).

3. Energische Behandlung des chronischen Ödems, wie in den Abschnitten A und C ausgeführt, mit vollständiger Bettruhe während der akuten Phase.

C. Geschwüre sind am besten mit Kochsalzkompressen (isotonische Lösung) zu behandeln. Manchmal kann ein Geschwür auch ambulant mit einem Schuh aus Unna's Paste behandelt werden, wenn die Schwellung vorher durch Hochlagerung zurückgebracht wurde. Solch ein Schuh muß alle ein bis zwei Wochen gewechselt werden, was in gewisser Hinsicht vom Ausmaß der Drainage des Geschwürs abhängt. Das Geschwür, Sehnen und Knochenvorsprünge müssen adäquat gepolstert werden. Spezielle Salben sind für das Geschwür nicht notwendig. Es kann auch ein Verband mit Viscopaste® (eine Bandage imprägniert mit Gelatine und Zinkoxyd) oder mit Gauztex® (imprägniert mit einer nicht allergisierenden selbsthaftenden Verbindung) gemacht werden.

D. Sekundäre Varizen: Varizen als Folge einer Obstruktion oder von Klappendefekten des tiefen Venensystems können zu unerwünschten Gewebsveränderungen am Unterschenkel führen. Die Varizen sollten gelegentlich beseitigt werden und die insuffizienten Venae perforantes ligiert werden. Die Tendenz zum Ödem bleibt jedoch vorhanden, so daß die o. a. Maßnahmen während des ganzen Lebens durchzuführen sind. Die Varizen können — zusammen mit dem Ödem — durch elastische Strümpfe oder andere nicht operative Maßnahmen behandelt werden. Nur in 15–20% der Fälle ist ein chirurgischer Eingriff vonnöten. Wenn die Obstruktion im tiefen System ausgeprägt ist, ist es oftmals schwierig, die oberflächlichen Venen zu beseitigen, da sie den größten Teil des Blutes aus dem Unterschenkel zurückführen. In den komplizierten Formen des postphlebitischen Syndroms (und sogar in gewissen Fällen auch in der akuten Phlebitis) kann die Phlebographie wertvoll sein, um die Obstruktion oder die Insuffizienz der tiefen Venen zu beurteilen.

Prognose

Wenn möglich, so ist die primäre Störung zu behandeln, bevor die Erscheinungen der chronischen Veneninsuffizienz auftreten. Ist die chronische Veneninsuffizienz voll ausgebildet, so ist sie meist nicht reversibel und kann zu beträchtlicher Kränklichkeit führen, wenn nicht Maßnahmen eingeleitet werden, das Fortschreiten zu verhindern. Weitere akute Thrombophlebitiden können eintreten.

Obstruktion der Vena cava cranialis

Die Obstruktion der oberen Vena cava ist ein seltenes Ereignis und meist auf neoplastische oder entzündliche Prozesse im oberen Mediastinum zurückzuführen. Die häufigsten Ursachen sind:
1. Neoplasmen wie Lymphome, primärmaligne Mediastinaltumoren oder Lungenkarzinome (75%).
2. Die chronische fibrotische Mediastinitis entweder unbekannten Ursprungs oder als Folge einer Tuberkulose oder eitrigen Infektion.
3. Die Thrombophlebitis, oft durch Ausdehnung des Prozesses von der Vena axillaris oder subclavia über die innominata in die Vena cava.
4. Aneurysmen des Aortenbogens.
5. Die konstriktive Perikarditis.

Klinische Befunde

A. Symptome: Zu Anfang sind die Hautvenen dilatiert und die Augenlider ödematös geschwollen. Später kann eine allgemeine Schwellung des Kopfes und der Arme eintreten. Ist die venöse Stauung ausgeprägt, so kann in dem betroffenen Gebiet eine Zyanose auftreten. Auch zerebrale Symptome sind möglich. Viele Symptome sind möglich. Alle Symptome werden durch Zurückbeugen oder Hinlegen des Patienten verstärkt, so daß die Patienten meist sitzen und eine körperliche Anstrengung vermeiden.

B. Laborbefunde: Der Venendruck im Arm ist erhöht (meist über 20 cm Wasser). Er ist dagegen normal in den Beinen. Eine supraklavikuläre Lymphknotenbiopsie kann notwendig werden.

C. Röntgenbefunde: Thoraxaufnahme und Venogramme können wesentlich zur diagnostischen Abklärung beitragen. Der Venendurchfluß kann mittels Radionukliden (^{99m}Tc) diagnostiziert werden.

Behandlung

Wenn ein Neoplasma vorliegt, so kann eine Zytostatika- oder Strahlenbehandlung den Druck von der oberen Hohlvene nehmen. Ein chirurgischer Eingriff ist meist nicht indiziert, obwohl er zur Diagnose notwendig sein kann. Liegt eine Tuberkulose vor, so ist eine entsprechende Behandlung einzuleiten. In Fällen mit einer medistinalen Fibrose kann eine Exzision des fibrösen Gewebes rund um die großen Gefäße einen normalen Venenfluß wiederherstellen. Liegt eine vollständige Thrombose vor, so kann ein Gefäßersatz versucht werden, obwohl dieser meist wieder thrombosiert.

Prognose

Die Prognose hängt von der Obstruktionsursache ab. Sie ist besonders schlecht, wenn ein Aortenaneurysma oder ein maligner Prozeß zugrunde liegen. Jedoch auch bei der Mediastinitis und primären Thrombophlebitis ist die Mortalität hoch.

Erkrankungen der Lymphgefäße

Lymphangitis und Lymphadenitis

Diagnostische Merkmale
- Rote Streifen von der Verletzung oder der Gegend der Zellulitis zu den regionalen Lymphknoten, die meist vergrößert und empfindlich sind
- Schüttelfrost und Fieber sind oft vorhanden

Allgemeine Betrachtungen
Lymphangitis und Lymphadenitis sind meist Zeichen einer bakteriellen Infektion, die häufig durch hämolytische Streptokokken verursacht wird und gewöhnlich von der entzündlichen Gegend aufsteigt. Die ursächliche Verletzung kann hierbei sehr klein oder oberflächlich sein. Es kann jedoch auch ein voll ausgebildeter Abszeß vorliegen. Das Betroffensein der Lymphgefäße zeigt sich meist durch rote Streifen der Haut, die in Richtung der regionalen Lymphknoten ziehen, die meist vergrößert und tastempfindlich sind. Allgemeine Reaktionen wie Fieber, Schüttelfrost und Krankheitsgefühl können vorhanden sein. Die Infektion kann rasch fortschreiten, oft sogar im Verlaufe von Stunden. Sie kann zu einer Bakteriämie oder Septikämie und sogar zum Tode führen.

Klinische Befunde
A. Symptome: In der Gegend der Entzündung wird meist ein klopfender Schmerz angegeben. Krankheitsgefühl, Anorexie, Schwitzen, Schüttelfröste und Fieber (37,8 bis 40 °C) können rasch auftreten. Schmerz oder Mißempfindungen werden in den regionalen Lymphknoten angegeben. Die roten Streifen sind ein sehr sicherer Hinweis; sie sind jedoch zuweilen sehr schwach ausgeprägt und werden leicht übersehen. Die Streifen sind im allgemeinen nicht induriert und druckempfindlich wie die Gegend der Entzündung. Die regionalen Lymphknoten können auf das Zwei- bis Dreifache vergrößert sein und sind meist stark tastempfindlich. Die Pulsfrequenz ist oft hoch.

B. Laborbefunde: Leukozytose mit Linksverschiebung und einem Anwachsen an unreifen Zellen.

Differentialdiagnose
Die Lymphangitis wird zuweilen mit einer oberflächlichen Thrombophlebitis verwechselt. Die Venenthrombose führt nicht zu einer Lymphadenitis. Außerdem ist hierbei meist auch keine Verletzung nachweisbar. Die oberflächliche Thrombophlebitis tritt häufiger als Ergebnis einer intravenösen Therapie auf, besonders wenn Venenkatheter

mehr als zwei Tage gelegen haben. Das Katzenkratzfieber ist in Betracht zu ziehen, wenn multiple oberflächliche Kratzspuren an den Extremitäten vorhanden sind und die Lymphknoten, wenn auch oft sehr groß, wenig druckempfindlich sind.

Keine dieser Erkrankungen ist von Allgemeinreaktionen begleitet, die man häufig bei der Lymphadenitis und Lymphangitis beobachtet.

Behandlung
A. Allgemeine Maßnahmen: Ruhe, Schienung und Anhebung der betroffenen Extremität sind ebenso notwendig wie Wärmeanwendung und symptomatische Therapie des lokalen Schmerzes und der Allgemeinreaktion.

B. Spezifische Maßnahmen: Wenn eine Lokalinfektion invasiv wird, sollte immer eine antibiotische Therapie eingeleitet werden. Wenn auch häufiger ein negatives Ergebnis erhalten wird, so ist trotzdem eine Blutkultur anzulegen. Tritt nach der Gabe des ersten Antibiotikums innerhalb 36–48 Std keine klinische Besserung ein, so ist ein zweites Antibiotikum zu wählen.

Da es sich meist um Streptokokken handelt, ist Penicillin im allgemeinen das Medikament der Wahl. Hat der Patient eine Penicillinallergie, so kann Erythromycin oder ein Cephalosporin verwendet werden, das grampositive Bakterien angreift.

C. Wundversorgung: Entleerung des Eiters, wenn ein Abszeß nachgewiesen ist; die Gegend der Zellulitis darf nicht inzidiert werden.

Prognose
Mit entsprechender Therapie und besonders unter der Verwendung von Antibiotika ist die Infektion meist innerhalb von einigen Tagen unter Kontrolle zu bringen und die Septikämie zu verhüten. Verzögerte oder inadäquate Therapie kann jedoch zu einer Allgemeininfektion und zum Tode führen.

Lymphödem

Diagnostische Merkmale
- Schmerzloses Ödem eines oder beider Unterschenkel, besonders bei jungen Frauen
- Zu Anfang eindrückbares Ödem, das später allmählich fester und nicht mehr eindrückbar wird
- Geschwüre, Varizen und Pigmentationen treten nicht auf
- Es können Episoden einer Lymphangitis und Zellulitis auftreten

Allgemeine Betrachtungen
Der zugrundeliegende Mechanismus des Lymphödems ist eine Störung des Lymphabflusses aus der

betroffenen Extremität aufgrund entzündlicher oder nicht entzündlicher Obstruktion der Lymphgefäße oder aufgrund einer Fehlbildung der Lymphgefäße. Die hieraus resultierende Dilatation führt zur Klappeninsuffizienz mit Unterbrechung des normalen Abstromes. Die führt zur progressiven Stase einer proteinreichen Flüssigkeit mit sekundärer Fibrose. Diese Erscheinungen können von akuten oder chronischen Entzündungen überlagert werden, die zur weiteren Stase und Fibrose führen. Der Extremitätenumfang nimmt zu. Haut und Unterhautgewebe erscheinen dick und fibrotisch. Das Fettgewebe nimmt ab.

Die Lymphangiographie und radiodiagnostische Maßnahmen sind manchmal zur Bestimmung des lymphatischen Defekts hilfreich.

Behandlung

Es gibt keine zufriedenstellende Behandlung des Lymphödems, jedoch sind folgende Maßnahmen zu versuchen:

1. Durch intermittierende Hochlagerung der Extremität (besonders während der Nacht) kann der Lymphausfluß aus der Extremität gefördert werden. Außerdem ist der konstante Gebrauch von elastischen Strümpfen zu empfehlen. Massagen in Richtung Stamm (entweder mit der Hand oder mit Hilfe eines pneumatischen Druckes) können das Ödem sozusagen ausmelken.

2. Durch eine sorgfältige Hygiene und Behandlung jeder Trichophytosis an den Zehen ist eine Sekundärinfektion der Extremität zu vermeiden. Tritt dennoch eine Infektion auf, so ist sie mit ausreichender Ruhe, Hochlagerung der Extremität und Antibiotika zu behandeln.

3. Intermittierende diuretische Therapie.

4. In sehr schweren chronischen Fällen kann die Exzision von Hautstreifen und ödematösem subkutanen Gewebe erwogen werden. Die kosmetischen und funktionellen Resultate lassen jedoch zu wünschen übrig, so daß weiterhin elastische Strümpfe notwendig bleiben.

Die Lymphographie ermöglicht eine Lokalisierung der Störung und eine bessere ursächliche Beurteilung (z. B. die Feststellung maligner Prozesse), so daß sie letzten Endes eine Hilfe für die Therapie darstellt.

Notfalls ist eine Amputation vorzunehmen, vor allem wenn ein Lymphangiosarkom vorliegt.

Literatur:
Kapitel 8. Angiologie

Bollinger, A.: Funktionelle Angiologie. Stuttgart: Thieme 1979.

Bollinger, A., Brunner, U. (Hrsg): Meßmethoden bei arteriellen Durchblutungsstörungen. Bern: Huber 1971.

Brunner, U.: Das Lymphödem der unteren Extremitäten. Bern: Huber 1971.

Brunner, U., Kappert, A., May, R., Schoop, W., Witzleb, E.: Das dicke Bein. Bern: Huber 1970.

Buri, P.: Traumatologie der Blutgefäße. Bern: Huber 1972.

Fischer-Haid, H., Haid, F.: Venenerkrankungen. Stuttgart: Thieme 1980.

Földi, M.: Erkrankungen des Lymphsystems. Baden-Baden: Witzstrock 1972.

Heberer, G., Rau, G., Schoop, W. (Hrsg): Angiologie. Stuttgart: Thieme 1974.

Kappert, A.: Lehrbuch und Atlas der Angiologie. Bern: Huber 1972.

Klepzig, H.: Herz- und Gefäßkrankheiten. Stuttgart: Thieme 1972.

Lüdtke-Handjery, A.: Gefäßchirurgische Notfälle (Kliniktaschenbuch). Berlin – Heidelberg – New York: Springer 1981.

Mörl, H.: Arterielle Verschlußkrankheit der Beine (Kliniktaschenbuch). Berlin – Heidelberg – New York: Springer 1979.

Sailer, S.: Aktuelle Probleme der Fibrinolysebehandlung. Wien: Hollinek 1972.

Schoop, W.: Praktische Angiologie. Stuttgart: Thieme 1975.

Sigg, K.: Beinleiden. Entstehung und Behandlung. Berlin – Heidelberg – New York: Springer 1976.

Sigg, K.: Varizen, Ulcus cruris und Thrombose. Berlin – Heidelberg – New York: Springer 1976.

Widmer, L. K., Waibel, P. (Hrsg): Arterielle Durchblutungsstörungen in der Praxis. Bern: Huber 1972.

Witte, S. (Hrsg): Ätiologie und Pathogenese arterieller Verschlußkrankheiten, Herrenalber Angiologisches Gespräch 1969. Stuttgart: Schattauer 1971.

Therapieschemata zum Kap. 8: Angiologie (Stichwörter in alphabetischer Reihenfolge)

ANEURYSMA DISSECANS DER AORTA

a) medikamentöse Behandlung

1. Senkung des Blutdrucks mit Nitroprussidnatrium in sofortiger Gabe, alternativ gibt man
Reserpin, 1–2 mg i. m. oder peroral 2 × tgl.
Guanethidin, 25–50 mg peroral 2 × tgl.
Propranolol (gewöhnlich in Kombination mit Methyldopa)
2. sorgfältige Beobachtung des Blutdrucks, des zentralen Venendrucks, der Harnausscheidung und der Herztätigkeit (EKG) während der Medikation

b) chirurgische Behandlung

bei fortschreitender Dissektion chirurg. Resektion und Gefäßersatz (: Operationsrisiko erwägen!)

ANEURYSMEN DER AORTA ABDOMINALIS

Exzision des Aneurysmas und Gefäßersatz (Cave: Operationsrisiko, vor allem bei älteren Patienten)

ANEURYSMEN DER AORTA THORACICA

Resektion des Aneurysmas bei einer guten Allgemeinverfassung des Patienten (sackförmige A. sind zu exzidieren)

ANEURYSMEN DER FEMORAL- UND POPLITEALARTERIEN

Exzision des Aneurysmas und Defektersatz

ARTERIITIS TEMPORALIS

1. Rauchverbot
2. zur Schmerzbekämpfung lokale Injektionen von Procain oder Lidocain; ggf. auch Exzision des betroffenen Arteriensegmentes
3. sofortige Kortikoidbehandlung: Cortison, anfangs 300 mg tgl., nach Ansprechen der Behandlung 200 mg tgl., dann allmähliche Reduzierung der Dosis, schließlich Erhaltungsdosis 25–75 mg tgl.

CLAUDICATIO INTERMITTENS

s. Verschlußkrankheit der Aorta und peripherer Arterien

EMBOLIE, ARTERIELLE

sofortige Embolektomie (innerhalb von 12 Std, Therapie der Wahl); bei zeitlicher Verzögerung oder bestehender Gewebsnekrose sind nur konservative Behandlungsmaßnahmen angezeigt

a) als präoperative Notfallsmaßnahmen

1. Heparin, 5000 I. E. i. v., bei verzögerter Operation zusätzlich 3000 bis 4000 I. E. i. m.
2. statt Heparintherapie ersatzweise (vor allem bei Operationsverzögerung) Sympathikusblockade
3. fortlaufende Überwachung der Herz- und Nierenfunktion
4. weiche Lagerung der Extremität in nach unten geneigter oder horizontaler Position
5. Vasodilatatoren vor allem auch, wenn ein chirurg. Eingriff nicht möglich ist: Eupaverin®, 60 mg i. v. alle 2–3 Std oder 30 mg intraarteriell proximal des Verschlusses; Nicotinsäure, 50 mg 4 × tgl. oder Priscol®, 12,5–25 mg 3–4 × tgl.
6. zur Schmerzbehandlung Analgetika
7. Arteriographie vor und während der Operation
8. Thrombolytische Therapie, Einzelheiten s. S. 345 f.

b) Operationsablauf

1. bei Verschluß einer Extremitätenarterie Lokalanästhesie vor Operation
2. Beseitigung des Embolus mittels Fogarty-Katheter
3. Emboli in der Aortengabelung oder in der A. iliaca sind in Lokalanästhesie durch die Femoralarterien mit diesem Katheter zu beseitigen
4. postoperative Heparinisierung für mindestens 1 Woche.

ERYTHROMELALGIE

1. Acetylsalicylsäure
2. Wärmeexposition vermeiden
3. notf. (wenn Medikamente versagen) Durchtrennung oder Quetschung peripherer Nerven

KAUSALGIE

(reflektorische [posttraumatische] sympathische Dystrophie)

1. unnötige Traumen peripherer Nerven vermeiden, betroffene Extremität vorübergehend schienen
2. betroffene Körperfläche kühl halten und vor Reizen schützen

Kap. 8: Angiologie

3. ggf. Gabe von Analgetika (keine Narkotika!) und Sedativa
4. notf. Sympathektomie bzw. spinothalamische Traktotomie
5. neuerdings neurochirurgische Schmerzblockade

LIVEDO RETICULARIS

1. Kälteexposition vermeiden
2. Vasodilatatoren (z. B. Priscol®, 25–50 mg 4× tgl. in schweren Fällen)
3. bei Ulzerationen oder Gangrän Bettruhe, Kompressen, zusätzliche Vasodilatantien, eventl. Sympathektomie

LYMPHANGITIS UND LYMPHADENITIS

1. Ruhe, Schienung und Anhebung der betroffenen Extremität
2. Wärmezufuhr und symptomatische Therapie (Lokalschmerz, Allgemeinreaktion)
3. bei invasiver Lokalinfektion Blutkultur und Antibiotikatherapie, vor allem Penicilline (Mittel der Wahl); bei Penicillinallergie →
4. Erythromycin
5. bei Abszeß Entleerung des Eiters

LYMPHÖDEM

1. intermittierende Hochlagerung der betroffenen Extremität (besonders nachts)
2. Anlegen von elastischen Bandagen bzw. Strümpfen
3. zusätzliche Massage der betroffenen Extremität in Richtung Stamm („Ausmelken" des Ödems)
4. Sekundärinfektionen durch sorgfältige Hygiene vermeiden
5. etwa auftretende Infektionen durch Ruhe, Extremitätenhochlagerung und Antibiotikagabe behandeln
6. intermittierende diuretische Therapie
7. in sehr schweren chronischen Fällen Exzision von Haut und Gewebe im Ödembereich (Lokalisierung der Störung durch Lymphographie); elastische Strümpfe sind weiterhin zu tragen
8. bei *Lymphangiosarkom* sofortige (Teil-)Amputation der betroffenen Extremität

NIERENARTERIENSTENOSE

chirurg. Beseitigung der Stenose, ggf. Nephrektomie bei einseitiger Nierenerkrankung (Cave: sorgfältige Indikationsprüfung und Patientenauswahl)

RAYNAUDSCHE ERKRANKUNG

(Raynaudsches Phänomen)

1. Körper warm halten
2. Hände vor Verletzungen und Kälte schützen, Wunden vor Infektionen bewahren
3. rauhe Haut einkremen
4. Rauchen einstellen
5. Vasodilatantien (Ronicol®, Priscol®) helfen wenig; günstiger ist Nitroglycerin [Glycerintrinitrat], 0,3 mg sublingual 4× tgl. (vor allem 10 min vor einer Kälteexposition)
6. Prostaglandin E i. v. kann verordnet werden
7. notf. chirurg. Behandlung in Form einer dorsalen Sympathektomie

SUDECKSCHE ATROPHIE

1. zur Prophylaxe nach Verstauchungen ausreichende frühzeitige Bewegung
2. im Frühstadium physikalische Therapie durch leichte Wärmeanwendung und Massage sowie vorsichtige Gelenkbewegungen
3. bei mittelschweren Formen Gabe von Prednison
4. bei schweren und chronischen Formen Sympathektomie

THROMBANGIITIS OBLITERANS

1. Rauchen einstellen (unbedingt!)
2. Sympathektomie
3. Arterienersatz (selten notwendig — wenn, vorher Arteriogramm veranlassen)
4. notf. Amputation (bei strenger Indikation und bei starken andauernden Schmerzen)

THROMBOPHLEBITIS

der oberflächlichen und tiefen Venen

1. zunächst lokale Wärmeanwendungen, Bettruhe, Hochlagerung des Beines, später Laufen mit tgl. gesteigerter Laufzeit
2. zur Entzündungsbekämpfung Phenylbutazon, 100 mg 3× tgl. für 5 Tage, vor allem bei oberflächlicher Thrombophlebitis (Kontraindikation: Magengeschwüre)
3. Anlegen und Tragen von elastischen Bandagen oder Strümpfen (oft auch zur Vorbeugung oder postphlebitisch notwendig)
4. Fibrinolysetherapie, anschließend →
5. Antikoagulantientherapie (nur bei „tiefer" Thrombophlebitis indiziert!):
anfangs Heparin (vorher Gerinnungs- und Thrombinzeit bestimmen)

Kap. 8: Angiologie

später Cumarin-Präparate, wenigstens für 12–14 Tage (notfalls auch länger), Applikation i. m., tief s. c. oder i. v.
(**Cave:** bei Antikoagulantientherapie Blutungsgefahr, Kontraindikationen beachten; bei Blutung nach Heparingabe i. v.-Injektion von 1%igem Protaminsulfat, z. B. Protaminsulfat Novo; bei Blutung nach Prothrombindepressiva [vgl. Tabelle 8-2, S. 360] Frischbluttransfusion oder Vitamin K_1 geben)

6. Venenligatur und Stripping (vor allem, wenn Antikoagulantientherapie kontraindiziert ist), anschl. elastische Strümpfe tragen
7. Femoralvenen-Thrombektomie (bei massivem venösen Verschluß), anschl. Heparinisierung
8. bei **septischer Thrombophlebitis** sofortiger chirurgischer Eingriff mit Venenersatz

THROMBOSE, AKUTE ARTERIELLE

1. zunächst kein operatives Vorgehen, vielmehr konservative Therapie mit Heparin, Sympathikus-Blockade und Vasodilatatoren
2. bei drohender Nekrose chirurg. Eingriff, eventl. Sympathektomie

VARIZEN

1. Tragen von elastischen Strümpfen und intermittierendes Hochlagern der Beine
2. Injektionsbehandlung mit sklerosierenden Lösungen, wie z. B. Aethoxysklerol®, Phlebodestal® oder Varigloban® (Cave: Rezidive!)
3. als chirurg. Behandlung hohe Ligatur der Saphena-Femoral-Verbindung mit Stripping der Saphena, anschl. Versorgung mit elastischen Binden, Ruhigstellung und Hochlagerung der Beine

VENA CAVA CRANIALIS-OSTRUKTION

1. bei Neoplasmen Zytostatika- oder Strahlenbehandlung
2. bei Tuberkulose Gabe von Tuberkulostatika
3. bei gleichzeitiger mediastinaler Fibrose Exzision des fibrösen Gewebes
4. bei vollständiger Thrombose Gefäßersatz

VENÖSE INSUFFIZIENZ, CHRONISCHE

1. Bettruhe mit hochgelagerten Beinen; langes Sitzen und Stehen vermeiden
2. gutpassende elastische Strümpfe tragen
3. akute und chronische Dermatitiden entsprechend ihrer Form und Art behandeln
4. Ödembehandlung
5. Geschwüre mit Kochsalzkompressen behandeln
6. sekundäre Varizen durch elastische Strümpfe, notfalls durch operative Maßnahmen (vorher Phlebographie!) beseitigen

VERSCHLUSSKRANKHEIT DER AORTA UND PERIPHERER ARTERIEN
(arteriosklerotische Verschlußkrankheit)

1. arterielle Prothese (Therapie der Wahl bei ausgedehnten Aortoiliakalverschlüssen)
2. Thrombendarteriektomie (bei kurzem verschlossenen Segment)
3. Sympathektomie (notwendige Maßnahme, wenn direkte Operation nicht möglich ist)
4. Lumbalsympathektomie (Therapie der Wahl bei Claudicatio intermittens)
5. vasoaktive Therapie bei peripherer Kreislaufinsuffizienz (entsprechende Pharmaka wie Sibelium® u. a. s. S. 341)
6. bei auftretenden Infektionen antibiotische Therapie
7. bei Gangrän notf. Amputation

VERSCHLUSSKRANKHEIT EXTRAKRANIELLER ARTERIEN

1. Gabe von Antikoagulantien, Thrombozytenaggregationshemmern bzw. Kalziumantagonisten (z. B. Sibelium®)
2. nach Stabilisierung des körperlichen Zustandes (gewisse Kollateralzirkulation!) Selektiochirurgie zur besseren Blutversorgung des Gehirns
3. chirurg. Behandlung durch Thrombendarteriektomie bzw. Umgehungsplastik (bei Karotisverschlüssen nahe der Aorta)

9. Hämatologie

Anämien

Diagnose der Anämie

Die Anämie als allgemein klinischer Befund muß näher erläutert werden. Zur Abklärung ihrer Ursache erfordert sie gelegentlich ausführliche Untersuchungen. Die Beantwortung folgender 4 Fragen gestattet meistens die Beurteilung eines anämischen Patienten:

1. besteht ein Eisenmangel,
2. handelt es sich um eine megaloblastische (hyperchrome) Anämie,
3. findet sich eine Hämolyse oder läßt sich
4. eine Knochenmarkinsuffizienz nachweisen?

Einen Eisenmangel sollte man bei allen unklaren Anämien − unabhängig von der Erythrozytenmorphologie − in Erwägung ziehen. Ein Serumferritinspiegel unter 12 ng/mL gilt als diagnostisches Zeichen einer Eisenmangelanämie. Als weiteres unerläßlichstes Kriterium gilt die Hämosiderinfärbung des Knochenmarkes, die bei der Eisenmangelanämie nur schwach oder negativ ausfällt. Die anderen Anämieformen zeigen normale oder vermehrte Anfärbung. Die Bestimmung des Serumeisens und der Eisenbindungskapazität helfen diagnostisch weiter. Nur bei der Eisenmangelanämie tritt die Kombination von niedrigem Serumeisen und erhöhter Eisenbindungskapazität auf. Zuerst sollte anamnestisch und dann chemisch bei nicht eindeutigem Untersuchungsergebnis ein Blutverlust (z.B. im Stuhl) ausgeschlossen werden.

Die Mehrzahl der hämolytischen Erkrankungen zeigt, unabhängig vom Typ, im allgemeinen eine Retikulozytose, ein leicht erhöhtes, indirektes Serumbilirubin und vermehrt kernhaltige Erythrozyten im Mark. Bei einer hypoplastischen Anämie ist das Knochenmark verfettet und enthält wenig kernhaltige Erythrozyten.

In allen Fällen einer ungeklärten normozytären, normochromen Anämie, welche sich nicht in die oben angeführten vier Gruppen einordnen lassen, kommen folgende Ursachen in Betracht: Infektionskrankheiten, Azotämie, Malignome, Myxödem und Lebererkrankungen.

Eisenmangelanämie

Diagnostische Merkmale

- Blässe und Müdigkeit
- Hypochromie (HbE unter 27), Mikrozytose; Verminderung der Erythrozyten geringer als die des Hämoglobins
- Niedriger Serumeisenspiegel, erhöhte Eisenbindungskapazität
- Hämosiderin im Knochenmark nicht nachweisbar (keine eisenhaltigen Makrophagen, keine Sideroblasten)
- Gewöhnlich okkulter Blutverlust

Allgemeine Betrachtungen

Beim Erwachsenen ist eine Eisenmangelanämie meistens auf einen Blutverlust zurückzuführen. Die häufigsten Ursachen sind: ungewöhnlich starker Blutverlust durch Menstruation oder Blutungen im Magen-Darmtrakt (Hiatushernie, Gastritis, Ulcus pepticum, vorausgegangene Magenoperation, Polypen, Malignome, Hämorrhoiden oder Salizylatabusus). Gastrointestinale Blutungen verlaufen meistens chronisch und stumm. Zu den selteneren Ursachen zählen: Hämoglobinurie, pulmonale Hämosiderose, häufiges Blutspenden, falsche Ernährung und habituelles Stärkeessen.

Die normale tägliche Nahrung enthält etwa 12–15 mg Eisen, das sind annähernd 6 mg Eisen auf 1 000 cal. Hiervon werden 5–10% resorbiert (0,6–1,5 mg); bei der Eisenmangelanämie steigt die Resorption. Gesunde Personen mit einer Eisenausscheidung von weniger als 1 mg/tgl. haben eine positive Eisenbilanz. Chronischer Blutverlust von nur 2–4 ml Blut tgl. führt zu einer negativen Eisenbilanz und zur Eisenmangelanämie.

Klinische Befunde

A. Symptome: Außer den Symptomen einer Primärerkrankung (wenn überhaupt) können Zeichen einer Anämie vorhanden sein: leichte Ermüdbarkeit, Dyspnoe, Herzklopfen, pektanginöse Beschwerden und Tachykardie. Fahle Blässe, brüchige Haare und Nägel, Mundwinkelrhagaden, Cheilosis sowie Schmerzen hinter dem Brustbein und im Epigastrium durch Schleimhautveränderungen im Ösophagus (Plummer-Vinson-Syndrom) treten später auf.

B. Laborbefunde: Das Hämoglobin kann bis auf Werte von 3 g/100 ml fallen, die Erythrozyten sinken jedoch selten unter Werte von 2,5 Mill./mm³. Die Erythrozyten sind gewöhnlich hypochrom und mikrozytär (bei annähernd 20% der Erwachsenen finden sich normochrome Normozyten). In ausgeprägten Fällen kommt es zur Anulozytenbildung und Anisozytose. Retikulozyten und Thrombozyten sind je nach Schweregrad normal oder erhöht. Die Zahl der Leukozyten ist normal. Das *Serumeisen* liegt gewöhnlich unter 30 gamma/100 ml (normal 90–150 gamma/100 ml); das *Gesamteisenbindungsvermögen* ist auf 350 bis 500 gamma/100 ml erhöht (normal 250 bis 300 gamma/100 ml). Die prozentuale Sättigung beträgt 10% oder weniger. Beweisführend ist die *Eisenfärbung des Knochenmarkes*. Bei der Eisenmangelanämie kann färbbares Eisen nie nachgewiesen werden. Das Knochenmarkspunktat zeigt vermehrt kernhaltige Erythrozyten. Die Normozyten sind zytoplasmaarm.

Das Serumferritin kann mittels Radioimmunoassay (RIAS) bestimmt werden.

Differentialdiagnose

Die Eisenmangelanämie ist die einzige Anämie, bei der im Knochenmark kein Hämosiderin nachgewiesen werden kann. Bei allen anderen Anämien ist Eisen normal oder sogar vermehrt im Knochenmark nachweisbar. Bei der Thalassämia minor (die sich ebenfalls durch eine hypochrome, mikrozytäre Anämie auszeichnet) sind die Erythrozyten für einen bestimmten Schweregrad der Anämie kleiner und anormal geformt. Dabei können die Erythrozytenwerte erhöht und das Hämoglobin auf 9 g/100 ml und weniger vermindert sein. Das Hämosiderin im Knochenmark, das Serumeisen und die Eisenbindungskapazität sind normal.

Die Eisenmangelanämie muß von anderen hypochromen, mikrozytären Anämien abgegrenzt werden:

A. Infektanämie: (s. S. 390). Die Erythrozyten sind normozytär und leicht hypochrom, Serumeisen und Eisenbindungskapazität sind erniedrigt, Hämosiderin ist im Knochenmark nachweisbar.

B. Sideroachrestische Anämie: s. S. 382.

C. Hämoglobinopathien: Alle Hämoglobinanomalien einschließlich der Thalassaemia sind mikrozytär und hypochrom, z. B. S-Thalassämie, Hämoglobin-C-Thalassämie und Hämoglobin-H-Anomalie (s. S. 382ff. u. S. 388f.). Bei der Hämoglobin-E-Anomalie können die Erythrozyten sehr klein sein. Die Diagnose wird durch die Hämoglobin-Elektrophorese gestellt.

Komplikationen

Bei manchen Patienten entwickelt sich eine schwere Dysphagie. Eine schwere Anämie kann das Auftreten einer Angina pectoris oder eines akuten Herz-versagens beschleunigen. Als Hauptbefund bei Malignomen im Magen-Darmbereich wird eine Eisenmangelanämie gefunden.

Behandlung

Die Therapie der Wahl bei dieser Anämieform ist die Eisengabe. Die Behandlung sollte sofort nach Stellung der Diagnose begonnen werden. Transfusionen sind meist überflüssig. Man spricht dann von einer erfolgreichen Eisentherapie, wenn bei oraler oder parenteraler Applikation innerhalb von 3 Wochen ein Anstieg des Hb um mindestens 2% erreicht wird. Allerdings müssen die Retikulozyten nicht merklich ansteigen, wenn der Hb-Ausgangswert mehr als 7,5 g% beträgt.

A. Orale Präparate und Dosierung: Die maximale Resorption liegt bei 25 mg/die. Man gibt eines der folgenden Präparate:

1. Ferrosulfat 0,2 g 3 × tgl. nach den Mahlzeiten

oder

2. Eisengluconat 0,3 g 3 × tgl. nach den Mahlzeiten.

Die orale Eisengabe sollte nach Normalisierung der Hb-Werte für weitere drei Monate fortgesetzt werden, um das Eisendepot aufzufüllen.

Es werden viele andere Eisensalze oder -chelate, die oft mit anderen Metallen oder Vitaminen kombiniert sind, angegeben, jedoch hat sich bei der Eisenmangelanämie das Eisensulfat am besten bewährt. Das Ausmaß der Magen-Darmreizung sowie der resorbierte Anteil hängen vom Eisengehalt der Salze und der Eisenkomplexverbindung ab.

B. Parenterale Eisengabe: Die Indikationen für eine parenterale Eisengabe sind orale Unverträglichkeit, mangelnde Resorption, Magen-Darmerkrankungen, die die orale Eisengabe ausschließen, ständiger Blutverlust und Ersatz der abgebauten Eisendepots bei Versagen der oralen Eisentherapie.

Bei der parenteralen Eisengabe sollte die Dosis gerade so hoch sein, daß der Mangel ausgeglichen wird. Die Gesamtdosis wird folgendermaßen berechnet: 250 mg für jedes unter dem Normalwert liegende Gramm Hämoglobin (Normalwerte: Männer 14 bis 16 g, Frauen 12–16 g).

Eisendextranlösung zur i.m.-Injektion enthält 5% – komplexgebundenes dreiwertiges Eisen (50 mg/ml) und 200 mg/ml Dextran. Man gebe 50 mg (1 ml) sofort und anschließend 100 bis maximal 250 mg i.m. jeden oder jeden 2. Tag, bis die Gesamtdosis erreicht ist. [Anmerkung des Übersetzers: Eisen-Sorbitol, ein Ferri-Sorbitol-Citratkomplex entsprechend 50 mg Fe***/ml, wird anfangs täglich in einer Dosis von 100 mg, später jeden 2. Tag i.m. verabreicht. Es sollte der Eisendextranlösung vorgezogen werden, da durch letztere bei manchen Tierspezies am Injektionsort Sarkome entstanden sind.] Man injiziere tief mit einer 5 cm langen Nadel in die äußeren oberen Quadranten der Glutäalmuskulatur (möglichst nach der Z-Technik, d.h. man spannt die Haut vor dem Einstich in einer Richtung an; so werden ein Rückfluß der Lösung und eine Verfärbung der Haut vermieden). Dreiwertiges Eisen kann auch intravenös gegeben werden, am besten in einer Dosierung bis 100 mg/tgl. Dabei sollte aber zunächst mit 0,5 ml (10 mg) vorgetestet werden. Zeigt der Patient keine abnormen Reaktionen, wird die gesamte Dosis in 3–5 min injiziert.

Prognose
Durch eine Eisentherapie sind alle Symptome einer Eisenmangelanämie reversivel, es sei denn, der Blutverlust hält an. Bei Blutverlusten von 500 ml/Woche, die Wochen und Monate anhalten, reicht eine Behandlung mit Eisen nicht aus.

Perniziöse Anämie

Diagnostische Merkmale
- Anorexie, Dyspepsie, glatte rote Zunge (Hunter-Glossitis)
- Dauernde, symmetrische Parästhesien der unteren Extremitäten
- Blässe und leichter Ikterus
- Ovale Makrozyten, Panzytopenie, hypersegmentierte Neutrophile
- Megaloblastisches Knochenmark

Allgemeine Betrachtungen
Die perniziöse Anämie ist eine Vitamin B_{12}-Mangelerkrankung, die auf einer Resorptionsstörung, nicht aber auf einem Ernährungsfehler beruht. Der Intrinsic-Faktor fehlt. Die Erkrankung tritt selten vor dem 35. Lebensjahr auf. Man findet sie häufiger in Skandinavien, England und Irland, selten bei den Orientalen. Die Disposition wird wahrscheinlich als einzelner, dominanter, autosomaler Faktor vererbt. Bei ungefähr 40% der Patienten findet sich im Serum ein gegen den Intrinsic-Faktor gerichteter Autoantikörper vom Immunglobulintyp Gamma-G, bei etwa der doppelten Patientenzahl ein gegen die Magenschleimhautzellen gerichteter Antikörper. Auch in ihrem Magensaft kann ein gegen den Intrinsic-Faktor gerichteter, ausfällbarer Antikörper nachgewiesen werden.
Der Intrinsic-Faktor wird von den Belegzellen der Magenschleimhaut sezerniert. Er ermöglicht die Resorption von Vitamin B_{12} (extrinsic factor), die zum größten Teil im distalen Ileum bei einem pH von 5–7 und in Anwesenheit von Kalzium stattfindet. Bei dem Intrinsic-Faktor handelt es sich um ein Mukopolypeptid oder Mukopolysaccharid mit einem Molekulargewicht von 50000.
Der Gesamtgehalt des menschlichen Körpers an Vitamin B_{12} wird auf 5 mg geschätzt. Der tägliche Verlust beträgt etwa 2,5 µg (zwischen 1 und 3 µg). Klinisch und hämotologisch tritt eine Perniziosa in Erscheinung, wenn das Vitamin B_{12}-Depot unter 10% der Norm sinkt.
Weiterhin kann sich ein Vitamin B_{12}-Mangel bei folgenden Krankheiten entwickeln: nach Gastrektomie, bei Ileitis regionalis, bei intestinalen Mißbildungen, die das Ileum mitbefallen, nach Ileumresektionen oder bei Befall mit einem Fischbandwurm.

Klinische Befunde
A. Symptome: Perniziosa-Kranke tolerieren ihre Erkrankung und bieten wenig Symptome. Leichte Ermüdbarkeit, Dyspnoe, Herzklopfen, Engegefühl und Tachykardie können durch die Anämie bedingt sein. Der Vitamin B_{12}-Mangel führt häufig zu *Glossitis, gastrointestinalen Symptomen* wie häufiges Aufstoßen, Verdauungsstörungen, Anorexie und Diarrhoe. Bei etwa 10% der Patienten treten Symptome von seiten des *Zentralnervensystems* auf. Dabei handelt es sich meistens um Parästhesien im Bereich der unteren Extremitäten wie Prickeln und Taubheitsgefühl, Verlust des Vibrationsempfindens sowie Ataxie und Areflexie. Die sensiblen Symptome treten gewöhnlich vor den motorischen auf.
B. Laborbefunde:
1. Blut: Außer den charakteristischen *Megalozyten* (großen, meist ovalen Erythrozyten) finden sich einige anisozytotische und poikilozytotische Erythrozyten. Die Poikilozytose ist ein Ausdruck der ineffektiven Erythropoese im Knochenmark. Die Zahl der Leukozyten liegt meistens unter 5000/mm³. Die Granulozyten, deren Anteil weniger als 50% ausmacht, sind häufig hypersegmentiert. Die Thrombozyten sind auf 40000–100000/mm³ vermindert. Die Retikulozytenwerte schwanken von 1–3%. Das indirekte Bilirubin ist erhöht, jedoch selten über 2 mg%.
2. Knochenmark: Das Knochenmark bietet Zeichen der Hyperaktivität und kann leicht aspiriert werden. Die typischen megaloblastischen Anomalien sind bei den reiferen Formen besonders auffällig. *Riesenmetamyelozyten* fallen ins Auge. Die Megakaryozyten sind hypersegmentiert und vermindert; vermehrt ist das Hämosiderin in Form feiner Granula.
3. Übrige Laborbefunde: Die Patienten produzieren auch nach Histamin- oder Betazolgabe keine *freie Salzsäure* und nur sehr wenig Magensaft. Die Serum-LDH ist stark erhöht. Haptoglobin fehlt gewöhnlich. Die *Vitamin B_{12}-*Werte im Serum liegen unter 100 µg/ml (normal 300–400 µg/ml). Die Resorption des kobaltgebundenen Vitamin B_{12} ist stark herabgesetzt. Dies wird durch den *Schilling-Test* (Radio-Vit. B_{12}-Resorptionstest) bewiesen. Dabei gibt man zunächst eine kleine Dosis (0,5 µg) radiokobalt-markiertes Vitamin B_{12} peroral. 2 Std später erfolgt die parenterale Gabe von 1000 µg unmar-

kiertem Vit. B_{12}. Im 24-Stunden-Urin werden weniger als 5% des radioaktiven Vit. B_{12} ausgeschieden (normal 15–40%). Bei gleichzeitiger Gabe von Intrinsic-Faktor steigt die Ausscheidung auf das Fünffache und mehr. Vit. B_{12}-Resorption kann auch durch szintigraphische Darstellung der Leber nach oraler Gabe von radiokobaltgebundenem Vit. B_{12} gemessen werden. Der Schilling-Test ermöglicht 1. eine perniziöse Anämie von einer megaloblastären Folsäuremangelanämie zu unterscheiden, 2. den Verlauf einer Perniziosa zu überwachen und 3. bei Patienten mit einer Systemerkrankung vor Auftreten einer Anämie eine gestörte Vit. B_{12}-Resorption nachzuweisen. Erniedrigte Werte (herabgesetzte Radioaktivität im Urin) kommen vor bei falschem Urinsammeln, gestörter Nierenfunktion, Diarrhoe und gelegentlich bei Hypothyreose. Durch gleichzeitige Gabe von Intrinsic-Faktor nicht beeinflußbare niedrige Werte findet man beim Malabsorptions-Syndrom und bei Befall mit Diphyllobothrium latum (Fischbandwurm), auch bei symptomfreien Trägern. Bei Patienten, die wiederholt an einer Perniziosa erkranken, muß an das gleichzeitige Vorliegen eines Malabsorptions-Syndroms gedacht werden. Erst nach monatelanger Gabe von Vitamin B_{12} wird ihr Schilling-Test durch den Intrinsic-Faktor gebessert.

Differentialdiagnose

Die perniziöse Anämie muß durch den Vit.-B_{12}-Resorptions-Test von der Folsäuremangelanämie (s. unten) abgegrenzt werden.

Große Erythrozyten findet man nicht ausschließlich bei den megaloblastären Anämien, aber ihre ovale Form sowie die hypersegmentierten Leukozyten und die Knochenmarksmegaloblasten sind charakteristisch.

Junge, kernhaltige Erythrozyten, die bei verschiedenen hämolytischen Anämien auftreten, können an Megaloblasten erinnern, jedoch finden sich keine ovalen Makrozyten und keine hypersegmentierten, polymorphkernigen Neutrophilen. Die Retikulozytenwerte liegen unter 3%.

Behandlung

Die Perniziosa wird behandelt mit Vit. B_{12} (Cyanocobalamin) 100 µg i.m. 1–3 × wöchentlich, danach kann die Dosis langsam reduziert werden, bis sich die Blutwerte normalisieren. Anschließend werden 100 µg des Cyanocobalamin einmal monatlich i.m. gegeben. Dem Patienten ist zu erklären, daß er diese Vit. B_{12}-Injektionen für den Rest seines Lebens regelmäßig erhalten muß. Bei Patienten mit totaler Gastrektomie beträgt die Erhaltungsdosis 100 µg Vit. B_{12} einmal monatlich i.m.

Prognose

Die Prognose der unbehandelten perniziösen Anämie ist infaust. Am 4. Tag der parenteralen Vit. B_{12}-

Therapie steigen die Retikulozyten und erreichen ihren höchsten Wert zwischen dem 6. und 10. Tag. Das Ausmaß der Retikulozytenkrise hängt von dem Grad der Anämie ab. Bei einem Ausgangswert von 1 Mill. Erythrozyten/mm^3 kann ein maximales Ansteigen der Retikulozyten auf 40‰ 1rwartet werden. Die Hämoglobinwerte normalisieren sich etwa in 6 Wochen. Die Symptome von seiten des ZNS sind rückbildungsfähig, vorausgesetzt, daß sie nicht zu lange bestanden haben (weniger als 6 Monate), sonst sind sie irreversibel. Die histaminrefraktäre Anazidität besteht weiterhin; der Schilling-Test bleibt pathologisch. Eine Hypokaliämie kann in der Anfangsphase der Behandlung auftreten.

Folsäuremangelanämie

Bei der Folsäuremangelanämie finden sich die gleichen hämatologischen Befunde wie bei der Perniziosa, aber die Blutveränderungen treten früher auf, da das Folsäuredepot nur für 1–2 Monate ausreicht. Gewöhnlich ist die Ursache in einer *Fehlernährung* zu suchen, besonders im Zusammenhang mit Alkoholismus (nahrungsbedingte megaloblastische Anämie). Folsäuremangel kann sich auch im Verlauf einer Sprue und als Komplikation bei gewissen chronischen hämolytischen Anämien (z.B. Sichelzellenanämie) entwickeln.

Gelegentlich wird ein Folsäuremangel auch bei Epileptikern beobachtet, die mit Primidon (Mylepsinum®), Diphenylhydantoin (Zentropil®) oder Phenobarbital (Luminal®) behandelt werden, weiterhin bei Patienten, die unter einer Behandlung mit Triamteren, Methotrexat oder Pyrimethamin (Daraprim®) stehen, sowie in der Schwangerschaft (zu 20%), bes. bei Erbrechen, falscher Ernährung, Gestosen und Zwillingen.

Bei der megaloblastären Folsäuremangelanämie fehlen Symptome von seiten des ZNS; freie Salzsäure ist nachweisbar und der Schilling-Test ist normal. Bei der Sprue kann die Vit. B_{12}-Aufnahme jedoch selbst nach Gabe von Intrinsic-Faktor vermindert sein. Die *Folsäurewerte* im Serum liegen unter 3 µg/ml (Normalwerte 7–24 µg/ml), nach Histidingabe steigt im Urin die Formiminoglutaminsäure an *(Figlu-Test).*

Die „perniziöse" oder megaloblastäre Schwangerschaftsanämie beruht auf einem Folsäuremangel, nicht auf einem Mangel an Vit. B_{12}. Falsche Ernährung spielt bei ihrer Entstehung die größte Rolle. Der Bedarf an Folsäure nimmt während der Schwangerschaft zu; ungefähr 20% der Schwangeren haben niedrige Folsäurewerte im Serum. Bei Schwangeren mit Zwillingen, Gestosen oder einer Abruptio placentae steigt die Wahrscheinlichkeit eines Folsäuremangels stärker an; nur bei einem kleinen Prozentsatz der Frauen mit niedrigen Folsäurewerten im Serum werden jedoch megaloblastäre Anämien beobachtet.

Die Diagnose stützt sich auf hypersegmentierte, polymorphkernige Leukozyten im Blut und auf ausgereifte Megaloblasten im Knochenmark. Elliptische Makrozyten werden selten bei anderen Megaloblastenanämien gefunden.

Das mittlere Erythrozytenzellvolumen ist gewöhnlich erhöht, gelegentlich normal und sehr selten erniedrigt. Die Therapie besteht in der oralen Gabe von 1 mg Folsäure täglich bis zur Remission. Es ist nötig, zuvor einen Vitamin B_{12}-Mangel auszuschließen.

Bei megaloblastären Anämien im Kindesalter sowie bei den megaloblastären Anämien, die als Folge einer Fehlernährung oder als Folge einer antiepileptischen Therapie auftreten, sollte Folsäure nur bis zum Eintritt der Remission gegeben werden. Eine Dauertherapie ist nicht erforderlich.

Bei Patienten mit einer Sprue oder einem Malabsorptionssyndrom kann zunächst eine parenterale Folsäuregabe erforderlich sein, die Dauertherapie kann mit oraler Folsäuregabe fortgesetzt werden. Einige dieser Patienten haben gleichzeitig einen Vit. B_{12}- oder Eisenmangel, der entsprechend behandelt werden sollte. Andere erfordern zusätzlich symptomatisch die Gabe von Kortikosteroiden.

Folsäure-Dosierung (Folsan®): tgl. 5–20 mg oral oder 15 mg i.m., anfangs tgl. bis zur Normalisierung des Blutbildes, danach entsprechend den oben angegebenen Richtlinien oder dem Blutbild.

Folinsäure (Leucovorin®) kann bei Folsäuremangelanämien ebenfalls gegeben werden — und zwar in einer Dosierung von 3 mg tgl. i.m. oder 1 mg tgl. oral.

Aplastische Anämie

Diagnostische Merkmale
● Müdigkeit, Blässe, Purpura, Blutungen
● Panzytopenie, „leeres" Knochenmark
● Anamnestisch eine Röntgenstrahlung oder Einnahme knochenmarkschädigender Medikamente

Allgemeine Betrachtungen
Die aplastische Anämie kann in jedem Lebensalter auftreten, ihre Häufigkeit beträgt etwa 4 Fälle pro Million. Charakteristisch ist eine *Panzytopenie* oder eine selektive Erythro-, Leuko- oder Thrombozytendepression. Die Ätiologie bleibt in über 50% der Fälle ungeklärt. Sie kann bei Virushepatitis oder als toxische Reaktion nach Chemikalien oder Medika-

menten auftreten, z. B. nach Chloramphenicol, Phenylbutazon und Mephenytoin. Haarfärbemittel, Benzin, Pflanzenspritzmittel, Insektizide, leicht flüchtige Lösungsmittel, hohe Dosen von Zytostatika sowie starke Röntgen- oder Isotopenbestrahlung kommen ebenfalls als Ursache in Betracht. Selten besteht gleichzeitig ein Thymom.

Klinische Befunde
A. Symptome: Als Folge der Anämie können Abgeschlagenheit, Blässe, Müdigkeit und Tachykardie auftreten; bei gleichzeitig bestehender Thrombo- und Leukozytopenie, Purpura, Blutungen und Infektionen mit hohem Fieber.

B. Laborbefunde: Die Erythrozyten können unter eine Million/mm³ sinken, gewöhnlich sind sie leicht makrozytär. Die Retikulozyten sind häufig erniedrigt, können aber auch normal oder leicht erhöht sein. Die Leukozyten fallen bis auf Werte unter 2 000/mm³ und die Thrombozyten unter 30 000/mm³. Der Ikterusindex ist normalerweise erniedrigt. Serumprotein, GOT, LDH und Blutharnstoff hingegen normal. Das „leere" verfettete Knochenmark enthält nur sehr wenig Erythrozyten, Leukozyten und Megakaryozyten. Hämosiderin ist nachweisbar.

Mit einer Hämatoxylin-Eosin-Färbung des fixierten Knochenmarkpunktates läßt sich das charakteristische Bild des aplastischen Markes am besten darstellen.

Differentialdiagnose
Beim Hyperplenismus ist das Mark hyperaktiv und die Milz vergrößert.

Bei einer Myelofibrose sind Leber und Milz vergrößert, die Erythrozyten von wechselnder Größe und Form (Aniso- und Poikilozytose). Im allgemeinen besteht eine Leukozytose. Die Zahl der Thrombozyten kann erniedrigt, normal oder sogar erhöht sein. Auch Riesenthrombozyten treten auf. Das Mark ist eher fibrotisch als verfettet, die Aspiration ist schwierig. In Leber und Milz können extramedulläre Blutbildungsstätten auftreten.

Eine aleukämische Leukämie oder als Seltenheit ein Lymphosarkom können klinisch von einer aplastischen Anämie kaum zu unterscheiden sein, besonders wenn der Knochenmarksausstrich nur wenig Zellen enthält. Die Diagnose muß dann durch Paraffinschnitte des Punktates oder aber durch eine Biopsie gestellt werden.

Komplikationen
Eine langfristige Transfusionsbehandlung kann zur Bildung von Leukoagglutininen und zur Hämosiderose führen. Foudroyante Sedundärinfektionen durch Leukopenie sowie Blutungen durch Thrombopenie treten häufig terminal auf.

Bei manchen Patienten tritt teilweise eine Besserung auf, es besteht dann ein Bild, das an die paroxysmale nächtliche Hämoglobinurie erinnert.

Behandlung

A. Allgemeine Maßnahmen: Der Kontakt mit verdächtigen Noxen sowie die Gabe aller unnötigen Medikamente sollten vermieden werden. Die Patienten sind besonders nach der Einnahme möglicherweise knochenmarkschädigender Medikamente und nach möglichen Strahlenbelastungen zu befragen.

B. Spezifische Maßnahmen: Bei geeignetem Spender kann eine Knochenmarktransplantation bei jüngeren Patienten versucht werden. Die einzigen Medikamente, die eine gewisse Knochenmarkstimulierung erreichen können, scheinen die androgenen Steroide zu sein. Es dauert meist 2 Monate, bis das erythrozytäre System reagiert. Folgende Präparate können versucht werden: Fluoxymesteron (Ultandren®) bis max. 10 mg/tgl., Oxymetholon (Pardroyd®, Plenastril®), 100–300 mg tgl. oral, Methandrostenolon (Dianabol®), 5 bis max. 40 mg/tgl. oral, Nandrolondecanoat (Deca-Durabolin®), 25–50 mg i.m. alle 3–4 Wochen, oder Testosteronenanthat (Testoviron® Depot) in öliger Lösung 250 mg i.m. alle 2–4 Wochen. Die unerwünschten Nebeneffekte dieser Substanzen sind Virilisation, Natrium- und Wasserretention, Leberveränderungen und gelegentlich Muskelkrämpfe. Sie können auch eine Amenorrhoe verursachen. Frauen, die diese Präparate einnehmen, können auf die gleichzeitige Einnahme oraler Kontrazeptiva verzichten.

Alle diese Nebeneffekte sind reversibel, wenn die Medikamente abgesetzt oder die Dosen reduziert werden. Die Leberveränderungen können zur Gelbsucht, zur Erhöhung der Bromthaleinretention und der Serumtransaminasen sowie der alkalischen Phosphatase und des direkten Bilirubins führen. Bei dem Ikterus handelt es sich um eine Cholestase. Das Bilirubin häuft sich in den Canaliculi im Leberparenchym und in den Kupfferschen Sternzellen an. Um einen Ikterus zu vermeiden, kann man nicht alkylierende androgene Steroide geben. Bleibt ein Ikterus auch nach Absetzen der Substanzen bestehen, so muß das Australia-Antigen überprüft werden.

Kobaltchlorid kann — in Dosen von 100 bis 150 mg tgl. appliziert — zu einer gewissen Stimulation des erythrozytären Systems führen.

Kortikosteroide, Eisen, Vitamin B_{12}, Leberextrakte und Folsäure haben keinen wesentlichen Effekt.

C. Transfusionen: Sie sollten vor allem in Form von Erythrozytenkonzentraten (nicht älter als eine Woche) verabreicht werden. 5 ml Erythrozytenkonzentrat pro Kilogramm Körpergewicht heben die Zahl der Erythrozyten um 10% (z.B. 500 ml heben den Hb-Spiegel eines 50 kg schweren Pat. um 20% oder 3 g/100 ml). Der durchschnittliche Bedarf eines Erwachsenen liegt bei 5 Konserven (2500 ml Vollblut oder 1250 ml Erythrozytenkonzentrat) alle 2 Monate. Hämoglobinwerte von 11–12 g/100 ml nach der Transfusion sind befriedigend.

Bei vielen Patienten ist eine Transfusion erst bei Absinken des Hämoglobinspiegels unter 7 g/100 ml erforderlich. Bei fieberhafter Transfusionsreaktion sollte das Serum auf Leukoagglutinine untersucht werden. Haben sich Leukozytenantikörper gebildet, sollten sämtliche Leukozyten aus allen Transfusionen entfernt werden.

D. Splenektomie: Wenn der Patient auf die oben genannte Therapie nicht reagiert, besonders wenn aufgrund einer Thrombozytopenie Blutungen auftreten oder das transfundierte Blut rasch hämolysiert, wird zuweilen eine Splenektomie als therapeutische Maßnahme in Betracht gezogen. Der therapeutische Wert dieser Operation ist jedoch umstritten.

E. Behandlung der Komplikationen:

1. Infektionen: Prophylaktisch sollten keine Antibiotika gegeben werden, auch nicht bei ausgeprägter Leukopenie. Bei Auftreten von Infektionen ist eine gezielte antibiotische Behandlung (z.B. Ticarcillin plus Tobramycin) angezeigt. Ist eine bakterielle Differenzierung nicht möglich, müssen Breitbandantibiotika (z.B. Gentamycin, 1 mg/kg KG alle 8 Std i.v.) und penicillinaseresistente Präparate (z.B. Cloxacillin bis max. 4 g/tgl. oral) verabreicht werden. Die Patienten sollen auf Körperpflege achten und Kontakt mit Infektionen meiden.

2. Blutungen: Beim Auftreten von Blutungen auf Grund einer schweren Thrombozytopenie ist ein Versuch mit Prednisolon (oder einem analogen Präparat) 10 bis 20 mg alle acht Stunden oral angezeigt. Die Hämorrhagien lassen auch oft ohne Anstieg der Thrombozyten nach. Akute Blutungen werden manchmal erfolgreich mit thrombozytenreichen Konserven behandelt. Am besten hat sich Frischblut, das nicht älter als 4 Std ist, bewährt. (Dazu sollte das Blut in silikonisierte Flaschen oder Plastikbehälter abgefüllt werden.)

3. Hämolytische Anämie: Entwickelt sich eine hämolytische Anämie mit vermehrtem Erythrozytenabbau in der Milz, muß eine Splenektomie erwogen werden.

Prognose

Bei schwerer Knochenmarksdepression beträgt die Mortalität über 50%. Blutungen und foudroyante Infektionen sind die häufigsten Todesursachen. Der Verlauf vom Beginn der Anämie bis zum Tode zieht sich gewöhnlich nur über wenige Monate hin. Einige Patienten überleben jedoch mit Transfusionen Jahre. Teil-, ja sogar komplette Spontanremissionen kommen vor.

Bleianämie

Beim Erwachsenen kann eine Bleivergiftung eine leichte Anämie und Blässe hervorrufen. Keinen Ikterus, keine Splenomegalie. Die *Erythrozyten* sind normozytär, leicht hypochrom mit *fein-basophiler Tüpfelung;* die Retikulozyten sind leicht erhöht, Leukozyten und Thrombozyten normal. Das Knochenmark ist unauffällig. Cr^{51}-markierte Erythrozyten zeigen eine unterschiedlich verkürzte Überlebenszeit (Halbwertszeit 18–26 Tage). Die *osmotische Resistenz* ist herabgesetzt, die *Koproporphyrinausscheidung im Urin* stark erhöht. Nach Behandlung mit Calcium-EDTA (Calcium-Dinatrium-Äthylendiamintetraacetat) findet sich ein Anstieg der Koproporphyrin- und Bleiausscheidung im Urin auf das 5 bis 10fache.

Als Therapie wird bei schweren Symptomen (z. B. abdominalen Krämpfen) initial 0,5 g Calcium-EDTA in 200 ml Lävulose (Glukose oder phys. Kochsalzlösung) in 2 Std infundiert. Wiederholung in 8–12 Std. Die Gesamtmenge pro Tag soll 20 mg/kg Körpergewicht nicht überschreiten. Die Harnausscheidung innerhalb 24 Std wird gemessen. Die Therapie kann 5 Tage lang nötig sein. Nierenschädigungen sollten jedoch als Kontraindikation beachtet werden.

Blei greift in verschiedene Stufen der Hb-Synthese ein: es hemmt die Hämosynthese und verhindert den Einbau des Eisens in das Protoporphyrin. Weiterhin hemmt es die Hämoglobinsynthese. Als Folge finden sich diese Substanzen vermehrt im Urin: Deltaaminolaevulinsäure, Koproporphyrin und Blei. Protoporphyrin ist vermehrt in den Erythrozyten nachweisbar.

Bleivergiftungen werden vornehmlich hervorgerufen durch Inhalation industrieller Gase (z. B. bei Batteriearbeitern, durch Arbeiten mit bleihaltigen Lacken, durch Trinken aus bleihaltigen Gefäßen). Wenn die Symptome gering sind, ist eine Behandlung nicht notwendig. Bei mittelschweren Symptomen sollte Penicillamin (Metalcaptase®, Trolovol®), 4 × tgl. 250 mg oral, verabreicht werden.

Anämie bei Hypothyreose

Einige Patienten mit stark herabgesetzter Schilddrüsenfunktion haben eine unterschiedlich schwere Anämie. Ein ähnliches Blutbild kann auch beim Hypopituitarismus gefunden werden. Die Erythrozytenzahl sinkt selten unter 3 Mill/mm³ und das Hb kaum unter 9 g/100 ml, meistens bestehen eine Makrozytose und Normochromie. Eisenmangel, der als häufige Komplikation besonders bei Frauen mit einer Menorrhagie auftritt, kann eine hypochrome mikrozytäre Anämie verursachen. Der Knochenmarkszellgehalt ist vermindert bei gleichzeitiger Zunahme des Fettmarks. Leukozyten und Thrombozyten sind normal, kernhaltige Erythrozyten normoblastisch.

Thyreoideagaben bewirken ein schrittweises Ansteigen des Hb-Spiegels und der Erythrozytenzahl in 3–4 Monaten.

Erythroblastophthise

Diese relativ seltene Form der Anämie (seltener als die aplastische Anämie) ist durch eine mäßige bis schwere Anämie, eine sehr niedrige Retikulozytenzahl, das *Fehlen* sämtlicher *erythropoetischer Vorstufen im Blut sowie im Knochenmark* und normale Leukozyten- und Thrombozytenwerte charakterisiert. Als kongenitale Krankheit tritt sie in den ersten drei Lebensmonaten in Form einer schweren Anämie in Erscheinung *(Blackfan-Diamond-Syndrom).* Die Erwachsenenform kann als Folge verschiedener anderer Erkrankungen auftreten. An eine beginnende Leukämie muß immer gedacht und die Granulozyten müssen sorgfältig auf Anomalien überprüft werden. Bei den meisten Patienten mit Nierenversagen tritt selektiv eine Hypoplasie der Erythropoese auf. Bei einigen Fällen findet sich gleichzeitig ein Thymom. Bei Infektionen tritt gelegentlich in geringerem Ausmaß eine aplastische Anämie auf. Eine akute Erythroblastophthise kann sich im Verlauf einer hämolytischen Anämie entwickeln, z. B. bei der hereditären Sphärozytose oder der Sichelzellanämie. Selten kann eine aplastische Krise bei einer Autoimmunkörperbedingten hämolytischen Anämie auftreten. Diese Krankheit kann auch bei einer schweren Eiweißmangelernährung *(Kwashiorkor)* vorkommen. Experimentell läßt sich eine selektive Erythroblastophthise durch Riboflavinmangel (Vit. B_2) auslösen.

Diese Krankheiten zeigen gewöhnlich nicht eine solche Schwere der Erythroblastophthise wie die idiopathische Form und die Formen, die auf einem toxischen Medikamenteneffekt beruhen. Medikamente, die als auslösendes Agens für die Anämie in Frage kommen, sind: Chloramphenicol, Diphenylhydantoin, Sulfathiazol, Benzol und Tuberkulostatika. Gewöhnlich verursachen diese Medikamente eine Panzytopenie und eine vollständige Knochenmarksaplasie, gelegentlich aber auch eine selektive Erythroblastophthise.

Subjektiv beherrscht die Anämie das Bild. Die Erythrozytenzahl kann auf 1 Mill/mm³ sinken, ohne daß Erythrozytenanomalien auftreten. Die Retikulozyten sind auf 0,1‰ oder weniger vermindert.

Leukozyten und Thrombozyten sind an Zahl und Morphologie normal. Das Serumeisen kann erhöht sein. Das Knochenmark ist leicht zu aspirieren, es zeigt normale Struktur und normale oder erhöhte Eisendepots in den Histiozyten. Die kernhaltigen Erythrozyten sind gewöhnlich normoblastisch und auf weniger als 100 pro 1000 Leukozyten vermindert; Leukozyten, Megakaryozyten und Stromazellen erscheinen unauffällig. Die alkalische Leukozytenphosphatase, eine Chromosomenkultur auf Philadelphia-Chromosomen, eine Röntgenaufnahme des Thorax sowie das Serum-Kreatinin helfen diagnostisch oft weiter. Erythropoetin ist gewöhnlich stark erhöht.

Auslösende Ursachen müssen, sofern bekannt, ausgeschaltet werden. Bei Kindern haben sich Kortikosteroide als sehr wirkungsvoll erwiesen, bei Erwachsenen weniger. Prednison 10–20 mg 3–4 × tgl. kann versucht werden. Testosteron hilft bei einigen Patienten. Therapieerfolge werden gelegentlich auf Kobalt-, hohe Vit. B- und C-Gaben gesehen. Auch eine Immuntherapie mit Cyclophosphamid plus Prednison zeigt gewisse Erfolge. Beim Vorliegen eines Thymoms bringt die Thymektomie nicht unbedingt eine Remission.

Hämolytische Anämien

1. Erworbene hämolytische Anämie

Diagnostische Merkmale
- Müdigkeit, Unpäßlichkeit, Blässe, Ikterus
- Splenomegalie
- Persistierende Anämie und Retikulozytose
- Gewöhnlich positiver Coombstest

Allgemeine Betrachtungen
Das charakteristische Merkmal der durch Autoimmunkörper bedingten hämolytischen Anämie ist der *positive Coombstest* (vgl. Tabelle 9-1). An der Erythrozytenmembran finden sich bestimmte Plasmaproteine. Dieser „Proteinmantel" wird durch Coombsserum nachgewiesen, das von Tieren, die gegen bestimmte menschliche Plasmaeiweißkörper immunisiert wurden, gewonnen wird.

Bei der Durchführung mit dem gewöhnlichen Breitspektrum-Antiglobulin-Serum zeigt ein positiver Coombstest eine Bindung von Gamma-Globulin mit der Erythrozytenmembran an, ferner Komplementbindungen mit Transferrin, verschiedenen Medikamentenkomplexen, Gamma-Globulin oder möglicherweise anderen Globulinen. Ein nicht spezifischer, positiver direkter Coombstest ohne Hämolyse wird gelegentlich bei verschiedenen Krankheiten gesehen: z.B. bei einer rheumatoiden Arthritis, einer ulzerösen Kolitis oder einer Leukämie.

Eine genaue Anamnese und weitere serologische Untersuchungen führen zur richtigen Diagnose. Es gibt zwei Typen, bei denen die Erythrozyten eine Proteinhülle tragen: den IgG-Typ (Wärmeautoantikörper, Gamma-Coombs) und den IgM-Typ (Antikomplement-Typ; Nicht-Gamma-Coombs), der häufig mit Kälte-Antikörpern verbunden ist. Ersterer tritt auf beim Lymphom, beim generalisierten Lupus erythematodes und als Reaktion auf bestimmte Medikamente, aber in ⅔ der Fälle kann die spezifische Ursache nicht abgeklärt werden. Beim IgM-Typ besteht eine Bindung von Komplement an der Erythrozytenoberfläche. Die Komplementkonzentration im Patientenserum ist entsprechend niedriger. Diese Antikörper können nach einer Viruspneumonie, bei einem Retikulumzellsarkom und bei bestimmten Medikamenten entstehen. In der Hälfte der Fälle bleibt die auslösende Ursache unklar. Gelegentlich haben die Autoantikörper Rh-Spezifität, z.B. haben einige Patienten mit einer durch Autoimmunkörper bedingten hämolytischen Anämie oder einem positiven Coombstest Antikörper gegen ein spezifisches Antigen in ihren eigenen Erythrozyten. Dies trifft bei etwa ⅓ der Fälle zu und schließt gewöhnlich die anti-E-, anti-c- und anti-e-Antikörper ein.

Finden sich die Antikörper, wie oben beschrieben, an der Erythrozytenmembran, so spricht man vom direkten Coombstest. In etwa der Hälfte dieser Fälle ist der indirekte Coombstest jedoch auch positiv. Durch ihn werden die im Patientenserum frei zirkulierenden Antikörper nachgewiesen. Bei den durch Autoimmunkörper bedingten hämolytischen Anämien ist der indirekte Coombstest natürlich nur positiv, wenn auch der direkte positiv ist. Der positive indirekte Test zeigt nur ein Übermaß an Antikörpern an.

Eine immunhämolytische Anämie kann unter einer Behandlung mit bestimmten Medikamenten auftreten. Drei verschiedene Mechanismen sind bekannt:
1. Penicillin in hohen Dosen. Es wird an der Erythrozytenmembran fixiert und bewirkt als Hapten die Antikörperbildung. Der Antikörper lagert sich an die Erythrozyten an; als Folge kann eine hämolytische Anämie mit einem positiven Coombstest entstehen.
2. Einige Arzneimittel können Erythrozyten, Leukozyten und Thrombozyten ohne Anlagerung an die Zelloberfläche immunologisch schädigen. Diese Stoffe stimulieren die Antikörperbildung. Das Medikament und sein Antikörper gehen dann eine Verbindung ein, lagern sich an die Erythrozyten und zerstören sie. Die Rolle der Erythrozyten wird als die eines unschuldigen Zuschauers beschrieben. Der Antikörper gehört gewöhnlich zum Anti-Komplement- oder IgM-Typ. Stibophen, Chinidin und Chinin zählen zu den Medikamenten, die eine solche Reaktion auslösen.

Tabelle 9-1. Positiver Coombstest (G gleich Anti-IgG, C gleich Antikomplement)

Neoplastische Erkrankungen:	
Chronische lymphatische Leukämie	G
Lymphosarkom	G
Retikulosarkom	G und C
Hodgkinsche Erkrankung	G

Kollagenosen:	
Lupus erythematodes	G und C
Rheumatoide Arthritis	G und C

Infektionskrankheiten:	
Zytomegale Viruserkrankungen	G
Viruspneumonien	C
Infektiöse Mononukleose	C

Medikamente:	
Penicillin	G
α-Methyldopa	G

3. Ein dritter Mechanismus für die Entstehung eines positiven Coombstestes wurde beim Gebrauch des Antihypertensivums Methyldopa beobachtet. Bei etwa 20% der Patienten, die dieses Medikament einnehmen, entwickelt sich ein positiver Coombstest, aber nur bei 3‰ eine hämolytische Anämie. Das Medikament, obwohl von größter ätiologischer Wichtigkeit, nimmt selbst nicht an der letzten Reaktion teil. Es selbst verursacht einige feine Veränderungen an der Erythrozytenoberfläche, möglicherweise durch Eingreifen in die normale Biosynthese der Membrankomponenten, durch die neue Antigene entstehen.

Ein positiver Coombstest bei Patienten, die erst vor kurzem (innerhalb einiger Wochen) Transfusionen erhalten haben, muß mit großer Vorsicht interpretiert werden. Antikörperbeladene Spenderzellen können bei Patienten mit Antikörperbildung durch frühere Transfusionen Unverträglichkeitsreaktionen auslösen. Die Inkompatibilität führt gelegentlich zu verzögerten (4 bis 14 Tage) Transfusionsreaktionen, die eine immunhämolytische Anämie vortäuschen können.

Hämolyse ohne Antikörper (negativer Coombstest) kann im Laufe einer Urämie, einer Zirrhose, einer diffusen Vaskulitis, bei Karzinomen und bei bakteriellen Infektionen entstehen.

Klinische Befunde

A. Symptome: Zeichen der *Anämie* (Schwäche, Blässe, Atemnot, Herzklopfen, Schwindel) oder der *Hämolyse* (Fieber, Ikterus, Spleno- oder Hepatomegalie) können vorhanden sein.

B. Laborbefunde: Die erworbene hämolytische Anämie ist gewöhnlich normozytär und normochrom, es finden sich Sphärozyten, Leuko- und Thrombozyten sind normalerweise erhöht, können aber auch vermindert sein. Die Zahl der Retikulozyten liegt bei 10%, kann jedoch auf 50% und höher ansteigen, gelegentlich kann sie auch vermindert sein. Das Knochenmark zeigt eine deutliche *Hyperplasie des erythropoetischen Systems* sowie reichlich Hämosiderin. Das indirekte Bilirubin kann bis auf Werte von 2 mg% ansteigen. Im Urin finden sich keine Gallenfarbstoffe. *Urobilinogen* ist *im Stuhl* stark erhöht. Haptoglobin ist sehr niedrig oder nicht nachweisbar. Normales Spenderblut wird schnell abgebaut.

Differentialdiagnose

Die Hämoglobinopathien werden durch die Hb-Elektrophorese abgegrenzt. Eine hämolytische Anämie bei einer Leberzirrhose ist leicht zu erkennen. Bei der hereditären Sphärozytose und bei der angeborenen nicht sphärozytären hämolytischen Anämie ist der Coombstest negativ. Die refraktäre Normoblastenanämie mit intramedullärer Hämolyse hat normale Retikulozytenwerte und ein an Sideroplasten reiches Knochenmark. Das Spenderblut hat eine normale Lebensdauer.

Komplikationen

Die hämolytische Anämie kann einen akuten Verlauf nehmen mit Schocksymptomen, Oberbauchschmerzen und körperlicher Erschöpfung; ferner kann eine thrombozytopenische Purpura auftreten.

Behandlung

Die Behandlung hat sich nach der zugrundeliegenden Erkrankung zu richten. Transfusionen sind lediglich eine Palliativmaßnahme, ihre Wirkungsdauer ist oft nur kurz, da die Spenderzellen ebenso rasch abgebaut werden.

A. Medikamentöse Behandlung: Prednisolon (oder analoge Präparate) wird in Dosen von 10–20 mg 4 × tgl. gegeben, bis sich der Hämoglobinspiegel normalisiert hat (oder unerwünschte Nebenwirkungen auftreten). Eine rasche Dosisreduktion auf 20 mg ist möglich, wobei später wöchentlich um 5 mg bis zum Erreichen der niedrigsten Erhaltungsdosis abgebaut wird. Gelegentlich kann die Medikation auch ganz abgesetzt werden. In der Remission sind die Patienten vierwöchentlich zu kontrollieren, da immer die Gefahr eines Rückfalles besteht. Neuerdings wird auch eine immunsuppressive Therapie angewandt oder eine Plasmapherese vorgenommen.

B. Chirurgische Behandlung: Wenn die Kortikosteroide versagen oder eine zu hohe Erhaltungsdosis erforderlich ist, sollte eine Splenektomie erwogen werden. Vorher ist jedoch die Erythrozytenüberlebenszeit mit Cr^{51}-markierten Erythrozyten zu bestimmen und eine Milzszintigraphie durchzuführen. Ist die Radioaktivität über der Milz um mehr als das Doppelte erhöht, verglichen mit der Leber, kann eine Splenektomie wahrscheinlich Besserung bringen.

Prognose

Bei der idiopathischen erworbenen hämolytischen Anämie können längere Remissionen spontan, nach einer Splenektomie oder nach einer Kortikoidbehandlung auftreten. Einige Fälle enden letal. Die Prognose hängt von der Grundkrankheit ab.

2. Hereditäre Sphärozytose

[Kongenitale hämolytische Anämie; Kongenitaler (familiärer) hämolytischer Ikterus, Kugelzellenanämie (Minkowski-Chauffard)]

Diagnostische Merkmale

- Unwohlsein, Bauchschmerzen
- Ikterus, Anämie, Splenomegalie
- Sphärozytose, herabgesetzte osmotische Resistenz der Erythrozyten
- Negativer Coombstest

Allgemeine Betrachtungen

Bei der hereditären Sphärozytose ist die Erythrozytenmembran defekt und besitzt eine erhöhte Permeabilität für Natrium. Um ein exzessives Ansteigen des intrazellulären Natriums, das zur Wassereinwanderung und anschließendem Platzen der Erythrozyten führen würde, zu verhindern, ist eine erhöhte Stoffwechselleistung der Zellen erforderlich. Die notwendige Energie stammt aus einer gesteigerten Glykolyse. Glukoseentzug, wie er in der Milz vorkommt oder in vitro während der Durchführung der Autohämolyse oder der osmotischen Resistenztests, führt zur Zerstörung der Zellen. Werden Erythrozyten eines Patienten mit hereditärer Sphärozytose einem gesunden Empfänger transfundiert, gehen diese Erythrozyten in der normalen Milz zugrunde. Andererseits besitzt normales Spenderblut bei Patienten mit hereditärer Sphärozytose eine fast normale Überlebungszeit. Die Krankheit wird autosomal-dominant vererbt, verläuft chronisch und kommt bei allen Rassen vor. Bei 25% der Fälle kann keine familiäre Anhäufung nachgewiesen werden. Meistens manifestiert sie sich erstmals in der Neugeborenenperiode. Dabei kann das Bild an eine ABO-Inkompatibilität erinnern. Selten wird die Krankheit erst im hohen Alter entdeckt.

Klinische Befunde

A. Symptome: Es finden sich leichte Ermüdbarkeit sowie ein konstanter mäßiger Ikterus. Die Milz ist fast immer vergrößert und kann zu Völlegefühl und Schmerzen im linken Oberbauch führen. Intermittierend auftretende Milzinfarkte verursachen stärkste Schmerzen. Die Anämie verschlimmert sich bei Infektionskrankheiten, nach Traumen und während der Schwangerschaft.

Sehr selten entwickelt sich eine akute „aplastische Anämie" mit sehr niedrigen Erythrozytenwerten, die in einigen Fällen mit Fieber, Kopf- und Bauchschmerzen sowie einer Panzytopenie und hypoaktivem Mark kombiniert ist. Gelegentlich fehlen jegliche klinischen Befunde. Die Diagnose wird dann nur durch die zufällige Entdeckung der *Erkrankung in der Verwandtschaft* gestellt. Die entsprechenden Blutuntersuchungen bestätigen dann die familiäre Häufung.

B. Laborbefunde: Die Erythrozytenzahl beträgt ca. 3–4 Mill. Es bestehen eine *Mikrozytose* (mittleres Erythrozytenvolumen = MCV = $70-80 \, n^3$; normal 87 ± 5) und eine *Hyperchromie* (mittlere Hämoglobinkonzentration des Einzelerythrozyten = MCHC = 36–40, normal 30–36). Im Ausstrich werden *Sphärozyten* in wechselnder Zahl gesehen. Die Retikulozyten sind nur mäßig vermehrt.

Im Knochenmark findet sich eine ausgeprägte *Hyperplasie des erythropoetischen Systems.* Da die Milz bei dieser Erkrankung als Eisendepot dient, ist Hämosiderin im Knochenmark nur in geringeren Mengen nachweisbar.

Indirektes Serumbilirubin und Urobilinogen im Stuhl sind gewöhnlich erhöht, Haptoglobine oft erniedrigt oder nicht nachweisbar. Der Coombstest ist negativ.

Die *osmotische Resistenz der Erythrozyten* ist charakteristisch *herabgesetzt:* bei 5–10% der Zellen tritt eine Hämolyse bereits bei 0,6% NaCl-Lösung auf (normal 0,46 bis 0,4%). Dieser Test kann jedoch bei einigen Patienten normal sein. Dann wird die gesteigerte Hämolyse mit defibriniertem Blut, das 24 Std bei 37° inkubiert wird, nachgewiesen (Inkubations-Resistenz-Test). Zum Vergleich dient identisch behandeltes Blut gesunder Patienten. Die Autohämolyse defibrinierten Blutes, das unter sterilen Bedingungen 48 Std inkubiert war, ist gewöhnlich stark gesteigert (10–20%, normal unter 5%). Durch Zugabe von 10%iger Glukoselösung vor der Inkubation wird die Autohämolyse verringert.

Die *Erythrozytenüberlebenszeit,* nachweisbar mit Cr^{51}-markierten Erythrozyten, ist stark *verkürzt;* der Erythrozytenabbau findet nachweislich in der Milz statt.

Differentialdiagnose

Sphärozyten in größerer Zahl finden sich bei vielen Patienten mit einer durch Autoimmunkörper bedingten hämolytischen Anämie. Die osmotische Resistenz ist gleichermaßen herabgesetzt und die Autohämolyse ähnlich gesteigert; beide werden aber durch Zugabe von Glukoselösung weniger beeinflußt. Der positive Coombstest, die unauffällige Familienanamnese sowie die sehr kurze Überlebenszeit von Spenderblut vervollständigen die Diagnose. Sonst werden Sphärozyten nur bei der Hämoglobin-C-Krankheit, bei einigen medikamentös bedingten hämolytischen Anämien, bei Alkoholabusus und Verbrennungen gesehen.

Komplikationen

Bei etwa 85% der Erwachsenen und auch schon bei Kindern treten Gallensteine auf (als Zeichen des erhöhten Hämoglobinstoffwechsels). Weiterhin sieht man gelegentlich Ulcera crurum. Im Verlauf fieberhafter Erkrankungen können sich aplastische Krisen mit ausgeprägter Anämie, Leukopenie und Thrombozytopenie bei nur geringem Ikterus entwickeln.

Behandlung

Eine spezifische Therapie dieser Erkrankung ist bisher nicht möglich.

A. Chirurgische Behandlung: Eine Splenektomie ist auch bei nur geringer Anämie und fehlendem Ikterus indiziert, sobald die Diagnose gesichert ist. Präoperativ sind Transfusionen nur selten erforderlich. Die Splenektomie sollte, bei gleichzeitigem Bestehen einer Cholelithiasis, vor der Cholezystektomie durchgeführt werden, es sei denn, beide Operationen können in einer Sitzung vorgenommen werden. In den ersten Lebensjahren sollte jedoch auf die Splenektomie noch verzichtet werden.

B. Behandlung der aplastischen Krise: Eine sofortige und adäquate Transfusion ist erforderlich, um einen kardiovaskulären Kollaps zu vermeiden. Antibiotika sind nur bei zusätzlichen Infektionen notwendig.

Prognose

Die Splenektomie bessert die Anämie und den Ikterus. Die abnorme Morphologie sowie die herabgesetzte osmotische Resistenz bleiben bestehen. Nach der Splenektomie haben die Erythrozyten eine annähernd normale Überlebenszeit.

3. Hereditäre Elliptozytose

(Ovalozytenanämie)

Die hereditäre Elliptozytose wird dominant mit verschiedenen klinischen Symptomen vererbt; es bestehen keine Rassenunterschiede. Männer und Frauen werden gleich häufig betroffen. Das bestimmende Gen ist an das gleiche Chromosom wie die Rh-Gruppe gekoppelt. Die Häufigkeit beträgt z.B. in Amerika ca. 0,04%.

25–90% der *Erythrozyten* können *elliptisch* verformt sein. Etwa 12% der betroffenen Patienten haben eine mäßige Anämie, eine tastbare Milz und einen leichten Ikterus. Die Retikulozytenzahl ist erhöht. Es können eine ausgeprägte Poikilozytose und eine leichte Sphärozytose bestehen. Die *osmotische Resistenz* ist *leicht herabgesetzt* und die *Autohämolyse gesteigert;* beide werden im Test durch Zugabe von Glukoselösung normalisiert.

Eine Splenektomie ist gewöhnlich bei Patienten mit begleitender Hämolyse indiziert.

Meistens verläuft die Krankheit asymptomatisch ohne Anämie und mit normalen Erythrozytenwerten, wobei die Erythrozytenüberlebenszeit oft verkürzt ist. Die Erythrozyten haben bei einigen Patienten eher eine ovale als elliptische Form.

4. Akute hämolytische Anämie

Diagnostische Merkmale

- Plötzlicher Beginn, Schüttelfrost, Fieber, Übelkeit, Erbrechen, Bauch- oder Rückenschmerzen
- Blässe, leichter Ikterus, Splenomegalie
- Roter oder dunkler Urin

Allgemeine Betrachtungen

Die akute hämolytische Anämie kann bei empfindlichen Menschen durch Medikamente verursacht sein (s. Primaquin-induzierte hämolytische Anämie). Ebenso kann sie durch gewisse Infektionskrankheiten, z.B. Coliinfektionen, Streptokokkensepsis, Infektionen mit Clostridium Welchii sowie durch eine Malaria hervorgerufen werden. Weiterhin kommen einige Karzinomarten, maligne Lymphome und weitere Krankheiten unklarer Genese wie Lupus erythematodes und eine infektöse Mononukleose in Frage. Gewöhnlich wird eine akute hämolytische Anämie auch im Verlauf einer nächtlichen paroxysmalen Hämoglobinurie, einer thrombotisch-thrombozytopenischen Purpura, einer paroxysmalen Kältehämoglobinurie sowie während der Rekonvaleszenz von einer Virus-Pneumonie, die mit einem hohen Kälteagglutinintiter einherging, beobachtet. Manchmal bleibt die Ursache unbekannt.

Klinische Befunde

A. Symptome: Die Krankheit setzt hochakut mit Fieber, Schüttelfrost, Schwäche, Bauchschmerzen, Blässe, Gelbsucht und Tachykardie ein.

B. Laborbefunde: Gewöhnlich ist die Anämie normozytär und normochrom, es können jedoch Sphärozyten, Mikrosphärozyten und kernhaltige Erythrozyten auftreten. Einige Tage nach Beginn der Symptome erreichen Erythrozyten und Hämoglobin die niedrigsten Werte; Leukozyten können auf 50000 und Thrombozyten auf 1 Million ansteigen. Gelegentlich sind aber beide vermindert. Im methylenblaugefärbten Blutausstrich sieht man kleine tiefblaue, exzentrisch gelegene Kügelchen *(Heinzsche Innenkörper).* Die Retikulozyten können stark erhöht sein. Der Coombstest ist gewöhnlich negativ. Das Knochenmark ist hyperplastisch mit einem Überwiegen kernhaltiger Erythrozyten. Eine Hämoglobinämie tritt für einige Stunden auf, gefolgt von einer Methämalbuminämie, die einige Tage besteht (sichtbar an einer braunen Entfärbung des Serums), und einem mäßig erhöhten indirekten Bilirubinspiegel. Haptoglobin, ein Glykoprotein, das in der Elektrophorese mit der Alpha$_2$-Fraktion wandert und normalerweise 50–150 mg/100 ml freien Hämoglobins binden kann, verschwindet aus dem Serum.

Der Urin enthält Hämoglobin und Hämosiderin; Urobilinogen ist erhöht, die Gallenfarbstoffe jedoch nicht. Die Urobilinogenausscheidung im Stuhl steigt ebenfalls an. Bei einer Untersuchung der Erythrozytenenzyme kann ein Glucose-6-phosphatdehydrogenase-Mangel auffallen. Kälteagglutinine lassen sich bei einer Anämie infolge einer atypischen Pneumonie finden. Bei der nächtlichen paroxysmalen Hämoglobinurie werden die Erythrozyten durch leicht angesäuertes Eigenserum hämolysiert (Ham-Test). Die paroxysmale Kältehämoglobinurie wird durch zirkulierende bithermische Kältehämolysine (Donath-Landsteiner-Test) gesichert.

Differentialdiagnose

Der hochakute Beginn einer akuten hämolytischen Anämie mit Fieber kann zunächst eine Infektion vortäuschen. Die Bauchschmerzen lassen an eine chirurgische Erkrankung denken; die schwere Anämie täuscht einen Blutverlust vor. Bei der akuten hämolytischen Anämie ist das Serum durch die Hämolyseprodukte gleichbleibend verfärbt. Rosa Serum zeigt freies Hämoglobin an, braunes Methämalbumin und gelbes Bilirubin.

Komplikationen

Bei raschem Beginn mit ausgeprägter Anämie kann es zum Schock kommen. Akute Tubulusnekrosen als Folge der Ischämie können zum Nierenversagen führen.

Behandlung

Eine akute hämolytische Anämie kann ein Notfall sein. Stationäre Aufnahme ist unumgänglich, ebenso das Absetzen jeglicher Medikation. Die Genese sollte eruiert werden. Spontanremissionen kommen häufig vor. Auch nicht ernstlich Erkrankte sollten für einige Tage stationär beobachtet werden. Bei einem langsamen Absinken der Retikulozyten und einem Anstieg des Hämoglobins um 1 bis 2 g%/Woche ist nur eine symptomatische Therapie erforderlich.

A. Allgemeine Maßnahmen: Da ein akutes Nierenversagen als mögliche Komplikation eintreten kann, müssen die Elektrolyte und der Harnstoff bestimmt, Flüssigkeitsein- und -ausfuhr sowie die Elektrolytgaben streng kontrolliert werden.

B. Transfusionen: Sie sind nur beim Schock oder einer Anoxie indiziert; Erythrozytenkonzentrate sind vorzuziehen. Selten ist es nötig, den Hämoglobinspiegel mit Hilfe von Transfusionen über 8 g/100 ml zu erhöhen.

C. Kortikosteroide: Bleibt die Retikulozytose bestehen und sinkt der Hämoglobinspiegel bei schlechtem Zustand des Patienten, sollte Prednisolon (oder ein analoges Präparat) 10–20 mg 4 × tgl. gegeben werden. Die Medikation ist bis zum Verschwinden von Hämolysezeichen im Urin und bis zur Normalisierung des Hämoglobinspiegels fortzusetzen. Die Dosis kann zunächst schnell auf 20 mg/die, dann jedoch nur noch um 5 mg/Woche reduziert werden. Eine Splenektomie ist, wenn überhaupt, nur in seltenen Fällen indiziert.

Prognose

Gewöhnlich heilt die akute hämolytische Anämie spontan ab, sei es nach Elimination der Ursache oder weil nur ein Teil der Erythrozyten, normalerweise die älteren, auf das Toxin reagieren. Hämolytische Anämien, die auf ernsteren Grundkrankheiten wie metastasierenden Karzinomen, thrombotisch-thrombozytopenischer Purpura oder Clostridium Welchii-Infektionen beruhen, enden oft letal.

5. Paroxysmale nächtliche Hämoglobinurie
(Marchiafava-Micheli)

Die paroxysmale nächtliche Hämoglobinurie ist eine chronische hämolytische Anämie unterschiedlicher Schwere, die durch eine ziemlich konstante *Hämoglobinämie, Hämosiderinurie* sowie rezidivierende *Episoden akuter Hämolyse* mit Schüttelfrost, Fieber, Schmerzen und Hämoglobinurie gekennzeichnet ist.

Zugrunde liegt ein bisher unbekannter intrazellulärer Defekt. Die Hämolyse wird einerseits durch die abnormen Zellen hervorgerufen, andererseits durch verschiedene im normalen Serum anwesende Faktoren wie Magnesium, Properdin und komplementähnliche Komponenten.

Die Erkrankung tritt ohne familiäre Häufung meist erst im Erwachsenenalter auf. Leber und Milz können leicht vergrößert sein. Thrombozyten und Leukozyten sind oft erniedrigt, die Retikulozyten erhöht. Das Knochenmark ist gewöhnlich hyperaktiv, kann aber auch hypoplastisch sein. Gelegentlich kann eine aplastische Anämie der klinischen Manifestation dieser Erkrankung vorausgehen.

Das indirekte Serumbilirubin ist erhöht, gleichzeitig bestehen oft eine Hämoglobinämie und Methämalbuminämie. Haptoglobin ist nicht nachweisbar. Die LDH ist deutlich erhöht, der Spiegel der Erythrozyten-Acetylcholinesterase ist niedrig. Den eigentlichen Erythrozytendefekt weist man mit dem *Ham-Test* nach, indem man eine Suspension gewachsener Patientenerythrozyten zu einem angesäuerten Serum gibt, das aus gruppengleichem defibrinierten Venenblut gewonnen wurde. Bei positi-

Tabelle 9-2. Differentialdiagnose der paroxysmalen Hämoglobinurie

	Attacken aus-gelöst durch	Schmerzlokali-sation	Plasmaver-färbung	Anämie	Farbstoff im Urin	spezifische Unter-suchungsmethoden
paroxysmale nächtl. Hämoglo-binurie	Schlaf	lumbal abdominal Beine Schultergürtel	+	chronisch	Hämoglobin	Ham-Test
Kältehämo-globinurie	Kälte	Abdominelle Krämpfe Rücken-schmerzen	+	nur während der Anfälle	Hämoglobin	Donath-Landstei-ner; serol. Lues-reaktionen
Marschhämo-globinurie	körperliche Arbeit	lumbal	+	−	Hämoglobin	Provokation durch Arbeitsbelastung
Paroxysmale Myoglobinurie	meist durch körperliche Arbeit	Muskulatur	−	−	Myoglobin	spektroskopischer Myoglobinnach-weis (+ Blond-heim-Test)

vem Ergebnis tritt Hämolyse ein. Die Hämoglobin-elektrophorese und die osmotische Resistenz sind normal, der Coombstest ist negativ.

Komplikationen drohen durch Infektionen, aplasti-sche Krisen und Thrombosen. Nach jahrelanger Hämosiderinurie kann weiterhin ein Eisenmangel entstehen.

Transfusionszwischenfälle treten infolge Hämolyse der Patientenerythrozyten durch das Spenderblut (plasma) auf.

Transfusionen sind indiziert bei schwerer Anämie oder anderen Komplikationen wie Traumen, Infek-tionen, Thrombosen oder Ulcera crurum. Die Gabe von einem Liter 6%iger Dextranlösung mit einem möglichst hohen Molekulargewicht (150000) vor der Transfusion kann eine Hämolyse der Patienten-erythrozyten verhindern. Als nützlich hat sich für die Patienten auch die Gabe von Prednison, 40 mg jeden zweiten Tag, erwiesen.

6. Hereditäre, nichtsphärozytäre hämolytische Anämie

Diagnostische Merkmale
● Mäßige Anämie
● Familiäres oder kongenitales Auftreten
● Leichte Splenomegalie
● Keine Sphärozyten, normale osmotische Resi-stenz
● Retikulozytose

Allgemeine Betrachtungen
Diese heterogene Gruppe hämolytischer Anämien beruht auf Erythrozytendefekten, die zum größten Teil dominant vererbt werden. Der Beginn der Er-krankung liegt im Kindesalter. Bei einigen Patien-

ten ist die zugrundeliegende Ursache unbekannt; andere haben einen schweren Mangel an Glucose-6-phosphatdehydrogenase, der einen Defekt im Pentosephosphatzyklus anzeigt. Qualitative und quantitative Unterschiede können auch im Enzym bestehen. Bei verschiedenen Rassen variiert die Schwere der Erkrankung beträchtlich. Hauptsäch-lich sind Mediterranier, Juden und Perser befallen. *Anämie* und *Ikterus* treten häufig früh auf. Ein Ikte-rus kann schon bei der Geburt bestehen und eine hämolytische Anämie des Neugeborenen vermuten lassen. Weitere *Familienmitglieder* können den glei-chen Defekt aufweisen. Das Auftreten einer hämo-lytischen Krise wird durch bestimmte Medikamen-te wie Phenacetin, wenige Sulfonamide, Antimala-riamittel und Nitrofurantoin beschleunigt.

Klinische Befunde
A. Symptome: Gewöhnlich wird die Krankheit im Kindesalter erkannt. Eine schwere Anämie mit den weiteren Zeichen eines leichten Ikterus und einer tastbaren Milz können sich schon in diesem Le-bensabschnitt verhängnisvoll auswirken.

B. Laborbefunde: Der Hämoglobinspiegel schwankt zwischen 6 und 12 g%. Die Erythrozyten sind normal oder leicht vergrößert. *Howell-Jolly-Körperchen* und *Tüpfelung* stehen besonders nach einer Splenektomie hervor. Auch bei nur leichter Anämie besteht eine ausgeprägte Retikulozytose; Leukozyten und Thrombozyten sind normal. Das Knochenmark zeigt eine ausgeprägte Hyperplasie des erythropoetischen Systems bei normalem Hä-mosideringehalt.

Während einer akuten hämolytischen Phase sollte besonders nach Heinzschen Innenkörpern gefahn-det werden, die an eine medikamentös bedingte hä-molytische Anämie denken lassen. Bei einigen Patienten kann die Autohämolyse stark gesteigert sein und ist durch Glukosegabe nicht zu normalisieren. Manchmal kann ein hereditärer Enzymdefekt nachgewiesen und somit eine spezifische Diagnose gestellt werden. Nur der Glucose-6-phosphatdehydrogenasemangel ist bereits ausgiebig erforscht.

Andere Formen kongenitaler Enzymdefekte, die sich in einer nichtsphärozytären hämolytischen Anämie manifestieren, sind der Pyruvatkinase-, Glutathionreductase-, 2-3-P-Glyceromutase-, ATPase- und Triosephosphatisomerase-Mangel. Diese Anomalitäten sind nur durch relativ aufwendig biochemische Untersuchungen nachzuweisen.

Differentialdiagnose

Bei der hereditären Sphärozytose sind die Erythrozyten klein und rund, die osmotische Resistenz ist herabgesetzt, und es besteht ein ausgeprägter Ikterus.

Der Coombstest fällt bei der erworbenen hämolytischen Anämie positiv aus. Die rezidivierende normoblastäre Anämie hat niedrige Retikulozytenzahlen und eine nicht vergrößerte Milz. Die Diagnose einer Hämoglobinopathie kann durch die Hämoglobinelektrophorese gestellt werden. Beim Neugeborenen ist es unter Umständen sehr schwierig, diese Formen von einer ABO-Inkompatibilität abzugrenzen.

Komplikationen

Cholelithiasis und Cholezystitis können auftreten.

Behandlung

Transfusionen können erforderlich werden. Eine Splenektomie bringt keine Besserung.

7. Hämolytische Anämien als Folge einer Kombination zellulärer und extrazellulärer Störungen

(Enzymopenische hämolytische Anämie, Glucose-6-phosphat-dehydrogenase-Mangel)

Diese medikamentös bedingte hämolytische Anämie kommt bei Menschen bestimmter Rassen mit genetisch vererbten Stoffwechselstörungen vor. Der wichtigste Defekt ist ein *Glucose-6-phosphat-dehydrogenase-Mangel* der Erythrozyten und in wechselndem Ausmaß auch anderer Zellen. Ferner kann ein Mangel an Katalase und reduziertem Gluthathion bestehen. Das Merkmal wird *intermediär geschlechtsgebunden vererbt*. Volle Merkmalsträger sind Männer und homozygote Frauen, Intermediärtypen heterozygote Frauen. Diese Krankheit tritt z. B. bei 10–15% amerikanischer Neger und 1–2% amerikanischer Negerinnen auf. Es gibt mehrere Varianten dieser Mangelerkrankung; die beiden

häufigsten sind die Afrikanische Variante (A-) und die Mittelmeer-Variante (B-).

Liegt keine *Provokation durch Medikamente* vor, sind Erythrozytenzahl, -wert und -morphologie ganz normal, obwohl die *Erythrozytenüberlebenszeit leicht verkürzt* ist. Mehr als 40 Medikamente und andere Substanzen können eine Hämolyse hervorrufen, z. B. Antimalariamittel (Primaquin); Sulfonamide, z. B. Salicylazosulfapyridin, Sulfamethoxypyridazin, Sulfisoxazol, Sulfafurazol, weiterhin Nitrofuran, Antipyretika, Analgetika, Sulfone, wasserlösliches Vit. K und ungekochte Favabohnen. Der Favismus kommt hauptsächlich im Mittelmeerraum (vor allem in Sardinien) vor. Hämolytische Krisen können bei fehlender Medikamentengabe auch durch eine Hepatitis, andere virale oder bakterielle Infektionen oder eine diabetische Azidose ausgelöst werden. Die oben angeführten Medikamente erhöhen den Sauerstoffverbrauch der Erythrozyten und aktivieren dabei den Pentosephosphatstoffwechsel. Ein Enzymdefekt in diesem Stoffwechsel führt zur Oxydation von TPNH (reduziertes Triphosphopyridinnucleotid), das jetzt NADPH (Dihydronicotinamid-Adeninnucleotidphosphat) genannt wird, einer wichtigen zellulären Energiequelle. Es vermittelt die Oxydation der eiweißgebundenen Sulfhydrilgruppen in der Zellmembran. Wahrscheinlich ist es auch für die irreversible Oxydation von Hämoglobin mit Bildung der Heinzschen Innenkörper verantwortlich.

Es sind mehrere Labormethoden ausgearbeitet worden, um auffällige Personen herauszufinden:
1. der Glutathionstabilitätstest,
2. ein Färbereduktionstest mit Kresylblau,
3. ein Methämoglobin-Reduktionstest und
4. ein im Handel befindlicher Färbereduktionstropfentest.

Die Behandlung besteht in einem Absetzen der Medikamente oder der toxischen Substanzen. Heilung ist die Regel.

8. Mikroangiopathische hämolytische Anämie

Mit diesem Begriff wird eine Gruppe erworbener hämolytischer Anämien verschiedener Genese beschrieben, die durch Erythrozytenfragmente, Stechapfelformen, Poikilozyten oder Mikrosphärozyten charakterisiert sind. Gewöhnlich liegt gleichzeitig eine Thrombozytopenie vor. Normale Spenderzellen werden schnell zerstört. Diese Erythrozytendeformierung kann unter folgenden Bedingungen auftreten: bei einer thrombotisch-thrombozytopenischen Purpura, bei metastasierenden Karzinomen, nach einer Kardiotomie, durch Medikamententoxizität (vielleicht verbunden mit einem Glucose-

6-phosphat-dehydrogenase-Mangel), beim hämolytisch-urämischen Syndrom, während der Kindheit oder Schwangerschaft, bei der postpartalen malignen Nephrosklerose mit Urämie, selten bei einer malignen Hypertonie und einer akuten Nephritis. Bei einigen dieser Erkrankungen werden kleine Thromben in den Arteriolen und Kapillaren, besonders der Niere, gefunden. Die intravaskuläre Gerinnung kann gesteigert sein. Alle diese Anämien mit Ausnahme der medikamentös bedingten Formen haben eine sehr schlechte Prognose.

Anämien mit intramedullärer Hämolyse

(unvollständige Erythropoese)
— Perniziosa, Folsäuremangelanämie und Thalassämie werden später besprochen —

Bei diesen Anämien ist die Zerstörung unreifer Erythrozyten im Knochenmark ein wichtiger pathologischer Vorgang. Offensichtlich sind die Erythroblasten in irgendeiner Weise defekt und werden von Zellen des RES zerstört. Einige dieser Krankheiten (z. B. Perniziosa) treten gleichzeitig mit einer Megaloblastose auf. Andere (z. B. die refraktäre normoblastische Anämie) zeigen megaloblastenähnliche Erythroblasten.

Diese Erkrankungen sind durch eine Hyperplasie des erythropoetischen Systems ohne Erhöhung der Retikulozyten gekennzeichnet. Versuche mit radioaktiv markiertem Eisen zeigen einen stark *erhöhten Eisenumsatz:* eine erhöhte Aufnahme ins Knochenmark, eine verzögerte Abgabe aus dem Knochenmark, und der verringerte Einbau in die zirkulierenden Erythrozyten ist gewöhnlich nur mäßig verkürzt. (Die Erythrozyten im peripheren Blut sind die besten vom kranken Mark produzierten Zellen.)

Beispiele einer Anämie mit intramedullärer Hämolyse

1. Refraktäre normoblastäre Anämie: Diese heterogene Gruppe umfaßt chronische Anämien mäßiger bis schwerer Form. Die Patienten zeigen Symptome einer Anämie sowie eine leichte Splenomegalie ohne weitere körperliche krankhafte Befunde. Die Erythrozyten sind meist normozytär und normochrom, gelegentlich mikrozytär. Leukozyten und Thrombozyten sind leicht erniedrigt. Im Knochenmark bestehen eine deutliche *Hyperplasie des erythropoetischen Systems* und eine Erythrophagozytose. Hämosiderin ist im Knochenmark stark erhöht und fällt in Normoblasten und Histiozyten von Granula aus. Einige dieser Patienten reagieren auf Pyridoxin (s. unten).

2. Hereditäre sideroachrestische hypochrome Anämie: Diese oft familiäre Anämie ist meist hypochrom und mikrozytär bei hohem Serumeisenspiegel. Die Eisendepots in Knochenmark, Leber und Milz sind überfüllt. Viele Erythrozyten und Erythroblasten enthalten nicht an Hämoglobin gebundenes Eisen in ihren Mitochondrien (ringförmige Sideroblasten). Gewöhnlich besteht eine Splenomegalie. Einige Patienten reagieren auf Pyridoxin (s. unten).

3. Die Pyridoxin-empfindliche Anämie: Bei den oben genannten Anämieformen kann der Hämoglobinspiegel durch hohe Dosen Pyridoxin (50–200 mg i. m. tgl.) gelegentlich normalisiert werden. Mikrozytose und Hypochromie können bestehen bleiben. Weitere Symptome eines Pyridoxinmangels (ZNS und Haut) bestehen nicht. Einige Patienten mit makrozytärer Anämie und megaloblastärem Knochenmark reagieren nicht auf Vitamin B_{12} oder Folsäure.

Hämoglobinopathien

Der menschliche Erythrozyt enthält 200–300 Millionen Hämoglobinmoleküle. Jedes Molekül besteht aus 4 Hämgruppen und einem Globinmolekül. Das Globinmolekül setzt sich aus 2 Paaren von Polypeptidketten zusammen. Das 1. Paar wird als Alpha-Kette, das 2. als Beta-Kette auf der Basis vieler Unterschiede einschließlich der langen Aminosäurensequenzen bezeichnet. Die Teile eines jeden Paares sind identisch. Jede Kette besteht aus 141–146 Aminosäuren. Die Produktion der Alpha- und Beta-Ketten wird von verschiedenen nicht gekoppelten Genen kontrolliert.

Normalerweise liegen 3 verschiedene Hämoglobintypen vor; 97% besitzen Hämoglobin A. Die anderen beiden normalen Hämoglobinarten sind in Spuren von 1–3% nachweisbar. Das Hämoglobin A_2 hat eine Alpha-Kette, aber an Stelle der Beta-Kette ein Paar Delta-Polypeptide, die sich in weniger als 10 Aminosäuren von der Beta-Kette unterscheiden. Das fetale Hämoglobin (Hämoglobin F) enthält eine Gamma-Kette an Stelle der Beta-Kette und unterscheidet sich von der letzteren durch Ersatz zahlreicher Aminosäuren. Beta-, Gamma- und Delta-Ketten scheinen das Ergebnis eng gekoppelter Allele zu sein.

Die Hämoglobinopathien schließen die Abnormitäten in den Hämoglobinketten mit ein. Sie beruhen auf dem Wechsel in der DNS-Matrize (eine unterschiedliche Basensequenz an einem Ort bewirkt die Produktion unterschiedlicher Aminosäuren — daher ein falsches Protein). Die Unterschiede zwischen normalem und anomalem Hämoglobin sind relativ gering, zum Beispiel unterscheidet sich das Sichelzellhämoglobin (HbS) in einer einzigen Aminosäure des 4. Peptids der Beta-Kette, d.h. in einer von 300 Aminosäuren des normalen Hämoglobins. Dennoch hat dieser kleine Unterschied weitreichende klinische Folgen, da er die Sichelzellanämie verursacht. Die meisten bekannten Hämoglobinopathien beruhen auf Anomalien der Beta-Kette; Anomalien der Alpha-Kette sind nur wenige bekannt, z.B. die Hämoglobin H-Erkrankung. Bei der Thalassämie ist die Fähigkeit der Erythrozyten, normales Erwachsenenhämoglobin zu synthetisieren, beeinträchtigt. Offensichtlich beruht der Defekt auf einer angeborenen Abnormität des das Ausmaß der Hämoglobinsynthese kontrollierenden Gens (Regulator-Gen). Die Hämoglobinstruktur, d.h. die Aminosäurefrequenz des Globinanteils (unter Kontrolle des Struktur-Gens), ist normal.

Das Thalassämie-Gen kann sowohl in die Synthese der Alpha- als auch in die der Beta-Kette des Hämoglobinmoleküls eingreifen. Bei der Alpha-Ketten-Thalassämie findet sich ein Überschuß an Ketten, die sich potentiell mit Alpha-Ketten verbinden können; dieses kann die Basis für ein reines Beta-Ketten-Hämoglobin (HbH = Beta^4) oder ein reines Gamma-Ketten-Hämoglobin (Hb-Barts = Gamma^4) sein. Liegt ein Gen vor, das die Beta-Ketten beeinflußt, so findet sich ein Überschuß an Alpha-Ketten, die für eine Verbindung mit Delta-Ketten zur Verfügung stehen: es folgt ein Ansteigen des A$_2$-Hämoglobins oder bei Verbindung mit Gamma-Ketten ein Ansteigen des F-Hämoglobins.

Die Beta-Thalassämie ist allel mit dem Hämoglobin S und C, und sie beeinflussen sich gegenseitig (das HbS oder HbC beträgt 60–80% des Gesamt-Hb). Die Alpha-Thalassämie ist nicht allel mit dem HbS und HbC, und es besteht keine gegenseitige Beeinflussung. (Das HbS oder HbC macht 50% des Gesamt-Hb aus).

1. Hereditäre Hämoglobinopathien

Eine genetisch bedingte Hb-Anomalie in den Erythrozyten ist charakteristisch für die bevorzugt bei Negern auftretenden erblichen hämolytischen Anämien. Die heterozygoten Merkmalsträger sind gewöhnlich symptomlos, z.B. bei der Sichelzellanlage.

Sie kommt bei 9% der amerikanischen Neger ohne auffällige Anämie vor. Auch die Hämoglobin-C-Anlage tritt bei etwa 3% der amerikanischen Neger ohne Anämie auf. Gewöhnlich finden sich aber Target-Zellen. Die relative Häufigkeit folgender Hämoglobinopathien beträgt bei den Negern: 90‰ bei A/S, 30‰ bei A/C, 10‰ bei A/F, 2‰ bei S/S, 0,66‰ bei S/C, 0,166‰ bei C/C. Bei den homozygoten Merkmalsträgern verursacht die Hämo-

globinanomalie gewöhnlich eine Anämie. Als häufigste und schwerste Erkrankung kommt die Sichelzellanämie bei jedem 500. amerikanischen Neger vor. Die homozygote Hämoglobin-C-Krankheit ist eine relativ harmlose Erkrankung, deren Häufigkeit auf 1:6000 geschätzt wird. Doppelt heterozygote Erkrankungen wie z.B. die Kombination von HbS- und HbC-Anomalie kommen in einer Häufigkeit von etwa 1:1500 vor. Weiterhin können die S-Thalassämie und die C-Thalassämie auftreten, die weniger ernst als die Sichelzallanämie zu beurteilen sind. *Target-Zellen* fallen bei allen Formen, besonders bei der HbC-Anlage, auf.

Im allgemeinen sind alle homozygoten Krankheitsfälle mit Ausnahme der Sichelzellanämie sowie die doppelt heterozygoten durch eine Splenomegalie gekennzeichnet.

Bei den doppelt heterozygoten Erkrankungen ist bei Vorhandensein eines Thalassämie-Gens das fetale Hb erhöht. Fetales Hb findet sich auch in geringem Ausmaß bei der Sichelzellanämie.

Tabelle 9-3 zeigt einige der häufigeren Hämoglobinopathien.

2. Sichelzellanämie

(Drepanozytose)

Diagnostische Merkmale

- Rezidivierende Fieberattacken, seit früher Kindheit bestehende Schmerzen in Armen, Beinen oder im Abdomen; Vorkommen bei Negern
- Anämie, Ikterus, Retikulozytose, pos. Sichelzelltest und Nachweise des abnormen HbS

Allgemeine Betrachtungen

Die „Sichelung" des chemisch abnormen Hb tritt bei niedriger Sauerstoffspannung und besonders bei einem niedrigen pH-Wert auf. Da das HbS in der reduzierten Form weniger löslich ist, steigt die Viskosität des Blutes. Daraus resultieren eine Stase und Verlegung der Strombahn in Kapillaren, terminalen Arteriolen und Venen. Örtliche Sichelung, Gefäßverschluß und perivaskuläres Ödem sind die Ursachen für Schmerzen und Anschwellen der betroffenen Organe.

Die Sichelzellanämie (S/S) ist eine besonders bei Negern auftretende erbliche Erkrankung. Das anormale Hb wird als Einzelmerkmal dominant vererbt. Die heterozygoten Träger besitzen sowohl normales als auch S-Hämoglobin in ihren Erythrozyten.

Klinische Befunde

A. Symptome: Meist besteht eine relativ schwere Anämie. Diese Anämie ist gewöhnlich nicht das Hauptproblem, da eine gute Sauerstoffversorgung der Gewebe durch eine Verschiebung der Sauerstoffdissoziationskurve nach rechts und ein vergrö-

Tabelle 9-3. Hämoglobinbefunde bei den Hämoglobinopathien

Hb-Anomalie	Erythro-zyten (mill./ mm³)	Hb (g/100%)	Erythro-zyten-Größe µ³	HbE	Retiku-lozyten (%)	Target-zellen (%)	Hb (%)	Fetales Hb (%)
Normalwerte (Erw.)	4,6–6,2	12–18	82–92	32–36%	0,5–1,5	–	A 97 A₂ 2–3	0–2
A/S	N	N	N	N	N	–	A₂ 3–4 S 22–48	0–2
S/S	1,5–4,0	2–11	N	N	5–30	einige	A₂ 3–4 S 80–100	0–20
S-Thalassämie	2,0–5,0	6–14	klein	vermind.	4–20	viele	A₂ 3–8 S 50–90 A 2–3	1–26
S/C	2,5–5,5	8,1–15,1	N	N	0,2–10	5–85	C 37–67 S 30–60	0–8
S/D	2,5–4,0	7–12	N	N	7–13	2–einige	D 23–75 S 25–77	Spuren
S-persist. F	3,5–5,0	11–15	N	N	N	0	S 75 A₂ 0–1	25
A/C	N	N	N	N	N	0–40	A 50–70 C 30–50	0–2
C/C	3,1–5,0	7–14,5	N	vermehrt	1–12	20–100	C 97–100	0–3
A/D	N	N	N	N	N	0	D < 50	0–2
D/D	5,5–7,1	12–13	klein	N	1–1,5	50–80	D 100	0–2
H-Thalassämie	1,6–6,4	8–11	klein	vermind.	2–22	1–30	A 60–85 H 15–40 A₂ 0–1	Spuren–4
Thalassaemia min.	4,0–7,5	8,3–13,2	klein	vermind.	0,5–9,0	0–10	A 90 + A₂ 2–9	0–10
Thylassaemia maj.	1,0–4,0	2–8	klein	vermind.	1,5–38	0–50	A 10–30 A₂ 2–3	70–90
Heredit. persist. fetales Hb (A/F)	N	N	N	N	N	0	A 70–90 A₂ 0–1	10–30

ßertes Minutenvolumen erreicht werden. Die Erkrankung erscheint bevorzugt wegen der wiederholten schmerzhaften Krisen sehr belastend. Meistens wird die Diagnose bereits im Kindesalter gestellt. Gelegentlich entwickelt sich aber auch erst im Erwachsenenalter die entsprechende Symptomatik. Die Patienten neigen zu asthenischem Körperbau mit langen dünnen Beinen. Ein konstanter Skleralikterus wechselnden Ausmaßes ist vorhanden. Während der Krise treten, manchmal unter Fieberanstieg, Knochen-, Gelenk- oder Bauchschmerzen auf. Sie dauern einige Stunden oder gar Tage. Ein harter, gespannter Bauch kann für Stunden oder gar Tage bestehen und läßt an einen chirurgischen Eingriff denken. Zerebrale Thrombosen mit Kopfschmerzen, Paralysen und Krämpfen können sich anschließen.

B. Laborbefunde: Die mäßig schwere Anämie (Hämoglobin-Werte durchschnittlich etwa 8 g%, Erythrozytenwerte normal) ist normochrom und normozytär. Im Ausstrich lassen sich *Sichelzellen* finden. Die Retikulozytenwerte liegen zwischen 15 bis 20%. Beim Aufbringen eines Tropfens frischer 2%iger Natriummetabisulfitlösung auf einen Blutstropfen nehmen die meisten Erythrozyten innerhalb weniger Minuten Sichelform an. Eine Leukozytose von 20–30000 ist während der schmerzhaften Krisen nicht ungewöhnlich. Auf 100 Leukozyten entfallen dann 100 kernhaltige Erythrozyten. Der Hämoglobinwert kann selbst im Rahmen einer klinischen Krise normal sein. Das Knochenmark weist eine ausgeprägte *Hyperplasie des erythropoetischen Systems* mit mehr *kernhaltigen Erythrozyten* als Leukozyten auf. Hämosiderin ist nachweisbar. Die

LDH ist oft stark erhöht. Das Haptoglobin fehlt gewöhnlich. Das indirekte Bilirubin steigt bis auf Werte von 2 mg% an; Plasmahämoglobin kann erhöht sein. Haptoglobin fehlt. Das spezifische Gewicht des Urins liegt ziemlich konstant bei 1010 bei gelegentlicher Hämosiderinurie. Röntgenaufnahmen der Knochen zeigen in verschiedenem Ausmaß eine verdünnte Kortikalis, eine diffuse Osteoporose sowie eine verdickte Bälkchenstruktur.

Zwei Suchteste sind üblich:

1. Der Natriummetabisulfit-Test: Ein Tropfen des frischen 2%igen Reagenzes wird mit einem Tropfen Patientenblut vermischt. Das Sichelzellphänomen der roten Blutkörperchen tritt in wenigen Minuten ein.

2. Der Test mit Sickledex®: Natrium-Dithionit wird als reduzierende Substanz, Saponin und Phosphatpuffer werden als präzipitierende Reagenzien verwendet. 0,02 ml Blut wird mit 2 ml des Reagenzes vermischt. Normales Blut ergibt ein klar durchsichtiges Röhrchen, Blut mit S-Hämoglobin verursacht ein trübes Röhrchen.

Differentialdiagnose

Die Sichelzellanämie wird von den übrigen Hämoglobinopathien durch die Hämoglobinelektrophorese, den Sichelzelltest und die Bestimmung des fetalen Hb abgesetzt. Die Hämaturie kann einen Tumor, eine Tbc oder eine Gefäßerkrankung im Urogenitalbereich vortäuschen. Knochen- und Gelenkschmerzen lassen an ein rheumatisches Fieber denken, Bauchschmerzen an eine chirurgische Erkrankung. Das Hören von Darmgeräuschen während einer Sichelzellkrise ist differentialdiagnostisch wertvoll.

Bei Erwachsenen ist die Milz nicht vergrößert. Eine vergrößerte Milz und ein positiver Sichelzelltest bei einem Neger sprechen mit aller Wahrscheinlichkeit für eine doppelt heterozygote Erkrankung (z. B. Sichelthalassämie). Der Sichelzelltest erlaubt keine sichere Differenzierung zwischen einer Sichelzellanämie (homozygote Form) und einer Sichelzellanlage (heterozygote Träger). Bei der Sichelzellanämie ist die Zahl der Erythrozyten stets erniedrigt. Wird bei einem Neger ein erniedrigtes Hb bei normalen Erythrozytenwerten und postitivem Sichelzelltest gefunden, so spricht das nicht für eine Sichelzellanämie, sondern für eine Eisenmangelanämie bei Sichelzellanlage.

Ein von der Sichelzellanämie in der Hb-Elektrophorese nicht zu unterscheidender Befund kann vorkommen bei:

1. der Sichelzellhämoglobin-D-Erkrankung: das HbD wandert mit der gleichen Geschwindigkeit bei der Elektrophorese wie das Hämoglobin S; durch eine Agargelelektrophorese bei pH 6 ist sie zu unterscheiden. HbA und D wandern hier zusammen und vor dem HbS;

2. einigen Beispielen der Sichelzellthalassämie: das HbA fehlt manchmal bei der Sichelzellthalassämie, weil seine Bildung durch das Thalassämie-Gen verhindert wird. Durch eine Familienanamnese und -untersuchung kann möglicherweise eine Sichelthalassämie von einer Sichelzellanämie unterschieden werden. Das HbA_2 ist gewöhnlich bei der S-Thalassämie erhöht, bei der SS-Hämoglobinopathie aber normal;

3. der Sichelzellanämie mit persistierendem HbF-Syndrom.

Komplikationen

An Komplikationen treten auf: Ulcera crurum, Knochenbrüche, aseptische Femurkopfnekrosen, Osteomyelitiden (vor allem durch Salmonellen), Herzvergrößerung (mit auskulatorischen Befunden ähnlich einer Mitralstenose), rezidivierende makroskopische Hämaturie und Cholelithiasis. Nach Infekten werden vermehrt aplastische Krisen gesehen.

Behandlung

Die Therapie ist rein symptomatisch. Sie richtet sich nach Häufigkeit und Schwere der klinischen Manifestationen.

A. Behandlung einer klinischen Krise: Strenge Bettruhe und Analgetika. Lokale Maßnahmen, Kobalt, Sauerstoff, Carboanhydrasehemmer und Vasodilatatoren wurden bisher mit wenig Erfolg angewandt. Natriumbicarbonat (3,5 mval/kg/h i. v.), Plasmaexpander (Dextran) oder Glukoselösung mit 0,45%iger NaCl-Lösung haben gelegentlich den Zustand gebessert.

B. Behandlung der hämolytischen und aplastischen Krise: Transfusionen sind absolut indiziert bis zu einem Hämoglobinspiegel von 12–14 g%. Ausreichende Flüssigkeitszufuhr ist unerläßlich. Vorhandene Infekte sollten mit einer gezielten antibiotischen Therapie angegangen werden.

C. Behandlung der Komplikationen:

1. Ulcera crurum: Die Extremitäten sollten auf einer Schiene ruhig hoch gelagert werden. Das Ulkus ist zu reinigen, und die Nekrosen sind abzutragen. Ausreichende Transfusionstherapie ist bis zu einem Hb von 12–14 g% erforderlich.

2. Cholelithiasis oder orthopädische Komplikationen, die chirurgische Eingriffe erfordern: Präoperativ sollte ebenfalls bis zu einem Hb von 12–14 g% transfundiert werden.

3. Sichelzellanämie während der Schwangerschaft: Im 3. Trimenon sollte bis zu einem Hb von 10–12 g% auftransfundiert werden.

4. Pulmonale Thrombosen, Pneumonie oder Osteomyelitiden: Behandlung wie üblich.

5. Fieber: Eine sofortige antibiotische Therapie mit Penicillin wird empfohlen.

Prognose

Viele Patienten sterben bereits im Kindesalter an zerebralen Blutungen oder im Schock. Andere wenige überleben das 50. Lebensjahr. Die Neigung zu fortschreitenden Nierenveränderungen führt meist zur Urämie.

3. Sichelzellstigma

(Sichelzellanlage)

Das Sichelzellstigma (A/S) verläuft meistens symptomlos. Die Blutwerte, die Morphologie und Überlebenszeit der Erythrozyten bleiben normal. Makroskopisch tritt eine Hämaturie in 3–4% der Fälle auf. Das Konzentrationsvermögen der Nieren ist gewöhnlich vermindert. Schwangere mit Sichelzellstigma erkranken häufiger an einer Pyelonephritis. Gelegentlich kommen Milz- und Lungeninfarkte vor. Im Rahmen einer Anoxie, z. B. beim akuten Herzversagen, einer akuten Alkoholintoxikation oder einem Schock beliebiger Genese kann ein tödlicher Infarkt auftreten.

4. Hämoglobin-S-C-Krankheit

Diagnostische Merkmale

- Rezidivierende Bauch-, Knochen- oder Gelenkschmerzen
- Splenomegalie
- Leichte Anämie
- Positiver Sichelzelltest, viele Targetzellen

Allgemeine Betrachtungen

Vererbungsmodus und Vorkommen der Hämoglobin-S-C-Erkrankung gleichen denen der Sichelzellanämie. Es handelt sich um eine doppelt heterozygote Erkrankung, d. h. der Kranke erhält das S-Gen von einem und das C-Gen vom anderen Elternteil. Z. B. bei der amerikanischen Negerbevölkerung beträgt die Häufigkeit etwa 1:1500.

Klinische Befunde

A. Symptome: Das Durchschnittsalter beträgt bei Diagnosestellung 11 Jahre. Zusätzlich zu Bauch-, Knochen-, Gelenk- oder Brustschmerzen können schmerzlose Hämaturie, Glaskörperblutungen und pulmonale Thrombosen auftreten. Der Ikterus ist minimal. Es besteht eine leichte Hepatomegalie, eine Splenomegalie bei ⅔ der Patienten. Pathologische Herzgeräusche sind ungewöhnlich.

B. Laborbefunde: Hb- und Erythrozytenwerte sind nur bei Komplikationen vermindert. Im Ausstrich finden sich reichlich *Targetzellen* sowie vereinzelt Sichelzellen. Der *Sichelzelltest* ist *positiv,* die Erythrozytenüberlebenszeit leicht verkürzt, die Leuko- und Thrombozyten sind normal. Das Knochenmark zeigt eine *gesteigerte Erythropoese.* Bei der

Elektrophorese entspricht die prozentuale Verteilung von HbS dem HbC. HbF ist normal.

Differentialdiagnose

Die Hb-S-C-Krankheit unterscheidet sich von der Sichelzellanämie durch das benignere klinische Bild, die Splenomegalie und die Hämoglobinelektrophorese. Auch die Sichelthalassämie zeigt ein schweres klinisches Bild, sie wird ebenfalls durch die Hämoglobinelektrophorese abgegrenzt. Andere mit einer Targetzellbildung einhergehende Erkrankungen sind: die Hb-C-Krankheit und das Hb-C-Stigma, die Thalassaemia minor sowie eine Gelbsucht auf dem Boden einer Zirrhose oder nach einer Splenektomie.

Komplikationen

Augensymptome (Glaskörperblutungen, Netzhautablösung), Milzinfarkte, makroskopische Hämaturie und pulmonale Thrombosen.

Behandlung

Die Therapie entspricht der der Sichelzellanämie, meistens ist sie jedoch überflüssig.

Prognose

Die Prognose ist weit besser als die der Sichelzellanämie. Manche Patienten werden älter als 70 Jahre.

5. S-Thalassämie

Bei dieser Erkrankung treten häufig ein rezidivierender Ikterus, eine Hepato- und Splenomegalie, Fieberzustände sowie Gelenk- und Bauchschmerzen auf. Symptomfreiheit kommt ebenfalls vor.

Die Erythrozyten sind hypochrom und mikrozytär, wechseln in Form und Größe, z. T. haben sie Target- oder Sichelzellform.

Die elektrophoretischen Befunde schwanken. Die meisten Patienten haben eine *Hämoglobin-S-Beta-Thalassämie* mit einem relativ hohen Anteil von HbS, einem erhöhten Anteil von AbA$_2$ (bis zu 6%) und HbF (bis zu 15%), HbA schwankt zwischen 0 und 40%. Bei der *Hämoglobin-S-Alpha-Thalassämie* überwiegt das HbA gegenüber dem HbS bei normaler oder erniedrigter HbA$_2$- und HbF-Fraktion. Das klinische Bild verläuft gutartiger. Der Schweregrad der Anämie schwankt von Patient zu Patient und kann sich selbst beim gleichen ständig verändern. Auch normale Hämoglobinwerte kommen vor.

6. Hereditäre HbF-Krankheit

Patienten mit dieser Erkrankung besitzen keine klinischen Auffälligkeiten und keine Anämie. Charakteristisch ist während des ganzen Lebens der Nachweis eines großen Anteils *fetalen Hämoglobins* in den Erythrozyten. Dieses Merkmal wird als einzelner Faktor allel mit dem Gen für HbS und HbC vererbt. Die heterozygote Form Hb-A-F kommt beispielsweise bei amerikanischen Negern in einem Verhältnis von 1 : 1000 vor.

Erythrozyten, Retikulozyten und Ikterusindex sind normal. Das fetale Hämoglobin schwankt zwischen 20 und 40% (Durchschnitt 26%) und ist gleichmäßig auf die Erythrozyten verteilt. HbA_2 ist vermindert. Heterozygoten besitzen 10–30% Hämoglobin F und zeigen keine sonstigen hämatologischen Abweichungen.

Patienten mit dieser Erkrankung müssen von den heterozygoten Formen der Hb-S-F- und Hb-C-F-Erkrankung unterschieden werden, die ebenfalls klinisch unauffällig und nicht anämisch sind, sowie von der heterozygoten Form der Thalassaemia F, die der Thalassaemia minor ähnelt. Bei diesen Erkrankungen liegen die HbF-Werte deutlich höher als bei Patienten mit der Hb-A-F-Anomalie.

Bei der Thalassaemia minor und selten bei einer aplastischen Anämie ist das HbF bis auf maximal 20% erhöht.

7. Thalassaemia minor

Diagnostische Merkmale

- Leichte, aber ständige Anämie (Hämoglobinwerte erniedrigt)
- Erythrozytenwerte normal oder erhöht
- Ähnliche Blutbefunde bei einem Elternteil
- Gewöhnlich Zugehörigkeit zur Mittelmeer- oder südchinesischen Rasse

Allgemeine Betrachtungen

Die Thalassaemia major (Cooley-Anämie) stellt die homozygote Form der Thalassämie-Gene dar, die Thalassaemia minor die heterozygote Form. Wahrscheinlich bedingen die beiden Kettenpaare das Auftreten der Thalassämie (Defekt durch verringerte Synthese jeweils einer der Globinketten). Hierfür sprechen die verschiedenen Anstufungen zwischen Major- und Minorform. Die klassische Form wird autosomal dominant vererbt.

Klinische Befunde

A. Symptome: Die Milz kann leicht vergrößert sein, und die Patienten klagen gelegentlich über Schmerzen im linken Oberbauch. Gewöhnlich ist die Erkrankung symptomlos.

B. Laborbefunde: Die Erythrozyten können über 6 Mill. ansteigen, sie sind klein ($MCV = 50–70 \, n^3$), und die mittlere Hämoglobinkonzentration des Erythrozyten ($MCHE = 29–31\%$) ist mäßig vermindert. Sie weisen beträchtliche Form- und Größenschwankungen auf — mehr als die Eisenmangel-

anämie bei vergleichbarem Hämoglobinspiegel. Hypochrome Makrozyten sind keine Seltenheit. Die Erythrozytenbefunde variieren von Familie zu Familie. So finden sich in der einen Sippe mehr Targetzellen, in der anderen mehr basophil punktierte Erythrozyten. In unkomplizierten Fällen sinkt das Hb nicht unter 9 g%. Die Retikulozyten schwanken von 1–9%. Thrombo- und Leukozyten sind unauffällig.

Das Knochenmark enthält vermehrt kernhaltige Erythrozyten sowie Hämosiderin in normaler Verteilung. Leukozyten und Megakaryozyten sind normal. Patienten mit mediterraner Ahnenreihe haben gewöhnlich ein um das 2–3-fache *erhöhtes HbA₂* (eine langsam wandernde normale Hb-Komponente, die mit der Stärke- oder Agargelelektrophorese nachgewiesen wird). Es ist mit dem HbS allel und stellt eine Anomalie der Beta-Ketten dar. Das fetale Hb kann bei etwa der Hälfte der Patienten auf 6% ansteigen und ist ungleich auf die Erythrozyten verteilt. In einer viel selteneren Form der Beta-Thalassämie können die HbF-Spiegel auf 10–20% ansteigen, die HbA₂-Spiegel sind dann normal. Klinisch gleichen diese Patienten denen mit der Hb-A₂-Variante. Selten ist die Thalassaemia minor mit normalen Hb-A₂- und HbF-Komponenten gekoppelt und nicht alle mit dem HbS (beide Merkmale können beim gleichen Kind vorkommen). Sie stellt dann eine Anomalie der Alpha-Kette dar.

Differentialdiagnose

Die Thalassaemia minor muß prinzipiell von einer Eisenmangelanämie abgegrenzt werden. Die Anämie ist leicht, und der Hämoglobinwert liegt meist über 9 g%.

Eisenbindungsvermögen, Serumeisen und Hämosiderin im Knochenmark sind normal.

Folgende hypochrome mikrozytäre Anämien mit normalem oder sogar erhöhtem Eisenspiegel sind auszuschließen:

A) gewisse Hämoglobinopathien: Die Diagnose einer Hämoglobin-H-, Hämoglobin-E- oder „Lepore"-Hämoglobinerkrankung wird durch die Hämoglobinelektrophorese gestellt. B) Sideroachrestische Anämie: Sie wird durch erhöhte Eisenwerte, Sideroblasten und den biochemischen Nachweis einer gestörten Hämosynthese und durch eine normale Hämoglobinelektrophorese ausgeschlossen.

Komplikationen

Die Thalassaemia minor spricht nicht auf Eisengaben an. Eine unnötige und langfristige parenterale Eisengabe führt zu massiven Eisenablagerungen.

Behandlung

Eine Therapie ist nicht erforderlich, unnütze Eisengaben sind zu vermeiden. Während der Schwangerschaft kann eine Transfusion erforderlich werden, um den Hb-Wert über 9 g% zu halten.

Prognose
Die Patienten mit einer Thalassaemia minor haben eine normale Lebenserwartung.

8. Thalassaemia major
(Cooley's Anämie, Mittelmeeranämie)

Diagnostische Merkmale
- Schwere Anämie bereits in früher Kindheit
- Hepatosplenomegalie
- Hypochrome mikrozytäre Erythrozyten und Erythroblasten
- Stark erhöhtes fetales Hb

Allgemeine Betrachtungen
Diese erbliche Erkrankung mit gesteigerter Hämolyse beruht auf einem intrakorpuskulären Defekt der Hämoglobinsynthese und einer ineffektiven Erythropoese. Bei der homozygoten Form der Thalassämie finden sich zwei inkomplette dominante abnorme Allelen; bei der Thalyssaemia minor, der heterozygoten Form, liegt nur ein abnormes Allel vor. Die Erkrankung tritt hauptsächlich bei den Mittelmeervölkern auf sowie in einem Bereich, der sich von Nordafrika und Südeuropa über den Irak, Iran, Indonesien bis nach Thailand und Südchina erstreckt. In den einzelnen Völkergruppen beträgt die Häufigkeit bis zu 50% (gewöhnlich um 5%).

Klinische Befunde
A. Symptome: Eine schwere Anämie, eine Hepatosplenomegalie und ein Ikterus sind gewöhnlich schon in früher Kindheit nachweisbar.
B. Laborbefunde: Eine *schwere mikrozytäre hypochrome Anämie, Targetzellen, bizarr geformte Erythrozyten* (stärkste Mißbildungen einzelner Erythrozyten: Fragmentozyten, Schizozyten; Aniso- und Poikilozytose) mit Polychromasie und basophiler Tüpfelung sowie kernhaltige rote Vorstufen (Paraerythroblasten) prägen das Bild. Retikulozyten sind mäßig erhöht, Thrombozyten und Leukozyten (gelegentlich eine Linksverschiebung) meist normal oder erhöht. Serumbilirubin ist erhöht, Haptoglobine fehlen. Die Hämoglobine fehlen. Die Hämoglobinelektrophorese ist normal, HbA$_2$ nicht erhöht, jedoch kann das fetale Hb auf 90% ansteigen. Das Knochenmark zeigt eine erhebliche Hyperplasie des erythropoetischen Systems sowie reichlich färbbares Eisen.
C. Röntgenbefunde: Die Knochenläsionen, besonders im Bereich des Schädels und der langen Röhrenknochen, beruhen auf erweiterten Markräumen mit verdickter radiärer Diploe und einer verdünnten Kortikalis (sog. Bürstenschädel).

Differentialdiagnose
Andere Hämoglobinopathien einschließlich wechselnder Kombinationen von HbS und HbC mit Thalassämiesymptomen können ähnliche, jedoch weniger schwere Krankheitsbilder hervorrufen. Die nichtsphärozytäre kongenitale hämolytische Anämie kann an die Thalassaemie major erinnern. Die Diagnose wird durch die Hämoglobinelektrophorese, die Bestimmung des fetalen Hb und durch die Familienanamnese gestellt.

Behandlung
Regelmäßige Transfusionen sind oft lebensnotwendig, Folsäure ist nur bei gleichzeitigem Folsäuremangel nützlich. Entwickelt sich eine sekundäre hämolytische Anämie mit vermehrtem Abbau der transfundierten Zellen in der Milz, so kann eine Splenektomie indiziert sein.

Komplikationen
Durch die chronische Anämie kann sich eine kardiopulmonale Symptomatik entwickeln. Durch häufige Transfusionen kommt es nicht selten zum Eisenüberschuß mit myokardialer Hämosiderose und folgender Arrhythmie. Ein therapierefraktäres Herzversagen ist eine häufige Todesursache. Ulcera crurum und Cholelithiasis sind recht häufige Komplikationen. Nur wenige Patienten erreichen das Erwachsenenalter.

Hämoglobin-H-Krankheit
(Alpha-Thalassämie)

Die Hämoglobin-H-Krankheit ist ein Beispiel einer Alpha-Thalassämie. 3 andere Typen von Alpha-Thalassämie sind bekannt: (1) Die *homozygote Form* wirkt letal; (2) der 2. Typ ähnelt der β-Thalassaemia minor; (3) beim 3. Typ zeigt der Erbträger keine hämatologischen Auffälligkeiten, jedoch weist eine Untersuchung der Globinkettenverbindungen eine verminderte Alpha-Ketten-Produktion nach.
Die Hämoglobin-H-Anomalie ähnelt als mikrozytäre hypochrome Anämie morphologisch der Thalassaemia minor. Sie ist eine kongenitale familiäre Hämoglobinopathie. Ein Elternteil besitzt gewöhnlich eine Thalassaemia minor mit einem normalen AbA$_2$-Spiegel; der andere Elternteil scheint normal, ist aber ein stummer Konduktor eines Alpha-Kettendefektes. Die Hämoglobin-H-Krankheit findet sich gehäuft bei den Philippinos, Chinesen, Thailändern und gelegentlich auch bei Griechen. *Hämoglobin H* verbindet sich rascher mit Sauerstoff als normales Hämoglobin, gibt ihn jedoch nicht schnell genug frei, so daß es zu einer schnelleren Oxydation

als beim normalen roten Blutfarbstoff kommt. Die *Milz* ist *vergrößert*, die Anämie mäßig und die Retikulozyten sind erhöht. Bei interkurrenten Infekten können akute Exazerbationen auftreten. Das HbH unterscheidet sich vom normalen Hb durch seine erhöhte Wanderungsgeschwindigkeit und durch seine Instabilität. Bringt man HbH-Blut bei Zimmertemperatur für 30 min mit 2%iger Natriummetabisulfit-Lösung zusammen, bilden sich in den Erythrozyten Niederschläge, die durch Retikulozytenfärbung nachweisbar sind. Das HbH wandert im Gegensatz zum HbJ, dem anderen schnellen Hb, selbst bei einem pH von 6,5 zur Anode. Sein isoelektrischer Punkt liegt bei einem pH von 5,6. Die *osmotische Resistenz* ist *herabgesetzt*, die *Erythrozytenüberlebenszeit* auf eine Halbwertszeit von 12–24 Tagen *verkürzt*. Die Erythropoese im Knochenmark ist ausreichend. Der Anteil des HbH (besteht aus 4 Beta-Ketten) schwankt bis zu 40%. HbA_2 ist vermindert.

Die Splenektomie kann bei schwerer Anämie Besserung bringen.

Hypersplenismus

Diagnostische Merkmale
- Große Milz
- Panzytopenie
- Aktives Knochenmark

Allgemeine Betrachtungen
Als häufigste Form des Hypersplenismus beruht die Stauungsmilz oft auf einer portalen Hypertension durch Zirrhose. Andere Ursachen sind Thrombosen, Stenosen, Atresien, Gefäßmißbildungen der Milzvenen, Druck durch Zysten oder Aneurysmen der Milzarterien.

Die Milz kann ebenso durch spezifische Infiltrate z. B. beim M. Gaucher, beim M. Niemann-Pick, beim M. Abt-Letterer-Siewe, bei einer Tbc oder einer Boeckschen Sarkoidose vergrößert sein. Eine nichtspezifische Vergrößerung findet sich z. B. bei der rheumatoiden Arthritis (Felty-Syndrom).

Beim Hypersplenismus sind Thrombozyten, Leukozyten und Erythrozyten vermindert, da sie in der vergrößerten Milz aufgefangen und zerstört werden.

Klinische Befunde
A. Symptome: Bei einigen Patienten tritt plötzlich eine Hämatemesis auf dem Boden von Ösophagusvarizen auf, andere sind fast beschwerdefrei. Gastrointestinale Blutungen kommen bei 50% der Patienten vor. Gelegentlich wird die vergrößerte Milz während einer Routineuntersuchung gefunden.

Manche Patienten klagen über ein Völlegefühl, andere zeigen das Bild einer Purpura. Fieber und Schmerzen im linken Oberbauch kommen bei der primär milzbedingten Neutropenie vor. Die Patienten sind im allgemeinen unter 35 Jahre alt.

B. Laborbefunde: Die oft leichte Anämie ist normochrom und normozytär, die Retikulozyten sind erhöht; die *Erythrozytenüberlebenszeit ist verkürzt* und im Szintigramm ein vermehrter Abbau über die Milz nachweisbar. Thrombozyten und Leukozyten, besonders Granulozyten, sind stark vermindert. Es besteht eine Linksverschiebung. Das *Knochenmark* zeigt in wechselndem Ausmaß eine *generalisierte Hyperaktivität*.

Differentialdiagnose
Der Hypersplenismus ist charakterisiert durch ein zellarmes Blut *(Panzytopenie)*, ein *„volles" (hyperaktives) Mark und eine große Milz*.

Leukämien werden durch Knochenmarkspunktionen, Lymphknotenbiopsie und das periphere Blutbild ausgeschlossen. Bei der hereditären Sphärozytose finden sich Sphärozyten, eine herabgesetzte osmotische Resistenz sowie normale Thrombo- und Leukozytenwerte. Die Hämoglobinopathien mit Splenomegalie sind durch die Hämoglobinelektrophorese zu unterscheiden. Bereits im frühen Kindesalter tritt die Thalassaemia major mit einem charakteristischen Blutbild auf. Die Myelofibrose zeigt im Knochenmarkspunktat eine Fibroblastenproliferation mit Ersatz der normalen Zellelemente. Die idiopathische thrombozytopenische Purpura hat keine Splenomegalie. Die aplastische Anämie besitzt ein Fettmark, jedoch keine Milzvergrößerung.

Komplikationen
Gastrointestinale Blutungen durch Ösophagusvarizen können zum Tode führen. Chronische Beingeschwüre oder foudroyant verlaufende Infektionen sind durch die Granulozytopenie verursacht.

Behandlung
Die Therapie richtet sich nach der Grundkrankheit. Bei leichten hämatologischen Veränderungen ist keine Behandlung erforderlich.

Indikationen zur Splenektomie sind eine Stauungsmilz auf Grund einer Milzvenenanomalie und eine Milzvergrößerung auf dem Boden einer Tuberkulose, Sarkoidose, eines M. Gaucher oder eines Felty-Syndromes mit begleitender thrombopenischer Purpura oder Leukopenie, gefolgt von rezidivierenden Infekten.

Beruht die Stauungsmilz auf einer Lebererkrankung oder einer Veränderung der portalen Venen, sollte die Splenektomie nur in Verbindung mit einer splenokavalen, splenorenalen oder portokavalen Shunt-Operation durchgeführt werden.

Prognose

Die Prognose richtet sich nach der Grundkrankheit. Bei einer Stauungsmilz infolge einer portalen Hypertension richtet sich der Verlauf nach dem Ausmaß der venösen Stenose und des Leberschadens. Tritt keine Hämatemesis auf, ist der Verlauf relativ günstig und eine Splenektomie nicht erforderlich.

Sekundäre Anämien

Unter diesem Begriff werden verschiedene (im allgemeinen chronische) Krankheiten mit begleitender, mäßiger bis schwerer Anämie zusammengefaßt. Gewöhnlich beruht die Anämie auf einer Kombination von verkürzter Erythrozytenüberlebenszeit und inadäquater Kompensation durch das Knochenmark, einer sog. Knochenmarksinsuffizienz. Die Erythrozyten sind meist in Form und Größe normal, die Retikulozyten und Thrombozyten leicht erhöht, die Leukozyten unauffällig. Das Knochenmark ist aktiv, die Erythropoese nicht selten gesteigert. Ein komplizierender Eisen- oder Folsäuremangel sollte rechtzeitig erkannt werden, damit die spezifische Therapie früh einsetzen kann. Charakteristische Krankheitsbilder einer sekundären Anämie folgen:

1. Anämie bei Zirrhose

Bei einer Leberzirrhose tritt regelmäßig eine wechselnd schwere Anämie auf.
1. Bei Hämorrhoiden, Ösophagusvarizen, bei einer Gastritis oder einem gleichzeitig bestehenden Ulcus pepticum kann es durch Blutverlust zum Eisenmangel kommen.
2. Folsäuremangel mit dem tpyischen megaloblastären Bild tritt nur bei etwa 5% der Patienten mit einer Anämie auf. Ein leichter Folsäuremangel kann mit sehr empfindlichen Methoden der Folsäurebestimmung im Serum oder dem Figlu-Test (s. S. 371) nachgewiesen werden.
3. Bei der am häufigsten auftretenden mäßig schweren hämolytischen Anämie sind die Erythrozyten dünn, flach, makrozytär und leicht hypochrom. Sie zeigen starke Schwankungen in der Form, jedoch nicht in der Größe. Targetzellen vervollständigen das Bild. Die Retikuloyzten sind mäßig erhöht, die Leukozyten normal oder erhöht, die Thrombozyten gewöhnlich erhöht. Besonders Patienten mit Milzvergrößerung haben eine Leuko- und Thrombopenie. Die Halbwertzeit Cr^{51}-markierter Erythrozyten liegt bei 15–25 Tagen. Der Coombstest ist negativ. Das hyperplastische Knochenmark enthält viele Erythroblasten, Plasmazellen sowie vermehrt Megakaryozyten. Im akuten Schub einer chronischen Hepatitis kommen vermehrt fettspeichernde Histiozyten vor.

Die hämolytische Anämie spricht weder auf spezifische Maßnahmen noch auf eine Behandlung mit Kortikosteroiden an. Die Therapie richtet sich nach der Grundkrankheit.
4. Eine akute hämolytische Anämie entwickelt sich gelegentlich nach exzessivem Alkoholgenuß. Ikterus, Hyperlipämie, Hypercholesterinämie und Sphärozytose *(Zieve-Syndrom)* vervollständigen das Bild. Bei der Leberbiopsie findet sich eine Fettleber mit nur geringer Fibrose. Nach Alkoholabstinenz kommt es sehr schnell zur Rückbildung der Symptome.

2. Tumoranämie

Die Tumoranämie beruht auf einem
1. chronischen Blutverlust mit nachfolgender Eisenmangelanämie;
2. einer Hämolyse, die gewöhnlich gering ist und sich nur durch ^{51}Cr-markierte Erythrozyten nachweisen läßt. Selten tritt eine schwere akute Hämolyse auf (s. akute hämolytische Anämie);
3. einer Verdrängung des aktiven Markes durch Tumorgewebe (Anämie durch sek. Knochenmarksinsuffizienz).

3. Infektanämie

Diese Anämie entwickelt sich nur bei chronischen Infekten, z. B. bei einem Lungenabszeß, einem Empyem, entzündlichen Unterleibserkrankungen, einer Tbc oder einer Arthritis rheumatica. Bei der meist nur mäßig schweren Anämie fällt das Hb selten unter 9 g%. Normozytäre und gelegentlich leicht hypochrome Erythrozyten, verminderte bis vermehrte Retikulozytenwerte, normale Thrombozyten sowie toxische Granulationen der polymorphkernigen Leukozyten prägen das Bild dieser Anämieform. Das Serumeisen und das Eisenbindungsvermögen sind im Gegensatz zur Eisenmangelanämie vermindert. Die Erythrozytenüberlebenszeit ist bei mangelhafter Steigerung der Erythropoese mäßig verkürzt. Der Knochenmarkszellgehalt kann vermindert, normal oder auch erhöht sein. Das Hämosiderin erscheint verwaschen und diffus. Eine schwere Anämie mit ausgeprägter Hämolyse kann sich im Verlauf einer subakuten bakteriellen Endokarditis, einer Escherichia coli-Infektion oder einer Infektion mit hämolysierenden Streptokokken oder Clostridium Welchii entwickeln.

4. Azotämische Anämie

Im allgemeinen entwickelt sich im Verlaufe eines Nierenversagens, gleich welcher Genese, eine Anämie mit normozytären und normochromen Erythrozyten, die nur wenig von normaler Größe und Form abweichen. Eine Akanthozytose (Bildung von stachelartigen Ausläufern an den Erythrozyten) kommt oft hinzu. Normale, erniedrigte oder leicht erhöhte Retikulozytenzahlen können ebenso wie ein normales oder hypoplastisches Knochenmark bestehen.

Ferrokinetische Messungen zeigen eine verkürzte Erythrozytenüberlebenszeit sowie eine unzureichende erythropoetische Steigerungsfähigkeit. Die Hämolyse ist bei einer stark verkürzten Erythrozytenüberlebenszeit oft recht stark. Bei einem Rest-N-Anstieg über 35 mg%, einer Harnstofferhöhung über 50 mg% oder einem Serum-Kreatinin-Anstieg über 2 mg% ist das Nierenversagen als Ursache für die Anämie anzusehen. Anabolika (Androgene) können zur Anregung der Erythropoese hilfreich sein. Eisen und Folsäure werden bei entsprechenden Defiziten gegeben.

Hämoblastosen*

Akute Leukämie

(Akute Myelose, akute Leukose, akute Myeloblastose oder Paramyeloblastenleukämie)

Diagnostische Merkmale
- Schwäche, Unwohlsein, Anorexie, Knochen- und Gelenkschmerzen
- Blässe, Fieber, Petechien, Lymphknotenschwellungen, Splenomegalie
- Leukozytose, unreife abnorme Leukozyten im peripheren Blut und Knochenmark
- Anämie, Thrombozytopenie

Allgemeine Betrachtungen
Die akute Leukämie wird als Erkrankung des blutbildenden Systems durch eine Proliferation abnormer Leukozyten charakterisiert. Sie zählt allgemein zu den neoplastischen Erkrankungen und tritt bei allen Rassen in jedem Alter auf.

---

* Im folgenden werden die wesentlichen, aktuellen bösartigen Bluterkrankungen vorgestellt, deren Diagnostik gesichert ist und für welche in der Regel eine standardisierte Behandlungsform empfohlen wird.

Klinische Befunde
A. Symptome: Die Patienten klagen über uncharakteristische Beschwerden: Schwäche, Unwohlsein, Anorexie, Fieber und Purpura. Gelenkschmerzen, Lymphknotenschwellungen, Petechien oder starkes Bluten nach Zahnextraktion kommen als Frühsymptome vor. Milz- und Lebervergrößerung sowie Lymphknotenschwellungen treten bei der akuten lymphatischen Leukämie fast immer, bei der akuten myeloischen Leukose in weniger als 50% auf. Durch die leukämische Infiltration, die alle Organe befallen kann, ist das Sternum weich und brüchig.

B. Laborbefunde: Eine normochrome, normozytäre Anämie tritt früh auf. Die Thrombozyten liegen oft unter 100000 mm^3, während die Leukozyten zwischen 10000 und 100000 mm^3 schwanken. Zu 30% besteht eine Leukopenie. Im Blutausstrich finden sich unreife abnorme Zellen, die in einem dicken oder überfärbten Ausstrich oft mit Lymphozyten verwechselt werden.

Auer-Körperchen, rötlich-violette stäbchenförmige Zytoplasmaeinschlüsse, in Myelo- und Monoblasten findet man bei etwa 10–20%; sie sind pathognomonisch für die akute Leukämie. Die akute Myelozytenleukämie ist im Gegensatz zur akuten lymphatischen Leukämie peroxydasepositiv.

Selbst bei bestehender Leukopenie zeigt das *Knochenmark* eine *massive Proliferation primitiver, maligner Zellen.* Röntgenologisch können bei fast allen Kindern und bei der Hälfte der Erwachsenen Veränderungen am Skeletsystem nachgewiesen werden: diffuse Osteoporose, Periostanhebungen, Osteolysen und strahlendurchlässige metaphysische Aufhellungen.

Komplikationen
Schwere gastrointestinale Blutungen, Hirndruckzeichen, Hirnblutungen und foudroyante Infektionen sind die Haupttodesursachen. Intrazerebrale Blutungen treten häufiger bei Patienten mit sehr hoher Leukozytenzahl (über 300000 mm^3) auf. Bakterielle (Pseudomonas), Pilz- (Candida und Aspergillus) und Virusinfektionen wie eine diffuse Zytomegalie gehören zu den häufigsten Todesursachen.

Differentialdiagnose
Die Kombination von Anämie, Thrombozytopenie und Proliferation primitiver Leukozyten im Knochenmark tritt nur bei der Leukämie auf. Eine Leukozytose ist fakultativ. Von den übrigen Symptomen kommen Petechien bei der idiopathischen thrombozytopenischen Purpura oder der aplastischen Anämie vor, es fehlt jedoch die Lymphknoten-, Leber- oder Milzvergrößerung. Lymphknotenschwellung und eine Splenomegalie finden sich bei der infektiösen Mononukleose, beim Morbus Hodgkin oder beim Lymphosarkom, hierbei sind jedoch gewöhnlich Knochenmark, Erythrozyten

und Thrombozyten normal. Eine ausgeprägte Lymphozytose gehört zum Bild des Keuchhustens und der infektiösen Lymphozytose, hierbei sieht man jedoch reife Leukozyten, normale Erythrozyten und Thrombozyten. Maligne Tumoren, z. B. Neuroblastome, Osteosarkome und metastasierende Karzinome, können Knochenschmerzen, Anämie und Leukozytose verursachen; bei Knochenmarksinfiltration finden sich leukämieähnliche Symptome.

Behandlung

A. Akute lymphatische Leukämie: Die Gesamtzahl der malignen Zellen beträgt meist, wenn die Leukämie klinische Erscheinungen macht, 10^{12} bis 10^{13} Zellen. Die initiale Therapie erstrebt eine Reduktion der Zellenzahl auf 10^9. Die konsolidierende Therapie erstrebt eine Gesamtzahl der leukämischen Zellen auf 10^6 oder weniger. Sobald diese Gesamtzahl reduziert ist, wird es schwieriger, die leukämischen Zellen weiterhin zu behandeln, ohne die normalen Zellen zu schädigen. Viele Medikamente behindern die leukämischen Zellen in den verschiedenen Phasen der Mitose. Vincristin hemmt die Zellmitose. Prednison lysiert die Lymphoblasten in ihrer Ruhephase oder verhindert die DNA-Synthese. 6-Mercaptopurin behindert die DNA-Synthese. Methotrexat behindert die DNA-, RNA- und die Proteinsynthese. Die Therapie ist problematisch, nicht billig und verlangt oft einen stationären Aufenthalt. Vom Arzt ist stets das Risiko der nicht ungefährlichen Behandlung gegenüber dem möglichen Behandlungserfolg abzuwägen.

1. *Zur raschen initialen Remission:*
   a) Vincristin 0,05 mg/kg i. v. einmal pro Woche für 4 Wochen plus
   b) Prednison 1 mg/kg oral tgl. (Dosis-Reduktion bis zum 21. Tag)
   c) Nach dem ViDaP-Schema zusätzlich 0,8– 1,5 mg/kg Daunomycin i. v. 1 × pro Woche für die Dauer von 3 Wochen

2. *Zur Konsolidierung:* Methotrexat 15 mg oral zweimal pro Woche.

3. Um die restlichen leukämischen Blutzellen zu zerstören: ZNS-Bestrahlung, 2400 r; zusätzlich Methotrexat intrathekal

4. *Zur Langzeitbehandlung:* 6-Mercaptopurin, 2,5 mg/Tag peroral oder Methotrexat 15 mg zweimal pro Woche peroral oder Cyclophosphamid 200 mg wöchentlich oral.

5. *Behandlung des Rückfalls:* Vincristin und Prednison wie oben beschrieben oder Cytosin-Arabinosid (=Cytarabin) 50–100 mg tgl. i. v. für 4 Tage oder Daunomycin 1 mg/kg i. v. tgl. für 4 Tage.

B. Die akute myeloblastische Leukämie: Meist eine Erkrankung des Erwachsenenalters. Es gibt viele Behandlungsschemata (s. auch Literatur, S. 420: Ott, G. u. a.). Eine intermittierende Therapie wird zur Zeit bevorzugt, da die toxische Suppression der

normalen Zellen hierbei möglichst gering gehalten werden kann. Die folgenden 3 Schemata sind relativ weit verbreitet:

1. Doxorubicin, 45 mg i. v. für 3 Tage, plus Cytarabin, 100 mg in 24 Std. durch i. v.-Infusion für die Dauer von 7 Tagen.

2. Cytosin-Arabinosid und Thiognanin
   a) Cytosin-Arabinosid (=Cytarabin) 2–3 mg/kg i. v. tgl. in 2 Dosen alle 12 Std für 4 Tage plus
   b) Thioguanin 2,5 mg/kg oral tgl. in 2 Dosen für je 12 Std 4 Tage lang. Wiederholung alle 2 Wochen.

3. Cyclophosphamid 100 mg peroral tgl. für 4 Tage; Vincristin 2 mg i. v. einmalig; Cytosin-Arabinosid (=Cytarabin) 100 mg oral tgl. für 4 Tage und Prednison 200 mg oral tgl.; diese Behandlung wird alle 2 Wochen wiederholt.

4. Andere Medikamente. — Hierzu gehören 6-Mercaptopurin (Puri-Nethol®) 2,5 mg/kg oral tgl.; Vincristin 0,05 mg i. v. einmal pro Woche; Daunomycin 1–2 mg/kg peroral tgl. für 4 Tage und Cyclophosphamid (Endoxan®) 100–150 mg tgl. i. v. für 4 Tage. Zur Erhaltungstherapie kann man 6-Mercaptopurin 2,5 mg/kg peroral tgl. verwenden. [Anmerkung des Herausgebers: Die orale Flüssigkeitszufuhr muß bei allen antileukämisch behandelten Patienten gesteigert werden, um das Ausfällen von Harnsäurekristallen in den Nieren zu verhindern. Zusätzlich sollte Allopurinol, 300 mg tgl., allen Patienten mit vergrößerter Milz oder vergrößerten Lymphknoten oder hoher Leukozytenzahl gegeben werden, um eine Harnsäure-Nephropathie zu verhüten. Blutbild und Thrombozytenkontrollen sind anfänglich wöchentlich durchzuführen, während der Remission alle 2–3 Wochen. Die Therapie ist grundsätzlich unter strenger ärztlicher Kontrolle vorzunehmen.]

C. Behandlung der Komplikationen:

1. Lokale Manifestationen: Schwere Knochenschmerzen, massive Lymphknotenschwellungen, die Schlucken und Atmen erschweren, sowie eine Beteiligung der ZNS mit Zeichen steigenden Hirndrucks können erfolgreich mit lokaler Bestrahlung behandelt werden. Die intrathekale Methotrexatgabe, 5 mg in 100 ml Liquor in dreitägigen Abständen bis zur Klärung des Liquors, kann die orale oder intramuskuläre Methotrexatgabe gut unterstützen.

2. Fieber: Die auslösenden Erreger sind entsprechend der Testung gezielt zu behandeln. Prophylaktisch sollten keine Antibiotika gegeben werden. Septikämien und Infektionen der Lungen, der Haut, der Harnwege und des anorektalen Bereichs sind die häufigsten Fieberursachen. Gramnegative Organismen, besonders Pseudomonas, aber auch Escherichia coli, Klebsiella, Proteus sind häufig nachzuweisen. Bei Patienten mit adäquaten Mengen zirkulierender Granulozyten kann man verwenden: Gentamycin 2–4 mg/kg und Tag, in Teildosen alle 8 Std i.m. oder i.v., dazu Cephalothin 16 g pro Tag in Teildosen zu 4 g alle 6 Std i.v. Bei Patienten mit einer signifikanten Granulozytopenie kann man verwenden: Carbenicillin 30 g pro Tag, in Teildosen zu 5 g alle 4 Std i.v., und dazu Cephalothin 16 g pro Tag, in Teildosen zu 4 g alle 6 Std i.v. Diese Substanzen können in der intravenösen Infusion verabreicht werden.

3. Blutungen: Transfusionen mit möglichst thrombozytenreichem Frischblut (Blutkonzentrate) können erforderlich sein.

4. Hyperurikämie: Allopurinol, das die Bildung von Harnsäure hemmt, sollte Patienten mit hohem Harnsäurespiegel und/oder hohen Leukozytenwerten während der Chemotherapie gegeben werden. Auf reichliche Flüssigkeitszufuhr muß geachtet werden. Gewöhnlich wird Allopurinol (Zyloric®) in einer Dosis von 300 mg tgl. gegeben. Die Dosis von Mercaptopurin ist während der Gabe von Zyloric® auf 25–35% der Normaldosis zu verringern.

Prognose

A. Akute lymphatische Leukämie: Über 90% der Patienten unter 20 Jahre erleben unter der geschilderten Behandlung eine Remission, die im allgemeinen 1–3 Jahre andauert. Durch eine gezielte Therapie von etwa $2^{1}/_{2}$ Jahren kann bei einem Drittel der Patienten eine offensichtliche Heilung erreicht werden.

B. Akute myeloblastische Leukämie: Bis zu 50% der Patienten erreichen durch die angeführte Therapie Remissionen. Die Remissionen dauern gewöhnlich 1 Jahr oder weniger; doch ein Überleben von mehreren Jahren kommt gelegentlich vor.

Chronisch-myeloische Leukämie

Diagnostische Merkmale
- Schwäche, Abgespanntheit, Fieber, abdominelle Beschwerden
- Schmerzlose Splenomegalie
- Unerklärte Leukozytose, unreife weiße Zellen im peripheren Blut und Knochenmark
- Anämie

Allgemeine Betrachtungen
Charakteristisch für die chronische Leukämie ist die *Proliferation abnormer weißer Zellen,* die in das Blut übertreten und in jedem Organ lokale Symptome verursachen können.

Außer ihrer Unreife zeigen die Leukämiezellen gewisse biochemische Charakteristika. 90% der Patienten sind Träger des Philadelphia-Chromosoms (Ph[1]). Die leukämischen neutrophilen Zellen enthalten weniger Glykogen und alkalische Phosphatase als normale oder polyzythämische Leukozyten, dagegen ist ihr Histamingehalt höher.

Die chronisch myeloische Leukämie tritt in jedem Alter auf, vorwiegend jedoch im jungen Erwachsenenalter. Sie macht ungefähr 25% aller Leukämien aus und ihr Auftreten in der Bevölkerung ist 1:100000 pro Jahr.

Klinische Befunde
A. Symptome: Blässe, Schwäche, Fieber, Purpura, Hautknötchen, brüchiges Sternum sowie retinale Blutungen oder Exsudate bestehen neben durch die Milzvergrößerung verursachten abdominellen Beschwerden. Zahnfleischbluten nach Zahnextraktion, große Ekchymosen oder Muskelblutungen nach Traumen (bevorzugte Manifestation der Thrombasthenie) können Initialsymptome sein. Bei einigen Patienten wird die Diagnose zufällig durch hohe Leukozytenwerte während einer Routineuntersuchung vor dem Auftreten anderer Symptome gestellt.

B. Laborbefunde: Die *Leukozytenwerte* können 500000 überschreiten, wobei weniger als 5% der Zellen „Blasten" sind. *Nichtsegmentierte Neutrophile, Metamyelozyten* und *Myelozyten* überwiegen. Die Neutrophilen sind in bezug auf die *alkalische Phosphatase negativ; Basophile, Eosinophile* und *Thrombozyten* sind *erhöht.* Nur wenige Normoblasten sind vorhanden. Die Anämie ist mehr oder weniger stark ausgeprägt. Das *Knochenmark* zeigt einen völligen Ersatz des Fettgewebes durch *zelluläre Elemente, vor allem* durch *Granulozyten* und nur wenig durch Blasten.

Differentialdiagnose
Bei einer leukämoiden Reaktion auf dem Boden einer Infektion oder eines metastasierenden Karzinoms sind Eosinophile und Basophile eher vermindert als erhöht, die alkalische Leukozytenphosphatase ist stark positiv und das Knochenmark nur mäßig hyperplastisch. Bei einer Myelofibrose finden sich meist eine große Milz, eine mäßige Leukozytose, ein fibrotisches Mark und gewöhnlich Phosphatase-positive Granulozyten; das Philadelphia-Chromosom fehlt.

Komplikationen
Kein Organ wird von der leukämischen Infiltration ausgenommen. Die Komplikationen hängen von der Lokalisation der Infiltrate ab, z.B. Drucksymptome oder Blutungen bei einer Infiltration des ZNS. Die Milz kann sehr groß werden und stark schmerzen. Die Hälfte der Patienten stirbt im *finalen Myeloblastenschub* („Blastenkrise").

Behandlung
A. Allgemeine Maßnahmen: Die Therapie zielt rein palliativ auf die Symptome und eine Besserung der

Anämie ab. Die Erstmanifestation und jede Exazerbation sollten sofort behandelt werden. Eine spezifische Behandlung der Anämie ist nicht erforderlich, da sie sich gewöhnlich durch die antileukämische Therapie bessert. Die Blutbildkontrollen erfolgen zunächst wöchentlich, dann ein- bis zweimal monatlich bis zum Erreichen einer zufriedenstellenden Remission. Die Patienten sollen zu einem völlig normalen Leben während dieser Zeit ermutigt werden. Kontrolluntersuchungen sind während der Remission in 1–3monatigen Abständen anzuraten. Der Patient sollte über die Art der Erkrankung, die Notwendigkeit regelmäßiger Untersuchungen und die lebenslange Behandlung aufgeklärt werden.

B. Bestrahlung: Die Röntgen-Bestrahlung kann in Form einer Ganzkörper-Bestrahlung oder einer lokalen Bestrahlung von Leber, Milz und anderen Infiltraten durch einen Röntgenologen über einige Wochen durchgeführt werden. Die Bestrahlung der Milz hat durch noch unbekannte Mechanismen eine gute Wirkung auf das hämatopoetische System. Lokale Megavolttherapie der Milz in Dosen von 50–100 r tgl. bis zu einer Gesamtdosis von 600 r ist gewöhnlich für eine klinische, hämatologische Remission ausreichend. Lokale Manifestationen sprechen auf die Bestrahlung sehr gut an. Die Ergebnisse einer Radiophosphortherapie (^{32}P) sind denen einer Ganzkörperbestrahlung vergleichbar; bei lokalen Manifestationen ist sie jedoch weniger wirkungsvoll. Es tritt kein Strahlenkater auf. Die ^{32}P-Dosis hängt von der Leukozytose ab. Ein Millicurie entspricht 15 r. Liegen die Leukozytenwerte über 50000/mm^3, beträgt die Anfangsdosis 1–2,5 mc (millicurie) i. v.; zwei Wochen später werden 1–1,5 mc gegeben. Gleiche Dosen werden dann alle zwei Wochen verabreicht, bis die Leukozyten unter 20000/mm^3 sinken. Während der Remission werden die Patienten alle 1–3 Monate kontrolliert. Steigen die Leukozyten über 25000/mm^3, werden erneut zusätzlich 1–1,5 mc gegeben.

C. Chemotherapie: Busulfan (Myleran®), eine alkylierende Substanz, ist das Mittel der Wahl. Die Initialdosis beträgt 2 mg 2–4 × tgl.; sie wird solange beibehalten, bis die Leukozyten unter 10000/mm^3 sinken. Normalwerte werden innerhalb von 4–8 Wochen erreicht. Liegen die Leukozyten bei 10000/mm^3, kann das Medikament abgesetzt oder intermittierend gegeben werden. Die Remissionen dauern mehrere Monate bis über ein Jahr. Beim Rezidiv kann erneut mit Busulfan behandelt werden. Bei überschießender Therapie tritt eine generelle Depression der Myelopoese auf, wobei sich vor allem eine irreversible Thrombopenie entwickeln kann. Da eine Thrombozytopenie vor einem auffälligen Absinken des Hb auftreten kann, sollten die Thrombozyten immer mit kontrolliert werden. Bei unter der Norm liegenden Thrombozytenwerten sollte das Medikament abgesetzt werden.

Melphalan (Alkeran®) ist auch recht wirkungsvoll. Mercaptopurin (Puri-Nethol®) kommt beim Myeloblastenschub zur Anwendung. Ebenso die Kombination von Prednison und Vincristin. Hydroxyharnstoff (Litalir®) hat ebenfalls in der Behandlung eine gewisse Bedeutung erlangt, da es — im Gegensatz zu Busulfan — nicht mutagen wirkt. Sein Nachteil ist u. a. die kurze Wirkungsdauer der therapeutischen Dosen.

Prognose

Die durchschnittliche Lebenserwartung bei einer chronisch myeloischen Leukämie beträgt 3–4 Jahre. Bei sachgemäßer Therapie ist der Verlauf reich an Remissionen mit monatelangen, symptomfreien Perioden. Jedoch entwickeln viele Patienten eventuell eine Blastenkrise, die sich durch Fieber, Splenomegalie, schwere Anämie, Thrombozytopenie und gelegentlich durch einen auffallenden Anstieg der Basophilen manifestiert. Diese Krise kann zeitweilig durch die Kombination von Prednison und Vincristin aufgehalten werden.

Chronische lymphatische Leukämie

(Chronische Lymphadenose)

Diagnostische Merkmale
- Blässe
- Vergrößerung der oberflächlichen Lymphknoten
- Lymphozytose bei Erwachsenen

Allgemeine Betrachtungen

Bei dieser Krankheit findet sich eine zunehmende Akkumulation kleiner alter Lymphozyten, die die Fähigkeit der Teilung verloren haben. Die Lebenszeit dieser metabolisch abnormen Zellen kann beträchtlich verlängert sein, bis zu einigen Jahren, und somit die Gesamtzahl der Lymphozyten ein enormes Ausmaß annehmen. Die aus Lymphknoten stammenden Zellen lagern sich in Lymphknoten, Milz, Blut und Knochenmark zusammen. Der Abfall des Immunglobulinspiegels, den man im Verlauf der Krankheit beobachtet, zeigt den Ersatz normaler, immunologisch kompetenter Zellen durch funktionell wirkungslose Zellen an, die nicht mehr auf Antigenreize reagieren. Diese Lymphozyten haben eine sehr niedrige Mitoserate.

Die Krankheit kann über einige Jahre relativ ruhig verlaufen, symptomfrei mit annähernd stabilen Lymphozytenwerten; sie kann aber auch unter verschiedenen Manifestationen und steigenden Blutwerten fortschreiten.

Die chronisch lymphatische Leukämie tritt kaum vor dem 30. Lebensjahr und sehr selten bei Orientalen auf.

Klinische Befunde

A. Symptome: Wegen des schleichenden Beginns wird die Diagnose häufig während einer Routineuntersuchung gestellt. Schwäche und Zeichen eines gesteigerten Stoffwechsels können vorhanden sein. Oft verursachen *vergrößerte Lymphknoten* Drucksymptome (z. B. Kompression der Trachea mit Atembehinderung). *Leber, Milz* und *Lymphknoten* sind relativ *hart*.

B. Laborbefunde: Zum Zeitpunkt der Diagnose kann der Hb-Spiegel normal sein; eine Anämie entwickelt sich erst bei fortschreitender Erkrankung. Eine *Lymphozytose* tritt gewöhnlich vor dem Anstieg der Gesamtleukozytenzahl auf, die Werte von 100000 bis 500000/mm^3 erreichen können. Über 90% der Zellen sind reife Lymphozyten; mazerierte und zerquetschte Zellen *(Gumprecht-Schatten)* sind nachweisbar. Es besteht eine *Thrombozytopenie*. Im Frühstadium der Erkrankung ist die Knochenmarkstruktur noch normal; über 30% der Zellen sind bereits Lymphozyten.

Differentialdiagnose

Eine ähnliche Lymphknotenvergrößerung tritt beim Lymphosarkom und bei der infektiösen Mononukleose auf. Die Differenzierung ist gewöhnlich schon durch den Blutausstrich möglich. Lymphozytenwerte von 50000–100000/mm^3 können bei Kindern im Verlaufe eines Keuchhustens oder einer infektiösen Lymphozytose auftreten. Eine lymphatische leukämoide Reaktion mäßigen Ausmaßes (Leukozytenwerte von 20000–30000) kann gelegentlich auf eine Tbc zurückzuführen sein. Eine diffuse Lymphknotenvergrößerung kommt selten auch bei einer Tbc, einer Syphilis, einer Karzinomatose, einem Hyperthyreoidismus, einer Bruzellose, einem Erythematodes oder einer Toxoplasmose vor. Beim M. Hodgkin ist die Lymphknotenvergrößerung gewöhnlich asymmetrisch oder überhaupt nur auf einer Seite.

Komplikationen

Bei einem Drittel der Patienten entwickelt sich eine schwere hämolytische Anämie mit häufig positivem Coombstest. 30% der Patienten haben eine Hypogammaglobulinämie und daher eine vermehrte Infektanfälligkeit.

Behandlung

A. Allgemeine Maßnahmen: Mit einer Therapie sollte erst nach Auftreten klinischer Manifestationen oder hämatologischer Komplikationen begonnen werden. Viele ältere Patienten mit dieser Erkrankung bleiben trotz hoher Leukozytenwerte relativ symptomfrei. Alle Patienten mit Zeichen einer Anämie oder Thrombozytopenie müssen behandelt werden.

B. Bestrahlung: Es gilt das gleiche wie für die chronisch-myeloische Leukämie. Eine isolierte Milzbestrahlung führt weniger häufig zu einer Beeinflussung des gesamten lymphatischen Systems.

C. Chemotherapie:

1. Chlorambucil (Leukeran®) wird häufig angewandt. Die Dosis beträgt 0,1–0,2 mg/kg einmal täglich oder 0,4–0,6 mg/kg in *einer* Einzeldosis alle 4 Wochen (notfalls auch alle 2 Wochen). Eine klinische und hämatologische Besserung wird nach 3–4 Wochen sichtbar, das Maximum jedoch erst nach 2–4 Monaten. Fallen die Leukozyten unter 25000/mm^3, kann die Dosis auf eine Erhaltungsdosis von 2–4 mg tgl. reduziert werden. Bei Leukozytenwerten von 5000–10000/mm^3 sollte die Medikation abgesetzt werden. Nebenwirkungen sind relativ selten. Gelegentlich wird über gastrointestinale Beschwerden geklagt. Bei der sich selten entwickelnden Panzytopenie normalisieren sich nach Absetzen des Medikamentes die Werte gewöhnlich vollkommen.

2. Cyclophosphamid (Endoxan®): 50–100 mg oral 1–3 × tgl. verursacht eine geringere Depression der Thrombozyten und kann angewandt werden, wenn bereits eine Thrombozytopenie durch andere Medikamente besteht.

D. Kortikosteroide: Einige Patienten sprechen gut auf relativ geringe Dosen an; initial werden 40 mg Prednison tgl. bis zum Auftreten einer Besserung gegeben; die Erhaltungsdosis beträgt 5–20 mg tgl.

E. Behandlung der Komplikationen:

1. Anämie: Die Anämie beruht auf einer gesteigerten Zerstörung der Erythrozyten und einer inadäquaten Knochenmarkskompensation. Da die Anämie häufig nicht durch die antileukämische Therapie beeinflußt wird, sind Transfusionen erforderlich. Prednisolon ist in einer Dosis von 10–20 mg 4 × tgl. bis zur Besserung der Anämie indiziert; dann kann die Medikation langsam abgebaut werden. Bei schwerer hämolytischer Anämie und gesteigerter Zerstörung der Erythrozyten in der Milz muß eine Splenektomie erwogen werden. Eine interkurrent durch Blutverlust oder Eisenmangel auftretende Anämie wird durch Eisengabe therapiert.

2. Blutung: Die abnorme Blutungsneigung bei einer chronisch lymphatischen Leukämie wird durch die Thrombozytopenie, die entweder auf dem leukämischen Prozeß oder auf der Therapie basiert, hervorgerufen. Beruht sie auf der Leukämie, bessert sie sich durch adäquate Chemotherapie; beruht sie auf der Zytostatikagabe, muß die knochenmarksschädigende Substanz abgesetzt und eine Kortikosteroidtherapie bis zur Erholung des Knochenmarks durchgeführt werden.

3. Infektionen: Sie sollten spezifisch mit Antibiotika behandelt werden, eine rein prophylaktische Gabe ist nicht empfehlenswert. Bei einigen Patienten entwickelt sich eine Hypogammaglobulinämie. Bei Spiegeln von 7 mg/ml oder weniger sollte prophylaktisch Gammaglobulin gegeben werden. Die Initialdosis beträgt 0,6 ml/kg Körpergewicht und wird in geteilten Dosen von 5 ml verabreicht. Als Erhaltungsdosis reicht die Hälfte ein- bis zweimal monatlich.

Prognose

Der Verlauf der Erkrankung hängt im wesentlichen von ihrem Stadium zum Zeitpunkt der Diagnose ab. Die durchschnittliche Lebenserwartung bei der chronisch lymphatischen Leukämie beträgt 3–4 Jahre. Die meisten Patienten sprechen gut auf eine Bestrahlung oder Chemotherapie an, lange Remissionen sind die Regel. So sind Überlebenszeiten selbst von 6–12 Jahren (zumal bei älteren Patienten) keine Seltenheit.

Plasmozytom

(Multiples Myelom, M. Kahler)

Diagnostische Merkmale

- Schwäche, Gewichtsverlust, rezidivierende Pneumonie
- Konstante, schwere Knochenschmerzen, die sich bei Bewegung verstärken; oft verbunden mit pathologischen Knochenfrakturen
- Anämie, hohe BKS, erhöhtes Serum-Globulin
- Unreife, atypische Plasmazellen im Knochenmark

Allgemeine Betrachtungen

Das Plasmozytom ist eine maligne Erkrankung mit neoplastischer Proliferation der Zellen, die normalerweise für die Synthese der Gamma- und Immunglobuline verantwortlich sind. Die Gruppe der Immunglobuline schließt Gamma-G (früher 7S-gamma, gamma 2 oder gamma-ss) und Gamma-A (früher 1A-gamma oder B2A) ein. Die malignen Zellen synthetisieren bestimmte Immunglobuline bis zum Exzeß, meist IgG oder IgA. Diese Überproduktion erklärt die Spitzen in der Elektrophorese. Die Synthese der normalen Immunglobuline ist meist verhindert. Das Immunglobulin besteht aus 2 Paaren von Polypeptidketten. Ein Paar besteht aus sogenannten „schweren" Ketten (= H-Ketten; Molekulargewicht ca. 55000). Deren Untergruppen bestimmen, ob das ganze Molekül zur Klasse der IgG, IgA oder IgM gehört. Ein Paar besteht aus „leichten" Ketten (Molekulargewicht um 20000). Die Dimere der „leichten" Ketten bilden den Bence-Jonesschen Eiweißkörper. Ein Überschuß an „leichten" Ketten (= L-Ketten) führt zur Bence-Jones-Proteinurie. Die malignen Zellen synthetisieren auch nur einen Teil des Immunglobulin-Moleküls, das Bence-Jones-Myelom, das durch eine Hypergammaglobulinämie und eine starke Ausscheidung des Bence-Jonesschen Eiweißkörpers im Urin charakterisiert ist. Hieraus resultiert auch die Paraproteinspitze in der Elektrophorese. Viel seltener werden nur sogenannte schwere Ketten oder Teile dieser schweren Ketten synthetisiert. In diesem besonderen Fall, in dem übermäßig IgG-, IgA- oder IgM-Moleküle produziert werden, ähnelt das Krankheitsbild klinisch dem Lymphosarkom. Das Myelom kommt zweimal so häufig bei Männern wie bei Frauen vor. Normalerweise werden durch die Immunelektrophorese zwei bestimmte Antigentypen erfaßt. Typ I (L I, Kappa) ist nahezu doppelt so häufig wie Typ II (L II, Lambda). Beim multiplen Myelom gehört das gesamte abnorme Globulin entweder zu Typ I oder II, nicht zu beiden.

Eine Amyloidose, ob primär oder sekundär, ist wahrscheinlich immer mit einer Plasmazellenneoplasie verbunden. Abnorme Gammaglobulinprodukte, besonders die vom Bence-Jones-Typ (L-Polypeptide), finden sich direkt in diesen („Amyloid"-)Infiltraten.

Abnormes Protein tritt im Blut und häufig auch im Urin auf. Der Typ des produzierten abnormen Proteins variiert von Patient zu Patient; beim einzelnen Patienten bleibt es jedoch gleich und wechselt nur in der Quantität. Die Krankheit tritt im späteren Lebensalter auf, bei Männern doppelt so häufig wie bei Frauen. Alle Rassen sind gleich häufig betroffen.

Klinische Befunde

A. Symptome: Symptome einer Anämie sind anfangs oft die einzige Klage. Konstante *Knochenschmerzen* können vor allem bei Bewegung auftreten, weiterhin *Knochenbrüchigkeit,* besonders der Wirbelsäule, und Spontanfrakturen. Eine Hepatosplenomegalie besteht nur selten. Extramedulläre Plasmazellherde finden sich gelegentlich in der Schleimhaut des Oropharyngealbereiches und des Magens, in der Haut oder im Bereich des Rückenmarkes. *Starker Gewichtsverlust* ist die Regel.

B. Laborbefunde: Die Anämie ist mäßig, normochrom und normozytär. Die ausgeprägte *Geldrollenbildung* stört bei den technischen Untersuchungen (Erythrozytenzählen, Blutausstrich, Blutgruppe und Kreuzprobe). Die BKS ist *maximal beschleunigt.* Leukozyten und Thrombozyten sind in Zahl und Morphologie normal. Das Knochenmark zeigt sehr viele *Plasmazellen mit großen Nuklei und Nukleoli.* Das *Serumglobulin* kann *über 10 g/100 ml* ansteigen. Der *elektrophoretische Befund* wird durch einen hohen *spitzen Gipfel* im Gegensatz zu dem breiten

Gamma-Gipfel bei anderen mit einer Hyperglobulinämie einhergehenden Erkrankungen charakterisiert. Der abnorme Globulin-Gipfel kann für das Immunglobulin Gamma-G im alpha$_2$-, beta- oder gamma-Bereich liegen und im beta- bis gamma-Bereich für Gamma-A. Auch Kryoglobuline, in der Kälte ausfallende Serumproteine, lassen sich nachweisen. Der Serum-Kalziumspiegel ist oft erhöht, Phosphor und alkalische Phosphate bleiben dagegen normal. Nicht selten finden sich eine Stickstoffretention, eine Proteinurie und Nierenzylinder. Bei etwa 40% der Patienten treten im Urin Bence-Jones-Eiweißkörper auf. Die *Knochenläsionen* erscheinen röntgenologisch oft als runde, ausgestanzte, mottenfraßähnliche, osteolytische Bezirke, wobei Knochenneubildung fehlt. Manchmal ist nur eine diffuse Osteoporose nachweisbar. Bei etwa 10% der Patienten sind die Röntgenbefunde im Frühstadium der Erkrankung unauffällig.

Differentialdiagnose
Pathologische Frakturen und osteolytische Veränderungen finden sich beim Retikulumzellsarkom, beim Lymphosarkom und beim metastasierenden Karzinom, besonders wenn der Primärtumor in der Mamma, Niere, Prostata oder Schilddrüse lokalisiert ist. Diese Veränderungen treten isoliert mit sichtbarer regenerativer Knochenneubildung auf. Ein Lymphosarkom ist besonders schwierig von einem multiplen Myelom abzugrenzen, wenn Knochen- oder Mundhöhlentumoren, Rückenmarkskompression mit Paraplegie oder eine Einwanderung atypischer Zellen ins Knochenmark vorliegen. Die Elektrophorese klärt gewöhnlich die Diagnose. Ein Hyperparathyreoidismus wird durch niedere Phosphorwerte und eine hohe alkalische Phosphatase abgegrenzt. Bei der Makroglobulinämie Waldenström ähnelt der elektrophoretische Befund dem des multiplen Myeloms, jedoch stehen hier hämorrhagische Erscheinungen im Vordergrund; Knochenläsionen sind selten, und die pathologischen Zellen ähneln eher Lymphozyten als Plasmazellen. Die Diagnose wird durch den Nachweis des „spezifischen" *makroglobulinämischen Proteins* mittels *Ultrazentrifuge* gestellt. Bei einer Leberzirrhose, Karzinomen, Infektionen und allergischen Reaktionen finden sich im Knochenmark bis zu 25% Plasmazellen, sie lagern sich jedoch in Nähe der Histiozyten und Blutgefäße an und bilden keine Zellverbände.
Eine Hyperglobulinämie tritt bei einer Sarkoidose, beim Erythematodes, bei einer Zirrhose, beim Lymphogranuloma venereum und bei der Kala-Azar auf. Meistens ist die Grundkrankheit offensichtlich, die Plasmazellen sind reif und der elektrophoretische Befund zeigt eher einen breiten als einen spitzen Gamma-Gipfel.

Eine monoklonale Spitze in der Serumelektrophorese wird gelegentlich bei Patienten beobachtet, die keine anderen für ein Myelom oder einen M. Waldenström typischen klinischen Symptome oder Laborbefunde aufweisen. Ein Lymphom, ein Karzinom oder eine Leukämie können gleichzeitig bestehen.

Komplikationen
Die Komplikationen schließen eine Paraplegie durch Wirbelsäulentumor, Blutungen durch eine Thrombozytopenie, Störungen im normalen Gerinnungsablauf, rezidivierende Infekte durch gestörte Antikörperbildung, Nierenversagen ohne Hochdruck und eine Hämaturie durch tubuläre Zylinder ein.

Behandlung
A. Allgemeine Maßnahmen: Die rein palliative Behandlung zielt auf die Schmerzbekämpfung und die Verkleinerung der Tumoren ab. Antimetaboliten sind wirkungslos. Für eine gute Urinausscheidung muß gesorgt werden, um die Eiweißausfällung in der Niere zu verhindern. Bewegung ist erwünscht, um die negative Kalziumbilanz auszugleichen. Die Patienten sollen sich wegen der Frakturanfälligkeit vor Unfällen hüten. Die Anämie kann häufige Transfusionen erforderlich machen. Mit Analgetika lassen sich die Schmerzen lindern.
B. Bestrahlung: Die Röntgenbestrahlung verringert die Schmerzen und führt zu einer Rückbildung der Tumoren.
C. Chemotherapie: 1. Melphalan (Alkeran®) als im Augenblick wirksamstes Mittel ähnelt dem Stickstofflost (Senfgas) und kann oral verabreicht werden. Die gebräuchliche Dosis ist 6 mg/tgl. für 2–3 Wochen; die Erhaltungsdosis beträgt 1–4 mg tgl. [Anmerkung des Herausgebers zur Möglichkeit einer intermittierenden Alkeran®-Prednisolon-Stoßtherapie: Beide Präparate in hoher Dosierung über 4 Tage oral verabreichen, in den folgenden 4 Tagen wird nur mit Prednisolon unter rascher Dosisreduktion behandelt. (Evtl. kann eine Zusatztherapie mit dem Vinca-Alkaloid Vincristin, 1 mg i.v. alle 4 Wochen, wertvoll sein).
Pat. bleibt anschließend ohne Intervalltherapie bis zum nächsten Behandlungsstoß, der jeweils 8 Wochen später einsetzen soll. Dosisangabe in mg/kg KG bei peroraler Applikation: 1. Behandlungstag 0,25 Alkeran® und 2,0 Prednisolon. 2. bis 4. Tag gleiche Dosierung. 5. bis 8. Tag keine Alkeran®-Einnahme mehr. Am 5. Tag jedoch noch 1,5 Prednisolon. Am 6. Tag 1,0, am 7. Tag 0,5, am 8. Tag 0,25 Prednisolon, dann Absetzen des Präparates. Nebenwirkungen: Leukozytopenie, Thrombozytopenie, Skeletbeschwerden, Steroiddiabetes. Kontrolluntersuchungen: Hämogramm, BKS, Elektrophorese des Gesamteiweiß, Immunelektrophorese, quantitative

Eiweißausscheidung im Urin. Kreatinin und Kalzium im Serum.]

2. Cyclophosphamid (Endoxan®) ist manchmal bei der Behandlung des multiplen Myeloms wirksam. Gegeben werden 50–100 mg oral 1–3 × tgl. als Erhaltungsdosis. Nebenwirkungen: Übelkeit, Alopezie (20%) und Leukopenie.

Die zytostatische Therapie ist nicht nur in der Lage, das maligne Wachstum vorübergehend zu unterdrücken und die Knochenschmerzen zu beeinflussen, sondern sie verlängert auch die Lebensspanne des Patienten. Bei aplastischen Syndromen, Niereninsuffizienz, Hyperurikämie und Infektionen müssen die Zytostatika in wesentlich niedrigerer Dosis gegeben werden. Ein Hyperkalzämie-Syndrom läßt sich mit Prednison rasch beherrschen. Früher häufiger verwendete Substanzen wie Urethan und Stilamedin haben keine Bedeutung mehr. Der Einsatz von Androgenen und Östrogenen ist umstritten. (Weitere Chemotherapie s. Literatur, S. 420: Ott, G. u. a.)

Eine chirurgische Therapie des Plasmozytoms bleibt Sonderfällen (Laminektomie bei Paraplegie, solitären Tumoren und pathologischen Frakturen) vorbehalten; meist ist zusätzliche Strahlentherapie nötig.

D. Behandlung der Komplikationen: Eine Hyperkalzämie mit Übelkeit und Erbrechen wird durch i. v.-Flüssigkeitszufuhr (3–4 l tgl.) plus Furosemid oder mit Kortikosteroiden (Prednison) behandelt. Es kann auch Mithramycin, 25 µg/kg KG i. v. jeden 2. Tag in 2–4 Einzeldosen, gegeben werden. Eine Wirbelfraktur mit Rückenmarkskompression macht eine Laminektomie erforderlich. Bei rezidivierenden Infekten ist die Gabe von Gammaglobulin, 10 ml i. m. alle zwei Wochen, von Nutzen. Bei spezifischen Infektionen werden Antibiotika gegeben.

Prognose

Die durchschnittliche Überlebenszeit beträgt 1½ bis 2 Jahre. Gelegentlich überlebt ein Patient mit offensichtlichen Remissionen mehrere Jahre.

Makroglobulinämie Waldenström

Die Makroglobulinämie Waldenström weist als chronische neoplastische Erkrankung des Knochenmarks klinisch Ähnlichkeit mit dem multiplen Myelom und der chronisch lymphatischen Leukämie auf. Charakteristisch ist eine *exzessive Produktion von Gamma-M (IgM)-Globulin*. Gewöhnlich tritt die Erkrankung nach dem 50. Lebensjahr auf. Symptome einer Anämie (Schwäche und leichte Ermüdbarkeit), hämorrhagische Phänomene, Petechien und Ekchymosen oder Zeichen eines gestei-

Tabelle 9-4. Nomenklatur der Human-Immunglobuline

Bisherige und frühere Bezeichnung	Neue Bezeichnung
γ, γ^2; γ_{ss};	γG oder IgG
γ_{1A}; B_2A;	γA oder IgA
19Sγ; γ_{1M}; B_{2M};	γM oder IgM
Typ I oder B-protein	K (Kappa)
Typ II oder A-Protein	L (Lambda)
Typ I oder BL-Kette	κ (kappa)
Typ II oder AL-Kette	λ (Lambda)
H-(heavy)Kette 7Sγ	γ (gamma)
H-(heavy)Kette γ_{1A}	α (alpha)
H-(heavy)Kette γ_{1M}	μ (mü)
Fragmente, A, C, S, I, II	Fab-Fragmente
Fragmente B, F, III	Fc-Fragmente
1 Bruchstück	Fd-Fragment

gerten Stoffwechsels (Fieber und Gewichtsverlust) machen sich zuerst bemerkbar. Einige Patienten haben eine vergrößerte Milz oder eine diffuse Lymphadenopathie. Im Blut findet sich eine mäßige *Panzytopenie*, selten abnorme Lymphozyten, jedoch häufig *Geldrollenbildung*. Das Mark läßt sich schwer aspirieren und macht gelegentlich eine Biopsie erforderlich, um die diffuse Infiltration mit lymphoiden Zellen und Plasmazellen nachzuweisen. Im Markausstrich sieht man ausgefälltes Protein. Das *Gesamtserumglobulin* kann 7 g/100 ml überschreiten. Die meisten Seren mit einer elektrophoretisch im Gamma-Bereich wandernden Makroglobulinkonzentration über 2 g/100 ml zeigen einen *positiven Sia-(Euglobulin-)Test*. Die scharfe Spitze in der Papierelektrophorese ist von der beim multiplen Myelom nicht zu unterscheiden. Die Differenzierung vom Plasmozytom geschieht 1. durch die Ultrazentrifuge, mit der das *Globulin* in *den* S(Svedberg)-*19-Typ* oder noch größer eingeordnet wird mit einem Molekulargewicht bis zu 1 Million; 2. durch die Immunelektrophorese; 3. durch die Spaltung des Makromoleküls mit Penicillamin ergibt sich ein anderer elektrophoretischer Befund oder 4. durch selektives Ausfällen des Makroglobulins mit Rivanol® (6,9-diamino-2-äthoxyacridinlactat). Etwa 10% der Patienten scheiden mit dem Urin den *Bence-Jones-Eiweißkörper* aus, wobei eine Nierenbeteiligung selten ist. Osteolytische Veränderungen fehlen. Viele Patienten haben ein stark erhöhtes Blutvolumen.

Kleinere Mengen Makroglobulin — weniger als 15% des Gesamtglobulins — können bei malignen Lymphomen, Kollagenosen, bei einer Sarkoidose, Zirrhose oder Nephrose nachweisbar sein.

Die durchschnittliche Überlebenszeit beträgt etwa 4 Jahre, es kommen jedoch benignere Verlaufsformen vor.

Die Behandlung erfolgt mit Chlorambucil (Leukeran®) 0,1–0,2 mg/kg/tgl. oder Melphalan (Alkeran®), 0,25 mg/kg KG tgl. oral für die Dauer von 4 Tagen; die Therapie wird alle 4–6 Wochen erneuert. Das Plasma ist wiederholt zu kontrollieren.

Kryoglobulinämie

Durch Kälte ausfällbare Serumglobuline können in größerer oder geringerer Menge bei einer Vielzahl von Krankeiten nachgewiesen werden (z. B. bei Kollagenosen, chronischen bakteriellen oder Protozoeninfektionen, Leukämien, Lymphomen und multiplen Myelomen). In einigen Fällen wird jedoch keine Ursache gefunden. Die *Kryoglobuline* ähneln dem normalen Gammaglobulin, abgesehen von ihrer Neigung, bei niederen Temperaturen auszufallen. Ihr Nachweis ist oft ohne Bedeutung. Treten Symptome auf dem Boden einer Kryoglobulinämie auf, so nimmt man an, daß das abnorme Protein bei Abkühlung in kleineren Gefäßen ausfällt und eine erhöhte Viskosität, Stase, Thrombose oder Blutung verursacht.

An klinischen Manifestationen können bei Kälteexposition *Raynaud-artige Symptome* auftreten, weiterhin oronasale Blutungen, Purpura, Petechien, Gefäßkonstriktionen und Blutungen im Bereich der retinalen Gefäße, Urtikaria, marmorierte Haut, Ulzerationen, Nekrosen und Gangrän, besonders an den abhängigen Partien. Die Kryoglobuline können in signifikanten Konzentrationen (30 mg/100 ml) im Blut nachgewiesen werden.

Die Behandlung besteht im Vermeiden einer Kälteexposition und, wenn möglich, in einer Therapie des Grundleidens. Penicillamin und Immunosuppressiva sind versucht worden. Im allgemeinen ist die Behandlung unbefriedigend.

Osteomyelofibrose

(Osteomyelosklerose)

Diagnostische Merkmale
- Schwäche und Müdigkeit
- Splenomegalie
- „Leukoerythroblastisches" Blutbild mit Poikilozytose
- Zellarmes, fibrotisches (aplastisches) Knochenmark

Allgemeine Betrachtungen
Die Osteomyelofibrose ist eine proliferative neoplastische Erkrankung des mesenchymalen Gewebes und wahrscheinlich verwandt mit anderen myeloproliferativen Erkrankungen (Damashek: myelo-proliferative disorder) wie der chronisch myeloischen Leukämie und der Polycythaemia vera. Die *fortschreitende Fibrose* betrifft das Knochenmark, das mikroskopisch zellarm oder „leer" erscheint. In Leber und *Milz* entsteht eine *myeloide Metaplasie*. Die Erkrankung tritt gewöhnlich jenseits des mittleren Lebensalters auf. In etwa 10% geht eine Polycythaemia vera voraus. Gelegentlich bestehen gleichzeitig eine Tbc, ein Morbus Hodgkin oder ein metastasierendes Karzinom.

Klinische Befunde
A. Symptome: Die Patienten klagen über Müdigkeit, Schwäche, Gewichtsverlust, Knochen- und Bauchschmerzen oder Zeichen einer Anämie. Es besteht fast immer eine stärkergradige Splenomegalie, nicht selten eine Hepatomegalie, die Lymphknoten sind jedoch nie befallen.

B. Laborbefunde: Das Blutbild zeigt eine mehr oder weniger starke Anämie mit Aniso- und Poikilozytose sowie kernhaltige oder getüpfelte Erythrozyten. Es besteht eine leichte Retikulozytose und starke Leukozytose (20000–50000) mit einer ausgeprägten Linksverschiebung sowie zahlreichen Basophilen. Die alkalische Leukozytenphosphatase schwankt von stark positiven bis zu fast normalen Werten (10%). Neben einer anfänglichen Thrombozytose finden sich Riesenthrombozyten und Megakaryozytenfragmente. Die Knochenmarkspunktion ist gewöhnlich erfolglos *(punctio sicca)* oder sie ergibt lediglich massenhaft Thrombozyten, Megakaryozytenfragmente, wenige Erythroblasten und Granulozyten. Die Knochenbiopsie zeigt den Ersatz normaler Markräume durch *fibröses Gewebe mit enostaler Osteosklerose,* die Milzpunktion Erythroblasten, Megakaryozyten und junge Granulozyten, eine ähnliches Bild wie ein normaler Knochenmarksausstrich.

Komplikationen
Die sich rasch vergrößernde Milz schmerzt sehr. Es können sich weiterhin Zeichen eines gesteigerten Stoffwechsels mit Fieber, Schweißausbrüchen und Gewichtsverlust entwickeln.

Der sekundäre Hypersplenismus führt zur Thrombozytopenie, Blutungen und einer hämolytischen Anämie mit Zerstörung der Erythrozyten in der Milz. Einige Patienten sterben in einer *akuten „Blastenkrise".*

Differentialdiagnose
Bei der chronisch myeloischen Leukämie ist die alkalische Leukozytenphosphatase niedrig. Hämolytische Anämien werden durch hohe Retikulozytenwerte, hohe Zellzahlen sowie eine Hyperplasie des erythropoetischen Systems im Knochenmark abgegrenzt. Lymphosarkome oder metastasierende Karzinome mit einem zellarmen oder „leeren" Mark

können durch eine Knochenbiopsie ausgeschlossen werden.

Behandlung

Bei nicht schmerzhafter Milzvergrößerung und nur mäßiger Anämie erübrigt sich eine Therapie. Bei einer schweren Anämie ist ein Versuch angezeigt mit

1. Testosteronönanthat (Testoviron® Depot) 250 mg einmal wöchentlich i.m.,
2. Fluoxymesteron (Ultandren®) bis 40 mg tgl. oral oder
3. Methandrostenolon (Dianabol®) bis 40 mg tgl. oral

Viele Patienten benötigen häufige Transfusionen. Bei schmerzhafter Milzvergrößerung sollte Busulfan (Myleran®), 2 mg 1–3 × tgl., gegeben oder eine lokale Röntgenbestrahlung durchgeführt werden. Bei einer hämolytischen Anämie mit Zerstörung der Erythrozyten in der Milz wird Prednisolon in einer Dosierung von 10–20 mg viermal täglich oral verabreicht oder eventuell eine Splenektomie erwogen. Bei einer „Blastenkrise" kann ein Versuch mit Mercaptopurin (Puri-Nethol®), 2,5 mg/kg/tlg., unternommen werden.

Prognose

Die durchschnittliche Überlebenszeit nach Stellung der Diagnose beträgt 2–3 Jahre. Bei einigen Patienten kann die Krankheit über mehrere Jahre stationär bleiben, sogar ohne Transfusionen. Die häufigsten Todesursachen sind Blutungen, sekundäre Infektionen oder akute Blastenkrisen.

Morbus Hodgkin

(Lymphogranulomatose, malignes Granulom)

Diagnostische Merkmale

- Feste, schmerzlose, regionale Lymphknotenvergrößerung
- Fieber, Gewichtsverlust, starke Schweißneigung, Juckreiz, Müdigkeit
- Exazerbationen und Remissionen

Allgemeine Betrachtungen

Der Morbus Hodgkin tritt bevorzugt im jungen Erwachsenenalter auf, alle Rassen sind gleich häufig betroffen.

Abnorme Proliferationen von Lymphozyten, Histiozyten, Eosinophilen und *Sternbergschen Riesenzellen* in einem oder mehreren Lymphknoten charakterisieren das hämatologische Bild. *Beginnend als ein regional lokalisierter Prozeß* greift die Erkrankung auf die angrenzenden Lymphknotenstrukturen über. Die Kenntnis über Ausmaß und Ausbreitung der Erkrankung ist bei der Diagnosestellung

für die weiteren Maßnahmen und die Prognose von großer Wichtigkeit. Das „Stadium" der Erkrankung ermöglicht eher eine Voraussage über den Krankheitsverlauf als der mikroskopische Lymphknotenbefund.

Klinische Befunde

A. Symptome: Initial beginnt die Erkrankung gewöhnlich mit einer *regionalen, unilateralen Lymphadenopathie* (z. B. mit einem Anschwellen der zervikalen Lymphknoten). Die *festen* — nicht weichen — *Lymphknoten* können von unterschiedlicher Größe und mit ihrer Unterlage verbacken sein; die Haut darüber bleibt jedoch frei verschieblich. Ein früher Befall des Mediastinums verursacht als erstes Zeichen Atembeschwerden. Hepatosplenomegalie und konstitutionelle Beschwerden zählen neben Fieber, Schweißausbrüchen, Müdigkeit, Pruritus zu den später auftretenden Symptomen.

B. Laborbefunde: Die Lymphknotenbiopsie sichert die Diagnose. Im Blutbild besteht eine *absolute Lymphopenie* und gelegentlich eine *Eosinophilie*. Die Anämie zählt zu den Spätbefunden (Stadium IV). Die Patienten sind oft anergisch, z. B. fällt der Tuberkulintest negativ aus. Es ist insbesondere wichtig, das Ausmaß der Erkrankung zu erfassen. Dies ist möglich durch die Röntgenuntersuchung des Thorax, durch ein Lymphangiogramm der unteren Extremitäten oder ein Vena cava-Angiogramm, durch ein Szintigramm der Leber und Milz, durch Knochenmarkbiopsien und Leberfunktionsteste. Besteht der klinische Hinweis für die Erkrankung im oberen Abdomen, so ist eine exploratorische Laparatomie indiziert. Die histopathologische Klassifikation der Erkrankung ist auch von prognostischer Bedeutung. Im allgemeinen besteht ein günstigerer Verlauf bei Patienten mit überwiegenden Lymphozyten als bei Patienten mit einem gemischten Bild (Histiozyten und Lymphozyten) oder einer Lymphozytenverarmung.

C. Röntgenbefunde: Osteolytische Veränderungen können nachweisbar sein. Thoraxaufnahmen in 2 Ebenen ergänzt durch die Tomographie der Mittelschattenorgane erfassen das Ausmaß der vergrößerten Lymphknoten und deren Lokalisation, erlauben aber keine Artdiagnose. Lympho- und Retikulosarkome können sehr ähnliche Bilder erzeugen, während bei der Sarkoidose die polyzyklische, auf die Hilusregion beschränkte Drüsenvergrößerung überwiegt.

Differentialdiagnose

Der Morbus Hodgkin muß von anderen Erkrankungen mit Befall des lymphatischen Gewebes unterschieden werden, z. B. von einer Tuberkulose, Sarkoidose, infektiösen Mononukleose, Syphilis, Bruzellose, Leukämie, einem Erythematodes, einem metastasierenden Karzinom und einer Serumkrankheit. Im Verlauf einer antikonvulsiven Therapie können ähnliche Lymphknotenveränderungen wie beim M. Hodgkin entstehen. Die Diagnose wird durch eine Biopsie, Blutausstrich und serologische Tests gestellt.

Komplikationen

Die hämolytische Anämie wird durch Autoantikörperbildung, der Ikterus durch Lymphogranulomatoseherde in der Leber verursacht. Eine Einflußstauung entsteht durch Verlegung der Vena cava superior. Eine „exsudative Enteropathie" mit Pleuraerguß und Aszites ist durch die Hypalbuminämie mitbedingt. Ein fast nicht beeinflußbarer Juckreiz quält den Patienten stark. Es kann sich ein schmerzhaftes und weiches Hodgkinsarkom entwickeln, ferner eine Paraplegie durch extradurale Rückenmarkskompression. Strahlenschäden treten aufgrund einer Bestrahlungsbehandlung bei weniger als 5% der Patienten auf.

Behandlung

In den Stadien I, II und III wird die Bestrahlung mit dem Ziel der Heilung durchgeführt. Die Chemotherapie (oft rein palliativ) ist für Patienten mit fortgeschrittener Erkrankung (Stadium III oder IV), vor allem wenn konstitutionelle Symptome vorliegen. Gelegentlich können beide Methoden kombiniert werden.

A. Bestrahlung: Regional lokalisierte Herde werden einer Großfeld-Megavolt-Bestrahlung mit 3 500–4 000 r über 4 Wochen unterzogen. Manche Radiologen bestrahlen die befallenen Gebiete im Stadium III mit ähnlichen Dosen. Für eine genaue Stadieneinteilung ist eine Röntgenthoraxaufnahme unerläßlich. Eine Kontrastdarstellung der Vena cava inferior und eine Lymphangiographie sind indiziert, um einen Befall des Retroperitoneums festzustellen. Fast 50% der Patienten, die zunächst in die Stadien I und II eingeteilt werden, fallen nach genauer Röntgendiagnostik in das Stadium III.

B. Zytostatische Therapie: (für Stadium III und IV)

1. Die Kombinationstherapie von Kortikosteroiden mit einem oder mehreren Zytostatika gilt als Behandlung der Wahl; sie vermindert die Nebenwirkungen, verzögert eine Resistenzentwicklung und verlängert die Remissionen. Sie ist der alleinigen Kortikosteroidmedikation (20–40 mg/tgl.), mit der nur selten Remissionen erzielt werden, überlegen. Folgendes Kombinationsschema („MOPP") wird gegenwärtig benutzt: **M**echlorethamin (= Chlormethin, Stickstofflost), 6 mg i.v. am 1. und 8. Tag; **O**ncovin (Vincristin) 1,4 mg i.v. am 1. und 8. Tag; **P**rocarbazin 100 mg tgl. oral für 14 Tage in jedem Zyklus und **P**rednison, 40 mg oral tgl. während des 1. und 4. Zyklus. Dieses Dosierungsschema wird in 6 zweiwöchigen Zyklen über 6 Monate wiederholt. Auf die 2 Therapiewochen folgen 2 Wochen ohne jede Behandlung. Cyclophosphamid, 650 mg pro Tag i.v. kann anstelle des Mechlorethamins verabreicht werden.

2. Mechlorethamin: 0,1 mg/kg werden aufgelöst und innerhalb von 5 min in einer Infusion mit physiologischer Kochsalzlösung infundiert, am besten abends nach einer leichten Mahlzeit. Die sofortigen unerwünschten Nebenwirkungen wie Übelkeit und Erbrechen können durch vorherige Gabe von reichlich Sedativa und Antiemetika vermieden werden. Eine Besserung der Beschwerden und eine Verkleinerung der Lymphknoten können bereits nach 1–3 Tagen beginnen. Solange keine Knochenmarksdepression auftritt, kann die Medikation alle 2 Monate wiederholt werden.

3. Chlorambucil (Leukeran®) kann als Erhaltungstherapie für 3–6 Wochen in schweren Fällen nach einer Mechlorethaminbehandlung oder an Stelle einer Mechlorethaminbehandlung in leichteren Fällen gegeben werden. Die Dosis beträgt 0,2 mg/kg/tgl. oral p.c. über den Tag verteilt. Eine Besserung tritt erst nach 3–4 Wochen auf, das Maximum nach 2–4 Monaten. Nebenwirkungen sind selten. Wegen der gelegentlich beobachteten Knochenmarksdepression sollten Blutbildkontrollen zunächst wöchentlich, später mindestens einmal im Monat durchgeführt werden.

4. Cyclophosphamid (Endoxan®): 2–3 mg pro kg Körpergewicht i.v. zunächst für 6 Tage, anschließend 50–100 mg oral 1–3 × tgl. als Erhaltungsdosis. Der Hauptnachteil dieses Mittels ist die in 20% auftretende vorübergehende Alopezie.

5. Vinblastinsulfat (Velbe®) kann in resistenten Fällen probiert werden. Die Dosis beträgt 0,1–0,15 mg pro kg Körpergewicht i.v. einmal wöchentlich, abhängig von den Leukozytenwerten. Unerwünschte Nebenwirkungen sind Übelkeit, periphere Neuropathie und Alopezie.

Tabelle 9-5. Stadieneinteilung beim Morbus Hodgkin

Stadium	Definition
0	Histologisch ist die Erkrankung noch nicht zu sichern.
I	Befall einer einzigen Lymphknotengruppe oder Ausbildung eines einzigen Krankheitsherdes.
II	Befall von zwei oder mehr Lymphknotengruppen ober- oder unterhalb des Zwerchfelles.
III	Befall mehrerer Lymphknotengruppen ober- oder unterhalb des Zwerchfelles einschließlich der Milz.
IV	Organbefall von Knochenmark, Knochen, Lunge, Magen-Darm, Leber, Niere, Haut, ZNS oder anderen Organen einschließlich der Milz.

Alle Stadien werden in Untergruppen ohne (A) oder mit (B) Allgemeinsymptomen unterteilt.

6. Procarbazin (Natulan®): 50–250 mg tgl. oral.
(Man beginnt meist mit 50 mg als Dosis für den ersten Behandlungstag, die dann um jeweils 50 mg in den weiteren Tagen bis zu ca. 250 mg Gesamttagesdosis gesteigert wird. Die Behandlung soll so lange fortgesetzt werden, bis eine Remission eintritt bzw. bis eine Gesamtdosis von 6 g appliziert worden ist. In den ersten Tagen kann es zu Appetitlosigkeit und Übelkeit kommen, die meist später verschwinden. Auch hier ist auf einen möglichen Abfall der Leukozyten- und Thrombozytenwerte zu achten. [Anmerkung des Herausgebers.])

7. Doxorubicin (Adriablastin®): 60 mg alle 3 Wochen oral (Gesamtdosis von 500 mg sollte während der Behandlung nicht überschritten werden) kann in resistenten Fällen versucht werden.

8. Bleomycin (Bleomycinum Mack): 15–30 mg 1 × wöchentlich i.v., ebenfalls alternativ für resistente Fälle.

9. Für **resistente Fälle** kommt eine Behandlung nach dem „ABVD"-Schema in Frage: Adriamycin (Doxorubicin), insgesamt 0,8 mg/kg KG in 2 Einzeldosen am 1. und 14. Tag i.v.; Bleomycin, 15 mg am 1. und 14. Tag i.v.; Vinblastin, 0,1 mg/kg KG jeweils am 1. und 14. Tag i.v. sowie Dacarbazin, 2–4,5 mg/kg KG tgl. i.v. für die Dauer von 10–14 Tagen.

C. Behandlung der Komplikationen:
1. Autoimmunkörper-bedingte hämolytische Anämie s.S. 375.

2. Unbehandelbarer Pruritus und Fieber: Bei Versagen der alkylierenden Substanzen kann ein Versuch mit Colchicin unternommen werden. 3–5 mg in 20 ml physiologischer Kochsalzlösung werden langsam i.v. in 3tägigen Intervallen bis zum Leukozytenabfall injiziert.

Bei Fieber und starken Schmerzen bringen Butazolidin® (600 mg i.m./tgl. oder 200 mg 3–4 × tgl. peroral) oder Indometacin (Amuno®, 3–4 × tgl. 50 mg) durch ihre antipyretische und analgetische Wirkung sowie gelegentliche Abnahme der Lymphknotenschwellung eine anhaltende Erleichterung.

3. Kompressionserscheinungen des Mediastinums oder Rückenmarkes werden mit 0,4 mg/kg Mechlorethamin i.v. 24 Std nach Röntgentherapie behandelt.

Prognose
Patienten im Stadium I oder II, die eine intensive Bestrahlungstherapie erhalten haben und über 5 Jahre keine neuen Manifestationen aufweisen (ca. 50% der so behandelten Patienten), haben mindestens eine 95%ige Heilungschance. Neue Symptome durch Fortschreiten der Erkrankung vom Ausgangspunkt kommen bei den anderen 50% vor, gewöhnlich schon innerhalb von 2 Jahren nach der Ersttherapie. In einigen Zentren laufen Versuche mit einer prophylaktischen Bestrahlung nicht befallener, angrenzender Bezirke, um eine weitere Ausbreitung der Erkrankung rechtzeitig zu verhindern. Im Augenblick liegt die 5-Jahre-Überlebenszeit bei etwa 30%.

Lymphosarkom

Das Lymphosarkom kann als maligne Erkrankung des lymphatischen Gewebes in jeglichen lymphoiden Aggregaten auftreten. Erstsymptom ist bei den meisten Patienten eine gewöhnlich schmerzlose, *einseitige Lymphadenopathie* im Nacken. Initialer nasopharyngealer, mediastinaler oder intraabdomineller Befall sind jedoch ebenfalls recht häufig. Haut, Gastrointestinaltrakt, Nervensystem und Knochen zeigen nur gelegentlichen Befall. Unwohlsein, Fieber, Gewichtsverlust und Schwitzen gehören zu den führenden subjektiven Symptomen. Im Verlauf der Erkrankung tritt bei ⅓ der Patienten eine Leber- oder Milzvergrößerung auf. Die Diagnose wird durch eine *Lymphknotenbiopsie* gestellt, die eine Zerstörung der Lymphknotenstruktur und Ersatz durch dicht gepackte *Lymphoblasten oder Lymphozyten* ergibt. Die Erkrankung befällt junge Erwachsene und tritt nur selten bei Kindern auf. Die mittlere Überlebenszeit beträgt beim Erwachsenen 2 Jahre, bei Patienten unter 16 Jahren weniger als ein Jahr. Im Gegensatz zum M. Hodgkin, der zu Beginn zunächst unifokal und durch intensive Bestrahlung gut zu beeinflussen ist, tritt das Lymphosarkom gewöhnlich von Anfang an *multifokal* auf. Obwohl diese Erkrankung strahlensensibel ist, überschreitet man bei der rein palliativen Röntgenbestrahlung selten 2000–2500 r. Eine zytostatische Chemotherapie sollte wie bei der Lymphogranulomatose bei unilokulärem Befall nach der Radiatio, bei multilokulärem Befall allein, evtl. in Kombination verschiedener Zytostatika, durchgeführt werden. Kortikosteroide wirken auch hier unterstützend. Folgende kombinierte Chemotherapie scheint sinnvoller als die Behandlung mit einzelnen Substanzen zu sein:

Cyclophosphamid 15 mg pro kg i.v. einmal pro Woche; Vincristin 0,025 mg pro kg i.v. einmal wöchentlich; Prednison 0,6 mg pro kg oral tgl. Diese Kombination gibt man 6 Wochen lang.

Die **COP***-Kombination:*
Cytoxan [Endoxan] (Cyclophosphamid), **O**ncovin [Vincristin, Lilly] (Vincristinsulfat) und **P**rednison, wobei entweder 800 oder 400 mg/m^2 Cyclophosphamid in Abständen von 14 Tagen intravenös und 2 mg Vincristin und 100 mg Prednison an 5 aufeinanderfolgenden Tagen gegeben werden.

Diese Stoßbehandlung wird bis zu 10 mal wiederholt. Eine Modifikation dieser Kombination besteht aus Endoxan, 400 mg/m^2 oral an 5 aufeinanderfolgenden Tagen, Vincristin (1,4 mg/m^2 i. v.) am ersten Behandlungstag sowie Prednison in einer Dosis von 100 mg/m2 oral an den ersten 5 Tagen der Behandlung, die in Abständen von 21 Tagen wiederholt werden soll, bis eine komplette Remission bzw. eine Resistenz auftritt.

Retikulosarkom

(Retothelsarkom)

Es ähnelt dem Lymphosarkom in vielen Punkten. Die *Lymphknoten* sind eher *hart*, mit der Unterlage *verbacken, schmerzhaft* und mürbe. Die Diagnose wird durch die Biopsie gestellt. Zytoplasmareiche Zellen überwiegen. Sie sind 3–4mal größer als die malignen Lymphozyten. Oropharynx, Gastrointestinaltrakt und Knochen können befallen sein. Bei der generalisierten Form spricht man von einer *Retikulosarkomatose*. Alter, Häufigkeit und Prognose entsprechen denen des Lymphosarkoms. Die Therapie ist die gleiche wie beim Lymphosarkom und beim M. Hodgkin. Im allgemeinen sind die Patienten jedoch weniger strahlenempfindlich.

Großfollikuläres Lymphoblastom

(Brill-Symmers)

Bei ihm besteht eine schmerzlose Vergrößerung oberflächlicher Lymphknoten. Sie sind weich, diskret und nicht verbacken. Die inguinalen Lymphknoten scheinen relativ häufig mitbefallen. Allgemeinsymptome stechen weniger häufig hervor als bei anderen Lymphknotenerkrankungen. Hepato- und Splenomegalie lassen sich nur selten nachweisen. Nur bei 25% der Fälle findet sich eine wechselnde Anämie. Am häufigsten tritt die Erkrankung im mittleren Lebensalter auf.

Wegen der großen Strahlensensibilität steht die Röntgenbestrahlung im Vordergrund. Kombinierte zytostatische Therapie mit Mechlorethamin und Actinomycin C sowie Kortikosteroiden wirkt günstig.

Spontanremissionen kommen vor. Etwa 50% der Patienten überleben 5 Jahre.

Mycosis fungoides

Die Mycosis fungoides ist eine fatale, chronische Erkrankung der retikuloendothelialen Zellen der Haut. Sie kann zu einer sekundären Mitbeteiligung der Lymphknoten und inneren Organe führen. Die initialen Veränderungen ähneln denen einer benignen, nicht spezifischen Dermatitis oder Psoriasis. In diesem Stadium zeigt das histologische Bild keinen malignen Prozeß an. Spätere Befunde schließen Infiltrationen, Lichenifikation, Plaque- und Tumorbildung ein.

Die charakteristischen pathologischen Befunde in den späten Stadien der Erkrankung sind *pleomorphe zelluläre Infiltrate der Haut* mit fokalen Ansammlungen von mononukleären Zellen mit viel hellem Zytoplasma und kleinen dichten Kernen in der Epidermis. Bilden diese zellulären Ansammlungen Tumoren, so können sie durchbrechen und exulzieren. In diesem Stadium kann eine histologische Differenzierung vom Retikulumzellsarkom oder vom M. Hodgkin unmöglich werden.

Generalisierter Juckreiz und Lymphknotenbefall manifestieren sich häufig am ganzen Körper. Bei einigen Patienten findet man große mononukleäre Zellen, die an Histiozyten und Retikulumzellen im Blut *(Sézary-Zellen)* erinnern. Das Intervall zwischen den ersten Erscheinungen der anscheinend benignen chronischen Hauteruption und der Diagnosestellung kann mehrere Jahre betragen. Die meisten Patienten sterben in den ersten 3–4 Jahren nach Sicherung der Diagnose.

Die Behandlung ist palliativ. Sehr gute Ergebnisse werden durch eine Bestrahlung erreicht, am günstigsten mit Elektronen, die durch ein Betatron oder einen Linearbeschleuniger erzeugt werden. Sie haben ein sehr geringes Durchdringungsvermögen und lassen eine Ganzkörperbestrahlung ohne Schädigung der inneren Organe zu. Als Alternative kommt eine Chemotherapie mit Mechlorethamin, Cyclophosphamid oder Methotrexat in Frage. Die Dosierung entspricht der beim M. Hodgkin.

Polycythaemia vera

(Morbus Vaquez-Osler)

Diagnostische Merkmale

- Unwohlsein, Müdigkeit, Schwäche
- Rosiges Gesicht, dunkle Schleimhautrötung
- Stark erhöhte Erythrozytenwerte und Anstieg der gesamten Erythrozytenmenge

Allgemeine Betrachtungen

Die Polycythaemia vera schließt als myeloproliferative Erkrankung häufig ein oder mehrere geformte Elemente wie Erythrozyten, Leukozyten und Thrombozyten in wechselndem Ausmaß mit ein. Die Symptome beruhen wahrscheinlich auf der *erhöhten Viskosität des Blutes* und dem gesteigerten Stoffwechsel. Die Erkrankung tritt bevorzugt im mittleren Lebensalter und bei Männern auf. Die Erythropoetinproduktion ist stark vermindert.

Klinische Befunde

A. Symptome: Die Patienten klagen über Kopfschmerzen, mangelndes Konzentrationsvermögen, Hörschwäche, Juckreiz besonders nach dem Baden, Schmerzen in Fingern und Zehen und konjunktivale Rötung. Sie fühlen sich in ihrem Allgemeinbefinden beeinträchtigt. Besonders auffällig ist eine *dunkle Röte der Lippen, Fingernägel und Schleimhäute.* Die retinalen Venen sind oft erweitert, geschlängelt und fast schwarz *(Fundus polycythaemicus).* Es bestehen keine Trommelschlegelfinger. Bei der ersten Untersuchung fällt bei etwa der Hälfte der Patienten eine deutlich vergrößerte *tastbare Milz* auf.

B. Laborbefunde: Die Zahl der *Erythrozyten* beträgt *6–10 Mill./mm³; das Hämoglobin liegt über 18%* bei Männern und über 16% bei Frauen. Der *Hämatokrit übersteigt 55%.* Die Leukozyten können bis auf 20000/mm³ ansteigen bei gleichzeitiger Vermehrung der Basophilen. Die *alkalische Leukozytenphosphatase ist erhöht.* Die *Thrombozyten* weisen einen *Anstieg* gelegentlich bis über eine Million auf. Sie können auch normal sein. Einige Patienten mit stark erhöhten Thrombozytenwerten (über 1 Million) und normaler Hb-Konzentration können an einer maskierten Polycythaemia vera leiden. In diesen Fällen wird das erhöhte Erythrozytenvolumen durch einen gleichzeitigen Anstieg des Plasmavolumens verschleiert. In anderen Fällen kann das Erythrozytenvolumen durch chronische Gastrointestinalblutungen normal bleiben.

Das *Knochenmark* zeigt eine *Hyperaktivität* sämtlicher Elemente, wobei die Vermehrung der Megakaryozyten besonders auffällt. Die meist leicht verminderte arterielle Sauerstoffsättigung liegt immer über 91%. Die Harnsäure ist häufig auf 5–10 mg/% erhöht. Das *Erythrozytenvolumen* übersteigt die obere Normgrenze von 36 ml/kg (bei Frauen 32 ml/kg).

Differentialdiagnose

Die Polycythaemia vera muß besonders von hohen Normalwerten (s. unten) abgegrenzt werden, die stabil bleiben und nicht ansteigen; ferner von einer Streßerythrozytose, einem Zustand mit vermindertem Plasmavolumen, normalem Erythrozytenvolumen und einer schnellen Fluktuation der Blutwerte, wie sie gelegentlich bei übernervösen Patienten vorkommt.

Die oberen Normalwerte betragen

1. für Männer	Hb: 18,0 g/100 ml
	Ery: 6,2 Mill.
	Hämatokrit: 54%
2. für Frauen	Hb: 16,0 g/100 ml
	Ery: 5,4 Mill.
	Hämatokrit: 47%.

Bei einer symptomatischen Polyglobulie (sekundäre Polyzythämie) ist die zugrundeliegende pulmonale oder kardiale Erkrankung gewöhnlich offensichtlich, so z. B. bei einer zyanotischen Herzerkrankung oder einer pulmonalen Fibrose. Bei ausgeprägter Fettsucht (Pickwick-Syndrom), die auch zu einer Hypoventilation führen kann, ist die arterielle Sauerstoffsättigung herabgesetzt; Leukozytose und Thrombozytose fehlen. Das Knochenmark zeigt eine Hyperplasie lediglich des erythropoetischen Systems. Beim Emphysem steigen die Hämoglobinwerte selten 1–2 g über den Normalwert an. Gelegentlich kommt eine strukturelle Hämoglobinanomalie ursächlich für eine feste Sauerstoffbindung in Frage. Nur der Partialdruck des Blutsauerstoffs ist vermindert, und die Dissoziation im Gewebsspiegel liegt unter der Norm. Eine symptomatische Polyglobulie tritt ebenfalls bei renalen Tumoren oder Zysten, einer Pyelonephritis, Harnabflußstörungen, Kleinhirnhämangioblastomen, Uterusfibromen und Hepatomen auf. Einige dieser Erkrankungen verursachen vermutlich eine exzessive Erythropoetinproduktion. Es besteht keine Splenomegalie, Leukozyten und Thrombozyten bleiben unverändert.

Komplikationen

Blutungen, besonders im Magen-Darmkanal, und zerebrale, pulmonale oder tiefe Venenthrombosen treten häufig bei einer unkontrollierten Polycythaemia vera auf. Langanhaltende Blutungen bei chirurgischen Eingriffen sind keine Seltenheit. Eine sekundäre Gicht besteht bei etwa 10% der Patienten.

Behandlung

A. Radiophosphor, ^{32}**P:** Die Initialdosis beträgt 3–5 mc i. v. Wird ^{32}P oral gegeben, muß die Dosis um 25% gesteigert werden. Nach der Behandlung sollte der Patient bis zur Remission alle 3–4 Wochen kontrolliert werden. Der Abfall der Thrombozyten beginnt nach 2 Wochen, die niedrigsten Werte werden nach 3–5 Wochen erreicht. Die Erythrozyten sinken nach 1 Monat, die tiefsten Werte finden sich nach 3–4 Monaten. Ist nach 2 Monaten keine Wirkung feststellbar, werden die Patienten nochmals zusätzlich mit 2–3 mc behandelt. Wenn nötig, kann eine weitere Dosis von 2–3 mc nach 6 Monaten verabreicht werden. Nach Normalisierung der Blutwerte erfolgen die Kontrollen in 2–3monatigen

Abständen. Die Remissionen dauern 6–24 Monate, selten länger. Ein Rezidiv wird mit der initialen Wirkdosis behandelt, die 5 mc nicht überschreiten sollte. Wiederholungsbehandlungen mit ^{32}P sind möglichst lange hinauszuschieben, um ihre Wirksamkeit nicht zu verringern und um die Rezidivhäufigkeit niedrig zu halten.

B. Aderlaß (Venaesectio, Phlebotomie): Wöchentlich werden 500 bis 2000 ml Blut abgenommen bis zu einem Hämatokrit von 45%. Ein erneuter Aderlaß von 500 ml erfolgt beim Ansteigen des Hämatokrits um 4–5%. Dies ist durchschnittlich alle 2–3 Monate erforderlich. Zusätzliche Eisengaben sind auch bei alleiniger Aderlaßtherapie nicht notwendig, da verminderte Eisendepots die Blutneubildung bremsen. Eisen- und eiweißreiche Kost sollte vermieden werden (Fleisch, Wurst, Leber, Muscheln, Austern und Gemüse).

C. Chemotherapie: Als Alternative zu einer Bestrahlung werden myelosuppressive Medikamente angewandt. Die Dosis für die initiale Therapie bis zum Auftreten der Wirkung (was 3–5 Monate dauern kann) liegt doppelt so hoch wie die Erhaltungsdosis. Bei einigen Patienten hält die Remission auch ohne Erhaltungstherapie an.

1. Chlorambucil (Leukeran®): 10–12 mg tgl. initial, anschließend 3–4 mg tgl.

2. Cyclophosphamid (Endoxan®): 100–150 mg tgl. initial, dann 50–75 mg tgl. als Erhaltungsdosis.

3. Melphalan (Alkeran®): 4–6 mg tlg. initial; Erhaltungsdosis 2 mg tgl. oder weniger.

D. Behandlung der Komplikationen: Vor chirurgischen Eingriffen sollten sich die Patienten in einer hämatologischen Remission befinden, da Operationen gehäuft durch Blutungen kompliziert sind. Der operative Blutverlust wird durch Vollbluttransfusionen ausgeglichen. 4–6 g Humanfibrinogen beseitigen einen Fibrionogenmangel. Die Behandlung der Gicht entspricht der der primären Arthritis urica.

Prognose

Die durchschnittliche Überlebenszeit gut behandelter Patienten beträgt 13 Jahre. Die Erkrankung wird in 3 Stadien eingeteilt:

1. das über viele Jahre bestehende ‚rosige‘ Stadium, mit hohen Erythrozyten- und Hämoglobinwerten,
2. das Stadium der kompensierten Myelofibrose, das keine Behandlung erfordert und ebenfalls mehrere Jahre andauern kann,
3. das anämische Stadium mit schwerer Myelofibrose, Hyperplasie der Megakaryozyten und sehr großer Milz; es kann wenige Monate bis maximal 2 Jahre dauern. 5% der Patienten sterben an einer akuten Leukämie.

Agranulozytose

Diagnostische Merkmale

● Schüttelfrost, Fieber, Halsentzündungen, körperliche Erschöpfung
● Ulzerationen der Mund- und Rachenschleimhaut
● Granulozytopenie mit relativer Lymphozytose
● BKS-Beschleunigung

Allgemeine Betrachtungen

Eine Agranulozytose kann nach Einnahme bestimmter Medikamente und Chemikalien auftreten, z. B. nach thyreostatischen Medikamenten, Sulfonamiden, Phenothiazin, Phenylbutazon und Aminophenazon. Einige führen zur Bildung zirkulierender Agglutinine gegen Granulozyten, in anderen Fällen ist die Ursache der Agranulozytose unbekannt. Manche Medikamente, z. B. Aminophenazon, führen zu einem akuten Auftreten der Symptome und der Leukopenie, andere, z. B. Thyreostatika und Phenothiazine, bewirken nur langsam, nach wenigen Tagen oder Wochen oder sogar erst bei erneuter Verabreichung, eine Leukopenie. Eine vorübergehende Neutropenie kann z. B. bei Patienten gefunden werden, die sich einer Hämodialyse unterziehen müssen; sie ist durch eine reversible intravaskuläre Veränderung der Neutrophilen begründet.

Klinische Befunde

A. Symptome: Die Erkrankung beginnt oft akut mit Fieber, Schüttelfrost und Schwäche. Dabei finden sich braun-graue Exsudate im Rachen, grünschwarz belegte Ulzera der Mundschleimhaut, des Respirationstraktes sowie im Rektum- und Vaginalbereich. Eine regionale Adenopathie ist häufig. Maculae und Papeln mit Umwandlung in Blasen treten an der Haut auf. Es besteht keine Leber- und Milzvergrößerung.

B. Laborbefunde: Die *Granuloyzten verschwinden* im Blut, die absoluten Mono- und Lymphozytenwerte sind vermindert. Erythrozyten und Thrombozyten bleiben unverändert. Das *Knochenmark* erscheint *hypoplastisch;* man findet nur wenige myeloische Zellen; Erythropoese und Megakaryozyten sind normal. Nach Absetzen des auslösenden Medikamentes erholt sich das Mark innerhalb von 8–10 Tagen; Lymphozyten und Monozyten erscheinen vor den Granuloyzten. Während der Knochenmarksregeneration wird zunächst ein vorübergehendes Überwiegen der Lymphozyten festgestellt, darauf folgt eine Phase der primitiven Granulozytenproliferation.

Differentialdiagnose

Die Erkrankung muß von einer aplastischen Anämie (Thrombozytopenie und Anämie) und einer akuten aleukämischen Leukämie (hyperplastisches Mark, Überwiegen maligner Zellen) abgegrenzt werden.

Komplikationen

Die Komplikationen schließen eine Sepsis, Bronchopneumonie, hämorrhagisch-nekrotische Schleimhautveränderungen und einen Leberparenchymschaden mit Ikterus ein.

Behandlung

A. Allgemeine Maßnahmen: Verdächtige Medikamente oder Chemikalien sollten abgesetzt werden. Bakterienkulturen und Antibiogramme müssen aus dem Blut angesetzt werden. Unterstützende Maßnahmen bestehen in einer ausreichenden Mundhygiene, einer adäquaten Flüssigkeitszufuhr und Fiebersenkung. Um eine Infektionsexposition zu verhindern, erfolgt die Isolierung des Patienten.

B. Antibiotika: Es sollte Carbenicillin (20 g tgl. i.v. in geteilten Dosen alle 4 Std.) und Cephalothin (20–80 mg/kg KG tgl. i.v. in geteilten Dosen alle 6 Std.) gegeben werden. Penicillin und andere Antibiotika sind nicht prophylaktisch zu verwenden. Breitspektrum-Antibiotika sind nur dann zu verwenden, wenn eine spezielle Indikation auf der Basis einer Kultur und Empfindlichkeitstestung vorliegt. Bei Fieber werden Ticarcillin, 3 g alle 4 Std., und Tobramycin, 1,7 mg/kg KG alle 8 Std., kombiniert verabreicht.

C. Kortikosteroide: Bei toxischen Erscheinungen empfiehlt sich die Gabe von Kortikosteroiden.

Prognose

Bei unbehandelten Fällen beträgt die Mortalität etwa 80%. Durch die antibiotische Therapie konnte die Mortalität gesenkt werden. Tritt eine Remission ein, so ist sie meist vollständig. Die Patienten dürfen jedoch das schädigende Agens nie wieder einnehmen.

Hämorrhagische Diathesen

Diagnose der Gerinnungsstörungen

Beim Studium der Gerinnungsstörung ist die Vorgeschichte von größter Wichtigkeit. Folgende Fragen sind zu beantworten:
1. Wie lange besteht anamnestisch eine Blutungsneigung? Ist die Blutung seit der Kindheit bekannt oder erst seit kurzem? Wie oft trat sie früher auf?
2. Wie kam es zu den Blutungen? Traten sie nach kleinen operativen Eingriffen wie Tonsillektomie oder Zahnextraktion auf oder nach einem Sturz oder beim Sport?

3. Wie lange dauerte die Blutung? Verlängertes Nachbluten ist bedeutungsvoller als eine massive Blutung.
4. Besteht eine familiäre Blutungsanamnese?
5. Wie sieht das Bild der Blutung aus? Eine Purpura weist auf einen Kapillarschaden oder eine Thrombozytopathie hin. Für eine Hämophilie ist sie nicht charakteristisch. Gelenkblutungen, Hämatome oder große flächenhafte Blutungen an der Stelle des Traumas deuten auf eine Hämophilie. Plötzlich auftretende schwere Blutungen an verschiedenen Stellen nach ausgedehnten chirurgischen oder gynäkologischen Eingriffen lassen auf einen erworbenen Fibrinogenmangel schließen. Eine starke unilokuläre Blutung ohne Anamnese einer Purpura oder vorausgegangener Blutungen läßt eher an einen chirurgischen oder anatomischen Defekt als an eine Gerinnungsstörung denken.

Hämophilie

Diagnostische Merkmale

- Meist angeborene und familiäre, lebenslange Blutungsanamnese bei Männern
- Durch kleinere Verletzungen leicht auslösbare verlängerte Blutungen
- Gehäuftes Auftreten von Blutergelenken und Hämatomen
- Verlängerte Gerinnungszeit, normale Blutungszeit

Allgemeine Betrachtungen

Die klassische Hämophilie beruht auf einem Mangel an antihämophilem Globulin (AHG, Faktor VIII), einem für die Thrombokinase-(Thromboplastin-)Bildung wichtigen normalen Plasmabestandteil. Die Erkrankung wird als ein geschlechtsgebundenes rezessives Gen durch klinisch symptomlose weibliche Konduktorinnen einem männlichen Nachkommen vererbt. Der Faktor VIII-Spiegel ist bei der Hälfte der weiblichen Konduktorinnen (30–50%) vermindert. Mehr als 85% der angeborenen Bluter haben eine klassische Hämophilie. Ein Drittel der Fälle tritt sporadisch auf, d.h. eine familiäre Blutungsanamnese besteht nicht.

Klinische Befunde

A. Symptome: Patienten mit einer Hämophilie bluten selten massiv. Charakteristisch ist eine *verzögerte und verlängerte Sickerblutung,* die nach kleinen Traumen oder chirurgischen Eingriffen auftritt. Die Blutung ins Gewebe führt zu schmerzhaften Hämatomen in der Subkutis und Muskulatur. Gelenkdeformierungen bis zur totalen Ankylosierung entstehen durch wiederholte Blutungen in die betroffe-

Tabelle 9-6a. Synonyme der Gerinnungsfaktoren

Faktor Nr.	Name	Synonyme
I	Fibrinogen (Denis)	
II	Prothrombin (Schmidt)	
III	Thromboplastin (Nolf)	Thrombokinase (Morawitz)
		Thrombokinin (Lenggenhager)
IV	Kalzium	
V	Proakzelerin (Owren)	Prothrombin-Akzelerator (Fantl)
		Plasma-prothrombin-conversionfactor
		(PPCF) (Steffani)
		Prothrombinokinase (Milstone)
		Labile factor (Quick)
VI	Akzelerin (Owren)	Serum accelerator (Steffani)
VII	Prokonvertin (Owren)	Prothrombin conversion factor (Owren)
		Stable factor (Steffani)
		Serum-prothrombin-conversion-accelerator
		(SPCA, de Vries)
		Serum accelerator (Jacox)
		Prothrombin accelerator (Mac Millan)
VIII	Antihämophiles Globulin	Antihämophilic factor (AHF, Brinkhous)
	(AHG, Patek)	Plasma-thromboplastic factors (Ratnoff)
		Thromboplastinogen (Quick)
IX	Christmas Faktor	Plasma-thromboplastic component
	(Biggs a. Mac Farlane)	(PTC, Aggeler)
		Antihämophiles Globulin B (AHG-B, Cramer)
X	Stuart-Prower-Faktor)	Stuart deficiency (Graham)
XI	Plasma-thromboplastic antecedent	
	(PTA) (Rosenthal)	
XII	Hagemann-Faktor	Plasma thromboplastic factor
		(PTFD), (Aggeler)
XIII	Fibrinstabilisierender Faktor	Plasma thromboplastic factor E (PTEE)

nen Gelenkspalten. Gastrointestinale Blutungen und Hämaturien werden oft übersehen.

Die Häufigkeit der Blutungsereignisse ist sehr unterschiedlich. Es wechseln Perioden von Spontanblutungen mit symptomfreien Stadien trotz Traumen ab.

Bei leichteren Fällen fehlt gelegentlich eine Blutungsanamnese.

B. Laborbefunde: Bei einer schweren Hämophilie kann die *Gerinnungszeit* zwischen 30 min und einigen Stunden liegen.

Die *partielle Thromboplastinzeit (PTT)* ist beträchtlich verlängert. *Faktor VIII (AHF) fehlt* im Plasma fast vollständig. Während der klinisch unauffälligen Perioden bleiben diese Labortests pathologisch. Kapillarbrüchigkeit, Blutungszeit, Prothrombinzeit, Fibrinogengehalt und Thrombozyten sind normal.

Bei leichten Fällen kann die Gerinnungszeit bei immer verlängerter PTT normal sein. Im Plasma findet sich nur 5–40% Faktor VIII (normal 50–150%).

Differentialdiagnose

Plasmathromboplastin-Mangel (Hämophilie B, Christmas-Disease), der für 2–3% der angeborenen Bluter verantwortlich ist (15% der Hämophilien), hat die gleiche klinische Manifestation und Vererbbarkeit wie die klassische Hämophilie A. Um eine geeignete, spezifische Therapie dieser Mangelerkrankungen durchzuführen, müssen Spezialgerinnungstests vorausgehen.

Bei etwa 1% der Bluter liegt ein Mangel an PTA (Plasma-thromboplastic antecedent, Faktor XI) vor. Es handelt sich um ein autosomal rezessiv vererbbares Merkmal, das bei Männern und Frauen auftritt. Diese Erkrankung kommt fast ausschließlich bei der jüdischen Rasse vor. Die Neigung zu Spontanblutungen ist im allgemeinen gering. Nur wenige Patienten bluten sehr leicht, meistens treten Blutungen höchstens nach Verletzungen oder chirurgischen Eingriffen auf. Blutergelenke kommen nicht vor. Die Differenzierung zum Faktor VIII-und Faktor IX-Mangel gelingt durch spezielle Gerinnungs-

Tabelle 9-6b. Differentialdiagnose einiger Blutungsübel

	Hämophilie (Faktor VIII) schwer/leicht		idiopathische thrombozytopenische Purpura	v. Willebrand-Jürgens-Syndrom	Thrombasthenie Glanzmann	Mangel an exogenen Faktoren (II, V, VII, X)	Fibrinogen-Mangel (Faktor I)
Klinisches Bild:[a]							
Petechien	−	−	+ + + +	+	+ +	Ekchymosen	Ekchymosen
große Hämatome	+ + + +	+ +	−	−	−	−	−
Blutergelenke	+ + + +	±	−	±	−	−	−
Postoperative Blutung	+ + + +	+ + + +	+	+ + +	+	+ +	+ + +
Beginn in der Kindheit	+	±	−	+	+	±	±
Vererbung	+	+	−	+	+	−	−
Laborbefunde							
Blutungszeit	N	N	verlängert	verlängert	N oder verlängert	N	N
Gerinnungszeit	verlängert	N	N	N	N	N oder verlängert	kein Gerinnsel
Retraktionszeit	N	N	verlängert	N	verlängert	N	kein Gerinnsel
Prothrombinzeit	N	N	N	N	N	verlängert	verlängert
PTT (Partielle Thromboplastin-Zeit)	verlängert	verlängert	nur anormale Thrombozyten	anormal	verlängert nur anormale Thrombozyten	N	N
Thrombozyten	N	N	vermindert	N	anormale Thromboz.	N	N
Rumpel-Leede	N	N	pos.	N oder pos.	N oder pos.	N	N

[a] Häufigkeit ausgedrückt in − bis + + + +

untersuchungen. Als Behandlung kommt die Gabe von gefrorenem Plasma in Frage, eine spezifische Therapie ist nicht bekannt.

Störungen des Prothrombinkomplexes sind charakterisiert durch eine verlängerte Prothrombinzeit und eine normale Gerinnungszeit.

Beim Fibrinogenmangel gerinnt das Blut im Reagenzglas nicht, oder aber es bildet sich ein kleines Gerinnsel, das sich zu einem dünnen Rückstand zusammenzieht.

Komplikationen

Rezidivierende *Blutergelenke* führen zu einer Ankylosierung. Hämatome um periphere Nerven können dauerhafte Schäden mit Schmerzen, Anästhesie oder Muskelatropie verursachen. Blutungen in den Retroperitonealraum enden meist tödlich. Autoimmunantikörper (Anti-AHG) entwickeln sich nach mehreren Transfusionen bei ungefähr 5% der Patienten. Viele Bluter zeigen positive Tests bei der Bestimmung der Hepatitis B-Antikörper. 2–3% der Bluter entwickeln nach gewisser Zeit einen Ikterus. Ein symptomloser Leberschaden ist die Regel.

Behandlung

A. Allgemeine Maßnahmen: Die Behandlung beruht auf einem Anheben des AHG-Spiegels im Patientenblut und seiner Aufrechterhaltung bis zur

Blutstillung. AHG ist im normal gesammelten Blut äußerst unstabil. Daher sollte Frischblut innerhalb von 6 Std nach Spenderentnahme transfundiert oder das Plasma abgetrennt und auf − 20° eingefroren oder lyophilisiert werden. Die Halbwertszeit des AHG beträgt in vivo ungefähr 12 Std.

Die Behandlung richtet sich nach dem klinischen Erfolg. Gerinnungszeit und Prothrombinverbrauch können nicht als Richtlinien während der Therapie benutzt werden. Das Verhalten der pathologischen PTT dient als nützlicher Indikator.

Die Behandlung des Faktor IX-Mangels wird ähnlich gehandhabt; das Plasma muß nicht frisch sein, da der Faktor IX für lange Zeit unter Blutbankbedingungen stabil ist.

B. Plasma (tiefgefrorenes Plasma 140 E/200 ml): Kurz vor der Infusion wird das Plasma auf 37° Celsius aufgetaut und abgewartet, bis alle festen Bestandteile sich verflüssigen. Um eine maximale Wirkung zu erzielen, wird es in einer Initialdosis von 15–20 ml/kg über eine Zeitspanne von 1–2 Std verabreicht. Daran anschließend erfolgt über die nächsten 3 Tage alle 12 Std die weitere Gabe mit einer halben Dosierung. In einigen Fällen genügen geringere Mengen.

C. AHG-Konzentrat:

1. Antihämophiles Globulin, eine aus normalem menschlichen Plasma isolierte Eiweißfraktion, substituiert den mangelnden oder fehlenden Faktor VIII bei Hämophilie A-Patienten. Dieses lyophil getrocknete farblose Produkt mit 1,2 g Humanglobulin, das der Faktor VIII-Aktivität von 300 ml Frischblut entspricht, wird in 40 ml Aqua dest. gelöst und langsam unter Verwendung des beigefügten Einmalinfusionsgerätes mit Filtereinsatz infundiert.

2. Hemofil® (Hyland), ebenfalls ein Trockenkonzentrat mit 30 E AHG/ml in 4-, 8-, 10- und 30-ml-Flaschen, wird in einer Dosis von 20–25 E/kg i.v. appliziert.

D. Faktor IX-Komplex:

1. Konyne (Cutter — in Deutschland durch Tropon vertrieben) ist eine stabile lyophilisierte gereinigte Plasmafraktion mit den Gerinnungsfaktoren II, VII und IX sowie X und nur $^{1}/_{60}$ Plasmaprotein. 1000 Einheiten entsprechen der Aktivität von einem Liter normalem Frischplasma. Es kann in 40 ml mit einem Gesamtgehalt von 1 g Protein verabreicht werden. 2 E/kg Körpergewicht bewirken in vivo einen Anstieg von 3% nach 15 min, wobei insgesamt nicht mehr als 10–15 E/kg und eine Wiederholungsgabe erst nach 24 Std gegeben werden sollen. Überdosierungen sind zu vermeiden.

2. Human-PPSB nach Soulier und Steinbach (DRK-Blutspendedienst Bundesrepublik). Es enthält die Faktoren II, VII, IX und X sowie pro ml 10 E Heparin. Ein Fläschchen wird nach Auflösen in 10 ml Aqua dest. in 2–5 min injiziert. Die Dosis

der Substitutionstherapie richtet sich nach den gerinnungsphysiologischen Tests.

3. Prothrombinkonzentrat (Behringwerke) ist ein lyophil getrocknetes Gemisch aus Faktor II, VII, IX und X mit einer spezifischen Aktivität von 35–100 ml Frischblut. Meist reicht eine einmalige intravenöse Verabreichung (0,3–1,0 ml/kg/KG) aus. Bei schweren Blutungen kann die Gabe nach 2–3 Std wiederholt werden.

Es besteht die Möglichkeit, daß mit all den unter **C** und **D** angeführten Präparaten eine Virushepatitis übertragen wird. Hepatitisviren können nämlich trotz aller Vorsichtsmaßnahmen im Spenderblut enthalten sein.

E. Behandlung der Komplikationen:

1. Behandlung nach Zahnextraktionen: Die Patienten werden präoperativ mit tiefgefrorenem Plasma vorbereitet.

Abhängig von verschiedenen Umständen werden die Zahnhöhle mit einem sterilen resorbierbaren Fibrinschaum oder Gelatine-Tampons austamponiert oder nicht, die Ränder genäht und der Extraktionsbereich mit einem vorgefertigten Plastikabdruck stabilisiert. Blutungen nach der Extraktion werden mit lokalen Maßnahmen behandelt, einschließlich thrombingetränkter Gazestreifen (Akrithrombin®). Bei schweren Blutungen sollte zusätzlich Plasma oder Frischblut verabreicht werden.

2. Blutungen nach chirurgischen Eingriffen: Die Patienten werden mit Infusionen von antihämophilem oder tiefgefrorenem Plasma vor der Operation behandelt. Die Überwachung erstreckt sich neben der Überprüfung des Faktors VIII auch auf die Anwesenheit zirkulierender Antikörper. Die Mortalität nach großen chirurgischen Eingriffen liegt über 30%.

3. Blutergelenk: Während der Blutung wird das Gelenk in einer angenehmen Lage ruhiggestellt, wenn möglich, in Eis gepackt oder in einen Schutzverband (Gips) gelegt. Bei starken Schmerzen ist oft eine Punktion nötig.

Nach 3–5 Tagen, wenn Schmerzen und Blutungsfolgen abgeklungen sind, wird gewöhnlich mit leichten Bewegungsübungen der Muskulatur begonnen. Nach Rückgang der Schwellung wird die aktive Gelenkbewegung gefördert. Schweres Tragen ist erst nach Festigung des periartikulären Gewebes, nach Normalisierung der Gelenkbeweglichkeit und nach Stärkung der periartikulären Muskelkraft erlaubt.

4. Hämaturie: Es wird oral Prednison, 2 mg/kg KG tgl., für die Dauer von 2 Tagen verabreicht; die Dosis wird danach verringert und die Behandlung nach 5 Tagen beendet.

Prognose

Spontanblutungen in Gelenke, Blutungen nach kleinen Verletzungen oder überwachten chirurgischen Eingriffen sind selten lebensgefährlich. Schwere Traumen oder Blutungen in lockeres Gewebe, z. B. in den Retroperitonealraum, können trotz frühzeitiger Plasmatherapie tödlich verlaufen. Intrakranielle Blutungen sind die häufigste Todesursache. Tödlich endende, unkontrollierbare Blutungen können sich ebenfalls durch das Auftreten von Autoimmunantikörpern (Anti-AHG) nach wiederholten Transfusionen entwickeln.

Essentielle Thrombopenie (M. maculosus Werlhofii) sowie symptomatische Thrombopenie

(Idiopathische, primäre thrombozytopenische Purpura)

Diagnostische Merkmale

● Petechien, Ekchymosen, Epistaxis, Sugillationen und Suffusionen
● Keine auffällige Splenomegalie
● Verminderte Thrombozytenzahl, verlängerte Blutungszeit, mangelhafte Gerinnselverfestigung (maximale Thromboselastizität deutlich vermindert), normale Gerinnungszeit.

Allgemeine Betrachtungen

Die *Thrombozytopenie* ist das Ergebnis eines vermehrten *Thrombozytenunterganges.* Die Thrombozytenzahl steht in engem Zusammenhang mit dem Ausmaß der Thrombozytenzerstörung. Die normale Thrombozytenüberlebenszeit beträgt 8–10 Tage. Bei der chronischen essentiellen Thrombozytopenie beträgt die Lebensdauer gewöhnlich 1–3 Tage; bei akuten Formen noch weniger. Ein Antithrombozytenfaktor mit den charakteristischen Merkmalen eines Antikörpers kann im Plasma vorhanden sein. Trotz einer sichtbaren Vermehrung der Megakaryozyten im Knochenmark ist die Thrombozytenproduktion gewöhnlich nicht verstärkt. Antikörper können die Megakaryozytenentwicklung beeinträchtigen und zu einer ineffektiven Thrombozytenbildung führen (sog. Immunothrombopenien). Die Störung kann aber auch allergisch toxisch oder durch Veränderung der Hämopoese im Knochenmark bedingt als symptomatische Thrombozytopenie auftreten. Ursächlich kommen dann Virusinfektionen, Medikamente, lymphoproliferative Erkrankungen, eine infektiöse Mononukleose oder andere Erkrankungen in Frage.
Man nimmt dabei an, daß die Milz zerstörte Thrombozyten absondert und so zur Antikörperbildung beiträgt.
Die akute idiopathische Thrombozytopenie tritt zu 85% bei Kindern unter 8 Jahren auf. Sie bessert sich gewöhnlich spontan in 2 Wochen oder spätestens in einigen Monaten. Die chronische Form beginnt, bevorzugt bei Frauen, in jedem Lebensalter. Im Anfangsstadium der Erkrankung kann die akute Form nicht von der chronischen unterschieden werden. Klinische Remissionen und Exazerbationen kommen gehäuft vor, wobei die Thrombozytenzahl immer niedrig bleibt.
Überempfindlichkeit gegenüber Chinin, Chinidin, Chlorothiazid-Derivaten, Phenylbutazon, Sulfonamiden und einigen anderen Medikamenten kann zum Bild der symptomatischen Thrombozytopenie führen. Nach Absetzen der schädigenden Noxe steigt die Thrombozytenzahl innerhalb von Tagen an und erreicht in ein paar Wochen normale Werte.

Klinische Befunde

A. Symptome: Die Erkrankung beginnt plötzlich mit Petechien, Epistaxis, Zahnfleischbluten, gastrointestinalen und vaginalen Blutungen oder Hämaturie. Bei der chronischen Form bestehen anamnestisch Blutergüsse, wiederholt auftretende Petechien besonders an beengten Körperstellen. Die Milz ist nicht deutlich vergrößert tastbar.
B. Laborbefunde: Die Thrombozytenzahl liegt immer unter 100000/mm³, gelegentlich sogar unter 10000. Der *Mangel an Thrombozyten* fällt auch im peripheren Blutausstrich deutlich auf. Die Leukozyten sind unauffällig. Eine eventuell bestehende Anämie beruht sekundär auf dem Blutverlust.
Der Hauptwert der Knochenmarksuntersuchung liegt im Ausschluß einer Leukämie oder aplastischen Anämie. Man sieht die auffällig *vermehrten Knochenmarksmegakaryozyten* mit nur sehr geringer Thrombozytenanlagerung.
Sie haben eine normale Form mit einzelnen Kernen, schmalem Zytoplasmasaum und vielen Vakuolen.
Die *Blutungszeit ist verlängert,* die Gerinnungszeit normal, die Gerinnselretraktion spärlich und der Prothrombinverbrauch in schweren Fällen vermindert. Die erhöhte Gefäßbrüchigkeit kommt beim Rumpel-Leede zum Ausdruck. Der LE-Test oder die Prothrombinzeit sollten zum Ausschluß eines Erythematodes durchgeführt werden, der sich als Purpura oder Antikoagulantienblutung manifestieren kann.

Differentialdiagnose

Eine Purpura kann erstes Symptom einer akuten Leukämie oder einer Makroglobulinämie sein. Die Diagnose wird durch den Nachweis typischer maligner Zellen im peripheren Blut oder Knochenmark gestellt. Bei einer die aplastische Anämie begleitenden Thrombozytopenie ist das Mark fettreich, die Megakaryozyten sind vermindert oder fehlen ganz. Die thrombotisch-thrombozytopenische Purpura geht mit einer hämolytischen Anämie, einem Ikterus und Symptomen von seiten des ZNS einher.

Eine symptomatische Thrombozytopenie wird ebenfalls in Verbindung mit einer Vielzahl von Erkrankungen gesehen, die eine Splenomegalie und einen Hypersplenismus verursachen: Stauungsmilz, Felty-Syndrom, M. Gaucher, Tuberkulose, Sarkoidose und Myelofibrose. Der Erythematodes kann mit einer Thrombozytopenie mit und ohne Splenomegalie einhergehen. Weitere Erkrankungen müssen vor der Diagnosestellung einer essentiellen Thrombozytopenie ausgeschlossen werden: z. B. eine Septikämie (bes. mit gramnegativen Keimen) und die intravaskuläre Gerinnung (die gelegentlich mit mikroangiopathischen Erkrankungen kombiniert ist). Beim Neugeborenen kann die symptomatische Thrombozytopenie ebenfalls durch eine Septikämie, eine kongenitale Syphilis, eine Zytomegalie, einen hämolytischen Neugeborenenikterus, einen kongenitalen Megakaryozytenmangel oder ein angeborenes Riesenhämangiom mitverursacht sein. Beim Aldrich-Syndrom (einer geschlechtsgebundenen, rezessiv vererbten Erkrankung) ist die essentielle Thrombozytopenie von einem Ekzem, einer vermehrten Infektanfälligkeit und einem Isoagglutinin-, Immunglobulin- und Lymphozytenmangel begleitet.

Der Skorbut kann eine Purpura sowie starke Haut- und Muskelblutungen hervorrufen; die Gerinnungstests sind alle normal.

Die Schönlein-Henochsche Purpura (anaphylaktoide Purpura) geht mit ausgedehnten antzündlichen Reaktionen der Kapillaren und kleinen Arteriolen einher. Bauchschmerzen, gastrointestinale Blutungen, Hämaturie, Proteinurie und Polyarthritis sind keine Seltenheit.

Das Willebrand-Jürgens-Syndrom (eine Kombination von konstitutioneller Thrombopathie und Angiohämophilie A und B) ist durch eine verlängerte Blutungszeit und erhöhte Kapillarfragilität bei normaler Thrombozytenzahl und Gerinnselretraktion charakterisiert. Bei der hereditären hämorrhagischen Thrombasthenie (Glanzmann) ist die Thrombozytenzahl normal, die Thrombozytenmorphologie pathologisch und die Gerinnselretraktion gestört.

Bei Patienten mit autoerythrozytärer Sensibilisierung entwickeln sich schmerzhafte, erhabene, purpurrote Flecken, die zur Vergrößerung neigen. Sie sind durch Injektion patienteneigener Erythrozyten unter die Haut reproduzierbar.

Komplikationen

Tödliche zerebrale Blutungen treten in 1–5% auf. Blutungen aus Nase, Gastrointestinaltrakt und Urogenitaltrakt sind nicht selten lebensgefährlich. Der Druck eines Hämatoms auf einen Nerven kann schmerzhaft sein, Anästhesie und Paralyse verursachen. Kinder von Müttern mit essentieller Thrombozytopenie leiden oft an einer flüchtigen Neugeborenenpurpura.

Behandlung

A. Allgemeine Maßnahmen: Die Patienten sollten Traumen, Sport, chirurgische Eingriffe und Zahnextraktionen weitgehendst meiden. Unnötige Medikamente sollten abgesetzt und die Exposition mit potentiellen Toxinen abgestellt werden. Kinder mit leichter Purpura nach Virusinfektionen benötigen keine Therapie; sie sind bis zum Verschwinden der Petechien und bis zur Normalisierung der Thrombozytenzahl zu beobachten.

B. Kortikosteroide: Kortikosteroide sind berechtigt bei Patienten mit mäßig schwerer Purpura von kurzer Dauer, besonders bei Blutungen aus dem Gastrointestinaltrakt oder Urogenitaltrakt. Kortikosteroide sollen ebenfalls bei Komplikationen und einem kontraindizierten chirurgischen Eingriff verabreicht werden. 10–20 mg Prednisolon (oder ein analoges Präparat) 4 × tgl. sind gewöhnlich erforderlich, um eine Blutung zu beherrschen. Die Dosierung kann nach Normalisierung der Thrombozytenzahl langsam abgebaut werden.

C. Immunosuppressiva: Es werden Medikamente mit geringer Knochenmarkstoxizität bevorzugt: Actinomycin C, Imurek®, Puri-Nethol® und Endoxan®. Die Dosis liegt um ½ bis ⅓ niedriger als früher beschrieben (s. S. 392, 401.) Notfalls können auch — wenn Kortikosteroide und eine Splenektomie keinen Anstieg der Thrombozytenzahl erbringen — Vincristin oder Vinblastin zur Anwendung kommen.

D. Splenektomie: Besteht die essentielle Thrombozytopenie länger als ein Jahr, ist die Splenektomie indiziert; ferner bei allen Patienten mit mäßig schwerer Purpura und 2–3 Rezidiven nach Kortikosteroidtherapie sowie bei allen Patienten mit schwerer essentieller Thrombozytopenie, die nicht auf Kortikosteroide oder Immunosuppressiva ansprechen. Kortikoide sollten nur bei schwerer Blutung direkt vor dem chirurgischen Eingriff verabreicht werden. Soll eine Splenektomie bei einem Patienten, der unter Kortikoiden steht, durchgeführt werden, so muß bis zu 3 Tagen nach der Operation die volle Dosis weitergegeben werden. Danach kann allmählich abgebaut werden. Die Thrombozytenzahl steigt sofort nach der Splenektomie an und verdoppelt sich oft innerhalb von 24 Std. Maximalwerte werden 1–2 Wochen nach der Operation erreicht. Gelegentlich übersteigen die Thrombozyten 1 Million, ehe sie sich einregulieren. Eine Antikoagulantientherapie ist selbst bei hoher Thrombozytenzahl nicht notwendig. Die Splenektomie wird erst dann als erfolgreich betrachtet, wenn die Thrombozytenzahlen länger als 2 Monate normal bleiben.

Prognose

Spontane und anhaltende Genesung tritt in 75% der kindlichen essentiellen Thrombozytopenien ein und in 25% bei den Erwachsenen. Die Splenektomie führt in 70–90% aller Patienten zur Heilung.
Wenn durch Medikamente eine Thrombozytopenie hervorgerufen wurde, so bildet sie sich meist innerhalb von einigen Tagen nach Absetzen des Medikamentes zurück; nur gelegentlich ist diese Rückbildung verzögert, so daß sie mehrere Wochen auf sich warten läßt.

Hereditäre, hämorrhagische Teleangiektasie

(Morbus Osler-Rendu-Weber)

Diagnostische Merkmale

• Teleangiektasien an Gesicht, Mund, Nase und Händen
• Epistaxis oder gastrointestinale Blutungen
• Familiärer Befall

Allgemeine Betrachtungen

Bei dieser vaskulären Anomalie sind vor allem die betroffenen Venen erweitert, ihre Wände sind sehr dünn. Die bereits in der Kindheit sichtbaren Läsionen bluten erst im Erwachsenenalter. Die Krankheit weist bei gleicher Geschlechtsverteilung einen dominanten Erbgang auf.
Eine lange Familienanamnese besteht bei 80% der Erkrankten.
Haut- und Schleimhautläsionen verlaufen über Jahre asymptomatisch. Treten gehäuft Nasenbluten oder gar gastrointestinale Blutungen auf, so sollte bei gleichzeitigem Bestehen von Angiomen und/oder Teleangiektasen auf diese Diagnose geschlossen werden.

Klinische Befunde

A. Symptome: Die multiplen, leuchtend roten *Angiektasien* von 1–4 mm Durchmesser blassen auf Glasspateldruck ab. Sie liegen bei 90% der Patienten in Mund- und Nasenschleimhäuten sowie im Gesicht und im Bereich der oberen Extremitäten. Bereits im Kindesalter werden sie bemerkt, bluten aber erst stärker jenseits des 30. Lebensjahres, mit einem Maximum im 6. Lebensjahrzehnt. Nur bei 5% lassen sich arteriovenöse pulmonale Fisteln nachweisen.
Am häufigsten tritt *Epistaxis* auf (man spricht auch vom „hereditären Nasenbluten"), gefolgt von gastrointestinalen Blutungen bei etwa 15% der Patienten. Die schwierige konservative Blutstillung macht gelegentlich einen chirurgischen Eingriff erforderlich. Der Chirurg kann jedoch die Läsion nur in den seltensten Fällen nachweisen.
B. Laborbefunde: Als einziger pathologischer Laborbefund findet sich je nach Blutungsstärke eine sekundäre Eisenmangelanämie. Die üblichen Gerinnungstests, beginnend mit dem Rumpel-Leedeschen Zeichen über die Blutungszeit bis zur Faktorenanalyse, sind normal.

Differentialdiagnose

Petechien behalten auch bei Glasspateldruck ihre purpurne Farbe und kommen selten auf den Lippen oder auf der Zunge vor.
Die Spider naevi pulsieren, und von ihrer zentralen Arteriole gehen kleinste sternförmige Gefäße ab.

Komplikationen

Nur schwere rezidivierende Blutungen verursachen einen chronischen Eisenmangel. Der Blutverlust aus dem Gastrointestinaltrakt übersteigt selten 1000 ml/pro Woche.

Behandlung

Asymptomatische Verletzungen erfordern keine Therapie. Örtlich blutstillende Mittel und lokaler Druck reichen bei oberflächlichen Blutungsherden aus. Mehrmaliges Ätzen der Nasenschleimhaut kann notwendig werden. Eine Eisentherapie ist bei unkontrollierbaren gastrointestinalen Blutungen indiziert und richtet sich nach dem Grad der Anämie. Transfusionen kommen nur bei schwersten Blutungen in Frage.

Thrombotisch-thrombozytopenische Purpura

(Moschcowitz-Syndrom)

Dieses schwere akute Krankheitsbild mit ungünstiger Prognose manifestiert sich klinisch durch Fieber, Ikterus, Purpura, Schläfrigkeit, flüchtige neurologische Symptome, Thrombopenie, hämolytische Anämie mit typisch fragmentierten Erythrozyten und renale Symptome. Einige Merkmale fehlen anfangs. Der Coombstest bleibt negativ, die Erythrozytenenzyme sind normal, Heinzsche Innenkörper fehlen. Die vaskuläre Läsion ist am *arteriovenösen Zusammenschluß* lokalisiert und befällt fast alle Organe. Subintimale Ablagerung von PAS-positivem Material, hyaline Thromben und Gefäßwandschwäche führen zur Aneurysmabildung.
Das thrombotische Phänomen entsteht als sekundäre Reaktion auf die Gefäßwandläsion. Möglicherweise spielen hier immunologische Faktoren eine Rolle.
Austauschtransfusionen mit Vollblut oder Plasmapherese haben jüngst zu Erfolgen geführt.

v. Willebrand-Jürgens-Syndrom

(Vaskuläre Hämophilie, Pseudohämophilie)

Diagnostische Merkmale

- In der Anamnese gehäuftes Nasenbluten, seit der Kindheit und massive Hämatome
- Verlängerte Blutungszeit, normale Thrombozytenzahl
- Leicht verlängerte partielle Thromboplastinzeit

Allgemeine Betrachtungen

Diese relativ häufige Erkrankung ähnelt der Hämophilie in der verlängerten Blutungszeit nach Operationen im Mund und Nasen-Rachenraum sowie nach Traumen. Die Gerinnungszeit ist normal, die Blutungszeit verlängert.

Der hämostatische Defekt beruht auf einer mangelhaften Faktor VIII –, seltener Faktor IX-Produktion und auf dem Mangel eines weiteren Plasmafaktors. Dieser bedingt die Thrombozytenadhäsion und somit auch das Verkleben der Gefäßläsion.

Die Erkrankung wird beiden Geschlechtern autosomal dominant vererbt. Eine Familienanamnese besteht in 80% der Fälle.

Klinische Befunde

A. Symptome: Gehäuftes *Nasenbluten* seit der Kindheit, verlängerte Blutung nach kleinen Schnittwunden, starke Menstruationsblutung, verlängerte *Sickerblutung* nach HNO- oder kleinen gynäkologischen Operationen sowie Hämatome bei nur leichtem Anstoßen sind die führenden Klagen. Andere Familienmitglieder schildern die gleiche Symptomatik. Blutungskomplikationen durch Geburten oder größere abdominelle Operationen sind äußerst selten. Ekchymosen treten auf als Petechien.

B. Laborbefunde: Diagnostisch beweisend ist die *verlängerte Blutungszeit*. Der Rumpel-Leede kann positiv ausfallen. Nur bei sehr niedrigem Faktor-VIII-(und Faktor IX-)Spiegel ist die Gerinnungszeit verlängert. Hingegen ist die partielle Thromboplastinzeit gewöhnlich leicht verlängert. Beim Thrombozytenretentionstest nach Hellem-Salzmann tritt kein signifikanter Thrombozytenabfall ein. Hierbei passiert Blut ein Röhrchen mit feinen Glasperlen. Normales Blut zeigt einen Thrombozytenabfall auf 35–55%. Die übrigen Gerinnungstests liegen im Normbereich.

Differentialdiagnose

Das von Willebrand-Jürgens-Syndrom muß von Bluterkrankungen mit qualitativem Thrombozytendefekt abgegrenzt werden.

Der Morbus Glanzmann weist ebenfalls eine verlängerte Blutungszeit, normale Thrombozytenwerte, jedoch eine abnorme Thrombozytenmorphologie auf. Die Blutungen verlaufen schwerer und enden oft tödlich.

Bei der Purpura makroglobulinaemica bestehen ebenfalls Ekchymosen und eine verlängerte Blutungszeit. Die Thrombozytenaggregation ist fehlerhaft. Der Faktor VIII-Spiegel ist jedoch normal.

Behandlung

Bei schwerer Blutung können tiefgefrorenes Plasma (15 ml/kg), Antihämophiles Globulin (AHG) oder Human-PPSB verabreicht werden. Leicht zugängliche Blutungen werden lokal durch Druck und thrombingetränkte Gaze (Akrithrombin®) gestillt. Kompletter Blutersatz ist selten nötig.

Prognose

Die verlängerte Blutung bleibt gewöhnlich begrenzt. Geburten und abdominelle Eingriffe werden selten durch eine exzessive Blutung kompliziert. Tödlicher Ausgang wurde kaum beobachtet. Mit zunehmendem Alter nimmt die Schwere der Erkrankung ab.

Seltenere Erkrankungen mit qualitativen Thrombozytendefekten

Thrombasthenie (Glanzmannsche Erkrankung)

Eine rezessiv vererbte Erkrankung. Die Thrombozytenzahl ist normal, die Blutungszeit ist verlängert, die Thrombozyten aggregieren nicht nach ADP-Zusatz im Aggregometer. Der Thrombozytenfibrinogengehalt ist erniedrigt. Die Thrombozytenfaktor 3-Verfügbarkeit ist beeinträchtigt.

Primäre familiäre Funktionsstörung der Thrombozyten-ADP-Freisetzung

Eine leichtere Erkrankung als die Thrombasthenie, aber von ähnlicher Symptomatik. Die Blutungszeit ist weniger verlängert als bei der Thrombasthenie, die Thrombozyten erscheinen im Ausstrich normal. Es findet sich eine anormale Aggregation bei ADP-Zusatz.

Erworbene Thrombozytendefekte

Bei der Urämie ist die Blutung zum Teil durch eine gestörte Thrombozytenfunktion verursacht, die Blutungszeit ist verlängert. Diese Störung ist durch Hämodialyse behebbar. Zahlreiche Präparate (z. B. Antiphlogistika, ASS, Antibiotika) können einen Thrombozytendefekt — zumal bei längerer Behandlung oder hohen Dosen — hervorrufen. Die Arzneimittel sind abzusetzen.

Bernard-Soulier-Syndrom

Bei diesem Syndrom ist die Blutungszeit verlängert, der Faktor VIII-Spiegel ist hingegen normal. Im Blutbild erscheinen die Thrombozyten vergrößert und ausgedehnt.

Verbrauchskoagulopathie

(Intravasale Gerinnung, Konsumptions-Koagulopathie)

Diagnostische Merkmale

- Generalisierte Blutungsbereitschaft
- Mangelhafte, spärliche Gerinnselbildung
- Thrombozytopenie
- Verlängerte Prothrombinzeit

Allgemeine Betrachtungen

Diese pathologische Form der Gerinnung unterscheidet sich von der normalen Koagulation in 3 Punkten:
1. in ihrem eher generalisierten als lokalen Charakter,
2. in einer eher verminderten als gesteigerten Gerinnung,
3. in dem ausgeprägten Verbrauch von Gerinnungsfaktoren,

so daß wegen ihrer niedrigen Plasmakonzentration eine diffuse Blutung entsteht.

Sie kommt gelegentlich bei einigen gynäkologischen und nach Lungen-, Hirn- und Prostataoperationen vor. Bei diesen Eingriffen, bei Malignomen (bes. der Prostata), Septikämie, hämolytischen Transfusionsreaktionen sowie beim hämolytisch-urämischen Syndrom des Säuglings können Fibrinablagerungen in kleinen Blutgefäßen zu schweren oder sogar tödlichen Gewebsnekrosen führen. Die glomeruläre Kapillarthrombose verursacht eine Rindennekrose oder ein der akuten Tubulusnekrose ähnliches Bild. Bei der Sinusthrombose der Nebenniere resultiert eine hämorrhagische Nebennierennekrose (Waterhouse-Friderichsen-Syndrom). Die hämorrhagische Nekrose der Haut hat eine Purpura fulminans zur Folge. Zum Teil sind diese Krankheitsbilder auch durch ein mangelhaftes Auflösungsvermögen von Fibrin bedingt. Zwischen einem irreversiblen Endotoxinschock und einer disseminierten intravasalen Gerinnung können enge Beziehungen bestehen. Eine unerwartete, profuse oder unkontrollierbare Blutung deutet bei bestimmten chirurgischen oder gynäkologischen Eingriffen auf eine akute Defibrinierung hin, wobei andere Gerinnungsfaktoren mitbetroffen sind. Dieses immer erworbene Syndrom beruht auf der intravasalen Gerinnung.

Klinische Befunde

A. Symptome: Eine diffuse Blutung manifestiert sich bei chirurgischen Eingriffen an verschiedenen Stellen, vor allem an den Nadeleinstichen. So verursachen bereits kleinste Traumen schwerste Blutungen. Daneben bestehen spontane Ekchymosen, Nasenbluten oder gastrointestinale Blutungen. Einer unkontrollierbaren postpartalen Hämorrhagie liegt meist eine intravasale Gerinnung zugrunde.

B. Laborbefunde: Die Kombination einer mangelhaften *spärlichen Gerinnselbildung, verminderter Thrombozyten* und einer *verlängerten Prothrombinzeit* deutet auf dieses Krankheitsbild hin. Die Gerinnselbildungszeit ist gewöhnlich normal. Bei einem ausgeprägten *Fibrinogenverbrauch* (Fibrinogen unter 75 mg/ml) bildet sich im Reagenzglas ein so zartes, bröckliges und stark kontrahiertes Gerinnsel, daß es nur mit Mühe sichtbar ist; dadurch kann eine Fibrinolyse vorgetäuscht werden. In diesen Fällen sollte der Inhalt des Reagenzglases immer in eine Petri-Schale oder auf ein Filterpapier geschüttet werden. Ein Gerinnsel weist primär auf einen Fibrinogenverbrauch hin und nicht auf eine Fibrinolyse.

Eine hämolytische Anämie mit Erythrozytenfragmenten (mikroangiopathische hämolytische Anämie) kann zu diesem Krankheitsbild gehören.

Die Thrombozytenzahlen schwanken zwischen 30000 und 120000/mm^3. Die Prothrombinzeit liegt unter 40%, gelegentlich sogar unter 10%.

Der Fibrinogen-Screening-Test (Fi-Test Hyland) zeigt gewöhnlich Werte unter 100 mg/ml. Das aktivierte *PTT* (normal < 35 sec) ist bis auf 100 sec verlängert. Bei Thrombozytenzahlen unter 70000 ist auch die Blutungszeit verlängert. Die Gerinnungsfaktoren V und VIII sind auffallend gesenkt.

Während der Untersuchung eines auf intravasale Gerinnung verdächtigen Patienten sind selbst Laborbefunde, die auf eine Fibrinolyse hinweisen, von großem Nutzen. Eine akute Fibrinolyse kann als primärer Prozeß zugrunde liegen, meist tritt sie jedoch in Verbindung mit einer intravasalen Gerinnung auf. Die Darstellung der Fibrinabbauprodukte im Plasma oder Serum sowie die Bestimmung der Euglobulinlysezeit dienen als nützliche Testmethoden. Die Fibrinogenspaltprodukte stammen aus dem Abbau von Fibrinogen oder Fibrin durch Plasmin oder andere Enzyme. Diese Abbauprodukte werden durch Thrombin nicht koaguliert. Sie hemmen die Thrombin-Fibrinogen-Reaktion und verursachen somit eine verlängerte Thrombinzeit. Sie inhibieren ferner die Thrombozytenaggregation, die Thromboplastinbildung und die Fibrinpolymerisation. Dadurch ist der Fi-Test schwer zu interpretieren. Die Fibrinabbauprodukte können immunologisch und quantitativ durch einen Erythrozytenhämagglutinationshemmtest nachgewiesen werden. Ein Maßstab für die fibrinolytische Aktivität ist die

Euglobulinlysezeit. Bei gesunden Personen dauert die Lyse über 2 Std. Eine auffällig gesteigerte Lyse löst das Gerinnsel in weniger als 60 min auf. Plasminogen, die inaktive Vorstufe des Fibrinolysins (Plasmin), wird bei der Fibrinolyse in Plasmin umgewandelt. Seine Aktivität nimmt daher charakteristischerweise ab.

Die Untersuchung der Einzelfaktoren hilft diagnostisch weiter. Bei der primären Fibrinolyse, beim Fibrinogenmangel (der häufiger auf zu geringer Bildung als auf einem Verbrauch beruht), bei Leberzellnekrosen und nach Heparingabe ist der Faktor VII-Spiegel nicht vermindert, die Gerinnselbildung und -retraktion sind jedoch stark pathologisch.

Differentialdiagnose

Die disseminierte intravasale Gerinnung geht wie jede Koagulation mit einer sekundären Fibrinolyse einher. Sie muß von der primären Fibrinolyse, einem selteneren klinischen Phänomen mit völlig differenter Therapie, unterschieden werden. Dieses Syndrom kommt beim disseminierten Karzinom (Prostata), bei Septikämie und bei schweren Lebererkrankungen vor. Eine ähnlich diffuse Blutung, wie sie uns bei der Verbrauchskoagulopathie begegnet, tritt jedoch nicht auf; denn die Thrombozyten und die Faktoren V und VIII sind weniger stark vermindert. Initial bildet sich zwar ein Gerinnsel, dieses löst sich jedoch in weniger als 2 Std wieder vollständig auf. Wie bei der sekundären Fibrinolyse liegt das Fibrinogen niedrig oder fehlt ganz, die Prothrombin- und Thrombinzeit ist deshalb verlängert, Plasminogen vermindert und der Plasminspiegel erhöht.

Bei der Immunokoagulopathie und nach Heparingabe bilden sich in vitro ebenfalls keine Gerinnsel. Die Gerinnung kann in vitro bei der Hämophilie und dem Faktor XII-Mangel über eine Stunde verlängert sein.

Behandlung

Zugrundeliegende schwere Erkrankungen, wie Schock oder Sepsis, sind umgehend im Rahmen der Intensivtherapie zu behandeln. Fibrinogen wird bis zur Normalisierung des Fibrinogen-Spiegels (0,2–0,6 g/100 ml) intravenös verabreicht. 4–6 g Human-Fibrinogen (Behringwerke) heben den Plasmaspiegel um 100–150 mg/100 ml. Nur in schweren Fällen sind 10 g unzureichend.

Bei intrauterinem Fruchttod sollte der Fibrinogenspiegel wöchentlich bestimmt werden. Hämorrhagien können 3–6 Wochen nach dem Absterben des Kindes auftreten. Fällt die Fibrinogenkonzentration unter 150–200 mg/ml ab, so muß der Fet nach vorheriger Fibrinogengabe von 3–4 g entbunden werden.

Fibrinogen ist wegen der Gefahr einer Virushepatitis nur bei strenger Indikationsstellung angezeigt.

Bei anhaltender Blutung und unveränderten pathologischen Tests sollte die intravasale Gerinnung mit Heparin in einer Initialdosierung von 2000 E i.v. unterbrochen werden. Danach kann mit 500–1000 E/h eine Gerinnungszeit von 20–50 min aufrechterhalten werden.

Zur Schockbehandlung sind Vollbluttransfusionen notwendig. Eine ausgeprägte Hypofibrinogenämie kann hiermit nicht behoben werden, da der Plasmafibrinogengehalt nur 200–600 mg/ml beträgt.

Ein schwerer Thrombozytenmangel wird durch Gabe von Thrombozytenkonzentraten behoben. Unkontrollierbare postpartale Blutungen erfordern meist eine Uterusexstirpation.

Prognose

Beruht der Fibrinogenmangel auf einer Lebererkrankung oder einem Karzinom, so entspricht die Prognose der der zugrundeliegenden Krankheit. Eine exzessive Blutung während einer Gehirn- oder Lungenoperation oder einer Entbindung kann vollständig und anhaltend durch Heparin- und Fibrinogengabe gestillt werden, wenn Fibrinolysin nicht aktiviert wurde.

Störung im exogenen Gerinnungssystem

(Faktor II, V, VII und X; Prothrombinkomplex)

Diagnostische Merkmale

- Ekchymosen, Epistaxis, Spontanblutungen nach leichten Traumen
- Postoperative Wundblutung
- Blutung aus dem Injektionskanal

Allgemeine Betrachtungen

Dieser Erkrankung liegt meist ein primär auslösender Prozeß wie z.B. eine Lebererkrankung oder aber eine Antikoagulantientherapie zugrunde. Gleich, welcher der Faktoren II, V, VII oder X fehlt, die Prothrombinzeit nach Quick ist immer verlängert.

Vitamin K-Mangel findet sich beim Verschlußikterus, beim Malabsorptions-Syndrom, nach langer Antibiotikatherapie, bei hämorrhagischen Neugeborenenerkrankungen oder nach kontinuierlicher therapeutischer oder suizidaler Antikoagulantieneinnahme (Dicumarole, Phenindandionderivate). Das Bild des Vitamin K-Mangels ist durch eine Verminderung der Faktoren II, VII, X, aber nicht des Faktors V charakterisiert.

Schwere Lebererkrankungen erniedrigen vor allem den Faktor V, weniger stark die Faktoren II, VII, IX und X. Gesteigerter Faktorenverbrauch: s. intravasale Gerinnung.

Klinische Befunde

A. Symptome: Die Blutungsanamnese ist kurz: Ekchymosen oder Epistaxis treten spontan oder nach leichten Traumen auf. Gastrointestinale und postoperative Wundblutung sind nicht selten. Gelenkblutungen kommen nie vor.

B. Laborbefunde: Die *Prothrombinzeit* (Quick) zeigt den Faktorenmangel an. Bei einer Verminderung an Prothrombin (Faktor II), Faktor V, VII und X oder bei einem *Fibrinogenspiegel* unter 125 mg/ 100 ml ist die Prothrombinzeit verlängert. Bei normalem Quick kann man umgekehrt auf normale Faktoren schließen. Eine *spezifische Faktorenanalyse* deckt dann einen vermuteten kongenitalen Defekt oder die Ursache der verlängerten Prothrombinzeit auf.

Bei dem erworbenen Faktorenmangel liegt die Prothrombinzeit meist unter 40 bis 50%. Chirurgische Blutungen treten bei einem Quick von 50%, Spontanblutungen bei 10–15% auf. Besteht kein gleichzeitiger Thromboplastinmangel, so sind Prothrombinverbrauch, Gerinnungs- und Blutungszeit, Kapillarfragilität sowie Gerinnselretraktion normal.

Behandlung

A. Allgemeine Maßnahmen: Bei einer Überdosierung von Cumarin und daraus resultierendem Vitamin K-Mangel wird die Cumarin-Therapie abgesetzt und gleichzeitig das geeignete Gegenmittel verabreicht. Ein auf einer Lebererkrankung beruhender Faktorenmangel spricht auf Vitamin K nicht an. Wegen der geringen Stabilität des Faktors V in vitro und des raschen Abbaus des Faktors VII in vivo bleibt auch eine Ersatztherapie mit Vollblut oder Plasma unbefriedigend.

B. Vitamin K: Phytomenadion (fettlösliches Vit. K_1, Konakion®) wird bei Überdosierung von Cumarin in einer Dosierung von 5 mg peroral zur Normalisierung der verlängerten Prothrombinzeit gegeben. Bei starker Blutung verkürzt 10 mg Vitamin K in einer Minute gespritzt die Prothrombinzeit in 2 Std und erzeugt einen sicheren therapeutischen Spiegel in 4–6 Std (höchste Einzeldosis 30 mg).

Prognose

Ein Vitamin K-Mangel und eine Cumarin-Überdosierung sind durch parenterale oder orale Gabe von Vitamin K zu beheben. Die Prognose anderer Mangelzustände hängt von der Grundkrankheit ab.

Hemmkörperhämophilie

(zirkulierendes Antikoagulans, Immunokoagulopathie)

Diagnostische Merkmale

- Ekchymosen
- Gastrointestinale Blutung
- Blutergelenke
- Verlängerte Gerinnungszeit

Allgemeine Betrachtungen

Ein zirkulierender Hemmkörper behindert als abnormer Blutbestandteil den Ablauf der normalen Gerinnung. Das „zirkulierende Antikoagulans" beruht wahrscheinlich auf einer immunologischen Antikörperbildung; sie greift in die Thromboplastinbildung ein. Der Großteil ist gegen das AHG gerichtet und tritt bei Patienten mit einer Hämophilie nach gehäuften Transfusionen oder spontan und vorübergehend 8–10 Wochen nach einer Entbindung auf. Andere „zirkulierende Hemmkörper" beeinträchtigen die Thromboplastinwirkung. Sie können mit einem Erythematodes oder ähnlichen Erkrankungen einhergehen. Zirkulierende Hemmkörper können bei beiden Geschlechtern in jedem Alter auftreten.

Klinische Befunde

A. Symptome: Ekchymosen, subkutane oder intramuskuläre Hämatome, Blutergelenke, Hämaturie, gastrointestinale Blutungen und bei Frauen abnorme uterine Blutungen charakterisieren diesen plötzlichen spontanen Blutungstyp.

B. Laborbefunde: Die *Gerinnungszeit* ist auf 30 min bis einige Stunden *verlängert*. Bildet sich ein Gerinnsel, so kontrahiert es sich auch normal. Der *Prothrombinverbrauch* ist *vermindert*. Bei der Hämophilie ist die Prothrombinzeit normal, bei dem „zirkulierenden Antikoagulans" wie z.B. beim Lupus erythematodes kann sie verlängert sein.

Blutungszeit und Thrombozyten sind normal. Der Thromboplastinbildungstest weist eine anomale Plasma-, aber normale Serumphase auf. Die Existenz eines „zirkulierenden Antikoagulans" kann nur durch eine Gerinnungshemmung bewiesen werden. Hierbei inhibiert eine relativ kleine Menge (20–40%) Patientenblut oder -plasma die Gerinnung normalen Blutes oder Plasmas. Bei nur kleinsten Mengen zirkulierender Hemmkörper müssen verfeinerte Methoden zum Inhibitornachweis angewandt werden.

Differentialdiagnose

Eine verlängerte Gerinnungszeit kommt ebenfalls bei der Hämophilie, dem Fibrinogenmangel und bei Anwesenheit von Fibrinolysinen vor. Beim Fibrinogenmangel und bei Anwesenheit von Fibrinolysinen bilden sich überhaupt keine Gerinnsel, oder sie bilden sich normal, lösen sich wieder auf und kontrahieren sich zu einem kleinen Klümpchen. Eine andere Gruppe von Gerinnungsinhibitoren wie abnorme Proteine (Makroglobuline, Paraproteine und Kryoglobuline) verursacht hämorrhagische Symptome (Petechien, Epistaxis, Metrorrhagien).

Behandlung

Die Therapie der hämophilieartigen Blutung, die durch zirkulierende, gegen das AHG gerichtete Hemmkörper verursacht wird, erfordert hohe Dosen von AHG-Konzentrat, um den Inhibitor zu blockieren.

Relativ hohe orale Prednisolongaben (15–20 mg 4 × tgl.) können unter gleichzeitiger Verabreichung von Cyclophosphamid (2,5 mg/kg KG tgl.) besonders in Fällen mit Autoantikörperbildung (wie beim Erythematodes) versucht werden. Auch wurde gelegentlich Faktor IX-Konzentrat erfolgreich verabreicht.

Prognose

Die Anwesenheit eines „zirkulierenden Antikoagulans" im Blut bei einer Hämophilie ist als eine schwerwiegende Komplikation mit oft tödlichem Ausgang zu betrachten. Postpartal auftretende zirkulierende Hemmkörper verschwinden nach einigen Monaten spontan.

Bluttransfusionen

Bluttransfusionen benutzt man zum Auffüllen des Blutvolumens nach Blutungen, zur Verbesserung der Sauerstoffkapazität des Blutes bei schwerer chronischer Anämie und/oder zur Beseitigung der Schocksymptomatik bei akuter hämolytischer Anämie. Das Blut- und Erythrozytenvolumen sollte nach schweren Blutungen auf ungefähr 70% der Norm angehoben werden. Die Sauerstoffkapazität des Blutes ist bei einem Hämoglobinspiegel von 50–70% für die Kompensation z. B. der chronischen Anämie ausreichend. Ein Schock kann bei der akuten hämolytischen Anämie oder akuten aplastischen Anämie durch einen gleichmäßigen Hämoglobinspiegel von 50–70% vermieden werden.

Transfusionsmenge

A. Erwachsene: 2 Konserven Vollblut oder Erythrozytenkonzentrat heben beim Erwachsenen den Hämoglobinspiegel um 2–3 g%, die Erythrozyten um 0,8–1 Mill./mm^3 und den Hämatokrit um 8–9%. 10 ml Vollblut/kg oder 5 ml Erythrozytenkonzentrat/kg erzeugen einen Hämoglobinanstieg von 10%.

B. Kinder:
1. über 25 kg: 500 ml Vollblut oder 400 ml Erythrozytenkonzentrat,
2. unter 25 kg: 20 ml Vollblut/kg oder 15 ml Erythrozytenkonzentrat/kg,
3. Frühgeburten: 10 ml/kg Vollblut oder Erythrozytenkonzentrat.

Dosierung

Nur in Notfällen werden 80–100 Tropfen/min oder 500 ml in 1½–2 Std infundiert. Für ein schnelles unbehindertes Einlaufen der Infusion benützt man eine Flügelkanüle oder eine Braunüle. Ein leichter Überdruck darf auf kompressible Plastikflaschen ausgeübt werden.

Serologie

Die Antigene A, B, O und D (Rh) müssen bei Spender und Empfänger immer ausgetestet werden. Zur Verträglichkeitstestung von Transfusionen kreuzt man Empfängerserum mit Spendererythrozyten. Um eine maximale Sicherheit zu erreichen, wird vor jeder Transfusion die Verträglichkeit auf drei Arten geprüft:
1. durch Zusatz von physiologischer NaCl-Lösung bei Raumtemperatur,
2. durch Anreicherung mit Albumin bei 37° und
3. durch einen Antiglobulin-Test bei 37°

Verschiedenes

Das Alter des Blutes spielt (innerhalb des Verfallsdatums) bei der Auffüllung des Volumendefizits oder der Beseitigung der mangelnden Sauerstoffkapazität keine wichtige Rolle. Lediglich bei einem Bedarf an funktionstüchtigen Thrombozyten ist Frischblut erforderlich. Weniger als 4 Tage altes Blut wird zur Austauschtransfusion benötigt. Erythrozytenkonzentrate (Hämatokrit über 70%) werden vor allem bei der chronischen Anämie infundiert, und zwar immer mit einer sehr dicken Nadel. Präzipitate von Thrombozyten, Leukozyten, Fibrinogen oder Fibrin verstopfen gelegentlich den Filter des Infusionsbesteckes und verringern somit die stündliche Infusionsmenge und machen einen Filterwechsel erforderlich.

Frischblut

Um von Frischblut sprechen zu können, sind folgende 4 Punkte zu berücksichtigen:
1. *Thrombozyten:* Die normale Thrombozytenkonzentration hält sich etwa bis zu 24 Std nach der Blutentnahme.
2. *Faktor V und VIII:* Alle Faktoren mit Ausnahme von V und VIII sind im entnommenen Blut stabil

bis zu 21 Tagen. Faktor V und VIII zerfallen innerhalb weniger Tage nach der Blutentnahme.

3. *2,3-Diphosphoglycerat (2,3-DPG):* Entsprechend dem Alter der Erythrozyten — gewöhnlich nach einer Woche — sinkt die 2,3-DPG-Konzentration. Diese Substanz ist wesentlich für die Affinität des Hämoglobins zum Sauerstoff. Während die normale Affinität innerhalb weniger Stunden nach der Transfusion wiederhergestellt ist, können massive Transfusionen mit altem Blut beim schwer erkrankten Patienten die Gesamtsituation verschlechtern. Das Problem des Absinkens der 2,3-DPG-Konzentration kann zum großen Teil dadurch gelöst werden, daß man das Antikoagulans Acid-Citrat-Dextrose (ACD) durch Citrat-Phosphat-Dextrose (CPD) ersetzt.

4. *Plasmakonzentration von Kalium, Milchsäure und Ammoniak:* Die Plasmakonzentrationen steigen innerhalb der ersten 4 bis 5 Tage nur sehr geringfügig, sie nehmen jedoch erheblich zu nach etwa 2 Wochen.

In folgenden Situationen spielt das Alter der Blutkonserven eine wesentliche Rolle:

a) Bei der offenen Herzchirurgie, wenn heparinisiertes Blut benötigt wird. Heparinisiertes Blut sollte nicht später als 24 Std nach der Entnahme verwendet werden.

b) Austauschtransfusionen bei hämolytischen Erkrankungen von Neugeborenen. Das Blut sollte nicht älter als 2–3 Tage sein, um eine Hämolyse älterer Blutzellen zu vermeiden.

c) Bei massiven Transfusionen (Problem: Thrombozyten!).

d) Bei Hämodialyse und bei Patienten mit Leberfunktionsstörungen sollte das zur Verfügung gestellte Blut innerhalb einer Woche verbraucht werden.

Der Ausdruck Frischblut ist eine unklare Bezeichnung; bei den meisten Blutbanken bedeutet diese Bezeichnung „einige Tage nach Entnahme". Relativ frisches Blut (1–3 Tage alt) ist notwendig für Austauschtransfusionen. Es sollte auch bei schwerkranken Patienten, besonders bei verletzten oder operierten Patienten, die mehrere Konserven benötigen, verwendet werden.

Thrombozytentransfusionen

Sie sollten bei Patienten mit aplastischer Anämie oder bei denen die Thrombozytenzahl unter $10\,000/mm^3$ liegt (z. B. aufgrund Chemotherapie bei bestehender akuter Leukämie) vorgenommen werden.

Granulozytentransfusionen

Granulozytentransfusionen sind angezeigt, wenn die Granulozytenzahl unter $500/mm^3$ liegt und wenn gleichzeitig eine Infektion mit Fieber besteht, welche auf eine Antibiotikagabe innerhalb der letzten 48 Std nicht angesprochen hat. Außerdem sind sie zu geben, wenn das Knochenmark keine Anzeichen für eine bevorstehende Erholung (Regeneration) seiner Hemmung (Depression) bietet.

Transfusionen bei hämorrhagischen Erkrankungen

Für die effektive Behandlung vieler schwerer Gerinnungsstörungen reicht Blutplasma nicht aus, da die notwendige Konzentration an Faktoren nicht vorhanden ist. Die Thrombozytopenie und Thrombasthenie erfordern Frischblut oder thrombozytenreiches Plasma. Bei der essentiellen Thrombozytopenie kann der wirksame Thrombozytenspiegel von $100\,000/mm^3$ oft nicht erreicht werden. Beim Faktor V- oder -VIII-Mangel muß z. B. frisches Plasma, bei $-21°$ tiefgefrorenes Plasma (höchstens einige Wochen alt) oder frisch lyophilisiertes Plasma (kühl gelagert) angewandt werden. Jeder andere Faktorenmangel ist mit Blutplasma zu beherrschen. Es kann bei $4°$ über 21 Tage oder bei $-21°$ sogar einige Monate gelagert werden.

Hämolytischer Transfusionszwischenfall

Diagnostische Merkmale
- Schüttelfrost und Fieber während der Transfusion
- Thorakale, abdominelle oder lumbale Schmerzen
- Hämoglobinurie und Hämoglobinämie

Allgemeine Betrachtungen
Als Ausdruck einer hämolytischen Transfusionsreaktion findet sich sofort eine deutlich sichtbare Hämoglobinämie. Eine normale Serumfarbe während oder unmittelbar einer Transfusion schließt die Hämolyse als Ursache ernsterer Symptome aus. Bei Transfusionsreaktionen durch eine ABO-Inkompatibilität werden die Spenderzellen unverzüglich im Empfängerkreislauf hämolysiert. Die Hämolyse läuft in den anderen Blutgruppensyste-

men (z. B. Rh) langsamer ab und dauert oft einige Stunden. Die Zellzerstörung findet im retikuloendothelialen Gewebe statt.

Ernste Transfusionsreaktionen werden durch Schreibfehler, falsches Etikettieren oder falsche Kennzeichnung der Patienten verursacht.

Wenig bekannte Blutgruppenantikörper lösen selten Unverträglichkeitsreaktionen aus. Sie können durch den Coombstest aufgeklärt werden.

Klinische Befunde

A. Symptome: *Schüttelfrost, Fieber* und *Schmerzen* im Rücken, Abdomen, Thorax oder der infundierten Vene treten frühzeitig auf. *Angst, Beklemmung* und *Kopfschmerzen* folgen häufig etwas später. Beim narkotisierten Patienten weisen multilokuläre Spontanblutungen auf eine Transfusionsreaktion hin.

B. Laborbefunde: Nach der Bluttransfusion ergibt die Blutbildkontrolle nicht den vorausberechneten Hämoglobinanstieg. Im Ausstrich finden sich *Sphärozyten*. Der initialen 1–2stündigen Leukopenie folgt eine *leichte Leukozytose*. Innerhalb einiger Minuten läßt sich *freies Hämoglobin* ermitteln. Dem Serum gibt *Methämoglobin* eine braune Farbe; es entsteht nach einigen Stunden und kann Tage persistieren. Der *Bilirubinspiegel* ist nach 3–6 Std am stärksten erhöht. *Haptoglobin* verschwindet aus dem Serum. Nicht selten folgen *Hämoglobinurie* und *Oligurie* nach.

Nach einer Transfusionsreaktion sollte erneut Patientenblut zur Durchführung des direkten Coombstestes abgenommen werden. Ferner muß es mit dem Transfusionsblut (nicht dem beigegebenen Kreuzblut) durch den indirekten Coombstest ausgetestet werden. Bei positivem indirekten Coombstest ist eine genaue Identifizierung des auslösenden Antikörpers durch Auskreuzung des Patientenserums gegen bekannte Testzellen möglich. Auch seltene Antikörper führen zu Transfusionsreaktionen: anti-c, anti-K (Kell), anti-E, anti-Ty^a (Duffy), anti-Le^a (Lewis), anti-Ik^a (Kidd), anti-C und anti-P.

Differentialdiagnose

Leukoagglutinine, die sich nach fünf oder mehr Transfusionen oder nach vorangegangener Gravidität entwickeln können, verursachen während der Transfusion einen heftigen Schüttelfrost und hohes Fieber. Es tritt dann kein Hämatokritabfall, keine Serumverfärbung und keine Agglutination bei Überprüfung der Kreuzprobe auf. Leukoagglutinine lassen sich durch Kreuzung des Empfängerserums mit einigen Spenderleukozyten *in vitro* nachweisen. Bei allergischen Transfusionsreaktionen fallen die oben angeführten Tests negativ aus. Leukoagglutinine sind nicht nachweisbar.

Komplikationen

Nach schweren Transfusionszwischenfällen sind eine akute Tubulusnekrose und eine Azotämie keine Seltenheit.

Behandlung

Schüttelfrost, Fieber und Hautausschläge nach Transfusionen sind nicht unbedingt als Hämolysefolge zu betrachten. Solange das Empfängerserum klar (hell) bleibt, kann die Transfusion fortgesetzt werden. Nach Sicherung der Diagnose zielt die Therapie auf die Behebung der Schocksymptomatik und die Verhinderung eines möglichen Nierenversagens ab.

A. Schocktherapie: Finden sich im Patientenserum keine Antikörper, so kann mit vorschriftsmäßig gekreuztem Blut erneut transfundiert werden. Läßt sich keine ausreichende Ursache für die Transfusionsreaktion nachweisen, infundiert man Plasmaexpander, z. B. Dextran, jedoch kein Vollblut. Gelegentlich sind zusätzlich drucksteigernde Substanzen indiziert.

B. Therapie des Nierenversagens: Mannit soll als osmotisch wirkendes Diuretikum ein Nierenversagen nach einem hämolytischen Transfusionszwischenfall verhindern. Nach einer deutlichen Hämolyse und bei Oligurie sollte eine probatorische Dosis von 12,5 g Mannit (25%ige Lösung in 50 ml) in 3–5 min injiziert werden. Bestehen keine Zeichen einer Kreislaufüberlastung, so darf diese Dosis wiederholt werden. Eine Urinausscheidung von 60 ml/h oder mehr ist als ausreichend anzusehen. Als ungefährlich hat sich auch eine Mannitdauerinfusion erwiesen. Um einem schweren Salzverlust vorzubeugen, wechselt man alternierend eine 5 bis 10%ige Mannitinfusion zu 1 000 ml mit 1 000 ml physiologischer NaCl-Lösung, die 40 m Val Kalium enthält, ab. Entwickelt sich dennoch eine Oligurie, entspricht die Therapie der des akuten Nierenversagens.

Prognose

Das Ausmaß und die Dauer der Hämolyse sind begrenzt. Eine renale Beteiligung kommt nicht häufig vor. Die Mortalität des hämolytischen Transfusionszwischenfalls beträgt ca. 10%.

Die Posttransfusionshepatitis

Das Risiko der Hepatitisübertragung durch eine Blutkonserve beträgt etwa 0,3%. Es ist etwa nur ein Drittel so hoch, wenn Blut von Australia-Antigennegativen Spendern verwendet wird. Ungefähr 0,1–1% der möglichen Spender sind Australia-Antigen-positiv. Es wird geschätzt, daß nur etwa ⅓ von Hepatitis übertragenden Spendern durch die üblichen Methoden erfaßt werden kann. Das Auftreten einer Hepatitis nach Blutübertragung von Australia-Antigen-positiven Spendern hat eine Häufigkeit von 50–75%. Das Risiko einer Hepatitis bei Fibrinogentransfusionen liegt bei 25%, das nach Transfusion von ‚gereinigtem' Plasma bei 10%.

Literatur: Kapitel 9.
Hämatologie

Barthels, M., Poliwoda, H.: Gerinnungsanalysen. Stuttgart: Thieme 1975.

Begemann, H. (Hrsg.): Klinische Hämatologie. Stuttgart: Thieme 1975.

Begemann, H.: Praktische Hämatologie. Stuttgart: Thieme 1982.

Begemann, H., Rastetter, J.: Atlas der klinischen Hämatologie. Berlin-Heidelberg-New York: Springer 1978.

Burkhardt, R.: Hämatologie (Taschenbücher Allgemeinmedizin). Berlin-Heidelberg-New York: Springer 1978.

Gross, R.: Das aplastische Syndrom. Der Internist 12, [H.4] 149 (1971).

Gross, R.: Hellriegel, K.P., Zach, J.: Die Behandlung der aplastischen Syndrome. Der Internist 12, [H.4] 186 (1971).

Haskell, Ch.M., Cline, M.J.: Die Behandlung der akuten Leukämie. Der Internist 16, [H.10] 492 (1975).

Hiemeyer, V., Rasche, H., Diehl, K.: Hämorrhagische Diathesen. Stuttgart: Thieme 1972.

Jaenecke, J.: Antikoagulantin- und Fibrinolysetherapie. Stuttgart: Thieme 1976.

Kleihauer (Hrsg.): Hämatologie. Physiologie, Pathologie, Klinik. Berlin-Heidelberg-New York: Springer 1978.

Lechler, E.: Plasma und Plasmafraktionen in der Therapie von Gerinnungsstörungen. Der Internist 15, [H.9] 461 (1974).

Markwardt, F. (Hrsg): Therapie der Blutstillungsstörungen, Leipzig: Barth 1972.

Mc Donald, G.A., Dodds, T.C., Cruickshank, B.: Atlas der Hämatologie. Stuttgart: Thieme 1979.

Musshoff, K., Slanina, J.: Die Strahlenbehandlung der Lymphogranulomatose. Der Internist 15, [H.2] 85 (1974).

Ohler, W.G.A.: Leitfaden der Blutstillungs- und Blutgerinnungsstörungen. Baden-Baden: Witzstrock 1972.

Ott, G., Kuttig, H., Drings, P.: Standardisierte Krebsbehandlung. Berlin-Heidelberg-New York: Springer 1982.

Scheurlen, P.G., Pees, H.W. (Hrsg): Aktuelle Therapie bösartiger Blutkrankheiten. Berlin-Heidelberg-New York: Springer 1982.

Schmidt, C.G.: Chemotherapie der Lymphogranulomatose. Der Internist 15, [H.2] 93 (1974).

Spielmann, W., Kühnl, P.: Blutgruppenkunde. Stuttgart: Thieme 1982.

Spielmann, W., Seidl, S.: Einführung in die Immunhämatologie und Transfusionskunde. Weinheim: Verlag Chemie 1972.

Stacher, A. (Hrsg): Leukämien und maligne Lymphome; Pathophysiologie, Klinik, Chemo- und Immunotherapie. München: Urban&Schwarzenberg 1972.

Stampli, K.: Leitfaden der Hämophilie. Bern: Huber 1971.

Vinazzer, H.: Gerinnungsstörungen in der Praxis. Stuttgart: Fischer 1972.

Therapieschemata zum Kap. 9: Hämatologie (Stichwörter in alphabetischer Reihenfolge)

AGRANULOZYTOSE

1. Möglicherweise das Blutbild beeinflussende Medikamente sofort absetzen
2. Antibiogramm und Blutkulturen
3. ausreichende Mundhygiene, ggf. Fiebersenkung und adäquate Flüssigkeitszufuhr
4. ggf. Isolierung des Patienten
5. Carbenicillin oder Cephalotin, aber zur Prophylaxe auch andere Antibiotika (Breitbandantibiotika nach Antibiogramm); bei Fieber Ticarcillin plus Tobramycin verabreichen
6. Kortikosteroide bei toxischen Erscheinungen

ANÄMIE, AKUTE HÄMOLYTISCHE

1. Absetzen jeglicher Medikation, stationäre Aufnahme, Elektrolyt- und Harnstoffbestimmung, eventl. Flüssigkeits- bzw. Elektrolytzufuhr
2. bei Schock oder Anoxie Transfusionen mit Erythrozytenkonzentraten
3. bei bestehender Retikulozytose und sinkendem Hämoglobinspiegel Prednisolon, 10–20 mg 4 × tgl. bis zur Normalisierung des Hämoglobinspiegels; selten ist eine Splenektomie notwendig

ANÄMIE, APLASTISCHE

1. Gabe von unnötigen Medikamenten (Cave: Knochenmarkschädigung!) vermeiden; Strahlenbelastungen verhindern
2. Evtl. Knochenmarktransplantation
3. Verabreichung von androgenen Steroiden, z. B.
   Fluoxymesteron, bis max. 10 mg tgl.
   Oxymetholon, 100–300 mg tgl.
   Methandrostenolon, 5–40 mg (max.) tgl. oral
   Nandrolondecanoat, 25–50 mg i.m. alle 3–4 Wochen
   Testosteronenanthat (in öliger Lösung), 250 mg i.m. alle 2–4 Wochen
4. Kobaltchlorid, 100–150 mg tgl. oral f. mindestens 3 Wochen
5. Transfusionen von Erythrozytenkonzentraten (nicht älter als 1 Woche, 5 ml E. pro kg KG > 10% mehr Erythrozyten; durchschnitt. Bedarf eines Erw. 1250 ml alle 2 Monate; bei Leukozytenantikörpern Leukozyten aus Transfusionslösungen entfernen)
6. Splenektomie (therapeutischer Wert umstritten)
7. **Komplikationsbehandlung:** bei *Infektionen* gezielte antibiotische Behandlung (ggf. Breitbandantibiotika), bei *Blutungen* Prednisolon,

10–20 mg alle 8 Std, bei akuten B. Frischblutzufuhr; bei *hämolyt. Anämie* mit vermehrten Erythrozytenabbau in der Milz Splenektomie

ANÄMIE, ERWORBENE HÄMOLYTISCHE

1. Prednisolon, 10–20 mg 4 × tgl. bis zur Normalisierung des Hämoglobinspiegels, anschl. 4 wöchentl. Blutkontrolle
2. Immunosuppressiva; Plasmapherese
3. notf. Splenektomie, vorher Erythrozytenüberlebenszeit bestimmen und Milzszintigraphie durchführen

ANÄMIE, PERNIZIÖSE

1. Cyanocobalamin, 100 µg i.m. 1–3 × wöchentlich, anschl. Dosis langsam reduzieren bis zur Normalisierung der Blutwerte
2. anschl. Cyanocobalamin 100 µg 1 × monatl. i.m.
3. Vit. B_{12}-Injektionen sind lebenslang regelmäßig zu nehmen
4. bei totaler Gastrektomie Erhaltungsdosis 100 µg Vit. B_{12} monatl. i.m.

BLEIANÄMIE

1. Bei schweren Symptomen Calciumdinatriumaethylendiamintetraacetat (Calcium-EDTA), anfangs 0,5 g in 200 ml Lävulose innerhalb 2 Std infundieren, ggf. Wiederholung in 8–12 Std, notf. Therapie auf 5 Tage ausdehnen (Cave: Nierenschädigungen bedeuten Kontraindikation, Gesamtmenge pro Tag soll 20 mg/kg KG nicht überschreiten)
2. bei mittelschweren Symptomen Gabe von Penicillamin, 4 × tgl. 250 mg oral

EISENMANGELANÄMIE

1. Eisensulfat, 0,2 g 3 × tgl. nach den Mahlzeiten oder
2. Eisengluconat 0,3 g 3 × tgl. nach den Mahlzeiten (orale Eisengabe nach Normalisierung der Hb-Werte für weitere 3 Monate fortführen)
3. bei oraler Eisenunverträglichkeit, mangelnder Resorption, Magen-Darmerkrankungen und ständigem Blutverlust erfolgt eine parenterale Eisengabe; Gesamtdosis: 250 mg für jedes unter dem Normalwert liegende Gramm Hämoglobin (Normalwerte: Männer 14–16 g, Frauen 12–16 g); Eisen-Sorbitol, anfangs tgl. 100 mg, später jeden 2. Tag dieselbe Dosis i.m.

Kap. 9: Hämatologie

ERYTHROBLASTOPHTHISE

1. auslösende Noxen und Medikamente — sofern bekannt — sofort ausschalten
2. bei größeren Kindern u. Erw. Prednison, 10–20 mg $3 \times (-4 \times)$ tgl., Kleinkdr. entsprechend weniger
3. eventl. Testosteron, Kobalt, Vitamin B u. C
4. Eine Immuntherapie mit Cyclophosphamid plus Prednison kann versucht werden
5. beim Vorliegen eines Thymoms Thymektomie

FOLSÄUREMANGELANÄMIE

1. Folsäure, tgl. 5–20 mg oral bis zur Remission
2. eventl. auch parenterale Gabe, tgl. 15 mg i. m. (bei Patienten mit Sprue oder Malabsorptionssyndrom), zusätzlichen Eisen- und Vitamin B_{12}-Mangel entsprechend behandeln
3. ersatzweise kann Folinsäure verabreicht werden — und zwar 3 mg tgl. i. m. oder 1 mg tgl. oral

GERINNUNGSSTÖRUNGEN

1. bei Überdosierung mit Cumarin(en) sofortiges Absetzen der Therapie
2. als Gegenmittel Vitamin K_1, 5 mg peroral, bei stärkerer Blutung 10 mg in 1 min injizieren (höchste Einzeldosis 30 mg)

HÄMOPHILIE

1. Plasmazufuhr, Initialdosis 15–20 mg/kg KG über 1–2 Std, anschl. alle 12 Std 3 Tage lang halbe Dosis
2. Antihämophiles Globulin (AHG), in Aqua dest. gelöst, langsam infundieren
3. Faktor IX-Komplex, 1×4000 I. E. i. v., bei schweren Blutungen Gabe nach 2–3 Std wiederholen
4. Komplikationsbehandlung: bei *Zahnextraktionen* vorher Plasmazufuhr, anschl. Fibrinschaum; bei *leichten Blutungen* weitere übliche lokale Maßnahmen, bei *schweren Blutungen* Plasma- oder Frischblutzufuhr, zur Prophylaxe von *postoperativen Blutungen* Infusionen von antihämophilem oder tiefgefrorenem Plasma; *Blutergelenk* während der Blutung ruhigstellen, in Eis packen und Gipsverband anlegen, bei starken Schmerzen Punktion; nach 3–5 Tagen leichte Bewegungsübungen, vorerst jedoch kein schweres Tragen; bei *Hämaturie* orale Gabe von Prednison, 2 mg/kg KG tgl. für die Dauer von 2 Tagen, anschl. Dosisreduzierung (nach 5 Tagen Beendigung der Therapie)

HEMMKÖRPERHÄMOPHILIE

1. Antihämophiles Globulin (AHG), hohe Dosen infundieren
2. Prednisolon, 15–20 mg $4 \times$ tgl. plus Cyclophosphamid, 2,5 mg/kg KG tgl.
3. evtl. Gabe von Faktor IX-Konzentraten

HYPERSPLENISMUS

bei Stauungsmilz und vergrößerter Milz aufgrund von Tuberkulose, Sarkoidose, M. Gaucher, Felty-Syndrom Splenektomie; bei Stauungsmilz aufgrund Lebererkrankung (auch Veränderung der portalen Venen) Splenektomie in Verbindung mit splenokavaler, splenorenaler oder portokavaler Shuntoperation

LEUKÄMIE, AKUTE LYMPHATISCHE

1. zur raschen initialen Remission: Vincristin, 0,05 mg/kg i. v. $1 \times$ wöchentl. für 4 Wochen
   plus
   Prednison, 1 mg/kg tgl. oral und
   Daunomycin, 0,8–1,5 mg/kg/KG i. v. $1 \times$ wöchentl. für die Dauer von 3 Wochen
2. zur Konsolidierung:
   Methotrexat, 15 mg oral $2 \times$ wöchentl.
3. ZNS-Bestrahlung (2 400 r) zur Zerstörung der restlichen leukämischen Blutzellen; zusätzlich Methotrexat intrathekal
4. zur Langzeitbehandlung:
   6-Mercaptopurin, 2,5 mg tgl. peroral oder Methotrexat, 15 mg $2 \times$ wöchentl. peroral oder Cyclophosphamid, 200 mg wöchentlich peroral
5. zur Behandlung des Rückfalls:
   Vincristin und Prednison (s. o.) oder Cytosin-Arabinosid, 50–100 mg tgl. i. v. für 4 Tage oder Daunomycin, 1 mg/kg i. v. tgl. für 4 Tage
6. Komplikationsbehandlung: *bei schweren Knochenschmerzen, massiven Lymphknotenschwellungen, Schluck- und Atembeschwerden, gesteigertem Hirndruck* lokale Bestrahlung, eventl. intrathekale Methotrexatgabe, 5 mg in 100 ml Liquor in 3tägigen Abständen; *bei Septikämien und mit Fieber verbundenen Infektionen* sollten Breitbandantibiotika (z. B. Gentamycin plus Cephalotin) verabreicht werden, *bei einer signifikanten Granulozytopenie* können Carbenicillin plus Cephalotin gegeben werden; *bei Blutungen* Transfusionen von Frischblut (Blutkonzentrate); *bei Hyperurikämie* Allopurinol, 300 mg tgl. (Cave: reichliche Flüssigkeitszufuhr ist vonnöten, bei gleichzeitiger Gabe von 6-Mercaptopurin dessen Dosis auf 25–35% der Normaldosis verringern)

Kap. 9: Hämatologie

LEUKÄMIE, AKUTE MYELOBLASTISCHE

1. Behandlungsschemata für intermittierende Therapie:
   a) Doxorubicin, 45 mg i. v. für 3 Tage, plus Cytosin-Arabinosid, 100 mg in 24 Std. durch i. v.-Infusion für die Dauer von 7 Tagen
   b) Cytosin-Arabinosid, 2–3 mg/kg i. v. tgl. in 2 Dosen alle 12 Std für 4 Tage plus Thioguanin, 2,5 mg/kg oral tgl. in 2 Dosen für je 12 Std 4 Tage lang; Wiederholung alle 2 Wochen
   c) Cyclophosphamid, 100 mg peroral tgl. für 4 Tage, Vincristin, 2 mg i. v. einmalig, Cytosin-Arabinosid, 100 mg tgl. oral für 4 Tage und Prednison, 200 mg oral tgl. — diese Behandlung ist alle 2 Wochen zu wiederholen
2. es ist auch eine Therapieform mit anderen Medikamenten möglich:
   6-Mercaptopurin, 2,5 mg/kg oral tgl.;
   Vincristin, 0,05 mg i. v. 1 × wöchentl.;
   Daunomycin, 1–2 mg/kg peroral tgl. für 4 Tage und Cyclophosphamid, 100–150 mg tgl. i. v. für 4 Tage — zur Erhaltungstherapie 6-Mercaptopurin, 2,5 mg/kg peroral tgl.
3. orale Flüssigkeitszufuhr während der Behandlung steigern; prophylaktische Gabe von Allopurinol (300 mg tgl.) zur Verhütung einer Harnsäure-Nephropathie
4. wöchentliche Blutbild- und Thrombozytenkontrollen (während der Remission alle 2–3 Wochen)
5. Komplikationsbehandlung: s. u. „Leukämie, akute lymphatische"

LEUKÄMIE, CHRONISCHE LYMPHATISCHE

1. Therapiebeginn nach Auftreten klinischer Manifestationen oder hämatologischer Komplikationen
2. Milzbestrahlung, gleichzeitig Chemotherapie
3. Chlorambucil, 0,1–0,2 mg/kg KG tgl. oder 0,4–0,6 mg/kg KG in einer Einzeldosis alle 4 Wochen; bei Leukozytenwerten unter 25 000/mm³ Erhaltungsdosis 2–4 mg tgl. Cyclophosphamid, 50–100 mg 1–3 × tgl. oral
4. Prednison, anfangs 40 mg tgl. bis zum Eintreten der Besserung, Erhaltungsdosis 5–20 mg tgl.
5. Komplikationsbehandlung: bei *Anämie* Transfusionen und Prednisolon, 10–20 mg 4 × tgl. (bei Eisenmangelanämie Eisengabe, bei schwerer hämolyt. Anämie eventl. Splenektomie); bei *Blutung* aufgrund Leukämie

adäquate Chemotherapie, aufgrund Zytostatikagabe Absetzen des Präparates und Kortikosteroidtherapie; bei *Infektionen* Antibiotika, bei *Hypogammaglobulinämie* Gabe von Gammaglobulin, initial 0,6 ml/kg KG (in geteilten Dosen von 5 ml), als Erhaltungsdosis die Hälfte 1–2 × monatl.

LEUKÄMIE, CHRONISCH-MYELOISCHE

1. sofortiger Therapiebeginn und fortlaufende Blutbildkontrollen bis zur Remission (Patienten über Therapieverlauf aufklären!)
2. Ganzkörperbestrahlung bzw. lokale Bestrahlung von Leber und Milz oder Radiophosphortherapie unter laufenden Kontrolluntersuchungen
3. Busulfan (Mittel der Wahl), anfangs 2 mg 2–4 × tgl. (Cave: Thrombozytenwerte fortlaufend kontrollieren!), eventl. auch Melphalan oder 6-Mercaptopurin sowie die Kombination von Vincristin und Prednison. Hydroxyharnstoff kann ebenfalls versucht werden.

LYMPHOBLASTOM, GROSSFOLLIKULÄRES

1. Röntgenbestrahlung
2. kombinierte Zytostatika-Therapie von Mechlorethamin und Actinomycin C sowie Kortikosteroiden

LYMPHOSARKOM

1. Röntgenbestrahlung
2. zytostatische Chemotherapie (empfohlen wird eine Kombinationsbehandlung [COP] mit Cyclophosphamid, 15 mg/kg i. v. 1 × wöchentl., Vincristin, 0,025 mg/kg 1 × wöchentl. und Prednison, 0,6 mg/kg oral tgl.; diese Kombination wird für die Dauer von 6 Wochen verabreicht)
3. zur Unterstützung Kortikosteroide

MAKROGLOBULINÄMIE WALDENSTRÖM

1. Chlorambucil, 0,1–0,2 mg/kg KG tgl. oder
2. Melphalan, 0,25 mg/kg KG tgl. oral für 4 Tage; Wiederholung der Therapie alle 4–6 Wochen.

MORBUS HODGKIN
(Lymphogranulomatose)

1. Röntgenbestrahlung (bei den Stadien I, II u. III), evtl. auch Kombination mit Chemotherapie

Kap. 9: Hämatologie

2. zytostatische Therapie (für Stadium III u. IV)
   a) Empfehlenswert ist eine Kombinationstherapie von Zytostatika mit Kortikosteroiden, z.B. Mechlorethamin plus Vincristin (Oncorin) und Procarbazin sowie Prednison (Einzelheiten s.S. 401)
   b) Mechlorethamin 0,1 mg/kg KG aufgelöst in physiologischer Kochsalzlösung innerhalb von 5 min infundieren (am besten abends nach einer leichten Mahlzeit); Nebenwirkungen wie Übelkeit und Erbrechen können durch vorherige Gabe von Sedativa und Antiemetika vermieden werden, evtl. Medikation alle 2 Monate wiederholen
   c) Chlorambucil als Erhaltungstherapie für 3–6 Wochen in schweren Fällen, 0,2 mg/kg KG tgl. oral p.c. über den Tag verteilt (Cave: Blutbildkontrollen!)
   d) Cyclophosphamid, 2–3 mg/kg KG i.v. während der ersten 6 Tage, anschl. 50–100 mg 1–3 × tgl. oral als Erhaltungsdosis
   e) Vinblastinsulfat, 0,1–0,15 mg/kg KG i.v. 1 × wöchentl. in resistenten Fällen
   f) Procarbazin, 50–250 mg tgl. oral (Dosis von 50 mg am 1.Tag allmählich steigern, max. 250 mg tgl.; Behandlung bis zum Eintritt der Remission bzw. bis zur Gesamtdosis von 6 g fortsetzen)
   g) Doxorubicin, 60 mg alle 3 Wochen oral, bei resistenten Fällen oder alternativ
   h) Bleomycin, 15–30 mg 1 × wöchentl. i.v.
   i) für **resistente Fälle** werden kombiniert („ABVD"-Schema) Adriamycin (Doxorubicin), Bleomycin, Vinblastin und Dacarbazin gegeben
4. Komplikationsbehandlung: bei *Fieber* und *starken Schmerzen* Phenylbutazon, 600 mg i.m. tgl. bzw. 200 mg 3–4 × tgl. peroral oder Indometacin, 3–4 × tgl. 50 mg; bei *Kompressionserscheinungen des Mediastinums oder Rückenmarkes* Röntgentherapie und anschl. Mechlorethamin 0,4 mg/kg KG i.v.

MORBUS KAHLER s. Plasmozytom

MYCOSIS FUNGOIDES

1. Betatron-Bestrahlung (Ganzkörperbestrahlung)
2. Chemotherapie mit Mechlorethamin, Cyclophosphamid oder Methotrexat

MYELOM, MULTIPLES s. Plasmozytom

OSTEOMYELOFIBROSE
(Osteomyelosklerose)

1. bei schwerer Anämie — Testosteronönanthat, 250 mg 1 × wöchentl. i.m.
   oder Fluoxymesteron, bis zu 40 mg tgl. oral
   oder Methandrostenolon, bis zu 40 mg tgl. oral
2. häufige Transfusionen
3. bei schmerzhafter Milzvergrößerung Busulfan, 2 mg 1–3 × tgl., oder eine lokale Röntgenbestrahlung
4. bei hämolytischer Anämie (mit Zerstörung der Erythrozyten in der Milz) Prednisolon, 10–20 mg 4 × tgl. oral, evtl. auch Splenektomie
5. bei einer Blastenkrise 6-Mercaptopurin, 2,5 mg/kg KG tgl.

PLASMOZYTOM

1. allgemein: für gute Urinausscheidung (Eiweißausfällung!) sorgen, bei Anämie häufige Transfusionen, bei Schmerzen Analgetikagabe
2. Röntgenbestrahlung
3. Melphalan (Mittel der Wahl), 6 mg tgl. für 2–3 Wochen, Erhaltungsdosis 1–4 mg tgl.; evtl. kommt auch eine Melphalan-Prednisolon-Stoßtherapie in Frage (Einzelheiten s.S. 397); evtl. auch eine Zusatztherapie mit Vincristin, 1 mg i.v. alle 4 Wochen
4. Cyclophosphamid (bes. bei multiplem Myelom anzuwenden), 50–100 mg 1–3 × tgl. oral
5. Komplikationsbehandlung: bei *Hyperkalzämie* (mit Übelkeit und Erbrechen) Gabe von Kortikosteroiden (Prednison) oder i.v.-Flüssigkeitszufuhr (3–4 l tgl.) plus Furosemid. Alternativ kann Mithramycin, 25 µg/kg KG i.v. jeden 2.Tag in 2–4 Einzeldosen, gegeben werden; bei *Wirbelfraktur* mit Rückenmarkskompression Laminektomie, bei *rezidivierenden Infekten* Gammaglobulin, 10 ml i.m. alle 2 Wochen, bei *spezifischen Infekten* Antibiotikagabe

POLYCYTHAEMIA VERA

1. Radiophosphor (^{32}P), Initialdosis 3–5 mc i.v. (stete Untersuchungskontrollen bis zur Remission), ggf. Wiederholungsbehandlung
2. Aderlaß (Venaesectio, Phlebotomie) (wöchentl. 500–2 000 ml Blut bis zu einem Hämatokritwert von 45%, Cave: Eisen- und Eiweißkost vermeiden)

Kap. 9: Hämatologie

3. Chemotherapie:
   Chlorambucil, 10–12 mg anfangs tgl., anschl.
   3–4 mg tgl. als Erhaltungsdosis
   Cyclophosphamid, 100–150 mg anfangs tgl.,
   dann 50–75 mg tgl. als Erhaltungsdosis
   Melphalan, 4–6 mg tgl. initial, als Erhaltungsdosis 2 mg tgl. (oder weniger)
4. Komplikationsbehandlung: bei operativen
   und postoperativen höheren *Blutverlusten*
   Vollbluttransfusionen, bei *Fibrinogenmangel*
   Verabreichung von 4–6 g Humanfibrinogen

PURPURA, THROMBOTISCH-THROMBOZYTOPENISCHE
(Moschcowitz-Syndrom)

1. Austauschtransfusionen mit Vollblut oder
2. Plasmapherese

SICHELZELLANÄMIE

1. strenge Bettruhe, Analgetikagabe, evtl. auch
   Natriumbicarbonat (3,5 mval/kg KG/h i.v.),
   Plasmaexpander (Dextran) oder Glukoselösung mit 0,45%iger NaCl-Lösung
2. ausreichende Flüssigkeitszufuhr und Transfusionen
3. Komplikationsbehandlung: bei *vorhandenen
   Infekten* Antibiotikagabe; bei *Ulcera crurum*
   Extremitäten hochlagern, schienen und ruhigstellen, evtl. Transfusionstherapie; bei
   Schwangerschaft im 3. Trimenon Transfusionen bis zu einem Hb-Wert von 10–12%; bei
   Fieber Antibiotikaeinsatz

TELEANGIEKTASIE, HEREDITÄRE, HÄMORRHAGISCHE

1. örtlich blutstillende Mittel und lokaler Druck,
   ggf. nochmaliges Ätzen der Nasenschleimhaut
2. bei gastrointestinalen Blutungen Eisentherapie, bei schweren und schwersten Blutungen
   Transfusionen

THALASSAEMIA MAJOR
(Mittelmeeranämie)

1. regelmäßige Transfusionen
2. bei gleichzeitigem Folsäuremangel Folsäure
3. bei sekundärer hämolyt. Anämie mit vermehrtem Zellabbau in der Milz ggf. Splenektomie

THROMBOPENIE
(essentielle und symptomatische Th.; idiopathische [primäre] thrombozytopenische Purpura)

1. Traumen, Sport, chirurg. Eingriffe, Zahnextraktionen seitens des Patienten meiden
2. Kortikosteroide bei mäßig schwerer Purpura,
   bei Blutungen aus Gastrointestinal- oder Urogenitaltrakt sowie bei chirurg. Komplikationen verabreichen, z.B. Prednisolon, 10–20 mg
   4 × tgl.
3. Immunosuppressiva
4. Splenektomie (bei wiederholten Rezidiven mit
   mäßig schwerer Purpura und länger als ein
   Jahr bestehender essentieller Thrombozytopenie)

TRANSFUSIONSZWISCHENFALL, HÄMOLYTISCHER

1. mit gekreuztem Blut erneut transfundieren
2. weiterhin Plasmaexpander-(Dextran-)Infusio-
   nen zur Schocktherapie
3. evtl. Antihypotonika
4. Gabe von Mannit, evtl. als Dauerinfusion, zur
   Prophylaxe und Therapie des Nierenversagens
5. zur Vorbeugung eines schweren Salzverlustes
   zusätzlich physiologische NaCl-Lösung infundieren

VERBRAUCHSKOAGULOPATHIE
(Intravasale Gerinnung)

1. bei vorliegendem Schock oder Sepsis sofortige
   entsprechende Intensivbehandlung mit eventuellen Vollbluttransfusionen
2. Fibrinogen-Verabreichung (4–6 g, max. 10 g)
   zur Normalisierung des Fibrinogen-Spiegels
   (Cave: Gefahr der Virushepatitis!)
3. bei anhaltender Blutung Heparin, anfangs
   2000 I.E. i.v., dann 500–1000 I.E./stdl. f. eine
   Gerinnungszeit von 20–50 Min.
4. bei schwerem Thrombozytenmangel Verabreichung von Thrombozytenkonzentraten
5. bei unkontrollierbaren postpartalen Blutungen notf. Uterusexstirpation

v. WILLEBRAND-JÜRGENS-SYNDROM

1. bei leichter Blutung Blutstillung durch lokalen
   Druck oder thrombingetränkte Gaze
2. bei schwerer Blutung Verabreichung von tiefgefrorenem Plasma (15 ml/kg KG), Antihämophilem Globulin (AHG) oder Human-
   PPSB; selten ist kompletter Blutersatz nötig

10. Gastroenterologie

Unspezifische Symptome

Foetor ex ore
(Mundgeruch)

Der Foetor ex ore kann viele Ursachen haben: ungenügende Mundpflege; chronische Nasen- und Nasennebenhöhlenerkrankungen; Karies; Zahnfleischinfektionen, Tonsillitiden; Systemerkrankungen, Fieber und Vergiftungen; chronische pulmonale Erkrankungen (z. B. Lungenabszeß); gastroenterologische Erkrankungen in fast allen Bereichen des Verdauungstraktes; bei subjektiven Klagen über Mundgeruch kommen besonders neuropsychiatrische Störungen in Frage.
Die Behandlung richtet sich nach der Ursache. Sorgfältiges Zähneputzen nach jeder Mahlzeit und Mundspülungen helfen vorübergehend.

Sodbrennen

(Pyrosis)

Mit Sodbrennen ist ein Wechsel in der neuromuskulären Aktivität des Ösophagus verbunden. Es ist oft eine Folge von Diätfehlern oder übermäßigem Alkoholgenuß. Es kann auch ein wichtiges Symptom bei Ösophagusreflux sein. Die Behandlung muß sich nach der Ursache richten. Sodbrennen tritt sehr häufig während der Schwangerschaft auf (42–48%). Die Beschwerden bessern sich während der letzten Schwangerschaftswochen, um kurz nach der Entbindung zu verschwinden.
Antazida helfen oft bei Hyperazidität, obwohl nicht sicher bewiesen ist, daß sie durch Neutralisation der Salzsäure im Magen wirken. Spasmolytika bringen oft Erfolg. Schonkost (s. Kapitel 21) kann verordnet werden.

Übelkeit und Erbrechen

Diese Symptome können einzeln oder gemeinsam auftreten und sehr verschiedene Ursachen haben. Reflektorisch wird das Brechzentrum gereizt. Die Auflösung erfolgt durch Störung des Verdauungstraktes oder anderer innerer Organe. Eine Besserung hängt deshalb von der Behandlung der Ursache ab: Reizungen, Entzündungen oder mechanische Störungen in jedem Bereich des Gastrointestinaltraktes (zwischen Pharynx und Rektum); Störungen, die von Anhangsorganen ausgehen z. B. Cholezystitis; Reizungen der Bogengänge z. B. Seekrankheit; toxische Wirkung von Arzneimitteln z. B. Digitalis. Zentrale Ursachen (Brechzentrum) schließen pharmazeutische Brechmittel ein (Emetin, Apomorphin, Morphin), exogene und endogene Toxine, erhöhten intrakraniellen Druck und zerebrale Hypoxie, der eine zerebrale Ischämie oder Blutung zugrunde liegt. Leichte und schwere psychische Veränderungen müssen in Betracht gezogen werden.

Behandlung
A. Akut: Akutes morgendliches Erbrechen nach Diätfehlern oder morgendliches Schwangerschaftserbrechen verlangt wenig oder keine Behandlung. Wenn nötig, besteht die Behandlung in der Verordnung leicht verdaulicher Nahrungsmittel und leichter Sedativa und Spasmolytika.
B. Chronisch: Schwere und lang andauernde Übelkeit und Erbrechen erfordern sorgfältige Behandlung. Spezifische Ursachen bedürfen spezifischer Therapie. Folgende allgemeine Maßnahmen sollen die spezifisch medikamentöse oder chirurgische Therapie ergänzen:
1. Flüssigkeits- und Nahrungszufuhr: Aufrechterhaltung der Kalorien- und Flüssigkeitsbilanz bei vorübergehendem Nahrungsentzug. Verabreichung von 5–10% Glukose in physiologischer Kochsalzlösung oder Wasser i. v. Aufbau der Ernährung durch Zufuhr von Trockenkost in kleinen Mengen z. B. Zwieback. Beim Schwangerschaftserbrechen Einnahme der Nahrung am besten vor dem Aufstehen. Danach Übergang zu häufigen, kleinen, einfachen Mahlzeiten mit schmackhaften Speisen. Bald werden auch heiße Getränke (Tee und klare Brühe)

und kalte Getränke (Eistee und kohlensäurehaltige Flüssigkeiten) vertragen. Lauwarme Getränke sollen vermieden werden. Den Nahrungswünschen des Patienten sollte möglichst entsprochen werden.
2. *Medizinische Maßnahmen:* Wichtig: Jede unnötige Medikation sollte bei graviden Frauen während der kritischen frühen Phase der Embryonalentwicklung vermieden werden. Leichte Übelkeit und Schwangerschaftserbrechen ohne Progredienz sollten nicht medikamentös behandelt werden. Mögliche teratogene Wirkungen bei vielen Arzneimitteln werden gegenwärtig geprüft.
Typische Antiemetika sind z.B. Paspertin® oder Vomex A®. Bei diesen und den unten genannten Medikamenten ist stets auf Nebenwirkungen (z.B. extrapyramidale Motorik) zu achten. Als neueres Antiemetikum hat sich Motilium® bewährt, das in therapeutischen Dosen nicht die Blut-Hirn-Schranke passiert und somit praktisch frei von zentralen Nebenwirkungen (z.B. Extrapyramidales System) ist.
Weitere Möglichkeiten zur medikamentösen Behandlung:
a) Sedativ-spasmolytische Medikamente.
b) Chlorpromazin (Megaphen®) und Promazin (Protactyl®) sollen bei Bedarf alle 4–6 Std. in Dosen von 25–50 mg tief i.m. oder oral in Dosen von 10–50 mg verabreicht werden.
c) Triflupromazin (Psyquil®) 5–10 mg i.m. alle 6–8 Std oder 10 mg per os.
d) Fluphenazin (Lyogen®, Omca®) 1–3 mg i.m. oder 1–3 mg per os.
e) Perphenazin (Decentan®) 2–4 mg 4 × tgl.
f) Trifluoperazin (Jatroneural®) 1–2 mg/die.
3. *Psychotherapie* kann sinnvoll sein, wenn das Erbrechen offensichtlich psychisch bedingt ist. Milieuwechsel des Patienten ist angezeigt, wenn die Symptome chronisch werden. Hospitalisierung kann nötig werden. Besuche sollten eingeschränkt werden. Zu vermeiden sind psychische Reize, wie ungewöhnliche Gerüche, unangenehm riechende oder schmeckende Medikamente, Brechschalen oder ähnliche Geräte sowie unappetitlich zubereitete oder angerichtete Speisen. Der Patient soll an ein bestimmtes Behandlungsschema gebunden sein und das Gefühl haben, daß gezielte Maßnahmen erfolgen. Es muß versucht werden, die psychischen Ursachen der Übelkeit und des Erbrechens zu finden. Eine aggressive Psychotherapie während der akuten Phase der Krankheit ist zu vermeiden.

Schluckauf

(Singultus)

Der Schluckauf, gewöhnlich eine gutartige, vorübergehende Erscheinung, kann als Symptom vie-

ler Krankheiten auftreten. Es ist wichtig, spezifische Ursachen, wie Neurosen, Störungen des Zentralnervensystems (ZNS), des Herzens, der Atmungsorgane und des Verdauungstraktes sowie Nierenversagen, Infektionskrankheiten und andere Krankheiten auszuschließen.

Behandlung
Zahlreiche Maßnahmen zur Unterbrechung des Schluckreflexes wurden vorgeschlagen, ohne daß eine davon sicheren Erfolg verspricht. Die Symptome können so langandauernd und schwer sein, daß das Leben des Patienten gefährdet ist.
A. Einfache Hausmittel: Diese Maßnahmen sollen den Patienten ablenken: zerstreuende Konversation, Schreck, schmerzhafte oder unangenehme Reize oder offensichtlich zwecklose Maßnahmen, wie Anhalten des Atems, Trinken von Eiswasser oder Einatmung starken Rauches.
B. Medikamentöse Maßnahmen:
1. *Sedierung:* Alle gängigen Sedativa können wirksam sein z.B. Pentobarbital (Nembutal®, Neodorm®, Repocal®) 0,1 g peroral oder barbiturathaltige Suppositorien.
2. *Lokalanästhetika* können an der Nasenschleimhaut oder der Rachenhöhle versucht werden. In therapieresistenten Fällen evtl. Versuch mit Allgemeinnarkose.
3. *Spasmolytika:* Atropinum sulfuricum 0,3–0,6 mg subkutan.
4. *Mit Amylnitrit-Inhalationen* kann gelegentlich ein Effekt erzielt werden.
5. *CO_2-Inhalationen:* Man lasse den Patienten 3–5 min lang in eine Papiertüte ein- und ausatmen oder verabfolge mit einer Narkosemaske ein 10–15%iges CO_2-Gemisch für 3–5 min.
6. *Beruhigungsmittel:* Chlorpromazin (Megaphen®) und Promazin (Protactyl®) bewährten sich bei lang anhaltendem oder unbeeinflußbarem Schluckauf als Mittel der Wahl.
7. *Reizung des Nasen-Rachen-Raums:* Gelegentlich ist die Einführung eines weichen Katheters in den Nasenrachenraum, um diesen zu reizen, von Erfolg.
C. Chirurgische Maßnahmen: Verschiedene Eingriffe am N. phrenicus — einschließlich der beidseitigen Phrenikotomie — können in lebensbedrohlichen Extremfällen, wenn alle anderen Maßnahmen versagen, angezeigt sein.

Obstipation

Spezifische Ursachen der Obstipation sind Ernährungsstörungen, endokrine Störungen, Dickoder Mastdarmstörungen, Stoffwechselerkrankungen, Schwangerschaft und Neurosen. Organische Ursachen müssen befürchtet werden, wenn plötzli-

che, unklare Veränderungen in den Verdauungsge-
wohnheiten auftreten. Unzureichende Flüssigkeitszufuhr und schlackenarme Diät können obstipierend wirken. Obstipation ist eine häufige Komplikation bei körperlicher Inaktivität oder längerer
Bettruhe sowie bei älteren Menschen. Folgende
Medikamente können eine Obstipation verursachen: Belladonnaderivate, Narkotika, Diuretika,
Antikonvulsiva, Antidepressiva, Parkinsonmittel,
Betablocker, Muskelrelaxantien, Opiate, Wismutsalze, Kalzium, Eisen und Aluminiumhydroxid
oder Aluminiumphosphat-Suspension (Phosphalu-
gel®).

Stuhlverhaltung

Verhärteter oder kittähnlicher Stuhl im Rektum
oder Kolon kann die normale Darmpassage verhindern. Wenn das Hindernis weder manuell noch
durch Klistiere oder chirurgisch beseitigt werden
kann, kann es zu einem partiellen oder kompletten
Darmverschluß kommen. Die Stuhlverhaltung
kann organische (schmerzhafte After- und Mast-
darmerkrankungen, Tumoren, neurogene Erkrankungen des Dickdarmes) oder funktionelle (Kolon-
Kontaktlaxantien, Antazida, Kontrastmittel von
einer Röntgenuntersuchung, schlackenarme Diät,
Hungern, medikamentöse Kolonatonie oder lange
Bettruhe und Schwäche) Ursachen haben. Der Patient kann anamnestisch eine Obstipation oder —
häufiger — eine wäßrige Diarrhoe angeben. Blut
oder Schleim können im Stuhl nachweisbar sein.
Die klinische Untersuchung kann einen aufgetriebenen Leib, eine palpable Resistenz im Abdomen
und festen Stuhl im Rektum ergeben. Der Stuhl
muß digital oder mittels Rektoskop entfernt werden. Reinigende Klistiere (vorzugsweise in Knie-
Ellenbogenlage) oder Darmspülungen können
dann erforderlich sein, wenn das Hindernis in
oberen Kolonabschnitten sitzt. Tägliche Paraffinöl-
Retentions-Klistiere mit anschließend digitaler
Ausräumung des Hindernisses und Kochsalzklistie-
re können notwendig sein.

Flatulenz

(Meteorismus)

Spezifische Ursachen der Flatulenz müssen eliminiert werden. Gastrointestinale Luftansammlung ist
zum großen Teil auf Luftschlucken zurückzuführen
(Aerophagie). Die Flatulenz kann aber auch diätetische Ursachen haben; funktionelle und organische
Erkrankungen des Verdauungssystems können
ebenfalls in Frage kommen.

Behandlung
Wenn eine spezifische Ursache bekannt ist, sollte
man natürlich zunächst diese angehen.
A. Behebung der Aerophagie: Angstzustände sind
oft mit tiefem Luftholen und Seufzen sowie dem
Schlucken beträchtlicher Luftmengen verbunden.
Wenn möglich, sollten die angstauslösenden Symptome behandelt werden.
B. Beseitigung anatomischer Hindernisse: Sie beein-
trächtigen manchmal das normale Schlucken oder
Atmen. 1. Strukturveränderungen der Nase und des
Nasenrachenraumes z. B. Nasenverschluß und Polypen. 2. Zahndefekte.
C. Hygiene und Eßgewohnheiten: Der Patient muß
darauf hingewiesen werden, daß Diätfehler, zu hastiges und unmäßiges Essen, Essen aus affektiven
Gründen, Trinken großer Flüssigkeitsmengen während der Mahlzeiten, Einnehmen von Laxantien
und Kauen von Kaugummi zu vermeiden sind.
D. Diät: Die Diät sollte aus leichter, proteinreicher,
fett- und kohlenhydratarmer Kost bestehen. Blähende und reizende Speisen sollten eingeschränkt
werden. Zu vermeiden sind: Die meisten rohen
Früchte und Gemüse (insbesondere Kohl, Gurken,
Zwiebeln, Pfeffer, Sellerie, Tomaten und Bohnen);
Zucker in großen Mengen oder in konzentrierter
Form; Gebratenes; Nüsse, Rosinen, Beeren und
andere Kernfrüchte; Gewürze; alkoholische und
kohlensäurehaltige Getränke.
E. Medikation: Die medikamentöse Therapie ist im
allgemeinen unzureichend und manchmal nur von
suggestivem Wert.
1. Anticholinergisch-sedative Mittel: Diese Mittel
dienen der Verminderung des Speichelflusses (der
bei diesen Patienten oft vermehrt ist) und vermindern die Aerophagie.
2. Karminativa: (Kamille, Fenchel, Pfefferminz)
sollen eine günstige symptomatische Wirkung haben.
*3. Dimethylpolysiloxan-Präparate (Paractol®, Le-
fax®)* wirken offenbar durch Verhinderung einer
Gasschaumbildung im Darm; 3 × 1 bis 3 × 2 Tabl.
nach den Mahlzeiten zerkauen.

Diarrhoe

Allgemeine Betrachtungen

Pathophysiologie
A. Formen der Diarrhoe:
1. Osmotische Diarrhoe:
Nicht resorbierte Substanzen im Jejunum führen zu
einer Erhöhung des intraluminal osmotischen
Drucks und interferieren dadurch mit der Wasserrückresorption.

2. Sekretorische Diarrhoe:
Zyklisches AMP (cAMP) und Substanzen, welche die Adenylatcyclase aktivieren und damit den cAMP-Gehalt der Enterozyten erhöhen, bewirken eine intestinale Elektrolyt- und Wassersekretion. Zu derartigen Substanzen gehören bakterielle Enterotoxine, bestimmte Prostaglandine, das vasoaktive intestinale Polypeptid (VIP) sowie am Dickdarm wirkende Gallensäuren und Fettsäuren.

3. Durch Permeabilitätsstörungen bedingte Diarrhoe:
Der rasche Austausch von Wasser und Ionen, besonders im Jejunum, hängt von einer guten Durchlässigkeit der Mukosa ab. Bei Sprue, aber auch bei entzündlichen Darmerkrankungen, ist die Mukosa — insbesondere zwischen den Darmzellen — verändert. Dadurch ergibt sich ein erhöhter Widerstand gegenüber dem Wasser-Ionen-Austausch.

4. Durch Motilitätsstörungen begründete Diarrhoe:
Bei den meisten Diarrhoen ist die propulsive Aktivität erhöht. Die segmentale Aktivität und die intestinale Transitzeit sind deutlich verringert.

5. Kolondiarrhoe:
Entzündliche Veränderungen im distalen Kolon (verbunden mit erhöhter Sekretion, mit starken Tenesmen und oftmals Blutungen) führen zu Diarrhoen, die meist nicht mit exzessivem Wasserverlust einhergehen. Statt dessen sind die Stuhlentleerungen sehr häufig, gering und schmerzvoll.

B. Ätiologie der Diarrhoe:
Die Ursachen der Diarrhoe können wie folgt klassifiziert werden:
1. Psychogene Störungen: „Nervöse Diarrhoe".
2. Infektiöse Darmerkrankungen: viral, parasitär oder bakteriell bedingte Diarrhoen wie z.B. durch Virusenteritis, Amöbiasis etc.
3. Bestimmte Intestinalerkrankungen: Colitis ulcerosa, Morbus Crohn
4. Verschiedene intestinale Faktoren: Schwermetallvergiftungen, Antibiotika-Therapie, gastrokolische Fisteln, Abführmittelgewöhnung, Stuhlverhaltung, postoperative Störungen, Karzinome
5. Malabsorption: Einheimische und tropische Sprue
6. Pankreaserkrankungen: Pankreasinsuffizienz
7. Gallengangsstörungen: Choledochoduodenostomie
8. Reflektorische Reize: z.B. der Beckenorgane
9. Neurologische Erkrankungen: Tabes dorsalis, diabetische Neuropathie
10. Stoffwechselerkrankungen: Hyperthyreose, Diabetes mellitus
11. Immunologische Erkrankungen: IgA-Mangel
12. Mangelernährung: Marasmus, Kwashiorkor
13. Nahrungsmittelallergie
14. Ernährungsfehler
15. Laxantienabusus

16. Funktionelle Störungen: Irritables Kolon
17. Unbekannte Ursachen: Reisediarrhoe.

Behandlung
Beseitigung der spezifischen Ursachen wenn irgend möglich.
A. Behandlung der patho-physiologischen Veränderungen, die Folge der Diarrhoe sind. Kontrolle der Hyperperistaltik. Es ist außerdem wichtig, daß folgende sekundären Symptome behandelt werden:
1. Störung des Flüssigkeitsgleichgewichts (Dehydration).
2. Störung des Elektrolythaushalts z.B. Hypokalzämie, -kaliämie, -natriämie etc.
3. Ernährungsstörungen (z.B. Hypoproteinämie) und andere Malabsorptionssymptome.
4. Psychogene Störungen z.B. Fixierung an den Gastrointestinaltrakt oder Angst vor Sphinkterinkontinenz bei langanhaltender Diarrhoe.
B. Diät:
1. Schonkost: Nach Ansicht der meisten Internisten sollte die Nahrungsaufnahme vermieden oder während der ersten 24 Std auf flüssige Kost beschränkt werden (s. Bazillenruhr). Während der akuten Phase der Enteritis sollten oral nur Wasser, leichter Tee, Reis- oder Haferschleim, Fleischbrühe, Brei, Toastbrot oder Zwieback mit Butter und weichgekochte Eier (keine gebackenen) gegeben werden. Diese Kost kann nach Verträglichkeit weiter ergänzt werden.
2. Leichte Kost: (Niemals scharf gewürzt).
Folgende Nahrungsmittel sollten in der Rekonvaleszenz verordnet werden: Milchbrei, klare Brühe oder klare Suppen, milde Käsesorten, Fisch, Geflügel, Fleisch (nicht gebraten), Brot, Milchprodukte, Eier und kohlensäurefreie Getränke.
3. Zu vermeiden sind: Gemüse und Früchte (besonders rohe), gebratene Gerichte, Vollkornzubereitungen, Marmelade, Gelee, Eingemachtes, Süßigkeiten, Essigfrüchte, Gurken, Gewürze, Kaffee, kohlensäure- und alkoholhaltige Getränke.
4. Vitaminsubstitution: Die Schonkost kann den Vitaminmangel, der durch die Störung der intestinalen Resorption entstanden ist, erhöhen. Patienten mit chronischer Diarrhoe sollten auf jeden Fall so viele Vitamine erhalten wie bei chronischem Vitaminmangel. Die Menge variiert zwischen der 4- und 10fachen Erhaltungsdosis.
5. Chronische Diarrhoe: Die chronische Diarrhoe hat viele Ursachen. Häufig liegen Ernährungsstörungen zugrunde, die von unmerklichen bis zu ausgeprägten Mangelzuständen an Elektrolyten, Wasser, Eiweiß, Fett und Vitaminen reichen. Die Erkrankung ist — wenn möglich — spezifisch zu behandeln (z.B. glutenfreie Diät bei der Zöliakie. Enzymsubstitution bei der Pankreasinsuffizienz). Vitaminsubstitution, besonders A, D, E, K, wenn eine Steatorhoe vorhanden ist.

Loperamidhydrochlorid (Imodium®) ist zur Behandlung auch der chronischen Diarrhoen bestens geeignet (s. u.). *Cave:* Überdosierung meiden und bei längerer Behandlung Elektrolyte regelmäßig kontrollieren.

C. Antidiarrhoika:

1. Loperamid (Imodium®) ist sowohl zur Behandlung der akuten wie chronischen Diarrhoe zu verordnen. Diese Substanz ist außerordentlich wirksam; sie normalisiert die Motilität und stellt auch das Gleichgewicht zwischen Absorption und Sekretion wieder her.

Bei der *akuten Diarrhoe* werden anfangs 2 Kapseln à 2 mg verabreicht, danach 1 Kps. nach jedem ungeformten Stuhl (Tageshöchstdosis: 6 Kps.). Bei *chronischer Diarrhoe* erhalten Erwachsene 2 Kps. à 2 mg tgl. Die Dosierung ist im übrigen den erzielten Therapieerfolgen anzupassen. Gelegentliche Verstopfung ist ein erstes Anzeichen einer relativen Überdosierung. (Das Präparat darf nicht an Kinder unter 2 Jahren und an Schwangere verordnet werden.)

2. Zucker-Elektrolyt-Trinklösung (Elotrans®): Diese Trinklösung ist zur oralen Elektrolyt- und Flüssigkeitszufuhr bei Durchfallerkrankungen besonders angezeigt. Neben dem Wasser- und Elektrolytersatz fördert sie die Absorption. Der Inhalt eines Beutels wird in 200 ml Flüssigkeit (abgekochtes Wasser oder Fruchtsaft) aufgelöst. Die Trinkmenge richtet sich nach dem erforderlichen Ausgleich des Flüssigkeitsverlustes und sollte mindestens 1–2 l (maximal 4 l) betragen.

3. Pektin-Kaolin-Verbindungen: Brauchbare kommerzielle Zubereitungen stehen zur Verfügung (z. B. Kaopectate®), 15–30 ml 3 × tgl. vor den Mahlzeiten und vor dem Schlafengehen oder — bei Bedarf — nach wäßrigem Stuhlgang.

4. Diphenoxylat mit Atropin (Reasec®) 3–4 × tgl. 2,5 mg nach Bedarf. Reasec® ist ein wirksames Antidiarrhoikum. Cave: Patienten mit Lebererkrankungen und solche, die Barbiturate und andere potenzierende Medikamente nehmen.

5. Opiate sollen bei chronischen Diarrhoen vermieden werden. Auch bei akuter Diarrhoe, wenn es sich nicht um eine unbeeinflußbare Diarrhoe mit Erbrechen und Koliken handelt, sollte darauf verzichtet werden. Eine akute chirurgische Erkrankung muß ausgeschlossen werden, bevor Opiate eingesetzt werden. Folgende Zubereitungen können verordnet werden:

a) Tinctura opii simplex, 3–4 × tgl. 10 Tropfen.

b) Codeinum phosphoricum, 15–65 mg s. c. nach wäßrigem Stuhl je nach Bedarf oder 2–3 × tgl. 20–30 Tropfen der 2%igen Lösung.

6. Starke Opiate: Morphin und Dihydromorphinon sollte ausgewählten Patienten, mit schwerer akuter Diarrhoe, die auf keine anderen konservativen Maßnahmen mehr ansprechen, vorbehalten werden.

a) Morphinum hydrochloricum, 10 mg s. c. nach wäßrigen Stühlen je nach Bedarf. Dieses Medikament kann Übelkeit und Erbrechen hervorrufen.

b) Dihydromorphinon-hydrochlorid (Dilaudid®), kann Morphin ersetzen. Je nach Bedarf 2–3 mg i. m. nach wäßrigen Stühlen.

7. Krampflösende-sedative Mittel sind gelegentlich von Nutzen.

D. Psychotherapie: Viele Fälle von chronischer Diarrhoe haben psychogene Ursachen (z. B. Colon irritabile). Bei jedem Patienten mit diesen Beschwerden sollte deswegen eine sorgfältige psychische Anamnese erhoben werden.

Psychische gastroenterologische Störungen

Diese Gruppe von Störungen hat viele Namen, z. B. nervöse Verdauungsstörungen, funktionelle Dyspepsie, Pylorospasmus, Colon irritabile, spastische Kolitis, funktionelle Kolitis, Colica mucosa, intestinale Neurose und Laxantienkolitis. Der Gastrointestinaltrakt kann ganz oder teilweise betroffen sein. Diese Störungen sind durch gastrointestinale Überempfindlichkeit, veränderte Motilität und Sekretion charakterisiert. Sie haben ihren gemeinsamen Ursprung in psychischen Ursachen und/oder abnormen Lebensbedingungen.

Es ist wichtig, eine organische gastrointestinale Erkrankung auszuschließen. Die Anamnese ergibt gewöhnlich „Nervosität", neuropathische Charakterzüge und emotionelle Störungen. Die Lebensgewohnheiten des Patienten sind unregelmäßig und unphysiologisch, z. B. unzweckmäßige Diät und unregelmäßige Mahlzeiten. Typischerweise denken diese Patienten immerzu an die Verdauung; sie benutzen Abführmittel und Klistiere. Es gibt einen sehr variablen Komplex gastrointestinaler Symptome: Übelkeit und Erbrechen, Appetitlosigkeit, Foetor ex ore, Sodbrennen, Flatulenz, Krämpfe, Obstipation oder Diarrhoe. Ein eindeutiger Zusammenhang zwischen diesen Symptomen und emotionellem Streß oder Überbelastung läßt sich fast immer erkennen.

Die Untersuchung ergibt palpatorisch eine generalisierte abdominelle Überempfindlichkeit, besonders im Verlauf des Kolon. Die Röntgenuntersuchung zeigt Sphinkterspasmen und eine veränderte gastrointestinale Motilität. Andere röntgenologische Anomalien fehlen.

Behandlung

A. Diät: Eine bestimmte Diät für diese Patienten gibt es nicht. Schonkost wird im allgemeinen am besten vertragen. Diese kann jedoch obstipierend und

blähend wirken und muß deswegen individuell modifiziert werden.
Erfolgversprechend ist das Vermeiden von Milch und Milchprodukten. Alle Nahrungsmittel sollten gekocht werden.
B. Persönliche Gewohnheiten und Hygiene: Wichtig sind regelmäßige Mahlzeiten, ausreichender Schlaf, körperliche Bewegung und Entspannung. Alkohol und Nikotin sollen eingeschränkt werden.
C. Symptomatische Behandlung: Sedativ-spasmolytische Medikation ist bei diesen Störungen besonders wichtig z.B. Kombinationstherapie mit Belladonnaalkaloiden und Barbituraten (z.B. Belladenal® jeweils zu den Mahlzeiten 1 Tablette).
D. Psychotherapie: Diese kann in einfacher Beruhigung oder auch in intensiveren Verfahren bestehen. Nach sorgfältigem Ausschluß einer organischen Erkrankung ist es besonders wichtig, dem Patienten die Sicherheit der organischen Gesundheit zu vermitteln.

Massive Blutung aus dem oberen Gastrointestinaltrakt*

Die massive gastrointestinale Blutung gehört zu den alltäglichen Notfällen. Sie ist durch schnellen Verlust von so viel Blut gekennzeichnet, daß ein hypovolämischer Schock resultiert. Der dazu nötige Blutverlust ist abhängig von der Körpergröße, dem Alter und dem Allgemeinzustand des Patienten. Außerdem spielt die Schnelligkeit der Blutung eine Rolle. Ein plötzlicher Verlust von 20% oder mehr des Blutvolumens (das gesamte Blutvolumen beträgt bekanntlich ungefähr 75 ml/kg Körpergewicht) ruft Hypotonie, Tachykardie und andere Schockzeichen hervor. So muß beispielsweise ein Mann mit 70 kg Körpergewicht, der aufgrund einer gastrointestinalen Blutung einen Schock erleidet, mindestens 1 000–1 500 ml Blut verloren haben. Sofortige Maßnahmen müssen sein: 1. Schockbekämpfung und 2. Diagnosestellung. Darauf beruht die endgültige Behandlung.
Ungefähr 75% der Fälle rühren von Ulzera des Duodenum oder Magens her. Ösophagusvarizen und Gastritis verursachen je 10% der Fälle. Magentumoren, Hiatushernien, Ösophagitis und verschiedene andere Erkrankungen machen die restlichen 5% aus. Blutungen können auch Folge eines sog. Mallory-Weiss-Syndroms sein. Eine hämorrhagische Gastritis kann auch als Folge ulzerogener Me-

dikamente (wie Acetylsalicylsäure) oder Alkohol auftreten.

Klinische Befunde
A. Symptome: Meistens ergibt die Anamnese plötzlich auftretendes Schwächegefühl oder Ohnmacht zusammen mit Teerstühlen und/oder Bluterbrechen. Teerstühle haben alle Patienten, Bluterbrechen mehr als 50%. Hämatemesis ist besonders häufig bei Ösophagusvarizen (90%), bei Gastritis und Magengeschwüren. Der Patient ist bei größerem Blutverlust blaß und schwach, selbst wenn er noch nicht im Schock sein sollte. Wenn der Patient nicht bricht, so kann mit Hilfe eines Magenschlauches rasch entschieden werden, ob die Blutung im oberen Gastrointestinaltrakt stattfindet, und evtl. auch geklärt werden, ob eine Pylorusstenose vorliegt.
Gewöhnlich fehlt der Schmerz. Je nach der Blutungsursache kann der abdominelle Tastbefund unwesentlich sein, oder eine Hepatomegalie, eine Splenomegalie oder eine Resistenz (Tumor) sind nachweisbar. Die Anamnese kann Magengeschwüre, Leberzirrhose oder andere prädisponierende Erkrankungen aufzeigen. Oft aber gibt die Anamnese keinen Aufschluß über die Ursache der Blutung. Ungefähr die Hälfte aller Patienten hat wenigstens eine frühere Blutung gehabt.
Die Ätiologie der Blutung soll möglichst früh ermittelt werden, weil die Entscheidung für eine operative oder konservative Therapie von der Diagnose abhängt. Kritisch ist die Unterscheidung zwischen Ösophagusvarizen und Magengeschwür, weil die Notfalloperation beim Magengeschwür erfolgversprechender ist als bei Varizen. Eine exakte Diagnose ist wertvoll, weil das operative Vorgehen gezielt erfolgen kann.
Angaben über frühere Magengeschwüre, ein chronischer „verdorbener Magen" oder Antazidaeinnahme sprechen für ein Magengeschwür. Alkoholismus oder Gelbsucht in der Anamnese deuten auf eine Lebererkrankung hin. Auch bestehender Ikterus, Hepatosplenomegalie, „Spider" naevi, Foetor hepaticus, Aszites und Encephalopathia hepatica weisen auf eine Lebererkrankung hin.
Die wichtigsten diagnostischen Maßnahmen nach der ersten notwendigen Schockbehandlung sind folgende:
B. Laborbefunde: Kann die Ursache einer massiven intestinalen Blutung nicht ermittelt werden, müssen folgende Laboruntersuchungen durchgeführt werden:
1. Leberfunktionsprüfungen: Bilirubin, Transaminasen, Albumin/Globulinquotient, alkalische Phosphatase, Ammoniak, Prothrombinzeit und Bromthaleintest sind wichtig für die Diagnose von Lebererkrankungen (portale Hypertension und Varizen als mögliche Ursachen der Blutung). Ein normaler

---

* Eine massive Blutung im **unteren** Gastrointestinaltrakt (meist bei älteren oder Risikopatienten) ist in jedem Fall ein medizinischer Notfall und ist dementsprechend zu behandeln.

Bromthaleintest schließt praktisch Lebererkrankung mit Ösophagusvarizen aus. Der Blutammoniakspiegel ist beinahe immer erhöht bei Zirrhosen mit Ösophagusvarizen bereits innerhalb von 1–2 Std nach Blutungsbeginn.

2. Blutuntersuchungen: Untersuchungen des Gerinnungssystems (Blutungszeit, Prothrombinkonzentration, Thrombozytenzahl) können sich in ungeklärten Fällen von massiver gastrointestinaler Blutung als diagnostisch wertvoll erweisen.

C. Endoskopie: Die fiberoptische Ösophagogastroduodenoskopie sollte die erste intensive diagnostische Maßnahme sein, wenn ein erfahrener Endoskopiker verfügbar ist. Diese Untersuchung weist in der akuten Situation die Blutungsquelle präziser nach als eine Röntgenuntersuchung. Die Gastroskopie ist die einzige diagnostische Möglichkeit, eine hämorrhagische Gastritis zu objektivieren. Mit der Ösophagoskopie kann man Ösophagusvarizen nachweisen. Eine Sigmoidoskopie sollte bei allen Patienten durchgeführt werden, die zwar eine gastrointestinale Blutung, jedoch keine Hämatemesis aufweisen. Die fiberoptische Koloskopie hat sich nicht so bewährt, da gerade bei der Akutsituation die Schwierigkeiten der Kolonreinigung bestehen.

D. Röntgenbefunde: Die Ursachen von Blutungen im oberen Gastrointestinaltrakt können in ungefähr 75% der Fälle durch Röntgenuntersuchung gefunden werden. Alle Patienten mit Blutungen im oberen Gastrointestinalbereich sollten möglichst früh einer peroralen Kontrastmitteldarstellung unterzogen werden. Die Untersuchung sollte nur bei fortbestehender Blutung oder im Schock zurückgestellt werden. Wenn eine Ösophagusvarizenblutung vermutet wird, kann eine Splenoportographie (mit allem Vorbehalt) in Betracht gezogen werden. Eine Druckmessung sollte dabei angeschlossen werden, um eine portale Hypertension zu erfassen.

Mit Hilfe einer selektiven Angiographie kann eine gastrointestinale Blutung gelegentlich lokalisiert werden.

Behandlung

A. Allgemeine Maßnahmen: Der Patient sollte von Anfang an sowohl internistisch wie auch chirurgisch betreut werden. Blut wird sofort für Blutbild, Hämatokrit, Blutgruppenbestimmung und Kreuzprobe (für mindestens 3 oder 4 Blutkonserven) abgenommen. Bei der Interpretation des roten Blutbildes und des Hämatokritwertes muß man sich darüber im klaren sein, daß nach einem akuten Blutverlust für die Herstellung des Flüssigkeitsgleichgewichts eine Zeitspanne von 24–36 Std nötig ist. In der Zwischenzeit gibt der Hämatokritwert nur Hinweise auf das Ausmaß des Blutverlustes. Blutvolumenbestimmungen können bei der Feststellung des akuten Blutverlustes gelegentlich eine Hilfe sein. Mit der Substitutionstherapie sollte so-

fort durch eine große intravenöse Kanüle oder einen Katheter mit Laktat-Ringer-Lösung oder 5% Glukose in physiologischer Kochsalzlösung begonnen werden. Ist der Schock schwer, gibt man während der Vorbereitung zur Bluttransfusion Dextran (Macrodex®) oder Plasma. Blutdruck, Puls und Atmung werden alle 15–60 min geprüft. Vasopressin (Pitressin®), 20 Einheiten in 200 bis 250 ml 5%iger Glukoselösung über eine Zeit von 30 bis 40 min infundiert, führt zu einer vorübergehenden Arteriolenkonstriktion und somit zu einer Erniedrigung des Portalvenendruckes. Wo man diese Maßnahme primär in der Behandlung der Ösophagusvarizenblutung verwendet hat, führt man sie jetzt auch bei jeder gastrointestinalen Blutung durch, um die arterielle Blutung zu vermindern.

Fortlaufende intravenöse Vasopressin-Gabe (0,2 Einheiten/Min.) wird ebenfalls als wirksam angesehen. Auch die selektive arterielle Infusion von Hypophysenhinterlappenextrakt soll bei angiographisch nachgewiesener akuter Magenblutung erfolgreich gewesen sein. Neuerdings auch Gabe von Sekretolin® zur Infusion. Bettruhe und die Registrierung der Flüssigkeitszufuhr, Urinmenge sowie der Temperaturmessungen werden angeordnet. Wenn nötig, leichte Sedierung mit Barbituraten; Vitamin K$_1$ (Konakion®) wird gegeben, wenn eine Lebererkrankung vermutet wird.

B. Blutersatz: Behandlung des Schocks durch sofortige Bluttransfusion. Hämatokrit und Hämoglobinbestimmungen werden bis zur Stabilisierung des Kreislaufs alle paar Stunden vorgenommen. Die Gabe von Plasmaersatz dient der Behebung des Schocks und der Wiederherstellung des effektiven Blutvolumens. Um dies zu erreichen, muß die gewünschte Blutmenge nach Erfahrungswerten festgesetzt werden. Man legt zugrunde, daß das Blutvolumen 75 ml/kg Körpergewicht ausmacht und berechnet das normale Blutvolumen des Patienten. Liegt ein mittlerer Schock vor (z.B. Blutdruck 70–90 mm Hg, Pulsfrequenz 110–130/min und klinische Zeichen der Hypovolämie [wie Ohnmacht, Blässe, kalte und feuchte Haut]), ist zur Wiederherstellung eine Transfusion von ca. 25% des normalen Blutvolumens erforderlich. Ist der Schock schwer (Blutdruck unter 70 mm Hg), beträgt die erforderliche Anfangsmenge 40–50% des normalen Blutvolumens. Der Schock muß sofort und vollständig durch schnelle Blutzufuhr unter Kontrolle gebracht werden. Sind Blutdruck und Puls zu relativ normalen Werten zurückgekehrt und haben sich die klinischen Zeichen gebessert, wird die Transfusionsgeschwindigkeit verlangsamt; über die Gesamtmenge der Bluttransfusion muß der Verlauf entscheiden. Eine unzureichende Schockbeseitigung ist Ausdruck einer fortbestehenden Blutung (s. unten) oder einer ungenügenden Substitution. Die Messung des zentralen Venendrucks ist empfehlenswert, um eine

Übertransfusion zu vermeiden bzw. die Notwendigkeit weiterer Blutzufuhr besser beurteilen zu können.

C. Medikamentöse Maßnahmen: Hyperchlorhydrie des Magens mit peptischer Verdauung verschlechtert die Situation in vielen Fällen von massiver Blutung im oberen Gastrointestinaltrakt, einschließlich Varizen. Sobald der Schock und die Übelkeit nachlassen, muß mit leichter Ernährung und mit der Ulkustherapie begonnen werden. Eine fortbestehende leichte Blutung stellt keine Kontraindikation für folgende Therapie dar:

1. Diät: Flüssige Diät für die ersten 24 Std, dann vorsichtige allmähliche Diätsteigerung.

2. Säurereduktion: Häufige Verabreichung von Antazida, evtl. jede Stunde, z.B. Maaloxan®, Gelusil®-Lac, Phosphalugel®. Hierbei muß auf die unterschiedliche Wirkung der einzelnen Antazida auf den Stuhlgang geachtet werden. Zusätzlich 4 bis 5 × tägl. intravenöse Injektion von Cimetidin (Tagamet®). Auch Ranitidin (Zantic®, Sostril®) kann verabreicht werden.

3. Leichte Sedierung

4. Einführung einer nasalen Magensonde zur Entfernung von Blut durch Spülungen mit gekühlter Kochsalzlösung, bis die Flüssigkeit klar bleibt. Dann werden durch den Schlauch stündlich Antazida zugeführt. Regelmäßige Aspiration, um festzustellen, ob frisches Blut vorhanden ist.

D. Behandlung blutender Ösophagusvarizen: Wenn Varizen die Ursache der Blutung sind, sind besondere Maßnahmen angezeigt. Folgende therapeutische Eingriffe sind zu nennen: 1. die Ballontamponade (mit der Doppelballonsonde nach Sengstaken-Blakemore oder der Sonde nach Linton-Nachlas). 2. Die Ösophaguswandsklerosierung, das bis heute am meisten angewandte Verfahren. 3. Die entravasale Ösophagusvarizensklerosierung. 4. Die perkutane transhepatische intravasale Sklerosierung. 5. Die Laserkoagulation. 6. Die Venensperrverfahren.

Es gibt jedoch kein zufriedenstellendes Verfahren in der Behandlung der akuten massiven Ösophagusvarizenblutung im Stadium der dekompensierten Leberzirrhose. Der Notshunt ist trotz einer hohen Letalität die beste Methode der definitiven Blutstillung.

E. Indikationen für Notfalloperation: Außer wenn Ösophagusvarizen Blutungsursache sind, muß eine Operation zur Stillung der Blutung unter folgenden Umständen in Betracht gezogen werden: 1. Wenn der Patient 21 und mehr Blut erhalten hat, ohne daß der Schock beseitigt ist. 2. Wenn stabile Blutdruck- und Hämatokritwerte mit maximal 500 ml Blut/8 Std nicht aufrechterhalten werden können. 3. Wenn die Blutung mehr als 2–3 Tage andauert. 4. Wenn die Blutung anfänglich zum Stehen kommt, aber massiv wiederauftritt, obwohl der Patient entsprechend medikamentös behandelt wird. 5. Wenn der Patient über 50 Jahre alt ist. Es hat sich nämlich gezeigt, daß die Mortalitätsrate durch Verblutung trotz konservativer Maßnahmen in der älteren Altersgruppe größer ist als bei Patienten unter 40 Jahren. Eine massive Blutung wird von älteren Patienten weniger gut vertragen und ist weniger leicht zum Stehen zu bringen; bei ihnen ist deswegen ein operativer Eingriff häufiger nötig.

Prognose

Die Gesamtsterblichkeit von ungefähr 14% zeigt den Ernst von Blutungen im oberen Gastrointestinaltrakt auf. Die Mortalitätsrate differiert sehr; sie ist abhängig von der Ätiologie der Blutung und der Komplikation durch andere schwere Systemerkrankungen. Die Gesamtmortalitätsrate bei der chirurgischen Stillung der Blutung ist ebenfalls hoch. Die besten Ergebnisse werden erzielt, wenn die Blutung auf medikamentöse, konservative Therapie anspricht, und die Operation aufgeschoben wird, bis sich der Patient von den Auswirkungen der Blutung erholt hat. Die Mortalitätsrate bei blutenden Duodenalulzera liegt bei 3%, die bei Varizenblutung um 50%.

Erkrankungen des Mundes

Zahnkaries

Es ist bekannt, daß drei Voraussetzungen für die Entstehung einer Karies vorhanden sein müssen: Bakterien, ein Substrat und ein anfälliger Zahn.

Die Diagnose stützt sich auf Röntgenuntersuchung [Strahlendurchlässigkeit von Zahnschmelz (Substantia adamantina) und Zahnbein (Dentin)] und die klinische Beobachtung eines Zahnbereichs, der weich nekrotisch, verfärbt und oft empfindlich ist. Sowohl die röntgenologische wie die klinische Untersuchung sind für eine sichere Feststellung der Zahnkaries notwendig. Zwischen dem Ausmaß der Karies und den Symptomen besteht keine absolute Korrelation. Fehlender Zahnschmerz schließt eine Karies nicht aus.

Vorbeugung und Behandlung

Folgendes Vorgehen hat sich bewährt:

1. Eine wiederherstellende Zahnbehandlung ist die wichtigste Maßnahme zur Beseitigung der Karies. Karies der Milchzähne darf nicht vernachlässigt werden, da Zahnbeininfektion oder vorzeitiger Verlust dieser Zähne die Gesundheit beeinträchtigen

können. Die Stellung des bleibenden Gebisses kann außerdem bei Vernachlässigung der Milchzähne beeinflußt werden.

2. Sorgfältige Mundhygiene reduziert die Bakterienflora und die Substrate. Sowohl häufiges Bürsten mit Zahnputzmitteln wie auch der Gebrauch von Mundwasser sind nützlich. Elektrische Zahnbürsten erhöhen die Wirksamkeit beim Reinigen der Zahnoberflächen; ein sicherer Einfluß auf die Verminderung der Karieshäufigkeit hat sich nicht erwiesen. Der Nutzen von Zusatzstoffen zu den Zahnputzmitteln ist zweifelhaft.

3. Die Reduzierung der Kohlenhydrate in der Nahrung (hauptsächlich Rohrzucker) und Süßigkeiten (z.B. Konfitüren, Kuchen, Nahrungsstoffe, die lange an den Zähnen haften bleiben) führt zu einer Verminderung des Substrats. Dadurch sistieren Säureproduktion und Entkalkung.

4. Lokale Anwendung der Fluoride durch einen Zahnarzt kann eine säureresistentere Zahnstruktur (Fluorapatit anstelle von Hydroxylapatit) bilden helfen. Diese Maßnahme sollte in Betracht gezogen werden, wenn sich eine Karies entwickelt, obwohl der Patient während der Zahnentwicklung fluorreiches Wasser verwendet hat. Wenn das Wasser nicht fluorhaltig ist, werden tägliche orale Fluorzusätze für Kinder bis zu 12 Jahren (während der Zahnentwicklung) empfohlen. (Die Menge der Zusätze ist abhängig von der Konzentration an natürlichem Fluor im Leitungswasser und sollte eine tägliche Aufnahme von 1 mg nicht überschreiten.) Obwohl Fluorionen vom mütterlichen in den kindlichen Kreislauf übertreten, ist der Nutzen für die Kariesverhütung der ersten Zähne fraglich.

Verfärbte Zähne

Die häufigsten Ursachen verfärbter Zähne sind Nahrungsfarbstoffe, Bakterien, Tabakrauchen und Medikamente. Die Behandlung besteht in der Beseitigung der Ursachen und einer richtigen Zahnpflege. Pulpablutungen (z.B. durch Verletzungen hervorgerufen) können zu einer Ablagerung von Hämosiderin im Zahninnern führen. Der Zahn bleibt hierbei meist steril und symptomfrei, stirbt jedoch ab und verfärbt sich dunkel. Diese Zähne können gebleicht werden, wenn es aus ästhetischen Gründen notwendig erscheint. Gelegentlich sind für die Zahnverfärbung jedoch Veränderungen in der Zahnstruktur verantwortlich. Hierzu zählen: Tetracyclineinnahme, fetale Erythroblastose, angeborene Schmelz- oder Dentindefekte und Fluorose.

Tetrazykline
Tetracyclinverfärbungen kommen bei Personen vor, die diese Antibiotika (Tetracyclin, Oxytetracyc-

lin, Chlortetracyclin und Dimethylchlortetracyclin) während der Zeit der Zahnentwicklung (frühes Kindesalter und frühe Jugend) bekommen haben. Da eine ganze Dentinschicht während einiger Tage verkalken kann, kann eine kleine Menge, über eine kurze Zeit eingenommen, den Eindruck erwecken, als ob der gesamte Zahn verfärbt wäre. Die Verfärbung ist grau-braun oder gelb-braun. Eine typische gelbe Fluoreszenz ist unter ultraviolettem Licht in nicht entkalkten Bezirken erkennbar. Die Tetracyclineinnahme kann fast immer anamnestisch gesichert werden. Die Zähne sind nicht schadhaft. Eine Behandlung (mittels einer Krone) ist nur aus kosmetischen Gründen angezeigt. Auf Grund vorläufiger Berichte sind Bleichversuche erfolgversprechend.

Wegen des Risikos einer Verfärbung sollte der Gebrauch von Tetrazyklinen in der Zeit der Zahnentwicklung möglichst vermieden werden.

Fetale Erythroblastose (hämolytischer Ikterus der Neugeborenen)
Zahnverfärbung aufgrund von fetaler Erythroblastose muß von der Tetracyclinverfärbung nicht zu unterscheiden sein. Die Diagnose wird nach der Anamnese gestellt. Eine Behandlung (mittels einer Krone) ist nur aus kosmetischen Gründen nötig.

Angeborene Defekte
Die *Dentinogenesis imperfecta* ist eine angeborene Erkrankung; sie befällt Milch- und bleibende Zähne, die gräulich-braun erscheinen. Sehr selten ist auch eine Osteogenesis imperfecta vorhanden. Die Diagnose kann mit Hilfe eines typischen Röntgenbildes mit nagelähnlich geformten Zahnwurzeln bei fehlenden Pulpahöhlen oder -kanälen gestellt werden; die Zähne sind gewöhnlich weich und gehen rasch zugrunde; deshalb ist ein Schutz der Zähne durch Kronen unerläßlich.

Die *Amelogenesis imperfecta* ist ebenfalls erblich bedingt; sie zeigt sich durch Defekte im Zahnschmelz und eine gelbbraune Verfärbung. Die Diagnose stützt sich auf die Anamnese und auf den Nachweis der Schmelzdefekte. Eine Behandlung erfolgt hauptsächlich aus kosmetischen Gründen.

Fluorose
Eine Fluorose der Zähne tritt am häufigsten dann auf, wenn der Fluorgehalt des Wassers 2 ppm (1 ppm ist die empfohlene Konzentration) überschreitet. Die Häufigkeit und Stärke der Verfärbung ist proportional der Konzentration im Wasser und der Gesamtmenge, die während der Zahnentwicklung eingenommen wurde. Die Verfärbung kann von kreideweißen bis gelbbraunen Flecken variieren, die oft unregelmäßig erscheinen. Milchzähne sind nicht betroffen, möglicherweise deshalb, weil

die im Uterus vorhandene Fluormenge sehr gering ist. Wenn erforderlich, können diese Zähne mit 30% Wasserstoffsuperoxid gebleicht werden.

Vorzeitiger Zahnverlust

Der Zahnwechsel erfolgt gewöhnlich im Alter zwischen 6 und 12 Jahren. Wenn sich die Zähne lockern oder vor dem 5. Lebensjahr ausfallen (und Verletzungen nicht die Ursache sind) müssen Histiozytose X (Retikuloendotheliose), kindliche Hypophosphatasie und frühzeitige Parodontose in Betracht gezogen werden.

Histiozytose X

Von der Histiozytose X sind nur die späteren Milchzähne betroffen. Gelegentlich ist dies das erste Anzeichen der Erkrankung und die Diagnose wird durch Zahnfleischerosionen und vermehrte Durchlässigkeit für Röntgenstrahlen gestellt. Ein oder mehrere Zähne können erfaßt sein. Sicherung durch Untersuchung einer Biopsieprobe aus dem geschädigten Kiefer.

Die Ausräumung des betroffenen Kieferknochens ist oft die geeignete Behandlung. Bestrahlung kann notwendig sein. Es muß jedoch damit gerechnet werden, daß sie die Entwicklung der bleibenden Zähne beeinträchtigt.

Hypophosphatasie

Hypophosphatasie im Kindesalter ist eine angeborene Stoffwechselstörung. Dabei gehen die früheren Milchzähne selektiv verloren, gewöhnlich vor dem 3. Lebensjahr. Die Wurzeln zeigen nur eine geringe Resorption. Gewöhnlich ist keine andere Affektion vorhanden, obwohl eine Knochenentkalkung auftreten kann. Die Diagnose stützt sich auf den Nachweis einer verminderten alkalischen Serumphosphatase und die Ausscheidung von Phosphoäthanolamin im Urin. Neben der Vitamin D-resistenten Rachitis bestehen dabei röntgenologisch auch Lückenschädel und Osteoporose (mit Neigung zu Spontanfrakturen!). Das Leiden kann zwar spontan heilen, andererseits sterben ⅔ der Kinder im ersten Lebensjahr. Ein Behandlungsversuch mit Cortison und/oder Fluor ist gerechtfertigt.

Vorzeitige Parodontose

Eine vorzeitige Parodontose ist sowohl durch lockere Zähne wie auch durch entzündetes und ödematöses Zahnfleisch gekennzeichnet. Die Ätiologie ist unbekannt. Sowohl die Milch- wie auch die bleibenden Zähne sind gewöhnlich betroffen. Zahnerhaltende Maßnahmen sollten erfolgen, bevor eine Extraktion erforderlich wird.

Zahnabszesse

(Periapikalabszeß)

Die Zahnkaries kennt keine Spontanremissionen; wird sie nicht beseitigt, führt sie zur Pulpainfektion und schließlich zum periapikalen Abszeß. Absterben der Pulpa und periapikale Infektion können auch aus physikalischen oder chemischen Traumen resultieren. Die Behandlung besteht in einer Wurzeltherapie (Ausräumung und Füllung des ganzen Kanals) oder der Extraktion.

Im Frühstadium der Pulpainfektion können die Symptome nicht auf den befallenen Zahn lokalisiert werden. Gewöhnlich sind intermittierende, ziehende Schmerzen vorhanden, die durch lokale Temperaturschwankungen intensiviert werden. Im späteren Entzündungsstadium ist der Schmerz äußerst stark und andauernd. Er kann durch Wärme verstärkt und durch Kälte gemildert werden. Nachdem die Infektion den umgebenden Knochen erreicht hat, kommt es zum typischen umschriebenen Druckschmerz und zu der Lockerung des Zahnes. Die Symptome können dann völlig verschwinden und, wenn eine Eröffnung nach außen erfolgt, kann der einzige Befund ein Zahnfleischgeschwür (Parulis) sein. Ist die Drainage unzureichend, bleiben oft Schwellung, Schmerz, Lymphadenopathie und Fieber bestehen. In diesem Stadium sind Antibiotika indiziert, bevor mit der lokalen Therapie begonnen wird. Die Diagnose hängt von den Symptomen ab: Pulpaprüfung (Wärme, Kälte, Elektrizität), Perkussion, Röntgenuntersuchung (braucht nicht die typische periapikale Strahlendurchlässigkeit aufzuzeigen), Lockerung der Zähne, ausgedehnte Karies, Füllungen, Parulis und Schwellung. Es muß darauf geachtet werden, daß Nebenhöhlenentzündungen (Sinusitis), Neuralgien und Krankheiten, die die zervikalen Lymphknoten beeinflussen, ausgeschlossen werden.

Wenn irgend möglich, sind Inzision und Drainage angezeigt. Bei Bedarf sollen Antibiotika und Analgetika verordnet werden. Wenn die Anamnese keinen Anhaltspunkt für eine Überempfindlichkeit ergibt, ist Penicillin das Antibiotikum der Wahl. Antibiotika-Lutschtabletten sollten nicht verwendet werden.

Wenn die Behandlung durch Wurzeltherapie oder Extraktion nicht erfolgt, kann sich der Abszeß zu einer Osteomyelitis oder Zellulitis (oder beidem) entwickeln. Er kann sich unter Umständen auch zystisch umwandeln, fortschreiten und langsam — ohne Schmerzen zu verursachen — den Knochen zerstören.

Nekrotisierende ulzerierende Gingivitis

Die nekrotisierende ulzerierende Gingivitis ist eine akute, entzündliche Erkrankung des Zahnfleisches, wobei Schmerzen, Blutungen, Fieber und Lymphadenopathie vorhanden sein können. Die Ätiologie ist unbekannt, und es ist zweifelhaft, ob diese Krankheit übertragbar ist. Viele Faktoren mögen verantwortlich sein, wie z. B. schlechte Mundpflege, ungenügende Diät und Schlaf, Alkoholismus und verschiedene andere Erkrankungen, wie infektiöse Mononukleose, unspezifische Virusinfektionen, bakterielle Infektionen, Soor des Mundes, Blutdyskrasie und Diabetes mellitus. Der Nachweis von fusiformen Stäbchen und Spirillen ist wertlos, da sie bei ungefähr ⅓ der Patienten mit klinisch normalem Mund vorhanden sind und in einigen Fällen mit dieser Krankheit fehlen.

Die Maßnahmen hängen vom Nachweis der Grundkrankheit ab. Symptomatische Behandlung mit Antibiotika (systemisch, nicht lokal), oxydierenden Mundwassern (3% Wasserstoffsuperoxid in der gleichen Menge warmen Wassers), Analgetika, Ruhe und geeignete diätetischen Maßnahmen. Die weitere, evtl. chirurgische Behandlung sollte fachärztlich fortgesetzt werden.

Parodontose

Speisen, Bakterien und Zahnstein, die sich zwischen Zahnfleisch und Zähnen in den sogenannten „Zahntaschen" befinden, können einen entzündlichen Prozeß mit Eiterbildung mit oder ohne Beschwerden oder anderen Symptomen auslösen. Erfolgt keine Behandlung, so lockern sich die befallenen Zähne und fallen möglicherweise aus, weil der alveolare, stützende Knochen resorbiert wird. Erfolgt keine Eröffnung, so kann die Eiteransammlung zu einer akuten Schwellung mit Schmerzen (lateraler Abszeß) führen.

Die Diagnose stützt sich auf eine Kombination von Befunden, einschließlich lokalisiertem Schmerz, lockeren Zähnen, Nachweis von Zahntaschen, Erythem, Schwellung oder Eiterung. Die Röntgenuntersuchung kann die Zerstörung des alveolaren Knochens aufzeigen.

Bei periapikalen Abszessen wird die Schwere der Symptome über die Zweckmäßigkeit einer Antibiotikaanwendung entscheiden. Lokale Drainage und oxydierende Mundwasser (3% H_2O_2 in einer gleichen Menge warmen Wassers) wird gewöhnlich die akuten Symptome lindern, woran sich die übliche Nachbehandlung anschließt. Kürettage oder Gingivektomie — oder beides — (Beseitigung übermäßigen Zahnfleischs) helfen die Bildung von „Zahntaschen" verhüten. In einigen Fällen ist wegen der fortgeschrittenen Schädigung (Knochenverlust) oder der Zahnstellung (3. Molarzahn insbesondere) eine Extraktion angezeigt. In einigen Fällen tritt die Parodontose trotz guter Hygiene und ohne ersichtlichen Grund auf. In diesen Fällen wird der Zerstörungsprozeß des alveolaren Knochens selbst durch intensive Pflege nur wenig aufgehalten.

Stomatitis ulcerosa

Stomatitis ulcerosa ist die generelle Bezeichnung für multiple Ulzerationen auf einer entzündeten Mundschleimhaut. Sie kann Folge von Blutdyskrasie, Erythema multiforme, Lichen ruber planus, akutem Herpes simplex, Pemphigus, Arzneimittelreaktionen und von Allergien sein. Häufig kann kein auslösender Faktor gefunden werden. Eine allgemeine körperliche Untersuchung mit Anamnese ist erforderlich. Zuvor sollte die Behandlung nur palliativ sein.

Kann kein ursächlicher Faktor festgestellt werden oder sind keine Spontanremissionen der Schädigungen zu erkennen, so ist erfahrungsgemäß eine Dauerbehandlung notwendig. Die Diät sollte aus leichter, gut verträglicher Kost mit Vitaminzusätzen bestehen. Der Genuß von Alkohol und Nikotin muß streng verboten werden. Milde Mundspülungen, vorzugsweise Salzlösung (4mal pro Tag und nach den Mahlzeiten) fördern die Sauberkeit und lindern Beschwerden. Wenn nötig Analgetika gegen Schmerzen.

Stomatitis aphthosa

Ein Ulcus aphthosum ist ein oberflächliches Schleimhautulkus mit flachen, fast ebenen Rändern, die von Erythemata umgeben sind. Das Ulkus kann manchmal von einer Pseudomembran bedeckt sein. Es konnte niemals hinreichend bewiesen werden, daß diese Erkrankung auf ein Virus oder irgendein anderes spezifisches, chemisches, physikalisches oder mikrobiologisches Agens zurückgeführt werden kann. Die Ulzera können in der Ein- oder Mehrzahl vorkommen. Sie neigen zum Rezidiv. Sie sind oft schmerzhaft. Nüsse, Schokolade und Reizstoffe, wie Zitrusfrüchte, sollen angeblich die Stomatitis aphthosa auslösen. Die Ausschaltung dieser Substanzen verhindert jedoch nicht das Rezidiv. Streßsituationen verschiedener Art sollen ebenfalls zum Krankheitsausbruch beitragen. Die Diagnose ist selten zu sichern. Sie stützt sich hauptsächlich auf den Ausschluß ähnlicher und einfacher diagnostizierbarer Krankheiten, auf die Angabe eines Rezidivs und eine Inspektion des Ulkus.

Leichte Mundspülungen und Hydrocortison-Antibiotika-Salben sind schmerzstillend und heilungsfördernd. Cortisonderivate in haftender Salbengrundlage (Volon® A Haftsalbe) haben sich besonders bewährt. Sedativa, Analgetika und Vitamine können indirekt helfen. Vakzine und Gammaglobulin zeigten keine signifikante Wirkung. Obwohl ätzende Pharmaka schmerzlindernd sind, weil sie die feinen Nervenendungen zerstören, verursachen sie auch Nekrose und Narbengewebe, die ihrerseits die Heilung verzögern und oft den Boden für chronische Rezidive bereiten. Systemische Anwendung von Antibiotika ist kontraindiziert.

Die systemische Anwendung von Kortikosteroiden in hoher Dosierung über eine kurze Zeitspanne kann bei schweren, kräftezehrenden, rezidivierenden Attacken sehr wertvoll sein.

Die Heilung, die gewöhnlich innerhalb von 1–3 Wochen eintritt, kann durch die Behandlung nur wenig beschleunigt werden.

Gelegentlich hat die Stomatitis aphthosa die Form einer Periadenitis, die über Monate unter Zurücklassung von Narben bestehen kann. Diese Form kann mit einem Karzinom verwechselt werden.

Die Herpes-Stomatitis

Die Herpes-Infektion des Mundes kann einmalig oder rekurrierend auftreten. Die primäre Gingivostomatitis — bedingt durch den Herpes-Virus Hominis Typ I — tritt in über 90% der Fälle vor dem 10. Lebensjahr auf. Die Erkrankung kann sehr verschieden ausgeprägt erscheinen:

Es können nur leichte, kaum sichtbare Symptome vorhanden sein, jedoch auch multiple intraorale und an den Lippen gelegene Geschwüre; Erytheme, Ödeme; Fieber; zervikale Lymphadenopathien und ein allgemeines starkes Krankheitsgefühl. Die Intensität der Symptomatik nimmt gewöhnlich eine Woche lang zu, in der folgenden Woche lassen sich vermehrt Serumantikörper nachweisen.

Eine besondere Empfänglichkeit wurde bei Patienten mit immunosuppressiver Therapie beobachtet. Die Infektion mit dem Herpes-Virus hinterläßt meist eine langanhaltende Immunität.

Die herpetische Gingivostomatitis muß von der aphthösen, nicht virusbedingten Stomatitis unterschieden werden.

Die Diagnose wird gestellt durch die Anamnese (keine früheren Attacken und kurze Dauer), die charakteristische Symptomatik und pathognomonische Pseudoriesenzellen im zytologischen Abstrich. Direkte Kulturen des Herpes simplex-Virus sind positiv.

Es besteht kein Hinweis für eine Kontagiosität der Erkrankung.

Die Behandlung ist zunächst palliativ (Analgetika, nicht reizende Speisen, leichte Diät und Ruhe). Differentialdiagnostisch muß an ein Erythema multiforme, an eine infektiöse Mononukleose und den Pemphigus gedacht werden.

Rekurrierende, intraorale Herpesinfektionen sind extrem selten und treten nur an der Zahnschleimhaut oder am Gaumen auf. Die Geschwüre sind klein und unregelmäßig in Form und Größe. Man kann sie mit Traumen verwechseln. Eine Behandlung Idoxuridin oder Aciclovir verspricht Besserung.

Der Herpes labialis ist viral bedingt. Die Symptomatik beginnt meist mit einem lokalen Brennen, dann entwickelt sich ein kleines Bläschen, das bald rupturiert.

Möglicherweise gibt es auslösende Faktoren wie chemische und physikalische Reize. Die Diagnose wird durch die Anamnese und das Auftreten der Bläschen gestellt. Differentialdiagnostisch ist an ein Karzinom, ein syphilitisches Geschwür und an ein Erythema multiforme zu denken.

Bisher liegen keine Beweise vor, daß der Typ I des Herpes-Virus mit einer Karzinomentwicklung in Zusammenhang steht.

Kandidiasis

(Soor)

Soor der Mundhöhle ist auf ein überschießendes Wachstum von Candida albicans zurückzuführen. Er ist durch milchig-weiße, quarkähnliche Flecken überall in der Mundhöhle charakterisiert. Die angrenzende Schleimhaut ist gewöhnlich erythematös. Nach Abkratzen der Flecken findet sich gewöhnlich eine wunde, blutende Oberfläche. Die befallenen Stellen schmerzen meist. Manchmal ist Fieber und eine Lymphadenopathie nachweisbar. Obwohl dieser Pilz in der Mundhöhle von ungefähr ⅓ aller scheinbar gesunden Personen vorkommt, kommt es nur dann zu einer überschießenden Wucherung, wenn das Gleichgewicht der Mundflora gestört ist, z.B. bei allgemeiner Schwäche, einer akuten Erkrankung oder im Zusammenhang mit einer antiinfektiösen Therapie. Ein Befall weiterer Abschnitte des Magen-Darm-Traktes kann vorkommen.

Die Diagnose stützt sich auf das recht typische klinische Bild und kann durch Pilzkulturen bestätigt werden.

Die Behandlung ist gewöhnlich erfolgreich. Die Infektion kehrt allerdings oft wieder, solange die auslösenden Faktoren nicht beseitigt sind. Der Patient bedarf einer nahrhaften Diät mit Vitaminzusatz und sollte genügend Ruhe haben. Seit kurzem steht das orale Breitspektrumantimykotikum Ketoconazol (Nizoral®) zur Verfügung. Zur Behandlung der Kandidiasis gibt man 200 mg (= 1 Tabl.) tgl. zum Frühstück für die Dauer von 7–14 Tagen. Auch Mundspülungen mit physiologischer Kochsalzlösung – alle 2 Std – bringen lokale Erleichterung und beschleunigen die Heilung. Eine spezifische fungistatische Therapie erfolgt mit Nystatin- (Moronal®)Mundspülungen, 500 000 Einheiten 3 × tgl. (1 000 000 Einheiten/ml als Suspension zur Spülung des Mundes). Die Flüssigkeit kann anschließend geschluckt werden. Ovula (100 000 Einheiten) kann man 4 × tgl. im Mund zergehen lassen. Pinselung der befallenen Bezirke mit 1% wäßriger Gentiana-Violett-Lösung 3 × tgl.

Unter gewissen Bedingungen, besonders unter Prothesen, kann eine Candidaaffektion als leicht granulärer oder unregelmäßig begrenzter erythematöser Fleck erscheinen. In diesen Fällen kann eine Diagnose durch ein Überwuchern der Candida albicans in der Kultur gestellt werden. Auch eine Biopsie mit Nachweis der in das Epithel eingedrungenen Candidahyphen (PAS-Färbung) kann zur Diagnose führen. Nystatin (Moronal®)-Puder, 100 000 Einheiten/g, kann bei 4 × täglicher Anwendung über mehrere Wochen hinweg die Affektion beseitigen.

Chronische Mundwinkelentzündung (angulare Cheilitis, Rhagaden) ist oft ein Symptom der Kandidiasis. Die beste Behandlung erfolgt mit Nystatin (Moronal®)-Puder.

Leukoplakien

Leukoplakien der Mundschleimhaut sind gelegentlich Anzeichen eines Karzinoms. Es ist deshalb wichtig, ein malignes Wachstum auszuschließen. Die häufigsten Ursachen der Leukoplakien sind epitheliale Hyperplasien und Hyperkeratose, gewöhnlich als Ausdruck der Reaktion auf einen Reiz. Affektionen wie weiße, spongiöse Naevi und Lichen planus können mit Leukoplakien verwechselt werden. Letztere haben jedoch keine malignen Tendenzen. Zungenkeratose ist oft ein Symptom bei Syphilis III. Es besteht eine signifikante statistische Korrelation zwischen Zungenkrebs und Syphilisanamnese. In vielen Fällen kann die Ursache nicht ermittelt werden.

Leukoplakien sind gewöhnlich frei von subjektiven Symptomen. Sie werden häufig bei Routineuntersu-

chungen oder bei Patienten, die ein rauhes Gefühl im Mund haben, entdeckt. Weil zwischen klinischen Symptomen und mikroskopischen Befunden keine zuverlässige Korrelation besteht, kann eine endgültige Diagnose nur durch die mikroskopische Untersuchung gestellt werden. Zytologische Abstriche stellen eine wertvolle diagnostische Ergänzung dar.

Die Behandlung besteht in der Ausschaltung der Reize (z. B. Tabak, schlecht sitzende Gebisse). Wenn sich die Leukoplakie nicht zurückbildet, sollte nach Möglichkeit eine Exzision vorgenommen werden. Da jedoch einige Leukoplakien so diffus auftreten, daß eine komplette Exzision undurchführbar ist, ist eine sorgfältige klinische Untersuchung mit regelmäßiger Kontrolle wichtig. Die Diagnose muß in regelmäßigen Zeitabschnitten revidiert werden, da eine maligne Entartung immer in Betracht gezogen werden muß. Elektrische Verödung, Vitamin A und proteolytische Enzyme scheinen nicht zu reproduzierbaren Ergebnissen zu führen. Vorläufige Versuche mit kryochirurgischen Methoden scheinen erfolgversprechend zu sein.

Sialadenitis

(Speicheldrüsenentzündung)

Die akute Entzündung der Glandula parotis oder submandibularis ist gewöhnlich auf eine Infektion mit Viren oder Bakterien oder (seltener) auf einen Gangverschluß zurückzuführen. Die Drüse ist empfindlich und geschwollen. Die Inspektion der Ausführungsgänge kann eine fehlende oder verminderte Exkretion mit Fluktuation der Schwellung zeigen. Diese tritt besonders während der Mahlzeiten auf, was für einen Verschluß spricht. Ein trübes Exkret läßt eine Infektion vermuten. Durch klinische Untersuchung und Röntgendarstellung können Speichelsteine im Gangsystem oder in der Drüse selbst ausgeschlossen werden. Sialographien können die Diagnostik wertvoll ergänzen. Suche nach anorganischem Stop (Stein, Sialolithiasis) oder organischer Stenose im Gangsystem.

Die Entzündung der Mundspeicheldrüsen auf Grund bakterieller, chemischer oder anderer ätiologisch ungeklärter Faktoren kann auch eine Trokkenheit im Mund verursachen. Wenn die Trockenheit therapieresistent ist und akute Zeichen fehlen, können allgemeine speicheltreibende Mittel (Sialogoga) oder Lutschpastillen den Speichelfluß anregen.

Tumoren können mit benignen Entzündungen verwechselt werden. In diesen Fällen sollte eine Biopsie (Exzision) vorgenommen werden. Damit sollte man jedoch warten, bis alle anderen diagnostischen

Maßnahmen (auch ex iuvantibus) ausgeschöpft sind. Neoplasmen entwickeln sich gewöhnlich langsam und sind – zumindest in der ersten Phase – nicht schmerzhaft. Die Lymphknoten stehen mit den Mundspeicheldrüsen in enger Verbindung. Man sollte deswegen alle Erkrankungen in Betracht ziehen, bei denen die Lymphknotenergrößerung im Vordergrund steht: z.B. Lymphome und metastasierende Neoplasmen. Lymphknotenhyperplasie und die Mikulicz-Erkrankung können mit Erkrankungen der Mundspeicheldrüsen verwechselt werden.

In der akuten Phase sind Antibiotika, Wärme und Analgetika angezeigt. Gangsteine, die von außen durch Manipulation nicht entfernt werden können, müssen chirurgisch beseitigt werden (nach der akuten Phase). Wenn Entzündungen und Sialolithiasis häufig rezidivieren, muß die Drüsenexstirpation in Betracht gezogen werden. Bestrahlung kann bei der Behandlung der akuten oder rezidivierenden Sialadenitis wirksam sein, wenn andere Therapieversuche versagen.

Glossitis

Eine Entzündung der Zunge (die sich gewöhnlich mit einem teilweisen oder vollständigen Verlust der Papillae filiformes mit einem roten, glatten Aussehen manifestiert) kann Folge einer Anzahl von Erkrankungen, z.B. Anämie, Unterernährung, Arzneimittelreaktionen, allgemeiner Infektionen und physikalischer oder chemischer Reize, sein. Die Behandlung sollte möglichst kausal sein. Eine palliative Therapie kann zur Beseitigung des lästigen Zungenbrennens nötig sein. Viele unklare Fälle müssen auf eine Lingua geographica oder eine Glossitis mediana rhombica (Anomalie: Persistieren des zentralen Zungenhöckers, des sog. Tuberculum impar) zurückgeführt werden.

Im allgemeinen stützt sich die Diagnose auf die Anamnese und Laboruntersuchungen (z.B. Bakterienkultur). In unklaren Fällen muß eine Diagnose ex invantibus versucht werden.

Wenn die Ursache nicht festgestellt werden kann und keine Beschwerden vorhanden sind, ist keine Therapie erforderlich.

Glossodynie

(Chron. Zungenpapillitis)

Schmerzen und Brennen der ganzen Zunge oder isolierter Bezirke können mit oder ohne Glossitis vorkommen. Glossodynie kann Leitsymptom bei hypochromer oder perniziöser Anämie, Ernährungsstörungen, Diabetes mellitus oder anderen Erkrankungen sein. In Fällen von Diabetes mellitus ist der Glukosetoleranztest oft pathologisch, während eine Glukosurie fehlt. Allergene (z.B. in Zahnputzmitteln) können gelegentlich Zungenschmerz verursachen. Gewisse Speisen können eine Glossodynie auslösen, sind aber nicht die Hauptursache. Zahnprothesen, schlechte Mundpflege und Zahninfektionen haben gewöhnlich keine ätiologische Bedeutung.

Obwohl meistens Frauen nach der Menopause betroffen werden, sind diese Störungen nicht an diese Personengruppe gebunden. In den meisten Fällen kann eine Hauptursache nicht festgestellt werden. Kulturen geben keinen Aufschluß, weil die nachgewiesenen Keime gewöhnlich ubiquitär sind. Nach Ansicht der meisten Kliniker ist die Glossodynie ein funktionelles Leiden.

Erfahrungsgemäß helfen manchmal Antihistaminika, Sedativa, Tranquilizer und Vitamine. Die Injektion von Hydrocortison in öliger Lösung direkt in die Zunge hat sich in schwierigen Fällen gelegentlich bewährt. Injektionen von Lokalanästhetika und Plazebo dienen der Differenzierung von funktionellen und organischen Erkrankungen. Salben und Mundwasser sind erfolglos.

Partielle Mundtrockenheit trägt gelegentlich zu den Symptomen bei. Diese kann durch einfache Lutschbonbons oder Pilocarpin, 10 bis 20 mg tgl. auf mehrere Dosen verteilt, angegangen werden. Bei Patientinnen nach der Menopause haben sich manchmal Östrogengaben bewährt.

Pigmentation der Gingiva

Abnorme Pigmentation der Mundschleimhaut ist meistens eine genetisch bedingte Melaninablagerung im epithelialen Zytoplasma. Sie ist bei farbigen Rassen vorherrschend. Die Färbung reicht von braun bis schwarz, und die Affektion kann sich in Form isolierter oder diffuser Flecken zeigen. Nichtgenetische Ursachen sind: Naevi (selten), metallische Arzneimittel (z.B. Wismut, Arsen, Quecksilber oder Blei) und Amalgamteilchen, die zufällig bei der Zahnbehandlung in das Zahnfleisch geraten sind. Pigmentationen finden sich auch in der Menopause, beim Morbus Addison, bei intestinaler Polypose, bei Neurofibromatose und verschiedenen anderen Störungen, die mit generalisierter Pigmentation einhergehen.

Besonders wichtig ist der Ausschluß eines malignen Melanoms (das sich allerdings äußerst selten im Mund findet). Dieses zeichnet sich durch schnelles Wachstum und eine gewisse Erhabenheit gegenüber der anderen Schleimhautoberfläche aus.

Hypertrophie
der Mundschleimhaut

Diese beruht im allgemeinen auf einer vermehrten Epithel- und Fibroblasten-Tätigkeit. Erythem, Blutung und Schmerz fehlen gewöhnlich. (Dies steht im Gegensatz zu der akuten oder subakuten Gingivitis, die gewöhnlich durch bakterielle Infektion oder schlechte Mundpflege ausgelöst wird; siehe Angina Plaut-Vincent.) Sie kann angeboren (Fibromatosis gingivae) oder eine Azrneimittelreaktion (gewöhnlich auf Diphenylhydantoin oder eines der anderen Antikonvulsiva) sein. In vielen Fällen kann die Ursache nicht festgestellt werden.

Wenn die Hypertrophie durch Beseitigung des auslösenden Faktors nicht beseitigt werden kann, ist eine Gingivektomie angezeigt. Häufig Rezidive.

Bösartige Geschwülste
im Mundbereich

Karzinome der Lippen, der Zunge, des Mundbodens, der Bukkalschleimhaut, des Gaumens, des Zahnfleisches und des Schlundes machen 5% aller Neoplasmen aus. Angaben aus verschiedenen Publikationen besagen, daß die durchschnittliche 5-Jahres-Überlebensrate für alle Patienten mit bösartigen Geschwülsten im Mundbereich weniger als 30% beträgt. Bei Früherkennung wird jedoch die 5-Jahres-Überlebensrate beinahe verdoppelt. (Zur Erklärung: Die Erkennung ist „früh", wenn die Affektionen weniger als 2 cm im Durchmesser betragen und keine Metastasen nachgewiesen werden.) Deshalb ist die Frühdiagnose zusammen mit sachgemäßer Therapie die wirksamste Waffe in der Bekämpfung der bösartigen Geschwülste im Mundbereich. Die Lippen und die Zunge sind am häufigsten Sitz der Neubildungen. Das Plattenepithelkarzinom macht 90% aller bösartigen Geschwülste im Mundbereich aus. Über 90% betreffen Personen über 45; das Durchschnittsalter liegt bei ungefähr 60 Jahren. Das Verhältnis Männer-Frauen ist 2 : 1. Die Ätiologie des Mundkrebses ist unbekannt. Ein genetischer Faktor ist unwahrscheinlich. Tabak und Alkohol erhöhen sicher das Risiko. Leukoplakie des Mundes ist eine wichtige Präkanzerose. Syphilis scheint ein Risikofaktor des Zungenkrebses zu sein. Im Frühstadium zeigen die Karzinome keine sicheren Symptome, obwohl häufig zuerst über Schmerzen geklagt wird. In diesem Stadium kann der Tumor als kleiner, weißer Fleck (Leukoplakie), als aphthenähnliches oder traumatisches Geschwür, in Form erythematöser Plaques oder als eine leichte Schwellung in Erscheinung treten. Wegen der Variabilität der Symptome kann sogar die klinische Untersuchung eine Fehldiagnose nicht ausschließen. Die Biopsie ist die einzig zuverlässige Methode. Umgekehrt ist eine sofortige Biopsie aller mehr oder weniger harmlos erscheinenden Affektionen undurchführbar. Die Zytologie ist jedoch eine einfache und zuverlässige Methode zur Differenzierung gutartiger von bösartigen Neoplasmen. Lymphknoten sollten möglichst für eine Biopsie nicht inzidiert werden, weil sonst eine Dissemination der Tumorzellen befürchtet werden muß.

Die Behandlung ist operativ oder radiologisch oder kombiniert. Zähne, die im Hauptstrahlengang liegen und alle anderen Zähne mit fortgeschrittener Karies sollten extrahiert werden, um die Gefahr einer Osteomyelitis zu vermindern. Diese Therapie kann je nach Prognose und Lebensalter des Patienten individuell modifiziert werden. Nach der Zahnextraktion muß auch der Alveolarknochen entfernt werden, damit ein primärer Wundverschluß erfolgen kann. Nach einer Woche kann im allgemeinen mit der Bestrahlungsbehandlung begonnen werden.

Antibiotika und zahnärztliche Vorbehandlung senken das Risiko einer postoperativen Infektion. Es sollte versucht werden, die für die Prothesen notwendigen Zähne zu erhalten. Viele bestrahlte Zähne bleiben nämlich relativ lang gesund und funktionstüchtig. Das Periodontium bleibt unter optimalen Bedingungen durch regelmäßige zahnärztliche Behandlung intakt. Werden Zonen behandelt, die direkt der Bestrahlung ausgesetzt waren, muß äußerste Sorgfalt angewendet werden. Antibiotika sollten selektiv gegeben werden. Bei diesen Patienten scheinen häufige Fluorgaben die Zahnentkalkung und die Karies zu mindern.

Geschmacks- und Speichelveränderungen sind im allgemeinen reversibel; wenn nicht, so sind sie auch therapeutisch kaum zu beeinflussen. Pilocarpinlösung, 5 mg 2–4 × tgl., kann die Speichelsekretion manchmal steigern und so das Allgemeinbefinden des Patienten verbessern.

Werden die Halslymphknoten von Metastasen befallen, kann eine radikale, chirurgische Entfernung („neck dissection") angebracht sein.

Ösophaguserkrankungen

Ösophagusatresie

s. Kap. 13 („Pädiatrie')

Spasmus der Speiseröhre

(Achalasie, Megaösophagus)

Die Achalasie ist eine motorische Störung des Ösophagus, die sich durch einen Verlust der Peristaltik, durch Dysphagie und schließlich in einer Erweiterung der Speiseröhre ohne organische Stenose bemerkbar macht.

Die motorische Störung beruht ihrerseits auf einer gestörten parasympathischen Stimulation. Der untere Sphinkter erschlafft nicht beim Schlucken. Die Schluckschwierigkeiten nehmen meist allmählich zu und können schließlich sehr ernst werden. Die Achalasie tritt am häufigsten zwischen dem 3. und 5. Lebensjahrzehnt auf, wird jedoch auch in der Kindheit und im hohen Alter beobachtet. Sie kann zum Ösophaguskarzinom prädisponieren.

Es gibt offenbar 2 Typen von Ösophagospasmus. Man kann sie an charakteristischen Unterschieden in der Symptomatik, bei der Röntgenuntersuchung und den pathologischen Befunden bei der Operation erkennen. Die häufigste Form zeigt eine Verengung in den aboralen 5 cm des Ösophagus. Der kraniale Teil des Ösophagus ist dilatiert, und seine Muskelschicht ist verdickt. Der Ösophagus kann eine sigmaähnliche Form annehmen. Dieser Typ des Kardiospasmus ist gewöhnlich schmerzlos; der Ösophagus erscheint röntgenologisch nach dem Schlucken von Kontrastmitteln atonisch. Diese Patienten neigen zu pulmonalen Komplikationen (Atelektase, Pneumonie und Fibrose) infolge von wiederholter Aspiration stagnierenden Ösophagusinhaltes.

Die zweite Form, der Kardiospasmus ist durch eine Hypertrophie der zirkulären Muskelschichten im unteren Ösophagussegment gekennzeichnet. Der Ösophagus ist nur mäßig dilatiert. Diese Patienten geben retrosternale Schmerzen als erstes oder bleibendes Symptom an. Bei der Durchleuchtung erscheint der Ösophagus hyperton, d.h. die Peristaltik ist gesteigert und gestört.

Die damit verbundene Passagestörung führt sowohl für Flüssigkeit wie auch für feste Nahrung zu Schluckschwierigkeiten (die Nahrung scheint in Höhe des unteren Brustbeines steckenzubleiben). Dieser Zustand verschlimmert sich bei Genuß sehr kalter, heißer oder kohlensäurenhaltiger Flüssigkeiten bzw. bei emotionellen Störungen.

Der Schmerz wird im allgemeinen auf das untere Sternum lokalisiert, kann aber substernal nach dem Rücken und zum Hals hin ausstrahlen und kann mit oder ohne Schluckauf eintreten.

Die röntgenologische Untersuchung zeigt ein Hindernis an der Kardia mit Dilatation der Speiseröhre oberhalb der Stenose. Die peristaltischen Bewegungen sind gering und unregelmäßig.

Erhält der Patient mit Achalasie 1–5 mg Methacholin i.m., dann reagiert der Ösophagus mit heftigen tonischen Kontraktionen. Diese Reaktion sieht man bei Normalpersonen oder Patienten mit anderen Ösophaguserkrankungen nicht.

Die Aspiration von regurgitiertem Speisebrei kann eine pulmonale Infektion verursachen. Die erschwerte Nahrungsaufnahme kann zu einer Unterernährung führen. In jedem Fall von Achalasie sollte eine Ösophagoskopie durchgeführt werden, um die Schwere der Ösophagitis zu erfassen und um ein Karzinom auszuschließen.

Die Behandlung besteht in der Verabreichung leichter oder flüssiger Nahrung, bis eine gezielte Behandlung möglich ist. Eine Sprengung der Kardia mit einem Dilatator oder eine Myotomie können angezeigt sein. In 20–25% der Fälle muß eine Ösophago-Kardiomyotomie durchgeführt werden.

Membranbildungen der Speiseröhre

(„Webs" des Ösophagus)

Angeborene Membranbildungen können an verschiedenen Stellen der Speiseröhre vorkommen; sie rufen eine Verengung und die Symptome einer Obstruktion hervor. Die Membranbildungen können durch Ösophagoskopie oder durch Röntgenuntersuchung nachgewiesen werden. Man kann sie auch bei der Operation beobachten. Obere Membranbildungen der Speiseröhre können zusammen mit einer Anämie auftreten (Plummer-Vinson-Syndrom). Das Plummer-Vinson-Syndrom ist durch folgende Symptome gekennzeichnet: Dysphagie, Glossitis, Uhrglasnägel, Splenomegalie und hypochrome Anämie. Die Behandlung besteht in der Abtrennung der Membranbildungen durch Bougieren, Ösophagoskopie oder – gelegentlich – Operation. Besteht eine Eisenmangelanämie, wird sie durch Eisensubstitution behandelt.

Untere Ösophagusstenose

(Schatzki's Ring)

Eine anatische Stenose in der unteren Speiseröhre verursacht, wenn das Lumen der Speiseröhre auf 14 mm oder weniger im Durchmesser verringert ist, diskontinuierliche Schluckbeschwerden bei Aufnahme fester Nahrung. Die röntgenologische Untersuchung zeigt eine eindeutige Verengung des distalen Lumens der Speiseröhre. Anatomische Untersuchungen zeigen, daß diese Atypie am gastroösophagealen Übergang sitzt. In klassischer Form beträgt die Stenose 4 mm oder weniger; sie wird aus Bindegewebe und Muskularis mucosa gebildet. Sie ist an ihrer oberen Seite von Ösophagusepithel und an der unteren Seite von Magenschleimhaut bedeckt.

Im allgemeinen besteht eine submuköse Fibrose. Eine Ösophagitis fehlt wie gewöhnlich.

Manche dieser unteren Stenosen ist nicht muköser Natur, sondern Folge muskulärer Kontraktionen des Ösophagus. Die meisten Stenosen können endoskopisch festgestellt werden und sind manchmal durch Passieren des Ösophagoskops heilbar.

Bei Beschwerden sollte eine chirurgische Beseitigung der Stenose vorgenommen werden.

Ösophageale Zysten

Ösophageale Zysten entstammen entwicklungsgeschichtlich Duplikaturen (Biösophagie) oder Ausstülpungen des primitiven oberen Darmkanals bzw. Trachealbaumes. Sie können symptomlos sein. Anderseits können sie jedoch Dysphagie, Dyspnoe, Husten, Zyanose oder Thoraxschmerzen verursachen. Sie sind relativ häufig mit säureproduzierender Schleimhaut ausgekleidet. Dadurch kann es zu Ulzerationen kommen. Die Zysten sitzen im Bereich der unteren Hälfte der Speiseröhre zwischen den Muskelschichten der Speiseröhrenwandung. Die Diagnose wird durch Nachweis eines Mediastinaltumors bei der röntgenologischen Untersuchung oder bei der Operation gestellt. Chirurgische Entfernung kann notwendig sein.

Ösophagusdivertikel

(Zenkersches Divertikel)

Diagnostische Merkmale

- Fortschreitende Dysphagie bei vermehrter Nahrungsaufnahme; Mundgeruch, schlechter Geschmack im Mund
- Erbrechen des ersten Teils einer Mahlzeit (unverdaut oder teilweise verdaut)
- Reizhusten
- Anschwellen des Halses während des Essens
- Erhöhter Speichelfluß
- Schluckauf
- Röntgenologische Bestätigung der Diagnose

Allgemeine Betrachtungen

Die Divertikel werden eingeteilt in: Echte = Pulsionsdivertikel, die an beiden Enden des Ösopha-

gus (meistens im Hypopharynx) auftreten können oder in unechte = Traktionsdivertikel, die im mittleren Drittel der Speiseröhre (in Höhe des linken Hauptbronchus) sitzen und an die Hiluslymphknoten angrenzen. Das Pulsionsdivertikel ist eine Hernienbildung der Schleimhaut an einer muskelschwachen Stelle des Ösophagus (an der Verbindung zwischen Pharynx und Ösophagus oder oberhalb des Zwerchfells). Das Traktionsdivertikel entsteht gewöhnlich infolge eines äußeren Zugs an normaler Ösophagusstruktur bei entzündlichen Adhäsionen. Diese machen keine Beschwerden. Sie sind ein Zufallsbefund bei der Röntgenuntersuchung. Dagegen macht das Pulsionsdivertikel im allgemeinen subjektive Beschwerden, insbesondere da es auch durch eine lokale Ösophagusverletzung (z. B. Laugenverätzung) hervorgerufen sein kann.

Klinische Befunde

A. Symptome: Die Symptome sind abhängig von der Größe des Divertikels, der Menge der dysphagierten Speisen und dem Druck auf das Nachbargewebe. Kleine Divertikel sind gewöhnlich asymptomatisch. Das Hauptsymptom ist Dysphagie infolge von Schleimvermehrung im Rachen. Die erste Portion der Mahlzeit kann gewöhnlich gut geschluckt werden. Die Füllung des Divertikels verursacht jedoch Druckschmerz. Unverdautes Essen wird dann erbrochen. Bei kleinen Divertikeln geschieht dies nur, wenn sich der Patient hinlegt. Anschwellen des Halses nach dem Essen und Schluckauf können auftreten. Übler Mundgeruch und ein schlechter Geschmack im Mund fehlen selten. In der letzten Phase kann es zu Gewichtsverlust kommen.

B. Röntgenbefunde: Der röntgenologische Nachweis eines Divertikels am Übergang von Hypopharynx zu Speiseröhre ist Ausdruck eines Pulsionsdivertikels. Auch andere Divertikel können leicht durch die Röntgenuntersuchung erfaßt werden.

Differentialdiagnose

Dysphagie und Regurgitation zusammen mit einem Divertikel müssen röntgenologisch von Neoplasmen, Strikturen oder Ösophagusspasmen abgetrennt werden.

Behandlung und Prognose

Die chirurgische Entfernung des Divertikels bringt gewöhnlich Heilung. Unbehandelt schreitet die Dysphagie fort, und pulmonale Komplikationen (Aspiration!) sowie Mediastinitis müssen befürchtet werden.

Obwohl Rezidive und postoperative Dysphagie gelegentlich beobachtet werden, sind die Langzeitergebnisse der Operation meist ausgezeichnet. Für paraösophageale Divertikel infolge eines abnormen Sphinkters ist die krikopharyngeale Spinktermyotomie empfohlen worden.

Peptische Ösophagitis

(Reflux-Ösophagitis)

Diagnostische Merkmale

- Substernales Brennen, krampfartige Mißempfindungen, schließlich schwerer Schmerz oder Druck
- Die Symptome nehmen in liegender Stellung oder bei steigendem Abdominaldruck zu; sie werden in aufrechter Position vermindert
- Nächtliche Regurgitation
- Husten, Dyspnoe oder sogar Aspiration
- Hiatushernie nachweisbar durch Röntgenuntersuchungen oder Ösophagoskopie

Allgemeine Betrachtungen

Die peptische Ösophagitis entsteht bei Reflux von Magensaft in die Speiseröhre. Dem Reflux wirken Speichel und die alkalische Sekretion der Ösophagusdrüsen entgegen. Man nimmt an, daß die peptische Ösophagitis auf der Tatsache beruht, daß der saure, peptisch aktive Magensaft den Schutzmechanismus der Speiseröhre durchbricht. Dazu können Faktoren beitragen wie 1. ungewöhnliche anatomische Lokalisation der Kardia (Brachyösophagus); 2. Magenausgangsstenose mit proximaler Regurgitation; 3. Hiatushernie und 4. übermäßiges (unstillbares) Erbrechen; 5. nasogastrale Tuben.

Klinische Befunde

A. Symptome: Sodbrennen ist das häufigste Symptom der Refluxösophagitis. Es ist häufig ziemlich ausgeprägt, tritt meistens 30 bis 60 Min. nach dem Essen auf; es wird verstärkt durch Horizontallage und vermindert durch Aufrechtsitzen. Schmerzen können im unteren Sternalbereich oder in der Xiphoidgegend auftreten. Sie strahlen häufig in die Interskapulargegend, in den Nacken und in die Arme aus.

Die Symptome werden durch Reflux sauren Mageninhalts in den Ösophagus infolge einer Schwäche des unteren Ösophagussphinkters hervorgerufen.

Es können Dysphagien, Strikturen oder Geschwüre auftreten, schließlich Hämatemesis und auch Melena.

Eisenmangelanämien können durch chronische Blutverluste hervorgerufen werden.

B. Röntgenbefunde: Die Hiatushernie kann röntgenologisch festgestellt werden. Die Ösophagitis selbst ist röntgenologisch nicht diagnostizierbar, wenn nicht eine Striktur, ein Geschwür oder motorische Anomalitäten vorhanden sind. Bei manchen Patienten ist es unmöglich, den Reflux radiologisch zu dokumentieren.

C. Spezialuntersuchungen: Sehr objektiv ist die ösophageale pH-Untersuchung. Mit Hilfe der ösophagealen Druckmessung kann man den Sphinkterdruck und motorische Störungen erfassen. Alle Patienten mit einer ösophagealen Dysfunktion sollen ösophagoskopiert werden. Die lokalen Zeichen der Ösophagitis sind: Hyperämie, Erosionen, Exsudate, Geschwüre und Strikturen. Es sollten multiple Biopsien durchgeführt werden, um ein Karzinom auszuschließen.

Differentialdiagnose

Bei retrosternalem Schmerz ist an eine Angina pectoris, einen Herzinfarkt zu denken. Daher sind EKG, Fermentuntersuchungen und sorgfältige klinische Beobachtung notwendig.

Komplikationen

Die häufigsten Komplikationen sind Stenose und Geschwür. Häufigste Ursache von okkulten Blutungen und Anämie ist die Schleimhautentzündung in dem Hernienteil des Magens.

Behandlung

Alle Situationen, die den intraabdominellen Druck steigern, sind zu vermeiden. Bei Adipositas Gewichtsreduktion. Nach dem Essen soll der Patient nicht liegen. Schlafen sollte der Patient nur mit leicht erhöhtem Oberkörper.

In jüngster Zeit sind bei der Reflux-Ösophagitis mit Erfolg Ranitidin (Zantic®, Sostril®) bzw. Cimetidin (Tagamet®) eingesetzt worden. Daneben gibt man Antazida, Cholinergika, Domperidon oder Metoclopramid.

Große Hiatushernien, Paraösophagealhernien sind dem Chirurgen vorzustellen. Es gibt jedoch auch auffallend kleine Hernien, die auf eine konservative Therapie nicht ansprechen und wegen starker Beschwerden operiert werden müssen. Sonst sind Antazida zu versuchen.

Prognose

85 bis 90% der Patienten mit einer Ösophagitis sprechen auf konservative Maßnahmen an. Die Faltung des Fundus (nach Nissen), die hintere Gastropexie sind ein wirksames Hindernis gegen einen ösophagealen Reflux.

Medikamentöse Speiseröhrenulzera

In den letzten Jahren wurde wiederholt über Medikamenten-induzierte Ulzera des Ösophagus berichtet, die durch hohe Konzentrationen meist saurer Medikamente, bei längerem Verweilen einer Tablette oder einer Kapsel in der Speiseröhre verursacht wurden.

Fast immer hatten die Patienten ihre Medikamente trocken heruntergeschluckt.

6 Substanzen konnten gefunden werden, die offensichtlich zu Ulzerationen führen können: Emeproniumbromid (Uro-Ripirin®), kaliumhaltige Dragees, Doxycyclin (Vibramycin®, Doxitard®), Phenylbutazon, Prednisolon und 5-Fluorouracil. Die Geschwüre treten häufig an den physiologischen Engstellen auf. Medikamente sollen daher mit reichlich Flüssigkeit eingenommen werden.

Gutartige Striktur des Ösophagus

Die Heilung jeder entzündlichen Läsion der Speiseröhre kann eine narbige Striktur nach sich ziehen. Allgemeine Ursachen sind: Einnahme aggressiver Substanzen, akute Infektionskrankheiten, Fremdkörper- oder Instrumentenverletzungen und peptische Ösophagitis. Das charakteristische Symptom ist die langsam fortschreitende Dysphagie. Bei Verbrennungen kann der akuten Phase eine Besserung über einige Wochen folgen, bevor die Striktur Beschwerden macht. Die Möglichkeit der Flüssigkeitspassage bleibt am längsten erhalten. Es können Schmerzen auftreten. Das Gefühl, daß die Speisen im Hals steckenbleiben, ist typisch. Die subjektive Lokalisation an die Stelle der Läsion ist oft überraschend genau. Die röntgenologische Darstellung einer leichten Verengung mit einer oralen Dilatation ist charakteristisch. Ösophagoskopie mit Biopsie kann zur Sicherung in zweifelhaften Fällen erforderlich sein. Die sorgfältige Dilatation ist gewöhnlich erfolgreich. Sie erfordert jedoch Geschicklichkeit und Erfahrung. Wenn die Symptome nach diesen Maßnahmen nicht verschwinden, ist eine Resektion der Striktur mit Ösophagogastrostomie angezeigt.

Hiatushernie

(Zwerchfellhernie)

Diagnostische Merkmale
- Druckgefühl, schwerer Schmerz, Brennen hinter dem unteren Sternum (die Symptome können einzeln oder kombiniert auftreten)
- Stärkerer Schmerz im Liegen oder bei Erhöhung des abdominellen Druckes; Schmerzerleichterung in aufrechter Stellung
- Husten, Dyspnoe, Herzklopfen und Tachykardie können vorhanden sein
- Röntgenologie und Ösophagoskopie lassen die Hernienbildung erkennen

Allgemeine Betrachtungen
Die Hernienbildung am Zwerchfell kann in 2 Typen eingeteilt werden: 1. Paraösophageal und 2. bedingt durch einen Brachyösophagus. Bei der paraösophagealen Hernie hat die Speiseröhre eine normale Länge und die Hernienbildung erfolgt durch einen großen Hiatus. Beim anderen Typ (durch angeborene oder erworbene Verkürzung der Speiseröhre hervorgerufen) wird ein Teil des Magenfundus durch das Zwerchfell gezogen. Jeder Typ kann symptomlos sein. Die Beschwerden treten gewöhnlich bei älteren oder korpulenten oder bei solchen Personen auf, die plötzlich an Gewicht zunehmen.

Klinische Befunde
A. Symptome: Die Dehnung der Hernie durch Luft oder Speisen erzeugt ein Druckgefühl oder schwere Schmerzen hinter dem unteren Sternum, die zum Hals und zu den Armen ausstrahlen können. Der Schmerz wird durch Erhöhung des abdominellen Druckes beim Husten, Heben, Beugen oder Essen ausgelöst. Er bessert sich beim Aufsetzen oder Aufstoßen. Pulmonale oder kardiale Symptome, wie Tachykardie, Herzklopfen, Husten und Dyspnoe, können bei großen Hernien nachweisbar sein. Der Reflux von Mageninhalt in die Speiseröhre kann zu substernalem Schmerz, Husten und Aspiration führen, wenn sich der Patient hinlegt. Peptische Ösophagitis mit Ulzeration, Blutung oder Striktur kann die Folge sein.

B. Röntgenbefunde: Röntgenologische Demonstration der Hernie ist gewöhnlich möglich.

C. Spezialuntersuchungen: Die Ösophagoskopie ist eine diagnostische Hilfe, wobei insbesondere die Ösophagitis besser erkannt werden kann. Motilitätsstudien der Speiseröhre zeigen die ausreichende oder fehlende Funktion des Ösophagussphinkters auf.

Differentialdiagnose
Der retrosternale Schmerz bei einer Hiatushernie kann in den Hals und in die Arme ausstrahlen und muß von dem Schmerz ischämischer Herzerkrankungen differenziert werden. Die Hiatushernie kann ein asymptomatischer Zufallsbefund sein.

Komplikationen
Blutungen können von Erosionen oder Ulzerationen im Hernienbereich stammen.

Behandlung
Kleine, häufige Mahlzeiten mit leichter, gut verträglicher Kost und leichte sedative Medikation. Antazida gegen das Sodbrennen. Der Patient sollte sich nach dem Essen nicht hinlegen und keine schwere körperliche Arbeit verrichten. Wenn ein Rückfluß erfolgt, sollte der Patient angewiesen werden, das Kopfende seines Bettes um ca. 15–20 cm höher zu stellen. Chirurgische Korrektur der Hiatushernie sollte bei erheblichen Beschwerden oder wenn die Hernie durch Reflux oder Ösophagitis kompliziert ist, in

Betracht gezogen werden. Die chirurgische Behandlung beseitigt häufig nicht alle Symptome.

Prognose
Diätische Maßnahmen und Gewichtsabnahme führten oft eine Besserung der Symptome herbei. Chirurgische Maßnahmen sind bei Hernien, die auf konservative Behandlung nicht ansprechen, erforderlich.

Gutartige Neoplasmen der Speiseröhre

Gutartige Neoplasmen der Speiseröhre kommen selten vor. Lang bestehende, nicht fortschreitende Dysphagie ist das einzige Symptom und muß gegen andere Ursachen der Dysphagie wie Striktur, Divertikel, Kardiospasmus und Hysterie abgegrenzt werden. Ösophagoskopie und röntgenologische Befunde sind oft von diagnostischem Wert. Die Läsion selbst muß bioptisch abgeklärt werden.
Die chirurgische Resektion des Tumors bringt Heilung.

Ösophaguskarzinome

Plattenepithel- oder Adenokarzinome der Speiseröhre befallen gewöhnlich alte Menschen. Das untere und mittlere Drittel der Speiseröhre ist am häufigsten betroffen.

Klinische Befunde
A. Symptome: Unklare Beschwerden und Fremdkörpergefühle beim Schlucken können über Monate eindeutig definierten Symptomen vorausgehen. Bei dem klassischen Syndrom beginnt die progressive Dysphagie mit Steckenbleiben von großen Nahrungsmittelteilen, besonders bei schnellem Essen; später können selbst Flüssigkeiten nicht mehr geschluckt werden. Schmerzen und Kloßgefühl können auftreten; sie werden manchmal an derselben Stelle angegeben, an der der Tumor sitzt. Brechreiz, Aufstoßen, Heiserkeit und Husten setzen oft erst ein, wenn die Obstruktion nahezu komplett ist. Gewichtsverlust bis zu extremer Abmagerung findet man häufig.
B. Röntgenbefunde: Die Röntgenuntersuchung zeigt eine unregelmäßig begrenzte oder ringförmige Obstruktion. Die CT kann die Diagnose erhärten bzw. differentialdiagnostisch abklären.
C. Spezialuntersuchungen: Ösophagoskopische Untersuchungen und Biopsie oder Lavage mit zytolo-

gischer Untersuchung sind zur Erhärtung der Diagnose notwendig.

Differentialdiagnose
Ösophaguskarzinome müssen von Kardiospasmen, diffusen Ösophagusspasmen und Strikturen abgegrenzt werden. Das Röntgenbild kann demjenigen bei Spasmen und Strikturen ähneln; eine endgültige Differenzierung bringt oft erst die Biopsie.

Behandlung und Prognose
Für das Ösophaguskarzinom gibt es keine erfolgversprechende Behandlung. Weiche oder flüssige Nahrung sollte je nach Verträglichkeit verabreicht werden. Eine Ernährungsfistel des Magens kann in ausgewählten Fällen angebracht sein.
Die chirurgische Entfernung ist für die wenigen Patienten vorbehalten, die keine nachweisbaren Metastasen haben. Im übrigen: Intensive Bestrahlungstherapie.
In fortgeschrittenen Fällen kann eine Dilatation vorübergehend lindernd wirken.
Die Heilungsrate liegt trotz aller intensiven Therapieversuche noch deutlich unter 10%.

Erkrankungen des Magens

Akute einfache Gastritis

Die akute Gastritis, wahrscheinlich die häufigste Erkrankung des Magens, ist oft von einer generalisierten Enteritis begleitet. Sie befällt alle Altersgruppen. Ursachen: 1. Chemische Reize, z. B. Alkohol; 2. Bakterielle Infektion oder Toxine, z. B. Nahrungsmittelvergiftung durch Staphylokokken, Scharlach, Pneumonie; 3. Virusinfektionen, z. B. „Virus-Gastroenteritis", Masern, Hepatitis, Grippe; 4. Allergie, z. B. gegen Schellfisch.

Klinische Befunde
A. Symptome: Appetitlosigkeit ist immer vorhanden und kann das einzige Symptom sein. Häufiger sind Völle- und Druckgefühl, Übelkeit und Erbrechen. Bluterbrechen kommt gelegentlich vor, ist aber meist leicht. Diarrhoen und Koliken (Enteritis), Übelkeit, Schüttelfrost, Kopfschmerzen und Muskelkrämpfe können auftreten. Der Patient ist oft erschöpft und exsikkotisch. Die Palpation läßt eine leichte Magenüberempfindlichkeit erkennen.
B. Laborbefunde: Die Leukozytenzahl kann leicht erhöht sein.
C. Spezialuntersuchungen: Eine Gastroskopie zeigt ein diffuses Erythem, gelegentlich petechiale Blu-

tungen mit reichlich Schleim. Zuweilen sind Erosionen, ein peptisches Geschwür oder eine Schleimhautlazeration (Mallory-Weiss-Syndrom) zu beobachten.

Behandlung und Prognose

Keine Speisen, bis die akuten Symptome, wie Schmerz und Übelkeit, nachgelassen haben. Dann verabreicht man klare Flüssigkeiten und gehe zu einer leichten Schonkost über. Sedativa, Phenothiazinderivate oder Opiate können – wenn nötig – gegeben werden. Die Symptome dauern 1–7 Tage.

Ätzgastritis

(Gastritis corrosiva)

Die Gastritis corrosiva kommt besonders häufig bei Kindern vor, die ätzende Substanzen verschlucken. Außerdem kommen Selbstmordversuche in Frage. Meistens werden starke Säuren (Schwefel- und Salpetersäure), Laugen (Natron- und Kalilauge), Oxalsäure, Jod, Sublimat, Arsen, Silbernitrat und Phenol geschluckt. Die Magenveränderungen reichen von oberflächlichem Ödem und Hyperämie, starken Nekrosen und Abschilferung bis zur Perforation.
Ätzungen der Lippen, der Zunge, des Mundes und Pharynx, Schmerzen und Schluckbeschwerden wegen der Ösophagusläsionen sind gewöhnlich vorhanden. Salpetersäure verursacht eine Braunfärbung; Oxalsäure ruft eine Weißfärbung der Schleimhautmembranen hervor. Als Symptome werden schweres Brennen im Epigastrium, krampfartige Schmerzen, Brechreiz und Erbrechen und Diarrhoe geklagt. Das Erbrochene ist oft blutig. Ausgeprägte, körperliche Schwäche mit schockähnlichem Bild und Durst können auftreten. Die Palpation des Abdomens zeigt Druck- und Schmerzempfindlichkeit im Epigastrium.
Leukozytose und Proteinurie sind nachweisbar. Die röntgenologische Untersuchung kann Strikturen aufzeigen.
Die sofortige Behandlung besteht in der Verabfolgung eines geeigneten Antidots. Bei schweren Verätzungen sollten wegen der Perforationsgefahr Emetika und Magenspülungen vermieden werden. Die Behandlung entspricht der akuten einfachen Gastritis.
Nach der akuten Phase verordne man dem Patienten eine Ulkusdiät.
Eine Pylorusstenose kann jedoch früh oder spät auftreten. Sie erfordert Magenabsaugung, parenterale Flüssigkeitstherapie und chirurgische Beseitigung.
Der Therapieerfolg ist abhängig von der Menge der ätzenden Substanz, ihrer lokalen und generalisierten Wirkung und der Schnelligkeit, mit der sie entfernt oder neutralisiert wird. Überlebt der Patient die akute Phase, lassen die Ösophagusstrikturen gewöhnlich die Magensymptome in den Hintergrund treten. Immerhin können chronische Gastritis oder Pylorusstenose die Folge sein.

Chronische Gastritis

Diagnostische Merkmale

- Langdauernde, dyspeptische Symptome im Oberbauch
- Mäßige Druckempfindlichkeit des Epigastriums oder Fehlen physikalischer Befunde
- Die Röntgenuntersuchung kann vergröberte Schleimhautfalten aufweisen
- Diagnosestellung durch gastroskopische und bioptische Untersuchung

Allgemeine Betrachtungen

Die chronische Gastritis wird gewöhnlich (auf Grund der gastroskopischen Beobachtung) eingeteilt in 1. chronische Oberflächengastritis mit Hyperämie, Ödemen, Blutungen und Oberflächenerosionen; 2. atrophische Gastritis mit dünner, blasser Schleimhaut, engen Schleimhautfalten und hervortretenden submukösen Gefäßen und 3. chronische hypertrophische Gastritis mit verdickter, samtartiger Schleimhaut und pflastersteinartiger Mukosa. Die Ätiologie ist unbekannt. Sogar bei den Formen, die von Tumoren, Ulzerationen und Obstruktionen ausgehen oder durch Operationen bedingt sind, korrelieren Ausdehnung und Schwere nur selten mit den auslösenden Faktoren. Nicht selten besteht keine feste Beziehung zwischen dem gastroskopischen Erscheinungsbild und dem histopathologischen Ergebnis.

Klinische Befunde

A. Symptome: Folgende gastrointestinale Symptome können auftreten: Anorexie, Magendruck- und Völlegefühl, Sodbrennen, Übelkeit und Erbrechen, Unverträglichkeit gegen einzelne Nahrungsmittel, Anämie und schwere Blutung.
Physikalische Befunde fehlen oft und bestehen lediglich in leichter Überempfindlichkeit des Epigastriums.
B. Laborbefunde: Die Laborwerte können völlig normal sein. Die Magensaftanalyse – obwohl sie keinen diagnostischen Beweis liefert – zeigt häufig Achlorhydrie bei atrophischer Gastritis und Hypersekretion bei chronischer hypertrophischer Gastritis.
C. Röntgenbefunde: Das Röntgenbild kann bei der chronischen, hypertrophischen Gastritis vergröberte Falten und eine gesteigerte Motilität zeigen.

D. Endoskopie und Biopsie: Endoskopisch können Schleimhautatrophie und durchscheinende Gefäße festgestellt werden. Große Schleimhautfalten lassen sich meist durch Luftinsufflation nicht ausgleichen. Häufig sind oberflächliche Erosionen. Die histologische Schleimhautuntersuchung zeigt verschiedengradige Atrophien und Infiltration der Lamina propria mit Lymphozyten und Plasmazellen.

Differentialdiagnose

Da die klinischen und pathologischen Befunde so wenig übereinstimmen, sollte die Diagnose der chronischen Gastritis nur auf Grund anatomischer Befunde (Magenbiopsie, Operation oder Autopsie) gestellt werden. Die Differentialdiagnose schließt andere Oberbaucherkrankungen wie Magengeschwür, Hiatushernie, Ösophagitis und Pankreaserkrankungen ein.

Behandlung und Prognose

Die Behandlung der chronischen Gastritis, mit Ausnahme der Fälle, die mit perniziöser Anämie oder Eisenmangelanämie einhergehen, ist wenig erfolgversprechend. Indessen kann die Schwere der Symptome durch eine Ulkusdiät (Verzicht auf Alkohol!) gemindert werden.

Peptisches Ulkus

Ein peptisches Ulkus ist eine akute oder chronische Geschwürsbildung, die den Teil des Verdauungstraktes befällt, der den Magensäften zugänglich ist. Ein peptisches Ulkus tritt nicht ohne Einwirkung von saurem Magensaft auf.

Andere auslösende Faktoren neben der Magensäure sind: Hypersekretion und verminderte Gewebsresistenz.

Ein Magengeschwür kann im Verlauf einer Arzneimitteltherapie auftreten (ACTH, Phenylbutazon, Salicylat, Reserpin und Indometacin). Es kann als Folgeerscheinung schwerer Gewebsverletzungen, wie ausgedehnter Verbrennungen oder intrakranieller Operationen auftreten. Es kann Folge von endokrinen Tumoren sein, die Gastrin freisetzen (Zollinger-Ellison-Syndrom).

1. Ulcus duodeni

Diagnostische Merkmale

- Schmerzen im Oberbauch 45–60 min nach den Mahlzeiten. Linderung durch Nahrungsaufnahme, Antazida oder Erbrechen
- Druckempfindlichkeit im Epigastrium
- Hyperchlorhydrie
- Ulkusnische oder Deformierung des Bulbus duodeni bei der Röntgenuntersuchung

- Sichtbarmachung des Ulkuskraters durch die Duodenoskopie

Allgemeine Betrachtungen

Das Ulcus duodeni befällt 10% aller Menschen zu irgendeinem Zeitpunkt des Lebens. Obwohl das Durchschnittsalter der Erstmanifestation 33 Jahre beträgt, kann das Zwölffingerdarmgeschwür in jedem Lebensalter auftreten. Es befällt viermal häufiger Männer als Frauen. Ein Auftreten während der Schwangerschaft ist ungewöhnlich.

Das Ulcus duodeni ist 4–5mal häufiger als das Magengeschwür. Die Ulkuskrankheit ist ein großes Problem der Volksgesundheit.

Ungefähr 95% der Zwölffingerdarmgeschwüre befallen den Bulbus, d. h. die ersten 5 cm des Duodenum. Der Rest tritt zwischen Bulbus und Ampulle auf. Geschwüre unterhalb der Ampulle sind selten. Die Mehrzahl befindet sich im Bereich der kleinen Kurvatur. Die Ulzeration differiert zwischen einigen mm bis zu 1–2 cm Durchmesser und penetriert schließlich durch Muskularis und Serosa in das Pankreas. Die Ränder sind scharf begrenzt, aber die umgebende Schleimhaut ist oft entzündet und ödematös. Der Ulkusgrund besteht aus Granulationsgewebe und fibrösem Gewebe.

Klinische Befunde

A. Symptome: Symptome können fehlen, unklar oder atypisch sein. Im typischen Fall wird der Schmerz als nagend, brennend, krampfartig oder als „Sodbrennen" bezeichnet. Er ist gewöhnlich leicht zu mildern. Er wird in das mittlere Epigastrium lokalisiert. Der Schmerz kann unter dem Rippenbogen in den Rücken oder – selten – in die rechte Schulter ausstrahlen. Übelkeit und Erbrechen kleinerer Mengen sauren Magensaftes bei fehlender oder geringer Beimengung von Speisen können vorhanden sein. Der Schmerz setzt gewöhnlich 45–60 min nach der Mahlzeit ein. Er fehlt in der Regel vor dem Frühstück. Er verschlimmert sich im Lauf des Tages. Am stärksten ist er zwischen 12 Uhr Mitternacht und 2 Uhr morgens. Er bessert sich durch Nahrungsaufnahme, Milch, Antazida und nach Erbrechen innerhalb von 5–30 min.

Remissionen sind häufig. Rezidive treten bei Streß, Infektionen oder psychischer Belastung auf.

Die objektiven Symptome beschränken sich gewöhnlich auf eine Überempfindlichkeit im Epigastrium (in 75% der Fälle) und eine epigastrische Abwehrspannung.

B. Laborbefunde: Blutung, hypochrome Anämie und okkultes Blut im Stuhl findet man bei chronischen Geschwüren. Die Magensaftanalyse ergibt immer saures pH und meistens eine Hyperchlorhydrie.

C. Röntgenbefunde: Eine Ulkusnische ist in 50–70% der Fälle nachweisbar. Sie kann jedoch durch narbige Verziehung des Bulbus verdeckt sein. Kann kein Geschwür nachgewiesen werden, können folgende Fakten auf eine Ulzeration hinweisen: 1. Überempfindlichkeit des Bulbus mit beschleunigter Kontrastmittelpassage; 2. Druckempfindlichkeit des Bulbus; 3. Pylorusspasmus; 4. Magenhyperperistaltik; 5. Hypersekretion; 6. Verbreiterte Schleimhautfalten des Magens.

D. Gastro-Duodenoskopie: Sichert die Diagnose und kann eine beginnende Blutung erkennen lassen.

Differentialdiagnose

Bei typischen Symptomen kann die Diagnose einer peptischen Ulzeration relativ sicher gestellt werden. Bei atypischen Symptomen kann das Ulcus duodeni klinisch mit funktionellen gastrointestinalen Erkrankungen, Gastritis, Magenkarzinomen und psychogenen gastrointestinalen Störungen verwechselt werden. Die endgültige Diagnose hängt oft vom Röntgenbefund ab.

Komplikationen

A. Therapieresistenz: Die meisten Fälle therapieresistenter Ulzera beruhen wahrscheinlich auf einer unzureichenden medizinischen Diät oder mangelnder Kooperation seitens des Patienten. Die Bezeichnung „Therapie-refraktär" sollte nur solchen Patienten vorbehalten bleiben, bei denen ein adäquater, kontrollierter Therapieversuch unternommen wurde. Komplikationen müssen immer in Betracht gezogen werden.

B. Blutung: Eine Blutung wird entweder durch Arrosion einer Arterie oder einer Vene oder häufiger durch Blutung des Granulationsgewebes verursacht. Die meisten Blutungen entstammen der Bulbushinterwand. Ein plötzlicher Beginn mit Schwächegefühl, Erschöpfung, Schwindel, Durst, kalter, feuchter Haut und dem Abgang von Teerstuhl (oder blutigem Stuhl) mit oder ohne kaffeesatzartigem Erbrechen ist für die akute gastrointestinale Blutung charakteristisch.

Die pathologischen Blutbefunde (Hämoglobin, Erythrozyten und Hämatokrit) hinken mehrere Stunden hinter dem Blutverlust her und können einen falschen Eindruck von der Menge des Blutverlustes geben. Orthostatische Regulationsstörung, Tachykardie und abgesunkener zentralvenöser Druck sind oft bessere Indikatoren der Hypovolämie als der Hämatokrit.

C. Perforation: Die Perforation betrifft bevorzugt Männer zwischen 25 und 40 Jahren. Sie weist die Symptome eines akuten Abdomens auf. Initial ist ein akuter Beginn mit Magenschmerzen typisch. Diese strahlen oft in die Schulter oder in den rechten Unterbauch aus. Sie sind manchmal von Übelkeit und Erbrechen begleitet. Danach läßt der Schmerz für wenige Stunden nach, worauf bretthar-

te Bauchdeckenspannung, Fieber, Druckempfindlichkeit, fehlende Darmgeräusche, Leukozytose, Tachykardie und Zeichen körperlicher Schwäche folgen. Röntgenologisch bestätigt freie Luft in der Peritonealhöhle die Diagnose.

Die Perforation kann akut, subakut oder chronisch sein.

D. Penetration: Penetration des Ulkus in benachbarte Gewebe ohne Erreichen der freien Bauchhöhle geschieht nicht selten beim Zwölffingerdarmgeschwür und ist einer der wichtigsten Gründe für das Versagen der Behandlung. Die Penetration kommt gewöhnlich bei Ulzera der Hinterwand vor und erfolgt meist in das Pankreas. Aber auch Leber, Gallentrakt oder kleines Netz können in Mitleidenschaft gezogen sein.

Schmerzausstrahlung in den Rücken, Nachtschmerz, unzureichende oder fehlende Besserung nach Nahrungsaufnahme oder Einnahme von Antazida bei einem Patienten mit einer langen Anamnese von Ulcus duodeni weisen gewöhnlich auf eine Penetration hin.

E. Obstruktion: Eine geringgradige Pylorusobstruktion weisen 20–25% der Patienten mit Duodenalulkus auf. Die klinisch bedeutsame Obstruktion ist jedoch viel seltener. Die Obstruktion wird im allgemeinen durch Ödeme und Spasmen bei Nachweis eines frischen Geschwürs ausgelöst. Sie kann aber auch als Folge einer narbigen Kontraktur bei einem abgeheilten Ulkus auftreten.

Magenüberfüllung („Eimermagen") und schließlich reichliches Erbrechen nach den Mahlzeiten — wobei das Erbrochene unverdaute Speisen einer früheren Mahlzeit enthalten kann — lassen eine Obstruktion vermuten. Die Diagnose kann durch den Nachweis von mehr als 50 ml über Nacht im Magen verbliebener unverdauter Nahrung sowie durch röntgenologische Erfassung der Obstruktion, Magendilatation und Hyperperistaltik bestätigt werden. Auf Druck kann ein plätscherndes Geräusch im linken Oberbauch zu hören sein. Gelegentlich kann eine Magenperistaltik zu sehen sein.

Behandlung

Der Sinn und die Wirksamkeit der verschiedenen diätetischen und pharmakologischen Maßnahmen bei der Behandlung des peptischen Geschwürs sind kritisch geprüft worden. Trotz der Schwierigkeiten des Erfolgsnachweises der klassischen Behandlungsmethoden werden vom Arzt für gewöhnlich diese Methoden als notwendig erachtet. Der limitierende Faktor der Therapie aus der Sicht der heutigen Kenntnis ist, daß die Ulkusdiathese bestehen bleibt, selbst wenn ein Ulkus abheilt.

A. Akute Phase:

1. Allgemeine Maßnahmen: Der Patient sollte nach Möglichkeit 2–3 Wochen nicht arbeiten. Sind die häuslichen Verhältnisse unzufriedenstellend oder ist der Patient nicht kooperativ, ist die Unterbringung in einem Krankenhaus ratsam. Muß der Patient weiter arbeiten, sollte er über das medizinische Programm sorgfältig instruiert werden. Für Ruhepausen und ausreichenden Schlaf muß gesorgt werden. Seelische Belastungen sollten vermieden werden; Psychotherapie ist während der akuten Phase jedoch nicht angezeigt.

Alkohol sollte streng verboten werden. Nach Möglichkeit sollte auch auf Rauchen verzichtet werden. Folgende Medikamente können das Ulkus verschlimmern oder sogar Perforation und Blutung verursachen: ACTH, Kortikosteroide, Rauwolfia-Alkaloide, Phenylbutazon und große Dosen von Salizylaten.

2. Diät: Zur Behandlung des peptischen Geschwürs sind zahlreiche Diätformen zusammengestellt worden. Es bestehen ziemlich gegensätzliche Ansichten über den Wert und den Sinn der relativ leichten Diäten, die in der Vergangenheit weitverbreitet waren. Andererseits ist es recht schwierig, den Erfolg der strengen Diätformen zu erfassen. Zur Zeit erscheint es daher sinnvoll, Extreme in der Diät zu vermeiden.

Die wichtigsten Grundsätze der Diät bei einem peptischen Ulkus sind folgende: 1. Nahrhafte Diät; 2. häufige kleine Mahlzeiten; 3. regelmäßiges Essen; 4. Einschränkung von Nahrungsmitteln, die die Magensekretion anregen, insbesondere von Kaffee, Tee, Cola-Getränken, Alkohol und schwarzem Pfeffer; 5. Vermeidung von Nahrungsmitteln, die erfahrungsgemäß bei bestimmten Kranken Symptome hervorrufen (z.B. Fruchtsäfte, kohlensäurehaltige Getränke, gewürzte oder gebratene Speisen).

Häufig ist es in der akuten Phase der Ulkussymptomatik von Nutzen, mit stündlichen Gaben von Antazida und vollständig flüssiger Nahrung zu beginnen. Milch wird nicht als Therapie empfohlen. Häufig werden nächtliche Mahlzeiten gewünscht; sie sollten so gelegt werden, daß sie die Ruhe des Patienten möglichst wenig stören. Ungefähr eine Woche nach dieser Ernährungsform sollte die Diät unter Berücksichtigung der oben erwähnten diätetischen Grundsätze gelockert werden. Viele Patienten wünschen und erwarten eine abwechslungsreiche leichte Diät, bis sie symptomfrei sind.

Es ist zweifelhaft, ob diätetische Maßnahmen, wenn man von der Ausschaltung der genannten gravierenden Faktoren absieht, eine bedeutende Rolle in der Ulkusverhütung spielen.

3. Antazida: Obwohl Antazida gewöhnlich Ulkusschmerzen rasch lindern und deshalb für die Behandlung wertvoll sind, spricht wenig dafür, daß sie beim Ulkus die Heilungs- und die Rückfallsrate beeinflussen. Es stehen viele Antazida zur Verfügung. Unter gewissen Umständen hat jedes der unten aufgeführten Mittel spezielle Vor- und Nachteile.

Vorsicht: Alle Patienten mit Antazida-Therapie sollten auf Diarrhoe, Obstipation, Stuhlverhaltung und auf das „Milch-Alkali-Syndrom" achten. Um wirksam zu sein, müssen die Antazida häufig eingenommen werden. Während der akuten Phase müssen sie unter Umständen stündlich oder halbstündlich tagsüber und nachts genommen werden. Mit fortschreitender Besserung kann der Patient die Intervalle zwischen den Einnahmen auf 2 Std erhöhen. Die Medikamente sollten regelmäßig genommen werden; unregelmäßige und Therapie „nach Bedarf" ist unwirksam.

a) Aluminiumhydroxid-Gel — Diese Substanz wird häufig verordnet, weil sie leicht anzuwenden ist und kaum Alkalose verursacht. Sie hat lokale, adsorbierende Wirkung. Sie wirkt jedoch auch obstipierend und beeinträchtigt die Phosphat- und Vitaminresorption. Sie muß in großen Mengen verabreicht werden und ist gelegentlich wirkungslos. Die obstipierende Wirkung des Aluminiumhydroxyds wird durch das Magnesiumtrisilikat aufgehoben.

Präparate: Aluminiumhydroxid-Gel (Aludrox®), Aluminiumhydroxid-Gel + Magnesiumtrisilikat (Gelusil®) (weniger obstipierend). Aluminiumphosphat (Phosphalugel®), Aluminiumhydroxid plus Magnesiumhydroxid (Maaloxan®); Aluminiumhydroxid, Magnesiumcarbonat und Attapulgit (Gastropulgit®), Aluminiumhydroxid und Calciumcarbonat (Solugastril®). Man kann mit Vorteil auch folgendes Pulver verordnen:

b) Rp.

Magnes. ust. (oxid) 15,0–60,0
Calc. carbonic. q. s. ad 120,0
Sig: ½–1 Teelöffel in einem ½ Glas Wasser Magnesiumoxid (= Magnesia usta) ist ein abführendes Mittel, und Calciumcarbonat verursacht leicht Obstipation. Durch Variation der Magnesiumoxidmenge kann man die abführende oder obstipierende Wirkung der beiden Bestandteile gezielt verstärken.

Das Pulver kann alternierend mit Aluminiumhydroxid-Gel gegeben werden. Obwohl Calciumcarbonat eine ausgezeichnete neutralisierende Wirkung hat, wird hervorgehoben, daß dieser Vorteil durch die Magensaftsekretionsanregung ausgeglichen wird. Nierensteine und Störungen des Kalziumstoffwechsels können die Calciumcarbonattherapie komplizieren.

4. Sedativa: Sensible und ängstliche Patienten bedürfen gewöhnlich einer Sedierung. Barbiturate werden bevorzugt, allein oder in Kombination mit Spasmolytika. Barbiturate können auch notwendig sein, um den Schlaf sicherzustellen.

5. Parasympathikolytische (anticholinergische und spasmolytisch wirksame) Medikamente: Obwohl die Verwendung von Parasympathikolytika in der Behandlung des peptischen Geschwürs recht weit verbreitet ist, ist die Wirksamkeit nicht unbedingt gesi-

Tabelle 10-1. Zusammensetzung eines neutralisierenden Magenpulvers bei verschiedener Stuhlbeschaffenheit

Stuhlbeschaffenheit	Dosierung Calcium carbonicum	: Magnesia usta
Flüssige Durchfälle	100,0	: −
Breiige Stühle	90,0	: 10,0
Normalstuhl	80,0	: 20,0
Leichte Obstipation	70,0	: 30,0
Deutliche Obstipation	60,0 oder	: 40,0
	50,0	: 0,0
Schwere Obstipation	30,0 oder weniger	: 70,0 : oder mehr

chert. Die für einen antisekretorischen Effekt notwendige Dosis kann Sehstörungen, Obstipation, Urinretention und Tachykardie hervorrufen. Sie sollten bei hartnäckigen Schmerzen angewandt werden. Kombinationen dieser Mittel mit Sedativa steigern ihren klinischen Effekt. Belladonna-Zubereitungen in richtiger Dosierung sind wahrscheinlich genau so wirksam wie die anderen Anticholinergika und haben den zusätzlichen Vorteil billig zu sein (Vorsicht: Belladonna und andere anticholinergische Medikamente sollten bei Patienten mit Glaukom, Hiatushernie, Magengeschwür, Pylorusstenose, Kardiospasmus, Gastrointestinalblutung und schwerer Myokarderkrankung vermieden werden.)

a) Tinctura Belladonna, 0,3–0,6 ml (5–10 Tropfen) in einem ½ Glas Wasser 3 × tgl. 20–30 min vor den Mahlzeiten und bei Bedarf vor dem Schlafengehen (0,6 ml der Tinktur entsprechen ungefähr 0,2 mg Atropin).

b) Belladonnaextrakt, 8–15 mg 20–30 min vor den Mahlzeiten und vor dem Schlafengehen (15 mg entsprechen ungefähr 0,2 mg Atropin).

c) Belladonna mit Phenobarbital (Belladenal®).

d) *Synthetische anticholinergische-spasmolytische Mittel:* Diese Medikamente sollten im allgemeinen 3–4 × tgl. gegeben werden; die Dosen sollten so groß sein, daß eine Mundtrockenheit herbeigeführt wird. Sie erzeugen auch Sehstörungen, Tachykardie, Urinretention und andere atrophinähnliche Nebeneffekte durch Hemmung der parasympathischen Aktivität. Diese Anticholinergika sind jedoch quaternäre Amine und verursachen keine ZNS-Nebenwirkungen. Sie sollten bei Patienten mit Glaukom, Harnverhalt und verminderter Peristaltik (Pylorus!) nicht zur Anwendung kommen. Beispiele dieser Medikamente (zusammen mit einer Anfangsdosis, die 4 × tgl. gegeben und erhöht werden kann, bis Nebenwirkungen auftreten) sind folgende: Methanthelinbromid (Vagantin®), 50 mg; Oxypheno-

niumbromid, 5 mg; Propanthelinbromid, 15 mg. In vielen Fällen hat sich die Kombination eines Anticholinergikums mit einem Sedativum, z. B. in Form von Librax®, Stelabid® oder Belladenal®, gut bewährt; siehe jedoch auch die oben genannten Nebenwirkungen.

6. *Lakritzpräparate:* Nachdem sich bestätigt hatte, daß Lakritzensaft die Heildauer des Magengeschwürs verkürzt, wurde ein Ester der Glycyrrhizin-Säure, das Carbenoxolon-Natrium, aus dem Lakritzensaft entwickelt (Biogastrone®).

Nachteil der Behandlung dieser Substanzen liegt in ihrer mineralokortikoiden Wirkung mit Natriumretention, Kaliumverlust, Wassereinlagerung und Erhöhung des Blutdrucks. Die Behandlung ist daher nur bei Pat. gerechtfertigt, bei denen die mineralokortikoide Wirkung gering ist und bei denen keine Ödemneigung zu erwarten ist.

Die Gesamtdosis von 250 mg/Tag sollte nicht überschritten werden. Bei Pat. über 60 Jahren nicht mehr als 4 × 50 mg/24 Std. Bei Natriumretention und Ödemen sind ein Thiazid-Präparat und die gleichzeitige Kaliumsubstitution erforderlich. Da einmal eingetretene Nebenwirkungen sich jedoch gefährlich weiterentwickeln können, sollte man dann das Präparat absetzen. Aldactone® vermindert die Heilwirkung des Carbenoxolons und ist deswegen kontraindiziert.

7. *H_2-Rezeptor-Antagonisten:* Durch diese Substanzgruppe (Cimetidin, Ranitidin) wird Histamin am Wirkungsort der Parietalzelle vom Rezeptor verdrängt. Das Cimetidin (Tagamet®) beeinflußt dosisabhängig die Sekretion von Salzsäure über mehrere Stunden bis zur Anhydrie. 200 mg der Substanz lassen eine Serum-Konzentration erreichen, die die Salzsäureproduktion für etwa 4 Std. blockiert. Es werden jeweils 200 mg 1 Std. nach der Mahlzeit und noch einmal 400 mg zur Nacht gegeben. Hierdurch wurden eindeutige Verkürzung der Heildauer und in der Mehrzahl der Fälle auch Beschwerdefreiheit erzielt. Die Heilungsquote ist höher als beim Carbenoxolon. H_2-Rezeptor-Antagonisten können auch intravenös verabreicht werden. An Nebenwirkungen können vorübergehende Durchfälle, Muskelschmerzen, Schwindel, Hautausschläge, gelegentliche Erhöhung der Plasmakreatininwerte und der Serum-Transaminasen auftreten. Selten, aber reversibel sind: geringe Gynäkomastie, Fieber, intrahepatische Cholestase, interstitielle Nephritis, Herzrhythmusstörungen kardial vorgeschädigter Patienten (z. B. nach rascher Bolusinjektion), Verwirrtheitszustände älterer und schwerkranker Patienten mit eingeschränkter Nierenfunktion.

Unter oraler Antikoagulantientherapie kann Cimetidin eine Verlängerung der Prothrombinzeit hervorrufen. Im Tierversuch wurde eine antiandrogene Wirkung festgestellt. Extrem selten wurde eine Agranulozytose gesehen.

Für das neuerdings entwickelte und eingeführte Ranitidin (Zantic®, Sostril®) wurde klinisch eine geringere Nebenwirkungsrate beobachtet.

B. Rekonvaleszenz:

1. Nachuntersuchung: Bei subjektiver Beschwerdefreiheit sollte eine Röntgenkontrolle angeschlossen werden, um gegebenenfalls die Abheilung nachzuweisen. Fehlende röntgenologische Besserung eines Ulkus innerhalb von 3–4 Wochen bei sorgfältiger medizinischer Behandlung läßt einen Magentumor vermuten.

2. Aufklärung des Patienten über mögliche Rezidive: Die möglicherweise chronische und rezidivierende Natur der Ulkuskrankheit sollte dem Patienten mitgeteilt werden. Er sollte auf Komplikationen bei nachlässiger oder unsachgemäßer Behandlung aufmerksam gemacht werden. Es sollte betont werden, daß folgende Faktoren für ein Ulkusrezidiv verantwortlich sein können: Ungeeignete Diät und unregelmäßige Eßgewohnheiten, unregelmäßige Lebensgewohnheiten, Alkohol und Rauchen, psychischer Streß und Infektionen — besonders der oberen Atemwege —. Der Patient sollte angehalten werden, die Ulkusdiät wieder aufzunehmen, wenn die Symptome wiederkommen. Außerdem sollten Antazida und andere Ulkus-Medikamente sofort greifbar sein.

3. Ruhe und Erholung: Mit diesen Maßnahmen sollte die psychische und physische Entspannung unterstützt werden.

C. Behandlung der Komplikationen:

1. Blutung:

a) Einleitung von akuten Hilfsmaßnahmen zur Behandlung von Blutung und Schock (s. Kapitel 1). Hospitalisierung des Patienten unter absoluter Bettruhe und Warmhaltung. Ist Sedierung notwendig, gebe man z. B.: Luminal® 0,2 g i. m., Valium® 10 mg i. v.; bei normaler Blutdrucklage ist Megaphen® 25 mg bei Bedarf i. m. gestattet. Bei besonders unruhigen Pat. ist Pantopon® angezeigt oder Dihydromorphinon (Dilaudid®) 4 mg s. c., wenn notwendig alle 4–6 Std. Falls notwendig, kann Phenobarbital für mehrere Tage weitergegeben werden. Morphin sollte nach Möglichkeit vermieden werden, weil es Übelkeit hervorrufen und blutdrucksenkend wirken kann. Blut sollte zugeführt werden, um das Blutvolumen wiederaufzufüllen und Blutdruck und Puls zu normalisieren. Evtl. i. v.-Gabe von stdl. 0,5 KE Sekretolin®/kg KG in Form einer Infusion. Bei schweren Blutungen muß die Transfusionsgeschwindigkeit den physiologischen Notwendigkeiten angepaßt werden. Wenn es angezeigt erscheint, können selbst große Blutmengen gegeben werden. Bei schwerer Blutung (Hämoglobin < 8 g/100 ml oder Erythrozyten < 2,5 Millionen) bzw. wenn eine sofortige Operation beabsichtigt ist oder wenn die Symptome des Sauerstoffmangels oder Schocks nicht schnell unter Kontrolle gebracht werden können, muß auf jeden Fall transfundiert werden.

Puls, Atmung und Blutdruck werden alle 30–60 min registriert, weil diese Werte über die Schocksituation informieren. Das Erbrochene und alle Stühle sollen auf Makro- oder Mikrohämorrhagie untersucht werden. Die Blutgruppe des Patienten soll so bald wie möglich ermittelt werden. Blut für die Kreuzprobe muß aufbewahrt werden. Blut oder Plasma sollten bereitstehen. Stehen Blut oder Plasma nicht zur Verfügung, kann durch physiologische Kochsalzlösung oder Plasmaexpander zeitweise das intravaskuläre Volumen aufrechterhalten werden. Erythrozyten und Hämatokrit in regelmäßigen Abständen bestimmen. Man ermittle den Blutharnstoff oder Harnstoffstickstoff als Ausgangswert zum Vergleich mit späteren Werten (Hinweis auf Blut im Magen-Darm-Trakt).

b) Allgemeine Maßnahmen. Dehydratation und Mineraldefizit werden mit physiologischer Kochsalzlösung (1–1,5 l tgl. i. v.) und flüssiger Ernährung, sobald sie vertragen wird, ausgeglichen (s. unten). NaCl (3–6 g/l) kann der flüssigen Nahrung zugesetzt werden, um ein NaCl-Defizit zu verhindern.

Die Frage, wie lange auf orale Ernährung erzichtet werden soll, ist umstritten. Da der Patient oft an Brechreiz leidet und keinen Appetit hat oder am ersten Tag sogar im Schock ist, sollte Nahrung auf jeden Fall vermieden werden. Ist es dem Patienten übel oder leidet er an Brechreiz, muß die Dehydratation durch parenteral verabreichte Flüssigkeiten substituiert werden. Der Patient darf gegen Durst Eiswürfel lutschen. Hat er Hunger und erbricht nicht, kann vorsichtig mit der Verabreichung leichter Kost begonnen werden. Am besten beginnt man mit einer flüssigen Kost unter Zusatz von Antazidapulvern. Leichte, feste Nahrung kann ergänzt werden, sobald der Patient auf die flüssige Diät innerhalb von 1–2 Wochen offensichtliche klinische Besserung zeigt, und wenn die Stühle innerhalb von 2–3 Tagen kein okkultes Blut enthalten. Eine etwas freizügigere Methode (z. B. Meulengracht) erlaubt eine Ernährung mit allen nichtreizenden, kalorienreichen Nahrungsmitteln, jedoch in pürierter Form.

c) Rekonvaleszenz: Nach der akuten Phase wird eine konservative medikamentöse Behandlung angewendet, wie sie für unkomplizierte Magengeschwüre beschrieben ist.

d) Eine Operation sollte in Betracht gezogen werden, wenn die Blutung andauert und die Kreislaufsituation sich nicht durch 2–4 l Blut stabilisieren läßt. Sobald es der Zustand des Patienten erlaubt, sollte eine Röntgenuntersuchung des Magen-Darm-Traktes gemacht werden, um die Blutungsquelle zu lokalisieren und um die Ursache der Blutung zu identifizieren. Diese Untersuchungen sollten so behutsam wie möglich durchgeführt werden.

2. Perforation: Eine akute Perforation stellt einen medizinischen Notfall dar. Sofortiges chirurgisches Eingreifen ist angezeigt. Eine ausgedehntere Operation ist während der akuten Phase wegen des erhöhten Operationsrisikos nicht ratsam. Hat die Patient ACTH oder Kortikosteroide bekommen, müssen diese Medikamente abgesetzt werden. Die Behandlung der subakuten oder chronischen Perforation (Penetration) kann medikamentös oder operativ erfolgen. Das Vorgehen hängt von möglichen Komplikationen (z. B. Abszeß, Penetration in die Nachbarorgane) oder dem Fortbestehen und der Schwere der Symptome ab.

Die Morbidität und Mortalität hängt von der Menge des ausgetretenen Darminhalts und besonders vom Intervall zwischen Perforation und Operation ab. Das Risiko erhöht sich eindeutig nach einer Zeitspanne von 12–24 Std.

3. Obstruktion: Die Obstruktion, die durch Spasmen und Ödeme ausgelöst wird, kann im allgemeinen zunächst durch Magenentlastung und konservative Ulkustherapie zureichend behandelt werden; wird die Obstruktion durch eine Narbenbildung hervorgerufen, so ist eine Operation erforderlich. Es muß daran erinnert werden, daß die Obstruktion auch auf Grund einer primären neoplastischen Erkrankung, hauptsächlich bei Patienten mit keiner oder nur einer kurzen Anamnese, auftreten kann.

a) Medikamentöse Maßnahmen (bei Obstruktionen auf Grund von Spasmen und Ödemen) bestehen in Bettruhe, vorzugsweise im Krankenhaus, kontinuierlicher Magenabsaugung während 48 Std und parenteraler Behandlung mit Elektrolyten und Flüssigkeiten. Nach 48 Std Beginn mit stündlichen Mahlzeiten bestehend aus 30 ml Milch. Alle 12 Std Aspiration des Magensaftes, um den Magenrückstand zu messen. Anticholinergika dürfen nicht verwendet werden, weil sie die Magenentleerung verzögern. Man verabreiche Sedativa oder Tranquilizer. Antazida können wie bei der Behandlung von unkomplizierten Ulzera verabfolgt werden.

b) Chirurgische Maßnahmen (bei Obstruktion auf Grund von Narbenbildungen) sind erst nach dem Versuch der konservativen Behandlung angezeigt. Verschiedene Verfahren wurden vorgeschlagen. Gegenwärtig wird in den meisten Fällen eine Magenresektion oder eine Antrektomie und Vagotomie vorgenommen.

Prognose

Das Ulcus duodeni neigt zu chronischem Verlauf mit Remissionen und Exazerbationen. Viele Patienten können medikamentös adäquat therapiert werden (H$_2$-Rezeptor-Antagonisten oder Sucralfat vermögen die Rezidivrate zu senken). Ungefähr 25% entwickeln Komplikationen und 5–10% müssen letzten Endes operiert werden.

2. Das Zollinger-Ellison-Syndrom

Diagnostische Merkmale

- Massive peptische Ulzera (75% im Duodenum, in 10% der Fälle im Kardiabereich oder oberen Dünndarm)
- Magenhypersekretion
- erhöhter Serumgastrinspiegel
- Gastrin-produzierende Tumoren im Pankreas, Duodenum oder seltener an anderen Stellen

Allgemeine Betrachtungen

Die Erkrankung tritt meist bei Männern zwischen dem 20. und 50. Lebensjahr auf, kann jedoch in jedem Lebensalter auch beobachtet werden. ⅔ der Gastrin-produzierenden Tumoren sind maligne, 20% sind monolokulär und 10% bieten eine diffuse Hyperplasie der Alphazellen des Pankreas. Die Erkrankung kommt familiär gehäuft vor.

Klinische Befunde

A. Symptome: Typischer Ulkusschmerz, der jedoch durch Medikamente schwer zu beeinflussen ist. Wegen der pH-Erniedrigung im proximalen Dünndarmbereich häufig Durchfälle.

B. Laborbefunde: Erhöhter Serumgastrinspiegel (Sekretolin®-Test!). Hyperazidität und Hypersekretion. Nach Stimulation mit Histamin oder Betazol tritt keine wesentliche Steigerung der Magensäureproduktion mehr auf, wie das beim Gesunden oder beim Patienten mit einem unkomplizierten peptischen Ulkus der Fall ist. Die intravenöse Gabe von Sekretin oder Kalzium verursacht eine erhebliche Steigerung des Serumgastrinspiegels.

Der Serumkalziumspiegel sollte bestimmt werden, um einen Hyperparathyreoidismus und eine multiple endokrine Adenomatosis auszuschließen.

C. Röntgenbefunde: Verdächtig auf ein Zollinger-Ellison-Syndrom sind Geschwüre, die multipel, rezidivierend und oft in atypischer Lokalisation (Ösophagus, Pars descendens und ascendens duodeni, Jejunum mit oder ohne Magenresektion) nachweisbar sind.

Behandlung

Totale Gastrektomie. Inzwischen sind aber auch Heilungen der Geschwüre mit hohen Dosen Cimetidin (4 × 300 mg Tagamet® tgl.) berichtet worden. Auch Ranitidin (Zantic®, Śostril®) kam erfolgreich zum Einsatz.

3. Ulcus ventriculi

Diagnostische Merkmale

- Epigastrischer Nüchternschmerz mit Besserung nach Nahrungsaufnahme, Antazida oder nach Erbrechen
- Druckempfindlichkeit des Epigastriums

- Anämie, okkultes Blut im Stuhl, freie Magensäure
- Durch Röntgenuntersuchung oder Gastroskopie nachgewiesenes Ulkus

Allgemeine Betrachtungen

Das gutartige Magengeschwür ähnelt in vieler Hinsicht dem Ulcus duodeni. Magensäure ist für seine Entstehung notwendig, jedoch scheint eine herabgesetzte Gewebsresistenz ebenso eine Rolle wie die Hypersekretion zu spielen.

Ungefähr 60% der gutartigen Magengeschwüre finden sich bis zu 6 cm oberhalb des Pylorus. Die Geschwüre sitzen im allgemeinen an der kleinen Kurvatur und meistens an der Hinterwand. Weitere 25% der Ulzera finden sich höher an der kleinen Kurvatur.

Magengeschwüre findet man 2–3 × häufiger bei Männern als bei Frauen, gewöhnlich im Alter über 40 Jahren.

Klinische Befunde

A. Symptome: Es brauchen keine Symptome oder nur unbestimmte und atypische Symptome vorhanden zu sein. Der Magenschmerz wird typischerweise als nagend oder brennend bezeichnet: er strahlt manchmal unter den linken Rippenbogen aus. Schmerzen treten gewöhnlich 45–60 min nach den Mahlzeiten auf, Besserung folgt auf Nahrungsaufnahme, Alkaligabe oder nach Erbrechen. Übelkeit und Erbrechen werden häufig beschrieben. Gewichtsverlust, Obstipation und Müdigkeit sind häufig.

Druckempfindlichkeit im Epigastrium ist gewöhnlich der einzige klinische Befund.

B. Laborbefunde: Wenn eine Blutung vorausgegangen ist, können eine hypochrome Anämie oder okkultes Blut im Stuhl nachweisbar sein. Die Magensaftanalyse zeigt immer freie Salzsäure nach Reiz.

C. Andere Untersuchungen: Die röntgenologische oder gastroskopische Untersuchung bestätigt gewöhnlich das Geschwür.

Differentialdiagnose

Die Symptome des Magengeschwürs, besonders wenn sie atypisch sind, müssen von denjenigen des Reizkolons, der Gastritis und dem funktionellen Magenschmerz unterschieden werden.

Besonders wichtig ist die Differenzierung des gutartigen Magengeschwüres vom Magentumor. Ein Ansprechen auf die klinische Behandlung ist ein Hinweis, daß die Erkrankung gutartig ist. Bösartige Geschwüre können zunächst ansprechen, aber wenn Beschwerden bestehen bleiben, weist das auf Malignität hin.

Komplikationen

Blutung, Perforation und Obstruktion können eintreten (s. Komplikationen des Ulcus duodeni, oben).

Behandlung

Da ungefähr 10% der Magenkarzinome von Ulzera ausgehen, sollte die Ulkusbehandlung (wie für das Ulcus duodeni) intensiv sein. Ist nach 3–4 Wochen keine vollständige Heilung eingetreten, sollte dies eine Indikation für einen chirurgischen Eingriff sein. Jedoch kann sogar ein Karzinom auf eine Ulkusbehandlung Besserung zeigen; deshalb bedeutet eine klinische Besserung nicht unbedingt, daß das Ulkus gutartig ist. Wiederholte Kontrolle nach 6 Wochen, 3 Monaten und 6 Monaten nach der scheinbar vollkommenen Heilung ist daher angezeigt. Treten trotz intensiver medikamentöser Behandlung (Cimetidin, Ranitidin) Rezidive auf (Perforation, Obstruktion oder massive Blutung), ist eine Operation unerläßlich.

Bei der Billroth-II-Resektion muß in jedem Fall eine refluxfreie Anastomose gewährleistet sein, da offensichtlich durch den Reflux die Magenstumpfkarzinomrate erhöht wird. Aus diesem Grunde wird jetzt von mancher Seite die Billroth-I-Resektion bevorzugt. Die proximale selektive Vagotomie gehört zum Repertoire aller Bauchchirurgen beim Ulcus duodeni. Sie soll jedoch mit einer relativ hohen Rezidivquote belastet sein.

Prognose

Magengeschwüre neigen weniger zu Rezidiven als Zwölffingerdarmgeschwüre.

Rezidive treten meist an der Lokalisation des Primärulkus auf. Bei konservativer Therapie wird eine Rezidivquote bis zu 40% angegeben.

4. Ulcus pepticum jejuni

Ein Ulcus pepticum jejuni muß angenommen werden, wenn nach einem monate- oder jahrelangen symptomfreien Intervall wieder Beschwerden auftreten. In 15–20% der Fälle tritt ein Ulcus pepticum jejuni nach einfacher Gastroenterostomie auf; in ungefähr 2% nach subtotaler Gastrektomie oder Vagotomie. Der Schmerz ist brennend und nagend, oft schlimmer als der präoperative Ulkusschmerz und sitzt weiter unten im Epigastrium, sogar unterhalb des Nabels, und strahlt oft nach der linken Seite hin aus. Die Schmerzen greifen oft auf ein größeres Gebiet über und können zum Rücken ausstrahlen.

Die zeitliche Abhängigkeit von der Nahrungsaufnahme ist anders (häufig innerhalb einer Stunde) als beim Magenulkus. Besserung nach Antazida, Nahrungsaufnahme und Milch können unvollständig und von kurzer Dauer sein. Im allgemeinen treten Übelkeit und Erbrechen sowie Gewichtsverlust auf. Blutung ist häufig. Gewöhnlich findet man Druckempfindlichkeit im Epigastrium. Eine entzündliche Resistenz kann tastbar sein. Häufig finden sich Anämie und okkultes Blut im Stuhl. Bei der Magensaftanalyse kann freie Salzsäure nachgewiesen werden, obwohl die rasche Entleerung die Untersuchung erschwert. Bei der röntgenologischen Untersuchung ist die Ulkusnische oft schwierig darzustellen. Bei der Gastroskopie kann das Ulcus pepticum jejuni eingesehen werden.

Das Ulcus pepticum jejuni muß von funktionellen, gastrointestinalen Beschwerden abgegrenzt werden, besonders bei Patienten, die von der Möglichkeit eines Ulkusrezidivs nach der Operation wissen. Atypische Symptome müssen von Gastritis und Pankreaserkrankungen differenziert werden.

Komplikationen bestehen in starker Blutung, Perforation, Stenose und gastrokolischer Fistel. Eine Ulkuskur sollte durchgeführt werden (s. Ulcus duodeni). Ulcera peptica jejuni sind oft therapieresistent. Deshalb ist eine Vagotomie oder eine ausgedehnte Gastrektomie gelegentlich notwendig, um die Säuresekretion des Magens herabzusetzen.

Postgastrektomie-Syndrome

Dumping-Syndrom

Das Dumping-Syndrom befällt ca. 10% der Patienten nach Magenresektion. Seine Ursache ist nicht vollständig geklärt. Pathophysiologische Vorstellungen: Die schnelle Hydrolyse der Nahrung, besonders der Kohlenhydrate im Jejunum, verursacht osmotisch einen schnellen Einstrom von Flüssigkeit aus dem umgebenden Plasma und dem extrazellulären Gewebe. Daraus resultiert eine Abnahme des Kreislaufvolumens. Diese Veränderung löst einen sympathischen, vasomotorischen Reflex aus, woraus sich die Symptome erklären. Dieser sympathische Reflex kann damit sowohl durch eine Dehnung des Jejunum wie auch durch ein vermindertes Blutvolumen ausgelöst werden.

Folgende Symptome können innerhalb von 20 min nach den Mahlzeiten auftreten: Schweißausbruch, Tachykardie, Blässe, Völlegefühl des Magens, Wärme, Übelkeit, Krämpfe im Abdomen, Schwächegefühl und in schweren Fällen Bewußtlosigkeit, Erbrechen und Diarrhoe. Unspezifische EKG-Veränderungen können registriert werden. Während eines Anfalles ist der Blutzucker bei diesem Typ des Dumping-Syndroms nicht erniedrigt.

Eine Differenzierung dieses Typs von der viel selteneren spontanen Hypoglykämie, die bei einigen Postgastrektomiepatienten vorkommt, ist wichtig. Dieser Typ des Syndroms tritt viel später nach den Mahlzeiten (1–3 Std) auf und wird durch Nahrungsaufnahme gebessert.

Eine Umstellung der Diät auf häufige, kleine, proteinreiche, mäßig fetthaltige und kohlenhydratarme

Mahlzeiten verringert gewöhnlich die Schwere der Symptome. Sedierende und anticholinergische Medikamente können wertvoll sein. Phenothiazine sollen angeblich die Symptome bessern; dies wurde jedoch nicht sicher bewiesen.

Syndrom der zuführenden Schlinge

Bei Zustand nach Magenresektion mit gastrojejunaler Anastomose oder nach Gastroenterostomie besteht die zuführende Schlinge aus dem Zwölffingerdarm und einem unterschiedlich langen Abschnitt des Jejunum. Die tägliche Sekretion von Galle- und Pankreassaft in die zuführende Schlinge beträgt etwa 1½ l. Bei zu langer Schlinge oder ungenügender Entleerung derselben sind Sekretstase und Dilatation die Folgen, das sog. Syndrom der zuführenden Schlinge. Bei fehlangelegter Schlinge mit bevorzugter Füllung der zuführenden Schlinge, die sich nach und nach erweitert und daher ungenügend entleert, spricht man vom Typ I. Beruht die Abflußbehinderung auf einer Stenose nahe der Anastomose (infolge Abknickung, Torquierung, Bridenbildung, innerer Hernie oder Ulkusstriktur), so handelt es sich um den Typ II.

Es bestehen Völlegefühl und unterschiedlich intensive Schmerzen im Mittel- und Oberbauch, die nach Erbrechen von Galle persistieren. Die Beschwerden sind meist intermittierend und besonders nach fettreichen Mahlzeiten ausgeprägt. Bei völligem Verschluß der zuführenden Schlinge entsteht ein schweres Krankheitsbild mit den Zeichen des akuten Abdomens. Perforation ist möglich.

Röntgenologisch fällt bei Typ I die bevorzugte Füllung der erweiterten zuführenden Schlinge auf, die bei Typ II kaum oder gar nicht darzustellen ist.

Die Therapie besteht in der operativen Korrektur.

Galleerbrechen

Intermittierendes Erbrechen von Galle wird auch nach Magenresektion mit gastroduodenaler Anastomose und auch nach Pyloroplastik mit Vagotomie beobachtet. In diesen Fällen sollen sich Galle und Pankreassekret vorwiegend im Magenstumpf sammeln. Die medikamentöse Therapie ist meist unbefriedigend und oft ist eine erneute Vorstellung beim Chirurgen notwendig (Roux'sche Anastomose).

Magenkarzinom

Diagnostische Merkmale

- Beschwerden im oberen Gastrointestinaltrakt mit Gewichtsverlust bei Patienten über 40 Jahren
- Tastbare abdominelle Resistenz
- Anämie, okkultes Blut im Stuhl, positive Zytologie
- Gastroskopische und röntgenologische Anomalie

Allgemeine Betrachtungen

Das Magenkarzinom ist ein häufiger Krebs des Verdauungstraktes. Er tritt bevorzugt bei Männern über 40 Jahren auf. Eine verspätete Diagnosestellung beruht auf dem Fehlen sicherer Frühsymptome und auf der Tatsache, daß sich die Patienten selbst behandeln, anstatt ärztlichen Rat zu suchen. Weitere Verzögerungen sind eine Folge der zunächst nicht gesicherten Diagnose.

Folgende anamnetische Hinweise sollten den Arzt auf die Gefahr eines Magenkarzinoms aufmerksam machen:

1. Gutartige Adenome: 12–80% sollen erfahrungsgemäß maligne werden.

2. Atrophische Gastritis oder perniziöse Anämie: Das Vorkommen von Adenomen und Karzinomen ist deutlich erhöht.

3. Chronische Gastritis, insbesonders atrophische Gastritis.

4. Magengeschwür: Das Hauptproblem liegt in der Differenzierung zwischen gutartigem und bösartigem Geschwür.

Nach Magenresektion scheint ein gehäuftes Auftreten von Magenstumpfkarzinomen in der späten postoperativen Phase vorzuliegen. Allem Anschein nach sind Patienten mit Billroth-II-Anastomose vor allem von einer hohen Magenstumpfkarzinomrate betroffen, während Patienten mit Billroth-I-Gastroduodenostomie keine signifikant höhere Zahl von Magenstumpfkarzinomen entwickeln. Ein endgültiger Beweis dieser Ansicht steht noch aus.

5. Achlorhydrie: Ein Säuremangel in jungen Lebensjahren ist bei solchen Patienten häufiger, die später ein Karzinom bekommen.

Karzinome können überall im Magen entstehen. Man unterscheidet 4 Typen (Boremann):

Typ I: Polypoides, intraluminales Karzinom.

Typ II: Nichtinfiltrierendes, ulzerierendes Karzinom.

Typ III: Infiltrierendes, ulzerierendes Karzinom.

Typ IV: Diffuses, infiltrierendes Karzinom (Szirrhus, Linitis plastica).

Diese Einteilung korreliert im allgemeinden besser mit der Prognose als die histologische Graduierung der Malignität; z. B. hat Typ I eine bessere Prognose als Typ II etc.

Klinische Befunde

A. Symptome: Bei dem Magenkarzinom im Frühstadium gibt es keine charakteristischen Symptome oder Symptomkomplexe. Der Patient kann über Völlegefühl, Übelkeit, Druckgefühl, Aufstoßen und Sodbrennen nach den Mahlzeiten, mit oder ohne Appetitlosigkeit, besonders nach Fleischgenuß, klagen. Diese Symptome zusammen mit Gewichtsverlust und einer Abnahme der Leistungsfähigkeit bei Männern über 40 Jahren können ein Hinweis auf ein Magenkarzinom sein. Diarrhoe, Magenblutung und Bluterbrechen können vorkommen.

Spezifische Symptomenkomplexe können zum Teil durch Lokalisation des Tumors bestimmt werden. Ein Syndrom ähnlich dem Ulkus findet man gewöhnlich bei ulzerierenden Läsionen (Typ II und III) und bei Hyperchlorhydrie. Dieselben Symptome können jedoch mit völliger Achlorhydrie einhergehen. Leider kann die symptomatische Besserung nach Antazidabgabe die Diagnose verzögern. Erbrechen von Nahrung weist auf eine Pylorusstenose hin. Eine Obstruktion im Kardiabereich verursacht eine fortschreitende Dysphagie und Nahrungsreflux. Die klinischen Befunde sind im allgemeinen auf Gewichtsverlust und − wenn eine Anämie besteht − auf Blässe beschränkt. In ungefähr 20% der Fälle ist eine abdominelle Resistenz tastbar; das bedeutet nicht unbedingt, daß die Läsion inoperabel ist. Hepatische oder periphere Metastasen können ebenfalls auftreten.

B. Laborbefunde: Ungefähr 65% der Patienten haben eine Achlorhydrie und 25% eine normale oder eine Hypersekretion. Tritt eine Blutung auf, so findet man okkultes Blut im Stuhl und eine leichte bis schwere Anämie. Bei Knochenmarksmetastasen kann die Anämie normoblastisch sein.

C. Andere Untersuchungen: Der röntgenologische oder gastroskopische Nachweis ist unerläßlich. Die mit Hilfe des Gastroskops durchführbare Magenbiopsie ist heute besonders wesentlich geworden zur Erkennung des sogenannten Magenfrühkarzinoms, d.h. einer Gewebsveränderung mit allen histologischen Kriterien der Bösartigkeit, die jedoch noch auf die Mukosa oder Submukosa beschränkt ist. Bei geringstem Verdacht sind Kontrollbiopsien notwendig, insbesondere wenn man bedenkt, daß die 5-Jahres-Heilung des Magenfrühkarzinoms zwischen 90 und 95% liegt. Der positive zytologische Nachweis von abgeschilferten malignen Zellen ist von diagnostischem Wert, er ist aber häufig falschnegativ.

Differentialdiagnose

Die Symptome des Magenkarzinoms werden irrtümlich oft für ein gutartiges Magengeschwür, eine chronische Gastritis, ein Reizkolon oder für funktionelle, gastrointestinale Störungen gehalten; röntgenologische und gastroskopische Befunde müssen von denen des gutartigen Magengeschwürs oder Tumors differenziert werden. Im Zweifelsfall ist eine Probelaparotomie indiziert.

Das Magensarkom ist klinisch vom Magenkarzinom oft nur durch die histologische Untersuchung zu unterscheiden. Ein Primärsarkom des Magens ist selten. Aber es ist für 10% der malignen Magentumoren bei Personen unter 30 Jahren verantwortlich. Eine tastbare Resistenz kommt häufiger bei sarkomatösen Läsionen als bei Magenkarzinomen vor. Das Röntgenbild zeigt charakteristischerweise einen umschriebenen, intramuralen Tumor mit zentralem Krater. Es ist wichtig, Sarkome von Magenlymphomen zu differenzieren, die besser durch Bestrahlung als durch Resektion behandelt werden. Die Prognose ist abhängig vom histologischen Befund. Sie ist jedoch im allgemeinen besser beim Sarkom als beim Magenkarzinom.

Behandlung

Die chirurgische Resektion ist die Methode der Wahl. Bei Metastasen finden sich unter Umständen: eine harte, knotige Leber, ein vergrößerter linksseitiger, supraklavikulärer (Virchowscher) Lymphknoten, Knoten in der Haut, Aszites, röntgenologischer Nachweis von Knochen- oder Lungenmetastasen. Bei fehlendem Metastasennachweis ist eine Laparotomie indiziert. Die Existenz einer abdominellen Resistenz ist eine Kontraindikation zur Laparotomie, da große Läsionen oft vollständig exstirpiert werden können. Bei Pylorusstenose schafft eine Palliativresektion oder eine Gastroenterostomie gelegentlich Erleichterung. Röntgenstrahlentherapie ist wertlos.

Die durch die Gastrektomie notwendig gewordenen Ersatzmagenbildungen lassen sich prinzipiell in 2 Kategorien unterteilen: In solche mit und in solche ohne Erhaltung der Duodenalpassage. Die Verwendung des Kolons zur Reservoirbildung hat sich nicht bewährt. Die Verfahren mit Erhaltung der Duodenalpassage sind denen ohne funktionell überlegen. Deshalb scheint auch der etwas größere operationstechnische Aufwand gerechtfertigt. Der sog. „Tübinger Ersatzmagen" mit anisoperistaltischem Jejunumsegment scheint sich zunehmend zu bewähren.

Eine erfolgversprechende, standardisierte *medikamentöse* Behandlung gibt es bisher nicht; immerhin konnten einzelne Erfolge durch Kombinationstherapien mit Mitomycin C, Fluorouracil, Doxorubicin und Cytarabin erreicht werden.

Prognose

Die Malignität der Magenkarzinome hat eine große Variationsbreite. In vielen Fällen ist die Erkrankung weit vorgeschritten, bevor Symptome auftreten. In einigen günstigen Fällen entwickelt sich der Tumor über Jahre hinweg. Dann ist eine Resektion sogar zu einem späten Zeitpunkt noch erfolgversprechend.

Gutartige Tumoren des Magens

Die meisten gutartigen Tumoren verursachen keine Symptome und sind oft so klein, daß sie bei der röntgenologischen Untersuchung übersehen werden. Ihre Bedeutung liegt in dem Problem der Differenzierung von malignen Läsionen, der möglichen malignen Entartung und der Tatsache, daß sie gelegentlich doch Symptome verursachen.

Diese Tumoren können epithelialen (z. B. Adenome, Papillome) oder mesenchymalen Ursprungs sein (z. B. Leiomyome, Fibrome, Lipome, Hämangiome). Die Adenome werden angeblich in 12–80% der Fälle bösartig; die mesenchymalen, intramural gelegenen Tumoren werden selten maligne.

Klinische Befunde

A. Symptome: Größere Tumoren können ein unbestimmtes Völlegefühl hervorrufen. Tumoren, die nahe der Kardia oder des Pylorus gelegen sind, können Obstruktionssymptome machen. Bei akuter Blutung: Teerstühle, Ohnmacht, Schweißausbruch, Bluterbrechen. Chronischer Blutverlust verursacht die Symptome einer Anämie (d. h. Müdigkeit, Dyspnoe, Bewußtlosigkeit). Bei großem Tumor kann eine bewegliche, epigastrische Resistenz tastbar sein.

B. Röntgenbefunde: Die Röntgenaufnahme zeigt einen umschriebenen Füllungsdefekt ohne Beeinträchtigung der Peristaltik. Bei größeren Tumoren kann ein kleiner, zentraler Krater sichtbar sein. Künftig wird die Kernspintomographie (NMR) zur Differentialdiagnose herangezogen werden können.

Behandlung und Prognose

Wenn Symptome auftreten (besonders Blutungen) ist eine chirurgische Resektion notwendig. Die Möglichkeit einer malignen Entartung der Adenome hat viele Autoren veranlaßt, die chirurgische Entfernung durchzuführen, obwohl auch beobachtet wurde, daß keine maligne Entartung erfolgte.

Darmerkrankungen

Bazillenruhr

(Shigellosis)

Diagnostische Merkmale

- Krämpfe und Diarrhoe, oft mit blutigen und schleimigen Stühlen
- Fieber, allgemeines Krankheitsgefühl, Muskelschmerzen, Schwäche

- Eiter im Stuhl; spezifische Bakterien in Stuhlkulturen
- Charakteristische rektoskopische Befunde

Allgemeine Betrachtungen

Die Ruhr ist eine Allgemeinerkrankung; sie kann jedoch oft in milder oder atypischer Form auftreten und bleibt dann unerkannt. Bazillenträger tragen oft zu Wasser- oder Milchepidemien bei. Die Verbreitung durch Insekten ist in Gebieten mit schlechten sanitären Verhältnissen von größter Wichtigkeit. Die Infektion kann umschrieben sein. Sie verursacht Veränderungen im Kolon und im terminalen Ileum. Lymphatische Schleimhauthyperplasie, Ödeme und Hyperämie führen zu kleinen, follikulären Geschwüren, die sich vergrößern und kommunizieren. Oft findet sich eine mesenteriale Lymphadenitis.

Klinische Befunde

A. Symptome: Oft abrupter Beginn mit Diarrhoen, Krämpfen im unteren Abdomen, Anorexie, Übelkeit, Schüttelfrost, allgemeinem Krankheitsgefühl, Myalgie, Kopfschmerzen und Somnolenz. Die Erkrankung kann variieren von der beinahe asymptomatischen Form, mit einigen weichen Stühlen pro Tag, bis zur ganz schweren Form mit häufigen, wäßrigen, blutigen, schleimigen Stühlen, verbunden mit schwerer allgemeiner Intoxikation und Krämpfen. Erschöpfung und Dehydratation nehmen zu. Der Bauch ist mäßig druckschmerzhaft. Das Fieber kann hoch sein, ist aber gewöhnlich 39 °C oder weniger.

B. Laborbefunde: Granulozytose, erhöhte Hämatokrit, blutige, schleimige und eitrige Stühle. Positiver Shigellennachweis im Stuhl (oft schwierig oder unmöglich zu führen). Man findet einen transitorischen Anstieg der Agglutinationstiter, oft mit unspezifischen Kreuzreaktionen.

C. Spezialuntersuchungen: Bei der Rektoskopie findet man frühzeitig eine follikuläre Hyperplasie mit einer Schleimhautschwellung. Die Hyperämie bewirkt eine umschriebene Hämorrhagie, woraus eine Vergrößerung oder eine Kommunikation der Ulzerationen resultieren.

Differentialdiagnose

Die Bazillenruhr muß von der funktionellen Diarrhoe, von parasitären und Virusinfektionen, von der Colitis ulcerosa und von Salmonellen- oder Staphylokokkeninfektionen differenziert werden.

Komplikationen

Die Komplikationen schließen Perforationen und Peritonitis (selten), proktitische Entzündungen mit Abszessen und eine akute Arthritis (mit Erguß) ein.

Behandlung

A. Notfallmaßnahmen (für schwere Fälle): Isolierung des Patienten unter Einhaltung aller Vorsichtsmaßregeln gegen weitere Ansteckung. Bekämpfung der Dehydratation und des Mineralverlustes durch Infusionen mit NaCl- und Dextroselösungen unter Kaliumchloridzusatz bei Bedarf. Die Urinausscheidung sollte bei 1000–1500 ml/Tag gehalten werden. Fehlen schwere intestinale Symptome, so daß keine Perforation droht, sollte – um den Flüssigkeitsverlust zu reduzieren und den Schmerz zu lindern – die vorsichtige Anwendung von Narkotika in Betracht gezogen werden. Vorsicht vor Kreislaufschock. Entnahme einer Stuhlprobe für die bakteriologische Untersuchung.

B. Spezifische Maßnahmen: Antibiotika sind Mittel der Wahl, da viele Stämme inzwischen gegen Sulfonamide resistent sind. Ein deutlicher, individueller Unterschied besteht im Ansprechen der spezifischen Organismen. Zur Zeit wird Ampicillin (Amblosin®, Binotal®) als sehr wirksam angesehen. Am besten sollte man die Empfindlichkeit auf die einzelnen Antibiotika testen, wenn auch der Empfindlichkeitstest keine Sicherheit hinsichtlich der Wirkung gibt.

Zuweilen ist ein Versuch mit verschiedenen Antibiotika angezeigt. Selbst wenn der Patient mit der Behandlung asymptomatisch wird, kann er ein Bazillenträger bleiben.

Stehen Antibiotika nicht zur Verfügung, ist Sulfadiazin das Sulfonamid der Wahl. Man gebe 2–4 g mit gleicher oder doppelter Menge Natrium bicarbonicum, danach 1–2 g alle 4 Std. Ist die Diarrhoe schwer, können größere Dosen Sulfadiazin per os oder parenteral notwendig sein.

Bei sehr schwerer Bazillenruhr (Shiga-Kruse – weniger Flexner-Sonne-Kruse-Ruhr) kann eine Serumbehandlung (zusätzlich zu den Antibiotika oder Sulfonamiden) nützlich sein: 1. Polyvalentes Ruhr-Antitoxin. Zunächst Sensibilitätsprüfung, dann Verabreichung von 30–100 ml, 10fach verdünnt in physiologischer Kochsalzlösung i.v. 3mal täglich, bis die Toxikämie überwunden ist. 2. Shiga-Antitoxin, Verabreichung wie oben in Dosen von 40–80 ml in 500 ml Kochsalzlösung i.v. zweimal tgl.

C. Allgemeine Maßnahmen: Isolierung. Der Patient sollte Bettruhe halten. Alle Körperausscheidungen und die schmutzige Bettwäsche sollten sorgfältig desinfiziert werden. Ist die Diarrhoe schwer und der Patient schwach, so kann es ratsam sein, die Faeces im Liegen auf einer saugfähigen Unterlage abzusetzen. Eine Abführtherapie zu Beginn ist wahrscheinlich nicht ratsam. Wärme kann zur Schmerzlinderung lokal angebracht sein. Ist eine Sedierung erforderlich, kann Phenobarbital, 15–30 mg per os 3–4× tgl., oder Pentobarbitalnatrium, 0,1–0,13 g nach Bedarf per os gegeben werden. Bei starken Schmerzen gebe man Codeinphosphat, 15–65 mg per os oder s. c. je nach Bedarf. Bei hartnäckigem Durchfall und Schmerzen gebe man 15 Tropfen Tinctura opii simplex, Atropinsulfat, 0,3–0,6 mg peroral oder s. c. wirkt krampflösend. Eine entsprechende perorale und parenterale Flüssigkeitszufuhr sollte optimal erfolgen. Während der akuten Phase sollte die tägliche Flüssigkeitsaufnahme bei ungefähr 3 l liegen. Ein l oder mehr parenterale Kochsalzlösung kann pro Tag nötig sein, um Flüssigkeits- und Salzverlust bei der profusen Diarrhoe zu ersetzen.

Obwohl Hungerdiäten nicht erwünscht sind, sollte es dem Patienten mit schwerer Bazillenruhr in den ersten 6–8 Wochen nach der akuten Phase nicht erlaubt werden, eine „normale" Diät zu essen. Wenn nötig, verabreiche man eine parenterale Ernährung. Die Ernährung wird aufgebaut mit klarer Brühe, Reisschleim, Tee mit Traubenzucker, Haferschleim in häufigen Abständen. In der späteren Phase setze man stufenweise (soweit es vertragen wird) zu: gekochte Milch, Fruchtsäfte, Zwieback. Man füge langsam steigend (soweit vertragen) zu: Kartoffelbrei, gekochten Reis, gekochtes Hohn, weichgekochte Eier, mageren Fisch, püriertes Rindfleisch, Pudding.

Prognose

Die unkomplizierte Krankheit dauert ungefähr eine Woche. Mit Antibiotika und einer entsprechenden Allgemeintherapie sinkt die Mortalitätsrate, die besonders bei Kindern und alten Leuten beträchtlich sein kann.

Lebensmittelvergiftung

Das Wort „Lebensmittelvergiftung" bezieht sich gewöhnlich auf die akute Vergiftung, die von schädlichen Agentien oder bakteriellen Enterotoxinen ausgelöst wird. Sie steht im Gegensatz zu intestinalen Störungen, die Folge von Infektionen des Gastrointestinaltraktes mit Mikroorganismen oder einer Einnahme von pflanzlichen, tierischen oder chemischen Giften sind. Die Lebensmittelvergiftung kommt durch unsaubere Zubereitung, Verarbeitung, Lagerung, Verteilung oder Vertrieb der Lebensmittel zustande. Die Nahrungsmittelvergiftung sollte bei allen febrilen, gastrointestinalen Störungen mit akutem Beginn in Betracht gezogen werden. Das gilt besonders, wenn mehr als eine Person in einer Familie, Gruppe oder Gemeinschaft betroffen ist. Die Diagnose wird durch eine sorgfältige Anamnese und durch Laboruntersuchungen gestützt. Proben der suspekten Nahrung, des Erbrochenen und der Faeces werden geprüft. Das Gesundheitsamt muß in Kenntnis gesetzt werden.

Die Behandlung ist symptomatisch und roborierend. Eine Ausnahme macht der Botulismus, für den ein spezifisches Antitoxin indiziert ist. Magenspülung, Nahrungsmittelkarenz, keine Sedierung. Behebung der Flüssigkeits- und Elektrolytstörungen. In der Rekonvaleszenz ist flüssige und Breinahrung indiziert.

Ileocolitis Crohn

(Ileitis regionalis, Ileitis terminalis)

Diagnostische Merkmale
- Schleichender Beginn
- Intermittierende Anfälle von Diarrhoe, mäßigem Fieber und Schmerzen im rechten Unterbauch bei jüngeren Erwachsenen
- Fistelbildung oder Resistenz und Druckempfindlichkeit im rechten Unterbauch
- Typische Röntgenzeichen im terminalen Ileum

Allgemeine Betrachtungen

Die Ileokolitis ist eine chronische, entzündliche Erkrankung des Dünndarms; sie verursacht Fieber, Gewichtsverlust und gestörte Darmfunktionen. Sie betrifft im allgemeinen jüngere Erwachsene, kann aber schon beim Kinde auftreten und nimmt einen intermittierenden klinischen Verlauf mit leichter bis schwerer Beeinträchtigung des Allgemeinbefindens und häufigen Komplikationen.

Die Ätiologie ist unbekannt. Das terminale Ileum ist der typische primäre Sitz, aber auch das Duodenum und das Kolon können einbezogen sein („skip lesions"). Dazwischen können normale Darmabschnitte beobachtet werden. Die Submukosa zeigt eine ausgeprägte Verdickung mit Lymphödem, lymphatischer Hyperplasie und unspezifischen Granulomen. Oft ist die darübergelegene Schleimhaut ulzeriert. Eine deutliche Lymphadenitis befällt die mesenterialen Lymphknoten.

Klinische Befunde

A. Symptome: Die Krankheit zeigt einen charakteristischen Verlauf mit Exazerbationen und Remissionen. Kolikartiger oder anhaltender Schmerz findet sich im rechten Unterbauch oder paraumbilikal während einzelner Phasen der Erkrankung und wechselt im Schweregrad. Die gewöhnlich auftretenden Durchfälle werden von Perioden mit normaler Darmfunktion oder Obstipation unterbrochen. Die Temperatur ist in der Regel subfebril, selten hochfebril mit Schüttelfrösten. Anorexie, Flatulenz, Abgeschlagenheit und Gewichtsverlust werden beobachtet. Milchprodukte und andere chemisch oder mechanisch reizende Nahrungsstoffe können die Symptome verschlimmern.

Druckempfindlichkeit besonders im rechten Unterbauch mit Zeichen einer Peritonealreizung und einer Resistenz im gleichen Bereich ist gewöhnlich nachweisbar. Die Resistenz ist weich. Der Patient erscheint im allgemeinen chronisch krank.

B. Laborbefunde: Hypochrome (gelegentlich makrozytäre) Anämie, okkultes Blut im Stuhl. Im Röntgenbild zeigen sich Schleimhautunregelmäßigkeiten, Ulzerationen, Wandstarre und ein stenosierter Bereich im terminalen Ileum. Bei Befall des Kolon können bei der Rektoskopie (Koloskopie) eine ödematös, hyperämische Schleimhaut oder gelegentlich auch eine wenig ausgeprägte Ulzeration angetroffen werden. Der Grad der Entzündung kann durch die BKS, das c-reaktive Protein oder die Bestimmung von Orosomukoid erfaßt werden.

Differentialdiagnose

Die akute Ileokolitis kann eine akute Appendizitis vortäuschen. Ist sie im terminalen Ileum lokalisiert, muß sie von der Darmtuberkulose und von Lymphomen abgegrenzt werden. Die Erkrankung kann durch rektoskopische Untersuchungen von der Colitis ulcerosa differenziert werden. Immerhin kann dies zuweilen wesentliche Schwierigkeiten bereiten.

Komplikationen

Häufig treten periproktische Fisteln auf. Diese können mit der Harnblase, der Vagina und sogar mit der Hautoberfläche kommunizieren. Gelegentlich wird ein mechanischer Ileus beobachtet. Das damit verbundene Malabsorpitonssyndrom kann ein klinisches Bild ähnlich der Sprue verursachen. Da Perforationen sich langsam entwickeln, ist eine generalisierte Peritonitis selten. Etwa 5% aller Patienten, die mit chronisch entzündlichen Darmerkrankungen in ein Krankenhaus aufgenommen werden, erkranken an einem toxischen Megakolon. Diese toxische Erweiterung des Dick- oder Dünndarms wird nicht nur bei der Colitis ulcerosa, sondern auch beim Morbus Crohn beobachtet. Es ist eine seltene, aber lebensgefährliche Komplikation. Sofern noch keine Perforation eingetreten ist, sollte in den ersten 48 bis 72 Std. durch konservative Maßnahmen versucht werden, den Zustand zu bessern. Wenn keine Besserung eintritt, wird der Chirurg entweder ein Ileostoma mit multiplen Fisteln im Kolon anlegen oder die (Prokto-)Kolektomie ausführen müssen.

Beim toxischen Megakolon sind unverzüglich folgende konservative Maßnahmen notwendig: parenteraler Ausgleich der Elektrolyt-, Wasser- und Eiweißverluste, Nulldiät, Antibiotika mit Wirkung auf gramnegative und anaerobe Bakterien. Hohe Dosen Glukokortikoide (z. B. 150–250 mg Prednisolon pro Tag). Alle Maßnahmen, die die Motilität des Darmes beeinflussen, sind zu vermeiden: Analgetika, Spasmolytika, Antidiarrhoika. Das toxische Megakolon ist eine Kontraindikation für die Koloskopie (s. auch S. 473).

Behandlung

A. Allgemeine Maßnahmen: Die Diät sollte reichhaltig, hochkalorisch und vitaminreich sein und ausreichende Mengen an Protein enthalten. Rohes Obst und Gemüse müssen vermieden werden. Anämie, Dehydratation, Diarrhoe und Hypovitaminosen müssen durch eine Substitutionstherapie behoben werden. Entwickelt sich eine Malabsorption, so betrifft diese vornehmlich die Fettaufnahme, das Vitamin B_{12} und die Gallensäuren. Vitamin B_{12} kann parenteral substituiert werden. Neben den oben genannten Grundregeln gilt für die Ernährung des Patienten, daß er sich eine Kost zusammenstellt, aus der alle Bestandteile fortgelassen werden, die ihm nicht bekommen. Beim akuten Schub ist eine medikamentöse Therapie unbedingt notwendig. Sulfonamide können günstig wirken. Man verordnet Salazosulfapyridin (Azulfidine®) in einer Anfangsdosierung von 1–1,5 g, 4–8 × tgl. zu den Mahlzeiten. Bei Besserung kann die Dosis auf $3 \times 0,5$ g tgl reduziert werden. Bei Tagesdosen von mehr als 3 g können unerwünschte Nebenwirkungen wie Kopfschmerzen, gastrointestinale Unverträglichkeit und Methämoglobinbildung häufiger beobachtet werden. (Es gibt eine Fülle weiterer Nebenwirkungen, die im Medikamentenprospekt nachgelesen werden sollten). Glukokortikosteroide haben eine gute Sofortwirkung. Eine günstige Langzeitwirkung wird oft bezweifelt. Einige Autoren haben eine höhere Operationsletalität steroidbehandelter Patienten angegeben. ACTH spielt kaum noch eine Rolle. Kortikoide müssen in der akuten Phase hochdosiert werden, z. B. Beginn mit

Tabelle 10-2. Differentialdiagnose der bakteriellen Nahrungsmittelvergiftung

Organismus	Inkubationszeit	Schweregrad
Clostridium botulinum	12–24 Std	sehr schwer; oft tödlich
Staphylococcus aureus	1– 6 Std	kann schwer sein, gewöhnlich Genesung nach 1–4 Tagen
Salmonella enteritidis	5–20 Std	kann schwer sein; Genesung
Streptococcus faecalis	8–24 Std	gewöhnlich nach 1–2 Tagen

60 mg Prednisolon (nach einer Woche Rückgang auf 40 mg, in der 3. Woche Rückgang auf 30 mg, dann schrittweise Reduktion um je 5 mg pro Woche). Für die Ausschleichphase müssen jedoch Monate und Jahre verwendet werden. So muß z. B. eine Dosis von 10 mg Prednisolon bei noch bestehender Aktivität länger beibehalten werden.

Die Wirkung von Azathioprin (Imurek®) ist umstritten. Gesichert scheint, daß Patienten, die in der akuten Phase auf Prednison günstig ansprechen, durch die Gabe von Azathioprin länger in Remission gehalten werden können. Die Gabe von Antidiarrhoika ist kontraindiziert, wenn ein akut entzündlicher Schub im Kolon vorliegt, da hierdurch möglicherweise ein toxisches Megakolon provoziert werden kann.

Sie sollen erst dann gegeben werden, wenn die spezifische antientzündliche Behandlung keine Besserung der Durchfälle bewirkt hat oder wenn die Durchfälle als Folgen einer ausgedehnten Resektion auch diätetisch nicht mehr beeinflußbar sind. Neuerdings ist über Heilungserfolge bei langfristiger Gabe von Metronidazol, 20 mg/kg KG tgl., berichtet worden.

B. Chirurgische Maßnahmen: Operative Eingriffe können beim Auftreten typischer Komplikationen (z. B. Abszesse, Fisteln, Ileus oder Blutung) notwendig werden. Anastomosierende Operationen mit Ausschaltung von einzelnen Darmbereichen können sich bei ausgedehntem Befall oder beim Auftreten von Komplikationen als unumgänglich erweisen.

Prognose

Bei mehrjährigem Verlauf ist eine Operation mit hoher Wahrscheinlichkeit erforderlich. Die Lebenserwartung ist deutlich eingeschränkt: Nach 12 Jahren leben von den Crohn-Patienten nur noch ca. 77%. Es ist bisher nicht belegt, daß es zu spontanen Heilungen der Erkrankung kommen kann. Das Risiko an Darmkrebs zu erkranken steigt mit dem Ausmaß der Entzündung. Das häufigste bei dem Morbus Crohn auftretende Karzinom ist das Kolonkarzinom.

Dünndarmtumoren

Benigne und maligne Dünndarmtumoren sind selten. Außer Blutung und/oder Ileus können alle Symptome fehlen. Der Ileus ist Folge entweder einer Invagination unter Einbeziehung des Tumors oder einer partiellen oder kompletten Lumenverlegung durch den wachsenden Tumor. Blutung kann Schwäche, Müdigkeit, Lichtempfindlichkeit, Ohnmachtsanfälle, Blässe, Schweißausbrüche, Tachykardie und Teerstühle hervorrufen. Übelkeit, Erbre-

chen und Bauchschmerzen sind Folge des Ileus. Der Bauch ist empfindlich und aufgetrieben, und Darmgeräusche sind spärlich oder fehlen. Maligne Tumoren verursachen Gewichtsverlust und extraintestinale Symptome (z. B. Schmerzen im rechten Oberbauch durch Spannung der Leberkapsel, Flush beim Karzinoidsyndrom). Das Duodenalkarzinom kann das klinische Bild eines peptischen Ulkus vortäuschen. Eine tastbare Resistenz findet sich selten.

Bei Blutungen treten Melaena und hypochrome Anämie auf. Im Röntgenbild können der Tumor selbst oder Ileuszeichen nachweisbar sein. Der Nachweis fällt bei fehlendem Ileus schwer.

Benigne Tumoren

Wenn die Tumoren nicht auf Grund typischer Symptome diagnostiziert werden, fallen sie in der Regel als Zufallsbefund bei Operationen oder Obduktionen auf. Die Behandlung besteht in der operativen Beseitigung.

25% aller gutartigen Dünndarmtumoren sind Adenome. Lipome finden sich am häufigsten im Ileum; gewöhnlich führt ein Ileus nach einer Invagination zur Diagnose. Leiomyome verraten sich gewöhnlich durch eine Blutung oder einen Ileus. Angiome verhalten sich bei einer größeren Blutungstendenz im übrigen wie die anderen Dünndarmtumoren.

Maligne Tumoren

Maligne Tumoren und ihre Komplikationen werden in der Regel operativ behandelt.

Am häufigsten ist der Dünndarmtumor ein Adenokarzinom; man findet es besonders im Duodenum und Jejunum. Symptome sind von einer Obstruktion oder Blutung abhängig. Die Prognose ist schlecht. Lymphome manifestieren sich ebenfalls zuerst durch Obstruktion oder Blutung. Perforation oder Spruesyndrom können auftreten. Postoperative Bestrahlung kann gelegentlich sinnvoll sein. Sarkome treten gewöhnlich im mittleren Bereich des Dünndarms auf; sie manifestieren sich durch eine Geschwulst, Obstruktion oder Blutung.

Karzinoidtumoren kommen aus den argentaffinen Zellen des Magen-Darm-Traktes. Vorkommen: 90% in der Appendix, von den übrigen finden sich ¾ im distalen Dünndarm. Karzinoidtumoren können sich auch im Magen, im Kolon, in den Bronchien, im Pankreas und in den Ovarien bilden. Der Tumor kann Serotonin sezernieren. Die systemische Wirkung kann bestehen in: 1. paraxysomalem „Flush" und anderen vasomotorischen Symptomen; 2. Dyspnoe; 3. rezidivierenden abdominellen Schmerzen, Diarrhoe und 4. in Symptomen einer valvulären Rechtsherzinsuffizienz. Die Diagnose wird durch Nachweis von 5-Hydroxyindolessigsäure im Urin gestellt. Der Primärtumor ist im allgemeinen klein und eine Obstruktion ist selten. Metastasen sind gewöhnlich recht groß und überraschend gutartig. Die Behandlung ist symptomatisch und schmerzlindernd. Ist die Metastasierung noch nicht zu weit fortgeschritten, ist eine Operation angezeigt. Eine Behandlung mit Serotonin-Antagonisten ist von wechselndem Erfolg. Wiederholte Verabreichung von ACTH oder Kortikosteroiden kann gelegentlich erfolgversprechend sein. Die Heilungschancen sind minimal, jedoch ist eine lange Überlebenszeit nicht ungewöhnlich.

Entzündung des Meckel-Divertikel

Das Meckel-Divertikel, ein Rest des Ductus omphalomesentericus, kommt bei ungefähr 2% der Menschen, häufiger bei Männern, vor. Es ist eine Ausstülpung des Ileum − ca. 60–90 cm oberhalb der Ileozökalklappe − manchmal mit Beziehung zum Nabel. Es können verschiedene abdominelle Symptome auftreten. Das Divertikel kann − ähnlich einer Appendizitis − entzündet sein. Eine Obstruktion kann eine Invagination zur Folge haben. 16% weisen heterotope Inseln von Magenschleimhaut auf. Dort kann sich ein „Magengeschwür" entwickeln.

Der ulkusähnliche Schmerz wird paraumbilical oder tiefer lokalisiert und wird durch Einnahme von Antazida oder Nahrungsaufnahme nicht gebessert. Bei einer Ulzeration findet man gewöhnlich Blut im Stuhl. Die Laborbefunde können gegen Appendizitis und andere Ursachen einer Obstruktion nicht abgegrenzt werden. Eine massive gastrointestinale Blutung und eine Perforation können auftreten.

Eine Operation bringt Heilung.

Mesenterialgefäßinsuffizienz

1. Mesenterialgefäßischämie

(Angina abdominalis, Morbus Ortner)

Dem Syndrom der Angina abdominalis wird immer mehr Aufmerksamkeit gewidmet. Fortschritte in der angiographischen Technik und in der Gefäßchirurgie haben zu effektiver Diagnostik und therapeutischen Verbesserungen geführt. Die Angina abdominalis kann Folge der Atherosklerose sein und kann einem Gefäßverschluß vorausgehen (s. unten).

Das klassische Bild zeigt lokalisierten oder generalisierten Schmerz nach den Mahlzeiten. Die Intensität der Schmerzen kann von der Nahrungsmenge

abhängen. Diese Tatsache kann den Patienten veranlassen, weniger zu essen, woraus eventuell ein Gewichtsverlust resultiert. Auskultatorisch finden sich Gefäßgeräusche. Laboruntersuchungen können auf eine Malabsorption hinweisen. Motilitätsstörungen des Dünndarms bei der Röntgendarstellung. Zur Sicherung des Stenose der abdominellen Arterien ist ein Angiogramm notwendig.

Die operative Revaskularisierung ist die Behandlung der Wahl. Symptomatisch helfen manchmal kleine, häufige Mahlzeiten.

2. Mesenterialer Gefäßverschluß

Diagnostische Merkmale

- Schwere Abdominalschmerzen mit Übelkeit, Miserere und blutiger Diarrhoe
- Ohnmachtsanfall und Kreislaufschock
- Aufgetriebener Leib, Druckempfindlichkeit, Bauchdeckenspannung
- Leukozytose, erhöhter Hämatokrit

Allgemeine Betrachtungen

Der mesenteriale, arterielle oder venöse Verschluß ist eine ernste abdominale Erkrankung. Die Venenthrombose, oft Begleiterscheinung intraabdomineller Erkrankungen oder Operationen, ist die häufigere der beiden. Ein arterieller Verschluß ist gelegentlich embolischer, häufiger aber thrombotischer Art. Beide Arten kommen häufiger beim männlichen Geschlecht und in den höheren Altersgruppen vor. Die Arteria mesenterica superior oder ihre Zweige sind oft in Mitleidenschaft gezogen. Der befallene Darm wird hyperämisch, hämorrhagisch und ödematös. Ein Ileus kann die Folge sein. Darauf entwickelt sich eine ischämische Nekrose.

Klinische Befunde

A. Symptome: Oft abrupt einsetzender, ständiger und schwerer, generalisierter, abdomineller Schmerz. Er kann jedoch weniger intensiv beginnen und sich kolikartig verschlimmern. Brechreiz und Erbrechen kommen vor. Das Erbrochene ist selten blutig, enthält aber häufig Faeces. Blutige Diarrhoen mit deutlichem Kräfteschwund, Schweißausbrüchen und Angstzuständen können vorkommen. Anamnestisch ergeben sich Hinweise auf Bauchoperationen, Entzündungen, Embolien oder Atherosklerose.

Möglicher Nachweis eines Kreislaufschocks. Man findet am Anfang einen aufgetriebenen Leib mit noch vorhandener Peristaltik, die später verschwinden kann. Die peritoneale Reizung äußert sich durch diffuse Druckempfindlichkeit und Bauchdeckenspannung.

B. Laborbefunde: Hämokonzentration, Leukozytose (über $15\,000/m^3$ mit Linksverschiebung). Oft Blut im Stuhl.

C. Röntgenbefunde: Die Übersichtsaufnahme zeigt mäßige Luft- und Flüssigkeitsansammlung in Dünn- und Dickdarm.

Differentialdiagnose

Abgrenzung gegen akute Pankreatitis, Ischämie und Darmperforation. Diese Erkrankungen werden durch die erhöhte Amylase (bei der Pankreatitis) und das charakteristische Röntgenbild (Luftsichel bei Perforation) differenziert.

Behandlung und Prognose

Schockbehandlung. Möglichst früh sollte operiert werden. Gangränöser Darm sollte entfernt und wenn möglich eine End-zu-End-Anastomose angelegt werden. Ist der Infarkt auf eine Embolie oder einen isolierten Thrombus in der oberen Mesenterialarterie zurückzuführen, kann eine Embolektomie oder Thrombektomie versucht werden. Antikoagulatien sind nicht angezeigt.

Die Mortalitätsrate ist während der akuten Erkrankung außerordentlich hoch.

Invagination

Die Invagination ist eine Einstülpung des Darms in das Lumen des benachbarten Teiles, wobei ein mechanischer Ileus verursacht wird. Diese Erkrankung kommt hauptsächlich bei Säuglingen und Kleinkindern vor, vorzugsweise männlichen Geschlechts. Sie kann jedoch in jedem Lebensalter auftreten. Meistens findet man die Invagination in der Gegend der Ileozökalklappe lokalisiert, wobei das Ileum in das Zökum oder den Dickdarm prolabiert ist. Die Invagination gefährdet die Durchblutung des invaginierten Teiles und verursacht zunächst Hyperämie und Ödeme, danach eine Gangrän. Jede Läsion des Darmes − Meckel-Divertikel, Polypen, submuköse Tumoren, Ulzera − kann eine Invagination hervorrufen. Bei Säuglingen und Kindern fehlen solche Läsionen jedoch meistens.

Klinische Befunde

A. Symptome: Beginn mit kolikartigen, schweren Schmerzen im Abdomen, unterbrochen von kurzfristigen Remissionen. Im fortgeschrittenen Stadium fehlen die schmerzfreien Phasen. Erbrechen fehlt selten, es kann im weiteren Verlauf verschwinden oder persistieren. Diarrhoe meist von Anfang an. Später findet sich in den Stühlen Blut und Schleim. Bei der Palpation findet man in den meisten Fällen eine abdominelle Resistenz; diese variiert von einem kleinen Knötchen bis zu einem walzenförmigen Tumor. Die Resistenz kann sich während des Invaginationsprozesses verschieben. Bei rektaler Untersuchung kann man möglicherweise die Resistenz oder die Invagination palpieren. Im Rektum können Blut und Schleim nachweisbar sein. Dehydratation und Fieber im weiteren Verlauf.

B. Laborbefunde: Im Stuhl kann Blut und Schleim sein. Bei Gangrän: Leukozytose.

C. Röntgenbefunde: Kontrastdarstellungen können die Obstruktion im Kolon oder Zökum (selten im terminalen Ileum) und die obere Begrenzung des prolabierten Teiles zeigen. Eine Leeraufnahme des Abdomens läßt Ileuszeichen erkennen.

Komplikationen

Bei unbehandelter Invagination kann es zu Einklemmung, Gewebsuntergang und Perforationen kommen.

Behandlung

Darmentlastung durch Sondierung oder Enterostomie kann eine Besserung der Invagination herbeiführen. Es sollte nicht länger als 24−36 Std abgewartet werden, beim Kinde höchstens 6−8 Std. Bei Erwachsenen bringt die konservative Druckverminderung gewöhnlich keinen Erfolg. Im Frühstadium und bei einem kleinen Teil der Patienten kann ein Bariumkontrasteinlauf Erfolg versprechen. Ist die Darmentlastung erfolglos oder werden Anzeichen einer Gangrän offensichtlich, muß die Ursache (z.B. Polyp, Meckel-Divertikel, Fremdkörper, Karzinome) unbedingt operativ beseitigt werden.

Prognose

Gute Erfolge durch Barium-Kontrasteinläufe im Frühstadium oder Operation. Spontane Reposition einer Invagination kann vorkommen.

Mechanischer Ileus

(Akute, organische, intestinale Obstruktion)

Diagnostische Merkmale

- Kolikartige Schmerzen im Abdomen, Miserere, Obstipation, gesteigerte Darmgeräusche
- Kreislaufschock, druckempfindlicher, aufgetriebener Leib ohne peritonealen Reiz
- Auskultationszeichen der gesteigerten Peristaltik
- Röntgenologischer Nachweis von Luft oder von Flüssigkeitsspiegeln
- Geringe oder keine Leukozytose

Allgemeine Betrachtungen

Der mechanische Ileus befällt gewöhnlich den Dünndarm, besonders das Ileum. Schwerwiegendere Ursachen sind äußere Hernien und Verwachsungen. Seltener kommen Gallensteine, Neoplasmen, granulomatöse Prozesse, Invagination, Volvulus und innere Hernien als Ursachen in Betracht.

Klinische Befunde

A. Symptome: Je stärker die Obstruktion ist, desto konstanter und diffuser werden die kolikartigen, abdominellen Schmerzen um den Nabel herum. Erbrechen – zunächst reflektorisch mit Schmerzanfällen, später Miserere. Verstärkte Darmgeräusche, Obstipation, Schwäche, Schweißausbruch und Angstzustände kommen oft vor. Der Patient ist unruhig, ändert oft unter Schmerzen seine Lage und befindet sich häufig in einem Schockzustand mit Schweißausbruch, Tachykardie und Dehydratation. Der Ileus kann lokalisiert und generalisiert sein. Die generalisierte Druckempfindlichkeit des Abdomens kann auch fehlen. Zeichen einer Peritonealreizung sind zumeist nicht nachweisbar. Fieber fehlt oder ist niedrig. Eine Hernie kann vorhanden sein.

B. Laborbefunde: Bei Dehydratation kann es zu Bluteindickung kommen. Leukozytose fehlt oder ist minimal. Erbrechen kann den Elektrolythaushalt stören.

C. Röntgenbefunde: Das Röntgenbild zeigt luftgefüllte Darmschlingen, die sich nicht bewegen. Flüssigkeitsspiegel können zu sehen sein.

Differentialdiagnose

Abgrenzung gegen andere abdominelle Erkrankungen, wie Entzündung und Perforation des Darmes oder Nierenstein- und Gallenblasenkoliken. Das Fehlen von Bauchdeckenspannung mit Leukozytose unterscheidet die Obstruktion von Entzündungen und Perforation. Sitz, Ausstrahlung und das Fehlen von Miserere kennzeichnen die Koliken. Außerdem müssen Mesenterialgefäßverschlüsse und Organtorsionen (z.B. Ovarialzyste) ausgeschlossen werden. Im Endstadium kann ein akuter mechanischer Ileus von der Peritonitis möglicherweise nicht unterschieden werden.

Komplikationen

Es kann zu ischämischen Veränderungen kommen.

Behandlung

A. Konservative Maßnahmen: Das Flüssigkeitsgleichgewicht muß wiederhergestellt werden und aufrechterhalten bleiben. Durch einen langen Darmschlauch sollte eine Druckverminderung versucht werden. Wenn keine Einklemmung vorhanden ist, sollte man einen Versuch mit konservativer Behandlung (nur Druckverminderung) über 24–36 Std machen; diese hat häufig bei partieller Obstruktion Erfolg. Die intestinale Sondenlegung bereitet meist Schwierigkeiten. Man darf damit keine Zeit verlieren, sondern begnügt sich evtl. lieber mit der Magensonde. Selbstverständlich ist Null-

diät. Bei der parenteralen Flüssigkeitszufuhr ist zu berücksichtigen, daß sich beim Ileus stets eine Hypovolämie entwickelt, die sich auch in einer verminderten Urinproduktion auswirken kann. Dadurch entsteht meist eine renale metabolische Azidose. In gleicher Richtung wirken massive Verluste an Bikarbonaten aus dem Dünndarm durch Erbrechen und Sondenableitung. Ebenso kann es zu erheblichen Verschiebungen der anderen Elektrolyte kommen. Es muß also neben einer möglichst bilanzierten Flüssigkeitszufuhr (am besten durch Messung des zentralen Venendrucks kontrolliert) eine ausreichende Elektrolytzufuhr und Kontrolle des pH-Werts stattfinden (Astrup-Werte). Auf keinen Fall darf eine notwendige Operation hinausgezögert werden. Eine enge Zusammenarbeit mit dem Chirurgen ist erforderlich. Der Patient muß ununterbrochen überwacht werden; bei den ersten Anzeichen einer Einklemmung, oder wenn nach 24–36 Std keine Besserung eintritt, muß ein chirurgischer Eingriff erfolgen. Es sollte jedoch bei kompletten Dünn- oder Dickdarmobstruktionen keine Sondenbehandlung versucht werden. Zeigt sich eine Besserung (Aufhören der Schmerzen, verminderte Distension, verminderte Absaugmenge, rektaler Abgang von Gas und Faeces), kann die dauernde Absaugung durch eine intermittierende ersetzt werden (2 Std mit, 2 Std ohne Absaugung). Wenn die orale Flüssigkeitstherapie gut vertragen wird und die Darmfunktion aufrechterhalten werden kann, kann der Schlauch entfernt werden. Wird die orale Flüssigkeitstherapie nicht vertragen, muß die Absaugung wieder aufgenommen oder operiert werden.

B. Chirurgische Maßnahmen: Sofortige Operation ist notwendig bei: Versagen der konservativen Therapie, Auftreten von Einklemmungen oder einer Erkrankung, bei der häufig Einklemmungen vorkommen (z.B. Volvulus, Hernien, Invagination bei Erwachsenen oder bei kompletter Obstruktion durch Verwachsungen); vorher müssen Flüssigkeits- und Elektrolythaushalt wiederhergestellt werden. Die Operation besteht in der Beseitigung der Ursache. Jeder gangränöse Darmabschnitt muß reseziert werden.

Prognose

Die Prognose hängt von der Ursache ab; sie wird bei frühzeitiger Beseitigung des Hindernisses deutlich verbessert. Dies kann durch intestinale Sondierung mit Druckverminderung erreicht werden; gewöhnlich ist jedoch eine Operation erforderlich.

Paralytischer Ileus

(Funktionelle Obstruktion)

Diagnostische Merkmale

- Ununterbrochene Schmerzen im Oberbauch, Erbrechen, Obstipation
- Vorausgegangene Erkrankungen. (Operation, Peritonitis, Schmerzen)
- Geringe Druckempfindlichkeit des Abdomens; verminderte bis fehlende Darmgeräusche
- Röntgenologischer Nachweis von Luft- und Flüssigkeitsspiegeln im Darm

Allgemeine Betrachtungen

Der paralytische Ileus ist eine neurogene Schädigung der Peristaltik. Es ist eine allgemeine Störung, die vielfältige Ursachen haben kann z. B. direkte Reizung des Magen-Darm-Traktes (Chirurgie), peritoneale Reizung (Blutung, durchgebrochene Darmschlingen, Pankreatitis, Peritonitis) und Ischämie. Nierenkoliken, Wirbelfrakturen, Urämie und Coma diabeticum können ebenfalls einen paralytischen Ileus verursachen.

Klinische Befunde

A. Symptome: Leichte bis mäßige Schmerzen im Oberbauch, mehr anhaltend als kolikartig zusammen mit Erbrechen (später Miserere) und Obstipation. Darmgeräusche sind spärlich oder fehlen.
Zeichen einer peritonealen Reizung sind auf die Primärerkrankung zurückzuführen. Darmgeräusche sind vermindert oder fehlen. Nach länger andauerndem Erbrechen kann Dehydratation erfolgen.
B. Laborbefunde: Bei länger anhaltendem Erbrechen können Bluteindickung und Störungen im Elektrolythaushalt auftreten. Leukozytose, Anämie und erhöhte Serumamylase – abhängig von der auslösenden Erkrankung – können vorhanden sein.
C. Röntgenbefunde: Die Röntgenaufnahme zeigt vergrößerte luftgefüllte Darmschlingen des Dünn- und Dickdarms und sogar des Mastdarms. Nachweis von Luft- und Flüssigkeitsspiegeln im aufgetriebenen Darm.

Differentialdiagnose

Die Symptome einer Obstruktion mit fehlenden Darmgeräuschen bei entsprechender Anamnese lassen wenig Zweifel an der Diagnose. Es muß gesichert werden, daß der paralytische Ileus nicht Folge eines mechanischen Ileus ist, bei dem die sofortige Operation lebensrettend sein kann.

Behandlung

Der paralytische Ileus tritt meist postoperativ auf und spricht auf konservative Maßnahmen an. Bei schwerem und länger andauerndem Ileus ist Absaugung und völliger Verzicht auf orale Nahrungsaufnahme notwendig. In diesen Fällen ist die Wiederherstellung des Flüssigkeits- und Elektrolythaushaltes wichtig. Bei Versagen der konservativen Therapie kann eine Operation erforderlich werden, um den Druck im Darm durch eine Enterostomie zu senken.

Prognose

Die Prognose variiert mit der Primärerkrankung. Nach Beseitigung der Ursache kann der paralytische Ileus ohne spezifische Therapie verschwinden.

Sprue-Syndrom

(Malabsorptionssyndrom, Tropische Sprue, Nichttropische Sprue, Idiopathische Steatorrhoe, Morbus Gee-Heubner-Herter)

Diagnostische Merkmale

- Massige, helle, schaumige, faulriechende, fette Stühle
- Gewichtsverlust und Anzeichen eines Mangels verschiedener Vitamine
- Gestörte intestinale Resorption von Kohlenhydraten, Vitaminen, Fett; große Mengen freier Fettsäuren und Kalkseifen im Stuhl
- Hypochrome oder megaloblastische Anämie; typische Röntgenbilder

Allgemeine Betrachtungen

Sprue-Syndrome sind Erkrankungen mit gestörter Dünndarmfunktion, charakterisiert durch gestörte Resorption und eine anomale Dünndarmmotorik. Drei Hauptkrankheiten umfassen die Gruppen: Zöliakie bei Kindern, die tropische Sprue und die nichttropische Sprue. Die Zöliakie und nichttropische Sprue sprechen auf glutenfreie Ernährung an. Das Polypeptid Gliadin ist der krankheitserregende Bestandteil im Gluten (Kleberprotein der Getreide Weizen, Roggen, Gerste und Hafer, nicht von Mais und Reis). Bei der tropischen Sprue nützt die glutenfreie Ernährung nichts. Hier handelt es sich offenbar um eine Folsäureresorptionsstörung. Morphologisch findet sich eine typische, sekundäre Zottenatrophie der Dünndarmschleimhaut, wie sie bei allen schweren Malabsorptionskrankheiten auftreten kann.
Seltene sekundäre Formen des Spruesyndroms: gastrokolische Fisteln, Obstruktion der intestinalen Lymphgefäße durch Lymphome, Whipple-Erkrankung, ausgedehnte Ileocolitis Crohn und Lambliasis.

Klinische Befunde

A. Zöliakie (Heubner-Hertersche Krankheit) bei Kindern: Beginn meist Ende des ersten, bis Anfang

Tabelle 10-3. Intestinale Defekte und Malabsorptionssyndrome

Isolierte Malabsorption	Erkrankung Erbgang	Klinik	Intestinaler Defekt	Therapie gesichert	nicht gesichert	Prognose
A. Aminosäuren	Hartnupsche Erkrankung (rezessiv autosomal) [60]	Intermittierende Pellagra-artige Hautveränderungen, geistige Retardierung, Wachstumsverzögerung, neurologische Störungen	Malabsorption von Tryptophan gesichert, die der anderen Aminosäuren vom Monoamino-Monocarbonsäure-Typ aufgrund indirekter Beweise wahrscheinlich	Nicotinsäureamid		bei frühzeitigem Therapiebeginn gut
	Zystinurie Typ I, II und III (rezessiv bzw. inkomplett rezessiv) [60, 71]	Nierensteinbildung (Zystinsteine), fragliche Wachstumsstörung	Malabsorption von Zystin und Diamino-Monocarbonsäuren: Arginin, Lysin, Ornithin (jedoch erst bei hoher intestinaler Zufuhr relevant)	Alkali, Penicillamin, große Trinkmengen	hohe Proteinzufuhr	Abhängig von Nierenkomplikationen. Intestinale Störung klinisch kaum relevant. Beobachtungen an Patienten mit niedriger Proteinzufuhr liegen nicht vor
	Methionin-Malabsorption (Erblichkeit bislang nicht gesichert, aber wahrscheinlich) [36, 60]	weißes Haar, geistige Retardierung, generalisierte Krämpfe, Phasen der Hyperkapnoe, Durchfallsepisoden	isolierte Methionin-Malabsorption durch Belastungstests wahrscheinlich. Abbau von Methionin zu α-Ketobuttersäure durch Darmbakterien		Diät mit niedrigem Methioningehalt	ungewiß, jedoch Rückgang der Durchfälle und der α-Ketobuttersäureausscheidung sowie Normalisierung des EEG durch Diät nachgewiesen
	Tryptophan-Malabsorption bei Ahornsirup-Erkrankung (autosomal rezessiv) [24, 60]	schwere geistige Retardierung. Charakteristischer Uringeruch wird auf β-Hydroxybuttersäureausscheidung zurückgeführt	Verdacht auf verzögerte Tryptophanresorption infolge hoher Blutspiegel von Valium, Leucin und Isoleucin		Diät mit niedrigem Gehalt verzweigter Aminosäuren	ungewiß, jedoch Rückgang der Indolmetabolitausscheidung und Abfall der Serumkonzentrationen verzweigter Aminosäuren nachgewiesen
	Tryptophan-Malabsorption bei Phenylketonurie (autosomal rezessiv) [60]	schwere geistige Fehlentwicklung	Indirekte Hinweise auf verzögerte Tryptophanresorption infolge hoher Phenylalanin-Blutspiegel	Diät mit geringem Phenylalaningehalt. (Einstellung der Serumspiegel unter 4–12 mg%)		Bei Einleitung der diätetischen Maßnahmen unmittelbar nach Geburt normale Entwicklung
B. Proteine	Enterokinasemangel (Erblichkeit noch nicht gesichert, aber wahrscheinlich) [31]	Diarrhoen von Geburt an, Entwicklungsstörung, Anämie, Hypoproteinämie	Enterokinasemangel im Bürstensaum des Resorptionsepithels	Trypsinsubstitution		wahrscheinlich gut, aber Langzeitbeobachtungen fehlen

Tabelle 10-3. (Fortsetzung)

Isolierte Malabsorption	Erkrankung Erbgang	Klinik	Intestinaler Defekt	Therapie gesichert	Therapie nicht gesichert	Prognose
C. Fette	β-Alipoproteinämie (autosomal rezessiv wahrscheinlich) [59]	Neuromuskuläre Störungen mit Ataxie, atypische Retinitis pigmentosa, Steatorrhoe, Acanthocytosis der Erythrozyten, β-Lipoproteinmangel	Störung der Chylomikronenbildung oder der Ausschleusung ins Lymphgefäßsystem [37]	Mittelkettige Fettsäuren in Form von MKT. Reduktion der übrigen Fettzufuhr		Ob Verhinderung der Krankheitserscheinungen bei zeitiger Therapie möglich, unbekannt Gewichtszunahme, Rückgang der Steatorrhoe jedoch unter MKT erwiesen. Neurologische Störungen unverändert.
	A-γ-Globulinämie a) Pan-Hypogammaglobulinämie b) selektiver IgA-Mangel (rezessiv) [14, 59]	Steatorrhoe oder Diarrhoe, hohe Infektanfälligkeit (a > b). Steatorrhoe selektiv bei histologisch normalen Zotten, bei flacher Schleimhaut globale Malabsorption	Starke Verminderung der IgA-, IgG- und IgM-haltigen Plasmazellen bei a), selektive Verminderung der IgA-haltigen Plasmazellen bei b)	glutenfreie Diät bei selektivem IgA-Mangel	MKT	Bei Ansprechbarkeit auf glutenfreie Kost Beseitigung der Malabsorption, jedoch nicht alle sprechen hierauf an
D. Elektrolyte	Familiäre Chlorid-Diarrhoe (autosomal rezessiv wahrscheinlich) [17, 25, 43]	Chlorid-Diarrhoen, Hypokaliämie, Hypoaträmie metab. Alkalose, Wachstumsverzögerung, Nierenschäden	Chloridmalabsorption infolge gestörten Bicarbonat-Chloridaustausches (betrifft Dünn- und Dickdarm)		Kaliumchlorid (2–14 mäqv/kg/d) [43]	ungewiß, KCl führt jedoch zur Normalisierung der Serum-Elektrolyte und Besserung des Allgemeinbefindens. Ausreichende Langzeiterfahrung fehlt
	Hereditäre Ca-Malabsorption (bei familiärer Vitamin D-Resistenz mit dominant geschlechtsgebundenem Erbgang) [39]	Hypophosphatämie kann einziges Symptom sein. In ausgeprägten Fällen Vollbild der Rachitis	Kalzium- und Phosphat-Malabsorption auf Grund von Bilanzstudien anzunehmen	Vitamin D (50000 bis 200000 E/d)	protrahierte Phosphatgaben	Hohe Vitamin D-Gaben führen zu verbesserter Ca- und P-Resorption und nicht selten zur Wiederherstellung
E. Vitamine	Hereditäre Vitamin B_{12}-Malabsorption (autosomal rezessiv wahrscheinlich) [59]	Megaloblastäre Anämie ab 2. Lebensjahr. Unklare renale Störungen mit Proteinurie oder unspezifischer Aminazidurie	Vitamin B_{12}-Transportstörung im Ileum [78]	parenterale Vitamin B_{12}-Substitution		gut

des 2. Lebensjahres, nicht selten sind Frühzeichen jedoch schon im Alter von 6 bis 8 Monaten aufdeckbar. Infolge angeborener Disposition kommt es bei diesen Kindern zu einer Gliadin-bedingten, allergischen Reizung der Darmschleimhaut, wodurch die Resorptionsstörung und die folgende Zottenatrophie ausgelöst werden. Nicht selten können eine akute Darmerkrankung (Dyspepsie) oder ein parasitärer Darmbefall die Manifestierung der Zöliakie auslösen. Nach allmählichem Beginn mit Nachlassen des Appetits, zunehmender Verstimmung und mangelndem Gedeihen des Kindes treten die charakteristischen, faulig riechenden, voluminös vergorenen, breiigen Fettstühle auf. Röntgenographisch lassen sich in dem schwappend aufgetriebenen Abdomen reichliche Flüssigkeitsspiegel-Bildung sowie Gasblasen-Durchsetzung des Darminhaltes erkennen. Es kommt zu muskulärer Hypotonie, allgemeiner Retardierung mit Minderwuchs, typischen Negativismus sowie sich zunehmend ausprägenden Vitamin- und anderen Resorptionsmängeln (einschließlich hypochromer Anämie, Osteoporose, Rachitis, Hypoproteinämie usw.), großer Hydrolabilität mit täglichen Gewichtsschwankungen um mehrere hundert Gramm und Infektanfälligkeit.

Die (nicht pathognomonische) Zottenatrophie ist Duodenalsonden-saugbioptisch verifizierbar.

B. Nichttropische Sprue (Zöliakie der Erwachsenen): Diese Erkrankung wird durch unvollständige Resorption von Fett, Protein, Vitaminen, Kohlenhydraten und Wasser charakterisiert. Die Resorption der fettlöslichen Vitamine A, D und K ist gestört. In der Folge kann eine Osteomalazie auftreten. Proteinverlust durch den Darm. Glutenfreie Kost kann zu einer dramatischen Besserung führen.

C. Tropische Sprue: Das Hauptsymptom ist die Diarrhoe; zu Beginn ist sie explosionsartig und wäßrig; später sind die Stühle nicht mehr so voluminös, sie sind fester und charakteristisch hell, schaumig, faulriechend und fettig. Eine Verschlechterung tritt nach fettreicher Ernährung oder nach Überanstrengung ein. Verdauungsstörungen, Flatulenz, Krämpfe im Oberbauch, oft beträchtlicher Gewichtsverlust, Blässe, Schwäche, Druckempfindlichkeit und Muskelkrämpfe können auftreten. Beschwerdefreie Intervalle ohne oder mit leichten Symptomen kommen vor, besonders beim Verlassen der Tropen.

Durch den Vitaminmangel werden Glossitis, Mundwinkelrhagaden, übermäßige Hautpigmentierung und trockene, rauhe Haut hervorgerufen. Man stellt ein aufgetriebenes und druckempfindliches Abdomen fest. Ödeme treten erst später auf.

Man kann gelegentlich eine hypochrome mikrozytäre Anämie oder eine makrozytäre Anämie mit megaloblastischem Mark feststellen. Das Stuhlfett ist vermehrt. Die Resorption anderer Substanzen ist vermindert; dies geht aus flachen oralen Vitamin A- und Glukosetoleranzkurven hervor. Die intravenöse Glukosetoleranz ist jedoch normal. Plasmakarotin und -proteine sowie Serumkalzium, -phosphor, -cholesterin und -prothrombin sind erniedrigt. Hypochlorhydrie des Magens. Die Pankreasenzyme sind normal.

Röntgenologischer Nachweis einer rarefizierten Schleimhautstruktur im Dünndarm: Dilatation, Segmentation und unregelmäßige Bariumflockung, Verlust der normalen, gefiederten Mukosa und übermäßige Luftansammlung in den Darmschlingen.

Differentialdiagnose

Es ist nötig, die primäre Sprue von den sprueartigen Erkrankungen zu unterscheiden, die Folge anderer gastrointestinaler Erkrankungen sind wie z. B. Folge der gastrokolischen Fistel, der Whippleschen Krankheit, des intestinalen Lymphoms, der ausgedehnten regionalen Enteritis, Amyloidose und des Syndroms der blinden Schlinge.

Die Differenzierung ist im allgemeinen durch charakteristische Röntgenbefunde durchführbar. Neutralfette im Stuhl, herabgesetzte Pankreasenzymkonzentrationen und eine normale Glukosetoleranzkurve erlauben die Unterscheidung der Steatorrhoe gegenüber Pankreaserkrankungen.

Obwohl die intestinale und mesenteriale Tuberkulose selten ist, kann sie dennoch das Bild einer Sprue vortäuschen.

Behandlung

A. Zöliakie und nichttropische Sprue: Die Elimination von Gluten aus der Nahrung kann zu dramatischer Besserung führen. Beispiele für glutenfreie Nahrungsmittel: Aprotren-Teigwaren (Rademanns-Nährmittel, Eberhard Priemer GmbH), Aglutela-Teigwaren (Fa. Fresenius), Damin-glutenfrei (Maizena GmbH). Die Diät sollte kalorieneiweißreich sein. Als Mehle nur Mais-, Reis- und Kartoffelmehl verwenden. Reine Weizenstärke wird auch gut vertragen, nicht jedoch das übliche Gebäck jeder Art, keine normalen Teigwaren sowie die üblichen Mehlzusätze zu Soßen und Puddings. Als Fett werden die kurz- und mittelkettigen Pflanzenfette besser vertragen als tierische Fette. Für Polyvitaminersatz muß gesorgt werden.

Hypokalziämie und Tetanie sind mit Calciumphosphat oder -gluconat zu behandeln, 2 g oral 3 × tgl. und Vitamin D_3 bis 20000 E. Multiple Vitaminzufuhr ist ebenfalls sinnvoll. Die makrozytäre Anämie spricht gewöhnlich auf Vitamin B_{12} an, 15 bis 30 Mikrogramm i.m. 1–2 × pro Woche und dann 10–15 Mikrogramm i.m. alle 2 Wochen nach der Remission.

B. Tropische Sprue: Folsäure, 10–20 mg tgl. oral oder i.m für einige Wochen gegeben, kann einerseits den Durchfall einschränken, andererseits die Anorexie, den Gewichtsverlust, die Glossitis und die Anämie.

Zum Therapieabschluß kann man Tetracyclin geben (250 mg oral 4 × tgl.). Wenn eine vollständige Remission eingetreten ist, sollte der Patient 5 mg Folsäure tgl. erhalten. Bei Achlorhydrie ist Vitamin B_{12} zu verabreichen. Die hypochrome Anämie wird mit oraler Eisenzufuhr behandelt. Es ist eine hochkalorische, eiweißreiche, fettarme Diät zu verabreichen.

C. Kortikosteroide: Da die Kortikosteroide die Resorption von Protein, Fett und anderen Nahrungsstoffen des Magen-Darm-Traktes steigern können, können sie bei gewissen Sprue-Patienten angebracht sein (parenteral!).

Prognose

Bei geeigneter Behandlung gute klinische Prognose.

der Dünndarmschleimhaut und der mesenterialen und peripheren Lymphknoten zeigt charakteristische, lange, schaumige mononukleare Zellen; diese sind mit zytoplasmatischem („PAS-positivem" Material gefüllt [„periodic acid-Schiffreaction"]). Elektronenmikroskopische Untersuchungen zeigen Bakterien in Makrophagen. Diese Krankheit befällt meistens Männer mittleren Alters; der Beginn ist schleichend; unbehandelt nimmt sie einen verhängnisvollen Verlauf. Die klinischen Symptome umfassen Schmerzen im Oberbauch, Diarrhoe, Steatorrhoe, Magen-Darm-Blutungen, Fieber, Lymphadenopathie, Polyarthritis, Ödeme und graue bis braune Hauptpigmentationen. Gewöhnlich treten Anämie und Hypoproteinämie auf.

Die Breitspektrumantibiotika (z. B. Tetrazykline) haben oft einen eindrucksvollen Erfolg. Die Prognose ist durch die Antibiotika deutlich verbessert worden.

Disaccharidase-Defekte

Die spezifischen Disaccharidase-Defekte in der Darmschleimhaut sind für das Verständnis der Malabsorption besonders wichtig geworden. Ein Fehlen dieser Enzyme von Geburt an führt zu sauren, durchfälligen Stühlen (Stuhl-pH 4,5–6,0). Im Stuhl findet man große Mengen Milchsäure. Das Kind gedeiht nicht. Beim Erwachsenen kann ein chirurgischer Eingriff, eine Ileocolitis Crohn, eine Colitis ulcerosa oder eine Sprue dem Beginn der Disaccharidintoleranz vorausgehen. Die Diagnose wird durch eine flache Zuckertoleranzkurve nach oraler Belastung mit dem spezifischen Disaccharid und dem Nachweis saurer, durchfälliger Stühle nach oraler Gabe des angeschuldigten Zuckers gesichert.

Bisher wurden Intoleranzen gegen Laktose, Saccharose-Isomaltose und Glukose-Galaktose als angeborene Defekte beschrieben. Sekundäre Disaccharidase-Defekte wurden sowohl bei Kindern wie auch bei Erwachsenen mit Lambliasis, Zöliakie, Colitis ulcerosa, dem Syndrom der inneren Anastomose mit Verkürzung der Darmstrecke, zystischer Fibrose und nach Gastrektomie beschrieben.

Intestinale Lipodystrophie

(Morbus Whipple)

Der Morbus Whipple ist ein seltenes Malabsorptionssyndrom unbekannter Ätiologie mit verschiedenen Manifestationen. Histologische Untersuchung

Pseudomembranöse Enterokolitis

(Postoperative oder postantibiotische Enterokolitis)

Die pseudomembranöse Enterokolitis ist eine nekrotisierende Schädigung des Darms vom Magen bis zum Mastdarm. Sie ist durch eine grau-gelbe, fibrinöse Membran charakterisiert, die lose mit der darunterliegenden Mukosa oder Submukosa verwachsen ist. Das Fibrinnetz enthält Leukozyten und nekrotische Gewebsreste. In der Membran können grampositive Kokken und andere Bakterien nachweisbar sein. Die Ätiologie ist nicht vollständig geklärt. Es gibt Hinweise dafür, daß das Enterotoxin des Staphylococcus aureus haemolyticus als auslösender Faktor wirkt. Therapeutische Unterdrückung anderer intestinaler Bakterien durch Antibiotika führt zu einem Überwuchern der Staphylokokken.

Zwischen dem 2.–12. Tag nach der Operation oder der Antibiotikatherapie manifestiert sich diese Krankheit. Im allgemeinen nahm oder nimmt der Patient Antibiotika. Die Anfangssymptome sind gewöhnlich Diarrhoe und Fieber. Die wäßrige Diarrhoe ist stark ausgeprägt. Die Stühle können einen typischen nekrotischen Geruch haben. Die Patienten haben einen aufgetriebenen Leib und/oder Erbrechen. Durch Tachykardie, Hypotonie, Schock, Dehydratation, Oligurie, Elektrolyt- und Proteinverlust verschlechtert sich der Zustand des Patienten rapid. Die flüssigen Stühle können 10 l/Tag überschreiten. Die Leukozytenzahl ist erhöht oder normal. Häufig besteht Bluteindickung. Die Stühle können Membranen, Leukozyten und grampositive Kokken enthalten.

Die pseudomembranöse Enterokolitis muß von anderen postoperativen Komplikationen, wie die durch Blutverlust entstehende Peritonitis, Mesenterialgefäßthrombose und Hypovolämie unterschieden werden. Zur Differentialdiagnose ist die Anamnese einer Antibiotikatherapie und größerer, operativer Eingriffe wichtig.

Die Antibiotika müssen abgesetzt werden. Werden Staphylokokken nachgewiesen, gibt man Erythromycin, penicillinasefeste, halbsynthetische Penicilline oder Vancomycin, 250–500 mg i.v., oder Cephalotin (1 g i.v.) alle 6 Std, bis sich die toxische Gesamtsituation bessert und im Stuhl keine Staphylokokken mehr nachzuweisen sind. Der Wasser- und Elektrolytentzug muß durch Elektrolytlösungen mit Natrium- und Kaliumionen substituiert werden. Der Schock wird mit Blut, Plasma und Kortikosteroiden z.B. Hydrocortison (oder einem Äquivalent), 50 mg i.v. alle 6 Std, bis zur Stabilisierung des Blutdruckes behandelt. Bei einer auf das Kolon beschränkten, therapieresistenten, nichtinfektiösen, pseudomembranösen Kolitis ist eine Kolektomie zu erwägen. Die pseudomembranöse Enterokolitis ist eine äußerst schwere Erkrankung. Die Sterblichkeit liegt zwischen 30–90%.

Appendizitis

Diagnostische Merkmale
- Schmerzen im rechten Unterbauch mit Druckempfindlichkeit
- Zeichen einer peritonealen Reizung
- Anorexie, Übelkeit, Erbrechen, Obstipation
- Subfebrile bis febrile Temperaturen, mäßige Leukozytose

Allgemeine Betrachtungen
Die Appendizitis kann bereits beim jungen Kinde auftreten! Sie wird durch Verschluß des Wurmfortsatzes durch einen Stuhlpropf, eine Entzündung, Fremdkörper oder Neoplasmen hervorgerufen. Die Obstruktion löst eine Infektion, Ödeme und häufig einen Infarkt der Wurmfortsatzwand aus. Es entwickelt sich rasch eine intraluminale Spannung mit Neigung zur Nekrose und Perforation. Die Appendizitis tritt in jedem Lebensalter und bei beiden Geschlechtern auf; sie ist jedoch bei männlichen Personen zwischen 10–30 Jahren gehäuft.

Die Appendizitis liefert die Indikation für einen der häufigsten Eingriffe in der Bauchchirurgie. Die Appendizitis äußert sich durch die jedem Arzt bekannten Symptome. Dennoch kann sie so unterschiedliche Manifestationen haben, daß sie bei der Differentialdiagnose aller Fälle von abdomineller Sepsis und Schmerz in Erwägung gezogen werden muß.

Klinische Befunde
A. Symptome: Eine Appendizitis beginnt gewöhnlich mit Schmerzen im Epigastrium oder periumbilikal; als Begleiterscheinung 1–2maliges Erbrechen. Nach 2–12 Std lokalisiert sich der Schmerz in den rechten Unterbauch. Bei Bewegung und Husten Verstärkung des Schmerzes. Anorexie, allgemeines Unwohlbefinden und leichtes Fieber treten auf. Gewöhnlich Obstipation, gelegentlich auch Diarrhoe. Zu Beginn fehlen lokalisierte abdominelle Befunde. Jedoch kann sich innerhalb weniger Stunden eine progrediente Druckempfindlichkeit im rechten Unterbauch entwickeln. Zumeist läßt sich der Schmerz (Husten!) auf den McBurneyschen Punkt lokalisieren. In der Regel findet man eine deutliche Bauchdeckenspannung. Bei der rektalen Untersuchung findet sich ein erheblicher Palpationsschmerz, der stärker als die abdominelle Schmerzhaftigkeit ausgeprägt sein kann. Verminderte oder fehlende Peristaltik. Leichtes bis mäßiges Fieber.

B. Laborbefunde: Mäßige Leukozytose (10000–20000). Die Urinanalyse ist ohne Bedeutung, obschon gelegentlich einzelne Erythrozyten im Sediment nachweisbar sind.

C. Röntgenbefund: Auf der Aufnahme des Abdomens finden sich keine charakteristischen Veränderungen. Gelegentlich Kotstein in der Appendix.

Faktoren, die Varianten des „klassischen", klinischen Bildes verursachen:

A. Atypische, anatomische Lokalisation der Appendix: Ragt die Appendix in das Becken hinein, so sind die abdominellen Zeichen minimal. Die größte Empfindlichkeit stellt man dann mit rektaler Untersuchung fest. Die Entzündung einer hochliegenden, lateralen Appendix kann maximale Schmerzhaftigkeit in den Flanken hervorrufen. In seltenen Fällen können die Symptome im rechten Ober- oder linken Unterbauch zu finden sein.

B. Lebensalter:

1. Frühes Kindesalter und Kindheit: Im frühen Kindesalter ist die Appendizitis relativ selten. Wenn sie aber auftritt, ist die Diagnosestellung schwierig. Bei Perforation ist eine generalisierte Peritonitis die Folge.

2. Greisenalter: Ältere Patienten haben häufig keine oder geringfügige Symptome. Der abdominelle Befund kann erst bei erfolgter Perforation eindrucksvoll sein. Fieber und Leukozytose können ebenfalls fehlen. Sind die weißen Blutkörperchen nicht vermehrt, kann eine Linksverschiebung im Differentialblutbild die Entzündung beweisen.

3. Adipositas: Bei Adipositas ist die Diagnose oft schwieriger, weil die abdominellen Symptome verzögert auftreten und nicht genau zu lokalisieren sind.

4. Schwangerschaft: Siehe Diskussion in Kapitel 12.

Differentialdiagnose

Am häufigsten wird die akute Gastroenteritis mit der Appendizitis verwechselt. In seltenen Fällen geht sie voraus oder besteht gleichzeitig mit der Appendizitis. Erbrechen und Diarrhoe sind häufiger. Fieber und Leukozyten können ansteigen. Die Lokalisation des Schmerzes und die Druckempfindlichkeit sind gewöhnlich nicht eindeutig. Vermehrte Peristaltik ist charakteristisch. Die Gastroenteritis nimmt häufig einen akuten Verlauf.

Die Symptome der mesenterialen Lymphadenitis sind mit denen der Appendizitis identisch. Gewöhnlich gibt es jedoch einige Anhaltspunkte für die richtige Diagnose. Die mesenteriale Lymphadenitis tritt häufiger bei Kindern oder Jugendlichen auf; eine respiratorische Ansteckung geht im allgemeinen voraus; die Lokalisierung der Druckempfindlichkeit im rechten Unterbauch ist ungenauer und inkonstanter; eine Abwehrspannung fehlt zumeist. Trotz des starken Verdachts auf eine mesenteriale Lymphadenitis ist oft eine explorative Appendektomie das kleinere Risiko.

Die Meckel-Divertikulitis kann eine Appendizitis vortäuschen. Die Druckempfindlichkeit wird mehr in die Mitte lokalisiert, ist aber kein zuverlässiges diagnostisches Kriterium. Da bei beiden Erkrankungen ein chirurgischer Eingriff erforderlich ist, ist die Differenzierung nicht problematisch.

Manchmal können auch Ileocolitis Crohn, ein perforiertes Ulcus duodeni, Uretersteinkolik, akute Salpingitis, Mittelschmerz, rupturierte Extrauterinschwangerschaft und stielgedrehte Ovarialzysten mit der Appendizitis verwechselt werden.

Komplikationen

A. Perforation: Die Appendizitis kann spontan abheilen. Da die Perforation selten während der ersten 8 Std erfolgt, ist die diagnostische Überwachung in dieser Periode relativ zuverlässig. Die Zeichen der Perforation sind: Erhöhung der Schmerzhaftigkeit und Druckempfindlichkeit im rechten Unterbauch gefolgt von einer generalisierten Peritonitis oder einem Abszeß. Ileus, Fieber, Unwohlsein und Leukozytose werden deutlicher. Beim jungen Kind kann die Spontanperforation bereits recht früh auftreten, eventuell auch auf dem Transport zum Arzt oder Krankenhaus. Kurz nach der Perforation besteht ein „freies Intervall" von wenigen Stunden; dann beginnen der perityphlitische Abszeß bzw. die Peritonitis. Sind bereits eine Perforation mit Abszeßbildung oder eine generalisierte Peritonitis eingetreten, kann die Diagnose für den spät zugezogenen Arzt schwierig sein.

B. Die generalisierte Peritonitis ist eine Folgeerscheinung der Perforation.

Die Behandlung der perforierten Appendizitis ist die Laparatomie. Maßnahmen wie bei der akuten Peritonitis.

C. Perityphlitischer Abszeß: Der perityphlitische Abszeß ist einer der möglichen Komplikationen der unbehandelten Appendizitis. Allgemeines Krankheitsgefühl, Fieber und Leukozytose können minimal bis deutlich sein. Bei der Untersuchung zeigt sich eine Resistenz im rechten Unterbauch oder im Becken. Der Beckenabszeß imponiert als Douglas-Abszeß. Gewöhnlich macht sich der Abszeß 2–6 Tage nach Beginn bemerkbar. Eine Antibiotikatherapie kann sein Auftreten jedoch verzögern. Der Abszeß kann gelegentlich das erste und einzige Anzeichen der Appendizitis sein. Er kann besonders bei älteren Patienten mit Zäkumneoplasmen verwechselt werden.

Behandlung des Frühabszesses durch intensive Antibiotikatherapie. Auf diese Behandlung wird der Abszeß häufig ansprechen. 6–12 Wochen später sollte die Appendektomie vorgenommen werden. Ein umschriebener Abszeß im rechten Unterbauch sollte unverzüglich drainiert werden. Ein Douglas-Abszeß erfordert Drainage, wenn er sich in das Rektum oder die Vagina vorwölbt und fluktuiert.

D. Pylephlebitis: Die eitrige Thrombophlebitis des Portalsystems mit Leberabszessen ist eine seltene Komplikation. Wenn septische Temperaturen, Schüttelfröste, Hepatomegalie und Gelbsucht auf eine Appendixperforation folgen, sollte diese Komplikation in Betracht gezogen werden. Intensive Antibiotikatherapie ist dann neben operativen Maßnahmen indiziert.

E. Andere Komplikationen schließen subphrenische Abszesse und andere septische Metastasen ein. Ein mechanischer Ileus kann durch Verwachsungen verursacht werden.

Behandlung

A. Präoperative Überwachung:

1. Innerhalb der ersten 8–12 Std nach Beginn sind die Symptome der Appendizitis häufig unklar. Unter diesen Umständen ist eine strenge Beobachtung wichtig. Dem Patienten wird Bettruhe verordnet und keine Nahrungsaufnahme gestattet. Anmerkung: Laxativa sollten bei Verdacht auf Appendizitis oder Peritonitis nicht erlaubt werden. Parenterale Flüssigkeitstherapie. Auf Narkotika sollte verzichtet werden. Eine Sedierung mit Barbituraten ist nicht kontraindiziert. Abdominelle und rektale Untersuchung, Leukozytenzählung und Differentialblutbild sollten regelmäßig wiederholt werden. Röntgenologisch sollten eine Abdomenübersichtsaufnahme und eine Thoraxaufnahme angefertigt werden. In den meisten Fällen wird die Diagnose innerhalb 24 Std nach Beginn der ersten Symptome durch Lokalisation der entsprechenden Symptome gesichert.

2. Nasensonde: Eine durch die Nase eingeführte Magensonde wird präoperativ dann eingeführt, wenn ein postoperativer Ileus auf Grund einer begleitenden Peritonitis oder der toxischen Gesamtsituation in Betracht gezogen werden muß. Bei solchen Kranken wird der Magensaft abgesaugt und, wenn nötig, eine Magenspülung vorgenommen. Anschließend wird der Patient mit liegender Sonde in den Operationssaal gebracht.

3. Antibiotika: Bei eindeutiger schwerer Intoxikation und hohem Fieber ist die präoperative Anwendung von Antibiotika ratsam.

B. Chirurgische Behandlung: Bei unkomplizierter Appendizitis wird die Appendektomie sobald wie möglich durchgeführt. Gewöhnlich wird nur eine geringe Vorbereitung erforderlich sein. Die früh und sachgerecht durchgeführte Operation hat eine Mortalität von weniger als 1%. Morbidität und Mortalität leiten sich vor allem aus den Komplikationen (Gangrän, Perforation) her, die bei hinausgeschobener Operation auftreten.

C. Postoperative Versorgung: Bei unkomplizierter Appendizitis ist gewöhnlich eine postoperative Magenabsaugung nicht nötig. Am ersten postoperativen Tag sollte der Patient bereits aufstehen. Die Diät baut auf klaren Flüssigkeiten am 2. postoperativen Tag auf, wobei bis zum 5. postoperativen Tag weichere, feste Speisen folgen sollten. Der Diätaufbau hängt allerdings vom Einsetzen der Peristaltik und der gastrointestinalen Funktion ab. Parenterale Flüssigkeitszufuhr sollte — wenn nötig — vorgenommen werden. Einläufe sind im allgemeinen kontraindiziert. Paraffinöl, Magnesiamilch oder ähnliche milde Laxantien sollten — wenn erforderlich — oral vom 3. Tag an gegeben werden. Antibiotikabehandlung ist für 5–7 Tage oder länger dann zu empfehlen, wenn die intraabdominale Flüssigkeit purulent oder foetid war, auch wenn die bakteriologische Kultur positiv oder die Appendix gangränös verändert war. Eine primäre Wundheilung ist die Regel. Der Krankenhausaufenthalt dauert gewöhnlich eine Woche oder weniger. Die normale Tätigkeit kann bei unkomplizierten Fällen nach 2–3 Wochen wieder aufgenommen werden, besonders wenn eine typische Operation im Bereich des McBurneyschen Punktes durchgeführt wurde.

D. Konservative Notversorgung: Wenn keine operativen Möglichkeiten zur Verfügung stehen, wird wie bei akuter Peritonitis behandelt. Unter einer solchen ärztlichen Führung wird die akute Appendizitis häufig verschwinden und Komplikationen werden nur selten auftreten.

Prognose

Bei exakter Diagnose und frühzeitiger Appendektomie werden Morbidität und Mortalität sehr gering sein. Kann die Diagnose erst verzögert gestellt werden, so kann es zu einer deutlichen Steigerung von Mortalität und Morbidität kommen. Rezidivierende, akute Appendizitiden können — wenn die Operation nicht durchgeführt wird — zur Beobachtung kommen. Eine „chronische Appendizitis" gibt es nicht.

Akute mesenteriale Lymphadenitis

Diagnostische Merkmale
- Dauerschmerz im rechten Unterbauch oder periumbilikal beim Kind
- Anorexie, Übelkeit, Erbrechen, Fieber bis 39,4 °C
- Druckempfindlichkeit des rechten Unterbauchs ohne oder mit geringer peritonealer Reizung
- Leukozytose im allgemeinen über 15000
- Anamnestisch: Neigung zur Infektion der oberen Atemwege

Allgemeine Betrachtungen

Die mesenteriale Lymphadenitis ist eine akute, gutartige Entzündung der mesenterialen Lymphknoten; sie verursacht Fieber und abdominelle Schmerzen. Sie ist gewöhnlich eine Kinderkrankheit, die rezidivieren kann. Sie stellt ein großes Problem bei der Abklärung gegen die akute Appendizitis, das Meckel-Divertikel, Niereninfektionen oder Koliken und Infektionen im rechten unteren Lungenlappen bei Kindern dar. Bei letzterer Erkrankung strahlen die Schmerzen in den rechten Unterbauch aus. Nach oder zusammen mit den Erkrankungen treten oft Infektionen der oberen Luftwege auf, wobei eine bakterielle oder virale Ätiologie vermutet wurde. Echte eitrige Lymphadenitis ist selten.

Klinischer Befund

A. Symptome: Akuter Beginn mit Schmerzen im rechten Unterbauch und periumbilikal. Von Anfang an haben die Schmerzen eher Dauercharakter. Dazu kommen Übelkeit, Erbrechen und Anorexie. Oft treten Diarrhoen auf. Die Schmerzen sind leicht bis schwer und gewöhnlich im rechten Unterbauch am stärksten. Eine umschriebene Schmerzlokalisation ist in der Regel nicht möglich. Peritonealer Reiz und Tastempfindlichkeit bei rektaler Untersuchung sind minimal oder fehlen. Fieber ist gewöhnlich vorhanden (zwischen 38° und 39 °C).

B. Laborbefunde: Es besteht eine Leukozytose mit einer Linksverschiebung.

Behandlung und Prognose

Die Untersuchung muß eine Appendizitis ausschließen. Im allgemeinen vollständige Heilung.

Intestinale Tuberkulose

Die Tuberkulose des Intestinaltraktes tritt vorzugsweise als Sekundärinfektion nach der Lungentuberkulose auf. Nach der Infektion bildet sich eine ulzerierende Läsion im Intestinum, besonders im Ileozökalbereich unter Einbeziehung der mesenterialen Lymphknoten.

Symptome können auch bei ausgedehnter Erkrankung minimal sein oder fehlen. Sind sie vorhanden, bestehen sie gewöhnlich in Fieber, Anorexie, Flatulenz, aufgetriebenem Leib und Nahrungsmittelunverträglichkeit. Schmerzen und leichte bis schwere Krämpfe treten gewöhnlich nach dem Essen im rechten Unterbauch auf. Es kann eine Obstipation bestehen, doch ist eine leichte bis schwere Diarrhoe charakteristischer.

Die Untersuchung des Abdomens liefert keine typischen Befunde, obwohl eine Druckempfindlichkeit im rechten Unterbauch bestehen kann. Analfisteln sind nicht selten. Gewichtsverlust.

Charakteristische Laborbefunde fehlen. Der Nachweis von Tuberkelbazillen in den Faeces hat kein morphologisches Korrelat.

Die Röntgenuntersuchung zeigt besonders in der Zökalregion eine unregelmäßige Hypermotilität, ulzerierte Läsionen und unregelmäßige Füllungsdefekte. Lungentuberkulose.

Die Prognose hängt von der Erkrankung der Lunge ab. Die intestinalen Läsionen sprechen gewöhnlich auf Chemotherapie gut an.

Erkrankungen des Kolon und Rektum

Chronische unspezifische Colitis ulcerosa

Diagnostische Merkmale

- Hämorrhagische Diarrhoe mit krampfartigen Beschwerden im Unterbauch
- Abdominelle Druckempfindlichkeit, Gewichtsverlust, Fieber
- Anämie; keine Stuhlerreger
- Typische röntgenologische und rektoskopische Anomalien

Allgemeine Betrachtungen

Die chronische ulzerierende Kolitis ist eine entzündliche Erkrankung des Kolons von unbekannter Ätiologie. Sie ist charakterisiert durch eine blutige Diarrhoe. Sie neigt zu Remissionen und Exazerbationen. Hauptsächlich ist das Colon descendens befallen. Sie ist vorzugsweise eine Erkrankung von Jugendlichen und jungen Erwachsenen, kann ihren Beginn jedoch in jeder Altersgruppe haben. Der pathologische Prozeß entspricht einer unspezifischen Entzündung des Kolons mit vielfachen, unregelmäßigen, oberflächlichen Ulzerationen. Rezidive führen zur Verdickung der Wand mit Narbengewebe. Epithelproliferationen können zu polypenähnlichen Gebilden führen.

Klinische Befunde

A. Symptome: Die Krankheit kann zwischen leichten Fällen mit relativ wenigen Symptomen und akuten, fulminanten Fällen mit schweren Diarrhoen und Erschöpfungszuständen variieren. Es können bis zu 30 oder 40 mit Blut und Schleim vermischte Stühle auftreten. Anstelle von Diarrhoe kann selten auch eine Obstipation auftreten. Rektale Tenesmen führen zur Stuhlinkontinenz. Im Unterbauch treten gewöhnlich leichte, krampfartige Schmerzen auf. Außerdem findet man Anorexie, dyspeptische Symptome, allgemeines Krankheitsgefühl und Ermüdbarkeit. Die Anamnese ergibt oft eine Nahrungsmittelintoleranz (Milchprodukte, Gewürze). Die Krankheit neigt zu Remissionen und Rezidiven.

Fieber, Gewichtsverlust und toxische Zeichen wechseln mit der Schwere der Krankheit. Die abdominelle Druckempfindlichkeit ist leicht und tritt ohne Zeichen eines peritonealen Reizes auf. Ein aufgetriebener Leib kann bei der fulminanten Form nachweisbar sein. Er ist jedoch nicht typisch. Die rektale Untersuchung ergibt eine periproktitische Reizung, Fissuren, Hämorrhoiden, Fisteln und Abszesse.

B. Laborbefunde: Eine durch Blutverlust bedingte, hypochrome, mikrozytäre Anämie ist gewöhnlich nachweisbar. Bei der akuten Erkrankung kann auch eine Leukozytose auftreten. Die BKS ist erhöht. Die Stühle enthalten Blut, Eiter und Schleim, aber keine pathogenen Bakterien. Es kann eine Hypoproteinämie folgen. Bei der fulminanten Erkrankung findet man Elektrolytstoffwechselstörungen.

C. Röntgenbefunde: Bei der Röntgenuntersuchung kann man die Ausdehnung ermitteln. Es findet sich: Eine unscharfe Begrenzung, Verkürzung und Verengung des Lumens und Verlust der Haustren (Bild des Fahrradschlauches). Ist die Erkrankung auf Rektum und Sigma beschränkt, kann die Kontrastdarstellung sogar unauffällig sein.

D. Spezialuntersuchungen: Rektoskopische und koloskopische Veränderungen bestehen in über 90% der Fälle und variieren von Schleimhauthyperämie, petechialen Blutungen und granulomatösen Veränderungen bis zur Ulzeration und polypoiden Veränderungen.

Differentialdiagnose

Eine Bazillenund Amöbenruhr ist auszuschließen. Bei rektalen Strikturen muß das Lymphogranuloma inguinale ausgeschlossen werden. Außerdem kommen in Frage: Die Ileocolitis Crohn, intestinale Neoplasmen und Divertikel.

Komplikationen

Die *Perikolitis* kann sich unter Fieber, erhöhtem Schmerz und Druckempfindlichkeit entwickeln. Manchmal kann sogar eine Resistenz getastet und röntgenologisch eine Striktur nachgewiesen werden. Es kann zu einer freien Perforation kommen. *Perianale Komplikationen* wie Hämorrhoiden, Abszesse, Strikturen, Prolapse und rektovaginale oder rektovesikale Fisteln sind möglich.

Eine *ulzerierende Ösophagitis* kann ebenfalls auftreten.

Mangelkrankheiten können auftreten. Diese zeigen sich als retardierte körperliche und sexuelle Reife, Vitaminmangelerscheinungen, Fettleber, Leberzirrhose und Osteoporose. Es kann sich ein Erythema nodosum, ein Pyoderma gangränosum und eine akute Arthritis entwickeln.

Die Angaben über das *Krebsrisiko* der Colitis ulcerosa schwanken in der Literatur in weiten Grenzen. Es soll bei etwa 3 bis 4% der Fälle liegen. Die häufigste Karzinomlokalisation ist das Rektum-Sigmoid. Die Krebshäufigkeit hängt vom Ausmaß und von der Dauer der Erkrankung ab. Sie ist nicht erhöht bei Patienten, deren Colitis auf das Rekto-Sigmoid beschränkt ist. Sie steigt mit aufsteigender Colitis an und ist am höchsten beim subtotalen und totalen Kolonbefall. Nach einem Krankheitsverlauf von über 10 Jahren nimmt das Krebsrisiko deutlich zu. Bei weiterem Verlauf steigt es, so daß beim totalen Kolonbefall nach 30-jähriger Verlaufsdauer die Krebshäufigkeit bei fast 60% liegt. Spätestens nach 10-jähriger Verlaufsdauer ist daher eine jährliche hohe Koloskopie mit Stufenbiopsien alle 10 cm zu fordern. Werden schwere Dysplasien nachgewiesen, sind sie konstant und in mehr als einer Biopsie enthalten, sollte kolektomiert werden. Es wird berichtet, daß auch bei röntgenologisch und endoskopisch fehlendem Karzinomnachweis in diesen Fällen die sorgfältige histologische Aufarbeitung des Kolon nach der Operation in einem Drittel ein Karzinom erbracht hat.

Colitis ulcerosa und Schwangerschaft: Die Fertilität ist bei der Colitis ulcerosa nicht eingeschränkt. Schädigungen des Kindes, wie Untergewicht, Unreife, Abort, Totgeburt und Mißbildungen, traten nicht gehäuft auf. Hinsichtlich der medikamentösen Behandlung während der Schwangerschaft bestehen Unsicherheiten. Es gibt jedoch keinen Hinweis dafür, daß Mutter oder Kind durch die medikamentöse Behandlung mit Salazosulfapyridin oder Kortikoiden geschädigt werden, wenn auch die Teilkomponenten dieser Medikation sowie auch die Kortikoide die Plazenta passieren. Sulfapyridin, eine Teilkomponente des erwähnten Azulfidine®, geht z. B. auch in die Muttermilch über. Soweit man bis jetzt weiß, soll hierdurch keine Schädigung hervorgerufen werden.

Ein Absetzen der Medikamente während der Schwangerschaft ist im Hinblick auf die Aktivierung der Colitis ulcerosa ungünstig.

Gefährliche Komplikation ist das *toxische Megakolon:* Es kommt zu einer enormen Erweiterung des Kolon, eine sog. Toxämie ist als Erklärung unbefriedigend. Hypokaliämie und die Anwendung anticholinerger Substanzen können zur Entwicklung dieser Komplikation beitragen. Sie entwickelt sich am häufigsten während schwerer Kolitisattacken und hat eine Mortalität von etwa 30%. In etwa 40% der Fälle kann es zur Perforation kommen. Man beobachtet eine Auftreibung des Abdomens, die Darmtätigkeit wird reduziert. Die Abdomenübersicht zeigt die Dehnung eines Teils, nur gelegentlich des ganzen Kolons auf einen Durchmesser von mehr als 10 cm. Möglicherweise wird bei schweren Krankheitsattacken die Muskelwand des Kolon mitbetroffen und durch entzündliche Prozesse dilatiert. Das akute Megakolon ist eine Indikation zur Notkolektomie.

Behandlung

Die ulzerative Kolitis ist eine chronische Erkrankung („Einmal Kolitis, immer Kolitis"). Die Behandlung sollte so lange fortgesetzt werden, bis der röntgenologische und rektoskopische Nachweis einer deutlichen Besserung erbracht ist.

A. Allgemeine Maßnahmen: Während der akuten Phase der Erkrankung ist Bettruhe notwendig. Dadurch können die intestinalen Krämpfe und die Diarrhoe wesentlich vermindert werden. Die Nahrung sollte leicht sein. Exploration einer Nahrungsmittelüberempfindlichkeit. Während der akuten Phase kann das Vermeiden von Milch, Milchprodukten und Weizen die Diarrhoe vermindern. Diese Nahrungsmittel sollten erst nach Besserung wieder der Nahrung zugesetzt werden. Die Patienten brauchen Verständnis und Beruhigung. Oft ist eine leichte Sedierung notwendig. Mit der Verordnung antiperistaltischer Mittel vorsichtig sein, da eine Erweiterung des Kolons erfolgen kann. Narkotika sollten (Ausnahme: starke Diarrhoen) vermieden werden.

B. Medikamentöse Behandlung: Die Pathogenese der Colitis ulcerosa ist unbekannt. Bakterielle, enzymatische und autoaggressive Mechanismen wurden diskutiert. Unabhängig davon haben sich ACTH, Nebennierensteroide und Sulfonamide besonders bewährt.

1. ACTH und Cortisolderivate sind die wirksamsten Mittel. Sie sind unbedingt angezeigt bei der schweren, toxischen Form der Erkrankung. Es ist nicht bewiesen, daß ACTH wirksamer als Kortikoide ist. In England und Amerika hat die ACTH-Therapie wohl mehr Anhänger als in Deutschland. Gelegentlich wird es bei besonders fulminant verlaufenden Fällen empfohlen. Man kann ACTH als Infusion (20 bis 40 E über 8 Std) oder als Injektion (80 bis 100 E subkutan) verabreichen. Von den Kortikoiden gibt man 40 bis 100 mg je nach Schweregrad des Verlaufs täglich. Hat sich eine Remission eingestellt, so stellt sich die schwierig zu beantwortende Frage, ob man mit dem Kortikoid ausschleichen oder mit einer geringeren Dosis weiterbehandeln soll. Es wurde beobachtet, daß nach einem ¼ Jahr kein Unterschied zwischen Plazebo und einer mit 15 mg Prednison täglich behandelten Gruppe bestand, so daß man in der Rezidivprophylaxe Salazosulfapyridin den Steroiden vorziehen wird.

Wenn die Colitis ulcerosa auf das Rektum oder die unteren Kolonabschnitte beschränkt ist, sind steroidhaltige Einläufe häufig in der Lage eine Remission zu induzieren (Betnesol®, Phoscortil®). Wegen der Schwierigkeit, den wässrigen Einlauf zu halten, hat jetzt eine englische Firma einen relativ gut verträglichen cortisonhaltigen Schaum hergestellt (Colifoam, Fa. Stafford-Miller).

Die Langzeitbehandlung der Colitis ulcerosa mit diesen Hormonen führt gelegentlich zu Osteoporose, Psychosen, peptischem Ulkus, Hypokaliämie und Steroiddiabetes. Lokale Steroidtherapie durch Klistiere (z. B. Betnesol®) verringert Risiko und Komplikationen.

2. *Chemotherapeutika und Antibiotika:* Die Sulfonamide haben keine echte Heilwirkung, sind aber dennoch von deutlichem Effekt. Die Sulfonamidtherapie reduziert das Auftreten von Rezidiven und deren Schwere.

Zahlreiche Untersuchungen haben die Wirkung von Salazosulfapyridin (Azulfidine®) bestätigt. Mit der üblichen oralen Applikation werden 10–15% im Dünndarm resorbiert. Die Substanz wird bakteriell im Kolon gespalten in 5-Aminosalicylsäure (die zu 80% ausgeschieden wird) und in Sulfapyridin (das zu ⅔ resorbiert wird). Das Sulfapyridin ist für die Nebenwirkungen verantwortlich. Von einer Tagesdosis von 4 g an steigt die Gefahr der Nebenwirkungen erheblich an, so daß man maximal mit 4–6 g heutzutage therapiert. Lediglich bei Verläufen mit Befall des gesamten Kolons mit starker Diarrhoe kann die Dosis gesteigert werden, z. B. auf 6–8 g täglich, da unter diesen Bedingungen weniger Azulfidine® im Kolon gespalten und damit weniger Teilkomponenten freigesetzt werden. Die Frage, wie lange eine Rezidivprophylaxe mit Azulfidine® durchzuführen ist, ist nicht klar beantwortet worden. Manche Autoren empfehlen eine fortlaufende Prophylaxe, andere befürworten einen Auslaßversuch nach einem Jahr. Zu den häufigsten Neben-

wirkungen gehören Übelkeit, Erbrechen, Kopfschmerzen. Selten kommen ernste hämatologische Nebenwirkungen vor wie Agranulozytose, Leukopenie, Hämolyse, Thrombopenie und Purpura oder auch pulmonale Komplikationen wie fibrosierende Alveolitis. Kürzlich wurde bei Männern die Ausbildung einer Infertilität beschrieben, die jedoch nach Absetzen des Medikamentes reversibel ist. Bei hämorrhagischer Proktitis und linksseitiger Kolitis hat sich die lokale Applikation in Form von Suppositorien oder Klysmen bewährt. Nebenwirkungen sind hierbei nicht beobachtet worden.

Penicillin, Streptomycin, Chloramphenicol oder andere Antibiotika können in gewissen Fällen angezeigt sein (z. B. Perforation oder Allgemeininfektionen).

C. Chirurgische Maßnahmen: Bringt die medikamentöse Therapie keinen Erfolg, kann eine Operation erforderlich werden. Subtotale oder totale Dickdarmresektion ist die Methode der Wahl. Die Kolektomie kann sich auch auf die extrakolonischen Manifestationen (z. B. Leberschädigung) günstig auswirken.

Prognose

Die Erkrankung kann sich über viele Jahre hinziehen. Manchmal nimmt sie einen raschen Verlauf. Die Lebenserwartung ist verkürzt. Die Häufigkeit des Darmkrebses nimmt bei diesen Patienten mit jedem Jahrzehnt nach der Diagnosestellung zu.

Die ärztliche Behandlung hat die überwiegende Mehrzahl der Patienten unter Kontrolle. In schweren Fällen ist jedoch eine Kolektomie notwendig.

Ischämische Colitis

Im Vergleich zum Dünndarm sind Gefäßverschlüsse am Dickdarm selten. Es handelt sich um eine akut beginnende segmentäre Colitis in der zweiten Lebenshälfte, die meistens an der Flexura coli sinistra und den benachbarten Teilen des Colon transversum und descendens lokalisiert ist.

Die Bevorzugung der li. Kolonflexur ergibt sich durch die Nahtstellen in den Versorgungsgebieten der Arterial mesenterica superior und inferior, deren Querverbindungen (Drummondsche und Riolansche) bei Blutflußänderungen schnell insuffizient werden.

Klinische Befunde

Akuter Beginn mit plötzlichen im li. Ober- oder Mittelbauch lokalisierten Schmerzen, die im Verlaufe der nächsten Tage langsam abklingen. Nach 2–3 Tagen kommt es zu Blutabgängen, die bald sistieren. Der rektoskopische Befund ist normal. Treten in den nächsten Tagen Abwehrspannungen, Fieber und Leukozytose hinzu, muß eine gangränöse Form angenommen und unverzüglich eine Resektion des infarzierten Segmentes durchgeführt werden.

Die Diagnose wird durch den Bariumkontrasteinlauf gesichert. Im Frühstadium führen submuköse Hämatome zu runden segmentär angeordneten Füllungsdefekten, die das Kolonlumen einengen, später treten Ulzera auf, im weiteren Verlauf entwickelt sich das Bild einer starren Kolonstenose.

Der Aussagewert der selektiven Angiographie ist umstritten, die Fehlerqualitäten sind zahlreich.

Aktinische Colitis

Strahlenschäden des Gastrointestinaltraktes sind infolge besserer Technik seltener geworden. Zwangsläufig ist das Rektosigmoid am häufigsten betroffen. Der Dünndarm am seltensten. Von einer Frühproktitis spricht man, wenn die Entzündung des Mastdarmes bis zu 3 Monaten nach der Bestrahlung auftritt.

Symptome

Tenesmen, Blut- und Schleimabgänge in diskretem Ausmaß; bei der Spätproktitis sind diese Erscheinungen stärker und mit schwerem Krankheitsgefühl verbunden.

Der Bariumkontrasteinlauf läßt bei Frühveränderungen nicht selten im Stich. Kolonoskopie ist notwendig.

Morbus Hirschsprung

(Megacolon congenitum)

s. Kap. 13 (‚Pädiatrie')

Divertikulose und Divertikulitis

Diagnostische Merkmale

- Ältere Personen mit Schmerzen im linken Unterbauch, Obstipation, Fieber
- Druckempfindlichkeit des linken Unterbauchs mit oder ohne tastbare Resistenz
- Leukozytose; möglicherweise Blut im Stuhl
- Röntgenologischer Nachweis von Divertikeln

Allgemeine Betrachtungen

Kolondivertikel werden mit fortgeschrittenem Alter häufiger. Sie machen an sich keine Symptome. Ir-

gendwann werden jedoch etwa 20–25% durch eine entsprechende Entzündung kompliziert (Divertikulitis).

Divertikel können von *allen* Schichten des Darmes gebildet sein (sog. echte Divertikel) oder werden nur durch Mukosa und Serosa begrenzt (unechte Divertikel). Wahrscheinlich tritt die Divertikulitis besonders bei der letzten Form auf. Obwohl sie im ganzen Darm auftreten können, finden sie sich besonders häufig im Sigmoid.

Entzündliche Veränderungen bei der Divertikulitis reichen von leichter Infiltration der Divertikelwand bis zu ausgedehnten entzündlichen Veränderungen der Umgebung (sog. Peridivertikulitis) mit Perforation oder Abszeßbildung. Die beobachteten Veränderungen sind mit denen bei der Appendizitis vergleichbar.

Klinische Befunde

Divertikulose ohne Divertikulitis ist symptomlos.

A. Symptome: Die Beschwerden reichen von einem intermittierend auftretenden Ziehen im entsprechenden Darmabschnitt (zumeist im linken Unterbauch) bis zu anhaltenden, tagelangen, schweren abdominellen Schmerzen. Erleichterung verschafft eine Entlastung des Darmes bei Abgang von Flatus. Obstipation ist häufig. Aber auch Diarrhoen können auftreten. Blut findet sich in 20% aller Fälle. Auch schwere Hämorrhagien werden beobachtet. Dysurie und Pollakisurie können damit einhergehen. Bei Palpation des linken Unterbauchs und bei rektaler Untersuchung können eine leichte oder schwere Überempfindlichkeit oder sogar eine Peritonealreizung festgestellt werden. Eine Resistenz im linken Unterbauch findet sich bei der Hälfte der Patienten. Subfebrile Temperaturen wechseln mit hochfebrilen Phasen ab.

B. Laborbefunde: Leukozytose findet sich im entzündlichen Schub.

C. Röntgenbefunde: Der Bariumkontrasteinlauf kann folgende Befunde zeigen: Divertikel, Spasmen, Hypermotilität des befallenen Darmsegments, unregelmäßige Einengung eines längeren Segments mit aufgefiederten Endstrecken und fließendem Übergang in normale Darmabschnitte.

D. Spezialuntersuchungen: Rektoskopie kann folgende Befunde zeigen: Divertikel, Fixationen, Stenose am Übergang zwischen Rektum und Sigma.

Differentialdiagnose

Die röntgenologisch oder rektoskopisch nachgewiesene Stenose muß in der Regel von einem Dickdarmkarzinom differenziert werden. Die röntgenologischen Befunde und der Nachweis von Blut im Stuhl erwecken den Verdacht auf ein Karzinom. Die endgültige Diagnose kann häufig erst bioptisch oder intraoperativ gestellt werden.

Komplikationen

Seltene Komplikationen sind: Perforation, Peritonitis und kompletter Ileus. Abszedierungen und Fistelbildungen werden beobachtet. Die Fistelöffnung findet sich häufig in der Harnblase, kann jedoch auch in die Bauchhaut und die perianale Region münden.

Behandlung

Die Behandlung ist vorzugsweise konservativ: Leichte Kost, laxierende Maßnahmen: z. B. Paraffinöl und milde Laxantien. Bei akuter Divertikulitis sollten Chemotherapeutika und Antibiotika (Ampicillin, alternativ Cephalotin oder Penicillin plus Tobramycin) gegeben werden. Evtl. auch schwer resorbierbare Sulfonamide.

Prognose

Der Verlauf ist in der Regel leicht, die Krankheit reagiert gut auf Diät und Antibiotika.

Kolon- und Rektumpolypen

(Intestinale Polyposis)

Adenomatöse Polypen des Kolons und Rektum sind weit verbreitete benigne Geschwülste, die mit Ausnahme einer schmerzlosen Darmblutung meistens keine Symptome machen. Sie können einzeln oder multipel auftreten, finden sich besonders häufig in Sigma und Rektum. Es sind Zufallsbefunde in etwa 9% aller Obstruktionen. Das Auftreten der Polypen steigt mit dem Alter. Bei 10% aller Pat. mit einem adenomatösen Dickdarmpolypen finden sich bei subtiler Diagnostik weitere Polypen. Bei 20–40% zeigen sich weitere Polypen innerhalb von 4 Jahren, wobei die jährliche Rate neuer Polypen mit 12% geschätzt wird. Die Diagnose wird durch Rektoskopie und Röntgenuntersuchung des Kolon (Doppelkontrastdarstellung) gestellt. Findet sich ein Polyp zufällig bei einer Rektoskopie, so sollte eine gezielte röntgenologische Untersuchung des gesamten Dickdarms angeschlossen werden.

Ob Polypen als Präkanzerose zu gelten haben, ist eine offene Frage. Gestielte, adenomatöse Polypen haben wahrscheinlich eine geringere Tendenz zur malignen Entartung. Sie können durch eine einfache Polypektomie entfernt werden. Papilläre Adenome neigen zur malignen Entartung und sollen durch eine lokale Resektion beseitigt werden. Die überwältigende Mehrheit der Dickdarm- und Rektumkarzinome muß als eine de novo Bildung angesehen werden.

Die familiäre intestinale Polypose ist eine seltene Erbkrankheit. Bei ihr finden sich zahllose, adenomatöse Polypen in Kolon und Rektum. Häufig entwickeln sich dabei Dickdarmkarzinome, gelegentlich sogar in frühem Lebensalter. Kolektomie mit Ileoproktostomie ist die Operation der Wahl. Sie kann von einer spontanen Rückbildung der Polypen im Rektum gefolgt sein. Das Rektum sollte regelmäßig untersucht werden. Verbliebene Polypen werden durch das Rektoskop entfernt. Wenn dies nicht möglich ist, sollte das ganze Rektum exzidiert werden.

Gardner-Syndrom

Als *Garnder-Syndrom* wird eine besondere Form der familiären Polyposis bezeichnet, bei dem die Polypenrasen nicht so dicht stehen sollen; charakteristisch sind assoziierte Talkzysten und Mesenchymaltumoren wie subkutane Fibrome, Lipome und Desmoidtumoren – ferner Osteome, Zahnanomalien und vereinzelt Malignome (Fibrosarkom, Harnblasenkarzinom, Schilddrüsenkarzinom, Nebennierenkarzinom).

Die Haut- und Knochenerscheinungen können bereits bei der Geburt bestehen und der Manifestation der Polypose um Jahre vorausgehen. Es können auch Polypen in oberen Abschnitten des Gastrointestinaltrakts auftreten, wobei die Duodenalpolypen eine besondere Rolle zu spielen scheinen.

Turcot-Syndrom

Die Assoziation von Hirntumoren (Glyoblastoma, Multiforme, Medulloblastom) mit einer familiären Polyposis.

Peutz-Jeghers-Syndrom

Es handelt sich um multiple Hämatome des Gastrointestinaltrakts mit bevorzugter Lokalisation im Jejunum, Ileum, Rektum und Magen; bei dem Syndrom lassen periorale, bukale und periphere Melaninpigmentflecken die Diagnose schon frühzeitig stellen.

Dieses ebenfalls dominant vererbte Leiden macht sich bereits in der Kindheit durch Intussuszeption, Blutungen und chronische Eisenmangelanämie bemerkbar. Bei 5% aller weiblichen Pat. soll sich ein Ovarialkarzinom entwickeln.

Cronkhite-Canada-Syndrom

Es handelt sich um eine nicht erbliche diffuse Polypose des alten Menschen mit massiven Durchfällen, die einen ausgeprägten Eiweiß- und Elektrolytverlust bedingen, mit Haar- und Nagelverlust und einer abnormen Hautpigmentierung. Der gesamte Gastrointestinaltrakt ist in wechselnder Dichte mit glasigen Polypen ausgekleidet. Ernste Prognose. In der Mehrzahl erfolgt der Tod innerhalb eines Jahres. Ausgedehnte chir. Eingriffe und anabole Steroide sowie parenterale Ernährung können eine Genesung herbeiführen.

Kolon- und Rektumkarzinom

Diagnostische Merkmale
- Dyspepsie und Darmfunktionsstörungen (Obstipation oder Diarrhoe)
- Blut im Stuhl, ungeklärte Anämie, Gewichtsverlust
- Tastbare Resistenz im Kolon oder Rektum
- Rektoskopischer oder röntgenologischer Nachweis von Darmläsionen

Allgemeine Betrachtungen
Das Karzinom ist die einzige häufige, maligne Neubildung des Kolon und Rektum. Lymphome, Karzinoide, Melanome, Fibrosarkome und andere Typen des Sarkoms kommen vor, sind aber sehr selten. Die Behandlung dieser Erkrankungen ist im wesentlichen die gleiche.

Das Kolon- und Rektumkarzinom in den USA hat eine höhere Todesrate als jedes andere Karzinom. Präkanzerosen sind: Familiäre multiple Polyposis, chronische Colitis ulcerosa, chronisches Lymphogranuloma inguinale und möglicherweise Adenome. Männer sind im allgemeinen häufiger — im Verhältnis 3:2 — betroffen als Frauen. Die höchste Inzidenz zeigen Männer über 50 Jahre. Gelegentlich werden jedoch auch jüngere Personen, sogar Kinder, befallen. Die anatomische Verteilung (aufgrund einer Untersuchung von ungefähr 5000 Fällen) ist folgende: 16% in Zökum und Colon ascendens, 5% im Querkolon, 9% im Colon descendens, 20% im Sigmoid und 50% im Rektum.

Von allen Läsionen des Kolon und Rektum kann ½–⅔ durch rektale Untersuchung oder Rektoskopie erfaßt werden.

Klinische Befunde
Fast immer findet sich eine Veränderung der gewohnten Darmfunktion. Dies sollte den Arzt zur Untersuchung des Kolon veranlassen. Ein akutes operatives Eingreifen kann bei Perforation oder Invagination erforderlich sein. Endgültige diagnostische Maßnahmen sind in allen Fällen Rektoskopie und röntgenologische Kontrastdarstellung.

A. Karzinome des Colon ascendens: Weil der Darminhalt noch flüssig und das Darmlumen in der rechten Kolonhälfte weit ist, treten die Symptome einer Obstruktion seltener als bei linksseitigen Tumoren auf. Anfangs ist Flatulenz oft die einzige Klage. Diese kann zu krampfartigen Schmerzen führen und gelegentlich eine Cholezystitis oder Appendizitis vortäuschen. Sekundäre Anämie mit Schwäche und Gewichtsverlust findet man bei der Hälfte aller Patienten mit einer rechtsseitigen Kolonläsion. Die Stühle enthalten gewöhnlich okkultes Blut, selten werden massive Blutungen beobachtet. Der Patient hat nicht selten eine Diarrhoe. Das erste Anzeichen kann eine tastbare Resistenz im rechten Unterbauch sein.

B. Karzinome des Colon descendens: Vorherrschend sind obstruktive Symptome, besonders zunehmende Obstipation. Kurze Phasen von Diarrhoe können vorkommen. Gelegentlich ist eine akute Obstruktion des Kolon das erste Anzeichen. Manchmal findet sich bei der Defäkation eine Beimengung von etwas hellrotem Blut und in 20% der Fälle ist eine Anämie nachweisbar. Manchmal ist eine Resistenz tastbar. Ungefähr die Hälfte der Patienten gibt Gewichtsverlust an.

Differentialdiagnose
Das Karzinom des Kolon muß gegen die Divertikulitis, die gewöhnlich mit Fieber einhergeht und sich röntgenologisch anders darstellt, abgegrenzt werden. Funktionelle Störungen können ebenfalls einen Dickdarmkrebs vortäuschen.

Behandlung
Die Behandlung der Wahl ist eine ausreichende Resektion unter Einbeziehung der regionären Lymphknoten. Bei mechanischer Obstruktion sind zunächst eine Transversostomie oder Zökostomie notwendig. Auch wenn der Tumor nicht radikal entfernt werden kann, kann eine Palliativresektion eine Besserung der Lokalsymptome herbeiführen.

Kolostomie (Anus praeternaturalis)
Am häufigsten wird die sigmoidale Kolostomie durchgeführt, zumeist gleichzeitig mit der abdominosakralen Resektion.

Mit der Spülung des Anus praeternaturalis wird eine Woche nach der Operation begonnen. Täglich wird ein mit Gleitmittel versehener Katheter oder ein Darmrohr ca. 15 cm vorsichtig in die Kolostomie eingeführt. Ein Einlauf mit 500–1000 ml Wasser wird instilliert. Nachdem der Darm an regelmäßige Einläufe gewöhnt ist, erfolgt die Darmentleerung ungefähr innerhalb einer halben Stunde nach

dem Einlauf. Einige Patienten haben auch regelmäßige Entleerungen ohne Einläufe. Ein kleiner Gazestreifen oder ein Einmaltupfer werden über die
Wunde gelegt, die durch ein elastisches Band oder
einen einfachen Gürtel fixiert ist. Dies ist gewöhnlich tagsüber die einzige Schutzmaßnahme. Ist das
Stoma eng, sollte der Patient es über mehrere Monate durch Einführung des Zeigefingers täglich denen. Bequem und einfach wird die Pflege durch Anwendung des Kolostomie-Kitts.

Bei der Kolostomiebehandlung gibt es 3 wichtige
Prinzipien: 1. Die regelmäßige Darmentleerung;
2. Vollständige Entleerung nach Einläufen; 3. Einhaltung von Diät, um Diarrhoen zu vermeiden. Der
Patient mit Anus praeternaturalis kann ein normales Leben führen.

Strikturen, Prolaps und Hernien sind Spätkomplikationen einer Kolostomie. Sie machen eine Operation erforderlich. Hautreizung ist seltener bei Kolostomie als bei Ileostomie vorhanden.

Prognose

Über 90% der Patienten mit Karzinomen des Kolon
und Rektum sind entweder für eine Total- oder Palliativresektion geeignet. Die Operationsmortalität
beträgt 3–6%. Die Gesamt-5-Jahres-Überlebensrate
nach Resektion beträgt ungefähr 50%. Ist die Läsion auf den Darm beschränkt, ohne lymphogene
und hämatogene Streuung, beträgt die 5-Jahres-
Überlebensrate 60–70%. Lokale Rezidive kommen
in 10–15% der Fälle vor. Die Rate der lokalen Rezidive hängt unter anderem von einer sorgfältigen Beseitigung des verdächtigen Gewebes bei der Operation ab. Ungefähr 5% der Patienten entwickeln ein
multilokuläres Primärkarzinom des Kolon. Die
rechtzeitige Entdeckung lokaler Rezidive hängt von
der sorgfältigen Nachbehandlung – Rektoskopie
und röntgenologisch Kolon-Kontrasteinlauf – in
den ersten 2 Jahren alle 6 Monate, später jährlich,
ab.

Die ischämische Proktitis ist eine Erkrankung des
älteren Menschen; sie ist charakterisiert durch Abdominalschmerz, Stuhlgangsschwierigkeiten und
Rektalblutungen.

Mit Hilfe der Sigmoidoskopie sind bizarre knotenförmige polypoide und geschwürsartige Veränderungen festzustellen. Eine symptomatische Behandlung reicht meist aus; gelegentlich ist eine chirurgische Intervention notwendig.

Erkrankungen des Anus

Hämorrhoiden

Innere Hämorrhoiden sind eine Entartung des arte-
riell gespeisten Corpus cavernosum recti, das sub-
muskös proximal des Analrings liegt. Die äußeren
Hämorrhoiden kommen aus dem gleichen Corpus.
Sie liegen distal vom Analring subkutan. Es gibt 3
primäre innere Hämorrhoidalgeflechte: Rechts anterior, rechts posterior und links lateral. Zwischen
diesen können 3–5 sekundäre Hämorrhoidalgeflechte auftreten. Portale Hypertension und
Schwangerschaft sind wichtige Ursachen der Hämorrhoiden. Dennoch ist in den meisten Fällen die
Ätiologie ungeklärt. Überanstrengung bei der Defäkation, Obstipation, sitzende Lebensweise und lokale Infektionen tragen zur Entstehung bei und
können die Ursache von Komplikationen sein (z. B.
Thrombose). Die Verdachtsdiagnose wird bei folgenden anamnestischen Angaben gestellt: Analprolaps, lokale Schmerzen und Blutung. Die Sicherung
erfolgt durch eine proktologische Untersuchung.

Nicht selten verschlimmert ein Kolon- oder Rektumkarzinom das Hämorrhoidalleiden oder ruft
ähnliche Beschwerden hervor. Polypen können
Blutungsursache sein und fälschlicherweise für Hämorrhoiden gehalten werden. Deswegen hat jeder
Behandlung eine Rektoskopie vorauszugehen.
Wenn sich dabei verdächtige Schleimhautalteratio-
nen finden und/oder wenn der Patient über 40 Jahre alt ist, ist ein Kolonkontrasteinlauf anzuschließen. Bei Verdacht auf portale Hypertension muß
die Leber eingehend untersucht werden. Bei der
Schwangerschaft und bei der Geburt entstandene
Hämorrhoiden tendieren zum spontanen Verschwinden. Sie sollten konservativ behandelt werden (Ausnahme: Über das Wochenbett hinaus persistierende Hämorrhoiden).

Die Symptome sind in der Regel leicht. Freilich
kann sich eine Reihe von lästigen Komplikationen
entwickeln, die ein aktives internistisches oder chirurgisches Eingreifen erforderlich machen. Diese
Komplikationen umfassen: Juckreiz, Schleimab-
gang, Analprolaps, der eine manuelle Reposition
erforderlich macht, Analfissur, Infektionen, Ulzerationen, Strangulationen und Blutungsanämie. Ein
Karzinom entwickelt sich sehr selten auf dem Boden von Hämorrhoiden.

Die konservative Behandlung genügt bei den meisten Fällen mit unkomplizierten Hämorrhoiden.
Diese können spontan oder nach entsprechenden
diätetischen und medikamentösen Maßnahmen
verschwinden. Zellulosearme Kost, Regelung der
Stuhlgewohnheiten mit Hilfe von Paraffinöl oder

anderen nicht irritierenden Laxantien mit dem Ziel, einen weichen Stuhl zu erreichen. Lokale Schmerzen und Infektionen werden mit warmen Sitzbädern und milden Suppositorien (z. B. Anusol®) 2–3 × tgl. behandelt. Benzocain (Anaesthesin®) und ähnliche anale Salbenzubereitungen sollen nach Möglichkeit vermieden werden, um den Patienten nicht gegen diese Substanzen zu sensibilisieren. Prolabierte oder strangulierte Hämorrhoiden sollten manuell, sorgfältig und schonend reponiert werden. Die Analfalte sollte danach mit Heftpflaster zusammengehalten werden. Der Patient sollte in gestreckter Lage mehrere Tage ruhen. Nach Abklingen der lokalen Reaktionen sollte dann die operative Behandlung angeschlossen werden.

Entleerung thrombosierter äußerer Hämorrhoiden: Eine Thrombosierung entsteht durch Ruptur einer Vene, die vom Analring ausgeht, und ein Gerinnsel im subkutanen Gewebe bildet. Der Patient klagt über eine schmerzhafte Anschwellung. Bei der Untersuchung findet sich eine angespannte, schmerzempfindliche, mit Haut bedeckte, bläuliche Geschwulst. Nach 24–48 Std, wenn die Schmerzen nachlassen oder wenn die Symptome ohnehin leicht sind, verordnet man heiße Sitzbäder; bei erheblichen Beschwerden muß man das Gerinnsel beseitigen. In Seitenlage wird das Bestreichen mit einem Antiseptikum mit 1%igem Procain (Novocain®) oder Lidocain (Xylocain®) eine lokale Anästhesie durchgeführt. Es schließt sich eine ovaläre Hautinzision an. Danach wird das Gerinnsel abgesaugt; eine Tamponade wird für 12–24 Std mit Hilfe eines über die Gesäßhälften fixierten Heftpflasterverbandes eingelegt. Danach tägliche Sitzbäder.

Kryptitis und Papillitis

Analschmerz und -brennen von kurzer Dauer bei der Defäkation spricht für eine Kryptitis und Papillitis. Bei der digitalen und proktoskopischen Untersuchung zeigen sich hypertrophierte Papillen sowie indurierte und entzündete Vertiefungen. Behandlung: Paraffinöl peroral, Sitzbäder, Analsuppositorien (z. B. Anusol®) nach jeder Defäkation. Bringen diese Maßnahmen keinen Erfolg, muß eine chirurgische Exzision der befallenen Krypten und Papillen in Betracht gezogen werden.

Analfissuren

Akute Fissuren sind frische Risse in der Analhaut, die durch Verletzungen bei der Darmentleerung entstehen. Sie gehen gewöhnlich zurück, wenn die Defäkation regulär und weich ist (z. B. durch Paraffinöl). Nützlich kann auch die lokale Applikation eines milden Adstringens wie 1–2%iges Silbernitrat oder 1%ige Gentianaviolettlösung sein.

Chronische Fissuren werden charakterisiert durch: 1. Akuten Schmerz während und nach der Defäkation; 2. Beimengung von hellem, rotem Blut zum Stuhl, gelegentlich auch reichliche Blutungen; 3. Obstipation aus Furcht vor Schmerzen; 4. Spätes Auftreten von Solitärknoten, eine hypertrophierte Papille und Spasmen des Analkanals (gewöhnlich bei digitaler Untersuchung sehr schmerzhaft). Versuch einer Regulierung der Darmentleerungen mit Paraffinöl oder anderen Laxantien (Weichmachern), Sitzbädern und Analsuppositorien (z. B. Anusol®) zweimal täglich. Sind diese Maßnahmen erfolglos, müssen die Fissuren, Solitärknoten oder Papillen und angrenzenden Krypten chirurgisch entfernt werden. Die postoperative Behandlung entspricht den präoperativen Maßnahmen.

Periproktitischer Abszeß

Periproktitische Abszesse sollten solange als akute Komplikation einer Analfistel betrachtet werden, bis sich das Gegenteil erweist. Der Abszeß sollte ausreichend drainiert werden. Der Patient sollte darauf aufmerksam gemacht werden, daß nach der Drainage eine dauernde Fistel bestehen bleiben kann. Während einer akuten Infektion ist es nicht nur schmerzhaft sondern auch nutzlos, nach der inneren Öffnung einer Fistel zu suchen.

Analfisteln

Ungefähr 95% aller Analfisteln entstehen in einer Analkrypte und sind oft die Folge eines periproktitischen Abszesses. Wenn eine Fistel in das Rektum hineinreicht und die Krypten nicht erkrankt sind, sollten differentialdiagnostisch eine Colitis ulcerosa, ein Morbus Crohn, eine rektale Tuberkulose, ein Lymphogranuloma inguinale, ein Karzinom oder ein Fremdkörper in Betracht gezogen werden.

Aus der äußeren Fistelöffnung entleert sich fortwährend eitriges Sekret. Gewöhnlich findet sich lokaler Juckreiz oder Schmerz, der sich bei der Darmentleerung verschlimmert. Rezidivierende periproktitische Abszesse können sich entwickeln. Die betroffene Krypte kann gelegentlich proktoskopisch lokalisiert werden. Die Fisteln sollen besonders vorsichtig sondiert werden, weil die Sonde leicht aus dem Fistelkanal in das Gewebe eindringen kann.

Jedenfalls ist die Demonstration der inneren Öffnung durch Sondierung für die Diagnose unwesentlich.

Die Behandlung erfolgt chirurgisch durch Inzision oder Exzision unter Vollnarkose. Das operative Vorgehen muß so gewählt werden, daß die Kontinenz des Schließmuskels erhalten bleibt.

Analkondylome

(Condylomata acuminata, Feigwarzen)

Die spitzen Kondylome der perianalen Haut und des Analkanals entwickeln sich auf feuchten, mazerierten Oberflächen besonders bei eitrigem Sekret. Sie sind keine echten Tumoren, sondern wahrscheinlich durch ein dem Warzenvirus verwandtes Virus hervorgerufen. Man muß sie von den durch die Syphilis hervorgerufenen Condylomata lata unterscheiden. Letztere werden durch die serologischen Syphilisreaktionen oder die Entdeckung von Treponema pallidum bei der Dunkelfelduntersuchung diagnostiziert.

Die Behandlung besteht in der sorgfältigen 2mal täglichen Einpinselung mit 1–2%iger Podophyllinlösung z. B. in Glycerin (Achtung vor Podophyllinreizungen!). Kondylome im Analkanal werden durch das Proktoskop behandelt. Elektrokaustische Abtragung unter lokaler Anästhesie ist von Vorteil, wenn zahlreiche Läsionen vorhanden sind. Sauberkeit und der häufige Gebrauch von Talkumpuder sind von wesentlicher Bedeutung.

Kondylome neigen zu Rezidiven. Der Patient sollte über mehrere Monate beobachtet und angehalten werden, beim Auftreten neuer Läsionen sofort den Arzt aufzusuchen.

Gutartige anorektale Strikturen

Angeboren

Analkontrakturen oder Stenosen in der Kindheit können durch mangelnde Öffnung der Analmembran während der Fetalentwicklung entstehen. Die Verengung behandelt man durch wiederholte Dilatation, indem man zunehmend größere Hegar-Stifte einführt, bis man in den Anus erst den kleinen und dann den Zeigefinger einführen kann.

Verletzungen

Erworbene Stenosen sind gewöhnlich Folge von Operationen oder Verletzungen. Die häufigsten Ursachen sind zu ausgedehnte Hämorrhoidenoperationen oder nachfolgende Infektionen. Obstipation, zerfetzte Stühle und Schmerzen bei der Defäkation sind die häufigsten Beschwerden. Stenosen prädisponieren für Fissuren, Infektionen und gelegentlich Fisteln.

Die Verhütung von Stenosen nach radikaler Analoperation wird am besten erreicht durch: Lokale Sauberkeit, heiße Sitzbäder und vorsichtige Einführung eines mit Gleitmittel versehenen Fingers, 2mal wöchentlich. Beginn 2–3 Wochen nach der Operation. Bei chronischer, leichter Stenose sollen durch den Patienten täglich graduierte Dilatoren von steigender Größe eingeführt werden. Bei ausgeprägten Stenosen ist eine plastische Operation des Analkanals ratsam.

Entzündung

Lymphogranuloma venereum (Lymphogranuloma inguinale): Diese Infektionskrankheit ist die häufigste Ursache von entzündlichen Strikturen der anorektalen Region. Durch lymphatische Verbreitung des Virus tritt frühzeitig eine akute Proktitis auf, ihr können perirektale Infektionen mit Bildung von Narbengewebe und Strikturen folgen. Der Intrakutantest nach Frei und die Komplementbindungsreaktionen sind positiv.

Im Anfangsstadium der Erkrankung können die Tetrazykline erfolgreich eingesetzt werden. Ist eine ausgedehnte chronische Sekundärinfektion vorhanden oder haben sich Strikturen gebildet, sind Probeexzisionen vorzunehmen, weil sich bei 4% der Strikturen Karzinome entwickeln.

Lokale Operation der Strikturen ist möglich. Jedoch ist oft eine Kolostomie bzw. eine abdominosakrale Resektion erforderlich.

Stuhlinkontinenz

Mütterliche Verletzungen bei der Geburt, anorektale Operationen (besonders Fistulotomie) und neurologische Störungen sind die häufigsten Ursachen der Stuhlinkontinenz. Hat die Inkontinenz operative oder traumatische Ursachen, sollte eine chirurgische Wiederherstellung des Sphinkter versucht werden. Die Operation von Geburtsverletzungen mit Stuhlinkontinenz sollte erst 6 Monate nach der Geburt vorgenommen werden.

Stuhlinkontinenz ist ein oftmaliges Problem bei Diarrhoen. Auch ältere Patienten sind häufig inkontinent, ohne daß das tägliche Stuhlgewicht erhöht sein muß. Zur medikamentösen Behandlung der Stuhlinkontinenz hat sich Loperamid (Imodium®) bewährt, das u. a. die Darmperistaltik normalisiert und den Druck des Analsphinkters erhöht.

Plattenepithelkarzinome des Anus

Diese Tumoren sind relativ selten. Sie stellen nur 1–2% aller malignen Neubildungen des Anus und Dickdarms dar. Blutungen, Schmerzen und lokale Tumoren sind die häufigsten Symptome. Da die Erkrankung häufig mit Hämorrhoiden oder anderen Analerkrankungen verwechselt wird, ist die sofortige Biopsie jeder verdächtigen Resistenz oder Ulzeration im Analbezirk eine wesentliche diagnostische Vorsichtsmaßnahme. Diese Tumoren neigen dazu, ringförmig zu wachsen, befallen den Sphinkter und metastasieren in das Rektum.

Außer bei sehr kleinen Läsionen (die lokal exzidiert werden können) besteht die Behandlung in einer abdominosakralen Resektion. Die Bestrahlungstherapie ist inoperablen und sehr hinfälligen Patienten vorbehalten. Metastasierung in die Leistenlymphknoten wird − bei klinischem Nachweis − durch radikale Ausräumung behandelt. Die 5-Jahres-Überlebensquote nach Resektion beträgt 5%.

Erkrankungen der Leber und der Gallenwege

Gelbsucht

(Ikterus)

Klassifizierung des Ikterus
A. Prähepatisch (hämolytisch): Bilirubinüberproduktion z. B. hämolytische Anämien, Arzneimittelwirkung, Infektionsfolge.

B. Intrahepatisch:

1. Kongenital:
a) Indirekte (unkonjungierte) Hyperbilirubinämie z. B. konstitutionelle hepatische Dysfunktion, Glucuronyl-Transferase-Mangel.
b) Direkte (konjugierte) Hyperbilirubinämie z. B. Roter-Syndrom, Dubin-Johnson-Sprinz-Syndrom, benigne intermittierende Cholostase, intermittierender Schwangerschaftsikterus.

2. Erworben:
a) Cholostatisch
aa) Durch Arzneimittel z. B. Chlorpromazin, Methyltestosteron.
bb) Durch Infektionen z. B. Virushepatitis.
b) Nichtcholostatisch
aa) Durch Arzneimittel z. B. Fluothane®, Iproniazid.
bb) Durch Infektionen z. B. Viren, Spirochäten.

C. Posthepatisch: Extrahepatischer Verschluß.

1. Intermittierend z. B. Chololithiasis.
2. Komplett z. B. Pankreaskopfkarzinome.

Manifestationen mit Ikterus
A. Prähepatisch: Hämolyse, Schwäche. Bauch- oder Rückenschmerzen können bei akuter hämolytischer Krise auftreten. Normale Stuhl- und Urinfarbe, Gelbsucht. Eine Milzvergrößerung ist gewöhnlich nachzuweisen. Ausnahme: Sichelzellanämie. Inkonstante Hepatomegalie.

B. Intrahepatisch:

1. Erworben: Allgemeines Krankheitsgefühl, Anorexie, subfebrile Temperaturen, Schmerzen im rechten Oberbauch. Dunkler Urin, Ikterus, Amenorrhoe. Vergrößerte, druckempfindliche Leber, Teleangiektasie, „Spider naevi", Aszites, Gynäkomastie, spärliche Körperbehaarung, Foetor hepaticus.

2. Kongenital: Kann asymptomatisch sein; die intermittierende Cholostase wird oft von Hautjucken (Pruritus), hellgefärbten Stühlen und gelegentlich Krankheitsgefühl begleitet.

C. Posthepatisch: Kolikartige Schmerzen im rechten Oberbauch, Gewichtsverlust (Karzinom), Gelbsucht, dunkler Urin, heller Stuhl. Wechselnde Ausprägung der Gelbsuch und intermittierend gefärbte Stühle sprechen für eine intermittierende Obstruktion durch Steine. Blut im Stuhl läßt auf Malignität schließen. Leberschwellung, tastbare Gallenblase (Courvoisiersches Zeichen). Aszites und Gewichtsverlust weisen auf Malignität hin. Schüttelfrost und Fieber lassen Steine und eine Cholangitis vermuten. Die Serum-Transaminasen (SGOT, SGPT) haben sich für die Diagnose der Lebererkrankungen als wertvoll erwiesen. Sie haben die unspezifischen Labilitätsproben ersetzt.

Die Leberbiopsie ist eine relativ genaue Methode zur weiteren Abklärung von Leberkrankheiten. Bei der Differenzierung der intrahepatischen von der extrahepatischen Cholostase ist ihr Wert begrenzt (Cave: Komplikationen bei Punktion einer Cholostase-Leber!).

Zur Differentialdiagnose können auch die Ultrasonographie, die CT und nuklearmedizinischen Untersuchungen (wie Leberszintigraphie) herangezogen werden.

Virushepatitis

(Infektiöse Hepatitis [kurze Inkubationszeit] und homologe Serumhepatitis [lange Inkubationszeit])

Diagnostische Merkmale
● Anorexie, Übelkeit, Erbrechen, Krankheitsgefühl, Symptome wie bei einer Infektion der oberen Atmungsorgane, Abneigung gegen das Rauchen

- Fieber; vergrößerte, empfindliche Leber; Gelbsucht
- Normale bis niedrige weiße Blutkörperchenzahl, abnorme Leberfunktionstests
- Charakteristische Leberbiopsie (hepatozelluläre Nekrose)

Allgemeine Betrachtungen

Die *infektiöse Hepatitis* ist eine Virusinfektion der Leber, die sporadisch oder epidemisch auftreten kann. Die Leberaffektion ist ein Teil einer generalisierten Infektion, beherrscht jedoch das klinische Bild. Diese Erkrankung ist die häufigste Infektion der Leber und ist oft ein hygienisches Hauptproblem bei gemeinsamer Unterbringung einer größeren Anzahl von Menschen z.B. in Kasernen, (psychiatrischen) Krankenhäusern und Lagern.

Klinische Befunde

Das klinische Bild ist äußerst variabel, es reicht von einer asymptomatischen Infektion ohne Gelbsucht bis zu einer akut verlaufenden Krankheit mit Todesfolge innerhalb weniger Tage.

Hepatitis A

[Inkubationszeit 2–6 Wochen]

Sie wird durch das Hepatitis A-Virus verursacht, das wahrscheinlich der Gruppe der Picorna-Viren zuzuordnen ist. Die Ausscheidung des Virus im Stuhl erreicht etwa eine Woche vor Beginn des Transaminasenanstiegs und des Ikterus ihren Höhepunkt. Auf dem Gipfel der akuten Leberentzündung ist das Virus im Stuhl meist nicht mehr nachweisbar. Im Serum gelingt der Nachweis des HA-Antigens (Hepatitis A-Virus) wegen der nur sehr wahrscheinlich kurz befristeten Virämie meist nicht. Aus diesen Gründen ist auch das Risiko einer parenteralen Übertragung der Infektion – im Gegensatz zur Hepatitis B – gering. Dagegen tritt nach Infektion mit Hepatitis A-Virus noch in der akuten Erkrankungsphase im Serum ein Antikörper auf. Analog anderen Viruserkrankungen gehört dieser Antikörper der IgM-Klasse an. Er wird Anti-HA genannt. Im weiteren Erkrankungsverlauf und vor allem in der Rekonvaleszenzphase treten auch Antikörper der IgG-Klasse auf und die Konzentration des Anti-HA der IgM-Klasse fällt ab (siehe Abb. 10-1).

Beweisend für das Vorliegen einer frischen Hepatitis A ist die Ausscheidung des Hepatitis-Virus im Stuhl, der Nachweis der Hepatitis-Antikörper der IgM-Klasse (bis zu 2 Monaten nach Beginn der klinischen Symptomatik nachweisbar) oder eines signifikanten Anstieges der Antikörper der IgG-Klasse während des Erkrankungsverlaufs.

Diese Antikörper persistieren nach der akuten Erkrankung über mehrere Jahre. Die Antikörperfrequenz in der Bevölkerungsgruppe spiegelt daher die „Durchseuchung" mit dem Hepatitis A-Virus wieder. In Deutschland findet man bei der erwachsenen Bevölkerung Anti-HA in über 80% der Fälle.

Eine Hepatitis A-Infektion hinterläßt eine Immunität gegenüber Reinfektionen. Allerdings sind neue Titeranstiege nach Kontakt mit Infektionserregern bekannt. Mit Sicherheit konnte jedoch nicht gezeigt werden, daß Reinfektionen auftreten.

Hepatitis B

[Inkubationszeit 6–23 Wochen]

Im Serum von Patienten mit einer Hepatitis B-Virusinfektion sind 42 nm große sphärische Partikel, sog. Dane-Partikel, nachweisbar, die mit allerhöchster Wahrscheinlichkeit mit dem Hepatitis B-Virus identisch sind. Diese Partikel bestehen aus einem inneren Kern (Core) und einer äußeren Hülle (Surface). Das Hepatitis B-Virus verfügt über zumindest 3 verschiedene Antigendeterminanten, die zur Bildung spezifischer Antikörper führen: HBs-Antigen (das HBs-Ag; es ist das Oberflächen-Antigen des Hepatitis B-Virus), das HBc-Antigen (das Kernantigen) und das HBe-Antigen (das HBe-Ag; es ist heute noch unzureichend charakterisiert, möglicherweise handelt es sich um die Kittsubstanz zwischen Virushülle und -kern).

Was Blumberg erstmals als „Australia-Antigen" bezeichnete, muß heute als das im Überschuß produzierte Antigen der Hülle des Hepatitis B-Virus angesehen werden. Der Nachweis des HBs-Antigens im Serum kann daher sowohl die Anwesenheit intakter Viruspartikel als auch lediglich deren nichtinfektiöser Hüllsubstanz andeuten. Das HBe-Antigen ist dagegen in den partikelreichen Blutseren mit entsprechender hoher Aktivität nachweisbar. Diese enge Beziehung zum Auftreten des Virus läßt mit hoher Wahrscheinlichkeit vermuten, daß der Nachweis des HBe-Ag eine hohe Hepatitis B-Infektiosität anzeigt.

Zu diesen Antigenen finden sich im Serum von Patienten bei oder nach einer akuten Virushepatitis korrelierende spezifische Antikörper. Über das zeitliche Auftreten von Antigenen und Antikörpern im Verlauf der Erkrankung orientiert Abb. 10-1. Das HBs-Antigen tritt im Serum oft schon 3 Wochen vor Ausbruch der klinisch manifesten Erkrankung auf. Es ist also der erste pathogenetisch bedeutsame Hinweis im Verlauf einer akuten Hepatitis B. Da jedoch in etwa 10% der Fälle das HBs-Ag ständig nachweisbar bleibt, sagt es nichts über die Infektiosität des Patienten aus. Als sicherer Hinweis für die Infektiosität gilt zur Zeit allein der Nachweis des HBe-Ag. Die Antikörper gegen das Kern-Antigen (AntiHBc) bleiben meist einige Jahre nachweisbar. Auch sie können kurz vor Beginn der klinischen Symptomatik auftreten. Bei den frühen Anti-HBc handelt es sich meist um Antikörper der IgM-Klasse. Diese bleiben bei der akuten Hepatitis meist nicht länger als 3 Wochen nachweisbar. Persistieren

Tabelle 10-4. Einige wichtige differentialdiagnostische Symptome verschiedener Ikterusformen bzw. -ursachen

	Bilirubin im Serum,		Prädilektionsalter			Stuhl gefärbt	Hautfarbe			Transaminasen erhöht	Gallenfarbstoffe vermehrt im Harm	Prognose	Besonderheiten
	freies, indirekt reagierendes	gebundenes, direkt reagierendes	Neugeborenes	Ganze Kindheit	Lebensalter unabhängig		gelb	dunkelgelb	grünlichgelb				
Fehlende Glukuronisierung	++	−	+			−	+	(+)			−	Unreife	Skleren bleiben frei
Erhöhter Blutzerfall	(+)	++				+					+		Coombstest +
M.h.n.	++	(+)	+				+	(+)	+		+	Unbehandelt: dubiös	Erythrozyten-Halbwertszeit verkürzt
Sichelzellanämie				(+)	+	+	+	(+)		−	+		
Familiär hämolytisch (Minkowski)	+	(+)		+		+	+	(+)			+		
Lederer-Brill (Autoallergisch)							+				+		
Hepatitisch: Hepatitis (acuta)	+	++			+	(−)	+	(+)		+	+		
Toxisch septischer Ikterus		+				+	+			+	+		
Leberparenchymschaden	(+)	+			+	(−)	+	+		(+)	(+)		
Cholestase	(+)	+			+	(−)	+	(+)	(+)		+		
Leberzirrhose	−	+			+	+	(+)	+		+	+	Ungünstig	Lebersternchen/Haut

Tabelle 10-4. (Fortsetzung)

	Bilirubin im Serum,		Prädilektionsalter			Stuhl gefärbt	Hautfarbe			Transaminasen erhöht	Gallenfarbstoffe vermehrt im Harn	Prognose	Besonderheiten
	freies, indirekt reagierendes	gebundenes, direkt reagierendes	Neugeborenes	Ganze Kindheit	Lebensalter unabhängig		gelb	dunkelgelb	grünlichgelb				
Enzym-Störungen:													
Crigler-Najjar	++	+	+	(+)		+	+			–		Maligne	*Nicht-*hämolytisch, evtl. Kernikterus
Gilbert-Meulengracht	+	–	(+)	+		+	+			–	(–)	Benigne	Intermittierend
Dubin-Johnson	+	++				+	+			(–)	+	Benigne	
Rotor	+	++				+	+			–	+	Benigne	
Verschlußikterus:													
Eingedickte Galle	(+)	++	+			–/(+)		+	(+)		+	Meist relativ günstig	
Gallengangs-atresie	–	++	+			(+)			+	(+)		Meist schlecht	5-Nukleotidase über 35 I.U.
Gallensteine	(+)	++			+	–		+	+		+	Benigne	

Tabelle 10-5. Laboruntersuchungen bei hepatozellulärem und Verschlußikterus

Tests	Normalwerte	hepatozellulärer Ikterus	Unkomplizierter Verschlußikterus
Bilirubin			
direkt	0,1–0,4 mg/100 ml	erhöht	erhöht
indirekt	0,2–0,7 mg/100 ml	erhöht	erhöht
Urinbilirubin	0	erhöht	erhöht
Urinurobilinogen	0–4 mg/24 Std	erhöht	deutlich erniedrigt bei kompletter Obstruktion
Stuhlurobilin	40–280 mg/24 Std	unverändert oder erniedrigt	erniedrigt
Bromthalein®-Retention (5 mg/kg)	5% oder weniger in 45 min	erhöht	erhöht
Thymoltrübungstest	0–4 Einheiten	über 4 E	nicht über 4 E
Serumprotein	Albumin 3,4–6,5 g/100 ml Globulin 2–3,5 g/100 ml Gesamt 5,7–8,2 g/100 ml	Albumin erniedrigt bei schwerem Schaden Umkehrung des Albumin-Globulin-Quotienten	unverändert
Alkalische Phosphate	20–48 mU/ml	normal oder erhöht (++)	erhöht (++++)
Cholesterin Gesamt-	100–250 mg/100 ml	erniedrigt bei schwerem Schaden	erhöht
Cholesterin Ester	60–75 mg/100 ml	erniedrigt bei schwerem Schaden	normal
Prothrombinzeit	100%	verlängert bei schwerem Schaden	verlängert bei deutlicher Obstruktion
SGPT, SGOT	SGPT 4–16 mU/ml SGOT 4–20 mU/ml	erhöht bei heptozellulärem Schaden, Virushepatitis	gewöhnlich unverändert, kann erhöht sein
Leucinaminopeptidase (LAP)	8–22 mU/ml	höchstens schwach erhöht	deutlich erhöht (kaum erhöht bei intrahepatischer Cholestase; z.B. Drogen- und Graviditäts-Ikterus)

sie länger, deutet dies auf eine mögliche Entwicklung einer chronisch aktiven Hepatitis hin. Die ein bis zwei Monate nach Beginn der Erkrankung auftretenden Anti-HBc gehören der IgG-Klasse an. Sie können ohne Krankheitsbedeutung in hohen Titern jahrelang, meist zusammen mit HBs-Antikörpern persistieren.

Wenn das HBe-Antigen aus dem Blut verschwindet treten HBe-Antikörper auf. Sie werden bei gesunden Trägern des HBs-Ag gefunden. Es werden etwa 120 Mill. Träger des HBs-Ag in der Welt angenommen.

Die Schwangerschaft hat keinen Einfluß auf den Hepatitis B-Verlauf einer sonst gesunden Frau. Beim Kind wird keine Embryopathie wie bei der Rötelerkrankung gefunden. Auch die Gefahr einer Frühgeburt ist nicht größer. Die von der Mutter auf das Neugeborene übertragene Hepatitis verläuft oft symptomlos und anikterisch; die Kinder entwickeln sich meist völlig unauffällig, werden aber ca. ab 2. bis 3. Lebensmonat HBs-Antigen-positiv und

bleiben dann über Jahre, wahrscheinlich sogar lebenslang HBs-Antigen-Träger.

Hepatitis-Non-A-Non-B

Es ist bekannt, daß eine große Zahl anamnestisch und klinisch sicherer Transfusions-Hepatitiden nach serologischen Gesichtspunkten weder zur Hepatitis A noch zur Hepatitis B zugeordnet werden können. Es ist mittlerweile gelungen eine Non-A-Non-B-Hepatitis auf Schimpansen zu übertragen. Es wird daher die Existenz eines oder mehrerer Hepatitis-Viren zusätzlich zu den Hepatitis A- und B-Viren angenommen. Diese Viren konnten jedoch bis heute noch nicht identifiziert werden.

Im klinischen Bild unterscheiden sich die einzelnen Hepatitisformen nicht.

A. Symptome:

1. Prodromale Phase: Der Beginn schwankt zwischen plötzlichem und schleichendem Anfang mit allgemeinem Krankheitsgefühl, Myalgie, Ermüd-

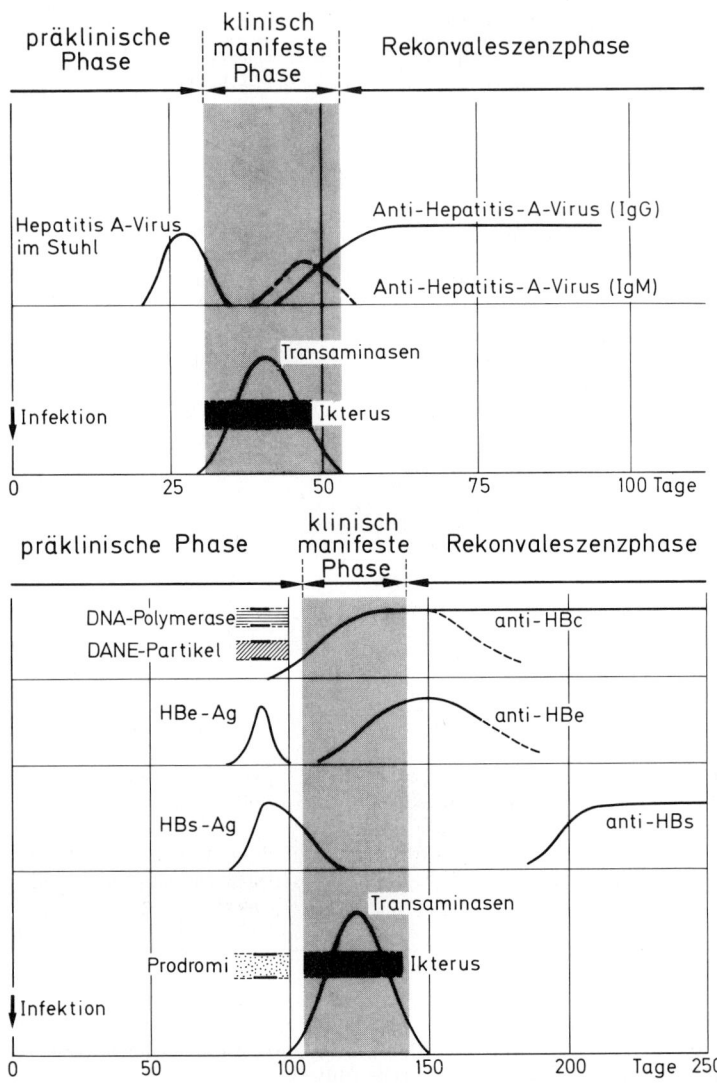

Abb. 10-1. *oben* Hepatitis-A-Virus-Ausscheidung im Stuhl und Antikörperentwicklung im Serum während einer akuten Virushepatitis A. *unten* Hepatitis-B-Virus-assoziierte Antigene und ihre korrespondierenden Antikörper im Verlauf der akuten Virushepatitis B

barkeit, Symptomen wie bei Erkrankung der oberen Atemwege (Schnupfen, Kratzen im Hals) und schwerer Anorexie, die in keinem Verhältnis zu dem Grad der Krankheit stehen. Häufig können Übelkeit, Erbrechen, Diarrhoe oder Obstipation auftreten. Die Krankheit geht im allgemeinen mit Fieber einher, es ist jedoch selten höher als 39,5 °C. Schüttelfröste können einen akuten Beginn anzeigen.

Schmerzen im rechten Oberbauch oder rechten Epigastrium sind meistens leicht und andauernd, sie werden oft durch körperliche Überanstrengung verschlimmert. Eine Abneigung gegen Rauchen

kann schon im Frühstadium der Erkrankung auftreten.

2. Ikterische Phase: Klinisch tritt die Gelbsucht nach 5–10 Tagen auf, sie kann jedoch von Anfang an bestehen. Viele Patienten entwickeln nie eine Gelbsucht. Mit Beginn der Gelbsucht setzt oft zunächst eine Intensivierung der prodromalen Symptome ein, gefolgt von zunehmender klinischer Besserung.

3. Rekonvaleszenzphase: Zunehmendes Wohlbefinden, Rückkehr des Appetits, Verschwinden der Gelbsucht, der Bauchschmerzen und der Abgeschlagenheit.

B. Tastbefunde: Leberschwellung, selten sehr ausgeprägt, und oft von Tag zu Tag wechselnd, findet sich in über der Hälfte der Fälle. Oft besteht eine Druckempfindlichkeit. Milzvergrößerung findet man in 15% der Fälle. Eine leichte Lymphknotenvergrößerung – besonders im Zervikalbereich – kann auftreten. Toxische Zeichen können minimal bis sehr schwer ausgeprägt sein.

C. Laborbefunde: Die Zahl der weißen Blutkörperchen ist normal bis niedrig. Typische Lymphozyten (Viruslymphozyten) können nachweisbar sein. Eine leichte Proteinurie ist häufig. Eine Bilirubinurie geht dem Auftreten der Gelbsucht voraus. Acholische Stühle finden sich oft während der ikterischen Anfangsphase. Die Laborwerte zeigen im Sinne einer hepatozellulären Schädigung pathologische Labilitätsproben, Bromthaleintests und Transaminasen. Die Hippursäuresynthese ist erniedrigt, die Cholesterinester sind herabgesetzt, Gammaglobulin ist erhöht, eine Urobilinogenurie ist vorhanden. Bei der cholostatischen Variante können die Leberfunktionsproben außerdem auf eine Obstruktion hinweisen (alkalische Phosphatase, Leucinaminopeptidase [LAP]). Die Leberhistologie erlaubt keine Differenzierung zwischen den einzelnen Hepatitis-Typen. Sie zeigt ein einheitliches Bild: Lymphozyteninfiltration im periportalen Gewebe, Nekrosen, verstreut liegende Einzelzellen, Hyperplasie der Kupffer'schen Sternzellen. Prognostisch ungünstig ist das Auftreten von Nekrosestraßen.

Differentialdiagnose

Man muß die Virushepatitis von anderen entzündlichen Lebererkrankungen abgrenzen: Morbus Weil, Amöbiasis, Zirrhose, infektiöse Mononukleose und toxische Hepatitis. Die prodromale Phase oder die nichtikterische Form der Erkrankung muß von anderen Infektionskrankheiten wie Grippe, Infektionen der oberen Atemwege und den Prodromalphasen der exanthematischen Infektionskrankheiten differenziert werden. Im Verschlußstadium der Virushepatitis ist es notwendig, andere obstruktive Läsionen wie Choledocholithiasis, Chlorpromazinintoxikation und Pankreaskopfkarzinom auszuschließen. Die homologe Serumhepatitis ist von der infektiösen Hepatitis klinisch nicht zu unterscheiden. Das HBAg (Australia-Antigen) kann für die Differentialdiagnose wertvoll sein.

Vorbeugung

Isolierung der infizierten Patienten wird empfohlen. γ-Globulin, 0,04–0,12 ml/kg Körpergewicht, kann die Erkrankung verhindern, wenn es gefährdeten Personen während der Inkubationszeit gegeben wird. Höhere Dosen sind gewöhnlich nur unter besonderen Umständen gerechtfertigt (z.B. Schwangerschaft, Schwächezustände, frühere Lebererkrankungen oder schwere bestehende Erkrankungen). Hierdurch ist nur eine Prophylaxe zur Vermeidung von Hepatitis A-Infektionen möglich. Für die Hepatitis B liegt seit Herbst 1982 zur Prophylaxe ein Hepatitis-B-Impfstoff (H-B-Vax®) vor; außerdem ist die prophylaktische Gabe von Hepatitis B-Hyperimmunglobulin wirksam. Nach erfolgter Infektion sollte die Gabe des Hyperimmunglobulins möglichst innerhalb von 6 bis 12 Std. gegeben werden. Nach 48 Std. sinkt die Effektivität der Globulingabe schnell ab. Das Hyperimmunglobulin ist nicht wirksam zur Prophylaxe der Non-A-Non-B-Hepatitis. Unnötige Transfusionen sind zu vermeiden. Ausreichende Sterilisation der Injektionsspritzen. In den USA verursachen Bluttransfusionen schätzungsweise 30000 Hepatitisfälle pro Jahr. Bestimmungen des Australia-Antigens können sehr wichtig sein, um Virusträger unter den Blutspendern zu erfassen. Untersuchungen sind im Gang, um diese Prüfung routinemäßig durchzuführen.

Behandlung

A. Allgemeine Maßnahmen: Bettruhe bis die akuten Anfangssymptome verschwunden sind. Sie sollte zweckmäßigerweise so lange eingehalten werden, bis der klinische und labortechnische Beweis erbracht ist, daß die akute Phase vorüber ist. Bettruhe über die akute Phase hinaus ist nicht gerechtfertigt. Die Wiederaufnahme der körperlichen Aktivität in der Rekonvaleszenz sollte stufenweise erfolgen. Während der akuten Phase ist eine genaue Kontrolle der Nahrungs- und Flüssigkeitsbilanz notwendig. Eine eiweißreiche Diät scheint die Periode der akuten Erkrankung um etwa 20% zu verkürzen. Bei einem inappetenten Patienten ist diese Diät meist schwer durchzuführen, daher ist man allgemein der Meinung, daß eine strenge Durchführung von Diätvorschriften nicht nötig ist und daß eine ausgeglichene normale Ernährung (200 bis 250 g Kohlehydrate, 50–80 g Eiweiß und 60–80 g Fett) appetitanregend zurechtgemacht und dem Schweregrad der Krankheit entsprechend gegeben werden sollte. Mittel gegen Erbrechen sind meist nicht wirksam. Wenn der Patient erbricht, kann Flüssigkeit i.v. gegeben werden (z.B. 5%ige Glukoselösung und Elektrolyte). Fructose soll den Krankheitsverlauf nicht verbessern, es wird sogar auf eine Möglichkeit der Leberschädigung durch Fructose hingewiesen, da sie den Gehalt an energiereichen Verbindungen erniedrigt und zum Laktaseüberschuß führen kann. Wenn der Zustand der Anorexie länger anhält und der Zustand des Patienten sich rasch verschlechtert, können kleinere Steroidgaben die Lage bessern. Zeigt der Patient die Anzeichen eines drohenden Coma hepaticum, sollte das Protein auf 40 g pro Tag beschränkt und erst beim Eintreten einer Besserung wieder erhöht werden. Im allgemeinen gibt man eine schmackhafte Diät (soweit sie vertragen wird). Patienten mit infektiöser Hepatitis sollten körperliche Überanstrengung und Alkohol vermeiden. Darüber hinaus sollte – wenn möglich – auf jede Medikation, besonders auf Barbiturate, Morphine und Sulfonamide verzichtet werden. Operationen, speziell in Vollnarkose, sollten vermieden werden. Es gibt bisher keine Sicherung, daß ein Medikament den Krankheitsverlauf der akuten Virushepatitis günstig beeinflußt. Dies gilt auch für die Gruppe der sog. Leberschutzpräparate. Die günstige Beeinflussung des akuten Verlaufs der Virushepatitis durch Cyanidanol-3 ist nicht unwidersprochen geblieben. Man sollte daher weitere Ergebnisse abwarten.

B. Kortikoide: Sie haben heute keinen Platz mehr in der Therapie der akuten unkomplizierten Virushepatitis. Es muß nämlich mit gehäuftem Übergang in chronische Verlaufsformen nach Einsatz von Glukokortikoiden gerechnet werden. Allenfalls bei sehr schwerem Krankheitsverlauf, mit über Wochen anhaltender Hyperbilirubinämie (über 15 mg%) und mit Anorexie, kann der therapeutische Einsatz in Erwägung gezogen werden.

C. Therapie bei akutem Leberversagen: Die Letalität des akuten Leberversagens infolge einer Virushepatitis liegt bei 70 bis 90%. Obwohl eine Reihe von Maßnahmen zum temporären Leberersatz (z. B. Austauschtransfusion, extrakorporaler Leberersatz, Kreuzzirkulation) vorübergehende Erfolge mit Aufhellung des Bewußtseins der Patienten und der Besserung anderer klinisch-chemischer Meßgrößen ergaben, konnte eine Verminderung der Letalität nicht erreicht werden.

Prognose

In der großen Mehrzahl der Fälle von infektiöser Hepatitis erfolgt die vollständige klinische Gesundung innerhalb von 3 bis 16 Wochen. Pathologische Laborbefunde können länger nachweisbar sein. Die Gesamtmortalität ist weniger als 1%. Sie ist jedoch bei älteren Leuten höher (besonders bei Frauen nach der Menopause). In einigen wenigen Fällen ist der Verlauf protrahiert, oder es tritt ein Rezidiv auf. Danach kann dennoch eine vollständige Genesung folgen. Eine portale oder postnekrotische Leberzirrhose oder eine chronische Hepatitis entwickeln sich selten. Hepatitis A scheint nach den bisherigen Mitteilungen im Schrifttum kaum in eine chronische Verlaufsform überzugehen.

Die akute Virus-Hepatitis B scheint insgesamt eine schlechtere Prognose zu haben. In 5 bis 10% der Fälle ist der Übergang in eine chronische Lebererkrankung zu erwarten. Persistenz des HBs-Antigens und eine über mehr als 3 Monate bestehende Transaminasenerhöhung kündigen den chronischen Verlauf an. Die Hepatitis-Non-A-Non-B kann ebenfalls in eine chronische Verlaufsform übergehen, exakte Angaben über die Häufigkeit der Chronizität liegen bisher nicht vor.

Varianten der infektiösen Hepatitis

Rezidivierende Form

Bei 1,5 bis 18% der Fälle tritt nach 2 bis 6 Wochen, meist erst nach 3 bis 6 Monaten, ein Rezidiv auf. Es kann sich die volle Symptomatologie wiederholen. Diese Fälle neigen zur chronischen Hepatitis. Es gibt auch Rückfälle, die sich nicht in klinischen Symptomen, sondern nur in Form erneut pathologischer Laborbefunde (Hypertransaminasämie) ankündigen. Sie werden als nicht progressive, biochemische Rezidive bezeichnet.

Cholostatische Hepatitis

Meistens gibt es bei der initialen ikterischen Phase der infektiösen Hepatitis eine cholostatische Phase. Gelegentlich kann jedoch die Cholostase das klinische Bild der Erkrankung beherrschen. Die cholostatische Hepatitis weist meistens einen protrahierten Verlauf auf. Eine Leberzirrhose kann sich entwickeln. Die subjektiven Symptome sind oft außerordentlich leicht. Die Ikterus ist aber ausgeprägter. Oft ist ein Pruritus vorhanden. Klinisch-chemisch zeigt sich ein Verschluß mit deutlicher Hyperbilirubinurie, erhöhter alkalischer Phosphatase, Leucinaminopeptidase und Cholesterin. Selbst bei der Leberbiopsie kann eine Differenzierung von der extrahepatischen Obstruktion schwierig sein.

Fulminante Hepatitis

Die Hepatitis kann einen raschen, progredienten Verlauf nehmen und in weniger als 10 Tagen tödlich enden. Ausgedehnte Nekrose weiter Bezirke der Leber zeigen das typische pathologische Bild der akuten Leberatrophie. Toxische Symptome und gastrointestinale Störungen mit erheblicher Blutungsneigung findet man meistens. Die neurologischen Symptome eines Coma hepaticum stehen im Vordergrund (s. portale Leberzirrhose). Die Gelbsucht kann fehlen oder gering sein. Die Labortests zeigen jedoch einen extremen hepatozellulären Schaden.

Chronische Hepatitis

Bestehen die Symptome nach einer akuten Hepatitis 6 Monate oder länger, stellt sich das Problem der Differenzierung zwischen einer Psychoneurose und einer Hepatitis. Anorexie, Ermüdbarkeit, unklare Dyspepsie und eine unterschiedliche Druckempfindlichkeit der tastbar vergrößerten Leber fallen auf. Die Laborbefunde zeigen: Hyperbilirubinurie, Bromthaleinretention, Urobilinogenurie und erhöhtes γ-Globulin. Die Leberbiopsie bringt den Beweis der Hepatitis. Die Diagnose der chronischen Hepatitis stützt sich auf pathologische Leberfunktionstests zusammen mit einer Leberbiopsie. Die stationäre Form der chronischen Hepatitis wird als chronisch-persistierende Hepatitis, die aktiv fortschreitende Form als chronisch-aggressive Hepatitis (Synonyma: lupoide Hepatitis, chronisch-aktive Hepatitis) bezeichnet. Eine diagnostische Unterscheidung ist histologisch möglich. Hier findet man bei der chronisch-aggressiven Hepatitis besonders ausgeprägte Plasmazellinfiltrate und Mottenfraßnekrosen (Piece-Meal-Nekrosen), wobei in der Läppchenperiphere Lymphozyten Leberzellen einkreisen und auf diese Weise zur Nekrobiose bringen. Ein beträchtlicher Teil der Fälle von chronisch-aggressiver Hepatitis geht in eine Leberzirrhose über. Die chronisch-persistierende Hepatitis führt praktisch nie zur Zirrhose. Trotz der günstigen Prognose liegt die Gefahr dieser sog. chronisch persistierenden Hepatitis in der besonderen Vulnerabilität der Leber. Auch die chronisch aggressive Hepatitis bietet klinisch keine verläßlichen Kriterien für diese Diagnose; meist werden die oben erwähnten Laborwertveränderungen beobachtet.

In 10 bis 50% der Fälle ist das HBs-Ag nachweisbar. Bei etwa 30% der Kranken bestehen die Zeichen einer Multisystemerkrankung mit Beteiligung der Gelenke (Polyarthritis), der Lunge (chronisch fibrosierende Alveolitis, Pleuritis), des Darmes (ulzeröse Kolitis), des Herzens (Myokarditis, Perikarditis), der Nieren (membranöse Glomerulonephritis, Glomerulosklerose) oder auch eine generalisierte Lymphknotenvergrößerung, eine hämolytische Anämie, eine Thrombo- und Leukopenie. Daneben finden sich auch endokrine Störungen mit Amenorrhoe, Striae, Cushing-Syndrom, Gynäkomastie und besonders häufig bei Frauen eine Akne; in einigen Fällen wurde sogar ein Sjögren-ähnliches Bild beobachtet. Die chronisch aggressive Hepatitis kann in einen HBs-Ag-positiv- und einen HBs-Ag-negativ-Typ (wahrscheinlich durch Non-A-Non-B-Hepatitis bedingt) unterschieden werden. Der HBs-Ag-negative-Typ wird in 2 Untergruppen aufgeteilt. Bei der einen finden sich sog. Autoimmunmarker wie antinukleäre Antikörper (ANA), Antikörper gegen glatte Muskulatur (SMA), antimitochondrale Antikörper (AMA). Man hat diese Untergruppe als autoimmune, chronisch aktive Hepatitis bezeichnet.

Therapie der chronischen Hepatitis

1. chronisch-persistierende Hepatitis: Hier genügt es, Alkoholexzesse und sonstige hepatotrope Noxen, stärkere körperliche Anstrengungen, massive Sonnenbestrahlungen zu vermeiden, den Leberprozeß zu überwachen und eine vitaminreiche, proteinreiche Diät zu empfehlen.

2. chronisch-aggressive Hepatitis: Bei stärkerer Aktivität klinische Behandlung mit Bettruhe für die Dauer von 1 bis 3 Monaten. Danach Liegekur, Übergang auf kurze Spaziergänge. Die Kost sollte 2000 bis 3000 Kalorien je nach Ernährungszustand betragen; pro kg/KG sollten 3–5 g Kohlehydrate,

1,2–1,8 g tierisches Eiweiß und 1–1,5 g Fett gegeben werden. Die orale Gabe von Einfachzuckern wie Dextrose und Laevulose, gemischten essentiellen Aminosäuren und Vitaminen des B-Komplexes hat sich offensichtlich bewährt. Kortikoide werden angewendet, wenn ein Prozeß mit histologischen Zeichen einer starken entzündlichen Aktivität des Mesenchyms mit massiven Rundzelleninfiltraten, Sternzellreaktionen und Bindegewebsproliferation besteht und diese nach vierwöchiger Bettruhe und Standardtherapie mit i. v. Lävulose-Dauertropfinfusionen keine Besserungstendenz zeigt. Die retrospektive Analyse verschiedener Therapiestudien hat gezeigt, daß HBs-Ag-negative Fälle mit Autoimmunphänomen besser auf eine immunsuppressive Therapie mit Kortikosteroiden allein oder in Kombination mit Azathioprin ansprechen als HBs-Ag-positive. Da die HBs-Ag-negativen, chronisch aktiven Hepatitiden mit Autoimmunphänomen eine relativ höhere Mortalität haben, stellen sie eine echte Indikation zur immunsuppressiven Therapie dar. Es scheint bisher keinen Unterschied zwischen der alleinigen Behandlung mit Prednison oder Azathioprin bzw. der kombinierten Medikation zu geben.

Bei der Monotherapie werden initial für je 1 bis 2 Wochen 40 mg und dann 30 mg Prednison (Prednisolon) und eine Erhaltungsdosis von 15 bis 20 mg verabreicht. Wegen der Nebenwirkungen einer Monotherapie neigt man heute doch zur Kombinationstherapie, z. B.: 10 mg Prednison pro Tag und 2 mg pro kg KG/Tag Azathioprin. Ist die Entzündung sehr ausgeprägt, gibt man anfänglich eine höhere Dosis von Prednison (25 bis 50 mg pro Tag); ab der 5. Behandlungswoche sollte dann 10-tägig eine Reduzierung um je 5 mg bis auf eine Erhaltungsdosis von 10 mg pro Tag erfolgen unter Beibehaltung der Azathioprin-Dosis von 2 mg pro kg KG/Tag. Diese Kombination wird ca. 12 Monate fortgeführt, dann erfolgt (nach Normalisierung der Transaminasen und der Gamma-Globuline) eine schrittweise Reduktion zunächst der Kortikoide auf 5 mg pro Tag und dann des Azathioprins auf 100 bzw. 50 mg pro Tag unter Weglassung der ersteren. Es folgt eine Monotherapie mit 50 mg Azathioprin über die Gesamtdauer von 3 Jahren; dann lohnt sich ein Auslaßversuch. Kommt es zu einem Rezidiv, so muß eine lebenslange immunsuppressive Behandlung erwogen werden.

Es sind auch andere immunsuppressive Medikamente versucht worden, so z. B. mit Cyclophosphamid. Es lassen sich jedoch hierüber noch keine sicheren Aussagen machen.

Auch D-Penicillamin erwies sich zur Aufrechterhaltung der durch Prednison induzierten Remission einer chronisch aggressiven Hepatitis (CAH) dem Prednison als nicht unterlegen. Bei Patienten mit erheblichem Leberzellumbau wurde jedoch auch Verschlechterung beobachtet. Die relativ hohe Quote von Nebenwirkungen (es werden bis zu 33% angegeben) läßt die Therapie mit D-Penicillamin nicht als Routinebehandlungsmethode empfehlen.

Ausgehend von der Vorstellung, daß die Entgiftungsleistung der Leber bei der CAH deutlich herabgesetzt ist, wurde Laktulose eingesetzt, um über die Bildung von Milchsäure zur Entwicklung von Bifidusbakterien im Darm zu führen und so die Ammoniakproduktion zu senken.

Über die Erfolge einer Interferon-Behandlung der CAH herrscht keine einheitliche Meinung.

Therapie der Medikamenten-induzierten CAH: Die nach langer Einnahme von Oxyphenisatin beobachtete CAH ist reversibel nach Absetzen des Abführmittels. Bei der nach Einnahme von α-Methyldopa, Isoniazid und Nitrofurantoin beschriebenen CAH wurden nach Absetzen der Medikamente nicht immer eine komplette Remission beobachtet. Bei hoher Aktivität kann man hier Steroide versuchen.

Wichtig ist die Tatsache, daß die HBs-Ag-Persistenz bisher medikamentös noch nicht beeinflußbar ist.

Medikamentöse und toxische Leberschädigungen

Die Diagnose einer durch Arzneimittel ausgelösten Lebererkrankung ist nicht immer einfach, und in vielen Fällen wird eine Diagnose erst nach einer langen Beobachtungszeit möglich sein. Manchmal wird die Beziehung zwischen Leberschädigung und Arzneimittel erst nach wiederholter Anwendung der Substanz offensichtlich. Eine medikamentöse Leberschädigung kann eine infektiöse Hepatitis oder eine obstruktive Gelbsucht vortäuschen. Obwohl durch medikamentöse Leberschädigungen Todesfälle vorgekommen sind, gesunden die meisten Patienten ohne ernsthafte Komplikationen, wenn das Medikament sofort für immer abgesetzt und vermieden wird.

Hepatotoxische Substanzen

A. Substanzen, die zu einer Fettleber und zu einer zentrolobulären Nekrose führen, sind hier aufgeführt. Obwohl diese Liste ausführlich ist, bleibt sie dennoch unvollständig.

Alkohol	Phosphor
Tetrachlorkohlenstoff	Giftige Pilze
Chloroform	Tetrazykline
Schwermetalle	Stilbene
Mercaptopurin	

B. Medikamente, die ein Bild hervorrufen, das dem der Virushepatitis ähnelt:

Amitriptylin
Cinchophen
Chloramphenicol
Chlortetracyclin
Halothan
Imipramin
Iproniazid
Isoniazid
Methyldopa
Novobiocin
Penicillin
Phenacemid
Phenylbutazon
Pyrazinamid
Rifampicin
Streptomycin
Sulfamethoxy-
pyridazin
Zoxazolamid

Cholostatisch-cholangiolitisch wirkende Substanzen

Die folgenden Substanzen können klinisch, funktionell und gelegentlich histologisch eine Reaktion verursachen, die der extrahepatischen Obstruktion gleicht:

Phenothiazin-Präparate: Chlorpromazin (Megaphen®), Promazin (Protactyl®), Trifluoperazin (Jatroneural®, Stelabid®), Fluophenazin (Omca®, Lyogen®), Meprobamat (Cyrpon®, Aneural®), Reserpin, Amytriptylin (Laroxyl®, Saroten®, Tryptizol®), Haloperidol (Haldol®); Antiepileptika: Carbamazepin (Tegretal®); Thyreostatika: Thiamazol (Favistan®), Methyl- und Propylthiouracil; Hormonpräparate: Testosteron, Methyltestosteron, Metandienon (Dianabol®), Norethandolon; Antidiabetika: Tolbutamid, Carbutamid, Chlorpropamid, Glybuthiazol; Antibiotika: Penicillin, Oxacillin. Erythromycin, Chloramphenicol, Rifamycin; Chemotherapeutika und Tuberkulostatika. Antimetaboliten und Zytostatika. Diuretika: Chlorothiazid, Quinethazon; Antikoagulantien: Phenindion, Dicumarol; Verschluß der Gallenwege durch Blutung.

Weitere nicht zu bestimmten Gruppen zu rechnende Medikamente sind: Aminophenazon, α-Methyldooa, Ajmalin, Halothan, Nicotinsäure, Goldpräparate, Phenacethin, Barbiturate, Arsenpräparate, Phenylbutazon (Butazolidin®, Elmedal®).

Es kann verständlicherweise kein Anspruch auf Vollständigkeit der Liste erhoben werden.

Leberfunktionsstörungen durch orale Kontrazeptiva

Anomalien der Leberfunktion, einschließlich erhöhter Transaminasen, Serumbilirubin und Bromthaleinretention sind nach Einnahme oraler Kontrazeptiva bekannt geworden. Es wurden auch histologische Veränderungen nachgewiesen. Die Serumtransaminasen können auch bei Fortsetzung der Einnahme zur Norm zurückkehren. Die Untersuchungen weisen darauf hin, daß der hepatotoxische Effekt der oralen Kontrazeptiva hauptsächlich auf ihren Progesterongehalt zurückzuführen ist.

Fettleber

Die Fettleber ist die Folge einer chronischen Fehlernährung. Sie ist hauptsächlich das Ergebnis von übermäßigem Alkoholgenuß (besonders bei sonst geringer Nahrungsaufnahme). Sie wird jedoch auch bei Diabetes mellitus, bei Adipositas, Kwashiorkor und Galaktosämie beobachtet. Die Diagnose stützt sich auf die Feststellung der Lebervergrößerung bei relativ normalen Leberfunktionen und auf die charakteristischen bioptischen Fettleberveränderungen. Die rein alkoholische Fettleber ist erstaunlicherweise zuweilen innerhalb von 2 bis 4 Wochen vollständig rückbildungsfähig, wenn es gelingt, den Alkohol auszuschalten. Von einer Fettleber spricht man, wenn im histologischen Präparat 50% oder mehr der Leberzellen verfettet sind. Man hat die Fettleber in verschiedene Stadien eingeteilt: *Stadium I:* Alleinige Verfettung der Leberzellen, keine entzündliche Reaktion. *Stadium II:* Verfettung plus entzündliche Reaktionen (dies entspricht der unten besprochenen Fettleberhepatitis). *Stadium III:* Verfettung plus bindegewebiger Ersatz zugrundegegangener Zellen, fließender Übergang in einen kompletten zirrhotischen Umbau.
Im Rahmen einer einfachen Fettleber kann sich eine intrahepatische Cholestase entwickeln, die jedoch keine Relation zu Art und Schwere der Verfettung zeigen muß. Da gelegentlich auch kolikartige Schmerzen im rechten Oberbauch auftreten können, ist die Abgrenzung gegenüber einem inkompletten Steinverschluß zuweilen schwierig.

Fettleberhepatitis

Es handelt sich um eine vorwiegend degenerativnekrotisierende Leberschädigung, die möglicherweise keine direkte Folge der Fetteinlagerungen ist. Es besteht keine Abhängigkeit vom Verfettungsgrad. Beide Veränderungen werden offenbar durch die gleiche Noxe hervorgerufen. Ein Großteil der Fälle verläuft schleichend (subakute Verlaufsform). Die Laborwerte sind deutlich pathologisch und nicht grenzwertig wie bei gewöhnlicher Fettleber.

Histologisch charakteristisch ist das Erscheinen von sogenanntem alkoholischem Hyalin im Zytoplasma von Leberzellen, die dann öfters auch durch einen Leukozytenwall vom übrigen Parenchym abgegrenzt sind. Die frühzeitige Erkennung ist wichtig, da die Veränderungen innerhalb weniger Wochen in eine bedeutungslose intralobuläre und portale Fibrosierung übergehen können, wenn es gelingt, die verursachende Noxe vollständig auszuschalten. Gelingt es nicht, reihen sich solange frische Nekroseherde an ältere Narben bis die Läppchenarchitektur der Leber irreparabel zerstört und eine Zirrhose die Folge ist. Dieser Zerstörungsprozeß braucht oft nur wenige Monate.
In 15–20% besteht eine akute Verlaufsform mit Gelbsucht, gelegentlich Fieber und Leukozytose. Appetitlosigkeit, Übelkeit, Erbrechen, Durchfälle. Die vergrößerte Leber ist im Gegensatz zur gewöhnlichen Fettleber oft druckempfindlich. Zuweilen folgt der Gelbsucht nach wenigen Tagen ein rasch an Umfang zunehmender Aszites, gelegentlich auch Ödembildung. Es können Transaminasenwerte wie bei akuter Virushepatitis auftreten.
Histologisch bestehen entweder ausgedehnte zentrolobuläre Parenchymnekrosen oder diffuse fleckförmige Nekrosen.
Funktioneller Zusammenbruch der Leber und Tod im hepatischen Koma sind möglich.
Therapie nur durch Ausschaltung der verursachenden Noxe möglich. Strikter Alkoholentzug. Die Fettleber des Altersdiabetikers bessert sich nach Gewichtsreduktion.
Die von vielen Seiten propagierte Tolbutamid-Behandlung der Fettleber hat enttäuscht.
Begutachtung: Personen mit einfacher Fettleber sind im allgemeinen voll arbeitsfähig, bei schwersten Formen kann eine Minderung der Erwerbsfähigkeit von 40% zugestanden werden. Bei subakuter Fettleberhepatitis ist körperliche Schonung angezeigt und Krankenhausbehandlung bis zum Abklingen der klinischen, möglichst auch der histologischen Erscheinungen empfehlenswert.

Portale Zirrhose

(Laënnecsche Zirrhose)

Diagnostische Merkmale
- Schwäche, Anorexie, gastrointestinale Beschwerden, Schmerzen im rechten Oberbauch, Hämatemesis
- Hepatosplenomegalie, „Spider naevi", Aszites, Ödeme, leichte Gelbsucht, Gewichtsverlust
- Alkoholismus oder Mangelernährung
- Pathologische Leberfunktionstests, Ösophagusvarizen

• Laparaskopie und Biopsie mit typischen Befunden

Allgemeine Betrachtungen

Die portale Zirrhose ist die häufigste Form der chronischen Lebererkrankungen. Viele Ursachen kommen in Frage, aber häufig bleibt die Ursache ungeklärt. Mögliche ätiologische Faktoren: Mangelernährung, Alkoholismus, Hepatitis (selten), chronische oder rezidivierende Belastung mit hepatotoxischen Substanzen, Syphilis connata, Bilharziose, Malaria und Wurmbefall der Leber.

Die wesentlichen pathologischen Symptome sind Degeneration und Nekrose der Leberzellen oft mit fettiger Umwandlung; noduläre Regeneration unter Verlust der normalen lobulären Struktur; Bindegewebsvermehrung; Gallengangswucherung; entzündliche Zellinfiltration während der Phasen von aktiver Parenchymdegeneration. Das Hauptunterscheidungsmerkmal (von anderen Typen der Zirrhose) ist die Uniformität des Prozesses; die Knötchen messen weniger als 0,5 mm im Durchmesser.
Die portale Hypertension führt zur kongestiven Milzvergrößerung und zu Ösophagusvarizen.
Männer werden häufiger betroffen. Der Beginn liegt im Alter zwischen 40 und 60 Jahren.

Klinische Befunde

A. Symptome: Die portale Zirrhose kann lange symptomlos verlaufen (Kompensationsphase). Die Symptome können schleichend oder, seltener, abrupt einsetzen. Ein plötzlicher Beginn wird oft durch einen Streß eingeleitet. Gewöhnlich findet man Schwäche, Erschöpfbarkeit und Gewichtsverlust. Anorexie besteht immer und kann durch Übelkeit, Flatulenz und oft auch durch Erbrechen kompliziert sein. Die abdominellen Beschwerden sind Folge von Meteorismus und Aszites bzw. der Lebervergrößerung. Eine Diarrhoe besteht häufig. Manche Patienten klagen jedoch über Obstipation. Menstruationsanomalien (gewöhnlich Amenorrhoe), Impotenz, Verlust der Libido, Sterilität und schmerzhafte Gynäkomastie bei Männern (selten) können vorkommen. Hämatemesis findet man in 15–25% der Fälle.

In 70% der Fälle ist die Leber tastbar, gewöhnlich induriert (infolge einer Fibrose) mit stumpfem Rand. Die Hautmanifestationen bestehen in „Spider-naevi" (gewöhnlich nur an der oberen Körperhälfte). Palmarerythem, Teleangiektasien und Vitaminmangelerscheinungen sowie Gewichtsverlust. Die Gelbsucht, die nicht selten fehlt, ist im allgemeinen leicht, außer in der Endphase. Späte Befunde sind: Aszites, Pleuraergüsse, Ödeme und Hautblutungen; das Präkoma (Tremor, Sprachstörungen, träge reagierende Pupillen, Delirium, Somnolenz) und das Koma treten präfinal oder final auf. 35% der Fälle gehen mit Fieber einher, 35–50% wei-

sen eine Milzvergrößerung auf. Die oberflächlichen Bauch- und Thoraxvenen sind erweitert (Kollateralkreislauf).

B. Laborbefunde: Bei der latenten Erkrankung können klinisch-chemische Abweichungen fehlen oder minimal sein. Anämie ist häufig. Sie ist im allgemeinen normozytär, selten makrozytär. Die Leukozytenzahl kann erniedrigt, erhöht oder normal sein. Sie kann Ausdruck einer splenogenen Markhemmung sein. Die BKS ist beschleunigt. Gerinnungsstörungen zeigen sich aufgrund einer unzureichenden Synthese von Gerinnungsfaktoren in der Leber. Ein Proteinurie kann nachweisbar sein. Häufig findet man bei der aktiven Zirrhose mit Aszitesbildung eine Oligurie (sekundärer Hyperaldosteronismus). Im Erscheinungsbild der Elektrophorese: Vermehrung der Gamma-Globuline, aber auch der Alpha$_2$- und Betaglobuline.
Die Laborwerte zeigen primär eine hepatozelluläre Funktionsstörung an. Gezielte oder Blindbiopsie der Leber ergibt in der Regel charakteristische morphologische Befunde. Häufig sind bioptische Verlaufskontrollen erforderlich.

C. Röntgenbefunde: Durch Röntgenographie können eine Hepatosplenomegalie und Ösophagusvarizen nachgewiesen werden.

D. Spezialuntersuchungen: Ösophagoskopie bzw. Gastroskopie zeigen ebenfalls Varizen.

Differentialdiagnose

Die Differentialdiagnose der portalen Zirrhose von anderen Formen der Zirrhose kann schwierig sein. Eine Hämochromatose tritt beinahe ausschließlich bei Männern auf. Sie ist mit einer Hautpigmentierung verbunden. Die postnekrotische Zirrhose betrifft viel häufiger Frauen. Bei jüngeren Patienten findet man anamnestisch oft eine infektiöse Hepatitis. Eine biliäre Zirrhose ist durch Ikterus, Hyperlipämie und Hautpigmentierung gekennzeichnet.

Komplikationen

Blutungen aus dem oberen Magen-Darm-Trakt sind Folge von Varizen, hämorrhagischer Gastritis oder der häufig sekundär auftretenden Magen- und Zwölffingerdarmgeschwüre. Die Blutung kann massiv und gefährlich sein und kann ihrerseits eine hepatische Dekompensation herbeiführen. Die Dekompensation kann auch durch Streß-Situationen, Alkoholismus, Operationen und Infektionen ausgelöst werden. Patienten mit Zirrhose bekommen häufiger Primärkarzinome der Leber und neigen zu Pfortaderthrombosen. Die körperliche Resistenzschwäche führt oft zu schweren — besonders pulmonalen — Infektionen.

Behandlung

A. Allgemeine Maßnahmen: Die wirksamste Behandlung besteht in Alkoholabstinenz, Bettruhe während der akuten Phase und entsprechender Diät. Die Diät sollte appetitanregend sein, mit adäquaten Kalorien- und Proteinmengen (75–100 g/Tag). Während der akuten Phase sollte Kochsalz eingeschränkt sein. Besteht eine Ammoniakintoxikation, sollten auch die Proteine beschränkt werden. Sind Vitaminmangelerscheinungen vorhanden, ist Vitaminzufuhr angezeigt.

B. Besondere Probleme:

1. Aszites und Ödeme aufgrund von Salzretention, Hypoproteinämie und portaler Hypertension. Die Aszitestherapie ist allenfalls zur symptomatischen Besserung indiziert, da es zweifelhaft ist, ob dadurch die Leberfunktion gebessert wird.

a) Reduzierung der Salzaufnahme auf 0,5–2 g NaCl tgl., oder noch weniger, wenn nötig.

b) Es muß versucht werden, die Plasmaproteine auf normale Werte zu bringen. Dies ist sehr schwierig und sollte nicht auf Kosten einer Ammoniakintoxikation versucht werden. In schweren Fällen kann Humanalbumin gegeben werden (sehr teuer), 50 g tgl. eine Woche lang. Gewöhnlich sind die Erfolge jedoch nur vorübergehend.

c) Hydrochlorothiazid (Di-Chlotride®, Esidrix®) 25–50 mg 2–4 × tgl., oder irgendein anderes Saluretikum bewirken eine deutlich vermehrte Ausscheidung von Natrium, Kalium und Chlorid. Vor der Hypokaliämie muß gewarnt werden.

d) Spironolacton (Aldactone®), 25 mg 4 × tgl. oder Triamteren (Jatropur®), 100–200 mg tgl. wirken als Aldosteronantagonisten. Spironolactone ist viel wirksamer, wenn es in Kombination mit einem Thiazid-Diuretikum angewandt wird, da der Kaliumverlust vermindert ist.

e) Etacrynsäure (Hydromedin®) 50 mg peroral alle 2–3 Tage. Die maximale Tagesdosis beträgt 150–200 mg in Extremfällen. Dieses Diuretikum und auch das Furosemid (Lasix®) 40–80 mg peroral/Tag sind sehr wirkungsvoll. Man sollte sie jedoch nur benutzen, wenn milder wirkende Medikamente versagt haben.

f) Aszitespunktion zur Linderung der Beschwerden (Cave: Hypoproteinämie!).

g) Bei einer relativ kleinen Patientenzahl kann ein portokavaler Shunt angelegt werden. Leberversagen und andere Komplikationen bedingen jedoch eine relativ hohe postoperative Mortalität (25–50%).

2. Ammoniakintoxikation und Coma hepaticum: Der Ammoniak, der bei der bakteriellen Zersetzung von Protein im Dickdarm produziert wird, wird entweder von der geschädigten Leber nicht ausreichend metabolisiert und/oder wegen des portalen Hochdrucks direkt in den großen Kreislauf geleitet. Die Menge des produzierten Ammoniaks hängt ab vom Proteingehalt der Nahrung, der Bakterienflora und von der Kolonfunktion. Eine Encephalopathia hepatica wird weiterhin durch eine intestinale Infektion verschlimmert. Eine Intestinalblutung kann die Proteinmenge im Darm beträchtlich erhöhen und eine schnelle Ammoniakintoxikation mit Enzephalopathie und Koma auslösen. Andere Faktoren, die ein hepatisches Koma herbeiführen können sind: Kaliummangel, Thiaziddiuretika, Amino-Verbindungen, ammoniakhaltige Medikamente, Narkotika, Hypnotika und Sedativa, Aszitespunktion und Infektionen.

a) Nahrungsprotein muß erforderlichenfalls drastisch eingeschränkt oder vollkommen gemieden werden. Gewöhnlich ist eine parenterale Ernährung nötig. Die Therapie mit ammoniaksenkenden Aminosäuren allein ist ungenügend.

b) Gastrointestinale Blutungen sollten mit allen verfügbaren medikamentösen und chirurgischen Maßnahmen behandelt werden. Man verordne Magnesiumsulfat, 10–15 g durch eine nasale Magensonde.

c) Sterilisierung der Intestinalflora durch Neomycinsulfat, 0,5–1 g alle 6 Std über 5–7 Tage. Einen ähnlichen Effekt erwirkt man mit Lactulose (3 × 15 g bis 3 × 25 g tgl.) Ähnlich günstig wirkt auch Bifidum-Milch (Eugalan®). Trotz Proteinzufuhr wird der Ammoniakspiegel gesenkt.

d) Schockbekämpfung wie in Kapitel 1.

e) Infektionsbekämpfung mit Antibiotika je nach Antibiogramm. Wenn sich der Zustand des Patienten verschlimmert, sind durchaus Breitspektrumantibiotika angezeigt.

f) Bei großer Unruhe verordne man Phenobarbital, 0,13 g i. m. oder Chloralhydrat, 0,25–0,5 g vorsichtig rektal. Narkotika und zentralsedative Substanzen sind zu vermeiden.

3. Anämie: Bei hypochromer Anämie gebe man Eisen (z. B. Ferrokapsul® oder Resoferix®) 3 × tgl. nach den Mahlzeiten.

4. Die Blutungsneigung aufgrund einer Hypoprothrombinämie kann versuchsweise mit Vitamin K-Präparaten behandelt werden. Diese Behandlung ist allerdings unwirksam bei schweren intrahepatischen Schäden. Bluttransfusionen können notwendig sein. Man gebe Konakion®, 1–3 mg oral 3 × tgl. nach den Mahlzeiten, oder Konakion®, 10 mg i. v. oder i. m. jeden zweiten Tag. Bei cholostatischem Ikterus gebe man zusätzlich Gallensalze.

5. Blutung aus Ösophagusvarizen: Schwere Blutungen können manchmal mit der Sengstaken-Sonde beherrscht werden. Bei Patienten, die zur Ammoniakintoxikation neigen, die eine hepatische Enzephalopathie haben oder im Koma sind, dient diese Sonde sowohl der Blutstillung wie auch einer Magenabsaugung. (Komaprophylaxe [!]). Chirurgische Maßnahmen sind in diesem Stadium gefährlich und nicht zufriedenstellend. Bei ausgewählten Patienten können sie zur Beseitigung der portalen Hypertension in Betracht gezogen werden: Bei jüngeren Patienten mit guter körperlicher Konstitution und ausreichender hepatozellulärer Funktion kann ein portokavaler Shunt von Nutzen sein.

6. Pruritus, Übelkeit und Erbrechen, Obstipation: Symptomatische Therapie.

Colestyramin, ein basischer Anionenaustauscher, bindet die Gallensalze im Darm und kann so zu einer gewissen Milderung des Juckreizes führen. Man nimmt etwa 3 × tgl. 4 g in Wasser oder Fruchtsäften während der Mahlzeit.

7. Hämochromatose: Intermittierender Aderlaß über einen Zeitraum von vielen Jahren bei Patienten mit primärer Hämochromatose (Siderophilie) kann einen nützlichen und sogar bemerkenswerten Effekt erzielen.

8. Akute bakterielle Peritonitis: Diese kommt bei zirrhotischen Patienten mit Aszites vor. Abdominalschmerz, Zunahme des Aszites, Fieber und fortgeschrittene hirnorganische Störungen deuten auf diese Erkrankung. Die Leberfunktion dieser Patienten ist schwer gestört. Die Mortalitätsrate ist hoch.

Prognose

Die Prognose bei der portalen Zirrhose hat sich in den letzten Jahren durch die diätetische Therapie merklich gebessert. Sie ist in fortgeschrittenen Fällen immer noch schlecht; nur 50% überleben 2 Jahre und nur ungefähr 35% überleben 5 Jahre. Hämatemesis, Ikterus und Aszites sind ungünstig prognostische Symptome. Viele latente Fälle werden oft erst bei der Autopsie diagnostiziert und scheinen deswegen kaum die Lebensdauer zu verkürzen.

Postnekrotische Zirrhose

(Postdystrophische Zirrhose)

Die klinischen und Laborbefunde der postnekrotischen Zirrhose sind von denen der portalen Zirrhose nicht zu unterscheiden; folgende Anhaltspunkte sind jedoch für die Diagnose wertvoll: Die postnekrotische Zirrhose kann nicht mit dem Alkoholismus in Verbindung gebracht werden. Frauen werden häufiger befallen. Der Beginn liegt bei beiden Geschlechtern unter 40 Jahren. Der Beginn ähnelt häufig dem der akuten Virushepatitis. Die Gelbsucht ist gewöhnlich ausgeprägter und im Verlauf früher deutlich. Aszites und periphere Ödeme findet man früh. Eine Hyperglobulinämie (vorwiegend γ-Globulin) ist immer vorhanden und kann extreme Werte erreichen (z. B. 10 g/100 ml).

Die Behandlung besteht primär in Ruhe und appetitanregender Kost mit ausreichendem Kaloriengehalt und in akuten Fällen in Salzbeschränkung. Kortikosteroide können nützlich sein, wenn eine Leberdekompensation auftritt. Man hat gegenwärtig den Eindruck, als ob sich ein schnelleres Fort-

schreiten und weniger gutes Ansprechen auf die Diät bei der postnekrotischen Zirrhose als bei der portalen Zirrhose zeige. Die Komplikationen sind jedoch die gleichen. Latente Fälle kommen vor. Nach Einsetzen der Symptome überleben jedoch nur 20% der Patienten die folgenden 5 Jahre.

Hämochromatose

(Siderophilie)

Die idiopathische Siderophilie ist charakterisiert durch eine übermäßige Eisenresorption mit Ablagerung von Hämosiderin in der Leber, im Pankreas, im Herzen, in den Nebennieren, in den Hoden und in den Nieren. Eventuell können sich Leber-, Herzund Pankreasinsuffizienzen entwickeln. Die Krankheit tritt häufiger bei Männern auf und wird selten vor der zweiten oder dritten Dekade erkannt. Klinische Manifestationen sind: Lebervergrößerung und Leberinsuffizienz, Hautpigmentierung (schiefergrau durch Eisen und braun durch Melanin), Herzvergrößerung und -insuffizienz, Diabetes mellitus mit Komplikationen. Ösophagusvarizenblutung und Leberkarzinom können auftreten.

Die Laborbefunde schließen ein: Erhöhtes Plasmaeisen, erniedrigte Eisenbindungskapazität und die charakteristischen Veränderungen bei der Leberbiopsie. Pathologischer Desferal®-Test. Der Serum-Ferritin-Spiegel korreliert gut mit dem Gesamtkörperspeichereisen und eignet sich daher zur Diagnostik von Zuständen des Eisenmangels und der Eisenüberladung. In nahezu allen Fällen von klinisch manifester Hämochromatose ist das Ferritin stark erhöht.

Die Behandlung zielt auf Entfernung von übermäßigem Gewebseisen durch wöchentliche Aderlässe von 500 ml über mehrere Monate (manchmal bis zu 2 oder 3 Jahren), bis Plasmaeisen und Hämatokritbestimmungen ein Verschwinden der Eisenspeicher anzeigen. Symptomatische und zusätzliche Behandlung von diabetischen, hepatischen und kardialen Komplikationen kann notwendig sein. Desferal®-Therapie bei sekundärer Hämosiderose. Obwohl der Effekt der Langzeittherapie noch nicht vollständig gesichert ist, bestehen Hinweise, daß die Prognose der Krankheit gebessert werden kann.

Hyperbilirubinämische Zustände

Konstitutioneller hepatischer Ikterus (Morbus Gilbert-Meulengracht). Der Morbus Meulengracht ist eine benigne Form der Gelbsucht, die von der hämolytischen Anämie und der chronischen Hepatitis unterschieden werden muß. Das Plasmabilirubin liegt unkonjugiert vor. Die übrigen Laboruntersuchungen sind normal. Der Lebertastbefund und die Leberbiopsie sind ebenfalls normal. Die Prognose ist ausgezeichnet.

Der familiäre, chronische idiopathische Ikterus
(Dubin-Sprinz-Johnson-Syndrom)
Diese Form des Ikterus scheint durch eine fehlende exkretorische Funktion der Leberzellen ausgelöst zu werden. Er ist charakterisiert durch erhöhtes direktes Serumbilirubin, pathologischen Bromthaleintest, normale alkalische Phosphatase und uncharakteristische Serumlabilitätsproben. Die Gallenblase läßt sich röntgenologisch nicht darstellen. Die Leber zeigt eine erhebliche Pigmentierung. Makroskopisch erscheint die Leber tiefbraun bis schwarz; mikroskopisch zeigt sie eine goldbraune Pigmentierung. Die Prognose ist gut. Der Defekt muß in der exkretorischen Funktion der Leberzellen liegen.

Rotor-Syndrom
Es ähnelt dem Dubin-Sprinz-Johnson-Syndrom. Jedoch fehlt beim Rotor-Syndrom die Leberpigmentierung. Die Gallenblase ist bei der Cholezystographie in der Regel gefüllt.

Crigler-Najjar-Syndrom
Es ist eine seltene Form der schweren hereditären nichthämolytischen Gelbsucht. Sie tritt kurz nach der Geburt wegen des Fehlens der Glucuronyltransferase auf. Der Säugling zeigt eine Vermehrung von indirektem Bilirubin im Serum. Er entwickelt eine ZNS-Erkrankung, die dem Kernikterus ähnelt.
Eine erfolgreiche Therapie ist nicht bekannt. Der Tod tritt gewöhnlich bereits in der Kindheit ein.

Rezidivierender Schwangerschaftsikterus
Diese Form der cholestatischen Leberfunktionsstörung manifestiert sich mit Pruritus und Ikterus im letzten Drittel der Schwangerschaft. In den leichteren Fällen können die Patienten nur über den Pruritus klagen. Die Leberfunktionsstörung geht nach der Schwangerschaft schnell zurück, Ikterus und Juckreiz verschwinden gewöhnlich innerhalb von 2 Wochen nach der Geburt. Die Prognose ist gut. Die Erkrankung tritt jedoch bei weiteren Schwangerschaften charakteristischerweise wieder auf. Die Leber zeigt Cholestase. Auch beim Gebrauch von Ovulationshemmern neigen diese Frauen vermehrt zu einer Cholestase.

Gutartige intermittierende Cholestase
Bei den Patienten mit intermittierender Cholestase treten Phasen von Juckreiz, Ikterus und Abgeschla-

genheit auf. Typischerweise sind Serumbilirubin, alkalische Phosphatase und Bromthaleintest pathologisch. Der Beginn kann im frühen Lebensalter liegen und kann das ganze Leben hindurch fortbestehen. Die Leber zeigt eine Cholestase; während der Remissionen erscheint die Leber vollkommen normal.

Biliäre Zirrhose
(Primäre und sekundäre Formen)

Diagnostische Merkmale
- Ikterus, Juckreiz, Schmerzen im rechten Oberbauch
- Lebervergrößerung, Xanthome
- Klinisch-chemische Werte wie bei Cholestase
- Guter Ernährungszustand bei langbestehender Krankheit; die Anamnese weist auf extrahepatische obstruktive Läsionen hin

Allgemeine Betrachtungen
Die biliäre Zirrhose ist eine chronische Erkrankung der Leber, hervorgerufen durch eine Gallenabflußstörung. Die Gallenwege sind häufig durch Steine, Neoplasmen, Narben oder eine kongenitale Atresie verschlossen. Eine Stauungsgallenblase allein kann eine Zirrhose hervorrufen. Aber die begleitende Infektion kann den Prozeß beschleunigen. Die seltenen intrahepatischen Obstruktionen können ätiologisch oft nicht geklärt werden. Es gibt jedoch Hinweise, daß sie auf eine cholostatische Virushepatitis folgen können. Auch die intrahepatische Cholangitis kommt als Ursache in Betracht. Einige Fälle können auf Vergiftungen beruhen. Die Erkrankung tritt weit häufiger bei Frauen auf (besonders der intrahepatische Typ).
Die pathologischen Befunde variieren je nach Ursache und Ausmaß des Prozesses. Folgendes ist jedoch charakteristisch: Biliäre Stauung mit Gallenthromben, Pigmentation, ausgeprägte Vermehrung der Gallengänge, nodulärer Umbau der Leberstruktur, deutliche zelluläre Infiltration der Bindegewebssepten, minimale, hepatozelluläre Nekrosen, Regenerationen und Fehlen von fettigem Umbau. Ansammlung von Gallenflüssigkeit ist für die extrahepatische Obstruktion charakteristisch.

Klinische Befunde
A. Symptome: Bei der extrahepatischen Obstruktion können die Symptome der Primärerkrankung vorherrschen (z. B. Pankreaskarzinom, Choledocholithiasis). Ikterus und Pruritus sind Initialsymptome. Die Gelbsucht ist oft erblich und von wechselnder Intensität. Die Cholangitis kann Schüttelfrost und Fieber verursachen. Schmerzen im rechten Oberbauch können vorhanden sein. Anore-

xie, Gewichtsverlust und Schwäche können bei dieser Krankheit unter Umständen erst spät auftreten.

Die Leber ist vergrößert und derb, aber gewöhnlich nicht druckempfindlich. Eine Milzvergrößerung tritt erst spät auf. Späte Symptome: Aszites, periphere Ödeme, Hämatemesis, vermehrte Blutungsneigung. „Spider naevi" und Palmarerythem findet man gewöhnlich nicht. Xanthome können in den Augenlidern, um die Gelenke herum und in den Sehnen auftreten. Der Ernährungszustand kann bis zur Schlußphase gut bleiben.

B. Laborbefunde: Die Blutbefunde weisen lediglich auf die ursächliche Erkrankung hin. Die Stühle sind hellgefärbt und weisen vermehrt Fett auf. Stuhlurobilinogen ist vermindert. Der Urin ist dunkel und enthält Gallenfarbstoffe. Die Leberfunktionstests verhalten sich wie bei einem Verschlußikterus (erhöhte alkalische Phosphatase, Leucinaminopeptidase und Serumcholesterin; vermindertes Prothrombin, erhöhtes Bilirubin). Wenn aber die oft durch eine Infektion komplizierte Cholostase persistiert, zeigt sich eine hepatozelluläre Funktionsstörung. Die Hyperlipidämie mit Erhöhung von Cholesterin und Phospholipiden kann extreme Werte von über 3 g/100 ml erreichen. Das Serum ist dagegen nicht milchig.

Die gezielte oder Blindbiopsie zeigt gewöhnlich typische pathologische Befunde. Cave: gallige Peritonitis! Im späten Stadium kann die Unterscheidung von anderen Formen der Zirrhose schwierig sein.

C. Röntgenbefunde: Röntgenologisch können unter Umständen der ursächliche Verschluß, später Ösophagusvarizen oder – nicht selten – eine Osteoporose zu sehen sein.

Behandlung

Die Untersuchung muß zwischen einer primären oder sekundären biliären Zirrhose unterscheiden helfen. Kann bei der operativen Cholangiographie keine Obstruktion festgestellt werden, kommt nur eine konservative Behandlung in Frage: Diät, Linderung des Juckreizes; z. B. Colestyramin kann den Juckreiz mindern. Gelegentlich hat Nitroglycerin in hoher Dosierung Erfolg. Eine Behandlung mit Kortikoiden bzw. Azathioprin ist ohne Nutzen. Findet sich ein extrahepatischer Verschluß, sollte er beseitigt werden. Jede Infektion sollte mit Antibiotika behandelt werden.

Prognose

Die intrahepatische Form ist im allgemeinen progredient trotz Therapie, obwohl spontane Besserungen vorkommen können. Tod durch Leberversagen, Infektionen oder Hämorrhagien nach 5–10 Jahren. Der Verlauf und die Prognose der extrahepatisch bedingten biliären Zirrhose hängt von der auslösenden Erkrankung ab. Wenn die Obstruktion beseitigt und die Infektion beherrscht werden kann, kann die Zirrhose stationär bleiben.

Akute Cholezystitis

Diagnostische Merkmale
- Übelkeit, Erbrechen
- Schwere Schmerzen und Druckempfindlichkeit im rechten Oberbauch
- Fieber und Leukozytose

Allgemeine Betrachtungen
Die Cholezystitis geht in über 90% der Fälle mit Gallensteinen einher. Die akute Choleszystitis kompliziert gewöhnlich einen chronischen Prozeß. Der Zystikusverschluß wird durch einen Stein (oder – selten – durch Ödeme ohne Steine) ausgelöst. Es entwickelt sich schnell eine vergrößerte, ödematöse, entzündete Gallenblase. Bakterielle Infektion.

Klinische Befunde
A. Symptome: Anamnestisch ergeben sich oft Hinweise auf eine chronische Cholezystitis. Ein akuter Anfall wird oft durch eine reichliche Mahlzeit ausgelöst und beginnt mit Schmerzen im rechten Oberbauch, die unter das rechte Schulterblatt ausstrahlen. Der Schmerz ist quälend, schwer und kräfteraubend. Erbrechen gehört dazu. Konstante Druckempfindlichkeit im rechten Oberbauch. In den meisten Fällen ist eine lokale Abwehrspannung damit verbunden. Der Gallenblasenhydrops ist häufig tastbar. Gelegentlich findet sich ein geringer Ikterus. Ein deutlicher Ikterus weist auf eine Choledocholithiasis oder einen Leberschaden hin. Subfebrile oder mäßige Temperaturen.

B. Laborbefunde: Eine mäßige Leukozytose ist typisch. Ein klinischer Ikterus tritt auf, wenn das Bilirubin 2,5 mg/100 ml überschreitet. Selten stellt man eine leichte Erhöhung der Serumamylase fest. Dagegen ist die Erhöhung der Obstruktionsenzyme – alkalische Phosphatase und Leucinaminopeptidase (LAP) – bei extrahepatischer Cholostase deutlich nachweisbar. Das Lipoprotein X (LP-X) ist meist spezifischer und empfindlicher als eine Erhöhung der alkal. Phosphat. Es erlaubt allerdings auch nicht die Differentialdiagnose zwischen intra- und extrahepatischem Verschluß.

Röntgenbefunde: Auf Gallenleeraufnahmen findet man Gallensteine in ungefähr 25% der Fälle von akuter Cholezystitis. Die i. v.-Cholezystographie kann eine wertvolle diagnostische Notfallsmaßnahme sein. Füllt sich die Gallenblase, scheidet eine akute Cholezystitis aus.

Differentialdiagnose

Die Störungen, die am leichtesten mit der akuten Cholezystitis verwechselt werden: das perforierte Magengeschwür, die akute Pankreatitis, die Appendizitis bei einer hochliegenden Appendix, ein perforiertes Karzinom oder Divertikel der Flexura hepatica coli, die akute Virushepatitis, Leberabszeß, Leberstauung und Pneumonien mit rechtsseitiger Pleuritis. Die Diagnose der unkomplizierten akuten Cholezystitis ist gewöhnlich nicht schwierig wegen der Druckempfindlichkeit im rechten Oberbauch sowie der charakteristischen Ausstrahlung unter das rechte Schulterblatt.

Komplikationen

A. Gallenblasengangrän und -perforation:
Andauernde deutliche oder stärker werdende Schmerzen im rechten Oberbauch, Druckempfindlichkeit, Muskelspasmen, Fieber und Leukozytose über 24–48 Std sprechen für eine schwere Entzündung und möglicherweise ein Gangrän der Gallenblase. Gelegentlich kann sich aber auch eine Nekrose entwickeln ohne charakteristische Zeichen. Dies ist besonders bei Adipösen der Fall.

B. Cholangitis: Die Hauptsymptome sind hohes Fieber und Schüttelfrost. Choledochussteine können ein zusätzlicher Faktor sein.

Behandlung

Die akute Cholezystitis spricht in der Mehrzahl der Fälle auf eine konservative Behandlung an. Eine Cholezystektomie kann dann 6 Wochen bis 3 Monate später erfolgen, wenn der Allgemeinzustand des Patienten gut ist und keine technischen Schwierigkeiten zu erwarten sind. Wenn in diesem Intervall rezidivierende, akute Symptome auftreten, ist eine unverzügliche Cholezystektomie angezeigt. Wenn man sich für eine konservative Behandlung entschieden hat, müssen alle Patienten (insbesondere die Diabetiker, die Adipösen und die Älteren) sorgfältig und regelmäßig auf mögliche Perforationssymptome untersucht werden.

Bei Nachweis einer Gangrän oder einer Perforation ist eine Operation unumgänglich. Bei akuter Pankreatitis oder Choledochusstein ist es − wenn möglich − das beste, die Operation zu verschieben.

A. Konservative Behandlung: Während der akuten Phase, sollte der Patient dauernd überwacht werden (regelmäßige Leukozytenzählung!). Die Behandlung erfolgt wie bei der akuten Peritonitis. Dazu kommen noch Anticholinergika (z.B. Atropin parenteral). Pethidin (Dolantin®) ist das Analgetikum der Wahl, da Morphin Spasmen des Sphincter Oddi auslöst. Antibiotika (vorzugsweise Tetrazykline oder Breitspektrum-Penicillin, z.B. 3×2–5 g Baypen® tgl.) werden verordnet.

B. Chirurgische Behandlung: Die Cholezystektomie ist die Operation der Wahl. Wenn nötig, sollte auch der Choledochus revidiert werden. Bei Patienten mit besonders hohem Risiko oder bei technischen Schwierigkeiten ist die Cholezystostomie zu erwägen.

Prognose

Die leichte, akute Cholezystitis spricht gut auf konservative Therapie an. Jedoch kann man die Rezidivhäufigkeit nicht absehen. Die schweren Cholezystitisformen sollten operiert werden. Besonders bei älteren Patienten können lebensbedrohliche Komplikationen auftreten. Die Operation führt zumeist eine Dauerheilung herbei.

Chronische Cholezystitis

Diagnostische Merkmale
- Rezidivierende, kolikartige Schmerzen im rechten Oberbauch
- Intoleranz gegen fette Speisen
- Schmerzen im Epigastrium, Übelkeit

Klinische Befunde

A. Symptome: Die besonders auffälligen Symptome werden in zwei Kategorien eingeteilt: 1. Chronische Dyspepsie mit Aufstoßen, Flatulenz, Übelkeit und anderen Symptomen der Verdauungsinsuffizienz. Sie werden gewöhnlich durch fette Speisen und schwere Mahlzeiten verschlimmert. 2. Rezidivierende „Gallenkoliken". Sie werden durch Schmerzen im rechten Oberbauch mit Ausstrahlung unter das rechte Schulterblatt gekennzeichnet. Sie dauern wenige Minuten oder auch Stunden an. Gelegentlich tritt dabei auch Erbrechen auf. Oft werden sie durch Diätfehler ausgelöst.

Typische Befunde außer den Kolikschmerzen im rechten Oberbauch gibt es nicht. Ein Hydrops der Gallenblase (selten) kann getastet werden.

B. Laborbefunde: Sie liefern keine diagnostische Sicherheit. Serumbilirubin und Enzyme sollten untersucht werden, besonders wenn Choledochussteine oder Lebererkrankungen vermutet werden.

C. Röntgenbefunde: Die wichtigste diagnostische Maßnahme ist die orale Cholezystographie. Der Nachweis von Gallensteinen verstärkt die Verdachtsdiagnose einer Cholezystitis. Füllt sich die Gallenblase nicht, wiederholt man die Cholezystographie mit der doppelten Kontrastmittelmenge bzw. führt eine i.v.-Cholezystographie durch. Wenn sich die Gallenblase auch dann nicht darstellt, ist sie wahrscheinlich erkrankt. Bei einer deutlichen Leberfunktionsstörung (Bromthalein-Retention $> 20\%$), Choledochusverschluß (Cholecystographie ist kontraindiziert bei Serumbilirubin > 3 mg/100 ml), Malabsorption des Kontrastmittels oder bei akutem Bauch ist die Cholezystographie unzuverlässig.

Die steinfreie Gallenblase, die sich nur unzureichend füllt und verzögert entleert, stellt kein chirurgisches Problem dar. Da aber kleine Gallensteine leicht übersehen werden, sollte in solchen Fällen die Cholezystographie insbesondere dann wiederholt werden, wenn die Symptome für eine Gallenblasenerkrankung sprechen. Kontraindikation für die Cholezystographie ist Jodunverträglichkeit.

Differentialdiagnose

Treten typische Gallenkoliken auf und ist röntgenologisch der Nachweis einer Cholelithiasis oder einer pathologisch reagierenden Gallenblase erbracht, ist die Diagnose nicht schwierig. Machen unspezifische dyspeptische Symptome die Hauptbeschwerden aus, muß man andere gastroenterologische Erkrankungen in Betracht ziehen z. B. Magengeschwür, Gastritis, chronische Pankreatitis und Karzinome in Magen, Pankreas, Kolon, Leber und Gallenblase. Es ist deswegen ratsam, eine röntgenologische Magen-Darm-Passage vorzunehmen.

Komplikationen

Die Komplikationen der chronischen Cholezystitis mit Cholelithiasis schließen ein: akute Cholezystitis, Choledochussteine, innere Fisteln, Pankreatitis und Gallenblasenkarzinome.

Behandlung

A. Medikamentöse Behandlung: Konservative Maßnahmen sind bei Patienten angezeigt, bei denen klinisch der röntgenologische Nachweis von Steinen fehlt und die auf eine medikamentöse Behandlung ansprechen. Bei folgenden Patienten sollte man mit einer Operation zurückhaltend sein: Patienten mit nicht gesicherter Diagnose; Patienten, die eine Operation verweigern; Patienten mit hohem Operationsrisiko und Patienten mit einer geringen Lebenserwartung.

1. Diät. Im allgemeinen wird eine fettarme bzw. fettfreie Diät verordnet.

2. Spasmolytische Medikamente: Man verordnet z. B. Bellafolin®, 3 × tgl. 10 Tropfen vor den Mahlzeiten oder Kombinationspräparate von Barbituraten und Spasmolytika (s. Behandlung des Ulcus duodeni) oder Atropinsulfat, 0,4–0,6 mg oral oder s. c.

3. Sedativ-spasmolytische Kombinationspräparate zur symptomatischen Therapie.

4. Dehydrocholsäure (Decholin®), 0,25–0,5 g 3 × tgl. nach den Mahlzeiten wirkt choleretisch. Bei einem kompletten mechanischen Verschluß darf man dieses Medikament nicht anwenden.

B. Operative Maßnahmen: Wenn das chirurgische Risiko überschaubar ist, erscheint eine Operation angezeigt: 1. Bei Patienten mit Gallensteinen, mit oder ohne Gelbsucht, die rezidivierende Koliken im rechten Oberbauch haben. Die symptomlose Cholelithiasis kann bei Patienten mit geringem Operationsrisiko ebenfalls chirurgisch angegangen werden. 2. Bei Patienten mit Verdacht auf Gallenblasenkarzinom. Hier gibt man der Cholezystektomie den Vorzug. Palliativ kann eine Choledochostomie angezeigt sein.

Prognose

Die Gesamtsterblichkeit nach einer Cholezystektomie ist geringer als 1%. Die Gallenwegschirurgie ist jedoch bei älteren Leuten komplizierter und gefährlicher. Bei Patienten über 70 Jahren hat die Cholezystektomie wahrscheinlich eine Sterblichkeitsrate von 5–10%.

Nach einer lege artis ausgeführten Operation ist der Patient im allgemeinen symptomfrei. Er benötigt keine besondere Diät.

Cholelithiasis

Das hohe Vorkommen von Cholelithiasis in der Bevölkerung wird durch die klinische Häufigkeit der Cholezystitis bewiesen. Autopsieuntersuchungen zeigen, daß 32% der Frauen und 16% der Männer über 40 Jahren Gallensteine haben. Gallensteine treten ziemlich genau um das 40. Lebensjahr herum auf. Die Schwangerschaft ist ein wichtiger auslösender Faktor der Gallensteine. Auch die Adipositas kann eine zusätzliche Ursache sein. Daher stammt die Beschreibung des typischen Gallenblasenpatienten als „weiblich, fett und vierzig" („female, fat and fourty").

Die Gallensteine bestehen aus Cholesterin, Kalzium-Bilirubin und Calciumcarbonat. Ungefähr 90% der Steine bei chronischer Cholezystitis sind „Mischsteine", während die 3 Formen der sogenannten „reinen" Steine sich in einer relativ normalen Gallenblase finden. Die Kalzium-Bilirubin-Steine (= Pigment-Kalk-Steine) treten gewöhnlich – manchmal schon in frühen Jahren – bei der kongenitalen hämolytischen Anämie und der Sichelzellenanämie als Folge einer erhöhten Bilirubinausscheidung auf.

Die Infektion spielt sowohl bei der Cholelithiasis wie auch bei der Cholezystitis eine wichtige Rolle. Eine chronische, geringgradige, bakterielle Infektion der Gallenblase kann die Steinbildung begünstigen.

Beim Zystikusverschluß kommt es im allgemeinen zum Gallenblasenhydrops. Bakterien intestinalen Ursprungs (Streptokokken, coliforme Bakterien, Staphylokokken) können aus ca. der Hälfte der operativ entfernten Steingallenblasen nachgewiesen werden.

Gallensteine sind häufig symptomlos (66%). Sie werden zufällig bei Operationen, Autopsien oder Röntgenuntersuchungen entdeckt. Die Behandlung der symptomlosen Gallensteine ist umstritten. Die meisten Chirurgen raten zu einer prophylaktischen Entfernung der Gallenblase, wenn es für den Patienten kein Risiko bedeutet. Dieses Urteil basiert auf der Tatsache, daß mindestens 35–50% dieser Patienten in der Folge die Symptome der Gallenkolik, des Ikterus, eines Gallenblasenhydrops oder einer akuten Cholezystitis entwickeln. Die Wahrscheinlichkeit eines Gallenblasenkarzinoms aufgrund einer Cholelithiasis ist geringer als 1%.

Da die Grundvoraussetzung für die Entstehung von Cholesterin-Gallensteinen, die mit ca. 70% am häufigsten vorkommen, eine mit Cholesterin übersättigte (lithogene) Galle ist, wird versucht, durch die orale Gabe von Chenodesoxycholsäure die Cholesterinsättigung zu beseitigen. Es sollen in 30 bis 50% röntgennegative Gallensteine aufgelöst werden können. Die mittlere Dosis beträgt 1 g Chenodesoxycholsäure und muß offensichtlich über mehrere Monate gegeben werden. Bereits in diesem Bereich, besonders aber bei höheren Dosen treten Durchfälle auf. Gelegentlich werden passagere Transaminasenerhöhungen gefunden. Man sollte daher in monatlichen Abständen unter der Behandlung SGOT, SGPT, Alk. Phosphatase, LAP oder Gamma-GT, Bilirubin, Triglyzeride und Cholesterin kontrollieren. Die Ursodesoxycholsäure (Cholit-Ursan®, Ursochol®, Ursofalk®) hat wesentlich weniger Nebenwirkungen; sie führt z.B. kaum zu Veränderungen an der Leber. Sie wird daher heutzutage bevorzugt verwendet. Die optimale Dosis liegt bei 10 mg pro kg/KG tägl. Die Behandlung ist besonders bei Patienten indiziert für die ein zu hohes Operationsrisiko besteht. Da bisher noch keine Untersuchungen über teratogene Wirkungen vorliegen, sollte die Behandlung nur bei Frauen jenseits des gebärfähigen Alters durchgeführt werden.

Kontraindikationen der Steinauflösung:
1. Lebererkrankungen
2. Cholelithiasis mit häufigem Auftreten von Koliken und Verschlußikterus
3. Niereninsuffizienz
4. Malabsorptions-Syndrom
5. Zustand nach Ileumresektion
6. Vorliegen eines negativen Cholecystogramms
7. Spontan schattengebende Gallensteine.
8. Gallensteine größer als 2 cm Durchmesser.

Voraussetzungen für eine erfolgreiche Auflösung von Gallensteinen sind: 1. Positives i.v.-Cholezystogramm. 2. Kontraktion auf Reiz (die Gabe einer Reizmahlzeit bei Gallenblasensteinen wird jedoch von vielen Ärzten als kontraindiziert angesehen. Der Nachweis der Kontraktion der Gallenblase erlaubt jedoch einen gewissen Rückschluß auf ihre Funktion und auf Wandveränderungen. Es wäre nicht sinnvoll, Gallensteine aufzulösen und eine Gallenblase mit einer chronischen Cholezystitis zurückzulassen). 3. Die Gallenblase darf nur zu weniger als drei Viertel mit Steinen gefüllt sein.

Behandlungsdauer: mindestens 6 Monate. Größere Konkremente können sich auch nach 1 Jahr noch auflösen.

Nach erfolgter Auflösung und Absetzen des Medikamentes sind Steinneubildungen beobachtet worden. Ob eine Dauerbehandlung das erneute Auftreten verhindern kann, ist noch unsicher.

Obturierende Cholangitis

Die obturierende Cholangitis ist eine Erkrankung unbekannter Ätiologie. Sie wird durch einen diffusen, entzündlichen Prozeß charakterisiert, der zu Fibrosen und Stenosen der Gallenwege führt. Klinisch imponiert die Erkrankung durch einen progressiven, obstruktiven Ikterus. Sie kann im frühen Lebensalter auftreten. Die Behandlung besteht — wenn möglich — in einer „Bypass"-Operation der Striktur. Gute Erfolge bringen gelegentlich Kortikosteroide und Breitspektrumantibiotika.

Choledocholithiasis

Diagnostische Merkmale
- Die Anamnese weist oft chronische Verdauungsstörungen, Koliken oder Gelbsucht auf
- Plötzlicher Beginn schwerer Schmerzen im rechten Oberbauch oder Epigastrium, die unter das rechte Schulterblatt oder die Schulter ausstrahlen können
- Übelkeit und Erbrechen
- Fieber, oft gefolgt von Hypothermie oder Schock
- Ikterus (manchmal spät auftretend)
- Leukozytose
- Abdomenleeraufnahmen können Gallensteine erkennen lassen

Allgemeine Betrachtungen
Ungefähr 10% der Patienten mit Gallensteinen haben eine Choledocholithiasis. Der Prozentsatz nimmt mit steigendem Alter zu. Der Befall der älteren Leute kann bis zu 50% betragen. Gallengangsteine stammen gewöhnlich aus der Gallenblase, können sich jedoch auch im Gallengang bilden. Die Steine sind meistens symptomlos, es sei denn, daß eine Obstruktion vorliegt.

Klinische Befunde
A. Symptome: Gewöhnlich weist die Anamnese auf eine chronische Cholezystitis hin. Die übrigen Sym-

ptome, die auf Gallensteine schließen lassen sind 1. häufige rezidivierende Anfälle von Gallenkoliken; 2. Schüttelfrost und Fieber zusammen mit einer Kolik; 3. Ikterusanamnese. Die flüchtige Gelbsucht wird manchmal 1–2 Tage nach einer Kolik bemerkt. Ikterus bei Patienten mit einer chronischen Gallenblasenerkrankung in der Anamnese weist auf Choledochussteine hin. Eine Druckempfindlichkeit des Epigastriums kann während der Kolik nachweisbar sein. Andere spezifische abdominelle Symptome gibt es nicht.

B. Laborbefunde: Leberfunktionsproben sollten in allen Fällen vorgenommen werden. Bilirubinurie und erhöhtes Serumbilirubin sind beim Gallengangsverschluß vorhanden. Eine Erhöhung der alkalischen Phosphatase und der Leucinaminopeptidase (LAP) läßt eine Obstruktion vermuten. Der Bromthaleintest ist hierbei ohne Aussagekraft. Verlängerung der Prothrombinzeit. Besteht ein Verschlußikterus über mehrere Wochen, so kann wegen der sekundären Leberschädigung die Differenzierung der obstruktiven von der hepatozellulären Gelbsucht immer schwieriger werden.

C. Röntgenbefunde: Wenn der Serumbilirubinspiegel unter 3 mg/100 ml liegt und die Leberfunktion zufriedenstellend ist, kann man mit Hilfe der intravenösen Cholangiographie oft den Gallengang darstellen (s. auch ERC, S. 501). Ist der Ikterus ausgeprägt, kann nur eine Leeraufnahme vorgenommen werden. Ultrasonographie, CT und Leberszintigraphie können differentialdiagnostisch (: hepatozelluläre Gelbsucht gegenüber Verschlußikterus) herangezogen werden.

Differentialdiagnose
Die häufigste Ursache des Verschlußikterus ist der Gallengangsstein. Dann folgt nach der Häufigkeit das Karzinom des Pankreas, der Papille oder des Gallengangs. Metastasierende Karzinome (gewöhnlich aus dem Magen-Darm-Trakt stammend) und lokales Wachstum des Gallenblasenkarzinoms sind andere wichtige Ursachen des Verschlußikterus. Die hepatozelluläre Gelbsucht kann gewöhnlich durch Anamnese, klinische Untersuchungen und Leberfunktionstests abgegrenzt werden.

Komplikationen
A. Biliäre Zirrhose: Länger anhaltende Gallengangsobstruktion (länger als 30 Tage) verursacht schwere Leberschäden, schließlich Leberversagen oder portale Hypertension.

B. Cholangitis: Eine bakterielle Choledochusinfektion ist bei 75% der Steinträger nachweisbar. Die häufigsten Bakterien sind: Escherichia coli, Aerobacter aerogenes, Streptococcus faecalis und Proteus vulgaris. Die aszendierende Infektion findet man häufig bei Choledochussteinen. Sie kann zu Leberschäden und selten zu multiplen Leberabszessen führen.

C. Hypoprothrombinämie: Patienten mit Verschlußikterus oder anderen Lebererkrankungen können durch die Hypoprothrombinämie eine Blutungsneigung aufweisen. Besteht der Prothrombinmangel als Folge einer gestörten Vitamin K-Resorption, ist Vitamin K zu applizieren (parenterale Verabfolgung soll zur Sicherung der Inkorporation auf jeden Fall bevorzugt werden).

Behandlung
Die Behandlung der Choledochussteine besteht in der Cholezystektomie und Choledochostomie.

A. Präoperative Vorsorge: Eine Notfallsoperation ist selten notwendig. Einige Tage kann zu Gunsten einer sorgfältigen Untersuchung gewartet werden.
1. Die Leberfunktion sollte sorgfältig geprüft werden.
2. Die Prothrombinzeit sollte durch parenterale Verabreichung von Vitamin K-Präparaten auf normale Werte gebracht werden (s. oben).
3. Glykogen- und Proteinmangel sollten durch eine kohlenhydrat- und proteinreiche, fettarme Diät (enthaltend ungefähr 50 Kalorien und 2 g Protein/kg Körpergewicht) substituiert werden.
4. Vitamine.
5. Bei Cholangitis gibt man Antibiotika (z. B. ein Tetrazyklin oder ein Breitspektrum-Penicillin).

B. Indikation zur Choledochusdarstellung: Vor jeder Operation muß die Frage der Choledochusdarstellung diskutiert werden. Die operative Cholangiographie ist eine wertvolle Maßnahme zum Nachweis von Steinen. Darauf deuten hin:
1. Verdacht auf Choledocholithiasis, Verschlußikterus, häufige Gallenkoliken, Cholangitis und Anamnese einer Pankreatitis.
2. Intraoperative Befunde, die für eine Choledocholithiasis sprechen sind: Palpable Steine, dilatierter oder dickwandiger Choledochus, Nachweis entsprechend kleiner Gallensteine und Pankreatitis.

C. Postoperative Behandlung:
1. Antibiotika: Postoperativ werden Antibiotika bedarfsweise eingesetzt. Bakterienabstriche werden bei der Operation immer entnommen. Bei vorbestehender Infektion gibt man ein Tetrazyklin oder Ampicillin, bis die Antibiogramme vorliegen.

2. T-Drainage: Nach der Choledochostomie legt man zur Druckminderung in den Gallengang eine T-Drainage ein. Sie muß unbedingt fixiert sein. Eine gut angeschlossene T-Drainage führt zum kontinuierlichen Abfluß von Galle. Das Volumen variiert zwischen 100–1000 ml tgl. (Durchschnitt 200–400 ml). Ein überdurchschnittliches Volumen kann durch Obstruktion der Papille (gewöhnlich Ödem) und erhöhte Gallenproduktion bedingt sein.

3. Cholangiographie: Ein Cholangiogramm durch die T-Drainage sollte am 7. oder 8. Tag nach der Operation durchgeführt werden. Unter Röntgenkontrolle wird Kontrastmittel unter aseptischen Bedingungen injiziert, bis sich das Gangsystem darstellt und das Kontrastmittel in das Duodenum eintritt. Die Injektion von Luftblasen muß vermieden werden, da sie auf dem Röntgenbild wie Steine erscheinen. Zeigt das Cholangiogramm keine Steine im Gallengang und fließt das Kontrastmittel frei in das Duodenum ab, klemmt man den Schlauch über Nacht ab und entfernt ihn am folgenden Tag durch einfaches Herausziehen. In den nächsten Tagen fließt aus der Drainagewunde meistens noch etwas Galle.

Gallengangskarzinom

Das Gallenblasenkarzinom kommt bei 2% aller Patienten, die wegen Gallengangserkrankungen operiert werden, vor. Die Diagnose wird meistens bei der Operation gestellt. Leber- und Peritonealmetastasen können am Anfang die einzige Manifestation sein. Das Karzinom des Gallenganges ist selten. Es imponiert gewöhnlich als akuter Verschlußikterus. Es kann mit Symptomen einer aszendierenden Cholangitis auftreten.

Rezidivierende oder kontinuierliche Schmerzen im rechten Oberbauch, Ikterus und eine Resistenz im rechten Oberbauch — aufgrund eines Gallenblasenhydrops, einer Lebervergrößerung oder eines Tumors — können das klinische Bild beherrschen. Ein Aszites kann bei peritonealer Metastasierung auftreten. Pruritis wird häufig angegeben.

Die Laborbefunde bestehen in pathologischen Ergebnissen mit Hinweis auf Verschlußikterus. Der Tumor ist selten resezierbar. Die Prognose ist schlecht. Palliativoperation zur Beseitigung der Gallenabflußstörung.

Funktionelle Gallenwegsbeschwerden, „Dyskinesien"

Die Beschwerden treten auf, ohne daß morphologische Veränderungen nachweisbar sind. Man nimmt an, daß das komplizierte, aufeinander abgestimmte Zusammenspiel von Gallenblase und Sphinkteren in den abführenden Gallenwegen gestört ist. Auf diese Weise kann es durch Dehnung infolge von Drucksteigerung zu Beschwerden kommen. So ist z. B. — um einen duodenocholedochialen Reflux zu verhindern — folgende Einrichtung funktionell aufeinander abgestimmt: Schräge Einmündung des Choledochus, ein schwellkörperartiges Gefäßsystem und jalousieartige Falten im terminalen Choledochus; Störungen in der Koordination dieser Mechanismen können zu Drucksteigerungen im Gallensystem und damit zu Schmerzen führen. Dabei scheinen folgende Kombinationen klinisch von Bedeutung zu sein: *1. Die primäre Cholezystatonie,* oft begleitet von Hypotonie des Sphinkter Oddi. Sie findet sich vorwiegend bei asthenischen Frauen, oft begleitet von einer allgemeinen Viszeroptose. Bei der Untersuchung wird eine Druckempfindlichkeit der Gallenblase angegeben. Röntgenologisch findet sich eine lange, schlaffe Gallenblase, die im Stehen oft bis ins kleine Becken absinkt. Kontraktion und Entleerung der Gallenblase sind ungenügend. Die konservativen therapeutischen Möglichkeiten umfassen Cholezystokinetika, Vermeiden der als unverträglich ermittelten Speisen. Nicht selten spricht die funktionelle Störung auf sog. Trinkkuren an. *2. Abflußhemmung im Cysticusgebiet* mit initialer Hypertonie und Hyperkinesie der Gallenblase, gefolgt von sekundärer Atonie. Cholezystokinetisch wirkende Speisen können schmerzhafte Anfälle auslösen. Die Gallengegend ist meist druckempfindlich. Röntgenologisch findet sich im Frühstadium meist eine normal große, gut tonisierte oder hypertonische Gallenblase, die sich auf Reizmahlzeit energisch kontrahiert und unter Schmerzen entleert.

Im Spätstadium findet sich oft eine hypotone, schlecht entleerte Gallenblase, die nur wenig kontrastreich ist und welche sich kaum mehr auf Entleerungsreiz kontrahiert. Eine Unterscheidung gegenüber einer primären Cholezystatonie ist dann kaum noch möglich. Entsprechend ändert sich auch das Beschwerdebild. Im Laufe der Jahre nehmen die Schmerzen an Intensität ab und verschwinden völlig, um einem Druck- und Völlegefühl Platz zu machen. Die konservative Therapie dieser Störungen besteht im Vermeiden von selbst ermittelten unverträglichen Speisen und im Versuch Tonus- und Krampfbereitschaft durch Anticholinergika herabzusetzen. Bei Therapieresistenz ist eine Cholezystektomie angezeigt. *3. Die Hypertonie des Sphineter Oddi* mit initialer Hypertonie und Hyperkinesie der Gallenblase, gefolgt von sekundärer Atonie. Die Beschwerden sind wie bei einer organischen Papillenstenose. Auch die röntgenologischen Zeichen gleichen der organischen Papillenveränderung, also z. B. Erweiterung des Ductus choledochus. Zur Abklärung ist eine endoskopisch ausgeführte retrograde Cholangiographie (ERC) notwendig. *4. Hyperästhesie der Gallenwege* (irritable Gallenblase). Bereits physiologische Dehnungsreize der Gallenblase verursachen unangenehme Empfindungen, Übelkeit. Psychische Faktoren wie Emotionen oder Depressionen aber auch physische oder alimentäre Belastungen und Kälteeinwirkung können die Symptome auslösen. Meist sind die Gallenbeschwerden nur Teilsymptome des psychovegetativen Syndroms. Die Therapie ist symptomatisch: Vermeidung selbst ermittelter unverträglicher Speisen, Wärmeapplikation, Spasmolytika kombiniert mit Sedativa oder Psychopharmaka.

Häufig sprechen sog. funktionelle Gallenwegsbeschwerden auf Präparate wie spasmo gallo sanol® oder Cholspasmin® forte an.

Pankreaserkrankungen

Pankreasfibrose, zystische

(Mukoviszidose)

siehe im Kapitel 13, ‚Pädiatrie' (Erkrankungen der großen Verdauungsdrüsen).

Akute Pankreatitis

(Akute hämorrhagische Pankreatitis,
Akute interstitielle Pankreatitis)

Diagnostische Merkmale:
- Plötzlicher akuter Schmerzbeginn im Epigastrium, oft mit Ausstrahlung in den Rücken
- Übelkeit, Erbrechen, Erschöpfung, Schweißausbruch
- Abdominelle Druckempfindlichkeit, Blähungen, Fieber, Leukozytose, erhöhte Amylase und Lipase im Serum und Urin
- Übermäßiges Essen und Alkoholgenuß

Allgemeine Betrachtungen
Die akute Pankreatitis ist eine schwere abdominelle Erkrankung, hervorgerufen durch eine akute Entzündung des Pankreas verbunden mit einer „Fermententgleisung" (Katsch). Die Ursache ist unbekannt. Viele Faktoren können dafür verantwortlich sein. Gewöhnlich ist eine Erkrankung des Gallensystems nachweisbar. Ein Rückfluß von Galle in die Pankreasgänge ist häufig diskutiert worden („common channel"-Theorie). Die Tatsache, daß die akute Pankreatitis durch übermäßiges Essen und Alkoholgenuß ausgelöst werden kann, läßt vermuten, daß ein zusätzlicher sekretorischer Reizfaktor für die Auslösung angeschuldigt werden muß. Vaskuläre und allergische Ursachen wurden ebenfalls postuliert. Außer dem Gallenreflux kommt dem lymphatischen System als Transportsystem von toxischen Metaboliten zwischen Gallengangsystem und Pankreas ein hoher Stellenwert zu, da anatomisch nachweisbar eine Verbindung des Lymphsystems von Gallengang und Pankreas besteht.

Offensichtlich gibt es noch viele Faktoren, die zu einer akuten Pankreatitis führen können: Hyperlipidämie, Hyperparathyreoidismus, Diabetes mellitus, Porphyrie, Schwangerschaft, ERCP, Infektionskrankheiten (meist viraler Genese), Gefäßerkrankungen, Niereninsuffizienz, immunologische Erkrankungen (systemischer Lupus erythematodes, rheumatoide Arthritis, Lipodystrophie) und Medikamente (Kortikosteroide, Östrogene, Furosemid, Etacrynsäure, Kalzium, Clonidin, Antikoagulantien). Nach chirurgischen Eingriffen im Oberbauch kann ebenfalls eine akute Pankreatitis auftreten.

Die pathologischen Veränderungen variieren von akuten Ödemen und zellulärer Infiltration bis zur Nekrose der Acinuszellen, Hämorrhagie und intra- und extrapankreatischer Fettgewebsnekrose. Ein Teil oder das ganze Pankreas können betroffen sein.

Klinische Befunde
A. Symptome: Epigastrische, abdominelle Schmerzen mit meistens plötzlichem Beginn. Sie sind kontinuierlich und stark. Die Schmerzen werden oft stärker, wenn man auf dem Rücken liegt und lassen im Sitzen oder Vornüberneigen nach. Gewöhnlich strahlt der Schmerz in den Rücken, aber auch nach rechts und links aus. Übelkeit, Erbrechen und Obstipation treten auf. Schwere Erschöpfungszustände, Schweißausbrüche und Angstgefühle.

Das Abdomen, besonders der Oberbauch, ist druckempfindlich. Oft besteht eine Abwehrspannung. Der Bauch kann aufgetrieben sein. Darmgeräusche können bei gleichzeitigem paralytischem Ileus fehlen. Oft findet man Fieber 38,0–39,0 °C, Tachykardie, Hypotension oder Kreislaufschock, Blässe und eine kalte und schweißige Haut. Leichter Ikterus findet sich in 25% der Fälle. Im Oberbauch kann eine uncharakteristische Resistenz vorhanden sein.

B. Laborbefunde: Man findet: Leukozytose (10000–30000), Proteinurie (25% der Fälle), Glukosurie (10–20% der Fälle), Hyperglykämie und abnorme Glukosetoleranzkurven (50% der Fälle) sowie erhöhtes Serumbilirubin. Serumharnstoff und alkalische Phosphatase können erhöht sein. Erniedrigtes Serumkalzium korreliert mit der Schwere des Prozesses. Der niedrigste Wert wird ungefähr am 6. Tag gemessen. Spiegel unter 7 mg/100 ml sind mit Tetanie verbunden und sind ein ungünstiges Zeichen.

Die Serumenzyme sind erhöht. Die Serumamylase ist früh erhöht (in 90% der Fälle) und kehrt am 3. Tag zur Norm zurück. Die Serumlipase steigt langsamer an und bleibt einige Tage länger erhöht. Der Plasmaantithrombintiter ist frühzeitig erhöht und kann sich mit der Amylase wieder normalisieren. Urinamylase und Amylaseaktivität in der Peritonealflüssigkeit (kann sehr hoch sein) bleiben länger erhöht als die Serumamylase. Eine Korrelation zwischen der Höhe der Amylasenwerte und dem Schweregrad der akuten Pankreatitis besteht nicht. Trotz niedriger Amylasenwerte im Serum kann eine schwere Verlaufsform nicht ausgeschlossen werden. Höchste Amylasenwerte werden im Aszites und im Urin gefunden. Besteht die Hyperamylasämie länger als 10 Tage, spricht dies für ein Weiterbestehen der Entzündung und/oder für das Auftreten von Komplikationen wie Pseudozysten oder Abszedierung. Manchmal kann die Amylase-Clearance in der akuten Phase gesteigert sein. Dies erklärt die gelegentlich besser erscheinende Treffsicherheit der Amylasenbestimmung im Urin. Falschpositive Amylasenanstiege werden beobachtet: bei Parotitis, Niereninsuffizienz, Verbrennungen, neoplastischen Syndromen, Zustände mit akutem Abdomen (Peritonitis, Ileus, perforiertes Duodenalulkus, mesenterialer Gefäßverschluß), Tubengravidität.

Die Lipase zeigt einen ausgeprägteren und über längere Zeit nachweisbaren Anstieg als die Amylase. Ihre Bestimmung ist jedoch komplizierter und aufwendiger. Bestimmung der Lipase-Aktivität im Urin ist aufgegeben worden, da die Aussagefähigkeit durch lipolytische Enzymaktivitäten in der Niere fraglich ist.

C. Röntgenbefunde: Typische Befunde der Abdomenübersichtsaufnahme sind der Häufigkeit nach: Starke Blähung des Magens, des Duodenums, der Dünndarmschlingen, umschriebene Querkolonblähung, diffuse Dickdarmblähung, diskrete Kalkeinlagerungen im Bereich des Pankreaslagers. Die Thoraxübersichtsaufnahme ergibt der Häufigkeit nach: ZF-Hochstand (links 7%, rechts 1%), Pleuraerguß links (7%), Plattenatelektasen der basalen Lungensegmente (links 7%, rechts 1%), Pneumonie und Pleuritis. Die Veränderungen können innerhalb der ersten 24 Stunden auftreten, jedoch bis 3 Wochen später noch nachweisbar sein. Pleuraergüsse und basale Pneumonien sind am ehesten durch Fortleitung der Entzündung in transdiaphragmalen Lymphspalten zu sehen. Entsprechend ist die Amylase im Pleuraexsudat nachweisbar.

Die Computertomographie ermöglicht durch direkte Abbildung des Pankreas eine Aussage über Art und Ausmaß der Veränderungen. Sie hat besondere Bedeutung bei der Diagnostik des Pankreaskarzinoms, für die künftig auch die Kernspintomographie (NMR) in Anspruch genommen werden kann.

D. EKG-Befunde: ST- und T-Veränderungen können vorhanden sein, sie unterscheiden sich im allgemeinen jedoch von Infarktveränderungen.

E. Ultraschalluntersuchung des Abdomens:
Generelle Vergrößerung des Organs. Meist verwaschene Konturen. Strukturen aufgelockert und unregelmäßig. Strukturarme bis freie Areale sind Hin-

weise auf eine Nekrose. Vorteil der Sonographie ist, daß ohne wesentliche Belästigung engmaschige Kontrollen möglich sind und die Entwicklung von Pseudozysten oder Abszessen frühzeitig erkannt werden kann.

Differentialdiagnose
Es ist beinahe unmöglich, die akute Pankreatitis von Choledochussteinen oder dem penetrierenden Ulkus mit erhöhter Amylase zu unterscheiden. Sie muß weiterhin unterschieden werden von: der akuten Mesenterialthrombose, der Nierenkolik, dem Aneurysma dissecans der Aorta, der akuten Cholezystitis und dem akuten Ileus. Die Serumamylase kann ebenfalls bei Ileus, Mumps, nach Bauchoperationen oder nach Narkotikagabe erhöht sein.

Komplikationen
Schockentwicklung (die ödematöse Durchtränkung des retroperitonealen Gewebes und Gefäßerosionen mit Blutungen und Nekrosen einzelner Teile oder des gesamten Pankreas können zu einem Verlust des Plasmavolumens bis zu 30% führen).
Nierenversagen.
Respiratorische Insuffizienz: Sie entsteht durch Nekrosen im Endothel der Endstrombahn. Diese werden hervorgerufen durch vermehrt anflutendes Trypsin in der Lunge mit nachfolgender Aggregation von Thrombozyten im Kapillarlumen und durch eine permanente Vasokonstriktion. Hierdurch entsteht ein Shunt-Effekt. Zusätzlich kann ein Totraumeffekt entstehen durch die Zerstörung einer phospholipidhaltigen Substanz in der Alveole (Surfactant), die für die Aufrechterhaltung der Oberflächenspannung der Alveole notwendig ist. Sie wird verursacht durch Lecithinase, die aus der Pankreasnekrose freigesetzt wird.
Enzephalopathie.
Der *Pankreasabszeß* entwickelt sich im nekrotischen Gewebe mit steigendem Fieber, Leukozytose, lokalisierter Druckempfindlichkeit sowie einer Resistenz im Epigastrium.
Die *Pseudozyste* (ein zystisches Gebilde ausgehend von Nekrosen) wächst verdrängend und kann sehr groß werden.
Eine *chronische Pankreatitis* bildet sich in 10% der Fälle aus.
Die Ausbildung eines *Diabetes mellitus* und einer *exokrinen Pankreasinsuffizienz* ist nicht die Regel.

Vorbeugung
Alle auslösenden Faktoren wie Gallenwegserkrankung und Ulzera müssen behoben werden. Der Patient sollte vor reichlichen, fetten Mahlzeiten und vor Alkohol gewarnt werden. Der häufigste auslösende Faktor scheint der Alkoholismus zu sein.

Behandlung

A. Konservative Behandlung:

Null-Diät, Magendauerabsaugung. Antazida werden unter der Vorstellung eingesetzt, daß sie den Rest der Salzsäure abpuffern, der über die Magensonde nicht entfernt werden kann. Evtl. zusätzliche Applikation von sog. H_2-Blockern wie Cimetidin (z. B. Tagamet®, 200 bis 400 mg pro Tag).

Glukagon, Salm-Calcitonin und Somatostatin hemmen die Magen- und Pankreassekretion. Glukagon hat sich jedoch nicht bewährt.

Calcitonin wird in den parafollikulären C-Zellen der Schilddrüse gebildet. Im Gegensatz zum menschlichen Hormon besitzt das Salm-Calcitonin eine 20 bis 40-fach höhere Aktivität. Eine standardisierte Behandlung hiermit hat sich bisher nicht allgemein durchsetzen können. Es wurde vorgeschlagen, z. B. Calcitonin – Sandoz®, 3 ml = 300 I. E. = MRC in 24 Stunden, als Zusatz zur Infusion für 6 Tage zu geben.

Somatostatin, ein Polypeptid, das in den sog. D-Zellen gebildet wird, die im gesamten Gastrointestinaltrakt vorhanden sind, kann die Freisetzung gastrointestinaler Hormone hemmen. Es muß erst noch durch weitere Untersuchungen geklärt werden, inwieweit es einen festen Platz in der Therapie der akuten Pankreatitis hat.

Anticholinergika werden unter der Vorstellung gegeben, daß die Sekretion des Pankreas und des Magens gehemmt wird. Gleichzeitig wird aber auch durch Relaxierung der glatten Muskulatur und Hemmung der Peristaltik des Darmes die Ileusentwicklung begünstigt. Wegen dieser erheblichen Nebenwirkungen ist die Atropin-Therapie fragwürdig geworden.

Wesentlichster Teil der Therapie ist die rechtzeitige und ausreichende Volumensubstitution und Elektrolytbilanzierung. Hierdurch können Komplikationen vermindert und die Überlebenschance erhöht werden. Tritt eine respiratorische Insuffizienz (PO_2 kleiner als 60 mmHg trotz Sauerstoffzufuhr) auf, so muß eine Beatmung mit intermittierendem positiven Druck und eine Behandlung mit hohen Dosen von Methylprednisolon [Urbason®] (Schutzeffekt auf die Alveolarmembran, positiver Einfluß auf die kapilläre Anoxie durch Verschieben der Hämoglobin-Dissoziationskurve nach rechts) durchgeführt werden, obwohl Glukokortikoide eine akute Pankreatitis induzieren können.

Bei der Behandlung der Schmerzsymptomatik hat sich die parenterale Applikation von Analgetika bewährt: z. B. Novalgin®, Dolantin®, evtl. zusätzlich durch 0,5 g Procain-Hydrochlorid auf 1000 ml physiologischer Kochsalzlösung während 6 Stunden infundiert (allerdings muß auf Nebenwirkungen wie z. B. Störung im Reizleitungssystem des Herzens geachtet werden). Morphium und seine Derivate sind kontraindiziert, da sie den Tonus des Sphinter

Oddi und den Druck im Pankreasgang erhöhen. Spasmolytika, die oft paralysierend auf den Darm wirken, sind umstritten.

Antibiotika werden meist weniger unter der Vorstellung gegeben, daß die bakterielle Infektion in der Pathogenese der akuten Pankreatitis eine Rolle spielt, sondern mehr deshalb, um Komplikationen durch Infektionen zu vermeiden, die im Verlauf der akuten Pankreatitis auftreten können. Antibiotika der Wahl sind Cephalosporine und Gentamycin (oder Tetrazykline).

Die Therapie mit sog. Kallikrein-Trypsin-Inhibitoren [Aprotinin] (Trasylol®, Antagosan®) ist überwiegend verlassen worden, da mehrere Studien ihre Wirksamkeit, nämlich die Inaktivierung der Proteolyse, bezweifeln. Gelegentlich wird es noch bei kompliziert eingetretenem Schock gegeben, da man sich eine Hemmung der durch Kallikrein freigesetzten Kinine verspricht. Es scheint ein analgetischer und kreislaufstabilisierender Effekt möglich. Es wird empfohlen 200000–400000 E zu Beginn der Behandlung und anschließend 6-stündlich 200000 E während 5 Tagen (Gesamtdosis 4200000 E) zu geben.

B. Chirurgische Behandlung:

Der konservative Behandlungsversuch sollte etwa 24 bis 48 Stunden betragen.

Eine Operationsindikation ist gegeben, wenn der klinische Befund in dieser Zeit zunimmt, wenn ein Gallensteinleiden vorliegt oder ein schon anfänglich bestehender Subikterus zunimmt. Eine Operationsindikation ist in diesem Zusammenhang auch eine Verminderung der Urinausscheidung unter 30 ml pro Stunde. Die Serum- und Urin-Amylase spielt bei der Operationsindikation keine Rolle.

C. Nachbehandlung:

Nach Abklingen aller akuter Erscheinungen vorsichtiger Beginn mit kleinen häufigen Mahlzeiten bestehend aus Tee-Schleim-Zwieback, allmähliche Steigerung auf Reis-Kartoffelbrei-Nudeln und allmähliche Zulage von Eiweiß. Anfangs völlig fettfreie Kost. Nach etwa 4 Wochen kann mit 5 g Butter begonnen und eine langsame Erhöhung auf 50 g pro Tag vorgenoommen werden. Diese Menge sollte möglichst mehrere Monate nicht überschritten werden. Dazu sind Pankreasenzym-Präparate sinnvoll. Striktes Verbot: fette Speisen, Alkohol, kalte Getränke, Bohnenkaffee und schwarzer Tee. Die Amylasen-Erhöhung kann manchmal noch für mehrere Wochen bestehen bleiben. Die Ursache kann in einer Pseudozystenbildung oder einer Behinderung des Abflusses im Pankreasgang oder im Choledochus zu suchen sein. Mit Hilfe der Sonographie sollten Pseudozysten und Choledochuserweiterungen ausgeschlossen werden. Nach Abklingen aller akuter Erscheinungen muß geklärt werden, ob die Ursache für die akute Pankreatitis festgestellt werden kann. Erst nach 4 bis 6 Wochen ist dann bei Cholelithiasis, Striktur oder Pseudozystenbildung die Operation angezeigt.

Prognose

Prognostisch ungünstige Zeichen der akuten Pankreatitis sind: Alter über 55 Jahre; folgende Laborwerte bei der Aufnahmeuntersuchung: Blutzucker über 200 mg%, Leukozyten ober 16000/ml, GOT über 166 U/l. Laborwerte innerhalb der ersten 48 Stunden: Hämatokrit-Abfall um mehr als 10%, Serum-Kalzium unter 4 mval/l, Basendefizit unter 4 mval/l, Anstieg des Kreatinins, arterielle Sauerstoffspannung unter 60 mmHg. Die Letalität der ödematösen Pankreatitis beträgt 10%, die der nekrotisierenden hämorrhagischen Form 40 bis 60%. Komplikationen überstandener akuter Pankreatiden sind Pseudozysten, langwierige Fieberzustände durch retroperitoneale Abszesse, Milz- und Mesenterialvenenthrombosen.

Chronische rezidivierende Pankreatitis

Eine größere Zahl von Pankreatitiskranken, von denen ungefähr ⅓ Alkoholiker sind, hat ein Rezidiv. Als kritische Alkoholmenge werden allgemein 60 bis 70 ml reiner Alkohol pro Tag angesehen. Die chronische Alkoholbelastung führt zu einer erhöhten Eiweißsekretion mit Proteinpräzipitationen in den kleinen Ausführungsgängen. Durch Kalziumeinbau in die Eiweißpräzipitate entstehen Konkremente, die ihrerseits einen mechanischen Reiz auf das Gangepithel ausüben. Dieses atrophiert bei gleichzeitiger Wucherung des perikanalikulären Bindegewebes. Es resultieren Stenosen der Ausführungsgänge unterschiedlichen Ausmaßes. Stenosen und Eiweißniederschläge führen zu Druckerhöhung im Gangsystem. Diese Druckerhöhung und das Einbringen aktivierter Pankreasenzyme und -kinine ins Gewebe verursachen die besonders im Frühstadium der Erkrankung häufigen akuten Schübe. Proximal kompletter Stenosierungen atrophiert das exokrine, später auch das endokrine Gewebe. Wenn einmal eine Pankreatitis abgelaufen ist, ist die Wahrscheinlichkeit eines Rezidivis ca. 50%. Daraus resultiert eine bindegewebige Umwandlung und eine wechselnd ausgeprägte Pankreasinsuffizienz. Im Bereich des Ductus pancreaticus findet sich nicht selten eine Pankreasverkalkung und/oder eine Obstruktion. Ungefähr 50% der Patienten mit chronischer Pankreatitis haben eine Cholezystitis. Hyperparathyreoidismus und familiäre Hyperlipidämie müssen ausgeschlossen werden. Männer werden von dieser Krankheit 6mal häufiger als Frauen betroffen.

Klinische Befunde

A. Symptome: Rezidivierende, gürtelförmige Schmerzanfälle in Oberbauch und Epigastrium mit Ausstrahlung in den Lumbalbereich sind typisch. Allgemein finden sich: Anorexie, Übelkeit, Diarrhoe oder Obstipation und Flatulenz. Die abdominellen Symptome während der Anfälle bestehen hauptsächlich in Druckempfindlichkeit, geringer Abwehrspannung und manchmal paralytischen Ileus. Die Schmerzanfälle können zwischen ein paar Stunden bis zu 2 Wochen anhalten. Eventuell kann der Schmerz auch Dauercharakter haben. Steatorrhoe (massige, übelriechende, fette Stühle) und andere Symptome der Verdauungsinsuffizienz können bei der chronischen Pankreatitis auftreten. Nach Ammann kann man drei Stadien einteilen: *Stadium 1:* Typische Pankreatitisattacken von 2 bis 5 Tagen Dauer. Schmerz meist so heftig wie bei der akuten Pankreatitis. Fermententgleisungen treten etwa bei ⅔ der Patienten auf und sind häufig nur an ein bis zwei Tagen zu beobachten. Sonographie und ERCP ergeben meist keine Aussage. *Stadium 2:* Dieses tritt durchschnittlich 5,5 Jahre nach Beginn der Erkrankung auf. Es ist gekennzeichnet durch progrediente exokrine und endokrine Insuffizienz. Häufig sind Pankreasverkalkungen sichtbar. Die Dauerschmerzen sprechen meist auf die gängigen Spasmolytika nicht mehr an. Mit zunehmender Insuffizienz werden übelriechende, voluminöse fettige Stühle angegeben. Das Stadium 2 dauert durchschnittlich 5 Jahre. Die Prüfteste der exokrinen Funktion fallen positiv aus, ebenso die endoskopische retrograde Cholangio-Pankreatikographie (ERCP). *Stadium 3:* Dieses ist praktisch schmerzfrei. Es tritt meist 10 bis 15 Jahre nach Beginn der Erkrankung auf. Da 10 bis 15% aller Pankreatitiden schmerzfrei verlaufen können, wird eine chronische Pankreatitis oft erst im Stadium 3 erkannt, wenn allgemeiner Marasmus und schwer einstellbarer Diabetes auftreten. Die Differentialdiagnose zum Pankreaskarzinom ist sehr schwierig. Die Patienten sterben häufig an Pneumonie, Sepsis, an den Folgen hypoglykämischer Schocks oder aufgrund arterieller Durchblutungsstörungen. Bemerkenswert ist die Neigung zu psychischen Störungen, zyklischen Depressionen. Es entsteht das Bild der pankreatogenen Enzephalopathie.

B. Laborbefunde:

Während akuter Phasen können Serum-Amylase und -Lipase erhöht sein. Für die ausgebrannte chronische Pankreatitis ist es fast typisch, daß selbst Alkoholexzesse zwar die Beschwerden steigern, jedoch die Enzymaktivitäten nicht erhöhen.

Die für die exkretorische Pankreasfunktion entwickelten Teste lassen sich in 3 Gruppen einteilen: 1. direkte Teste mit enterohormonaler Stimulation der Bikarbonat- und Enzymsekretion. 2. indirekte Teste, die anhand definierter Nahrungsstoffe oder synthetischer Substrate die enzymatische Leistungsfähigkeit der Bauchspeicheldrüse abschätzen lassen. 3. Stuhluntersuchungen.

Für die direkte Untersuchung des Duodenalsekrets muß der Patient zwei Sonden oder eine mehrläufige Sonde schlucken, so daß Magen- und Duodenalsekret getrennt abgesaugt werden können. Für die Stimulation des Pankreas werden Sekretin (Sekretolin®), Cholecystokinin-Pankreozymin und Caerulein empfohlen. Es gibt vielfältige Modifikationen dieser direkten Teste. Sie bieten die beste Sicherheit in der Frühdiagnostik einer exkretorischen Pankreasinsuffizienz.

Die indirekten Untersuchungsmethoden werden in der Regel ohne Sonde durchgeführt. Eine Ausnahme bildet der sog. Lundt-Test. Hier wird nach Erhalt einer Nährlösung über 2 Stunden das Duodenalsekret abgesaugt und dann werden der pH-Wert und der Trypsin-Gehalt bestimmt. Leider kann dieser Test auch bei Erkrankungen wie Perniziosa, Diabetes mellitus, Duodenalgeschwüren, Sprue und nach Magensekretion pathologisch ausfallen. Große Erwartungen wurden der Chymotrypsin-Bestimmung im Stuhl entgegengebracht, da dieses Ferment nur von der Bauchspeicheldrüse sezerniert wird. Leider streut die Chymotrypsinaktivität auch beim Gesunden sehr stark und wird von anderen Magen- und Darmkrankheiten beeinflußt. Bei etwa 10% der Patienten mit gesicherter exkretorischer Pankreasinsuffizienz ist die Chymotrypsin-Ausscheidung nicht reduziert. Der Pancreolauryl-Test® stellt nur geringe labortechnische Anforderungen. Nach Einnahme des Fluorescein-dilaurats zusammen mit einem genormten Frühstück wird durch die Esterasen der Bauchspeicheldrüsen der Farbstoff Fluorescein freigesetzt. Er wird resorbiert und durch die Nieren ausgeschieden und dann im Harn bestimmt. Eine endgültige Einschätzung dieses Testes, der möglicherweise auch von der Aktivität der Esterasen im Dünndarm abhängt, ist zur Zeit noch nicht möglich. Indirekte Funktionsprüfungen erfassen bestenfalls 80 bis 90% der Patienten mit einer pathologischen Pankreassekretion.

C. Röntgenbefunde: Abdomenübersichtsaufnahmen zeigen oft eine Pankreasverkalkung und einen leichten Ileus. Ein Cholezystogramm kann Gallenwegserkrankungen aufdecken und Aufnahmen des oberen Magen-Darm-Traktes zeigen typische Anomalien der Duodenalschlinge. Die hypotone Duodenographie läßt nur in ca. 45% der Fälle eine Aussage bei der chronischen Pankreatitis zu. Die wichtigste Untersuchung ist zweifellos die ERPC (endoskopische retrograde Pankreatiko-Cholangiographie). Hiermit können Pankreaszysten bzw. postnekrotische Höhlen oder Pankreasabszesse erfaßt werden.

Man hat auch hier eine Stadieneinteilung vorgeschlagen (Manegold). Während im Stadium I ledig-

lich regionale Gangveränderungen vorherrschen, bestehen im Stadium III Gallengangsveränderungen im gesamten Pankreasverlauf. Neben diesen Gangveränderungen können in fortgeschrittenen Stadien Stenosierungen im retroduodenalen Verlauf des Ductus choledochus beobachtet werden, die durch Schrumpfung und narbige Induration des Pankreasgewebes in diesem Bereich entstehen.

Komplikationen

Nicht selten findet man eine Gewöhnung an Narkotika. Andere häufige Komplikationen sind: Diabetes mellitus, Pankreas-Pseudozyste oder -abszeß, obstruktiver Ikterus, Steatorrhoe, Unterernährung und Magengeschwüre.

Behandlung

Eine bestehende Erkrankung des Gallentraktes sollte operativ behandelt werden.

A. Medikamentöse Maßnahmen: Eine leichte, fettarme Diät und anticholinergische Arzneimittel sollten verordnet werden. Alkohol ist verboten. Ausschluß eines Hyperparathyreoidismus, Sanierung der Gallenwege. Wenn auch die chronische Pankreatitis oft eine Progredient-Erkrankung ist, so vermögen diese Maßnahmen weiteren akuten Rezidiven und deren Komplikationen vorzubeugen. Leichte Sedativa können von Nutzen sein. Narkotika sollen vermieden werden. Die Verdauungsinsuffizienz wird mit Pankreasenzympräparaten behandelt. Hierbei ist der Gehalt der Präparate an Lipase-Aktivität entscheidend. Zu den leistungsstärksten mit etwa gleichem Lipasegehalt zählen: Combizym comp.®, Nutrizym®, Pankreatan®, Pankreon® forte. Wichtig ist, daß nicht durch eine Säureinaktivierung der Lipase im Magen eine Unterdosierung der Fermentgabe resultiert. Es sollten daher Präparate in Form von magensaftresistenter dünndarmlöslicher Mikroverkapselung gegeben oder die gleichzeitige Gabe von Antazida oder sogenannter H_2-Rezeptoren-Blocker durchgeführt werden.

Die Dosierung hat sich nach der Ausprägung der Steatorrhoe zu richten, evtl. müssen zu jeder Mahlzeit 3–4 Drg. gegeben werden, mit einer Tagesdosis von 16–20 Drg.

B. Operative Behandlung: Wenn die konservativen Maßnahmen versagen, muß ein chirurgischer Eingriff in Betracht gezogen werden. Die Operationsmethode muß weitgehend den Erfordernissen des speziellen Falles angepaßt werden. Beseitigung von Obstruktionen im Ductus pancreaticus und choledochus, Schlitzung des Sphincter Oddi. In fortgeschrittenen Fällen kann als letzter Ausweg eine subtotale oder totale Pankreatektomie notwendig sein.

Prognose

Die chronische Pankreatitis ist eine ernste Erkrankung und führt oft zur Invalidität. Die Prognose ist am besten, wenn die Patienten sorgfältig überwacht werden und auslösende Faktoren beseitigt werden können: Chronische Cholezystitis und Cholelithiasis, Choledocholithiasis, Stenose des Sphincter Oddi oder Hyperparathyreoidismus.

Die Begleitpankreatitis

Der Begriff ist unscharf definiert. Klinisch beobachtet man mehr oder weniger ausgeprägte Erhöhungen der Amylase-Aktivität im Serum und/oder Urin, wobei die klinischen Symptome fehlen, geringgradig sein oder sich zum vollen Bild der akuten Pankreatitis entwickeln können. Gemeint ist mit dem Begriff eine harmlose, aber auch ungewöhnliche Beteiligung der Bauchspeicheldrüsen. Die Begleitpankreatitis kann auftreten bei: Magen- und Duodenal-Ulzera, Duodenaldivertikel, Pankreaskarzinom, Hyperlipidämie, Hyperparathyreoidismus und Hyperkalziämie, Schwangerschaft (sehr selten). Über die Auslösung einer Pankreatitis durch Medikamente wurde bereits gesprochen (Glukokortikoide, Ovulationshemmer, Chlorothiazide).

Pankreaskopfkarzinom und Papillenkarzinom

Diagnostische Merkmale
- Oft schmerzloser Verschlußikterus
- Die vergrößerte Leber kann schmerzhaft sein
- Schmerzen im rechten Oberbauch nach dem Rücken ausstrahlend
- Gewichtsverlust und Thrombophlebitis sind gewöhnlich Spätsymptome

Allgemeine Betrachtungen
Das Karzinom ist das häufigste Neoplasma des Pankreas. Ungefähr 75% liegen im Kopf und 25% im Körper und Schwanz des Organs. Karzinome, die den Pankreaskopf, die Vaterschen Papillen, den terminalen Pankreas- und Gallengang und das Duodenum erfassen, werden zusammen betrachtet, weil sie klinisch gewöhnlich nicht zu unterscheiden sind.

Klinische Befunde
A. Symptome: Schmerzen im Abdomen, Ikterus, Gewichtsverlust und ein Gallenblasenhydrops sind die häufigsten Befunde bei diesen Tumoren. Unklare und diffuse Schmerzen — in über 70% der Fälle — im Epigastrium ähneln selten einer Gallenkolik. Später entwickelt sich ein heftiger Dauerschmerz,

der oft in den Rücken ausstrahlt. Das bedeutet im allgemeinen, daß der Tumor inoperabel ist. Gelegentlich sieht man eine Diarrhoe; Thrombophlebitis ist selten. Courvoisiersches Zeichen: Ikterus und Gallenblasenhydrops.

B. Laborbefunde: Leichte Anämie. In 10–20% der Fälle findet man Glukosurie, Hyperglykämie, einen latenten oder manifesten Diabetes mellitus. Die Serumamylase oder -lipase ist gelegentlich erhöht. Die Leberfunktion entspricht dem Verschlußikterus. Selten findet sich Steatorrhoe. Pathologischer Sekretin-Pankreozymin-Test. Zytologisch finden sich manchmal im Exkret maligne Zellen. Okkultes Blut im Stuhl ist verdächtig.

C. Röntgenbefunde: Sind Korpus und Schwanz befallen, bringt die Röntgenaufnahme gewöhnlich keine Aufklärung. In der hypotonen Duodenographie weist das Forstberg'sche Epsilonzeichen auf eine Raumforderung im Pankreaskopf, Aussparungen im Bereich des Corpus ventriculi und die Vertiefung des Retrogastralraumes auf einen Korpusprozeß hin. Sonographie und Computertomographie ermöglichen durch direkte Darstellung des Pankreas gute Aussagen. Allerdings werden auch durch das CT nur ca. 47% der operablen und 81% der inoperablen Karzinome richtig erkannt. Die Kernspintomographie (NMR) wird künftig die diagnostischen Möglichkeiten wesentlich bereichern. Die Angiographie hat ihre Rolle als Suchmethode inzwischen verloren; ihre Bedeutung für die Operationsplanung und die topographische Information für den Chirurgen ist ungeschmälert. Die ERCP ermöglicht als invasives Verfahren am Ende der diagnostischen Skala oft eine Differenzierung zwischen chronischer Pankreatitis und Pankreaskarzinom.

Behandlung
Probelaparotomie. Eine radikale pankreatikoduodenale Resektion ist auf Tumoren des Pankreaskopfes, der Papille und des Duodenum beschränkt. Ist eine radikale Resektion nicht möglich, wird eine Cholezystojejunostomie durchgeführt, um den Ikterus zu bessern. Eine Gastrojejunostomie wird dann vorgenommen, wenn zu einem späteren Zeitpunkt ein Duodenalverschluß zu erwarten ist.

Prognose
Das Pankreaskopfkarzinom hat eine sehr schlechte Prognose. Weniger als 10% der resezierten Fälle überleben 5 Jahre. Läsionen der Papille, des Pankreasganges und des Duodenum sind prognostisch günstiger. Hier beträgt die 5-Jahres-Überlebensrate nach der Resektion 20–40%. Die operative Mortalität der radikalen Pankreatikoduodenektomie liegt bei 10–15%.

Pankreaskorpus- und -schwanzkarzinom

Ungefähr 25% der Pankreaskarzinome stammen aus dem Korpus oder Schwanz. Im Frühstadium gibt es keine charakteristischen Befunde. Inselzelltumoren und Gastrin sezernierende Tumoren können im Zusammenhang mit dem Zollinger-Ellison-Syndrom auftreten. Die Initialsymptome sind unklare Schmerzen im Epigastrium oder im linken Oberbauch. Gewöhnlich finden sich Anorexie und Gewichtsverlust. Später werden die Schmerzen stärker. Eine Resistenz im mittleren oder linken Epigastrium kann tastbar sein. Gelegentlich kann man Gefäßgeräusche auskultieren. Eine ungeklärte Thrombophlebitis kann ein Hinweis sein. Eine Resektion ist selten möglich und eine Heilung noch seltener.

Akute Peritonitis

Diagnostische Merkmale
- Anamnese einer abdominellen Erkrankung
- Bauchschmerzen, Erbrechen, Fieber und Erschöpfung
- Abdominelle Spannung und diffuse oder lokale Druckempfindlichkeit
- Im weiteren Verlauf aufgetriebener Leib und paralytischer Ileus
- Leukozytose

Allgemeine Betrachtungen
Die lokalisierte oder generalisierte Peritonitis ist die wichtigste Komplikation einer Vielzahl akuter abdomineller Erkrankungen. Die Peritonitis kann durch Infektion oder chemischen Reiz ausgelöst werden, Perforation oder Nekrose des Gastrointestinaltrakes sind die häufigsten Infektionsquellen. Die chemische Peritonitis tritt bei der akuten Pankreatitis und bei Magen- und Zwölffingerdarmpenetrationen auf. Unabhängig von der Ätiologie gibt es charakteristische Symptome.

Klinische Befunde
A. Allgemeinreaktion: Krankheitsgefühl, Erschöpfungszustände, Übelkeit, Erbrechen, septische Temperaturen, Leukozytose und Elektrolytstörungen stehen gewöhnlich im Vordergrund. Wird der Prozeß nicht unter Kontrolle gebracht, so kann sich schließlich ein toxischer Schock entwickeln.
B. Abdominelle Zeichen:
1. Schmerzen und Druckempfindlichkeit: Abhängig vom Ausmaß der Läsion können Schmerz und Druckempfindlichkeit lokalisiert oder generalisiert sein. Charakteristika sind: Schmerzen im Bauch beim Husten, Abwehrspannung und Perkussionsschmerz. Peritonitis im Beckenbereich geht mit Druckempfindlichkeit bei rektaler oder vaginaler Untersuchung einher.
2. Abwehrspannung: Bei generalisierter Peritonitis (z.B. nach Perforation eines Magengeschwürs) kann sich sofort eine deutliche Abwehrungsspannung der ganzen Bauchwand entwickeln. Die Abwehrspannung kann vermindert sein oder fehlen: im Endstadium der Peritonitis, bei schweren Toxämien und wenn die Bauchwand weich, schlaff oder dick ist.
3. Paralytischer Ileus: Die Darmmotilität ist durch die peritoneale Entzündung deutlich gehemmt. Die Hauptsymptome sind: verminderte bis fehlende Peristaltik und ein zunehmend aufgetriebener Leib. Erbrechen.
C. Röntgenbefunde: Abdomenleeraufnahmen zeigen Luft- und Flüssigkeitsansammlungen sowohl im Dick- wie auch im Dünndarm, im allgemeinen eher mit generalisierter als mit lokalisierter Dilatation. Die durch die Luftansammlung ermöglichte Schleimhautbeurteilung läßt eine ödematöse Verdickung erkennen. Aszites.
D. Diagnostische Aszitespunktion: Gelegentlich wertvoll.

Differentialdiagnose
Die Peritonitis, die ein sehr verschiedenartiges klinisches Bild haben kann, muß unterschieden werden von: dem akuten mechanischen Ileus, der akuten Cholezystitis mit oder ohne Choledocholithiasis, der Nierenkolik, der gastrointestinalen Blutung, der Unterlappenpneumonie, der Porphyrie sowie vom periodischen Fieber, von Hysterie und ZNS-Störungen (z.B. Tabes).

Behandlung
Die Hauptpunkte der Therapie sind: 1. Infektionsbekämpfung; 2. Therapie des paralytischen Ileus und 3. Stabilisierung von Flüssigkeits-, Elektrolyt- und Ernährungsstörungen.
A. Spezifische Maßnahmen: Oft sind chirurgische Maßnahmen erforderlich: Bei Perforationen, gangränösem Darm, Appendizitis und Abszessen. Die Peritonitis sollte auf jeden Fall sofort kausal behandelt werden.
B. Allgemeine Maßnahmen:
1. Bettruhe in halbsitzender Lage.
2. Sobald man eine Peritonitis vermutet, beginnt man mit der nasalen Magenabsaugung. Es ist wichtig, die gastrointestinale Überblähung durch sofortige Absaugung zu verhüten. Die Absaugung wird solange fortgesetzt, bis die Peristaltik wieder einsetzt und Flatus abgehen. Ein Magenschlauch (z.B. Levin) reicht gewöhnlich aus. Bei anhaltendem paralystischem Ileus kann die Dekompression des In-

testinaltrakts durch einen langen Intestinalschlauch (z. B. Miller-Abbott-Sonde) versucht werden, obwohl das Einführen eines solchen Schlauches in den Dünndarm wegen der gestörten Motilität häufig schwierig ist. In seltenen Fällen kann die kombinierte Absaugung durch Magen- und Intestinalschlauch notwendig werden.

3. Keine orale Nahrungsaufnahme. Erst wenn die nasale Magenabsaugung beendet ist, kann die orale Nahrungsaufnahme langsam wieder aufgenommen werden.

4. Flüssigkeits- und Elektrolyttherapie und parenterale Ernährung sind notwendig.

5. Narkotika und Sedativa sollten großzügig verwendet werden.

6. Antibiotikatherapie: Wenn eine Infektion mit einer Mischflora wahrscheinlich ist, beginnt man mit einer Therapie mit Breitspektrumantibiotika. Liegen Antibiogramme vor, kann gezielt behandelt werden.

7. Bluttransfusionen, wenn erforderlich, zur Behebung der Anämie.

8. Entwickelt sich ein toxischer Schock, ist eine Intensivbehandlung erforderlich.

Komplikationen und Prognose

Die häufigste Folge der Peritonitis ist eine Abszeßbildung (im Becken, subphrenisch, im Mesenterium). Die Antibiotikatherapie kann die Symptome des Abszesses verschleiern. Sprechen Fieber, Leukozytose, Toxämie und Ileus nicht auf Therapie an, sollte man an einen Abszeß denken. Dieser erfordert operative Drainage. Leberabszeß und Pylephlebitis sind als Komplikationen selten. Adhäsionen können selten früh, häufiger spät einen Ileus verursachen.

Gelingt es, die Ursache der Peritonitis zu beseitigen, können Infektion, Ileus und Stoffwechselstörungen meistens erfolgreich behandelt werden.

Periodische Erkrankung

(Gutartige paroxysmale Peritonitis, familiäres Mittelmeerfieber, periodisches Fieber, rezidivierende Polyserositis)

Die periodische Krankheit ist eine familiäre, metabolische Störung, der nach neueren Untersuchungen mit hoher Wahrscheinlichkeit eine primäre Amyloidose (Heller, Missmahl) zugrunde liegt. Charakteristisch sind rezidivierende Schmerzanfälle im-in Bauch oder Brust, Fieber und Leukozytose. Die Krankheit beschränkt sich im allgemeinen auf Personen aus dem Mittelmeerraum, vorzugsweise Armenier, Ostjuden, Türken, Araber, Griechen und Italiener. Die Erkrankung weist auf eine chirurgi-

sche Peritonitis hin. Jedoch sistieren die rezidivierenden Anfälle spontan. Der Tod kann durch Nieren- oder Herzversagen eintreten. Akute Anfälle können durch emotionale Störungen, Alkohol oder Diätfehler ausgelöst werden. Die Therapie beschränkt sich auf symptomatische und palliative Maßnahmen. Empfohlen werden eine fettarme Diät sowie die tägliche Gabe von Colchicin, 0,5–1,8 mg.

Abdominelle Formen der Sarkoidose

Da die Sarkoidose am häufigsten die Lunge befällt, wird sie im Kapitel 6 besprochen.

Der Befall der Leber mit dem histologischen Bild einer granulomatösen Hepatitis wird in der Literatur durchschnittlich mit 60–70% angegeben.

In einem Teil der Fälle ist das Organ vergrößert, sind die Leberteste pathologisch, selten findet sich ein Ikterus. Häufig läuft die Lebererkrankung symptomlos ab; obwohl eine fibröse Umwandlung der Granulome vorkommt, ist das Entstehen einer Zirrhose selten.

In einem fast ebenso großen Prozentsatz folgt die Beteiligung der Milz, eine stärkere Vergrößerung des Organs ist selten.

Weit häufiger als vermutet findet sich der Sarkoidosebefall abdomineller Lymphdrüsen; auch er verläuft meist klinisch stumm. Er kann in einzelnen Fällen auch zu beträchtlichen Beschwerden (Verschlußikterus, Aszites, starken Schmerzen) führen.

Literatur: Kapitel 10. Gastroenterologie

Allgöwer, M., Hacker, F., Hollender, L. F., Peiper, H.-J., Siewert, D. R. (Hrsg.): Chirurgische Gastroenterologie. Berlin–Heidelberg–New York: Springer 1981

Amgwerd, R., Hammer, B.: Der Magenkrebs (Reihe „Aktuelle Probleme in der Chirurgie", Bd. 16). Bern: Huber 1972.

Beger, H. G., Bergemann, W., Oshima, H. (Hrsg.): Das Magenkarzinom. Stuttgart: Thieme 1980.

Blum, A. L., Siewert, J. R. (Hrsg.): Reflux-Therapie (Reihe „Interdisziplinäre Gastroenterologie"). Berlin–Heidelberg–New York: Springer 1981.

Blum, A. L., Siewert, J. R. (Hrsg.): Ulcus-Therapie (Reihe „Interdisziplinäre Gastroenterologie"). Berlin–Heidelberg–New York: Springer 1982.

Clodi, P. H. (Hrsg.): Gastroenterologie (Taschenbücher Allgemeinmedizin). Berlin–Heidelberg–New York: Springer 1976.

Creutzfeld, W., Fehr, H., Schmidt, H.: Verlaufsbeobachtungen und diagnostische Verfahren bei der chronisch-rezidivierenden und chronischen Pankreatitis. Schweiz. med. Wschr. **100** (1970).

Demling, L.: Der kranke Magen. München: Urban & Schwarzenberg 1970.

Demling, L.: Klinische Gastroenterologie, 2 Bände. Stuttgart: Thieme 1973.

Domschke, W., Koch, H. (Hrsg.): Diagnostik in der Gastroenterologie. Stuttgart: Thieme 1979.

Domschke, W., Wormsley, K.G. (Hrsg.): Magen und Magenkrankheiten. Stuttgart: Thieme 1981.

Eisner, M.: Abdominalerkrankungen (Kliniktaschenbuch). Berlin–Heidelberg–New York: Springer 1975.

Fölsch, U., Junge, U.: Medikamentöse Therapie in der Gastroenterologie (Kliniktaschenbuch). Berlin–Heidelberg–New York: Springer 1982.

Frühmorgen, P., Classen, M. (Hrsg.): Endoskopie und Biopsie in der Gastroenterologie (Kliniktaschenbuch). Berlin–Heidelberg–New York: Springer 1979.

Häring, R. (Hrsg.): Dringliche Bauchchirurgie. Stuttgart: Thieme 1982.

Heinkel, K.: Grundlagen der gastroenterologischen Endoskopie. München: Demeter-Verlag 1970.

Hess, W.: Die chronische Pankreatitis. Klinik, Diagnostik und chirurgische Therapie der chronischen Pankreatitis. Bern: Huber 1969.

Kühn, H.A., Wernze, H. (Hrsg.): Klinische Hepatologie. Stuttgart: Thieme 1979.

Liehr, H.: Ärztlicher Rat für Leber-, Gallen- und Pankreaskranke. Stuttgart: Thieme 1982.

Loebert, L.: Ärztlicher Rat für Magen- und Darmkranke. Stuttgart: Thieme 1978.

Martini, G.A. (Hrsg.): Gastroenterologie. Der Internist **23**, [H.1] 1 (1982).

Miller, B., Martini, G.A.: Was ist gesichert in der Therapie chronisch-entzündlicher Dickdarmerkrankungen? Der Internist **15**, [H.12] 600 (1974).

Ottenjann, R. (Hrsg.): Pragmatische Therapie in der Gastroenterologie. Baden-Baden: Witzstock 1974.

Ottenjann, R., Classen, M., (Hrsg.): Gastroenterologische Endoskopie. Stuttgart: Enke 1979.

Otto, P., Ewe, K.: Atlas der Rectoskopie und Coloskopie. Berlin–Heidelberg–New York: Springer 1977.

Paumgartner, G.: Was ist gesichert in der internistischen Therapie des Gallensteinleidens. Der Internist **16**, [H.12] 566 (1975).

Reifferscheid, H.: Kolondivertikulitis. Stuttgart: Thieme 1974.

Ritter, U.: Erkrankungen des exkretorischen Pankreas. Stuttgart: Thieme 1971.

Schärli, A.: Die angeborenen Mißbildungen des Rektum und Anus. Bern: Huber 1971.

Scholze, H.: Die Pankreatitis. (Praktische Chirurgie, Heft 88). Stuttgart: Enke 1972.

Siewert, J.R., Blum, A.L. (Hrsg.): Postoperative Syndrome. (Reihe „Interdisziplinäre Gastroenterologie"). Berlin–Heidelberg–New York: Springer 1980.

Siewert, J.R., Blum, A.L., Farthmann, E., Lankisch, P.G. (Hrsg.): Notfalltherapie [in der Gastroenterologie] (Reihe „Interdisziplinäre Gastroenterologie"). Berlin–Heidelberg–New York: Springer 1982.

Sparberg, M.: Die Behandlung der peptischen Ulcus-Krankheit. Der Internist **15**, [H.4] 216 (1974).

Thaler, H.: Leberkrankheiten – Histologie, Pathophysiologie, Klinik. Berlin–Heidelberg–New York: Springer 1982.

Theuer, D.: Leber- und Gallenwegserkrankungen. Stuttgart: Fischer 1972.

Volkheimer, G.: Gastroenterologie für die Praxis. München: J.F.Lehmanns-Verlag 1975.

Weill, F.S.: Ultraschalldiagnostik in der Gastroenterologie. Berlin–Heidelberg–New York: Springer 1982.

Therapieschemata zum Kap. 10: Gastroenterologie (Stichwörter in alphabetischer Reihenfolge)

ÄTZGASTRITIS
(Gastritis corrosiva)

1. sofortige Verabreichung eines Antidots (bei schweren Verätzungen Emetika und Magenspülungen wegen Perforationsgefahr vermeiden)
2. anschl. übliche Gastritisbehandlung und Verordnung einer Ulkusdiät
3. bei Pylorusstenose Magenabsaugung, parenterale Flüssigkeitstherapie und chirurg. Beseitigung

ANALFISSUREN

1. in akuten Fällen lokale Applikation eines milden Adstringens, z.B. 1–2%iges Silbernitrat oder 1%ige Gentianaviolettlösung
2. bei chronischen Fissuren Regulierung der Darmentleerung (Paraffinöl oder andere Laxantien), Sitzbäder und Analsuppositorien (z.B. Anusol®), 2× tgl.; notf. chirurg. Entfernung

ANALKONDYLOME

1. 2× tgl. Einpinselung mit 1–2%iger Podophyllinlösung (Cave: Podophyllinreizungen!)
2. elektrokaustische Abtragung unter Lokalanästhesie
3. auf Sauberkeit achten und häufig Talkumpuder verwenden

APPENDIZITIS

1. präoperative Überwachung in den ersten 8–24 Std (Bettruhe, keine Nahrungsaufnahme, lediglich parenterale Flüssigkeitstherapie, keine Laxantiengabe, regelmäßige abdominelle und rektale Untersuchungen sowie Blutbild und Leukozytenzählung, Röntgenuntersuchung von Thorax und Abdomen; ggf. Magensonde präoperativ bei Ileusgefahr (zur Magensaftabsaugung bzw. Magenspülung) und Antibiotikagabe bei hohem Fieber und schwerer Intoxikation
2. bei unkomplizierter Appendizitis sobald wie möglich Appendektomie
3. postoperativ Diät vom 2.–5. Tag je nach Einsetzen der gastrointestinalen Funktionen, wenn nötig parenterale Flüssigkeitszufuhr und vom 3. Tag an Verabreichung von milden Laxantien, ggf. auch Antibiotikabehandlung für 5–7 Tage (oder länger)
4. bei Fehlen operativer Möglichkeiten konservative Notversorgung der akuten Appendizitis

BAZILLENRUHR

a) allgemeine Maßnahmen
1. Isolierung des Patienten, Bettruhe, Desinfektion (Körperausscheidungen und Bettwäsche), ggf. Sedierung mit Phenobarbital, 15–30 mg 3–4× tgl. oral und Schmerzbehandlung mit Codeinphosphat, 15–65 mg peroral oder s.c. je nach Bedarf.
2. bei hartnäckigem Durchfall 15 Tropfen Tinctura opii simplex verabreichen, bei Krämpfen Atropinsulfat, 0,3–0,6 mg peroral oder s.c.
3. optimale perorale und parenterale Flüssigkeitszufuhr (im akuten Fall tgl. ca. 3 l, eventl. auch tgl. ca. 1 l parenterale Kochsalzlösung-Zufuhr zur Deckung des Salzverlusts)
4. Diät

b) Notfall- und spezifische Maßnahmen für schwere Fälle
1. Isolierung, Flüssigkeitszufuhr (s. allg. Maßnahmen)
2. evtl. vorsichtige Anwendung von Narkotika zur Schmerzbekämpfung (Cave: Kreislaufschock)
3. Stuhlproben zur bakteriologischen Untersuchung
4. *Anttibiotika:* Ampicillin, 20–40 mg/kg KG alle 6 Std (6–16 Tage Tage lang); es können auch andere und verschiedene Antibiotika gegeben werden; zuvor ist die Empfindlichkeit auf die einzelnen Antibiotika zu testen. *Sulfonamide* (falls Antibiotika nicht zur Verfügung stehen): Sulfadiazin, anfangs 2–4 g (+2–8 g Natriumbicarbonicum), dann 1–2 g alle 4 Std *Serumbehandlung* (bei sehr schwerer Bazillenruhr zusätzlich): polyvalentes Ruhr-Antitoxin, 30–100 ml, 10fach verdünnt in physiolog. Kochsalzlösung, 3× tgl. i.v. oder Shiga-Antitoxin, 40–80 ml, in 500 ml Kochsalzlösung verdünnt, 2× tgl. i.v. bis zur Beseitigung der Toxikämie (vorher jeweils Sensibilitätsprüfung)

CHOLANGITIS, OBTURIERENDE

1. „Bypass"-Operation der Striktur
2. Kortikosteroide und Breitspektrumantibiotika

CHOLEDOCHOLITHIASIS

1. präoperativ (Cholezystektomie oder/und Choledochostomie) Leberfunktionsprüfung, Prothrombinzeituntersuchung, Behebung des Glykogen- und Proteinmangels durch kohlenhydrat- und proteinreiche, aber fettarme Diät.

Kap. 10: Gastroenterologie

Vitamingabe und Verabreichung von Antibiotika (z. B. Tetracyclin) bei Cholangitis
2. intraoperativ evtl. Cholangiographie zum Nachweis von Steinen
3. postoperativ bei Bedarf Antibiotikagabe (zum Infektionsschutz Tetracyclin, Ampicillin oder ein Penicillin, sonst nach Antibiogramm), nach Choledochostonie T-Drainage und am 7. oder 8. Tag ein Cholangiogramm durch die T-Drainage zur Prüfung der Steinfreiheit (Cave: Injektion von Luftblasen vermeiden!)

CHOLELITHIASIS

Gabe von Chenodesoxycholsäure bzw. (heute wegen weniger Nebenwirkungen bevorzugt) von Ursodesoxycholsäure, vgl. S. 499

CHOLEZYSTITIS, AKUTE

1. bei konservativer Behandlung regelmäßige Überwachung des Patienten (Leukozytenzählung, mögliche Perforationssymptome, rezidivierende Symptome etc.); zum Behandlungsvorgehen vgl. „Akute Peritonitis", S. 508 f., darüber hinaus Gabe von Anticholinergika (z. B. Atropin parenteral), Analgetika (z. B. Pethidin als Mittel der Wahl) und Antibiotika (Tetracyclin, Ampicillin oder Mezlocillin)
2. bei rezidivierender Erkrankung, bei Nachweis einer Gangrän oder einer Perforation, bei akuter Pankreatitis oder Choledocholithiasis sowie bei Nichtansprechen einer konservativen Behandlung (für 6 Wochen–3 Monate) chirurg. Behandlung in Form der Cholezystektomie je nach Dringlichkeit der Operation und Allgemeinzustand des Patienten

CHOLEZYSTITIS, CHRONISCHE

1. fettarme bzw. fettfreie Diät
2. zur Spasmolyse Bellafolin®, 3 × tgl. 10 Tropfen vor den Mahlzeiten oder Atropinsulfat, 0,4–0,6 mg oral oder s. c.
3. Dehydrocholsäure, 0,25–0,5 g 3 × tgl. nach den Mahlzeiten (Cave: bei einem kompletten Verschluß ist das Präparat kontraindiziert)
4. Cholezystektomie (nur nach Überprüfung der Notwendigkeit und des Risikos einer Operation) bei Cholelithiasis (mit oder ohne Ikterus) und bei Verdacht auf Gallenblasenkarzinom

COLITIS ULCEROSA, CHRONISCHE UNSPEZIFISCHE

1. die Behandlung ist als Dauertherapie bis zum Nachweis deutlicher Besserung durchzuführen

2. in der akuten Phase Bettruhe, leichte Nahrung (Milch, Milchprodukte und Weizen vermeiden), allg. Ruhigstellung, psychische Führung des Patienten
3. zur medikamentösen Behandlung
ACTH (als Infusion 20–40 I. E. über 8 Std., als Injektion 80–100 I. E. s. c.)
Hydrocortison (100–300 mg/Tag)
Prednison oder Prednisolon (jeweils 20–80 mg/Tag; bei Remissionen Dosis stufenweise reduzieren, bei Langzeitbehandlung Nebenwirkungen beachten; evtl. dann lokale Steroidtherapie durch Klistiere, z. B. Betnesol®, Phoscortil®)
Salazosulfapyridin, 4–6 g tgl.; evtl. Dosissteigerung auf 6–8 g tgl. (Cave: Nebenwirkungen!)
4. bei Mißerfolg der medikamentösen Therapie ggf. Operation (subtotale oder totale Kolektomie als Methode der Wahl); Psychotherapie; Röntgenkontrollen (Karzinomhäufung!)

DIARRHOE

1. Kontrolle der Hyperperistaltik, Beseitigung von Störungen des Flüssigkeitsgleichgewichts, des Elektrolythaushaltes und der allgemeinen Ernährung
2. Diät (während der ersten 24 Std flüssige Kost, dann Schonkost, später leichte, nicht scharf gewürzte Kost, zusätzlich Vitamingabe)
3. Loperamid, anfangs 2 Kps. à 2 mg, später 1 Kps. nach jedem ungeformten Stuhl (maximal 6 Kps. tgl.), ist für die *akute Diarrhoe* besonders geeignet
4. zur oralen Elektrolyt- und Flüssigkeitssubstitution Elotrans®-Trinklösung (1–2, maximal 4 l)
5. als weitere mögliche Antidiarrhoika Pectin-Kaolin-Verbindung, 15–30 ml 3 × tgl. vor den Mahlzeiten; Diphenoxylathydrochlorid, 3–4 × tgl. 2,5 mg (Cave: Patienten mit Lebererkrankungen); Opiate nur bei ausgewählten Patienten mit schwerer akuter Diarrhoe einsetzen, hingegen sind krampflösende-sedative Mittel gelegentlich von Nutzen
6. bei *chronischer Diarrhoe* auch mögliche psychogene Ursachen prüfen und behandeln; medikamentöse Behandlung vorzugsweise mit Loperamid (bei langfristiger Gabe Elektrolyte kontrollieren)

DIVERTIKULOSE UND DIVERTIKULITIS

1. leichte Kost, milde Laxantien
2. bei akuter Divertikulitis Gabe von schwer re-

Kap. 10: Gastroenterologie

sorbierbaren Sulfonamiden und Antibiotika

3. notf. operative Eingriffe

DÜNNDARMTUMOREN

operative Beseitigung (bei malignen Tumoren kann eine postoperative Bestrahlung sinnvoll sein)

DUMPING-SYNDROM

1. häufige, kleine, proteinreiche, mäßig fetthaltige und kohlenhydratarme Mahlzeiten einnehmen
2. Verabreichung von sedierenden und anticholinergischen Medikamenten

ENTEROKOLITIS, PSEUDOMEMBRANÖSE

1. bei Staphylokokkennachweis, Verabreichung von Erythromycin, 250–500 mg i. v. oder Cephalotin, 1 g i. v. alle 6 Std
2. Substitution von Elektrolytlösungen
3. Schocktherapie mit Blut, Plasma und Kortikosteroiden, z. B. Hydrocortison, 50 mg i. v. alle 6 Std
4. ggf. Kolektomie

FLATULENZ

(Meteorismus)

1. Behebung der Aerophagie (Angstzustände!) und Beseitigung anatomischer Hindernisse (Nasenverschluß, Polypen, Zahndefekte)
2. Patient soll hastiges Essen, Trinken großer Flüssigkeitsmengen während der Mahlzeiten und Laxantien meiden
3. leichte, proteinreiche, fett- und kohlenhydratarme Kost (blähende und reizende, scharf gewürzte Speisen meiden)
4. Gabe von anticholinergisch-sedativen Mitteln und von Karminativa (Kamille, Fenchel, Pfefferminz)
5. Paractol® oder Lefax®

GALLENWEGSBESCHWERDEN, FUNKTIONELLE

(„Dyskinesien")

1. Allg. medikamentöse Behandlung mit spasmo gallo sanol® oder Cholspasmin® forte
2. Einzelheiten zu den besonderen Behandlungsformen unterschiedlicher Gallenwegs-Dyskinesien s. S. 501 f.

GASTRITIS, AKUTE EINFACHE

1. vorübergehend keine Aufnahme von Speisen (bis Übelkeit und Schmerzen nachgelassen haben), dann leichte Schonkost und Getränke
2. ggf. Sedativa

GASTRITIS, CHRONISCHE

1. „Ulkusdiät" (Verzicht auf Alkohol!)
2. bei gleichzeitiger perniziöser oder Eisenmangel-Anämie entsprechende Behandlung

GASTROINTESTINALTRAKTBLUTUNG

1. bei massiver Blutung sofortige Bekämpfung des entstandenen hypovolämischen Schocks (vgl. Kap. 1 und s. Punkt 4)
2. Blutbild, Hämatokrit- und Blutgruppenbestimmung sowie Kreuzprobe
3. sofortige Substitutionstherapie mit Laktat-Ringer-Lösung oder 5% Glukose in physiolog. Kochsalzlösung, bei schwerem Schock während der Vorbereitung zur Bluttransfusion Verabreichung von Dextran 60 oder Plasma sowie Vasopressin; ständige Prüfung von Blutdruck, zentralem Venendruck, Puls und Atmung; wenn nötig leichte Sedierung, bei Lebererkrankung Gabe von Vitamin K_1
4. sofortige Bluttransfusion zur Schockbehandlung (nach Blutvolumenberechnung)
5. nach Nulldiät leichte Ernährung (Diät) und Ulkustherapie (Antazida, H_2-Rezeptor-Antagonisten), daneben Gabe von Anticholinergika und leichten Barbituraten
6. nasale Magensonde zur Entfernung von Blut durch Spülungen mit gekühlter Kochsalzlösung
7. notf. operative Blutstillung (u. a. bei hohem Blutverlust ohne Schockbeseitigung und bei mehrtägiger Blutung)

GINGIVITIS, NEKROTISIERENDE ULZERIERENDE

1. systematische Antibiotikagabe
2. Verabreichung von oxydierenden Mundwassern (z. B. 3% Wasserstoffsuperoxid in der gleichen Menge warmen Wassers) und Analgetika
3. zusätzlich Ruhe und Diätkost

GLOSSODYNIE

(Chron. Zungenpapillitis)

1. Antihistaminika, Sedativa, Tranquilizer, Vitamine verabreichen

Kap. 10: Gastroenterologie

2. evtl. Hydrocortison, in öliger Lösung, direkt in die Zunge injizieren
3. bei Mundtrockenheit Lutschbonbons oder Pilocarpin, 10–20 m tgl., auf mehrere Dosen verteilt

HÄMOCHROMATOSE

1. wöchentl. Aderlässe (500 ml über mehrere Monate)
2. bei sekundärer Hämosiderose Desferrioxamin B

HÄMORRHOIDEN

1. zellulosearme Kost, Regelung der Stuhlgewohnheiten (Paraffinöl), warme Sitzbäder, milde Suppositorien (z. B. Anusol®, 2–3 × tgl.)
2. bei thrombosierten äußeren Hämorrhoiden operative Behandlung (Entleerung des Gerinnsels) in Lokalanästhesie

HEPATITIS, AKUTE

s. unter Virushepatitis, S. 518

HEPATITIS, CHRONISCHE

1. ausreichende Ruhe, ausgewogene Diät mit Vitaminzusätzen, Alkoholverbot
2. Immunsuppressive Therapie mit Kortikosteroiden allein oder in Kombination mit Azathioprin
3. D-Penicillamin (in ausgewählten Fällen der chronisch aggressiven Hepatitis)

HERPES-STOMATITIS

Palliative Behandlung mittels Analgetika und in Form von reizlosen Speisen (Diät)

HIATUSHERNIE

1. kleine, häufige Mahlzeiten mit leichter Kost
2. leichte Sedierung, Antazida gegen Sodbrennen
3. nach dem Essen soll der Patient *nicht* ruhen und keine schwere körperliche Arbeit verrichten: bei Rückfluß soll der Patient regelmäßig hoch schlafen
4. chirurg. Korrektur der Hiatushernie bei erheblichen Beschwerden (steter Reflux) oder Ösophagitis

HYPOPHOSPHATASIE

1. Behandlungsversuch mit Cortison und/oder
2. Fluor

ILEOCOLITIS CROHN
(Ileitis regionalis)

1. reichhaltige proteinreiche, hochkalorische und vitaminreiche Diät (rohes Obst und Gemüse meiden); evtl. Vitamin B_{12}-Substitution (bei Malabsorption)
2. Sulfisoxazol anfangs 1,0–1,5 g 4–8 × tgl. zu den Mahlzeiten; bei Besserung Reduzierung auf 3 × 0,5 g tgl. (Cave: Nebenwirkungen)
3. ggf. Kortikosteroide (Prednisolon)
4. evtl. Azathioprin oder Metronidazol
5. notf. anastomosierende Operationen (bei ausgedehntem Befall oder bei Komplikationen)

ILEUS, MECHANISCHER

1. Flüssigkeitsgleichgewicht wiederherstellen und aufrechterhalten, Nulldiät, Druckminderung durch Darmschlauch (bei partieller Obstruktion), evtl. an der Magensonde
2. ständige Überwachung des Patienten (Kontrolle des zentralen Venendrucks, des pH-Wertes); bei Einklemmung oder bei fehlender Bewegung (nach 24–36 Std) chirurg. Eingriff (Cave: bei kompletten Obstruktionen keine Sondenbehandlung vornehmen); bei Zeichen der Besserung aufgrund konservativer Behandlung nur noch intermittierende Absaugung vonnöten
3. vor einer Operation (sofort bei Versagen der konservativen Therapie, Auftreten von Einklemmungen) müssen Flüssigkeits- und Elektrolythaushalt wiederhergestellt werden

ILEUS, PARALYTISCHER
(Funktionelle Obstruktion)

1. zunächst konservative Behandlung (Absaugung und völliger Verzicht auf Nahrungsaufnahme)
2. Wiederherstellung des Flüssigkeits- und Elektrolythaushaltes
3. bei Versagen der konservativen Therapie Enterostomie

INVAGINATION

1. Darmentlastung durch Sondierung oder Enterostomie (Operation nach 24–36 Std − bei Kindern 6–8 Std − spätestens, vor allem bei Anzeichen eines Gangräns)
2. im Frühstadium kann ein Bariumkontrasteinlauf Erfolg bringen

Kap. 10: Gastroenterologie

KANDIDIASIS
(Soor)

1. nahrhafte Diät mit Vitaminzusätzen
2. Ketoconazol, 200 mg tgl. oral für die Dauer von 7–14 Tagen
3. Mundspülungen mit physiolog. Kochsalzlösung alle 2 Std und 3 × tgl. Pinselung m. 1% wäßriger Gentianaviolett-Lösung
4. Nystatin; Mundspülungen mit 500 000 I. E. (100 000 I. E./ml als Suspension zur Spülung) 3 × tgl. oder 4 × tgl. 1 Ovulum à 100 000 I. E. im Mund zergehen lassen; darüber hinaus zur Behandlung der chronischen Mundwinkelentzündung (= Symptom der Kandidiasis) Nystatin-Puder, 100 000 I. E./g 4 × tgl.

KOLON- UND REKTUMKARZINOM

ausreichende Resektion (sigmoidale Kolostomie) unter Einbeziehung der regionalen Lymphknoten; bei mechanischer Obstruktion zunächst Transversostomie oder Zökostomie

KOLON- UND REKTUMPOLYPEN

Kolektomie mit Ileoproktostomie; verbliebene Polypen werden mit dem Rektoskop entfernt

KRYPTITIS

1. Paraffinöl peroral, Sitzbäder, Analsuppositorien (z. B. Anusol®) nach jeder Defäkation
2. chirurg. Exzision der befallenen Krypten und Papillen bei erfolgloser konservativer Therapie

LEBENSMITTEL-VERGIFTUNG

1. Magenspülung, Nahrungsmittelkarenz, keine Sedierung; Behebung der Flüssigkeits- und Elektrolytstörungen
2. Botulismusantitoxin
3. in der Rekonvaleszenz ist flüssige Nahrung und Breinahrung angebracht

LIPODYSTROPHIE, INTESTINALE
(Morbus Whipple)

Gabe von Breitbandantibiotika

MAGENKARZINOM

chirurgische Resektion mit „Tübinger Ersatzmagen" (Methode der Wahl); bei Pylorusstenose Palliativresektion oder Gastroenterostomie (Röntgenstrahlentherapie ist wertlos)

MALABSORPTIONS-, MALASSIMILATIONS-SYNDROM

s. unter Sprue-Syndrom, S. 516

ÖSOPHAGITIS, PEPTISCHE
(Reflux-Ösophagitis)

1. bei Adipositas Gewichtsreduktion
2. Schlaf nach dem Essen meiden; im übrigen Schlaf mit leicht erhöhtem Oberkörper
3. Antazida
4. bei großen Hernien oder konservativ nicht therapierbarer Erkrankung operativer Eingriff

PANKREATITIS, AKUTE

a) Konservative Behandlung:

1. Nulldiät, Magendauerabsaugung
2. Gabe von Antazida, evtl. zusätzlich von H_2-Rezeptor-Antagonisten (z. B. Cimetidin, 200–400 mg tgl.)
3. zur Hemmung der weiteren Magen- und Pankreassekretion Verabreichung von Calcitonin (Salm-Calcitonin [Calcitonin-Sandoz®]) oder Somatostatin
4. Elektrolytbilanzierung und ausreichende Volumensubstitution
5. bei *respiratorischer Insuffizienz* intermittierende positive Druckbeatmung; ggf. zusätzlich Verabreichung von hohen Dosen Methylprednisolon
6. zur *Schmerzbehandlung* parenterale Analgetikagabe (z. B. Pethidin)
   Cave: keine Morphium-Derivate oder Spasmolytika verabreichen!
7. zur *Vermeidung von Infektionen* Antibiotikabehandlung (Cephalosporine, Tetrazykline; Gentamycin)
8. bei *Schock* Einsatz von Kallikrein-Trypsin-Inhibitoren (Aprotinin); anfangs 200 000–400 000 E, anschließend alle 6 Std. 200 000 E für die Dauer von 5 Tagen (maximale Gesamtdosis: 4 400 000 E)

b) Chirurgische Behandlung:

1. bei ergebnisloser konservativer Behandlung spätestens nach 48 Std. chirurgischer Eingriff
2. eine **sofortige** Operationsindikation ist gegeben durch: Verschlechterung des klinischen Zustandsbildes; bei vorhandenem Gallensteinleiden, bei Bestehen eines Subikterus, bei verminderter Urinausscheidung (unter 30 ml pro Std.)

Kap. 10: Gastroenterologie

c) Nachbehandlung:

1. nach Abklingen der akuten Symptome zunächst kleine (häufigere) Mahlzeiten (fettfreie Kost) reichen
2. Gabe von Pankreasenzympräparaten
3. Verbot fetter Speisen, von Alkohol, Bohnenkaffee, schwarzem Tee und kalten Getränken
4. Sonographische Nachuntersuchung zum Ausschluß von Pseudozysten und Choledochuserweiterungen
5. nach 4–6 Wochen Abklärung der auslösenden Begleiterkrankungen (Cholelithiasis, vermehrte Pseudozystenbildung etc.) und ggf. entsprechende Operation

PANKREATITIS, CHRONISCHE REZIDIVIERENDE

1. bestehende Erkrankungen des Gallentraktes operativ behandeln
2. leichte, fettarme Diät und Anticholinergika; ggf. auch leichte Sedativa, bei Verdauungsinsuffizienz Verabreichung von Pankreasenzympräparaten (magensaftresistent/dünndarmlöslich/mikroverkapselt); möglicherweise zusätzlich Antazida bzw. H_2-Rezeptor-Antagonisten
3. bei erfolglosen konservativen Maßnahmen ist ein operativer Eingriff (Beseitigung von Obstruktionen, notf. subtotale oder totale Pankreatektomie) vonnöten

PAPILLITIS

s. unter Kryptitis, S. 515

PERITONITIS, AKUTE

1. *sofortige* Behandlungseinleitung
2. Bettruhe in halbsitzender Lage, nasale Magenabsaugung; Intensivüberwachung
3. orale Nahrungsaufnahme erst nach Beendigung der nasalen Magenabsaugung
4. Stabilisierung von Flüssigkeits-, Elektrolyt- und Ernährungsstörungen
5. Therapie des paralytischen Ileus (Miller-Abbott-Sonde)
6. Sedativaverabreichung; zur Behebung einer Anämie Bluttransfusionen
7. zur Infektionsbekämpfung Antibiotikatherapie (anfangs Breitbandantibiotika, später gezielt je nach Antibiogramm)
8. bei toxischem Schock Intensivbehandlung

SCHLUCKAUF

(Singultus)

1. Patienten ablenken; weiter Atemanhalten, Eiswasser trinken als einfache Hausmittel
2. Sedierung oder Lokalanästhetikagabe (an Nasenschleimhaut oder Rachenhöhle)
3. Spasmolytika, z. B. Atropinsulfat 0,3–0,6 mg s. c.
4. evtl. Amylnitrit- oder CO_2-Inhalation
5. bei lang anhaltendem Schluckauf Chlorpromazin oder Promazin als Mittel der Wahl
6. in lebensbedrohlichen Extremfällen chirurg. Eingriffe am N. phrenicus, einschl. der beidseitigen Phrenikotomie
7. Reizung des Nasen-Rachen-Raums mit einem weichen Katheter ist oft wirksam

SIALADENITIS

1. bei bestehender Mundtrockenheit speicheltreibende Mittel oder Lutschpastillen verabreichen
2. bei Tumorverdacht Biopsie (Exzision)
3. in der akuten Phase der S. sind Antibiotika, Analgetika und Wärme angebracht
4. Gangsteine sind chirurg. zu entfernen, bei rezidivierender Sialadenitis oder Sialolithiasis erfolgt eine Drüsenexstirpation
5. ggf. Bestrahlung der akuten oder rezidivierenden Sialadenitis

SODBRENNEN

Antazida, Spasmolytika, Schonkost

SPASMUS DER SPEISERÖHRE

(Achalasie, Ösophagusspasmus)

1. leichte oder flüssige Nahrung bis zum Eintritt der Besserung
2. ggf. Sprengung der Kardia mit einem Dilatator oder Myotomie

SPRUE-SYNDROM

(Malabsorptionssyndrom)

a) bei Zöliakie und nichttropischer Sprue

1. Diät (kalorien-eiweißreich, mit niedrigem Fettgehalt, glutenfreie Nahrungsmittel)
2. bei Hypokalziämie und Tetanie Gabe von Calciumphosphat oder -gluconat, 2 g oral 3 × tgl. sowie Vitamin D_3, 5000–20000 I. E.
3. Polyvitaminersatz
4. bei makrozytärer Anämie Verabreichung von Vitamin B_{12}, 15–30 µg i. m. 1–2 × wöchentl.,

Kap. 10: Gastroenterologie

nach der Remission 10–15 µg i.m. alle 2 Wochen

5. evtl. parenterale Kortikoidzufuhr

b) bei tropischer Sprue

1. Folsäure, 10–20 mg tgl. oral oder i.m. für einige Wochen lang; bei vollständiger Remission Reduzierung auf 5 mg Folsäure tgl.
2. zum Therapieabschluß Tetracyclin, 250 mg oral 4 × tgl.
3. bei Achlorhydrie zusätzlich Vitamin B_{12} verabreichen
4. bei hypochromer Anämie orale Eisenzufuhr
5. Diät (hochkalorisch, eiweißreich, fettarm)
6. evtl. parenterale Kortikoidgabe

STOMATITIS APHTHOSA

1. Mundspülungen
2. Hydrocortison-Antibiotika-Salben sowie Cortisonderivate (z.B. Volon® A-Haftsalbe) haben sich bewährt
3. Sedativa, Analgetika, Vitamine zur unterstützenden Behandlung verabreichen
4. Cave: keine systemische Anwendung von Antibiotika, hingegen sind Kortikosteroide für kurze Zeit erlaubt in schweren Fällen der St. a.

STOMATITIS ULCEROSA

1. leichte, gut verträgliche Kost mit Vitaminzusätzen (Diät)
2. Alkohol- und Nikotingenuß sind verboten
3. milde Mundspülungen, vorzugsweise Salzlösung (4 × tgl. und nach den Mahlzeiten) bei starken Schmerzen Analgetikagabe

SYNDROM DER ZUFÜHRENDEN SCHLINGE

Operative Korrektur

ÜBELKEIT UND ERBRECHEN

1. in akuten Fällen leicht verdauliche Nahrungsmittel, Sedativa und Spasmolytika
2. bei chronischer Übelkeit und chronischem Erbrechen vorübergehender Nahrungsentzug und Verabreichung von 5–10% Glukose in physiolog. Kochsalzlösung oder Wasser i.v., des weiteren Trockenkost (Zwieback) in kleinen Mengen, später Übergang zu häufigen, kleinen, einfachen Mahlzeiten sowie Tee, klare Brühe, Eistee etc. (lauwarme Getränke vermeiden)
3. medikamentöse Therapie:
Paspertin® oder Vomex A®
(Cave: mögliche Nebenwirkungen!)

[als neueres Antiemetikum:]
Domperidon (Motilium®), 10–60 mg tgl. oral (Tabletten oder Tropfen); bewährt auch:

Chlorpromazin bei Bedarf alle 4–6 Std. 25–50 mg tief i.m. oder oral

Promazin 10–50 mg

Triflupromazin 5–10 mg i.m. alle 6–8 Std. oder 10 mg peroral

Fluphenazin 1–3 mg i.m. oder 1–3 mg peroral

Perphenazin 2–4 mg 4 × tgl.

4. in besonderen Fällen kann eine Psychotherapie (nicht aggressiv!) angezeigt sein, evtl. auch Milieuwechsel (bei chronischen Fällen) oder Hospitalisierung (in schweren Fällen); in jedem Fall sind psychische Reize (unangenehme Gerüche etc.) zu vermeiden

ULCUS DUODENI

1. Ruhigstellung des Patienten (f. 2–3 Wochen), evtl. Krankenhauseinweisung
2. absolutes Alkoholverbot, Rauchen vermeiden, Diät (nahrhafte, kleine Mahlzeiten, regelmäßiges Essen, Einschränkung von die Magensekretion anregenden Speisen; die Bedeutung der Diät in der Ulkusbehandlung und -verhütung ist umstritten!)
3. häufige und regelmäßige Antazidagabe (Cave: Diarrhoe, Obstipation, „Milch-Alkali-Syndrom"), z.B. Aludrox®, Gelusil®, Phosphalugel®, Maaloxan®, Gastropulgit® oder Solugastril®
4. Sedierung ängstlicher und sensibler Patienten
5. Gabe von anticholinergisch-spasmalytischen Mitteln (Parasympatholytika) 3–4 × tgl. (z.B. Vagantin®; Wirksamkeit dieser Mittel ist nicht unbedingt gesichert; Cave: Kontraindikation bei Gabe von Belladonna – und anderen anticholinergischen Präparaten)
6. Carbenoxolon
7. H_2-Rezeptor-Antagonisten (Cimetidin, Ranitidin)
8. bei subjektiver Beschwerdefreiheit Röntgenkontrolle (Rezidiv- und Tumorprüfung)
9. Komplikationsbehandlung: bei *Blutung* s. Gastrointestinaltraktblutung, S. 431ff. und vgl. Kap. 1, Abschnitt „Schock" (Patient zunächst auf Nahrungskarenz, dann leichte flüssige Kost, später Diät einstellen); bei *Perforation* sofortiges chirurgisches Eingreifen je nach Schwere der Symptome und den Komplikationsmöglichkeiten (Risiko, nach 12–24 Std sehr erhöht!); bei *Obstruktion* zunächst konservative Behandlung (Bettruhe, kontinuierli-

Kap. 10: Gastroenterologie

che Magenabsaugung für 48 Std, parenterale Gabe von Flüssigkeiten und Elektrolyten); nach 48 Std stündl. Mahlzeiten (30 ml Milch, dazu Sedativa oder Tranquilizer sowie Antazida), bei Obstruktionen aufgrund von Narbenbildungen chirurgische Maßnahmen (Magenresektion oder Antrektomie und Vagotomie)

ULCUS VENTRICULI

1. intensive Behandlung (vgl. Ulcus duodeni, S.448 ff.), da anderenfalls Entartungsgefahr
2. bei erfolgter Heilung wiederholte Röntgenkontrolle (nach 6 Wochen, 3 Monaten und 6 Monaten)
3. bei unvollständiger Heilung (nach 3–4 Wochen Behandlung) und bei Auftreten von Rezidiven (Cave: Gefahr der Perforation, Obstruktion und der massiven Blutung) ist eine Operation (Billroth I oder II, proximale selektive Vagotomie) unerläßlich

VIRUSHEPATITIS

1. zur Vorbeugung gegenüber Hepatitis A- oder B-Infektionen Isolierung der infizierten Patienten und Gabe von Gammaglobulin, 0,04–0,12 ml/kg KG (=Prophylaxe gegen Hepatitis A-Infektion) bzw. Verabreichung von Hepatitis B-Hyperimmunglobulin innerhalb von 6–12 Std. (=Prophylaxe gegen Hepatitis B-Infektion)
2. Bettruhe in der akuten Phase
3. genaue Kontrolle der Nahrungs- und Flüssigkeitsbilanz, Verabreichung schmackhafter Diät (Alkoholverbot!)
4. auf Medikation mit Barbituraten, Morphinen und Sulfonamiden verzichten, Operationen vermeiden
5. nur bei **schwerem** Krankheitsverlauf (und extremer Hyperbilirubinämie und Anorexie) kommen noch Kortikoide in Frage

ZAHNABSZESSE

1. allg. Antibiotikatherapie (Penicillin) vor der Lokalbehandlung
2. lokale Inzision und Drainage
3. bei Bedarf weitere Antibiotika sowie Analgetika
4. schließlich Wurzelbehandlung oder Extraktion

ZAHNKARIES

1. wiederherstellende Zahnbehandlung
2. sorgfältige Mundhygiene (Zahnputzmittel, Mundwasser)

3. Reduzierung der Kohlenhydrate in der Nahrung (Rohrzucker) und durch Einschränkung von Süßigkeiten
4. lokale Anwendung der Fluoride durch einen Zahnarzt
5. zur Kariesprophylaxe (vor allem wenn das Wasser nicht fluorhaltig ist) tägliche orale Fluorzusätze (maximal 1 mg tgl.) für Kinder bis zu 12 Jahren (während der Zahnentwicklung)

ZIRRHOSE, BILIÄRE

1. Differentialdiagnose: primäre oder sekundäre biliäre Z.
2. bei Fehlen einer Obstruktion (Klärung durch Cholangiographie) nur konservative Behandlung; Diät, Juckreizlinderung (Pruritustherapie evtl. mit Colestyramin); bei Infektionen Antibiotikagabe
3. bei extrahepatischem Verschluß chirurg. Beseitigung

ZIRRHOSE, PORTALE

1. Alkoholverbot, Bettruhe, Diät (proteinreich, außer bei Ammoniakintoxikation), Kochsalzeinschränkung, Vitaminzufuhr
2. bei *Aszites* und *Ödemen* Reduzierung der Salzaufnahme, Normalisierung der Plasmaproteine (ggf. durch Humanalbumin) und Diuretika (Saluretika)-Gabe: Hydrochlorothiazid, 25–50 mg 2–4 × tgl. (Cave: Hypokaliämie), Spironolacton (als Aldosteronantagonist), 25 mg 4 × tgl. oder Triamteren, 100–200 mg tgl. ggf. auch die stärker wirkenden Etacrynsäure, 50 mg peroral alle 2–3 Tage oder Furosemid, 40–80 mg peroral tgl. − Notfalls können auch eine Aszitespunktion (Cave: Hypoproteinämie!) oder ein portokavaler Shunt (Cave: Leberversagen!) vorgenommen werden
3. bei *Ammoniakintoxikation* und *Coma hepaticum* wird eine parenterale Ernähung (Nahrungsprotein einschränken!) nötig; gastrointestinale Blutungen sind medikamentös (Magnesiumsulfat!) und/oder chirurgisch zu behandeln, zur Sterilisierung der Intestinalflora Neomycinsulfat, 0,5–1 g alle 6 Std über 5–7 Tage oder Lactulose (3 × 15 g bis 3 × 25 g tgl.) oder Bifidum-Milch; zur Schockbekämpfung vgl. Kapitel 1, zur Infektionsbekämpfung Antibiotika nach Antibiogramm; zur Sedierung Phenobarbital, 0,13 g i.m. oder Chloralhydrat, 0,25–0,5 g vorsichtig rektal (keine Narkotika verabreichen!)

Kap. 10: Gastroenterologie

4. bei *hypochromer Anämie* Eisen (II)-fumarat oder Eisen (II)-sulfat, 3 × tgl. nach den Mahlzeiten

5. bei *Blutungsneigung* Vitamin K_1, 1–3 mg 3 × tgl. oral nach den Mahlzeiten oder 10 mg i.v. oder i.m. jeden zweiten Tag; ggf. auch Bluttransfusionen

6. bei *Blutungen aus Ösophagusvarizen* Sengstaken-Sonde einführen; bei ausgewählten (jüngeren) Patienten evtl. portokavaler Shunt

7. bei *Pruritus* Gabe von Colestyramin, 3 × tgl. 4 g (in Wasser oder Fruchtsäften) während der Mahlzeit

8. bei *Hämochromatose* intermittierender Aderlaß über viele Jahre hin

ZIRRHOSE, POSTNEKROTISCHE

1. Ruhe und appetitanregende Kost, außerdem in akuten Fällen Salzbeschränkung

2. bei Leberdekompensation Gabe von Kortikosteroiden

ZOLLINGER-ELLISON-SYNDROM

1. Hohe Dosen Cimetidin (4 × 300 mg tgl.)

2. ggf. totale Gastrektomie

11. Erkrankungen der Brustdrüse

Differentialdiagnose der sezernierenden Brust s. S. 543

Mammographie

Eine Mammographie ist eine mit weichen Röntgenstrahlen aufgenommene Filmaufnahme, deren Interpretation besondere Erfahrung voraussetzt. Die Mammographie ist die wichtigste Untersuchungsmethode, die es gestattet, einen Brustkrebs vor dem Auftreten von Symptomen zu diagnostizieren. Durch die Mammographie können Brustkrebse 2 Jahre vor ihrer klinischen Entdeckung gefunden werden. Ein erfahrener Radiologe kann bei ca. 90% der Fälle bei Mammogramm verläßlich interpretieren. Auch prämaligne Veränderungen können dargestellt werden. Diese Entwicklung führte zu neuen experimentellen Studien zur Frühdiagnostik mittels Xeroradiographie, Thermographie, Ultraschall, Isotopenscanning und Angiographie. Die Xeroradiographie und die Thermographie haben bereits eine praktische Bedeutung erlangt. Mammographie und Xeroradiographie bieten vergleichbare Resultate, jedoch ist die Xeroradiographie weniger strahlenbelastend für den Patienten. Die Risiken und Vorteile der Mammographie werden laufend überdacht, weil die Möglichkeit der wiederholten Mammographie zu einem gefährlichen Maß an ionisierender Strahlungsexposition führen kann. Experimentelle und klinische Untersuchungen zeigen, daß die Bestrahlung der Brust karzinogen ist, wobei mit ansteigender Dosierung (rads) die Wirkung ebenfalls linear ansteigt. Angesichts dieser Befunde ist es wichtig zu wissen, daß die tatsächliche Strahlendosis während eines Mammogramms der niedrigsten Dosierung entspricht, welche noch mit einer diagnostischen Genauigkeit vereinbar ist, und daß die Vorteile der Untersuchung die Risiken weit übertreffen.

Indikationen
Für die Mammographie bestehen folgende Indikationen:
1. Untersuchung der zweiten Brust, nachdem auf der einen Seite ein Brustkrebs gesichert wurde. Kontrolle einmal jährlich.

2. Zur Vervollständigung einer jährlichen Vorsorgeuntersuchung insbesondere bei Frauen mit einer familiären Belastung.
3. Zur Aufklärung tastbarer oder fraglicher Tumoren, multipler Tumoren, Brustwarzenveränderungen, Erosionen, Einziehungen, Hautveränderungen oder Schmerzen.
4. Als Hilfe bei der Aufklärung eines okkulten Tumors oder bei Vorhandensein von Metastasen bei unbekanntem Primärtumor.
Man bekommt durch die Mammographie sowohl falsch-positive als auch falsch-negative Ergebnisse. Durch Biopsie werden ca. 35% der Karzinome aufgeklärt. Es ist zu hoffen, daß durch eine gute Mammographie mehr Biopsien durchgeführt werden. Der sicherste Weg ist, alle Resistenzen zu punktieren und alle verdächtigen Veränderungen zu mammographieren.

Indikationen, Möglichkeiten und Grenzen der Mammographie:
1. Es können Frühfälle bzw. operable Karzinome aufgedeckt werden, die noch keine klinischen Symptome hervorrufen.
2. Man kann eine fragliche oder schwer definierbare Brustverhärtung einschätzen oder eine andere verdächtige Brustveränderung, aber nur wenn die mammographischen Befunde bei der Entscheidung über eine durchzuführende Biopsie helfen können.
3. Ein negativer Befund kann dem Chirurgen eine Hilfe bei der Bestätigung der Gutartigkeit des Tumors sein.
4. Die Mammographie erlaubt nach einem okkulten Brustkarzinom bei einer Frau mit metastatischer Erkrankung der Axillenknoten oder bei einem unbekannten Primärherd zu forschen.
5. Wird ein Karzinom der einen Brust bestätigt, kann die Mammographie ein bislang unbekanntes Karzinom der zweiten Brust aufdecken. Der erfahrene Röntgenologe kommt auf 90% richtige und nur 10% falsch-positive oder falsch-negative Befunde.
6. Durch die Mammographie kann in regelmäßigen Zeitabständen eine ausgewählte Gruppe von Frauen mit erhöhtem Krebsrisiko kontrolliert werden.

Fibroadenom der Brust s. S. 541 f.

Karzinom der weiblichen Brust

Diagnostische Merkmale

Frühbefunde:

- Die ersten Anzeichen sind eine einzelne, punktuelle, nicht druckempfindliche, feste bis harte Gewebsmasse mit sich unklar darstellenden Begrenzungen sowie eine Brustwarzenerosion mit oder ohne Verhärtung. Durch eine Mammographie kann ein Karzinom in seinem Frühstadium festgestellt werden.

Spätere Befunde:

- Ein fortgeschritteneres Stadium manifestiert sich durch Haut- oder Brustwarzenretraktion, axilläre Lymphadenopathie, Brustdrüsenvergrößerung, Rötung, Ödem, gelegentlich Schmerz sowie Fixierung der Verhärtung mit der Haut oder Thoraxwand.

Spätbefunde:

- Im späteren Verlauf der Erkrankung kommt es zur Ulzeration, zur supraklavikulären Lymphadenopathie, zum Armödem sowie zu Knochen-, Lungen-, Leber-, Hirn-, oder anderen Metastasen.
- Die Häufigkeitsrate eines Brustkarzinoms ist höher bei Frauen, welche niemals Kinder geboren haben, bei solchen mit einer Familienanamnese von Brustkarzinomen und solchen mit einer eigenen früheren Anamnese von Brustkarzinom oder -dysplasie.

Allgemeine Betrachtungen

A. Häufigkeits- und Mortalitätsrate: Der Brustkrebs ist die häufigste Karzinomform bei Frauen und das Karzinom der Brustdrüse bildet die führende Todesursache der Krebsformen bei Frauen. Die Wahrscheinlichkeit, an einem Brustkarzinom zu erkranken, nimmt während des Lebens zu. Das Durchschnittsalter bei Frauen mit Brustkarzinom beträgt 60–61 Jahre. Brustkrebs tritt 100 mal häufiger bei Frauen als bei Männern auf. Bei der gegenwärtigen Häufigkeitsrate erkrankt z. B. jede 13. amerikanische Frau während ihres Lebens an Brustkrebs.

B. Ätiologie und Risikofaktoren:

1. Vererbung: Die Ursache des Brustkrebses ist nicht bekannt, aber eine Prädisposition für Brustkrebs kann erheblich sein. Der Vererbungsmechanismus ist nicht klar. Berichte über ein symmetrisches Auftreten von Brustkrebs bei monozygoten Zwillingen unterstützen die Vermutung, daß die Vererbung eine Rolle spielt. Zahlreiche Studien haben gezeigt, daß Frauen, deren Mütter oder Schwestern Brustkrebs hatten, 2 oder 3 mal wahrscheinlicher an dieser Krankheit erkranken, als andere Kontrollpersonen. Das Risiko ist noch größer, wenn der Brustkrebs vor der Menopause auftritt, bilateral oder bei 2 oder mehr erstgradigen Verwandten. Es sollte aber noch bemerkt werden, daß bei über 90% aller Brustkrebspatientinnen keine Brustkrebsanamnese unter der weiblichen Verwandtschaft zu finden ist.

2. Ehe, Geburtenrate und Laktation: Die Ehe und die Geburtenrate beeinflussen auch die Häufigkeitsrate von Brustkrebs. Ledige und Nullipara-Frauen weisen eine leicht höhere Häufigkeit von Brustkrebs auf als verheiratete Frauen und solche, die entbunden haben. Frauen mit 3 oder mehr Kindern haben wiederum eine niedrigere Häufigkeit als Frauen mit weniger Kindern. Frühe Schwangerschaft (vor dem 30. Lebensjahr) scheint ebenso das Risiko des Brustkrebses zu reduzieren. Auch das Auftreten der Menarche nach dem 15. Lebensjahr und eine künstliche Menopause sind mit einer niedrigeren Brustkrebshäufigkeit verbunden, während eine frühe Menarche (vor dem 12. Lebensjahr) und eine späte Menopause (nach dem 50. Lebensjahr) mit einem leichten Ansteigen des Risikos verbunden sind. Die Kenntnisse über Fertilität und Ovarialfunktion lassen vermuten, daß hormonelle Faktoren einen gewissen Einfluß auf die Häufigkeit von Brustkrebs haben. Die Laktation hingegen schützt wahrscheinlich nicht vor Brustkrebs – entgegen früheren Vermutungen.

3. Mammadysplasie: Die Mammadysplasie ist mit einer erhöhten Karzinomhäufigkeit verbunden, besonders wenn sie durch proliferative Veränderungen, Papillomatose oder eine solide Hyperplasie begleitet wird. Die offensichtliche Beziehung zwischen einem Karzinom und einer Mammadysplasie stellt wieder die Frage nach den hormonellen Faktoren bei der Auslösung des Brustkarzinoms. Obwohl die Pathogenese der Mammadysplasie unbekannt ist, wird vermutet, daß diese Erkrankung entweder auf eine relative oder absolute Steigerung der Östrogene oder auf eine relative oder absolute Verminderung des Progesterons zurückzuführen ist.

4. Karzinom der anderen Brust: Eine Frau, die in einer Brust Krebs gehabt hat, ist einem höheren Risiko ausgesetzt, ihn auch in der anderen Brust zu bekommen.

5. Karzinom des Uterus und Ovars: Frauen mit einem Karzinom des Corpus uteri haben ein fast doppelt so hohes Brustkrebsrisiko wie die allgemeine Bevölkerung, und Frauen mit Brustkrebs wiederum haben ein vergleichlich erhöhtes Risiko, an einem Karzinom des Endometriums zu erkranken. Die Beziehung zwischen Brust- und Ovarialkarzinom ist weniger gut dokumentiert, aber über ein familiäres gemeinsames Auftreten beider Neoplasmen ist berichtet worden. Eine Erklärung für die mögliche Assoziation von Brustkrebs mit einem Karzinom des Endometriums oder des Ovars ist nicht gegeben.

6. *Endogene Hormone:* Viele Untersuchungen sind mit dem Ziel durchgeführt worden, ob Frauen mit einem Brustkarzinom oder mit einer Prädisposition hierfür ein abnormales Ausscheidungsmuster von Östrogenen, Androgenen, Kortikosteroiden oder von Prolactin aufweisen. Diese Studien haben sich als schwer zu kontrollieren und auszulegen erwiesen. Es wird jedoch vermutet, daß ein bedeutender Prozentsatz von Frauen mit Brustkarzinom einen anormalen Hormonstatus haben.

7. *Trauma:* Brusttrauma und nachfolgendes Brustkarzinom sind häufig, doch gibt es keinen Beweis dafür, daß ein Trauma der Brust ein Brustkarzinom auslösen kann.

8. *Umwelt- und ethnische Faktoren:* Altersgemäße weibliche Sterbeziffern für Karzinomträger zeigen, daß im allgemeinen die aus den Entwicklungsländern berichteten Letalitätsraten niedrig sind, während die Sterbeziffern der hochentwickelten Länder (mit der bemerkenswerten Ausnahme von Japan) hoch sind. Diese auffallende Unterschiedlichkeit kann darauf zurückzuführen sein, daß die Diagnose entweder zu selten gestellt wird oder hierüber aus den Entwicklungsländern zu wenig berichtet wird, aber zweifellos gibt es in diesem Zusammenhang auch Umwelt-, Ernährung-, Hormon-, Fertilitäts-, genetische und andere Faktoren, welche noch bestimmt werden müssen. Großes Interesse gilt der niedrigen Häufigkeitsrate von Brustkarzinomen bei japanischen Frauen. Epidemiologisch ist interessant: Obzwar ihre Brustkarzinomrate relativ niedrig bleibt, weisen japanische Frauen, die nach den USA ausgewandert sind und dort ihre Kinder geboren haben, eine etwas höhere Karzinomrate auf als Japanerinnen **in** Japan.

9. *Orale Kontrazeptiva und Östrogene (menopausal):* Östrogen- und Progestin-haltige Kontrazeptiva können eine Proliferation der Epithelelemente innerhalb der Brust und eine Stimulierung des intralobulären und interlobären Bindegewebes auslösen. Die Reaktion im Drüsengangsepithel ist besonders bemerkenswert. Druckschmerz der Brüste, Knötchenbildung, Galaktorrhöe und Fibroadenome gehören zu den Symptomen, die auftreten können. Obzwar kein direkter Nachweis dafür besteht, daß orale Kontrazeptiva eine Beziehung zum menschlichen Brustkrebs haben, können diese Hormone grobe und mikroskopisch sichtbare Veränderungen in der Brust auslösen. Neuere Erkenntnisse sprechen dafür, daß die fortlaufende Verabreichung von Östrogenen an postklimakterische Frauen nach 10–12 Jahren zu einem erhöhten Brustkarzinom-Risiko führen kann. Da diese Behauptung durch langzeitige Kontrollstudien bei einer großen Zahl von Frauen belegt ist, sollten Ärzte, die diese Hormone verschreiben, und Frauen, welche sie einnehmen, das bedenken.

10. *Reserpin:* In den USA ist ein Zusammenhang zwischen Reserpinanwendung und Brustkarzinomentwicklung nachgewiesen worden. Ähnliche Befunde wurden aus England und Finnland berichtet. Neuere Forschungsergebnisse haben allerdings die Beziehung zwischen chronischer Reserpineinnahme und Brustkarzinom nicht bestätigen können. Bis zur weiteren Abklärung dieser Frage sollten Ärzte wie Patienten vorsichtig in der Anwendung von Reserpin sein.

11. *Zusammenfassung der Risikofaktoren:* Frauen, die ein außerordentliches hohes Risiko, an Brustkrebs zu erkranken, haben, sollten von ihren Ärzten entsprechend beraten und beobachtet werden. Screening-Programme mit periodischen Untersuchungen und Mammographien von asymptomatischen Frauen werden bei Anwendung auf Risikopersonen höchst wichtig sein. Die Zusammenfassung der Charakteristiken in Tabelle 11-1, S. 523 kann bei der Selektion solcher Frauen zur speziellen Beobachtung von Nutzen sein.

C. Wirt-Tumor-Beziehung: Die Wachstumsform des Brustkarzinoms und die Fähigkeit zu metastasieren werden von dem Gleichgewicht zwischen dem biologischen Verhalten des Tumors (Neoplasmas) und der immunologischen Reaktionsfähigkeit des Wirtes (Menschen) bestimmt. Das Wachstumspotential des Tumors und die Widerstandsfähigkeit des Menschen variieren sehr stark von Patient zu Patient und können sich auch während des Krankheitsverlaufs ändern. Die differierenden Wachstumsraten des Brustkarzinoms werden durch die Beobachtung, daß die Verdopplungszeit der Karzinomzellen zwischen 23 Tagen – beim schnell wachsenden – und 309 Tagen – beim langsam wachsenden Karzinom – beträgt, gut illustriert. Vorausgesetzt, daß die Verdopplungsrate konstant ist und daß das Neoplasma aus einer Zelle hervorgeht, braucht ein langsam wachsendes Karzinom eine klinisch entdeckbare Größe (von 1 cm) erst nach 8 Jahren zu erreichen. Andererseits haben schnell wachsende Karzinome einen viel kürzeren präklinischen Verlauf und eine größere Tendenz, in regionale Lymphknoten oder entferntere Stellen des Körpers zu der Zeit zu metastasieren, da die Brustverhärtung entdeckt wird.

Wegen der differierenden Muster von Karzinomwachstum und Wirtsresistenz sind die klinischen Manifestationen des Brustkarzinoms variabel und oft unvorhersehbar. Obwohl die mittlere Lebenserwartung vom unbehandelten Karzinom der Brust ungefähr 3 Jahre beträgt, erliegen manche unbehandelten Patienten innerhalb weniger Monate nach der Diagnosestellung, andere hingegen überleben 4–5 Jahre oder sogar 15–30 Jahre. Therapiepläne, die einzelnen Erwägungen verschiedener Therapieformen und Prognosestellung sollten diese Unterschiedlichkeit des Verhaltens beachten.

D. Metastasen: Von höchster Wichtigkeit bei Patientinnen mit Mammakarzinom ist die Frage, ob das Karzinom in regionale Lymphknoten oder weiter entfernte Stellen des Körpers metastasiert ist. Die Wahl der Therapie ist entscheidend davon abhängig.

1. Regionale Lymphknoten: Die axillären Lymphknoten und internen Mammalymphknoten-Ketten sind die hauptsächlichsten (aber nicht die einzigen) primären lymphatischen Ausbreitungswege eines Brustkarzinoms. Die suprakalvikulären Knoten stehen in direkter Fortsetzung der axillären Kette und sind daher gewöhnlich sekundär betroffen. Ein Befall der supraklavikulären Knoten bedeutet fast immer, daß bereits eine entferntere Ausbreitung des Karzinoms erfolgt ist; außerdem bedeutet er, daß Schritte zur kurativen **chirurgischen** Therapie schon unnütz sind.

Die axillären und internen Mamma-Lymphknotenketten können unabhängig voneinander oder auch beide befallen sein. Bei Patientinnen mit operablem Brustkarzinom finden sich häufiger in den axillären als in den internen Mammalymphknoten Metastasen. Die Lokalisation eines Karzinoms in der Primärregion der Brust hat relativ wenig Auswirkung auf die Häufigkeit des axillären Lymphknotenbefalls, wie durch pathologische Untersuchungen der Knoten nach einer radikalen Mastektomie bewiesen wird. Allerdings ungefähr die Hälfte der Läsionen, in einem Quadranten oder zentral in der Brust gelegen, ist mit einem positiven histologischen Untersuchungsergebnis hinsichtlich der axillären Lymphknoten verbunden. Karzinome in der Zentral- oder Mittelregion der weiblichen Brust metastasieren in die inneren Mammaknoten häufiger als entsprechende laterale Läsionen.

2. Entfernte Metastasen: Eine hämatogene Ausbreitung des Brustkarzinoms ist häufig: Knochen (besonders Wirbelsäule, Becken, Femur, Rippen, Schädel und Humerus) sowie Lunge und Leber sind am häufigsten betroffen. Metastasen in diese entfernten Körperteile sind oft schwer zu entdecken und können deshalb für lange Zeit unerkannt bleiben. Aus diesem Grund sind 5-Jahres-Überlebensstatistiken nach verschiedenen Therapieformen des Brustkarzinoms nur bedingt verwertbar.

Klinische Befunde

Eine Patientin mit einem Mammakarzinom weist gewöhnlich einen Knoten in der Brust auf. Die klinische Untersuchung beginnt mit der Anamnese und einer eingehenden körperlichen Untersuchung (Palpation der Mammae), wobei die letztere ein besonderes Augenmerkmal auf die Charakteristika der lokalen Läsion und auf Anzeichen von Metastasen in regionalen Lymphknoten zu richten hat. Nachdem die Diagnose eines Brustkarzinoms histologisch durch Biopsie bestätigt worden ist, sind oft noch zusätzliche Laboruntersuchungen erforderlich, um die Untersuchungen durch Suche nach entfernten Metastasen oder einer okkulten Primärläsion in der 2. Brust zu vervollständigen. Vor der Entscheidung über die Form der Therapie werden dann alle zur Verfügung stehenden Befunde ausgewertet, um das Ausmaß bzw. das „Stadium" der Erkrankung zu bestimmen. Der **Initial**therapie sollten immer sorgfältige klinische Untersuchungen vorhergehen, um unangemessene Maßnahmen, wie z.B. eine radikale Mastektomie bei einer Patientin mit entfernten Metastasen, zu vermeiden.

A. Symptome: Die Untersuchung einer Patientin mit Brustbeschwerden schließt eine sorgfältige Anamnese und eine vollständige Untersuchung ein. Während der Anamneseerhebung gilt besondere Aufmerksamkeit der Menarche, den Schwangerschaften, der Geburtenanzahl, der künstlichen oder natürlichen Menopause, dem Datum der letzten Menstruationsperiode, früheren Brustläsionen und einer Familienanamnese bezüglich Mammakarzinom. Rücken- oder Knochenschmerzen können die Folge von Knochenmetastasen sein. Systemische Beschwerden oder Gewichtsverlust sollten an die Frage von Metastasen denken lassen, welche jedes Organ, aber am häufigsten Knochen, Leber und Lunge befallen können. Je fortgeschrittener das Karzinom hinsichtlich Größe der primären Läsion und Ausmaß des regionalen Lymphknotenbefalls

Tabelle 11-1. Faktoren, die mit einem erhöhten Mammakarzinomrisiko verbunden sind

	Charakteristika
Rasse	Weiß gegenüber schwarz oder orientalisch
Alter	Über 50
Familienanamnese	Brustkarzinom bei Mutter oder Schwester
Frühere medizinische Anamnese	Karzinom des Endometriums
	Mammadysplasie (Mastopathia cystica)
	Karzinom in der anderen Brust
Menstruationsanamnese	Frühe Menarche (vor dem 12. Lebensjahr)
	Späte Menopause (nach dem 50. Lebensjahr)
	Gesamtzahl der Jahre der Menstruationszeit: mehr als 30
Ehestatus	Niemals verheiratet gegenüber verheiratet
Schwangerschaft	Niemals schwanger
	1 oder 2 Schwangerschaften gegenüber 3 oder mehr
	1. Kind geboren nach dem 30. Lebensjahr

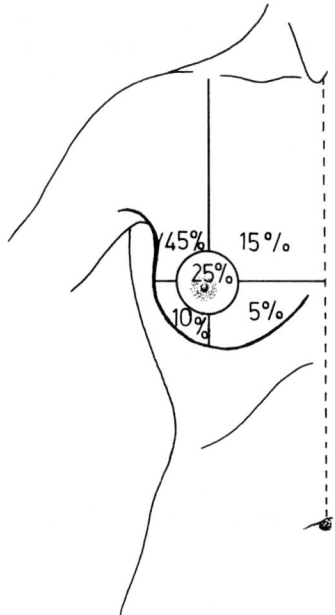

Abb. 11-1. Häufigkeit des Mammakarzinoms an verschiedenen anatomischen Stellen einer Brust (Brustsegmenten)

Tabelle 11-2. Initialsymptome des Mammakarzinoms

Symptom	Prozent aller Fälle
Schmerzlose Brustverhärtung	66
Schmerzvolle Brustverhärtung	11
Brustwarzenausfluß	9
Lokales Ödem	4
Brustwarzenretraktion	3
Brustwarzenverkrustung	2
Verschiedene Symptome	5

ist, desto größer ist die Häufigkeit von metastatischer Ausbreitung in entferntere Körperteile.

Bei ca. 80% der Patientinnen mit bestehendem
Brustkarzinom ist das hervorstehende Symptom ein
Knoten (Mamma gewöhnlich schmerzlos) in der
Brust (Tabelle 11–2). Etwa 90% der Brustverhärtun-
gen werden von den Patientinnen selbst festgestellt.
Die relative Häufigkeit des Tumors in verschiede-
nen anatomischen Segmenten der Brust wird in
Abb. 11–1 dargestellt. Weniger häufige Symptome
sind Brustschmerz, Brustwarzenausfluß; Erosion,
Retraktion, Vergrößerung oder Jucken der Brust-
warze sowie Rötung, Ödem, allgemeine Verhär-
tung, Vergrößerung oder Schrumpfung der Brust.

In seltenen Fällen können auch eine axilläre Verhärtung, Schwellung des Arms oder Knochen-
schmerz (von Metastasen ausgehend) das erste
Symptom sein.

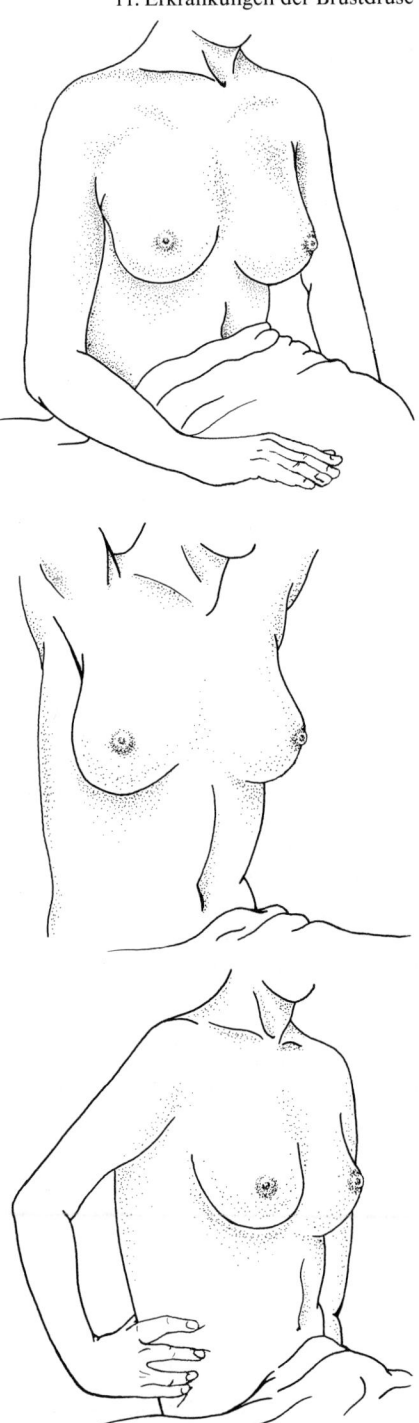

Abb. 11-2. Inspektion der Brüste. Die Brüste sind bei der
Patientin im Sitzen, mit Armen an der Seite und über dem
Kopf zu untersuchen. Auf Asymmetrie, Brustwarzen- oder
Hautretraktion ist zu achten. Diese Anzeichen können her-
vortreten, wenn die Patientin ihre Arme über den Kopf
hebt. Eine Hautretraktion oder Grübchenbildung kann
sichtbar werden, wenn die Patientin ihre Hand auf ihre
Hüfte preßt, um die Mm. pectorales zu kontrahieren

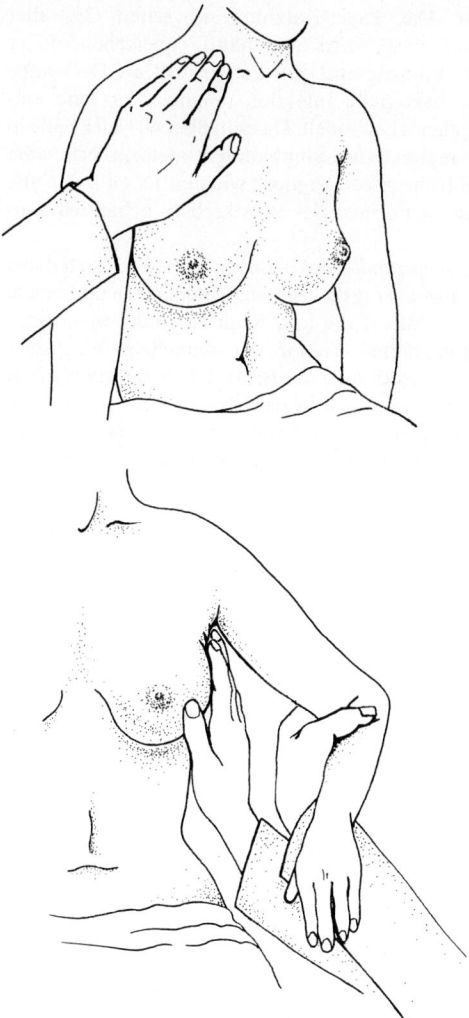

B. Untersuchung der Brust: Diese sollte gewissenhaft, methodisch und zart durchgeführt werden. Der erste Schritt ist die Inspektion, wobei die Patientin sitzen sollte, zuerst die Arme an die Seite gelegt und dann über den Kopf gehoben (Abb. 11–2). Abnormale Varianten der Brustgröße und -kontur, minimale Brustwarzenretraktion und leichtes Ödem, Rötungen oder Retraktionen der Haut werden am besten bei sorgfältiger Beobachtung und bei guten Lichtverhältnissen festgestellt. Eine Asymmetrie der Brüste und eine Retraktion oder ein Einziehen der Haut können oft ausgeprägter erscheinen, wenn die Patientin ihre Arme hinter dem Kopf verschränkt oder ihre Hände in die Hüften stützt, um die Mm. pectorales zu kontrahieren. Supraklavikuläre und axilläre Regionen sollten sorgfältig palpiert werden, um vergrößerte Lymphknoten festzustellen. Hierbei sollte die Patientin sitzen (Abb. 11–3). Die Palpation der Brust nach Verhärtung oder anderen Veränderungen wird am besten bei der mit abduziertem Arm **liegenden** Patientin (Abb. 11–4) vorgenommen. Bei manchen Reihenuntersuchungen aus anderen medizinischen Gründen konnte in 5–10% der Fälle ein Mammakarzinom festgestellt werden. Die Lokalisation, Größe, Konsistenz und andere Merkmale aller Mammaläsionen sollten auf einer Zeichnung der Brust festgehalten werden.

Brustkrebs besteht gewöhnlich aus einem nicht schmerzhaften festen oder harten Knoten mit schlecht begrenzten Rändern (verursacht durch die lokale Infiltration). Leichte Haut- oder Brustwarzenretraktion ist ein wichtiges Zeichen. Man kann oft auch eine leichte Asymmetrie der Brüste feststellen. Sehr kleine (1–2 mm) Erosionen des Brustwarzenepithels können beim Paget-Typ oft das einzige Anzeichen sein (s. S. 526). Wäßriger, seröser oder blutiger Ausfluß aus der Brustwarze ist ein gelegentliches Frühsymptom.

Eine Läsion, die kleiner als 1 cm im Durchmesser ist, kann für den Untersucher schwierig oder unmöglich zu finden sein – und doch kann sie von der Patientin selbst entdeckt werden. Sie sollte immer gebeten werden, die Lokalisation der Verhärtung selbst zu zeigen. Wenn es dem Arzt nicht gelingt, den Verdacht der Patientin zu bestätigen, sollte die Untersuchung nach einem Monat wiederholt werden. Während der prämenstrualen Phase des Zyklus kann eine harmlose Knötchenbildung ein Neoplasma vermuten lassen oder eine zugrundeliegende Läsion verschleiern. Wenn unter diesen Umständen der Charakter einer Anomalie fraglich ist, sollte die Patientin zu einer Nachuntersuchung **nach ihrer Periode** bestellt werden.

Die Charakteristika des fortgeschrittenen Mammakarzinoms sind folgende: Ödem, Erythem, Knötchenbildung oder Ulzeration der Haut; Anwesenheit eines großen primären Tumors; Fixierung des

Abb. 11-3. Palpation der Supraklavikular- und Axillarregion auf vergrößerte Lymphknoten

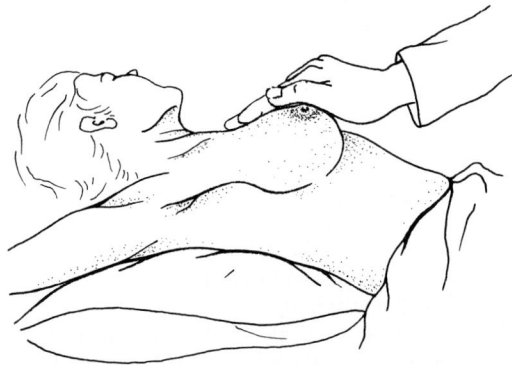

Abb. 11-4. Palpation der Brüste. Die Palpation wird bei der mit abduziertem Arm **liegenden** Patientin vorgenommen

Tumors an der Thoraxwand; Vergrößerung, Schrumpfung oder Retraktion der Brust; ausgeprägte axilläre Lymphadenopathie; supraklavikuläre Lymphadenopathie sowie entfernte Metastasen.

C. Untersuchung der regionalen Lymphknoten: Die Untersuchung der axillären und supraklavikulären Lymphknoten ist ein wesentlicher Bestandteil jeder Brustuntersuchung, um bei etwaigen Metastasen das Stadium des Brustkrebses für Therapiezwecke bestimmen zu können.

In der Axilla sind gewöhnlich 1–2 bewegbare, nicht schmerzempfindliche und nicht besonders feste Lymphknoten von 5 mm oder mehr Durchmesser zu finden. Feste oder harte Knoten, größer als 5 mm im Durchmesser, müssen als metastasenverdächtig angesehen werden, bis das Gegenteil erwiesen ist. Axilläre Lymphknoten, die mit der Haut oder tieferen Strukturen verflochten oder an sie fixiert sind, weisen auf ein fortgeschrittenes Stadium der Krankheit (wenigstens Stadium III). Unglücklicherweise ist die Einschätzung der axillären Lymphknoten durch Palpation nicht immer genau. Histologische Studien zeigen, daß mikroskopische Metastasen bei bis zu 30% der Patientinnen mit klinisch negativen Knoten vorhanden sind. Andererseits finden sich in ca. 85% aller Fälle, in welchen der Untersucher die axillären Lymphknoten als betroffen ansieht, positive histologische Befunde. Diese Häufigkeit positiver axillärer Lymphknoten steigt mit der Größe des Primärtumors und mit der Einbruchsfähigkeit des Neoplasmas, je nach pathologischem Typ, an.

In der Fossa supraclavicularis sind gewöhnlich keine Knoten palpabel. Feste oder harte Knoten jeder Größe in dieser Region oder gleich jenseits der Clavicula (infraklavikuläre Knoten) sind für einen metastasierenden Krebs stark verdächtig und sollten für eine Biopsie in Betracht gezogen werden. Homolaterale supraklavikuläre oder infraklavikuläre Knoten, die Krebsgewebe enthalten, zeigen an, daß sich die Patientin in einem forgeschrittenen Krankheitsstadium befindet (Stadium IV). Ödeme des homolateralen Arms, welche gewöhnlich durch metastatische Infiltration der regionalen Lymphknoten ausgelöst werden, sind auch ein Symptom des fortgeschrittenen Karzinoms (Stadium IV).

D. Besondere klinische Formen des Brustkrebses:
1. Paget-Karzinom: Es handelt sich um ein Milchgangkarzinom, welches meist gut ausdifferenziert und multizentrisch in den Gängen der Brustwarze und der Brust wächst. Das Warzenepithel ist infiltriert, Veränderungen aber sind oft minimal und ein Tumor gelegentlich nicht tastbar. Das einzige Symptom ist oft Jucken oder Brennen zusammen mit einer oberflächlichen Erosion oder Ulzeration. Die endgültige Diagnose wird durch die Biopsie ge-

stellt. Das Paget-Karzinom ist selten (3% aller Brustkrebse), wird aber häufig übersehen, da es nicht bösartig aussieht. Es wird oft als Dermatitis oder bakterielle Infektion diagnostiziert und entsprechend behandelt. Da es in über 60% der Fälle in die regionären Lymphknoten metastasiert, wäre eine frühzeitige Diagnose wichtig. Es muß wie alle anderen Formen des Brustkrebses behandelt werden.

2. Das entzündliche Karzinom: Es handelt sich dabei um die bösartigste Form der Brustkrebse und macht ca. 3% aller Fälle aus. Klinisch findet man einen schmerzhaften Tumor mit schnellem Wachstum und Vergrößerung der Brust. Die bedeckte Haut ist rot, ödematös und warm. Findet sich dieses Symptom in einer Ausdehnung, die mehr als ein Drittel der Haut einer Brust ausmacht, muß an die Diagnose eines entzündlichen Karzinoms gedacht werden. Da die Entzündung wechselt, wird sie oft als infektiöser Prozeß verkannt. Sie wird hervorgerufen durch die Karzinominvasion der subdermalen Lymphwege.

Histologisch finden sich verschiedene Formen. Wegen der frühzeitigen und weitverbreiteten Metastasierung gilt das entzündliche Mammakarzinom als unheilbar. Die radikale Mastektomie ist selten indiziert; Bestrahlung, Hormontherapie und zytostatische Behandlung sind am ehesten sinnvoll.

3. Auftreten eines Mammakarzinoms während einer Schwangerschaft oder Laktation: Während einer Schwangerschaft oder Laktation kommt es nur in 1–2% zu Brustkrebserkrankungen. Diese insgesamt niedrige Quote ergibt sich aus der Tatsache, daß nur 15% der Mammakarzinome während der reproduktiven Jahre auftreten. Wenn ein Brustkarzinom bei Frauen unter 35 Jahren auftritt, kommt es hierzu in etwa 10–15% der Fälle während einer Schwangerschaft. Die Diagnose eines Mammakarzinoms verzögert sich jedoch häufig während einer Schwangerschaft oder Laktation, weil die physiologischen Veränderungen in der Brust die wahre Natur der Läsion verschleiern können. Das führt bei Patientinnen und Ärzten leider zur Tendenz, die Befunde fehlzudeuten und nur zögernd über die Notwendigkeit einer Biopsie zu entscheiden. Es ist jedoch in jedem Fall wichtig, eine bioptische Untersuchung sofort durchzuführen, um die Art der persistierenden Brustverhärtung zu bestimmen, welche während der Schwangerschaft oder Laktation auftritt. Wenn das Neoplasma auf die Brust beschränkt bleibt, liegt die 5-Jahres-Überlebensrate nach einer radikalen Mastektomie bei ca. 60%; deshalb ist auch der frühere extreme Pessimismus hinsichtlich der Prognose nicht gerechtfertigt.

4. Bilaterales Brustkarzinom: Es ist nicht überraschend, daß ein Mammakarzinom bilateral auftreten kann, zumal doch beide Brüste den gleichen genetischen und hormonellen Einflüssen unterworfen sind. Die Literatur weist eine Häufigkeit von einem simultanen bilateralen Mammakarzinom in etwa 1% der Fälle nach, zudem besteht bei vorhandenem Mammakarzinom eine 5–8%ige Häufigkeit eines späteren Karzinomauftretens in der zweiten Brust. Eine Mammographie und Biopsie der gegenüberliegenden Brust können eine zusätzliche Information über die simultane oder spätere Entwicklung des bilateralen Mammakarzinoms liefern. Die Mammographie kann zudem gelegentlich den Nachweis eines okkulten Karzinoms präoperativ bei der nicht befallenen Brust erbringen und ist daher besonders nützlich als klinische Kontrolluntersuchungsmethode. Die Routinebiopsie der gegenüberliegenden Brust ist von großem Wert beim lobulären Karzinom. Nach vorliegenden Literaturberichten liegt die Häufigkeit des bilateralen lobulären Karzinoms zwischen 35–59% bei biopsierten Patientinnen.

E. Laborbefunde: Bei lokalisierten Karzinomen der Brust und der axillären Lymphknoten findet man keine Veränderungen der Laborwerte. Eine konstant erhöhte Blutsenkung oder andere Tests sprechen für einen disseminierten Befund. Bei Lebermetastasen ist die alkalische Phosphatase erhöht, auch eine gelegentlich auftretende Hyperkalzämie spricht für ein fortgeschrittenes Stadium. Die Szintigraphie von Leber, Knochen oder Gehirn kann bei entsprechender Ausehnung der Metastasen typische Befunde ergeben.

Das klinische Laborschema einer Patientin mit Mammakarzinom besteht zumindest aus folgenden Untersuchungen: vollständiges Blutbild, blutchemische Parameter (einschließlich Serumkalzium und alkalischer Phosphatase) sowie vollständige Harnanalyse.

F. Röntgenbefunde: Mammographie, Galaktographie. Vor der radikalen Mastektomie empfiehlt es sich, den Thorax und die Wirbelsäule in zwei Ebenen sowie das Becken und den Schädel zu röntgen. Dadurch können Metastasierungen noch rechtzeitig erkannt werden. Weiterhin sollte unbedingt die Mammographie der anderen Brust durchgeführt werden, um dort ein okkultes Karzinom auszuschließen. Sie dient auch zum Vergleich für später nötige Kontrollen der erhaltenen zweiten Brust.

G. Radionuklid-Scanning: Knochen-Scanning unter Benutzung eines geeigneten Nuklids – wie z.B. Technetium [99 mTc] –, markierten Phosphaten oder Phosphonaten sowie eines Scanners oder einer Gamma-Kamera ist beim Vorliegen eines metastasierenden Mammakarzinoms viel genauer und aussagekräftiger als Skelettröntgenaufnahmen. Deshalb kann ein Knochen-Scan bei der diagnostischen Untersuchung von Patientinnen mit Mammakarzinom vor einer radikalen chirurgischen Behandlung sehr nützlich sein.

Unerwartete Knochenmetastasen, sogar beim Frühstadium eines Mammakarzinoms, sind mittels eines Knochen-Scan aufgedeckt worden.

Das Radionuklid-Scanning oder CT-Scanning der Leber und des Gehirns sind von Nutzen, wenn Metastasen in diesen Organen vermutet werden. Ultraschall kann allerdings gegenüber anderen Methoden bei der Aufdeckung von Lebermetastasen überlegen sein, zumal es nicht mit so großer Strahlenbelastung behaftet ist.

H. Biopsie: Die Diagnose des Mammakarzinoms ist endgültig von der Untersuchung des durch Biopsie gewonnenen Gewebes abhängig. Eine Therapie sollte **niemals** ohne eine eindeutige histologische Krebsdiagnose eingeleitet werden. Das sicherste Vorgehen ist die Biopsie aller bei der eingehenden Erst-Untersuchung gefundenen verdächtigen Verhärtungen – und bei Fehlen von Verhärtungen – aller durch Mammographie aufgedeckten verdächtigen Läsionen.

Ca. 30% der für ein Karzinom gehaltenen Läsionen erweisen sich bei der Biopsie als benigne und etwa 15% der für benigne gehaltenen Läsionen bestätigen sich als maligne. Diese Befunde demonstrieren klar die Fehlbarkeit einer klinischen Beurteilung und die Notwendigkeit einer Biopsie, um die Diagnose zu sichern.

Zu den spezifischen Indikationen der Mammabiopsie gehören:

(1) Persistierende Verhärtung –
(2) Blutiger Brustwarzenausfluß –
(3) Brustwarzenekzem und
(4) Positives Mammogramm.

Unerklärliche axilläre Adenopathie bei Fehlen einer Brustverhärtung verlangt nach einer Mammographie und – falls negativ – nach einer Biopsie der axillären Knoten.

In manchen Kliniken wird eine Biopsie der zweiten Brust durchgeführt, wenn die Diagnose eines **operablen** Mammakarzinoms feststeht. Diese Maßnahme ist besonders gerechtfertigt beim lobulären Karzinom, das häufig bilateral auftritt. Die bevorzugte Biopsiestelle – vorausgesetzt es bestehen keine anderen mammographischen Indikationen – ist der obere äußere Quadrant der Brust, da dieser die häufigste Lokalisation des Mammakarzinoms darstellt.

Bei der Durchführung der Brustbiopsie werden verschiedene Methoden angewandt; die schließlich gewählte Methode ist abhängig von der Natur der Läsion und der persönlichen Bevorzugung des Operateurs. Die einfachste Methode ist die *Nadelbiopsie,* entweder durch Aspiration von Tumorzellen oder durch Entnahme eines kleinen Gewebspropfen mit einer Vim-Silverman- oder mittels einer anderen Spezialnadel. Dies ist eine ambulante Maßnahme, welche sich besonders für leicht zugängliche, größere Läsionen eignet.

Eine negative Nadelbiopsie sollte durch eine **offene Biopsie** ergänzt werden. Die Erfahrung des Pathologen ist ein wichtiger Punkt, wenn über die Anwendungsform der Nadelbiopsie entschieden wird.

Die bevorzugte Methode im Operationssaal ist die offene Biopsie unter lokaler und allgemeiner Anästhesie, bevor über die definitive Therapie entschieden wird. Die Läsion wird zur Zeit der Biopsie tunlichst vollständig exzidiert. Die Patientin braucht nicht ins Krankenhaus aufgenommen zu werden. Entscheidungen über zusätzliche klinische Untersuchungen bei metastatischer Erkrankung und zur Abklärung der definitiven Therapie können nach Vorliegen des histologischen Befundes mit der Patientin getroffen und besprochen werden. Dieses Vorgehen hat den Vorteil, bei vielen Patientinnen eine unnötige Hospitalisierung und zusätzliche diagnostische Maßnahmen zu vermeiden, da ein Karzinom nur bei etwa 35% aller Patientinnen, bei denen eine Biopsie zur Differentialdiagnose eines Brustknotens vorgenommen werden muß, festgestellt wird.

Bei Patientinnen, bei denen die Mastektomie als Therapie der Wahl angesehen wird, kann die Diagnose an einem gefrorenen Gewebsstück durch offene Biopsie unter allgemeiner Anästhesie erhärtet werden. Wenn der Gefrierschnitt positiv ausfällt, wird die Mastektomie sofort vorgenommen.

I. Zytologie: In seltenen Fällen kann eine zytologische Untersuchung des Brustwarzenausflusses oder der Zystenflüssigkeit von Nutzen sein. Als Regel gilt, daß eine Brustbiopsie dann notwendig ist, wenn der Brustwarzenausfluß oder die Zystenflüssigkeit blutig oder zytologisch fraglich sind.

J. Mammographie: s. S. 520

K. Frühdiagnostik:

1. Screening-Programme: In jüngster Vergangenheit wurde eine Anzahl von Massenscreening-Programmen (bestehend aus palpatorischen und mammographischen Untersuchungen der Brüste) bei asymptomatischen Frauen mit ermutigenden Resultaten durchgeführt. Palpatorische Untersuchung und Mammographie sind für einen Maximumerfolg im Screening-Programm erforderlich, da ca. 40% der frühen Mammakarzinome nur durch Mammographie und weitere 40% nur durch Palpation aufgedeckt werden können. Mehr Informationen über die Vorteile der Frühdiagnostik sind erforderlich. Man ist sich bis heute nicht über die Indikationen periodischer mammographischer Screeninguntersuchungen einig. Die folgenden Richtlinien werden daher vorgeschlagen:

1. Eine Screening-Mammographie sollte nur in Verbindung mit einer Brustuntersuchung durch einen Arzt vor jedem Mammogramm sowie bei monatlicher Selbstuntersuchung durch die Patientin vorgenommen werden.
2. Der Wert mammographischer Screeningprogramme in der weiblichen Bevölkerung unter 50 Jahren wurde noch nicht einheitlich festgelegt. Deshalb wird diese Maßnahme für die Altersgruppe 35–50 Jahre nicht empfohlen, mit Ausnahme ausgewählter Personen mit ausgenommen hohem Risiko eines Karzinoms in der zweiten Brust oder einer deutlichen Familienanamnese von Mammakarzinom.
3. Frauen über 50 Jahre mit einem oder mehreren Risikofaktoren für ein Mammakarzinom profitieren wahrscheinlich am meisten von periodischen mammographischen Screeninguntersuchungen.

Zusammenfassend kann gesagt werden, daß die Mammographie eine wertvolle Ergänzung der palpatorischen Untersuchung bei der Frühdiagnostik des Mammakarzinoms darstellt. Allerdings sind die Vorteile und Gefahren *der wiederholten Mammographie für Screeningzwecke* bei asymptomatischen Frauen bis heute noch zweifelhaft. Man hofft, diese Fragestellung bald zu lösen.

Bis dahin können eine *monatliche Selbstuntersuchung durch die Patientin* sowie eine *jährliche körperliche Untersuchung durch einen qualifizierten Arzt* viel zur frühen Diagnostik des Mammakarzinoms beitragen.

2. Selbstuntersuchung: Allen Frauen über 35 Jahre sollte empfohlen werden, ihre Brüste monatlich zu untersuchen. Die Brüste sollten anfangs im Stehen vor einem Spiegel betrachtet werden, während die Frau die Hände an die Seiten legt, dann über dem Kopf verschränkt und schließlich fest auf die Hüften preßt, um die Mm. pectorales zu kontrahieren. Verhärtungen, Asymmetrie der Brüste und leichte Einziehungen der Haut können als Ergebnis dieser Selbstuntersuchung sichtbar werden. Im Liegen sollte jede Brust sorgfältig mit den Fingern der gegenüberliegenden Hand betastet werden. Ärzte sollten ihre Patientinnen über die Technik der Selbstuntersuchung instruieren und ihnen besonders nahelegen, im Falle einer Verhärtung oder einer anderen Abnormalität der Brust sofort einen Facharzt aufzusuchen.

Differentialdiagnose

Zu den Krankheiten, welche am häufigsten im Rahmen der Differentialdiagnose des Mammakarzinoms in Betracht gezogen werden sollten, gehören je nach Häufigkeit folgende: Mammadysplasie, Fibroadenom, Milchgangspapillom und die Fettnekrose. Die Differentialdiagnose eines Brustknotens sollte ohne Aufschub durch Biopsie, Aspiration einer Zyste oder durch Beobachtungen der Patientin bis zum Verschwinden des Knotens vorgenommen werden.

Stadieneinteilung

Patientinnen mit Mammakarzinom werden in Stadien, je nach den Charakteristiken des Primärtu-

Tabelle 11-3. TNM-Stadien-Einteilung beim Mammakarzinom

Die Definitionen der T- N- und M-Kategorien für das Mammakarzinom

Klinisch-diagnostische Klassifikation	Postchirurgische Therapie – Pathologische Klassifikation
T: *Primärtumor*	
TX Tumor kann nicht abgeschätzt werden	dito
T0 Kein Nachweis eines Primärtumors	dito
TIS Morbus Paget der Brustwarze ohne demonstrierbaren Tumor (*Anmerkung:* Der Morbus Paget mit einem demonstrierbaren Tumor wird entsprechend der Größe des Tumors klassifiziert)	Präinvasives Karzinom (Carcinoma in situ), nicht infiltrierendes intraduktales Karzinom oder Morbus Paget der Brustwarze
T1* Tumor 2 cm oder weniger in seinem größten Durchmesser	dito
T1a Keine Fixierung an die darunter befindlichen Pektoralisfaszie und/oder an den Muskeln	I: Tumor < 0,5 cm
T1b Fixierung an die darunterliegende Pektoralisfaszie und/oder an den Muskel	II: Tumor 0,5–0,9 cm III: Tumor 1–1,9 cm (*Anmerkung:* Genaue Messung wünschenswert, aber nicht unbedingt erforderlich.)
T2* Tumor mehr als 2 cm, aber nicht über 5 cm in seinem größten Durchmesser	dito
T2a Keine Fixierung an die darunterliegende Pektoralisfaszie und/oder an den Muskel	
T2b Fixierung an darunterliegender Pertoralisfaszie und/oder an den Muskel	
T3* Tumor über 5 cm im größten Durchmesser	dito
T3a Keine Fixierung an darunterliegender Pektoralisfaszie und/oder an den Muskel	
T3b Fixierung an darunterliegender Pektoralisfaszie und/oder an dem Muskel	
T4 Tumor jeder Größe mit direkter Ausdehnung zur Thoraxwand oder Haut (*Anmerkung:* Die Thoraxwand schließt ein Rippen, Interkostalmuskeln und M. serratus anterior, aber nicht pectoralis.)	dito
T4a Fixierung an der Thoraxwand	
T4b Ödem (einschließlich peau d'orange), Ulzeration der Haut, der Brust oder Satellitenhautknoten, jeweils auf die gleiche Brust beschränkt	
T4c Beides von oben	
T4c Entzündliches Karzinom	
N: *Lymphknotenbefall*	
NX Regionale Lymphknoten können klinisch nicht abgeschätzt werden	dito
N0 Keine palpablen homolateralen axillären Knoten	dito
N1 Verschiebbare homolaterale axilläre Knoten	Verschiebbare homolaterale axilläre metastatische Knoten, nicht fixiert aneinander oder an andere Strukturen
N1a Knoten ohne Wachstum	Lymphknoten mit nur histologischem metastatischen Wachstum
N1b Knoten mit Wachstum	Grobes metastatisches Karzinom in Lymphknoten I: Mikrometastasen kleiner als 0,2 cm II: Metastasen (größer als 0,2 cm) in 1–3 Lymphknoten III: Metastasen in 4 oder mehr Lymphknoten IV: Ausdehnung der Metastasen jenseits der Lymphknotenkapsel V: Jeder positive Knoten größer als 2 cm im Durchmesser

Tabelle 11-3. Fortsetzung

Die Definitionen der T- N- und M-Kategorien für das Mammakarzinom

Klinisch-diagnostische Klassifikation	Postchirurgische Therapie – Pathologische Klassifikation
N2 Homolaterale axilläre Knoten enthalten Wachstum und sind fixiert aneinander oder an andere Strukturen	dito
N3 Homolaterale supraklavikulare oder infraklavikulare Knoten mit Wachstum oder Ödem des Arms. Homolaterale interne Mammaknoten mit Wachstum sind in N3 eingeschlossen (*Anmerkung:* Ein Ödem des Arms kann durch lymphatische Obstruktion verursacht sein, und Lymphknoten können dann nicht tastbar sein.)	dito

M:Entfernte Metastasen

MX Nicht abzuschätzen

M0 Keine (bekannten) entfernten Metastasen.

M1 Entfernte Metastasen bestehen

Stadien-Gruppierung beim Mammakarzinom

Stadium I	T1a	N0 oder N1a	M0	Stadium III	Jeder T3	N1 oder N2	M0
	T1b	N0 oder N1a		Stadium IV	T4	Jeder N	Jeder M
Stadium II	T0	N1b			Jeder T	N3	Jeder M
	T2a	N0 oder N1a oder N1b	M0		Jeder T	Jeder N	M1
	T2b	N0 oder N1a oder N1b					

* Einziehen der Haut, Brustwarzenretraktion oder jede andere Hautveränderung außer jener bei T4b kann auftreten bei T1, T2 oder T3, ohne die Klassifikation zu verändern

mors (T), der regionalen Lymphknoten (N) und der entfernten Metastasen (M), eingeteilt. Die Stadieneinteilung ist zur Abschätzung der Prognose und zur Entscheidung über die vorzunehmende Therapie von Wichtigkeit.

Zur richtigen Therapiebestimmung sollten alle Fälle von Mammakarzinom gemäß der TNM-Einteilung gruppiert werden (Tabelle 11-3). Im TNM-System ist ein Gefälle der Prognosenverschlechterung von Stadium I bis Stadium IV einbezogen. Patientinnen im klinischen Stadium I und II haben eine bessere Prognose. Patienten des Stadiums III sind Grenzfälle. Patienten des Stadiums IV sind im wesentlichen unheilbar.

Es ist wichtig festzustellen, daß sich die TNM-Stadieneinteilung spezifisch auf die üblichen invasiven Adenokarzinome bezieht. Patientinnen mit Mammakarzinomen anderer, ungewöhnlicher histologischer Typen, z.B. bei medullären, papillären, lobulären, koloiden oder muzinösen und Comedokarzinomen, sind in diese Angaben nicht eingeschlossen. Ein größerer Prozentsatz von Patientinnen mit Tumoren ungewöhnlicher histologischer Typen gehören in das Stadium I, und die Überlebensrate bei diesem Stadium für diese Patientinnen ist etwas besser als sie gewöhnlich für Patientinnen mit üblichen histologischen Typen zutrifft. Weitere Studien sind allerdings erforderlich, um diese Schlüsse zu untermauern.

Pathologische Typen

Das Verhalten des Mammakarzinoms kann mit der histologischen Erscheinung der Läsion in Beziehung gesetzt werden. Informationen über die mikroskopischen Erscheinungsformen des Neoplasmas sind deshalb bei der Bestimmung von Therapie und Prognose von Nutzen. Bei der zellulären Differenzierung und der Entwicklungsfähigkeit wurden 4 Typen des Mammakarzinoms (Tabelle 11-4) identifiziert. Die Formen des Typs I, dargestellt durch nichtinvasive Milchgangs-, papilläre und lobuläre Karzinome, metastasieren selten (etwa 13% der Fälle haben positive Axillarknoten). Karzinome des Typs II, dargestellt durch invasive, aber relativ gut differenzierte Tumore, metastasieren etwas häufiger (ca. 34% positive axilläre Knoten). Typ III und Typ IV sind im allgemeinen weniger gut differenzierte Karzinome, die eine größere Metastasierungstendenz aufweisen (55–60% positive Knoten). Die relative Häufigkeit der verschiedenen pathologischen Typen (Typ I: 5%; Typ II: 15%; Typ III: 65%; Typ IV: 15%) ist so, daß etwa 80% der Brusttumore den invasiven, häufig metastasierenden Typen angehören. Die Überlebensrate sinkt stetig mit ansteigender Metastasierungstendenz.

Hormonrezeptorstellen

Zusätzlich zur Bestimmung des pathologischen Typs eines Mammakarzinoms ist es nützlich zu wissen, ob die Krebszellen Östrogen-Rezeptor-Stellen besitzen. Wenn ein Östrogen-Rezeptor in der Neo-

Tabelle 11-4. Klassifikation der Mammakarzinome mit zellulärem Wachstumsmuster

Typ I:	Selten metastasierend (nicht invasiv)
	1. Milchgangs- oder Comedokarzinom ohne stromale Invasion. Ein Paget-Karzinom der Brust kann vorliegen, wenn das Brustwarzenepithel betroffen ist.
	2. Papilläres Karzinom, auf die Milchgänge beschränkt.
	3. Lobuläres Carcinoma in situ.
Typ II:	Selten metastasierend (immer invasiv)
	1. Gut differenziertes Adenokarzinom
	2. Medulläres Karzinom mit lymphozytärer Infiltration
	3. Reines Kolloid- oder muzinöses Karzinom
	4. Papilläres Karzinom
Typ III:	Mäßig metastasierend (immer invasiv)
	1. Infiltrierendes Adenokarzinom
	2. Milchgangskarzinom mit stromaler Invasion
	3. Infiltrierendes lobuläres Karzinom*
	4. Alle Tumore, die nicht als Typen I, II oder IV klassifiziert sind.
Typ IV:	Hoch metastasierend (immer invasiv)
	1. Undifferenziertes Karzinom mit Zellen ohne duktale oder tubuläre Anordnung
	2. Alle Tumortypen, die mit Sicherheit in Blutgefäße einbrechen

* Das infiltrierende lobuläre Karzinom wurde aus der Gruppe II in die Gruppe III verlegt (aufgrund zunehmender Erfahrung mit seiner Metastasierungstendenz)

Tabelle 11-5. Fünfjahresheilung der einzelnen Stadien nach radikaler Mastektomie

Stadium	internationales System	amerikanisches System
I	80%	75%
II	70%	65%
III	50%	45%
IV	0%	0%

plasmazelle enthalten ist, besteht eine 60%ige Wahrscheinlichkeit, daß sie sich zurückbilden kann aufgrund einer Reaktion gegenüber Hormonmanipulationen wie z. B. Oophorektomie, Adrenalektomie, Hypophysektomie oder Hormonverabreichung. Ein solches Vorgehen ist selten erfolgreich, wenn Östrogen-Rezeptoren fehlen.

Dieses Verhalten wird gegenwärtig durch folgende Theorie der Hormonabhängigkeit beim Mammakarzinom erklärt: Normale Mammazellen enthalten Zytoplasma- oder Membran-Rezeptorstellen für jedes bekannte Hormon einschließlich Östrogen, Progesteron, Prolactin und Testosteron, um das Wachstum und die Funktion der Brustdrüse zu beeinflussen. Eine initiale Reaktion zwischen Hormon und Zelle findet an der Rezeptorstelle statt und diese löst innerhalb der Zelle eine Kette biochemischer Abläufe aus, die für das jeweilige Hormon typisch sind. Wenn eine Mammazelle eine maligne Transformation durchmacht, bleibt das gesamte oder nur ein Teil des normalen Komplements der Rezeptorstellen erhalten. Wenn die Zelle die Rezeptorstellen behält, sind ihr Wachstum und ihre Funktion potentiell empfänglich für eine Regulierung durch ein Hormonmilieu wie in einer normalen Zelle. Wenn allerdings die Rezeptoren als Folge einer malignen Transformation verlorengehen, kann die Zelle nicht mehr länger durch zirkulierende Hormone beeinflußt werden, und eine endokrine Kontrolle findet somit nicht statt. Das gilt theoretisch auch für das übliche Versagen einer endokrinen Therapie beim Mammakarzinom, wenn nämlich dessen Zellen über keine Östrogen-Rezeptoren verfügen.

Es ist jetzt möglich, Brustkarzinomgewebe entweder vom Primärtumoren oder von Metastasen auf das Vorhandensein von Östrogen-Rezeptoren hin zu untersuchen. Angesichts der notwendigen Kenntnis dieses Umstandes für die künftige Therapie ist es ratsam, zur Zeit der Initialdiagnose eine Östrogen-Rezeptorenuntersuchung bei jedem Mammakarzinom vorzunehmen.

Es verbleibt die Tatsache, daß ca. 40% der Östrogen-Rezeptoren positiver Tumoren auf eine Hormonmanipulation nicht ansprechen. Das zeigt die Wichtigkeit, ein besseres Mittel zur Identifizierung von auf endokrine Therapie ansprechenden Tumoren zu finden. Es wurde beobachtet, daß das Vorhandensein von Progesteron-Rezeptoren zusätzlich zu den Östrogen-Rezeptoren in Mammakarzinomfällen mit einem signifikanten Ansteigen der Reaktionsfrequenz auf eine endokrine Therapie verbunden ist. Wenn also Östrogen-Rezeptoren (ÖR) nicht vorhanden waren, sprachen auch keine Tumore an. Kaum 50% der Östrogen-Rezeptoren der ÖR-positiven Tumoren reagierten auf eine Therapie, während 64% der Tumoren mit ÖR und Progesteron-Rezeptoren reagierten. Die Reaktionsrate bei metastasierenden Tumoren, bei welchen beide Rezeptoren vorhanden waren, stieg auf 81%. Aufgrund solcher Befunde ist es ratsam, beide, Östrogen- und Progesteron-Rezeptoren, bei jedem Brusttumor zur Zeit der Initialtherapie und in der Folgezeit bei der Entnahme von metastatischem Gewebe zu bestimmen.

Kurative Behandlung

Man muß zwischen kurativer und palliativer Therapie unterscheiden. Stadium I und II sowie ausgewählte Fälle von Stadium III können einer kurativen Behandlung zugeführt werden. Die palliative Therapie (Bestrahlung, Hormone, Entfernung endokriner Drüsen, Chemotherapie) kommt für Patienten im Stadium IV oder für vorbehandelte Patienten niedriger Stadien in Betracht, bei denen Fernmetastasen auftreten oder der Tumor lokal rezidiviert.

A. Möglichkeiten einer kurativen Behandlung:

1. *Radikale Mastektomie:* Bereits um die Jahrhundertwende beschrieben W. S. Halstead und Willy Meyer unabhängig voneinander ihre Technik der radikalen Mastektomie: en bloc-Entfernung von Brust, M. pectoralis und axillären Lymphknoten. Keine andere Behandlungsmethode hat bei einem sorgfältig ausgewählten Krankheitsgut eine bessere Heilungsquote. Darüber bestehen große Statistiken. Nur wenn der Tumor bereits die Mammaria- oder Supraklavikular-Lymphknoten befallen hat, ist die radikale Mastektomie allein nicht mehr kurativ.

2. *Erweiterte radikale Mastektomie:* Bei dieser Operation werden außerdem die Mammaria interna-Lymphknoten entfernt. Diese sehr eingreifende Behandlungsmethode wird von einigen Chirurgen dann empfohlen, wenn der Brusttumor im mittleren Abschnitt der Mamma lokalisiert ist oder wenn die axillären Lymphknoten befallen sind. Es scheint jedoch, daß diese sehr radikale Operation keine besseren Chancen bietet als die normale radikale Mastektomie mit nachfolgender präventiver Bestrahlung. Aus diesem Grund hat zur Zeit die erweiterte radikale Mastektomie nur wenige Anhänger.

3. *Modifizierte radikale Mastektomie:* Bei dieser Operation werden wie bei der radikalen Mastektomie die ganze Brust und das Subkutangewebe und das ganze Lymphknotengewebe der Axilla bis in Höhe des Processus coracoideus entfernt. Der Unterschied der beiden Operationsmethoden besteht darin, daß bei der Standard-Radikalmastektomie der M. pectoralis major und minor mitentfernt werden. Es werden nur Lymphknoten bis unterhalb der Klavikula erreicht. Zur Zeit ist kein Unterschied in den Erfolgen im Stadium I und II zwischen den beiden Operationsmethoden zu sehen. Darüber sind entsprechende Studien noch nötig. Trotzdem neigt man in großen Behandlungszentren jetzt doch eher zur modifizierten radikalen Mastektomie.

4. *Einfache Mastektomie:* Wenn das Karzinom wirklich auf die Brust beschränkt wäre und die axillären Lymphknoten nicht befallen sind (wirkliches Stadium I), wäre die einfache Mastektomie eine kurative Behandlungsmethode. In den einzelnen Fällen gibt es darüber auch klinische Erfahrungen. Die Hauptschwierigkeit liegt jedoch darin, daß es klinisch nicht möglich ist, mit absoluter Sicherheit auszuschließen, daß die axillären Lymphknoten nicht befallen sind. Aus diesem Grunde muß zur Zeit die einfache ablatio mammae als Krebsbehandlungsmethode abgelehnt werden.

5. *Lokale Exzision:* Beschränkte Maßnahmen, wie z. B. die lokale Exzision („Knotenektomie"), die Quadrantexzision, partielle Mastektomie und subkutane Mastektomie, werden bei frühem Brustkar-

zinom als definitive Therapie vorgeschlagen; ebenso wie bei kleinen Läsionen im Stadium I in der lateralen Brustperipherie, besonders bei einem Tumor des histologischen Typs I. Obwohl Patientinnen mit streng lokalisiertem Karzinom, das ausreichend exzidiert wird, durch die lokale Exzision geheilt werden können, sind die Gefahren der lokalen Rezidive und des Belassens unvermuteter Metastasen in den Axillenknoten gegeben. Beschränkte chirurgische Maßnahmen, welche weniger als die ganze Brust abnehmen, haben sich daher nicht als so wirksam wie die Mastektomie erwiesen und werden für operable Brustkarzinome nicht als definitive Therapie empfohlen – ausgenommen unter den Bedingungen einer klinischen Kontrolltherapie.

6. *Radiotherapie:* In den letzten Jahren hat die nachgewiesene Wirksamkeit der Bestrahlung der Primärläsion sowie der axillären und internen Mammalymphknoten bei entsprechend ausgewählten Fällen die Bestrahlungstherapie mit oder ohne einfache Mastektomie (oder breite lokale Exzision) zur vernünftigen Alternative einer Primärtherapie bestimmter Mammakarzinome gemacht. Die Fähigkeit der radikalen Bestrahlung, Metastasen in nicht resezierten Regionalknoten zu zerstören oder wenigstens einzudämmen, hat weitgehend den Unterschied der Überlebenschancen bei der Standard- und der modifizierten oder der radikalen Mastektomie sowie der einfachen Mastektomie mit Bestrahlung ausgeglichen.

Erst seit kurzer Zeit werden steigende Zahlen von Patientinnen des Stadiums I und II nach Biopsie oder lokaler Exzision des Primärtumors ausschließlich durch Bestrahlung erfolgreich behandelt. Eine Dosis von 4 500–6 000 rad wird über einen Zeitabschnitt von 4–6 Wochen verabreicht. Hierauf erfolgt eine zusätzliche Dosis von 1 500–3 000 rad durch 192 Iridium-Implantation bei Patientinnen mit Verdacht auf einen Residualbefund. Patientinnen im Stadium III hatten keine so guten Erfolge aufzuweisen, bei ihnen kommt es zu einer ungewöhnlich hohen Rate von lokalen Rezidiven, woraus die Notwendigkeit von radikalen Mastektomien in diesen Patientinnengruppen hervorgeht. Bei den zur radiotherapeutischen, kurativen Therapie auszuwählenden Fällen gibt die Exzision der unteren und mittleren axillären Lymphknoten notwendige Information über mögliche Metastasen in diesen axillären Lymphknoten – bestimmt somit das weitere therapeutische Vorgehen und erlaubt eine Prognose der Erkrankung.

B. Auswahl der Behandlungsart für Brustkrebs:
Verschiedene Unsicherheitsfaktoren wie differenter Befall von Lymphknoten, unterschiedliche Tumor-Wirt-Verhältnisse, schwieriger Ausschluß von Fernmetastasen machen die Auswahl der richtigen Be-

handlungsart sehr schwer. Im Stadium I und II scheint zur Zeit die modifizierte radikale Mastektomie die Methode der Wahl zu sein.

Alle Fälle des Stadiums III sind Grenzfälle für eine operative Behandlung. Folgende Kriterien stellen Kontraindikationen für eine chirurgische Behandlung des Stadiums III dar: 1. Ausgedehntes Hautödem über mehr als ⅓ der Brust; 2. Hautmetastasen; 3. Karzinome vom entzündlichen Typ; 4. parasternale Metastasen; 5. Ödem des gleichseitigen Armes; 6. palpable gleichseitige infraklavikuläre Lymphknoten; 7. zwei oder mehrere der folgenden Symptome: a) Hautulzerationen, b) begrenztes Hautödem der Brust auf weniger als ⅓, c) mangelnde Verschieblichkeit der axillären Lymphknoten auf Haut oder Brustwand, d) axilläre Lymphknoten mit einem Durchmesser von über 2,5 cm, e) Befall der Mm. pectorales oder der Brustwand.

Diese Symptome sprechen für ein fortgeschrittenes Erkrankungsstadium mit Befall der Lymphonoduli mamm. int. oder der Supraklavikularlymphknoten, die mit den radikalen Mastektomiemethoden nicht mehr erreicht werden können. Die Operation kann also nicht mehr kurativ sein und höchstens zu einer Aussaat von Karzinomzellen beitragen. Im fortgeschrittenen Stadium III wird die Bestrahlung mit oder ohne Mastektomie empfohlen.

Es bleiben die Fälle des Stadium III, die nicht in die oben angegebene Liste fallen. Hier sollte die modifizierte radikale Mastektomie durchgeführt werden, besonders wenn der Primärtumor und die befallenen Lymphknotengruppen im Gesunden exzidiert werden können. Befall der Pektoralmuskeln, hoher Axillarlymphknoten oder andere Umstände können jedoch auch die Standardradikalmastektomie zur Methode der Wahl werden lassen.

C. Bestrahlung nach radikaler Mastektomie:

Folgende Vorstellungen sprechen für eine prä- oder postoperative Bestrahlung: 1. Verhinderung eines Lokalrezidivs durch zurückgebliebenes Karzinomgewebe; 2. Zerstörung von Krebszellen in Supraklavikular- und Mamm. interna-Lymphknoten. Entsprechend sollte man daher die gefährdeten Patienten zur Nachbestrahlung auswählen. Radikal entfernte Tumoren des Stadiums I brauchen also nicht nachbestrahlt werden. Im Gegensatz dazu sollten Patienten mit Stadium II und III einer Strahlentherapie zugeführt werden. Heutzutage sollte nur noch die Supervolttherapie angewandt werden.

1. Postoperative Bestrahlung: Die Wirksamkeit einer postoperativen Strahlentherapie auf Überlebenszeit oder Rezidivhäufigkeit ist noch nicht schlüssig bewiesen. Weil jedoch bewiesen wurde, daß es mit Hilfe der Supervolttherapie gelingt, Krebsgewebe in Brust- und regionären Lymphknoten zu zerstören, kann die Bestrahlung postoperativ aus folgenden Gründen indiziert sein: 1. Der Tumor wurde durchschnitten oder es besteht die Möglichkeit, daß Krebsgewebe zurückgeblieben ist; 2. der Tumor war größer als 5 cm im Durchmesser oder war zentral oder medial gelegen; 3. Metastasen in den axillären Lymphknoten.

Mit der Bestrahlung sollte sobald als möglich postoperativ angefangen werden (Allgemeinzustand des Patienten, Wundheilung). In 4–6 Wochen sollte eine Dosis von 4000–6000 r erreicht werden. Wichtig ist die Bestrahlung der Mammaria interna, der Supra- und Infraklavikularregion sowie der Brustwand. Bei richtig durchgeführter Radiatio kommt es selten zu Wundheilungsstörungen, Lungenfibrosen (Strahlenfibrose der Lunge) oder Lymphödem des gleichseitigen Armes.

2. Präoperative Bestrahlung: Die guten Ergebnisse einer präoperativen Bestrahlung sind bewiesen; es kommt zu weit weniger Lokalrezidiven. Ein Untersucher konnte nachweisen, daß er nur mehr 5% Lokalrezidive im Gegensatz zu 16% bei postoperativer Bestrahlung finden konnte. Durch eine präoperative Bestrahlung können vorher inoperabel erscheinende Kranke in ein operationsfähiges Stadium gebracht werden. Die Endergebnisse scheinen aber nicht besser zu sein bei alleiniger Bestrahlung.

Folgende Indikationen können für eine präoperative Bestrahlung gelten: 1. Primärtumor größer als 5 cm im Durchmesser; 2. multiple tiefe oder mittlere Axillärlymphknoten; 3. begrenztes Hautödem oder Befall der Haut direkt über dem Tumor; 4. Zustand nach früherer chirurgischer Behandlung mit lokaler Dissemination des Tumors.

Es sollten 4000–6000 r Tumor-Dosis auf Axilla, Supra- und Infraklavikularregion und Mammaria interna-Knoten verabfolgt werden. Brust und Brustwand sollten tangential bestrahlt werden. 5–6 Wochen später sollte die radikale Mastektomie durchgeführt werden.

D. Chemotherapie als Ergänzung der radikalen Mastektomie oder der Bestrahlungstherapie:

Die Chemotherapie als Ergänzung der Primärtherapie bei Patientinnen im Stadium II und III mit positiven Axillarknoten findet ihren Platz dann, wenn kein Anhaltspunkt für entfernte Metastasen besteht und wenn sie bereits chirurgisch oder durch Bestrahlung oder auf beide Arten behandelt wurden. Die Wahrscheinlichkeit okkulter Metastasen zur Zeit der Primärtherapie ist allerdings bei diesen Patientengruppen groß, wie die allgemeine klinische Heilungsrate von nur 25% nach 10 Jahren beweist. Der Grund für eine ergänzende Chemotherapie ist, okkulte, entfernte Metastasen und Resttumoren in der Thoraxwand zu eliminieren. Bonadonna und Mitarbeiter empfehlen die CMF-Behandlung (Cyclophosphamid, Methotrexat, Fluorouracil) in 12monatlichen Zyklen an Patientinnen, die initial durch radikale Mastektomie (Standard- oder ausgedehnte) behandelt worden sind und bei welchen histologisch positive Axillarlymphknoten nachgewiesen wurden. Bei Frauen in der Postmenopause war der therapeutische Effekt von CMF allerdings nicht signifikant. Die Möglichkeiten der adjuvanten Chemotherapie müssen noch weiterhin klinisch geprüft werden.

Komplikationen der radikalen Mastektomie

Die Mortalitäts- und Morbiditätsrate nach Standard- oder modifizierter radikaler Mastektomie ist niedrig und diese Maßnahme wird im allgemeinen auch von älteren Patientinnen gut toleriert. Die operative Mortalität liegt zwischen 0,5–1%, wobei die Todesursachen in den meisten Fällen kardiovaskulärer Art oder Lungenkomplikationen sind. Gelegentliche Wundkomplikationen, wie z. B. Hämatom oder Wundserenansammlung unter den Hautlappen und Nekrose der Hautränder, werden gewöhnlich leicht bereinigt. Sie werden durch Wundsaugdrainage und durch Vermeidung von überflüssiger Spannung auf die Hautlappen beim Schließen verringert, wenn notwendig auch durch Hautübertragung. Die ernstesten Folgen der radikalen Mastektomie sind lokale Rezidive und Armödeme.

A. Lokale Rezidive: Zu Karzinomrezidiven innerhalb des Operationsfeldes kommt es nach einer radikalen Mastektomie bei unvollständiger Entfernung des Tumors oder der betroffenen Lymphknoten, durch Durchschneiden von infiltrierten Lymphgefäßen oder durch Ausschwemmen von Karzinomzellen in die Wunde. Die Häufigkeitsrate lokaler Rezidive steht im direkten Verhältnis mit der Tumorgröße, der Anzahl betroffener Axillarlymphknoten, dem histologischen Tumortyp und dem Bestehen von Hautödem oder von Haut- und Faszienfixierung mit der primären Läsion. In einer Serie von 704 Patientinnen, die durch Radikalmastektomie ohne ergänzende Therapie behandelt und über wenigstens 5 Jahre nachbeobachtet wurden, kam es in 17% zu lokalen Rezidiven. Wenn die Axillarlymphknoten zur Zeit der Mastektomie nicht betroffen waren, war die lokale Rezidivrate 7%, aber bei betroffenen Lymphknoten betrug sie bis zu 20%. Einen ähnlichen Unterschied bei der lokalen Rezidivrate konnte man zwischen kleinen und großen Tumoren feststellen. Im allgemeinen ist die Lokalrezidivrate ein Ergebnis des Krankheitsstadiums der Patientin.

Thoraxwandrezidive treten gewöhnlich innerhalb der ersten 2 Jahre auf, mit einer Häufigkeitsspitze im zweiten Jahr, aber sie können auch noch 15 oder mehr Jahre nach einer Radikalmastektomie vorkommen. Verdächtige Knoten sollten biopsiert werden. Lokalexzision oder lokalisierte Radiotherapie sollten vorgenommen werden, wenn ein isolierter Knoten vorhanden ist. Wenn es sich um multiple Knoten handelt oder um Kombinationen mit regio-

nalem Befall der inneren Mamma- oder Supraklavikularknoten, wird die Erkrankung am besten unter Kontrolle gebracht durch eine Bestrahlungstherapie der gesamten Brustwand einschließlich der parasternalen, supraklavikularen und axillären Regionen.

Ein lokales Rezidiv signalisiert gewöhnlich das Vorhandensein einer weit verbreiteten Erkrankung und ist eine sichere Indikation für Knochen- und Leberscans, für eine Bestimmung der Leberenzyme (alkalische Phosphatase), für eine posterior-anteriore und laterale Thoraxaufnahme sowie für andere Untersuchungen, um nach Metastasen zu forschen. Sofern kein Nachweis von Metastasen jenseits der Thoraxwand und regionaler Lymphknoten vorliegt, sollte eine radikale Bestrahlung als Therapie oder eine komplette lokale Exzision vorgenommen werden.

B. Armödem: Neben dem Lokalrezidiv ist die einzige wesentliche Spätkomplikation der radikalen Mastektomie das Armödem. Zu einem ausgeprägtem Ödem kommt es bei 10–30% der Fälle. Wenn es in der frühen postoperativen Phase auftritt, wird es gewöhnlich durch Obstruktion von Lymphwegen aufgrund einer Axilleninfektion ausgelöst. Die postoperative Radiotherapie der axillären Region vermehrt noch die Häufigkeit des Armödems. Ein spätes oder sekundäres Armödem kann Jahre nach einer Radikalmastektomie als Folge eines Rezidivs in der Axillarregion oder einer Infektion der Hand oder des Arms mit Obstruktion der Lymphwege zustande kommen. Nach einer radikalen Mastektomie ist die Lymphdrainage des Arms immer bloßgestellt, und die Extremität wird dann normalerweise für Infektionen nach kleinen Verletzungen leichter zugänglich. Die Patientin sollte hierüber unterrichtet werden. Bei Auftreten von Infektionen ist sofort eine Therapie mit Antibiotika, Wärme, Ruhe und Hochstellung der Extremität einzuleiten. Die Patientin sollte nach einer radikalen Mastektomie auch genaue Instruktionen erhalten, Hautrisse an der Hand oder an dem Arm der operierten Seite zu vermeiden und nicht Arbeiten vorzunehmen, bei welchen es leicht zu oberflächlichen Verletzungen und Infektionen kommen kann. An der betroffenen Extremität sollten auch keine intravenösen Infusionen oder Injektionen für Impfungen und Immunisierungen vorgenommen werden. Ein chronisches Ödem wird am besten durch Hochlagerung und durch einen gut angepaßten elastischen Ärmel, der von der Hand bis zur Schulter über den Arm gezogen wird, versorgt. In schweren Fällen kann ein speziell entwickelter Ärmel, der eine intermittierende Kompression auf den gesamten Arm ausübt, von Nutzen sein.

Nachuntersuchungen nach Primärtherapie

A. Periodische Nachuntersuchungen: Patientinnen mit Mammakarzinom sollten nach einer radikalen

Mastektomie oder nach anderer kurativer Therapie aus wenigstens zwei Gründen **lebenslänglich** beobachtet werden: (a) um etwaige Rezidive frühzeitig zu entdecken und (b) um die zweite Brust auf ein mögliches (zweites) Karzinom hin zu beobachten. Lokale und entfernte Metastasen kommen – wenn – meistens in den ersten drei Jahren vor. Während dieser Periode sollte die Patientin alle 3–4 Monate untersucht werden. Danach werden Untersuchungen alle 6 Monate (bis zur 5-Jahres-Grenze) postoperativ durchgeführt, dann alle 6–12 Monate. Besondere Aufmerksamkeit ist wegen des erhöhten Risikos einer zweiten Erkrankung der zweiten, verbleibenden Brust zu widmen. Die Patientin sollte ihre Brust monatlich selbst untersuchen und einmal im Jahr sollte ein Mammogramm angefertigt werden. In manchen Fällen sind Metastasen „stumm" über sehr lange Zeitperioden und können so erst nach 10–15 Jahren oder später nach einer Operation des Primärtumors in Erscheinung treten.

B. Rehabilitation und Brustrekonstruktion: Vor Durchführung einer Mastektomie sollte der Chirurg die Patientin hinreichend informieren und hinsichtlich der funktionellen, kosmetischen und psychologischen Auswirkungen der Maßnahmen aufklären. Mit aktiven Schulter- und Armübungen der betroffenen Seite sollte in der frühen postoperativen Phase begonnen werden, und nach vollständiger Genesung sollten Armfunktion und Belastung nicht eingeschränkt werden. Die psychologische Anpassung an den kosmetischen Defekt kann schwierig sein. Frauen, die selbst zuvor eine Mastektomie durchgemacht haben, können wertvolle Ratgeber für eine andere Patientin vor und nach der Operation werden. Vor Verlassen des Krankenhauses sollte die operierte Patientin eine provisorische Prothese erhalten und gleichzeitig sollte sie Informationen darüber bekommen, wo sie ihre endgültige Prothese erhalten kann.

Eine Brustrekonstruktion, die aus mehreren Operationsgängen und der Implantation einer Prothese besteht, kann nach einer Standard- oder modifizierten Radikalmastektomie durchgeführt werden – vorausgesetzt, daß keine Hauttransplantation oder Radiotherapie zuvor vorgenommen worden sind. Allerdings sollte sie nur dann in Betracht gezogen werden, wenn die Wahrscheinlichkeit eines Rezidivs vernachlässigt werden kann. Patientinnen, die anfangs noch an einer Rekonstruktion interessiert sind, ändern oft ihre Meinung und entscheiden sich dann, sich einer derartigen Maßnahme nicht mehr zu unterziehen.

C. Schwangerschaftsrisiken: Es ist noch nicht ausreichend belegt, ob eine Schwangerschaftsunterbrechung die Prognose von Patientinnen, bei denen während der Schwangerschaft ein potentiell heilbares Mammakarzinom entdeckt wurde und die eine bestimmte Therapie erhalten haben (z. B. Standard- oder modifizierte Radikalmastektomie oder Radiotherapie) bessert. Theroetisch müßten die mit fortschreitender Schwangerschaft von der Plazenta ausgeschiedenen, stetig ansteigenden Östrogenspiegel für eine Patientin mit okkulten Metastasen des Östrogen-sensitiven Mammakarzinoms von Nachteil sein. Überdies bestehen okkulte Metastasen bei den meisten Patientinnen mit positiven Axillarlymphknoten. Eine zusätzliche Chemotherapie wäre für den Fetus potentiell schädlich. Unter diesen Umständen ist eine Unterbrechung einer frühen Schwangerschaft vernünftig. Selbstverständlich ist der Entschluß ganz individuell zu treffen und wird durch viele andere Faktoren mit beeinflußt werden, einschließlich des Wunsches der Patientin, das Baby zu haben, oder durch die allgemein schlechte Prognose bei Befall axillärer Lymphknoten.

Ähnlich problematisch und wichtig ist der Rat im Hinblick auf zukünftige Schwangerschaften für Frauen im gebärfähigen Alter, welche eine Radikalmastektomie oder eine ähnliche Therapie wegen eines Mammakarzinoms durchgemacht haben. Unter diesen Umständen darf man annehmen, daß eine Schwangerschaft nur schädlich sein kann, wenn okkulte Metastasen bestehen. Die Erfahrung zeigt, daß Frauen mit axillären Metastasen eine relativ schlechte kurative Prognose haben und daß Rezidive immer wieder bis zu 10 Jahren oder später nach einer Mastektomie auftreten können.

Infolgedessen ist eine Schwangerschaft in dieser Patientinnengruppe im allgemeinen nicht ratsam und sollte nach Möglichkeit unterbrochen werden – zumindest in den ersten 5 Jahren nach der Behandlung; sofern kein Rezidiv vorliegt, später aber nicht! Patientinnen mit Mammakarzinom des Stadiums I, welche innerhalb von 3–5 Jahren nach der Behandlung kein Anzeichen von Rezidiv aufweisen, haben weniger wahrscheinlich okkulte Metastasen, so daß eine Schwangerschaft bei ihnen entsprechend weniger risikoreich ist. Entsprechend sollten Ratschläge an Patientinnen individuell ausgesprochen werden. Man sollte bedenken, daß theoretische Erwägungen – eher als klinische Nachweise aufgrund von Kontrollstudien – die Annahme begründen, daß eine interkurrente Schwangerschaft ungünstige Auswirkungen auf die Prognose einer Patientin mit Mammakarzinom hat.

Beim inoperablen oder metastatischen Karzinom (Stadium IV) ist eine therapeutische Interruptio ratsam – und zwar wegen der möglichen Nebenwirkungen der Hormontherapie, der Radiotherapie und der Chemotherapie auf den Fetus.

Behandlung des fortgeschrittenen Mammakarzinoms (Palliativbehandlung, Stadium IV – Therapie)

A. Radiotherapie: Die Bestrahlung sollte bei fortgeschrittenen Brustkarzinomen mit Fernmetastasen dann durchgeführt werden, wenn Ulzerationen oder Schmerzen unter Kontrolle gebracht werden müssen. Die Radikalbestrahlung von Brust, Brustwand, axillärem, supraklavikulären und Mammaria interna-Lymphknoten sollte bei fortgeschrittenen, inoperablen Karzinomen nur dann durchgeführt werden, wenn sicher keine Fernmetastasen bestehen. Es ist nachgewiesen, daß eine Anzahl von Patientinnen durch diese Bestrahlung geheilt wurde. Eine Palliativbestrahlung bei Schmerzen durch Knochenmetastasen, Weichteilmetastasen oder zur Verhinderung von Spontanfrakturen ist besonders dann von Wert, wenn eine Hormon-, Chemotherapie oder eine Entfernung endokriner Drüsen nicht möglich bzw. ohne Erfolg war.

B. Hormontherapie: Treten Fernmetastasen auf, ist der Patient nicht mehr heilbar. Disseminierte Metastasen können jedoch oft über lange Zeit durch eine endokrine Therapie (Hormonzufuhr, Entfernung von Ovarien, Nebennieren, Hypophyse) unter Kontrolle gebracht werden. Ca. ⅓ aller Patientinnen sprechen auf eine Hormontherapie an. Der Erfolg ist bei Patientinnen vor oder nach der Menopause ungefähr derselbe, die Methoden sind jedoch verschieden. Die einfachste Methode bei Frauen vor der Menopause ist die Bestrahlung oder Entfernung der Ovarien. Östrogengaben bei Frauen vor der Menopause oder bei kastrierten Frauen stimulieren das Tumorwachstum. Diese Beobachtungen führen zur Hypothese der Östrogenabhängigkeit einiger Brustkarzinome: Regression des Tumors nach Kastration, beidseitiger Adrenalektomie oder Hypophysektomie. Nach dieser Hypothese kann auch das erneute Tumorwachstum einige Zeit nach der Kastration erklärt werden: vermehrte Sekretion von Östrogenen durch die Nebennieren. In diesem Stadium kann durch eine beidseitige Adrenalektomie das Tumorwachstum erneut gestoppt werden. Bleibt nach einiger Zeit auch diese Maßnahme ohne Erfolg, d. h. das Tumorwachstum wird erneut reaktiviert, muß die Entfernung der Hypophyse durchgeführt werden. Durch die Elimination von ACTH und FSH können ektopische Nebennierengewebe nicht mehr zur Östrogensekretion angeregt werden. Andererseits gibt es Regressionen auf Östrogene, Antiöstrogene, Androgene und Progesterontherapie. Zur Erklärung der Erfolge der Steroidtherapie wurde eine kombinierte Wirkung einerseits direkt auf den Tumor selbst und andererseits indirekt auf die Sekretion der Hypophyse (Pro-

lactin etc.) postuliert. Da die Tumoren unterschiedlich auf eine Hormontherapie reagieren (abhängig von den Hormonverhältnissen, in denen sie entstanden), ist die Wahl zur Therapie sehr schwierig. Es können jedoch gewisse Grundregeln angegeben werden. Der Einsatz von Hormonen ist dann gerechtfertigt, wenn die chirurgische und die Strahlenbehandlung keinen Erfolg brachten oder wenn sie wegen disseminierter Metastasen nicht mehr in Betracht kommen. Da die Hälfte aller Patientinnen mit Brustkrebs und 60% von denen, die befallene axilläre Lymphknoten haben, bereits zum Zeitpunkt der Operation Metastasen haben, muß bei vielen Patientinnen eine Hormontherapie später versucht werden. Es gibt 4 Möglichkeiten: 1. Östrogene; 2. Antiöstrogene; 3. Androgene; 4. Kortikosteroide.

1. Östrogene: Diese sollten Frauen nach der Menopause vorbehalten bleiben. Die besten Ergebnisse wurden bei Frauen 5 Jahre nach der Menopause erzielt. Östrogene führen bei Frauen vor der Menopause in 50% zu einer Exazerbation des Tumorwachstums. Man muß sich auch bei Frauen, bei denen erst kürzlich die Regelblutung aussetzte, durch einen Vaginalabstrich davon überzeugen, daß keine Östrogenproduktion mehr stattfindet. Der Erfolg der Therapie steigt mit den Jahren nach der Menopause.

Der Erfolg liegt bei 30% für Frauen nach der Menopause. Bei älteren Patientinnen finden sich Rückbildungen von Weichteilmetastasen in 40%. Weichteil- und Organmetastasen sprechen auf Östrogene besser als auf Androgene, für Knochenmetastasen gilt genau das umgekehrte. Man verwendet Diäthylstilböstrol 5 mg 3 × tgl., solange ein Erfolg sichtbar ist. Eine Besserung wird erst nach 4 Wochen konstatiert. Die Therapie sollte aber nicht vor 2 Monaten (wegen Erfolglosigkeit) abgebrochen werden, außer es kommt zur Exazerbation oder zu ernsten Nebenwirkungen. Die durchschnittliche Remissionsdauer beträgt 16 Monate, es wurde aber auch über Besserungen von 5 Jahren berichtet. Patientinnen, die auf Östrogene ansprechen, leben doppelt solange als solche, die nicht auf die Therapie ansprechen.

Nebenwirkungen bestehen in Form von Inappetenz, Übelkeit und Erbrechen. Sie gehen meist nach ein paar Wochen zurück. Nur bei schweren Symptomen sollte die Dosis reduziert werden. Weitere Nebenwirkungen bestehen in Pigmentationen der Brustwarze und des Warzenhofes, der Axillarhaut, Vergrößerung der Brüste, Natrium- und Wasserretention. Nach Abbruch der Östrogenbehandlung kommt es bei den meisten Patientinnen zu Uterusblutungen. Bei schweren Blutungen muß man Testosteronpropionat 100 mg i.m. tgl. in 3 oder 4 Dosen verabfolgen.

2. Antiöstrogene: Die Antiöstrogene sind eine Gruppe von – nicht notwendigerweise steroiden – Verbindungen, die in der Lage sind, die spezifische Aufnahme von Östrogenen durch verschiedene Zielgewebe zu verringern. Der vermutete Aktionsmodus besteht entweder in der wetteifernden Bindung an die Östrogen-Rezeptor-Stellen oder im Versagen des Antiöstrogen-Komplexes, bei der Translokation in den Nucleus, eine Auffüllung der zytoplasmatischen Östrogen-Rezeptoren zu stimulieren. Es hat den Anschein, daß die Wirkung der Antiöstrogene an das Vorhandensein oder Nichtvorhandensein von Östrogen-Rezeptoren in den Target-Zellen gebunden ist. So ist wahrscheinlich eine verminderte Reaktionsfähigkeit des Körpers auf die Verabreichung von Antiöstrogen (z. B. Tamoxifen [Nolvadex®]) bei Vorliegen eines niedrigen Östrogen-Rezeptorspiegels zu verstehen.

Zahlreiche klinische Untersuchungen sind durchgeführt worden, um den Wert verschiedener Antiöstrogen-Verbindungen (Clomifen, Nafoxidin und Tamoxifen) bei der Therapie des fortgeschrittenen Mammakarzinoms zu bestimmen. Tamoxifen, 20 mg 2 × tgl. per oral, ist am wenigsten toxisch und klinisch am nützlichsten. Wie bei anderen Formen der endokrinen Therapie liegt die Reaktionsrate bei 25–35%.

Die Rolle der Antiöstrogene (wie Tamoxifen) bei der Therapie des disseminierten Mammakarzinoms bleibt noch zu klären. Kontrollierte klinische Untersuchungen haben zu klären, ob diese Mittel Maßnahmen wie Oophorektomie, Adrenalektomie und Hypophysektomie, die zum Zweck der Reduzierung der Östrogen-Produktion vorgenommen werden, ersetzen können. Gegenwärtig scheint Tamoxifen ebenso wirksam wie andere Formen der zusätzlichen Hormontherapie, ist wahrscheinlich weniger toxisch und wird besser toleriert.

3. Androgene: Androgene führen bei Patientinnen vor der Menopause zum Sistieren der Regelblutung. In 10–20% kommt es zu einer Tumorrückbildung. Die Kastration jedoch führt zu besseren und längeren Erfolgen und ist daher zu bevorzugen. Androgene sollten lediglich bei Patientinnen unter 35 und beim Vorliegen von Knochenmetastasen verabfolgt werden. Auch wenn die Kastration versagt, sollte ein Versuch mit Androgenen gemacht werden, da erfahrungsgemäß diese Patientinnen auch auf Adrenalektomie und Hypophysektomie nur wenig ansprechen.

Da von Östrogenen bei Patientinnen, deren Regelblutung eben erst sistierte, abgeraten wird, kann auch hier ein Versuch mit Androgenen gemacht werden.

Ein Erfolg kann jedoch nur in 15% erwartet werden.

Bei Knochenmetastasen sollte ein Versuch mit Androgenen gemacht werden, insbesondere vor Adrenalektomie oder Hypophysektomie. Ungefähr 25%

der Patientinnen mit Knochenmetastasen mehr als 5 Jahre nach der Menopause sprechen auf die Androgentherapie an. Man sollte aber eine eventuell indizierte Operation nicht mehr als 6 Wochen durch die Hormontherapie verzögern.

Frauen in der Postmenopause, die gut auf Kastration und Östrogene ansprachen und nun rezidivieren, können mit einer Erfolgschance von 25–30% mit Androgenen weiterbehandelt werden. Bei Patientinnen, deren Menopause mehr als 5 Jahre zurückliegt und deren Knochenmetastasen auf Östrogene nicht ansprechen, sollte ein Versuch mit Androgenen gemacht werden. Diese sprechen besser als Weichteilmetastasen an. Gelegentlich wurden Tumorregressionen nach Hypophysektomie und zusätzlicher Androgenabgabe beobachtet. Die Androgene müssen so lange verabfolgt werden, wie eine Tumorregression anhält. Es hat sich als günstig erwiesen, die Therapie bis zur maximalen Rückbildung fortzuführen, dann abzubrechen und schließlich erst dann wieder damit anzufangen, wenn der Tumor wächst, weil über mehrere Remissionen berichtet wurde. Durch diese Art der Therapie kann die Virilisation etwas hintangehalten werden. Man verwendet Testosteron-propionat 100 mg i. m. 3 × wöchentlich. Besser ist die Gabe von Fluoxymesteron 20–40 mg tgl. oral. Ein Androgen ohne virilisierende Eigenschaften und von guter Tumorhemmung ist das Testolacton. Dieses Präparat scheint deshalb interessant, weil es hormonell inert erscheint und direkt auf den Tumor wirkt. Die Hauptwirkung der Androgentherapie ist nach 3 Monaten erreicht. Die Schmerzen verschwinden bei 80% aller Knochenmetastasen. Zusätzlich kommt es meist zu einer Besserung des Allgemeinbefindens, der Kraft und zu einer Gewichtszunahme. Nebenwirkungen bestehen in steigender Libido und virilisierenden Effekten wie Hirsutismus, Heiserkeit, Haarverlust, Akne und Hautrötung. Der virilisierende Effekt tritt nach einer sechsmonatigen Verabfolgung von Testosteron-propionat in praktisch allen Fällen auf, bei Verwendung von Fluoxymesteron nur in ⅓ der Fälle. Seltenere Nebenwirkungen sind Flüssigkeitsretention, Inappetenz, Erbrechen und Leberschädigung.

4. Kortikosteroide: Kortikosteroide sind besonders wertvoll für die Behandlung schwerer akuter Symptome wie Hyperkalzämie, Hirn- und Lungenmetastasen sowie von Lebermetastasen mit Gelbsucht. Kortikosteroide müssen bei all den Patientinnen eingesetzt werden, die für eine chirurgische oder Hormontherapie zu krank sind und auf eine endokrine Therapie nicht ansprachen. Sehr gut bewährt hat sich z. Z. eine Cortisontherapie kombiniert mit einer intrapleuralen Applikation von alkylierenden Substanzen beim metastatisch bedingten Pleuraerguß. Weder das Alter, noch das frühere Ansprechen auf eine Sexualhormontherapie können mit dem

Ansprechen auf die Kortikoidbehandlung korreliert werden. Es scheint sich dabei um eine direkte Wirkung auf den Tumor oder das Tumorbett zu handeln. Ansprechen auf eine Kortikoidtherapie bedingt auch nicht einen Erfolg einer Adrenalektomie. Die Tumorrückbildung unter Kortikoidtherapie ist nicht so gut wie nach einer Adrenalektomie. Remissionen nach Kortikoidbehandlung dauern ca. 6 Monate, nach Adrenalektomie ca. 12 Monate. Die subjektive Besserung nach Kortikosteroidverabfolgung steht im Vordergrund: steigender Appetit, Wohlbefinden, Besserung von Schmerzen bei Knochen- oder Organmetastasen. Eine Verkleinerung von Weichteilmetastasen läßt sich jedoch nur bei 15% der Patienten nachweisen. Die Rückbildung einer Bewußtlosigkeit bei Hirnmetastasen oder einer Dyspnoe bei Lungenmetastasen ist oft ermutigend, aber meist nicht lange anhaltend. Die Hyperkalzämie wird durch eine spezifische Wirkung auf den Kalziumhaushalt normalisiert.

Die durchschnittliche Tagesdosis sollte 150 mg Cortison oder 30 mg Prednison oder Prednisolon betragen. Bei schweren, akuten Symptomen muß diese Dosierung auf das Zwei- bis Dreifache gesteigert werden. Andere Kortikosteroide werden in äquivalenten Dosen verordnet. Nach längerer Verabreichung muß die Therapie schleichend abgesetzt werden, um der Nebenniere eine Erholung zu gestatten. Es kann zu schweren Nebenwirkungen kommen: unkontrollierbare Infektionen, blutendes peptisches Ulkus, Hochdruck, Diabetes, Ödeme und Cushing-Syndrom.

Zusammenfassend muß also festgehalten werden, daß die besten Erfolge einer Hormontherapie bei Frauen nach der Menopause mit einer individuell abgestimmten Behandlung zu erzielen sind. Patientinnen mit Weichteil- oder intrathorakalen Metastasen sprechen gut auf Östrogene an, Knochenmetastasen bilden sich gut auf Androgene zurück. Kortikosteroide sollten Hirn- und Lebermetastasen vorbehalten bleiben. Beim fortgeschrittenen (disseminierten) Mammakarzinom sollten Antiöstrogene versucht werden.

C. Therapeutische Operationen an endokrinen Drüsen:

1. Kastration: Die Ovarektomie bei Frauen in der Postmenopause mit fortgeschrittenem metastasierendem oder rezidivierendem Brustkrebs führt in 33% zu zeitweiliger Remission, die im Durchschnitt 10 Monate anhält. Das Leben wird dadurch objektiv bei den Patientinnen, die auf diese Therapie ansprechen, verlängert. Auffallend ist, daß Patientinnen, die auf die Kastration nicht ansprechen, auch mit Adrenaldektomie, Hypophysektomie oder spez. Hormonbehandlungen keinen Erfolg haben.

Bei allen Frauen in der Prämenopause sollte die Kastration durchgeführt werden, bevor man die bilaterale Adrenalektomie oder die Hypophysektomie vornimmt. Denn die Frauen, die gut auf die Kastration ansprechen, haben in 40–50% Erfolg mit der Adrenalektomie und der Hypophysektomie. Die anderen zeigen nur in 10–15% Remissionen nach den großen Operationen.

Da der Erfolg der Kastration nicht gesichert ist, wird die prophylaktische Ovarektomie aller Frauen mit Brustkrebs in der Prämenopause vorläufig noch abgelehnt. Die Kastration kann durch beidseitige Ovarektomie oder durch Bestrahlung erreicht werden. Die chirurgische Entfernung ist der Bestrahlung vorzuziehen, da sie das Risiko einer Restfunktion der Ovarien ausschließt.

Die therapeutische Resektion ist ausschließlich auf Frauen in der Prämenopause zu beschränken, da sie ohne Wert in der echten Postmenopause ist. Allerdings kann die Ovarialfunktion noch einige Jahre nach Sistieren der Menses fortbestehen. Dies kann jedoch durch zytologische Abstriche objektiviert werden. Bei einer persistierenden Östrogenaktivität kann daher die Kastration auch in der Postmenopause noch von Wert sein.

2. Adrenalektomie oder Hypophysektomie: In 30% der Fälle kommt es nach jeder der beidgenannten Operationen zu Regressionen fortgeschrittener Fälle. Wie oben bereits beschrieben, sprechen besonders Patientinnen, die auf Kastration oder Hormongaben Besserungen zeigen, gut an. Diese Kenntnis ist für die Auswahl von Patientinnen für diese schweren Eingriffe wichtig. Die Adrenalektomie wird bevorzugt, da sie technisch leichter durchführbar ist (auch ohne neurochirurgische Spezialabteilung), auch die postoperattive Behandlung ist einfacher. Die Mortalitätsrate liegt bei diesem Eingriff um 5%.

Es gibt Möglichkeiten, die Hypophysektomie einfach zu gestalten. In einigen Zentren wird nur unter Lokalanästhesie radioaktives Yttrium oder Gold transsphenoidal implantiert. Die Mortalitätsrate ist gering. Neuerdings scheint die präzise Zerstörung der Hypophyse mit einem Protonenstrahl zu gelingen. Zur Zeit allerdings ist noch meist die Adrenalektomie der Hypophysektomie vorzuziehen.

Nach einer bilateralen Adrenalektomie ist eine Kortikosteroidsubstitution nötig:

Am Tag vor der Operation (18 Uhr): 100 mg Hydrocortison i. m.

Am Operationstag: präoperativ: 100 mg Hydrocortison i. m.

während der Operation: 100 mg Hydrocortison i. m.

Postoperativ 50 mg Hydrocortison alle 4 Std.

Postoperativ am 1. Tag: 100 mg Hydrocortison alle 8 Std

– 2. Tag: 50 mg Hydrocortison alle 6 Std. i. m.

– 3. Tag: 50 mg Hydrocortison alle 12 Std

– 4. Tag: 25 mg Hydrocortison alle 8 Std

oder 25 mg Cortisonacetat oral alle 8 Std

ab 5. Tag als Erhaltungsdosis: 2 × tgl. 25 mg Cortisonacetat oral.

Bei manchen Patienten muß die Cortisonerhaltungsdosis durch Fluorocortison 0,1 bis 0,25 mg oral tgl. oder jeden zweiten Tag wegen der Natriumretention ergänzt werden. Die Kost sollte 3,0 g Salz tgl. enthalten. Bei insuffizienter oder vom Patienten überhaupt nicht durchgeführter Substitutionsdauertherapie kommt es zur Nebenniereninsuffizienz; extreme Müdigkeit, Übelkeit, Erbrechen, rascher Gewichtsverlust und Hypotonie. Zunehmende Symptome verlangen eine höhere Dosierung von Cortison. Die akute Nebenniereninsuffizienz muß stationär behandelt werden.

Man nimmt bisher davon Abstand, die Oophorektomie und die Adrenalektomie gleichzeitig oder nacheinander durchzuführen. Es gibt jedoch Arbeiten, die berichten, daß bei Frauen in der Prämenopause, bei denen es nach einer Ovarektomie zu einer Remission kommt und die Adrenalektomie bis zum letzten Zug aufgeschoben wird, die Überlebenszeit kürzer sei, als bei solchen, bei denen die Ovarektomie und die Adrenalektomie gleichzeitig durchgeführt wurden. Weiterhin sollten Frauen mit sehr schnell wachsenden Tumoren, Frauen in der Postmenopause mit atrophischem Vaginalsmear durch simultane Ovarektomie und Adrenalektomie behandelt werden.

Frauen in der Postmenopause sollten gleichzeitig ovarektomiert und adrenalektomiert werden.

Die Entfernung von Drüsen oder die Hormontherapie haben sich insbesondere bei folgenden Indikationen bewährt:

1. Langsam wachsende Tumoren (freies Intervall zwischen Diagnose und Metastasierung größer als 24 Monate).

2. Die endokrine Therapie wird sofort nach Auftreten von Metastasen eingeleitet.

3. Die Metastasen sitzen im weichen Gewebeknochen und im bronchopulmonalen Bereich (im Gegensatz zu Leber u. Gehirn).

4. Fortgeschrittenes Alter.

5. Gutes Ansprechen auf vorausgegangene endokrine Therapie oder Kastration.

Gelegentlich jedoch kommt es auch zu Remissionen ohne Erfüllung der Punkte 1–5!

D. Chemotherapie:* Beim Versagen oder bei Rezidiven nach Hormontherapie sollte der Einsatz der Chemotherapie erwogen werden. Sie wirkt allerdings am besten bei den Patientinnen, die früher auf eine Hormontherapie ansprachen. Am besten hat sich 5-Fluorouracil (möglicherweise in Kombination mit Cyclophosphamid und Methotrexat) bewährt. Auch alkylierende Substanzen (Thiotepa), Stickstofflost und Adriblastin® werden erfolgreich eingesetzt. Die Applikation erfolgt meist i. v. Bei ex-

sudativen Pleuraergüssen durch Metastasen (spez. Gew. größer als 1016. Gesamteiweiß über 3%) hat sich die intrapleurale Applikation von Stickstofflost und von Radiogold bewährt.

Man führt am besten einen Troikart ein und legt eine Schlauchdrainage. Nach Entfernung der gesamten Flüssigkeit spritzt man durch den Schlauch 20 mg Mechloräthamin gelöst in 50 bis 100 ml Lösungsmittel und klemmt den Schlauch für 2 Std. ab. Dann öffnet man die Drainage und schließt sie an die Thoraxabsaugpumpe für ein oder zwei Tage an, bis sich die Lunge ganz ausgedehnt hat. Nebenwirkungen der Chemotherapie treten in Form von Knochenmarksdepressionen, Nausea, Erbrechen und Kopfhaarverlust auf.

E. Immunotherapie: Es gibt zahlreiche Berichte über Bemühungen, die immunologische Reaktionsfähigkeit einer Patientin mit Mammakarzinom zu stimulieren. Die hierbei angewandten Mittel schließen ein Streptococcus- und Serratia-Endotoxin, Tumorzellenvakzine, subkutane Injektion von Corynebacterium parvum, Levamisol (ein synthetisches immunpotenzierendes Agens) und die Skarifikation mit BCG. Es besteht kein Zweifel, daß die Immuntherapie bereits allein in der Lage ist, eine temporäre Regression des Mammakarzinoms auszulösen, aber Remissionen sind selten vorhanden und wenn – nicht von langer Dauer. Kombinationen von Immuntherapie und Chemotherapie sind vielversprechender. Fluorouracil, Doxurobicin und Cyclophosphamid werden Patientinnen mit disseminiertem Mammakarzinom in Verbindung mit einer BCG-Skarifikation verabreicht. Die Dauer der Remission und die allgemeine Überlebenschance sind bei diesen Patientinnen gegenüber jenen, die eine Chemotherapie allein erhalten, deutlich überlegen.

F. Maligne pleurale Ergüsse: Hierzu kommt es bei fast der Hälfte aller Patientinnen mit einem Mammakarzinom. In ernsten und persistierenden Fällen wird der Erguß am besten durch eine geschlossene Tubusdrainage des Thorax und mittels intrapleuraler Chemotherapie unter Kontrolle gebracht.

Ein Interkostaltubus wird eingeführt und an einer Absaugeinrichtung angeschlossen, oder eine wasserdichte Drainage wird vorgenommen, bis soviel Flüssigkeit wie möglich entfernt werden konnte. Dann wird Mechloräthamin (0,4 mg/kg bis zu 20 mg) oder Thiotepa (0,8 mg/kg oder 30–45 mg) in 40 ml physiologischer Kochsalzlösung durch den Tubus injiziert, welcher für 6 Stunden abgeklemmt wird. Die Drainage wird dann für 4–6 Tage wieder in Gang gebracht oder so lange, bis keine weitere Flüssigkeit gewonnen wird, wonach der Interkostaltubus entfernt wird. Diese Maßnahme kann nach 3–4 Wochen notfalls wiederholt werden. Die Toxizität von interpleural verabreichtem Mechloräthamin oder Thiotepa ist gewöhnlich mäßig und be-

---

* Mehr über Chemotherapie s. auch Kapitel 31.

steht aus gelegentlicher Nausea sowie Erbrechen und selten Depression der Knochenmarksfunktion.

G. Hyperkalzämie bei fortgeschrittenem Brustkrebs: Bei 10% aller Frauen mit fortgeschrittenem Brustkrebs kommt es intermittierend oder terminal zur Hyperkalzämie. Aus diesem Grunde muß der Kalziumspiegel regelmäßig kontrolliert werden, insbesondere natürlich dann, wenn Symptome den Verdacht auf eine Elektrolytstörung nahelegen. Die Ursache ist unbekannt. Möglicherweise besteht ein Zusammenhang mit: 1. der mangelnden Mobilisation, zunehmender Verschlechterung; 2. Radiotherapie von Knochenmetastasen; 3. Hormontherapie.

Gelegentlich tritt jedoch eine Hyperkalzämie ohne die obengenannten Gründe auf, es finden sich weder Knochenmetastasen noch Veränderungen der Parathyreoidea. Dies unterstützt die Theorie, daß disseminierte Mammakarzinom-Metastasen osteolytische Substanzen sezernieren. Die Symptome der Hyperkalzämie werden oft verkannt. Der Verlauf kann heimtückisch sein. Die üblichen Initialsymptome bestehen in Veränderungen des zentralen Nervensystems, der Nierenfunktion und Erbrechen mit Dehydratation. Oft kommt es zu schneller Verschlechterung, Anurie, Koma, Tod. Am wichtigsten ist eine Prophylaxe, die sich auf 1. genügende Flüssigkeitszufuhr (mindestens 2 l/Tag); 2. physikalische Aktivität, soweit als möglich, und 3. kalziumarme Diät (Vermeidung von Milch, Käse, Eiscreme, Vitamin D) erstreckt.

Die Behandlung der Hyperkalzämie

1. Sofortige Unterbrechung jeglicher Hormontherapie; 2. Vermehrung der Kalziumausscheidung im Urin durch Erhöhung der Trinkmengen auf 5–6 l tgl.; 3. Verminderung der Kalziummobilisation aus dem Knochen durch Gabe von 20–100 mg Prednison tgl. oral. Infusion von anorganischen Phosphatpufferlösungen; Serumcalcitonin kann ebenfalls gegeben werden; Bei schweren hyperkalzämischen Krisen kann eine intravenöse Zufuhr von isotoner Natriumsulfatlösung lebensrettend wirken. Die operative Entfernung endokriner Drüsen sollte nach (oder selten zur Therapie) einer hyperkalzämischen Krise durchgeführt werden.

Viele Patienten leben noch Monate oder Jahre, nachdem sie eine hyperkalzämische Krise überstanden haben.

Prognose

Bei Beschränkung des Krebses auf die Brust selbst beträgt die 5 Jahres-Heilungsrate nach radikaler Mastektomie 75–90%. Bei Befall der axillären Lymphknoten sinkt die Zahl auf 40–60%. Die Operationsmortalität beträgt 1%. Der innere untere Quadrant der Brust als Sitz des Tumors hat die schlechteste Prognose. Bei jungen Patientinnen ist

der Krebs bösartiger als bei alten, der Unterschied ist aber nicht sehr groß. Krebse, die während Schwangerschaft und Laktation auftreten, haben eine schlechte Prognose, weil über ein Viertel dieser Fälle inoperabel sind. Ist jedoch eine radikale Mastektomie möglich, beträgt die 5-Jahresheilung 60–70%. Bei Befall der Achsellymphknoten bei Schwangeren oder stillenden Frauen ist die Prognose besonders schlecht; die 5-Jahresheilung nach radikaler Mastektomie beträgt hier nur 5–10%. Fernmetastasen und Lokalrezidive treten gewöhnlich in den ersten drei Jahren nach radikaler Mastektomie auf. Daher müssen die Patientinnen während dieser Zeit alle 3–4 Monate nachuntersucht werden. Später genügen halbjährliche Abstände mit besonderer Berücksichtigung der anderen Brust, da das Risiko eines 2. Primärtumors erhöht ist.

Karzinom der männlichen Brust

Diagnostische Merkmale

- Schmerzloser Knoten außerhalb der Areola beim Mann, gewöhnlich im Alter über 50 Jahren
- Brustwarzenausfluß, Retraktion oder Ulzeration der Haut

Allgemeine Betrachtungen

Brustkarzinom beim Mann ist eine seltene Erkrankung; die Häufigkeit liegt nur bei ca. 1% aller Brustkarzinome. Das Durchschnittsalter beim Auftreten der Erkrankung liegt bei ca. 60 Jahren. Die Prognose, selbst im Stadium I, ist schlechter bei Männern als bei Frauen. Über die Blutbahn ausgestreute Metastasen bestehen oft bereits zu einem Zeitpunkt, wenn der männliche Patient zur Initialtherapie kommt.

Die Metastasen können schon latent sein und erst nach mehreren Jahren manifest werden.

Ähnlich wie bei Frauen steht sehr wahrscheinlich die Entwicklung des männlichen Brustkarzinoms ebenfalls mit hormonellen Einflüssen in Zusammenhang. Ein hoher Östrogenspiegel, eine Verschiebung der Androgen-/Östrogen-Relation oder eine abnormale Empfänglichkeit des Brustgewebes für Östrogenkonzentrationen können von ätiologischer Bedeutung sein.

Klinische Befunde

Ein schmerzloser Knoten, gelegentlich in Verbindung mit Brustwarzenausfluß; Retraktion, Erosion oder Ulzeration der Haut sind die Hauptsymptome. Bei der Untersuchung findet sich gewöhnlich eine harte, unscharf begrenzte, nicht druckschmerzempfindliche Infiltration jenseits der Brustwarze oder der Areola. Eine Gynäkomastie kann einem Brustkarzinom bei Männern oft voraus- oder mit diesem einhergehen.

Die Brustkarzinom-Stadien-Einteilung ist bei Männern die gleiche wie bei den Frauen. Gynäkomastie und metastatisches Karzinom aufgrund einer anderen Primärerkrankung (z. B. der Prostata) muß bei der Differentialdiagnose einer Brustläsion des Mannes in Betracht gezogen werden. Eine Biopsie klärt schnell die Situation.

Behandlung

Die Therapie besteht bei operablen Patienten in einer radikalen Mastektomie, die nach den gleichen Kriterien wie bei den Frauen vorgenommen werden sollte. Auch eine Radiotherapie unter ähnlichen Bedingungen wie bei Frauen ist ratsam. Die Bestrahlung ist der **erste Schritt** in der Therapie, wenn Symptome lokalisierter Metastasen der Haut, der Lymphknoten oder des Skeletts auftreten.

Nachdem das Brustkarzinom bei Männern eine häufige disseminierte Krankheit darstellt, ist die endokrine Therapie von beträchtlicher Bedeutung bei der Behandlung. Bei fortgeschrittenem Brustkarzinom ist die Kastration die erfolgreichste lindernde Maßnahme und hier von größerem Nutzen als bei Frauen. Objektive Regressionszeichen können bei 60–70% der kastrierten Männer beobachtet werden – das ist ungefähr der doppelte Prozentsatz gegenüber Frauen. Die durchschnittliche Dauer einer Remission beträgt etwa 30 Monate. Knochen sind die häufigste Metastasenlokalisation beim männlichen Brustkarzinom, und die Kastration bietet der Mehrheit der zu behandelnden Patienten eine Linderung gegenüber den Knochenschmerzen. Je länger das Intervall zwischen der Mastektomie und einem Rezidiv andauert, um so länger dauert auch die Remission des Tumorwachstums nach der Kastration. Ähnlich wie bei Frauen besteht keine Korrelation zwischen dem histologischen Tumortyp und der Wahrscheinlichkeit einer Remission nach der Kastration. In Anbetracht deutlicher Erfolge der Kastrationsbehandlung bei fortgeschrittener Krankheit wurde auch eine prophylaktische Kastration für das Stadium II des Brustkarzinoms bei Männern angeregt.

Bei Fällen von Tumorreaktivation nach der Kastration ist eine bilaterale Adrenalektomie (oder Hypophysektomie) als Maßnahme der Wahl vorgeschlagen worden. Manche Autoren betrachten eine Kortikosteroidtherapie als wirksamer. Das Brustkarzinom bei Männern ist zu selten, um zur Zeit eine definitive Entscheidung in dieser Fragestellung zu fällen. Beide Wege können temporäre Vorteile bringen. Wahrscheinlich ist es vorzuziehen, die Kortikosteroidtherapie für jene Patienten zu reservieren, welche sich für eine größere Ablatio nicht eignen.

Die empfohlene Dosierung von Prednisolon oder Prednison ist 30 mg/die peroral, erhöht auf 100 mg/die bei schweren Symptomen. Die Dosierung wird auf 20 mg/die gesenkt, wenn der erste Erfolg erzielt ist; aber es kann durchaus notwendig sein, die Dosierung zu erhöhen, um die Krankheit über lange Zeit unter Kontrolle zu haben. Die Nebenwirkungen der Kortikosteroidtherapie müssen natürlich immer in Betracht gezogen werden.

Auch Östrogen-Therapie – 5 mg Diäthylstilböstrol 3 × täglich peroral – kann in seltenen Fällen wirksam sein. Eine Androgen-Therapie kann den Knochenschmerz nehmen. Kastration, bilaterale Adrenalektomie sowie Kortikosteroid-Behandlung sind gegenwärtig die Hauptpfeiler der Therapie beim fortgeschrittenen männlichen Brustkarzinom. In Zukunft wird wahrscheinlich die nichthormonelle Kombinations-Chemotherapie als alternative Therapieform Anwendung finden.

Die Untersuchung des Karzinoms auf Östrogen-Rezeptoren kann sich in Zukunft bei der Einschätzung der Reaktionsfähigkeit auf eine endokrine Ablatio als wertvoll erweisen.

Prognose

Die Prognose des Brustkarzinoms bei Männern ist schlechter als jene bei Frauen, weil die Erkrankung oft mit ungünstigeren Begleiterscheinungen einhergeht. Die groben 5- und 10-Jahres-Überlebensraten beim klinischen Stadium I des Brustkarzinoms bei Männern betragen ca. 58% bzw. 38%. Beim klinischen Stadium II betragen die 5- und 10-Jahres-Überlebensraten ca. 38% bzw. 10%. Die insgesamte Überlebensrate für 5 und 10 Jahre beträgt 36% bzw. 17%.

Fibroadenom der Brust

Diese häufigste benigne Neubildung der Brust kommt besonders bei jungen Frauen vor, gewöhnlich innerhalb von 20 Jahren nach der Pubertät. Bei farbigen Frauen ist das Fibroadenom etwas häufiger und tendiert, in früherem Alter aufzutreten als bei weißen Frauen. Bei 10–15% der Patientinnen bilden sich multiple Tumoren in einer Brust oder in beiden Brüsten. Das typische Fibroadenom ist eine runde, feste, diskrete, relativ bewegliche, nicht schmerzempfindliche Verhärtung von 1–5 cm Durchmesser. Der Tumor wird gewöhnlich zufällig entdeckt. Die klinische Diagnose bei jungen Patientinnen ist im allgemeinen nicht schwierig. Bei Frauen über 30 Jahre muß man an eine zystische Erkrankung der Brust oder an ein Brustkarzinom denken. Zysten können durch Aspiration diagnostiziert werden. Ein Fibroadenom tritt normalerweise nicht nach der Menopause auf, aber Frauen können gelegentlich nach der Menopause aufgrund einer

Anwendung von Östrogenen ein Fibroadenom bekommen.

Die Therapie besteht in der Exzision unter Lokalanästhesie als ambulante Maßnahme, wobei jedoch das entfernte Material einer pathologischen Untersuchung zu unterziehen ist.

Cystosarcoma phyllodes ist eine Art von Fibroadenom mit zellulärem Stroma, das gewöhnlich schnell wächst. Dieser Tumor kann sehr groß werden und wenn er nicht entsprechend exzidiert wird, reziviert er lokal. Die Läsion ist selten maligne. Die Therapie besteht in einer lokalen Exzision der Verhärtung mit einem Sicherheitsrand des umgebenden Brustgewebes.

Mastopathia cystica (Mamma-Dysplasie, Chronische zystische Mastitis)

Diagnostische Merkmale
- Schmerzhafte, multiple, häufig beidseitige Knoten in der Brust. Größenwechsel der Knoten
- Schmerzen, Verschlechterung, Größenwechsel während der prämenstruellen Phase
- Bevorzugtes Alter: 30–50. Lebensjahr
- Selten bei Frauen nach der Menopause

Allgemeine Betrachtungen
Die zystischen Veränderungen sind die häufigsten Erkrankungen der Brust. Häufig findet sich diese Erkrankung bei Frauen zwischen 30.–50. Lebensjahr, selten nach der Menopause, dies legt eine Beziehung zur Aktivität der Ovarien nahe. Das Östrogen wird als ätiologischer Faktor angeschuldigt. Pathologisch-anatomisch finden sich Zysten der Ausführungsgänge. Große Zysten sind klinisch palpabel und können mehrere cm Durchmesser oder mehr haben.

Klinische Befunde
Asymmetrische Verhärtungen in der Brust, die Zysten entsprechen, werden meist zufällig entdeckt, manchmal machen sie jedoch auch Schmerzen. Gelegentlich kommt es auch zum Ausfluß aus der Brustwarze. Prämenstruell können unangenehme Sensationen oder rasche Vergrößerungen der Zysten bemerkt werden. Häufig ist der rasche Wechsel der Größe bzw. das Auftreten und Wiederverschwinden der Zysten. Nicht selten finden sich auch multiple oder beidseitige Zysten. Anamnestisch werden Knoten wechselnder Größe oder prämenstruelle Schmerzen angegeben. Diese Symptome können bei der Differentialdiagnose gegenüber dem Mammakarzinom verwertet werden. Es muß

jedoch unbedingt insbesondere bei Hauteinziehungen an der Krebsdiagnose bis zum gegenteiligen Beweis durch Biopsie festgehalten werden.

Differentialdiagnose
Schmerzen, Größenänderung und multiokuläres sowie beidseitiges Auftreten sprechen gegen das Karzinom. Die endgültige Diagnose ist jedoch von der Biopsie abhängig. Manchmal hilft die Mammographie weiter.

Behandlung
Eine Mastopathia cystica kann von einem Mammakarzinom selten allein auf Grund klinischer Befunde unterschieden werden. Daher ist es normalerweise nötig, die Patientinnen auf die Möglichkeit einer radikalen Mastektomie psychisch vorzubereiten und während der Operation die Diagnose durch einen Schnellschnitt klären zu lassen. Zysten oder kleine Areale zystischer Läsionen sollten exzidiert werden, wenn das Vorliegen eines Karzinoms mikroskopisch ausgeschlossen werden konnte. Im Hinblick auf den Ausschluß der Malignität sollte eine konservative Chirurgie betrieben werden. Die einfache Mastektomie oder gar die exzessive Entfernung von Brustgewebe ist selten, wenn überhaupt, notwendig. Ist die Diagnose einer Mastopathia cystica praktisch sicher durch eine klassische Anamnese, ist die Aspiration kleiner Tumoranteile zu rechtfertigen. Haut und darunterliegendes Gewebe sind mit 1% Novocain® zu anästhesieren. Es wird mit einer dünnen Nadel (Nr. 21) eingegangen. Handelt es sich um eine Zyste, aspiriert man leicht eine wäßrige Flüssigkeit (diese kann sein: strohgelb, grau, grünlichbraun oder schwarz). Die Zyste verschwindet nach der Punktion. Die Patientinnen sind im Abstand von 2–4 Wochen 3 Monate lang nachzuuntersuchen. Den Rest des Lebens müssen sie alle 6–12 Monate einbestellt werden. Wird jedoch keine Flüssigkeit aspiriert oder bleibt ein Knoten nach der Punktion tastbar bzw. tritt ein atypischer Knoten in der Folgezeit auf, sollte die Biopsie unverzüglich durchgeführt werden. Die Behandlung der Schmerzen bei generalisierter Mastophia cystica besteht in der Vermeidung von Traumen und im Tragen eines Büstenhalters, der guten Halt und Schutz gibt.

Eine Hormontherapie ist nicht indiziert, erstens heilt sie nicht die Veranlagung und zweitens hat sie unerwünschte Nebenwirkungen.

Prognose
Schmerzen, besondere Empfindlichkeit der Brust und zystische Veränderungen müssen zu jeder Zeit der Menopause erwartet werden, wenn eine Mastopathia cystica der Brust besteht. Die Patientinnen müssen in der Untersuchung der eigenen Brust unterwiesen werden. Dies ist besonders empfehlens-

wert jeden Monat nach der Menstruation. Bei der Erkennung von Knoten sollten die Patientinnen sofort ihren Arzt aufsuchen. Das Mammakarzinomrisiko bei Frauen mit Mastopathia cystica ist höher als bei anderen Frauen, deshalb sind regelmäßige Kontrolluntersuchungen erforderlich.

Differentialdiagnose des Brustwarzenausflusses (der sezernierenden Brust)

Nach der Reihenfolge der Häufigkeit sind folgende die wichtigsten Ursachen des Brustwarzenausflusses bei einer nicht laktierenden Brust: Intraduktales Papillom, Karzinom, Mamma-Dysplasie (zystische Entartung) und Ektasie der Ausführungsgänge. Die wichtigsten Charakteristika des Ausflusses und zusätzliche Faktoren, welche durch Anamneseerhebung und körperliche Untersuchung erkannt werden müssen, sind folgende:

(1) Art der Ausscheidung (seriös, blutig oder anders)
(2) In Verbindung mit einer Verhärtung oder nicht
(3) Unilateral oder bilateral
(4) Ausscheidung aus einem einzelnen Ductus oder aus multiplen Ducti
(5) Ausscheidung ist spontan (persistierend oder intermittierend) oder muß ausgedrückt werden
(6) Ausscheidung wird ausgelöst durch Druck auf eine einzige Stelle oder durch allgemeinen Druck auf die Brust
(7) Beziehung zur Menstruation
(8) Prämenopausal oder postmenopausal
(9) Patientin nimmt Kontrazeptiva oder Östrogene wegen postmenopausaler Symptome.

Eine unilaterale, spontane, seröse oder blutige Ausscheidung aus einem einzigen Ductus wird gewöhnlich durch ein interduktales Papillom oder selten durch ein interduktales Karzinom verursacht. In jedem Fall ist eine Verhärtung oft, aber nicht immer vorhanden. Der betroffene Ductus kann durch Druck auf verschiedene Stellen (um die Brustwarze herum am Rand der Areola) identifiziert werden. Eine blutige Ausscheidung ist eher für ein Karzinom typisch. Die Ausscheidung ist zytologisch zu untersuchen, man kann dabei maligne Zellen finden; aber ein negativer Befund schließt ein Karzinom nicht aus; dieses ist bei Frauen über 50 Jahre wahrscheinlicher. In jedem Fall sollten der befallene Ductus und eine eventuell bestehende Verhärtung mit einem entsprechenden Rand mittels peinlich genauer Technik durch eine zirkumareolare Inzision exzidiert werden.

Eine spontane Ausscheidung aus multiplen Ducti, unilateral oder bilateral, welche am ausgeprägtesten gerade vor der Menstruation bei prämenopausalen Frauen auftritt, ist oft auf eine Mamma-Dysplasie zurückzuführen. Die Ausscheidung kann grün oder bräunlich sein. Eine Papillomatose und eine Ectasia ducti können auch in Frage kommen. Eine Biopsie ist erforderlich, um die Diagnose eines diffusen, nicht malignen Prozesses zu sichern. Wenn eine Verhärtung besteht, sollte sie entfernt werden.

Eine milchige Ausscheidung aus multiplen Milchgängen der nicht laktierenden Brust kann bei bestimmten Syndromen auftreten (Chiari-Frommel, Argonz-Del Castillo [Forbes-Albright]) – vermutlich als Ergebnis einer gesteigerten Sekretion des hypophysären Prolactins. Eine eingehende endokrine Untersuchung kann erforderlich sein. Medikamente der Chlorpromazingruppe und Kontrazeptiva können ebenfalls eine milchige Ausscheidung auslösen, welche bei Absetzen der Medikamente wieder zurückgeht.

Orale Kontrazeptiva können eine klare, seröse oder milchige Ausscheidung sowohl von einem einzigen Ductus auslösen als auch aus multiplen Milchgängen.

Die Ausscheidung ist mehr ausgeprägt direkt vor der Menstruation und verschwindet bei Absetzen des Medikamentes. Wenn sie weiterbesteht und aus einem einzigen Milchgang kommt, sollte eine genauere Untersuchung in Betracht gezogen werden. Eine eitrige Ausscheidung kann bei einem subareolaren Abszeß auftreten und hierbei ist eine Exzision des Abszesses und des entsprechenden milchbildenden Sinus erforderlich.

Wenn eine Lokalisierung nicht möglich und eine Verhärtung nicht tastbar ist, sollte die Patientin einen Monat lang wöchentlich untersucht werden. Bei Fortbestehen einer unilateralen Ausscheidung ist eine eingehende Untersuchung unbedingt notwendig, selbst wenn eine Lokalisierung nicht möglich ist und wenn ein Tumor fehlt. Die Alternative bilden sorgfältige Kontrolluntersuchungen im Abstand von 1–3 Monaten. Auch sollte eine Mammographie angefertigt werden. Die zytologische Untersuchung der Brustwarzenausscheidung auf abgesonderte Karzinomzellen hin kann bei der Diagnose hilfreich sein.

Obwohl keine der benignen Läsionen, die eine Brustwarzenausscheidung auslösen, präkanzerös ist, kann sie doch mit einem Karzinom gemeinsam auftreten. Zudem ist es vom klinischen Bild her nicht möglich, sie sicher vom Karzinom zu unterscheiden. Patientinnen mit einem Karzinom weisen immer eine tastbare Verhärtung auf, aber in seltenen Fällen kann eine Brustwarzenausscheidung das einzige Symptom sein. Aus diesem Grund ist eine chronische Brustwarzenausscheidung, besonders wenn sie blutig ist, gewöhnlich eine Indikation zur Resektion der betroffenen Milchgänge.

Fettgewebsnekrose

Die Fettgewebsnekrose ist eine seltene Erkrankung der Brust, sie ist jedoch von klinischer Wichtigkeit, da sie Tumoren nachahmt. Häufig finden sich auch Warzeneinziehungen, so daß der Verdacht auf einen Brustkrebs vorliegt. Die Hauptursache wird in Traumen gesucht, anamnestisch jedoch nur in 50%. Oft finden sich in der Nähe der Tumoren subkutane Blutungen, häufig besteht Druckschmerz. Die Tumoren bilden sich auch ohne Behandlung langsam zurück. Meist muß jedoch zum Ausschluß eines Karzinoms eine Biopsie durchgeführt werden. Während der Operation sollte der erkrankte Bezirk exzidiert werden.

Mastitis
(Brustabszeß)

Nicht allzu selten (besonders während der Stillzeit) entsteht an der Brust eine Stelle mit Rötung, Empfindlichkeit und Verhärtung. Durch Abstillen und Antibiotika (Breitspektrum-) gelingt es häufig, eine Mastitis zu heilen. Ist die Entzündung jedoch progredient und bildet sich ein lokalisierbarer Abszeß mit zunehmenden lokalen und Allgemeinerscheinungen, muß eine Inzision mit nachfolgender Drainage durchgeführt werden. Ein subareolärer Abszeß tritt selten auch bei nichtstillenden Frauen jungen oder mittleren Alters auf. Diese Infektion tendiert zum Rezidiv nach der Inzision und Drainage. Es muß daher im erscheinungsfreien Intervall eine Exzision der Sammelkanäle an der Warzenbasis durchgeführt werden. Jede andere Entzündung, mit Ausnahme des Subareolarabszesses im Bereich der Brust, ist selten. Daher sollte jede Veränderung der Brust außerhalb der Laktationsperiode Anlaß zur Inzision und zur Biopsie geben.

Gynäkomastie

Eine Hypertrophie der männlichen Brust kann auf verschiedene Ursachen zurückzuführen sein. Die Pubertätshypertrophie ist während der Adoleszenz sehr häufig und wird charakterisiert durch eine druckschmerzempfindliche diskoidale Vergrößerung von 2–3 cm im Durchmesser über die Areola mit Hypertrophie der Brust. Die Veränderungen sind gewöhnlich bilateral und bilden sich bei den meisten Fällen innerhalb eines Jahres spontan zurück.
Bei Männern im Alter von 50–70 Jahren kommt es gelegentlich zu einer ähnlichen Hypertrophie (oft unilateral) wie in der Pubertät.

Bestimmte organische Krankheiten können mit einer Gynäkomastie einhergehen: Leberzirrhose, Hyperthyreose, Morbus Addison, Hodentumore (besonders das Choriokarzinom) und adrenokortikale Tumore. Antihypertonika (Reserpin, Methyldopa) sowie eine Östrogentherapie bei Prostatakarzinom können ebenfalls eine Gynäkomastie auslösen.
Wenn hinsichtlich der Diagnose der Brusterkrankung Ungewißheit besteht, sollte eine Biopsie vorgenommen werden, um ein Karzinom auszuschließen. Im übrigen ist die Therapie der Gynäkomastie nicht chirurgisch, sofern nicht der Patient aus kosmetischen Gründen auf einer Exzision besteht. In diesem Fall sollte jedoch vor einer Operation 2 Jahre auf die Möglichkeit einer spontanen Rückbildung gewartet werden.

Literatur: Kapitel 11.
Erkrankungen der Brustdrüse

Bässler, R.: Pathologie der Brustdrüse (Spezielle pathologische Anatomie, Bd. 11). Berlin – Heidelberg – New York: Springer 1978
Barth, V.: Ärztlicher Rat bei Erkrankungen der weiblichen Brust. Stuttgart: Thieme 1980
Barth, V.: Brustdrüse. Stuttgart: Thieme 1979
Barth, V.: Die Feinstruktur der Brustdrüse im Röntgenbild. Stuttgart: Thieme 1979
Dobretsberger, W.: Die Röntgendiagnostik der Brustdrüse. Wien: Maudrich 1972
Frischbier, H.-J., Lohbeck, H. V.: Frühdiagnostik des Mammakarzinoms. Stuttgart: Thieme 1977
Gelinsky, P., Hirche, U., Kosin, D.: Die röntgenologische Diagnostik des Mammakarzinoms. Der Chirurg 46, [H. 12] 541 (1975)
Heilmann, H.-P.: Strahlentherapeutische Maßnahmen im Behandlungsplan des Mammakarzinoms. Der Chirurg 46, [H. 12] 554 (1975)
Kreuzer, G., Boquoi, E.: Zytologie der weiblichen Brustdrüse. Stuttgart: Thieme 1981
Kubli, F., Fournier, D. von (Hrsg.): Neue Konzepte der Diagnostik und Therapie beim Brustkrebs. Berlin – Heidelberg – New York: Springer 1982
Maas, H., Trams, G., Sachs, H.: Das Mammakarzinom, Epidemiologie und Endokrinologie. Der Gynäkologe 3, 2 (1970)
Maas, H., Lax, H.: Klinik der Brustdrüsenerkrankungen. In: Gynäkologie und Geburtshilfe. Hrgs.: Käser, O., Friedberg, V., Ober K. G., Thomsen, K., Zander, J. Stuttgart: Thieme 1981
Meuret, G.: Mammakarzinom. Stuttgart: Thieme 1980
Plotz, E. J.: Neue Aspekte beim Mammacarcinom und Uteruskarzinom. Der Gynäkologe 7, 179 (1974)
Stegner, H. E.: Histopathologie der Mammatumoren. In: Gynäkologie und Geburtshilfe. Hrsg.: Käser, O., Friedberg, V., Ober, K. G., Thomsen, K., Zander, J. Stuttgart: Thieme 1981
Zinser, H. K.: Mammakarzinom. Diagnose und Differentialdiagnose. Stuttgart: Thieme 1972

Therapieschemata zum Kap. 11: Erkrankungen der Brustdrüse (Stichwörter in alphabetischer Reihenfolge)

CYSTOSARCOMA PHYLLODES

Exzision (auf ausreichende Resektion bei gesundem Gewebe achten, sonst Rezidivgefahr)

FIBROADENOM DER BRUST

Exzision unter Lokalanästhesie (mit Schnellschnitt während der Operation zur Sicherung der Gutartigkeit)

GYNÄKOMASTIE

1. Bei Verdacht auf Karzinom bzw. bei ungewisser Diagnose Biopsie
2. Im übrigen Exzision nur bei fehlender spontaner Rückbildung (innerhalb von 2 Jahren) oder aus kosmetischen Gründen

KARZINOM DER MÄNNLICHEN BRUST

1. gewöhnlich radikale Mastektomie mit anschließender oder vorheriger Bestrahlung (letztere vor allem bei lokalisierten Hautmetastasen, Lymphknoten oder Skelettveränderungen)
2. alternativ (vor allem beim fortgeschrittenen Brustkrebs) hormonelle Kastration, bilaterale Adrenalektomie und Gabe von Cortison, Prednison oder Prednisolon; ggf. auch Gabe von Diäthylstilböstrol, $3 \times$ tgl. 5 mg; neuerdings wird auch eine nichthormonelle Chemotherapie vorgeschlagen
3. notf. (vor allem bei Rezidiven) Hypophysektomie

KARZINOM DER WEIBLICHEN BRUST

a) kurative Behandlung (für Stadium I und II sowie ausgewählte Fälle von Stadium III)
1. radikale Mastektomie, erweiterte radikale Mastektomie, modifizierte radikale Mastektomie (bes. für Stadium I und II) oder einfache Mastektomie (je nach Stadium und Lokalisierung des Karzinoms; die letzte chirurg. Methode wird wegen der bestehenden Unsicherheitsfaktoren derzeit abgelehnt); bei früherem Karzinom ist auch eine lokale Exzision möglich
2. Radiotherapie (mit oder ohne Mastektomie) vor allem bei lokalisierten Karzinomen (ohne entfernte Metastasen)
3. prä- und postoperative Bestrahlung (Supervolttherapie) bei radikaler Mastektomie (vor allem der Stadien II und III; bei präoperativer Bestrahlung kann die radikale Mastektomie 5–6 Wochen später durchgeführt werden)

4. Adjuvante Chemotherapie (z. B. Kombinationsgabe von Cyclophosphamid, Methotrexat und Fluorouracil)

b) palliative Behandlung (für Stadium IV, gelegentlich auch frühere [fortgeschrittene] Stadien)
1. Bestrahlung von fortgeschrittenen, inoperablen Mammakarzinomen (besonders wenn keine Fernmetastasen bestehen oder wenn eine Hormon- bzw. Chemotherapie oder eine Entfernung endokriner Drüsen nicht möglich oder ohne Erfolg sind)
2. Hormontherapie mit Östrogenen, Antiöstrogenen, Androgenen oder Kortikosteroiden
3. Kastration (Ovarektomie oder ovarielle Bestrahlung, vor allem für Frauen in der Postmenopause)
4. Adrenalektomie oder Hypophysektomie (nach einer bilateralen Adrenalektomie ist eine fortlaufende Kortikosteroidsubstitution nötig, Therapieschema s. S. 538
5. Chemotherapie (bei Versagen der Hormontherapie oder bei Rezidiven nach derselben) Fluorouracil (möglicherweise in Kombination mit Cyclophosphamid und Methotrexat) oder Thiotepa oder Adriamycin } intravenöse Applikation
6. Immunotherapie (in Kombination mit der Chemotherapie)
7. bei Entwicklung einer Hyperkalzämie aufgrund eines fortgeschrittenen Mammakarzinoms ist auf eine sofortige Unterbrechung der Hormontherapie, auf Vermehrung der Kalziumausscheidung und auf Verminderung der Kalziummobilisation aus den Knochen durch Gabe von Prednison, 20–100 mg tgl. oral, zu achten
8. zur Verhinderung von Ödemen ist auf eine Schonung des Arms an der operierten Seite zu sehen (Infektionen und oberflächliche Wunden vermeiden; sofortige Infektionsbehandlung, ggf. Hochlagerung und elastische Binden)
9. Maligne pleurale Ergüsse werden mit einer geschlossenen Tubusdrainage des Thorax sowie mittels intrapleuraler Chemotherapie (Mechloräthamin, Thiotepa) behandelt
10. Lokale Rezidive werden durch sofortige Exzision mit nachfolgender lokaler Radiotherapie behandelt

Kap. 11: Erkrankungen der Brustdrüse

MASTITIS
(Brustabszeß)

1. Abstillen und Antibiotikagabe
2. bei anhaltender Entzündung oder bei Abszeßbildung Inzision mit nachfolgender Drainage
(Cave: Rezidivgefahr, daher ggf. im erscheinungsfreien Intervall auch Exzision der Sammelkanäle an der Warzenbasis)
3. bei entzündlichen Veränderungen der Brust
außerhalb der Laktationsperiode Inzision und
Biopsie

MASTOPATHIA CYSTICA

1. zur Sicherung der Diagnose und zur Abklärung gegenüber einem Mammakarzinom
Biopsie bzw. vor einer radikalen Mastektomie
(bei chronischen Fällen) Schnellschnitt

2. bei Karzinomausschluß Zysten exzidieren
bzw. Inhalt kleiner Zysten aspirieren
3. Nachuntersuchungen im Abstand von
2–4 Wochen für 3 Monate, später 1–2 × jährlich

SEZERNIERENDE BRUST
(Brustwarzenausfluß)

1. nach Lokalisierung erkrankte Stelle im Gesunden exzidieren; während der Operation
Schnellschnitt zur histologischen Abklärung
2. bei erschwerter Diagnose Untersuchung wöchentlich, bis zu 3 Monaten wiederholen (ggf.
mittels Zytoskopie und Mammographie)
3. jede sezernierende Brust muß operativ (durch
Inzision, Exzision bzw. Resektion) behandelt
werden.

12. Gynäkologie und Geburtshilfe

Gynäkologie

Die normale menstruelle Blutung

Die *Menstruation* ist eine Blutung aus dem Uterus, die bei der Frau während des zeugungsfähigen Alters im Abstand von 24 bis 32 Tagen auftritt. Unter Steuerung durch hypophysäre Gonadotropine bewirken Östrogen und Progesteron die Blutung, aber auch Schilddrüsenhormone und die Adrenokortikosteroide beeinflussen die Menstruation.

Auf die Ovulation und die sich daraus ergebende Produktion von Progesteron folgt, wenn keine Schwangerschaft eintritt, die Abblutung eines sekretorischen Endometriums *(ovulatorische Blutung)*. Findet keine Ovulation statt, dann kommt die Blutung von einem nichtsekretorischen Endometrium *(anovulatorische Blutung)*.

Die *Menarche,* die gewöhnlich im Alter von 11 bis 14 Jahren eintritt, kennzeichnet den Beginn des menstruellen Zyklus. Die Menstruation endet mit der *Menopause* im Alter von 45 bis 55 Jahren.

Die durchschnittliche menstruelle Blutung dauert 3 bis 7 Tage. Ein Blutverlust von 50 bis 100 ml ist normal.

Charakteristisch ist, daß das menstruelle Blut nicht gerinnt.

Zyklusveränderungen sind häufig Anzeichen für Krankheiten, Mangelzustände, psychische Alterationen und Schwangerschaft.

Pathologische menstruelle Blutungen

Eine anomale menstruelle Blutung besteht entweder aus einer übermäßig starken oder verlängerten Blutung bei biphasischem Zyklus *(Hypermenorrhoe, Menorrhagie)* oder aus einer Blutung, die unregelmäßig, nicht zyklisch auftritt *(Metrorrhagie)*. Die anomale menstruelle Blutung ist für jede Frau, die zwischen der Menarche und der Menopause steht, beunruhigend und ein Grund für sie, einen Facharzt aufzusuchen.

Die Ursachen der anomalen Blutung können danach klassifiziert werden, ob die Blutung während oder zwischen den Perioden eintritt. Die allgemeinen Gründe für *Hypermenorrhoe* (Menorrhagie) sind Myome, Polypen des Endometrium, funktionelle Hypertrophie des Uterus, Dyskrasien und psychische Syndrome.

Polymenorrhoe (Uterusblutung, die nach zu kurzen Abständen eintritt) läßt auf eine vorzeitige Unterbrechung des Zyklus durch einen physischen oder psychischen Streß.

Metrorrhagie kann hormonale Störungen oder vielseitige Anomalien zur Ursache haben (bei einer *Menometrorrhagie* liegt eine völlig unregelmäßige uterine Blutung vor, die auch in Häufigkeit, Dauer und Intensität schwankt).

Hormonale Ursachen: glandulär-zystische Hyperplasie, Ovulationsblutung (Mittelschmerz), Gaben von Östrogenen, anovulatorische Blutung und Hypothyreoidismus.

Anomalien der weiblichen Genitalorgane: Polypen der Zervix oder des Endometrium, submuköse Myome, Karzinome oder Sarkome der Zervix, des Corpus uteri und der Eileiter sowie Endometritis (post abortum, Tuberkulose).

Von einer *Hypomenorrhoe* (oder *Kryptomenorrhoe*) spricht man, wenn jeweils eine abnormal schwache menstruelle Blutung vorliegt; eine hymenale oder zervikale Behinderung kann der Grund dafür sein. Bei einer *Oligomenorrhoe* treten die menstruationsähnlichen Blutungsepisoden in Abständen von mehr als 35 Tagen auf; ist das Intervall sogar größer als 6 Monate, hat die Patientin eine *Amenorrhoe.* Die Ursachen für beide Erkrankungen sind gewöhnlich endokriner oder systemischer Natur. Ein Fehlen der Ovulation ist wahrscheinlich.

Klinische Befunde

A. Symptome: Die Diagnose der Störung, die der Blutung zugrunde liegt, stützt sich auf eine sorgfältige Anamnese, besonders auf die zeitliche Dauer und Menge der Blutung, begleitende Schmerzen und die Beziehung zur vorangegangenen Menstruation.

Die Erhebung der Familienanamnese kann ebenso von Bedeutung sein. Alle Medikamente, die die Patientin während der vorhergegangenen Monate erhalten hat, müssen berücksichtigt werden, um die Stimulierung der Blutung durch Östrogene oder die Hemmung durch Androgene auszuschließen. Folgende Symptome sind von Bedeutung: Hautverletzungen, Ödeme, Druckschmerz des Abdomens, verstärkte Gefäßzeichnung, Bauch- oder Beckenbodenhernien, Schwellung oder Druckschmerz und Sekretion in der Gegend der Skeneschen oder Bartholinischen Drüsengänge. Durch rektale und vaginale Untersuchung können Druckschmerz, Verhärtung, Knotenbildung und das Vorhandensein von intraperitonealer Flüssigkeit festgestellt werden.

B. Laborbefunde: Vaginalabstriche für die zytologische und bakteriologische Untersuchung sollten vor der digitalen Untersuchung gemacht werden. Während der Menstruation soll kein zytologischer Abstrich entnommen werden. Zusätzlich zur Urinanalyse müssen Hämatokrit, BKS, weißes und Differentialblutbild bestimmt werden. Wenn nötig, sollten noch die Blutungszeit, Gerinnungszeit, Retraktionszeit und die Anzahl der Thrombozyten bestimmt werden. PBJ- oder BEJ-Tests sind angezeigt, um eine anomale Schilddrüsen-Funktion auszuschließen.

C. Röntgen- oder ultrasonographische Befunde: Röntgen- oder ultrasonographische Untersuchungen sollten durchgeführt werden, wenn Tumoren, Flüssigkeitsansammlungen oder anatomische Deformitäten vermutet werden. In diesen Fällen sind eine Röntgenaufnahme des Abdomens, eine Hysterosalpingographie, eine Zystographie und ein Kontrasteinlauf angebracht.

D. Spezialuntersuchungen: Biopsien und Kürettagen sind notwendig, um die Ursache der atypischen Blutung genau zu klären. Polypen, Tumoren und submuköse Fibromyome werden im allgemeinen auf diesem Wege erkannt, Krebs der Zervix oder des Endometrium verlangen eine Konisierung oder Biopsie in mehreren Quadranten bzw. eine fraktionierte Kürettage von Zervix und Uterus.

Komplikationen

Fortgesetzter oder übermäßiger Blutverlust führt zur Anämie. Dadurch können lokale und allgemeine Infektionen begünstigt werden.
Tumoren können Unfruchtbarkeit verursachen. Zervix-, Uterus- oder Tubarneoplasmen müssen möglichst frühzeitig diagnostiziert und entfernt werden.

Behandlung

A. Notfallmaßnahmen: Bei übermäßiger Blutung wird, soweit erforderlich, Blut transfundiert. Eine Blutstillung wird am besten erreicht durch Kürettage. Diese Maßnahme hat sowohl therapeutischen als auch diagnostischen Wert.

Eine außerordentlich starke uterine Blutung kann temporär (1–2 Tage) mit hormonellen Präparaten unter Kontrolle gebracht werden. Die Auswahl des Medikaments wird bestimmt durch den Zustand des Endometriums, den Schweregrad der Blutung, und durch die zur Verfügung stehenden Medikamente.

B. Besondere Therapiemaßnahmen bei dysfunktioneller uteriner (pathologischer menstrueller) Blutung: Zu den prämenopausalen Patientinnen mit anormaler uteriner Blutung gehören jene mit Früh-Abortus, Salpingitis oder mit Neoplasmen im Beckenbereich. Es besteht aber auch eine große Gruppe von Patientinnen ohne feststellbare Ursache der Blutungen und die meisten dieser Patientinnen sind diagnostisch dem Begriff der dysfunktionellen uterinen Blutung zuzuordnen.

Es können 3 Formen der dysfunktionellen uterinen Blutung unterschieden werden: (1) Eine Östrogen-Durchbruch-Blutung als eine intermittierende Blutung (Schmierblutung), die oft bei länger vorliegenden niedrigen Spiegeln endogener oder nach kleinen Dosen exogener Östrogene auftritt. (2) Östrogen-Entzugsblutungen treten bei einer starken Reduktion endogener Östrogenstimulation auf (z. B. aufgrund einer bilateralen Ovarektomie bei einer prämenopausalen Patientin) oder durch eine Unterbrechung der exogenen Östrogentherapie (z. B. bei Beendigung einer regelmäßigen Östrogenmedikation bei einer postmenopausalen Patientin). (3) Eine Progesteron-Durchbruch-Blutung erfolgt aufgrund einer Exzision eines Corpus luteum. In ähnlicher Weise führt die Beendigung einer Progesterontherapie nach der endometrialen „Zündung" durch Östrogen bis zur proliferativen Phase zur endometriellen Blutung.

Jeder dieser Blutungstypen kann erfolgreich mit einer Östrogen-Progesteron-Medikation ohne Anwendung üblicher chirurgischer Maßnahmen wie Dilatation oder Kürettage behandelt werden. In der Therapie ist die Wiederherstellung des normalen Kontrollmechanismus endometrialer Blutung, welche durch eine anovulatorische Blutung gestört ist, das Hauptziel.

Die hormonelle Störung kann gewöhnlich durch die Verabreichung oraler Kontrazeptiva in hohen Dosen (Östrogen-Progesteron-Kombination) unter Kontrolle gebracht werden. Unerwünschte Nebenwirkungen, wie z. B. Nausea, können vorübergehend auftreten, aber sie sind erträglich. In den meisten Fällen sollte die Blutung innerhalb von 24 Stunden deutlich nachlassen oder sogar aufhören; dennoch sollte die Therapie zu Ende geführt werden. Zwischenzeitlich können Blut- oder Eisenersatztherapie sowie weitere unterstützende Maßnahmen eingeleitet werden.

Die oben genannte Therapie führt zu einem zarten endometrialen Gefäßsystem. Als Ergebnis kommt die Blutung unter Kontrolle, weil es zum regelmäßigen Zusammenbruch des zarten Endometriums (zytoplastisches Endometrium) kommt, so daß sich der Heilprozeß einstellen kann. Auch während der Heilung muß oft überschüssiges Gewebe abgelöst oder normalisiert werden durch einen Östrogen-Progesteron-Entzug am Ende der Therapieperiode. Deshalb sollte die Patientin darauf hingewiesen werden, daß eine schwere, vielleicht schmerzvolle Periode auf das Ende der Therapie folgen kann.

Um einige nachfolgende Menstruationsperioden sicherzustellen, sollte ein niedrig dosiertes orales Kontrazeptivum 1 Tablette/die oral am 5. Tage der Periode erstmals genommen und die Einnahme über 3 Wochen fortgeführt werden, worauf 1 Woche ohne Therapie folgt – dies über eine Gesamtzeit von 3 Monaten. Die Reifung und Einteilung des endometriellen Wachstums sollten es möglich machen, daß reguläre Perioden ohne Krämpfe und zu starken Blutungen ablaufen. Patientinnen, die diese Methode auch zur Schwangerschaftsverhütung verwenden möchten, sollten diese oder eine ähnliche Medikation über eine längere Zeit fortführen.

Bei Frauen, die sexuell nicht aktiv sind und welche eine andere Methode der Kontrazeption verwenden oder welche die oralen Kontrazeptiva nicht mehr fortsetzen wollen, kommt es wieder nach der 3-Monats-Frist der kombinierten Hormontherapie zur anormalen Blutung. Bei diesen Patientinnen – vorausgesetzt, daß sie über eine entsprechende Menge endogenen Östrogens verfügen – kann die Verabreichung von Medroxyprogesteronacetat (Farlutal®), 10 mg/die per os, während der letzten Woche jedes Zyklus zu regelmäßigen, beschränkten Blutungen führen, weil sich das dicke proliferative oder hyperplastische Endometrium nicht entwickeln oder fortbestehen kann. Wenn es zur Ovulation kommt, können durchschnittliche Perioden eine weitere Progesteron-Therapie überflüssig machen. Ein Versagen dieser endokrinen Therapie deutet auf eine ungenaue, provisorische Diagnose hin; andere diagnostische Maßnahmen (z. B. Dilatation und Kürettage) oder zusätzliche therapeutische Maßnahmen (z. B. Salpingektomie bei ektopischer Gravidität) sollten ohne Verzögerung eingeleitet werden.

Es gibt allerdings bestimmte Patientinnen, bei denen eine sofortige direkte Kontrolle der dysfunktionellen uterinen Blutung mittels Östrogen-Progesteron-Medikation nicht in die Wege geleitet werden sollte.

Frauen über 35 Jahren sollten besser einer initiellen endometriellen oder Saugbiopsie unterzogen werden, ehe die Hormontherapie eingeleitet wird, um so ein endometrielles Karzinom auszuschließen.

Patientinnen, die außerordentlich starke Blutungen oder verlängerte intermittierende Schmierblutun-

gen gehabt haben, weisen oft niedrige Östrogen-Spiegel im Plasma oder im 24-Stunden-Urin auf. Somit kann das verbleibende Endometrium außerordentlich dünn und für einen guten Östrogen-Progesteron-Effekt inadäquat sein. Aus diesem Grund würden eine Dilatation und Kürettage das Blutungsproblem durch Bloßlegung des Endometriums nur intensivieren.

In solchen Fällen kann die sofortige Verabreichung konjungierter Östrogene (Presomen®), 25 mg i.v. alle 4 Stunden, die Blutung mit 3–4 Dosen unter Kontrolle bringen und das Endometrium für die hochdosierte Östrogen-Progesteron-Therapie, die am folgenden Tage begonnen werden kann, vorbereiten.

Wenn Patientinnen Depot-Medroxyprogesteron i.m. zum Zweck der Kontrazeption bekommen haben oder orale Kontrazeptiva (mit hohem Progesteron- niedrigem Östrogenanteil) über längere Zeit eingenommen haben, kann es zu einer Progestogen-Durchbruch-Blutung kommen. Die vorbereitende Therapie sollte aus konjungierten Östrogenen (Presomen® oder Äquivalent), 1,25 mg/die per os über 5 Tage, bestehen, vor- und mitlaufend mit den Östrogen-Progestogen-Tabletten während des 1. Zyklus der Therapie. Diese wird das inaktive, zarte Endometrium verdicken, die Blutung unter Kontrolle bringen und eine Regulierung des menstruellen Systems während der nächsten Monate zulassen.

C. Anwendung von Schilddrüsenhormon: Eine Hypermenorrhoe und Metrorrhagie werden oft beim Hyperthyreoidismus beobachtet. Oligomenorrhoe und Amenorrhoe begleiten einen Hyperthyreoidismus, wenn die Perioden verändert sind. Wenn ein Mangel in der Schilddrüsenhormonproduktion das einzige Problem ist, kann Schilddrüsenhormongabe die menstruelle Funktion bessern. Dies sollte nicht bei allen Patientinnen mit anormalen menstruellen Blutungen angewandt werden. Euthyreoiden Patientinnen kann durch diese Medikation Schaden zugefügt werden. Die endogene Thyroxinproduktion wird während und über mehrere Wochen nach einer Thyroid-Therapie unterdrückt.

D. Anwendung von Kortikosteroiden: Das Stein-Leventhal-Syndrom kann mit Prednison, 5 mg/die per os, über 2–3 Monate behandelt werden. Clomifen, 50–150 mg/die per os, über 5 Tage für 2–3 Monate kann ebenfalls von Nutzen sein. Kortikosteroide sind allerdings bei Patientinnen, die sehr starke oder intermenstruelle Blutungen haben, nicht indiziert.

E. Strahlentherapie: Röntgen- oder Radiumtherapie zur Beendigung der Menses ist nur bei Risikopatienten indiziert. Frauen unter 35 Jahren benötigen ungefähr 1 250 r, für ältere Patienten werden im allgemeinen 800 r ausreichen.

F. Chirurgische Therapie: Therapieresistente Blutungen, besonders bei Frauen über 40 Jahren, können eine Hysterektomie erforderlich machen. Vor der Menopause sollten die Ovarien erhalten bleiben, wenn sie keinen pathologischen Befund aufweisen.

Prognose

Liegen kein Krebs, kein großer Tumor und keine Salpingitis vor, wird bei ungefähr 50% der Patientinnen mit Hypermenorrhoe und bei ungefähr 60% der Patientinnen mit Metrorrhagie nach der Kürettage die normale Periode wieder eintreten. Bei Gaben von Schilddrüsenhormon oder Progesteron (wenn indiziert) wird die Erfolgsrate um weitere 10–15% anwachsen.

Toxisches Schock-Syndrom

In letzter Zeit ist über ein toxisches Schocksyndrom bei menstruierenden Frauen, die Tampons benutzten, berichtet worden. Das Syndrom ging mit einer Staphylokokken-Infektion einher, ohne daß ein direkter Zusammenhang ursächlich nachgewiesen werden konnte. Inzwischen ist dieses Syndrom auch bei Männern und nichtmenstruierenden Frauen in Erscheinung getreten.

Die vaginale Blutung in der Postmenopause

Eine vaginale Blutung, die 6 Monate oder mehr nach Einstellung der Menstrualfunktion auftritt, kann lokale Ursachen haben, oder es können Systemerkrankungen zugrunde liegen. In 35–50% der Fälle handelt es sich um Karzinome der Zervix oder des Endometrium. Zu hohe Dosierung oder nicht zyklusgerechte Verabreichung von Östrogenen ist die zweithäufigste Ursache. Andere Ursachen sind atrophische Vaginitis, Polypen, submuköse Myome, atrophische Ulzerationen der Zervix bei Prolapsverletzungen, Hypertonie und Blutkrankheiten sowie endogene Östrogenproduktion bei Ovarialtumor. Die Blutung aus dem Uterus ist im allgemeinen nicht schmerzhaft. Schmerzen treten dann auf, wenn die Zervix stenosiert, die Blutung sehr stark ist, wenn eine Entzündung vorliegt und bei Torsion oder Abstoßung eines Tumors.

Die Patientinnen können sowohl von einigen Tropfen Blut, als auch von einer Blutung berichten, die Tage oder Monate anhält. Aus dem Vaginalabstrich lassen sich möglicherweise erkennen: abgeschilferte neoplastische Zellen, eine Infektion, freie basale Epithelzellen und weiße Blutkörperchen.

Die Sondierung des Uterus läßt eine Zervikalstenose und einen Hämatokolpos ausschließen. Bei vorhandenem Neoplasma in der Zervix oder im Uterus, kann die Sondierung zur Blutung führen, was gleichzeitig als Test dienen kann.

Aspirationsbiopsie oder Saugkürettage liefern Gewebe aus dem Endometrium zur Untersuchung.

Behandlung

Die Patientin sollte zur gründlichen Diagnose und Behandlung in eine Klinik eingewiesen werden. Durch Kürettage können 50% der Patientinnen mit Blutung in der Postmenopause geheilt werden. Alle Geschlechtshormone der Steroidgruppe müssen abgesetzt und mit entsprechender Therapie muß so lange gewartet werden, bis die Ursache der Blutung genau bekannt ist. Die Patientin sollte möglichst über drei Monate kontrolliert werden.

Wenn bei einer Frau, die keine Östrogene einnimmt, nach der Kürettage wieder eine Blutung auftritt, kann eine Uterusexstirpation angezeigt sein.

Prämenstruelles Spannungssyndrom

Diagnostische Merkmale

* Sich wiederholende, deutliche, periodische Gewichtszunahme, Erregung oder Depression zwischen Ovulation und Menstruation
* Gefühlsbetonte, unverheiratete Frauen, oder Frauen, zwischen 30 und 40 Jahren, die nicht geboren haben, werden am meisten betroffen.

Allgemeine Betrachtungen

Das prämenstruelle Spannungssyndrom ist eine monatliche wiederkehrende Störung (gewöhnlich 7–14 Tage vor dem Beginn der Menses), die durch Flüssigkeitsretention sowie psychische Alterationen gekennzeichnet ist. In gewisser Weise sind damit ungefähr 50% aller Frauen, hauptsächlich Nullipara zwischen dem 30. und 40. Lebensjahr belastet. Die Störung scheint eine übertriebene physiologische und psychologische Reaktion auf den Beginn der Menstruation zu sein. Sie ist oft von einem asozialen Verhalten begleitet. Sogar kriminelle Handlungen und Selbstmorde sind zu diesem Zeitpunkt häufiger.

Obwohl gelegentlich eine Hypoglykämie beobachtet wird, sind bei Patientinnen mit prämenstruellen Spannungssydrom keine wesentlichen endokrinen oder physischen Funktionsstörungen feststellbar. Angst vor der drohenden Periode und dem evtl. Bestehen einer Schwangerschaft sowie die Tatsache, eine Frau zu sein, sind die Grundprobleme. Diese

Frauen betreiben eine „Ich"-Abwertung und machen oft ihre Mutter für ihre Schwierigkeiten bei der Menstruation verantwortlich.

Atypischer Schmerzen im Becken und primärer Dysmenorrhoe können ähnliche Ursachen zugrunde liegen.

Klinische Befunde

A. Symptome: Die Patientinnen berichten von Angstzuständen, Schlaflosigkeit, Unfähigkeit sich zu konzentrieren und Minderwertigkeitsgefühlen. Sie klagen über Schmerzen in der Brust, Übelkeit, Erbrechen und Durchfall oder Verstopfung. Depression oder Mitleid mit sich selbst, Streitbarkeit und Aggressivität färben die Handlungen. Ungewöhnliche Antriebe und Appetit sind für die Krankheit ebenso charakteristisch.

Parallel zur Gewichtszunahme oft von 3–4 kg (Ödeme) baut sich die Gemütsbewegung auf. Wenn die Menstruation dann beginnt, folgt ein sofortiger Gewichtsverlust durch eine ausgeprägte Diurese.

B. Laborbefunde: Blutbild und Urinuntersuchung ergeben keinen diagnostischen Hinweis. Höchstens macht sich während des Spannungszustandes eine leichte Hypoglykämie bemerkbar. Östrogen- und Progesteronproduktion sind unauffällig und stehen in Beziehung zum ovulatorischen Zyklus.

C. Spezialuntersuchungen: Von labilen, schwach orientierten oder leicht erregbaren, unterentwickelten Frauen kann ein hoher „Angst"-Quotient erhalten werden.

Differentialdiagnose

Schilddrüsenüberfunktion, vermehrte Aldosteron- und Insulinproduktion sowie Psychoneurosen und Psychosen müssen ausgeschlossen werden.

Behandlung

Saluretika (z. B. Spironolacton) kombiniert mit Tranquilizern für erregte Patientinnen und Saluretika mit stimulierenden Medikamenten bei deprimierten Patientinnen sind angezeigt. Beruhigung und spezifische Psychotherapie sind meist nützlich. Eine mittelmäßig kalorische Diät mit geringem Salz- und hohem Eiweißgehalt sowie häufige kleine Mahlzeiten sind ebenso wertvoll. Die Patientinnen müssen zu einer aktiven Lebenseinstellung ermuntert werden. Die Ovulation sollte medikamentös unterdrückt oder Antikonzeptiva sollten verordnet werden.

Prognose

Eine beträchtliche symptomatische Erleichterung und eine Besserung des Verhaltens ist bei kooperativen Patientinnen möglich.

Primäre Dysmenorrhoe

(Essentielle oder funktionelle Dysmenorrhoe)

Diagnostische Merkmale

- Prodromale Zeichen von Beklemmung in der Brust, allgemeine Erregung, geblähtes Abdomen und ein Schmerzgefühl im Becken
- Abwechselnde Schmerzen und Krämpfe unterhalb des Nabels zu Beginn der Menstruation
- Druckschmerz bei der abdominalen und gynäkologischen Untersuchung

Allgemeine Betrachtungen

Bei 80% der Pat. mit Schmerzen bei der Menstruation (primäre oder essentielle Dysmenorrhoe) kann *kein organischer Befund* erhoben werden. Die Schmerzen sind im allgemeinen sekundär, während emotionale Probleme im Vordergrund stehen. Obwohl eine primäre Dysmenorrhoe im allgemeinen nur bei jugendlichen Pat. auftritt, kann sie zu jedem Alter zwischen der Menarche und der Menopause beobachtet werden. Dysmenorrhoe und allgemeines Unbehagen bei der Menstruation werden auch als „Menorrhagie" bezeichnet.

Klinische Befunde

Erregung, Beklemmung in der Brust, geblähtes Abdomen und ein Schweregefühl im Becken gehen oft der Blutung voraus. Beim Einsetzen der Blutung bestehen abwechselnd Schmerzen und Krämpfe im Abdomen unterhalb des Nabels. Hyperämie der Vagina und der Zervix (alles Zeichen für ein Stauungssyndrom im Becken) werden häufig vor und während der Blutung beobachtet. Druckschmerzhaftigkeit des Uterus, der Parametrien und Adnexe sind häufig. Periodisch zur Dysmenorrhoe treten Kopfschmerzen, Erbrechen, Durchfälle und häufiges Wasserlassen auf, was auf die monatliche Dysfunktion auch anderer Organsysteme hinweist.

Differentialdiagnose

Krämpfe bei der Menstruation, die erst fünf Jahre oder später nach der Menarche auftreten, haben wahrscheinlich organische Ursachen. Schmerzen im gesamten Abdomen oder genau lokalisierbare Schmerzen sind sichere Hinweise für eine organische Erkrankung.

Behandlung

A. Spezifische Maßnahmen: Die eigentliche Behandlung der primären Dysmenorrhoe muß auf die zugrunde liegenden psychischen Störungen abzielen. Ein Gynäkologe, der sich für dieses Problem interessiert, muß sich für seine Pat. in der Sprechstunde sehr viel Zeit nehmen und die Behandlung über einen langen Zeitraum ausdehnen. Pat. mit schweren psychischen Störungen sollten in psychiatrische Behandlung überwiesen werden.

B. Allgemeine Maßnahmen: Analgetika und Spasmolytika können bis zur endgültigen Diagnose verordnet werden. Narkotika sollten wegen der Gefahr der Suchterzeugung vermieden werden. Warme Duschen können kurzzeitige Erleichterung bringen. Die Ovulation kann unterdrückt werden und die Dysmenorrhoe mit Ovulationshemmern oft beseitigt werden. Zwecks Vermeidung von Nebenwirkungen wird eine Minimaldosierung empfohlen. Die Verabreichung von Äthinylöstradiol, 0,2 mg/ die per os über 14 Tage, beginnend mit dem 1. Tag der Periode, oder von Methyltestosteron, 5 mg per os 3 × täglich vom 5. bis zum 10. Tag nach dem Beginn der Menstruation (über 2–3 Monate) stellt eine temporäre wertvolle Maßnahme dar. Methyltestosteron stört bei dieser Dosierung die Ovulation nicht.

C. Chirurgische Maßnahmen: Eine Operation ist selten bei primärer Dysmenorrhoe angezeigt.

Prognose

Bei Frauen, die in ihr Krankheitsbild einsichtig sind und sich gegen eine Behandlung nicht sperren, ist die Prognose günstig. Wenig kann allerdings für diejenigen Frauen getan werden, die es weiterhin vorziehen, ihre Menstruationsbeschwerden als Zuflucht vor der Verantwortung anzusehen.

Sekundäre Dysmenorrhoe

Allgemeine Betrachtungen

Die sekundäre Dysmenorrhoe stellt einen Menstruationsschmerz dar, wofür eine **organische Ursache** vorliegt. Er beginnt gewöhnlich nach der Menarche, manchmal sogar erst im 3. oder 4. Lebensjahrzehnt.

Klinische Befunde

Der prämenstruelle und intermenstruelle krampfartige Schmerz kann durch eine Salpingitis, Adenomyosis, Endometriosis oder durch uterine bzw. adnexelle Tumoren bedingt sein. Eine adhärente uterine Retroposition oder ein adnexeller Prolaps bzw. eine Verwachsung, oft als Folge einer Entzündung, können ebenfalls zur sekundären Dysmenorrhoe führen. Bei der membranösen (sekundären) Dysmenorrhoe findet ein kompletter endometrieller ‚Auswurf' statt, und der Schmerz ist vermutlich das Ergebnis der lokalen Ausscheidung von Prostraglandinen und der expulsiven Kontraktionen des Uterus.

Behandlung

A. Spezifische Maßnahmen: Die periodische Anwendung von Analgetika kann wohltuend sein, und anovulatorische Mittel können Erleichterung bringen, besonders bei der membranösen Dysmenorrhoe, Endometriose und bei der chronischen Salpingitis.

B. Allgemeine Maßnahmen: Wenn die allgemeine körperliche Störung ausgeprägt oder andauernd ist, sollten gewöhnlich eine Laparoskopie oder eine explorative Laparotomie vorgenommen werden.

C. Chirurgische Maßnahmen: Definitive chirurgische Eingriffe sind von dem Grad der allgemeinen Behinderung abhängig.

Prognose

Bei Patientinnen, die kooperativ und einer angemessenen medizinischen Therapie zugänglich sind, ist die Prognose ausgezeichnet.

Leukorrhoe

(Fluor albus)

Leukorrhoe kann in jedem Alter auftreten und fast jede Frau leidet irgendwann einmal darunter. Es ist eigentlich keine Krankheit, sondern der Beweis für eine Ovulation, eine allgemeine körperliche oder lokale Störung. Meistens ist die Ursache eine Infektion des unteren Genitaltraktes. Weitere Ursachen sind Entzündungen anderer Systeme, Tumoren, Ausschüttung von Östrogen und psychischer Streß. Der Ausfluß ist gewöhnlich weiß. Das Vorhandensein eines Vaginalschleimes ist als normal zu bezeichnen. Nur wenn die Frau dadurch belästigt wird, muß er als anomal bezeichnet werden.

Klinische Befunde

A. Symptome: Vaginaler Ausfluß kann mit starkem Juckreiz verbunden sein. Die Pat. können über ausstrahlende Beschwerden im Pudendusbereich oder über Proktitis und Vaginismus klagen. Es können aber auch keinerlei Symptome auftreten. Eine Entzündung oder Ulzeration der Oberfläche der Vagina oder Vulva und auch der Zervix sowie weißer oder verfärbter schlecht riechender Ausfluß sind gelegentlich vorhanden.

B. Laborbefunde: Aus den Blutwerten kann eine leichte Entzündung diagnostiziert werden. Ein zytologischer Abstrich sollte immer bei Pat. über 25 Jahren gemacht werden. Der Ausstrich kann auch zur Erkennung von Trichomonaden, Candida albicans oder anderer Mikroorganismen benutzt werden. Trichomonaden werden oft im frischen Urin von Frauen, die an Leukorrhoe leiden, gefunden. Wenn diese Flagellaten nachgewiesen werden, ist auch

Tabelle 12-1. Differentialdiagnose für die Ursachen einer Leukorrhoe

Farbe	Konsistenz	Menge	Geruch	Wahrscheinliche Ursachen
Klar	Schleimig	+ bis + +	Ohne	Normale Ovulation, überschüssige Östrogenstimulation, emotionelle Spannung
Milchig	Viskös	+ bis + + +	Keiner bis scharf	Zervizitis, Corynebacterium vaginale-Vaginitis
Weiß	Dünn mit quarkähnlichen Flocken	+ bis + +	Muffig	Vaginal-Mykose
Rosa	Serös	+ bis + +	Ohne	Hypoöstrinismus, unspezifische Infektion
Gelb-grün	Schaumig	+ bis + + +	Stinkend	Trichomonas vaginalis-Vaginitis
Braun	Wässrig	+ bis + +	Modrig	Vaginitis, Zervizitis; Zervikalstenose, Endometritis; Neoplasma der Zervix, des Endometriums oder der Tuben. Zustand nach Bestrahlung
Grau, blutdurchzogen	Dünn	+ bis + + + +	Faul	Vaginal-Ulkus. Pyogene Vaginitis-Zervizitis (Trauma, langverbliebener Pessar, vergessener Tampon). Vaginales, zervikales, endometriales, tubuläres Neoplasma

eine Urethra- oder Blasenkomplikation durch sie möglich.

Das Anlegen einer Trichomonadenkultur ist schwierig, aber mit Trichosel®-Nährboden möglich. Bei positiver WaR kann Syphillis die Ursache für die Leukorrhoe sein.

Zur Beobachtung der lebenden vaginalen Trichomonaden sollte immer die Beurteilung eines Frischpräparates im Phasenkontrastmikroskop dienen. Auf Trübung der Aufschwemmung und auf die unzähligen kleinen Bakterien, die die Epithelzellen bedecken, muß geachtet werden. Manchmal handelt es sich dabei um „Haemophilus vaginalis".

Durch eine Gram-Färbung des Vaginalausstriches können gramnegative Diplokokken (Gonorrhoe) sowie andere Bakterien und Helminthen erkannt werden. Zur Identifizierung von pathologischen Bakterien kann eine Kultur angelegt werden.

Eine lang andauernde Therapie mit Tetrazyklinen kann, durch übermäßiges Wachsen der Hefepilze, eine Candida-Vaginitis hervorrufen.

Differentialdiagnose
s. Tabelle 12-1.

Behandlung
A. Spezifische Maßnahmen: Die verschiedenen Infektionen sind mit spezifischen Medikamenten, von denen nachstehend einige aufgeführt werden, zu behandeln. Sollte sich eine Überempfindlichkeit gegen ein Präparat entwickeln, dann muß sobald als möglich auf ein anderes Präparat übergegangen

werden. Die Behandlung ist auch während der Menstruation fortzusetzen. Das setzt dann voraus, daß in diesen Fällen eine Therapieform gewählt wird, die eine Fortsetzung während der Menstruation erlaubt (oral, Suppositorien).

1. Trichomonadenkolpitis: Die Behandlung kann Monate andauern. In therapieresistenten Fällen muß das Medikament nach spätestens 2–3 Monaten gewechselt werden. Perorale und intravaginale Clont®-Behandlung. Clont® ist ein Imidazolderivat (Metronidazol) und wirkt spezifisch gegen Trichomonaden.

Per os: morgens und abends eine Tablette über 6 Tage.

Vaginal lokal: abends einen Clont®-Stift tief in die Scheide einführen.

Der Partner soll die Tablettenbehandlung zur gleichen Zeit durchführen. Auch wenn beim Mann kein Ausfluß nachweisbar ist, muß er prophylaktisch mitbehandelt werden, da ein Rezidiv sonst schnell eintritt. In der Gravidität verzichten wir in der ersten Hälfte auf eine perorale Therapie. Rezidive sind dann nicht selten. Der Ehemann muß ebenfalls mitbehandelt werden. Geschlechtsverkehr sollte mit Kondomen durchgeführt werden, bis beide Partner frei von Trichomonaden sind.

2. Candidakolpitis: Alle oralen Ovulationshemmer müssen abgesetzt werden. Sehr gute Erfolge werden mit Ketoconazol, 400 mg tgl. oral für die Dauer von 5 Tagen, erreicht. Alternativ können Clotrimazol (Vaginaltabletten) bzw. Miconazol (Vaginal-Ovula) verordnet werden. Aber auch mit dem fungiziden

Antibiotikum Nystatin (Moronal®) wird die gesamte Gruppe der Candida-Infektionen erfaßt. Hier behandelt man nach folgendem Schema:

1.–4. Tag: morgens und abends je ein Ovulum
5.–8. Tag: abends ein Ovulum.

Nur bei rasch aufeinanderfolgenden Rezidiven sollte man auch den Darm durch eine orale Therapie mit Moronal®-Dragées sanieren. Der Partner soll das gereinigte Präputium über längere Zeit mit Moronal®-Salbe eincremen.

3. Atrophische (senile) Kolpitis: Diäthylstilböstrol jeden 3. Tag 3 Wochen lang. Behandlung wie bei Bakterien- oder Mikroorganismenbefall, anschließend oder ausschließend Aufbau des Vaginalepithels mit östrogenhaltigen Salben (z. B. Oestro-Gynaedron®-Vaginalgel) ca. 20 Tage lang. Der bessere Aufbau des Vaginalepithels verhütet eine Reinfektion. Auch die abakterielle senile Kolpitis verschwindet nach der hormonellen Behandlung. Zur Vermeidung uteriner Blutungen ist die Behandlung eine Woche zu unterbrechen, dann sollte eine zyklische Behandlung eingesetzt werden.

4. Kolpitis durch Gonorrhoe: Bezüglich der Behandlung wird auf Kapitel 23 verwiesen. Achtung!, die Behandlung muß so lange als nicht abgeschlossen angesehen werden, bis mindestens drei hintereinander angefertigte Abstriche negativ sind (Zervikalkanal und Skenesche Gänge). Vor einer Behandlung sollte immer ein Test auf Syphilis durchgeführt werden.

5. Corynebacterium vaginale-(Haemophilus vaginalis-) und Chlamydia trachomatis-Vaginitis: (1) Sulfathiazol und Sulfacetamid in Cremeform, 1 Anwendung täglich über 2 Wochen. (2) Ampicillin, 500 mg 4 × täglich per os über 5 Tage. (3) Metronidazol, 500 mg per os 2 × täglich über 5 Tage.

B. Allgemeine Maßnahmen: Bei Infizierung mit Trichomonaden und Candida muß der Ehemann mitbehandelt werden. Behandlung mit juckreizstillenden Medikamenten ist kontraindiziert, wenn es sich nicht um eine Allergie handelt. Hingegen wird durch eine spezifische und lokale Therapie der Juckreiz sofort nachlassen.

C. Lokale Maßnahmen: Achtung! Niemals alkalische Duschen verordnen. Sie sind unphysiologisch und oft schädlich, da sie das pH in der Vagina verändern.

Gewöhnlich sind Duschen als hygienische Maßnahmen nicht notwendig. Im Gegenteil, durch zu häufiges Duschen, gleich welcher Zusammensetzung, wird eine übermäßige Schleimproduktion ausgelöst. Auch reizende Medikamente lösen eine Schleimproduktion aus.

Bei schwerer, therapieresistenter, immer wieder aufflackernder Trichomonaden- oder Candida-Kolpitis muß die Zervix behandelt werden (auch wenn sie gesund erscheint). Eine chemische oder thermische Verschorfung muß durchgeführt werden. Außerdem müssen die Urethra, die Skeneschen und Bartholinischen Gänge untersucht und behandelt werden, da sie Reservoirs für Trichomonaden und Candida darstellen.

D. Chirurgische Maßnahmen: Es ist möglich, daß stationär eine Kauterisierung oder Konisation der Zervix durchgeführt oder die Skeneschen oder Bartholinischen Drüsen inzidiert werden müssen. Erkrankungen der Zervix, des Uterus oder der Tuben (Tumoren oder Infektionen) können eine Punktion, eine Laparotomie oder eine Bestrahlung erforderlich machen.

Prognose

Eine Leukorrhoe bei schwangeren, geschwächten oder diabetischen Frauen ist schwieriger zu heilen — besonders, wenn sie bedingt ist durch Trichomonas vaginalis, Candida albicans oder Corynebacterium vaginale, früher bekannt als Haemophilus vaginalis. Es kann eine wiederholte Therapie über 3–4 Monate notwendig sein, bis die Patientin entbunden hat oder der Diabetes unter Kontrolle ist. Die Prognose ist gut, wenn die genaue Diagnose prompt gestellt und eine intensive Therapie eingeleitet wird.

Pruritus ani et vulvae

s. Kapitel ‚Dermatologie', S. 72f.

Vulvo-Vaginitis

Diagnostische Merkmale

- Juckreiz, „Wundsein" und (selten) Schmerz
- Auftreten in jedem Lebensalter
- Leukorrhoe oder Verschmutzung durch Harn oder Stuhl können Begleiterscheinungen sein
- Anamnese oder Nachweis einer systemischen Erkrankung, emotionaler Probleme, von Allergien oder Empfindlichkeiten
- Laboruntersuchungen können das pathogene Agens identifizieren

Allgemeine Betrachtungen

Vulva und Introitus sind wegen ihrer anatomischen Lokalisation, aufgrund von Alter, Genitalfunktion oder Schwangerschaft modifiziert. Nichtsdestoweniger sind Störungen, die diese Region befallen, zum Großteil dermatologischer Art (vgl. Kap. 3).

Vulva, Introitus und Vagina werden häufig gemeinsam in einen Krankheitsprozeß einbezogen. Deshalb muß man sich dieser Verbindung bei Diagnose und Therapie vergegenwärtigen. Die Patientin mit einer Vulvo-Vaginitis kann über externe Reizung oder Pruritus klagen, ohne ihren vaginalen Ausfluß, welcher von demselben Pathogen hervorgerufen wird (z. B. Candida albicans), in Betracht zu ziehen. Wegen dieser Umstände erfordern Diagnose und Therapie der Vulvo-Vaginitis eine sorgfältige Anamnese, eine vollständige Untersuchung und spezifische Labortests.

Leukorrhoe kann eine Begleiterscheinung der Vulvo-Vaginitis sein. Die häufigste Ursache der Leukorrhoe ist eine Infektion des unteren Genitaltraktes; allerdings können Erkrankungen des oberen Traktes oder systemische Erkrankungen ebenso verantwortlich sein. Leukorrhoe kann mit einer gesteigerten Östrogenstimulation verbunden sein — endogener während der Schwangerschaft oder exogener bei Hormonverabreichung. Ein anormaler vaginaler Ausfluß kann auch einen Östrogenmangel begleiten. Zusätzlich müssen folgende lokalen Ursachen in Betracht gezogen werden:

(1) *Fremdkörper:* beim Erwachsenen z. B. vergessene Menstruationstampons

(2) *Bakterielle Infektion:* Neisseria gonorrhoeae, Corynebacterium vaginale (Haemophilus vaginalis)

(3) *Virusinfektion:* Herpes genitalis ist eine mögliche Ursache

(4) *Pilzinfektion:* z. B. Candida albicans

(5) *Trichomonaden-Infektion:* Trichomonas vaginalis

(6) *Parasiten-Infektion:* z. B. Enterobius vermicularis

(7) *Atrophie:* Atrophische Vulvo-Vaginitis.

Behandlung

A. Allgemeine Maßnahmen: Menstruationstampons können verwendet werden, um eine Vulvaverschmutzung, einen Pruritus und Geruch zu reduzieren. Ein Koitus sollte so lange vermieden werden, bis eine Heilung erreicht ist. Eine Trichomonasoder Candida-Infektion erfordert auch eine Therapie des Sexualpartners. Rückfalle sind oft Reinfektionen und deshalb müssen beide Partner behandelt werden. Spezifische und lokale Therapiemaßnahmen helfen gewöhnlich prompt, den Juckreiz zu beseitigen.

B. Lokale und spezifische Maßnahmen: Duschen ist nicht wesentlich und eine unwirksame kontrazeptive Maßnahme. Jede Art von Duschen führt zur Steigerung der Schleimsekretion, wenn es zu häufig vorgenommen wird. Reizende Medikamente verursachen zusätzliche Schleimabsonderung. *Vorsicht:* Alkalische Duschen sind unphysiologisch und oft schädlich, weil sie das Wachstum der normalen Vaginalflora hemmen. Hydrocortison, 0,5%ige Lotio (Ficortril®) 2 × täglich lokal angewandt, kann eine beträchtliche Erleichterung schaffen.

C. Chirurgische Maßnahmen: Stationär durchgeführte Kauterisation, Konisation der Cervix, Inzisi-

on der Skene'schen Drüsen oder Entfernung einer oder beider Bartholinischer Drüsen und Gänge können erforderlich werden. Eine zervikale, uterine oder tubale Krankheit (z. B. durch Tumoren oder Infektionen) können eine Laparatomie, Bestrahlungen oder andere entsprechende Maßnahmen erforderlich machen.

D. Spezifische Maßnahmen: Man behandelt Infektionen mit entsprechendem Antibiotika. Die Patientin wird auch während der Menstruationsblutung weiterbehandelt. Man wählt eine Form der Verabreichung (Vaginal-Suppositorien, orale Tabletten), welche auch während der Blutung möglich ist.

Spezielle Behandlungsformen bei verschiedenen Indikationen:

1. Fremdkörper: Eine wirksame Therapie besteht in der vollständigen Entfernung des Fremdkörpers und, wenn indiziert, einer lokalen Therapie.

2. Bakterielle Vulvo-Vaginitis: a)Vulvo-Vaginitis gonorrhoeica b) Corynebacterium vaginale — Vulvo-Vaginitis: Siehe S. 554.

3. Virusbedingte Vulvo-Vaginitis: Lokale analgetische Salben (z. B. 2%iges Lidocain) können starke Schmerzen lindern, besonders während der Vesikulations- und Ulzerationsstadien. Um eine Sensibilisierung zu vermeiden, wird eine Therapie von unter 2 Wochen empfohlen.

4. Pilzbedingte (Candida albicans-) Vulvo-Vaginitis: Die Therapie ist von der erfolgreichen Eliminierung der ätiologischen Faktoren abhängig. Bis die Therapie abgeschlossen ist, sollten Kondome verwendet werden. Diabetikerinnen oder andere Patientinnen mit niedriger Glukoseschwelle benötigen eine diätetische Kontrolle. Nichtabsorbierende Nylonwäsche, wie z. B. Schlüpfer, verstärkt die Reizung und sollte nicht getragen werden. Desodorantien, antiseptische Sprays oder medizinische Duschlösungen sind kontraindiziert.

In vielen Fällen kann Candida albicans die primäre Ursache des Symptoms sein. Ein Fortbestehen der Symptome oder ein hartnäckiges Persistieren von Candida albicans trotz gezielter Therapie (Ketoconazol, 1 × tgl. 2 Tabl. à 200 mg für die Dauer von 5–10 Tagen) erfordern eine neue Untersuchung der Patientin. In allen Fällen von Therapieresistenz ist der sexuelle Partner mit zu untersuchen.

5. Trichomonas vaginalis — Vulvo-Vaginitis: Weil diese Krankheit übertragbar ist, sollten beide Partner behandelt und ein Kondom während des Verkehrs verwendet werden, bis die Kur abgeschlossen ist. Metronidazol (Clont®) ist ein wirksames Therapeutikum bei Trichomonas vaginalis.

6. Enterobius vermicularis — Vulvo-Vaginitis: Einzelheiten s. Kap. 25.

7. Atrophische Vulvo-Vaginitis: Eine spezifische zusätzliche Therapie bei Mädchen oder Frauen mit atrophischen Membranen besteht in der vaginalen

Applikation topischer östrogenhaltiger Cremes oder Suppositorien.

E. Therapieversagen: Eine trotz angemessener Therapie persistierende Leukorrhoe macht eine erneute Untersuchung einschließlich der Suche nach kleinen Fisteln, von der Urethra oder vom Rektum ausgehend, erforderlich.

Prognose

Eine Vulvo-Vaginitis bei schwangeren, geschwächten oder diabetischen Frauen ist schwierig zu heilen — besonders, wenn sie durch Candida albicans hervorgerufen wurde. Wiederholte oder sogar ständige Therapie über 3–4 Monate kann notwendig sein, bis die Patientin entbunden hat oder der Diabetes unter Kontrolle ist. Die endgültige Prognose ist gut; allerdings nur, wenn eine gesicherte Diagnose gestellt und eine entsprechend intensive Therapie durchgeführt wird.

Zervizitis

Zervizitis ist eine häufige gynäkologische Erkrankung. Gonorrhoe und Mischinfektion verursachen oft eine akute oder chronische Zervizitis. Die chronische Infektion der Zervix ist die häufigste Ursache der Leukorrhoe, ein Hauptfaktor bei der Ätiologie der Unfruchtbarkeit. Chronische Zervizitis kann sogar ein prädisponierender Faktor für Zervixkrebs sein. Eine Kolpitis, ein instrumenteller Eingriff oder eine Verletzung der Zervix können eine Zervizitis auslösen.

Die Zusammensetzung des zervikalen Schleimes variiert mit dem Zyklus. Wenn keine Infektion vorliegt, ist der Zervikalschleim gewöhnlich dünn und ohne Zellanteile während der Ovulation oder nach geringer Reizung durch Östrogene. Bei Zervizitis ist der Schleim schleimig-eitrig, sogar blutig und kann in der Mitte des Zyklus zähflüssig und klebrig sein. Die mikroskopische Untersuchung des zervikalen Schleimes bei Pat. mit Zervizitis zeigt nie den normalen Farnkrauteffekt. Eine chron. Zervizitis führt zu Fertilitätsstörungen, da die Spermien das entzündliche Sekret erschwert durchwandern.

Die Symptome schließen Fluor, Kreuzschmerzen, Unterbauchschmerzen, gestörte Geschlechtsempfindung, Dysmenorrhoe, Metrorrhagie, häufiges Wasserlassen und gestörte Harnfunktion ein. Zervikalkrebs, Geschlechtskrankheit und Zervikaltuberkulose müssen ausgeschlossen werden.

Behandlung

A. Akute Zervizitis: Akute Infektionen müssen in der akuten Phase wegen der Gefahr einer aufsteigenden Infektion unterlassen werden.

B. Chronische Zervizitis: Ein retroflektierter Uterus muß reponiert werden, um eine chronische passive Stauung der Zervix und des Uterus zu verhindern (da dieser Zustand eine Zervizitis prädisponiert). Am besten geschieht dies mit einem Vaginalpessar. Bei leichter Zervizitis muß die Endo- und Ektozervix in der Mitte des Zyklus mit 5% Silbernitratlösung oder Albothyl® verätzt werden.

Bei tiefer, hypertrophischer, chronischer Zervizitis muß eine Therapie mit dem Elektrokauter durchgeführt werden. Es soll leicht unter radialer Führung des Kauters verkocht werden. In einer Sitzung sollen immer nur Teile des Zervikalkanals und der Portio behandelt werden. Am besten geschieht dies in der ersten Hälfte des Zyklus. Die Behandlung wird dann, wenn nötig, monatlich wiederholt. Der Zervixkanal muß, zur Vermeidung von Stenosen, in Abständen sondiert und dilatiert werden.

Konisation oder gar Hysterektomie sind nur sehr selten bei sehr therapieresistenten Fällen angezeigt.

Prognose

Leicht chronische Zervizitis kann mit lokaler Behandlung in 4–8 Wochen ausgeheilt werden, eine schwere Form kann eine 2–3-monatige Behandlung erfordern. Die Prognose für eine akute Zervizitis ist bei exakter Diagnose und sofortiger Behandlung mit Antibiotika ausgezeichnet.

Zysten oder Abszesse der Bartholinischen Gänge und Drüsen

Gonorrhoe und andere Infektionen befallen oft die Bartholinischen Gänge. Durch Verstopfung der Drüsengänge kann das Sekret und auch das Exsudat nicht mehr abfließen. Dies führt zu einer Anschwellung und zu starken Schmerzen. Wenn die Infektion beseitigt ist, verschwinden die Schmerzen, aber die Stenose des distalen und eine Erweiterung des proximalen Ganges verbleiben. Reinfektionen verursachen Druckschmerzhaftigkeit und eine weitere Ausdehnung des proximalen Ganges.

Die Symptome sind schmerzhafte Schwellung der Labien der einen oder anderen Seite. Die Labie ist prall und der Introitus vaginae verzerrt. Eine fluktuierende Schwellung von 1–4 cm Durchmesser im inferioren Teil einer kleinen Labie ist ein Zeichen für den Verschluß eines Bartholinischen Ganges. Druckschmerzhaftigkeit ist ein Zeichen für Infektion.

Differentialdiagnostisch kommen in Frage: eingeschlossene Zysten nach Verletzungen oder auch nach Episiotomie, große Talgdrüsen, kongenitale Anomalien und Krebs der Bartholinischen Drüsen und Gänge oder periproktitischer Abszeß.

Die Infektion muß mit Breitbandantibiotika und Wärmeapplikation behandelt werden. Wenn sich ein Abszeß entwickelt, muß indiziert und drainiert werden. Wenn der akute Prozeß sich beruhigt hat, muß marsupialisiert werden, oder die Drüse und die Drüsengänge sind zu exzidieren. Die Prognose ist dabei ausgezeichnet.

Karunkel der Urethra

Karunkel der Urethra können in jedem Alter auftreten, aber Frauen in der Postmenopause sind bevorzugt betroffen. Karunkel können von einer Infektion, Ektropium, Papillom, Angiom sowie gutartigen und bösartigen Neoplasmen ausgehen. Die meisten Karunkel stellen eine Eversion (Ektopie) der Urethralschleimhaut oder eine Infektion der Urethraöffnung (oder beides) dar. Wenn die Veränderung ulzeriert, muß an Krebs gedacht werden. Dysurie, häufiges Wasserlassen, Druckschmerz, vaginale Blutungen sind die üblichen Beschwerden. Aber es gibt auch Karunkel, die keine Symptome machen. Eine kleine, glänzende Schwellung oder ein ungestielter, aus der Urethralmündung hervortretender Tumor können bluten, absondern und auch schmerzhaft sein, je nach ihrer Ätiologie und Größe.
Als Komplikationen können Urethritis, örtliche Ulzerationen und Vaginitis auftreten. Eine starke Blutung ist selten. Gelegentlich kann ein Karunkel ein malignes Übergangsstadium eines Granuloms darstellen oder sogar einen primären Krebs der Urethra oder Vulva.

Behandlung
Bei der Patientin in der Postmenopause ist eine lokale oder systemische zyklische Östrogentherapie hilfreich. In fraglichen Fällen müssen Gewebe für eine Biopsie und Exsudat für einen Ausstrich und eine Kultur entnommen werden.
Wenn es sich um einen gutartigen Prozeß und nur um eine leichte Infektion handelt, dann soll leicht verschorft (Lokalanästhesie) und mit Furacin®-Sol oder ähnlichen Chemotherapeutika behandelt werden. Eine oberflächliche, häufigere Verschorfung ist einer einmaligen, radikalen Verschorfung vorzuziehen. Eine Blasenstörung kann durch entsprechende Sedativa behandelt werden. Eine Exzision stellt ebenfalls eine brauchbare Therapie dar, jedoch muß sorgfältig darauf geachtet werden, daß keine Urethrastenose entsteht.
Die Prognose ist bei nicht malignen Prozessen sehr gut.
Wenn es sich um einen malignen Prozeß handelt, sollte eine radikale chirurgische oder Strahlentherapie eingeschlagen werden.

Divertikel der Urethra

Diagnostische Merkmale
- Dysurie, häufiges und dringendes Wasserlassen, Fieber und Schüttelfrost bei Frauen im mittleren Alter
- Druckschmerz der Urethra
- Teigige oder zystische Schwellung im vorderen Scheidenanteil. Kohabitationsbeschwerden
- Tröpfeln nach Entleerung oder Ausstreichen der Urethra

Allgemeine Betrachtungen
Ein oder mehrere Divertikel können sich gelegentlich in der Mitte oder im distalen Anteil der Urethra entwickeln. Sie stammen meist von einer Entzündung oder einem Trauma. Meistens sind die Pat., bei denen sich ein Divertikel entwickelt, Frauen, die geboren haben und 40–50 Jahre alt sind. Urethritis, Geschlechtskrankheit, Verletzungen bei gynäkologischen und urologischen Eingriffen oder die Passage eines Nierensteines können die unmittelbare Ursache für die Entstehung eines Divertikels sein. Infektion und Abszeßbildung mit einer Ableitung von der Abszeßhöhle in die Urethra kann multilokuläre Aussackungen mit einem Durchmesser bis zu 4 cm ergeben. Entzündungen, Verschluß des Ostium oder Verkalkungen im Divertikel verursachen Beschwerden beim Wasserlassen. Bei spontaner Drainage tritt ein Abfluß von Eiter, Blut und auch Urin auf. Die Schmerzen lassen dann nach.

Klinische Befunde
A. Symptome: Störungen beim Wasserlassen, Tröpfeln nach der Harnentleerung, Schmerzen beim Koitus und ein pralles Gefühl in der vorderen oder mittleren Urethra, dessen Beginn vielleicht von einer Urethritis oder einem Trauma herrührt, werden angegeben. Meist handelt es sich um Frauen, die geboren haben und in der Nähe der Menopause stehen. Steine werden in 10% der Fälle gefunden. Auch kann gelegentlich in den Divertikeln ein Krebs in der Aussackung entstehen. Eine Panendoskopie mit Katheterisierung der Divertikel kann hierbei Klarheit schaffen.
B. Laborbefunde: Ausdrücken und Untersuchen des purulenten, sanguinolenten oder urinösen Inhalts wird eine Entzündung beweisen. Die Urin- und Blutuntersuchung lassen keine diagnostischen Rückschlüsse zu. Eine Endoskopie mit Katheterisierung des Divertikels ergibt eine sichere Diagnose.
C. Röntgenbefunde: Die Blase wird mit 60 ml Kontrastmittel und 100 ml sterilem Wasser gefüllt. Die Patientin wird aufgefordert, Wasser zu lassen, im gleichen Augenblick wird die Urethralmündung mit dem Finger verschlossen. Eine AP und eine la-

terale Rö.-Aufnahme wird das Kontrastmittel im Divertikel zeigen.

Differentialdiagnose
Eine Divertikel der Urethra wird oft übersehen oder fehlgedeutet. Meist lautet die Diagnose: chronische, resistente Zystitis. Eine Urethrozele — keine Hernie, sondern eine ausgesackte Urethra — ist gewöhnlich mit einer Zystozele kombiniert und kann nicht als eigenständige Aussackung getastet werden. Gartnergangzysten sind immer lateral der Urethra und kommunizieren nie mit dieser. Feste, nicht schmerzhafte urethrale oder paraurethrale Einschlüsse können Steine sein, aber auch maligne Tumoren.

Behandlung
A. Notfallmaßnahmen: Antibiotika, Analgetika müssen verordnet werden. Aspiration des Inhaltes eines verschlossenen Divertikels bringt der Patientin eine große Entlastung.
B. Chirurgische Maßnahmen: Eine transvaginale Entfernung des Divertikels ist meistens erforderlich. Nach der Operation muß 7–10 Tage lang ein Blasenkatheter gelegt werden.

Prognose
Im allgemeinen ist eine Exzision des Divertikels erfolgreich. Mit Fisteln, Strikturen und auch mit erneuter Bildung des Divertikels muß gerechnet werden.

Zervixkarzinom

Diagnostische Merkmale
- Vaginale Blutung oder blutiger Ausfluß sind ein verdächtiges Symptom
- Wenn ein Zervixkarzinom die Ursache der Blutung ist, handelt es sich nicht mehr um ein Frühstadium
- Früh- und Vorstadien werden durch die Vaginalzytologie und durch die Kolposkopie aufgedeckt

Allgemeine Betrachtungen
Krebs der Zervix ist die zweithäufigste maligne Erkrankung bei Frauen (sie wird nur vom Brustkrebs übertroffen). 95% aller Fälle sind Plattenepithelkarzinome und 5% Adenokarzinome.
Krebsvorstufen treten im Epithel auf (präinvasives Stadium oder Carcinoma-in-situ). Sie werden vorwiegend bei Frauen im Alter von 30–40 Jahren invasive Karzinome im Alter zwischen 40–50 Jahren gefunden. In den meisten Fällen dauert es 5–10 Jahre, bis das Karzinom die Basalmembran durchdringt und invasiv weiterwächst. Nach der Invasion tritt dann nach 3–5 Jahren bei den unbehandelten Pat. der Tod ein.

Die Invasion kann von einer Ulzeration begleitet werden. Sanguinolenter Ausfluß oder eine Blutung treten so lange nicht auf, bis das Karzinom in die Zervixsubstanz eingedrungen ist.

Klinische Befunde
A. Symptome: Oft sind eine Metrorrhagie und eine Ulzeration der Zervix zu beobachten. Leukorrhoe (sanguinolent, purulent und stark riechend — nicht juckend) tritt nach Ausbildung von superinfizierten, größeren Kratern auf. Blasen- und Darmstörungen, auch Fisteln und Schmerzen treten erst im Endstadium auf. Anämie, Appetitlosigkeit und Gewichtsverlust sind Zeichen für ein weit fortgeschrittenes Stadium.
Das Carcinoma-in-situ der Zervix ist makroskopisch nicht zu erkennen. Hierzu braucht es die Zytologie und Kolposkopie. Biopsie oder kalte Konisation der Zervix sind für die endgültige Diagnose unbedingt erforderlich.
B. Stadieneinteilung: Die Eindringtiefe der malignen Zellen jenseits der Basalmembran gibt histologisch zuverlässige Hinweise für die Ausbreitung des Karzinoms innerhalb der Zervix. Es ist üblich, die Stadien des Zervixkarzinoms folgendermaßen einzuteilen:
(Die Prozente sind nur Annäherungszahlen).

Stadium 0: Präinvasives Karzinom oder Carcinoma-in-situ (keine Metastasen)

Stadium I: Beschränkung des Karzinoms auf die Zervix (ca. 10% haben Lymphknotenmetastasen)

Stadium II: Das Karzinom dehnt sich über die Zervix hinaus aus und breitet sich in den oberen 2/3 der Vagina oder ins parametrane Gewebe aus, aber nicht bis zur Beckenwand! (über 20% haben Lymphknotenmetastasen)

Stadium III: Das Karzinom dehnt sich bis zur Beckenwand aus (30–35% haben Lymphknotenmetastasen)

Stadium IV: Das Karzinom dringt bis in die Blase oder das Rektum vor (oder beides) oder überschreitet die Grenzen des kleinen Beckens nach kranial, kaudal (untere 1/3 der Vagina) oder durch Fernmetastasen (wenigstens 75% Lymphknotenmetastasen)

C. Zytologische Untersuchung: (Papanicolaou): Vaginalzytologie ist im allgemeinen für eine Wahrscheinlichkeitsdiagnose ausreichend. Wenn der zytologische Befund negativ ist, andere Anzeichen aber für Karzinom sprechen, dann muß unbedingt eine Biopsie durchgeführt werden. Auch bei positivem zytologischen Befund muß vor der definitiven Therapie eine Biopsie durchgeführt werden.

Eine gebräuchliche Technik ist folgende: Material von der Vagina und der Zervix kann nach Spiegeleinstellung durch Aspiration oder mit einem Watteträger entnommen werden. Zum Einsetzen der Spiegel darf kein Gleitmittel, sondern nur warmes Wasser benützt werden. Das Abstreichen des Eingangs vom Zervikalkanal ist sehr wichtig, da sich von dieser Stelle die meisten Zervixkarzinome entwickeln. Von dieser Stelle kann am besten Material zur Erkennung eines Carcinoma-in-situ genommen werden.

Während der direkte Zellabstrich von der Zervix praktisch ein 100%iges Ergebnis erbringt, ist die Sicherheit der Aussage beim alleinigen Vaginalsmear nur 80–95%.

Alle Smears sollen mindestens eine Stunde in Alkohol fixiert werden. Nach der Fixierung müssen die Präparate gut verpackt werden, am besten in einen speziellen Holzbehälter, und mit Begleitzettel (!) verschickt werden. Die Verpackung muß so sein, daß eine Bruchgefahr des Objektträgers ausgeschlossen ist.

Wenn Serienentnahmen über kürzere Zeitabstände notwendig sind, können die Pat. es leicht erlernen, ihre eigenen Smears durch Aspiration anzufertigen. Die Zytologen teilen die Abstrichpräparate gewöhnlich in 3 Gruppen ein (Tabelle 12-2):

1. normal, Wiederholung des Smears in einem Jahr
2. verdächtig, Smears der Stadiengruppe II müssen in 6 Monaten, Smears der Stadiengruppe III sofort wiederholt werden
3. positiv, sofortige Biopsie.

Natürlich wird der Zytologe auch noch andere wertvolle diagnostische Hinweise hinzufügen.

Die größte Sorgfalt muß den „verdächtigen" Smears gewidmet werden. Es ist möglich, daß ein atypisches Zellbild dadurch entstanden ist, daß eine Trichomonadeninfektion oder atrophische Veränderungen vorliegen, die mit Krebs nichts zu tun haben.

Beachte: In keinem Fall sollte nur aufgrund der positiven Zytologie eine definitive Therapie eingeleitet werden, ehe nicht eine Biopsie durchgeführt wurde und die Diagnose bestätigt ist.

Den Zytologen sollen folgende Informationen gegeben werden: Name der Pat., Geb.-Datum, Familienstand, Datum der Entnahme, Bericht über den Befund vorausgegangener Smears (evtl. Befundnummer), gynäkologische Beschwerden, Menstruationsanamnese, L. P., chirurgische Eingriffe, Hormonmedikation, Rö.- oder Radiumbestrahlung, vermutliche Diagnose und Zweck der Entnahme.

D. Kalte Konisation und fraktionierte Abrasio: Diese Eingriffe sind nötig, um eine Invasion und die Ausdehnung des Karzinoms in der Zervix festzustellen.

E. Kolposkopie und Biopsie: Beide Maßnahmen können ergänzend zur Abklärung der Diagnose erforderlich sein.

Tabelle 12-2. Terminologie der Papanicolaou-Smears

Zytologische Bezeichn.	Stadien n. Papanicolaou	Merkmale
Normal	I	keine malignen Zellen
verdächtig	II	keine malignen Zellen, aber atypische benigne Zellen, einschließlich Anzeichen für Infektion oder Strahlenveränderung
	III	stark atypische Zellen mit Verdacht auf Malignität
Positiv	IV	wahrscheinlich maligne Zellen
	V	nach dem zytologischen Befund sicher maligne Zellen

F. Röntgenbefunde: Thorax- und Skeletaufnahmen können Metastasen zeigen. I. v. Pyelographie zeigt Ureterkompression. Lymphographie zeigt Metastasen in den regionären Lymphknoten.

Differentialdiagnose

Anormale Blutung und vaginaler Ausfluß kommen auch bei Zervizitis, Zervixveränderungen durch Geschlechtskrankheiten, Zervixpolypen und vielem anderen mehr vor.

Eine sichtbare Veränderung der Zervix wird auch bei gutartigen Polypen, Ulzerationen, Ovula Nabothi, zervikaler Endometriose und zervikaler Schwangerschaft sowie Tuberkulose gefunden.

Komplikationen

Von Stadium I–IV wird die Wahrscheinlichkeit der Metastasierung immer größer. Eine parazervikale Ausbreitung kann in alle Richtungen erfolgen. Die Ureteren können lateral der Zervix eingemauert werden, wodurch ein Hydroureter, eine Hydronephrose und schließlich ein Erlöschen der Nierenfunktion eintreten. Fast ⅔ der Pat. mit Zervixkarzinom sterben an Urämie, wenn beide Ureteren verschlossen werden. Kreuzschmerzen und allgemeine Schmerzen im Gebiet des lumbosakralen Plexus sind Anzeichen für eine neurologische Beteiligung. Infektionen im Becken, die ein Zervikalkarzinom komplizieren, sind meist durch Streptokokken oder Staphylokokken verursacht.

Vaginalfisteln in den Intestinaltrakt oder in die Ureteren sind späte Komplikationen. Komplikationen sind Harn- und Stuhlkontinenz.

In 10–20% der Fälle tritt bei Pat. mit schwer invasivem Zervixkarzinom der Tod durch Verbluten ein.

Vorbeugung

Vermeidung eines zervikalen Traumas und sofortige Behandlung einer Vaginitis oder Zervizitis vermindern wahrscheinlich das Entstehen eines zervikalen Karzinoms.

Routineuntersuchungen der Frauen (einschließlich Vaginalzytologie!) lassen karzinomatöse Veränderungen erkennen, ehe Symptome auftreten. Je eher ein Karzinom entdeckt wird, desto günstiger sind die Heilungsaussichten.

Behandlung

A. Notfallmaßnahmen: Die Ursache für eine vaginale Blutung ist eine grobe Ulzeration und Höhlenbildung im Stadium II–IV des Zervikalkarzinoms. Eine direkte Ligatur oder Naht ist meist nicht durchführbar, aber die Unterbindung der Arteria uterina oder hypogastrica kann lebensrettend sein, wenn andere Maßnahmen versagen.

Hämostyptika, 10%ige Silbernitratlösung, Eisenchlorid und auch Azeton können die Blutung zum Stillstand bringen, obwohl eine verzögerte Verschorfung weitere Blutung zur Folge haben kann. Auch durch Strahlentherapie kann die Blutung zum Stillstand gebracht werden.

B. Spezifische Maßnahmen

1. Nicht-invasives Karzinom (Stadium 0): Bei der Frau über 40 Jahren mit einem „In-situ"-Karzinom der Zervix ist die totale Hysterektomie mit Entfernung eines weiten vaginalen Bereichs die chirurgische Behandlungsmaßnahme der Wahl.

Die Bestrahlungstherapie kann alternativ bei Frauen angewendet werden, die ein größeres Operationsrisiko haben. Bei jüngeren Frauen mit Kinderwunsch ist die tiefe Konisation der Zervix vertretbar. Diese Maßnahme schließt ein kalkuliertes Risiko ein und verlangt unbedingt alle 6 Monate eine Untersuchung des Vaginalabstrichs.

2. Invasives Karzinom: Die Strahlenbehandlung – von einem Spezialisten durchgeführt – ist allgemein die beste Therapie des invasiven Karzinoms der Zervix. Bestrahlung mit Gamma-Strahlen, Kobalt 60, Radium, Zyklotron und Linearbeschleuniger und vergleichbaren Strahlenquellen kommt zur Anwendung.

Alle Karzinomstadien können nach dieser Methode behandelt werden. Es gibt weniger medizinische Kontraindikationen für die Strahlenbehandlung als für die Radikaloperation.

Optimale Ergebnisse haben eine externe Röntgenstrahlenbehandlung in Kombination mit intrakavitärer und parazervikaler vaginaler Radiumbehandlung.

Prognose

Die Fünfjahresheilung bei Plattenepithel- oder Adenokarzinomen der Zervix beträgt in den meisten Kliniken ungefähr 45%. Die Heilungsaussichten sind umgekehrt proportional dem Stadium des Karzinoms:

Stadium 0	99%,
Stadium I	77%,
Stadium II	65%,
Stadium III	25%,
Stadium IV	5%.

Karzinom des Endometriums

(Korpus-Karzinom)

Das Adenokarzinom des Endometriums ist der zweithäufigste maligne Prozeß im Genitaltrakt der Frau. Das Prädilektionsalter ist 60–70 Jahre. In 80% der Fälle ist das Anzeichen für ein solches Karzinom die Postmenopausenblutung. Auch ein wäßriger, sanguinolenter, seröser, schlecht riechender Ausfluß kommt vor. Die Ursache für eine Hämatometra oder Pyometra kann ein Karzinom des Endometriums sein. Schmerzen treten im allgemeinen erst sehr spät auf, oder wenn der Uterus infiziert ist. Die Diagnose liefert einzig eine Dilatation mit fraktionierter Abrasio. Die zytologische Untersuchung von aspiriertem Material, das aus dem oberen Anteil des Zervikalkanals gewonnen wurde, liefert keine sichere Diagnose.

Vorbeugung

Routineuntersuchungen aller Frauen. Sofortige Kürettage bei allen Pat., die eine anormale oder Menopausenblutung angeben.

Behandlung

Chirurgische Maßnahmen: Die Behandlung besteht gewöhnlich in einer totalen Hysterektomie mit beiden Adnexen. Eine vorhergehende externe Rö.-Bestrahlung oder interne Radiumtherapie sind in schwierigen, indifferenten Fällen angezeigt.

Prognose

Bei frühzeitiger Diagnose und Behandlung beträgt die Fünfjahresheilung 80–85%.

Zervikal-Polypen

Eine Polyposis der Zervix ist allgemein verbreitet. In der Postmenopause ist das Krankheitsbild seltener. Die Hauptsymptome sind Leukorrhoe und anormale vaginale Blutung. Ein Zervikalpolyp ist mit Spekulumeinstellung sichtbar, es sei denn, er sitzt hoch im Zervikalkanal. Mit Hilfe der Vaginalzytologie kann eine Entzündung oder Metaplasie festgestellt werden.

Zervikalpolypen müssen differentialdiagnostisch gegenüber neoplastischen Prozessen des Endometriums, kleinen gestielten, submukösen Myomen, Endometriumpolypen und Abortresten abgeklärt werden.

Behandlung

Chirurgische Maßnahmen: Alle Zervikalpolypen sollten chirurgisch entfernt werden. Sie können oftmals sogar in der Praxis durch Abdrehung, mit dem Messer oder mit dem Elektrokauter entfernt werden. Alle so entfernten Gewebsstücke müssen unbedingt vom Pathologen auf Malignität untersucht werden!
Wenn die Zervix weich oder stark erweitert und der Polyp groß ist, sollte der Polyp in einer Klinik entfernt werden. Dies gilt insbesondere dann, wenn der Stiel des Polypen breit ist. Meist handelt es sich um multiple Polypen.

Prognose

Die Entfernung ist eine absolut sichere Therapie.

Uterus myomatosus

(Fibroid-Tumor, Fibromyom)

Diagnostische Merkmale

- Unregelmäßige Vergrößerung des Uterus kann symptomlos sein
- Hypermenorrhoe, Metrorrhagie, Dysmenorrhoe und Leukorrhoe
- Akute und wiederkehrende Schmerzen im Becken, wenn der Tumor sich an seinem Stiel dreht
- Symptome durch Druck auf Nachbarorgane bei großen Tumoren
- Röntgennachweis von Kalzifikationen in manchen degenerativen Myomen

Allgemeine Betrachtungen

Das Myom ist der häufigste gutartige Tumor des weiblichen Genitaltraktes. Es ist ein abgegrenzter, runder, fester, gutartiger Uterustumor, der aus glatter Muskulatur und Bindegewebe besteht.
10% aller gynäkologischen Erkrankungen stehen in einer Beziehung zum Uterus myomatosus. Nur 2% der Myome sind solitär, und es können mehrere hundert in einem Uterus gefunden werden. Einige Myome können beträchtliche Ausmaße annehmen, das größte Myom, das in der Literatur bekannt ist, wog 45,5 kg. Die bequemste Klassifizierung geschieht nach der anatomischen Lokalisation: 1. intramurales; 2. submuköses; 3. subseröses; 4. intraligamentäres; 5. zervikales und 6. parasitäres Myom (letzteres bezieht seine Blutversorgung aus einem Organ, welches das Myom berührt).

Klinische Befunde

A. Symptome: Intramurale, subseröse und intraligamentäre Myome können benachbarte Organe stören und auch abklemmen, Schmerzen und Blutungen verursachen. Submuköse Myome, die groß genug werden, um angrenzende Organe zu verdrängen, verursachen Dysmenorrhoe, Leukorrhoe, Hypermenorrhoe und Metrorrhagie. Zervikale Myome verursachen vaginalen Ausfluß, Blutung und Unfruchtbarkeit. Parasitäre Myome können, wenn sie groß genug sind, einen Ileus hervorrufen. Die Symptome des Myoms sind oft minimal, z.B. ein Druck im Becken, häufiges Wasserlassen, Menometrorrhagie, Dysmenorrhoe und Verstopfung, oder nicht vorhanden. Ein Myom kann die Ursache für Unfruchtbarkeit sein. Bei Schwangeren birgt das Myom zusätzliche Gefahren: Abortneigung, Schmerzen, vorzeitige Wehen, Dystokie, ineffektive Wehen und eine Blutung post partum.

B. Laborbefunde: Die Erythrozytenzahl kann als Folge des Blutverlustes vermindert sein. Allerdings kann gelegentlich sogar eine Polyzythämie aufgrund einer Erythropoietin-Produktion durch Myome bestehen.

C. Röntgenbefunde: Eine Beckenaufnahme kann Schatten an den Stellen zeigen, wo eine kalzifizierende Degeneration stattgefunden hat. Die Hysterographie kann ein zervikales oder submuköses Myom erkennen lassen.

D. Spezial-Untersuchung: Die Ultrasonographie kann den Tumor aufzeigen. Bei der nicht schwangeren Frau kann in zweifelhaften Fällen eine Vaginaluntersuchung unter allgemeiner Anästhesie und mit chirurgischer Dilatation und Kürettage zur Sicherung der Diagnose vorgenommen werden.

Differentialdiagnose

Die irreguläre Vergrößerung des Uterus, wie sie bei Myomen zu finden ist, muß von einer Vergrößerung des Uterus durch eine Schwangerschaft (Schwangerschaftstest) und von adhärenten Adnexen unterschieden werden!
Blutung aus dem Uterus, Dysmenorrhoe und Leukorrhoe können auch bei anderen neoplastischen Erkrankungen auftreten. Diese Möglichkeiten müssen auch dann noch in Betracht gezogen werden, wenn die Diagnose − Uterus myomatosus − gesichert ist.

Behandlung

A. Notfallmaßnahmen: Wenn es nötig ist, muß Blut transfundiert werden. Ein chirurgischer Noteingriff muß bei Torsion eines gestielten Myoms oder bei Verlegung innerer Organe vorgenommen werden. Während der Schwangerschaft ist dies auch die einzige Indikation für den operativen Eingriff. Ein Abort muß nicht die Folge einer Operation sein.

B. Spezifische Maßnahmen:
1. Bei Nichtschwangeren sollte ein symptomloses Myom unbehandelt bleiben und alle 6 Monate kontrolliert werden. Intramurale und subseröse Myome müssen so lange nicht operiert werden, bis sie in ihrer Größe einer Gravidität in der 12. Woche entsprechen oder multipel sind. Zervikale Myome sollten dann entfernt werden, wenn sie einen Durchmesser von 3–4 cm erreichen.
2. Bei Schwangeren, bei denen der Uterus im 4. Schwangerschaftsmonat nicht größer ist als im 6. imponiert, kann mit einem unkomplizierten Verlauf gerechnet werden. Wenn aber bereits im 2. Schwangerschaftsmonat die Größe des Uterus einer Schwangerschaft im 5. oder 6. Monat entspricht, dann tritt sicher ein Abort ein.
C. Chirurgische Maßnahmen: Ein chirurgischer Eingriff (bei Nichtschwangeren) ist indiziert zur Entfernung großer, schnell wachsender oder auch solcher Myome, die Beschwerden machen. Das heutige Verfahren, das Anwendung findet, ist die totale abdominale oder vaginale Hysterektomie und bei kontraindiziertem chirurgischem Eingriff die Röntgenbestrahlung der Ovarien. Die Ovarien sollten bei Frauen unter 45 Jahren erhalten bleiben, da die Zervix eine potentielle Krebsgefahr darstellt.

Prognose
Die chirurgische Therapie ist sicher. Eine Hysterektomie ohne Ovarien beeinflußt den Zeitpunkt der Menopause nicht.

Vulvakarzinom

Diagnostische Merkmale
- Tritt am häufigsten in der Postmenopause auf
- Oft lange Anamnese von Vulvareizung; mit Pruritus, Lokalinfekt und leicht blutigem Ausfluß
- Frühere Läsionen können an eine chronische Vulvitis denken lassen
- Spätläsionen treten auf als Verhärtung, exophytischer Tumor oder als eine harte ulzerierte Region in der Vulva
- Zur Feststellung der Diagnose ist eine Biopsie erforderlich

Allgemeine Betrachtungen
Während das Vulvakarzinom selbst eine Erkrankung unbekannter Ursache ist, kennt man zahlreiche prädisponierende oder beisteuernde Faktoren, wie z. B. chronisch-granulomatöse Erkrankungen. Die Mehrzahl der Tumoren sind epidermoide Karzinome. Das Vulvakarzinom ist vorwiegend eine Erkrankung der postmenopausalen Frauen. Mehr als 50% der Patientinnen mit dieser Erkrankung sind über 50 Jahre alt; das Durchschnittsalter be-

trägt 65 Jahre. Das Vulvakarzinom ist die vierthäufigste gynäkologische maligne Erkrankung.
Trotz des fortgeschrittenen Alters der meisten Patientinnen mit Vulvakarzinom, liefern die derzeitigen Therapiemöglichkeiten bessere Resultate als sie bei der Therapie des Zervix- oder Ovarialkarzinoms erreicht werden können.

Klinische Befunde
Viele Patientinnen mit Vulvakarzinom haben oder hatten eine chronisch-leukoplakische Vulvitis, persistierende granulomatöse Erkrankungen, einen chronischen Morbus Paget der Haut, der Vulva oder pigmentierte Naevi. Bei Patientinnen, die – wegen eines chronischen Pruritus ani et vulvae – eine Strahlentherapie erhalten haben, kommt es gelegentlich zu einem Vulvakarzinom.

Differentialdiagnose
Für die Diagnose des Vulvakarzinoms ist eine Biopsie unentbehrlich.
Zu den benignen Erkrankungen der Vulva, welche bei der Diagnose des Vulvakarzinoms ausgeschlossen werden müssen, gehören chronische granulomatöse Läsionen (z. B. Lymphogranuloma venereum, Syphilis), Knötchenbildung der Vulva (aufgrund von Talk-, Inklusions- oder Bartholinischen Zysten), Hydradenom oder Neurofibrom. Gelegentlich kann man an der Haut eine Kraurosis oder andere leukoplakische Veränderungen antreffen.
Maligne Metastasen von entfernten Karzinomen zur Vulva – wie z. B. beim Ovarial- oder Dickdarm-Karzinom – müssen ausgeschlossen werden.

Behandlung
A. Allgemeine Maßnahmen: Eine Frühdiagnose und -therapie von Reizzuständen oder anderen zum Vulvakarzinom prädisponierenden oder beitragenden Faktoren sollte angestrebt werden. Hervorstehende oder sich vergrößernde pigmentierte Naevi der Vulva sollten entfernt werden, bevor sie maligne werden können.
B. Chirurgische Maßnahmen:
1. Ein Vulva-Plattenepithel-Karzinom in situ oder ein kleines, invasives Basalzellen-Karzinom der Vulva sollten mit breitem Rand exzidiert werden. Wenn das Epidermoid-Karzinom in situ ausgedehnt oder multizentrisch ist, kann eine einfache Vulvektomie ausreichen.
2. Ein invasives Karzinom, welches auf die Vulva beschränkt ist ohne Anhaltspunkt für eine Ausbreitung auf die benachbarten Organe oder auf die regionalen Lymphknoten, erfordert eine radikale Vulvektomie und eine inguinale Lymphadenektomie, wenn die Patientin in der Lage ist, den chirurgischen Eingriff gut zu überstehen. Bei geschwächten Patientinnen kommt jedoch nur eine palliative Therapie in Frage.

Prognose

Patientinnen mit einem Vulva-Karzinom von bis zu 3 cm im Durchmesser ohne inguinale Lymphknotenmetastasen, welche eine radikale chirurgische Therapie durchstehen können, haben eine 90%ige Chance einer 5-Jahres-Heilungsrate. Die operative Mortalitätsrate beträgt ca. 5%. Wenn die Läsion über 3 cm groß ist und metastasiert hat, liegt die Wahrscheinlichkeit einer 5-Jahres-Überlebensrate nur noch bei 25%.

Endometriose und Adenomyose

Versprengtes Wachstum von Endometrium außerhalb der Uterushöhle (Endometriose) und gutartiges invasives Wachstum von Endometrium in die Uterusmuskulatur (Adenomyose) können die Gründe für eine anomale Uterusblutung und Dysmenorrhoe sein. Endometriose erzeugt oftmals Schmerzen beim Geschlechtsverkehr, schmerzhafte Defäkation und evtl. Blutung aus dem Rektum. Die Schmerzen sind im allgemeinen konstant und beginnen 2–7 Tage vor dem Einsetzen der Menstruation und werden bis zum Maximum der Blutung stärker.

Bei der bimanuellen Untersuchung lassen sich meist schmerzhafte Knoten tasten, hauptsächlich, wenn die Untersuchung zu Beginn der Menstruation durchgeführt wird.

Endometriose und Adenomyose müssen gegenüber entzündlichen Prozessen im Becken (Fieber, Leukozytose) differentialdiagnostisch abgeklärt werden, ebenso gegenüber Tuberkulose, Myomen und anderen Neoplasmen des reproduktiven Systems. Nur bei Endometriose und Entzündungen werden die Beschwerden während der Menstruation verstärkt. Durch eine Abrasio läßt sich abklären, ob es sich um eine Adenomyose oder ein submuköses Myom und ein Karzinom des Endometrium handelt. Invasion von Endometrium in den Darm kann oftmals schwierig von Darmneoplasmen zu unterscheiden sein; eine Differenzierung ist in diesen Fällen durch eine Biopsie möglich.

Laborbefunde lassen bei dieser Erkrankung keine Rückschlüsse zu. Auch Röntgenuntersuchungen wie Hysterographie geben nur in den seltensten Fällen Aufschluß.

Endometriose ist eine der Ursachen für Unfruchtbarkeit.

Behandlung

A. Endometriose:

1. Behandlung mit Medikamenten: Junge, verheiratete Frauen mit mäßiger, aber fortschreitender Endometriose sollten ohne Verzögerung schwanger werden, um einerseits den Prozeß zu verzögern und andererseits den Familienzuwachs zu sichern. Wenn die Patientin kein Kind will, sollte nach folgenden medikamentösen Behandlungsschemen vorgegangen werden:

1. Danazol (Winobanin®), 400 mg 2 × tgl. oral für 3–9 Monate.

2. Progesteron, z. B. Norethynodrel und Ethinyloestradiol-3-methyl-äther, tgl. 10 mg oral über 2 Wochen. Es wird am 5. Tag der Periode begonnen und dann jede 2. Woche die Dosis um 10 mg gesteigert, bis schließlich eine Dosis von 40 mg erreicht ist. Diese Therapie sollte 6–10 Monate fortgesetzt werden. Während der Behandlung muß die Kochsalzzufuhr eingeschränkt werden, um Flüssigkeitsretentionen zu vermeiden. Wenn trotzdem Ödeme auftreten, dann sollte wiederholt Lasix® verordnet werden.

3. Diäthylstilböstrol, 1 mg oral am 1. Tag der Menstruation und dann ansteigend um 1 mg jeden 3. Tag, bis 5 mg tgl. erreicht sind. Dann sollten tgl. 25 mg und jede folgende Woche zusätzlich 25 mg bis 100 mg verordnet werden. Diese 100 mg sollten dann tgl. 4 Monate lang eingenommen werden. Diese Dosis wird dann wieder um 25 mg wöchentlich reduziert, bis 5 mg erreicht sind. Diese 5 mg werden die nächsten 2 Monate belassen und dann auf 1 mg tgl. einen Monat lang umgesetzt. Dann ist die Medikation beendet. Im allgemeinen wird durch dieses Vorgehen völlige Symptomlosigkeit erreicht.

30% der Pat. bekommen Rückfälle, wenn die Medikamente abgesetzt werden.

4. Methyltestosteron tgl. 5–10 mg sublingual, bis die Beschwerden nachlassen und das Wachstum des Endometriumgewebes aufhört. Diese Ovulation wird durch die kleinen Dosen Androgene wenig beeinflußt, und manche Pat. werden unter der Therapie sogar schwanger. Bei den geringsten Anzeichen einer Virilisierung ist die Therapie sofort zu unterbrechen. Stimmveränderungen, die durch Androgene ausgelöst werden, sind nicht reversibel.

Einfacher ist jedoch die Scheinschwangerschaft, die mit Ovulationshemmern erzeugt werden kann.

Analgetika können gegen die Schmerzen verordnet werden.

2. Chirurgische Maßnahmen: Die chirurgische Behandlung einer ausgedehnten Endometriose hängt vom Alter der Pat. und von dem Wunsch ab, weiter Kinder zu gebären. Wenn die Pat. jünger als 35 ist, sollten bei einer Operation zwar die Läsionen und freien Adhäsionen entfernt, aber der Uterus belassen werden. Bei einem solchen Vorgehen werden 20% der Pat. noch schwanger, müssen sich aber in den meisten Fällen einer späteren nochmaligen Operation unterziehen. Wenn die Pat. älter als 35 Jahre ist und beide Ovarien mitbefallen sind, muß eine Hysterektomie mit beiden Adnexen durchgeführt werden. Wenn ein Ovar jedoch nicht befallen ist, so kann dieses ruhig belassen werden. Bei ausgedehnter Endometriose kann es erforderlich sein, daß auch bei jüngeren Pat. der Uterus, die Tuben und beide Ovarien entfernt werden; es sei denn, es ist möglich, den Zustand durch Progesteron (siehe oben) wesentlich zu bessern.

3. Strahlentherapie: Wenn ein chirurgisches Vorgehen kontraindiziert ist, kann durch Rö.-Kastrationsdosen eine Beschwerdefreiheit, manchmal sogar ein Rückgang der Endometriose erreicht werden.

Eine Rö.-Therapie ist unentschuldbar, wenn die Diagnose „fortgeschrittene ausgedehnte Endometriose" nicht gesichert ist.

B. Adenomyose: Die einzige Behandlung der Wahl ist der chirurgische Eingriff. Es kommt selten vor, daß ein kleiner Bezirk des Uterus betroffen ist. Meistens ist die Adenomyose ein ausgedehnter Prozeß, der eine Hysterektomie erforderlich macht. Vor der Menopause sollten die Ovarien belassen werden. Eine Strahlentherapie sollte vor der Menopause vermieden werden.

Prognose

Die Prognose für die Erhaltung der reproduktiven Funktion ist bei der frühen, wenig ausgebreiteten Endometriose relativ günstig, wenn die medikamentöse Therapie durchgeführt wird. Kastration ist eine ausreichende Therapie, bei ausgedehnter schwerer Endometriose wird eine solche Therapie abgelehnt, so kann auch eine Hormontherapie versucht werden.

Bei Adenomyose stellt die korrekte Operation eine sichere Therapie dar und garantiert völlige Symptomlosigkeit.

Zystozele

Diagnostische Merkmale

- Gefühl einer Füllung und Auflockerung der Vagina, unvollständige Blasenentleerung
- Weiche, sich senkende und den Introitus vaginae vorbuckelnde Masse, die beim Pressen größer wird
- Resturin
- Dysurie, häufiges Wasserlassen, Harninkontinenz

Allgemeine Betrachtungen

Eine Vorwölbung der vorderen Blasenwand und des Trigonums in die Vagina kommt meistens daher, daß bei der Geburt die subvesikale Faszie überdehnt bzw. verletzt wurde. Die Geburt schwerer Kinder sowie häufige operative Entbindungen machen die Wahrscheinlichkeit einer Zystozele noch größer. Eine Zystozele kann mit einer Urethrozele kombiniert sein. Letztere kommt meistens dadurch zustande, daß bei der Geburt die Urethra von ihrer Befestigung unter der Symphyse abgeschert wird. Auch kann die Zystozele mit einer Rektozele und einem Uterusprolaps kombiniert sein. Gleichzeitig mit einer Rückbildung der Genitalorgane nach der Menopause wird auch der Beckenboden dünner. Zu diesem Zeitpunkt macht eine Zystozele oft erstmals Beschwerden.

Resturin (manchmal mehr als 60 ml) ist eine häufige Komplikation der Zystozele. Eine chronische rezidivierende Zystitis mit Entleerungsstörungen ist oft die Folge. Wenn durch Ausdehnung der Zystozele der vordere urethrovesikale Winkel vergleichsweise klein wird, dann entwickelt sich eine Harninkontinenz.

Klinische Befunde

A. Symptome: Pat. mit Zystozele geben ein Gefühl des Nachlassens der Scheidenaufhängung an und sind nicht fähig, Urin zu lassen, ohne daß sie das Gefühl der unvollständigen Entleerung haben. Wenn eine Zystozele vorliegt, dann ist eine komprimierbare, nicht schmerzhafte Vorwölbung der oberen Scheidenwand sichtbar. Die Frauen können erlernen, durch manuelle Kompression der Aussakkung ihre Blase völlig zu entleeren. Trotzdem bestehen natürliche Zeichen einer Dysurie, und die Gefahr einer chronischen Zystitis ist immer groß. Harninkontinenz ist dann vorhanden, wenn die Zystozele ausgeprägt ist.

B. Laborbefunde: Katheterisierung nach der spontanen Harnentleerung fördert oft mehr als 60 ml Restharn zu Tage. Die Untersuchung des Katheterurins zeigt das Vorliegen einer Infektion und die Empfindlichkeit der Erreger auf bestimmte Medikamente (Antibiogramm).

C. Röntgenbefunde: Einführung von schattengebenden Kathetern, Kontrastmittelfüllungen in die Blase lassen im Rö.-Film eine Blasenvorwölbung erkennen.

Differentialdiagnose

Große Blasensteine und Tumoren sind sehr fest und können leicht ausgeschlossen werden. Ein Uterusprolaps kann bei der Sepkulumeinstellung sofort erkannt werden. Eine vordere „cul-de-sac-Hernie" ist sehr selten, außerdem kann ein Reiben der Darmwände in der Aussackung gefühlt werden. Solche Intestinalhernien können durch Kontrastfüllung des Intestinaltraktes sichtbar gemacht werden.

Behandlung

A. Notfallmaßnahmen: Eine akute Harnretention bei überfüllter Blase oder ein starker Prolaps machen eine sofortige Katheterisierung notwendig.

B. Chirurgische Maßnahmen: Die geeignetste Maßnahme ist die vordere Kolporrhaphie. Transvaginales Vorgehen oder verengende vaginale Operationen (Le Fortsche Operation) können im Einzelfall Anwendung finden.

C. Unterstützende Maßnahmen: Pessare (Menge, Gellhorn, Gehrung, Bälle und Tampons) können die Zystozele verringern und unterstützen. Dies sollte im allgemeinen nur bei Patienten versucht werden, die nicht operiert werden können oder sich nicht operieren lassen. Bei Frauen in der Postmenopause kann eine Therapie mit konjungierten Östrogenen nützlich sein. Zusammen mit einem Beckenbodentraining kann eine Kontrolle der Harnentleerung erreicht werden.

D. Medikamentöse Maßnahmen: Infektionen müssen gründlich, gezielt antibiotisch behandelt werden.

Prognose

Wenn keine Schwangerschaft und kein erhöhter intraabdominaler Druck (Aszites, Bronchitis, Asthma etc.) und auch keine degenerativen Erscheinungen des Beckenbodens vorliegen, dann ist die Prognose nach einer Operation der Zystozele ausgezeichnet.

Rektozele

Diagnostische Merkmale
- Chronische Verstopfung oder schmerzhafte Stuhlentleerung
- Weiche Vorwölbung der hinteren Scheidenwand

Allgemeine Betrachtungen

Eine Rektozele ist eine rekrovaginale Hernie, die durch eine Überdehnung oder Ruptur der zwischen Rektum und der Scheide befindlichen Bindegewebsschichten meist beim Gebärvorgang verursacht wird. Dies kann hauptsächlich bei einer schnellen Geburt, bei Zangengeburt oder Steißentwicklung eines großen Kindes vorkommen. Meistens haben Vielgebärende Rektozelen. Die Straffheit des Gewebes, das Ausmaß des Traumas und auch die Defäkationsgewohnheiten sind wesentliche Faktoren bei der Entstehung und Symptomatologie der Rektozele. Eine Obstipation wird durch Ansammlung von Kot in dem Beutel der Rektozele noch verschlimmert. Überanstrengungen bei der Stuhlentleerung vergrößert die Rektozele und nicht selten entwickeln sich Hämorrhoiden und Analfissuren. Obwohl gelegentlich direkt nach einer Geburt eine Rektozele beobachtet werden kann, ist das Prädilektionsalter 35–40 Jahre. Digitale Kompression der Rektozele, Einläufe und die Einnahme von Laxantien sind zur Erzielung einer geregelten Darmentleerung erforderlich.

Klinische Befunde

A. Symptome: Das Gefühl vaginaler und rektaler Füllung und ständiger Stuhldrang sind die typischen Beschwerden.

Eine dünnwandige eindrückbare Vorwölbung, die nicht schmerzhaft ist, kann gewöhnlich in dem unteren Drittel der hinteren Scheidenwand gesehen und gefühlt werden, hauptsächlich dann, wenn die Pat. preßt. Durch rektale Untersuchung kann die Aussackung des Rektums in die Vagina leicht getastet werden.

B. Röntgenbefunde: Ein Kontrasteinlauf zeigt die Rektozele deutlich.

Differentialdiagnose

Oberhalb einer Rektozele kann sich eine Enterozele einwickeln. Der Scheitel der Rektozele muß durch digitale Untersuchungen genau festgestellt werden. Die rekto-vaginale Untersuchung der Pat. im Stehen läßt die Diagnose einer Enterozele leichter stellen, da die Hernie nur im Stehen hervortreten kann.

Behandlung

A. Chirurgische Maßnahmen: Eine hintere Kolporrhaphie (evtl. mit gleichzeitiger Korrektur einer bestehenden oder potentiellen Enterozele) beseitigt die Rektozele.

B. Unterstützende Maßnahmen: Vermeiden von starkem Pressen, Husten, schwerem Heben sowie erprobte Diät, Darmtraining und Laxantien sind nützlich. Eine gute Entspannung während der Wehen, Anlegen einer Episiotomie und eine prophylaktische Zange können helfen, eine Rektozele zu verhindern.

Prognose

Die Operationserfolge sind gut, vorausgesetzt es werden eine künftige vaginale Entbindung und das ständige Pressen beim Stuhlgang vermieden.

Enterozele

Diagnostische Merkmale
- Unbehagliches Schweregefühl in der Vagina
- Verstopfung, Bauchkrämpfe einige Stunden nach den Mahlzeiten
- Vordrängung des Vaginalgewölbes; gewöhnlich bei Frauen in der Menopause

Allgemeine Betrachtungen

Cul-de-sac-Hernien entwickeln sich meist im Sack des hinteren Douglas oder selten vor dem Uterus. Jeder dieser Typen kann angeboren oder erworben sein. Die angeborene Form kann bei Pat. beobachtet werden, die selbst noch nicht geboren haben.

Eine Enterozele tritt oftmals nach starkem Husten oder Pressen auf. Ein Trauma unter der Geburt, welches hauptsächlich bei der Entwicklung eines Steißes oder bei Anlegen einer Zange entsteht, kann eine Aussackung zwischen den uterosakralen Ligamenten hervorrufen oder verstärken und speziell die hintere Wand des Douglas einbeziehen. Der dünne Sack der Enterozele enthält gewöhnlich nicht adhärente kleine Darmschlingen und ist mit Peritoneum ausgekleidet. Ein Uterusprolaps ist oftmals von einer Enterozele begleitet, und wenn der Prolaps stärker wird, wird auch der Bauchsack größer. Ein Schweregefühl im Becken und in der Vagina, wechselnde Störungen im Intestinaltrakt mehrere Stunden nach den Mahlzeiten und Verstopfung treten auf. Ein spontaner Verschluß tritt allein durch eine Enterozele praktisch nie auf. Differentialdiagnostisch kommen Zystozele, Rektozele und Descensus uteri in Betracht.

Klinische Befunde
A. Symptome: Die Symptome im Becken und Abdomen sind gering und meist unspezifisch. Das Schweregefühl und das Dehnungsgefühl der Vagina sind meist nicht sehr ausgeprägt. Bei der vaginalen Untersuchung kann eine stärkere Vorwölbung des Scheidengewölbes getastet werden. Zur Feststellung einer hinteren Cul-de-sac-Hernie muß mit zwei Fingern gleichzeitig durch die Scheide und Rektum untersucht werden. Wenn die Pat. preßt, kann die Enterozele im rektovaginalen Septum gefühlt werden. Die Hernie ist bei stehenden Pat. immer stärker ausgeprägt.
B. Röntgenbefunde: Kontrastfüllung des Darmes läßt eine Enterozele erkennen.

Differentialdiagnose
Die anteriore Enterozele muß von einer Zystozele und die posteriore Enterozele (Cul-de-sac-Hernie) von einer Rektozele unterschieden werden. Ein Vorfall des Vaginalgewölbes (Scheidenstumpf) nach Hysterektomie ist meist eine Enterozele. Ein Descensus uteri kann fehlgedeutet werden, bis man die Zervix sieht oder tastet.

Behandlung
A. Notfallmaßnahmen: Wenn ein Ileus auftritt, muß sofort laparotomiert und der Ileus gelöst werden.
B. Chirurgische Maßnahmen: Die Abtragung der Enterozele kann transvaginal oder transabdominal vorgenommen werden. Die Unterbindung des Sakkes muß so hoch als möglich erfolgen und die Verschlußstelle gut fixiert werden. Eine gute Unterpolsterung der schwachen Stellen ist unbedingt nötig.
C. Unterstützende Maßnahmen: Ein bestehender Husten muß unbedingt geblockt, eine Obstipation behandelt und das starke Pressen beim Stuhl sowie schweres Heben müssen unbedingt vermieden wer-

den. Fettleibige Pat. sollten ihr Körpergewicht reduzieren.

Prognose
Die Prognose ist nach vollständiger Operation günstig. Wird bei einer Hysterektomie eine bestehende oder potentielle Beckenbodenhernie nicht gut verschlossen, so kommt es sicher zur Entwicklung einer Enterozele.

Lageveränderungen des Uterus

Es wurden die verschiedensten Lageveränderungen des Uterus für Beckenschmerzen, Kreuzschmerzen, anormale Blutungen und Unfruchtbarkeit verantwortlich gemacht. Die heutige Ansicht jedoch ist, daß ein Zusammenhang zwischen bestehenden Symptomen und Lageveränderungen des Uterus erst nach sorgfältiger Abklärung angenommen werden darf. So sind z. B. Rückenschmerzen häufiger ein orthopädisch bedingtes Leiden. Eine Anteflexion des Uterus macht überhaupt keine Beschwerden und muß auch nicht behandelt werden. Verlagerungen des Uterus nach lateral sind meist durch weitaus schwerwiegendere Ursachen bedingt, die im Becken lokalisiert sind.
Eine Retroflexion des Uterus macht ebenfalls nur selten Beschwerden und verlangt nur dann eine Behandlung.
Zur Diagnose einer jeglichen Verlagerung des Uterus ist eine bimanuelle vaginale und eine rektale Untersuchung erforderlich.

Deszensus
(Prolaps uteri)

Diagnostische Merkmale
- Uterusprolaps in die vordere Vagina oder Hervortreten der Zervix vor die Vulva
- Schweregefühl im Becken
- Kreuzschmerzen oder ziehende Sensationen in der Leiste

Allgemeine Betrachtungen
Eine Deszensus ist meist die Spätfolge einer Überdehnung des Beckenbodens bei einer Geburt (besonders des Lig. cervicale transversale und der sakrouterinen Ligamente).
Versäumte Wiederherstellung bei Verletzungen der Levatormuskulatur schafft einen besonders schwachen Punkt. Ein kongenital schwacher Beckenboden, das Nachlassen der Spannung des Beckenbo-

dens mit dem Altern, eine Störung des sakralen Plexus, Aszites und Genitaltumoren beschleunigen die Entwicklung eines Uterusprolapses.

Mit der Entwicklung des Uterusprolapses kommt der Uterus anatomisch in eine Retroposition. Das Corpus uteri steht in der Achse der Scheide und führt bei jeglicher Entwicklung eines intraabdominalen Druckes eine kolbenartige Bewegung aus. Die Zervix wird meist aus noch ungeklärten Gründen elongiert.

Bei leichtem Prolaps senkt sich der Uterus nur ein Stück in die Scheide, Bei starkem Prolaps kommt der Uterus bis in den Scheideneingang und die Zervix erscheint in der Vulva. Bei ausgeprägtem Prolaps können die Zervix und der Uterus völlig aus dem Scheideneingang austreten, so daß eine Umstülpung der Scheide stattfindet.

Klinische Befunde

Eine feste Masse ist im unteren Abschnitt der Vagina tastbar. Bei ausgeprägtem Prolaps erscheint die Zervix in der Vulva. Die Pat. klagt über ein Schweregefühl in der Scheide bzw. im Becken, über Kreuzschmerzen und ein ziehendes Gefühl in den Leistenbeugen.

Vaginale Untersuchungen mit Pressenlassen der Pat. in stehender oder liegender Position zeigt den Grad des Deszensus von Zervix und Uterus.

Eine Zystozele mit Harninkontinenz, Rektozele oder Cul-de-sac-Hernie werden fast immer zusätzlich festgestellt. Bei der Untersuchung muß besonders auf Adnextumoren und Aszites als mögliche Ursache des Deszensus geachtet werden.

Die rektovaginale Untersuchung läßt eine Rektozele oder eine Aussackung des Douglasraumes erkennen.

Zur Feststellung des Ausmaßes einer Zystozele können ein fester Katheter oder eine Sonde benutzt werden.

Differentialdiagnose

Uterusprolaps ist die Senkung von Zervix und Uterus in die Scheide hinein bis zum Introitus und sogar vor die Vulva. Ein Uterusprolaps tritt im allgemeinen zusammen mit einer Zystozele, Rektozele und sogar Enterozele auf. Diese Zelen können einzeln oder alle zusammen in Kombination auftreten. Tumoren der Zervix und des Uterus sowie ein mit kompaktem Stuhl gefülltes Rektum müssen von einem echten Descensus uteri unterschieden werden.

Komplikationen

Anormale Blutung kann durch Ulzerationen bei fortgeschrittenem Prolaps ausgelöst werden. Ulzerationen prädisponieren zum Krebs.

Vorbeugung

Die Vermeidung eines übermäßigen geburtshilflichen Traumas und eine Beckenbodenstärkung (Übungen) nach der Geburt verhüten oder zumindest vermindern die Gefahr eines späteren Prolapses. Eine längere Östrogentherapie bei Frauen im Klimakterium schützt vor einer vorzeitigen Erschlaffung des Beckenbodens.

Behandlung

Welcher chirurgische Eingriff zur Behandlung des Uterusprolapses Anwendung findet, hängt von der Schwere des Prolapses, vom Alter der Pat., vom Wunsch nach weiterer Menstruation, Schwangerschaft und nach Geschlechtsverkehr ab.

Eine palliative Behandlung mit Pessaren kann Erleichterung bringen, wenn ein chirurgischer Eingriff kontraindiziert ist oder abgelehnt wird.

Prognose

Ein Prolaps kann über Monate und Jahre gleich bleiben, wird sich aber schließlich doch vergrößern und einen operativen Eingriff erforderlich machen.

Salpingitis

Diagnostische Merkmale

- Starke, krampfartige, ausstrahlende Schmerzen im Unterbauch, druckschmerzhafte Adnexe
- Hohes, intermittierendes Fieber und Schüttelfrost
- Leukorrhoe
- Humorale Entzündungszeichen; Leukozytenzahl über 20000; schnelle BSG
- Bei initialer Gonorrhoe finden sich in Zervikanal, Urethra und Bartholinischen Gängen gramnegative Diplokokken
- Anormale Menstruation oder Abortus

Allgemeine Betrachtungen

Bei ⅓ der gynäkologischen Erkrankungen besteht gleichzeitig eine Salpingitis oder eine Entzündung der Tuben. Es kann sich dabei um eine akute oder chronische, um eine ein- oder beidseitige Entzündung handeln. In fast allen Fällen handelt es sich um eine aufsteigende Infektion. Im Vordergrund stehen Infektionen mit Gonokokken, Streptokokken und Tuberkulosebazillen oder Mischinfektionen. Eine Tuberkulosesalpingitis tritt allgemein auf hämatogenem Wege auf. Prädilektionszeiten sind: post menstruationem, post abortum, post partum.

Klinische Befunde

A. Symptome: Wenn eine Salpingitis manifest ist, bestehen starke, krampfartige Unterbauchschmerzen (meist beidseitig). Die Schmerzen strahlen im allgemeinen nicht aus. Es bestehen Schüttelfrost und Fieber sowie Menstruationsstörungen mit

Leukorrhoe und Druckschmerzhaftigkeit der Adnexe. Bei chronischer Salpingitis werden Dysmenorrhoe, Schmerzen beim Geschlechtsverkehr, Unfruchtbarkeit, wiederkehrende subfebrile Temperaturen und Schmerzen im Becken angegeben.

B. Laborbefunde: Es besteht eine Leukozytose und eine erhöhte Blutkörperchensenkungsgeschwindigkeit. Die Infektionserreger können durch Vaginalabstriche identifiziert werden.

C. Röntgenbefunde: Es zeigt sich ein Tubenverschluß.

Differentialdiagnose

Eine akute Appendizitis führt meist zu ausgedehnteren Unterbauchschmerzen, Übelkeit, Brechreiz und einer gestörten Darmfunktion. Die Hauptlokalisation des Schmerzes ist im rechten unteren Quadranten des Abdomens. Tritt ein plötzlicher anhaltender Schmerz im unteren Quadranten des Abdomens auf und ist dazu ein druckschmerzhafter weicher Adnextumor tastbar, eine uterine Blutung vorhanden und die Menstruation unregelmäßig, dann ist immer an eine Extrauteringravidität zu denken. Bei infiziertem Abort mit Adnexitis sind die Lochien immer blutig, faulig riechend, und ein oder beide Ovarien sind vergrößert und druckschmerzhaft.

Behandlung

A. Spezifische Maßnahmen: Bei nicht tuberkulöser Salpingitis wird antibiotisch mit einem Breitbandantibiotikum behandelt: Ampicillin oder alternativ Penicillin G, Tetracyclin, Chloramphenicol und Erythromycin. Bei tuberkulöser Salpingitis wird Streptomycin + INH + PAS über die Dauer von 6 Monaten gegeben. Gegen Anaerobier werden Metronidazol oder Cefoxitin verabreicht.

B. Allgemeine Maßnahmen: Strenge Bettruhe, Fieberbehandlung, Flüssigkeitszufuhr. Die Schmerzen müssen mit Analgetika behandelt werden. Die Menstruation ist für 2–3 Monate unter fortlaufender oraler Gabe von Kontrazeptiva zu verschieben.

C. Operative Maßnahmen: Während des akuten Stadiums darf kein chirurgischer Eingriff vorgenommen werden. Eine Operation sollte nur bei Abszessen, größeren entzündlichen Gewebsmassen im Becken, bei medikamentös therapieresistenten Entzündungen, Blutungen oder Tuberkulose und bei Entwicklung von Fisteln trotz langdauernder antibiotischer Therapie erfolgen. Bei chronischer Salpingitis kann eine Adnexektomie, ja sogar eine Hysterektomie angezeigt sein.

Prognose

Eine Entzündung einer oder beider Tuben, die rechtzeitig und gründlich behandelt wird, bildet sich schnell, meist spurlos zurück. Obstruktionen der Tube kommen vor. Wenn sich an oder in der Tube ein Abszeß bildet, kommt es oft zur rezidivierenden Salpingitis und Unfruchtbarkeit.

Ovarialtumoren

Follikelzysten (Retentionszysten)

Follikelzysten kommen sehr häufig vor. Es sind oft bilaterale und multiple Zysten, die auf der Oberfläche der Ovarien als helle Bläschen mit klarer Flüssigkeit imponieren. Ihre Größe variiert von kleinst bis 5 cm Durchmesser – selten größer. Die Zysten kommen dadurch zustande, daß ein unvollständig entwickelter und nicht gesprungener Follikel nicht rückresorbiert wird. Im allgemeinen finden sich Follikelzysten bei vergrößerten adhärenten Ovarien oder bei Ovarien mit verdickter Kapsel, durch die die Ausstoßung eines Eies verhindert wird. Normalerweise bestehen außer den durch die anhaltende Östrogenstimulierung bedingten Störungen der Endometriumsfunktion keine weiteren Symptome, bis eine Torsion oder eine Ruptur mit einer Blutung eintreten. Dann allerdings kann sich sogar das Bild eines akuten Abdomens ergeben. Große und multiple Zysten machen manchmal dumpfe Schmerzen im Becken, Schmerzen beim Geschlechtsverkehr und auch uterine Blutung. Die Ovarien können leicht vergrößert und druckschmerzhaft sein. Der Vaginalsmear läßt oft einen hohen Östrogenspiegel und ein Fehlen von Progesteron erkennen. Allgemeine Entzündungen im Becken und Endometriose sind differentialdiagnostisch abzuklären. Die meisten Follikelzysten verschwinden symptomlos, auch ohne Behandlung, innerhalb von 60 Tagen. Wenn die Zysten keine klinischen Symptome bieten, können warme Spülungen, Diathermie oder eine Progesteronmedikation Anwendung finden. Eine maligne Entartung kommt so gut wie nie vor. Jede Zyste, die größer als 5 cm wird oder länger als 60 Tage besteht, ist keine Follikelzyste.

Corpus-luteum-Zysten

Corpus-luteum-Zysten sind funktionelle, nicht neoplastische Vergrößerungen der Ovarien. Sie werden dadurch hervorgerufen, daß eine erhöhte Sekretion des Corpus luteum nach der Ovulation oder in der Frühschwangerschaft vorhanden ist. Die Ursache hierfür ist unbekannt. Die Zysten sind 4–6 cm groß, erhaben und braun. Sie sind mit gelblichbrauner, seröser Flüssigkeit gefüllt. Ein organisiertes Blutkoagel ist gewöhnlich auch in der Zyste enthalten. Corpus-luteum-Zysten können lokale Schmerzen auslösen und druckschmerzhaft sein. Es kann eine Amenorrhoe oder verzögerte Menstruation bestehen. Bei Rückgang der Zyste folgt eine sofort einsetzende, starke Blutung. Die Zysten sind leicht zu tasten. Corpus-luteum-Zysten können eine Torsion der Ovarien begünstigen. Dann entstehen starke Schmerzen oder die Zyste rupturiert und blutet. Dies kann eine Laparoskopie zur Kontrolle der Blutung erforderlich machen. Wenn allerdings solche akuten Komplikationen nicht auftreten, dann ist eine symptomatische Therapie ausreichend. Bei Nichtschwangeren verschwindet die Zyste innerhalb von 2 Monaten, bei Schwangeren wird sie im letzten Drittel der Schwangerschaft zunehmend kleiner.

Theka-lutein-Zysten

Die Größe der Theka-lutein-Zysten reicht von ganz klein bis 4 cm Durchmesser. Allgemein sind sie bilateral und mit klarer, strohfarbener, gelegentlich auch blutig-seröser Flüssigkeit gefüllt. Sie finden sich zusammen mit Blasenmole und Chorionepitheliom oder nach sehr hoher HCG-Therapie. Die Zysten können platzen und bluten. Eine Blasenmole wird vermutet, wenn in Verbindung mit Ovarialzysten ein extrem hoher Choriongonadotropin-Titer auftritt. An die Möglichkeit bilateraler papillärer Zystadenome muß differentialdiagnostisch gedacht werden.

Diese Zysten verschwinden nach Ausräumung der Blasenmole oder Zerstörung des Chorionepithelioms spontan.

Endometriumszysten des Ovars

Versprengtes Endometrium, das sich in den Ovarien weiterentwickelt, verursacht eine periodische (hormonal bedingte) Blutung, analog zur Abstoßung der Uterusschleimhaut. Die Invasion von Endometriumsgewebe kann zu einer zystischen Formierung führen. Diese Zysten variieren in der Größe von mikroskopisch klein bis zu 10–12 cm Durchmesser. Sie sind meist mit dickem schokoladenfarbigem altem Blut gefüllt und sind oft an Nachbarorganen adhärent. Die Symptome sind Unfruchtbarkeit, Hypermenorrhoe, sekundäre oder erworbene Dysmenorrhoe und Schmerzen beim Geschlechtsverkehr. Nicht alle „Schokoladen"-Zysten sind Endometriumszysten. Eine Blutung in jede Zyste kann zur Ansammlung von Blut führen, das dann dunkel wird. Die Behandlung wird mit hohen Dosen von Gestagen über mehrere Zyklen durchgeführt.

Fibrom des Ovars

Ungefähr 5% aller Ovarialtumoren sind Fibrome. Sie sind einseitig, derb, gutartig und haben keine Hormonfunktion. Sie setzen sich grundsätzlich aus fibrösem Bindegewebe zusammen. Die Fibrome sind glatt, rund, gelappt und nicht adhärent und oft gestielt. Sie sind klein, obwohl in der Literatur Fibrome bis zu 2,25 kg beschrieben wurden. Fibroma-

töse Tumoren sind die Ursache für das *Demons-Meigs-Syndrom.*

Die dabei entstehende Flüssigkeit wird als Transsudat des Ovarialtumors angesehen und kommt auf ungeklärte Weise auch in den Thorax. Das Abdomen vergrößert sich, und die Pat. klagen über Atembeschwerden, Herzjagen und Druck im Brustkorb. Auch eine Torsion ist möglich, wodruch extrem starke Schmerzen im betreffenden unteren Quadranten des Abdomens sowie Übelkeit und Erbrechen auftreten. Größere Tumoren machen ein Schweregefühl im Becken. Bei der vaginalen bimanuellen Untersuchung sind die Tumoren gewöhnlich zu tasten. Das Demons-Meigs-Syndrom muß gegenüber anderen primären Erkrankungen des Thorax oder Abdomens, die mit Hydrothorax oder Aszites einhergehen, abgeklärt werden.

Als Behandlung kommt nur eine operative Entfernung des Tumors in Frage. Der Hydrothorax und der Aszites verschwinden dann sofort. Wenn bei der histologischen Untersuchung kein Sarkom gefunden wird, ist die Prognose sehr günstig.

Brenner-Tumor

Ein Brenner-Tumor ist eine einseitige, feste, scharf begrenzte Geschwulst. Er ist primär nicht bösartig. Maligne Entartung ist jedoch in seltenen Fällen möglich.

Teratome

Dermoidzysten, die häufigste Art von Teratomen, enthalten ektodermales (oftmals auch mesodermales) Gewebe in Form von mazerierter Haut, Haaren, Knochen und Zähnen. Die Zyste ist mit einem dikken, fettig-talgigen Inhalt gefüllt. Dermoide werden hauptsächlich bei Pat. im Alter zwischen 18 und 40 Jahren angetroffen. Orientalinnen neigen sehr zu Teratom-Tumoren. 10% aller Ovarialtumoren sind Dermoidzysten, 0,1% feste Teratome. 15% der Dermoide treten bilateral auf.

Klinisch macht sich ein Teratom erst bemerkbar, wenn es durch seine Größe und freie Beweglichkeit andere Nachbarorgane stört oder verdrängt. Ein Teratom ist leicht und nur wenig adhärent. Es hat deshalb die Neigung, im Abdomen aufwärts zu wandern, wodurch eine Stielbildung zustande kommt. Wenn bei der Wanderung eine Stieldrehung eintritt, treten heftige Schmerzen auf. Die Ruptur einer Dermoidzyste durch ein Trauma oder während einer Schwangerschaft bewirkt eine abakterielle Peritonitis. Wenn der Tumor sehr groß wird, können Obstipation und Dysurie eintreten. Verkalkungen können durch Rö.-Aufnahmen erkannt werden (z. B. Zähne oder Knochen).

Teratome müssen von gestielten Myomen differenziert werden.

Die Behandlung des Teratom-Tumors ist operativ. Bei der Operation muß das andere Ovar genau untersucht werden, ob nicht auch in ihm Anzeichen für ein Teratom bestehen. Bei der Operation sollte der Inhalt des Teratoms nach Möglichkeit nicht in die Bauchhöhle gelangen, auch eine Punktion durch den Douglas sollte unterbleiben, da durch Ausfließen des Inhalts in die Bauchhöhle eine Peritonitis entsteht. Die Prognose ist sehr günstig.

Zystadenom (Pseudomuzinzystom, seröses Zystom)
Zystadenome sind die häufigsten Ovarialtumoren überhaupt (70%). Die Tumoren produzieren keine Hormone und sind bei Frauen im Alter zwischen 45 und 65 Jahren zu finden. Seröse und Pseudozystome sind gleich häufig.
Pseudomuzinzystome wachsen langsamer und werden größer als seröse Zystome, es wird über Zystome von 45,5 kg Gewicht berichtet. Die Tumoren sind in gewisser Weise Teratome, da sie sich nur aus Entoderm aufbauen. Sie treten multilokulär auf und enthalten eine dicke, visköse, bräunliche Flüssigkeit. Sie sind von schleimbildenden Zylinderepithelien begrenzt und haben eine derbe Membrankapsel. Ungefähr 5% der Zystome sind maligne.
Seröse Zystome werden nicht so groß wie Pseudomuzinzystome; die meisten wiegen nur 4,5–9 kg. Sie treten multilokulär auf, sind mit einer dünnen, gelblichen Flüssigkeit gefüllt und von kubischen Epithelzellen begrenzt. An der inneren und äußeren Oberfläche entwickeln sich oft papilläre Auswüchse. Seröse Zystome sind ähnlich wie die Pseudomuzinzystome in einer pergamentartigen Kapsel. Innerhalb des Tumors befinden sich oftmals scharfe, sandartige Konkremente (Psammom-Körperchen). Es wird angenommen, daß seröse Zystome von einer Einstülpung des „Keimepithels" der Ovarialoberfläche stammen.
Zysteadenome sind im allgemeinen stumme Tumoren. Sie produzieren keine Hormone, sind selten gestielt und haben eine derbe Kapsel, die nicht leicht rupturiert. Symptome treten erst dann auf, wenn der Tumor eine beträchtliche Größe erreicht hat. Der Tumor kann bei abdominaler Untersuchung einfach getastet werden, und bei der Rö.-Aufnahme können Psammom-Körperchen festgestellt werden. Ungefähr 50% (häufiger als Pseudomuzinzystome) können bösartig werden. Die Behandlung besteht bei gutartigen Tumoren in einer operativen Entfernung der Zyste mit dem entsprechenden Ovar, bei bösartigen in einer Hysterektomie und bilateraler Salpingoophorektomie. Bestrahlung und intraperitoneale Injektion eines Zystostatikums müssen bei Metastasen durchgeführt werden.
Alle Ovarialzysten, die größer als 7 cm sind und länger als 90 Tage bestehen, sollten entfernt werden.

Mesonephrom
Mesonephrom ist ein ungewöhnlicher, nicht hormonbildender Tumor, der klinisch grob einem papillären serösen Zystadenom entspricht. Meistens wird der Tumor im Alter über 35 Jahren beobachtet. Er ist wahrscheinlich teratogenen Ursprungs. Wenn der Tumor entdeckt wird, hat er meist bereits eine Größe von 10–20 cm. 30% sind maligne.
Salpingoophrektomie ist für die Behandlung notwendig. Wenn der Verdacht auf Malignität besteht, muß eine Panhysterektomie durchgeführt werden. Strahlenbehandlung hat wenig Wert.

Arrhenoblastom
Arrhenoblastom ist ein sehr seltener Ovarialtumor, ungefähr 175 Fälle sind bekannt. Der Tumor tritt im reproduktiven Alter auf und es wird vermutet, daß er entweder von sexuell ambivalenten Zellen, die in den Ovarien von 6–7 Wochen alten Feten gefunden werden, stammt oder daß es sich um ein Teratoid handelt. Der Tumor tritt meist einseitig auf und kann sehr klein sein oder auch das ganze Becken ausfüllen. 25% sind maligne, aber metastasieren sehr spät.
Arrhenoblastome produzieren oft androgene Substanzen, die sowohl Entfeminisierung als auch Virilisierung bewirken. Akne, Hirsutismus, Rückgang der Stirnhaargrenze, leichter Haarausfall, Verlust der weiblichen Linie, Atrophie der Brüste und Genitalorgane, Klitorishypertrophie und Tieferwerden der Stimme. Die Urinausscheidung der 17-Ketosteroide ist leicht bis mäßig erhöht. Der Urinspiegel von Dehydroepiandrosteron ist sehr hoch. Die Hydroxysteroide im Urin sind nicht erhöht. Der FSH-Titer ist normal oder etwas vermindert.
Das Arrhenoblastom muß von Erkrankungen der Nebennierenrinde differenziert werden. Letztere machen auch Virilisierung, aber nicht so ausgeprägt, dafür sind für die 17-Ketosteroide stark erhöht.
Das Arrhenoblastom sollte gemeinsam mit den anderen reproduktiven Organen operativ entfernt werden, ausgenommen die Fälle, in denen die Pat. noch Kinderwunsch haben und der Tumor histologisch als gutartig identifiziert wurde. In diesen Fällen müssen eine einseitige Oophorektomie und Salpingektomie ausreichen. Nach einigen Monaten sollte eine Hormonbestimmung durchgeführt werden, um ein evtl. Rezidiv sofort zu entdecken.

Stein-Leventhal-Syndrom (Polyzystisches ovarielles Syndrom)
Bilaterale, zystische Ovarien, sekundäre Amenorrhoe und Oligomenorrhoe sowie Unfruchtbarkeit bei Frauen zwischen 15 und 30 Jahren sind typisch für das Stein-Leventhal-Syndrom. Ein gestörter intermediärer Stoffwechsel der Geschlechtssteroide, vielleicht familiär bedingt, ist die Ursache.
Es findet keine Ovulation statt, was zu Menstruationsstörungen und Unfruchtbarkeit führt. Hirsutis-

mus kann durch vermehrte „intrinsic" Androgen-produktion entstehen. Die leicht vergrößerten Ovarien werden oft als „Oyster-Ovarien" bezeichnet. Sie sind perlweißartig, glatt und fest. Durch eine Gewebsverdichtung in der äußeren Rinde kann eine Pseudokapsel mit vielen kleinen persistierenden Follikelzysten unter der Luteinisierung der Theca interna (selten des ovariellen Stromas) gebildet werden (sog. Rindengestose).

Die Anamnese und der Tastbefund lassen in 50% der Fälle eine Wahrscheinlichkeitsdiagnose zu. Durch eine Endoskopie kann der Befund weiter gesichert werden. Die Laboruntersuchungen ergeben eine leichte Erhöhung der 17-Ketosteroide im Urin und des Testosterons im Plasma.

Die Östrogene im Urin, FSH und die Adrenocorticosteronausscheidung bleiben normal. Eine vermehrte Produktion von 4-Androsteridion, 17-α-Hydroxyprogesteron oder Dehydroepiandrosteron wurde beschrieben.

Eine Hyperplasie der Nebennierenrinde kann durch die normale Hydroxycorticosteroid-Ausscheidung ausgeschlossen werden.

Die initiale Therapie sollte medikamentös sein. Clomifencitrat (Dyneric®), 5 Tage lang tgl. 50 mg oral jeden Monat oder 50 mg tgl. 3–4 Monate lang, kann die Ovulation auslösen und das Menstruationsproblem korrigieren. Höhere Dosen sollten nicht verordnet werden, da sonst makrozystische Ovarien, Rupturen und Hämoperitoneum auftreten können. Wenn die Therapie mit Clomifen nicht erfolgreich ist, sollte eine Keilresektion (⅓ bis ⅔) aus beiden Ovarien versucht werden. Unglücklicherweise reagieren Hirsutismus und Fettleibigkeit nicht auf die obige Therapie, aber es kann mit Enthaarung und entsprechender Diät nachgeholfen werden.

Bei sorgfältiger Diagnosestellung und angemessener Therapie hat die Erkrankung eine gute Heilungsprognose.

Theka-Zellen-Tumoren

[NB: Reine Granulosa-Zellen-Tumoren der Ovarien sind selten. Theka-Zellen sind fast immer nachweisbar. Es wäre daher richtiger, von Granulosa-Theka-Zellen-Tumoren oder von Theca-Granulosa-Zellen-Tumoren zu sprechen, je nachdem, welcher Zelltyp überwiegt. Hier werden die Tumorarten wegen der einfacheren Darstellung nachstehend gesondert aufgeführt.]

Theka-Zellen-Tumoren sind östrogenbildende, feminisierende Ovarialtumoren, die sich vom Stroma der Ovarien aus entwickeln. Sie treten meist *nach* der Menopause, oft kombiniert mit Endometriumkarzinom auf. Ihre Größe variiert von ganz klein bis 30 cm Durchmesser. Das Verhältnis von Theka-Zellen zu Granulosa-Zellen-Tumoren ist wie 1:8, wobei reine Theka-Zellen-Tumoren äußerst selten

sind. Ungefähr 1% kann maligne entarten. Der Tumor ist immer einseitig.

Die klinischen- und die Laborbefunde sind bei Theka-Zellen-Tumoren genau wie bei Granulosa-Zellen-Tumoren. Die Tumoren bewirken selten eine Virilisierung, eher eine Feminisierung. Wenn sie eine anormale Blutung machen, dann müssen Theka-Zellen-Tumoren von vorzeitiger Pubertät, von Granulosa-Zellen-Tumoren und von uterinen Neoplasmen differenziert werden.

Die Behandlung von gutartigen Theka-Zellen-Tumoren besteht in einseitiger Ovarektomie. Bei malignen Tumoren muß eine Hysterektomie mit beiden Adnexen durchgeführt werden.

Granulosa-Zellen-Tumoren

Granulosa-Zellen-Tumoren sind die häufigsten Ovarialtumoren, die sich von den Geschlechtsdrüsen ableiten. Sie machen 3–4% aller Ovarialtumoren aus. Es sind solide Tumoren, die entweder ganz klein sind, aber auch bis zu 9 kg wiegen können. Sie produzieren Östrogen. In seltenen Fällen können diese Tumoren auch eine Virilisierung schaffen. Granulosa-Zellen-Tumoren treten meist bei Frauen im Alter von 50–70 Jahren auf; 10% sind bilateral. Granulosazellen und Thekazellen werden praktisch immer gemischt vorgefunden. Ungefähr 15–20% sind maligne, aber die Metastasierung betrifft nur benachbarte Genitalorgane.

Der klinischen Manifestation von Granulosa-Zellen-Tumoren geht eine gesteigerte Östrogenproduktion voraus. Bei Kindern bedingt dies eine vorzeitige Schambehaarung, Entwicklung der Brüste und Vergrößerung der Labien, der Zervix und des Uterus. Die Epiphysenfugen der Knochen schließen sich zu frühzeitig, wenn die Östrogenproduktion über längere Zeit anhält. In den Jahren der Menstruation ist Meno-Metrorrhagie das einzige Symptom. Während der Postmenopause tritt eine Refeminisierung mit Wiedereinsetzen von Uterusblutungen ein. Sehr große Tumoren können sekundäre Symptome in Form von Veränderungserscheinungen hervorrufen, auch eine Stieldrehung kann eintreten. Bei Malignität kommt häufig Aszites vor. Bei der bimanuellen vaginalen Untersuchung läßt sich oftmals ein weicher, zystischer, mobiler Tumor der Adnexe tasten. Bei der Laboruntersuchung findet sich eine erhöhte Östrogenausscheidung im Urin und ein hoher Östrogeneffekt des Vaginalepithels, wie es sich im Smear zeigt.

Granulosa-Zellen-Tumoren müssen gegenüber anderen Menstruationsanomalien oder Postmenopausenblutungen und anderen hormonproduzierenden Tumoren abgeklärt werden. Jede Postmenopausenblutung, die histologisch das Bild einer glandulärzystischen Hypertrophie ergibt, ist verdächtig auf das Vorliegen eines Granulosa-Theka-Zellen-Tumors.

Die Behandlung besteht in der operativen Entfernung des Tumors. Im reproduktionsfähigen Alter oder vor der Pubertät wird bei gutartigen Tumoren einfach eine Ovarektomie einschließlich des Tumors durchgeführt. In der Postmenopause sollte eine Uterusexstirpation mit beiden Adnexen vorgenommen werden.

Dysgerminom

Dysgerminome sind nichthormonbildende, potentiell maligne Tumoren der Ovarien. Ungefähr 4% aller primär maligner Ovarialtumoren sind Dysgerminome. ⅓ aller Dysgerminome sind maligne. Die Tumoren treten ebenso in ⅓ der Fälle bilateral auf und zwar meistens im Alter zwischen 10 und 30 Jahren. Es wird angenommen, daß es sich bei den Tumoren um Teratoide handelt. Obwohl die Dysgerminome allgemein klein sind (4–6 cm), können sie in manchen Fällen sehr schnell wachsen und das ganze Becken ausfüllen. Die Tumoren treten gehäuft bei Frauen mit unterentwickelten sekundären Geschlechtsmerkmalen (weiblicher Pseudohermaphroditismus) auf.

Die Symptome, die von den Tumoren ausgelöst werden, sind allgemein bestimmt durch das Größenwachstum des Tumors. Es können sehr starke Schmerzen vorkommen, wenn eine Tumorkapsel platzt. Falsch-positive Schwangerschaftsteste sind beschrieben worden.

Differentialdiagnostisch kommen nicht hormonal funktionelle Ovarialtumoren wie Teratome und Zystadenome in Frage. Die Behandlung besteht allgemein in einer operativen Entfernung des Tumors und anschließender Nachbestrahlung. Bei kleinen, einseitigen, histologisch gutartigen Tumoren und wenn die Pat. ihre Reproduktion erhalten will, kann man sich mit einer Ovarektomie begnügen.

Unterentwickelte sekundäre Geschlechtsmerkmale bessern sich nach der Entfernung des Tumors nicht.

Sekundäres Ovarialkarzinom

In 10% aller Todesfälle bei Frauen durch maligne Erkrankungen sind die Ovarien sekundär durch Metastasen oder durch Ausdehnung eines malignen Prozesses vom Uterus oder den Ovarien beteiligt. Ein Drittel der Fälle sind Metastasen eines Magen- oder Darmkarzinoms (sog. Krukenberg-Tumor). Ebenso können die primären Karzinome von der Brust, der Schilddrüse, der Niere und Nebenniere ausgehen. Der Krukenberg-Tumor entwickelt sich als muzinhaltiger, dunkelgelber, solider, gelappter Tumor mit einer starken Kapsel. Bei einer Laparotomie ist es äußerst wichtig, diese sekundären Ovarialkarzinome durch Schnellschnitt von primären Ovarialkarzinomen zu differenzieren.

Harninkontinenz

Das unwillkürliche Verlieren von Urin bei starken Bewegungen oder bei starkem abdominalem Pressen stellt eine der häufigsten Beschwerden in der Gynäkologie dar. Die Ursache dafür kann angeboren oder erworben sein. Die Störung kann vom Urogenitalsystem, vom Beckenboden oder vom Nervensystem ausgehen. Die Kompression der Blase durch den schwangeren Uterus, durch Tumoren im Becken oder durch Aszites kann auch die Fähigkeit, den Urin zu halten, herabsetzen. Gewöhnlich wird bei Husten, Niesen, Lachen oder plötzlich schwerem Heben Urin verloren. Bei den meisten Frauen ist die Ursache für eine Harninkontinenz entweder eine Verletzung bei der Geburt eines Kindes oder ein Nachlassen der Beckenbodenspannung in der Menopause. Im Zusammenhang mit einer Zystozele, Rektozele und einem Uterusprolaps tritt oft eine Erschlaffung des Stützgewebes der Blase und der Urethra auf. Bei der Anfertigung von Zystourogrammen sieht man, daß der hintere urethrovesikale Winkel verloren geht.

Die Harninkontinenz bei Streß muß unterschieden werden von einer nervösen Blase oder Blasenirritabilität. Eine paradoxe Inkontinenz oder zu häufiges Wasserlassen können durch neurologische Störungen oder durch einen teilweisen urethrovesikalen Verschluß bedingt sein.

Bewährt hat sich die Einteilung der Harninkontinenz in drei verschiedene Gruppen:

Grad I.   Ungewollter Urinabgang beim Husten, Niesen und Lachen.
Grad II: Bei Belastung wie Heben und schweres Tragen.
Grad III. Ständiger Urinabgang.

Behandlung

Der Versuch einer medizinischen Behandlung sollte einer operativen vorausgehen. Innere Erkrankungen wie Mysthenia gravis, Diabetes mellitus, Asthma und extreme Fettleibigkeit, alles Erkrankungen, die eine Harninkontinenz verschlimmern, sollten unter Kontrolle gebracht werden. Bei Frauen in der Postmenopause sollte eine zyklische Östrogentherapie durchgeführt werden, z. B. tgl. 0,25 mg Diäthylstilböstrol oral, drei Wochen lang in jedem Monat. Bei Pat., die keine schweren neurologischen Störungen und keine schweren psychischen Schäden haben, sollte eine Übungstherapie durchgeführt werden (Kegel-Therapie), die darin besteht, daß die Pat. die pubokokzygeale und anale Sphinktermuskulatur wiederholt kontrahieren.

Bei Pat., die auf eine solche Übungstherapie nicht ansprechen, muß eine Operation durchgeführt werden. Dies gilt natürlich besonders dann, wenn auch eine Zystozele oder ein Uterusprolaps vorliegen. Ein sehr nützlicher Test zur ungefähren Abschätzung eines Operationserfolges kann so ausgeführt werden, daß mit den Fingern oder einem Instrument bei gefüllter Blase die vordere Vaginalwand seitlich der Urethra hochgedrückt wird. Wenn dann die Pat. preßt und es geht kein Urin mehr verloren, dann ist die Prognose für eine Operation gut.

Eine medizinische Therapie ist in der Hälfte der Fälle erfolgreich. Bei Pat., die operiert werden müssen, ist die Erfolgsrate ungefähr 85%.

Bei ausgeprägter Zystozele sollte zunächst eine vordere und hintere Kolporrhaphie durchgeführt werden. Bei wenig ausgeprägter Zystozele mit Harninkontinenz eine Urethropexie nach Marshall-Marchetti.

Frigidität

Die Unfähigkeit von Frauen, beim Geschlechtsverkehr normale Entspannung und Orgasmus zu erreichen, kann ein temporäres Situationsproblem sein. Wenn diese Störung chronisch oder immer wiederkehrend ist, handelt es sich meist um einen tiefsitzenden psychosexualen Konflikt. Es gibt die verschiedensten Grade von relativer Frigidität; absolute Frigidität ist sehr selten. Bei der sog. fakultativen Frigidität ist die Pat. nur fähig, bei einem Partner Erfüllung zu finden, aber nicht bei anderen.

Die Furcht vor einer evtl. Schwangerschaft ist eine der Hauptursachen für die Reduktion der sexuellen Gefühle. Ebenso können unharmonische Ehe, ungeschickte sexuelle Techniken, Impotenz beim Mann oder vorzeitige Ejakulation und Schmerzen beim Geschlechtsverkehr wichtige Faktoren darstellen. Vaginismus und in seltenen Fällen sogar vaginale Hypästhesie kommen vor.

Frigidität kann auch durch die Umgebung, wie Leben in einem überfüllten Haushalt oder Wohnen bei den Schwiegereltern und Verwandten, zustande kommen. Überarbeitung, Berufsprobleme und das Gefühl des Unglücklichseins verhärten den Zustand.

Frigidität kann das Resultat von angestauten Emotionen sein. Manche Pat. entwickeln homosexuelle Tendenzen, infantile Komplexe, Asketentum oder Männerfeindschaft. Es können dem Problem auch religiöse oder gesellschaftliche Tabus und Vorurteile zugrunde liegen. Kritische Situationen können durch Vergewaltigung, Perversion, Geschlechtskrankheit oder gelegentlich sogar durch Blutschande bedingt sein. Nymphomanie ist eine besondere Art von Frigidität, die dadurch charakterisiert ist, daß ein ständiger Drang zur sexuellen Befriedigung besteht, die nicht erfüllt wird.

Ohne Widerstreben gesteht manche Frau das Problem dem Gynäkologen ein. Die meisten Frauen jedoch, die ärztliche Hilfe wollen, umschreiben den wahren Sachverhalt und geben andere Symptome z. B. Schmerzen beim Geschlechtsverkehr an.

Meistens handelt es sich bei der Frigidität um ein weit verwickelteres Problem, als auch den Angaben der Pat. entnommen werden kann. Der Hintergrund der sexuellen Schwierigkeiten muß vom Arzt vorsichtig, aber gründlich erforscht werden. Die einfache Aussprache mit dem Arzt kann oftmals verkehrte Vorstellungen und Furcht abbauen. Außerdem kann der Arzt oftmals beiden Partnern Anweisungen für sexuelle Praktiken geben. Milieuprobleme sollten, wo immer es möglich ist, geordnet werden. Wenn die Furcht vor Schwangerschaft als Ursache erkannt wird, müssen Ovulationshemmer verordnet werden. Wenn die Störungen sich nicht einfach beseitigen lassen, sind die Pat. einem Psychiater zu überweisen.

Androgene und aphrodisierende Drogen sind bei Frigidität absolut sinnlos und können höchstens schaden.

Die Prognose ist bei schon längere Zeit bestehender Frigidität leider sehr unbefriedigend.

Dyspareunie

Dyspareunie (Schmerzen bei Koitus) kann funktionelle oder organische Ursachen haben oder beide. Beide Arten können sowohl primär als auch sekundär auftreten, d. h. schon zu Beginn der Ehe oder erst später. Die Schmerzen oder unangenehmen Gefühle können sowohl am Scheideneingang (extern) als auch tief in der Scheide (intern) empfunden werden oder sogar tief in den Genitalorganen (Becken). Manche Frauen geben überall Schmerzen an.

Die externe Dyspareunie kann durch Verschluß oder Rigidität des Hymens, durch Vaginalkontrakturen gleich welcher Ursache und durch Verletzungen und Entzündungen der Vulva, Vagina, Urethra und des Anus ausgelöst werden.

Als Ursache der internen Dyspareunie sind zu nennen: Sanduhrkontraktur der Vagina, Vaginalzysten, schwere Zervizitis oder retroflektierter Uterus, Prolaps oder Neoplasma des Uterus, Endometriose und ein Prozeß an den Tuben oder Ovarien.

Bei der vaginalen Untersuchung wird bei solchen Frauen eine Adduktion der Oberschenkel und eine deutlich spürbare Kontraktion der Perineal- und Levatormuskulatur ausgelöst. Als weitere Ursachen kommen Hyperplasie des Genitale und andere angeborene Anomalitäten, Karunkel der Urethra, Narben oder Kontrakturen der Scheide, Vulvo-Va-

Tabelle 12-3. Differentialdiagnose zwischen organisch und psychisch ausgelösten Schmerzen

	Organische Schmerzen	Psychische Schmerzen
Typ	stechend, krampfartig, intermittierend	dumpf, kontinuierlich
Zeit des Auftretens	zu jeder Zeit. Die Pat. können dadurch erwachen	die Schmerzen beginnen nach dem Erwachen und dann, wenn irgendwelche sozialen Probleme drücken
Ausstrahlung	folgt einem neutral definierten Gebiet	undefinierte Gebiete oder keine Ausstrahlung
Lokalisation	typisch lokalisierter Druckschmerz	unterschiedlich, von einem Ort zum anderen wechselnd. Generalisierung
Fortschritt der Störung	wird bald besser oder immer schlimmer	bleibt immer konstant über Wochen, Monate, Jahre
Provokation	nicht stimmungsabhängig. Oft ausgelöst oder verstärkt durch Untersuchung	durch Untersuchung nicht zu beeinflussen, aber durch zwischenmenschliche Beziehung

Tabelle 12-4. Routinefeststellung der Unfruchtbarkeit in 4 Sitzungen und Behandlungsformen

	Bei der Frau	Beim Mann
	Gemeinsames Besprechen des Problems	
1. Sitzung	Anamnese Aufklärung Vorschlag und Anweisung zur Anfertigung einer Basaltemperaturkurve	Anamnese Aufklärung Gewinnung von Spermien und Untersuchung
2. Sitzung (2–4 Wochen später) in der Mitte d. Zyklus	Gynäkologische Untersuchung (allgemeine Untersuchung). Routine-Laboruntersuchungen. Vorläufige Auswertung der Basaltemperaturkurve	Allgemeine Untersuchung Routine-Laboruntersuchungen
3. Sitzung (4 Wochen später)	Auswertung der Basaltemperaturkurve; evtl. Tuben-Insufflation (Rubin-Test)	Wiederholung der Spermienuntersuchung, wenn die 1. Untersuchung unklar war
4. Sitzung (4 Wochen später) Spätere Teste	Spinnbarkeitstest und Farnkrauttest Sims-Huhner-Test Geschlechtschromatinanalyse Hysterosalpingographie oder Laparoskopie, Douglasskopie, Laparotomie, Serienabstriche, Endometriumsuntersuchung	Hodenbiopsie, Zystoskopie, Bestimmung des Geschlechtschromatins. Evtl. operativer Eingriff bei Varikozele oder Hydrozele des Mannes
Behandlung	chirurgische Korrektur etwaiger kongenitaler Anomalien; Ovulationsinduktion mit Clomifen (Dyneric®) bzw. Kortikosteroiden oder HMG (Pergonal®); notfalls ovarielle Teilresektion	chirurgische Korrektur bestehender Anomalien

ginitis, Craurosis vulvae oder auch Anormalitäten des Rektum oder der Blase in Frage.

Behandlung
A. Spezifische Maßnahmen: Eine funktionelle Dyspareunie kann nur durch Beratung und Psychotherapie behandelt werden. Beide Partner müssen interviewt werden.
Die Behandlung der organischen Dyspareunie hängt von den ihr zugrundeliegenden organischen Störungen ab.

B. Allgemeine Maßnahmen: Eine milde Sedierung mit Barbituraten oder Tranquilizern wirkt sich oft günstig aus.
C. Lokale Maßnahmen: Bei der funktionellen Dyspareunie kann eine Dehnung der Vagina in Narkose die Beschwerden bessern. Es ist auch möglich, den Introitus mit einem Lokalanästhetikum zu behandeln, doch ist das nur von geringem Wert für die Beseitigung der Beschwerden auf Dauer. Bei trockener Vagina können wasserlösliche Gleitmittel

versucht werden. Eine senile Vulvovaginitis ist mit Östrogen zu behandeln.

D. Chirurgische Maßnahmen: Eine Hymenektomie, Perineotomie oder andere plastische Operationen sollten nur bei absolut klarer Indikationsstellung durchgeführt werden.

Prognose

Einige Pat. mit funktioneller Dyspareunie sind schnell zu heilen. Organisch bedingte Dyspareunie ist sofort mit Heilung der zugrundeliegenden Erkrankungen beseitigt.

Pelveopathie

Funktionelle Schmerzen im Becken sind sehr häufig. In der Literatur finden sich Zahlenangaben, die zwischen 5 und 25% der gynäkologischen Pat. schwanken. Die Diagnose ist dadurch zu stellen, daß eine organische Ursache ausgeschlossen und eine gründliche Anamnese erhoben wird.

Frauen mit Pelveopathie lassen sich ungefähr folgendermaßen charakterisieren: Sie sind egoistisch und eitel, stellen hohe Ansprüche, sind selbstzufrieden und oberflächlich, sie dramatisieren gerne, sind emotional labil, voller Widersprüche, kokett, aber relativ frigid.

Behandlung

Bei allen Frauen mit Schmerzen im Becken muß eine sorgfältige diagnostische Abklärung in einer Klinik erfolgen. Beruhigung der Pat. und eine symptomatische Therapie sind natürlich immer günstig, sie können aber auch das einzige sein, was ein Arzt tun kann.

Da es sich bei diesem Krankheitsbild um ein rein psychisch Problem handelt, muß sich der Arzt ausnehmend viel Zeit für die Pat. lassen. Es ist verkehrt, solchen Pat. Narkotika zu verordnen. Ein chirurgischer Eingriff ist sinnlos.

Auch eine sedierende Therapie ist nur vorsichtig zu versuchen, da solche Pat. oft zu Selbstmord neigen.

Prognose

Da sich solche Pat. gegen jede Therapie sperren oder die Behandlung abbrechen und den Arzt ständig wechseln, ist die Prognose schlecht. Im allgemeinen wollen sich die Pat. nicht von ihrer Krankheit befreien lassen.

Die Pat., die dazu überredet werden, können sich psychiatrisch behandeln lassen, zeigen zu 50% Besserung und viele werden sogar völlig geheilt.

Beruhigung und symptomatische Therapie bringen bei ¾ der Fälle zeitweise Besserung.

Kreuzschmerzen

Gynäkologisch bedingte Kreuzschmerzen sind im allgemeinen auf eine genau zu definierende Ursache im Becken zurückzuführen. Meistens bestehen solche Kreuzschmerzen bei Frauen im reproduktionsfähigen Alter und bei solchen, die viele Kinder geboren haben. Es liegen unterschiedliche gynäkologische, orthopädische, urologische und neurologische Ursachen zugrunde. Gynäkologische Ursachen sind: 1. Zug oder Druck am Peritoneum, an den Aufhängevorrichtungen der generativen Organe, am Beckenboden (Tumor, Aszites, Uterusprolaps). 2. Entzündungen im Becken: entweder bakterielle Entzündung (Peritonitis, Salpingitis) oder chemische (durch Flüssigkeit einer geplatzten Zyste oder Kontrastmittel von einer Salpingographie). 3. Tumorwachstum oder Endometriose. 4. Verschlüsse im Genitaltrakt (Zervikalstenose). 5. Torsion oder Konstriktion der Beckenorgane (adhärente Ovarien, stielgedrehte Ovarialtumoren). 6. Stauungen in inneren Genitalorganen (Turgor eines retroflektierten Uterus, Kreuzschmerzen während der Menstruation). 7. Psychische Spannungen (Angst, Besorgnis).

Klinische Befunde

A. Symptome: Konstante Kreuzschmerzen sind oft ein Hinweis für Salpingitis, Beckenabszeß oder stielgedrehte Ovarialtumoren. Schmerzen, die bei einer Endometriose im Douglas bestehen, werden im Steißbereich oder auch im Rektum lokalisiert.

Rückenschmerzen, die von den Ovarien, Nieren und Uretern ausgehen, strahlen entlang dem Kreuz in das Gesäß und den Ischiadikusbereich aus.

Die wichtigsten Symptome und Zeichen der zugrundeliegenden Erkrankungen im Becken sind ständig vorhanden.

B. Laborbefunde: Bei Infektionen geben die Blutuntersuchungen Hinweise. Durch zytologische Abstriche können neoplastische Prozesse und auch Bakterien erkannt werden.

C. Röntgenbefunde: Eine Rö.-Aufnahme des Beckens in 2 Ebenen läßt oftmals neoplastische Prozesse und orthopädische Ursachen erkennen. Ein Myelogramm kann zum Ausschluß einer Diskushernie angefertigt werden.

Behandlung

Die einzige Möglichkeit, die Kreuzschmerzen auf Dauer zu beseitigen, besteht in einer Behandlung des Grundleidens. Unterstützende Maßnahmen sind: 1. Schlafen auf harten Matratzen, die der Pat. gestatten, eine gerade noch angenehme Position einzunehmen. 2. Lokale Wärmetherapie. 3. Spülungen mit warmem Wasser. 4. Analgetika. 5. Sedative Therapie.

Prognose

Gynäkologisch bedingte Kreuzschmerzen können durch Beseitigung der Störung im Becken behoben werden.

Unfruchtbarkeit

(Infertilität)

Bei zwei Partnern wird dann von Unfruchtbarkeit gesprochen, wenn nach einjährigen normalen geschlechtlichen Beziehungen ohne Verwendung von Ovulationshemmern keine Schwangerschaft eintritt.

Ungefähr 10% aller Ehen sind steril. Gründe für die Unfruchtbarkeit der Frau können hormonale Störungen, Anomalien des reproduktiven Systems, Infektionen und Tumoren sowie Unterernährung sein. Bei der Unfruchtbarkeit des Mannes liegt meist ein anormales Spermatogramm (zu geringe Zahl, Unbeweglichkeit oder morphologische Anormalität) vor.

In 40% der Fälle einer unfruchtbaren Ehe, ist die Schuld beim Mann zu suchen.

Die Behandlung hängt von einer genauen Diagnose der vielfältigen Faktoren ab (vgl. Tabelle 12-4, S. 574).

Die Prognose für eine Konzeption und normale Schwangerschaft ist beim Vorliegen kleinerer Störungen, die frühzeitig diagnostiziert und behandelt werden, gut. Schlecht sind die Aussichten, wenn es sich um schwere Störungen handelt, die sich nicht behandeln lassen oder die trotz einjähriger Behandlung nicht behoben werden können.

Künstliche Befruchtung oder das Anraten einer Adoptierung müssen vom Arzt besprochen werden.

Empfängnisverhütung

Empfängnisverhütung ist die willkürliche Verhütung einer Schwangerschaft, sei es aus medizinischen oder persönlichen Gründen. Medikamente zur Verhütung einer Schwangerschaft sind in Deutschland rezeptpflichtig.

Alle Religionen akzeptieren eine Familienplanung, die katholische Kirche allerdings erkennt als probate Methode nur die totale oder periodische Abstinenz an.

Eine ideale Methode zur Empfängnisverhütung muß einfach, angenehm, sicher ökonomisch und reversibel sein. Keine einzige, der angegebenen Methoden erfüllt gleichzeitig alle diese Forderungen.

Im folgenden werden Methoden aufgeführt, die nach Zuverlässigkeit und Annehmlichkeit für die Pat. zusammengestellt sind.

1. Rhythmusmethode

Die Rhythmusmethode benutzt die Basaltemperaturkurve des Körpers zur Feststellung des Zeitpunktes der Ovulation („unsichere Periode"). Die Sicherheitsquote dieser Methode hängt von der Zusammenarbeit beider Partner ab und davon, mit welcher Sorgfalt die Temperaturmessungen vorgenommen und registriert werden. Direkt nach einer Geburt ist die Methode sinnlos.

A. Methode nach Knaus-Ogino: Nachdem die Dauer des Zyklus 8 Monate lang oder noch besser 1 Jahr lang beobachtet wurde, können folgende Berechnungen angestellt werden: 1. Der 1. Tag der zur Empfängnis führen kann, wird bestimmt durch Subtraktion von 18 Tagen vom kürzest beobachteten Zyklus. 2. Der letzte Tag, der zur Empfängnis führen kann, wird dadurch ermittelt, daß vom längsten Zyklus 11 Tage abgezogen werden. Wenn z. B. die beobachteten Zyklen zwischen 24 und 28 Tagen abliefen, dann liegen die fruchtbaren Tage vom 6. Tag des Zyklus (24–18) bis zum 17. Tag (28–11). Es ist daher sehr wichtig, daß die Aufzeichnungen schriftlich gemacht werden und nicht einfach aus dem Gedächtnis.

B. Basaltemperaturmessung: Voraussetzung für diese Methode ist das absolute Interesse der Pat., die Messungen genau durchzuführen und ebenso genau zu dokumentieren. Die Temperatur muß sofort nach dem Erwachen gemessen werden, es darf vorher keine körperliche Betätigung erfolgen. 1 bis ½ Tag vor der Ovulation tritt ein leichter Temperaturabfall und 1 bis 2 Tage nach der Ovulation ein Temperaturanstieg um ungefähr 0,5° Celsius ein. Während des restlichen Zyklus bleibt die Temperatur auf diesem Niveau. Der dritte Tag nach dem Temperaturanstieg markiert das Ende der fruchtbaren Tage.

2. Hormonale Ovulationshemmung

Die Hemmung der Ovulation durch Östrogene und Progesteron in Kombination verabreicht, ist schon seit vielen Jahren möglich, doch ist erst jetzt durch die synthetische Herstellung von „Gestagenen" die Möglichkeit einer effektiven weit verbreiteten oralen Kontrazeption gegeben.

Methoden der Hemmung

A. Therapie mit einem Hormon: Mäßige bis hohe Dosen von Östrogen tgl. 3 Wochen lang im Monat verhindert die Ovulation, da Östrogene LTH, LH und FSH unterdrücken. Dabei entstehen jedoch Nebenwirkungen allgemeiner Art.

Neuerdings werden kleine Dosen von Gestagenen (tgl. verabreicht) versucht. Obwohl mit diesen Dosen eine Ovulation weiterbesteht, kann eine Schwangerschaft deshalb nicht eintreten, weil der Zervixschleim „spermienfeindlich" wird.

B. Therapie mit Hormonkombination

1. Die „klassische Pille" ist ein synthetisches Progesteron oder Gestagen mit einer mittleren Dosis Östrogen (Eugynon®, Ortho-Novum®, Anovlar® etc.). Es wird tgl. vom 5. Tag nach Beginn der Periode 21 Tage lang eine Tablette verordnet. Die Blutung setzt dann 1–4 Tage nach Absetzen der Tabletten ein. Am 7. Tag nach Beginn des Zyklus wird wieder dieselbe Menge eingenommen. Fast alle Ovulationshemmer sind heute so verpackt, daß für die wirkstofffreien Tage Plazebotabletten eingenommen werden können, so daß die Frau einfach jeden Tag der Reihe nach eine Tablette einnimmt. Diese Art der hormonalen Kontrazeption ist dadurch wirksam, daß sie 1. die Hypophysenfunktion beeinflußt, indem sie die Freisetzung von LH blokkiert. 2. sie verändert die Tubenmotalität. 3. sie verändert die Reifung des Endometriums und 4. sie macht den Zervikalschleim für Spermien undurchdringlich.

2. Die „sequentiale Pille" (Ovanon® etc.) enthält eine höhere tägliche Dosis von Östrogen als die „klassische Pille". Die ersten 15 Tage wird nur Östrogen gegeben und die letzten 5 Tage ein Östrogen-Gestagen-Gemisch (Zweiphasenpräparate). Das Einnahmeprogramm ist das gleiche wie bei der „klassischen Pille". Östrogen verhindert die Ovulation und durch Gestagen, das am Ende zugeführt wird, wird das Endometrium physiologischer aufgebaut, die Menstruation normalisiert und der Zervixschleim verdickt. Alles Vorgänge, die sich zu dem Kontrazeptionseffekt addieren. Die Ovulation wird bei der „sequentialen Pille" sowohl durch Hemmung der Freisetzung von FSH als auch LH verhindert.

Vorsicht: Ein absoluter Schutz vor Schwangerschaft mit kombinierter Hormontherapie kann erst ab dem 2. Zyklus gegeben sein, da gelegentlich im ersten Monat der Medikation eine frühzeitige Ovulation eintritt.

3. Die „Minipille" enthält Levonorgestrel (Microlut®, Mikro-30 Wyeth®) oder Norethisteron (Micronovum®) in sehr niedriger Dosierung (0,03 mg bzw. 0,35 mg). Sie wird tgl. (ohne Unterbrechung) eingenommen und ist fast nebenwirkungsfrei.

4. Die Dreiphasenpräparate (Trinordiol®, Triquilar®) sind die jüngsten Kontrazeptiva; sie enthalten eine Kombination von Levonorgestrol und Ethinylestradiol.

Nebenwirkungen bei Einnahme von Ovulationshemmern (Tabelle 12-5 und 12-6)

Im allgemeinen fühlen sich die Pat. nach Medikation von Ovulationshemmern besser. Die Libido bleibt unverändert. Die meisten Frauen mit Dysmenorrhoe und viele mit prämenstruellen Spannungen werden durch Ovulationshemmer echt geheilt.

Unerwünschte Nebeneffekte treten bei ungefähr 25% der Pat. auf. Diese sind meist abhängig von Dosierung oder Toleranz gegenüber den oralen Ovulationshemmern. Ca. 20% der Pat. unterbrechen die Einnahme von Ovulationshemmern aus unterschiedlichen Gründen: Nausea (seltener Erbrechen) tritt bei 1O–15% der Pat. auf. Dies gilt hauptsächlich für die ersten Zyklen, später verschwindet diese Nebenerscheinung meistens. Ebenso treten bei 3–5% der Pat. zu Beginn der Medikation Kopfschmerzen und Schmerzen in der Brust auf. Auch diese Beschwerden verschwinden bei längerer Therapie. Eine anfängliche Gewichtszunahme (Ödeme) wird bei ca. 20% der Frauen beobachtet. Bei 5–8% der Pat. tritt eine Durchbruchsblutung auf. Diese Komplikation kann durch die Ver-

---

Tabelle 12-5. Durch Hormone bedingte Nebeneffekte der Ovulationshemmer

Allgemeine Nebeneffekte

zuviel Östrogen
Magenbeschwerden, Flüssigkeitsretention, Schleimabsonderung, prämenstruelle Spannung, verstärktes Wachstum von Fibroiden

zuwenig Östrogen
Nervosität, Erregbarkeit, Blutung frühzeitig oder in der Mitte des Zyklus, verminderte Blutung

zuviel Progesteron
Depression, Teilnahmslosigkeit, verminderte Libido, verminderte Blutung, Akne, Hirsutismus, vermehrter Appetit, anabolische Gewichtszunahme, Candida-Vaginitis, Überpigmentierung, Mastodynie, Beinkrämpfe

zuwenig Progesteron
Verspätetes Einsetzen der Mensis, spätes „Durchblutungsspotting" und Durchbruchsblutung, unregelm. Zyklus, Hypermonorrhoe

Seltene Nebeneffekte
Haarausfall, Gingivitis, Sehstörungen, starke Kopfschmerzen, Schlaganfall, zystische Mastitis, Fibroadenome

Milchabsonderung, Koronarerkrankungen, Hypertonie, Gelbsucht, Erweiterung der Ureteren, Thrombosen, rheumatische Symptome

Tabelle 12-6. Zusammenstellung einer großen Zahl von Nebenwirkungen, über die nach Anwendung von Ovulationshemmern geklagt werden, der wahrscheinlichen Ursache der Nebenwirkungen und des im Einzelfall vorgeschlagenen Wechsels auf ein anderes Präparat

Nebenwirkungen	Wahrscheinliche Ursache	Vorgeschlagener Wechsel auf
Akne	Nortesteroneffekt	Präparat ohne Nortesteronanteil
Ausfluß schleimig	zuviel Östrogen	östrogenärmeres Präp.
Blutung zu stark	2-Phasen-Präparat (Gestagenmangel)	Kombinationspräparat mit reichlichen Gestagenen
Blutung zu schwach	zuwenig Östrogen	östrogenreicheres Mittel, evtl. 2-Phasen-Präparat
Chloasma	zuviel Östrogen (Noresteron?)	östrogenärmeres Präp. (nortesteronfrei)
Depressionen	zuviel Gestagen	gestagenärmeres Präp.
Durchbruchsblutungen	zuwenig Östrogen	östrogenreicheres Präp.
Gewichtszunahme, langsame (zu viel Appetit)	zuviel Gestagen	gestagenärmeres Präp.
Gewichtszunahme, rasche	zuviel Östrogen	östrogenärmeres Präp.
Hitzewallungen	zuwenig Östrogen (zuviel Gestagen)	östrogenreicheres Prä. (gestagenärmeres Präp.)
Hypertrichosis	Nortesteronanteil	nortesteronfreies Präp. (mehr Östrogene)
Kohabitationsbeschwerden	zuwenig Östrogen	östrogenreicheres Präp.
trockene Vagina		evtl. 2-Phasen-Präparat
Libidoverlust	zuviel Gestagen	gestagenärmeres Präp. (Nortesteron bevorzugen?)
Mastopathie, Spannen in der Brust	zuviel Östrogen	östrogenärmeres Präp.
Migräne	zuviel Östrogen	östrogenärmeres Präp. (evtl. Pille ganz lassen)
Müdigkeit	zuviel Gestagen	gestagenärmeres Präp.
Myohyperplasie	zuviel Östrogen	östrogenärmeres Präp.
Ödeme	zuviel Östrogen	östrogenärmeres Präp.
Pseudoamenorrhoe („silent menstruation")	zuwenig Östrogen	östrogenreicheres Präp. evtl. 2-Phasen-Präparat
Schmierblutung mitten im Zyklus	zuwenig Östrogen	östrogenreicheres Präp.
Übelkeit	zuviel Östrogen	östrogenärmeres Präp.
Varikosis, „schwere Beine"	zuviel Östrogen	östrogenärmeres Präp.

ordnung von zusätzlich 1 Tablette für den Rest dieses Zyklus beherrscht werden. Im darauffolgenden Monat kann dann wieder eine Tablette eingenommen werden.

Einige Pat. geben Depressionen, Lethargie, Bauchkrämpfe, Chloasma und asthmatische Beschwerden an.

A. Die Wirkung auf den Zyklus: Die oralen Ovulationshemmer tragen dazu bei, eine geregelte und normale Menstruationsblutung aufrechtzuerhalten. Viele Pat. entwickeln kurze Perioden und einige entwickeln Amenorrhoe. Jedoch kann gelegentlich auch eine Durchbruchsblutung einsetzen.

Vorsicht: Auch durch Krebs kann eine uterine Blutung auftreten und die Vaginalzytologie allein reicht hier nicht aus, um ein Karzinom zu diagnostizieren. Frauen über 35, bei denen mehrfach Durchbruchsblutungen auftreten, sollten weitere Einnahme von oralen Ovulationshemmern unterlassen und sich einer sorgfältigen Untersuchung zum Ausschluß einer Malignität unterziehen (Kürettage, Biopsie, Konisation).

B. Thrombose: Thromboembolische Erkrankungen sind bei Frauen über 35 Jahre, die Ovulationshemmer nehmen, etwas häufiger als bei anderen. Der Mechanismus dieses Prozesses ist unklar. Plasmaveränderungen einschließlich eines Anstieges des Prothrombins, Prokonvertins, Fibrinogens und des Stuart-Faktors sind verantwortlich gemacht worden. Fettstoffwechselanomalien genotypischen Ursprungs (z. B. familiäre Hyperlipidämie) kommen bei 3% der Bevölkerung vor. Es ist möglich, daß bei solchen Frauen anovulatorische Steroide das Auftreten intravasaler Gerinnung durch Interferenz mit den anormalen Lipiden begünstigen. Frauen mit einer Thromboseanamnese — vor allem bei einem Alter von über 35 Jahren — sollten zur Antikonzeption andere Methoden benutzen.

C. Leberfunktionsstörungen: Eine intrahepatische Cholostase kann zum Ikterus führen, nach Absetzen der Ovulationshemmer verschwindet er. Es bestehen enge Parallelen zur Schwangerschaftscholastase. Bromthalein wird vermehrt retiniert. Eine toxische Wirkung auf die Leber ist nicht nachgewiesen. Dauerschäden sind auch nach Steroid-induziertem Ikterus nicht beobachtet worden. Es wird geraten, bei Frauen mit überstandener Hepatitis mindestens 3 Monate nach der Normalisierung von Leberfunktionsproben abzuwarten, bevor orale Kontrazeptiva wieder verordnet werden. Vorausgegangener cholestativer Schwangerschaftikterus, primäre biliäre Zirrhose, akute und chronisch aggressive Hepatitis, Gallensteine sind Kontraindikationen für die Verordnung hormonaler Kontrazeptiva. Neuerdings wird ein gewisser (noch nicht endgültig gesicherter) Zusammenhang zwischen längerer Einnahme von Kontrazeptiva und der Bildung von (hauptsächlich benignen) Lebertumoren gesehen.

D. Glukoseintoleranz: Mehrere Monate nach der Medikation von Ovulationshemmern kann sich eine verminderte Glukosetoleranz entwickeln. Bei Frauen mit Diabetes mellitus muß der Stoffwechsel genauestens überwacht werden, wenn orale Ovulationshemmer gegeben werden.

E. Laktation: Der Milchfluß im Wochenbett wird bei ⅓ der Frauen vermindert, wenn im späten Wochenbett orale Ovulationshemmer gegeben werden. Aus unerklärlichen Gründen kann bei wenigen nicht schwangeren Frauen während der Einnahme von Ovulationshemmern eine geringe Laktation auftreten.

F. Wirkung auf das endokrine System: (Vgl. Tabelle 12-5). Selbst bei langer Behandlung mit oralen Ovulationshemmern sind keine ernsthaften Schädigungen bekannt. Trotzdem ist es ratsam, nach zweijähriger Einnahme von Ovulationshemmern eine zweimonatige Pause einzulegen. Wenn dann kein normaler Zyklus eintritt, sollten die Funktion der Hypophyse, der Schilddrüse und die Nebennierenleistung überprüft werden.

Hohe Dosen oder ständige Verabreichung einer Progestin-Östrogen-Kombination hat schließlich eine Unterdrückung des Gonadotropins bis auf nicht mehr meßbare Werte zur Folge. Kombinierte Ovulationshemmer in geringer Dosierung verhindern die Gipfel von LH oder FSH in der Mitte des Zyklus. Sequentiale Ovulationshemmer verändern das LH im Urin nicht, aber FSH kann etwas erniedrigt werden.

G. Spätere Fruchtbarkeit: Bei annähernd ⅔ der Frauen, die nach längerer Einnahme von Ovulationshemmern schwanger werden wollten, ist 2 Monate nach Absetzen der Medikamente eine Konzeption möglich. Das beweist die sofortige Wiederaufnahme der endokrinen Funktion selbst nach längerer Einnahme von Ovulationshemmern. Unglücklicherweise entwickeln einige Frauen eine Amenorrhoe (Endometriumsatrophie?).

H. Mischeffekte: Orale Ovulationshemmer können den Triglyzeridspiegel im Plasma so stark anheben, daß er dem von Männern im gleichen Alter entspricht. Aus dieser Beobachtung heraus hat man den Schluß gezogen, daß Ovulationshemmer eine potentielle Begünstigung der Arteriosklerose machen. Die erhöhten Triglyzeridspiegel bei normalen jungen Frauen, die Ovulationshemmer einnehmen, können mit einem Absinken der lipolytischen Aktivität und einer Verminderung des Triglyzeridabbaues zusammenhängen. Die gleichzeitige Erhöhung des Insulins im Serum läßt eine Reizung der endogenen hepatischen Triglyzeridsynthese und eine Ausschüttung ins Plasma vermuten.

I. Kreislaufregulation: In geringerem Ausmaß und reversibel ist unter der Einnahme von Ovulationshemmern ein Blutdruckanstieg beobachtet worden (möglicherweise zur Vermehrung des Angiotensinogens und des Aldosterons.) Immerhin ist deshalb Vorsicht bei Frauen mit latenter oder manifester Herzinsuffizienz geboten.

Onkologie und „die Pille"

Es gibt keinerlei Beweise (das gilt für die bisherigen Beobachtungsjahre), daß orale Ovulationshemmer kanzerogen sind. Pat. mit östrogen-abhängigem Brusttumor oder Karzinom des Endometriums sollten keine östrogenhaltigen Ovulationshemmer verordnet werden. Andererseits fördern Progestagene die Abstoßung des Endometriums zum Zeitpunkt der Periode und können so sogar einen antikarzinogenen Effekt ausüben. Pat. mit Uterus myomatosus sollten keine ständige Gestagen-Östrogen-Medikamente erhalten, weil die Tumoren sich nach 2–3 Monaten gewöhnlich vergrößern.

Sicherheit der Kontrazeptiva

Orale Kontrazeptiva sind bei weitem die sicherste Methode zur Konzeptionsverhütung (wenn man davon absieht, daß manche Frauen Einnahmefehler machen).

Die richtige Wahl des Ovulationshemmers

Bevor Ovulationshemmer verordnet werden, sollte 1. eine gründliche Kenntnis der Zusammensetzung von Ovulationshemmern vorhanden sein; 2. sollte der natürliche Hormonstatus und die Hormonbedürftigkeit sowie 3. das Alter und der Wunsch einer späteren Gravidität berücksichtigt werden.

Bei jungen Pat. (16–20 Jahre) kann die endokrine Reife hinter der sozialen Abgeklärtheit zurückliegen. Diese Mädchen haben oftmals anovulatorische, irreguläre Perioden.

Bei jungen und älteren Frauen (über 40 Jahre), die nicht östrogenempfindlich sind, ist eine orale Sequentialtherapie mit dominantem Östrogengehalt das beste. Die Pat. müssen vorher nach Übelkeit oder Erbrechen bei vorangegangenen Schwangerschaften, nach Ödemen, Gewichtszunahme, Akne etc. befragt werden.

Bei den meisten Pat. können Sequentialtabletten verordnet werden, da sie nur selten ein „spotting" zwischen der Menstruation auslösen. Darüber hinaus kann bei der Sequentialmedikation die Dauer der Blutung besser mit 6 als 5tägiger Gabe von Progesteron verkürzt werden. Auf alle Fälle ist bei Auftreten einer Oligomenorrhoe die Gabe von Ovulationshemmern kontraindiziert.

Bei Pat. mit Östrogenempfindlichkeit sollten kombinierte Pillen verordnet werden. Die Menge des Progesterons in der Pille hängt von der Dauer des Zyklus ab. Ein guter Index für die Menge Progesteron, die die Pat. braucht, ist die Dauer und die Menge der menstruellen Blutung. Wenn die Blutung stark und anhaltend ist, müssen stark wirksames Progesteron und kombinierte Ovulationshemmer in hoher Dosierung gegeben werden. Mit dieser Medikation wird eine Durchbruchblutung vermieden. Pat. mit kurzer Blutung sind am besten mit schwachem Progesteron zu behandeln.

Nebeneffekte sind praktisch nicht vermeidbar, hängen aber meistens davon ab, daß die verordneten Tabletten entweder zu viel oder zu wenig Östrogen oder Progesteron enthalten. In den meisten Fällen wird es aber ohne aufwendige biochemische oder zytologische Untersuchungen möglich sein, den geeignetsten Ovulationshemmer zu finden. Wenn die Pat. den ersten verordneten Ovulationshemmer nicht verträgt, sollte aufgrund der Analyse der Beschwerden und Nebenerscheinungen ein anderer Ovulationshemmer ausgewählt werden.

Die „Minipille" (Norethisteron-acetat, 0,2 mg tgl.) kann den meisten Frauen mit annähernd regelmäßigen, durchschnittlichen Perioden gegeben werden, weil Nebenwirkungen eigentlich nicht zu erwarten sind.

Kontraindikationen für orale Ovulationshemmer
Orale Ovulationshemmer sind kontraindiziert, wenn folgende Erkrankungen bestehen oder bestanden haben:

1. Lebererkrankungen
2. Diabetes mellitus
3. Nephritis
4. Genital- oder Brustkrebs
5. Thrombophlebitis
6. Große Myome
7. Erkrankungen des Kreislaufs
8. Starke Migräne
9. Gehäufte Schlaganfälle in der Familie

Interaktionen mit Ovulationshemmern
s. ANHANG

3. Zervikalkappe

Die alleinige Anwendung einer Zervikalkappe ist eine einfache und auch sichere Methode. Die Zervikalkappe kann bei Zysto-Rektozele und Descensus uteri nicht angewendet werden. Die Kosten sind gering.

4. Diaphragma und Gelee

Bei zervikalem Diaphragma ist eine Kombination mit spermatozidem Gelee oder Creme eine angenehme und noch sichere Methode. Auch hier sind die Kosten gering.

5. Schaum

Spermatozider Schaum, der aus einem Sprühbehälter über einen Applikator in die Vagina eingeführt wird, ist ein gutes Mittel zur Konzeptionsverhütung. Die Kosten sind nicht sehr hoch.

6. Kondom

Der Kondom aus Gummi für den Mann ist ein sicherer Schutz zur Verhütung einer Schwangerschaft, äquivalent zum Zervixdiaphragma oder Vaginalgelee. Außerdem ist er ein gutes Prophylaktikum gegen Ansteckung bei Geschlechtskrankheiten. Die Nachteile beim Koitus sind vielfältig, wie z. B. Herabsetzen des Empfindens, vorzeitiger Spermaerguß durch Reiben. Außerdem kann ein Kondom zerreißen und die Schutzfunktion unbemerkt verloren gehen.

Intrauterine Methoden zur Konzeptionsverhütung

(IUCD, intrauterine contraceptive device)

Plastik- oder Metallschlingen, Spiralen oder Ringe, die zur Schwangerschaftsverhütung in den Uterus eingebracht werden, sind genauso effektiv wie andere Verhütungsmittel, ausgenommen der Ovulationshemmer. Eine Befruchtung kann zwar stattfinden, jedoch ist die Nidation unmöglich, weil die Tubenmobilität so stark durch das IUCD angewachsen ist, daß das Endometrium für eine Implantation nicht vorbereitet ist. Das IUCD wird heute viel gebraucht. Es bietet einen reversiblen Schutz und die Kosten sind minimal; es erfordert keine persönlichen Maßnahmen, und der Kalender braucht nicht beachtet zu werden. Die gebräuchlichsten IUCD's sind die Lippes-Schleife, die Doppelschlinge und die große Margulies-Spirale (Gynekoil®). Im allgemeinen wird eine Instellation des IUCD's durch den Arzt 6 Wochen post partum oder direkt nach einer Menstrualperiode empfohlen. Die Entfernung (ebenfalls durch den Arzt) kann dann zu jeder Zeit erfolgen. Bei der Anbringung oder der Entfernung des IUCD (das gilt besonders bei Frauen, die noch nicht geboren haben) können Schwierigkeiten auftreten. Außerdem sind anfängliche Krämpfe oder auch eine spontane Ausstoßung des IUCD (hauptsächlich innerhalb der ersten 2–3 Monate) möglich.

Allgemeine chirurgische Maßnahmen in der Geburtshilfe und Gynäkologie

Dilatation und Kürettage

Die Kürettage ist eine instrumentale Exploration des Zervixkanals und des Uteruscavum mit Entfernung von Gewebe zu diagnostischen und therapeutischen Zwecken. Zur Kürettage ist eine Dilatation des Zervixkanals erforderlich, um mit Instrumenten bis hinter den inneren Muttermund vorzudringen. Die Kürettage ist der häufigste operative Eingriff in der Gynäkologie überhaupt. Im Gegensatz zur Aspirationskürettage erfordert die instrumentelle Kürettage immer eine Narkose. Durch Relaxation, die man mit der Anästhesie erreicht, ist es viel besser möglich, Informationen und Gewebe zu erhalten, als es durch das reine Aspirieren oder die Kurzbiopsie der Endometriumshöhle möglich ist. Eine Kürettage sollte nur dann durchgeführt werden, wenn eine intakte uterine Gravidität sicher ausgeschlossen ist. Beim septischen Abort steht die Kontrolle des Schocks im Vordergrund. Durch diese kann oftmals das Leben der Pat. gerettet werden. Eine Kürettage erfolgt nach einem fieberfreien Intervall von 3 Tagen.

Die Indikation für Dilatation und Kürettage
A. Kindheit: Kürettage fast nie indiziert.
B. Im jugendlichen und erwachsenen Alter:
1. Diagnostische Indikationen. Bei vermuteten Neoplasma der Zervix und des Uterus, anormale Uterusblutung, zur Bestätigung der Ovulation und zur Bestimmung des Reifegrades des Endometriums relativ zur Zykluszeit (Infertilitätsdiagnose).
2. Therapeutische Indikationen: Atypische Blutungen, Abortkürettage und Polypentfernung.
C. In der Menopause:
1. Diagnostische Indikationen: Blutung oder Ausfluß, die möglicherweise von einem Krebs herstammen, Polypen oder Infektionen.
2. Therapeutische Indikation: Drainage von Hämatometra oder Pyometra. Die Drainage muß zuerst erfolgen und die Kürettage erst dann durchgeführt werden, wenn die Infektion abgeklungen ist.

Ovarektomie

Das Ovar hat viele Funktionen. Es ist eine Lagerstätte für die primordialen Geschlechtszellen, die chromosomale Ausstattung für die Prokreation der Frau. Während des reproduktiven Alters ist es das Organ für die Produktion, Reifung und monatliche Abgabe des Eis. Die Ovarien produzieren Geschlechtshormone vom Steroidtyp. Östrogene werden von der Kindheit bis zum Alter von 65 Jahren produziert. Von der Pubertät bis zur Menopause ist die Ovulation von der Produktion von Progestagenen begleitet. Ebenfalls werden von der Reife bis in das Klimakterium hinein geringe Mengen von Androgenen produziert. Fast alle Östrogene haben spezifische Effekte auf fast alle Drüsen und Gewebe des Körpers.

Bei gutartigen Erkrankungen der Ovarien vor der Menopause ist eine Inspektion durch Laparoskopie oder sogar eine Keilexzision der Ovarien durch die Laparotomie notwendig, um schwerwiegende Abnormalitäten nicht zu übersehen. Wenn ein Ovar normal erscheint, sollte es nicht entfernt werden. Die Hormone der Ovarien „kuscheln" die Pat. in das Klimakterium hinein und helfen dazu, Arteriosklerose, Osteoporose und Vaginitis weitgehendst zu verhindern.

Eine Ovarektomie ist bei nicht entzündlichen Tumoren, die das ganze Ovarialgewebe verbrauchen, berechtigt. Als Krebsprophylaxe ist eine Ovarektomie während der funktionellen Jahre zu unterlassen. Bei unilateraler Ovarektomie wegen gutartigen Zystoms ist in 5–10% der Fälle eine Reoperation wegen Befall des anderen Ovars erforderlich. Die Möglichkeit, daß bei dem belassenen Ovar sich ein Krebs entwickelt, ist nicht größer als 6%. Nach Erreichung des 50. Lebensjahres ist die Wahrscheinlichkeit des Ovarialkrebses um 1%.

Die Indikation zur Ovarektomie

1. Ein persistierender, sich vergrößernder Ovarialtumor. Die Vergrößerung sollte mindestens bei 2 Untersuchungen festgestellt oder über eine Periode von 3 Monaten beobachtet werden.
2. Plötzlich akut auftretende und dann anhaltende Schmerzen im Adnexbereich, die mit Druckschmerzhaftigkeit und Vergrößerung des Ovars einhergehen — alles Anzeichen für einen stielgedrehten Ovarialtumor. Eine akute Adnexitis muß ausgeschlossen werden.
3. Nicht resezierbares Dermoid des Ovars, Endometriose oder sicherlich gutartiger Tumor.
4. Durch Entzündung oder Abszedierung zerstörtes Ovar.
5. Bei serösem Zystadenom, welches zahlreiche solide Anteile erhält. Hierbei müssen das andere Ovar und der Uterus entfernt werden, wenn ein Malignitätsverdacht besteht.
6. Beide Ovarien sollten bei Ovarialkarzinom oder bei Karzinom der Tuben entfernt werden.
7. Ein Ovar, das einen funktionellen Ovarialtumor, der größer als 3–4 cm ist, enthält, sollte ebenfalls entfernt werden.
8. Zur Krebsprophylaxe sollten beide Ovarien dann entfernt werden, wenn bei Frauen in der Menopause eine Hysterektomie vorgenommen wird.
9. Bei Rezidiv eines Mammakarzinoms ist die beiderseitige Ovarektomie indiziert.

Hysterektomie

Die menstruale und kreative Funktion des Uterus hat eine große psychologische Bedeutung für die Frauen, und der Arzt sollte immer den Versuch machen, den Uterus bei Frauen in der Prämenopause zu erhalten. Es gibt selbstverständlich absolute Indikationen für die Hysterektomie, wie z. B. Uterussarkom oder die absolut unkontrollierbare Blutung. Es ist darauf zu achten, daß bei Frauen, die aus psychologischen Gründen eine Menstruation brauchen, die Hysterektomie vermieden wird. Auch muß der Uterus dann erhalten bleiben, wenn er als Lagerstätte für Radium zur Behandlung von Beckenkrebs benutzt wird.

Indikationen für die Hysterektomie

1. Gynäkologische Indikationen: Chronische, rezidivierende Adnexentzündungen im entzündungsfreien Intervall. Extensive Endometriose, die auf Hormone nicht anspricht. Nach Uterusperforation bei Kürettage, wenn eine intraperitoneale oder retroperitoneale Blutung, ein Hämatoperitoneum oder eine Verletzung des Beckenbodens bestehen. Bei Uterusprolaps, bei starker Uterusblutung, die durch Kürettage oder Hormontherapie nicht beherrscht werden kann. Bei Uterus myomatosus mit Beschwerden.

Wenn eine Adnexektomie beiderseits erforderlich ist, dann sollte auch eine Hysterektomie eingeschlossen werden, es sei denn, der Uterus wird noch als Lagerstätte für Radium bei einer Krebstherapie benötigt.

2. Neoplastische Erkrankungen: Beidseitiges seröses Zystadenom der Adnexe, Sarkom oder Karzinom des Uterus, hämorrhagisches Chorioepitheliom, Stadium I von Zervixkrebs.

3. Geburtshilfliche Indikationen: Rupturierte, interstitielle Schwangerschaft, Placenta accreta, Sterilisation, bei septischem Schock durch Clostridia (zuerst muß der Schock beherrscht werden).

4. Medizinische Indikationen: Wenn durch fixierten Hochdruck eine abnormale Uterusblutung, „Uterusapoplexie", eintritt, bei Hypermenorrhoe durch Pseudohämophilie.

Arten der Hysterektomie

A. Subtotale Hysterektomie: Subtotale (inkomplette) Hysterektomie ist selten gerechtfertigt, da die Zervix als potentieller Ort für eine neue Erkrankung übrigbleibt.

B. Totale Hysterektomie:

1. Abdominale Hysterektomie ist bei entzündlichen Erkrankungen vorzuziehen, bei großen oder multiplen Uterustumoren, bei Adnexneoplasmen, bei geburtshilflichen Komplikationen, zu größeren Explorationen oder Probeexzisionen oder immer dann, wenn durch einen vorangegangenen chirurgischen Eingriff der Uterus fixiert ist oder Narben vorliegen.
2. Die vaginale Hysterektomie wird im allgemeinen zur Entfernung eines prolabierten Uterus vorgezogen. Vor allem immer dann, wenn eine Schwäche des Beckenbodens oder Zysto- und Rektozelen vorliegen, die ebenfalls einer Korrektur bedürfen.

C. Ausgedehnte Hysterektomie: (Wertheim-Meigs, Schauta, Okabiachi) wird nur zur Ausschaltung von invasivem Krebs durchgeführt und sollte nur in spezialisierten Kliniken vorgenommen werden.

Geburtshilfe

Diagnose und Differentialdiagnose der Schwangerschaft

In den ersten 4–6 Wochen einer Gravidität (6–8 Wochen nach der letzten Regel) ist es in einem Drittel der Fälle schwierig, eine definitive Diagnose im Sinne einer Bestätigung oder eines Ausschlusses einer vorliegenden intakten Schwangerschaft zu stellen. Bei unklarem Befund wird erst eine wiederholte Untersuchung in 1–2 Wochen zu einer klaren Diagnose führen (vgl. auch Tabellen 12-7, 12-8 und 12-9).

Es wird zwischen subjektiven (unsicheren) und objektiven (sicheren) Zeichen einer Gravidität unterschieden.

Subjektive Zeichen

a) Von der Pat. angegebene *Symptome:* Amenorrhoe, Übelkeit und Erbrechen (3. Trimenon), Spannungsgefühl in der Brust, häufiges Wasserlassen, Obstipation, Gewichtszunahme, Zunahme des Bauchumfanges, Hautpigmentierung sowie Epulis (Angabe über letzte Kohabitation)

b) Bei der Untersuchung erhobene *Befunde:* Livide Verfärbung der Vagina und der zervikalen Portio, Auflockerung der Cervix uteri, des zervikouterinen Gewebes, des Corpus uteri, eine Vergrößerung des Uterus, die Gefäßzeichnung der Brust und Abgang von Kolostrum.

Objektive Zeichen

Fetale Herzaktion (Auskultationsmethode, Ultraschallmethode und fetales EKG), Kindsbewegungen, Skelett-Teile auf einer Rö.-Aufnahme oder im Ultraschallschnittbildverfahren, Fortdauer einer Hyperthermie bei regelmäßig geführter Basal-temperaturkurve (Verlängerung der Sektretionsphase bzw. der Progesteronphase über den 15.–16. Tag).

Positive *Schwangerschaftsteste,* Nachweis von Choriongonadotropin im Urin (vgl. Tabelle 12-7 und Tabelle 12-8) objektivieren den bei der Untersuchung erhobenen Befund. Ein negativer Test jedoch schließt eine Gravidität in den ersten Tagen nicht aus, da eine Synthese von Gonadotropin durch das Chorion erst nach der Nidation in ausreichender Menge erfolgt.

Beschwerden, die während der Gravidität auftreten

Rückenschmerzen

Häufig klagen gravide Frauen über Rückenschmerzen im Bereich der LWS. Die Schmerzen sind von unterschiedlicher Intensität und meist bedingt durch eine Fehlhaltung (besonders im letzten Trimenon). Zur Prophylaxe und Therapie sind folgende Maßnahmen zu empfehlen:
1. Korrektur von Haltungsfehlern
2. Tägliche Übungen zur Kräftigung der Rücken-, Bauch-, Beckenboden- und Atemmuskulatur
3. Gutsitzende Schuhe mit Blockabsatz von mittlerer Höhe
4. Im Bett eine feste, möglichst einteilige Matratze
5. Lokale Wärme, leichte Massage der Rückenmuskulatur
6. Von einem Schwangerschaftsgürtel ist abzuraten (Ausnahme: eine extreme Lordose oder Kyphose oder nach Geburt vieler Kinder)
7. Leichte Analgetika oder Relaxantien sollten nur sparsam verordnet werden
8. Bei stärkeren Beschwerden sollte eine Abklärung durch den Orthopäden erfolgen. Bandscheibenschädigungen müssen ausgeschlossen werden.

Tabelle 12-7. Tierinokulationsteste für das Vorliegen einer Schwangerschaft

Name	Versuchstier	Durchführung	Zeit	Schwanger-schaft angezeigt durch	Bemerkungen
Aschheim-Zondek	5 Mäuse (3 Wochen alt)	0,4 ml vom Morgenurin d. Pat. (gesäuert) wird 6 × über 2 Tage injiziert	96 Std.	Ovulation (Corpus luteum)	Etwas teuer. Es wird eine Mäusezucht gebraucht u. mehrere Injekt. müssen durchgef. werden
Friedmann-Hoffmann	Kaninchen (10–12 Wo. alt)	2,5 ml von Pat.-Serum werden in die Ohrvene d. Kaninchens inj.	24 Std	Ovulation (Corpus luteum)	Mäßige Kosten. Relativ einf., aber falsch pos. Aussagen sind nicht selten
Galli-Mainini	2 männliche Erdkröten	Injektion i. den dorsalen Lymphsack d. Kröten	2–6 Std	Spermiogenese, Ejakulat i. d. Kloake d. Tiere	Nur noch historischen Wert

Tabelle 12-8. Immunologische Tests zur Diagnose der Schwangerschaft[a]

Name	Durchführung	Interpretation und Bemerkungen
Hämagglutinations-Hemmungstest (Pregnosticon®)	Rote Blutkörperchen, die sensibilisiert sind gegen das menschliche Choriongonadotropin (HCG) + Urin (HCG) + Anti-HCG-Serum 1/10 ml gefilterten Urin Empfindlichkeitstest 1000 E HCG	Immundiagnostische Tests beruhen auf folgendem Prinzip: 1. HCG wird einem Kaninchen injiziert und dieses entwickelt Anti-HCG im Serum. 2. Rote Blutkörperchen vom Schaf werden gegerbt, formalinisiert und gegen HCG sensibilisiert. 3. Wenn Antikörper an rote Blutzellen gebunden oder angelagert werden, tritt eine Hämagglutination auf, aber das Hinzufügen von Urin Schwangerer blockiert die Reaktion zwischen dem Antikörper und dem roten Blutkörperchen. Aus diesem Grund zeigt das Zusammenklumpen (Ausbilden eines Ringes am Boden des Teströhrchens) an, daß die Pat. nicht schwanger ist. Tritt kein Zusammenklumpen auf, so ist die Pat. schwanger. Zeit: 2 Std — Sicherheit 98%
Agglutinations-Hemmungstest (Gravindex®)	Anti-HCG-Serum + Urin (HCG) + HCG-Antigen (Latexpartikelchen). Eine Aussage ist in 3 min möglich	Funktioniert ähnlich wie der oben erwähnte Test, jedoch treten Latexpartikelchen (2 μ) mit absorbiertem HCG an die Stelle von roten Blutkörperchen

[a] Die Sicherheit ist befriedigend, die Zuverlässigkeit wird vom 40. Tag nach dem 1. Tag der L. R. immer größer (nicht vor dem 20. Tag)

Tabelle 12-9. Klinische Schwangerschaftsteste

Name	Durchführung	Interpretation und Bemerkungen
Östrogen-Progesteron (Duogynon®[a])	Progesteron 20 mg und Östradiolbenzoat 2 mg i.m.	Wenn innerhalb von 10 Tagen nach Verabreichung von Östrogen-Progesteron oder 7 Tage nach Verabreichung von Progesteron, Noretindron oder Noretynodrel keine Blutung auftritt und wenn andere Ursachen für eine Amenorrhoe ausgeschlossen werden, dann ist eine Schwangerschaft sehr wahrscheinlich. *Beachte:* Wenn allerdings eine Blutung auftritt, dann ist der Test negativ und eine Schwangerschaft liegt nicht vor.
Methylöstrenolon 5 mg Methylöstradiol 0,3 mg (Gynäkosid®[a])	An den zwei aufeinanderfolgenden Tagen je ein Dragee	
Gestafortin 4 mg Äthinylöstradiol 0,04 mg (Amenyl®[a])	An zwei aufeinanderfolgenden Tagen je ein Dragee	

[a] Herstellung und Vertrieb derzeit eingestellt

Kreislaufstörungen

Die Instabilität des Gefäßsystems zusammen mit einer haltungsbedingten Hypotension können eine vorübergehende zerebrale Hypoxie (mit Synkope oder Ohnmacht) und ein Versacken des Blutes in die unteren Extremitäten und im Splanchnikusbereich bedingen. Dies ist hauptsächlich nach längerem Sitzen oder Stehen in warmen Räumen zu beobachten. Auch durch Hypoglykämie vor oder zwischen den Mahlzeiten tritt während der Schwangerschaft gehäuft ein Schwächegefühl auf.

Die Patientinnen sollten darauf aufmerksam gemacht werden, daß sie lieber mehrere kleine Mahlzeiten als wenige größere Mahlzeiten zu sich nehmen sollten. Stimulantien wie Kaffee oder Tee oder auch periphere Kreislaufmittel können zur Beseitigung der Hypotonie notwendig sein. Bei Hypoglykämie ist Nahrungsaufnahme notwendig.

Störungen beim Wasserlassen

Häufiges Wasserlassen und auch Streßinkontinenz treten speziell in der fortgeschrittenen Schwangerschaft auf. Sie kommen dadurch zustande, daß die Kapazität der Blase reduziert ist und ein Druck des Uterus auf die Blase besteht. In jedem Fall muß eine Erkrankung der Blase — speziell eine Infektion — ausgeschlossen werden. Wenn der Harndrang sehr belästigend ist, dann sollten zumindest Tee,

Kaffee und Gewürze und auch Alkohol vermieden werden. Blasensedativa können verordnet werden.

Sodbrennen

Sodbrennen wird meist durch Regurgitation von Mageninhalt in den Ösophagus ausgelöst. In der späten Schwangerschaft kann dies durch eine Verdrängung des Magens und des Duodenums sowie den Hochstand des Fundus uteri verschlimmert werden.

Ungefähr 15% aller schwangeren Pat., die an starkem Sodbrennen während der letzten Schwangerschaftsmonate leiden, haben diese Beschwerden von einer Hiatushernie im Diaphragma. Diese entwickelt sich durch Zug am Zwerchfell und Erweiterung der unteren Rippen nach dem 7. und 8. Schwangerschaftsmonat. Die Hernie wird nach dem Partus spontan verkleinert. Die Behandlung ist symptomatisch und nicht chirurgisch.

A. Prostigmin®: 15 mg tgl. 3 × oral zur Stimulierung der gastrointestinalen Sekretion und Motilität.

B. Säuernde Substanzen: Glutaminsäurehydrochlorid, 0,3 mg 3 × tgl. vor den Mahlzeiten. Auf alle Fälle sollten während der frühen Schwangerschaft Säureblocker vermieden werden, da die Magensäure zu diesem Zeitpunkt immer niedrig ist. In der späten Schwangerschaft können Antazida, die Aluminiumhydroxidgel enthalten, gegeben werden. Die Irritation des Magens wird dadurch günstig beeinflußt.

Motilitätsstörungen

Darmträgheit wird hauptsächlich durch Verminderung der Motilität der glatten Muskulatur, durch das vermehrte Vorhandensein der Steroid-Geschlechtshormone sowie durch Verlagerung der Eingeweide bei Vergrößerung des Uterus hervorgerufen. Hämorrhoiden, Divertikulose und Divertikulitis werden durch Mortilitätsstörung des Darmes begünstigt.

A. Allgemeine Maßnahmen: Die Patientin sollte den Versuch machen, täglich zur gleichen Zeit den Darm zu entleeren. Schlackenreiche Kost einschließlich grober Nahrung (es sei denn, diese ist wegen gastrointestinaler Beschwerden kontraindiziert) aus laxierenden Nahrungsmitteln (wie Feigen, Datteln und Äpfeln) und ausreichende Flüssigkeitszufuhr sind zu empfehlen. Ebenso Bewegungen, Spazierengehen und Schwimmen.

B. Medikamentöse Behandlung:
1. Um den Stuhl aufzuweichen, sollten Laxantien und Erweichungsmittel gegeben werden, die weder im Darm absorbiert werden, noch diesen irritieren.
2. In hartnäckigen Fällen sollten Laxantien verordnet werden, einschließlich Cascara und Phenolphthalein.
3. Stärkere Abführmittel sollten vermieden werden, da durch sie Wehen erzeugt werden können. Eben-

so sollten keine Mineralöle verschrieben werden, da durch sie, wenn sie in höherer Dosierung verabreicht werden, die Absorption von fettlöslichen Vitaminen verhindert wird.

Hämorrhoiden

Drücken bei hartem Stuhlgang und das Pressen während der Austreibungsperiode führen besonders bei Frauen, die zu Varikosis neigen, oft zu Hämorrhoiden. Aus diesem Grunde ist es notwendig, prophylaktische Maßnahmen zur Vermeidung einer Obstipation durchzuführen und der Pat. das Pressen während der Austreibungsperiode zu ersparen.

A. Medizinische Maßnahmen: Wenn möglich, sollten die Hämorrhoiden reponiert werden. Warme (auch kalte) Sitzbäder und Kompressen wirken lindernd. Cortisonhaltige Salben oder andere adstringierende, anästhetische Emulsionen und Suppositorien bringen symptomatische Erleichterung.

B. Chirurgische Maßnahmen: Frisch thrombosierte, schmerzhafte Hämorrhoidenknoten können unter örtlicher Betäubung indiziert und ausgeräumt werden. Nach der Operation müssen Sitzbäder, Salben und Zäpfchen sowie milde Laxantien verordnet werden.

Eine Injektionstherapie, die zur Obliteration der Hämorrhoiden während der Schwangerschaft führen soll, ist kontraindiziert. Durch eine solche Behandlung können Infektionen und ausgedehnte Thrombosen der Beckenvenen entstehen.

Brustschmerzen

Während der Schwangerschaft bewirken Östrogene eine Proliferation der Milchdrüsengänge, und durch Progesteron werden die Drüsenalveolen vermehrt. Dadurch kommt es zu einem Spannungsgefühl in den Brüsten. Durch gutsitzende Büstenhalter können die Beschwerden in den meisten Fällen erträglich werden.

Kopfschmerzen

Während des ersten und dritten Schwangerschaftstrimenons gehören Kopfschmerzen zu den störendsten Beschwerden der Schwangerschaft. Meistens ist eine ausgeprägte emotionale Spannung die Ursache. Sorge, Unsicherheit und andere psychische Ursachen stehen im Vordergrund, wenn die Kopfschmerzen migräneartig verlaufen. Durch den hormonalen Stimulus entsteht eine Gefäßerweiterung im Bereich der nasalen Luftwege. Die daraus resultierende Verstopfung der Nase kann zu Nasenbluten, zu Sinusitis und auch zu Kopfschmerzen führen. Durch eine Untersuchung des Nasen-, Rachenraumes können Anormalitäten ausgeschlossen werden.

Schwere, ständig anhaltende Kopfschmerzen im letzten Drittel müssen zunächst als Symptom einer Schwangerschaftsgestose angesehen werden.

Es ist von ausschlaggebender Bedeutung, daß die Beschwerden, die die Pat. hat, mit ihr diskutiert werden und immer wieder versucht wird, ihr die Furcht vor der Geburt zu nehmen. Es muß ihr geholfen werden, ihre psychologischen Probleme zu lösen.

Eine augenärztliche Untersuchung sollte durchgeführt werden, um festzustellen, ob eine Korrektur der Sehschärfe vorgenommen werden muß. Auch sollte besonders in der Schwangerschaft darauf geachtet werden, daß das Lesen oder irgendwelche Feinarbeit bei entsprechend günstiger Beleuchtung ausgeführt wird.

Wenn nötig, müssen zumindest zeitweise Analgetika, Tranquilizer und Sedativa gegeben werden. Ihr Gebrauch sollte jedoch weitgehendst eingeschränkt werden.

Knöchelödeme

Bei ⅔ der Frauen entwickeln sich im letzten Schwangerschaftstrimenon Ödeme der unteren Extremitäten, die nicht im Zusammenhang mit einer Schwangerschaftsgestose stehen. Die Ödeme kommen einerseits durch die Natrium-Wasserretention, die durch die ovarielle und plazentare und adrenale Steroid-Hormon-Produktion ausgelöst wird, und andererseits durch den steigenden venösen Druck in den unteren Extremitäten zustande. Durch zu langes Sitzen oder auch durch elastische Bänder und Strumpfgürtel entsteht eine venöse Stase, die zu Varikosis führt.

Die Behandlung ist praktisch nur präventiv und symptomatisch, da die Veränderung des Hormonspiegels nicht beseitigt werden kann. Die Pat. sollte ihre Beine häufig hochlegen und auch in einer Trendelenburgschen Position schlafen. Strumpfbänder oder Kleidungsstücke, die den venösen Rückstrom behindern, sollten nicht getragen werden. Die Salzzufuhr sollte eingeschränkt und zur Erhöhung des Gewebsdrucks sollten Stützstrümpfe getragen werden.

Krampfadern

Varizen treten meist bei Mehrgebärenden auf und können schwere Komplikationen verursachen. Meist sind der Grund für das Auftreten von Varizen eine Gefäßwandschwäche und eine venöse Stase in den Beinen durch die in der Schwangerschaft veränderte Hämodynamik.

Durch zu geringe Bewegungsaktivität wird die „Muskelpumpe" nicht genügend eingesetzt. Schließlich ist die Fettleibigkeit ein wesentlicher Faktor, da die Fetteinlagerung eine vermehrte Zirkulation erfordert.

Schwere Venenentzündungen und Thrombosen komplizieren oft das Wochenbett, sind aber während der Schwangerschaft selten. Ebenso tritt eine Lungenembolie nur selten auf. Die Venen der Vulva, der Vagina und sogar die Inguinalvenen können während der Schwangerschaft erheblich vergrößert sein und Beschwerden verursachen. Eine Vorlage, eingewickelt in Plastikmaterial und durch einen Gürtel oder eine T-Binde leicht an die Vulva gepreßt, kann u.U. sehr viel Erleichterung bringen. Während der Geburt kann es durch Zerreißen von Venen in der Scheide oder an der Vulva zu Blutungen kommen.

Bei akuter Thrombophlebitis kann eine Therapie mit Antikoagulantien (Liquemin®) notwendig werden. In jedem Fall sollte Heparin gegenüber Marcumar® bevorzugt werden, da Heparin den Feten nicht schädigt und leichter dosiert werden kann. Außerdem wird Liquemin® nicht mit der Milch ausgeschieden. Antikoagulantien, die entweder vor oder während der Wehen gegeben werden, verursachen trotz verlängerter Gerinnungszeit keine verstärkte Uterusblutung, wenn die mechanische Kompression der Gefäße im Myometrium ausreichend ist. Zervikale, vaginale oder perianale Verletzungen bluten bei Pat., die mit Antikoagulantien behandelt wurden, natürlich stärker. Eine Verödungstherapie der Venen ist während der Schwangerschaft unbedingt zu vermeiden.

Ein chirurgischer Eingriff an Gefäßen kann während der ersten ⅔ der Schwangerschaft vorgenommen werden. Venenstripping ist jedoch am besten nach Beendigung des Wochenbetts vorzunehmen. In anderer Hinsicht ist die Behandlung natürlich die gleiche wie bei nichtschwangeren Frauen (vgl. Kapitel 8).

Wadenkrämpfe

In den Waden, der Hüfte oder auch in der Gefäßmuskulatur kann plötzlich während des Schlafes oder beim Liegen ein Muskelkrampf auftreten. Aus noch ungeklärten Gründen sind solche Krämpfe in den letzten Monaten der Schwangerschaft selten. Ausgelöst werden sie durch eine plötzliche Verkürzung der Beinmuskeln, durch einen „Stretcheffekt". Es wird angenommen, daß die Krämpfe von einer Erniedrigung des Serum-Kalziumsspiegels (diffusibles Ca) oder von einer Erhöhung des Serum-Phosphorspiegels — oder von beiden — herrühren. Die eigentliche Ursache ist unbekannt.

A. Sofortmaßnahmen: Der kontrahierte schmerzhafte Muskel sollte massiert werden. Durch eine passive Antiflexion des Fußes kann die Wadenmuskulatur gedehnt werden. Lokale Wärmetherapie ist günstig.

B. Präventive und definitive Behandlung: Die Phosporzufuhr mit der Nahrung sollte zeitweise eingeschränkt werden, dadurch daß nur einmal täglich Fleisch und nur einmal täglich ein Glas Milch genommen wird.

Außerdem sollte eine Medikation von Dicalciumphosphat oder anderen Medikamenten, die einen hohen Phosphoranteil besitzen, sofort eingestellt werden.

2. Ein hoher Phosphorgehalt kann durch Absorption mit Aluminiumhydroxid in Tabletten- oder Pulverform zu jeder Mahlzeit behoben werden.

3. Die Kalziumzufuhr sollte durch Gaben von Calciumlactat erhöht werden. 0,6 mg tgl. 3× vr den Mahlzeiten ist eine ausreichende Dosierung, jedoch kann es auch erforderlich sein, daß höhere Kalziumdosen verordnet werden müssen, wenn die Kalziumabsorption im Intestinaltrakt gestört ist.

4. Beim Spazierengehen sollten die Zehen nach vorne gerichtet werden, aber die Führung des Ganges mit den Fersen erfolgen.

Bauchschmerzen

Während der Schwangerschaft können folgende Veränderungen im Bauchraum Schmerzen verursachen:

A. Druck, ausgelöst durch das zunehmende Gewicht des Uterus, der an den Beckenbändern zieht oder gegen die Bauchwand drückt. Es kann dabei ein Schweregefühl des Beckens und das Gefühl des nach unten Sackens der Bauchorgane entstehen. Häufiges Ausruhen in seitlicher und abgewinkelter Lage ist zu empfehlen.

B. Zug am Ligamentum rotundum: Schmerzen entlang der Ligamenta rotunda (meist links) während der letzten Schwangerschaftsmonate, kommen von einem Zug des Uterus an diesen Bändern. Lokale Wärmetherapie oder auch Maßnahmen, wie sie bei den Druckschmerzen durchgeführt werden, sind oft erfolgreich.

C. Flatulenz, Blähungen und Darmkrämpfe: Reichhaltige Mahlzeiten, Fett, gasbildende Lebensmittel und scharfe Getränke werden von den schwangeren Frauen oftmals schlecht vertragen. Durch Verlagerung und Kompression der Därme infolge der Uterusvergrößerung sowie durch Hypotonie im Intestinalbereich werden gastrointestinale Beschwerden hervorgerufen. Es genügt im allgemeinen, die Diät der Pat. zu überwachen und anzuraten, die Mahlzeiten in kleinen Portionen einzunehmen. Die Pat. müssen darauf hingewiesen werden, daß sie ihren Darm zur Regelmäßigkeit „erziehen" müssen. Wenn es notwendig ist, können milde Laxantien verordnet werden. Außerdem sollten gymnastische Übungen durchgeführt werden.

D. Uteruskontraktionen: Schwangerschaftswehen (Braxton-Hicks-Kontraktion) können während der ganzen Schwangerschaft nachweisbar sein. Sie sind völlig unregelmäßig und meist schmerzlos. Beim Auftreten stärkerer Uteruskontraktionen muß natürlich immer an einen vorzeitigen Wehenbeginn gedacht werden.

Sedative und Tranquilizer können zur Beruhigung der Schwangeren verordnet werden, jedoch werden durch sie die Wehen nicht beeinflußt. Bei vorzeitigem Wehenbeginn sollte vor der 36. Schwangerschaftswoche immer eine Wehenhemmung mit β-Sympathikomimetika (z. B. Dilatol®, Duvadilan®) und Kalziumantagonisten (Isoptin®) versucht werden. Dazu ist eine klinische Überwachung notwendig. Als neuere Tokolytika werden mit Erfolg Fenoterol (Partusisten®) sowie Ritodrin (Pre-par®) angewandt.

E. Intraabdominale Erkrankungen: Schmerzen, die von einer Schwellung oder Entzündung im Gastrointestinaltrakt, im Nierensystem oder im Gefäßsystem herrühren, müssen differentialdiagnostisch abgeklärt und spezifisch behandelt werden.

F. Uterus- und Adnexerkrankungen: Eine pathologische Schwangerschaft und eine Erkrankung an Tuben oder Ovarien sollten abgeklärt und gezielt behandelt werden.

Schwangerschaftserbrechen

(Emesis gravidarum und Hyperemesis gravidarum)

Diagnostische Merkmale

- Übelkeit oder Erbrechen am Morgen oder während des ganzen Tages, hauptsächlich während oder nach den Mahlzeiten
- Beginnt bald nach der ersten ausgebliebenen Periode und endet ungefähr im 4. oder 5. Monat der Schwangerschaft
- Es entwickelt sich ein Wasserverlust, Gewichtsverlust, eine Apathie und Stoffwechselstörung

Allgemeine Betrachtungen

Ungefähr ¾ aller Schwangeren, meistens Erstgebärende, leiden an Übelkeit und Erbrechen („morning sickness"). Anhaltendes Erbrechen während der Schwangerschaft wird als Hyperemesis gravidarum bezeichnet. Ungefähr eine von 200 Schwangeren entwickelt eine Hyperemesis gravidarum und muß deshalb stationär behandelt werden. Wenn eine Hyperemesis gravidarum nicht unter Kontrolle gebracht werden kann, können schwere Komplikationen eintreten.

Die Ätiologie des Erbrechens während der Schwangerschaft ist nicht bekannt, obwohl verschiedene physiologische Mechanismen bereits dafür verantwortlich gemacht worden sind. Psychogene Faktoren spielen in den meisten Fällen sicher eine dominierende Rolle.

Klinische Befunde

A. Symptome: Die Symptome beginnen meistens 4–5 Wochen nach der Konzeption und dauern bis zur 14. oder 16. Woche. Die Symptome sind meist am Morgen nach dem Aufstehen am stärksten ausgeprägt. Klinisch entstehen bei einer Hyperemesis

Tabelle 12-10. Teratogene und fetotoxische Arzneimittel

Medikation bei der Mutter	Erscheinungen beim Feten und Neugeborenen
Bekannte teratogene Substanzen Antineoplastische Substanzen Antimetabiliten (Amethopterin, Fluorouracil, DON, 6-Azauridin etc.) Alkylierende Substanzen (Cyclophosphamid etc.) Antibiotika (Amphotericin B, Mitomycin etc.)	Häufige Anomalien, Aborte, Mißbildungen
Geschlechtshormone (Androgene, Progesteron, Östrogene)	Vermännlichung, frühzeitige Alterung d. Knochengerüstes, Absterben d. Feten oder Fokomelie, Taubheit, kardiovaskuläre, gastrointestinale oder urogenitale Anomalien
Thalidomid	Tod des Feten oder Phokomelie; Taubheit; Anomalien des kardiovaskulären, gastrointestinalen oder urogenitalen Systems
Organisches Quecksilber	Zerebralparese
Substanzen mit möglicher teratogener Wirkung Antihistaminika	Anomalien
Schilddrüsenmedikamente (Thioureas, Kaliumjodid)	geistige Retardierung, Kropf
Kortikosteroide	Gaumenspalte, Hasenscharte
Insulin (Schock oder Hypoglykämie)	Anomalien
LSD	„Frakturierte Chromosomen" (Anomalien)
Sulfonylharnstoff-Derivate	Anomalien
Vitamin D	Kardiopathien
Fetotoxische Arzneimittel Analgetika, Narkotika, Heroin, Morphin, Salizylpräparate (in hoher Dosierung)	Tod des Neugeborenen oder Krämpfe, Tremor Blutungen beim Neugeborenen

Kardiovaskuläre Arzneimittel
   Ammoniumchlorid
   Hexamethonium
   Reserpin
 Antikoagulantien vom Cumarintyp
	
	 Azidose
	 Ileus bei Neugeborenen
	 Nasale Verstopfung, Schläfrigkeit, fetaler
	 Tod oder Blutung

Poliomyelitisimmunisierung (Sabin)	Tod oder neurol. Schäden

Sedativa, Hypnotika, Tranquilizer
   Meprobamat
   Phenobarbital (in hoher Dosierung)
   Phenothiazine
	
	 Retardiertes Wachstum
	 Blutungen beim Neugeborenen
	 Hyperbilirubinämie

Windpocken	Tod oder fetale Vakzina
Tetrazykline	Verfärbung und Anormalitäten der Zähne
Thiazide	Thrombozytopenie
Tabak-Rauchen	zu kleine und zu leichte Kinder
Vitamin K (in hoher Dosierung)	Hyperbilirubinämie

gravidarum, die über längere Zeit unbehandelt bleibt, eine Dehydrierung, Gewichtsverlust, Salzmangelsyndrom, Avitaminose und Ikterus.

B. Laborbefunde: Starkes Erbrechen verursacht eine Hämokonzentration. Es entsteht eine Ketonämie mit Acetonurie, eine hypochlorämische Alkalose. Der Natriumverlust ist gering, während der durch das Erbrechen entstehende Kaliumverlust lange Zeit zellulär ausgeglichen werden kann. Die Serumproteine werden erniedrigt.

C. Ophthalmoskopische Untersuchung: Retinale Blutung und eine retinale Ablösung sind möglich.

Differentialdiagnose

Übelkeit und Erbrechen während der Schwangerschaft können ebenso Folge von Infektionskrankheiten, Vergiftungen, neoplastischen Erkrankungen, Hyperthyreose, Magenerkrankungen, Gallenblasenerkrankungen, Ileus, Hiatushernie, Diabetes, Urämie oder einer Blasenmole sein.

Komplikationen

Die schwerste Komplikation der Hyperemesis gravidarum sind die durch toxische Hepatitis entstehende Gelbsucht sowie intraokulare Blutungen und retinale Ablösungen, die permanente Blindheit zur Folge haben können.

Behandlung

A. Mäßige Übelkeit und Erbrechen während der Schwangerschaft (Emesis gravidarum): In vielen Fällen reichen sedierende und diätetische Maßnahmen. Im allgemeinen sollten trockene Nahrungsmittel in kurzen Intervallen eingenommen, Fett, stark riechende Nahrungsmittel sowie stark gewürzte Gerichte gemieden werden.

Sedativa und Antiemetika und Vitamin B-Präparate können verordnet werden. Auch Antihistaminika sind wegen ihres sedierenden Effektes nützlich. Zum Stimmungsausgleich können Tranquilizer verordnet werden.

Beachte: Die Möglichkeit einer teratogenen Wirkung vieler Drogen einschließlich einiger Antiemetika sollte nicht übersehen werden (vgl. Tabelle 12-10). Im allgemeinen ist es das beste, nur dann eine medikamentöse Behandlung einzuleiten, wenn diese dringend erforderlich ist. Es sollten alle neuen und erst im Experimentalstadium stehenden Arzneimittel sowie alle Drogen, von denen auch nur vermutet werden kann, daß sie potentiell teratogen wirken, vermieden werden. Außerdem sollte jeweils die niedrigste Dosierung gewählt werden, mit der eben noch ein Behandlungserfolg erzielt werden kann.

B. Hyperemesis gravidarum: Die Pat. muß stationär aufgenommen, sediert und isoliert werden. Therapie muß zur Beseitigung der Dehydratation, des Salz- und auch des Kalorienverlustes vorgenommen werden. Die Serumelektrolyte müssen durch Elektrolytlösungen ausgeglichen werden. Pro die sollten mindestens 9 g NaCl und 6 g KCl zugeführt werden. Außer Elektrolytlösungen werden 10%ige Glukose- oder Lävuloselösungen mit Vitamin B_1, Vitamin B_6 und Vitamin C infundiert. Die Gabe von Triflupromazin (Psyquil®) hat sich sehr bewährt. Die zugeführte Flüssigkeitsmenge sollte mindestens 3000 ml/die betragen.

Prognose

Erbrechen während der Schwangerschaft ist durch die Schwangerschaft selbst begrenzt, und die Prognose ist daher sehr günstig. Eine therapieresistente Hyperemesis gravidarum kann aber eine echte Gefahr für Mutter und Fet darstellen. In seltenen, sehr schweren Fällen kann die Notwendigkeit eines therapeutischen Aborts gegeben sein.

Ektopische Schwangerschaft

Diagnostische Merkmale

- Blutungen sechs bis acht Wochen nach der letzten Menstruationsblutung. Krampfartige Schmerzen im Unterbauch
- Druckschmerzhafter, palpabler Tumor im Adnexbereich
- Immunologische Schwangerschaftsteste sind positiv

Allgemeine Betrachtungen

Jede Schwangerschaft, die von einer Implantation des befruchteten Eies außerhalb der Uterushöhle entsteht, wird als ektopisch bezeichnet. Eine ektopische Implantation erfolgt ungefähr bei einer von 200 Schwangerschaften. Ungefähr 98% der ektopischen Schwangerschaften entwickeln sich in der Tube. Andere Orte, an denen eine ektopische Implantation stattfinden kann, sind der Unterbauch, die Ovarien und die Zervix. Peritonitis, Salpingitis, chirurgische Eingriffe im Abdomen sowie Beckentumoren können für eine anormale Implantation einer Schwangerschaft prädisponieren. Kombinierte extra- und intrauterine Schwangerschaft ist möglich. Nachfolgend soll nur die ektopische Schwangerschaft, die sich in der Tube entwickelt, behandelt werden.

Klinische Befunde

A. Symptome: Die Hauptsymptome für eine Tubargravidität sind 1. Amenorrhoe oder gestörte zyklische Blutungen; 2. eine uterine Blutung; 3. Schmerzen im Unterbauch; 4. schmerzhafter Tumor in der Adnexgegend. Dies kann akut oder chronisch sein.

1. Akut (ungefähr 40%): In fast allen Fällen treten starke Schmerzen in den unteren Quadranten des Abdomens auf. Die Schmerzen treten plötzlich auf, sind stechend, intermittierend und strahlen nicht aus. Eine anormale Blutung ist in 80% der Fälle vorhanden und ein Tumor in 70% der Fälle tastbar. In ungefähr 10% der Fälle treten Kollaps und auch Schock auf. (Nicht selten nach der vaginalen bimanuellen Untersuchung.)

⅔ der Pat. geben anamnestisch eine anomale Menstruation an. Viele waren bisher unfruchtbar.

2. Chronisch (ungefähr 60% der Tubargravidität): Über mehrere Tage kann es aus der Tube bluten, und es kann sich Blut im Peritonealraum ansammeln. Leichtes, aber persistierendes vaginales „spotting" wird von den Pat. angegeben. Ein Tumor kann im Becken getastet werden. Eine Verfärbung des Nabels durch Blutpigmente (Cullen-Hofstätter-Zeichen) ist ein diagnostisches Zeichen für Hämatoperitoneum, obwohl dieses Zeichen sehr selten auftritt.

B. Laborbefunde: Die Blutuntersuchung zeigt eine Anämie, erhöhtes Bilirubin, leichte Leukozytose, erhöhte Serumamylase und eine Vermehrung der Retikulozyten. Das Urobilinogen im Urin ist bei der ektopischen Schwangerschaft, bei der eine innere Blutung besteht, erhöht. Schwangerschaftsteste sind positiv.

C. Spezialuntersuchung: Eine Douglaspunktion zeigt sofort die Ansammlung von Blut in der freien Bauchhöhle. Eine Ultraschalluntersuchung sollte zusätzlich vorgenommen werden.

D. Röntgenbefunde: Es ist möglich, daß auf einer AP-Aufnahme des Abdomens ein Tumor im Becken als Anzeichen für eine ektopische Schwangerschaft erkannt werden kann.

Differentialdiagnose

Wenn klinische- oder Laborbefunde für das Vorliegen einer Schwangerschaft sprechen, dann kann die ektopische Schwangerschaft gegen viele akute Bauchbeschwerden, wie Appendizitis oder geplatzte Corpus luteum-Zyste oder Ovarialfollikel oder eine stielgedrehte Ovarialzyste und auch gegen einen Ureterstein, differentialdiagnostisch abgegrenzt werden.

Eine Vergrößerung des Uterus mit den klinischen Zeichen, die bei einer ektopischen Schwangerschaft auftreten, ist charakteristisch für einen inzipienten Abort oder für eine Blasenmole.

Komplikationen

Die prinzipiellen Komplikationen einer akuten ektopischen Tubargravidität sind eine starke Blutung bis zum hämorrhagischen Schock. Die häufigsten Folgeerscheinungen sind chronische, entzündliche Prozesse im Becken, Unfruchtbarkeit und Infektionen des Nieren-Blasen-Systems.

Behandlung

Eine chirurgische Behandlung ist absolut geboten, da sich die Pat. verbluten kann, wenn die innere Blutung nicht sofort unter Kontrolle gebracht wird. Zugrundegegangenes Gewebe und Blut müssen zur Verhütung von nachfolgenden Komplikationen aus der Bauchhöhle entfernt werden.

Eine ektopische Schwangerschaft ist verkehrt behandelt, wenn der operative Eingriff mehr als einige Stunden nach der ersten Inspektion durch einen Arzt durchgeführt wird. Eine Infusion bzw. Transfusion sollte schon vor einer Operation durchgeführt werden.

A. Notfallmaßnahmen: Eine Pat., bei der ein Verdacht auf eine ektopische Schwangerschaft besteht, sollte sofort in ein Krankenhaus eingewiesen werden. Plasmaexpander und Blutkonserven sollten bereitgestellt werden, wenn die Pat. durch eine innere Blutung, die bei jeder ektopischen Schwangerschaft zu erwarten ist, in den Schock gerät. Bei bereits eingetretenem hämorrhagischen Schock sollten unter Druck Blut oder, wenn kein Blut vorhanden ist, Plasmaexpander infundiert werden. Bis zum Beginn der Operation können Wärme, Sauerstoff, eine mäßige Trendelenburgsche Lagerung und evtl. ein Tourniquet um die Oberschenkel lebensrettend sein.

B. Chirurgische Behandlung: Oberstes Gebot: Die Blutung zu stillen! Die Produkte der Schwangerschaft müssen entfernt werden. Blut aus dem Abdomen muß abgesaugt werden. Wenn das Blut frisch und ungeronnen ist, dann ist eine Autotransfusion möglich. Dies kann besonders in den Fällen nützlich sein, wo keine Blutbank vorhanden ist. Blut für die Autotransfusion muß durch verschiedene Filter und Gazeschichten in eine Flasche, die 3,8%iges Natriumcitrat enthält, gefiltert werden.

Als Narkosemittel sollten solche verwendet werden, die die Atmung stimulieren und das Sauerstoffangebot garantieren. Thiopental (Penthothal®) kann eine Depression der lebenswichtigen Zentren in der Medulla oblongata bewirken! Eine spinale oder kaudale Anästhesie ist wegen der unkontrollierbaren Hypotension, die entstehen kann, ungünstig.

1. Salpingektomie: (nicht die Exzision eines Teilstückes der Tube) ist angezeigt, wenn die Tube stark in Mitleidenschaft gezogen ist. Die kornuale Exzision der Tube muß deshalb durchgeführt werden, weil sonst eine tubare oder kornuale Schwangerschaft und eine Endosalpingose im Tubarstumpf resultieren kann.

2. Salpingostomie: Das Produkt der Konzeption wird enukleiert und die Blutung gestillt (die Tube darf dabei aber nicht verschlossen werden). Die Tube heilt tatsächlich ohne Stenose. Dieses Vorgehen ist besonders dann zu wählen, wenn die andere Tube bereits entfernt oder erkrankt ist. Obwohl es möglich ist, daß in derselben Tube wiederum eine ektopische Schwangerschaft eintritt, wird bei den meisten Patienten eine normale Schwangerschaft resultieren.

C. Postoperative Behandlung: Transfusionen und Eisentherapie müssen postoperativ zusammen mit einer hochvitaminreichen und hochproteinreichen Diät gegeben werden.

Prognose

Die Müttersterblichkeit an ektopischer Schwangerschaft beträgt 1–2%. Die Mortalität ist da am geringsten, wo die Möglichkeit für einen sofortigen chirurgischen Eingriff gegeben ist.

Wiederholte Tubargravidität tritt in 10% der Fälle auf, aber das sollte nicht zum Anlaß genommen werden, einer Pat. nach ektopischer Schwangerschaft von einer erneuten Gravidität abzuraten. 30% der Pat. tragen später eine normale intrauterine Schwangerschaft aus, die übrigen bleiben steril.

Schwangerschaftstoxikose

(Gestose, EPH-Syndrom; Präeklampsie — Eklampsie)

Diagnostische Merkmale

- Ödeme, erhöhter Blutdruck, Proteinurie, Oligurie, Anurie, Kopfschmerzen, Schwindel, Übererregbarkeit, Krämpfe, Koma
- Übelkeit, Erbrechen, Oberbauchschmerzen, Vergrößerung und Druckschmerzhaftigkeit der Leber
- Augenflimmern, retinale Blutung, partielle oder totale Blindheit

Allgemeine Betrachtungen

Die Bezeichnung „Toxikose" (Schwangerschaftstoxikose) stellt eine noch übliche, internationale Bezeichnung dar. Da die Ätiologie des Krankheitsbildes noch völlig unklar ist, andererseits ein Toxin bis heute nicht nachgewiesen werden konnte, ist die Bezeichnung „Gestose" unverfänglicher. Hier wird nur festgelegt, daß es sich um eine Erkrankung während der Schwangerschaft handelt. Mit dem Zusatz „Spätgestose" wird darauf hingewiesen, daß die Erkrankung erst spät in der Schwangerschaft auftritt. Neuere Bemühungen gehen dahin, international die Bezeichnung „EPH-Syndrom" (Komplex) einzuführen, wodurch die bei der Erkrankung auftretende Symptomtrias: Ödeme/Proteinurie/Hypertonie klar herausgestellt wird. Eine weitere Schwierigkeit stellt die für Ätiologie und Pathogenese notwendige Unterscheidung zwischen essentieller (=reine, =echte) Spätgestose und Pfropfgestose dar. Essentielle Spätgestosen sind diejenigen, die bei Schwangeren auftreten, die völlig gesund in die Schwangerschaft hineingehen, deren Organismus sich aber — obwohl sie zunächst gesund sind — der vermehrten Beanspruchung durch die Schwangerschaft nicht genügend anpassen kann. Pfropfgestose wird die Gestose dann genannt, wenn diese im Verlauf der Schwangerschaft zu einem bereits vor der Schwangerschaft bestehenden Leiden hinzukommt. In erster Linie kommen hierfür Diabetes mellitus, Nierenleiden und Gefäßerkrankungen in Frage. Zur Unterscheidung der beiden Gestoseformen ist der Geburtshelfer praktisch auf postpartale Untersuchungen angewiesen. Im Gegensatz zu den Pfropfgestosen klingen die Erscheinungen der essentiellen Gestosen in der Regel post partum schnell ab.

Klinische Befunde

Die Spätgestose stellt ein klinisches Syndrom dar, das durch die Trias Ödeme, Hypertonie und Proteinurie charakterisiert ist und in der Regel in der zweiten Schwangerschaftshälfte auftritt.

Ödeme werden zumeist als erstes Zeichen einer klinisch manifesten Spätgestose bemerkt. Vor dem Auftreten von Ödemen ist eine abnorme Gewichtszunahme feststellbar, wobei häufig eine Hypovolämie beobachtet wird. Es bestehen erhebliche Flüssigkeitsansammlungen im Extrazellulärraum. Dagegen wurden für den intrazellulären Raum nur geringe Volumenabweichungen beobachtet. Über die Rolle der Elektrolyte, vor allem des Natriums, an der Entstehung der Gestoseödeme herrscht Uneinigkeit. Nach neueren Erkenntnissen kommt der Niere nur ein sekundärer Anteil an der Pathogenese der Ödeme zu. Für die glomeruläre Filtrationsrate und den effektiven renalen Plasmafluß werden in der Literatur verminderte Werte angegeben. Eine hormonale Mitbeteiligung an der Wasserretention konnte bisher nicht eindeutig bewiesen werden. Auch wurde die Rolle des ADH diskutiert. Ebenso wird dem Aldosteron und ihm verwandten Hormonen Beachtung geschenkt.

Blutdruckwerte über 140/90 werden in der Spätschwangerschaft als pathologisch angesehen. Die perinatale Mortalität steigt parallel zur Blutdruckerhöhung der Spätgestose an. Die Ursache des Hochdrucks bei Spätgestose wird heute als humoral bedingter, generalisierter Arteriolenspasmus angesehen. Eine vasopressorische Substanz, die über eine Erhöhung des Sympathikustonus hinaus für diesen Arteriolenspasmus verantwortlich gemacht werden kann, konnte bisher nicht isoliert werden. Proteinurie vervollständigt in der Regel die Symptomtrias der Spätgestose. Mit hoher Wahrscheinlichkeit liegt ihr eine glomeruläre Permeabilitätsstörung zugrunde, wobei heute die Frage nach einer allgemeinen Kapillarpermeabilitätsveränderung in den Vordergrund des Interesses getreten ist.

Zu der klassischen Symptomtrias kommen zerebrale Symptome wie Schwindel und Kopfschmerzen, Symptome von seiten des Sehorgans wie Doppeltsehen, Gesichtsfeldausfall, Schwarzsehen und Augenflimmern hinzu, die häufig einen eklamptischen Anfall ankündigen. Nausea und Erbrechen sind ebenfalls anzutreffen.

Eine unbehandelte Spätgestose kann zur *Eklampsie* führen. Dieser schwerste, lebensbedrohliche Zustand der Spätgestose ist neben den oben beschriebenen Symptomen durch tonisch-klinische Krämpfe mit oder ohne Koma gekennzeichnet.

Differentialdiagnose

Die Kombination von renalen, neurologischen und hypertensiven Symptomen mit bislang normaler Schwangerschaft läßt immer an eine Spätgestose denken. Jedoch ist bereits eine übermäßige Gewichtszunahme in der Schwangerschaft (mehr als 1 000 g im Monat) ein früher Hinweis und zumindest eine potentielle Gefahr für eine sich entwickelnde Gestose.

Ödeme, Proteinurie und Hypertonie müssen nicht immer kombiniert sein (polysymptomatische EPH-Gestose), sondern können auch isoliert auftreten (monosymptomatische EPH-Gestose).

Behandlung

Die Therapie kann, da die Ätiologie der Gestosen praktisch unbekannt ist, weitgehendst nur symptomatisch sein. Sie hängt ab vom Schweregrad der Symptome. Es ist bezüglich der Therapie am einfachsten, zwischen *Präeklampsie* unterschiedlicher Schweregrade und *Eklampsie* zu unterscheiden.

Die Therapie wird immer dann am günstigsten sein, wenn die Symptome, die zu einer Gestose gehören, frühzeitig durch entsprechende Schwangerenfürsorge erkannt werden und eine sofortige Therapie eingeleitet wird. Dabei kann von der Pat. selbst durch entsprechende Gewichtskontrolle und durch eine schwangerengerechte Kost (viel Eiweiß, Vitamine, Kalzium, Eisen und Spurenelemente — wenig Fett und Kohlehydrate) ein entscheidender Beitrag geleistet werden.

A. Präeklampsie: (leichtere Form): Es muß Ziel der Therapie sein, eine schwere Präeklampsie oder gar eine Eklampsie zu verhindern. Außerdem sollte es das Ziel jeglicher Therapie sein, daß ein normales Kind geboren wird.

Die meisten Pat. können ambulant behandelt werden, wenn sie unter einer ständigen Überwachung stehen und Gewicht, Blutdruck, Urin und Flüssigkeitshaushalt ständig kontrolliert werden. Eine kochsalzarme Diät sollte auf alle Fälle verordnet werden. Antihypertensiva, Sedativa und Diuretika sind je nach Bedarf zu verordnen. Ebenso kann Bettruhe zweckmäßig sein.

Wenn das Krankheitsbild in wenigen Tagen nicht unter Kontrolle gebracht werden kann, dann sollte Klinikeinweisung erfolgen.

B. Präeklampsie: (schwere Form): Klinische Behandlung ist erforderlich.

1. Antihypertensive Therapie: Durch Senkung des Blutdrucks kann der Perfusionsdruck absinken, so daß dadurch eine schlechte Durchblutung der terminalen Strombahn resultiert. Es ist aber nicht unbedingt sinnvoll, eine antihypertensive Therapie so weit zu treiben, daß der Blutdruck zu stark abfällt und die Blutdruckamplitude kleiner als 40 mmg Hg wird. Als Medikamente kommen Rauwolfiaalkaloide, hauptsächlich Reserpin in Frage. Stärker wirksam sind Guanethidin (Ismelin®) und Hydrazinophthalazin (Nepresol®). Auch ein Imidazolinderivat (Catapresan®) kommt in Frage. Meistens finden aber Kombinationspräparate mit antihypertensiver, diuretischer und sedierender Komponente Anwendung. Zusätzlich wird noch Kalium substituiert.

Gebräuchliche Präparate: Elfanex®, Briserin®, Darebon® und Modenol®.

2. Ödemausschwemmung: Der frühzeitigen Gabe von Diuretika zur Behandlung der Präeklampsie (Gestose) kommt sehr große Bedeutung zu. Bei den ersten Symptomen einer Präeklampsie sollte jeden 2. Tag eine Tablette eines Diuretikums verordnet werden. Die Dehydratation kann mit Saluretika vom Chlorothiazidtyp (Esidrix®, Hygroton®) oder Furosemid (Lasix®) erreicht werden.

3. Sedierung: Bei Einweisung in ein Krankenhaus sollen Sedativa gegeben werden. Diese Sedierung sollte auch bis zur Installierung anderer Behandlungsmaßnahmen aufrechterhalten werden. Klinisch wird man dann bei schwerer Präeklampsie mit Phenothiazinen (Atosil®) oder auch Valium® behandeln.

4. Infusionstherapie: Zur genauen Kontrolle der Urinausscheidung sollte in schweren Fällen ein Blasenkatheter gelegt werden. Die Proteinausscheidung sollte so oft wie möglich bestimmt werden. Wenn die Serumeiweiße unter 5 g/100 ml abfallen, sollte Serumalbumin 250–500 ml infundiert werden. Bei ausschließlicher Infusionstherapie ohne orale Nahrungsaufnahme müssen möglichst kochsalzfreie Lösungen und Glukose, insgesamt 2500 ml/die appliziert werden. Das Kalorienangebot sollte 2000 Kcal/24 h nicht überschreiten.

Der Infusionslösung können die entsprechenden Antihypertonika, Diuretika und Sedativa zugesetzt werden.

5. Entbindung: Bei behandlungsresistenter Präeklampsie nimmt das Risiko für das Kind immer mehr zu, so daß eine vorzeitige Geburtseinleitung erfolgen muß. Der schonendste Entbindungsmodus für das Kind ist die Sectio caesarea, die dann zwischen der 36.–38. Woche durchgeführt werden soll. Auch an eine Geburtseinleitung durch Blasensprengung und Anregung der Wehen durch Syntocinon® ist zu denken. Da es sich meist um retardierte Kinder handelt, ist der richtige Zeitpunkt zwischen Lebensfähigkeit und intrauterinem Fruchttod genau abzuwägen. Alle, der perinatalen Medizin heute zur Verfügung stehenden diagnostischen Methoden, wie Amnioskopie, Bestimmung der Östriolausscheidung, Kardiotokographie, Ultraschall und Mikroblutuntersuchungen des Feten, sind für eine Zustandsdiagnose des Kindes einzusetzen.

C. Eklampsie*

1. Notfallmaßnahmen: Wenn die Pat. Krämpfe bekommt, sollte ein Keil zwischen die Zähne geschoben werden, der Kopf auf die Seite gelagert, damit kein Schleim oder Erbrochenes in die Trachea gelangt. Durch den Keil wird ein Zungenbiß vermieden und der Luftaustausch aufrechterhalten. Wenn bereits eine Aspiration stattgefunden hat, dann muß der Kehlkopf bzw. die Trachea abgesaugt werden.

---

* Vgl. auch ausführlicher Behandlung akuter Krampfanfälle in Kap. 17.

Mit einer Maske sollte Sauerstoff zugeführt werden. Zur Aufhebung der Krämpfe sollte Magnesiumsulfat, 20 ml einer 10%igen Lösung i.v. oder i.m. injiziert werden. In halber Dosierung kann dies 4 × tgl. wiederholt werden, um weitere Krämpfe zu verhüten. Der Blutdruck sollte mit adäquaten Mitteln gesenkt und die Diurese in Gang gebracht werden. Bei einer Urinausscheidung von weniger als 100 ml in einer Stunde, sollte kein Magnesiumsulfat gegeben werden. Im Falle einer Überdosierung kann Calciumgluconat 20 ml einer 10%igen Lösung langsam appliziert und jede Stunde so lange wiederholt werden, bis die Atmung normalisiert ist und die neurologischen Symptome sich zurückgebildet haben.

2. Allgemeine Maßnahmen: Die Pat. sollte in einem Einzelraum bei absoluter Ruhe gelagert und nicht für unnötige Maßnahmen gestört werden; z.B. sollte die Blutdruckmanschette um den Arm verbleiben. Bei schweren Formen sollte immer Blut gekreuzt sein, da bei Pat. mit Eklampsie eine vorzeitige Plazentalösung mit starker Blutung und hämorrhagischem Schock eintreten kann. Ansonsten Behandlung wie bei schwerer Präeklampsie.

Prognose

Die mütterliche Sterblichkeitsrate bei Eklampsie beträgt 10–15%.

Die meisten Pat. erholen sich bei sofort einsetzender Behandlung binnen 24 bis 48 Std, aber meistens ist dann doch eine frühzeitige Beendigung der Schwangerschaft notwendig.

Obwohl Kinder von Müttern mit Schwangerschaftsgestosen relativ zur Tragzeit sehr klein sind (meist wegen plazentarer Dysfunktion), gedeihen sie besser als Frühgeburten mit demselben Gewicht von nicht toxämischen Müttern.

Hochdruck während der Schwangerschaft

Der Hochdruck ist in seinem Ursprung näher zu bestimmen und nur kausal zu behandeln, wenn der diastolische Druck über 110 mmHg steigt. Es sind in erster Wahl Diuretika einzusetzen, um den diastolischen Druck um 25% zu senken.

Schwangerschaftsanämie

Physiologische und pathologische Einflüsse auf den mütterlichen Organismus während der Schwangerschaft machen die Bezeichnung etwas schwierig. Die Blutwerte können in der Schwangerschaft deutlich variieren. Bei bestätigtem Verdacht sind sorgfältige klinische und Laboruntersuchungen vonnöten.

Eisenmangelanämie

Die Eisenmangelanämie muß in allen Fällen unklarer Anämiegenese in Betracht gezogen werden. Blutverlust und mangelhafte Eisenzufuhr in der Nahrung können eine Rolle spielen.

Stuhluntersuchungen auf Blut können eine akute gastrointestinale Blutung aufdecken. Beim Eisenmangel ist der Serumeisenspiegel niedrig und die Gesamteisenbindungskapazität des Serums erhöht. Nicht selten ist die Eisenmangelanämie während der Schwangerschaft die Folge eines Eisenmangels aufgrund vorausgegangener Gravidität. Sie tritt in wenigstens 20% der Schwangerschaften auf. Etwa 95% gravider Frauen mit Anämie haben einen Eisenmangel. Die Schwangerschaft steigert den Eisenbedarf der Frau, denn es ist ungefähr eine Zunahme des gesamten Blutvolumens um 30% notwendig.

Die Symptomatologie der Eisenmangelanämie ist unsicher. Blässe, rasche Ermüdbarkeit, Herzklopfen, Tachykardie und Dyspnoe werden angegeben. Der Hb-Gehalt kann bis auf 3 g% absinken, während die Erythrozyten selten unter 2,5 Mill/mm^3 abfallen. Die Erythrozyten sind meistens mikrozytär und hypochrom.

Retikulozyten- und Thrombozytengehalt ist normal oder vergrößert. Der Serumeisenspiegel liegt meist unter 30 Gamma-%.

Die Gesamteisenbindungskapazität steigt auf 350–500 Gamma-% an (Normwert 250–350 Gamma-%).

Alle Schwangeren sollten oral Eisen zuführen, und zwar wenigstens 1 Monat über die Entbindung hinaus. Die orale Eisenmedikation ist bis 3 Monate nach Normalisierung des Hb-Gehalts fortzusetzen. Eine parenterale Eisenzufuhr ist nur dann notwendig, wenn eine orale Applikation kontraindiziert ist.

Folsäuremangelanämie

(Perniziöse oder megaloblastäre Anämie der Schwangerschaft)

Diese Anämieform während der Schwangerschaft wird durch einen Folsäuremangel, nicht einen Vitamin B$_{12}$-Mangel, verursacht. Diese Erkrankung tritt meist bei Multipara jenseits des 30. Lebensjahrs auf. Der Folsäuremangel tritt nach einem entsprechenden Ernährungsfehler auf und ist häufig von Alkoholismus und protrahiertem Erbrechen begleitet. Er ist oft bei epileptischen Patientinnen zu finden, die lange Zeit Barbiturate, Diphenylhydantoin oder Primidon erhalten haben.

Blässe wird nicht immer beobachtet.

Glossitis, Gingivitis, Erbrechen und Diarrhoe treten häufiger auf, außerdem können progressive Anorexie, Depression, Schlappheit und Übelkeit bestehen.

Die hämatologischen Veränderungen sind ähnlich denen der echten perniziösen Anämie, die in der Schwangerschaft sehr selten ist. Eine extreme Anämie geht mit Leukopenie und Thrombozytopenie einher. Die peripheren Leukozyten sind hypersegmentiert, das Knochenmark ist hyperplastisch und megaloblastisch. Der Serumeisenspiegel ist hoch.

Die Behandlung besteht in der Zufuhr von Folsäure (Folsan®), 5–10 mg/Tag oral oder parenteral bis eine hämatologische Remission erreicht ist. Die megaloblastische Anämie der Schwangerschaft spricht meist nicht auf Vitamin B_{12}-Zufuhr an. Zusätzlich sollte Eisen oral oder parenteral verabreicht werden.

Aplastische Anämie

Die aplastische Anämie ist selten; sie kann die Folge toxischer Medikamentenwirkung sein wie z.B. von Chloramphenicol, Phenylbutazon, Mephenytoin und alkylierenden Chemotherapeutika.

Insektizide und Waschmittel können eine Rolle spielen. In etwa der Hälfte der Fälle ist eine Ursache nicht zu finden. Die sich rasch entwickelnde Anämie verursacht Blässe, Müdigkeit und Tachykardie. Meist besteht eine Panzytopenie.

Das Knochenmark erscheint fettig mit wenigen Erythrozyten, Leukozyten oder Megakaryozyten.

Die Behandlung besteht im Weglassen toxischer Substanzen und der Applikation von Prednisolon oder äquivalenten Kortikosteroiden, 10–20 mg 4 × tgl. peroral.

Die Zufuhr frischen, Thrombozyten-reichen Blutes kann abnorme Blutungen stoppen. Eine Gefährdung des Feten ist möglich. Infektion und Blutungen sind das terminale Ereignis für die Mutter.

Sichelzellanämie

Die Sichelzellanämie ist eine dominant vererbliche Erkrankung.

Näheres siehe unter Sichelzellanämie im Kap. 9, Blut, Abschnitt Hämoglobinopathien.

Abort

Diagnostische Merkmale

- Vaginale Blutung bei schwangeren Frauen
- Kontraktionen und Wehen
- Schwinden der Symptome und Anzeichen einer Schwangerschaft
- Negative oder zweideutige Schwangerschaftsteste
- Die Produkte der Empfängnis können oder können nicht ausgestoßen werden

Allgemeine Betrachtungen

Als Abort wird die Beendigung einer Gravidität vor der 28. Woche bezeichnet. Wenn eine tote oder lebende Frucht länger als 35 cm ist, spricht man von einer Frühgeburt.

Ungefähr ¾ aller Aborte treten vor der 16. Schwangerschaftswoche auf, von diesen wiederum ¾ vor der 8. Schwangerschaftswoche. Schließlich enden 12% aller Schwangerschaften durch spontanen Abort, 15% aller Aborte sind kriminell. Ungefähr 50–60% der Spontanaborte sind durch defekte Eianlage, 15% sind durch maternale Faktoren (wie Trauma, Infektion, Diätfehler, Diabetes mellitus, Hypothyreose, Vergiftungen oder anatomische Mißverhältnisse) bedingt. Es gibt auch Anhalte dafür, daß ein Abort durch psychische Reize ausgelöst werden kann. In ungefähr ¼ der Fälle kann die Ursache des Abortes nicht erkannt werden.

Klinische Befunde

A. Symptome: Der Abort wird klinisch folgendermaßen eingeteilt: 1. imminenter; 2. inzipienter; 3. kompletter; 4. inkompletter und 5. verhaltener Abort („missed abortion"). Auch bei Behandlung des Aborts ist die Schwangerschaft immer in Gefahr, aber es ist oftmals möglich, daß die Schwangerschaft fortbesteht.

1. Imminenter Abort: Beim imminenten Abort besteht eine leichte Blutung, die Portio ist erhalten, und es ist anzunehmen, daß die Schwangerschaft beendet werden kann.

2. Inzipienter Abort: Beim inzipienten Abort wird die Ausstoßung von einigen oder allen Produkten der Schwangerschaft augenblicklich erwartet. Blutung und Krämpfe bestehen.

3. Kompletter Abort: Beim kompletten Abort wird alles, was zum Schwangerschaftsprodukt gehört, ausgestoßen. Wenn ein kompletter Abort erwartet wird, verschwinden oftmals Symptome der Schwangerschaft, es beginnt dann eine plötzliche Blutung, die von Krämpfen gefolgt wird. Der Fet und der Rest des Schwangerschaftsproduktes können einzeln ausgestoßen werden. Wenn die gesamte Frucht ausgestoßen ist, lassen die Schmerzen sofort nach, aber es besteht noch eine leichte Blutung.

4. Inkompletter Abort: Beim inkompletten Abort wird ein größerer Anteil der Schwangerschaft (gewöhnlich ein Plazentafragment) im Uterus verbleiben, aber eine Blutung, manchmal sogar eine starke Blutung, ist vorhanden.

5. Missed abortion: Die Uterusgröße entspricht nicht der Schwangerschaftswoche. Es besteht ein bräunlich-vaginaler Ausfluß, aber keine frische Blutung. Schmerzen sind im allgemeinen nicht vorhanden. Die Zervix ist etwas aufgeweicht. Der Uterus wird kleiner und irregulär erweicht, die Adnexe sind normal.

B. Laborbefunde: Schwangerschaftsteste sind negativ. Blut- und Urinbefunde sind solche, die bei Infektionen und Anämie beobachtet werden, wenn diese Komplikationen vorhanden sind.

C. Röntgenbefunde/Ultraschalluntersuchungen: Beim späten Abort können eine Aufnahme des Abdomens oder eine Ultraschalluntersuchung ein verändertes fetales Skelett und oftmals auch eine intrauterine Gasbildung zeigen.

Differentialdiagnose

Die Blutung, die bei einem Abort einer intrauterinen Schwangerschaft besteht, muß von einer solchen, die von einer ektopischen Schwangerschaft stammt, oder anderen Blutungsanomalien unterschieden werden. Der Austritt von hydropischen Bläschen mit der Blutung ist ein diagnostisches Zeichen für den Abort einer Blasenmole.

Komplikationen

Eine Infektion tritt meistens bei kriminellen Aborten auf (vgl. septischer Abort). Der Tod kann dann durch Endotoxinschock eintreten. Weniger häufige Komplikationen sind Uterusperforation, Chorionepitheliom und Unfruchtbarkeit.

Behandlung

A. Notfallmaßnahmen: Wenn der Abort nach dem ersten Schwangerschaftsdrittel auftritt, sollte die Pat. in ein Krankenhaus eingewiesen werden. In allen Fällen sollte die Uteruskontraktion durch Oxytocin i. m. oder i. v. zur Verhinderung des starken Blutverlustes und gleichzeitig als Hilfe für das Ausstoßen von Blut und Gewebe angewendet werden. Mutterkornpräparate (Methergin®) sollten nur dann gegeben werden, wenn sicherlich ein kompletter Abort vorliegt. Eine Schocktherapie, einschließlich einer Bluttransfusion, kann notwendig sein.

B. Allgemeine Maßnahmen: Die Pat. sollte sediert werden, um die Uterusirritabilität zu beseitigen. Geschlechtsverkehr und Vaginalduschen sind kontraindiziert. Antibiotika müssen dann gegeben werden, wenn ein krimineller Abort vorliegt oder wenn aus anderen Gründen eine Infektion auftritt.

C. Chirurgische Maßnahmen:
1. Cerclage (Shirodkar) während des zweiten Tri-

mesters zum Verschluß eines insuffizienten Zervikalkanals.
2. Dilatation und Kürettage zur Entfernung zurückgebliebenen Gewebes. Vor Durchführung dieser Maßnahme ist ein intravenöser Tropf mit Oxytocin anzulegen.

Prognose

Die Prognose ist sehr gut, wenn eine Infektion vermieden werden kann. Wenn mütterliche Faktoren, die an einem Abort schuld sind, korrigiert werden können, dann ist es oft möglich, eine künftige Schwangerschaft bis zum Termin auszutragen.

Septischer Abort

Diagnostische Merkmale
- Fieber über 39 °C während der Schwangerschaft (besonders Frühschwangerschaft)
- Anamnestische Angaben über artefizielle (illegale, kriminelle) Eingriffe in den Uterus

Allgemeine Betrachtungen

Jegliche Temperatursteigerung, besonders in der Frühgravidität ist verdächtig auf ein septisches Abortgeschehen.

Klinikeinweisung ist unbedingt erforderlich. Wenn artefizielle Eingriffe nicht nachweisbar sind, dann ist die Diagnosestellung „septischer Abort" schwierig.

Im Falle eines septischen Abortes werden überwiegend gramnegative Erreger über das Myometrium in den Kreislauf gelangen. Die Endotoxinbildung der Erreger kann sowohl im Endo- und Myometrium als auch im Kreislauf geschehen. Da ein eindeutiger Nachweis einer solchen Endotoxinbildung nicht möglich ist, wird heute in der Klinik eine prophylaktische Therapie durchgeführt. Es muß unter allen Umständen vermieden werden, daß es zum Endotoxinschock kommt.

Behandlung (prophylaktisch)
1. Hohe Dosen Antibiotika z. B. 6 g Totocillin®/die
2. Antikoagulantientherapie
   10 000 I. E. Heparin initial;
   40 000 I. E. Heparin in 24-Std-3 Tage nach Entfieberung (Thrombinzeitverlängerung auf das 2–3fache)
3. Infusionstherapie (5% Glukose) — Flüssigkeitsmessung bis 2 500 ml/die — Elektrolyte je nach Defizit zusetzen (Elektrolytkontrolle erforderlich)
4. Puls-Blutdruckkurve führen
5. Dauerkatheter
6. Urinausscheidung überprüfen
7. Nachtastung 3 Tage nach Entfieberung

Habitueller Abort

Bei habituellem Abort treten drei oder mehr Abgänge hintereinander auf. Leicht erregbare, unreife Frauen sind für habituelle Aborte prädestiniert. Habitueller Abort ist eine klinische und keine pathologische Diagnose. Hormonverschiebungen sind, wie es scheint, oftmals für habituelle Aborte verantwortlich. Habitueller Abort ereignet sich ungefähr in 0,4% aller Schwangerschaften oder 4% aller Spontanaborte und ist im allgemeinen das Resultat von wiederkehrenden (oder persistierenden), weniger von seltenen akzidentellen Faktoren. Viele habituelle Aborte kommen von einer anormalen genetischen Erkrankung. Ungefähr 15% sind auf mütterlich organische Erkrankungen zurückzuführen. Die klinischen Befunde sind ähnlich denen, die bei anderen Arten von Aborten (siehe vorstehend) auftreten.

Behandlung

Eine umfassende Therapie ist für Erfolg oder Mißerfolg der Behandlung maßgebend. Fast alle therapeutischen Maßnahmen schließen eine Psychotherapie ein. Eine spezielle oder individuelle Therapie, die vorzugsweise von einem einzigen behandelnden Arzt, der ein gutes Verhältnis zu seinen Pat. hat, durchgeführt wird, ist meistens erfolgreich.

A. Allgemeine Maßnahmen:
1. Eine antekonzeptive Therapie muß davon ausgehen, irgendwelche Störungen, die bei der Mutter für die Abortneigung verantwortlich sind, aufzudecken. Eine gründliche allgemeine und gynäkolische Untersuchung ist sehr wichtig. Psychische Faktoren einschließlich seelischer Konflikte in der Ehe und während vorausgegangener Schwangerschaften müssen abgeklärt werden. Die Suffizienz der zervikalen Öffnung muß geprüft werden. Eine Hysterographie (zur Feststellung von Tumoren oder kongenitalen Anomalien, ein Vaginalsmear und andere Teste sollten durchgeführt werden. Endometriumsgewebe sollte untersucht werden, um eine Reifung des Endometriums als Antwort auf den hormonalen Zyklus zu bestimmen. Jeder Versuch zur Wiederherstellung der körperlichen und geistigen Gesundheit muß unternommen werden.
2. Postkonzeptionelle Therapie: Es muß eine frühzeitige Fürsorge betrieben werden. Wiederholte Untersuchungen sind zur frühzeitigen Erkennung von anormalen uterinen Entwicklungen unbedingt notwendig. Es müssen adäquate Sedativa verordnet werden. Es muß Vorsorge getroffen werden, daß die Pat. bei den ersten Zeichen eines inzipienten Abortes sofort in die Klinik eingewiesen werden kann.
Es muß eine hochvitaminreiche (besonders mit Vitamin B, C und K) Kost verabreicht werden. Die Pat. sollten versuchen, ein angemessenes Schwangerschaftsgewicht in bezug auf ihre Größe und ihren Körperbau zu erreichen. Schilddrüsenhormone sollten nur im besonderen Falle gegeben werden. Die Verordnung von Vitamin E ist wertlos.
Die Pat. sollten während der ganzen Schwangerschaft Geschlechtsverkehr vermeiden. Heiße Bäder und Vaginalduschen sind ebenso kontraindiziert. Eine strikte Bettruhe ist gerechtfertigt, jedoch nur dann, wenn Blutungen und Schmerzen auftreten. Eine empirische Therapie mit Geschlechtshormonen ist nicht angezeigt, ebenso sollte starkes Rauchen eingestellt werden.
Wenn der zervikale Schleimpfropf ausgestoßen wird, sei es mit oder ohne Therapie, dann ist im allgemeinen die Schwangerschaft verloren.
B. Chirurgische Maßnahmen: Eine Insuffizienz des Zervikalkanals sollte durch einen operativen Verschluß (Shirodkar) beseitigt werden. Schwere zervikale Verletzungen müssen operiert werden. Eine Aufhängung des Uterus, eine Myomentfernung und eine operative Abtrennung eines Uterus bicornis können für die Behandlung eines habituellen Abortes notwendig sein.

Prognose

Die Prognose ist in den Fällen gut, wo die Ursache beseitigt werden kann. Wenn eine Frau drei Schwangerschaften hintereinander verloren hat, hat sie nur noch eine Chance von 70–80%, eine zukünftige Schwangerschaft auszutragen. Wenn sie bereits 4 oder 5mal eine Schwangerschaft verloren hat, dann ist die Wahrscheinlichkeit nur noch 65–70%, daß eine zukünftige Schwangerschaft ausgetragen werden kann.

Therapeutischer Abort

Für Deutschland ist am 21. Juni 1976 das 15. Strafrechtsänderungsgesetz mit der Neufassung der Bestimmungen über den Schwangerschaftsabbruch in Kraft getreten. Eine eingehende Besprechung ist im Rahmen dieses Buches nicht möglich. Es wird daher auf Informationen über die Neufassung des § 218 verwiesen, die im Deutschen Ärzteblatt, Heft 25 vom 17. Juni 1976, gegeben sind: „Das neue Strafrecht zum Schwangerschaftsabbruch", von Dr. jur. Rainer Hess. Hier werden die Maßnahmen zur Verhinderung des Eintritts einer Schwangerschaft, die weitgehende Strafbefreiung der Schwangeren, Voraussetzungen eines legalen Schwangerschaftsabbruchs für den Arzt, Indikationen zum Schwangerschaftsabbruch, Beratung der Schwangeren über soziale Hilfen, ärztliche Beratung der Schwangeren, ärztliche Feststellung der Indikationen zum Schwangerschaftsabbruch und mögliche Strafmaßnahmen besprochen. — In den USA z. B. ist wie in vielen Staaten der therapeutische Abort legalisiert und dann zulässig, wenn mindestens zwei niedergelassene Ärzte bestätigen, daß die Fortsetzung der Schwangerschaft eine ernsthafte Bedrohung für das Leben der Mutter darstellt. Natürlich muß das Risiko des Abortes kleiner sein als die Fortsetzung der Schwangerschaft.

Die Argumente, die gegen einen therapeutischen Abort vorgebracht werden, sind moralischer und ethischer Art. Die moralischen Gründe schließen die Ansicht ein, daß das menschliche Leben mit der Vereinigung von Sperma und Eizellen beginnt und daß eine Zerstörung des befruchteten Eies einem Mord gleichzusetzen ist. Die Gegner des therapeutischen Abortes stellen fest, daß die Unterbrechung einer Schwangerschaft einem Kindesmord oder einem Gnadentod sehr nahe kommt und eine Verletzung der Heiligkeit des Lebens darstellt. Die Gegner bestehen darauf, daß ein therapeutischer Abort unvermeidlich zu einem Durcheinander und einer Aufweichung der familiären Bande führt und dies wiederum unausbleibende, gesetzliche Probleme bezüglich Eigentum und Erbschaft nach sich zieht. Die Befürworter des Abortes stellen fest, daß ein befruchtetes Ei erst dann ein menschliches Wesen ist, wenn es menschliche Charakteristika angenommen hat (16.–28. Woche). Sie sind sogar auch dann für eine Beendigung der Schwangerschaft, wenn die Wahrscheinlichkeit besteht, daß ein anomales Kind geboren wird, und kämpfen dafür, daß ein Opfer einer Vergewaltigung oder gar Blutschande nicht auch noch die zusätzlichen Schmerzen und Unannehmlichkeiten einer Geburt auf sich nehmen muß. Sie argumentieren, daß im Falle eines legalisierten Abortes bei allen nicht gewünschten Schwangerschaften die Prozentualität der mütterlichen Mortalität und Morbidität als Folge von kriminellen Aborten abrupt absinken würde.

Die medizinischen Indikationen für einen therapeutischen Abort umfassen alle schweren inoperablen Herzfehler. Die chirurgischen Indikationen schließen das invasive Stadium von Zervixkarzinomen (Stadium I und II) im zweiten Schwangerschaftstrimester ein. Ganz allgemein werden auch psychiatrische Indikationen für einen Abort oftmals vorgeschlagen, aber sie sind manchmal auch nicht sinnvoll.

Heute wird der therapeutische Abort aufgrund psychiatrischer Indikationen durchgeführt. Die Gefahr des aktuellen Suizids während der unerwünschten Schwangerschaft ist sehr niedrig, aber nach der Beendigung der Schwangerschaft um so höher. Der Arzt muß besonders um jene Pat. besorgt sein, bei denen die Fortdauer der Schwangerschaft einer Geisteskrankheit Vorschub leisten kann oder eine bestehende noch verstärkt. Dies ist nach allgemei-

ner Festlegung dann der Fall, wenn die Frau nach der Geburt ihres Kindes beruflich, gesellschaftlich, als Hausfrau oder auch als Mutter nicht mehr einsatzfähig ist. Die Entscheidung darüber muß auf der Anamnese der Pat., der Anzahl der lebenden Kinder, der religiösen Einstellung und des Wunsches nach weiteren Kindern basieren. Wenn ein therapeutischer Abort medizinisch indiziert erscheint und die Pat. aus irgendwelchen Gründen es ablehnt, dann sollte der Arzt unbedingt darauf bestehen. Die Adoption eines Kindes wäre eine wahrscheinliche Alternative.

In den meisten Ländern gibt es keine fetalen Indikationen für einen therapeutischen Abort.

Der therapeutische Abort wird von der katholischen Kirche auf jeden Fall verurteilt.

Da eine moderne Schwangerschaftsvorsorge mehr und mehr Frauen einbezieht, sind medizinische Indikationen für einen therapeutischen Abort seltener geworden. Wenn ein therapeutischer Abort wirklich indiziert ist, dann ist es gewöhnlich bei unheilbaren Krankheiten, und eine Sterilisation ist in solchen Fällen allgemein erforderlich.

Sterilisation

Die Sterilisation ist eine Methode, die das Individuum, gleich ob Mann oder Frau, für die Reproduktion unfähig macht. Für eine Sterilisation müssen zwingende Gründe vorhanden sein, wie z. B. die Unfähigkeit, Kinder zu gebären infolge eines erblichen Leidens oder einer geistigen Retardierung. Allgemein muß eine Gefahr für das Leben der Mutter im Falle einer Schwangerschaft vorhanden sein. Die Indikationen für eine Sterilisation können im allgemeinen in 5 Gruppen eingeteilt werden: neuropsychiatrische, medizinische, chirurgische, geburtshilfliche und sozioökonomische Indikationen. Wenn unheilbare Leiden im Falle einer Schwangerschaft eine echte Indikation für einen therapeutischen Abort darstellen würden, dann sollte lieber eine Schwangerschaft durch eine Sterilisation von vornherein verhindert werden.

Die chirurgische Sterilisation bei Frauen kann auf abdominalem, vaginalem, transuterinem und inguinalem Wege vorgenommen werden. Bei der üblichsten Methode werden Teile oder die ganze Tube exzidiert oder durch eine Koagulation verschlossen. Die Hysterektomie ist dann die beste Methode für eine Sterilisation, wenn Tumoren oder Blutungsstörungen oder ein erschlaffter Beckenboden einen so großen Eingriff rechtfertigen.

Die Sicherheit bei alleiniger Tubenligatur hängt von der Art des Vorgehens ab und davon, ob die Frau eben entbunden hat und auf welchem Wege. Wenn die Entbindung durch einen Kaiserschnitt erfolgte, dann ist die Fehlerquote der Tubenligatur 1–2%. Bei nichtschwangeren Pat. oder 24 Std nach der normalen Geburt (vaginal) ist die Fehlerquote ungefähr 1:300. Sterilisation durch Röntgenstrahlen erfordert ungefähr 2000 R auf beide Ovarien entweder durch äußere Röntgenstrahlen oder intrauterine Radiumeinlage.

Die Effektivität der Sterilisation hängt von der gewählten Methode ab. Die einzig sicheren Methoden sind Röntgenbestrahlungen mit adäquater Dosierung und Hysterektomie.

Blasenmole und Chorionepitheliom

Diagnostische Merkmale
- Uterine Blutung in der 6.–8. Woche
- Starke Übelkeit und wiederholtes Erbrechen
- Vergrößerung des Uterus über das dem Stadium der Schwangerschaft entsprechende Maß
- Das Austreten von kleinen Bläschen aus dem Zervikalkanal
- Hohe Choriongonadotropinausscheidung im Urin

Allgemeine Betrachtungen
Die Blasenmole ist eine degenerative Erkrankung des Chorions, die als Komplikation bei einer auf 500 Schwangerschaften vorkommt, und zwar gewöhnlich während der ersten 18 Wochen. Gekennzeichnet ist sie durch prominente, hellgelbe, hydatiforme Vergrößerung der Zotten und der Funktionsunfähigkeit der Gefäße des villösen Baumes. Obwohl im allgemeinen angenommen wird, daß die Störung direkt plazentaren (fetalen) Ursprungs ist, ist die Ursache noch unbekannt. Die Blasenmole tritt häufiger bei Frauen über 40 auf und ist bei Orientalinnen 5mal häufiger als bei Europäerinnen. Eine maligne Veränderung (Chorionepitheliom) tritt in ungefähr 4% der Fälle auf.

Klinische Befunde
A. Symptome: Ausgeprägte Übelkeit und Erbrechen treten bei ⅓ der Pat. mit Blasenmole auf. Die Uterusblutung beginnt in der 6.–8. Woche, sie tritt in allen Fällen auf und zeigt die Symptomatik eines drohenden oder inkompletten Aborts. In ⅓ der Fälle ist der Uterus größer als es der Schwangerschaftsdauer entspricht. Ganze oder kollabierte Bläschen können durch die Vagina ausgeschwemmt werden. Während des zweiten Drittels der Schwangerschaft können sich toxämische Erscheinungen zeigen.

Ein Chorionepitheliom kann dann vorhanden sein, wenn eine andauernde Uterusblutung nach der Entfernung der Blasenmole weiterbesteht oder wenn ein ulzerierender Vaginaltumor vorhanden, ein Tumor im Becken tastbar ist oder wenn der Verdacht auf einem metastatischen Tumor besteht. Die Diagnose kann nur durch histologische Untersuchung von Material nach einer Kürettage oder einer Biopsie gestellt werden.

B. Laborbefunde: Eine Blasenmole oder ein Chorionepitheliom sind dann wahrscheinlich, wenn die Choriongonadotropinausscheidung hohe Titer von 500000–1 Mill. oder mehr erreicht. Der Vaginalsmear zeigt deutlich reichliche Zellgruppen, ein Vorherrschen von Superfizialzellen, azidophilen Zellen und Zellkerndegeneration bei der Hälfte der exfoliativen Zellen.

C. Röntgen- und Ultraschallbefunde: Eine Hysterographie (Amniographie) nach dem 3. Monat, sei es durch transzervikale oder transkutane Applikation von Kontrastmitteln, kann eine Honigwabenform des Uterusinhaltes zeigen. Im Ultraschallschnittbild zeigt sich sog. Schneegestöber.

D. Spezialuntersuchungen: Eine Sonographie kann zur endgültigen Diagnosestellung nützlich sein. Es ist jegliches Gewebe, das spontan ausgestoßen wird, zu sammeln. Die Identifizierung von plazentaren Hydatiden wird die Diagnose ermöglichen.

Differentialdiagnose
Die ausgeprägte Übelkeit und das Erbrechen, das bei der Blasenmole auftritt, müssen von der normalen Hyperemesis gravidarum abgegrenzt werden. Der übergroße Uterus kann auch durch eine Zwillingsschwangerschaft, ein Hydramnion oder durch uterine Tumoren entstanden sein, und die vaginale Blutung kann ebenso von einem drohenden oder inkompletten oder kompletten Abort stammen. Wenn der Uterus stark vergrößert ist und die Laborbefunde eine Schwangerschaft anzeigen, ohne daß bei einer Röntgenaufnahme bzw. im Ultraschallschnittbild fetale Skelettanteile gefunden werden, dann liegt sehr wahrscheinlich eine Blasenmole vor.

Behandlung
A. Notfallmaßnahmen: Eine Blutung, die auf einen Abort hindeutet, erfordert eine sofortige Krankenhauseinweisung. Es sollten auf alle Fälle sofort die Blutgruppe der Pat. bestimmt, Blut gekreuzt und 2 Konserven für eine evtl. Transfusion vorbereitet werden. Die Blutung wird dann sofort zum Stillstand kommen, wenn der Inhalt des Uterus entleert ist und der Uterus sich kontrahiert hat. Zur Anregung einer Kontraktion wird Oxytocin gegeben. Eine Kürettage zur Entfernung von zurückgebliebenem Gewebe im Uterus ist notwendig.

B. Spezifische (chirurgische) Maßnahmen:
1. Der Uterus sollte so bald wie möglich ausgeräumt werden, wenn die Diagnose Blasenmole gesichert ist. Saugkürettage, gefolgt von sorgfältiger Dilatation und instrumenteller Kürettage, ist die

Methode der Wahl. Nach der Kürettage soll Methergin® verordnet werden. Nach 3–4 Wochen kann eine erneute Kürettage durch eine anhaltende Blutung angezeigt sein.

2. In seltenen Fällen ist es notwendig, den Uterus mit Inhalt zu exstirpieren. Wenn malignes Gewebe bei der Operation gefunden wird, muß eine Chemotherapie durchgeführt werden. Methotrexat ist ein Chemotherapeutikum, das den größten Behandlungserfolg verspricht.

C. Antitumor-Chemotherapie: Methotrexat (Amethopterin), 3 mg/kg Körpergewicht i.m. in Einzeldosen über 5 Tage verteilt, wird gegeben. Die Nebeneffekte Anorexie, Übelkeit und Erbrechen, Stomatitis, Durchfälle und Knochenmarksdepression sind allgemein innerhalb von 3 Wochen reversibel. Sie können gebessert werden durch Gabe von Folsäure. Gelegentlich tritt ein Exitus ein, der durch eine Agranulozytose oder toxische Hepatitis bedingt ist. Eine wiederholte Medikation von Methotrexat in einem Monat ist erforderlich, um den Throphoblasten zu zerstören und einen Gonadotropintiter von Null aufrechtzuerhalten. Wenn eine Lebererkrankung gleichzeitig besteht oder wenn der Tumor resistent ist, gibt man in monatlichen Kuren Dactinomycin (Lyovac-Cosmegen), 10 µg/kg KG i.v. (gut aufgelöst) über einen Zeitraum von 5 Tagen.

D. Unterstützende Maßnahmen: Bluttransfusionen, Eisen und Vitamine sollten gegeben werden. Wenn die Gefahr einer Infektion besteht, dann müssen Breitbandantibiotika 24 Std vor bis 3 oder 4 Tage nach der Operation verabfolgt werden.

Prognose

Das Risiko einer chronischen Abortneigung bei Frauen, die Blasenmole hatten, ist nicht groß. Nach einer Chemotherapie ist die 5-Jahres-Heilung, auch wenn bereits Metastasen nachgewiesen werden konnten, bei Chorionkarzinom ungefähr 85%.

Das Risiko eines chronischen Aborts oder einer kindlichen Anomalie ist bei Frauen, die eine Blasenmole hatten, nicht größer.

Blutung im letzten Schwangerschaftsdrittel

Ungefähr 5–10% aller Frauen haben am Ende der Schwangerschaft eine vaginale Blutung. Mehrgebärende sind davon häufiger betroffen. Eine geburtshilfliche Blutung ist die Hauptursache für mütterliche Morbidität und Mortalität. Der Arzt muß genau zwischen einer geburtshilflichen Blutung, die plazentaren Ursprungs ist (Placenta praevia, vorzeitige Lösung der Plazenta) und einer solchen, die nicht plazentaren Ursprungs ist (Systemerkrankung oder Störung im unteren Genitaltrakt) unterscheiden.

Im allgemeinen sollte das Vorgehen bei einer Blutung im letzten Drittel der Schwangerschaft konservativ sein und abwartend.

Die Pat. muß sofort stationär aufgenommen werden und Bettruhe verordnet bekommen. Es sollte eine gründliche Untersuchung des Unterbauches vorgenommen werden, aber nicht vaginal oder rektal untersucht werden. Bei über 90% der Pat., bei denen eine Blutung im letzten Trimester der Schwangerschaft besteht, wird diese Blutung nach Bettruhe innerhalb von 24 Std allein zum Stillstand kommen. Wenn die Blutung sehr stark und anhaltend ist, muß eine vaginale Untersuchung durchgeführt werden, dies darf jedoch nur in Operationsbereitschaft geschehen und wenn vorher Blut bereitgestellt ist. Der Operationssaal muß für eine Sectio caesarea bereit sein. Wenn die Schwangerschaftsdauer kürzer als 36 Wochen ist und der Fet für ein Überleben zu klein erscheint, dann sollte unter allen Umständen konservativ vorgegangen werden, bis die Chance, ein lebensfähiges Kind zu entwickeln, gegeben ist.

Postpartale Blutung

Die postpartale Blutung ist willkürlich festgelegt als ein Blutverlust von mehr als 500 ml bei und direkt nach der Geburt. Da jedoch eine kleinere Frau weniger Blut verlieren darf als eine Frau mit mehr Körpervolumen, ist es besser, wenn als Definition ein 1%iger Blutverlust bezogen auf ihr Körpergewicht in kg als Norm angesehen wird. Die postpartale Blutung ist als Hauptursache für maternale Mortalität anzusehen.

Die meisten Ursachen für eine Blutung sind Uterusatonie, Verletzungen während der Geburt und Gerinnungsstörungen oder Systemerkrankungen.

Verhütung

Folgende Pat. sind für eine postparale Blutung prädestiniert: Multipara, Frauen mit Hydramnion, mit einer postpartalen Blutung in der Anamnese, mit primärer oder sekundärer Wehenschwäche, mit verlängerten Wehen, mit uterinen Infektionen, mit Placenta praevia, mit vorzeitiger Plazentalösung, nach tiefer Anästhesie oder Analgesie und solche Frauen, bei denen eine Sectio caesarea vorausgegangen ist. Maßnahmen zur Verhinderung einer postpartalen Blutung bei solchen Pat. sind:

1. Infusion einer 5% Glukoselösung oder auch von Plasmaexpandern bei Wehenbeginn.

2. Direkt nach der Geburt sollte dieser Infusion Oxytocin (bis zu 30 I.E. Syntocinon®) beigefügt werden.

3. Größere Dosen von Analgetika oder Anästhetika sollten vermieden werden.

4. Der Uterus kann nach der Geburt durch die Bauchdecken massiert werden, bis er gut kontrahiert ist und in diesem Zustand verbleibt. Es kann notwendig sein, den Uterus durch die Bauchdecken mit der Hand für längere Zeit zu komprimieren.

5. Die Pat. sollte mindestens 2 Std nach der Geburt im Kreißsaal beobachtet werden.

Behandlung

A. Notfallmaßnahmen: Die Blutung muß je nach Ursache durch Expression der Plazenta, durch Wundnaht oder durch intravenöse Gaben von Oxytocin beherrscht werden. Durch eine Uterustamponade wird die Blutung durch Druck auf die Blutungsstellen zum Stillstand kommen. Jedoch sollte die Tamponade nur in Ausnahmefällen aus folgenden Gründen angewandt werden:

1. Der Uterus relaxiert langsam und die Blutung kommt oft wieder zum Durchbruch, auch wenn der Uterus stark tamponiert ist.

2. Eine feste Tamponade kann sogar die Uteruskontraktion verhindern.

3. Wenn die Tamponade nicht so gut sitzt, daß dadurch die Blutung gestoppt wird, kann durch weiteren Blutverlust sogar eine Hysterektomie notwendig werden.

4. Die Gefahr der Infektion ist bei der Tamponade größer als bei anderen Methoden zur Blutstillung.

B. Allgemeine Maßnahmen: Die Plazenta muß genau auf ihren Zustand inspiziert werden. Ebenso soll nach evtl. Geburtsverletzungen im Geburtskanal gefahndet werden. Die Kontraktionen des Uterus sind genau zu beobachten. Die Blutungs- und Gerinnungszeit müssen bestimmt werden und gekreuztes Blut muß ständig bereit sein.

Prognose

Die Mortalität bei der postparalen Blutung hängt von der Menge des Blutverlustes und von der Zeit, in der der Blutverlust stattfand, ab. Ebenso wichtig ist die Konstitution der Pat. und die Zeit, die vergeht, bis eine suffiziente Therapie eingeleitet wird.

Risikoschwangerschaft

Von einer Risikoschwangerschaft spricht man, wenn die Mutter oder der Fetus einer höheren Todesgefahr — entweder vor, während oder unmittelbar nach der Geburt — ausgesetzt sind. Das Kind kann durch maternale Dysfunktionen oder Krankheiten oder auch durch fetale Probleme, einschließlich genetischer, traumatischer, infektiöser, toxischer oder respiratorischer Störungen, gefährdet

sein. Eine Gefahr kann auch erst bei der Therapie maternaler oder perinataler Komplikationen entstehen.

Der Bereich der Risikoschwangerschaft ist sehr groß und vielfältig. Die Mutter kann während der Schwangerschaft, Wehen, Entbindung oder im Wochenbett an Blutungen, Präeklampsie — Eklampsie, Infektionen, Herzerkrankungen oder an respiratorischen Problemen sterben. In anderen Fällen kann eine Frau schwere Folgekrankheiten erleiden (z. B. zerebrovaskuläre Zwischenfälle während der Eklampsie; bakteriämischen Schock bei puerperaler Sepsis). Die meisten Neugeborenen sterben während der ersten 4 Lebenswochen an zu niedrigem Geburtsgewicht. Die Mortalitätsrate für diese Kinder ist 40mal höher als für die normal großen, zum Termin geborenen Neugeborenen. Die Häufigkeit der mit einer Prämaturität verbundenen Zerebralparese ist 10mal, die psychische Retardation 5mal und die ernsten Malformationen sind 7mal so hoch wie jene bei der durchschnittlichen, termingerechten Schwangerschaft.

Diagnostische Bewertung

Wenigstens 20% aller Frauen gehören in eine der Gruppierungen, wie sie in der Tabelle 12-11 gezeigt werden. Diese Frauen stellen auch über 50% aller perinatalen Todesfälle. Die meisten perinatalen Todesfälle sind mit 6 geburtshilflichen Komplikationen verbunden: Querlage, vorzeitige Plazentalösung, Präeklampsie — Eklampsie, multiple Schwangerschaft, Pyelonephritis und Hydramnion. Kontakt mit Teratogenen (Arzneimitteln, Virusinfektionen, Bestrahlung, usw.) können ebenfalls die Schwangerschaft komplizieren. Persönliche Ignoranz, Armut, unerwünschte Schwangerschaft und mangelnde Verantwortung als Eltern können den Ausgang einer Schwangerschaft auch negativ beeinflussen.

A. Initiales Screening: Ein initiales Screening der Gravida muß folgendes einschließen:

1. Eine *vollständige allgemeine körperliche Untersuchung* (einschließlich Größe, Gewicht, Entwicklung usw.) und Diagnose etwaiger systemischer Erkrankungen, Dysfunktionen oder Anomalien.

2. Eine *sorgfältige Untersuchung des Abdomens und Beckens* mit besonderer Berücksichtigung folgender Punkte:

a) Uterus-Konfiguration, -Größe, Höhe des Fundus; Patientinnenumfang; Größe des Feten (Schätzung), Lage des Feten, Position, Bewegung; Menge der Amnionflüssigkeit.

b) Zervix-Position, Epithelisierung, Auslöschung, Dilatation.

c) Wirbelsäule, Becken und Extremitäten — Anomalien, Beckendurchmesser.

3. *Laborteste:* Hämatokrit, Harnanalyse, Harnkultur, serologische Tests auf Lues, Röteln und Anti-

Tabelle 12-11. Geburtshilfliche Risikofaktoren

Anamnese folgender Punkte:

1. Vererbliche Anomalien (Osteogenesis imperfecta, Down-Syndrom)
2. Frühgeborenes oder ‚Small-for-date'-Neugeborenes
3. Kongenitale Anomalie, Anämie, Blutdyskrasie, Toxämie
4. Soziale Probleme (Teen-age-Schwangerschaft, Arzneimittelsucht, Alkoholismus)
5. Lang aufgeschobene oder fehlende pränatale Betreuung
6. Alter < 18 oder > 35 Jahre
7. Teratogene Virusinfektionen oder gefährliche Arzneimitteleinnahmen im ersten Trimester
8. Eine fünfte oder folgende Schwangerschaft — besonders, wenn die Gravida > 35 Jahre ist.
9. Prolongierte Infertilität
10. Stark Stress-geladene oder gefährliche Ereignisse während der bestehenden Schwangerschaft (kritische Unfälle, überhöhte Strahlendosis)
11. Starkes Zigarettenrauchen
12. Schwangerschaft innerhalb von 2 Monaten nach einer vorangehenden Entbindung

Diagnose folgender Punkte:

1. Größe unter 1,50 m oder ein Vorschwangerschaftsuntergewicht (20% unter dem Standard für Größe und Alter)
2. Minimale oder keine Gewichtszunahme
3. Geburtshilfliche Komplikationen (Präeklampsie — Eklampsie, multiple Schwangerschaft, Hydramnion)
4. Abnormale Lage (Steißlage; vorliegendes Körperteil bei Termin nicht ins Becken eingetreten usw.)
5. Ein Fetus, der nicht normal wächst oder in der zu erwartenden Größe abweicht
6. Ein Fetus > 42 Wochen-Schwangerschaft

körper-Screening; Blutgruppe, Rh-Faktor und vaginale zytologische Tests auf Infektionen, Hormonstatus und Malignität. Besondere Untersuchungen z.B. bei Diabetes mellitus können erforderlich sein.

B. Pränatale Visiten:
Sie sollten bei geburtshilflichen **Risiko**patientinnen häufiger stattfinden als bei normalen Patientinnen. So sind eine genauere Beobachtung des Schwangerschaftsverlaufes und eine Identifizierung und eine Korrektur der Probleme (z.B. Anämie, Harnwegsinfektion) möglich. Geburtshilfliche Erkrankungen, die eine spezielle Therapie oder rasche Entscheidung (z.B. Präeklampsie, uterine Blutung) erfordern, müssen frühzeitig erkannt werden. Die Visiten bieten auch die Möglichkeit zur Instruktion der Patientinnen über Hygiene, Ernährung, Anwendung von Arzneimitteln und Neugeborenen-Pflege sowie zur psychiatrischen Beratung.

C. Beurteilung von Wachstum, Reife und Wohlbefinden des Feten:
1. Indirekte (nicht-invasive) Methoden:
a) Neuberechnung des Schwangerschaftsalters (letzte Menstruationsperiode, Basaltkörpertempe-

ratur, Datum der ersten Kindsbewegungen, erste fetale Herztöne).
b) Uterines Wachstum (Höhe des Fundus, Umfang der Patientin).
c) Beckeneintritt, Einstellung des Kopfes.
d) Röntgenologie (Ossifikationszentren, Anomalien).
e) Ultrasonographie (fetale biparietale Durchmesser), Amnioskopie.
f) Fetales Verhalten.
g) Oxytocin-Test.
2. Direkte (invasive) Methode:
a) Amniozentese (Volumen der Amnionflüssigkeit, Enzymuntersuchungen, Osmolarität, optische Dichte, Kreatiningehalt, Bilirubinkonzentration, Lecithin-Sphingomyelin-Relation, Prozentsatz der fettgeladenen Zellen, Harn-Östriol oder Gesamtöstrogen des Harns).
b) Amniographie (Anomalien, plazentare Situation).
c) Zytologische Untersuchung der Amnionflüssigkeit (Kultur, Zytochemie, Chromosomen-Untersuchungen zur Bestimmung vererbbarer Krankheiten beim Feten).

Differentialdiagnose
Ein für den Termin zu „großer" Uterus kann eine multiple Schwangerschaft, ein Hydramnion oder uterine Tumore anzeigen. Ein Uterus, der für das Datum der letzten Menstruationsperiode kleiner als erwartet ist, kann eine Dysmaturität des Feten (Plazentarinsuffizienz), Oligohydramnion, Fehlabschätzung der Schwangerschaftsdauer oder eine fetale Erkrankung (z.B. Rubella, Zytomegalie) bzw. Anomalie bedeuten.

Behandlung
Jede maternale Erkrankung muß mit Vorsicht behandelt werden, um eine Schädigung des Feten zu vermeiden. Die perinatalen fetalen Mortalitäts- und Morbiditätsraten können manchmal durch Verlängerung der Schwangerschaft — z.B. im Fall vorzeitiger Wehen, bei multipler Schwangerschaft, Placenta praevia, zervikaler Insuffizienz, leicht vorzeitiger Plazentalösung oder bei Schilddrüsendysfunktion — verringert werden. Eine frühe Entbindung kann vernünftig und erforderlich sein, um den Feten zu retten, wenn sich die Fruchtblase vor der 34. Schwangerschaftswoche öffnet. Oder im Falle einer Präeklampsie — Eklampsie, einer schweren Isoimmunisierung, eines klinischen Diabetes mellitus, einer persistierenden Harnwegsinfektion, eines beträchtlichen Hydramnion oder wegen plazentarer Insuffizienz.

Prognose
Obwohl die verbesserte geburtshilfliche Betreuung die maternale Mortalitätsrate in vielen Ländern re-

duziert hat, könnte sie vielfach noch niedriger sein. Sozioökonomische Faktoren spielen zweifellos eine Rolle. Die überwiegende Mehrzahl der maternalen und perinatalen Todesfälle liegen in den Bewertungskategorien mit hohem Risiko.

Uterusinversion

Die Inversion des Uterus entweder bei oder nach der Geburt stellt eine extreme medizinische und chirurgische Notfallsituation dar. Sie kommt vor durch zu starke Zerrung oder Ziehen des Kindes an der Nabelschnur und der Plazenta, durch Nabelschnurzug des Geburtshelfers, bevor die Plazenta völlig gelöst ist, durch zu starkes Kneten des Fundus (Credé) oder durch Lösung und Extraktion einer adhärenten Plazenta, speziell in tiefer Narkose, wodurch eine extreme Relaxation entsteht. Die Wahrscheinlichkeit einer Uterusinversion ist 1 : 15 000. Die Diagnose ist bei kompletter Inversion einfach zu stellen.

Die Inversion eines nichtschwangeren Uterus ist weniger problematisch. Die Behandlung besteht in Hysterektomie, wenn eine Reposition unmöglich ist.

Verhütung

Die meisten Fälle von puerperaler Uterusinversion können durch adäquate geburtshilfliche Maßnahmen vermieden werden. Ein Zug an der Nabelschnur sollte vor Plazentalösung nicht durchgeführt und ein zu starker Druck auf den Fundus oder eine Credé sollten vermieden werden. Die Pat. darf, bevor der Uterus nicht gut kontrahiert ist, nicht allein gelassen werden. Es darf kein Kissen oder eine Rolle unter die Vorlage geklemmt werden.

Behandlung

Beachte: Eine Assistenz ist unbedingt erforderlich. Die mütterliche Sterblichkeit beträgt ohne sofortige und ausreichende Behandlung bis zu 30%.

A. Notfallmaßnahmen: Der Schock muß durch intravenöse Gaben von Flüssigkeit, Plasma, Blut und Oxytocin unter Kontrolle gebracht werden. Ergotaminpräparate sollten bei dieser Behandlung nicht angewandt werden, da sie tetanische Kontraktionen der Zervix und auch des Uterus auslösen, wodurch die Manipulationen am Uterus gestört werden.

B. Spezifische Maßnahmen: Es muß versucht werden, den Uterus durch abdominovaginale Manipulation zu reponieren. Dazu ist eine Allgemeinnarkose erforderlich. Wenn die Plazenta nicht gelöst ist, dann sollte sie auch nicht abgelöst werden. Der Fundus muß in anteroposteriorer Richtung komprimiert und Ringklemmen müssen an der Zervix be-

festigt werden. Eine zervikale Konstriktion kann durch Inhalation von Amylnitrit oder durch Gaben von Adrenalin verhindert werden. Die Faust sollte im Uterus verbleiben und jetzt ein Ergotaminpräparat (Methergin®) injiziert werden, weil durch Auslösung einer Kontraktion der Zervix ein Zurückfallen des Uterus, nachdem die Faust entfernt wird, verhindert wird. Tamponaden sind kontraindiziert, da sie eine Überdehnung des Uterus bewirken.

C. Chirurgische Maßnahmen: Wenn eine Reposition nicht sofort erfolgreich ist, dann sollten chirurgische Maßnahmen zur Korrektur angewandt werden:

1. Die transabdominale Reposition (Houltain): Die hintere Wand des Uterus wird inzidiert und über Tuchklemmen wird der Fundus reponiert und dann vernäht.

2. Transvaginale Reposition: Zwei Methoden sind geläufig:

a) Die Zervix wird anterior eingeschnitten und der Uterusfundus von unten reponiert und dann vernäht (Spinelli).

b) Es wird von posterior eine Inzision durch die Zervix gemacht und dann der Fundus reponiert und vernäht (Küstner).

D. Postoperative Maßnahmen: Breitbandantibiotika und eine Infusionstherapie müssen verordnet und eine Überwachung des Elektrolythaushaltes durchgeführt werden.

Prognose

Die manuelle Reposition gelingt in ungefähr 75% der Fälle, wenn sie gut ausgeführt wird. Eine Inversion des Uterus kann sich wiederholen.

Puerperalsepsis

Diagnostische Merkmale

- Fieber bis zu 40 °C über 2 Tage, das 24 Std oder später nach der Geburt (während der ersten 4 Wochen des Wochenbettes) auftritt
- Faulig riechende Lochien
- Schmerzen und Druckempfindlichkeit im Becken und an den Adnexen

Allgemeine Betrachtungen

Puerperalsepsis ist eine allgemeine Bezeichnung für jegliche Infektion des Genitaltraktes, die während oder nach der Geburt bzw. Frühgeburt auftritt. Die meisten Fälle stammen von einer Streptokokkeninfektion (prinzipiell von der anaeroben Gruppe). Die anaeroben Streptokokken sind üblicherweise Bewohner des Genital- und Intestinaltraktes. Die beta-hämolytischen Streptokokken, die normalerweise nicht im Genital- und Intestinaltrakt gefunden werden, verursachen die schwerste Infektion. Eine Infektion im Wochenbett mit Staphylokokken, Gonokokken, Pneumokokken oder Clostridia ist sehr selten, aber wenn, dann schwerwiegend.

Heute steht die Gefahr der mütterlichen Mortalität durch Schwangerschaftstoxämie oder durch Verbluten weit vor der Puerperalsepsis, was durch die Beherrschung der Infektion und medizinische Vorsorge bedingt ist. Es mag erstaunen, daß in Ländern mit primitiven Verhältnissen heute noch die Puerperalsepsis die häufigste lebensbedrohliche Erkrankung bei der Geburt ist.

Vaginitis, Zervizitis und eine intrapartale Verseuchung des Genitalkanales führen zur Endometritis; Verletzung der Zervix und der Vagina führen häufig zur Parametritis. Endometritis oder Parametritis können eine Adnexitis oder Peritonitis nach sich ziehen. Eine Femoralvenen- oder Beckenvenenthrombophlebitis kann durch eine septische Embolie kompliziert werden.

Gerade während sich die Puerperalinfektion im Genitaltrakt entwickelt, kann sich die Infektion auf den Intestinaltrakt und Harntrakt ausdehnen. Durch eine begleitende Peritonitis kann sich z.B. ein Ileus entwickeln.

Komplikationen

Die Pat. können direkt nach der Geburt durch plötzliches Entstehen einer Septikämie sterben. Oftmals führt die Infektion zu einem Beckenabszeß. Eine Thrombophlebitis der Femoralvenen kann zu einem postphlebitischen Syndrom führen, das durch anhaltende Schmerzen und Schwellung der unteren Extremitäten charakterisiert ist. Chronische Salpingitis und Infertilität sind allgemeine Spätfolgen.

Klinische Befunde

A. Symptome: Fieber vom intermittierenden Typ tritt auf, ist aber nicht immer das hervorstechendste Zeichen. Andere Zeichen der Infektion sind faule oder profuse Lochien, eine exzessive Blutung, Schmerzen im Becken oder im Unterbauch und Kreislaufkollaps. Eine Ulzeration des Genitaltraktes, eine Verletzung oder ein Hämatom können bei der Untersuchung des Beckens gefunden werden. Der Uterus ist oftmals sehr empfindlich und mangelhaft zurückgebildet. Eine Schmerzhaftigkeit und eine Induration der Adnexe sowie eine Tumorbildung können getastet werden. Einseitige Beschwerden im Becken oder Schmerzen und Schwellung eines Beines sind das Zeichen für eine aufgetretene Phlebitis. Plötzliche Schmerzen in der Brust und Husten sowie Schocksyndrom können auf eine Lungenembolie hindeuten.

B. Laborbefunde: Die Leukozyten und die Blutkörperchensenkungsgeschwindigkeit sind erhöht. Die Erythrozyten, das Hämoglobin und der Hämatokrit zeigen oftmals eine Anämie an. Aerobe und anaerobe Kulturen, angefertigt von Material, das aus dem Cavum uteri oder aus der Endozervix oder aus beiden entnommen wurde, sollten zusammen mit einem Antibiogramm angefertigt werden, um Therapie nach der Empfindlichkeit der Erreger auszurichten. Durch eine Thoraxaufnahme können ein Lungeninfarkt oder eine Embolie ausgeschlossen werden.

Differentialdiagnose

Differentialdiagnostisch sind eine Infektion des Harntraktes oder eine pulmonale Infektion, eine Mastitis und Enteritis abzuklären.

Verhütung

Vorbeugende Maßnahmen schließen eine allgemeine gute Hygiene, einen Schutz vor Infektionskontakt und ein aseptisches und antiseptisches Vorgehen bei der Geburt ein. Eine zu lange Geburtsdauer, ein unnötiges chirurgisches Risiko, ein zu hoher Blutverlust, ein stärkeres Trauma sowie tiefe und anhaltende Analgesie sowie Anästhesie sollten vermieden werden. Der Fetus sollte auf die einfachst mögliche Art entwickelt werden.

Behandlung

A. Notfallmaßnahmen und Antibiotika: (vgl. die prophylaktische Behandlung bei septischem Abort, S. 595). Der Schock muß mit der üblichen Infusionstherapie oder mit Bluttransfusionen behandelt werden. Hohe Dosen von Antibiotika müssen gegeben werden. Wenn die Infektion von Clostridium tetani herstammt, dann muß Tetanusantitoxin verabreicht werden. Wenn ein Antibiogramm noch nicht angefertigt ist, dann sollten möglichst Breitbandantibiotika, z.B. Chloramphenicol 3 g am ersten Tag und 2 g die folgenden Tage, verordnet werden. Auch Totocillin® oder Vibramycin® sind günstig. Durch ein solches Vorgehen kann eine Infektion mit Streptokokken, Pneumokokken, Gonokokken oder Clostridia unter Kontrolle gebracht werden.

Flüssigkeits- und Elektrolytbilanz müssen überwacht und ausgeglichen werden. Antikoagulantientherapie und die Gabe von Oxytocin sind erforderlich.

B. Allgemeine Maßnahmen: Stationäre Behandlung ist unbedingt notwendig. Die Ernährung sollte parenteral erfolgen. Zur Vermeidung von Obstipationen sollten Einläufe gemacht werden.

C. Chirurgische Maßnahmen: Eine Hysterektomie wird dann durchgeführt, wenn ein rupturierter Uterus, der zu einer Infektion geführt hat, behandelt werden muß, weiter bei einer vernachlässigten Placenta accreta und bei infizierter Blasenmole oder bei sehr großen Myomen.

Prognose

Die Prognose hängt von der Art der Infektion und von der Widerstandskraft der Patientin sowie von der Intensität und der Suffizienz der Therapie ab. „Puerperalinfektionen" treten nach neueren Statistiken in einer Häufigkeit von 5% aller Wöchnerinnen auf.

Medizinische Komplikationen während der Schwangerschaft

Diabetes mellitus

Veränderungen im Kohlenhydrat- und Fettstoffwechsel sowie eine erhöhte Glukose-Clearance komplizieren die Behandlung eines Diabetes mellitus während der Schwangerschaft. Die Vermeidung allgemeiner diabetischer Entgleisungen wie Hypoglykämie, Ketose und diabetisches Koma erfordern eine erhöhte Aufmerksamkeit sowohl vom Artz als auch von der Pat.

Selbst bei sorgfältig überwachtem und eingestelltem Diabetes steigen bei schwangeren Frauen die geburtshilfliche Komplikationsrate wie Hydramnion, Toxämie, Infektionen sowie die Wahrscheinlichkeit einer Frühgeburt. Die Kinder sind größer als diejenigen von nichtdiabetischen Müttern. Es tritt eine signifikante und unerklärliche fetale Mortalität in den letzten Schwangerschaftswochen auf, und auch die Mortalität der Neugeborenen ist bei Kindern von diabetischen Müttern sehr groß.

Es muß für eine absolute Kooperation zwischen Internisten, Geburtshelfern und Pädiatern gesorgt werden, und die Geburt sollte 2–4 Wochen vor dem Termin durchgeführt werden. Eine Umstellung der Pat. auf Alt-Insulin in der 35. Schwangerschaftswoche ist erforderlich. Unter diesen Umständen ist die mütterliche Mortalität nicht höher als bei nichtdiabetischen Müttern. Jedoch ist die fetale und neonatale Mortalität selbst bei guter Betreuung ungefähr 10–20%.

Glomerulonephritis

Die initiale Erkrankung an einer akuten Glomerulonephritis kommt während der Schwangerschaft selten vor; die meisten geburtshilflichen Probleme beziehen sich auf chronische Übergangsformen der Krankheit.

Eine Schwangerschaft wird durch eine Glomerulonephritis nicht unbedingt verschlechtert, obwohl Infertilität, Abort, vorzeitige Entbindung, fetaler Tod in utero, vorzeitige Lösung der normal implantierten Plazenta und plazentare Dysmaturität mit größerer Frequenz vorkommen. Nephritis verursacht Hypertonie, prädisponiert für Präklampsie-

Eklampsie und ist mit einer hohen perinatalen Mortalitäts- und Morbiditätsrate verbunden.

Die medizinische Therapie der Glomerulonephritis wird im Kapitel 16 ausführlich besprochen. Bei akuter, schwerer Exazerbation einer Glomerulonephritis mit renaler Insuffizienz kann ein therapeutischer Abort gerechtfertigt sein. Eine Glomerulonephritis kann bei gleichzeitiger plazentarer Dysmaturität oder Präeklampsie-Eklampsie eine Indikation für eine Sectio caesarea sein.

Tuberkulose

Eine Tuberkulose der Lungen oder auch der Pleura wird durch eine Schwangerschaft nicht direkt beeinflußt. Bei Frauen mit Tuberkulose tritt etwas häufiger eine Abort- oder Frühgeburtenneigung auf. Eine tuberkulöse Endometritis und Plazentitis treten in schweren Fällen auf, aber eine Kongenitaltuberkulose ist sehr selten. Die Interruptio wegen einer bestehenden Tuberkulose ist bei den heutigen Behandlungsmöglichkeiten der Tuberkulose kaum mehr notwendig. Kinder von tuberkulösen Müttern sind nicht mehr gefährdet als andere Kinder, vorausgesetzt, daß sie von der infizierten Mutter sofort separiert werden, ohne mit ihr vorher in Berührung zu kommen.

Herzerkrankungen, die die Schwangerschaft komplizieren

Ungefähr 5% der mütterlichen Todesfälle treten durch Herzerkrankungen ein. Während der Schwangerschaft bestehen eine signifikante Erhöhung der Herzfrequenz, eine Erhöhung des Schlagvolumens bis zu 30%, eine Vermehrung des Plasma- und Blutvolumens sowie eine Vermehrung der roten Blutkörperchen. Die Vitalkapazität und der Sauerstoffverbrauch erhöhen sich während der Schwangerschaft nur wenig. Laut Statistik sind über 90% der Fälle, bei denen die Schwangerschaft durch eine Herzerkrankung ernsthaft kompliziert wird, Herzerkrankungen rheumatischen Ursprungs. ¾ dieser Pat. haben eine Mitralstenose. Kongenitale Herzfehler hingegen stellen nur bei 5% der Herzpatientinnen ein geburtshilfliches Problem dar.

Die körperliche Anstrengung in der Austreibungsperiode und auch im Wochenbett belasten das mütterliche Herz. Im allgemeinen geht es Pat. mit Herzerkrankungen der Klasse I und II (80% aller Frauen mit Herzerkrankungen) während der Schwangerschaft und unter der Geburt gut. Über 80% der mütterlichen Todesfälle aufgrund von Herzerkrankungen treten bei Frauen mit Herzerkrankungen der Klasse III und IV auf. ¾ dieser Todesfälle treten im frühen Wochenbett auf. Die perinatale und fetale Mortalität ist bei Frauen mit Herzerkrankungen der Klasse III und IV sehr hoch.

Ein therapeutischer Abort kann bei Schwangeren mit Herzerkrankungen der Klasse III und IV gerechtfertigt sein. Ein Kaiserschnitt sollte nur wegen geburtshilflicher Indikation durchgeführt werden. Die Indikation zur Sterilisation kann bei Frauen mit Herzerkrankungen der Klasse III und IV gegeben sein.

Erklärung
Klassifizierung des Schweregrades von Herzerkrankungen:

I. Klasse: Pat. mit organischer Herzerkrankung, jedoch ohne Symptome und ohne Einschränkung der Arbeitsfähigkeit
II. Klasse: Pat. mit Symptomen bei gesteigerter Belastung
III. Klasse: Pat. mit Symptomen bei leichter Belastung
IV. Klasse: Pat. mit Symptomen bereits ohne Belastung

Harnwegsinfektionen während der Schwangerschaft
Die gesamten Harnwege sind während der Schwangerschaft gegen Infektionen sehr empfindlich. Die veränderte Sekretion der steroiden Geschlechtshormone und der Druck, der durch den schwangeren Uterus auf den Ureter und die Blase ausgeübt wird, führen zu einer Hypotonie, die zu einer Harnstase prädisponiert. Eine Zervizitis und eine Vaginitis prädisponieren ebenfalls zu Harnwegsinfektionen. Das Trauma bei den Wehen und bei der Geburt und eine Harnretention nach der Geburt können ebenfalls eine Harnwegsinfektion auslösen oder verschlimmern. In mehr als ⅔ der Fälle ist der Infektionserreger Escherichia coli.
Ungefähr 10% aller schwangeren Frauen leiden an Infektionen des Harntraktes. Chronische Pyelonephritis folgt oft nach vorausgegangenen rezidivierenden akuten Harnwegsinfektionen während aufeinanderfolgender Schwangerschaften. Harnwegsinfektionen führen oft zu einer Pfropfgestose, zu Hypertonie und damit zu einer erhöhten perinatalen Mortalität bzw. Morbidität.
Die Diagnose sollte durch eine genaue Urinuntersuchung, durch Anfertigung einer Bakterienkultur bzw. eines Antibiogramms gesichert werden. Baktrielle Infektionen sollten sofort ausreichend mit einem gezielten Antibiotikum behandelt werden (d. h. mit einem Antibiotikum, auf das entsprechende Bakterien mit Antibiogramm besonders empfindlich sind). Zur Glomerulonephritis vgl. Kapitel 16.

Anämie
Siehe Abschnitt **Schwangerschaftsanämie**, S. 593

Syphilis
Eine unbehandelte Syphilis, die kurz vor Beginn der Schwangerschaft übertragen wurde, verursacht meist einen Abort im mittleren Schwangerschaftsdrittel oder ein Absterben der Frucht in utero. Der Fet trägt immer die Zeichen einer Syphilis. Eine Syphilisübertragung, die auf die Konzeption beschränkt ist, führt oftmals zu einer vorzeitigen Geburt eines Kindes mit kongenitaler Syphilis. Wenn die Syphilis erst spät, während der Schwangerschaft übertragen wurde, dann ist es möglich, daß das Kind bei der Geburt keine Zeichen von Syphilis aufweist. Eine Syphilis, die in der Mitte der Schwangerschaft übertragen wurde, führt ebenfalls oftmals zu einer kongenitalen Syphilis des Kindes. Falsch positive (und falsch negative) serologische Teste auf Syphilis sind nicht selten. Eine Isolation und intensive Behandlung mit Penicillin oder im Falle von Penicillinunverträglichkeit mit anderen antisyphilitischen Medikamenten sind unbedingt erforderlich, wenn eine Syphilis vermutet wird. Es muß auch immer an die Möglichkeit gedacht werden, daß bei einer Pat. mit Syphilis noch eine andere Geschlechtskrankheit vorhanden sein kann.

Herpes genitalis
Die Infektion des unteren Genitaltraktes durch den Herpes-Virus-Typ II ist eine Geschlechtskrankheit mit zunehmender Häufigkeit und Schwere. Die Herpes-Virus-Typ-II-Infektion kann zu einer späteren Zervikaldysplasie führen und wirkt somit karzinogen.
Die Infektion während der Schwangerschaft ist auch verantwortlich für manchen Spontanabort und neonatalen Tod.
Patientinnen mit dieser Infektion haben Fieber, Anorexie, Genitalschmerz, Leukorrhoe, Dysurie und sogar Vaginalblutung. Typisch sind Bläschen, Geschwüre und erythematöse Papeln im Genitalbereich. Meist besteht eine schmerzhafte bilaterale Lymphdrüsenschwellung. Die Biopsie ergibt charakteristische histologische Befunde wie intranukleäre Vakuolen, azidophile Einschlußkörperchen usw. In der Kultur ist der Typ II nachweisbar. Auch Serumantikörper können im voll ausgebildeten Stadium nachgewiesen werden.
Der unkomplizierte Herpes simplex kann mit 0,5%iger Neutralrotlösung lokal behandelt werden. Anästhetische Cremes und kortikosteroidhaltige Salben können in der akuten Phase helfen.
Der Genitalherpes ist besonders gefährlich für den Fetus. Wenn der Herpes während der Entbindung besteht, so wird in 40% der Fälle das Neugeborene infiziert, wenn nicht eine Entbindung durch Kaiserschnitt wenigstens 4 Std nach Blasenruptur vorgenommen wird. Allerdings ist die Schnittentbindung keine Garantie einer Infektionsvermeidung. Eine Konzeptionsverhütung und eine Langzeitbeobachtung zur Vermeidung einer zervikalen Neoplasie sind erforderlich.

Thyreotoxikose

Eine toxische Struma während der Schwangerschaft ist selten, kann sich aber bald nach der Geburt entwickeln. Eine Thyreotoxikose während der Schwangerschaft kann eine fetale Fehlentwicklung und eine Struma beim Fet zur Folge haben.

Eine Therapie mit Isotopen während der Schwangerschaft kann beim Fet eine Athyreose hervorrufen. Antithyreoide Medikamente können aber in vorsichtiger Dosierung gegeben werden, wenn es dabei nicht zum Hypothyreodismus bei der Mutter und somit zur fetalen Fehlentwicklung kommt.

Dysfunktion der Nebenschilddrüse und Tetanie

Die Schwangerschaft verursacht eine leichte Überfunktion der Nebenschilddrüse. Eine schwere chronische Überfunktion der Nebenschilddrüsen, die eine Ostitis fibrosa cystica verursacht, ist während der Schwangerschaft selten und tritt höchstens bei Pat. mit chronischen Nierenerkrankungen auf. Symptome, die durch Dysfunktion der Nebenschilddrüsen während der Schwangerschaft auftreten, sind Tetanie und Muskelkrämpfe durch Unterfunktion der Nebenschilddrüse. Eine Tetanie ist meist von einem Kalziummangel begleitet oder auch von einem Übermaß an Phosphaten (z. B. durch übermäßige Zufuhr von Calciumphosphat während der Schwangerschaft) oder auch durch einen Mangel an Vitamin D und Parathormon. Eine Hyperventilation während der Wehen kann eine Tetanie auslösen. Eine Tetanie des Neugeborenen ist bei Brustkindern ungewöhnlich, aber sie kann auftreten, wenn die Zufuhr von Phosphaten sehr groß ist (z. B. wenn Kuhmilch gegeben wird oder auch als Resultat eines relativen Hypoparathyreodismus in der Neonatalperiode).

Exanthematische Erkrankungen

Die Auswirkungen einer Varizelleninfektion auf die Schwangere und den Fetus hängt von der Virulenz der Erreger ab und vom Grade der mütterlichen Immunität gegen diese Erkrankung. Hohes Fieber, Toxämie und fetale Virämie können zum Tod des Fetus führen.

Kinder, die von Frauen mit Windpocken oder Masern geboren werden, können diese Erkrankung bei der Geburt haben. Kongenitale Mißbildungen sind selten. Kongenitale Anomalien treten hingegen in ungefähr 50% der Fälle auf, wenn Mütter während des ersten Trimenons der Schwangerschaft an Röteln erkrankt waren. Die Gabe von Gammaglobulinen verhindert eine Mißbildung nicht, auch wenn sie exponierten Müttern vor Auftreten der Erkrankung gegeben wurden. Die einzige Möglichkeit zur Verhinderung von Mißbildungen durch Röteln besteht in einer prophylaktischen Impfung der Mutter.

Wenn keine Impfung durchgeführt wurde, dann kann es möglich sein, daß Mißbildungen auftreten, ohne daß die Krankheit klinisch irgendwelche Symptome zeigt. Ein therapeutischer Abort wegen einer fraglichen Rötelninfektion der Mutter in der Schwangerschaft ist in Deutschland nicht zulässig.

Myopie

Es ist eine Erfahrung, daß Frauen mit Myopie während der Schwangerschaft eine Verschlechterung ihrer Sehfähigkeit erleiden. Es ist jedoch durch große Untersuchungsreihen nicht gesichert, daß eine Verschlechterung einer Refraktionsanomalie während der Schwangerschaft ursächlich mit dieser etwas zu tun hat.

Chirurgische Komplikationen während der Schwangerschaft

Ausgedehnte chirurgische Eingriffe sollten während der Schwangerschaft nach Möglichkeit vermieden werden. Eine normale unkomplizierte Schwangerschaft „schwächt" jedoch den Körper nicht, und das Operationsrisiko als solches wird dadurch nicht erhöht. Ausgenommen sind diejenigen Fälle, in denen große abdominale Eingriffe vorgenommen werden sollen und der schwangere Uterus aus technischen Gründen die Operation unmöglich macht. Eine Abortgefahr als Folge eines operativen Eingriffes besteht nicht, es sei denn, nach dem operativen Eingriff treten eine Peritonitis oder andere Komplikationen ein.

Während des ersten Trimenons der Schwangerschaft können durch eine Asphyxie beim Feten während einer Narkose kongenitale Anomalien auftreten. Aus diesem Grunde sollte gerade im ersten Drittel der Schwangerschaft ein operativer Eingriff vermieden werden. Wenn ein Eingriff notwendig wird, dann muß besonders darauf geachtet werden, daß bei der Mutter keine Hypoxie und keine Hypotension auftreten.

Das zweite Trimenon der Schwangerschaft ist im allgemeinen der günstigste Zeitpunkt für einen operativen Eingriff.

Ovarialtumoren

Ovarialtumoren haben während der Schwangerschaft eine besondere Bedeutung, denn

1. die Palpation und auch die Diagnose eines evtl. malignen Tumors sind schwierig.

2. der Geburtskanal kann durch den Tumor verlegt werden, und

3. es besteht die Möglichkeit einer Ruptur des Tumors mit evtl. Peritonitis oder Aussaat von Tumormaterial intraperitoneal.

Tumoren mit einer hohen potentiellen Malignität schließen seröse und auch Pseudomuzinzystome, die oft beidseitig auftreten, ein. Teratoide Tumoren können auch an beiden Ovarien auftreten und verursachen im Falle einer Ruptur schwere Irritationen.

Untersuchungen des Beckens in der Frühschwangerschaft sind unbedingt zum Ausschluß von Adnextumoren erforderlich. Wenn erkannte Tumoren größer als 6 cm sind und besonders, wenn diese Tumoren während der Schwangerschaft noch wachsen, dann ist eine Laparotomie erforderlich.

Kolon- und Rektumkarzinom

Während der Schwangerschaft besteht die Möglichkeit, daß sich ein bereits bestehendes Karzinom des Kolons oder Rektums weiter ausbreitet. Maligne Tumoren des Enddarmes werden während der Schwangerschaft oftmals nicht beachtet. Für eine Schwangere mit einem Kolon- oder Rektumkarzinom ist die Prognose sehr schlecht, wenn eine radikale Operation unmöglich ist.

Die Symptome für ein Rektum- und Kolonkarzinom sind Obstipation, die oftmals mit Diarrhoe abwechselt, rektale Blutungen oder blutvermischter Stuhl. Anämie und Gewichtsverlust treten erst im fortgeschrittenen Stadium auf.

In ungefähr ⅔ der Fälle von Kolon- und Rektumkarzinom kann der Tumor getastet werden. Der untersuchende Finger erreicht meistens den Tumor. Eine Biopsie durch ein Rektoskop ist auch während der Schwangerschaft möglich. Ein rektaler Kontrasteinlauf kann im Röntgenbild die Ausdehnung des Tumors bestätigen. Die Behandlung von kurablen Rektum- und Kolonkarzinomen während der Schwangerschaft hängt sowohl von der Dauer der Schwangerschaft als auch vom Zeitpunkt der Diagnose und dem Ausmaß der Malignität ab.

1. Von der 4. bis 20. Woche: Eine radikale Resektion und Kolostomie auf abdominalem Wege ist indiziert. Der Uterus muß dabei unberührt bleiben. Wenn keine geburtshilflichen Komplikationen eintreten, dann ist eine Geburt auf vaginalem Wege zum normalen Geburtstermin möglich.

2. 21. bis 28. Woche: Es muß eine Hysterektomie vorgenommen werden und ann auf abdominalem Wege eine Resektion und Kolostomie.

3. Nach der 28. Woche: Es sollte eine Sectio caesarea vorgenommen werden, sobald das Kind lebensfähig ist. Anschließend wird der kanzeröse Darm reseziert und eine Kolostomie 3–4 Wochen nach der Geburt durchgeführt. Bei inkurablen Pat. sollte sobald wie möglich eine Sectio caesarea durchgeführt werden. Eine palliative Resektion kann direkt mit der Sectio oder auch nachher durchgeführt werden. Intestinale Obstruktionen können dadurch vermieden werden.

Brustkrebs

Ein Brustkrebs wird ungefähr bei einer auf 3500 Schwangeren diagnostiziert. Das entspricht 2,5% aller weiblichen Fälle von Brustkrebs. Eine Schwangerschaft beschleunigt das Wachstum eines Brustkrebses. Entzündlicher Brustkrebs ist eine zwar seltene, aber sehr ungünstige Art von Brustkrebs. Meistens tritt er während der Laktation bei jungen, fettleibigen Frauen mit hängender Brust auf.

Wenn die Biopsie die Diagnose eines Brustkrebses bestätigt, dann sollte sofort eine radikale Mammaamputation, unabhängig vom Zeitpunkt der Schwangerschaft, durchgeführt werden. (Eine Ausnahme bildet der entzündliche Brustkrebs, der immer, wenn er diagnostiziert wird, so weit fortgeschritten ist, daß sowohl ein chirurgischer Eingriff als auch eine Strahlenbehandlung erfolglos sind.) Wenn bereits die regionalen Lymphknoten befallen sind, dann ist eine Röntgenbestrahlung angezeigt. Ein therapeutischer Abort oder eine Interruptio der Schwangerschaft sind für die Prognose des Krebses wertlos. Eine Sectio caesarea sollte nur aus geburtshilflichen Indikationen durchgeführt werden. Nach der Geburt können eine Oophorektomie, eine Adrenalektomie und eine Hypophysektomie zur Einschränkung des Brustkrebswachstums erwogen werden. Die Ansichten darüber gehen weit auseinander.

Die 5-Jahres-Heilung von Pat. mit Brustkrebs des Stadiums I — während der Schwangerschaft diagnostiziert und auch durch eine Radikaloperation behandelt — beträgt 60–70%. Im Stadium II fällt die 5-Jahres-Heilung bis unter 10% ab, auch dann, wenn gleichzeitig zur Radikaloperation eine Strahlentherapie durchgeführt wird.

Cholelithiasis, Cholezystitis und idiopathische Cholestase während der Schwangerschaft

Schwer Cholelithiasis und Cholezystitis sind während der Schwangerschaft nicht häufig, obwohl alle Frauen zur Bildung von Gallensteinen prädisponiert sind (⅓ aller Frauen über 40 Jahre haben Gallensteine). Wenn Gallensteine auftreten, dann gewöhnlich am Ende der Schwangerschaft oder im Wochenbett. Ungefähr 90% aller Pat. mit Cholezystitis haben Gallensteine.

Eine symptomatische Therapie ist ausreichend. Spasmolytika können verordnet werden. Morphium ist bei der Cholelithiasis oder Cholezystitis kontraindiziert, da durch Morphium ein Spasmus des Sphincter Oddi auftreten kann.

Eine Gallenblasenoperation während der Schwangerschaft sollte nur in Ausnahmefällen durchgeführt werden (z. B. beim Verschluß oder Empyem), da die fetale Mortalität ungefähr 15% beträgt. Eine zurückhaltende Indikation für einen chirurgischen Eingriff, wenn er unbedingt notwendig wäre, kann andererseits zu einer Nekrose und Perforation der Gallenblase mit Peritonitis führen. Intermittierend hohes Fieber, Gelbsucht und starke Schmerzen im rechten Oberbauch sind Indikatoren für eine Cholangitis, die durch Gallengangsteine hervorgerufen sein kann. In solchen Fällen sind eine Entfernung der Gallensteine und eine Wiederherstellung der Drainage des Gallenflusses unbedingt erforderlich.

Eine idiopathische Schwangerschaftscholestase, welche einen juckenden Ikterus und gastrointestinale Symptome auslöst, ist auf eine vererbliche metabolische (hepatische) Defizienz zurückzuführen. Der Fetus bleibt verschont, kann aber diese Erkrankung erben. Der Ikterus klingt 2 Wochen nach der Geburt ab, kann aber wieder auftreten, wenn orale Kontrazeptiva verordnet werden.

Ein therapeutischer Abort oder eine frühe Entbindung des Kindes durch Sectio caesarea sind nicht erforderlich.

Ileus

Ein adynamischer (paralytischer) Ileus wird durch verminderte oder aufgehobene Kontraktilität des Darmes hervorgerufen. Während der Schwangerschaft ist die Entwicklung eines Ileus sehr selten, häufiger hingegen nach der Geburt, besonders nach Sectio caesarea. Geburtshilfliche Komplikationen wie Peritonitis, Nieren- oder Uretersteine oder Torsion der Adnexe und Blasenatonie können mit einem adynamischen Ileus kombiniert sein.

Das Fehlen von Darmgeräuschen ist ein Anzeichen für eine verminderte oder aufgehobene Darmperistaltik. Im allgemeinen sind Druckschmerzhaftigkeit des Abdomens oder auch spontane Schmerzen vorhanden. Bei der Röntgenaufnahme des Abdomens im Stehen können Spiegelbildungen als Zeichen eines Ileus diagnostiziert werden.

Es ist sehr wichtig, einen paralytischen Ileus von einem mechanischen Verschluß zu unterscheiden. Im letzteren Fall ist der Darm hyperaktiv, und eine Röntgenaufnahme zeigt eine Erweiterung des Darmes proximal vom Verschluß.

Die Behandlung eines paralytischen Ileus wird im Kapitel 10 besprochen. Ein Ileus, der durch einen mechanischen Verschluß hervorgerufen wird, bedarf eines chirurgischen Eingriffes.

Hernien

Die Schwangerschaft gibt einen zeitweiligen Schutz vor Nabel-, Bauchwand- und oftmals auch Inguinalhernien, obwohl sogar während der Schwangerschaft die Bruchpforten erweitert werden. Der vergrößerte Uterus verdrängt den Darm, so daß dieser selbst bei bestehendem Defekt der Bauchwand nicht in eine Bruchpforte eintreten kann. Viele Abdominalhernien werden während der Schwangerschaft spontan behoben, einige wenige, die nicht reponibel sind, können durch eingeklemmtes Intesti-

num zur Obstruktion führen. Nach der Schwangerschaft können diese Hernien wieder gefährlich werden, aber die Chance einer Einklemmung ist nicht größer als vor der Schwangerschaft.

Eingeklemmte Hernien müssen auch während der Schwangerschaft operiert werden, wenn starke Schmerzen oder eine Obstruktion eintreten. Wenn eine Bruchoperation während der Schwangerschaft notwendig ist, so ist das keine Indikation für eine Sectio caesarea. Frauen mit Abdominalhernien sollten durch Zange (low forceps) oder Vakuumextraktor entbunden werden, damit das Pressen mit den Bauchdecken vermieden wird.

Uretersteine

Uretersteine sind während der Schwangerschaft häufiger als außerhalb der Schwangerschaft, da das Nierenbecken und der Ureter als Folge hoher Titer von steroiden Geschlechtshormonen erweitert werden. Kleine Steine, die vorher im Nierenbecken zurückgehalten wurden, können so in den Ureter eintreten. Die meisten Uretersteine werden über die Blase mit dem Urin unter Schmerzen ausgeschieden. Plötzliche, kolikartige Schmerzen im kostovertebralen Winkel und in der Flanke mit Ausstrahlung in den unteren Quadranten und in die Vulva, Harndrang und Hämaturie ohne — initiale — Pyurie oder Fieber sind für Uretersteine charakteristisch. Eine Röntgenaufnahme läßt nur selten einen Stein erkennen. Ein intravenöses Pyelogramm zeigt einen teilweisen Verschluß des Ureters.

Symptomatische Therapie mit Hypnotika und Spasmolytika ist immer notwendig. Ein paravertebraler Block mit einem Lokalanästhetikum kann manchmal zur Aufhebung der Schmerzen und zur Erschlaffung des spastischen Ureters angewendet werden. Die Manipulation des Steines mit Hilfe eines retrograd eingeführten Katheters kann zu einer Dislokation und zu einem spontanen Abgang des Steines führen. Der Stein kann auch transurethral extrahiert werden. Wenn alle diese Manipulationen erfolglos sind, dann kann im Falle starker anhaltender Koliken und einer sich entwickelnden fortschreitenden Hydronephrose der Stein durch eine extraperitoneale Ureterolithotomie unabhängig vom Zeitpunkt der bestehenden Schwangerschaft entfernt werden.

Appendizitis während der Schwangerschaft

Auf 1200 Schwangerschaften kommt ein Fall von Appendizitis während der Schwangerschaft. Die Diagnose während der Schwangerschaft ist schwierig, da die Appendix nach kranial und nach rechts verdrängt ist, sehr weit vom McBurneyschen Punkt entfernt. Der vergrößerte Uterus verdrängt das Kolon und auch das Intestinum. Die intestinalen topographischen Verhältnisse sind gestört. In ungefähr 20% von Appendizitis während der Schwangerschaft ist eine korrekte Diagnose erst dann möglich, wenn die Appendix rupturiert und eine Peritonitis sich entwickelt hat. Diese Verzögerung der Diagnose kann zu vorzeitigen Wehen oder auch zum Abort führen.

Sofortige Appendektomie ist angezeigt. Wenn die Diagnose erst während der Wehen oder in der Nähe des Geburtstermines gestellt wird, dann sollten eine extraperitoneale Sectio caesarea und dann eine Appendektomie durchgeführt werden. Dadurch wird die Gefahr einer Perotonitis minimal gehalten. Ein therapeutischer Abort ist bei einer Appendizitis niemals erforderlich. Wenn eine Drainage notwendig ist, dann sollte diese immer transabdominal und niemals transvaginal angelegt werden. Bei frühzeitiger Diagnose und Appendektomie ist die Prognose für Mutter und Kind sehr gut.

Verhütung des Morbus haemolyticus fetalis

(Erythroblastosis fetalis)

Der Antikörper Anti-Rh (D) ist für die meisten schweren Zustandsbilder von hämolytischen Erkrankungen des Neugeborenen (Erythroblastosis fetalis) verantwortlich. Das Rh (D) Antigen, auch Rh-Faktor genannt, wird bei ungefähr 85% der Bevölkerung vererbt. Die restlichen 15% sind Rh-negativ oder besser ausgedrückt RH (D)-negativ. Eine Rh-negative Frau, die ein Rh (D)-positives Kind austrägt, entwickelt oftmals Antikörper Anti-Rh (D). Diese Antikörper, die einmal entwickelt wurden, bleiben auch in den folgenden Schwangerschaften im Kreislauf der Frau. Diese Antikörper bilden bei zukünftigen Schwangerschaften eine sehr große Gefahr für den Feten, dessen rote Blutkörperchen das Rh (D)-Antigen enthalten. Eine Immunisierung gegen die hämolytische Erkrankung des Neugeborenen ist durch Human Rh (D) Immunglobulin (RhoGAM®) möglich. Dieses reine Konzentrat von Antikörpern gegen Rh (D)-Antigen wird von Rh-negativen Frauen, die gegen das D-Antigen immun sind, erhalten. Wenn solch ein Präparat einem anderen Individuum injiziert wird, dann wird dadurch eine passive Immunität verliehen. Diese passive Immunität ist nur kurz (4–6 Wochen), genügt jedoch, um das Auftreten einer aktiven Immunität zu verhindern, wie bei Müttern, die Anti-Rh (D) produzieren. Die relativ kurze Überlebensdauer der passiven Immunität verhütet es aber auch andererseits, daß bei einer folgenden Gravidität mit einem Rh (D)-positiven Kind dieses durch eine diaplazentaren Übergang von Rh (D)-Antikörpern intrauterin geschädigt werden könnte und einen solchen Morbus haemolyticus bekäme.

Wenn fetale Rh-positive rote Blutkörperchen in den mütterlichen Kreislauf gelangen, produziert die Mutter nicht sofort Anti-Rh (D). Wenn passives Anti-Rh (D) bald nach der Geburt (innerhalb von 72 Std) injiziert wird, wird das therapeutisch zugeführte Anti-Rh (D) die fetalen Rh-positiven Blutkörperchen angreifen und zerstören, so daß das Rh (D)-Antigen aus dem Kreislauf entfernt wird. Wenn das Antigen einmal eliminiert ist, dann wird die Mutter kein Anti-Rh (D) mehr produzieren und sie wird somit nicht mehr aktiv immun gegen Rh (D). Deshalb werden, während der nächsten Rh-positiven Schwangerschaft keine Rh (D)-Antikörper im Blutstrom der Mutter vorhanden sein, die gegen die fetalen roten Blutzellen reagieren können. Aus diesem Grunde wird eine Erythroblastose während dieser Schwangerschaft verhindert.

Die immunisierende Dosis von Human Rh (D) Immunglobulin ist 300 µg RH (D) Antikörper in 15%igem Serumglobulin (1 ml RhoGAM®).

Verhütung vorzeitiger Wehen

Das Einsetzen der Wehen ist ein komplexer Vorgang mit zahlreichen regulatorischen Faktoren. Eine Suppression der Oxytocinausscheidung vom posterioren Hypophysenlappen durch Pharmaka (oder auch Äthylalkohol) hemmt prodromale oder frühe Wehen.

Die Verabreichung bestimmter β-adrenergischer Arzneimittel hemmt die Kontraktionen des Myometriums. Isoxsuprin (Duvadilan®), 10 mg i.v., in 50 ml einer 5%igen wässrigen Dextroselösung über einen Zeitabschnitt von 1–2 Stunden, kann wirksam sein. Dies sollte über eine 24-Stunden-Spanne wiederholt werden, wonach alle 3 Stunden 10 mg per os substituiert werden können. Isoxsuprin kann allerdings zur maternalen Hypotonie, Synkope oder fetalen Bradykardie führen, aus welchem Grunde seine Verabreichung einer sorgfältigen Überwachung bedarf. Alternativ kann Ritodrin (Pre-par®), 0,05–0,3 mg/min i.v. infundiert werden. Auch Fenoterol (Partusisten®) — Dosierung individuell — wird mit Erfolg eingesetzt.

Man muß jene Fälle, bei denen eine vorzeitige Entbindung die einzige Gefahr für das Leben oder die Gesundheit des Kindes ist, identifizieren. Hierbei ist anzustreben, folgende Fälle auszugliedern: (1) Maternale Zustände, die die intrauterine Entwicklung zeigen und eine vorzeitige Geburt zum kleineren Risiko machen, z.B. bei Eklampsie; (2) Fetale Zustände, die entweder durch eine frühe Entbindung gelöst worden sind oder Schritte zum Einhalten der vorzeitigen Wehen sinnlos machen, z.B. bei schwerer Erythroblastosis fetalis; und (3) klinische

Situationen, bei denen die Wahrscheinlichkeit besteht, daß weitere Schritte zum Einhalten der Wehen nutzlos sind, z. B. bei gesprungener Blase, bei völlig ausgelöschter und >3 cm dilatierter Zervix, bei starken Wehen.

Andere Arzneimittel, wie z. B. Opiate und Anaesthetika, die möglicherweise auch für den Feten schädlich sind, können die uterinen Kontraktionen verlangsamen, halten aber in Gang befindliche Wehen nicht auf und sind schon deshalb kontraindiziert.

Verhinderung der Laktation

(Abstillen)

Wenn eine Wöchnerin ihr Kind nicht stillen kann oder nicht stillen will, dann muß ein Milcheinschuß verhindert werden. Die Laktation kann durch Gaben von Östrogenen, Progestagenen oder auch Androgenen und durch mechanische Maßnahmen gehemmt werden. Die Hormone hemmen die Laktation vornehmlich durch Bremsung der Sekretion der Hypophyse. Eine hormonale Hemmung der Laktation ist nur sinnvoll, wenn sie sofort nach der Geburt durchgeführt wird.

Hemmung der Laktation

a) Depotpräparate mit verestertem Östradiol-, Testosteron- und 17-Hydroxyprogesteron (Ablacton®), einmalig i. m. nach Ausstoßung der Plazenta.

b) Orale Stilbene, tägl. 5 mg über 6 Tage

c) Orale Östrogen-Progestagen-Kombinationen, vor allem in Form der Ovulationshemmer mit höherem Gestagenanteil (Anovlar®), beispielsweise zunächst 3 Tage 3 Tbl. tgl. Diese Östrogen-Progestagen-Kombination ahmen weitgehend die physiologische „Milchbremse" der Gravidität nach.

d) Androgene: Methyltestosteron, 10 mg buccal, läßt man am 2. und 3. postpartalen Tag 5 × täglich an der Wangenschleimhaut zergehen.

e) Östrogene und Androgene: Testosteron-önanthat, 180 mg/ml und Östradiolvalerat, 8 mg/ml, 2 mg sofort nach Entbindung i. m. injiziert, sind sehr wirksam.

f) Bromocriptin (Pravidel®): Bromocriptin, 2,5 mg 2 × tgl. oral für eine Dauer von 10–14 Tagen unterdrückt sicher die Laktation.

Physikalische Hemmung der Laktation

Wenn eine Wöchnerin zu stillen beginnt und dann aus irgendeinem Grunde das Kind auf künstliche Nahrung umgestellt werden muß (z. B. wenn sich eine Mastitis entwickelt), dann kann durch Hormone eine weitere Laktation nicht mehr verhindert werden, sondern es müssen jetzt hauptsächlich physikalische Methoden angewendet werden. Die Pat. sollte plötzlich aufhören zu stillen, und es sollte nicht der Versuch unternommen werden, die Milch auszupressen oder abzupumpen. Die Brust muß mit einer starken Kompresse und einer Binde für 72 Std hochgebunden werden und ein entsprechend stramm sitzender Büstenhalter angelegt werden. Eispackungen und feuchte Umschläge (auch mit Alkohol) können angewendet werden. Zusätzlich müssen die Flüssigkeitszufuhr eingeschränkt, Laxantien und Diuretika (Lasix®, Esidrix®, Hygroton®) verordnet werden.

Das evtl. Auftreten von thromboembolischen Geschehen nach hoher Dosierung von Östrogen oder Östrogen-Progestagen-Medikation wirft beim Abstillen die gleichen Probleme wie bei der Ovulationshemmung auf. Nach Sectio caesarea, schwerer vaginaler Geburt oder auch fieberhaftem Geschehen ist eine reine physikalische Verhinderung der Laktation zu erwägen.

Die Brust wird sich zunächst füllen, sie wird fest werden und auch druckschmerzhaft. Nach 48–72 Std hört die Laktation auf, und die Schmerzen lassen nach. Die Rückbildung der Brust ist in ungefähr einem Monat abgeschlossen.

Mastitis im Wochenbett

Eine postpartale Entzündung der Brust tritt oftmals erst nach mehreren Wochen Stillzeit auf. Die Infektion, die in den Drüsengängen aufsteigt, wird durch eine Verunreinigung der Brustwarzen mit pathogenen Keimen ausgelöst. Fissuren der Brustwarzen oder auch behinderter Milchabfluß sind wesentliche Faktoren für die Entstehung einer Mastitis. Die Entzündung tritt bei ¼ der Pat. unilateral auf. Meistens sind Erstgebärende davon betroffen. Die Mastitis beginnt oft mit Schüttelfrost, Fieber, regionalen Schmerzen und Druckschmerzhaftigkeit sowie einer Verhärtung der Brust. Eine lokale Eingrenzung, Geschwulstbildung, Einschmelzung und ein Befall der axillären Lymphknoten treten erst später ein. In den meisten Fällen ist eine Abszeßbildung unvermeidbar. Die Behandlung besteht in einer Hemmung der Laktation, einer ständigen Unterstützung der Brust durch Hochbinden; Antipyretika und Antibiotika müssen verordnet werden. Inzision und Drainage sind bei Abszeßbildung erforderlich.

Eine Verhütung ist nur durch sorgfältige Hygiene beim Stillen des Kindes und durch eine gute Pflege der Brust gewährleistet.

Literatur: Kapitel 12.
Gynäkologie und Geburtshilfe

Bartels, H., Riegel, K., Werner, J., Wulf, H.: Perinatale Atmung. Berlin–Heidelberg–New York: 1972.

Beck, L., Albrecht, H. (Hrsg.): Analogie und Anästhesie in der Geburtshilfe. Stuttgart: Thieme 1982

Beck, L. (Hrsg.): Intra- und postoperative Komplikationen in der Gynäkologie. Stuttgart: Thieme 1979.

Beck, L., Strasser, K., Zindler, M. (Hrsg.): Regionalanaesthesie, in der Geburtshilfe (Anaesthesiologie und Intensivmedizin, Bd.113). Berlin–Heidelberg–New York: Springer 1978.

Berg, D.: Schwangerschaftsberatung und Perinatologie. Stuttgart: Thieme 1976.

Boschmann, H.W.: Gynäkologisches Zytodiagnostik für Klinik und Praxis. Berlin: de Gruyter 1972.

Burghardt, E.: Histologische Frühdiagnose des Zervixkrebses, Lehrbuch und Atlas. Stuttgart: Thieme 1972.

Dallenbach-Hellweg, G. (Hrsg.): Ovarialtumoren. Berlin–Heidelberg–New York: Springer 1982.

Dick, W., Ahnefeld, F.W.: Primäre Neugeborenen-Reanimation (Kliniktaschenbuch). Berlin–Heidelberg–New York: Springer 1975.

Döring, G.K.: Empfängnisverhütung. Stuttgart: Thieme 1978.

Fischer, W.M. (Hrsg.): Kardiotokographie. Stuttgart: Thieme 1981.

Friedberg, V., Hiersche, H.-D.: Geburtshilfe. Stuttgart: Thieme 1975.

Friedberg, V., Rathgen, G.H. (Hrsg.): Physiologie der Schwangerschaft. Stuttgart: Thieme 1980.

Friedberg, V., Schäfer, M.: Regelwidrigkeiten des mütterlichen Organismus in der Schwangerschaft. In: Lehrbuch der Geburtshilfe. Hrsg.: Martius, G. Stuttgart: Thieme 1981.

Goecke, C.: Kleine Gynäkologie. München: Urban & Schwarzenberg 1972.

Haid-Fischer, Haid, H.: Venenerkrankungen. Stuttgart: Thieme 1980.

Hansmann, M., Hackelöer, B.-J.: Ultraschalldiagnostik in der Gynäkologie und Geburtshilfe. Berlin–Heidelberg–New York–Tokyo: Springer 1983.

Heisig, N.: Diabetes und Schwangerschaft. Stuttgart: Thieme 1975.

Heller, L.: Notfälle in Gynäkologie und Geburtshilfe. Stuttgart: Thieme 1974.

Hepp, H., Schüssler, B. (Hrsg.): Prostaglandine in Gynäkologie und Geburtshilfe. Berlin–Heidelberg–New York: Springer 1982.

Hertz, D.G., Molinski, H.: Psychosomatik der Frau. Berlin–Heidelberg–New York: Springer 1981.

Hickl, E.-J.: Indikation und Risiko von Zangen- und Vakuumextraktion heute. Der Gynäkologe **8**, 13 (1975).

Husslein, H., Martius, H.: Die gynäkologischen Operationen. Stuttgart: Thieme 1971.

Kaiser, R.: Hormonale Behandlung von Zyklusstörungen. Stuttgart: Thieme 1975.

Käser, O., Friedberg, V., Ober, K.G., Thomsen, K., Zander, J. (Hrsg.): Gynäkologie und Geburtshilfe. Stuttgart: Thieme 1981.

Keller, P.J.: Hormonale Störungen in der Gynäkologie (Kliniktaschenbuch). Berlin–Heidelberg–New York: Springer 1980.

Kepp, R., Staemmler, H.J.: Lehrbuch der Gynäkologie. Stuttgart: Thieme 1980.

Kern, G.: Gynäkologie. Stuttgart: Thieme 1977.

Knörr, K., Knörr-Gärtner, H., Beller, F.K., Lauritzen, Ch.: Lehrbuch der Geburtshilfe und Gynäkologie. Berlin–Heidelberg–New York: Springer 1981.

Kubli, F., Friedberg, V.: Operative Geburtshilfe. Der Gynäkologe **8**, 1 (1975).

Kühne, D., Dässler, C.G.: Leitfaden der gynäkologischen Endokrinologie. Leipzig: Thieme 1972.

Kunz, J., Schreiner, W.E.: Pharmakotherapie während Schwangerschaft und Stillperiode. Stuttgart: Thieme 1982.

Kyank, H., Gülzow, M. (Hrs.): Erkrankungen während der Schwangerschaft. Leipzig: Thieme 1972.

Martius, G.: Geburtshilfliche Operationen. Stuttgart: Thieme 1978.

Martius, G.: Gynäkologische Operationen. Stuttgart: Thieme 1980.

Martius, G. (Hrsg.): Lehrbuch der Geburtshilfe. Stuttgart: Thieme 1981.

Meudt, R.O., Hinselmann, M.: Echoskopische Differential-Diagnose in Geburtshilfe und Gynäkologie (fünfsprachige Parallelausgabe). Berlin–Heidelberg–New York: Springer 1978.

Müller, C.: Die medizinischen Indikationen zur Schwangerschaftsunterbrechung. In: Gynäkologie und Geburtshilfe. Hrsg.: Käser, O., Friedberg, V., Ober, K.G., Thomsen, K., Zander, J. Stuttgart: Thieme 1981.

Nijs, P.: Psychosomatische Aspekte der oralen Antikonzeption. Stuttgart: Enke 1972.

Otto, H., Otto, H.M.: Stillfibel. Leipzig: Thieme 1972.

Pauli, H.: Krebsvorsorge bei der Frau, eine sozialmedizinische Untersuchung. Heidelberg: Hüthig 1972.

Plotz, E.J.: Diagnostische Methoden und kleinere Eingriffe in der Gynäkologie und Geburtshilfe. Der Gynäkologe **7**, 123 (1974).

Pschyrembel, W.: Praktische Geburtshilfe. Berlin: de Gruyter 1973.

Rippmann, E.T.: EPH-Gestose. Berlin: de Gruyter 1972.

Rumebaum, B., Rabe, T.: Moderne Kontrazeption (Heidelberger Taschenbücher, Bd.213). Berlin–Heidelberg–New York: Springer 1982.

Sigg, K.: Prophylaxe und Therapie des variкösen Symptomenkomplexes in und außerhalb der Schwangerschaft. In: Gynäkologie und Geburtshilfe. Hrsg.: Käser, O., Friedberg, V., Ober, K.G., Thomsen, K., Zander, J. Stuttgart: Thieme 1981.

Soost, H.-J., Baur, S.: Gynäkologische Zytodiagnostik. Stuttgart: Thieme 1980.

Staehr, E. von, Staehr, H. von: Wie verhalte ich mich bei Schwangerschaft, Geburt und Rückbildung. Berlin–Heidelberg–New York: Springer 1980.

Stoll, P., Jaeger, J.: Gynäkologische Untersuchung in der Praxis. Berlin–Heidelberg–New York: Springer 1982.

Taubert, H.D., Kuhl, H.: Kontrazeption mit Hormonen. Stuttgart: Thieme 1981.

Tosetti, K., Krause, W.: Der intrauterine Patient — Pränatale Gefahrenzustände. Darmstadt: Steinkopff 1972.

Wenderlein, M.: Psychosomatik in der Gynäkologie und Geburtshilfe. Stuttgart: Thieme 1981.

Zander, J., Holzmann, K.: Störungen des menstruellen Zyklus und ihre Behandlung. In: Gynäkologie und Geburtshilfe. Hrsg.: Käser, O., Friedberg, V., Ober, K.G., Thomsen, K., Zander, J. Stuttgart: Thieme 1981.

Therapieschemata zum Kap. 12: Gynäkologie und Geburtshilfe   (Stichwörter in alphabetischer Reihenfolge)

ABORT

1. *bei Abort nach dem ersten Schwangerschaftsdrittel:* Krankenhauseinweisung
2. i. m. oder i. v. Gabe von Oxytocin (Orasthin®, Oxytocin „Horm"®, — „Protina", Partocon®, Syntocinon®) zur Verhinderung des starken Blutverlustes
3. bei *komplettem Abort:* Verabreichung von Mutterkornpräparaten (Methergin®)
4. ggf. Schocktherapie (u.a. durch Bluttransfusion)
5. Sedierung
6. *bei kriminellem Abort oder Vorliegen einer Infektion:* Antibiotikagabe
7. *bei insuffizientem Zervikalkanal:* Cerclage
8. Dilatation und Kürettage zur Entfernung zurückgebliebenen Gewebes (vorher Oxytocin-Tropf)

ABORT, HABITUELLER

1. Klinikeinweisung und Sedierung
2. gründliche allgemeine und gynäkologische Untersuchung (: zervikale Insuffizienz etc.)
3. Abklärung etwaiger psychischer Faktoren bzw. seelischer Einflüsse
4. Hysterographie, anschl. Untersuchung von Vaginalsmear und Endometriumsgewebe
5. Verabreichung hochvitaminreicher Kost (Vitamin B, C und K)
6. Cave: Geschlechtsverkehr, heiße Bäder, Vaginalduschen und starkes Rauchen sind kontraindiziert
7. bei Blutungen und Schmerzen strikte Bettruhe einhalten
8. bei Insuffizienz des Zervikalkanals operativer Verschluß
9. notf. Uterusaufhängung, evtl. Myomentfernung oder operative Abtrennung eines Uterus bicornis

ABORT, SEPTISCHER

1. Klinikeinweisung und prophylaktische Therapie zur Vermeidung eines Endotoxinschocks
2. Einzelheiten der prophylaktischen Behandlung s. S. 595 (Therapieschema)

ADENOMYOSE

Hysterektomie (vor Menopause, Ovarien belassen)

ANÄMIE, APLASTISCHE

1. Weglassen toxischer Medikamente oder Substanzen
2. Prednisolon, 10–20 mg 4 × tgl. peroral
3. bei abnormen Blutungen Zufuhr frischen, thrombozytenreichen Blutes

ARRHENOBLASTOM

1. in der Regel operative Entfernung mit den anderen reproduktiven Organen
2. bei bestehendem Kinderwunsch und nachgewiesener Gutartigkeit des Tumors genügt einseitige Oophorektomie und Salpingektomie
3. im letzteren Fall Hormonbestimmung nach einigen Monaten zur evtl. Rezidiverkennung

BARTHOLINITIS

1. bei Infektion Gabe von Breitbandantibiotika und Wärmeapplikation
2. bei Abszeßentwicklung Inzision und Drainage, nach Abklingen des akuten Prozesses Marsupialisation bzw. Exzision der Drüse und Drüsengänge

BLASENMOLE

1. bei abortartiger Blutung sofortige Klinikeinweisung mit anschließender Blutgruppenbestimmung und Vorbereitung einer eventl. Transfusion
2. zur Uteruskontraktion (-entleerung) Gabe von Oxytocin; zur Entfernung von zurückgebliebenem Gewebe Kürettage (zunächst Saugkürettage, anschl. sorgfältige Dilatation, dann instrumentelle Kürettage)
3. nach Kürettage Verordnung von Methergin®
4. in seltenen Fällen Uterusexstirpation
5. zur Antitumor-Chemotherapie (bei Chorionepitheliom) Gabe von Methotrexat, 3 mg/kg KG i. m. in Einzeldosen oder über 5 Tage verteilt; eventl. zusätzlich bei bestehender Lebererkrankung oder Tumorresistenz Gabe von Dactinomycin
6. zusätzliche Zuführung von Bluttransfusionen, Eisen und Vitaminen
7. bei Infektionsgefahr Verabreichung von Breitbandantibiotika 24 Std vor bis 3 oder 4 Tage nach der Operation

BLUTUNGEN, MENSTRUELLE, PATHOLOGISCHE

1. bei übermäßiger Blutung Bluttransfusion
2. Blutstillung durch Kürettage (eine zeitlich be-

Kap. 12: Gynäkologie und Geburtshilfe

grenzte Blutstillung ist auch durch Gabe von Hormonen möglich)

3. Hormontherapie (je nach Diagnose und Form der Erkrankung, Einzelheiten s. S. 548 ff.)
4. Bei dysthyreaten Patienten evtl. Gabe von Schilddrüsenhormon
5. Bei Stein-Leventhal-Syndrom Verabreichung von Prednison oder Clomifen
6. Strahlentherapie (nur bei Risikopatienten)
7. bei therapieresistenten Blutungen notf. Hysterektomie (Ovarien vor Menopause nach Möglichkeit erhalten)

BLUTUNG, POSTPARTALE

1. Expression der Plazenta, Wundnaht, Gabe von Oxytocin
2. notf. Uterustamponade (Cave: Infektionsgefahr)
3. Plazentauntersuchung und Überprüfung von eventl. Geburtsverletzungen
4. Bestimmung von Blutungs- und Gerinnungszeit
5. zur Prophylaxe einer postpartalen Blutung Infusion von Glukoselösungen (5%) oder Plasmaexpandern bei Wehenbeginn, nach Geburt der Infusion Oxytocin beifügen; größere Dosen von Analgetika und Anästhetika vermeiden, Uterusmassage und längere postpartale Überwachung der Patientin

BLUTUNG, VAGINALE, IN DER POSTMENOPAUSE

1. Klinikeinweisung
2. Kürettage, anschl. für 3 Monate Überwachung
3. notf. Uterusexstirpation

CHORIONEPITHELIOM

s. Blasenmole, S. 612

DESCENSUS UTERI

(Prolaps uteri)

1. operative Korrektur
2. zur Palliativbehandlung Einsetzen von Pessaren
3. zur Vorbeugung Beckenbodenübungen; bei Frauen im Klimakterium Östrogentherapie

DIVERTIKEL DER URETHRA

1. Antibiotika und Analgetika verordnen
2. transvaginale Entfernung des Divertikels, anschl. Blasenkatheter für 7–10 Tage

DYSGERMINOM

operative Entfernung des Tumors und anschließende Nachbestrahlung (bei kleinen, einseitigen gutartigen Tumoren genügt Ovarektomie)

DYSMENORRHOE, PRIMÄRE

1. Behandlung der psychischen Störungen (ggf. psychiatrische Therapie)
2. vorübergehend Analgetika und Spasmolytika (Cave: keine Narkotika verabreichen!)
3. warme Duschen
4. Verordnung von Ovulationshemmern

DYSMENORRHOE, SEKUNDÄRE

1. Analgetikagabe
2. Einsatz von Ovulationshemmern
3. ggf. Laparoskopie und chirurgischer Eingriff

DYSPAREUNIE

1. *bei funktioneller D.* Beratung beider Partner und Psychotherapie, *bei organischer D.* Behandlung der organischen Störungen
2. allgemeine milde Sedierung
3. Dehnung der Vagina in Narkose *bei funktioneller D.;* bei trockener Vagina Verabreichung von wasserlöslichen Gleitmitteln
4. eine senile Vulvovaginitis ist mit Östrogenen zu behandeln
5. ggf. Hymenektomie, Perineotomie oder andere plastische Operationen (Cave: klare Indikationsstellung)

EISENMANGELANÄMIE

s. Schwangerschafts-Anämie, S. 616

ENDOMETRIOSE

1. bei Kinderwunsch ist baldige Schwangeschaft angezeigt, um den Prozeß einer fortschreitenden Endometriose, die Unfruchtbarkeit bedingt, zu verzögern
2. anderenfalls (bei Wunsch nach weiterbestehender Kinderlosigkeit) medikamentöse Therapie:
a) Danazol (Winobanin®), 400 mg 2 × tgl. oral für 3–9 Monate
b) Progesteron (Lutocyclin®, Proluton®), tgl. 10 mg über 2 Wochen (Therapie am 5. Tag der Periode beginnen, jede 2. Woche Dosis um 10 mg steigern bei maximal 40 mg und Behandlung über 6–10 Monate fortsetzen; Cave:

Kap. 12: Gynäkologie und Geburtshilfe

Kochsalzzufuhr einschränken, bei Ödemen Gabe von Furosemid)

c) Diäthylstilböstrol, 1 mg oral am 1. Tag der Menstruation, dann jeden 3. Tag um 1 mg steigern bis maximal 5 mg tgl.; danach tgl. 25 mg und jede folgende Woche zusätzlich 25 mg bis maximal 100 mg tgl. (diese Dosis sollte anschließend tgl. 4 Monate lang eingenommen werden, anschl. Dosisreduzierung wöchentl. um 25 mg bis minimal 5 mg für 2 Monate, schließlich 1 mg tgl. für einen Monat)

d) Methylestosteron, tgl. 5–10 mg sublingual (Cave: bei Anzeichen der Virilisierung Medikament sofort absetzen!)

3. evtl. chirurg. Therapie (vor allem bei ausgedehnter Endometriose und bei Patientinnen über 35 Jahre); Hysterektomie mit beiden Adnexen (falls beide Ovarien mitbefallen sind, sonst ein Ovar oder beide Ovarien belassen)

4. notf. (wenn chirurg. Vorgehen nicht möglich ist) Strahlentherapie, jedoch nur bei „fortgeschrittener ausgedehnter Endometriose"

ENDOMETRIUMSZYSTEN DES OVARS

Behandlung mit hohen Gestagen-Dosen über mehrere Zyklen

ENTEROZELE

1. bei bestehendem Ileus sofortige Laparotomie und Auflösung des Ileus
2. transvaginale oder transabdominale Abtragung der Enterozele
3. gleichzeitig bestehenden Husten und eine Obstipation entsprechend behandeln, starkes Pressen beim Stuhl und schweres Heben vermeiden

FIBROM DES OVARS

operative Entfernung des Tumors

FOLLIKELZYSTEN

(Retentionszysten)

warme Spülungen, Diathermie und Progesteron-Gabe

FOLSÄUREMANGELANÄMIE

1. Folsäure, 5–10 mg/Tag oral oder parenteral (bis zur Remission)
2. zusätzliche Verabreichung von Eisen (oral oder parenteral)

GRANULOSA-ZELLEN-TUMOREN

operative Entfernung des Tumors (vor der Pubertät und im reproduktionsfähigen Alter bei gutartigen Tumoren Ovarektomie einschl. des Tumors in der Postmenopause Uterusexstirpation mit beiden Adnexen)

HARNINKONTINENZ

1. bei Frauen in der Postmenopause ist eine zyklische Östrogentherapie (z. B. Diäthylstilböstrol, tgl. 0,25 mg oral, 3 Wochen lang in jedem Monat) angebracht
2. Übungs-(Kegel-)therapie
3. bei Nichtansprechen auf Übungstherapie, bei Zystozele oder bei Uterusprolaps operative Korrektur (nur bei ausgeprägter Zystozele: vordere und hintere Kolporrhaphie, bei wenig ausgeprägter Zystozele mit Harninkontinenz: Urethropexie nach Marshal-Marchetti)

KARUNKEL DER URETHRA

1. Gewebebiopsie und Exsudatausstrich
2. bei gutartigem Prozeß und leichter Infektion Verschorfung in Lokalanästhesie, anschl. Behandlung mit Furacin®-Sol
3. bei Blasenstörung Gabe von Sedativa
4. ggf. Exzision (Cave: Urethrastenose)
5. bei malignem Prozeß radikale chirurgische bzw. Strahlen-Therapie

KORPUSKARZINOM

1. totale Hysterektomie mit beiden Adnexen
2. zur Vorbeugung werden Routineuntersuchungen aller Frauen sofortige Kürettage bei anormalen Blutungen empfohlen

KREUZSCHMERZEN

1. vorrangige Behandlung des Grundleidens
2. als unterstützende Maßnahmen: Schlafen auf harten Matratzen, lokale Wärmetherapie, Spülungen mit warmem Wasser, Analgetika- und Sedative-Gabe

LAKTATIONSHEMMUNG

(Abstillen)

a) hormonale Hemmung
(sofort nach der Geburt einzuleiten)

1. durch Depotpräparate mit verestertem Östradiol-, Testosteron- und 17-Hydroxy-progesteron (Ablacton®), einmalig i.m. nach Ausstoßung der Plazenta

Kap. 12: Gynäkologie und Geburtshilfe

2. durch orale Stilbene tgl. 5 mg = 10 Tabl. à 0,5 mg über 6 Tage)
3. durch orale Östrogen-Progestagen-Kombinationen, z. B. Ovulationshemmer mit höherem Gestagenanteil (u. a. Anovlar®) tgl. 3 Tbl. für 3 Tage
4. Methyltestosteron, 10 mg buccal 5 × tgl. am 2. und 3. postpartalen Tag
5. Östrogen-Androgen-Kombination, 2 mg i. m. sofort nach der Entbindung
6. Bromocriptin, 2,5 mg 2 × tgl. oral für 10–14 Tage

b) physikalische Hemmung
(bei bereits erfolgtem Stillen oder nach Sectio caesarea, schwerer vaginaler Geburt oder auch bei Fieber anzuwenden)
1. Stillen beenden, aber nicht Milch auspressen oder abpumpen
2. Brust mittels starker Kompresse und Binde für 72 Std. hochbinden; zusätzlich stramm sitzenden Büstenhalter tragen
3. Eispackungen und feuchte Umschläge
4. Einschränkung der Flüssigkeitszufuhr sowie Verordnung von Diuretika (z. B. Lasix®, Esidrix®, Hygroton®) und Laxantien

LEUKORRHOE

(Fluor albus)

1. bei Infizierung mit Trichomonaden und Candida ist der Ehemann mitzubehandeln
2. bei lokaler Behandlung niemals alkalische Duschen verordnen (Cave: pH-Veränderungen in der Vagina), zudem ist zu häufiges Duschen nicht angebracht (: übermäßige Schleimproduktion)
3. bei schwerer therapieresistenter Trichomonaden- oder Candida-Kolpitis muß eine chemische oder thermische Verschorfung der Zervix durchgeführt werden; notf. auch eine Konisation der Zervix und eine Inzision der Skeneschen oder Bartholinischen Drüsen
4. bei Erkrankungen (Infektionen oder Tumoren) der Zervix, des Uterus oder der Tuben ggf. Punktion, Laparotomie oder Bestrahlung
5. im einzelnen wird folgende Behandlung (auch während der Menstruation oral oder in Form von Suppositorien) vorgeschlagen:
   a) *bei Trichomonadenkolpitis*
   Metronidazol
   (Ehepartner mitbehandeln, Cave: Therapie in der ersten Hälfte einer Schwangerschaft kontraindiziert)
   b) *bei Candidakolpitis*
   Ketoconazol, 400 mg tgl. oral, für die Dauer

von 5 Tagen; alternativ Clotrimazol (Vaginaltabletten) oder Miconazol (Vaginal-Ovula) oder Nystatin
(1.–4. Tag morgens und abends je ein Ovulum, 5.–8. Tag abends ein Ovulum, der Partner ist mitzubehandeln durch Salbe oder Dragees, alle oralen Ovulationshemmer sind abzusetzen)
   c) *bei atrophischer (seniler) Kolpitis*
   Diäthylstilböstrol
   (jeden 3. Tag 3 Wochen lang, in zyklischer Behandlung, anschl. zum Aufbau des Vaginalepithels östrogenhaltige Salben, z. B. Oestro-Gynaedron®, ca. 20 Tage lang verabreichen)
   d) *bei Kolpitis durch Gonorrhoe*
   s. Kap. 23
   e) *bei Corynebacterium vaginale — sowie Chlamydia trachomatis-Vaginitis*
   (1) Sulfathiazol und Sulfacetamid als Creme
   (2) Ampicillin oral
   (3) Metronidazol oral

MESONEPHROM

Salpingoophorektomie, bei Malignitätsverdacht Panhysterektomie

MORBUS HAEMOLYTICUS FETALIS

(Erythroblastosis fetalis)

zur Verhütung Immunisierung mit Human Rh (D)-Immunoglobulin (RhoGAM®), 1 Amp. (mit 300 μg Rh (D) Antikörpern in 15%ig Serumglobulin) i. m.

OVULATIONSHEMMUNG, HORMONALE

1. *Therapie mit einem Hormon:* Mäßige bis hohe Dosen Östrogen tgl. für 3 Wochen eines Monats (Cave: Nebenwirkungen) oder tgl. kleine Dosen von Gestagenen ('Minipille')
2. *Therapie mit einer Hormonkombination:* Mit der „klassischen Pille" (synth. Progesteron oder Gestagen + Östrogen, tgl. vom 5. Tag an nach Beginn der Periode für 21 Tage 1 Tabl., dann Pause, anschl. vom 7. Zyklustag an erneute Einnahme in der genannten Reihenfolge) oder der „sequentialen Pille" [Zweiphasenpräparat] (mit höherem täglichen Östrogen-Gestagen-Gemisch; Einnahmeschema wie bei der „klassischen Pille") oder mit einem „Dreiphasenpräparat". Cave: Nebenwirkungen bei und Kontraindikationen für Einnahme von Ovulationshemmern, s. S. 578 + 580.

Kap. 12: Gynäkologie und Geburtshilfe

PUERPERALSEPSIS

1. stationäre Behandlung mit parenteraler Ernährung
2. bei Schock Infusionstherapie, ggf. Bluttransfusionen
3. hohe Dosen Antibiotika verabreichen, ggf. zunächst – bis Antibiogramm vorliegt – Breitbandantibiotika (z.B. Doxycylin)
4. bei Infektionen mit Clostridium tetani Gabe von Tetanusantitoxin
5. Flüssigkeits- und Elektrolytbilanz überwachen und ausgleichen
6. Antikoagulantientherapie und Gabe von Oxytocin
7. bei rupturiertem infektiösem Uterus, bei vernachlässigter Placenta accreta, bei infizierter Blasenmole oder bei sehr großen Myomen Hysterektomie

REKTOZELE

1. hintere Kolporhaphie (evtl. mit gleichzeitiger Korrektur einer bestehenden oder möglichen Enterozele)
2. Vermeidung von starkem Pressen, Husten, schwerem Heben
3. Diät, Laxantiengabe, Darmtraining
4. zur Verhinderung einer Rektozelenbildung unter der Geburt: gute Entspannung während der Wehen, Episiotomie und prophylaktische Zange (Vakuumextraktion)

RISIKOSCHWANGERSCHAFT

1. Vorsichtige und sorgfältige Behandlung maternaler Erkrankungen unter ständiger Beobachtung des Feten
2. Evtl. frühe Entbindung, sofern vitale Indikation gegeben

SALPINGITIS

1. strenge Bettruhe, bei Schmerzen Analgetikagabe; bei Fieber Antipyretika und Flüssigkeitszufuhr
2. Antibiotikatherapie mit Breitbandantibiotika (Ampicillin, Penicillin G, Tetracyclin, Erythromycin oder Chloramphenicol); bei tuberkulöser Salpingitis Streptomycin plus INH + PAS für 6 Monate; gegen Anaerobier Metronidazol oder Cefoxitin
3. chirurg. Maßnahmen nur bei therapieresistenten Entzündungen, bei chronischen Abszessen, bei Blutungen, bei Fistelentwicklung oder

bei Tuberkulose ggf. in Form einer Adnexektomie bzw. Hysterektomie
4. Menstruationsverschiebung

SCHWANGERSCHAFT, EKTOPISCHE

1. sofortige Klinikeinweisung, Bereitstellung von Plasmaexpandern und Blutkonserven (zur Schockprophylaxe)
2. bei bestehendem Schock sofortige Infusion von Blut oder Plasmaexpandern, auch zur Operationsvorbereitung
3. weitere Operationsvorbereitung: Wärme-, Sauerstoffzufuhr, mäßige Trendelenburgsche Lagerung, notf. ein Tourniquet um die Oberschenkel
4. Blutstillung (oberstes Gebot!) und Entfernung von Schwangerschaftsprodukten sowie von Blut und zugrunde gegangenem Gewebe aus dem Abdomen; evtl. Autotransfusion
5. bei Tubenruptur etc. Salpingektomie, bei bereits erfolgter einseitiger Salpingektomie oder bestehender Erkrankung der zweiten Tube Salpingostomie
6. postoperative Transfusionen, Eisentherapie, hochvitamin- und hochproteinreiche Diät

SCHWANGERSCHAFTS-ANÄMIE

orale Eisenzufuhr (200 mg Eisen tgl.) während der Schwangerschaft (ist die orale Applikation kontraindiziert, erfolgt eine parenterale Eisenzufuhr)

SCHWANGERSCHAFTS-BLUTUNG

(im letzten Schw.-Drittel)

1. stationäre Behandlung, Bettruhe, konservative Therapie
2. bei starker anhaltender Blutung (über 24 Std) vaginale Untersuchung unter besonderen Kautelen (Operationsbereitschaft, Bereitstellung von Blut, Sectio caesarea-Maßnahmen)

SCHWANGERSCHAFTS-ERBRECHEN

(Emesis und Hyperemesis gravidarum)

a) bei Emesis gravidarum
1. Sedierung, Diätkost (fette, stark gewürzte und starke riechende Speisen vermeiden)
2. Verordnung von Antiemetika und Vitamin B-Präparaten, ggf. auch von Antihistaminika (:sedierender Effekt!); zum Stimmungsausgleich Tranquilizer geben
(Cave: strenge Indikationsstellung vor Arzneimittelgabe wegen möglicher teratogener Wir-

Kap. 12: Gynäkologie und Geburtshilfe

kungen, zudem jeweils niedrigste Dosierung für notwendigen Behandlungserfolg wählen!)

b) bei Hyperemesis gravidarum

1. stationäre Behandlung, Sedierung
2. Salz-, Kalorien-, Elektrolytverluste durch entsprechende Infusionen ausgleichen (Cave: Dehydratationsgefahr)
3. 10%ige Glukose- oder Lävuloselösungen mit Vitamin B_1, -B_6 und -C infundieren
4. Gabe von Triflupromazin

SCHWANGERSCHAFTS-HÄMORRHOIDEN

1. warme (auch kalte) Sitzbäder, Kompressen
2. möglichst Hämorrhoiden reponieren
3. Verabreichung von cortisonhaltigen, adstringierenden oder anästhesierenden Salben, Emulsionen oder Suppositorien
4. frisch thrombosierte, schmerzhafte Hämorrhoidenknoten unter örtlicher Betäubung inzidieren und ausräumen; postoperative Sitzbäder, Salben, Zäpfchen und milde Laxantien verordnen
5. eine Injektionstherapie ist kontraindiziert (: Infektions- und Thrombosegefahr!)

SCHWANGERSCHAFTS-HERPES GENITALIS

1. in unkomplizierten Fällen lokale Behandlung mit 0,5%iger Neutralrotlösung
2. evtl. zusätzlich in der akuten Phase anästhesierende Cremes und kortikosteroidhaltige Salben

SCHWANGERSCHAFTS-HOCHDRUCK

1. Behandlung nur erforderlich, wenn diastolischer Druck 110 mmHg übersteigt
2. vornehmlich Diuretikaeinsatz

SCHWANGERSCHAFTS-INKONTINENZ

1. Tee, Kaffee, Gewürze und Alkohol meiden
2. Blasensedative verordnen

SCHWANGERSCHAFTS-KRAMPFADERN

1. bei akuter Thrombophlebitis Antikoagulantientherapie (Heparin; dieses ist gegenüber Phenprocumon in jedem Fall wegen geringerer Nebenwirkungen vorzuziehen)
2. eine Verödungstherapie ist kontraindiziert
3. ein gefäßchirurgischer Eingriff ist bis zum 6. Schwangerschaftsmonat möglich, ein Ve-

nenstripping ist jedoch erst nach Beendigung des Wochenbettes vorzunehmen

SCHWANGERSCHAFTS-KREISLAUF-STÖRUNGEN

1. Bewegungstherapie (vor allem starke Beinbewegung)
2. öfters kleinere Mahlzeiten einnehmen
3. evtl. Kaffe, Tee sowie periphere Kreislaufmittel zuführen

SCHWANGERSCHAFTS-OBSTIPATION

1. tägliche Darmentleerung anstreben
2. schlackenreiche Kost laxierender Nahrungsmittel (Feigen, Datteln, Äpfel) und ausreichende Flüssigkeitszufuhr
3. tgl. Bewegung, Spazierengehen, Schwimmen
4. ggf. Laxantien verordnen (stärkeres Abführmittel wegen Gefahr einer Wehenauslösung vermeiden, ebenso Mineralöle wegen Absorptionsverminderung von fettlöslichen Vitaminen)

SCHWANGERSCHAFTS-RÜCKEN-SCHMERZEN

s. Empfehlungen S. 583

SCHWANGERSCHAFTS-SODBRENNEN

1. Neostigmin, 15 mg 3 × tgl. oral
2. Glutaminsäure-hydrochlorid, 0,3 mg 3 × tgl., vor den Mahlzeiten
3. in später Schwangerschaft Gabe von Antazida (z. B. Aluminiumhydroxidgel)

SCHWANGERSCHAFTS-TOXIKOSE
(Gestose)

a) Präeklampsie

1. *bei leichter Form* Gewicht, Blutdruck, Urin, Flüssigkeitshaushalt ständig ambulant kontrollieren
2. kochsalzarme Diät, ggf. auch Antihypertensiva, Sedative und Diuretika verordnen
3. evtl. Bettruhe, notf. Klinikeinweisung
4. *bei schwerer Form* klinische Behandlung (: antihypertensive Therapie mit Elfanex®, Briserin®, Darebon® oder Modenol®, Diuretikagabe, z. B. Esidrix®, Hygroton® oder Lasix®; Sedierung mit Atosil® oder Valium®; Infusionstherapie bei regelmäßiger Kontrolle der Urinausscheidung mit kochsalzfreien Lösungen und Glukoselösungen, ggf. auch mit Serumal-

Kap. 12: Gynäkologie und Geburtshilfe

bumin bei Serumeiweißabfall; schließlich vorzeitige Geburtseinleitung bei behandlungsresistenter Präeklampsie [Sectio caesarea zwischen 36.–38. Woche als Mittel der Wahl])

b) Eklampsie

1. bei Krämpfen Keil zwischen Zähne schieben, Kopf seitlich lagern und Gabe von Magnesiumsulfat, 20 ml einer 10%igen Lösung i.v. oder i.m. injizieren, ggf. in halber Dosierung 4 × tgl. wiederholen
2. Sauerstoffzufuhr
3. Blutdrucksenkung und Diureseförderung
4. absolute Ruhigstellung (Einzelraum) und Vorbereitung einer eventl. Schocktherapie

SCHWANGERSCHAFTS-TUMOREN

1. größere, wachsende Ovarialtumoren sind operativ zu entfernen
2. kurable Kolon- oder Rektumkarzinome werden je nach Dauer der Schwangerschaft, Zeitpunkt der Diagnose und Malignitätsgrad behandelt: 4.–20. Woche radikale Resektion und Kolostomie; 21.–28. Woche Hysterektomie, anschl. Resektion und Kolostomie; nach der 28. Woche Sectio caesarea, anschl. Resektion und Kolostomie (3–4 Wochen nach der Geburt)
3. bei inkurablen Karzinomen möglichst bald Sectio caesarea und anschl. palliative Resektion

SCHWANGERSCHAFTS-WADENKRÄMPFE

1. kontrahierten schmerzhaften Muskel massieren
2. lokale Wärmetherapie
3. Phosphorzufuhr (nahrungsmäßig und medikamentös) einschränken, evtl. hohen Phosphorgehalt durch Einnahme von Aluminiumhydroxidgel binden
4. Kalziumzufuhr durch Gabe von Calciumlactat (0,6 mg 3 × tgl. vor den Mahlzeiten) erhöhen
5. Fersengang beim Spazierengehen

SPANNUNGSSYNDROM, PRÄMENSTRUELLES

1. Beruhigung und Psychotherapie (: aktive Lebenseinstellung)
2. Diätkost mit geringem Salz-, aber hohem Eiweißgehalt (kleine Mahlzeiten)
3. für erregte Patientinnen Saluretika (z. B. Spironolacton) + Tranquilizer verordnen, für depri-

mierte Saluretika + stimulierende Medikamente
4. Verordnung von Ovulationshemmern ist angezeigt

STEIN-LEVENTHAL-SYNDROM

1. Clomifen, 5 Tage lang in jedem Monat tgl. 50 mg oral oder 50 mg tgl. 3–4 Monate lang
2. bei erfolgloser Clomifentherapie Keilresektion aus beiden Ovarien
3. Diät, ggf. Enthaarung

TERATOME

operative Entfernung

THEKA-LUTEIN-ZYSTEN

Ausräumung der Blasenmole oder Zerstörung des Chorionepithelioms

THEKA-ZELLEN-TUMOREN

1. *bei gutartigen Tumoren* einseitige Ovarektomie
2. *bei malignen Tumoren* Hysterektomie mit beiden Adnexen

UTERUSINVERSION

1. bei Nichtschwangeren Reposition, andernfalls Hysterektomie
2. im Falle einer Inversion bei Gebärenden oder nach einer Geburt zunächst Schockbehandlung, anschl. Reponierung des Uterus durch abdomino-vaginale Manipulation in Allgemeinnarkose
3. bei Erfolglosigkeit dieser Behandlung chirurgisches Vorgehen in Form einer transabdominalen oder transvaginalen Reposition
4. postoperativ Gabe von Breitbandantibiotika und Infusionstherapie bei Überwachung des Elektrolythaushaltes

UTERUS MYOMATOSUS

(Fibromyom)

1. bei Nichtschwangeren alle 6 Monate Überprüfung des Myomwachstums und der Myomgröße — nur große, schnell wachsende Myome müssen operiert werden; bei Schwangeren Uterusgröße bzw. -vergrößerung fortlaufend kontrollieren (: Abortgefahr!)
2. bei notwendiger Operation totale abdominale oder vaginale Hysterektomie, andernfalls Röntgenbestrahlung der Ovarien
3. bei Torsion eines gestielten Myoms oder bei

Kap. 12: Gynäkologie und Geburtshilfe

Verlegung innerer Organe kann ein chirurg. Noteingriff (auch während einer Schwangerschaft) erforderlich sein, ggf. vorher Blut transfundieren

VULVAKARZINOM

1. Entfernung evtl. bestehender Naevi der Vulva
2. großzügige Exzision des Karzinoms, evtl. einfache Vulvektomie
3. bei invasivem Karzinom zusätzlich inguinale Lymphadenektomie

VULVO-VAGINITIS

1. Sorgfältige Hygiene und Mitbehandlung des Sexualpartners (bis zur Heilung kein GV)
2. Behandlung des Juckreizes mit Antipruriginosa
3. Lokale Entzündungsbehandlung mit Hydrocortison
4. bei generalisierten Infektionen Einsatz von Antibiotika
5. evtl. stationäre chirurgische Behandlung mit Kauterisation, Konisation, In- oder Exzision
6. besondere Ursachen der Vaginitis erfordern jeweils eine spezielle Therapie (Einzelheiten s. S. 555)
7. bei Therapieversagen erneute umfassende Untersuchung

WEHENHEMMUNG

1. Gabe von Tokolytika, nämlich
   Isoxsuprin oder
   Fenoterol oder
   Ritodrin (individuelle Dosierung!)
2. Vermeidung aller möglicherweise für den Feten toxischen Arzneimittel, so z. B. Opiate und Anaesthetika

WOCHENBETTMASTITIS

1. Hemmung der Laktation, Hochbinden der Brust
2. Verordnung von Antipyretika und Antibiotika
3. bei Abszeßbildung Inzision und Drainage
4. zur Verhütung einer Mastitis im Wochenbett sind eine sorgfältige Hygiene beim Stillen des Kindes und eine gute Pflege der Brust erforderlich

ZERVIKALPOLYPEN

chirurgische Entfernung (gewöhnlich in der Klinik) und Malignitätsprüfung des Gewebes

ZERVIXKARZINOM

1. bei vaginaler Blutung notf. Ligatur der A. uterina oder hypogastrica; anschl. Hämostyptika-Gabe und Tamponade der Vagina; gelegentlich auch Strahlentherapie zur Blutungsstillung
2. Strahlentherapie (vor allem bei invasivem Karzinom) oder
3. Radikaloperation in Form der totalen Hysterektomie (besonders für Frauen über 40 Jahre mit einem In-situ-Karzinom; bei jüngeren Frauen mit Kinderwunsch ist eine tiefe Konisation der Zervix vertretbar, Cave: alle 6 Monate Untersuchung des Vaginalabstrichs)

ZERVIZITIS

1. akute Formen antibiotisch behandeln (Cave: instrumentelle Eingriffe unterlassen!)
2. bei chronischer Form einen retroflektierten Uterus durch Vaginalpessar reponieren
3. bei leichter chronischer Form Verätzung der Endo- und Ektozervix in der Mitte des Zyklus mit 5% Silbernitratlösung oder Albothyl®
4. bei tiefer, hypertrophischer, chronischer Zervizitis Elektrokauteranwendung (ggf. monatlich wiederholen) und Sondierung bzw. Dilatierung des Zervixkanals
5. notf. Konisation oder Hysterektomie (bei sehr therapieresistenten Fällen)

ZYSTADENOM

1. *bei gutartigem Tumor* operative Entfernung der Zyste mit entsprechendem Ovar
2. *bei bösartigem Tumor* sind eine Hysterektomie und bilaterale Salpingoophorektomie notwendig
3. *bei Metastasen* zusätzliche Bestrahlung und Zytostatikagabe intraperitoneal

ZYSTOZELE

1. sofortige Katheterisierung (vor allem bei akuter Harnretention)
2. als chirurgisches Maßnahmen vordere Kolporrhaphie oder Verengung der Vagina (Le Fortsche Operation)
3. bei verweigerter oder kontraindizierter Operation Pessareinsatz
4. bei Frauen in der Postmenopause ist eine Therapie mit Östrogenen (natürl., konj.) angebracht
5. Beckenbodentraining zur Harnentleerungskontrolle
6. bei gleichzeitigen Infektionen gezielte antibiotische Behandlung

13. Pädiatrie

Physiologische Besonderheiten des Kindes

Da der Säugling bei der Geburt noch unreif ist und viele seiner Organleistungen erst eine „werdende Funktion" darstellen, ist auch seine Resistenz gegen Infektionen und andere Umweltschäden noch sehr gering (im 1. Trimenon: schlechte Antikörperbildung). Andererseits besitzt ein junges Kind eine wesentlich größere Reparations- und Heilungsfähigkeit als das ältere oder der Erwachsene.

Der Wasserhaushalt des jungen Kindes ist viel labiler als im späteren Leben, weil die Hauptmenge seines Körperwassers noch im extrazellulären Raum, und damit leichter verschieblich ist, während beim Erwachsenen das meiste Körperwasser intrazellulär liegt (s. Tabelle 13-1). Dazu kommt noch, daß bei gesunden Säuglingen eine große Perspiratio insensibilis (80 bis 90 ml Wasser/kg KG/Tag) besteht.

Die relativ großen täglichen Wasserausscheidungen des Säuglings gegenüber denen des Erwachsenen: s. Tabelle 13-2.

Die Kreislauf- und Atemfrequenzen sind beim jungen Kinde wesentlich rascher, was besonders bei Wiederbelebungsmaßnahmen berücksichtigt werden muß (s. Tabelle 13-3). Deshalb ist es technisch auch nicht durchführbar, bei *Reanimationsbehandlung des jungen Kindes* nach denselben Methoden vorzugehen wie beim Erwachsenen (s. S. 1371). Die extrathorakale Herzmassage beim Säugling erfolge 2mal pro Sekunde (!); um diese Frequenz durchführen zu können, umfaßt man den Thorax des Säuglings mit beiden Händen, die man gegen die Schulterblätter drückt, und komprimiert dagegen mit den aufeinandergelegten Daumen den Brustkorb vom Sternum aus. Bei größeren Säuglingen, deren Thorax man nicht mehr umgreifen kann, wird das Sternum in Rückenlage des Kindes mit den aufeinandergelegten Zeige- und Mittelfingern beider Hände rhythmisch gegen das Herz gedrückt. – Zur Beatmung gibt man (nach Vorziehen der Zunge des Kindes wie beim Erwachsenen) nach tiefer eigener Inspiration die Luft in Pustestößen in Nase oder Mund des Kindes, etwa 30mal/min und holt selbst nur alle 6 bis 8 solcher Stöße frisch Atem. Die gleiche Frequenz muß natürlich auch bei apparativer oder Ambu-Beutel-Beatmung durchgeführt werden.

Tabelle 13-1. Wasserverteilung im Körper des jungen Kindes und des Erwachsenen (in % des Körpergewichtes)

	Insgesamt	Extrazelluläre Flüssigkeit		Intrazelluläre Flüssigkeit
		Plasma	Interstitielle Flüssigkeit	
Junger Säugling	80	5	40	35
Erwachsener	60	5	15	40

Tabelle 13-2. Überschlagsweise tägliche Gesamt-Wasserausscheidung beim Säugling und Erwachsenen

	Gesamt-H_2O-Ausscheidung		zum Beispiel	
	Anteil seines extrazell. H_2O	% seines KG	kg KG	l H_2O-Ausscheidung/Tag
Säugling	$^1/_3$	20–15	8	1
Erwachsener	$^1/_8$	2	80	2

Tabelle 13-3. Ungefähre Mittelwerte für Atemfrequenz, Pulszahl und Blutdruck

	Neugeborenes	Ende des 1. Jahres	Kleinkind	Schulkind
Atemfrequenz pro min	60–40	40–30	24–20	18–16
Pulszahl pro min	140–120	120–110	100	90–80
Blutdruck mm Hg	60/35–80/50	80/50–90/60	100/70–110/75	120/80
kPä	8/4,5–11/7	11/7–12/8	13/9–15/10	16/11

Tabelle 13-4 a, b. Zahnärztliches Bezeichnungs-Schema (gemäß dem international abgesprochenen FDI-System) für das Gebiß

	Kennziffer 5								Kennziffer 6			Darstellung a:
Rechts	55	54	53	52	51	61	62	63	64	65	Links	Milchgebiß
	85	84	83	82	81	71	72	73	74	75		
	Kennziffer 8								Kennziffer 7			

	Kennziffer 1								Kennziffer 2								Darstellung b:
Rechts	18	17	16	15	14	13	12	11	21	22	23	24	25	26	27	28	Bleibendes
	48	47	46	45	44	43	42	41	31	32	33	34	35	36	37	38	Links Gebiß
	Kennziffer 4								Kennziffer 3								

Die Ferment- und die Zellwerte (Blutbild) des jungen Kindes weichen zum Teil erheblich von den Werten im späteren Leben ab (s. Anhang, Tabellen 7a und 8, S. 1360 bzw. 1362).

Zahnen

Die Zahnung beginnt mit ¹/₂ Jahr; durchschnittlich bricht dann 1 Zahn/Monat durch, so daß im 3. Lebensjahr alle 20 Milchzähne da sind. Das beim Zahndurchbruch oft auftretende Fieber wird bei der Mehrzahl der Kinder durch einen die Zahnung begleitenden Infekt (Otitis media, Pharyngitis, Pyurie o. ä.) verursacht und muß dementsprechend behandelt werden.

Der Zahnwechsel beginnt im 6. bis 7. Lebensjahr in der Reihenfolge der Erstdurchbrüche; bis zum 14. Lebensjahr etwa sind alle 32 Bleibezähne da; lediglich die letzten 4 davon (Weisheitszähne) können noch Jahrzehnte später erst durchbrechen (s. Tabelle 13–4).

Behandlung
Strikte Vermeidung *aller* in das Zahnfleisch oder ähnlich einzureibenden „Zahnungshilfen" (Gefahr des Einmassierens von Eitererregern)! Um die Kinder zur Nacht in dieser Zeit zu beruhigen, können Allional®-, Cibalen®-, Gelonida®-, Luminal®-, Treupel®- oder ähnliche Kinderzäpfchen gegeben werden.

Tagsüber lasse man die zahnenden Kinder auf Brotrinde, Kinderspielsachen usw. herumbeißen, damit die Zahnschneide rascher durchschneidet.

Kariöse Milchzähne müssen zahnärztlich saniert werden! Als Karies-Prophylaxe gebe man beim Säugling ¹/₄ mg, beim Kleinkind ¹/₂ mg, beim jungen Schulkind ³/₄ mg und ab Pubertät 1 mg Fluorid täglich (jahrelang risikolos!). Bei Zahnfehlstellungen sollen Extraktionen *gesunder* Zähne vermieden werden.

Verdauungsorgane

Die Darmpassage der Nahrung beim jungen Kinde dauert im allgemeinen 15 bis 16 Std (4–20 Std). Das *Kindspech* (Mekonium, Erstlingsstuhl) besteht aus eingedickten Darmsekreten mit Galle, Epithelien und (mit dem Fruchtwasser) verschluckten Lanugohaaren. Es ist geruchlos, schwarzgrün, zäh und normalerweise steril. Nach 4–5 Tagen geht es in *Milchstühle* über: bei Frauenmilchnahrung sind diese hellgelb, pastenartig, aromatisch-säuerlich riechend (Bact. bifidum: gram-positiv, säuernd, vergärend, anaerob), nach Übergang auf Tiermilchgemische werden sie bräunlichgelb, fester geformt, faulig riechend (Coli-Bakterien: gramnegative Fäulniserreger, alkalisierend). Der (obere) Dünndarm bleibt frei von bakterieller Besiedlung.

Die Sekretionsleistung der Verdauungsdrüsen ist auch eine „werdende Funktion" und benötigt einige Wochen bis Monate bis zum Erreichen ihrer vollen Leistungsfähigkeit.

Urogenitalsystem

Die beim jungen Säugling noch gelappten *Nieren* beginnen schon intrauterin ihre Funktion. Deshalb wird bereits unter der Geburt oder bald danach Harn entleert. Dann kann jedoch 1 bis 2 weitere Tage die Harnproduktion (infolge geringer Flüssigkeitsaufnahme in dieser Zeit) äußerst gering sein: die physiologische An- bzw. Oligurie des Neugeborenen ist *keine* Indikation zum Katheterisieren! Später wird dann der Urin, der etwa die Hälfte der Nahrungsflüssigkeit beträgt, in 20 bis 30 Miktionen täglich entleert. Bei (jungen) Kindern sollte der Harn mittels vorgeklebter Harnauffangbeutel (und ggf. kontinuierlicher Ableitung) bei erforderlicher Untersuchung quantitativ aufgefangen werden.

Die Konzentrationsfähigkeit der Nieren ist in den ersten Lebenswochen noch gering, desgleichen die Rückresorptionsleistung (z. B. für Aminosäuren).

Im frisch entleerten Säuglingsharn dürfen mormalerweise bis zu 10 bis 12 Leukozyten und 3 bis 5 Erythrozyten (2 Millionen/Tag) pro μl enthalten sein. Die Zellzahl im Harnsediment ist eine völlig irrationale Beurteilungsgröße für eine eventuelle Harnwegserkrankung. Katheterisierungen der Harnblase zur Harngewinnung sollte unterbleiben, da sie mehr schaden als nützen. Auch beim jungen Säugling ist meistens die Gewinnung von Mittelstrahlurin aus einer Spontanmiktion mit ein wenig Geduld möglich.

Das *Genitale* des Neugeborenen ist manchmal etwas ödematös, eine Folge der intrauterin auf den Feten übergegangenen mütterlichen Hormone. Aus demselben Grund kommt es bei Neugeborenen (beiderlei Geschlechts) in den ersten 2 Wochen zur Mastopathie mit Sekretion von „Hexenmilch" (Kolostrum) und bei neugeborenen Mädchen zu einer rudimentären „Abbruchsblutung" (blutigseröser Ausfluß), was keiner Behandlung bedarf.

Das Präputium des Säuglings ist rüsselförmig, und sein inneres Blatt ist mit der Glans verklebt, so daß es sich nicht zurückstreifen läßt. Es ist falsch, diesen Zustand als Phimose zu bezeichnen (s. S. 689), und unärztlich, diese Anatomie zur Erschleichung einer Beschneidungserlaubnis von den Eltern zu fordern. Diese Vorhautverklebung löst sich erst im 2. Lebensjahr; ab dann muß bei der täglichen Reinigung (im Bad) der Präputialraum mit gesäubert werden.

Der Deszensus der Hoden ist bei Reifgeborenen meistens bereits erfolgt, kann sich aber bei Retention der Testes öfters noch bis zum 2. Lebensjahr spontan nachvollziehen (Behandlung des Hodenhochstandes s. S. 1035).

Sinnesorgane

Die *Augen* lassen bereits beim jungen Säugling licht- und berührungsreflektorische Reaktionen erkennen, jedoch ist die für das normale Sehen erforderliche koordinierte Augenmotorik dann noch nicht voll entwickelt. Ein bei Ermüdung auftretender Strabismus des Säuglings kann noch normal sein. Die Sehkraft beträgt (wegen der relativ kurzen Längsachse beim Kinde): schätzungsweise mit $1/4$ Jahr rund $1/150$, mit 2 Jahren $6/12$ und erst mit 5 Jahren $6/6$.

Die *Hörfähigkeit* des Kindes beginnt erst einige Wochen nach der Geburt, weil die Paukenhöhle bis dahin noch mit schleimigem Sekret gefüllt ist.

Die *Geruchs-* und *Geschmacksempfindungen* sind schon beim Neugeborenen in gewissem Umfang vorhanden: die Qualität „süß" wird sicher bevorzugt, „salzig" und „sauer" werden als unangenehm empfunden und „bitter" deutlich abgelehnt.

Somatogramme des Kindes s. Anhang S. 1368ff.

Geistige und statomotorische Entwicklung

Der Schlafbedarf des Säuglings ist sehr groß. Auch im 2. Lebensjahr soll das Kind nachts noch 12 Std und unter Tage 4 Std schlafen, als Kleinkind nachts 11, tagsüber 1 bis 2 Std. Der Mittagsschlaf sollte — notfalls auch gegen den „Willen" des Kindes — bis ins Schulalter gehalten werden; der Nachtschlaf soll dann noch rund 10 Std betragen.

Das *Gehirn* des Säuglings ist relativ groß (12 bis 14% seines Körpergewichtes, beim Erwachsenen 2,1%), jedoch ist es bei der Geburt noch sehr unreif. Auch die Pyramidenbahnen haben dann noch keine Markscheiden, können aber dennoch Reize zentripetal leiten. Die phylogenetisch jüngsten Hirnabschnitte reifen zuletzt und sind histologisch erst mit rund 3 Jahren ausgereift. Das ist ein Grund für die „Hemmungslosigkeit" (z. B. beim Erbrechen) des jungen Kindes, das quasi ein „großhirnloses", subkortikales Wesen ist und nur unter dem Einfluß des Stammhirns steht.

Die geistige und statomotorische Entwicklung des Kindes unterliegt großen, individuellen Variationsbreiten und den Umweltbedingungen (z. B. „Heimkinder"), so daß voreilige Eingruppierungen nicht selten revidiert werden müssen und problematisch werden können.

Zeitplan der geistig-statischen Entwicklung s. Tabelle 13-5.

Tabelle 13-5. Ungefähre zeitliche Einordnung einiger Leitsymptome des jeweils zu erwartenden Entwicklungsstandes

Geburt:	Such-, Saug-, Schluckreflex.
1. Monat:	Reflexe: Gähnen, Husten, Niesen, Umklammerung *(Moro)*, Handschluß bei Berühren der Handflächen; Pupillenverengung auf Lichteinfall. Empfindung von Berührungs- und Temperaturreizen. Hände als Fäustchen gehalten.
2. Monat:	Koordinierte Augenbewegung (Schielen noch physiologisch); erste Reaktionen auf akustische Reize. Beginnendes Mienenspiel. Kopfheben in Bauchlage. Reflektorische Schreitbewegung (bei am Thorax hochgehaltenem Körper).
3. Monat:	Fixieren und Folgen mit den Augen. Willkürliche Kopfwendung (z. B. in Schallrichtung). Beginnt zu lächeln. Lallende Laute − Festhalten von Spielsachen. Erlöschen der frühkindlichen Such-, Moro-, Glabella-Reflexe.
4. Monat:	Aufgehobenes Kind kann Kopf balancieren, hält Hände geöffnet; zielstrebige Greifbewegungen. Stützt sich in Bauchlage auf die Arme. Erlöschen des Schreitreflexes. Reaktionen auf Sinneswahrnehmungen.
5. Monat:	Dreht sich selbst um. Beginn aufrechten Sitzens mit leichter Unterstützung. Ergreift Spielzeug.
6. Monat:	Freies Sitzen; Versuch, sich selbst aufzusetzen. Aufstemmen der Beine bei passiver Aufrichtung.
3. Trimenon:	Selbständiges Aufsetzen. Silbenbildung. Spielen mit Gegenständen. Wiedererkennen der Umgebung. Nachahmen von Lauten, Abstütz-Reaktion positiv.
4. Trimenon:	Kriechen und rutschen; aufstellen, stehen und erste Schritte (mit Möglichkeit, sich festzuhalten). Scheut vor Fremden. Wortschatz von 7 Worten; Verständnis für zahlreiche Ausdrücke.
3. Halbjahr:	Sinnvoller Gebrauch etlicher Wörter. Sicherheit im Gehen und Laufen; bückt sich und richtet sich auf. Trinkt aus Becher.
4. Halbjahr:	Bildet kurze Sätze. Erkenntnis der eigenen Person, des eigenen Namens. Beginnt, „sauber" zu werden. Erlernt Treppenklettern, rückwärts zu gehen; Versuch, den Brei selbst zu löffeln, sich selbst auszuziehen.
3. Jahr:	Meldet spontan seine Notdurft. Baut aus Klötzchen Türme. Kann auf Zehenspitzen gehen, hüpfen, lernt Ballspielen. Erwerb örtlicher Orientierung. Fragen: „Was ist das?", „Wo?".
4. Jahr:	Beginn zeitlicher Orientierung und kausalen Denkens. Trotzreaktionen. Zieht sich selbst an.
5. und 6. Jahr:	Formendes, aufbauendes Spielen; Einordnen in Spielgemeinschaften. Lernt, Farbe richtig zu erkennen. Bewußtsein für Gut und Böse, für Recht und Unrecht, für Pflichten und Aufgaben sowie für die Folgen der eigenen Handlung. Erlernen von Gedichten und Liedern. Erreichen der Schulreife. Fügt sich im Stillsitzenmüssen, zunehmende Konzentrationsfähigkeit. Ehrfurchtsvoller Respekt vor dem Lehrer.

Mittels besonderer Intelligenz-Tests (z. B. *Bühler-Hetzer* für die 1- bis 6jährigen, *Hamburg-Wechsler* für die 6- bis 15jährigen, *Binet-Simon-, Kramer-, Rorschach-, Sceno-Test)* kann der geduldige Geübte den Intelligenz-Quotienten (IQ) aus Intelligenzalter und Lebensalter ermitteln: IQ = 1 normal; 0,5–0,7 debil; 0,25–0,5 imbezill; unter 0,25 idiotisch.

Pubertät

Die Pubertät beginnt beim Mädchen mit 8 bis 10 Jahren, beim Knaben mit 10 bis 12 Jahren (s. Tabelle 13-6).
Neben dem körperlichen Wandel vollzieht sich in diesem Lebensabschnitt auch ein Wandel in der Psyche der heranwachsenden Kinder, was nicht selten zu erheblichen Störungen im Seelenleben der Jugendlichen führt.

Pubertas praecox (bei beiden Geschlechtern)
Von Pubertas praecox spricht man, wenn die ersten Pubertätssymptome bei Mädchen unter 8 Jahren, bei Knaben unter 10 Jahren manifest werden. Pubertätsbeginn zwischen 8 und 9 Jahren bei Mädchen bzw. zwischen 10 und 11 Jahren bei Knaben wird als

frühzeitige Pubertät bezeichnet. (Normaler Pubertätsverlauf siehe Tabelle 13-6).

Unter *Akzeleration* versteht man die in den letzten Jahrzehnten beobachtete Vorverlagerung von Wachstums- und Entwicklungsphasen in ein um rund 2(–3) Jahre früheres Lebensalter als um die Jahrhundertwende.

Therapeutische Besonderheiten beim Kinde

Flüssigkeitstherapie s. S. 669 und Tabellen 13–17 und 13–18, S. 669 f.

Arzneimitteltherapie

Es gibt keine allgemein verbindliche Umrechnungsformel für die Medikamentendosis vom Erwachsenen zum Kinde. Für das junge Kind wird meistens eine dem kg KG entsprechende Dosis sinnvoll sein, wenngleich manche Ärzte auch gemäß der Körper-

Tabelle 13-6. Ungefährer Normalablauf der einzelnen Entwicklungszeichen in der Pubertät. Entwicklungsstadien und Reifezeichen

Bei Mädchen	Ungefähres Alter in Jahren	Bei Knaben
Wachstum der Ovarien und des Beckens mit Rundung der Hüften; Reifung des Scheidenepithels	8–10	
Knospenbrust; Schambehaarung; starkes Wachstum des Genitales; pH des Vaginalsekretes von 6–7 nach 4,5	10–12	Wachstum von Hoden und Penis
Maximales Längenwachstum; Achselbehaarung; Menarche; Reifung der Mamma und Pigmentierung der Warzenhöfe	12–14	Schambehaarung; Auswachsen des Penis (evtl. Gynäkomastie)
Menses mit Ovulation; Acne juvenilis	14–16	Stimmbruch; maximales Längenwachstum; Achselbehaarung; Bartflaum, erste Ejakulation (noch ohne Spermien)
Ende des Knochenwachstums (Verknöcherung der Wachstumszonen)	16–18	Spermaejakulation; Acne juvenilis; Bartwuchs
	18–21	Ende des Knochenwachstums (Verknöcherung der Wachstumszonen)

oberfläche dosieren. Diese letzte Form ist jedoch rechnerisch umständlich und meistens auch ungenauer, denn außer dem Körpergewicht, das auch bei dieser Dosierung mit einberechnet werden muß, sind noch andere variable Parameter (z. B. Adipositas/Magerkeit, Klein-/Großwuchs usw.) erforderlich, die die Genauigkeit entsprechend in Frage stellen. – Verschiedene Arzneimittel werden vom jungen Kinde ganz anders toleriert als vom Erwachsenen; z. B. darf ein Säugling im 1. Trimenon kein Phenacetin bekommen, weil dieses bei ihm zu Methämoglobinbildung führt; ähnliches kennt man von manchen Sulfonamiden. Bei beeinträchtigter Harnausscheidung ist die Kumulationsgefahr (z. B. mancher Sulfonamide oder Antibiotika) evtl. so beachtlich, daß auch bei normal üblicher Dosierung toxische Blutkonzentrationen auftreten können. Borsäure kann beim (jungen) Kinde (bereits infolge Spülungen oder Umschlägen) tödlich werden. (Anorganische) Quecksilber-Präparate (insbes. Diuretika, Laxantien, Salben) können bei Kindern zur lebensbedrohenden toxo-allergischen Erkrankung (Akrodynie FEER, s. S. 691) führen und sind deshalb in diesem Alter kontraindiziert. Barbiturate verträgt dagegen der junge Säugling (pro kg KG) besser, als der Erwachsene, Morphine andererseits viel schlechter (sie sind beim jungen Kinde ganz zu vermeiden). – Tetrazykline können zu irreversiblen Zahnverfärbungen (s. S. 676) führen, so daß sie (ohne lebensnotwendige Indikation) erst jenseits des Zahnwechsels (also ab 10 bis 12 Jahren) gegeben werden sollten. Chloramphenicole sind ihrer Knochenmarks-toxischen Nebenwirkungen wegen auf besonders strenge Indikationen zu beschränken (z. B. Typhus, Meningitis). – Antidepressiva und viele Psychopharmaka (insbesondere kritiklos als „Sedativa" verordnete Fluphenazine, wie Lyogen® oder Omca®, aber auch Haloperidol oder Paspertin® u. s. w.) können bei Kindern auch in „niedriger"Dosis scheußliche Schling- und Torsionskrämpfe verursachen (Antidot hierbei: Coffein, Akineton® langsam i. v.) und sind deshalb kontraindiziert. – *Rektale Applikation* von Arzneimitteln ist nur sinnvoll, wenn sie symptomatisch und äußerlich leicht ersichtlich wirken sollen (z. B. Antipyretika, Analgetika, Laxantien), *nie* bei Anwendung von Antibiotika oder Sulfonamiden u. s. w.

Besonderheiten des kindlichen Stoffwechsels

Flüssigkeitsbedarf

Der tägliche Wasserbedarf des gesunden Kindes ist sehr groß; er beträgt beim jungen Säugling 20% und sinkt bis zum Kleinkindalter auf etwa 10% seines Körpergewichts. Dieser große Wasserdurchlauf ist für den großen Stoffumsatz und die dadurch reichlich anfallenden Stoffwechselschlacken notwendig, die durch das rasche Wachstum in diesem Alter bedingt sind.

Mineralbedarf

Da auch zu jedem Gewebsansatz des Kindes ein bestimmtes Quantum Elektrolyte erforderlich ist, muß das Kind ausreichend Salze zugeführt bekommen, wie das mit der altersnormalen milchreichen Kost des jungen Kindes geschieht. Während sich im laufenden Stoffwechsel manche Mineralstoffe gegenseitig vertreten können, ist das beim Gewebezuwachs des Organismus nicht möglich.

Tabelle 13-7. Quantitativer Nahrungsbedarf des Kindes

Energie- bzw. Nahrungsmittel- gehalt	Menge/kg Körpergewicht/Tag			
	Säug- ling	Klein- kind	Schul- kind	Erwach- sener
kcal	100–80	60–70	50–70	30–40
(= kJ	420–335	250–290	210–290	125–165)
g Eiweiß	4–3	3–2	2–1	1
g Kohlenhydrate	12–10	10–9	8–10	3,5–6,5
g Fett	5	4–3	3–2	1
ml Wasser	200–160	160–80	50–70	25–35

Eiweißbedarf

Der Eiweißbedarf/kg KG des jungen Kindes ist wegen seines Wachstums größer als im späteren Leben. Dabei ist zwischen dem Minimum dessen, was das Kind haben *muß*, um keine Mangelzeichen zu bieten, und dem Optimum, das das Kind haben *soll*, zu unterscheiden. Während die meisten Empfehlungen von Kommissionen eher den Mindestbedarf festlegen, ist in der obenstehenden Tabelle 13-7 der Optimalbedarf aufgeführt; er beträgt im ersten Lebenshalbjahr 4 g Eiweiß/kg KG/Tag, im zweiten Halbjahr 3 g/kg (zu niedrige Eiweißzufuhr kann zum Abfall der Immunglobuline auf 0,5 oder weniger g/100 ml Serum führen) und sinkt dann allmählich weiter ab; in der Pubertätszeit kann er − des großen Wachstumsschubes wegen − nochmals ansteigen. Dabei sind die verschiedenen Nahrungseiweiße für das Kind unterschiedlich verwertbar; tierische Eiweiße sind dabei wertvoller als pflanzliche, wenngleich die letzten durch gemischte Kost etwas aufgewertet werden können.

In den ersten Lebenstagen können (arteigene, kolostrale) Eiweißmoleküle (auch Großmoleküle aus der Gruppe der γ-Globuline) noch unverdaut durch die Darmwand resorbiert werden, was (phylogenetisch interessant und) immunologisch wichtig für das Neugeborene ist. Eiweiße der Muttermilch sind für den Säugling wesentlich besser nutzbar (netto etwa 40 bis 60% der aufgenommenen Menge) als Kuh-

milcheiweiße (30 bis 40%); deshalb muß die Eiweißzufuhr mit Tiermilchmischungen größer sein als mit Muttermilch! Auf gleiche Eiweißkonzentrationen wie in der Frauenmilch „adaptierte" Tiermilchen sind deshalb für den Säugling insuffizient. Infolge des großen Eiweißumsatzes des Säuglings ist in diesem Alter auch die Aminosäurenkonzentration im Blut höher (6 bis 7 mg/dl Serum Amino-Stickstoff) als beim Erwachsenen (4 bis 5 mg/dl Serum); dementsprechend sind auch die Aminosäurenausscheidungen mit dem Harn im frühen Kindesalter größer als später. Ferner sind für den Säugling noch die Aminosäuren Arginin und Histidin essentiell.

Fettbedarf

Der Säugling deckt seinen Energiebedarf hauptsächlich mit Fett, das er trotz seiner Leberunreife bereits recht früh utilisieren kann. Dabei soll man jedoch berücksichtigen, daß das Frauenmilchfett *nicht* der Kuhmilchbutter entspricht: im arteigenen Fett sind für den Säugling anteilsmäßig mehr mittelkettige und ungesättigte Fettsäuren enthalten. Deshalb sind von diesen Qualitäten her für das Kind Pflanzenfette (Qualitätsmargarine, Öle) besser als Butter; dazu kommt bei den ersten noch der gleichmäßige standardisierte Vitamingehalt, während dieser in der Butter recht unterschiedlich sein kann. Von dem täglich aufgenommenen Nahrungsfett (s. Tabelle 13–7) bleiben rund 10% unausgenutzt im Darm und helfen damit, die Gleitfähigkeit des Stuhles zu regulieren.

Kohlenhydratbedarf

Da die Blutzucker-Konzentration beim Neugeborenen sehr niedrig liegen kann (unter 30 mg/100 ml = 1,7 mmol/l Blut), ohne daß klinisch manifeste Krankheitszeichen alarmieren, muß beim Neugeborenen (bevorzugt bei Frühgeborenen und bei Kindern diabetischer Mütter!) nach Hypoglykämie gefahndet und eine solche durch i. v. Dauer-Tropfinfusion 5%iger Glukoselösung kompensiert werden.

Der laufende Kohlenhydratbedarf des jungen Kindes ist besonders deshalb wichtig, weil es noch keine nennenswerten Glykogenreserven zu halten vermag. Gäbe man dem jungen Kinde nicht zu jeder Mahlzeit auch Kohlenhydrate, würde es zur Kaloriendeckung fast ausschließlich Fett verbrennen, das dann jedoch nur bis zur Stufe der β-Oxybuttersäure, Acetessigsäure und Aceton abgebaut werden und dadurch eine Azidose provozieren würde. Das ist der Grund dafür, daß junge Kinder so leicht in die Hunger- oder auch Stoffwechselazidose gelangen.

Tabelle 13-8. Mittelwerte der Zusammensetzung verschiedener Milcharten in g/100 ml und ihr Kaloriengehalt

Milchart	Eiweiß	Casein	Lactalbumin	Fett	Zucker	Salze	kcal/l	kJ/l
Kolostrum	2–6	1–2	0,5–1,5	3	5	0,3	650–750	2700–3140
Frauenmilch	1,4–1,2[a]	0,4	0,9	3–4	7	0,2	670	2800
Kuhmilch	3,3	2,8	0,5	3,5	4,8	0,7	650	2720
Ziegenmilch	3,7	2,9	0,8	4	4,7	0,8	700	2930

[a]) Bei eiweißarm ernährten Frauen bis 1,1 g/100 ml Brustmilch absinkend.

Bei längerem Kohlenhydratmangel würde ferner das Wachstum stagnieren, was besonders bei insuffizient eingestellten diabetischen Kindern zu beobachten ist, denn bei jeder Zellneubildung wird auch eine gewisse Menge Depot-Kohlenhydrat fest eingebaut. Deshalb benötigt das Kind über die Hälfte seiner täglichen Energiezufuhr in Form von Kohlenhydraten.

Energie-(Kalorien-)bedarf

Da der Energieumsatz beim jungen Kinde relativ größer ist als später, muß sein Energie-Quotient (E.Q.) auch dementsprechend groß sein. Ein Säugling benötigt im 1. Trimenon 100 kcal (= 420 kJ)/kg KG/Tag; diese Menge sinkt um 10 kcal (= 42 kJ)/Trimenon ab. Das Kleinkind braucht noch 60–65 kcal (= 250–270 kJ) täglich. In der Pubertät kann während der raschen Wachstumsphase dieser E.Q. noch einmal ansteigen. (Bei Frühgeborenen kann der E.Q. bis zu 140 kcal (= 585 kJ)/kg KG/ Tag betragen!)

Normale Säuglingsernährung

Die einzige natürliche Nahrung für den jungen Säugling ist die Brustnahrung, die infolge ihrer arteigenen qualitativen und quantitativen Zusammensetzung ein Optimum für dieses Lebensalter darstellt; dazu kommt ihr Gehalt an Fermenten sowie γ-Globulinen (besonders im Kolostrum), die (wenigstens in den ersten Lebenstagen) noch unverdaut durch die Darmwand des Neugeborenen resorbiert werden können. Aus diesem Grund sollte wenigstens während der ersten Lebenswochen gestillt werden, wenngleich die modernen, fabrikfertigen Säuglingsnahrungen heute bei Muttermilchmangel keine Gefahr für die Aufzucht des Kindes mehr darstellen.

Wegen der Unterschiede in der Zusammensetzung von Frauenmilch und Kuhmilch s. Tabelle 13-8.

Deshalb muß Tiermilch für den jungen Säugling durch Beimischungen verträglicher gemacht werden, das

heißt verdünnt werden: Da die Nieren in den ersten Lebenswochen noch nicht die Stoffwechselschlakken des großen Eiweißgehaltes der Kuhmilch genügend im Urin konzentrieren können, müßte der Organismus körpereigenes Wasser zusetzen, um nicht durch Aufstau N-haltiger Schlacken in eine urämieartige Situation zu geraten. Das gäbe Durstfieber (früher auch Eiweißfieber genannt). Um dabei die in der Kuhmilch primär geringere Kohlenhydrat-Konzentration nicht noch weiter zu verdünnen, soll die Kuhmilch mit Kohlenhydrat-Lösungen (Mondamin, Reis-, Haferschleim) von etwa 5 g KH/dl Lösung gemischt werden und zusätzlich 5 g Küchenzucker/ 100 ml Mischung beigegeben werden. Bei der modernen industriellen „Adaptierung" von Kuhmilch für den Säugling werden auch die Milcheiweißfraktionen (Lactalbumine und Caseine) in ein ähnliches Verhältnis zueinander gebracht, wie in der Frauenmilch (etwa ää). Entsprechend wird auch ein Teil des Kuhmilchfettes durch Pflanzenfette (die dem Frauenmilchfett chemisch ähnlicher sind) ersetzt (s. Eiweiß-, Fettbedarf S. 625, Tabelle 13-7). Da die Tiermilcheiweiße (wegen ihrer Aminosäuren-Zusammensetzung) für das junge Kind nicht so gut utilisierbar sind wie die Frauenmilch-(= arteigenen) Eiweiße, muß in den adaptierten Kuhmilchen für den Säugling der Eiweißgehalt etwas höher als in der Frauenmilch sein (etwa 1,8 bis 2,2 g/100 ml). Deshalb bekommt der Säugling bei Frauenmilch-Mangel in den ersten 6 Wochen eine sogenannte Halbmilch ($^{1}/_{2}$ Vol. Kuhmilch + $^{1}/_{2}$ Vol. Haferschleim 5%ig und 5 g Küchenzucker/100 ml Gesamtmischung), dann $^{2}/_{3}$-Milch (2 Vol. KM + 1 Vol. Schleim + 5 g Küchenzucker/100 ml Mischung) und ab 6 Monaten Kuhvollmilch (mit 2 g Mondamin® und 5 g Küchenzucker/100 ml) (s. Tabelle 13-9).

Im ersten Halbjahr soll das Kind 5 Mahlzeiten täglich (mit 4 Stunden Abstand) bekommen, weil die Verdauungsfermente in diesem Alter noch zu gering sezerniert werden, um bei weniger dafür größeren Einzelmahlzeiten die Nahrung voll verdauen zu können. Erst ab 6 Monaten kann das Kind die auf nur 4 Mahlzeiten verteilte Nahrung voll verwerten.

Ab einem Alter von 6 Wochen soll das Kind Obst- und Gemüsesäfte (bis zu mehreren ml/Flasche) er-

Lebensalter		Tägliche Anzahl der Mahlzeiten	Absolute Trinkmengen täglich in ml		Beikost in g				Rachitis-Prophylaxe	
Monate	Wochen		Frauenmilch	(Verdünnte) Kuhmilch	Saft aus Zitronen, Apfelsinen, Obst, Tomaten, Mohrrüben, 20–50 g täglich; zerdrückte Bananen, geriebene Äpfel	Milchbrei aus Vollmilch	Gemüsebrei Karotten, Spinat, Mangold, + Kartoffeln (¹/₂ der Gemüsemenge)	Zwischen-Mahlzeit (Keks, Zwieback, Butterbrot)	oder	protrahiert
	1		(Lebenstage − 1) × 60 bis 70	¹/₂ Milch						5 mg Vit. D
	2		500	500						
	3									
1	4	5 Brust- bzw. Flaschenmahlzeiten	600	600					5 mg Vit. D	1000 I.E./Tag
	5								„Stoß"	
	6		700	700 ²/₃ Milch	Obstsaft				10 mg Vit. D	
	7									
2	8		800	800						
	9									
	10		900	900						
	11									
	12									
3			900	900	als Obst-Zwiebackbrei 150–200					
4		5 · 2 Brei- + 3 Brust- bzw. Flaschenmahlzeiten	600 bis 800	600		200	200		10 mg Vit. D	
5				600						
6				600						
7		4 · 3 Brei- + 1 Brust- bzw. Flaschenmahlzeit		Vollmilch						
8			400 bis 500	250	250	250	250–300 ¹/₂–2 Eigelb pro Woche			
9										
10		4 · 3 Brei- + 1 Brust- bzw. Flaschenmahlzeit								
11			400 bis 500	250	250	250	250–300 + 2–3×/Wo. Leber, Hirn, Kalbfleisch ca. 50–60 g			
12										

halten, die der Vitaminzufuhr wegen (z. B. Karottensaft: Vitamin A, Orangensaft: Vitamin C) wichtig sind. Aus dem gleichen Grunde, sowie als Eisen- und Spurenelement-Zugabe und um den Darm an die Zelluloseausnutzung zu gewöhnen, sollen die Kinder ab $1/4$ Jahr eine Mahlzeit als Gemüsebrei erhalten (2 Teile püriertes Gemüse, 1 Teil Kartoffelbrei als KH-Träger, 0,2 g NaCl und 5 bis 7 g Fett/ 100 g Breigemisch, am besten als hochwertiges Pflanzenfett). Bald danach kann eine weitere $2/3$-Milchflasche durch einen Vollmilch-Grießbrei (mit 5 g Zucker/100 g Brei) ersetzt werden. Ab $1/2$ Jahr kommt als dritter Brei ein (milcharmer!) Obst-Zwiebackbrei (ãã + 5 g Zucker/100 g Brei) dazu, damit das jetzt auf Vollmilch (1 Flasche/Tag) gesetzte Kind nicht mit Milch einseitig überfüttert wird. (Pro Tag für das Kind insgesamt zu verarbeitende Vollmilch: = 10% seines Körpergewichtes, maximal 600 ml, beim Kleinkind maximal 500 ml, beim Schulkind maximal 400 ml = Budinsche Zahl.)

Die gesamte Trink- bzw. Breimenge täglich soll beim Säugling $1/5 \rightarrow 1/6$ seines Körpergewichtes (= $200 \rightarrow 180$ ml/kg), maximal 1000 ml bzw. g betragen. Fencheltee gegen den Durst bzw. Gemüsebrei bei übergroßem Hunger können zusätzlich gegeben werden.

Beikost (und Rachitis-Prophylaxe) s. Tabelle 13-9. Als Besonderheit des Spinatgemüses beachte man: Spinat enthält viel Nitrat. Dieses wird durch Bakterien zu Nitrit umgewandelt, das toxisch für den Säugling ist! Deshalb darf Spinatgemüse niemals wieder aufgewärmt, sondern stets nur frisch nach einer Erstzubereitung als Gemüse dem Säugling verfüttert werden.

Stillen und Abstillen

Am Tage der Geburt wird das Kind — je nach Zustand der Mutter — einige Male an die Brust gelegt, um etwas Kolostrum zu bekommen. (Bei fehlendem „Milcheinschuß" gebe man mehrmals 5 bis 10 ml Glukoselösung 5%ig.) Ab 2. Tag wird das Kind dann regelmäßig 5mal täglich angelegt. Dabei soll die Brustseite jeweils gewechselt werden, und jede Mahlzeit soll längstens 20 Minuten dauern, damit die Mamille nicht mazeriert wird und dadurch ein Mastitisrisiko entsteht. Eventuell nicht leergetrunkene Milch muß abgepumpt werden, um die Milchproduktion zu erhalten. Das Abstillen soll möglichst nicht vor 3 Monaten geschehen (nacheinander alle 2 bis 3 Tage eine Brustmahlzeit durch altersentsprechende Brei- oder Flaschennahrung ersetzen).

Durch Probewägen (z. B. bei Gedeihstörung, fraglicher [Schein-]Obstipation) kann festgestellt werden, ob das Kind genügend Brustnahrung getrunken hat (Wägen des Säuglings vor und nach dem Anlegen in derselben Windelpackung).

Stillhindernisse

Stillhindernisse von mütterlicher Seite sind: schwerer Diabetes, Basedowsche Krankheit, schwere Herzfehler. Hohlwarzen sind mittels „Saughütchen"

Tabelle 13-10. Übersicht der für die Säuglingsernährung wichtigen Kohlenhydrate

Monosaccharide	Glukose	= Dextrose = Traubenzucker	schon im oberen Darmbereich rasch resorbierbar; kaum süßend
	Galaktose	(= Stereoisomer der Glukose)	
	Fruktose	= Lävulose = Fruchtzucker	wird ohne Insulin in Glykogen umgebaut
Disaccharide	Maltose	= Glukose + Glukose	schwach süßend, gärungsfördernd
	Koch-, Rohr-, Rübenzucker, Saccharose		beim gesunden Kind darmindifferent
		= Glukose + Fruktose	
	Milchzucker, Laktose		laxierend
		= Glukose + Galaktose	
	Laktulose	= Fruktose + Galaktose	entsteht b. Erhitzen der Milch
Polysaccharide	Nährzucker (Di- und Polysaccharide)		schwach süßend,
		= Dextrine und Maltose	nicht gärungsfördernd
	Dextrine (rechtsdrehende Bruchstücke der Stärke)		nicht süßend,
		= viele Moleküle Traubenzucker	nicht gärungsfördernd
	Stärke (vielhundert miteinander verzweigte		
		Ketten aus je sehr vielen Dextrose-Molekülen)	nicht vergärend, keine Süßkraft; für junge Säuglinge schwer verdaulich
	Kindermehle (Dextrose, Maltose, Saccharose,		
		Laktose und Dextrine)	schwach süßend,
		= dextrinisierte Mehle	nicht gärungsfördernd

zu überwinden; Hyperaesthesie der Mamillen vergeht nach einigen Tagen (Einfetten mit 2%iger Anästhesin®-Salbe); Rhagaden werden mit 10%iger AgNO$_3$-Lösung geätzt und mit 5%iger Noviform®-Salbe eingefettet.

Stillhindernisse von kindlicher Seite: Trinkschwäche (Frühgeborene, M.h.n.; angeborene schwere Herzfehler o.ä.; geburtstraumatische Schäden, z.B. Hirnblutung), Lippen-Kiefer-Gaumen-Spalte (Muttermilch abpumpen und mit Sonde oder Flasche verfüttern); Rhinitis (Säuglings-Nasentropfen 5 Minuten vor dem Anlegen).

Stillhindernisse von mütterlicher *und* kindlicher Seite: Tuberkulose und andere schwere Infektionen; Mastitis der Mutter.

Milchqualitäten

Vorzugsmilch: Muß von gesundem, insbesondere Tuberkulose-freiem Tierbestand stammen; soll nicht mehr als 500 bis 700 Keime/ml aufweisen und muß Coli-frei sein (Gradmesser der Verunreinigung mit Darminhalt!); soll 4 g Fett/100 ml enthalten; darf nicht älter als 22 Stunden von Gewinnung bis Verkauf sein; muß in festverschlossenen Behältern mit Datumsaufdruck verkauft werden; soll in Kühlketten transportiert und gelagert werden.

Pasteurisieren: Kurzzeit: wenige Sekunden in kapillardünnen Strahlen oder Schichten auf mindestens 85 °C erhitzt, oder Langzeit 30 Minuten bei 63 bis 65 °C unter ständigem Rühren gehalten; anschließend rasch auf 4 ° C gekühlt.

Sterilmilch: keimfrei. Wenn die durch die Sterilisation vernichteten Vitamine nicht substituiert werden, ist sie nicht als Dauernahrung für den Säugling geeignet.

Homogenisieren: Milch mit hohem Überdruck durch kapilläre Düsen oder Spalten pressen. Große Fetttropfen der Kuhmilch werden feinsttropfig zerschlagen. Milcheiweiße lagern sich diesen schutzkolloidal an und verhindern ein Aufrahmen. Diese Milch ist für die Verdauungsfermente viel leichter zugänglich, weil ihnen ihre Bestandteile stabilfeinstverteilt eine große Angriffsfläche bieten.

Wichtige *Kohlenhydrate* für die Kinderernährung s. Tabelle 13-10, S. 628.

Besonderheiten bei der Untersuchung von Kindern

Anamnese

Da Kinder unter 10 bis 12 Jahren ihre Beschwerden zeitlich und örtlich oft falsch beschreiben, sollten die Eltern darüber befragt werden. Andererseits soll man sich nicht durch deren Vorstellung von Ursache und Ausmaß der Erkrankung auf eine falsche Fährte locken lassen. Manchmal wird es sinnvoll sein, bei der Befragung der Eltern auf die Anwesenheit des Kindes zu verzichten, besonders wenn es sich um eventuell psychisch beeinflußte Beschwerden handelt: z.B. Enuresis, Schulangst, Pavor nocturnus. Die Anamnese soll folgende Gesichtspunkte beinhalten: Personalien von Kind und Eltern, Gesund-

Tabelle 13-11. Das APGAR-Schema das 1, 5 und 10 min nach der Geburt erhoben werden soll. Es bedeuten: 10–8 Punkte: sehr gut bis gut; 7–5 Punkte: deutliche Schädigung; 4–0 Punkte: schwere bis schwerste Schädigung (auf der gleichen Basis sind auch Schemata nach Saling, Silvermann sowie Wulf u.a. ausgearbeitet worden)

Symptome	Erreichte Punktwertung			Minuten post partum:		
	0	1	2	1	5	10
Herzaktion	Keine	Unter 100/min	Über 100/min			
Atmung	Keine	Langsam, unregelmäßig, schnappend	Gut, kräftig schreiend			
Muskeltonus	Schlaff	Mäßige Bewegung der Extremitäten	Aktive Bewegung			
Reflektorische Reizbarkeit (Nasen-Absaugkatheter)	Keine Reaktion	Verziehen des Gesichtes	Husten, Niesen			
Hautfarbe	Blaß, blau	Körper rosig, Extremitäten blau	Völlig rosig			
			Summe:			

heitszustand der Eltern, Geschwister, weiterer Verwandtschaft, Schul-, Spielkameraden; Anzahl der Geschwister (einschließlich Verstorbener, Totgeburten, Aborte), Schwangerschaft und Geburtsverlauf, Geburtsgewicht, -länge, -dauer, -komplikationen. Zustand des Kindes nach der Geburt. (Das sogenannte Apgar-Schema wird zwar vom Geburtshelfer erhoben, die Eltern selbst werden es meist aber nur höchst unvollständig erfahren. S. Tabelle 13-11.) Asphyxie, Dyspnoe, Krämpfe. Ernährung des Kindes, mit detaillierten qualitativen und quantitativen Angaben. Dentition; Sitzen, Stehen, Laufen, Sprechen; Spiel-, Schulleistungen. Fieberhafte Zustände, Erbrechen, Konvulsionen, Absencen. Überstandene Erkrankungen (einschließlich Otitis und Infektionskrankheiten). Impfungen, Tuberkulinproben; Rachitis-Prophylaxe. Aktuelle Beschwerden, Symptome. (Die Frage nach dem Kostenträger am zweckmäßigsten zum Schluß!)

Sozialpädiatrie

Die heute oft geforderte Eigenständigkeit dieses Gebietes umfaßt nicht nur viele Aspekte der Gesamtpädiatrie (z. B. angeborene (Stoffwechsel-) Krankheiten, Impfungen (s. S. 1345), Vorsorgeuntersuchungen u. a. m.) sondern auch Themen (wie z. B. Heim-, Schlüsselkinder, Tagesmütter, Kindergärten, Schulprobleme, Verkehrsunfälle, Drogensucht usw.), die eine Kommunikation des Arztes mit nicht-medizinischen Disziplinen und Behörden fordert. Deshalb muß der Arzt wissen, wann seine alleinige Domäne erschöpft ist und welche Weichen er für weitergreifende Maßnahmen zu stellen hat; er darf sich nicht aus der primären Verantwortung für den jungen Patienten zurückziehen. Aus diesen Gründen gehört zu vorgenannter Anamnese auch das Eruieren nach der sozialen Familiensituation, nach Spielplatz bzw. Kindergarten (in Wohnnähe), Schulproblemen, Kontaktmöglichkeiten zur Umgebung (bes. bei Ausländerkindern) usw.

Untersuchungstechnik

Diese ist der kindlichen Belange wegen kaum zu schematisieren, sondern wird etwas Sprunghaftes an sich haben, je nachdem, was sich gerade am besten bei dem Kinde in diesem Moment untersuchen läßt; das erschwert zwar dem Ungeübten die Übersicht und Vollständigkeit, trägt aber am ehesten dem ängstlich-gespannten Mißtrauen des Kindes Rechnung. Manchmal wird Ablenkung helfen, manchmal freundlich-gütiges Zureden; niemals das Kind belügen: „es täte gar nicht weh", wenn man es punktie-

ren muß; das Vertrauen ist dahin, und das ist schlimmer, als die Überwindung der Angst bei vorher genauer Angabe darüber, was geschieht. Die Untersuchung soll stets beim völlig ausgezogenen Kinde erfolgen, um abnorme Haltung, Bewegungen, Reaktionen u. ä. nicht zu übersehen. Jedes Kind soll gewogen und seine Länge gemessen werden. Die zu jeder Untersuchung junger Kinder gehörende Rachen- und Trommelfellinspektion sollte am Schluß stehen, weil sie vom Kinde als am unangenehmsten empfunden wird; oft läßt sich eine solche Untersuchung leichter durchführen, wenn die Mutter das Kind dazu auf dem Schoß hält. Bei jedem Säugling ist nach Hüftluxations- und Rachitis-Zeichen zu fahnden.

Bei Kindern jenseits der Pubertät kann es sehr sinnvoll sein, das Kind außerhalb der Gegenwart seiner Eltern zu befragen und zu untersuchen, jedoch sollte man tunlichst eine Sprechstundenhilfe in Sichtnähe dabei haben.

Intravenöse Injektionen bzw. Infusionen sind schon beim jungen Kinde gut in die peripheren Haut-Venen möglich (z. B. am Vorderkopf, Handrücken, V. cubitalis, Fußvenen); nie Injektionen in Venen, die nicht im Verlaufe der Injektionskanüle übersehbar sind (z. B. Sinus sagittalis unter der großen Fontanelle des Säuglings). Keine Nabelvenen-Katheter für Infusionen (nur notfalls!), weil hier die meisten Komplikationen (Spätfolge: portaler Hochdruck z. B. nach Blutaustauschtransfusion); hierfür Armvenen oder Subclavia geeigneter. Infusions-Standard-Lösungen s. Tabelle 13–17. Infusionsvolumina Tabelle 13–18. Als Serum- oder Bluttransfusionen (bzw. Plasmaexpander): je 20 (–10) ml/kg KG an 2 aufeinanderfolgenden Tagen (zuzüglich evtl. aktueller Blutverluste, z. B. bei Unfällen), am besten in Form einer intravenösen Dauer-Tropfinfusion.

Vorsorgeuntersuchungen

Um angeborene, insbesondere Stoffwechselstörungen, diskretere, d. h. nicht sofort beim Frischgeborenen erkennbare Fehlbildungen oder Leiden dennoch so früh wie möglich festzustellen und zu behandeln, wurden die (RVO-Kassen zugelassenen) pädiatrischen Vorsorgeuntersuchungen eingeführt. Beginnend mit dem APGAR-Schema unmittelbar post partum sind 7 weitere solcher Untersuchungen vorgesehen: Im Neugeborenenalter, mit 1, 3, 6, 10 bis 12 Monaten sowie 2 und 4 Jahren. Dadurch können manche Dauerschäden vermieden bzw. gemildert werden; Suchreaktionen (z. B. der Guthrie-Test, s. S. 661, und andere Screening-Tests sowie ggf. ein Flußdiagramm, Tabelle 13–14, S. 663 ff.) erleichtern das frühzeitige Auffinden mancher wichtigen Erkrankungen, die sonst erst später (evtl. zu spät) in Erscheinung treten würden (z. B. Phenylketonurie, Galaktosämie u. s. w.). – Die Untersuchungen umfassen die aktuelle Anamnese des Kindes, die geistige und statomotorische Entwicklung, Auffälligkeiten an den Organsystemen u. a. m. Die Dokumentation erfolgt (im Durchschreibeverfahren) durch einfaches Ankreuzen vorgegebener Fragen. Kennziffern für die verschiedenen Befunde sind im Deckel des Untersuchungs-Heftes zusammengestellt. Die bei der jeweiligen Untersuchung besonders zu berücksichtigenden Punkte sind auf der Rückseite des Vorblattes aufgeführt, so daß auch der hier wenig Geübte ein gutes Leitschema zur Verfügung hat. Im Rückdeckel des Heftes sind die Somatogramm-Vordrucke enthalten. Das Heft mit den Originalblättern bleibt beim Kinde bzw. seinen Eltern, die jeweilige Durchschrift beim Arzt (für die Abrechnung).

Pädiatrie

Erkrankungen im Kindesalter*

Frühgeborene, Lebensschwäche, Frühgeborenenaufzucht

Diagnostische Merkmale
- Verkürzte Intrauterinzeit
- Unreifezeichen
- Lebensschwäche
- Überempfindlich gegen Wärmeverluste, Sauerstoffmangel, Wasserverluste, Infektionen

Allgemeine Betrachtungen
Intrauterine Schädigungen der Frucht (siehe Embryo-, Fetopathie S. 642); durch exogene (z. B. Trauma der Mutter; Nikotin-, Alkoholmißbrauch) oder endogene Einflüsse (z. B. primäre Mißbildungen der Frucht; schwere Stoffwechselkrankheiten der Mutter: Diabetes mellitus, Thyreotoxikose; Plazentaanomalien; Infektionen) kann die Tragzeit verkürzt sein. Nach dem Gesetz gelten Feten ab 181. Tage (= 26 Wochen) als lebensfähig. Pädiatrisch werden alle Kinder mit einem Geburtsgewicht unter 2500 g wie Frühgeborene betrachtet und behandelt. Bei Geburtsgewicht unter 1000 g, Körperlänge unter 34 cm und Kopfumfang unter 26,5–27 cm ist ein Aufzuchterfolg sehr fraglich.

Klinische Befunde
A. Als *Unreifezeichen* gelten: Magerkeit, ausgedehnte Lanugobehaarung, relativ großer Schädel, klaffende große Fontanelle, leichter Exophthalmus, starke Schädelvenenzeichnung, häutig-lappige Ohrmuscheln, fehlender Descensus testiculorum, Klaffen der großen Labien, knorpeliges Becken, fehlender freier Nagelrand an Fingern und Zehen. Abwehrschwäche gegen Infekte. Ödemneigung; postnatale Blutungsbereitschaft. Tendenz zur Frührachitis.

B. Als sehr *ungünstige Zeichen* gelten: Dyspnoe bis Apnoe mit Hypoxie sowie Zyanose und sekundäre Asphyxie (= Verschwinden des Pulses; bei Herzversagen: „weiße Asphyxie"!), ferner kraftloses Saugen, fehlender Schluckreflex, Bewegungsarmut.
C. Laborbefunde: Hypoproteinämie, Hypogammaglobulinämie.

Komplikationen
Frühgeborenen-Anämie, Atemnotsyndrom, hyaline Membranen; retrolentale Fibroplasie; interstitielle, plasmazelluläre Pneumonie. Verstärkter (metabolischer) Neugeborenen-Ikterus.

Differentialdiagnose
Kinder aus Mehrlingsschwangerschaft. Mangelgeborene, intrauterine Dystrophie (= small for date), z. B. infolge Plazentainsuffizienz (Längen- und Gewichts„mängel" bei ausgebildeten Reifezeichen; Neigung zu Hypoglykämie).

Vorbeugung
Schutz der Mutter in der Gravidität vor Traumen jeder Art, vor allem Infekten, Arzneimittelmißbrauch einschließlich Nikotin und Alkohol.

Behandlung, Pflege und Aufzucht
A. Pflegerische Maßnahmen: Zur Vermeidung größerer Wärmeverluste (z. B. infolge relativ großer Körperoberfläche Frühgeborener und mangelnder Fettpolsterisolierung) ist flauschig-warme Bekleidung erforderlich, ferner sorgfältig kontrollierte Wärmezufuhr (Infrarotstrahler, Wärmeflaschen, Heizbettchen); dieses ist besonders bereits beim Transport in die Klinik bzw. ein Frühgeborenen-Zentrum wichtig, da Unterkühlungen die Prognose trüben! Zimmertemperatur ca. 25 °C. Ausreichende Luftanfeuchtung kann Risiko hyaliner Membranbildung mindern. Größtmöglicher Schutz vor jeglicher Infektion (Kittelpflege, Mundschutz, sorgfältige Händedesinfektion). Möglichst alle Frühgeborenen sofort post partum in Fachabteilungen verlegen (im Transport-Brutkasten!). Dort werden die ganz unreifen Kinder in automatisch gesteuerten Brutkästen (sog. Inkubatoren) optimal untergebracht.
B. Spezielle Maßnahmen: Sauerstoffzugabe, jedoch nicht über 30 bis 35% Gesamtkonzentration in der

---

* soweit sie nicht bei den Krankheitsbildern in anderen Kapiteln mitabgehandelt werden mußten.

Atemluft, vermindert Hypoxiegefahr. Vorteile der besonderen Frühgeborenennahrung (eiweiß- und kohlenhydratreiche, fabrikfertige Präparate, z. B. von Humana, Milupa, Nestlé) auf 8 bis 10 bis 12 Mahlzeiten täglich (EQ-Bedarf bis zu 120 bis 140 kcal = 500 bis 600 kilo Joule/kg KG!). Anfangs werden oft Sondenfütterung (initial mit 5%iger Glukoselösung) oder gar parenterale Ernährung (mit Dextrose-Aminosäuren-Elektrolytlösungen, evtl. auch Fettemulsionen) erforderlich; zu frühe Flaschenfütterung birgt Gefahr einer Aspiration mit Pneumonie.

C. Vorsorge und Behandlung von Komplikationen: Frühzeitig ist i. v. Substitution der Hypoproteinämie und des γ-Globulin-Mangels erforderlich (Serumtransfusion, 20 ml/kg KG/Tag an 2 aufeinanderfolgenden Tagen als i. v. Dauer-Tropfinfusion), welche gleichzeitig die Ödembereitschaft und Infektionsgefahr mindert. Wegen besonders geringer Vitamin D-Reserven (infolge zu früher Geburt) ist frühzeitige Rachitisprophylaxe wichtig (5 × 1 mg Vitamin D_3 im ersten Lebensmonat)!
Zur Vorbeugung gegen Blutungen sollte jedes Frühgeborene 1 mg Vitamin K_1 (Konakion®) pro kg KG (oral oder parenteral) erhalten. Therapeutisch kann (bei manifesten Blutungen) die doppelte Dosis (auf 2 Tage verteilt) gegeben werden; der Wirkungseintritt ist erst nach etwa 8 Stunden zu erwarten. Großzügige antibiotische (Abschirmung und) Behandlung bei jeder (potentiellen) Infektion. Bei Aussetzen der Atmung wird — nach intratrachealem Absaugen — apparative Beatmung erforderlich. Wenn solche nicht verfügbar: Mund-zu-Beatmung oder „Ambu-Beutel" (30 Beatmungszüge/min.), rhythmische Thoraxkompressionen (s. S. 620). Bei gleichzeitigem Herzaussetzen: Alupent® (0,02–0,03 mg), Coffein (5 mg) s. c. bzw. i. m., notfalls evtl. 2- bis 3mal stündlich *(Cave:* Cardiazol®, weil es Krämpfe verursachen kann!); in verzweifelten Fällen (Herzstillstand) 0,2–0,3 ml Adrenalin (1 : 1000) oder Alupent® intrakardial. Bei sehr schlappen, „verschlafenen" Frühgeborenen evtl. auch Coramin® (oral), Complamin® (s. c.).

Prognose
Die Überlebensrate bei Kindern mit 1000 bis 1500 g Geburtsgewicht beträgt etwa 70%, bei Frühgeborenen ab 2000 g rund 95%.
Gut gedeihende Frühgeborene haben ihr Geburtsgewicht mit 3 Monaten verdoppelt, mit 6 Monaten verdreifacht und mit 1 Jahr vervierfacht. Die Normalmaße Reifgeborener werden erst mit rund 2 bis 5 Jahren aufgeholt.
Von den überlebenden Frühgeborenen werden ungefähr 3 bis 5% Spastiker (Little-Syndrom), 5 bis 7% bleiben (proportional der Unreife bei der Geburt) geistig behindert (debil bis idiotisch), fast 50% insgesamt verspätet schulreif bzw. Intelligenz-ge-

mindert. Dennoch entwickelt sich die große Mehrzahl solcher Kinder — wenngleich verzögert — zu geistig und körperlich „vollwertigen", lebenstüchtigen Menschen.

Frühgeborenen-Anämie

Diagnostische Merkmale
- Zweiphasiger Verlauf: 1. mit einem Monat, 2. mit 3–5 Monaten
- Werte bis unter 10 g Hb/(100 ml Blut (= 6,2 mmol/Hb [Fe]) nicht selten

Allgemeine Betrachtungen
Infolge noch relativ großen Anteils an Hb_F (= fetales Hämoglobin) tritt ein relativ starker Zerfall von Erythrozyten auf mit dadurch verstärktem Neugeborenen-Ikterus. Wegen zu frühzeitigen Ausfalls der fetalen Blutbildungsherde in Leber, Milz und RES und großer Unreife hält die Blutneubildung im Knochenmark nicht mit dem raschen Abbau Schritt. Die 2. Phase im 2. Trimenon beruht auf einem Mangel an Eisenvorrat in der Fetalzeit, entspricht also einer echten Eisenmangelanämie.

Klinische Befunde
A. Symptome: Nach dem verstärkten und auch länger als (beim Reifgeborenen) üblich dauernden Icterus neonatorum (über 5 bis 8 Tage anhaltend) tritt die anämische Blässe in Erscheinung, die oft nicht so hochgradig ist, wie man bei dem jeweiligen Blutwert erwarten würde; denn infolge der sehr dünnen, zarten Haut der Frühgeborenen schimmert die Blutfarbe aus den Kapillaren noch stärker durch als durch die kräftigeren Hautschichten bei Reifgeborenen.
B. Laborbefunde: Absinken des Hämoglobins bis unter 10 g/100 ml und der Erythrozyten unter 2,5 Mio/µl. Im Blutausstrich findet man oft Erythroblasten als Zeichen eines insuffizienten Kompensationsversuches des Organismus.

Differentialdiagnose
Hämolytische Anämie infolge Blutgruppenunverträglichkeit zwischen Mutter und Kind (s. Morbus haemolyticus neonatorum, S. 609 und 646), hyporegeneratorische Anämie nach eventueller Blutaustausch-Transfusion, familiärer hämolytischer Ikterus; toxisch bedingter Blutzerfall (z. B. infolge Chloramphenicol-Medikation).

Vorbeugung
(Eine Prophylaxe der 1. Phase ist unbekannt.) Die 2. Phase der Frühgeborenen-Anämie läßt sich durch rechtzeitige parenterale Eisengaben (die orale Ei-

senresorption ist in diesem Alter noch unzulänglich) vermeiden (im 2. bis 3. Lebensmonat 3mal in 5 bis 10tägigen Abständen je 25 mg Fe i.m.; z. B. Ferrlecit® oder Ferrophor®).

Behandlung
Bei Absinken des Hämoglobins bis (unter 10 bis) 8 g/100 ml wird Bluttransfusion erforderlich: an 2 aufeinanderfolgenden Tagen je 15 bis 20 ml/kg KG gruppengleichen Blutes i.v. (*Cave:* intraperitoneale Bluttransfusion!).

Prognose
Auch bei Absinken des Hämoglobins bis 8 g/100 ml sind hier keine Schädigungen zu erwarten.

Retrolentale Fibroplasie

Diagnostische Merkmale
- Ophthalmoskopisch erkennbare Trübung hinter der Augenlinse
- Kapillareinsprossung und Blutungen in den Glaskörper

Allgemeine Betrachtungen
Bevorzugt bei Frühgeborenen mit einem Geburtsgewicht unter 2000 g tritt, besonders bei Inkubator-Pflege und zu hoher Sauerstoffzufuhr (über 40% der Atemluft), eine Bindegewebswucherung hinter der Linse auf, die zuerst membranartig, später in den Glaskörper einwuchernd wächst. Auch Gefäßveränderungen (-spasmen) am Augenhintergrund können als Frühzeichen (bes. bei schräg einfallendem Licht) erkennbar werden.

Klinische Befunde
Solche treten erst später auf, wenn es unbemerkt zur Erblindung des Kindes gekommen ist. Deshalb sind bei jedem Frühgeborenen routinemäßig monatliche, ophthalmoskopische Kontrollen erforderlich.

Differentialdiagnose
Linsentrübungen als Folge einer (Röteln-)Embryopathie, bei Galaktosämie u.a.m. sind meistens ohne Hilfsinstrumente äußerlich erkennbar.

Vorbeugung
Die Sauerstoffkonzentration in der Atemluft für Frühgeborene nur bei vitaler Indikation über 35 bis 40% anreichern. Routinemäßig nur in den ersten 8 bis 14 Lebenstagen bis zu 30% Gesamt-O_2-Zufuhr geben. (Tägliche O_2-Konzentrations-Kontrollen im Inkubator durchzuführen und zu registrieren ist haftrechtlich wichtig. Bei indizierter Höherdosierung sollte Risiko-Aufklärung mit den Kindeseltern erfolgen.)

Behandlung
Sofortige Reduktion der Sauerstoffzufuhr auf 21% kommt meistens bereits zu spät.

Prognose
Der einmal eingetretene Grad der Sehbeeinträchtigung bzw. Erblindung ist irreversibel.

Atemnotsyndrom

(Hyaline Membranen)

Diagnostische Merkmale
- Zunehmende Dyspnoe und Zyanose wenige Stunden bis Tage post partum
- Tiefe inspiratorische Einziehungen der Interkostalfelder und des Oberbauches
- Erstickungszeichen
- Röntgenographisch: feingranuläre Strukturierung bei verminderter Transparenz der Lungenfelder

Allgemeine Betrachtungen
Hyaline Membranen sind glasig-strukturlose Sekretausscheidungen in die Alveolen, die sich besonders bei trockener Atemluft bald verfestigen, sich tapetenartig den Alveolarwänden anlegen und dadurch den Gasaustausch unterbinden.

Bevorzugt werden unreife Kinder davon betroffen, jedoch auch Neugeborene nach Kaiserschnitt-Entbindung sowie Kinder diabetischer Mütter.

Diese Erkrankung tritt nur in den ersten 4 bis 5 Lebenstagen auf. Sie beruht auf dem Fehlen eines Detergentien-artig wirkenden Sekrets in den Alveolen, auf der latenten Azidose der Unreifen und der Blutstase kollabierter Lungenpartien.

Klinische Befunde
A. Symptome: Die Atemfrequenz steigt nach mehrstündigem bis -tägigem „freien Intervall" nach der Geburt auf weit über 60/min. Es treten − zuerst perioral − Zyanose auf und inspiratorische, epigastrische sowie interkostale Einziehungen, ohne daß pathologische Atemgeräusche auskultierbar werden. Die Kinder werden schlapp. Die Atemnot wird durch Sauerstoffzugabe zur Atemluft nur vorübergehend gemildert und führt schließlich zum Erstickungstod.

B. Laborbefunde: Die Astrup-Analyse ergibt eine durch CO_2-Aufstau verstärkte Übersäuerung der üblichen (leichten) Azidose der Neugeborenen.

C. Röntgenbefund: Feinkörnige Lungenzeichnung und verringerte Transparenz. Bei meist fortgeschrittenem Stadium können multiple, mehr oder minder ausgedehnte Atelektasen nachweisbar werden.

Komplikationen

Bei Überleben sind sekundäre Pneumonien besonders in den minderbeatmeten Lungenpartien möglich.

Differentialdiagnose

Fruchtwasser-Aspiration mit Pneumonie; angeborene Herzfehler; Wilson-Mikity-Syndrom (intrapulmonale Zirkulationsstörung mit alveolär-kapillärem Block. Tachypnoe über 80/min, Puls über 150/min).

Vorbeugen

Starke Sättigung der Luftfeuchtigkeit in Inkubatoren (80 bis 100 rel%) bzw. der Umgebungsluft (Aerosole) Frühgeborener in den ersten Lebenstagen.

Behandlung

A. Spezifische Maßnahmen: Durch Sauerstoff-angereicherte, maschinelle Überdruck-Wechseldruck-Beatmung und Aerosol-Inhalationen, evtl. mit Trypure-Zusatz können die Membranen manchmal gesprengt und aufgeweicht, evtl. sogar aufgelöst werden.

B. Allgemeine Maßnahmen: Ernährung des Kindes nur durch Nasen-Magen-Dauersonde oder parenteral. Ausgiebige Flüssigkeitsauffüllung mit Elektrolyten und Traubenzucker sowie Zusatz von Natriumbicarbonat zur pH-Pufferung mittels i.v. Dauer-Tropfinfusion.

Prognose

Je unreifer das Kind ist und je früher die Krankheit beginnt, desto schlechter sind die Überlebenschancen; auch bei reifen Frischgeborenen bleibt die Prognose zweifelhaft. Nach Überstehen der ersten 4 bis 6 Lebenstage sind die Aussichten günstig.

Interstitielle, plasmazelluläre Pneumonie

Frühgeborenen-Pneumonie (s. auch S. 165, Pneumocystis-Carinii-Pneumonie)

Diagnostische Merkmale

- Befällt nur sehr schwache Säuglinge, insbesondere Frühgeborene sowie ältere Patienten unter intensiver Immunsupressiv-Therapie
- Anstieg der Atemfrequenz auf Werte bis (über) 80 bis 100/min mit (anfangs nur perioraler) Zyanose bei Anstrengung (bereits beim Trinken)
- Kein Fieber
- Kein pathologischer Lungen-Auskultations- oder -Perkussionsbefund

- Hochgradige Atemnot; Schaum vor dem Mund
- Apathie
- Hyperkalziämie
- Im Röntgenbild: Milchglasartige Trübung mit marginaler, kompensatorischer Emphysem-Aufhellung

Allgemeine Betrachtungen

Der Erreger ist das Protozoon Pneumocystis Carinii. Es ist hochinfektiös für alle Patienten mit noch fehlender oder medikamentös ausgeschalteter (immunsuppressiv-therapeutischer) Antikörper-Bildungsfähigkeit. Die Inkubationszeit beträgt 30 bis 40 Tage, weshalb erst Kinder ab 2. Lebensmonat daran erkranken können.

Befallen werden nicht die Alveolen der Lungen, sondern das Interstitium; dadurch kommt es zur infiltrationsbedingten (plasmazellulären) Beeinträchtigung der perialveolären Blutkapillaren und somit zum mangelhaften Sauerstoffabtransport aus den Alveolen ins Blut (bzw. zu insuffizienter Kohlendioxydabgabe an die Atemluft). (Die plasmazellulären Infiltrate stellen eine frühkindliche Abwehrreaktionsform dar.)

Klinische Befunde

A. Symptome und Untersuchungsbefunde: Nach unauffälligem Prodromalstadium kommt es zum Anstieg der Atemfrequenz auf 60 bis 80 bis (über) 100/min sowie zu (anfangs perioraler) Zyanose schon bei geringster Anstrengung, z. B. beim Trinken der Flasche. Die Krankheit kann ohne Fieber verlaufen. Infolge Freibleibens der Alveolen sind auch keine auskultatorischen oder perkussorischen Lungenveränderungen zu erheben.

Durch die forcierte Atmung werden Speichel und Bronchialsekret schaumig vor den Mund geblasen. Binnen weniger Tage tritt höchste Atemnot auf, die zur Apathie führen kann.

B. Laborbefunde: Im Blut wird eine Kalziumerhöhung nachweisbar. (In den Nieren kann es zu histologisch nachweisbarer Verkalkung kommen.)

C. Röntgenbefunde: Die Lungenaufnahme ergibt eine homogene, milchglasartige Trübung mit Aussparung der kompensatorisch überblähten Randpartien.

Komplikationen

Sekundärinfektionen können leicht auftreten.

Differentialdiagnose

Wilson-Mikity-Syndrom (s. Atemnotsyndrom des Frühgeborenen, S. 634).

Vorbeugung

Strengste Isolierung Erkrankter sowie striktes Fernhalten aller Ärzte und Pflegepersonen, die mit dem Patienten Kontakt hatten, vor anderen Säuglingen und immungefährdeten Patienten für ¼ Jahr. UV-Licht-Dauerbestrahlung aller Gänge zu und von dem Krankenzimmer sowie der Zimmer selbst.

Behandlung
A. Spezifische Maßnahmen: Versuch mit Pentamidine, evtl. (in schweren Fällen) kombiniert mit Daraprim® oder Bactrim®/Eusaprim®/Omsat®. Sauerstoffzusatz zur Atemluft; γ-Globulin parenteral.
B. Allgemeine Maßnahmen: Dauersonden-Fütterung in vielen kleinen Einzelportionen. Ruhe! Beschränkung der Pflegemaßnahmen auf das Allernotwendigste. Moronal®-Tacholiquin®-Inhalierspray.
C. Behandlung von Komplikationen: Breitbandpenicillin-Abschirmung.

Prognose
Recht zweifelhaft: Die Letalität liegt bei 20 bis 50%.

Aspiration unter der Geburt

Diagnostische Merkmale
* Dyspnoe
* Zyanose
* Bei zunehmender blauer Asphyxie (= Pulsversagen!) Übergang in weiße Asphyxie (= Herzversagen!)

Allgemeine Betrachtungen
Bei Störungen des Plazentakreislaufes unter der Geburt werden die Sauerstoffversorgung und Kohlendioxydabgabe des Feten beeinträchtigt. Es kommt zu einer reflektorischen, jedoch verfrühten Inspiration und zwar von Fruchtwasser.

Klinischer Befund
A. Symptome und Untersuchungsbefunde: Dyspnoe, Apnoe, Hypoxie, Zyanose; Bradykardie, später Herzjagen; blaue, dann weiße Asphyxie (= Puls-, dann Herzversagen), Muskelhypotonie; Reflex-Erlöschen. Auskultatorisch grob- bis feinblasige Rasselgeräusche über allen Lungenpartien, infolge Verlegung der Luft- und Atemwege mit Schleim und Fruchtwasser.
B. Röntgenbefunde: Wie bei Bronchopneumonie; teilweise Atelektasen.

Komplikationen
Sekundäre Pneumonie.

Differentialdiagnose
Angeborene Herzfehler.

Behandlung
A. Spezifische Maßnahmen: Intratracheal Absaugen, dann Atem spenden bzw. (maschinelle) Beatmung (ca. 30mal/min!). Alupent®; vorsichtig Coramin®. Sauerstoffzugabe zur Atemluft (evtl. plus 3 bis 4% Kohlendioxyd!). Abgußbäder.
B. Behandlung der Komplikationen: Antibiotisch, wie bei kindlicher Pneumonie (Breitband-Penicilline).

Prognose
Bei kräftigen Neugeborenen nicht schlecht.

Geburtsgeschwulst

(Caput succedaneum)

Diagnostische Merkmale
* Polsterartige Geschwulst am Kopf, Knochenränder überziehend. (Bei Körperendlagen unter der Geburt: Zyanotische Schwellung am führenden Kindsteil.)

Allgemeine Betrachtungen
Durch den Wehendruck werden Gewebswasser sowie das Blut in den kleinen und kapillaren Gefäßen in die führenden Fruchtteile gepreßt. Infolge der engelastisch umschnürenden Wände des Geburtskanals um diesen führenden Teil, meistens den Kindeskopf, ist ein Rückfluß nach Abklingen der Wehen nicht möglich.

Klinische Befunde
Symptome und Untersuchungsbefunde: Teigig-livide Weichteilschwellung, manchmal mit stasebedingten Petechien, die am Kopf typischerweise die Schädelnähte und Fontanellen überdecken kann.

Differentialdiagnose
Kephalhämatom.

Behandlung
Ist nicht erforderlich.

Prognose
Gut.

Vakuum-Extraktionsmarke

Diagnostisches Merkmal
* Ring-, kranzförmiges (intrakutanes) Hämatom am Schädel

Allgemeine Betrachtungen

Aus geburtshilflicher Indikationsstellung (mütterlicher oder kindlicher Ursache) wird die Geburt mittels starken Zuges an der Saugglocke beendet.

Klinischer Befund

Entsprechend dem Sitz der Saugglocke ist die Position der Hautläsionen, die bis zu Ulzerationen führen können.

Komplikationen

Wenn der Sog so liegt, daß er die große Fontanelle des Kindes überdeckt, kann er zu intrakraniellen Blutungen führen: aus dem Sinus longitudinalis, aus den subperiostalen Gefäßen sowie den Brückenvenen, sogar in den verschiedenen intrazerebralen Regionen.

Differentialdiganose

Kephalhämatom.

Behandlung

A. Spezifische Maßnahmen: Bei nur lokaler Läsion reicht Schutzverband, evtl. mit Sulfonamid- oder Antibiotika-Puder, aus.

B. Behandlung der Komplikationen: Symptomatisch, wie bei den übrigen geburtstraumatischen Hirnblutungen (s. S. 638).

Prognose

Bei Fehlen von Komplikationen gut, nach Hirnblutungen dubiös; insbesondere können sich schwere Spätschäden (Krampfleiden, Debilität; Little-Syndrom) entwickeln.

Kephalhämatom

Diagnostische Merkmale

- Deutlich fluktuierendes (subperiostales) Hämatom über einem oder mehreren Schädelknochen
- Schädelnähte und Fontanellen bleiben frei

Allgemeine Betrachtungen

Infolge Abscherung des Periostes eines Schädelknochens an einem knöchernen Vorsprung (Promontorium; Symphyse) des mütterlichen Beckenringes unter der Geburt kommt es zu einem Bluterguß zwischen Periost und Schädelknochen des Kindes.

Klinische Befunde

Da das Schädelperiost fest mit dem Rande des jeweiligen Knochens verwachsen ist, werden die Schädelnähte und Fontanellen nicht von dem Hämatom überzogen.

Komplikationen

Verstärkter Neugeborenenikterus, wenn zu große Blutmenge in dem Hämatom liegt. Hohe Infektionsgefahr bei unsachgemäßer Punktion.

Differentialdiagnose

Geburtsgeschwulst.

Behandlung

Abpunktieren des Hämatoms unter sterilsten Kautelen. Danach Druckverband für 2 bis 3 Tage, um Nachblutungen zu vermeiden. Antibiotische Prophylaxe für 4 bis 5 Tage (Breitspektrum-Penicillin 3mal 100 mg/Tag).

Prognose

Ohne Abpunktion des Ergusses bilden sich verknöchernde Wälle vom Rande her, die allmählich schalenartig das ganze einstige Kephalhämatom überziehen und zu evtl. bleibenden (kosmetisch störenden) Knochenbuckeln am Schädel führen.

Neugeborenen-Anämie mit Schock

Posthämorrhagischer Schock

Diagnostische Merkmale

- Auffallende Blässe
- Bewegungsarmut, Kraftlosigkeit, Trinkschwäche

Allgemeine Betrachtungen

Infolge Blutverlustes aus der Plazenta unter der Geburt, die fälschlicherweise als „mütterliche Blutungen" angesehen werden, oder infolge Blutens des Feten in den mütterlichen Kreislauf (fetomaternale Transfusion) oder eine solche bei Mehrlingsschwangerschaft in den Zwilling (fetofetale Transfusion) kann das Neugeborene hochgradig anämisch sein.

Klinische Befunde

A. Symptome: Das Neugeborene zeigt eine auffallende Blässe, ist trinkschwach und sehr bewegungsarm.

B. Laborbefunde: Hämoglobinwerte weit unter 15 g/100 ml ($<$ 9 mmol/l), Erythrozyten unter 5 Mio/µl (Normwerte bei Neugeborenen s. S. 1360); Hämatokrit unter 50%. Ggf. im mütterlichen Blut fetales Hb_F nachweisbar (Objektträger-Ausstrich-Methode).

Komplikationen

Kreislaufversagen im Schock.

Differentialdiagnose

Sepsis. Fetale Erythroblastose.

Behandlung

A. Spezifische Maßnahmen: Bluttransfusion: je 20 ml/kg KG an 2 aufeinanderfolgenden Tagen. Bis zur Beschaffung gruppengleichen Blutes: **sofort** Plasmatransfusion (Biseko®, Seretin® oder Humanalbumin 20 ml/kg KG, notfalls Haemaccel®; Ringer-, 5%ige Traubenzucker-Lösung $\bar{a}\bar{a}$ als i.v. Dauer-Tropfinfusion: 50 bis 100 ml/kg KG).
B. Allgemeine Maßnahmen: Sauerstoff-Zugabe zur Atemluft. Bei Unterkühlung: Wärmezufuhr.

Prognose

Bei rechtzeitiger Therapieeinleitung: gut.

Geburtstraumatische Blutungen

Hirnblutung

Diagnostische Merkmale
- Knorksend-stöhnende, „anstoßende" Atmung. Dyspnoe
- Trinkschwäche; allgemeine Schlaffheit; Asphyxie; Bewußtlosigkeit
- Evtl. Vorwölbung der großen Fontanelle; Krämpfe

Allgemeine Betrachtungen
Durch die „Konfigurations"-Verformung des Kinderkopfes unter der Geburt können Tentoriumeinriß, subdurale Venenabrisse, Quetschung des Zerebrums mit Blutungen ins Gehirn verursacht werden.

Klinische Befunde
A. Symptome und Untersuchungsbefunde: Nach oft erst mehrstündigem postpartalen „freien Intervall" setzen die bedrohlichen Symptome ein: Atemstörungen mit „Knorksen" bis Apnoe; Bradykardie bis (zuerst blauer, dann weißer) Asphyxie; Brechreiz (bei evtl. vorgewölbter großer Fontanelle) als Zeichen erhöhten intrakraniellen Druckes. Bewußtlosigkeit, Lähmungen, Krämpfe. Eine Lokalisation des Blutungsherdes gelingt kaum (evtl. computertomographisch).
B. Laborbefunde: Im Liquor (nur langsam abtropfen lassen!) findet man Blut (Stechapfelform), dieses Blut im Liquor gerinnt nicht! Bei subarachnoidaler Blutung oft Zuckerprobe im Harn positiv.

Komplikationen
Bei zu couragierter Lumbalpunktion mit zu raschem Liquorabfluß können Einklemmungserscheinungen am Hinterhauptsloch auftreten. Deshalb hierbei nur bei liegendem Kinde punktieren; (notfalls sterile Ringerlösung durch die Lumbalkanüle intrathekal); risikoloser ist hierbei die Subokzipitalpunktion.

Differentialdiagnose
Posthämorrhagischer Schock.

Behandlung
A. Spezifische Maßnahmen: Vitamin K_1 (Konakion® je 1 mg/kg KG an 2 aufeinanderfolgenden Tagen); Prothrombin-Konzentrat (0,5 bis 1 ml/kg KG).
B. Allgemeine Maßnahmen: Ruhe für das Kind! Bei Krämpfen: Valium® (1 bis 2 mg langsam i.v.); Chloralhydrat rektal (1 Chloralhydrat-Rectiole® pro infant.). Sauerstoffzugabe zur Atemluft.

Prognose
Zweifelhaft. Bei Überleben treten oft Spätschäden auf: Hemiplegie, Spastiker (Little-Syndrom); Krampfleiden; Hydrozephalus. Intelligenzschäden.

Schiefhals

(Torticollis, Caput obstipum)

Diagnostische Merkmale
- Neigung des Kopfes zur betroffenen Seite und
- Drehen des Halses zur gesunden Seite

Allgemeine Betrachtungen
Infolge intrauteriner Fehlhaltungen oder infolge geburtstraumatischer Blutung in den Kopfnickermuskel (bevorzugt bei Körperendlage und Extraktion des folgenden Kopfes) kann es zur Zerrung des M. sternocleidomastoideus kommen. Das interstitielle Hämatom bildet das Muskelgewebe bindegewebignarbig um, wodurch es sich verkürzt. (Es werden allerdings auch genetische Faktoren erwogen.)

Klinische Befunde
Fehlhaltung des Kopfes wie zuvor angegeben. Bei dem Versuch, den Kopf in symmetrisch „normale" Lage zu bringen, spannt sich der verkürzte Muskel-Sehnen-Strang straff an und springt deutlich vor.

Behandlung
Krankengymnastisch; Schulter-Kopfgips in Überkorrektur.
Operativ: Sehnenverlängerung oder -verpflanzung.

Prognose
Gut.

Geburtstraumatische Nervenläsionen

Erbsche, Klumpkesche Lähmung

Diagnostische Merkmale
- Schlaffe Parese des Oberarm-Schultergürtels, Pronationsstellung
- Fallhand

Allgemeine Betrachtungen
Auf gleichartigem, geburtstraumatischem Mechanismus wie bei der vorgenannten Muskelzerrung kann es zur Zerrung im Bereich der Zervikalwurzeln mit peripheren Lähmungen kommen: Bei Betroffensein der 5. und 6. Zervikalwurzeln resultiert die Erbsche Lähmung = Oberarmtyp (Deltoideus, Biceps, Supinator und Infraspinatus), bei entsprechender Läsion der 7. und 8. Zervikalwurzeln die Klumpkesche Lähmung = Unterarmtyp (Unterarm- und Handmuskeln). Bei Mitbefall der 1. Thoraxwurzel kommt es zum Horner-Syndrom: Enophthalmus, Miosis, Ptosis.

Differentialdiagnose
Parrotsche Pseudoparalyse (bei Lues connata). Geburtstraumatische Fraktur im Schultergürtel (bevorzugt Schlüsselbein oder Oberarm).

Behandlung
A. Allgemeine Maßnahmen: Ruhigstellen des betroffenen Armes (Anbinden des über die Hand des Kindes gezogenen Jackenärmels am Bettgitter) für die ersten 10–14 Tage.
B. Spezielle Maßnahmen: Nach Abklingen der Bewegungsschmerzhaftigkeit: Krankengymnastik, Elektrotherapie.

Prognose
Zweifelhaft, jedoch bei der Erbschen Lähmung günstiger als bei der Klumpkeschen. (Geburtstraumatische Fazialisparese, besonders nach Zangengeburt, ist prognostisch günstig.)

Frakturen, geburtstraumatisch bzw. beim jungen Kinde

Diagnostische Merkmale
- Lokale Schwellung der Weichteile
- Starker Schmerz bei (passiver und aktiver) Bewegung

Klinischer Befund
Röntgenologisch typische Frakturzeichnung.

Behandlung
Bei der Gipsverband-Therapie ist besonders bei zirkulären Verbänden darauf zu achten, daß diese alle 2 bis 4 Wochen erneuert werden müssen, um bei dem raschen Wachstum der jungen Kinder keine Strangulationen, Wachstumsstörungen, Nekrosen u. a. m. zu verursachen.

Prognose
Sie ist bei jungen Kindern praktisch stets gut, zumindest stets viel besser, als bei älteren Kindern oder gar Erwachsenen.

Übertragene Neugeborene

Diagnostische Merkmale
- Überziehen des physiologischen Geburtstermins
- Grünes Fruchtwasser (Mekonium-haltig)
- Überlänge des Kindes (über 53 cm)
- Kopfumfang über 36 cm
- „Waschfrauenhände", groblamellöse Hautschuppung

Allgemeine Betrachtungen
Infolge ihrer Übermaßigkeit sind diese Kinder besonders geburtstraumatisch gefährdet. Andererseits haben sie wegen Überalterung der Plazenta oft ein vermindertes Geburtsgewicht.

Klinische Befunde
Außer den diagnostischen Merkmalen sind die Kinder oft dehydriert (abgehobene Hautfalte verstreicht verzögert) und dyspnoisch. Ihre Apgar-Werte (s. Tabelle 13–11, S. 629) liegen meist unter 8 bis 6.

Behandlung
Ringer- und 5%ige Traubenzucker-Lösung āā als i.v. Dauer-Tropfinfusion. Medikamentös: Cortison; Alupent® (0,1 mg ad 2 ml mit 8,4%iger Natriumbicarbon.-Lösung i. v.), Complamin® (0,2–0,3 ml i. m.), evtl. Analeptika (*Cave:* Cardiazol®!). Antibiotische Frühtherapie (Penicillin).

Angeborene Nabelerkrankungen des Neugeborenen, Nabelmißbildungen

Nabelversorgung
Der Nabelschnurrest ist binnen 1 bis 2 Wochen eingetrocknet und abgefallen, der Nabelgrund Ende der 3. Woche überhäutet. Der Nabel wird beim Neugeborenen mit antiseptischem Puder (z. B. Der-

matol®-, Nebacetin®-, Sulfonamid-Puder) und sterilem Schutzverband versorgt.

Hautnabel: Die ein Stück weit auf die Nabelschnur übergreifende Bauchhaut bleibt nach Abfall der Nabelschnur als kleiner Hautschlauch stehen. Dieser verstreicht spontan im Hautniveau binnen weniger Monate mit zunehmendem Bauchumfang des Kindes.

Amnionnabel: Die Amnionscheide der Nabelschnur greift auf die Haut über. Der nach dem Nabelschnurabfall entstehende Hautdefekt granuliert und epithelisiert spontan (unter sterilem Schutzverband).

Nabelschnurbruch: Unterschiedlich große Nabelhernie (in die Nabelschnur), die Teile der Bauchorgane enthält und von Amnion und Peritoneum umscheidet ist.

Differentialdiagnose
Gastroschisis, Bauchwandbruch.

Behandlung
Operation. Notfalls Mercurochrom (2%ig)-Pinselung. Nach Epithelisierung: Elastische Binde als Bruchverband. Antibiotische Frühtherapie mit Penicillin intern und/oder Nebacetin® lokal.

Prognose
Je nach Größe: dubiös bis schlecht. Bei Nabelschnurbruch günstiger als bei Bauchwandbruch.

Persistierender Ductus omphalomesentericus
(Offenes Meckelsches Divertikel)

Diagnostisches Merkmal
• Stuhlaustritt aus Nabelwunde

Komplikationen
Bei Prolaps der Fistelwandung können sich kleine, nässende Tumoren bilden. Im späteren Leben evtl. Ursache eines Ileus.

Behandlung
Operativer Verschluß. Ätzung mit Silbernitratstift (und Nachspülung mit Kochsalzlösung!).

Urachusfistel

Diagnostisches Merkmal
• Harnträufeln aus Nabelwunde

Komplikationen
Distale Abflußbehinderung des Harns.

Behandlung
Wie zuvor.

Nabelinfektionen

Nabelschnurgangrän

Klinische Befunde
Infolge Infektion mit Fäulniserregern bildet sich übelriechendes, bräunliches, feuchtschmieriges Sekret; dabei besteht auch hohes Fieber.

Komplikationen
Nabelsepsis.

Behandlung
Abtragung restlichen Nabelschnurgewebes (mit Thermokauter).
Lokal: Antibiotika (z. B. Nebacetin®, Sterosan®; Bactrim®).
Intern: Breitband-Penicillin. Gezielte Antibiotika-Wahl. Ggf. Abstrich und Antibiogramm; Gamma-Globulin i.m. (1 bis 2 ml).

Prognose
Gut.

Nabelblennorrhoe

Klinische Befunde
Eitrig-seröse Sekretion am Nabelgrund; oft dabei schlaffe Granulationen.

Behandlung
Spülung mit Wasserstoffsuperoxyd (3%ig). Granulationen täglich ätzen mit Silbernitrat-Lösung (2%ig).
Antibiotika-, Sulfonamid-Puder (wie zuvor).

Prognose
Gut.

Omphalitis

Fortschreitende, phlegmonöse Entzündung, evtl. Abszedierung.

Behandlung
Breitband-Penicillin intern: 0,1 g/kg KG auf 3 Dosen/Tag verteilt (z.B. Amblosin®, Binotal®, Crypto-

cillin®, Spectacillin®, Stapenor®); Sulfonamide (z.B. Bactrim®, Eusaprim®, Omsat®; 2× tgl. je 60 bis 90 mg), Gamma-Globulin i.m. (0,3 ml/kg KG).

Prognose
Ernst.

Nabelulkus

Differentialdiagnose
Gonorrhoe; Lues.

Behandlung
Entsprechend dem Vorhergehenden.

Nabeldiphtherie

Diagnostische Merkmale und Symptome
Weiße (Pseudo-)Membranen auf der Nabelwunde. In schweren Fällen progrediente, derbe, livide Infiltrationen, evtl. Nekrosenbildung. Abstrich und bakterielle Kultur. Meldepflicht!

Behandlung
Diphtherie-Fermo®-Serum i.m. (3000 bis 5000 A.E.), Breitband-Penicillin i.m.
Lokal: Sulfonamid; Antibiotika-Puder.

Prognose
Meist günstig.

Nabelsepsis

Diagnostische Merkmale
- Das Kind „verfällt"; es trinkt nicht mehr, wird apathisch
- Fieber kann fehlen
- Verheilter Nabelgrund kein Gegenargument!

Allgemeine Betrachtungen
Die Eitererreger wachsen in die ventralen Blutgefäße ein, in denen sie optimale Nährbedingungen finden. Es kommt zu Thrombophlebitis, -arteriitis, Lymphangitis; Phlegmone.

Klinische Befunde
A. Symptome und Untersuchungsbefunde: Äußerlich ist nur selten eine Nabelinfektion erkennbar. Diskrete rote Streifenzeichnung der Haut: vom Nabel nach rechts kranial (ventrale Verlaufsrichtung der Nabelvene). Hier ist manchmal ein andeutungsweiser Infektions„strang" bei zarter Palpation erkennbar.
B. Laborbefund: Septisches Blutbild mit „Linksverschiebung" der Leukozyten.

Komplikationen
Sepsis.

Behandlung
Breitbandantibiotika i.v. als Dauer-Tropfinfusion; Sulfonamide. (Dosierung höher als bei Omphalitis, S. 640.) Gamma-Globulin i.v. oder i.m. (Gamma-Venin® 1 ml/kg KG i.v.; i.m.-Präparate 0,3 ml/kg KG einmalig).

Prognose
Sehr ernst.

Nichtinfektiöse Nabelkrankheiten

(Nabelgranulom, Fungus umbilici)

Diagnostische Merkmale

- Gestielte oder breitbasig aufsitzende Granulationen auf dem Nabelgrund

Differentialdiagnose
Nabelinfektion (-blennorrhoe)

Behandlung
Abbinden mit sterilem Seidenfaden bzw. wiederholt ätzen mit Höllenstein-Stift (und Nachspülen mit Kochsalzlösung). Steriler (Nebacetin®-Puder-)Verband.

Prognose
Gut.

Nabelblutung

Diagnostisches Merkmal
- Blutung aus dem Nabelschnurrest oder der Nabelwunde

Allgemeine Betrachtungen
Wenn der Nabelschnurrest einreißt oder zu früh vom Nabelgrund abgerissen wird, können Blutungen auftreten. Auch Nabelinfektionen können dazu führen.

Differentialdiagnose
Angeborene Syphilis; Nabelsepsis. Stauung bei angeborenem Herzfehler, Hämophilie.

Behandlung
A. Spezifische Maßnahmen: Unterbindung, Umstechung; Kautherisation.
B. Allgemeine Maßnahmen: Konakion® an 2 Tagen nacheinander je 1 mg/kg KG oral oder i.m., Pro-

thrombin-Konzentrat® (0,5 bis 1 ml/kg KG); Bluttransfusion (20 ml/kg KG).
Lokal: Hämostyptika (z.B. Clauden®, Akrithrombin®, Topostasin®). Ggf. Antibiotika lokal.

Prognose
Entsprechend der Ursache; meistens jedoch günstig.

Embryo-, Fetopathien. Angeborene Fehlbildungen

Diagnostische Merkmale
- Angeborene Mißbildungen
- Angeborene Krankheiten

Allgemeine Betrachtungen
Im Gegensatz zu Erbkrankheiten (Genopathien) sind Embryopathien Störungen der Frucht während der 3 ersten Schwangerschaftsmonate, meistens Hemmungsmißbildungen.
Fetopathien sind Schädigungen ab dem 4. Schwangerschaftsmonat und führen zu charakteristischen Krankheiten.
Ursachen sind schwere Stoffwechselkrankheiten der Mutter, Sauerstoffmangel, Infektionen, ionisierende Strahlen, Arzneimittel und andere chemische Substanzen (einschließlich Nikotin und Alkohol!); Plazentainsuffizienz, Blutgruppenunverträglichkeit.

Klinische Befunde
A. Bei Embryopathie: Angeborene Herzfehler, Spaltbildungen, Organagenesien, -dysplasien.
B. Bei Fetopathien: charakteristische Krankheitsbilder, z.B. konnatale Syphilis (s. S. 693), angeborene Toxoplasmose (s. S. 692), Riesenbaby bei mütterlichem Diabetes.

Vorbeugung
Vorsicht mit Medikamentengaben in der Gravidität. Schutz vor Infektionen der Schwangeren, ggf. Schutzimpfungen und frühzeitige Behandlung, Vermeidung unnötiger Röntgenexposition, besonders sorgfältige Überwachung von Stoffwechselleiden.

Prognose
Entsprechend der Art und dem Grad der Schädigung von gut bis infaust.

Röteln-Embryo- und -Fetopathie

Embryopathie

Diagnostische Merkmale
- Herzfehler
- Mikro-, Makrozephalus
- Katarakt
- Taubheit
- Skeletmißbildungen

Fetopathie

Diagnostische Merkmale

- Thrombozytopenie
- Evtl. auch Exanthem

Allgemeine Betrachtungen
Es muß streng zwischen Röteln-*Embryo*pathie (Gregg-Syndrom: Infektion im 1. Schwangerschaftstrimenon) und der -*Feto*pathie (Infektion ab 2. Trimenon) unterschieden werden, die beide durch das Rötelnvirus diaplanzentar verursacht werden.

Klinische Befunde
A. Embryopathie: Entsprechend den diagnostischen Merkmalen.
B. Fetopathie: Bei Infektionen in den letzten 1 bis 3 Schwangerschaftswochen kann das Exanthem bei der Geburt bestehen oder in der Neugeborenenperiode auftreten. Bei vorher intrauterin durchgemachter Erkrankung: postnatale Thrombozytopenie; persistierende Virusausscheidung über (1 bis 3) Monate hin (Immuntoleranz), da zuvor keine spezifischen (IgG) Antikörper gebildet werden; IgM vermehrt.

Differentialdiagnose der Embryopathie
Alle anderen Virus-Embryopathien z.B. bei Masern, Varizellen, Mumps, Poliomyelitis, Hepatitis, Grippe, Vakzinationen.

Vorbeugung
Aktive Röteln-Lebend-Schutzimpfung aller Mädchen bei Pubertätsbeginn, die noch keine Röteln durchgemacht haben (Hämagglutinations-Titer unter 1:10). (Bei Versäumnis dieses Termins: Impfung im 1. Wochenbett.) Bei Infektionsexposition in der Frühschwangerschaft nicht immunisierter Frauen: baldigst Gamma-Globulin i.m. 0,3 ml 16%ig/kg KG oder Gamma-Venin® i.v. (0,7 bis 1 ml/kg KG).

Behandlung
Nur symptomatisch möglich (Operationsversuch bei einigen Mißbildungen). Bei Röteln des Neugeborenen: Gamma-Globulin i.m. (2 ml 16%ig).

Prognose

Eine Röteln-Embryopathie führt bei 15 bis 25% der Kinder Röteln-infizierter Gravider zu angeborenen Mißbildungen, deren Heilung quoad vitam von der Schwere des Herzfehlers abhängig ist: gut bis schlecht. Bei Fetopathie: meist günstig.

Kindliches (angeborenes) Schielen

s. S. 120

Angeborene Spaltbildungen

Lippen-Kiefer-Gaumenspalte

Diagnostische Merkmale

• Lippenspalte (Hasenscharte)
• Kiefer-Gaumenspalte (Wolfsrachen)

Komplikationen

Saugschwierigkeiten beim Trinken. Gefahr der Aspiration und -pneumonie. Deformierung des Spaltkiefers bei langfristiger Bauchlagerung des Säuglings.

Behandlung

A. Spezifische Maßnahmen: Operation der Lippenspalte im 2. bis 3. Trimenon, die der Gaumenspalte etwa im 5. Lebensjahr!
B. Allgemeine Maßnahmen: In den ersten Wochen bis Monaten Fütterung des Kindes durch die Nasen-Magen-Dauersonde. Dann lernen die Kinder meistens, den Flaschensauger mit den Kieferleisten auszukauen. Schlucken können sie im allgemeinen.
C. Behandlung der Komplikationen: Sofort nach evtl. Aspiration intratracheal absaugen (unter Zuhilfenahme eines elektrischen Laryngoskopes). Ggf. Atemspende (30- bis 40mal/min!). 5 bis 10 Tage antibiotisch (Penicillin 3×150000 E) vorsorglich behandeln; bei manifester Pneumonie: Breitband-Penicillin parenteral (0,1 g/kg KG/Tag). – Keine langfristige Bauchlage des Säuglings (*Cave:* lagerungsbedingte Kieferdeformierungen).

Meningo-(Myelo-)Zele

Diagnostische Merkmale

• Säckchenförmige Zele im Verlaufe der Wirbelsäule, evtl. bis zu breiter, offener Spalte ausgeweitet
• Bei Myelozele: distale Paresen und Mißbildungen der Füße

Allgemeine Betrachtungen

Durch embryopathische Hemmung im Verschluß des Neuralrohres bleibt eine (meist nur segmental ausgedehnte) Spalte des Wirbelkanals offen, durch die sich liquorgefüllte Dura vorstülpt. Wenn sich auch Rückenmarksubstanz in die Zele ausstülpt, besteht eine Meningomyelozele.

Klinische Befunde

Bei überhäuteter Zele und blandem distalem Befund handelt es sich meist nur um eine Meningozele. Bei Myelozele liegt die Dura mater im allgemeinen offen; distal bestehen fast stets: Stuhl- und Harninkontinenz, Paresen der Beine, Klump- oder Hakkenfußbildung.

Komplikationen

Bei offener Zele: aszendierende Infektion des ZNS. – Meistens entsteht früh ein Hydrocephalus internus.

Differentialdiagnose

Teratom; Lipom.

Behandlung

A. Spezifische Maßnahmen: Operation der Zele möglichst noch am Tage der Geburt!
B. Behandlung der Komplikationen: Bei offener Myelozele und mangelnder Op.-Möglichkeit: tägliches Pinseln mit Mercurochrom-Lösung.
Bei beginnendem Hydrozephalus (wöchentliche Kopfumfangkontrolle und Vergleich mit Normalwertkurve [s. Anhang, Abb. 2, S. 1369) frühzeitig operative Ventil-Drainage einlegen.

Prognose

Bei der Hälfte der Kinder (auch falls mehrfach operative Drainage-Kontrollen des Hydrozephalus notwendig werden) gut; bei isolierter Meningozele besser.

Chemische Embryonalschäden

Stummelgliedrigkeit (Phokomelie)

Ist meistens Folge medikamentöser Schädigung des Embryos (z. B. nach Thalidomidgaben an die Mutter).

Embryonales Hydantoin-Syndrom

Diagnostische Merkmale

• Isolierte Spaltbildungen
• Kraniofaziale Dysmorphie (Sattelnase, Epikan-

thus, Hypertelorismus, Strabismus, Ptose, Ohr-
muscheldysplasie)
- Mikrozephalie
- Minderwuchs
- Hypoplasie der (Finger- und Zehen)-Endphalan-
gen

Allgemeine Betrachtung
Bei Behandlung mütterlicher Epilepsie mit Hydan-
toinen während einer Gravidität ist in 10 bis 20%
der Kinder mit solchen Mißbildungen in verschieden
schweren Ausmaßen und Kombinationen zu rechnen.

Klinische Befunde
Außer vorstehenden Merkmalen treten später oft
Intelligenzdefekte in Erscheinung.

Differentialdiagnose
Alkohol-Embryo-Fetopathie; Ullrich-Turner-Syndrom.

Vorbeugung
Vermeidung von Hydantoin-Therapie bei (geplanter oder möglicher) Schwangerschaft.

Behandlung
Symptomatisch.

Prognose
Quoad vitam gut.

Embryonal-fetales Alkohol-Syndrom

Diagnostische Merkmale
- Gesichts- und Schädeldysmorphie (wie beim Hy-
dantoin-Syndrom; „Steckdosennase", Balkon-
stirn, Retrognathie)
- Breiter Mund mit schmalem Lippenrot
- Trichterbrust
- Einzelne Organmißbildungen (z. B. Nieren, Herz)
- Postnatale Alkohol-Entzugszeichen

Allgemeine Betrachtung
Dieses Mißbildungs-Syndrom ist nicht selten, wenngleich sein Zusammenhang mit Alkoholkonsum in
der Schwangerschaft erst vor wenigen Jahren erkannt wurde.

Klinische Befunde
Außer den vorgenannten Merkmalen treten nicht
selten intrauterine Dystrophie sowie postnatal Tremor, Krämpfe, Opisthotonus, Blähbauch sowie später allgemeine Retardierung auf.

Differentialdiagnose
Hydantoin-, Ullrich-Turner-Syndrom

Vorbeugung
Alkohol-Enthaltsamkeit bei (geplanter oder möglicher) Schwangerschaft.

Behandlung
Bei postnatalen Entzugszeichen: Valium® (1 bis
2 mg mit 5%iger Glukoselösung verdünnt, langsam
i. v., später mehrmals täglich oral), Barbiturate (15
bis 30 bis 50 mg täglich oral). Sonst: symptomatisch.

Prognose
Nach Überstehen der postnatalen Risiken, quoad
vitam gut.

Atresie im Verdauungskanal

Diagnostische Merkmale
- Erbrechen, evtl. ab der ersten Mahlzeit
- Insuffiziente Mekoniumentleerungen des Neuge-
borenen
- Auftreibung des Abdomens

Allgemeine Betrachtung
Der Verdauungskanal kann an jeder Stelle angeboren atretisch sein. Je nach Sitz des Verschlusses setzen die Symptome früher oder später ein.

Klinische Befunde
Erbrechen schon nach erstem Nahrungsschluck (bei
mütterlichem Hydramnion) spricht für angeborene
Ösophagusatresie. Röntgenkontrastdarstellung nur
mit **wäßrigem** Kontrastmittel.

Komplikationen
Ösophago-Trachealfistel;
Aspirationspneumonie.

Behandlung
Jedes Neugeborene: Magensondieren!
Bei Atresieverdacht: sofort Operation!

Prognose
Dubiös.

Darmatresie
(Vgl. auch S. 682 f.)

Klinische Befunde
Bei Erbrechen 1 bis 2 Tage nach der Geburt einsetzend: spricht für tiefersitzende *Atresie des Darmes,*
z. B. Duodenum, Ileum. Röntgenkontrastdarstellung zeigt den Sitz der Atresie.

Behandlung
Operation; danach 1 bis 2 Wochen parenterale Ernährung.

Prognose
Nicht schlecht.

Analatresie

Diagnostische Merkmale
- Fehlender Mekoniumabgang bei *Analatresie*
- Fieberthermometer läßt sich nicht einführen

Behandlung
Operation.

Prognose
Je nach Höhe des Atresie-Sitzes: Bei nur membranösem Verschluß: gut; bei Sphinkter-Atresie: bleibende Stuhlinkontinenz.

Funktionsstörungen des Neugeborenen

Adaptions-Störungen

Dyspnoe-Asphyxie s. S. 632 u. 634, Frühgeborenen-Dyspnoe.

Mastopathia neonatorum

Diagnostische Merkmale
- Geringe Schwellung der Brustdrüsen in den ersten Lebenswochen (bei Knaben wie Mädchen)
- Keine entzündliche Rötung
- Ausdrückbarkeit von „Hexenmilch" (Kolostrum)

Allgemeine Betrachtungen
Diese Mastopathie ist Folge des diaplazentaren Laktationshormon-Überganges von der Mutter auf die Frucht.

Differentialdiagnose
Mastitis.

Behandlung
Keine erforderlich.

Abbruchsblutung

Diagnostisches Merkmal
- Blutig tingierter Scheidenausfluß

Allgemeine Betrachtungen
Analog der Mastopathie-Ursache.

Behandlung
Keine erforderlich.

Hautaffektionen

Diagnostische Merkmale
- Talgretentionszysten (Komedonen, Milien)
- Polymorphes Neugeborenenexanthem

Allgemeine Betrachtungen
Diese Symptome sind auch Folgen diaplazentar auf das Kind überkommener mütterlicher Hormone.

Behandlung
Keine; allenfalls symptomatisch.

Transitorisches Neugeborenen-Fieber

Diagnostisches Merkmal
- Rektaltemperatur bis über 39 °C

Allgemeine Betrachtungen
Infolge insuffizienter Flüssigkeitszufuhr gegenüber den -verlusten mit Atemluft, Harn und Stuhl kommt es in den ersten Lebenstagen zu leichter Anhydrämie bis Exsikkose, die das „Durstfieber" verursachen. Dabei besteht manchmal auch leichte Albuminurie.

Differentialdiagnose
Nabel- oder andere Infektionen.

Behandlung
Flüssigkeitszufuhr: oral mehrmals täglich ca. 50 bis 100 ml Fencheltee mit 5 g Traubenzucker/100 ml; bei Trinkschwäche: ca. 50 bis 100 ml Traubenzuckerlösung 5%ig i.v./kg KG/Tag.

Prognose
Gut.

Neugeborenen-Tetanie

Diagnostische Merkmale
- Große Schreckhaftigkeit
- Krampfbereitschaft bis Krämpfe (Trismus; generalisierte Krämpfe)

Allgemeine Betrachtungen
Infolge Insuffizienz der Epithelkörperchen (geburtstraumatisch oder sekundär bei entsprechender mütterlicher Überfunktion in der Schwangerschaft) sinkt das Serum-Kalzium auf 6 bis 5 mg/100 ml (= 1,5–1,25 mmol/l).

Klinische Befunde
A. Untersuchungsbefunde: Chvostek-Zeichen (Fazialis), Trousseau-Zeichen (Pfötchenstellung der Hand bei zirkulärer Oberarmabschnürung nach

Ausstreifen des Blutes aus dem Arm) und Peronaeus-Phänomen (Abduktion des Fußes und Heben seines lateralen Randes beim Beklopfen des Peronaeus am Fibulaköpfchen) sind positiv.

B. EKG-Befunde: ST- und QT-Strecken verlängert.

Differentialdiagnose
(Geburtstraumatische) Hirnschäden.

Behandlung
Kalzium parenteral (ca. 5 ml 10%ig i.m.).

Prognose
Gut.

Verstärkter Neugeborenen-Ikterus

Hyperbilirubinämie des Neugeborenen, Morbus haemolyticus neonatorum bis Icterus gravis, Kernikterus

Diagnostische Merkmale
- Ikterische Hautverfärbung
- Skleren bleiben weiß!
- Anämie mit Erythroblastose
- Leber-Milz-Vergrößerung

Allgemeine Betrachtungen
Normalerweise kommt der Neugeborenen-Ikterus daher, daß infolge der starken Blutmauserung mit Abbau des postnatal nicht mehr benötigten Hb_F einerseits und des Fortfalls der diaplazentaren Bilirubin-Ausscheidung in das mütterliche Blut sich bei der Leberunreife des Neugeborenen das nicht konjugierte (nicht glucuronisierte, indirekt-reagierende) Bilirubin im kindlichen Körper aufstaut. Wegen seiner Fettlöslichkeit wird es von den Blutalbuminen transportiert und im Unterhautfettgewebe abgelagert, bis nach Ausreifung der Leberfunktion die Glucuronsäure-Konjugation stattfinden und das dadurch wasserlöslich gewordene Bilirubin (jetzt „direkt-reagierend") mit dem Harn ausgeschieden werden kann.

Bei geburtstraumatisch bedingten Hämatomen (z.B. Kephalhämatom, s. S. 637), verzögerter Leberreifung (z.B. bei Frühgeborenen, s. S. 632), chemischer Erythrozytenschädigung oder verstärktem Blutzerfall infolge Blutgruppenunverträglichkeit zwischen mütterlichem und kindlichem Blut (z.B. Rhesus-Unverträglichkeit, s. S. 609) kann der Bilirubinaufstau bis zu toxischen Konzentrationen ansteigen.

Klinische Befunde
A. Symptome: Zunehmender Hautikterus in der Neugeborenenzeit, bei über altersnormal großer Leber, ohne daß die Skleren dabei ikterisch werden. Hepatosplenomegalie; Anämie, Ödeme. Stühle sind nicht entfärbt. Kinder werden schlapp.

B. Laborbefunde: Im Blutbild: Erythroblastose. Bilirubin-Konzentration im Blut über 5 bis 10 mg 100 ml Serum (= 85–170 μmol/l) dabei kein nennenswerter Anteil direkt-reagierendes. Bei schwerem Neugeborenen-Ikterus können Werte von 20 und weit mehr mg/100 ml (= 340–700 μmol/l) erreicht werden; dann ist Entstehung von Kernikterus wahrscheinlich. – Keine vermehrte Bilirubinausscheidung mit dem Harn.

C. Spätbefunde: Oft sekundäre Anämie.

Komplikationen
Hydrops connatus. Kernikterus mit toxisch bedingtem Zugrundegehen von Hirnkernen; Krämpfe, Debilität, Spastik.

Differentialdiagnose
Angeborene Gallengangsatresie, -verschluß durch Gallepfropf (bei Mukoviszidose), fetale Infektion (z.B. Lues, Toxoplasmose, Listeriose), septischer, hepatischer Ikterus.

Vorbeugung
Verhütung einer Sensibilisierung der Mutter gegen die Blutgruppe des Kindes (s. S. 609).

Behandlung
A. Spezifische Maßnahmen (Klinik-Einweisung!): Phototherapie: Dauerbestrahlung des nackten Kindes mit Speziallampen (Augenschutz!), in schweren Fällen (spätestens bei Erreichen einer Bilirubin-Konzentration im Blut von 20 mg/100 ml [= 340 μmol/l]) Blutaustauschtransfusion.

B. Allgemeine Maßnahmen: Bluttransfusion zur Behebung der primären wie evtl. auch sekundären (hyporegeneratorischen) Anämie.

In den ersten 8 Tagen Aussetzen mit Muttermilch-Ernährung (für diese Zeit Flaschennahrung; s. Tab. 13-9, S. 627).

Prognose
Bei schwerem Ikterus: ernst bis zweifelhaft. Bei eingetretenem Kernikterus: Spätschäden praktisch unvermeidlich (s. Komplikationen).

Melaena neonatorum

Darmbluten

Diagnostische Merkmale
- Blutige Darmentleerungen
- Zunehmende Anämie

Allgemeine Betrachtungen

Durch die physiologische Hypoprothrombin- und Hypoconvertinämie (bei postnatalem Vitamin K-Mangel) kann es in den ersten 5 Lebenstagen zu (parenchymatösem oder ulzerösem) Darmbluten kommen.

Klinische Befunde

Teerartige, rötlichschwarze Darmentleerungen (hellroter Saum auf der Windel), Blutsickern oder Austreten von Koagula aus dem After. Evtl. Bluterbrechen. Zunehmende Anämie und Schlappheit der Neugeborenen.

Differentialdiagnose

Angeborene Syphilis. Melaena spuria oder falsa (infolge verschluckten Blutes).

Vorbeugung

1 mg/kg KG Vitamin K_1 (Konakion®) oral.

Behandlung

A. Spezifische Maßnahmen: Vitamin K_1 (an 2 aufeinanderfolgenden Tagen je 1 mg/kg KG s.c. bis i.m.), Prothrombin-Konzentrat® (0,5 bis 1 ml/kg KG). Notfalls Bluttransfusion (bis 2mal 20 ml/kg KG).

Prognose

Meistens gut.

Sulf-, Methämoglobinämie des jungen Säuglings

Diagnostische Merkmale

- Zyanose und Blässe
- Verfall des Kindes; evtl. Krämpfe

Allgemeine Betrachtungen

Infolge besonders großer Empfindlichkeit junger Säuglinge z.B. gegen Phenacetin, Nitrit, Anilinfarben (Wäschetinte!), manche Sulfonamide kann es zur Blockierung des Hämoglobins für den Sauerstofftransport kommen.

Klinische Befunde

Unter zunehmender Blässe und Zyanose verfallen die Kinder. Evtl. kommt es zur Methämoglobinurie.

Differentialdiagnose

Sepsis.

Vorbeugung

Vorsicht mit Arzneimitteln besonders im 1. Trimenon. Keine Wäschetinte zur Wäschezeichnung. Keinen aufgewärmten Spinat als Gemüse geben (nur frisch zubereiteten; s. S. 628).

Behandlung

A. Spezifische Maßnahmen: Ascorbinsäure, Methylenblau (0,1 bis 1%ig; 1 bis 2 mg/kg KG) langsam i.v.

B. Allgemeine Maßnahmen: Sauerstoff-Zusatz zur Atemluft.

Prognose

Meistens günstig.

Infektionen des Neugeborenen

(Nabelinfektionen s. S. 640)

Blennorrhoe, Conjunctivitis gonnorrhoica acuta

Diagnostisches Merkmal

- Eitrige Sekretion aus dem Augenbindehautsack

Allgemeine Betrachtungen

Unter der Geburt der Frucht einer gonorrhoeischen Mutter kann es bei der Passage der Vagina zur Kontaktinfektion der Konjunktiven des Kindes kommen.

Klinische Befunde

2 bis 3 Tage post partum zeigt sich eine starke Konjunktivitis mit serös-hämorrhagischer, später eitriger Sekretion.

Komplikationen

Unbehandelt bildet sich leicht ein Kornealulkus.

Differentialdiagnose

Jede andere Ursache einer Konjunktivitis seröser bis eitriger Form. Dakryozystitis.

Vorbeugung

Credésche Prophylaxe bei jedem Neugeborenen mit Argentum-nitricum-Lösung (1%ig) oder Penicillin lokal (s. auch nachstehenden Abschnitt).

Behandlung

Penicillin lokal und enteral.

Neugeborenen-Konjunktivitis, Ophthalmia neonatorum

Diagnostische Merkmale

- Seröse bis eitrige Sekretion der Konjunktiven
- Vermehrte Gefäßinjektion (Rötung) derselben
- Tränen der Augen, Lichtscheu

Allgemeine Betrachtung

Ursächlich kommen chemische Reize (z. B. Silbernitrat-Lösung-Instillation), bakterielle (z. B. Gonokokken, Staphylo- sowie Pneumokokken) oder Chlamydozoon okulogenitale (Einschlußblennorrhoe) Infektionen in Betracht.

Klinische Befunde und Differentialdiagnose

A. Wie diagnostische Merkmale. Silbernitrat-Reizung tritt rund 24 Stunden nach Applikation auf; bakterielle Entzündung 2 bis 5 Tage nach der Geburt, Einschlußblennorrhoe innerhalb 5 bis 10 Tagen.
B. Mikroskopische und kulturelle Untersuchung des Konjunktival-Abstriches.

Vorbeugung

Credésche Prophylaxe (wie vorstehend) oder Penicillin (20000 E/ml bzw. g 5 Tage lang je 3mal täglich lokal verabfolgen).

Behandlung

Bei chemischer Reizursache: blande Augensalbe (z. B. Noviform® oder Ophtopur®); die infektiösen Entzündungen sprechen gut auf Sulfonamide oder/und Antibiotikatherapie (lokal) an.

Prognose

Gut.

Wenn beim Neugeborenen die normale Spontanöffnung des Tränengangkanals ausbleibt, kann es zur **Dakryozystitis** kommen: Es läßt sich dann Eiter von distal nach proximal ausstreichen. (Bei reiner **Stenose** des Ganges kommt es zu starkem Augentränen.) Die Behandlung erfolgt lokal mit Antibiotika- oder Sulfonamid-Tropfen. Nur äußerst selten wird (fachärztliche) Sondierung des Kanals erforderlich.

Tetanus neonatorum

Neugeborenen-Wundstarrkrampf

Diagnostische Merkmale
● Kiefersperre (Trismus)
● Fieber
● Krämpfe

Allgemeine Betrachtungen

Der Erreger wird über die Nabel(schnur)wunde erworben. Die Inkubationszeit beträgt mehrere Stunden bis über 1 Woche.

Klinische Befunde

Der Trismus wird beim Säugling besonders beim Trinkversuch deutlich, weil das Kind die Brustwarze bzw. den Sauger nicht mehr fassen kann. Opisthotonus und Fieber sind weitere deutliche Zeichen.

Vorbeugung

Sterile Versorgung der Nabel(schnur)wunde.

Übrige **Befunde, Symptome, Therapie usw.** s. Tetanus, S. 1166.

Prognose

Die Letalität ist umso größer, je früher die typischen Symptome auftreten, und beträgt bei Neugeborenen 50 bis 90%.

Pemphigoid

Schälblasen

Diagnostisches Merkmal
● Dünnwandige, schlaffe Blasen jeder Größe (an allen Körperpartien möglich, Handteller und Fußsohlen jedoch meistens frei)

Allgemeine Betrachtungen

(Gelbe) Staphylokokken führen zu intradermaler Infektion beim Neugeborenen. Durch Schmierinfektion ist diese Erkrankung sehr leicht übertragbar.

Klinische Befunde

Die sehr dünnwandigen, bis kastaniengroßen Blasen sind nur schlaff gefüllt, schwappend; die Wände reißen leicht ein. Der Blasengrund ist hochrot und scharf begrenzt. Auslaufender, dünnflüssiger Eiter infiziert meist die benachbarten Hautpartien. Fieber ist dabei selten.

Differentialdiagnose

Pemphigus (diese Bezeichnung bei angeborener Syphilis sollte auch nur für die konnatale Lues reserviert bleiben!). − Epidermolysis bullosa.

Behandlung

A. **Spezifische Maßnahmen:** Der Eiter wird zuerst aus den Blasen abpunktiert, dann werden diese abgetragen. Medikamentös gibt man lokal Sulfonamid- oder Nebacetin®-Puder und intern Erythromycin, Breitbandpenicillin und/oder Bactrim®, Eusaprim® bzw. Omsat®.
B. **Allgemeine Maßnahmen:** Wegen der Abwehrschwäche des Neugeborenen injiziert man 2 ml

Gamma-Globulin 16%ig i.m. Pflegerisch verwendet man als desinfizierenden Badezusatz Kaliumpermanganat-Lösung.

Prognose
Meistens günstig. (Unbehandelt: Sepsisgefahr.)

Systembildungsfehler ohne nachweisbare Chromosomenschäden

Zu den häufigsten der angeborenen Mißbildungen der Haut gehören die verschiedenartigsten **Hämangiome**. Da diese Naevi größtenteils im Säuglings- bis Kleinkindalter eine beachtliche spontane Rückbildungstendenz haben, sollten sie nur dann aktiv behandelt werden (Strahlen-, chirurgische Therapie), wenn sie eine deutliche Wachstumsneigung zeigen oder wenn sie – mit Sitz am Zungengrund bzw. im Larynx – zu starker Beeinträchtigung des Kindes führen (Cortison-Therapie). Auch Riesenhämangiome (mit Verbrauchskoagulopathie = Kasabach-Merritt) dürfen auf keinen Fall operiert, sondern nur konservativ angegangen werden.

Angeborene Hüftgelenksluxation

Diagnostische Merkmale
- Asymmetrie der medio-dorsalen Speckfalten der Nates- und Oberschenkel- sowie Kniekehlenfalten
- Abduktionshemmung
- Extreme Außenrotation des betroffenen, gestreckten Beines (bei Rückenlage des Kindes)
- Röntgenologisch (ab 3 Lebensmonaten) steiler Pfannendachwinkel (über 30°), stufig abgesetzter Menardscher Bogen, Lateralisation des proximalen Femurendes und Kleinbleiben seines Epiphysenkernes

Allgemeine Betrachtungen
Die angeborene Hüftgelenksluxation wird leider oft erst recht spät bemerkt und erfordert dann intensive Behandlungsmaßnahmen bzw. heilt nur noch unvollkommen. Deshalb ist die Frühdiagnose hier besonders wichtig und sollte auch bei allen Vorsorgeuntersuchungen von Säuglingen berücksichtigt werden.

Klinische Befunde
A. Symptome und Untersuchungsbefunde: Bei unsymmetrischen dorsalen Falten von Nates, Oberschenkeln und Kniekehlen muß die Verschieblichkeit des Beines in der Längsachse bei simultaner Hüftgelenkspalpation geprüft werden; bei Luxation spürt man das seitwärts-kraniale Abrutschen des Hüftgelenkskopfes. Bei Spreizen der angewinkelten Beine kommt es zum federnden Widerstand (Abspreizhemmung). Das Knie der luxierten Seite läßt sich ohne jeden Widerstand auf die Gegenseite des Bauches drücken. (Die Prüfung des Ortolani-Zeichens bedeutet einen iatrogenen Luxationsversuch bei eventuell erst subluxierter Hüfte und sollte daher unterbleiben!)
B. Röntgensymptome (ab 4. Lebensmonat): Der Hüftgelenkskopf erscheint zu klein, das Pfannendach abgeflacht und steil gestellt (über 30° zur Horizontalen); die Linie vom Sitzbeinast zum Oberschenkelhals, die normalerweise beim Säugling einen harmonischen Bogen bildet, ist stufenförmig abgesetzt. Die Oberschenkelachse ist gegenüber der Pfanne lateralisiert.

Komplikationen
Unbehandelt kommt es im Jugendlichenalter zur Frühinvalidität mit Trendelenburgschem Watschelgang.

Vorbeugen
Bei Verdacht auf eine Subluxation soll der Säugling bereits ab 1. Lebensmonat „breit gewindelt" werden (handbreit gelegtes, festes Windelpaket zwischen die Oberschenkel windeln, um Spreizbeugung der Oberschenkel zu fixieren).

Behandlung
Nach Sicherung der Diagnose orthopädisches Anpassen einer Spreizhose („Beckerhose"). Beckengips in Froschschenkelstellung gilt heute als veraltet. Notfalls muß operiert werden.

Prognose
Die übergroße Mehrzahl der frühzeitig behandelten Fälle heilt bei konservativer Therapie bis zum Ende des 1. Lebensjahres aus.

Trichterbrust

Auch diese gehört zu den angeborenen, familiär gehäuft auftretenden Knochenanomalien. Sie ist *kein* Zeichen einer Rachitis. Eine operative Behandlung ist nur erforderlich, wenn die Brustorgane zu stark beeinträchtigt werden.

Arachnodaktylie, Marfan-Syndrom
(s. S. 1110)

Diese angeborene Mißbildung ist bereits im Kindesalter deutlich. Ob die bei ihr auftretenden Stoffwechselstörungen Ursache oder Folge der Erkrankung sind, ist noch nicht geklärt.

Differentialdiagnostisch muß sie auch gegen die Homozystinurie abgegrenzt werden.

Pierre-Robin-Syndrom

Es ist durch Mikro- und Retrognathie des Unterkiefers mit Zurücksinken des Zungengrundes gegen den Kehldeckel charakterisiert und kann somit zu mechanischer Atembehinderung bis Erstickung führen.

Behandlung
A. Spezifische Maßnahmen: Kieferorthopädische Operation.
B. Allgemeine Maßnahmen: Lagerung des Säuglings auf den Bauch; Unterlegen des Schultergürtels mit einem wurstförmigen Sandsäckchen.
C. In akuter Notsituation einer drohenden Erstickung: (Instrumentelles) Vorziehen der Zunge, falls Vorschieben des Unterkiefers die Atemwege nicht freigibt.

Beim *Franceschetti-Syndrom* fallen − neben anderen Schädelmißbildungen − besonders die antimongoloiden Lidachsenstellungen auf.
Bei der *Dysostosis craniofacialis (Crouzon)* bestehen (röntgenologisch) starke Impressiones digitatae infolge frühzeitiger Schädelsynostose, ferner Protrusio bulbi mit Optikusatrophie sowie Taubheit.
Die *Arthrogryposis multiplex* ist durch angeborene, oft symmetrische, ankylotische Gelenkveränderungen gekennzeichnet, oft auch mit Herzfehlern, Lippenkiefergaumenspalten und Debilität kombiniert.
Unter *Progerie* versteht man frühzeitige „Vergreisung" mit Zwergwuchs, Hautatrophie, Haarmangel und Hydrozephalie.
Das *Rubinstein-Taybi-Syndrom* fällt durch seine plumpen, breiten Daumen und Großzehen bei charakteristisch eigenartigem Gesichtsausdruck, seine Muskel- und Hautschlaffheit, Kleinwuchs sowie Debilität auf.
Die Behandlung kann nur symptomatisch, ggf. orthopädisch-operativ sein.
Die Prognose quoad sanationen ist ungünstig, quoad vitam sehr unterschiedlich von günstig bis schlecht.

Die *kongenitalen Knorpelwachstumsstörungen (Chondrodysplasien)* und die *progressiven Verknöcherungsstörungen (enchondrale Dysostosen)* bereits normal angelegten Knorpels bilden die beiden großen Gruppen der enchondralen Ossifikationsschäden.
Die *fetale Chondrodystrophie* zeigt Hypoplasie der Knorpelanlagen bei enchondraler Verknöcherungs-Hemmung, aber normaler perichondraler Ossifikation; es resultieren plumpe, dicke Knochen.

Frühe Synostose bedingt *Mikromelie* und *chondrodystrophen Zwergwuchs* mit schlaffen, dicken Hautwülsten und lymphangiektatischen Ödemen an den Extremitäten; oft auch Polydaktylie sowie Organfehler, Makrozephalie mit Sattelnase, plumper, kurzer, dicker Bauch; die Muskulatur sowie die Intelligenz sind dabei normal.
Bei der *Dysostosis enchondralis epiphysaria* (die oft von Hypothyreose begleitet ist) ist lediglich die Ossifikation in der Nähe der Epiphysen gestört.
Bei der *Chondrodystrophia tarda*, der meta-epiphysären Form, ist der Skeletknorpel der langen Röhrenknochen unterschiedlich meta- oder epiphysär; dabei sind die Zwischenwirbelscheiben zu dick, die Wirbelkörper zu niedrig.

Die *Osteogenesis imperfecta* ist eine erbliche Insuffizienz der Osteoblasten; infolge dünner Kortikalis bei schwacher Spongiosa entstehen leicht Spontanfrakturen. Die Fontanellen sind groß, die Schädelnähte klaffen; Mikromelie und oft auch weitere Organmißbildungen.

Prognose
Schlecht.

Zu *weiteren, seltenen, erblichen Knochenschäden* gehören auch:
Die *Marmorknochenkrankheit* (primäre, diffuse Osteosklerose) tritt familiär gehäuft auf und läßt röntgenologisch früh bandartige, diffuse, sklerotische Verdichtungen mit osteoporotischen Zwischenfeldern erkennen. Sie bedingt erhöhte Knochenbrüchigkeit, Schädigungen des Fazialis und des Optikus sowie Anämie infolge Markraumstenosierung.
Auch der *angeborene Kurzhals (Klippel-Feil-Syndrom)* ist familiär gehäuft und bedingt durch teilweise Blockbildung der Halswirbel eine Einschränkung der seitlichen Halsbewegung bei nahezu unbehindertem Drehen und Nicken.
Bei der *Dysostosis cleido-cranialis* fehlen die Klavikulä (fast) völlig; es bestehen dabei Prognathie, Hypertelorismus und auffallend große Fontanellen.
Beim recht seltenen (rezessiv erblichen) *Laurence-Moon-Biedl-Syndrom* bestehen Groß- oder Zwergwuchs mit Adipositas (Vollmondgesicht), Hypoplasie des Genitales, Polydaktylie, Retinitis pigmentosa (erst später auftretend) und Debilität, dazu oft auch Schwerhörigkeit, Mikrophthalmie, Akro- und Oxyzephalie sowie angeborene Herzfehler.
Der *Status Bonnevie-Ullrich* ist fakultativ erblich und hat (unsymmetrische) Pterygien an Hals, Achseln, Ellenbeugen und Kniekehlen; ferner Epikanthus, Hypertelorismus, tiefer Ansatz der Ohrmuscheln, spitzer Gaumen, Nanismus, Kernaplasie von Hirnnerven und Debilität.

Das *Kinky-hair-Syndrom* ist X-chromosomal rezessiv erblich und zeigt die den Krankheitsnamen gebenden Kräusel-, Dreh- oder Puppenhaare. Ursächlich besteht eine Kupfer-Resorptionsstörung (Caeruloplasmin-Mangel). Diese seltene Krankheit führt bei jungen Knaben zu Hypothermie, septischen Schüben, Retardierung, später zu spärlichem, struppig-,,zerfressenem" Haar, fehlender Mimik bei Pausbacken; körperliche Dystrophie und Hirndegeneration.

Behandlungsversuch mit parenteralen Kupfergaben ist indiziert.

Prognose meist infaust: Der Tod tritt bis zum 3. Lebensjahr ein.

Zahlreiche andere, oft nach den Autoren oder der Symptomatik benannte Krankheiten werden ätiologisch als Stoffwechselkrankheiten erkannt bzw. beschrieben und sind in den entsprechenden Absätzen abgehandelt (z. B. Pfaundler-Hurlersche-Krankheit, Morquio, Huntersche Krankheit bei den Mukopolysaccharidosen).

Systembildungsfehler mit nachweisbaren Chromosomenschäden

Mongolismus, Morbus Langdon-Down

Diagnostische Merkmale
- Schräge Lidachsenstellung
- Brachyzephalie
- ,,Zu große" Zunge
- Epikanthus
- 4-Finger-Furche der Hand
- Angeborene Herzfehler
- Debilität bis Idiotie

Allgemeine Betrachtung
95% der Kinder zeigen eine Trisomie des Chromosoms 21 (s. S. 1308), etwa 5% eine Translokation eines kurzen Armes von Chromosom 21 zu den Typen 15/21, 21/21 und 22/21. Dieses Krankheitsbild tritt bei etwa 1 pro 600 Neugeborenen auf und ist meistens schon beim jungen Säugling erkennbar.

Klinische Befunde
A. Hauptsymptome sind: Brachyzephalie mit steil abfallendem Hinterhaupt, enge, nach lateral schräg aufwärts gerichtete Lidspalten, sichelförmige Hautfalte am nasalen Augenwinkel vom Ober- zum Unterlid (Epikanthus), helle, perlenkettenartige Flecken am Irisrand (Brushfield-Flecke), Sattelnase, verdickte Zunge, Vierfingerfurche einer Hand (,,Affenfurche"), Klinodaktylie des 5. Fingers, deformierte Ohrmuscheln, Nabelbruch; oft angeborene Herzfehler, Nystagmus; allgemeine Bänderschlaffheit; Debilität bis Idiotie.
Bis ins 2. Lebensjahr sind diese Kinder fast auffallend ruhig und bedürfnislos; sie lernen erst Ende des 2. Lebensjahres oder später stammelnd zu ,,sprechen" und zu laufen, bieten dann aber bereits in ihrer versatilen Ziel- und Planlosigkeit die Zeichen hochgradigen Schwachsinns. Sie werden auch erst verspätet oder nie ,,sauber".
B. Röntgensymptome: fast horizontale Hüftgelenks-Pfannendächer; elefantenohrartige Beckenschaufeln.

Differentialdiagnose
Angeborene Hypothyreose.

Komplikationen
Infolge mangelhafter Infektresistenz große Erkrankungsquote, meist an Pneumonie, mit dann hoher Letalität (50–75% vor der Pubertät).

Behandlung
Frischzelltherapie sowie Überangebot an Vitaminen u. a. m. bei der Genese sind sinnlos! Evtl. frühzeitig in spezielle Anstaltsbehandlung, wo die Leistungsspuren dieser Kinder gefördert werden können.

Prognose
A. Für den Patienten selbst: 50–75% Sterblichkeit vor der Pubertät.
B. genetisch: Erwartung eines mongoloiden Kindes bei überjungen sowie überalterten (über 40jährigen Primapara) Müttern 1:50 bis 100. Sonstige Erwartung eines 2. solchen Kindes in einer Familie nach einem Mongoloiden (unter) 1%. Bei Translokations-Genese 21–15: Wahrscheinlichkeit auf 1:3 erhöht, bei solcher 21–21 sogar 100%! Deshalb ist für eine sinnvolle genetische Beratung die Einschaltung eines Fachgenetikers erforderlich (Chromosomen-Analyse).

Das Gegenstück zu den Trisomien stellen die Monosomien dar (vgl. auch S. 1308). Ein typisches Krankheitsbild dieser Gruppe ist das **Ullrich-Turner-Syndrom**, dessen Leitsymptome Kleinwuchs, Schildthorax, Pterygium colli, Augenfehler, angeborene Herzfehler und Gonadendysplasie sind. Es beruht auf dem Fehlen eines Geschlechts-Chromosoms (s. S. 1039).

Dermatologische Diathesen des Kindes

Pädiatrisch besonders disponierte Hauterkrankungen

Gneis, „Grind"

Diagnostische Merkmale
- Gelbe bis graue, fettig-schuppenartige Substanzen am behaarten Kopf des jungen Säuglings
- Ab 2. Trimenon zu Ekzematisierung neigend

Klinische Befunde
Nach mechanischer Entfernung solch veranlagungsmäßig bedingter, seborrhoischer Massen zeigt sich ein hochroter, nässender Untergrund, der leicht blutet. Seitliche Kopfpartien bleiben anfangs frei und werden erst im 2. Trimenon befallen, wenn sich diese Dermatitis ekzematisiert.

Komplikationen
Sekundärinfektionen (besonders durch Kratzen) bedingen Fieber und Lymphknotenschwellungen.

Behandlung
A. Spezielle Maßnahmen: Bei nur leichtem Befall Einfetten mit indifferenten Ölen oder Salben (z.B. Befelka®-Öl). Bei Krustenbildung: 3%ige Salicylvaseline. Bei nässenden Partien: feuchte Umschläge mit Kamillenlösung oder Kochsalzlösung 0,8%ig. Bei starkem Befall (nach Ablösen der Krusten, bei trockenem Untergrund) evtl. ($^{1}/_{4}$- bis $^{1}/_{2}$%ige) Kortikoid-Salbe.
B. Behandlung bei Komplikationen: Sulfonamid- oder Antibiotika-Puder oder -Salben lokal. Bei Lymphknotenaffekten: interne Mitbehandlung. Diätetisch: Vermeidung von Mastkost; statt dessen reichlich Obst- und Gemüsebreie.

Prognose
Gut.

Milchschorf

Diagnostische Merkmale
- Scharf umschriebene, symmetrisch auftretende Rötung an den seitlichen Gesichts-, Schläfen- und Halspartien

- Rauh-schuppige Oberfläche
- Starker Juckreiz

Allgemeine Betrachtung und klinische Befunde
Bei entsprechender Veranlagung tritt Ende des 2. bis 3. Lebensmonats dieses endogene Säuglings-Ekzem auf, das anfangs noch nicht auf Allergie beruht (zu der ein Säugling im 1. Trimenon noch nicht befähigt ist!). Durch Kratzen dehnt sich das „Ekzem" stark aus und intensiviert sich. Diffuses Nässen („exsudative Diathese") führt zu Borkenbildung und fördert Sekundärinfektionen mit Befall der regionären Lymphknoten und Fieber: Impetiginisierung.

Komplikationen
Nur selten kommt es heutzutage noch zu Abszedierungen oder Phlegmonen.
Gefährlich ist die seltene Superinfektion mit gelben Staphylokokken plus Herpesviren, die zum **Ekzema herpetiforme Kaposi** führt. Eine ähnliche Infektion mit Impfpocken-Viren = **Ekzema vakzinatum** kommt heute nicht mehr vor.

Behandlung
A. Spezielle Maßnahmen: Bei ersten Anzeichen: $^{1}/_{2}$%ige Cortisonsalben (z.B. Celestan®, Decoderm®, Ficortril®, Hydrocort®, Jellin®, Locacorten®, Scheroson® F oder Volon® A).
Bei Sekundärinfektion: Desgleichen plus Antibiotika-Zusatz (z. B. Combisonum®, Decoderm® trivalent, Ecomytrin® H, Fissancort®, Jellin® polyvalent Kanamyson®, Tropoderm® oder entsprechende Lotio: z. B. Scheroson® F comp.). Diese Salbe nur 1- bis 2mal täglich dünn auftragen. Bei starker Superinfektion: Antibiotika auch intern (z. B. Erythromycin, etwa 40 mg/kg KG/Tag). Bei Krustenbildung: 3%ige Salicyl-Vaseline; bei nässenden Partien: feuchte Umschläge (z. B. Kamillosan).
B. Allgemeine Maßnahmen: Fingernägelchen kurz schneiden (2mal wöchentlich!); Juckreiz-stillende Badezusätze (z. B. Kleiebad, Satinasept®; Mondamin®). Sedativa (2- bis 3mal täglich 1 bis 2 Luminaletten® oder jeweils $^{1}/_{2}$ Persedon®- oder Noludar®-Tablette). Diätetisch wie bei Gneis.
C. Behandlung der Komplikationen: Breitbandantibiotika bzw. Sulfonamide auch intern. Desinfektionsbäder.

Prognose
Gut; meist klingt der Milchschorf nach dem 1. (bis 4.) Trimenon ab. Andererseits tendiert ein prozentual relativ großer Teil dieser Kinder im späteren Lebensalter zu Allergien (Heuschnupfen, Asthma).

Intertrigo

Wundsein, Windel-, Ammoniak-Dermatitis

Diagnostisches Merkmal
• Starke Rötung im Windelbereich, Genitale

Allgemeine Betrachtungen und klinische Befunde
Infolge ammoniakalischer Harnzersetzung sowie auch zurückgebliebener Waschmittelreste in den Windeln kommt es zu starker Rötung und Nässen der Haut sowie Abstoßen verquollener, feuchter Epidermispartien in der Gesäß-, Anal- und Genitalregion. Die Haut maceriert besonders dort, wo zwei Hautflächen aneinander liegen: Analspalte, Leistenbeugen usw.

Vorbeugung
Keine luftdicht abschließenden, wasserdichten Überhosen bei jungen Kindern verwenden! Waschmittel zuverlässig aus Säuglingswindeln ausspülen. Häufig(es) Trockenlegen.

Behandlung
Fortlassen von Seifen beim Saubermachen; dazu nur Öltupfer verwenden oder Kamille-Lösung.
Nach dem Trocknen indifferenten Puder verwenden, Zinköl, Bepanthen®, Dermilon® u. ä. Wenn möglich, „offene" Behandlung (evtl. unter Wärmestrahler; Cave: Überhitzung!). Zur Nacht gut haftende Säuglings-Creme darüber fetten.

Prognose
Gut.

Strophulus infantum
(Juckblattern, Lichen urticatus)

Diagnostische Merkmale
• Urtikarielle, juckende, kleine Quaddeln, sich zu Knötchen wandelnd
• Behaarter Kopf und Schleimhäute bleiben frei

Allgemeine Betrachtungen und Symptome
Bei Säuglingen, aber auch bei älteren Kindern treten auf allergischer Basis blasse bis rötliche, juckende, urtikariaartige, kleine Quaddeln auf. Sie klingen bald ab und hinterlassen sich hornig anfühlende Knötchen, die stark jucken. Durch Kratzen wandeln sie sich für einige Tage in Bläschen. Die Quaddeln treten einzeln oder schubweise auf, bevorzugt werden Rumpf und Oberschenkel befallen.

Komplikationen
Sekundärinfektion nach Aufkratzen.

Differentialdiagnose
Windpocken (die auch den behaarten Kopf und die Schleimhäute befallen!).

Behandlung
Des Juckreizes wegen: Sedativa (z. B. Luminaletten®, Noludar®, Persedon®) und Badezusätze (z. B. Satina® flüssig, Kleiebad).
Lokal: Euraxil®, Pragman®, Tropoderm® u. ä.

Prognose
Gut, jedoch Rezidiv-Neigung.

Pluriorifizielle Elektrodermose
(Stevens-Johnson)

Diese seltene Schleimhautreaktion auf allergischer Grundlage führt beim Kinde zu katarrhalischen Erscheinungen an allen Körperöffnungen, an denen Haut in Schleimhaut übergeht. Dabei bestehen meistens auch Fieber und Eosionophilie im Blut. Die *Behandlung* ist symptomatisch. Bei Sekundärinfektionen sind (meist nur lokal) Sulfonamide oder Antibiotika indiziert. Die *Prognose* ist günstig.

Stoffwechsel-Krankheiten beim Kinde

Da einige angeborene Stoffwechsel-Krankheiten unbehandelt zum Tode oder zur Frühinvalidität, andererseits frühzeitige Therapie zu lebenstüchtigem Heranwachsen der Kinder führen können, sollten bereits beim Neugeborenen mittels Suchtests (Screening: aus wenigen Tropfen Kapillarblut, in speziellen Zentrallaboratorien) nach den wichtigsten dieser Erkrankungen gefahndet werden (z. B.: Phenylketonurie [= PKU], Tyrosinose; Galaktosämie, Fruktoseunverträglichkeit; aber auch Antikörper-Mangelsyndrom u. a. m.).

Diabetes mellitus (s. auch S. 1075 ff.)

Diagnostische Merkmale
• Glukosurie, oft auch Acetonurie
• Polyurie (bes. nachts), Polydipsie
• Gedeihstörung trotz normaler Nahrungsaufnahme
• Hyperglykämie

Tabelle 13-12. Differentialdiagnostische Hauptssymptome und Therapie bei Hypoglykämie, Coma diabeticum und acetonämischem Erbrechen des Kindes

Erkrankung	Symptome	Befunde	Therapie
Hypoglykämie:	Plötzlich auftretend: Heißhunger, Schwitzen, Tremor. „Ungezogenheiten"; Kreislauf normal; Atmung unauffällig, kein Acetongeruch; Bewußtlosigkeit; evtl. Krämpfe, Babinski positiv.	Blutzucker unter 60 mg/100 ml (= 3 mmol/l) (evtl. auch nach akutem Abfall des Blutzuckers um > 100 mg/100 ml [= 5,5 mmol/l] bei zu hoher Insulingabe beim Diabetiker).	Zuckerzufuhr i. v., in leichten Fällen oral. (Cave: Insulin)
Coma diabeticum:	Meist langsam auftretend: Bewußtlosigkeit; häufiges Erbrechen; Kollaps; Kußmaulsche Atmung; Exsikkose; Acetongeruch in der Ausatmungsluft. Keine pathologischen Reflexe.	Harn: Zucker- und Acetonprobe positiv. Blutzucker über 250 mg/100 ml (= 13,9 mmol/l) (bis zu mehr als 800 mg/100 ml [= 45 mmol/l]).	Insulin: 1 E./kg Körpergewicht + 3 g Dextrose pro 1 E. Insulin in die Ringer- und Traubenzucker-(5%ig)-Lösung āā i. v. in großen Dosen (4–5% des K.-Gew.). (Klinikeinweisung!)
Acetonämisches Erbrechen:	Prädisponiert im Alter von 3–12 Jahren; nach Infekt oder Trauma zahlreiches Erbrechen; großer Durst, aber jeder Schluck wird wieder erbrochen; Exsikkose, Benommenheit; evtl. Koma.	Harn: Acetonprobe positiv; Zuckerprobe negativ. Blutzucker (normal bis) erniedrigt.	Große i. v. Infusionen Ringerlösung/Traubenzuckerlösung 5% āā; Sedativa (Luminal®); rascher Nahrungsaufbau mit zahlreichen kleinen (kohlenhydratreichen, fettfreien) Mahlzeiten.

Allgemeine Betrachtungen

Die Erkrankung tritt familiär gehäuft auf und manifestiert sich von Generation zu Generation in einem früheren Lebensalter. Bis zur Pubertät kann man heute 1 Diabetiker pro etwa 2000 Kinder rechnen. Der kindliche Diabetes beruht auf einem Mangel an wirksamem Insulin: entweder wird zu wenig vom Pankreas abgegeben oder es ist im Molekülaufbau falsch zusammengesetzt oder der Patient bildet Antikörper gegen sein eigenes Insulin. Deshalb ist kindlicher Diabetes bislang neben der Diät nur mittels Insulin-Injektionen zu behandeln.

Bei zu niedrigem Insulin-Spiegel gelangt zu wenig Blutzucker in die Zelle, weshalb dann dort das Fett insuffizient abgebaut (verbrannt) wird; die übrigbleibenden Ketone bewirken zunehmend eine Azidose mit allen ihren Folgen.

Klinische Befunde

A. Symptome: Neben den vorgenannten Merkmalen kann es plötzlich (anläßlich eines Infektes o. ä.) zu alarmierender Symptomatik (bis zum Coma diabeticum) kommen: Erbrechen, Exsikkose, Azidose; Zuckerausscheidung mit dem Harn, erhöhte Blutzuckerkonzentration (Ferment-Teststreifen-Prüfung z. B. mit Clinistix®, Combur-Test®, Dextrostix®, [Hämo-] Glukotest®), Acetonurie (Schnellprobe mit Acetest®, Ketostix®, Ketur-Test® o. ä.). Vgl. Anhang, Tab. 10, S. 1363 ff.

B. Belastungstest: Beim Prädiabetes eignet sich die orale Zuckerbelastung (1,75 g/kg KG in 150 bis 200 ml Obstsaft): beim gesunden Kind bleibt der Blutzucker unter 180 mg/100 ml (= 10 mmol/l), beim Diabetiker steigt er auf über 200 mg/100 ml (= 11,1 mmol/l). Bei doppelter Zuckerbelastung im Abstand von $1^{1}/_{2}$ Std (nach Staub-Traugott) bleibt beim Gesunden der zweite Zuckeranstieg im Blut unter dem ersten, beim Diabetiker übersteigt der zweite den ersten.

C. Laborbefunde: Meistens ist auch bei leichtem Diabetes eine Hyperlipidämie nachweisbar. Vor/bei beginnendem Coma diabeticum sinkt das Blut-pH (ASTRUP) unter 7,3.

Differentialdiagnose

Renale oder alimentäre Glukosurie. Pentos-, Galaktosurie. Azetonämisches Erbrechen (s. Tab. 13-12).

Vorbeugung

In Familien mit diabetischer Belastung sollte wenigstens einmal jährlich eine Teststreifen-Zuckerprobe im Harn auf Glukosurie durchgeführt werden.

Behandlung

Da Kinder nur sehr insuffiziente Kohlenhydrat-Reserven haben (kaum Glykogen), stehen sie dadurch ständig in Azidosebereitschaft, falls die normalerweise laufende Kohlenhydratzufuhr vermindert wird. Eine solche latente subazidotische Situation würde die Spätprognose wesentlich verschlechtern. Deshalb ist es erforderlich, die tägliche Kohlenhydratzufuhr groß zu halten und die Fettzufuhr zu drosseln. Zum anderen ist dieses Prinzip für die normalen Wachstumsverhältnisse des Kindes notwendig, um Minderwuchs zu verhüten.

Grundschema der Diabetikerkost für Kinder: (Täglicher EQ beim Kleinkind ca. 60–65 Kcal [= 250–270 kJ]/kg KG

Schulkind ca. 55–60 Kcal [= 230–250 kJ]/kg KG Pubertätszeit ca. 65–70 Kcal [= 270–290 kJ]/kg KG)

Kohlenhydratanteil der täglichen Nahrung = stark die Hälfte des EQ! = ca. (50–) 55% der Nahrungsenergien. Eiweiße = 3–4 g/kg K.-Gew./Tag = ca. 15–20% der Nahrungskolorien.

Fette sparsam (einschließlich des „kryptogenen" Nahrungsfettes!) = ca. 25–30% der Nahrungsenergien. Kohlenhydratarmes Gemüse (ohne Butter-Mehlschwitze!) und Obst (ohne Bananen o. ä.) sowie Salate (ohne Öl oder Sahne zubereitet) können ad libitum bis zur vollen Sättigung gegeben werden. Denn wenn ein Kind den Hunger nicht absättigen kann, geht es naschen und begeht damit schwere Diätfehler.

Bei solcher Diät wird dann (1- bis 2mal tgl.) soviel (Depot-) Insulin gespritzt (Applikationsstelle immer wechseln!), daß die Gesamtzuckerausscheidung mit dem Harn (möglichst gleichmäßig über die 3mal 8-Stunden-Phasen: 6–14 Uhr, 14–22 Uhr und 22–6 Uhr des Tages verteilt) zwischen etwa 5 g beim Kleinkind bis 10 (–15) g beim (älteren) Schulkind und 15 (–20) g nach der Pubertät liegt. Bei erhöhter Zuckerausscheidung muß die Insulindosis gesteigert, keinesfalls aber darf die Kohlenhydratzufuhr gedrosselt werden! (Der Blutzucker dürfte dabei im allgemeinen etwa bei 150 bis 200 mg% liegen.)

Bei zu starker Depression der täglichen Harnzuckerausscheidung droht beim Kinde der hypoglykämische Schock infolge kindlich-unvernünftiger, aktiver Körperüberlastung (Prügelei, Wettstreit o. ä.); bei zu großzügiger Zuckerspitzen-Toleranz wird die Spätprognose verschlechtert (latente, ständige Subazidose, die zu relativ frühzeitiger Arteriolosklerose führt). Orale Antidiabetika sind nicht beim kindlichen Diabetes verwendbar!

Prognose

Bei guter „Einstellung" und Einhalten der Diät („geregelte Kost") sind die Lebenserwartungen solcher Kinder heute fast genau so gut wie bei Gesunden. Nur der Säuglings-Diabetiker ist deutlich ungünstiger dran.

Neugeborene diabetischer Mütter sind wesentlich gefährdeter als die gesunder Frauen. Sie sollen unbedingt sofort post partum in pädiatrische Intensiv-Überwachung und -pflege (parenterale Flüssigkeitstherapie mit Substitution der Hypoglykämie sowie Elektrolyt- und pH-Ausgleich).

Coma diabeticum

Diagnostische Merkmale

- Starkes Erbrechen
- Harte Bauchdecken
- Kollaps
- Azidose
- Bewußtlosigkeit
- Acetonfoetor

Klinische Befunde

Infolge der Azidose kommt es zu starkem Erbrechen, welches seinerseits zur Exsikkose sowie (infolge „Muskelkaters" der Bauchmuskeln) zu „bretharter" Bauchdeckenspannung führt. Der Hautturgor wird schlaff, die Bulbi werden weich. Die Blutazidose erreicht Werte unter pH 7,0 und bedingt Acetonfoetor der Ausatemluft sowie pausenlose, vertiefte (KUSSMAUL'sche) Atmung. Der Blutzucker steigt bis auf über 1000 mg/100 ml (= 55,5 mmol/l). Die volle Bewußtlosigkeit tritt binnen weniger Tage ein.

Differentialdiagnose

Perforation bei Appendizitis, Peritonitis, Ileus; Urämie; hypoglykämischer Schock, acetonämisches Erbrechen.

Behandlung

Möglichst Klinikeinweisung! Reichlich physiol. Kochsalzlösung und 5%ige Glukoselösung āā i. v. (als Dauer-Tropfinfusion binnen 1 Std rund 4% des KG in ml). Alt-Insulin (1/2 bis 1 E/kg KG, je zur Hälfte i. v. und i. m. oder mittels Infusions-Automaten: 0,1 E/kg/Std unter Überwachung der Diurese und der Glukosurie); 4 g Glukose/1 injizierten E Insulin zusätzlich in die Infusionslösung. Azidose-Ausgleich mittels 1molarer (= 8,4%iger) Natriumbicarbonatlösung (mmol Basendefizit × 1/3 kg KG in ml) [*nicht* TAM oder TRIS] und stündliche Kontrollen der Azidose und des Blutzuckers. Bei einsetzender Diurese Substitution des Kalium-Defizits (infolge vorangegangenen Erbrechens ist das intrazelluläre Kalium erniedrigt und bedingt ggf. im EKG eine Verlängerung von QT sowie breite, niedrige, evtl. biphasische, T-Wellen und Absinken von ST). – Nach Überwindung des Komas langsamer Diät-Aufbau über Obst(saft) und Haferbrei (nach Negativ-werden der Acetonurie) zu „geregelter" Kost.

Prognose

Wenn das Koma trotz Therapie über 24 Std anhält, ungünstig.

Hypoglykämischer Schock

Diagnostische Merkmale
- Schweißausbruch (kalter Stirnschweiß)
- Unmotivierte Ungezogenheiten
- (Waden-)Muskelschmerzen
- Evtl. Heißhunger
- Bewußtlosigkeit
- Krämpfe

Allgemeine Betrachtungen
Infolge irrtümlicher Insulin-Überdosis (besonders wenn das Kind sich schon selbst zu spritzen pflegt) oder plötzlichen Appetitmangels bei akutem Infekt kann dieser Schock sehr rasch eintreten und (infolge Hirnirritation) zu unmotivierten Ungezogenheiten (Verstimmung bis Zornausbruch), Schweißausbruch (Vagusreiz), letztlich Bewußtlosigkeit und Krämpfen führen.

Klinische Befunde
Absinken des Blutzuckers unter 60 bis 50 mg/ 100 ml (unter 3 mmol/l). Das rasche Tempo des Verlaufes macht diesen Schock wesentlich gefährlicher als das Coma diabeticum und kann irreparable Hirnschäden (Mikronekrosen) bedingen.

Differentialdiagnose
s. Tabelle 13-12, S. 654. Postprandiale, Leucinempfindliche Hypoglykämie s. S. 1075.

Vorbeugung
Dem Kinde (zur Schule usw.) stets eine „eiserne Ration" Kohlenhydrate (Zuckerwürfel, Zwieback) mitgeben, die es bei den ersten Alarmsymptomen (Schweißausbruch, Muskelschmerz; plötzlicher Heißhunger) essen soll.

Komplikationen
Verkennung der Situation und Fehltherapie mit Insulin kann sich letal auswirken.

Behandlung
Sofort Kohlenhydratzufuhr (10 bis 20 g Traubenzucker, gezuckerten Obstsaft). Bei Bewußtseinstrübung Glukose i. v. (10- bis 20%ig), notfalls 5%ige Glukose i. v.: kann bei verkanntem Coma diabeticum weniger schaden, als Insulin bei verkanntem Zuckermangelschock.

Prognose
Bei rechtzeitiger Behandlung gut. Eltern, Patient, Lehrer usw. müssen über die Erkrankung ausreichend informiert sein.

Das **Mauriac-Syndrom** kann sich bei insuffizienter Insulin-Einstellung kindlicher Diabetiker ausbilden; es zeigt Längendystrophie, Hepatomegalie (ohne Splenomegalie) mit Entstehung eines venösen Kollateral-Kreislaufes, evtl. auch Adipositas mit Hypogenitalismus.

Die angeborene Stoffwechselstörung der **Fruktosurie** erfordert beim jungen Kinde eine Diät, in der kein Kochzucker, kein Honig, kein Obst und kein Gemüse enthalten sein darf. Auf genügend Vitaminsubstitution muß geachtet werden. **Cave:** Fruktoseinfusion! Sie kann tödlich für das Kind sein (es kann zum Coma hepaticum kommen).

Acetonämisches Erbrechen

Azidotisches Erbrechen

Diagnostische Merkmale
- Erbrechen nach jeglicher Nahrungs- und Getränkeaufnahme
- Azidose, Acetonämie und -urie
- Zunehmende Exsikkose

Allgemeine Betrachtungen
Auf dem Boden neuropathischer Veranlagung kommt es bei Kleinkindern (bis ins Schulalter reichend) bei mancherlei Irritationen des Stoffwechsels, sei es durch zu große Nahrungsfettaufnahme, sei es gelegentlich eines initialen Infekterbrechens, sei es infolge eines psychischen Stresses zum periodischen, sich steigernden Erbrechen (30- bis 50mal an einem Tage) des Kindes. Der Patient ist danach hungrig und durstig, erbricht jedoch alles heißhungrig Geschluckte sofort wieder. Dadurch treten Hungerazidose und Exsikkose auf. Unwohlgefühl, Acetongeruch, Kopfschmerzen und andere Allgemeinsymptome können dem bereits vorangehen.

Klinische Befunde
A. Symptome und Untersuchungsbefunde: Das Kind riecht nach Aceton aus dem Munde. Es zeigt zunehmend typische Exsikkosezeichen: schlaffer Hautturgor, halonierte, eingesunkene Augen, weiche Bulbi, allgemeine Schlaffheit. Dabei: Oligurie und großer Durst. Nebenbefunde, die auslösend für solche Erbrechensphasen in Frage kommen (z. B. Pharyngitis, „grippaler Infekt" u. ä.) sind oft nachweisbar. Während leichte Fälle spontan abklingen können, kann es in schweren Fällen unbehandelt zum Koma kommen.
B. Laborbefunde: Die Acetonprobe im Harn ist positiv. Die Blutzuckerkonzentration ist oft erniedrigt (60 bis 80 mg/100 ml [= 3,3–4,4 mmol/l]). Im Blut bestehen Anhydrämie (hoher Hämatokritwert), Azidose und bei länger anhaltender Krise auch Hy-

pokaliämie, letzte kann in der Rehydrierungsphase (Kaliumrückstrom in die Zellen) noch deutlicher werden und dann zu

C. EKG-Veränderungen führen: Verlängertes QT, breites, niedriges, evtl. biphasisches T und Senkung von ST.

Komplikationen
Aspirationsfolgen des Erbrechens sind selten. Die Hypoglykämie erreicht nie schockauslösende Werte.

Differentialdiagnose
Diabetes mellitus bis Coma diabeticum; akutes Abdomen; Meningitis; Nierenversagen (s. Tabelle 13-12, S. 654).

Vorbeugen
Vermeiden grober „Diätfehler", z. B. Fettabusus, Schlagsahne, Buttercreme-Torten (Kindergeburtstage!), Mayonnaise. Man gebe eher Kohlenhydratreiche, fettärmere Kost.

Behandlung
A. In leichten Fällen bei frühzeitiger Therapie: kühlen, milden Tee mit 10% Traubenzucker und $^1/_4$% Kochsalz je 1 bis 2 Std, zuerst alle 5 min je 1 Teelöffel voll, dann alle 10 min je 2 Teelöffel, dann alle 15 min je 1 Eßlöffel voll. Erst wenn in diesen 3 bis 6 Std kein weiteres Erbrechen erfolgte: geschlagene Banane (ca. 100 g) auf 1 Std in mehrere kleine Portionen verteilt. Dann auch protrahiert zugeteilt: Salzstangen, -brezeln, die sehr gut zerkaut werden müssen. Am folgenden Tag fettfreie, kohlenhydratreiche Breikost für 1 bis 2 Tage, dann erst auf Normalkost übergehen, wobei Fett als letztes eingesteigert wird.

B. In schweren Fällen: Bei spätem Therapiebeginn, bei bereits eingetretener Exsikkose oder bei Versagen der rein diätetischen Behandlung wird intravenöse Infusionstherapie notwendig (s. auch Tabellen 13-17 und 13-18, S. 669 f.): 1 bis 2 Tage Ringerlösung und 10%ige Traubenzuckerlösung āā beim Kleinkind 1200 bis 1500 ml, beim Schulkind bis 2 l täglich als Dauer-Tropfinfusion. Zum Ausgleich der Azidose gibt man (entsprechend den sogenannten „Astrup-Werten") mVal Basendefizit × $^1/_3$ kg KG in ml 8,4%iges (= 1 molares) Natriumbicarbonat + gleiches Volumen 5%ige Dextroselösung binnen 30 min i. v.

Notfalls: 5 ml Natriumbicarbonat + 5 ml 5%ige Dextroselösung/kg KG binnen 30 min i. v. Dann oraler Nahrungsaufbau analog wie vorstehend.

C. Medikamentös unterstützend: Antiemetika (z. B. Benadon®, Hexobion®, Nautisan®, Peremesin®, Rodavan®, Vomex A® je 2- bis 3mal ein Kinder- oder $^1/_2$ Erwachsenenzäpfchen).

Prognose
Im allgemeinen gut; im eventuellen Koma besteht Lebensgefahr. Die große Rezidivneigung im frühen Kindesalter läßt im Schulkindalter nach und ist mit dem Pubertätsbeginn beendet.

Fettleibigkeit und Magerkeit

Außer der auf endokrinen Störungen beruhenden Adipositas oder Kachexie (s. S. 975) gibt es im Kindesalter noch weitere Formen:

Mastfettleibigkeit

Diagnostische Merkmale
- Überbesorgte Eltern des Patienten
- Habituelle Überfütterung
- Öfter sogar Striae

Allgemeine Betrachtungen
Bereits ab Säuglingsalter werden viele Kinder aus falsch verstandener mütterlicher Fürsorge (Overprotection) gemästet. Statt den anhaltend sättigenden Effekt ausreichend eiweißhaltiger Säuglingsnahrung ($^2/_3$-Milch) zu nutzen, bekommen auch Säuglinge jenseits des 2. Lebensmonats oft nur Halbmilchen zu trinken (s. S. 625 u. 627). Der dadurch bald wieder auftretende Hunger wird dann durch Mehlbreie oder Mehlsoßen zum Gemüse oder Kohlenhydrat übermäßig in der Halbmilch abzusättigen versucht. Eine solche frühkindlich provozierte Adipositas zieht sich später leicht durch die ganze Kindheit. Oft wird dadurch Bewegungs-„Faulheit" hervorgerufen (*Cave:* Verkennung von echten Erkrankungen im Bewegungsapparat), die dem Fortbestand der Fettleibigkeit Vorschub leistet. Nicht selten werden bis zu 50 bis 100% (längenbezogenes) Übergewicht erreicht, und es kommt sogar zur Ausbildung von Striae.

Differentialdiagnose
Hypophysäre Adipositas (M. Fröhlich, Adiposogigantismus); Cushingsche Krankheit; Hypothyreose.

Behandlung
S. nachfolgenden Abschnitt.

Pubertätsfettleibigkeit

Diagnostische Merkmale
- Adipositas oft mit Wachstumsschub (Adiposogigantismus)
- Korrelation zur Entwicklungsphase des Kindes

Allgemeine Betrachtungen
Der Pubertäts-Wachstumsimpuls steigert verständlicherweise den Hunger. Da es sich in dieser Situa-

tion um einen echten Gewebsansatz handelt, sollte die Eiweißzufuhr gesteigert werden, was — oft aus finanziellen Gründen — statt dessen durch Kohlenhydrat-Aufstockung ersetzt wird. Dazu besteht in der Pubertät eine Art Ungleichgewicht im Hormonhaushalt sowie eine gewisse Bequemlichkeit der Kinder in diesem Lebensabschnitt, wodurch die Tendenz zum Fettansatz gefördert wird.

Klinische Befunde
Das Übergewicht beträgt nicht selten 60 bis 100% dessen, was die Kinder bei ihrer jeweiligen — ebenfalls oft altersbezogen übergroßen — Körperlänge wiegen sollten. Das Fett ist hierbei bevorzugt an Brust, Bauch, Hüften und Oberschenkeln angesetzt. Der Grundumsatz dieser Kinder ist meistens normal. Diese Adipositas bei frühzeitigem Großwuchs führt zu der Bezeichnung Adiposogigantismus.

Komplikationen
Durch die Gewichtsüberlastung des in dieser Wachstumsphase besonders empfindlichen Skelets kommt es leicht zu X-Beinen sowie Senk-Knickfüßen und Verbiegungen der Wirbelsäule.

Vorbeugung
Eiweißreiche Kost mit viel Obst und Gemüse bei normaler Kohlenhydrat- und Fettzufuhr.

Behandlung
Reduktion der Nahrungskalorien auf 1000 bis 1200 kcal (4200–5000 kJ)/Tag. Eiweißreiche, Kohlenhydrat- und Fett-reduzierte Kost, reichlich Salate (ohne Öl oder Sahne), Obst und Gemüse (ohne Fettmehlsoße); Schwarz- statt Weißbrot. Einschränkung von Kochsalz und salz- sowie zuckerhaltigen Sprudeln und Limonaden. Stimulation der körperlichen Tätigkeit: Gartenarbeit, viel Sport, Wandern. Medikamentöse Appetitzügler sollte man möglichst vermeiden.

Pubertätsmagersucht
(Anorexia nervosa)

Diagnostische Merkmale
- Extreme Abmagerung (um mehr als 25% unter längenbezogenem Sollgewicht)
- (Prä-)Pubertät ist prädisponierendes Alter

Allgemeine Betrachtungen
Durch das Zusammentreffen psychopathischer Veranlagung (evtl. auch familiärer Konfliktsituation) und körperlicher Konstitution (Astheniker-Typ) sowie dem (prä-)puberalen Ungleichgewicht der inkretorischen Drüsenfunktion wollen solche Kinder, weit überwiegend Mädchen, oft nicht ihre knabenhaften Proportionen verlieren.

Klinische Befunde
Außer der extremen Kachexie kommt es infolge der gleichzeitig zu geringen Flüssigkeitsaufnahme zu (maskierter) Anhydrämie und durch den gedrosselten Stoffwechsel zu Hypothermie; im Blut bestehen oft eine Leukopenie und Hypoglykämie. Weitere Symptome sind: (Schein-)Obstipation, Hypotonie, „Tropfenherz", Enteroptose und (sekundäre) Amenorrhoe.

Differentialdiagnose
Simmondsche Kachexie; Malignom. Einseitige Mangelernährung. Colitis ulcerosa; Mukoviszidose.

Behandlung
A. Spezifische Maßnahmen: Appetitsteigernde Medikamente, z. B. Acidolpepsin®, Citropepsin®, Festal®, Pansan® u. ä. Vitamin E-Präparate (2- bis 3mal täglich je 25 mg oral). Nuran®. Gemischte, eiweiß- und kohlenhydratreiche und vitaminreiche Kost (2000 bis 2500 kcal [= 8400–10 500 kJ]/Tag). Bei strikter Nahrungsverweigerung kommt heute auch die komplette parenterale Ernährung (einschließlich Fett i. v.) in Betracht.
B. Allgemeine Maßnahmen: Zuwendung zu dem Kinde und psychotherapeutisches Eingehen auf seine Probleme schaffen die Voraussetzung eines stabilen Erfolges.

Prognose
Gut, wenngleich die Rezidivneigung groß ist. Ein überzufallsmäßig großer Teil dieser Patienten zeigt im (frühen) Erwachsenenalter Manifestierung einer Schizophrenie.

Eiweiß-Stoffwechsel-Erkrankungen

Dysproteinämie

Unter **Dysproteinämien** versteht man ein atypisches Verhältnis der einzelnen Eiweißfraktionen zueinander, wobei es zu extremer Vermehrung oder Verminderung einer oder mehrerer Fraktionen kommen kann, ohne daß solche Verschiebungen immer pathognomonisch sind.

Eiweiß-Mangelernährung

Kwashiorkor

Unter der Bezeichnung *Mehlnährschaden* wurde diese Eiweiß-Mangelernährung bereits vor 100 Jahren im deutschsprachigen Raum bekannt (Czerny) und vor rund 30 Jahren von den Amerikanern wiederentdeckt, wobei dann die Eingeborenen-Bezeichnung Kwashiorkor dafür verwendet wurde.

Diagnostische Merkmale
- Extreme Abmagerung junger Kinder
- Aszites und Hungerödeme, bevorzugt an den herabhängenden Partien
- Zunehmende Apathie
- Bei farbigen Kindern: fleckförmige Entpigmentierung der Haut

Allgemeine Betrachtungen
Diese Erkrankung beruht auf einer zu eiweißarmen Ernährung der von der Muttermilch entwöhnten Großsäuglinge bzw. Kleinkinder. (Im späteren Leben tritt sie nur recht selten auf.) Bei sonst kalorisch ausreichender Nahrung kommt es bei anfänglich weiterem Gedeihen zur Erschöpfung der Körpereiweiß-Reserven und zum akuten Versagen der Fermentbildungsfähigkeit. Dadurch wird die Verdauungsleistung akut insuffizient. Sekundär treten Dyspepsien, Vitaminmängel aller Grade und deren Folgen (z. B. Anämien) sowie auch Elektrolytverminderung dazu. Die heute für diese Erkrankung bevorzugten Gebiete sind die „Länder der Dritten bzw. Vierten Welt" (Afrika, Südostasien, Zentral- und Südamerika), in denen Mangel an tierischen Eiweißen herrscht, und die qualitativ nicht ausreichenden Pflanzeneiweiße können das Defizit nicht kompensieren.

Klinische Befunde
A. Symptome und Untersuchungsbefunde: Bald nach Absetzen der Brustnahrung magern die Kinder stark ab, das Muskelfleisch reduziert sich enorm. Das Wachstum stagniert. Die Kinder werden apathisch. Infolge insuffizienter Melaninbildung (aus Tyrosin) kommt es zur fleckförmigen Entpigmentierung farbiger Haut, wodurch die rötliche Unterhaut hier durchschimmert (Kwashiorkor = roter Knabe). Auch die Haare ergrauen. Bevorzugt an den Beinen bilden sich starke Hungerödeme; ferner kommt es zu hypoproteinämischem Aszites, der durch Hepatomegalie mit zirrhotischem Umbau (bzw. fettiger Degeneration der Leber) verstärkt wird.
Durch bakterielle Zersetzung der (bei dem zunehmenden Verdauungsferment-Mangel) unausgenutzt in den Dickdarm gelangenden Nahrung entstehen Durchfälle mit Salz- und Wasserverlusten.

B. Laborbefunde: Starke Anämie infolge Eiweiß- und Vitaminmangels, Hypoproteinämie bis weit unter die Hälfte der Normalwerte mit bevorzugtem Schwund der Albumine (bis unter 15 rel%) sowie erniedrigte Harnstoff-, Kalium-, Cholesterin-Werte im Blut und stark verminderte Phosphatase-, Lipase-, Amylase- und weitere Fermentwerte.

Komplikationen
Infolge mangelhafter Immunkörperbildung kommt es zu Stomatitiden, Lippenentzündungen, Konjunktividen, trophischen Hautulzerationen und sekundären Vereiterungen bis zu septischen Stadien.

Differentialdiagnose
Marasmus infolge zehrender Erkrankung. Verhungern infolge insgesamt unterkalorischer Ernährung.

Vorbeugung
Ausreichende Eiweißzufuhr in der Nahrung: $^2/_5$ tierisches (Import-)Eiweiß, bevorzugt als Magermilchpulver, gemischt mit (einheimischem) $^3/_5$ pflanzlichen Eiweiß, das durch den Zusatz des Milcheiweißes in seinem primär unzulänglichen Aminosäurenbestand stark aufgewertet wird.

Behandlung
A. Spezifische Maßnahmen: Blut- und/oder Serumeiweißtransfusionen. Eiweißreiche Kost. 3–4 g tierisches Eiweiß/kg KG/Tag. Vitamin-Substitution.
B. Allgemeine Maßnahmen: Spezifische Behandlung der akuten Vitaminmängel (z. B. rachitische und kindlich-skorbutische Knochendeformierungen).
C. Behandlung der Komplikationen: Infekt-Therapie und -Prophylaxe (γ-Globulin parenteral).

Prognose
Gut, sofern die (innere) Verhungerung noch nicht zu weit fortgeschritten ist. Spätschäden an Leber sowie in der Hirnentwicklung (Intelligenzquotient!) sind jedoch oft zu erwarten.

Marasmus s. S. 1069

(Enterales) Eiweiß-Verlust-Syndrom

Enteropathia exsudativa

Diagnostische Merkmale
- Zunehmende Ödeme (infolge Eiweißverlustes analog dem nephrotischen Syndrom)
- Fakultativ hartnäckige Durchfälle
- Anämie
- Dystrophie − Kachexie

Allgemeine Betrachtungen

Die Erkrankung tritt nur selten auf. Infolge verstärkter Durchlässigkeit der Blutkapillaren für die Serumeiweiße, besonders die Albumine kommt es zu Eiweißverlusten (bis über 10 g/Tag) in den Darm (wie es beim nephrotischen Syndrom mit den Eiweißverlusten in den Harn kommt). (Manche Fachleute halten beide Erkrankungen für ätiologisch identisch mit lediglich unterschiedlicher Organmanifestation.) Die Hypoproteinämie kann bis zu 2 g% absinken und dadurch die Eiweißmangel-Ödeme, -Anämie und -Kachexie bedingen. Infolge des Schwundes der Eiweißreserven tritt (ähnlich wie beim Mehlnährschaden/Kwashiorkor) ein Mangel an Fermentbausteinen auf, wodurch die Dystrophie zu extremen Graden führen und es zu Nicht-Resorptions-Durchfällen der nur un-(vollständig) verdauten Nahrung kommen kann. Da die in den Darm verloren gegangenen Eiweiße von den Darmbakterien abgebaut werden, sind sie nicht im Stuhl nachweisbar. Dieser Nachweis glückt nur durch Bestimmung der Radioaktivität im Stuhl nach Reinjektion zuvor dem Patienten entnommenen und isotopenmarkierten, also körpereigenen Blutes. (Auch intravenös verabfolgte Dextrane lassen sich bei solchen Patienten vermehrt im Stuhl nachweisen, da sie wie Serumproteine in den Darm ausgeschieden werden.) – Die Alpha-1-Antitrypsin-Konzentration im Stuhl ist deutlich erhöht.

Klinische Befunde

A. Symptome und Untersuchungsbefunde: Ausgedehnte, „weiche" Ödeme besonders an den herabhängenden Körperpartien, in der Kreuzbein-Lendengegend, teigige Gesichts„schwellung". Hartnäckige Durchfälle (infolge bakterieller Zersetzung der nicht verdauten Nahrung im Darm) führen zur Abmagerung.

B. Laborbefunde: In der Serum-Elektrophorese das gleiche Bild, wie es für das nephrotische Syndrom typisch ist: Gesamteiweiß stark vermindert; Albumin stark vermindert, desgleichen α_1- und γ-Globuline; α_2-Globuline relativ hoch. – Deutliche bis starke (Eiweißmangel-)Anämie.

Komplikationen

Sekundärinfektionen infolge herabgesetzter Antikörperbildungsfähigkeit.

Differentialdiagnose

Nephrotisches Syndrom; Eiweißmangel-Ernährung; Zöliakie, Mukoviszidose.

Behandlung

A. Spezifische Maßnahmen: Plasma- bzw. Bluttransfusionen zur akuten Substitution. – Kortikoidgabe (anfangs 3 mg/kg KG/Tag bis zur Ödemausschwemmung; dann langsam reduzieren entspre-

chend der Besserung der Bluteiweißwerte) und Antibiotika zur Verhütung sekundärer Infektionen. Gamma-Globulin (0,3 bis 0,4 ml i. m. bzw. 1,0 ml i. v./kg KG).

B. Allgemeine Maßnahmen: Eiweißreiche Kost (3 bis 4 g/kg KG/Tag); salzarm, fettarm; Kohlenhydrate rasch einsteigernd. Eisen- und Vitaminsubstitution. – „Herd"suche und -sanierung.

C. Langzeit-Metaphylaxe: Die „minimale" Dosis Kortikoide, die evtl. zur Stabilisierung des Eiweißhaushaltes erforderlich ist, muß 3 bis 5 Jahre lang nach den letzten Krankheitssymptomen (bzw. Rezidiven) fortgesetzt werden und darf erst dann langsam ganz abgebaut werden. Großzügige Antibiotikatherapie bei Infektionen.

Prognose

Nicht mehr (unbedingt) schlecht.

Mangel an Plasmaeiweißfraktionen, Antikörpermangel-Syndrom

Angeborenes Antikörpermangel-Syndrom (Gamma-Globulin-Mangel)

Agammaglobulinämie und Hypoglobulinämie

Diagnostische Merkmale
- Rezidivierende, sehr hartnäckige bakterielle Infektionen – besonders
- Rezidivierende Otitiden, Pharyngobronchitiden
- Rezidivierende Dyspepsien

Allgemeine Betrachtungen
Der kongenitale Gammaglobulinmangel ist eine seltene, geschlechtsgebundene, rezessiv vererbte Störung, die durch den Mangel oder das Fehlen von Gammaglobulin bedingt ist. Sie tritt nur beim männlichen Geschlecht auf und wird klinisch bei wiederholten bakteriellen Infektionen manifest, die bereits im frühen Säuglingsalter auftreten: hartnäckige Mittelohrentzündungen, Brochitiden, Pharyngitiden und Dyspepsien sind die häufigsten Initialerkrankungen. – Die typischen Mehrfach-Impfungen führen zu keiner Antikörperbildung; dagegen gehen die BCG-Impfung sowie die Polioschluck-Impfung normal an, da sie zellständige und nicht humorale Immunität bilden. – Die Reaktion auf virale Infektionen ist gewöhnlich normal. Immunreaktionen (z. B. bei der Blutgruppenbestimmung oder beim Immunisieren) kommen nicht vor. Oft besteht gleichzeitig eine ausgesprochene Lymphozytopenie. Die Diagnose wird gesichert durch den Nachweis eines ein-

deutigen Mangels oder Fehlens von Gammaglobulinen mit elektrophoretischen oder immunologischen Methoden.

Die **Behandlung** besteht in monatlichen intramuskulären Injektionen von Human-Gammaglobulin 0,4–0,3 g/kg KG beim jungen Kinde, abnehmend auf 0,2 g/kg KG, bei Erwachsenen 0,1 g/kg KG das ganze Leben lang, Früherkennung von bakteriellen Infekten und rechtzeitiger Behandlung der Infektion mit Gammaglobulin sowie entsprechenden antiinfektiösen Medikamenten.

Zur **sekundären Agammaglobulinämie** s. S. 1070

Zu den äußerst **seltenen Dysproteinämien** gehören auch die **An-Albuminämie,** die (benigne) **An-Alpha-Lipoproteidämie** (Tangier) (gelbe Tonsillen, Hepatosplenomegalie, Schaumzellen im Knochenmark) und die **A-Beta-Lipoproteidämie** (Kornzweig-Bassen) (mit Zöliakie-ähnlichen Enteritiden, Akanthozytose der Erythrozyten, Symptomen des ZNS und Debilität). Vgl. auch S. 1108.

Hierher gehört auch der **Alpha-1-Antitrypsin-Mangel** (bei 1 von 1400 Menschen unter 10 bis 20% der Norm [normal: 200 bis 55 mg/100 ml]), der zu „neonataler Hepatitis", im späteren Leben zu Lungenemphysem und Leberzirrhose prädisponiert. Dieses Eiweiß (ein Glykoproteid) ist einer der stärksten Proteasehemmer und bei Entzündungen, besonders bei Leberschäden, vermehrt.

Aminosäuren-Stoffwechselstörungen

s. auch S. 1071ff. sowie Tabelle 21-1, S. 1073.

Phenylketonurie, Phenylbrenztraubensäure-Schwachsinn (P. K. U.), Oligophrenia phenylpyruvica (Fölling)

Diagnostische Merkmale
- Penetrant muffiger Harngeruch
- 90% der Kinder hellblond, blauäugig (pigmentarm)
- Schon im Säuglingsalter Retardierung-Debilität
- Lebervergrößerung

Allgemeine Betrachtungen und klinische Befunde
Diese Krankheit ist die häufigste behandlungszugängliche Aminosäurenstoffwechselstörung und kommt bei rund 0,1‰ aller Neugeborenen vor. Die Ursache dieses autosomal rezessiv erblichen Leidens beruht im Fehlen des Enzyms Phenylalaninhydroxylase, das den Abbau von Phenylalanin zum Tyrosin bewirkt. Infolge dessen kommt es im Blut zum Aufstau des Phenylalanins und seines Desaminierungsproduktes Phenylbrenztraubensäure sowie zu deren vermehrter Ausscheidung mit dem Harn. Das vermehrte Phenylalanin läßt sich säulen- und dünnschichtchromatographisch im Speziallabor quantitativ bestimmen (die optimale Zeit für die initiale Phenylalaninbestimmung im Blut ist offensichtlich nicht vor dem 6. Lebenstag und nicht später als nach 2 Wochen); als Suchtest hat sich der (mikrobiologisch durchgeführte) *Guthrie-Test* bewährt, der bei jedem Neugeborenen Ende der 1. Lebenswoche (in eigens damit beauftragten staatlichen Untersuchungsstellen) durchgeführt werden soll. Bei Anstieg des Phenylalanins (normal unter 2 mg/100 ml im Serum) auf über 10 bis 12 mg/100 ml wird im Harn (bzw. in der nassen Windel) die Föllingsche Probe auf Phenylbrenztraubensäure positiv (wenige Tropfen 10%iger Ferrichloridlösung färben den Harn dann deutlich zeisiggrün; Fabrik-Stäbchentest mit Phenistix®). Unbehandelt kommt es zu irreversiblen (toxischen) Hirnschäden der Kinder bereits binnen der ersten Lebenswochen, weshalb nur die Frühdiagnose und -therapie solche Patienten vor der Debilität oder gar Idiotie bewahren kann. Weitere Symptome dieser Patienten sind: in 90% der Kinder blauäugig und hellblonde Haare infolge Pigmentarmut (Phenylalanin wird normaliter über Tyrosin auch zu Melanin umgebaut) mit Photosensibilität der Haut und Lichtdermatosen, Lebervergrößerung bis -zirrhose; bei über der Hälfte der Kinder kommt es zu muskulärer Hypertonie infolge ZNS-Schäden, mit Ataxie, Tremor, evtl. auch Krampfleiden. Der Harn (die Windel) dieser Kinder riecht oft auffallend muffig.

Vorbeugung
Eugenische Beratung bei familiärer Belastung: Heterozygoten-Belastungs-Test (0,1 g Phenylalanin/kg KG oral. 4 Std lang alle Stunde Bestimmung des Phenylalanin-Tyrosin-Quotienten im Blut: Anstieg bedeutet Heterozygoten) bei den Brautleuten kann Unglück verhüten helfen.

Differentialdiagnose
Eine nur interkurrente Neugeborenen-Hyperphenylalaninämie (die klinischer Kontrolle zugeführt werden sollte). Jede andere schwere Aminosäuren-Stoffwechselstörung (s. Tabelle 21-1, S. 1073).

Behandlung
Ab Neugeborenen- bzw. frühem Säuglingsalter strenge Diät: keine Milch- oder üblichen Eiweiße, statt dessen Phenylalanin-arme Aminosäurenmischung (Fabrikpräparate: z. B. Albumaid-XP, Milupa-PKU, P.A.M., PKU-Diät-Aponti).

Da das Phenylalanin eine essentielle Aminosäure ist, muß ein Minimum davon mit der täglichen Nahrung gegeben werden, um Wachstumsschäden (Skelet) und Dermatosen zu vermeiden. Der tägliche Mindestbedarf an Phenylalanin beträgt pro kg Kör-

Tabelle 13-13. Mit dem Guthrie-Test erfaßbare Aminosäuren-Stoffwechselstörungen als umfassende Suchreaktion

Krankheit	Nachzuweisende Substanz	Häufigkeit des Vorkommens
Phenylketonurie, Hyperphenylalaninämie	Phenylalanin	1 : 10 000
Tyrosinämie	Tyrosin	1 : 500 000
Valin-Leucinämie (Ahornsirupurin-Krankheit)	Leucin, Valin	1 : 200 000
Histidinämie	Histidin	1 : 20 000
Galaktosämie	Galaktose	1 : 40 000
Homozystinurie	Methionin	1 : 200 000
Citrullinämie	Citrullin	Sehr selten
Glykokollämie (Glycinämie)	Glykokoll	Sehr selten
Lysinämie	Lysin	Sehr selten
Methioninämie	Methionin	Sehr selten
Ornithinämie	Ornithin	Sehr selten
Prolinämie	Prolin	Sehr selten
Valinämie	Valin	Sehr selten

pergewicht: beim Säugling im 1. Lebenshalbjahr 25–30 mg, im 2. Halbjahr 20–25 mg und im Kleinkindalter 15–20 mg. In diesen Mindestmengen müssen auch die relativ kleinen Phenylalaningehalte im Gemüse, Obst usw. mit berücksichtigt werden! (Im Mittel kann man sagen, daß das Phenylalanin etwa 5% des Gesamt-Eiweißes entspricht.) Die tägliche Zufuhr mit der Nahrung soll so bemessen sein, daß die (mikrobiologisch überprüfbare) Konzentration dieser Aminosäure im Blut etwa 3 bis 6 (bis 8) mg/100 ml beträgt.

Ab Schulkindalter wird einerseits die Toleranz dieser Kinder für Phenylalanin besser, d. h. das Gehirn ist ausgereift, andererseits wird dann der tägliche Eiweißbedarf/kg KG geringer, so daß eine Diätlokkerung zulässig ist: Die Kinder können dann mit einer relativ „eiweißarmen" Nahrung (1 bis 1,5 g Eiweiß/kg/Tag) versorgt werden.

Prognose
Quoad vitam: gut. Jedoch unbehandelt: schwerste Hirnschäden. Bei guter und vor allem frühzeitiger Diäteinstellung können im Durchschnitt 85 bis 90% des normalen Intelligenzquotienten erwartet werden. Je später die Diät beginnt, desto schlechter der Erfolg. Diätbeginn jenseits des 3. bis 5. Lebensjahres ist praktisch vergeblich.

Bei Gravidität einer Phenylketonurikerin ist wieder besonders sorgfältige Diäteinstellung wichtig, um pränatale Hirnschäden des Kindes möglichst zu vermeiden.

Ahornsirupurin-Krankheit
(Hypervalin-Leucin-Isoleucinämie)

Diagnostische Merkmale
- Intensiv „stinkender" Geruch des ganzen Kindes ab Geburt (nach „Maggi"-Essenz oder „toten Mäusen")
- Erlöschen der Sehnenreflexe
- Schlaffer, später spastischer Muskeltonus; Opisthotonus
- Ausbleiben jeglicher geistigen Entwicklung

Allgemeine Betrachtungen und klinische Befunde
Die Ahornsirupurin-Krankheit ist eine sehr seltene (1 : 150 000 bis 200 000) rezessiv vererbte Störung, die durch das Fehlen einer Aminosäurendecarboxylase hervorgerufen wird. Sie führt zu einer Stoffwechselstörung der verzweigtkettigen essentiellen Aminosäuren. Schon beim Neugeborenen fällt der fast penetrante Harn- (und Körper-) Geruch des Kindes auf, der wie Maggi-Essenz (nach anderer Empfindung: muffig-süßlich, wie nach Mäusegeruch) imponiert. Schon bald erlöschen die Sehnenreflexe, und die Muskulatur wird hypoton; aber bald danach tritt allgemeine Spastizität auf mit starkem Opisthotonus, ausbleibender geistiger und statomotorischer sowie körperlicher Entwicklung. Meist erfolgt der Exitus Ende des ersten Lebensvierteljahres. Nur selten kann die Krankheit bis in die späte Kindheit latent bleiben und, erst durch eine Infektion oder ein Trauma bedingt, apparent werden. Eine Variante der Ahornsirupurin-Krankheit, die mit einer intermittierenden Ketonurie einhergeht, ist beschrieben worden. Desgleichen kommt eine interkurrente Hypervalin-Leucinämie beim Neugeborenen vor.

Tabelle 13–14 a. Flußdiagramm zur Erkennung angeborener Stoffwechselerkrankungen mit neurologischer Symptomatik (nach Böhles; Med. Klin. 74 [1979])

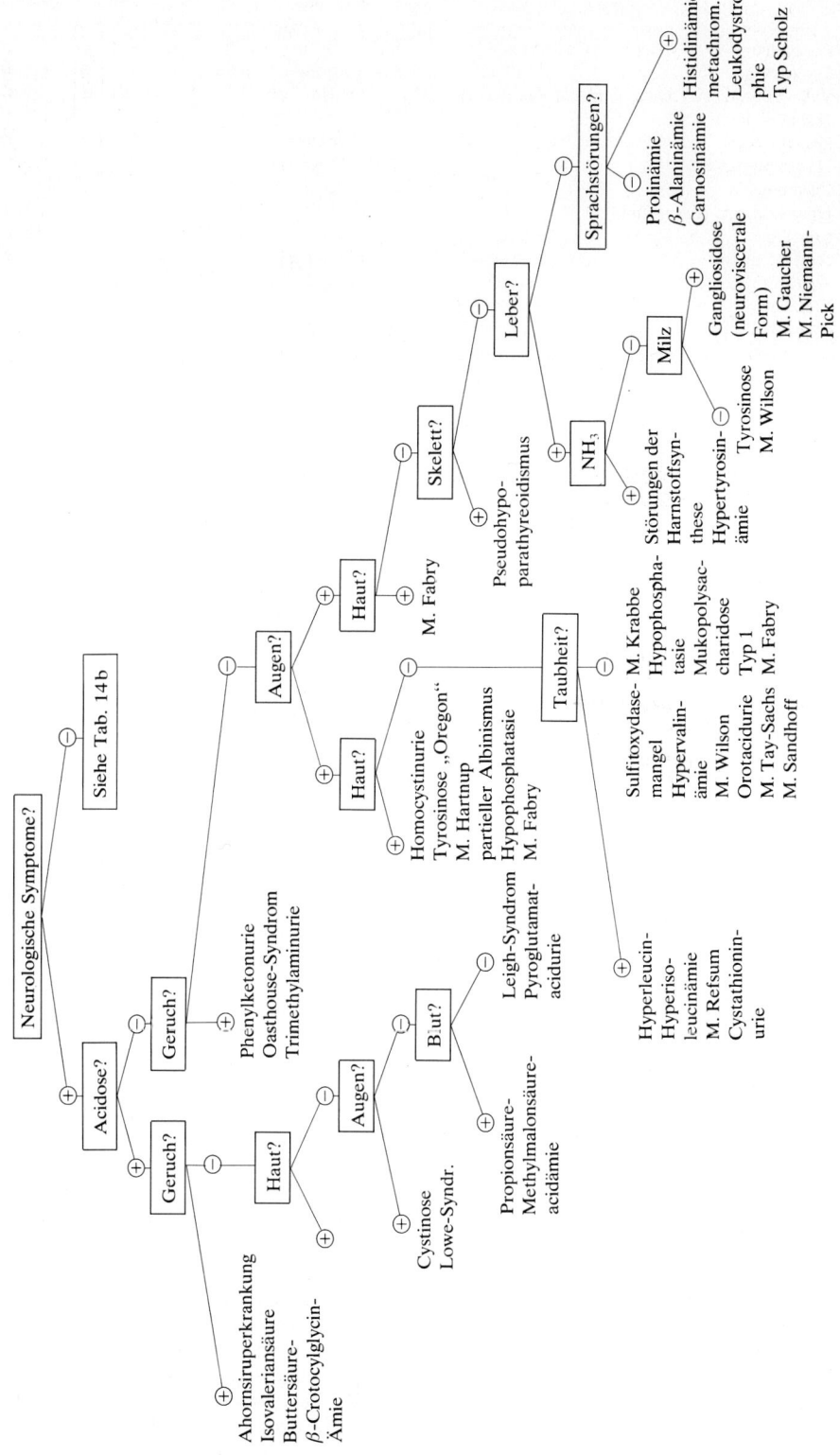

Tabelle 13-14 b. Flußdiagramm zur Erkennung angeborener Stoffwechselerkrankungen mit neurologischer Symptomatik (nach Böhles; Med. Klin. 74 [1979])

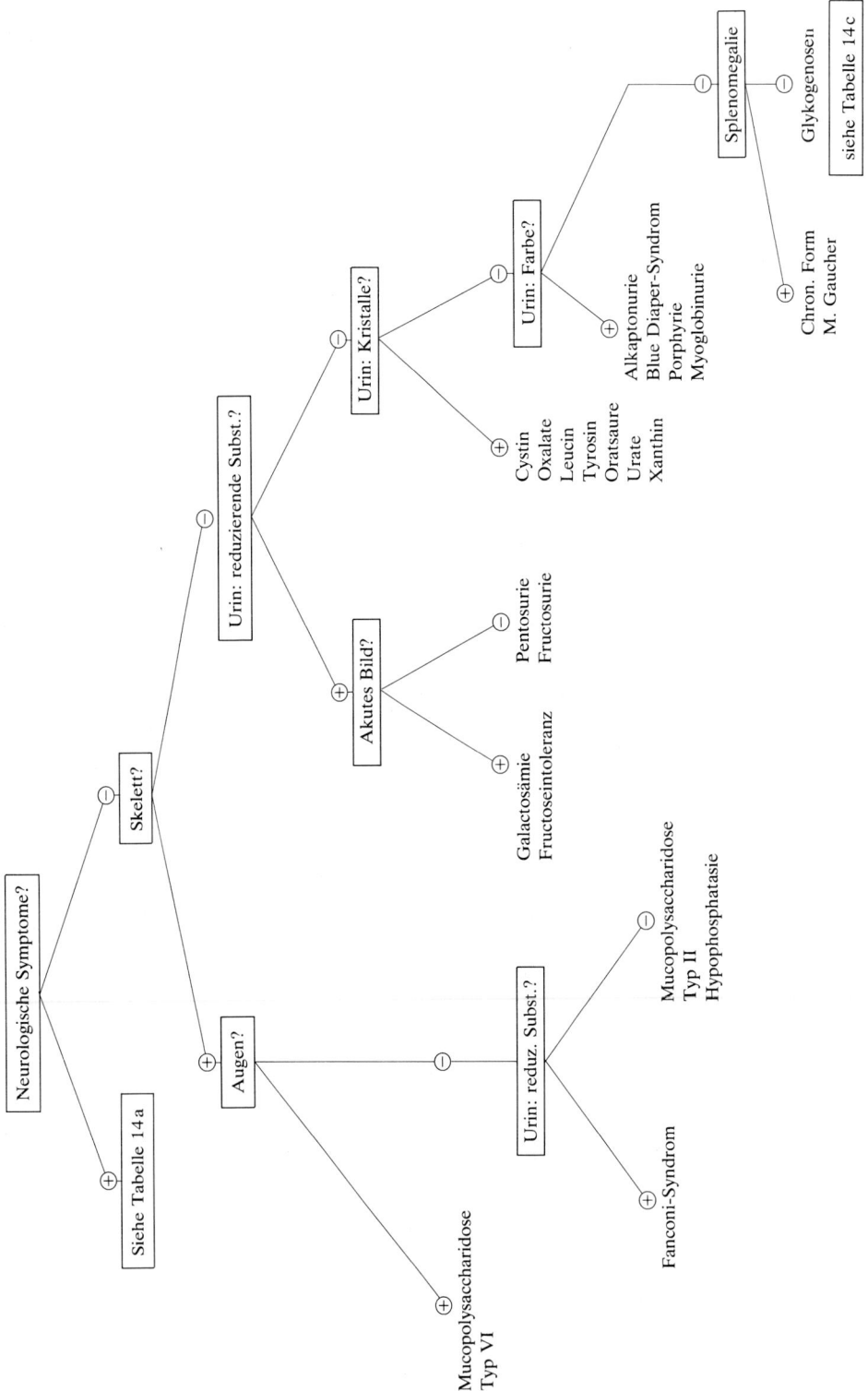

Tabelle 13-14c. Flußdiagramm zur Erkennung angeborener Stoffwechselerkrankungen mit neurologischer Symptomatik (nach Böhles; Med. Klin. 74 [1979])

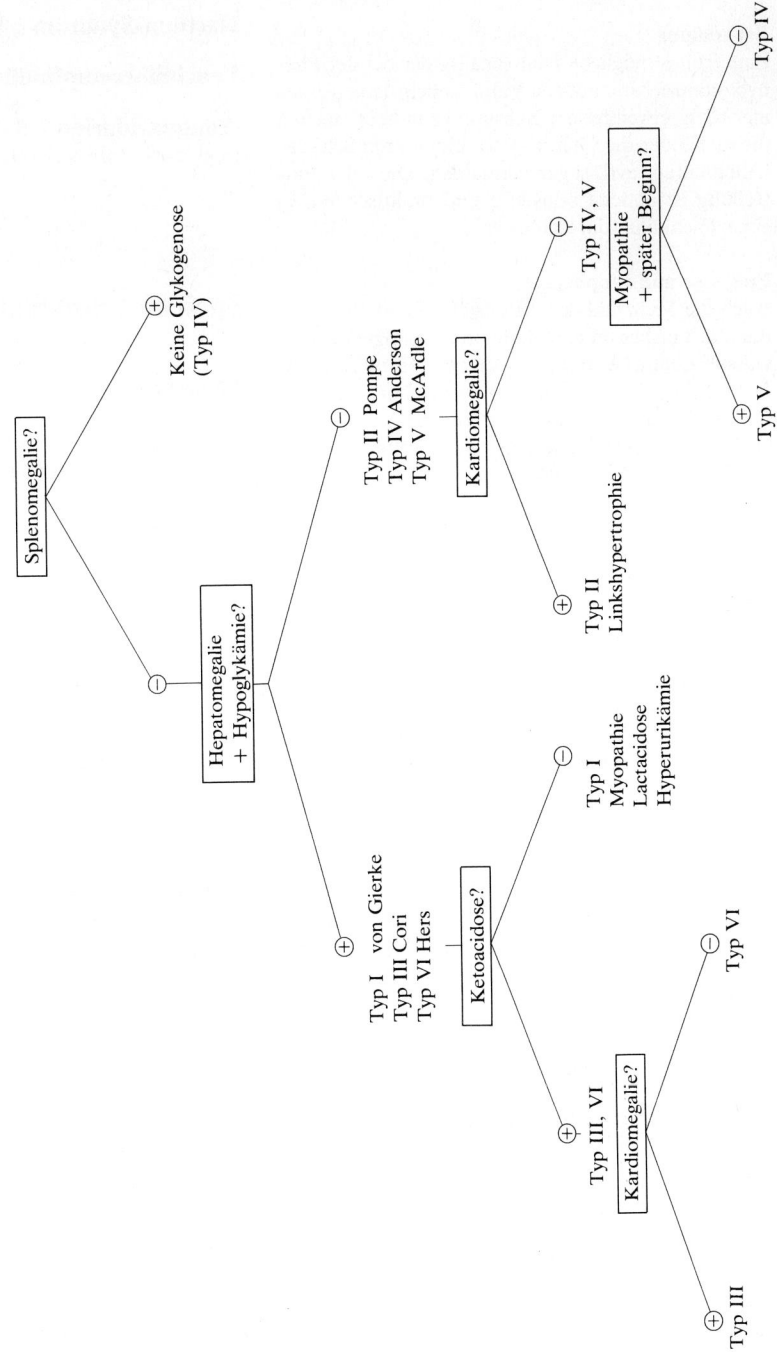

Die verzweigtkettigen Aminosäuren steigen im Blut und Harn stark an; sie bewirken eine toxische Hirnschädigung mit diffusen, spongiösen Zellnekrosen.

Behandlung

Eine frühestmögliche Diät (analog der bei der Phenylketonurie) mit äußerst Valin-Leucin-Isoleucinarmer (d. h. eiweißfreier) Nahrung kann bei manchen dieser Kinder die Gehirn- und sekundären Schäden hintanhalten, evtl. sogar vermeiden. Die Diät-Einstellung ist äußerst schwierig und praktisch nur in einer Fachklinik durchführbar.

Prognose und Prophylaxe

Auch die Mehrzahl der diätetisch behandelten Kinder starb bisher im Kleinkindalter, wenngleich individuell deutliche Remissionen bis Entwicklungs-Fortschritte (vorübergehend) erreichbar waren. – Durch Belastungstests der Eltern und Verwandten sind heterozygote Merkmalsträger auffindbar, wodurch eine eugenische Beratung sinnvoll ermöglicht wird.

Zystinurie s. S. 1072
Zystinose s. S. 1072

Homozystinurie s. S. 1074

Fanconi-Syndrom s. S. 1074

Hartnup-Syndrom s. S. 1074

Leucinüberempfindlichkeit s. S. 1075

Aminoacidurien s. S. 1075
(Vgl. auch Tabelle 21-1, S. 1073).

Speicherkrankheiten

Thesaurismosen

Diese Gruppe von (erblichen) Erkrankungen (s. S. 1305, Tabelle 30-2.) wird nach den einzelnen Speichersubstanzen (z. B. Kohlenhydraten, Lipoiden) und/oder nach deren Ablagerungslokalisationen (z. B. ZNS, RES) unterteilt (s. Tabellen 13–15 und 13–16.). Die differentialdiagnostische Abgrenzung (s. auch Tabelle 13–14) verlangt fast stets diffi-

Tabelle 13-15. Speicherkrankheiten

Erkrankung	Speicher-substanz	Bevorzugt be-fallene Organe oder Systeme	Erbgang	Symptome	Prognose	Therapie
Gaucher	Cerebroside, Kerasin (Lipoide)	Milz, Leber, Knochenmark („Gaucherzellen"), ZNS	Dominant	(Hepato-)Splenomegalie; Osteoporose, Knochenauftreibungen; Panmyelopathie, Knochenbeschwerden, (Hautpigmentierungen), Minderwuchs	Bei Beginn im Säuglingsalter: schlecht, Enthirnungsstarre (Spätmanifestation günstiger)	Symptomatisch: Splenektomie
Niemann-Pick	Phosphatid, Sphingomyelin (Lipoide)	Knochenmark (Schaumzellen), Gehirn (Gangliosid), Milz, Leber, Nieren, Lungen	Rezessiv	Hepatosplenomegalie, Dystrophie; Wachstumsstillstand; (Gelbbrauner Hautfarbton); Neurologische Symptome	Infaust (Tod im Kleinkindalter)	Symptomatisch
5 Typen je nach Manifestationsalter: Amaurotische Idiotie angeboren, Tay-Sachs, Jansky-Bielschowsky, Spielmeyer-Vogt, Kufs-Hallervorden, Pseudo-Hurler	Phosphatide (Gangliosid)	Gehirn	Rezessiv (bevorzugt jüdische Inzuchtgebiete)	Kirschroter Fleck in Gegend der Macula lutea des Auges; Retardierung bis Idiotie; Muskelhypertonie; Krämpfe (Enthirnungsstarre)	Infaust (Kleinkindalter)	Symptomatisch

Tabelle 13-15. Speicherkrankheiten

Erkrankung	Speicher-substanz	Bevorzugt be-fallene Organe oder Systeme	Erbgang	Symptome	Prognose	Therapie
Hand-Schüller-Christian (s. S. 1111)	Cholesterin (Lipoide)	Schädelkno-chen (Lipoid-granulome), RES		Hypercholesterinämie, Knochendefekte am Schä-del (Landkartenschädel); Exophthalmus; (Diabetes insipidus); Hepatospleno-megalie	Schlecht; sel-ten Spontan-remission	Strahlen-therapie-Versuch; Zytosta-tika-Ver-such
Abt-Letterer-Siwe (s. S. 1111)	Cholesterin	RES		Hohes Fieber, flüchtige Ex-antheme, Hämorrhagien, Hepatosplenomegalie, Lymphknotenvergrößerun-gen, hellbraune Hautpa-peln, Knochenmarkstörun-gen, Osteoporose	Ungünstig	ACTH oder Corti-sone (anti-biotische Abschir-mung)
Eosinophiles Granulom (s. S. 1111)		Knochentumo-ren, RES		(Lokale) Knochenprozesse	Günstig	Operativ; radiolo-gisch, Cor-tisone (und antibio-tisch)
6 Typen je nach Organbe-fall und Bela-stungs-Reak-tion: Von Gier-ke-van Crefeld, Pompe, Forbes, Andersen, Mc Ardle, Hers	Glykogen	Leber, Nieren, Herz (Unter-scheidung di-verser Typen)		Diverse Organvergröße-rungen durch die Einlage-rungen; Hypoglykämie, Ketonurie (Zucker-, Adre-nalin-, Insulin-, Glukagon-Teste); Dystrophie bis Hy-perlipämie; Kleinwuchs; Osteoporose; körperliche Retardierung	Hepatische Form: gut; kardiale: schlecht	Viele Ein-zelmahlzei-ten; Diät: Kohlenhy-drat-, Ei-weiß-reich, Fett-arm
Idiopathische Hyperlipämie	Choleste-rine, Phos-phatide, Triglyze-ride	Blutplasma, Leber; genera-lisiert		Lebervergrößerung; mil-chiges Plasma; Hautxan-thome. Nach Fettmahlzeit: Oberbauchbeschwerden	Gut	Diät: fett-arm
Metachromati-sche Leukody-strophie Typ Scholz oder Pe-lizäus-Merzba-cher	Lipoide; Cerebro-sid-Sulfa-tide	Gehirn; Gan-glienzellen (z. B. auch Dickdarm); Zahnpulpa	Rezessiv	Entwicklungsknick im (frühen) Kindesalter; zu-nehmender Hirnverfall bis zur „Enthirnungsstarre"	Infaust	Nur sym-ptomatisch
Refsum-Syndrom	Phytan-säure (Ver-zweigtket-tige C-16-Fettsäure)	Blut	Auto-somal-rezessiv	Ataxie, Areflexie, Retinitis pigmentosa, Katarakt, Hörschaden, EKG-Verän-derungen, Mißbildungen der Hände und Füße	Ungünstig	Frühzeitig Diät: Phy-tansäure-frei
7 Typen: Pfaundler-Hur-ler, Hunter, Sanfilippo, Morquio, Ul-brich-Scheie, Maroteaux-La-my, Typ VII	Mukopoly-saccharide (vgl. Tabel-le 13–16.)		Typ II X-chromoso-mal, sonst autosomal rezessiv	s. folgende Tabelle 13–16		

Tabelle 13-16. Mukopolysaccharidosen

Typ	Synonyma	Diff.-diagnostische Ausscheidung mit dem Harn	Symptome
I	Pfaundler-Hurlersche Krankheit, Lipochondrodystrophie, Gargoylismus	Dermatan-, Heparitinsulfat	Wasserspeier-Gesicht. Dolichozephaler, kurzer Hals. Hornhauttrübung; Tatzenhände; disproportionierter Zwergwuchs, Stufenbildung im 1. oder 2. Lendenwirbel. Hüftgelenksdysplasie; Milz-Leber-Vergrößerung; Imbezillität. Toxische (Aldersche) Granulation der Leukozyten
II	Huntersche Krankheit	Dermatan-, Heparitinsulfat	Ähnlich wie Typ I, aber leichter; Hornhäute klar. Schwerhörigkeit
III	Sanfipposche Krankheit, Polydystrophische Oligophrenie	Heparitinsulfat	Fortschreitender Geistesverfall. Grobes Gesicht. Hepatomegalie; vermehrte Behaarung. Schwerhörigkeit. Hornhäute klar. Dicke Schädelkalotte
IV	Morquiosche Krankheit, Osteochondrodystrophie	Kerato-, Chondroitinsulfat	Kleinwuchs, Zahnschmelzschäden, Kyphoskoliose, Genua valga, Gelenk-Kontrakturen; Hernien, Hepatomegalie, Schwerhörigkeit. Feinste Hornhauttrübungen
V	Ulbrich-Scheiesche Krankheit	Heparitin-, Dermatansulfat	Gelenkversteifungen (Klauenhand); Hernien; Hornhauttrübungen; Hepatomegalie
VI	Maroteaux-Lamysche Krankheit, Polydystropher Zwergwuchs	Heparitin-, Dermatansulfat	Ähnlich Typ I. Multiple Gelenkkontrakturen; Wirbelkörper eiförmig. Hepatosplenomegalie. Hornhauttrübungen. Herzklappeninsuffizienz. Normale Intelligenz
VII		bisher uncharakteristisch	Ähnlich Typ IV

(Zwischenformen bzw. „Varianten" sind beschrieben)

zile Eingriffe, (oft einschließlich Probeexzisionen bzw. -organpunktionen), nicht immer ganz harmlose Belastungstests sowie damit Hand in Hand gehende (bio)chemische Analysen, so daß es zweckmäßig erscheint, im gegebenen Verdachtsfall solche Patienten stationär einzuweisen.

Störungen des Wasser- und Elektrolythaushaltes

(Physiologische Besonderheiten des Kindes auf diesem Gebiet s. S. 624.)

Die wichtigste und häufigste Störung des Wasser- und Elektrolythaushaltes beim Kleinkind, bevorzugt beim Säugling, ist die Exsikkose, die in diesem frühen Lebensalter wesentlich leichter auftritt und viel bedrohlicher ist als beim Erwachsenen. Denn beim jungen Kinde liegt ein wesentlich größerer Anteil des Körperwassers (bezogen auf das KG) extrazellulär als bei jenem und ist damit wesentlich leichter verschiebbar und verlierbar (s. Tabelle 13-1, S. 620).

Exsikkose beim Säugling

Diagnostische Merkmale
- Schlaffer Hautturgor, besonders an der Bauchhaut
- Eingesunkene Fontanelle
- Tiefliegende Augäpfel
- Benommenheit
- Oligurie
- Azidose

Allgemeine Betrachtungen
1. Salzverlustexsikkose: Durch starke Elektrolytverluste (z. B. mit wäßrigen Stühlen, mit denen mehr Salze pro Tag verloren gehen können als gleichzeitig mit dem Harn) und Erbrechen kommt es zur Hyposalämie. Infolge herabgesetzter Wasserbindungsfähigkeit treten Verluste an extrazellulärem Wasser dazu. Die Wasserverluste folgen hierbei den Elektrolyten. Da außerdem bei der salopriven Exsikkose die Elektrolytkonzentration in der Zelle größer als extrazellulär ist, folgt ein Wasserfluß aus dem extra- in den intrazellulären Raum, in dem dabei der größere (osmotische) Wassersog besteht. Dadurch tritt rasch Oligämie ein.

Tabelle 13-17. Standard-Infusionslösungen für die i. v.-Flüssigkeitstherapie beim Säugling und Kleinkind

Hauptindikationsgebiet	Zusammensetzung der Lösung
1. Kochsalz-Mangelzeichen, Exsikkose	Ringerlösung + 5%ige Traubenzuckerlösung ää
2. Forsetzung der i. v.-Exsikkose-Therapie, besonders bei bereits nebenher beginnendem oralen Nahrungsaufbau; etwas kalorienreicher	Ringerlösung + 10%ige Traubenzuckerlösung ää (ggf. + 50 mg % KCl)
3. Wenn trotz Ödemneigung (weitere) i. v.-Infusionstherapie erforderlich ist	$^1/_3$ Vol. Ringerlösung + $^2/_3$ Vol. 5%ige Traubenzuckerlösung

2. Durstexsikkose: Infolge unzureichender Wasseraufnahme bleibt die renale Salzausscheidung relativ geringer, als das auftretende Wasserdefizit. Die dadurch bedingte Hypersalämie saugt („umgekehrt" wie zuvor!) Wasser (aus der demgegenüber osmotisch weniger wasserfesthaltenden Intrazellularflüssigkeit) in den extrazellulären Raum, wodurch die Anhydrämie des Blutes verzögert wird; diese tritt jetzt erst auf, wenn rund 20% des ursprünglichen Körpergewichtes an Wasser fehlen.

Klinische Befunde
Die (Bauch-)Haut läßt sich leicht als Falte abheben und bleibt „stehen" (verstreicht nur sehr träge). Die Anhydrämie läßt das Blut (Polyglobulie) sehr viskös werden (hohe Serumeiweiß-Konzentration), wodurch trotz intensivierter Herzmuskelbeanspruchung die Blutumlaufzeit (mühsame Passage des eingedickten Blutes durch die Kapillargebiete) verlangsamt wird: dadurch bedingt verlangsamter O_2-Transport, CO_2-Aufstau in der Zelle, verlangsamte Blutzuckerzufuhr zur Zelle, dadurch auch intrazelluläre Azidoseverstärkung infolge β-Oxybuttersäure-, Acetessigsäure- usw.-Bildung. (Blut-pH nach Astrup dabei bis unter 7 möglich.) Klinisch dadurch zunehmende Bewußtseinstrübung; Azidose-Atmung (Kußmaul) als Versuch, möglichst viel CO_2 abzuatmen; Acetongeruch in der Atemluft; Oligurie mit Eiweiß- und Zuckerausscheidung, später Anurie; zunehmendes Versagen der Organfunktionen (evtl. hypoxämische Krämpfe); meist dabei „Exsikkose-Fieber". Dieses schwere Koma kann sich beim Säugling in wenigen Stunden ausprägen!

Komplikationen bzw. **Folgen**
Herzversagen; bei Absinken des Blut-pH unter 6,8 ist Rettung nicht mehr möglich.

Vorbeugung
Einen Säugling niemals dursten lassen! Bei Fieber oder heißer Umgebung zusätzliche Flüssigkeit (Fencheltee mit 5% Traubenzucker) anbieten. Bei beginnendem Erbrechen oder Durchfall frühzeitig Ringer-Tee ($^1/_3$ Ringerlösung und $^2/_3$ Fencheltee oder Fencheltee mit $^1/_4$% Kochsalz) geben oder frühzeitig Flüssigkeit i. v. (Ringer- und 5%ige Traubenzuckerlösung ää 20 bis 30 ml/kg KG als langsame Injektion).

Behandlung
180 bis 200 ml/kg KG/Tag als Dauer-Tropfinfusion (maximal 1000 bis 1200 ml pro Tag; s. Tabellen 13-17 und 13-18 sowie S. 630). Klinikeinweisung ist möglichst anzustreben. Pufferung der Azidose mit 1molarer Natriumbicarbonatlösung: Basendefizit in mmol/l (Astrup) mal $^1/_3$ kg KG in ml plus gleiche Menge 5%iger Traubenzuckerlösung binnen $^1/_2$ bis 1 Std mit der Initialinfusion geben, notfalls: 1molare Bicarbonatlösung 5 ml/kg KG ää mit 5%iger Glukoselösung langsam i. v. (Keinen TRIS-Puffer verwenden, da dieser die Laktate erhöht!) Des weiteren muß natürlich die Ursache der Exsikkose spezifisch behandelt werden.

Prognose
Meistens gut (je später der Therapiebeginn, desto lebensbedrohlicher).

Viele weitere **Störungen des Elektrolythaushaltes** verlaufen beim Kinde analog denen des Erwachsenen (z. B. Kalium-Mangel in der Reparation des diabetischen Komas, S. 655 oder beim Pylorospasmus des Säuglings, S. 681; Calcium-Mangel bei der Neugeborenen- oder der rachitogenen Tetanie, S. 645 bzw. 674; Salzhaushaltstörungen bei Erkrankungen der innersekretorischen Drüsen, S. 29); sie wirken sich jedoch beim (jungen) Kinde meistens viel rascher und wesentlich schwerer aus.
Eine besondere Erkrankung tritt bei **chronischem Zinkmangel** auf:

Akrodermatitis enteropathica

Allgemeine Betrachtungen und Befunde
Diese seltene (autosomal rezessiv erbliche) Zinkresorptionsstörung führt (besonders an den Körperostien und vorspringenden Partien des Rumpfes und der Extremitäten) zu bullöser Dermatitis, Schwellung der Fingerendglieder, -nagelatrophie, Kon-

Tabelle 13-18. Flüssigkeitsvolumen für intravenöse Dauer-Tropfinfusion beim Säugling und Kleinkind (Bei oraler Zufütterung müssen die nachstehend angegebenen Mengen entsprechend reduziert werden.)

Indikationsbeurteilung	Menge der Infusionslösung in ml		Bemerkungen
	Säugling	Kleinkind	
Ausgeglichener Wasserhaushalt	180–200 pro kg/Tag (max./Tag 1000 bei Kindern über 5 kg Gew.)	1200–1500 insges./Tag	Gleichmäßig über den Tag verteilt
Exsikkose	einleitend		Initial-Infusion mit Eintropfgeschwindigkeit von 1–2 ml/min
	30–50/kg	20–25/kg	
	Danach wie oben, ohne die Initialdosis auf die weitere Tagesinfusionsmenge anzurechnen		
Verdacht oder Gefahr eines Hirnödems	160–180 pro kg/Tag (max./Tag 800 bei Kindern über 5 kg)	600–800 insges./Tag	
Ausgedehnte Ödeme	Reduzierung vorstehender Mengen bis um maximal		
	25%	30–40%	

junktivitis, Blepharitis sowie Alopezie, kombiniert mit heftigen, chronisch rezidivierenden Enteritiden. Die in Schüben verlaufende Erkrankung beginnt bereits im Säuglingsalter (nach dem Abstillen).

Differentialdiagnose
Jeder andere Darmkatarrh; Pemphigoid; Pluriorifizielle Ektodermose (Stevens-Johnson).

Behandlung
Tägliche Zinksubstitution (20–50–100 mg, als Zinksulfat). Laufend hohe Dosen 8-Hydroxychinolin bringen zwar Besserung, führen aber evtl. zu Opticusatrophie und Neuropathie.

Prognose
Unbehandelt meistens tödlicher Ausgang durch Sekundärinfektionen.

Vitamine und deren Stoffwechselstörungen

Definition der Vitamine s. S. 1062.
Der Vitaminbedarf des Kindes weicht erheblich von dem des Erwachsenen ab, was besonders auf seinem großen Wachstum und damit großen Stoffwechsel beruht. Normalwerte für das Kind s. Tabelle 13-19, S. 671.

Vitamin A-Mangel

Diagnostische Merkmale
• Bitotscher Fleck am Auge
• Xerophthalmie
• Keratomalazie
• Hyperkeratose

Allgemeine Betrachtungen
Beim Säugling und Kleinkind genügt bereits eine 4- bis 6wöchige Vitamin A-Mangelkost (z. B. fettarme Kohlenhydratkost), um die schweren Krankheitszeichen zu verursachen. Da sich beim jungen Kind eine Nachtblindheit noch nicht nachweisen läßt, stehen hier andere Symptome als beim Erwachsenen im Vordergrund.

Klinische Befunde
A. Symptome und Untersuchungsbefunde: Starke Verhornung der Schleimhautepithelien, insbesondere der der Tränendrüsen führen zu Austrocknungserscheinungen der Schleimhäute. Das sich besonders folgenschwer auswirkende Versiegen der Tränenflüssigkeit bedingt ein Austrocknen des vorderen Augapfels (Augendarre, Xerophthalmie), in deren Folge sich zuerst kleine, dreieckige, bei schrägem Lichtauffall silbrig glänzende Flecken am Kornearand (Bitotsche Flecken) bilden; dann entstehen rasch fortschreitende, infiltrative Trübungen der Kornea, die erweicht (Keratomalazie) und infolge bakteriell bedingter Ulzeration perforiert. Das Wasser der vorderen Augenkammer läuft aus, Iris und Linse prolabieren, und die Infektion greift auf das Augeninnere über.

Tabelle 13-19. Vitaminbedarf des Kindes pro Tag

Vitamin	Mengenbezeichnung	Lebensalter		
		Säugling	Kleinkind	Schulkind
A	I. E.[a]	1200–1500	2000–3000	4000–5000
	mg	0,36–0,45	0,60–0,90	1,20–1,50
	E.	2400–3000	4000–6000	8000–10000
B_1	γ (μg)/kg KG	ca. 70	ca. 50	ca. 40
	bzw. mg absolut	0,3–0,7	0,6–1,0	1,0–2,0
B_2	mg	0,5–1,0	2–3	3–4
Nikotin-	mg/KG	ca. 1,5	ca. 1,5	
säureamid	bzw. mg absolut	8–10	15–20	20
B_6	mg	0,5–0,8	0,6–1,5	2,0
Pantothensäure	mg	4–5	5–6	10
Biotin (früher H)	mg	0,1–0,2	0,2–0,4	0,5
Folsäure	mg	0,2	0,4	0,6
B_{12}	γ (μg)	2–3	3–5	6
C	mg/kg KG	5–6	3–4	2–3
	mg absolut	30–40	40–60	60–100
D				Pubertätszeit
	I. E.[b]	1000–1200	600–800	1000–1500
	mg	0,025–0,03	0,015–0,02	0,025–0,04
E	mg	5–10	8–15	15–30
K_1	γ (μg)	5	10	10–15

[a] 1 I. E. Vit. A = $0,3\gamma$ = $0,3\mu$g = 2 E.
[b] 1 mg Vit. D = 40000 I. E.

Beim Säugling kann es außerdem zu Anämie, Hämaturie und Lebervergrößerung kommen.
B. Laborbefunde: Epithelabstriche der Wangenbzw. Scheidenschleimhaut zeigen mikroskopisch die starke Verhornung: bis über die Hälfte der Epithelzellen sind kernlos geworden.

Komplikationen
Panophthalmie.

Vorbeugung
Säuglingsnahrung nicht länger als höchstens wenige Tage ohne Vitamin A-enthaltendes Fett verabreichen (deshalb wird in den Säuglingsheilnahrungen auch 1,5% Fett belassen). Beizeiten Karottensaft bzw. -gemüse füttern.

Behandlung
5000 bis 10000 I. E. Vitamin A täglich, z. B. als Arovit®, Vogan®. Karottensaft bzw. -mark.
Ophthalmologische Antibiotika-Therapie der Kerato-Ophthalmitis.

Prognose
Eine eingetretene Erblindung bleibt irreversibel!

Vitamin A-Vergiftung

Diagnostische Merkmale
- Beim Säugling: Vorwölbung der Fontanelle, klaffende Schädelnähte
- Allgemeine Hirndruckzeichen mit Stauungspupille; Blutungsbereitschaft

Allgemeine Betrachtungen und Symptome
Bei über 30000 I. E. Vitamin A innerhalb kurzer Zeit kommt es zu vermehrter Liquorproduktion mit intrazerebraler Drucksteigerung: beim Säugling wölbt sich die große Fontanelle vor (Chapeau de clown), die Schädelnähte klaffen; nach Schluß der Fontanelle beim Kleinkind entstehen Stauungspapille, Kopfschmerz, Brechreiz. Diese Hydrozephalie ist bei sofortiger Vitamin A-freier Ernährung reversibel. Ferner entstehen Appetitlosigkeit, Leberschwellung und bei chronischer Vitamin A-Überdosierung petechiale und subperiostale Hämatome (infolge Hypoprothrombinämie) sowie Gynäkomastie, Knochenschmerzen mit Osteoporose, Rhagaden, Alopezie und starke Hautschuppung.

Vorbeugung
Verschluß entsprechender Medikamente vor Kindermißbrauch.

Behandlung
Bei lebensbedrohlichem Schädelinnendruck evtl. Ventrikelpunktion. (Vorsicht bei Lumbalpunktion: sie kann zu akuter Hirneinklemmung führen!). Vorübergehend Vitamin A-, fettfreie Kost.

Prognose
Im allgemeinen gut.

Vitamin B-Mangel

Außer den Vitamin B-Mangelerscheinungen, wie sie auf S. 1065 beschrieben sind, verursacht
Vitamin B$_6$-Mangel bei jungen Säuglingen hin und wieder Krämpfe. Dieses Vitamin (Adermin, Pyridoxin) wird für die Coenzym-Bildung wichtiger Eiweiß-Stoffwechselprozesse benötigt.
Ein Belastungstest mit 0,5 g Tryptophan/kg KG oral führt bei Vitamin B$_6$-Mangel zu über 30 bis 100 mg Xanthurensäure-Ausscheidung mit dem 24-Std-Harn (normal: 2 bis 6 mg/Tag).

Behandlung
1- bis 3mal täglich 40 mg Vitamin B$_6$ oral oder 100 mg rektal (z. B. als Benadon® oder Hexobion®). Diese Therapie ist auch bei der ,,Reisekrankheit" (Nausea) recht erfolgreich.

Vitamin B$_{12}$-Mangel
Cobalamin-, Erythrotin-Mangel.
Er bedingt jenseits der Pubertät die perniziöse Anämie, im Verein mit Folsäure-Mangel wird sein Fehlen auch für die Megaloblasten- und die sogenannte Ziegenmilch-Anämie (bei überwiegend mit Ziegenmilch ernährten Säuglingen [Gastarbeiterkinder!]) angeschuldigt, die nach Substitution beider Vitamin B-Faktoren gut ausheilt.

Behandlung
mit z. B. Cytobion®, Docivit®, Millevit® oder Pernicipur® (1- bis 2mal pro Woche 15 bis 30 γ parenteral oder täglich 5 γ oral).

Vitamin C-Mangel

Möller-Barlowsche Krankheit
(vergleiche Skorbut des Erwachsenen, s. S. 1066)

Diagnostische Merkmale
Beim jungen Kinde
• Subperiostale Hämatome
• Knochenverbiegungen an der Wachstumszone

• Stufenförmige Einsenkung des Sternums
• Starker Berührungsschmerz der Extremitäten

Allgemeine Betrachtungen
Da beim rasch wachsenden Kinde besonders die Knochenwachstumszonen (für das Längen- wie auch Dickenwachstum) stark kapillarisiert sind, wirken sich hier auch die typischen kapillären Blutungen am stärksten aus.

Symptome und klinische Befunde
Besonders an den langen Röhrenknochen kann das Periost durch größere Hämatome vom Knochen abgehoben werden (,,Begleitlinie" an der Corticalis im Röntgenbild); da das dem Kinde große Schmerzen bereitet, kommt es zu Schonhaltungs-bedingten Pseudoparesen der Extremitäten bzw. bei schon geringster Berührung zu schmerzhaftem Zusammenzucken (,,Hampelmann-Phänomen"). An der Knochen-Knorpelgrenze werden dunkle Querstreifen sichtbar, die auf der Zerstörung durch Hineinbluten in die Wachstumszone beruhen und histologisch als Trümmerfeldzone imponieren. An den Rippenenden entstehen dadurch leichte Auftreibungen, die zu Verwechslung mit Rachitis führen können. An diesen Wachstumsfugen wird der zerstörte Knochen nachgiebig und leicht durch den Muskelzug verbogen. Das Brustbein wird deshalb durch den rhythmischen Einatmungssog nicht selten stufenartig gegen die Rippenenden eingesenkt erscheinen.
Nach dem Zahndurchbruch kann es bei älteren Kindern zum Zahnfleischbluten kommen. Oft besteht eine deutliche Begleitanämie. – Das Rumpel-Leedesche Zeichen fällt positiv aus (petechiale Blutungen in der Ellenbeuge nach Anlegen einer Staubinde am Oberarm).
Seltener treten (Mikro-)Hämaturien auf. Als Folge des Abbaus der zahlreichen Petechien bzw. Hämatome kommt es auch zu diffuser Hyperaminoazidurie.

Komplikationen
Knochenverbiegungen.

Differentialdiagnose
Rachitis, Lues connata, Osteomyelitis, Sepsis.

Vorbeugung
Jedem Säugling ab 6 Wochen Alter Vitamin C (Citrusfrucht-Saft) zur Nahrung geben, ab ¼ Jahr Gemüsebrei und Obst.

Behandlung
Initial 1 Ampulle Vitamin C zu 250 bis 500 mg geben. Dann täglich oral zusätzlich zur Nahrung über wenige Wochen. Präparate z. B. Cebion® oder Cedoxon®. Vitaminreiche Nahrung. Die Knochenverbiegungen bedürfen gegebenenfalls orthopädischer Maßnahmen.

Vitamin D-Mangel

Rachitis

Die kindliche Vitamin D-Mangel-Rachitis ist die häufigste Hypovitaminose und unterscheidet sich in ihrer Symptomatik deutlich von der Osteomalazie des Erwachsenen (s. S. 1010), da diese Erkrankung beim Kinde einen stark wachsenden Organismus trifft.

Diagnostische Merkmale
- Auftreibungen an den Knochenknorpelgrenzen, besonders deutlich am Thorax
- Verspätete Zahnung, beim Säugling verzögerter Fontanellenschluß
- Retardierung der statomotorischen Entwicklung des Säuglings
- Starke (Kopf-)Schweiße, Schreckhaftigkeit
- Kraniotabes, lagerungsbedingte Schädelabplattung
- Starke Hyperkalziurie (positive Sulkowitsch-Probe)

Allgemeine Betrachtungen
Vitamin D erhöht die Kalzium- (und Phosphat-)Resorption aus dem Darm, hemmt die Osteoklasten und fördert die Kalkeinlagerung in den Knorpel. Bei Vitamin D-Mangel (alimentär oder infolge ungenügender Sonnenlichtbestrahlung der Haut und somit unzureichender Aktivierung des in der Haut liegenden 7-Dehydrocholecalciferol zu Cholecalciferol = Vitamin D_3) wuchert der osteoide Knorpel an den zur Verknöcherung anstehenden (distalen) Knochenenden und bildet (mit den Osteoblasten) vermehrt (alkalische) Phosphatase; diese würde normalerweise zur Kalziumphosphat-Einlagerung in den Knochen verbraucht werden, staut sich jedoch bei Rachitis im Blut auf. Die Kalzium-Konzentration im Serum bleibt normal bis niedrig-normal, Phosphat im Blut sinkt jedoch ab. Bei fortbestehender Rachitis kommt es sogar zur Entkalkung des Knochens und damit zu erheblichen Kalziumverlusten mit dem Harn.

Klinische Befunde
A. Symptome und Untersuchungsbefunde: Bereits ab 3. Lebensmonat kann recht früh eine Erweichung der Schädelknochen, bevorzugt der Scheitelbeine auftreten; dabei bestehen oft starke Kopfschweiße. Die osteoiden Knochenauftreibungen an den knöchernen Rippenenden führen zum Bilde des rachitischen Rosenkranzes, der sich von kranial parasternal nach kaudal lateral am Thorax palpieren, manchmal auch durch die dünnen Gewebsschichten sehen läßt. Gleiche Symptome führen an den Stirnbeinen zu Osteoidauflagerungen („Olympierstirn",

Caput quadratum) und an den lateralen Fußknöcheln zu sattelförmiger Doppelkonturierung (Marfan-Zeichen) sowie zu palpablen Auftreibungen der distalen Unterarmknochen. Bei älteren Säuglingen verzögert sich der Zahndurchbruch oft bis ins 2. Lebensjahr, die große Fontanelle schließt sich erst jenseits des 15. bis 18. Lebensmonats. Bei fortschreitender Rachitis erweichen die bereits verkalkt gewesenen Rippen, und an der Zwerchfellinsertion entsteht eine furchenförmige Thoraxeinsenkung (Harrison-Furche), während sich die untere Thoraxappertur durch die zunehmend muskuläre Hypotonie der Bauchmuskulatur („Froschbauch") auswärts aufstülpt; das ergibt das Bild des Glocken- oder Hutkrempenthorax! Durch den regelmäßigen Inspirationssog flachen sich die vorn-seitlichen Thoraxpartien ab, drücken das Sternum vor, und es bildet sich der Hühner- oder Kahnthorax. Weitere Knochenerweichungen lassen (beim auf dem Rücken oder Bauch liegenden rachitischen Säugling) den Beckenring flachoval verformen, und bei den verzögert einsetzenden Sitz- und Stehversuchen kommt es zu Wirbelsäulen- und Beinverbiegungen (X- und O-Beinen) sowie zur Verzögerung des Längenwachstums. Dazu läßt die Resistenz gegen Infekte der Luftwege nach.

Merke: Trichterbrust ist *kein rachitisches Zeichen,* sondern (meistens) familiäre Veranlagung!

B. Laborbefunde: Die alkalische Blutphosphatase ist auf über 1000 mE/ml Plasma erhöht (normal: 20 bis 100 mE/ml), die Phosphatkonzentration im Blut sinkt (von normal 2,6 bis 3,2 mÄq/l = 1,5–1,8 mmol/l) auf weniger als die Hälfte ab, während die Kalziumkonzentration mit 5 bis 6 mÄq/l (= 2,5–3,0 mmol/l) normal bleibt. Im Harn kommt es zu einer starken Vermehrung des Kalziums (die Sulkowitsch-Probe ist positiv); dazu besteht eine diffuse Hyperaminoazidurie infolge Fehlverwertung von Eiweißen (z. B. muskuläre Hypotonie mit milder „Inaktivitäts-Atrophie").

C. Röntgenbefunde: Im Röntgenbild zeigt sich deutlich der perlenkettenartige Rosenkranz am Thorax; an den distalen Unterarmknochen bildet sich der noch kalkharte Knochenschatten gegen die kontrastarme Osteoidperle „becherförmig" ab. Die Knochenstruktur läßt später Entkalkungszeichen erkennen.

Komplikationen
Neigung zu Bronchopneumonien.

Differentialdiagnose
Möller-Barlowsche Krankheit; Osteogenesis imperfecta; angeborene Hüftgelenksluxation. Debilitätsbedingte Retardierung. Auch Vitamin D-resistente Rachitis und Nierentubulusschwäche u. ä. müssen ausgeschlossen werden. Symptomatisch: Rachitis bei Zöliakie, Mukoviszidose u. a.

Vorbeugung

Die Rachitisprophylaxe wird entweder nach der älteren Form als „Stoß-Prophylaxe" durchgeführt: mit 5 Tagen 5 mg, mit 5 Wochen $2\times$ 5 mg, mit 5 Monaten $3\times$ 5 mg Vitamin D-Gabe oral, oder besser und moderner, jedoch nur bei zuverlässigem häuslichen Milieu sicher praktikabel, die protrahierte Prophylaxe: ab Frischgeborenenzeit (falls evtl. in der Entbindungsanstalt $1\times$ 5 mg Vitamin D gegeben wurden, dann ab 3. Lebenswoche) täglich 1000 E. Vitamin D_3 während des **ganzen** ersten Lebensjahres. Zweckmäßigerweise wird damit auch durch Vitamin D-Fluor-Kombination gleichzeitig der Zahnkaries (s. S. 677) vorgebeugt: D-Fluoretten®, Fluor-Vigantoletten®. Die Lebertranprophylaxe dürfte als weitgehend überholt angesehen werden. Kinder mit chronischen Gedeihstörungen sollen wegen der Gefahr einer Überdosierung keine Routine-Prophylaxe, sondern nur eine individuell dosierte Prophylaxe erhalten.

Behandlung

A. Spezifische Maßnahmen: 3mal 5 mg Vitamin D oral (z. B. Vigantol® forte, Vigorsan® forte) binnen kurzer Zeit; bei eventuell gleichzeitiger Dyspepsie i. m. verabfolgt; unter klinischer Kontrolle (Phosphatase im Blut, Röntgenaufnahme des Handskelets, Verlauf der Kraniotabes) kann die Dosis gegebenenfalls erhöht bzw. sogar wiederholt werden.

B. Behandlung der Komplikationen: Bei Zusammentreffen von Pneumonie und Rachitis muß sofort Vitamin D_3 (10 bis 15 mg) verabfolgt werden; die Pneumonie selbst wird wie üblich (antibiotisch) behandelt. Orthopädische Maßnahmen werden nur in Einzelfällen indiziert sein.

Prognose

Nicht alle rachitogenen Knochenverbiegungen sind mit der Zeit kompensierbar.

Spätrachitis

Diese Form in der (Prä-)Pubertätszeit ist heute infolge guter Lebensbedingungen sowie der Jugend-(arbeits-)Schutzbedingungen sehr selten geworden. Sie entsprechen sonst der Rachitis des jungen Kindes.

Rachitogene Tetanie, Spasmophilie

Diagnostische Merkmale
- Große Schreckhaftigkeit bei (evtl. nur mäßiger, unbehandelter) Rachitis
- Auftreten bevorzugt im Frühjahr
- Tetanische Krämpfe

Allgemeine Betrachtungen

Bei zunehmender Sonnen-(UV-Licht)Einstrahlung im Frühjahr kann bei einer nicht beachteten Rachitis ein „Selbstheilungs-Versuch" anlaufen: das UV-Licht aktiviert Spuren von Sterinen in der Haut zu wirksamem Vitamin D_3. Diese aktivierten Spuren werden sofort zur Kalzium-Einlagerung aus dem Blut in den Knochen verbraucht, und es bleibt kein aktiviertes Vitamin D_3 übrig, um simultan die Kalziumresorption aus dem Darm zu verstärken. Daraus resultiert ein Abfall der Kalziumkonzentration im Blut.

Klinische Befunde

A. Symptome und Untersuchungsbefunde: Plötzlich setzt ein spasmophiler bzw. tetanischer Anfall ein (nachdem das Kind schon Tage zuvor sehr schreckhaft war): Karpopedalspasmen, Hände gebeugt, Daumen eingeschlagen, Füße plantarflektiert. Oft Laryngospasmus. Bei Fieber evtl. generalisierter Krampfanfall. Die Fazialis- (Chvostek-), Peronaeus- (Lust-) und Trousseau-Zeichen sind positiv (s. S. 645).

B. Laborbefunde: Der Blutkalziumwert ist auf unter 4 bis 2,5 mÄq/l (= 2 bis 1 mmol/l) abgefallen. Die Kathodenöffnungszuckung der quergestreiften Muskulatur wird bei weniger als 5 mAmp galvanischen Stroms auslösbar.

C. EKG-Befunde: Es tritt eine typische Verlängerung der ST- bzw. QT-Strecke auf. T-Zacken dabei normal geformt.

Differentialdiagnose

Epileptischer Anfall. „Harmlose" Fieberkrämpfe.

Vorbeugung

Ausreichende Rachitis-Prophylaxe (s. unter ‚Rachitis').

Behandlung

Bei der noch latenten Form: Kalzium oral und Vitamin D-Stoß zu 5–10 mg. Bei der manifesten Form: 5 bis 10 ml Kalzium 10% i. m. oder langsam i. v. Vitamin D-Stoß zu 5–10 mg. Da Milch das Darm-pH alkalisiert und dadurch die Kalzium-Resorption hemmt, soll dem Säugling 1 bis 2 Tage lang nur Fencheltee mit 10% Traubenzucker (oder Reisschleim) gegeben und die Milchnahrung dann schrittweise wieder aufgebaut werden. Dabei täglich (bis zur Heilung) zu jeder Mahlzeit verteilt 0,5 bis 1 g Kalzium oral geben.

Vitamin D-Vergiftung

Diagnostische Merkmale
- Anhaltende Appetitlosigkeit
- Akut einsetzende Obstipation und Erbrechen
- Dystrophie
- Polydipsie und Albuminurie

Allgemeine Betrachtungen
Die Vitamin D-Überdosierung führt zu pathologischer Verkalkung, besonders der Lungen und Nieren.

Klinische Befunde
A. Symptome und Untersuchungsbefunde: Der hartnäckige Appetitmangel kombiniert mit großem Durst, dabei plötzlich auftretende Verstopfung und häufiges Erbrechen führen rasch zu Dystrophie. Dabei auch Adynamie, Kopfschmerzen.
B. Röntgenbefunde: In den Lungen und Nieren zeigen sich deutliche Kalkablagerungen, ferner bilden sich die Schädelbasis, die Epiphysen der Röhrenknochen sowie die großen Arterien pathologisch kalkdicht ab.
C. EKG: ergibt QT-Verkürzung und Rhythmusstörungen. Bradykardie.
D. Laborbefunde: Die Eiweißprobe im Harn ist positiv, desgleichen die Sulkowitsch-Probe (starke Hyperkalziurie), Kalzium im Blut deutlich erhöht (über 5,5 mÄq/l = 3 mmol/l).

Differentialdiagnose
Urämie, Hyperparathyreose. Boecksche Sarkoidose.

Behandlung
Absetzen aller Vitamin D-Gaben. Entkalken der Nahrung mit Ionenaustauschern. Orale Gabe Kalzium-bindender Kunstharze und Phytin. Viel Kalzium-freie Flüssigkeit per i. v. Dauer-Tropfinfusion (Kochsalz-Traubenzucker-Lösung). Cortison-Präparate.

Prognose
Meistens gut.

Vitamin E

Mangelkrankheiten davon sind bisher nicht bekannt. Andererseits kann man Vitamin E bei chronischen Gedeihstörungen und Anorexie, die trotz diätetischer Versuche keine Besserung zeigen, oft wirksam ansetzen: beim Säugling 5 bis 10 mg, beim Kleinkind 10 bis 15 mg und beim Schulkind 15 bis 30 mg täglich oral 4 bis 6 Wochen lang.

Vitamin K, s. S. 1064 und beim jungen Säugling s. S. 633, 638, 641 und 647.

Erkrankungen des kindlichen Verdauungstraktes

Erkrankungen der kindlichen Mundhöhle

Da die Erkrankungen der Mundhöhle beim jungen Kinde oft eine andere Ursache und andere Ausbreitung aufweisen sowie andere Therapie erfordern als bei Erwachsene (s. S. 433ff.), erscheint hier eine gesonderte Darstellung sinnvoll.

Soor, Candida albicans

Diagnostisches Merkmal
- Weiße, rasenartige Plaques in der Mundhöhle, die beim Wegwischen bluten

Allgemeine Betrachtungen
Dieser auch auf der Mundschleimhaut lebende Saprophyt (s. S. 437) beginnt zu wuchern, wenn bei irgendwelchen Resistenzminderungen des Säuglings oder bei medikamentöser Vernichtung der normalen Mundflora bzw. der Immunabwehr des Patienten das biologische Gleichgewicht zerstört wird. Die anfänglich punkt- bis fleckförmigen, weißen Kolonien auf der Zungen- und Mundschleimhaut wachsen rasenartig aus und bilden festhaftende Plaques; diese können bis in den Kehlkopf und die Trachea einwuchern oder zu septischer Generalisierung führen.

Komplikationen
Soorpneumonie, stenosierende Laryngitis.

Differentialdiagnose
Milchflocken-Auflagerung; Diphtherie.

Behandlung
Neben guter, roborierender Allgemeinpflege örtlich mit 1%iger Pyoctaninlösung pinseln; desgleichen mehrmals täglich Moronal®-Suspension oder Canesten® lokal.

Stomatitis

Mundwinkelrhagaden, -ulzera (Faulecken)

Sie werden lokal mit Silbernitratlösung (3- bis
5%ig) und Bepanthensalbe oder Zinkpaste behandelt.

Differentialdiagnose
Lues connata.

Stomatitis aphthosa (vgl. S. 436).

Beim Kleinkind beginnt sie meistens mit Fieber. Die
etwa linsengroßen, rundlichen, weißen Ulzera haben
einen hochroten Saum und sind bereits bei Berührung mit der Nahrung sehr schmerzhaft. Die regionären Lymphknoten schwellen (druckschmerzhaft)
an.

Differentialdiagnose
Soor, Lues, Diphtherie, Leukämie.

Behandlung
3- bis 4mal täglich Betupfen der Ulzera mit Herviros-Lösung. Bei größeren Kindern Iversal® A oder
Tyrosolvetten® (5- bis 10mal täglich 1 Tablette) lutschen lassen, die desinfizierend und anaesthesierend
wirken.
Symptomatisch 10 min vor der Mahlzeit mit Novocain®-Lösung (1- bis 2%ig) betupfen, um die Nahrungszufuhr nicht zu beeinträchtigen.

Prognose
Gut. Die Ulzera heilen in 8 bis 10 Tagen ab.

Stomatitis ulcerosa, Mundfäule

Diagnostische Merkmale

- Eitrig-ulzeröse Zahnfleischentzündung
- Abklatschgeschwüre auf der Wangenschleimhaut
- Foetor ex ore

Allgemeine Betrachtungen
Bei jungen Kindern oft mit Fieber einhergehend ist
diese Erkrankung in Kindergemeinschaften (Kinderkrippen usw.) hochinfektiös und wird besonders
durch Eßbestecke und Spielsachen als Schmierinfektion übertragen. Die Erreger sind fusiforme
Bakterien und Spirochäten.

Differentialdiagnose
Skorbut, Leukämie.

Behandlung
Lokal Gentianaviolett (5%ige Lösung) pinseln; bei
älteren Kindern auch Mundspülungen mit verdünnter Kaliumpermanganat-Lösung oder mit z. B. Hexoral®, Inspirol®, Mallebrin® oder Merfen®. Binotal®- oder Totocillin®-Suspension lokal, wobei die
volle Tagesdosis (ca. 80 bis 100 mg/kg KG) auf 10
bis 20 Einzeldosen unterteilt in den Mund gegeben
wird, wo das Antibiotikum mit der Zunge verteilt
wird.

Prognose
Gut.

Zahnerkrankungen

Gelbbraune *Zahnverfärbungen* können durch interne Tetracyclinbehandlung beim Säugling und Kleinkind auftreten (s. S. 434 u. 624); deshalb soll solche
Medikation möglichst nicht vor dem 10. bis 12. Lebensjahr verwendet werden. Nach schwerem
Neugeborenenikterus kann es zu grüner Verfärbung
der Milchzähne kommen.

Zahnkeimeiterung, eventuell kombiniert mit *Mundbodenphlegmone* führt zu starker Schwellung der
betroffenen Kieferpartie. Sie wird hämatogen verursacht und führt zur Schwellung auch der benachbarten Weichteile und Lymphknoten.

Behandlung
Intravenöse Verabfolgung von Breitbandpenicillin
(100 bis 200 mg/kg KG/Tag); gegebenenfalls wird
Inzision erforderlich. Ernährung bis zum Abklingen
der Erscheinungen durch Nasen-Magen-Dauersonde.

Prognose
Ernst.

Zahnfleischhyperplasie

Diese kann Folge einer langfristigen Hydantoin-Behandlung bei Krampfleiden sein.

Behandlung
Resektion der Hyperplasie.

Prognose
Rezidive sind möglich.

Zahnkaries-Prophylaxe

Ab dem Säuglings- und Kleinkindalter sollten alle Kinder regelmäßig täglich Fluor erhalten, beim Säugling eventl. kombiniert mit Vitamin D als D-Fluoretten® oder Fluor-Vigantoletten® (1 Tabl. tgl.): Säugling ¹/₄, Kleinkind ¹/₂, junges Schulkind ³/₄ und ab Pubertät 1 mg täglich oral.

Manifeste Karies auch schon im Milchgebiß und Stellungsanomalien der Zähne müssen zahnärztlich behandelt werden, jedoch sollten gesunde Zähne auf keinen Fall dabei geopfert werden!

Akute Ernährungsstörungen des Säuglings

Dyspepsie — Säuglingsdurchfall — Enteritis

Diagnostische Merkmale
- Schleimig-zerhackte, wäßrige, übelriechende Durchfälle
- Appetitlosigkeit bis Erbrechen
- Gewichtsabnahme
- Oft Begleitinfekt
- In schweren Fällen: Exsikkosezeichen (s. S. 669)

Allgemeine Betrachtungen

Die akute Ernährungsstörung ist die häufigste Erkrankung im Säuglingsalter. Sie kann durch pathogene Darmkeime (Dyspepsie-Coli, Salmonellen, Viren, Soor u.ä.) verursacht werden, jedoch auch durch Fehlernährung bzw. durch relative Überfütterung bei einem wegen Infektes appetitlos gewordenen Kinde; dadurch wird unvollständig verdaute Nahrung im Dickdarm von den Darmbakterien vergoren und verfault, und die jetzt überreich mit Nährstoffen versorgten Darmbakterien wuchern in normalerweise sterile Darmabschnitte aufwärts. Vermehrte (entzündungsbedingte) Darmsekretion und beschleunigte Peristaltik verhindern die Wasserrückresorption und bedingen 3 bis 6 und mehr dünne Stühle pro Tag.

Klinische Befunde

A. Symptome und Untersuchungsbefunde: Recht oft findet man bei den Säuglingen, die mit „frischer" Durchfallerkrankung zum Arzt gebracht werden, irgendeinen „grippalen" Infekt (Rhinitis, Bronchitis, Pharyngitis, Pyurie o. ä.), der oft auch Fieber verursacht. Aber auch ohne einen solchen Infekt kann infolge bereits eingetretener Wasserverluste ein „Durstfieber" bestehen (das nach einer Flasche Fencheltee mit Süßstoff binnen etwa 1 Std abklingen dürfte). Oft sind diese Kinder recht schlapp und

haben vermehrte Darmgeräusche. Die Nahrungsverweigerung des Säuglings bezieht sich in solcher Phase auf Breie und Milchzubereitungen, dagegen wird dann Fencheltee oft gierig getrunken.

B. Bei verspäteter Behandlung oder einem Rezidiv infolge zu rascher Diätschritte kommt es leicht zur schweren Form der Dyspepsie, zum

Brechdurchfall mit Exsikkose – Säuglings-Toxikose

(Coma dyspepticum infantum)

Diagnostische Merkmale
- Eingesunkene Fontanelle
- Apathie, mangelnde Mimik
- Eingesunkene Augäpfel
- Azidoseatmung
- Nahrungsverweigerung

Weitere klinische Symptome und Befunde

Es treten Gewichtsstürze (Wasserverluste) auf. Der Puls wird schwach und frequent. Die Kinder bekommen tiefliegende, halonierte Augen und seltenen Lidschlag, die Fontanelle ist eingesunken, die abgehobene Hautfalte „bleibt stehen"; es besteht Kußmaulsche (Azidose-)Atmung. Die Säuglinge werden apathisch, starren ins Leere und haben trockene Schleimhäute, die Harnproduktion versiegt.

C. Laborbefunde: Im Blut besteht (infolge Anhydrämie) Polyglobulie; das Blut-pH ist auf Azidose-Werte verschoben (pH oft 7,0 und darunter). Im oligurischen Harn sind die Aceton-, Eiweiß- und Zuckerproben positiv.

D. Bakteriologische Stuhlbefunde: Sie ergeben bei Dysbakterie den pathogenen Erreger. Dabei läßt man zweckmäßigerweise gleich das Antibiogramm mittesten. Neuerdings oft Corona- bzw. Rota-Viren im Stuhl nachweisbar.

Komplikationen

Infolge hypoxämischer Hirnschäden (evtl. mit toxischem Hirnödem) können Krämpfe auftreten. Primär leichte Infekte können zu Pneumonie, Sepsis („okkulter Mastoiditis") u. a. führen.

Differentialdiagnose

(Invaginations-)Ileus, Peritonitis; Sepsis; Meningitis, Enzephalitis; Coma diabeticum; Urämie.

Vorbeugung

Säuglinge und junge Kinder niemals dursten lassen! Bei Fieber oder in der heißen Jahreszeit öfters Fencheltee mit Süßstoff zusätzlich anbieten!

Behandlung

A. Spezifische Maßnahmen: bei der *unkomplizierten* Dyspepsie: Der Darm muß seiner Entzündung wegen relativ ruhig gestellt werden, das heißt, er wird

Tabelle 13-20. Wichtige, einander etwa entsprechende Diätetika gegen Säuglings-Dyspepsie

Diätetikum	Hauptbestandteile	Besonderheiten
Fenchel-Tee	Fencheltee mit Süßstoff (später 6–8% Trauben-zucker)	Am einfachsten; bevorzugt in den ersten Le-benswochen
Ringer-Tee	$^1/_3$ Ringerlösung + $^2/_3$ Fencheltee oder Fencheltee mit 1 Prise Kochsalz/100 ml mit Süßstoff (später 6–8% Traubenzucker)	Elektrolyt-Ersatz, besonders bei (gleichzeiti-gem) Erbrechen, beginnender Exsikkose; be-vorzugt in den ersten Lebenswochen
Reisschleim	10% Reis oder 5–8% Trockenreisschleim mit Süß-stoff (und Dextrose)	Benötigt etwas längere Zeit, bis Stühle gebun-den sind; enthält Kohlenhydrate; bevorzugt im zweiten Lebensmonat
Ringerschleim	$^1/_3$ Ringerlösung + $^2/_3$ 10%iger Reisschleim mit Süß-stoff (und Dextrose) + 1–2% Arobon	Elektrolyt-Ersatz, Kohlenhydrate; rascher Stuhl-bindend; bevorzugt im zweiten Lebens-monat
Karottenschleim	Karottenmark in 5%igem Reisschleim mit Süßstoff (und Dextrose) + $^1/_4$% Kochsalz	Bindet Stühle am besten; Elektrolyt-Ersatz, Kohlenhydrate; jedoch *nicht in den ersten 6–8 Lebenswochen* geben

Diese Diätetika sollen *nicht* nacheinander aufbauend gegeben werden, *sondern entweder* das eine *oder* das andere, je nach Alter des Säuglings und Indikation.

von der Verdauungsarbeit entlastet; Flüssigkeit *muß* trotzdem gegeben werden. Dazu wird eine ernäh-rungsmäßige Diätpause von 1 bis 3 Tagen verord-net, in der das Kind nur eines der vorstehenden Ge-tränke (seinem Alter entsprechend) in der für Nor-malzeiten üblichen Menge (+ bis um 10 bis 20% Volumenszulage und auf 1 bis 2 Mahlzeiten mehr, als normalerweise verteilt) gegeben wird (s. Tabelle 13-20).
Dann wird das verordnete „Pausengetränk" täglich um 120 bis 150 g (auf alle Mahlzeiten verteilt) redu-ziert und dafür eine entsprechende Menge „Heil-nahrung" gegeben (fettarme, eiweißreiche Bana-nenmilch mit schwer vergärbaren Kohlenhydraten: z.B. H.B.N. von Firma Humana oder Milupa). Wenn das Kind das (5 bis 8 Tage benötigende) Um-setzen auf diese Heilnahrung weitere 3 Tage gut ver-tragen hat (Gewichtsanstieg, gute Stühle, normal lebhaftes Verhalten), wird diese — wiederum in Schritten von täglich insgesamt 120 bis 150 g — durch die altersnormale Säuglingskost (s. Tabelle 13-9, S. 627) ersetzt.
B. Medikamentöse Maßnahmen: Bei Dysbakterie kann man diese mit „darmwirksamen" Sulfonami-den (z. B. Formo-Cibazol® oder Intestin-Euvernil® 0,5 g/kg KG/Tag auf 4 bis 6 Portionen verteilt) oder Antibiotika (z. B. Entera-Strept® 40 bis 60 mg/kg KG oder Colistin, Myacyne® comp. oder Nebace-tin® ½ Tablette/kg KG/Tag) jeweils zu den einzel-nen Mahlzeiten gegeben zusätzlich behandeln. Bei enteralen **und** allgemeinen Mischinfektionen sind Breitbandpenicilline (100 mg/kg KG/Tag) oder

Bactrim®/Eusaprim®/Omsat® (2 mal 1 Meßlöffel bzw. 2 Kindertabl./Tag) indiziert.
C. Zur Rehydrierung bei Exsikkosefällen (schwere Form) gebe man i. v. Flüssigkeitszufuhr als Dauer-Tropfinfusion (s. S. 669), dazu allenfalls Pufferlö-sung bei starker Azidose (s. S. 657). Im Repara-tionsstadium (nach Ingangkommen der Diurese) denke man an die Kaliumsubstitution wie nach Re-hydrierung beim Coma diabeticum (s. S. 655 u. 1094).
D. Oraler Nahrungsaufbau: Nach erfolgter Rehy-dratation wird dann — entsprechend dem Absatz A — unter Reduktion der i. v. Flüssigkeitszufuhr die Heilnahrung eingesteigert und diese später schritt-weise auf die altersnormale Kost umgesetzt.
E. Sonderdiät: Bei beginnender, leichter Dyspepsie älterer Säuglinge, die gut gediehen sind, kann man auch geschlagene Banane und geriebenen rohen Apfel als Brei in die Heilnahrung einbeziehen.

Prognose
Da die Sterblichkeit des schweren Brechdurchfalls mit Exsikkose (= Säuglingstoxikose) noch bei 6 bis 8% der befallenen Kinder liegt, sollte diese schwere Form der akuten Ernährungsstörung des Säuglings besser im (Kinder-)Krankenhaus stationär behan-delt werden. Die Prognose des unkomplizierten und zeitgerecht ausreichend behandelten Säuglings-durchfalls ist gut.
Bei Verfütterung von Honig-haltigen Nahrungen (Honigmilch, Honigzusätze zu Breien u. ä.) an Säug-

linge sind mehrfach **Botulismus-Infektionen** beschrieben worden. Die Säuglinge werden schlapp, schlaff und hypoton. Im Stuhl lassen sich Botulismuskeime und -toxine nachweisen. Im EMG zeigen sich Botulismus-entsprechende Stromverläufe. Deshalb sei hier nochmals daraufhingewiesen: Honig ist als Nahrung für Säuglinge kontraindiziert!

Die (nicht häufige) **Enterocolitis necroticans des Neugeborenen** befällt bevorzugt Früh- und Mangelgeborene in den ersten 2 Lebenswochen. Es kommt zu Nahrungsverweigerung, variablen Temperaturen, (galligem bis blutigem) Erbrechen, blutig werdenden Durchfällen, Azidose, Darmsteifungen, Peritonitis, Sepsis und Schock (mit Thrombopenie). Die Erreger sind meistens Pyocyaneus oder Coli. Röntgenologisch sieht man abdominelle Spiegelbildungen und intestinale Pneumatosis. Entzündet sind hauptsächlich Ileum und Colon, mit Nekrosen und Perforation.

Prognose: 75% Letalität.

Behandlung: Intensivpflege; parenterale Ernährung, später Frauenmilch. Gentamycin und/oder Ampicillin in hoher Dosis. Bei Perforation: Operation.

Akute Ernährungsstörungen des Kleinkindes

Enteritis

Allgemeine Betrachtungen
Die Enteritis des Kleinkindes nimmt eine Mittelstellung zwischen der Säuglingsdyspepsie und der Diarrhoe des älteren Kindes bzw. Erwachsenen ein, was man ursächlich und verlaufsmäßig berücksichtigen muß.

Behandlung
Als Diät bei der Kleinkindenteritis gebe man — sofern typische Darminfektionen, wie Typhus, bazilläre Ruhr u. a. keine weiteren Maßnahmen bedingen — folgendes: 1 bis 2 Tage nur Karottenmark mit etwas Salz, geschlagene Bananen und geriebene rohe Äpfel sowie Zwieback, dann zusätzlich Wasserreisbrei und Magerquark, die man mit Süßstoff oder etwas Salz anrichten kann. Dann weiterer Aufbau mit milcharmem Kartoffelbrei und Nudeln sowie gemahlenem Magerfleisch (Weißfleisch) und Rührei mit getoastetem Weißbrot; erst dann allmählich zu Normalkost aufbauen, wobei Fett als letztes eingesteigert wird. Als Getränke anfangs: milde Tees mit Süßstoff (und ca. 5% Traubenzucker), Wasserkakao

(entölten!) und Sprudelwässer ohne Kohlenhydrate, aus denen die Kohlensäure leicht ausgequirlt ist. Medikamentöse Therapie entsprechend wie bei der Säuglingsdyspepsie (s. vorstehend, S. 678).

Die **Yersiniosis** ist eine besondere Enteritisform (Infektion mit Yersinia enterocolitica bzw. pseudotuberculosis). Sie kann blande verlaufen oder auch mit längerer, infekt-allergisch bedingter Allgemeinerkrankung oder septisch. Nach 3- bis 8tägiger Inkubation kommt es zu Mesenteriallymphknotenschwellung, Ileitis terminalis (Pseudoappendizitis), Durchfall, evtl. hohem Fieber, manchmal Arthritis (mit Ergüssen), Erythem, evtl. auch Endokarditis. Die Erreger werden durch Lebensmittel oder Haustiere übertragen. Bakteriologische Stuhluntersuchungen 10 bis 14 Tage nach Krankheitsbeginn. Diagnosesicherung erfolgt serologisch.
Prognostisch ist nur der septische Verlauf ernst.
Behandlung mit Langzeitsulfonamiden, Colistin, notfalls Tetracyclin oder gar Chloramphenicol.

Chronische Ernährungsstörungen des jungen Kindes

Dystrophie – Atrophie
Von *Dystrophie* spricht man, wenn ein Kind über 10% Untergewicht gegenüber seinem der Körperlänge entsprechenden (mittleren) Sollgewicht hat. Sie kann akute oder schleichend entstandene Folge einer längeren exogenen Fehlernährung (einseitige Kost, Mangelkost o. ä.), einer Fehlverwertung der Nahrung oder einer Resorptionsstörung der normalen Kost sein und ist durch mangelnde Gewichtszunahme, blasse und schlaffe Haut mit deutlich vermindertem Fettpolster, muskulärer Hypotonie, labiler bis apathischer Stimmung und Infektanfälligkeit gekennzeichnet. Durch oft dabei auftretende, rezidivierende Durchfallskrankheiten kann es zur *Atrophie* kommen, von der man spricht, wenn das Körpergewicht um mehr als 25% unter dem längenbezogenen Sollgewicht liegt. Die Atrophie des jungen Kindes ist fast stets von Dyspepsien begleitet, die zu weiteren Gewebsverlusten führen. Interkurrente Gewichtszunahmen erweisen sich dann als (Hunger-) Ödemeinlagerungen; andererseits besteht dabei eine allgemeine Exsikkose mit tief eingefallenen, weichen Augäpfeln (beim Säugling mit eingesunkener Fontanelle) und substanzarmen Hungerstühlen. Die Kinder sind völlig teilnahmslos, zeigen Untertemperaturen, sind bradykard und haben eine unregelmäßige Atmung. Die stets dabei auftretende Anämie kann durch Anhydrämie verdeckt sein.
Dieses sind typische Bilder, wie sie beim Mehlnährschaden-Kwashiorkor (s. S. 659) auftreten.

Behandlung

Die Therapie soll möglichst die ursächliche Fehlernährung kompensieren bzw. die mangelhafte Nahrungsverwertung zu substituieren trachten. Dabei soll keine akute Mastkost eingeleitet werden, da der Organismus erst eine Zeit der Wiedergewöhnung an die Verdauungsarbeit braucht, um sinnvoll funktionieren zu können. Deshalb muß die Ernährung schrittweise über gezielte Heilnahrung eingeleitet werden, initial eventuell erst — nach i. v. Rehydrierung mittels Dauer-Tropfinfusionen — mittels kompletter oder partieller parenteraler Ernährung mit Aminosäuren-, Kohlenhydrat- und Elektrolytlösungen sowie Vitaminzugaben. Diese Maßnahmen überläßt man zweckmäßigerweise einer stationären Behandlung im Krankenhaus.

Spezielle Erkrankungen, die ebenfalls zu Dystrophie bis Atrophie führen können, sind z. B. die Zöliakie (Heubner-Hertersche Krankheit) (s. S. 683), die Mukoviszidose (s. S. 684), die Colitis ulcerosa (s. S. 472), das Megacolon congenitum (s. S. 682) sowie chronische Obstipation, Appetitlosigkeit u. a. m.

Obstipation, chronische Verstopfung

Bei einer chronischen Obstipation müssen primär organische Ursachen ausgeschlossen bzw. behoben werden (z. B. Analrhagaden, Darmstenosen oder -dilatationen), rektale Untersuchung ist dazu wichtig; ferner muß nach spastischer (schafkotartige Faeces) und atonischer (insgesamt verhärteter Stuhl) Form unterschieden werden.

Behandlung

Grundprinzip soll es sein, das Kind erzieherisch auf die tägliche, „pünktliche" Darmentleerung hinzuleiten. Medikamentös ist kausal zu verfahren: z. B. Spasmolytika bei spastischer Obstipation geben (z. B. Avacan®, Buscopan® u. a. als Zäpfchen). Diätetisch wirksam ist oft eine schlackenreiche Kost, die die Darmperistaltik anregt. Viel Gemüse (alle Krautarten), Obst (mit Ausnahme typisch stopfender Arten), Schwarzbrot (statt Weißbrot und Kuchen) usw. Beim jungen Kinde kann ein Mangel an Flüssigkeitsaufnahme eine Obstipation verursachen: es wird im Dickdarm dann übermäßig viel Wasser dem Stuhl entzogen und dieser dadurch zu hart. In solchen Fällen zusätzlich Fencheltee mit Süßstoff geben. Entsprechendes gilt für Fettmangel: z. B. muß dem „Gläschen-Säuglings-Gemüse" das Fett (5 bis 7%!) erst zugesetzt werden, weil die Industrie aus ökonomischen Gründen das meistens unterläßt; da 10% des Nahrungsfettes beim jungen Kind als „Schmiermittel" im Darm bleiben, führt Fettmangel zur Verstopfung. Oft genügt es bei älteren Kindern, morgens nüchtern $\frac{1}{2}$ bis 1 Glas lauwarmes Wasser (keine Sprudel o. ä.) gleich nach dem Aufstehen zu

trinken, um die Darmperistaltik anzuregen (Erwachsene erreichen das gleiche oft mit einer Tasse warmen Kaffees).

Tägliche Klistiere bzw. Seifenzäpfchen sind strikt zu vermeiden; desgleichen das kritiklose Anwenden von Milchzucker. Sinnvoller ist die Verordnung von Früchtewürfeln oder allenfalls milden Gleitmitteln. Kontaktlaxantien sollten Einzelmaßnahmen vorbehalten bleiben.

Appetitlosigkeit, Anorexie

Hierbei müssen zuerst alle primären Grundleiden ausgeschlossen sein, die den Hunger bremsen. Oft handelt es sich bei mütterlicherseits geklagter Appetitlosigkeit des Kindes um „overprotected" Kinder, die bereits so wohlgenährt sind, daß sie sich instinktiv gegen eine weitere Überfütterung wehren (Kontrollen der Körperlänge und das dazugehörigen Gewichtes decken diese Fälle leicht auf). — Viele (Schul-)Kinder haben Heißhunger, wenn sie mittags heimkommen; da das Essen dann noch nicht fertig ist, naschen sie rasch etwas (Obst, Brot, Schokolade, Milch, Säfte o. ä.) und sättigen damit den Hunger so weitgehend ab, daß sie zu der eigentlichen Mahlzeit bereits appetitlos sind. Deshalb soll strikt dafür gesorgt werden, daß solche Kinder die letzten $1\frac{1}{2}$ bis 2 Std vor der nächsten vollen Mahlzeit *nichts* zwischenessen oder -trinken. — Kleinkinder haben oft „keine Zeit", sich von ihrem Spiel zu lösen. Sie sollten deshalb bereits ca. $\frac{1}{2}$ Std vor der vorgesehenen Mahlzeit zum Essen gerufen werden, das Spielen abbrechen usw., nicht erst, wenn das Essen auf dem Tisch steht.

Nur notfalls sollen Medikamente bei Appetitlosigkeit verordnet werden. In erster Linie dann Verdauungsferment-Präparate (z. B. Citropepsin®, Combizym®, Enzynorm®, Festal®, Pankreon®, Pansan® u. ä.). Auch Vitamin B-Komplex und Vitamin E (10 bis 25 mg 1 bis 2mal täglich oral) sind sinnvoll. Typische Appetitstimulantien (z. B. Nuran®) sollten Ausnahme bleiben und auch dann nur für wenige Wochen zur „Einleitung" der Stimulation dienen.

Erkrankungen des Verdauungsapparates mit Erbrechen

Je jünger ein Kind ist, desto ungehemmter und leichter erbricht es aus vielfältigen Ursachen: Rachenkatarrh, Otitis, Meningitis, Gastritis, Enteritis oder Harnwegsinfekt. Auch Luftschlucken bei zu hastigem Trinken (infolge zu weiten Saugerloches), ohne danach ausreichend aufzustoßen, löst oft Erbrechen aus.

Habituelles Erbrechen

Dieses „gewohnheitsmäßige" Erbrechen läßt keine fütterungsbedingte oder organische Ursache erkennen (allenfalls kann eine gewisse Kardiaschwäche den Nahrungsrückfluß begünstigen). Es tritt bevorzugt bei „nervös" erscheinenden, unruhigen jungen Säuglingen auf, die es manchmal durch Lutschen an den Fingern oder einem Bettzipfel provozieren.

Behandlung

Andicken der altersnormalen Nahrung (z. B. mit dem Quellpräparat Nestargel® 1- bis 1,5%ig) oder Vorfütterung einiger Löffel Grießbrei vor der Flasche. Nach dem Trinken das Kind für die erste Halbzeit bis zur nächsten Mahlzeit auf die rechte, dann erst auf die linke Seite legen, dabei den Oberkörper auf eine bis um 30° ansteigende Unterlage betten (dabei geben wurstförmige Sandsäcke im Rücken und vor der Brust des Kindes diesem den Halt, nicht seitwärts abzurutschen). Medikamentös ist eine leichte Sedierung gelegentlich erfolgreich (2- bis 3mal 1 Luminalette® oder ¹/₂ Tablette Persedon® täglich).

Azidotisches Erbrechen, s. S. 656

Spastisch-hypertrophische Pylorusstenose, Pylorusspasmus

Diagnostische Merkmale

- Erbrechen im Strahl oder hohen Bogen
- Tritt fast nur im 2. und 3. Lebensmonat auf
- Zunehmende Exsikkose (mit Alkalose)
- Scheinobstipation
- Abmagerung
- Peristaltische Magenwellen unter der Bauchhaut sichtbar

Allgemeine Betrachtungen

Auf familiär gehäuft vorkommender Veranlagung beruhend werden weit überwiegend Knaben davon betroffen. Wahrscheinlich infolge verspäteter (nervaler) Reife der Pylorusfunktion beginnt dieser Muskel Ende des 1. Lebensmonats sich spastisch zu kontrahieren und dadurch den Nahrungsübertritt aus dem Magen zu verhindern. Der Magenmuskel als Gegenspieler hypertrophiert sekundär ebenfalls, ohne jedoch die Pylorusverengung ausreichend überwinden zu können. Kurze Zeit (bis wenige Stunden) nach der Mahlzeit wird dann der Mageninhalt durch die verstärkte (Retro-)Peristaltik des Magens im Bogen erbrochen. Das Kind verliert dadurch viel Flüssigkeit, Elektrolyte (insbesondere auch Kalium) und seine Nahrungskalorien.

Klinische Befunde

A. Symptome und Untersuchungsbefunde: Der Säugling magert stark ab und exsikkiert. Durch die dünn gewordenen Bauchdecken kann man oft Magensteifungen oder -Peristaltikwellen (vom linken Oberbauch zur Pylorusgegend) erkennen. Manchmal ist der spastische Pylorusmuskel (bleistiftstark) durch die Bauchdecken auch palpabel (mit typischem Konsistenzwechsel während der Palpation). Die substanzarmen und seltenen Darmentleerungen sind durch die nur mangelhafte Nahrungsmenge, die noch in den Darm gelangt ist, als Hungerstühle zu erklären.

B. Laborbefunde: Das Blut-pH ist infolge der Hypochlorämie sowie der mit dem Erbrechen verlorengegangenen H-Ionen zum Alkalischen verschoben. Der Harn wird praktisch Chlor-frei. Hypokaliämie (EKG!).

C. Röntgenbefunde: Die Röntgen-Kontrastdarstellung des Magens ergibt eine stark verzögerte Magenentleerung, einen verlängerten, sehr dünnen Pyloruskanal und nur insuffizienten Nahrungsübertritt in den Darm.

Komplikationen

Aspirations-Pneumonie kommt vor.

Differentialdiagnose

Habituelles Erbrechen; Infekterbrechen; Verschlüsse im Magen-Darm-Kanal; Hiatushernie; Pirie-Syndrom (Salzverlust-Syndrom, das beim adrenogenitalen Syndrom vorkommen kann); Harnwegsinfekt.

Behandlung

A. Konservative Maßnahmen: Unterteilung leicht verdaulicher, kalorienreicher Nahrung (z. B. Bananenmilch-Heilnahrung H.B.N., Humana, Milupa) auf 10 bis 20 kleine Einzelmahlzeiten täglich; Substitution der Salzverluste durch entsprechende Lösung (15,0 Kochsalz, 5,0 Kaliumchlorid, ad 100,0 H₂O gelöst. Davon 10 ml auf alle Tagesmahlzeiten in die Flaschen verteilt = 2 g Salz pro Tag). Medikamentös: Spasmolytika-Zäpfchen (z. B. Buscopan® Kinder-Supp., Eupaco® pro inf. 2- bis 3mal täglich 1 Zäpfchen) und/oder Luminal® (0,05 bis 0,1 als Suppositorien, 2- bis 3mal täglich). Bei (nicht seltenem) Hämatingehalt des Erbrochenen gebe man Topostasin® oder Velyn® oral (2- bis 3mal täglich je ¹/₂ Beutel zu 1600 N.I.H-Einheiten) sowie je 1 mg Konakion® pro kg KG i. m. an 2 aufeinander folgenden Tagen.

B. Operative Maßnahmen: Lassen sich mit der konservativen Methode nicht rasch das Erbrechen mindern und ein Wiederanstieg des Körpergewichtes erreichen, muß — nach vorheriger vollständiger Rehydrierung mittels i. v. Dauer-Tropfinfusion — die Operation (nach Weber-Ramstedt: Durchtrennung aller Pylorus-Muskelfasern, meist in Lokalanästhesie) durchgeführt werden, bevor das Kind stärker verelendet ist. Meistens kann dann der orale Nahrungswiederaufbau bereits am Tage nach der Operation begonnen werden.

Prognose
Die Erkrankung heilt mit 3 Monaten auch spontan; zuvor gegebenenfalls erforderlich gewordene Operation hat eine gute Prognose und verkürzt die Erkrankung erheblich; zu ausgedehntes konservatives Vorgehen kann stärkere Dystrophie zur Folge haben.

Verschlüsse des Verdauungskanals

Angeborene Mißbildungen

Ösophagusatresie

Diagnostische Merkmale
* Mütterliches Hydramnion
* Erbrechen vom ersten Schluck an

Allgemeine Betrachtungen
Der Fetus schluckt intrauterin laufend (mehrere Liter täglich) Fruchtwasser, das auf dem Weg über seinen Kreislauf durch die Nabelschnur wieder zur Mutter fließt. Bei Atresie des Ösophagus wird dieser Wasser-Kreislauf blockiert; das sich somit aufstauende Fruchtwasser bewirkt das Hydramnion. Die angeborene Atresie des Ösophagus kann komplett sein, es können jedoch sowohl vom proximalen als auch vom distalen Stumpf her Fisteln zur Trachea bestehen. Im ersten Fall können Spuren von Speichel oder Getrunkenem durch die Fistel in den Bronchialbaum gelangen, im zweiten Fall kann hochgewürgter Magensaft aspiriert werden.

Klinische Befunde
A. Untersuchungsbefund: Beim Versuch, eine Sonde in den Magen des Frischgeborenen vorzuschieben (was bei *jedem* Kind sofort nach der Geburt gemacht werden soll!), stößt diese nach wenigen Zentimetern auf Widerstand.
B. Röntgenbefund: Bei Füllen des proximalen Ösophagusstumpfes mit wässerigem (!) Röntgen-Kontrastmittel (damit es bei evtl. Aspiration resorbiert wird, so daß keine Pneumonie entsteht!) stellt sich der Blindsack leicht dar; eine eventuelle Fistelverbindung zur Trachea ist damit jedoch nicht immer leicht nachweisbar (evtl. Versuch, dieses in Bauchlagerung zu erreichen).

Komplikationen
Aspiration und Pneumonie.

Behandlung
Operation am Tage der Geburt! Ständiges (oder halbstündliches) Absaugen von Speichel aus dem Rachen des Hals-Kopf-abwärts gelagerten Kindes. Ernährung über Witzel-Fistel am Magen oder parenteral.

Prognose
Die Hälfte der am 1. Lebenstag operierten Kinder kann überleben. Je später die Operation, desto trüber die Prognose.

Darmatresie, angeborene Darmverschlüsse

Die Symptome sind analog denen bei Ösophagusatresie; je tiefer der Verschluß sitzt, desto länger dauert das Intervall bis zum ersten Erbrechen. Die Farbe eventuell abgesetzten Mekoniums gibt einen Hinweis, ob das Hindernis proximal oder distal der Papilla Vateri sitzt. Die röntgenologisch nachweisbare „Spiegelbildung" im Darm läßt die Lokalisation des Hindernisses (auch eventuell fetaler Verwachsungsstränge oder Fehldrehungen usw.) ungefähr abschätzen. Operation ist in jedem solcher Fälle erforderlich. Die Prognose wird durch das Ausmaß der Atresie oder der Fehlbildung weitgehend mitbestimmt.

Morbus Hirschsprung
(Megacolon congenitum)

Diagnostische Merkmale
* spontan sehr seltene Darmentleerungen, stinkend
* Abdomen aufgetrieben
* Erbrechen
* Zunehmende Dystrophie und Vitamin-Mängel

Allgemeine Betrachtungen
Der Morbus Hirschsprung ist eine angeborene Erkrankung. Sie ist durch eine starke Dilatation des proximalen Kolon bei Verlust der peristaltischen Funktion im distalen Sigmoid und Rektum – aber oft proximal davon Hyperperistaltik (Darmsteifungen) – charakterisiert. Pathophysiologisch liegt eine fehlende oder verminderte (intramurale) Innervation zugrunde (distal eines solchen aganglionären Segmentes oft ein sog. Bleistiftkolon). Dilatation und Muskelhypertrophie oberhalb des befallenen Abschnitts sind kompensatorisch.

Klinische Befunde

A. Symptome: Rezidivierende Obstipation, die weniger auf Abführmittel als vielmehr auf Einläufe reagiert. Spärliche Darmgeräusche, aufgetriebenes Abdomen. Das Intervall zwischen den Defäkationen kann 2–3 Wochen sein. Die Stühle sind voluminös und haben einen widerlichen Geruch. Sekundär findet sich Zwerchfellhochstand mit Dyspnoe und Ödemen.

Der aufgetriebene Leib erscheint sehr groß. Kot und luftgefüllte Darmschlingen sind tastbar. Zeichen von Unterernährung können auftreten. Abdominelle Hernien, dünne Bauchwand und Rektumdiastase sind häufig zu finden.

B. Röntgenbefunde: Das Röntgenbild zeigt einen normalen oder verengten Abschnitt im unteren Sigmoid oder Rektum und einen aufgetriebenen, proximalen Dickdarm.

C. Biopsie-Befunde: In der Lamina propria des aganglionären Segmentes ist die Aktivität der Acetylcholinesterase deutlich erhöht (von normal 5×10^{-7} auf $30{,}5 \times 10^{-7}$ U/g Gewebe).

Es genügen Gewebeproben (bis nur zur Submukosa) von 5 mg zur biochemisch aussagekräftigen Analyse.

Behandlung

Zur evtl. lebensrettenden Entlastung Anlegen eines Anus praeter (Zöko- oder Kolostomie).

Bis zur Operation kann die Behandlung in diätetischer Führung bestehen (Vermeidung schlackenreicher Kost). Dazu Stuhlerweichungs- und Gleitmittel. Häufige Klistiere sind notwendig.

Der Operation muß eine vollständige Darmentleerung vorausgehen. Der Intestinaltrakt muß medikamentös „sterilisiert" werden. Die Operation der Wahl ist eine abdominosakrale Resektion des Rektum und Sigmoid.

In 80% der Fälle erzielt man durch diesen Eingriff gute Resultate.

Stuhlinkontinenz

Bei Stuhlinkontinenz des Kindes (Enkopresis) nach bereits längerer Zeit des „Sauberseins" liegen nicht selten eine Trotzreaktion bzw. ein Vereinsamungsgefühl vor, weil das Kind sich nicht mehr im Mittelpunkt stehend glaubt und dadurch die Aufmerksamkeit auf sich zu lenken versucht. Hier wäre psychotherapeutische Behandlung sinnvoll. – Andererseits kann eine Stuhlinkontinenz auch als Überlaufenkopresis z. B. bei Mißbildungen im Dickdarm mit langanhaltender Obstipation oder bei debilen Kindern auftreten.

Analatresie

Sie sollte palpatorisch oder beim ersten Temperaturmessen festgestellt werden. Auch hier ist Operation erforderlich, wobei die Prognose quoad sanatio-

nem ebenfalls vom Ausmaß (Mitbefall der Sphinktermuskulatur oder nicht) abhängt.

Hernien

Nabelhernien im Säuglingsalter bedürfen keiner Behandlung. Ein Nabelpflaster beschleunigt die Heilung keineswegs. Nur übermäßig große Nabelbrüche, die wahrscheinlich weit über die Säuglingszeit hinaus keine Spontanheilung erkennen zu lassen scheinen, sollten operiert werden.

Leistenbrüche sind bei Frühgeborenen und dystrophen Säuglingen nicht selten. Beim schreienden Kind pressen sie sich prall vor. Bei durchscheinendem Licht (Otoskop, eng fokussierte Taschenlampe) leuchtet der tumorartige Bruch nicht rot auf, wie bei Hydrozele, sondern ist dunkel. Die meisten Leistenhernien heilen spontan im ersten Lebenshalbjahr durch Fettpolstereinwachsen in den Leistenkanaleingang. Bei Einklemmungserscheinungen (Mißlingen der Reposition trotz absoluter Sedierung des Säuglings, eventuell im warmen Bad) muß gegebenenfalls operiert werden.

Bei Operation im Säuglingsalter mittels der **veralteten** Methode nach BASSINI besteht das Risiko einer Hodenatrophie infolge operationsbedingter narbiger, späterer Beeinträchtigung des zuführenden Samenstranges. Bei Mädchen können dystope Gonaden im Bruchsack liegen. (*Cave*: Inzision in Verwechselung mit einer Abszedierung!)

Hydrozele

Samenstrang-Hydrozelen entstehen beim Säugling leicht durch Druck oder einschnürende Windelkanten. Durch Skrotum-Hochlagerung mittels einer untergelegten Windelrolle klingt diese Zele in wenigen Wochen (konservativ) ab. Punktion oder Operation sind (fast) stets zu vermeiden.

Zöliakie (Heubner-Hertersche Krankheit)

Diagnostische Merkmale, Allgemeine Betrachtungen und **Differentialdiagnose** s. S. 464 (bei Sprue des Erwachsenen).

Klinische Befunde

Beginn meist Ende des ersten bis Anfang des 2. Lebensjahres, nicht selten sind Frühzeichen jedoch schon im alter von 6 bis 8 Monaten aufdeckbar. Infolge angeborener Disposition kommt es bei diesen Kindern zu einer Gliadin-bedingten, allergischen Reizung der Darmschleimhaut, wodurch die Resorptionsstörung und die folgende Zottenatrophie hervorgerufen werden. Nicht selten können eine akute Darmerkrankung (Dyspepsie) oder ein parasitärer Darmbefall die Manifestierung der Zöliakie auslösen. Nach allmählichem Beginn mit Nachlassen des Appetits, zunehmender Verstimmung und mangelndem Gedeihen des Kindes treten die charakteristischen, faulig riechenden, voluminös vergorenen, breiigen Fettstühle auf. Röntgenographisch lassen sich in dem schwappend aufgetriebenen Abdomen reichliche Flüssigkeitsspiegel-Bildung sowie Gasblasen-Durchsetzung des Darminhaltes erkennen. Es kommt zu muskulärer Hypotonie, allgemeiner Retardierung mit Minderwuchs, typischem Negativismus sowie sich zunehmend ausprägenden Vitamin- und anderen Resorptionsmängeln (einschließlich hypochromer Anämie, Osteoporose, Rachitis, Hypoproteinämie usw.), großer Hydrolabilität mit täglichen Gewichtsschwankungen um mehrere hundert Gramm und Infektanfälligkeit.

Die (nicht pathognomonische) Zottenatrophie ist Duodenalsonden-saugbioptisch verifizierbar.

Die Abgrenzung der kindlichen Zöliakie gegen eine Mukoviszidose kann manchmal (besonders im Säuglingsalter) mühsam sein.

Behandlung

Gluten aus der Nahrung fortlassen: Kein Weizen-, Gerste-, Roggen-Hafermehl oder -schleim. Die Diät sollte kalorien-eiweißreich sein. Als Mehle nur Mais-, Reis- und Kartoffelmehl verwenden. Reine Weizenstärke wird auch gut vertragen, nicht jedoch das übliche Gebäck jeder Art, keine normalen Teigwaren sowie die üblichen Mehlzusätze zu Soßen und Puddings. Es gibt heute bereits eine Menge fabrikfertiger „glutenfreier" Säuglingsmilchen und -breie sowie Brot, Kekse, Zwieback, Teigwaren u. a. m. Da bei Kindern auch Spuren von Gluten bei einer einzelnen Mahlzeit zu einem Rezidiv führen können, müssen solche streng vermieden werden. Die kurz- und mittelkettigen Pflanzenfette werden besser vertragen als tierische Fette. Für Polyvitaminersatz muß gesorgt werden. Als Initialnahrung bei der Zöliakie des jungen Kindes haben sich besonders geschlagene Bananen sowie Bananenmilch-Getränke (Humana, Milupa) dazu Karottenmark-Kartoffelbrei als Gemüse sehr gut bewährt.

Die glutenfreie Diät soll mindestens bis nach der Pubertät strikt eingehalten, evtl. jedoch sogar im Erwachsenenalter weiterbefolgt werden.

Multiple Vitaminzufuhr ist sinnvoll. Die makrozytäre Anämie spricht gewöhnlich auf Vitamin B_{12} an.

Prognose

Bei Einhalten der Diät günstig. Anderenfalls im Erwachsenenalter evtl. erhöhtes Malignomrisiko.

Nabelkoliken

Diagnostische Merkmale

*   Anfallsartig auftretende, an Koliken erinnernde Bauchschmerzen, die das Kind in die Nabelgegend lokalisiert
*   Kein objektivierbarer, krankhafter Befund

Allgemeine Betrachtungen

Bei sensiblen Kleinkindern können etwas spastische, peristaltische Darmbewegungen „schmerzhaft" empfunden und geklagt werden.

Klinische Befunde

Es ist äußerst wichtig, alle wirklichen Erkrankungen im Bauchraum auszuschließen: Harnwegssteine, Appendizitis, Ileus, Hepatitis, Darmparasiten usw.

Behandlung

Leichtes Massieren der Bauchdecken in Peristaltikverlauf des Kolons. Feuchtwarme Umschläge auf den Leib.

Medikamentös: reine Spasmolytika (z. B. Avacan®, Buscopan®, Eupaco® Kinder-Suppositorien). (*Cave:* Analgetika oder Compos.-Supp.!) Ist trotz des Spasmolytikums binnen 1 Stunde keine wesentliche Besserung aufgetreten, muß nachuntersucht werden.

Prognose

Gut. Klingt im Schulkindalter völlig ab.

Erkrankungen der großen Verdauungsdrüsen

Zystische Pankreasfibrose, Mukoviszidose

Diagnostische Merkmale

*   Dystrophie ab früher Kindheit
*   Bronchitis seit Säuglingszeit
*   Faulig stinkende, schaumig vergorene, voluminöse Fettstühle
*   Vitaminmangelzeichen: Anämie, Rachitis
*   Hoher Salzgehalt im Schweiß

Allgemeine Betrachtungen

Auf familiär gehäuft auftretender, (autosomal rezessiv) erblicher Basis (1:1500–2000 Neugeborene) sind die meisten Drüsensekrete pathologisch zäh. Infolge Verstopfung der Drüsenausführungsgänge kommt es im Pankreas zu zystischer Auftreibung der Drüsen, die sich (gleichsam gegen weitere Überdehnung) sekundär mit Bindegewebe umscheiden. Die Sekretionsleistung des Pankreas wird höchst insuffizient, weshalb die Nahrung nicht mehr voll verdaut, sondern statt dessen von den Darmbakterien vergoren und verfault wird.

Da bereits die fetal produzierte Galle sowie die Darmwandsekrete auch sehr zäh sind, kann es schon beim Neugeborenen zum Mekoniumileus kommen.

Infolge gleichartig zähen Charakters der Bronchialdrüsensekrete treten Bronchiektasen auf, die zur chronischen Bronchitis und zu rezidivierenden Pneumonien führen. Allgemein besteht stark abgeschwächte Resistenz gegen Infekte. Die inkretorischen Drüsen sind primär nicht betroffen.

Klinische Befunde

A. Symptome und klinische Befunde: Eventuell kommt es schon beim Neugeborenen zum Ileus infolge eingedickten Mekoniums, das der Darm nicht mehr hinauszubefördern schafft.

Nach Umstellung der Nahrung von der (recht fermentreichen!) Muttermilch auf die (fermentarmen!) Tiermilchmischungen wird die Insuffizienz der Pankreasfunktion manifest: Es kommt zur zunehmenden Dystrophie und den charakteristischen Stuhlqualitäten, ferner zu Mangelzeichen, wie z. B. Anämie, Rachitis usw. Über den Lungen erkennt man eine schwere Bronchitis.

B. Laborbefunde: Im mittels Duodenalsonde gewonnenen Duodenalsaft sind Amylase, Lipase, Chymotrypsin und Trypsin stark vermindert. Im Stuhl ist die Trypsinaktivität stark herabgesetzt. Die Saugbiopsie der Dünndarmschleimhaut ergibt eine (der Inaktivitätsatrophie vergleichbare) Zottenatrophie. Im Schweiß (mittels Pilocarpin-Iontophorese gewonnen) ist die Kochsalzkonzentration erhöht (Werte über 70 mÄq/l sind verdächtig, über 100 mÄq/l beweisend). Die Serumeiweiße sind vermindert, in der Elektrophorese bestehen die typischen Zeichen der chronischen Entzündung mit recht hohen Gamma-Globulin-Werten.

C. Röntgenbefund: Die Lungen ergeben den charakteristischen Befund wie bei starker Bronchitis mit Bronchiektasen, dazu eventuell atelektatische oder emphysematöse Bezirke, gegebenenfalls auch bronchopneumonische Herde.

Komplikationen

Infolge der Resistenzschwäche sind diese Patienten allen Infekten gegenüber besonders gefährdet. Nicht selten kommt es zum Analprolaps. Überzufallshäufig tritt bei solchen Kindern später (angeblich) auch ein Diabetes mellitus hinzu.

Differentialdiagnose

Die Abgrenzung gegen Zöliakie kann manchmal mühsam sein. Da auch (sehr selten) rein pulmonale Formen bzw. reine Pankreasformen vorkommen können, ist dann die Abgrenzung besonders schwierig. − Die Bronchiektasen können einen pertussisartigen Husten verursachen.

Vorbeugung

Eine solche ist nur bedingt insofern möglich, als die Erkrankung möglichst schon beim Neugeborenen festgestellt und behandelt werden sollte; das ist heute möglich mittels des Suchtestes: BM-Test im Mekonium: Bei Mukoviszidose ist der Albumingehalt im Mekonium so hoch, daß der Blättchentestindikator sich deutlich verfärbt. Ferner genetische Beratung (rd. 4,5% der Bevölkerung sind Heterozygoten).

Behandlung

A. Beim Mekoniumileus des Neugeborenen: Versuch, mittels eines Einlaufes mit Trypsinlösung (Trypure®) oder Acetylcystein (Fluimucil®, 10%ig) den Mekoniumpfropf zu erweichen. Wenn das mißlingt, muß bald operiert werden, damit der Darm nicht nekrotisiert.

B. Ernährungsbehandlung: Die Nahrung muß eiweißreich sein und mit möglichst geringer Verdauungsleistung resorbierbar werden: Glukose, Aminosäurengemisch, kurz- bis mittelkettige Fette, Vitamine, Spurenstoffe. Eine moderne derartige Nahrung ist die „Astronautenkost" (z. B. Biosorbin® MCT Pfrimmer oder A.K.V. Fresenius); auch bei leicht verdaulicher Nahrung muß lebenslang Verdauungsferment substituiert werden (z. B. Combizym®, Festal®, Gillazym®, Oragallin®, Pankreatan®, Pankreon®, Pansan®). Auf ausreichende Vitaminzufuhr muß geachtet werden, besonders auch Vitamin A und D. Eine tägliche Kochsalzzugabe von 2 bis 5 bis 8 g täglich muß je nach Alter und abgeschätztem Ausmaß des Salzverlustes mit dem Schweiß zugegeben werden.

C. Behandlung der Bronchiektasen: Die eine Zeitlang geübte Dauertherapie mit Antibiotika hat sich nicht voll bewährt. Andererseits soll man sie bei manifesten Infektionen frühzeitig großzügig dosieren (Breitbandpenicilline, Erythromycin, ab ca. 10. Lebensjahr auch Tetracycline). Zur Sekretolyse sind tägliche Inhalationen von Sekretolytika wichtig (z. B. Mucolyticum „Lappe"®, Trypure® u. a.), Kaliumjodidlösung und andere starke Expektorantien. Dabei sind die Kinder mit dem Oberkörper tief zu lagern, den Kopf seitwärts gedreht, damit das Sekret herauslaufen kann und die Kinder nicht im Schlaf im eigenen Sekret „ertrinken". Atemgymnastik und Quinckesche Hängelage sind äußerst wichtig. Die regelmäßige Anwendung eines Plastik-Nebelzeltes für die Nacht (Aerosol, Ultraschallvernebler) über das Bett gestellt ist etwas mühsam, läßt aber das Bronchialsekret weniger austrocknen. (Eine Lobektomie ist vergeblich, da dann andere Partien von den Bronchiektasen befallen werden.)

Prognose
Bis zu 50% der Kinder können bei intensiver, früh einsetzender Behandlung über die Pubertätszeit hinwegkommen.

Erkrankungen des Ohres

Schwerhörigkeit

Hörverlust bei Kindern } s. S. 129

Erkrankungen der Luft- und Atemwege

Fremdkörper (in Nase und Gehörgang)
Kinder stecken sich nicht selten Erbsen, Bohnen, Murmeln o. ä. in die Nase (oder den Gehörgang). Man soll nie versuchen, solche runden Fremdkörper mit einer Pinzette extrahieren zu wollen, weil sie dabei stets weiter in die Tiefe abrutschen. Hier sind fachärztliche Instrumente (z. B. stumpfe Häkchen) erforderlich.

Sinubronchitis

Diagnostische Merkmale
• Wochenlang anhaltende, hartnäckige Bronchitis
• „Rezidivierende" eitrige Rhinitis
• Kopfschmerzen
• Schübe subfebriler Temperaturen

Allgemeine Betrachtungen
Sehr leicht gelangen Infektionen von einer hypertrophischen Rachenmandel oder von der Nase in deren Nebenhöhlen, bevorzugt in die Maxillen, wo sich dann nicht selten ein resistenter „Focus" bildet. Sekrettröpfchen streuen von dort mit der Atemluft in die Bronchen und führen zu rezidivierenden Bronchitiden.

Klinische Befunde
Außer den vorgenannten Merkmalen findet man röntgenologisch eine deutliche Trübung bis Verschattung der Nasennebenhöhlen, meistens der des Oberkiefers sowie (peri-)bronchitische Lungenzeichnung.

Differentialdiagnose
Spezifische Prozesse.

Komplikationen
Pneumonien.

Behandlung
Operatives Eingreifen ist bei ausdauernder und intensiver konservativer Therapie bei Kindern (fast) stets vermeidbar!
Medikamentös hat sich eine zuerst einwöchige Kombination von Langzeitsulfonamid (z. B. Bactrim® / Eusaprim® / Omsat®) mit Erythromycin (besonders Paediathrocin®, ca. 40 mg/kg KG/Tag) bewährt; danach muß diese Antibiotika-Therapie noch weitere 3 bis 5 Wochen fortgesetzt werden, da es sich bei solchen Infektionen meistens um hiergegen empfindliche Keime handelt. Weiter sollen die Kinder 3mal täglich desinfizierende Nasentropfen (z. B. Privin-Cibazol®) bds. erhalten sowie Expektorantien (ohne Hustendämpfer) und desinfizierende Lutschpastillen (z. B. Siogeno®, Tyrosolvetten®, Hexoral®-Spülungen). Ferner sind je 2- bis 3mal täglich Kamillendampf-Inhalationen sowie Rotlichtbestrahlungen des Oberkiefers (2- bis 3mal tägl. je 1 min beginnend, pro Tag um 1 min je Sitzung steigernd bis maximal 20 min 3mal/Tag; dabei Hautschutz [Einfetten] und Augenschutz [Sonnenbrille allein ist insuffizient, weil sie zuviel Hitze durchläßt] sorgfältig beachten) zu empfehlen. Kleine Kinder werden dabei zweckmäßigerweise auf dem Schoß der Mutter gehalten. – Röntgenkontrollen der Nasennebenhöhlen in 3- bis 2wöchigen Abständen, bis diese **völlig** frei sind. Ein zu frühes Absetzen der Therapie bringt Rezidiv-Risiko.

Prognose
Gut.

Verletzungen im Schlundbereich

Bei Kindern kommen relativ häufig Säure- oder Laugenverätzungen des Mund-Schlund-Raumes vor, die sofortiger stationärer Einweisung bedürfen, da es sehr schwierig ist, das Ausmaß in den tieferen Gebieten festzustellen und eventuellen Komplikationen rechtzeitig zu begegnen (Dabei wirken Laugenverätzungen meistens tiefer gewebszerstörend als Säuren.)

Pharyngitis

Bei Säuglingen und Kleinkindern ist die akute Pharyngitis das Äquivalent der Angina im späteren Lebensalter. Da sie hohes Fieber, Erbrechen und Appetitlosigkeit verursacht und sich die Infektion vom Pharynx aus weiter verbreiten kann (z. B. Rhinitis, Otitis media), muß sie beim jungen Kinde intensiv mit Sulfonamiden (z. B. Bactrim® / Eusaprim® / Omsat®) oder Antibiotics (z. B. Penicillin) behandelt werden. Um einer Nasen- oder (aszendierenden) Mittelohrinfektion möglichst vorzubeugen, sollen auch 2- bis 3mal täglich (desinfizierende) Nasentropfen (z. B. Privin-Cibazol®, je 1 Tropfen pro Nasenseite) gegeben werden.

Retropharyngealabszeß

Er ist eine eintrige Infektion, die meist im Säuglings- und Kleinkindesalter auftritt. Sie bildet sich zwischen der hinteren Pharynxwand und der Fascia praevertebralis und ist die Folge einer Lymphknoteninfektion, gewöhnlich nach einer Mandelentzündung oder Entzündung der Nasenhaupt- und -nebenhöhlen. Die Symptome sind Schluck- und Atembeschwerden sowie Fieber. Die hintere Pharynxwand ist stark schmerzempfindlich und geschwollen. Die frühzeitige Behandlung mit Antibiotika kann zur Heilung führen. Kommt es aber zu einer Einschmelzung, muß inzidiert werden. Der Pat. ist in Kopfhängelage zu lagern bei optimaler Beleuchtung und Vorhandensein eines Absaugegerätes. Eine Narkose sollte wegen der Aspirationsgefahr nur gemacht werden, wenn noch intubiert werden kann. Die Nottracheotomie kann erforderlich werden.

Tonsillektomie

Die Indikation einer Tonsillektomie sollte im Kindesalter **sehr** streng gestellt werden, weil die Gaumenmandeln für das Kind eine äußerst wichtige Immunglobulin-Bildungsstätte (IgA!) sind. Nur bei chronisch vereiterten Tonsillen, bei Nephritis, Nephrotischem Syndrom und rheumatischem Fieber bzw. Polyarthritis rheumtica und ähnlichen Erkrankungen ist eine solche Indikation gegeben. („Schnarchen", Mundatmen, „große Mandeln" und ähnliche Vorwände dürfen nicht als Operations-Indikation vorgeschützt werden!)

Angina Plaut-Vincent
s. S. 142

Stridor connatus

Durch abnorme Kehlkopfweichheit oder eine Fehlinnervation kann bereits beim Neugeborenen ein starker inspiratorischer Stridor auftreten. Selten besteht die Gefahl einer Erstickung. Durch verschiedene Lagerungen des Kindes (z. B. Rückenlage mit Unterlegung der Schultern [Opisthotonusstellung] oder Bauchlagerung mit Unterlegung des Schultergürtels und Seitwärtsdrehung des Kopfes o. ä.) muß die geringste Dyspnoe ausprobiert werden. Tiefsit-

zende Hämangiome und andere Mißbildungen müssen fachärztlich ausgeschlossen werden. Die Prognose ist günstig; meistens klingt der Stridor mit 1 bis 2 Jahren (allmählich) spontan ab.

Laryngitis, Tracheitis (Pseudocroup)

Diagnostische Merkmale
- Bellender, trockener Husten
- Akut, meistens nachts einsetzend
- Meistens hohes Fieber
- Inspiratorische Atemnot (mit Erstickungsangst)

Allgemeine Betrachtungen und Behandlung
Die akute Laryngitis des jungen Kindes ist oft mit Tracheitis kombiniert (Laryngo-Tracheo-Bronchitis) und wird – im Gegensatz zum Diphtherie-Croup – noch oft als **Pseudocroup** bezeichnet. Die inspiratorische Dyspnoe kann in schweren Fällen zur Tracheotomie zwingen: In diesem Alter ist deshalb frühzeitig eine intensive Behandlung erforderlich: Freiluft oder Aerosol (Inhalationsspray) mit Antibiotica (Penicillin) und Cortison (als Hydrocortison 5 bis 10 mg); Verdampfen ätherischer Öle (Bronchitiskessel mit Eukalyptus- oder Mentholöl); Sedativa (Luminal® 0,05 bis 0,1 g i. m. oder bis 0,2 g rektal) oder Atosil®-Saft; Sauerstoffzugabe zur Atemluft, Cortison (Hydrocortison 20 bis 30 mg i. m.), Sulfonmide oder Antibiotika oral oder parenteral.

Differentialdiagnostisch wichtig:
Bei Diphtherie ist die Stimme aphonisch (Kind kann nur flüstern), bei Pseudocroup „stockheiser" rauh. Diphtherie-Croup kommt allmählich (binnen 12 bis 24 Std), Laryngitis binnen weniger Stunden, meistens nachts. Erster meist ohne Fieber, letzter mit Fieber. Bei Diphtherie-Croup fast stets Pseudomembranen im Rachen sichtbar; bei dessen Verdacht **muß** Heilserum verabfolgt werden (*Cave:* „Kunstfehler"!).

Prognose
Meistens gut.

Bronchiolitis, spastische; asthmoide Bronchitis, kapilläre Bronchitis

Diagnostische Merkmale
- Exspiratorische Dyspnoe (mit Erstickungsangst)
- Meistens nachts akut einsetzend
- (Hohes) Fieber
- Lungen überbläht

Allgemeine Betrachtungen
Diese bei jungen Kindern auf der Basis einer besonderen, individuellen Reaktionsform auftretenden

Bronchitiden haben ähnliche „Symptomatik", wie das Asthma der größeren Kinder und Erwachsenen, beruhen aber keinesfalls auf einer allergischen Reaktion. Meistens als Folge einer Virusinfektion (Masern, „grippaler" Infekt usw.).

Klinische Befunde

A. Symptome: Außer der hochgradigen exspiratorischen Atemnot und der großen Angst der Kinder zu ersticken, findet man Fieber, blasse Hautfarbe, evt. periorale Zyanose und Nasenflügelatmen; die Atmung wird frequent und oberflächlich und der Puls beschleunigt. Die Lungen sind überbläht (perkussorischer Schachtelton; Zwischenrippenraum weiter als Breite der Rippen), auskultatorisch oft keine Rasselgeräusche, nur verlängertes Exspirium mit exspiratorischem leisen Giemen und Pfeifen. Als Folge der Stauung im kleinen Kreislauf kann es zu Leberstauung kommen. Die insuffiziente Atmung bedingt Hypoxämie, evtl. mit Trübung des Sensoriums sowie Albuminurie.

B. Röntgenbefunde: Röntgenologisch erkennt man deutlich die Lungenüberblähung und den Zwerchfelltiefstand, stauungsbedingte, kleinfleckige Lungenzeichnung (evtl. mit örtlichen Atelektasen) und kleine Herzsilhouette.

Differentialdiagnose

Miliartuberkulose, Asthma bronchiale, Pneumonie; zerebral bedingte Dyspnoe.

Behandlung

Freiluft! ggf. Sauerstoffzugabe zur Atemluft. Hydrocortison (10 bis 25 mg i. m. mehrmals täglich). Sulfonamide und Antibiotika. Spasmolytika (Avacan®; Buscopan®, Eupaco®, Perphyllon®-Kinderzäpfchen, 2- bis 3mal täglich). Sedativa (Luminal® 0,05–0,1 g rektal oder s. c./i. m., Valium® 2 bis 5 mg 3mal täglich). Manchmal werden Digitalisierung bzw. Strophanthin erforderlich (Säugling: 1/30 mg, Kleinkind 1/10 mg. 1- bis 2mal täglich in wenigen ml 5%iger Dextroselösung i. v.). Kalzium 10%ig (5 bis 10 ml i. m. oder langsam i. v.).

Prognose

Manchmal recht ernst. Bei vielen Kindern „rezidivieren" derartige Manifestationen von Virusinfekten im Kindesalter.

Bakterielle Pneumonien

(s. auch S. 162 ff.)

Bei jungen Kindern besteht dabei meistens (aber nicht obligat!) hohes Fieber. Die Atemfrequenz ist deutlich beschleunigt (dabei „Nasenflügelatmen"),

und perioral besteht oft deutliche Zyanose. Der Appetit ist stark herabgesetzt, so daß Säuglinge in diesem Zustand meistens per Nasenmagensonde gefüttert werden müssen; nicht selten kommt es zur Begleitdyspepsie. Auskultatorisch hört man – beim Säugling bevorzugt paravertebral oder in der Flankengegend – im Anfangsstadium Bronchialatmen, dann klingende, feinblasige Rasselgeräusche.

Differentialdiagnostisch kommt bei Kleinkindern auch die Appendizitis in Betracht!

Behandlung

Ampicillin (0,1 bis 0,2 g/kg KG/Tag); ab Pubertätsbeginn evtl. Tetracyclin (3- bis 4mal tgl. je 0,5 g).

Primär abszedierende Pneumonie

Diese Form tritt bei Säuglingen vereinzelt auf und ist bevorzugt durch gelbe Staphylokokken bedingt. Die Differentialdiagnose ist praktisch nur röntgenologisch zu stellen. Therapeutisch sind Breitbandpenicilline (0,1 g/kg KG/Tag) oder Erythromycin (40 bis 50 mg/kg täglich) und/oder Sulfonamide indiziert. Die Prognose ist überwiegend gut.

Aspirationspneumonie

Prognostisch ist diese Form bei ganz jungen Kindern nicht so gefährlich wie beim Erwachsenen (s. S. 167), da das pH des Magensaftes in diesem Alter noch nicht so intensiv sauer ist.

Lungentuberkulose s. S. 169

Herzfehler

Die meisten **Herzfehler** bei Kindern sind angeboren: bei rund 1% aller Neugeborenen (s. S. 217ff.). Oft werden jedoch anämisch bedingte oder akzidentelle Herzgeräusche als solche verkannt; deshalb müssen diese beiden Ursachen vor jeder speziellen Herzdiagnostik ausgeschlossen werden. Wird das Geräusch ca. 30 Sekunden nach Inhalation von 0,1 ml Amylnitrit [= 1 Brechampulle Nitramyl* 2 bis 3 cm von der Nase entfernt gehalten] lauter, spricht das für ein akzidentelles Geräusch, bleibt es gleichlaut oder wird es leiser, liegt eher ein organischer Fehler vor. [Cave: Blutdruckabfall].) Die konnatalen Vitien dürften hauptsächlich auf embryonalen Mißbildungen beruhen (vgl. S. 642) und in den schwersten Fällen bereits beim Frischgeborenen zum Tode führen.

---

* Fa. Berco

Erkrankungen des Urogenitaltraktes

Angeborene Schäden

Ab frühen Kindesalter muß auf Anomalien der Harnwege des Kindes sowie seines Genitales geachtet werden. Bei Kindern mit rezidivierender bzw. – trotz suffizienter Therapie – erneut auftretender Harnwegsinfektion (Pyurie) muß nach angeborenen Mißbildungen der ableitenden Harnwege gefahndet werden: i. v. Röntgen-Kontrast-Pyelogramm und Miktions-Zystourogramm, um gegebenenfalls operativ (z. B. Reflux-Plastik) helfen zu können.

Megaureter und Hydronephrose s. S. 787

Orthostatische Albuminurie, orthotische, lordotische, funktionelle, zyklische Albuminurie s. S. 783

Akute bis chronische Erkrankungen der Nieren und ableitenden Harnwege
s. S. 772 ff.

Erkrankungen der kindlichen Genitalorgane

Hypo- und Epispadie
Diese angeborene Fehlmündung der Harnröhre bei Knaben kann belanglos sein, auch wenn das Präputium dabei mehr oder weniger gespalten ist. Bei stärkeren, strangartigen Verziehungen oder „kosmetisch" stark beeinträchtigenden Verunstaltungen sollte eine operative Korrektur vor Schulbeginn erfolgen.

Phimose
Eine Verklebung des inneren Präputiumblattes mit der Glans penis ist beim Säugling noch physiologisch und sollte dann weder „gelöst" noch als Vorwand zur Zirkumzision benutzt werden.

Von einer pathologischen Verengung der Vorhaut beim jungen Kinde kann man erst sprechen, wenn sich das Präputium bei der Miktion aufbläht und der Harn nur absichert und nicht im Strahl entleert werden kann.

Balanitis
Stellen sich (bei engem Präputialring) gehäuft Entzündungen ein, wird man nach Abklingen der akuten Phase (Kamillentee-Umschläge; Unterspülen der Vorhaut mit Plastikspritze ohne Kanüle mit Desinfektionslösung oder Antibiotika-Suspension

bzw. -Lösung) Adhäsionen stumpf (unblutig!) lösen oder gegebenenfalls (plastisch) operieren müssen.

Hodenhochstand, Kryptorchismus
Ein scheinbar fehlender Deszensus der Hoden macht den Eltern der betroffenen Kinder großen Kummer: es ergeben sich jedoch nicht zwangsläufig daraus therapeutische Konsequenzen, nachdem gezeigt werden kann, daß es nach Anwendung von Wärme am Skrotum, wie z. B. in einem warmen Bad, zu einem Deszensus kommt. Dies beweist, daß es sicher nur um einen sog. Hodenhochstand oder Pendelhoden gehandelt hat, der darin besteht, daß es bei vermehrter Sensitivität des Kremasterreflexes zu einem länger währenden Hinaufsteigen der Testikel in das häufig vorhandene skrotale Fettgewebe kommt. Auch durch vorsichtige Palpation können die Hoden am liegenden Patienten, besser noch in sog. Hockstellung, in das Skrotum hinabgedrückt werden, was das Vorliegen von Passagehindernissen dann ausschließt.

Nach heutiger Ansicht muß bei echtem Hodenhochstand frühzeitig (im 2. Lebensjahr) mit einer Hormonkur behandelt werden (z. B. Predalon®, Pregnesin® oder Primogonyl®: 2mal wöchentlich je 500 bis 1000 E. i. m., 6 Wochen lang; bei Versagen des Erfolges nach 3 Monaten eine zweite Kur). Mit gonadotropen Hormonen (Choriongonadotropin) kann man einen Deszensus bewirken, sofern nicht eine Hernie oder andere Hindernisse den Deszensus verhindern. Sollten die Hoden nicht sicher palpabel sein, so kann versucht werden, die Harngonadotropin-Ausscheidung (oder den Serumspiegel) zu bestimmen und einen Wangenschleimhautabstrich zur Bestimmung des Geschlechtschromatins vorzunehmen.

Eine frühzeitige chirurgische Behandlung (am besten gegen Ende einer zweiten Hormonkur, weil dann der Samenstrang am nachgiebigsten erscheint) ist dann jedoch ratsam, nachdem intraabdominelle Hoden durch die höhere Temperatur in der Bauchhöhle geschädigt werden können und später in der Spermiogenese gestört sind; ferner wird angenommen, daß auch eine verstärkte Tendenz zur malignen Entartung besteht. Gelegentlich kann Kryptorchismus mit Hypogonadismus oder einem Pseudohermaphroditismus verbunden sein.

Erkrankungen des ZNS
(s. auch S. 820 und 823)

Fieberkrämpfe, Infektkrämpfe

Bei jungen Kindern kann (gleichsam als Äquivalent des Schüttelfrostes beim Erwachsenen) ein Fieberbedingter Krampfanfall auftreten. Die Rektaltem-

Tabelle 13-21. Behandlung der frühkindlichen Epilepsie

Medikament	Durchschnittl. Tagesdosis	Indikationen	Toxizität und Komplikationen
Cortison Prednisolon	3–4 mg/kg, dann langsam reduzierend auf 5–10 mg insgesamt/Tag	Speziell bei BNS-Krämpfen des jungen Kindes	Medikamentöses Cushingoid möglich
ACTH	einleitend 20–40–80 I. E./ Tag i. m. über mehrere Wochen	BNS-Krämpfe des jungen Kindes	Medikamentöses Cushingoid möglich

peratur muß dabei nicht sehr hoch sein (schon bei 38,5° kann der Krampf auftreten), sie kann auch bei abfallender Tendenz noch einen Anfall bedingen. Solch ein Fieberkrampf dauert selten länger als 10 (–20) Minuten. Kühle Wadenwickel, kühle Stirnabwischungen, fiebersenkende Kinderzäpfchen bewirken rasches Sistieren. Sollten solche Anfälle mehr als zweimal auftreten (sie treten bei einem Infekt jeweils nur einmal, meist anfangs auf), muß mittels EEG und anderer Maßnahmen nach einer epileptischen Ursache gefahndet werden.

Epileptische Anfälle im Säuglingsalter

Die Petit mal-Epilepsie bevorzugt das Kindesalter. Die häufigste Form im Säuglingsalter sind die Blitz-Nick-Salaam-(B. N. S.-) Krämpfe, bei denen der orientalische Gruß „nachgeahmt" zu werden scheint: plötzliches Kopfheben von der Unterlage, seitvorwärtiges Heben der Arme und ruckartiges Vorbeugen des Kopfes und Oberkörpers. Solche Anfälle können salvenartig (20- bis 30mal) wiederholt werden. (Im EEG: bei dieser Form sehr typische Hypsarrhythmie.) Andererseits kann es sich (bei schon etwas älteren Kindern) um einen momentanen, sehr kurzdauernden Bewußtseinsverlust handeln, der während einer alltäglichen Beschäftigung so flüchtig und verdeckt auftritt, daß er weder vom Patienten noch von seiner Umgebung bemerkt wird. Für den klassischen Petit mal-Anfall ist charakteristisch, daß der Gesichtsausdruck plötzlich leer, abwesend wird, die motorische Aktivität sistiert und die Muskulatur ihren Tonus verliert. Das Bewußtsein sowie eine normale geistige und körperliche Tätigkeit sind ebenso rasch wiederhergestellt. An einem Tag können bis zu 100 solcher Absencen vorkommen. Die Behandlung der frühkindlichen BNS-Krämpfe wird oft mit ACTH oder Cortison durchgeführt (s. Tab. 13-21), jedoch sind auch die Suxinimide hier indiziert (s. S. 819).

Beim **epileptischen Status** (Grand-mal sowie Petit-mal) hat sich das Diazepam (Valium®) am besten bewährt (3–5–10 mg mit 5%iger Dextroselösung verdünnt, langsam i. v.).

Konnatale Defekte des ZNS

Syringomyelie s. S. 820

Hydrozephalus

Diagnostische Merkmale
- Übermäßiges Schädelwachstum bei relativ normal-klein bleibendem Gesicht (vgl. auch Anhang, Abb. 2, S. 1369)
- Nach oral gedrehte Augäpfel („untergehende Sonne")
- Vorgewölbte Fontanelle, klaffende Schädelnähte
- Diaphanoskopisch rotes „Aufglühen" des Schädelinneren
- Echo- oder Röntgen-Luftenzephalogramm: Hirndefekte der verschiedensten Formen und Ausmaße.

Allgemeine Betrachtungen
Ein Verschluß der ableitenden Liquorwege oder eine Hirnatrophie können bereits angeboren sein, einerseits als Anlagestörung (z. B. Porenzephalie, Balkenmangel), andererseits nach intrauterin durchgemachter Infektion (z. B. Embryopathie: Röteln oder Fetopathie: Toxoplasmose), letztlich kann auch eine Störung des Gehirns im späteren Leben zum Verschluß der Liquorwege führen (z. B. Meningitis, Tbc, Hirntumoren). Ein Teil dieser Hydrozephalie kann heute durch Hirnoperationen bzw. Katheterdrainagen wirkungsvoll behandelt, teilweise sogar völlig geheilt werden.

Klinische Befunde
A. Symptome und Untersuchungsbefunde: Palpatorisch fallen beim Hydrozephalus im Säuglingsalter

die weit klaffenden Schädelnähte und die übergroße Fontanelle auf. Durch Übertragung des Schädelinnendruckes auf die Augen „verschwinden" diese hinter dem unteren Augenlid: Die Iris und Pupille versinken wie die „untergehende Sonne". Beim Beklopfen des Schädels mit den gewinkelt gehaltenen Fingern einer Hand kommt es zum „Schädelschettern". Geistig und statomotorisch sind diese Kinder meistens stark zurückgeblieben.

B. Röntgenbefunde: nach Austausch von Liquor gegen Luft zeigt sich in den Röntgenaufnahmen (aus verschiedenen Richtungen) das Ausmaß der Hirnatrophie. Bei Verschluß-Hydrozephalus muß die Luftfüllung von proximal des Liquorhindernisses erfolgen, z. B. subokzipital oder gar durch die Fontanelle als Ventrikelpunktion. Bei Verdacht auf Hirntumor werden auch die Arteriographie bzw. die Szintigraphie erforderlich. Auch die moderne Echo-Enzephalographie oder die (noch recht kostspielige) Computertomographie (CT) des Kopfes lassen das Ausmaß der Schädigung erkennen.

Behandlung
Die Therapie muß praktisch stets neurochirurgisch sein. Bei Verschmälerung des verbliebenen Hirnmantels bis auf 1 cm Dicke ist eine Katheterventil-Drainage noch indiziert, zumal sich nach Entlastung von dem Liquorüberdruck der Hirnmantel beim jungen Kinde oft erstaunlich ausdehnt (wie ein trokkener Schwamm, der ins Wasser geworfen wird).

Prognose
Bei frühzeitiger Operation können bis zu 50% der Kinder gerettet werden; jedoch sind Rezidivoperationen oft erforderlich, weil die Kathetersysteme sich leicht verlegen; diese sind jedoch als relativ „leichte" Eingriffe anzusehen. In der Spätprognose wird man jedoch mit Intelligenz- und anderen Störungen rechnen müssen.

Zerebrale Kinderlähmung

Dieses ist wohl eine Sammelbezeichnung für Schäden an zentralen Nerven, die prä- oder perinatal entstanden sind, keine Progredienz zeigen, stark entwicklungsstörend auf die motorischen sowie geistigen Hirnleistungen wirken und darin eine große Diskrepanz zu den anatomischen Ausfällen bieten.

Die *infantile spastische Diplegie* ist die Folge der Hirnsklerose, oft mit Hydrozephalus kombiniert; auch sie kann angeboren oder erworben sein (Enzephalitis-Folge). Ihre besonderen Kennzeichen sind: auffallende Bewegungsarmut, Spitzfußstellung, Adduktorenspasmus mit Überkreuzhaltung der Beine, gesteigerte Sehnenreflexe (infolge Muskelhypertonus nur schwer prüfbar), oft Strabismus und Debili-

tät. Dieses (früher als *Little-Syndrom* bezeichnete) Bild kann bereits im Säuglingsalter manifest werden. Die einseitige Form, *Hemiplegia spastica,* vorwiegend (geburts)traumatisch bedingt, zeigt weniger Intelligenzdefekte, kann aber zu Jackson-Anfällen führen.

Behandlung
Langfristige, äußerst konsequent durchzuführende, krankengymnastische Maßnahmen, bevorzugt nach der Methode von Bobath; eventuell orthopädisch-operative Maßnahmen zusätzlich.

Toxo-allergische Hirnschädigung

Kindliche Akrodynie
(Feersche Krankheit)

Diese heute sehr selten gewordene und bevorzugt bei vegetativen Dystonien und Allergikern im Kleinkindalter auftretende Krankheit beruht meistens auf der Folge einer Quecksilbermedikation (Kalomel, „gelbe Salbe", „Zahnungspulver" u. ä.). Die typischen Symptome sind: Umkehr des Schlaf-Wach-Rhythmus, psychische Störungen (Kind wird traurig, mürrisch, reizbar), polymorphe Exantheme, starke Rötung der Akren (Hände, Füße, Nasenspitze), starkes Schwitzen, Mazerierung der Haut und groblamellöse Schuppung, Brüchigkeit und Ausfall der Haare und Nägel, Gingivitis, Zahnausfall; starke Hypotonie der Muskulatur (Kinder klappen taschenmesserartig zusammen), Handtremor, Sensibilitätsstörungen, eventuell abgeschwächte Sehnenreflexe. Tachykardie (ohne Fieber bis 180/min.) und Hypertonie (ohne Nierenschaden bis über 140 mm Hg. = 19 kPa).

Differentialdiagnose
Meningitis (tuberculosa), progressive Muskeldystrophie, Avitaminose (B-Mangel); Schuppung nach Scharlach.

Vorbeugung
Strengste Vermeidung von Quecksilberzubereitungen beim Kind! (s. S. 624).

Behandlung
Vitamin B_6 in hoher Dosis, Bellergal® (3mal ½ auf 5mal 1 Dragee täglich steigernd). Bei Sekundärinfektionen sofort Antibiotika und Sulfonamidtherapie.

Prognose
Meistens gut.

Erworbene (postmeningitische) Hirnschädigung

Subduralerguß, Hydrom

(Pachymeningosis).

Wenn nach Abklingen einer eitrigen Meningitis binnen 2 bis 3 Wochen erneut Erbrechen und/oder Fieber sowie im (Lumbal-)Liquor Eiweißvermehrung (ohne erneute Pleozytose) auftreten, muß wegen Verdachtes auf einen subduralen Erguß die (beim Säugling: Fontanellen-) Punktion durchgeführt werden (wenige mm medial des noch offenen lateralen Fontanellenwinkels oder nach Anlegen einer Trepanation unmittelbar unter der Haut samt Dura ein Erguß von über 4 bis 5 ml gelblicher bis sanguinolenter Flüssigkeit). Bei größeren Subduralergüssen besteht im EEG dort eine Niederspannung, in der Diaphanoskopie ein rotes Aufleuchten intrazerebral. Klinikeinweisung dürfte dann kaum zu umgehen sein.

Infektionskrankheiten

(soweit sie nur bei Kindern vorkommen)

Wenn eine Schwangere, die noch nie Röteln, Windpocken oder Masern gehabt hat, am Ende einer Gravidität oder wenn ihr Neugeborenes mit einer der Infektionskrankheiten infiziert werden, kann die Erkrankung bei dem Kinde **sehr** schwer verlaufen; das Kind hat in diesen Fällen keine spezifischen Antikörper von seiner Mutter (diaplazentar) erhalten und besitzt selbst noch keine ausreichend ausgereifte Immunglobulin-Bildungsfähigkeit. Diese Neugeborenen müssen unbedingt Gamma-Globulin (2 ml 16%ig i.m. oder Gamma-Venin® 3–5 ml i.v.) erhalten.

Zytomegalie s. S. 1131

Listeriose

(Granulomatosis infantiseptica)

Diese Erkrankung wird durch Listeria monocytogenes verursacht, deren Vorkommen bei Haustieren erwiesen wurde. Beim Erwachsenen führt diese Zoonose zu „grippalen" Symptomen mit Fieber, Durchfall, Rücken- und Nierenschmerzen.
Beim Fetus gelangt der Erreger von der Mutter auf dem Blutweg in die Nieren, aus den Nieren in das Fruchtwasser und mit diesem in die Lungen. Es kommt zur Frühgeburt und zu prolongiertem Neu-

geborenenikterus (das Fruchtwasser ist grünlich!). Wird das Kind unter der Geburt infiziert, resultieren meistens eine Meningitis, seltener septisch-metastatische Haut- und Organlisteriome sowie leichtes Exanthem.
Bei Verdacht auf diese diaplazentare Fetopathie müssen mütterliches Blut, Stuhl und Urin sowie kindliches Mekonium, Harn, Rachensekret, möglichst auch Liquor kulturell auf Listerellen untersucht werden. Spezielle serologische Untersuchungen fallen hier beim Neugeborenen stets negativ aus; ein Anstieg der Antikörper (2 Blutproben mit 2 Wochen Abstand) ist erst nach dem 1. Lebensvierteljahr zu erwarten. Ein AK-Titer über 1:80 bei positiver KBR ab 1:100 ist suspekt. Positive Intrakutanteste analog der Tuberkulinprobe erlauben keine Aussage über die derzeitige Aktivität der Infektion.

Differentialdiagnose
Beim Neugeborenen: Coli-Meningitis, geburtstraumatische Hirnschäden, angeborene Lues, Toxoplasmose, hämolytischer Neugeborenenikterus.

Behandlung
Kombinationen von Penicillin und Erythromycin hochdosiert mittels i.v. Dauertropfinfusion, auch Sulfonamide und (hierbei **notfalls ausnahmsweise!**) Tetrazykline (50 mg/kg KG/Tag) oder gar Chloramphenicol (30 mg/kg/Tag).

Prognose
Beim Neugeborenen unbehandelt: infaust. Je eher die Therapie einsetzt, desto günstiger. Bei Infektion jenseits des 1. Trimenons: gut.

Toxoplasmose, angeborene

Toxoplasmose Gondii, ein parasitäres Protozoon, wird überall in der Welt beim Menschen und bei vielen Tierarten gefunden (besonders in den Faeces von Hauskatzen). Die Übertragung auf Erwachsene s. S. 1200. Aktive Erkrankungen finden sich am häufigsten bei Neugeborenen, die bereits intrauterin infiziert wurden, wenn eine Gravide eine Erstinfektion acquirierte (andernfalls können Aborte auftreten). Säuglinge und Kleinkinder können einen Hydrozephalus, Mikrozephalie, psychomotorische Störungen, zerebrale Verkalkungen und Chorioretinitis, Nystagmus, Mikrophthalmie, xanthochromen Liquor mit Zell- und Eiweißvermehrung, Krämpfe, evtl. Leberschaden und verstärkten Neugeborenenikterus haben.

Behandlung
A. **Bei der Mutter,** wenn am Anfang einer Gravidität eine erste frische Toxoplasmose festgestellt wird:

hohe Dosen Langzeit-Sulfonamide und Tetracyclin. (*Cave:* Daraprim® = teratogen!).
B. Bei Säugling: jeden 2. Tag ¹/₄ Tabl. Daraprim® (à 25 mg); dabei 3mal pro Woche Blutbildkontrollen! Zusätzlich als Sulfonamid Bactrim®/Eusaprim®/ Omsat®, Durenat®, Lederkyn® oder Madribon®, mehrere Wochen bis Monate lang. Anhaltender Titerabfall kennzeichnet den Therapieerfolg.

Prognose
Die konnatal erworbene Krankheit verläuft oft tödlich. Wenn ein Säugling das akute Stadium überlebt, bleiben schwere Schäden im ZNS oder/und Augenläsionen zurück.

Pränatale Syphilis
(s. auch S. 1183)

Alle Schwangeren, bei denen die klinischen und serologischen Ergebnisse sowie die Anamnese nicht (bei mehrfacher Untersuchung) eine Lues **sicher** ausschließen lassen, müssen während der Gravidität mit Penicillin (nur bei dessen Unverträglichkeit mit Erythromycin oder Tetracyclin) ausreichend behandelt werden. Ab dem 7. Schwangerschaftsmonat müssen die Penicillindosen höher als bei der Behandlung der primären Syphilis liegen. Bei Erkrankung im letzten Drittel der Schwangerschaft Ausheilung der Syphilis unter Penicillin-Therapie in über 90%. Kontrolluntersuchungen (Titer-Verlaufskontrolle der Seroreaktionen, in monatlichen Abständen bis zur Entbindung und auch danach erforderlich). Bei erneutem Titeranstieg oder anderen Stadien der Syphilis im Falle einer Schwangerschaft ist ebenfalls eine Penicillin-Therapie angezeigt.
Das Frischgeborene muß sofort auf Syphiliszeichen untersucht werden sowie ein zweites Mal im Alter von 4 bis 8 Wochen, einschließlich des Treponema-pallidum-Hämagglutinations-(TPHA-)Testes, der den früher üblichen Seroreaktionen (Wassermann, Meinecke-Klärung usw.) deutlich überlegen ist. Als Parameter für das vom Kinde selbst gebildete IgM, das nicht diaplazentar von der Mutter auf den Fetus übergeht, kommt der Fluoreszenz-Treponema-pallidum-Antikörper-Absorptions-(FTA-ABS-)Test in Betracht, während der Venereal-Disease-Research-(VDRL-)Test nur Auskunft über die Wirksamkeit einer durchgeführten Therapie bzw. über die weitere antisyphilitische Behandlungsnotwendigkeit gibt.

Konnatale Syphilis
(vgl. auch S. 1184)

Diagnostische Merkmale
- Pemphigus, der alle Hautregionen befallen kann
- Rhagaden an After, Nase und Mund
- (Blutige) Rhinitis
- Derbe Leber- und Milzvergrößerung
- Peronychien
- Infiltrate der Fußsohlen und Handinnenflächen sowie groblamellöse Schuppung
- Röntgenologisch: „Pneumonia alba" sowie Osteochondritis

Allgemeine Betrachtungen
Die angeborene Syphilis ist eine diaplazentare Infektion in der 2. Schwangerschaftshälfte, eine Fetopathie, die infolge der sofortigen Spirochätämie dem Lues II-Stadium entspricht. Es werden 3 Haupttypen unterschieden: der primär beim Neugeborenen symptomarme Typ, bei dem sich die charakteristischen Zeichen erst im Verlauf des 1. Trimenons zeigen, der parietale Typ mit bevorzugtem Hautbefall und der viszerale Typ mit besonders schwerem Organbefall.

Klinische Befunde
A. Symptome und Untersuchungsbefunde: Außer den vorgenannten Leitsymptomen treten noch folgende Zeichen mehr oder minder ausgeprägt bzw. vollständig auf: Graue fahle Hautfarbe mit Milchkaffee-Flecken, Anämie, Dystrophie bis Atrophie, (Schleim-)Hautblutungen aus Nase und Nabelgrund, glänzendrote, wie „mit Speck eingerieben" imponierende Hautinfiltrate an Händen und Füßen, zahlreiche bis markstückgroße, schwappend-schlaffe Eiterblasen an allen Körperpartien, indolente Lymphknotenschwellungen, am Anus Kondylomata lata, später makulopapulöses Exanthem, Nephrotisches Syndrom, akut auftretende Parrotsche Pseudoparalyse einer Extremität (infolge Schonhaltung bei starkem Periost-Schmerz). Selten Meningitis, Chorioiditis, Hydrozephalus.
B. Laborbefunde: Die zuvor genannten Seroreaktionen im Blut fallen positiv aus; dabei ist zu berücksichtigen, daß die auf IgG beruhenden Reaktionen durch passiven diaplazentaren Übergang mütterlicher Antikörper auf den Fetus beeinflußt werden. Diese (Blut-)Kontrollen sind ggf. in monatlichen Abständen ein halbes Jahr lang fortzusetzen. Im Dunkelfeld kann man mikroskopisch massenhaft Spirochäten aus Hauteffloreszenzen finden.
C. Röntgenbefunde: Trümmerfeldzonen zwischen Epi- und Diaphyse: aufgehellte Streifen, Verkalkungslinien sind unregelmäßig begrenzt; Zerstörungen der Epiphysen, eventuell Epiphysenabriß. Periostitische Begleitschatten der langen Röhrenknochen, Doppelkonturierung besonders am Calcaneus; selten Osteomyelitiden. Pneumonia alba.

Differentialdiagnose
Pemphigoid des Neugeborenen; Epidermolysis bullosa hereditaria: Ichthiosis congenita. Rhinitis oder Omphalitis diphtherica. Milz-Leber-Schwellungen bei angeborenen Stoffwechselkrankheiten.

Vorbeugung

Bei jeder Schwangeren, die jemals eine Lues hatte, (auch bei eventuell seronegativen!) mindestens eine Penicillin-Sicherheitskur zu Beginn der 2. Schwangerschaftshälfte. Bei jedem Neugeborenen einer anamnestisch syphilitischen Mutter (Aborte ca. mens V, besonders bei mazerierten Früchten) eine Penicillin-Sicherheitskur!

Behandlung

Penicillin ist das Mittel der Wahl: Mindest-Dosis für eine Sicherheitskur bei parenteraler Gabe 500 000 E/kg KG/10 Tage-Kur verteilt. Bei oraler Applikation die doppelte Dosis. Bei manifester Lues connata muß **zusätzlich** eine einschleichende Penicillin-Kur gemacht werden, um die (eventuell letale!) Herxheimersche Reaktion zu vermeiden: beginnend mit 2 × je 2000 bzw. 3000 E pro Tag insgesamt binnen 1 Woche auf 4 × 25000 E steigern; erst danach beginnt die therapeutische „Mindestdosis" zu zählen. Nach Abschluß dieser Therapie müssen solche Kinder wenigstens 1 Jahr lang in 3monatigen Abständen nachuntersucht werden (einschl. der Seroreaktionen), bevor man (bei Negativ-Bleiben der Reaktionen) von einer Heilung sprechen kann.

Prognose

Bei früher Behandlung günstig; insgesamt aber noch rund 10 bis 20% Letalität.

Bleibt eine konnatale Lues unbehandelt, entsteht in einigen Jahren (die sehr selten gewordene) *Lues tarda* mit ihrer charakteristischen *Hutchinsonschen Trias:* tonnenförmige Schneidezähne mit halbmondförmiger Einbuchtung der Zahnschneiden. Innenohrschwerhörigkeit und parenchymatöse Keratitis (mit wolkiger Trübung der Kornea, die zur Erblindung führt). Dazu treten die syphilitische Sattelnase (mit Einsenkung der Nasenwurzel) und die „Säbelbeine".

Nach 10 bis 20 Jahren ohne Behandlung kommt es zur Nervensyphilis (Tabes dorsalis).

Die Spätformen können durch intensive Behandlung in ihrem Fortschreiten gehemmt werden, jedoch bereits eingetretene Schäden bleiben irreversibel.

Dreitagefieber

(Exanthema subitum)

Das Exanthema subitum ist eine übertragbare Viruskrankheit, die in erster Linie Säuglinge und Kleinkinder befällt. Eine Labordiagnose steht nicht zur Verfügung, da ein Virusagens noch nicht isoliert wurde. Beginn mit plötzlichem Fieber, das oft von einem Fieberkrampf eingeleitet wird und für das keine plausiblen Erkrankungssymptome zu finden sind; es dauert 1–5 Tage (im Durchschnitt 3 Tage) und fällt dann kritisch ab. *Ein rosarotes, recht diskretes, rötelnähnliches Exanthem* tritt hauptsächlich am Rumpf auf, nachdem das Fieber abgefallen ist. Dabei findet sich dazu eine Leukopenie mit relativer Lymphozytose (rd. 90%). Die Therapie ist rein symptomatisch: während des Initialfiebers fiebersenkende Kinderzäpfchen (z. B. Ben-u-ron®, Cibalen®, Pyramidon®, Pyroplant®, Treupel®) und kühle feuchte Wadenwickel. Die Prognose ist gut. Komplikationen sind nicht bekannt geworden.

Ringelröteln

(Erythema infectiosum, Exanthema variegatum)

Diese recht seltene Kinderkrankheit tritt erst jenseits des Säuglingsalters auf und wird wahrscheinlich ebenfalls durch Viren hervorgerufen, deren Isolierung jedoch bisher noch nicht geglückt ist. Die Inkubationszeit beträgt 7 bis 16 Tage.

Ohne Prodromalerscheinungen kommt es zu anfänglich scharf umschriebenen, roten, symmetrisch auftretenden Flecken im Gesicht („Schmetterlingsform"); die Umgebung des Mundes bleibt frei. Einen Tag später bilden sich auf den Streckseiten der Extremitäten und den Nates rote, später bläulich-rot werdende Flecken, die durch zentrales Abblassen bei peripherer weiterer Ausdehnung „Ring"-, „Girlanden"- und Landkartenform annehmen. Rumpf, Hände und Füße bleiben fast stets frei. Das Exanthem kann rezidivieren. Katarrhalische Symptome und Fieber sind dabei selten.

Im Blutbild bestehen leichte Leukopenie und geringe Eosinophilie. Nach 6 bis 10 Tagen klingen alle Symptome ab.

Behandlung

Bei Fieber: Bettruhe. Weitere Maßnahmen sind nicht erforderlich.

Prognose

Absolut günstig. Komplikationen wurden dabei nicht beobachtet.

Reye-Syndrom

s. Kap. 22 „Infektionskrankheiten: Virus- und Rikkettsien", S. 1142.

Literatur: Kapitel 13. Pädiatrie

Bachmann, K. D. u. a. (Hrsg.): Pädiatrie in Praxis und Klinik. 3 Bände. Stuttgart: Thieme 1978–1980

Biesalski, P.: Die Hals-Nasen-Ohren-Krankheiten im Kindesalter. Stuttgart: Thieme 1960.

Brock, J. (Hrsg.): Biologische Daten für den Kinderarzt. Berlin-Heidelberg-New York: Springer 1954.

Burdelski, M., Huchzermeyer, H.: Gastrointestinale Endoskopie im Kindesalter. Berlin-Heidelberg-New York: Springer 1980.

Ebel, K.-D., Willich, E.: Die Röntgenuntersuchung im Kindesalter. Berlin-Heidelberg-New York: Springer 1979.

Ewerbeck, H.: Differentialdiagnose von Krankheiten im Kindesalter. Berlin-Heidelberg-New York: Springer 1976.

Fanconi, G., Wallgren, A.: Lehrbuch der Pädiatrie. Basel-Stuttgart: B. Schwabe 1972

Gädeke, R.: Diagnostische und therapeutische Techniken in der Pädiatrie. Berlin-Heidelberg-New York: Springer 1980.

Grüttner, R.: Gastroenterologie (Reihe Pädiatrie: Weiter- und Fortbildung). Berlin-Heidelberg-New York: Springer 1980.

Gutheil, H.: Kinder-EKG-Fibel. Stuttgart: Thieme 1980.

Hanefeld, F. (Hrsg.): Neuropädiatrie (Reihe Pädiatrie: Weiter- und Fortbildung). Berlin-Heidelberg-New York: Springer 1981.

Harbauer, H., Lempp, R., Nissen, G., Strunk, P.: Lehrbuch der speziellen Kinder- und Jugendpsychiatrie. Berlin-Heidelberg-New York: Springer 1980.

v. Harnack, G.-A. (Hrsg.): Kinderheilkunde. Berlin-Heidelberg-New York: Springer 1980.

v. Harnack, G.-A. (Hrsg.): Therapie der Krankheiten des Kindesalters. Berlin-Heidelberg-New York: Springer 1980.

Harnack, G.-A. von, Janssen, F.: Pädiatrische Dosistabellen. Stuttgart: Dtsch. Apotheker Verlag 1980.

Haupt, H.: Das Neugeborene. Stuttgart: Thieme 1982.

Helbig, D.: Chirurgische Pädiatrie. Stuttgart-New York: Schattauer 1974.

Hellbrügge, T. (Hrsg.): Klinische Sozialpädiatrie. Berlin-Heidelberg-New York: Springer 1981.

Hertl, M.: Pädiatrische Differentialdiagnose. Stuttgart: Thieme 1977.

Hürter, P.: Diabetes bei Kindern und Jugendlichen. Berlin-Heidelberg-New York: Springer 1977.

Keck, E. W.: Pädiatrische Kardiologie. München-Berlin-Wien: Urban & Schwarzenberg 1980.

Keller, W., Wiskott, A.: Lehrbuch der Kinderheilkunde. Stuttgart: Thieme 1977.

Korting, G. W.: Hautkrankheiten bei Kindern und Jugendlichen. Stuttgart-New York: Schattauer 1969.

Küster, F.: Pädiatrie. Kurzgefaßtes Lehrbuch zum Gegenstandskatalog. München: Freytag und Müller 1979.

v. Loewenich, V., Koch, H.: Pädiatrische Intensivbehandlung. Stuttgart: Thieme 1974.

Matthes, A., Kruse, R.: Neuropädiatrie. Stuttgart: Thieme 1973.

Moll, H.: Pädiatrische Krankheitsbilder – Farbatlas für Klinik und Praxis. Stuttgart: Thieme 1975.

Moll, H., Ries, J. H.: Pädiatrische Unfallfibel (Heidelberger Taschenbücher, Bd. 95). Berlin-Heidelberg-New York: Springer 1971.

Olbing, H.: Harnwegsinfektionen bei Kindern und Jugendlichen. Stuttgart: Thieme 1980.

Remschmidt, H., Schmidt, M. H. (Hrsg.): Neuropsychologie des Kindesalters. Stuttgart: Thieme 1980.

Rickham, P. P., Soper, R. T., Stauffer, U. G.: Kinderchirurgie. Stuttgart: Thieme 1975.

Royer, P., Hahib, R., Mathieu, H.: Nephrologie im Kindesalter. Stuttgart: Thieme 1967.

Sachsenweger, R.: Augenkrankheiten im Kindesalter. Stuttgart: Enke 1973.

Schmidt, G.-W.: Pädiatrie (Kliniktaschenbuch). Berlin-Heidelberg-New York: Springer 1974.

Schröter, W., Prindull, G., Kaehler, U.: Blutkrankheiten des Kindes in: Klink der Gegenwart. München-Berlin-Wien: Urban & Schwarzenberg: 1975.

Sigel, A.: Lehrbuch der Kinderurologie. Stuttgart: Thieme 1971.

Steiniger, U., Theile, H.: Funktionsdiagnostik im Kindesalter. Stuttgart: Thieme 1980.

Vivell, O.: Infektionskrankheiten (Reihe Pädiatrie: Weiter- und Fortbildung). Berlin-Heidelberg-New York: Springer 1980.

Wille, L., Obladen, M.: Neugeborenen-Intensivpflege. Berlin-Heidelberg-New York: Springer 1979.

Wissler, H.: Erkrankungen der Lungen und Bronchien im Kindesalter. Stuttgart: Thieme 1972.

Therapieschemata zum Kap. 13: Pädiatrie   (Stichwörter in alphabetischer Reihenfolge)

AGAMMAGLOBULINÄMIE

(Hypogammaglobulinämie)

1. monatl. i. m.-Injektionen von 0,1 g/kg/KG menschlichen Gammaglobulins während des ganzen Lebens; bei jungen Kindern 0,4–0,3 g/kg/KG, später abnehmend auf 0,2 g/kg/KG
2. rechtzeitige Erkennung und Behandlung von bakteriellen Infekten (ebenfalls mit Gammaglobulin und entsprechenden Chemotherapeutika)
3. bei der sekundären A. (Hypoglobulinämie) werden ebenfalls Gammaglobuline verabreicht; zusätzlich Antibiotikaprophylaxe und im übrigen Behandlung des Grundleidens

AHORNSIRUPURINKRANKHEIT

(Hypervalin-Leucin-Isoleucinämie)

1. frühestmögliche Diät mit äußerst Valin-Leucin-Isoleucin-armer (eiweißfreier) Nahrung (Diäteinstellung durch Fachklinik)
2. zur *Vorbeugung* eugenische Beratung bei familiärer Krankheitsbelastung (Heterozygotentest der Eltern)

AKRODERMATITIS ENTEROPATHICA

1. tägliche Zinksubstitution (20–50–100 mg Zinksulfat)
2. 8-Hydroxychinolin (Cave: hohe Dosen in Dauergabe können zu Opticusatrophie und Neuropathien führen)

AKRODYNIE, KINDLICHE

(Feersche Krankheit)

1. Vitamin B_6 in hoher Dosierung
2. Bellergal®, anfangs 3× ¹/₂ Dragée, dann allmählich steigernd bis 5× 1 Dragée
3. bei Sekundärinfektionen sofortiger Einsatz von Sulfonamiden und/oder Antibiotika

ALKOHOL-SYNDROM, EMBRYONAL-FETALES

1. bei **postnatalen** Entzugszeichen: Valium®, 1–2 mg, mit 5%iger Glukoselösung verdünnt, langsam i. v.; später mehrmals tgl. oral; evtl. auch Barbiturate
2. zur *Vorbeugung* Alkohol-Enthaltsamkeit bei Schwangerschaft

ANALATRESIE

Operation

APPETITLOSIGKEIT

(Anorexie)

1. Prüfung der familiären Lebensumstände (Eßgewohnheiten etc.) sowie der körperlichen Beschaffenheit (Körperlänge und -gewicht) des Kindes
2. notf. Verordnung von Verdauungsferment-Präparaten
3. zusätzliche Gabe von Vitamin B-Komplex und Vitamin E, 1–2× tgl. 10–25 mg
4. nur in Einzelfällen vorübergehend Behandlung mit Appetitstimulantien (z. B. Cyproheptadin, 0,25 mg/kg KG).

ASPIRATION, INTRANATALE

1. intratracheales Absaugen, anschließend Beatmung (maschinell; Cave: Atemfrequenz beachten!)
2. Sauerstoffzugabe
3. Alupent®, 0,02–0,03 mg i. m., i. v.
4. Abgußbäder
5. bei Komplikationen Verabreichung von Breitband-Penicillinen

ATEMNOTSYNDROM

(Hyaline Membranen)

1. sauerstoffreiche, maschinelle Überdruck-Wechseldruck-Beatmung (Atemfrequenz beachten!)
2. Aerosol-Inhalationen (evtl. mit Trypsin [Trypure®]-Zusatz)
3. parenterale Ernährung, ggf. auch nur durch Nasen-Magen-Dauersonde
4. reichliche Flüssigkeitszufuhr (Elektrolyte, Traubenzucker etc.)
5. zur pH-Pufferung Natriumbicarbonat mittels i. v.-Dauertropfinfusion

BALANITIS

1. in der *akuten* Phase: Kamillentee-Umschläge, Unterspülen der Vorhaut mit Desinfektions- oder Antibiotika-Lösungen
2. anschließend stumpfe Lösung der Adhäsionen
3. ggf. plastische Operation

BLENNORRHOE

(Conjunctivitis gonorrhoica acuta)

1. lokale und enterale Verabreichung von Penicillinen

Kap. 13: Pädiatrie

2. zur *Vorbeugung* Credésche Lösung (Argentum nitricum 1%ig) oder lokale Penicillingabe

BLUTUNG, GEBURTSTRAUMATISCHE
(Hirnblutung)

1. als spezifische *Sofortmaßnahme* Gabe von Vitamin K_1, je 1 mg/kg KG an 2 aufeinanderfolgenden Tagen; ggf. Prothrombin-Konzentrat, 0,5–1 (–2) ml/kg KG, verabreichen; evtl. nach 4 Std wiederholen
2. allgemeine Sedierung (bei Krämpfen Diazepam, 1–2 mg langsam i.v. oder Chloralhydrat, 1 Rectiole® pro infant.)
3. Sauerstoffzugabe zur Atemluft

BRONCHIOLITIS, SPASTISCHE
(asthmoide Bronchitis, kapilläre Bronchitis)

1. Freiluft; gegebf. Sauerstoffzugabe zur Atemluft, Luftanfeuchtung
2. Hydrocortison, 10–25 mg mehrmals tgl. i. m.
3. Sulfonamide und Antibiotika
4. Spasmolytika (2–3 × tgl. Kinderzäpfchen)
5. Sedativa, z. B. Acidum phenylaethylbarbituricum, 0,05–0,1 g rektal oder s. c./i. m.; oder Diazepam, 2–5 mg 1–2 × tgl.
6. evtl. Digitalisierung
7. Calcium 10%ig, 5–10 ml i. m. oder langsam i. v.

COMA DIABETICUM

1. Klinikeinweisung
2. Infusion von physiolog. Kochsalzlösung und 5%iger Glukoselösung als Dauertropf
3. Alt-Insulin ($^1/_2$–1 E/kg KG, je zur Hälfte i. v. und i. m.); zusätzlich Glukose infundieren
4. Azidose-Ausgleich mittels 8,4%iger Natriumbicarbonatlösung
5. Kontrolle der Diurese, der Azidose und des Blutzuckers
6. evtl. Substitution des Kalium-Defizits
7. nach Beendigung des Komas allmählicher Diät-Aufbau bis zur späteren „geregelten" Kost

DAKRYOZYSTITIS

1. Vorsichtiges Ausstreichen des Tränensackes
2. Einträufelung von antibiotischen oder sulfonamidhaltigen Augentropfen in den Konjunktivalsack 4–5 × tgl.
3. notfalls Spülung und Sondierung der ableitenden Tränenwege, gegebf. mehrfach

DARMATRESIE
(Angeborener Darmverschluß)

1. Operation
2. anschließend 1–2 Wochen parenterale Ernährung

DIABETES MELLITUS

1. Zur Sicherung der Diagnose Belastungstest
2. Diabetikerkost (Fette drosseln, tgl. Kohlenhydratzufuhr groß halten)
3. Gabe von Depot-Insulin (keine *oralen* Antidiabetika!)
4. Zur *Vorbeugung* bei familiärer Belastung jährliche Harnzucker-Tests (Glukosurie)

DREITAGEFIEBER
(Exanthema subitum)

1. beim Initialfieber fiebersenkende Kinderzäpfchen
2. kühle feuchte Wadenwickel

DUCTUS OMPHALOMESENTERICUS, PERSISTIERENDER
(Offenes Meckelsches Divertikel)

1. operativer Verschluß
1. Ätzung mit Silbernitratstift, Nachspülung mit Kochsalzlösung

DYSPEPSIE
(Säuglingsdurchfall, Enteritis)

1. 1–3tägige ernährungsmäßige Diätpause zur Entlastung des Darmes
2. normale bis verstärkte Flüssigkeitszufuhr je nach Lebensalter des Säuglings
3. nach 1–3 Tagen Verabreichung von „Heilnahrung" (z. B. fettarme, eiweißreiche Bananenmilch mit schwer vergärbaren Kohlenhydraten)
4. nach weiteren 5–8 Tagen (bei guter Verwertung der Heilnahrung für wenigstens 3 Tage) kann, zumal wenn gute Stühle und ein Gewichtsanstieg zu verzeichnen sind, schrittweise auf die normale Säuglingskost übergegangen werden
5. zusätzlich ist eine medikamentöse Therapie (vor allem bei Dysbakterie) mit „darmwirksamen" Sulfonamiden bzw. Antibiotika, jeweils zu den einzelnen Mahlzeiten, angezeigt; bei enteralen und/oder allgemeinen Mischinfektionen sind Breitbandpenicilline oder Sulfamethoxazol vorzuziehen

Kap. 13: Pädiatrie

6. zur *Vorbeugung* stets genügend Flüssigkeitszufuhr (z. B. Fencheltee), vor allem bei Fieber oder in der heißen Jahreszeit

DYSTROPHIE
(Atrophie)

1. stationäre Behandlung im Krankenhaus
2. i. v.-Flüssigkeitszufuhr mittels Dauertropfinfusion
3. parenterale Ernährung (partiell oder komplett)
4. Vitamingaben
5. schrittweise gezielte Heilnahrung
6. langsame Gewöhnung an die Normalkost (keine Mastkost!)

EIWEISS-VERLUST-SYNDROM, ENTERALES
(Enteropathia exsudativa)

1. zur akuten Substitution Plasma- bzw. Bluttransfusion
2. zur Ödemausschwemmung bis zur Besserung der Bluteiweißwerte Verabreichung von Kortikoiden
3. zur Verhütung von Sekundärinfektionen Antibiotikagabe
4. Gammaglobulin, 0,3–0,4 ml i. m. bzw. 1 ml i. v./kg KG.
5. eiweißreiche, salz- und fettarme Kost; rasch steigernde Kohlenhydratzufuhr
6. Eisen- und Vitaminsubstitution
7. Sanierung des ursächlichen Krankheits„herdes"
8. zur *Langzeit-Metaphylaxe* minimale Kortikoidgabe („Erhaltungsdosis") zur steten Stabilisierung des Eiweißhaushaltes (Nachbehandlung für ca. 3–5 Jahre); bei wieder auftretenden Infektionen großzügige Antibiotikatherapie

ENTEROCOLITIS NECROTICANS DES NEUGEBORENEN

1. Intensivpflege mit parenteraler Ernährung und Antibiotika-Behandlung (Gentamycin und/oder Ampicillin in hoher Dosis)
2. bei **Perforation**: Operation

EPILEPSIE IM KINDESALTER (SÄUGLINGSALTER)

1. Bei **BNS-Krämpfen**: ACTH oder Cortison, evtl. auch Suxinimid

2. beim **epileptischen Status**: Diazepam, 3–5–10 mg mit 5%iger Dextroselösung verdünnt, langsam i. v.

ERBRECHEN, ACETONÄMISCHES
(Azidotisches Erbrechen)

1. in *leichten Fällen* (bei frühzeitiger Therapie!) Verabreichung kühlen, milden Tees mit 10% Traubenzucker und 0,25% Kochsalz für zwei bis drei Stunden (anfangs alle 5 min 1 Teelöffel, später alle 10 min 2 Teelöffel, schließlich alle 15 min 1 Eßlöffel voll)
2. bei Sistieren des Erbrechens kann nach 3–6 Std eine geschlagene Banane in kleinen Portionen gegeben werden, evtl. auch Salzstangen, Salzbrezeln o. ä.
3. am folgenden Tag fettfreie, kohlenhydratreiche Breikost; nach insgesamt 2–3 Tagen Normalkost einsteigern (anfangs fettarm)
4. in *schweren Fällen* (besonders bei spätem Therapiebeginn oder bei Exsikkose!) intravenöse Infusionsbehandlung: für 1 bis 2 Tage beim Kleinkind 1200–1500 ml, beim Schulkind bis zu 2 l tgl. Ringerlösung und 10%ige Traubenzuckerlösung ää als i. v.-Dauertropfinfusion; zum Ausgleich der Azidose Natriumbicarbonat (8,4%ig) + Dextroselösung (5%ig) anschließend Gewöhnung an orale Schon- bzw. Normalkost
5. zusätzliche Antiemetika-Gabe, z. B. Dimenhydrinat, 2–3 × tgl. 1 Suppos. pro infant.
6. zur *Vorbeugung* Verabreichung kohlenhydratreicherer Kost, aber Vermeidung fettreicher Speisen

ERBRECHEN, HABITUELLES

1. Andicken der altersnormalen Nahrung (durch Quellpräparate, z. B. Nestargel® 1–2%ig) oder Vorfüttern mit einigen Löffeln Grießbrei vor der Flaschennahrung
2. verdauungsgerechte Lagerung des Säuglings bzw. Kindes (erst rechte, dann linke Seite); Oberkörper etwas erhöht lagern
3. evtl. leichte Sedierung

FIBROPLASIE, RETROLENTALE

1. sofortige Reduzierung der Sauerstoffzufuhr auf 21% (meistens zu spät!)
2. zur *Vorbeugung* keine Anreicherung der Sauerstoffkonzentration über 40% bei Frühgeborenen; tgl. O_2-Konzentrationskontrollen

Kap. 13. Pädiatrie

FIEBERKÄMPFE
(Infektkrämpfe)

1. kühle Wadenwickel; Kühlung der Stirn, evtl. des ganzen Körpers
2. fiebersenkende Kinderzäpfchen oder -tabletten
3. bei Wiederholung des Anfalls EEG-Untersuchung

FRAKTUREN, GEBURTSTRAUMATISCHE (KINDLICHE)

Gipsverbände (alle 2–4 Wochen Erneuerung!)

FREMDKÖRPER

Fachärztliche Extraktion

FRÜHGEBORENEN-ANÄMIE

1. zur *Vorbeugung* im 2.–3. Lebensmonat parenterale (i. m.) Verabreichung eines Eisenpräparats (3× je 25 mg in 5–10tägigen Abständen)
2. bei Absinken des Hämoglobins unter 10 g/100 ml (6 mmol/l) Bluttransfusion (an 2 aufeinanderfolgenden Tagen je 15–20 ml/kg KG gruppengleiches Blut i. v. – Cave: intraperitoneale Bluttransfusion!)

FRÜHGEBORENES
(Lebensschwäche)

a) pflegerische Maßnahmen
1. warme Bekleidung, kontrollierte Wärmezufuhr (Infrarotstrahler, Wärmeflaschen, Heizbettchen); jegliche Unterkühlung ist zu vermeiden!
2. ausreichende Luftanfeuchtung
3. Infektionsschutz
4. ggf. Inkubatorbehandlung

b) spezielle Maßnahmen
1. Sauerstoffzugabe
2. eiweiß- und kohlenhydratreiche Ernährung (8–12 Mahlzeiten tgl.), anfangs ggf. Sondenfütterung oder parenterale Ernährung

c) Behandlung von Komplikationen bzw. Vorsorgemaßnahmen
bei Hypoproteinämie und Gammaglobulinmangel: Serumtransfusion (20 ml/kg KG/Tag als i. v. Dauertropfinfusion an zwei aufeinanderfolgenden Tagen)
wegen Vitamin D-Mangels: Zur Rachitisprophylaxe 5× 1 mg Vitamin D (Cholecalciferol) im ersten Monat
bei Blutungsgefahr bzw. zur Vorbeugung von Blutungen: Vitamin K_1, 1 mg pro kg KG (oral oder parenteral)
bei manifesten Blutungen: Vitamin K_1, 2 mg/kg KG (auf 2 Tage verteilt)
bei möglichen Infektionen: Sofortige antibiotische Frühtherapie
bei Atmungsinsuffizienz: Apparative Beatmung (Frequenz über 30/min), ggf. Analeptika

FRUKTOSURIE

1. Diät (**ohne** Kochzucker, Honig, Obst und Gemüse)
2. Vitaminsubstitution
3. Cave: Fruktoseinfusion (Gefahr eines Coma hepaticum)!

GNEIS
(„Grind")

1. in leichten Fällen Einfetten der Kopfhaut mit indifferenten Ölen oder Salben (z. B. Befelka®-Öl oder Cortison-Salben 0,1−0,25%ig)
2. bei Krustenbildung 3%ige Salicylvaseline anwenden
3. bei nässenden Partien feuchte Umschläge mit Kamillenlösung oder 0,8%iger Kochsalzlösung; bei starkem Befall evtl. Kortikoid-Salbe
4. bei Komplikationen lokale Sulfonamid- oder Antibiotikatherapie (Puder oder Salben)
5. bei Lymphknotenschwellungen interne Sulfonamid- bzw. Antibiotikabehandlung
6. zur diätetischen Ergänzung reichlich Obst- und Gemüsebreie; Vermeidung von Adipositas

HÄMANGIOME

1. bei deutlicher Wachstumsneigung chirurgische oder Strahlentherapie
2. bei starker lokaler Beeinträchtigung Cortisonbehandlung

HERNIEN
(Nabelhernien, Leistenbrüche)

Bei ausbleibender Spontanheilung Operation

HODENHOCHSTAND, KRYPTORCHISMUS

1. bei bestehendem Hodenhochstand im 2. Lebensjahr trotz vorangehender konservativer Maßnahmen (Wärmebäder, vorsichtige manu-

Kap. 13: Pädiatrie

elle Reposition) Hormonkur (Choriongona-dotropin), evtl. Wiederholung nach 3 Monaten

2. bei Ausbleiben des Erfolgs trotz zweifacher Hormonkur frühzeitige chirurgische Behandlung

HÜFTGELENKSLUXATION, ANGEBORENE

1. orthopädische Spreizhose („Beckerhose")
2. notfalls Operation
3. zur *Vorbeugung:* bei Verdacht einer Subluxation Säugling bereits im ersten Lebensmonat in Spreizbeugung der Oberschenkel fixieren („breit windeln")

HYDROZELE

(Samenstrang-Hydrozelle)

1. Skrotum-Hochlagerung
2. ggf. Punktion
3. notf. Operation } selten erforderlich

HYDROZEPHALUS

1. zur Abklärung eines möglichen Hirntumors Echo- oder Luftenzephalogramm, Arteriographie bzw. Szintigraphie; Computertomographie
2. neurochirurgischer Eingriff mit Katheter-Ventil-Drainage

HYPOGLYKÄMISCHER SCHOCK

1. sofortige Kohlenhydratzufuhr (Traubenzucker oder gezuckerter Obstsaft); bei Bewußtseinstrübung 10–20%ige Glukose i. v., notfalls 5%ige Glukose
2. zur *Vorbeugung* diabetischen Kindern stets Zuckerwürfel oder Zwieback als Kohlenhydrate mitgeben

HYPOSPADIE, EPISPADIE

Bei starker funktioneller und kosmetischer Beeinträchtigung operative Korrektur

INTERTRIGO

(Wundsein, Windel-, Ammoniak-Dermatitis)

1. Säubern und Trockenlegen des Säuglings unter Verwendung von Öltupfern oder Kamillelösung und indifferenten Pudern (evtl. auch Zinköl, Bepanthen®-Salbe etc. — Cave: Seifen!) [Möglichst „offene" Behandlung]

2. zur Nacht zusätzlich mit guthaftender Säuglings-Creme einfetten
3. zur *Vorbeugung* häufiges Trockenlegen, sorgfältige Entfernung der Waschmittel aus den Windeln, keine Verwendung luftdicht abschließender, wasserdichter Überhosen

KEPHALHÄMATOM

1. Abpunktieren des Hämatoms (sterile Kautelen!)
2. Druckverband für 2–3 Tage
3. Antibiotikagabe für 4–5 Tage (Breitspektrum-Penicillin 3×100 mg/Tag)

KINDERLÄHMUNG, ZEREBRALE

Nachbehandlung nach dem akuten Ablauf:
1. langfristige krankengymnastische Maßnahmen
2. evtl. orthopädisch-operative Eingriffe

KINKY-HAIR-SYNDROM

Parenterale Kupfergaben

KLEINKINDENTERITIS

1. Diät (Karottenmark, geschlagene Bananen, geriebene rohe Äpfel, Zwieback, Wasserreisbrei, Magerquark; später milcharmer Kartoffelbrei, Magerfleisch, Rührei, getoastetes Weißbrot)
2. milde Tees, Sprudelwasser ohne Kohlensäure
3. medikamentös ggf. „darmwirksame" Sulfonamide oder Antibiotika
4. allmählicher Aufbau einer Normalkost

KWASHIORKOR

1. Blut- und/oder Serumeinweißtransfusionen
2. eiweißreiche Koste (3–4 g tierisches Eiweiß/kg KG/Tag)
3. Vitamin-Subsitution
4. spezifische Behandlung der durch die akuten Vitaminmängel bewirkten Knochendeformierungen
5. zur evtl. Infekttherapie und -prophylaxe Gammaglobulin, parenteral
6. zur *Vorbeugung* ausreichende Eiweißzufuhr in der Nahrung

LARYNGITIS, TRACHEITIS

(Pseudocroup)

1. Aerosolbehandlung mit Antibiotika- und Cortisonzusatz

Kap. 13: Pädiatrie

2. Inhalation von ätherischen Ölen
3. Sedativa
4. Sauerstoffzugabe zur Atemluft
5. ggf. Cortison, Sulfonamide oder Antibiotika oral oder parenteral

LEISTENBRÜCHE (Hernien)

bei Ausbleiben einer Spontanheilung im ersten Lebensjahr bzw. bei Einklemmungserscheinungen ggf. Operation

LIPPEN-KIEFER-GAUMENSPALTE

1. in den ersten Wochen und Monaten Fütterung durch Nasen-Magen-Dauersonde
2. *bei Aspiration* sofortiges intratracheales Absaugen mit Hilfe eines Laryngoskops, ggf. Atemspende, anschließend Antibiotikaschutz für 5–10 Tage
3. *bei manifester Pneumonie* parenterale Verabreichung von Breitband-Penicillinen (0,1 g/kg KG/Tag)
4. Operation der Lippenspalte im 2. bis 3. Trimenon, der Gaumenspalte etwa im 5. Lebensjahr

LISTERIOSE

(Granulomatosis infantiseptica)

1. Kombination von Penicillin und Erythromycin (beides hochdosiert) als i. v.-Dauertropfinfusion oder
2. Sulfonamide und notfalls ausnahmsweise Tetrazykline (50 mg/kg KG/Tag) bzw. Chloramphenicol, 30 mg/kg KG/Tag

MELAENA NEONATORUM

(Darmbluten)

1. Vitamin K_1, an 2 aufeinanderfolgenden Tagen jeweils 1mg/kg KG s. c. bis i. m. (Wirkungseintritt erst nach 8 Std.).
2. Prothrombin-Konzentrat (0,5–1 ml/kg KG)
3. notfalls Bluttransfusion (bis 2× 20 ml/kg KG)
4. zur *Vorbeugung:* Vitamin K_1, 1 mg/kg KG oral

MENINGO-(MYELO-)ZELE

1. sofortiger operativer Eingriff möglichst noch am Tag der Geburt
2. bei mangelnder Operationsmöglichkeit und unvollständiger Hautdeckung tgl. Pinseln mit Mercurochrom-Lösung

3. bei beginnendem Hydrozephalus frühzeitige operative Ventil-Drainage

MILCHSCHORF

1. zur Erstbehandlung kortikoidhaltige Salben (z. B. Betamethason; Flupredniden; Hydrocortison, Fluocinolon-acetonid; Flumetason; Triamcinolon)
2. bei Sekundärinfektionen Anwendung von Kortikoidsalben mit Antibiotikazusatz (Salben nur 1–2 × tgl. dünn auftragen)
3. bei Superinfektion interne Antibiotikabehandlung, z. B. Erythromycin, 40 mg/kg KG/Tag
4. bei Krustenbildung: 3%ige Salicylvaseline
5. bei nässenden Partien: feuchte Umschläge
6. Fingernägel kurz halten
7. juckreizstillende Bäder mit entsprechenden Zusätzen
8. ggf. leichte Sedierung mit Sedativa
9. diätetisch ergänzend reichlich Obst- und Gemüsebreie
10. bei Komplikationen interne Sulfonamid- bzw. Breitbandantibiotikabehandlung; Desinfektionsbäder

MONGOLISMUS

(Morbus Langdon-Down, Down-Syndrom, Trisomie 21)

1. Eventuelle frühzeitige spezielle Anstaltsbehandlung
2. Zur *Vorbeugung* genetische Beratung durch den Fachgenetiker

MORBUS HIRSCHSPRUNG

(Megacolon congenitum)

1. Notfalls als lebensrettende Sofortmaßnahme Anlegen eines Anus praeter
2. bis zur Operation bei leichteren Formen diätetische Behandlung (Vermeidung schlackenreicher Kost), Gabe von Stuhlerweichungs- und Gleitmitteln; häufige Klistiere
3. vor der Operation vollständige Darmentleerung (Intestinaltrakt medikamentös „sterilisieren"); Operation der Wahl ist eine abdominosakrale Resektion des Rektum und Sigmoid

MUNDWINKELRHAGADEN, -ULZERA

(Faulecken)

1. lokale Behandlung mit Silbernitratlösung (3- bis 5%ig)
2. zusätzlich Bepanthen®-Salbe oder Zinkpaste

Kap. 13: Pädiatrie

NABELBLENNORRHOE

1. Spülung mit Wasserstoffsuperoxyd (3%ig)
2. tgl. Ätzung der Granulationen mit Silbernitratlösung (2%ig)
3. lokale Antibiotikabehandlung (z. B. Bacitracin)

NABELBLUTUNG

1. Vitamin K_1, an 2 aufeinanderfolgenden Tagen jeweils 1 mg/kg KG oral oder i. m.
2. oder Prothrombin-Konzentrat, 0,5–1 ml/kg KG
3. ggf. Bluttransfusion (20 ml/kg KG)
4. Lokalbehandlung mit Hämostyptika und evtl. Antibiotika bei gleichzeitig bestehender Nabelinfektion oder zur Abschirmung

NABELBRUCH, GROSSER

Operation (möglichst erst am Ende des 1. oder Anfang des 2. Lebensjahres)

NABELDIPHTHERIE

1. Diphtherie-(Fermo®)Serum, 3000–5000 I.E. i. m.
2. Verabreichung von Breitband-Penicillinen i.m.
3. Lokalbehandlung mit Sulfonamid- oder Antibiotika-Puder

NABELERKRANKUNGEN DES NEUGEBORENEN, ANGEBORENE

(Nabelmißbildungen)

1. ggf. operative Versorgung
2. nach Epithelisierung elastische Binde als Bruchverband
3. antibiotische Frühtherapie (auch lokal)

NABELGRANULOM

(Fungus umbilici)

1. Abbinden mit sterilem Seidenfaden
2. wiederholte Ätzung mit Höllensteinstift (Nachspülung mit Kochsalzlösung)
3. steriler Verband nach Lokalbehandlung mit Bacitracin (-Puder)

NABELKOLIKEN

1. leichtes, kreisend-reibendes Massieren der Bauchdecken
2. feuchtwarme Leibumschläge

3. Spasmolytika ohne analgetische Komponente (Cave: Analgetika oder Analgetika + Spasmolytika!)
4. evtl. Nachuntersuchung

NABELSCHNURBRUCH

1. operative Korrektur
2. nach Epithelisierung Bruchverband (elastische Binde)
3. antibiotische Abschirmung *intern* durch Penicillin, *extern* lokal durch Bacitracin

NABELSCHNURGANGRÄN

1. Abtragung des restlichen Nabelschnurgewebes mittels Thermokauter
2. gezielte Antibiotikagabe (ggf. nach Antibiogramm) – *intern* mit Breitband-Penicillinen, *extern* lokal z. B. mit Bacitracin
3. Verabreichung von Gammaglobulin, 1–2 ml i. m.

NABELSEPSIS

1. sofortige Gabe von Breitbandantibiotika i.v. als Dauertropfinfusion
2. ggf. Verabreichung von Sulfonamiden (vgl. Behandlungsschema „Omphalitis")
3. Gammaglobulin, i.v. (1 ml/kg KG) oder i.m. (0,3 ml/kg KG), jeweils einmalig

NABELULKUS

s. unter Omphalitis, S. 703

NERVENLÄSIONEN, GEBURTSTRAUMATISCHE

(Erbsche, Klumpkesche Lähmung)

1. anfangs (in den ersten 10–14 Tagen) Ruhigstellen des betroffenen Arms (in rechtwinkliger Gelenkbeugung von Schulter und Ellenbogen): mit Jackenärmel am Bettgitter fixieren
2. nach Abklingen der Schmerzen Krankengymnastik, eventl. auch Elektrotherapie

NEUGEBORENEN-ANÄMIE-SCHOCK

(Posthämorrhagischer Schock)

1. als **Sofortmaßnahme** Plasmatransfusion (z.B. Biseko®, Seretin® oder Humanalbumin 20 ml/kg KG; Ringer-, 5%ige Traubenzuckerlösung āā als i.v.-Dauertropfinfusion, 50–100 ml/kg KG)
2. Bluttransfusion (je 20 ml/kg KG) an 2 aufeinanderfolgenden Tagen

Kap. 13: Pädiatrie

3. Sauerstoffzugabe zur Atemluft
4. bei Unterkühlung Wärmezufuhr

NEUGEBORENENFIEBER, TRANSITORISCHES

1. mehrmals tägl. orale Flüssigkeitszufuhr (jeweils ca. 50–100 ml Fencheltee mit 5% Traubenzucker)
2. bei Trinkschwäche ca. 50–100 ml 5%ige Traubenzuckerlösung/kg KG/Tag i.v.

NEUGEBORENEN-IKTERUS, VERSTÄRKTER

(Hyperbilirubinämie des Neugeborenen, Morbus haemolyticus neonatorum — Icterus gravis, Kernikterus)

1. sofortige Klinikeinweisung
2. Bluttransfusion zur Behebung der primären/ sekundären Anämie
3. Phototherapie
4. in schweren Fällen Blutaustauschtransfusion
5. in den ersten 8–10 Tagen statt Muttermilch Flaschennahrung

NEUGEBORENEN-KONJUNKTIVITIS

(Ophthalmia neonatorum)

1. zur *Vorbeugung* der bakteriellen K. wird 1%ige Silbernitratlösung eingeträufelt (Credésche Prophylaxe: Vorschrift!, jedoch Gefahr der Auslösung einer K.) oder Penicillin lokal gegeben (Tropfen od. Salbe mit 20000 E pro ccm bzw. g 3 × tgl. für 5 Tage)
2. zur *Behandlung der Silbernitrat-K* Kortikosteroidsalben
3. zur *Behandlung der bakteriellen K.* Sulfonamide oder Antibiotika (lokal)
4. bei *chemischer Reizursache:* blande Augensalben (z. B. Noviform®, Ophtopur®)

NEUGEBORENEN-RÖTELN

Gammaglobulin, 2 ml (16%ig) i.m.

NEUGEBORENEN-TETANIE

parenterale Kalzium-Gabe (ca. 5 ml 10%ig i.m.)

OBSTIPATION

(Chronische Verstopfung)

1. Rektaluntersuchung
2. evtl. Spasmolytika (bei spastischer Obstipation)

3. schlackenreiche Kost (Schwarzbrot, Gemüse etc.)
4. bei zu großem Flüssigkeitsentzug infolge geringer Trinkmenge (als Grund für die Obstipation) Fencheltee verabreichen
5. bei Fettmangel Fettzugaben (angemessen) zur tgl. Nahrung
6. ggf. Früchtewürfel oder *milde* Gleitmittel, in Einzelfällen auch Kontaktlaxantien (Cave: tgl. Klistiere oder Seifenzäpfchen; Milchzucker sollte speziellen Indikationen vorbehalten bleiben!)
7. Darmtraining (Erziehung des Kindes zur möglichst tgl. Darmentleerung)

OESOPHAGUSATRESIE

1. Ösophagus-Sondierung jedes Neugeborenen
2. bei Verdacht auf Atresie Röntgenkontrastdarstellung mit wäßrigem Kontrastmittel
3. bei Nachweis der Atresie sofortige Operation am Tag der Geburt
4. ständige Speichelabsaugung ⎫
5. Ernährung über Witzel-Fistel ⎬ postoperativ am Magen oder parenteral ⎭

OMPHALITIS

1. Gabe von Breitband-Penicillinen (z. B. Ampicillin oder Oxacillin oder Epicillin), jeweils 0,1 g/kg KG, auf 3 Dosen pro Tag verteilt
2. oder Verabreichung von Sulfamethoxazol (Bactrim®, Eusaprim®, Omsat®), 2 × tgl. je 60–90 mg
3. Gammaglobulin, 0,3 ml/kg KG i.m.

PANKREASFIBROSE, ZYSTISCHE

(Mukoviszidose)

1. eiweißreiche Nahrung mit geringer Verdauungserfordernis (Aminosäuren-Gemische, Dextrose, kurz- bis mittelkettige Fette; „Astronautenkost")
2. ständige Substitution von Verdauungsfermenten
3. ausreichende Vitaminzufuhr (besonders Vitamine A + D)
4. tägl. Kochsalzzugabe je nach Alter und Salzverlust
5. beim *Mekoniumileus des Neugeborenen:* Mekoniumpfropf mittels Trypsinlösung oder Acetylcystein erweichen; notf. Operation
6. Behandlung der *Bronchiektasen* mit Sekretolytika, Kaliumjodidlösung und starken Expektorantien; bei manifesten Infektionen zusätzlich Antibiotikagabe (Breitbandpenicilline); des

Kap. 13: Pädiatrie

weiteren Atemgymnastik und Quinckesche Hängelage; nachts Ultraschallverneblung im Plastik-Nebelzelt

7. zur *Vorbeugung* einer Dystrophie bereits beim Neugeborenen Such-(BM-)Test im Mekonium; ferner genetische Beratung

PEMPHIGOID
(Schälblasen)

1. Abpunktion des Eiters und Abtragung der Blasen
2. Antibiotikabehandlung — lokal z. B. Bacitracin (-Puder); intern Erythromycin bzw. ein Breitbandpenicillin und/oder Sulfamethoxazol
3. zur Stärkung der körperlichen Abwehr des Neugeborenen Gammaglobulin
4. Bäder mit zusätzlicher (desinfizierender) Kaliumpermanganat-Lösung

PHARYNGITIS

1. Behandlung mit Sulfonamiden (Bactrim®, Eusaprim®, Omsat®) oder Antibiotika als Soforttherapie
2. zur *Vorbeugung* einer Nasen- bzw. Mittelohrinfektion Gabe von Nasentropfen (z. B. Privin-Cibazol®)

PHENYLKETONURIE
(Phenylbrenztraubensäure-Schwachsinn, Oligophrenia phenylpyruvica)

1. unmittelbar nach Diagnose der Stoffwechselerkrankung (mittels Guthrie-Test) strenge Diät (keine Milch- oder sonstige Eiweiße!)
2. Verabreichung von Phenylalanin-armen Aminosäurenmischpräparaten (z. B. Albumaid-XP, PAM®)
3. ständige Überwachung der Phenylalanin-Zufuhr (essentielle Aminosäure!), des Phenylalaningehalts im Blut und körperlichen Mindestbedarfs
4. vom Schulkindalter an Diätlockerung: die eiweißarme Nahrung darf 1–1,5 g Eiweiß/kg KG/Tag enthalten
5. zur *Vorbeugung* eugenische Beratung bei familiärer Belastung durch schwere Aminosäurestoffwechselstörungen (evtl. Heterozygotentest der Eltern)

PIERRE-ROBIN-SYNDROM

1. in akuter Notsituation (drohende Erstickung) instrumentelles Freihalten der Atemwege (Vorziehen der Zunge, Vorschieben des Unterkiefers)

2. im allgemeinen Säuglingslagerung auf dem Bauch bzw. Stützung des Schultergürtels durch Sandsäckchen
3. kieferorthopädische Operation

PNEUMONIE, BAKTERIELLE

Antibiotikabehandlung mit Ampicillin (0,1–0,2 g/kg KG/Tag), ab Pubertätsalter evtl. auch Tetracyclin (3- bis 4mal tgl. je 0,5 g)

PNEUMONIE, PLASMAZELLULÄRE, INTERSTITIELLE
(Frühgeborenen-Pneumonie)

1. strengste Isolierung Erkrankter (zur Vorbeugung Fernhalten von Kontaktpersonen von Säuglingen und immungefährdeten Kindern)
2. Gabe von Pentamidine, ggf. auch Daraprim® oder Bactrim® / Eusaprim® / Omsat®; Verabreichung von Gammaglobulin, parenteral.
3. Anreicherung der Atemluft durch Sauerstoffzusatz
4. Dauersondenernährung (in zahlreichen Einzelportionen).
5. Absolute Ruhighaltung des erkrankten Säuglings oder Kindes
6. Anwendung eines Moronal®-Tacholiquin®-Aerosols
7. bei Komplikationen Verabreichung von Breitband-Penicillinen

PNEUMONIE, PRIMÄR ABSZEDIERENDE KINDLICHE

1. Breitbandpenicilline (0,1 g/kg KG/Tag) oder
2. Erythromycin, 40–50 mg/kg KG Tag und/oder
3. Sulfonamide

PUBERTÄTSFETTLEIBIGKEIT
(Mastfettleibigkeit)

1. Reduktion der Nahrungskalorien auf 1000 bis 1200 kcal (4200–5000 kJ)/Tag durch eiweißreiche, kohlenhydrat- und fettreduzierte Kost (reichlich frische Salate, frisches Obst und Gemüse, Schwarz- statt Weißbrot, Einschränkung von Kochsalz sowie salz- oder zuckerhaltigen Getränken)
2. körperliche Aktivierung durch Sport, Gartenarbeit, Wandern etc.
3. zur *Vorbeugung* eiweißreiche Kost mit Obst und Gemüse, normale Fett- und Kohlenhydratzufuhr

Kap. 13: Pädiatrie

PUBERTÄTSMAGERSUCHT
(Anorexia nervosa)

1. appetitfördernde Medikamente, z.B. Cyproheptadin
2. Vitamin E (2–3× tgl. jeweils 25 mg oral)
3. gemischte eiweiß-, kohlenhydrat- und vitaminreiche Kost (2000 bis 2500 kcal [8400–10500 kJ]/Tag)
4. bei strikter Nahrungsverweigerung parenterale Ernährung (Kohlenhydrate, Aminosäuren, Fettemulsionen etc.)
5. Psychotherapie

PYLORUSSTENOSE, SPASTISCH-HYPERTROPHISCHE

1. Verabreichung von tgl. 10–20 kleinen Einzelmahlzeiten einer leicht verdaulichen Nahrung (z. B. Bananenmilch-Heilnahrung)
2. Ausgleich der Salzverluste durch entsprechende Substitution, auf alle Tagesmahlzeiten verteilt
3. Spasmolytika-Zäpfchen
4. bei Hämatingehalt des Erbrochenen oral-gastraler Hämostyptika-Einsatz sowie
5. Vitamin K$_1$, 1 mg/kg KG i.m. an zwei aufeinanderfolgenden Tagen
6. notf. operativer Eingriff nach vorheriger vollständiger Rehydrierung mittels i.v.-Dauertropfinfusion (Cave: Verzögerung einer erforderlich gewordenen Operation, um keine stärkere Dystrophie des Kindes zu provozieren)

REANIMATION DES JUNGEN KINDES

1. **Extrathorakale Herzmassage** beim Säugling (2mal pro Sekunde!) mittels aufeinandergelegter Daumen; beim größeren Säugling oder Kleinkind mit den aufeinandergelegten Zeige- und Mittelfingern rhythmische Massage des Herzens vom Sternum aus bei Rückenlage des Kindes
2. **Nase- oder Mundbeatmung** mit etwa 30 Atemstößen pro Minute; ggf. auch Ambu-Beutel-Beatmung oder Respiratoreinsatz

RETROPHARYNGEALABSZESS

1. frühzeitige Behandlung mit Antibiotika
2. bei Einschmelzung des Abszesses Inzision bei Kopfhängelage des Patienten (Cave: Narkose nur bei Intubationsmöglichkeit, sonst Aspirationsgefahr!)
3. notf. Tracheotomie

RINGELRÖTELN
(Erythema infectiosum, Exanthema variegatum)

bei Fieber Bettruhe

SÄUGLINGSEXSIKKOSE

1. möglichst Klinikeinweisung (je später der Therapiebeginn, desto bedrohlicher ist die Exsikkose!)
2. sofortige i.v.-Dauertropfinfusion, einleitend Substitution des Defizits (30–50 ml/kg KG), dann Erhaltungsdosis (180–200 ml/kg KG/ Tag, maximal 1000–1200 ml pro Tag); s. auch Tabellen 13–17 und 13–18
3. Pufferung der Azidose mit 1-molarer Natriumbicarbonatlösung (Cave: TRIS-Puffer, da sie Laktaterhöhung bedingen!)
4. spezifische Behandlung der Grundkrankheit
5. zur *Vorbeugung:* stets ausreichende Flüssigkeitszufuhr für den Säugling; bei Fieber oder heißer Umgebung zusätzlich Flüssigkeit (z. B. Fencheltee mit 5% Traubenzucker) geben; bei Erbrechen oder Durchfall Verabreichung von Ringer-Tee ($^1/_3$ Ringerlösung und $^2/_3$ Fencheltee oder Fencheltee mit $^1/_4$% Kochsalz) oder frühzeitige Infusion (langsam i.v.) von Ringer- und 5%iger Traubenzuckerlösung āā (20–30 ml/kg KG)

SÄUGLINGSTOXIKOSE
(Brechdurchfall mit Exsikkose, Coma dyspepticum infantum)

1. stationäre Behandlung im (Kinder-)Krankenhaus
2. sofortige i.v. Flüssigkeitszufuhr als Dauertropfinfusion
3. bei starker Azidose Pufferlösungen verabreichen
4. nach Normalisierung der Diurese Kaliumsubstitution
5. nach Rehydratation Reduzierung der i.v. Flüssigkeitszufuhr, schrittweiser Ersatz durch eine Heilnahrung, die später allmählich der normalen Kost Platz macht
6. zur *Vorbeugung* auf ausreichende Flüssigkeitszufuhr für Säuglinge und Kleinstkinder (vor allem bei Fieber und in warmer Jahreszeit) achten

SCHIEFHALS
(Torticollis, Caput obstipum)

1. *konservativ:* Krankengymnastik, evtl. Schulter-Kopf-Gips in Überkorrektur

Kap. 13: Pädiatrie

2. *operativ:* Sehnenverlängerung oder -verpflanzung

SINUBRONCHITIS

1. Einwöchige Kombinationsbehandlung von Erythromycin mit Co-Trimoxazol als Soforttherapie; anschließend für weitere 3–5 Wochen Antibiotika-Gabe
2. Zusatzbehandlung mit desinfizierenden Nasentropfen, Lutschpastillen sowie kodeinfreien Expektorantien
3. Kamillendampf-Inhalationen und Rotlichtbestrahlungen (des Oberkiefers) [Cave: Hautschutz und Augenschutz!]
4. Röntgenkontrollen der Nasennebenhöhlen (alle 2–3 Wochen bis zur sicheren Rezidivfreiheit)

SOOR

(Candida albicans)

1. örtliche Pinselung der Mundhöhle mit 1%iger Pyoctaninlösung
2. Nystatin, 4× tgl. 1 ml Suspension, oder
3. Clotrimazol, 2–3× tgl. lokal auftragen

STOMATITIS APHTHOSA

1. 3–4× tgl. Betupfen der Ulzera mit Herviros-Lösung
2. für ältere Kinder 5–10× tgl. eine Lutschtabl. Iversal® cum anaesthetico oder Tyrosolvetten®
3. zusätzlich zur symptomatischen Behandlung vor den Mahlzeiten Betupfen mit Procain-Lösung (1- bis 2%ig)

STOMATITIS ULCEROSA

(Mundfäule)

1. lokale Pinselung mit 5%iger Gentianaviolett-Lösung
2. bei älteren Kindern Mundspülungen mit verdünnter Kaliumpermanganat-Lösung oder Hexoral®, Mallebrin® o. ä.
3. Breitspektrum-Antibiotika, z. B. Ampicillin, Saft bzw. Suspension; volle Tagesdosis (80–100 mg/kg KG), auf 10 bis 20 Einzeldosen verteilt, in den Mund geben.

STRIDOR CONNATUS

1. fachärztliche Ausschaltung aller möglichen Atmungshindernisse (Hämangiome, Mißbildungen etc.)

2. unterschiedliche Lagerung (Rückenlage – Bauchlagerung) des Kindes zur besseren Atmung erproben

STROPHULUS INFANTUM

(Juckblattern, Lichen urticatus)

1. Sedativa (z. B. Methyprylon [Noludar®])
2. gegen den Juckreiz zusätzliche Bäder (z. B. Kleiebad, Satina®)
3. zur lokalen (Salben-)Behandlung Crotamiton (Euraxil®-Salbe) o. ä.

STUHLINKONTINENZ

Nach Ausschluß von eventuellen angeborenen Mißbildungen bei anhaltender Erkrankung psychotherapeutische Behandlung

SUBDURALERGUSS

(Hydrom, Pachymeningosis)

1. Klinikeinweisung (EEG-Untersuchung, Diaphanoskopie)
2. Punktion des Ergusses
3. notf. neurochirurg. Operation

SULFHÄMOGLOBINÄMIE (METHÄMO-GLOBINÄMIE) DES JUNGEN SÄUGLINGS

1. Vitamin C
2. Methylenblau (0,1 bis 1%ig), 1–2 mg/kg KG langsam i. v.
3. Sauerstoffzusatz zur Atemluft

SYPHILIS, KONNATALE

1. Penicillin als Mittel der Wahl, parenteral 500 000 I. E./kg KG, auf eine 10 Tage Sicherheitskur verteilt (bei oraler Applikation doppelte Dosis wählen!)
2. bei manifester Lues connata **zusätzlich** zunächst *einschleichende* Penicillin-Kur (Cave: Herxheimersche Reaktion vermeiden!), erst dann folgt die Behandlung mit den therapeutischen Dosen; nach Abschluß der Therapie für 1 Jahr Nachuntersuchungen in 3monatigen Abständen
3. zur *Vorbeugung* bei bereits früher an Lues erkrankten, seropositiven oder -negativen Schwangeren eine Penicillin-Sicherheitskur zu Beginn der 2. Schwangerschaftshälfte – ebenso bei Neugeborenen anamnestisch syphilitischer Mütter

Kap. 13: Pädiatrie

SYPHILIS, PRÄNATALE

1. werdende Mütter auf Notwendigkeit und Dringlichkeit der Therapie hinweisen
2. gezielte Behandlung (Penicillin; ggf. auch Erythromycin oder Tetracyclin) unverzüglich durchführen (Cave: bei Therapiebeginn nach dem 7. Schwangerschaftsmonat höhere Dosen einsetzen! Außerdem regelmäßige monatl. Nachkontrollen bis einen Monat nach der Entbindung vornehmen: eventl. Wiederholung der Behandlung)
3. Kind bei Geburt und in Intervallen von 2–3 Wochen während der ersten 4–6 Lebensmonate auf Syphilissymptome untersuchen und Seroreaktionen kontrollieren; Einzelheiten s. S. 693

TETANIE, RACHITOGENE

(Spasmophilie)

1. bei der noch *latenten* Form: Kalzium oral und Vitamin D(Cholecalciferol)-Stoß (5–10 mg); bei der *manifesten* Form: 5–10 ml Kalzium 10%ig i.m. oder langsam i.v. und Vitamin D-Stoß (5–10 mg). (Während und nach der Kalzium-Gabe soll aus Gründen der besseren Resorption dem Säugling statt Milch für 1–2 Tage nur Fencheltee mit 10% Traubenzucker oder Reissschleim verabreicht werden; anschließend schrittweiser Wiederaufbau der Milchnahrung unter tgl. Kalzium-Gabe: oral, 0,5–1 g, auf die einzelnen Mahlzeiten verteilt)
2. zur *Vorbeugung* ausreichende Rachitis-Prophylaxe

TETANUS NEONATORUM

(Neugeborenen-Wundstarrkrampf)

s. Therapieschema zu „Tetanus", S. 1178f.

TOXOPLASMOSE, ANGEBORENE

1. bei der Mutter Gabe von Langzeitsulfonamiden und Tetracyclin in hohen Dosen; beim Säugling Daraprim®, zusätzlich Sulfonamide
2. während der Behandlung fortlaufende Kontrolle des Krankheitsverlaufes mittels des Sabin-Feldman-Testes oder der Komplementbindungsreaktion; Blutbildkontrollen!

ÜBERTRAGUNG

1. das übertragene Neugeborene erhält zunächst Ringer- und 5%ige Traubenzuckerlösung āā als i.v.-Dauertropfinfusion

2. medikamentöse Behandlung mit Cortison, Alupent® sowie Xantinol-nicotinat (Complamin®)
3. evtl. Analeptika-Gabe (Cave: Cardiazol®!)
4. antibiotische Frühtherapie durch Penicilline

URACHUSFISTEL

s. unter Ductus omphalomesentericus, persistierender, S. 697

VAKUUM-EXTRAKTIONSMARKEN

1. bei lokaler Läsion Schutzverband, evtl. mit Sulfonamid- oder Antibiotika-Puder
2. zur Komplikationsbehandlung s. S. 637f.

VERÄTZUNGEN IM SCHLUNDBEREICH

Sofortige stationäre Einweisung

VERDAUUNGSKANAL-ATRESIE

1. Magensondierung bei **jedem** Neugeborenen
2. bei Atresieverdacht: Operation

VITAMIN A-MANGEL

1. Vitamin A, 5000–10000 I.E. tgl.
2. Karottensaft bzw. -mark
3. bei bestehender Kerato-Ophthalmitis lokale Antibiotikabehandlung
4. zur *Vorbeugung* regelmäßige Fütterung des Säuglings mit Karottensaft bzw. -gemüse; Vermeidung jeglicher Vitamin A-Mangelkost (= z. B. fettarme Kohlenhydratkost)

VITAMIN A-VERGIFTUNG

1. bei lebensbedrohlichem Schädelinnendruck notfalls Ventrikelpunktion (Cave: akute Hirneinklemmung!)
2. sofortiges Übergehen auf eine Vitamin A-(fett-)freie Kost bis zur Rückbildung der Vergiftungserscheinungen

VITAMIN B$_6$-MANGEL

1. evtl. Belastungstest mit 0,5 g Tryptophan/kg KG zur Abklärung der Mangelerkrankung
2. Vitamin B$_6$, 1–3 × tgl. 40 mg oral oder 100 mg rektal

VITAMIN B$_{12}$-MANGEL

(Cobalamin-, Erythrotin-Mangel)

Cyanocobalamin, 1–2 × wöchentl. 15–30 γ parenteral oder tgl. 5 γ oral

Kap. 13: Pädiatrie

VITAMIN C-MANGEL
(Möller-Barlowsche Krankheit)

1. initial Vitamin C, 1 Amp. à 250 bis 500 mg
2. anschließend orale Weiterbehandlung mit Vitamin C-Präparaten (tgl. über wenige Wochen)
3. zusätzliche vitaminreiche Nahrung
4. ggf. orthopädische Korrektur evtl. Knochenverbiegungen

VITAMIN D-MANGEL
(Rachitis)

1. Cholecalciferol, binnen kurzer Zeit 3×5 mg oral (bei gleichzeitig bestehender Dyspepsie sollte die Verabreichung besser i.m. erfolgen); unter klinischer Kontrolle ist eine Dosiserhöhung bzw. -wiederholung möglich
2. bei gleichzeitig bestehender Pneumonie ist neben der sofortigen Vitamin D-Gabe (10–15 mg) eine gezielte antibiotische Behandlung erforderlich
3. *Rachitisprophylaxe* als „Stoß"-Prophylaxe Cholecalciferol, mit 5 Lebenstagen 5 mg, mit 5 -wochen 2×5 mg, mit 5 -monaten 3×5 mg oral **oder** als *protrahierte Prophylaxe* (besser und moderner, jedoch nur bei gewissenhafter Applikation praktikabel) ab Frischgeborenenzeit (bei Erstverabreichung eines Vitamin D-„Stoßes" in der Entbindungsanstalt ab 3. Lebenswoche) tgl. 1000 I.E. während des ganzen ersten Lebensjahres (Beachte bei Kindern mit chronischen Gedeihstörungen ist nur eine individuell dosierte Prophylaxe angebracht!) Durch Gabe einer Vitamin D-Fluor-Kombination ist eine gleichzeitige Karies-Prophylaxe möglich

VITAMIN D-VERGIFTUNG

1. sofortiges Absetzen aller Vitamin D-Gaben
2. Nahrungsentkalkung durch Ionenaustauscher
3. orale Verabreichung von Kalzium-bindenden Kunstharzen und von Phytin
4. i.v.-Dauertropfinfusion mit reichlicher Kalzium-freier Flüssigkeit (Kochsalz-Traubenzucker-Lösung)
5. Kortikoide

YERSINIOSIS

1. Bakteriologische Stuhluntersuchung und serologische Diagnosesicherung
2. Behandlung mit Langzeitsulfonamiden, notf. mit Breitbandantibiotika (Tetracyclin)

ZAHNEN

1. tagsüber zahnende Kinder auf Brotrinde, Beißringen etc. herumbeißen lassen (Cave: alle lokalen medikamentösen „Zahnhilfen"!)
2. nachts Beruhigung durch Kinderzäpfchen (leichte Sedativa/Analgetika)
3. kariöse Milchzähne und Zahnfehlstellungen zahnärztlich behandeln lassen

ZAHNFLEISCHHYPERPLASIE

Resektion der Hyperplasie

ZAHNKARIES

1. manifeste Karies (auch schon im Milchgebiß) und Zahnstellungsanomalien erfordern zahnärztliche Eingriffe
2. zur *Vorbeugung* beim Säugling (mit Vitamin D kombiniert) als D-Fluoretten® 1 Tabl. tgl., später (vom Kleinkindalter an) tgl. 0,5 bis (ab Pubertät) 1 mg Fluor

ZAHNKEIMEITERUNG
(und/oder Mundbodenphlegmone)

1. Breitbandpenicillin, 100–200 mg/kg KG/Tag i.v.
2. ggf. Inzision
3. zur Ernährung Nasen-Magen-Dauersonde bis zum Abklingen der Erscheinungen

ZÖLIAKIE
(Heubner-Hertersche Krankheit, Sprue-Syndrom, Malabsorptionssyndrom)

1. Diät (kalorien-eiweißreich, mit niedrigem Fettgehalt, glutenfrei)
2. „glutenfreie" Säuglingsmilchen und -breie; Bananenbrei und -milch sowie Karottenmark – Kartoffelbrei (als Initialnahrung für junge Kinder besonders geeignet)
3. Polyvitaminersatz
4. bei makrozytärer Anämie Verabreichung von Vitamin B_{12}.

14. Rheumatologie

Untersuchung des Patienten

Zur Untersuchung gehören eine sorgfältig erhobene Anamnese, eine gründliche allgemeine Untersuchung mit systematischer Überprüfung des Knochengelenksystems, wobei Zeichen einer entzündlichen Affektion der Gelenke (Rötung, Hauterwärmung, Schwellung, Ergußbildung) wie auch der funktionelle Status der Gelenke (aktive und passive Beweglichkeit, Muskelatropie, Ankylose, Deformitäten) einer besonderen Beachtung bedürfen. Eine Reihe von Laboruntersuchungen, darunter in jedem Fall ein komplettes Blutbild, Urinanalysen, BKS, Nachweis von Rheumafaktoren und antinukleären Antikörpern sowie Serumharnsäure und schließlich Röntgenaufnahmen der wichtigsten Gelenke vervollständigen die Untersuchung. Diese Daten sind nicht nur wichtig zur Diagnosestellung, sondern bilden darüber hinaus eine Grundlage, anhand deren sich ein Therapieerfolg objektiv beurteilen läßt.

Untersuchung der Gelenkflüssigkeit

Aus der Untersuchung der Synovialflüssigkeit können sich wertvolle diagnostische und prognostische Hinweise ergeben, insbesondere eine Beurteilung des Ausmaßes der Entzündung des Synovialgewebes. Die Haut über dem zu punktierenden Gelenk wird sorgfältig gereinigt, jodiert und an der Punktionsstelle unter sterilen Kautelen mit einem Lokalanästhetikum infiltriert. Das Kniegelenk ist am leichtesten zu punktieren. Bei vollgestrecktem Gelenk wird die Punktionsnadel 2 cm lateral (oder medial) vom Patellarrand durch die Haut geführt und in den Suprapatellarraum vorgeschoben. Nach Aspiration von möglichst viel Gelenkflüssigkeit wird die Nadel entfernt und die Punktionsstelle steril verbunden. Die Synovialflüssigkeit wird nach folgenden Gesichtspunkten analysiert:

1. Allgemeine Beschaffenheit (Farbe, Transparenz) und *Konsistenz.*

2. Zytologie: 2–5 ml werden heparinisiert und Erythrozyten wie Leukozyten nach üblichen Methoden gezählt, wobei als Verdünnungsmedien physiologische NaCl-Lösung mit einem Tropfen Methylenblau verwendet werden soll, da bei angesäuerten Lösungen die Synovialflüssigkeit in der Pipette gerinnt (siehe weiter unten). Zur Differenzierung der Leukozyten wird ein dünner Ausstrich nach Wright gefärbt. Eventuell vorhandene Kristalle lassen sich mittels polarisierten Lichtes identifizieren.

3. Beurteilung des Muzingerinnsels: Einige Tropfen Synovialflüssigkeit werden in einem Reagenzglas mit 1%iger Essigsäure (Endkonzentration) versetzt und das entstehende Gerinnsel nach seiner Beschaffenheit (Festigkeit, Vollständigkeit) beurteilt (a. Tabelle 14-1).

4. Bakteriologische Untersuchung: Ansatz von sterilen Kulturen (bei entsprechendem Verdacht unter Berücksichtigung von Tb-Bazillen oder Pilzen).

5. Glukosegehalt: Hierzu muß der Patient nüchtern sein. Simultan wird der Blutzucker bestimmt.

Interpretation: Die allein aus der Untersuchung der Synovialflüssigkeit gewonnenen Befunde erlauben nicht die Stellung einer Diagnose mit folgenden Ausnahmen: Bakterielle Gelenkentzündung (durch mittels Kultur nachgewiesene Keime), Arthritis urica (durch Nachweis von Uratkristallen) und Pseudogicht (durch Nachweis von Calciumpyrophosphatkristallen). Wie aus Tabelle 14-1 hervorgeht, überschneiden sich die bei verschiedenen Krankheiten erhobenen zytologischen und biochemischen Befunde. Die Untersuchungsergebnisse ermöglichen jedoch eine Differenzierung hinsichtlich der Schwere der Entzündung. So ist die Synovialflüssigkeit bei entzündlichen Gelenkerkrankungen wie z. B. bei bakterieller Arthritis oder bei rheumatoider Arthritis oft trübe und enthält vermehrt Leukozyten (gewöhnlich weit über 3000/mm³, davon über 50% segmentkernige), die Muzingerinnselbildung ist unvollständig und der Synovialglukosewert liegt erheblich unter dem Blutzuckerwert. Demgegenüber wird bei Krankheiten mit geringer entzündlicher Beteiligung der Synovia wie bei der Arthrosis deformans oder der traumatischen Arthritis gewöhnlich eine klare Gelenkflüssigkeit mit niedriger Leukozytenzahl (unter 3000/mm³) sowie ein festes, vollständiges Muzingerinnsel gefunden. Die Differenz zwischen Glukosewerten im Blut und der Synovialflüssigkeit beträgt weniger als 10 mg%.

Tabelle 14-1. Signifikante Befunde in der Synovialflüssigkeit bei den häufigsten Gelenkerkrankungen

	Trans- parenz	Ge- rinnung	Schwan- kungs- breite	Leuko- zyten mm³	Granulo- zyten (%)	Muzin- gerinnsel	Glukose- diff. (mg%)	Kristalle
Normal	klar	0	min.	13	0	D	10	0
			durchschn.	63	7	D		
			max.	180	25	D		
Traumat.	klar	0 bis	min.	50	0	C	−4	0
Arthritis		+	durchschn.	1250	5	D	5	
			max.	10450	36	D	24	
Arthrosis	klar bis	0 bis	min.	70	0	C	−6	möglich
deformans	leicht	+ +	durchschn.	720	7	D	0	(Calcium-
	getrübt		max.	8600	58	D	17	phosphat)
Rheuma-	leicht	0 bis	min.	300	2	C	−5	0
tisches Fieber	getrübt	+ + +	durchschn.	17820	50	D	4	
			max.	98200	98	D	9	
Arthritis	trübe	± bis	min.	1000	0	A	−12	vorhanden
urica		+ + + +	durchschn.	13317	71	B	12	(Urate)
			max.	70600	99	D	74	
Rheumatoide	klar bis	0 bis	min.	450	0	A	−14	gelegent-
Arthritis	trübe	+ + + +	durchschn.	14000	65	B	26	lich
		max.	max.	66000	96	D	87	(Chole- sterin)
Tbc-Arthritis	trübe	0 bis	min.	2500	18	A	−3	0
		+ + +	durchschn.	19470	60	B	60	
			max.	105500	96	D	108	
Bakterielle	sehr	0 bis	min.	7800	46	A	−40	0
pyogene	trübe	+ + + +	durchschn.	73370	90	A	71	
Arthritis			max.	266000	100	C	122	

Kollagenkrankheiten

(Bindegewebserkrankungen)

Die Bindegewebserkrankungen sind eine vielfältige Gruppe erworbener Erkrankungen, denen zahlreiche immunologische entzündliche Veränderungen des Bindegewebes zugrunde liegen. Eine große Zahl von weiteren Bezeichnungen wurde dieser Krankheitsgruppe gegeben (z.B. Kollagenosen, diffuse vaskuläre Erkrankungen, kollagene vaskuläre Erkrankungen, viszerale Angiitiden), dennoch wurde kein vollständig zufriedenstellender Terminus gefunden. Diese Gruppe aquirierter Krankheiten muß von seltenen, **vererblichen** Erkrankungen des Bindegewebes deutlich unterschieden werden.

Zum Bereich der erworbenen Bindegewebserkrankungen gehören folgende klinischen Bezeichnungen: rheumatische Arthritis, systemischer Lupus erythematodes (SLE), Dermatomyositis, Sklerodermie, nekrotisierende Vaskulitis, rheumatisches Fieber, rezidivierende Polychondritis und Sjögren-Syndrom.

Diese Erkrankungen haben bestimmte gemeinsame Merkmale, jedoch ist ihre Unterscheidung oft schwierig, weil sich die Merkmale häufig überschneiden. Gemeinsame Befunde sind: Sinovitis, Pleuritis, Myokarditis, Endokarditis, Perikarditis, Peritonitis, Vaskulitis mit oder ohne fibrinoide Nekrose, Myositis, subkutane Knötchen, spezifische und nicht-spezifische Hautläsionen, Iritis und Episkleritis, Veränderungen der Haut und der Hautadnexe, Nephritis und Veränderungen vielen Bindegewebes mit Vernarbungen, Hyperplasie oder Verzerrungen. Laborteste können Kombinationen nichtspezifischer Befunde erbringen, wie z.B. Coombs-positive hämolytische Anämie, Thrombozytopenie, Leukopenie, B- und T-Zellenveränderungen, Immunoglobulinüberschüsse oder -mängel, gestörte oder betont verzögerte Hypersensibilität, antinukleäre Antikörper, Rheumafaktoren, Kryoglobuline und andere Globuline, falschpositive serologische Tests für Lues, erhöhte Muskelenzyme, antithyreoide Antikörper, Alterationen im Serumkomplement und Veränderungen von den Reaktionsabläufen der Akutphasen der Krankheiten.

Obwohl die Bindegewebserkrankungen als erworbene Krankheiten angesehen werden, können die zugrundeliegenden Ursachen in den meisten Fällen nicht bestimmt werden, und es ist unwahrscheinlich, daß die eingeführten klinischen Begriffe ähnliche Hintergründe haben. Vererbung, Infektionen, bestimmte Umweltantigene, Immunglobulinmangel, T-Zellen, Arzneimittelallergien, Antigen-Antikörper-Komplement immuner Komplexe, Anaphylaxie, Zytolyse oder irgendeine Kombination aller dieser Faktoren scheinen unterschiedliche Rollen bei den Kollagenkrankheiten zu spielen, aber was für Rollen sie genau erfüllen, ist unbekannt.

Manche der Laborbefunde, die bei dieser Krankheitsgruppe auftreten (z. B. falsch-positive serologische Testergebnisse für Lues) können bei bisher asymptomatischen Patienten vorkommen und sollten an die Möglichkeit des Vorliegens oder einer zukünftigen Entwicklung einer dieser Bindegewebserkrankungen denken lassen. Es ist auch interessant festzustellen, daß diese Veränderungen der Laborwerte bei bestimmten asymptomatischen Verwandten von Patienten mit Bindegewebserkrankungen nachgewiesen werden.

Rheumatoide Arthritis

(Primär chronische Polyarthritis, Polyarthritis chronica progressiva)

Diagnostische Merkmale

* Systemerkrankung
* Häufige Prodromi: beeinträchtigtes Allgemeinbefinden, allgemeine Abgeschlagenheit, Fieber, Gewichtsverlust, Schweißneigung und/oder Parästhesien der Hände und Füße, Raynaud-Phänomen, Morgensteifigkeit
* Beginn gewöhnlich schleichend mit Bevorzugung der kleinen Gelenke an Händen und Füßen. Mit Fortschreiten der Erkrankung symmetrischer Gelenkbefall in zentripetaler Art. Gelenkdeformitäten häufig
* Weitere extraartikuläre Zeichen: Atrophie der Haut und Muskulatur, Lymphadenopathie, subkutane Knötchen, Splenomegalie, Iritis
* Serologische Reaktionen zum Nachweis des Rheumafaktors oft positiv

Allgemeine Betrachtungen

Die rheumatoide Arthritis (RA) ist eine chronische, entzündliche Systemerkrankung. Die Ätiologie ist nicht bekannt. Die Morbiditätsrate beträgt 1–3%. Frauen werden im Verhältnis von fast 2:1 häufiger betroffen als Männer. Die Erkrankung beginnt gewöhnlich zwischen dem 20. und 40. Lebensjahr und ist bei Kindern relativ selten. Eine Psoriasis wird in etwas über 5% der Fälle beobachtet.

Zu den pathologisch anatomischen Veränderungen der Gelenke zählt eine chronische Synovitis mit Pannusbildung. Frühzeitig treten Erosionen der Gelenkknorpel auf. Im akuten Stadium finden sich gewöhnlich Ergüsse neben weiteren Anzeichen einer entzündlichen Reaktion. Durch Einwanderung von gefäßreichem Bindegewebe in den Gelenkspalt kommt es in späteren Stadien zur Auflösung der Gelenkknorpel und Zerstörung der gelenknahen Knochenstrukturen und schließlich zur Ausbildung einer fibrösen Ankylose, gelegentlich auch zu echter knöcherner Ankylosierung. Sowohl in akuten wie in chronischen Phasen kann eine ausgeprägte entzündliche Beteiligung der periartikulären Gewebe (soft tissue swelling) beobachtet werden.

In den subkutanen Knötchen sieht man die für die rheumatoide Arthritis charakteristischen histologischen Veränderungen. Es handelt sich hierbei um ein Granulom mit zentraler fibrinoider Nekrose, die palisadenartig von radial angeordneten großen länglichen Bindegewebszellen eingeschlossen ist. Die Peripherie des Granuloms bildet ein chronisch entzündliches Granulationsgewebe. Histologisch gleichartige Granulome werden in der Synovia, in den periartikulären, Geweben, Sehnen und Sehnenscheiden gelegentlich auch in Peri-, Moy- und Endokard, Pleura visceralis, Lungen, Skleren, Dura mater, Milz und Larynx gesehen. Bei 25–40% der obduzierten Fälle erbrachte die histologische Untersuchung Anzeichen einer unspezifischen Perikarditis und Pleuritis. An weiteren, ebenfalls nicht spezifischen Veränderungen wurden entzündliche Läsionen der kleinen Arterien, Lungenfibrosen, Rundzellinfiltrate in Skeletmuskulatur und Perineurium peripherer Nerven und schließlich Hyperplasie von Lymphknoten beschrieben. Bei Obduktionen wurde der Befund einer sekundären Amyloidose bei über 20% der untersuchten Fälle erhoben.

Klinische Befunde

A. Symptome: Die klinischen Manifestationen dieser rheumatischen Erkrankung sind sehr unterschiedlich. Die Erkrankung entwickelt sich gewöhnlich schleichend. Der Manifestation an den Gelenken geht häufig ein Prodromalstadium voraus, gekennzeichnet durch allgemeine Müdigkeit und Schwäche, Inappetenz, Gewichtsverlust, Parästhesien, vermehrte Schweißsekretion, Raynaud-Phänomen, diskrete Arthralgien oder Spannungsgefühl in Fingern und Händen. In seltenen Fällen scheinen Streßsituationen wie Infekte oder Traumen einen akuten Krankheitsbeginn auslösen zu können. In der Regel werden die charakteristischen symmetrischen Schwellungen der betroffenen Gelenke von Steifigkeitsgefühl, Überwärmung und Schmerzen begleitet. Typischerweise sind Schmerz und Steifigkeit in den frühen Morgenstunden besonders ausgeprägt und lassen im Laufe des Tages nach. Körperliche Überlastung verstärkt die Beschwerden. Am häufigsten werden Mittel- und Grundgelenke der Finger und Zehen, Hand-, Knie- und Sprunggelenke befallen. Gelegentlich kann die Arthritis in der Frühphase zunächst monartikulär verlaufen, besonders bei Kindern. Manchmal treten neben anderen Zeichen einer Vaskulitis Palmarerytheme oder winzige hämorrhagische Infarkte in Fingerbeeren oder Nagelfalzen auf. Bei Kindern kommt es recht häufig zu flüchtigen morbiliformen Hauterscheinungen. Charakteristische subkutane Knötchen entwickeln sich bei 20% aller Patienten. Es handelt sich um linsen- bis nußgroße indolente Gebilde von derber Konsistenz, die an der Streckseite meist über Knochenvorsprüngen in Gelenknähe lokalisiert sind. Auch im Bereich von Sehnen, Sehnenscheiden und Schleimbeuteln können sich derartige Knötchen bilden. Bei 5–10% der Patienten wird eine vergrößerte Milz gefunden, bei 30% vergrößerte Lymphknoten. Oft bestehen subfebrile Temperaturen, Inappetenz, Gewichtsverlust, Müdigkeit und Schwäche. Schüttelfröste werden nur vereinzelt bei Kindern mit besonders schwerem Krankheitsbild beobachtet. Nach Monaten oder Jahren führt der Prozeß zu Auftreibungen der periartikulären Gewebe, Gelenkdeformierungen, Subluxationen und Ankylosen mit sekundärer Atrophie von Haut und Muskulatur. Am Auge kann sich die Erkrankung in Form einer Episkleritis, einer nichtgranulomatösen Iritis oder besonders in weit fortgeschrittenen Stadien als Keratoconjunctivitis sicca (siehe unter Sjögren-Syndrom) manifestieren. Affektionen des Perikard, der Pleura oder der Lungen verlaufen in den meisten Fällen symptomlos und werden dann erst durch eine Obduktion diagnostiziert.

B. Laborbefunde: Das charakteristische humorale Merkmal bei der rheumatoiden Arthritis ist der sogenannte Rheumafaktor, ein abnormes Makroglobulin, dessen Nachweis mittels verschiedener serologischer Methoden (z. B. Hämagglutinationstest nach Waaler-Rose, Latexfixationstest) möglich ist. Die letztere Reaktion fällt bei 75% aller Fälle positiv aus. Eine Ausnahme macht die juvenile Form der rheumatoiden Arthritis, die häufig seronegativ verläuft. Falsch-positive Reaktionen werden nicht selten bei Lebererkrankungen, Tuberkulose, Lues, bei gesunden Personen im Greisenalter und bei symptomlosen Verwandten von Patienten mit rheumatoider Arthritis gefunden. Nicht selten werden auch antinukleäre Antikörper nachgewiesen, die Titer sind jedoch im Unterschied zum Lupus erythematosus gewöhnlich niedrig. Das C-reaktive Protein und die BKS sind während akuter und chronischer Phasen erhöht. Eine mäßiggradige hypochrome normozytäre Anämie ist die Regel. Die Leukozytenzahl ist normal oder leicht erhöht, Leukopenien sind besonders bei Vorliegen einer Splenome-

galie häufig. Veränderungen der Synovialflüssigkeit reflektieren das Ausmaß der entzündlichen Aktivität, woraus sich oft zusätzliche Hinweise auf den Verlauf der Erkrankung ergeben.

C. Röntgenbefunde: In vielen Fällen zeigen sich schon früh eine Osteoporose im Bereich der befallenen Gelenke sowie Erosionen im Knorpel an der Peripherie der Gelenkfläche. Die im weiteren Verlauf fortschreitende Zerstörung der Knorpelsubstanz imponiert im Röntgenbild als Verschmälerung des Gelenkspalts. Durch Einwanderung von Granulationsgewebe in die subchondralen Knochenanteile entstehen zystische Aussparungen. Häufig sind in Spätstadien zusätzlich sekundäre degenerative Veränderungen im Sinne einer Arthritis deformans erkennbar.

Besondere Aufmerksamkeit ist der oberen zervikalen Wirbelsäule und vor allem C1–2 zu widmen, wo eine Subluxation zur Entwicklung schwerer neurologischer Komplikationen führen kann.

D. Radionuklid-Scanning:
Eine Szintigraphie der Gelenke mit Radioisotopen kann die Identifizierung oder den Ausschluß einer Synovitis bei symptomatischen Patienten ohne objektive klinische Labor- und Röntgenbefunde erleichtern.

Differentialdiagnose
Die Abgrenzung der rheumatoiden Arthritis von anderen Kollagenerkrankungen kann unter Umständen außerordentlich schwierig, in Einzelfällen sogar unmöglich sein. Das rheumatische Fieber ist charakterisiert durch eine Arthritis vom migratorischen Typ und deren promptes Ansprechen auf Salizylate in adäquater Dosierung, durch das häufige Auftreten einer Karditis und durch erhöhte Antistreptolysintiter. Schmetterlingserythem, positives LE-Zellphänomen und das Vorliegen einer Nephropathie weisen auf die Diagnose LED hin. Eine Arthrosis deformans verläuft ohne Allgemeinsymptome und die Gelenkschmerzen werden durch Ruhe günstig beeinflußt, ganz im Gegensatz zur typischen morgendlichen Steifigkeit bei der rheumatoiden Arthritis. Weiterhin sind die bei letzterer Erkrankung ausgeprägten Entzündungserscheinungen der Gelenke bei der Arthrosis deformans minimal. Eine Gicht kann zu Verwechslungen führen, ist aber gewöhnlich durch den akuten Beginn in einem Gelenk, Hyperurikämie, Nachweis von Uratkristallen in der Gelenkflüssigkeit, Tophi und die oft dramatische Besserung auf Colchicin von der rheumatoiden Arthritis abzugrenzen. Die eitrige Gelenkentzündung unterscheidet sich durch Schüttelfröste, Fieber, Eitererreger in der Gelenkflüssigkeit und das häufige Vorliegen eines Primärherdes, wie z. B. einer Gonokokkenurethritis.

Tabelle 14-2. Differentialdiagnostische Charakteristika verschiedener Gelenkerkrankungen

	Rheumatoide Arthritis (RA)	Pyogene Arthritis (p. A.)	Arthrosis deformans	Arthritis urica
Familiärgehäuftes Vorkommen	oft	nein	oft	ja
Bevorzugtes Geschlecht	weiblich	beide Geschlechter	beide Geschlechter	männlich
Lebensalter bei Beginn	gewöhnlich 20–40 Jahre	jedes Alter möglich	gewöhnlich über 40 Jahre	gewöhnlich über 35 Jahre
Art des Beginns	schleichend (subakut), akuter Beginn atypisch	akute Infektion: abrupt. Chron. Infektion: allmähl.	schleichend (sehr langsam)	abrupt (rasches Abklingen des akuten Anfalls)
Fieber	häufig	ja, bes. bei akuten p. A.-Patienten	nein	ja, während akuter Anfälle
Schüttelfrost	nur bei Kindern (juvenile RA)	ja	nein	nein
bevorzugt befallene Gelenke	jedes Gelenk möglich. Meist symmetrisch. Zentripetale Ausbreitungstendenz. Besonders proximale Fingergelenke	jedes Gelenk möglich, meist monartikulär	gewöhnlich die großen u. d. das Körpergewicht belasteten Gelenke. Auch distale Fingergelenke	jedes Gelenk möglich Mon- oder polyartikulär Besonders häufig metatarsophalangeales Gelenk der Großzehen
Gelenkergüsse	ja	ja	kaum nachweisbar	ja
Ankylosenausbildung	ja	ja	nein	nein
Muskelatrophie	ja	ja (lokal)	ja (lokal)	ja (spät)
Entwicklung von Deformitäten	ja	ja (spät)	ja (spät)	ja (spät)
Hautveränderungen	atropische glatte Haut über den Gelenken	wie bei RA	altersentsprechende Veränderungen	lokale Schuppung u. Jucken nach dem akuten Anfall
Subkutane Knötchen	ja	nein	nein	Tophi (mit Uratkristallen)
Anämie	ja	nur bei chronischer p. A.	nein	nein
Leukozytose	möglich	häufig	nein	mögl. bei akutem Anfall
BKS oder CRP	erhöht	erhöht	normal	erhöht
röntgenologische Veränderungen	Frühstadium: generalisierte Knochenentkalkung. Gelenkergüsse, Spätstadium: Gelenkspaltverschmälerung, Knochendestruktion, Ankylosen	wie bei RA, aber schnellere Entwicklung. Gelenknahe Osteoporose ausgeprägter	nur in fortgeschrittenem Stadium: Wulstbildung, Osteophyten, Gelenkspaltverschmälerung	Frühstadium: keine Veränderungen Chron. Gichtarthritis: ausgestanzt erscheinende Aussparungen d. epiphysären Knochenanteile (nicht gichtspezifisch)
Zusätzliche, für die Diagnose wichtige Besonderheiten	positiver Nachweis d. Rheumafaktors durch Agglutination (Latexfixation, Waaler-Rose usw.)	bakteriologischer Nachweis d. Erregers in der Gelenkflüssigkeit	keine systemische Manifestationen	Hyperurikämie: im akuten Anfall promptes Ansprechen auf Colchicin

Behandlung

A. Basisprogramm (konservative Maßnahmen):
Alle Anzeichen sprechen dafür, daß eine konservative Behandlung auf lange Sicht hin in vielen Fällen mindestens ebenso erfolgreich ist wie rein medikamentöse Therapieversuche, deren Effekt kein kurativer ist wobei unerwünschte Nebenwirkungen oft in Kauf genommen werden müssen. Aus diesem Grunde ist ein konservatives Vorgehen zunächst die Methode der Wahl.

Wichtigste Ziele bei der Behandlung der rheumatoiden Arthritis sind Schmerz- und Entzündungsbekämpfung, Erhaltung der Gelenkfunktion und Vermeidung von Deformitäten. Die recht einfache Kombination von Ruhe, physikalischer Therapie und Verordnung von Salizylaten bildet in jedem Falle die Basis der Behandlung, die, wenn notwendig, durch zusätzliche Maßnahmen erweitert wird.

1. Allgemeine körperliche Schonung: Nach allen Erfahrungen ist körperliche Schonung für den Kranken von großem Wert. Wie zuvor schon dargelegt, handelt es sich bei der rheumatoiden Arthritis um eine Systemerkrankung, die nicht die Gelenke allein betrifft. Körperliche Schonung sollte aus diesem Grunde als gemeinsamer therapeutischer Nenner der verschiedenen Behandlungsmöglichkeiten gelten und verordnet werden, sobald die Diagnose einer aktiven rheumatoiden Arthritis gestellt wird. Bei Patienten mit ausgeprägtem Krankheitsgefühl und schwerem Gelenkbefall ist absolute Bettruhe wünschenswert, von Fall zu Fall auch unbedingt erforderlich. Bei leichteren Fällen kann die Einhaltung einer täglichen Ruhezeit von 2–4 Std ausreichen, was oft dem Patienten die Ausübung seines Berufes erlaubt und lediglich nebenberufliche Arbeit einschränkt. Bei der Verordnung der täglichen Ruheperioden richtet man sich nach dem Verlauf. In der Regel sollten tägliche Ruhepausen strikt eingehalten werden, bis eine über mindestens zwei Wochen anhaltende deutliche Besserung objektiviert worden ist. Danach kann das Programm etwas gelockert werden. Es muß jedoch Wert darauf gelegt werden, daß die Zunahme der körperlichen Belastung vorsichtig und schrittweise erfolgt und daß erkrankte Gelenke, die vermehrter mechanischer Belastung ausgesetzt sind, durch entsprechende Maßnahmen besonders geschont werden. Bei jedem Wiederaufflackern der Krankheitsaktivität ist größtmögliche Zurückhaltung der physiotherapeutischen Maßnahmen geboten.

2. Psychische Unterstützung: Die Bedeutung emotionaler Faktoren bei der rheumatoiden Arthritis und die Notwendigkeit, den Patienten psychologisch zu unterstützen, kann nicht genug betont werden. Ein gutes Verhältnis zwischen Arzt und Patient ist hier unerläßlich. Der Arzt wird unter Berücksichtigung der persönlichen Struktur des Patienten und dessen emotionaler Reaktionen hinsichtlich seiner Erkrankung in der Lage sein, durch entsprechend psychologische Führung etwaigen psychischen Streßsituationen zu begegnen.

3. Schonung der erkrankten Gelenke: Durch Schonung der betroffenen Gelenke wird der Rückgang der entzündlichen Aktivität beschleunigt, was im Falle der mechanisch belasteten Gelenke im allgemeinen durch Bettruhe und darüber hinaus durch geeignete orthopädische Stützen oder Schienen erreicht wird. Letztere erweisen sich als besonders wertvoll bei auf Muskelspasmen oder Weichteilkontrakturen beruhenden Gelenkdeformierungen. Mit Hilfe von Schienen werden nicht nur die entzündeten Gelenke ruhiggestellt, sondern auch Spasmen und damit Schmerzen günstig beeinflußt und Deformierungen entweder verhütet oder gebessert. Sobald der Kranke anfängt, das Bett zu verlassen, soll Sorge getragen werden, jede Überlastung zu vermeiden, die den Deformierungsprozeß beschleunigen könnte. Zur Entlastung dienen Krückstöcke oder Stützapparate, bis die Gefahr der Entstehung von Kontrakturen vorüber ist.

4. Bewegungsübungen: Den wichtigsten Anteil der physikalisch-therapeutischen Maßnahmen bei der rheumatoiden Arthritis bilden Bewegungsübungen, die im täglichen Therapieplan sorgfältig auf die Ruheperioden abgestimmt werden sollen. Ziel der Übungen ist die Erhaltung der Gelenkfunktion und der muskulären Leistungsfähigkeit. Am besten beginnt man mit assistiv-aktiven Übungen, wobei die Schmerzschwelle nicht überschritten werden soll, und erweitert das Behandlungsschema nach und nach auf Bewegungsübungen vom isometrischen und schließlich resistiv-aktiven Typ.

5. Lokale Wärmeapplikation: Lokale Wärme hat einen muskelrelaxierenden und analgetischen Effekt. Dies wird gewöhnlich durch Bestrahlung mit Infrarotlampen oder mit feuchtwarmen Packungen erreicht. Für gehfähige Patienten sind warme Bäder geeignet. Im Anschluß an lokale Wärmeapplikation lassen sich Bewegungsübungen besser durchführen.

6. Salizylate: Acetylsalicylsäure und Natriumsalicylat sind die Analgetika der Wahl. Darüber hinaus ist bewiesen, daß Salizylate auch antiphlogistisch wirken. Als geeignete Dosierung wird die Menge verordnet, die eine optimale Erleichterung bietet, ohne toxische Reaktionen zu verursachen. Die meisten Erwachsenen vertragen täglich Dosen von 4–6 g. Bei Auftreten von Ohrensausen wird die Dosis um täglich 0,6–0,9 g reduziert, bis dieses Symptom verschwindet. Durch zusätzliche Gabe von Antazida, besonders abends, lassen sich Magenbeschwerden oft günstig beeinflussen. Tagsüber sollen Salizylate mit den Mahlzeiten eingenommen werden. Bei dünndarmlöslichen Präparaten besteht die Möglichkeit verminderter Resorption.

7. Weitere Analgetika: Entzündungshemmende Analgetika (siehe weiter unten) werden in progressiven, schweren Fällen zur Schmerzlinderung benötigt. Codein, 30 mg vor dem Schlafengehen, soll Patienten mit schweren nächtlichen Schmerzzuständen vorbehalten bleiben. Andere Narkotika sollen nicht verabreicht werden.

8. Diät: Die Diät soll ausgeglichen und den individuellen Bedürfnissen angepaßt sein. Es gibt keine besonderen Beschränkungen. Zusätzliche Vitamingaben sind im allgemeinen nicht erforderlich.

9. Hämotonika: Blutbildungsfördernde Substanzen sind in der Behandlung der Anämie bei RA von wenig Nutzen. Besteht jedoch ein Eisenmangel, erweisen sich Eisenpräparate wie z. B. Eisensulfat, in einer Dosierung von 0,2 g 3mal tgl. oral verabreicht, als vorteilhaft. Ein erheblicher Eisenmangel, verursacht durch kontinuierlichen Verlust von kleinsten Blutmengen in den Intestinaltrakt, tritt nicht selten im Verlauf von langzeitiger Einnahme von Salizylaten auf.

B. Antiphlogistika: Die Anwendung des einen oder anderen der im folgenden besprochenen Medikamente kann in Erwägung gezogen werden bei Patienten mit progressivem Verlauf, allerdings nicht vor Ablauf eines zeitlich angemessenen (3–6 Monate) Therapieversuchs auf rein konservativer Basis. Der Gebrauch dieser Medikamente darf jedoch nur als Erweiterung und nicht als Ersatz der bereits dargelegten Basistherapie verstanden werden.

1. Nichtsteroidale Antiphlogistika:

a) Acetylsalicylsäure (ASS), für Erwachsene 4–6 g tgl. (Cave: Tinnitus oder gastrointestinale Störungen). Eine zusätzliche Gabe von Antazida wird empfohlen.

b) Bei Unverträglichkeit oder nicht genügender Wirksamkeit von ASS werden folgende Präparate empfohlen: Ibuprofen (Brufen®, Dolgit®), Fenoprofen (Feprona®), Naproxen (Naprosyn®, Proxen®), Tolmetin (Tolectin®) und Sulindac (Imbaral®). Als *neuere* Antiphlogistika seien noch Indoprofen (Flosin®), Diflunisal (Fluniget®), Carprofen (Imadyl®) und Isoxicam (Pacyl®) besonders hervorgehoben.

2. Goldsalze (Chrysotherapie:) Obwohl auch heute noch umstritten, hat sich die Chrysotherapie in den letzten Jahren ihren festen Platz in der Behandlung der RA erobert. Die Wirkungsweise ist nicht genau bekannt.

a) Indikationen: Fälle, die auf konservative Maßnahmen (Basistherapie) allein nicht ansprechen, vor allem dort, wo Kortikosteroide nicht gegeben werden dürfen.

b) Kontraindikationen: Bekannte Goldunverträglichkeit; Arzneimittelallergien, Lupus erythematodes disseminatus (als RA fehldiagnostiziert), eingeschränkte Nieren- oder Leberfunktion, gestörte Hämatopoese, allgemeine Debilität.

c) Präparate der Wahl: Aurothioglucose (Aureotan®), Aurothiopolypeptid (Auro-Detoxin®), Auranofin (Ridaura®).

d) Dosierung: Goldsalze werden im allg. kurmäßig verabreicht. Es empfiehlt sich, wegen des unterschiedlichen Goldgehaltes der verschiedenen Präparate den in den Firmenprospekten niedergelegten Injektionsplan einzuhalten, wonach zum Ausschluß einer Allergie zunächst kleine Mengen verabreicht werden, anschließend eine zügige Aufsättigung erstrebt wird, bis die ersten Zeichen von Wirkung oder Unverträglichkeit auftreten. Bei deutlichem Wirkungseintritt soll die Behandlung weitergeführt werden bis zu einer Gesamtdosis von etwa 70 mg Gold/kg Körpergewicht (Vollsättigung). Als Dauerbehandlung können in zweimonatigen Abständen 65 mg Gold (z. B. 0,5 g Auro-Detoxin®) injiziert werden.

e) Toxizität: Nebenwirkungen wurden in 4–55% der berichteten Fälle (im Schnitt etwa 32%) beobachtet. Die auf Goldsalze zurückgeführte Mortalität beträgt weniger als 0,4%. Die toxischen Reaktionen gleichen solchen durch andere Schwermetalle hervorgerufenen (insbes. Arsen) und manifestieren sich als Dermatitis (leicht bis exfoliativ), Stomatitis, Agranulozytose, Purpura, Hepatitis, Bronchitis, aplastische Anämie, periphere Neuritis, Nephritis, Lichtsensibilität. Die Patienten müssen während der Goldbehandlung sorgfältig überwacht werden. Vor jeder Injektion soll nach Anzeichen beginnender Unverträglichkeit gefragt werden. Haut und Schleimhäute (Dermatitis, Purpura), Urin (Albumen, Erythrozyten), rotes und weißes Blutbild sowie Thrombozyten müssen regelmäßig kontrolliert werden. Evtl. sind Leberfunktionsprüfungen erforderlich. Die Patienten dürfen sich direkter Sonnenbestrahlung nicht aussetzen. Die Goldbehandlung muß bei Auftreten der obengenannten toxischen Erscheinungen sofort abgebrochen werden. Mit Kortikosteroiden lassen sich die Nebenwirkungen gewöhnlich beherrschen, in schweren Fällen zusätzlich Chelatbildner wie Penicillamin oder Dimercaprol (BAL) gegeben.

3. Kortikosteroide (Cortison, Hydrocortison, Prednison, Prednisolon, Triamcinolon, Methylprednisolon, Dexamethason): Die Steroide brachten einen bedeutenden Fortschritt in der Behandlung der RA. Ihre Anwendung darf jedoch nur als Erweiterung und nicht als Ersatz der oben genannten Basistherapie verstanden werden. Einige Kliniker empfehlen, Steroide erst dann einzusetzen, wenn der Patient hohe Dosen von Salizylaten erhält. Neben dem Problem schwerwiegender Nebenwirkungen liegt der größte mit der Steroidtherapie verknüpfte Nachteil in der Tendenz, die weniger spektakulären, aber bewährten orthopädischen und physiotherapeutischen Maßnahmen zu vernachlässigen. Die Steroide sind *eben nicht* das langerwartete, „spezifisch" antirheumatische Mittel und ihre Wirkung ist nicht kurativ. Sie vermögen die natürliche Progredienz der Krankheit nicht aufzuhalten, wenngleich in den meisten Fällen eine rasche und dramatische Besserung erreicht wird. Nach Abbruch der Steroidbehandlung setzen in der Regel die klinischen Manifestationen der Krankheitsaktivität wieder ein.

a) Indikationen: Aktive und progrediente RA, wenn die Basistherapie erfolglos bleibt. Patienten, bei denen eine Goldtherapie kontraindiziert ist.

b) Kontraindikationen, s. Rote Liste 1983, Gegenanzeigen G 10/G 11, S. 29 f.

c) Orale Dosis pro die: Im allgemeinen sind auch bei schweren Schüben mittelgroße Kortikosteroid-Dosen (entsprechend 15–30 mg Prednisolon) hinreichend, wenn zusätzlich nicht steroide Antirheumatika in voller Dosierung gegeben werden.

Sobald der Schub abklingt, werden an erster Stelle die Kortikosteroide reduziert. Man versucht, möglichst schnell auf eine rhythmusgerechte, sogenannte „zirkadiane" Therapie einzustellen.

(Bei der zirkadianen Therapie gibt man die gesamte Tagesdosis in den frühen Morgenstunden, dadurch wird der physiologische Tagesrhythmus der Nebennierenrindensekretion selbst bei tägl. Dosen von 8–20 mg Prednisolon nicht gestört).

Die kritiklose Dauertherapie mit Kortikosteroiden wird abgelehnt; die tägl. Dosis sollte auch bei zirkadianer Therapie 12,5 mg Prednisolon nicht überschreiten (möglichst nur 5–10 mg tgl.).

d) Intraartikuläre Applikation: (z. B. Hydrocortisonacetat o. ä.). Von Nutzen bei Befall von nur 1 od. 2 Gelenken. Die intraartik. Injektion v. 25–50 mg Hydrocortison kann als symptomatische Therapie im Bedarfsfall wiederholt werden.

4. *Antimalarika** (Chloroquin): Chloroquindiphosphat (Resochin®) und Hydroxychloroquin (Quensyl®). Nur bei Pat. mit geringer Krankheitsaktivität erfolgversprechend. Toxische Reaktionen sind häufig (bei 30 bis 40% aller Fälle): Übelkeit, Erbrechen, Leukopenie, Exantheme, Entfärbung der Haare, Augenkomplikationen und toxische Psychen. Unter Berücksichtigung dieser Nebenwirkungen scheint eine routinemäßige Anwendung dieser Medikamente kaum gerechtfertigt.

5. *Phenylbutazon* (Butazolidin®): Analgetikum von begrenztem Wert bei peripherer RA (siehe unter Spondylarthritis ancylopoetica, S. 725).

6. *Indometacin* (Amuno®): An Wirksamkeit scheint dieses Medikament bei der RA mit den Salizylaten vergleichbar zu sein, jedoch treten Nebenwirkungen weit häufiger auf. Seit April 1983 steht Indometacin auch in einer Membrankapsel (Warenzeichen

Osmogit®) zur Verfügung, welche eine *gleichmäßige* Freisetzung des Wirkstoffs erlaubt.

7. *D-Penicillamin*** (Trolovol®, Metalcaptase®): 1. und 2. Woche 1 Tabl. à 300 mg tgl.; 3. und 4. Woche 2 Tabl.; 5. und 6. Woche 3 Tabl.; 7. und 8. Woche 4 Tabl. tgl.

Mehr als 4 Tabl. tgl. sollten möglichst nicht gegeben werden (Langzeittherapie 300–900 mg/die).

Kontraindikation: schwere Schäden des hämatopoetischen Systems, Niereninsuffizienz, Penicillinallergie, Gravidität, Lupus erythematodes disseminatus. Nebenwirkungen: allergische Hauterscheinungen, Übelkeit, Brechreiz, Leukopenie, Thrombopenie, Proteinurie, Ageusie.

C. Zytostatika: Cyclophosphamid (Endoxan®), Azathioprin (Imurek®) und Chlorambucil (Leukeran®) kamen bei einer kleinen Anzahl von Pat. mit schwerer RA zur Anwendung. Veränderungen der Laborwerte (Absinken des Rheumafaktor-Titers und der BKS) lassen bei dieser Therapie nur sehr bedingt auf eine günstige Beeinflussung der rheumatischen Aktivität schließen. Diese Substanzen sind toxisch und sollten nicht zur Anwendung kommen, bevor die experimentelle Forschung günstigere Resultate erbracht hat.

D. Orthopädische Maßnahmen (s. S. 736f., ‚Physikalische Therapie')

E. Chirurgische Therapie: Der rechte Zeitpunkt ist problematisch und kann jeweils nur für den individuellen Fall bei sorgfältiger Beobachtung der Verlaufstendenz festgelegt werden.

Der entzündliche Prozeß kommt im operierten Gelenken in der Regel für viele Jahre zur Ruhe. Das spricht für die frühe Synovektomie zu einem Zeitpunkt, an dem noch keine irreversiblen Gelenkschäden vorhanden sind.

Prognose

Es ist nicht möglich, den Verlauf einer RA hinsichtlich der Prognose zu beurteilen. Spontane Remissionen und plötzliches Wiederaufflackern der Krankheitsaktivität sind besonders in Frühstadien häufig. Gelegentlich kommt es selbst bei diagnostisch eindeutig gesicherten Fällen spontan zur permanenten Remission, wobei die befallenen Gelenke je nach vorausgegangener Krankheitsdauer ihre normale Funktion wiedererlangen können. In den meisten Fällen jedoch verläuft die Krankheit letztlich progredient und führt zu Deformitäten.

Nach 10jähr. Krankheitsdauer muß damit gerechnet werden, daß etwa 15% aller Patienten bettlägerig sind, 35% zwar gehfähig, aber invalidisiert sind und 50% arbeitsunfähig bleiben.

---

* [Anmerkung des Hrsgs.:] Der Wert der Antimalarika ist umstritten, nicht zuletzt wegen der langen Anlaufzeit von 3–6 Monaten bis zum Wirkungseintritt. Mittlere Tagesdosis: Chloroquindiphosphat 250 mg, Hydroxychloroquin 600 mg.

** D-Penicillamin sollte nur *den* Fällen von rheumatoider Arthritis vorbehalten sein, die trotz etwa sechsmonatiger Behandlung mit Antiphlogistika oder auch kurzfristiger Anwendung von Kortikoiden progredient bleiben.

Juvenile rheumatische Arthritis

Eine rheumatische Erkrankung mit Beginn vor dem 16. Lebensjahr wird heutzutage als juvenile rheumatische Arthritis bezeichnet. Zu einigen Merkmalen, die diese Erkrankung von der erwachsenen rheumatischen Arthritis differenzieren, gehören ein charakteristisches flüchtiges, lachsfarbenes morbilliformes Exanthem, weiter hoch ansteigendes Fieber, das der Arthritis um Monate vorausgehen kann, sowie eine schwere systemische Erkrankung mit Hepatosplenomegalie, Lymphadenopathie oder Pleuroperikarditis. Eine Iridozyklitis kann asymptomatisch verlaufen und nur durch Spaltlampen-Untersuchung entdeckt werden, kommt aber oft bei Patienten mit leichter Arthritis vor.

Die Arthritis kann polyartikulär, oligoartikulär und monoartikulär auftreten. Die apophysären Gelenke der zervikalen Wirbelsäule, besonders C 2–3, sind gewöhnlich betroffen. Das klinische Bild kann ähnlich dem der ankylosierenden Spondylitis des Erwachsenen sein. Anomalien des Knochenwachstums und der Entwicklung werden mit der aktiven Erkrankung in Verbindung gebracht, können vorübergehend und reversibel sein oder in Folge eines chronischen Krankheitsverlaufs irreversibel und zu einem vorzeitigen Schluß der Epiphysen oder der Ossifikationszentren führen.

Zur Differentialdiagnose der juvenilen rheumatischen Arthritis gehören die idiopathische ankylosierende Spondylitis, die Leukämie und chronische Infektionskrankheiten. Ein Test auf HLA-B-Antigen ebenso wie eine Gelenkflüssigkeitsuntersuchung, eine Kultur und eine Synovialbiopsie können in kritischer Form zur Diagnose beitragen.

Die Therapie der juvenilen rheumatischen Arthritis ist ähnlich der Behandlung der erwachsenen rheumatischen Arthritis.

Systemischer Lupus erythematodes*

(SLE)

Diagnostische Merkmale
- Krankheit hauptsächlich bei jungen Frauen
- Exanthembildung bei dem Sonnenlicht ausgesetzten Hautregionen
- Gelenkssymptome bei 90% der Patienten
- Multiple Systeme betroffen
- Verringerung von Hämoglobin, Leukozyten und Thrombozyten
- Serologische Befunde: Positiver Test auf antinukleäre Antikörper; LE-Zellen; falsch-positiver serologischer Test für Lues

Allgemeine Betrachtungen

Systemischer Lupus erythematodes ist eine entzündliche Autoimmunerkrankung, die multiple Organsysteme befallen kann. Die klinischen Manifestationen werden als eine sekundäre Folge eines „Eingefangenseins" der Antigen-Antikörper-Komplexe in die Kapillaren der Viszeralstrukturen betrachtet. Die Erkrankung zeigt eine auffallende Bevorzugung von Frauen. Der klinische Verlauf kann zwischen einer leichten episodischen Störung und einer sich rasch verschlechternden, letalen Erkrankung schwanken.

Systemischer Lupus erythematodes ist nicht selten. Neuere Zahlen aus einer großen repräsentativen urbanen Bevölkerungsgruppe zeigen eine Frequenz von 1 Erkrankung auf 2 000 Personen. Ca. 85% der Patienten sind Frauen. Obwohl die Erkrankung in jedem Alter auftreten kann, sind die meisten Patienten zwischen 10 und 50 Jahren alt, mit der höchsten Frequenz zwischen 20 und 40 Jahren. Neger sind öfter betroffen als Angehörige anderer Rassen.

Bevor die Diagnose eines akuten systemischen Lupus erythematodes gestellt wird, ist es unerläßlich sich zu vergewissern, daß die Erkrankung nicht durch ein Arzneimittel ausgelöst wurde. Von ca. 25 pharmakologischen Substanzen ist bekannt, daß sie in der Lage sind, Lupus-ähnliche Syndrome hervorzurufen. Die am besten untersuchten Substanzen sind Procainamid und Hydralazin. Während antinukleäre Anitkörper-Teste und andere serologische Befunde bei vielen Personen, die diese Pharmaka erhalten, positiv ausfallen, kommt es nur bei wenigen zu klinischen Manifestationen. Wenige, aber wichtige Merkmale unterscheiden einen Arzneimittel-induzierten Lupus von einer spontan auftretenden Erkrankung: (1) beim Arzneimittel-induzierten Syndrom ist die Geschlechtsverteilung fast gleichmäßig; (2) Eine Nephritis und Symptome im Bereich des zentralen Nervensystems fehlen gewöhnlich; (3) ein erniedrigtes Serumkomplement und Antikörper auf native DNA fehlen; und (4) die klinischen Anzeichen und die meisten anormalen La-

---

* Der Lupus erythematodes kann auch in Verbindung mit einer Sklerodermie und einer Myositis auftreten. Man spricht dann klinisch von einem MCTD-Syndrom („Mixed Connective Tissue Disease'-Syndrom). Patienten mit diesem Syndrom haben eine nichtdeformierende Arthritis, geschwolle Hände und ein verdicktes Kinn, das Raynaudsche Phänomen sowie eine Myositis. Ösopha-

geale Motilitätsstörungen und eine intestitielle pulmonale Fibrose kommen vor. Ebenso bestehen pathologische mesangeale oder membranöse Nierenveränderungen. Die Behandlung gleicht der des Lupus erythematodes; bei milden Formen des Syndroms genügt der Einsatz von nichtsteroidalen Antiphlogistika.

borbefunde werden wieder normal, sobald das auslösende Arzneimittel abgesetzt wird, obwohl die serologischen Anomalien über Monate und Jahre bestehenbleiben können.

Das familiäre Vorkommen des systemischen Lupus
erythematodes wurde wiederholt festgestellt; die
Erkrankung hat in einer Zahl von Fällen auch eineiige Zwillinge befallen. Die Anhäufung bestimmter serologischer Merkmale (positive antinukleäre Antikörper-Tests, Antikörper auf DNA, Hypergammaglobulinämie) wird bei asymptomatischen Familienmitgliedern festgestellt, und die
Häufigkeit anderer rheumatischer Erkrankungen ist
unter nahen Verwandten dieser Patienten erhöht.
Nach neuerer Hypothese soll eine zugrundeliegende bestimmte genetische Anomalie im immunologischen Regulationssystem dafür verantwortlich
sein – und zwar im Zusammenhang mit einer defekten T-Zellen-Funktion, was zu einer Überaktivität der B-Zellen führt. Dies führt zu einer Produktion von multiplen Autoantikörpern, welche ihrerseits durch den Mechanismus der Immunkom-
plex-Ablagerung wiederum eine Gewebsschädigung auslöst.

Es wird angenommen, daß Viren bei der Entstehung dieser Erkrankung – bei genetisch disponierten Wirten – eine Rolle spielen. Patienten mit systemischem Lupus weisen erhöhte Antikörpertiter
gegen verschiedene virale Antigene, einschließlich
Masern, Rubella und Parainfluenza, auf. Anläßlich
eingehender Untersuchungen von Patienten mit
dieser Erkrankung, haben elektronenmikroskopische Aufnahmen von kapillären Endothelzellen des
Nierengewebes und von zirkulierenden Lymphozyten tubuläre, retikuläre Strukturen aufgezeigt, welche als Virus-verwandt angesehen werden können.
Die Diagnose eines systemischen Lupus erythematodes sollte bei Patienten, die eine multiple Systemerkrankung mit serologisch positiven Befunden
(z. B. antinukleare Antikörper, serologische Tests
auf Lues) aufweisen, vermutet werden. Die Differentialdiagnose sollte Krankheiten ausschließen,
welche sich in ähnlicher Weise präsentieren können, wie z. B. die rheumatische Arthritis, die Sklerodermie, die chronisch-aktive Hepatitis, akute Arzneimittelreaktionen, Polyarteriitis oder den Arzneimittel-induzierten Lupus.

The American Rheumatism Association [ARA] hat
vorgeschlagen, daß die Diagnose des systemischen
Lupus erythematodes mit ausreichender Wahrscheinlichkeit gestellt werden kann, wenn 4 der folgenden 14 Kriterien vorhanden sind: Schmetter-
lings-Erythem, diskoider Lupus, Alopezie, Photosensibilität, orale Ulzera, Raynaudsches Phänomen,
nicht deformierende Arthritis, LE-Zellen, falsch-
positiver serologischer Test auf Lues, Psychosen
oder Konvulsionen, Proteinurie, zelluläre Zylinder,
Serositis und bestimmte hämatologische Befunde,
zu welchen hämolytische Anämie, Leukopenie oder
Thrombozytopenie gehören.

Klinische Befunde
A. Symptome:
Zu den systemischen Merkmalen gehören Fieber,
Anorexie, allgemeines Krankheitsgefühl und Gewichtsverlust. Die meisten Patienten haben irgendwann Hautläsionen; das charakteristische „Schmet-
terlings"-Erythem findet sich bei weniger als 50%
der Patienten. Andere Hautmanifestationen sind
diskoider Lupus, typische Fingerspitzenläsionen,
periunguales Erythem, Nagelfalzinfarkte und Split-
ter-Blutungen. Eine Alopezie kommt häufig vor.
Läsionen an den Schleimhäuten treten meistens
während Exazerbationsperioden auf. Das Raynaudsche Phänomen, anzutreffen bei ca. 20% der
Patienten, geht oft anderen Merkmalen der Erkrankung voraus.

Gelenkssymptome, mit oder ohne aktiver Synovitis,
treten bei über 90% der Patienten auf und sind oft
das erste Symptom. Die Arthritis ist selten defor-
mierend; erosive Veränderungen sind fast niemals
auf Röntgenaufnahmen festzustellen. Subkutane
Knötchen sind selten.

Zu den Augen-Manifestationen gehören: Konjunktivitis, Photophobie, vorübergehende Blindheit und
„Schleier vor den Augen". Baumwoll-Woll-Flek-
ken auf der Retina (zellähnliche Körper) sind auf
eine Degeneration der Nervenfasern aufgrund einer Okklusion der Blutgefäße der Retina zurückzuführen. Pleuritis, pleurale Ergüsse, Bronchopneumonie und Pneumonitis kommen häufig vor. Eine
hartnäckige Lungenerkrankung wird oft nachgewiesen.

Bei der Mehrzahl der Patienten ist das Perikard betroffen. Zum Herzversagen kann es durch Myokarditis und Hypertonie kommen. Herzarrhythmien
kommen häufig vor. Eine atypische verruköse Endokarditis (n. Libman-Sacks), die gelegentlich erst
anläßlich einer Autopsie festgestellt wird, scheint
selten die Herzdynamik während des Lebens zu beeinträchtigen.

Abdominale Schmerzen, Ileus und Peritonitis können aufgrund einer Vaskulitis auftreten. Die Leberfunktion kann durch eine unspezifische Hepatitis
beeinträchtigt werden.

Neurologische Komplikationen beim systemischen
Lupus erythematodes werden gewöhnlich bei Patienten mit hochaktiver Erkrankungsform beobachtet. Psychische Veränderungen, schwere Depressionen und Psychosen können manchmal durch die
Verabreichung von hohen Dosen mit Kortikosteroiden besonders schwer ausfallen. Krampfanfälle,
periphere Neuropathien und das Guillain-Barré-
Syndrom werden gleichfalls beobachtet.

Verschiedene Formen von Nierenerkrankungen
werden gesehen. Eine besonders bedrohliche ist

beim systemischen Lupus erythematodes die proliferative Glomerulonephritis, die mit einem Nephrotischen Syndrom und einer Niereninsuffizienz einhergehen kann. Eine fokale oder mesangiale Nephritis ist gewöhnlich benigne, kann aber gelegentlich fortschreiten. Ein dritter Typ, die membranöse Glomerulonephritis, ist mit einer profusen Proteinurie und einem Nephrotischem Syndrom verbunden und tendiert, sehr langsam fortzuschreiten. Bei entsprechender Therapie beträgt die 5-Jahres-Überlebensrate, sogar bei Patienten mit schwerer Nierenerkrankung (proliferativer Glomerulonephritis), über 75%.

Andere klinische Merkmale sind Lymphadenopathie, Splenomegalie, Hashimoto-Thyreoiditis, hämolytische Anämie und thrombozytopenische Purpura.

B. Laborbefunde:

Die LE-Zelle, bei mehr als ⅔ der Patienten zeitweise anzutreffen, ist nur relativ spezifisch, da man sie auch bei rheumatischer Arthritis, bei Arzneimittelinduziertem Lupus und anderen Kollagen-Krankheiten findet. Der antinukleäre Antikörper, der weniger spezifisch ist, kann bei ca. 95% der Fälle gefunden werden. Sein Titer schwankt oft mit der Krankheitsaktivität. Erhöhte Antikörperspiegel gegenüber doppelstrangiger DNA und verringertes Serumkomplement, also eine Krankheitsaktivität andeutenden Befunde, normalisieren sich während einer Remission. Eine Hypergammaglobulinämie, ein positiver Coombs-Test und ein Rheuma-Faktor können im Serum nachweisbar sein. Biologisch falsch-positive serologische Reaktionen auf Lues kommen bei ca. 20% der Patienten vor. Der Fluoreszenz-Absorptions-Test auf Treponema-Antikörper kann auch falsch-positiv ausfallen. Ein perlenartiges Immunofluoreszenz-Muster kann ihn von einer echt-positiven Reaktion unterscheiden helfen. Antikörper-Titer gegen eine große Zahl anderer zellulärer Gewebe und Organgewebe können beobachtet werden.

Es besteht oft eine leichte normozytäre, normochrome Anämie und gelegentlich auch eine autoimmune hämolytische Anämie. Die BSG ist fast immer erhöht, wenn die Krankheit aktiv ist. Eine Leukopenie und eine Lymphopenie kommen oft vor; eine Thrombozytopenie kann gelegentlich ernst sein, wenn sie zur Purpura führt.

Die Leberfunktionsteste sind oft leicht abnormal. In Verbindung mit Nierenschädigungen findet man fast immer abnormale Befunde im Harnsediment. Große Mengen Erythrozyten und eine leichte Proteinurie sind während einer Exazerbation der Krankheit festzustellen; diese Befunde klingen jedoch gewöhnlich mit einer Remission ab. Eine profuse Proteinurie weist allerdings auf eine schwere Erkrankung der Nieren hin.

Behandlung

Es darf daran erinnert werden, daß viele Patienten mit systemischem Lupus erythematodes eine benigne Form der Krankheit haben, so daß sie nur eine unterstützende Betreuung benötigen und nur wenig oder keine Medikation brauchen. Patienten mit Photosensibilität sollten sich vor starker Sonneneinstrahlung schützen und zusätzlich eine schützende Hautlotio anwenden, wenn sie sich im Freien aufhalten. Hautschäden sprechen oft auch auf eine lokale Verabreichung von Kortikosteroiden an. Gelenkssymptome können im allgemeinen durch Ruhigstellung der Gelenke und eine intensive Salizylatbehandlung gelindert werden. Auch Antimalarika (Hydroxychloroquin) sind hilfreich in der Behandlung von Gelenk- und Hauterscheinungen.

Kortikosteroide sind für die Therapie bestimmter schwerer Komplikationen der Erkrankung erforderlich. Hierzu gehören thrombozytopenische Purpura, hämolytische Anämie, Myokarditis, Perikarditis, Krämpfe, pulmonale Manifestationen, eine akute Lupus-Krise und eine Nephritis. 40–60 mg Prednison sind anfangs oft erforderlich; allerdings sollte die niedrigst mögliche Kortikosteroid-Dosis gewählt werden, um die Erkrankung unter Kontrolle zu bringen.

Ein Lupus erythematodes des ZNS kann höhere Kortikosteroid-Dosen als die sonst üblichen benötigen. Bei Lupus-Nephritis erreichen oft serienmäßige Untersuchungen des Serumkomplements und der DNA-Antikörper eine frühe Aufdeckung einer Krankheitsverschlechterung und erfordern somit einen prompten Einsatz einer Kortikosteroid-Behandlung. Immunosuppressiva, wie z. B. Cyclophosphamid, Chlorambucil und Azathioprin, werden in solchen Fällen angewandt, die Kortikosteroid-resistent sind. Patienten mit einer proliferativen Glomerulonephritis können davon profitieren, wenn während der Kortikosteroidbehandlung ein Immunsuppressivum hinzugefügt wird. Eine sehr genaue Beobachtung ist notwendig, um potentielle Nebenwirkungen festzustellen, wenn Immunosuppressiva angewandt werden. Diese Präparate sollten nur von jenen angewandt werden, welche in ihrer Anwendung auch erfahren sind. Antimalarika (z. B. Hydroxychloroquin) können bei der Behandlung von Gelenk- und Hautsymptomen ebenfalls von Nutzen sein. Wenn diese angewandt werden, sollte die Dosis gewöhnlich nicht 200 mg/die überschreiten; eine regelmäßige Überwachung besonders im Hinblick auf Netzhautveränderungen ist notwendig. Systemische Steroide sind gewöhnlich nicht zur Dauerbehandlung für Arthritis, Hautexantheme, Leukopenie, Anämie bei chronischer Erkrankung oder für Patienten mit positiven LE-Präparaten und anderen positiven serologischen Befunden indiziert.

Prognose

Die Prognose für Patienten mit einem systemischen Lupus erythematodes erscheint beträchtlich besser als gemeinhin angenommen. Von Städt. Krankenhäusern wie auch Universitätskliniken werden 10-Jahres-Überlebensraten von über 90% der Fälle berichtet. Bei den meisten Patienten nimmt die Krankheit einen leicht chronischen Verlauf. Mit der Zeit nehmen die Zahl und Intensität der Exazerbationen ab, und die Wahrscheinlichkeit eines größeren Insultes an den Viszeralstrukturen sinkt. Nach 5 Jahren der Erkrankung neigen abnormale Laborbefunde, wie z. B. erhöhte BSG-Raten und Anti-DNA-Titer, bei vielen Patienten zur Normalisierung. Allerdings gibt es auch manche, bei denen die Krankheit einen virulenten Verlauf nimmt, indem sie zu schweren Schädigungen von lebenswichtigen Organen, wie z. B. Lunge, Herz, Gehirn oder Nieren, führt, so daß sogar ein letaler Verlauf der Erkrankung möglich ist. Wenn auch solche Manifestationen während der Frühphasen der Krankheit wahrscheinlich sind, muß man zu jeder Zeit auf ihr Auftreten vorbereitet sein. Die am häufigsten beobachtete ernste Komplikation ist die fortschreitende Nierenerkrankung, gefolgt von einer Erkrankung des ZNS.

Eine andere wichtige Krankheits-, ja sogar Todesursache ist eine Infektion, die teilweise mit der Anwendung von Kortikosteroiden in Verbindung gebracht wird. Demnach ist bei sorgfältiger Durchführung der Therapie die Prognose für die meisten Patienten mit einem systemischen Lupus erythematodes recht gut.

Progressive Sklerodermie

Die Sklerodermie ist eine chronische Systemerkrankung des Gefäßbindegewebes, charakterisiert durch Proliferation des Bindegewebes in der Haut und in inneren Organen. Die Ätiologie ist unbekannt. Die Symptome entwickeln sich zwischen dem 30. und 50. Lebensjahr allmählich: Steifigkeit der Hände, abnorme Schweißneigung an Händen und Füßen. Frauen sind 2–3mal häufiger betroffen als Männer. Oft besteht ein Raynaud-Phänomen (Symptom bei 90% der Patienten) über Jahre hinweg, bis die Erkrankung diagnostiziert wird. Schließlich erscheint die Haut derb, verdickt, pergamentartig und glatt, ohne nachweisbares Ödem. Finger und Zehen werden in Beugestellung fixiert. Allmählich dehnt sich die Erkrankung auf die gesamte Epidermis aus, es kommt zu Pigmentverlust oder Hyperpigmentation, Ulzerationen, lokaler oder ausgedehnter Kalzifizierung der Haut (besonders in Gelenknähe), manchmal Paronychie und Ulzeration der Fingerkuppppen und Zehen. Schon früh können Schluckbeschwerden (später Symptom bei 90% aller Patienten) auf die Beteiligung des Ösophagus hinweisen. Weiterer Befall des Gastrointestinaltrakts äußert sich in Erbrechen, Motilitätsstörungen, Malabsorption oder sogar Ileus. Hautbefall über dem Thorax führt häufig zur Einschränkung der Atemexkursionen; darüber hinaus treten nicht selten Lungenfibrose und rekurrierende Bronchopneumonie hinzu. Selbst bei Pt. mit röntgenolog. normal erscheinendem Thorax ergibt die Lungenfunktionsprüfung oft Verminderung der Vitalkapazität sowie Diffusions- und Zirkulationsstörungen. Am Herzen ist eine Myokardsklerose typisch, die mit Rhythmusstörungen und Herzinsuffizienz einhergehen kann, auch eine Beteiligung des Perikards ist nicht selten. BKS und Serumglobuline sind erhöht. LE-Zellphänomenen oder antinukleäre Antikörper werden in vielen Fällen nachgewiesen. Im Spätstadium dehnt sich die Erkrankung oft auf die Nieren aus (Proteinurie, Zylinder), oft genug zu Hypertonie und terminaler Urämie führend. Röntgenbefunde zeigen subkutane Kalzifizierungen, Osteoporose und Destruktion der distalen Phalangen sowie u. U. eine verminderte Peristaltik bei Magen-Darm-Passagen. Eine Anämie liegt häufig vor, gelegentlich ist sie sogar hämolytisch.

Die Behandlung ist symptomatisch. Die Gabe von Breitspektrumantibiotika für die Behandlung der intestinalen Störungen ist sinnvoll. Reserpin und Guanethidin können oral appliziert eine Verbesserung der Kapillarströmung bei Patienten mit Raynaud-Phänomen herbeiführen. Dextrane mit niedrigem Molekulargewicht sollen einen symptomatischen Wert haben. Die Erfahrung mit dieser Behandlung ist jedoch noch begrenzt. Kortikosteroide zeigen in der Regel keinen günstigen Effekt. Der Krankheitsverlauf erstreckt sich oft über viele Jahre. Die Patienten sterben gewöhnlich an Herz-, Nieren- oder Lungenversagen oder im Verlauf septischer Komplikationen. Die Prognose ist am besten bei jungen, weißen Frauen. Nur etwa ⅓ aller Patienten haben eine Überlebenszeit von 7 Jahren.

Dermatomyositis (Polymyositis)

Die Dermatomyositis ist eine chronische nichteitrige, entzündliche Erkrankung, von der vorwiegend die Haut und gestreifte Muskulatur betroffen werden. Die Genese ist ungeklärt. Der entzündliche Prozeß kann auch weitgehend auf die Muskulatur beschränkt bleiben – daher die Bezeichnung Polymyositis. Bei 10–20% der Patienten mit dieser Erkrankung kommen gleichzeitig maligne Tumoren vor, ein bis jetzt unerklärliches Phänomen. Einige

Autoren halten die Erkrankung für die sekundäre metabolische oder immunologische Manifestation eines primär vorliegenden Tumors. Die Krankheit, obwohl in der Regel von schleichendem Beginn, kann auch akut einsetzen. Dann zeigt sich ein rascher, dunkelroter Hautausschlag (bei 40% aller Patienten). Weitere Frühsymptome sind Müdigkeit, Schwäche, subfebrile Temperaturen, Gewichtsverlust und Muskelschmerzen. Diffuse Erytheme mit oder ohne begleitendes Ödem werden oft im Gesicht- und Halsbereich, aber auch an anderen Hautregionen wie besonders den Streckseiten von Armen und Beinen gesehen, ferner ein typisches, bläulichrot erscheinendes periorbitales Ödem. Schuppung, Pigmentveränderungen, Indurationen und Kalzifizierungen im subkutanen Gewebe können vorkommen. Charakteristisch sind Druckempfindlichkeit, Schmerz und Schwäche in den betroffenen Muskelpartien. Gewöhnlich sind die Erscheinungen an der Beugemuskulatur der oberen und unteren Extremitäten am ausgeprägtesten, können aber auch den gesamten Muskelapparat betreffen. Isolierter Befall einzelner Muskelgruppen kann sich in Augenmuskellähmungen, Dysphagien und erschwerter Atmung manifestieren. Auch multiple Ulzerationen des Magen-Darmtrakts sind beschrieben. Eine mäßige normozytäre Anämie, beschleunigte BKS und Vermehrung der Serumglobuline sind regelmäßig vorhanden. Serumenzyme, insbesondere die SOGT, sind erhöht, und ihre Bestimmung ist nicht nur für die Diagnose wichtig, sondern auch zur Beurteilung etwaiger Therapieerfolge. Der Kreatin-Kreatinin-Stoffwechsel reflektiert Umfang und Aktivität der Muskelbeteiligung. In bioptischem Material sieht man eine unspezifische Dermatitis und entzündlich-degenerative Veränderung im Muskelgewebe. Das Elektromyogramm ermöglicht schon früh die Diagnose und vereinfacht den Ausschluß neurologischer Erkrankungen.

Die Therapie ist symptomatisch. Kortikosteroide (z.B. Prednison, 40–60 mg tgl.) zeigen oft ausgezeichnete Erfolge. Unter Umständen wird eine künstliche Beatmung notwendig. Die Entfernung eines eventuell vorhandenen Malignoms kann zur Remission führen. Der Verlauf ist gewöhnlich schubweise von mäßiger Progredienz. In seltenen Fällen werden foudroyante Krankheitsbilder gesehen. Die Prognose ist ungünstig. Tumorsuche ist bei allen Patienten, die im Erwachsenenalter an Dermatomyositis erkranken, unbedingt notwendig. Ggf. kann die Behandlung auch mit Methotrexat (Cave: Nebenwirkungen!) versucht werden.

Sjögren-Syndrom

(Sicca-Syndrom)

Das Syndrom, eine Autoimmunerkrankung, zählt zu den generalisierten Bindegewebskrankheiten (connective tissue diseases) mit Befall multipler Organe. Die Krankheit bevorzugt Frauen, im Verhältnis 9:1 gegenüber Männern; der Krankheitsbeginn fällt in der Regel in die Zeit zwischen dem 40. und 60. Lebensjahr. Die Ätiologie ist ungeklärt. Eine charakteristische Trockenheit von Augen, Mund und Nase beruht auf einer Unterfunktion der Tränen- und Speicheldrüsen. Mitunter werden ein- oder beidseitige Parotisschwellungen beobachtet. Schwäche, Müdigkeit, Muskel- und Knochenschmerzen sind häufige Symptome. Chronische Polyarthritis (von der RA nicht zu unterscheiden) liegt bei 70% der Patienten vor, seltener bestehen Neuritiden. Das Syndrom wurde in Verbindung mit einer Reihe anderer Erkrankungen beschrieben und zeigt die verschiedenartigsten Manifestationen. Beschleunigte BKS, Hypergammaglobulinämie, Kryoglobulinämie, positiver Rheumafaktor, Antithyreoglobulinantikörper, antinukleäre Antikörper sowie eine persistierende Hyposthenurie werden häufig gefunden. Außerdem eine leichte Anämie, eine Leukopenie und eine Eosinophilie. Histologisch sieht man lymphozytäre und plasmazelluläre Infiltrationen mit Atrophie des Drüsengewebes und Sekretionsverlust hauptsächlich in Tränen- und Speicheldrüsen. Auch eine Arteriitis oder Periarteriitis in Lymphknoten und inneren Organen wurden beschrieben.

Therapeutisch werden am Auge befeuchtende Lösungen oder künstliche Tränen (Methylcellulose, 0,12% in physiologischer Kochsalzlösung) lokal angewandt (alle 3 Std eingeträufelt). Hierdurch wird die Gefahr einer Keratokonjunktivitis mit Ulzerationen der Kornea gemindert. Kortikosteroidtherapie ist angebracht, besonders bei ausgedehntem Befall, muß aber bei Infektionen oder Ulzerationen am Auge mit entsprechender Vorsicht verabreicht werden. Gegen die Mundtrockenheit gibt es kein Mittel. Eine sorgfältige Mundhygiene ist aber äußerst wichtig. Der Krankheitsverlauf ist von Remissionen und Exazerbationen gekennzeichnet, in der Regel jedoch nicht progredient. Die Prognose hängt von der Schwere und Ausdehnung zusätzlicher Organmanifestationen ab.

Polyarteriitis (Panarteriitis, Periarteriitis) nodosa

Diagnostische Merkmale
- Symptomatik einer Systemerkrankung mit multiplem Organbefall
- Schwäche, Abgeschlagenheit, Fieber, Gewichtsverlust
- Nephropathie, Hypertonie, Asthma bronchiale, Herzinsuffizienz, Hauterscheinungen, Abdominalschmerzen, Arthralgien und Muskelschmerzen, periphere Neuritis
- Proteinurie, Hämaturie, Leukozytose, Eosinophilie, beschleunigte BKS, Hyperglobulinämie
- Nekrotisierende Arteriitis als Biopsiebefund

Allgemeine Betrachtungen
Bei der Polyarteriitis nodosa handelt es sich um eine entzündliche, nicht infektiöse Erkrankung unbekannter Genese, die entsprechend dem Befall zahlreicher Organsysteme eine vielfältige klinische Symptomatik bietet. Path.-anatomisch findet man charakteristische segmentale, entzündliche Veränderungen mit nekrotisierender Tendenz und Granulombildungen an den kleinen und mittleren Arterien. Diese Läsionen werden am häufigsten in Nieren, Muskeln, peripheren Nerven, Herz, Magen-Darmtrakt und Leber nachgewiesen, obwohl jedes andere Organ ebenfalls betroffen sein kann. Histologisch findet man nekrotisierende, fibröse Veränderungen, Leukozyteninfiltration, oft mit Eosinophilen. Nicht selten werden in der Anamnese Arzneimittelallergien berichtet. Gelegentlich wurde ein zytotoxischer Serumfaktor beschrieben.

Klinische Befunde
A. Symptome: Beginn, klinische Symptomatik und Verlauf sind von Fall zu Fall unterschiedlich. Zu den häufigsten Symptomen zählen Hypertonie, eingeschränkte Nierenfunktion, Gelenk- und Muskelschmerzen sowie periphere Neuritis. Frühzeitig einsetzendes akutes Nierenversagen mit Oligo- oder Anurie verschlechtert die Prognose. An weiteren Symptomen sind Fieber, allg. Krankheitsgefühl, Schwäche, Gewichtsverlust, Asthma bronchiale, Bronchoneumonie, pektaniöse Beschwerden, Herzinsuffizienz, Übelkeit, Abdominalschmerzen und gastrointestinale Blutungen zu nennen.
Hautveränderungen im Sinne von papulösen oder bullösen Effloreszenzen, Purpura oder subkutanen perivaskulären Knötchen kommen in fast 30% der Fälle vor.
B. Laborbefunde: Leukozytose, beschleunigte BKS sowie geringgradige normozytäre Anämie sind die Regel. Hyperglobulinämie oder Eosinophilie weniger häufig. Im Urin finden sich Protein, Erythrozyten, Leukozyten und/oder Zylinder entsprechend der renalen Beteiligung. Probeexzisionen aus Muskel-, Haut- oder Nierengewebe können zur Sicherung der Diagnose beitragen, schließen aber bei negativem Befund das Vorliegen der Erkrankung nicht aus.

Differentialdiagnose
Das Vorliegen einer Polyarteriitis wird häufig erst im fortgeschrittenen Stadium erkannt. Bei der vielgestaltigen klinischen Symptomatik begünstigt die jeweils dominierende Organmanifestation Fehlinterpretationen und gibt nicht selten Anlaß zu Verwechslungen mit Erkrankungen der Gelenke (rheumatisches Fieber, RA), der Nieren (Glomerulonephritis, Pyelonephritis) oder des lymphatischen Systems.

Behandlung
Die Therapie ist symptomatisch. Kortikosteroide in hohen Dosen (z.B. bis zu 60 mg Prednison tgl.) haben sich vielfach nützlich erwiesen, insbesondere bei Befall lebenswichtiger Organe. Im Bereich abheilender befallener Arterien können Thrombosen auftreten. Sogenannte paradoxe Reaktionen, worunter eine Verschlechterung des Zustandes unter Kortikosteroidtherapie verstanden wird, erfordern eine Reduktion dieser Substanzen. Eine Kombination von Kortikosteroiden und Azathioprin (Anfangsdosis: 100 mg/die) ist möglich. Auch Cyclophosphamid ist erfolgreich eingesetzt worden.

Prognose
Die Krankheit verläuft gewöhnlich progredient und führt nicht selten innerhalb weniger Monate nach Diagnosestellung zum Tod. Nur vereinzelt werden über Jahre hinweg verlaufende Fälle beobachtet, meist mit Kortikosteroiden behandelte Fälle. Der Verlauf ist unvorhersehbar.

Polymyalgia rheumatica
(Temporale Arteriitis)

Diese Erkrankung wird meist bei älteren, über 50jährigen Frauen beobachtet. Bei oft abruptem Beginn treten starke Schmerzen und Steifigkeit im Bereich der Schulter- und Beckengürtels sowie der Muskulatur der Oberarme und Oberschenkel auf, nicht selten begleitet von allg. Krankheitsgefühl, Fieber, Gewichtsverlust, beschleunigter BKS und mäßiggradiger Anämie. Manchmal kann durch Biopsie eine Riesenzellarteriitis der Arteria temporalis nachgewiesen werden, wobei allerdings der kausale Zusammenhang zwischen Polymyalgie und Temporalarteriitis ungeklärt ist. Die meisten Patienten sprechen auf Salizylate bzw. kleine bis mittlere Kortikosteroiddosen gut an. Bei Vorliegen einer Riesenzellarteriitis werden Kortikosteroide in hoher Dosierung empfohlen. Die Krankheit dauert in ihrem Verlauf selten länger als 2 Jahre .

Wegenersche Granulomatose

(Wegener-Syndrom)

Das Wegener-Syndrom ist eine seltene generalisierte, progredient verlaufende granulomatöse Erkrankung, charakterisiert durch schwere Sinusitis, pneumon. Infiltrationen, verschiedenartigste, durch eine generalisierte Vaskulitis hervorgerufene Symptome und terminale Niereninsuffizienz. Die Ätiologie ist ungeklärt. Die Krankheit beginnt mit Symptomen einer entzündlichen Affektion von Nasennebenhöhlen oder mit einer pulmonalen Symptomatik mit Husten, Auswurf oder Hämoptysen. Fieber, allg. Krankheitsgefühl, Schwäche und Gewichtsverlust können den Kranken schwer beeinträchtigen. Im weiteren Verlauf kommt es zu fortschreitender Zerstörung des Nasenknorpels und der die Nebenhöhlen umgebenden knöchernen Strukturen. Chemosis, Exophthalmus, Parotitis, Karditis, Muskel- und Knochenschmerzen, Prostatitis, Polyneuritis und Nierenerkrankung (Proteinurie, Hämaturie, Zylinder) sind Manifestationen des generalisierten Krankheitsprozesses.
Eine letztlich erfolgreiche Therapie ist nicht bekannt. Immerhin ließen sich durch Cyclophosphamid-Behandlung Remissionen bis zu 8 Jahren erreichen. Mit Kortikosteroiden lassen sich bestenfalls im Frühstadium temporäre Remissionen erzielen. Die Krankheit führt — unbehandelt — gewöhnlich innerhalb weniger Monate zum Tod durch eine terminale Urämie.

Behçet-Syndrom

Diese Erkrankung ist benannt nach dem türkischen Dermatologen, der sie zuerst beschrieben hat. Ihre Genese ist unbekannt. Sie ist charakterisiert durch rezidivierende orale und genitale Ulzera, Uveitis, seronegative Arthritis und Anomalien im Bereich des ZNS. Andere Merkmale sind ulzerative Hautläsionen, Erythema nodosum, Thrombophlebitis und Vaskulitis. Bei ca. ⅔ der Patienten tritt eine am häufigsten die Knie- und Fußgelenke befallende Arthritis auf. Keratitis und optische Neuritis kommen ebenfalls vor. Die Augenbeteiligung ist oft fulminant und kann zur Blindheit führen. Die Beteiligung des ZNS führt oft zu schwerer Invalidität oder

Tod. Zu den neurologischen Befunden gehören kraniale Nervenlähmungen, Krämpfe, Enzephalitis, geistige Störungen und Läsionen des Rückenmarks. Eine Leukozytose und eine schnelle BSG sind oft vorhanden.
Der klinische Verlauf kann chronisch sein, oft aber ist er charakterisiert durch Remissionen und Exazerbationen. Kortikosteroide und Immunosuppressiva werden mit guten Ergebnissen angewandt.

Henoch-Schönlein Purpura

Diese Erkrankung ist eine Form der anaphylaktischen Purpura unbekannter Genese. Das zugrundeliegende pathologische Merkmal ist eine Vaskulitis, die vorwiegend die kleinen Blutgefäße befällt. Obwohl die Erkrankung vorwiegend bei Kindern auftritt, können Erwachsene ebenfalls befallen sein. Über eine Hypersensibilität gegenüber Acetylsalicylsäure und Nahrungsmittel- wie Arzneimittelzusätze wird berichtet. Die purpurfarbenen Hautläsionen sind üblicherweise an den unteren Extremitäten lokalisiert, treten aber manchmal auch an Händen, Armen und am Rumpf auf. Häufig wird ein Ödem, besonders oft an den dorsalen Flächen der Hände beobachtet. Gelenksymptome bestehen ebenfalls bei der Mehrzahl der Patienten, wobei die Knie- und Fußgelenke am häufigsten befallen sind.
Ein Abdominalschmerz — oft Folge einer Vaskulitis des Intestinaltraktes — geht häufig mit gastrointestinalen Blutungen einher. Eine Hämaturie signalisiert das Bestehen einer Nierenläsion, die gewöhnlich reversibel ist, aber gelegentlich auch bis zur Niereninsuffizienz fortschreiten kann. Die Nierenbiopsie zeigt eine segmentäre Glomerulonephritis mit Ablagerung von IgG und Komplement. Außer einer erhöhten BSG tragen die meisten Laborbefunde zur Diagnosestellung nichts bei.
Die Krankheit zeigt gewöhnlich keine weiteren medizinischen Komplikationen und dauert 1–6 Wochen, wonach sie ohne Folgen abklingt. Es gibt bisher keine wirksame Therapie, obwohl Immunosuppressiva bei der Nephropathie dieser Erkrankung einigen Erfolg gezeigt haben.

Rezidivierende Polychondritis

Dies ist eine seltene Erkrankung unbekannter Genese, welche durch entzündliche destruktive Läsionen der Knorpelstrukturen charakterisiert wird. Sie kann mit anderen rheumatischen Erkrankungen, wie z. B. dem systemischen Lupus erythematodes, der rheumatischen Arthritis oder der Hashimoto-Thyreoiditis, einhergehen. Die Erkrankung, die gewöhnlich episodisch auftritt, befällt Männer und Frauen zu gleichen Teilen. Die hauptsächlich betroffenen Körperteile sind Ohren, Nase, Trachea und Larynx. Während eines Anfalls ist der Knorpel geschwollen, schmerzhaft und empfindlich. Danach wird er atrophisch, worauf eine dauerhafte Deformität folgt. Die Biopsie des betroffenen Knorpelgewebes zeigt eine Entzündung. Basophilie-Verlust und Chondrolyse. Die weiteren Krankheitssymptome sind Fieber, Episkleritis, Uveitis, Taubheit und Aorteninsuffizienz. Bei 85% der Patienten wird eine Arthropathie beobachtet, die eine Tendenz zur Migration, zum asymmetrischen Auftreten und zur Seronegativität aufweist und welche große und kleine sowie die Parasternalgelenke befällt.

Eine Kortikosteroid-Therapie ist oft wirksam. Ein Befall des Tracheobronchialbaumes, der zum pulmonalen Kollaps führt, kann letal enden, wenn nicht sofort eine Tracheotomie vorgenommen wird.

Spondylarthritis ancylopoetica

(Idiopathische, Rheumatoide Spondylitis; M. Bechterew-Marie-Stümpell)

Diagnostische Merkmale
- Chronische Rückenschmerzen bei jungen Männern
- Progrediente Bewegungseinschränkung der Wirbelsäule und zunehmende Thoraxstarre
- Vorübergehender (50%) oder bleibender (25%) Befall peripherer Gelenke, nicht zu unterscheiden von peripherer RA
- Typische röntgenologische Veränderungen der Sakroiliakalgelenke
- Beschleunigte BKS und negativer Ausfall der Teste zum Nachweis des Rheumafaktors
- Uveitis in 20–25% der Fälle
- In 80–90% der Fälle ein positiver Befund beim HLA-B27-Antigen-Test

Allgemeine Betrachtungen
Die Sp. a., oft familiär gehäuft auftretend, ist eine chronische entzündliche Erkrankung der Gelenke des axialen Skelets. Die Krankheit manifestiert sich klinisch durch Schmerzen und progressive Versteifung der Wirbelsäule. Obwohl die Synovitis bei Sp. a. von der Synovitis bei RA histologisch nicht zu unterscheiden ist, finden sich gewisse Merkmale, die eine Abgrenzung gegenüber der RA erfordern: Männer sind etwa 10mal häufiger betroffen als Frauen; Beginn gewöhnlich um das 20. Lebensjahr,

relative Häufigkeit einer Uveitis, Aortenbefall, Fehlen des Rheumafaktors. Neben der Synovia werden die intervertebralen Faserknorpel betroffen. Der Anulus fibrosus unterliegt einer allmählichen Ossifikation, die zu knöchernen Ankylose der Wirbelsäule führt.

Klinische Befunde
A. Symptome: Der Beginn ist gewöhnlich schleichend mit schubweise auftretenden Rückenschmerzen, die in Hüften und Oberschenkel ausstrahlen. Mit fortschreitender Erkrankung – der Prozeß verläuft in kranialer Richtung – nimmt die Beweglichkeit der Wirbelsäule ab, die physiologische Lordose der LWS wird abgeflacht, die Brustkyphose mehr und mehr verstärkt. Atrophie der Rückenmuskulatur und als Folge des kostovertebralen Gelenkbefalls eingeschränkte Atemexkursionen sind häufig. Auch radikuläre Symptome werden beobachtet. In fortgeschrittenen Fällen kommt es zur Ankylose der gesamten Wirbelsäule, wodurch letztlich jede Beweglichkeit aufgehoben ist. Flüchtige, akute Entzündungen peripherer Gelenke treten bei etwa 50% der Fälle auf, bleibende Gelenkveränderungen, im allgemeinen der Hüft- und Schultergelenke, entstehen bei ca. 35% der Patienten. Auf die Mitbeteiligung des Herzens hat sich zunehmend mehr Aufmerksamkeit gerichtet. Es wurde über eine Aorteninsuffizienz in etwa 4% der Fälle berichtet. Charakteristisches Merkmal ist auch das Auftreten einer nicht granulomatösen Uveitis (bei 5–10% der Patienten mit Sp. a.).

B. Laborbefunde: Die BKS ist in 85% aller Fälle beschleunigt, dagegen fallen die Reaktionen zum Nachweis des Rheumafaktors gewöhnlich negativ aus. Leukozytose und/oder Anämie kommen vor. Ein Test gegenüber HLA-B27-Antigen fällt in 80–90% der Fälle positiv aus.

C. Röntgenbefunde: Röntgenaufnahmen zeigen schon im Frühstadium Erosionen und Sklerosierung der Sakroiliakalgelenke mit späterem Befall der apophysären Gelenke der Wirbelsäule, Kalzifizierung des vorderen und lateralen Bandapparates der Wirbelsäule sowie quadratische Profilbildung („squaring") und Entkalkung der Wirbelkörper. Die sogenannte „Bambusstabwirbelsäule" bringt die röntgenologischen Veränderungen im fortgeschrittenen Krankheitsstadium zum Ausdruck. Weitere Röntgenbefunde sind periostale Knochenneubildung am Darmbeinkamm, der Tuberositas ossis ischii und am Calcaneus sowie Veränderungen an Symphyse und sterno-kostalem Rippenknorpel ähnlich denen der Sakroiliakalfuge. Die Röntgenbefunde befallener Extremitätengelenke entsprechen denen bei der RA.

Differentialdiagnose
Die bei peripherer RA im Spätstadium mögliche Befall der Wirbelsäule betrifft charakteristischer-

weise die Zervikalregion, während die Sakroiliakalfugen frei bleiben. Weiterhin fehlen bei der Sp.a. subkutane Knötchen und in der Regel auch der Rheumafaktor. Anamnese und objektive Befunde ermöglichen eine Abgrenzung gegenüber anderen, mit Rückenschmerzen einhergehenden Erkrankungen wie degenerative Bandscheiben- und Gelenkerkrankungen, Osteoporose, Traumen und Tumoren. Der für die Diagnoae Sp.a. charakteristischste Einzelbefund ist der röntgenologische Nachweis typischer Veränderungen der Sakroiliakalgelenke, obwohl zuweilen ganz ähnliche Bilder bei juveniler RA, Psoriasis arthropathica, Colitis ulcerosa, Enteritis regionalis, M. Whipple und in der Folge eines rezidivierenden Reiter-Syndroms gesehen werden können. Differentialdiagnostisch sind weiterhin die Ostitis condensans ilii sowie in manchen Gegenden und Berufsschichten Bruzellose und Fluorvergiftungen zu berücksichtigen.

Behandlung

A. Basisbehandlung: wie bei RA. Die Bedeutung von körperlichen Haltungstraining und Atemübungen muß besonders hervorgehoben werden. Bei Auftreten der Sp.a. in Verbindung mit einer Colitis ulcerosa, Enteritis regionalis oder Psoriasis kann eine entsprechende Behandlung dieser Erkrankungen die Spondylarthritis bessern.

B. Medikamentöse Behandlung: Wenn die Therapie mit Salizylaten erfolglos bleibt, bringen die hochwirksamen Analgetika Phenylbutazon (Butazolidin®) und Oxyphenbutazon (Tanderil®) oft eine bemerkenswerte Besserung. Sie sind kontraindiziert bei Magen- und Duodenalulzera, kardialer Dekompensation, signifikanter Einschränkung der Nieren- oder Leberfunktion sowie beeinträchtigter Hämopoese. Anfänglich sollen 100 mg/die gegeben werden, bei Bedarf kann die Dosis auf 2–3 × tägl. 100 mg erhöht werden. Unter laufender Kontrolle kann die Medikation — solange Nebenwirkungen nicht auftreten — fortgesetzt werden, bis eine Besserung eintritt. Regelmäßige Kontrollen des Blutbildes, in den ersten 4 Wochen 2 × wöchentlich, danach in wöchentlichen Abständen, vom 3. Behandlungsmonat an alle 3–4 Wochen, sind unumgänglich.

Toxische Nebenwirkungen: Elektrolyt-Wasserretention, Exanthem, Agranulozytose oder andere Störungen der Blutbildung; Ulzera, Hepatitis. Nebenwirkungen erfordern ein sofortiges Absetzen des Medikaments. Kortikosteroide können bei der Agranulozytose helfen.

Indometacin (Amuno®) als antiphlog.-analgetische Substanz (50–75 mg/die über 24 Std verteilt) ist oft effektvoll und scheint weniger toxisch zu sein als die Butazone. Nebenwirkungen: Kopfschmerzen, Schwindel, Übelkeit, Erbrechen, Ulzera, Depressionen, Psychosen.

C. Röntgenbestrahlung der schmerzhaften Wirbelsäulenpartie bringt oft eine symptomatische Besserung, wird jedoch wegen der potentiellen Leukämiegefahr kaum noch durchgeführt.

D. Kortikosteroide: Indikation und Dosierung wie bei RA.

E. Orthopädische Maßnahmen: s. Seite 714.

Prognose

Spontanremissionen und Rezidive sind bekannt und können in jedem Stadium auftreten. Im allgemeinen ist die Prognose hinsichtlich der Funktion recht gut. In einem Teil der Fälle (ca. 25%) führt die Erkrankung zur Ankylose der Hüftgelenke und der gesamten Wirbelsäule.

Arthritis bei entzündlichen Erkrankungen des Intestinaltrakts

Arthritis ist eine häufige Komplikation bei Colitis ulcerosa, Enteritis regionalis und Whipplescher Krankheit. Gelegentlich ist dabei eine auftretende Arthritis von einer rheumatoiden Arthritis klinisch nicht zu unterscheiden. Häufiger jedoch handelt es sich um eine asymmetrische Arthritis mit Befall der großen Gelenke, wobei die Aktivität zeitlich derjenigen der Darmerkrankung entspricht und meist ohne bleibende Deformitäten abklingt. Nicht selten wird eine Spondylarthritia ancylopoetica beobachtet. Der Test gegenüber dem HLA-B27-Antigen fällt dabei häufig positiv aus.

Pathologisch-anatomisch besteht eine unspezifische Synovitis. Reaktionen zum Nachweis des Rheumafaktors verlaufen in der Regel negativ. Die Therapie der Arthritis ist symptomatisch, im Vordergrund steht die Behandlung der Darmerkrankung.

Arthritis und Psoriasis

Bei vielen, wenn nicht den meisten Patienten mit Psoriasis und einer gleichzeitig vorliegenden Arthritis ist die letztere Erkrankung von einer rheumatoiden Arthritis nicht zu unterscheiden. Bei einer Reihe von Psoriasiskranken jedoch rechtfertigen die Gelenkbefunde die Abgrenzung einer eigenen Erkrankung, der psoriatischen Arthritis. Gewöhnlich besteht in diesen Fällen die Psoriasis lange vor Beginn der Gelenkerscheinungen, im weiteren Verlauf exazerbieren Haut- und Gelenksymptome schubweise gleichzeitig. Gelenkmanifestationen werden häufiger bei generalisierten Verlaufsformen der

Hauterkrankung als bei nur lokalem Befall beobachtet. Charakteristisch ist der Befall der distalen Interphalangealgelenke, wo es gelegentlich zu Osteolysen mit vollkommener Zerstörung der Gelenke kommt, woraus das Bild der sog. „sausage digits" („Lorgnette- oder Opernglashände") resultiert. Röntgenologisch können zusätzlich eine Verbreiterung der interphalangealen Gelenkspalte, eine laterale Resorption der distalen Phalangenden und Ankylosen der befallenen Fingergelenke nachgewiesen werden. Eine Beteiligung der Iliosakralgelenke ist nicht selten. In der Regel fehlen subkutane Knötchen. 25–35% der Patienten zeigen eine Spondylitis. Die Reaktionen zum Nachweis des Rheumafaktors bleiben negativ. Hingegen ist bei diesen Patienten der HLA-B27-Antigen-Test häufig positiv. Therapeutisch verhält man sich im wesentlichen wie bei der Behandlung der rheumatoiden Arthritis, wobei aber Medikamente, die möglicherweise Hauterscheinungen auslösen können (Goldsalze, Antimalariamittel), vermieden werden sollen. Indometacin (Amuno®) wie auch Phenylbutazon (Butazolidin®, Elmedal®, Demoplas®) haben sich als wertvoll erwiesen. Durch sorgfältig durchgeführte Kortikosteroidbehandlungen konnten langanhaltende Remissionen erzielt werden. Wegen ihrer ernsten Nebenwirkungen (Leberzirrhose) ist die Anwendung von Zytostatika (z. B. Methotrexat) trotz der hierbei beobachteten Erfolge umstritten.

Reiter-Syndrom

Als Reiter-Syndrom wird ein Symptomenkomplex mit der Trias Urethritis (unspezifisch), Konjunktivitis (gelegentlich auch Uveitis) und Arthritis bezeichnet. Die Genese ist nicht geklärt. Das Syndrom tritt vorwiegend bei Männern jüngeren Alters auf, nicht selten nach sexuellem Verkehr, einer Chlamydia-Infektion oder nach einer durch Shigella oder Yersinia bedingten Durchfallserkrankung (symptomfreies Intervall von wenigen Tagen bis 4 Wochen). Im Beginn stehen gewöhnlich Allgemeinsymptome, darunter Fieber ohne Schüttelfröste. Die Arthritis verläuft meistens symmetrisch und befällt häufig große, mechanischer Belastung ausgesetzte Gelenke, hauptsächlich Knie- und Sprunggelenke. Auch eine ankylosierende Spondylarthritis kann vorkommen (in ca. 20% der Fälle). An möglicherweise zusätzlich auftretenden klinischen Manifestationen sind Balanitis, Keratoderma blennorhagicum, Ulzerationen der Mundschleimhaut sowie Karditis (Myo- oder Perikarditis) zu nennen. Der HLA-B27-Antigen-Test ist bei 80% weißer Patienten positiv, was zur Diagnose hilfreich sein kann. Während die meisten Krankheitssymptome innerhalb von

Tagen oder Wochen verschwinden, kann die Gelenkbeteiligung über mehrere Monate oder sogar Jahre persistieren. Charakteristischerweise ist die Initialsymptomatik von kurzer Dauer und klingt spontan ab.

Rückfälle sind allerdings nicht selten, wobei die klinischen Manifestationen unterschiedlich kombiniert in Erscheinung treten können, gelegentlich mit bleibenden Folgen. Das letztere trifft insbesondere für die betreffenden Gelenke zu, wo dann auch röntgenologisch die Zeichen einer bestehenden oder fortschreitenden Arthritis nachweisbar sind.

Differentialdiagnostisch muß das Reiter-Syndrom unterschieden werden von der Gonokokkenarthritis, vom Rheumatoid bei Gonorrhoe, von der rheumatoiden Arthritis oder von der Spondylarthritis ancylopoetica, wenn zufällig eine unspezifische Urethritis vorausgegangen war, und von der psoriatischen Arthritis. Die Hautläsionen des Keratoderma blennorrhagicum sind oft von denen einer pustulösen Psoriasis kaum zu unterscheiden.

Die Therapie ist symptomatisch. Für die Arthritis wird häufig Indometacin oder Phenylbutazon verordnet.

Arthrosis deformans

(Osteoarthrose, Arthrose, Osteoarthritis, Degenerative Gelenkerkrankung)

Diagnostische Merkmale

- Degenerative Erkrankung der Gelenke (keine Systemerkrankung)
- Abklingen der Beschwerden bei Ruhe
- Minimale Entzündungszeichen
- Röntgenbefunde: Gelenkspaltverschmälerung, osteophytäre Sporne und Wülste am Gelenkflächenrand, subchondrale Sklerose, Knochenzysten
- Häufige Sekundärerscheinung bei anderen Gelenkerkrankungen

Allgemeine Betrachtungen

Die Arthrosis deformans ist eine chronisch progrediente Arthropathie, charakterisiert durch Degeneration der Gelenkknorpel und knöcherne Hypertrophie am Gelenkflächenrand. Erbliche und mechanische Momente spielen bei der Pathogenese eine Rolle.

Man unterscheidet zwei Typen:
1. Die primäre Arthrose befällt meistens die Fingergelenke (Heberden-Knötchen), die metakarpophalangealen und karpometakarpalen Gelenke des Daumens, die Hüftgelenke (Malum coxae senile), die Kniegelenke, die Metatarsophalangealgelenke

der Großzehen sowie die zervikalen und lumbalen Anteile der Wirbelsäule.

2. Die sekundäre Arthrose (klinische ähnlich, aber häufig schwerer im Verlauf), die praktisch jedes Gelenk befallen kann als Folge einer traumatischen Gelenkläsion extra- oder intraartikulärer Ursache: Akute Traumen (Frakturen) oder chronische Traumen, wie sie z. B. durch Übergewicht, Haltungsfehler oder beruflich bedingte Überlastung eines oder mehrerer Gelenke entstehen.

Pathologisch-anatomisch findet man zunächst eine Aufrauhung der Gelenkknorpel, zunehmenden Knorpelschwund und die Entstehung von Wülsten und Spornen am Gelenkflächenrand. Die Synovialmembran verdickt sich, die Zotten hypertrophieren. Es kommt jedoch nie zum vollständigen Verschwinden der Gelenkhöhle, und die Synovia bildet keine Verwachsungen. Charakteristischerweise ist eine entzündliche Beteiligung minimal mit der gelegentl. Ausnahme eines „akuten" Heberden-Knötchens.

Klinische Befunde
A. Symptome: Der Beginn ist schleichend. Nach anfänglicher Steifigkeit im Gelenk entwickeln sich später Schmerzen, die sich bei andauernder Bewegung zunehmend verschlimmern und in Ruhe nachlassen. Echte Deformitäten fehlen oder sind unbedeutend. Knöcherne Wulstbildungen sind gelegentlich sehr prominent. Beugekontrakturen und Valgusstellung der Kniegelenke sind nicht ungewöhnlich. Es kommt nicht zur Ankylose, aber in der Regel zu Bewegungseinschränkung der betroffenen Gelenke. Häufig ist ein deutliches Reiben oder Knarren über dem Gelenk zu spüren. Ergußbildung oder andere entzündliche Symptome sind wenig ausgeprägt. Anzeichen für eine Systemerkrankung fehlen.

B. Laborbefunde: Entzündliche Reaktionen fehlen.
C. Röntgenbefunde: Das Röntgenbild zeigt Verschmälerung des Gelenkspalts, verstärkte Zeichnung der Gelenkränder, osteophytäre Wucherungen, Wulst- und Randzackenbildung und subchondrale Sklerosicrung (Eburneation). Auch zystische Aufhellungen werden gesehen.

Differentialdiagnose
Das Fehlen von entzündlichen Reaktionen und von Anzeichen systematischen Befalls wird selten Anlaß zu Verwechslungen mit anderen Gelenkerkrankungen geben. Die neurogene Arthropathie (Charcot-Gelenk) läßt sich durch Röntgenbefund und neurologische Untersuchung leicht ausschließen. Die Arthrose kann mit jeder anderen Gelenkerkrankung einhergehen, und man sollte sich hüten, jedes Skeletsymptom einfach degenerativen Gelenkveränderungen zuzuordnen, ganz besonders bei Wirbelsäulenbeschwerden, die auch durch Tumormetastasen, Osteoporose, Plasmozytom oder andere Knochenerkrankungen bedingt sein können.

Behandlung
A. Allgemeine Maßnahmen:
1. Ruhe: Jede körperliche Aktivität soll in vernünftigem Rahmen bleiben, insbesondere sind berufliche oder sportliche Belastungen der betroffenen Gelenke unbedingt zu vermeiden. Bei Befall der durch das Körpergewicht besonders beanspruchten Gelenke sollen Treppensteigen, langes Laufen oder Stehen auf ein Minimum reduziert werden. Haltungsfehler müssen korrigiert werden.
2. Diät wird den Bedürfnissen des Pat. angepaßt. Gewichtsreduktion ist bei Übergewicht angezigt, um die Gelenke zu entlasten.
3. Lokale Wärmeapplikationen ist in jeder Form von symptomatischem Wert.
B. Analgetika: Salizylate (wie bei RA) sind bei Schmerzen indiziert. Indometacin (Amuno®), 50–75 mg über den Tag verteilt, bringt oft vorübergehende Besserung, besonders bei der Coxarthrose.
C. Intraartikuläre Kortikoidinjektionen (wie bei RA) zeigen oft einen günstigen Effekt.
D. Orthopädische Maßnahmen: Korrektive Maßnahmen sind bei Entwicklungsanomalien, Deformitäten, unterschiedlicher Beinlänge und schwersten Veränderungen der Gelenkflächen notwendig.

Prognose
Obwohl eine hochgradige Körperbehinderung weniger häufig als bei der RA eintritt, kann die Entwicklung doch sehr ernst sein und die körperliche Aktivität weitgehend einschränken. Dies trifft hauptsächlich für die Coxarthrose, die Gonarthrose und die Spondylarthrose der Halswirbelsäule zu. Obwohl eine Heilung nicht möglich ist, kann durch adäquate Therapie weitgehende Besserung, auch der Gelenkfunktion, erreicht werden.

Arthropathia neuropathica

(Charcotsches Gelenk)

Die neurogene Arthropathie ist eine Gelenkdestruktion, hervorgerufen durch Verlust oder Verminderung von propriozeptiver Sensibilität, von Schmerz- und Temperaturempfindung. Diese Arthropathie kommt gewöhnlich bei der Tabes dorsalis vor, wird aber auch bei diabetischer Neuropathie, Syringomyelie, Rückenmarksverletzungen, funikulärer Spinalerkrankung bei perniziöser Anämie und Verletzungen peripherer Nerven gesehen. Auch eine über lange Zeit durchgeführte intraartikuläre Injektionstherapie mit Hydrocortison kann zu ähnlichen Gelenkveränderungen führen. Mit

Verlust des normalen Muskeltonus sowie der schützenden Reflexe kommt es zur Entwicklung schwerer arthrotischer Veränderungen mit ausgedehnter Erosion des Knorpels und Osteophytenbildung. Die Gelenke erscheinen vergrößert, sind aber schmerzlos.

Therapeutisch kommen neben der Behandlung der Grundkrankheit mechanische Stützapparate zur Entlastung der betroffenen Gelenke in Frage mit dem Ziel, eine weitere Traumatisierung zu verhindern. In extremen Fällen sin Arthrodesen oder sogar Amputation unvermeidlich.

Akute infektiöse (pyogene) Arthritis

(Akute septische, suppurative Arthritis)

Diagnostische Merkmale

- Akutes Einsetzen der Arthritis, gewöhnlich monartikulär, meist großer, mechanischer Belastung ausgesetzter Gelenke, seltener der Handgelenke. Vorausgehende migratorische Arthralgien häufig
- Fieber und Schüttelfröste
- Diagnose ergibt sich meist durch Untersuchung der Synovialflüssigkeit
- Promptes Ansprechen auf entsprechende antibiotische Therapie
- In anderen Organen sind häufig durch denselben Keim hervorgerufene Infekte nachweisbar

Allgemeine Betrachtungen

Gewöhnlich verursachen pyogene Kokken (Gono-, Meningo-, Staphylo-, Pneumo- oder Streptokokken), Haemophilus influenzae und gramnegative Bazillen diese Form der Arthritis. Die Erreger gelangen entweder direkt in das Gelenk (lokale Traumen, Verschleppung anläßlich einer Gelenkpunktion, Durchwanderung aus benachbarten befallenen Knochenabschnitten) oder auf indirektem Wege durch hämatogene Streuung. Während der letzten Jahre wird die akute eitrige Arthritis zunehmend häufiger beobachtet, wahrscheinlich aufgrund der Entwicklung resistenter Keimstämme, der zunehmenden therapeutischen Anwendung intraartikulärer Injektionen sowie des Rückgangs der Mortalität von Frühgeborenen, bei denen die Inzidenz von septischen Arthritiden relativ groß ist.

Die patholog.-anatomischen Veränderungen bestehen aus akuter Entzündung wechselnden Ausmaßes mit Synovitis und Ergußbildung, der Bildung von Abszessen in der Synovia oder im subchondralen Gewebe. Im Falle inadäquater Therapie kommt es zu Gelenkdestruktion (fibröse oder knöcherne Ankylose).

Klinische Befunde

A. Symptome: Gewöhnlich plötzlich einsetzender Beginn. Das Gelenk wird akut schmerzhaft, heiß und angeschwollen, oft mit Schüttelfrost und Fieber. Am häufigsten sind die großen durch das Körpergewicht belasteten Gelenke (Hüfte, Knie) und die Handgelenke betroffen. Gewöhnlich werden nur ein oder zwei Gelenke befallen. Ein mehrere Tage andauerndes Prodromalstadium mit migratorischen Arthralgien kann vorausgehen, wenn eine Bakteriämie den Krankheitsprozeß initiiert.

B. Laborbefunde: In der Synovilaflüssigkeit werden oft bis 100 000 mm^3 Leukozyten gefunden, mit 90% oder mehr Granulozyten. Glukosewerte sind in der Synovialflüssigkeit häufig erniedrigt. Die Keime werden in der Regel im Ausstrich oder durch Kultur nachgewiesen (als Ausnahme gilt hier die Gonokokkenarthritis, da der Nachweis dieser Erreger nur in der Hälfte der Fälle gelingt). Weitere Laborbefunde sind charakteristisch für einen bakteriellen Infekt.

C. Röntgenbefunde: Innerhalb weniger Tage können bereits Zeichen einer Demineralisation auftreten. Erosionen und Verschmälerung des Gelenkspalts mit nachfolgender Osteomyelitis und Periostitis werden gewöhnlich nicht vor Ablauf der ersten oder zweiten Woche sichtbar.

Differentialdiagnose

Das akute Krankheitsbild, der septische Verlauf mit Schüttelfrösten und Fieber, die Befunde in der Gelenkflüssigkeit, der Nachweis einer durch dieselben Erreger verursachten Infektion anderer Organe sowie der oft dramatische Therapieerfolg nach Verabreichung entsprechender Antibiotika sprechen für die Diagnose einer akuten eitrigen Arthritis. Eine Gicht läßt sich durch das Fehlen von Hyperurikämie und anderen typischen Symptomen ausschließen. Bei akutem rheumatischem Fieber oder rheumatoider Arthritis sind gewöhnlich viele Gelenke befallen. Schüttelfröste treten bei diesen Erkrankungen nicht auf. Allerdings kann sich eine eitrige Arthritis als Superinfektion bei bereits bestehenden anderen Gelenkerkrankungen, insbesondere bei der rheumatoiden Arthritis, manifestieren und sollte (durch Untersuchung der Gelenkflüssigkeit) bei jeder akut einsetzenden Verschlechterung der Primärerkrankung ausgeschlossen werden.

Behandlung

Frühzeitiger, aufgrund von Erregerempfindlichkeit gezielter Einsatz von Penicilin oder einem der Breitspektrumantibiotika auf parenteralem Wege ist gewöhnlich erfolgreich. Entlastungspunktionen, Spülungen mit physiolog. Kochsalzlösung, intraartikuläre Instillation von Antibiotika und schließlich Inzision mit Drainage sind manchmal indiziert.

Immobilisation des Gelenks mittels Schiene oder Extension sowie lokal heiße Packungen wirken schmerzlindernd. Frühzeitige aktive Bewegungsübungen beschleunigen die Wiederherstellung der Gelenkfunktion.

Prognose

Mit rechtzeitig (innerhalb der ersten 7–10 Tage) einsetzender antibiotischer Therapie wird gewöhnlich eine volle Restitutio der Gelenkfunktion erreicht. Inadäquate Behandlung führt nicht selten zu Zerstörung des Gelenks und knöcherner Ankylose.

Andere infektiöse Arthropathien

Tuberkulöse Arthritis

Die tuberkulöse Arthritis wird durch einen schleichenden Beginn und durch eine langsame Progression zu einer chronischen Monoarthritis, gewöhnlich der unteren Extremitäten, gekennzeichnet. Die systemischen Manifestationen können minimal sein oder sogar fehlen, der Thoraxröntgenbefund kann negativ sein. Die Diagnose wird gewöhnlich durch die Kultur der Gelenkflüssigkeit sowie durch Kultur und Biopsie der Synovialmembrane bestätigt. Die antituberkulöse Chemotherapie (durch Tuberkulostatika) ist im Frühstadium der Krankheit gewöhnlich wirksam.

Pilz-Arthritis (Fungale Artheritis)

Eine Arthritis durch eine hämatogene Aussaat von Pilzen kommt selten vor. Die Diagnose wird durch eine Kultur aus der Synovialflüssigkeit sowie durch Biopsie und Kultur der Synovia gestellt. Zu einer erfolgreichen Therapie sind oft der Einsatz von Amphotericin B, eine chirurgische Drainage und andere orthopädische Maßnahmen notwendig.

Virus-Arthritis

Eine Arthritis ist selten ein Symptom von Virus-Infektionen. Sie verläuft dann gewöhnlich leicht und ist von kurzer Dauer, wobei sie spontan abklingt, ohne Folgezustände zu hinterlassen. Die Mumps-Arthritis kann in Verbindung mit einer Parotitis auftreten. Die Rubella-Arthritis, die häufiger bei Erwachsenen als bei Kindern vorkommt, kann direkt vor, während oder bald nach dem Ausbruch des Exanthems auftreten. Ihre gewöhnlich polyartikuläre und symmetrische Verteilung ähnelt jener der rheumatischen Arthritis. Allerdings führen dann die seronegativen Tests beim Rheuma-Faktor und die steigenden Rubella-Titer im Rekonvaleszenten-Serum zur Diagnose. Eine Arthritis, die nach einer Rubella-Impfung auftritt, kann ihren Anfang noch bis zu 6 Wochen nach der Impfung haben und in allen Altersgruppen vorkommen.

Eine Polyarthritis kann auch mit einer Virua-Hepatitis verbunden sein. Eine Urtikaria oder andere Hautexantheme können gleichzeitig vorhanden sein. Die Serumtransaminasen sind erhöht, und entweder sind das Hepatitis-B-Antigen oder sein Antikörper vorhanden. Während einer akuten Arthritis sind die Serumkomplement-Spiegel gewöhnlich niedrig und normalisieren sich nach einer Remission völlig. Falsch-positive Tests auf den Rheuma-Faktor, sofern sie vorhanden sind, klingen innerhalb weniger Sekunden ab. Die Arthritis ist leichtgradig; sie dauert selten länger als wenige Wochen, ist selbstbeschränkt und ohne folgende Deformitäten.

Chronische pyogene Arthritis

Eine chronische pyogene Arthritis entwickelt sich als Folgezustand einer nicht oder unzulänglich behandelten akuten primären oder sekundären pyogenen Arthritis. Die eitrige Entzündung des Gelenks schwelt fort schubweise oder kontinuierlich schleichend im Verlauf, verursacht durch einen oder mehrere Erregertypen, meistens pyogene Kokken und/oder gramnegative Enterobakterien. Dabei ist naheliegend, daß der im akuten Stadium identifizierte Erreger persisitiert; Mischinfektionen sind jedoch besonders nach offener chirurgischer Intervention möglich.

Das klinische Bild ist gewöhnlich wechselhaft, doch charakteristisch. Die Aktivität der Gelenkinfektion kann sich kontinuierlich oder schubweise manifestieren. Ein vom akuten Stadium aus ununterbrochen fortschreitender Prozeß äußert sich durch andauernde lokale Schmerzen und Schwellung, Bewegungseinschränkung, Sinusbildung und zunehmende Deformierung. Röntgenologisch stellt sich eine fortschreitende Zerstörung der Gelenkknorpel durch Verschmälerung der Gelenkspalte dar; am Knochen werden Erosionen, mitunter Einbrüche und Höhlenbildungen sichtbar. Selbst schmerzlose Verläufe sind durch eine kontinuierliche Verschlechterung gekennzeichnet. Besonders nach antibiotischer Therapie kann durch zeitweiliges Verschwinden der klinischen Symptome ein scheinbarer Stillstand der Entzündung vorgetäuscht werden, aber diese Episoden sind gewöhnlich nicht von langer Dauer. Okkulte oder blande Gelenkinfektionen sind durch ihren schleichenden Verlauf und fehlende Schmerzsymptomatik charakterisiert und werden oft lange Zeit nicht erkannt. Häufigste Ursache sind Gelenkverletzungen oder Gelenkoperationen, insbesondere dann, wenn eine postoperative Antibiotikaprophylaxe durchgeführt wurde.

Differentialdiagnostisch muß die chronische pyogene Arthritis gegenüber anderen, nichteitrigen infektiösen Gelenkentzündungen, der Arthritis urica, der RA und gegenüber degenerativen Gelenkaffektionen abgegrenzt werden. Die Behandlung erfordert eine radikale, chirurgische Sanierung, unterstützt durch gezielte (bakteriologische Resistenzprüfungen) Antibiotikatherapie. Häufig müssen zur Beseitigung der chronischen Gelenkinfektion Arthrodesen und Resektionen durchgeführt werden.

Die intermittierende Hydrarthrose

(Hydrops intermittens)

Der Hydrops intermittens ist ein seltenes Krankheitsbild unbekannter Genese, das durch in einer bestimmten Regelmäßigkeit periodisch auftretende schmerzlose Gelenkergüsse charakterisiert ist, die in der Regel nach einigen Tagen spontan abklingen. Betroffen sind hauptsächlich die Kniegelenke. Die Abgrenzung des Hydrops intermittens als eigenes Krankheitsbild ist nicht unbestritten. Differentialdiagnostisch müssen andere ergußbildende Faktoren erwogen werden.
Die Therapie ist symptomatisch und sollte die Entfernung des Ergusses einschließen.

Palindromischer Rheumatismus

Palindromischer Rheumatismus ist eine Erkrankung unbekannter Genese, charakterisiert durch in unregelmäßigen Zeitabständen häufig wiederkehrende, akute arthritische Beschwerden, die innerhalb von wenigen Stunden oder Tagen rasch abklingen. Jedes periphere Gelenk kann befallen werden, meistens aber die kleinen Fingergelenke. Obwohl im Laufe von Jahren Hunderte solcher arthritischer Anfälle auftreten können, kommt es nicht zu bleibenden Gelenkläsionen. Differentialdiagnostisch ist der palindromische Rheumatismus von der akuten Gicht und einer atypischen, akut einsetzenden rheumatoiden Arthritis abzugrenzen.
Therapie: Während der Anfälle ist eine symptomatische Therapie gewöhnlich ausreichend. Über längere Zeit anhaltende Remissionen sollen nach Goldtherapie beobachtet worden sein.

Gicht

(Arthritis urica, Gichtarthritis)

Diagnostische Merkmale
- Akuter Beginn, gewöhnlich monartikulär, das Metatarsophalangealgelenk der Großzehe in über 50% der Fälle betreffend
- Dramatisches therapeutisches Ansprechen auf Colchicin
- Schuppung und Hautjucken nach dem Gichtanfall sind pathognomonisch
- Hyperurikämie
- Nachweis von Harnsäurekristallen in Gelenkflüssigkeit oder in Tophi
- Asymptomatische Intervalle zwischen akuten Anfällen
- Uratablagerung in subkutanem Gewebe, Knochen, Knorpel, Gelenken und anderen Geweben
- Familiär gehäuftes Vorkommen; 95% Männer

Allgemeine Betrachtungen
In typischen Fällen kann man 4 Stadien der primären Gicht unterscheiden:
1. die asymptomatische Hyperurikämie
2. den akuten Gichtanfall
3. das Gichtintervall
4. das chron. Stadium.
Die Gicht ist eine familiär gehäuft auftretende Stoffwechselerkrankung, die mit einer Hyperurikämie einhergeht und gekennzeichnet ist durch eine im Frühstadium auftretende rekurrierende akute Arthritis, gewöhnlich monartikulär, und durch eine sich später entwickelnde chronisch deformierende Arthritis.
Ungefähr 95% der Gichtpatienten sind Männer, gewöhnlich über 30 Jahre alt. Werden Frauen betroffen, fällt der Beginn gewöhnlich in die Postmenopause. Die charakteristische histologische Läsion ist der Tophus, eine knotige Ablagerung von Natriumuratkristallen und eine damit verbundene Fremdkörperreaktion. Tophi können sich in Knorpel, subkutanen und periartikulären Geweben, Sehnen, Knochen, den Nieren und anderen Geweben bilden. Urate werden in der Synovia und der Gelenkflüssigkeit während des akuten Gichtanfalls nachgewiesen. Es wird angenommen, daß Uratkristalle von neutrophilen Granulozyten phagozytiert werden, wobei chemotaktische und andere Substanzen freiwerden, die ihrerseits zur Entzündung führen und die akute Gichtarthritis auslösen. Der Zusammenhang zwischen Hyperurikämie und Gichtarthritis ist im einzelnen noch nicht geklärt, da viele Patienten mit Hyperurikämie niemals einen Gichtanfall bekommen. Neuere Forschungsergebnisse deuten darauf hin, daß rasche Schwankungen des Uratspiegels im Blut, entweder steigend oder fallend, als wichtige Faktoren bei der Entstehung

des akuten Gichtanfalls angesehen werden. Der Entstehungsmechanismus des späten chronischen Stadiums der Gicht ist besser bekannt. Dieses Stadium ist pathologisch-anatomisch durch Bildung von Tophi im artikulären und periartikulären Gewebe gekennzeichnet, was zu struktureller Schädigung und sekundärer Degeneration im Sinne einer Arthrosis deformans führt.

Nierensteine (Uratsteine) werden bei 10–20% der Gichtpatienten gefunden. Eine Nephroklerose mit Einschränkung der Nierenfunktion ist häufig, seltener die sogenannte „Gichtniere" oder „Gichtnephritis", hervorgerufen durch Harnsäureablagerung im Markanteil, meist in den Pyramiden.

Die typische akute Gichtarthritis kann im Gefolge anderer Erkrankungen auftreten, vor allem des hämatopoetischen Systems, wie z. B. Leukämie oder Polyzythämie, wo ein übermäßiger Nukleinsäureabbau vorhanden ist, oder bei gewissen seltenen Enzymmangelerkrankungen. Diese als „sekundäre Gicht" bezeichneten Arthritiden sind klinisch nicht von der Arthritis bei „primärer Gicht" zu unterscheiden. Gewöhnlich ist hier jedoch die Familienanamnese leer, darüber hinaus werden in diesen Fällen Frauen häufiger befallen als bei der primären Gicht. Viele Patienten haben eine Hyperurikämie, ohne daß es jemals zu einer Gichtarthritis oder Bildung von Konkrementen in den ableitenden Harnwegen kommt. Die Abklärung der Ursache für die Hyperurikämie (eventuelle Thiazidfolge, Bleivergiftung, Blutdyskrasien, „idiopathische Hyperurikämie") ist von vorrangiger Bedeutung. Gewöhnlich ist es ausreichend, für eine gute Diurese zu sorgen.

Klinische Befunde

A. Symptome: Der akute Gichtanfall ist charakterisiert durch plötzlichen Beginn, häufig nachts, entweder ohne jeden unmittelbaren Anlaß, oder bei Infektionen, nach chirurgischen Eingriffen oder Bagatelltraumen, wie vielleicht das Tragen schlecht sitzender Schuhe. Das Metatarsophalangealgelenk der Großzehe ist das empfindlichste Gelenk, obwohl andere Gelenke des Fußes, Sprunggelenke und Knie häufig auch betroffen sind. Sind während eines Anfalls mehrere Gelenke befallen, so ist die Ausbreitung der Arthritis gewöhnlich asymmetrisch. Mit zunehmender Dauer des Anfalls wird der Schmerz intensiver und die betroffenen Gelenke sind geschwollen und extrem druckempfindlich, die darüberliegende Haut gespannt, warm und dunkelrot. Fieber, Kopfschmerzen, Übelkeit, Appetitlosigkeit und Tachykardie sind die Begleiterscheinungen. Lokale Schuppung und Jucken der Haut sind nach Abklingen des Anfalls pathognomonisch für die Gicht, stellen sich aber nicht in jedem Fall ein. Tophi können in den Ohrmuscheln, Händen, Füßen, Ellbogen und präpatellaren Schleimbeuteln

Tabelle 14-3. Entstehung der Hyperurikämie*

Primäre Hyperurikämie
A. Erhöhte Purin-Produktion:
  1. Idiopathisch
  2. Spezifische Enzym-Defekte (z. B. Lesch-Nyhan-Syndrom, Glykogenspeicher-Krankheit)
B. Verminderte Harnsäure-Clearance der Niere (idiopathisch)

Sekundäre Hyperurikämie
A. Erhöhter Katabolismus und Purin-Umsatz:
  1. Myeloproliferative Erkrankungen
  2. Lymphoproliferative Erkrankungen
  3. Karzinome und Sarkome (disseminiert)
  4. Chronische hämolytische Anämien
  5. Zytotoxische Medikamente
  6. Psoriasis
B. Verminderte Harnsäure-Clearance der Niere:
  1. Endogene Nierenerkrankung
  2. Funktionelle Störung des tubulären Transports:
     a) Arzneimittel-induziert (z. B. durch Thiazide, Probenecid)
     b) Hyperlaktikämie (milchsaure Azidose, Alkoholismus)
     c) Hyperketoazidämie (z. B. diabetische Ketoazidose, Hungerzustand)
     d) Diabetes insipidus (Vasopressin-resistent)
     e) Bartter-Syndrom

---

* Modifiziert nach Rodnan, G. P.: Gout and other crystalline forms of arthritis. Postgrad. Med. 58:6, Oct. 1975.

---

vorkommen. Man sieht sie gewöhnlich erst nach mehreren Anfällen von Arthritis urica.

Gewöhnlich folgen asymptomatische Intervalle von Monaten oder Jahren dem ersten akuten Anfall. Später kann die Gichtarthritis chronisch werden mit den Erscheinungen progressiven Funktionsverlustes und Bewegungsunfähigkeit. Dabei kann es zu starken Deformierungen kommen.

B. Laborbefunde: Der Harnsäuregehalt im Blut ist praktisch immer erhöht (> 7,5 mg%), solange nicht harnsäurehemmende Medikamente verabreicht werden. Während des akuten Anfalls sind die BKS und die Leukozytenzahl gewöhnlich erhöht. Die Untersuchung des aus Tophi aspirierten Materials zeigt die typischen Kristalle von Natriumurat und bestätigt damit die Diagnose. Ein weiterer Beweis ergibt sich aus dem Nachweis von Uratkristallen durch die polarisationsmikroskopische Untersuchung feuchter Ausstriche von durch Punktion gewonnener Gelenkflüssigkeit. Derartige Kristalle sind negativ doppelbrechend, nadelähnlich, und werden sowohl intra- als extrazellulär gefunden.

C. Röntgenbefunde: Im Frühstadium zeigen sich noch keine Veränderungen, später sind ausgestanzt erscheinende Knochendefekte (radioparente Urattophi) zu sehen (wie bei der rheumatoiden Arthritis).

Differentialdiagnose

Die Diagnose wird durch eine Hyperurikämie, dramatische Besserung auf adäquate Colchicindosen, lokale Schuppung und Hautjucken nach dem Anfall, Nachweis von Tophi, positive Familienanamnese und polariskopische Untersuchung der Gelenkflüssigkeit leicht bestätigt. Akute Gicht wird oft mit Zellulitis verwechselt. Durch entsprechende bakteriologische Untersuchungen soll eine akute pyogene Arthritis ausgeschlossen werden. Akute Chondrokalzinose (Pseudogicht) kann durch Nachweis von Calciumpyrophosphatkristallen in der Gelenkflüssigkeit abgegrenzt werden, weiter durch normale Harnsäurewerte im Blut, für Chondrokalzinose typische Röntgenbefunde und durch die Unwirksamkeit einer Colchicintherapie.

Selten ähnelt die chronische Gichtarthritis einer rheumatoiden Arthritis. In diesen Fällen kann die Diagnose durch den Nachweis von Uratkristallen im Inhalt eines verdächtigen Knötchens gestellt werden. In Zweifelsfällen entscheidet der histologische Befund, ob ein Tophus oder ein rheumatisches Knötchen vorliegt. Röntgenbefunde wie bei Gicht können unter Umständen bei rheumatoider Arthri-

Tabelle 14-4. Differentialdiagnose der Gicht

Differentialdiagnose der Gicht	Gelenkgicht	PCP	Arthrose
Geschlecht (M : F)	15 : 1	1 : 2 bis 1 : 3	1 : 1
Beginn der Erkrankung (Jahre)	30–60	25–50	50–60
Schmerzanfall	plötzlich	gewöhnlich schleichend	schleichend und langsam
Art des Schmerzes	schwer, oft tagelang anhaltend, danach schmerzfreie Pausen	meist leicht, bei Ruhe nachlassend, Dauer über Monate ohne deutliche Remission	schwach bis mäßig, nach Ruhe Verschlimmmerung
Befallene Gelenke	Großzehengrundgelenk (50%), Fingergelenke, Sprung-, Kniegelenke	jedes Gelenk, insbesondere Grund- und Mittelgelenke der Finger und Zehen	Hauptsächlich Knie-, Wirbel- und Mittelgelenke der Finger
Anzahl der Gelenke	gewöhnlich beim ersten Anfall als Monoarthritis auftretend, später als Polyarthritis, evtl. wandernd	wandernd, gleichzeitiger Befall mehrerer Gelenke	nicht wandernd, gleichzeitiger Befall mehrerer Gelenke
Gelenkbefund	deutliche periartikuläre Schwellung, Hautrötung und Gelenkerguß	periartikuläre Schwellung mit Gelenkerguß	keine periartikuläre Schwellung, kein oder nur geringer Gelenkerguß
Besondere Symptome	Tophi bei ca. 30%, am häufigsten an der Ohrmuschel und in der Bursa olecrani, enthalten Uratkristalle	Fingergelenke: subkutane Knötchen bei 10–15%	irreguläre und knotige Fingergelenke, Heberdensche Knoten
Muskelatrophie	fehlt	meist vorhanden, kann deutlich hervortreten	meist vorhanden
Verlauf	im allgemeinen progressiv, von längeren Pausen unterbrochen	meist progressiv, Ankylose und Deformation sind Spätsymptome	gleichbleibend oder leicht progressiv, meist keine Deformation
Ansprechen auf Colchicin	meist rasch	keine Reaktion	keine Reaktion
Serumharnsäurespiegel	meist erhöht	meist normal	normal
Rheumafaktor	negativ	positiv	negativ
Gelenkpunktat	trübe, erhöhter Zellgehalt, Uratkristalle	trübe, erhöhter Zell- und Proteingehalt	klar, wenig Zellen, niedriger Proteingehalt
Röntgenbefund	anfangs normal, Verengung des Gelenkzwischenraums, später Zysten (Stanzdefekte) in den Epiphysen	Verengung des Gelenkzwischenraums, Epiphysenverdünnung	Verengung des Gelenkzwischenraums mit Knorpelwucherung an den Gelenkknochenrändern, Zysten an den Knochenenden

tis, M. Boeck, Plasmozytom, Hyperparathyreoidismus und bei der Hand-Schüller-Christian-Krankheit gefunden werden.

Behandlung

A. Akuter Anfall:

1. Colchicin, das die chemotaktischen Eigenschaften der Leukozyten hemmt und so die entzündliche Reaktion auf Uratkristalle unterdrückt oder vermindert, ist das Medikament der Wahl, besonders auch im Hinblick auf die Diagnosestellung. Es sollte so früh wie möglich beim akuten Anfall oder schon beim Auftreten von Prodromi gegeben werden, um den Anfall baldmöglichst zu koupieren. Man gebe stündlich 0,5 oder 0,6 mg oder 1 mg alle zwei Stunden, bis der Schmerz nachläßt oder Nebenwirkungen wie Übelkeit oder Diarrhoe erscheinen. Die Therapie wird dann abgesetzt. Die normalerweise benötigte Gesamtdosis beträgt 4–8 mg, Schmerz und Schwellungen lassen binnen 24–72 Std nach. Die Dosis von 8 mg/Tag soll nicht überschritten werden, an den folgenden 2–3 Tagen werden ausschleichende Dosen gegeben. Weiß der Patient erst einmal, welche Menge zu Nebenwirkungen führt, soll die Dosis um 1 mg unter der toxischen Dosis liegen. Durch Colchicin verursachte Diarrhoe wird durch Opiumtropfen gebessert. Die gastrointestinalen Nebenwirkungen des Colchicin können durch die intravenöse Applikation vermieden werden. Als Anfangsdosis gibt man 1–3 mg in 20 ml Kochsalzlösung. Die Injektion kann nach einigen Stunden wiederholt werden, es sollen aber nicht mehr als 4–6 mg innerhalb von 24 Std während eines einzelnen Anfalls gegeben werden. Paravenöse Injektion von Colchicin verursacht lokalen Schmerz und Gewebsnekrosen. Bei Patienten mit eingeschränkter Nierenfunktion können bei intravenös verabreichtem Colchicin erhebliche toxische Nebenwirkungen auftreten. Die i.v. Applikation von Colchicin ist im allgemeinen nur selten notwendig.

2. Phenylbutazon (Butazolidin®) ist beim akuten Gichtanfall außerordentlich wirksam und das Mittel der Wahl, wenn die Diagnose bereits feststeht (Alternativ kann Oxyphenbutazon [Tanderil®] gegeben werden). Die Anfangsdosis beträgt 400 mg, danach 200 mg alle 6 Std, bis der Anfall nachläßt. Wenn nicht länger als 3 Tage verordnet, besteht kaum die Gefahr toxischer Nebenwirkungen.

3. Vom *Indometacin* (Amuno®) wird berichtet, daß die Wirkung beim akuten Gichtanfall der des Phenylbutazon nicht nachsteht. Eine Tagesdosis von 75–200 mg während 2–3 Tagen wird empfohlen.

4. Corticotropin (ACTH) und die *Kortikosteroide* vermitteln oft eine sehr deutliche symptomatische Besserung und bringen bei ausreichender Therapiedauer die meisten akuten Anfälle unter Kontrolle. Werden diese Substanzen jedoch zu früh abgesetzt, erleiden viele Patienten sofort einen Rückfall, wenn nicht gleichzeitig Colchicin gegeben wird. Da Colchicin und Phenylbutazon genauso wirkungsvoll oder sogar wirkungavoller sind und eine länger anhaltende Wirkung haben, werden sie bevorzugt.

5. Analgetika. Der Schmerz während des akuten Anfalls kann u. U. die Anwendung starker Analgetika notwendig machen, bis die spezifischen Medikamente Wirkung zeigen. In diesen Fällen können Codein und Pethidin (Dolantin®) gegeben werden.

6. Bettruhe ist sehr wichtig beim akuten Anfall und sollte bis 24 Std nach Abklingen der Beschwerden beibehalten werden. Zu frühes Aufstehen kann einen Rückfall auslösen.

7. Physikalische Therapie hat während des akuten Anfalls wenig Wert.

B. Therapie im Intervall:

Die Behandlung während symptomfreier Intervalle soll eine Uratablagerung im Gewebe verhindern und damit Häufigkeit und Schwere von Rezidiven herabsetzen. Es gibt zunehmend mehr Beweise dafür, daß das tatsächlich erreicht werden kann.

1. Diät: Vom diätischen Standpunkt aus erscheint es besonders wichtig, Übergewicht, Dehydratation durch ungenügende Flüssigkeitszufuhr und Azidose zu vermeiden. Strenge Diät ist ernährungamäßig unumgänglich und beeinflußt im allgemeinen nicht die Hyperurikämie oder den Verlauf der Gicht. Da die Menge des mit der Nahrung zugeführten Purins sehr wenig mit der eigentlichen Krankheitsursache zu tun hat, kann von einer Einschränkung besonders purinhaltiger Nahrungsmittel (Ei, Niere, Leber, Bries, Sardinen, Anchovis, Fleischextrakte) nicht erwartet werden, daß der Krankheitsverlauf günstig beeinflußt wird. Allerdings müssen zu reichliche Mahlzeiten und abnormer Alkoholgenuß, wodurch Anfälle provoziert werden, vermieden werden. Es ist jedoch kaum erwiesen, daß Alkohol, in bescheidenen Mengen genossen, Anfälle hervorruft oder den Patienten sonst irgendwie schadet. Die Zufuhr großer Flüssigkeitsmengen und wichtiger noch, eine tägliche Urinausscheidung von zwei Litern oder mehr, trägt zur Uratausscheidung bei und vermindert die Bildung von Uratkonkrementen in den Harnwegen.

2. Colchicin: Eine Colchicindosis von 0,5 mg dreimal täglich sollte gleichzeitig mit uratausscheidungsfördernden Medikamenten oder Allopurinol verabfolgt werden, um einen akuten Anfall, der durch diese Medikamente provoziert werden könnte, zu verhindern. Nach mehreren Wochen einer derartigen Behandlung ist es gewöhnlich möglich, die tgl. Colchicindosis auf 0,5 mg herabzusetzen. Es wird sogar geraten, die Therapie auf unbegrenzte Zeit fortzuführen, da von Colchicin auch in geringer Dosierung ein prophylaktischer Effekt bekannt ist.

3. Harnsäureausscheidungsfördernde Medikamente

(Urikosurika): Diese Medikamente vermindern die tubuläre Rückresorption des Urats und fördern dadurch die Ausscheidung der im Stoffwechsel anfallenden Urate. Die Bildung neuer Tophi wird verhindert, bereits vorhandene Tophi werden kleiner. Außerdem wird durch Urikosurika, gleichzeitig mit Colchicin gegeben, die Häufigkeit von Anfallsrezidiven verringert. Indikationen für diese Behandlung sind die Bildung von Tophi oder zunehmende Häufigkeit und Schwere der akuten Anfälle.

Jedes der folgenden Urikosurika kann angewandt werden:

1. Probenecid (Benemid®), anfänglich 0,5 g tgl., allmählich auf 1–2 g tgl. erhöhen.

2. Sulfinpyrazon (Anturano®), anfänglich 100 mg tgl., allmählich auf 200–400 mg täglich erhöhen. In jedem Fall wird die Erhaltungsdosis durch Kontrolle der Serumharnsäure und der Urinharnsäure (= Harnsäure-Clearance) bestimmt. Im Idealfall wird ein Abfall des Serumharnsäurespiegels zur Norm erreicht.

3. Benzbromaron (Uricovac®M, Narcaricin®) hat gegenüber Probenecid den Vorteil einer raschen kräftigen und langfristigen Wirkung bei geringer Dosierung; meist reicht eine tägl. Dosis von 50–100 mg. Die Wirkung setzt in der 2. Std. nach Therapiebeginn ein und erreicht beim Gesunden nach 4 Std., beim Gichtpatienten nach 8 Std. ihr Maximum. Die maximale Senkung des Harnsäurespiegels tritt nach etwa 5 Tagen auf. Nach Absetzen des Medikaments kehren die erniedrigten Harnsäurekonzentrationen erst nach mehreren Tagen auf die ursprüngliche Höhe zurück.

Vorsichtsmaßnahmen bei Anwendung von Urikosurika:

Die tgl. Urinmenge soll mindestens 2 000 ml betragen, um eine Kristallbildung in den Harnwegen zu verhindern. Dies wird durch zusätzliche Verabreichung von alkalisierenden Substanzen erreicht, um den Urin-pH-Wert über 6,0 einzustellen (Uralyt®U); der Pat. selbst muß regelmäßige Kontrollen des Urin-pH durchführen und danach die Dosierung des Medikamentes richten.

Nebenwirkungen der Urikosurika sind gering und bestehen vorwiegend in Übelkeit, Arzneimittelexanthem und Hautjucken. Beim Probenecid wurde in einem Fall die Entwicklung eines Nephrotischen Syndroms beobachtet. Falls bei eingeschränkter Nierenfunktion die Harnsäure-Clearance nicht vergrößert werden kann, ist es zwecklos, die Urikosurika höher zu dosieren.

4. *Allopurinol:* Der Xanthin-Oxydase-Inhibitor Allopurinol (Zyloric®, Urosin®, Bleminol® u. a.) ist eine wichtige Ergänzung zur Therapie der Gicht. Allopurinol senkt prompt den Harnsäurespiegel im Blut und Urin und begünstigt eine Mobilisierung von Tophi. Das Medikament ist besonders angezeigt bei Patienten mit übermäßiger Harnsäurepro-

duktion, bei Patienten, die nicht auf Urikosurika ansprechen, sowie bei Patienten mit eingeschränkter Nierenfunktion oder Uratkonkrementen der Harnwege. Es sollte vorsichtig bei Pat. mit Niereninsuffizienz angewandt werden. Der größte nachteilige Effekt ist ein akuter Gichtanfall. Das häufigste Zeichen der Überempfindlichkeit auf Allopurinol (etwa 5% der Fälle) ist ein juckender Ausschlag, der in eine toxische epidermale Nekrolyse übergehen kann, wenn die Substanz nicht bald nach dem Auftreten des Ausschlags abgesetzt wird.

Diarrhoe, Abdominalschmerz, Leber- und Knochenmarksschädigungen können ebenfalls eintreten. Die tägl. Dosis wird durch den Serumharnsäurespiegel bestimmt. Ein normaler Harnsäurespiegel wird oft durch eine Tagesdosis von 200–400 mg erhalten. Gelegentlich (und in Ausnahmefällen) ist es von Vorteil, Allopurinol mit einem Urikosurikum zu kombinieren. Keines dieser Medikamente hilft bei akuter Gicht.

C. Chronische Gichtknotenarthritis: Es gibt genügend Hinweise, wonach bei guter Nierenfunktion Gichttophi verkleinert und gelegentlich sogar ganz zum Verschwinden gebracht werden können. Die Behandlung ist im wesentlichen die gleiche wie die für die Intervalle zwischen akuten Anfällen beschrieben wurde. Chirurgische Entfernung von großen Gichtknoten gewährt sofortige mechanische Besserung bei gewissen Deformitäten und kann möglicherweise die Nierenfunktion entlasten.

Prognose

Ohne Behandlung kann der akute Anfall einige Tage bis zu mehreren Wochen dauern. Eine adäquate Behandlung beendet schnell den Anfall. Die Intervalle zwischen akuten Anfällen können jahrelang anhalten, werden aber mit fortschreitender Erkrankung häufig kürzer. Zur chronischen Gichtarthritis kommt es nach wiederholten akuten Anfällen und nur nach unzureichender Behandlung. Obgleich schwere Deformierungen entstehen können, wird nur ein kleiner Prozentsatz der Patienten der Patienten bettlägerig. Je jünger der Patient bei Ausbruch der Krankheit ist, desto größer die Tendenz für einen progredienten Verlauf. Destruktive Arthropathien werden selten beobachtet bei Patienten, die bis zum 50. Lebensjahr anfallfrei waren.

Bei Patienten mit Gicht besteht eine erhöhte Neigung zu Hypertonie, Nierenerkrankung (z. B. Nephrosklerose, Pyelonephritis), Diabetes mellitus, Hypertriglyzeridämie und Atherosklerose, obwohl man diese Zusammenhänge bisher schlecht erklären kann.

Chondrokalzinosis

(Pseudogicht)

Die Chondrokalzinosis oder Pseudogicht ist charakteristisch durch eine akute rekurrierende Arthritis der großen Gelenke, hauptsächlich der Kniegelenke, oft von Allgemeinsymptomen begleitet. Eine familiäre Prädisposition kann vorliegen. Die Krankheit tritt gewöhnlich jenseits des 60. Lebensjahres auf, kann jedoch als Komplikation bei verschiedenen Stoffwechselerkrankungen wie Hyperparathyreoidismus oder Diabetes auch früher vorkommen. Durch Punktion gewonnene Gelenkflüssigkeit enthält Calciumpyrophosphatkristalle, die im polarisierten Licht schwach doppelbrechend erscheinen und wie die Kristalle bei der echten Grippe intra- oder extrazellulär liegen können. Bei röntgenologischer Untersuchung zeigen aich eine gewöhnlich symmetrische Kalzifizierung der Knorpelstrukturen und Zeichen degenerativer Gelenkerkrankung wie bei Arthrosis deformans. Im Gegensatz zur Gicht finden sich bei der Chondrokalzinosis im Serum normale Harnsäurewerte; eine Colchicintherapie bleibt erfolglos. Wenn als Primärerkrankung ein Stoffwechselleiden (Diabetes, Hyperparathyreoidismus) vorliegt, sollten sich die therapeutischen Bemühungen in erster Linie auf sorgfältige Einstellung des Diabetes oder auf chirurgische Entfernung eines eventuell vorhandenen Nebenschilddrüsenadenoms konzentrieren. Weiterhin werden antiphlogistische Medikamente (Salizylate, Indometacin, Phenylbutazon) wie Kortikosteroide (auch intraartikulär) empfohlen. Bei resistenten Fällen ist eine intraartikuläre Injektion mit Hydrocortison hilfreich.

Arthritis bei M. Boeck

(Sarkoidose)

Die Angaben hinsichtlich der Häufigkeit von arthritischen Beschwerden bei M. Boeck differieren erheblich (zwischen 10 und 37%). Obwohl in der Mehrzahl der Fälle die Arthritis akut einsetzt, wenn bereits extraartikuläre Anzeichen der Krankheit bestehen, kann die Gelenksymptomatik anderen Manifestationen auch vorausgehen. Am weitaus häufigsten werden Knie- und Sprunggelenke befallen, gewöhnlich, wenn auch nicht immer polyartikulär und symmetrisch. Meistens verschwinden die Gelenksymptome von selbst nach Wochen oder Monaten. Sehr viel seltener verläuft die Arthritis rekurrierend oder wird chronisch. Letztere Verlaufsform führt nur in Ausnahmefällen zu Destruktionen oder gröberen Deformitäten der Gelenke. Die bei M.

Boeck häufige Koinzidenz von Arthritis und Erythema nodosum ist für sich nicht beweisend für die Diagnose, wenn nicht zusätzliche extraartikuläre Manifestationen der Erkrankung vorliegen oder die Diagnose durch Biopsie (epitheloide Granulome) oder positiven Kveimtest bestätigt wird. Durch Probeexzision gewonnenes Synovialgewebe befallener Gelenke enthält oft die typischen Granulome. Das Serum Sarkoidosekranker enthält gelegentlich Rheumafaktoren in niedrigen Titern, ein Befund, der als unspezifisch gewertet wird, da sich ein Zusammenhang mit eventuellem Gelenkbefall nicht erkennen läßt.

Die Behandlung der Arthritis bei M. Boeck ist in der Regel eine symptomatische. Colchicin-Gabe ist gewöhnlich wertvoll; bei schweren Fällen mit progredienten Gelenkmanifestationen empfiehlt es sich, vorübergehend Kortikosteroide zu geben.

Das Auftreten einer Arthritis bei M. Boeck erlaubt im allgemeinen eine günstige Prognose hinsichtlich des Krankheitsverlaufs.

Bursitis

Die Bursae sind geschlossene, sackartige Gebilde, die durch eine zelluläre Membran, dem Synovium, begrenzt werden. Sie ermöglichen die Bewegung der Sehnen und Muskeln über den Knochen. Lokaler Schmerz und unspezifische Entzündung können durch Reibung oder Trauma provoziert werden oder ohne ersichtlichen Grund auftreten. Eine Bursitis kann auch eine sekundäre Folge anderer rheumatischer Erkrankungen sein wie rheumatische Arthritis oder Gicht. Häufige Bursitiden sind die subdeltoide Bursitis über dem Olecranon, Trochanter oder Tuber ischiadicum („Weber-Gesäß") sowie die präpatellare Bursitis („Hausmädchen-Knie"). Tendinitis und Bursitis sind gewöhnlich mit periartikulären Kalk-Ablagerungen verbunden, welche vor Auftreten des Schmerzes bestehen können und oft erst Wochen nach Abklingen des Schmerzes verschwinden. Solche Anfälle simulieren oft eine akute Arthritis. Sie können nur an einer Stelle auftreten, können aber auch multiple Stellen befallen. Man bezeichnet sie als kalkbildende Tendinitis oder Periarthritis, aber es gibt in solchen Fällen gewöhnlich keinen Nachweis für systemische oder Stoffwechselerkrankungen. Die Bursae können eine Infektion mit Staphylokokken aufweisen. Zur Therapie der Bursitis gehören Ruhigstellung der Gelenke, Bettruhe, Analgesie, lokale Wärme oder andere Formen der physikalischen Therapie sowie lokale Injektionen mit Kortikosteroiden oder eine systemische antiphlogistische Therapie. Die infizierten Bursae werden antibiotisch und durch tägliche Aspiration behandelt.

Allgemeine Grundsätze bei der physikalischen Therapie arthritischer Gelenke

Eine angemessene physikalische Therapie der arthritischen Gelenke kann das Allgemeinbefinden des Patienten deutlich bessern, die Gelenk- und Muskelfunktion sowie das gesamte Wohlbefinden des Patienten erhalten helfen. Um optimale Resultate zu erreichen, ebenso wie um finanzielle Ausgaben und Zeit zu sparen, ist es für den Arzt wichtig, bei den Anweisungen für den Patienten wie für den Beschäftigungs- oder gymnastischen Therapeuten so spezifisch und genau wie möglich zu sein.

Bewegungsübungen

A. Passiver Bewegungsspielraum: Da der Therapeut selbst 1–2mal täglich die Gelenke im Bewegungsspielraum bewegt, ist der Patient selbst bei der Bewegungsübung nur passiv beteiligt. Passive Übungen sollten daher nur selten verordnet werden und das nur für spezifische Zwecke.

B. Aktiver Bewegungsspielraum: Diese Form der Übung fordert den Patienten, Muskeln aktiv zu kontrahieren, um die Gelenke im Bewegungsspielraum zu bewegen. Die verordneten Bewegungen sollten jeweils 3–10mal 1 oder 2mal täglich vorgenommen werden. Solche aktiven Übungen sollten angeregt werden, da sie den Patienten selbst einbeziehen.

C. Isometrische Übungen: Bei diesem Übungstyp wird der Muskel kontrahiert, aber nicht verkürzt, während das Gelenk minimal bewegt wird; 3–10 Wiederholungen mehrmals täglich sind möglich. Das erhält oder erhöht sogar die Muskelkraft und den Tonus; der Patient ist immer einbezogen; die Gelenksbeanspruchung ist minimal.
Isometrische Übungen sollten als Ergänzung zu Übungen im aktiven oder passiven Bewegungsspielraum angewandt werden.

D. Isotonische Übungen: Bei isotonischen Übungen wird der Muskel kontrahiert und verkürzt und das Gelenk wird maximal bewegt und beansprucht. Diese Übungsform sollte selten angewandt werden (siehe im folgenden).

E. Hydrotherapie: Die Hydrotherapie erlaubt ein Maximum an isotonischer und isometrischer Übung ohne zusätzliche Beanspruchung der Gelenke wie bei Übungen im aktiven Bewegungsspielraum. Obwohl diese Therapie für arthritische Patienten ideal ist, wirken ihre Kosten bei der Anwendung oft hinderlich.

F. Aktiv-assistierte Übungen: Der Therapeut selbst bietet direkte Beaufsichtigung, physikalische Unterstützung und Anleitung bei den Übungen. Für ein langzeitliches Behandlungsprogramm kann ein Familienmitglied darin angeleitet werden, dem Patienten bei den Übungen zu assistieren.
Anmerkung: Jede Übung kann beim arthritischen Patienten mit leichtem Schmerz verbunden sein, aber ein Schmerz, der stundenlang nach einer Übung anhält, ist ein Grund zur Änderung von Dauer oder Form der Übungen.

Wärme, Kälte und Massage

A. Wärme: Die meisten Patienten mit chronischer Arthritis stellen fest, daß Wärmeanwendung eine temporäre Muskelentspannung und Schmerzlinderung bietet. Im allgemeinen ist feuchte Wärme wirksamer als ein elektrisches Heizkissen oder Wärmelampen. Bei Wannenbädern sollte ein Haltegriff oder eine andere Stützeinrichtung zum leichteren Ein- und Aussteigen vorhanden sein.

B. Kälte: Manche Patienten mit besonders akuter Arthritis oder akut verletzten arthritischen Gelenken stellen fest, daß Kälte (Eisbeutel oder kalte Umschläge) Schmerzen wirksamer lindern als Wärme.

C. Massage: Während Massage zur Muskelentspannung von Nutzen ist und auch sonst psychologische Unterstützung bietet, bietet sie im allgemeinen nur temporäre Erleichterung.

Schienen

Schienen können eine Ruhigstellung des Gelenkes gewährleisten, den Schmerz lindern und Kontrakturen verhindern, doch ist die Beachtung bestimmter Prinzipien notwendig:

(1) Nachtschienen der Hände oder Handgelenke (oder beider) sollten die Extremität in der Position der optimalen Funktionstüchtigkeit halten. Ellenbogen und Schulter verlieren allerdings ihre Beweglichkeit beim Schienen schnell, so daß andere lokale Maßnahmen und Kortikosteroidinjektionen gewöhnlich Schienen vorzuziehen sind.

(2) Die beste „Schiene" für die Hüfte ist die Bauchlage für mehrere Stunden am Tage auf einem harten Bett. Für das Kniegelenk kann die Bauchlage genügen, aber häufig werden zusätzlich Schienen in einer maximal tolerierten Extensionsstellung benötigt. Schienen der Fußgelenke sind vom einfachen rechtwinkligen Typ.

(3) Schienen sollten für den kürzesten, wirklich benötigten Zeitraum angelegt werden, sie sollten aus leichtem Material sein und sollten wegen der Übungen im Bewegungsspielraum zwecks Vermeidung von Beweglichkeitsverlust 1 oder 2mal täglich leicht zu entfernen sein.

(4) Korrigierende Schienen, wie z. B. zur Überwindung von Knie-Beuge-Kontrakturen, sollten nur unter Aufsicht eines Arztes, der mit ihrer richtigen Anwendung vertraut ist, benützt werden.

Anmerkung: Die Vermeidung von langen Sitzperioden oder die Unterstützung durch Kniekissen können die Notwendigkeit zu Schienen verringern.

Stützriemen und Manschetten
Unstabile Gelenke − insbesondere das Knie- und Handgelenk − können gestützt werden − durch entsprechend verordnete Hilfsmittel (Stützriemen, Manschetten, Korsetts).

Assistierende Hilfen
Patientenorientierte Hinweise und Ratgeber der physikalischen Therapeuten, Beschäftigungstherapeuten und ambulanten Krankenschwestern können dem Patienten helfen, Erleichterung im täglichen Leben zu erlangen.

Überweisung des Patienten zur chirurgischen Begutachtung durch einen Orthopäden
A. Synovektomie: Diese Maßnahme hat das Ziel, die Gelenkdestruktion durch den invasiven synovialen Pannus bei der rheumatischen Arthritis zu verlangsamen. Allerdings konnte ihre prophylaktische Wirkung nicht nachgewiesen werden, hingegen wurde eine Entzündung der regenerierten Synovialmembran nachgewiesen. Somit ist die einzige Indikation der Synovektomie unerträglicher Schmerz in einem isolierten Gelenk, am häufigsten im Knie.
B. Gelenkersatz: Der totale Hüftgelenkersatz durch sog. Endoprothesen ist äußerst erfolgreich. Eine Infektion bei der Implantation der Prothese, die mögliche Hauptkomplikation, ist selten.
C. Arthroplastik: Die Wiederausrichtung und Rekonstruktion des Knie-, Handgelenks oder kleiner Fingergelenke ist heute durchaus durchführbar.
D. Sehnenruptur: Diese ist eine ziemlich häufige Komplikation bei rheumatischer Arthritis und erfordert einen sofortigen orthopädischen Eingriff. Die häufigsten Lokalisationen der Rupturen sind die Fingerflexoren und -extensoren, die Kniescheibensehne und die Achillessehne.
E. Arthrodese: Arthrodese („Verschmelzung') wird heute weniger als früher angewandt, aber ein chronisch infiziertes, sehr schmerzhaftes Gelenk kann durchaus auch für diese chirurgische Maßnahme eine Indikation darstellen.
Gelenkschutzprogramm: Die Physio- und Beschäftigungstherapeuten können den Patienten zu Änderungen ihrer täglichen Gewohnheiten und ihrer beruflichen Aktivitäten raten, um so vorab eine mögliche Schädigung an den Gelenken zu verhindern oder zu mindern, den Bewegungsspielraum andererseits zu erhalten und um Schmerz und Muskelatrophien zu verringern.

Literatur: Kapitel 14. Rheumatologie

Albrecht, H.J.: Rheumatologie für die Praxis. Basel: Karger 1975.

Arnim, D. v.: Physikalische Therapie in der Praxis. Stuttgart: Fischer 1970.

Bäumer, A., Mathies, H.: Differentialdiagnose und Therapie rheumatischer Erkrankungen. München: Lehmanns 1972.

Boecker, W. (Hrsg.): Fettsucht-Gicht. Stuttgart: Thieme 1971.

Brügel, H. (Hrsg.): Fortschritte auf dem Gebiet der rheumatischen Erkrankungen und der degenerativen Gelenkerkrankungen. Stuttgart: Schattauer 1972.

Fassbender, H.G.: Morphologie und Pathogenese des Weichteilrheumatismus. Therapiewoche **33**, 2691 (1973).

Fassbender, H.G.: Pathologie rheumatischer Erkrankungen. Berlin-Heidelberg-New York: Springer 1975.

Fehr, K.: Pathogenese der progredienten Polyarthritis (PcP). Bern: Huber 1972.

Fries, J.F., McDevitt, H.O.: Systematische Corticosteroid-Behandlung bei rheumatischen Erkrankungen. Der Internist **15**, [H.6] 336 (1974).

Gillmann, H.: Physikalische Therapie. Stuttgart: Thieme 1981.

Grob, D.: Einführung in die Orthopädie und Traumatologie des Bewegungsapparats. Berlin-Heidelberg-New York: Springer 1982.

Gschwend, N.: Die operative Behandlung der chronischen Polyarthritis. Stuttgart: Thieme 1977.

Günther, R., Jantsch, H.: Physikalische Medizin. Berlin-Heidelberg-New York: Springer 1982.

Holtmeier, H.-J., Franke, H. (Hrsg.): Fortschritte auf dem Gebiete des chronisch-entzündlichen Gelenkrheumatismus (PcP). Stuttgart: Thieme 1977.

Kaganas, G., Müller, W., Wagenhäuser, F. (Hrsg.): Fortbildungskurse für Rheumatologie. Bd.1: Der Weichteilrheumatismus. Basel: Karger 1971.

Kuhlencordt, F.: Knochenerkrankungen (Kliniktaschenbuch). Berlin-Heidelberg-New York: Springer 1982.

Lindner, L. (Hrsg.): Arthritis-Arthrose, Arthritis-Osteoarthritis. Bern: Huber 1972.

Mathies, H. (Hrsg.): Rheumatologie (Handbuch der inneren Medizin, 5.Aufl.; Bd.6, Teil 2). Berlin-Heidelberg-New York: Springer 1983.

Mathies, H., Otte, J. (Hrsg.): Erkrankungen der Bewegungsorgane (Taschenbuch Allgemeinmedizin). Berlin-Heidelberg-New York: Springer 1984.

Mertz, D.P.: Gicht. Stuttgart: Thieme 1978

Mertz, D.P.: Risikofaktor Gicht. Studienreihe Boehringer Mannheim 1973.

Miehlke, K., Wessinghage, D.: Entzündlicher Rheumatismus [Die Rheumafibel 1] (Kliniktaschenbuch). Berlin-Heidelberg-New York: Springer 1982.

Miehlke, K.: Degenerative Gelenkerkrankungen [Die Rheumafibel 2] (Kliniktaschenbuch). Berlin-Heidelberg-New York: Springer 1984.

Moll, W.: Kompendium der Rheumatologie. Basel: Karger 1972.

Ott, V.R., Schoen, R. (Hrsg.): Bindegewebe und chronische

Arthritis, „Rheumatische" Schmerzen, Rheumatologie und Sozialmedizin, Immunsuppressiva. Darmstadt: Steinkopff 1972.

Schoen, R., Böni, A., Miehlke, K. (Hrsg.): Klinik der rheumatischen Erkrankungen. Berlin-Heidelberg-New York: Springer 1970.

Thumb, N.: Die immunsuppressive Therapie der chronischen Polyarthritis. München: Urban & Schwarzenberg 1973.

Tzouchev, V.T., Seidel, K., Dimitrov, M., Herrmann, K.: Rheumatismus im Röntgenbild. Jena: Fischer 1972.

Zicha, K.: Die rheumatisch versteifende Wirbelsäule. Heidelberg: Verlag für Physikalische Medizin 1971.

Therapieschemata zum Kap. 14: Rheumatologie (Stichwörter in alphabetischer Reihenfolge)

ALLGEMEINE GRUNDSÄTZE DER PHYSIKALISCHEN THERAPIE VON GELENKERKRANKUNGEN

s. S. 736 f.

ARTHRITIS, AKUTE INFEKTIÖSE (PYOGENE)

1. gemäß Antibiogramm gezielte Verabreichung von Penicillin oder einem Breitspektrumantibiotikum (gewöhnlich parenteral)
2. Entlastungspunktion, Spülungen mit physiologischer Kochsalzlösung, intraartikuläre Antibiotikainstillation und Inzision mit Drainage
3. Immobilisation des Gelenks mittels Schiene oder Extension
4. lokale Wärmetherapie (heiße Packungen)
5. frühzeitige aktive Bewegungsübungen

ARTHRITIS, CHRONISCHE PYOGENE

radikale chirurgische Sanierung (Resektionen, Arthrodesen) und gezielte Antibiotikatherapie gemäß Antibiogramm

ARTHRITIS UND PSORIASIS

1. Indometacin oder Phenylbutazon
2. sorgfältige Kortikosteroidbehandlung (Remissionen)
3. Zytostatika, Goldsalze und Antimalariamittel meiden (wegen z. T. ernster Nebenwirkungen, auch auf die Haut)

ARTHRITIS, RHEUMATISCHE, JUVENILE

Behandlung s. Arthritis, rheumatoide

ARTHRITIS, RHEUMATOIDE

(Primär chronische Polyarthritis)

1. allgemeine körperliche Schonung (bei schweren Formen absolute Bettruhe, sonst tgl. Ruhezeit)
2. psycholog. Führung des Patienten durch den Arzt
3. Schonung der erkrankten Gelenke (Bettruhe, orthopädische Stützen, Ruhigstellung durch Schienen)
4. tgl. Bewegungsübungen
5. lokale Wärmeapplikation (Infrarotbestrahlung, warme Bäder, feuchtwarme Packungen)
6. Gabe von *Salizylaten*, z. B. Acetylsalicylsäure oder Natriumsalicylat, im allg. bei Erw. tgl. 4–6 g (Cave: bei Magenbeschwerden Antazida verabreichen)

7. bei schweren (nächtlichen) Schmerzen Codein, 30 mg vor dem Schlafengehen
8. ausgeglichene, individuelle Diät
9. bei Eisenmangel Verordnung von *Eisenpräparaten*, z. B. Eisensulfat, 0,2 g 3 × tgl. oral
10. Anwendung von *Antiphlogistika* nach erfolgter rein konservativer Basistherapie bei Patienten mit weiterhin progressivem Verlauf

Acetylsalicylsäure (+ Antazidum) oder Ibuprofen Fenoprofen Naproxen Tolmetin bzw. Sulindac	als nichtsteroidale Antiphlogistika
Aurothioglucose Aurothiopolypeptid	kurmäßig einzunehmen, vor allem wenn Kortikosteroide kontraindiziert sind

(Cave: sorgfältige Therapieüberwachung wegen Nebenwirkungen vonnöten!)

Cortison Hydrocortison Prednison Prednisolon Triamcinolon Methylprednisolon Dexamethason	besonders für aktive und progrediente rheumatoide Arthritis bei erfolgloser Basistherapie und kontraindizierter Goldbehandlung
Chloroquindiphosphat Hydroxychlorochinsulfat	nur bei Patienten mit geringer Krankheitsaktivität anzuwenden (Cave: toxische Reaktionen erlauben keine Routinebehandlung, Wert der Präparate umstritten)
Phenylbutazon	bei peripherer rheumatoider Arthritis anwendbar
Indometacin	den Salizylaten an Wirksamkeit gleichzustellen
D-Penicillamin	Nur für progrediente Fälle von rheumatoider Arthritis

11. Behandlung mit *Zytostatika* Cyclophosphamid Azathioprin Chlorambucil — bisher nur in Fällen schwerer rheumatoider Arthritis angewendet, es bleiben — u. a. wegen der Toxizität — weitere experimentelle und klinische Untersuchungen abzuwarten

12. Chirurgisch-orthopädische Therapie

Kap. 14: Rheumatologie

ARTHROPATHIA NEUROPATHICA
(Charcotsches Gelenk)

1. Behandlung der Grundkrankheit und mechanische Stützapparate zur Entlastung der betroffenen Gelenke
2. in besonders schweren Fällen Arthrodesen oder sogar Amputationen

ARTHROSIS DEFORMANS
(Arthrose)

1. körperliche Aktivität einschränken, Belastungen der betroffenen Gelenke vermeiden, Haltungsfehler korrigieren, Ruhe
2. Diät zur Gewichtsreduktion und somit Entlastung der Gelenke
3. lokale Wärmeapplikation
4. bei Schmerzen Analgetika verabreichen
   Acetylsalicylsäure oder
   Indometacin, 50–75 mg über den Tag verteilt
   (besonders bei Coxarthrose indiziert)
5. intraartikuläre Kortikoidinjektionen
6. orthopädische (korrektive) Maßnahmen

BEHÇET-SYNDROM

Gabe von Kortikosteroiden und Immunosuppressiva in Kombinationstherapie

BURSITIS

1. Ruhigstellung der Gelenke und Bettruhe
2. Analgesie und lokale Wärme
3. Lokalinjektionen mit Kortikosteroiden
4. Spezielle Behandlung infizierter Bursae mit Antibiotika und durch tägliche Aspiration

CHONDROKALZINOSIS

1. Behandlung der Primärerkrankung (z. B. Stoffwechselleiden)
2. Antiphlogistika (Salizylate, Indometacin, Phenylbutazon) und
   Kortikosteroide (z. B. Hydrocortison intraartikulär) verabreichen

GICHT

a) eim akuten Anfall

1. Colchicin (Medikamente der Wahl vor endg. Diagnosestellung), stdl. 0,5 oder 0,6 mg oder alle 2 Std 1 mg, bis der Schmerz nachläßt (Cave: Nebenwirkungen wie Übelkeit oder Diarrhoe) oder
2. Phenylbutazon (Mittel der Wahl bei feststehender Diagnose), anfangs 400 mg, danach

200 mg alle 6 Std bis zum Nachlassen des Anfalls (maximal für 3 Tage) oder alternativ Oxyphenbutazon
3. Indometacin, Tagesdosis 75–200 mg für 2–3 Tage
4. ggf. ACTH oder Kortikosteroide
5. als Analgetika vorübergehend Codein oder Pethidin
6. Bettruhe bis 24 Std nach Anfallende

b) Intervalltherapie

1. leichte Diät (reichliche Mahlzeiten und abnormen Alkoholgenuß vermeiden)
2. auf vermehrte tgl. Urinausscheidung achten (Urataussscheidung)
3. Colchicin, 3 × tgl. 0,5 mg (später 0,5 mg tgl.) *plus* Allopurinol
4. Urikosurika (bei Bildung von Tophi oder zunehmenden akuten Anfällen):
   Probenecid, anfangs 0,5 g tgl., später 1–2 g tgl.
   oder
   Sulfinpyrazon, anfangs 100 mg, später 200–400 mg tgl. (Cave: Erhaltungsdosis durch Kontrolle der Harnsäure-Clearance bestimmen: tägliche Urinmenge soll mindestens 2 000 ml zur Verhütung von Harnkristallbildungen betragen, Urin-pH über 6 einstellen)
   Benzbromaron
5. Allopurinol (Cave: Vorsicht bei Niereninsuffizienz, tgl. Dosis vom Serumharnsäurespiegel abhängig, gewöhnlich 200–400 mg tgl., evtl. mit Urikosurika kombinieren, nicht für den akuten Anfall geeignet)

c) Behandlung der chronischen Gichtknotenarthritis

1. zur Behandlungsform s. Intervalltherapie
2. ggf. chirurg. Entfernung großer Gichtknoten

LUPUS ERYTHEMATODES, SYSTEMISCHER (SLE)

1. Die benigne Form erfordert nur unterstützende Maßnahmen, keine Medikation
2. bei Gelenksymptomen Ruhigstellung der Gelenke, evtl. Salizylatgabe
3. Hautläsionen werden mit lokalen Kortikosteroiden behandelt
4. bei schweren Komplikationen Kortikosteroide oder ACTH (Therapieerfolge unterschiedlich!)
5. hochkalorische Diät mit reichlicher Vitaminzufuhr
6. bei ausgeprägter Anämie Bluttransfusionen und Eisenpräparate verabreichen

Kap. 14: Rheumatologie

7. begleitende Infektionen oder sonstige Erkrankungen gezielt behandeln
8. ggf. Immunosuppressiva, z.B. Azathioprin (Imurek®) oder Zytostatika, z.B. Cyclophosphamid (Endoxan®) verordnen (Cave: Bewertung dieser Therapieform noch nicht abgeschlossen, außerdem mögliche ernste Nebenwirkungen beachten)
9. Antimalarika (z.B. Hydroxychloroquin) können bei Haut- und Gelenksymptomen ebenfalls Anwendung finden
10. Patienten mit Photosensibilität vor direkter Sonneneinstrahlung und vor UV-Licht sowie bei Raynaud-Phänomen vor Kälte schützen

POLYCHONDRITIS, REZIDIVIERENDE

1. Kortikosteroide
2. bei broncho-pulmonalen Komplikationen Tracheotomie

POLYMYALGIA RHEUMATICA

1. Verordnung von Salizylaten oder kleinen bis mittleren Kortikosteroiddosen
2. bei Riesenzellarthritis Kortikosteroide in hoher Dosierung geben

SJÖGREN-SYNDROM

(Sicca-Syndrom)

1. Lokaltherapie mit die Augen befeuchtenden Lösungen (künstliche Tränen); alle 3 Std einträufeln

2. bei ausgedehntem Befall Kortikosteroidbehandlung (Cave: Infektionen oder Ulzerationen am Auge)
3. Sorgfältige Mundhygiene

SPONDYLARTHRITIS ANCYLOPOETICA

(M. Bechterew)

1. körperliches Haltungstraining und Atemübungen (vgl. auch Basisbehandlung der rheumatoiden Arthritis, S. 714)
2. Behandlung der Begleiterkrankungen
3. Phenylbutazon oder Oxyphenbutazon } anfangs 100 mg tgl., bei Bedarf auf 2–3 × tgl. 100 mg erhöhen
   (Cave: regelmäßige Kontrolle des Blutbildes) oder
   Indometacin, 50–75 mg tgl., in Einzeldosen über den Tag verteilt
4. Röntgenbestrahlung der schmerzhaften Wirbelsäulenpartie (bringt gelegentlich Besserung, doch Leukämiegefahr!)
5. Verabreichung von Kortikosteroiden
6. evtl. orthopädische Maßnahmen (vgl. allg. Grundsätze, S.736f.)

15. Knochen- und Gelenkkrankheiten

Infektionen der Knochen und Gelenke

Osteomyelitis

Die Osteomyelitis ist eine akute oder chronische, durch Infektion bedingte Knochenentzündung. Sie kann entsprechend der Kontamination mit den Erregern als primäre oder sekundäre Osteomyelitis bezeichnet werden; eine andere Einteilungsmöglichkeit beruht auf der mikrobiellen Ätiologie.

Die *primäre Osteomyelitis* wird durch die direkte Implantation von Mikroorganismen in den Knochen verursacht und entsteht in der Regel an der Stelle, die der Verunreinigung ausgesetzt ist. Offene (komplizierte) Brüche, penetrierende Wunden (insbesondere Schußverletzungen) sowie chirurgische Knochenoperationen sind die häufigsten Kontaminationsstellen. Die intramedullare Punktion und Injektion können gelegentlich ebenfalls für die Infektion verantwortlich gemacht werden.

In der Regel ist eine operative Behandlung notwendig, meistens kombiniert mit der Gabe von Antibiotika. Die Behandlung der primären Osteomyelitis wird deswegen häufig in der Verbindung mit offenen Brüchen oder postoperativen Wundkomplikationen diskutiert.

Der Entzündungsweg der *sekundären Osteomyelitis* verläuft gewöhnlich auf arteriellem Weg, eine Ausnahme besteht in der Ausbreitung durch die Venen zum Beckenknochen oder zur Wirbelsäule bzw. durch direkte Ausbreitung von Infektionen benachbarter Gelenke oder Gewebe. Durch Infektions- oder Bißwunden tieferen Gewebes kann ebenfalls eine sekundäre Osteomyelitis ausgelöst werden. Darüber hinaus haben die hämatogenen Osteomyeliditen durch den Einsatz von Immunosuppressiva zugenommen.

1. Die akute, eitrige Osteomyelitis

Diagnostische Merkmale
- Fieber, Schüttelfrost, allgemeines Krankheitsgefühl und Schwitzen
- Schmerzen, Schwellung, eingeschränkte Beweglichkeit der angrenzenden Gelenke
- Das Anlegen einer Blutkultur oder ein direkter Wundabstrich sind unbedingt notwendig für eine präzise, die Ursache erfassende Diagnose

Allgemeine Betrachtungen
Ungefähr 95% aller Fälle der akuten, sekundären Osteomyelitis sind verursacht durch eitererregende Bakterien, gewöhnlich durch einen einzigen Bakterienstamm. Eine neuerliche Kontamination während der offenen chirurgischen Behandlung oder eine „Superinfektion" unter der antibiotischen Behandlung mit einem verschiedenen Bakterienstamm können eine sogenannte gemischte Infektion verursachen.

Die akute hämatogene Osteomyelitis wird hauptsächlich während der Wachstumsphase des Skelets angetroffen. Eine Infektion mit Staphylokokken ist in über 75% der Fälle für die Infektion verantwortlich zu machen, die betahämolytischen Streptokokken der Gruppe A folgen an nächster Stelle. Die weiteren Osteomyelitisfälle werden durch ein anderes Erregerspektrum verursacht. Zuvor bestehende Infektionen anderer Organsysteme, meistens der Haut, des Respirationstraktes oder des Urogenitalsystems können in über der Hälfte der Fälle angetroffen werden. Auch ist in der Anamnese sehr häufig eine traumatische Verletzung vorhanden.

Klinische Befunde
A. Symptome: Bei Säuglingen manifestiert sich der Ausbruch der Krankheit sehr häufig unter alarmierenden Allgemeinsymptomen einer Intoxikation. Ein mehr schleichender Beginn kann durch weniger auffällige, generalisierte Symptome verschleiert werden. Die aktive Beweglichkeit der befallenen Extremitäten ist meistens behindert. Eine erhöhte Empfindlichkeit besteht im Bereich des befallenen Knochens meistens vor der Schwellung oder Rötung, welche später sehr häufig in Kombination mit einem extraossären Abszeß auftreten.

Bei Kindern kann der Ausbruch der Krankheit mit hohem Fieber, Schüttelfrösten und Erschöpfungszuständen einhergehen. Ein weit weniger dramatischer Beginn ist häufig dann vorhanden, wenn vorher eine entsprechende medikamentöse Therapie für eine vorbestehende, prädisponierende Krankheit eingeleitet wurde.

Lokalisierte Schmerzhaftigkeit kann ebenfalls ein Hinweis für die Erkrankung sein, zuweilen auch eine leichte Schwellung des Unterhautgewebes. Die passive Gelenkbeweglichkeit einer Extremität wird häufig durch einen reflektorisch bedingten Muskelhartspann behindert.

Der Ausbruch der Erkrankung beim Erwachsenen verläuft meistens weniger alarmierend als bei Säuglingen und Kleinkindern. Die allgemeinen Zeichen einer Bakteriämie sind meistens nicht vorhanden, und in ihrer Intensität wechselnde sowie nicht streng lokalisierte Schmerzen können die ersten Zeichen einer beginnenden Osteomyelitis sein. In Abhängigkeit von der Dauer und dem Ausmaß des Knochenbefalls kann eine erhöhte Schmerzempfindlichkeit vorhanden sein oder fehlen. Die eingeschränkte Gelenkbeweglichkeit, besonders bei Patienten mit einem Befall der Wirbelsäule oder bei einer gelenknahen Manifestation, steht meist im Vordergrund.

B. Laborbefunde: Eine exakte Diagnose in jedem Alter kann durch einen exakten, bakteriologischen Erregernachweis getroffen werden. Im Anfang der Entzündung, besonders im Invasionsstadium, können Blutkulturen positiv sein, jedoch sind häufige Kontrollkulturen notwendig. Eine Beschleunigung der BSG oder eine Leukozytose sind meistens zu finden, wobei jedoch ein Fehlen dieser Symptomatik nicht gegen eine Osteomyelitis spricht. Wenn eine schwere Infektion vorliegt, so kann meistens schon früh eine sekundäre Anämie nachgewiesen werden.

C. Röntgenbefunde: Deutliche, röntgenologisch erkennbare Skeletveränderungen sind bei Kindern nicht vor Ablauf von 7 bis 10 Tagen nach Ausbruch der Erkrankung, bei Erwachsenen nicht vor Ablauf von 2 bis 4 Wochen zu finden. Die extraossäre Verdickung des Weichteilgewebes, verursacht durch Exsudatbildung in der Nähe des Knochenherdes, ist häufig das erste auffällige Zeichen, welches innerhalb von 3–5 Tagen nach Symptombeginn auftritt. Die Xeroradiographie kann die feinen Veränderungen in den extrakortikalen Weichteilen aufzeigen, welche die herkömmlichen Röntgenfilme nicht nachweisen können. Später kommt es zu Veränderungen der Spongiosastruktur und zur Zerstörung der Kompakta. Die subperiostale Knochenneubildung findet sich meist erst spät und kann dann als Ausdruck einer beginnenden Heilung aufgefaßt werden.

D. Spezialuntersuchungen: Die Frühdiagnose wird dann erleichtert, wenn es gelingt, Material aus dem Krankheitsherd zur bakteriologischen Untersuchung zu gewinnen. Man kann dieses Material z. B. durch Punktion von Weichteilabszessen gewinnen. Sonst, wenn die Symptomatik keinen Zweifel an der Lokalisation des Prozesses läßt, besonders im Bereich der Metaphysen, wo die Knochenrinde vergleichsweise dünn ist, kann der Markraum mit einem Knochentrokar anpunktiert werden, um infektiöses Material zur Untersuchung zu gewinnen.

Bei sehr ausgeprägter Symptomatik, die länger als 48 Std andauert, sollte man versuchen, das bakteriologische Material durch offene, operative Freilegung zu erlangen. Zusätzlich zur mikrobiellen Kultur können für die Diagnostik mikroskopische Untersuchungen entsprechend angefärbter Ausstriche nützlich sein zur Beurteilung des Typs der Zellpopulation (zum Beispiel der polymorphkernigen Leukozyten) und der Morphologie identifizierbarer Bakterien.

Die Nuklearmedizin erlaubt mittels Radiodiagnostika verborgene Infektionsherde zu lokalisieren, ehe sie durch Röntgenuntersuchungen ermittelt werden können. So kann eine Therapie eingeleitet werden, ehe schwere Knochenzerstörungen entstehen.

Differentialdiagnose

Die akute, hämatogene Osteomyelitis muß gegenüber der eitrigen Arthritis, dem rheumatischen Fieber und einer eitrigen Zellgewebsentzündung abgegrenzt werden. Die Pseudoparalyse in Verbindung mit einer akuten Osteomyelitis ruft zuweilen bei Kindern ein ähnliches Krankheitsbild wie eine beginnende Poliomyelitis hervor.

Bei schwächerer Symptomatik kann die Osteomyelitis manchmal das Bild einer flüchtigen, synovialen Reizung des Hüftgelenks oder einen Morbus Perthes vortäuschen. Weiterhin sind die akuten und subakuten Formen der Osteomyelitis mit sehr wechselnder Symptomatik gegen eine tuberkulöse oder eine mykotische Knocheninfektion sowie gegen das Ewing-Sarkom differentialdiagnostisch abzugrenzen.

Komplikationen

Die häufigste Komplikation der akuten Osteomyelitis ist der Übergang in eine chronische Form, was oft die Folge einer verspäteten Diagnose oder einer unzureichenden Behandlung ist. Das Warten auf deutlich erkennbare röntgenologische Veränderungen, unspezifische Behandlung, insbesondere eine unzureichende, nicht wirksame Antibiotikabehandlung, führen häufig zum Fortschreiten der Knocheneinschmelzung und zur Zerstörung der darüberliegenden Weichteile. Andere Komplikationsmöglichkeiten sind der Weichteilabszeß, die eitrige Gelenksentzündung sowie die metastatische Infektion, ausgehend von einem einzigen osteomyelitischen Herd. Pathologische Frakturen können ebenfalls bei ausgedehnter Zerstörung des Knochens auftreten.

Behandlung

A. Allgemeine Maßnahmen: Die Schwere des allgemeinen Krankheitsbildes bestimmt schon zum Teil die zu ergreifenden Maßnahmen. Bei einem ausgeprägten septischen Krankheitsbild muß der Wasser- und Elektrolythaushalt eingestellt und beobachtet werden. Die Ruhigstellung der kranken Extremität auf Schiene, Gips oder andere ruhigstellende Apparate ist wegen der erheblichen Schmerzen notwendig; gleichzeitig kann hierdurch eine pathologische Fraktur vermieden werden. Die infektiöse Anämie kann am besten durch Vollblutkonserven gebessert werden. Eine vollständige, medikamentöse Schmerzausschaltung ist nicht immer erstrebenswert, da die Intensität der Schmerzen oft als guter Indikator für die Wirksamkeit der Therapie gelten kann.

B. Spezifische Maßnahmen: Obwohl die Antibiotika einen wesentlichen Fortschritt in der Behandlung der Osteomyelitis darstellen, basiert auch heute noch eine sinnvolle Therapie auf der Anwendung chirurgischer Mittel, die durch die medikamentöse Therapie ergänzt werden. Die speziell zu ergreifenden therapeutischen Maßnahmen müssen sich z.T. nach dem Infektionserreger, dem Stadium der Infektion und der allgemeinen Reaktionslage des Patienten richten. Die Behandlung muß sich den individuellen Gegebenheiten anpassen, hier können lediglich einzelne, allgemein gehaltene Ratschläge gegeben werden.

1. Operative Behandlung: Während der ersten 2 bis 3 Tage nach Ausbruch der akuten Infektion kann in vielen Fällen, besonders bei Kindern und Säuglingen, ein offenes operatives Vorgehen vermieden werden. Setzen eine intensive Allgemeinbehandlung und eine gezielte Antibiotikatherapie sofort ein, so kann ein Fortschreiten der lokalen Veränderung unter Kontrolle gebracht werden, bevor es zur Eiterung und nachfolgenden Gewebszerstörung kommt.

Die subperiostale Abszeßbildung oder der Durchbruch in die Weichteile sollten bei Kindern und Säuglingen durch Punktion entlastet und drainiert werden. Wenn trotz dieser Therapie Fieber und Schmerz länger als 2 bis 3 Tage anhalten, so muß man an ein Fortschreiten des infektiösen Prozesses denken. Die chirurgische Ausräumung des Markraumes kann sogleich erfolgen, um das Ausmaß der Knochennekrose möglichst klein zu halten. Die sich daran anschließende, notwendige Behandlung kann dann entweder geschlossen oder offen erfolgen.

2. Antibiotikabehandlung: Eine sinnvolle Antibiotikatherapie basiert auf dem Erregernachweis und der Testung dessen Empfindlichkeit gegenüber den einzelnen Antibiotika. Bei einem schwerkranken Patienten sollte die Antibiotikabehandlung sofort dann einsetzen, sobald das Kulturmaterial

gewonnen wurde. Die bakteriologischen Testergebnisse brauchen nicht unbedingt abgewartet zu werden.

Wenn die klinische Symptomatik nicht der Erkenntnis widerspricht, daß es sich bei Säuglingen und Kleinkindern meistens um eine Infektion mit Staphylokokken oder betahämolysierenden Streptokokken der Gruppe B handelt, kann mit der medikamentösen Therapie sofort begonnen werden. Wenn keine Kontraindikation vorliegt (z.B. Penicillinallergie), beginnt die Behandlung mit der sofortigen parenteralen Verabreichung von penicillinasefestem halbsynthetischen Penicillin (Methicillin, Oxacillin). Die Dosierung sollte hoch genug sein, um einen bakteriziden Serumspiegel zu erreichen. Die Dosierung des entsprechenden Antibiotikums wird mitbestimmt durch das Ergebnis der Erregerleitung, welche *in vitro* die Empfindlichkeit des Medikamentes gegenüber dem Erreger bestimmt. Breitbandantibiotika mit Ausnahme der halbsynthetischen Penicilline oder Cephalosporine sollten vermieden werden, da sich sehr häufig unter einer solchen Behandlung in kurzer Zeit resistente Bakterienstämme entwickeln können.

Auch bei schwerkranken Erwachsenen ist es oft notwendig, die Behandlung zu beginnen, bevor die Erreger isoliert werden konnten. Die anfängliche Auswahl der Antibiotika verlangt in einem solchen Fall jedoch eine sehr kritische, klinische Betrachtung.

Die häufigsten Erreger der akuten hämatogenen Osteomyelitis beim Erwachsenen sind grampositive Kokken und gramnegative Bazillen. Ein evtl. vorhandener Primärherd auf der Haut, im Bereich des Respirations- oder Urogenitaltraktes kann einen Hinweis auf den Erreger geben. Bei begründetem Verdacht auf eine Infektion mit grampositiven Kokken sind die penicillinasefesten, halbsynthetischen Penicilline Mittel der Wahl. Cephalosporine und Vancomycin gelten als Alternativen.

Die gramnegativen Bazillen besitzen eine sehr unterschiedliche Empfindlichkeit gegenüber den einzelnen Antibiotika, so daß bis zum Erregernachweis und zur Anfertigung eines Antibiogrammes nur eine Kombination von Antibiotika gegeben werden sollte (z.B. Gentamycin oder Amikacin plus Clindamycin oder Nafcillin).

Jüngere klinische Ergebnisse haben gezeigt, daß Gentamycin mit oder ohne Cephaloridin ein gutes Wirkungsspektrum bei akuten, schweren Infektionen, verursacht durch gramnegative Bakterien, besitzt. Beim Vorliegen eines septischen Krankheitsbildes sind spezifische Maßnahmen für dessen Behandlung in Kombination mit der Chemotherapie notwendig. Das gilt im besonderen für den septischen Schock.

Auch wenn der Patient fieberfrei ist und wiederholte, bakteriologische Kontrollen kein Wachstum mehr zeigen, sollte die Antibiotikatherapie noch für 2 bis 3 Wochen beibehalten werden.

Eine sinnvolle medikamentöse Therapie basiert auf der Austestung der Empfindlichkeit der einzelnen Erreger gegenüber den einzelnen Medikamenten. Richtig ausgeführte Plättchentests können schon früh Hinweise auf die mögliche Wirksamkeit der Medikamente geben, die für die Behandlung der durch Staphylokokken und auch hämolysierende Streptokokken der Gruppe A bedingten Infektionen in Frage kommen. Die Plättchenmethode kann jedoch keine exakte Aussage darüber machen, welche Konzentrationen notwendig sind, um eine bakterizide Wirkung zu erreichen.

Ein zuverlässiger labortechnischer Hinweis dafür ist die Austestung der Antibiotikakonzentration im Patientenserum gegen den isolierten Bakterienstamm. Um jedoch eine ausreichende Gewebssättigung durch das Antibiotikum zu erreichen, sollten die Serumproben nicht früher als 24 bis 48 Std nach Beginn der Behandlung entnommen werden. In Abhängigkeit von diesen Ergebnissen muß die Dosis zuweilen erhöht oder das Medikament gewechselt werden.

Obwohl sich die Plättchentests als eine zuverlässige und wertvolle Hilfe bei der Behandlung dieser Infektion erwiesen haben, die durch die oben angeführten oder andere Erreger bedingt waren, verlieren sie ihre Zuverlässigkeit für eine rasche und gute Hilfe dann, wenn als Infektionserreger Darmbazillen oder Enterokokken auftreten. Unter diesen Umständen bietet die Röhrchenverdünnungsmethode eine weit zuverlässigere Hilfe. Als weiterer Vorteil gibt die Röhrchenverdünnungsmethode bessere Hinweise auf die notwendige Dosierung. Auch die Konzentrationen der einzelnen Antibiotika können besser bestimmt werden, wenn sie einen additiven oder synergistischen Effekt bieten. Weiterhin kann durch diese Methoden eine sinnvolle Auswahl der Medikamente erfolgen, die sich bei Vorliegen einer gemischten Infektion als wirksam erweisen.

C. Behandlung der Komplikationen: Die Behandlung der üblichen Komplikationen der akuten hämatogenen Osteomyelitis ist im wesentlichen die gleiche wie sie für die eitrige Arthritis oder chronische Osteomyelitis gilt, die an anderer Stelle diskutiert wird. Die Superinfektion in Form einer Bakteriämie, verursacht durch einen unterschiedlichen Erregerstamm, verlangt nun zusätzlich dieselbe Behandlung wie die primäre Infektion.

Verlauf und Prognose

Die Mortalität bei der behandelten akuten Osteomyelitis ist heute nicht höher als 1%, wogegen die Morbidität weiterhin sehr hoch geblieben ist. Wenn eine effektive Behandlung nicht später als 48 Std nach Ausbruch der Erkrankung einsetzt, kann mit einer Remission in über ⅔ der Fälle gerechnet werden. Der Übergang in die chronische Osteomyelitis ist jedoch bei verzögert einsetzender Behandlung auch heute noch sehr häufig. Bei jungen Kindern ist die Prognose deutlich besser.

2. Salmonellen-Osteomyelitis und -Arthritis

Die Infektion der Knochen oder Gelenke als Komplikation der Typhuserkrankung kommt in weniger als 1% der Fälle vor.

Die Symptome der hämatogenen osteoartikulären Infektion durch *Salmonella typhi* sind nicht charakteristisch. Die präzise Diagnose hängt vom Nachweis von S. typhi im osteoartikulären Herd ab. Die Behandlung ist identisch mit derjenigen anderer Salmonelleninfektionen. Die Häufigkeit der Infektion mit S. typhi ist während der vergangenen 25 Jahre zurückgegangen, aber die Häufigkeit der Infektion durch andere Salmonellenstämme nahm zu.

Mehr als 1 000 Serumtypen von Salmonellen wurden identifiziert und bei allen kann Pathogenität angenommen werden. Salmonellen verursachen die meisten Bakteriämien bei der Sichelzellkrankheit und etwa 10mal häufiger als andere pyogene Bakterien eine Osteomyelitis bei Patienten mit Hämoglobinopathien. Am häufigsten werden Knochen- und Gelenkinfektionen durch *S. choleraesuis, S. typhimurium* und *S. paratyphi B* hervorgerufen.

Patienten ohne Systemerkrankung zeigen eine etwas andere Verteilung, Häufigkeit und anatomische Lokalisation der Osteomyelitis als Kinder und Jugendliche mit Sichelzellerkrankung. Bei sonst gesunden Patienten ist der Knochenbefall bei der Salmonellosis meist solitär und kann alle pathologischen Manifestationen der akuten oder chronischen pyogenen Osteomyelitis aufweisen. Bei Kindern und Jugendlichen ist der Herd meist in der Metaphyse eines langen Schaftknochens, insbesondere am unteren Femur, am proximalen Humerus oder an der distalen Tibia. Beim Erwachsenen kann der Herd zusätzlich in den Metaphysen oder Epiphysen festgestellt werden. Andere mögliche Lokalisationen betreffen die Rippen und die Wirbelsäule.

Der Beginn der Knochen- und Gelenkinfektion liegt im allgemeinen während der subakuten Phase der Salmonellenerkrankung, kann sich jedoch auch bis zur Rekonvaleszenz oder sogar um Monate oder viele Jahre verzögern. [Anm. d. Hrsg.: Auf die Wiedergabe der zahlreichen Besonderheiten einer Salmonellen-Osteomyelitis bei Kindern mit Sichelzellenanämie, das sogenannte „Hand-Fuß-Syndrom", wird verzichtet.]

Die Röntgenveränderungen der Knochen- und Gelenkinfektion durch Salmonellen sind nicht charakteristisch und entsprechen denjenigen bei pyogener Osteomyelitis oder Arthritis im akuten oder chronischen Stadium.

Die wesentlichste Komplikation ist das Chronischwerden der Erkrankung mit Persistenz der Infektion und Wiederauftreten der klinischen Symptomatik. Wiederauftreten des Fiebers zusammen mit Schmerzen oder lokaler Überempfindlichkeit kann ein Hinweis auf eine verspätete Knochenaffektion sein.

Verbindliche Empfehlungen für eine offene operative Behandlung während der frühen Stadien einer Knochen-Gelenkbeteiligung können nicht gegeben werden. Wenn die gezielte medikamentöse Behandlung ausreichend ist, dann ist die offene Drainage akuter Knocheninfektionen im allgemeinen nicht notwendig, obwohl bei einem sich vergrößernden Abszeß eine periodische Aspiration oder die geschlossene Katheterdrainage indiziert sein können. Bei sich wiederholenden oder chronischen Infektionen wird die offene operative Behandlung unumgänglich.

3. Bruzellen-Osteomyelitis

Die Bruzelleninfektion des Skeletsystems ist nicht sehr häufig. Sie kann jedoch als Komplikation oder als Folge einer Bruzellose auftreten. Es werden sowohl über Infektionen bei *Brucella melitensis* als auch bei *Br. abortus* berichtet. Am häufigsten finden sich die Skeletmanifestationen der Bruzellose als Spondylitis im Bereich der Lendenwirbelsäule oder der Sakroiliakal-Gelenke. Es handelt sich dabei in der Regel um granulomatöse Vorgänge, obwohl es zuweilen auch zu Abszeßbildungen kommen kann. Im Verlauf der Krankheit können sich schon früh Osteophyten bilden, die später durch breite knöcherne Appositionen zwischen den Bandscheibenräumen eine spontane Fusion der Wirbelsäule verursachen können.

Es ist häufig weder möglich, aus dem Blut, noch durch direkte Gewebsentnahme den Erreger nachzuweisen. Auch hier muß die Verdachtsdiagnose einer aktiven Entzündung durch Bestimmung des steigenden Agglutinationstiters während des akuten Stadiums oder durch Brucella-spezifische Hauttests gesichert werden.

4. Chronische eitrige Osteomyelitis

Diagnostische Merkmale
- Schmerz, Überempfindlichkeit, Schwellung und Rötung der über dem Knochenprozeß liegenden Haut
- Fistelbildung

Allgemeine Betrachtungen
Die chronisch eitrige Osteomyelitis kann als Folge einer nicht erkannten oder nur unzureichend behandelten akuten Osteomyelitis auftreten. Sie kann jedoch auch ohne vorausgehende akute Infektion als ein nur wenig schmerzhafter, sich langsam entwickelnder Prozeß ohne deutliche Symptomatik auftreten. Die immer wiederkehrende Infektion manifestiert sich bei Verstärkung der Symptomatik mit oder ohne Eiterdurchbruch nach außen nach einer vorausgegangenen ‚stillen‘ Periode von Tagen, Wochen oder Jahren. Die chronische Osteomyelitis als Osteomyelitis bei Defektpseudarthrose wird bei der Frakturenbehandlung diskutiert.

Klinische Befunde
A. Symptome: Die Symptome können so gering sein und der Ausbruch der Krankheit so unscheinbar, daß entweder keine oder nur eine geringe Beeinträchtigung des Betroffenen besteht. Zuweilen wird in der Vorgeschichte ein Unfallereignis angegeben. Die lokalen Manifestationen sind sehr verschieden; sie reichen von völliger Symptomfreiheit bis zu unauffälligen Schmerzen und dauernder eitriger Infektion. Der Primärherd der Infektion im Knochen oder Weichteilgewebe kann häufig durch eine Fistel mit der Oberfläche der Haut in Verbindung stehen. Die periodische oder dauernde Sekretion von kleinen Eitermengen verursacht zuweilen nur eine geringfügige Beeinträchtigung des allgemeinen Befindens, wobei sich der Patient häufig nur durch das ständige Wechseln der Verbände behindert fühlt.

Andere Zeichen der chronischen Osteomyelitis sind rezidivierendes Fieber, Schwellungen, Schmerzen und eine Zunahme des eitrigen Ausflusses.

B. Laborbefunde: Leukozytose, Anämie und eine Beschleunigung der BSG sind nicht immer vorhanden und können deswegen nicht als ein diagnostisches Kriterium gewertet werden.

C. Röntgenbefunde: Röntgenologisch nachweisbare Veränderungen der Knochenstruktur hängen ab vom Stadium und Ausmaß der Krankheit sowie von der Schnelligkeit ihrer Ausbreitung. Knochendestruktionen können lokal oder diffus sein; häufig erscheinen sie lediglich als Zonen erhöhter Strahlendurchlässigkeit. Die Knochennekrose, die sich als Zone verminderter Strahlendurchlässigkeit darstellt, ist abhängig von der unterschiedlichen Kalziumaufnahme aus den umgebenden vaskularisierten Knochen. Eine Abdeckelung oder die Bildung neuen Knochens können bei beginnender Ausheilung gefunden werden und liegen sowohl unterhalb des Periosts als auch innerhalb des Knochens. Subperiostal gebildeter Knochen kann sich im Röntgenbild zwiebelschalenartig geschichtet darstellen. Die Resorption der sklerotischen Skeletanteile und die Neubildung der normalen Trabekelstruktur sind im Sinne einer Ausheilung des spongiösen Knochens zu werten.

Um tiefer liegende Knochendestruktionen zu finden, hat sich die Tomographie als sehr wertvoll erwiesen. Fisteldarstellungen mit flüssigen Röntgenkontrastmitteln sind häufig nützlich, um Sequester und noch bestehende Infektionsherde aufzufinden. Gleichzeitig zeigen sie den anatomischen Verlauf und die Konfiguration der Fistelgänge. Wenn die Röntgenuntersuchung mit den üblichen Techniken nicht beweisend ist, kann gelegentlich die Knochen-Szintigraphie für die Lokalisierung einer okkulten Infektion hilfreich sein.

D. Spezialuntersuchungen: Wie bei der primären Osteomyelitis sollte auch hier der für die Infektion verantwortliche Erreger isoliert und gezüchtet werden. Daneben ist das Anfertigen eines Antibiogramms notwendig. Die Untersuchung des aus einer Fistel gewonnenen Materials kann zu falschen Ergebnissen führen, da es zu Verunreinigungen durch die Hautbakterien kommen kann. Zuverlässigere Proben können durch die Entnahme mehrerer Abstriche gewonnen werden – entweder operativ oder durch sterile Gewebsentnahme aus der Tiefe.

Differentialdiagnose

Die chronische eitrige Osteomyelitis muß gegenüber gutartigen und bösartigen Tumoren abgegrenzt werden, ebenso wie gegen bestimmte Formen der ossären Dysplasie sowie gegen eine Ermüdungsfraktur. Die Abgrenzung gegenüber speziellen Infektionen wird in einem späteren Abschnitt besprochen werden.

Komplikationen

Die häufigste Komplikation ist das Bestehenbleiben der Infektion mit immer wiederkehrenden akuten Verschlechterungen. Die chronische Infektion kann zu einer Verschlechterung des Allgemeinbefindens führen, die sich durch eine Anämie, zunehmenden Gewichtsverlust und Schwäche sowie zuletzt durch eine Amyloidose zeigt. Gleichzeitig kann die chronische Osteomyelitis den Infektionsherd für andere Skeletabschnitte darstellen.

Die akute Exazerbation kann kompliziert werden durch sympathische Reizergüsse in die angrenzenden Gelenke oder durch eine eitrige Arthritis.

Konstante Erosionen und fortschreitende Zerstörung des Knochens führen gelegentlich zur pathologischen Fraktur. Zuweilen kommt es zu einem vorzeitigen Verschluß der Epiphysenfugen; überschießendes Längenwachstum kann als Folge der chronischen Hyperämie auftreten. Selten und nur nach mehreren Jahren der Fisteleiterung kann es zur krebsigen Entartung des dauernd infizierten Gewebes kommen.

Behandlung

A. Allgemeine Maßnahmen: Feste Regeln lassen sich wegen des verschiedenartigen klinischen und pathologischen Bildes dieser Krankheit nicht aufstellen. Ist die Osteomyelitis ruhig, so ist eine Behandlung nicht notwendig und der Patient lebt ein annähernd normales Leben. Leichtere Exazerbationen mit Fistelbildungen können mit häufigen Verbandwechseln behandelt werden. Bei akuteren Erscheinungen kann die Ruhigstellung der erkrankten Extremität notwendig sein. Neben Bettruhe müssen zuweilen leichte Analgetika verabreicht werden. Die Anämie und Mangelernährung sollten in entsprechender Weise behandelt werden.

B. Spezifische Maßnahmen: Gelegentlich, wenn die Empfindlichkeit des Erregers gegenüber den Antibiotika bekannt ist, ist eine alleinige hochdosierte antibiotische Therapie ohne chirurgische Intervention in Zusammenhang mit den Allgemeinmaßnahmen angezeigt. Dies trifft hauptsächlich für die frühe Phase eines Rezidivs ohne Fistel- oder Abszeßbildung zu.

Gegenwärtig ist der Wert einer Sauerstoff-Überdrucktherapie in der Behandlung der chronischen Osteomyelitis durch aerobe Mikroorganismen noch nicht erwiesen.

Reichlicher Eiterausfluß und der klinische und röntgenologische Nachweis einer fortschreitenden Knochenzerstörung und Sequestrierung verlangen eine intensivere Behandlung.

1. Operative Behandlung: Weichteilabszesse treten gelegentlich in Verbindung mit Sequesterbildung des Knochens auf. Diese können dann durch operative Herdausräumung und anschließende offene oder geschlossene Saugspülbehandlung angegangen werden. Eine solche Behandlung kann auch für den *Brodie-Abszeß* ausreichend sein, einer ausgesprochen seltenen Knochenentzündung. Weitgehendere und schon länger bestehende Infektionen verlangen größere operative Eingriffe zur Entfernung des deutlich verdickten Narbengewebes und des infizierten Knochens, der entweder sequestriert ist oder noch in Verbindung mit den übrigen Knochenstrukturen steht. In sehr ernsten Fällen bei Versagen aller Therapiemöglichkeiten ist nicht selten am Ende die Amputation notwendig.

Bevor die Antibiotika zur Verfügung standen, kam es als Folge des primären Wundverschlusses häufig zur andauernden Fisteleiterung, so daß die meisten Chirurgen die offene Wundbehandlung vorzogen. Mit der lokalen und allgemeinen antibiotischen Behandlung ist es heute nun möglich, die Operationswunde zu schließen und mit einer intermittierenden Saug-Spüldrainage für 1 bis 2 Wochen zu behandeln. Tiefe Höhlen können durch das Einschlagen größerer Muskellappen in die Höhlen verschlossen werden. Defekte oberflächlich gelegener Knochen werden häufig dadurch gedeckt, daß Spalthaut vorübergehend in diesen Defekthöhlen eingepflanzt wird, insbesondere dann, wenn die darüberliegende Haut und das Unterhautfettgewebe nur eine unzureichende Deckung gewährleisten. Sobald die Infektion dadurch zum Stillstand gebracht worden ist, kann eine ausreichende Weichteildeckung durch gestielte Lappenplastiken erfolgen. Es kann Monate und Jahre dauern, bis kleinere aber häufig sich wiederholende Infektionen beseitigt sind.

2. *Antibiotika:* Eine sinnvolle Antibiotikatherapie basiert auf dem Erregernachweis mit Anfertigen eines Antibiogramms. Die Antibiotika können in hoher Konzentration in die Wunde eingebracht werden. Obwohl die systematische Anwendung eines einzigen Antibiotikums häufig bei der Behandlung von Staphylokokken- und beta-hämolysierenden Streptokokken-Infektionen erfolgreich ist, verlangt die optimale Behandlung der Infektion mit gramnegativen Keimen häufig die Anwendung von Antibiotikakombinationen. Die wiederholte Untersuchung der Wundabstriche ist notwendig, um die Effektivität der Behandlung zu überprüfen. Ebenso sollten die Antibiotikakonzentrationen im Blut regelmäßig untersucht werden, als Hinweis für die Auswahl und Dosierung des Medikamentes.

Verlauf und Prognose

Auch bei einer nach den obigen Richtlinien streng durchgeführten Behandlung kommt es sehr häufig zu keiner Ausheilung. Ursächlich verantwortlich dafür ist, daß man durch die operative und antibiotische Therapie oft nicht in der Lage ist, alle infizierten Gewebsabschnitte zu erreichen. Gleichzeitig kann es unter der Behandlung zum Erregerwechsel und zur Resistenzbildung kommen. Der Mechanismus, wie die Mikroorganismen überleben können, ist noch nicht voll verständlich, aber ihre ursächliche Bedeutung bei der Rezidivhäufigkeit der Osteomyelitis ist gut bekannt.

Spezielle Infektionen der Knochen und Gelenke*

Mykotische Infektionen

Pilzinfektionen des Skeletsystems sind gewöhnlich sekundäre Folgen einer primären Infektion eines anderen Organsystems, häufig der basalen Lungen-

---

* Die akute und chronische (pyogene) Arthritis wird in Kap. 14 abgehandelt.

abschnitte. Obwohl die Skeletveränderungen ihre Prädilektionsstellen an den spongiösen Enden der langen Röhrenknochen und an den Wirbelkörpern haben, so bietet die dominierende Veränderung — ein Granulom mit verschiedenen Stadien der Nekrose- und Abszeßbildung — häufig kein einheitliches charakteristisches, klinisches Bild.

Die Differenzierung gegenüber anderen chronischen lokalen Infektionen geschieht durch die bakteriologische Untersuchung der Synovialflüssigkeit und des infektiösen Gewebes. Serologische Hautteste und histologische Untersuchungen können die Verdachtsdiagnose bestätigen.

1. Kokzidioidmykose
(Vgl. auch S. 1221)

Die Kokzidioidmykose der Knochen und Gelenke ist gewöhnlich Folge einer primären Lungeninfektion. Der Lungenherd braucht nicht im Röntgenbild sichtbar zu sein, wenn die Veränderungen am Skeletsystem in Erscheinung treten. Während der Initialphase der Lungeninfektion sollten Gelenkbeschwerden mit periartikulären Schwellungen besonders im Bereich der Knie- und Sprunggelenke differentialdiagnostisch gegen organische Knochen- und Gelenkveränderungen abgeklärt werden. Die ossären Veränderungen kommen gewöhnlich im spongiösen Bereich der Wirbelsäule oder an den Enden der langen Röhrenknochen zur Darstellung. Rötung und Schwellung der Haut über knöchernen Vorsprüngen können der erste Anhaltspunkt für lokale Veränderungen sein. Abszeßbildungen und Fisteleiterung folgen in der Regel. Die Gelenkinfektion kann durch eine diskrete Ausbreitung auf dem Blutweg verursacht werden, es kommt jedoch auch ein direktes Übergreifen der Infektion von naheliegenden Infektionsherden vor. Die granulomartigen Veränderungen des Knochens oder die villo-nodulöse Synovitis der Gelenke können mikroskopisch nicht von anderen Pilzinfektionen unterschieden werden. Der histologische Nachweis von knötchenartigen Formationen, die Sporen enthalten, macht die Diagnose wahrscheinlich, ist jedoch nicht pathognomonisch. Die Veränderungen im Röntgenbild ähneln denen der Tuberkulose. Lokale Atrophie des Knochens geht über in lokale Destruktionsherde von zystischem Aussehen, die granulomatöse Verwachsungen oder Abszeßbildungen darstellen. Eine subperiostale Knochenneubildung und Sklerose charakterisiert den Heilungsprozeß. Eine Sequestrierung tritt gewöhnlich nicht ein. Die Diagnose basiert in der Regel auf dem Nachweis von *Coccidioides immitis* in der Pilzkultur. Signifikant erhöhte Komplementfixations- oder Agargel-Präzipitations-Hemmtiter sind beweisend für eine disseminierte Kokzidioidmykose und bieten eine Identifizierungsmöglichkeit einer begleitenden Knochen- und Gelenksbeteiligung. Häufig kann der Erreger nicht in der Synovialflüssigkeit gefunden werden, besonders bei vorangegangener Allgemeinbehandlung mit Amphotericin B.

Die Behandlung mit Amphotericin B sollte bei Knochen- und Gelenkinfektionen versucht werden. In frühen Stadien der Infektion kann es auch sinnvoll sein, Amphotericin in die Gelenke zu instillieren oder aber nach der Synovektomie. Die Ruhigstellung des Gelenkes durch Gipsverbände und die Vermeidung jeglicher Belastung sind zu empfehlen. Die chronische Infektion kann durch operatives Herdausräumen oder operative Aushöhlung des Defektes mit nachfolgender Muskellappenplastik behandelt werden. Die Amputation ist oft die einzige Lösung, einen dauernden, fortschreitenden Prozeß unter Kontrolle zu bringen, der auf andere, weniger drastische Maßnahmen nicht reagiert.

Die Synovektomie und die Gelenkversteifung bleiben für weiter fortgeschrittene Gelenkinfektionen übrig. Ruhigstellende Verbände sollten vorsichtig angewendet werden, um eine Ausbreitung der Infektion zu vermeiden.

2. Histoplasmose

Eine lokale Skelet- oder Gelenkbeteiligung bei der Histoplasmose ist selten und setzt in der Regel einen Primärherd der Lunge voraus. Skeletbeteiligungen können singulär oder multipel auftreten. Die granulomatösen Veränderungen sind charakteristisch, und die Diagnose basiert auf der bakteriologischen Untersuchung des Biopsiematerials, das aus den Knochenherden gewonnen wurde, und dem Nachweis von *Histoplasma capsulatum*. Komplementbindungsreaktionen können die Verdachtsdiagnose stützen. Es werden sowohl einzelne als auch multiple Skeletveränderungen gefunden.

In der Regel ist die operative Entfernung des Infektionsherdes zu empfehlen, zuweilen hat sich Amphotericin B bei der Behandlung einzelner Patienten als nützlich erwiesen. Eine Ausheilung ist eher bei behandelten als bei unbehandelten Patienten zu erwarten.

3. Blastomykose
(Torulose)

Die Blastomykose ist eine seltene, aber weltweit verbreitete, chronisch granulomatöse Lungenerkrankung, welche sich auf das Nervensystem ausbreiten kann. Die granulomatösen Veränderungen der Knochen sind nicht charakteristisch. Die Diagnose basiert auch hier auf dem kulturellen Nachweis der hefeartigen Pilze *(Cryptococcus neofor-*

mans) aus dem Knochenherd, Agglutinationstests zum Nachweis der spezifischen Antigene und Antikörper geben bei positivem Ausfall einen mutmaßlichen Hinweis auf die Diagnose. Die operative Ausräumung des befallenen Knochens vergrößert die Heilungsaussichten und verringert eine weitere Ausbreitung.

Zuweilen wird eine Allgemeinbehandlung mit Amphotericin B empfohlen.

4. Nordamerikanische Blastomykose

Die nordamerikanische Blastomykose des Skeletsystems geht ebenfalls mit großer Wahrscheinlichkeit von einem primären Lungenherd aus, gelegentlich von einem Herd der Haut. Die granulomatösen und eitrigen — meist osteolytischen — Veränderungen können sich in jedem Teil des Skeletsystems manifestieren, kommen aber meistens in der spongiösen Struktur der langen Röhrenknochen und in den Wirbelkörpern vor. Das klinische Bild gleicht im wesentlichen dem einer chronischen Osteomyelitis. Die röntgenologischen Veränderungen sind nicht charakteristisch; der destruktive Prozeß kann fokal oder diffus sein. Jeder Teil der Wirbelsäule kann befallen sein und eine Tuberkulose vortäuschen. Die eitrige Arthritis, als Komplikation der Blastomykose, manifestiert sich meist in einem großen Gelenk, insbesondere dem Kniegelenk. Falls keine präzise Diagnose und wirksame Behandlung im frühen Verlauf der Erkrankung einsetzen, ist eine fortschreitende Destruktion des Gelenkes zu erwarten. Die Diagnose wird durch den kulturellen Nachweis von *Blastomyces dermatitidis* aus dem Knochenherd gesichert. Die sprossenden Knötchen können im histologischen Bild nachgewiesen werden.

Es wird die konservative Behandlung der lokalen Veränderungen empfohlen; obwohl nicht spezifisch für die Erkrankung, kann Amphotericin B zumindest für die Knochen- und Gelenkherde günstig sein.

Die Syphilis der Knochen und Gelenke

Die syphilitische Arthritis oder Osteomyelitis kann in jedem Stadium der kongenitalen oder erworbenen Infektionen auftreten. Eine neurotrophe Arthropathie (Charcot-Gelenk) kann indirekt durch eine spinale Syphilis hervorgerufen werden, so daß der Gelenkbefall keine lokale Reaktion auf *Treponema pallidum* ist. Obwohl heute seltener auftretend, bleibt die Syphilis und ihre Skeletmanifestation ein weiterhin bestehendes Problem in einigen Teilen von Afrika und Süd-Ostasien. Im Säuglingsalter spielt sich die typische Manifestation der angeborenen Syphilis an den Epi- und Metaphysen ab. Röntgenologisch findet sich eine Sklerosezone nahe der Wachstumsfuge, die wiederum von einer anderen, ähnlichen Zone durch eine annähernd strukturlose Zone getrennt ist. Wenn diese strukturlose Zone (keine Knochensubstanz) durch entzündliches Gewebe teilweise ersetzt wird, kommt es zu Eiterung und Abszeßbildung, die ihrerseits nun im weiteren Verlauf eine Epiphysenlösung bedingen können, was zur Parrotschen Lähmung führt. Lokale, periostitische Verdickungen im Bereich der vorderen Fontanelle verursachen Parrotsche Knötchen.

Die Periostitis und die Osteoperiostitis sind Manifestationen der angeborenen Syphilis im Säuglingsalter und während des Wachstums. Der Befall der Knochen ist annähernd symmetrisch, die periostitischen Veränderungen entlang der Schienbeinkante verursachen das klassische Säbelbein. Ein schmerzloser, zweiseitig auftretender Erguß der Kniegelenke (Clutton's Gelenke) ist eine seltene Manifestation der angeborenen Syphilis. Im Erwachsenenalter, im 3. Stadium einer erworbenen oder angeborenen Syphilis, sind die typischen Gummata vorherrschend. Die hierbei auftretenden Granulomknoten verschiedener Größe sind charakterisiert durch lokale Destruktionsherde im Knochen, die ihrerseits von einem reaktiven sklerotischen Randsaum umgeben sind. Ausgedehntere Destruktionen in Verbindung mit Zerstörung der Knochenstruktur können pathologische Frakturen bewirken. Die periostitischen Veränderungen kommen beim Erwachsenen am häufigsten in den knöchernen Anteilen des Brustkorbes sowie im Schaftbereich der langen Röhrenknochen vor. Das Röntgenbild der syphilitischen Osteomyelitis ist nicht charakteristisch, aber in der Regel ist Knochenneubildung ausgeprägter als der Knochenabbau.

Der klinische Verdacht ist diagnostisch sehr wichtig, da die Syphilis sehr viele andere Krankheitsbilder imitieren kann. Osteoartikuläre Veränderungen aufgrund anderer Ursachen müssen insbesondere bei denjenigen Patienten differentialdiagnostisch ausgeschlossen werden, bei welchen eine Allgemeinbehandlung der Syphilis erfolgte. Liegen klinische Symptome und entsprechende röntgenologische Veränderungen vor und besteht in der Anamnese der Verdacht auf eine angeborene oder erworbene Syphilis, so können serologische Untersuchungen die Diagnose endgültig sichern. Eine Biopsie ist nicht notwendig, um die Diagnose zu stellen; die syphilitischen Gummata können dadurch jedoch gegenüber anderen knöchernen Veränderungen unterschieden werden. Kommt es unter einer spezifischen Behandlung zur Besserung

der klinisch und röntgenologisch erkennbaren Veränderungen, so kann dies ebenfalls die Diagnose unterstützen; gleichzeitig besteht darin eine brauchbare Methode, andere Veränderungen gegenüber der Syphilis abzugrenzen, die nicht auf eine solche Behandlung ansprechen.

Die einzige lokale Behandlung, die bei der Skeletmanifestation der Syphilis notwendig ist, ist die Ruhigstellung, um eine Spontanfraktur zu vermeiden, wenn klinisch und röntgenologisch angenommen werden muß, daß eine weitgehende Aufhebung der Knochenstruktur vorliegt. Knochen- und Gelenkveränderungen reagieren günstig und schnell auf eine adäquate Chemotherapie dieser Systemerkrankung.

Tuberkulose der Knochen und Gelenke

Diagnostische Merkmale

- Schmerzen, Überempfindlichkeit, Schwellung, Einschränkung der Gelenkbeweglichkeit
- Bekannte Primärinfektion in einem anderen Organsystem

Allgemeine Betrachtungen

In den westlichen Ländern sind praktisch alle tuberkulösen Infektionen durch den menschlichen Stamm des *Mycobacterium tuberculosis* bedingt. Die Infektion des Muskel-Skeletsystems ist gewöhnlich verursacht durch hämatogene Ausbreitung von einem Primäraffekt der Lunge oder des Gastrointestinaltraktes. Die Tuberkulose der BWS oder LWS tritt häufig zusammen mit einer produktiven Entzündung des Urogenitalsystems auf. In der Regel handelt es sich um eine Erkrankung der Kindheit, die meistens schon vor der Pubertät auftritt. Die Infektion bei Erwachsenen ist selten, mit Ausnahme bei alten, in ihrem allgemeinen Zustand stark reduzierten Patienten.

Klinische Befunde

A. Symptome: In der Regel ist der Ausbruch der Erkrankung verschleiert und wird nicht von alarmierenden Allgemeinsymptomen wie Fieber, Schwitzen, Intoxikation oder Entkräftung begleitet. Die Schmerzen im Bereich des betroffenen Gelenkes sind häufig bei Beginn nur leicht und treten zusammen mit einem Steifheitsgefühl auf. Meistens werden die Schmerzen nachts verstärkt. Das Hinken ist der Versuch, eine Gewichtsbelastung des Gelenkes zu vermeiden.

Die eingeschränkte Gelenkbeweglichkeit als Folge der reflektorischen Muskelanspannung während der frühen Phase der Infektion ist ein anderer, schützender Mechanismus. Wenn der Krankheitsprozeß fortschreitet, kommt es durch Muskelkontrakturen zu einer fixierten Einschränkung der Gelenkbeweglichkeit, außerdem treten organisch faßbare Veränderungen an den Gelenken auf.

Während des frühen Krankheitsstadiums können sich Druckschmerz, periartikuläre Weichteilschwellung, Gelenkerguß und Erhöhung der Hauttemperatur im befallenen Gebiet finden. Wenn die Erkrankung ohne Behandlung fortschreitet, wird eine zunehmende Muskelatrophie und eine Deformität der Knochen erkennbar. Abszeßbildung mit spontanem Durchbruch nach außen führt zur Fistelbildung. Ein weiteres Fortschreiten der Zerstörung im Bereich der Wirbelsäule verursacht eine Gibbusbildung.

B. Laborbefunde: Die genaue Diagnose beruht auf dem Nachweis von säurefesten Stäbchen in Gelenkflüssigkeit, Gewebsexsudaten und durch Kultur auf künstlichem Nährboden sowie im Tierversuch. Die bioptische Untersuchung der knöchernen Veränderungen oder der regionären Lymphknoten kann das charakteristische, histologische Bild einer Infektion durch säurefeste Stäbchen zeigen, erlaubt jedoch nicht die differentialdiagnostische Abklärung gegenüber durch nichttuberkulöse Mykobakterien bedingten Veränderungen.

C. Röntgenbefunde: Die röntgenologischen Veränderungen der Knochentuberkulose sind nicht charakteristisch. Zwischen dem Ausbruch der klinischen Symptomatik und den ersten positiven Röntgenergebnissen liegt immer eine Periode ohne faßbaren Röntgenbefund. Die frühesten Veränderungen der tuberkulösen Arthritis beziehen sich auf Weichteilschwellungen und eine Vergrößerung der Gelenkkapsel als Folge der Ergußbildung. Wenn die Knochenatrophie eine Verdünnung des Trabekelmusters verursacht, kommt es langsam zur Verdünnung der Rinde und zur Verbreitung des Markraumes. Bei weiterem Fortschreiten der Krankheit zeigt sich die Zerstörung des Gelenkknorpels durch eine Verengung des Gelenkspaltes und durch lokale Erosionen der Gelenkfläche, besonders im Randbereich. Ausgedehnte Zerstörungen der Gelenkoberfläche verursachen deutlich erkennbare Deformierungen. Wenn es zur Ausheilung kommt, wird eine Osteosklerose im Bereich der nekrotischen Bezirke sichtbar. Dort, wo die tuberkulösen Veränderungen auf den Knochen begrenzt sind, besonders im spongiösen Anteil der Metaphyse, finden sich im Röntgenbild einzelne oder disseminiert auftretende Zysten von verschiedener Größe, die von einem sklerotischen Randsaum umgeben sind. Wenn die intraossär gelegenen Herde sich bis zur Rinde ausbreiten und diese durchbrechen, so kann eine subperiostale Knochenneubildung auftreten.

D. Spezialuntersuchungen: Es ist sehr wichtig, Material aus dem entzündeten Gewebe zu erhalten, um einen Tierversuch anlegen oder bakteriologische Untersuchungen durchführen zu können. Exsudate erhält man durch Punktion der betroffenen Abschnitte, größere Gewebsanteile können durch eine Nadelbiopsie oder durch operatives Vorgehen gewonnen werden.

Differentialdiagnose

Die Tuberkulose des Muskel-Skelet-Systems muß differentialdiagnostisch gegenüber allen subakuten oder chronischen Infektionen, der rheumatoiden Arthritis, der Gicht und gelegentlich gegenüber einer ossären Wachstumsstörung abgegrenzt werden. Infektionen, die durch nichttuberkulöse Mykobakterien verursacht werden, können nur durch spezielle Laboruntersuchungen ausgeschlossen werden.

Komplikationen

Zu einer klinischen Infektion kommt es wahrscheinlich nur bei dem Personenkreis, der bei einer unzureichenden immunologischen Abwehr im verstärktem Maße diesem ubiquitär vorkommenden Keim ausgesetzt ist. Bei Menschen mit einem nicht voll entwickelten Abwehrsystem, wie bei Kindern und älteren Leuten mit anderen Systemerkrankungen, scheint sich die Tuberkulose rascher auszubreiten. Wenn eine entsprechende Behandlung nicht durchgeführt wird, kann es zur Zerstörung der Knochen und Gelenke innerhalb von Wochen oder Monaten kommen. Deformierungen in Abhängigkeit der Gelenkveränderungen, Abszeßbildung mit Durchbruch in die angrenzenden Weichteilgewebe und Fistelbildungen sind häufig. Die Querschnittslähmung ist die schwerwiegendste Komplikation der spinalen Tuberkulose. Als Ergebnis schwerer Gelenkveränderungen kommt es häufig zur fibrösen oder knöchernen Ankylose der Gelenke.

Behandlung

Die moderne Behandlung der Tuberkulose des Skeletsystems beruht auf 3 Prinzipien: 1. Allgemeine Maßnahmen; 2. Operative Maßnahmen; 3. Chemotherapie.

A. Allgemeine Maßnahmen: Sie sind besonders bei länger liegenden Patienten notwendig und verlangen neben geschickter pflegerischer Tätigkeit eine entsprechende Diät sowie eine adäquate Behandlung der gleichzeitig befallenen Organe (Lunge, Urogenitalsystem etc.).

B. Operative Behandlung: Es kann kein festes Schema für die operative Behandlung der Tuberkulose gegeben werden, da diese durch das Infektionsstadium und den Charakter der knöchernen Manifestation bestimmt wird. Bei akuten Gelenkinfektionen, bei denen die synovialen Erscheinungen im Vordergrund stehen, sollte die Behandlung, zumindest im Anfang konservativ sein:

Ruhigstellung des Gelenkes, Punktion sowie die gleichzeitig einzusetzende Chemotherapie können ausreichen, um die Infektion unter Kontrolle zu bringen. Diese Behandlung sollte im kindlichen Alter bei Befall der großen Gelenke der unteren Gliedmaßen während der frühen Stadien durchgeführt werden. Sie kann jedoch auch bei Erwachsenen entweder als einzige Behandlung einer frühen und leicht verlaufenden Infektion oder als vorläufige Maßnahme bis zum operativen Eingreifen angewandt werden. Die Synovektomie kann bei weniger akuten, hypertrophischen Veränderungen, die die Sehnenscheiden, die Schleimbeutel oder Gelenke erfassen, ausreichend sein. In Abhängigkeit von Lokalisation, Alter und der allgemeinen Situation des Patienten kommen viele operative Möglichkeiten für die chronische oder fortgeschrittene Tuberkulose der Knochen und Gelenke in Frage. Die Verbesserung der chemotherapeutischen Möglichkeiten hat die Indikation für die Synovektomie und Herdausräumung erweitert. Gleichzeitig hat sich die Notwendigkeit, radikalere Operationen wie z.B. Arthrodese und Amputation durchzuführen, verringert. Selbst bei aktiver Tuberkulose, wenn nicht alle befallenen Gewebe entfernt werden können, begünstigt die zusätzliche Chemotherapie eine Ausheilung. Weiterhin kommt heute neben der Arthrodese der prothetische Gelenkersatz in Frage.

C. Chemotherapie: Die moderne Chemotherapie der Tuberkulose beruht im wesentlichen auf der Verabreichung von Medikamenten, gegenüber denen sich der Bakterienstamm als sensibel erweist. Isoniazid (INH), p-Aminosalicylsäure (PAS) mit oder ohne Streptomycin haben sich in der Vergangenheit am wirksamsten und als sehr zuverlässig erwiesen. Gegenwärtig findet eine Kombinationstherapie mit Isoniazid, Ethambutol und/oder Rifampicin Anwendung. Andere wirksame, jedoch mehr toxische Medikamente sind Viomycin, Capreomycin, Pyrazinamid, Cycloserin und Ethionamid.

Gonorrhoische Arthritis

Die gonorrhoische Arthritis ist ein akutes, entzündliches Geschehen, das durch Gonokokken verursacht wird. Es handelt sich dabei in der Regel um eine Sekundärinfektion als Folge einer Primärinfektion des Urogenitalsystems. Einen Gelenkbefall findet man in 2 bis 5% aller Gonokokkeninfektionen. Die gonorrhoische Arthritis ist häufiger bei Frauen, bei denen vielfach latente Gonokokkeninfektionen des Urogenitalsystems vorliegen, gelegentlich jedoch auch bei Kindern. Zur Skeletmanifestation kommt es in der Regel 3 Wochen nach Ausbruch einer unzureichend behandelten Gonokokkeninfekti-

on. Die Arthritis erfolgt auf hämatogenem Weg. Am Beginn kommt es häufig vorübergehend zu Schmerzen im Bereich vieler Gelenke, die sich dann auf ein Gelenk konzentrieren. Meistens werden die Gelenke der unteren Gliedmaßen befallen. Anfänglich findet sich eine Synovitis mit Ergußbildung, im weiteren Verlauf wird das Exsudat eitrig, und es kommt zur Zerstörung des Knorpels, was eine fibröse oder knöcherne Ankylose nach sich ziehen kann.

Die exakte Diagnose ist durch den Nachweis des Erregers in der Gelenkflüssigkeit möglich. Eine positive Komplementbindungsreaktion hat mit Gelenkflüssigkeit einen größeren Aussagewert als mit Blut. Der Nachweis von Gonokokkenantikörpern mittels der Immunfluoreszenztechnik ist zuverlässiger als der Nachweis mit der KBR. Der Verdacht auf das Vorliegen einer gonorrhoischen Arthritis muß geäußert werden, wenn sich positive Kulturen aus dem Urogenitaltrakt gewinnen lassen.

Die gonorrhoische Arthritis muß in erster Linie gegenüber der rheumatoiden Arthritis abgegrenzt werden, obwohl beide auch einmal zusammen vorkommen können. Weiterhin sind eitrige Arthritiden anderer Ursache, die akute Synovitis und das Reiter-Syndrom sowie eine Gicht auszuschließen.

Neben der Ruhigstellung des betroffenen Gelenkes, Bettruhe und Analgetika ist die parenterale Verabreichung von Penicillin G notwendig. Penicillin G kann zusätzlich auch lokal in die großen Gelenke instilliert werden (wiederholt tgl. 25–50000 E, in 5 ml physiolog. NaCl-Lösung).

Wenn die Diagnose frühzeitig gestellt wird und eine entsprechende Behandlung sofort einsetzt, ist die Prognose hinsichtlich der Erhaltung der Gelenkfunktion günstig.

Zervikobrachiale Schmerzsyndrome

Eine große Gruppe von artikulären und extraartikulären Störungen ist gekennzeichnet durch Schmerzen, die gleichzeitig Nacken, Schultergürtel und obere Extremität betreffen können. Die diagnostische Abgrenzung ist oft schwierig. Einige dieser Zustände und klinischen Syndrome stellen primäre Störungen der zervikobrachialen Region dar; andere sind örtliche Manifestationen von Systemkrankheiten. Das klinische Bild wird noch komplizierter, wenn zwei oder mehr solcher Zustände zusammentreffen.

Einige der häufigeren, in diese Kategorie gehörenden Störungen werden nachstehend erörtert.*

Osteochondrose der Halswirbelsäule

(Spondylosis cervicalis, Spondylarthrose, ankylosierende Hyperostose Forestier, Osteoarthritis, degenerative Arthritis, hypertrophische Arthritis)

Dieses Krankheitsbild besteht in einer degenerativen Erkrankung der Unkovertebralgelenke und der Zwischenwirbelscheibengelenke mit oder ohne neurologische Manifestationen. Die Osteochondrose der Gelenkfacetten ist charakterisiert durch fortschreitende Dickenabnahme des Gelenkknorpels, subchondrale Osteosklerose und osteophytäre Proliferation rund um die Gelenkränder.

Obwohl die Degeneration der zervikalen Bandscheiben in der Adoleszenz vorkommt, nimmt sie an Häufigkeit jenseits des 40. Lebensjahres zu; sie ist gekennzeichnet durch fortschreitende Verschmälerung, wie das Röntgenbild zeigt. Der Nucleus pulposus kann durch einen Riß im Anulus fibrosus austreten, oder es kann eine Protrusion eines Teils des Anulus eintreten; das kann eine Nervenwurzel- oder Rückenmarkskompression verursachen. An den Rändern der Wirbelkörper findet eine osteokartilaginäre Proliferation statt und bewirkt osteophytäre Haken, welche gegen die Foramina intervertebralia und den Spinalkanal vordringen und hier eine Kompression der neurovaskulären Gebilde bewirken können. Der Schmerz kann auf die hintere Nackenregion beschränkt sein oder in Abhängigkeit von der Höhe des die Symptome auslösenden Gelenkes in Hinterkopf, Schultergürtelregion, Oberarm, Unterarm und Hand ausstrahlen. Er kann verstärkt werden durch aktive oder passive Halsbewegungen. Die Ausbreitung von Schmerz und Parästhesien, falls vorhanden, entspricht ungefähr dem betroffenen Dermatom an der oberen Extremität. In den Arm ausstrahlende Schmerzen verstärken sich oft bei Überstreckung des Halses und Neigung des Kopfes zur befallenen Seite hin. Häufigster objektiver Befund ist die Bewegungseinschränkung der Halswirbelsäule. Neurologische Zeichen sind abhängig vom Ausmaß der Kompression von Nervenwurzeln oder Rückenmark. Eine schwere Rückenmarkskompression kann zu Paresen oder Paraplegie führen.

---

* Da ‚Rückenschmerzen‘ eine vielfältige Ursache haben und Ausdruck zahlreicher Erkrankungen sein können, sind sie in den entsprechenden Kapiteln (Neurologie, Gynäkologie etc.) abgehandelt.

Ein röntgenologisches Frühzeichen ist der Verlust der normalen vorderen Konvexität des Halswirbelsäulenverlaufs. Relative Höhenverminderung des betroffenen Zwischenwirbelraumes ist ein häufiger Befund bei Erwachsenen, und charakteristische Veränderungen an den Unkovertebralgelenken sind besonders an der unteren Halswirbelsäule zu beobachtende Spätveränderungen. Häufigster röntgenologischer Spätbefund ist die Osteophytenbildung an den Wirbelvorderkanten. Die Myelographie ist das einzige wirklich verwertbare Mittel, um eine Nervenwurzel- oder Rückenmarkskompression nachzuweisen.

Dieses Krankheitsbild sollte abgegrenzt werden von anderen zervikobrachialen Schmerzsyndromen, der rheumatoiden Arthritis, der Spondylarthritis ancylopoetica, Halswirbelsäulenstauchungen („Schleudertrauma“), von primären und metastatischen Knochentumoren und anderen Ursachen vom Rückenmark ausgehender zervikaler Myelopathien.

Akute Symptome reagieren gewöhnlich gut auf Ruhigstellung der Halswirbelsäule, erreichbar durch äußere HWS-Abstützung mit einem Schanzschen Kragen oder einer Halsschiene. Bei schweren Schmerzen kann eine zervikale Extensionsbehandlung nötig sein. Analgetika kann man zur temporären Erleichterung geben, länger dauernde Narkotikaanwendung kann aber gerade die Erkennung ernsterer Begleitstörungen verschleiern und verzögern. Der chronische Schmerz, besonders wenn er in den Arm ausstrahlt, macht gewöhnlich wirksamere Methoden zur Sicherung der Halswirbelsäulenruhigstellung notwendig.

Die operative Fusion der Halswirbelsäule allein ist zur Beherrschung von Schmerzen selten nötig. Bewirkt eine Nervenwurzel- oder Rückenmarkskompression eindeutig neurologische Anfälle, so ist die Laminektomie oder vordere Bandscheibenausräumung (mit oder ohne Spondylodese) zur Verhütung weiterer Schädigung notwendig. Die Osteochondrose schreitet fort, und das Wiederauftreten der Symptome ist wahrscheinlich. Das Zervikalsegment, welches anfangs Symptome bewirkt hat, wird symptomfrei, statt dessen können aber Symptome von einem früher nicht befallenen Segment ausgehen.

Das thorakogene Syndrom

Das vom Thorax ausgelöste Syndrom umfaßt bestimmte Störungen mit unterschiedlichen Manifestationen, welche ihre Ursache haben in einer Kompression der den Arm versorgenden neurovaskulären Strukturen: das Halsrippen-Syndrom, das klavikulokostale Syndrom, das Scalenus anterior- und

Scalenus medius-Syndrom, das Pectoralis minor-Syndrom, das Subcoracoid-Pectoralis minor-Syndrom (Wrigth), die „Anstrengungsthrombose" (reflektorischer Venenstau) der Vena axillaris und V. subclavia und das Subclaviansteal-Syndrom (das Halsrippensyndrom wird in Kapitel 17 besprochen).

Symptome und Zeichen können ihren Ausgang nehmen von intermittierendem oder ständigem Druck auf Elemente des Plexus brachialis und der subklavikulären oder axillären Gefäße durch eine Varietät anatomischer Strukturen der Schultergürtelregion. Es kann das Gefäßnerven-Bündel zwischen vorderem und mittlerem Skalenusmuskel und einer normalen 1. thorakalen Rippe oder einer Halsrippe komprimiert werden. Das Tiefertreten des Schultergürtels kann in das Erwachsenenalter hinein fortdauern und Druckerscheinungen verursachen. Schlechte Haltung, chronische Krankheit, Beruf und fortschreitendes Alter sind weitere prädisponierende Faktoren. Die Anteile des N. medianus, welche die A. axillaris umringen, können Kompression und vaskuläre Symptome verursachen. Plötzliche oder sich wiederholende anstrengende Körpertätigkeit kann eine „Anstrengungsthrombose" der V. axillaris und V. subclavia auslösen.

Der Schmerz kann vom Ort der Kompression ausstrahlen zur Halsbasis, zu Axilla, Schultergürtelregion, Oberarm, Unterarm und Hand. Parästhesien sind häufig vorhanden und in der Regel verteilt über die Volarseite des 4. und 5. Fingers. Gefühlsstörungen können verstärkt sein zur Nacht oder durch längerdauernden Gebrauch der oberen Gliedmaße bei der täglichen Arbeit. Die hauptsächlichen motorischen Symptome sind Schwäche und Muskelatrophie. Vaskuläre Symptome bestehen in arterieller Ischämie, gekennzeichnet durch Fingerblässe bei Armhebung, Kälteempfindlichkeit und selten Gangrän der Finger oder Venenverschluß, angezeigt durch Ödem, Zyanose und Stauung.

Die tiefen Reflexe sind gewöhnlich nicht verändert. Wenn die Stelle der Kompression zwischen der oberen Rippe und Klavikula liegt, kann eine partielle Unterdrückung des Pulses der Arteria subclavia bei rechtwinkliger Abduktion des Oberarmes unter gleichzeitiger Ellbogenbeugung und Außenrotation in der Schulter demonstriert werden. Die Position des Halses oder Armes hat keinen Einfluß auf die Pulsabschwächung, welche beim Subclaviansteal-Syndrom konstant ist.

Die Röntgenuntersuchung ist differentialdiagnostisch äußerst nützlich. Der Wert der klinischen Plethysmographie als objektive Methode der Aufzeichnung des A. brachialis-Pulses ist von Winsor und Brow hervorgehoben worden. Wird ein intravasales venöses oder arterielles Hindernis angenommen, so ist die Phlebographie oder Arteriographie geeignet, den Sitz des Verschlusses nachzuweisen.

Das thorakogene Syndrom ist abzugrenzen von der symptomatischen Osteochondrose der Halswirbelsäule, Tumoren des Halsmarkes oder zervikaler Nervenwurzeln, Periarthritis der Schulter und anderen zervikobrachialen Schmerzsyndromen.

Die konservative Behandlung zielt ab auf die Behebung der Kompression des Gefäßnervenbündels. Der Patient wird angewiesen, jede körperliche Aktivität zu meiden, die geeignet ist, die Symptome auszulösen oder zu verstärken. Rollenzugübungen über Kopfhöhe helfen die Körperhaltung zu bessern. Schulterbandagenversorgung, für viele Patienten allerdings unbequem, sorgt für einen konstanten Stimulus, eine bessere Haltung einzunehmen. Im Liegen sollte der Schultergürtel durch Anordnung von Kissen in umgekehrter V-Stellung unterpolstert werden.

Operative Behandlung kann notwendig sein, wenn konservative Maßnahmen versagen.

Die Symptome können spontan verschwinden oder durch eine sorgfältig geleitete konservative Behandlung gemildert werden. Operative Behandlung ist eher geeignet, die neurologische denn die vaskuläre Komponente, die Symptome verursacht, zu beheben.

Periarthritis humeroscapularis

(Schmerzhafte Schultersteife, eingefrorene Schulter)

Die Periarthritis des Schultergelenkes ist eine entzündliche Störung vielfältiger Ätiologie, die primär die Weichteile befällt. Sie ist am häufigsten an der hypoplastischen Schulter bei Frauen nach dem 4. Lebensjahrzehnt. Sie kann sich manifestieren als Entzündung der synovialen Gelenkkapsel, der Sehnen rund um das Gelenk, der eigentlichen ligamentären Kapselbänder, der paratendinösen Schleimbeutel (besonders des subakromialen) und der Bizepssehnenscheide. Tendinitis calcarea und Verschleißerscheinungen der Rotatorenmanschette mit und ohne Risse sind häufige Nebenläsionen.

Das Einsetzen des Schmerzes, der sich durch Extrembewegungen des Schultergelenkes verstärkt, kann akut oder schleichend sein. Der Schmerz kann am quälendsten sein bei Nacht und kann sich verstärken durch Druck auf die betroffene Extremität im Schlaf in entsprechender Seitenlage. Eine Palpationsempfindlichkeit findet sich oft nahe den sehnigen Insertionen am Tuberculum majus oder über dem Sulcus bicipitalis. Zwar kommt ein Steifheitsgefühl nur bei Bewegungsbeginn vor, bald tritt aber eine Bewegungseinschränkung des Schultergelenkes auf und kann fortschreiten trotz Einsatzes wirksamer Behandlung. Die Meinungen darüber, wie diese Störung am besten behandelt wird, sind geteilt. Der Schmerz kann gewöhnlich mit milden Analgetika beherrscht werden. Passive Schulterübungen über Kopfhöhe mittels Rollenzuges sollten viermal täglich etwa 2 Minuten lang langsam wiederholt werden. Gewaltsame Manipulationen am Schultergelenk sind zu vermeiden. Die Infiltration empfindlicher Bezirke mit Lokalanästhetika und Kortikoiden bringt bestenfalls vorübergehende Linderung. Manche Chirurgen bevorzugen unblutige Manipulationen am Schultergelenk (sog. Brisement force) in Narkose, doch können diese Schmerzen und Bewegungseinschränkung eher verschlimmern als mildern. Operative Behandlung ist verschiedentlich befürwortet worden, sie sollte aber den wirklich therapieresistenten Fällen vorbehalten bleiben.

Humeroskapulare Tendinitis calcarea

Die Tendinitis calcarea des Schultergelenkes ist eine akute oder chronische entzündliche Störung der kapsulär-tendinösen (Rotatoren-)Manschette (speziell des Supraspinatusanteils), charakterisiert durch Kalksalzablagerungen zwischen den Sehnenfasern. Sie ist die häufigste Ursache akuter Schmerzen im Bereich der Außenseite des Schultergelenkes bei Menschen über 30 Jahre. Die Kalziumablagerung kann auf das Sehnengewebe beschränkt sein oder in die darübergelegene Bursa subacromialis einbrechen.

Die Symptome bestehen in Schmerz (zeitweise sehr stark), Druckempfindlichkeit über dem Depot und Einschränkung der Schultergelenksbeweglichkeit. Chronische Symptome können intermittierend sein und denen der Periarthritis humeroscapularis ähneln.

Die Röntgenuntersuchung sichert die Diagnose und zeigt den Sitz der Läsion an.

Die Tendinitis calcarea muß abgegrenzt werden von anderen zervikobrachialen Schmerzsyndromen, eitriger Arthritis, Arthrose, Gicht und Rissen der Rotatorenmanschette. Behandlungsziel ist es, den Schmerz zu lindern und die Schultergelenksfunktion wiederherzustellen. Der Schmerz läßt sich am besten behandeln durch operative Ausräumung der Kalziumablagerung. Nach jeder Art von Behandlung sollte die frühzeitige Wiederherstellung der Schultergelenksfunktion durch sorgfältig überwachte Übungen gefördert werden. Akute Symptome lassen gelegentlich nach spontanem Einbrechen des Kalziumdepots in die Bursa subacromialis nach. Chronische Symptome lassen sich mit Analgetika, Übungen, Injektionen von Lokalanästhetika oder Kortikosteroiden und Röntgentherapie behandeln. Große Depots, die auf dem Röntgenbild dicht erscheinen, können operative Ausräumung notwendig machen.

Zeigt die Röntgenuntersuchung, daß ein Depot verschwunden ist, so ist ein Rezidiv selten. Symptome der Periarthritis können fortbestehen, wenn die Wiedererlangung völlig freier Schultergelenksbeweglichkeit ausbleibt.

Skapulokostales Syndrom
(Schmerzhaftes Schulterblattkrachen)

Das skapulokostale Syndrom ist der Ermüdung zugeschrieben worden bei habitueller schlechter Haltung (Haltungsschwäche), welche eine Dehnung auf die tiefe Nackenfaszie und die anhängenden Muskeln ausübt und dadurch einen dumpfen quälenden Schmerz in der hinteren Zervikalregion verursacht. Der Schmerz kann ausstrahlen zum Hinterkopf, zum medialen Skapulawinkel und am Ober- und Unterarm hinab zur Ellenseite der Hand oder entlang dem vertebralen Rand des Schulterblattes zur Gegend der 4. und 5. Rippe hinten. Druckempfindlichkeit besteht gewöhnlich nahe der Insertion des M. levator scapulae am vertebralen Schulterblattrand. Ein Steifheitsgefühl im Bereich des Schultergürtels und diffuse Druckempfindlichkeit in der Region des M. trapezius können außerdem bestehen.

Diese Störung muß unterschieden werden von anderen zervikobrachialen Schmerzsyndromen und von generalisierten Störungen wie Polymyositis und Fibrositis.

Die Behandlung besteht in der Korrektur der schlechten Haltung durch Gymnastik, regelmäßige Ruhepausen zur Ermüdungsverhütung, örtliche Applikation von Wärme oder Kälte (je nach besserer Wirksamkeit) auf die hintere Zervikalregion und Infiltration mit Lokalanästhetika oder Besprühen der die Haut überziehenden „Klingelknöpfe" mit Chloräthyl. Wenn sich die Symptome auf diese Mittel hin nicht legen, sollte die Diagnose überprüft werden.

Kausalgie
(Reflektorische sympathische Dystrophie)

Der Terminus Kausalgie soll hier darauf beschränkt werden, ein ungewöhnliches Schmerzsyndrom zu bezeichnen, welches obere wie untere Extremität befällt. (Eine ausführliche Erörterung findet sich in Kapitel 8, vgl. S. 353). Die genaue Ursache ist unbekannt, doch ist die Armkausalgie meist durch komplette oder inkomplette Zerreißung des N. medianus oder des Plexus brachialis verursacht. Das Kardinalsyndrom, welches sofort oder binnen weniger Wochen nach der Verletzung auftritt, ist ein starker brennender Schmerz, oft anfallsweise aufgelöst durch Reibung oder gar Luftzug und gewöhnlich begrenzt auf das sensible Versorgungsgebiet des betroffenen Nerven. Unverträglichkeit von Trockenheit und Linderung durch kalte feuchte Umschläge sind charakteristisch. Vasomotorische und trophische Hautveränderungen treten auf und zeigen sich an durch Kühle, Farbveränderungen (Röte oder Zyanose), Glänzen, Ödem und Trockenheit. Die kleinen Gelenke der Hand werden steif und röntgenologisch wird eine Knochenatrophie nachweisbar. Schmerzlinderung durch Stellatumblockade ist ein nützlicher Nachweistest.

In ihrer ernsteren Form muß die Kausalgie abgegrenzt werden von der Pseudokausalgie (Causalgia minor), der Sudeckschen Dystrophie (s. Kapitel 8) und anderen reflektorischen Dystrophien der oberen Extremität.

Symptomatische Behandlung durch Schutz des Körperteils vor Irritation, feuchte Umschläge, Analgetika und wiederholte Sympathikusblockaden sind Mittel, um Zeit zu gewinnen. Operative Sympathikusdenervation bringt dauerndes Verschwinden der hartnäckigen Schmerzen der echten Kausalgie bei der Mehrzahl kritisch ausgewählter Patienten.

Epikondylitis
(Tennisellenbogen, Epikondylalgie)

Die Epikondylitis ist ein das Mittelstück der oberen Extremität betreffendes Schmerzsyndrom; es ist keine einzige ursächliche Läsion gefunden worden. Man hat angenommen, daß chronische Beanspruchung der Unterarmmuskulatur infolge ständig wiederholter Greif- oder Drehbewegungen des Unterarmes mikroskopische Risse und nachfolgende chronische Entzündung der Extensor digitorum communis- oder Flexor digitorum superficialis-Sehnen an oder nahe ihren jeweiligen knöchernen Ursprüngen von den Epikondylen verursache. Entzündete und überschüssige, synoviabedeckte fibrösfettige Zipfel im hinteren Humeroradialgelenk können ebenfalls eine ätiologische Rolle spielen.

Die Epikondylitis tritt am häufigsten in mittlerem Lebensalter an der oberen Extremität auf. Der Schmerz sitzt bevorzugt an der Innen- oder Außenseite der Ellenbogenregion; er kann verstärkt sein beim Greifen und kann nach proximal in den Oberarm oder nach distal in den Unterarm ausstrahlen.

Der Punkt der größten Druckempfindlichkeit liegt 1–2 cm distal vom Epicondylus. Dorsalextension oder Volarflexion des Handgelenkes gegen Widerstand können den Schmerz verstärken. Die Röntgenuntersuchung ergibt gewöhnlich keine signifikanten Veränderungen, nur gelegentlich ein diskretes amorphes Kalksalzdepot am Epicondylus in den sehnigen Fasern.

Die Epikondylitis ist abzugrenzen gegen andere zervikobrachiale Schmerzsyndrome sowie gegen Gicht und rheumatoide Arthritis.

Die Behandlung zielt ab auf Behebung von Schmerz und Empfindlichkeit. Die meisten akuten oder subakuten Symptome können durch Vermeiden ständig wiederholten Greifens behoben werden. Chronische Symptome können strikte Ruhigstellung z. B. mittels Ilfeld-Ellenbogenschiene oder volarer Gipsschiene notwendig machen. Physikalische Therapie ist außer zur Behebung geringer Symptome wirkungslos. Infiltration von „Klingelknöpfen" mit Lokalanästhetika mit oder ohne Kortikoiden wird von manchen befürwortet. Wann 3–4 Injektionen keine Schmerzerleichterung bringen, ist eine andere Therapie zu versuchen. Operative Behandlung ist chronischen therapieresistenten Fällen vorbehalten.

Die Symptome reagieren in der Regel auf Ruhe und konservative Mittel.

Karpaltunnelsyndrom

Das Karpaltunnelsyndrom ist eine schmerzhafte, durch Kompression des N. medianus zwischen dem Lig. carpi volare und den angrenzenden Strukturen verursachte Störung. Selbst wenn keine anatomische Läsion sichtbar ist, können Abplattung oder sogar zirkuläre Einengung des N. medianus bei operativer Durchtrennung des Bandes beobachtet werden.

Schmerz im Versorgungsgebiet des N. medianus, welcher brennend und kribbelnd (Akroparästhesien) sein kann, ist das Initialsymptom. Der quälende Schmerz kann nach proximal in den Unterarm und sogar in das Schultergelenk ausstrahlen. Der Schmerz kann episodisch oder konstant sein und wird verstärkt durch Betätigung der Hand. Eine Gefühlsstörung im Versorgungsgebiet des N. medianus braucht nicht vorhanden zu sein, wenn die Symptome frisch sind, und es können feine Unterschiede zwischen der betroffenen und der Gegenseite nachgewiesen werden, indem man den Patienten auffordert, unterschiedliche Stoffqualitäten durch Reiben zwischen den Daumen- und Zeigefingerspitzen zu identifizieren. Muskelschwäche oder -atrophie, bes. des M. abductor pollicis brevis, treten später in Erscheinung als Sensibilitätsstörungen. Die aufschlußreichste Spezialuntersuchung ist die Bestimmung der motorischen Nervenleitungsverzögerung, welche verlängert ist, ehe Muskelschwäche oder -atrophie deutlich werden.

Dieses Syndrom ist abzugrenzen von anderen zervikobrachialen Schmerzsyndromen und von Kompressionssyndromen des N. medianus am Unter- und Oberarm.

Die Behandlung zielt ab auf die Behebung des Druckes auf den N. medianus. Konservative Behandlung bringt mäßige Symptome jüngeren Datums zum Verschwinden. Wird eine primäre Läsion gefunden, so sollte spezifische Behandlung erfolgen. Wenn eine Weichteilschwellung die Ursache ist, kann Hochlagerung des Armes die Symptome beheben. Schienung von Hand und Unterarm zur Nacht kann wohltuend sein. Ist eine unspezifische Entzündung der ulnaren Bursa anzunehmen, so empfehlen manche Autoren Kortikosteroidinjektionen. Die operative Spaltung des Ligamentum carpi volare bringt dauerhafte Abhilfe, wenn die konservative Behandlung versagt. Der Schmerz verschwindet gewöhnlich innerhalb weniger Tage. Die Muskelkraft kehrt allmählich zurück; eine vollständige Erholung ist jedoch nicht zu erwarten, wenn die Atrophie beträchtlich ist.

Schulter-Hand-Syndrom
(Brachialgie)

Das Schulter-Hand-Syndrom (von manchen als eine klinische Einheit angesehen) ist ein variabler Komplex von Symptomen und Zeichen, ausgehend von verschiedenen schmerzhaften Störungen des Schultergelenkes und der gleichseitigen Hand. Nach derzeitiger Anschauung ist es Ausdruck einer reflektorischen neurovaskulären Dystrophie. Das Syndrom ist im wesentlichen eine Kombination der Periarthritis humeroscapularis und der Sudeckschen Dystrophie der Hand und des Handgelenks. Das Schulter-Hand-Syndrom tritt mit steigender Häufigkeit im mittleren Lebensalter auf. Schultersymptome können der Handbeteiligung vorausgehen oder folgen, oder es können beide gleichzeitig beginnen. Das Ellenbogengelenk bleibt gewöhnlich frei; ist das Ellenbogengelenk beteiligt, so ist die Hauptmanifestation eine schmerzhafte Bewegungseinschränkung. Dieses Syndrom sollte von anderen zervikobrachialen Schmerzsyndromen sowie von der rheumatioden Arthritis, Polymyositis, Sklerodermie und Gicht abgegrenzt werden.

Neben gezieltem Angehen der zugrundeliegenden Störung richtet sich die Behandlung auf die Wiederherstellung der Funktion. Die für die Periarthri-

tis humeroscapularis (s. S. 754f.) und die Sudecksche Atrophie (s. Kap. 8, S. 354) beschriebene Therapie wird gleichzeitig angewandt. Die Prognose hängt zum Teil von dem Stadium ab, in welchem sich die Schädigungen des Schultergelenkes und der Hand befinden, sowie von Ausmaß und Schwere begleitender Organkrankheiten. Frühbehandlung bietet die beste Prognose hinsichtlich größtmöglicher Wiederherstellung.

Zervikobrachiale Schmerzen intrathorakalen Ursprungs

Der Schmerz in der Schultergürtelregion und der oberen Gliedmaße infolge Myokarddurchblutungsstörungen bei arteriosklerotischer Kardiopathie ist in Kapitel 7 erörtert. Das ist eine häufige Ursache des Schulter-Hand-Syndroms.

Das bronchiogene Karzinom (s. Kapitel 6) im Bereich der Lungenspitze ist eine ungewöhnliche Ursache zervikobrachialer Schmerzen. Bei der Häufigkeit des Bronchialkarzinoms bei älteren Menschen ist es wahrscheinlich, daß es mit anderen Gewebsläsionen, welche Schmerzen in den hier zur Debatte stehenden anatomischen Regionen verursachen, zusammen vorkommt. Die Röntgenuntersuchung des oberen Thoraxbereiches in lordotischen Projektionen oder die Tomographie können Veränderungen aufdecken, die bei den für die Diagnostik von Lungen-, Schultergürtel- und Halswirbelsäulenaffektionen üblichen Routineröntgentechniken nicht zur Darstellung kommen.

Tumoren und tumorähnliche Veränderungen des Knochens

Die klassische Einteilung der Knochentumoren erfolgte in primäre und sekundäre Tumoren. Hierbei gab es jedoch Unstimmigkeiten darüber, welche Tumoren primär zum Skeletsystem gehören. Tumoren mesenchymalen Ursprungs, die dem Skeletsystem zugehörigen Geweben (z. B. Knochen, Knorpel oder Bindegewebe) entstammen, und Tumoren, die sich im Knochen entwickeln, sei es, daß sie dem hämatopoetischen, dem Nerven- oder Gefäßsystem entspringen, sei es, daß es sich um Fettzellen handelt, sollten unterschieden werden von sekundären bösartigen Tumoren, die den Knochen durch lokalen Einbruch oder auf hämatogenem Weg infiltrieren.

Die Malignität äußert sich durch lokales invasives Wachstum (durch progressives Wachstum in situ mit Infiltration oder Zerstörung des angrenzenden Gewebes) oder durch Fernmetastasen über Blut- oder Lymphbahn.

Lichtenstein hat in seiner im Literaturverzeichnis genannten Arbeit, die als Nachschlagewerk zu empfehlen ist, eine praktische Einteilung der Knochentumoren vorgelegt.

Die Diagnose der hier beschriebenen Knochentumoren kann gewöhnlich mit großer Genauigkeit vorgenommen werden, wenn man sich um eine zusammenfassende Interpretation der klinischen, röntgenologischen und pathologischen Befunde bemüht.

Osteome

Der Begriff Osteom beschränkt sich auf einen selten vorkommenden gutartigen Tumor, der sich aus dem bindegewebig angelegten Knochen entwickelt, gewöhnlich im Bereich der Nasennebenhöhlen, der Mandibula oder des Schädeldaches. Histologisch setzt sich dieser Tumor aus Kompakta zusammen, welche osteoidspongiöse Knochen und vaskuläre Gewebsanteile enthalten kann. Die fibröse Kapsel des Tumors verwächst mit dem angrenzenden normalen Periost. Die Symptome treten gewöhnlich während des Erwachsenenalters auf und äußern sich meist durch Hervortreten der Geschwulst an die Oberfläche, wo sie sichtbar wird, oder in der Tiefe durch Beeinträchtigung der umliegenden Strukturen. Differentialdiagnostisch muß das Osteom von dem Osteochondrom, Verknöcherungen, die in den Sehnen und Bändern auftreten, sowie von einer reaktiven Hyperostose des Schädeldaches unterschieden werden. Dieser gutartige Tumor sollte nicht mit dem „parostealen Osteom", welches häufig bösartige Tendenzen zeigen kann, verwechselt werden. Die chirurgische Entfernung ist zu empfehlen. Die Prognose ist bei entsprechender chirurgischer Behandlung gut.

Osteochondrom

Das Osteochondrom kann isoliert vorkommen, aber in der Regel wird die multifokale Form wegen ihrer Tendenz, familiär gehäuft aufzutreten, als hereditäre multiple Exostose beschrieben. Es wurde wiederholt auf die Bereitschaft zu maligner Entar-

tung des Tumors hingewiesen; Lichtenstein reiht ihn hingegen unter die gutartigen Neubildungen ein.

Dieser gewöhnlich gutartige Tumor entwickelt sich charakteristischerweise an der Oberfläche enchondral gebildeter Knochen nahe der Epiphysenfuge, erscheint jedoch zuweilen auch an den flachen Knochen (bindegewebig angelegte Knochen). Er kann breitbasig auf den Knochen aufsitzen oder eine gestielte Form haben und entwickelt sich aus der rindennahen spongiösen Knochenstruktur. Der Körper oder Stiel der Tumormassen besteht in der Peripherie aus kompaktem Knochen, der von Periost überdeckt ist. Die Kernsubstanz enthält spongiösen Knochen. Der prominente Anteil ist von hyalinem Knorpel bedeckt, der eine aktive Proliferation zeigen kann, solange die enchondrale Ossifikation des Skelets noch nicht abgeschlossen ist.

Symptome werden in der Regel durch die Protrusion des Tumors hervorgerufen, besonders dann, wenn er dicht unter der Oberfläche liegt. Die ersten subjektiv empfundenen Erscheinungen zeigen sich häufig als Druckempfindlichkeit oder Schmerzen, hervorgerufen durch Reizung oder Druck auf benachbarte Gewebe, wie z.B. ein neurovaskuläres Bündel, oder benachbarte Knochen. Gelegentlich weist auch eine eingeschränkte Gelenkbeweglichkeit auf den Tumor hin. Durch die chronische Reizung kann es zur Bildung zusätzlicher Schleimbeutel kommen, die reiskornähnliche Körperchen enthalten.

Das Röntgenbild ist charakteristisch. Der breitbasige Aufsitz kann jedoch ein nicht osteogenes Fibrom oder ein chondromyxoides Fibrom vortäuschen. Das Auffinden eines solitären Tumors verpflichtet zu einer Röntgenübersicht, um das Vorhandensein weiterer Tumoren auszuschließen.

Komplikationen können sich durch Druck auf benachbarte lebenswichtige Strukturen ergeben sowie z.B. auf große Gefäße oder Nervenstämme. Eine maligne Entartung zum Chondrosarkom ist selten und vollzieht sich dann nur sehr langsam.

Eine radikale chirurgische Revision mit Entfernung des umliegenden Periosts führt in der Regel zur Heilung.

Osteoides Osteom

Das osteoide Osteom, dem bestimmte Charakteristika eines Neoplasmas fehlen, wurde als tumorähnliche Bildung definiert, die sich aus osteoiden Trabekeln des neu gebildeten Knochens zusammensetzt und auf dem Boden eines stark vaskularisierten osteogenen Bindegewebes entsteht. Es kann sich sowohl im spongiösen wie im kompakten Knochen entwickeln. Über die Hälfte der beschriebenen Fälle sind an den unteren Extremitäten lokalisiert. Obwohl die Diagnose am häufigsten während der Adoleszenz oder im frühen Erwachsenenalter gestellt wird, werden die Veränderungen gelegentlich auch in der Kindheit oder im Alter beobachtet. Schmerzen variieren in Heftigkeit und Häufigkeit und verstärken sich in der Regel nachts. Aspirin® oder andere schwache Analgetika können vorübergehende Erleichterung bringen. Bei oberflächlicher Lage kann ein lokaler Druckschmerz ein früher Hinweis sein, eine Schwellung kann als Ergebnis einer reaktiven Verknöcherung auftreten. Geht die Geschwulst von spongiösen Knochen aus, so tritt eine reaktive Verknöcherung in der Regel weniger in Erscheinung. Wenn der vergleichsweise erhöht strahlendurchlässige Herd im kompakten Knochen auftritt, so kann er durch die ihn umgebende reaktive Sklerose verdeckt sein und bei einer Routineröntgenaufnahme nicht zur Darstellung kommen. Härtere Aufnahmetechnik oder eine Tomographie können unter solchen Umständen den Herd sichtbar machen.

Das osteoide Osteom muß gegenüber anderen tumorähnlichen Veränderungen und gutartigen Geschwülsten der Knochen (z.B. benignes Osteoblastom) und gegenüber lokalen Infektionen wie Brodieabszeß oder chronische Osteomyelitis differentialdiagnostisch abgegrenzt werden.

Obwohl spontane Heilungen beobachtet wurden, scheint der Schmerz zuweilen über die Heilungsphase hinaus anzudauern. Durch die chirurgische Ausräumung des Herdes, der oft kaum ausgedehnter als 1 cm ist, erzielt man Schmerzfreiheit und Heilung.

Nicht-osteogenes Fibrom

(Nicht verknöchertes Fibrom, fibröser Rindendefekt, metaphysärer fibröser Defekt)

Diese häufige Knochenveränderung wird heute nicht mehr als Neoplasma angesehen. Bestimmte, leicht zu erkennende Fälle — besonders jene, die sich im Säuglingsalter und während der Kindheit im posteromedialen Anteil der unteren Femurmetaphyse finden — verlaufen häufig ohne Symptomatik und neigen zur vollständigen spontanen Rückbildung. Sie werden von Aegerter und Kirkpatrick als eigenständige Gruppe (subperiostaler Rindendefekt) betrachtet. Makroskopisch erscheint das Gewebe hart und kann einen grau-weißen oder gelblichen, zuweilen auch bräunlichen Farbton besitzen. Histologisch besteht es aus kompakten Spindelzellen, die gewöhnlich spiralisch angeordnet sind. Das Ausmaß der Vaskularisation des Stroma

variiert sogar innerhalb desselben Herdes. Andere Elemente der Grundsubstanz sind Riesenzellen und Makrophagen, die Lipidtröpfchen enthalten. Morton hat metaplastische Knochenbildungen beobachtet und die Frage der Beziehung zwischen diesen Veränderungen und der fibrösen Dysplasie aufgeworfen.

Die Veränderungen treten am häufigsten an den Metaphysen der langen Röhrenknochen, besonders an denen der unteren Extremität, während der Kindheit und beim Heranwachsenden auf; sie können jedoch auch im Säuglingsalter und im frühen Erwachsenenalter gefunden werden. Die Veränderungen werden häufig als Zufallsbefund bei einer Röntgenuntersuchung anläßlich einer Verletzung erhoben. In den Metaphysen liegt die Geschwulst meist exzentrisch, nahe dem Periost. Eine Zone erhöhter Strahlendurchlässigkeit, die kompakte Rindenknochen und angrenzende Spongiosa einschließt, ist so ausgerichtet, daß sie in ihrer größten Ausdehnung parallel zur Längsachse des befallenen Knochens verläuft. An seiner Oberfläche kann ein dünner Knochenwall erhalten bleiben, obwohl sich die Geschwulst weit über das normale Niveau der umgebenden gesunden Cortex erhebt. In der Tiefe wird die Geschwulst demarkiert durch eine Lage sklerosierten Knochens, welche den Tumor gegenüber der Spongiosa abgrenzt. Oft weisen Schmerzen auf diese Veränderung hin; lokale Druckempfindlichkeit oder Schwellung werden beobachtet. Gelegentlich ist eine pathologische Fraktur das erste Zeichen. Um andere Veränderungen wie z.B. fibröse Dysplasie, Solitärzysten, Knocheninfarkt und chondromyxoides Fibrom oder chronische Osteomyelitis ausschließen zu können, ist häufig eine Biopsie notwendig. Ist die Diagnose einmal gesichert, erübrigt sich eine aktive Behandlung, da die Veränderungen meist spontan heilen. Weiterhin bestehende Schmerzen und Zeichen eines weiteren Wachstums stellen die Indikation für ein chirurgisches Vorgehen dar, welches aus einer Herdausräumung besteht.

Benigne Osteoblastome

(Osteogenes Fibrom, verknöcherndes Fibrom, Osteofibrom, fibröses Osteom)

Unter dem Begriff gutartiger Osteoblastome wird eine Gruppe von gutartigen osteoblastischen Neubildungen verstanden, die sich durch ein unterschiedliches histologisches und klinisches Bild auszeichnen, welches dem eines Riesenzelltumors oder eines osteogenen Sarkoms ähneln kann. Es findet sich am häufigsten während der Kindheit und der Jugend. Obwohl es auch im Schädeldach und an der Wirbelsäule gefunden wird, sind die langen Röhrenknochen der unteren Gliedmaßen die häufigste Lokalisation. Das histologische Bild zeigt Bildungen von Osteoid mit verschiedenen Stadien der Verkalkung, jedoch ohne Zellatypien in einem reich vaskularisierten Grundgewebe, das unterschiedliche Mengen von Riesenzellen enthält. Lokale Schmerzhaftigkeit, ein wichtiges klinisches Zeichen, weist auf diese Veränderungen hin. Das Röntgenbild ist nicht charakteristisch, zeigt jedoch eine Rarefizierung der normalen Knochenstruktur, Verdickung der Kortikalis und osteosklerotische Herde. Routinemäßig durchgeführte Laboruntersuchungen führen bei der Differentialdiagnose nicht weiter. Wegen des Fehlens typischer klinischer und histologischer Charakteristika ist die mikroskopische Differenzierung vom „riesenzelligen osteoiden Osteom", Riesenzelltumor, osteogenen Sarkom und von fibröser Dysplasie schwierig und erfordert große Erfahrung. Wenn notwendig, ist eine chirurgische Herdausräumung mit nachfolgender Knochentransplantation sowohl an den flachen Knochen als auch an den Röhrenknochen der Gliedmaßen möglich. Bei Befall der Wirbel ist häufig eine vollständige Ausräumung nicht möglich; in diesen Fällen hat sich die Röntgenbestrahlung zusätzlich zur operativen Therapie bewährt.

Chondromyxoides Fibrom

Das chondromyxoide Fibrom ist ein seltener Knochentumor von wechselnder Wachstumstendenz, der sowohl chondroide als auch myxoide Elemente enthält. Lokales invasives Wachstum wie auch bösartige Umwandlung sind beschrieben. Der Tumor kann grundsätzlich in jedem Lebensalter auftreten, meist jedoch bei jungen Menschen zwischen dem 10. und 30. Lebensjahr. Vor dem 10. Lebensjahr ist er selten. Er befällt die Metaphysen der langen Röhrenknochen, die Knochen von Händen und Füßen und die flächigen Knochen. Makroskopisch ist der Knochen hart und enthält mitunter Herde von verkalktem Knorpel. Mikroskopisch zeigen die Knorpelbestandteile verschiedene Differenzierungsgrade, zellulären Pleomorphismus und zytologische Aktivitätszeichen. Im Zentrum können Chondroblasten vorherrschend sein. An Stellen größerer Reife des Tumors finden sich nur wenige knorpelige Elemente mit Bildung von Chondroid. Die myxoide Matrix enthält spindel- und sternförmige Zellen, das fibröse Grundgewebe kann verschiedene Mengen kollagener Fasern enthalten. Riesenzellen sind häufig. Lichtenstein und Bernstein beschrieben die Feinheiten und Abweichungen des mikroskopischen Bildes dieses Tumors.

Schmerz weist auf die Geschwulstbildung hin, Schwellung und Druckempfindlichkeit können bei oberflächlicher Lage des Tumors vorhanden sein. Das Röntgenbild ist uncharakteristisch und kann einem nicht osteogenen Fibrom oder einem bösartigen, aber nicht schmerzhaften primären Knochentumor ähneln.

Chondromyxoide Fibrome können röntgenologisch als ovale oder langgestreckte Herde mit Vergröberung der Knochenstruktur und Verdickung der Kortikalis, evtl. mit Erosionen, zur Darstellung kommen. Zuweilen sind sie vom spongiösen Knochen durch eine dünne osteosklerotische Zone demarkiert. In manchen Fällen wechseln sich zystische Aufhellungszonen umgeben von sklerotischen Knochenleisten ab, die zuweilen miteinander in Verbindung stehen. Die exakte Diagnose kann nur durch die Biopsie gestellt werden. Die Behandlung muß durch operative Entfernung geschehen. Nach Auskratzen des Tumors wurden wiederholt Rezidive beobachtet, dennoch gilt die Prognose als gut.

Enchondrom

Das solitäre Enchondrom besteht aus einer Anhäufung von Knorpelzellen, wobei charakteristische neoplastische Zellen fehlen. Die multifokale Manifestation wird heute als Enchondromatose bezeichnet und schließt die Chondrodystrophien ein, worunter früher die das Skelet vorwiegend einseitig befallenden Chondrodysplasien (Morbus Ollier) verstanden wurden. Das Mafucci-Syndrom umfaßt das gleichzeitige Auftreten der Enchondromatose zusammen mit multiplen, kavernösen Hämangiomen. Die solitären Enchondrome befallen vornehmlich die Phalangen, die Metakarpal- und Metatarsalknochen, können jedoch auch an den Metaphysen der langen Röhrenknochen und an den flachen Knochen gefunden werden. Obwohl sich die Veränderungen wahrscheinlich noch vor Abschluß des Skeletwachstums ausbilden, werden sie meist nicht vor dem Erwachsenenalter entdeckt. Makroskopisch erscheint die Veränderung als rundliche Masse eines festen und blaß aussehenden Gewebes, das bei näherer Betrachtung gelappt erscheint. Mikroskopisch finden sich in den charakteristischen Bezirken Knorpelzellen mit einzelnen kleinen gleichgestalteten Kernen und blaßangefärbtem Zytoplasma. Sie scheinen in Lakunen eingeschlossen mit einer hyalinen Matrix. Bindegewebe und Blutgefäße trennen die einzelnen Läppchen voneinander. Verkalkungs- oder Verknöcherungsherde können als Ausdruck der Reife der Geschwulst gedeutet werden. Schon geringfügige Traumen können zur pathologischen Fraktur führen; langsames

Wachstum verursacht geringe Schmerzen, Druck-empfindlichkeit oder Schwellung. Das charakteristische Röntgenbild der Hände oder Füße zeigt hier vermehrte Strahlendurchlässigkeit mit gescheckter Struktur, die durch unvollständig sklerosierte Knochenbrücken hervorgerufen werden. Eine Verdickung der Kortikalis geht meist ohne ausgeprägte Erosion einher.

Mikroskopisch können die Veränderungen der Enchondromatose des Skelets nicht vom Solitärtyp unterschieden werden. Lichtenstein beschreibt bei der ersten Form jedoch die Tendenz zur größeren Zellzahlbildung. Das multiple Auftreten verursacht meist bizarre Skeletveränderungen und eine Störung im Längenwachstum der betroffenen Knochen.

Bösartige Umwandlungen der solitären Veränderungen an den Händen und Füßen sind ungewöhnlich. Bei jeder anderen Lokalisation oder im Falle der multifokalen Form sollten die betreffenden Personen in regelmäßigen Abständen kontrolliert werden, um eine maligne Wachstumstendenz schon frühzeitig zu erkennen. Die Behandlung an Händen und Füßen besteht aus einer radikalen Ausräumung und einer sich anschließenden Knochentransplantation, falls erforderlich.

Chondroblastome
(Epiphysärer, chondromatöser Riesenzelltumor)

Das Chondroblastom ist ein selten vorkommender gutartiger Tumor, der sich vorwiegend in den langen Röhrenknochen, zuweilen aber auch in den flachen Knochen findet. Obwohl der Tumor primär die Epiphyse befällt, kann er jedoch auch auf die an die Epiphysenfuge angrenzende Metaphyse übergreifen und den Gelenkknorpel zerstören.

Der Chondroblast ist die typische Zellform, meist dicht aneinandergepackt, ohne begleitendes Stroma. Lichtenstein hat als typisches Zeichen dieses Tumors hervorgehoben, daß sich verkalkte Herde mit degenerativen Bezirken abwechseln, die ihrerseits durch Schwellung und Nekrose der Knorpelzellen gekennzeichnet sind. Vielkernige Riesenzellen werden oft in hämorrhagischen Bezirken gefunden. Bindegewebe, das an die Stelle des nekrotischen Knorpels tritt, kann Kollagen produzieren. Auch können Gebiete von myxomatösem Aussehen gefunden werden.

Schmerzen im Bereich eines der großen Gelenke weisen häufig auf das Vorliegen eines solchen Tumors hin. Eine länglichovale Zone erhöhter Strahlendurchlässigkeit im Bereich der Epiphyse oder der angrenzenden Metaphyse, umgeben von sklerotischen Knochen sowie punktförmigen Verdichtungen, die durch Kalkeinlagerungen innerhalb des Tumors bedingt sind, sind die wesentlichen röntgenologischen Zeichen. Obwohl der Tumor als gutartig angesehen wird, wurde über Fälle einer malignen Entartung berichtet.

Auch hier ist in der Regel die radikale chirurgische Ausräumung ausreichend.

Chordome

Es handelt sich hier um eine sehr seltene Geschwulst, die vom Gewebe der Chorda dorsalis ausgeht. Man findet sie vorwiegend an der Schädelbasis oder im sakrokokzygealen Bereich.

Zuweilen können jedoch andere Wirbelsäulenabschnitte befallen werden. Das zytologische Bild ist inkonstant mit Zellen ektodermalen oder mesodermalen Ursprungs. Mikroskopisch enthalten einige Tumoren Hohlräume, die von kubischem Epithel ausgekleidet sind, andere haben vakuolenhaltige Tumorzellen, die in einer muzinösen Grundsubstanz verteilt liegen. Die subjektive Symptomatik hängt ab von den Geweben, auf die der langsam wachsende Tumor übergreift. Er metastasiert spät und zeichnet sich durch lokales infiltrativ-destruktives Wachstum in die benachbarten Knochen und die angrenzenden Weichteilgewebe aus. Lokale Schmerzen, Druckempfindlichkeit und periphere neurologische Ausfälle in Abhängigkeit von der Lokalisation sind die üblichen klinischen Zeichen. Die röntgenologischen Befunde sind nicht charakteristisch, zeigen jedoch in der Regel osteolytische Herde mit Verkalkungen wechselnden Ausmaßes. Die Biopsie sichert die Diagnose. Bei begrenzter Ausbreitung im Steißbein oder im distalen Kreuzbeinende kommt eine operative Resektion in Frage. Meistens jedoch gelingt eine vollständige operative Ausräumung nicht. Eine inkomplette Exzision hat palliativen Charakter. Der Tumor ist relativ unempfindlich gegenüber einer Röntgenbestrahlung; für eine signifikante Besserung ist eine Dosis unter 4000 r vermutlich unwirksam.

Riesenzelltumor

Die Riesenzelltumoren des Knochens entwickeln sich offenbar aus dem Bindegewebe des Knochenmarks. Das charakteristische histologische Bild zeigt Stromazellen, die Fibroblasten ähneln, mit mehrkernigen Riesenzellen, die unregelmäßig unter ihnen verteilt sind. Viele Autoren sehen in den Stromazellen die primären Tumorzellen, aus denen sich die Riesenzellen durch Konglomeration bilden. Osteoide Substanz und neugebildeter Knochen können in einzelnen Bezirken gefunden werden. Der Riesenzelltumor wird am häufigsten bei Heranwachsenden und im mittleren Lebensalter beobachtet. Die meisten Tumoren beginnen am Ende der langen Röhrenknochen, besonders über dem Knie oder im unteren Anteil des Radius; sie werden jedoch auch an anderen Knochen der Gliedmaßen und an der Wirbelsäule beobachtet. Eine dauernde Zunahme lokalisierter Schmerzen und eine unauffällige Schwellung können auf den Tumor aufmerksam machen. Der Röntgenbefund osteolytischer Herde von schaumartiger Struktur in den spongiösen Enden des Femurs und der Tibia im Kniegelenksbereich oder im distalen Ende der Radiusmetaphyse, exzentrisch gelegen mit Expansion und Erosion der darüberliegenden Rinde, sollte den Verdacht auf einen Riesenzelltumor lenken. Eine Probeexzision ist erforderlich, um diesen Tumor gegenüber anderen, ähnlichen Veränderungen differentialdiagnostisch abzuklären, besonders gegenüber solitären Knochensystemen, aneurysmatischen Zysten, dem chondromyxoiden Fibrom, dem Osteoblastom und dem Chondroblastom. Zusätzlich muß er gegenüber dem „braunen Tumor" bei Hyperparathyreoidismus abgegrenzt werden.

Eine sinnvolle Therapie der Tumoren besteht in einer chirurgischen Entfernung. Letztlich wird das Vorgehen durch den Grad der Polymorphie der Stromazellen bestimmt. Wo immer möglich, sollte der Tumor ausgeräumt werden. Wenn jedoch die Veränderungen sehr ausgedehnt sind, sollte eine segmentale Resektion vorgezogen werden, die ihrerseits jedoch wieder eine Knochentransplantation notwendig machen kann. In chirurgisch schlecht zugänglichen Gebieten ist neben der partiellen Entfernung die Therapie mit Röntgenbestrahlung gerechtfertigt. Diese Tumoren neigen zu lokalem, infiltrativem Wachstum und zur Metastasierung.

Ewing-Sarkom

Das Ewing-Sarkom ist ein recht häufiger bösartiger Knochentumor, der sich offenbar aus dem Mark entwickelt. Der Ursprung der primären Tumorzellen ist noch umstritten. Die Neigung dieses Tumors zu metastasieren und der häufige Befund multipler Skelettveränderungen haben die Frage aufgeworfen, ob es sich dabei um an mehreren Stellen auftretende Primärherde oder nur um Metastasen in anderen Knochen handelt. Makroskopisch ist das Tumorgewebe weich, neigt zu nekrotischer Einschmelzung und zerstört den umgebenden Knochen. Mikroskopisch findet man eng aneinanderliegende Zellen

unterschiedlicher Morphologie. Die Kerne sind klein, rund oder oval, wobei der Anteil des Zytoplasmas schwankt. Die Zellgrenzen sind oft nicht erkennbar. Degenerationsherde sind vorhanden, häufig auch Blutungen in nekrotische Bezirke, die später bindegewebig ersetzt werden.

Der Tumor tritt meist im jugendlichen Alter und im frühen Erwachsenenalter auf, er kommt jedoch auch in der Kindheit vor. Zu Beginn wird die Geschwulst im Schaft der langen Röhrenknochen, an der Wirbelsäule oder an den flachen Knochen des Stammes gefunden. Lokale Schmerzhaftigkeit, die mit der Zeit zunimmt, ist das Leitsymptom. Druckempfindlichkeit und Anstieg der Hauttemperatur sind lokale Zeichen, die von Schwellung und Induration des umliegenden Gewebes begleitet werden. Eine leichte Anämie und Leukozytose werden häufig beobachtet.

In den langen Knochen wird der Tumor in der Regel im Bereich der Diaphyse lokalisiert. Eine diffuse Osteosklerose der Rinde und gelegentliche periostale Reaktionen bedingen das „Sunburst-Muster" im Röntgenbild. Beim Weiterwachsen des Tumors kommt es zur Zerstörung des Markraumes, was sich als diffuse Rarefizierung im Röntgenbild widerspiegelt.

Obwohl der Verlauf langsam und von Episoden vergleichsweiser Ruhe gekennzeichnet sein kann, neigt der Tumor im allgemeinen zu invasivem Wachstum und zur Metastasierung. Die Differentialdiagnose schließt die Osteomyelitis, das osteogene Sarkom sowie ein Nebennierenrinden-Neuroblastom ebenso ein wie den Morbus Hodgkin und das Lymphosarkom. Die exakte Diagnose kann nicht allein durch die klinischen und röntgenologischen Befunde gestellt werden. Eine Probeexzision und histologische Untersuchung sind erforderlich. Meist sind schon Metastasen vorhanden, wenn die symptomatischen Veränderungen entdeckt werden. Die Resektion oder Amputation in Kombination mit Röntgenbestrahlung und Chemotherapie (z. B. nach COP-Schema, s. Lymphosarkom, S. 402 f.) bringt — solange keine Metastasen auftreten — die besten Behandlungsergebnisse.

Radikale chirurgische Eingriffe bringen wenig, da auch bei frühzeitig gestellter Diagnose und radikaler Behandlung die Mortalität bei über 85% liegt.

Plasmazellmyelome
(Plasmozytom, M. Kahler)

Das Plasmozytom ist ein primär bösartiger Tumor des Knochens, der sich aus den hämatopoetischen Retikulumzellen des Markes entwickelt. Er kann zuweilen auch primär in den Eingeweiden oder in den Weichteilen auftreten. Obwohl ein solitäres Vorkommen bekannt ist, liegt in der Regel ein multipler Befall vor.

Die Tumorzelle gleicht einer Plasmazelle; ihre genaue Herkunft konnte jedoch noch nicht mit Sicherheit bestimmt werden. Makroskopisch erscheint der Tumor von weicher Konsistenz, dunkelrot oder grau gefärbt und reich vaskularisiert. Die charakteristischen Tumorzellen gleichen Plasmazellen; ihre Morphologie ist jedoch so wechselhaft, daß einzelne Zellen Elemente der Myelozytenreihe ähneln können. Der Tumor besitzt nur ein spärliches Stroma; dünnwandige Blutgefäße sind zahlreich.

Der Tumor wird vorwiegend nach dem 40. Lebensjahr gefunden und ist etwa zweimal so häufig bei Männern wie bei Frauen. Schmerz ist das häufigste Symptom. Schwellung und Induration sind lokale Zeichen. Ein diffuser Befall der Wirbelsäule wird durch Kyphosenbildung und Abflachung der Lendenlordose im Zusammenhang mit einer Erniedrigung der Wirbelkörper charakterisiert. Pathologische Frakturen kommen häufig vor, oft als erstes Symptom dieser Krankheit.

Im Frühstadium der Erkrankung ergeben Laboruntersuchungen keine wesentliche Hilfe. Im fortgeschrittenen Stadium werden jedoch auch andere Organsysteme befallen, was sich in pathologischen Laborwerten widerspiegelt: Anämie, Hyperkalziurie, Hyperkalzämie sowie Hyperglobulinämie, ferner die Ausscheidung von Bence-Jones-Eiweißkörpern und Hyperurikämie. Die Röntgenbefunde sind sehr variabel. Wegen des ausgedehnten Befalls ist zuweilen lediglich eine diffuse Osteoporose erkennbar. Knochenherde erscheinen im wesentlichen als diffuse oder umschriebene Aufhellungszonen ohne umgebende Sklerose. In manchen Fällen breitet sich der Tumor in der Rinde aus. Der Zusammenbruch von Wirbelkörpern, verursacht durch Infraktion als Folge ausgedehnter Verdrängung des Markes durch Tumorgewebe, kann in einem oder mehreren Segmenten zu erkennen sein. Obwohl das Plasmozytom im floriden Stadium ein einheitliches klinisches Bild bietet, können zuweilen die Knochenmarkspunktion oder Probeexzision in fraglichen Fällen notwendig werden, um die Diagnose zu sichern. Komplikationen entstehen aus dem Übergreifen des Tumors auf die lebenswichtigen Strukturen des Rückenmarks und der Cauda equina.

Die chirurgische Entfernung einzelner Herde kann zu einer vorübergehenden Besserung führen, der Ausgang der Erkrankung ist jedoch infaust. Der Tumor entwickelt sich mit unterschiedlicher Schnelligkeit. Eine palliative Röntgenbestrahlung kann die oftmals sehr starken Schmerzen lindern; die Chemotherapie vermag die Symptome zu bessern und bei bestimmten Patienten auch lebensver-

längernd zu wirken. Die durchschnittliche Überlebenszeit beträgt 1–2 Jahre, kann aber auch länger dauern.

Osteogenes Sarkom

Mit Ausnahme des Myeloms ist das osteogene Sarkom der häufigste primäre bösartige Knochentumor. Es wird am häufigsten im Vorerwachsenenalter und im frühen Erwachsenenalter gefunden, kann jedoch auch später auftreten, allerdings selten nach dem 40. Lebensjahr. Es kommt bei Männern etwas häufiger vor als bei Frauen. Meist tritt es solitär auf, obwohl hin und wieder auch multiple Knochenherde gefunden wurden.

Gewöhnlich lokalisiert sich der Tumor an den Metaphysen der langen Röhrenknochen. In über 50% wird der Kniebereich befallen, weniger häufig das Becken und die schlanken, langen Knochen wie Fibula und Unterarmknochen; zuweilen auch die flachen Knochen.

Klinische Befunde

A. Symptome: Gewichtsverlust und Anämie sind häufig schon bei Stellung der Diagnose zu erkennen. Die anfangs nur geringfügigen Schmerzen werden mit dem Wachstum des Tumors immer stärker. Gelegentlich ist eine Schwellung, die durch die Tumormassen und ein umgebendes Ödem bedingt ist, das erste initiale Symptom. Lokale Überwärmung, venöse Hyperämie und Druckschmerz sind weitere lokale Symptome.

B. Laborbefunde: Die histologische Untersuchung von Biopsiematerial stellt die sicherste und sinnvollste Methode zum Tumornachweis dar. Der Tumor bietet ein sehr verschiedenartiges histologisches Bild; als jedoch immer vorhandenes Charakteristikum finden sich polymorphe Spindelzellen mit atypischen Mitosen, dazwischen sind kollagene Fibrillen mit Knochen- oder Knorpelgrundsubstanz eingelagert. Als weiteres, signifikantes Zeichen findet sich meistens eine Erhöhung der alkalischen Serumphosphatase, wobei die Höhe des Serumspiegels als guter Indikator der Tumoraktivität gilt.

C. Röntgenbefunde: Die Röntgenbefunde variieren in Abhängigkeit davon, ob die osteoplastische oder osteoklastische Form im Vordergrund des Geschehens steht. Osteolytische Herde im spongösen Knochen werden durch die Zerstörung und den nur unvollständigen Ersatz mit den strahlendurchlässigeren Osteoiden verursacht. Fast immer finden sich Veränderungen an der Knochenrinde, entweder im Sinne von Erosionen oder als Knochenneubildungen. Typisch ist die Spiculaebildung im Rindenbereich, die durch Infiltration und Umbauvorgänge der Kortikalis entsteht. Beim Vorliegen eines Tumors sollte neben der Röntgenuntersuchung der Lunge immer eine eingehende röntgenologische Durchuntersuchung des gesamten Skeletsystems stattfinden.

Zuweilen werden radioaktive Isotope wie Strontium, Gallium und Fluor zum Nachweis verborgener Tumorherde und Metastasen verwandt.

Differentialdiagnose

Die differentialdiagnostische Abklärung muß gegenüber dem Chondrosarkom, dem Fibrosarkom, dem Riesenzelltumor, einer Myositis ossificans und gegenüber einem eosinophilen Granulom erfolgen.

Behandlung

Die Behandlung hängt von der Lokalisation des Tumors und dem Grad der Metastasierung ab. Bestrahlungen können vorübergehend eine Schmerzerleichterung bringen, ihr therapeutischer Effekt ist letztlich zweifelhaft. Die Strahlentherapie soll jedoch immer dann durchgeführt werden, wenn ein operatives Vorgehen nicht mehr möglich ist. Die Amputation der befallenen Extremität bringt, solange noch keine Metastasen nachweisbar sind, die besten Erfolge. Die Fünfjahres-Überlebensrate wird in verschiedenen Statistiken von 5 bis 20% angegeben. Wenn der Primärherd vollständig und ohne Rezidiv entfernt werden konnte, ist es gerechtfertigt, eine solitäre Lungenmetastase operativ zu entfernen.

Prognose

Je weiter distal sich der Tumor manifestiert, um so günstiger sind die Erfolgsaussichten. Insgesamt gesehen, ist die Prognose jedoch sehr ungünstig, wobei eine stark erhöhte alkalische Serumphosphatase als schlechtes Zeichen gewertet werden muß. Wird eine Paget-Erkrankung durch ein osteogenes Sarkom kompliziert, so besteht keine Aussicht auf Heilung. Oft tritt der Tod aufgrund von Metastasen oder wegen der stark toxischen Wirkung der notwendigen Zytostatika-Behandlung ein.

Fibrosarkom

Das Fibrosarkom ist eine primäre, bösartige Knochengeschwulst, die sich aus fibroblastischen Elementen entwickelt. Der Tumor produziert kein tumoröses Osteoid oder Knochenneubildungen. Er tritt überwiegend bei Erwachsenen, vor allen an den langen Röhrenknochen der unteren Gliedmaßen auf. Der sich intraossär entwickelnde Tumor greift auf die Kortikalis über und infiltriert von hier aus das angrenzende Weichteilgewebe. Er muß deswegen auch gegen einen fibroblastischen Tumor wie das periostale Fibrosarkom und das parosteale Sarkom abgegrenzt werden, das extraossär entsteht und von dort aus den Knochen angreift.

Besondere klinische Merkmale außer Schwellung und lokale Schmerzhaftigkeit liegen in der Regel nicht vor. Der Röntgenbefund osteolytischer Herde, die auf die Kortikalis übergreifen, sowie verschiedengroße Bezirke reaktiver Knochenneubildung lassen auf die Malignität des Tumors schließen.

Eine exakte Diagnose beruht auch hier auf der histologischen Untersuchung des operativ gewonnenen Untersuchungsmaterials.

Das Fibrosarkom kann im Verlauf einer Paget-Erkrankung auftreten und kommt zuweilen auch in Knochenabschnitten vor, die früher mit Röntgenstrahlen behandelt wurden. Solange keine Metastasen nachweisbar sind, sollte das befallene Glied amputiert werden, wobei eine zusätzliche, vorhergehende Bestrahlung diskutiert wird. Die alleinige Strahlenbehandlung bietet keine Erfolgsaussichten. Insgesamt gesehen besteht auch bei diesem Tumor eine entmutigende Prognose, obwohl von einigen Autoren hier bessere Ergebnisse als bei dem osteogenen Sarkom berichtet werden.

Chondrosarkom

Das Chondrosarkom ist ein primärer, bösartiger Knochentumor, der sich aus den Knorpelzellen entwickelt. Während seiner ganzen Entwicklung behält der Tumor den kartilaginären Charakter. Das Chondrosarkom macht etwa 5 bis 10% aller malignen, primären Knochentumoren aus. Diese Geschwulst gehört zu einer großen Gruppe von Tumoren, die im histologischen Bild jeden nur denkbaren Übergang vom Gutartigen zum Bösartigen zeigen und die die charakteristischen Merkmale von hyalinem Knorpel und chondroiden Elementen aufweisen. Sie entstehen entweder aus dem Knochen oder dem extraossär gelegenen mesenchymalen Gewebe. Die Interpretation der histo-pathologischen Merkmale ist sehr schwierig und verlangt von dem Pathologen viel Erfahrung besonders dann, wenn radikale, operative Maßnahmen (Amputation) geplant sind.

Klinische Befunde

Der erste Hinweis auf den Tumor ergibt sich häufig aus dem Auftreten von Schmerz oder Schwellung, zuweilen treten auch beide Symptome gemeinsam auf. Wenn es sich um Schmerzen in einer Gegend handelt, die knorpeligen Ursprungs sein kann, so ist eine sofortige Röntgenuntersuchung erforderlich.

Die stetige Größenzunahme eines mehr peripher gelegenen Tumors, evtl. mit Beeinträchtigung der Beweglichkeit eines benachbarten Gelenkes, muß als alarmierendes Symptom gewertet werden.

Bei einem *zentral* gelegenen Chondrosarkom findet sich als wesentlicher Röntgenbefund eine Zerstörung des Knochens, sowohl der Spongiosa als auch der Rinde. Bezirke feinfleckiger Verkalkung innerhalb größerer Aufhellungszonen sind typisch. Bei Befall der langen Röhrenknochen stellt sich die Rinde häufig verdickt und vergrößert dar und erhält dadurch ein vielgestaltiges Aussehen.

Periphere Chondrosarkome erscheinen mehr als zusammenhängende Masse.

Verkalkungen innerhalb der Geschwulst bewirken im Röntgenbild ein schlierenartiges, geschecktes, zuweilen auch streifiges Aussehen. Der Rindenabschnitt, aus dem sich der Tumor entwickelt, läßt erosive Veränderungen erkennen.

Auch hier ist die histologische Untersuchung unbedingt zur Diagnose erforderlich, wobei besonders die weniger verkalkten und osteoiden Bezirke sowie die noch nicht degenerativ veränderten Abschnitte untersucht werden sollten. Auf jeden Fall muß vor jedem radikalen Eingriff eine histologische Untersuchung erfolgen. Eine zusätzlich durchgeführte Angiographie läßt neben weiteren Malignitätszeichen zuweilen eine vergleichsweise erhöhte Vaskularisierung erkennen. Da die Geschwulst ausgesprochen viel Knorpelgewebe enthält, kann radioaktiver Schwefel zur szintigraphischen Untersuchung verwandt werden, die sich als besonders nützlich bei der Suche nach versteckten Metastasen erwiesen hat.

Komplikationen sind:
Die pathologische Fraktur,
die Rezidivhäufigkeit nach vorausgegangener unvollständiger Tumorentfernung und
die Verstreuung von Zellmaterial
während der Biopsie.

Behandlung
Die radikale Exstirpation des Tumors, sei es durch lokale Exzision, segmentale Resektion oder durch Amputation, ist das Mittel der Wahl. Bestrahlung kann ebenfalls zur Anwendung kommen, da der Tumor nach neuerer Auffassung gut röntgensensibel ist. Ganz allgemein gesehen sind die am weitesten, peripher gelegenen Geschwülste einer operativen Therapie am besten zugänglich. Bei den ersten Anzeichen sollte der Tumor radikal entfernt werden, da Rezidive praktisch unheilbar sind.

Prognose
Das langsame Wachstum des Chrondrosarkoms, die langen Perioden zwischen den Rezidiven und seine Eigenart, erst spät Metastasen zu setzen, er-

lauben die Beurteilung des Therapieerfolges erst nach einem längeren Zeitraum. In der Regel sollte zwischen der Behandlung und der endgültigen Beurteilung der Heilung ein Zeitraum von etwa 10 Jahren liegen. Wenn eine komplette Exzision des Tumors gelingt, ist die Prognose sehr gut. Eine Metastasierung geschieht meist auf dem Blutweg, zuweilen wird jedoch auch die Ausbreitung über die Lymphbahnen beobachtet. Lokales Einwachsen in lebenswichtige Organsysteme kann zum Tod führen. Im allgemeinen besteht jedoch beim Chondrosarkom eine deutlich bessere Heilungschance als beim osteogenen Sarkom.

Knochenmetastasen

Bei den meisten, bösartigen Knochentumoren handelt es sich um Fernmetastasen aus einem extraossär gelegenen Primärtumor, wobei es sich in der Regel um epitheliale Geschwülste handelt. Zuweilen metastasiert auch ein primärer, bösartiger Knochentumor in andere Skeletanteile, so zum Beispiel das Ewing-Sarkom. Mit Ausnahme der Tumoren des ZNS können fast alle Geschwülste in den Knochen metastasieren, sowohl auf lymphatischem als auch auf venösem Weg.

Die Patienten geben in der Regel als erstes subjektives Symptom lokalen Schmerz an, nicht selten kann eine Schwellung vorausgehen. Manchmal kommt es ohne vorausgegangene Symptomatik zur pathologischen Fraktur. Gewöhnlich steht jedoch der Schmerz im Vordergrund des subjektiven Beschwerdebildes. Besonders an der Wirbelsäule und am proximalen Femurende kann es zu verschobenen Brüchen ohne wesentliche Schmerzzunahme kommen. Obwohl es bei ausgedehnten Knochenmetastasen zu einer Erhöhung der BSG kommen kann, besitzt diese Untersuchung jedoch keinen eigentlichen diagnostischen Wert; besonders bei osteoblastischer Metastasierung steht die Erhöhung der alkalischen Serumphosphatase im Vordergrund.

Neben der Knochenbiopsie steht bei den diagnostischen Maßnahmen die Röntgenuntersuchung im Vordergrund, wobei auf eine gute, technische Qualität der Aufnahmen Wert gelegt werden muß, da sich nur so schon früh diskrete, knöcherne Veränderungen nachweisen lassen. Eine weitere diagnostische Hilfe stellen die Arteriographie und die intraossäre Phlebographie dar. Die Knochenszintigraphie kann auf Skeletmetastasen hinweisen, bevor sie mit üblichen Röntgentechniken zu entdecken sind. Die Biopsie ist jedoch zur Diagnosesicherung unerläßlich, wobei der histologischen Untersuchung bei nicht bekanntem Primärtumor eine entscheidende Bedeutung zukommt. Der führende Röntgenbefund einer Metastase ist die Zerstörung des Knochens, der durch eindringendes Tumorgewebe ersetzt wird. Man sieht osteolytische und/oder osteoblastische Herde.

Behandlung

Die Behandlung von Skeletmetastasen hängt von der Art des Primärtumors und seinem Ausmaß ab. Zuweilen kann durch Bestrahlung, Chemotherapie oder Hormonbehandlung ein Rückgang der Veränderungen, zumindest jedoch eine Schmerzerleichterung, erreicht werden. Bei Spontanfrakturen ist die Zusammenarbeit mit anderen Fachdisziplinen erforderlich. Bei längerer Lebenserwartung sollte man versuchen, den Patienten möglichst rasch zu mobilisieren, was besonders im proximalen Femurbereich durch einen totalen Gelenksersatz gut möglich ist. Bei begrenzter Lebenserwartung von nur wenigen Wochen steht die Schmerzausschaltung und die pflegerische Tätigkeit im Vordergrund der therapeutischen Bemühungen.

Osteogenesis imperfecta
(Fragilitas ossium, Osteopsathyrosis)

Diagnostische Merkmale
- Klinische Trias:
  1. Knochenbrüchigkeit, welche zu pathologischen Frakturen führt;
  2. Durchscheinende oder bläuliche Skleren;
  3. Taubheit
- Familienanamnese
- Bänderschlaffheit
- Neigung zu Hämatomen
- Dentinogenesis imperfecta

Allgemeine Betrachtungen

Die Osteogenesis imperfecta ist eine Erbkrankheit des Mesenchyms, welche im allgemeinen autosomal dominant, in einigen Fällen auch autosomal rezessiv vererbt wird. Man diskutiert, ob es eine Krankheitseinheit ist oder ein Komplex mehrerer Krankheiten. Zwei klinische Typen lassen sich differenzieren: *Osteogenesis imperfecta congenita* (Fetaltyp), bei welcher Frakturen in utero und Skeletdeformitäten bei der Geburt auftreten; und *Osteogenesis imperfecta tarda,* bei welcher die Frakturen nach der Geburt manifest werden.

Die Proliferation und Ausreifung des Epiphysenknorpels ist normal, aber die enchondrale Ossifikation fehlt infolge unzureichender Osteoidbildung durch Osteoblasten – Skeletausdruck der zugrundeliegenden Mesenchymerkrankung.

Klinische Befunde

A. Symptome: Die Knochenbrüchigkeit ist das auffälligste klinische Zeichen. Ein noduläres oder „geschwollenes" Erscheinungsbild mit abgeknickten oder bogenförmigen Deformierungen der Extremitäten läßt bei der Geburt nach anderen klinischen Manifestationen fahnden. Wiederholte Frakturen in der Kindheit sollten an die Krankheit denken lassen. Durchscheinende oder blaugefärbte Skleren sind für das Syndrom nicht pathognomonisch, da auch bei anderen Störungen auftretend. In etwa 50% der Fälle tritt Taubheit – meist nach der Pubertät – auf. Sie verschlechtert sich im Laufe der Zeit und ist mit einer Otosklerose verbunden. Wirbelsäulendeformierungen (Skoliose und Kyphose) akzentuieren das klinische Bild des Zwergwuchses. Ein hämatologischer Defekt als Erklärung für die Hämatomneigung konnte nicht objektiviert werden. Eine unvollständige Dentinbildung (Dentinogenesis imperfecta) ist charakterisiert durch eine Durchsichtigkeit und Opaleszens der Zähne mit späterer rosa-grau-gelblicher Verfärbung. Die Schlaffheit der Ligamenta führt zu Überdehnbarkeit der Gelenke; Muskelatrophie und -hypotonie sind zusätzliche Faktoren. Weitere Bindegewebsmanifestationen sind Hernien und Hyperelastizität der Haut. Neurologische Symptome können durch Hydrozephalus oder Kompression des Rückenmarkes am Foramen magnum oder durch die Kyphose hervorgerufen werden.

B. Röntgenbefunde: Eine große Zahl struktureller Skeletanomalien lassen sich identifizieren (am knöchernen Schädel vergrößerte akzessorische Nasennebenhöhlen und sekundäre Ossifikationszentren; Verkürzung der Zahnwurzeln; Verkürzung der Höhe der Wirbelkörper, „Fischwirbel"; Veränderungen der Cortex langer Röhrenknochen u.a.). Die Kallusbildung nach Frakturen kann gering oder überschießend sein.

Bei der Geburt muß die kongenitale Form differentialdiagnostisch von Achondroplasie, Hydrozephalus oder Hypophosphatämie abgegrenzt werden. Mildere Verlaufsformen des späten Typs können eine idiopathische juvenile oder durch Menopause bedingte Osteoporose vertäuschen. Überbeweglichkeit der Gelenke und Wirbelsäulendeformierungen werden beim Marfan-Syndrom gefunden; Gelenkschwäche beim Ehlers-Danlos-Syndrom; die hyperplastische Kallusbildung – besonders ohne Anhalt für eine Fraktur – beim osteogenen Sarkom.

Behandlung

Eine erforderliche Behandlung des zugrundeliegenden Defektes mit dem Ziel einer ausreichenden Osteoidbildung ist nicht bekannt. Die bisherigen Ergebnisse einer Fluor-Behandlung rechtfertigen nicht eine allgemeine Anwendung. Die Häufigkeitsrate von Frakturen während einer 2-jährigen

Behandlungsperiode mit Magnesiumoxid nahm ab. Die schweren orthopädischen Veränderungen erfordern eine Spezialbehandlung (chirurgische Behandlung).
Röntgentherapie in geringer Dosierung wurde bei der hyperplastischen Kallusbildung vorgeschlagen.

Prognose
Wegen der vielschichtigen Manifestationen der Erkrankung sind Verlauf und Prognose sehr unterschiedlich. Schwere kongenitale Verlaufsformen, insbesondere mit multiplen Frakturen, können zum intrauterinen oder neonatalen Tod führen. Die Häufigkeit von Frakturen und die Bänderschwäche nehmen nach der Pubertät kontinuierlich ab, jedoch haben schwere Knochendeformitäten mit der Notwendigkeit ausgedehnter operativer Maßnahmen die Tendenz, während des Wachstums erneut aufzutreten.
Eine erhebliche Anzahl von Patienten mit geringerer Ausprägung der Erkrankung überlebt jedoch, wobei diese Patienten ein produktives Leben bei einer sitzenden Beschäftigung führen können.

Literatur: Kapitel 15.
Knochen- und Gelenkkrankheiten

Adams, J. C.: Orthopädie (Heidelberger Taschenbücher, Bd. 200). Berlin-Heidelberg-New York: Springer 1982.
Brocher, J. E. W., Willert, H.-G.: Differentialdiagnose der Wirbelsäulenerkrankungen. Stuttgart: Thieme 1980.
Der Chirurg, **41** (1970), Heft 5. Leitthema: Entzündliche Knochen- und Gelenkerkrankungen (ausschließlich Tuberkulose).
Cotta, H.: Orthopädie. Stuttgart: Thieme 1980.
Debrunner, H. U.: Orthopädisches Diagnostikum. Stuttgart. Thieme 1982
Diethelm, L., (Hrsg.): Röntgendiagnostik der Skeleterkrankungen. (Handbuch der medizinischen Radiologie, Bd. 5) Berlin-Heidelberg-New York: Springer 1968–1982.
Freyschmidt, J.: Knochenerkrankungen im Erwachsenenalter. Röntgenologische Diagnose und Differentialdiagnose. Berlin-Heidelberg-New York: Springer 1980.
Frommhold, W., Gerhardt, P. (Hrsg.): Knochentumoren. Stuttgart: Thieme 1980.
Heipertz, W., Schmitt, E.: Wirbelsäulenerkrankungen. Diagnostik und Therapie (Kliniktaschenbuch). Berlin-Heidelberg-New York: Springer 1978.
Idelberger, K.: Lehrbuch der Orthopädie. Berlin-Heidelberg-New York: Springer 1978.
Krämer, J.: Orthopädie. (Heidelberger Taschenbücher, Bd. 224). Berlin-Heidelberg-New York-Tokyo: Springer 1983.
Kuhlencordt, F.: Knochenerkrankungen (Kliniktaschenbuch). Berlin-Heidelberg-New York: Springer 1982.
Lange, M.: Lehrbuch der Orthopädie und Traumatologie. Stuttgart: Enke 1973.
Lichtenstein, L.: Bone Tumors. St. Louis: Mosby 1972.
Müller, K. H.: Exogene Osteomyelitis von Becken und unteren Gliedmaßen. Berlin-Heidelberg-New York: Springer 1981.
Paul, L. W., Juhl, J. H.: Kurzgefaßte Röntgendiagnostik des Skelettsystems. Stuttgart: Medica-Verlag 1972.
Pitzen, P., Rössler, H.: Kurzgefaßtes Lehrbuch der Orthopädie. München: Urban & Schwarzenberg 1970.
Rettig, H., Oest, O., Eichler, J.: Wirbelsäulen-Fibel. Stuttgart: Thieme 1974.
Wellauer, J.: Röntgendiagnostik der Knochentumoren. Der Chirurg **45**, [H.2] 49 (1974).

Therapieschemata zum Kap. 15: Knochen- und Gelenkkrankheiten (Stichwörter in alphabetischer Reihenfolge)

ARTHRITIS, GONORRHOISCHE

1. Ruhigstellung des betroffenen Gelenks, Bettruhe und Analgetikagabe
2. parenterale Verabreichung von Penicillin G
3. zusätzlich Penicillin G lokal in die großen Gelenke instillieren (täglich 25–50000 I. E. in 5 ml physiolog. Kochsalzlösung)

BLASTOMYKOSE

(Torulose)

1. operative Ausräumung des befallenen Knochens
2. Allgemeinbehandlung mit Amphotericin B

EPIKONDYLITIS

1. Ruhigstellung des Arms (Greifbewegungen vermeiden, eventl. Ellenbogenschiene oder volare Gipsschiene anlegen)
2. evtl. Lokalanästhetika mit oder ohne Kortikoide
3. operative Behandlung lediglich in chronischen, therapieresistenten Fällen

HISTOPLASMOSE

1. operative Entfernung des Infektionsherdes
2. Amphotericin B

KARPALTUNNELSYNDROM

1. bei Weichteilschwellung (als Ursache der primären Läsion des N. medianus) Hochlagerung des Armes
2. Schienung von Hand und Unterarm zur Nacht
3. bei Entzündungen der ulnaren Bursa Kortikosteroidinjektionen
4. notf. operative Spaltung des Ligamentum carpi volare (beseitigt dauerhaft den Schmerz)

KAUSALGIE

(vgl. auch Kap. 8)

1. betroffenen Körperteil vor Außenreizen (Wärme, Kälte) schützen, feuchte Umschläge anlegen, Gabe von Analgetika und wiederholte Sympathikusblockaden
2. operative Sympathikusdenervation beseitigt dauerhaft hartnäckige Schmerzen

KNOCHEN- UND GELENKTUBERKULOSE

1. Ruhe, Diät, adäquate Behandlung der gleichzeitig befallenen Organe
2. Ruhigstellung des Gelenks; Punktion
3. Chemotherapie mit Isoniazid, Ethambutol und/oder Rifampicin in Kombination

4. ggf. Synovektomie, Herdausräumung, prothetischer Gelenkersatz
5. selten ist eine Arthrodese oder Amputation erforderlich (nach Operationen soll die Chemotherapie bis zur Ausheilung fortgeführt werden)

KNOCHENTUMOREN

1. *Osteome* sind chirurgisch zu entfernen
2. beim *Osteochondrom* radikale chirurgische Revision mit Entfernung des umliegenden Periosts
3. beim *osteoiden Osteom* chirurg. Ausräumung des Herdes
4. ebenso beim *nicht-osteogenen Fibrom* Herdausräumung
5. bei *benignen Osteoblastomen* chirurg. Herdausräumung mit anschl. Knochentransplantation (bei Befall der Wirbel zusätzlich Röntgenbestrahlung)
6. beim *chondromyxoiden Fibrom* Auskratzen des Tumors
7. beim *Enchondrom* radikale Ausräumung und anschl. erforderlichenfalls Knochentransplantation
8. bei *Chondroblastomen* radikale chirurg. Ausräumung
9. bei *Chordomen* operative Resektion (bei begrenzter Tumorausbreitung)
10. beim *Riesenzelltumor* chirurg. Ausräumung (zumindest segmentale Resektion, evtl. plus Knochentransplantation und Röntgenbestrahlung)
11. beim *Ewing-Sarkom* Resektion oder Amputation, zusätzlich Röntgenbestrahlung
12. bei *Plasmazellmyelomen* (Plasmozytomen) chirurg. Entfernung einzelner Herde, palliativ Röntgenbestrahlung (zur Linderung der starken Schmerzen)
13. beim *osteogenen Sarkom* nach Möglichkeit Amputation, anderenfalls Strahlentherapie
14. beim *Fibrosarkom* Bestrahlung und anschl. Amputation
15. beim *Chondrosarkom* ist die radikale Exstirpation des Tumors (lokale Exzision, segmentale Resektion oder Amputation) das Mittel der Wahl, evtl. auch Bestrahlung
16. bei *Knochenmetastasen* Bestrahlung, Chemotherapie oder Hormonbehandlung; bei Spontanfrakturen möglichst Remobilisation, evtl. durch einen totalen Gelenkersatz; bei begrenzter Lebenserwartung (wenige Wochen)

Kap. 15: Knochen- und Gelenkkrankheiten

Schmerzausschaltung und fürsorglich-pflegerische Behandlung

KOKZIDIOID-MYKOSE

1. Amphotericin B (bei Knochen und Gelenkinfektionen evtl. in die Gelenke instillieren, besonders in frühen Stadien und nach Synovektomie)
2. Ruhigstellung der Gelenke (Gipsverbände) und Vermeidung jeglicher Belastung
3. bei chronischer Infektion operative Ausräumung des Herdes bzw. Synovektomie und Gelenkversteifung bei fortgeschrittener Infektion
4. notf. Amputation

OSTEOCHONDROSE DER HALSWIRBELSÄULE

(Spondylarthrose)

1. Ruhigstellung der Halswirbelsäule (Schanzscher Kragen oder Halsschiene)
2. bei schweren Schmerzen zervikale Extensionsbehandlung
3. Analgetikagabe (zur temporären Erleichterung)
4. bei Nervenwurzel- oder Rückenmarkskompression (mit neurologischen Ausfällen) Laminektomie oder vordere Bandscheibenausräumung (mit oder ohne Spondylodese)

OSTEOGENESIS IMPERFECTA

1. Operative Korrektur, u.a. Osteotomie und Spezialbehandlung
2. ggf. Röntgentherapie

OSTEOMYELITIS, AKUTE EITRIGE

1. bei septischem Krankheitsbild Beobachtung des Wasser- und Elektrolythaushaltes, bei infektiöser Anämie Verabreichung von Vollblutkonserven
2. Ruhigstellung der kranken Extremität (Schiene, Gips)
3. a) operative Behandlung (gezielt, individuell), b) antibiotische Behandlung (intensiv; vgl. S. 744f.) (Cave: in jedem Fall Antibiogramm erstellen, sodann kritische Medikamentenauswahl!)

OSTEOMYELITIS, CHRONISCHE EITRIGE

1. bei leichten Exazerbationen mit Fistelbildungen häufiger Verbandwechsel

2. im übrigen Ruhigstellung der erkrankten Extremität, Bettruhe und Verabreichung leichter Analgetika
3. gemäß Antibiogramm hochdosierte antibiotische Therapie (z.B. in der frühen Rezidivphase oder bei Wundbehandlung)
4. ggf. hyperbare Sauerstofftherapie
5. bei fortschreitender Knochenzerstörung operative Behandlung (Herdausräumung, offene oder geschlossene Saugspülbehandlung für 1–2 Wochen; notf. Amputation, Defektplastiken)

PERIARTHRITIS HUMEROSCAPULARIS

1. passive Schulterübungen mittels Rollenzuges (4 × tgl. für 2 min.)
2. Analgetikagabe, Infiltration mit Lokalanästhetika und Kortikoiden zur Schmerzlinderung und Bewegungserleichterung
3. bei Therapieresistenz operative Behandlung

SALMONELLEN-OSTEOMYELITIS UND -ARTHRITIS

1. beim akuten Fall Gabe von Ampicillin oder anderen Breitbandantibiotika
2. bei rezidivierendem oder chronischem Verlauf Öffnung des Abszesses mit nachfolgender Antibiotikabehandlung gemäß Antibiogramm

SKAPULOKOSTALES SYNDROM

1. Haltungskorrektur durch Gymnastik, regelmäßige Ruhepausen zur Ermüdungsverhütung
2. örtliche Applikation von Wärme oder Kälte (je nach besserer Wirksamkeit) auf die hintere Zervikalregion
3. Infiltration mit Lokalanästhetika oder Besprühen der Haut mit Chloräthyl

TENDINITIS CALCAREA, HUMEROSKAPULARE

1. in chron. Fällen Analgetikagabe, Übungen zur Wiederherstellung der Schultergelenksfunktion, Injektionen von Lokalanästhetika oder Kortikosteroiden sowie Röntgentherapie
2. bei großen Ablagerungsdepots im Röntgenbild operative Ausräumung des Kalziums

16. Urologie

Unspezifische Merkmale

Schmerz

Die Lokalisation, der Charakter der Schmerzen und die Art ihrer Ausstrahlung geben wichtige Hinweise zur Diagnosestellung von Erkrankungen des Urogenitaltraktes.

1. Der *Schmerz bei Erkrankungen der Nieren* wird meist als dumpfes Ziehen in den Flanken oder kostovertebralen Winkeln angegeben, oft strahlt er den Rippenbogen entlang zur Nabelgegend hin aus. Da es bei vielen Nierenerkrankungen jedoch nicht zu einer plötzlichen Dehnung der Nierenkapsel kommt, wird häufig überhaupt nicht über Schmerzen geklagt.

2. *Harnleiterschmerzen* als Folge einer Obstruktion treten normalerweise akut auf, sind meist sehr heftig und kolikähnlich und strahlen von den kostovertebralen Winkeln den Ureter entlang in das Skrotum oder die Vulva und an die Innenseite der Oberschenkel aus. Die Höhe der Ureterverlegung kann unter Umständen durch die Art der Schmerzlokalisation bestimmt werden: bei hohem Verschluß ziehen die Schmerzen gewöhnlich in die Hoden oder die Scheide, bei Obstruktion des mittleren Abschnittes in die unteren Quadranten des Abdomens und bei tiefem Verschluß in die Blase.

3. *Blasenschmerzen* sind Folge von Überdehnung der Blase bei akuter Harnverhaltung oder Dehnung einer tuberkulös oder durch interstitielle Zystitis veränderten Blasenwand. Bei Entleerung der Blase verschwinden sie meist. Blasenentzündungen verursachen brennende Schmerzen in der distalen Harnröhre und gehen mit häufigem Wasserlassen einher.

4. *Schmerzen bei chronischen Prostataerkrankungen* sind selten.

5. *Schmerzen bei Entzündungen oder Verletzungen der Hoden* beginnen immer akut und sind meist sehr heftig. Sie werden gewöhnlich in den Flanken lokalisiert. Die Schmerzen bei Epididymitis sind denen bei Orchitis sehr ähnlich.

Miktionsbeschwerden

Infektionen, Entzündungen und Obstruktionen (‚Harnsperre‘) führen häufiger zu Symptomen, die als Miktionsbeschwerden zu bezeichnen sind:

1. Häufiges Wasserlassen, Harndrang und Nykturie kommen oft bei entzündlichen Prozessen in den ableitenden Harnwegen vor. Schwere Entzündungen führen zu einem ständigen Harndrang, auch wenn die Blase nur kleine Urinmengen enthält. Häufiges Wasserlassen und Nykturie können auch auftreten, wenn das Füllungsvermögen der Blase durch irgendeine Erkrankung herabgesetzt ist oder wenn die Blase nur unvollständig entleert werden kann und eine große Restharnmenge zurückbleibt. Nykturie mit größeren Urinmengen wird bei Herzversagen, Niereninsuffizienz, Ödemausschwemmung, Diabetes insipidus, Hyperaldosteronismus und bei großer Flüssigkeitsaufnahme am späten Abend gefunden.

2. Dysurie und brennender Schmerz beim Wasserlassen in der Urethra deuten auf eine Blasen- oder Prostataentzündung hin.

3. Enuresis kann Folge einer Harnwegserkrankung sein, wird aber meist durch nervöse oder psychogene Störungen hervorgerufen.

4. Harninkontinenz kann durch anatomische Anomalien oder körperliche Überanstrengung, Harndrang durch entzündliche Prozesse oder durch Erkrankungen des Nervensystems verursacht werden. Harnträufeln ist ein Begleitsymptom bei überfüllter, schlaffer Blase.

Charakteristische Veränderungen des Urins

1. Die *Urinanalyse* — als essentieller Teil der Untersuchung aller Patienten — ist bei Patienten mit dem Verdacht auf eine Nierenerkrankung entscheidend: Im Urin gelöste organische und anorganische Substanzen sind diagnostische Kriterien für erbliche oder erworbene Stoffwechselerkrankungen und von Nierenkrankheiten. Das Urinsediment gibt Hinweise auf eine Nierenschädigung, welche sonst nicht gewonnen werden können und kann charakteristisch für den Typ und das Ausmaß der renalen Erkrankung sein. Möglichst oft sollte der Arzt persönlich das Sediment kontrollieren, insbesondere wenn der Verdacht auf eine Nierenschädigung besteht.

2. *Trübung* ist meist durch Ausfällung von Uraten und Phosphaten in der Blase bedingt und hat diagnostisch keine große Bedeutung.

3. Dagegen ist die *Hämaturie* immer ein schwerwiegender Befund. Sie kann bei glomerulären Erkran-

kungen, Tumoren, Gefäßprozessen, Entzündungen, Tuberkulose, anatomischen Anomalien, Steinbildung oder Verletzungen des Urogenitaltraktes auftreten. Die wahrscheinliche Blutungsquelle ist im vorderen Urethralbereich oder in der Prostata zu suchen, wenn der Urin gleich zu Beginn der Miktion blutig erscheint. Eine terminale Blutung ist ein Hinweis auf Prozesse in der hinteren Harnröhre oder in der Blase. Bei pathologischen Vorgängen in der Niere, den Harnleitern oder der Blase ist dem Urin ständig Blut beigemengt.

Die Gründe für eine Hämaturie können – zusammengefaßt – einmal in **lokalen** Gegebenheiten (z. B. Trauma, Infektion, Neoplasma, Arzneimittelwirkung, Harnstein in Blase, Niere, Harnleiter), zum anderen in **systemischen** Ursachen (z. B. Antikoagulantientherapie, Hämophilie, Sichelzellkrise, Thrombozytopenie, Hämoglobinurie, hämolytisch-urämisches Syndrom) gesehen werden.

Funktionsprüfungen der Niere

Die Erkennung von renalen Erkrankungen und die Beurteilung der Nierenfunktion stützen sich auf Laboruntersuchungen. Diese erlauben verläßliche Angaben über die Fähigkeit der Nieren, die Aufgaben der Exkretion, Rückresorption und Sekretion und damit die Aufrechterhaltung der Homöostase zu erfüllen. Folgende Funktionsprüfungen sind am wichtigsten:

A. Glomeruläre Filtrationsrate (GFR): Genaueste Aussagen erlaubt die Inulin-Clearance; für die Klinik ist jedoch die endogene Kreatinin-Clearance ausreichend. Die Harnstoff-Clearance ist weniger genau. – Es besteht eine direkte Beziehung zwischen dem Serumspiegel von Kreatinin und Harnstoff und glomerulärer Filtrationsrate: wenn die Filtrationsrate abnimmt, steigen die beiden Substanzen im Serum an. Neuerdings stehen Radiodiagnostika zu Clearance-Untersuchungen zur Verfügung.
B. Renaler Plasmadurchfluß (RPD): Die Phenolsulphonphthalein-Clearance ist bei genauer Durchführung für klinische Belange hinreichend zuverlässig zur Beurteilung des Nierenplasmastroms und bei Kenntnis des Hämatokrits der Gesamtnierendurchblutung. Exaktere Werte sind mit der aufwendigeren PAH-Clearance zu erreichen.
C. Tubulärer Transport: Die nach 15 min ausgeschiedene Farbstoffmenge bei der Phenolrotprobe ist ein Maß für die proximale Tubulusfunktion. Die Leistungsfähigkeit des distalen Tubulusapparates kann mit dem Konzentrations- und Verdünnungsversuch bestimmt werden.

Nierenbiopsie

Die Nierenbiopsie hat die diagnostischen Möglichkeiten erheblich erweitert; sie gibt zusätzlich oft Richtlinien für die einzuschlagende Therapie. Die Technik ist inzwischen zu einer unentbehrlichen

Routinemaßnahme geworden; meist ist das gewonnene Material ausreichend zur licht-, elektronen- und fluoreszenzmikroskopischen Untersuchung. Zu den *absoluten Kontraindikationen* für die Biopsie zählen: das Vorhandensein nur einer Niere; eine schwere Funktionseinschränkung einer Niere auch bei guter Ausscheidungsleistung der kontralateralen Niere; eine allgemeine Blutungsneigung; Hämangiome, Tumoren oder große Zysten, Abszesse oder floride Entzündungen, Hydronephrose. *Relative Kontraindikationen* sind: schwere Hypertonie, Urämie, ausgeprägte Arteriosklerose und Faktoren, die die Durchführung einer Biopsie erschweren, wie Adipositas, Anasarka oder Unvermögen des Patienten, flach zu liegen.

Neben den Erleichterungen der Diagnosestellung gehören zu den klinischen Indikationen für eine Nierenbiopsie: Beurteilung der Prognose und des Therapieerfolges, Beobachtung der Progredienz von pathologischen Veränderungen, Ausschluß einer Systemerkrankung (Kollagenosen, Amyloidose, Sarkoidose) und Kontrollen bei Abstoßungsreaktionen in Nierentransplantaten.

Röntgenologische Untersuchung

Nierenradiographie: Die Radiographie ist ein essentieller Bestandteil für die Diagnose und Bewertung von Nierenerkrankungen. Nierenform, -größe und -lage können wichtige Informationen geben. Tomographie, Urographie und Angiographie sowie die Computertomographie (CT) geben anatomische und physiologische Daten, welche oft die entscheidenden Details der Durchblutung, der Struktur und gegebenenfalls der Verkalkung beinhalten und durch keine anderen Maßnahmen zu gewinnen sind. Die Zusammenarbeit mit dem Röntgenologen gibt die optimale Möglichkeit für exakt ausgeführte und interpretierte Röntgenuntersuchungen. Der Einsatz von Kontrastmitteln kann allerdings zu gefährlichen Komplikationen bei einer bestehenden schweren Dehydration, bei Niereninsuffizienz, bei diabetischer Nephropathie, bei Leberversagen und bei multiplen Myelomen führen.
Ultraschall: Der Ultraschall ist eine externe Technik, welche den Patienten nicht belastet. Radarähnliche Geräte, welche Hochfrequenz-Schallwellen verwenden, vermögen solide oder flüssigkeitsgefüllte Organe zu erfassen. Die Nierengröße und -form können hiermit oft ausreichend eindeutig differenziert werden, um Tumoren, Zysten oder Anomalien zu identifizieren. Verkalkungen innerhalb der Niere und ableitenden Harnwege können hierdurch manchmal besser als durch andere Untersuchungen nachgewiesen werden. Außerdem ist die Sonogra-

phie eine wertvolle Hilfe bei der Nierenbiopsie. Ultraschalluntersuchungen werden − bei verbessertem Instrumentarium − ein Ersatz oder zumindest eine Ergänzung der Röntgenuntersuchungen werden.

Radiodiagnostika: Der Einsatz von Radionukliden (^{131}I, ^{203}Hg, ^{99m}Tc) erlaubt nuklearmedizinische Untersuchungen des renalen Plasmadurchflusses und der renalen Clearance sowie die Bestimmung der Nierengröße, -form und -funktion.

Erkrankungen der Nieren

Akute Glomerulonephritis
(Ak. GN)

Diagnostische Merkmale
- Streptokokkeninfekt (selten auch andere Infekte) in der Anamnese
- Malaise, Kopfschmerzen, Anorexie, subfebrile Temperaturen
- Leichte generalisierte Ödeme, Hypertonie, Retinablutungen
- Makrohämaturie; Eiweiß, Erythrozytengranulierte und hyaline Zylinder, Leukozyten und Nierenepithelien im Urinsediment
- Positiver Antistreptolysin-O-Titer; unterschiedliche Harnstoffretention; deutlich eingeschränkte Nierenfunktion

Allgemeine Betrachtungen
Die Glomerulonephritis ist immer doppelseitig. Bei der akuten Form kommt es in den meisten Fällen zu einer völligen Ausheilung. Ein Fortschreiten des Leidens führt zu allmählicher Zerstörung des Nierengewebes und schließlich Niereninsuffizienz. Am häufigsten betroffen sind Kinder im 3.–10. Lebensjahr, 5% der Erkrankungen werden jedoch bei Erwachsenen jenseits des 5. Dezenniums beobachtet.

In etwa 10–15% der Fälle tritt bei Kindern und jungen Erwachsenen eine Nephritis im Anschluß an einen akuten Infekt, ausgelöst durch beta-hämolysierende Streptokokken, auf. Bei Kindern unter 6 Jahren folgt die Nephritis am häufigsten einer Pyodermie (Impetigo). Bei älteren Kindern und jungen Erwachsenen geht meist eine Pharyngitis, selten eine Hautinfektion voraus. Nephritogene beta-hämolysierende Streptokokken findet man gewöhnlich: bei Hautinfektionen − Typ M 49 (Red Lake), 2 und 55; bei Pharyngitis − Typ 12, 1 und 4. Seltene Erreger sind Pneumokokken, Staphylokokken, einige

Bazillen und Viren oder Plasmodium malariae und gewisse Medikamente. Die Nierenschädigungen durch Rhus Dermatitis, Giftstoffe oder chemische Substanzen können manchmal nicht von einer Glomerulonephritis unterschieden werden.

Durch die neuen immunologischen Methoden (Immunfluoreszenz) und die Elektronenmikroskopie konnte die Pathogenese der glomerulären Läsionen weiter geklärt werden. Wahrscheinlich verursacht eine Infektion mit nierenschädigenden Stämmen der betahämolysierenden Streptokokken eine Verletzung der Mesangiumzellen in den interkapillären Spalten. Als Folge davon wird das Glomerulum gegenüber Antigen-Antikörper-Komplexen, die als Antwort auf die Streptokokkeninfektion gebildet werden, empfindlicher. Beta-1-C-Globulin des Komplements lagert sich allein oder zusammen mit IgG an der epithelialen Seite der Basalmembranen, manchmal auch an der subendothelialen Seite ab. Als klinische Variante, ähnlich der Glomerulonephritis nach einem Streptokokkeninfekt, ist das *Goodpasture-Syndrom* zu bezeichnen. Bei diesem Krankheitsbild wird die schwere akute Nephritis von diffusen hämorrhagischen Infiltrationen der Lungen begleitet. Die Ursache ist bisher unbekannt, es konnten aber Antikörper gegen die glomerulären Basalmembranen (GBM), die als autologe Antigene wirken, demonstriert werden. Die Antikörper (Anti-GBM) reagieren außerdem mit den Basalmembranen der Lungen. Durch Immunfluoreszenz- und Elektronenmikroskopie gelang der Nachweis linearer Ablagerungen von IgG und beta-1-C-Komplement auf den Basalmembranen der Glomerula und der Lungen.

Bei der makroskopischen Untersuchung findet man nur punktförmige Blutungen in der Nierenrinde. Mikroskopisch beschränken sich die Veränderungen auf die Glomeruli, es kommt zur Proliferation und Schwellung der Endothelzellen in den Kapillarschlingen. Durch Proliferation der Kapselepithelien bildet sich eine halbmondförmige Verdickung um das Kapillarknäuel aus, der Raum zwischen Kapsel und Gefäßknäuel ist mit Erythrozyten, Leukozyten und Exsudat ausgefüllt. Das interstitielle Gewebe ist ödematös, das Tubulusepithel häufig im Sinne einer trüben Schwellung verändert. Mit Fortschreiten der Erkrankung können die Organe an Größe zunehmen.

Als typischer histologischer Befund bei der Glomerulitis finden sich „Halbmonde", die sich allmählich vergrößern, hyalinisiert und in Narbengewebe umgewandelt werden und infolgedessen die Zirkulation im Glomerulus behindern. Am Tubulusapparat werden degenerative Veränderungen wie fettige Degeneration, Nekrosen und schließlich narbiger Verschluß des Nephrons nachweisbar. Wandverdickungen der Arteriolen können in deren kompletter Obliteration enden.

Klinische Befunde

A. Symptome: Der Krankheitsverlauf kann sehr leicht sein, und nur die Urinuntersuchung wird in solchen Fällen die Nierenerkrankung aufdecken. Bei schwerem Verlauf treten in der Regel etwa 2 Wochen nach dem akuten Streptokokkeninfekt *Kopfschmerzen, Abgeschlagenheit, geringgradiges Fieber, Schwellung der Augenpartien und des Gesichtes, Schmerzen in den Nierenlagern* und *Oligurie* auf. Der Urin ist blutig oder bei starker Azidität „braun" oder „kaffeefarben" (Hämatin!). Flüssigkeitsansammlung in den Lungen, infolge von Salz- und Wasserretention, kann sich durch *Kurzatmigkeit* bemerkbar machen. Es besteht meist eine mäßige *Tachykardie*, der *Blutdruck* ist *mäßig* bis *stark erhöht*. Die Nierenlager sind häufig druckempfindlich.

B. Laborbefunde: Die Diagnose wird durch die Urinuntersuchung gestellt. Der Harn kann makroskopisch blutig oder „kaffeebraun" sein (saures Hämatin!), oft ist die Hämaturie aber auch nur unter dem Mikroskop nachweisbar. Der Urin enthält außerdem Eiweiß und Zylinder, von diesen vor allem hyaline und granulierte, oft in großer Zahl. Das klassische Zeichen der GN, die Erythrozytenzylinder, werden im Sediment u. U. nur vereinzelt gefunden. Die Erythrozytenzylinder sind Blutgerinnseln ähnlich, die sich im Tubuluslumen bilden. Sie sind gewöhnlich nur klein und intensiv orange oder rot gefärbt. Bei starker Vergrößerung kann unter dem Mikroskop das Mosaikmuster der eng beieinanderliegenden roten Blutkörperchen, die durch Fibrin und Plasmaproteine zusammengehalten werden, erkennbar sein.

Mit zunehmender Einschränkung der Nierenfunktion (Abnahme der Filtrationsrate und des Nierenplasmastroms) kommt es zu einem Ansteigen von Harnstoff und Kreatinin im Blutserum. Die BKS ist stark beschleunigt. Eine leichte normochrome Anämie kann sich entwickeln, zum Teil als Folge der Überhydratation. Bei Halsentzündungen mit nephritogenen Streptokokken zeigt der Anti-Streptolysin-O-Titer (ASO) im Serum häufig eine ansteigende Tendenz, während der Titer bei Hautinfektionen nur selten erhöht gefunden wird. Sowohl bei Hals- wie bei Hautinfektionen kommt es normalerweise zur Bildung von Antikörpern gegen Streptokokken-Desoxyribonuclease B (Anti-D-Nase B). Eine Bestätigung der Diagnose bringt in erster Linie die Urinuntersuchung, in typischen Fällen geben aber Anamnese und klinischer Befund genügend Verdachtsmomente. Der Nachweis von Erythrozytenzylindern ist ein absoluter Beweis dafür, daß die roten Blutkörperchen aus den Nierentubuli und nicht aus anderen Abschnitten des Urogenitaltraktes stammen.

Differentialdiagnose

Erythrozytenzylinder sind zwar pathognomonisch für die Glomerulonephritis, sie kommen jedoch auch zusammen mit anderen pathologischen Elementen bei allen anderen Erkrankungen mit Glomerulus- und Tubulusschädigung vor, wie z. B. bei Polyarteriitis nodosa, Lupus erythematodes disseminatus, Dermatomyositis, Sarkoidose, subakuter infektiöser Endokarditis, ‚Herd'nephritis, Goodpasture-Syndrom, Henochsche Purpura oder bei Nierenvergiftungen (durch toxische Stoffe).

Komplikationen

1. Kardiale Insuffizienz als Folge einer Salz- und Wasserretention und der Hypertonie oder als Ausdruck einer Herzmuskelinsuffizienz durch interstitielles Ödem und Störung der Kapillarpermeabilität — Tachykardie, Herzvergrößerung, Galopprhythmus, Stauung im Lungenkreislauf, Pleuraergüsse, periphere Ödeme.
2. Akute Linksherzbelastung bei ausgeprägtem Hypertonus.
3. Encephalopathia hypertonica — starke Kopfschmerzen, Benommenheit, Muskelzuckungen, Krämpfe, Erbrechen, Papillenödem, Netzhautblutungen.
4. Schwere Infekte.

Behandlung

A. Spezifische Maßnahmen: Es gibt keine spezifische Therapie der Glomerulonephritis. Unerläßlich ist die Behandlung mit hohen Dosen von Penicillin oder anderen Antibiotika bei Anwesenheit von β-hämolysierenden Streptokokken. Kortikoide und ACTH sind nach den bisherigen Erfahrungen praktisch unwirksam und können kontraindiziert sein, da sie den Eiweißkatabolismus und die Natriumretention erhöhen und einen negativen Einfluß auf die Hypertonie haben. Immunosuppressiva und Zytostatika sind bei dieser Nephritisform unwirksam (s. Nephrotisches Syndrom).

B. Allgemeine Maßnahmen: Bei Oligurie muß eine genaue Bilanzierung der Flüssigkeitsein- und -ausfuhr erfolgen und die Zufuhr von Elektrolyten und Eiweiß der eingeschränkten Nierenfunktion entsprechend bemessen werden. Eine stationäre Behandlung ist bei Oligurie, Harnstoffretention und Hypertonie unbedingt notwendig. Strenge Bettruhe ist dabei von entscheidender Bedeutung und sollte so lange eingehalten werden, bis sich der Zustand des Patienten eindeutig gebessert hat. Vor Mobilisierung des Patienten sollten Blutdruck und Harnstoffwerte mindestens 1–2 Wochen normal sein. Ungefähre Aufschlüsse über die Dauer der Bettruhe kann der Urinbefund geben: normalisiert sich die Eiweißausscheidung und erscheinen Leukozyten und Epithelzellen nur noch in geringer Zahl im Sediment, kann die körperliche Belastung wieder

aufgenommen und langsam gesteigert werden. Mit
zunehmender Belastung wird die Ausscheidung
von Eiweiß und geformten Bestandteilen im Urin
u. U. wieder stärker. Eine Erythrozyturie kann für
viele Monate weiter bestehen, sie hat prognostisch
nur bedingte Aussagekraft. Verschlechtern sich mit
Wiederaufnahme der körperlichen Aktivität die
BKS und der Urinbefund eindeutig, so sollten für
weitere 10–14 Tage Bettruhe verordnet und danach
erneut ein Belastungsversuch unternommen werden.

Bei erhöhtem Harnstoff und Oligurie muß die Eiweißzufuhr mit der Nahrung auf die lebensnotwendige Menge reduziert werden. Sind Harnstoff und
Kreatinin normal, so ist eine Eiweißbeschränkung
nicht erforderlich. Kohlehydrate sollten in ausreichenden Mengen zur Deckung des Kalorienbedar-
fes zugeführt werden, gleichzeitig setzen sie den Eiweißkatabolismus herab und verhindern die Hun-
gerketose. Bei Oligurie bzw. Anurie besteht die Gefahr der Kaliumintoxikation.

Die Einschränkung der Natriumaufnahme ist
von Serum-Natrium-Konzentration abhängig. In
schweren Fällen soll die Diät kochsalzfrei sein. In
der Erholungsphase kann dann die Kochsalzmenge
allmählich erhöht werden.

Die Flüssigkeitszufuhr muß sich nach dem Aus-
scheidungsvermögen der Nieren richten. Bei guter
Funktion ist eine Beschränkung nicht indiziert. Die
Flüssigkeit muß bei Erbrechen und Übelkeit parenteral appliziert werden. Bei ausgeprägtem Ödem
muß ein Versuch mit einem oralen Diuretikum, wie
zum Beispiel Furosemid, gemacht werden. Extreme
Flüssigkeitsüberlastung und Oligurie erfordern evtl.
die Hämodialyse.

Eine stark ausgeprägte Anämie kann Bluttransfusionen notwendig machen, bei bestehender Hypertonie und drohendem Herzversagen am besten in
Form von Erythrozytensuspensionen, um die Gesamtflüssigkeitsmenge möglichst gering zu halten.

C. Behandlung der Komplikationen:

1. Die Encephalopathia hypertonica erfordert eine
intensive Behandlung. Die Symptome sind: Schläfrigkeit und Verwirrtheit begleitet von schwerem
Kopfschmerz, Übelkeit und Erbrechen, Visionen,
vermehrtem Sopor und Koma. Charakteristisch
sind ein sehr hoher Blutdruck (oft > 250/150
mmHg), Retinopathien mit Papillenödem sowie retinalen Blutungen. Das Ziel der Therapie muß eine
weitgehende Normalisierung des Blutdrucks ohne
weitere Beeinträchtigung der Nierenfunktion sein.
Die entsprechenden Medikamente I. Wahl sind:
Diazoxid, Hydralazin, Methyldopa und Natriumnitroprussid. Ergänzend dazu sind nützlich: Clonidin,
Metoprolol (als Betablocker), Prazosin und Mino-
xidil. Neuerdings ist eine verbesserte Behandlung
der Encephalopathia hypertonica bei bestehender
Nierenerkrankung durch Captopril möglich. Als

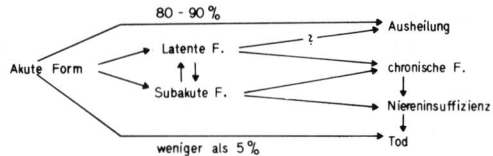

Abb. 16-1. *Prognose bei Glomerulonephritis*

Diuretika können parallel Furosemid oder Etacrynsäure verwendet werden. Die Behandlung wird umgehend mit einer Gabe von Diazoxid, 300 mg i. v.,
eingeleitet. Der Patient muß während der Intensivtherapie ständig überwacht werden. *Diphenylhydantoin* hat sich als wirksames Mittel bei Krampfanfällen erwiesen.

2. Die Herzinsuffizienz wird in üblicher Weise mit
Einschränkung der Flüssigkeits- und Natriumzufuhr, mit Digitalis und Sauerstoff sowie ggf. einem
oralen Diuretikum (wie Furosemid) behandelt.

3. Jede Infektion muß mit dem jeweils geeigneten
Antibiotikum angegangen werden. Die häufig empfohlene prophylaktische Penicillingabe über mehrere Monate nach der akuten Phase ist umstritten.

Prognose

In den meisten Fällen heilt die akute Glomerulonephritis innerhalb 1–2 Jahren völlig aus; in 5–20%
kommt es zur Progredienz der Nierenschädigung.
Bei schweren Verläufen mit Oligurie, Herzversagen
oder hypertensiver Enzephalopathie kann der Tod
in der akuten Phase eintreten. Die komplette Ausheilung ist jedoch, selbst bei schwersten Krankheitsbildern, vor allem bei Kindern die Regel (s.
Abb. 16-1).

Chronische Glomerulonephritis
(Chron. GN)

Die Destruktion des Nierengewebes kann über viele Jahre langsam fortschreiten. Man unterscheidet
klinisch eine latente (s. unten) von einer symptom-
reicheren subakuten Verlaufsform – allgemeines Krankheitsgefühl, subfebrile Temperaturen,
manchmal Schmerzen in den Nierenlagern, Oligurie. Therapie wie bei der akuten Phase. In unregelmäßigen Zeitabständen kann es zu Exazerbationen
kommen.

Latente Glomerulonephritis

(Lat. GN)

Ist die akute Glomerulonephritis nach 1–2 Jahren nicht ausgeheilt, gehen die glomerulären und vaskulären Veränderungen allmählich weiter. Mit der Zeit wird auch der Tubulusapparat geschädigt. Die Patienten sind meist symptomfrei, und nur der Nachweis von abnormen Elementen im Harn läßt auf die Aktivität des Nierenprozesses schließen.

Die Ausscheidung von Eiweiß, weißen und roten Blutkörperchen, Epithelzellen und Zylindern liegt ständig über der Norm. Zeichen der Niereninsuffizienz (s. unten) können auftreten, wenn sich die Funktion weiter verschlechtert.

Differentialdiagnose

wie bei der Ak. GN

Vorbeugung

Rasche und intensive Behandlung von interkurrenten Infekten. Vermeidung von Sensibilisierungen.

Behandlung

Behandlung der Exazerbationen wie beim akuten Stadium bei der nephrotischen Form bzw. bei beginnender Niereninsuffizienz.

Eine Diät, die vor allem dem erhöhten Kalorienbedarf im Wachstumsalter angepaßt ist, soll eingehalten werden. Bei niedrigen Harnstoffwerten im Serum kann die täglich zugeführte Eiweißmenge (0,5–1 g/kg KG) normal sein. Die Flüssigkeitsaufnahme unterliegt keiner Beschränkung. Überanstrengungen sind zu meiden, eine besondere körperliche Schonung ist jedoch nicht notwendig.

Prognose

Infekte, Trauma und Überlastung können zu einer Verschlechterung des Urinbefundes führen. Exzerbationen können dem akuten Stadium sehr ähnlich sein und ebenfalls durch interkurrente Infekte oder Traumen ausgelöst werden. In anderen Fällen ist eine Verwechslung mit dem Nephrotischen Syndrom (s. unten) naheliegend.

Ohne Hämodialysebehandlung ist der Tod durch Urämie immer das unausweichliche Ende. Der Verlauf kann aber sehr unterschiedlich sein. In Einzelfällen ist für 20–30 Jahre ein normales Leben möglich.

Chronische Niereninsuffizienz

Diagnostische Merkmale

- Schwäche und leichte Ermüdbarkeit, Kopfschmerzen, Anorexie, Übelkeit und Erbrechen, Juckreiz, Polyurie, Nykturie.

- Hypertonie mit sekundärer Enzephalopathie, Netzhautblutungen, Herzinsuffizienz
- Anämie, Azotämie, Azidose; Hyperkaliämie, -phosphatämie und -sulfatämie; niedriges Serum-Kalzium; Hypoproteinämie
- Hypo- und Isosthenurie, leichte bis mäßige Proteinurie, wenig Erythro- und Leukozyten, „Riesenzylinder" im Sediment

Allgemeine Betrachtungen

Die pathologischen Veränderungen sind je nach Ursache der Nierenschädigung ganz verschieden. Durch ausgedehnte Narbenbildung und Größenabnahme der Nieren (Hyalinisierung von Glomeruli, Obliteration von Tubuli auf der einen und kompensatorischen Hypertrophie und Dilatation auf der anderen Seite) wird die normale Nierenarchitektur in hohem Maße gestört. Die Gefäßveränderungen – Verdickung der Media, Schwinden der elastischen Fasern, Intimaauflagerungen und in einigen Abschnitten Lumenverlegung – sind Folge einer lange bestehenden Hypertonie und in geringerem Umfange der Narbenbildung. Bei der diabetischen Nephropathie sind die typischen Zeichen der arteriolären Sklerose häufig deutlich ausgeprägt. Die Gefäßveränderungen bei Periarteriitis nodosa und Lupus erythematodes können fast immer zur Diagnosestellung bei diesen Kollagenoseformen herangezogen werden. Obstruktive Prozesse der ableitenden Harnwege geben das typische Bild einer Hydronephrose mit Kompression und Destruktion des Nierenparenchyms. Zystennieren, Plasmozytom, Amyloidose und andere seltenere Ursachen der Niereninsuffizienz sind auf Grund ihrer charakteristischen pathologisch-anatomischen Veränderungen relativ leicht zu diagnostizieren.

Klinische Befunde

Der Verlauf ist meist sehr schleichend. Eindeutige Symptome und klinische Zeichen treten in vielen Fällen erst im Spätstadium des Nierenleidens auf, wenn die Nieren nicht mehr in der Lage sind, die Stickstoff-Stoffwechselprodukte auszuscheiden und das Gleichgewicht im Wasser- und Elektrolythaushalt aufrechtzuerhalten.

A. Symptome: Das klinische Bild in diesem Endstadium der Niereninsuffizienz, der Urämie, wird vor allem durch die Stoffwechselstörungen und vaskulären Veränderungen bestimmt. Im Vordergrund stehen Anämie, Azotämie und Azidose. Die Patienten klagen oft über *Schwäche, rasche Ermüdbarkeit, Appetitlosigkeit, Übelkeit* und *Erbrechen*. Häufig sind *Durchfälle, Atemnot,* generalisierter *Juckreiz* und punktförmige *Hautblutungen*. Die Haut erscheint blaß und wächsern.

Eine Polyurie besteht dann, wenn Wasser nicht mehr ausreichend von den Nierentubuli rückresorbiert wird; die oligurische Phase tritt ein, wenn die glomeruläre Filtrationsleistung stark nachläßt.

Präfinal kommt es zu *unstillbarem Erbrechen, massiven Durchfällen, Muskelzuckungen* und *Schleimhautblutungen.* Die Patienten hyperventilieren und werden zunehmend somnolenter. Harnstoff kann sich auf der Haut auskristallisieren. Derselbe Vorgang an den serösen Häuten führt u. a. zur fibrinösen oder exsudativen Perikarditis und Pleuritis.

Die *Hypertonie* ist meist schwer zu beherrschen. Heftige *Kopfschmerzen* und *Visusverschlechterungen* als Folge der Augenhintergrundsveränderungen (Blutungen, Exsudationen, Sklerosierung der Arteriolen, Papillenödem) stehen im Vordergrund der Symptomatik. *Generalisierte Krämpfe* sind Ausdruck einer hochdruckbedingten Enzephalopathie. Zerebrale Massenblutungen und akutes Linksherzversagen mit Lungenödem sind häufig die Todesursachen bei länger bestehender Hypertonie.

B. Laborbefunde: Der Urin ist iso- und hyposthenurisch und enthält geringe Mengen an Eiweiß. Im Sediment finden sich rote und weiße Blutkörperchen, außerdem Nierenepithelzellen, granulierte und Wachszylinder. Eine normochrome Anämie mit Hämoglobinwerten zwischen 6 und 9 g% ist typisch. Harnstoff und Kreatinin sind stark erhöht. Die Serumelektrolyte weisen charakteristische Abweichungen von der Norm auf: das Natrium liegt an der unteren Normgrenze, das Kalium ist leicht bis stark erhöht, das Kalzium vermindert. Die Plasmabicarbonatkonzentration ist bei Erhöhung der Phosphate, Sulfate und Chloride erniedrigt. Retention von organischen Säuren, größere Natrium- und Bicarbonatverluste und unzureichende Wasserstoffionenelimination durch den geschädigten Tubulusapparat können zur Verstärkung der azidotischen Stoffwechsellage beitragen.

Röntgen (Thorax), EKG (Herzveränderungen), Ultrasonographie (Nierengröße) und intravenöses Urogramm (Harntraktübersicht) werden zusätzlich herangezogen.

Differentialdiagnose

Alle die genannten Erkrankungen führen früher oder später zur chronischen Niereninsuffizienz; der Zeitpunkt ist allein abhängig von dem Grad der Zerstörung von funktionstüchtigem Nierengewebe. Wegen der Uniformität des klinischen Bildes ist eine Unterscheidung nach der auslösenden Ursache nach Eintreten in dieses Stadium ohne Biopsie nicht mehr möglich. Eine Ausnahme bilden lediglich die Zystennieren, da die Organe hierbei immer palpatorisch vergrößert sind.

Pharmakokinetisch bekannte (iatrogene) Störungen bei Niereninsuffizienz

Bei zunehmender Einschränkung der Nierenfunktion werden Kinetik, Dynamik und damit auch die Wirkung zahlreicher Pharmaka verändert. Die Faktoren die eine besondere Rolle spielen sind: z. B. herabgesetzte intestinale Kalziumresorption, gestörte hepatische Metabolisierung lipophiler Substanzen, Kumulation renal eliminierter Pharmaka, bei Hypoproteinämie Anstieg des freien pharmakologisch wirksamen Medikamentenanteils (z. B. Clofibrat), erhöhte Empfindlichkeit des ZNS auf Psychopharmaka bzw. des Knochenmarks auf Zytostatika, direkte oder indirekte Beeinflussung von Pharmaka bei Kombinationsbehandlung. Unter den medikamentös bedingten Todesfällen steht die Digitalisintoxikation mit einem Anteil von ca. 50% an der Spitze aller Risikopharmaka. Die Letalitätsquote der manifesten Glykosidüberdosierung soll bis zu 40% betragen. Lediglich Digitoxin wird bei Anurie weitgehend hepatisch eliminiert. Nach intravenöser Applikation unterscheidet sich seine Serumradioaktivität nicht signifikant vom nierengesunden Organismus.

Dem Digitoxin ist daher bei eingeschränkter Nierenfunktion der Vorzug zu geben. Seine Erhaltungsdosis sollte allerdings im Endstadium der Niereninsuffizienz nicht zuletzt wegen der urämischen Azidose auf etwa 70% reduziert werden. Digoxin ist bei verminderter Erhaltungsdosis (30–50% der Norm) bei Niereninsuffizienz nicht unbedingt kontraindiziert. Für die Therapie der Glykosidintoxikation gelten bei Niereninsuffizienz mit entsprechender Vorsicht und Elektrolytkontrolle meist die Richtlinien wie bei intakter Nierenleistung. Die bei ventrikulärer Arrhythmie indizierten Pharmaka Ajmalin und Diphenylhydantoin kumulieren bei Niereninsuffizienz nicht. Chinidin und Procainamid sind wegen Kumulationsgefahr in ihrer Dosis zu reduzieren. Neu in der Behandlung der Glykosidintoxikation ist Colestyramin (Quantalan®); es soll den enterohepatischen Kreislauf des Digitoxins unterbrechen. Das Osmodiuretikum Mannit ist auf Grund seiner nierendurchblutungssteigernden Eigenschaften sowie wegen günstiger Beeinflussung eines Hydrops der Tubuluszelle bei akutem Nierenversagen geschätzt. Die Anwendung ist nicht risikolos: bleibt der diuretische Effekt aus, so kann der schwer metabolisierbare Zuckeralkohol osmotisch eine beträchtliche Flüssigkeitsansammlung im Extrazellulärraum auslösen und hierdurch ein akutes Linksherzversagen mit Lungenödem begünstigen. Vorsicht verlangt der Einsatz hochdosierter Saluretika. Im Unterschied zum niedrigdosierten Lasix®, das zu einem gleich starken Zuwachs von Diurese und Natriumausscheidung führt, hat die Applikation hoher Dosen (über 250 mg i. v.) eine prävalente Natriumausscheidung zur Folge. Dies muß bei der häufigen Hyponatriämie des Urämiepatienten besonders beachtet werden. Jeder weitere Abfall des Plasmanatriums kann ein Hypoelektrolytkoma auslösen.

Bei rascher Infusion von hochdosiertem Lasix®

(1 000 mg innerhalb 40 min) kann akuter Hörverlust auftreten, der anscheinend rasch reversibel ist.

Vorsicht ist bei der Verwendung von Antibioticis geboten: Kanamycin und Gentamycin haben ototoxische Nebenwirkungen. Weniger folgenschwer sind die kumulationsbedingten Nebenwirkungen des Ampicillins. Die Häufigkeit exanthematischer Hautreaktionen steigt von 6% beim Nierengesunden bei Niereninsuffizienz auf 32% an. Kumulationsbedingte Nebenwirkungen der Tetrazykline treffen Störungen der Proteinsynthese mit Anstieg der harnpflichtigen Substanzen. Mit Ausnahme des bei Anurie hepatisch eliminierten Doxycyclins (Vibramycin®) sind die Halbwertszeiten aller anderen Tetrazykline extrem verlängert, so daß bei normaler Dosierung toxische Gewebsspiegel erreicht werden.

Behandlung

Die Behandlung der Hypertonie und der Herzinsuffizienz wurde weiter oben schon besprochen.

A. Diät und Flüssigkeitsmenge: Die tägliche Eiweißzufuhr soll 0,5 g/kg nicht überschreiten, um den Stickstoffmetabolismus möglichst niedrig zu halten; gleichzeitig muß aber die kalorische Substitution ausreichend sein. Die sogenannte Kartoffel-Ei-Diät hat sich hierbei bewährt. Eine Einschränkung der Natriumaufnahme ist nicht generell notwendig. Auf eine ausgeglichene Flüssigkeitsbilanz ist zu achten. Ein Versuch mit forcierter Diurese darf bei verminderter Ausscheidung nur mit Vorsicht durchgeführt werden. Der tägliche Flüssigkeitsbedarf kann erheblich gesteigert sein, da mit dem Urin größere Mengen an gelösten Stoffen (Harnstoff, Natrium) transportiert werden müssen. Abzuraten ist von einer Flüssigkeitsrestriktion zu diagnostischen Zwecken.

B. Elektrolytsubstitution:

1. Bei erhöhtem Natriumverlust über die Nieren muß zusätzlich zu dem Kochsalzgehalt der Nahrung Natrium je nach der Serumkonzentration gegeben werden.

2. Nur selten ist eine kaliumreiche Kost notwendig, in den meisten Fällen muß die Kaliumzufuhr drastisch eingeschränkt oder bei stärkerer Hyperkaliämie Kalium darüber hinaus mit Hilfe von Kationenaustauschern eliminiert werden (s. auch Kapitel 2).

3. Die hypokalzämische Tetanie kann mit oralen Gaben von Calciumlactat (4 g, 2–3 × tgl.) behandelt werden, oft ist aber die intravenöse Applikation in Form von Calciumgluconat erforderlich.

4. Hohe Phosphatspiegel im Serum, die als Schrittmacher der Weichteil- und Gefäßverkalkungen anzusehen sind, lassen sich durch Aluminiumhydroxid (3–4 × tgl. 30 ml), das die Resorption von Phosphaten im Magendarmtrakt durch Bildung schwerlöslicher Salze erschwert, senken. Die bei Verwendung derartiger Präparate (z. B. Aludrox®) bei experimenteller Niereninsuffizienz beschriebenen Nebenwirkungen wie Anorexie, Lethargie sowie Periorbitalblutungen sind nicht allgemein bestätigt worden.

C. Bei schwerer Anämie ist die Transfusion von Vollblutkonserven oder Erythrozytensuspension von Zeit zu Zeit indiziert. Eisen und Kobalt haben normalerweise keinen Erfolg.

D. Allgemeine Maßnahmen: Brechreiz und Übelkeit können, zumindest temporär, mit *Chlorpromazin*derivaten gebessert werden. Als Sedativa sind Barbiturate und u. U. Morphinpräparate angezeigt. Bei tonisch-klonischen Krämpfen im Rahmen einer hochdruckbedingten Enzephalopathie wird *Pentobarbital* (0,25–0,5 g) oder *Amobarbital* (0,5 g) i. v. oder i. m. gegeben.

E. Hämodialyse und Nierentransplantation:

Seit einigen Jahren ist mit der chronisch-intermittierenden Hämodialyse eine Langzeitbehandlung der chronischen Niereninsuffizienz gleich welcher Genese an speziellen Zentren in zunehmendem Maße möglich geworden. Wenn auch diese Behandlungsmethode technisch keine besonderen Schwierigkeiten mehr bietet und mit ihr langanhaltende Erfolge erzielt werden können, ist die extrakorporale Hämodialyse, wenn man so will, doch nur als symptomatische Therapie zu betrachten. Eine endgültige Lösung wird das Problem ‚Chronische Niereninsuffizienz' erst finden, wenn die Nierentransplantation zur weitgehend risikolosen und erfolgreichen Routinemaßnahme geworden ist.

1. Die chronisch-intermittierende Hämodialysebehandlung ist einmal durch die Entwicklung relativ unkomplizierter Dialysatoren in den vergangenen Jahren wesentlich vereinfacht worden und kann ohne größeren Personalaufwand in besonderen Zentren, u. U. auch zu Hause, durchgeführt werden. Eine zweite entscheidende Voraussetzung ist die Schaffung eines permanenten Zuganges zum Gefäßsystem des Patienten (u. a. extrakorporaler arteriovenöser Kunststoff-Bypass, subkutane arteriovenöse Fistel, subkutane Verlagerung der Arteria femoralis superficalis).

Mit Hilfe einer ein-, zweimaligen Hämodialyse pro Woche kann das Leben einer zunehmenden Zahl von Patienten mit chronischer Niereninsuffizienz sinnvoll verlängert werden. Einige von ihnen befinden sich nun schon seit mehr als 10 Jahren in einem chronischen Hämodialyseprogramm. Die Anzahl der zur Verfügung stehenden Dialyseplätze ist zur Zeit jedoch noch ziemlich begrenzt; dem Nachholbedarf wird durch Einrichtung von Dialyseabteilungen an allen größeren Kliniken Rechnung getragen werden müssen. Die „Heimdialyse", d. h. die Durchführung der Hämodialyse in der Wohnung des Patienten, wird wahrscheinlich bei der in der Bundesrepublik herrschenden sozialen Struktur immer nur in Ausnahmefällen anzustreben sein. Die chronische Peritonealdialyse ist als Langzeittherapie wegen der hohen Komplikationsrate abzulehnen.

2. Die Nierentransplantation von Mensch zu Mensch hat in den letzten Jahren immer größere Bedeutung erlangt. Bis vor einigen Jahren waren nur die Organverpflanzungen zwischen identischen Zwillingen wirklich erfolgreich. Bei nicht autologen Personen (Lebendspender und Kadavernieren) waren die Erfolgsaussichten stets ungewiß, das Fremdorgan wurde sehr häufig vom Empfänger abgestoßen. In der Zwischenzeit gelang es, eine Reihe von Transplantationsantigenen in den Leukozyten zu identifizieren, die neben den Blutgruppen eine wesentliche Rolle spielen.

Mit diesen Histokompatibilitätstests ist ein besseres „matching" zwischen Spender und Empfänger möglich, die Häufigkeit der Abstoßreaktionen kann dadurch entscheidend gesenkt werden. Außerdem wurden große Fortschritte auf dem Gebiet der Behandlung mit Immunosuppressiva (Cylosporin A, Azathioprin, Cyclophosphamid, Antilymphozytenglobulin [ALG]) und Kortikoiden gemacht. Die Anwendung von Antilymphozyten-Serum zur Immunsuppression hat sich in manchen Fällen als sehr wirksam erwiesen, weitere Erfahrungen müssen jedoch abgewartet werden. Die Überlebensrate hat sich seit dem Jahr 1970 gegenüber früheren Jahren eindeutig gebessert. Bei Transplantationen zwischen Geschwistern liegt die 1-Jahres-Überlebensrate bei mehr als 90%, nach 2 Jahren bei etwas über 80%. Die Überlebensrate bei nichtverwandten Spendern beträgt bislang nur 45% nach 1 Jahr und ungefähr 40% nach 2 Jahren. Mit weiteren Fortschritten der Gewebetypisierung und mit neuen Methoden zur Organkonservierung sollten sich bald bessere Ergebnisse erzielen lassen. Die homologe Nierentransplantation wird wahrscheinlich in naher Zukunft ein Routineverfahren bei der Behandlung der chronischen Niereninsuffizienz werden. Sie allein kann zu einer völligen Heilung der chronisch Nierenkranken führen.

Prognose

Die Prognose ist vom Grad der Niereninsuffizienz abhängig, aber wegen der Progredienz der Grundkrankheiten insgesamt schlecht. Interkurrente Infekte können das Ende beschleunigen.

Nephrotisches Syndrom
(NS)

Diagnostische Merkmale
* Ausgeprägte Ödeme
* Proteinurie (> 3,5 g/Tag)
* Hypoalbuminämie (< 3 g%)
* Hyperlipidämie (Cholesterin: > 300 mg%)

* Lipidurie (Freies Fett, ovale Fettkörper, Fettzylinder)

Allgemeine Betrachtungen

Das Nephrotische Syndrom ist kein einheitliches Krankheitsbild. Nierenbiopsie oder Obduktionsbefund liefern Aufschlüsse über die jeweilige Grunderkrankung (z. B. Lupus erythematodes disseminatus, Amyloidose, diabetische Nephropathie). In vielen Fällen kann das Nephrotische Syndrom aber keiner dieser Grundkrankheiten zugeordnet werden. Die Einteilung erfolgt daher nach Art der histologischen Veränderungen an den Glomeruli.

1. In etwa 20% sind die glomerulären Veränderungen so gering, daß sie mit dem Lichtmikroskop nicht zu erfassen sind. Nur elektronenmikroskopisch werden Veränderungen an den Basalmembranen sichtbar, die Endothelzellen sind geschwollen und vakuolisiert, die Deckzellfüße unregelmäßig (sog. „reine" oder Lipoidnephrose, Nephrotisches Syndrom mit *minimalen Läsionen* oder „Fußfortsatznephrose").

2. *Membranöse Form* (etwa 30%): Lichtmikroskopisch fällt eine Verdickung der Basalmembranen auf. Bei der elektronenmikroskopischen Untersuchung ist zusätzlich eine Verziehung, plumpe Verbreiterung und teilweise Verschmelzung der Deckzellfortsätze zu erkennen.

3. *Proliferative Formen* [diffus und fokal] (etwa 15%): Die Zahl der Endothelzellen nimmt zu, es bilden sich halbmondförmige Verdickungen der Bowmanschen Kapsel aus, die Kapillarlichtungen sind infolge Narbenbildung mehr oder weniger eingeengt und verzogen.

4. *Gemischt-membranöse* und *proliferative Form* (etwa 7%).

Klinische Befunde

A. Symptome: *Ödeme* können sich sehr langsam entwickeln und zunächst dem Nachweis entgehen oder aber ganz plötzlich und rasch progredient auftreten. Flüssigkeitsansammlungen in den Körperhöhlen führen zu einer entsprechenden Symptomatik: der Leibumfang vergrößert sich, die Patienten klagen über *Inappetenz, Völlegefühl, Verdauungsstörungen* und *Atemnot.*

Hervorstechendstes Merkmal bei der Untersuchung ist die allgemeine Wasserretention, oft mit den Zeichen eines Hydrothorax oder Aszites. Die Haut erscheint blaß und weist vor allem an den unteren Extremitäten Striae als Folge der starken Dehnung auf. Hypertonie und hypertoniebedingte Veränderungen an Herz, Gehirn und Augenhintergrund werden bei bestimmten Primärerkrankungen wie Kollagenosen und Diabetes mellitus und bei Niereninsuffizienz häufiger beobachtet.

B. Laborbefunde: Mit dem Urin werden große Mengen von Eiweiß ausgeschieden, 4–10 g/24 h und mehr. Im Sediment finden sich in erster Linie die charakteristischen Fett- und Wachszylinder, darüber hinaus Nierentubuluszellen (u. U. mit Einschluß von „ovalen Fettkörpern") und eine unterschiedliche Anzahl von Erythrozyten. Gewöhnlich besteht eine leichte normochrome Anämie, die bei stärkerer Nierenschädigung deutlicher werden kann. Die Retentionshöhe der harnpflichtigen Substanzen ist abhängig vom Grad der Nierenfunktionseinschränkung. Das Serum ist oft lipämisch und das Serum-Cholesterin stark erhöht. Das Gesamteiweiß liegt beträchtlich unter der Normgrenze, die Albuminfraktion ist häufig auf Werte unter 3 g% erniedrigt. Die „reine" Nephrose kann mit einer leichten Hypogammaglobulinämie einhergehen, beim Lupus erythematodes z. B. sind die Gammaglobuline jedoch deutlich erhöht. Das Serum-Komplement ist meist niedrig. Die Elektrolyte sind meist normal, Natrium kann niedrig sein. Dem Ausmaß der Hypoalbuminämie entsprechend ist der Anteil des eiweißgebundenen Kalziums und damit die Serum-Kalzium-Konzentration vermindert. Die Ausscheidung von Natrium im Urin ist während der Ödemphasen stark herabgesetzt, die Aldosteronkonzentration im Urin erhöht.

Die Nierenbiopsie ist Voraussetzung zur Diagnosestellung und läßt Aussagen über die Prognose zu. Immunfluoreszenz und Elektronenmikroskopie sind wichtige Ergänzungen in der Untersuchung des Nierengewebes.

Differentialdiagnose

Das Nephrotische Syndrom kann eine Vielzahl unterschiedlicher Nierenerkrankungen begleiten. In Frage kommen die verschiedenen Formen der Glomerulonephritis (vor allem die membranöse und proliferative Form), Kollagenkrankheiten (Lupus erythematodes, Polyarteriitis usw.), Paraproteinosen, Nierenvenenthrombose, diabetische Nephropathie, Myxödem, Malaria, Syphilis, Toxineinwirkung (Bienengift, Rhus Antigen, Medikamente, Schwermetalle). Bei Kleinkindern ist die Ursache der Nephrose oft nicht zu klären.

Behandlung

Außer bei Syphilis und Schwermetallvergiftungen gibt es keine spezifische Therapie. Bettruhe ist bei manifesten Ödemen und bei Infekten indiziert. Infekte müssen frühzeitig und intensiv mit einem adäquaten Antibiotikum angegangen werden. Eine notwendig werdende Kortikoidtherapie sollte unter stationärer Behandlung vorgenommen werden. Der Proteingehalt der Nahrung sollte bei 0,75 bis 1 g/kg/Tag liegen, bei Kindern bei rd. 3 g/kg/Tag, wobei auf eine ausreichende Kalorienzufuhr zu achten ist. Die Natriumaufnahme ist auf 0,5 bis 1 g/Tag zu beschränken, Kalium kann in normalen Mengen gegeben werden.

Ziele der Behandlung müssen sein: 1. Aufrechterhaltung der Diurese, 2. Herabsetzung der Eiweißausscheidung, 3. Normalisierung des Serumalbumins und 4. Senkung des Lipidspiegels im Serum. In den letzten Jahren wurden zunehmend günstige Erfahrungen in der Behandlung des Nephrotischen Syndroms bei Kindern und Erwachsenen mit Kortikoiden gesammelt. Sie haben sich besonders bei der sog. Lipoidnephrose, beim Lupus erythematodes, bei der Glomerulonephritis und bei Schädigung durch Toxine bewährt. Weniger gute Erfolge wurden bei der membranösen, proliferativen und gemischten Form erzielt. Praktisch ohne Effekt oder vollkommen wertlos ist die Kortikoidtherapie bei der Amyloidose und Nierenvenenthrombose; bei der diabetischen Nephropathie ist sie kontraindiziert.

Prednison wird in täglichen Mengen initial von 2–3 mg/kg Körpergewicht bei Kindern und 80–120 mg bei Erwachsenen per os gleichmäßig über 24 h verteilt gegeben. Die Dauer der Therapie liegt zwischen 10 Tagen und 3–4 Wochen. Neben Prednison können andere Nebennierenrindenhormone in entsprechender Dosierung verordnet werden. Bei Ansprechen auf die Therapie kann die Kortikoidmenge über 3–4 Wochen allmählich bis auf die Erhaltungsdosis abgebaut werden, die ausreicht, um die Remission aufrechtzuerhalten.

Bleibt der Behandlungserfolg zunächst aus, kann das schnelle Absetzen der Kortikoide u. U. zur Besserung des klinischen Bildes führen. Ist das nicht der Fall, so sollte noch einmal ein Versuch mit höheren Dosen gemacht werden, bevor das Medikament endgültig abgesetzt wird.

Verschwinden Proteinurie und Ödeme allmählich, kann man von der täglichen Verabreichung auf die Medikation in 2tägigen Intervallen übergehen, womit eine weitere Rückbildung hinreichend gesichert scheint. Die gesamte 48-Std-Dosis wird jeweils am Morgen des 2. Tages zum Frühstück peroral gegeben. Bei diesem Therapieschema ist gewöhnlich eine Nebennierensuppression nicht zu erwarten; das Wachstum bei Kindern ist normal, cushingoide Veränderungen und Hochdruck sind nur seltene Vorkommnisse.

Auch eine andere Form der intermittierenden Therapie wird häufig angewandt: 60 mg Prednison p. o. nur an den ersten 3 Tagen der Woche jeweils über 24 h verteilt, dann Behandlungspause für die folgenden 4 Tage usw. Wegen der hohen Dosierung kommt es bei diesem Schema aber häufig zum Auftreten der typischen Nebenwirkungen, während sich in den behandlungsfreien Tagen Zeichen der Nebennierenrindenunterfunktion bemerkbar machen. In den meisten Fällen wird die Behandlung mit Kortikoiden über ein Jahr lang fortgeführt, vorausgesetzt, daß keine Ödeme nachweisbar sind und die Proteinurie zu vernachlässigen ist. Bei Exazerbationen muß die Dosis vorübergehend wieder erhöht werden. Bei längerer Behandlung kann eine Kaliumsubstitution notwendig werden, obwohl die Gefahr der Hypokaliämie bei der intermittierenden Therapie relativ gering ist.

Der Einsatz von Diuretika hat nur selten einen eindeutigen Effekt. Am wirksamsten sind erfahrungsgemäß die Chlorothiazid-Derivate (z. B. *Hydrochlorothiazid* in Dosen von 50–100 mg alle 12 Std). Auch andere Diuretika können in entsprechend hoher Dosierung versucht werden. Bei Kombination von *Aldosteron-Antagonisten* mit Thiazid läßt sich manchmal eine Ausschwemmung von sonst therapieresistenten Ödemen erreichen. Salzfreie Albuminlösungen, Dextran und andere osmotische Diuretika haben, wenn überhaupt, meist nur eine sehr kurz andauernde Wirkung.

Achtung! Die Kortikoide müssen bei Ansteigen des Serum-Kaliums, beim Auftreten einer Hypertonie und bei plötzlicher Zunahme der Ödeme sofort abgesetzt werden. Mit diesen Komplikationen ist in den ersten 2 Wochen nach Therapiebeginn zu rechnen.

Die Bedeutung der Immunosuppressiva und Zytostatika (z. B. der alkylierenden Substanzen *Cyclophosphamid, Mercaptopurin, Azathioprin* u. a.) bei der Behandlung des Nephrotischen Syndroms ist zur Zeit noch nicht vollends abzugrenzen. Es wird aber in zunehmender Zahl über sehr gute Ergebnisse bei Kindern und Erwachsenen mit der membranösen proliferativen und gemischten Form sowie bei Lupus-Patienten berichtet. Die Besserung betrifft die glomerulären Veränderungen wie die Nierenfunktion. Die Ergebnisse bei gegenüber der Kortikoidtherapie refraktären Fällen sind widersprüchlich. – Immunosuppressiva und Zytostatika können ernsthafte Nebenwirkungen haben. Ihre Anwendung muß deshalb streng indiziert sein und in der Hand Erfahrener liegen, die mit dieser Art der Behandlung des Nephrotischen Syndroms vertraut sind.

Prognose

Verlauf und Prognose sind abhängig von der Grundkrankheit. Etwa 50% der Nephrosen im Kindesalter verlaufen relativ gutartig bei adäquater Therapie und hinterlassen nur geringe Dauerschäden. Beim Großteil der anderen Hälfte ist der Übergang in das Terminalstadium und in die Niereninsuffizienz nahezu unvermeidlich. Die Prognose ist bei Erwachsenen weniger günstig, vor allem, wenn der Nephrose eine Glomerulonephritis, ein Lupus erythematodes, eine Amyloidose, Nierenvenenthrombose oder diabetische Nephropathie zugrunde liegen. Bei der sog. Lipoidnephrose (der Form mit nur geringen glomerulären Läsionen) sind spontane oder durch Kortikoide eingeleitete Remissionen häufig. Bilden sich jedoch die oben genann-

ten schweren Glomerulusveränderungen aus, versagt die Therapie entweder völlig oder bringt nur kurzzeitige Besserung. Hypertonie und Harnstoffretention sind immer als schlechte Vorzeichen zu beurteilen.

Nephrosklerosen

Dem Verlauf nach unterscheidet man bei den Nephrosklerosen eine benigne von einer rasch fortschreitenden malignen Form. Charakteristisch für beide ist eine Intima-Verdickung der Vasa afferentia der Glomeruli. Durch zunehmende Einengung der Gefäßlumina oder völligen Verschluß der Arteriolen kommt es zu Störungen der Blutzirkulation oft mit Infarzierung und Narbenbildung. Häufig obliterieren die Glomeruli vollkommen. Bei der malignen Form findet man punktförmige Blutungen unregelmäßig über die gesamte Nierenrinde verstreut. Die Gefäßveränderungen ähneln hierbei einer Endarteriitis, die Intima ist erheblich verdickt. Klinisch imponiert vor allem die maligne Hypertonie. – Der Prozeß der Narbenbildung und Schrumpfung ist unaufhaltsam und führt schließlich früher oder später zur Niereninsuffizienz. Oft beschleunigen interkurrente Infekte den letalen Ausgang.

Symptome und Befunde wie bei der Hypertonie und bei der Niereninsuffizienz, gelegentlich wie beim Herzversagen und bei der hochdruckbedingten Hirnschädigung.

Die Behandlung richtet sich in erster Linie auf die Senkung des Blutdrucks und die Beeinflussung der Niereninsuffizienz.

Akutes Nierenversagen

Diagnostische Merkmale

- Plötzlich einsetzende Oligurie/Anurie; Urinmenge: 20–200 ml pro Tag
- Proteinurie und Hämaturie; Isosthenurie (spez. Gewicht: 1.010–1.016)
- Anorexie, Übelkeit, Erbrechen, Schläfrigkeit; Anstieg des Blutdrucks; Zeichen der Urämie
- Rascher Anstieg von Harnstoff, Kreatinin, Kalium, Phosphaten und Sulfaten; Erniedrigung von Natrium, Kalzium und CO_2 im Serum
- Spontane Ausheilung in einigen Tagen bis 6 Wochen

Allgemeine Betrachtungen

Als akutes Nierenversagen bezeichnet man eine plötzliche Einschränkung oder einen völligen Ausfall der Nierenfunktion als Folge einer Reihe von Schädigungen, die auf die Niere einwirken. Ursächlich in Frage kommen: 1. Toxine, wie Tetrachlorkohlenstoff, Quecksilberchlorid, Arsen, Methoxyfluran, Aminoglykoside, Amphotericin B, Diäthylenglykol, Sulfonamide, Antibiotika, Pilzvergiftung; 2. traumatischer Schock nach schweren Verletzungen, Operationen, Herzinfarkt und Ischämie bei operativen Eingriffen an der Bauchaorta; 3. Gewebszertrümmerung nach Verletzungen, Verbrennungen und intravasaler Hämolyse (transurethrale Prostataresektion, Inkompatibilitätsreaktionen nach Bluttransfusionen); 4. Infektionskrankheiten, wie z. B. Leptospirosen, Sanarelli-Shwartzman-Syndrom, hämorrhagisches Fieber, Peritonitis, septischer Schock bei gramnegativen Erregern; 5. ausgeprägter Flüssigkeits- und Elektrolytmangel; 6. Schwangerschaftskomplikationen, wie z. B. beidseitige Rindennekrose; 7. Immunologische Reaktionen und Wirkungen, ausgelöst durch Verabreichung von Methicillin, Penicillin, Phenytoin und anderen Arzneimitteln.

Prinzipiell ist eine Wiederherstellung der Nierenfunktion möglich, trotz intensiver Therapie ist die Mortalität jedoch ziemlich hoch. Pathologischanatomisch steht eine Tubulusnekrose im Vordergrund. In einigen Fällen ist nach Einwirken spezifischer Toxine vornehmlich der proximale Tubulusapparat betroffen; die Tubuluslumen in beiden Nieren sind mit Detritus von abgelösten und zerstörten Tubulusepithelien angefüllt. In anderen Fällen ist die Schädigung der Tubuluszellen und Basalmembranen regellos auf beide Nieren verteilt. Bei Hämolyse oder ausgedehnten Weichteilverletzungen finden sich Häm- oder Myoglobinzylinder. Es ist unwahrscheinlich, daß diese eine Zerstörung der Tubuluszellen hervorrufen. Vielmehr spricht die fleckförmige Anordnung für umschriebene Zirkulationsstörungen, die dann eine ischämische Nekrose der jeweiligen Bezirke zur Folge haben. Multiple ischämische Infarzierungen sind typisch für die bilaterale Rindennekrose.

Klinische Befunde

Das Kardinalsymptom des akuten Nierenversagens ist die *plötzlich eintretende Abnahme der Urinmenge* nach Trauma, Operation, Transfusionszwischenfällen oder bei einem der anderen Gründe, die oben genannt wurden. Die tägliche Urinproduktion kann auf 20–30 oder sogar 0 ml zurückgehen, liegt aber auch manchmal bei 400 bis 500 ml oder sogar über 600 ml. Diese oligurische Phase dauert Tage, u. U. bis zu 6 Wochen. Danach kann sich die Nierenfunktion spontan normalisieren. – Die Patienten klagen über *Appetitlosigkeit, Übelkeit, Brechreiz und Müdigkeit*. Die übrige Symptomatik richtet sich nach dem auslösenden Agens für das Nierenversagen.

Der Verlauf ist gewöhnlich zweiphasisch; auf die anfängliche oligurische Phase folgt eine länger anhaltende Polyurie.

A. Oligurische Phase: Während dieser Periode ist die Urinausscheidung in erheblichem Maße reduziert. Die Eiweißreaktion im Harn ist positiv, im Sediment können rote Blutkörperchen und granulierte Zylinder nachweisbar sein, das spezifische Gewicht schwankt zwischen 1.010 und 1.016. Der Anstieg der Stickstoff-Stoffwechselprodukte in den Körperflüssigkeiten steht in direkter Beziehung zum Grad des Eiweißkatabolismus. Bei Verletzung oder Erhöhung der Körpertemperatur steigen die Konzentrationen von Harnstoff, Kreatinen, Kalium, Phosphaten, Sulfaten und organischen Säuren sehr schnell an. Das Serum-Natrium dagegen fällt auf Werte um 120–130 mÄq/l ab, die Chloride sind ebenfalls erniedrigt. Mit dem Anstieg der organischen Säuren und des Phosphatspiegels vermindert sich die Plasmabicarbonatkonzentration. Fast immer besteht eine normochrome Anämie. – Dauert die oligurische Phase längere Zeit an, so entwickeln sich die Symptome der *Urämie: Brechreiz, Erbrechen, Durchfall, verstärkte neuromuskuläre Erregbarkeit, Krämpfe, Somnolenz* und *Koma*. Außerdem kommt es häufig zum *Blutdruckanstieg* mit den Sekundärerscheinungen wie Retinopathie, Linksherzversagen und Enzephalopathie.

Während dieser Krankheitsphase kann eine falsche Therapie das klinische Bild entscheidend negativ beeinflussen. Überwässerung führt zu den Zeichen der Wasserintoxikation mit generalisierten Krämpfen und Ödemen (besondere Gefahr des Lungenödems!). Übermäßige Kochsalzzufuhr kann ebenfalls eine stärkere Ödembildung zur Folge haben und Ursache für ein akutes Herzversagen sein. Unzureichende Beschränkung der Kaliumaufnahme oder unzureichende Senkung des erhöhten Kaliumspiegels kann eine Kaliumintoxikation nach sich ziehen. Bei hohen Kaliumkonzentrationen im Serum ist die neuromuskuläre Erregbarkeit deutlich herabgesetzt. Lähmungen und Störungen der Reizleitung am Herzen im Sinne von Arrhythmien können auftreten. Unbehandelt führt die Hyperkaliämie zum Tode durch Atemmuskellähmung oder Herzstillstand. Im EKG manifestiert sich die Erhöhung des Kaliums zunächst in spitzen T-Wellen, dann in einer Verbreiterung des QRS-Komplexes und einem Fehlen der P-Wellen, schließlich in biphasischen Kammerkomplexen, Kammerflimmern und Asystolie.

Mit geeigneten Maßnahmen ist die Hyperkaliämie so gut wie immer zu beherrschen, und Todesfälle sind Ausnahmen.

B. Polyurische (diuretische) Phase: Die Diurese setzt wieder ein, wenn sich die Nieren von dem akuten Schaden erholt haben, was Tage bis zu 6 Wochen in Anspruch nehmen kann. Anfänglich nimmt die

Urinmenge nur um wenige Milliliter pro Tag zu mit einem Gesamtvolumen von 300–500 ml, danach ist die tägliche Steigerung gewöhnlich wesentlich stärker. Manchmal kommt die Diurese sofort überschießend in Gang. Das Einsetzen der Diurese kann Folge einer echten Schädigung der Nephra sein, die sich in Wasser- und Elektrolytverlusten äußert. Diese Fälle, bei denen ein Defizit an Flüssigkeit, Natrium und Kalium besteht, sind aber sehr selten. Viel häufiger bedeutet die beginnende Urinproduktion eine Elimination der exzessiven extrazellulären Flüssigkeitsmenge, die sich in der oligurischen Phase entweder infolge Überhydratation oder durch erhöhte metabolische Wasserfreisetzung angesammelt hat. – [Nach unseren eigenen Erfahrungen ist allerdings der erste Mechanismus der häufigere.] – Die Nieren produzieren normalerweise schon wieder Urin, bevor die Funktion aller Nephra völlig wiederhergestellt ist. Die Konzentrationen der Stickstoff-Stoffwechselprodukte, von Kalium und Phosphor können deshalb noch einige Tage weiter ansteigen, obwohl z. T. weit über der Norm liegende Harnmengen ausgeschieden werden. Die Nierenfunktion normalisiert sich oft erst nach einigen Wochen vollkommen.

Differentialdiagnose

Eine akute Glomerulonephritis, Ureterobstruktion durch Ödem der Ostien nach Ureterenkatheterisierung oder durch Neoplasma, ein beidseitiger Verschluß der Renalarterien durch Emboli oder Aneurysma dissecans oder, in seltenen Fällen, eine Blasenruptur können den Symptomen nach manchmal nicht von einer tubulären Nekrose unterschieden werden. Unter Berücksichtigung der Anamnese und der physikalischen Untersuchung müssen daher die geeigneten diagnostischen Maßnahmen zur Abklärung ergriffen werden. Eine stärkere Dehydrierung allein kann zur Oligurie führen. Wird das intravasale Flüssigkeitsvolumen durch rasche Infusion einer 0,45%igen Kochsalzlösung (500–1000 ml) aufgefüllt, so genügt das oft, um die glomeruläre Filtration und damit die Urinausscheidung wieder zu steigern.

Behandlung

A. Spezifische Maßnahmen: Die sofortige kausale Therapie der Oligurie ist von entscheidender Bedeutung.

1. Schock: Der Blutdruck muß mit allen Mitteln (jedoch Vorsicht mit vasopressorischen Substanzen!) auf Normalhöhe gebracht werden, um die renale Ischämie zu verhindern oder deren Dauer zeitlich möglichst zu begrenzen. Im Beginn der renalen Ischämie kann die Tubulusnekrose durch schnelle Verabreichung von 25 g Mannitol (als 20%ige Lösung i.v.) verhindert werden. Achtung!: Liegt mit einiger Wahrscheinlichkeit eine tubuläre Nekrose

vor, so muß die zugeführte Flüssigkeitsmenge stark beschränkt werden.

2. Transfusionsreaktionen: s. Kapitel 9.

3. Ureterenverschluß macht Zystoskopie und Ureterenkatheterisierung notwendig.

4. Schwermetallvergiftungen: Bei Quecksilber- oder Arsenvergiftung kann Dimercaprol (BAL) eine Besserung bringen. Oft ist es aber zu spät, wenn die Nierenschädigung schon eingetreten ist.

B. Allgemeine Maßnahmen: Die hier besprochenen konservativen Maßnahmen sind in unkomplizierten Fällen oft ausreichend. Dauert jedoch die oligurische Phase längere Zeit (4 Tage und länger) an, so ist eine dialytische Behandlung unvermeidlich. Dasselbe gilt für schwere Traumen oder schwere katabole Zustände, die durch Infektionen oder Toxineinwirkung unterhalten werden. Die Hämodialyse ist wegen ihrer größeren Effektivität der Peritonealdialyse vorzuziehen. Als Indikationen für die Dialyse sind anzusehen: a) drohende Hyperkaliämie und schwere Entgleisungen des Elektrolyt- und Wasserhaushaltes; b) zunehmende Verschlechterung des klinischen Bildes durch Auftreten urämischer Symptome (urämische Perikarditis!), prophylaktisch zur Vermeidung der Urämie.

1. Oligurische Phase: Das Behandlungsziel richtet sich auf die Aufrechterhaltung des normalen Flüssigkeitsvolumens und der Elektrolytkonzentrationen, auf die Verringerung des Gewebskatabolismus und auf die Infektionsprophylaxe.

a) Bettruhe – ‚reverse isolation‘ zur Abschirmung des Patienten gegen drohende Infektionen mit hospitalisierten Keimen (allgemeine Abwehrschwäche!).

b) Flüssigkeitszufuhr: Die Flüssigkeitsaufnahme muß auf etwa 400 ml/Tag für den normalen Erwachsenen reduziert werden. Bei Erbrechen, Durchfall oder stärkerem Schwitzen (bei Fieber: 400–500 ccm pro Grad Celsius über 38,5° und qm Körperoberfläche) ist die Volumenzufuhr den Verlusten entsprechend zu erhöhen. Das beim Abbau von Fett, Kohlehydraten und Eiweiß freiwerdende Wasser muß in die Flüssigkeitsbilanzierung einbezogen werden. Durch den Gewebskatabolismus vergrößert sich außerdem der intrazelluläre Wassergehalt, was gleichfalls berücksichtigt werden muß. Die effektiv zuzuführende Flüssigkeitsmenge kann daher nur sehr klein gehalten werden.

c) Die Nahrung sollte nur geringe Mengen Eiweiß enthalten, um das Anfallen von Stickstoff, Kalium und Phosphat einzuschränken. Glukose in Mengen von 100 bis 200 g/Tag ist am besten zur Kaloriensubstitution geeignet; zusätzlich verhindert sie die Gefahr der Ketose und verringert den Eiweißkatabolismus. Fett kann in Form von Butter oder als orale und intravenöse Emulsion gegeben werden. – Insgesamt sind beim Erwachsenen etwa 1500 Cal anzustreben.

Die Flüssigkeit und die Glukose können oral oder intravenös appliziert werden. Da bei der intravenösen Verabreichung hochkonzentrierter Zuckerlösungen relativ häufig Venenthrombosen auftreten, wird die Glukose am besten als 20–50prozentige Lösung mit der Gesamtflüssigkeitsmenge von 400 ml kontinuierlich über 24 Std. in eine größere Vene (z. B. Vena subclavia) infundiert. Der Zusatz von Vitamin C und B-Komplex ist empfehlenswert.

d) Elektrolytsubstitution: Ein Elektrolytersatz ist nur bei vorher bestehenden Defiziten oder bei Verlusten durch Erbrechen, Durchfall usw. notwendig. Achtung: Kalium darf nur gegeben werden, wenn ein echter Mangel nachgewiesen ist; es soll auf jeden Fall mit Vorsicht substituiert werden.

e) Andere Maßnahmen: Tägliche Registrierung der Flüssigkeitszufuhr und -ausscheidung; Blasendauerkatheter zur genauen Erfassung der Urinausscheidung; tägliche Gewichtskontrollen; regelmäßige Bestimmung der Serumelektrolyte (vor allem Kalium), des Harnstoffs und des Kreatinins; EKG-Kontrollen.

f) Infektionen müssen frühzeitig und intensiv mit einem geeigneten Antibiotikum behandelt werden. Bei der Dosierung muß die stark eingeschränkte oder fehlende Elimination durch die Nieren in Rechnung gestellt werden.

g) Herzversagen: s. Kapitel 7.

h) Anämie: Sinkt der Hämatokritwert unter 30%, so ist die Transfusion einer Erythrozytenkonserve anzuraten.

i) Hyperkaliämie: s. Kapitel 2.

j) Urämie: Erweisen sich die konservativen Maßnahmen als insuffizient, so kann das Stadium der Urämie nur durch frühzeitigen Einsatz der Künstlichen Niere oder durch eine Peritonealdialysebehandlung abgewendet werden (prophylaktische Dialyse!).

k) Krampfanfälle und Enzephalopathie: Bei diesen Komplikationen ist *Paraldehyd* rektal ein gutes Mittel. Die Anwendung von Barbituraten sollte sich auf *Pentobarbital-Natrium* und *Amobarbital-Natrium* beschränken, da diese beiden Derivate in der Leber metabolisiert werden. Auch *Chlorpromazin* und *Promazin* haben in vielen Fällen einen günstigen Effekt. Eine Dialyse ist nützlich.

2. *Polyurische (diuretische) Phase:* Da in dieser Phase normalerweise überschüssige Flüssigkeits- und Elektrolytmengen ausgeschieden werden, sollte nicht der Versuch unternommen werden, die Urinvolumen genau zu ersetzen; es sei denn Wasser- und Elektrolytdefizite sind offenbar. Flüssigkeits- und Nahrungszufuhr können mit zunehmender Diurese freizügiger gehandhabt werden. Die Eiweißbeschränkung sollte so lange fortgeführt werden, bis die Serumkonzentrationen von Harnstoff und Kreatinin eindeutig gefallen sind. Die Gefahr einer Infektion muß immer noch beachtet werden. Un-

ter Umständen kann es trotz guter Ausscheidung zu Natriumretention, Hypernatriämie und Hyperchlorämie kommen, die sich klinisch in Verwirrtheit, gesteigerter neuromuskulärer Erregbarkeit und Koma äußern können. Flüssigkeit und Glukose müssen dann in ausreichenden Mengen gegeben werden, um die Hypernatriämie auszugleichen. Auf regelmäßige Bestimmungen von Harnstoff und Kreatinin und der Elektrolyte ist Wert zu legen.

Prognose

Ist das akute Nierenversagen nicht durch schwere Verletzungen oder Infektionen kompliziert, so ist es häufig möglich, durch entsprechende Maßnahmen die Phase der Oligurie/Anurie zu überwinden. Plötzliche Todesfälle in der akuten Phase können Folge von Wasserintoxikation, Herzversagen, Lungenödem, Hyperkaliämie oder Enzephalopathie sein. Trotz Genesung verbleibt häufig eine verminderte Nierenfunktion als Folge des Akuten Nierenversagens.

Angeborene Nierenerkrankungen

Der prozentuale Anteil an hereditären Nierenerkrankungen in der Gesamtbevölkerung ist relativ klein. Ihre frühzeitige Erkennung ist aber notwendig, um die Diagnose bei Blutsverwandten in möglichst frühem Lebensalter stellen zu können und gegebenenfalls therapeutische Maßnahmen einzuleiten.

Die meisten erblichen Nierenerkrankungen werden in Kapitel 30 besprochen. An dieser Stelle sollen daher nur einige von ihnen kurz angeführt werden.

1. Orthostatische Albuminurie; orthotische, lordotische, funktionelle, zyklische Albuminurie

Eine relativ harmlose Anomalie, bei der der Nachtharn eiweißfrei ist, während der ½ bis 1 Std nach dem Aufstehen einen Eiweißgehalt bis zu 0,5% aufweist.

Die Anomalie betrifft bevorzugt asthenische, vasolabile Kinder und Jugendliche, die auch zu Kollapsen, Hypotonie, Tachykardie, Scheinanämie und raschem Farbwechsel der Haut neigen.

Die Proteinurie kann durch Lordose- (Hohlkreuz-) Haltung provoziert werden (für ½ Std bei angewinkelten Armen einen Stab dorsal durch die Ellenbeugen stecken).

Alle übrigen Harnbefunde und Nierenfunktionsprüfungen fallen dabei normal aus.

Differentialdiagnose

Diese Albuminurie muß gegen alle Nierenerkrankungen abgegrenzt werden.

Behandlung und Prognose

Diese harmlose Anomalie bedarf keiner Behandlung, zumal sie meistens bis zum Erwachsenenalter spontan verschwindet.

2. Hereditäre chronische Nephritis

Die Erkrankung wird gewöhnlich schon im Kindesalter manifest und ist an intermittierender Hämaturie, oft im Anschluß an Infekte der oberen Luftwege, erkennbar. Beim Mann ist im Gegensatz zur Frau das Fortschreiten der Erkrankung bis zur Niereninsuffizienz sehr häufig. Die Patienten überleben das 40. Lebensjahr meist nicht. In vielen Familien werden gleichzeitig Taubheit und Augenfehler beobachtet, eine andere Form kann von Störungen des Nervensystems im Sinne einer Polyneuropathie begleitet sein. Die Inzidenz von Harnwegsinfekten ist ziemlich hoch.

Pathologisch-anatomisch bestehen Ähnlichkeiten zur Glomerulonephritis. Das mikroskopische Bild wird von Zellen bestimmt, die mit Fetttröpfchen angefüllt sind. Diese „Schaumzellen" stellen entweder Makrophagen dar oder stammen von den Tubulusepithelien und werden hauptsächlich an der Rinden-Markgrenze gefunden.

Die Laborbefunde spiegeln das jeweilige Stadium der Funktionsbeeinträchtigung wider. – Die Therapie ist rein symptomatisch.

3. Zystische Degeneration der Nieren

Bei jedem Patienten mit Hypertonie, Pyelonephritis oder Niereninsuffizienz muß an angeborene anatomische Anomalien gedacht werden. Die klinische Symptomatik wird vor allem von den Sekundärerkrankungen gekennzeichnet; für den Behandlungserfolg auf lange Sicht und die Prognose sind jedoch diese anatomischen Anomalien der begrenzende Faktor.

Zystennieren

Diese Erkrankung tritt ausschließlich familiär auf. Neben den Nieren sind fast immer auch Leber und Pankreas betroffen.

Die zystischen Mißbildungen in der Nierenrinde sind wahrscheinlich das Ergebnis einer unvollständigen Fusion der Sammelröhren und der gewundenen Harnkanälchen, die entwicklungsgeschichtlich verschiedenen Ursprungs sind. Die Zysten sind von vornherein angelegt, eine Neubildung erfolgt nicht. Im Laufe der Zeit vergrößern sie sich meist allmählich und zerstören durch ihr „Wachstum" das umgebende Gewebe. – Außer der häufigen Beteiligung von Leber und Pankreas ist darüber hinaus die Inzidenz von Aneurysmen der Hirngefäße gegenüber der Normalbevölkerung wesentlich höher. Zystennieren sind häufig ein Zufallsbefund, der bei Patienten mit einem Hypertonus unklarer Genese, Pyelonephritis oder Hämaturie im nachhinein erhoben wird. Es sei denn, man untersucht eine Familie systematisch durch, nachdem bei einem Mitglied die Mißbildung aufgedeckt wurde. Manchmal können Zystenblutungen starke Schmerzen in den Nierenlagern auslösen und so den Verdacht auf diese Erkrankung lenken. Symptome und Befunde sind aber im allgemeinen die der Niereninsuffizienz und seltener die der Hypertonie. Palpatorisch sind die Organe in der Regel vergrößert und haben eine höckerige Oberfläche.

Das Urinsediment kann vermehrt Leukozyten und Erythrozyten enthalten. Bei Zystenblutungen ist der Harn makroskopisch blutig gefärbt, wenn eine Kommunikation mit dem Nierenhohlraumsystem besteht. Die blutchemischen Veränderungen sind abhängig vom Grad der Niereninsuffizienz. In der Röntgenleeraufnahme des Abdomens stellen sich die Nieren vergrößert dar. Das intravenöse Pyelogramm zeigt die typische Elongation der Kelche und Ausziehung der Nierenbecken.

Es gibt keine spezifische Therapie. Eine chirurgische Intervention ist indiziert, wenn eine der Zysten den Ureter mechanisch verlegt. Die sog. Stichelung einer oder mehrerer Zysten kann bei starker Größenzunahme und häufigen Beschwerden in Erwägung gezogen werden. Hypertonie, Infekte und Urämie werden in der besprochenen Weise behandelt. Da Patienten mit polyzystischen Nieren bei nur langsam fortschreitender Urämie relativ ungestört lebensfähig sind, kann die Bestimmung des Zeitpunktes einer Nierentransplantation schwierig sein. Die Hämodialyse vermag das Leben der Patienten zu verlängern, aber wiederholte Blutungen und Dauerschmerz sind Indikationen für eine Transplantation.

Erste Symptome können zwar schon in der Kindheit oder im frühen Erwachsenenalter in Erscheinung treten, die Erkrankung wird aber wegen der langen Beschwerdefreiheit gewöhnlich erst im 4. oder 5. Lebensjahrzehnt diagnostiziert. Das Endstadium der Urämie wird meist sehr spät erreicht, wenn nicht Hypertonie oder chronische Harnweginfekte zu Komplikationen führen. Im Durchschnitt ist die Lebenserwartung der Zystennierenträger erheblich höher als bei allen anderen Patienten mit chronischen Nierenkrankheiten.

Zystenbildungen im Nierenmark

Mit Verbesserung der diagnostischen Verfahren wurde man in den vergangenen Jahren in zunehmender Zahl auf zwei Syndrome aufmerksam:

1. *Medulläre Zystennieren* sind ebenfalls eine familiäre Erkrankung, die schon in der Jugend manifest wird. Erstes Krankheitszeichen ist häufig eine chronische Anämie. Azotämie, Azidose und Hyperphosphatämie entwickeln sich danach ziemlich rasch. Ein sekundärer Bluthochdruck ist nicht selten. Der Urinbefund ist uncharakteristisch, das Konzentrationsvermögen aber aufgehoben. – Unzählige kleine Zysten durchsetzen das gesamte Nierenmark. Die Nierentransplantation richtet sich nach den üblichen Operationskriterien.

2. Die sog. *Schwammniere* ermöglicht die Diagnosestellung durch das Urogramm wegen ihrer typischen Merkmale: Vergrößerung der Papillen und Kelche und kleine Aussparungen innerhalb der Pyramiden. Die Zysten weisen oft Kalkeinlagerungen auf. Infekte können problematisch werden. Der Verlauf ist sonst asymptomatisch, die Lebenserwartung nicht verkürzt, die Behandlung symptomatisch.

4. Anomalien der proximalen Tubulusfunktion

Störungen der Aminosäurenrückresorption

A. Zystinurie: Wegen der vermehrten Zystinausscheidung kommt es hierbei zu *Steinbildungen* in den ableitenden Harnwegen. Die Urinkonzentrationen von Ornithin, Arginin und Lysin sind ebenfalls erhöht. Gleichzeitig besteht eine Absorptionsstörung dieser Aminosäuren im Jejunum. Nichtschattengebende Nierensteine müssen in jedem Fall analysiert werden, um eine definitive Diagnose stellen zu können.
Ziel der Therapie ist es, 1. für eine möglichst große Diurese durch große Flüssigkeitszufuhr zu sorgen, 2. durch Gabe von *Natriumbicarbonat, Natriumcitrat* und zusätzlich *Acetazolamid* abends das Urin-pH über 7,0 zu halten, um die Ausfällung von Zystin zu verhindern. Die Zufuhr-Reduktion von Methionin ist unwirksam, da diese Aminosäure auch aus Zystin und Zystein gebildet wird und eine der 3 schwefelhaltigen Aminosäuren essentiell erforderlich ist. Günstige Resultate konnten auch mit *D-Penicillamin* erreicht werden.

B. Aminoazidurie: Bei diesem Krankheitsbild werden verschiedene Aminosäuren ungenügend rückresorbiert. Als Folge der hohen Urinverluste kann die körperliche Entwicklung unterschiedlich stark gestört sein. Andere tubuläre Defekte weisen auf dieses Syndrom hin. – Jegliche Therapie ist erfolglos.

C. Hepatolentikuläre Degeneration (Wilsonsche Pseudosklerose): Bei dieser erblichen Erkrankung wird die Aminoazidurie von einer Leberzirrhose und von neurologischen Manifestationen begleitet. Typische Zeichen dieses Syndroms sind: *Hepato-megalie, pathologische Leberfunktion, Spastizität, Athetose, Verstimmungszustände, Kayser-Fleischerscher Kornealring*. Primär liegt eine Kupferstoffwechselstörung mit verminderter Zäruloplasminsynthese, niedrigen Zäruloplasminspiegeln und erhöhten Konzentrationen von freiem Kupfer im Serum vor. Die Tubulusschädigungen werden wahrscheinlich durch Speicherung von Kupfer in den Epithelzellen verursacht.
Therapie: *D-Penicillamin* oder *EDTA* zur Chelierung und Elimination des Kupfers.

Multiple Störungen der proximalen Tubulusfunktion (De Toni-Debré-Fanconi-Syndrom) [vgl. auch Kap. 21]

Aminoazidurie, Hyperphosphaturie, Glykosurie und renale tubuläre Azidose sind die hervorstechendsten Merkmale. Klinisch imponiert vor allem die Osteomalazie mit ihren Sekundärerscheinungen (Skeletdeformationen, Pseudofrakturen). Darüber hinaus können andere tubuläre Defekte nachweisbar sein.
Anstelle des normalen proximalen Segmentes finden sich schmale Tubulusstrukturen mit der charakteristischen „Schwanenhals"-Konfiguration. Der proximale Tubulusabschnitt ist außerdem insgesamt auf die Hälfte seiner normalen Länge verkürzt.
Die Behandlung beschränkt sich auf den Ausgleich der blutchemischen Veränderungen: Ersatz von Kationen (besonders Kalium), Korrektur der Azidose mit Bicarbonat, Zufuhr von isotonischen, neutralen Phosphatlösungen (als Mono- und Di-Salze). Vitamin D ist meist nützlich, aber die Dosierung muß durch Kalzium- und Phosphatkontrolle im Serum überwacht werden.

Störungen der Phosphor- und Kalziumrückresorption

A. Vitamin D-resistente Rachitis (Phosphatdiabetes): Der Rachitis und Osteomalazie liegen exzessive renale Verluste, aber offensichtlich auch eine mangelhafte Darmresorption von Phosphor und Kalzium zugrunde. Obwohl beide Krankheitsbilder relativ unempfindlich gegenüber Vitamin D sind, wird das Vitamin in hohen Dosen (50000 E. täglich) verabreicht und Kalzium mit der Nahrung im Überschuß zugeführt.

B. Pseudohypoparathyreoidismus: Der kausale Mechanismus für die hierbei anzutreffende Hyperphosphatämie und Hypokalzämie ist in einer übermäßigen Reabsorption von Phosphor zu suchen. *Muskelkrämpfe, Müdigkeit, Schwäche* und *geistige Retardierung* sind die Hauptsymptome, außerdem kommt es häufig zu *hypokalzämischen Zuständen* mit den bekannten neurologischen Zeichen. Der Habitus der Patienten ist auffällig, sie sind meist klein und rundgesichtig. Die Metakarpal- und Me-

tatarsalknochen weisen eine charakteristische Verkürzung auf. Der Serumspiegel von Phosphor ist hoch, von Kalzium erniedrigt. Die alkalische Phosphatase liegt im Normbereich.
Die Erkrankung ist refraktär gegen die Gabe von Parathormon. Vitamin D und Kalzium können prophylaktisch gegen tetanische Episoden verordnet werden.

Störungen der Glukose-Reabsorption (Renaler Diabetes mellitus)
Da beim renalen Diabetes die Rückresorptionsfähigkeit für Glukose vermindert ist, zeigt der Urin eine positive Zuckerreaktion trotz normaler Blutzuckerwerte. Eine Azetonurie wird nie beobachtet, die Zuckerbelastung fällt gewöhnlich normal aus. – Manchmal kann die renale Glykosurie in einen echten Diabetes mellitus übergehen. Eine spezifische Therapie gibt es nicht.

Störungen der Glukose- und Phosphorrückresorption (Renale Rachitis)
Die Symptome und Befunde unterscheiden sich nicht von denen bei Vitamin D-Mangelrachitis oder Osteomalazie: *Schwäche, Schmerzen in den Beinen und in der Wirbelsäule, Tetanie*. Die Knochen werden deformiert, die Röhrenknochen, auf denen das Körpergewicht lastet, krümmen sich. Die Wirbelsäule wird kyphoskoliotisch verändert. Bei Kindern stehen die Charakteristika der Rachitis im Vordergrund. Röntgenologisch ist die Knochendichte herabgesetzt, Pseudofrakturen und Deformitäten werden nachweisbar. Nephrokalzinose infolge exzessiver Phosphat- und Kalziurie kann eine progrediente Nierenschädigung nach sich ziehen. Die Ausscheidung von Kalzium und Phosphor im Urin ist erhöht. Bei normalen Blutzuckerwerten besteht eine Glykosurie. Der Serumspiegel von Kalzium ist normal bis erniedrigt, von Phosphor vermindert. Die Konzentrationen der alkalischen Phosphate sind erhöht.
Behandlung: große Dosen von Vitamin D; Kalziumsubstitution mit der Nahrung.

Störungen der Bicarbonat-Rückresorption
Eine Form der renalen Tubulus-Azidose, in welcher der Verlust von Bicarbonat im proximalen Tubulus der charakteristische Defekt ist, kann mit zahlreichen Dysfunktionen des proximalen Tubulus assoziiert sein und wird häufig genetisch übertragen. Es findet sich eine exzessive Ausscheidung von Bicarbonat auch bei niedrigem Plasma-Bicarbonatspiegel.

5. Anomalien der distalen Tubulusfunktion

Störungen der Wasserstoffionen-Sekretion und Bicarbonat-Rückresorption (Renale tubuläre Azidose)
Diese Funktionsstörung ist durch das Unvermögen der Nieren gekennzeichnet, Wasserstoffionen zu sezernieren und Ammoniumionen zu bilden. Die Basenverluste (Natrium, Kalium, Kalzium) sind aus diesem Grunde sehr hoch. Außerdem wird Phosphor in größeren Mengen ausgeschieden. Eine Nephrokalzinose mit medullären Verkalkungen tritt in etwa der Hälfte der Fälle auf. Neben *Erbrechen, Wachstumsverzögerungen* und *Symptomen der chronischen metabolischen Azidose* sind *Muskelschwäche* bei Kaliummangel und *Knochenschmerzen* zu erwähnen.
Der Urin reagiert alkalisch und enthält unphysiologisch hohe Mengen an Natrium, Kalium, Kalzium und Phosphaten. Nephrokalzinose tritt als häufige Komplikation auf. Durch die Blutgasanalyse läßt sich die metabolische Azidose (HCO_3^- oder CO_2 vermindert) verifizieren. Die Kalzium-, Phosphor-, Kalium- und manchmal auch die Natriumkonzentration im Serum ist erniedrigt, die des Chlors erhöht. Therapie: Ausgleich der Elektrolytverluste (Natrium und Kalium am günstigsten in Form von Citrat oder Bicarbonat). Zusätzliche Gabe von Vitamin D kann notwendig werden.

Störungen der Kalium-Sekretion (potassium „wastage" syndrome)
Hypokaliämie, auf gesteigerter Sekretion oder verstärkten Verlusten beruhend, ist fast immer eine Begleiterscheinung anderer Erkrankungen. Sie kann beobachtet werden 1. bei chronischer Niereninsuffizienz mit Verminderung der H^+-Sekretion; 2. bei der tubulären Azidose und beim De Toni-Debré-Fanconi-Syndrom (infolge ungenügender H^+- und NH_4^+-Sekretion); 3. beim Hyperaldosteronismus und Hyperkortizismus. Die Störung kann aber auch isoliert als idiopathische Form in Erscheinung treten, ihre Ursachen sind bislang nicht bekannt.
Die klinischen Zeichen sind der Hypokaliämie zuzuschreiben: *Muskelschwäche, metabolische Alkalose, Polyurie* mit Hypo- und Isosthenurie. Therapie der Grundkrankheiten und Kaliumsubstitution.

Störungen der Wasser-Rückresorption (renaler Diabetes insipidus)
Männer sind von dieser Anomalie stärker betroffen als Frauen. Differentialdiagnostisch ist die renale Form durch das Nichtansprechen auf antidiuretisches Hormon vom hypophysären Diabetes insipidus abzugrenzen. Die Nieren sind außerstande, das Wasser in normalem Umfang zu reabsorbieren. Daraus resultieren Polyurie und Polydipsie. Bis zu

12 l Urin werden pro Tag ausgeschieden. Die Osmolarität und das spezifische Gewicht des Harns sind stark erniedrigt. – Geistige Retardierung, Blasenatonie und Hydronephrose sind typische Zeichen. Therapie: Für eine ausreichende Flüssigkeitszufuhr muß Sorge getragen werden. *Chlorothiazide* können das Krankheitsbild mildern. Ihr Wirkungsmechanismus konnte noch nicht eindeutig geklärt werden, wahrscheinlich verbessern sie die isoosmotische Rückresorption in den proximalen Tubulusabschnitten.

6. Unspezifische Anomalien des Tubulusapparates

Bei der idiopathischen Hyperkalziurie wird die Nierensteinbildung durch Verminderung der Kalziumrückresorption begünstigt. Die Blutspiegel von Kalzium und Phosphor liegen im Normbereich. Die Urinkonzentration von Kalzium ist hoch, die des Phosphors vermindert.
Therapie: s. Nierensteine, S. 795 f.

7. Angeborene anatomische Anomalien

Agenesie
Eine der Nieren, meist die linke, kann anlagemäßig fehlen; das verbleibende Organ ist dann stets hypertrophiert. Vor einer möglicherweise erforderlichen Nephrektomie muß daher immer geprüft werden, ob beide Nieren vorhanden sind.

Hufeisenniere
Beide Nieren sind durch Nieren- oder Bindegewebe miteinander verbunden. Gleichzeitig können Mißbildungen des Harnleiter-Nierenbeckensystems bestehen. Aberrierende Gefäße sind Ursache von Ureterobstruktion und Hydronephrose. – Diese wie auch die beiden folgenden Anomalien sind prädisponierende Faktoren für chronische Harnwegsinfekte.

Ektopie
Die Niere kann in das Becken verlagert sein, der Harnleiter ist dann oft verkürzt. Ureterverlegung und Harnstau sind häufig.

Nephroptose („Wanderniere")
Die Position der Niere ist abhängig von der Körperhaltung, beim aufrechten Stehen sinkt sie von ihrer normalen Lage in Richtung kleines Becken ab. Trotz der z. T. extremen Mobilität sind Ureterabknickungen oder Verschlüsse selten.

Megaureter und Hydronephrose
Nicht selten kommt es bei Kindern infolge angeborener Passagehindernisse der ableitenden Harnwege (z. B. Blasenhalsstenose, klappenartige Verlegungen der Harnwege) oder durch aberrierende Gefäße oder (bereits intrauterin entstandene) strangartige Bindegewebszüge mit strangulationsartiger Abknickung eines Ureters zur Behinderung des Harnabflusses und zum Harnaufstau bis ins Nierenbecken; solche Hindernisse müssen möglichst früh operativ beseitigt werden, um Schädigungen des Nierenparenchyms zu vermeiden. Beim Erwachsenen kommen Megaureter und Hydronephrose aber häufiger als Folge eines vesiko-ureteralen Refluxes zustande.

Nephropathie durch Analgetikamißbrauch

Papillennekrosen werden im allgemeinen mit fulminanten Harnwegsinfekten bei Diabetes mellitus in Beziehung gebracht. Seit 1953 ist aber bekannt, daß dieselben Veränderungen auch durch langjährige Einnahme von Phenacetinpräparaten ausgelöst werden können. Bei den Patienten handelt es sich meist um Frauen im mittleren Lebensalter, die an chronisch-rezidivierenden Kopfschmerzen leiden, oder um Männer und Frauen mit chronischer Arthritis, die zur Schmerzbekämpfung große Mengen phenacetinhaltiger Analgetika zu sich nehmen. Die Nierenschädigung wird oft erst nach Eintritt der Niereninsuffizienz erkannt.

Das pathologisch-anatomische Bild ist unspezifisch. Peritubuläre und perivaskuläre Entzündungsprozesse und degenerative Veränderungen an den Tubuluszellen lassen auf eine chronisch-interstitielle Nephritis schließen. Glomeruläre Läsionen werden nicht angetroffen. Die Papillennekrose reicht bis in das Nierenmark hinein und kann viele Papillen gleichzeitig in Mitleidenschaft ziehen.

Hämaturie ist in den meisten Fällen ein Frühsymptom. Bei Abstoßen von Papillen können *kolikartige Schmerzen* auftreten. Weiterhin finden sich Polyurie, Azidose, Dehydratationszeichen und Hautblässe. Häufige Komplikationen sind Infekte. – Der Tablettenabusus wird von den Patienten nicht selten verschwiegen und oft erst nach eingehendem Befragen zugegeben.

Der Urin enthält in den meisten Fällen nur Erythrozyten in unterschiedlicher Zahl und geringe Mengen an Eiweiß. Wie bei fast allen chronischen Nierenkrankheiten ist auch bei der Papillennekrose eine Anämie mehr oder weniger stark ausgeprägt. Harnstoff und Kreatinin sind erhöht, die Elektrolytstörungen wie bei der chronischen Niereninsuffizienz.

Im i. v.-Pyelogramm stellen sich die typischen Hohlräume und ringförmigen Schatten dar, die den zerstörten Papillen entsprechen.

Therapie: Verbot von phenacetinhaltigen Analgetika. Behandlung des chronischen Nierenversagens und der Infekte wie schon besprochen.

Harnwegsinfekte

Infekte der ableitenden Harnwege sind so verbreitet und auf lange Sicht hin so folgenschwer, daß hier auf Diagnostik und Therapie in aller Ausführlichkeit eingegangen werden soll. Die Pyelonephritis ist sicher die häufigste Ursache der chronischen Niereninsuffizienz bei beiden Geschlechtern; bei Frauen ist sie häufigste Ursache des nephrogenen Hochdrucks überhaupt, bei Männern steht sie mit an vorderer Stelle. Der Verlauf ist zunächst relativ symptomarm, weshalb die Diagnose in vielen Fällen sehr spät gestellt wird, manchmal erst, wenn es schon zur Niereninsuffizienz gekommen oder ein Hypertonus aufgetreten ist. Die Behandlung ist immer sehr problematisch und die Chronizität des Krankheitsgeschehens sehr hoch, zumal bei der Anwesenheit von anatomischen Defekten.

Das folgende Schema (nach Petersdorf modifiziert) gibt eine für klinische Belange brauchbare Einteilung dieses Krankheitskomplexes:
1. Akute Form, unkompliziert
2. Akute Form mit Komplikationen
   a) ohne nachweisbare anatomische Anomalien
   b) mit anatomischen Anomalien
3. Asymptomatische Bakteriurie
4. Chronische Form

1. Akute Entzündung
der oberen ableitenden Harnwege
(akute Pyelonephritis)

Diagnostische Merkmale
- Plötzliches Auftreten von Schüttelfrost und Fieber; häufiges Wasserlassen, Druck und brennender Schmerz bei der Miktion; Druckempfindlichkeit und Schmerzen in den Nierenlagern
- Kopfschmerzen, Abgeschlagenheit, Übelkeit, Erbrechen. Pyurie; im Sediment: unterschiedliche Zahl von Erythrozyten, granulierten und Leukozytenzylindern, Eiweiß einfach und doppelt positiv, massenhaft Bakterien
- Leukozytose mit Linksverschiebung; BKS erhöht; u. U. Bakteriämie

Allgemeine Betrachtungen
Bei der Entzündung kann es sich um eine Zystitis allein handeln, viel häufiger aber sind die Ureteren und Nieren mit einbezogen. Anatomische Anomalien prädestinieren zu Obstruktion und Urinstase und können dadurch die Ansiedlung von pathogenen Keimen begünstigen. Der Häufigkeit nach werden folgende Erreger angetroffen: Gramnegative Bazillen – Escherichia coli, Enterobacter (Aerobacter) aerogenes, Paracoli, Pseudomonas aeruginosa, Proteus vulgaris und Salmonellen – und grampositive Kokken – Streptokokken (Enterokokken) und Staphylokokken. Bei einer akuten Entzündung finden sich diese Erreger in großer Zahl im Urin, mit einer Streubreite zwischen 10000 (Grenzbefund, der mehrmalige Kontrolle erforderlich macht!) und mehreren Millionen Keimen pro ml Urin.

Bei den Harnwegsinfekten spielen prädisponierende Faktoren eine bedeutsame Rolle. Im frühen Lebensalter liegt das Übergewicht der Erkrankungen eindeutig beim weiblichen Geschlecht. Später ist auch das männliche Geschlecht in stärkerem Maße betroffen, da die Voraussetzungen für einen Harnstau viel häufiger gegeben sind (Prostatahypertrophie!). Die Inzidenz einer komplizierenden Harnwegsinfektion ist bei Schwangerschaft, Diabetes mellitus, Phenacetinniere, Stoffwechselstörungen und Nephrolithiasis, obstruktiven Prozessen der Harnwege, neurogener Blasenstörung und Untersuchungen am Urogenitaltrakt ziemlich hoch.

Die pathologisch-anatomische Untersuchung zeigt entzündliche Veränderungen an Blase, Harnleitern und Nierenbecken mit Ödemen, starker Gefäßstauung, kleinen Ulzerationen und Blutungen in die Submukosa bei den schwereren Fällen. Die Nieren sind gelblich-streifig gezeichnet als Hinweis auf eitrige Herde im Tubulusapparat und Interstitium von Pyramiden und Mark; sie können sich aber auch bis in die Rindenzone ausbreiten. Mikroskopisch ist eine eitrige Entzündung mit fleckenhaften Nekrosen und eitergefüllten Tubuli auffällig. Die Glomeruli selbst sind unverändert, die entzündlichen Reaktionen in dem sie umgebenden Gewebe können jedoch stark ausgeprägt sein.

Differentialdiagnose
Ausgeschlossen werden müssen alle anderen Erkrankungen, die mit Schmerzen im Abdomen einhergehen. Unterlappenpneumonie und akute Pankreatitis sind ebenfalls zu erwägen. Der Nachweis von Eiter und Bakterien im Urin wird im Normalfall die Diagnose „akuter Harnwegsinfekt" erbringen.

Klinische Befunde
A. Symptome: *Fieber, Schüttelfrost, Abgeschlagenheit und Kopfschmerzen* sind allgemeine Zeichen der akuten Entzündung. An spezifischen Symptomen werden häufig *Wasserlassen, Harndrang, Tenesmen, Schmerzen* und *Druck in den Nierenlagern und im Rücken* angegeben. Häufig sind auch *Übel-*

Tabelle 16–1. Chemotherapeutika bei Harnwegsinfekten

Erreger	ak. Infekt	chron. Bakteriurie[a]	Bakteriämie[a]
Escherichia coli	Sulfonamide, Ampicillin, Penicillin G, Tetrazykline[e], Nitrofurantoin; Co-Trimoxazol[d]	Ampicillin, Penicillin G, Cephalothin, Cephaloridin, Nitrofurantoin, Nalidixinsäure	Ampicillin, Cephalothin Cephaloridin, Kanamycin[b], Gentamycin[c]
Enterobacter (Aerobacter)	Tetrazykline[e], Nalidixinsäure	Tetrazykline[e], Nalidixinsäure	Kanamycin[b], Gentamycin[c]
Klebsiella	Tetrazykline[e], Nalidixinsäure	Tetrazykline[e], Nalidixinsäure, Cephalothin, Cephaloridin	Cephalothin, Kanamycin[b], Gentamycin[c]
Proteus vulgaris und P. morganii		Nitrofurantoin, Tetrazykline[e], Nalidixinsäure	Kanamycin[b], Carbenicillin, Gentamycin[c]
Proteus mirabilis	Ampicillin, Penicillin G	Ampicillin, Penicillin G, Nitrofurantoin, Cephalothin, Cephaloridin, Nalidixinsäure	Ampicillin, Cephalothin, Cephaloridin, Kanamycin[b], Gentamycin[c]
Pseudomonas		Tetrazykline[e], Polymyxin B[b], Colistin[b]	Polymyxin B[b], Colistin[b], Carbenicillin, Gentamycin[c]
Enterococci	Ampicillin, Tetrazykline[e]	Ampicillin	Ampicillin

[a] Sensibilitätstest notwendig.
[b] Nephrotoxisch; Vorsicht bei eingeschränkter Nierenfunktion.
[c] Gefahr der N. vestibularis-Schädigung; Vorsicht bei eingeschränkter Nierenfunktion.
[d] Co-Trimoxazol = Trimethoprim + Sulfamethoxazol.
[e] bei Kindern erst ab 10 bis 12 Jahren.

keit und *Erbrechen,* seltener Durchfälle. Andererseits kann die Symptomatik sehr spärlich sein, und zum Beispiel nur Dysurie und häufiges Wasserlassen deuten auf eine akute Entzündung hin. – Die körperliche Untersuchung ist gewöhnlich nicht sehr ergiebig: die Nierenlager sind druck- und klopfempfindlich, weiterhin fallen die Allgemeinerscheinungen von Fieber und Abgeschlagenheit auf.

B. Laborbefunde: Das Blutbild weist eine Vermehrung der Leukozyten (14000 bis 20000 pro cmm) mit Linksverschiebung auf. Die BKS ist stark beschleunigt. Im Urin finden sich große Mengen von polymorphonukleären Leukozyten, granulierte und Leukozytenzylinder, Erythrozyten, Epithelzellen, Schleimfetzen, Eiweiß und manchmal Aceton.

Bei floriden Prozessen gehen in der Urinkultur Unmengen von Bakterien an. Blutkulturen können in Einzelfällen positiv sein.

Die bakteriologische Urinuntersuchung ist unbedingt zu fordern, da erst nach Bestimmung der Art der Keime eine gezielte Therapie möglich ist. Durch Gramfärbung des Sedimentes, das von 5–10 ml Urin abzentrifugiert wird, können die Bakterien ohne weiteres identifiziert werden, wenn sie in Konzentrationen von 10000 und mehr angetroffen werden. Die Kulturen müssen von Katheter oder Mittelstrahlurin angelegt werden. Bei Verwendung von Mittelstrahlurin muß die Gegend der Urethramündung vor der Abnahme eingehend gereinigt werden; bei Frauen ist eine Kontamination von seiten der Labien oder der Vagina auszuschließen. Die perkutane suprapubische Blasenpunktion (mit Hilfe einer sterilen Nadel und Spritze unter streng aseptischen Kautelen) hat den Vorteil, daß die Risiken der Katheterisierung vermieden werden. Diese Methode birgt aber die größere Gefahr einer Bauchfell- oder Darmverletzung in sich, wenn sie nicht sorgfältig und unter der Aufsicht Erfahrener durchgeführt wird. Sie ist nicht indiziert zur Kontrolle bei schon bekannten Harnwegsinfekten.

Die Kulturen zur quantitativen Keimzählung müssen möglichst bald nach der Urinentnahme angesetzt werden, damit man einwandfreie Ergebnisse erhält. Die Proben dürfen bei Raumtemperaturen nicht länger als eine Stunde und im Kühlschrank nicht länger als 24 Std aufbewahrt werden. Für die Kulturen werden 0,1 ml von unverdünntem Urin und 0,1 ml einer 1:100-Lösung verwendet. Eine Kolonie auf der mit unverdünntem Urin beimpften Platte entspricht 10 Bakterien pro ml, eine Kolonie auf der mit 1:100 verdünnter Lösung beimpften Platte 1000 Bakterien pro ml. Sind Keimzahlen über 100000 zu erwarten, so müssen größere Verdünnungen hergestellt werden. Der Nachweis von Bakterien im gramgefärbten Ausstrich oder eine Keimzahl von 100000 und mehr pro ml bei der quantitativen Keimzählung reichen zur Diagnose akuter Harnweginfekte aus (10000–100000 Keime pro ml = Grenzbefund; Kontrolle unbedingt erforderlich!). Zahlen unter 1000 sind als Kontaminationsfolge zu betrachten. Auch Keimzahlen zwischen 1000 und 10000 pro ml sind meist belanglos; eine Infektion ist unwahrscheinlich, der Befund kann aber unter Umständen in der Latenzphase einer chronischen Entzündung erhoben werden.

Behandlung

A. Spezifische Maßnahmen: Die Wahl des Antibiotikum erfolgt anhand des Antibiogramms. Co-Trimoxazol sowie Tetracyclin oder Ampicillin werden im allgemeinen bevorzugt angewandt. Während der Therapie sind häufige Urinkontrollen erforderlich. Nach Abschluß der Behandlung ist der Urin ebenfalls nach 2 bzw. 6 Wochen auf Bakterien‚freiheit‘ zu prüfen. Evtl. ist die Behandlung zu wiederholen. In unkomplizierten Fällen genügt bei Frauen meist eine antibiotische Behandlung des ersten akuten Schubes eines Harnwegsinfektes über eine Dauer von etwa 10 Tagen. Zwei Wochen und drei Monate nach Beendigung der Initialtherapie sollte der Urin bakteriologisch kontrolliert werden.

Bei Relaps oder erneuter Infektion bei Frauen und bei jeder Infektion bei Männern ist nach komplizierenden und zur Entzündung prädisponierenden anatomischen Anomalien, obstruktiven Prozessen und Stoffwechselstörungen zu fahnden. Nach Abklingen der akuten Phase müssen deshalb die jeweiligen diagnostischen Maßnahmen ergriffen werden: Rö.-Abdomenübersicht, i.v.- oder Infusionspyelogramm, Szintigramm, Nephrogramm, Zystoskopie, retrogrades Urogramm und Urinkulturen zum Ausschluß eines Refluxes in die Ureteren; Blutuntersuchungen zur Abklärung von Stoffwechselerkrankungen wie z. B. Diabetes mellitus.

Anatomische Anomalien, die Obstruktion, Stase oder Reflux verursachen, sind nach Möglichkeit zu korrigieren. Bei deren Fortbestehen sind die Aussichten auf eine endgültige Ausheilung gering.

B. Allgemeine Maßnahmen: Bettruhe, normale Kost, Forcierung der Diurese (unter Umständen durch parenterale Flüssigkeitsapplikation); Analgetika und Antipyretika je nach Bedarf. Behandlung der Begleitkrankheit wie z. B. Diabetes mellitus.

Prognose

Durch intensive Behandlung mit dem geeigneten Chemotherapeutikum ist die Ausheilung der akuten Entzündung in hohem Maße wahrscheinlich, wenn nicht gleichzeitig anatomische Anomalien vorliegen. Gelingt es nicht, die Infektion unter Kontrolle zu bringen, schreitet die Nierengewebsschädigung allmählich fort. Die Nierenfunktion wird progredient schlechter, der Prozeß mündet schließlich in das Stadium der Niereninsuffizienz ein. Schon vorher entwickelt sich oft ein Hochdruck. Über 20% der Schwangeren mit anfänglich asymptomatischer Bakteriurie entwickeln später im Laufe der Schwangerschaft einen akuten Harnwegsinfekt.

2. Chronischer Harnwegsinfekt
(chronische Pyelonephritis)

Diagnostische Merkmale

- Sich wiederholende Episoden leichter und schwerer Erkrankung im oberen oder unteren Harntrakt
- Im allgemeinen symptomfrei, Symptome nur bei Exazerbationen des Infektes, aber ständige Bakteriurie
- Im Finalstadium schwere Nierenfunktionsstörungen und Harnstoffretention, Anämie, Azidose, Urämie oder Hypertension
- Der Urin zeigt Leukozyten, Bakterien und Eiweiß im Sediment

Allgemeine Betrachtungen

Die chronische Pyelonephritis wird wegen ihrer Symptomarmut nicht selten übersehen. Manchmal lenken nur Harnwegsinfekte oder unklare und unspezifische Beschwerden von seiten des Gastrointestinaltraktes in der Anamnese den Verdacht auf diese Diagnose. Sie muß immer bei einem Hypertonus unbekannter Genese in Erwägung gezogen werden, da die Erkrankung eine Niere befallen kann und die Nephrektomie bei normaler Funktion des kontralateralen Organes eine völlige Heilung herbeiführen würde. Bei frühzeitiger Erkennung können folgenschwere Komplikationen verhindert und der Eintritt in das Finalstadium durch geeignete Therapie hinausgezögert werden.

Die beiden Nieren können Größenunterschiede zeigen, wenn, wie es häufig der Fall ist, das Ausmaß der Schädigung von einem zum anderen Organ variiert. Im Endstadium sind sie stark geschrumpft und bestehen meist nur aus Narbengewebe und kleinen Resten von Parenchym, umschlossen von einer verdickten Kapsel. Bezirke mit den Zeichen der akuten oder chronischen interstitiellen Entzündung können wahllos über beide Nieren verstreut sein.

Klinische Befunde

Symptome werden (trotz ständiger Bakteriurie) zunächst nur bei Exazerbationen beobachtet. Später wird das klinische Bild zunehmend von den Manifestationen der Niereninsuffizienz, der Anämie, der Urämie und des Hochdrucks bestimmt. Eine Unterscheidung z. B. gegenüber der Glomerulonephritis oder Nephrosklerose ist dann nicht mehr möglich.

Behandlung (s. auch unter akuter Pyelonephritis Urämie und Hypertonie)

Eine chronische Bakteriurie, die wiederholt mit klinisch gesicherten Entzündungen der oberen Harnwege einherging, muß intensiv und über längere Zeit behandelt werden. Eine „Stoß"-Therapie über 10 bis 14 Tage ist sicher inadäquat. Urinkulturen und Sensibilitätstests sind entscheidend für die Wahl des Chemotherapeutikums (Co-Trimoxazol; Ampicillin, Cephalexin oder anderes Cephalosporin). Die orale Verabreichung ist vorzuziehen. Die Behandlung muß über einen Zeitraum von 2 bis 6 Wochen fortgesetzt werden (bei manifester Niereninsuffizienz Kumulationsgefahr!).

Besonderes Gewicht ist auf den Ausschluß von Obstruktionen, Steindiathese, anatomischen Anomalien oder neuromuskulären Störungen zu legen. Pyelographie, Zystoskopie, Ureterenkatheterisierung, retrograde und Ausscheidungsurographie geben Aufschlüsse darüber. Operative Korrektur von Anomalien und Beseitigung des Abflußhindernisses erhöhen die Aussichten auf Heilung.

Prognose

Die Prognose ist in jedem Falle zweifelhaft. Bei ungefähr 10% der Patienten entwickelt sich im Laufe der Erkrankung ein Nierenversagen (Urämie). Bei 25–30% der Patienten kann hingegen durch eine kurzzeitige Therapie (2–6 Wochen) eine Heilung erreicht werden. Reinfektionen sind aber möglich. Sind die Bemühungen, die Infektion längstens innerhalb von 6 Monaten zu beherrschen, erfolglos, so ist die fortschreitende Schädigung einer oder beider Nieren nicht aufzuhalten. Eine therapeutisch schwierig anzugehende Hypertonie kann sich entwickeln, der Ausgang in eine Niereninsuffizienz ist unvermeidlich. Der Verlauf geht gewöhnlich über viele Jahre und oft Jahrzehnte. Die Patienten (auch ältere) können über lange Zeit bei guter diätetischer und medikamentöser Einstellung ein annähernd normales Leben führen, auch wenn die Einleitung einer dialytischen Behandlung notwendig werden sollte.

Infektionen der unteren Harnwege
(Zystitis)

Da es sich bei den ableitenden Harnwegen um ein durchgehendes Röhrensystem ohne eigentliche Grenze zwischen Nierenbecken und Harnleitern auf der einen und Blase auf der anderen Seite handelt, ist es nicht ganz berechtigt, von der Möglichkeit einer isoliert auftretenden Zystitis zu sprechen. Für sie gelten die gleichen Richtlinien betreffs Diagnostik und Therapie, wie sie im vorangehenden Abschnitt ausführlich dargelegt wurden.

Es muß intensiv nach anatomischen und neurogenen Anomalien und nach metabolischen Störungen

(z. B. Diabetes mellitus, Gicht und anderen zur Urolithiasis prädisponierenden Erkrankungen) gesucht werden. – Eine Zystitis mit Makrohämaturie (hämorrhagische Zystitis) bedarf der stationären Behandlung, da der Blutverlust ziemlich massiv sein kann. Die chemotherapeutische Behandlung wird sich nach dem Ergebnis der Urinkulturen richten.

Folgender Grundsatz muß noch einmal deutlich gemacht werden: Eine Entzündung der ableitenden Harnwege ist nicht eine Entzündung im Urin allein, sondern ebenso im Gewebe von Nieren, Nierenbekken, Ureteren, Blase und Harnröhre (wobei nicht alle Abschnitte gleichmäßig einbezogen sein müssen).

Tuberkulose des Urogenitaltrakts

Diagnostische Merkmale

- Hämaturie; andere Frühsymptome, wie Brennen beim Wasserlassen, häufige Miktion, Nykturie selten
- leichte Ermüdbarkeit, Leistungsschwäche, Fieber, nächtliches Schwitzen
- „Steriler" Urin bei Leukozyturie (keine Erreger mit der Gram- oder Methylenblaufärbung nachweisbar); Nachweis von roten Blutkörperchen, Eiweiß
- Nachweis des *Mycobacterium tuberculosis* in Tierversuch oder Kultur
- Im Urogramm: „mottenfraß"-ähnliche Veränderungen an den Nierenkelchen, Abszeßhöhlen, Zerstörung von Nierengewebe unterschiedlichen Grades
- Zystoskopisch: unter Umständen Ulzera und Granulome in der Blasenwand; Biopsie kann zur Diagnosestellung herangezogen werden

Allgemeine Betrachtungen

Die Nierentuberkulose ist fast immer Folge einer hämatogenen Aussaat von Tuberkelbazillen aus Herden der Lunge oder Lymphknoten. Nur äußerst selten ist der Urogenitaltrakt Sitz der Primärinfektion. Die Genitalorgane – in erster Linie Prostata, Samenbläschen, Nebenhoden bzw. Tuben und seltener Hoden bzw. Uterus und Ovarien – werden normalerweise auf hämatogenem Wege oder sekundär über eine Nieren-Tbc infiziert.

Die Nieren und Harnleiter können makroskopisch praktisch unverändert sein. Das Auftreten von verkäsenden Knoten und Abszessen im Parenchym mit nachfolgender Zerstörung des Gewebes und Fibrose resultiert jedoch oft in Schädigungen erheblichen Ausmaßes. Später lagert sich Kalk in den Läsionen ab. Wandverdickungen der Ureter und

Calices können zur Stenosierung und konsekutiv zur Hydronephrose mit völliger Zerstörung des an sich funktionstüchtigen Nierengewebes führen. Die Blasenschleimhaut weist die Zeichen der akuten oder chronischen Entzündung auf; in der Submukosa entstehen Tuberkel, die zur Ulzeration und zum nekrotischen Zerfall neigen. Später oder nach der Ausheilung wird die Blasenwand fibrotisch umgewandelt. In den Genitalorganen sind Tuberkel mit verkäsender Nekrose und Kalkeinlagerungen anzutreffen; in ihnen können mikroskopisch Tuberkelbazillen nachgewiesen werden.

Cave: *Bei jeder Form von Urogenitaltuberkulose muß eingehendst nach dem Primärherd gefahndet werden.*

Klinische Befunde

A. Symptome: Es gibt keine für die Tbc charakteristischen oder spezifischen Symptome. Die Patienten klagen über *allgemeines Krankheitsgefühl, Fieber, leichte Ermüdbarkeit* und *Nachtschweiß.* Der Befall von Nieren und Ureteren verursacht normalerweise keine Beschwerden. Bei entzündlichen Prozessen in der Blase werden häufiges Wasserlassen, Brennen beim Wasserlassen, Nykturie und gelegentlich Tenesmen angegeben. Makrohämaturie kommt ziemlich häufig vor. Die Bildung von Blutgerinnseln kann Harnleiter- oder Blasenkoliken auslösen.

Ein Befall der Genitalorgane ist anzunehmen, wenn die Nebenhoden vergrößert sind, die Prostata induriert und von höckriger Oberfläche und die Wand der Samenbläschen verdickt ist. – Befunde bei der Durchuntersuchung: Druckempfindlichkeit der Nierenlager und die beschriebenen Veränderungen an den der Palpation zugänglichen Genitalorganen.

B. Laborbefunde: Der Urin ist „steril", trotz zahlreicher Leukozyten sind Bakterien nicht nachweisbar. Im Harn finden sich außerdem rote Blutkörperchen, die Eiweißreaktion ist positiv. Die Diagnose wird durch Kultur und Tierversuch (Meerschweinchen) verifiziert. Mit zunehmender Nierenschädigung werden die blutchemischen Veränderungen der Niereninsuffizienz und letzten Endes der Urämie (siehe oben) evident. Eine Anämie entwickelt sich, die BKS ist stark beschleunigt.

C. Röntgenologische und zystoskopische Befunde: Das Ausscheidungsurogramm demonstriert die mottenfraßähnlichen Aussparungen an den befallenen Kelchabschnitten; Obliteration von Kelchgruppen, Abszeßhöhlen, Verdickung und Verlegung der Ureteren. In weit fortgeschrittenen Fällen stellen sich die Nieren gar nicht mehr dar, da nicht mehr ausreichend funktionstüchtiges Gewebe vorhanden ist (sog. Autonephrektomie). Häufig werden Verkalkungen sichtbar. Die zystoskopische Untersuchung muß durchgeführt werden, um das Ausmaß des Blasenbefalls beurteilen zu können. Die

getrennte Urinuntersuchung aus beiden Ureteren kann abklären helfen, ob eine ein- oder doppelseitige Nieren-Tbc vorliegt.

Differentialdiagnose

Die „sterile" Pyurie bei chronischer Pyelonephritis und chronischer unspezifischer Urethritis und Zystitis kann Verwechslungen aufkommen lassen. Urinkultur und Biopsie werden in solchen Fällen eine Klärung bringen.

Behandlung (vgl. auch Kap. 6, S. 172 ff.)

A. Internistische Behandlung: Bettruhe ist einzuhalten, wenn der Prozeß einseitig und eine Einschmelzung nicht mit Sicherheit auszuschließen ist oder wenn beide Nieren befallen sind. Eine intensive Chemotherapie (von bis zu 18 Monaten Dauer) mit Tuberkulostatika ist einzuleiten (vgl. auch S. 173 f.) Die Kombinationstherapie hat in jedem Falle den Vorzug gegenüber der Behandlung mit einem Tuberkulostatikum allein. Für die Erstbehandlung der Urogenital-Tbc gilt das nachstehende Schema als optimal: INH (Isoniazid) 400–600 mg/Tag, Rifampicin 600 mg/Tag, Ethambutol 1600 mg/Tag. Bei manifester Niereninsuffizienz ist eine Dosisreduktion notwendig. Die bei Isoniazid (INH) möglichen neurotoxischen Reaktionen können durch gleichzeitige Gabe von Pyridoxin (Vitamin B_6), 50 mg 2 × tgl. oral, verhindert werden.

B. Kombinierte chirurgische und internistische Behandlung: Nephrektomie und internistische Behandlung kommen in Betracht, wenn der Prozeß auf eine Niere beschränkt ist, dieses Organ aber eine starke Schädigung und Einschmelzungsbezirke aufweist oder Kelchgruppen und Ureteren obstruiert sind. Die Nephrektomie ist ebenfalls indiziert bei unilateraler verkäsender Hydronephrose bei starker Blutung, selbst wenn die andere Seite mitinfiziert ist. Auch in bestimmten Fällen von fortgeschrittener Genital- oder Blasen-Tbc wird ein operatives und medikamentöses Vorgehen nicht zu umgehen sein.

Prognose

Die Prognose hängt von dem Ausmaß des Befalls und der Nierenfunktionsstörung ab. Durch die chemotherapeutische Behandlung konnten die Aussichten insgesamt gebessert werden. Die völlige Ausheilung wird jedoch oft durch anatomische Defekte nach Narbenbildung oder Stenosierung der Ureter mit Ausbildung einer Hydronephrose verhindert oder zumindest verzögert. – Die Behandlung der Blasen- und Genitaltuberkulose ist meist sehr viel schwieriger als die der unkomplizierten Nieren-Tbc.

Prostatitis

Akute Form

Eine akute Prostatitis kann drei Ursachen haben:
1. Exazerbation einer chronischen Prostatitis (infolge Katheterisierung, Zystokopie u. ä.); 2. hämatogene Streuung von einem Entzündungsherd im Körper; 3. direkte Fortleitung einer Entzündung der Harnröhre. Ein allgemeiner Harnwegsinfekt und Harnstau sind häufige Konsequenzen der akuten Prostatitis. Pathologisch-anatomisch findet man die charakteristischen Entzündungszeichen, gelegentlich mit Abszedierung.

Hauptsymptome sind: Leicht bis stark erhöhte Temperaturen, Schmerzen im unteren Wirbelsäulen- und Dammbereich, dysurische Beschwerden wie häufiges Wasserlassen, Nykturie, Harndrang und manchmal komplette Harnverhaltung wegen Verlegung der Urethra. Der Tastbefund (ausgesprochen druckschmerzhafte und vergrößerte Prostata) sichert die Diagnose. Daneben sind eine Leukozytose unterschiedlichen Grades, Pyurie, Bakteriurie und eitriger Ausfluß aus der Harnröhre zu vermerken. Abstrich und Kultur geben Aufschluß über die Erregerart.

Die akute Prostatitis ist gegenüber einem Harnwegsinfekt abzugrenzen.

Das Antibiogramm ist die Grundlage für die Wahl des einzusetzenden Chemotherapeutikums. Bis das Antibiogramm vorliegt, vermag Gentamycin allein oder in Kombination mit Penicillin bzw. Ampicillin die üblichen Infektionen zu beherrschen. Jede Art der urologischen Untersuchung ist in dieser akuten Phase kontraindiziert. Ein möglicher Abszeß wird vom Damm aus drainiert. Bettruhe ist einzuhalten. Analgetika und Medikamente, die die Funktionsstörung der Blase mildern, müssen je nach Bedarf gegeben werden. Sitzbäder werden als angenehm und erleichternd empfunden. Eine größere Flüssigkeitszufuhr ist empfehlenswert.

Die akute Prostatitis ist in Normalfällen medikamentös (mit Co-Trimoxazol, Tetracyclin oder Ampicillin) einfach zu beherrschen, wobei die Präparate mindestens über 10 Tage kontinuierlich gegeben werden müssen. Bei inadäquater Therapie ist der Übergang in die chronische Form zu erwarten.

Chronische Form

Die chronische Prostatitis entsteht in überwiegendem Prozentsatz aus einer nicht ausgeheilten akuten Entzündung. Palpatorisch ist das Organ meist nicht vergrößert, die Konsistenz ist aber infolge Fibrosierung vermehrt. Die Drüsengänge sind mit eitrigem Exkret gefüllt, die Schleimhaut zeigt Degenerationszeichen. Häufig greift die Entzündung auf die Samenblase und seltener auf die Nebenhoden über.

Der Verlauf ist gewöhnlich asymptomatisch, die Patienten können aber über vage Beschwerden wie Druckgefühl und leichte Schmerzen im Perineum oder in den unteren Rückenabschnitten klagen. Ausfluß aus der Urethra wird oft angetroffen. Gleichzeitig können die Symptome einer Zystitis, Epididymitis oder teilweisen Stenose der Harnröhre bestehen.

Das Prostataexkret und die Samenflüssigkeit sind purulent. Im Ausfluß können die die Entzündung auslösenden Bakterien oder Trichomonaden nachgewiesen werden. Kalziumhaltige Prostatasteine stellen sich bei der Röntgenuntersuchung dar.

Behandlung mit einem geeigneten Chemotherapeutikum (z. B. Co-Trimoxazol) oder Antibiotikum (nach vorheriger Erreger- und Resistenzbestimmung), vor allem wegen der Begleitzystitis. Eine Massage des Organs in Abständen von 1–3 Wochen kann von Nutzen sein. Stenosierung der Harnröhre, Epididymitis und ein allgemeiner Harnwegsinfekt zählen zu den ernsthaften Komplikationen; sie müssen mit den entsprechenden Mitteln intensiv angegangen werden. Die chronische Prostatitis ist alles in allem eine weitgehend harmlose Erkrankung. Sie bedarf aber einer Behandlung wegen der möglichen Komplikationen, die ihrerseits wiederum die chronische Entzündung unterhalten können. Eine Dauerbehandlung mit entsprechenden Antibiotika (Chemotherapeutika) kann notwendig sein.

Urolithiasis

Es gibt eine Vielzahl von Ursachen für die Entstehung von Steinen und Kalkablagerungen in den Nieren und ableitenden Harnwegen. In erster Linie zu nennen sind: Stoffwechselerkrankungen, chronische Harnwegsinfekte, Schwammnieren, Nierentuberkulose, Papillennekrose und die idiopathische Form. Das Vorkommen von Nierensteinen ist bei Männern häufiger als bei Frauen; sie können bereits im frühen Kindesalter auftreten.

Nephrokalzinose

Diagnostische Merkmale

- Asymptomatisch oder Symptome der Primärerkrankung, die für die Hyperkalziurie verantwortlich ist
- Klinische Befunde der Primärerkrankung
- Häufig Anämie

- Blutveränderungen der Primärerkrankung, zusätzlich Zeichen der Niereninsuffizienz unterschiedlichen Grades

Allgemeine Betrachtungen

Die chronische Hyperkalziurie und Hyperphosphaturie führen mit der Zeit zur Deponierung von Kalziumsalzen im Nierenparenchym. Ätiologisch an erster Stelle stehen der Hyperparathyreoidismus, die Vitamin D-Überdosierung und hohe Kalzium- und Alkalizufuhr. Die chronische Pyelonephritis ist ein weiterer prädisponierender Faktor. Seltenere Ursachen sind: Akute Osteoporose nach plötzlicher Immobilisierung, Sarkoidose, tubuläre Azidose, De Toni-Debré-Fanconi-Syndrom, osteolytische Metastasen bei Malignom.

Klinische Befunde

Symptome, Befunde und Laboruntersuchungen wie bei den Primärerkrankungen. Der röntgenologische Nachweis von Kalziumablagerungen in der Niere bringt die Bestätigung der Diagnose. Die Steine erscheinen als kleine kalkdichte Schatten, die Papillenbezirke sind streifig gezeichnet. Daneben können echte Nierensteine zur Darstellung kommen.

Differentialdiagnose

Die Nephrokalzinose ist gegenüber echten Nierensteinen, Nierentuberkulose und Schwammnieren abzugrenzen.

Behandlung

Spezifische Maßnahmen gelten den Primärerkrankungen. Vorrangig ist die Behandlung eines Harnwegsinfektes und der Niereninsuffizienz. Bei der tubulären Azidose und beim De Toni-Debré-Fanconi-Syndrom sind die wichtigsten Behandlungsziele: Hohe Flüssigkeitsaufnahme, Ersatz von Elektrolytdefiziten, Alkalinisierung des Urins mit Natriumbicarbonat (1–1,5 mäq/kg/Tag auf 3 Dosen verteilt) oder mit Shohlscher Lösung (Zusammensetzung: 98 g kristallinisiertes, hydriertes Natriumcitrat und 140 g Citritsäure in 1 000 ml Wasser). 1 ml dieser Lösung entspricht 1 mäq Bicarbonat. Die durchschnittliche Tagesmenge beträgt 50 bis 150 ml in drei Einzeldosen. Bei notwendiger Kaliumsubstitution kann man eine 50%ige Kaliumcitratlösung geben (3 × 4 ml/Tag = ungefähr 50 mäq). – Auch bei adäquater Therapie ist die Prognose eher ungünstig.

Nierensteine

Diagnostische Merkmale

- Häufig asymptomatisch
- Symptome (anhaltende Schmerzen in den Nierenlagern oder Koliken) bei Verlegung der Nie-

renkelche oder des Übergangs zwischen Nierenbecken und Ureter
- Übelkeit, Erbrechen, geblähtes Abdomen
- Hämaturie
- Schüttelfrost, Fieber und Miktionsbeschwerden bei Entzündungen

Ätiologie

A. Übermäßige Ausscheidung von relativ unlöslichen Urinbestandteilen:

1. Kalzium:

a) Hyperkalziurie mit normalem Serumkalzium (Idiopathische Hyperkalziurie; distale renale tubuläre Azidose)

b) Hyperkalziurie mit Hyperkalzämie oder Normokalzämie

1. primärer Hyperparathyreoidismus: hohe Ausscheidung von Kalzium und Phosphaten im Urin; erhöhter Kalzium- und erniedrigter Phosphatspiegel im Serum

2. unphysiologisch hohe Vitamin D-Zufuhr – vermehrte Kalziumaufnahme mit der Nahrung – verstärkte Urinausscheidung

3. Milch-Alkali-Syndrom

4. Renale tubuläre Azidose, Typ I

5. Sarkoidose

6. Längerdauernde Bettruhe und Immobilisation (wegen Verletzungen der Wirbelsäule, Poliomyelitis, Frakturen)

7. Destruierende Knochenprozesse bei Neoplasmen oder Stoffwechselerkrankungen (Cushing-Syndrom)

2. Oxalate: (ungefähr 50% der Nierensteine bestehen aus Calciumoxalat)

a) hohe Zufuhr (Kohl, Spinat, Tomaten, Rhabarber, Schokolade, Nüsse)

b) kongenitale oder familiäre Oxalurie

c) Methoxyfluran-Anaesthesie

d) Dünndarmerkrankungen; Dünndarmresektion, -bypass

3. Zystin – hereditäre Zystinurie

4. Harnsäure:

a) Gicht – Steine können sich spontan oder nach Behandlung mit Medikamenten, die die Harnsäureausscheidung steigern, bilden

b) Hyperurikosurie mit oder ohne Hyperurikämie – Idiopathisch oder aufgrund hoher Purinaufnahme

c) Malignome – Bei der Behandlung mit bestimmten Substanzen kommt es zu Gewebszerfall und verstärkter Harnsäureausscheidung

d) Myeloproliferative Erkrankungen wie Leukämie, lymphoretikuläre Tumoren, Polycythaemia vera

5. Xanthin

B. Änderungen der physikalischen Eigenschaften des Urins:

1. Höhere Konzentrierung von Urinbestandteilen bei verminderter Flüssigkeitszufuhr.

2. Urin-pH – Anorganische Salze sind bei hohem

pH normalerweise weniger löslich; organische Stoffe sind bei niederem pH nur schwer löslich.

C. Steinbildung um „Kristallisationskerne":

1. Urikosurie
2. Organisches Material, vor allem kleine Partikel nekrotischen Gewebes oder Blutgerinnsel mit folgender Umlagerung von anorganischen Salzen.
3. Bakterienhaufen, besonders bei gleichzeitig bestehender Stase und Obstruktion.

D. Angeborene oder erworbene anatomische Anomalien:

1. Schwammnieren
2. Hufeisennieren
3. Umschriebene Stenosierungen des Kelchsystems.

Allgemeine Betrachtungen

Der Grad der Schädigung von Nieren und Kelchsystem ist abhängig von der Größe und der Lokalisation der Steine. Außerdem ist von Wichtigkeit, ob eine Obstruktion vorliegt oder nicht. Ischämie infolge Kompression oder Entzündung alterieren das pathologische Bild.

Klinische Befunde

A. Symptome: Ein Nierenstein muß nicht immer Beschwerden verursachen. Häufig werden Symptome wie *dumpfe Schmerzen in den Flanken oder Koliken* erst dann ausgelöst, wenn Steine einen Kelchabschnitt oder den Übergang zwischen Nierenbecken und Ureter verlegen. Hämaturie und Zeichen einer Begleitentzündung sind nicht obligat. *Übelkeit und Erbrechen* können primär den Verdacht auf eine Erkrankung des Magendarmtraktes lenken. – Druck- und Klopfschmerz der Nierenlager und Tympanie des Abdomens sind meist die einzigen auffälligen Befunde bei der körperlichen Durchuntersuchung.

B. Laborbefunde: Eine Leukozytose weist auf eine komplizierende Infektion hin. Der Urin kann vermehrt rote und weiße Blutkörperchen und Eiweiß enthalten, bei Entzündungen außerdem Bakterien und Pus. Kristalle (z.B. Harnsäure oder Zystin) im Urinsediment lassen vorläufige Schlüsse über die Art und Zusammensetzung der Steine ziehen. Die evtl. zugrundeliegenden Stoffwechselerkrankungen wie Hyperparathyreoidismus, Gicht, Zystinurie und tubuläre Azidose werden durch die spezifischen klinischen Symptome und Befunde und die Veränderungen im Serum und Urin diagnostiziert.

C. Röntgenbefunde: Bei der Röntgenuntersuchung stellen sich strahlendichte Steine sowie Knochenläsionen bei Funktionsstörungen der Nebenschilddrüsen, bei Gicht und metastasierenden Karzinomen dar. Darüber hinaus kann in der Abdomenleeraufnahme die Nierengröße abgegrenzt werden. Ausscheidungs- und retrogrades Pyelogramm demonstrieren Lokalisation und Ausmaß von Stenosierungen. Mit ihrer Hilfe ist der Nachweis von strahlendurchlässigen Steinen (z.B. Harnsäure, Zystin) möglich.

Differentialdiagnose

In Betracht kommen: Akute Pyelonephritis; Tumoren, Tuberkulose und Infarzierungen der Niere sowie jede Form des „akuten Abdomens".

Komplikation

Hier sind vor allem Entzündungen und Hydronephrose zu nennen, die das Nierengewebe im Laufe der Zeit zerstören können.

Steinprophylaxe

Die beste Voraussetzung ist, wenn immer möglich, einen Stein zu analysieren. Prädisponierende Faktoren müssen beseitigt werden, d.h. operative Entfernung von tumorösen und hyperplastischen Nebenschilddrüsen; Behandlung von Gicht, Zystinurie und tubulärer Azidose. Mit Ausnahme der tubulären Azidose hat sich bei Calciumphosphat- und Calciumoxalatsteinen die Anwendung von anorganischem Orthophosphat in Form von saurem Kaliumphosphat bewährt. Bei gastrointestinalen Beschwerden kann anstelle des sauren Kaliumphosphats eine Mixtur von mono- und dibasischem Phosphat verabreicht werden. Die Aufrechterhaltung einer hohen Tagesurinmenge (3–4 l) durch vermehrte Flüssigkeitszufuhr ist bei diesem Programm eine conditio sine qua non.

Alle diese Maßnahmen sollen eine Neubildung von Steinen verhindern und müssen daher auf unbeschränkte Zeit eingehalten werden. Sie könnten allein beim Hyperparathyreoidismus überflüssig werden, wenn durch eine erfolgreiche operative Behandlung dieser eine kausale Faktor ausgeräumt werden kann.

Durch Substanzen, die die Harnsäureentstehung hemmen, ist jetzt auch eine wirksamere Prophylaxe in all den Fällen zu betreiben, die mit einer erhöhten Harnsäureausscheidung einhergehen und bei denen die Gefahr einer Steinbildung hoch ist. Es handelt sich hierbei um das *Allopurinol,* einen Xanthin-Oxydaseinhibitor. Das Präparat blockiert den Abbau von Xanthin zu Harnsäure, so daß neben der Harnsäure (deren Menge insgesamt vermindert ist) andere Produkte aus dem Purinstoffwechsel, z.B. Xanthin und Proxanthin, ausgeschieden werden. Die normale Erwachsenendosis beträgt 600 mg (300 mg in Abständen von 12 Std). Durch Allopurinol kann der Harnsäurespiegel im Serum auf Normalwerte gesenkt und die Ausscheidung im Urin signifikant herabgesetzt werden. Auch bei der Niereninsuffizienz auf dem Boden einer urikämischen Nephropathie ist es wirksam. Das Medikament wird gut vertragen; Nierenfunktionsstörungen sind selbst nach längerer Applikation nicht beschrieben worden. Die Behandlung mit Allopurinol ist bei Patienten mit Gicht (s. Kapitel 14) oder myeloproliferativen Prozessen praktisch auf unbegrenzte Zeit fortzuführen. Es kann zusammen mit Zytostatika angewandt werden.

Bis zum Wirkungseintritt des Medikamentes ist eine hohe Flüssigkeitszufuhr notwendig und die Alkalinisierung des Urins mit Natriumbicarbonat (10–12 g pro Tag in mehreren Einzeldosen) empfehlenswert.

Die Zystinsteinbildung kann durch große Urinmengen (3–4 Liter pro Tag) und Erhöhung des Urin-pH mit Natriumcarbonat (10–12 g pro Tag) oder Natriumcitrat (4–8 ml einer 50%igen Lösung 4 × oder öfter pro Tag) reduziert werden. Bei einem pH von 7,5 und darüber ist die Löslichkeit von Zystin wesentlich verbessert. – Durch Verordnung von methioninarmer Nahrung kann die Anfallsrate von Zystin im Organismus erniedrigt werden. Bei dieser speziellen Diät drohen aber Eiweißmangelzustände. Schwere Formen der Zystinurie machen die Anwendung von *D-Penicillamin* erforderlich, das feste Verbindungen mit Zystin eingeht und die auszuscheidende Zystinmenge verringert. Das Präparat hat eine große Zahl von gefährlichen Nebenwirkungen, die jedoch dosisabhängig zu sein scheinen.

Behandlung

Kleine Steine gehen oft spontan ab. Komplikationen sind durch sie nicht zu erwarten; es sei denn, eine Infektion breitet sich aus. Größere Steine müssen gewöhnlich operativ entfernt werden, wenn sie Obstruktionen verursachen und die Nierenfunktion beeinträchtigen. Unter Umständen ist sogar die Nephrektomie unvermeidlich.

Die Allgemeinmaßnahmen wurden schon mehrfach besprochen: Es ist für eine große Urinmenge zu sorgen und die Kalziumaufnahme zu beschränken; Infektionen müssen mit den geeigneten Antibiotika intensiv behandelt werden.

Prognose

Gut, wenn Stenosierungen und sekundäre Entzündungen vermieden werden können.

Harnleitersteine

Diagnostische Merkmale

- Mitunter völlige Beschwerdefreiheit
- Starke Koliken bei Verlegung des Ureters mit Ausstrahlung der Schmerzen in bestimmte Körperabschnitte, abhängig von der Lokalisation des Steins
- Gastrointestinale Beschwerden
- Frische rote Blutkörperchen im Sediment
- Exazerbationen von Entzündungen bei Obstruktion

Allgemeine Betrachtungen

Harnleitersteine werden zwar in den Nieren gebildet, sie lösen aber meist erst Beschwerden aus, wenn sie in den Ureter gelangen.

Klinische Befunde

A. Symptome: Die Schmerzen sind oft extrem und treten in Form von Koliken auf. Nicht selten sind leichte Schockzustände mit kalt-feuchter Haut. Die Nierenlager sind äußerst druck- und klopfempfindlich. Die Bauch- und Rückenmuskulatur kann stark verspannt sein. Die typischen Hyperästhesiezonen sind nachweisbar.

B. Laborbefunde: s. unter Nierensteine, S. 795

C. Röntgenbefunde: Die Steine stellen sich röntgenologisch im Verlauf des Ureters oder am Übergang zwischen Nierenbecken und Ureter dar. Nichtschattengebende Steine lassen sich nur im Ausscheidungsurogramm lokalisieren. Bei Zystoskopie und Katheterisierung der Ureteren ist immer das hohe Risiko einer sekundären Infektion gegen den Nutzen der Untersuchung abzuwägen.

Differentialdiagnose

Blutgerinnsel nach einer Blutung, Tumoren, akute Pyelonephritis und andere akute abdominelle Ereignisse können zu Verwechslungen führen.

Vorbeugung

s. unter Nierensteine, S. 795

Behandlung

A. Spezifische Maßnahmen: Die meisten Steine werden spontan ausgeschieden, wenn Ureterspasmen beseitigt sind und große Flüssigkeitsmengen verordnet werden. Bei großen Steinen oder therapieresistenter Infektion muß operativ vorgegangen werden.

B. Allgemeine Maßnahmen: Nur bei eindeutig gesichertem Steinleiden sind zur Schmerzbekämpfung Morphin oder Opiate indiziert. Die Dosis von 8 mg Morphinsulfat oder äquivalente Mengen anderer Präparate können, falls notwendig, wiederholt in Abständen von 5–10 min intravenös gegeben werden. Danach ist die subkutane Anwendung gewöhnlich ausreichend. Als Spasmolytika sind Atropinsulfat (0,8 mg subkutan), Buscopan® oder Baralgin® geeignet.

Prognose

Ausgezeichnet, wenn Obstruktion und mögliche Komplikationen erfolgreich behandelt werden können.

Blasensteine

Diagnostische Merkmale
● Miktionsbeschwerden – Harndrang, häufiges Wasserlassen
● Plötzliche Unterbrechung des Harnstrahls bei Verlegung des Ostiums urethrae
● Hämaturie
● Pyurie

Allgemeine Betrachtungen
Bestimmte Erkrankungen der unteren Harnwege wie stenosierende Prozesse des Blasenhalses und der Urethra, Divertikel, neurogene Störungen, Zystozelen und Tumoren verhindern eine vollständige Entleerung der Blase, so daß ständig eine mehr oder weniger große Restharnmenge verbleibt. Bei Superinfektionen mit harnstoffspaltenden Organismen (Proteus, Staphylokokken) wird der Bildung von Blasensteinen in hohem Maße Vorschub geleistet. Fremdkörper können Ausgangspunkt einer Steinentstehung sein. Ulzerationen und Blasenentzündungen sind weitere begünstigende Faktoren. Blasensteine setzen sich in erster Linie aus Calciumphosphat, Calciumoxalat und Ammonium-Magnesiumphosphat zusammen. Harnsäuresteine sind häufig bei Prostatavergrößerung und nicht infiziertem Urin.

Klinische Befunde
A. Symptome: Im Vordergrund stehen Symptome der chronischen Harnstase und der Entzündung. Hierzu gehören: Harndrang, häufiges Wasserlassen und *plötzlicher Stop der Harnentleerung* mit Schmerzen im Penis, wenn sich ein Stein vor die innere Harnröhrenöffnung legt. Bei der Untersuchung findet sich oft eine vergrößerte Prostata, gelegentlich ist ein Stein in der Blase palpabel.
B. Laborbefunde: Das Sediment enthält vermehrt Erythrozyten und Bestandteile, die für eine Entzündung sprechen.
C. Röntgen- und Zystoskopiebefunde: In der Abdomenübersichtsaufnahme erkennt man kalzifizierte Steine. Ein i. v. Pyelogramm deckt Blasenveränderungen und eine etwaige Erweiterung der oberen ableitenden Harnwege als Folge des lange anhaltenden Rückstaus auf. Nur die direkte Blasenspiegelung kann in einigen Fällen eine endgültige Diagnose liefern.

Differentialdiagnose
Blasensteine sind von gestielten Blasentumoren zu differenzieren.

Behandlung
A. Spezifische Maßnahmen: In jedem Fall ist die Entfernung der Steine entweder durch Zertrümmerung oder Zystotomie indiziert. Prädisponierende Faktoren müssen ausgeschlossen werden.
B. Allgemeine Maßnahmen: Analgetika werden je nach Bedarf gegeben, Entzündungen mit dem geeigneten Antibiotikum behandelt. Eine Infektionsprophylaxe ist meist erfolglos, solange nicht die Steine entfernt sind und Stenosierungen nicht beseitigt wurden.

Prognose
Sehr gut, sofern Komplikationen vermieden oder erfolgreich behandelt werden können.

Tumoren des Urogenitaltrakts

Adenokarzinom der Nieren
(Hypernephrom)

Diagnostische Merkmale
● Schmerzlose Makrohämaturie
● Fieber
● Vergrößerte, palpable Niere
● Nachweis von Metastasen

Allgemeine Betrachtungen
Das Adenokarzinom ist der häufigste maligne Tumor der Nieren. Es kommt bei Männern (in höherem Lebensalter) öfter vor als bei Frauen und metastasiert sehr früh in Lungen, Leber und Skelet (vor allem in die langen Röhrenknochen).
Das Adenokarzinom nimmt wahrscheinlich seinen Ursprung von den Tubuluszellen oder von kleinen Adenomen aus und bricht relativ früh in die Blutbahn ein. Mikroskopisch erinnern die perlartig oder in wechselnden Mustern angeordneten Tumorzellen an Tubuluszellen.

Klinische Befunde
A. Symptome: Makrohämaturie ist das Hauptmerkmal. In vielen Fällen ist Fieber das einzige Symptom. Eine indolente Resistenz kann in einer der Flanken tastbar sein. Bei Einengung oder Verschluß der Vena cava entwickeln sich die typischen Kollateralkreisläufe, durch die Abflußbehinderung schwellen die Beine an.
Die meist uncharakteristischen Symptome und Befunde können die verschiedensten Erkrankungen möglich erscheinen lassen: Fieber unklarer Genese, leukämoide Reaktionen, refraktäre Anämien, Polyzythämie, Hepato- oder Cholezystopathie, Hyperkalzämie, periphere Neuropathie und Abdominaltumoren ungeklärten Ursprungs.

B. Laborbefunde: Erhöhte Erythropoetinproduktion durch den Tumor kann zur Polyzythämie führen, häufiger ist jedoch die Anämie. Der Urin ist in überwiegendem Prozentsatz sanguinolent bis blutig, das Sediment enthält massenhaft Erythrozyten. Die BKS ist stark beschleunigt.

C. Röntgenbefunde: Die betroffene Niere kann sich in der Leeraufnahme als vergrößert darstellen. In Lungen und Knochen können Metastasen nachweisbar sein. Ein Tumor wird oftmals mit Hilfe des intravenösen und retrograden Pyelogramms verifiziert werden können. Bessere Resultate liefert die Angiographie. Das Nierenszintigramm kann bei der Abklärung unterstützen. Anzuraten ist auch eine CT mit Kontrastmitteleinsatz.

D. Sonographie: Die Nierengröße und der Nierenumriß können mittels der Sonographie bestimmt werden. Auch lassen sich Nierenzysten in der Regel von soliden Tumoren dadurch unterscheiden. Außerdem ist sie bei der Nierenbiopsie dem Operateur hilfreich.

Differentialdiagnose

Das Hypernephrom muß von einer Herdnephritis, Hydronephrose, Nierenzyste, Nierentuberkulose und von Zystennieren unterschieden werden.

Behandlung

Die frühzeitige Nephrektomie ist die einzige Chance für den Patienten. Sie kann auch trotz Metastasierung indiziert sein, wenn Blutungen und Schmerzen auf anderem Wege nicht beherrschbar sind. Obwohl die Tumoren nur wenig strahlensensibel sind, sollte ein Versuch mit einer Röntgenbestrahlung unternommen werden. Einzelne isolierte Lungenmetastasen können manchmal erfolgreich chirurgisch angegangen werden. Bislang waren mit der Chemotherapie keine günstigen Ergebnisse zu erzielen. (Palliativ kann Medroxyprogesteron gegeben werden.)

Prognose

Der Verlauf ist unterschiedlich. In einigen Fällen kommt es erst 10–15 Jahre nach Entfernung des Primärtumors zum Auftreten von Metastasen. Nur etwa 35% der Patienten überleben die Fünfjahresgrenze.

Nephroblastom
(Embryom der Nieren, Wilms-Tumor)

Das Nephroblastom ist ein hochmaligner Mischtumor, der fast ausschließlich bei Kindern bis zum 6. Lebensjahr beobachtet wird. Ihn kennzeichnet eine sehr frühzeitige Metastasierung in Lungen, Leber und Hirn. Anamnestisch auffällig sind Gewichtsverlust und Anorexie. Schmerzen werden nur selten empfunden. Der abdominelle Tumor ist der Palpation leicht zugänglich. Durch ausgedehnte Metastasierung kann auch die Leber vergrößert sein. Hypertonie und Anämie sind häufige Begleiterscheinungen. – Die Urinuntersuchung bietet keine Besonderheiten. Der Tumor und Lungenmetastasen können im Röntgenbild demonstriert werden. Mit dem Pyelogramm und der Magendarmpassage ist eine annähernde Größenbestimmung des Tumors möglich.

Differentialdiagnostisch in Frage kommen: Hydronephrose, Zystennieren und Neuroblastom des Nebennierenmarks.

Therapie: Der Nephrektomie läßt man sicherheitshalber eine lokale Bestrahlung folgen. Actinomycin D erhöht die Aussichten auf völlige Ausheilung und ist meist auch wirksam bei lokalen Rezidiven und Metastasen. Vincristin und Doxorubicin waren auch wirksam.

Bei noch nicht eingetretener Tumoraussaat vor der Nephrektomie ist die Prognose als gut zu bezeichnen.

Tumoren des Nierenbeckens und des Ureters

Epitheliale Tumoren des Nierenbeckens und des Harnleiters machen nur einen verschwindend kleinen Prozentsatz der Tumoren des Urogenitaltraktes aus. Es handelt sich hierbei meist um papilläre Karzinome, die in die Umgebung und entlang den Harnwegen metastasieren. Epidermoide dagegen sind hochmaligne und neigen schon sehr früh zur allgemeinen Ausbreitung.

Auch bei diesen Tumoren kann eine schmerzlose Hämaturie das einzige Symptom sein. Koliken treten auf bei Verschluß des Ureters durch Blutgerinnsel oder den Tumor selbst. Die Flanken können druckschmerzhaft sein. Größere oder auch ständige kleine Blutverluste resultieren in einer chronischen Anämie. Der Urin enthält Erythrozyten und Blutgerinnsel, dazu Leukozyten und Bakterien bei florider Entzündung. Röntgenologisch findet man Füllungsdefekte in den Nierenbecken, oder der Ureter ist oberhalb eines Verschlusses aufgestaut. Durch die Zystoskopie können meist die Blutungsquelle in dem befallenen Ureter oder lokale Tumormetastasen ausfindig gemacht werden. Bei Tumorverdacht sind eingehende Schnittuntersuchungen von Biopsiematerial, das aus den verdächtigen Stellen gewonnen wurde, durchzuführen.

Die radikale Entfernung der Niere, des Ureters und des ihn umgebenden Gewebes einschließlich des benachbarten Blasenabschnittes hat nur gewisse Er-

folgsaussichten, wenn die Tumoraussaat noch nicht ausgedehnt ist. Eine Irradiation der Metastasen ist so gut wie zwecklos.
Die Prognose hängt von der Art des Tumors ab. Bei anaplastischen Formen tritt der Tod gewöhnlich innerhalb von 2 Jahren ein.

Blasentumoren

Diagnostische Merkmale
- Hämaturie
- Suprapubische Schmerzen; dysurische Beschwerden
- Sichtbarmachung des Tumors mit der Blasenspiegelung

Allgemeine Betrachtungen
Blasentumoren stehen der Häufigkeit nach hinter den Prostatatumoren. Etwa 75% finden sich bei Männern über 50 Jahren. Die Tumoren nehmen ihren Ursprung vom Blasenboden aus und beziehen die Ureterenmündungen und den Blasenhals mit ein. Am häufigsten ist der Übergangstyp; Epidermoide, Adenokarzinome und Sarkome sind selten. Die Tumoren streuen in die regionalen Lymphknoten, Knochen, Leber und Lungen.

Klinische Befunde
A. Symptome: Wieder steht die Hämaturie im Vordergrund. Eine Zystitis mit dysurischen Beschwerden ist eine häufige Komplikation. Bei Ausdehnung des Tumors auf den Blasenhals nimmt der Harnstrahl an Stärke ab. Suprapubische Schmerzen werden angegeben, wenn der Tumor über die Blasenwand in das umliegende Gewebe einwächst. Mit Verschluß der Ureteren bildet sich eine Hydronephrose aus, die in vielen Fällen superinfiziert wird und dann die typischen Zeichen einer akuten Pyelitis oder Pyelonephritis hervorruft.
Die physikalische Untersuchung ist größtenteils unauffällig, bei der bimanuellen Palpation (abdominorektal oder abdominovaginal) kann aber eine Resistenz tastbar sein.
B. Laborbefunde: Häufig Anämie; Erythrozyten, Leukozyten und Bakterien im Urinsediment.
C. Röntgenbefunde und Zystoskopie: Im Ausscheidungsurogramm ist die Ureterobstruktion, im Zystogramm der Tumor nachweisbar. Zystoskopie und Biopsie bestätigen die Diagnose.

Differentialdiagnose
Hämaturie und Schmerzen können außerdem verursacht werden durch: andere Tumoren der ableitenden Harnwege, Nierensteine, Nierentuberkulose, akute Zystitis, akute Nephritis.

Behandlung
A. Spezifische Maßnahmen: Die transurethrale Resektion kann bei umschriebenen und oberflächlichen Tumoren ausreichen. Bei invasivem Wachstum sind die Zystektomie und Ureterosigmoidostomie oder ähnliche operative Techniken notwendig. Eine anschließende Strahlenbehandlung kann vor allem bei anaplastischen Tumoren von Nutzen sein, dagegen hat die Chemotherapie bisher nur wenig Erfolge erbracht. (Instillationen von Thiotepa können bei oberflächlichen epithelialen Tumoren wirksam sein.) Gegen vorhandene Metastasen können Cisplatin, Doxorubicin oder Fluorouracil gegeben werden.
B. Allgemeine Maßnahmen: Antibiotische Behandlung eines Harnwegsinfektes. Relativ geringe Komplikationen sind von einer Anastomosierung des Ureters mit einer isolierten Ileum- oder Sigma-Schlinge zu erwarten, wobei eines der Enden unter die Haut verlegt wird. Vor allem bleiben meist die Elektrolytstörungen aus, wie sie bei der direkten Ableitung des Urins in das Rektum in Form einer hyperchlorämischen Azidose zu beobachten sind. Nur häufige Darmentleerungen und genaue Kontrolle der Elektrolytzufuhr können in solchen Fällen die Gefahr der Azidose verhindern.

Prognose
Die Rezidivrate ist ziemlich groß bei zunehmender Malignität der Rezidive. Bei infiltrierenden Karzinomen ist die Prognose selbst bei radikalen Eingriffen praktisch infaust.

Prostatahypertrophie

Diagnostische Merkmale
- Prostatismus: die Miktion kommt nur unter Anstrengungen und mit einiger Verzögerung in Gang; der Harnstrahl ist schwach und dünn; Nykturie
- Akuter Harnverhalt
- Vergrößerte Prostata
- Urämie bei länger andauernder Obstruktion

Allgemeine Betrachtungen
Mit diesem Krankheitsbild ist eigentlich eine Hyperplasie der periurethralen Prostatadrüsen gemeint, die eine Vergrößerung des ganzen Organs vortäuscht und häufig zur Einengung und Verlegung der Harnröhre führt.

Klinische Befunde
A. Symptome: Der Prostatismus wird um so ausgeprägter, je schwerere Grade die Obstruktion annimmt. Die Symptome können übersehen – oder

vom Patienten nicht angegeben – werden, wenn die Obstruktion nur langsam fortschreitet. Bei der rektalen Untersuchung ist die Prostata mehr oder weniger vergrößert. Mit der Harnstase und dem ständigen Verbleiben einer Restharnmenge in der Blase ist sehr oft eine Sekundärinfektion verbunden. Eine Hämaturie ist nicht immer anzutreffen. Durch den Rückstau entwickelt sich allmählich eine beidseitige Hydronephrose, und mit fortschreitender Schädigung des Nierengewebes treten die Zeichen der Urämie auf. Die Bestimmung des Harnstoff-N kann der einzige diagnostische Hinweis bei langsam fortschreitender und relativ asymptomatischer Obstruktion sein. Die Residualharnmenge kann durch Katheterisierung nach dem spontanen Wasserlassen bestimmt werden.

B. Röntgenbefunde und Zystoskopie: Die Folgen des Rückstaus sind mit Hilfe des Ausscheidungsurogramms nachweisbar: Dilatation der Ureteren, Hydronephrose, Restharnmenge nach erfolgter Blasenentleerung. Bei der urologischen Untersuchung zeigt sich indirekt die Vergrößerung der Prostata, und die sekundären Veränderungen der Blasenwand, wie „Balkenblase", Divertikel, entzündliche Prozesse und Blasensteine, werden sichtbar.

Differentialdiagnose
Andere Ursachen können für eine Harnleiterobstruktion verantwortlich sein, z.B. Strikturen der Urethra, Blasensteine oder -tumoren, neurogene Funktionsstörungen, Prostatakarzinom.

Behandlung
A. Spezifische Maßnahmen: Ein akuter Harnverhalt wird durch Katheterisierung beseitigt. Bei stärkerer Obstruktion muß der Katheter für einige Zeit in situ belassen werden. Ein operatives Vorgehen ist gewöhnlich nicht zu umgehen. Für die 4 chirurgischen Möglichkeiten (transurethrale Resektion, suprapubische, retropubische oder perineale Prostatektomie) gibt es unterschiedliche Indikationen.
B. Allgemeine Maßnahmen: In erster Linie Behandlung eines Infektes mit den geeigneten Antibiotika.

Prognose
Die chirurgische Intervention bedeutet in den meisten Fällen ein Befreien von den quälenden Symptomen des akuten oder chronischen Harnverhaltes. Das Operationsrisiko ist gering.

Prostatakarzinom

Diagnostische Merkmale
- Prostatismus
- Harte Konsistenz des Organs
- Schmerzen, besonders in der unteren Wirbelsäule, bei Knochenmetastasen

- Anämie; erhöhte saure Phosphatase im Serum bei Ausdehnung des Karzinoms über die Kapsel hinaus

Allgemeine Betrachtungen
Das Prostatakarzinom kommt nur mit großen Ausnahmen vor dem 6. Lebensjahrzehnt vor. Es metastasiert schon früh in die Beckenknochen und verursacht lokal einen Verschluß der Urethra mit nachfolgender Nierenschädigung. Androgene fördern das Wachstum, Östrogene haben einen hemmenden Einfluß. Da das Prostatagewebe reich an saurer Phosphatase ist, ist deren Serumspiegel erhöht, wenn das Neoplasma auf das periprostatische Gewebe übergreift und in das Skelet streut. Bei Knochenmetastasen ist außerdem die alkalische Phosphatase erhöht. Die Konzentration der sauren Phosphate gibt somit Anhaltspunkte für Ausdehnung und Wachstum des Tumors, während die erhöhte alkalische Phosphatase eine Knochenbeteiligung wahrscheinlich macht.

Klinische Befunde
A. Symptome: Wie auch bei der einfachen Hypertrophie sind die Obstruktionszeichen deutlich. Bei der rektalen Untersuchung fühlt sich die Prostata „steinhart" an, sie ist oft knotig und mit der Umgebung verbacken. Bei Metastasen in die Beckenknochen und Wirbel wird über Schmerzen geklagt. Der Sitz der Metastasen ist eine Prädispositionsstelle für pathologische Frakturen. Die Obstruktion kann zu Nierenstörungen und zu Zeichen und Symptomen einer Niereninsuffizienz führen. Eine vergrößerte Leber und vergrößerte Lymphknoten im Beckenbereich sind späte Zeichen einer Metastasierung.
B. Laborbefunde: Bei ausgedehnter Knochenmetastasierung besteht eine hochgradige Anämie. Der Urinbefund kann charakteristisch für eine Begleitentzündung sein. Die saure Phosphatase ist bei eingetretener Tumoraussaat erhöht, die alkalische Phosphatase bei Knochenneubildung in den von Metastasen befallenen Skeletabschnitten. Die Diagnose wird durch Biopsie (transurethrale Resektion oder Nadelaspiration durch das Perineum) gestellt.
C. Röntgenbefunde: In den Becken- und Schädelknochen, in Wirbeln und Rippen stellen sich die typischen osteoblastischen Läsionen dar. Die Auswirkungen eines Harnröhrenverschlusses und eines lange bestehenden Harnrückstaus lassen sich im i. v. Pyelogramm nachweisen. Die Lymphangiographie kann vorhandene Metastasen in den Lymphknoten nachweisen; die Knochenszintigraphie mit ^{99m}Tc etwaige Knochenmetastasen.

Differentialdiagnose
Zu erwägen sind die im vorangehenden Abschnitt (Prostatahypertrophie) aufgeführten Erkrankungen.

Behandlung

Zuerst muß eine dem Stadium der Erkrankung angepaßte Behandlung bestimmt werden. Durch radikale Entfernung von Prostata, Samenblasen und eines Teiles des Blasenhalses vor der Metastasierung kann eine völlige Heilung erreicht werden. Kommt diese Operation zu spät, so erleichtert die transurethrale Resektion zumindest die Symptome der Obstruktion. Die antiandrogene Therapie (Cyproteronacetat [Androcur®], 2 × tgl. 50 mg oral) ist den späten Stadien vorbehalten und kann Wachstum wie Ausbreitung des Tumors eindämmen. Eine Orchiektomie oder eine Östrogentherapie allein sind oft wirksam zur Einschränkung der Symptome und zur Verlängerung der Überlebenszeit. Auch eine Radiotherapie in Form der Kobaltbestrahlung ist oft wirksam. Bestrahlung der Metastasen kann die subjektiven Beschwerden beseitigen. Evtl. kommen auch andere Zytostatika zum Einsatz.

Maßstäbe für die Effektivität der Therapie sind die klinischen Befunde und die Konzentrationen der sauren und alkalischen Phosphatasen.

Prognose

Die palliativen Maßnahmen führen verständlicherweise nur zu kurz dauernden Besserungen. Ein großer Prozentsatz der Patienten stirbt innerhalb der ersten 3 Jahre, nur wenige überleben die Fünfjahresgrenze.

Testes-Tumoren
(Vgl. auch Kap. 20, S. 1036 f.)

Diagnostische Merkmale
- Schmerzlose Testes-Vergrößerung
- Diese Vergrößerung ist nicht durchscheinend
- Nachweis von Metastasen

Allgemeine Betrachtungen

Die Häufigkeit von Testes-Tumoren beträgt ca. 0,5% aller Karzinome bei Männern. Die Tumoren treten am häufigsten im Alter zwischen 18 und 35 Jahren auf und sind oft bösartig. Die Einteilung richtet sich nach ihrer Herkunft aus Keimzellen oder anderen Zelltypen. Die häufigsten sind: Seminome; Embryonaltumoren, Chorion-Karzinome, Teratokarzinome und Gonadoblastome bzw. andererseits Tumoren der Interstitiumzellen, Sertoli-Zellen. Selten ist, daß Lymphome, Leukämien, Plasmozytome oder Metastasen die Testes betreffen.

Das Seminom, als häufigster Testes-Tumor, breitet sich langsam auf dem Lymphweg in die iliakalen und periaortalen Lymphknoten aus. Embryonale Tumoren metastasieren früh, besonders in die Lungen. Seminome sind meist strahlenempfindlich, embryonale Tumoren strahlenresistent. Chemotherapie vermag bei Chorionkarzinomen zu helfen.

In nur etwa 10% der Fälle erfolgt eine Sekretion gonadotroper Hormone. Die Literatur über die Beziehungen zwischen Hormonproduktion und Tumor ist gering und wenig eindeutig, jedoch ist eine Gonadotropinsekretion häufig ein Hinweis auf ein Karzinom.

Testikeltumoren können mit einer Gynäkomastie assoziiert sein. Interstitiumzelltumoren, welche in jedem Alter auftreten können und selten bösartig sind, findet man gelegentlich mit einer Gynäkomastie, sexueller Frühreife und Virilisierung verbunden.

Klinische Befunde

A. Symptome: Typisch ist eine schmerzlose Vergrößerung der Testes. Die vergrößerten Testes rufen gelegentlich einen ziehenden Inguinalschmerz hervor. Meist ist der Tumor symmetrisch und fest; Druck ruft nicht den üblichen Testes-Schmerz hervor; die Tumoren sind nicht durchscheinend; Verwachsung mit der Haut des Skrotums ist selten; eine Gynäkomastie kann auftreten; Virilisierung findet sich evtl. bei Patienten mit Leydig-Zell-Tumoren.

Metastasen in die regionalen Lymphknoten, Lungen und Leber können nachweisbar sein; evtl. entwickelt sich eine Hydrozele.

B. Laborbefunde: In Fällen eines Chorionepithelioms können Gonadotropine in hoher Konzentration im Urin und Plasma vorhanden sein, Schwangerschaftstests sind positiv. Die 17-Ketosteroide sind bei Leydig-Zell-Tumoren erhöht. Östrogene finden sich darüber hinaus bei Sertoli-Zell-Tumoren. α-Fetoprotein ist ein hilfreicher Tumormarker zur Diagnose von Testestumoren (bes. Teratokarzinom und Embryonalkarzinom).

C. Röntgenbefunde: Lungenmetastasen werden durch entsprechende Thoraxaufnahmen nachgewiesen. Die Lymphangiographie wird gegebenenfalls vergrößerte iliakale und periaortale Lymphknoten aufzeigen. Verlagerungen der Ureteren durch vergrößerte Lymphknoten lassen sich durch die Pyelographie belegen.

Differentialdiagnose

Tuberkulose, die syphilitische Orchitis (Gumma der Testikel), Hydrozele, Spermatozele und Tumoren oder Granulome der Epididymis können ähnliche Lokalbefunde hervorrufen.

Behandlung

Die Testikel sollten entfernt und gleichzeitig die lumbalen und inguinalen Lymphknoten untersucht werden. Die radikale Resektion der iliakalen und lumbalen Lymphknoten ist im allgemeinen indiziert, außer bei Seminomen, welche strahlenempfindlich sind. Die Bestrahlung ist die Behandlung der Wahl nach Entfernung der Testes mit einem Seminom. Die Chemotherapie kann gegen Chorionkarzinome wirksam sein. Metastasen werden durch eine Kombinationstherapie mit Bleomycin, Vinblastin und Cisplatin behandelt. Alternativ können Vincristin, Dactinomycin, Doxorubicin und Cyclophosphamid eingesetzt werden.

Prognose

Das Vorliegen von Metastasen oder einer hohen Gonadotropin-Sekretion weist auf eine schlechte Prognose hin. Seminome sind am relativ wenigsten bösartig mit einer 90%igen 5 Jahresheilungsquote. Die meisten Patienten mit Chorionkarzinom sterben innerhalb von 2 Jahren. Weniger als die Hälfte der Patienten mit anderen Tumoren überleben die 5 Jahresgrenze.

Erkrankungen der kindlichen Genitalorgane s. S. 689

Literatur: Kapitel 16. Urologie

Alken, C. E., May, P., Braun, W.: Harnsteinleiden. Stuttgart: Thieme 1979.

Alken, C. E., Sökeland, J.: Urologie. Stuttgart: Thieme 1979.

Alken, C. E., Staehler, W.: Klinische Urologie. Stuttgart: Thieme 1973.

Ammon, J., Karstens, J.-H., Rathert, P.: Urologische Onkologie. Berlin-Heidelberg-New York: Springer 1981.

Bartels, H.: Uro-Sonographie. Berlin-Heidelberg-New York: Springer 1981.

Boeminghaus, H.: Urologie. München: Werk-Verlag 1972.

Glauner, R.: Radiologische Diagnose und Therapie bei malignen Tumoren im Becken. Stuttgart: Thieme 1970.

Hienzsch, E., Schneider, H. J.: Der Harnstein. Jena: Fischer 1972.

Der Internist.: **12**, (1971) Heft 3. Leitthema: Die Niere.

Jonas, U., Heidler, H., Thüroff, J.: Urodynamik. Stuttgart: Emke 1980.

Klosterhalfen, H., Altenähr, E., Franke, H. D.: Das Prostatakarzinom. Stuttgart: Thieme 1981.

Klosterhalfen, H.: Urologiefibel für die Praxis. Stuttgart: Thieme 1971.

Kluthe, R. (Hrsg.): Medikamentöse Therapie bei Nierenerkrankungen. Stuttgart: Thieme 1971.

Löhr, E., Mellin, P., Rodeck, G., Rohen, J. W.: Atlas der urologischen Röntgendiagnostik. Stuttgart: Schattauer 1972.

Losse, H. (Hrsg.): Nephrologie – Urologie (Taschenbücher Allgemeinmedizin). Berlin-Heidelberg-New York: Springer 1975.

Losse, H., Kienitz, M.: Pyelonephritis. Stuttgart: Thieme 1972.

Mauermayer, W.: Transurethrale Operationen (Allgemeine und spezielle Operationslehre, Bd. 8/Teil 1). Berlin-Heidelberg-New York: Springer 1981.

Mayer, G., Zingg, E. J.: Urologische Operationen. Stuttgart: Thieme 1973.

Melchior, H.: Urologische Funktionsdiagnostik. Stuttgart: Thieme 1981.

Reubi, F.: Nierenkrankheiten. Bern: Huber 1970.

Sarre, H.: Nierenkrankheiten. Stuttgart: Thieme 1976.

Scheller, F.: Therapie der chronischen Niereninsuffizienz. Melsungen: Bernecker 1973.

Sigel, A.: Lehrbuch der Kinderurologie. Stuttgart: Thieme 1971.

Sökeland, J.: Urologie für Krankenpflegeberufe. Stuttgart: Thieme 1979.

Übelhör, R., Figdor, P. P.: Urologische Nephrologie. München: Urban & Schwarzenberg 1975.

Wetzels, E.: Hämodialyse und Peritonealdialyse. Berlin-Heidelberg-New York: Springer 1970.

Therapieschemata zum Kap. 16: Urologie (Stichwörter in alphabetischer Reihenfolge)

AZIDOSE, RENALE TUBULÄRE

1. Ausgleich der Elektrolytverluste (Natrium und Kalium)
2. zusätzliche Gabe von Vitamin D

BLASENSTEINE

1. Lithotripsie oder Zystotomie mit Steinentfernung
2. je nach Bedarf Analgetika, bei Entzündungen Antibiotika

BLASENTUMOREN

1. bei oberflächlichen Tumoren transurethrale Resektion
2. bei invasivem Tumorwachstum Zystektomie und Ureterosigmoidostomie, anschl. Strahlentherapie
3. Thiotepa
4. Metastasen werden mit Cisplatin, Doxorubicin oder Fluorouracil behandelt
5. Harnwegsinfekte antibiotisch behandeln

DIABETES INSIPIDUS, RENALER

1. ausreichende Flüssigkeitszufuhr
2. Hydrochlorothiazid

GLOMERULONEPHRITIS, AKUTE

1. bei β-hämolysierenden Streptokokkeninfektionen Gabe von Penicillin oder anderen Antibiotika
2. bei Oligurie Bilanzierung der Flüssigkeitszufuhr (Elektrolyte, Eiweiß, Glukose) in einer klinischen Behandlung
3. strenge Bettruhe, Überwachung der Blutdruck- und Harnstoffwerte
4. bei erhöhtem Harnstoff und Oligurie Eiweißzufuhr reduzieren, eventl. auch Natriumaufnahme einschränken, notf. Hämodialyse
5. Ödembehandlung mit oraler Gabe von Furosemid
6. bei stark ausgeprägter Anämie Bluttransfusionen (bei gleichzeitiger Hypertonie und drohendem Herzversagen in Form von Erythrozytensuspensionen)
7. Komplikationsbehandlung: bei *Encephalopathia hypertonica* intensive Therapie zur Normalisierung des Blutdrucks mit Diazoxid, evtl. auch Captopril oder anderen, stark antihypertensiven Substanzen. Eine parallele Gabe von Diuretika (Furosemid, Etacrynsäure) ist möglich. Eine ständige Blutdrucküberwachung ist erforderlich; bei *Herzinsuffizienz* Einschränkung der Flüssigkeits- und Natriumzufuhr,

Digitalis- und Sauerstoffbehandlung; bei *Infektionen* gezielte Therapie mit geeigneten Antibiotika gemäß Antibiogramm; bei *Ödemen* Gabe von Furosemid

HARNLEITERSTEINE

1. große Flüssigkeitsmengen zuführen, Spasmolytika (Atropinsulfat, 0,8 mg s.c. oder Buscopan®, Baralgin® oder ähnliche Präparate) verordnen
2. bei gesichertem Steinleiden zur Schmerzbekämpfung Morphin oder Opiate geben (anfangs 8 mg wiederholt in Abständen von 5–10 min i.v., später s.c.)
3. bei großen Steinen oder therapieresistenter Infektion operative Entfernung der Uretersteine

HEPATOLENTIKULÄRE DEGENERATION

(M. Wilson)

D-Penicillamin oder EDTA zur Chelierung und Elimination des Kupfers

HODENTUMOREN

(Testes-Tumoren)

1. Entfernung des befallenen Hodens, radikale Lymphknotenausräumung
2. nachfolgende Bestrahlung nach Entfernung der Testes bei strahlenempfindlichen Tumoren (Seminomen u.a.)
3. Zytostatikabehandlung (vgl. Tabelle 31-2, S. 1323f.)
4. Metastasen-Behandlung durch Kombinationstherapie mit Bleomycin, Vinblastin und Cisplatin

HYDRONEPHROSE

(Megaureter)

baldmöglichst operieren

HYPERNEPHROM

(Nierenadenokarzinom)

1. frühzeitige Nephrektomie
2. Röntgenbestrahlung (zusätzlich)
3. einzelne isolierte Lungenmetastasen chirurgisch entfernen
4. palliative Gabe von Medroxyprogesteron

NEPHROBLASTOM

(Wilms-Tumor)

1. Nephrektomie
2. anschl. lokale Röntgenbestrahlung
3. Actinomycin D, Vincristin oder Doxorubicin

Kap. 16: Urologie

NEPHROKALZINOSE

1. Primärerkrankungen (Harnwegsinfekte, Niereninsuffizienz) behandeln
2. bei gleichzeitiger tubulärer Azidose s. S. 794 bei bestehendem De Toni-Debré-Fanconi-Syndrom s. S. 794 (Behandlungsmaßnahmen: hohe Flüssigkeitszufuhr, Elektrolytersatz, Alkalinisierung des Urins mit Natriumbicarbonat)
3. bei notwendiger Kaliumsubstitution Verabreichung einer 50%igen Kaliumcitratlösung (3 × 4 ml/Tag)

NEPHROTISCHES SYNDROM

1. bei Ödemen oder Infektionen Bettruhe, Antibiotikagabe
2. ggf. Verabreichung von Diuretika (z. B. Hydrochlorothiazid, 50–100 mg alle 12 Std, oder Aldosteron-Antagonisten wie Spironolacton)
3. stationäre Kortikoidtherapie (z. B. Prednison, initial 2–3 mg/kg KG bei Kindern, 80–120 mg bei Erwachsenen peroral, Dauer und Umfang der Behandlung je nach Ansprechen der Therapie; Einzelheiten s. S. 779 f., Cave: bei Ansteigen des Serum-Kaliums, bei Auftreten einer Hypertonie oder bei plötzlicher Zunahme der Ödeme Kortikoide sofort absetzen!)
4. Natriumeinschränkung, eventl. Kaliumsubstitution
5. bei strenger Indikationsstellung ist auch eine Gabe von Immunosuppressiva und Zytostatika (Azathioprin, 6-Mercaptopurin oder Cyclophosphamid) möglich (Cave: Nebenwirkungen!)

NIERENINSUFFIZIENZ, CHRONISCHE

1. bestehende Hypertonie und/oder Herzinsuffizienz mitbehandeln
2. Diät (Einschränkung der Eiweißzufuhr)
3. auf ausgeglichene Flüssigkeitsbilanz achten
4. Elektrolytsubstitution (Natrium, Kalzium zuführen, eventl. Kalium und Phosphat einschränken bzw. eliminieren)
5. bei schwerer Anämie Transfusion von Vollblutkonserven oder Erythrozytensuspensionen
6. bei Brechreiz und Übelkeit Chlorpromazin verabreichen, eventl. auch Sedativa (Barbiturate) geben
7. erforderlichenfalls Hämodialyse oder notf. Nierentransplantation

NIERENSTEINE

1. größere Steine müssen operativ entfernt werden, notfalls ist auch eine Nephrektomie erforderlich
2. im übrigen erhöhte Flüssigkeitszufuhr, Einschränkung der Kalziumaufnahme und Infektionsbehandlung mit Antibiotika
3. zur künftigen Prophylaxe vermehrte Flüssigkeitszufuhr, Harnsteinanalyse und Natrium- bzw. Phosphatgabe zur Hemmung der Harnsäurebildung; Allopurinol, 600 mg tgl. in 2 Dosen in Abständen von 12 Std; bei schweren Formen der Zystinurie Verabreichung von D-Penicillamin (Cave: Nebenwirkungen!)

NIERENVERSAGEN, AKUTES

1. Behandlung des Nierenschocks (Blutdruck erhöhen bzw. normalisieren, im Frühstadium bei einer tubulären Nekrose rasch Mannitol zuführen; eventl. Flüssigkeitsmenge beschränken. Cave: bei tubulärer Nekrose unbedingt!)
2. bei Transfusionsreaktionen s. S. 418 f., bei Ureterenverschluß Zystoskopie und Ureterenkatheterisierung, bei Schwermetallvergiftungen Dimercaprol
3. Hämodialyse (in jedem Fall der Peritonealdialyse vorzuziehen)
4. in der *oligurischen Phase* Bettruhe, Flüssigkeitsbilanzierung, Elektrolytsubstitution
5. Urinausscheidung tgl. kontrollieren, außerdem Gewichtsüberprüfung und regelmäßige Bestimmung der Serumelektrolyte, des Harnstoffs und des Kreatinins, zusätzlich EKG-Kontrollen
6. bei Infektionen Antibiotikagabe (Cave: Niereninsuffizienz), bei Anämie Erythrozytensuspensionen, bei Urämie Hämodialyse bzw. Peritonealdialyse (prophylaktisch!), bei Krampfanfällen und Enzephalopathie Verabreichung von Paraldehyd, rektal, oder Barbituraten (Pentobarbital-Natrium und Amobarbital-Natrium)
7. in der *polyurischen Phase* können die Flüssigkeits- und Nahrungszufuhr (bei zunehmender Diurese) freizügiger gehandhabt werden, doch sollte die Eiweißbeschränkung bis zur Normalisierung der Serumkonzentrationen erhalten bleiben (Cave: Infektionsgefahren beachten!); bei Natriumretention, Hypernatriämie und Hyperchlorämie erhöhte Flüssigkeitszufuhr und Glukosegabe sowie regelmäßige Bestimmung von Harnstoff und Kreatinin sowie der Elektrolyte

Kap. 16: Urologie

PROSTATAHYPERTROPHIE

1. bei bestehendem Infekt Antibiotikagabe
2. bei akutem Harnverhalt Katheterisierung (ggf. wiederholen)
3. chirurg. Resektion bzw. Prostatektomie
4. Gestonoroncapronat (Depostat®), 1 Amp./ Woche i. m. – (Cave: Leberschäden, Diabetes mellitus, Asthma, Epilepsie, Migräne)

PROSTATAKARZINOM

1. Die Behandlung ist dem Stadium der Erkrankung anzupassen
2. in der Regel radikale chirurg. Entfernung von Prostata, Samenblasen und eines Teils des Blasenhalses
3. im fortgeschrittenen Stadium transurethrale Resektion
4. antiandrogene Therapie mit Cyproteronacetat (Androcur®), 2 × tgl. 50 mg oral (für Spätstadien besonders geeignet)
5. evtl. alleinige Orchiektomie oder Östrogentherapie
6. evtl. Kobaltbestrahlung

PROSTATITIS

a) akute Prostatitis
1. Antibiogramm und Chemotherapie (z. B. Co-Trimoxazol); bis zur Fertigstellung des Antibiogramms ist die Gabe von Gentamycin, ggf. auch Ampicillin, empfehlenswert.
2. Bettruhe, ggf. Analgetikagabe und Verabreichung von die Funktionsstörung der Blase mildernden Medikamenten
3. Sitzbäder
4. größere Flüssigkeitszufuhr

b) chronische Prostatitis
1. Antibiotikabehandlung (ebenfalls der Begleitentzündungen) bzw. Chemotherapie (z. B. Co-Trimoxazol)
2. Prostatamassage alle 1–3 Wochen
3. gezielte Behandlung eventueller Komplikationen (Harnwegsinfekte, Stenosierungen etc.)

PYELONEPHRITIS, AKUTE

1. Bettruhe, normale Kost, Forcierung der Diurese; Analgetika und Antipyretika je nach Bedarf
2. Antibiogramm und gezielte Antibiotika (Tetracyclin, Ampicillin)- bzw. Chemotherapeutika (Co-Trimoxazol)-Behandlung
3. nach Abschluß der Initialtherapie bakteriologische Kontrolle des Urins
4. nach Abklingen der akuten Phase Überprüfung des Nierensystems zur Beseitigung etwaiger Anomalien und Störungen sowie zur Verhütung weiterer Prozesse

PYELONEPHRITIS, CHRONISCHE

1. Urinkulturen und Sensibilitätstests
2. orale Chemotherapie (z. B. Co-Trimoxazol) für 2 bis 6 Wochen (Cave: Kumulationsgefahr bei manifester Niereninsuffizienz!)
3. zum Ausschluß von Obstruktionen, Urolithiasis und anatomischen Anomalien Pyelographie, Zystoskopie, Ureterenkatheterisierung, retrograde Urographie und Ausscheidungsurographie
4. operative Korrektur von Anomalien und Stenosierungen

RACHITIS, RENALE

Zufuhr von Vitamin D in großen Dosen und Kalziumsubstitution mit der Nahrung

DE TONI-DEBRÉ-FANCONI-SYNDROM

Ausgleich der blutchemischen Veränderungen (Kaliumersatz, Korrektur der Azidose, Zufuhr von isotonischen, neutralen Phosphatlösungen, kontrollierte Vitamin D-Gabe)

UROGENITALTUBERKULOSE

1. Bettruhe
2. Chemotherapie mit Tuberkulostatika (möglichst in Kombinationsbehandlung, weil diese am wirksamsten ist) für 12–18 Monate
   a) Isoniazid (5–10 mg/kg/KG/Tag, Tagesdosis 400–600 mg)
   b) Ethambutol (25 mg/kg/KG/Tag, maximal 1 600 mg tgl.)
   c) Rifampicin, 10–15 mg/kg KG tgl. in mehreren Einzeldosen, maximal 600 mg tgl.
3. Therapieschema für sofortige intensive **Erst**behandlung der Urogenitaltuberkulose: Isoniazid (INH) 400–600 mg/Tag + Rifampicin 600 mg/ Tag + Ethambutol 1 600 mg/Tag
4. Gegen mögliche toxische Reaktionen des INH wird prophylaktisch Pyridoxin (Vitamin B$_6$), 50 mg 2 × tgl. oral, gegeben
5. bei einseitiger starker Nierenschädigung, bei unilateraler verkäsender Hydronephrose oder bei starker Nierenblutung Nephrektomie und zusätzliche Chemotherapie (ebenfalls bei fortgeschrittener Genital- oder Blasen-Tbc indiziert)

Kap. 16: Urologie

ZYSTINURIE

1. forcierte Diurese durch große Flüssigkeitszufuhr
2. Gabe von Natriumbicarbonat, Natriumcitrat
   und abends zusätzlich Acetazolamid
3. D-Penicillamin

ZYSTITIS

s. Pyelonephritis, akute und chronische, S. 805

---

17. Neurologie

Bewußtseinsstörungen

Bei Patienten mit Bewußtseinsstörungen kann die motorische Aktivität vermindert (Sopor, Koma) oder gesteigert sein (maniforme Erregungszustände, Delir). Die Alterationen des Bewußtseins reichen von der Erschwerung bestimmter geistiger Funktionen bis zum Bewußtseinsverlust. Dabei richten sich die noch vorhandenen Reaktionsmöglichkeiten nach der Art und Stärke gegebener Reize, ferner nach der übrigen körperlichen und emotionalen Verfassung des Kranken. Zu den Ursachen der Bewußtseinsstörungen zählen Verletzungen, zerebrovaskuläre Ereignisse, Arzneimittel- und Giftwirkungen, Fieber, Entgleisungen des Stoffwechsels, Meningitis, Infektionen mit massiver Beeinträchtigung des Allgemeinbefindens, Hirntumoren, Krampfleiden und Herzinsuffizienzen.

Sopor und Koma

Ein partieller oder sehr weitgehender Bewußtseinsverlust wird als Sopor, ein vollständiger als Koma bezeichnet. Ein komatöser Patient ist selbst durch stärkste Schmerzreize nicht mehr weckbar.

Ätiologie des Komas
Komata können durch intra- oder extrakranielle Störungen verursacht sein. Beispiele:
A. Intrakranielle Ursachen: Kopfverletzungen, zerebrovaskuläre Ereignisse, Infektionen des ZNS, Tumoren, Epilepsie, Degenerationskrankheiten, Hirndrucksteigerung.
B. Extrakranielle Ursachen:
1. Vaskuläre: Schock bzw. arterielle Hypotonie – etwa bei großen Blutverlusten –, Myokardinfarkt, arterielle Hypertonie;
2. Metabolische: diabetische Azidose, Hypoglykämie, Urämie, hepatisches Koma, Addisonkrise, Elektrolytverschiebungen;
3. Toxische: Alkohol, Barbiturate, andere Narkotika, Brom, Analgetika, Tranquilizer, Kohlenmonoxid, Schwermetalle;

4. Sonstige: Hyper- und Hypothermie, Elektroschock, Anaphylaxie, schwere systemische Infektionen.

Klinische Befunde
A. Anamnese: Nach Möglichkeit befrage man den Patienten selber in den Phasen der Bewußtseinsaufhellung. Auf die Auskünfte der Verwandten, Freunde oder Begleitpersonen darf nicht verzichtet werden. Von besonderem Interesse sind die berufliche Tätigkeit, frühere körperliche und psychiatrische Krankheiten, Verletzungen, gewohnheitsmäßiges Trinken, die Einnahme von Medikamenten sowie die Epilepsie und der Hochdruck.

B. Körperliche Untersuchung: Man bemühe sich vor allem um die Beurteilung der vitalen Funktionen. Ebenso suche man nach Verletzungen, Vergiftungen und neurologischen Abnormitäten. Ein Alkoholgeruch der Atemluft allein berechtigt noch nicht zur Annahme einer alkoholbedingten Bewußtseinsstörung. Durch eine sorgfältige Inspektion des Kopfes und des übrigen Körpers sind u. a. Verletzungen auszuschließen. Hautverfärbungen hinter dem Ohr weisen häufig auf Schädelfrakturen hin (Battlesches Zeichen). Reaktionen auf Schmerzreize und Reflexe sind zu prüfen.
Man achte auf die Atmung, die (als Symptom der diabetischen Azidose) tief und mühsam sein oder dem Cheyne-Stokesschen Typ entsprechen kann. Wird bei jeder Ausatmung eine Backe aufgeblasen, so zeigt sich darin die Lähmung der betreffenden Gesichtshälfte.
Spontanbewegungen ermöglichen eine Unterscheidung zwischen normal innervierten Muskelgruppen und solchen Körperpartien, die als erste in fokale motorische Krämpfe einbezogen werden.
Extremitätenlähmungen sind vom Untersucher dadurch feststellbar, daß jede Extremität angehoben und wieder fallen gelassen wird. Dabei fällt im nicht zu tiefen Koma das gelähmte Glied schwer zurück, während ein gesundes Glied allmählich absinkt. Ein gesundes Bein reagiert – im Gegensatz zu einem gelähmten – noch auf energische Reize. Bei einer akuten bzw. rezenten schlaffen Hemiplegie erkennt man bei passiven Bewegungen den Tonusverlust der betroffenen Extremitäten.
Eine Dezerebrierungsstarre und tonische Nackenre-

flexe weisen auf Funktionsstörungen von Hirnstammstrukturen hin.

Einer genauen Untersuchung bedürfen auch die Augen. Im Sopor läßt sich eine Hemianopsie dadurch demonstrieren, daß ein Zurückzucken als Reaktion auf eine drohende Handbewegung an der betreffenden Seite unterbleibt. Pupillendifferenzen können eine vitale diagnostische Bedeutung haben; eine einseitige Pupillenerweiterung kommt häufig bei ipsilateralem subduralem Hämatom vor. Das Papillenödem ist Begleiterscheinung eines gesteigerten Hirndrucks und somit ein ernstes prognostisches Zeichen.

Eine einseitige Okulomotoriuslähmung hat ihre Ursache nicht selten in der Ruptur eines Aneurysmas im vorderen Bereich des Circulus arteriosus cerebri.

Eine ausgeprägte Nackensteifigkeit ist gewöhnlich Ausdruck einer meningealen Reizung (Meningitis, Subarachnoidalblutung) oder einer Hernienbildung der zerebellaren Tonsillen, wie sie bei intrakraniellen Tumoren oder vaskulären Komplikationen vorkommt.

C. Laborbefunde: Der Patient muß notfalls katheterisiert werden, damit man den Harn (zumindest) auf Eiweiß, Zucker, Aceton und Erythrozyten untersuchen kann. Wichtig ist auch die Bestimmung des Hämoglobins, der Leukozytenzahl, des Differentialblutbildes und des Hämatokrits. Der Harnstoff, die Elektrolyte, Blutgasanalyse, der pH-Wert, der Blutzucker und das Blutammoniak interessieren, wenn eine Urämie, ein diabetisches Koma oder ein Leberkoma in Betracht kommen. Bei allen komatösen Patienten mit Verdacht auf Meningitis, Enzephalitis oder Subarachnoidalblutung sollte man eine Lumbalpunktion durchführen. Außer der üblichen Liquoruntersuchung ist häufig eine Liquorkultur wertvoll. In manchen Fällen sind Zusatzuntersuchungen angezeigt, etwa Blutkulturen und toxikologische Analysen der Körperflüssigkeiten. Röntgenaufnahmen des Schädels, das EEG, das Echo-EG, Hirnszintigramme, CT des Kopfes, Kernspintomographien, Angiographien und Pneumenzephalographien können zum Nachweis von Hirntumoren und subduralen Hämatomen führen. Thoraxaufnahmen und andere Röntgenuntersuchungen sind nach den jeweiligen Indikationen zu veranlassen.

Behandlung

A. Dringliche Maßnahmen: Es geht zunächst um die Aufrechterhaltung der vitalen Funktionen, bis eine spezielle Diagnose erstellt ist, nach der sich die weitere Therapie richtet.

1. Man sorge vor allem für eine ausreichende Atmung. Gegebenenfalls ist zuerst die Ursache der Atembehinderung festzustellen (Obstruktion, Lungenerkrankung, zentrale Atemhemmung, Kreislaufkollaps). Die Atemwege sind offen zu halten. Dazu legt man den Patienten auf die Seite oder auf den Bauch, wobei sein Gesicht seitwärts gewandt und sein Hals gestreckt ist (Rückenlage und Kopfbeugung nach vorne verbieten sich!). Falls erforderlich, muß die Zunge mit den Fingern oder mit einer Zange nach vorn gezogen und in dieser Lage gehalten werden, damit der Rachen durchgängig bleibt. Schleim, Speichel und Blut sollen aus dem Mund und der Nase mit einem eingeschmierten und gut biegsamen Gummikatheter aspiriert werden. Steht kein Absauggerät zur Verfügung, so kann man sich einer 25–50 ml-Spritze bedienen. U. U. ist es notwendig, einen Endotrachealtubus zu legen oder eine Tracheostomie vorzunehmen (Vorsicht: wenn der Endotrachealtubus länger als 2 h liegen bleibt, droht ein Larynxödem und eine weitere Obstruktion nach der Katheterentfernung). Am besten zieht man einen Fachanästhesisten oder Otolaryngologen hinzu.

Auf eine künstliche Beatmung ist zurückzugreifen, sobald die Atmung steht oder auch nur mangelhaft wird. Ebenso kann eine äußere Herzmassage erforderlich sein (s. Anhang, ,,Wiederbelebungsmaßnahmen", S. 1371ff.).

Die Zufuhr von Sauerstoff erfolgt über eine Maske, einen Katheter oder im Zelt, je nach Indikation (s. Kapitel 6).

2. Schockbekämpfung (s. Kapitel 1).

B. Allgemeine Maßnahmen: Der Patient ist fortlaufend zu überwachen. Man ändere seine Körperlage alle 30–60 min, um hypostatische Pneumonien und Hautulzerationen zu verhüten. Wenn das Koma länger als 8–12 h dauert und der Kranke nicht ausscheidet, muß katheterisiert werden. Gegebenenfalls legt man (unter aseptischen Kautelen) einen Dauerkatheter.

Während der ersten Tage – solange der Kranke noch nicht trinken kann – ist durch intravenöse Infusionen von Glukose, Aminosäuren und Salzlösungen für eine ausreichende Flüssigkeitszufuhr und Ernährung zu sorgen. Bei einer mehr als 2–3-tägigen Bewußtlosigkeit sollte man eine Magensonde verwenden.

Von sedierenden oder anderweitig dämpfenden Medikamenten ist bis zur Erstellung einer exakten Diagnose, wenn eben möglich, abzusehen. Allerdings kann eine Sedation durch Paraldehyd, Barbiturate oder Tranquilizer zur Beherrschung einer mäßigen Unruhe im Koma indiziert sein, sofern es sich nicht um eine Intoxikation durch Barbiturate oder sonstige Pharmaka handelt.

Bei Hirnödem ist eine parenterale Gabe von Dexamethason, 8–40 mg tgl. i. v. oder i. m., angezeigt. Anfangs kann eine rasche Injektion mit 10–20 mg Dexamethason gegeben werden, gefolgt von jeweils 10 mg Dexamethason i. v. oder i. m. alle 6 Std. Hypertone Lösungen, z. B. 500 ml von 20%igem Mannitol, innerhalb von 10–20 Minuten i. v. gegeben, dienen der schnellen Bekämpfung intrakranieller Drucksteigerungen.

C. Spezifische Maßnahmen: Die weitere Therapie richtet sich gegen spezifische Krankheitsursachen wie Fieber, Infektionen und Vergiftungen. Wenn keine Untertemperatur und keine Intoxikation mit einem Sedativum vorliegen, dann sprechen folgende Zeichen für eine irreversible Hirnschädigung bzw. den Hirntod: Areflexie, Sistieren der Spontanatmung, reaktionslose weite Pupillen, motorische und sensible Lähmung sowie ein EEG, das über 24 Std isoelektrisch (flach) bleibt.

Narkolepsie

Die Narkolepsie ist ein chronisches klinisches Syndrom unbekannter Ätiologie mit periodisch auftretenden Episoden eines unbeherrschbaren Schlafbedürfnisses. Sie ist häufig mit einem vorübergehenden muskulären Tonusverlust (Kataplexie) verbunden, zumal während des Ablaufs stark emotional gefärbter Reaktionen (Lachen, heftiges Weinen). Ebenfalls können eine Bewegungsunfähigkeit im Intervall zwischen Schlaf und Erwachen (Schlafparalyse) sowie Halluzinationen beim Schlafbeginn (hypnagogische Halluzinationen) auftreten. Die Schlafattacken können sich einmal oder mehrmals am Tage einstellen, sie dauern Minuten bis Stunden. Dabei ähnelt der Schlaf dem physiologischen Schlaf, tritt aber bevorzugt unzeitgemäß auf, zum Beispiel bei der Arbeit, beim Spazierengehen oder beim Autofahren. Die Narkolepsie kommt beim männlichen Geschlecht ungefähr 4 mal so häufig vor wie beim weiblichen.

Behandlung
Die Amphetamine können bei chronischer Anwendung zur Abhängigkeit führen. Die Therapie mit ihnen sollte immer mit geringen Dosen beginnen.
A. Metamphetamin (Pervitin®). Die Dosis liegt bei 15 mg 2–4× tgl. und mehr. Zu den Kontraindikationen zählen das Glaukom, die Hyperthyreose und die Hypertonie.
B. Amphetamin-Theophyllin (Captagon®). Davon gibt man tgl. bis zu 2 Tabl. à 50 mg.
C. Ephedrinsulfat: Ephedrin erweist sich in vielen Fällen als nützlich. Es werden im Durchschnitt 25–50 mg 2–4× tgl. gegeben.
D. Methylphenidathydrochlorid (Ritalin®): Gebräuchlich sind Dosen von 5–10 mg 3–4× tgl. (notfalls auch höhere Dosen).

Prognose
Gewöhnlich bleibt die Narkolepsie als Krankheit lebenslänglich bestehen. Das Symptom der paroxysmalen Schläfrigkeit bzw. der Schlafattacken läßt sich durch die medikamentöse Behandlung bessern; die Kataplexie aber (man versuche Imipramin) und die

Anfälle muskulärer Schwäche, die im Verlaufe emotionaler Reaktionen (Lachen, Weinen) auftreten, sind durch Pharmaka oft nicht beeinflußbar.

Vasodepressorische Synkope

(Vagovasale Synkope, Ohnmacht)

Charakteristisch für die häufigste Form der Ohnmacht, die vagovasale Synkope, sind gewöhnlich ein plötzlicher Blutdruckabfall und eine Verlangsamung der Herzaktion. Die auslösenden Faktoren können sensorische Reize (plötzlicher Schmerz) oder rein emotionale Reaktionen sein (schweres Leid, Todesfälle). Der Patient befindet sich fast immer in aufrechter Körperhaltung, wenn die Ohnmacht eintritt; legt man ihn hin, so kehrt das Bewußtsein schnell zurück. Mögliche Prodromalerscheinungen des Anfalls sind Schwächegefühle, epigastrische Schmerzen, abnormes Schwitzen, Ruhelosigkeit, Gähnen und schwerfälliges Atmen. Der Patient kann ängstlich wirken; Gesichtsblässe und kühle, feuchte Extremitäten können auffallen. Einige Minuten später kommt es dann zur Benommenheit, zu verschwommenem Sehen und zur plötzlichen Bewußtlosigkeit mit muskulärem Tonusverlust. Wenn der Patient in aufrechter Haltung bleibt, kann ein kurzer, leichter Krampf folgen. Man nimmt an, daß die Synkope bei einem systolischen Druckabfall unter 70 mm Hg auftritt; sie wird gewöhnlich durch Furcht, Angst oder Schmerz beschleunigt. Elektroenzephalographische Veränderungen zeigen sich bei der Synkope erst, wenn das Bewußtsein schon geschwunden ist. Man legt den Patienten hin und lagert den Kopf tief. Notfalls läßt man aromatische Ammoniumwässer inhalieren.

Orthostatisches Syndrom

Da beim Wechsel von der horizontalen zur vertikalen Körperposition schon aus physikalischen Gründen eine Reihe von Kreislaufregulationsmechanismen rechtzeitig einsetzen und genau aufeinander abgestimmt sein müssen, ist es verständlich, daß zahlreiche Störungen in diesem Regulationsablauf auftreten können. Diese sehr verschiedenartigen Störungen hat man als orthostatisches Syndrom zusammengefaßt. Obwohl diesem Syndrom sehr unterschiedliche Ursachen* zugrunde liegen, ist das

---

* Bekannte Faktoren sind z. B. verzögerte Rekonvaleszenz, lange Bettlägrigkeit, Sympathektomie, periphere venöse Stase, chronische Ängstlichkeit, Einnahme von Antihypertonika

klinische Erscheinungsbild ziemlich gleichförmig: Schwindelgefühl, Flimmern vor den Augen, Ohrensausen, Leergefühl im Kopf, Kältegefühl in Händen und Füßen, Herzklopfen, beim Stehen allgemeine Müdigkeit und Leistungsabfall bis schließlich zum orthostatischen Kollaps bei sehr plötzlicher oder länger dauernder Stehbelastung. Da auf diese Beschwerden verschieden starke psychogen bedingte Reaktionen erfolgen und sich nicht selten herzbezogene Angstgefühle entwickeln, ist für den Arzt das Krankheitsbild als solches recht schwierig zu beurteilen. Auch die routinemäßig zur Verfügung stehenden Kreislaufuntersuchungsmethoden erlauben nur eine relativ grobe Beurteilung und Differenzierung der Regulationsstörung. Man versucht mit Hilfe des Schellongschen Funktionstestes (der in verschiedenen Modifikationen verwendet wird) die orthostatische Fehlregulation in verschiedene Formen zu unterteilen.

Bewährt hat sich folgendes Vorgehen: Messung von Pulsfrequenz und Blutdruck (am besten bei gleichzeitiger EKG-Registrierung) unmittelbar nach dem Aufstehen, nach 5 min und nach 10 min Stehen. Evtl. flüchtige Frühregulationsstörungen können hierbei nicht erfaßt werden. Normalfall: Systolischer und diastolischer Druck verändern sich nicht mehr als 10 bis 15 mmHg, die Pulsfrequenz steigt nicht mehr als 15 Schläge pro min an. *Hypotone Regulationsstörung:* Der systolische Druck sinkt stärker ab, während der diastolische Druck um mehr als 10 bis 15 mmHg ansteigt (= sogenannte hyperdiastolische Regulationsstörung) bei gleichzeitigem erheblichen Frequenzanstieg. Diese Störung wird auf einen überschießenden Regulationsmechanismus im Bereich des kardial-arteriellen Systems bei anscheinend ungenügendem venösen Tonus zurückgeführt. *Hypodyname Regulationsstörung:* Systolischer und diastolischer Druck sinken um mehr als 10 bis 15 mmHg ab (= hypodiastolische Regulationsstörung) ohne entsprechenden regulatorischen Frequenzanstieg. Beruht dieser mangelnde Pulsfrequenzanstieg nicht auf einer grundsätzlichen Unfähigkeit des Herzens, die Frequenz zu steigern (wie z. B. bei bestimmten Blockformen und dem Sick-Sinus-Syndrom), so bezeichnet man sie auch als idiopathische orthostatische Hypotonie oder Positionshypotonie und führt sie auf eine Hyposympathikotonie speziell unter Orthostasebedingungen zurück; denn diese Patienten können den Druck unter anderen Bedingungen, z. B. auf i. v.-Gabe von Angiotensin II, steigern. Beweisend scheint zu sein, daß bei diesen Patienten im Stehen der (bei der hyperdiastolischen Form überschießende) Anstieg der Katecholaminexkretion ausbleibt. Anscheinend gibt es noch eine zusätzliche Störung, eine hyposystolische und hypodiastolische Form bei deutlichem Pulsfrequenzanstieg. Hier liegt anscheinend ein allmähliches Versagen der Kreislaufperipherie zugrunde, die das Herz

durch Pulsfrequenzsteigerung auszugleichen versucht. Bei der hypotonen (hyperdiastolischen) Regulationsstörung werden in den meisten Fällen im EKG horizontale ST-Senkungen und präterminale T-Negativitäten beobachtet. Soweit wir heute wissen, beruhen diese Veränderungen nicht auf einer gleichzeitigen Koronarinsuffizienz, sondern sind durch den übersteigerten Sympathikotonus bedingt. Allerdings ist es grundsätzlich möglich, daß bei dieser und anderen Regulationsstörungen durch das Absinken des arteriellen Mitteldruckes und die Pulsfrequenzsteigerung bei vorgeschädigtem Koronarsystem ein Angina pectoris-Anfall ausgelöst werden kann.

Eine idiopathische, orthostatische Hypotonie (Shy-Drager-Syndrom) kann verbunden sein mit Dysarthrie, Rigidität, Tremor, Ataxie, monotoner Sprache, Schwindel und Inkontinenz; evtl. sind degenerative Veränderungen der autonomen Ganglien, der Basalganglien und des Kortex zu finden.

Therapie: Bei der hyperdiastolischen Form haben sich Dihydergot® (nicht bei gleichzeitiger Koronarinsuffizienz) in Form von Tropfen oder Retardtabletten und die gleichzeitige, niedrig dosierte Betablockerapplikation (z. B. 3×20 mg Dociton®) bewährt. Sympathikomimetika bringen verständlicherweise nur wenig Erfolg und sollen gelegentlich die Symptomatik sogar verstärken. Bei der hypodiastolischen Form ist ein Druckanzug bzw. eine elastische eng anliegende Hose im allgemeinen am erfolgreichsten. Im Einzelfall können Sympathikomimetika eingesetzt werden. Allerdings ist es hierbei möglich, daß zwar der Ruheblutdruck ansteigt, der orthostatische Regulationsmechanismus trotzdem nicht anspringt. Mineralokortikoide sind ebenfalls mit gewissem Erfolg eingesetzt worden. Entsprechende Abkömmlinge wie z. B. das 9-alpha-Fluorhydrocortison (Astonin®-H) können bei allen Formen der orthostatischen Regulationsstörung wirksam sein. Man verwendet 0,2 bis 0,3 mg pro Tag für einige Tage und geht dann auf eine Erhaltungsdosis von 0,1 mg pro Tag zurück (nach 2 bis 3 Monaten allmählich ausschleichende Dosierung). Vorsicht ist hier jedoch wegen möglicher Ödembildung durch die Natriumretention geboten. Bei Patienten mit Ödemneigung sollte daher dieses Medikament nicht verwendet werden.

Karotissinus-Syndrom

Patienten, bei denen die Synkopen des Karotissinus-Syndroms auftreten, berichten meist, daß sie zwischen den Ohnmachten unter Schwindelanfällen leiden. Bei genauer Exploration stellt sich oft eine eindeutige Abhängigkeit der Attacken von plötzlichen

Kopfwendungen, Kopfhebungen oder vom Tragen enger Kragen heraus. Die Diagnose läßt sich gewöhnlich dadurch sichern, daß ein festes Drücken und ein 10–20 Sekunden langes Massieren der Karotissinusregion zu einem Anfall führen. Dabei ist allerdings Vorsicht geboten: man darf den Reiz nicht auf beiden Seiten zugleich setzen; bei älteren Patienten ist die Sinusreizung besonders behutsam durchzuführen; es sind nämlich durch diese Praktiken schon zerebrovaskuläre Komplikationen ausgelöst worden.

Man unterscheidet drei Formen des Karotissinus-Syndroms: 1. Den *vagalen Typ* = kardioinhibitorischer Typ, am häufigsten. Er kommt bevorzugt bei älteren Patienten vor. Hierbei verlangsamt ein Druck auf den Karotissinus die Herztätigkeit bis zum Stillstand. Eine Reaktion, die nach i. v. Injektion von 1 mg Atropinsulfat ausbleibt. 2. den *vasomotorischen oder vasodepressorischen Typ,* häufiger bei jüngeren Menschen. Bei Druck auf den Karotissinus geht die Bradykardie nicht über das normale Maß hinaus, während der Blutdruck unabhängig von der Herzfrequenz fällt. Diese Reaktion ist nicht durch Atropin, wohl aber durch Injektion von 0,5 ml Adrenalin (Lösung 1:1000) zu beeinflussen. 3. den *primär zerebralen Typ.* Bei Druck auf den Karotissinus sinken weder Herzfrequenz noch Blutdruck über das normale Maß hinaus ab. Man postuliert eine direkte Wirkung auf das Gehirn. Es liegt die Annahme nahe, daß eine Unterbrechung der zerebralen Zirkulation durch Karotissinusdruck dann einsetzt, wenn eine kontralaterale Karotisstenose vorliegt.

Die wesentliche Ursache des Karotissinussyndroms dürfte eine Arteriosklerose des Bulbus caroticus sein. Da die zentripetalen Signale des Karotissinus über den Nervus glossopharyngicus laufen, ist verständlich, daß eine Reihe von Reflexohnmachten auch bei Glossopharyngicus-Neuralgien bzw. Reizungen im Glossopharyngicus-Einzugsgebiet entstehen – wie: hinterer seitlicher Zungengrund, seitliche Rachenwand, Tonsillengegend und äußerer Gehörgang.

Behandlung

Alle Haltungs- bzw. Bewegungsanomalien sind nach Möglichkeit zu korrigieren, emotionale Belastungen auszuschalten und Kleidungsstücke mit engen Kragen zu verbieten. In schwerwiegenden Fällen kann eine Denervation der Karotissinus notwendig werden. Eine Lokalanästhesie der Karotissinus beseitigt alle Formen des Karotissinus-Syndroms.

A. Vagaler Typ: Atropinsulfat, 0,4–0,6 mg 3–4× täglich (notfalls auch höher dosiert), unterdrückt gewöhnlich die Ohnmachtsanfälle. Man kann auch 25 mg Ephedrinsulfat mit 15 mg Phenobarbital 3–4× tgl. oder 5–10 mg Amphetaminsulfat verordnen.

Die Implantation eines Demand-Schrittmachers scheint heute die Therapie der Wahl zu sein. Operative Verfahren kommen beim kardioinhibitorischen Typ wohl nur noch in Betracht, wenn eine Elektrostimulation nicht möglich oder voraussichtlich nicht wirksam ist, wie das beim vasodepressorischen Typ ohne Rhythmusanomalie der Fall wäre.

Es wird allerdings auch angegeben, daß eine Röntgenbestrahlung der Baro-Rezeptoren, die weniger durch Nebenwirkungen belastet ist, eine Erfolgsquote von 70% haben soll.

B. Vasomotorischer Typ: Ephedrin und Phenobarbital verhindern mit der oben genannten Dosierung im allgemeinen das Auftreten der Anfälle.

C. Zerebraler Typ: Hier sind Medikamente unwirksam.

Synkopen bei kardiovaskulären Krankheiten

Synkopen, die bei vorübergehender Minderung des kardialen Schlagvolumens auf einer zerebralen Hypoxie beruhen, kommen vor beim Adams-Stokes-Syndrom, beim Myokardinfarkt, bei der Lungenembolie und beim Einsetzen paroxysmaler Tachykardien; sie treten auch bei bestimmten anderen Herzkrankheiten auf (beispielsweise bei der Aortenstenose und der Fallotschen Tetralogie). Synkopen ereignen sich ferner während „zyanotischer Krisen" (bei arterieller Sauerstoffuntersättigung und geringem Schlagvolumen). Die Verwendung eines Monitors mit Speicher vermag kardiale Arrhythmien als Ursache einer Synkope zu dokumentieren.

Die Therapie besteht in der Korrektur des ursächlichen Grundleidens.

Synkopen bei Stoffwechselstörungen

Für einige Formen der Synkope dürfte ein gestörter zerebraler Stoffwechsel die entscheidende Bedingung sein. Dazu zählen folgende Veränderungen: 1. Hypoxämien, etwa bei Patienten mit kongenitalen Herzkrankheiten; 2. erhebliche, chronisch schwächende Anämien; 3. Hypoglykämien, wie sie bei labilen Diabetikern nach Überanstrengung oder beim Auslassen von Mahlzeiten nach Insulinzufuhr vorkommen; 4. Azidosen bei bestimmten Kranken mit unkontrolliertem Diabetes mellitus; 5. Vergiftungen mit Arzneimitteln, z. B. mit Barbituraten; 6. akuter Alkoholismus und 7. Hyperventilation mit respiratorischer Alkalose und Tetanie.

Die Behandlung richtet sich nach Möglichkeit gegen die auslösenden Noxen. Nach Hyperventilation kehrt das Bewußtsein wieder, wenn man in eine Papiertüte rückatmen läßt, die Atmung stoppt oder über eine Maske 5–10%iges CO_2 mit Sauerstoff zuführt. Bei wiederholtem Auftreten eines Hyperventilationssyndroms ist die Konsultation eines Psychotherapeuten zu erwägen.

Synkopen bei verminderter Hirndurchblutung

Eine Abnahme der Hirndurchblutung kann synkopale Anfälle verursachen. So findet man bei älteren Patienten mit Zerebralsklerose Synkopen, die mit passageren, fokalen neurologischen Abweichungen einhergehen. Bei Kranken mit rezenten Kopfverletzungen sind Schwindelgefühle mit anschließendem Bewußtseinsverlust manchmal von abrupten Kopfbewegungen abhängig. Auch die Migräne kann Zustände von Benommenheit und gelegentlich Ohnmachten bedingen, wobei diese Symptome in Verbindung mit einer verminderten Blutzufuhr zum Kopf auftreten. Eine Form jener Synkopen, die einer Überempfindlichkeit des Karotissinus zuzuordnen sind, geht mit einem massiven Blutdruckabfall und einer konsekutiv schlechten Hirndurchblutung einher. Bei manchen Patienten mit Hirntumoren oder Gefäßanomalien kommen zuweilen synkopale Episoden vor, die man entsprechend der Grundkrankheit einer Gewebsverdrängung, einer Gefäßüberfüllung oder einer Durchblutungsinsuffizienz zuzuschreiben hat.

Schwindel

Mit dem Ausdruck „Vertigo" wird allgemein die subjektive Empfindung einer rotatorischen Bewegung bezeichnet, wobei der Patient selber oder die Umgebung sich scheinbar dreht; der Kranke wird dadurch unfähig, sich an der Umwelt zu orientieren. Schwindelgefühle stellen sich vor allem bei solchen Krankheitsprozessen ein, die das Labyrinth, den vestibulären Anteil des 8. Hirnnerven bzw. dessen Kerngebiete oder Verbindungen betreffen. Ein echter Schwindel manifestiert sich gewöhnlich durch einen Nystagmus, durch eine einseitige Fallneigung und durch pathologische Reaktionen bei Untersuchung der vestibulären Funktion. Zu den verbreiteten Ursachen zählen das Menière-Syndrom (vgl. S. 134), die akute Labyrinthitis, organische Hirnschädigungen mit Beteiligung des N. vestibula-

ris, seiner Endorgane und Verbindungen oder auch des Kleinhirns und schließlich toxische Wirkungen von Medikamenten bzw. Chemikalien.
Die Behandlung setzt eine genaue diagnostische Erfassung der Krankheitsursache voraus.

Reisekrankheit

Die Reisekrankheit ist ein akutes Unwohlsein mit Inappetenz, Nausea, Benommenheit und Erbrechen. Die entscheidenden ätiologischen Faktoren sind visueller, kinästhetischer und psychischer Natur. Pathophysiologisch scheint eine Störung des Vestibularapparates von Bedeutung zu sein.

Vorbeugende Medikation
Vorbeugende Maßnahmen sind oft erfolgreich. Dagegen läßt sich die einmal eingetretene Reisekrankheit nur schwer behandeln.
A. Die Antihistaminika scheinen von Vorteil zu sein. Dimenhydrinat (Novomina®, Vomex A®) oder Diphenylhydraminhydrochlorid, 50–100 mg 4× tgl. können günstig wirken.
B. Meclozinhydrochlorid (Bonamine®), 50 mg, alle 6–12 Std je nach Bedarf, ist ein Depotpräparat mit deutlichem Effekt.
C. Parasympathikushemmer, allein oder in Kombination mit leicht sedierenden Substanzen verordnet, ergänzen die Behandlung:
Scopolaminhydrochlorid oder Atropinsulfat, 0,2–0,4 mg alle 3–6 Std; Kontraindikationen beachten!
D. Schließlich trägt auch eine schwache Sedierung mit Phenobarbital, 15–30 mg alle 3–6 Std, zur Verhütung der Anfälle bei.
E. Auch die Durchblutung des Vestibularapparates fördernde Mittel, z.B. Stutgeron® forte (3× 1 Tabl.) oder Sibelium® (2 Kps. vor Antritt der Reise), können wirkungsvoll sein.

Kopfschmerzen

Der Kopfschmerz ist ein häufiges Symptom, welches eine weite Ursachenskala haben kann. Hierzu gehören emotionale Störungen, Kopfverletzungen, Migräne, Fieber, zerebrale Gefäßerkrankungen, Erkrankungen der Zähne, der Augen, der Ohren, der Nase oder intrakranielle Tumoren.

Gewisse Kopfschmerztypen sind häufig mit speziellen klinischen Bildern verbunden. Ein pulsierender Kopfschmerz wird beispielsweise eher bei Gefäßerkrankungen wie der Migräne, der arteriellen Hypertonie oder intrakraniellen Gefäßbildungen auftreten. Ein Kopfschmerz mit Druckgefühl, einem bandartigen Engegefühl findet sich häufig bei emotionellen Störungen. Ein ständiger dumpfer Kopfschmerz wird häufig bei Patienten mit intrakraniellen Tumoren oder Kopfverletzungen angetroffen.

Der schwerste Kopfschmerz findet sich bei Migräne, Meningitis, hohem Fieber und intrakraniellen Aneurysmen. Andererseits kann ein Kopfschmerz geringeren Ausmaßes bei so schweren Erkrankungen wie intrakraniellen Hämatomen, Hirntumoren oder Abszessen auftreten. Insbesondere die Arterien sind schmerzempfindlich (der knöcherne Schädel, das Hirngewebe, die Dura mater demgegenüber nicht). Die Charakteristika des Kopfschmerzes können sich durch physikalische Einflüsse verändern: Plötzliche Steigerungen des intrakraniellen Druckes (z. B. durch Husten, Niesen, Anstrengung) können den Kopfschmerz – etwa bei Blutungen oder intrakraniellen Tumoren – verstärken. Auch der Kopfschmerz nach Lumbalpunktion nimmt durch Anheben des Kopfes im allgemeinen zu. Manuelle Kompression der Arteria carotis vermag gelegentlich den Migräne-Kopfschmerz zu lindern. Kopfschmerzen nach Schädelverletzungen werden häufig durch plötzliche Veränderungen der Kopflage verschlechtert.

Da der Kopfschmerz als ein Symptom bei vielen Erkrankungen auftritt, ist es trotz eingehender diagnostischer Maßnahmen häufig nicht möglich, seine Ursache aufzuklären. Gewisse klinische Typen lassen sich jedoch unterscheiden:

1. Der *traumatische Kopfschmerz* (nach Kopfverletzungen oder auch Traumen im Bereich der Halswirbelsäule).
2. Der *Kopfschmerz bei Entzündungen* (in Verbindung mit einer Sinusitis, Mastoiditis, Meningitis, bei Systemerkrankungen mit hohem Fieber oder einer Angiitis, z. B. der Arteriitis temporalis).
3. *Tumor-Kopfschmerz* (bei primären oder metastasierenden Tumoren bzw. intrakraniellen Hämatomen).
4. *Gefäß-Kopfschmerz* (Migräne, Histamin-Kopfschmerz, intrakranielle Aneurysmen, Gefäßmißbildungen, essentieller Hypertonie, Synkopen).
5. *Metabolisch bedingter Kopfschmerz* (Hypothyreose, Dysfunktion der Ovarien, Anämien, Intoxikationen wie Alkohol, Kohlenmonoxyd).
6. *Emotional bedingter Kopfschmerz* (Angst oder Schmerz, Konversionsneurosen).
7. *Verschiedene Ursachen* (wie Neuralgien, Augenerkrankungen, z. B. Glaukom; nach Lumbalpunktionen).

Meningeal bedingte Kopfschmerzen

Die dazu zählenden Kopfschmerzen sind die heftigsten. Salizylate haben hier gewöhnlich einen analgetischen Effekt, man wird jedoch in schweren Fällen nicht ohne Narkotika auskommen. Kopfschmerzen, die auf einer Hirndrucksteigerung, z. B. auf einer Subarachnoidalblutung, beruhen, können manchmal durch eine Lumbalpunktion, die allerdings sehr vorsichtig durchzuführen ist, gebessert werden. Diese Maßnahme verbietet sich indessen, wenn hirndrucksteigernde Prozesse in der hinteren Schädelgrube vorliegen.

Kopfschmerzen nach Lumbalpunktionen führt man auf einen Liquoraustritt an der Punktionsstelle zurück; sie treten bei Benutzung von Nadeln großen Kalibers eher auf. Wenn der Kopfschmerz beim Aufstehen nur gering ist, genügt die Verordnung von Aspirin®. Bei erheblichen Beschwerden kann die intrathekale Injektion einer kleinen Menge steriler Salzlösung Erleichterung schaffen.

Migräne

Charakteristisch für die Migräne sind anfallsartig auftretende Kopfschmerzen, denen häufig Störungen des psychischen Befindens oder des Sehens vorausgehen, während Zustände von Schläfrigkeit und Apathie den Attacken gelegentlich folgen. 8% der Bevölkerung soll darunter leiden. Die Migräne ist bei Frauen häufiger als bei Männern. Sie kommt bevorzugt bei etwas perfektionistischen, unelastischen, empfindlichen und ehrgeizigen Persönlichkeiten vor, die in der Kindheit unflexibel und ängstlich-scheu waren. Gewöhnlich wird von ähnlichen Kopfschmerzen bei Blutsverwandten berichtet.

Der Migränekopfschmerz wird auf Änderungen der Gefäßweite bezogen. Dabei soll eine initiale Episode zerebraler, meningealer und extrakranieller arterieller Vasokonstriktion für die Sehstörungen und andere Prodromalsymptome verantwortlich sein. Ihr folgt eine Erweiterung und Dehnung von Kopfgefäßen, speziell der A. carotis externa. Eine vergrößerte Amplitude der arteriellen Pulsation wird als Ursache des hämmernden Schmerzcharakters angesehen. Rigide, röhrenartige Gefäße sind die Folge der anhaltenden Dilatation; und das Kopfweh wird zum Dauerschmerz. Eine Phase schmerzhafter Muskelkontraktionen soll nachfolgen.

Die Migräne setzt oft schon in der Kindheit ein; etwa die Hälfte der Patienten datiert ihren ersten Anfall vor das 15. Lebensjahr. Ganz typisch ist das episodische Auftreten der Kopfschmerzen, die mit gastrointestinalen oder visuellen Symptomen einhergehen (Nausea, Erbrechen, Flimmerskotom, Lichtscheu, Hemianopsie, verschwommenes Sehen).

Vorbeugende Medikation
Unter Methysergidbimaleinat (Deseril® retard) kann der vaskuläre Kopfschmerz ausbleiben. Die mittlere Tagesdosis liegt bei 3–6 mg, am besten werden 1,5 mg zu jeder Mahlzeit genommen. Das Medikament ist in der Schwangerschaft, bei Erkrankung der peripheren Gefäße und bei Arteriosklerose kontraindiziert. Es kann zu einer retroperitonealen Fibrose führen. Regelmäßige Überwachung ist erforderlich.
Die Anwendung von Sedativa, Tranquilizer, Antidepressiva, Diuretika, Propranolol oder Psychotherapie vermag die Häufigkeit und Schwere der Anfälle zu reduzieren.

Behandlung
A. Behandlung des Anfalls:
1. Die Methode der Wahl besteht in der i. m.-Injektion von Ergotamintartrat (Gynergen®); 0,25–0,5 mg bessern in den meisten Fällen den Kopfschmerz innerhalb 1 Std. Das Medikament muß bei Anfallsbeginn so früh wie möglich appliziert werden. Man soll es nicht öfter als 1× pro Woche geben. Die orale oder sublinguale Verabreichung wird nicht allgemein empfohlen, denn Ergotamin entfaltet dabei keine gleich starke Wirkung und die Möglichkeit einer Überdosierung ist gegeben, weil die Resorptionsquote im Falle eines Erbrechens unbekannt bleibt. Sublingual oder oral gibt man 4–5 mg. Man beginnt mit 2 mg, sobald der Schmerz einsetzt, um mit 2 mg pro Stunde fortzufahren, bis der Kopfschmerz beseitigt oder eine Gesamtdosis von 6 mg erreicht ist.
Toxizität: Bei septischen und infektiösen Krankheiten sowie bei organischen peripheren Durchblutungsstörungen und Koronarsklerose ist von einer Ergotaminverordnung abzusehen, ebenso während der Schwangerschaft. Einige Patienten klagen über Taubheitsgefühle und prickelnde Sensationen in den Extremitäten sowie über muskuläre Schmerzen und Spannungsempfinden.
2. Dihydroergotamin (Dihydergot®),1 mg i. m. oder evtl. sehr langsam 0,5 mg i. v., kann an Stelle von Ergotamintartrat benutzt werden; notfalls wiederholt man die Injektion nach 1 h. (Tägl. Maximaldosis = 6 mg).
3. Ergotamin ist in Kombination mit Coffein (Cafergot®) manchmal bei allein oraler Anwendung wirksamer, wobei eine kleinere Gesamtdosis ausreicht (maximal 6 mg Ergotamin pro Anfall oder 10 mg wöchentl.). Es steht auch in Zäpfchenform zur Verfügung, wenn eine orale Verabreichung wegen Erbrechens nicht in Betracht kommt.
4. Ein Druck auf die A. carotis externa oder einen ihrer Äste beseitigt bei Anfallsbeginn u. U. noch den Schmerz. Eine Besserung der paroxysmalen Symptome kann manchmal auch durch die Einatmung von 100%igem Sauerstoff über eine Nasenmaske erreicht werden.
B. Allgemeine Maßnahmen: Bis zum Wirkungseintritt des Medikamentes soll der Patient auf einem Stuhl entspannen. Er soll, wenn der Kopfschmerz nachgelassen hat, mindestens 2 h lang in einem ruhigen, abgedunkelten Raum im Bett liegen, ohne dabei zu essen oder zu trinken. Die Erholung wird dadurch gefördert; diese Maßnahmen sind erforderlich, um das unmittelbar anschließende Auftreten eines erneuten Anfalls zu verhindern.
C. Kupierung des beginnenden Anfalls: Wenn der Kranke fühlt, daß eine Migräneattacke sich entwickelt, sollte er in einem ruhigen, abgedunkelten Raum im Bett bleiben. Folgende Medikamente können dann von Nutzen sein: Pentobarbital, 0,1 g oral; Ergotamintartrat (Gynergen®), 1–2 mg sublingual; oder auch Aspirin®.

Histamin-Kopfschmerz
(Horton-Syndrom)

Die „Cephalaea histaminica" ist charakterisiert durch ein plötzliches Einsetzen massiver einseitiger Kopfschmerzen, die nach kurzer Dauer ebenso plötzlich wieder nachlassen, aber mehrmals täglich erneut auftreten können. Zu den Begleitsymptomen gehören Augenrötung, Tränenfluß, vermehrte Nasensekretion oder verstopfte Nase, Erweiterung der temporalen Gefäße auf der befallenen Seite und eine Gefäßdilatation im Schmerzgebiet. Die Schmerzen erstrecken sich auch auf die Orbitalregion und strahlen häufig zur Schläfe, zur Nase, zum Oberkiefer und in den Hals aus. Die Attacken lassen sich in typischer Weise durch Injektion kleiner Mengen von Histamindiphosphat auslösen. Sie treten am häufigsten während des Schlafes auf.
Ein positiver *Histamintest* sichert die Diagnose: Bei anfälligen Personen veranlassen 0,35 ml einer konzentrierten Histamindiphosphatlösung (2,75 mg/ml), subkutan injiziert, gewöhnlich in 20–40 min einen typischen Kopfschmerz.

Vorbeugende Medikation
Mit Methysergidbimaleinat (Deseril® retard) kann man dem vaskulären Kopfschmerz zuvorkommen. Die mittlere Tagesdosis beträgt 3–6 mg, günstig sind 1,5 mg zu jeder Mahlzeit. Das Pharmakon ist kontraindiziert während der Schwangerschaft sowie bei peripheren arteriellen Verschlußkrankheiten bzw. bei Arteriosklerose. Eine prophylaktische Therapie ist auch mit Ergotamintartrat, 2 mg, möglich.

Behandlung

Die subkutane Injektion von 1 mg der Histaminbase (in einer Histamindiphosphatlösung) kann den Kopfschmerz auslösen. Horton hat deshalb die „Desensibilisierung" gegen Histamin empfohlen. Dabei wird mit 0,25 ml Histamindiphosphat 2 × tgl. begonnen und dann jede Einzeldosis um 0,05 ml gesteigert, bis die Dosis 1 ml erreicht ist. Anschließend injiziert man 1–3 × wöchentlich eine Erhaltungsdosis von 1 ml.

Trotz dieser von Horton ursprünglich empfohlenen Desensibilisierung werden diese Kopfschmerzen derzeit als Migräne-Varianten behandelt. Wegen der kurzen Dauer der individuellen Attacken und der häufigen Spontanremissionen ist eine Therapie-Beurteilung schwierig.

Kopfschmerzen bei Irritationen des Bewegungssystems

Muskuläre Kontraktionen oder Spasmen können durch Krankheiten der Muskulatur oder ihrer Nachbarstrukturen bedingt sein; sie kommen auch bei exzessiver Müdigkeit und emotionaler Hochspannung vor. Die besonders häufige Beteiligung der am Hinterkopf inserierenden Muskeln verursacht den charakteristischen okzipitalen Kopfschmerz. In Situationen affektiver Anspannung können sich Druck- und Engegefühle oder ringartige Mißempfindungen um den Kopf entwickeln.

Der „Spannungskopfschmerz" gehört bei weitem zu den häufigsten Kopfschmerztypen. Da jedoch auch emotional gestörte Patienten unter Kopfschmerzen anderer Genese leiden können, sind eine vollständige und symptomorientierte Anamnese sowie eine gründliche Untersuchung immer unerläßlich.

Spannungskopfschmerzen haben scheinbar keine genaue Lokalisation und entsprechen gewöhnlich nicht dem Versorgungsgebiet der Kopfnerven oder peripheren Nerven bzw. ihrer Wurzeln. Der Schmerz wird als dumpf, ziehend, drückend, brennend oder als vage beschrieben und wird vorwiegend okzipital und supraorbital empfunden. Medikamente – einschließlich starker Analgetika – bringen im allgemeinen keine völlige Symptomfreiheit. Die Korrelationen zwischen einer Zunahme der Beschwerden und Angstgefühlen, Sorgen oder anderen emotionalen Gleichgewichtsstörungen sind dem Patienten nicht immer evident.

Behandlung

Muskelverkrampfungen, die auf organischen Krankheiten beruhen, sowie Knochen- und Gelenkschmerzen bedürfen einer angemessenen somatischen Behandlung. Dabei sind gewöhnlich auch An-

algetika einzusetzen. Entscheidend aber sind spezielle Maßnahmen gegen die Grundkrankheit.

Für die Therapie des Spannungskopfschmerzes sind Erholung, Entspannung und eine Beseitigung emotionaler Streßfaktoren von erstrangiger Bedeutung. Wärmeapplikationen im Bereich der beteiligten Muskulatur durch warme Tücher, Heizkissen oder warme Bäder tragen zur Linderung der Beschwerden bei. Gewöhnlich sind leichte Muskelmassagen ebenfalls wohltuend. Medikamente haben in akuten Fällen durchaus einen Wert, sollten aber nicht über längere Zeit genommen werden. Phenobarbital, 15–30 mg 4 × tgl., kann Kopfschmerzen, die auf „nervöser Hochspannung" beruhen, in vielen Fällen bessern. Ebenso wirken Aspirin® oder Sedativa in Verbindung mit Tranquilizern günstig.

Epilepsie
(Krampfleiden)

Diagnostische Merkmale

- Plötzlich einsetzende, paroxysmale, passagere und sich wiederholende Alterationen der Hirnfunktion, gewöhnlich mit Bewußtseinsstörungen verbunden
- Symptome, die von Verhaltensabnormitäten bis zu lang anhaltenden Muskelkrämpfen reichen
- Nicht selten primäre Hirnerkrankungen
- Häufig eine familiäre Epilepsie-Anamnese

Allgemeine Betrachtungen

Typisch für die epileptischen Krankheiten sind jäh und vorübergehend auftretende motorische, sensorische, psychische oder vegetative Symptome, häufig in Kombination mit Änderungen der Bewußtseinslage. Diese Abläufe sind Ausdruck plötzlich beginnender und zeitlich begrenzter Alterationen der Hirnfunktion, die auf exzessiven, schnell aufeinanderfolgenden Entladungen in der grauen Substanz beruhen. Solche Anfälle kommen bei Patienten mit organischen Hirnkrankheiten eher vor als bei gesundem ZNS. Symptomatische Epilepsien können durch eine Vielzahl pathologischer Veränderungen und Intoxikationen hervorgerufen werden (beispielsweise durch Hirntumoren, zerebrovaskuläre Ereignisse, Kopfverletzungen, Infektionen mit Hirnbeteiligung, Urämie, Hypoglykämie, Hypokalzämie und Überwässerung). Bei der idiopathischen Epilepsie sind morphologische Abweichungen nicht demonstrierbar. Die Krampfneigung kann vererbt sein. Gewöhnlich manifestiert sich die idiopathische Epilepsie vor dem 30. Lebensjahr. Ein späterer Beginn rechtfertigt den Verdacht auf ein hirnorganisches Leiden.

Manche Anfälle treten bevorzugt im Schlaf auf,

Tabelle 17-1. Internationale Klassifizierung der Epilepsie[a]

I. Generalisierte Epilepsien:
  1. Primäre generalisierte Epilepsien (einschl. petit mal–
    und grand mal– Anfällen).
  2. Sekundäre generalisierte Epilepsien.
  3. Unbestimmte generalisierte Epilepsien.
II. Partielle (fokale, lokale) Epilepsien (einschl. Jackson-,
   Temporallappen- und psychomotorischen Anfällen).
III. Unklassifizierbare Epilepsien

[a] nach J. K. Merlis: „Proposal for an International Classification of the Epilepsies". Epilepsia **11**, 114 (1970).

manche sind durch physikalische Reize auslösbar (durch Licht, durch Geräusche). Bei bestimmten Patienten kommt emotionalen Störungen eine deutliche Triggerfunktion zu.

Klinische Befunde (vgl. Tabelle 17-1)
A. Einteilung der epileptischen Anfälle:[*]
1. Grand mal (tonisch-klonische Krisen): (Grand mal und Petit mal können nebeneinander vorkommen). Den großen Anfall kann eine typische, bei dem betreffenden Patienten stets gleiche Aura ankündigen, etwa eine ungewöhnliche Mißempfindung im Epigastrium, eine Erinnerung an etwas Vergangenes oder ein besonderer, unangenehmer Geruch bzw. Geschmack. Die Aura kann auch aus motorischen Phänomenen bestehen (z. B. aus Verkrampfungen einer Extremität, aus einer Kopfwendung oder Augenbewegung), ebenso aus abweichenden Bewußtseinszuständen, etwa aus einem Gefühl des Betäubtseins. Szenen oder Vorkommnisse der Vergangenheit steigen zuweilen in der Erinnerung auf oder werden als gegenwärtig erlebt.

Das Bewußtsein schwindet bald nach dem Auftreten der Aura; der Kranke stürzt zu Boden und stößt einen Schrei aus. Es folgen heftige tonische Kontraktionen der Skelettmuskulatur mit Dyspnoe und Zyanose. Wenige Sekunden später setzen generalisierte klonische Krämpfe stärksten Ausmaßes ein, wobei die Frequenz der Bewegungen gewöhnlich im Verlauf des Anfalls abnimmt. Schaum vor dem Mund, Verlust der Kontrolle über Blase und Enddarm, Zungenbisse, Quetschungen und Prellungen sind während dieser Anfallsepisode typische Vorkommnisse. Daran schließt sich eine Phase weiterer Bewußtlosigkeit und allgemeiner Erschlaffung an, während die Pupillen weit, die Korneal- und Eigenreflexe nicht auslösbar und der Babinskireflex positiv sind. Zu Beginn der Erholungsphase ist der Patient noch verwirrt und desorientiert. Er fällt dann häufig in einen tiefen Schlaf. Beim Erwachen kann die Muskulatur schmerzen.

[*] Zur internationalen Einteilung s. auch H. Gastaud: Epilepsia **11**, 102 (1970)

2. Petit mal (Absencen): Petit mal und Grand mal können nebeneinander vorkommen). Zu der sog. „Petit mal – Trias" gehören myoklonische Zuckungen, astatische Anfälle und kurzdauernde Absencen („leere Momente") ohne gleichzeitiges Hinfallen und ohne Konvulsionen des ganzen Körpers. Im EEG sind die 3/sec-„spike and wave"-Potentiale ein spezifisches Muster.

Die Petit mal-Epilepsie bevorzugt das Kindesalter (Säuglingsalter). Vgl. auch S. 690. Die häufigste Form im Säuglingsalter sind die Blitz-Nick-Salaam- (B.N.S.-) Krämpfe, bei denen der orientalische Gruß „nachgeahmt" zu werden scheint: plötzliches Kopfheben von der Unterlage, seitvorwärtiges Heben der Arme und ruckartiges Vorbeugen des Kopfes und Oberkörpers. Solche Anfälle können salvenartig (20- bis 30mal) wiederholt werden. Andererseits kann es sich (bei schon etwas älteren Kindern) um einen momentanen, sehr kurzdauernden Bewußtseinsverlust handeln, der während einer alltäglichen Beschäftigung so flüchtig und verdeckt auftritt, daß er weder vom Patienten noch von seiner Umgebung bemerkt wird. Für den klassischen Petit mal-Anfall ist charakteristisch, daß der Gesichtsausdruck plötzlich leer, abwesend wird, die motorische Aktivität sistiert und die Muskulatur ihren Tonus verliert. Das Bewußtsein sowie eine normale geistige und körperliche Tätigkeit sind ebenso rasch wiederhergestellt. An einem Tag können bis zu 100 Attacken vorkommen.

3. Jackson-Epilepsie: Die Anfälle dieses Typs bestehen aus fokalen Krämpfen, während derer das Bewußtsein oft erhalten bleibt. Es kann sich um motorische, sensorische oder vegetative Anfälle handeln. Gewöhnlich beginnt der Anfall nur in einem Teil einer Extremität (z. B. im Daumen oder in der Großzehe) bzw. des Gesichtes (etwa in einem Mundwinkel) mit einem lokalisierten, klonischen Krampf, der sich dann mehr oder weniger systematisch ausbreitet. So kann ein Krampfablauf zunächst die Hand, dann den Oberarm und schließlich die Schulter, den Rumpf, den Oberschenkel und das ganze Bein erfassen.

Das Bewußtsein geht am ehesten dann verloren, wenn die Krampfausbreitung auch zur anderen Seite erfolgt und eine Generalisation eintritt.

Es besteht auch die Möglichkeit, daß der Krampfanfall die Körperhälfte, von der er ausging, nicht überschreitet und dabei an Intensität zu- und abnimmt („Epilepsia partialis continua").

4. Psychomotorische Anfälle: Zu dieser Kategorie gehören die meisten Anfallstypen, die sich den klassischen Kriterien des Grand mal, der Jackson-Epilepsie und des Petit mal nicht zuordnen lassen. Automatismen, Bewegungsschablonen, anscheinend zweckvolle Bewegungen, inkohärentes Sprechen, Kopf- und Augendrehungen, Schmatzen, Bewußtseinstrübungen und Amnesie sind übliche Sympto-

Tabelle 17-2. Antiepileptika[a] (Antikonvulsiva)

Medikament	Durchschnittl. Tagesdosis	Indikationen	Toxizität und Kautelen
Hydantoine Diphenyl-hydantoin-Natrium (Zentropil®, Epanutin®)	0,2–0,4 g über den Tag verteilt	Sehr wirksames Medikament gegen Grand mal-Anfälle und einige Formen der psychomotorischen Epilepsie	Zahnfleischhypertrophie (Mundhygiene!); Nervosität, Fahrigkeit, Ataxie, Schläfrigkeit, Nystagmus, Diplopie (Dosis reduzieren!). Dauerschäden bekannt!
Valproinsäure (Convulex®, Ergenyl®, Orfiril®)	0,9–2,4 g in mehreren Einzelgaben; einschleichende Dosierung empfohlen	Petit mal; Fieberkrämpfe; generalisierte tonisch-klonische Krisen	Übelkeit, Erbrechen; Schläfrigkeit (Dosis reduzieren oder Medikament absetzen!) Gelegentlich passagerer Haarausfall, Blutgerinnungsstörungen; Leber- und Pankreasfunktionen ständig kontrollieren!
Dione Trimethadion (Tridione®)	0,3–2 g über den Tag verteilt	Gutes Mittel gegen Petit mal. Bei Grand mal nur in Kombination mit anderen Medikamenten (Exazerbation möglich). Wegen Toxizität nur noch selten angewandt	Knochenmarkshemmung, Panzytopenie (Blutkontrollen!), exfoliative Dermatitis, abnorme Lichtempfindlichkeit (läßt gewöhnlich nach, dunkle Brillengläser!); Nephrose (häufige Urinuntersuchung; bei renalen Störungen Medikament absetzen!).
Barbiturate Phenobarbital (Luminal®, Phenaemal®) Barbexaclon (Maliasin®)	0,1–0,4 g über den Tag verteilt	Eines der wirksamsten Mittel gegen Grand mal. Verordnet auch als Zusatzmedikation bei Grand mal und Petit mal	Toxische Reaktionen selten. Schläfrigkeit, Nystagmus (Dosis reduzieren!); Dermatitis (Medikament absetzen und später erneut versuchen; bei Dermatitis-Rezidiv endgültig absetzen!).
Primidon (Mylepsinum®)	0,5–2 g in 3 Einzeldosen	Grand mal	Schläfrigkeit (Dosis reduzieren!); Ataxie (Dosis reduzieren oder Medikament absetzen!)
Suxinimide Mesuximid (Petinutin®)	0,9–2,0 g über den Tag verteilt	Petit mal, psychomotorische Epilepsie	Ataxie, Schläfrigkeit, Singultus (Dosis reduzieren oder Medikament absetzen!)
Ethosuximid (Suxinutin®, Petnidan®, Pyknolepsinum®)	750–1500 mg über den Tag verteilt	Absencen, astatische und myoklonische Anfälle. Bei Petit mal sehr wirksam	Schläfrigkeit, Nausea, Erbrechen (Dosis reduzieren oder Medikament absetzen!)
Benzodiazepine Diazepam (Valium®)	8–30 mg in Einzeldosen	Petit mal. Status epilepticus (GM und PM)	Schläfrigkeit, Ataxie (Dosis reduzieren!)
Nitrazepam (Mogadan®)	5–20 mg in Einzeldosen		
Clonazepam (Rivotril®)	1,5–8 mg in 3–4 Einzelgaben über den Tag verteilt. Einschleichende Initialdosis; Erhaltungsdosis nicht abrupt absetzen	Petit-mal-Epilepsien, Erw.-Epilepsien, Status epilepticus; generalisierte tonisch-klonische Krisen	Schläfrigkeit, Ataxie, vereinzelt Erregungszustände (Dosis reduzieren oder Medikament absetzen!) Vermehrter Speichelfluß bei Säugl. und Kleinkdrn

Tabelle 17-2. (Fortsetzung)

Medikament	Durchschnittl. Tagesdosis	Indikationen	Toxizität und Kautelen
Diphenylazepin Carbamazepin (Tegretal®, Timonil®)	0,6–1,6 g über den Tag verteilt	Psychomotorische Epilepsie. Bei Grand mal wertvoll in Kombination mit anderen Medikamenten	Schwindel, Nausea (Dosis reduzieren!); Knochenmarkshemmung

Gebräuchliche Kombinationspräparate: Antisacer® compositum, Comital®-L.

Cortison Prednisolon	3–4 mg/kg, dann langsam reduzierend auf 5–10 mg insgesamt/Tag	speziell bei BNS-Krämpfen des jungen Kindes	medikamentöses Cushingoid möglich
ACTH	einleitend 20–40–80 I.E./ Tag i. m. über mehrere Wochen	BNS-Krämpfe des jungen Kindes	medikamentöses Cushingoid möglich

[a] Mit Erlaubnis des Verfassers modifiziert nach Chusid, H. G.: Correlative Neuroanatomy and Functional Neurology, 17. Ausgabe. Lange 1979

me. Im EEG imponieren häufig temporale Herde (Spitzen, steile Wellen oder auch Kombinationen dieser Potentiale); oft beobachtet man während der oberflächlichen Schlafstadien eine deutliche Akzentuierung dieser Abnormitäten.

5. Status epilepticus: Sich wiederholende schwere Anfälle mit kurzem oder ohne Intervall zwischen den Krämpfen sind oft ein ernstes Geschehen. Patienten, die im Koma bleiben, können sich erschöpfen, hyperthermisch werden und sterben.

6. Fieberkrämpfe: Im Kindesalter sind Krämpfe manchmal mit Fieber verbunden oder werden durch fieberhafte Krankheiten ausgelöst. Ein mit Fieber einhergehender Anfall ist bei einem epileptischen Kind manchmal der erste Anfall, und viele dieser Kinder entwickeln in der Folgezeit eine psychomotorische Epilepsie. Fieberkrämpfe kommen bei Kindern mit familiärer Epilepsie-Anamnese häufiger vor; und Krämpfe ohne Fieber findet man oft bei Patienten mit Fieberkrämpfen in der Anamnese.

7. „BNS-Krämpfe": Dieser Anfallstyp tritt bevorzugt in den ersten 2 Lebensjahren auf, zumal bei Kindern mit offensichtlicher motorischer und geistiger Retardierung. Es kommt plötzlich zu einer heftigen Kontraktion sehr großer Anteile der Skelettmuskulatur, häufig mit einer kurzdauernden Krümmung des Körpers und einer Flexion-Adduktion der Extremitäten (BNS = Blitz-Nick-Salaam). Das EEG bietet oft ein charakteristisches Bild („Hyperarrhythmie"). Auf ACTH sollen manche Patienten positiv reagiert haben. (Vgl. auch S. 690.)

B. Laborbefunde: Die wichtigste Methode zur Analyse der Epilepsie ist das EEG. Provokationsverfahren wie Hyperventilation, Schlaf, Medikamente, Photostimulation sind nicht selten von diagnostischer Bedeutung. Röntgenaufnahmen des Schädels, Liquoruntersuchungen, Bestimmung des Blutzuckers und des Serum-Kalziums, CT des Kopfes, Pneumenzephalogramme, Hirnszintigramme und Angiogramme von Hirngefäßen können dazu beitragen, Ursachen epileptischer Krämpfe aufzufinden.

Differentialdiagnose

Bei Synkopen fällt der Blutdruck ab, die Muskeln sind schlaff, Konvulsionen treten zumindest initial nicht auf und die Anfälle gehen schnell vorüber, wenn bei horizontaler Lage die Hirndurchblutung wieder zunimmt.

Hysterische Anfälle laufen gewöhnlich ohne Bewußtseinsverlust ab, ebenso ohne Inkontinenz, ohne Zungenbiß und ohne sonstige Verletzungen. Die Patienten können Widerstandshaltungen aufweisen, und die „Krämpfe" wirken verschroben, atypisch.

Die Narkolepsie ist durch unwiderstehliche, kurzdauernde Schlafattacken gekennzeichnet, die oft mit einer Kataplexie einhergehen (plötzlicher muskulärer Tonusverlust ohne Bewußtlosigkeit, ausgelöst durch affektiv betonte Situationen – Furcht oder Lachen).

Komplikationen

Bei den Anfällen können Knochenbrüche und leichte Zungenverletzungen vorkommen. Besonders bei den mangelhaft überwachten Epileptikern entwickeln sich manchmal geistige und emotionale Störungen. Die Verhaltensbesonderheiten oder die emotionalen Symptome verdecken gelegentlich das zugrundeliegende Krampfleiden. Man beobachtet beispielsweise Orientierungsstörungen, Halluzinationen, Erregungszustände, inkohärente Äußerungen, bizarres Benehmen, Automatismen, geistige Abstumpfung und abnorme Reizbarkeit.

Behandlung

Ziel der Therapie ist eine vollständige Unterdrückung der Symptome, wenngleich das in vielen Fällen nicht gelingt. Die meisten Epileptiker müssen ihr ganzes Leben lang kontinuierlich antikonvulsive Medikamente einnehmen. Wenn allerdings die Anfälle über 3–5 Jahre hin völlig beherrscht sind, kann man allmählich (für die Dauer von 1–2 Jahren) die Dosis reduzieren und schließlich auf Medikamente verzichten, wobei abzuwarten bleibt, ob die Anfälle wiederkehren.

Der Patient muß mit seiner Krankheit vertraut sein; man sollte ihn dazu anhalten, unter ständiger fachärztlicher Kontrolle zu bleiben.

Epileptiker sollten keiner gewagten Berufstätigkeit nachgehen und auf das Autofahren verzichten. Die Einhaltung eines geregelten Tagesablaufes ist wichtig, um einerseits eine optimale körperliche Verfassung zu garantieren und andererseits exzessive Ermüdungen zu verhindern. Jeglicher Genuß von Alkohol ist zu untersagen. Je nach Indikation sollte die Behandlung auch auf emotionale Faktoren Rücksicht nehmen. Dem Patienten muß man einschärfen, daß die strenge Beachtung eines medikamentösen Behandlungsschemas absolut unerläßlich ist. Er soll einen schriftlichen Hinweis auf seine Krankheit jederzeit bei sich tragen.

Die Überwachung des Blutspiegels während der Antiepileptika-Therapie kann die individuelle Wirksamkeit dieser Präparate sichern helfen, zumal sie *unterschiedlich* wirksam sind. Die initiale Therapie sollte mit *einem* Präparat eingeleitet werden. Präparate derselben Stoffklasse sollten in der Regel nicht kombiniert werden. Blutbild und Leberfunktion müssen während der Dauer der Therapie regelmäßig überprüft werden.

Außer im Status epilepticus trifft man während eines Anfalls gewöhnlich keine speziellen Maßnahmen, es sei denn, daß Verletzungen vermieden werden sollen. Die antikonvulsive Medikation (vgl. auch Tabelle 17-2) gestaltet sich bei den 4 Hauptformen der Epilepsie folgendermaßen:

A. Grand mal: Hier ist zunächst vor einem plötzlichen Entzug antiepileptischer Pharmaka dringend zu warnen.

1. Diphenylhydantoin-Natrium (Zentropil®) ist ein sehr wirksames Medikament. Man gibt 3–7 Tage lang 3× tgl. 0,1 g und steigert die Dosis in jeder Behandlungswoche um 0,1 g pro Tag, bis die Anfälle beherrscht sind. Die Tageshöchstdosis beträgt 0,5 g. Wenn die Krämpfe ausbleiben, mag man die Dosis nach mehreren Wochen reduzieren, muß sie aber bei einem Rückfall sofort wieder erhöhen. Therapeutische Serum-Wirkspiegel bei Diphenylhydantoin vermutet man bei 10–20 µg/ml (1–2 mg/100 ml).

2. Phenobarbital (Luminal®, Phenaemal®; Phenobarbital ist auch in Maliasin® enthalten). Wenn bei hoher Dosierung von Diphenylhydantoin ein hinreichender Effekt noch ausbleibt, gibt man zusätzlich Phenobarbital und steigert dessen Dosis wie bei Diphenylhydantoin, wobei man die volle Diphenylhydantoindosis beibehält. Einige Kliniker fangen lieber mit Phenobarbital an und verzichten dabei nach Möglichkeit auf Diphenylhydantoin. In vielen Fällen ist eine Kombination der beiden Pharmaka wirksamer als jedes für sich.

3. Carbamazepin (Tegretal®, Timonil®) hat sich beim Grand mal und bei der Psychomotorischen Epilepsie bewährt (vgl. Tabelle 17-2).

4. Primidon (Mylepsinum®) wirkt ähnlich wie Phenobarbital.

B. Petit mal: Als Mittel der Wahl gelten heute (neben ACTH und Cortison bei BNS-Säuglingskrämpfen, vgl. auch S. 690) die Suxinimide (Petinutin®, Petnidan®, Pyknolepsinum®, Suxinutin®). Die mittlere Tagesdosis beträgt 1250–1500 mg, die Tageshöchstdosis 2000 mg. Mesuximid (Petinutin®) hat ein breites Wirkungsspektrum und beeinflußt gelegentlich auch große und psychomotorische Anfälle. Ethosuximid (Suxinutin®) scheint besser verträglich zu sein als Mesuximid und gilt wegen seiner sehr guten Wirkung heute als Mittel der Wahl. Des weiteren sind Medikamente aus der Reihe der Dione zu erwähnen. Für mittelschwere und schwere Fälle von Petit mal eignet sich Trimethadion (Tridione®). Leider ist dieses Medikament nicht ganz gefahrlos, denn es hemmt manchmal die Knochenmarksaktivität. Deshalb muß bei seiner Verordnung zur Vorsicht im ersten Monat einmal oder zweimal wöchentlich ein großes Blutbild angefertigt werden, in den nächsten 2–3 Monaten sind dann zweiwöchentliche und später monatliche Blutbilder erforderlich. Die effektive Dosis liegt zwischen 1,2 und 1,8 g pro Tag. Mehr als 2,4 g tgl. darf man nicht geben. Wenn Suxinimide versagen, ist von den Dionen keine Wirkung zu erwarten.

Valproinsäure oder Clonazepam (vgl. Tabelle 17-2) werden neuerdings erfolgreich beim Petit mal gegeben. Valproinsäure erhöht allerdings den Blutspiegel von Phenobarbital und senkt den von Phenytoin, wenn sie mit diesen Substanzen zusammen gegeben wird.

Für Patienten mit kleinen und großen Anfällen sind zusätzlich Medikamente gegen Grand mal indiziert, wobei in erster Linie Barbiturate, z. B. Phenobarbital, in Betracht kommen.

C. Status epilepticus: Man kann 0,4–0,8 g Phenobarbital-Natrium langsam i. v. injizieren. Eine Alternative ist die langsame intravenöse Applikation von 1–2 ml Paraldehyd in einer Salzlösung dreifachen Volumens. Falls die Krämpfe nicht sistieren, wiederholt man die intravenöse Injektion mit der gleichen Dosis ganz langsam und vorsichtig oder gibt 8–12 ml i. m. Diphenylhydantoin-Natrium (Zentropil®) kann man langsam i. v. applizieren, aber nicht mehr als 50 mg/min. Dabei ist gegebenenfalls eine Gesamtdosis von 150–500 mg erforderlich. Wenn all diese Maßnahmen fehlschlagen, bietet sich noch eine Allgemeinnarkose als Ausweg an. Bis dann eine orale Medikation möglich wird, muß mit i. m.-Injektionen von Diphenylhydantoin-Natrium (Zentropil®), 250–500 mg tgl. oder Phenobarbital-Natrium, 30–60 mg 4× tgl., bzw. mit i. m. Injektionen beider Pharmaka behandelt werden. Diazepam (Valium®) ist bei Grand mal-Status und Petit mal-Status wirksam; man gibt bei Erwachsenen 10–20 mg, bei Kindern 3–5 (–10) mg langsam i. v. Diese Dosis kann einmal oder mehrmals wiederholt werden. Als Nebenwirkung findet man einen Blutdruckabfall und eine Atemdepression. Das den Status epilepticus begleitende Hirnödem macht dehydrierende Maßnahmen erforderlich (Diamox®, Lasix®).

D. Psychomotorische Epilepsie: Die Patienten bedürfen einer Überwachung und Kontrolle, damit sie nicht sich selbst oder anderen einen Schaden zufügen. Zur Behandlung psychomotorischer Anfälle sind folgende Medikamente etwa gleich wertvoll: Carbamazepin (Tegretal®; sehr wirksam; 200 mg 3–4 × tgl. übliche, sonst individuelle Dosierung), Diphenylhydantoin (Zentropil®; Dosierung s. o.) und Primidon (Mylepsinum®; 750–1250 mg/Tag, Höchstdosis 2000 mg/Tag). Manchmal erweisen sich Kombinationen dieser Mittel als nützlich.

Prognose

Bei symptomatischen Epilepsien, die auf feststellbaren Läsionen beruhen, wechseln die Behandlungsergebnisse in Abhängigkeit von der Grundkrankheit. Bei den idiopathischen Epilepsien führt die geschickte Verordnung antikonvulsiver Pharmaka in der Mehrzahl der Fälle zu einer wesentlichen Besserung.

Fieber- und Infektkrämpfe s. S. 689f.

Kongenitale Defekte des ZNS

Syringomyelie

Diagnostische Merkmale
- Verlust der Schmerz- und Temperaturempfindung bei erhaltener Funktion anderer Sinnessysteme (schmerzlose Verbrennungen oder Verletzungen der Hände)
- Muskelschwäche, Hyporeflexie oder Areflexie, Muskelschwund in Zuordnung zu bestimmten Rückenmarkssegmenten (wobei gewöhnlich die Arme und Hände befallen sind)
- Hyperreflexie und Spastizität auf tieferen Rückenmarksebenen

Allgemeine Betrachtungen

Die Syringomyelie ist eine Erkrankung des Rückenmarks und des Hirnstamms unbekannter Genese; sie geht mit einer Gliose und mit Höhlenbildungen im Rückenmark und Hirnstamm einher. Die Symptome stellen sich meist in der 3. oder 4. Lebensdekade ein. Obgleich man die Ätiologie nicht kennt, konnte man doch auf einen Entwicklungsdefekt schließen, da im allgemeinen noch weitere kongenitale Defekte vorhanden sind. Es wurden auch Koinzidenzen von Syringomyelie und intramedullären Tumoren (Gliomen, Hämangiomen) beobachtet.

Klinische Befunde

Das charakteristische klinische Bild ergibt sich aus Muskelschwund und Muskelschwäche, aus einer Dissoziation und einem Verlust der Schmerz-Temperaturempfindung sowie aus Zeichen einer Läsion der langen Rückenmarksbahnen.

A. Symptome: Die häufigste Form ist die das Halsmark betreffende zervikale Syringomyelie. Dabei geht charakterischerweise im Bereich der zervikalen und thorakalen Dermatome die Schmerz- und Temperaturempfindung in einer Verteilung verloren, die der Ausbreitung eines Halstuches entspricht. Folgende Befunde werden inkonstant erhoben: schmerzlose Verbrennungen an den Fingern oder Vorderarmen, Atrophie der kleinen Handmuskeln (meist vorhanden), Schwäche und Atrophie der Muskulatur des Schultergürtels, Horner-Syndrom, Nystagmus, Durchblutungsanomalien und trophische Veränderungen der oberen Extremitäten, Verlust der Eigenreflexe an den Armen, Charcotsche Gelenke an den befallenen Gliedmaßen, Spastizität und Ataxie der Beine und neurogene Blasenstörungen.

Eine Beteiligung des lumbosakralen Rückenmarks kommt ebenfalls vor: sie verursacht eine Schwäche und Atrophie der Bein- und Beckenmuskulatur, dissoziierte sensible Ausfälle im lumbosakralen Bereich, eine Blasenlähmung und Durchblutungsanomalien sowie trophische Veränderungen an den unteren Extremitäten.

Wenn die Medulla oblongata des Hirnstamms betroffen ist, kann man den Krankheitsprozeß als Syringobulbie bezeichnen. Zu den typischen Erscheinungen zählen dann Atrophie und Fibrillieren der Zunge, Verlust der Schmerz- und Temperaturempfindung im Gesicht sowie ein Nystagmus. Stimmstörungen und ein respiratorischer Stridor können hinzukommen.

B. Laborbefunde: Die Myelographie läßt in vielen Fällen einen partiellen oder totalen Block im Bereich der Syringomyelie erkennen. Im Myelogramm kann sich eine charakteristische Deformierung der kontrastgebenden Säule darstellen.

Differentialdiagnose

Rückenmarkstumoren bedingen charakteristische Formabweichungen im Myelogramm und führen noch eher zu einem kompletten Stop im spinalen Subarachnoidalraum.

Die Symptome der Multiplen Sklerose treten intermittierend auf. Trophische Störungen finden sich hier gewöhnlich nicht; auch eine Skoliose fehlt meist; und schließlich finden sich im allgemeinen keine Dissoziationen bzw. Ausfälle der Schmerz- und Temperaturempfindung.

Typisch für die amyotrophische Lateralsklerose ist ein symmetrischer, ausgedehnter Muskelschwund mit Muskelfaszikulierungen ohne sensible Ausfälle.

Auf die Tabes dorsalis weisen meist positive serologische Tests, das Argyll-Robertson-Phänomen und sensible Ausfälle in kleineren Hautfeldern hin.

Die Platybasie und Anomalien der HWS bieten charakteristische Röntgenbefunde des Schädels und der Wirbelsäule, ebenso charakteristische Myelogramme.

Behandlung

Die Therapie richtet sich nach dem Umfang der klinischen Symptomatik und nach den myelographischen Hinweisen auf einen Liquorstop. Eine Laminektomie und Dekompression können erforderlich sein; zur Nadelaspiration oder Myelotomie durch die Fissura mediana posterior des Rückenmarks ist die Indikation sorgfältig zu stellen. Man hat auch die Röntgentherapie der befallenen Rückenmarksareale empfohlen; die Erfolge sind jedoch spärlich.

Prognose

Die Syringomyelie schreitet während eines Zeitraums von vielen Jahren langsam fort. Die Lähmungen, Muskelatrophien und sensiblen Defekte können die Patienten erheblich behindern. Bei den spinalen Formen treten gewöhnlich interkurrente Infekte auf, zumal solche der Blase. Die Syringobulbie kann durch Zerstörung lebenswichtiger bulbärer Kerngebiete in wenigen Monaten zum Tode führen.

Halsrippensyndrom

(Naffziger-Syndrom, Scalenus anticus-Syndrom, „Thoracic outlet syndrome")

Der Plexus brachialis und die Arteria subclavia können am Hals durch eine rudimentäre (Hals-)Rippe, ein fibröses Band, durch die erste thorakale Rippe oder einen straffen Skalenusmuskel komprimiert werden, wodurch dann sensible, motorische oder vaskuläre Symptome in einem Arm bzw. in beiden Armen entstehen. Der Beginn der Beschwerden ist von manchen Autoren auf den altersbedingten Tonusverlust der Schultermuskulatur oder auch auf eine exzessive Traumatisierung dieser Muskulatur bezogen worden, wie sie bei angestrengtem Heben oder bei Verstauchungen vorkommt.

Klinische Befunde

Rudimentäre oder voll entwickelte Halsrippen sind ziemlich häufig, verursachen allerdings oft keine Symptome. Obgleich man die Halsrippen nicht selten bilateral angelegt findet, können die Beschwerden auf eine Seite beschränkt bleiben. Eine ein- oder doppelseitige Prominenz der unteren Halsregion oberhalb des Schlüsselbeins kann schon bei der Inspektion auffallen. Druck auf diese Gegend verursacht einen lokalen Schmerz und dazu einen in den Arm bzw. die Hand projizierten Schmerz. Schmerzen und Parästhesien, besonders an der ulnaren Seite des Unterarms und der Hand, kommen am häufigsten vor. Daneben können die Schmerz- und Berührungsempfindlichkeit des Unterarms bzw. der Hand herabgesetzt sein und eine Schwäche der kleinen Handmuskeln bestehen. Die Hand ist manchmal kalt und bläulich verfärbt; die Pulsationen der A. radialis und ulnaris können vermindert sein. Ferner sind Horner-Syndrome als Folge einer Irritation zervikaler sympathischer Nerven beobachtet worden. Der Adson-Test fällt auf der erkrankten Seite meist positiv aus. Dabei legt der sitzende Patient seine Hände auf die Oberschenkel, atmet schnell und tief ein, überstreckt den Nacken und legt den Kopf so weit wie möglich zunächst auf die eine Seite und dann auf die andere; der Test ist dann positiv, wenn der Puls auf der einen Seite nicht mehr getastet werden kann.

Behandlung und Prognose

Der klinische Verlauf variiert. Häufig kommen Remissionen vor, ebenso aber eine langsame Progredienz. Das Tragen einer Armschlinge auf der betroffenen Seite kann vorübergehend Besserung bringen. Bettruhe, Zugbehandlungen der HWS und die Benutzung von Polstern, welche die Schultern unterstützen, erweisen sich als wohltuend. Eine dauerhafte Beschwerdefreiheit kann durch operative Entfernung der Halsrippen, Durchtrennung fibröser

Bänder oder durch einen Schnitt in die vordere Skalenusmuskulatur erreicht werden.

Hydrozephalus

(Vgl. auch S. 690 f.)

Diagnostische Merkmale

- Übermäßiges Schädelwachstum bei relativ normal-klein bleibendem Gesicht
- Nach oral gedrehte Augäpfel („untergehende Sonne")
- Vorgewölbte Fontanelle, klaffende Schädelnähte
- Diaphanoskopisch rotes „Aufglühen" des Schädelinneren
- Röntgen-Luftenzephalogramm: Hirndefekte der verschiedensten Formen und Ausmaße.

Allgemeine Betrachungen

Ein Verschluß der ableitenden Liquorwege oder eine Hirnatrophie können bereits angeboren sein, einerseits als Anlagestörung (z. B. Porenzephalie, Balkenmangel), andererseits nach intrauterin durchgemachter Infektion (z. B. Embryopathie: Röteln oder Fetopathie: Toxoplasmose), letztlich kann auch eine Störung des Gehirns im späteren Leben zum Verschluß der Liquorwege führen (z. B. Meningitis, Tbc, Hirntumoren). Ein Teil dieser Hydrozephalie kann heute durch Hirnoperationen bzw. Katheterdrainagen wirkungsvoll behandelt, teilweise sogar völlig geheilt werden.

Klinische Befunde

A. Symptome und Untersuchungsbefunde: Palpatorisch fallen beim Hydrozephalus im Säuglingsalter die weit klaffenden Schädelnähte und die übergroße Fontanelle auf. Durch Übertragung des Schädelinnendruckes auf die Augen „verschwinden" diese hinter dem unteren Augenlid: Die Iris und Pupille versinken wie die „untergehende Sonne". Beim Beklopfen des Schädels mit den gewinkelt gehaltenen Fingern einer Hand kommt es zum „Schädelschettern". Geistig und statomotorisch sind diese Kinder meistens stark zurückgeblieben.

B. Röntgenbefunde: Nach Austausch von Liquor gegen Luft zeigt sich in den Röntgenaufnahmen (aus verschiedenen Richtungen) das Ausmaß der Hirnatrophie. Bei Verschluß-Hydrozephalus muß die Luftfüllung von proximal des Liquorhindernisses erfolgen, z. B. subokzipital oder gar durch die Fontanelle als Ventrikelpunktion. Bei Verdacht auf Hirntumor werden auch die Arteriographie bzw. die Szintigraphie erforderlich. Die Kernspintomographie (NMR) wird künftig eine wertvolle diagnostische Ergänzung sein.

Behandlung

Die Therapie muß praktisch stets neurochirurgisch sein. Bei Verschmälerung des verbliebenen Hirnmantels bis auf 1 cm Dicke ist eine Katheterventil-Drainage noch indiziert, zumal sich nach Entlastung von dem Liquorüberdruck der Hirnmantel beim jungen Kinde oft erstaunlich ausdehnt (wie ein trockener Schwamm, der ins Wasser geworfen wird).

Prognose

Bei frühzeitiger Operation können bis zu 50% der Kinder gerettet werden; jedoch sind Rezidivoperationen oft erforderlich, weil die Kathetersysteme sich leicht verlegen; diese sind jedoch als relativ „leichte" Eingriffe anzusehen. In der Spätprognose wird man jedoch mit Intelligenz- und anderen Störungen rechnen müssen.

Zerebrale Kinderlähmung

(s. auch S. 691)

Dieses ist wohl eine Sammelbezeichnung für Schäden an zentralen Nerven, die prä- oder perinatal entstanden sind, keine Progredienz zeigen, stark entwicklungsstörend auf die motorischen sowie geistigen Hirnleistungen wirken und darin eine große Diskrepanz zu den anatomischen Ausfällen bieten. Die *infantile spastische Diplegie* ist die Folge der Hirnsklerose, oft mit Hydrozephalus kombiniert; auch sie kann angeboren oder erworben sein (Enzephalitis-Folge). Ihre besonderen Kennzeichen sind: auffallende Bewegungsarmut, Spitzfußstellung, Adduktorenspasmus mit Überkreuzhaltung der Beine, gesteigerte Sehnenreflexe (infolge Muskelhypertonus nur schwer prüfbar), oft Strabismus und Debilität. Dieses (früher als *Little-Syndrom* bezeichnete) Bild kann bereits im Säuglingsalter manifest werden. Die einseitige Form, *Hemiplegia spastica*, vorwiegend (geburts)traumatisch bedingt, zeigt weniger Intelligenzdefekte, kann aber zu Jackson-Anfällen führen.

Behandlung

Langfristige, äußerst konsequent durchzuführende, krankengymnastische Maßnahmen, bevorzugt nach der Methode von Bobath; eventuell orthopädisch-operative Maßnahmen zusätzlich.

Gefäßkrankheiten des ZNS

Zerebrovaskuläre Insulte
(Schlaganfälle)

Diagnostische Merkmale
- Plötzliches Auftreten neurologischer Symptome, die von fokalen Muskelkrämpfen, Hypästhesien und Sprachstörungen bis zum tiefen Koma reichen.
- Erbrechen, Konvulsionen und Kopfschmerz als fakultative Symptome
- Häufig Nackensteifigkeit

Allgemeine Betrachtungen
Der zerebrovaskuläre Insult oder Schlaganfall ist eine fokale neurologische Störung, die auf einem pathologischen Gefäßprozeß beruht. In den meisten Fällen setzen die Symptome abrupt ein und entwikkeln sich so schnell, daß sie nach Sekunden, Minuten oder Stunden voll ausgebildet sind. Im Verlaufe von Stunden bis Monaten kann eine partielle oder vollständige Erholung eintreten.

Drei fundamentale Ereignisse sind Ursache der meisten zerebrovaskulären Insulte: die Thrombose (etwa 60%), die Embolie (etwa 20%) und die Blutung (etwa 20%). Zu den übrigen, selten vorkommenden Ursachen zählen rekurrierende Ischämiereaktionen, hypertensive Enzephalopathien, Migräneanfälle mit Hemiplegie und Synkopen.

Vor dem 40. Lebensjahr ist das Vorkommen zerebrovaskulärer Insulte ungewöhnlich. Die häufigsten, zur Hirnthrombose disponierenden Krankheiten sind die Zerebralsklerose, die Syphilis und andere Infektionen, die Dehydratation und Traumen. Hirnembolien können durch kleine Blutklümpchen entstehen, ferner durch Tumorgewebe, Fett oder bakterielles Material. Anlaß einer zerebralen Blutung ist im allgemeinen die Ruptur eines sklerotischen Hirngefäßes. Subarachnoidale Blutungen kommen gewöhnlich durch die Ruptur eines kongenital schwachen Gefäßes oder eines Aneurysmas zustande.

Der Verschluß einer Hirnarterie durch Thrombose oder Embolie führt zu einem zerebralen Infarkt mit den zugehörigen klinischen Symptomen. Gelegentlich verursachen auch andere Krankheitsprozesse einen Hirninfarkt; sie können dann mit zerebralen Thrombosen oder Embolien verwechselt werden. Hierher gehören venöse Thrombosen des Gehirns, die zerebrale Arteriitis, die arterielle Hypotension, Reaktionen auf Hirnangiographien und flüchtige zerebrale Ischämien.

Vorübergehende Hirnischämien ereignen sich auch ohne Ausbildung eines Infarktes. Sich wiederholende fokalischämische Attacken sind ein schlechtes Omen und treten bei manchen Patienten gehäuft auf. Diese Anfälle können 10 sec bis 1 Std lang dauern, die durchschnittliche Dauer beträgt jedoch 2–10 min. Es kommt vor, daß sich mehrere hundert Anfälle ereignen.

Bei einer erheblichen Zahl von Patienten mit flüchtigen zerebralen Ischämiereaktionen und Infarkten hat man die Symptome auf sklerotische Einlagerungen in extrakraniellen Arterien und dadurch bedingte Stenosen zurückgeführt; dabei handelt es sich besonders um den Abgang der Arteria carotis interna in der Halsregion und in einigen Fällen um intrathorakale Arterien.

Klinische Befunde
A. Frühe subjektive und objektive Symptome: Die Erkrankung tritt in verschiedenen Schweregraden und Erscheinungsformen auf. Der Beginn kann dramatisch sein, wobei der Patient zu Boden fällt, reaktionslos liegenbleibt wie in tiefem Schlaf, eine flushartige Rötung des Gesichts entwickelt, schnarcht oder nach dem Cheyne-Stockesschen Typ atmet, einen gut gefüllten langsamen Puls aufweist und gewöhnlich das Symptom der schlaffen Lähmung eines Armes und Beines bietet. Der Tod kann in wenigen Stunden oder Tagen eintreten. Bei weniger massiven Insulten findet man Störungen der Sprache, der Denkabläufe, der Motorik, der Sensorik oder des Sehens. Alterationen des Bewußtseins sind nicht obligat. Die Symptome können Sekunden, Minuten oder länger anhalten; sie können auch auf Dauer bleiben. Eine wenigstens geringe Erholung tritt fast immer ein.

Kopfschmerzen, Schläfrigkeit, Benommenheit und Orientierungsstörungen können Prodromalerscheinungen sein. Warnende Vorzeichen fokalen Charakters findet man am ehesten bei Thrombosen.

Im Gegensatz dazu sind neurologische Allgemeinsymptome wie Fieber, Kopfschmerzen, Erbrechen, Krämpfe und Koma am häufigsten Ausdruck einer zerebralen Blutung. Nackensteifigkeit kommt bei subarachnoidalen Blutungen oder intrazerebralen Blutungen häufig vor. Störungen geistiger Funktionen beobachtet man gewöhnlich in der Krankheitsphase, die dem akuten Ereignis folgt; typisch sind Verwirrtheitszustände, Desorientierung und Gedächtnisdefekte. Den Erkrankungen bestimmter Arterien ordnen sich bestimmte fokale Symptome bevorzugt zu:

1. Arteria cerebri media: kontralaterale Monoparese oder Hemiparese, Gefühllosigkeit und prickelnde Sensationen; Dysphasie, homonyme Hemianopsie, Flimmerskotome.

2. Arteria cerebri anterior: Schwäche oder Steifheit des kontralateralen Beines.

3. Arteria cerebri posterior: Hemianopsie, Flimmerskotome, eventuell Erblindung.

4. Arteria carotis interna: Kontralaterale Innervationsstörungen, sensible Störungen und Dysphasie; Verwirrtheitszustände, Gedächtnisschwäche, motorische Aphasie und Persönlichkeitsveränderungen; vorübergehende Erblindung oder Amblyopie und Druckminderung in der Arteria centralis retinae der befallenen Seite (Messung durch Ophthalmodynamometrie).

5. Arteria vertebralis und basilaris: Schwindelgefühle; Monoparese, Hemiparese oder Tetraplegie; bilaterale Gefühlsstörungen, schwankender Gang, Ataxie, Diplopie, Dysphasie, Dysarthrie, Erblindung, Taubheit, Verwirrtheit oder Gedächtnisverlust und Bewußtlosigkeit.

6. Vom Aortenbogen abgehende große Gefäße: verminderte oder fehlende Pulsation der Arteria carotis communis, Claudicatio intermittens, lokale Gefäßgeräusche und Blutdruckdifferenzen zwischen dem rechten und linken Arm.

7. Arteria subclavia und Truncus brachiocephalicus: „subclavian steal"-Syndrom bei Okklusion dieser Gefäße mit konsekutivem Kollateralkreislauf durch die Arteria vertebralis der betroffenen Seite; dabei retrograde Fließrichtung des Blutstromes und verminderte Blutversorgung des Gehirns mit Schwindelanfällen und anderen zerebralen Symptomen.

B. Spät auftretende subjektive und objektive Symptome: Sie sind gewöhnlich den akuten Erscheinungen ähnlich und ergeben sich aus der Lokalisation sowie aus dem Umfang des Hirninfarktes bzw. der Blutung. Manchmal kommt es zu einer bemerkenswert vollständigen Erholung, so daß sich die Schädigung von Hirnfunktionen selbst durch spezielle Untersuchungen kaum noch nachweisen läßt (EEG, psychometrische Tests, Pneumenzephalographie etc.). Im allgemeinen bleiben jedoch Reste der initialen Ausfälle bestehen (Hemiparese, sensible Defekte, Aphasie, Hemianopsie, intellektuelle Ausfälle). Die gelähmten Gliedmaßen oder Teile derselben weisen in diesen späteren Stadien gewöhnlich Zeichen der Erkrankung des oberen motorischen Neurons auf: spastische Muskellähmung mit mäßiger Muskelatrophie, Steigerung der Eigenreflexe, Abschwächung oder Fehlen der Fremdreflexe und pathologische Reflexe, z. B. ein positives Babinski-Zeichen. Der Patient kann über längere Zeit orientierungsgestört oder komatös bleiben. Der Tod tritt häufig infolge einer hypostatischen Pneumonie ein.

C. Laborbefunde: Durch eine sorgfältig vorgenommene Lumbalpunktion gewinnt man bei zerebralen oder subarachnoidalen Blutungen blutigen Liquor, der häufig unter erhöhtem Druck steht.

D. Röntgenbefunde: Erst Hirnangiographien ermöglichen die Diagnose von Aneurysmen und Gefäßmißbildungen; sie können Einengungen, Verschlüsse oder andere Abnormitäten extra- und intrakranieller Gefäße zur Darstellung bringen. Röntgenaufnahmen des Schädels zeigen manchmal eine dislozierte Zirbeldrüse oder Kalzifizierungen in der Gefäßmißbildung bzw. im Aneurysma. Die Arteriographie sollte normalerweise aus einer Serie von Untersuchungen bestehen, durch die alle 4 Hirnarterien erfaßt werden. Man kann mit einer Darstellung des Aortenbogens und seiner Abgänge beginnen, wobei man im allgemeinen einen Katheter benutzt, der durch die rechte Arteria axillaris oder brachialis oder auch durch eine der Femoralarterien in den Aortenbogen geführt wird; die Katheterisierung erfolgt gewöhnlich perkutan. Eine CT des Kopfes kann die Ausdehnung eines Hämatoms, einen Hirninfarkt usw. nachweisen.

E. Spezialuntersuchungen: Die meisten größeren zerebrovaskulären Insulte führen zu einem abnormen EEG, das bei wiederholter Ableitung der klinischen Verlaufsbeurteilung dienen kann. Durch das EKG wird gelegentlich ein rezenter, stummer Myokardinfarkt festgestellt, der in bestimmten Fällen als Mitursache zerebraler Infarkte in Betracht kommt. Hirnszintigramme können evtl. eine vermehrte Speicherung in den betroffenen Regionen aufweisen.

Differentialdiagnose

Den Hirntumor kennzeichnet eine Progredienz der klinischen Abweichungen, eine Drucksteigerung des Liquors, der Eiweiß enthält, und eine Stauungspapille. Fokale neurologische Symptome sind gewöhnlich vorhanden.

Patienten mit einem subduralen Hämatom haben eine Kopfverletzung hinter sich, die bei der klinischen Untersuchung auffällt; die Röntgenaufnahmen des Schädels lassen eine Verlagerung der Zirbeldrüse erkennen; außerdem sind das Angiogramm oder die CT charakteristisch. Die Kernspintomographie (NMR) vermag die Diagnose neuerdings auch differentialdiagnostisch abzusichern.

Zur Abgrenzung der Meningitis und Enzephalitis tragen Veränderungen des Liquors bei (Pandy-Reaktion, Eiweißgehalt, Zellzahl und Druck des Liquors; Liquorkultur).

Die hypertensive Enzephalopathie manifestiert sich beim Auftreten von Blutdruckspitzen, es handelt sich häufig um episodische, passagere Symptome.

Bei der Multiplen Sklerose resultieren vielfältige neurologische Besonderheiten; der klinische Verlauf ist durch Remissionen und anschließende Progredienzen gekennzeichnet.

Behandlung

A. Initiales oder akutes Stadium:

1. Allgemeine Maßnahmen: Zunächst ist strikte Bettruhe mit sorgfältiger Überwachung erforderlich, um zusätzliche Verletzungen zu vermeiden. Im Vordergrund steht heute die mehrtägige Infusionsbehandlung mit Rheomacrodex®. Patienten, die erregt sind, sollen Tranquilizer oder Sedativa in hinreichender Dosierung erhalten. Bewußtlose Kranke und solche, die nicht schlucken können, werden per Magensonde oder parenteral ernährt; man soll in diesen Fällen keine orale Nahrungszufuhr anstreben. Wenn die spontane Blasenentleerung ausbleibt, muß katheterisiert werden.

2. *Lumbalpunktion:* Beim Vorliegen einer Blutung hat die Lumbalpunktion äußerst vorsichtig zu erfolgen; man entnimmt gerade soviel Liquor, daß der intensive Kopfschmerz nachläßt. Cave: die Auslösung des Queckenstedtschen Phänomens ist zu unterlassen, wenn Verdacht auf eine Blutung besteht.

3. *Antikoagulantientherapie:* Die Gabe von Antikoagulantien (s. Kapitel 8, S. 358) ist zur Prävention und zur Behandlung zerebraler Thrombosen wie auch bei insuffizienter Durchblutung des Karotissystems und des vertebrobasilaren Systems empfohlen worden. Neuere Untersuchungen mehrerer Kliniken wiesen jedoch darauf hin, daß die Antikoagulantienbehandlung in jedem großen Kollektiv von Patienten mit dem klinischen Bild des Schlaganfalls nur wenigen Kranken hilft. Die besten Aussichten ergeben sich noch für passagere zerebrale Ischämiereaktionen. Die Gefahr einer Blutung ist jedoch erheblich, besonders bei arterieller Hypertonie.

Die Einengungen extrakranieller Arterien (Arteria carotis interna) werden zur Zeit studiert; man arbeitet an operativen Eingriffen zur Korrektur der befallenen Gefäße.

4. *Chirurgische Maßnahmen:* Sie können eine Blutzufuhr zum Gehirn wiederherstellen, die den normalen Verhältnissen näher kommt; in ihrem Gefolge tritt eine klinische Besserung dann ein, wenn der Kollateralkreislauf zuvor nicht ausreichte. Operative Eingriffe schützen das Gehirn manchmal vor zukünftigen Schädigungen, die auf einem Fortschreiten der Gefäßkrankheit mit weiterer Reduktion des gesamten Blutstroms beruhen; sie dienen auch der Prophylaxe von Hirnembolien, die von den stenosierten Bezirken ausgehen. Stenosen, die das Gefäßlumen um weniger als 50% einengen, haben keine Bedeutung und sollten nicht angegangen werden; prophylaktische Operationen an stenosierten Gefäßen bei Patienten ohne zentralnervöse Symptome sind selten indiziert.

Die Notfallchirurgie des akuten Schlaganfalls hat enttäuscht; fatale postoperative Blutungen in infarzierte Hirngebiete sind nicht selten. In den meisten Fällen und besonders bei Kranken im Koma oder Präkoma ist es wahrscheinlich richtig, Untersuchungen der Arterien und chirurgische Maßnahmen so lange zurückzustellen, bis der Zustand sich stabilisiert und der Kollateralkreislauf sich besser ausgebildet hat. Bei Patienten mit intermittierenden Symptomen oder konstant leichten neurologischen Defekten und ebenso bei solchen, die sich von einem größeren vaskulären Insult gut erholt haben, sollte man die Indikation zur Operation prüfen. Komplett hemiplegische Kranke ohne Erholungszeichen profitieren von Operationen, die zur Verbesserung der Blutversorgung des geschädigten Gehirns durchgeführt werden, mit großer Wahrscheinlichkeit nicht. Wenn die Arteria carotis interna vollständig verschlossen und dieser Verschluß mehrere Stunden alt ist, überschreitet die Gefäßthrombose im allgemeinen das zervikale Segment des Gefäßes. Der Versuch, den Blutstrom durch dieses Gefäß operativ wiederherzustellen, bleibt häufig ohne Erfolg.

Die okklusiven Veränderungen der größeren thorakalen Gefäße eignen sich zwar am besten für eine chirurgische Therapie; ganz zufriedenstellend sind aber auch die Ergebnisse der chirurgischen Behandlung stenotischer Läsionen der proximalen Arteria carotis interna nicht. Stenosen der kleineren Arteria vertebralis können ebenfalls erfolgreich operiert werden; wenn jedoch gleichzeitig die Karotis erkrankt ist, sollte sie bevorzugt behandelt werden. Bei kompletten Verschlüssen der A. carotis interna oder der A. vertebralis und bei erheblichen, persistierenden zentralnervösen Symptomen bringt die Chirurgie in den meisten Fällen nur spärliche Erfolge.

B. Zur Rehabilitation des Hemiplegikers[*]: Der Schlaganfall — die Halbseitenlähmung — als Folge einer degenerativen Gefäßerkrankung, nimmt wie der Myokardinfarkt, mit dem er die bekannten Risikofaktoren gemeinsam hat, in erschreckendem Maße zu. Als Todesursache liegt er heute an dritter Stelle nach den übrigen Herz-Kreislauferkrankungen und Tumorleiden. Wie auch beim Herzinfarkt wird der Prozentsatz der jüngeren Opfer einer solchen Katastrophe immer größer. Der apoplektische Insult, ein Begriff, der aus dem Schrifttum verschwinden sollte, da er einen Symptomenkomplex mit *einem* definierbaren ätiologischen Faktor verwechselt, ist keine Alterskrankheit mehr, denn das Erkrankungsmaximum liegt heute unterhalb des 60. Lebensjahres. Es erkranken also überwiegend Personen, die noch im Berufs- und Erwerbsleben stehen. Ein nicht unbeträchtlicher Prozentsatz der unter fünfzigjährigen Halbseitengelähmten hat bereits einen Myokardinfarkt überstanden. Unter diesen Patienten scheint ein latenter Diabetes mellitus als Risikofaktor eine große Rolle zu spielen. Auch scheint bei dieser Gruppe von Patienten ein extrakranieller Gefäßverschluß — vor allem ein solcher der A. carotis int. — als ätiologisches Moment besonders häufig vorzukommen. Der Umstand, daß Herzinfarkt und Schlaganfall die gleichen Risikofaktoren aufweisen und vor allem bei jüngeren Patienten oftmals nacheinander auftreten, also gewissermaßen eine Krankheitseinheit darstellen, findet leider bei uns, im Gegensatz z. B. zu den USA, noch kaum Beachtung. Die „American Heart Association" publiziert z. B. bereits im 14. Jahrgang die

---

[*] Von K. Braun

Zeitschrift „STROKE", die sich ausschließlich mit Fragen des Schlaganfalles befaßt.

Während nun aber der Infarkt-Patient in der Regel optimal behandelt wird und die Bemühungen zunehmen, ihm nach Überwindung der Akutphase eine intensive Rehabilitationsbehandlung angedeihen zu lassen, muß der halbseitengelähmte Patient auf ein gleiches Maß an Zuwendung und Interesse verzichten, obwohl die sozialen Auswirkungen eines Schlaganfalles weitaus größer sind als die eines Myokardinfarktes. Wer einen Herzinfarkt erlitten und überlebt hat, kann meistens in den alten Beruf zurückkehren, gegebenenfalls auf einen neuen, den Verhältnissen angepaßten, umgeschult werden.

Die Mortalität bei der vaskulär bedingten Hemiplegie darf mit etwa 20–30% angenommen werden. Von den Überlebenden der Akutphase, die oft noch viele Jahre zu leben vermögen, können unter idealen Voraussetzungen aber höchstens 20–30% irgendeiner Form von sinnvollem Erwerbsleben wieder zugeführt werden. Etwa 70–80% der Überlebenden sind also gezwungen, mit einer körperlichen oder intellektuellen Behinderung weiter zu existieren. Wenn nun aus den eben angeführten Gründen immer wieder betont wird, eine Rehabilitation Halbseitengelähmter lohne sich aus wirtschaftlichen Gründen nicht, so ist dieser Gesichtspunkt nicht nur inhuman, sondern auch sachlich falsch, da selbst eine Teilrehabilitation von großer subjektiver Bedeutung für den Patienten – und von objektiver Bedeutung für die Familie bzw. die Allgemeinheit ist. Es wird häufig übersehen, daß ein nicht rehabilitierter Hemiplegiker oft ständiger Betreuung bedarf, so daß in diesen Fällen meistens eine Tochter aus dem Berufsleben ausscheidet, um die Pflege zu übernehmen. Durch *eine* Erkrankung gehen *zwei* Arbeitskräfte verloren! Es ist auch zu bedenken, was es für eine Familie bedeutet, ob der Patient sich in gewissem Maße in den Funktionen des täglichen Lebens *selbst* versorgen und stundenweise alleingelassen werden kann oder ob er ständig betreut werden muß, ob er allein auf die Toilette geht oder Begleitung benötigt. Ein „Pflegefall" im Hause kann das Leben einer Familie physisch, psychisch und materiell zerstören. Eine solche Katastrophe ließe sich in vielen Fällen vermeiden, wenn die Möglichkeit und das Verständnis für eine sinnvolle rehabilitative Behandlung vorhanden wären. Daß auch viele der sogenannten „Pflegeheime" keine humanitär oder sachlich verantwortbare Lösung darstellen, sei nur am Rande erwähnt.

Um aber einen Schlaganfallpatienten ganz oder teilweise rehabilitieren zu können, müssen gewisse Voraussetzungen gegeben sein, die jedoch häufig schon in der Akutphase zunichte werden. Es sei daher hervorgehoben, daß vielen Patienten die unsachgemäße oder gleichgültige Behandlung mehr zum Schicksal wird als die Grundkrankheit selbst.

Von entscheidender Bedeutung ist die von Krankheitsbeginn an sachgemäße *Lagerung* der gelähmten und nichtgelähmten Gliedmaßen. Während bei starker Spastik eine Spitzfußstellung nicht immer ganz verhindert werden kann, ist die Außenrotation im Hüftgelenk ein reiner und immer vermeidbarer Pflegefehler, der wegen des starken Bandapparates des Hüftgelenkes, wenn erst einmal eingetreten, sich nicht wieder rückgängig machen läßt und eines der entscheidendsten Rehabilitationshindernisse darstellt. Eine weitere „pflegerische" Maßnahme, die vielen Patienten zum Schicksal wird, ist der routinemäßig eingeführte Blasenkatheter, der häufig Wochen und Monate belassen wird. Dieser stellt nicht nur eine ständige und auf die Dauer nicht zu beherrschende Infektionsgefahr dar und gefährdet mechanisch die ableitenden Harnwege (Druckgeschwüre), sondern erzeugt im Laufe oft kurzer Zeit eine Katheterabhängigkeit, die nicht wieder zu beheben ist, da der Patient das Gefühl für den physiologischen Ablauf der Miktion – Harndrang, Blasenfüllungszustand und Blasenentleerung – verliert. Liegt eine Harnsperre vor, so muß natürlich künstlich entleert werden; liegt aber eine reine Urininkontinenz vor, so sind andere Maßnahmen als der Katheter angezeigt und in vielen Fällen möglich. (Uri-Trip bei Männern; Vorlagen, regelmäßiges Topfen bei Frauen.)

Eine alte Regel besagt, die Rehabilitation beginne „spätestens sofort" – d. h. der Patient muß sobald wie möglich zu eigener Aktivität angehalten werden, und das sowohl im physischen wie im psychischen Bereich. So soll er nicht gefüttert werden, sondern mit der gesunden Hand essen und nur in jenen Funktionen Hilfe erhalten, die selbst durchzuführen er noch nicht imstande ist. Der durch liebevolle Pflege zu vollkommener Unselbständigkeit erzogene Hemiplegiker stellt eines der traurigsten menschlichen Schicksale dar (overprotection). Aus ähnlichen Gründen muß der Patient möglichst frühzeitig und seinem Leistungsvermögen angepaßt aus dem Bett genommen werden und im Stuhl sitzen. Dadurch wird das Gleichgewicht geübt, Atmung und Herzmuskelleistung verbessert und der durch Immobilisation bedingten negativen Kalzium- und Stickstoffbalance – die an sich schon irreparabel und somit auf die Dauer fatal werden kann – entgegengewirkt. Auch lösen sich manche Miktionsprobleme, sobald die Aktivierung des Kranken beginnt.

Im allgemeinen wird der Hemiplegiker nach den ihm verbliebenen motorischen und sprachlichen Restfunktionen eingeschätzt und das Rehabilitationspotential dementsprechend beurteilt. Das genügt aber nicht! Wenn von sprachlichen Störungen die Rede ist und die Begriffe „motorische und sensorische Aphasie" Erwähnung finden, müssen ebenfalls die übrigen der Kommunikation dienenden Funktionen wie Lesen, Schreiben und Rechnen genannt werden. Auch das Verständnis für Gesten kann verlorengehen, und es können Störungen der Begriffsbildung und Begriffserfassung auftreten. Zu den ins Auge springenden Lähmungen pyramidaler Genese fällt dem Beobachter oft zusätzlich eine mehr oder weniger deutliche extrapyramidale Symptomatik auf, die sich durch Akinesie, mimische und psycho-intellektuelle Starre manifestiert. Die Behandlung des extrapyramidalen Syndroms mit den üblichen Mitteln kann wesentlich zum Wohlbefinden des Patienten und zur Besserung des Rehabilitationspotentials beitragen.

Zu den oft auch vom Patienten nicht verifizierten Defekten gehören Störungen der optischen Wahrnehmung. Zu den häufigsten gehört die meist homonyme Hemianopsie, ein Gesichtsfeldausfall beim Blick nach der gelähmten Seite, wenn die Sehbahn zwischen Chiasma opticum und dem Corpus geniculatum laterale unterbrochen ist. Dieser Gesichtsausfall kann, wenn er vom Kranken nicht bemerkt wird, meistens durch einfache Untersuchung nachgewiesen werden: läßt man den Patienten z. B. zeichnen, so läßt er das Zeichenblatt im Bereich der Wahrnehmungsstörung unbenutzt. Die Bedeutung dieser Störung liegt in der Verunsicherung des Kranken, der nicht gesehene Gegenstände anstößt, umwirft und dadurch fällt oder eventuell später im Straßenverkehr das sich von der „blinden" Seite her nähernde Auto nicht sieht. Der Gesichtsfeldausfall kann mehr oder weniger dadurch ausgeglichen werden, daß der Kranke daran gewöhnt wird, den Kopf mehr nach der Störungsseite zu drehen. Bei nicht einsichtigen Patienten genügt es meistens, den Nachttisch auf die Seite der Sehstörung zu stellen. Dort sollen sich die Familienbilder, Radio usw. befinden, und auch die Mahlzeiten sollen ihm dort serviert werden. Auf diese Weise kann in der Regel im Verlauf von zwei Wochen das Problem praktisch durch Gewöhnung an das Kopfwenden ausgeschaltet werden. Über den Protest des Patienten über diese „Unmenschlichkeit" muß freilich im Interesse des Kranken hinweggesehen werden. Darüber hinaus kommen noch andere optische Wahrnehmungsstörungen beim Hemiplegiker vor; häufig sind z. B. — wenn auch viel seltener nachgewiesen oder nachweisbar — Verschiebungen der horizontalen und vertikalen Sehachse, die auf Grund eines Sehdefektes motorische Funktionsstörungen vortäuschen.

Manche funktionellen Störungen, die sich als schwere oder auch absolute Rehabilitationshindernisse erweisen können, gehören dem neuropsychopathologischen Bereich an. Es handelt sich um organisch bedingte, anatomisch oft nicht lokalisierbare Symptome, die vom Gesunden zwar erkannt, aber nicht nachempfunden oder verstanden werden können; jedoch vermag eine sorgfältige Untersuchung manche dieser „höheren psychischen Defekte" aufzudecken. Folgende Beispiele seien angeführt: die Unfähigkeit, rechts und links zu unterscheiden (z. B. beim Gerstmann-Syndrom); die Unfähigkeit, die eigene Krankheit oder den Defekt wahrzunehmen (Anosognosie, Nosagnosie); Orientierungsstörungen am eigenen oder fremden Körper, die als Autotopagnosie bezeichnet werden. Unter Neglekt versteht man die Nichtbeachtung und Nichtwahrnehmung der erkrankten Körperhälfte. Agnosien sind nicht selten. Eine Gesichtsapraxie fällt vor allem beim schwer Sprachgestörten auf. Eine konstruktive Apraxie ist leicht nachzuweisen. Störungen der Feinmotorik bei sonst guter Leistung der einzelnen Muskeln sowie ataktische Phänomene sind oft nicht zu beherrschende Komplikationen. Hauptsächlich letzteren (z. B. Wallenberg-Syndrom) kommt deshalb besondere Bedeutung zu, weil die neurologischen Verbindungen zum Kleinhirn im Zentralnervensystem *nicht* kreuzen, die ataktischen Störungen also *homolateral* (auf der Seite der organischen Läsion) in Form einer Hemiataxie auftreten, während die Gegenseite (kontralateral) eine Hemiplegie aufweist.

In diesem Zusammenhang muß ein Behandlungsverfahren angeführt werden, das in der Literatur und Praxis als „Einhändertraining" bezeichnet wird. Verstanden wird unter diesem Begriff die betonte Beübung der nicht-gelähmten Hand, wenn die paretische funktionell ausfällt (z. B. mit der linken Hand schreiben beim rechts gelähmten Hemiplegiker). Voraussetzung zu einem erfolgreichen Einhändertraining ist natürlich die anatomische und neurophysiologische Intaktheit der gesunden Hand. Wie aus dem vorangegangenen Absatz hervorgeht, ist jedoch die „gesunde" Hand aus verschiedensten Ursachen oft nicht voll oder gelegentlich auch gar nicht einsatzfähig. Aus diesem Grund ist der Begriff „Einhändertraining" irreführend und sollte besser vermieden werden.

Zusammenfassend läßt sich feststellen, daß zur sinnvollen Durchführung einer Rehabilitationsbehandlung beim Hemiplegiker folgende Voraussetzungen gegeben sein müssen:

1. Da Rehabilitation die aktive Mitarbeit des Patienten erfordert, muß dieser voll motiviert und lernfähig sein.

2. Es muß ein Rehabilitationspotential vorhanden sein; durch Pflegefehler entstandene Komplikationen (Außenrotation im Hüftgelenk, Flektionskontrakturen der Kniegelenke durch „Knierollen" usw.) dürfen ein gewisses Maß nicht überschreiten.

3. Es muß eine Kommunikationsmöglichkeit mit dem Patienten (Mitteilungsmöglichkeit) vorhanden sein.

Störungen des Körper- und Raumschemas stellen ein schweres, oft unüberwindbares Rehabilitationshindernis dar. Urininkontinenz stellt ein relatives, Stuhlinkontinenz meist ein absolutes Rehabilitationshindernis für die Dauer ihres Fortbestehens dar.

Die krankengymnastische Behandlung hat, wo möglich aktiv, sonst durch passives Durchbewegen bereits in den ersten Krankheitstagen zu beginnen. Auf den gemachten Fortschritten und der Besserung des neurologischen Bildes wird die weitere Behandlung aufgebaut. Massage wird vom Hemiplegiker zwar oft als angenehm empfunden, doch ist dieses Verfahren beim Halbseitengelähmten nicht in der Lage, Muskelfunktionen zu verbessern, zu erhalten oder neu zu schaffen. Gleichbedeutend neben der Krankengymnastik ist die Beschäftigungs-(Ergo-) Therapie, deren Aufgabe in erster Linie in der Übung der Koordinationsbewegungen, der Feinmotorik und der Schulung des Patienten in den Funktionen des täglichen Lebens liegt. Hand in Hand damit geht die Unterweisung des Kranken im Umgang mit den eventuell nötigen Hilfsgeräten, von denen viel zu wenig Gebrauch gemacht wird.

Kommt ein Patient erst längere Zeit nach Erkrankungsbeginn zur Rehabilitationsbehandlung oder liegen bereits Kontrakturen der Schulter- und Hüftgelenke vor, so müssen Röntgenaufnahmen den Nachweis erbringen, ob extraartikuläre Verkalkungen entstanden sind, die sehr schmerzhaft sein können und bei der Behandlung besonders beachtet werden müssen. Osteoporotische und dem Sudeckschen Syndrom ähnliche Knochenveränderungen als Folge neurovegetativer Fehlsteuerung und mangelhafter Aktivität werden im allgemeinen an den gelähmten Extremitäten nachweisbar sein.

Häufig müssen die eigentlichen Bewegungsübungen, wie z. B. dem Gehen, Muskelkräftigungsübungen vorangehen. Bewährt haben sich hier auch Übungen am Schlingentisch. Bei schmerzhaften Kontrakturen der Gelenkkapseln sind Fangopackungen hilfreich; Muskelspasmen lassen sich oft durch Eisbehandlung wesentlich bessern.

Die ersten Gehübungen sollten mit Hilfe einer Krankengymnastin in einem Gehbarren unternommen werden. Das so beliebte Gehen im sogenannten „Gehwagen" ist deshalb nicht zu empfehlen, weil der Kranke wegen seiner Lähmung nur in den Wagen „gehängt" werden kann und in dieser Position nicht das tut oder tun kann, was das eigentliche Übungsziel ist: Belastung und Gebrauch des gelähmten Beines. Aus dem gleichen Grund ist die beliebte Unterarmkrücke (auch französische oder kanadische Krücke genannt) für Hemiplegiker nicht zu empfehlen, denn der Patient gewöhnt es sich an, mit der gesunden Seite unter Emporschieben der Schulter sich in die Krücke zu legen und schief gehend das gelähmte Bein nicht oder ungenügend zu belasten. Sobald der Patient außerhalb des Barrens gehen kann, sollte er daher einen Handstock benutzen. Gibt ihm ein solcher nicht gleich genügend Stabilität, so ist vorübergehend oder auch für die Dauer eine Vier-Punkt-Gehhilfe von Nutzen. Unseres Erachtens sollten Hemiplegiker, auch wenn sie ohne Stock gehen können, außerhalb des Hauses einen Stock benutzen, da erfahrungsgemäß stets eine Fehlbelastung der Hüftgelenke zurückbleibt, die nach einigen Jahren zu einer Coxarthrose der gesunden Seite führt. Frauen scheinen von dieser Komplikation öfter befallen zu sein als Männer.

Eines der häufigsten Gehhindernisse des Hemiplegikers stellt die Schwäche oder der völlige Ausfall der Fußhebermuskulatur dar. Kann diese durch intensive Übungsbehandlung nicht ausreichend gekräftigt werden, so muß man durch entsprechende Schienung Abhilfe schaffen. Während der Behandlung bringt ein Peronaeus-Zügel Erleichterung. Leider wird bei der Fußheberlähmung des Halbseitengelähmten noch immer häufig ein hoher orthopädischer Schuh mit an der Rückseite eingearbeiteter Schiene (sog. „Heidelberger Winkel") verordnet. Die Nachteile dieses Verfahrens sind: Wegen der erhöhten Spannung der Achillessehne vertragen spastisch Gelähmte hohe Schuhe schlecht. Da der Patient im allgemeinen seitlich (in Supination) umknickt, ist die hinten im Schuh befindliche Schiene nur von geringem Stützwert. Da das „Schuh-Schiene-System" starr ist, wird das Fußgelenk festgestellt, blockiert, so daß der Kranke beim Gehen den Fuß nicht abrollen kann. Gleichzeitig degeneriert die fixierte Fußmuskulatur. Außerdem sind die Kosten sehr hoch, das Gewicht des Schuhes beträchtlich.

Die genannten Nachteile des „Heidelberger Winkels" lassen sich mit einem Leichtmetallbügel umgehen, der an einem Halbschuh an der Außenseite befestigt wird und der in Knöchelhöhe ein Federgelenk besitzt, dessen die Fußheberschwäche ausgleichende Hebekraft durch eine Schraube den individuellen Ansprüchen gemäß eingestellt werden kann. Nur in sehr seltenen Fällen muß auch an der Innenseite ein gleicher Bügel getragen werden. Diese Form apparativer Versorgung ist die gewichtsmäßig geringste, wirtschaftlichste und physiologischen Verhältnissen am ehesten entsprechende. Das Gerät kann jetzt auch in vom Schuh abnehmbarer Ausführung geliefert werden, so daß die Schuhe gewechselt werden können. Nicht am Schuh befestigte, an Einlagen angebrachte Peronaeus-Schienen sind erheblich weniger wirkungsvoll und geben schon deshalb einen nur reduzierten Halt, weil der Schuh wegen der Einlagen zu groß sein muß und daher nicht genügend Stabilität verleiht.

Auch bei der oberen Extremität sind oft stützende Maßnahmen notwendig. So muß der schlaff gelähmte Arm in einer Schlinge getragen werden, um zu verhindern, daß der Humeruskopf durch das Eigengewicht des Armes subluxiert und die Gelenkskapsel überdehnt wird. Auch die Hand muß häufig geschient werden. Je nach der vorliegenden Problematik muß gegebenenfalls eine Lagerungs- oder Funktionsschiene angepaßt werden.

Gleichzeitig mit der krankengymnastischen Übungsbehandlung und der Ergotherapie läuft die Sprachbehandlung, die alle Bereiche des gestörten Kommunikationsvermögens zu umfassen hat. Sprach- und Sprechstörungen müssen ebenso behandelt werden wie solche des Lesens, Schreibens und Rechnens. Bei entsprechendem Behandlungserfolg müssen eine Berufstherapie oder berufliche Umschulungsbehandlung angeschlossen werden. Auf technische Details kann hier, ebenso wie bei den Arbeitsgebieten der Bewegungs- und Beschäftigungstherapie, nicht eingegangen werden.

C. Stadium der Restitution und Konvaleszenz*:

Die Rehabilitation des Patienten mit zerebralem Insult sollte frühzeitig einsetzen und intensiv durchgeführt werden; sie strebt folgende Ziele an: 1. die Mobilisierung und besonders die Wiederherstellung der Gehfähigkeit; 2. das Erreichen einer gewissen Selbständigkeit bei den täglichen Verrichtungen; 3. die psychosoziale Anpassung an die Körperbehinderung und 4. die Prävention einer sekundären Verkrüppelung. Da die Patienten mit apoplektischem Insult unterschiedliche Behinderungen aufweisen, muß sich das Rehabilitationsprogramm nach den jeweiligen funktionellen Ausfällen richten. Die Rehabilitation jener Patienten, die nur von einer Hemiplegie betroffen sind, ist relativ einfach. Hier kann man das Programm nach 4 Phasen gestalten, nämlich nach den Phasen der Bettlägerigkeit, des Aufstehens, des Treppensteigens und des Gehens am Stock.

1. Phase der Bettlägerigkeit. Diese Phase beginnt am zweiten oder dritten Krankheitstag bzw. dann, wenn der Kranke das Bewußtsein wiedererlangt hat. Das Bett des Patienten soll Stuhlhöhe haben und mit seitlichen Gittern sowie mit einem Trapez zum Aufrichten versehen sein.

a) *Übungen*: Die Dauer der 4-stündlich durchgeführten Übungen beträgt zweckmäßigerweise am Anfang 10 min und wird allmählich gesteigert.
1. Der Kranke legt sich mit Hilfe der gesunden Extremität vom Rücken auf die Seite, von der Seite auf den Bauch und dreht sich wieder zurück.
2. Der Kranke zieht sich am Trapez mit der gesunden Hand in eine Sitzhaltung.
3. Er führt im Bett seitwärts, aufwärts und abwärts gerichtete Bewegungen aus.
4. Er setzt sich auf die Bettkante, läßt die Beine baumeln und bewegt sich mit Hilfe der intakten Extremitäten an der Bettkante entlang.

b) *Selbständige Versorgung* (mit der gesunden Hand):
1. Waschen des Gesichtes und der Hände; Kämmen; Rasieren.

---

* Von G. G. Hirschberg

2. Einnahme der Mahlzeiten, zunächst im Bett, mit Anlehnung des Rückens; später in sitzender Haltung am Bettrand.
2. Phase des Aufstehens. Sie beginnt 3–5 Tage nach dem ersten Tag der Initialphase.
a) *Übungen*: Der Patient sitzt in einem Lehnstuhl, mit der gesunden Körperseite zum Fußende des Bettes gewandt; die vertikale Stange des Bügels über dem Bett soll in Reichweite der gesunden Hand sein, während der gelähmte Arm in einer Schlinge liegt. Jede der folgenden Übungen sollte alle 4 Std 10× ausgeführt werden, wobei sich der Patient mit der gesunden Hand festhält:
1. Der Kranke richtet sich mit Hilfe des gesunden Beines zum Stand auf und setzt sich wieder.
2. Er steht auf und macht eine leichte Kniebeuge; die Übung wird mit immer tieferen Kniebeugen wiederholt.
3. Der Kranke stellt sich auf die Zehenspitzen, geht wieder zurück und setzt sich.
b) *Selbständige Versorgung mit der gesunden Hand*:
1. Waschen des ganzen Körpers im Bett.
2. An- und Ausziehen, mit Ausnahme der Schuhe.
3. Phase des Treppensteigens. Diese Phase beginnt 2–10 Tage nach dem ersten Tag der Aufstehphase.
a) *Übungen*: Der Patient sitzt auf einem Stuhl am unteren Ende einer Treppe; die gesunde Hand umfaßt das Treppengeländer. Der gelähmte Arm liegt in einer Schlinge; das gelähmte Bein ist notfalls geschient.
1. Nachdem sich der Kranke mit der gesunden Hand am Geländer aufgerichtet hat, steigt er mit dem gesunden Bein eine Stufe hoch und zieht das gelähmte Bein nach; auf diese Weise nimmt er mehrere Stufen.
2. Beim Heruntersteigen geht das gelähmte Bein voraus, das gesunde Bein wird nachgesetzt.
b) *Selbständige Versorgung*: Der Patient sollte nunmehr in der Lage sein, sich ohne Hilfe zu waschen, an- und auszuziehen und seine Mahlzeiten einzunehmen.
c) *Schienung*:
1. Wenn beim Treppensteigen der gelähmte Vorderfuß hängt, sollte eine kurze Schiene angelegt werden, um die Plantarflexion im Knöchelgelenk zu sperren.
2. Bei einer Supinations- und Abduktionsstellung sollte eine kurze Schiene mit einem T-Zügel angewandt werden.
3. Ein völlig funktionsuntüchtiges Bein erfordert eine lange Schiene.
4. Phase des Gehens am Stock. Sie beginnt, sobald der Kranke imstande ist, eine ganze Treppenflucht ohne wesentliche Ermüdungserscheinungen hinauf- und hinabzusteigen.
a) *Langsames Gehen* (geeignet für ängstliche Kranke und Kranke mit Gleichgewichtsstörungen): Der Stock wird vorgesetzt, der gesunde Fuß an den

Tabelle 17-3. Diagnose bedrohlicher zerebrovaskulärer Störungen

	Intrazerebrale Blutung	Hirnthrombose	Hirnembolie	Subarachnoidalblutung	Intrakranielle Blutung bei Gefäßmißbildung
Beginn	Gewöhnlich bei körperlicher Aktivität. Erhebliche Kopfschmerzen (falls der Patient seine Beschwerden mitteilen kann)	Prodromale Episoden von Schwindelgefühlen, Aphasie und anderen Symptomen mit Besserungen zwischen den Anfällen. Keine Abhängigkeit von körperlicher Anstrengung	Symptomatik entwickelt sich gewöhnlich in Sekunden oder Minuten. Kein Kopfschmerz. Meist keine Vorzeichen. Keine Abhängigkeit von körperlicher Anstrengung	Plötzliches Einsetzen schwerer Kopfschmerzen. Keine Abhängigkeit von körperlicher Anstrengung	Plötzlich auftretende „Schlaganfälle" junger Patienten. Kein Kopfschmerz. Keine Abhängigkeit von körperlicher Anstrengung
Verlauf	Schnelle Entwicklung einer Hemiplegie und anderer Symptome (in Minuten oder einer Stunde)	Allmähliche Progredienz (in Minuten bis Stunden). Manchmal schnelle Besserungen	Schnelle Besserungen möglich	Unterschiedlich; größte Gefahr gewöhnlich in den ersten Tagen	Frühe Stadien meist am kritischsten
Vorgeschichte und nosologische Beziehungen	Blutungsverdacht zumal bei gleichzeitigen sonstigen Blutungen, bei akuter Leukose, aplastischer Anämie, thrombopenischer Purpura und Leberzirrhose	Hinweise auf Arteriosklerose (zumal der Kranzgefäße, peripherer Gefäße und der Aorta). Disponierende Begleitkrankheiten: Diabetes mellitus, Xanthomatose	Rezente Embolien (1) in anderen Organen (Milz, Nieren, Lungen, Extremitäten, Intestinum), (2) in verschiedenen Gefäßprovinzen des Gehirns	Anamnestisch wiederholte Nackensteifigkeit, Kopfschmerzen und evtl. vorausgegangene Subarachnoidalblutung	Anamnestisch wiederholte Subarachnoidalblutungen; Epilepsie
Bewußtsein	Rasch progrediente Bewußtseinsstörung bis zum Koma	Relative Bewußtseinsklarheit	Relative Bewußtseinsklarheit	Relativ kurzdauernde Bewußtseinsstörung	Relativ kurzdauernde Bewußtseinsstörung
Neurologische Befunde	Herdzeichen oder bestimmten Arterien zugeordnete Syndrome; Nackensteifigkeit	Herdzeichen oder bestimmten Arterien zugeordnete Syndrome	Herdzeichen oder bestimmten Arterien zugeordnete Syndrome	Herdzeichen fehlen häufig. Kernig- und Brudzinski-Zeichen positiv	Herdzeichen; kranielle Gefäßgeräusche
Spezielle Befunde	Hochdruck-Retinopathie, Linkshypertrophie des Herzens und Hinweise auf hochdruckbedingte Zerebralsklerose	In vielen Fällen Hinweise auf Koronarsklerose bzw. allgemeine Gefäßsklerose	Herzrhythmusstörungen (absolute Arrhythmie!) oder Myokardinfarkt (gewöhnlich stammen die Emboli aus dem Herzen)	Subhyaloide (präretinale) Blutungen	Subhyaloide (präretinale) Blutungen und retinale Angiome
Blutdruck	Arterielle Hypertonie	Arterielle Hypertonie	Normotonie	Oft arterielle Hypertonie	Normotonie
Liquor cerebrospinalis	Massiv blutig	Klar	Klar	Massiv blutig	Massiv blutig
Röntgenaufnahmen des Schädels	Verdrängung der Epiphyse zur Gegenseite	Erkennbare Verkalkung des Siphons der A. carotis interna; Verlagerung der Epiphyse zur Gegenseite möglich	Epiphyse nicht oder nur gering verlagert	Manchmal partielle Verkalkung der Wand des Aneurysmas	Röntgenologische Darstellung typischer Verkalkungen möglich
Zerebrale Angiographie	Das hämorrhagische Areal erscheint gefäßfrei; die Arterien und Venen der Umge-	Arterieller Verschluß oder Einengung des Circulus Willisii (A. carotis interna usw.)	Verschluß von Ästen des Circulus Willisii (A. carotis interna usw.)	Typische aneurysmatische Veränderungen von Arterien des Circulus Willisii (A. carotis	Charakteristische arteriovenöse Mißbildungen

Tabelle 17-3. (Fortsetzung

	Intrazerebrale Blutung	Hirnthrombose	Hirnembolie	Subarachnoidal-blutung	Intrakranielle Blutung bei Ge-fäßmißbildung
	bung sind gestreckt und verlagert			interna, A. cere-bralis media, A. ce-rebralis anterior usw.)	
Hirnszintigra-phie	Kann eine vermehrte Speicherung in der betroffenen Hirnre-gion zeigen; am ausgeprägtesten nach 2–3 Wochen, anschl. Abnahme bis zur Normalisierung			normal	vermehrte Spei-cherung evtl. in Gebieten arterio-venöser Mißbil-dungen
Echoenzepha-lographie	Kann eine Verschiebung der Mittellinie auf die entgegengesetzte Seite zeigen, wenn die zerebrale Läsion im Sinne der Massenverschiebung wirkt.				
Computerto-mographie (CT)	Kann eine Hämatomausdehnung und -lage sowie einen Infarkt (mit Verdrehung, Verlegung oder Ver-schiebung der Ventrikel) nachweisen				

[a] Erlaubte Reproduktion aus J. G. Chusid: Correlative Neuroanatomy and Functional Neurology, 17. Ausgabe. Lange 1979

Stock herangeführt und schließlich der gelähmte Fuß nachgezogen.

b) *Schnelles Gehen*: Der Patient steht auf dem ge-sunden Bein, setzt den Stock und das gelähmte Bein gleichzeitig nach vorn und belastet beide. Dann führt er das gesunde Bein einen Schritt vor und ver-lagert das Gewicht wieder auf die gesunde Seite; in dieser Weise wird fortgefahren.

D. Spezielle Probleme bei Hemiplegie:

1. Behandlung der oberen Extremität. In den meisten Fällen kehren brauchbare Funktionen des gelähm-ten Armes nicht wieder. Wenn die Schultermuskula-tur spastisch wird, kann auf die Schlinge verzichtet werden. Der Patient sollte 2× tgl. mit der gesunden Hand die gelähmten Finger, das Handgelenk und den Ellenbogen bewegen und dabei den größtmögli-chen Bewegungsradius wahrnehmen. Um auch die gelähmte Schulter im maximalen Umfang zu bewe-gen, kann der Kranke mit der gesunden Hand an einem Seil ziehen, das oben über eine Rolle geführt und am Handgelenk des gelähmten Arms befestigt ist. Bei 90% der halbseitig gelähmten Patienten ent-wickeln sich als Folge von Verletzungen bei Be-handlungsbeginn Schulterschmerzen. Diese Vor-kommnisse lassen sich durch eine adäquate Lage-rung im Bett und eine Armschlinge vermeiden. Die Schulterschmerzen kann man mit analgetischen Me-dikamenten, Ruhigstellung der Schulter und vor-sichtigen Bewegungsübungen behandeln.

Wenn die gelähmte Extremität nur teilweise funk-tionstüchtig wird, sollte sie auch nur so weit benutzt werden, wie es vernünftig und zweckmäßig ist.

2. Behandlung der Aphasie. Beim Auftreten einer Aphasie beginnt man möglichst früh mit Sprech-übungen (tgl. mehrmals ¹/₂ Std). Wenn es sich um eine sensorische Aphasie oder Worttaubheit han-delt, dann stößt die Durchführung des oben angege-benen Programms auf extreme Schwierigkeiten, weil ja vorausgesetzt wird, daß der Kranke die an ihn gestellten Forderungen versteht.

3. Behandlung der Hemianopsie (ein weniger schwerwiegendes Problem). Beim Vorliegen dieses Symptoms hält man den Kranken dazu an, den Kopf stets zur hemianoptischen Seite zu drehen, damit er sein Gesichtsfeld immer vor sich hat.

4. Behandlung der Inkontinenz. Manche Hemiplegi-ker sind im Frühstadium inkontinent. Ein Dauerka-theter wird jedoch nur selten benötigt. Man erinnert den Kranken daran, die Blase in Abständen von ei-ner Stunde willkürlich zu entleeren. Die Intervalle können allmählich verlängert werden.

5. Hirnorganisches Syndrom. Eine Störung geistiger Funktionen erschwert das ganze Rehabilitationspro-gramm. Der Patient kann das eine Mal verwirrt und ein anderes Mal aufnahmefähig sein; dann sollten natürlich die bewußtseinsklaren Phasen genutzt werden. Hirnorganische Syndrome findet man nach Ablauf mehrerer Schlaganfälle häufiger. Im allge-meinen bessert sich die geistige Leistungsfähigkeit während eines aktiven Rehabilitationsprogramms erheblich.

6. Medikamentöse Therapie. Alle dämpfenden Me-dikamente können sich, auch bei geringer Dosie-rung, auf den Kranken mit apoplektischem Insult nachteilig auswirken. Sie verursachen oder ver-schlimmern gelegentlich Orientierungsstörungen, Aphasien, Schwindelgefühle und Inkontinenzen. Bei der Behandlung des Hochdrucks und epileptischer Anfälle sollte man nach Möglichkeit Substanzen ohne dämpfende Wirkungskomponente bevorzugen (indem man zum Beispiel statt Reserpin Chlorothiazid verordnet). Stimulantien können dagegen bei verwirrten und depressiven Kranken die psychischen Funktionen günstig beeinflussen. Hier empfiehlt sich besonders Methamphetamin.

Prognose

Bei zerebraler Thrombose hängt der Verlauf in hohem Maße von der Lokalisation und der Ausdehnung des Hirninfarktes sowie vom Allgemeinzustand ab. Je mehr Zeit bis zum Eintritt einer Besserung verstreicht, desto ungünstiger wird die Prognose.

Für den Ablauf von Apoplexien, die durch Embolie verursacht sind, spielen die Grundkrankheit und Embolisierungen anderer Organe eine wesentliche Rolle.

Die intrazerebrale Blutung hat eine schlechte Prognose, besonders bei gleichzeitiger Hypertonie und Arteriosklerose.

Wenn der Kranke das akute Ereignis überlebt, kann die Prognose quoad vitam gut sein. Nach Durchführung einer aktiven Rehabilitation sind viele Patienten in der Lage, zu laufen und für sich selbst zu sorgen. Weniger häufig kommt eine Wiederherstellung brauchbarer Funktionen der oberen Extremität vor. Funktionelle Restitutionen sind kaum zu erwarten, wenn ein schweres hirnorganisches Residualsyndrom oder eine sensorische Aphasie vorliegen.

Intrakranielle Aneurysmen
(Subarachnoidalblutung)

Diagnostische Merkmale
Vor der Ruptur
- Kopfschmerz bei Anstrengungen
- Symptome von seiten der Hirnnerven II, III und V
- Strömungsgeräusche in Kopfgefäßen
- Oft asymptomatisch
Nach der Ruptur
- Plötzliches Einsetzen massiver Kopfschmerzen ohne sichtbare Ursache
- Nur kurz dauernde Bewußtseinsstörungen
- Nackensteifigkeit
- Blutiger Liquor

Allgemeine Betrachtungen
Der Durchmesser intrakranieller Aneurysmen variiert von 5–6 mm bis 10 cm; außerdem kann sich noch die Größe individueller Aneurysmen von Zeit zu Zeit ändern. Größere Aneurysmen können die Schädelknochen und die Sella turcica arrodieren

und anliegendes Hirngewebe oder Hirnnerven komprimieren. Die meisten Aneurysmen sind nahe der Schädelbasis lokalisiert, und fast die Hälfte von ihnen nehmen ihren Ausgang von der Arteria carotis interna oder der Arteria cerebri media. Es handelt sich gewöhnlich um Einzelaneurysmen. Ein gleichzeitiges Vorkommen kongenitaler intrakranieller Aneurysmen und polyzystischer Nieren sowie einer Aortenisthmusstenose ist beobachtet worden. Sackaneurysmen sind bei Kindern selten; ihre höchste Inzidenz liegt zwischen dem 35. und 65. Lebensjahr. Eine spindelförmige Erweiterung der Arteria basilaris oder der terminalen Anteile der Arteria carotis interna kann sich auf dem Boden diffuser arteriosklerotischer Veränderungen entwickeln. Miliare Sackaneurysmen werden häufig in der Nähe der Bifurkation eines zum Circulus Willisii gehörenden Gefäßes beobachtet. Sie kommen bei angeborenen Abnormitäten der Muskularis vor. Das Aneurysma embolomycoticum, Ergebnis einer Arteriitis – entstanden durch eine bakterielle Embolie –, wird relativ selten angetroffen. Größere Aneurysmen können teilweise oder vollständig mit Blutklümpchen gefüllt sein, gelegentlich sind sie verkalkt.

Klinische Befunde
A. Symptome: Vor der Ruptur besteht Beschwerdenfreiheit, oder die Aneurysmen verursachen in Abhängigkeit von ihrer Lokalisation und Größe bestimmte Symptome. Bevorzugt treten Anstrengungskopfschmerzen und solche Störungen auf, die sich aus einer Beteiligung der Hirnnerven II, III und V ergeben. Auf der betroffenen Seite hört man manchmal ein Gefäßgeräusch.

Nach der Ruptur entwickeln sich die Symptome der akuten Subarachnoidalblutung. Manchmal kommt ein periodischer Halbseitenkopfschmerz vor, der klinisch dem der Migräne ähnelt. Infolge der kortikalen Irritation durch die Blutung können auch Konvulsionen auftreten. Der Blutdruck ist oft erhöht.

B. Röntgenbefunde: Durch Anwendung der Karotis- oder Vertebralisangiographie kann ein Aneurysma röntgenologisch dargestellt werden. Eine CT des Kopfes kann die Ausdehnung und den Sitz sowie die Ursache der Blutung bestimmen. Künftig kann für derartige Untersuchungen auch die Kernspintomographie (NMR) herangezogen werden.

Differentialdiagnose
Sie hat intrakranielle Tumoren und andere Ursachen plötzlicher intrakranieller Blutungen zu berücksichtigen.

Behandlung und Prognose
In den meisten Fällen überlebt der Patient die erste akute Blutung, ein Blutungsrezidiv ist jedoch wahrscheinlich. Wegen der hohen Mortalität der sponta-

nen Subarachnoidalblutung und der Wahrscheinlichkeit einer Wiederholung dieses Ereignisses gelten die intrakraniellen Aneurysmen als ernste pathologische Zustände. Antifibrinolytische Substanzen können während der aktiven Blutung zur Verhinderung eines Rezidivs eingesetzt werden. Die Entscheidung für ein chirurgisches Vorgehen anstelle einer internistischen Behandlung richtet sich nach zahlreichen Umständen; dazu zählen die Größe und die Lokalisation des Aneurysmas, der klinische Gesamtzustand des Patienten, das Geschick und die Erfahrung des Chirurgen und schließlich die zur Zeit vorherrschende Form eines bestimmten therapeutischen Verhaltens. Verschiedene operative Methoden waren von Fall zu Fall erfolgreich, z. B. das Verschließen des Aneurysmas mit einseitig angebrachten Klammern, Abklemmungen von Sackaneurysmen im Halsabschnitt und das Umwickeln des Aneurysmas mit Muskulatur.

Zerebrale Angiome

Das klinische Bild der subarachnoidalen Blutung eines zerebralen Angioms ist dem der intrakraniellen Aneurysmaruptur ähnlich. Die Angiome dieses Typs variieren von kleinen Flecken im Cortex (2 × 3 mm) bis zu ausgedehnten Massen geschlängelter Gefäße (mit arteriovenösem Shunt); man kann sie als kapilläre, venöse oder arterielle Hämangiome kennzeichnen, obgleich alle diese Gefäße abnorm sind. Klinisch gehen die zerebralen Angiome häufig mit epileptischen Anfällen einher, die gewöhnlich im Jugendalter erstmals auftreten und fokaler Natur sind. Die Patienten bemerken manchmal ein pulsierendes Geräusch im Kopf. Gefäßgeräusche können hörbar sein. Röntgenaufnahmen zeigen zuweilen sichelförmige oder strichartige Verkalkungen in den Gefäßwänden.

Die Prognose der Ruptur eines Angioms wird im allgemeinen für günstiger gehalten als die der Aneurysmaruptur im Bereich des Circulus Willisii; sie ist abhängig von der Größe und dem Sitz der Läsion. Die chirurgische Entfernung des Hämangioms wird, sofern sie durchführbar ist, in den meisten Zentren bevorzugt; da jedoch im Gefolge des Eingriffs ernste neurologische Defekte entstehen können, zumal, wenn die dominante Hemisphäre beteiligt ist, stellt die Wahl zwischen operativer und konservativer Behandlung den Kliniker oft vor eine therapeutische Aporie.

Hirnabszeß

Diagnostische Merkmale
- Anamnestisch ergibt sich häufig, daß eine Infektion vorausging (Otitis media, Mastoiditis, Bronchiektasen, Septikämie)
- Progrediente oder fokale neurologische Besonderheiten.
- Manchmal Hinweise auf eine intrakranielle Drucksteigerung

Allgemeine Betrachtungen
Lokalisierte Eiterungen können im Gehirn wie in anderen Organen vorkommen. Im Anschluß an eine akute eitrige Infektion kann sich eine freie oder abgekapselte zerebrale Eiterung entwickeln. Die Größe der Abszesse reicht von mikroskopischer Ausdehnung bis zu einem Umfang, der den größten Teil einer Hirnhemisphäre einbezieht.

Hirnabszesse werden gewöhnlich durch Staphylokokken oder Anaerobier verursacht, wenngleich man auch alle anderen üblichen pyogenen Bakterien antrifft. Die Keime finden, ausgehend von einer Otitis media, einer Mastoiditis, Sinusitis und von infizierten Kopfverletzungen, durch direkte Ausbreitung Zutritt zum Gehirn; seltener gelangen sie von entfernten Streuherden aus über den Blutstrom dorthin, etwa bei Lungen- oder kardialen Infektionen. Abszesse, die durch Ausdehnung von Mittelohr- oder Mastoidinfektionen zustande kommen, liegen gewöhnlich im Temporallappen oder im Kleinhirn. Solche, die sich von den Nasennebenhöhlen aus entwickeln, befallen üblicherweise den Frontallappen. Dagegen sind Abszesse im Gefolge von Bakteriämien bevorzugt multipler Natur. Metastatische Abszesse gehen im allgemeinen auf eitrige Lungeninfektionen zurück.

Klinische Befunde
A. Symptome: Anamnestische oder andere Hinweise auf vorausgegangene Infektionen sind typisch. Häufig handelt es sich um eine Otitis media, eine Mastoiditis, Sinusitis, ferner um Bronchiektasen oder eine Pneumonie. Als lokale Symptome können Gesichtsfeldausfälle, motorische und sensorische Abweichungen, Aphasie und Hirnnervenstörungen auftreten; diese Erscheinungen entsprechen denen, die auch durch andere intrakranielle Krankheitsherde verursacht werden.

Nicht selten entwickeln sich die Zeichen einer intrakraniellen Drucksteigerung: Stauungspapille, Kopfschmerzen, Bradykardie und verlangsamte Atmung. Ferner können Symptome einer mäßigen meningealen Reizung nachweisbar sein, nämlich eine geringe Nackensteifigkeit und ein positiver Kernig. Somnolenz und psychische Verlangsamungen sind übliche

Erscheinungen. Die Temperatur ist gering erhöht, sie geht nur selten über 39 °C hinaus, es sei denn, daß Komplikationen entstehen, etwa eine Meningitis.

B. Laborbefunde: Zur Lokalisation des Abszesses bedarf es häufig eines EEG, eines Hirnszintigramms, einer Kernspintomographie (NMR) oder einer CT des Kopfes, einer Luftfüllung der Ventrikel, einer Pneumenzephalographie oder einer zerebralen Angiographie.

C. Spezialuntersuchungen: Intra operationem können Hirnabszesse auch durch Nadelaspiration lokalisiert werden.

Differentialdiagnose

Als Krankheiten, die mit Hirnabszessen zu verwechseln sind, kommen Hirntumoren, die Meningitis oder die Enzephalitis in Betracht. Beim Hirntumor fehlt gewöhnlich ein anamnestischer oder sonstiger Hinweis auf eine vorausgegangene Infektion, und die Zellzahl des Liquors ist meistens normal. Die Abgrenzung der Meningitis gelingt im allgemeinen mit Hilfe einer positiven Liquorkultur. Die akute, fulminante Meningitis läßt sich schon klinisch vom Hirnabszeß leicht unterscheiden; dagegen kann eine blander verlaufende – z. B. tuberkulöse oder syphilitische – Meningitis klinisch dasselbe Bild bieten. Die Enzephalitis führt gewöhnlich nicht zu den fokalen Symptomen des Hirnabszesses und bewirkt im allgemeinen ernstere Veränderungen des Sensoriums und der Persönlichkeit.

Behandlung und Prognose

Die Therapie besteht in der operativen Drainage des Eiters. Gewöhnlich verschiebt man den chirurgischen Eingriff so lange, bis der Abszeß fest eingekapselt ist. Derart eingekapselte Abszesse werden, sofern es durchführbar ist, manchmal in toto exzidiert. Das Einnähen oder Pfropfen des Abszeßhohlraumes sowie verschiedene Arten der Inzision und Drainage kommen üblicherweise zur Anwendung. Nachdem der Chirurg einen Drain gelegt hat, sind Spülungen der Abszeßhöhle mit antibiotischen Lösungen zweckmäßig. Gelegentlich muß eine Behandlung des infektiösen Fokus, z. B. einer chronischen Mastoiditis, erfolgen, bevor ein Hirnabszeß vollständig ausheilt.

Die Chemotherapie hat die Prognose des Hirnabszesses verbessert. Man hat sogar behauptet, die Bildung von Hirnabszessen – etwa bei geschwächten Patienten mit anderweitigen pyogenen Infektionen – durch den Einsatz angemessener Antibiotika und Sulfonamide verhindern zu können. Ohne Behandlung nimmt der Hirnabszeß gewöhnlich einen fatalen Verlauf.

Verletzungen des Zentralnervensystems

Kopfverletzungen

Untersuchungen im Notfall

Jeder Patient, der von einer Kopfverletzung mit Bewußtlosigkeit berichtet, und jeder Bewußtlose, der eine solche Verletzung erlitten haben könnte, sollte gründlich neurologisch untersucht werden. Dabei gilt ein besonderes Interesse der Feststellung fokaler oder progredienter neurologischer Veränderungen. Röntgenaufnahmen des Schädels sind so früh wie möglich anzufertigen.

Die Untersuchung hat besonders die folgenden Punkte zu berücksichtigen:

1. Bewußtseinszustand. Im allgemeinen läßt die Tiefe und Dauer der Bewußtlosigkeit Rückschlüsse auf das Ausmaß der Traumatisierung zu. Allerdings kann ein zunächst wacher und gut orientierter Patient bei einer fortschreitenden intrakraniellen Blutung schläfrig, soporös und komatös werden. Während der ersten 24–48 Std ist es oft angebracht, den Kranken stündlich zu wecken, um sein Orientierungsvermögen, seine Vigilanz und seine allgemeine Reaktionsfähigkeit auf Reize zu prüfen. *Cave:* Man entlasse den Patienten nicht nach Hause, wenn noch unsicher ist, ob eine verantwortliche Pflegeperson bereit steht, ihn stündlich aus dem „Schlaf" zu wecken und im Falle einer unvollständigen Erweckbarkeit Hilfe herbeizuholen.

2. Vitale Funktionen. Kontrollen der Temperatur, des Pulses, der Atmung und des Blutdrucks haben je nach dem Ausmaß der Verletzung in Intervallen von $^{1}/_{2}$–12 Std zu erfolgen.

3. Lähmungen. Sie sind bei soporösen oder bewußtlosen Kranken nur durch eine sorgfältige Untersuchung nachzuweisen. Eine Minderung der groben Kraft und der Bewegungsfähigkeit kann, auch wenn sie nur angedeutet ist, auf eine intrakranielle Blutung hinweisen.

4. Augensymptome. Zugleich mit den lebenswichtigen Funktionen sollten die Pupillen regelmäßig überprüft werden. Eine weite und reaktionslose Pupille ist häufig Folgeerscheinung einer ipsilateralen, epiduralen oder subduralen Blutung oder einer sonstigen Hirnschädigung auf der gleichen Seite. Ophthalmoskopisch findet man gegebenenfalls eine Stauungspapille, wie sie bei intrakranieller Drucksteigerung entsteht, oder eine retinale Blutung.

5. Krämpfe. Sie treten am ehesten schon bald nach der Kopfverletzung auf; fokale Krämpfe (Jackson-Anfälle) lassen an irritative Läsionen der kontralateralen Hemisphäre denken. Auch Kontusionen des

Gehirns, oft verbunden mit epiduralen, subduralen oder sonstigen intrakraniellen Blutungen, können fokale Konvulsionen verursachen.

6. Nackensteifigkeit. Wenngleich dieses Symptom Folge einer Subarachnoidalblutung sein kann, die bei Kopftraumen oft vorkommt, müssen durch entsprechende Röntgenaufnahmen und klinische Untersuchungen Halswirbelverletzungen ausgeschlossen werden.

7. Blutung aus dem Ohr. Die Otorrhagie deutet auf einen Schädelbasisbruch hin, der das Felsenbein des temporalen Schädelknochens betrifft; sie kann jedoch auch Symptom einer traumatischen Ruptur des Trommelfells oder von Schleimhautrissen ohne Trommelfellperforation sein.

Allgemeine Betrachtungen

Die Schädelhirnverletzungen werden häufig nach der Art des Schädeltraumas klassifiziert, obgleich die Prognose in erster Linie von der Natur und dem Schweregrad der Hirnschädigung abhängig ist.

Von gedeckten Kopftraumen spricht man, wenn eine Verletzung des Schädels nicht vorliegt oder lediglich in einer einfachen Fraktur ohne Dislokation besteht. Klinisch können diese Traumen harmlos, mäßig schwer oder ernst sein. Die harmlosen Kopfverletzungen sind durch eine kurzdauernde Bewußtlosigkeit (Sekunden bis Minuten) ohne nachweisbare neurologische Veränderungen charakterisiert; das Bild entspricht dem der Gehirnerschütterung. Die Liquorbefunde sind meistens normal. Eine retrograde Amnesie kann vorkommen. Die mäßig schweren Kopfverletzungen gehen mit längeren Perioden von Bewußtlosigkeit einher, oft auch mit neurologischen Abweichungen; hier liegen nicht selten ein Hirnödem und eine Kontusion vor. Die schweren Kopfverletzungen schließlich bedingen eine langdauernde Bewußtlosigkeit und neurologische Abnormitäten; diese Erscheinungen beruhen gewöhnlich auf einer Kontusion und Zerstörung von Hirngewebe.

Die offenen Kopfverletzungen umfassen Rißwunden der Galea, komplizierte Schädelfrakturen und Zerstörungen von Hirngewebe verschiedenen Ausmaßes. Eine Fragmentation des Knochens geht gewöhnlich mit einer schweren Hirnkontusion und Hirnzerstörungen einher. Das Bewußtsein braucht anfangs nicht beeinträchtigt zu sein, es kann jedoch später noch bei zunehmender intrakranieller Blutung oder bei einem Hirnödem eine Bewußtseinstrübung eintreten. Rißwunden der Kopfhaut sollte man sofort nähen, es sei denn, daß sie über einer Impressionsfraktur oder einer tiefen Schädelwunde liegen; in diesen Fällen wird die Hautverletzung im Operationssaal gleichzeitig mit der Fraktur versorgt. Es kann sich um einfache oder komplizierte Frakturen, ferner um Fissuren (ohne Dislokation der Fragmente), Splitterfrakturen oder Impressionsfrakturen handeln.

Der metatraumatische Hirndruck entsteht durch eine Volumenzunahme des intra- und des extrazellulären Raums. Die klinischen Befunde variieren in Abhängigkeit vom Schweregrad der Störungen erheblich. Symptome, die Lokalisationen ermöglichen, z. B. Konvulsionen, Hemiplegie und Aphasie, sind nicht selten. Der Liquordruck ist gewöhnlich leicht erhöht. Bei der Operation sieht das Gehirn sehr blaß aus und ist geschwollen.

Eine Prellung oder Quetschung des Gehirns an der Aufschlagstelle oder genau kontralateral dazu (indirektes Trauma) kann sich auf die oberen kortikalen Schichten beschränken oder zu einer Blutung in tieferes Hirngewebe führen. Kontusionen haben ihren Sitz häufig an der hinteren Basis der Frontallappen und der anliegenden Spitze der Temporallappen. Klinisch ist die Hirnkontusion von einer Erschütterung oder Rißverletzung des Gehirns oft nicht unterscheidbar.

Eine Lazeration des Gehirns (Riß im Hirngewebe) kommt gewöhnlich an der Stelle vor, wo eine erhebliche Gewalt ihren Angriffspunkt am Schädel hatte, oder auch direkt gegenüber (Contrecoup-Effekt). Erweichungen an der Hirnbasis führen im allgemeinen nach kurzer Zeit zum Tode. Nach dem Abklingen der akuten Episode bestehen fokale neurologische Abweichungen nicht selten fort. Begleitende subarachnoidale oder intrazerebrale Blutungen sind typisch. Man findet dann einen blutigen Liquor. Eine Kontusion des Gehirns kann auch ohne (bzw. bei einer nur minimalen) Schädelverletzung auftreten. Häufigster Sitz dieser Traumen sind die Frontal- und Temporallappen.

Schon kleinere Traumen können Zerstörungen der Hirnsubstanz und der Meningen sowie ausgedehnte hämorrhagische Nekrosen des Kortex und der subkortikalen weißen Substanz verursachen. Damit können auch Blutungen in die Basalganglien und den Hirnstamm verbunden sein. Rupturen arachnoidaler Gefäße führen zu einer Subarachnoidalblutung oder einem subduralen Hämatom. Einem Riß der Arteria perforans temporalis, eines Durasinus oder einer Vene kann eine Blutung in den Extraduralraum folgen.

Klinische Befunde

A. Symptome: Ein klassisches Symptom der Gehirnerschütterung ist der passagere Bewußtseinsverlust für Sekunden bis Minuten. Mit einem Koma, das mehrere Stunden oder Tage anhält, ist die Wahrscheinlichkeit eines Hirnödems oder einer Kontusion mit Zerstörung von Hirngewebe gegeben. Die Dauer des Komas richtet sich nach dem Ausmaß und der Lokalisation des Traumas; in schweren Fällen bleibt der Kranke einige Stunden, Tage oder auch Wochen tief bewußtlos.

Nach der Wiederkehr des Bewußtseins sind die weiteren subjektiven und objektiven Symptome vom

Schweregrad und von der Art der Hirnverletzung abhängig. Bei einer leichten Commotio kann der Kranke nach wenigen Minuten wieder unauffällig sein; bei einer Contusio werden gewöhnlich Verwirrtheitszustände beobachtet. Je nach Art und Ausdehnung der Hirnschädigung findet man eine Hemiplegie, eine Aphasie, Hirnnervenstörung und andere fokale neurologische Abweichungen. Eine Blutung im Durabereich bedingt oft eine Erweiterung der ipsilateralen Pupillen.

In der Erholungsphase und noch Monate danach können die Patienten über Kopfschmerzen und Schwindelerscheinungen klagen und Persönlichkeitsveränderungen aufweisen („posttraumatisches zerebrales Syndrom").

Ein Gedächtnisverlust für die Zeitspanne unmittelbar nach der Wiederkehr des Bewußtseins (posttraumatische Amnesie) und für den Zeitabschnitt unmittelbar vor dem Trauma (prätraumatische oder retrograde Amnesie) ist ein fakultatives Symptom und oft abhängig von der Ausdehnung des Hirnschadens.

Wenn der Kranke bewußtlos bleibt, gestaltet sich die Diagnose der Läsion, die durch eine progressive intrakranielle Blutung entstanden ist, schwierig. Die vitalen Funktionen (Puls, Atmung, Blutdruck) können verändert sein, geben aber keine verläßlichen Hinweise. Das zunehmend tiefere oder ungewöhnlich lang dauernde Koma ist eine Indikation zur Probetrepanation; die Hirnangiographie oder CT können Befunde bringen, die für eine subdurale, epidurale oder intrazerebrale Blutung pathognomonisch sind. Die lang dauernde Bewußtlosigkeit gilt als Hinweis auf eine schwere Schädigung des Hirnstamms, die ihrerseits im allgemeinen auf einer sekundären Blutung oder Kompression dieses Hirnabschnittes beruht.

B. Laborbefunde:
1. Die Lumbalpunktion empfiehlt sich zur Feststellung einer Subarachnoidalblutung und zur Bestimmung der Ausgangswerte des Liquors sowie des Liquordrucks. Bei der Gehirnerschütterung und beim Hirnödem ist der Liquor häufig in jeder Beziehung normal. Bei der Prellung bzw. Zertrümmerung von Hirngewebe kann der Liquor blutig sein und unter erhöhtem Druck stehen.
2. Röntgenaufnahmen des Schädels sollten angefertigt werden, sobald der Zustand des Patienten es erlaubt. Die CT bzw. Kernspintomographie (NMR) des Kopfes oder die zerebrale Angiographie können zum Nachweis eines subduralen oder intrazerebralen Hämatoms beitragen. Im Pneumenzephalogramm erkennt man nach Kopfverletzungen nicht selten eine Drehung, Verlagerung oder Erweiterung des Ventrikelsystems.
3. In bestimmten Fällen sind das EEG und das Hirnszintigramm eine diagnostische und prognostische Hilfe.

Differentialdiagnose

Die Anamnese eines Stoßes gegen den Schädel macht natürlich die Ätiologie der Bewußtlosigkeit evident; dennoch besteht, zumal wenn kein Trauma bekannt ist, die Notwendigkeit, Hirnschädigungen anderer Ursache abzugrenzen, z. B. diabetische, hepatische oder alkoholische Komata, zerebrovaskuläre Insulte und Epilepsien (wobei Kopfverletzungen als Folge der Bewußtseinsstörung vorkommen können).

Die neurologischen Befunde des Kopftraumas sind von denen des epiduralen Hämatoms, des subduralen Hämatoms, des Hirntumors usw. zu differenzieren.

Komplikationen und Folgeerscheinungen

Zu den Komplikationen der Kopftraumen zählen Gefäßläsionen (Blutung, Thrombose, Aneurysmenbildung), Infektionen (Meningitis, Abszeß, Osteomyelitis), Rhinorrhoe und Otorrhoe, die Pneumatozele, Zysten der Leptomeninx, Hirnnervenschädigungen und fokale Hirnverletzungen. Als Folgeerscheinungen sind Krampfleiden, Psychosen, seelisch-geistige Störungen und das posttraumatische zerebrale Syndrom zu nennen.

A. Subarachnoidalblutung: Blutungen in den Subarachnoidalraum sind häufig Ausdruck von Hirnschädigungen anderer Art und bei Patienten, die eine Stunde oder länger bewußtlos waren, relativ häufig. Die klinischen und labordiagnostischen Merkmale der traumatischen und spontanen Subarachnoidalblutung gleichen einander. Man stellt gewöhnlich eine schmerzhafte Steifigkeit des Nackens und frisches Blut im Liquor fest.

B. Subdurales Hämatom: Es kann nach einem Kopftrauma mit Hirnkontusion bzw. Zerreißung von Hirngewebe akut auftreten. In solchen Fällen ändert die Ausräumung des Hämatoms, zumal wenn es keine große Ausdehnung hat, den klinischen Verlauf unter Umständen nicht. Bei chronischen subduralen Hämatomen, besonders bei solchen, die ohne anamnestische Hinweise auf ein Kopftrauma bestehen, variiert das klinische Bild; Anhaltspunkte für einen intrakraniellen Herd können vorhanden sein. Bei Kindern gelingt zuweilen die Sicherung der Diagnose ohne Schwierigkeit durch direkte Nadelaspiration aus dem Subduralraum am lateralen Rand der offenen vorderen Fontanelle (Subduralpunktion). In anderen Fällen bleibt das Hirnangiogramm das einzige und am ehesten verläßliche diagnostische Verfahren, da man hier gewöhnlich ein hochspezifisches angiographisches Bild erhält. Eine CT des Kopfes jedoch kann ein subdurales Hämatom aufdecken. Befunde, die an ein subdurales Hämatom denken lassen, werden jedoch auch durch Röntgenaufnahmen des Schädels (Verlagerung der Zirbeldrüse), durch das Pneumenzephalogramm (Verlagerung und Drehung des Ventrikelsystems) sowie durch das EEG erhoben (fokale Amplitudenminderung und Rhythmusverlangsamung).

C. Epidurale Blutung: Diese Blutung ist die klassische Folgeerscheinung einer traumatischen Ruptur der Arteria meningica media bzw. eines Sinus; ihre Frühdiagnose kann schwierig sein. Es handelt sich meist um eine Stoßverletzung der Temporalregion mit Benommenheit und passagerer Bewußtlosigkeit, wovon sich der Patient anscheinend schnell erholt. Es folgt im allgemeinen ein „bewußtseinsklares Intervall", das in extremen Fällen einen ganzen Tag oder noch länger dauert; in dieser Zeit entwickeln sich Symptome einer intrakraniellen Drucksteigerung. Diese ist durch die anhaltende, beständige Zunahme von Blutmassen im Extraduralraum infolge der Blutung des mittleren Meningealgefäßes verursacht.

Die Diagnose setzt häufig eine Schädeltrepanation voraus. Man kann durch die Trepanationsöffnung das Blut ausräumen.

Eine Fraktur, die den Röntgenaufnahmen zufolge den mittleren meningealen Sulcus kreuzt, sollte den Verdacht auf das entsprechende klinische Syndrom wecken.

D. Intrazerebrale Blutung: Es kann sich zwar auch eine große subkortikale Blutung entwickeln, am häufigsten aber findet man kleine, multiple Blutungen in der dem Kontusionsherd nahegelegenen Hirnsubstanz. Dabei sind die angiographischen Befunde typisch. Eine CT des Kopfes kann die Ausdehnung der Blutung und die Verdrängung des angrenzenden Gewebes nachweisen.

E. Rhinorrhoe und Otorrhoe: Eine Rhinorrhoe (Durchsickern von Liquor in die Nase) kann durch frontale Schädelfrakturen mit Einriß der Dura mater und der Arachnoidea verursacht sein. Aufrechte Haltung, Anstrengung und Husten lassen den Liquorfluß zunehmen. Wenn die verlorene Flüssigkeit durch Luft ersetzt wird, die das Schädelinnere auf demselben oder einem ähnlichen Weg erreicht, entsteht eine Aerozele. Der Otorrhoe (Sickern von Liquor aus dem Ohr) kommt meist eine ernste prognostische Bedeutung zu, denn die ursächlichen Verletzungen betreffen die lebenswichtigeren Gebiete der Hirnbasis.

Infektion und Meningitis sind in beiden Fällen die potentiellen Gefahren; sie können im günstigen Fall durch eine früh einsetzende, prophylaktische Antibiotikabehandlung verhindert werden. Bei Rhinorrhoe bedarf es gegebenenfalls einer operativen Versorgung des Durarisses, um den Liquorfluß zu stoppen und einen möglichen Infektionsweg zu verschließen.

F. Hirnnervenlähmungen: Die Verletzungen können auch die Hirnnerven einbeziehen. Häufig betroffen sind die Riechbahn (Anosmie), der 7. Hirnnerv (Fazialisparese), der 8. Hirnnerv (Ohrensausen und Taubheit) sowie der Nervus opticus (Optikusatrophie).

G. Posttraumatisches Syndrom: Dieses Syndrom wird am ehesten nach schweren Kopftraumen beobachtet; gravierende Symptome können aber bereits durch relativ kleine Verletzungen bedingt sein. Kopfschmerzen, Schwindelgefühle, abnorme Ermüdbarkeit, Gedächtnisdefekte und Konzentrationsschwäche sind übliche Beschwerden. Nicht selten treten Persönlichkeitsveränderungen auf. Ein Wechsel der Körperhaltung, Sonnenlicht und Hitze, Anstrengungen und Alkoholgenuß können die Symptome verschlimmern.

Bei der pathologisch-anatomischen Untersuchung bietet das Gehirn unter Umständen ein normales Bild, oder es zeigt eine erhebliche kortikale Atrophie und eine Erweiterung des Ventrikelsystems.

H. Posttraumatische Epilepsie: Die genaue Inzidenz von Krampfleiden nach Kopfverletzungen ist nicht bekannt. Im allgemeinen nimmt die Möglichkeit, daß epileptische Anfälle auftreten, mit dem Schweregrad des Traumas zu. Die Diagnose stützt sich auf das EEG.

I. Andere Komplikationen von Kopfverletzungen:
1. Eine intrakranielle Drucksteigerung manifestiert sich durch Störungen der Vigilanz bzw. des Bewußtseins, durch Kopfschmerzen, innere Unruhe, Pupillendifferenz, allmähliche Minderung der Atemfrequenz, Bradykardie, langsamen Anstieg des Blutdrucks, Papillenödem, Hemiparese und durch eine Zunahme des Liquordrucks. Man hat in diesen Fällen eine intrakranielle (subdurale, epidurale oder intrazerebrale) Blutung auszuschließen.

2. Bei Patienten mit komplizierten Frakturen oder Impressionsfrakturen des Schädels mit Rhinorrhoe, Otorrhoe oder großen Rißwunden der Galea dienen Antibiotika und strenge aseptische Kautelen beim Anlegen von Verbänden der Prophylaxe von Wundinfektionen sowie der Osteomyelitis.

3. Pulmonale Infektionen oder Atelektasen werden durch sorgfältiges Absaugen, Seitenlagerung oder, wenn notwendig, durch Intubation bzw. Tracheotomie verhindert oder behandelt.

4. Hyperthermien können durch Verletzungen des Hypothalamus oder des Hirnstamms, durch lokale oder generalisierte Infektionen, und schließlich durch massive Dehydratationen bedingt sein.

5. Schockzustände kommen gewöhnlich bei Patienten vor, deren Kopftraumen durch andere schwere Verletzungen, etwa des Rumpfes und der Extremitäten, kompliziert sind; sie bedürfen einer Notfalltherapie.

Behandlung
A. Notfallmaßnahmen:
1. Die Schocktherapie steht gegebenenfalls im Vordergrund; dabei kann eine parenterale Zufuhr von

Flüssigkeiten und Blut erforderlich sein (s. Kapitel 1).

2. Von vitaler Bedeutung ist auch eine hinreichende Freihaltung der Atemwege und die Ermöglichung einer genügenden Ventilation. Der Kranke muß ausgestreckt liegen, wobei sein Kopf zur Seite gerichtet ist, um den Sekretabfluß aus dem Mund zu erleichtern; die Zunge wird nach vorn gezogen, damit sie nicht den Rachen verlegt. Manchmal lassen sich die Atemwege nur durch eine endotracheale Intubation oder eine Tracheotomie offen halten. Bei Bedarf ist Sauerstoff zuzuführen.

B. Allgemeine Maßnahmen:
1. In der akuten oder initialen Phase kann die Unruhe des Patienten sehr stören. Er bedarf dann einer speziellen Überwachung und Pflege; als Medikament eignet sich Paraldehyd. Morphin ist wegen seiner dämpfenden Wirkung auf medulläre Zentren zu vermeiden. Die Katheterisierung der vollen Blase wirkt sich auf die Unruhe des Kranken manchmal günstig aus. Dasselbe gilt für die Lumbalpunktion bzw. die Entnahme einer kleinen Menge blutigen Liquors.
2. Eine Indikation zur antibiotischen Behandlung besteht immer dann, wenn eine Blutung oder ein sonstiger Ausfluß aus der Nase oder aus den Ohren vorliegt. Man gibt 2× tgl. 600 000 E Procain-Penicillin G oder Breitspektrumantibiotika, bis die Infektionsgefahr vorüber ist.
3. Sehr wesentlich ist eine fortlaufende sorgfältige Überwachung.

Verlauf und Prognose
Beide hängen vom Schweregrad und der Lokalisation des Kopftraumas ab. Nach einer einfachen Gehirnerschütterung erholt sich der Patient gewöhnlich schnell. Die Mortalität der Zerstörung von Hirngewebe dürfte bei 40–50% liegen.
Das subdurale oder epidurale Hämatom muß normalerweise schnell ausgeräumt werden, um einen tödlichen Ausgang oder ernste neurologische Komplikationen zu verhindern.
Subjektive und objektive Residualsymptome nach Kopftraumen nehmen im allgemeinen bei Patienten mit schweren Hirnverletzungen ein größeres Ausmaß an und bedingen in diesen Fällen ernstere Funktionsausfälle. Es ist jedoch nicht ungewöhnlich, daß selbst bei unauffälligen neurologischen Befunden Beschwerden zurückbleiben (Kopfschmerzen, Schwindelerscheinungen, Gedächtnisstörungen, Persönlichkeitsveränderungen).
Voraussagen bezüglich des klinischen Endzustandes werden genauer, wenn man sie 6–12 Monate nach der Verletzung macht oder wenn der klinische Status sich stabilisiert hat. Hier gibt es erhebliche Unterschiede von Fall zu Fall. So kann sich ein Kranker, bei dem ein subdurales Hämatom erfolgreich ausgeräumt wurde, vollständig erholen. Anderer-

seits bestehen bei vielen Patienten nach anscheinend trivialen Kopfverletzungen massive Beschwerden fort. Als komplizierender Faktor spielt in vielen Fällen der „sekundäre Krankheitsgewinn" eine Rolle, wobei es um Prozesse, Versicherungsfragen und andere Möglichkeiten der Kompensation geht.

Kreuzschmerzen*

Kreuzschmerzen können durch eine Vielzahl von Ursachen hervorgerufen werden, und nur eine sorgfältige Untersuchung wird die Ursache der Störung aufdecken können. Bei einem derartigen Patient werden evtl. viele Untersuchungen mit widersprechenden oder auch enttäuschenden Resultaten durchgeführt. Es muß betont werden, daß richtungweisende Befunde durch die klinische Untersuchung erhalten werden können: Inspektion und Palpation des Schmerzgebietes sind wichtig. Rektale und vaginale Untersuchungen sollten angeschlossen werden; die Beobachtung von Muskelspasmen, das Ausmaß der Gelenkbeweglichkeit und die Durchblutungsverhältnisse sollten beachtet werden. Das Lasèguesche Zeichen kann einen Hinweis auf eine Radikulitis geben. Das Patricksche und das Kernigsche Zeichen sollten überprüft werden. Auf das Vorhandensein einer Lordose oder Skoliose ist zu achten, ebenso auf die Möglichkeit der Flexion und auf die Beweglichkeit im Hüftgelenk.

Bandscheibenprolaps

Diagnostische Merkmale
Lumbosakrale Zwischenwirbelscheiben
- Rückenschmerzen, die bei Bewegung zunehmen, und Schmerzausstrahlung an der Beugeseite des Beines, die durch Husten und Anstrengung gesteigert wird
- Muskelschwäche, Hypästhesie und Hyporeflexie des Beines und des Fußes
- Druck- und Streckschmerzhaftigkeit des Nervus ischiadicus (Anheben des gestreckten Beines)
- Eventuell erhöhter Eiweißgehalt des Liquors; charakteristische Defekte im Myelogramm
Zervikale Zwischenwirbelscheiben
- Paroxysmale Schmerzen und Parästhesien vom Rücken zur Halsregion mit Ausstrahlung in die Arme und Finger, gewöhnlich im Versorgungsge-

---

* Gynäkologisch bedingte Kreuzschmerzen werden in Kap. 12 besprochen.

biet von C 6, C 7 oder C 8; Intensivierung dieser Mißempfindungen durch Husten, Niesen, Anstrengung

- Bewegungseinschränkung des Halses; Verkrampfung der zervikalen Muskulatur
- Parästhesien und Schmerzen in den Fingern, verminderte Zugkraft des Bizeps oder Trizeps, Schwäche oder Atrophie von Unterarm- und Handmuskeln
- Röntgenologisch eine Einengung des Zwischenwirbelraumes; im Myelogramm charakteristische Füllungsdefekte oder Deformitäten

Allgemeine Betrachtungen
In den meisten Fällen ist die Ruptur bzw. Hernienbildung einer Zwischenwirbelscheibe durch ein Trauma verursacht. Eine plötzliche, angestrengte Bewegung des Rückens in eine „ausgefallene" Stellung und Hebemanöver bei gebeugtem Rumpf werden allgemein als auslösende Vorkommnisse anerkannt. Die Störungen können unmittelbar nach der Verletzung auftreten oder sich nach einem Intervall von Monaten bis Jahren einstellen.
Am häufigsten sind die lumbosakralen Intervertebralscheiben betroffen (L 5/S 1 oder L 4/L 5); es entsteht dann das klinische Bild der Ischialgie. Gelegentlich bildet sich eine Hernie im zervikalen Bereich (mit typischen zervikal-radikulären Beschwerden) und ganz selten im thorakalen Bereich.

Klinische Befunde
A. Symptome: Diese richten sich gewöhnlich nach der Lage und Ausdehnung der Hernie bzw. des ausgequetschten Bandscheibenmaterials. Die Nervenwurzelkompression durch eine Zwischenwirbelscheibe ist häufig monoradikulär; es können aber auch mehrere Wurzeln unter Druck geraten (z. B. die Cauda equina durch die Bandscheibe L 5/S 1). Bei größeren zervikalen und thorakalen Läsionen kommen sogar Rückenmarkskompressionen mit Symptomen vor, die man sonst gewöhnlich bei Tumoren findet.
1. Lumbosakrale Zwischenwirbelscheiben. In der großen Mehrzahl der Fälle (über 90%) betrifft die Ruptur des Anulus fibrosus den 4. oder 5. lumbalen Zwischenwirbelraum. Typische Symptome sind dann eine Streckung entgegen der normalen LWS-Lordose, eine skoliotische Verbiegung zur Gegenseite des Ischiasschmerzes, eine Bewegungseinschränkung der LWS, eine weitgehende Unfähigkeit, das ausgestreckte Bein der betroffenen Seite anzuheben, eine Palpationsempfindlichkeit der Ischiasloge und entlang des Ischiasverlaufes, eine mäßige Streckschwäche des Fußes oder der Großzehe, eine verminderte Schmerz- und Berührungsperzeption an der Dorsalseite des Fußes und des Beines (nach dem Verteilungsgebiet von L 5 oder S 1), eine partielle oder vollständige Bewegungsunfähigkeit

des Sprunggelenkes, schließlich eine Schmerzausstrahlung entlang des Nervus ischiadicus bis zur Wade oder zur Knöchelgegend beim Husten, Niesen oder bei Anstrengungen.
2. Hernienbildung zervikaler Zwischenwirbelscheiben (5–10% der Hernien). Unter den zervikalen Bandscheiben sind am häufigsten die zwischen C 5 und C 6 sowie zwischen C 6 und C 7 betroffen. Die Parästhesien und Schmerzen treten dann in den oberen Extremitäten, nämlich in den Händen, Unterarmen und Oberarmen auf, wofür das Versorgungsgebiet der zervikalen Wurzeln maßgebend ist (C 6 oder C 7). Man stellt eine mäßige Schwäche und Atrophie des Musculus biceps oder triceps mit einer verminderten Zugkraft dieser Muskeln fest. Die Beweglichkeit der Halsmuskulatur ist eingeschränkt; die radikulären Schmerzen und Nackenschmerzen nehmen bei Halsbewegungen, beim Husten, Niesen oder bei körperlicher Anstrengung zu. Gelegentlich werden Symptome beobachtet, die auf eine Beteiligung langer Rückenmarksbahnen hinweisen (plantare Streckerantwort, motorische oder sensorische Störungen auf tieferen Segmenten usw.); diese Abweichungen beruhen auf einer Kompression des Rückenmarks durch die Bandscheibe.
B. Laborbefunde: Der Eiweißgehalt des Liquors kann erhöht sein; gelegentlich läßt sich auch eine komplette oder partielle Blockade des Liquorflusses nachweisen.
C. Röntgenbefunde: Röntgenaufnahmen der Wirbelsäule können ein Fehlen der normalen Krümmungen, eine Skoliose und eine Abflachung der Intervertebralscheibe zeigen. Myelographisch lassen sich charakteristische, durch Diskushernien bedingte Füllungsdefekte im Subarachnoidalraum gewöhnlich leicht demonstrieren. Auch eine CT der Wirbelsäule ist wünschenswert. Die Elektromyographie (EMG) kann zur Lokalisation der Bandscheibenruptur einen wertvollen Beitrag leisten, wenn es gelingt, die typischen Denervierungspotentiale von der Muskulatur eines bestimmten radikulären Versorgungsbereiches abzuleiten.

Differentialdiagnose
Rückenmarkstumoren sind durch einen progredienten Verlauf gekennzeichnet, ferner durch einen vermehrten Eiweißgehalt des Liquors, durch einen partiellen oder vollständigen Liquorstop im spinalen Subarachnoidalraum und schließlich durch typische myelographische Bilder. Bei Arthritiden sind die neurologischen Abweichungen gewöhnlich minimal oder fehlen ganz, das Myelogramm zeigt keine Besonderheiten.
Anomalien der Wirbelsäule bieten charakteristische Röntgenbefunde; die Liquoruntersuchung bringt keine pathologischen Werte; myelographisch findet man andere Veränderungen als bei der Diskushernie oder auch normale Verhältnisse.

Behandlung

A. Allgemeine Maßnahmen:

1. Lumbosakrale Diskushernie. Während der akuten Phase sind Bettruhe, lokale Wärmeapplikation am Rücken, salizylhaltige Analgetika und ein Brett unter der Matratze indiziert. Eine Extensionsbehandlung, die an den unteren Extremitäten angreift, ist häufig von Vorteil. Schwere körperliche Anstrengungen müssen unbedingt vermieden werden, um einem erneuten Auftreten der Symptome nach der Initialphase möglichst wenig Vorschub zu leisten. Rückengurte, Schienen und Stützen können sich günstig auswirken. Wichtig ist eine Instruktion des Patienten über die richtige Art, sich zu beugen, sich zu erheben (mit gebeugten Knien) und Gegenstände zu tragen (diese sollen dabei nahe am Körper gehalten werden).

2. Zervikale Diskushernie. Bei akuten Exazerbationen einer Bandscheibenhernie im Halsbereich ist Bettruhe einzuhalten und eine Seilzugbehandlung mit zervikalem Angriffspunkt durchzuführen. Bei subakuten oder leichten Fällen kann die Zugbehandlung der HWS intermittierend und mit verschiedenen Vorrichtungen ambulant oder zu Hause vorgenommen werden. Eine leichte Halsmanschette erweist sich manchmal als wohltuend. Antiphlogistische Medikamente wie Tanderil®, lokale Wärmeapplikationen, Diathermie und ähnliche Maßnahmen zeigen vorübergehende Wirkungen.

B. Chirurgische Eingriffe: Wenn die konservativen Maßnahmen nicht hinreichend anschlagen und wenn Rückfälle den Patienten zur Untätigkeit verurteilen, ist die Diskektomie indiziert. Die Injektion des Enzyms Chymopapain in die erkrankte Hernie kann eine wirkungsvolle Schmerzerleichterung bringen.

Prognose

Durch die konservativen Verfahren mit oder ohne Zugbehandlung kann man eine Besserung bis zur „praktischen" Restitution erreichen. Nach Entfernung der geschädigten Intervertebralscheibe läßt der Schmerz gewöhnlich nach. Die motorischen Störungen, die Muskelatrophien und die Veränderungen der Hautsensibilität sind rückbildungsfähig.

Intrakranielle Tumoren

Diagnostische Merkmale

- Kopfschmerzen, Persönlichkeitsveränderungen, Erbrechen
- Fokale, oft progrediente neurologische Symptome
- Drucksteigerung des Liquors, Stauungspapille als

Hinweis auf einen raumfordernden Prozeß, der auch durch spezielle Untersuchungen faßbar ist (EEG, Angiographie, Pneumenzephalographie, Hirnszintigraphie, Echo-EG, CT oder Kernspintomographie [NMR])

Allgemeine Betrachtungen

Intrakranielle Tumoren sollen einen größeren Prozentsatz der Überweisungen in die neurologische Durchschnittspraxis veranlassen als irgendwelche anderen Krankheiten des Nervensystems, wenn man von den zerebrovaskulären und infektiösen Krankheiten absieht. Hirnmetastasen bösartiger Geschwülste stammen in der Regel aus der Lunge, der Mamma, dem Gastrointestinaltrakt und der Schilddrüse. Weniger häufig gehen sie von Sarkomen, Hypernephromen, Melanoblastomen und Retinatumoren aus.

Primär intrakranielle Tumoren unterscheiden sich von nichtzerebralen Karzinomen und Sarkomen dadurch, daß sie nur selten außerhalb des ZNS metastasieren. Sie können kongenitalen Ursprungs sein; das gilt z. B. für Dermoide, Teratome und Kraniopharyngiome. Mesodermaler Natur sind die Meningiome, Neurinome, Angiome und Hämangioblastome; von der Hypophyse gehen chromophobe und chromophile Tumoren aus; als ektodermale Geschülste seien die Gliome genannt.

In einigen Untersuchungsreihen stellten die Gliome 40–50% der intrakraniellen Tumoren. Die Gliome werden nach den vorherrschenden Zellformen und dem morphologischen Aufbau in verschiedene Typen unterteilt (multiformes Glioblastom, Astrozytom, Medulloblastom, Astroblastom, Ependymom, Oligodendrogliom). Bei Kindern entsteht die Mehrzahl der Hirntumoren im Kleinhirn (Medulloblastom und Astrozytom). Demgegenüber findet man bei Erwachsenen im allgemeinen Tumoren der Großhirnhemisphären, besonders das Astrozytom und das Glioblastoma multiforme. Die Gliome erwachsener Gehirne betreffen am häufigsten die Altersstufe vom 40.–50. Lebensjahr (s. Tab. 17-4 u. 17-5).

Klinische Befunde

A. Symptome: Hier unterscheidet man zwischen den Manifestationen der intrakraniellen Raumforderung (Kopfschmerzen, Erbrechen, Stauungspapille) und solchen Symptomen, die sich aus einer Interferenz mit lokalen Hirnfunktionen ergeben. Fokale neurologische Abweichungen weisen nicht selten auf die Lokalisation des Tumors hin:

1. Tumoren des Frontallappens: Sie verursachen bevorzugt psychisch-geistige Störungen mit Gedächtnisausfällen, verminderter Urteilsfähigkeit, abnormer Reizbarkeit, Stimmungsveränderungen und einem läppisch-drolligen Gehabe. Es kommen epileptische Anfälle vor, und bei Tumoren der linken

Tabelle 17-4. Häufigkeit von Hirntumor-Typen entsprechend Lebensalter und Lokalisation

Alter	Zerebrale Hemisphäre	intrasellär und parasellär	Fossa posterior
Kindheit und Jugend	Ependymome; weniger häufig Astrozytome	Astrozytome, gemischte Gliome, Ependymome	Astrozytome, Medulloblastome, Ependymome
20.–40. Lebensjahr	Meningiome, Astrozytome; weniger häufig Tumormetastasen	Hypophysenadenome; weniger häufig Meningiome	Akustikusneurinome, Meningiome, Hemangioblastome; weniger häufig Tumormetastasen
über 40 Jahre	Glioblastoma multiforme, Meningiome, Tumormetastasen	Hypophysenadenome; weniger häufig Meningiome	Tumormetastasen, Akustikusneurinome, Meningiome

Tabelle 17-5. Häufigkeitsverteilung der Haupttypen von Hirntumoren

Intrakraniale Tumoren[a]	Häufigkeit	
Gliome		50%
Glioblastoma multiforme	50%	
Astrozytome	20%	
Ependymome	10%	
Medulloblastome	10%	
Oligodendrogliome	5%	
Mischformen	5%	
Meningiome		20%
Tumoren der Nervenscheiden		10%
Tumormetastasen		10%
Kongenitale Tumoren		5%
Mischformen		5%

[a] Ausschließlich Hypophysentumoren

Seite kann, sofern es sich um die dominante Hemisphäre handelt, die Sprache verlorengehen. Bei Tumoren an der Basis des Frontallappens entwickelt sich gegebenenfalls eine Anosmie.

2. Tumoren des Parietallappens. In diesen Fällen sind motorische und sensorische Abnormitäten häufig. Man beobachtet fokale Anfälle motorischer und sensorischer Art, kontralaterale Hemiparesen, Hyperreflexie, Sensibilitätsausfälle, Astereognosie und einen positiven Babinski. Bei Parietaltumoren der linken Seite lassen sich unter Umständen Komponenten einer Aphasie nachweisen.

3. Tumoren des Okzipitallappens. Charakteristisch sind Sehstörungen und Krämpfe, denen abnorme Lichtempfindungen und optische Halluzinationen als Aura vorausgehen. Oft entwickelt sich eine kontralaterale homonyme Hemianopsie, die nicht selten das Makulagebiet unbeteiligt läßt. Kopfschmerzen und eine Stauungspapille können vorkommen.

4. Tumoren des Temporallappens. Dabei treten gewöhnlich psychomotorische Anfälle auf, außerdem Aphasien, wenn die dominante (linke) Hemisphäre betroffen ist. Ein kontralateraler homonymer Gesichtsfeldausfall ist eventuell nachweisbar.

5. Tumoren des Kleinhirns. Diese sind typischerweise durch Störungen des Gleichgewichts und der Koordination, ferner durch eine frühzeitige intrakranielle Drucksteigerung und eine Stauungspapille gekennzeichnet.

B. Röntgenbefunde. Röntgenaufnahmen des Schädels, die Lumbalpunktion, das Pneumenzephalogramm, das EEG, das Echo-EG, das Hirnszintigramm und die Angiographie ermöglichen die Diagnose und Lokalisation eines intrakraniellen Herdes. Röntgenaufnahmen des Thorax, des Gastrointestinaltraktes, Urogramme und andere Untersuchungen können zur Feststellung eines Primärtumors, der in das Gehirn metastasiert hat, erforderlich sein (das Computertomogramm oder die Kernspintomographie [NMR] können Einzelheiten der Struktur und der Ausdehnung eines Hirntumors vermitteln).

Differentialdiagnose

Abzugrenzen sind andere Krankheiten, die eine intrakranielle Drucksteigerung verursachen und mit progredienten zerebralen Läsionen einhergehen, zum Beispiel der intrakranielle Abszeß, die Arachnitis, Aneurysmen, das subdurale Hämatom und die Neurosyphilis; die Differentialdiagnose hat auch die Epilepsie und zerebrovaskuläre Insulte zu berücksichtigen.

Behandlung

A. Allgemeine Maßnahmen: Eine i. v.-Applikation von 30%igem Harnstoff in 10%igem Invertzucker oder von Lasix® kann den erhöhten intrakraniellen Druck für einige Stunden vermindern und dadurch eine willkommene Erleichterung für die operative und frühe postoperative Behandlungsphase schaffen. Die parenterale Gabe von Kortikosteroiden (Dexamethason, 8–40 mg i. v. oder i. m.) vermag das Hirnödem in der präoperativen und frühen postoperativen Phase zu verringern. Die symptomatische Therapie mit analgetischen, antikonvulsiven und sedativen Medikamenten, je nach Bedarf, ist im Prinzip die gleiche, die auch bei nichttumorkranken

Patienten mit ähnlichen Beschwerden Anwendung findet.

B. Spezifische Maßnahmen: Im allgemeinen besteht die Therapie in der chirurgischen Entfernung des Tumors, wenngleich bei einer kleinen Zahl ausgewählter Patienten auch durch intensive Bestrahlung erfreuliche Resultate zu erzielen sind. Tumoren der Hypophyse lassen sich durch Röntgenbestrahlung „heilen". Das Medulloblastom des Kleinhirns bei Kindern reagiert auf eine initiale Bestrahlung hochempfindlich, Rückfälle sind jedoch die Regel. In ausgewählten Fällen hat man mit radikalen Exzisionen und Hemisphärektomien gelegentlich Erfolg.

Die Chemotherapie der intrakraniellen Tumoren hat bisher selten zu Erfolgen geführt (Carmustin, Lomustin und Semustin sind noch in der experimentellen Phase); immerhin konnten in einigen Klinikzentren durch Kombinationstherapie (operativer Eingriff, Röntgenbestrahlung und Chemotherapie) bessere Ergebnisse erzielt werden.

Prognose

Im Einzelfall hängt der Verlauf von der Art, der Ausdehnung und der Lokalisation des Tumors ab. Eine Frühdiagnose und eine adäquate chirurgische Behandlung können bei gutartigen Tumoren (Meningiomen, Neurinomen) und bei bestimmten Gliomen (besonders den frontalen und okzipitalen) zur Heilung führen.

Für die Mehrzahl der Patienten mit malignen Hirntumoren ist die Prognose schlecht.

Degenerationskrankheiten des ZNS

Multiple Sklerose

(Encephalomyelitis disseminata)

Diagnostische Merkmale

- Rasch und passager auftretende motorische und sensorische Störungen; Sehschwäche
- Diffuse neurologische Symptomatik mit Remissionen und Exazerbationen
- Euphorie (Spätsymptom)
- Krankheitsbeginn im frühen Erwachsenenalter
- Gammaglobulinvermehrung im Liquor.

Allgemeine Betrachtungen

Für die Multiple Sklerose ist die Entwicklung progressiver diffuser neurologischer Störungen im frühen Erwachsenenalter typisch; dabei wechseln Perioden der Verschlechterung, der offensichtlichen Besserung und des Stillstandes einander in unregelmäßiger Folge ab. Die Ätiologie ist unbekannt; verschiedene Theorien zur Pathogenese haben eine Fülle degenerativer, toxischer und entzündlicher Noxen bzw. Mangelzustände berücksichtigt. Bei diesen Patienten hat das Forschen nach Virusinfektionen mit einer (möglicherweise) langen latenten Periode zu intensiven, aber noch nicht abgeschlossenen Studien ihres immunologischen, humoralen, viralen, genetischen und histokompatibilitären Status geführt. Im Gehirn und Rückenmark finden sich unregelmäßig geformte, graue Degenerationsherde (Demyelination), deren Größe von wenigen Millimetern bis mehreren Zentimetern variiert; die weiße Substanz ist bevorzugt.

Klinische Befunde

A. Symptome: Die initiale Krankheitsepisode und die späteren Rückfälle können im Anschluß an akute Infektionen, Verletzungen, Impfungen, Seruminjektionen, Schwangerschaften oder andere körperliche Streß-Situationen einsetzen.

Verwaschene Sprache, Intentionstremor, Nystagmus, retrobulbäre Neuritis, Inkontinenz, spastische Lähmungen, temporale Abblassung der Papille, gesteigerte Eigenreflexe und bilaterale pathologische Reflexe sind Ausdruck der Beteiligung zahlreicher Strukturen des ZNS. Für die späte Krankheitsphase ist eine euphorische Stimmungslage kennzeichnend, wobei nur noch wenig Verständnis für die eigene Situation bzw. den körperlichen Abbau besteht. Es kommen Erregungszustände und sogar maniforme Phasen vor.

Charakteristika der Krankheit sind demnach 1. vielfältige neurologische Ausfälle, zu deren Erklärung eine einzelne anatomische Läsion nicht genügt und 2. wiederholte Exazerbationen und Remissionen der subjektiven und objektiven Symptome.

Bekannt sind auch bei MS-Patienten visuelle Beeinträchtigungen.

B. Laborbefunde: Der Liquor kann Veränderungen im ersten oder zweiten Anteil der Gold-Kolloidkurve zeigen. Sein Gehalt an Gammaglobulinen ist im allgemeinen erhöht. IgG-Veränderungen sind bei einigen Patienten elektrophoretisch nachgewiesen worden. Bei manchen Patienten fehlen allerdings pathologische Abweichungen des Liquors.

C. Röntgenbefunde: Die CT des Kopfes oder die Kernspintomographie (NMR) können manchmal periventrikuläre und subkortikale Hirnschädigungen nachweisen.

Differentialdiagnose

Die Neurosyphilis bietet als klassische Symptome das Argyll-Robertson-Phänomen sowie positive serologische Blut- und Liquorbefunde. Bei der funikulären Myelose findet man gewöhnlich eine perniziöse Anämie und eine Achylie, ferner die Zeichen der Erkrankung des Hinterseitenstrangs. Hirntumoren verursachen progrediente klinische Symptome, besonders EEG-Veränderungen, charakteristische Pneumenzephalogramme und Hirnangiogramme, eine Zunahme des Liquordrucks und des Liquoreiweißgehaltes sowie eine Verlagerung der Zirbeldrüse auf den Röntgenaufnahmen des Schädels. Zu den Manifestationen der Friedreichschen Ataxie gehören Skoliose, Klumpfuß, Ausfall der Eigenreflexe und familiäres Vorkommen. Die differentialdiagnostische Abgrenzung der Platybasie, der Arnold-Chiarischen Mißbildung und der zervikalen Wirbelsäulenmißbildung stützt sich auf Röntgenaufnahmen des Schädels und der HWS, auf die Feststellung eines partiellen subarachnoidalen Liquorstops und auf positive Myelogramme. Tumoren in der hinteren Schädelgrube führen zur Stauungspapille, steigern den Liquordruck und bedingen charakteristische Veränderungen des Ventrikulogramms und vertebraler Angiogramme.

Komplikationen

Mit der Überlebenszeit des Patienten nehmen gewöhnlich auch die Gefahren der chronischen Invalidität zu. Unmittelbare Todesursache ist meistens irgendeine interkurrente Erkrankung. Infektionen der Blase und der Niere sind typisch.

Behandlung

A. Ärztliche Maßnahmen: Eine spezifische Therapie existiert nicht. Zur Behandlung akuter Rückfälle hat man Vasodilatatoren empfohlen (Inhalationen von 5–10%igem CO_2, Histamininfusionen, Inhalationen von Amylnitrit); die Erfolge sind jedoch spärlich. Eine Therapie mit ACTH oder Kortikosteroiden in der akuten Phase bleibt umstritten. Therapeutische Effekte versprach man sich auch von Tolbutamid, Isoniazid, Vitamin B_{12} und Procain, ferner von Bluttransfusionen und fettfreien Diäten; aber auch hier konnten positive Wirkungen nicht gesichert werden. Bei manchen Patienten mit schwerer Spastizität der Skeletmuskulatur kann die Gabe von Diazepam, Dantrolen oder Baclofen hilfreich sein. Eine Therapie mit Immunosuppressiva, Plasmapherese und Eiweiß (‚myelin basic protein') wird gegenwärtig geprüft.

B. Allgemeine Maßnahmen: Ein angemessener Nacht- und Mittagsschlaf beeinflussen den Zustand der Patienten sichtbar positiv. Plötzliche Änderungen der Außen- oder Körpertemperatur sollten vermieden werden, um Gefäßspasmen nicht zu fördern (wenngleich die Bedeutung solcher Spasmen noch fraglich ist). Hitze führt bei den betreffenden Kranken zu einer Verschlechterung, während Kälte häufig eine vorübergehende Besserung bedingt. Maßnahmen der Rehabilitation, der physikalischen Therapie und der Psychotherapie sind immer indizierte Versuche, den Patienten dazu zu ermutigen,

daß er mit seinen Funktionseinbußen lebt und die ihm verbliebenen Möglichkeiten nach Kräften ausnutzt.

Prognose

Der Krankheitsverlauf variiert und läßt sich nicht voraussagen. In fast allen Fällen folgt den initialen Symptomen eine Remission; aber mit jedem Symptomrezidiv werden die Chancen einer erneuten Remission geringer. Die Remissionen der frühen Krankheitsphase können bemerkenswert vollständig sein; in der späten Krankheitsphase überwiegen Teilremissionen. Die Remissionen dauern mehrere Monate bis 2 Jahre.

Ein klinischer Verlauf von 10–20 Jahren ist nicht ungewöhnlich. An einem großen Kollektiv errechnete man nach dem Beginn der Symptomatik eine mittlere Überlebenszeit von 27 Jahren.

Parkinsonismus

(M. Parkinson, Paralysis agitans)

Diagnostische Merkmale

- Vorwiegender Ruhetremor („Pillendrehen"); Maskengesicht
- Langsamer, schleifender, oft trippelnder Gang
- Erschwerung der Bewegungsvollzüge, Rigidität der Gliedmaßenmuskulatur bei passiver Bewegung („Bleirohrphänomen" oder „Zahnradphänomen")
- Schleichender Beginn im 6. und 7. Lebensjahrzehnt, langsames Fortschreiten

Allgemeine Betrachtungen

Die Paralysis agitans ist durch unwillkürlichen Tremor, verminderte Bewegungsfähigkeit (Akinese) und Rigidität gekennzeichnet, die geistigen Fähigkeiten bleiben meist intakt. Der Krankheitsbeginn fällt gewöhnlich in die 5. oder 6. Lebensdekade. In den meisten Fällen ist eine spezifische Ätiologie nicht zu eruieren. Die Krankheit kommt sicher als Komplikation der epidemischen Enzephalitis vor; man hat außerdem erkannt, daß sie bei Gefäßstörungen, bei Neurosyphilis und im Anschluß an Kopftraumen auftreten kann. Reversible extrapyramidale Reaktionen einschließlich der Paralysis agitans mit Haltungs- und Ganganomalien, Rigidität, Tremor, Speichelfluß und ähnlichen Symptomen können nach Einnahme neuroleptischer Medikamente, z. B. der Phenothiazine, beobachtet werden. In vielen Fällen aber hat man von dem auslösenden Agens keine Kenntnis; diese Erkrankungen werden dann einer Degeneration von Zellen und Faserzügen des Corpus striatum, des Globus pallidus und der Substantia nigra zugeschrieben.

Klinische Befunde

Der Beginn ist schleichend und durch zunehmende Rigidität oder zunehmenden Tremor oder durch beides gekennzeichnet. Die Progredienz der Symptomatik kann langsam sein. Häufig zeigen die Kranken einen starren Gesichtsausdruck oder – im Verhältnis zu Gesunden – eine Verarmung an mimischen Bewegungen; das Lächeln z. B. erfaßt nur nach und nach die entsprechenden Muskelgruppen und kann dann einem anderen Gesichtsausdruck nicht so schnell weichen. Die Körperbewegungen werden insgesamt zähflüssiger. Die allmählich zunehmende Rigidität führt zu einem verminderten Schwenken der Arme beim Gehen. Die Beine werden dann als steif und schwer empfunden; es kostet eine erhebliche Anstrengung, sie beim Gehen vom Boden abzuheben. Typisch ist eine vornübergebeugte Haltung, dabei sind die Arme zur Seite gehalten, die Unterarme leicht gebeugt und die Finger abduziert. Der Tremor (etwa 2–6 Schl./Sek.) ist intermittierend, er steigert sich, wenn die Gliedmaßen ruhig gehalten werden. Eine häufige Form des Tremors ist das „Pillendrehen", an dem sich der Daumen, der Zeigefinger oder das Handgelenk beteiligen; manchmal wird gleichzeitig ein „Ja- und Nein-Tremor" des Kopfes beobachtet. Emotionale Belastungen und Müdigkeit verschlimmern den Tremor.

Die Muskulatur der Gliedmaßen verhält sich bei passiver Bewegung rigid („Bleirohr-Phänomen" oder „Zahnrad-Phänomen"). Dem Kranken fällt es unter Umständen schwer, von einem Stuhl aufzustehen, so daß er mehrmals und angestrengt dazu ansetzen muß. Auch Drehbewegungen bereiten Schwierigkeiten, sogar bei stehender Haltung oder im Bett. Bewegungsvollzüge, wie das Legen eines Knotens, das Knöpfen eines Rockes und das Bürsten der Haare sind zuletzt ohne Hilfe nicht mehr ausführbar. Manche Patienten haben die Tendenz, stoßweise in eine schnelle oder doch beschleunigte Bewegung zu geraten (Festination). Die Stimmgebung wird nicht selten schwach, dünn und monoton. Die Augenbewegungen können krisenhaft gestört sein.

Differentialdiagnose

A. Tremor: Der senile Tremor ist feinschlägiger und schneller; er geht nicht mit Muskelschwäche oder Rigidität einher. Dem hysterischen Tremor fehlt die Konstanz; er wird lebhafter, wenn jemand auf ihn achtet, und läßt nach, wenn er nicht mehr beachtet wird. Er kommt zusammen mit anderen hysterischen Symptomen vor. Der hereditäre Tremor manifestiert sich schon in frühen Jahren, er steigert sich bei willkürlichen Bewegungen und bleibt während des ganzen Lebens gleich, ohne daß andere nervöse Symptome hinzukommen. Der Tremor bei Hyperthyreoidismus, Formen des toxischen Tremors (Delirium tremens) und Tremorerscheinungen bei einer frühen allgemeinen Paralyse oder Parese im Zuge der Syphilis lassen sich unschwer vom Tremor der Paralysis agitans unterscheiden.

B. Rigidität: Bei der Katatonie wird eine fixierte, rigide Haltung über längere Zeit beibehalten, gleichzeitig findet man hier psychisch-geistige Veränderungen. Die Spastizität bei Erkrankungen der Pyramidenbahn betrifft bestimmte Muskeln; sie ist zu Beginn einer passiven Bewegung am stärksten ausgeprägt und wird während des weiteren Bewegungsablaufs geringer. Patienten mit Polyarthritis berichten von Schmerzen; hier sind Gelenkveränderungen anstelle muskulärer Störungen offensichtlich.

Behandlung

A. Internistische Maßnahmen: (vgl. Tabelle 17–6). Die Therapie ist vorwiegend symptomatisch. Für den Anfang wird die Gabe von Anticholinergika und/oder Amantadin empfohlen. Später wird ggf. Levodopa zusätzlich verabreicht.

1. Für eine Reihe von Medikamenten sind positive Wirkungen auf die Symptomatik des Parkinsonismus nachgewiesen. Diese Medikamente werden gewöhnlich kombiniert verabreicht, um optimale therapeutische Ergebnisse zu erzielen. Cave: beim Wechsel auf andere Präparate ist ein plötzliches Absetzen der Medikation zu vermeiden. Man sollte sich vielmehr mit einem Pharmakon ausschleichen, während die Dosierung des neuen Pharmakons gesteigert wird. Sehr bewährt hat sich Biperiden (Akineton®).

2. Neuere Medikamente*:

a) L-Dopa (L-Dihydroxyphenylalanin) ist wirksam gegen die Akinese und Rigidität des Parkinsonismus und – in geringerem Maße – auch gegen den Tremor. Man verordnet 1 mal täglich $1/2$ Tabl. (= 250 mg) und erhöht die Dosis über mehrere Wochen bis zur Toleranzgrenze bzw. bis zum Eintritt eindeutiger Effekte. Die mittlere Tagesdosis liegt bei 3–4 g. Nebenwirkungen wie Nausea, Erbrechen, orthostatische Hypotension, Herzrhythmusstörungen und choreiforme Bewegungsabläufe können bei entsprechender Dosisreduktion nachlassen. Die Kombination von Levodopa mit einem Decarboxylasehemmer – Handelspräparate Nacom® und Madopar® – erlaubt eine erhebliche Reduktion in der Levodopa-Dosierung und damit der Nebenwirkungen.

b) Amantadinhydrochlorid (Symmetrel®). Diese gegen das A_2-Virus der asiatischen Grippe wirksame Substanz vermindert wohl auch die Akinese, die Rigidität und den Tremor des Parkinsonismus. Die Tagesdosis beträgt 200 mg (2× tgl. 100 mg). Die Ne-

---

* Ein weiteres Antiparkinson-Mittel, Budipin (vorauss. Wz. Parkinsan®), befindet sich noch in Klinischer Prüfung.

Tabelle 17-6. Antiparkinson-Mittel[a]

Medikament	Hauptwirkung auf				Dosierung	Besonderheiten und Kautelen
	Tremor	Rigidität und Spastizität	Akinesie (Muskelschwäche)	Okulogyrische Krisen		
Trihexyphenidyl (Artane®)	X	X		X	3 × tgl. 1–5 mg; zunächst niedrige, dann zunehmende Dosis. Bei okulogyrischen Krisen 3 × tgl. 10 mg.	Bei älteren Patienten Auslösung eines akuten Glaukoms möglich; Kontraindikation bei Glaukom. Verschwommenes Sehen, Mundtrockenheit, Schwindel und Tachykardie sind toxische Frühsymptome; Erbrechen, Benommenheit, Orientierungsstörungen und Halluzinationen sind Spätsymptome. Die synthetischen Präparate führen eher zu Schwindelgefühlen als die natürlichen Alkaloide; ihre parasympathikolytische Wirkung ist etwas schwächer.
Biperiden (Akineton®)		X		X	3–4 × tgl. 2 mg.	
Procyclidin (Osnervan®)		X			3 × tgl. 2,5–5 mg (nach den Mahlzeiten).	
Benzatropinmethansulfonat (Cogentinol®)	X	X			1–2 × tgl. 0,5 mg; Dosissteigerung um 0,5 mg in Abständen von mehreren Tagen bis zur Tagesmenge 5 mg bzw. bis zum Auftreten von Nebenwirkungen. Oft als Einzelverordnung am Abend besonders wirksam.	Nebenwirkungen s. Trihexyphenidyl. Größte Wirksamkeit bei Kombination mit Trihexyphenidyl oder Dextroamphetamin.
Diphenhydramin (Sekundal®-D u. a.)	X				2–4 × tgl. 50 mg.	Bei passagerer Schläfrigkeit Dosis reduzieren!
Orphenadrin (Norflex®)	X	X			2 × tgl. 100 mg	
Levodopa (Larodopa®)	X	X	X		Zunächst 125 mg täglich. Dann 3 × tgl. 250 mg. Dosissteigerung bis zur Toleranzgrenze (4–8 g tgl.).	Nausea, Erbrechen, Haltungsschwäche, choreiforme Bewegungen; Kontraindikationen: Glaukom, Leberinsuffizienz, Psychosen u. a.
Levodopa + Carbidopa (Nacom®)	X	X	X		3–6 Tabl. à 250/25 mg tgl. in Einzeldosen	Nausea, Erbrechen; orthost. Regulationsstörungen, Tachykardie, Dyskinesien möglich. Kontraindikationen s. Levodopa.
Amantadin (Symmetrel®)	X	X	X		2 × tgl. 100 mg.	Gesteigerte Erregbarkeit, Schlaflosigkeit, depressive Verstimmungen, Orientierungsstörungen, Halluzinationen.
Budipin (Parkinsan®)	. . . noch in Klinischer Prüfung.					

[a] Modifiziert nach Chusid: Correlative Neuroanatomy and Functional Neurology, 17. Ausgabe. Lange 1979

benwirkungen lassen sich durch eine angepaßte Dosierung oder durch zusätzliche Verordnungen unter Kontrolle halten; es handelt sich um Schlaflosigkeit, nervöse Übererregbarkeit, abdominelle Mißempfindungen, Schwindelgefühle, depressive Verstimmungen, Verwirrtheitszustände und gelegentlich auch um Halluzinationen.

c) Bromocriptin-mesilat (Pravidel®) kann unterstützend zu L-Dopa (Levodopa) – mit oder ohne Decarboxylasehemmer – gegeben werden. Man beginnt mit 2 × 1,25 mg Bromocriptin tgl. zu den Mahlzeiten und steigert eventuell auf 2 × 2,5 mg tgl. für die Dauer von 2–4 Wochen.

B. Chirurgische Maßnahmen: Bei sorgfältig ausgewählten Patienten hat sich die operative Ausschaltung von Teilen des Globus pallidus oder des Nucleus ventrolateralis thalami als außerordentlich günstig erwiesen.

C. Allgemeine Maßnahmen: Die physikalische Therapie sollte Massagen, Muskelstreckungen und nach Möglichkeit aktive Übungen einschließen. Man zeigt dem Patienten, wie er täglich mit den am meisten betroffenen Muskeln zu üben hat, besonders mit denen der Finger, Hände, Handgelenke, Ellenbogengelenke, Kniegelenke und mit denen des Nackens.

Ermutigungen und psychologische Hilfestellungen sind von entscheidender Bedeutung; damit kann man die positiven Aspekte der Krankheit betonen: 1. Die symptomatische Besserung durch Medikamente, 2. die Tatsache, daß die geistige Leistungsfähigkeit nicht beeinträchtigt wird, 3. die nur langsame Progredienz über viele Jahre hin und 4. die intensive Forschung auf diesem Gebiet mit der Aussicht, daß sich bahnbrechende therapeutische Möglichkeiten noch ergeben.

Von Barbituraten ist abzusehen. Dagegen sollte man zur allgemeinen Spannungsminderung den mäßigen Genuß von Alkohol erlauben. Auch bestimmte Nichtbarbiturate mit tranquillisierender Wirkung können von Nutzen sein (z. B. Meprobamat, nicht Phenothiazine).

Prognose

Gewöhnlich schreitet die Krankheit langsam fort, der Patient kann viele Jahre damit leben.

Bei zunehmender Einschränkung des Leistungsvermögens neigen die Patienten zu depressiven Verstimmungen, zur Ängstlichkeit und zu anderen emotionalen Störungen.

Die medikamentöse Behandlung kann eine vorübergehende Besserung der Beschwerden bringen. Bei ausgewählten Patienten ist eine erhebliche Verminderung des Tremors und der Rigidität durch operative Maßnahmen möglich (Pallidotomie, Thalamotomie).

Hepatolentikuläre Degeneration
(Wilsonsche Krankheit)

Die Wilsonsche Krankheit tritt familiär auf. Ihre Charakteristika sind pathologische Veränderungen der Basalganglien mit den zugehörigen klinischen Symptomen, eine Leberzirrhose und gewöhnlich eine grünlich-braune Pigmentation der Kornea (Kayser-Fleischersche Ringe). Man hat die Krankheit auf eine metabolische Störung bezogen, da Kupfer und Aminosäuren im Urin vermehrt erscheinen und das Caeruloplasmin im Serum vermindert ist. Das Kleinhirn, die Hirnrinde und weitere Anteile des Nervensystems können zusätzlich befallen sein. Die Symptome entwickeln sich schleichend, meistens zwischen dem 11.–25. Lebensjahr.

Tremor und Rigidität sind die häufigsten Frühsymptome. Als Tremorformen findet man bevorzugt einen Intentionstremor oder einen alternierenden Tremor; das bizarre „Flügelschlagen" der oberen Extremitäten läßt sich durch Armstreckung akzentuieren. Die Rigidität ähnelt der Starre bei Paralysis agitans.

Dimercaprol (BAL) soll den exzessiv erhöhten Kupferspiegel senken und wahrscheinlich auch die Progredienz der Krankheit verlangsamen. In der Klinik ist es zweckmäßig, jeden 2. Monat 10 bis 12 Tage lang 2,5 mg/kg i. m. 2× tgl. zu geben. D-Penicillamin (Metalcaptase®, Trolovol®) ist ein wirksamer Chelator und kann oral verabreicht werden; es übertrifft die Förderung der Kupferausscheidung durch BAL. Die Dosierung beträgt 3 × tgl. 500 mg (maximale Gesamtdosis 4 g tgl.). Einige spezifische Manifestationen der Krankheit lassen sich durch symptomatische Maßnahmen bessern.

Den progredienten Verlauf kennzeichnen partielle Remissionen und Exazerbationen, bis – gewöhnlich nach 10 Jahren – der Tod eintritt. Den tatsächlichen Einfluß von Dimercaprol und Penicillamin auf den Verlauf oder die Überlebenszeit hat man noch nicht genau ermitteln können.

Chronisch progressive Chorea
(Chorea Huntington)

Die Huntingtonsche Chorea, eine Erbkrankheit der Basalganglien und des Cortex, manifestiert sich im Erwachsenenalter mit choreiformen Bewegungen und psychischen Veränderungen. In Amerika hat man zahlreiche Fälle auf 2 Brüder zurückführen können, die von England nach Long Island emigrierten. Die Patienten leiden unter unwillkürlich abrupten und ausfahrenden Bewegungen, die jedoch nicht so blitzartig auftreten und nicht so rasch ablaufen wie die der Sydenhamschen Chorea. Psychotische Episoden oder eine Verschlechterung des Geisteszustands können manchmal den choreiformen Bewegungen vorangehen. Die Krankheit schreitet chronisch fort und führt gewöhnlich nach etwa 15 Jahren zum Tode.

Die Behandlung ist symptomatisch. Bei der ärztlichen Betreuung des Kranken haben hochdosierte Tranquilizer, z. B. Reserpin oder ein Phenothiazinderivat, gute palliative Wirkungen.

Sydenhamsche Chorea
(Veitstanz)

Diagnostische Merkmale
- Schnelle, ausfahrende, unwillkürliche und unregelmäßige Bewegungen der Gesichts-, Rumpf- und Extremitätenmuskulatur
- Dadurch erhebliche Sprech- und Haltungsstörungen
- Abnorme Reizbarkeit, Ruhelosigkeit und emotionale Labilität
- Mäßige Muskelschwäche, muskuläre Hypotonie
- Vorkommen bei rheumatischem Fieber bzw. in Verbindung mit anderen Folgezuständen dieser Krankheit

Allgemeine Betrachtungen
Die Sydenhamsche Chorea wird meistens bei jungen Personen beobachtet; sie ist durch unwillkürliche, unregelmäßige Bewegungen, durch Koordinationsstörungen der Willkürmotorik, durch eine mäßige Muskelschwäche und durch emotionale Symptome charakterisiert. Gewöhnlich — jedoch nicht regelmäßig — kommt sie bei rheumatischem Fieber vor und zählt zu den Folgeerscheinungen dieser Krankheit; oft bestehen noch andere klinische Hinweise auf ein rheumatisches Fieber.

Klinische Befunde
Die Patienten werden reizbar, übererregt, ruhelos und schlaflos. Grimassen, unpassende Bewegungen und Stottern sind häufig anzutreffende Symptome. Die Muskulatur des Gesichtes, des Rumpfes und der Extremitäten unterliegt einem verschieden starken Zwang zu unwillkürlichen, dysrhythmischen Bewegungen, die plötzlich auftreten, schnell ablaufen, nur kurz andauern und ausfahrend sind. Haltung und Sprache können dabei betroffen sein. Im allgemeinen werden die unwillkürlichen Bewegungsabläufe durch willkürliche Innervationen und psychische Erregungen akzentuiert. Die in die Störung einbezogenen Gliedmaßen sind muskelschwach und hypoton. Oft bestehen klinische Hinweise auf ein rheumatisches Fieber oder einen Herzrheumatismus, wobei

der letzere manchmal erst während einer späteren Krankheitsphase in Erscheinung tritt.

Differentialdiagnose
Zunächst sind Tic-Bewegungen und habituelle Muskelspasmen abzugrenzen; diese treten gewöhnlich als Gesichtsgrimassen mit Augenzwinkern, Schmatzen und Zungenschnalzen auf, behindern die Artikulation nicht, führen zu keiner Muskelschwäche und sind nicht an ein rheumatisches Fieber gebunden. Die Differentialdiagnose hat ferner die Huntingtonsche Chorea zu berücksichtigen, die eine progressive Erbkrankheit des Erwachsenenalters mit Chorea und psychischen Abnormitäten darstellt und die gewöhnlich nach etwa 15 Jahren zum Tode führt.

Behandlung
Eine spezielle Behandlungsform der Sydenhamschen Chorea gibt es nicht. Eine symptomatische Therapie kann hilfreich sein. Sedativa (z. B. Phenobarbital) oder Tranquilizer vom Typ der Phenothiazine sind gegen die unwillkürlichen Bewegungsabläufe der Chorea wirksam. Ein bestehendes rheumatisches Fieber wird mit Prednison (5–30 mg oral tgl. für 1–2 Wochen) behandelt.

Prognose
Die akute Phase der Chorea erstreckt sich gewöhnlich nur über einen begrenzten Zeitraum, wobei die Symptomatik 2–3 Wochen nach dem Beginn ihren Höhepunkt erreicht. Die allmähliche Restitution beansprucht etwa 2–3 Monate.

Kindliche Akrodynie
(Feersche Krankheit)
[s. auch S. 691]

Diese heute sehr selten gewordene und bevorzugt bei vegetativen Dystonien und Allergikern im Kleinkindalter auftretende Krankheit beruht meistens auf der Folge einer Quecksilbermedikation (Kalomel, „gelbe Salbe", „Zahnungspulver" u. ä.). Die typischen Symptome sind: Umkehr des Schlaf-Wach-Rhythmus, psychische Störungen (Kind wird traurig, mürrisch, reizbar), polymorphe Exantheme, starke Rötung der Akren (Hände, Füße, Nasenspitze), starkes Schwitzen, Mazerierung der Haut und groblamellöse Schuppung, Brüchigkeit und Ausfall der Haare und Nägel, Gingivitis, Zahnausfall; starke Hypotonie der Muskulatur (Kinder klappen taschenmesserartig zusammen), Handtremor, Sensibilitätsstörungen, eventuell abgeschwächte Sehnenreflexe, Tachykardie (ohne Fieber bis 180/min.) und Hypertonie (ohne Nierenschäden bis über 140 mm Hg).

Differentialdiagnose

Meningitis (tuberculosa), progressive Muskeldystrophie, Avitaminose (B-Mangel); Schuppung nach Scharlach.

Vorbeugung

Strengste Vermeidung von Quecksilberzubereitungen beim Kind!

Behandlung

Vitamin B_6 in hoher Dosis, Bellergal® (3mal $^1/_2$ auf 5mal 1 Dragee täglich steigernd). Bei Sekundärinfektionen sofort Antibiotika und Sulfonamidtherapie.

Prognose

Meistens gut.

Funikuläre Myelose

(Kombinierte Systemerkrankung)

Diagnostische Merkmale

- Taubheit, Nadelstechen, Druckschmerzhaftigkeit, Schwäche und Schweregefühl der Zehen, Füße, Finger und Hände
- Handschuh- und strumpfartige Verteilung der sensiblen Ausfälle; pathologische plantare Streckreaktion (Babinski), Hyperreflexie, Flexorspasmen; weniger häufig schlaffe Lähmung und Hyporeflexie; Verlust des Lagesinns und der Vibrationsempfindung
- Gedächtnisdefekte oder psychotische Symptome
- Vorkommen in Verbindung mit den pathologischen Blut- und Magenbefunden der perniziösen Anämie

Allgemeine Betrachtungen

Die funikuläre Myelose besteht in einer progressiven Degeneration des spinalen Hinter- und Seitenstrangs, wobei manchmal auch periphere Nerven degenerieren. Die mittleren und höheren Altersgruppen sind am häufigsten betroffen.

Obgleich die funikuläre Myelose typischerweise in Verbindung mit der perniziösen Anämie vorkommt, entspricht ihr Schweregrad nicht unbedingt dem der Anämie; diese Beobachtung läßt den Schluß zu, daß die Ursachen der spinalen und hämatologischen Veränderungen nicht identisch sind. Die Rückenmarksdegenerationen können sich vor der klinischen Manifestation der perniziösen Anämie entwickeln.

Klinische Befunde

Kribbeln, Taubheitsgefühle und „Nadelstechen" in den Zehen und Füßen und später in den Fingern sind die ersten Symptome. Schwellungs-, Kälte- und Feuchtigkeitsempfindungen an den Füßen können hinzukommen. Mattigkeit, Muskelschwäche der Beine, Schweregefühl in den Füßen und Gangunsicherheit gehören zu den üblichen Symptomen. Die Anämie kann eine Belastungsdyspnoe und gehäufte Schwindelanfälle verursachen; Mißempfindungen im Bereich des Magens beruhen auf der Achlorhydrie.

Bei der Krankheitsform mit muskulärem Tonusverlust sind in erster Linie die peripheren Nerven betroffen. Man findet folgende Symptome: Schwäche der unteren Extremitäten (besonders ihrer distalen Anteile), Druckschmerzhaftigkeit der Waden- und Fußsohlenmuskulatur, herabgesetzte Berührungsempfindlichkeit der Beine in einem strumpfähnlichen Gebiet bis herauf zu den Knien, Störungen des Vibrationsempfindens, Ataxie, ein positives Rombergsches Zeichen, Abschwächung oder Fehlen des Patellarsehnen- und Achillessehnenreflexes sowie pathologische plantare Streckreaktionen (Babinski).

Bei der Krankheitsform mit spastischen Muskelveränderungen stehen Rückenmarkssymptome, besonders solche, die vom Seitenstrang ausgehen, im Vordergrund: gesteigerte Eigenreflexe, Kloni der hypertonen Muskulatur und Beugekontrakturen mit zunehmender Bewegungsschwäche. Es kann sich eine Paraplegie der Beugemuskulatur entwickeln. Wenn die sensiblen Ausfälle schwerwiegender werden, geht auch die Kontrolle über die Sphinktermuskeln verloren, so daß die Patienten sich wundliegen.

Des weiteren können psychische Symptome auftreten, auch schon in der frühen Krankheitsphase. Man hat Apathien, Demenzen, Hypomanien, paranoide Zustände, Halluzinationen, Orientierungsstörungen und Gedächtnisausfälle beobachtet.

Die Laborbefunde entsprechen denen der perniziösen Anämie.

Differentialdiagnose

Eine makrozytäre Anämie und Achlorhydrie tragen gewöhnlich zur Sicherung der Diagnose bei, dennoch kann es notwendig sein, das Krankheitsbild gegen familiäre Ataxien, die Tabes dorsalis, die Multiple Sklerose, die Myelitis und Tumoren mit spinalen Kompressionen abzugrenzen.

Behandlung

Sie folgt den Prinzipien der Perniziosa-Therapie.

Prognose

Bei angemessener Therapie der perniziösen Anämie kann eine Besserung eintreten, zumal eine Besserung der periphernervalen Symptome. Dagegen hat man bei ausgedehntem Befall des Rückenmarks kaum eine günstige Entwicklung der Krankheit zu erwarten.

Die Parästhesien und sensiblen Störungen können selbst bei solchen Kranken persistieren, die rechtzeitig, intensiv und umfassend behandelt wurden. Patienten über 60 Jahre haben eine schlechtere Prognose.

Krankheiten der Hirnnerven

Trigeminusneuralgie
(Tic Douloureux)

Für die Trigeminusneuralgie sind plötzlich auftretende und kurzdauernde, quälende Schmerzattacken im Versorgungsbereich des 5. Hirnnerven typisch. Der Anfall wird häufig durch eine (gewöhnlich schwache) Reizung einer „Triggerzone" im Schmerzgebiet ausgelöst; charakteristisch sind sich wiederholende Paroxysmen schneidender und bohrender Schmerzen im Ausbreitungsbezirk eines oder mehrerer Äste des Nerven. Die Ersterkrankung fällt im allgemeinen in die mittlere oder 2. Lebenshälfte, Frauen sind häufiger betroffen. Der Schmerz wird als ätzend oder brennend beschrieben. Er tritt in blitzartigen Stößen auf und hält nur 1–2 min oder auch 15 min lang an. Die Anfallsfrequenz variiert; es kann sich um viele Attacken an einem Tag oder um wenige Attacken in einem Monat oder Jahr handeln. Die Patienten können versuchen, ihr Gesicht bei einer Unterhaltung möglichst ruhig zu stellen oder die Nahrung unzerkaut zu schlucken, um die Triggerzone nicht zu irritieren.

Behandlung
A. Internistische Behandlung: Sie ist nicht selten unbefriedigend; bevor man jedoch zu chirurgischen Maßnahmen Zuflucht nimmt, erstrebt man gewöhnlich eine Besserung durch folgende Verordnungen:
1. Carbamazepin (Tegretal®). Dieses trizyklische Pharmakon hat einen sehr bemerkenswerten Effekt; es wirkt vorbeugend und beseitigt den trigeminusneuralgischen Schmerz, nicht jedoch andere Schmerzen des Gesichtes, des Kopfes oder sonstiger Körperregionen. Die Dosierung ist unterschiedlich, sie beträgt 0,2–2,0 g pro Tag. Hinweise auf schwerwiegende hämatologische Reaktionen und Hautveränderungen müssen sorgfältig beachtet werden.
2. Antikonvulsiva, z. B. 0,1 g Diphenylhydantoin (Zentropil®) 4× tgl., und Vasodilatatoren, z. B. 50 mg Tolazolin-HCl (Priscol®) 4× tgl., sind in manchen Fällen mit Erfolg gegeben worden.
3. Massive Dosen von Vitamin B_{12} (10 Tage lang täglich 1 mg i. m.) sollen eine Schmerzerleichterung bringen.
4. Alkoholinjektionen in das Ganglion oder an die Äste des Trigeminusnerven können eine Analgesie bewirken und für mehrere Monate oder Jahre den Schmerz ausschalten. Später sind wiederholte Injektionen erforderlich.
B. Chirurgische Maßnahmen: Sie sind erforderlich, wenn die medikamentöse Behandlung zu keiner Besserung führt (so ist die perkutane Elektrokoagulation der präganglionären Wurzeln unter Lokalanästhesie eine wirkungsvolle und relativ einfache Methode der Behandlung von resistenten Fällen).

Prognose
In den meisten Fällen erstrecken sich die Schmerzanfälle über mehrere Wochen oder Monate. Remissionen können wenige Tage oder Monate und sogar Jahre anhalten. Sie sind bei älteren Patienten eher kürzer.

Bellsche Lähmung
(Periphere Fazialisparese)

Die Bellsche Lähmung ist eine Paralyse aller Muskeln einer Gesichtshälfte, sie wird gelegentlich durch Zug, Kälte oder Verletzungen gebahnt. Man begegnet ihr in allen Altersgruppen, eine gewisse Häufung ergibt sich aber für den Abschnitt vom 20.–50. Lebensjahr.
Den Patienten darf man versichern, daß sich die Lähmung gewöhnlich im Laufe von 2–8 Wochen (bei älteren Kranken eventuell erst nach 1–2 Jahren) zurückbildet. Das Gesicht ist warm zu halten, eine weitere Zug- und Staubexposition ist zu vermeiden. Notfalls wird das Auge durch eine Klappe geschützt. Die Gesichtsmuskulatur sollte durch ein streifenförmiges Pflaster oder eine Binde, die den Unterkiefer erfaßt und um das Ohr geschlungen ist, entlastet werden. Nach dem 14. Tag beginnt man mit einer umtägigen, elektrischen Reizung, um einer Muskelatrophie vorzubeugen. Der Wiederherstellung des Muskeltonus dienen auch vorsichtige, aufwärts gerichtete Massagen der beteiligten Muskulatur; man führt sie 2–3× tgl. 5–10 min lang durch. Durch die Wärmewirkung einer Infrarotlampe kann die Restitution beschleunigt werden.
In der großen Mehrzahl der Fälle kommt es zu einer partiellen oder vollständigen Rückbildung. Bei partieller Rückbildung können sich auf der gelähmten Seite Muskelkontrakturen entwickeln. An der erkrankten oder der anderen Seite hat man gelegentlich Rezidive beobachtet.

Krankheiten der peripheren Nerven

Polyneuritis

(Multiple Neuritis, periphere Neuritis, periphere Neuropathie)

Diagnostische Merkmale

- Langsam fortschreitende Muskelschwäche, Parästhesien, Druckempfindlichkeit und Schmerzhaftigkeit, wovon am häufigsten die distalen Extremitätenabschnitte betroffen sind
- Handschuh- und strumpfartig ausgebreitete Hypästhesie oder Anästhesie, besonders für Vibration
- Hyporeflexie oder Areflexie
- Muskelschwund an den betroffenen Gliedmaßen

Allgemeine Betrachtungen

Die Polyneuritis ist ein Syndrom ausgedehnter sensorischer und motorischer Störungen bei Erkrankung peripherer Nerven. Sie kann in jedem Lebensalter auftreten, wenngleich sie bei Erwachsenen jungen oder mittleren Alters, zumal bei Männern, am häufigsten angetroffen wird. In den meisten Fällen liegt eine nichtentzündliche Degeneration peripherer Nerven vor.

Polyneuritiden werden verursacht 1. durch chronische Vergiftungen (Alkohol, Carbondisulfide, Benzene, Phosphor, Sulfonamide); 2. durch Infektionen (Meningitis, Diphtherie, Syphilis, Tuberkulose, Pneumonie, Guillain-Barré-Syndrom, Mumps); 3. durch metabolische Veränderungen (Diabetes mellitus, Gicht, Schwangerschaft, Rheumatismus, Porphyrie, Polyarteriitis nodosa, Lupus erythematodes); 4. durch Ernährungsstörungen (Beriberi, Vitaminmangelzustände, Kachexie); und 5. durch maligne Erkrankungen.

Klinische Befunde

Gewöhnlich entwickeln sich die Symptome allmählich im Laufe von Wochen. Erkrankungen mit rapidem Auftreten der Symptome stellen eine bemerkenswerte Ausnahme dar und kommen vor, wenn eine Nervenschädigung durch Infektionen und Alkohol zugleich erfolgt. Schmerzen, Druckempfindlichkeit, Parästhesien, Muskelschwäche, leichte Ermüdbarkeit und sensible Störungen bestimmen das klinische Bild. Die Schmerzen können gering sein, gelegentlich aber sind sie auch brennend und heftig. Die Muskelschwäche ist meistens an den distalen Extremitätenabschnitten am stärksten ausgeprägt. Störungen der Sensibilität, besonders der Vibrationsempfindung, finden sich häufig; bei alkoholischer und arsenbedingter Polyneuritis kommen massive und ausgedehnte sensible Ausfallerscheinungen vor. Die sensiblen Defekte der Haut bestehen in einer Hypästhesie oder Anästhesie mit unregelmäßiger, handschuh- oder strumpfartiger Ausbreitung. Die Sehnenreflexe sind gewöhnlich abgeschwächt oder sie fehlen. Bei einer Lähmung der Zehenmuskulatur bleibt die reflektorische Plantarreaktion aus; bei einer abdominellen Muskelschwäche findet man nur schwache oder keine Bauchdeckenreflexe. Schlaffheit, Innervationsschwäche und Muskelatrophie der betroffenen Gliedmaßen, zumal ihrer distalen Anteile, können nachweisbar sein. Daraus ergibt sich dann eine Fallneigung des Fußes mit Steppergang.

Trophische Hautstörungen der Extremitäten führen zu einer glänzenden Hautrötung und beeinträchtigen die Mechanismen der Schweißsekretion. Die Muskeln und Nerven können empfindlich sein und bei Palpation bzw. Druck schmerzen.

Differentialdiagnose

Zunächst ist an solche Neuritiden zu denken, die nur einen Nerven und sein Versorgungsgebiet betreffen. Bei der Tabes dorsalis vermißt man die Muskelatrophie und die Druckschmerzhaftigkeit der Nerven. Die akute Poliomyelitis anterior bietet systemische und neurologische Symptome. Bei der Myositis sind die Nerven am Krankheitsprozeß nicht beteiligt, hier fehlen gewöhnlich auch sensible Störungen und Reflexveränderungen.

Behandlung

A. Spezifische Maßnahmen: Zunächst sind toxische Einflüsse auszuschalten (Alkohol, Blei). Bei der Blei-Polyneuritis hat Calcium-EDTA (Calciumedetat-Heyl®) eine gute Wirkung. Bei der Arsen-Polyneuritis gibt man Dimercaprol (BAL).

Durch Verordnung einer kalorienreichen Diät und durch großzügige Anwendung von Vitaminen, besonders des B-Komplexes, versucht man, den Stoffwechsel des Nervengewebes zu optimieren. Man verschreibt alle Vitamine des B-Komplexes und dazu Thiaminhydrochlorid, 15 mg 3–4× tgl. oral oder parenteral, außerdem getrocknete Hefe (Bierhefe), 10–30 g pro Tag. Zumal bei diabetischer Polyneuropathie hat sich Thioctsäure (Thioctacid®) bewährt; davon werden täglich 50–100 mg langsam i. v. injiziert.

B. Allgemeine Maßnahmen: Der Patient soll Bettruhe einhalten und die erkrankten Gliedmaßen ruhig stellen. Wenn ein Bein betroffen ist, bringt man am Fußende des Bettes ein Gestell an, das eine Druckschädigung durch die Bettdecken verhindert. Gegen die Schmerzen sind nach Bedarf Analgetika einzusetzen. Nach Abklingen des Schmerzstadiums können sich Massagen und passive Bewegungsübungen als wertvoll erweisen. Gleichzeitig fordert man den Patienten zu aktiven Bewegungsübungen auf.

Tabelle 17-7. Differentialdiagnose der Atrophien und Dystrophien

Atrophien	*Dystrophien*
Vorkommen meist in höherem Lebensalter	Vorkommen in der Kindheit
Krankheitserscheinungen distaler Muskelgruppen z. B. der kleinen Handmuskeln	Krankheitserscheinungen proximaler Muskelgruppen, z. B. der Hüft- und Schultermuskulatur
Faszikulärer Befall	Nichtfaszikulärer Befall
Spastische Phänomene	Keine spastischen Phänomene
Keine familiäre Inzidenz	Im allgemeinen familiäre Leiden

Schienungen und passive Streckungen sind vorbeugende Maßnahmen gegen Kontrakturen.

Prognose

Bei den meisten Formen von Polyneuritis ist nach Beseitigung der ursächlichen Noxe eine Restitution möglich. In manchen Fällen schreiten die Symptome mehrere Wochen lang fort, bleiben dann vorübergehend stationär und bessern sich schließlich ganz langsam im Laufe von 6–12 Monaten. Gewöhnlich bilden sich zuerst die objektiv faßbaren Sensibilitätsstörungen zurück, später die Paralysen; Dysästhesien können auch während der Erholungsphase noch fortbestehen.

Landry-Guillain-Barré-Syndrom

Beim Landry-Guillain-Barré-Syndrom entwickeln die Patienten häufig 1–2 Wochen nach einer milden Infektion des oberen Respirationstraktes oder einer Gastroenteritis eine Polyneuritis. Dieses Syndrom kann auch bei Patienten vorkommen, welche kurz zuvor gegen Infektionen (z. B. Influenza) immunisiert worden sind. Die an den unteren Extremitäten beginnende Lähmung breitet sich innerhalb einiger Tage auf die oberen Extremitäten und das Gesicht aus. Fasziale Diplegie, Dysphagie oder Dysarthrie treten häufig auf. Die Lähmung der Muskulatur des Stammes und der Extremitäten kann schwerwiegend sein, die Lähmung der Atemmuskulatur kann eine künstliche Beatmung erfordern.

Im allgemeinen liegen keine sensorischen Veränderungen vor. Die Symptome entwickeln sich fortschreitend über ein bis zu mehreren Wochen mit unterschiedlicher Prognose. Der Tod kann aufgrund des Atemversagens oder intermittierender Infektion innerhalb einiger Wochen nach Beginn der Erkrankung eintreten. Die allmählich einsetzende Besserung kann Tage bis Wochen dauern.

Der Liquor zeigt im allgemeinen eine „albuminozytologische Dissoziation", insbesondere auf dem Gipfelpunkt der Erkrankung, wenn das Gesamtprotein einige 100 mg/dl mit wenigen oder fehlenden Leukozyten betragen kann. Für die Entstehung wird eine Veränderung in der Immunantwort peripherer Nerven vermutet. Obgleich gute Resultate mit einer intensiven Kortikosteroid-Behandlung berichtet wurden, wird die Wirksamkeit einer derartigen Behandlung von vielen Klinikern noch in Frage gestellt.

Verletzungen peripherer Nerven

Verletzungen peripherer Nerven, die von der einfachen Kontusion mit passagerer Funktionsstörung bis zur kompletten anatomischen Durchtrennung mit völligem Funktionsausfall reichen, kommen bei Rißwunden, Knochenbrüchen, Quetschungen und penetrierenden Wunden vor. In der akuten Frühphase können begleitende Gewebsschädigungen, Schmerzen und andere situative Momente den Prüfungen motorischer oder sensibler Funktionen im Wege stehen. Das Tinelsche Zeichen (prickelnde Sensationen im Versorgungsgebiet des betroffenen Nerven) wird im Anschluß an die akute Phase durch eine Erschütterung des Nervs bzw. seiner Umgebung ausgelöst. Bei Nervenverletzungen älteren Datums beobachtet man manchmal trophische Veränderungen der betroffenen Nägel und der Haut sowie schmerzlose Hautulzera. Elektrodiagnostische Tests tragen zur quantitativen und qualitativen Bestimmung der nervösen Ausfälle bei.

Die Behandlung hat viele Faktoren zu berücksichtigen, u. a. den Zeitpunkt und die Art der Nervenverletzung, begleitende Schädigungen und den Allgemeinzustand des Kranken. Nach Möglichkeit sollte man eine End-zu-End-Anastomose der akut durchtrennten Nerven anstreben. Bei älteren Nervenverletzungen ist man mit Narbenlösungen, Neuromresektionen, Nerventransplantationen und anderen operativen Verfahren gegebenenfalls noch bis zu 1–2 Jahren nach dem Unfall erfolgreich.

Neuromuskuläre Krankheiten

Zu den neuromuskulären Krankheiten zählen mehrere chronische Leiden mit progredienter Schwäche und Atrophie bestimmter Muskelgruppen. Wichtig ist die Unterscheidung zwischen Atrophien und Dystrophien: Muskuläre Atrophien sind das Ergebnis einer neuralen Läsion, die entweder den Zellkörper oder das Axon des unteren motorischen Neurons betrifft; muskuläre Dystrophien treten auf, wenn die Muskulatur selbst primär erkrankt ist (s. Tabelle 17-7, S. 851).

Progressive Muskelatrophien

Die progressiven Muskelatrophien beruhen auf einer zunehmenden Zellschädigung des unteren motorischen Neurons. Da die ursächliche Noxe gewöhnlich unbekannt bleibt, richtet sich die Klassifizierung dieser Krankheiten nach dem befallenen Niveau des ZNS und nicht nach der Ätiologie. Behandlungsmöglichkeiten gibt es noch nicht.

Spinale Formen
A. Aran-Duchennesche Atrophie (myelopathische Muskelatrophie): Sie ist der beim Erwachsenen vorkommende Typus der progressiven spinalen Muskelatrophie. Es handelt sich um eine seltene Krankheit des mittleren Lebensalters. Zunächst weisen die kleinen Handmuskeln Atrophien und fibrilläre Zuckungen auf; diese Symptome breiten sich aus und beziehen nach und nach den Arm, die Schulter und die Rumpfmuskulatur ein. Man findet degenerative Veränderungen in der grauen Substanz des zervikalen Rückenmarks. Die Krankheit kann das erste Stadium einer amyotrophischen Lateralsklerose darstellen (s. unten).
B. Werdnig-Hoffmannsche Lähmung: Sie ist der hereditäre Typus der progressiven spinalen Muskelatrophie, tritt im Kindesalter auf, beginnt im Beckengürtel und den Oberschenkeln und greift dann auf die Extremitäten über. Bei gleichzeitiger Adipositas kann eine Pseudohypertrophie bestehen.
C. Oppenheimsche Krankheit (Amyotonia congenita): Sie wird von manchen Autoren als fetaler Typus der spinalen Muskelatrophie angesehen und soll auf Wachstumsanomalien zurückzuführen sein.

Bulbäre Formen
A. Echte Bulbärparalyse: Hier liegt eine degenerative Schädigung der letzten 4 oder 5 Hirnnervenkerne vor. Typisch sind fibrilläre Zuckungen und Atrophien der Zungen- sowie der Gaumen- und Kehlkopfmuskulatur, Speichelfluß, Dysarthrie, Dysphagie und finale Atemlähmung. Die echte Bulbärparalyse ist gewöhnlich eine Manifestation der amyotrophischen Lateralsklerose.
B. Fazio-Londe-Syndrom (familiäre infantile Bulbärparalyse): Dieser Lähmungstypus ist die in der Kindheit vorkommende bulbofaziale Form der progressiven Muskelatrophie.

Pontine Form
Sie führt zu einer chronisch progressiven Ophthalmoplegie (von Graefesche Krankheit), bei der die Hirnnervenkerne der Augenmuskelnerven degenerativ verändert sind.

Spastische Form:
Amyotrophische Lateralsklerose
Bei diesem Leiden liegt eine kombinierte Schädigung des oberen und unteren motorischen Neurons vor; dabei kann sich der Degenerationsprozeß auf dem spinalen oder bulbären Niveau oder auf beiden abspielen. Es handelt sich um eine chronisch progressive Krankheit unbekannter Ätiologie mit fibrillären Zuckungen und Atrophien der Körpermuskulatur. Sie befällt vorzugsweise das mittlere Lebensalter, wobei der Krankheitsbeginn gewöhnlich zwischen dem 40. und 60. Jahr liegt. Man findet Degenerationen motorischer Nervenzellen des Rückenmarks, des Hirnstamms und − in geringerem Ausmaß − des motorischen Cortex, dazu sekundäre Degenerationen in den lateralen und ventralen Anteilen des Rückenmarks. Klinisch fallen spastische Veränderungen und eine Muskelschwäche des Rumpfes sowie der Extremitäten auf; die Eigenreflexe sind gesteigert, die pathologischen plantaren Streckreaktionen auslösbar. Bei einer Beteiligung der Faserverbindungen bulbärer Hirnnervenkerne entwickelt sich eine pseudobulbäre oder bulbäre Paralyse. Schwäche und Muskelschwund der Extremitäten (gewöhnlich der Arme) sind häufig die Initialsymptome. Der Krankheitsverlauf besteht in einer ständigen Verschlechterung des Zustandes ohne Remissionen. Die durchschnittliche Lebensdauer nach dem Auftreten der ersten Symptome beträgt noch etwa 3 Jahre.

Neurale Muskelatrophie (peronäale Muskelatrophie Charcot-Marie-Tooth)
Typisch für diese relativ seltene Krankheit sind Klumpfußbildung und Muskelschwund, der am Unterschenkel beginnt und später die distale Muskulatur des Oberschenkels und die oberen Extremitäten einbezieht. Die Atrophie der Beinmuskeln vermittelt den charakteristischen Eindruck von „Storchenbeinen"; sie nimmt gewöhnlich von den tiefen Fußmuskeln und den fibularen Muskeln ihren Ausgang.

Die Erstsymptome stellen sich gewöhnlich vor dem 20. Lebensjahr ein, manchmal aber ist der Krankheitsbeginn bis zum 40. oder 50. Jahr verschoben. Gelegentlich lassen sich mit objektiven Methoden Sensibilitätsausfälle nachweisen.

Progressive Muskeldystrophie

Diagnostische Merkmale
- Krankheitsbeginn gewöhnlich in der Kindheit oder Pubertät mit Schwäche der proximalen Extremitätenmuskulatur
- Watschelnder Gang und „Heraufklettern an sich selbst" in die aufrechte Körperhaltung
- Kontrakturen, Skoliose, Lordose, abgeschwächte Sehnenreflexe
- Hypertrophie oder Atrophie der beteiligten Muskulatur
- Bevorzugt hereditäres bzw. familiäres Auftreten

Allgemeine Betrachtungen
Unter den muskulären Krankheiten ist die progressive Muskeldystrophie am häufigsten. Nach der initialen Lokalisation der Muskelveränderungen und nach der Verteilung scheinbarer Hypertrophien und Atrophien unterscheidet man *3 Hauptformen* des Leidens. Bei der *pseudohypertrophischen Form (Duchenne)* fallen die Waden und manchmal die Oberschenkel durch eine Umfangsvermehrung auf. Bei der *fazioskapularen Form (Landouzy-Déjerine)* manifestieren sich die Frühveränderungen am Gesicht und am Schultergürtel; bei der *Becken-Schultergürtel-Form (Erb)* sind Schulter und Beckengürtel beteiligt.

Die Ätiologie ist unbekannt. Gewöhnlich wird der Krankheit die Tendenz zugeschrieben, heredofamiliär aufzutreten. Man kennt verschiedene Vererbungswege: den einfach dominanten, den einfach rezessiven und den geschlechtsgebunden rezessiven Erbgang.

Die wesentlichen pathologischen Abweichungen finden sich in der quergestreiften Muskulatur. In fortgeschrittenen Fällen erscheint die betroffene Muskulatur grau-weiß und fettig degeneriert.

Klinische Befunde:
1. Pseudohypertrophische Form (Duchenne): — Diese Form tritt in der frühen Kindheit auf und ist durch hypertrophierte Unterschenkel- und Oberarmmuskeln charakterisiert, welche jedoch als Folge von Infiltrationen durch Fett- und Bindegewebe weich sind. Gleichzeitig besteht eine progressive Atrophie und Schwäche der Oberschenkel, der Hüfte, der Rückenmuskulatur und des Schultergürtels. Die Erkrankung tritt im allgemeinen bei Männern,

seltener bei Frauen, auf, in den ersten 3 Lebensjahren beginnend. Vermutlich ist es ein geschlechtsgebundener rezessiver Erbgang mit einer hohen Mutationsrate (selten autosomal rezessiv). Es tritt eine frühe, symmetrische Beteiligung der Muskulatur des Beckengürtels und später des Schultergürtels ein. In ungefähr 80% der Fälle besteht eine Pseudohypertrophie, insbesondere der Wadenmuskulatur, aber manchmal auch des Quadrizeps und des Deltoids. Ein gleichmäßiges und schnelles Fortschreiten der Erkrankung führt im allgemeinen innerhalb von 10 Jahren zur Gehunfähigkeit. Der Gang wird watschelnd und das Treppensteigen schwierig. Die Patienten „klettern mit den Händen an sich selbst herauf".

Häufig entwickelt sich eine Lordose durch die Schwäche der Rumpfmuskulatur. Im späteren Verlauf der Krankheit werden die Patienten zu schwach, um sich selbst aufstützen oder bewegen zu können. Die Folge ist eine progrediente Deformierung mit Muskelkontrakturen, Skeletdistorsionen und Atrophien. Der Tod infolge von Kachexie, Lungeninfektionen oder Herzversagen tritt im allgemeinen in der 2. Lebensdekade ein. Mit der gegenwärtigen antibiotischen und sonstigen intensiven Behandlung erreichen die Patienten jedoch auch oft das mittlere Lebensalter.

2. Fazioskapulare Form (Landouzy-Déjerine): — Die Atrophie setzt im frühen Lebensalter ein und betrifft die Muskulatur des Gesichtes, des Schultergürtels und der Oberarme. Die Muskeln des Unterarmes sind nicht beteiligt. Die Erkrankung tritt bei beiden Geschlechtern auf und zwar in jedem Alter von der Kindheit bis zum Erwachsenenleben. Im allgemeinen wird sie autosomal dominant vererbt. Zunächst sind die Muskeln des Gesichts und des Schultergürtels beteiligt, später die Muskulatur des Beckengürtels. Im allgemeinen besteht eine muskuläre Pseudohypertrophie mit Kontraktionen und Skeletdeformierungen. Die charakteristische Gesichtsbeteiligung mit Herunterhängen der Augenlider ist als „Myopathie-Gesicht" bekannt und die verdickte überhängende Lippe als „Tapir-Lippe". Die Erkrankung schreitet mit längeren Pausen augenscheinlichen Stillstandes ständig weiter fort, die meisten Patienten erreichen ein normales Alter.

3. Becken-Schultergürtel-Form (Erb): — Diese Form der Muskeldystrophie betrifft den Schulter- und Beckengürtel. Das Gesicht ist nicht beteiligt. Sie tritt bei beiden Geschlechtern auf mit einem Beginn im allgemeinen in der 2. oder 3. Lebensdekade, gelegentlich auch früher oder später. Charakteristisch ist eine autosomale rezessive Vererbung. Primär ist zunächst entweder der Schultergürtel oder der Beckengürtel in seiner Muskulatur befallen mit späterem wechselseitigem Übergang. Eine Pseudohypertrophie der Muskulatur ist selten, ebenso wie abortive Fälle. Im allgemeinen besteht etwa 20 Jahre nach

Beginn der Erkrankung eine schwere körperliche Behinderung. Muskelkontraktionen und Skeletdeformierungen treten relativ spät im Verlauf der Erkrankung auf. Die Lebenserwartung ist verkürzt.

B. Laborbefunde: Die Muskelbiopsie zeigt typische degenerative Veränderungen, wie sie für die Myopathie charakteristisch sind. Bestimmte Serumenzyme (CPK, Transaminasen, Aldolase) können erhöht sein.

C. Andere Befunde: Die Elektromyographie (EMG) kann ebenfalls einige charakteristische Veränderungen bei dieser muskulären Erkrankung aufzeigen.

Differentialdiagnose

Die progressive Muskelatrophie entwickelt sich in späteren Lebensabschnitten als die progressive Muskeldystrophie; sie beginnt distal an den kleinen Handmuskeln und geht mit fibrillären Zuckungen einher.

An der dystrophischen Myotonie beteiligen sich die Mm. sternocleidomastoidei, die von anderen Dystrophien nur selten betroffen sind; hinzu kommt in diesen Fällen die Myotonie.

Für die progressive hypertrophische Polyneuritis sind distale Muskelveränderungen, Sensibilitätsstörungen und Nervenverdickungen typisch.

Komplikationen und Folgezustände

In den fortgeschrittenen Stadien bilden sich gewöhnlich Kontrakturen. Wadenmuskelkontrakturen führen zum Pes equinus.

Komplizierende Krankheiten des Atemapparates, zum Beispiel Pneumonien, treten bevorzugt auf. Außerdem können sich klinische oder laborchemische Hinweise auf eine Herzbeteiligung ergeben, die wahrscheinlich in einer echten Myokarddystrophie besteht.

Behandlung

Symptomatische Maßnahmen, physikalische Therapie und orthopädische Apparate bringen eine gewisse Hilfe und Erleichterung.

Prognose

Die Krankheit schreitet gewöhnlich fort und erweist sich als außerordentlich therapieresistent. Dieser progrediente Verlauf kann sich über 20–30 Jahre erstrecken. Die Patienten werden zunehmend schwächer und sind zuletzt an den Lehnstuhl oder das Bett gebunden.

Myasthenia gravis

Diagnostische Merkmale

- Schwäche der bulbär innervierten Muskulatur, zumal nach muskulärer Betätigung (rasche Ermüdung)

- Ptosis, Doppelbilder, Fazialisschwäche; Kau-, Schluck- und Sprachstörungen
- Positiver Neostigmin (Prostigmin®)-Test

Allgemeine Betrachtungen

Für die Myasthenia gravis ist eine ausgeprägte Schwäche und Ermüdbarkeit der Muskulatur — besonders der bulbär innervierten — charakteristisch (Gesichts-, Lippen-, Zungen-, Augen-, Kehlkopf- und Halsmuskulatur). Allerdings kann die Krankheit alle Muskelgruppen des Körpers befallen. Die entscheidende Störung liegt in einer mangelhaften Übertragung der Impulse motorischer Nerven an der neuromuskulären Endplatte; sie beruht auf einer veränderten oder überschießenden Aktivität der Cholinesterase, die auf das dort freigesetzte Acetylcholin wirkt. Die Ätiologie ist unbekannt; man zog Funktionsanomalien endokriner Drüsen, etwa des Thymus, als ursächliche Faktoren in Betracht, da Vergrößerung des Thymus und Tumorbildung bei einigen Patienten beschrieben wurden. Es wird vermutet, daß die Myasthenia gravis eine Autoimmunerkrankung ist, da zahlreiche Autoantikörper (einschl. Anti-Skeletmuskel-Antikörper) im Serum von Patienten mit dieser Erkrankung gefunden wurden. Die Myasthenia gravis wird vermutlich durch eine autoimmune Reaktion verursacht.

Klinische Befunde

A. Symptome: Leitsymptom ist die schnelle Ermüdung und zunehmende Schwäche der betroffenen — vor allem der bulbär innervierten — Muskeln bei Betätigung. Die Patienten haben oft Doppelbilder. Zu den klinischen Befunden, die zumal bei muskulärer Aktivität erhoben werden, gehören eine Ptosis, Zeichen der Okulomotoriuslähmung und ein Strabismus; charakteristisch ist das „myasthenische Lächeln" mit bizarrem Verziehen der Nasenflügel, ebenso ein Verstreichen der Gesichtsfalten; hinzu kommen Bewegungsstörungen der Zunge, eine hohe und nasale Stimme sowie Behinderungen des Schluckens, Kauens oder Sprechens. So kann zum Beispiel das Schlucken schon nach wenigen Schluckakten schwierig werden, wobei die Nahrung u. U. aus der Nase austritt. Die Stimme wird bei fortgesetztem Sprechen oft nasal. Die übrige Körpermuskulatur kann ebenfalls beteiligt sein im Sinne einer allgemeinen Schwäche. Manchmal läßt sich eine Ermüdbarkeit der tiefen Sehnenreflexe demonstrieren. Nach kurzer Erholungsphase kann ein Einzelreiz dann wiederum eine starke Muskelkontraktion auslösen. Analog ist das Verhalten bei wiederholten elektrischen Reizen.

Die Myasthenia gravis tritt vorzugsweise bei jungen Menschen auf; ihre höchste Inzidenz hat sie bei Frauen zwischen 20 und 30 Jahren.

B. Funktionsprüfung: 1. Bei Erwachsenen mit Myasthenia gravis steigert 1,5 mg Neostigminmethylsulfat (Prostigmin®) − zur Verhinderung von Nebenwirkungen mit 0,6 mg Atropinsulfat gegeben − die Muskelkraft überzeugend und manchmal in erstaunlichem Maße. Die Beobachtungen werden 30 min später durchgeführt. Wenn eine Dysphagie vorliegt, kann die Reaktion auf Neostigmin nach Gabe einer dünnen Bariumpaste beobachtet werden. 2. Edrophoniumchlorid, ein quaternes Ammoniumsalz, übt einen direkt stimulierenden Effekt auf die neuromuskuläre Endplatte aus. Die intravenöse Verabreichung von 10 mg bessert die Schwäche innerhalb von 20–30 sek. Die intramuskuläre Injektion von 25–50 mg kann eine Besserung über Stunden herbeiführen. Die i. v.-Verabreichung von 2–3 mg kann als Test verwendet werden, um eine myasthenische Krise (welche sich verbessert) von einer toxischen Überbehandlung (keine Besserung) bei Myastheniepatienten zu unterscheiden.

C. Spezialuntersuchungen: Bei wiederholter elektrischer Reizung nimmt die Kontraktionskraft eines myasthenischen Muskels ab (Ermüdungslähmung). Repetitive, supramaximale Reizungen der zugehörigen peripheren Nerven bewirken einen Amplitudenverlust der muskulären Potentiale; das ergibt sich aus dem EMG. Eine Fahndung nach Thymomen und thyreoidalen Erkrankungen sollte ebenso erfolgen wie eine Überprüfung des Antikörpertiters (Acetylcholinrezeptor-Antikörper).

Differentialdiagnose
Die Schwäche der bulbär innervierten Muskulatur darf nicht zur Annahme einer Bulbärparalyse führen (die mit Atrophien und zentralnervösen Symptomen verbunden ist). Abzugrenzen sind ferner Aneurysmen des Circulus Willisii (mit unilateraler Augenbeteiligung) und funktionelle Störungen.

Behandlung
A. Notfallmaßnahmen: Jederzeit können sich eine Schluckunfähigkeit oder eine Atemlähmung plötzlich entwickeln. Dabei hat eine ärztliche Behandlung unmittelbar zu erfolgen; sollte dann eine zusätzliche Verabreichung von Neostigmin erforderlich sein, so kann man, bis ein genügender Effekt erzielt ist, 2–3× stündlich 1 mg parenteral geben. Manchmal tritt trotz der Injektion zunehmender und schließlich großer Dosen von Neostigmin eine fortschreitende und u. U. fatale Schwäche der Atemmuskulatur ein. Deshalb sollten ein Tracheotomiebesteck, ein Absaugapparat, eine Sauerstoffflasche und ein Beatmungsgerät verfügbar sein. Nach Durchführung der endotrachealen Intubation oder der Tracheotomie kommt der Patient in einen Respirator und erhält Sauerstoff nach Bedarf. Dabei verzichtet man auf weitere Applikationen von Neostigmin. Während der künstlichen Beatmung ist auf das Flüssigkeits- und Elektrolytgleichgewicht zu achten. Nach einigen Tagen besteht im allgemeinen die Möglichkeit, die Dauer der Beatmung abzukürzen. Bei Kranken, die solche Krisen überleben, kann es zu Remissionen kommen, gelegentlich für mehrere Jahre.

B. Allgemeine Maßnahmen: Man sollte dem Patienten das Wesen der Krankheit mit leicht verständlichen Begriffen erklären. Auf eine gute Ernährung und eine geregelte Lebensweise ist zu achten.

C. Spezifische Maßnahmen:
1. Die Verordnung von Neostigmin (Prostigmin®) beginnt mit 15 mg 4× tgl. oral; die Dosis kann nach Bedarf bis zu 180 mg/Tag gesteigert werden.
2. Manchmal ist bei einer Schwäche bulbär innervierter Muskeln Pyridostigminbromid (Mestinon®) wirksamer, es handelt sich um eine dem Neostigmin analoge Substanz mit protrahiertem Effekt. Verordnet werden 3–8 Drag. zu 60 mg, und zwar in Abständen, um eine kontinuierliche Besserung zu erreichen.
3. Ambenomiumchlorid (Mytelase®) wirkt zweimal so lang wie Neostigmin und hat weniger Nebenwirkungen. Man sollte mit 5 mg 3× tgl. beginnen und nach Bedarf steigern, wobei die Durchschnittsdosierung bei 5–25 mg 4× tgl. liegt.
4. Edrophoniumchlorid ist ebenfalls geeignet, − wie erwähnt − die myasthenische Schwäche zu bessern. 10 mg i. v. geben in 20–30 sec Erleichterung; 25–50 mg i. m. eine Besserung für Stunden.
5. Ephedrinsulfat führt zu einer Wirkungssteigerung von Neostigmin, wenn jeder Neostigmin-Einzeldosis 12 mg Ephedrinsulfat zugegeben werden.
6. Die unerwünschten Folgen der Therapie mit Anticholinesterase-Präparaten (abdominelle Krämpfe, Nausea und Erbrechen) lassen sich durch geeignete Dosierung von Atropin oder atropinähnlicher Mittel teilweise oder ganz beseitigen.
7. Die meist unbefriedigenden Ergebnisse bei der anfänglichen Cholinergika-Behandlung haben über die Thymektomie und Gabe von Kortikosteroiden hinaus zu neuen Therapieversuchen in Form der Plasmapherese bzw. mit den Immunosuppressiva geführt.

D. Chirurgische Maßnahmen: Eine Thymektomie wurde für alle Patienten unter 60 Jahren empfohlen, welche auf andere Maßnahmen schlecht angesprochen haben. Völlige Remissionen treten in etwa $^1/_3$ und teilweise Remissionen bei einem weiteren $^1/_3$ der Fälle ein. Die Ergebnisse bei Männern sind unsicher.

E. Thymome: Bei Thymomen ist die empfohlene Behandlung die Thymektomie, der eine Röntgenbestrahlung mit 3000 r über eine Periode von 3–6 Wochen folgt.

F. Corticotropin und Kortikosteroide: Ermutigende Ergebnisse wurden berichtet mit kurzdauernder Verabreichung massiver Mengen von ACTH, auch von langzeitiger periodischer ACTH-Gabe sowie von langzeitiger oraler Prednison-Verabreichung

(100 mg umtägig; wobei entsprechende Nebenwirkungen auftreten können).

**Behandlung der neugeborenen Kinder
myasthenischer Mütter**

Schon gleich nach der Geburt können die Kinder von Patientinnen mit Myasthenia gravis ernste Zeichen der Krankheit bieten. Die sofortige Neostigmin-Behandlung ist dann lebensrettend. Gewöhnlich verlieren sich die Symptome nach einigen Tagen, und die Kinder leiden im allgemeinen später nicht an Myasthenie.

Prognose

Spontane Remissionen kommen häufig vor; andererseits sind Rückfälle die Regel. In der Schwangerschaft tritt meistens eine Besserung ein; ebenso aber sind Exazerbationen möglich.
Die myasthenischen Krisen führen bei schwerer Atemlähmung zum Tode. Der überlebten Krise kann eine Remission folgen. Bei Überdosierung von Neostigmin entwickelt sich eventuell eine Muskelschwäche, die eine myasthenische Krise vortäuscht. Bei myasthenischen Krisen kann die Mortalität verringert werden durch den Entzug der Anticholinesterase-Präparate für ca. 72 Std nach Einsetzen der Respirationsschwierigkeiten unter Durchführung einer frühen Tracheotomie mit Überdruckbeatmung.

Myotonia congenita

(Thomsensche Krankheit)

Die angeborene Myotonie ist eine seltene heredofamiliäre Krankheit mit nachdauernder Muskelkontraktion im Anschluß an willkürliche Bewegungen; betroffen sind umschriebene Muskelgruppen oder alle Muskeln. Dabei machen eine Hypertrophie und vermehrte Spannung die Muskulatur rigide, so daß ihre Funktion erschwert ist. Die Krankheit befiel 5 aufeinanderfolgende Generationen der Familie Dr. Thomsens, der die Erstbeschreibung lieferte. Es handelt sich zwar im allgemeinen nicht um ernste Symptome; die Muskelsteifigkeit nimmt aber den Patienten jede Freude an körperlicher Aktivität. In manchen Fällen kommen Paroxysmen generalisierter Verkrampfungen periodisch vor. Typischerweise besteht die Erkrankung von der Geburt an mit Steifheit und Schwierigkeiten der Entspannung der gesamten willkürlichen Muskulatur. Die Steifheit wird meist durch Kälte verstärkt und durch Übungen gelockert. Meist besteht eine allgemeine Muskelatrophie. Charakteristisch ist ein autosomal dominanter Erbgang. Zur Besserung der muskulären Hypertonie hat man mit Erfolg Chininsulfat eingesetzt (2–4× tgl. 0,3–0,6 g). In einigen Fällen war auch Acetazolamid erfolgreich.

Die *Myotonia acquisita* ist eine Sonderform der Thomsenschen Krankheit; sie manifestiert sich erst in späten Lebensabschnitten.

Myotonia atrophica

(Dystrophische Myotonie; Steinertsche Erkrankung; myotone Dystrophie)

Auch hier handelt es sich um ein seltenes heterodegeneratives Leiden. Die Krankheit tritt im Erwachsenenalter auf und bietet das Bild einer Kombination der Thomsenschen Krankheit mit der Muskeldystrophie. Einige Muskeln sind hyperton, gewöhnlich die der Zunge und die zum Faustschluß erforderlichen Handmuskeln; gleichzeitig findet man eine Atrophie und Schwäche der Gesichts- und Kaumuskeln sowie der Mm. peronaei und anderer Muskeln. Für die kongenitale und die atrophische Myotonie ist gleichermaßen typisch, daß die Patienten ihren Griff nicht sofort wieder lockern können, wenn sie einen Gegenstand erfaßt haben. Gewöhnlich weisen sie eine Fülle von Störungen auf, nämlich die Myotonie, Muskelatrophien (zumal im Gesicht und am Hals), einen Katarakt, eine frühe Glatzenbildung an der Stirn, eine Hodenatrophie und weitere Zeichen der Dysfunktion mehrerer endokriner Drüsen. Die IgG-Fraktion der Immunglobuline ist bei der dystrophischen Myotonie häufig infolge eines verstärkten Stoffwechsels dieses Proteins abgeschwächt.
Die *Paramyotonia congenita* ist eine relativ seltene Störung, welche durch eine Myotonie charakterisiert ist, die bei Kälteeinwirkung sich verstärkt. Der Erbgang ist autosomal dominant. Man vermutet, daß die Paramyotonia congenita identisch oder zumindest nahe verwandt ist mit der hyperkaliämischen periodischen Paralyse.

Paroxysmale Lähmung

(Familiäre periodische Lähmung)

Bei diesem familiär auftretenden, seltenen Leiden kommt es in wechselnden Abständen anfallsweise zu schlaffen Lähmungen der Rumpf- und Extremitätenmuskulatur; gleichzeitig fallen im Serum der Kalium- und der Phosphatspiegel ab. Die Krankheitsursache ist unbekannt. Da Atemlähmungen vorkommen, ist ein fataler Verlauf möglich, wenn nicht sofort eine adäquate Behandlung einsetzt. Gewöhnlich ergibt sich die Diagnose aus der prompten Besserung nach Gabe von Kaliumchlorid. Die Anfälle können durch eine i. v.-Gabe von hypertonischer

Glucose, von Insulin, Desoxycorticosteron, Ephedrin oder durch eine übermäßige Natriumaufnahme mit nachfolgender forcierter Diurese ausgelöst werden. Während der Anfälle sind das Muskelkalium und -natrium nicht signifikant erhöht, der Muskel wird elektrisch unerregbar. Während der Anfälle kann man einen verstärkten Flüssigkeitsgehalt in großen Vakuolen innerhalb des endoplasmatischen Retikulums der Muskelzellen beobachten. Die Anhäufung von anomalen Kohlenhydratstoffwechselprodukten in diesen Vakuolen ist möglicherweise die Ursache für den Einstrom von Wasser und Elektrolyten in die Muskelzellen, um das Ionengleichgewicht aufrechtzuerhalten.

Demnach besteht nach Sicherung der Diagnose auch die Therapie in der Verabreichung von Kaliumchlorid; man verordnet 5–10 g oral und gibt während der Krisen nach Bedarf 2–4× tgl. 5 g. Bei Atemlähmung wird eine Lösung von 50–60 ml destillierten Wassers mit 1 g Kaliumchlorid sehr langsam i. v. injiziert. *Cave:* Natürlich hat diese Maßnahme große Risiken.

Die Patienten sollten kohlenhydratreiche Nahrungsmittel vermeiden. Eine Dauermedikation der Kaliumchlorid-Tabletten (3× tgl. 8–12 g) wirkt manchmal präventiv. Kürzlich wurde berichtet, daß Acetazolamid (Diamox®), 250–750 mg tgl., erfolgreich im Sinne einer Verhinderung der Anfälle ist. Bei richtiger Behandlung ist die Prognose ausgezeichnet. Todesfälle durch Atemlähmung kommen nur selten vor.

Die *Adynamia episodica hereditaria,* welche von Gamstorp beschrieben wurde, ist eine Erkrankung, bei welcher eine Erhöhung des Serum-Kaliumspiegels von paralytischen Anfällen begleitet ist. Muskelschwäche kann bei diesen Patienten durch die Verabreichung von Kaliumchlorid oder durch Ruhe nach physischer Anstrengung provoziert werden. Meist tritt die Krankheit in der ersten Lebensdekade auf. Typisch ist, daß die paralytischen Attacken während Ruhepausen nach körperlicher Anstrengung auftreten. Leichte Parästhesien der Gliedmaßen gehen den Anfällen im allgemeinen voraus, und wenn während dieser Phase mit körperlicher Tätigkeit begonnen wird, kann die Paralyse vermieden werden.

„Stiff-Man"-Syndrom

Das Syndrom ist selten, seine Pathogenese unbekannt. Im Vordergrund steht eine tonische Muskelrigidität ohne charakteristische histologische Veränderungen des Muskelgewebes. Als frühe Manifestation findet man gewöhnlich eine episodische, schmerzhafte Anspannung der Rumpfmuskulatur, die in Wochen und Monaten ein bleibendes Symptom wird, wobei dann auch die Extremitäten befallen sind. Diese Entwicklung mündet schließlich in eine erhebliche, bretthartе Hypertonie des größten Teils der Rumpf-, Nacken- und Gliedmaßenmuskulatur mit weitgehender Limitierung willkürlicher Bewegungen. Dabei lösen akute Reize ungemein schmerzhafte Paroxysmen von Muskelverkrampfungen aus, die mehrere Minuten lang anhalten. Subluxationen, Spontanfrakturen und andere Skeletveränderungen sind nicht selten. Das EMG zeigt dauerhafte, tonische Kontraktionen, schon im Ruhezustand. Man kann durch myoneural blockierende Substanzen wie Succinylcholin und pharmakologische Leitungshemmung peripherer Nerven den Schmerz lindern und die Verspannung lockern. In manchen Fällen brachte Diazepam (Valium®) gute Erfolge. Die meisten Patienten werden jedoch invalide und sogar bettlägerig.

Nächtliche Wadenkrämpfe

Nächtliche Wadenkrämpfe sind eine Beschwerde vor allem älterer Menschen. Obwohl die Ursache nicht immer bekannt ist, dürften Beinhaltung während des Schlafes sowie vorübergehende Elektrolytstörungen, neuromuskuläre Erkrankungen und Dialysebehandlungen eine Rolle spielen. Empfohlen wird eine Behandlung mit Limptar® (1 Tabl. vor dem Schlafengehen).

Literatur: Kapitel 17. Neurologie

von Albert, H.-H.: Vom neurologischen Symptom zur Diagnose (Kliniktaschenbuch). Berlin-Heidelberg-New York: Springer 1981.

Bauer, H. J., Poser, S., Ritter, G. (Edit.): Progress in Multiple Sclerosis Research. Berlin-Heidelberg-New York: Springer 1980.

Birkmayer, W., Riederer, P.: Die Parkinson-Krankheit. Berlin-Heidelberg-New York: Springer 1980.

Bodechtel, G.: Differentialdiagnose neurologischer Krankheitsbilder. Stuttgart: Thieme 1974.

Chusid, J. G.: Funktionelle Neurologie. Berlin-Heidelberg-New York: Springer 1978.

Dorndorf, W.: Schlaganfälle – Klinik und Therapie. Stuttgart: Thieme 1975.

Gänshirt, H.: Der Hirnkreislauf. Stuttgart: Thieme 1972.

Gerber, W. D., Haag, G. (Hrsg.): Migräne. Praxis der Diagnostik und Therapie für Ärzte und Psychologen. Berlin-Heidelberg-New York: Springer 1982.

Gobiet, W.: Grundlagen der neurologischen Intensivmedizin (Kliniktaschenbuch). Berlin-Heidelberg-New York: Springer 1980.

Gobiet, W.: Intensivtherapie nach Schädel-Hirn-Trauma (Kliniktaschenbuch). Berlin-Heidelberg-New York: Springer 1979.

Gottstein, U.: Behandlung der cerebralen Mangeldurchblutung. Der Internist **15**, [H. 12], 575 (1974).

Grote, W.: Neurochirurgie. Stuttgart: Thieme 1975.

Hallen, O.: Klinische Neurologie (Heidelberger Taschenbücher, Bd. 118). Berlin-Heidelberg-New York: Springer 1975.

Heintel, H.: Der Status epilepticus. Stuttgart: Fischer 1972.

Herrschaft, H. F.: Die regionale Hirndurchblutung (Schriftenreihe Neurologie, Bd. 15). Berlin-Heidelberg-New York: Springer 1975.

Heyck, H.: Der Kopfschmerz, Differentialdiagnostik, Pathogenese und Therapie für die Praxis. Stuttgart: Thieme 1982.

Heyck, H.: Muskelkrankheiten. Berlin-Heidelberg-New York: Springer 1978.

Hopf, H. C., Poeck, K., Schliack, H. (Hrsg.): Neurologie in Praxis und Klinik (3 Bde.). Stuttgart: Thieme 1981 ff.

Kazner et al. (Hrsg.): Computertomographie intrakranieller Tumoren aus klinischer Sicht. Berlin-Heidelberg-New York: Springer 1981.

Kruse, R.: Epilepsie; Therapie, Indikationen, neue Antiepileptika, Therapieresistenz. Stuttgart: Thieme 1971.

Matthes, A.: Epilepsie. Stuttgart: Thieme 1975.

Menzel, J., Dosch, B.: Neurochirurgie (Fachschwester/Fachpfleger – Operative Medizin). Berlin-Heidelberg-New York: Springer 1979.

Merrem, G., Goldhahn, W.-E.: Neurochirurgische Operationen. Berlin-Heidelberg-New York: Springer 1981.

Mumenthaler, M.: Neurologische Differentialdiagnostik. Stuttgart: Thieme 1980.

Mumenthaler, M.: Neurologie. Stuttgart: Thieme 1982.

Mumenthaler, M.: Didaktischer Atlas der klinischen Neurologie. Berlin-Heidelberg-New York: Springer 1982.

Neundörfer, B.: Die Differentialtypologie der Polyneuritiden und Polyneuropathien. Berlin-Heidelberg-New York: Springer 1973.

Patten, J. P.: Neurologische Differentialdiagnose. Berlin-Heidelberg-New York: Springer 1982.

Poeck, K.: Neurologie. Berlin-Heidelberg-New York: Springer 1978.

Poser, S.: Multiple Sclerosis (Schriftenreihe Neurologie/Neurology Series, Bd. 20). Berlin-Heidelberg-New York: Springer 1978.

Sayk, J.: Therapie neurologischer Erkrankungen. Stuttgart: Fischer 1971.

Scheid, W.: Lehrbuch der Neurologie. Stuttgart: Thieme 1980.

Schmidt, D.: Behandlung der Epilepsien. Stuttgart: Thieme 1981.

Spillane, J. D.: Atlas der klinischen Neurologie. Stuttgart: Thieme 1981.

Stumpf, Chr.: Neuropharmakologie. Wien-New York: Springer 1981.

Wackenheim, A.: Neuroradiologie (Heidelberger Taschenbücher, Bd. 206). Berlin-Heidelberg-New York: Springer 1980.

Wendt, G. G.: Die Huntingtonsche Chorea, eine populationsgenetische Studie. Stuttgart: Thieme 1972.

Therapieschemata zum Kap. 17: Neurologie (Stichwörter in alphabetischer Reihenfolge)

AKRODYNIE, KINDLICHE
(Feersche Krankheit)

1. Vitamin B$_6$, in hoher Dosierung
2. Bellergal®, anfangs 3× ½ Dragée, dann allmählich steigernd bis 5× 1 Dragée
3. bei Sekundärinfektionen sofortiger Einsatz von Sulfonamiden und/oder Antibiotika

BANDSCHEIBENPROLAPS

a) lumbosakrale Diskushernie

1. in der akuten Phase Bettruhe, lokale Wärmeapplikation am Rücken, salizylhaltige Analgetika und harte Bettunterlage (Brett unter Matratze)
2. Extensionbehandlung; Rückengurte, Schienen, Stützen
3. schwere körperliche Anstrengungen vermeiden
4. Patienten über notwendige und richtige Körperhaltung und Bewegung instruieren
5. notf. Diskektomie

b) zervikale Diskushernie

1. bei akuten Fällen (z. B. Bandscheibenhernie im Halsbereich) Bettruhe
2. Seilzugbehandlung (bei leichten Fällen auch zu Haus), Halsmanschette
3. Antiphlogistika (z. B. Oxyphenbutazon), lokale Wärmeapplikation, Diathermie
4. notf. Diskektomie

BELLSCHE LÄHMUNG
(Periphere Fazialisparese)

1. Gesicht warm halten (weitere Zug- und Staubexposition vermeiden)
2. notf. Auge durch Klappe schützen
3. Gesichtsmuskulatur durch Pflaster oder Binde entlasten
4. nach dem 14. Tag umtägige elektrische Reizung der Gesichtsmuskulatur
5. vorsichtige Muskelmassagen (2–3× tgl. für 5–10 Min.)
6. zusätzliche Wärmeapplikation durch Infrarotlampe

EPILEPSIE

a) allgemeine Behandlungsmaßnahmen

1. Patient über Schwere und Dauer seiner Krankheit sowie über Notwendigkeit einer ständigen fachärztlichen Kontrolle unterrichten
2. Alkoholverbot; Verzicht auf Autofahren, gefährdende Berufe
3. geregelte Lebensführung; Epileptiker-Ausweis
4. strenge Beachtung des medikamentösen Behandlungsschemas
5. Überwachung der Blutspiegel während der Antiepileptika-Gabe

b) Grand mal

1. Diphenylhydantoin, 3× tgl. 0,1 g für 3–7 Tage, wöchentl. Steigerung der Dosis um 0,1 g für den Tag bis zur Kupierung des Anfalls (Tageshöchstdosis 0,5 g)
2. Phenobarbital (eventl. auch zusätzl. Gabe zu Diphenylhydantoin)
3. Primidon
4. Carbamazepin

c) Petit mal

1. Suxinimide (Petinutin®, Petnidan®, Pyknolepsinum®, Suxinutin®): mittlere Tagesdosis 1250–1500 mg, Tageshöchstdosis 2000 mg
2. Trimethadion (Tridione®), 1,2–1,8 g tgl., maximal 2,4 g tgl. (Cave: regelmäßige Blutbildkontrolle unbedingt erforderlich!)
3. Valproinsäure
4. Clonazepam
5. bei BNS-Säuglingskrämpfen ACTH oder Cortison

d) Status epilepticus

1. Phenobarbital (-Natrium), 0,4–0,8 g langsam i. v. injizieren
2. Paraldehyd, 1–2 ml in 3facher Salzlösung langsam i. v. injizieren (bei Andauern der Krämpfe wiederholte Gabe mit gleicher Dosis oder 8–12 ml i. m.)
3. Diphenylhydantoin (-Natrium), langsam i. v. injizieren (maximal 50 mg/min), Gesamtdosis 150–500 mg
4. notf. Allgemeinnarkose
5. vor einer oralen Medikation sind i. m.-Injektionen mit Diphenylhydantoin(-Natrium), 250–500 mg tgl., oder Phenobarbital(-Natrium), 30–60 mg 4× tgl. oder i. m.-Injektionen mit beiden Pharmaka notwendig
6. beim Grand mal-Status und Petit mal-Status auch Gabe von Diazepam, Erw. 10–20 mg, Kinder 3–5 (–10) mg langsam i. v. (eventl. Dosis wiederholen; Cave: Blutdruckabfall und Atemdepression)
7. bei begleitendem Hirnödem Verabreichung von Acetazolamid oder Furosemid

e) Psychomotorische Epilepsie

1. Patienten ständig überwachen und kontrollieren

2. Carbamazepin
(3–4 × tgl. 200 mg)
Diphenylhydantoin
Primidon
(mittl. Dosis 750–1250 mg tgl.,
Höchstdosis 2000 mg tgl.)

eventuell auch in Kombination (je nach Bedarf zwei oder mehrere Präparate)

f) Zusammenfassung der Antiepileptika-Therapie

1. Ständige fachärztliche Kontrolle der Therapie
2. Sorgfältige Auswahl des geeignetsten Präparats (oder mehrerer Präparate in Kombination) für die bestimmte Form der Epilepsie
3. Regelmäßige Blutspiegel-Untersuchungen
4. Initialtherapie möglichst nur mit *einem* Präparat
5. Blutbild- und Leberfunktionskontrollen

HALSRIPPENSYNDROM

1. Tragen einer Armschlinge auf der betroffenen Seite
2. Bettruhe, Zugbehandlung der Halswirbelsäule, Benutzung von Polstern zur Schulterunterstützung
3. zur dauerhaften Beschwerdefreiheit operative Entfernung der Halsrippen, Durchtrennung fibröser Bänder, Schnitt in die vordere Skalenusmuskulatur

HIRNABSZESS

1. Nach Einkapselung des Abszesses Exzision in toto bzw. operative Drainage des Eiters
2. Spülungen der Abszeßhöhle mit antibiotischen Lösungen
3. Antibiotika- und Sulfonamid-Einsatz

HISTAMIN-KOPFSCHMERZ

1. vorbeugend (z. B. bei gesichertem positiven Histamintest) Deseril® retard (mittl. Tagesdosis 3–6 mg; gewöhnlich 1,5 mg zu jeder Mahlzeit; Cave: Präparat ist bei Schwangerschaft, bei peripheren arteriellen Verschlußkrankheiten und bei Arteriosklerose kontraindiziert) oder Gynergen® (2 mg)
2. Histamin-Desensibilisierung: Histamindiphosphat, anfangs 0,25 ml 2× tgl., dann jede Einzeldosis um 0,05 ml steigern, bis 1 ml als Dosis erreicht ist; anschl. 1–3× wöchentl. Erhaltungsdosis 1 ml

HYDROZEPHALUS

1. zur Abklärung eines möglichen Hirntumors Luftenzephalogramm, Arteriographie bzw. Szintigraphie

2. neurochirurgischer Eingriff mit Katheter-ventil-Drainage

INSULTE, ZEREBROVASKULÄRE
(Schlaganfälle)

a) beim akuten Stadium

1. strikte Bettruhe mit sorgfältiger Überwachung
2. Infusion von Dextran 40
3. eventl. Gabe von Sedativa oder Tranquilizer; parenterale Ernährung, Katheterisierung
4. bei Blutung vorsichtige Lumbalpunktion zur Liquorentnahme
5. eventl. Antikoagulantientherapie (Effektivität umstritten)
6. notf. gehirnchirurg. Eingriffe (strenge Indikationsstellung!)

b) beim Stadium der Restitution und Rekonvaleszenz

frühzeitige Rehabilitation (Mobilisierung, Gehfähigkeit, Selbständigkeit, psychosoziale Anpassung, Prävention einer sekundären Verkrüppelung) je nach Art und Grad der funktionellen Ausfälle (vgl. S. 829 ff.)

c) spezielle Behandlungsprobleme bei Hemiplegie

1. bei *Lähmung des Armes* Fingerübungen, Bewegung des Handgelenks und des Ellenbogens; gleichzeitig Bewegung einer gelähmten Schulter durch Seilzug
2. bei *Schulterschmerzen* adäquate Lagerung im Bett, Armschlinge zur Ruhigstellung, vorsichtige Bewegungsübungen, gegebf. Analgetikagabe
3. bei *Aphasie* frühzeitige Sprechübungen (tgl. mehrmals für $^1/_2$ Std)
4. bei *Hemianopsie* Kopf immer zur hemianoptischen Seite drehen lassen
5. bei *Inkontinenz* stdl. Blasenentleerung (später in größeren Intervallen) empfehlen, notf. vorübergehend Dauerkatheter
6. bei *hirnorganischem Syndrom* Rehabilitationsmaßnahmen während der bewußtseinsklaren Phasen treffen
7. bei der *medikamentösen Therapie* auf alle dämpfenden Substanzen verzichten (da die Möglichkeit schwerer Nachwirkungen und einer Verschlimmerung des Krankheitsbildes gegeben ist); statt dessen können bei verwirrten und depressiven Kranken Stimulantien (z. B. Methamphetamin) verordnet werden

d) Rehabilitation des Hemiplegikers s. S. 825 ff.

KAROTISSINUS-SYNDROM

1. Haltungs- und Bewegungsanomalien nach Möglichkeit korrigieren, emotionale Belastungen ausschalten, zu enge Kleidung (enge Kragen) vermeiden
2. beim *vagalen Typ* Atropinsulfat, 0,4–0,6 mg 3–4× tgl. (notf. auch höher dosieren); gegebf. auch 25 mg Ephedrinsulfat + 15 mg Phenobarbital (3–4× tgl.) oder 5–10 mg Amphetaminsulfat
3. beim *vasomotorischen Typ* 25 mg Ephedrinsulfat + 15 mg Phenobarbital 3–4× tgl.
4. in schweren Fällen Denervation der Karotissinus (Cave: eine Lokalanästhesie der Karotissinus beseitigt alle Formen des Syndroms)

KINDERLÄHMUNG, ZEREBRALE

Nachbehandlung nach dem akuten Ablauf:
1. langfristige krankengymnastische Maßnahmen
2. evtl. orthopädisch-operative Eingriffe

KOPFSCHMERZEN, BEI IRRITATIONEN DES BEWEGUNGSSYSTEMS

1. Erholung, Entspannung, Beseitigung der Streßfaktoren
2. muskuläre Wärmeapplikation (warme Tücher, Heizkissen, warme Bäder)
3. leichte Muskelmassagen
4. eventl. Phenobarbital, 15–30 mg 4× tgl., ebenso Analgetika (z. B. Acetylsalicylsäure) und Sedativa und/oder Tranquilizer

KOPFVERLETZUNGEN

1. im Notfall Schocktherapie (mit parenteraler Flüssigkeits- und Blutzufuhr)
2. Freihaltung der Atemwege, Schocklagerung, eventl. endotracheale Intubation oder Tracheotomie, Sauerstoffzufuhr
3. zur Beruhigung Paraldehyd (Cave: Morphin meiden!)
4. eventl. Katheterisierung der Blase, Lumbalpunktion
5. bei Nasen- bzw. Ohrenblutung oder sonstigem Ausfluß Antibiotikabehandlung: Breitbandantibiotika oder Procain-Penicillin G, 2× tgl. 600 000 I. E.
6. fortlaufende, sorgfältige Überwachung

LÄHMUNG, PAROXYSMALE

1. Verabreichung von Kaliumchlorid (5–10 g oral; während der Krisen 2–4× tgl. 5 g; bei Atemlähmung Lösung von 50–60 ml destillierten Wassers mit 1 g Kaliumchlorid sehr langsam i. v. injizieren; Cave: Risiken der Therapie)
2. kohlenhydratreiche Nahrungsmittel vermeiden
3. eventl. Dauertherapie mit 3× tgl. 8–12 g Kaliumchlorid
4. zur Anfallsprophylaxe Acetazolamid, 250–750 mg tgl.

MIGRÄNE

a) Behandlung des Anfalls

1. i. m.-Injektion von Ergotamintartrat (Gynergen®), 0,25–0,5 mg (Cave: Medikament nur einmal pro Woche verabreichen; in der sublingualen oder oralen Form 4–5 mg anfangs, später 2 mg pro Std bis zur Schmerzfreiheit; Maximaldosis 11 mg; Cave: septische und infektiöse Erkrankungen sowie periphere Durchblutungsstörungen, Koronarsklerose und Schwangerschaft gelten als Kontraindikationen!)
2. Dihydroergotamin (Dihydergot®), 1 mg i. m. oder 0,5 mg sehr langsam i. v., notf. Injektion nach 1 Std wiederholen (dieses Präparat kann an Stelle von Ergotamintartrat gegeben werden) oder
3. Ergotamin + Coffein (Cafergot®) oder Atropin in oraler Anwendung oder in Zäpfchenform
4. eventl. auch Druck auf die A. carotis externa bei Anfallsbeginn oder Einatmung von 100%igem Sauerstoff zur Schmerzerleichterung

b) allgemeine Maßnahmen

Ruhigstellung des Patienten bis zum Wirkungseintritt der Medikamente

c) Kupierung des beginnenden Anfalls

1. Entspannung durch warmes Bad und Ruhen in einem abgedunkelten Raum
2. Verabreichung von Pentobarbital, 0,1 g oral oder Ergotamintartrat (Gynergen®), 1–2 mg sublingual oder auch Acetylsalicylsäure

d) vorbeugende Medikation

1. zur Verhütung des vaskulären Kopfschmerzes Gabe von Methysergidmaleat (Deseril® retard), mittl. Tagesdosis 3–6 mg, gewöhnlich 1,5 mg zu jeder Mahlzeit (Cave: das Präparat ist in der Schwangerschaft, bei Erkrankungen peripherer Gefäße und bei Arteriosklerose kontraindiziert)
2. Sandomigran® (mit einschleichender Dosierung)

3. die Anwendung von Sedativa, Tranquilizern Antidepressiva sowie eine allgemeine Psychotherapie vermögen die Anfälle zu mindern

MORBUS PARKINSON
(Paralysis agitans)

1. anfangs Anticholinergika bzw. Amantadin allein oder in Kombination geben (Cave: plötzliches Absetzen eines Medikamentes vermeiden, vielmehr Ausschleichen und langsame Dosissteigerung eines neuen Präparates, z. B. Akineton®)
2. L-Dopa-Therapie (Levodopa). 1× tgl. $^1/_2$ Tabl. (= 250 mg), später Erhöhung der Dosis bis zur Toleranzgrenze (mittl. Tagesdosis 3–4 g); neuerdings kombinierte Behandlung mit einem Decarboxylasehemmer (Präparate Madopar® oder Nacom®); evtl. zur Unterstützung Bromocriptin
3. ggf. operative Ausschaltung von Teilen des Globus pallidus oder des Nucleus ventrolateralis thalami bei ausgewählten Patienten
4. im übrigen Massagen, Muskelstreckungen, aktive Übungen im Rahmen einer physikalischen Therapie

MORBUS WILSON
s. Wilsonsche Krankheit, S. 863

MULTIPLE SKLEROSE

1. versuchsweise Gabe von Vasodilatatoren zur Behandlung akuter Rückfälle (im übrigen gibt es *keine* gesicherte pharmakologische Wirkung eines Präparates)
2. regelmäßiger und ausreichender Mittag- und Nachtschlaf
3. Hitze meiden
4. Rehabilitationsmaßnahmen und Psychotherapie
5. bei starken Spasmen Baclofen (individuell dosieren!), Dantrolen oder Diazepam

MYASTHENIA GRAVIS

1. bei Gefahr einer Atemlähmung oder einer Schluckunfähigkeit Neostigmin, 2 Amp. à 0,5 mg s. c. oder i. m. injizieren (eventl. zusätzliche parenterale Gaben von Neostigmin, 2–3× stdl. 1 mg)
2. Notfallbesteck (u. a. zur Tracheotomie) bereithalten
3. im Falle einer Intubation oder Nottracheotomie anschl. Respiratorbeatmung
4. zur Dauertherapie Neostigminbromid, anfangs 15 mg 4× tgl. oral, maximale Tagesdosis 180

mg; eventl. auch Pyridostigminbromid (Mestinon®), 3–8 Drgs. à 60 mg in regelmäßigen Abständen
5. Edrophoniumchlorid
6. Neostigmin + Ephedrinsulfat (pro Einzeldosis 12 mg) kann die Wirkung von Neostigmin erhöhen
7. Ambenoniumchlorid
8. Plasmapherese; Immunosuppressiva
9. Thymektomie (bei Patienten unter 60 Jahren, zumal wenn andere Mittel nicht ansprechen)
10. evtl. Gabe von ACTH oder Prednison (kurz- oder langzeitig)
11. bei Kindern von an M. g. erkrankten Müttern ist nach der Geburt eine sofortige Neostigmin-Behandlung einzuleiten

MYOTONIA CONGENITA

1. zur Besserung der muskulären Hypertonie Verabreichung von Chinin(-sulfat), 2–4× tgl. 0,3–0,6 g
2. ggf. auch Gabe von Acetazolamid

NARKOLEPSIE

1. Methamphetamin (Pervitin®), 2–4× tgl. 15 mg (Cave: Glaukom, Hyperthyreose und Hypertonie sind Kontraindikationen)
2. Amphetamin-Theophyllin (Captagon®), tgl. bis zu 2 Tabl. à 50 mg
3. Ephedrin(-sulfat), 25–50 mg 2–4× tgl.
4. Methylphenidathydrochlorid (Ritalin®), 5–10 mg 3–4× tgl. (notfalls auch höhere Dosen)

POLYNEURITIS

1. toxische Einflüsse ausschalten, gegebf. Antidote (Calcium-EDTA oder BAL) verabreichen
2. kalorienreiche Diät und Vitamin B-Komplex, außerdem getrocknete Hefe, 10–30 g pro Tag
3. bei diabetischer Polyneuropathie Gabe von Thioctsäure (Thioctacid®), tgl. 50–100 mg langsam i. v. injizieren
4. außerdem Bettruhe, Ruhigstellung der erkrankten Gliedmaßen, nach Bedarf Analgetikagabe; später nach Abklingen der Schmerzen Massagen und passive wie aktive Bewegungsübungen

REISEKRANKHEIT
(vorbeugende Maßnahmen)

1. Antihistaminika, wie z. B. Diphenhydramin, 50–100 mg 4× tgl., verabreichen
2. als Depotpräparat vor Antritt einer Reise Bonamine®, 50 mg 1 Std vorher geben

3. eventl. auch Scopolaminhydrochlorid oder Atropinsulfat 0,2–0,4 mg alle 3–6 Std (Cave: Kontraindikationen!)
4. schließlich genügt oft auch eine schwache Sedierung mit Phenobarbital, 15–30 mg alle 3–6 Std, zur Verhütung dieser Erkrankung
5. Zur labyrinthären Beeinflussung sind auch Stutgeron® forte oder Sibelium® wirksam

SOPOR/KOMA

1. Offenhaltung der Atemwege (Schleim, Speichel, Blut aus Mund entfernen!)
2. seitliche Lagerung („Schock"-Stellung), eventl. Tracheotomie, künstl. Beatmung, äußere Herzmassage, Dauerkatheter
3. Sauerstoffzufuhr und Schockbekämpfung (vgl. Kap. 1, S. 5 ff.)
4. fortlaufende Überwachung des Patienten
5. i. v.-Infusion von Glukose, Aminosäuren und Salzlösungen
6. bei mehrtägiger Bewußtlosigkeit Einführen einer Magensonde
7. gegebf. Sedierung
8. bei Hirnödem parenterale Gabe von Dexamethason
9. Applikation von hypertonen Lösungen (20%iges Mannitol) zur Beseitigung einer Hirndrucksteigerung
10. gezielte Behandlung bei bestehendem Fieber, bei Infektionen oder Vergiftungen

„STIFF-MAN"-SYNDROM

1. zur Verspannungslockerung und Schmerzlinderung Succinylcholin
2. Diazepam (in manchen Fällen erfolgreich)

SYDENHAMSCHE CHOREA
(Veitstanz)

1. Kortikosteroide (Prednison) vor allem zur Behandlung rheumatischer Erscheinungen verabreichen
2. Sedativa (z. B. Phenobarbital) oder Tranquilizer vom Phenothiazin-Typ verordnen

SYNDROM, ORTHOSTATISCHES
(Orthostase)

1. Grundleiden behandeln, gegf. Hypotensiva absetzen oder sparsam dosieren
2. schnelles Aufrichten des Patienten aus dem Sitzen oder Liegen ist zu vermeiden
3. bei Ptose abdomineller Organe Leibbinde verordnen
4. eventl. elastische Strümpfe tragen lassen

5. vasokonstriktorische, insbesondere den Venentonus erhöhende, Pharmaka (z. B. Dihydergot® retard) sowie gleichzeitig niedrig dosierte Betablocker verabreichen
6. Ephedrin(-sulfat), maximal 75 mg tgl.
7. Fludrocortisonacetat, 0,1 mg tgl. oder mehr (auch zur Vorbeugung)

SYNKOPE, VASODEPRESSORISCHE
(Ohnmacht)

1. Patienten hinlegen und Kopf tief lagern
2. aromatische Ammoniumwässer inhalieren lassen

SYRINGOMYELIE

1. erforderlichenfalls Laminektomie und Dekompression
2. notf. Nadelaspiration oder Myelotomie (Cave: strenge Indikationsstellung!)
3. gelegentl. Röntgentherapie

TRIGEMINUSNEURALGIE

1. Carbamazepin, 0,2–2,0 g pro Tag
2. Diphenylhydantoin, 0,1 g 4× tgl. und Tolazolin-HCl (Priscol®), 50 mg 4× tgl.
3. Vitamin B_{12} (10 Tage lang tgl. 1 mg i. m.)
4. Alkoholinjektionen
5. notf. chirurg. Eingriff zur Beseitigung der Neuralgie

TUMOREN, INTRAKRANIELLE

1. i. v.-Applikation von 30%igem Harnstoff in 10%igem Invertzucker oder
2. Gabe von Furosemid zur Minderung des erhöhten intrakraniellen Drucks
3. Zur Ödembehandlung Dexamethason, 8–40 mg i. v. oder i. m.
4. symptomatische Therapie mit Analgetika, Sedativa und Antikonvulsiva
5. chirurg. Entfernung des Tumors (radikale Exzisionen und Hemisphärektomien), gegebf. auch Bestrahlung (z. B. bei Hypophysentumoren oder bei Medulloblastomen des kindlichen Kleinhirns, Cave: Rückfallgefahr!)
6. Eine Kombinationstherapie (Operation, Röntgenbestrahlung und Chemotherapie) kann versucht werden

WILSONSCHE KRANKHEIT
(Hepatolentikuläre Degeneration)

1. Dimercaprol, jeden 2. Monat 10–12 Tage lang 2,5 mg/kg KG 2× tgl. i. m.
2. D-Penicillamin (oral verabreichen, 3 × tgl. 500 mg)

18. Psychiatrie

Einführung

Psychische Störungen und psychiatrische Krankheiten lassen sich in der Regel auf Irritationen und Beeinträchtigungen in einem oder mehreren der folgenden Bereiche zurückführen:
- biochemische Funktionen,
- psychodynamische Anpassungsfähigkeit,
- erlerntes Verhalten und
- soziales Setting und sonstige Umgebungsbedingungen.

Gewöhnlich ist nicht nur ein Bereich betroffen. Psychopathologische Zustände resultieren in aller Regel aus Störungen in allen vier genannten Bereichen. Die Einführung der Psychopharmaka um 1952 hat dazu geführt, daß in der Folgezeit die Kenntnisse über chemische Funktionen im Gehirn erheblich zunahmen. Die diesbezüglichen Forschungen haben die Medizin mehr und mehr in die Lage versetzt, neue Einblicke in die psychischen Funktionen zu gewinnen. So spricht z. B. immer mehr dafür, daß psychiatrische Krankheiten wie die Schizophrenie oder die affektiven Psychosen wesentlich Folgewirkungen aus genetisch determinierten neurochemischen Entgleisungen sind. Evident ist, daß durch Streß neurochemische Veränderungen hervorgerufen werden, welche zwar nicht direkt Angstzustände verursachen, aber indirekt (z. B. darüber, daß sie eine Tachykardie bewirken) bereits vorhandene Angst verstärken. Daran wird deutlich, daß heute nicht mehr gilt, was früher als Konzept medizinischer Diagnostik relevant war, wonach eine Symptomatik entweder organische oder funktionelle Bedingungen hat; jede Symptomatik hat sowohl organische wie auch funktionelle Bedingungen. Denn die bezüglich der biochemischen Grundlagen der Gehirnfunktionen erhobenen Befunde legen den Schluß sehr nahe, daß das individuelle Verhalten in einem erheblichen Umfang auf bestimmte biochemische Abläufe zurückzuführen ist.[1]

---

1 *Anmerkung des deutschen Bearbeiters:*
Diese Aussagen des amerikanischen Autors dieses Kapitels spiegeln sehr deutlich einen Trend der amerikanischen Psychiatrie wider, der in den letzten 5 Jahren zugenommen hat, nämlich wieder mehr die Forschungsergebnisse der sogenannten biologischen Psychiatrie zu favorisieren, nachdem die ehrgeizigen sozialpsychiatrischen Programme der Kennedy-Ära nicht zu den erwünschten Erfolgen geführt haben. In der Bundesrepublik werden wie in anderen westeuropäischen Staaten (Dänemark, England, Italien, Niederlande, Schweden) zunehmend mehr Erfolge mit psychosozialen bzw. sozialpsychiatrischen und rehabilitativen therapeutischen Programmen erzielt, so daß die Frage danach, ob psychiatrische Krankheiten eine biochemische oder eine psychosoziale Grundlage haben, sich gar nicht in der Schärfe stellt, in der sie vom amerikanischen Autor dieses Kapitels bereits beantwortet wird. Orientiert man sich an der deutschsprachigen Literatur zu dieser Frage, ist es eine Sache der Akzentuierung der Literaturauswertung, welchen Standpunkt man schließlich vertritt. Für die Praxis ist in jedem Fall ein pragmatisches Vorgehen anzuraten.
Die Aufklärung der Rollen der Katecholamin-Neurotransmitter wie Norepinephrin und Dopamin und des Indolamin-Neurotransmitters Serotonin hat wesentlich dazu beigetragen, daß es möglich wurde, die psychotischen Erkrankungen besser zu verstehen und die affektiven Störungen weiter zu differenzieren. Danach erhält die Erforschung weiterer Neurotransmitter-Systeme eine höhere Dringlichkeit, weil nur auf diesem Wege die Grundlagen für die psychischen Prozesse erkannt werden können. In dem Maße, in dem die Forschung von der einfachen Suche nach anormalen Proteinen im Serum zur Klärung der Rollen und Funktionen von Peptid-Ketten wie der des Endorphins fortgeschritten ist, wodurch ganz offensichtlich eine ganze Reihe von lebenswichtigen Hirnfunktionen erklärt werden konnten, war es auch möglich, unsere Kenntnisse über Drogenabhängigkeit, Schmerzzustände und über die Schizophrenie zu erweitern. Wenn bei Schizophrenen nach Hämodialyse lange Remissionen eintraten, im Dialysat Endorphin gefunden wurde, dann war evident, daß Endorphin eine wesentliche Rolle für eine psychotische Episode bei Schizophrenie spielen muß. Es gibt auch Untersuchungen von männlichen Geschlechtshormonen (Prostaglandinen), bei denen festgestellt wurde, daß eine schizophrene Symptomatologie im umgekehrten Verhältnis zur Produktion bestimmter Hormongruppen steht; d. h., daß bestimmte ineinandergreifende Mangel- und Überproduktionszustände notwendig zum Entstehen klinischer Symptome führen.
Inzwischen gehen die meisten (US-amerikanischen) Ärzte bezüglich der Bedingtheit psychotischer Krank-

Psychiatrische Diagnostik

Die psychiatrische Diagnose resultiert aus der Anwendung der allgemeinen Prinzipien für die Anamneseerhebung und die Untersuchung. Die Untersuchung muß umfassend und vollständig sein. Es

sollte versucht werden, alle Faktoren zu erfassen, welche das Leben des Patienten wesentlich beeinflußt haben; daneben sollten ausführliche Angaben zur aktuellen Vorgeschichte und zuverlässige Befun-

heiten davon aus, daß aus genetischen Abnormitäten resultierende neurochemische Veränderungen dafür verantwortlich sind. In dieser Meinung haben Umgebungsfaktoren wie Streß (nur noch) das Gewicht einer bedeutenden Einflußgröße.

Es gibt mehr als 100 angeblich voneinander abgrenzbare Psychotherapieformen, nicht eingerechnet die verhaltenstherapeutischen Techniken. Je nachdem welchen Ansatz der Therapeut wählt, d. h. in Abhängigkeit von der Art und Weise seines Vorgehens dem Patienten gegenüber, spricht man von supportiver, interpretativer, persuasiver, edukativer oder – wenn eine Kombination aus diesen Vorgehensweisen gewählt wird – von eklektischer Psychotherapie. Dabei können die tiefenpsychologische Orientierung, die Dauer, die (emotionale) Intensität und die Frequenz der Sitzungen unterschiedlich oder auch wechselnd sein. Bezüglich des theoretischen Rahmens lehnen sich die einen an Freud, die anderen an Jung, wieder andere an Adler, Sullivan oder auch Klein an. Die dynamischen Ansätze wurzeln in der klassischen Psychoanalyse von Freud. Die „Erfahrungspsychotherapien" sind jünger. Dies gilt insbesondere für einige zwar populäre, wegen ihrer unbekannten Langzeitwirkung jedoch noch dubiose dünne Sprosse im Feld psychotherapeutischer Aktivitäten.

Die pathologischen Abläufe aller psychiatrischen Krankheiten enthalten erlerntes Verhalten. Selbst wenn biochemische Abnormitäten als Grundlage eines schizophrenen Prozesses erkannt werden, kann man davon ausgehen, daß ein großer Teil der psychotischen Auswirkungen in erlerntem Verhalten besteht und die gesellschaftliche Realität aufnimmt. Zum Beispiel spielten in Wahnvorstellungen in den Jahren von 1930–1940 häufig Filmschauspieler bzw. Elemente aus deren Leben oder die Befürchtung, von Radiowellen beeinflußt zu werden oder Radiowellen auszusenden eine Rolle, während zeitgenössische Wahnvorstellungen mehr mit Radar, Satelliten, Atomkraftwerken und Aktivitäten des Bundeskriminalamts oder des Bundesnachrichtendienstes zu tun haben. Bezüglich der mit Angstzuständen einhergehenden Erkrankungen vertreten viele Verhaltenswissenschaftler den Standpunkt, daß überhaupt nur erlerntes Verhalten im Spiel ist. Demzufolge würde das angemessene Erziehungsverhalten im wesentlichen darin bestehen, erwünschtes Verhalten zu belohnen und unerwünschtes Verhalten zu bestrafen. Dagegen belegen zahlreiche Persönlichkeitsstörungen, daß es nicht richtig ist, Verhaltensmuster zu assimilieren, die in der Gesellschaft allgemein üblich und akzeptiert sind. Wie die Wirkungen der Psychopharmaka die Erforschung der ‚Hirn-Chemie' stimuliert haben, so haben die Erkenntnisse aus der Tierverhaltensforschung die Untersuchungen über die Bedingungen menschlichen Verhaltens angeregt. Die Anwendung von Verhaltenstechniken ist weit verbreitet,

und zwar nicht nur in den definitiv verhaltenswissenschaftlichen Forschungsbereichen, sondern auch im Alltag, so z. B. in der Pädagogik, in der Rechtsprechung, in der Berufsausbildung und nicht zuletzt in der Arzt-Patienten-Beziehung.

Die materiellen und sozialen Umgebungsbedingungen haben immer schon eine wesentliche Bedeutung für das psychische Gleichgewicht des Individuums gehabt. Krankheit ist immer auch ein soziales Phänomen, d. h. sie ist immer nur zu verstehen, wenn man sie auch als ein Resultat der Auseinandersetzung der betroffenen Person mit seiner Umgebung versteht. Die alltäglichen Krisen, die jeder Mensch durchzustehen hat, können dazu beitragen, daß er sich zu einer stabilen Persönlichkeit entwickelt, aber auch zur Folge haben, daß er gelegentlich oder dauerhaft in seinem Verhalten von der Norm abweicht. Aber auch der immerwährende Wandel der kulturellen Einflüsse bzw. der kulturellen Werte wirkt sich so aus, daß bestimmte Verhaltensweisen toleriert werden und normal sind oder als abweichend angesehen und mit intoleranten Reaktionen belegt werden. In den letzten Jahren haben sich die kulturellen Normen in den westlichen Industriegesellschaften so verändert, daß noch vor kurzer Zeit als unakzeptabel angesehene Verhaltensformen als akzeptierte Normvarianten toleriert werden. In der Regel fungiert die Familie als vorbildliches Milieu für Verhalten. Aber die Familie hat sich gewandelt. Sie ist von einer großen Gruppe mit vielen Verwandten zu einer kleinen Gruppe zusammengeschrumpft, in der es häufig nur noch die Eltern oder sogar nur ein Elternteil und die Kinder oder nur ein Kind gibt. Dieser Wandel vollzog sich im Gefolge mit den veränderten Arbeitsbedingungen der Eltern und wird fortgesetzt in der Schule und mit den wiederum veränderten Arbeitsbedingungen der jungen Erwachsenen. Mit den verlängerten Schul- und Ausbildungszeiten erfahren die Menschen heute eine verlängerte Periode der Abhängigkeit und einen stärkeren Druck in der kleiner gewordenen Familie und in den folgenden weiteren Abhängigkeitssituationen. Unsere Gesellschaft engt somit die Freiräume der Menschen schon in den frühesten Entwicklungsstadien außerordentlich ein. Was dabei herauskommt, sei es nun im individuellen, familiären oder gesellschaftlichen Bereich, nämlich Handlungswillkür, Verbrechen, Armut, politischer Fanatismus oder Gleichgültigkeit gegenüber den Nachbarn oder der Gesellschaft, mag medizinisch irrelevant sein, indirekt wirkt es aber sehr stark auf den psycho-biologischen Organismus, den wir Mensch nennen, zurück. So kann psychische Krankheit niemals ausschließlich als ein biochemisches Phänomen behandelt werden, sondern muß immer auch in ihren psychosozialen Wurzeln und Auswirkungen Berücksichtigung finden.

de über den psychischen und den physischen Zustand des Patienten sowie über seinen sozialen Status und seine aktuelle soziale Situation erhoben werden.

Das Interview

Ob die für Diagnose und Therapie wichtigen Daten ermittelt werden, hängt sehr davon ab, wie die Anamnese erhoben wird. Die Untersuchungssituation sollte frei von beunruhigenden Einflüssen sein; der Patient sollte die Möglichkeit haben, ohne Unterbrechung seine Probleme in einer unstrukturierten Weise dazulegen. Manchmal kann eine Bemerkung, wie „erzählen Sie mir etwas über sich", nützlich sein. Wenn es nicht unbedingt nötig ist, sollte der Untersucher nicht mitschreiben; ebenso wenig sollte er direkte Fragen an den Patienten richten oder dessen Äußerungen interpretierend kommentieren. Nur wenn der Patient vom Thema abschweift, können vorsichtige Zwischenfragen nach seinem hauptsächlichen Anliegen nützlich sein, obwohl immer bedacht werden muß, daß scheinbar nebensächliche Äußerungen manchmal wichtige Aufschlüsse über den psychischen Zustand des zu Untersuchenden geben. Die ersten fünf Minuten machen den wichtigsten Abschnitt des Interviews aus.

Es ist zweckmäßig, wenn der Untersucher jederzeit bereit ist, Äußerungen des Patienten stichwortartig aufzunehmen, um ihm gezielt bei der Darlegung seiner Schwierigkeiten zu helfen. Sagt der Patient zum Beispiel: „Herr Doktor, ich habe Schmerzen, und wenn wir Eheprobleme haben, wird es schlimmer", dann könnte die Weiterverwendung der Worte „Schmerzen" und „Eheprobleme" durch den Arzt in einer nächsten kommentierenden Frage oder Interpretation wichtige Aufschlüsse über das situative Bedingungsgefüge der vorgetragenen Beschwerden erbringen. Allerdings sind auch nichtverbale Äußerungen wie Gesten, Änderungen der Tonlage und mimische Signale außerordentlich wichtig; sie dürfen keineswegs nachrangige Bedeutung bei der Beurteilung des Patientenverhaltens haben. Offensichtliche Lücken in der Berichterstattung oder Darstellung, Vermeiden schmerzlicher Themen, plötzliche Ablenkungsmanöver geben wichtige Aufschlüsse über unbewußte und bewußte Konfliktpositionen.

Jede psychiatrische Anamneseerhebung sollte die folgenden Gesichtspunkte berücksichtigen:

1. Es ist wichtig, daß der Patient die Möglichkeit hat, seine Beschwerden selbst zu schildern. Wenn anwesende Familienangehörige für den Patienten sprechen, wenn er gefragt wird, ist dies ein deutlicher Hinweis darauf, daß die Krankheit des Patienten ein Befreiungsversuch aus starken familiären Bindungen sein könnte. Hier hat der Arzt u. U. schon in den ersten Minuten der Untersuchung die Möglichkeit, dem Patienten deutlich zu machen, daß er auf

seiner Seite steht, wenn er ihm Freiraum für die selbsttätige Schilderung seiner Beschwerden verschafft.

2. Er sollte die Entwicklung dieser Beschwerden so vortragen können, daß dabei sein aktuelles Krankheitsbild insgesamt deutlich wird.

3. Frühere Krankheiten sollten erfragt und auch bezüglich der Art und Dauer der Behandlung ermittelt werden.

4. Um familiäre Dispositionen und familiäre Einflüsse in ihrer Bedeutung für die aktuelle Erkrankung richtig einzuschätzen, sollte nicht nur eine Familienanamnese erhoben werden, sondern der Patient sollte auch ermutigt werden, die Geschichte seiner Familie kurz darzustellen.

5. Zur Beurteilung der Persönlichkeitsentwicklung des Patienten sind Daten über die einzelnen Schritte seiner Entwicklung von der Kindheit über die Pubertät bis zum Eintritt ins Erwachsenenalter zu erheben. Je nachdem wie der Kranke die ‚Schwellensituationen' in seinem Leben (das sind Situationen, in denen die psychische Stabilität krisenhaft beeinträchtigt werden kann, wie z. B. Geburt eines Geschwisters, Tod eines nahen Angehörigen, Schuleintritt usw.) bewältigt hat, ob er an persönlicher Reife und Stabilität gewonnen hat oder nicht, wird er auch die aktuelle Erkrankung konstruktiv ‚nutzen' können oder Schaden daran nehmen. Die Kenntnis der Persönlichkeitsentwicklung vermittelt dem Arzt jedenfalls wichtige Hinweise für prognostische Aussagen und damit für das therapeutische Vorgehen.

6. Die Erhebung der Sexualanamnese darf nicht vergessen werden. Dazu gehört, was über die körperlichen und funktionellen Zeichen des Eintritts der Geschlechtsreife erinnert wird. Ebenso wichtig sind Informationen über (spätere) sexuelle Gewohnheiten. Bei allen Mitteilungen seitens des Patienten ist auf den Kontext sexuelle Aktivitäten/sozioemotionales Erleben (Beziehungserleben) zu achten!

7. Der Arzt muß sich auch darüber informieren, wie der Patient augenblicklich lebt, wo und wie er ausgebildet worden ist, womit er sich beruflich und außerberuflich beschäftigt und wie seine soziale Situation im einzelnen aussieht. Bei inkapazitierenden psychischen Erkrankungen, d. h. bei Erkrankungen, die zu längerfristigen oder dauerhaften Behinderungen führen, kann erst auf Grund dieser Informationen eine rehabilitative Perspektive entwickelt werden. Die in der Bundesrepublik Deutschland existierenden sehr guten Angebote für die soziale und berufliche Rehabilitation auch psychisch Behinderter erlauben es fast in jedem einzelnen Behinderungsfall, eine sehr weitgehende Rehabilitation eines ‚aus dem Tritt' geratenen Individuums zu verwirklichen. Sehr oft ist es nicht nur notwendig, sondern von ausschlaggebender Bedeutung, von der Familie des Patienten ergänzende Informationen einzuho-

len. In der entsprechenden Untersuchungssituation (Familieninterview) können die Umgangsweisen (Interaktionen), deren sich die einzelnen Familienmitglieder bedienen, beobachtet werden; ferner bieten sich oft Möglichkeiten, außerhalb der Familie stehende Personen kennenzulernen, wenn man sich zum Beispiel die Begleiter des Patienten vorstellen läßt. Es gelingt jedenfalls häufig, auf diese Weise über die bei der Untersuchung des Patienten erhobenen Daten hinaus bedeutsame diagnostische Informationen zu erhalten und eine erste therapeutische Intervention vorzunehmen. Beispielsweise besteht ein enger therapeutisch verwertbarer Zusammenhang zwischen dem Verhalten der Ehefrau eines Patienten mit Myokardinfarkt, welche ängstlich besorgt ist, ihn zu schonen, indem sie ihn nicht aufsetzt, und der Tatsache, daß er nicht wieder „auf die Beine" kommen will; was sie mit ihrer Einstellung wie mit ihrem Verhalten fördert, ist Ängstlichkeit, Unselbständigkeit und schließlich das Gefühl von Invalidität.

Die Erhebung des psychischen Befundes
Nach dem Interview (unstrukturiertes Gespräch), dem informellen Teil der psychiatrischen Untersuchung, wobei die meisten Beobachtungen und Aussagen auf indirekte Weise gewonnen wurden, sollte noch die Möglichkeit der gezielten Befragung des Patienten genutzt werden; auf diese Weise kann man zum einen die Bestätigung für seine Beobachtungen erhalten, zum anderen Aspekte thematisieren, welche vom Patienten ausgelassen worden sind. Dabei geht es vor allen Dingen um die Prüfung des Wahrnehmungs- und Auffassungsvermögens; diese Leistungen werden zwar schon während des Interviews erfaßt, dabei können allerdings Vermeidungsreaktionen wie Wahrnehmungsstörungen imponieren, so daß eine Überprüfung zum Ausschluß von Mißverständnissen und Verwechslungen zweckmäßig ist.
Bei der gezielten Untersuchung des psychischen Zustandes werden die folgenden Leistungsbereiche beachtet:
1. Äußeres Erscheinungsbild: Diesbezüglich sind vor allen Dingen bizarre oder ungewöhnliche Bekleidung, Haartracht usw. zu beachten; dies gilt auch für Make-up, Verwendung von Schmuck und dergleichen mehr. Bei der Beurteilung dieses Aspekts kann es heute nicht mehr so sehr darum gehen, pathologische Merkmale zu bestimmen. Vielmehr Aufschluß geben Besonderheiten in Kleidung und Haartracht über Art und Weise sowie Richtung der Orientierung und Anpassung in bestimmten Gruppen unserer bezüglich modischer Dinge so bunt gewordenen Gesellschaft.
2. Haltung und Verhalten: Da die Körperhaltung sehr viel über die Grundstimmung und die aktuelle Affektlage aussagen kann, sollte der Untersucher

sich diese gut einprägen, dabei die Gestik und besondere Bewegungsmuster beachten; orthopädische oder neurologische Normabweichungen sind selbstverständlich besonders zu registrieren. In diesem Untersuchungsabschnitt sollte auch noch einmal danach gefragt werden, ob bestimmte Medikamente, insbesondere Psychopharmaka, regelmäßig eingenommen werden, da z. B. die chronische Einnahme von Neuroleptika zu sehr merkwürdigen orthopädischen oder neurologischen ‚Bildern' führen kann. Dem deutschen Bearbeiter dieses Kapitels wurden mehrfach Patienten vorgestellt, die wegen ihres neuroleptischen Parkinsonismus zunächst an den Orthopäden verwiesen worden waren.
3. Affekt: Bei guter Beobachtung und gezielter Fragestellung können die Ausdrucksformen von Depression, Ärger, inadäquater Belustigung, Angst, übergroßer Empfindlichkeit oder dem Gegenteil, mangelnder affektiver Reaktionsfähigkeit, leicht und mit ausreichender Sicherheit erfaßt werden. Ein einfühlendes Eingehen auf den aktuellen Affekt des Patienten ist die beste Möglichkeit, sich einen guten Zugang zu ihm zu verschaffen.
4. Stimmung: Hierbei geht es um das Registrieren der emotionalen Grundeinstellung zum Leben bzw. zu den wesentlichen allgemeinen und verschiedenen speziellen individuellen Erlebniszielen. Die Frage danach, welche speziellen Erlebnis-Ziele er habe, bringt in der Regel sehr viel Aufschluß über seine emotionale Verfassung.
5. Sprache: Bei der Berücksichtigung der Sprache für die Diagnostik ist nicht nur der literarische Sprachumfang, das Begriffsverständnis und die Wortverwendung von großer Bedeutung, sondern auch die Sprechweise. Zu achten ist insbesondere darauf, ob spontan geantwortet (Bedeutung der Pause vor der Antwort) und flüssig geredet wird, wie der Patient artikuliert, ob er viel redet oder sich kurz faßt und so weiter.
6. Denken: Der Arzt sucht unter diesem Gesichtspunkt vor allen Dingen nach Hinweisen für ungewöhnliche Vorurteile und das ganze Denken beherrschende Gedankeninhalte, wahnhafte Orientierungen oder Wahnsysteme, halluzinatorische Vorgänge, paranoide Erlebnisse und Vorstellungen, ungewöhnliche assoziative Verknüpfungen, angst- oder wutbesetzte Gedankeninhalte oder durch außergewöhnliche Erfahrungen bestimmte ideologische Orientierungen.
7. Wahrnehmung und Auffassung: Hier gilt es vor allen Dingen, die folgenden Leistungen zu erfassen:
a) Orientierungsvermögen nach Ort, Zeit, zur Person und zur Situation,
b) Merkfähigkeit und Gedächtnis,
c) Rechenfähigkeit und Zahlengedächtnis (man kann dem Patienten längere Zahlenreihen vorlegen, die dann von ihm auswendig vorwärts und rückwärts reproduziert werden sollen),

d) Allgemeinwissen (man fragt beispielsweise nach den Staaten der Europäischen Gemeinschaft, den letzten 3 Bundeskanzlern, den wichtigsten Ereignissen der letzten Wochen und dergleichen mehr),
e) Abstraktionsfähigkeit (diese prüft man gewöhnlich, indem man sich die Bedeutung von Sprichwörtern erklären läßt).
8. *Urteilsfähigkeit* bezüglich Problemen des täglichen Lebens: Man bittet zum Beispiel den Patienten um Vorschläge für die Aufstellung eines Haushaltsplanes für einen 4-Personen-Haushalt für die Zeit von 1 Monat, oder man bietet ihm eine konstruierte Situation zur Stellungnahme an, beispielsweise mit dem Auftrag, anstelle seines Vorgesetzten mit den anfallenden Tagesproblemen fertig zu werden.
9. Schließlich sollte sich der Arzt noch durch gezielte Fragen Einblick in die aktuellen Schwierigkeiten des Patienten bezüglich seiner allgemeinen Lebensumstände zu verschaffen versuchen; dabei sollte er Art und Umfang der vom Patienten geschilderten Schwierigkeiten mit dem realen Belastungsgrad dieser Schwierigkeiten in Beziehung setzen. Auf diese Weise kann der Grad der Einsicht und der Übersicht des Patienten bezüglich seiner aktuellen psychosozialen Situation eingeschätzt werden.
Die Untersuchung des psychischen Zustandes hat für die Diagnosestellung vorrangige Bedeutung; die zu den Leistungsbereichen äußere Erscheinung, Haltung und Verhalten, Affekt, Grundstimmung, Sprache und Sprechweise, Denken sowie Wahrnehmung und Auffassung erhobenen Befunde sollten deutlich und vollständig mit ergänzenden Kommentaren versehen auf einem möglichst weitgehend strukturiert vorbereiteten Untersuchungsbogen dokumentiert werden. Mit der daraus zu gewinnenden graphischen Übersicht kann man auch rasch eingetretene Veränderungen registrieren und wichtige Schlüsse für Diagnose und Therapie ziehen.

Medizinische Untersuchung
Die Untersuchung eines psychiatrischen Patienten muß auch eine vollständige körperliche Untersuchung einschließen, bei entsprechender Indikation selbstverständlich auch spezielle diagnostische Maßnahmen wie blutchemische, radiologische und dergleichen Untersuchungen. Denn auch eine physische Krankheit kann sich nicht selten wie eine psychiatrische Erkrankung darstellen und umgekehrt. Es ist jedenfalls gewagt, bestimmten Symptomen nur deswegen das Attribut ‚funktionell' zu verleihen, weil sie während einer emotionalen Krise (erstmals) aufgetreten sind.

Spezielle Ergänzungsuntersuchungen
Viele Tests und Auswertungsverfahren sind geeignet, die anfänglichen diagnostischen Eindrücke zu vervollständigen und zu verdeutlichen.
A. Psychologische Tests: Ein gut ausgebildeter und erfahrener Psychologe kann mit speziellen psycholo-

gischen Testverfahren sowohl eine differenzierte Beurteilung der Intelligenz des Patienten erarbeiten, als auch Informationen über verschiedene Aspekte der Persönlichkeit, des Gefühlslebens, der Psychodynamik und der Psychopathologie gewinnen; darüberhinaus ist er in der Lage, psychogene Befunde gegenüber (hirn-)organisch bedingten zu differenzieren. Die Bedeutung psychologischer Tests entspricht der anderer Tests in der Medizin; sie sind hilfreich bei der Klärung diagnostischer Probleme, und nur wenn sie dafür auch eingesetzt werden, ist ihre Einführung nicht zu teuer.
1. Objektive Tests: Diese Tests ermöglichen die Erhebung qualitativer Befunde im Hinblick auf entsprechende Standardnormen. Aus der Vielzahl der angewandten Testuntersuchungen werden im folgenden einige der am häufigsten gegebenen kurz skizziert.
a) Intelligenz-Tests: Intelligenz-Tests werden eigentlich bei jeder psychodiagnostischen Untersuchung mehr oder weniger routinemäßig eingesetzt, da es vor allem für die Beurteilung der Rehabilitationschancen eines Patienten wichtig ist, zu wissen, inwieweit sein geistiges Leistungspotential in Mitleidenschaft gezogen oder aber noch erhalten und funktionsfähig ist. Hier spielen vor allem die Intelligenztests eine Rolle, die nicht nur Aussagen über die allgemeine intellektuelle Leistungsfähigkeit zulassen, sondern auch Informationen über Ausfälle bzw. erhaltene Fähigkeiten auf einzelnen speziellen Gebieten (z. B. im rechnerischen Denken, räumlichen Vorstellungsvermögen oder im Umgang mit Symbolen) liefern. Der Hamburg-Wechsler-Intelligenztest für Erwachsene (HAWIE) ist in Deutschland wahrscheinlich der bekannteste. Seine Durchführung nimmt etwa 90 min in Anspruch; er liefert neben einem Maß für allgemeine intellektuelle Leistungsfähigkeit, dem sogenannten Intelligenzquotienten (IQ), auch Informationen über sprachgebundene bzw. sprachunabhängige Intelligenz (Verbal- bzw. Handlungs-IQ). Die nicht-verbalen Leistungen werden bei Störungen des Affektes und der Grundstimmung beeinträchtigt gefunden, so zum Beispiel bei Schizophrenie, anderen Psychosen oder bei organischen Hirnerkrankungen; die verbalen Leistungen sind bei diesen Erkrankungen meistens nicht beeinträchtigt, dagegen aber bei Erkrankungen oder Verletzungen der Sprachzentren und der dominanten Hirnhälfte.
b) Persönlichkeitstests: Die Persönlichkeitstests erlauben die Bildung von Hypothesen über klinische Symptomkomplexe bzw. Zustandsbilder. Üblich sind die Verfahren vom Fragebogen-Typ. Dabei muß der Proband eine mehr oder weniger große Zahl von Fragen beantworten bzw. zu Behauptungen Stellung nehmen. Die Entwicklung wie auch die Anwendung derartiger Fragebogen orientiert sich meistens an dem gleichen Prinzip, das auch den Lei-

stungstests zugrundeliegt, d. h. die Reaktionen des Probanden werden mit denen einer Normalgruppe verglichen; man kann auf diese Weise auffällige Besonderheiten feststellen. Als Regel gilt dabei, daß so gut wie niemals die Stellungnahmen oder Antworten zu einzelnen Behauptungen oder Fragen interpretiert werden. Besonders gebräuchliche Testverfahren vom Fragebogen-Typ sind das Freiburger Persönlichkeits-Inventar (FPI) und das Maudsley-Personality-Inventory (MPI), das in England entwickelt wurde und in einer deutschen Bearbeitung zur Verfügung steht. Das Minnesota-Multiphasic-Personality-Inventory (MMPI) erlaubt die Zuordnung der Probanden gemäß den folgenden Kategorien: hypochondrisch, depressiv, hysterisch, psychopathisch, paranoid, psychasthenisch, schizophren und hypomanisch.

c) Der Bender-Gestalt-Test ist leicht zu handhaben; er wird oft verwandt, um einen organischen Hirnschaden festzustellen und zu beurteilen. Das Verfahren kombiniert projektive Elemente mit nichtprojektiven Teilfaktoren. Es wird häufig in Testkombinationen gebraucht.

d) Immer wieder neue und besondere Testkombinationen werden entwickelt, wenn es darum geht, Personen oder Personengruppen ausfindig zu machen, die für spezielle Aufgaben besonders geeignet sind. In Deutschland verwenden die Rehabilitationseinrichtungen regelmäßig spezielle Testbatterien, bevor sie einen Umschüler einem besonderen Ausbildungsgang zuweisen. Auch die Arbeitsämter wenden fast regelmäßig psychologische Eignungstests an, um dem Arbeitssuchenden ein adäquates Angebot machen zu können.

2. Projektive Tests: Diese Verfahren sind unstrukturiert. Der Proband ist somit gehalten, zur Lösung der Testaufgaben individuelle Wege zu suchen. Aus seinen Antworten können unter Umständen sowohl bewußte wie auch unbewußte Phantasien und Einstellungen zu den Aufgaben ermittelt werden, welche im Test thematisiert oder damit assoziiert wurden. Selbst wenn diese Tests von einem Experten durchgeführt und beurteilt werden, sind sie von begrenztem Wert.

a) Der Rorschach-Test stellt seit seiner Einführung durch den Schweizer Psychiater Hermann Rorschach (1921) die am meisten benutzte projektive Technik dar. Der Test wurde aus der Erkenntnis entwickelt, daß bei Hysterikern, Schizophrenen, Manischen und anderen psychisch Kranken charakteristische Unterschiede in den Wahrnehmungsweisen bzw. in der Art der Deutung des Wahrgenommenen bestehen. Solche Wahrnehmungscharakteristiken, die im Falle des Rorschach-Tests durch das Reagieren gegenüber unstrukturierten Tintenklecksen aufgezeigt werden, ermöglichen tiefgehende Rückschlüsse auf die Persönlichkeitsstruktur des Untersuchten.

b) Der thematische Apperzeptionstest (TAT) veranlaßt den Probanden, anhand eines jeden der 10 oder 20 Standardbilder, die seinem Alter und Geschlecht entsprechen, eine abgeschlossene Geschichte zu erfinden. Die Bilder können aggressive, suizidale, hetero- und homosexuelle Tendenzen deutlich werden lassen. Der Proband beschäftigt sich mit den dargestellten zwischenmenschlichen Situationen auf eine für seine aktuelle soziale Konfliktszene typische Weise; er liefert dem Untersucher deswegen mit seiner Geschichte nützliche Hinweise.

c) Die Satz-Vervollständigungs-Tests, Zeichne-eine-Person-Tests und dergleichen mehr sind von zweifelhaftem Wert, da als Faktoren Geschicklichkeit und Übung in die Ergebnisse einfließen. Deswegen ist eine nur auf Ergebnissen dieser Testverfahren gewonnene persönlichkeitsdiagnostische Beurteilung höchst problematisch.

B. Neurologische Untersuchung: Sehr häufig ist der Arzt, der ein psychiatrisches Krankheitsbild zu beurteilen hat, gehalten, entweder den Neurologen zu konsultieren oder neurologische Untersuchungsmethoden anzuwenden. Im Zweifelsfalle sollte ein EEG abgeleitet oder eine Echoenzephalographie durchgeführt werden. Bei besonderer Indikation sind spezielle diagnostische Maßnahmen wie Hirnszintigraphie, CT, Kernspintomographie (NMR), Hirnarterienangiographie und Pneumenzephalographie in Anwendung zu bringen. Auch EEG-Ableitungen nach verschiedenartigen Provokationen (von außergewöhnlichen Hirnaktivitäten) können wichtige diagnostische Hinweise liefern.

C. Amobarbital-Interview: Die Möglichkeit, mit der Applikation von Sedativa, den Patienten in einen Zustand zu versetzen, in dem er über die während der Exploration gegebenen Informationen hinaus weitere klinisch relevante Auskünfte gibt, ist begrenzt. Es kann allerdings sehr hilfreich sein, die suggestive Wirkung von Injektionen zu nutzen, wie dies beim Vergleich von Interviews nach Injektion von Amobarbital einerseits und Kochsalzlösung andererseits festgestellt wurde. Insbesondere Patienten mit Konversionssymptomen und dissoziativen Störungen reagieren positiv im Sinne einer eindrucksvollen Symptomreduktion auf diesen diagnostisch-therapeutischen Ansatz. In gleicher Weise kann jedoch Hypnose wirksam sein.

Die Formulierung der Diagnose

Die Diagnose einer psychiatrischen bzw. psychischen Krankheit wird bei Berücksichtigung der oben dargestellten Prinzipien für die Untersuchung und bei Anwendung der bekannten Untersuchungstechniken auf der Grundlage positiver Befunde formuliert. Das ist gleichbedeutend mit der Feststellung, daß das bloße Fehlen organischer Befunde keine hinreichende Begründung sein kann, ein Beschwerdebild im Sinne einer psychischen Erkrankung zu beurteilen.

Wenn klargestellt ist, daß nur der Psychiater zuständig gemacht werden kann, hat das bedeutsame therapeutische und diagnostische Konsequenzen, die sowohl dem Patienten wie auch seiner Familie und den zuvor konsultierten und für die weitere Behandlung mitzuständigen Ärzten auf eine für diese verständliche Art und Weise dargelegt werden müssen. Es sollte keine Mühe gescheut werden, sich dessen zu versichern, daß Mißverständnisse bezüglich der notwendigen Konsequenzen ausgeschlossen sind. In der Regel ist es unproblematisch und nicht sehr schwer, den Patienten Befunde mitzuteilen, in denen sie vor allen Dingen die von ihnen dargestellte Konfliktlage wiedererkennen oder überhaupt erstmals zu sehen vermögen.

Therapeutische Ansätze und Therapieformen

Die Psychiatrie verfährt im großen und ganzen gemäß denselben Behandlungsansätzen wie andere medizinische Disziplinen. Zum Beispiel behandelt der Internist einen Patienten mit einer Herzerkrankung nicht nur mit im engeren Sinne medizinischen Maßnahmen wie Digitalis und Schrittmacher, sondern selbstverständlich auch mit psychologischen Techniken, um eventuelle Fehlverhaltensweisen des Patienten zu ändern; aber er versucht auch die soziale Umgebung zu sanieren und wendet verhaltenstherapeutische Techniken an, um zum Beispiel die Ehebeziehung des Patienten so zu beeinflussen, daß ihm aus dem Verhalten eines eventuell überbesorgten Ehepartners keine Nachteile erwachsen.

Der Psychiater macht sich dieselben allgemeinen therapeutischen Kategorien zunutze, behandelt aber mit mehr Nachdruck. Seine therapeutischen Methoden sind allerdings offener für Modifikationen und Ergänzungen. Die von ihm verwendeten Behandlungsansätze schließen beispielsweise die Verordnung von Medikamenten oder einer Krampfbehandlung in das Spektrum der verschiedenen therapeutischen Maßnahmen ein. Während in zahlreichen psychiatrischen Landeskrankenhäusern in der Bundesrepublik Deutschland die Elektro-Krampf-Behandlung noch an der Tagesordnung ist, haben alle nach psychodynamischen Gesichtspunkten arbeitenden psychiatrischen Einrichtungen die verschiedenen Formen der Krampf-Behandlung gänzlich aufgegeben, ohne sie zu vermissen. Die vom Psychiater angewandten psychologischen Techniken reichen von der individuellen über die Gruppen- bis zur Familientherapie; dabei werden häufig sogar alle

diese Techniken nebeneinander angewandt. Die sozialen bzw. sozialtherapeutischen Interventionen zielen auf das soziale Feld, in dem der Patient gelebt hat, krank geworden ist und wohin er auch wieder zurückkehren soll; hier spielen deswegen Milieutherapie, Teilhospitalisierung in der Tages- oder Nachtklinik und so weiter eine große Rolle. Für die Vorbereitung berufsrehabilitativer Maßnahmen in Berufsbildungs- und Berufsförderungswerken gibt es neuerdings das Modell des Trainings- und Therapie-Zentrums, wo der Patient schrittweise ein sehr differenziertes Angebot zum Erwerb persönlicher, sozialer und berufsbezogener Kompetenzen in Anspruch nehmen kann. Der verhaltenstherapeutische Ansatz geht davon aus, daß jedes Verhalten gelernt ist und deswegen fortgesetzt wird, weil es diesbezügliche positive Verstärker gibt. Die daraus resultierende Therapie versucht den Patienten zu veranlassen, daß er sich mit bestimmten vorgegebenen Verhaltensmustern identifiziert, nachdem ermittelt worden ist, welche Faktoren verstärkt werden müssen, um die beabsichtigte Verhaltensänderung herbeizuführen. Es ist in der Regel völlig gleichgültig, welche therapeutische Konzeption oder welche Kombination therapeutischer Möglichkeiten angeboten wird, es kommt in der psychiatrischen Behandlung lediglich darauf an, daß sie zielorientiert vorgenommen wird; dazu sind allerdings einige Voraussetzungen zu erfüllen:

1. muß dem Patienten eine aktive Zusammenarbeit mit dem therapeutischen Team ermöglicht werden; erforderlichenfalls muß er dazu angehalten werden;
2. sollten die angestrebten Therapieziele in einem vernünftigen Verhältnis zu den Möglichkeiten des Patienten stehen; erforderlichenfalls ist das der Behandlung implizite Anspruchsniveau zu senken;
3. muß allergrößter Wert darauf gelegt werden, daß die angestrebten Verhaltensmuster gegenüber dem Symptomverhalten favorisiert werden; das ist in der Regel dadurch zu erreichen, daß das Symptomverhalten in der Praxis der Therapeutischen Gemeinschaft zunehmend problematisiert wird;
4. halte man sich konsequent an den Behandlungsplan und mache
5. den Patienten frühzeitig darauf aufmerksam, wann die Behandlung auf alle Fälle beendet sein wird.

Man tut gut daran, darauf zu achten, ob die Familie oder der Ehepartner des Patienten diesen nur deswegen in eine psychiatrische Behandlung geben will, damit ein bestimmtes Symptom beseitigt wird, das möglicherweise nur im Erleben der Angehörigen pathologische Bedeutung hat. Keineswegs dürfen die Abwehr bzw. der Widerstand des Patienten oder seiner Angehörigen gegen eine psychiatrische oder psychotherapeutische Behandlung durch starre Verhaltensweisen oder durch eine rigide Haltung des Arztes ‚wettgemacht' werden. Vielmehr sollte der

Arzt so flexibel wie möglich dabei vorgehen, Abwehr- und Widerstandshaltungen des Patienten und seiner Angehörigen zu verändern oder gar abzubauen versuchen. Fast immer ist psychiatrische Therapie gleichbedeutend mit der Behandlung einer ganzen Gruppe von Personen, und zwar des Patienten und seiner wichtigsten Bezugspersonen. Der Arzt, der das nicht wahrhaben will, wird über kurz oder lang feststellen, daß er viele Sedativa und manchmal sogar Neuroleptika verschreibt, ohne auch nur den geringsten therapeutischen Fortschritt verzeichnen zu können. Es erfordert einen großen Zeitaufwand, den Beziehungskomplex Psyche – Soma – soziokulturelles Milieu mit dem Patienten aufzuklären. Dabei sollte mit der Häufigkeit und der Dauer der Konsultationen im höchsten Maße variabel verfahren werden, wobei sowohl den Bedürfnissen des Patienten als auch den Leistungsmöglichkeiten der zuständigen Krankenkasse oder den eigenen finanziellen Möglichkeiten Rechnung zu tragen ist. Bedacht werden sollte immer, daß der Arzt unversehens dadurch zu einem chronischen Krankheitsverlauf beitragen kann, daß er nicht unbedingt indizierte Medikamente verschreibt, insbesondere dann, wenn er gleichzeitig mehrere Medikamente verordnet. Dann kann es sein, daß der Patient sich schnell in dem Glauben wiegt, seine Probleme seien nur medikamentös beeinflußbar. Je mehr Pharmaka verschrieben werden, um so schwieriger ist es, den Patienten von diesem Glauben abzubringen.

Jeder Arzt hat schon mit psychiatrischen Problemen zu tun gehabt, auch wenn er diese nicht als solche bezeichnen mochte; Ärzte sind jedenfalls gewöhnlich in einer sehr günstigen Position, um den emotionalen Bedürfnissen und Wünschen ihrer Patienten, wenn schon nicht in kompetenter, so doch in eleganter Manier zu begegnen. Denn oft ist es schon hilfreich für den Patienten, das Urteil einer außerhalb seines sozialen Feldes stehenden Person zu hören, um die eigenen Wünsche und Bedürfnisse entweder realistischer einzuschätzen oder selbstbewußter zu vertreten. Bei sehr schwierigen psychiatrischen Problemen ist die Überweisung an einen Fachpsychiater oder Psychotherapeuten auch im Erleben des Patienten die Therapie der Wahl. Wenn dann eine solche Überweisung vorgenommen wird, so sollte sie ganz offen gestaltet werden. Das heißt, der überweisende Arzt sollte auch für den Fall, daß es sich um eine Einweisung in stationäre psychiatrische Behandlung handelt, dem Patienten und den begleitenden Angehörigen darlegen, warum er diese Entscheidung getroffen hat. Die Erfahrung lehrt, daß es in aller Regel im Sinne einer als notwendig erkannten Überweisung ist, wenn dem Patienten und seinen Angehörigen eine u. U. mehrtägige Bedenkzeit angeboten wird.

1. Medizinische Maßnahmen

Antipsychotisch wirkende Tranquilizer

(Neuroleptika)

In dieser Gruppe von Pharmaka werden die Phenothiazine, Thioxanthene (beide haben eine ähnliche chemische Struktur), Butyrophenone, Dihydroindole und Dibenzoxazepine zusammengefaßt. In der folgenden Tabelle 18-1 sind die bei uns gebräuchli-

Tabelle 18-1. Am häufigsten verwendete antipsychotisch wirksame Neuroleptika

Medikamente	Wirksamkeit im Verhältnis zur Wirkung derselben Dosis Chlorpromazin	Gebräuchliche orale Tagesdosis für Erwachsene	Gebräuchliche Tagesmaximaldosis (in einzelnen Fällen ist eine höhere Dosierung angezeigt oder angebracht)
Phenothiazine			
Chlorpromazin (Megaphen®)	1: 1	100–200 mg	1000 mg
Thioridazin (Melleril®)	1: 1	100–200 mg	600 mg
Perphenazin* (Decentan®)	1:10	8– 16 mg	64 mg
Trifluoperazin* (Jatroneural®)	1:20	5– 15 mg	60 mg
Fluphenazin* (Lyogen®, Omca®)	1:50	2– 10 mg	60 mg
Thioxanthene			
Chlorprothixen (Truxal®, Taractan®)	1: 1	100–200 mg	600 mg
Thiothixen* (Orbinamon®)	1:20	5– 20 mg	60 mg
Butyrophenone			
Haloperidol (Haldol®)	1:50	2– 10 mg	30 mg

Die mit * bezeichneten Medikamente sind sämtlich Piperazine.

chen Medikamente nach steigender Wirksamkeit pro mg und nach zunehmenden Nebenwirkungen (ausgenommen extrapyramidale Symptome) geordnet.

Nach dieser Tabelle hat das Chlorpromazin eine geringere Wirksamkeit pro mg und verursacht weniger Nebenwirkungen und weniger extrapyramidale Komplikationen als das Fluphenazin.

Aus der Gruppe der Butyrophenone wird bei uns das Haldol® (Haloperidol) am meisten verordnet; es hat eine völlig andere chemische Struktur, aber eine ganz ähnliche Wirkung und ähnliche Nebenwirkungen wie die Piperazine (Decentan®, Jatroneural®, Lyogen®, Omca®, Orbinamon®). Haldol® hat sehr wenige Nebenwirkungen, beeinflußt auf eindrucksvolle Weise Unruhezustände und psychotische Vorstellungen günstig und wirkt besonders nachhaltig auf Krankheitsbilder mit Bewegungsstörungen wie beim Gilles de la Tourette-Syndrom (durch bizarre choreiforme und athetoide Bewegungen von Gesicht, Rumpf und Extremitäten sowie Krampfanfälle und eine unkontrollierbare Koprolalie gekennzeichnetes Krankheitsbild). Keines der genannten Medikamente führt zu physischer Abhängigkeit; zudem haben sie alle einen großen Spielraum zwischen den therapeutischen und den toxischen Wirkungen.

Klinische Indikationen

Die antipsychotisch wirkenden Pharmaka werden zur Behandlung von Erkrankungen des schizophrenen Formenkreises, Psychosen bei organischen Hirnerkrankungen, psychotischen Depressionen, Manien und anderen Psychosen angewandt. Sie können eindrucksvolle positive Wirkungen bei psychoseähnlichen Zuständen − wie sie unter psychedelischen Drogen auftreten − haben, desgleichen bei psychotischen Zuständen nach Einnahme von Amphetaminen und bei verschiedenen deliranten Zuständen. In der Bundesrepublik Deutschland wird beispielsweise häufig Haldol® beim Alkoholentzugsdelir, manchmal in Kombination mit einem Tranquilizer, appliziert; es zeitigt sehr gute therapeutische Resultate. Die Neuroleptika beruhigen sehr schnell in dem Sinne, daß sie die Bereitschaft senken, Erregungszustände zu produzieren; dadurch kommt es indirekt zur Reorganisation der Denk- und Sozialisationsfähigkeit. Kombinationen von Neuroleptika sind nicht wirksamer als das einzelne Pharmakon; sie werden aber angewandt, um Nebenwirkungen möglichst gering zu halten.

Es werden insbesondere die folgenden Symptome durch Neuroleptika beseitigt: Erregungszustände, Reizbarkeit, Wahnwahrnehmungen und Wahnzustände, Halluzinationen, negativistisches Verhalten, Schlafstörungen und Schlaflosigkeit. Patienten mit einer mehr oder weniger chronischen Symptomatik und ungewöhnlichen Symptomvariationen und Symptomkombinationen, wie sie bei der pseudoneu-

rotischen oder der latenten Schizophrenie vorkommen, lassen sich kaum medikamentös beeinflussen. Wenn eine längere Behandlung mit Neuroleptika vorgesehen ist, sollte man sich von vornherein für diejenigen entscheiden, welche die geringsten Nebenwirkungen haben; das sind die Piperazine. Die Phenothiazine und Thioxanthene potenzieren die depressiven Wirkungen der Barbiturate und der anderen Sedativa, der narkotisch wirkenden Analgetika und des Alkohols auf das ZNS. Sie verstärken die hypotensive Wirkung der meisten Antihypertensiva, blockieren allerdings das Guanethidin (= Ismelin®), wodurch dessen hypotensiver Effekt reduziert wird. Sie mindern außerdem den Antiparkinson-Effekt des Levodopa (= Larodopa® u. a.). Antazida beeinträchtigen die Resorption der Phenothiazine, welche fast alle hoch oberflächenaktiv, fettlöslich und schwach basisch sind.

Dosierungsrichtlinien und Verabreichungsformen
(Siehe Tabelle 18–1.)

Bei der Dosierung der Neuroleptika ist der Spielraum sehr breit. Erfahrungsgemäß wird er durch die Kombination z. B. mit Tranquilizern schnell erheblich schmäler. Zum Beispiel kann Chlorpromazin, in einer Dosis von 25 mg oral zur Nacht appliziert, bei einer älteren Person mit einem nicht sehr ausgeprägten hirnorganischen Syndrom völlig ausreichen, während bei einem jungen schizophrenen Patienten erst 1000 mg tgl. die erwünschte Wirkung erzielen. Deswegen sind feste Dosierungsvorschriften unangebracht oder sogar irreführend. Die Anfangsdosis sollte nicht hoch sein. Für die Behandlung einer mäßig agitierten jüngeren Person sehe man 100 mg oral als Initialdosis vor (oder die entsprechende Dosis eines höherpotenten Neuroleptikums) und warte zunächst einmal einige Stunden ab, welche Wirkung man damit erzielt. Falls überhaupt keine oder nur minimale Wirkung eintritt, gebe man nochmals 100 mg und dann sukzessive mehr, bis man eine Tagesdosis ermittelt hat, bei der Beruhigung eintritt, ohne daß das betreffende Individium eine bemerkenswerte Einschränkung seiner psychischen Leistungen erfährt. Es kann so mehrere Tage dauern, bis man die dem jeweiligen Patienten angemessene Tagesdosis ermittelt hat.

Außerordentlich erregte und sich destruktiv verhaltende Patienten kann man außer mit oralen Gaben auch noch mit intramuskulären Applikationen von 25–50 mg alle 2–3 Std behandeln. Die intramuskuläre Applikationsform sollte man allerdings nur wählen, wenn ein Patient anders schwer zu beeinflussen ist. Auf jeden Fall sollten intravenöse Injektionen vermieden werden.

Ausgenommen sind besondere Situationen, in denen die intravenöse Applikation von Haloperidol (= Haldol®) geradezu indiziert ist (z. B. bei Patienten mit sehr schweren Verbrennungsverletzungen).

Haloperidol (= Haldol®) ist sogar schon in einer Dosis von 5 mg i. m. selbst bei sehr aktiven Patienten mit einer manischen Symptomatik oder mit einem akuten Delir, aber auch mit einer akuten schizophrenen Reaktion wirksam. Man beobachte die Wirkung über 1–2 Std und wiederhole die Applikation derselben Dosis falls notwendig alle 1–2 Std, bis man den Patienten unter Kontrolle hat. Bei den meisten Patienten wird man im Verlaufe eines 24-Stunden-Tages nicht mehr als 40 mg brauchen.

Die Vorstellungen, unter denen diese Medikamente gehandhabt werden, sind ähnlich denen, die für die Anwendung von Insulin beim akuten diabetischen Koma gelten. Insulin wird verabreicht bis der Blutzuckerspiegel sich Normalwerten annähert. Der akut psychotische Patient erhält so lange Neuroleptika, wie sein Verhalten von seinem Normalverhalten erheblich abweicht. Ist die akute diabetische Dekompensation unter Kontrolle, versucht man eine Insulindosis zu finden, welche den Blutzuckerspiegel in vernünftigen Grenzen hält; schließlich bleibt es sogar dem Patienten überlassen, unter Berücksichtigung der Erhaltungsdosis je nach Erfordernis zu dosieren. Dasselbe gilt auch für den psychiatrischen Patienten, sobald die akute psychotische Situation abgeklungen ist; er braucht dann nur eine Erhaltungsdosis des indizierten Medikamentes, um in der Lage zu sein, sich unter psychiatrischen Gesichtspunkten unauffällig zu verhalten. Beim chronisch-schizophrenen Patienten muß das Medikament genauso wie beim labilen Diabetiker je nach Erfordernis in Anlehnung an eine Dosierungsvorschrift gegeben werden, d. h. also der jeweils aktuellen Situation angemessen.

Psychiatrische Patienten – insbesondere paranoide Personen – gehen oft nachlässig mit ihrer Medikamentenverordnung um. In diesen Fällen verabreicht man beispielsweise Depotformen des Fluphenazin, zum Beispiel Fluphenazin-decanoat (Lyogen-Depot®, Dapotum D®), Flupentixol-decanoat (Fluanxol-Depot®), oder Perphenazinenantat (Decentan®-Depot) die man tief intramuskulär injizieren kann; die Wirkungsdauer beträgt bei dieser Applikationsform etwa 10–21 Tage. In den letzten Jahren hat das Fluspirilene (Imap®), das von den Butyrophenonen abgeleitet wurde, in der Bundesrepublik Deutschland gegenüber anderen antipsychotisch wirkenden Depot-Präparaten an Bedeutung gewonnen; Fluspirilene wird wöchentlich intramuskulär injiziert und bildet innerhalb der Muskulatur ein mikrokristallines Depot. Der Patient, welcher eine orale Medikation ablehnt, kommt gewöhnlich in die Sprechstunde, um sich seine Spritze applizieren zu lassen. Die übliche Dosis der langwirkenden Fluphenazinpräparate ist 25 mg (1 ml) und die von Perphenazinenantat 100 mg (1 ml) alle 14 Tage. Fluspirilene wird mit 4–10 mg pro Dosis wöchentlich verabreicht. Die hauptsächlichen Nebenwirkungen dieser Pharmaka

sind extrapyramidale Reaktionen. Antiparkinsonmittel müssen jedoch nicht prophylaktisch gegeben werden, sondern erst, wenn die Nebenwirkungen auftreten. Es sei denn, der Patient hat früher schon extrapyramidale Nebenwirkungen erfahren und willigt deswegen nur ungern in eine Behandlung mit Neuroleptika ein. Meist ist die orale Medikation angemessen; Lösungen werden am besten resorbiert, Tabletten nur wenig schlechter. Die oral zu applizierende Substanz Pimozid (Orap®) bringt insofern einen Fortschritt für den Patienten, als er sie nur 1× tgl. (morgens 2–8 mg) einnehmen braucht. Penfluridol ist zwar ein Langzeitneuroleptikum im engeren Sinne, hat aber keinen Depot-Effekt; das Pharmakon wird sehr langsam von der Hirnsubstanz aufgenommen und stark verzögert aus dem Gehirn ausgeschieden, wobei eine intrazerebrale Metabolisierung nicht stattfindet. – Bei der Resorption oral verabreichter Medikamente spielen viele verschiedene Faktoren eine Rolle. Von besonderer Bedeutung sind vorausgegangene chirurgische Eingriffe im gastrointestinalen Bereich und die gleichzeitige Gabe anderer Medikamente, z. B. die Applikation von Antazida.

Mehrere tägliche Gaben erübrigen sich, sobald eine Erhaltungsdosis ermittelt worden ist; die meisten Patienten brauchen dann täglich nur noch einmal ihr Medikament einzunehmen, und zwar gewöhnlich vor dem Schlafengehen. Dies gilt insbesondere dann, wenn der sedierende Effekt des Pharmakons dem Schlafbedürfnis entgegenkommt und auf diese Weise negative Einflüsse auf die Leistungsfähigkeit am nächsten Tag abgefangen werden. Medikamentenkosten, Pflegeaufwand und die Unzuverlässigkeit des Patienten fallen umso weniger ins Gewicht, je wirksamer im obengenannten Sinne entweder mit einer einmaligen Tagesdosis (zur Nacht verabreicht) oder nach dem Schema „große Abenddosis/kleine Morgendosis" verfahren werden kann.

In der überwiegenden Zahl der Fälle ist ein Pharmakon aus der Gruppe der Neuroleptika ausreichend; selten ergibt sich die Notwendigkeit der Kombination mit antidepressiven und sedierenden Mitteln. Wenn Sedierung erforderlich ist, sollte man ein sedierend wirkendes Phenothiazin-Präparat zur Nacht verordnen.

Nebenwirkungen

Die Nebenwirkungen treten um so häufiger auf, je mehr man hoch potente Neuroleptika wie z. B. Fluphenazin (= Lyogen®, Omca®), Perphenazin (= Decentan®) oder Haloperidol (= Haldol®) appliziert (Siehe Tabelle 18-1.).

Die häufigsten Nebenwirkungen betreffen das autonome Nervensystem. Anticholinergische Reaktionen bestehen z. B. in Mundtrockenheit, unscharfem Sehen, Harnverhaltung (besonders bei älteren Männern mit vergrößerter Prostata), Ileus und Auftreten von akutem Glaukom bei Patienten mit sehr engen Kammerwinkeln (der vorderen Kammer). Andere pathologische Wirkungen am autonomen Nervensystem bestehen in orthostatischen Kreislaufstörungen (Blutdruckabfall), Impotenz, Ejakulationsschwierigkeiten und Herzarrhythmien. Letztere werden eher einmal im EKG festgestellt als daß sie klinisch relevant werden. Sie betreffen gewöhnlich ältere Leute. Thioridazin (= Melleril®) hat die geringsten extrapyramidalen Nebenwirkungen, allerdings die stärksten Wirkungen auf das Herz. Deswegen sollte man nicht gleichzeitig Thioridazin und sympathomimetisch wirkende Pharmaka verordnen oder applizieren. Die EKG-Veränderungen bestehen in T-Wellen-Abflachungen, im Auftreten von ausgeprägten U-Wellen, der Abflachung des ST-Segments und der Verlängerung des QT-Intervalls.

An metabolischen Wirkungen und an Wirkungen auf das Endokrinium sind zu beachten: Gewichtszunahme, Hyperglykämie, gelegentliche Schwankungen der Körpertemperatur und ‚Wasservergiftung‘, die in einer Störung der ADH-Funktion besteht. Neuerdings wird häufiger über die Entwicklung von Kernzell-Antikörpern bei Patienten berichtet, die mehr als 400 mg Chlorpromazin (= Megaphen®) pro Tag einnehmen. Diese manifestiert sich z. B. im Auftreten einer Agranulozytose. Relativ häufig ist der Milchfluß beeinträchtigt oder gestört, oder es kommt zu Menstruationsunregelmäßigkeiten. Gelegentlich kommt es zur Beeinträchtigung der Funktionen des roten Knochenmarks und zu einem cholestatischen Ikterus. Dies alles sind Reaktionen, die auf eine erhöhte Empfindlichkeit gegenüber Chlorpromazin hinweisen; sie treten gewöhnlich innerhalb der ersten zwei Behandlungsmonate auf. Sie lassen nach, wenn das Pharmakon nicht mehr kontinuierlich eingenommen wird. Zu beachten ist auch, daß alle Phenothiazine ähnliche Nebenwirkungen haben können, was bedeutet, daß bei allergischen Reaktionen Pharmaka einer anderen Medikamentengruppe appliziert werden müssen.

Mit unterschiedlicher Häufigkeit treten Photosensibilität, Retinopathie und Hyperpigmentation auf. Zuweilen bilden sich auch Melanin-Depots in den Augenlinsen, was aber weniger von dem jeweils applizierten Medikament (Phenothiazin) als vielmehr von der applizierten Dosis abhängt. Dabei ist offenbar die applizierte Gesamt-Dosis relevant. Deswegen sollten Patienten, die lange Zeit Phenothiazine erhalten, alljährlich einer augenfachärztlichen Untersuchung unterzogen werden. Teratogene Wirkungen sind bei den Phenothiazinen noch nicht beschrieben worden. Allerdings sollte mit der Indikation einer Phenothiazin-Behandlung in den ersten drei Schwangerschaftsmonaten zurückhaltend verfahren werden. Insbesondere bei alten Menschen ist die Schwelle hinsichtlich cerebraler Anfälle reduziert, wenn höhere Phenothiazin-Dosen gegeben

werden. D. h., daß man vorsichtig sein sollte, Phenothiazine bei Epileptikern zu verordnen, die bereits Antikonvulsiva erhalten. Ganz selten kommt es zu unerwarteten, d. h. gegenteiligen Wirkungen, die z. B. in einer dramatischen Exazerbation der Psychose, im Auftreten von Angstgefühlen oder in diskreten extrapyramidalen Symptomen bestehen können. Biperiden (= Akineton®), 5 mg i. m. mehrmals alle 2–3 Stunden verabreicht, bringt gewöhnlich diese Symptome prompt zum Verschwinden.

Interaktionswirkungen bei der Einnahme verschiedener Pharmaka oder auch Nebenwirkungen auf Grund der Anwendung mehrerer Medikamente sind üblich. Die Phenothiazine intensivieren die blutdrucksenkende Wirkung der diurese-steigernden Thiazide (z. B. Saltucin®). Außerdem gibt es Interferenzwirkungen mit den antihypertensiven Faktoren des Alpha-Methyldopa (= Aldometil®). Eine Reihe von Neuroleptika wirken sich hemmend auf die Metabolisierung der trizyklischen Antidepressiva aus. Loxapin* wirkt sich bei manchen Patienten so aus, daß sich keine therapeutischen Phenytoin-Spiegel (= Zentropil®) einstellen; das liegt wahrscheinlich daran, daß dieses Pharmakon enzymatische Faktoren sowie Faktoren der Magenmotilität beeinflußt. Barbiturate und die meisten anderen Sedativa, ausgenommen die Benzodiazipine und die Antiparkinson-Mittel, wie z. B. Trihexyphenidyl (= Artane®), katabolisieren die antipsychotisch wirkenden Medikamente, wodurch der Phenothiazin-Serum-Spiegel erniedrigt wird. Die Phenothiazine blockieren die antihypertensive Wirkung von Guanethidin (= Ismelin®) und können mitunter auch mit dem Diphenylhydantoin (= Zentropil®)-Stoffwechsel interferieren. Die meisten Probleme mit Pharmaka-Kombinationen treten bei Patienten auf, die verschiedene anticholinergisch wirksame Medikamente erhalten, so z. B. Thioridazin (= Melleril®), ein trizyklisches Antidepressivum und ein Antiparkinsonmittel.

Extrapyramidale Wirkungen. *Akathisie* ist das häufigste extrapyramidale Symptom. Es tritt schon in frühen Behandlungsstadien auf; charakteristisch ist der Drang zu ständiger Bewegung und insbesondere die Unruhe in den Beinen. Die Patienten sind unfähig zu sitzen oder stillzustehen, sie laufen meistens herum. Gleichzeitig können Angstgefühle, ekstatische Zustände und Panikerlebnisse auftreten; auch quälende sexuelle Gefühle und Bedürfnisse sind beschrieben worden. Antiparkinsonmittel wie Trihexyphenidyl (= Artane®), 2–5 mg oral 3× täglich, oder Biperiden (= Akineton®), 2–4 mg 2× täglich, tun gewöhnlich ihre Wirkung. In Fällen, in denen das nicht ausreicht, ist zu erwarten, daß Diazepam

---

* Neuroleptikum; in Deutschland, Schweiz, Österreich 1983 noch nicht im Handel

(= Valium®), 5 mg 3× täglich, die Symptome beseitigt.

Akute Muskeldystonien sind ebenfalls Überdosierungserscheinungen während der ersten Behandlungsphase. Sie bestehen in der Regel in bizarren Muskelspasmen in der Kopfregion, im Nackenbereich und in der Zunge. Sehr häufig sind Schiefhals, okkuläre Schwindelerscheinungen, Schluckbeschwerden und Kaumuskelkrämpfe. Gelegentlich sind auch die Rücken-, Arm- und Beinmuskeln von spastischen Zuständen betroffen. In akuten Krisen ist Biperiden (= Akineton®), 5 mg i. m. injiziert, wirksam. Danach sollte man 2 mg derselben Substanz 2–3× täglich über mehrere Wochen geben. Inzwischen findet man immer mehr Berichte über den Mißbrauch von Antiparkinson-Mitteln (siehe das Kapitel über Erkrankungen durch Pharmakamißbrauch – S. 930 u. S. 939 –). Da eine Reihe von extrapyramidalen Symptomen sich erst nach einer sehr langen Zeit auf Antiparkinsonmittel zurückbilden, sollten diese erst abgesetzt werden, wenn die Rückbildung erfolgt ist. Alle Antiparkinsonmittel sind in etwa gleich stark wirksam.

Medikamenteninduzierte pseudoparkinsonistische Symptome sind vom Parkinsonismus kaum zu unterscheiden. Sie treten allerdings erst in späteren Stadien der Behandlung auf und reagieren gut auf Antiparkinsonmittel, die man in der Regel nicht prophylaktisch zu geben braucht, weil der Wirkungseintritt prompt erfolgt. Das Syndrom zeichnet sich aus durch die typische Hypo- bis Amimie, die Reduktion der Armbewegungen, den starren Gang und die stereotypen Pillendrehbewegungen der Finger. Diese Symptome verschwinden gewöhnlich nach 4–6wöchiger Antiparkinson-Behandlung, ohne wieder aufzutreten. Wenn problematische anticholinergische Wirkungen auftreten, sollte der Arzt 100–400 mg Amantadin (= Contenton®, Symmetrel® u. a.) täglich anstelle eines Antiparkinsonmittels geben. Da die meisten antipsychotisch wirksamen Medikamente anticholinergische Eigenschaften unterschiedlichen Grades haben, treten bei Kombination mit Antiparkinsonmitteln sehr selten toxische anticholinergische Wirkungen auf, die gewöhnlich in Beeinträchtigung der Aufmerksamkeit, des Gedächtnisses, in Desorientiertheit, Angstzuständen, optischen und akustischen Halluzinationen und in anderen psychotischen Phänomenen bestehen. 2–4 mg Physostigmin, i. m. injiziert, hebt diesen toxisch bedingten psychoorganischen Ausnahmezustand auf.

Besonders *dyskinetische Symptome* wie choreiforme Bewegungen im Bereich der Arme, der Beine und des Rumpfes sowie langsam und regelmäßig ablaufende Dyskinesien im Bereich der Wangen-, Zungen- und Kaumuskulatur treten bei 3–50% der Patienten auf, die über Monate oder Jahre antipsychotisch behandelt worden sind. Außer den genannten Symptomen können auch noch andere extrapyramidale Zeichen hinzukommen. Es ist sehr schwierig festzustellen, wann die ersten Anzeichen dieses Syndroms auftreten, weil sie sehr subtil sind. Sie bestehen z. B. in wurmartigen Bewegungen der in Ruhestellung befindlichen Zunge, in Tics im Bereich des Gesichts oder in anfallsartigen Kieferbewegungen. Wenngleich sie in der Regel erst nach langjähriger Behandlung auftreten, kann es hin und wieder vorkommen, daß ein Patient bereits nach wenigen Monaten einer Behandlung mit Neuroleptika Dyskinesien entwickelt. Besonders häufig betroffen sind Patienten über 40 Jahre und Frauen sowie Personen mit präexistenter cerebraler Dysfunktion. Diese Symptome sind gewöhnlich irreversibel. Sie verschlimmern sich sogar, wenn die Neuroleptika abgesetzt werden. Eine spezifische Behandlung dafür gibt es nicht. Wird dieses medikamentöse Syndrom beobachtet, dann sollte die neuroleptische Medikation sorgsam überprüft und nach Möglichkeit abgesetzt werden. Frühe Anzeichen für die Entwicklung von Dyskinesien sind beispielsweise Fingerzählen, abnormes ruckartiges Stoßen mit der zugespitzten Zunge und leichte Kaubewegungen. Während des Schlafs treten dyskinetische Symptome nicht auf; außerdem können die Betroffenen sie kurzfristig willentlich unterdrücken. Zu einer Verstärkung der Symptome kommt es unter Streß oder wenn andere Körperteile bewegt werden. Diese Symptome werden durch anticholinergisch wirkende Medikamente, Levodopa (= Larodopa® u. a.), Stimulantien, trizyklische Antidepressiva, Antiparkinsonmittel, Antikonvulsiva, Antihistaminika und bei Reduktion der antipsychotischen Medikation ausgelöst oder verstärkt. Beim Auftreten dyskinetischer Symptome sollte auch an die Huntington'sche Chorea gedacht werden. Alle Versuche, die genannten Dyskinesien und choreiformen Symptome, die auf Grund jahrelanger Anwendung antipsychotischer Medikamente als Nebenwirkungen auftreten, dauerhaft zu beseitigen, sind bislang erfolglos geblieben. Wichtig ist die Prävention. Werden Dyskinesien registriert, sollte zunächst die neuroleptische Medikation reduziert werden. In mehr als einem Drittel der Fälle verschwinden die Symptome nach einigen Monaten. Dopamin-Blocker wie Haloperidol (= Haldol®), Medikamente, die die Dopamin-Ausscheidung beschleunigen, wie Reserpin (= Reserpin Hameln, Saar; Serpasil®) und Sedativa wie Diazepam (= Valium®) können zwar kurzfristig helfen, eine konsequente Symptombeseitigung bewirken sie aber nicht. Die Applikation von Reserpin (= Reserpin Hameln, Saar; Serpasil®) erscheint vielversprechend, insbesondere in Verbindung mit Pharmaka, die mit der Katecholamin-Synthese interferieren. Bei manchen Patienten war Cholin und Levadopa (= Larodopa®) hilfreich.

Viele Kliniker behandeln die Dyskinesien, indem sie

alle antipsychotisch wirkenden Medikamente absetzen und nur noch Haloperidol (= Haldol®) applizieren und die Dosis so lange steigern, bis die Dyskinesien verschwinden; dann reduzieren sie schrittweise die Haldol®-Dosis, bis Dyskinesien und psychotische Symptomatik unter Kontrolle sind. Im großen und ganzen kann gesagt werden, daß jeder einzelne Fall einen besonderen Behandlungsplan erfordert.

Lithium

Lithiumcarbonat (= Hypnorex®, Quilonum® retard) ist in der Behandlung der schweren affektiven Erkrankungen, insbesondere derjenigen des bipolaren Typs (siehe Abschnitt ‚Affektive Krankheiten' – S. 925 f. –) therapeutisch wirksam. Der Wirkungsmechanismus des Lithiums ist noch ungeklärt. Lithium vermag Natrium bei der Aufrechterhaltung des Zellmembranpotentials teilweise zu ersetzen. Bei verschiedenen Transportvorgängen zwischen Intra- und Extrazellulärraum kommt es zu einer kompetitiven Wechselwirkung zwischen Lithium und Natrium. Außerdem beeinflußt es verschiedene Stoffwechselvorgänge, insbesondere den Katecholaminstoffwechsel, vermutlich über eine Änderung der Aktivität verschiedener Enzymsysteme. Lithiumcarbonat unterscheidet sich von den anderen Psychopharmaka dadurch, daß es ein Salz ist und daß es nur in dieser Form appliziert wird. Die Dosierung wird ausschließlich am Lithiumgehalt im Serum orientiert.

Klinische Indikationen
Die Hauptindikation für die Lithiumbehandlung stellt die akute Manie dar. Da bis zum Erreichen des therapeutischen Serum-Lithium-Spiegels von 0,8–1,2 mval/l etwa 4–10 Tage vergehen, muß man zu Beginn einer manischen Episode neben Lithium auch noch ein Neuroleptikum applizieren, um zunächst einmal die manischen Symptome unter Kontrolle zu bringen. Man gibt am besten 5–50 mg Haldol® täglich oral, bis man die manischen Symptome unter Kontrolle hat; dann reduziert man die Dosis allmählich in dem Maße, in dem der Serum-Lithium-Spiegel zur therapeutischen Höhe hin ansteigt.
Man kann auch versuchen, akute depressive Phasen beim bipolaren Krankheitstypus mit Lithium zu behandeln. Falls Lithium hier allerdings unwirksam bleibt, müssen Antidepressiva eingesetzt werden.
Lithium hat sich sowohl für die Manie wie auch für die Depression als wirksames Prophylaktikum erwiesen, da der Nachweis erbracht werden konnte, daß bei bipolaren affektiven Erkrankungen unter

Lithium 50% weniger Rückfälle auftreten als ohne Lithium. Man kann damit rechnen, daß Lithium bei noch relativ jungen Patienten mit schweren manischen Attacken in der Anamnese sehr positive Wirkungen hat, wenn diese Patienten Blutsverwandte haben, die ebenfalls unter manischen oder hypomanischen Attacken leiden. Patienten, die sehr schnell von einer manischen in eine depressive Episode geraten (häufiger als 4 Zyklen im Jahr), sprechen am schlechtesten auf die Lithium-Prophylaxe an. Manche von ihnen reagieren jedoch nach längerer Behandlung positiv. Bei monopolaren primär-affektiven Erkrankungen ist die prophylaktische Wirkung von Lithium etwa mit der der Antidepressiva vergleichbar. Bei der Behandlung der schizoaffektiven Schizophrenien ist Lithium weniger wirksam als die Neuroleptika und sollte deswegen nur solchen Patienten gegeben werden, bei denen sehr weitgehend sichergestellt ist, daß es sich eher um eine primäraffektive Erkrankung handelt als um eine schizophrene Episode. Atypische Manie-Formen können einer Schizophrenie sehr ähnlich sehen, weil z. B. gleichzeitig paranoide Symptome oder akustische Halluzinationen auftreten. Sie sind jedoch insofern von der Schizophrenie zu unterscheiden, als die Symptome sehr akut auftreten und in der Anamnese Stimmungsschwankungen nach einem Intervall mit relativ unauffälligem Verhalten gefunden werden. Bis heute hat man keine Anhaltspunkte dafür gefunden, daß Lithium irgendwelche therapeutischen Wirkungen bei Alkoholismus, Barbiturat-Mißbrauch, Hyperkinesien oder Zwangsneurosen hat, es sei denn, diesen Syndromen liegt eine primär-affektive Erkrankung zugrunde.
Lithium kann manchmal bei durch Corticotropin bedingten Psychosen hilfreich sein.

Dosierungsrichtlinien und Verabreichungsformen
(siehe Tabelle 18-2)
Es kommt wesentlich darauf an, den therapeutischen Serum-Lithium-Spiegel zu erreichen und zu halten. Bei akuten Attacken liegt dieser Spiegel zwischen 1 und 1,6 mVal pro Liter, während die prophylaktische Wirkung bereits bei einem Spiegel von 0,4–1 mVal pro Liter eintritt. Die erforderliche Dosis ist individuell unterschiedlich. Sie wird am besten dadurch gefunden, daß man zunächst eine Testgabe von 600 mg Lithiumcarbonat verabreicht, nachdem man den Patienten gründlich untersucht, d. h. die Anamnese erhoben, die körperliche Untersuchung und eine komplette Blut-/Blutserum-Analyse durchgeführt hat; eine Urinuntersuchung sollte ebensowenig vergessen werden wie ein EKG. 24 Stunden nach der Gabe der Testdosis sollte der Serum-Lithium-Spiegel nochmals bestimmt werden. Wenn der Lithium-Spiegel unter 0,05 mVal pro Liter gefunden wird, braucht der Patient mit großer Wahrscheinlichkeit 3× täglich 1200 mg Lithium.

Tabelle 18-2. Die zur Erreichung therapeutischer Serum-Lithium-Spiegel notwendigen Lithium-Tagesdosen

24 Stdn. Serum-Lithium-Spiegel (mVal/l)	Tages-Gesamt-Dosis (mg)
<0,05	3600
0,05–0,09	2700
0,10–0,14	1800
0,15–0,19	1200
0,20–0,23	900
0,24–0,30	600
>0,30	300

Wird der Lithium-Spiegel zwischen 0,05 und 0,09 mVal pro Liter gefunden, kann man davon ausgehen, daß er 3× täglich 900 mg Lithium braucht. Bei einem Lithium-Spiegel von 0,1–0,14 mVal pro Liter werden 3× täglich 600 mg Lithium genügen. Beim Lithium-Spiegel von 0,15–0,19 mVal pro Liter ist es zweckmäßig, 4× täglich 300 mg Lithium zu geben. Findet man 0,2–0,23 mVal pro Liter, reichen 3× täglich 300 mg Lithium aus. Und bei einem Lithium-Serum-Spiegel von 0,24 und mehr ist Vorsicht geboten: Ein oder zweimal 300 mg Lithium am Tag können dann schon zu viel sein (siehe Tabelle 18–2).

Diese Erfahrungswerte sollten jedoch keineswegs als Richtlinien verstanden werden. Es ist unbedingt notwendig, den Behandlungsverlauf genau zu beobachten und den Serum-Lithium-Spiegel häufig zu kontrollieren, bis der therapeutische Spiegel bei gleichbleibender Tagesdosis stabil bleibt. Zunächst sollte man wöchentlich Serum-Kontrollen durchführen; später, wenn der Patient keine klinischen Symptome mehr aufweist, monatlich. Wenn der Patient jedoch etwa 6 Monate stabil gewesen ist, genügt es, Serum-Lithium-Spiegel-Untersuchungen nur dann zu veranlassen, wenn das klinische Bild dies verlangt. Die Blutuntersuchung sollte 12 Stunden nach der letzten Verabreichung und vor der morgendlichen Gabe durchgeführt werden. Anfangs sollte die Tagesdosis portioniert werden (für 2 oder 3 Gaben pro Tag). Sobald der Serum-Lithium-Spiegel stabil ist, kann man dazu übergehen, die Tagesdosis in einer Portion pro Tag zu applizieren. Die Substanz wird innerhalb von 1–3 Stunden vollständig über den Magen-Darm-Trakt resorbiert, nach 24 Stunden ist bereits die Hälfte vollständig ausgeschieden. Eine Serum-Untersuchung ist auf alle Fälle angezeigt, wenn interkurrente Erkrankungen auftreten, die Einfluß auf die Serum-Salze haben (das gilt für Grippe und andere Erkrankungen, welche zu Erbrechen und Diarrhoe führen können und für Anorexie oder andere Zustände, in denen weniger gegessen und getrunken wird). Die Gabe von Diuretika ist bei Patienten, die Lithium nehmen, kontraindiziert.

Nebenwirkungen

A. Frühe Nebenwirkungen (diese verschwinden gewöhnlich nach fortgesetzter Einnahme): Harmlose gastrointestinale Symptome wie Übelkeit, Erbrechen, Durchfall und Bauchschmerzen. Ein feinschlägiger Tremor der Hände, Muskelschwäche, Schläfrigkeit und Polyurie (infolge verminderter Ansprechbarkeit der Niere auf antidiuretisch wirkende Hormone) sind ebenfalls gelegentlich zu beobachten. Auch Polydipsie kann registriert werden, und zwar im Zusammenhang mit einer verstärkten Plasma-Renin-Konzentration.

B. Lithium-Intoxikation (sie tritt gewöhnlich erst bei Serum-Lithium-Werten von über 1,5 mVal/l auf und zeigt Veränderungen im Serum-Salz-Lithium-Gleichgewicht an): Die Entwicklung zur Intoxikation ist oft heimtückisch und resultiert fast immer aus irgendwelchen harmlosen interkurrenten Erkrankungen wie einer Grippe oder gastrointestinalen Verstimmungen. Meist ist der Salz-Haushalt betroffen, wie auch, wenn während einer depressiven Verstimmung weniger gegessen wird oder wenn das Essen zu wenig gesalzen ist usw. Der Salzhaushalt wird allerdings auch durch Durchfälle und Entwässerung bei Anwendung von Diuretika betroffen; auch hier kommt es wie in allen obengenannten Fällen zu einem Salzverlust. Die Lithium-Ausscheidung nimmt mit steigendem Lebensalter zu. Da die Toxizität von Lithium bei älteren Menschen höher ist, sollten sie auf einen niedrigeren Serum-Lithium-Spiegel eingestellt werden. Andererseits kann sich auch eine Intoxikation entwickeln, wenn zuviel Lithium eingenommen wird, sei es aus Versehen oder absichtlich, wenn z. B. fälschlicherweise ein zu niedriger Serum-Lithium-Spiegel festgestellt wurde. Auch fahrlässig unaufmerksame Lithium-Einnahme ist nicht selten Ursache einer Intoxikation. Infolge von Nierenerkrankungen kann sich der Serum-Salz-Gehalt und der Serum-Lithium-Spiegel so verändern, daß toxische Wirkungen auftreten.

Toxische Zeichen sind z. B. schwere gastrointestinale Symptome wie Erbrechen, wodurch es noch zu einer schnellen weiteren Verschlechterung des Zustandes kommt. Weitere toxische Zeichen sind Tremor, ausgeprägte Muskelschwäche, verwaschene Sprache, Ataxie, Hyperreflexie, Muskelsteife, epileptiforme Krampfanfälle, Opisthotonus, Koma und Tod.

Patienten, die mit Lithium behandelt werden, sollten nur mit äußerster Vorsicht auch mit Diuretika behandelt werden, in jedem Fall aber unter strenger ärztlicher Kontrolle. Die diureseförderndenden Thiazide (z. B. Saltucin®) bewirken vermehrte Lithium-Rückresorption in den proximalen Nierentubuli, wodurch es zu einem erhöhten Serum-Lithium-Spiegel kommt. In diesem Fall ist deswegen eine veränderte Lithium-Einnahme erforderlich. Diuretika wie Spironolacton (z. B. Aldactone®) und andere Thallium retinierende Diuretika können ebenso die Erhöhung des Serum-Lithium-Spiegels bedingen; deswegen ist auch bei Gabe dieser Diuretika eine erhöhte Wachsamkeit bezüglich der Lithium-Einnahme geboten. Diuretika, die im Bereich der Henle'schen Schleife angreifen, wie z. B. Furosemid (= Lasix®) oder Etacrynsäure (= Hydromedin®), scheinen keinen Einfluß auf den Serum-Lithium-Spiegel zu haben. Osmotisch wirkende Diuretika wie Mannitol tragen zu einer erhöhten Lithium-Ausscheidung bei, so daß darauf geachtet werden muß, vermehrt Lithium zu applizieren. Natriumbicarbonat, Theophyllin (= Euphyllin®) und Aminophyllin bewirken ebenfalls eine vermehrte Lithium-Ausscheidung. Lithium verlängert die Wirkungsdauer von Succinylcholin (= Lysthenon® u. a.). Darüber hinaus gibt es Interaktionswirkungen zwischen Lithium und Jodsalzen im Sinne der Verstärkung eines bestehenden Hypothyreoidismus. Die kropfbildende Wirkung von Carbimazol (= Neo-Thyreostat® u. a.) und Methylthiouracil (= Thyreostat®) wird dadurch noch unterstützt. Tetracycline können ebenfalls in dem Sinne mit Lithium interagieren, daß die Serum-Lithium-Konzentration erhöht wird. Von Phenytoin (= Zentropil®) wird berichtet, daß es in manchen Fällen synergistisch mit Lithium wirkt. Es sollte auf jeden Fall darauf geachtet werden, daß Lithium manchmal nephrotoxisch ist. Dies gilt allerdings insbesondere, wenn gleichzeitig bekanntermaßen nephrotoxische Pharmaka verabreicht werden.

C. Weitere Nebenwirkungen: Diese bestehen in Gewichtszunahme und der Entwicklung einer (meist) euthyreoten Struma; gelegentlich kommt es zu einer Schilddrüsen-Unterfunktion. Die gleichzeitige Gabe von Lithium und Jodsalzen verstärkt die Wirkung beider Pharmaka-Gruppen auf die Schilddrüse (hypothyreote Wirkung und Strumaentwicklung). Manchmal findet man eine Leukozytose. Auch Veränderungen des Glukose-Toleranz-Tests in Richtung auf eine diabetische Stoffwechsellage werden beobachtet. Das Auftreten von Ödemen ist nicht selten. Die Schilddrüsen- und Nierenfunktionen sollten aber auf jeden Fall in Abständen von 3–6 Monaten kontrolliert werden. Die meisten dieser Nebenwirkungen nehmen ab oder verschwinden, wenn Lithium abgesetzt wird; fortbestehende Nebenwirkungen sind harmlos. Meist wird der durch Lithium bedingte Hypothyreoidismus mit Schilddrüsenhormon behandelt, während weiterhin Lithium appliziert wird. Während der Lithium-Behandlung können auch EKG-Unregelmäßigkeiten auftreten (Abflachung oder Umkehrung der T-Welle). Sie sind aber häufig lediglich Akzentuierungen schon zuvor festgestellter diskreter Veränderungen und selten direkte Auswirkungen des Lithiums. Eine seltene Komplikation besteht darin, daß bei therapeutischem Serum-Lithium-Spiegel delirante Zustände

auftreten, die auch dann über mehrere Tage anhalten können, wenn der Spiegel bereits sehr niedrige Werte erreicht hat. Bei gleichzeitiger Lithium- und Neuroleptika-Behandlung kann Somnambulismus resultieren. Patienten, die schon lange Lithium einnehmen, weisen bei passiven Bewegungen in den Gelenken häufig das sogenannte ,Zahnrad-Phänomen' auf. Darüber hinaus haben sie gelegentlich auch noch andere extrapyramidale Symptome.

Bei Patienten, die über lange Zeit Lithium-Salze eingenommen haben und bei denen bereits mehrfach toxische Wirkungen festgestellt worden sind, können Beeinträchtigungen der Nierenfunktion eintreten, die nicht mehr vollständig reversibel sind. Dazu gehört z. B. der nephrogene Diabetes insipidus. Ein anderes Syndrom ist die Thyreotoxikose. Deswegen muß bei allen Patienten, die über lange Zeit Lithium erhalten (sollen), mindestens alle 6 Monate der T_4-Spiegel bestimmt werden; genauso wichtig ist es, regelmäßig die Nierenfunktion zu überprüfen.

Obwohl die Kinder von Frauen, die während ihrer Schwangerschaft mit Lithium behandelt worden sind, nicht häufiger pathologische Auffälligkeiten aufweisen als es dem Durchschnitt entspricht, führt die Behandlung mit Lithium während der frühen Schwangerschaft zu einer Häufung kardiovaskulärer Anomalien beim Neugeborenen. Deswegen sollten Frauen, die mit Lithium behandelt werden, entweder Schwangerschaften verhindern oder während der Schwangerschaft die Lithium-Behandlung unterbrechen. Denn Lithium führt während der ersten drei Schwangerschaftsmonate zu Beeinträchtigungen des Elektrolythaushalts bei der Mutter und dadurch zu den genannten Mißbildungen beim Fetus. Es sollte also in dem Fall, wenn während einer Lithium-Behandlung eine Schwangerschaft festgestellt wird und bereits 12 Wochen seit der Empfängnis verstrichen sind, an die Möglichkeit einer therapeutischen Schwangerschaftsunterbrechung gedacht werden. Da etwa ein Drittel bis die Hälfte des Serum-Lithium-Spiegels in der Muttermilch nachzuweisen ist, sollten stillende Mütter nicht mit Lithium (weiter-)behandelt werden, solange das Kind nicht auf Flaschennahrung umgestellt worden ist.

Nach Lithium-Überdosierungen oder bei einem Serum-Lithium-Spiegel von mehr als 3 mVal pro Liter muß sofort alles getan werden, den Patienten zum Erbrechen zu bringen; außerdem sind Magenspülungen angezeigt. Wenn die Nierenfunktion unbeeinträchtigt ist, führt eine forcierte Diurese (osmotisch und salinisch) zu einer verstärkten renalen Lithium-Ausscheidung. Auch die Alkalisierung des Urins kann hilfreich sein, weil Natriumbicarbonat die Reabsorption des Lithiums in die proximalen Tubuli beeinträchtigt. Aminophyllin potenziert die diuretische Wirkung durch die Anregung der glomerularen Filtrationsrate von Lithium. Pharmaka, die in der distalen Schleife der Tubuli angreifen, haben keine Wirkungen auf die Lithium-Reabsorption. In Ausnahmefällen wird die Serum-Lithium-Konzentration durch Hämo- oder Peritoneal-Dialyse reduziert. Dadurch wird aber lediglich die Erholungszeit des Patienten verkürzt.

Antidepressiv wirkende Pharmaka

Es gibt zwei Gruppen von antidepressiv wirkenden Pharmaka, nämlich die Mono-Amino-Oxydase-Hemmer (MAOH) und die trizyklischen Antidepressiva. Das zuerst zur Behandlung von Depressionen angewandte Medikament aus der Gruppe der Mono-Amino-Oxydase-Hemmer war Anfang der fünfziger Jahre das Iproniazid, das wahrscheinlich deswegen schnell wieder vom Markt genommen wurde, weil es hepatotoxisch wirkte. Seine antidepressiven Eigenschaften wurden zufällig entdeckt, als es längere Zeit zur Behandlung der Tuberkulose Anwendung fand. Zur Zeit sind sowohl Hydrazin-Verbindungen als auch Hydrazin-freie Verbindungen mit Mono-Amino-Oxydase-Hemmer-Eigenschaften auf dem Markt, obwohl deren Verordnung seltener geworden ist, seitdem es die trizyklischen Antidepressiva gibt. Letztere wurden bei der Manipulation an den Molekülen der Phenothiazine entdeckt. Das Ziel dieser Manipulationen war eigentlich, effektivere Antipsychotika zu entwickeln. Die Einfügung einer Äthylen-Brücke am mittleren Ring des Moleküls führte zu einer Veränderung der dreidimensionalen Konfiguration der Verbindung. Das Resultat war ein Stoff mit einer nur schwach antipsychotischen, dafür aber einer deutlichen antidepressiven Wirkung. Diese Entdeckung erfolgte in einer Zeit, als immer häufiger unerfreuliche Nebenwirkungen bei der Anwendung von Mono-Amino-Oxydase-Hemmern bekannt wurden, die nur über eine besondere Diät verhindert werden konnten. Die Weiterentwicklung der trizyklischen Antidepressiva hatte dann auch zur Folge, daß sie bevorzugt verordnet wurden. Beide Pharmakagruppen stützen jedoch mit ihren Wirkungen das Katecholamin-Konzept der sogenannten großen depressiven Krankheiten, wonach die Depression in einem engen Zusammenhang mit einer relativen Verfügbarkeit von Katecholaminen (Dopamin, Norepinephrin, Epinephrin) und Indolamin (Serotonin, Histamin) steht. Die trizyklischen Antidepressiva verändern den Vorgang des Wiederauftretens einiger dieser Amine an den Synapsen. Die Mono-Amino-Oxydase-Hemmer verlangsamen den Amin-Stoffwechsel durch eine Blockade der entsprechenden Enzyme. Obwohl also jede der beiden Pharmaka-Gruppen an einer anderen Stelle wirksam wird, wer-

den sie dennoch durch ihre Auswirkungen auf die Neurotransmitter im gleichen Sinne bei emotionalen Störungen effektiv.

Klinische Indikationen

Die trizyklischen Antidepressiva sind die Pharmaka der Wahl für die Behandlung schwerer Depressionen aller Art. Insbesondere sind sie jedoch indiziert bei den sogenannten großen depressiven Krankheiten (siehe Abschnitt ‚Affektive Krankheiten' – S. 921 ff. –). Sie sind auch in den depressiven Phasen der bipolaren Zyklothymien wirksam, wobei man darauf achten muß, daß durch die Anwendung dieser Pharmaka die Entwicklung der manischen Episode beschleunigt werden kann. Deswegen ist Lithium für die Behandlung der bipolaren Zyklothymien vorzuziehen. Nicht unüblich ist es, ein trizyklisches Antidepressivum zu applizieren, wenn sich bei einer bipolaren Zyklothymie gerade die Entwicklung einer depressiven Phase anbahnt, und zwar auch dann, wenn der Patient bereits Lithium erhält. Depressionen bei reaktiven Störungen oder bei Anpassungsstörungen sollten nicht mit Medikamenten behandelt werden. Hier ist eine psychotherapeutische Intervention die Methode der Wahl, selbst dann, wenn es sich um einen verhältnismäßig schweren depressiven Zustand handelt. Sollten allerdings vegetative Symptome vorherrschen, kann die Applikation trizyklischer Antidepressiva dazu beitragen, der Verschlimmerung des depressiven Syndroms vorzubeugen und eine symptomatische Besserung zu bewirken. Die Wirkungen der trizyklischen Antidepressiva sind bei den sogenannten schweren depressiven Erkrankungen anders als bei den sogenannten reaktiven Depressionen: Während Patienten mit sogenannten schweren depressiven Krankheiten nach der Applikation von Antidepressiva häufig die erstaunliche Erfahrung machen, daß sie selten so gut gefühlt haben wie unter dieser Medikation, erleben Patienten mit sogenannten reaktiven Depressionen nach der Applikation dieser Pharmaka, daß sie sich zwar besserfühlen, prinzipiell an ihrem Zustand aber nichts anders ist. Trizyklische Antidepressiva haben auch schon bei Enuresis, Katalepsie, chronischen Schmerzzuständen und hyperkinetischen Zuständen Anwendung gefunden. Manchmal sind sie bei Zuständen mit panischer Angst oder bei Phobien wirksam.

Dagegen werden die Mono-Amino-Oxydase-Hemmer in der Bundesrepublik Deutschland kaum noch verordnet. In einigen anderen europäischen Ländern, wie z.B. in Großbritannien, finden sie noch Anwendung. Ohne Zweifel haben sie eine relativ wichtige Funktion in der Behandlung der schweren Depressionen. Hier werden sie entweder allein oder in Kombination mit anderen Pharmaka gegeben. Wenn ein Patient auf die Anwendung eines trizyklischen Antidepressivums nicht mit einer Symptomreduktion reagiert, sollte man einen Versuch mit der Applikation eines Mono-Amino-Oxydase-Hemmers machen, und zwar ergänzend zum trizyklischen Antidepressivum oder nach Absetzen dieses Medikaments. Die Kombination beider Pharmakagruppen ist allerdings nicht üblich; das übliche Vorgehen ist, daß man mit der Applikation des trizyklischen Antidepressivums aufhört und erst 1–2 Wochen nach dem Absetzen den Mono-Amino-Oxydase-Hemmer einführt. Diese wünschenswerte Praxis soll der selten bei der Kombination beider Pharmakagruppen vorkommenden Hyperpyrexie vorbeugen. Manchmal ist es jedoch angebracht, das geringe Risiko des Auftretens dieser Nebenwirkung einzugehen, um dafür das größere Risiko eines Suizids abzuwenden. Dies gilt insbesondere dann, wenn schwer suizidale Patienten einer schnellen wirksamen Behandlung bedürfen. Dagegen ist es sehr gefährlich, Mono-Amino-Oxydase-Hemmer zu applizieren, bevor man trizyklische Antidepressiva gibt. Deswegen gehen diejenigen Kliniker, die mit beiden Pharmakagruppen arbeiten, damit so um, daß sie bei einer laufenden Behandlung mit trizyklischen Antidepressiva und anderen Medikamenten, wenn nötig den Mono-Amino-Oxydase-Hemmer sehr vorsichtig einführen und dann das trizyklische Antidepressivum allmählich absetzen, sobald es das klinische Bild erlaubt. Dieses Vorgehen sollte allerdings mit größter Sorgfalt und unter strengster ärztlicher Kontrolle praktiziert werden. Am sichersten ist es, wenn nur solche Ärzte sich für dieses Vorgehen entscheiden, die langjährige Erfahrungen mit kombinierten Psychopharmakaanwendungen haben. Tranylcypromin (= Parnate®) ist ein Hydrazin-freier Mono-Amino-Oxydase-Hemmer mit Amphetamin-ähnlichen Wirkungseigenschaften, der schnelle antidepressive Resultate zeitigt. Es handelt sich dabei allerdings um eine sehr toxische Substanz. Mit Mono-Amino-Oxydase-Hemmern erhält man die besten Wirkungen bei denjenigen Depressionen, bei denen somatische Beschwerden und quälend zwanghafte und phobische Symptome vorherrschen.

Viele Psychiater stimmen darin überein, daß die Elektrokrampfbehandlung wirksamer ist als irgendein antidepressiv wirkendes Pharmakon (siehe Abschnitt ‚Andere organische Behandlungsmethoden‘ – S. 886 –). Anpassung an neuere Entwicklungen, Kostenüberlegungen und die öffentliche Meinung haben jedoch dazu geführt, daß die Elektrokrampfbehandlung keine große Rolle bei der Behandlung der Depressionen mehr spielt. Es sollte allerdings immer wieder daran gedacht werden, daß bei mehreren fehlgeschlagenen Versuchen mit einer medikamentösen Therapie ein erkanntes hohes Suizidrisiko mit einer Elektrokrampfbehandlung beseitigt werden kann. Die Anwendung von Stimulantien für die Behandlung der Depression ist obsolet. Stimulantien haben lediglich eine Indikation bei Kindern mit hyperkinetischem Syndrom und mit Narkolepsie.

Dosierungsrichtlinien und Verabreichungsformen
(siehe Tabelle 18-3)
Charakteristisch für die trizyklischen Antidepressiva ist, daß sie mehr Gemeinsamkeiten als Unterschiede haben. Die tertiären Amine (siehe Tabelle 18–3) tendieren zu mehr serotonergischen und weniger noradrenergischen Wirkungen. Gleichzeitig haben sie ausgeprägte sedierende Eigenschaften. Sie sind deswegen angezeigt bei Depressionen mit Angst und Schlaflosigkeit. Die sekundären Amine sind weniger sedierend wirksam. Deswegen haben sie ihre Indikation bei depressiven Zuständen, bei denen mehr Aktivität wünschenswert ist, also z. B. bei Rückzugstendenzen und Antriebsverlust. Welche Medikamente verordnet werden, hängt häufig auch von den Nebenwirkungen ab. Z. B. sollte man Desipramin (= Pertofran®) vornehmlich bei älteren Männern applizieren, bei denen mit einer Prostata-Hypertrophie gerechnet werden muß, weil diese Substanz nur wenig anticholinergisch wirkt.

Vom Beginn der Medikation bis zum Wirkungseintritt können mehrere Wochen vergehen. Diese Lücke ist auch nicht durch höhere Dosierung zu verkürzen, weil insbesondere eine hohe Anfangsdosierung mit einem höheren Risiko bezüglich des Auftretens unangenehmer Nebenwirkungen verbunden ist. Bedingt wird die Lücke zwischen dem Beginn der Applikation und dem Beginn der therapeutischen Wirkung durch das sehr langsame Ansteigen des Serum-Spiegels des Antidepressivums. Es besteht nämlich ein enger Zusammenhang zwischen dem Serum-Spiegel dieser Substanzen und deren klinischen Wirkungen. Allerdings gibt es keine Regel, wonach gesagt werden kann, ab einer bestimmten Serum-Konzentration eines Antidepressivums ist mit einer bestimmten therapeutischen Wirkung zu rechnen. Die therapeutisch wirksamen Serum-Konzentrationen differieren voneinander bis zum Faktor 30. Der optimale Serum-Spiegel eines trizyklischen Antidepressivums liegt bei 100 ng pro ml, wenn es sich dabei um eine Dauerkonzentration handelt. Der Serum-Spiegel ist in hohem Maße abhängig von der Resorption der antidepressiven Substanzen im Darm. Patienten, die sich Operationen im gastrointestinalen Bereich haben unterziehen müssen, erreichen bei relativ hoher Antidepressiva-Medikation in der Regel keine hohen Serum-Konzentrationen dieser Substanzen. Frühwirkungen der Antidepressiva sind ein Nachlassen sowohl von Angst als auch der Schlafstörungen. Und obgleich der depressive Zustand noch nicht verändert oder gar beseitigt ist, stellen die Patienten gewöhnlich bald nach Beginn der Medikation fest, daß ihr Antrieb wiederkehrt und sie weniger unter somatischen Beschwerden zu leiden haben. Diese Effekte werden in den ersten

Wochen der Medikation registriert. Die letzten Probleme, die verschwinden, sind meist die emotionale Verstimmung und die sexuellen Störungen.

Wenn Antidepressiva nicht wirken, so hat das meist zwei Gründe. Zum einen ist nicht genügend darauf geachtet worden, ob die zu behandelnden Personen wirklich für die Behandlung mit diesen Substanzen geeignet sind, ob es sich also bei dem bei ihnen vorliegenden Krankheitsbild um eine affektive Psychose handelt. Zum anderen sind entweder zu geringe Dosen gegeben oder ist die Substanz zu kurze Zeit appliziert worden; auch können Unverträglichkeiten als Faktor einer unzureichenden Wirkung eine Rolle gespielt haben, seien es Unverträglichkeiten aus Gründen der Stoffwechsellage des Patienten oder seien es Unverträglichkeiten mit anderen Medikamenten. Eine adäquate Behandlung besteht darin, daß man ausreichende Dosen über eine genügend lange Zeit gibt. Gewöhnlich gibt man zu Beginn der Behandlung kleine Dosen (z. B. Amitriptylin = Laroxyl®, Tryptizol®, Saroten® in einer Dosis von 100 mg zur Nacht) und steigert die Dosis alle 2–3 Tage um 25–50 mg. Dabei richtet man sich sowohl nach den erwünschten klinischen Wirkungen wie auch nach den Nebenwirkungen. Die maximale Dosis für ein trizyklisches Antidepressivum ist 300 mg pro Tag; ausgenommen ist das Protriptylin (= Maximed®) und das Nortriptylin (= Nortrilen®) (siehe hierzu die Tabelle 18–3). Wenn die maximale Dosis über mehrere Wochen gegeben worden ist, ohne daß eine antidepressive Wirkung auftritt, kann man die Behandlung als mißlungen bezeichnen. Die meisten Patienten reagieren in der erwünschten Weise auf die Medikation, sobald sie bei einer Tagesdosis von 150–200 mg angekommen sind. Die wirksame Dosis sollte dann über mehrere Monate weitergegeben werden, bevor man die Dosis reduziert, und zwar bis zur kleinsten noch wirksamen Dosis. Diese sollte dann so lange appliziert werden, bis die Depression verschwunden ist. Nach Abklingen der Depression reduziert man weiter schrittweise und hört mit der Applikation des Medikaments auf, wenn der Patient die Substanz nicht mehr verlangt. Der gesamte Prozeß der medikamentösen Behandlung einer Depression dauert in der Regel mehrere Monate. Manche Patienten brauchen die medikamentöse Therapie mit Antidepressiva wesentlich länger, bei einigen ist eine Dauertherapie erforderlich. Dazu gehören Personen mit den sogenannten schweren depressiven Krankheitsbildern, Personen mit Zyklothymien (mit dem sogenannten bipolaren Verlauf), Personen mit schizoaffektiven Erkrankungen (mit verschiedenen Varianten des bipolaren Verlaufs) und Personen mit chronischen Depressionen, die auf diese Medikation reagieren (viele chronisch Depressive profitieren nicht von der Chemotherapie). Patienten mit bipolar verlaufenden affektiven Krankheiten reagieren am besten auf Lithium,

während die wiederkehrenden schweren Depressionen sich eher nach der Applikation von trizyklischen Antidepressiva zurückbilden. Die Dauer-Dosis eines trizyklischen Antidepressivums beträgt etwa die Hälfte oder ein Drittel derjenigen Dosis, die für die Behandlung der akuten depressiven Episode erforderlich war.

In der Regel ist es nicht notwendig, das Antidepressivum in mehreren Portionen über den Tag zu applizieren, ausgenommen zu Beginn der Behandlung, wenn der Patient auf ‚seine' Dosis eingestellt wird. Eine Dosis zur Nacht reicht aus, insbesondere dann, wenn der Kliniker auf die sedierende Wirkung Wert legt, um zum Beispiel eine schwere Schlafstörung günstig zu beeinflussen. Die stärkste sedierende Wirkung haben Doxepin (= Sinquan®, Aponal®) und Amitriptylin (= Laroxyl®, Tryptizol®, Saroten®), wenn die Substanz zur Nacht gegeben wird, zumal dann in der Regel auch keine Tagesgabe mehr erforderlich ist. Angstträume werden am besten mit einer geteilten Medikation beeinflußt, z. B. mit einer Abend- und einer Nachtdosis. Die sogenannte langwirkende Form des Imipramins (eine Pamoat-Salz-Verbindung) bietet keinerlei Vorteile gegenüber den Imipramin-Chlorid-Verbindungen (z. B. Tofranil®), die auch lange wirken und weniger kostspielig sind. Der Genuß von Alkohol und Nicotin macht eine höhere Dosierung erforderlich, weil dadurch der Abbau der trizyklischen Antidepressiva im Stoffwechsel beschleunigt wird. Für die Applikation der Mono-Amino-Oxydase-Hemmer gelten im wesentlichen dieselben Gesichtspunkte. Vom Beginn der Applikation bis zum Wirkungseintritt vergeht weniger Zeit als bei den trizyklischen Antidepressiva. Auch sind die therapeutischen Dosen niedriger, so daß schneller ein therapeutischer Serum-Spiegel erreicht wird. Es ist allerdings unabdingbar, die Patienten über bestimmte diätetische Restriktionen zu informieren (siehe Nebenwirkungen – S. 882 –). Die Kombination von antipsychotisch und antidepressiv wirkenden Pharmaka ist nicht wünschenswert. Beide Wirkstoff-Gruppen sollten nur zusammen appliziert werden, wenn dies unbedingt erforderlich ist und in solchen Fällen, bei denen die kommerziell angebotenen Kombinationen keine Vorteile bieten oder unangebracht sind. Zusätze wie Methylphenidat (= Ritalin®) oder Schilddrüsenhormone haben sich in den meisten Fällen nicht als angebracht im Sinne einer verbesserten Wirkung erwiesen.

Schwere Depressionen sind mit einem hohen Suizidrisiko verbunden, was für die Medikation mit antidepressiv wirkenden Substanzen eine Rolle spielt, da die beiden genannten Gruppen von Antidepressiva nur einen sehr schmalen Spielraum zwischen maximaler therapeutischer und toxischer bzw. letaler Dosis haben. Da die meisten Menschen mit den Medikamenten Selbstmordversuche unternehmen, die für sie gerade verfügbar sind, ist es wichtig, daß man

Tabelle 18-3. Die gebräuchlichsten antidepressiv wirkenden Psychopharmaka

Medikamente	Durchschnittliche orale Tagesdosis	Gebräuchliche orale Tagesmaximaldosis
Trizyklische Antidepressiva		
Tertiäre Amine		
Imipramin (Tofranil®)	150–200 mg	300 mg
Trimipramin (Stangyl®)	75–150 mg	200 mg
Amitriptylin (Laroxyl®, Tryptizol®, Saroten®)	150–200 mg	300 mg
Doxepin (Sinquan®, Aponal®)	150–200 mg	300 mg
Lofepramin (Gamonil®)	70–140 mg	210 mg
Sekundäre Amine		
Desipramin (Pertofran®)	150–200 mg	300 mg
Nortriptylin (Nortrilen®)	100–150 mg	200 mg
Protriptylin (Maximed®)	14– 40 mg	60 mg
Maprotilin (Ludiomil®)	75–150 mg	150 mg
Triazolpyridine		
Trazodon (Thombran®)	150–300 mg	300 mg (ambulant) 600 mg (stationär)
Monoaminooxydasehemmer (MAOH)		
Tranylcypromin (Parnate®)	20– 30 mg	30 mg
Phenelzin (Nardil®)	45 mg	75 mg

möglichst nur eine Medikamentendosis verordnet, die niedriger als die letale Dosis ist. D. h., daß man am besten wöchentliche Verordnungen ausschreibt. Da der Kliniker den schwer depressiven Patienten auch häufig sehen muß, sollte er ihm bei jedem Besuch eine Verordnung ausschreiben, die bis zum nächsten Besuch ausreicht. Allerdings sollte er ihm die Gründe für diese Verordnungsweise erläutern. Obgleich es vorkommen kann, daß manche Patienten nach einer solchen Erklärung sich verärgert darüber äußern, daß ihnen kein Vertrauen entgegengebracht wird, reagieren die meisten Kranken eher positiv darauf, indem sie sich erleichtert fühlen, weil sie spüren, daß ihr Arzt sich Sorgen um sie macht.

Nebenwirkungen
Die trizyklischen Antidepressiva haben starke anticholinergische Wirkungen wie Mundtrockenheit (ein häufiges und lange persistierendes Symptom), verschwommenes Sehen, Verstopfung und Harnverhaltung unterschiedlicher Ausprägung; letztere stellt sich besonders dramatisch bei Männern mit Prostatahypertrophie ein. Gelegentlich werden auch orthostatische Kreislaufstörungen sowie kardiale Auffälligkeiten wie Veränderung der Pulsfrequenz, des Herzrhythmus und der Herzmuskelkontraktilität beobachtet. Diese kardialen Veränderungen sind direkte Folgen der anticholinergischen und der direk-

ten myokardialen Wirkung der trizyklischen Antidepressiva und ihrer Interferenz mit den adrenergisch wirksamen Neuronen. Die Veränderungen im EKG können harmlos sein, wie z. B. die Veränderungen des ST-Segments und der T-Wellen; sie können aber auch gefährlich sein, wie z. B. eine Sinus-Tachykardie oder die zahlreichen und komplexen Arrhytmien. Orthostatische Kreislaufschwächen treten häufig zu Beginn der Behandlung auf. Nicht selten sind Exzitationszustände oder Effekte wie nach Einnahme von Stimulantien. Weitere Nebenwirkungen sind die Erniedrigung der Anfallsschwelle, gelegentlich psychotische Ausnahmezustände, delirante Bilder und schwere Erregungszustände, wie sie auch als Nebenwirkungen der Phenothiazine beobachtet werden.
Die trizyklischen Antidepressiva wirken antagonistisch zu Guanethidin (= Ismelin®), und sie führen zu einer Verminderung des Insulin-Verbrauchs. Die sedierende Wirkung von Amitriptylin (= Laroxyl®, Tryptizol®, Saroten®) – das die stärkste anticholinergische Wirkung hat – ist deutlicher ausgeprägt als die der anderen trizyklischen Antidepressiva.
Desipramin (= Pertofran®) und Doxepin (= Sinquan®, Aponal®) haben eine etwas weniger starke anticholinergische Wirkung. Als Nebenwirkungen dieser Substanzen werden Gewichtszunahme, stärkerer Appetit auf Süßigkeiten, verzögerte Ejakulation und Impotenz angegeben. Außerdem werden häufig sympathomimetische Symptome wie Tachykardie, Schwitzen und Tremor registriert. Bei Kranken über 50 Jahre können die Antidepressiva niedriger dosiert werden, weil weniger Substanz an Proteine gebunden wird. Ältere Patienten können gelegentlich mit orthostatischen Kreislaufregulationsstörungen und mit psychotischen Auffälligkeiten reagieren. Wie alle anticholinergisch wirkenden Substanzen bieten sich die trizyklischen Antidepressiva auch zur mißbräuchlichen Verwendung an. Meistens sind Personen davon betroffen, die bereits von anderen Pharmaka abhängig waren bzw. sind.
Antazida wie Aluminium- und Magnesium-Verbindungen hemmen die gastrointestinale Resorption der trizyklischen Antidepressiva. Dagegen werden die Wirkungen aller Schilddrüsenhormonpräparate, von Beclomethason (= Sanasthmyl®), aller Sedativa (einschließlich Alkohol) und der Sympathomimetika (im Hinblick auf die Blutdruck-steigernden Wirkungen) durch die trizyklischen Antidepressiva potenziert. Gibt man Rauwolfia-Derivate in Kombination zu trizyklischen Antidepressiva, kann es zu Überstimulationseffekten kommen. Allgemein bekannt ist die Umkehrung der antihypertensiven Eigenschaften von Guanethidin durch Antidepressiva. Wenn trizyklische Antidepressiva mit Antikoagulantien kombiniert werden, resultiert ein verstärkter hypoprothrombinämischer Effekt. Auch hemmen die trizyklischen Antidepressiva die Wirkung der

Antikonvulsiva und verursachen dadurch eine Erniedrigung der Krampfschwelle.

Die Mono-Amino-Oxydase-Hemmer verursachen nicht selten orthostatische Kreislaufregulationsstörungen und gelegentlich auch schwere hepatotoxische Zustände. Zu ihren zentralnervösen Nebenwirkungen gehören Agitiertheit und (toxische) Psychose-Zustände. Mit besonderer Sorgfalt muß darauf geachtet werden, daß gleichzeitig mit der Applikation von Mono-Amino-Oxydase-Hemmern die Gabe von sympathomimetischen Aminen vermieden wird, da die Reduktion der Wirksamkeit der Mono-Amino-Oxydase den betroffenen Patienten besonders empfänglich macht für Wirkungen von Aminen einschließlich Tyramin-haltigen Nahrungsmitteln. Dazu gehören alle Arten Leber, alle Käsesorten mit Ausnahme von Hüttenkäse und Käsecreme, eingemachte Heringe, Joghurt, chinesische Bohnenschoten und englische Bohnenschoten. Helle und dunkle Biere, Wein (besonders Rotwein und Sherry) und Schokolade enthalten unterschiedliche Mengen von Tyramin. Stimulantien dürfen überhaupt nicht gegeben werden, und zwar weder in der Form der rezeptpflichtigen noch in Form der nicht rezeptpflichtigen Appetithemmer. Denn die meisten dieser Substanzen enthalten Phenylpropanolamin. Zwischen den Mono-Amino-Oxydase-Hemmern und zahlreichen weiteren Pharmaka gibt es Interaktionswirkungen, die zu einer Potenzierung der Wirkungen dieser Pharmaka führen. Dazu gehören die folgenden, die Funktionen des Zentralnervensystems beeinträchtigenden Substanzen: Sedativa, Phenothiazine, Narkotika und Antihistaminika. Die Mono-Amino-Oxydase-Hemmer interagieren auch mit Insulin, und zwar in dem Sinne, daß es zu einer schnelleren hypoglykämischen Wirkung kommt. Zu einem erhöhten Blutdruck kann es kommen, wenn Levodopa gleichzeitig mit Mono-Amino-Oxydase-Hemmern gegeben wird. Wie die Sympathikomimetika können Belladonna-Substanzen Hypertension verursachen, wenn auch Mono-Amino-Oxydase-Hemmer appliziert werden. Pethidin (= Dolantin®) – allerdings nicht Morphin – kann in Verbindung mit Mono-Amino-Oxydase-Hemmern sowohl Exzitationszustände als auch depressive Verstimmungszustände verursachen. Die neuromuskuläre Blockadewirkung des Succinylcholin und die hypoglykämische Wirkung von Sulfonylharnstoff werden durch Mono-Amino-Oxydase-Hemmer verstärkt. Auch die hypoglykämische Wirkung des Insulin wird verstärkt. Die Interaktion der Mono-Amino-Oxydase-Hemmer mit Amphetaminen und Antihistaminika kann zu hypertensiven Krisen führen, in deren Folge Hyperpyrexie und Krampfanfälle auftreten können. Die zuletzt genannten Wirkungen können sich auch in Kombination mit trizyklischen Antidepressiva einstellen. Die Mono-Amino-Oxydase-Hemmer hemmen die Wirkung des Guanethidin und auch des Methyldopa, was zu hypotensiven Zuständen führt. Werden trizyklische Antidepressiva überdosiert, besteht Lebensgefahr. Unmittelbare ärztliche Hilfe ist dann angezeigt. Die wichtigsten Komplikationen der Überdosierung sind komatöse Zustände mit Schock, Atemdepression, Krampfanfälle, Hyperpyrexie, schlaffe Lähmungen der Muskulatur, Delir und sehr ernste Herzrhythmusstörungen. Soweit das noch möglich ist, sollte schnellstens dafür gesorgt werden, daß die Substanz aus dem Magen-Darm-Trakt entfernt wird. Falls der Patient bereits komatös ist, muß ein Trachealtubus eingeführt werden, um möglichst schnell künstliche Beatmung vornehmen zu können. Bei Kreislaufschock muß Flüssigkeit infundiert werden. Bei Hyperpyrexie sind die verschiedenen Kühlungstechniken angezeigt. Unbedingt notwendig ist die permanente Kontrolle der Blutgase und des pH, um Abnormitäten unverzüglich korrigieren zu können. Die besondere Aufmerksamkeit sollte den Anzeichen kardialer Komplikationen gewidmet werden. Krampfanfälle werden am besten mit der intravenösen Gabe von Diazepam (= Valium®) behandelt. Die kardialen Komplikationen werden entsprechend den EKG-Befunden therapiert. Die wiederholte Gabe von Physostigmin (in Dosen von 0,5 mg intravenös) kann die zentralen anticholinergischen Wirkungen reversibel machen. Ähnliche Komplikationen ergeben sich aus der Überdosierung von Mono-Amino-Oxydase-Hemmern. Die Behandlung dieser Komplikationen erfolgt mit den entsprechenden Maßnahmen.

Sedativa und Hypnotika

Die Sedativa sind eine heterogene Gruppe von Pharmaka, die sich zwar in ihrer chemischen Struktur voneinander unterscheiden, aber ähnliche pharmakologische und psychosoziale Wirkungen haben. Sie werden häufig als milde beruhigende und angstlösende Arzneimittel verkauft. Alle haben auch hypnotische Eigenschaften, wenn sie in entsprechender Dosis gegeben werden. Voneinander verschieden sind sie in ihrer therapeutischen Potenz pro mg, in der Geschwindigkeit der Anschoppung des Wirkstoffes im Serum, in der Geschwindigkeit des Wirkungseintritts und in der Wirkungsdauer. Alle beeinträchtigen die Hirnleistungen und wirken auf manifeste Angstzustände, sie lösen zudem affektive Spannungszustände und Hemmungen. Sie führen in unterschiedlichem Ausmaß zu Abhängigkeit, wobei eine hohe Toleranzschwelle zu berücksichtigen ist. Beim Entzug kommt es zu schweren Entzugssymptomen. Besonderer Beachtung bedarf die Tatsache, daß sie sich gegenseitig in ihrer Wirkung ergänzen, und die Toleranz bezüglich eines Pharmakons dieser Gruppe und die Abhängigkeit von einem Mittel gleichbedeutend ist mit der Toleranz bezüglich aller anderen und der Abhängigkeit von allen anderen Medikamenten dieser Gruppe (gekreuzte Toleranz und gekreuzte Abhängigkeit). Einige haben antikonvulsive und muskelrelaxierende Eigenschaften, obwohl die muskelrelaxierende Wirkung erst bei einer Dosis eintritt, die auch ataktische Symptome zur Folge hat.

Die Benzodiazepine sind die vorerst letzte Gruppe in der langen Reihe von chemischen Substanzen, die mit der Zielsetzung entwickelt wurden, wirksame Sedativa ohne unangenehme oder gesundheitsschädliche Effekte zu finden. Zunächst schien es auch so, als hätte man in den Benzodiazepinen Substanzen gefunden, die kaum toxisch sind, die gewünschte Wirkung haben und nicht zu Abhängigkeit führen. Wie ihre Vorläufer wurden jedoch auch die Benzodiazepine ein Problem, als nämlich deutlich wurde, daß sie in einem hohen Maße mißbräuchlich verwendet wurden und Abhängigkeit verursachten und zudem auf komplexe Weise in die Stoffwechselaktivitäten eingriffen. Bei geringerer Toxizität (verglichen mit ihren Vorläufern) werden sie wesentlich häufiger zu Suizidversuchen benutzt. Dennoch ist die Zahl der Drogen- bzw. Medikamenten-bedingten Suizide nicht gesunken; der Unterschied besteht nur darin, daß statt Barbituraten Benzodiazepine verwendet werden, und zwar meist, nachdem sie zuvor über längere Zeit als Sedativa eingenommen worden sind. Darüber hinaus ist evident, daß viele Suizidversuche nicht nur mit der Applikation mehrerer Medikamente unternommen werden, sondern auch durch zusätzlichen Konsum größerer Alkoholmengen. Der Kern des mit dem Mißbrauch von Sedativa deutlich werdenden Problems besteht in der sorglosen Verschreibung dieser Pharmaka bei diffusen Beschwerden und in der nicht häufig genug überprüften Forderung der Patienten nach Verschreibung dieser Mittel.

Bislang gibt es keine eindeutigen Hinweise darauf, daß die Benzodiazepine die Enzymaktivitäten in der Leber verstärken, weil sie nicht wie die Barbiturate und andere Sedativa die Katabolisierung anderer Medikamente verändern. Die Dauer der Benzodiazepin-Wirkung richtet sich jeweils danach, welche aktiven Metaboliten sie produzieren. Lorazepam (= Tavor®) und Oxazepam (= Adumbran®, Praxiten®) werden nicht zu aktiven Stoffwechselprodukten abgebaut; sie haben eine Halbwertszeit von 5–20 Stunden. Die anderen Benzodiazepine produzieren aktive Metaboliten und haben Halbwertszeiten von 1–8 Tagen. Es gibt eine hohe Akkumulationsrate bei den Benzodiazepinen. Das hat zur Folge, daß die klinischen Wirkungen langdauernd sind; auch kommt es zu einer gefährlichen Anhäufung von fettlöslichen Metaboliten im Körper. Für den Arzt heißt das, daß er auf keinen Fall unüberlegt

Benzodiazepine verschreiben darf. Alle Benzodiazepine haben eine ähnliche chemische Struktur. Dementsprechend sind auch ihre klinischen Eigenschaften ähnlich. Sie unterscheiden sich fast ausnahmslos in ihrer mg-Potenz und in ihrer Wirkungsdauer. Die unterschiedliche Wirkungsdauer rührt daher, daß die verschiedenen Benzodiazepine verschieden fettlöslich sind und unterschiedlich aktive Metaboliten haben. In der Pharma-Werbung wird Diazepam (= Valium®) als Beruhigungsmittel angeboten; es hat eine relativ lange Wirkungsdauer, ist relativ stark fettlöslich und wird schnell metabolisiert.

Die Antazida verändern die gastrointestinale Resorption der Benzodiazepine signifikant. Das ist deswegen wichtig, weil viele Patienten mit Angstsymptomen auch an gastrointestinalen Krankheiten bzw. Störungen leiden und sowohl Antazida wie Sedativa (Benzodiazepine) einnehmen. Die Resorption von Diazepam (= Valium®) – wahrscheinlich auch von anderen Benzodiazepinen – ist davon abhängig, welche Nahrungsmittel aufgenommen werden. Bei vollem Magen wird zunächst wenig Diazepam resorbiert, es resultiert ein höherer Serum-Spiegel über viele Stunden aus der Einnahme dieser Substanz während einer Mahlzeit. Disulfiram (= Antabus®) greift interferrierend in die Demethylierung einiger Benzodiazepine ein, was dazu führt, daß die Halbwertszeit dieser Substanzen verlängert und die Clearance verzögert wird. In diesen Fällen – d. h. bei gleichzeitiger Gabe von Disulfiram (= Antabus®) – verordne man vorzugsweise kürzerwirkende Benzodiazepine wie z. B. Oxazepam (= Adumbran®, Praxiten®) und Lorazepam (= Tavor®).

Klinische Indikationen

Die Sedativa werden hauptsächlich zur Behandlung von Angstzuständen benutzt, gleichgültig wodurch diese bedingt sind: seien es nun vorübergehende situative Probleme, akute oder chronische Belastungen, chronische medizinische Probleme, unerträgliche Schmerzen, die durch Sorgen und depressive Verstimmungen noch exazerbieren, oder Probleme, welche die Betroffenen weder lösen können noch wollen (z. B. unglückliche Ehen, Arbeitsunzufriedenheit usw.). In höheren Dosen wirken diese Substanzen als Schlafmittel. Die kurzwirkenden wie Secobarbital (z. B. in Trisomnin®) oder Nitrazepam (= Mogadan®) werden auch häufig als solche benutzt. Ob die Indikation für die Verordnung eines dieser Mittel nun Angst oder Schlaflosigkeit ist, man sollte niemals empfehlen, eine bestimmte Dosis regelmäßig einzunehmen, sondern immer eine Höchstdosis angeben, die lediglich „bei Bedarf" genommen werden sollte. Die starren Dosierungsschemata haben unzweifelhaft einen wesentlichen Beitrag dazu geleistet, daß wir heute eine weitverbreite-

Tabelle 18-4. Die zur Zeit gebräuchlichsten Sedativa und Hypnotika

Medikamente	Gebräuchlichste orale sedierende Einzeldosis	Gebräuchlichste orale hypnotische Einzeldosis	Durchschnittliche orale Tagesmaximaldosis
Barbiturate			
Amobarbital (z. B. in Schiwanox®)	30 mg	100 mg	300 mg
Secobarbital (z. B. in Trisommin®)	30 mg	100 mg	300 mg
Phenobarbital (Luminal®, Phenaemal®)	15–30 mg	150 mg	300– 400 mg
Pentobarbital (Neodorm®, Repocal®)	30 mg	100 mg	300 mg
Sedativa und Hypnotika, die nicht auf Barbituratbasis beruhen:			
Chloralhydrat (Chloraldurat®)	250 mg	500–1000 mg	2000 mg
Glutethimid (Doriden®)	125 mg	250 mg	500 mg
Paraldehyd	5–10 ml	20– 30 ml	100 ml
Methaqualon (Revonal®)	75 mg	150– 300 mg	600 mg
Ethinamat (Valamin®)	100–200 mg	500 mg	1000 mg
Methyprylon (Noludar®)	100 mg	300 mg	900 mg
Benzodiazepine			
Diazepam (Valium®)	2–10 mg	20– 30 mg	50 mg
Chlordiazepoxid (Librium®)	5–25 mg	50– 100 mg	75– 100 mg
Oxazepam (Adumbran®, Praxiten®)	10–30 mg	30– 60 mg	90 mg
Bromazepam (Lexotanil®)	1,5–6 mg		
Flurazepam (Dalmadorm®)		15 mg	60 mg
Lorazepam (Tavor®)	2 mg		
Medazepam (Nobrium®)	5 mg	20 mg	30– 60 mg
Nitrazepam (Mogadan®)	5 mg	10 mg	30 mg
Prazepam (Demetrin®)	10 mg		
Clobazam (Frisium®)	10–20 mg		30 mg
Flunitrazepam (Rohypnol®)		2 mg	2 mg
Lormetazepam (Noctamid®)	0,5–1 mg	1 mg	2 mg
Oxazolam (Tranquit®)	20 mg		60 mg
Triazolam (Halcion®)	0,25 mg	0,5 mg	1 mg
Temazepam (Planum®)		10–20 mg	40–60 mg
Verschiedene			
Hydroxyzin (Masmoran®)	25–50 mg	100 mg	300 mg
Promethazin (Atosil®)	25–50 mg	100 mg	300 mg
Meprobamat (Miltaun®)	200–400 mg	800 mg	1000 mg

te psychische Abhängigkeit von Sedativa und Hypnotika verzeichnen müssen.

Es gibt keine klinischen Indikationen für die Anwendung von Sedativa, die nicht mit einem Benzodiazepinpräparat abgedeckt werden könnten. Pharmaka wie Glutethimid (= Doriden®), Methaqualon (=Revonal®), Ethinamat (= Valamin®), Methyprylon (= Noludar®), Meprobamat (= Miltaun®) und die Barbiturate (mit Ausnahme von Phenobarbital) sollten nicht verwendet werden, weil sie einen engen Sicherheitsspielraum zwischen therapeutischer und toxischer Dosis haben und stark suchterzeugend sind. Phenobarbital (= Luminal®, Phenaemal®) hat neben seinen antikonvulsiven Eigenschaften einen ausreichenden Sicherheitsspielraum und ist preiswert; wie bereits oben erwähnt, stimuliert es jedoch die Leberenzyme. Deswegen sollte von seiner Verordnung abgesehen werden, solange

andere Medikamente den gleichen Zweck erfüllen. Neben seinen allbekannten Wirkungen auf das Dicumarin trägt es dazu bei, daß alle anderen Medikamente, einschließlich der Neuroleptika und der Antidepressiva schneller abgebaut werden.

Dosierungsrichtlinien und Verabreichungsformen (s. Tabelle 18-4)

Alle Sedativa können oral gegeben werden, manche auch parenteral (das gilt für die Barbiturate und einige Substanzen aus der Benzodiazepin-Gruppe). Die Benzodiazepine werden nur langsam und diskontinuierlich resorbiert, wenn sie intramuskulär verabreicht werden. Zwar kommt es bei intravenöser Applikation von Benzodiazepinen wie beispielsweise dem Diazepam (= Valium®) und dem Chlordiazepoxid (= Librium®) zu einem sehr schnellen Wirkungseintritt, aber auch gelegentlich zu Komplikationen wie Schmerzen und Phlebitiden (Tabelle 18-4, S. 885). Bei den üblicherweise geklagten Angstzuständen verordnet man 5–10 mg Diazepam (= Valium®) oral; man fügt hinzu, daß diese Dosis alle 4–6 Std eingenommen wird, „wenn es unbedingt erforderlich ist." Da diese Medikamente bei jedem Menschen anders wirken und die Wirkungsdauer zudem sehr lang ist (die Halbwertszeit von Diazepam und seinen Metaboliten beträgt 30 Std), sollte man jedem einzelnen Patienten dabei helfen, die für ihn geeignete Dosis zu finden. Wenn man diese erst einmal gefunden hat, wird der Patient lange Zeit damit auskommen. Die Gefahr, daß er sich zu einem „Pillenschlucker" entwickelt und damit von dem Stoff abhängig wird, ist dann nicht mehr groß.

Nebenwirkungen

Die Nebenwirkungen beziehen sich meistens auf das Verhalten; sie sind von der Reaktion des Patienten auf die Medikamentenwirkung und von der Medikamentendosis abhängig. Wenn die für eine sedierende Wirkung notwendige Dosis überschritten wird, bestehen die Nebenwirkungen in Enthemmung, Ataxie, Dysarthrie, Nystagmus, Beeinträchtigung des Urteilsvermögens, exzessive Sedierung, Schlaf, Koma und manchmal Tod. Gelegentlich ist es bei und nach intravenöser Injektion von Diazepam (Valium®) zu Bradykardie, Blutdruckabfall und Atemstillstand gekommen; das geschah aber gewöhnlich bei Patienten mit präexistenten kardiopulmonalen Problemen und wurde auch auf das Lösungsmittel zurückgeführt.

Eine ernste Nebenwirkung chronischer Applikation hoher Dosen ist Abhängigkeit mit Toleranz und physischer Abhängigkeit sowie Entzugssymptomen beim Aussetzen der Applikation. Das klinische Bild des Entzugssyndroms ist dem beim Alkoholentzug sehr ähnlich. Das plötzliche Absetzen sedativer Pharmaka kann zu schweren, ja lebensgefährlichen Krampfanfällen führen. Allerdings spielt für die Entwicklung der Abhängigkeit auch die Benutzungsdauer eine Rolle. Während die sichereren Drogen wie Diazepam (Valium®) usw. erst nach vielen Monaten übermäßiger Einnahme zu Abhängigkeit führen, entwickelt sich bei den weniger sicheren Drogen wie den Barbituraten bereits nach einigen Wochen vermehrter Einnahme Abhängigkeit, so daß eine regelrechte Entzugsbehandlung durchgeführt werden muß.

Nach wiederholter Einnahme von Sedativa zeigen sich Erscheinungen kummulativer Wirkung (insbesondere, wenn die zuvor eingenommene Dosis noch nicht abgebaut worden ist): additive Wirkungen zeigen sich, wenn ein anderes Sedativum oder Alkohol appliziert wird (viele „zufällige" Todesfälle resultieren aus der gleichzeitigen Einnahme von Sedativa und Alkohol); manchmal sieht man Residualeffekte

nach Beendigung der Behandlung mit einem Sedativum (insbesondere nach Behandlung mit solchen Stoffen, die in enzymatische Vorgänge eingreifen). Bei gleichzeitiger Gabe von Cimetidin (= Tagamet®) wird die Halbwertszeit der Benzodiazipine verlängert.

Andere organische Behandlungsmethoden

Krampfbehandlung

Die Elektrokrampfbehandlung (EKB) besteht in der Provokation eines zentralnervösen Anfalls durch elektrische Reizung. Dabei ist es nicht erforderlich, daß es zu peripheren Krampfwirkungen kommt. Es kommt darauf an, daß mit dem elektrischen Reiz die Krampfschwelle überschritten wird, wobei es keine Rolle spielt, wie die peripheren Auswirkungen dieses Ereignisses gehandhabt werden. Die Elektrostimulation ist wesentlich zuverlässiger und einfacher als die Anwendung von chemischen Krampfauslösern wie z. B. Pentylentetrazol oder Hexafluordiäthyläther. Es ist nicht genau bekannt, welche für den zerebralen Krampfanfall relevanten neurophysiologischen bzw. neurochemischen Veränderungen durch den elektrischen Reiz verursacht werden. Eine Erklärungshypothese besteht darin, daß diese sich an den Zellmembranen abspielen und in einer verstärkten Neurotransmitterwirkung bestehen. Unbefriedigend ist noch, daß es manchmal vorkommen kann, daß durch die EKB Grand-mal-Phänomene produziert werden, ohne daß eine therapeutische Wirkung folgt, statt dessen aber eine ausgeprägte postkonvulsive Verwirrtheit resultiert. Im übrigen ist die EKB die wirksamste Behandlung bei schwerer Depression, insbesondere bei Depression mit psychotischen Erlebnissen und Erregungszuständen, wie sie häufig in der Involutionsphase beobachtet wird; hier liegt die Erfolgsquote der EKB bei 70%. Kontrollierte Vergleichsuntersuchungen haben ergeben, daß die EKB bei schwerer Depression der Chemotherapie geringfügig überlegen ist. Sehr wirksam ist die EKB auch bei den manischen Krankheiten. Als nicht sehr hilfreich hat sie sich bei den chronisch schizophrenen Erkrankungen erwiesen. Bei akuten schizophrenen Episoden ist sie im allgemeinen nicht indiziert, es sei denn, daß Psychopharmaka wirkungslos bleiben und daß eine schwere psychotische Dekompensation unter Kontrolle gebracht werden muß. Letzteres gilt, wenn beispielsweise ein katatoner Stupor zu einer komplizierten medizinischen Situation führt.

Bevor eine EKB appliziert wird, sollten auf jeden Fall eine gründliche Anamnese erhoben und eine eingehende körperliche Untersuchung durchgeführt werden. Dazu gehören auch die notwendigen Laboruntersuchungen. Insbesondere bei älteren Patienten muß ein EEG abgeleitet werden; darüber hinaus sind Seitaufnahmen der Wirbelsäule angezeigt. Manchmal deckt das EEG eine klinisch stumme intrakraniale Läsion auf, durch die eine depressive Symptomatik hinreichend erklärt ist. In diesen Fällen ist die EKB kontraindiziert. Der Patient sollte vor der Behandlung 8 Stunden völlig nüchtern bleiben. Unmittelbar vor der Behandlung ist darauf zu achten, daß alle Zahnprothesen entfernt sind. Da nach dem Krampfanfall auch Blasensphinkter-Inkontinenz auftreten kann, sollte vor dem Anfall die Blase entleert werden. Medikamentös gibt man unmittelbar vor dem Anfall 0,6–1 mg Atropinsulfat (= Atropin. sulfuric. Thilo® Amp.) i. m., um einen vagolytischen Effekt zu erreichen. Außerdem appliziert man ein kurzwirkendes Barbiturat wie z. B. 40–70 mg Methohexital (= Brevimytal® Natrium), langsam intravenös, um den Patienten zu narkotisieren. Dabei ist darauf zu achten, daß die Substanz nicht paravenös läuft, da sie unangenehme Gewebereizungen verursacht. 30–60 mg Succinylcholin (= Lysthenon®) i. v. führen zu einer schlaffen Lähmung der Muskeln. Der Anaesthesist kann den Patienten dann mit 100%igem Sauerstoff-Gas beatmen, und zwar vom Beginn der Bewußtlosigkeit bis zum Wiederauftreten der Spontanatmung. Kontraindiziert ist die Applikation von Succinylcholin, wenn der Patient wegen eines Glaukoms Echothiophat-Jodid (in der Bundesrepublik Deutschland nicht im Handel) einnimmt, weil dies die Hydrolyse des Succinylcholins beeinträchtigen und so zu einer verlängerten Apnoe führen kann. Ebenfalls zu einer verlängerten Apnoe kann es bei chronischen Dialyse-Patienten, bei kongenitalem Pseudocholinesterase-Mangel und bei exzessiver künstlicher Beatmung kommen. Wenn bei Patienten, die eine Lithium-Therapie erhalten, eine EKB appliziert wird, sind in der Regel stärker ausgeprägte Verwirrungszustände und Störungen der Gedächtnisleistungen die Folge.

Die Elektroden werden bitemporal oder unilateral an die nicht dominante Seite angelegt. Bei unilateraler Elektroden-Applikation ist die postkonvulsive Gedächtnisstörung (retrograde Amnesie) etwas weniger ausgeprägt. Allerdings ist die Behandlung auch etwas weniger effektiv und man benötigt mehr als die üblichen 9–12 Anwendungen. Man kann die EKB alle 2–3 Tage durchführen. Gewöhnlich appliziert man sie 3× pro Woche. Eine andere Applikationsform besteht darin, daß man alle 9–12 Behandlungen während 1–3 Sitzungen durchführt, allerdings unter elektrokardiographischer Kontrolle der Krampfaktivitäten („multiple monitored electroconvulsive therapy").

Ein Krampf dauert in der Regel 5–20 Sekunden. Es folgt ein kurzes postkonvulsives Stadium. Der Patient ist nach ungefähr 1 Stunde wieder in der Lage, seinen üblichen Aktivitäten nachzugehen. Die häufigsten Nebenwirkungen sind Erinnerungsstörungen und Kopfschmerzen. Erinnerungsverlust oder Verwirrtheit treten um so häufiger auf, je größer die Zahl der vorausgegangenen EKB war. Manchmal kommt es zu dauerhaftem Erinnerungsverlust. Meist ist die Erinnerungsfähigkeit nach wenigen Wochen wieder voll hergestellt. Bevor es üblich war, den Patienten während der EKB in Narkose zu versetzen, waren Wirbelkörperfrakturen und schwere Angstzustände vor der jeweiligen Behandlung die Regel. Eine ausgesprochene Kontraindikation gegen die EKB ist eine intrakraniale Verletzung. Andere relative Kontraindikationen sind Herzkrankheiten. Beim Vorliegen kardialer Störungen sollte von Fall zu Fall geprüft werden, ob es ein größeres Risiko ist, eine EKB nicht zu applizieren oder die Behandlung vorzunehmen. Die Rate schwerer Komplikationen im Zusammenhang mit einer EKB liegt bei 1:1000. Bei den Zwischenfällen handelt es sich meist um akute kardiovaskuläre oder respiratorische Probleme, wie z. B. bei Aspiration von Mageninhalt. Die größten Hindernisse hinsichtlich der Anwendung der EKB bestehen in der Unaufgeklärtheit der Patienten bezüglich dieser Behandlungstechnik.

Die psycho-chirurgischen Maßnahmen

Die sogenannten psycho-chirurgischen Maßnahmen stehen als Behandlungsformen heute nur noch dann zur Diskussion, wenn schwere Angstzustände und Depressionen, andere obsessive Zustände und manchmal auch Schizophrenien nicht remittieren. Die heute angewandten stereotaktischen Techniken sind – wie die modifizierte bifrontale Traktotomie – gegenüber den grausamen Methoden der Vergangenheit ein bemerkenswerter Fortschritt.

Megavitamin-Behandlung

Es hat sich schnell erwiesen, daß die Behandlung von Schizophrenen mit Nicotinsäure (= Niconacid®) und Nicotinsäureamid (= Nicobion®) oder mit diesen Mitteln als Adjuvantien nicht wirksamer ist als die Behandlung mit Plazebos.

Akupunktur und Elektroschlafbehandlung

Die Anwendung der Akupunktur-Therapie befindet sich ebenso wie die Elektroschlafbehandlung als Therapiemaßnahme bei psychisch Kranken noch im Experimentierstadium. Ihre Wirkungen sind unspezifisch, die Erfolge fraglich.*

---

* *Anmerkung des deutschen Bearbeiters dieses Kapitels:*
Zur Elektrokrampfbehandlung und zu den stereotakti-

Hospitalisierung

Psychisch Kranke werden unter den verschiedensten Diagnosen in Krankenhäuser eingewiesen. Der eine gerät mit einem „Erschöpfungszustand" in die Innere Abteilung eines Allgemeinkrankenhauses, der andere mit quälenden psychotischen Symptomen in eine Neuro-psychiatrische Abteilung oder in ein Psychiatrisches Landeskrankenhaus. Seit einigen Jahren werden — nicht zuletzt infolge der Psychiatrie Enquête der von der Bundesregierung zur Erarbeitung eines „Berichts über die Lage der Psychiatrie in der Bundesrepublik Deutschland" eingesetzten Kommission — psychiatrische Abteilungen an (kommunalen) Allgemeinkrankenhäusern eingerichtet, von wo die Patienten relativ schnell entlassen werden. Derselbe Bericht hat dazu geführt, daß an vielen Stellen mehr und mehr Übergangseinrichtungen wie Wohnheime, Wohngemeinschaften und Werkstätten für psychisch Kranke und psychisch Behinderte bereitgestellt und psychosoziale Beratungsstellen eingerichtet werden. Damit besteht für den Arzt die Möglichkeit, auch den psychisch Kranken und psychisch Behinderten mit Hilfe anderer kompetenter Fachleute ambulant zu behandeln oder ihn wie einen organkranken Patienten in ein Allgemeinkrankenhaus zu überweisen.

Krankenhausbehandlung ist in der Regel nur angezeigt, wenn der Patient zu krank ist, um für sich selbst zu sorgen, oder wenn er für sich oder andere eine Bedrohung darstellt. Krankenhausaufnahme ist auch dann sinnvoll, wenn sie wegen besonderer diagnostischer Erfordernisse veranlaßt wird, zum Beispiel zur eingehenden Beobachtung des Verhaltens. Spezifische Behandlungsformen wie Elektrokrampftherapie, eine komplexe Psychopharmakatherapie oder Milieutherapie machen ebenfalls eine Einweisung ins Krankenhaus erforderlich.

Die Nachteile der psychiatrischen Krankenhausbehandlung liegen auf der Hand. Es sind dies mangelndes Selbstvertrauen aufgrund des Erlebens, auf ein Krankenhaus angewiesen zu sein, das Stigma, als Psychiatrie-Patient zu gelten, die Verstärkung regressiver Tendenzen und nicht zuletzt die hohen Kosten, je länger die Behandlung andauert.

Bedrückend für jeden psychisch Kranken, der Krankenhausbehandlung erfährt, ist nach wie vor die Tatsache, daß er in der Regel getrennt von nicht-psychiatrischen Patienten „gehalten" wird. Nicht einmal in der aktuellen Aera der Gemeindepsychiatrie war es bislang möglich, einen Einbruch in die Praxis der strikten Trennung zwischen psychiatrischen und nicht-psychiatrischen Abteilungen der Allgemeinkrankenhäuser zu erzielen. Was erreicht werden könnte, wenn es möglich wäre, psychisch Kranke zum Beispiel auf einer Inneren Abteilung mitzubehandeln, wäre nicht nur eine höhere Bereitschaft vieler psychisch Kranker, die oft dringend notwendige Krankenhauseinweisung zu akzeptieren, sondern auch die Verkürzung der stationären Behandlungsdauer und nicht zuletzt die Befreiung von dem Stigma, das heute noch viele Menschen ertragen müssen, wenn sie einmal in einer psychiatrischen Abteilung oder in einem psychiatrischen Krankenhaus behandelt worden sind. Wo psychisch Kranke in der hier als wünschenswert dargestellten Weise, nämlich integriert, d. h. zusammen mit nicht-psychiatrischen Patienten behandelt werden, sind die Anfangsschwierigkeiten, die sich bei Einführung dieser Behandlungsform ergeben, leicht vorstellbar; insbesondere Schwestern und Pfleger neigen dazu, den Umgang mit psychisch Kranken abzulehnen. Erfahrungsgemäß kann dieses Problem im Rahmen der Ausbildung von Schwestern und Pflegern zu einem Teil präventiv gelöst werden, zu einem anderen Teil kann man ihm mit einem gezielten Trainingsprogramm für das Pflegepersonal begegnen; es hat sich darüber hinaus aber als notwendig erwiesen, Schwestern und Pfleger speziell für diese integrierte Behandlung zu delegieren.

2. Psychotherapeutische Behandlungsansätze

Psychotherapie ist ein systematischer interaktioneller Prozeß, in dessen Verlauf eine als Psychotherapeut akzeptierte Person zusammen mit einem psychisch Kranken oder psychisch Behinderten in Orientierung an einer psychodynamischen Theorie die Gründe für dessen krankheitswertige Schwierigkeiten aufzuklären und zu überwinden versucht. Die ungefähr 100 definierten Psychotherapieformen kann man (ausgenommen die verhaltenstherapeutischen Ansätze) nach zwei Kategorien ordnen, und zwar nach der *dynamischen Psychotherapie* einerseits und der *Erfahrungspsychotherapie* andererseits.

---

schen Techniken sei angemerkt, daß sie vom Standpunkt der ärztlichen Psychotherapie aus zwei Gründen obsolet sind: zum einen stellen sie schwere Eingriffe in den Organismus dar, auch wenn die Folgen wie bei der EKB nur kurzfristig sind. Die stereotaktischen Operationen haben aber in der Regel leichte bis schwerste Persönlichkeitsveränderungen zur Folge. Zum anderen hat die Erfahrung gelehrt, daß sowohl EKB wie Stereotaxie angewandt werden, bevor geprüft worden ist, ob eine psychotherapeutische Behandlung die Methode der Wahl ist. Die Möglichkeit, diese organischen Behandlungsverfahren zu benutzen, verführt also sehr leicht dazu, die komplizierteren psychotherapeutischen Erwägungen außer acht zu lassen.

Dynamische Psychotherapie

Die grundlegenden Konzepte der dynamischen Psychotherapie betonen die Bedeutung des Unbewußten, d. h. der dem Bewußtsein nicht unmittelbar zugänglichen Triebe und Konflikte. Sie postulieren darüber hinaus die determinierende Wirkung psychischer Ereignisse sowohl für die Persönlichkeitsentwicklung als auch für Einstellungen, Haltungen und Handlungsfolgen.

Obwohl bestimmte Postulate die Zeit nicht überdauert haben, haben andere Grundsätze, wie z. B. die unter dem Aspekt der Abwehrmechanismen formulierten, erhebliches Gewicht erhalten; sie dienen nämlich der Erklärung zahlreicher Verhaltensfacetten und sind deswegen für die Praxis der Psychotherapie von außerordentlichem Belang. Im folgenden werden 11 dieser Abwehrmechanismen beschrieben; es sind die in der psychotherapeutischen Praxis am meisten berücksichtigten:

1. Sublimierung: Mit diesem Mechanismus wird der Trieb auf ein nicht sexuelles Ziel abgelenkt und auf ein in einem höheren Maß akzeptiertes Objekt gerichtet. Beispielsweise findet der kindliche Wunsch, seinen eigenen Körper zur Schau zu stellen, in sublimierter Form seine Befriedigung in einer Theaterlaufbahn.

2. Verdrängung: Dabei handelt es sich um unbewußtes, aber zweckmäßiges Vergessen von Bedürfnissen, Wünschen, Absichten, Erlebnissen oder Ereignissen usw., deren Bewußtwerdung oder Bewußtbleiben schmerzliche, quälende oder sonstwie unangenehme Gefühle hervorrufen würde. Jeder von uns erinnert sich gewiß daran, daß er einmal beispielsweise ihm sehr wohl bekannte Tatsachen einfach vergessen hat, weil unangenehme Vorstellungen und Gefühle damit verbunden waren.

3. Projektion: Über diesen Mechanismus werden unangenehme Gefühle oder Vorstellungen so aus dem Verantwortungsbereich der betroffenen Person eliminiert, daß sie selbst nicht mehr als Urheber, sondern als Adressat dieser Affekte und Ideen übrigbleibt. So verschafft sich eine Person mit unbewußten homosexuellen Impulsen dadurch Entlastung, daß sie sich so verhält, als müßte sie sich der homosexuellen Angebote und Zudringlichkeiten anderer erwehren.

4. Verleugnung: Dieser Mechanismus hat zum Ziel, unangenehme und peinliche Tatsachen aus der Welt zu schaffen. Beispiel: Jemand bemerkt, daß eine Waage nicht mehr richtig anzeigt; er mag das aber aus bestimmten Gründen nicht zu akzeptieren, also verhält er sich so, als ob die Waage in Ordnung wäre. Wesentlich bei der Verleugnung ist die traumatische Wirkung bzw. Potenz des verleugneten Faktors.

5. Introjektion oder Identifizierung (das Gegenteil von Projektion): Es handelt sich bei diesem Mechanismus um einen Vorgang, durch den eine Person einen Aspekt, eine Eigenschaft, ein Attribut einer anderen Person assimiliert und sich vollständig oder teilweise nach dem Vorbild der anderen Person umwandelt. Bei Depressiven liegt in der Regel das Resultat dieses Vorgangs vor; sie haben Affekte und Haltungen einer anderen Person assimiliert, insbesondere einer Person, der gegenüber sie sehr zwiespältig sind, und die Depression ist die Konsequenz aus der Unfähigkeit des Depressiven, die andere Person anzugreifen oder sich von ihr zu distanzieren. Statt dessen werden die assimilierten Züge zum Objekt der Aggression bzw. der Distanzierung gemacht, wodurch das Selbstquälerische und Selbstdestruktive der depressiven Symptomatik zustande kommt.

6. Regression: Mit diesem Mechanismus wird die Rückkehr auf ein infantiles psychisches Funktionsniveau vollzogen. Beispielsweise zeigen Kinder gewöhnlich längst überwundene unreife Verhaltensweisen, wenn ein Geschwister geboren wird, indem sie wieder daumenlutschen oder einnässen. Aber auch Erwachsene reagieren auf traumatische Erlebnisse mit regressiven Verhaltensweisen wie Herumalbern, mit impulsivem und unkontrolliertem Rivalisieren und mit ähnlichen Aktivitäten.

7. Ungeschehenmachen: Auf Grund dieses Mechanismus werden offensichtliche Handlungsresultate oder Ereigniskonsequenzen so neutralisiert, daß der Urheber den Eindruck vermittelt, als hätte er nicht so gehandelt oder die eingetretene Konsequenz eines Ereignisses nicht bewirkt. Beispielsweise stößt jemand durch übermütiges Verhalten eine teure Vase um, ohne in der Folge in irgendeiner Form zu signalisieren, daß er dies auch nur wahrgenommen hätte. Eine andere Form des Ungeschehenmachens im Rahmen dieses Beispiels wäre das sehr schnelle Anbieten einer großzügigen Wiedergutmachung und die Fortsetzung der übermütigen Handlungssequenz.

8. Reaktionsbildung: Dieser Mechanismus dient der Vorbeugung unangenehmer Erlebnisse, insofern er es beispielsweise möglich macht, daß statt eines quälenden Gedankens ein erfreulicher im Erleben Platz greift. Wenn jemand z. B. nicht wahrhaben will, daß er eine bestimmte Person nicht mag, weil er deren Reaktionen auf feindseliges Verhalten fürchtet, dann begegnet er dieser nicht unfreundlich oder gleichgültig, sondern betont zuvorkommend.

9. Isolierung: Bei der Isolierung kommt es zur Trennung einer bestimmten Wahrnehmung bzw. einer bestimmten Erinnerung von dem dazugehörigen Affekt. Beispiel: Ein Mann verliert bei einem schweren Verkehrsunfall seine Frau; er berichtet ohne irgendeine Gefühlsregung alle Einzelheiten des Unfalls. Zweck dieses Abwehrmechanismus ist in diesem Beispiel die Verhinderung einer überwältigenden Trauerreaktion wegen des Unvermögens, Trauer adäquat zu verarbeiten.

10. Verschiebung: Durch diesen Mechanismus wird ein bestimmter Affekt zwar mit einer bestimmten Person oder einem bestimmten Ereignis verknüpft, ohne daß Affekt und Person bzw. Ereignis zusammengehören. Ein typisches Beispiel hierfür liefert der Fabrikarbeiter, der Probleme mit seinem Meister hat, diese aber nicht mit ihm aushandeln kann, wenn sich Gelegenheit dazu bietet. Statt dessen poltert er ohne ersichtlichen Grund gegen seine Frau los, sobald er nach Hause kommt.

11. Rationalisierung: Hierbei wird eine nicht akzeptierte, weil vielleicht zu stark affektiv besetzte Argumentation durch eine akzeptable ersetzt, ohne daß das Anliegen inhaltlich verändert wird. Ein Student hat keine Lust, für das Examen zu lernen. Er kann sich aber diese Unlust nicht eingestehen und sagt sich deswegen, daß man sich vor einem Examen entspannen müsse, um mit dieser Begründung dann ins Kino gehen zu können, anstatt sich adäquat zu verhalten.

Dementsprechend beruht die analytische Psychotherapie auf der Annahme, daß psychische Symptome und Fehlverhaltensweisen aus ungelösten Konflikten der Vergangenheit resultieren. Diese Konflikte haben auch die Persönlichkeitsentwicklung beeinträchtigt und die Gefühle und Einstellungen des betroffenen Individuums verzerrt, so daß es unfähig ist, mit sich selbst und mit seinen Mitmenschen adäquat umzugehen. Die psychoanalytische Behandlung besteht darin, daß der Patient in freier Assoziation frühere und aktuelle Erfahrungen dem Therapeuten mitteilt und die sich dabei abzeichnenden frühen Konflikte in einer Neuauflage mit ihm durcharbeitet und schließlich löst. Dabei überträgt der Patient Gefühle, welche in der früheren Konfliktszene meist an ein Elternteil adressiert waren, auf den Therapeuten, dem damit die Möglichkeit gegeben wird, dem Kranken mit der Aufklärung der Übertragungsbeziehung mehr Selbsteinsicht zu vermitteln. Der psychoanalytische Prozeß dauert meist mehrere Jahre. In dieser Zeit treffen sich Therapeut und Patient mindestens 2× wöchentlich, in manchen Fällen sogar täglich.

Erfahrungspsychotherapie

Die von Perls entwickelte Gestalt-Therapie ist bei uns inzwischen genauso bekannt wie die Klientenzentrierte Psychotherapie nach Rogers. Beide Therapieformen beziehen sich auf die Binswanger'sche Daseinsanalyse. Weniger bekannt sind die Ur-Schrei-Therapie von Janov und die Struktur-Analyse von Rolf. Alle unter dem Aspekt der Erfahrungspsychotherapie zusammengefaßten Psychotherapieformen lassen sich von Konzepten ableiten, nach denen Krankheit ein Resultat der Selbst- bzw. Ich-Fragmentation ist; Erfahrungen wie existentielle Verzweiflung oder ein Mißverhältnis zwischen Selbsterleben und Erfahrungshintergrund sind die erlebnismäßigen Entsprechungen dafür. Der Therapie-Fokus ist die aktuelle Realität, das Hier und Jetzt. Änderungen werden über die unmittelbar erfahrenen Erlebnisse angestrebt. Die Vergangenheit spielt während des therapeutischen Prozesses keine Rolle. Der Therapeut nutzt in einer behaglichen Atmosphäre intensive Interaktionen, um die Selbstdarstellung der Patienten zu stimulieren. Ein wichtiges Element des Zusammenseins und der Begegnung ist die Anteilnahme, weil sie das Erleben der Isolation und der Entfremdung lindert oder aufhebt und somit die Möglichkeit unbegrenzten psychischen Wachstums erfahrbar macht. Die Ziele der relativ kurz dauernden Therapie von einigen Wochen oder Monaten (bei wöchentlichen Treffen) sind Selbstbestimmung, Kreativität und Selbstbestätigung für reife, humane und partnerschaftliche Beziehungen. Je nachdem, welche weiteren Ziele angestrebt werden, sind Veränderungen der therapietechnischen Akzente möglich.

Supportive Psychotherapie

Hierfür gibt es keine bestimmte Definition. Supportiv wird jedes psychotherapeutische Vorgehen genannt, bei dem der Patient auf freundliche Art und Weise dabei unterstützt wird, seine aktuelle psychosoziale Situation zu organisieren und neu zu strukturieren. Der Akzent liegt auf dem Hier und Jetzt, zur Anwendung kommen Ich-stützende Maßnahmen sowie Hinweise, Ratschläge und Hilfestellungen hinsichtlich der Lösung praktischer Probleme. So selbstverständlich wie dies klingt, so häufig wird es bei der Anwendung anspruchsvollerer psychotherapeutischer Techniken schlechtweg vergessen. Es ist jedoch wichtig, supportive psychotherapeutische Maßnahmen prinzipiell niemals auszuschließen.

Gruppentherapie

Die ersten gruppentherapeutischen Erfahrungen wurden mit Tuberkulose-Patienten gesammelt. Die Weiterentwicklung der Gruppenpsychotherapie erfolgte unter Bezugnahme sowohl auf die psychoanalytische Theorie als auch auf erfahrungspsychotherapeutische Ansätze. Ob ein Patient nun gruppenpsychotherapeutisch oder einzelpsychotherapeutisch behandelt wird, hängt davon ab, wie sehr er in seinen interpersonalen Beziehungen beeinträchtigt ist. Das Gruppen-Setting ist gewissermaßen ein Labor, in dem Beziehungsverhalten improvisiert, eingeübt und so verändert werden kann, daß es auf den Alltag anwendbar wird. Das Ziel der Gruppentherapie ist eine Generalisierung des in der Psychotherapiegruppe gelernten Verhaltens für andere Situationen. Psychotherapiegruppen werden üblicherweise aus Personen zusammengestellt, die sonst nichts miteinander zu tun haben. Aber es gibt auch (Ehe-) Paar-Gruppen und Familien-Gruppen.

Wie bei den anderen psychotherapeutischen ‚Schulen' wird auch von den verschiedenen Gruppenpsychotherapieformen gelegentlich behauptet, daß sie wirksamer seien als andere oder längerdauerende Erfolge zeitigten als andere. Tatsächlich sind die verschiedenen Gruppenpsychotherapieformen einander sehr ähnlich; dies betrifft sowohl den prinzipiellen Ansatz wie die verschiedenen therapeutischen Techniken. Meist ist es die Persönlichkeit des/der Therapeuten und nicht die psychotherapeutische (Theorie-)Orientierung, wodurch die Veränderungen bewirkt werden, welche ein Patient erfährt. Mit den bisher durchgeführten Vergleichsuntersuchungen war es nicht möglich zu belegen, daß eine gruppenpsychotherapeutische Methode einer anderen eindeutig überlegen ist.

Eine Sonderform der Gruppenpsychotherapie ist die *Familientherapie*. Der Akzent der Behandlung liegt auf den Interaktionen in der Familie, auf dem Kommunikationssystem und der impliziten Dynamik dieses oft bemerkenswert geschlossenen Systems und nicht auf der Störung, d. h. auf dem Symptom eines einzelnen Familienmitglieds. Dieser Ansatz ist insbesondere dann erfolgversprechend, wenn die Störung des Primärpatienten besonders lästig oder belastend ist oder wenn die Familie von der Erkrankung des Primärpatienten besonders stark betroffen ist. Das Behandlungsziel ist eine allseits akzeptablere Kommunikationsform in der Familie

3. Sozialpsychiatrische Behandlungsansätze

Während die psychologischen bzw. psychotherapeutischen Behandlungtechniken sich grundsätzlich mehr an den intrapsychischen Vorgängen der Kranken orientieren, erfassen alle sozialpsychiatrischen Maßnahmen den psychosozialen Kontext von Krankheitsäußerungen. Krankhafte Einstellungen und Verhaltensweisen werden zunächst daraufhin untersucht, ob und inwieweit sie durch Einflüsse aus der sozialen Umgebung bedingt worden sind und auch von daher unterhalten werden. Danach wird geprüft, wie über Änderungen des jeweils relevanten sozialen Feldes therapeutische Auswirkungen bei den erkrankten Individuen erzielt werden können. Der Spielraum sozialpsychiatrischer Maßnahmen reicht von der Vermittlung eines therapeutischen Milieus, zum Beispiel in einer Tagesklinik oder in einer therapeutischen Wohngemeinschaft, bis zu weniger einschneidenden Interventionen, wie der gezielten Einflußnahme auf die Schule oder das Familienleben. Im Rahmen all dieser mehr oder weniger umfassenden Maßnahmen können aber auch psychotherapeutische und verhaltenstherapeutische Techniken mit einzel- und gruppentherapeutischen Arrangements Anwendung finden.

Teilhospitalisierung

Je nach Indikation lebt der Patient entweder tagsüber in einer Therapeutischen Gemeinschaft (zum Beispiel einer Tagesklinik), oder er verbringt die Nacht im Rahmen einer therapeutischen Einrichtung (Nachtklinik), oder er nimmt nur während weniger Stunden am Tage an den therapeutischen Veranstaltungen einer sozialpsychiatrischen Klinik teil. In jedem Fall wird er dazu angehalten, die Wochenenden dort zu verleben, wo er „normalerweise" zu Hause ist, um ihn mit dem geschützten Milieu der Behandlungseinrichtung nicht zu verwöhnen.

Selbsthilfegemeinschaften

(s. auch Abschnitt ‚Offene Hilfsangebote', S. 892)
Diese meist aus privater Initiative entstandenen Hilfsangebote sind meist in dem Sinne spezialisiert, daß sie sich an Adressaten mit ganz bestimmten Schwierigkeiten wenden. Diejenigen, welche das Hilfsangebot in Anspruch nehmen, stellen sich meist völlig darauf ein, d. h. sie leben mit den entsprechenden Gruppen eine gewisse Zeit sehr eng zusammen, bleiben aber auch danach in enger Verbindung mit der Gemeinschaft, in der sie oft entscheidende Hilfe erfahren haben. Bei uns gibt es zahlreiche Gruppen der Anonymen Alkoholiker, welche ihren Mitgliedern zeitlebens Hilfe und Rat erteilen und deren Mitglieder sich ihrerseits ein Leben lang für die Ziele ihrer Gruppe tätig engagieren. Daneben existieren zahlreiche kirchliche Hilfsorganisationen und die Heilsarmee, welche sich gleichermaßen psychisch Kranken, Drogensüchtigen und anderen Randgruppen der Gesellschaft mit vielfältigen therapeutischen und sozialen Angeboten zuwenden. Die in letzter Zeit ‚in Mode' kommenden ‚Selbsthilfegruppen' sind ähnlich wie die ‚Bürgerinitiativen' einerseits eine Reaktion auf die zunehmend bürokratisierten und technisierten halb-öffentlichen Dienstleistungsangebote, andererseits im Bereich

der psychosozialen Versorgung ein Ausdruck für veränderte Akzentsetzungen bei den professionellen Helfern*. Psychiatrie wird bei diesen immer weniger als umfassende Versorgung praktiziert, sondern statt dessen als dosierte und strukturierende Begleitung in kritischen Lebenssituationen verstanden.

Heime

Insbesondere in den Vereinigten Staaten, aber auch bei uns gibt es heute bereits zahlreiche Heime, welche den Hilfesuchenden eine Zeitlang ein Zuhause und auch eine Behandlung bieten. Dies sind zum Beispiel einfache Pflegeheime, wie sie vielerorts für Waisenkinder oder für Kinder alleinstehender Mütter zur Verfügung stehen. Daneben gibt es aber auch Heime für alleinstehende Menschen, die keinen Arbeitsplatz finden, weil ihre geistige und körperliche Leistungsfähigkeit den Erfordernissen des freien Arbeitsmarktes nicht oder nicht mehr entspricht. Sie finden hier Wohnung und Arbeit, oft reicht ihre Arbeitsleistung aus, die Kosten für den gewährten Wohnplatz zu decken. Viele Drogensüchtige finden in Einrichtungen Unterkunft, in denen sie während weniger Monate eine Entziehungsbehandlung absolvieren und ihre berufliche Wiedereingliederung vorbereiten können. Für Strafentlassene stehen hier und dort Gemeinschaftseinrichtungen zur Verfügung, in denen sie sowohl an therapeutischen wie auch an rehabilitativen Programmen teilnehmen können (‚Freigängerheime‘).

Die Konzeption der Übergangswohnheime für psychisch Kranke und psychisch Behinderte wie sie von der Stiftung Rehabilitation Heidelberg entwickelt worden ist, sieht ein flexibles Angebot von Wohn- und Therapie-Situationen für solche Personen vor, die noch erhebliche Defizite in ihrer psychosozialen und/oder beruflichen Kompetenz aufweisen. In Zusammenarbeit mit Therapeuten einerseits und Werkstätten für psychisch Behinderte, Berufsbildungs- und Berufsförderungswerken und Betrieben andererseits sollen Übergangswohnheime dazu beitragen, die Persönlichkeitsweiterentwicklung zu fördern und die persönliche und berufliche Kompetenz zu verbessern.

Offene Hilfsangebote

(s. auch Abschnitt ‚Selbsthilfegemeinschaften, S. 891). In den folgenden Organisationen haben sich Menschen zusammengeschlossen, welche ähnliche Schwierigkeiten durchgemacht und ähnliche Probleme zu lösen haben. In der Bundesrepublik Deutschland existieren beispielsweise die Anonymen Alkoholiker, der Blaukreuz-Verein, der Verband der

---

Hirngeschädigten e. V., Epileptiker-Selbsthilfe-Gruppen, die Selbsthilfegruppen der Stoma-Träger und dergleichen mehr. Alle diese Organisationen, Vereinigungen und Gruppen bemühen sich mit mehr oder weniger organisatorischem, beraterischem und therapeutischem Aufwand darum, denjenigen Personen, für die sie sich zuständig sehen, möglichst kompetent zu helfen.

Besondere professionelle und paraprofessionelle Organisationen

Die freien Wohlfahrtsverbände und die Kirchen unterhalten in der Bundesrepublik Deutschland zahlreiche und vielfältige Dienste für die besonders Hilfs- und Beratungsbedürftigen in unserer Gesellschaft. Zu diesen Diensten gehören Lebens- und Eheberatungsstellen, Erziehungsberatungsstellen, Schwangerschaftsberatungsstellen (z. B. ‚Pro Familia e. V.‘), Sozialberatungsstellen, Sozialstationen, Essen-auf-Rädern-Dienste und dergleichen mehr. In einigen Bundesländern, so zum Beispiel in Baden-Württemberg, versuchen die Landesregierungen auf Kommunen, Kirchen und freie Wohlfahrtsverbände dahingehend einzuwirken, daß sie ihre sozialen Dienste regional in „Sozialstationen" koordinieren. Jeder Arzt sollte die in seiner Region etablierten und verfügbaren sozialen Dienste und Hilfsmöglichkeiten kennen. Häufig reicht ein Telefonanruf bei dem nächsten Pfarramt, der zentralen Dienststelle eines freien Wohlfahrtsverbandes in der Region oder beim Sozial- und Jugendamt usw. aus, um Auskunft über Standort und Leistungsmöglichkeiten der regionalen Sozialdienste zu erhalten. Bei Berücksichtigung dieses Hilfspotentials lassen sich viele Krankenhauseinweisungen verhindern, was gleichbedeutend ist mit der Erhaltung von sozialer Integration und damit einer Verbesserung der Genesungschancen.

Streßreduktions-Techniken

Es gibt eine Reihe von sozialen und von Umgebungsfaktoren, die geeignet sind, Streß zu reduzieren. Diese können in die Aktivitäten des täglichen Lebens integriert werden. Es handelt sich dabei um den Bereich der aktiven Erholung (Sport, andere physische Trainingsaktivitäten, aktive Hobbies) und um den Bereich der passiven Erholung (Lesen, Musikhören, Malen). Beide Bereiche sollten Berücksichtigung finden, wenn man darauf Wert legt, ein ausgeglichenes und vom Alltagsstreß weniger beeinträchtigtes Leben zu führen. Obwohl die größten Belastungen im Sinne des Streß im Berufsleben entstehen oder daraus resultieren, daß man nicht weiß, welche beruflichen Ziele man eigentlich verfolgt, wird diese Tatsache häufig ignoriert. Bei der diesbezüglichen Klärung sollte allerdings auch die familiäre Situation (strukturell und dynamisch) berücksichtigt werden, insbesondere dann, wenn bei den streß-

---

* Eine Übersicht über das jeweils aktuelle Selbsthilfegruppen-‚Angebot‘ kann man erhalten bei: Deutsche Arbeitsgemeinschaft Selbsthilfegruppen, Friedrichstraße 28, 6300 Gießen, Tel. 0641/702-2478

reduzierenden Aktivitäten die Familie mit betroffen wird. So kann z. B. die Tatsache, daß erwachsene Kinder noch zu Hause wohnen oder daß ein Schwiegersohn, eine Schwiegertochter oder Enkelkinder in der Familie sind, bei Menschen jenseits der Lebensmitte wesentliche Bedeutung für die zu entwickelnden Veränderungsperspektiven haben.

4. Verhaltenstherapeutische Ansätze

Verhaltenstherapie ist Erziehung bzw. Ausbildung und fundiert auf der Lerntheorie. Der Verhaltenstherapeut übernimmt eine Lehrer-Rolle. Er strebt somit auf dieselbe Art und Weise Verhaltensänderungen an wie ein Lehrer. Es geht ihm also zunächst einmal darum, das Problem auszumachen, dann diejenigen Faktoren herauszufinden, welche das Problem konstellieren und aufrechterhalten, und schließlich um die Ermittlung von Verstärkern für das erwünschte Verhalten.

Die Verhaltenstherapie strebt akzentuiert an, daß Verhaltensänderungen sich „hier und jetzt" und unmittelbar vollziehen, d. h. ohne Berücksichtigung unbewußter Konflikte. Es geht ausschließlich darum, destruktives oder unproduktives Verhalten als Resultat falschen Lernens durch die beim betroffenen Individuum vorhandenen und nur zu verstärkenden zweckmäßigen sozialen Anpassungsleistungen zu ersetzen. Mit besonderem Nachdruck werden diejenigen Aktivitäten ausgeführt, mit denen Fehlverhaltensweisen ausgelöscht werden können. Es ist sicherlich nicht überflüssig zu betonen, daß es sich bei der verhaltenstherapeutischen Konditionierung nicht um eine besondere Lernform handelt, die etwa am Vorbild der Pawlowschen Hunde orientiert ist, sondern um ein wesentlich breiteres Spektrum von Verhaltensanweisungen. Dabei spielt die Therapeut-Patient-Beziehung eine außerordentlich wichtige Rolle, auch wenn verbale Techniken in einem weit geringeren Umfang eingesetzt werden als bei anderen Psychotherapien. Der Therapeut versteht und berücksichtigt im Verhalten besonders Gedanken und Gefühle.

Viele verhaltenstherapeutische Techniken verlangen außerordentliche kooperative Anstrengungen einer ganzen Gruppe von Menschen, die allesamt nicht nur in der Lage sein müssen, besondere Verhaltensweisen zu verstehen, sondern auch mit einer hohen interpersonalen Übereinstimmung darauf zu reagieren. Um also die folgenden verhaltenstherapeutischen Techniken anzuwenden, sind kooperative soziale Settings wie eine milieutherapeutische Station, eine Selbsthilfe-Gruppe oder eine Familiengemeinschaft erforderlich.

Verhaltenstherapeutische Techniken

A. Beobachtungslernen („modeling"): Wir alle lernen viel durch Nachahmen. Von klein auf entwickeln wir unser Verhalten am Vorbild wichtiger anderer Personen, so zum Beispiel an dem der Eltern, Lehrer, Spielgefährten, Arbeitgeber, bedeutenden Persönlichkeiten des öffentlichen Lebens und der Geschichte. Der Therapeut bemüht sich ganz bewußt, mit seiner Arbeit und Persönlichkeit als Modell für den Patienten zu wirken. Dabei muß er allerdings stets darauf achten, in welchem Rahmen der Patient überhaupt fähig ist, sein Verhalten zu ändern. Dieses Vorgehen ist insbesondere bei Menschen angezeigt, welche unter Minderwertigkeitsgefühlen leiden.

B. Bekräftigungslernen: („Operant conditioning"): Diese Methode besteht in der bedächtigen Einführung eines Systems von Belohnungen, das den Patienten ermutigen soll, ein bestimmtes erwünschtes Verhalten zu entwickeln. Zu Beginn der Behandlung wird ein vom Patienten selbst bestimmtes Verhaltensangebot festgelegt und mit ihm vereinbart, daß er immer dann belohnt wird, wenn er sich dementsprechend verhält. Das Ziel der Behandlung besteht darin, den Patienten daran zu gewöhnen, daß er sich nur nach dem Verhaltensmuster orientiert, für das er die Belohnung erhalten hat.

Wie das Beobachtungslernen gehört das Bekräftigungslernen zu den von den meisten Familien angewandten Erziehungskonzepten: Das Kind lernt sehr bald, daß „gutes Benehmen" belohnt wird. In manchen Institutionen werden als Belohnung Plastikmünzen benutzt („token-economy"), welche gegen Zigaretten, Süßigkeiten, Ausgeherlaubnis usw. eingetauscht werden können. Diese sogenannten token-economy-Programme eignen sich insbesondere für retardierte oder autistische Patienten, und zwar insbesondere dann, wenn verbale Techniken keinen Erfolg gebracht haben.

C. Konditionieren oder Signallernen: Diese Behandlungstechnik ist das Gegenteil des operanten Konditionierens; sie ist auch weniger wirksam. Unerwünschtes Verhalten wird bestraft, beispielsweise durch brechreizerregende Medikamente oder durch Elektroschocks oder Lärm, während das erwünschte Verhalten bestärkt wird. Die Hauptindikationen für diese Behandlungsformen waren eine Zeitlang Enuresis, Alkoholismus und Homosexualität. Die Behandlungsergebnisse waren unterschiedlich; insbesondere bei der Enuresis wurde über Erfolge berichtet.

D. Extinktionsbehandlung: Diese Behandlungsform wird von der Theorie gestützt, daß kein Verhalten fortdauert bzw. aufrechterhalten wird, wenn man es nicht bestätigt oder verstärkt. Übellaunigkeit, gewöhnlich darauf angelegt, Aufmerksamkeit zu erregen, wird im allgemeinen durch Nichtbeachtung „ausgelöscht". Dasselbe gilt für andere lästige und aufsehenerregende Verhaltensweisen wie aufdringliches oder inadäquates Reden und Schwatzen oder auch für verbale Obszönitäten.

E. Desensitivierung: Ungezwungenheit und Freundlichkeit wirken angstmindernd, phobisches Verhalten wird positiv beeinflußt oder gar abgebaut. Der Patient wird wiederholt mit der furchterregenden Situation konfrontiert, allerdings zunächt in ‚freundlich' niedrigen Dosen. Zum Beispiel erhält er die Aufgabe, sich ein Bild mit einem Aufzug anzuschauen, wenn er Angst vor dem Aufzugfahren hat. Er wird auf dieser niedrigen Stufe furchterregender Wirkung bloß solange mit der für ihn beängstigenden Situation konfrontiert, bis die Intensität seiner Furcht minimal ist. Dann wird ein Steigerungsschritt in der Weise vollzogen, daß er einem funktionierenden Aufzug zuschauen muß. Weitere Steigerungsschritte folgen. Die Behandlung ist dann beendet, wenn der Patient ohne Furcht Aufzug fahren kann. Mit dieser Technik sind die größten Erfolge bei Phobien erzielt worden, aber auch bei Versagens- und Mißerfolgsängsten (in der Ausprägung der Frigidität und der Impotenz) sowie bei verschiedenartigen Gehemmtheiten und Verlegenheitserlebnissen (Erröten).

F. Imaginäres Vorwegnehmen von Gefühlen („emotive imagery"): Man kann dadurch bestimmte aus einer belastenden Situation resultierende schmerzliche oder quälende Gefühle abwehren, daß man vorher Vorstellungen hervorruft, welche mit angenehmen emotionalen Erlebnissen assoziiert sind. Es ist auch möglich, sich unangenehme Vorstellungsinhalte im Sinne einer aversiven Konditionierung und angenehme im Sinne einer operanten Konditionierung zunutzezumachen. Bei der dementsprechend angelegten Desensitivierung („mental imagery") wird die phobische Situation mit steigender Ausprägung imaginiert, so daß der Patient nach und nach lernt, auch die entsprechenden realen Situationen mit weniger Angst zu ertragen.

G. Reizüberflutung („flooding"): Bei dieser Methode wird der Patient in einem gefahrlosen Setting mit angstauslösenden Reizen überwältigt. Die Angstreaktionen nehmen nach und nach ab, bis sie schließlich überhaupt nicht mehr auftreten (Gesetz der abnehmenden Reaktionsbereitschaft). Manchmal wird dieses Verfahren ohne Abstufungen angewandt. Indiziert ist es bei Zwangskranken, so zum Beispiel bei zwanghaftem Sparen.

H. Rollenspiel: Im Rahmen dieser Behandlung kann der Patient viele Verhaltensweisen gefahrlos üben, welche ihm außerhalb der Behandlungssituation nur um den Preis großer Angst möglich wären. Beispielsweise übernimmt der Therapeut die Rolle eines wütenden Freundes, während der Patient mehrere Möglichkeiten durchspielt, diesen Freund zu besänftigen. Beim Rollentausch, bei dem in diesem konkreten Beispiel der Patient dem Therapeuten die Rolle des wütenden Freundes abnimmt und der Therapeut die Rolle des Patienten zu spielen hat, hat der Patient die Möglichkeit, Gefühle und Haltung des anderen zu erfahren. Für gehemmte Personen braucht das Rollenspiel nur so variiert werden, daß sie Rollen erhalten, in denen ein Höchstmaß an Spontaneität und Offenheit entwickelt werden kann.

Die psychiatrischen Krankheitsbilder

Tabelle 18-5. **Die psychiatrischen Diagnosen** (Internationale Klassifikation der Krankheiten der WHO; ICD = International Classification of Diseases; 9. Revision, Kapitel V)

ICD-Nr.	Diagnose	ICD-Nr.	Diagnose
Psychosen 290–299			
Organische Psychosen 290–294			
290	Senile und präsenile organische Psychosen	291	Alkoholpsychosen
.0	Einfache senile Demenz	.0	Delirium tremens
.1	Präsenile Demenz	.1	Alkoholisches Korsakow-Syndrom (Korsakow-Psychose)
.2	Senile Demenz mit depressivem oder paranoidem Erscheinungsbild	.2	Andere Alkoholdemenz
.3	Senile Demenz mit akutem Verwirrtheitszustand	.3	Alkohol-Halluzinose
		.4	Pathologischer Rausch
.4	Arteriosklerotische Demenz	.5	Alkoholischer Eifersuchtswahn
.8	Andere senile und präsenile organische Psychosen	.8	Andere Alkoholpsychosen
		.9	Nicht näher bezeichnete Alkoholpsychosen

ICD-Nr.	Diagnose	ICD-Nr.	Diagnose

292 Drogenpsychosen
.0 Drogenentzugssyndrom
.1 Drogeninduzierte paranoide und/oder halluzinatorische Zustandsbilder
.2 Pathologischer Drogenrausch
.8 Andere Drogenpsychosen
.9 Nicht näher bezeichnete Drogenpsychosen

293 Vorübergehende organische Psychosen (akute exogene Reaktionstypen)
.0 Akuter „Verwirrtheitszustand"
.1 Subakuter „Verwirrtheitszustand"
.8 Andere vorübergehende organische Psychosen
.9 Nicht näher bezeichnete vorübergehende organische Psychosen

294 Andere (chronische) organische Psychosen
.0 (Nichtalkoholische) Korsakow-Psychose oder Korsakow-Syndrom
.1 Demenz bei an anderer Stelle klassifizierten Krankheitsbildern
.8 Andere (chronische) organische Psychosen
.9 Nicht näher bezeichnete (chronische) organische Psychosen

Andere Psychosen 295–299

295 Schizophrene Psychosen
.0 Schizophrenia simplex
.1 Hebephrene Form
.2 Katatone Form
.3 Paranoide Form
.4 Akute schizophrene Episode
.5 Latente Schizophrenie
.6 Schizophrene Rest- und Defektzustände
.7 Schizoaffektive Psychose
.8 Andere Schizophrenieformen
.9 Nicht näher bezeichnete Schizophrenieformen

296 Affektive Psychosen
.0 Endogene Manie, bisher nur monopolar
.1 Endogene Depression, bisher nur monopolar
.2 Manie im Rahmen einer zirkulären Verlaufsform einer manisch-depressiven Psychose
.3 Depression im Rahmen einer zirkulären Verlaufsform einer manisch-depressiven Psychose
.4 Mischzustand im Rahmen einer zirkulären Verlaufsform einer manisch-depressiven Psychose
.5 Zirkuläre Verlaufsform einer manisch-depressiven Psychose ohne Angaben über das vorliegende Zustandsbild
.6 Andere und nicht näher bezeichnete manisch-depressive Psychosen
.8 Andere affektive Psychosen
.9 Nicht näher bezeichnete affektive Psychosen

297 Paranoide Syndrome
.0 Einfache paranoide Psychose
.1 Paranoia
.2 Paraphrenie
.3 Induzierte Psychose
.8 Andere paranoide Syndrome
.9 Nicht näher bezeichnete paranoide Syndrome

298 Andere nichtorganische Psychosen
.0 Reaktive depressive Psychose
.1 Reaktiver Erregungszustand
.2 Reaktiver Verwirrtheitszustand
.3 Akute paranoide Reaktion
.4 Psychogene Psychose mit paranoider Symptomatik
.8 Andere und nicht näher bezeichnete reaktive Psychosen
.9 Nicht näher bezeichnete Psychose

299 Typische Psychosen des Kindesalters
.0 Frühkindlicher Autismus
.1 Desintegrative Psychose
.8 Andere Psychosen des Kindesalters
.9 Nicht näher bezeichnete Psychosen des Kindesalters

Neurosen, Persönlichkeitsstörungen (Psychopathien) und andere nichtpsychotische psychische Störungen (300–316)

300 Neurosen
.0 Angstneurose
.1 Hysterische Neurose
.2 Phobie
.3 Zwangsneurose
.4 Neurotische Depression
.5 Neurasthenie
.6 Neurotisches Depersonalisationssyndrom
.7 Hypochondrische Neurose
.8 Andere Neurosen
.9 Nicht näher bezeichnete Neurosen

301 Persönlichkeitsstörungen (Psychopathien, Charakterneurosen)
.0 Paranoide Persönlichkeit
.1 Zyklothyme (thymopathische) Persönlichkeit
.2 Schizoide Persönlichkeit
.3 Erregbare Persönlichkeit
.4 Anankastische Persönlichkeit
.5 Hysterische Persönlichkeit
.6 Asthenische Persönlichkeit
.7 Persönlichkeitsstörung mit vorwiegend soziopathischem oder asozialem Verhalten
.8 Andere Persönlichkeitsstörungen
.9 Nicht näher bezeichnete Persönlichkeitsstörungen

302 Sexuelle Verhaltensabweichungen und Störungen
.0 Homosexualität
.1 Sodomie
.2 Pädophilie
.3 Transvestismus
.4 Exhibitionismus
.5 Transsexualität
.6 Störungen der psychosexuellen Identität
.7 Frigidität und Impotenz
.8 Andere sexuelle Verhaltensabweichungen und Störungen
.9 Nicht näher bezeichnete sexuelle Verhaltensabweichungen und Störungen

ICD-Nr.	Diagnose	ICD-Nr.	Diagnose

303   Alkoholabhängigkeit

304   Medikamenten-/Drogenabhängigkeit
.0   Morphintyp
.1   Barbiturattyp
.2   Kokain
.3   Cannabis
.4   Amphetamintyp und andere Psychostimulantien
.5   Halluzinogene
.6   Abhängigkeit von anderen Medikamenten/Drogen
.7   Polytoxikomanie einschließlich des Morphintyps
.8   Polytoxikomanie ohne Morphintyp
.9   Nicht näher bezeichnete Medikamenten-/Drogenabhängigkeit

305   Drogen- und Medikamentenmißbrauch ohne Abhängigkeit
.0   Alkoholmißbrauch
.1   Nikotinmißbrauch
.2   Cannabismißbrauch
.3   Halluzinogenmißbrauch
.4   Mißbrauch von Barbituraten und Tranquilizern
.5   Mißbrauch vom Morphintyp
.6   Mißbrauch vom Kokaintyp
.7   Mißbrauch vom Amphetamintyp
.8   Mißbrauch von Antidepressiva
.9   Anderer, kombinierter und nicht näher bezeichneter Medikamenten-/Drogenmißbrauch

306   Körperliche Funktionsstörungen psychischen Ursprungs
.0   Muskulatur und Skeletsystem
.1   Atmungsorgane
.2   Herz- und Kreislaufsystem
.3   Haut
.4   Magen-Darm-Trakt
.5   Urogenitalsystem
.6   Endokrines System
.7   Sinnesorgane
.8   Andere funktionelle Störungen psychischen Ursprungs
.9   Nicht näher bezeichnete funktionelle Störungen psychischen Ursprungs

307   Spezielle, nicht anderweitig klassifizierbare Symptome oder Syndrome
.0   Stammeln und Stottern
.1   Anorexia nervosa
.2   Ticks
.3   Wiederholte stereotype Bewegungen
.4   Spezifische Schlafstörungen
.5   Andere und nicht näher bezeichnete Eßstörungen
.6   Enuresis
.7   Enkopresis
.8   Psychalgie
.9   Andere und nicht näher bezeichnete spezifische Symptome oder Syndrome, die nicht anderweitig klassifiziert werden können

308   Psychogene Reaktion (akute Belastungsreaktion)
.0   Akute Belastungsreaktion mit vorherrschender emotionaler Störung
.1   Akute Belastungsreaktion mit vorherrschender Bewußtseinsstörung
.2   Akute Belastungsreaktion mit vorherrschender psychomotorischer Störung
.3   Andere akute Belastungsreaktion
.4   Mischformen
.9   Nicht näher bezeichnete akute Belastungsreaktion

309   Psychogene Reaktion (Anpassungsstörung)
.0   Kurzdauernde depressive Reaktion
.1   Länger dauernde depressive Reaktion
.2   Anpassungsstörung mit vorwiegend emotionaler Symptomatik
.3   Anpassungsstörung vorwiegend im Sozialverhalten
.4   Anpassungsstörung im Sozialverhalten mit emotionaler Symptomatik
.8   Andere Anpassungsstörungen
.9   Nicht näher bezeichnete Anpassungsstörungen

310   Spezifische nichtpsychotische Störungen nach Hirnschädigungen
.0   Frontalhirnsyndrom
.1   Intelligenz- oder Persönlichkeitsveränderung anderer Typologie
.2   Postkontusionelles Syndrom
.8   Andere spezifische nichtpsychotische Störungen nach Hirnschädigungen
.9   Nicht näher bezeichnete spezifische, nichtpsychotische psychische Störungen nach Hirnschädigungen

311   Anderweitig nicht klassifizierbare depressive Zustandsbilder

312   Anderweitig nicht klassifizierbare Störungen des Sozialverhaltens
.0   Störungen des Sozialverhaltens mit Sozialisation (ohne Gruppe)
.1   Störungen des Sozialverhaltens mit Sozialisation (in Gruppe)
.2   Störungen des Sozialverhaltens mit Zwangscharakter
.3   Störungen des Sozialverhaltens mit emotionaler Symptomatik
.8   Andere Störungen des Sozialverhaltens
.9   Nicht näher bezeichnete Störungen des Sozialverhaltens

313   Spezifische emotionale Störungen des Kindes- und Jugendalters
.0   Mit Angst und Furchtsamkeit
.1   Mit Niedergeschlagenheit und Unglücklichsein
.2   Mit Empfindsamkeit, Scheu und Abkapselung
.3   Mit Beziehungsschwierigkeiten
.8   Andere oder Mischformen

ICD-Nr.	Diagnose	ICD-Nr.	Diagnose
.9	Nicht näher bezeichnete spezifische emotionale Störungen des Kindes- und Jugendalters	.5	Mischform
		.8	Andere umschriebene Entwicklungsrückstände
		.9	Nicht näher bezeichnete umschriebene Entwicklungsrückstände
314	Hyperkinetisches Syndrom des Kindesalters		
.0	Störung von Aktivität und Aufmerksamkeit		
.1	Hyperkinetisches Syndrom mit Entwicklungsrückstand	316	Anderweitig klassifizierte Erkrankungen, bei denen psychische Faktoren eine Rolle spielen (psychosomatische Erkrankungen im engeren Sinne)
.2	Hyperkinetisches Syndrom mit Störung des Sozialverhaltens		
.8	Andere hyperkinetische Syndrome des Kindesalters		
.9	Nicht näher bezeichnete hyperkinetische Syndrome des Kindesalters	Oligophrenien 317–319	
315	Umschriebene Entwicklungsrückstände	317	Leichter Schwachsinn
.0	Umschriebene Lese-Rechtschreibschwäche		
.1	Umschriebene Rechenschwäche	318	Andere Ausprägungsgrade des Schwachsinns
.2	Andere umschriebene Lernschwächen	.0	Deutlicher Schwachsinn
.3	Umschriebener Rückstand in der Sprech- und Sprachentwicklung	.1	Schwerer Schwachsinn
		.2	Hochgradiger Schwachsinn
.4	Umschriebener Rückstand in der motorischen Entwicklung	319	Nicht näher bezeichneter Schwachsinn

Streßzustände und situative Konfliktreaktionen

(ICD-Nr. 308, 309)

Zu einem Streßzustand kommt es, wenn die Anpassungsfähigkeit des Individuums durch bestimmte Ereignisse überfordert wird; das können objektiv unbedeutende Vorkommnisse sein, häufiger sind es jedoch größere Veränderungen (wie eine Beförderung oder ein Umzug), die Streß auslösen.

Als eine allgemeine Erfahrung verursacht Streß auch emotionale und affektive Beeinträchtigungen unterschiedlichen Ausmaßes beim einzelnen Menschen. Ob beispielsweise Angst erlebt wird, hängt zum einen von der Art und Weise des Streß bedingenden Ereignisses, zum anderen aber auch von der Persönlichkeit und der physiologischen Verfassung des affizierten Individuums ab. Die Meinungen bezüglich der am ehesten streßauslösenden Ereignisse gehen auseinander. Den Untersuchungen von Holmes und Rahe verdanken wir Erkenntnisse über die Streßwirkung psychosozialer Faktoren wie Heirat, Verwandtschaftsbeziehungen, Beziehungen mit Partnern am Arbeitsplatz und im sozialen Feld, finanzielle Probleme, Krankheit, Verletzung usw. Je nachdem, wie alt man ist, wirkt sich Streß anders aus, z. B. sind für den jungen Erwachsenen Eheschließung und seine Beziehungen zu seinen Eltern Streßfaktoren, aber auch sein Verhältnis zu seinem Arbeitgeber und sein Bemühen um wirtschaftliche

Unabhängigkeit. Im mittleren Lebensalter wird die Ehebeziehung als Streßfaktor relevant, im selben Sinne problematisch werden die Beziehungen zu den alternden Eltern und Schwiegereltern und den eventuell eigenen schon erwachsenen Kindern. Das Alter hält schließlich wieder neue Streßfaktoren bereit: Bedürfnisse nach dem und Widerstände gegen den Rückzug aus der Berufstätigkeit, Nachlassen der körperlichen Leistungsfähigkeit, Gedanken an den Tod, Todesfälle im Verwandten- und Freundeskreis.

Streßzustände und situative Konfliktreaktionen sind weniger unter dem Gesichtspunkt der situativen Belastung, sondern mehr unter dem der psychischen Stabilität des Individuums zu beurteilen. Manche Menschen reagieren ausgesprochen dramatisierend (zum Beispiel unter dem Bild einer hysterischen Reaktion) auf nur wenig kritische Situationen, während andere fähig zu sein scheinen, auch schwerste persönliche Anfechtungen mit stoischer Gelassenheit durchzustehen. Weglaufreaktionen, Alkoholabusus, Liebesaffären und andere Aktivitäten sollten immer dann unter dem Aspekt Streß und Konfliktreaktion Beachtung erfahren, wenn sie nicht in das übliche Verhaltensmuster der betroffenen Person passen. Die Diagnose einer vorübergehenden Streß- oder situativen Konfliktreaktion ist also dann angebracht, wenn damit psychische Störungen bezeichnet werden sollen, welche bei einer im übrigen stabilen Persönlichkeit nach emotional traumatisierenden Ereignissen auftreten, wie dem Tod eines Kindes oder des Ehepartners usw.

Klinische Befunde

Die Symptome sind vielgestaltig und unterscheiden sich auch durch die Intensität der begleitenden Affekte. Je nach Ausprägung herrschen Angst, Depressivität mit oder ohne Agitiertheit, offener Ärger, Schuldgefühle oder auch aktuelle Befürchtungen vor. Oft wird über gleichzeitig oder ersatzweise auftretende Konzentrations- und Schlafstörungen sowie Durchfälle geklagt. Den gleichen Stellenwert haben häufiges Wasserlassen und sogar Harninkontinenz. Dem konsultierten Arzt fallen Ausdrucksformen von Angst in Mimik, Haltung, Gestik auf; er bemerkt Unruhe, Hyperventilation, Tremor, Tachykardie, Hypertonie, Mundtrockenheit und Mydriasis. Bei den betroffenen Personen besteht eine gefährliche Tendenz zur Selbstbehandlung mit Alkohol und Sedativa.

Differentialdiagnose

Symptome wie bei Streßzuständen und situativen Konfliktreaktionen können bei den Angstkrankheiten (Neurosen), affektiven Psychosen und Persönlichkeitsstörungen auftreten, wenn zusätzlich Streßfaktoren wirksam werden. Primär organische Erkrankungen mit sogenannten „psychischen Überlagerungen" stellen sich mitunter auch wie Streßzustände und situative Konfliktreaktionen dar.

Behandlung

A. Psychotherapie: Es kommt zunächst darauf an, den akuten Ausnahmezustand, in dem sich der Patient befindet, möglichst schnell dadurch zu beenden, daß man sich mit ihm den unmittelbaren Problemen zuwendet. Dabei sollte wenn irgend möglich die Unterstützung der Familie des Patienten gesucht werden. In mehreren familientherapeutischen Sitzungen können dann auch im Hinblick auf zukünftige Dekompensationsrisiken realistische Problemlösungsstrategien entwickelt werden. Auf diese Weise wird die „Problemlast" auf mehrere Schultern verteilt, was in der Regel schon deswegen sinnvoll und zweckmäßig ist, weil der Primärpatient oft als Symptomträger der ganzen Familie (oder einer vergleichbaren Gruppe) fungiert. Wenn Eheprobleme im Vordergrund stehen, sollten beide Eheleute, und zwar zusammen untersucht werden. Für die Therapie von Eheproblemen hat es sich bewährt, vier bis fünf Ehepaare in einer Gruppe zu behandeln, weil sich dann insbesondere bei der Anbahnung wichtiger Veränderungen in den einzelnen Ehebeziehungen Paktkonstellationen mit anderen Gruppenmitgliedern als sehr hilfreich erweisen können. Daneben gibt es zahlreiche Techniken, die geeignet sind, Streß-Situationen zu mildern.

B. Medizinische Maßnahmen: Bei einer akuten Konfliktreaktion besteht der Beitrag des Mediziners im wesentlichen darin, den Patienten mit seinem Beschwerdebild ernstzunehmen und ihm glaubhaft zu machen, daß seine körperlichen Beschwerden nicht besorgniserregend sind. Manchmal kann es hilfreich sein, sedierende Medikamente zu verordnen und deren Einnahme zu empfehlen, bis die akute Symptomatik abgeklungen ist (zum Beispiel 15–30 mg Luminal® oder 5–10 mg Valium® zweimal täglich).

C. Soziale Hilfestellungen: Es ist mitunter notwendig, den in seiner alltäglichen Handlungsstruktur verunsicherten Patienten ausdrücklich auf die unmittelbar praktischen Erfordernisse hinzuweisen, so zum Beispiel darauf, daß er seinen Ausbildungsverpflichtungen nachkommen oder seiner Arbeit nachgehen möge. Manchmal ist es angebracht, mit ihm den Tagesablauf zu besprechen und ihm diesbezüglich konkrete Vorschläge zu machen. In jedem Fall muß versucht werden, die Konflikt- und Problemverleugnungstendenzen des Betroffenen aufzudecken und die Situation zu klären, durch die die Symptome ausgelöst und unterhalten werden. Wenn nötig, sollte man sich nicht scheuen, die am Ort erreichbaren sozialen Dienste zu konsultieren und um Mithilfe bei der Betreuung zu bitten. Gelegentlich wird man sich mit dem Arbeitgeber des Patienten in Verbindung setzen, beim Arbeitsamt darauf drängen müssen, daß der Patient die erforderlichen Hilfestellungen erfährt, beim Jugend- und Sozialamt oder auch beim Wohnungsamt anrufen, um auf die aktuelle Notlage hinzuweisen und die gesetzlichen Maßnahmen anzufordern. Alle Hilfestellungen erreichen aber nur dann ihr Ziel, wenn sie nicht diktiert, sondern im Einvernehmen mit dem Patienten veranlaßt und durchgeführt werden.

Prognose

In der Regel klingt das oben beschriebene Syndrom nach kurzer Zeit ab. Der Patient kann wieder unbeeinträchtigt seinen täglichen Verpflichtungen nachgehen. Die Wiederherstellung des psychischen Gleichgewichts kann dadurch aufgehalten werden, daß andere Menschen durch Gedankenlosigkeit unangemessen auf die Symptome und Beschwerden des Patienten reagieren, oder wenn dieser aus seiner Störung mehr Nutzen ziehen zu können glaubt als aus der Wiedererlangung seiner alten psycho-physischen Leistungsfähigkeit.

Angst-Krankheiten (Neurosen)
(ICD-Nr. 300)

Diagnostische Merkmale
- Offene Angst oder Manifestation anderer pathologischer Abwehrmechanismen wie phobischer Symptome oder beides
- Fehlen einer offensichtlichen situativen Bedingung für das Auftreten der Symptome

- Somatische Symptome im Bereich des autonomen Nervensystems oder spezifischer Organsysteme (z. B. gastrointestinales System)
- Drogen sind nicht im Spiel (z. B. Coffein)

Allgemeine Hinweise

Angst ist ein Gefühl von Unsicherheit mit oder ohne faßbare Ursache oder Veranlassung. Sie kann jederzeit auftreten, schnell wieder verschwinden oder einen Zustand chronischer Beeinträchtigung bedingen. Angst kann der Ausdruck bzw. das Ergebnis des fehlgeschlagenen Versuchs sein, intrapsychische Konflikte zu lösen. Diese Konflikte resultieren in der Regel aus ungelösten Problemen der Eltern-Kind-Beziehung. Ausdrucksformen solcher ungelösten Konflikte sind z. B. Abhängigkeit, Unsicherheit, Feindseligkeit und ein übergroßes Bedürfnis nach Zuwendung als Problem. Insbesondere das drängende Bedürfnis nach Zuwendung wird oft als Sehnsucht nach oder Angst vor Nähe und trautem Zusammensein oder als Machtstreben oder Kontrollbedürfnis wahrgenommen und erlebt.

Die neurotische Angst hat zwei Komponenten, eine psychische (Spannungsgefühle, Ängste, Konzentrationsschwierigkeiten, Auffassungsstörungen) und eine somatische (Tachykardie, Herzklopfen, Tremor, Schwitzen, gastrointestinale Schwierigkeiten). Sympathomimetische Symptome wie Ängste sind sowohl Ausdruck eines bestimmten zentralnervösen Zustands als auch Bedingung für die Entwicklung verstärkter Angst. Auf diese Weise kann die Angst nach dem Muster einer Spirale immer weiter verstärkt werden.

Die aus derartigen Konfliktsituationen resultierende Angst wird auf vielfältige Weise verarbeitet und bewältigt. Je nachdem, auf welche Weise die Angst kanalisiert wird, entwickeln sich bestimmte Ausprägungen neurotischen Erlebens und Verhaltens. Angst kann freiflottierend auftreten, sei es anfallsweise in Form akuter Angst-Attacken, sei es als chronisches Angsterleben. Die verschiedenen Angstabwehr-Mechanismen prägen auch verschiedene neurotische Syndrome aus, wie zum Beispiel die Phobien, die Konversionsreaktionen, die vielfältigen dissoziativen Empfindungs- und Erlebnisstörungen, die obsessiven Zustände und die Zwänge. Wohlbekannt sind die Wochenend- und Urlaubsneurosen, die ‚aufbrechen‘, wenn die übliche Tages- bzw. Zeitstrukturierung wegfällt. Planvolle Zeitstrukturierung kann demnach wesentlich dazu beitragen, Ängste zu binden, was therapeutisch relevant ist.

Es gibt die Auffassung, daß die verschiedenen Manifestationen von Angst nicht aus unbewußten Konflikten resultieren, sondern ganz einfach „schlechte Gewohnheiten" sind, die als Fehlverhalten persistieren, nachdem ein entsprechender Lernvorgang vorausgegangen ist.

Diese „schlechten Gewohnheiten" sind als Fehlverhaltensweisen ungeeignet zur Bewältigung der Lebensprobleme. Es sei deswegen gar nicht verwunderlich, daß die betroffenen Individuen mit Angst reagierten, wenn sie merkten, wie schlecht sie mit ihrer Umwelt zurechtkommen. In der Regel sucht der Angst-Kranke immer dann Hilfe, wenn die Angst ihn zu sehr belästigt oder gar quält. Exogene Faktoren wie Stimulantien (z. B. Coffein) haben ätiologische Bedeutung oder begünstigen die Entwicklung von Symptomen und Beschwerden. In einigen Fällen konnte als Faktor für außergewöhnliche Angstzustände und ungewöhnliche kardiale Sensationen ein Mitralklappenprolaps diagnostiziert werden.

Die Behandlungsansätze sind je nach theoretischer Orientierung des Therapeuten unterschiedlich. Hinsichtlich der Behandlungsresultate kann keine Methode eine grundsätzliche Überlegenheit gegenüber einer der anderen Methoden für sich beanspruchen. Dies gilt allerdings ausschließlich für die oben erwähnten psychotherapeutischen Methoden. In der Bundesrepublik Deutschland werden allerdings die tiefenpsychologischen Behandlungsmethoden favorisiert, indem sie als Krankenkassen-Leistungen und Leistungen der Rentenversicherungsträger anerkannt sind. Diese Anerkennung wurde durch die Vorlage der Ergebnisse gründlicher katamnestischer Untersuchungen möglich.

Klinische Befunde

A. Angst und Panikzustände: Akute Angstzustände beginnen anfallsartig; gleichzeitig wird häufig affektive Spannung, Unruhe und Atemnot erlebt. Der Betreffende hat das Gefühl, ein Unheil stehe ihm bevor, er beginnt zu hyperventilieren und spürt gleichzeitig oder in der Folge die verschiedensten somatischen Beschwerden und Symptome. Ist der Anfall abgeklungen, folgt gewöhnlich ein Zustand von Abgeschlagenheit und Müdigkeit. Chronische Angst zeigt sich in Form häufiger Angst-Attacken und längerdauernder funktioneller Störungen wie Bluthochdruck, Schwitzen und Herzklopfen. Andauernde Reizbarkeit, Abgeschlagenheit und Müdigkeit gehören dazu.

B. Phobien: Phobische Erlebnis- und Verhaltensweisen sind das Resultat der Verschiebung der Angst von dem wirklich diese Angst auslösenden Objekt auf ein anderes. Indem so die Angst faßbarer wird, weil sie beispielsweise durch die Vermeidung der Begegnung mit diesem Objekt immer wieder unter Kontrolle gebracht werden kann (Mäuse-Angst, Spinnen-Angst, Hunde-Angst und dergleichen), ist sie erträglicher als ‚freiflottierende Angst‘. Dieser Mechanismus erschöpft sich jedoch früher oder später dadurch, daß die Phobie immer mehr Objekte einschließt, die Angstintensität zunimmt und schließlich weitere Phobien entwickelt werden.

Es wird auch die Ansicht vertreten, daß Phobien im wesentlichen Störungen des Denkens sind, deren biochemische oder neurophysiologische Grundlagen noch nicht entdeckt sind.

C. Dissoziative Zustände: Wir verstehen darunter plötzlich eintretende Ohnmachten oder Amnesien, Schlafwandeln, aber auch verschiedene formes frustes wie Grübeln, Zerstreutheit oder übermäßiges Phantasieren sowie zuweilen auftretende selektive Blindheit, selektive Taubheit und selektive Amnesie. Anlaß für die Entwicklung eines solchen Zustandes ist meist eine emotionale Krise. Der damit verfolgte „Zweck" ist Angstreduktion und in zweiter Linie eine zeitweise Auflösung der kritischen emotionalen Situation. Die vorherrschenden Abwehrmechanismen sind wie bei den Konversionsreaktionen Verdrängung und Isolierung. Der Patient wirkt gelegentlich wie unter Hypnose. Eine andere Ausdrucksform hat Ähnlichkeit mit Symptomen, wie sie für Störungen der Funktionen des Temporallappens typisch sind. Manchmal dauern solche Ausnahmezustände Stunden, mitunter Tage an.

D. Obsessive Zustände und Zwänge: Bei der obsessiven Zwangsreaktion tritt eine irrationale Vorstellung oder der Impuls nachdrücklich und beharrlich ins Bewußtsein. Obsessive Vorstellungen (wie die, jemanden schlagen zu müssen oder durch Schläge verletzt zu haben) und Zwangshandlungen (wie wiederholtes Händewaschen vor dem Kartoffelschälen) werden von der betroffenen Person als absurd erlebt. Häufig wehren sich die betroffenen Patienten gegen die Ausführung der Handlungsimpulse und die Beschäftigung mit den obsessiven Vorstellungen, kapitulieren aber in aller Regel schließlich doch davor, weil die Angst nur durch rituelles oder mechanisches Ausführen der Handlungsimpulse oder durch die Beschäftigung (Grübeln) mit den obsessiven Vorstellungen vermindert werden kann. Das primäre Interesse dieser Patienten gilt der perfektionistischen Kontrolle ihrer eigenen Lebenssituation. Sie sind gewöhnlich äußerst umsichtig und ordentlich, gewissenhaft und intelligent.

Behandlung
A. Psychotherapie: Die meisten Angstzustände werden üblicherweise noch mit den traditionellen psychotherapeutischen Methoden behandelt. Die Behandlung ist immer dann mindestens im Sinne der Angstreduktion wirksam, wenn es dem Therapeuten gelingt, in seiner Beziehung zum Patienten den angstauslösenden Konflikt zu fokussieren, unabhängig davon, welche psychotherapeutische Theorie die Orientierung liefert. Der Therapeut, der in der Lage ist, dem Patienten die Schilderung seiner spezifischen Probleme und Ziele zu ermöglichen, verhilft ihm auch dazu, Alternativen für unproduktive und schmerzliche Auseinandersetzungen mit seinen Problemen zu entwickeln. Sofern ökonomisch vertret-

bar, ist die Psychoanalyse für die Behandlung nahezu aller Formen von Angst indiziert, insbesondere dann, wenn der Patient motiviert ist, an seinen frühkindlichen Erfahrungen zu arbeiten, welche Aufschluß über die Bedingungen seiner aktuellen Probleme geben können. Da die psychoanalytische Behandlung eine kassenärztliche Leistung ist, sollte bei einer eindeutig diagnostizierten Neurose in jedem Fall die Überweisung an den Psychoanalytiker erfolgen. Andere individuelle Behandlungsansätze wie die transaktionale Analyse konzentrieren sich mehr auf Störungen der interpersonalen Beziehungen. Die Gruppentherapie mit einzelnen Personen (im Gegensatz zur Gruppentherapie mit Paaren oder Familien) ist die Behandlung der Wahl, wenn die Angst des Patienten ganz offensichtlich eine Funktion seiner Schwierigkeiten im Umgang mit anderen Menschen ist. Sind diese anderen Menschen Familienmitglieder, oder tritt die Angst in der Ehe-Beziehung auf, dann ist die Familien- oder Paar-Therapie angezeigt. Da auch die psychoanalytischen und tiefenpsychologischen Gruppentherapien in das Spektrum der kassenärztlichen Leistungen gehören, sollte bei einer entsprechenden Indikation an den ärztlichen Psychotherapeuten überwiesen werden.
Spezifische Behandlungstechniken wie Hypnose und Narkoanalyse (unter Stadadorm® oder Nembutal®, Neodorm®) zeitigen besonders bei Konversionsreaktionen insofern eindrucksvolle Erfolge, als eine schnelle Symptombeseitigung erreicht wird. Je frühzeitiger eine Konversion behandelt wird, um so leichter kann sie aufgehoben werden, und um so unwahrscheinlicher ist es, daß die Grundlagen für einen sekundären Krankheitsgewinn entwickelt werden. – Auch Techniken der Streß-Reduktion können hilfreich sein.

B. Verhaltenstherapie: Die verschiedensten Angstzustände können mit verhaltenstherapeutischen Techniken behandelt werden. Bei phobischen Patienten hat sich die Desensitivierung bewährt, bei der dem Kranken das angstbesetzte Objekt bzw. die angstbesetzte Situation in steigenden Dosen „appliziert" wird. Diese Technik kann auch außerhalb einer therapeutischen Sitzung und außerhalb des Rahmens einer stationären Behandlung angewandt werden. Die imaginäre Vorwegnahme emotional belastender Situationen („emotive imagery") stellt eine weitere Möglichkeit dar, Angst abzubauen. Der Patient vergegenwärtigt sich in der Vorstellung angsterregende Situationen und versucht gleichzeitig, sich zu entspannen. Auf diese Weise wird er auf ein angstärmeres oder gar angstfreies Erleben der ursprünglich befürchteten wirklichen Lebenssituationen konditioniert. Manche Zwänge werden mit der Überflutungsmethode („flooding") erfolgreich behandelt. Es handelt sich dabei um eine Saturierung der betroffenen Person mit der angstauslösenden Situation oder mit den angstregenden Objekten.

Dadurch wird die Beziehung zwischen Zwang und Angst verändert, und zwar so weitgehend, daß der Zwang aufgegeben wird, weil es keine Angst mehr abzuwehren gilt. Die Methode des Beobachtungslernens („modeling") wird dann angewandt, wenn die Angst des Patienten daraus resultiert, daß er unter einem Mangel an Selbst- oder Fremdvertrauen leidet. Der Therapeut hat die Aufgabe, dem Patienten vorzumachen, wie man mit angsterregenden Situationen umgeht.

Jede der obengenannten verhaltenstherapeutischen Techniken kann auch bei der Veränderung der Bedingungen von angstauslösendem Verhalten Anwendung finden.

C. Medizinische Behandlungsmaßnahmen: Bei akuten Angstzuständen sind Sedativa und milde Tranquilizer zur Unterstützung verhaltenstherapeutischer Maßnahmen, wie zum Beispiel der Desensitivierung, hilfreich (z. B. 25–50 mg Librium® oral oder 30–60 mg Adumbran® oral); 6 mg Lexotanil®, zur Nacht gegeben, wirkt schlaffördernd und noch während des folgenden Tages sedierend und angstreduzierend. Zur Dauerbehandlung oder als einzige Behandlungsmaßnahme sind Medikamente bei Neurosen ungeeignet. Wenn es unbedingt notwendig ist, Sedativa oder Tranquilizer über längere Zeit zu applizieren, sollte die Verordnung Einnahmepausen und Bedarfsdosen einschließen. Der Patient sollte darauf aufmerksam gemacht werden, daß er nur dann Medikamente einnehmen möge, wenn andere Möglichkeiten der Angstreduzierung versagt haben. Eine gründliche Herz-Kreislauf-Untersuchung ist angezeigt, wenn ein Mitralklappenprolaps vermutet wird. Patienten mit phobischen Syndromen, die mitunter unter panischen Angstzuständen leiden, profitieren häufig von Imipramin (= Tofranil®). Die medikamentöse Behandlung schützt allerdings nicht vor Rückfällen.

D. Soziale Hilfestellungen: Unter Umständen ist es nicht zu umgehen, daß die Familie des Patienten ausdrücklich darum gebeten wird, die Symptome des Patienten nicht nur ernst zu nehmen, sondern diese auch eine Zeitlang zu akzeptieren. Die Unterstützung bei der Erhaltung einer bestimmten sozialen Situation kann viele Patienten schon sehr beruhigen, so zum Beispiel die Mithilfe des Arztes bei der Erhaltung des Arbeitsplatzes oder bei der Fortsetzung des Schulbesuches. Überhaupt sollten Veränderungen im sozialen Setting nur dann angestrebt werden, wenn dadurch gesundheitliche Vorteile für den Patienten zu erwarten sind. Weil der Arzt die soziale Situation des Patienten oft nicht hinreichend überblickt, sollte er sich – wo immer nötig – der Mitarbeit von Familienangehörigen, Arbeitskollegen, Lehrern und Sozialarbeitern der regionalen psychosozialen Dienste versichern.

Prognose

Die Angst-Krankheiten sind meist langdauernde Krankheiten, bei deren Behandlung eine Reihe von Schwierigkeiten auftreten. Insbesondere die Konversionsneurosen remittieren häufig sehr schnell, während Zwangneurosen auch sehr aufwendigen Behandlungsmaßnahmen lange Zeit trotzen. Bei kenntnisreicher und geschickter Auswahl der am besten geeigneten Therapeuten und therapeutischen Techniken kann in jedem Fall mindestens eine Minderung der Symptome erreicht werden.

Psychosexuelle Störungen
(ICD-Nr. 302)

Allgemeine Hinweise

In der Psychiatrie spielt die ideologische bzw. theoretische Orientierung für die Konzeptbildung im Hinblick auf die Beurteilung und Behandlung von Störungen und Krankheiten eine sehr große Rolle. Das gilt auch für die sexuellen Störungen, was dazu geführt hat, daß in der Vergangenheit eher in engen Grenzen gedacht als kreativ und experimentierfreudig gehandelt wurde. Erst in jüngster Zeit wurden auf Grund der Untersuchungen von Masters und Johnson Behandlungsansätze und therapeutische Strategien entwickelt, deren Weiterentwicklung so etwas wie eine Sexualheilkunde möglich machen. Im folgenden wird die sexuelle Aktivität in vier Stadien eingeteilt: Zunehmende Erregung, angespannte Erregung, Orgasmus und Spannungslösung. Die zunehmende sexuelle Erregung ist psychisch determiniert. Dieser Zustand von ‚Gereiztheit' führt sehr schnell zu dem psychophysiologischen Phänomen vermehrter Blutfülle in den Genitalien, d. h. zur Erektion des Penis und zur Schwellung von Labien und Klitoris. Beide Reaktionen sind Parasympathikuswirkungen. Beim Mann besteht der darauf folgende Orgasmus im Samenerguß und in gleichzeitig ablaufenden klonischen Kontraktionen der Perinealmuskeln; bei der Frau sind physiologisch nur die Perinealmuskelkontraktionen zu registrieren. Die Spannungslösung ist gleichbedeutend mit einer allmählichen Rückkehr zum physiologischen Normal-Status.

Bei ‚Normal-Personen' führen sexuelle Stimuli immer zu demselben Ergebnis, d. h. zu der Abfolge von zunehmender sexueller Erregung, Erregungsspannung, Orgasmus und Spannungslösung. Gestörte Sexualität kommt darin zum Ausdruck, daß auf sexuelle Reize entweder überhaupt keine Reaktion im Sinne dieser Abfolge zustande kommt oder Störungen in den einzelnen Phasen auftreten. Dementsprechend sind auch die therapeutischen Konsequenzen unterschiedlich, d. h. an den Phasen orientiert, in denen die Störung manifest wird.

Klinische Befunde

Man unterscheidet heute im wesentlichen drei Gruppen sexueller Störungen:

A. Störungen im Kontext mit der sexuellen Erregung: Früher hat man diesbezüglich von sexueller Devianz oder sexuellen Abweichungen gesprochen. Diese schlossen ‚Abnormitäten‘ in der Wahl der Sexualobjekte ebenso ein wie in der Durchführung der sexuellen Handlungen. Alle diese ‚Abnormitäten‘ betrafen das Erregungsstadium der sexuellen Aktivität verglichen mit der normalen Reaktion bei einer erwachsenen Person nach heterosexueller Stimulation. Als ‚abnorme‘ Stimuli wurden z. B. ein Damenschuh, ein Kind, die Genitalien einer gleichgeschlechtlichen Person, Tiere, Folterinstrumente, Aggressionen angesehen. Die Muster sexueller Stimulation entstehen in der frühen Kindheit. Darüber hinaus werden sie in der Regel über Jahre bestärkt, häufig schon dadurch, daß verhältnismäßig wenige heterosexuelle Erfahrungen gesammelt werden.

Der *Exhibitionismus* (ICD-Nr. 302.4) besteht darin, daß der eigene Körper bzw. die eigenen Genitalien vor Personen des anderen Geschlechts ‚exponiert‘ werden, um damit in den Zustand sexueller Erregung zu geraten. Es handelt sich hierbei um ein kindliches Sexualverhalten, das in das Erwachsenenalter hinein fortgesetzt wird. Obwohl es dieses Verhalten auch bei Frauen gibt (Striptease-Darstellungen in entsprechenden Etablissements), wird die klinische Diagnose Exhibitionismus ausschließlich für Männer gestellt.

Der *Transvestismus* (ICD-Nr. 302.3) als Phänomen (es wird die typische Kleidung des anderen Geschlechts getragen) erlaubt nicht von vornherein eine Aussage über die Art der zugrunde liegenden Störung. Manchmal ist die Benutzung der Kleidung des anderen Geschlechts Teil der Vorspiel-Praxis im Rahmen eines ‚normalen‘ Sexualverkehrs. In anderen Fällen ist Transvestismus gleichbedeutend mit Transsexualismus. Manche Homosexuelle ‚bereichern‘ ihre Sexualpraxis, indem sie in Kleidungsstücken des anderen Geschlechts agieren. Fetischisten sind häufig überhaupt nur angesichts oder unter Benutzung von Kleidungsstücken des anderen Geschlechts in der Lage, in sexuelle Erregung zu geraten, zu masturbieren oder zum Orgasmus zu gelangen.

Von *Voyeurismus* spricht man, wenn ein Mann nur dann in der Lage ist, in das Stadium sexueller Erregung zu geraten, wenn er heimlich unbekleidete Frauen oder Frauen, die sich in irgendeiner Weise sexuell betätigen, beobachten kann. Exhibitionismus und Voyeurismus sind Vor- bzw. Ersatzformen heterosexueller Aktivitäten, sofern sie ausschließlich mit dem Ziel praktiziert werden, in den Zustand sexueller Erregung zu gelangen.

Pädophilie (ICD-Nr. 302.2) bezeichnet die Neigung, besonders Kinder als Sexualobjekt zu wählen.

Dabei spielt es keine Rolle, ob es sich dabei um ein Mädchen oder um einen Jungen handelt. Angestrebt wird von Pädophilen in der Regel sexuelle Erregung, häufig aber auch sexuelle Befriedigung. Häufig wird der orale Kontakt bevorzugt, wobei der Erwachsene oder das Kind dominant sein kann; es gibt aber auch andere Umgangsformen. Wenngleich beide Geschlechter pädophile Verhaltensweisen entwickeln können, sind sie wegen der sozialen und kulturellen Bedingungsfaktoren häufiger bei Männern zu finden. Vielen Pädophilen ist es ganz unmöglich, mit einem erwachsenen Partner sexuell zu verkehren, weil sie die dabei deutlich werdenden Minderwertigkeitsgefühle nicht ertragen können. Nur im zärtlichen Umgang mit Kindern kann das Gefühl sexueller Potenz entstehen.

Inzestuöse Beziehungen zwischen Vater und Tochter, Mutter und Sohn sowie Bruder und Schwester haben meist nichts mit Pädophilie zu tun. Sie sind in der Regel vielmehr Ausdruck von Ehe- und Familienproblemen, manchmal auch von besonderen kulturbedingten Einflüssen. Inzestuöse Gefühle sind nichts Ungewöhnliches. In der Regel sind die sozialen Normen jedoch so stabil internalisiert, daß sexuelle Gefühle innerhalb einer Familie nicht zum Ausdruck gebracht werden.

Sodomie (ICD-Nr. 302.1) bezeichnet das Bestreben, sexuelle Befriedigung im Umgang mit Tieren zu erlangen. Dies kann durch bloßen Kontakt mit Tieren geschehen oder aber auch dadurch, daß die menschlichen Genitalien durch das Lecken von Tieren gereizt werden. Gelegentliche Episoden von Sodomie kommen dann vor, wenn ‚normale‘ Sexualobjekte lange Zeit völlig fehlen. Manchmal experimentieren Kinder und Jugendliche ihre sexuellen Wünsche und Vorstellungen an Tieren. Wenn derartige Aktivitäten persistieren oder gar zur bevorzugten Sexualpraxis werden, ist das als Ausdruck einer schweren psychischen Störung zu sehen.

Der *Sadist* bringt sich in den Zustand sexueller Erregung, indem er seinem Sexualobjekt Schmerz zufügt.

Der *Masochist* gerät in sexuelle Erregung, wenn er Schmerz erträgt. Viele sexuelle Aktivitäten haben aggressive Komponenten (wie z. B. Beißen und Kratzen). Die häufig als bloße Gewalttätigkeit beurteilte Vergewaltigung ist in der Regel das Zusammenspielen von sadistischer Aktivität und masochistischer sexueller Ergebung.

Eine besonders ausgeprägte Form *masochistischen sexuellen Lustgewinns* ist die *Unterwerfung unter demütigende Aktivitäten,* Unterdrückung, Fesselung und Einkerkerung. Dazu gehören gelegentlich lebensbedrohliche Praktiken wie Würgen und Strangulieren, welche in Form von Ritualen durchgeführt werden.

Nekrophilie (Sexualverkehr mit Leichen) bezeichnet eine schwere sexuelle Perversion. Es sind zahlreiche

Variationen dieser Störung bekannt, unter anderem werden die verschiedensten Leichenteile als Stimuli zur Masturbation benutzt.

B. Störungen der Geschlechtsrolle: Die Geschlechtsidentität resultiert normalerweise aus der biologisch begründeten Selbst-Vorstellung, daß man ein Mann oder eine Frau ist. Während dies selbstverständliche und stabile Selbst-Vorstellungen sind, sind die jeweiligen Geschlechtsrollen-Identitäten dynamische Phänomene, die auch in unterschiedlichen Selbstdarstellungen resultieren. Störungen bzw. Uneindeutigkeiten der biologischen Geschlechtsidentität sind sehr selten. Dagegen sind Störungen der Geschlechtsrollen weit verbreitet. Es gibt drei Gruppen von Unsicherheiten bzw. Störungen bezüglich der Geschlechtsrolle: *Transvestismus, Homosexualität* und *Transsexualismus*.

Homosexualität (ICD-Nr. 302.0) bezeichnet die Tendenz zu und die Ausprägung von sexuellen Handlungen mit gleichgeschlechtlichen Sexualpartnern. Hierbei handelt es sich um eine Geschlechtsrollenproblematik. Klinisch werden Personen als homosexuell bezeichnet, die den gleichgeschlechtlichen Sexualpartner bevorzugen. Fast jeder Mensch hat bereits homosexuelle Erfahrungen gemacht. Die sozialen Einstellungen und die gesetzlichen Maßnahmen bezüglich des Phänomens Homosexualität haben im Lauf der letzten Jahre in allen Industrie-Nationen einen bedeutenden Wandel erfahren. Personen, die sowohl mit gleichgeschlechtlichen wie auch mit andersgeschlechtlichen Partnern Sexualbeziehungen haben – die sogenannten ‚Bisexuellen‘ – sind meist Homosexuelle, die sich nicht zu reiner Homosexualität ‚entscheiden‘ konnten. D. h., daß solche Personen eigentlich ihre homosexuelle Vorliebe verleugnen und deswegen heterosexuell aktiv werden, um sich selbst und anderen zu beweisen, daß sie nicht wirklich homosexuell sind. Hier ist evident, daß ein starker Verleugnungsmechanismus im Spiel ist. Die Periode der Bisexualität, d. h. der Unentschiedenheit bezüglich des bevorzugten Sexualobjekts, welche jedes Individuum durchmacht, endet in aller Regel mit der Etablierung einer eindeutigen Verhaltenstendenz in Richtung auf die Bevorzugung andersgeschlechtlicher Sexualobjekte. Bei manchen Menschen ist das sexuelle Verlangen so undifferenziert ausgeprägt, daß sie niemals in die Lage kommen, sich für gleichgeschlechtliche oder andersgeschlechtliche Objekte und für bestimmte sexuelle Praktiken zu entscheiden.

Der *Transsexualismus* (ICD-Nr. 302.5) ist ein Kernproblem der geschlechtlichen Identität. Das biologische Geschlecht wird abgelehnt und statt dessen alles unternommen, die Identifikation mit dem anderen Geschlecht zu realisieren. Die Transsexuellen schwanken nicht zwischen den verschiedenen Geschlechtsrollen. Biologisch männliche Individuen übernehmen weibliche Interessen, tragen Frauenkleider, verhalten sich nicht nur wie Frauen, sondern als Frauen, d. h. demonstrieren eine weibliche Lebenseinstellung und ‚verschaffen sich‘ eine weibliche Anatomie. Die Konversion gelingt sehr weitgehend bei biologisch weiblichen Transsexualisten. Diese Entwicklung beginnt bereits in der frühen Kindheit. Männliche Transsexuelle verhalten sich als Kinder wie Mädchen, sprechen auch so und entwickeln Mädchen-Phantasien. Dann nehmen sie mehr und mehr weiblich-frauliche Verhaltensmuster an, weigern sich typische Männerberufe zu ergreifen und haben auch kein Interesse an ihrem Penis, und zwar weder als einem Zeichen von Männlichkeit noch als einem Sexualorgan. Für den männlichen Transsexuellen bleibt der Wunsch, eine Frau zu sein, ein ganzes Leben lang ein obsessives Thema, oft verbunden mit zahlreichen ernsthaften Versuchen, die gewünschte Realität mit endokrinologischen und chirurgischen Maßnahmen wie Kastration und Vaginalplastik voll und ganz herzustellen.

C. Sexuelle Funktionsstörungen: Zu dieser Kategorie von Störungen gehören sowohl organische oder funktionelle Veränderungen der Blutzirkulation im Genitalbereich als auch Beeinträchtigungen des Orgasmus. Häufig rühren die funktionellen Störungen der Sexualität daher, daß Fehler in der Sexualerziehung begangen, bei der Sexualaufklärung unangebrachte Einstellungen vermittelt oder beim sexuellen Umgang ungeeignete Techniken angewandt wurden. In der Regel kann der Hausarzt in diesen Fällen mit gezielten Ratschlägen Hilfestellung leisten. D. h. Diagnose und Therapie dieser Störungen bedürfen meist keiner Überweisung an einen Fachmann.

Beim Mann sind insbesondere zwei Störungen häufig, nämlich *Impotenz* und *Ejakulationsstörungen*. *Impotenz* (ICD-Nr. 302.7) ist eine Erektionsstörung. Sie besteht in der Unfähigkeit, den Penis zu eregieren und so lange eregiert zu halten, daß ein befriedigender Geschlechtsakt möglich ist. Es gibt psychologische und physiologische oder kombinierte Gründe für diese lokale Blutzirkulationsstörung. Es handelt sich mit Sicherheit um eine psychologische Bedingtheit der Impotenz, wenn bei der Darstellung dieses Problems geschildert wird, daß es eine Reihe von Gelegenheiten gibt, bei denen es zur Erektion kommt, insbesondere dann, wenn spontane nächtliche Erektionen registriert werden. Eine genaue diagnostische Zuordnung dieser Erektionsstörungen kann mit Hilfe von Untersuchungen im Schlaflaboratorium vorgenommen werden.

Psychogene Impotenz tritt sowohl im Kontext mit interpersonellen als auch im Kontext mit intrapsychischen Konflikten auf, so z. B. bei Ehestreitigkeiten oder bei Spannungen in der Ehebeziehung oder bei Depression. Organische Faktoren für das Auftreten von Impotenz sind unter anderem Diabetes mellitus, Drogenmißbrauch (Alkohol-Abusus, Narkotika- oder Stimulantien-Mißbrauch), Einnahme von Medikamenten (anticholinergisch wirkende Pharmaka, Antihypertensiva, Narkotika, Östrogene), Organsystemerkrankungen (Kreislauferkrankungen, Herz-Lungen-Erkrankungen, Nierenerkrankungen), chirurgische Komplikationen (Zustand nach Prostatektomie, Zustand nach Gefäßoperationen), Traumata (Bandscheiben- und Wirbelsäulenverletzungen), endokrinologische Erkrankungen (mit Störungen der Hypophysen-, der Schilddrüsen- und/oder der Nebennierenfunktionen), neurologische Erkrankungen (Multiple Sklerose, Tumoren, periphere Neuropathien, perniziöse Anämie, Syphilis), urologische Probleme (Phimose, Priapismus) und angeborene Mißbildungen (wie z. B. Klinefelter-Syndrom oder Hypospadie).

Die *Ejakulationsstörungen* können sowohl in der Ejaculatio praecox oder in der Unfähigkeit zur Ejakulation oder in einer retrograden Ejakulation bestehen. Die Ejakulationsfähigkeit kann trotz bestehender Impotenz erhalten sein. Ejakulation und Orgasmus gehören normalerweise zusammen. Da die Kontrolle der Ejakulation bzw. die kontrollierte Ejakulation ein erlerntes Verhalten ist, treten mit zunehmender Erfahrung auch weniger Störungen auf. Pathogenetische Faktoren stehen deswegen in einem engen Zusammenhang mit der allgemeinen Entwicklung des Lernverhaltens und ganz besonders mit dem Wissen über Sexualität. Psychische Faktoren wie Angst, Schuldgefühle und Depression sowie interpersonelle Probleme wie Spannungen in der Ehe, Rücksichtslosigkeit des Partners und Dominanzstreitigkeiten führen häufig zu Ejakulationsstörungen. Organische Störungsgründe sind Beeinträchtigungen des sympathischen Nervensystems durch chirurgische Eingriffe oder Traumata, aber auch durch Pharmakawirkungen.

Die zwei häufigsten *Sexualfunktionsstörungen bei Frauen* sind der *Vaginismus* und die *Frigidität*.

Der *Vaginismus* kann durch einen reflektorischen Muskelspasmus bedingt sein, muß also nicht auf psychische Ursachen zurückgeführt werden. Eine psychogene Ursache für Vaginismus ist gelegentlich die Furcht vor dem (ersten) Eindringen des Penis. In der Regel besteht bei Frauen, bei denen dieses Symptom auftritt, sexuelles Verlangen. Auch kommt es zu den entsprechenden Blutzirkulationsveränderungen im Genitalbereich. Die klitorale Stimulation führt zum Orgasmus.

Bei der *Frigidität* (ICD-Nr. 302.7) fehlt das sexuelle Verlangen völlig. Die betreffenden Frauen haben Schwierigkeiten, erotische Gefühle zu entwickeln. Die für die sexuelle Erregung spezifischen genitalen Blutzirkulationsphänomene entwickeln sich nicht. Manche frigide Frauen wollen mit Sexualität ausdrücklich nichts zu tun haben, andere sind zu einem gelegentlichen Orgasmus fähig. Im Unterschied zur Frigidität gibt es *Orgasmusstörungen* unterschiedli-

cher Ausprägung. Dabei kommt es in jedem Fall zu den für die sexuelle Erregung spezifischen genitalen Blutzirkulationsphänomenen. Die Gründe für die Orgasmusstörungen reichen von Unwissen und Ungeschicklichkeit im Umgang mit der Sexualität über frühe traumatische Sexualerlebnisse und interpersonelle Schwierigkeiten (wie Ehestreitigkeiten) bis zu psychischen Störungen (wie Angst und Schuldgefühlen). Aber auch organische Gründe für Orgasmusstörungen sollten berücksichtigt werden, so z. B. Erkrankungen im Beckenbereich, mechanische Hindernisse oder neurologische Defekte.

Behandlung
A. Störungen der sexuellen Erregung und der Geschlechtsrollenidentifikation:
1. Psychotherapie: In einigen Fällen sind diese Störungen psychotherapeutisch erfolgreich zu beeinflussen, insbesondere dann, wenn es sich wie beim Exhibitionismus und beim Voyeurismus um mehr vordergründige Phänomene handelt und wenn sie noch nicht lange bestehen. Die Prognose ist um so besser, je mehr die betroffene Person von sich aus eine Änderung des auffälligen Sexualverhaltens wünscht. Eine ungünstige Prognose muß gestellt werden, wenn der einzige Behandlungsgrund eine gerichtliche Auflage ist oder wenn die Störung schon mehrfach zu Konflikten mit dem Gesetz geführt hat. Eine Reihe neuer Therapieverfahren fokussieren die Widerstände gegen die Entwicklung eines normalen Stimulus-Erregung-Musters. Die Erwartung der Therapeuten ist hier, daß die abweichenden Verhaltensweisen bei Stärkung der normalen allmählich verschwinden.
2. Verhaltenstherapie: Sowohl aversives wie operantes Konditionieren wie auch Kombinationen beider Behandlungstechniken wurden häufig bei Störungen der Geschlechtsrollen-Identifizierung angewandt. Das Resultat bestand in nur gelegentlichen Erfolgen. Bei Patienten mit abweichenden Sexualerregungsmustern führt manchmal die Anwendung einer Modeling-Strategie, des Rollenspiels und der Konditionierungstherapien zu Veränderungen im Sinne einer Norm-Orientierung. Beim Fetischismus ist es mitunter möglich, durch das gestufte imaginäre Vorwegnehmen von Gefühlen zur Linderung der Angst beizutragen.
3. Soziale Hilfestellungen: Wenngleich es mit sozialen oder psychosozialen Vorgehensweisen nicht möglich ist, Sexualerregungsmuster oder Geschlechtsrollen im Sinne einer Norm-Orientierung zu verändern, so haben Selbsthilfegruppen oder auch psychosoziale Dienste die Möglichkeit, diese Patienten in die oft feindselige Gesellschaft einzugliedern. Gar nicht selten ist es erforderlich, die Familienmitglieder eines sexuell Verhaltensgestörten bezüglich ihrer Schuld an dem Zustandekommen der Verhaltensstörung zu entlasten, weil sie andern-

falls nicht in der Lage sind, den zunächst ausgegrenzten Gestörten wieder bei sich aufzunehmen. Sozialarbeiterische Hilfe bei der Arbeitsplatzsuche und bei der Wiedereingliederung am Arbeitsplatz muß dort realisiert werden, wo Personen mit sexuellen Verhaltensabweichungen in einem hohen Maße diskriminierend behandelt werden.

4. Medizinische Maßnahmen: Medizinische Behandlung ist nur dort indiziert, wo bei wenigen ausgesuchten Transsexuellen ein endokrinologischer oder chirurgischer Eingriff Aussicht auf Besserung des psychischen Zustands erwarten läßt. Das chirurgische Vorgehen besteht gewöhnlich in einer Penektomie mit Präparation der invaginierten Penishaut zu einer Vaginalplastik. Die Schwellkörper werden gelegentlich und teilweise zur Herstellung eines Cervix-Substituts und die Skrotalhaut für die Formung von Schamlippen verwendet. Schwieriger ist die chirurgische Herstellung eines Penis bei der Umwandlung weiblicher in männliche Geschlechtsorgane.

B. Sexuelle Funktionsstörungen:

1. Medizinische Maßnahmen: Vor Einleitung einer medizinischen Behandlungsmaßnahme muß eine sorgfältige Einschätzung des zugrundeliegenden Problems vorgenommen werden. Selbst wenn die Störung nicht günstig beeinflußt werden kann, ist es für den Patienten in der Regel sehr wichtig, zu wissen, worum es sich dabei handelt, um die Beeinträchtigung akzeptieren zu können. Sofern Eheprobleme als eine wesentliche Bedingung von Exazerbationen der Störung erkannt werden, sollte die Behandlung sich auf die Eheproblematik konzentrieren. Bei der Impotenz findet man, verglichen mit anderen sexuellen Funktionsstörungen, die meisten organischen Faktoren. Sollte sie mit medizinischen oder psychotherapeutischen Maßnahmen nicht beeinflußbar sein, sollte erwogen werden, ob Penis-Implantate indiziert sind. Zur Auswahl stehen drei Möglichkeiten:

– Ein komplizierter und deswegen störanfälliger und zudem kostspieliger Pump-Mechanismus, der dem Patienten eine relativ ,realitätsnahe' Handhabung im Sinne der Simulation von Erektion und Erschlaffung erlaubt,

– die Implantation eines einfachen Plastikteils mit dem Effekt der Dauererektion; diese Lösung verursacht verhältnismäßig wenige Komplikationen und Beschwerden.

– Die Revaskularisation des Penis durch Umleitung der Arteria epigastrica inferior ist die Methode der Wahl bei Patienten, deren Impotenz auf organische Beeinträchtigungen der Kreislaufsituation im genitalen Bereich zurückzuführen ist.

2. Verhaltenstherapie: Mit ausgezeichneten Resultaten werden Syndrome behandelt, die auf dem Wege einer Konditionierung entstanden sind; hier sind alle Konditionierungstechniken indiziert. Der Vaginismus ist mit einer Kombination von Desensitivierungsbehandlung und der Anwendung der gestuften Dilatation mit Hegar-Stiften günstig zu beeinflussen; gleichzeitig sollten allerdings Entspannungstechniken eingesetzt werden. Masters und Johnson haben bei allen sexuellen Funktionsstörungen verhaltenstherapeutische Ansätze zur Anwendung gebracht. Dabei gingen sie so vor, daß sie bei Paaren gleichzeitig supportive, psychotherapeutische und kommunikationsfördernde Maßnahmen durchführten.

3. Psychotherapie: Insbesondere wenn interpersonelle Schwierigkeiten geschildert werden oder individuelle psychische Probleme dominieren, ist Psychotherapie angezeigt. Häufig sind krankheitswertige sexuelle Funktionsstörungen aus Angst oder wegen Schuldgefühlen nach elterlichen Drohungen entstanden. Gerade in diesen Fällen kann es hilfreich sein, neben einer individuellen Psychotherapie oder einer Gruppenpsychotherapie auch verhaltenstherapeutische Techniken anzuwenden, um zu schnellen positiven Resultaten zu gelangen.

4. Soziale Hilfestellungen: Manchmal sind die sozialen Verhältnisse der Entwicklung einer befriedigenden sexuellen Beziehung so abträglich, daß das Angebot psychotherapeutischer Maßnahmen gleichbedeutend mit dem Übersehen des entscheidenden Problems wäre. Zu denken ist hier insbesondere an Wohnverhältnisse, in denen die für eine ungestörte sexuelle Handlung erforderliche Privatsphäre gar nicht herstellbar ist. Aber auch Schichtarbeit kann zu schweren sexuellen Störungen führen, wenn beide Partner in verschiedenen Schichten arbeiten und sexuelle Kontakte nur unter ungünstigen äußeren Bedingungen oder bei ungleichen psycho-physischen Voraussetzungen (der eine ist müde und abgespannt, der andere nicht) aufgenommen werden können. Für viele Ehebeziehungen ist die Anwesenheit einer weiteren Person im Haushalt (wie z. B. einer Mutter/Schwiegermutter) hinsichtlich des Sexuallebens ein schweres Handicap, wenn nicht sogar ein absoluter Hemmfaktor.

Psychophysiologische und psychosomatische Krankheiten

(ICD-Nrn. 306 und 316)

Diagnostische Merkmale

● Die Symptome kommen an einem oder an mehreren Organsystemen zum Ausdruck
● Die subjektiven Beschwerden überwiegen die objektiven Befunde bei weitem
● Es finden sich Zusammenhänge zwischen Symptomentwicklung und psychosozialer Beanspruchung

● Die Krankheit ist Matrix biogenetischer und entwicklungsgeschichtlicher Muster

Allgemeine Hinweise

Eine Hauptquelle diagnostischer Verwirrung in der Medizin war die Tatsache, daß man lange Zeit Ursache-Wirkung-Beziehungen überall dort annahm, wo parallele Ereignisse beobachtet wurden. Diese „post hoc ergo propter hoc"-Logik war besonders in solchen Situationen ein Ärgernis, welche mit einer großen psychosozialen Notlage des Individuums imponierten. Resultierte diese Notlage beispielsweise auch aus einer chronischen Krankheit, sie wurde in jedem Fall der psychosozialen Situation zugeschrieben. Wenn jemand im Verlaufe einer schweren gastrointestinalen Erkrankung eine durch Querulieren und Ansprüchlichkeit gekennzeichnete Verhaltensweise entwickelt hat, kann diese Verhaltensweise ein Resultat des Versuchs, mit der chronischen Erkrankung fertig zu werden, sein; andererseits ist es denkbar, daß diese chronische Erkrankung Folge einer bestimmten Persönlichkeitsstruktur und der daraus resultierenden querulatorischen und ansprüchlichen Verhaltensweise ist. Bis jetzt gibt es noch keinen schlüssigen Beweis für eine Beziehung zwischen einem frühen psychischen Ereignis oder einer frühen psychischen Ereigniskonstellation und einer bestimmten Persönlichkeitsstruktur einerseits und einer der sogenannten psychosomatischen Problemmanifestationen wie der Colitis ulcerosa, dem peptischen Ulkus, dem Asthma bronchiale und der essentiellen Hypertonie andererseits.

Allerdings kann auch die Tatsache nicht mehr geleugnet werden, daß verschiedene Menschen verschieden auf Krankheit reagieren. Emotionale Beanspruchungen und Belastungen tragen oft zum Ausbruch oder zur Verschlimmerung einer akuten Erkrankung bei. Die Empfindlichkeit eines oder mehrerer Organsysteme begünstigte häufig die Entwicklung bestimmter Symptome, und nicht selten ist die Tatsache, daß sich ein Symptom „funktionell" oder „organisch" ausprägen kann, einer konsequenten Behandlung abträglich.

Klinische Befunde

Wie gesagt, können Symptome und Beschwerden jedes Organsystem betreffen. Manchmal haben psychosoziale Belastungen vor dem Auftreten der Symptome auf das Individuum eingewirkt, manchmal koinzidieren psychosoziale Beanspruchung und Symptomentwicklung. Die Symptome sind der Ausdruck angeborener und erworbener Anpassungstechniken und der Reaktionsweisen der einzelnen Organsysteme. Häufig finden sich bestimmte Reaktionsbereitschaften einzelner Organsysteme in wechselnder Ausprägung bei den verschiedenen Mitgliedern derselben Familie.

A. Konversionsreaktionen: Die Konversion intrapsychischer Konflikte in Körpersymptome wird meist durch Störungen im sensomotorischen Funktionssystem (wie Muskellähmungen, Aphonie, Blindheit, Taubheit) deutlich. Diese Form der pathologischen Konfliktverarbeitung findet man häufiger bei einfachen Persönlichkeiten als bei differenzierten und in bestimmten („primitiven") Kulturen mehr als in anderen. Der Terminus „Konversionshysterie" wird gelegentlich synonym verwandt. Vorherrschender Abwehrmechanismus bei diesem Krankheitsbild ist die Verdrängung und die Isolierung, d. h. daß die angstauslösenden Vorstellungen entweder ins Unbewußte „abgedrängt" werden oder daß der Affekt von der Idee abgespalten wird. An die Stelle der Angst tritt typischerweise die Lähmung, dabei kann häufig festgestellt werden, daß die Wahl des gelähmten Körperteils einen symbolischen Ausdruckswert hat (z. B. kann die Lähmung des rechten Armes bedeuten, daß Wut und Ärger abgespalten und verdrängt wurden; mit der Lähmung der Beine kann Verweigerung von Solidarität zum Ausdruck kommen). Gewöhnlich ist einer Konversionsreaktion bereits eine Reihe anderer Konversionen vorausgegangen. Für eine bestimmte Zeit „erledigt" eine solche Reaktion einen Teil der konfliktbezogenen Probleme.

B. Somatisieren (Briquetsyndrom, Hysterie): La belle indifférence ist nicht – wie meist allgemein angenommen wird – das charakteristische Symptom der Konversionshysterie. Weit kennzeichnender ist eine Reihe von Konversionsreaktionen in der Anamnese, ein jäh aufgetretenes ernstes emotionales Ereignis sowie die anschließende „Erledigung" der damit verbundenen emotionalen Probleme durch eine Konversionsreaktion. In diesem Zusammenhang soll darauf hingewiesen werden, daß das Wort „Hysterie" schon zu häufig benutzt wird, als daß es noch einen Wert für die Bezeichnung der hier beschriebenen pathologischen Konfliktverarbeitung hätte. Die hysterischen Konversionen müssen von der hysterischen Persönlichkeit und der Hysterie streng unterschieden werden.

Die Bezeichnung Hysterie findet man in der offiziellen Nomenklatur nicht; trotzdem steckt in ihr ein Stück Psychiatriegeschichte. Verschiedene Leute haben zu verschiedenen Zeiten jeweils etwas ganz anderes unter Hysterie verstanden. Diese Verwirrung dauert heute noch an. Meistens bezeichnet man junge Frauen als hysterisch, die viele verschiedenartige somatische Beschwerden haben, mehrfach chirurgische Eingriffe an sich haben durchführen lassen und sich theatralisch gebärden. Wegen der vorwiegenden Beschäftigung mit medizinischen und chirurgischen Maßnahmen wird ein Lebensstil geprägt, der kaum noch andere Aktivitäten zuläßt. Dieses klinische Bild wird als Briquet-Syndrom bezeichnet; manche Kliniker verwenden dafür den Begriff Hysterie weiter, andere sprechen von einer „Neurose mit erheblichen Somatisierungstendenzen".

C. Psychogener Schmerz: Es gibt langwierige Schmerzzustände, die sich weder durch anatomische noch durch klinische Befunde erklären lassen. Besonders bei dieser Diagnose sollte auf eine eindeutige Korrelation zwischen psychogenetischen Befunden und dem Auftreten und Verschwinden von Schmerzen Wert gelegt werden. Außerdem ist darauf zu achten, daß der aus den Symptomen resultierende (sekundäre) Krankheitsgewinn evident wird. Das heißt, psychogener Schmerz wird nicht per exclusionem, sondern auf Grund positiver psychologischer Befunde diagnostiziert.

Komplikationen

Viele Komplikationen entstehen innerhalb der Arzt-Patient-Beziehung. Sie kommen insbesondere dadurch zustande, daß der Patient mit dem beharrlichen Festhalten eines somatischen Symptoms dem Arzt beweisen möchte, daß dieser sich irrt, wenn er eine psychische Genese vermutet. Die Symptome werden nach und nach so ausgestaltet, daß man den Eindruck gewinnt, der Patient hat mehr davon, sie zu behalten, als sie zu verlieren (sekundärer Krankheitsgewinn). Der Patient läuft von einem Arzt zum anderen, was in der Regel dazu führt, daß keine Behandlung zustandekommt und die Symptome nach und nach stärker werden und gefährlicher aussehen. Dadurch, daß ein frustrierter Arzt den Forderungen eines frustrierten Patienten nachgibt, entsteht zuguterletzt Medikamentenabhängigkeit. Die Krankheit und die Suche nach Entlastung und Heilung beherrschen schließlich vollständig das Denken und Handeln des Patienten. Seine Zeit und Kraft werden voll und ganz für Aktivitäten aufgewandt, die der Befreiung von seiner Krankheit dienen sollen.

Der Patient will schließlich seinen Arzt nur noch sehen, damit dieser ihm eine Diagnose für seine Beschwerden mache. Darüber hinaus möchte er von ihm immer und immer wieder die Versicherung erhalten, daß er ihn nicht nur akzeptiert, sondern auch achtet und womöglich auch liebt. Was also dem Patienten wirklich hilft, ist in der Regel nicht ein beruhigendes Wort des Arztes oder dessen Verordnung. Wenn der Arzt dies nicht wahrnimmt und sich nicht entsprechend darauf einstellt, kann er damit rechnen, daß der Patient ihn bald auf die eine oder andere Weise darauf aufmerksam machen wird, wie wenig er sich von ihm verstanden fühlt. Viele Patienten fühlen sich bereits erleichtert, wenn ihnen nach einer eingehenden Untersuchung gesagt wird, daß ihnen nichts Ernsthaftes fehle. Andere reagieren auf die gleiche Mitteilung so, als sollten sie keinerlei Behandlung erfahren. Leider entspricht das oft den Tatsachen. Der Arzt verschreibt ihnen nacheinander

eine Reihe von Medikamenten, und zwar gewöhnlich die verschiedenen auf dem Markt befindlichen Mittel derselben Tranquilizer-Gruppe. Deswegen sehen wir immer wieder Patienten, welche die verschiedensten Medikamente einnehmen. Es kann nicht oft genug gesagt werden, daß dies nicht nur gefährlich ist, sondern auch zur Verschleierung der zugrundeliegenden Krankheit beiträgt. Meist begnügt der Arzt sich jedoch nicht mit der Verordnung und manchmal sogar eigenhändigen Applikation verschiedener Pharmaka, sondern er veranlaßt auch noch zahlreiche Untersuchungen und Behandlungen und bestärkt damit den Patienten in seiner Überzeugung, daß es sich bei seinem Beschwerdebild um eine organische Erkrankung handle. So hat der Patient gar keine Veranlassung, daran zu denken, daß seiner Erkrankung emotionale Probleme und Konflikte zugrundeliegen. Dabei könnte der Arzt dem Patienten häufig mit einfachen psychotherapeutischen Techniken wirksam helfen, ohne erst den Psychiater zu konsultieren. Denn die Überweisung zum Psychiater wird vom Patienten oft als Abschieben verstanden oder sogar so interpretiert, als sei ihm nicht mehr zu helfen. Viele Patienten sehen nämlich die Aufgabe des Psychiaters vornehmlich darin, zu trösten oder Sterbehilfe zu leisten. Die meisten Patienten sind jedenfalls verärgert, wenn sie nach einer längeren (erfolglosen) Behandlung durch ihren Hausarzt von diesem an einen Psychiater überwiesen werden. Sie können sich dann kaum noch auf diesen einstellen, statt dessen setzen sie ihre Suche nach einer ihrer Meinung nach wirksameren Hilfe fort.

Behandlung

A. Medizinische Maßnahmen: Das tragende Element der medizinischen Behandlung ist die mit großer Umsicht aufgebaute Arzt-Patient-Beziehung. Das muß insbesondere bei Patienten bedacht werden, die großen Wert darauf legen, daß der Arzt ihre Symptome beachtet, akzeptiert und möglichst in beruhigender Weise würdigt. Der Patient muß das Gefühl haben, daß er mit seinen Beschwerden ernstgenommen wird. Danach hängt viel davon ab, ob es dem Arzt gelingt, die Symptome des Patienten für diesen verständlich mit seiner Lebensgeschichte in Beziehung zu setzen. Es kann hilfreich sein, mit dem Patienten — sofern vorhanden — dessen Tagebuch zu studieren, und zwar unter besonderer Beachtung derjenigen Ereignisse, welche von ihm mit seinen Beschwerden und Symptomen in Zusammenhang gebracht werden. Manchmal ist es auch zweckmäßig, den Patienten zu veranlassen, sorgfältig Tagebuch zu führen, um dieses dann in der geschilderten Weise mit ihm durchzuarbeiten. Am besten vereinbart der Arzt mit dem Kranken regelmäßig und häufig stattfindende kurze Gespräche, in deren Rahmen keineswegs die Wirkung der verordneten Medikamente abgefragt, sondern allmählich ein Problem- und Konfliktbewußtsein bezüglich der geklagten Beschwerden und Symptome erarbeitet werden sollte. Wenn der Arzt für sich feststellt, daß er dem Patienten Medikamente verschreibt, um sich Kontakte mit ihm zu ersparen, sollte er besser die Behandlung abbrechen. Wenn es ihm allerdings darauf ankommt, mit ihm eine therapeutische Beziehung zu entwickeln, kann er der Primärarzt des Patienten bleiben. Es empfiehlt sich allerdings, im Rahmen einer längeren Behandlung gelegentlich einen Experten (z. B. einen Psychotherapeuten) zu konsultieren, um sich zu vergewissern, ob die Beschwerden und Symptome noch richtig eingeschätzt werden (z. B. Balint-Gruppe).

B. Psychotherapie: Auch der Primärarzt (Arzt für Allgemeinmedizin oder andere Ärzte der ersten Linie) sollte, falls er mit entsprechender Kompetenz ausgestattet ist, ein psychotherapeutisches Angebot machen, sofern der Patient grundsätzlich bereit ist, um den Lohn der Symptomreduktion oder gar der Beschwerdefreiheit seinen Lebenswandel zu verändern. Der am meisten Erfolg versprechende Ansatz besteht zunächst darin, pragmatisch die Hier- und Jetzt-Situation zu akzentuieren und von einer tiefenpsychologischen Exploration, d. h. von einer Aufklärung und Aufarbeitung von frühkindlichen traumatischen Erlebnissen abzusehen. Denn dem Kranken kommt es in aller Regel zunächst darauf an, Linderung bezüglich seiner akuten Beschwerden zu erfahren. Patienten mit psychosomatischen Krankheiten sind in der Regel auch gut in Gruppen aufgehoben, in denen sie zusammen mit Patienten, welche ähnliche Probleme haben, versuchen können, den gemeinsamen Nenner ihrer Störung zu finden. Auf jeden Fall ist der Primärarzt gut beraten, alles zu tun, was dazu beitragen kann, beim Patienten ein Problem- bzw. Konfliktbewußtsein bezüglich seiner physischen Symptomatik zu erzeugen, wenn er ihn psychotherapeutisch weiterbehandeln oder zur Weiterbehandlung an einen Psychotherapeuten oder Psychiater überweisen will.

C. Verhaltenstherapie: Das beste Beispiel verhaltenstherapeutischer Ansätze bei psychosomatischen Krankheiten liefern wahrscheinlich die erst in jüngster Zeit entwickelten Biofeedback-Techniken, welche sich an der Lerntheorie orientieren. Das Prinzip dieses Behandlungsansatzes besteht darin, daß Patient und Therapeut das spezielle Symptom (beispielsweise eine vermehrte Peristaltik) erfassen müssen (zum Beispiel mittels eines elektronischen Stethoskops, das die Darmgeräusche verstärkt). Nachdem der Patient gelernt hat, eine Reihe von funktionellen Veränderungen zu bewirken und den Effekt wahrzunehmen, also sich der Tatsache bewußt zu werden, daß er der Urheber und nicht der passive Adressat bzw. Empfänger solcher Veränderungen ist, kann er damit beginnen, Organfunktio-

nen zu steuern. In dem Maße, in dem ein Symptom als Resultat operanten Konditionierens erfaßt und erlebt wird, wird es auch möglich, es mit Hilfe der Biofeedback-Technik wieder zu verlernen (beispielsweise kann über die gezielte Entspannung im viszeralen Bereich die Darmperistaltik reduziert werden, was über das Nachlassen der Darmgeräusche registriert wird). Es ist mit Hilfe der Biofeedback-Technik grundsätzlich möglich, Symptome sehr frühzeitig zu erfassen und die entsprechenden „Gegenfunktionen" in Gang zu setzen. Auf diese Weise gelingt es häufig, das Problem der Symptomatik bei psychosomatischen Erkrankungen auf befriedigende Weise unter Kontrolle zu bringen.

D. Soziale Hilfestellungen: Diese erstrecken sich in aller Regel nicht nur auf die Familie, sondern auch auf die Arbeitswelt und andere Bezugssysteme des Patienten. Die Angehörigen des Patienten sollten immer wieder einmal dabei sein, wenn der Kranke seine Probleme mit dem Arzt erörtert. Bei dieser Gelegenheit gewinnen sie nicht nur Einblick in die Zusammenhänge der Erkrankung, sie haben darüber hinaus die Möglichkeit zu erfahren, wie sie sich am besten auf die Beschwerden und Symptome des Patienten einstellen. Dies gilt insbesondere für die Behandlung von Somatisierungseffekten und psychogenen Schmerzzuständen. Bestimmte Selbsthilfegruppen, wie zum Beispiel die Ileostomie-Gruppen, tragen dazu bei, den Patienten zu ermutigen, auch ein Leben mit gesundheitlichen Einschränkungen auf sich zu nehmen. Wenn es dem Arzt gelingt, den Arbeitgeber des Kranken zu motivieren, sich auf dessen längerfristiges Leiden einzustellen, ist schon sehr viel gewonnen. Denn häufig reagieren die Arbeitgeber von psychosomatisch Kranken genauso entmutigt und verzweifelt auf deren chronische Probleme wie die Ärzte dieser Patienten.

Prognose

Die Prognose ist umso besser, je schneller es dem zuerst konsultierten Arzt gelingt, eine vertrauensvolle Arzt-Patient-Beziehung herzustellen und sich in angemessener Weise der Beschwerden und Symptome des Patienten anzunehmen. Wenn die Störung erst zu chronifizieren beginnt, ist sie nur noch sehr schwer günstig zu beeinflussen.

Chronische Schmerzkrankheiten
(ICD-Nrn. 300.7, 304/305, 306, 307.8, 311)

Diagnostische Merkmale
- Chronische schmerzhafte Beschwerden
- Die Intensität der geklagten Schmerzen steht in keinem Verhältnis zu den faßbaren Auslösern
- Mit den üblichen Schmerzmitteln wird nur wenig Erleichterung erreicht

- In der Anamnese finden sich zahlreiche Arztkonsultationen
- Es wird angegeben, daß häufig unspezifische Medikamente eingenommen werden

Allgemeine Hinweise

Ein Problem der Schmerzbehandlung besteht darin, daß es keine spezifischen Behandlungsmöglichkeiten für akute Schmerzsyndrome einerseits und für chronische andererseits gibt. Die meisten Ärzte können gut mit akuten Schmerzproblemen fertig werden, während sie große Schwierigkeiten haben, Patienten mit chronischen Schmerzzuständen adäquat zu behandeln. Letztere nehmen in der Regel zu viele (verschiedene) Medikamente, verbringen viel Zeit im Bett, haben bereits zahlreiche Ärzte konsultiert, gehen kaum noch einer Beschäftigung nach und berichten selten von erfreulichen Erlebnissen bei der Arbeit oder in der Freizeit. Alle sozialen Beziehungen dieser Menschen sind beeinträchtigt – auch die zu ihren behandelnden Ärzten –, und ihr Leben besteht in einer unermüdlichen Suche nach Schmerzbefreiung.

Häufig sind die Ergebnisse dieser Suche komplizierte Arzt-Patient-Beziehungen, in denen die Ärzte sich gehalten fühlen, immer neue Medikamente, insbesondere Sedativa auszuprobieren. Wenn die Behandlung nicht anschlägt, wird nicht nur der Patient depressiv, sondern auch der Arzt resigniert. Eine weitere Folge ist die vertärkte Ausprägung des Schmerz-Syndroms. Wenn die Frustrationen in der jeweils aktuellen Arzt-Patient-Beziehung die weitere Zusammenarbeit unmöglich machen, wird ein neuer Arzt aufgesucht und die Spirale der Behandlungsversuche und Enttäuschungen beginnt von neuem.

Klinische Befunde

Zu den typischen Komponenten des Syndroms ,chronische Schmerzen' gehören außer den mehr oder weniger ausgeprägten anatomischen Veränderungen chronische Angst und chronische Depressivität, aber auch ein veränderter Lebensstil. Der anatomische Faktor ist im allgemeinen irreversibel, nachdem bereits zahlreiche diesbezügliche Interventionen erfolgt sind, ohne daß auch nur annähernd zufriedenstellende Ergebnisse erzielt werden konnten.

Die chronisch vorhandene Angst und die begleitende Depressivität bedingen einerseits einen Zustand allgemeiner Gereiztheit, andererseits aber auch eine erhöhte Bereitschaft, auf Schmerzreize in inadäquater Weise zu regieren. D. h., die Schmerzschwelle ist deutlich niedriger als bei Normalpersonen. Das führt dazu, daß sich die Patienten in hypochondrischer Weise mit ihrem Körper beschäftigen und es darauf anlegen, daß andere Menschen beruhigend und tröstend auf ihre Beschwerden eingehen. Von diesem Verhalten ist auch der behandelnde Arzt betroffen, dem immer wieder bedeutet wird, wieviel für den Patienten davon abhängt, daß er jederzeit erreichbar ist. Wenn dies nicht der Fall ist oder von ihm auch noch Überweisungen an andere Ärzte vorgenommen werden, wird dies als Zurückweisung interpretiert. Die daraus resultierenden verstärkten Bemühungen des Kranken, den Arzt an sich zu binden, haben dann bald den nächsten Arztwechsel zur Folge. Angst und Drepression werden selten im Kontext mit dem Schmerz-Syndrom zur Sprache gebracht, als wenn es ein stillschweigendes Übereinkommen zwischen Arzt und Patient gäbe, diese Aspekte nicht zu berühren.

Zum infolge chronischer Schmerzen veränderten Lebensstil gehören ,Schmerz-Spiele'. Diese werden nach einem ,Drehbuch' für die gesamte Familie organisiert: Der Patient erhält die Kranken-Rolle; alle anderen Familienmitglieder haben so miteinander und mit dem Kranken zu interagieren, daß er diese Rolle beibehalten kann. Das resultierende Interaktionsmuster garantiert häufig den Zusammenhalt der Familie, weswegen es für den Kranken schließlich unmöglich werden kann, seine Krankenrolle aufzugeben. Er kann schließlich regelrecht darauf festgelegt werden zu verlangen, daß die anderen alle Aufmerksamkeit und Mühe auf ihn konzentrieren. Damit hätte er die Funktion, das Verhalten der übrigen Familienmitglieder zu kontrollieren. In der Regel sind auch andere Personen in der Kontrolle des Kranken, einschließlich dessen behandelnder Arzt.

Ein weiterer sekundärer Gewinn aus der Krankenrolle besteht in finanzieller Unterstützung oder in anderen Zuwendungen. Meist wird der Patien dadurch noch bestärkt, krank zu bleiben, so daß sämtliche Versuche scheitern müssen, ihn zur Aufgabe seiner Krankheit zu bewegen. Da das übliche Arzt-Verhalten darin besteht, auf Krankheitssymptome mit einem direkten Entlastungsangebot zu reagieren, verstärken die Ärzte in aller Regel unwissentlich das Krankheitsverhalten von Schmerz-Patienten. Mitten im ,Schmerz-Spiel' sind die Forderungen nach Aufmerksamkeit besonders nachdrücklich, weswegen sich ihnen niemand wirklich entziehen kann. Wer hilfreiche Vorschläge macht, bekommt zur Antwort: „Ja, aber . . .". So bleibt eine Medikamentenverordnung meist als einzige Reaktion übrig, womit die Entwicklung eines Abhängigkeitsproblems ihren (weiteren) Lauf nimmt.

Behandlung

Indiziert sind sowohl medizinische, verhaltenstherapeutische, soziale als auch psychotherapeutische Maßnahmen. Wie man am besten vorgeht und welche Akzente man setzt, wird zweckmäßigerweise an Hand einer Prioritätenskala diskutiert.

Die höchste Priorität hat die Beauftragung eines

einzigen Arztes mit der Behandlung. Wenn Fachärzte konsultiert werden müssen, steht dem nichts entgegen. Dies sollte allerdings nur unter der Bedingung geschehen, daß die therapeutische Strategie in den Händen des Primär-Arztes verbleibt. Genausowenig sollten Überweisungen vorgenommen werden, weil der Patient dann unrealistischerweise hofft, der Arzt würde den Fall weitergeben.

In seiner Haltung sollte der behandelnde Arzt gleichermaßen Interesse, Standhaftigkeit und Hoffnung zum Ausdruck bringen. Seine Anweisungen und Erläuterungen zur Therapie werden um so wirksamer sein, je direkter und eindeutiger sie gemacht und je häufiger sie wiederholt werden. Wenn die Vermittlung von Hoffnung akzentuiert wird, sollte damit nicht die völlige Heilung von Schmerz verbunden werden. Auch sollte es (vom Arzt) nicht als Mißerfolg seiner Bemühungen angesehen werden, wenn er es nicht erreicht, daß der Patient *frei* von Schmerzen wird. Zum erklärten Ziel sollte die Schmerzreduktion gemacht werden, d. h. die Vorstellung, daß es erreichbar ist, mit so wenig Schmerzen wie möglich weiterzuleben.

Von außerordentlicher Bedeutung ist die Kooperationsbereitschaft des Kranken. Diese prüft man am besten dadurch, daß man dem Patienten Aufgaben stellt, die er selbsttätig lösen muß, und zwar innerhalb bestimmter Fristen. Dabei muß darauf geachtet werden, daß seine Fähigkeiten maximal ausgeschöpft werden, er aber nicht wegen Überforderung resigniert. Der Arzt sollte darauf bestehen, daß der Kranke die ihm gegebenen Aufträge ohne Hilfe durch andere und möglichst unter Benutzung von Selbsteinschätzungsskalen ausführt und dokumentiert. Notwendig ist auch die Mitarbeit der Familie des Patienten. Andererseits kann es sehr schnell geschehen, daß alle Anstrengungen des Arztes sabotiert werden. Daher sollten die Familienangehörigen möglichst bei der ersten Konsultation wegen der Schmerzbehandlung anwesend sein, weil sie auf diese Weise frühzeitig über den Behandlungsplan informiert werden können. Bei dieser Gelegenheit sollte mit ihnen auch besprochen werden, wie sie zur Beseitigung von Hindernissen und zur Verstärkung bestimmter Verhaltensweisen und Funktionen beitragen können. Es gibt überhaupt keinen Ersatz für eine kooperationsbereite Familie. Denn nur über diese ist es möglich, die destruktiven ‚Schmerzspiele‘ zu identifizieren und planvoll zu unterminieren und außer Kraft zu setzen.

Wegen der möglicherweise langen medikamentösen Behandlung vor Beginn der konsequenten Schmerz-Therapie ist die Weiterverordnung von Medikamenten problematisch. Das heißt, daß besonders nachdrücklich und unmißverständlich das Ziel verfolgt werden muß, alle Medikamente aus der Behandlung zu eliminieren, die nicht unbedingt notwendig sind. So haben Pharmaka keine Indikation, die üblicherweise „bei Bedarf" genommen werden können. Denn diese Verordnungsweise verstärkt die Entwicklung zur Medikamentenabhängigkeit. Am besten setzt man diejenigen Analgetika ein, die man für unbedingt erforderlich hält, und appliziert sie nach einem festen Reglement. Bei manchen Patienten wirken trizyklische Antidepressiva im Sinne der Erhöhung der Schmerzschwelle. Deswegen sollten diese Pharmaka in das Therapieprogramm eingebaut werden.

Die ‚Droge Arzt‘ sollte auch bei Schmerz-Patienten genauso häufig appliziert werden wie bei noch kränkeren Personen. Das ist nicht gleichbedeutend mit der Ermutigung zu unüberlegt häufigen Kontakten, sondern soll der Tendenz des Patienten vorbeugen, seinerseits den Arzt zu manipulieren. Darüber hinaus ist es dem Arzt leichter, mit dem Patienten Kontakt aufzunehmen, bevor dieser sein Agierfeld aufgebaut und den Arzt mit seinen Verhaltensmöglichkeiten darin völlig festgelegt hat. Die einfachste Möglichkeit, die Kontakte zwischen Arzt und Patient ungezwungen zu gestalten, besteht darin, dem Patienten häufig und individuell Gelegenheit zu geben, seinen Arzt zu sprechen. Dieses Angebot kann darin bestehen, daß der Arzt den Patienten häufiger besucht, aber auch darin, daß der Patient darüber informiert wird, wann er seinen Arzt ansprechen kann. Die Kontakte sollten vom Arzt dazu benutzt werden, den Kranken immer wieder auf das Behandlungsprogramm hinzuweisen oder darauf Bezug zu nehmen, deutlich zu machen, daß er für den Patienten da ist und sich für ihn interessiert. Wenn es dabei noch gelingt, eine gewisse Flexibilität zu realisieren und auf die Bedürfnisse der verschiedenen Patienten einzugehen, kann man mit einer beachtlichen Erfolgsrate dieses Behandlungskonzepts rechnen. Jedes durch Chronizität charakterisierte medizinische Problem erfordert vor allen Dingen Ausdauer in der Behandlung. Wenn der Patient weiß, daß der Arzt in seinen Anstrengungen, seine Schmerzen zu lindern, beharrlich fortfährt, wird er mit weniger Angst vor Zurückweisung, weniger Depressivität und einer hoffnungsvolleren Einstellung zu dem Schmerzlinderungsprogramm mitarbeiten. Daran wird deutlich, wie sehr eine konsequente Behandlung chronischer Schmerzzustände nicht nur Disziplin beim Patienten, sondern vor allen Dingen auch beim Arzt und den anderen kooperierenden Therapeuten voraussetzt.

Persönlichkeitsstörungen
(IDC-Nr. 301)

Diagnostische Merkmale
- Lange Vorgeschichte, bis in die Kindheit zurückreichend
- Wiederholt unangepaßtes Verhalten
- Wenig oder gar keine Angst
- Größte Schwierigkeiten im Umgang mit anderen
- Depression und Angst, wenn die mit dem unangepaßten Verhalten angestrebten Wirkungen nicht erzielt werden

Allgemeine Hinweise
Persönlichkeit – ein hypothetisches Konstrukt! – resultiert aus einem langen interaktionellen Prozeß zwischen den Trieben des Individuums und den mannigfaltigen äußeren Einflüssen. Als unverwechselbare und somit das Individuum charakterisierende Struktur ist Persönlichkeit die Summe aller erworbenen und überdauernden Einstellungen und Verhaltensmuster, welche sich zur Anpassung an die soziale Umwelt und zur Bewältigung der aus dem Zusammenleben mit anderen Menschen resultierenden Probleme als geeignet und zweckmäßig erwiesen haben. Die Persönlichkeitsstruktur erweist sich als umso stärker, je befriedigender die frühen Lebenserfahrungen des betreffenden Individuums gewesen sind. Menschen, die nicht in der Lage waren, in den entscheidenden Jahren ihres frühkindlichen Lebens befriedigende Erfahrungen zu machen und integrierend zu verarbeiten, sind in ihrer Persönlichkeit meist undifferenziert strukturiert und neigen dazu, in nur wenig belastenden Situationen unangemessen (z. B. regressiv, primitiv, brutal) zu reagieren. So kann es z. B. vorkommen, daß jemand auf einen gelinden Tadel mit einer Schlägerei reagiert oder daß jemand einen Suizidversuch unternimmt, weil er von einem anderen Menschen zurückgewiesen worden ist, mit dem er flüchtig befreundet war. Charakteristisch für persönlichkeitsgestörte Menschen ist also ein lückenhaftes Selbstbild. Das wird an ihrer bemerkenswerten Abhängigkeit von anderen und an ihrer ausgeprägten Neigung, andere zu imitieren besonders deutlich. Kontaktversuche mit anderen Personen werden häufig wiederholt, und zwar in derselben abhängigen Weise. Auf Zurückweisungen folgen dann die oben skizzierten unangemessenen Reaktionen.

Die Zweideutigkeit der Termini, mit denen man persönlichkeitsgestörte Individuen zu charakterisieren versucht, beschreibt in der Tat deren Grundproblem. Von klein auf entwickeln sie sich fehlangepaßt, haben infolgedessen immer Probleme mit ihrer Umwelt, die sich auf dieselbe Weise unablässig wiederholen. Dadurch entstehen ihnen eine Reihe von Handicaps in ihrer Weiterentwicklung und in ihrem Fortkommen, die auf's engste mit Belästigungen anderer verquickt sind. Die solchermaßen „vom Schicksal geschlagenen" Personen lernen aber nicht etwa aus ihren schlechten Erfahrungen, sondern setzen sie fort. Angst kennen sie in der Regel nicht.

Die Persönlichkeitsstörungen werden je nach Art und Ausprägung der vorherrschenden Symptome in Untergruppen klassifiziert. Die schwersten Störungen werden als antisozial (oder psychopathisch) bezeichnet, weil damit meistens schwerste Konflikte mit der sozialen Umwelt und mit den Gesetzen verbunden sind.

Klassifikation und klinische Befunde
Im folgenden werden einigen klassifizierenden Bezeichnungen die entsprechenden Eigenschaften zugeordnet:

Der *Paranoide* (ICD-Nr. 301.0) ist vorwiegend defensiv, überempfindlich, verschlossen, mißtrauisch, begrenzt emotional schwingungsfähig und überaus wachsam.

Der *Zyklothyme* (ICD-Nr. 301.1) unterliegt großen Stimmungsschwankungen; er gibt sich „mal himmelhoch jauchzend, mal zu Tode betrübt".

Der *Schizoide* (ICD-Nr. 301.2) ist schüchtern und introvertiert; er lebt meist zurückgezogen und meidet enge Beziehungen.

Das Verhalten des *Explosiven* (ICD-Nr. 301.3) ist durch impulsive verbale und/oder physische Ausbrüche gekennzeichnet; dabei wirkt er unverhohlen aggressiv, ja bedrohlich, ohne daß ein entsprechender Anlaß für dieses Verhalten auszumachen wäre.

Der *Obsessiv-Zwanghafte* (ICD-Nr. 301.4) fällt mit seinen rigiden Denkschemata und seinem ritualisierten gestischen Gebaren auf; er erweist sich als unfähig, Unpünktlichkeit zu ertragen oder sein Kontrollbedürfnis aufzulockern.

Der *Hysterische* (ICD-Nr. 301.5) imponiert mit seinem Abhängigkeitsverhalten, seiner psychischen Unreife, seinem verführerischen Verhalten, seinem theatralischen Gehabe; er ist egozentrisch, eitel und affektlabil (oder treffender: affektiv aufgelöst).

Der *Astheniker* (ICD-Nr. 301.6) wirkt insgesamt schlapp, und zwar sowohl physisch wie psychisch; auch ist er in seiner Liebes- und Genußfähigkeit eingeschränkt. Selbst geringfügige körperliche und emotionale Beanspruchungen können ihn aus dem Gleichgewicht bringen.

Der *antisoziale Psychopath* (ICD-Nr. 301.7) stellt sich selbstsüchtig, unsensibel und impulsiv dar; er hat eine außerordentlich niedrige Frustrationstoleranzschwelle, ist keineswegs zuverlässig und fällt dadurch besonders auf, daß er unfähig ist, selbst aus schlechten Erfahrungen zu lernen.

Der *Passiv-Aggressive* (ICD-Nr. 301.8) verhält sich einerseits hartnäckig, andererseits zaudernd; er kann durch seine außergewöhnliche Streitsüchtigkeit aber auch durch eine ausgeprägte Tendenz, sich immer wieder in den Schmollwinkel zurückzuziehen, auffallen; manchmal überwiegt hilflos-anklammerndes Verhalten, allerdings mit der unübersehbaren Tendenz, den anderen zu beherrschen; meist wird dieses Verhalten an Autoritätspersonen adressiert.

Der *Inadäquate* (ICD-Nr. 301.8) imponiert als in jeder Hinsicht unfähig; er scheint nicht in der Lage zu sein, irgendeine Arbeit auch nur mit bescheidenem Erfolg zu Ende zu führen. Im Sozialkontakt ist er ungeschickt und albern, es mangelt ihm an Urteilskraft und an der Fähigkeit, sich sein Leben planvoll einzurichten. Überhaupt hat er nur wenig Sinn für die alltäglichen Erfordernisse, nach denen andere Menschen selbstverständlich ihr Handeln ausrichten.

Differentialdiagnose

Menschen mit nur mäßig ausgeprägten Persönlichkeitsstörungen werden ängstlich und depressiv, wenn sie mit ihrem pathologischen Verhalten anecken oder gar Zurückweisungen erfahren. Dann stellen sich ihre Probleme ähnlich wie die entsprechenden neurotischen Probleme dar. Die Dekompensationsformen schwerer Persönlichkeitsstörungen ähneln den Bildern akuter psychotischer Episoden (beispielsweise der paranoiden Schizophrenie) oder akuter manischer bzw. depressiver Phasen.

Behandlung

A. Soziale Hilfestellungen: Die sozial- und milieutherapeutischen Settings halbstationärer Einrichtungen (Tageskliniken, Teilzeithospitäler) und die von kollektiven Wohngemeinschaften (Synanon) werden dadurch wirksam, daß von den Mitpatienten ein hoher Konformitätsdruck auf die gestörten Individuen ausgeübt wird. In diesem Rahmen werden selbst- und fremddestruktive Verhaltensweisen allmählich aufgegeben und durch produktives und kooperatives Verhalten ersetzt. Die persönlichkeitsgestörten Patienten waren häufig nicht in der Lage, Erfahrungen zu machen, aus denen sie für den Umgang mit anderen Menschen hätten profitieren können. Wenn sie dann während des Heranwachsens mit Autoritätspersonen Schwierigkeiten bekamen, war das einerseits die Folge aus dem geschilderten Mangelerleben, andererseits ein Hinderungsgrund für korrigierende Lernerfahrungen. Die Möglichkeit, in einem strukturierten Setting im Rahmen einer therapeutischen Gemeinschaft Beziehungen mit anderen Menschen anzuknüpfen und auszubauen, impliziert nicht nur Ansätze für eine wirkungsvolle Nach-Erziehung, sondern auch zahlreiche Gelegenheiten, versäumte Lernerfahrungen nachzuholen. Wenn in einer solchen Umgebung festgestellt wird, daß jemand einen „Charakterfehler" hat und die ganze Gemeinschaft permanent darauf besteht, diesen Fehler unverzüglich zu korrigieren, dann gibt es kaum eine Möglichkeit, diesem Druck anders zu

entrinnen, als durch das unablässige Einüben alternativer, d. h. akzeptierter Haltungen und Verhaltensweisen. Falls im Sinne von Persönlichkeitsstörungen einzuschätzende Fehlhaltungen frühzeitig beobachtet werden, können Schule und Elternhaus durch gezielte soziale Anpassungsmaßnahmen dazu beitragen, die notwendigen Korrekturen vorzunehmen, wenn nötig auch unter Anwendung bestimmter verhaltenstherapeutischer Techniken.

B. Verhaltenstherapie: Die grundsätzlich wirkungsvollsten verhaltenstherapeutischen Techniken sind in diesen Fällen das operante und das aversive Konditionieren. Der Therapeut bestätigt einfach immer wieder die Annahme des gewünschten Verhaltens und bestärkt den Patienten darin, indem er ihn lobt oder belohnt. Unter aversivem Konditionieren wird gewöhnlich Strafe bzw. Bestrafung verstanden, obwohl mitunter auch so diskrete Maßnahmen gemeint sind wie das Ignorieren einer Person, aber auch Schelte oder leichte Elektroschocks. Gelegentlich wird auch die Extinktionsbehandlung angewandt, insbesondere dann, wenn es auf andere Weise nicht gelingt, jemanden zur Aufgabe eines unerwünschten Verhaltens zu bewegen. Dann wird dieses Verhalten so lange ignoriert, bis der Betreffende sich gezwungen sieht, ein anderes Verhaltensangebot zu machen. Beispielsweise wird Schmollen und Übellaunigkeit sehr schnell aufgegeben, wenn die damit angestrebten Reaktionen ausbleiben.

C. Psychotherapie: Persönlichkeitsgestörte Individuen werden zweckmäßigerweise in Gruppen-Settings behandelt. Wenn, wie bei den schizoiden und inadäquaten Fehlverhaltensweisen, ganz besondere interpersonelle Verhaltensschwierigkeiten akzentuiert beeinflußt werden sollen, dann ist die Einzel-Gruppen-Therapie (Gruppe aus Einzelpersonen, im Gegensatz zur Paar-Gruppe oder Familien-Gruppe) indiziert. Dieses Behandlungs-Setting ist auch für die sogenannten agierenden Patienten geeignet, insbesondere solche, die sich häufig impulsiv und unangemessen verhalten. Hier spielen das begrenzte Agierfeld und die begrenzte Zeit eine wesentliche therapeutische Rolle. Die Anwesenheit von anderen Patienten reicht oft aus, Haltung und Verhalten einer zum Agieren neigenden Person zu strukturieren und sie von daher an der zügellosen Ausführung irgendwelcher impulsiver Handlungen zu hindern. Außerdem trägt die Gruppe dazu bei, nicht nur bestimmte Verhaltensweisen im sozialen Kontext treffend zu beschreiben und diese damit dem sich so Verhaltenden mitunter erstmals aufzuzeigen, sondern sie kann ihm auch helfen, sich besser zu beobachten, so daß er dadurch Gelegenheit erhält, sich mit den Vorboten der ihm als unerwünscht beschriebenen Verhaltensformen auseinanderzusetzen und damit sein Verhalten (besser) zu steuern. Einzeltherapie hat sogar bei motivierten Patienten nur sehr begrenzte Erfolgschancen.

D. Medizinische Maßnahmen: Ganz selten ist die Aufnahme in ein vollstationäres milieutherapeutisches Setting indiziert. Die meisten Patienten dieser Gruppe können einer teilstationären Behandlung in einer Tagesklinik usw. zugewiesen werden, wenn sich nicht von vornherein eine Wohngemeinschaft anbietet. Neuroleptika und Tranquilizer sollten — wenn überhaupt — nur zeitweise verordnet werden, und zwar ausschließlich für den Fall und für die Dauer einer psychotischen Dekompensation; man kann beispielsweise 2–5 mg Haloperidol (Haldol®) oral alle 3–4 Std geben, bis der Patient sich wieder beruhigt hat und sich realitätsgerecht verhält. Nach einigen Tagen kann diese Medikation meist reduziert und schließlich abgesetzt werden, wobei man sich am besten am Verhalten des Patienten und der Stabilität dieses Verhaltens orientiert. Tranquilizer wie beispielsweise Diazepam (Valium®) — 5–10 mg mehrmals täglich oral gegeben — sind dann angezeigt, wenn jemand passiv gehemmt ist und es ihm erleichtert werden soll, in einem therapeutischen Setting neue Verhaltensweisen einzuüben. Dieser zeitlich begrenzte und kontrollierte Einsatz von Tranquilizern gilt auch für Patienten, die in berufsrehabilitativen Einrichtungen zunehmend an höhere und komplexere Anforderungssituationen herangeführt werden. Das gilt insbesondere für sehr ängstliche schizoide Patienten, die sich von anderen Menschen zurückziehen, weil sie die Nähe nicht ertragen können. Ihnen kann erfahrungsgemäß mit der genannten Medikation das offene Interagieren in einer therapeutischen Gruppe oder in einem Feld mit gleichbleibenden Bezugspersonen erheblich erleichtert werden.

Prognose

Personen mit antisozialen Fehlverhaltensweisen sind nur schwer therapeutisch zu beeinflussen, während schizoide oder passiv-aggressive Individuen eine gute Prognose haben, sofern ihnen eine geeignete Behandlung vermittelt wird.

Borderline-Syndrome

(Keine ICD-Nr.)

Unter diesem Begriff werden zahlreiche Syndrome zusammengefaßt, so z. B. die Borderline-Persönlichkeit, die pseudoneurotische Schizophrenie, die latente Schizophrenie, die hysterische Psychose, der ‚Gesellschaftsschwachsinn' und die pseudopsychopathischen Syndrome.

Diagnostische Merkmale

- Ausgeprägte Defizite in der Persönlichkeitsstruktur (s. auch Abschnitt „Persönlichkeitsstörungen", S. 911 ff.)
- Manifeste neurotische Symptome wie zum Beispiel Angst, Phobien, Zwänge
- Schwerwiegende Probleme im Umgang mit anderen Menschen, oft bedingt durch Unselbständigkeit und die daraus resultierende Abhängigkeit
- Gelegentliche psychotische Episoden (in Zeiten stärkerer physischer oder psychosozialer Belastung)

Allgemeine Hinweise

Die Diagnose „Borderline-Syndrom" gibt es in keiner offiziellen psychiatrischen Nomenklatur; dennoch wird sie häufig verwendet, und zwar um so häufiger, je seltener die klassischen psychiatrischen Syndrome beobachtet werden. Es besteht keine Einmütigkeit darüber, wann ein Krankheitsbild als Borderline-Fall bezeichnet wird, welche Bedingungen also erfüllt sein müssen, damit diese Diagnose angebracht ist. Wo die Bezeichnung angewandt wird, werden drei Befunde zugrunde gelegt: Pathologisch strukturierte oder defizitäre Persönlichkeit, kurzfristige psychotische Episoden in der Anamnese (insbesondere unter physischer oder psychosozialer Belastung), neurotische Bilder mit Angst, Phobien usw. (siehe Abschnitt Angstkrankheiten, S. 898 ff.). Unter der diagnostischen Kategorie Borderline-Syndrom werden eine ganze Reihe klinischer Zustandsbilder subsumiert. Sie werden im einzelnen jeweils so bezeichnet, wie sie sich initial präsentieren. Die häufigste offizielle Diagnose ist ‚latente Schizophrenie'.

Die Diagnose hysterische oder hysteriforme Psychose wird für die Dekompensationsformen der hysterisch Persönlichkeitsgestörten (siehe Abschnitt Persönlichkeitsstörungen, S. 911 ff.) am häufigsten benutzt.

Die ‚pseudoneurotische Schizophrenie' imponiert im allgemeinen mit einer alles beherrschenden Angst. Der Kranke steht in allem, was er tut, unter einer ungeheuren affektiven Spannung. Jedes Ereignis und jedes Erlebnis wirkt sich spannungs- und angstfördernd aus. Außer von dieser diffusen Angst wird der Kranke noch von verschiedensten anderen neurotischen Beschwerden und Symptomen gequält, und zwar in wechselnder Ausprägung von Phobien, somatisch konvertierten verdrängten Affekten, Zwangsmechanismen, Depression mit Schlafstörungen, Appetitlosigkeit, allgemeiner Abgeschlagenheit, sowie von gastrointestinalen Beschwerden und Herzklopfen. Der von dieser Symptomatik betroffene bzw. beherrschte Patient ist nicht wie der neurotische Patient in der Lage, seine Beschwerden und Symptome sorgfältig aufzuzählen und zu beschreiben. Bei seinen Klagen beschränkt er sich auf wenige diffuse Details. Die Persönlichkeitsdefekte sind nicht festzulegen, sie schließen hysterische Merkmale, Passivität, Abhängigkeit und ernste Schwierigkeiten in der Beziehung zu anderen Menschen ebenso ein wie sexuelle Abweichungen und Drogenmißbrauch. Die typischen Denkstörungen, wie man sie bei den klassischen Schizophrenien findet, wird man vergeblich suchen. Man sollte vielmehr auf Verhaltensmuster achten, die durch Impulsivität und Flatterhaftigkeit imponieren. Omnipotenzerlebnisse sind keineswegs selten. Als Antwort auf Belastungen treten gelegentlich kurzdauernde psychotische Episoden auf. Diese weisen drei Merkmale auf: Der Kranke äußert hypochondrische Beschwerden, Depersonalisationserlebnisse und Beziehungsideen. Meist klingt ein solcher akuter Zustand nach Tagen oder höchstens Wochen ab, ohne irgendwelche Folgen zu hinterlassen.

Klinische Befunde

Der ,typische' Borderline-Patient bzw. der Patient mit einer Persönlichkeitsstörung hat ein gestörtes Selbstbild, er erlebt sich defizitär. Deshalb stellt er sich passiv darauf ein, von anderen zur Formulierung einer Meinung oder zum Handeln veranlaßt zu werden. Er imitiert oder übernimmt sogar zeitweilig die charakteristischen Haltungen und Verhaltensweisen eines anderen Menschen, wenn dieser eine gewisse Bedeutung für ihn erlangt hat. Häufig erfüllen Menschen, die sich eine Zeitlang als Therapeuten mit diesem Kranken beschäftigen, diese Vorbildfunktion. Die Trennung des Vorbilds vom Kranken wird von diesem als Zurückweisung erlebt. Manchmal handelt es sich auch wirklich um eine Zurückweisung, weil die Abhängigkeit und der dahinterstehende Anspruch des Kranken unerträglich werden. Beim Patienten resultieren dann Verlassenheitsgefühle, Ärger und Wut und mitunter schwerste Depression. In solchen Situationen werden auch Selbstmordversuche angedroht oder verübt. Wird es einem ,Borderline-Patienten' nicht möglich gemacht, eine Beziehung im oben skizzierten Sinne einzugehen, wächst bei ihm die Frustrationsspannung bis zur offenen Feindseligkeit an, wodurch seine Desintegration gefördert und er schließlich von Gefühlen der Einsamkeit und Isoliertheit überwältigt wird. In dieser emotionalen Verfassung ist er ausgesprochen verletzlich. Geringste Anforderungen oder Belastungen können eine psychotische Dekompensation bewirken.

Differentialdiagnose

Da die Patienten dem Arzt entweder in psychotischen Zuständen, mit neurotischen Symptomen oder tief in persönliche Probleme verstrickt begegnen können, ist es schwer, die richtige diagnostische Zuordnung zu finden. Das Borderline-Syndrom wird deswegen häufig falsch zugeordnet, und zwar meist zu den Schizophrenien. Das liegt daran, daß eine Reihe der verschiedenen Borderline-Syndrome

unter dem Oberbegeriff ,latente Schizophrenie' subsumiert werden. Die häufigen Krisen bei den von dieser schweren Störung betroffenen Patienten bedingen jedenfalls eine Verstärkung der Symptomatik und Verhaltensauffälligkeiten im Rahmen eines weiten Spektrums von pathologischen Verhaltensmöglichkeiten, wie z. B. Drogenmißbrauch, sexuelle Fehlverhaltensweisen und impulsive Suizidversuche. Diese verwirrende Vielfalt von Auffälligkeiten sollte jedoch nicht dazu verführen, bei der diagnostischen Zuordnung die aktuelle Symptomatik zu ,überspringen'.

Behandlung

A. Psychotherapie: Wenn es darum gehen soll, den Patienten dabei zu unterstützen, Sozialkontakte aufzunehmen und Beziehungen zu anderen Menschen zu entwickeln, ist Gruppenpsychotherapie angezeigt. Wenn sie lange genug durchgeführt wird, hat der Patient ausreichend Möglichkeiten, seine Kontakt- und Beziehungsprobleme zu bearbeiten und neue praktische Perspektiven zu entwickeln, insbesondere wenn es gelingt, die sich immer wieder ergebenden Folgewirkungen aus den basalen Beziehungsstörungen wie Zurückweisung, Isolierung und Angst, sich überhaupt mit anderen Leuten zu befassen, zu fokussieren. Die Gruppe kann gleichermaßen Anlässe für das Wiederauftreten von Zurückweisungserlebnissen usw. bieten wie auch Unterstützung bei deren therapeutischer Bearbeitung liefern; sie ist damit die geeignete Arena für die Entwicklung eines realistischeren Verhaltensstils. Der Kranke lernt im Verlauf der Gruppentherapie beispielsweise, wie befriedigend es sein kann, mit anderen Menschen umzugehen, ohne Drogen zu Hilfe zu nehmen oder planlos sexuelle Abenteuer zu absolvieren. Wenn die Tendenz, eine Beziehung oder eine Person zu idealisieren, konkrete Formen annimmt, kann die Gruppe intervenieren, indem sie einen solchen Vorgang zum Anlaß nimmt, auf die früher infolge von Idealisierungen gemachten (meist schmerzlichen) Erfahrungen hinzuweisen.
Aber auch eine Einzelpsychotherapie, in der die jeweils aktuelle Situation vor dem Hintergrund der basalen Beziehungsstörung einerseits analytisch bearbeitet, der Patient aber andererseits den alltäglichen Erfordernissen entsprechend gestützt wird, kann zu seiner Weiterentwicklung beitragen. Oft ist ein solches Vorgehen notwendig, um den Patienten gruppentherapiefähig zu machen. Wo es gemeindepsychiatrische Ansätze und Programme gibt, werden die meisten Borderline-Patienten dort erfaßt. Sie werden dann in der Regel gar nicht von Psychiatern betreut und behandelt, sondern Hilfe seitens Angehöriger der verschiedensten Berufsgruppen finden. Auf diese Weise erhalten sie meist eine unter pragmatischen Gesichtspunkten sehr zweckmäßige Therapie. Bis allerdings die Möglichkeiten der Psy-

chotherapie von Borderline-Patienten gerade im Rahmen gemeindepsychiatrischer Programme ausgeschöpft sind, bedarf es noch langjähriger Aufbauarbeit und eines fortdauernden qualifizierenden Trainings der im Rahmen solcher Programme tätigen Mitarbeiter.

B. Medizinische Maßnahmen: Patienten mit einer akuten psychotischen Episode sollten im Krankenhaus behandelt werden. Häufig wird die Remission allein durch die strukturierte Umgebung des Krankenhauses bzw. der Behandlungsstation bewirkt; dann kann man sich mit kleinsten Dosen eines psychotropen Medikamentes begnügen. Es sollten auf alle Fälle Neuroleptika verordnet werden, wie z. B. das stark sedierende Thioridazin (= Melleril®), wovon man alle 6–8 Std 100 mg oral applizieren kann, bis der Patient sich beruhigt hat oder unter Kontrolle ist. Meist ist das schon nach 1–2 Tagen der Fall. Dann kann man die Dosis reduzieren. Und zwar gibt man einige Tage lang zur Nacht 100 mg oral und baut je nach Zustand des Patienten die Dosis weiter ab. Wenn der Kranke symptomfrei ist, kann man auch die Medikation absetzen.

Es ist selten erforderlich, antipsychotisch wirkende Medikamente über die Dauer der psychotischen Episode hinaus zu verordnen. Nur wenn Depersonalisationsgefühle, paranoide Symptome oder andere diskrete psychotische Auffälligkeiten persistieren, sollte man noch für einige Zeit Neuroleptika geben. In solchen Fällen hat sich beispielsweise ein Phenothiazin wie Perphenazin (= Decentan®) bewährt; man gibt zur Nacht 4–8 mg oral, bis sich die Symptome vollständig zurückgebildet haben, was manchmal einige Monate dauern kann. Sedativa oder Hypnotika sowie leichte Tranquilizer zu verordnen, ist aus zwei Gründen unsinnig, einmal, weil sie bei psychotischen Beschwerden und Symptomen fast unwirksam sind und zum anderen, weil sie dann häufig mißbräuchlich (weiter)verwendet werden. Die gewöhnlich im Verlauf von Borderline-Störungen auftretenden depressiven Stimmungszustände reagieren kaum auf die Applikation von Antidepressiva; werden sie dennoch gegeben, riskiert man damit sogar psychotische Dekompensationen.

C. Soziale Hilfestellungen: Wenn irgend möglich, sollte von der therapeutischen Wirkung strukturierter Milieus wie denen von Tages- und Nachtkliniken Gebrauch gemacht werden. Aber auch andere Übergangseinrichtungen, welche mit dem Konzept der Therapeutischen Gemeinschaft arbeiten, sind einer Krankenhausbehandlung vorzuziehen. Bei schweren Erkrankungen kann nur über die teilstationäre Behandlung die Dauerhospitalisierung verhindert werden. Wenn auch noch Gruppentherapie angeboten werden kann, sind die Behandlungsbedingungen nahezu optimal. Es hat sich für die langfristige Behandlung und Betreuung von Borderline-Patienten genauso wie für die auf lange Zeit angelegte therapeutische Begleitung von Schizophrenen als zweckmäßig erwiesen, seitens der Therapeuten engen Kontakt mit den kommunalen Sozialbehörden und mit den zuständigen Arbeitsämtern zu halten. Denn diese Kranken neigen immer wieder dazu, in ihrer Lebensführung nachlässig zu werden. Dann verlieren sie auch ihre Arbeitsplätze und geraten in Geldnot; sie fallen mit ihrem unsteten Verhalten unangenehm auf und verwickeln sich mitunter in so große Schwierigkeiten mit ihrer Umwelt, daß sie ohne kompetente Hilfe nicht mehr zurechtkommen. Eine solche Entwicklung kann bei guter Zusammenarbeit zwischen einem ortsansässigen therapeutischen Team und der zuständigen Sozialbehörde sowie dem zuständigen Arbeitsamt in der Regel verhindert werden, indem für die notwendige finanzielle Unterstützung gesorgt und rasch ein neuer Arbeitsplatz vermittelt wird.

D. Verhaltenstherapie: Für die Patienten dieser Gruppe bietet sich das Beobachtungslernen („modeling") an. Da der Patient ein gestörtes Selbstbild hat, bemüht er sich ständig darum, einer für ihn wichtigen Person nachzueifern. Als Partner im verhaltenstherapeutischen Prozeß („former") kommen die Mitglieder der therapeutischen Gruppe, der Einzeltherapeut, das Personal einer Tagesklinik usw. oder der Sozialarbeiter in Frage, welcher den Patienten bezüglich seiner versicherungs- oder sozialrechtlichen Ansprüche betreut. Der Patient verhält sich in der Regel sehr abhängig und nimmt deswegen seine Betreuer außerordentlich stark in Anspruch. Wenn der Arzt der einzige Adressat dieses Verhaltens ist, wird er sich bald als zu sehr gefordert, mitunter sogar durch die Ansprüchlichkeit des Patienten eingeengt erleben, so daß er nicht geringe Lust verspürt, sich zurückzuziehen oder den Patienten zurückzuweisen.

Falls spezifische Phobien eine Rolle spielen, kann Desensitivierung angezeigt sein. Vor Einleitung dieser Behandlung sollte jedoch sorgfältig abgeklärt werden, ob das Symptom sich gegenüber anderen Krankheitserscheinungen ausreichend abgrenzen läßt. Denn häufig kommt es unter der Behandlung nur zu einer Symptomverschiebung.

Die Schizophrenien und andere psychotische Erkrankungen

(ICD-Nrn. 295, 297, 298)

Diagnostische Merkmale

- Allmählicher sozialer Rückzug, häufig Vernachlässigung der persönlichen Angelegenheiten wie Wohnung, Kleidung usw.
- Verlust der Ich-Grenzen, manchmal mit einer

Ausprägung, daß der betreffende Kranke nicht fähig ist, sich selbst als ein gegenüber anderen abgegrenztes Individuum zu erleben

- Gedankenflucht, manchmal mit Verlangsamung des Denkens oder auch mit schnellen Gedankensprüngen
- Autistisches Verhalten; Introvertiertheit, insbesondere bezüglich des Denkens; religiöse oder sexuelle Voreingenommenheit
- Akustische Halluzinationen, häufig mit Inhalten, die den Kranken herabsetzen
- Größen- oder Verfolgungswahn
- Symptom-Dauer von mindestens 6 Monaten

Weitere häufige Symptome
- Flacher Affekt und unabhängig von den jeweiligen Umständen rasch wechselnde Stimmungen
- Gefühl erhöhter (gespannter) sensorischer Wachheit mit erhöhter Bereitschaft, auf alle möglichen Stimuli aus der Umgebung zu reagieren (mit Halluzinationen, Wahnvorstellungen, verbalen oder muskulären Aktivitäten)
- Läppisches oder – gemessen an den Umständen – nebensächliches, irrationales oder augenscheinlich wahnbezogenes Verhalten
- Konkretisierung des Denkens, häufig Unfähigkeit, abstrakt zu denken, Benutzung von Symbolen
- Beeinträchtigung des Konzentrationsvermögens, häufig durch Halluzinationen oder Wahnvorstellungen bedingt
- Depersonalisationszustände, in denen sich der Patient so verhält, als wäre er ein außenstehender Beobachter seines eigenen Handelns

Allgemeine Hinweise
Die schizophrenen Erkrankungen sind eine Gruppe von phänomenologischen Syndromen. Die augenfälligsten Symptome sind Denkzerfahrenheit, Stimmungsbrüche und uncharakteristische, aber eindrucksvolle Verhaltensauffälligkeiten. Es erscheint immer noch sehr willkürlich, wie sie gekennzeichnet und benannt werden. Dabei spielen sowohl soziokulturelle Faktoren als auch psychiatrische Schulen eine wichtige Rolle. Wenn man die Resultate der verschiedenen Untersuchungen über die Ursachen und Bedingungen der schizophrenen Erkrankungen kritisch würdigt, so muß man heute feststellen, daß bei der Entstehung dieser Erkrankung sowohl biogenetische, wie auch psychosoziale und andere Umgebungsfaktoren verantwortlich gemacht werden.
1. Jüngste physiologische und Konkordanz-Studien von Zwillingen legen die Annahme einer biogenetischen Disposition mit unterschiedlicher Penetranz nahe. Danach ist wahrscheinlich der Katecholamin-Stoffwechsel über eine Reihe noch nicht genau bekannter biochemischer Mechanismen betroffen bzw. gestört. Auch Untersuchungen des Neurotransmit-

ter-Systems in den Synapsen haben zu Ergebnissen geführt, die auf biogenetische Faktoren bei den schizophrenen Erkrankungen hinweisen. Wird bei einem monozygoten Zwilling eine schizophrene Erkrankung diagnostiziert, so ist in 25–40% der Fälle auch der andere Zwilling schizophren. Dagegen beträgt die Konkordanz-Rate bei dizygoten Zwillingen nur 10%. Auch die Studien an Familien mit Adoptiv-Kindern stützen die Hypothese, daß es für die schizophrenen Erkrankungen biogenetische Faktoren gibt.
2. Die Ergebnisse zahlreicher Untersuchungen und Experimente bezüglich der Kindheitsentwicklung beweisen zumindest einen wesentlichen Einfluß der familiären Kommunikations- und Verhaltensmuster bei der Entstehung schizophrener Krankheitsbilder. Auch Inzidenz-Studien in verschiedenen sozialen Schichten haben ergeben, daß bestimmte psychosoziale Konstellationen die Entwicklung einer Schizophrenie zumindest fördern, wenn nicht sogar maßgeblich mitbestimmen.
3. Die Bedeutung weiterer Umgebungsfaktoren für die Entstehung eines schizophrenen Krankheitsbildes konnte durch Untersuchungen (mit sensorischer Deprivation, hoher Angstbelastung und Drogeneinfluß) belegt werden, in deren Verlauf sich herausstellte, daß eine schizophrene Erkrankung für das betreffende Individuum die Funktion hat, trotz biologischer Grenzen extremen Belastungs- und Beanspruchungssituationen zu widerstehen. Bei bislang klinisch unauffälligen Psychotikern werden durch die Einnahme von Arzneimitteln, die Amphetamine und/oder andere Psychostimulantien enthalten, erstmals psychotische Symptome ausgelöst. Bei ‚schizophrener' Disposition kann Coffein mindestens die Entwicklung von Wahrnehmungsstörungen beschleunigen.

Klassifikation
A. Schizophrene Erkrankungen (ICD-Nr. 295): Die schizophrenen Erkrankungen werden nach bestimmten jeweils vorherrschenden und häufig vorkommenden Phänomenen unterteilt. Von schizophrener Desorganisation oder *Hebephrenie* (ICD-Nr. 295.1) spricht man, wenn der Affekt deutlich inkohärent, unangemessen und dazu noch albern ist. Ein *katatoner schizophrener Zustand* (ICD-Nr. 295.2) wird diagnostiziert, wenn eine ausgeprägte psychomotorische Störung entweder in Form eines Erregungszustands mit ziellosen und stereotypen Bewegungen oder in Form einer allgemeinen muskulären Starre mit Mutismus festgestellt wird. Manchmal kommt es zu einem schnellen Wechsel zwischen Erregungs- und stuporösen Zuständen. Von *paranoider Schizophrenie* (ICD-Nr. 295.3) spricht man, wenn auffällige Verfolgungs- und Größenwahnzustände mitgeteilt werden, die mit Halluzinationen ähnlichen Inhalts einhergehen. Mit der

Bezeichnung *undifferenzierte Schizophrenie* (ICD-Nr. 295.9) werden Symptome belegt, die nicht spezifisch genug sind, um eine der o. g. Bezeichnungen zu wählen. Mit der Diagnose *Residual-Schizophrenie* (ICD-Nr. 295.6) werden Zustände bei Personen gekennzeichnet, die mit Sicherheit ein psychotische Episode erlebt haben, bei denen jedoch aktuell keine floride psychotische Symptomatik feststellbar ist, die allerdings Symptome wie dezidiertes Vermeiden von Sozialkontakten, Affektverflachung und exzentrisches Verhalten aufweisen.

B. Paranoide Erkrankungen (ICD-Nr. 297): Die paranoiden Erkrankungen sind Psychosen mit einem persistierenden Verfolgungswahn als vorherrschendem Symptom. Im Gegensatz zu Individuen mit schizophrenen Erkrankungen sind Paranoiker bei der Abwicklung ihrer täglichen Aufgaben nicht oder nur wenig beeinträchtigt. Das gilt vor allen Dingen für intellektuelle und berufliche Aktivitäten, nicht so sehr für soziale und familiäre. Im Sozialkontakt, also auch im Umgang mit dem Ehepartner und mit den Kindern kommt es zu z. T. erheblichen Beeinträchtigungen. Manchmal klagen die Kranken auch über Halluzinationen. Zur Kategorie der paranoiden Krankheiten gehören die *Paranoia* (ICD-Nr. 297.1), die *Folie á deux* (ICD-Nr. 297.3) und der *paranoide Status* (ICD-Nr. 297.0). Letzterer ist meist kurzdauernd, während die beiden anderen Syndrome eher chronische Krankheiten sind.

C. Schizoaffektive Krankheiten (ICD-Nr. 295.7 oder 298): Es handelt sich dabei um Zustände, die man schlußendlich entweder den schizophrenen oder den affektiven Erkrankungen zuordnen wird. Gewöhnlich handelt es sich um Erkrankungen, die mit affektiven Störungen beginnen und in deren weiterem Verlauf sich psychotische Symptome manifestieren. Früher wurden sie unter der Diagnose schizo-affektive Schizophrenie subsumiert. Neuerdings werden sie von einigen Wissenschaftlern den atypisch verlaufenden bipolaren Cyclothymien zugeordnet.

D. Die schizophreniformen Krankheiten (ICD-Nr. 298): Sie haben eine den Schizophrenien sehr ähnliche Symptomatik. Sie dauern allerdings weniger als 6 Monate, aber länger als 1 Woche.

E. Kurze psychotische Reaktionen (ICD-Nr. 298): Dieser Diagnose ordnet man psychotische Krankheiten zu, die kürzer als 1 Woche dauern. Dabei ist diese kurze Dauer das typische Merkmal. Sie korreliert mit einem plötzlichen Beginn und einem schnellen Verschwinden der Symptomatik. Die Prognose ist sehr gut.

Während die schizophrenen Erkrankungen, die früher Prozeß-Schizophrenien genannt wurden, chronische Syndrome mit ernsten langdauernden Beeinträchtigungen sind, haben die schizophreniformen Erkrankungen und auch die kurzen psychotischen Reaktionen mehr den Charakter vorübergehender psychotischer Dekompensationen infolge psychischen Stresses.

Klinische Befunde

Die Zeichen und Symptome sind bei den verschiedenen Personen sehr verschieden. Aber auch bei derselben Person können zu verschiedenen Zeiten unterschiedliche Symptome vorherrschen. Die äußere Aufmachung kann bizarr sein, wenngleich üblicherweise mehr oder weniger ausgeprägte Zeichen der Vernachlässigung gefunden werden. Die motorische Aktivität ist meistens reduziert. Die Extreme sind der katatone Stupor einerseits und die im wahrsten Sinne des Wortes wahnsinnige Erregtheit andererseits. Im Verhalten herrscht die Tendenz vor, sich sozial zurückzuziehen. Immer sind auch die Beziehungen zu anderen Personen gestört. Die Fähigkeit, sich Annehmlichkeiten zu verschaffen, ist erheblich beeinträchtigt. Die Kranken verhalten sich abhängig. Sie sind in der Regel von Selbstunwerterlebnissen geplagt. Bezüglich des Verbalverhaltens kann eine auffällig konkrete bis symbolische Sprache vorherrschen, mit unzusammenhängenden weitschweifigen Bemerkungen (unterbrochen von mutistischen Perioden) während einer akuten Episode. Manchmal stehen Neologismen (Wörter oder Sätze), Echolalie und/oder die Wiederholung sinnloser Worte oder Sätze als psychotische Symptomvarianten im Vordergrund. Der Affekt ist meist flach oder leer, manchmal ganz inadäquat. Obwohl psychotische Patienten immer depressiv sind, fällt dies während der akuten psychotischen Episode nicht auf. In der Remission wird die Depression dann jedoch deutlich. Manchmal hat das Auftreten der Depression etwas mit den akinetischen Nebenwirkungen antipsychotisch wirkender Pharmaka zu tun. In der Regel gehören kognitive Störungen zum Bild der schizophrenen und psychotischen Erkrankungen. Von der Ideenarmut bis zu komplexen wahnhaften Phantasien mit archaischen Gedankeninhalten gibt es alle möglichen Variationen. Nach einer Gesprächsphase mit einem Kranken kann man feststellen, daß er – wenn überhaupt – nur wenige Mitteilungen aufgenommen hat. Die ankommenden Stimuli provozieren sehr unterschiedliche Reaktionen. In manchen Fällen kann eine einfache Frage explosive Ausbrüche zur Folge haben, in anderen erhält man überhaupt keine Reaktion, welche Provokationsform man auch immer anwendet (Katatonie). Wenn Verfolgungsvorstellungen aktuell sind, ist der Patient meist reizbar und wenig kooperativ. Wahnvorstellungen sind für das paranoide Denken charakteristisch. Meist imponieren sie als Vorurteil bezüglich des Verhaltens anderer Personen, die als Verfolger bedrohlich erlebt werden. Die Patienten sehen sich deswegen auch zu aktiven Gegenmaßnahmen veranlaßt, z. B. verschließen sie Fenster und Türen, bewaffnen sich, bringen Aluminiumfolien an Wänden und Decken an, um Radarstrahlen abzuwehren, und unternehmen andere bizarre Anstrengungen. Somatische Wahnerlebnisse reichen von körperlichem Verfall bis zur Auflösung. Die häufig vorkommenden Wahrnehmungsstörungen und Wahrnehmungsverzerrungen kommen mit akustischen Halluzinationen – optische Halluzinationen sind eher Zeichen für das Vorliegen einer hirnorganischen Störung – zum Ausdruck und beinhalten illusionäre Verkennungen, wie z. B. Größenveränderungen von Gegenständen oder Personen oder Änderungen der Intensität der Beleuchtung oder der Helligkeit. Nicht selten ist eine ausgeprägte Humorlosigkeit vorherrschend, oder eine deutliche Traurigkeit, Depersonalisationsgefühle können dominieren oder auch Vernichtungsängste. Jedes der genannten Symptome hat einen höheren Grad von Angst zur Folge, d. h. auch eine erhöhte Wachsamkeit mit einem großen Risiko zu Panikreaktionen oder Panikerlebnissen, wenn es dem betroffenen Individuum nicht gelingt, das Symptom unter Kontrolle zu halten. Die Entwicklung bis zur akuten psychotischen Episode ist bei der Schizophrenie häufig das Resultat einer allmählichen Dekompensation. Sehr frühe Symptome sind Frustrationserlebnisse und Angst. Es folgen Depression und Entfremdungserlebnisse. Gleichzeitig erfährt der Betroffene, daß er es immer schwerer hat, den Tag einigermaßen geordnet zu überstehen. Das führt häufig dazu, daß Panikgefühle aufkommen und die Desorganisation des Handelns, Denkens und Erlebens zunimmt. Wahrnehmungsstörungen werden manifest. Im Stadium der sogenannten psychotischen Auflösung kommen Wahnerlebnisse hinzu, außerdem autistische Beziehungsumdeutungen bis zur psychotischen Selbstvergessenheit. In diesem Zustand kann sich der Kranke als nicht mehr funktionsfähig, als dekompensiert erleben.

Differentialdiagnose

In aller erster Linie sollte der Arzt die Diagnose ‚Schizophrenie' bei jeder Person überprüfen, die diese Diagnose früher einmal erhalten hat – insbesondere dann, wenn der klinische Verlauf atypisch war. Denn bei einer ganzen Reihe dieser Patienten konnten atypisch ausgeprägte episodische affektive Krankheiten festgestellt werden, die sehr gut auf die Behandlung mit Lithiumsalzen ansprachen. Manische Episoden sehen oft wie psychotische Episoden bei einer Erkrankung aus dem schizophrenen Formenkreis aus. Auch sind viele Individuen mit der Diagnose belegt worden, weil die psychiatrische Nomenklatur falsch angewandt wurde. So kommt es häufig vor, daß Personen mit kurzdauernden psychotischen Reaktionen oder mit schizophreniformen Erkrankungen völlig unzureichend diagnostiziert werden und dennoch die Diagnose Schizophrenie erhalten. Auch psychotische Reaktionen auf toxische Drogen oder auf toxische Dosen von Pharma-

ka werden häufig unkorrekt mit der Diagnose Schizophrenie gleichgesetzt.

Psychotische Depressionen, psychotische Reaktionen bei hirnorganischen Störungen und psychotische Symptome bei verschiedensten Organerkrankungen werden nicht selten mit einer schizophrenen Erkrankung verwechselt. Das liegt daran, daß bedauerlicherweise bei vielen Medizinern die Begriffe psychotisch und schizophren gleichgesetzt werden. Anlaß zu diagnostischer Verwirrung sind auch Verhaltensauffälligkeiten in der Adoleszenz und bei Ausländern (Gastarbeitern!), die aus einem anderen Kulturkreis stammen. Bei diesen Personengruppen ist es besonders wichtig, eine Fehldiagnose zu vermeiden, weil eine so ernste Diagnose wie Schizophrenie Konsequenzen haben kann, die das ganze Leben negativ belasten.

Organkrankheiten wie Dysfunktion der Schilddrüse, der Nebennieren und der Hypophyse und praktisch alle hirnorganischen Störungen müssen ausgeschlossen werden, bevor an Schizophrenie gedacht wird. Anlaß zu differenziellen Überlegungen sollten komplexe partielle (Krampf-)Anfälle sein, besonders wenn psychosensorische Phänomene auftreten. Wie psychotische Krankheiten können alle Ausnahmezustände aussehen, die durch frei verkäufliche (nicht rezeptpflichtige) Pharmaka oder auch durch ‚Straßendrogen' verursacht werden. Der chronische Gebrauch von Amphetaminen oder anderen Stimulantien provoziert häufig psychotische Zustände, die fast identisch sind mit dem Bild einer akuten schizophrenen Episode. Allerdings sollte eine besonders ausgeprägte psychomotorische Unruhe und das Vorherrschen von Stereotypien den Verdacht nahelegen, daß es sich um einen durch Stimulantienmißbrauch verursachten psychotischen Ausnahmezustand handelt. Da Phencyclidin inzwischen eine sehr häufig verwendete ‚Straßen-Droge' ist und in vielen Fällen psychotische Reaktionen hervorruft, die kaum von anderen psychotischen Zuständen zu unterscheiden sind, ist auch der Mißbrauch dieser Substanz in Betracht zu ziehen.

Die Ansicht, daß katatone Syndrome ausschließlich als eine Komponente schizophrener Erkrankungen zu verstehen sind, ist leider noch weit verbreitet. Tatsächlich kann ein katatoner Zustand Resultat der Entwicklung zahlreicher Krankheiten sein, einschließlich zahlreicher organischer Krankheiten. Neoplasmen, Virus-Encephalopathien, Blutungen im zentralen Nervensystem, Stoffwechselentgleisungen wie die diabetische Ketoacidose und hepatische wie renale Dysfunktionen sollten berücksichtigt werden. Besonders wichtig ist es, im Auge zu behalten, daß bei Überdosierung von antipsychotisch wirksamen Pharmaka – wie z. B. Fluphenazinönanthat oder Fluphenazindecanoat (= Omca®, Lyogen®, Dapotum®) – katatone Syndrome die Folge sein können, was – wenn sie als katatone Schizophrenie fehldiagnostiziert werden – zu einer ungeeigneten Weiterbehandlung mit noch höheren Phenothiazin-Dosen Anlaß geben kann.

Behandlung

A. Medizinische Maßnahmen: Oft ist die Krankenhauseinweisung notwendig, insbesondere wenn das Verhalten des Patienten in grober Weise desorganisiert ist. Sind in ihrem sozialen Verhalten kompetente Familienmitglieder verfügbar, wird man mit diesen besprechen, ob eine Krankenhauseinweisung nötig ist, d. h. in Absprache mit diesen eine Entscheidung treffen. Vorrangige Gesichtspunkte sind das Risiko der Selbstschädigung und das Risiko der Fremdgefährdung. Die Behandlung der Wahl ist in erster Linie die Applikation antipsychotisch wirkender Pharmaka. Da alle antipsychotisch wirkenden Pharmaka prinzipiell gleichermaßen wirksam sind, Unterschiede nur bezüglich ihrer Milligramm-Potenz und ihrer Nebenwirkungen bestehen, wird man bei der Wahl des Mittels vor allen Dingen auf die voraussichtlichen Nebenwirkungen zu achten haben (siehe Tabelle 18-1).

Eine hochpotente Substanz wie Haloperidol (= Haldol®), Perphenazin (= Decentan®), Tiotixen (= Orbinamon®) oder Fluphenazin (= Lyogen®, Omca®) sollte für die Behandlung der akuten Episode Anwendung finden. Das hauptsächliche Ziel der Behandlung ist die schnelle Beendigung des psychotischen Zustands. Haloperidol wird mit 10–15 mg oral oder 10–15 mg intramuskulär appliziert, und zwar alle 3–4 Stunden, bis die Agitiertheit und die psychotischen Symptome nachlassen und der Patient deutlich ruhiger ist. Die Gesamtmenge, die man am ersten Tag appliziert, ist der Maßstab für die Tages-Gesamtdosis, welche an den folgenden Tagen appliziert werden sollte. Bereits nach 3–7 Tagen kann die Dosis reduziert werden. Dabei kann man sich vom klinischen Zustand leiten lassen. Prinzipiell sollte man so dosieren, daß gerade keine Symptome mehr auftreten. Wenn der Patient einigermaßen stabilisiert ist und die Symptome unter Kontrolle sind, ist es notwendig, nur noch eine Tagesdosis zu geben. Diese appliziert man am besten vor dem Schlafengehen, um auf diese Weise die sedierenden Wirkungen zur Förderung des Schlafs auszunutzen. Wenn der Patient stabil bleibt, kann man die Dosis allmählich weiter reduzieren. Auch hier richtet man sich danach, daß die Dosis an der Kontrollwirkung bei den psychotischen Symptomen orientiert wird. Hinsichtlich der Dauer der Medikation wird sehr unterschiedlich verfahren. Chronisch kranke Patienten mit wiederkehrenden Episoden brauchen die Medikation unbegrenzt, während andere sie nur über wenige Monate nach der akuten Episode einnehmen müssen.

Die Unterdosierung ist der häufigste Fehler bei der Behandlung der frühen Phase der akuten Episode.

Nebenwirkungen wie insbesondere der medikationsbedingte Parkinsonismus sind nachrangig zu beachten, wenn es dem Patienten durch die Anwendung des Pharmakons bessergeht. Es ist im allgemeinen nicht notwendig, prophylaktisch Antiparkinson-Mittel zu geben, schon gar nicht, wenn der Patient im Krankenhaus ist. Bei ambulanten Patienten ist es manchmal wünschenswert, Antiparkinson-Mittel zu verordnen, vor allem wenn die Wahrscheinlichkeit des Auftretens extrapyramidaler Reaktionen groß ist (so z. B. bei der Applikation von Fluphenazinönanthat oder Haloperidol) und wenn diese Nebenwirkungen das Risiko der Nicht-Einnahme verstärken. Auf jeden Fall sollten Antiparkinson-Mittel nicht unbegrenzt lange eingenommen werden. In vielen Fällen wird die allmähliche Reduktion des Antiparkinson-Mittels gut toleriert, ohne daß wieder Nebenwirkungen auftreten. Meist kann es auch völlig abgesetzt werden.

B. Soziale Hilfestellungen: Für Patienten mit einer chronischen Erkrankung sind Überlegungen bzw. Maßnahmen, welche das soziale Umfeld mit einbeziehen, außerordentlich wichtig. Denn chronische Erkrankung heißt in der Regel wiederholte Krankenhausaufnahme, erniedrigtes Funktionsniveau und Symptome, die niemals vollständig remittieren. Solche Patienten erreichen in der Regel nie wieder die Leistungsfähigkeit, die sie hatten, bevor sie krank wurden; häufig sind sie in irgendeiner Weise desozialisiert, d. h. von ihrer Familie verstoßen oder von anderen gesellschaftlichen Bereichen ausgeschlossen. Ihre Arbeitsfähigkeit ist eingeschränkt, manchmal erhalten sie eine entsprechende finanzielle Unterstützung, sei es in Form einer Arbeitslosenhilfe, einer Sozialhilfe oder einer Erwerbsunfähigkeitsrente, die in der Größenordnung jedenfalls weit unterhalb des Durchschnitts der Einkommen liegt. Für diesen Personenkreis sind Übergangswohnheime und andere sozialpsychiatrische Einrichtungen und Angebote außerordentlich wichtig. Hier sollte von der Beschäftigungstherapie über die Möglichkeit, soziale Basisfähigkeiten zu erlernen, bis zur Arbeitstherapie und zur Möglichkeit, berufsorientierte Fördermaßnahmen zu absolvieren, ein breites Spektrum von Hilfestellungen und Trainingsangeboten verfügbar sein. Auch Nacht- und Tageskliniken sowie Tagesbehandlungseinrichtungen gehören zu einem sozialpsychiatrischen Allround-Angebot. Besonderer Wert sollte darauf gelegt werden, daß die Möglichkeit der Teilzeit-Hospitalisierung, der Tagesbehandlung und der anderen mittel- und langfristigen psychosozialen Hilfestellungen flexibel gehandhabt werden können, weil die Höhe der applizierten Dauermedikation oft umgekehrt proportional zur Fähigkeit des Patienten ist, ein stabiles Arbeitsverhalten und Stabilität in der Bewältigung der anderen persönlichen und sozialen Aufgaben zu entwickeln. Wenn irgend möglich, sollten auch

Selbsthilfegruppen konstituiert, gefördert oder in Anspruch genommen werden. Größere Selbsthilfeorganisationen, Hilfsvereine für psychisch Kranke oder auch psychosoziale Arbeitsgemeinschaften halten inzwischen Einrichtungen bereit, in denen sich chronisch psychisch Kranke treffen oder bestimmte Lernmöglichkeiten wahrnehmen oder einander helfen und unterstützen können. Diese Form des mehr oder weniger verbindlichen Miteinanders ist häufig das Äußerste, was diese Kranken in Anspruch zu nehmen und auszuhalten in der Lage sind. Darüber hinaus gibt es zahlreiche Rehabilitationseinrichtungen, auch Rehabilitationszentren, welche Möglichkeiten der beruflichen Rehabilitation für psychisch Kranke und Behinderte anbieten. Es handelt sich dabei um Trainings- und Therapie-Zentren, Berufsfindungsinstitute, Rehabilitationskrankenhäuser, Werkstätten für psychisch Behinderte, Berufsbildungs- und Berufsförerungswerke, in denen berufliche Vorbereitungsmaßnahmen, Förderlehrgänge und Ausbildungsmaßnahmen absolviert werden können. Je nachdem, in welchem klinischen Zustand sich ein psychisch Kranker oder Behinderter befindet, kann er einer dieser Einrichtungen zugewiesen werden, wo er auch die erforderliche psychiatrische oder psychotherapeutische Unterstützung erfährt.

C. Psychotherapie: Ob Psychotherapie indiziert ist, hängt vor allen Dingen davon ab, in welchem gesundheitlichen Zustand der Patient aktuell ist und wie seine Anamnese aussieht. Kranke mit einer langen Anamnese und chronischen Beeinträchtigungen profitieren in aller Regel nicht von verbalen einsichtsfördernden Therapien. Bei Personen, die lediglich eine einzige psychotische Episode durchgemacht haben und die vorher gut angepaßt und leistungsfähig waren, ist Psychotherapie in einem gewissen Abstand von der akuten Phase und nach Absetzen der medikamentösen Behandlung durchaus indiziert. Dies gilt insbesondere für diejenigen Fälle, bei denen die Psychose aus psychischem Streß resultierte. Die Behandlung sollte allerdings gewissenhaft am Zustand des Patienten orientiert werden. Wenn jemand gerade von einer ernsten psychotischen Episode genesen ist, dann ist es gewöhnlich nicht ratsam, ihn mit angsterregendem Material zu konfrontieren, auch wenn z. B. die Auseinandersetzung mit der ödipalen Situation noch so naheliegend erscheint. Vielmehr sollte man im psychotherapeutischen Vorgehen das Hier und Jetzt thematisieren, aktuelle Probleme bearbeiten und somit dazu beitragen, daß der Patient seine täglichen Aufgaben selbständig und konstruktiv bewältigt. Dabei kommt es vor allen Dingen darauf an, darauf zu achten, daß er realitätsorientiert ist und sich nicht überfordert. Ob dies im Rahmen einer Einzeltherapie oder mit Hilfe eines gruppentherapeutischen Arrangements geschieht, ist dabei nicht so wichtig. Auch ist es in

dieser Phase der Therapie noch zweitrangig, einsichtfördernde Akzente zu setzen. In dem Maße, in dem der Patient dazu in der Lage und bereit ist, sich mehr auf Selbstwahrnehmungsprozesse zu konzentrieren, können auch die therapeutischen Akzente entsprechend verändert werden. D. h. es können jetzt Selbsterfahrungsprozesse (in Einzel- oder Gruppentherapie) angestoßen werden. Im allgemeinen sollte es sich bei allen psychotherapeutischen Maßnahmen für diese Gruppe von Kranken um Bemühungen handeln, die ihm helfen, wieder mit sich selbst in Übereinstimmung zu kommen, die eigene Leistungsfähigkeit im Hinblick auf die Möglichkeit, voraussehbare Probleme zu bewältigen, richtig einzuschätzen und, Überforderungserlebnisse frühzeitig zu erkennen und somit Dekompensationen zu verhindern. Familientherapie kann zweierlei leisten, zum einen nämlich, den Patienten für seine eigene Leistungsfähigkeit angesichts seiner Vorhaben und Pläne kritikfähig zu machen, und zum anderen, die Angehörigen in die Lage versetzen, sich dem Patienten gegenüber hilfreich zu verhalten, wenn er Unterstützung braucht.*

D. Verhaltenstherapie: Verhaltenstherapeutische Techniken werden sehr häufig in therapeutischen Settings wie Tagesbehandlungszentren angewandt. Es gibt jedoch gar keinen Grund, weswegen sie nicht auch in Familiensituationen oder anderen therapeutischen Settings Eingang finden sollten. Man kann beobachten, daß zahlreiche verhaltenstherapeutische Techniken auch dort angewandt werden, wo sie nicht als solche fungieren, so z. B. die positive Verstärkung, sei es in Form eines lobenden Wortes oder sei es in Form eines ermutigenden Nickens, wenn jemand sich positiv verhalten hat. Dies geschieht entweder wohl überlegt oder ohne besondere Überlegung. Jedenfalls ist es ein sehr nützliches Verfahren, jemandem dabei zu helfen, sich sozial angepaßt zu verhalten. Die für solche Techniken am besten geeigneten Situationen sind das familiäre Beisammensein, das Beisammensein in einem Wohnheim oder in einem Krankenhaus, weil hier Anwendungs- und Übungsfeld identisch sind. Um jemandem dabei zu helfen, in seinem Verhalten zielsicherer zu wer-

---

* Anmerkung des deutschen Bearbeiters:
  Im Gegensatz zu früheren Auflagen dieses Abschnitts fehlen diesmal Ausführungen im Sinne psycho- und soziotherapeutischer (auch familientherapeutischer) Strategien, die auf eine Veränderung der Kommunikationsformen von Individuen in Gruppen und Familien abheben. D. h., daß eine Reduktion der Zielsetzungen für die Psychotherapie schizophrener Patienten vorgenommen wurde. Dies ist ein deutlicher Hinweis darauf, daß – wie bereits in den einleitenden Abschnitten durch stärkere Akzentuierung der biologischen Grundlagen für psychische Krankheit offenbar wird – in der US-amerikanischen Psychiatrie-Praxis die psychogenetischen und sozialpsychiatrischen Standpunkte relativiert, wenn nicht sogar zurückgenommen worden sind.

den, bietet man sich bzw. die Therapeuten am besten als Modell an (Beobachtungslernen); die häufig zurückgezogenen und scheuen chronisch Psychose-Kranken sind geradezu darauf angewiesen, im therapeutischen Milieu aktive Modelle für nicht-regressives Verhalten zu erleben, um nicht noch stärker in die Regression zu geraten. Das operante Konditionieren kann erfolgreich sowohl formal (z. B. token-economy) als auch in informellen Settings angewandt werden (informell heißt z. B. in allen Situationen des täglichen Lebens). Extinktionsbehandlung wird schon immer dann durchgeführt, wenn ein unerwünschtes Verhalten nicht verstärkt wird; dann kann die betreffende Person dieses Verhalten (z. B. impulsive Wutausbrüche oder Übellaunigkeit) allmählich aufgeben. Zu einem chronischen psychotischen Prozeß gehören in der Regel so viele merkwürdige und primitive Verhaltensäußerungen, daß zunächst einmal sehr genau beobachtet werden muß, in welchem psychosozialen Kontext sie auftreten. Alle verhaltenstherapeutischen Maßnahmen müssen darauf abheben, keineswegs unerwünschtes, merkwürdiges und primitives Verhalten zu verstärken oder gar zu belohnen, sondern konstruktive, reife und sozial erwünschte Verhaltenszüge zu stützen, zu bestätigen und zu verstärken.

Affektive Krankheiten (Depressionen und Manie)

(ICD-Nr. 296)

Diagnostische Merkmale

Bei den *meisten Depressionen* sind zu beobachten:

- Bedrückte Stimmung unterschiedlicher Ausprägung (im Verlauf einer Erkrankung kann bei ein und derselben Person einmal eine diskrete Traurigkeit und ein anderes Mal das Gefühl starker Schuld und Hoffnungslosigkeit vorherrschen)
- Denkstörungen; häufig sind Konzentrationsstörungen, manchmal stehen ausgeprägte Schwierigkeiten, sich zu einer Entscheidung durchzudenken, im Vordergrund
- Gleichgültigkeit; jedes Interesse an der Arbeit, aber auch an einer erholsamen Freizeitgestaltung nimmt ab
- Somatische Beschwerden wie Kopfschmerzen, Schlafstörungen (Einschlaf- und Durchschlafstörungen, exzessives Schlafbedürfnis) und Abnahme des sexuellen Verlangens treten auf
- Die Kranken erleben Angstzustände unterschiedlicher Intensität und unterschiedlicher Dauer

Bei *schweren Depressionen* sind immer zu beobachten:

- Psychomotorische Verlangsamung

- Wahnvorstellungen mit hypochondrischem oder selbstanklägerischem Inhalt
- Aufgabe von Aktivitäten
- Physische Symptome wie Anorexie, Schlaflosigkeit, Reduktion oder Verlust des sexuellen Verlangens; zahlreiche andere somatische Beschwerden
- Suizidgedanken

Allgemeine Hinweise

Bedrückte Stimmung oder − wie man auch sagen kann − depressive Verstimmung ist wie Angst eine affektive Realität, die jeder einmal kennengelernt hat oder mit der − der eine mehr, der andere weniger bewußt − man täglich umgehen muß. Depressive Gefühle entwickelt man in den verschiedensten Situationen. Deswegen ist es adäquat, in der einen oder anderen Situation depressive Gefühle zu haben. Es ist also keineswegs sinnvoll oder gar notwendig, den Arzt zu konsultieren, wenn man sich einmal besonders bedrückt fühlt. Dennoch fragen viele Menschen den Arzt um Rat, wenn sie eines Tages finden, daß ihre „Depressionen" abnorm seien. Manche von ihnen sind schon beruhigt, wenn der Arzt ihnen versichert, daß sie sich keine Sorgen zu machen brauchten, sie hätten ganz recht, sich depressiv zu fühlen. Andererseits gibt es viele Menschen mit krankheitswertigen Depressionen, die keinen Arzt aufsuchen. Und es gibt Ärzte, die mit der Verordnung von antidepressiv wirkenden Medikamenten bei allen möglichen Anlässen geradezu Depressionen heraufbeschwören.

Zu alldem kommt noch, daß der Begriff Depression so häufig verwendet wird, daß man bei Leuten, die diesen Begriff verwenden, immer erst herausfinden muß, ob eine Stimmung, ein Symptom, ein Komplex verschiedenster Befindlichkeiten oder eine Krankheit gemeint ist. Selbst wenn man sich darüber einig ist, daß man über einen Krankheitszustand redet, so bedarf es dennoch der Klärung, an welcher Klassifikation man sich jeweils orientiert. Die sogenannten neurotischen Klassifikationen einerseits und die sogenannten psychotischen andererseits sind nicht eindeutig gegeneinander abgrenzbar, und dazu kommt noch, daß eine Unterscheidung für die Behandlung keinerlei Bedeutung hat.

Es gibt für die Einschätzung krankheitswertiger depressiver Zustände vier theoretische Modelle:

1. Für viele klinische Fälle von Depression nimmt man an, daß sie Ausdruck einer nach innen gewendeten Aggression sind; d. h. der Betreffende wendet die ursprünglich an ein äußeres Objekt adressierten aggressiven Gefühle nach der Introjektion dieses Objekts gegen sich selbst. Dieses Konstrukt bedarf aber noch einer substanziellen Beweisführung, obgleich jeder Kliniker zahlreiche Beispiele dafür liefern kann, daß das Ausmaß der Depression als Ausdrucksverhalten geringer wird, wenn Ärger oder Wut „abgeleitet" werden konnte.

2. Es gibt die Auffassung, daß Depression ein Verlust-Syndrom ist. Danach wird depressiv, wer eine wichtige Person, ein wichtiges materielles Objekt, einen bestimmten sozialen Status, an Selbstwertschätzung oder sogar nur eine „gute alte Gewohnheit" „verloren" hat. Jedem von uns werden eine Reihe alltäglicher Erlebnisse und Beobachtungen einfallen, mit denen dieses Modell untermauert werden könnte. Der Zusammenhang zwischen dem Verlust einer wichtigen Person oder Sache usw. und einer depressiven Verstimmung ist offenkundig.

3. Eine andere Theorie betont den Beziehungsaspekt der Depression. Danach hat die Depression die Funktion, andere Menschen unter Kontrolle zu bringen oder gar zu beherrschen (einschließlich den behandelnden Arzt zum Beispiel). Man vergegenwärtige sich nur einmal, was ein Mensch mit Schmollen, Schweigen oder Ignorieren bei anderen bewirken kann, dann fällt es leicht, sich vorzustellen, was mit Erweiterungen solchen Verhaltens erreichbar ist. Manche Menschen wirken schon beinahe „bösartig", wenn sie zum Ausdruck bringen, wie besorgt sie sind, wie wenig geliebt sie sich fühlen und wie unermeßlich ihre Einsamkeit ist. Wer den Zweck derart drastischen Ausdrucksverhaltens nicht gleich durchschaut, wird sich solchen Patienten anfangs hilfsbereit zuwenden, bald aber die engagierten Bemühungen um den Leidenden aufgeben, weil dessen grenzenlose Anspruchshaltung nach und nach als schlechterdings unerträglich empfunden wird. In einer derartig durch einen depressiven Partner geprägten Beziehung müssen die depressive Symptomatik des Patienten wie die entsprechende Hilfsbereitschaft anderer ihr Ziel verfehlen, was einerseits mit den distanzierenden Reaktionen der Helfer und andererseits mit den sich verschlimmernden Verläufen vieler depressiver Krankheitsbilder sehr häufig belegbar ist.

4. Die Hypothese, wonach ein Mangel an bzw. ein Verlust von biogenen Aminen im Bedingungsgefüge depressiver Zustände eine wesentliche Rolle spielt, hat zu einer weiteren Theorie der Depression geführt. Diese Hypothese wird durch die Stoffwechselwirkung von Reserpin gestützt, worauf gelegentlich depressive Zustände zurückzuführen sind. Bevor man weitreichende therapeutische Konsequenzen aus dieser Theorie zieht, sollten allerdings die weiteren diesbezüglichen Forschungsergebnisse abgewartet werden.

Vermutlich sind alle vier genannten Theorien für die depressiven Syndrome relevant, für eine Klassifikation depressiver Zustände gelten allerdings bis heute mehr praktische Gesichtspunkte.

Klinische Befunde

Im allgemeinen orientieren wir uns bei der Diagnose einer Depression nach drei Syndromen, welche allerdings mit einzelnen Symptomen einander sehr ähnlich sein können.

A. Die reaktive Depression (ICD-Nrn. 309.0 und 309.1) kann auch im Sinne einer Reaktion auf widrige (exogene) Umstände auftreten, gewöhnlich nach dem Ableben einer wichtigen Bezugsperson, nach einer Ehescheidung usw.. Aber auch ein bedeutender finanzieller Verlust oder die unfreiwillige Aufgabe einer einflußreichen beruflichen Position (die das Gefühl vermittelte, gebraucht zu werden) können eine reaktive Depression zur Folge haben. Häufig gehören zu den genannten Verlusterlebnissen Gefühle von Ärger und Wut, welche Schuldgefühle verursachen, obwohl sie unterdrückt wurden. Wenn der Patient dem Arzt seine Depression klagt, werden in der Regel auch der aktuelle Verlust, Ärger und Wut sowie Schuldgefühle thematisiert. Der Arzt sollte diesen Komponenten der Klagen und Beschwerden besondere Aufmerksamkeit widmen. Das hier geschilderte Syndrom der reaktiven Depression wird auch häufig „neurotische Depression" genannt, nicht zuletzt weil häufig Angst zum Ausdruck gebracht wird. Die Symptome reichen von diskreter Traurigkeit über Ängstlichkeit, Reizbarkeit, Äußerungen von Sorge, Konzentrationsschwäche und Entmutigung bis zu den ausdrucksstärkeren Klagen und Beschwerden sowie den entsprechenden psychiatrischen Befunden des folgenden Syndroms.

B. Schwere affektive Krankheiten (ICD-Nr. 296): Hierzu gehören die schweren depressiven Episoden, die manischen Episoden und die bipolaren (manisch-depressiven) Erkrankungen.

1. Eine *schwere depressive Episode (endogene monopolare Erkrankungen)* (ICD-Nr. 296.1) ist gekennzeichnet durch eine Periode schwerer depressiver Verstimmungen, die relativ unabhängig von bestimmten Lebenssituationen oder -ereignissen beginnen. Die Beschwerden sind unterschiedlich. Meist gehört jedoch eine allgemeine Interessenlosigkeit ebenso dazu wie Lebensunlust, Aktivitätsverlust und Schuldgefühle. Daneben wird eine Beeinträchtigung des Konzentrationsvermögens registriert; Angstgefühle werden mitgeteilt, der Kranke klagt über chronische Müdigkeit, über Selbstunwertgefühle, somatische Beschwerden und Abnahme bis Verlust sexueller Bedürfnisse. Der Kranke kann sich an einem Tag besser, am nächsten wieder schlechter fühlen; heute interessiert er sich für das, was auf ihn zukommt, morgen sinkt er wieder in tiefe Depression zurück. Vegetative Symptome wie Schlaflosigkeit (der Kranke wacht in der Regel morgens sehr früh auf), Appetitlosigkeit mit Gewichtsverlust und Obstipation sind häufig. Manchmal treten schwere Erregungszustände mit psychotischen Erlebnissen (paranoide Vorstellungen, wahnhafte somatische Beschwerden) auf. Die paranoiden Vorstellungen reichen von einem allgemeinen Mißtrauen bis zu einem ausgeprägten Beziehungswahn. Die

wahnhaften somatischen Beschwerden bestehen manchmal im Erleben drohender Auflösung, manchmal in der hypochondrischen Befürchtung, daß der Körper von einem Krebs aufgefressen wird. Halluzinationen sind eher selten. Die großen depressiven Krankheiten können von der Kindheit bis zum Erwachsenenalter jederzeit auftreten. Frauen erkranken häufiger als Männer; das größte Erkrankungsrisiko liegt in der Involutionsperiode.

2. Die typischen Charakteristika einer *manischen Episode* (ICD-Nr. 296.0 oder 296.2) sind gehobene Stimmung mit Überaktivität, auffälliges Involviertsein in alle möglichen Angelegenheiten, erhöhte Reizbarkeit, Gedanken- und Ideenflucht, leichte Ablenkbarkeit und geringes Schlafbedürfnis. Zunächst wirken die Kranken mit ihrem außergewöhnlichen Enthusiasmus und ihrem expansiven Verhalten attraktiv auf andere Menschen, bald führen Reizbarkeit, Stimmungslabilität, aggressive Verhaltensweisen und grandioses Gehabe zu nicht unerheblichen interpersonellen Schwierigkeiten. Es werden Aktivitäten entwickelt, die wenig später bedauert oder in ihren Auswirkungen rückgängig gemacht werden, soweit das überhaupt möglich ist. Das gilt z. B. für größere Geldausgaben, auch Geldspenden, für berufliche Entscheidungen, wie z. B. eine Stellenkündigung, für schnelle Eheschließungen, sexuelle Abenteuer und exhibitionistisches Verhalten. Dabei wird überhaupt gar keine Rücksicht darauf genommen, ob Freunde und Bekannte dies alles befremdlich erleben oder nicht. Bei atypisch verlaufenden manischen Episoden können auch außerordentlich gravierende Wahnzustände, schwerste paranoide Vorstellungen und Erlebnisse und akustische Halluzinationen auftreten. Die Halluzinationen sind meist mit Größenvorstellungen verbunden. Diese Episoden beginnen meistens plötzlich. Sie können wenige Tage, aber auch einige Monate andauern. Im allgemeinen sind die manischen Episoden kürzer als die depressiven. In fast allen Fällen, in denen eine manische Episode auftritt, sollte sehr genau darauf geachtet werden, wann die depressive Episode folgt, da eine manische Episode selten monopolar auftritt.

Die *bipolaren Erkrankungen* (ICD-Nr. 296.5) und die monopolar auftretenden manischen Episoden sind im jüngeren Alter (zwischen dem 15. und 25. Lebensjahr) häufiger als die schweren Depressionen. Zyklothyme Erkrankungen sind weniger stark ausgeprägte Verlaufsformen der bipolaren Erkrankungen. Atypische Verlaufsformen müssen von schizophrenen und anderen psychotischen Krankheiten abgegrenzt werden. Das ist nicht ganz einfach, da sie im selben Alter erstmals ausbrechen wie diese. Manische Patienten können insofern relativ leicht von schizophrenen Kranken unterschieden werden, als sie in ihren interpersonellen Aktivitäten wesentlich effektiver sind, auch einfühlsamer und

kommunikativer auf die Kontaktangebote anderer reagieren und weit besser in der Lage sind, die Schwäche und Verletzlichkeit anderer zu ihrem eigenen Vorteil zu nutzen. Schizophrene verhalten sich eher zurückgezogen, uneinfühlsam und gleichgültig gegenüber selbst ihre besonderen Schwierigkeiten berücksichtigenden Kontaktangeboten, unflexibel und − anders als manische Kranke − wenig effektiv im persönlichen Umgang mit anderen Menschen.

Die *dysthymischen Erkrankungen* (ICD-Nr. 296.4) unterscheiden sich nur durch den Ausprägungsgrad der Symptomatik von den schweren affektiven Krankheiten. Dauer und Grad der Beeinträchtigung sind unterschiedlich, psychotische Phänomene fehlen. In der Vergangenheit wurden diese Verlaufsformen in der Regel den depressiven Neurosen zugeordnet.

C. Krankheitsfolgen und Folgen medikamentöser Behandlung: Jede schwere oder auch leichte Erkrankung kann zur Entwicklung einer schweren Depression führen. Das gilt für die rheumatoide Arthritis, für die Multiple Sklerose und für chronische Herzkrankheiten genauso wie für alle anderen chronischen Krankheiten. Depressive Zustände unterschiedlichen Ausmaßes können in allen Stadien schizophrener Erkrankungen und hirnorganischer Beeinträchtigungen auftreten. Im allgemeinen wird der Arzt zusammen mit der Grunderkrankung auch die gleichzeitig bestehende und damit zusammenhängende Depression therapeutisch günstig zu beeinflussen versuchen. Antidepressiv wirkende Psychopharmaka sollten allerdings nur dann appliziert werden, wenn es sich um eine schwere Depression handelt.

Das klassische Bild der drogeninduzierten Depression resultiert aus der Applikation von Reserpin (= Serpasil® u. a.), und zwar sowohl im klinischen wie im neurochemischen Sinn. Die Gabe von Kortikosteroiden und oralen Kontrazeptiva führt sehr häufig zu Veränderungen des affektiven Zustands. Depressive Syndrome treten auch auf, wenn antihypertensiv wirkende Pharmaka wie z. B. α-Methyldopa (= Aldometil® u. a.), Guanethidin (= Ismelin®) Clonidin (= Catapresan®) und Propranolol (= Dociton®) gegeben werden. Nach dem Absetzen von Appetithemmern, die anfangs stimulierende Wirkungen haben, resultiert häufig ein depressives Syndrom. Alkohol, Sedativa, Opiate und die meisten der psychedelischen Drogen wirken stimmungssenkend. Paradoxerweise werden sie von depressiven Personen zur Behandlung ihrer Depression konsumiert. Nicht selten geht die Behandlung mit Disulfiram (= Antabus®) und Anticholinesterase-Substanzen mit depressiven Symptomen einher.

Differentialdiagnose

Da depressive Symptome bei nahezu jeder Erkrankung auftreten können − sei es reaktiv oder sekundär –, muß grundsätzlich sehr gewissenhaft ermittelt werden, wie die betreffende Person mit ihren alltäglichen Problemen fertig wird, ob es im persönlichen bzw. in dem für persönliche Belange relevanten sozialen Bereich Schwierigkeiten gibt, welche Medikamente regelmäßig eingenommen werden (z. B. Reserpin), ob Anhaltspunkte für eine Schizophrenie vorliegen und ob Hinweise auf eine akute oder chronische organische Hirnerkrankung (z. B. auch einen Zustand nach Hirntrauma) für die Beschwerden und Symptome verantwortlich gemacht werden müssen.

Komplikationen

Je länger die Depression andauert, um so deutlicher zeigt sich auch, was für einer Erkrankung bzw. welchem Depressionstyp sie zuzuordnen ist, insbesondere wenn sekundäre Verstärkungsfaktoren hinzukommen. Die häufigste Komplikation der Depression ist der Suizid, der immer aggressive Elemente enthält.

Man unterscheidet die Personen, welche Suizidversuche unternehmen, nach vier Gruppen:

1. Die meisten Menschen, welche dazu neigen, einen Suizidversuch zu unternehmen, tun dies, weil sie von Problemen des alltäglichen Lebens überwältigt werden. In der kritischen Situation sind sie in der Regel hoch ambivalent; denn eigentlich wollen sie gar nicht sterben, aber sie wollen auch nicht, daß es so weiter geht wie bisher.

2. Bei anderen wird mit dem Suizidversuch die Beherrschung bestimmter Bezugspersonen intendiert. Die Aktion hat in der Regel deutlich demonstrativen Charakter, der Adressat ist meist sogar dabei, wenn der Ankündigung, sich das Leben zu nehmen, eine entsprechende (meist noch rechtzeitig abwendbare oder in den Konsequenzen therapierbare) Handlung folgt.

3. Im Verlauf schwerer exogener, aber auch endogener Depressionen werden immer wieder sehr ernste Suizidversuche unternommen, und zwar meist dann, wenn es den Anschein hat, als ginge es der betreffenden Person bereits wesentlich besser.

4. Die Suizidversuche von Psychosekranken sind in der Regel deswegen erfolgreich, weil sie meist unvermittelt unternommen werden. Vorzeichen oder gar Vorankündigungen sind entweder sehr diskret oder fehlen. Diese Personengruppe stellt aber nur einen kleinen Prozentsatz des Personenkreises dar, der als suizidgefährdet angesehen werden muß.

Für den Psychiater kommt es in erster Linie darauf an, das aktuelle Suizidrisiko abzuschätzen, um beurteilen zu können, ob stationäre oder ambulante Behandlung erforderlich ist. Wenn z. B. nur geringe Mengen eines toxischen Stoffes eingenommen worden sind oder aus dem Versuch, sich „die Pulsadern aufzuschneiden", nur oberflächliche Hautverletzungen resultierten, dann wird man nicht von einem wirklich gefährlichen Suizidversuch sprechen können. Das gilt genausowenig für „Suizidversuche", die in Anwesenheit anderer oder in einer Weise unternommen werden, daß andere diese Handlung sehr schnell bemerken müssen. Manche „Suizidversuche" werden so geplant, daß zwar während des Unternehmens niemand anders anwesend ist, die Entdeckung der „Tat" aber planmäßig, d. h. rechtzeitig erfolgt.

Der hinzugezogene Arzt macht sich am besten dadurch ein Bild über die aktuelle Stimmung des Patienten, daß er sich nach seinen Absichten und Zukunftsplänen erkundigt und danach fragt, wie er selbst sein Handeln beurteilt, und wie andere seiner Meinung nach darauf reagieren werden. Ferner sollte man versuchen herauszufinden, wie man dem Patienten möglichst schnell helfen kann, sei es durch die sofortige Benachrichtigung von unmittelbar betroffenen Personen, sei es durch längerfristige Unterstützung der Familie, durch Hilfestellung bezüglich der Arbeitssituation oder durch Vermittlung von finanzieller Unterstützung usw.

Falls keine Krankenhausaufnahme erforderlich ist, muß auf alle Fälle ein Behandlungsplan formuliert und dementsprechend ein erster Behandlungsschritt unternommen oder eine Überweisung in eine geeignete Behandlungssituation veranlaßt werden. Man sollte immer daran denken, daß nach Suizidversuchen Komplikationen auftreten können, die sich erst später einstellen, wie z. B. Hirnfunktionsstörungen nach längerdauernder Hypoxie, periphere Neuropathien, wenn der Betreffende längere Zeit in einer bestimmten Position gelegen hat, wobei es zur Kompression peripherer Nerven gekommen ist, oder Oesophagusstrikturen und Sehnenverwachsungen, wenn nicht rechtzeitig die geeigneten medizinischen oder chirurgischen Maßnahmen veranlaßt wurden. Alle diese Spätkomplikationen verschlimmern – einmal eingetreten – die Problemlage, die Anlaß für den Suizidversuch war.

Über Schlafstörungen bei Depressionen siehe den folgenden Abschnitt!

Behandlung der reaktiven Depressionen

A. Psychotherapie: In Krisensituationen sind die Patienten in der Regel für Therapieangebote zugänglich, die ihnen eine grundsätzliche Änderung ihrer psychischen Situation nahelegen und in Aussicht stellen. Deswegen beginnt man am besten während einer Krisensituation mit der Therapie. Das therapeutische Angebot sollte sowohl die aktuelle Krise, aber auch die unmittelbare Vorgeschichte und mögliche zukünftige Auslösesituationen für ähnliche Krisen berücksichtigen. Wenn das Selbstvertrauen und die Selbstwertschätzung beeinträchtigt sind und zudem für die aktuelle Dekompensation relevante, schon länger andauernde Störungen des psychischen Gleichgewichts ausgemacht werden können, wird im Rahmen einer individuellen Psychotherapie geklärt werden müssen, in welchem Umfang und in welcher Weise bestimmte (evtl. stereotype) Verhaltensweisen geändert werden müssen. In vielen Fällen liegen der Depression unterdrückte Wut- und Schuldgefühle zugrunde. Die Aufdeckung dieser Gefühle und deren Verbalisierung können schon zu einer erheblichen Linderung des depressiven Zustandsbildes führen. Wenn die Depression Resultat aus schweren interpersonalen bzw. interaktionellen Defiziterlebnissen ist, kann Gruppentherapie indiziert sein. Familien- oder Paartherapie ist angebracht, wenn die geklagten Beschwerden auf Störungen im familiären Bereich oder in der Ehe zurückgeführt werden können.

B. Soziale Hilfestellungen: Es gibt verschiedene Formen des „sozialen Managements" bei depressiven Zuständen, insbesondere bei solchen, bei denen der Rückzug aus der Gemeinschaft als hervorstechendes Symptom auffällt. Folge solchen Rückzugs ist häufig die Exazerbation von Leere- und Einsamkeitsgefühlen. In besonders schweren Fällen kann tagesklinische Behandlung notwendig sein, um den Patienten wieder in die Gemeinschaft einzugliedern und ihn auf über den ganzen Tag zu verteilende (den Tageslauf strukturierende) Tätigkeiten zu verweisen. Wenn der Verlust besonderer Körperteile zur Depression geführt hat (z. B. nach Mastektomie oder Kolostomie usw.), kann die Mitarbeit in Selbsthilfegruppen von Personen hilfreich sein, welche mit ähnlichen Verlusterfahrungen aufwarten können. In Fällen, in denen materielle Verluste Auslöser für die Depression waren, sollte zunächst einmal versucht werden, die Möglichkeiten der Schaffung von angemessenem Ersatz auszuschöpfen. Adressaten können hier sowohl die zuständige Sachversicherung (falls vorhanden), als auch das Sozialamt, das Rote Kreuz usw. sein. Manchmal resultieren schwere depressive Zustände aus dem Verlust von Selbstvertrauen nach einschneidenden beruflichen Veränderungen. In solchen Fällen können Maßnahmen der beruflichen Rehabilitation indiziert sein, sofern nicht schon Hilfestellungen bei der Beschaffung eines neuen oder mehr angemessenen Arbeitsplatzes zum Erfolg führen.

C. Medizinische Maßnahmen: Es ist Sache des Arztes abzuschätzen, inwieweit ein depressives Zustandsbild Folge oder Ausdruck einer organischen Erkrankung ist. Besonders wichtig ist es, Alkoholabusus oder Alkoholismus oder die mißbräuchliche Benutzung anderer Drogen auszuschließen. Verstimmungszustände können auch durch Pharmaka verursacht werden, die ärztlicherseits verordnet worden sind, wie z. B. Reserpin oder α-Methyldopa. Häufig denken Ärzte bei der Verordnung dieser und anderer Medikamente nicht an die Komplikation einer Depression. Sofern Angst vorherrscht, können Tranquilizer verordnet werden, mit deren Verord-

nung kein hohes Suizidrisiko eingegangen wird (z. B. Diazepam = Valium®, 5–10 mg oral 2–3 × tgl.); dies gilt insbesondere für Krisensituationen. Bei exogenen Depressionen sind antidepressive Pharmaka nicht besonders wirksam. Doxepin (= Sinquan®) wirkt angstlindernd und schlaffördernd; 50–100 mg oral zur Nacht gegeben kann sehr hilfreich sein.

D. Verhaltenstherapie: Sofern Phobien bei einer Depression im Vordergrund stehen, kann eine Desensitivierungsbehandlung durchgeführt werden. Das Rollenspiel ist bei Patienten indiziert, bei denen die Depression eine Funktion ihrer Passivität ist.

Behandlung der schweren affektiven Erkrankungen
A. Medizinische Maßnahmen: In erster Linie muß dafür Sorge getragen werden, daß der Patient in stationäre Behandlung aufgenommen wird. Bei Suizidalität ist besondere Aufmerksamkeit angebracht, und zwar sowohl in der Phase der akuten Erkrankung, als auch in der hinsichtlich des Suizidrisikos besonders schwer beurteilbaren Phase der Wende zur Besserung. Auch Patienten, die nicht mehr für sich selbst sorgen, „alles hängen und liegen lassen", bedürfen intensivster therapeutischer Zuwendung. Wenn das Suizidrisiko besonders hoch ist, kann die Elektrokrampfbehandlung die Methode der Wahl sein. Im übrigen ist die Applikation von trizyklischen Antidepressiva, z. B. Gamonil® oder Tofranil® (s. Tabelle 18-3), angezeigt und im allgemeinen auch wirksam. Die Pharmaka sollten in ausreichender Menge gegeben und nicht eher abgesetzt werden, bis man sich davon überzeugt hat, daß entweder die akute Krankheitsphase überwunden oder die erwartete Wirkung ausgeblieben ist. Man gibt z. B. am Beginn einer Behandlung 140 mg Lofepramin (= Gamonil®) oder 100 mg Imipramin (= Tofranil®) täglich und steigert die Dosis alle paar Tage um 35 bzw. 25 mg täglich, bis die Remission eintritt oder bis man eine Tagesdosis von 350 bzw. 300 mg erreicht hat. Wenn psychotische Symptome wie z. B. paranoid-halluzinatorische Zustände oder wahnhafte somatische Entfremdungserlebnisse auftreten, sind Antidepressiva nicht immer wirksam. In diesen Fällen kann die Elektrokrampfbehandlung mehr Erfolg bringen, obgleich dann antipsychotisch wirkende Pharmaka wie z. B. Trifluoperazin (= Jatroneural®) — beginnend mit 5–10 mg täglich und täglichen Dosissteigerungen von 5 mg — angezeigt sind. Man appliziert das Medikament, bis die Symptomatik deutlich reduziert ist. Es kann notwendig sein, die Behandlung später mit der Gabe eines Antidepressivums zu ergänzen, insbesondere dann, wenn die psychotische Symptomatik unter Kontrolle ist, die Depression aber andauert. In resistenten Fällen können die trizyklischen Antidepressiva mit Monoaminooxydasehemmern (MAOH) vorsichtig kombiniert werden. Obwohl Lithium bei akuten Depres-

sionen nur manchmal wirksam ist, kann nicht übersehen werden, daß unter Lithiumbehandlung die Rückfallquote bei den primär affektiven Erkrankungen vermindert ist; das gilt insbesondere für die bipolaren (manisch-depressiven) Erkrankungsformen.

Manische Zustände werden am besten mit Haloperidol (= Haldol®) behandelt; man gibt alle 2–3 Std 5 mg oral oder i. m., bis die Symptome verschwinden. Gleichzeitig kann man mit der Lithiumcarbonat-Behandlung beginnen (s. Lithium S. 876 ff.), wobei allerdings der Serum-Lithium-Spiegel häufig kontrolliert werden sollte. Nach etwa 1 Woche kann die Haldol®-Gabe vermindert werden, weil der Serum-Lithium-Spiegel sich dann nahezu stabilisiert hat.

Grundsätzlich kann die Frage danach, wie lange überhaupt medikamentös behandelt werden muß, nicht befriedigend bewantwortet werden. Im allgemeinen gilt, daß man versuchen sollte, die kleinste Dosis eines trizyklischen Medikaments zu ermitteln, die ausreicht, einen Rückfall zu verhindern. Man erreicht diese Dosis, indem man die höchste applizierte Menge über Monate hinweg reduziert, bis man den Eindruck hat, man ist bei der Dosis angelangt, bei deren auch nur geringfügiger Unterschreitung man einen Rückfall riskieren würde. Manche Patienten brauchen immer Antidepressiva.

B. Psychotherapie: Psychotherapie ist häufig bei situationsbezogenen Problemen und Symptomen indiziert. Sie ist aber nur begrenzt notwendig, wenn es zum Beispiel sehr schnell gelingt, diejenigen Probleme abzugrenzen und auszuräumen, die zur Exazerbation der Depression beigetragen haben. Solche Probleme und Problemfelder können unter anderem sein: eine ausgeprägte Passivität, die Unfähigkeit mit Gefühlen von Ärger und Wut fertig zu werden, zwanghafte Verhaltenstendenzen und Verhaltenszüge, Alkoholexzesse und die mißbräuchliche Benutzung anderer Drogen.

C. Soziale Hilfestellungen: Eine betonte Strukturierung des Tageslaufes wie in einer Tagesklinik ist manchmal die beste Möglichkeit, einer Krankenhauseinweisung vorzubeugen, insbesondere dann, wenn der Patient gut auf Medikamente anspricht. Das gilt allerdings nicht für suizidale Patienten, dagegen für alle Depressiven, die zwar nicht suizidal sind, im übrigen aber größte Schwierigkeiten haben, sich im Alltag zurechtzufinden. Bei protrahierten Verläufen oder bei häufigen Wiedererkrankungen sollte geprüft werden, ob es nicht angebracht ist, die Familie zu beraten und Änderungen in der beruflichen Situation des Patienten vorzunehmen.

D. Verhaltenstherapie: Hier gilt das, was bereits für die Psychotherapie gesagt wurde.

Prognose

Die reaktiven Depressionen dauern nur begrenzte Zeit an, ihre Prognose ist im allgemeinen gut, sofern eine geeignete Behandlung durchgeführt wird. Es gilt auch hier, daß auf Suizidalität oder andere Fehlentwicklungsmöglichkeiten geachtet werden muß. Die schweren affektiven Erkrankungen sind in der Regel bei frühzeitiger ausreichender Behandlung leicht zu beherrschen; in einer kooperativen Arzt-Patient-Beziehung kann erreicht werden, daß der Patient lange Zeit von akuten Phasen gänzlich frei bleibt.

Krankhafte Schlafstörungen

(ICD-Nrn. 307.4 und 307.6)

Schlafstörungen sind bei psychiatrischen Krankheiten häufig, insbesondere bei den Depressionen. Es ist sehr schwer, sie irgendwelchen objektiven Befunden zuzuordnen, denn 30% der Durchschnittsbevölkerung leidet unter ‚Schlaflosigkeit‘. Bei der Exploration stellt sich heraus, daß die folgenden Schwierigkeiten mit ‚Schlaflosigkeit‘ bezeichnet werden: Einschlafstörungen, nächtliches Aufwachen (sehr häufig) oder sehr frühes Aufwachen. Wie mit EEG-Untersuchungen inzwischen festgestellt werden konnte, gibt es zwei qualitativ voneinander zu unterscheidende Schlafstadien, und zwar

– den REM-Schlaf (REM = rapid eye movement), auch Traum-Schlaf, D-Stadium-Schlaf oder paradoxer Schlaf genannt und

– den NREM-Schlaf (NREM = non rapid eye movement), auch Langsam-Wellen-Schlaf oder S-Stadium-Schlaf genannt, der in die Stufen 1, 2, 3 und 4 eingeteilt wird. Sowohl im REM- als auch NREM-Schlaf wird geträumt. Es gibt Hinweise, aber keine Beweise dafür, daß Störungen im REM-Schlaf bzw. Deprivation in den REM-Schlaf-Phasen die Entwicklung von psychischen Krankheiten begünstigen. Die verschiedenen Stadien des NREM-Schlafs konnten bislang weniger gut erforscht werden, weil es technisch relativ schwierig ist, die verschiedenen Schlafphasen voneinander abzugrenzen und sie selektiv zu beeinflussen. Immerhin war es möglich, Störungen der 4. Schlafphase des REM-Schlafs bestimmten klinischen Syndromen zuzuordnen. Charakteristisch für diese 4. Schlaf-Phase sind Delta-Muster im EEG.

Bei der Durchschnittsbevölkerung nehmen Beschwerden über Schlafstörungen mit zunehmendem Alter und mit abnehmender Angstschwelle, d. h. erhöhter Angstreaktionsbereitschaft, zu. Allerdings finden sich bei diesen Beschwerden nur geringfügige Veränderungen im EEG. Häufig können als krankhaft erlebte Schlafstörungen während der Nacht in der Mitteilung ihre Erklärung finden, daß während des Tages geschlafen wird oder die Schlafgewohnheiten einschneidend verändert worden sind. In diesen Fällen kommt es in erster Linie darauf an, den natürlichen Schlafrhythmus wiederherzustellen und vor allen Dingen zu verhindern, daß Sedativa eingenommen werden. Barbiturate und barbituratfreie Sedativa und Hypnotika wie z. B. Glutethimid (= Doriden®) sollten − falls die Patienten bereits Medikamente dieser Gruppen einnehmen − abgesetzt werden. Denn sie unterdrücken den REM-Schlaf, obwohl sie anfangs schlaffördernd wirken. Eine Gefahr besteht darin, daß der Patient sich schnell an die schlaffördernde Wirkung gewöhnt. Außer der Unterdrückung des REM-Schlafs, die noch ausgeprägter wird, wenn häufiger größere Dosen genommen werden, wird auch der Langsam-Wellen-Schlaf deutlich negativ beeinflußt. Wenn das Medikament abgesetzt wird, kommt es zu einem heftigen Rebound-Effekt bei beiden Schlaf-Typen. Die Benzodiazepine beeinflussen den REM-Schlaf nur geringfügig, unterdrücken aber die 4. Phase des NREM-Schlafs. Wenn über *Schlaflosigkeit* geklagt wird, so ist damit gewöhnlich gemeint, daß der Betreffende mit einem erheblichen Schlafdefizit bzw. mit Schlafentzug zu kämpfen hat bzw. Schwierigkeiten hat, sein Schlafbedürfnis zu decken; häufig wird auch darüber geklagt, daß das Schlafmuster sich verändert habe.

Die folgenden Faktoren können Schlaflosigkeit bedingen:

1. Situative Probleme, wie vorübergehende außergewöhnliche Beanspruchungen im Beruf oder im Privatleben, z. B. familiäre Spannungen,
2. Krankheit mit unvermeidlichen Schmerzzuständen oder anderen physischen Belästigungen,
3. Beschwerden im Zusammenhang mit der Einnahme bestimmter Pharmaka, einschließlich Entzugserscheinungen bei Alkoholentzug oder bei Entzug von Sedativa und
4. psychische Beschwerden, insbesondere bei schwerwiegenden psychiatrischen Erkrankungen wie Schizophrenie oder primär-affektiven Erkrankungen. Bei Schizophrenen treten Schlafstörungen in unterschiedlicher Ausprägung auf. In akuten psychotischen Episoden kommt es zu erheblichen Durchschlafstörungen, manchmal zu völliger Schlaflosigkeit. Chronisch schizophrene Patienten oder Patienten, bei denen die psychotische Episode sich in der Remission befindet, haben meist keine Beschwerden im Hinblick auf ihren Schlaf; im EEG finden sich auch keine diesbezüglichen Auffälligkeiten. Obwohl die antipsychotisch wirkenden Medikamente das Einschlafen verzögern, wirken sie sich im Sinne der Verlängerung der Schlafzeit, insbesondere aber der REM-Schlafzeit aus; außer Chlorpromazin reduzieren sie sämtlich den ‚Delta-Schlaf‘ und verlängern den ‚Spindel-Schlaf‘. Die Phenothiazine mit sedierender Wirkung, wie z. B. Chlorpromazin

(= Megaphen®), machen die Applikation von Sedativa bei Schizophrenen mit Schlafstörungen in der Regel überflüssig.

Schlafstörungen gehören zu den häufigsten Begleitsymptomen bei den primär-affektiven Erkrankungen. Viele Patienten, die von der bipolaren Erkrankung betroffen sind, schlafen mehr, wenn sie depressiv sind, und weniger, wenn sie sich im manischen Zustand befinden. In der depressiven Phase ist der REM-Schlaf deutlich verlängert und der Langsam-Wellen-Schlaf (Stadien 3 und 4) verkürzt. Die manische Phase zeichnet sich dadurch aus, daß der REM-Schlaf verkürzt ist, während es ganz unterschiedliche Befunde bezüglich des Langsam-Wellen-Schlafs gibt. Sowohl die monopolar wie auch die bipolar erkrankten Patienten schlafen während ihrer depressiven Phase gewöhnlich insgesamt kürzer als normalerweise. Ganz selten schlafen depressive Patienten außerordentlich lange, dies gilt für ungefähr 8% dieser Gruppe. Eine spezifische Korrelation zwischen verschiedenen Depressions-Typen einerseits und bestimmten Typen von Schlafstörungen andererseits konnte bislang noch nicht beschrieben werden. Antidepressiv wirkende Medikamente verkürzen den REM-Schlaf und haben unterschiedliche Effekte auf den Langsam-Wellen-Schlaf. Es gibt insofern eine positive Korrelation bezüglich ihrer Wirkung auf den REM-Schlaf, als berichtet wird, daß REM-Schlafreduktion zu einer graduellen Verbesserung der Depression führt. Werden stärker sedierende trizyklische Antidepressiva wie Amitriptylin in therapeutisch wirksamer Dosis appliziert, erübrigt es sich in aller Regel, noch ein Sedativum hinzuzufügen. Lithium reduziert in signifikanter Weise den REM-Schlaf und verstärkt die Aktivitäten des Stadium-4-Schlafs.

Es gibt auch verschiedene Formen der Hypersomnie. Dazu gehören die *Narkolepsie*, das *Kleine-Levin-Syndrom* und die *Schlaf-Apnoe*.

Die **Narkolepsie** tritt gewöhnlich vor dem 40. Lebensjahr erstmals auf. Bislang sind vier Formen dieses Syndroms bekannt.

1. Es kommt zu regelrechten Schlaf-Attacken, die plötzlich auftreten und reversibel sind; diese kurz dauernden (ungefähr 15 Minuten) Episoden können den Patienten jederzeit überraschen. Im EEG zeigt sich ein direkter Übergang zum REMM-Schlaf. Der Patient wacht erholt auf. Während der folgenden 1–5 Stunden kann sich eine neuerliche Attacke nicht wiederholen. Die Behandlungsmittel der Wahl dieser Attacken sind die Amphetamine. Man gibt morgens 10 mg Amphetamin-Sulfat (oder eine äquivalente Substanz) und steigert die Dosis nach Bedarf. Die durchschnittliche therapeutische Dosis beträgt 10–20 mg 3mal täglich.
2. Die sogenannte Kataplexie besteht im plözlichen Verlust des Muskeltonus. Dieses Phänomen kann

sich auf kleine spezifische Muskelgruppen beschränken, aber auch die gesamte Muskulatur betreffen. Im letzteren Fall fällt der Kranke meist plötzlich zu Boden und ist unfähig, sich zu bewegen. Die Episode beginnt häufig mit einem merkwürdigen emotionalen Anfall. Der Patient lacht, weint oder schimpft unvermittelt heftig. Dieser Zustand kann nur wenige Sekunden dauern, sich aber auch über eine halbe Stunde erstrecken. Trizyklische Antidepressiva wie Imipramin (z.B. Tofranil®), 75–100 mg täglich, sind wirksam bei der Kataplexie, nicht aber bei den Schlafattacken.

3. Bei der sogenannten Schlaf-Lähmung kommt es bei vollem Bewußtsein zum Erschlaffen des Muskeltonus. Das Phänomen tritt allerdings entweder während des Erwachens oder beim Einschlafen auf. Gewöhnlich hat der Patient während dieses Ausnahmezustands große Ängste. Gelegentlich berichten Patienten von gleichzeitig auftretenden akustischen Halluzinationen. Die Attacke kann dadurch beendet werden, daß man den Kranken anfaßt oder anspricht.

4. Eine weitere Form der Narkolepsie besteht darin, daß vor oder während einer Schlaf-Attacke optische oder akustische Halluzinationen auftreten. Wenn die Halluzinationen während des Erwachens registriert werden, werden sie hypnopompische Halluzinationen genannt.

Die verschiedenen Symptome der narkoleptischen Tetrade werden in der folgenden Häufigkeit festgestellt bzw. beobachtet: Schlafattacken treten bei fast allen Formen der Narkolepsie auf (fast 100%); bei 70% der Narkolepsien kommt es zu Schlafattacken und dem Kataplexie-Syndrom. Nur bei 5% aller Narkolepsie-Fälle bleibt die Schlaflähmung einziges Symptom.

Das **Kleine-Levin-Syndrom** besteht darin, daß Schlaf-Attacken auftreten, die Stunden bis Tage andauern können. Selten überfallen sie den Patienten häufiger als 3–4mal im Jahr. Der Kranke ist beim Erwachen verwirrt. Es handelt sich bei diesem Syndrom eigentlich um eine besondere Form der Narkolepsie. Eine spezifische Behandlung gibt es nicht.

Die **Schlaf-Apnoe,** eine Apnoe während des Schlafs, kann sowohl während des REM-Schlafs als auch während des NREM-Schlafs auftreten. Man unterscheidet zwei Typen dieses Syndroms: Die zentrale Apnoe, bei der es zu einem Stillstand der Atembewegungen und dementsprechend auch zu Sauerstoff-Mangel kommt, und die Obstruktionsapnoe, bei der zwar geatmet wird, allerdings mit größter Anstrengung wegen der Blockade im Bereich der oberen Luftwege. Bei der zentralen Apnoe ist Clomipramin (= Anafranil®) oder Diaphragma-pacing wirksam, während bei der Obstruktionsapnoe die Tracheotomie die Behandlungsmethode der Wahl ist. Bei der Behandlung dieser komplexen Erkrankung ist die Konsultation von Ärzten benachbarter Fachgebiete hilfreich.

Im folgenden wird noch auf einige Syndrome hingewiesen, die mit einer Störung des Stadium-4-Schlafs zusammenhängen.

Ein sehr häufiges Krankheitsbild ist die *Enuresis nocturna* (ICD-Nr. 307.6), die meist bei Kindern auftritt. Das charakteristische Symptom ist ein- oder mehrmaliges nächtliches Einnässen. Während die ersten Beobachtungen wegen der zeitlichen Zuordnung auf einen Zusammenhang zwischen Traum-Schlaf und Einnässen hinwiesen, haben neuerliche Untersuchungen ergeben, daß das Symptom meist im Stadium-4-Schlaf auftritt, und zwar vorwiegend im ersten Drittel der Nacht. Die bevorzugte Behandlung ist die mit Psychopharmaka. Man gibt 50–100 mg Imipramin (= Tofranil®) täglich. Manchmal sind verhaltenstherapeutische Techniken, wie das aversive Konditionieren, erfolgreich. Z.B. werden auch Schaltungen benutzt, die das Naßwerden des Schlafanzugs oder des Lakens registrieren und ein Klingelzeichen auslösen.

Der *Somnambulismus* tritt ebenfalls in der Regel bei Kindern auf. Bevorzugte Schlafstadien sind die Stadien 3 und 4 des NREM-Schlafs. Es kommt hier im wesentlichen darauf an, daß durch Verschließen von Fenstern und Türen Unfällen vorgebeugt wird. Da alle Benzodiazepine den Stadium-4-Schlaf unterdrücken, kann mit der Applikation eines Präparats dieser Gruppe das Schlafwandeln in der Regel verhindert werden.

Auch der *Pavor nocturnus* ist eine Erkrankung des Kleinkindalters. Das Symptom tritt bevorzugt im Stadium 4 des NREM-Schlafs auf. Wie beim Somnambulismus erinnern sich die Patienten nicht an die Symptom-Episode. Die Behandlung erfolgt mit einem Medikament der Benzodiazepin-Gruppe.

Die Benzodazepine sowie die barbituralthaltigen Sedativa wirken sich im Sinne der Verlängerung der Gesamt-Schlafzeit, der Verkürzung der Einschlafzeit, der Verhinderung häufigen Aufwachens, anfangs der Verkürzung des REM-Schlafs und der Verlängerung des ‚Spindel-Schlafs' aus. Beim Absetzen von Sedativa kommt es zu Schlaflosigkeit, häufigem Aufwachen und einem Rebound-Effekt bezüglich der REM-Schlafphasen (Abstinenz-Syndrom). Chloralhydrat und seine Derivate beeinflussen Schlafmuster und Schlafstadien nur geringfügig. Der Einfluß von Scopolamin auf den REM-Schlaf ist unterschiedlich, der ‚Spindel-Schlaf' wird verlängert. In kleinen Dosen verkürzt Alkohol die Einschlafzeit und verringert die Häufigkeit des nächtlichen Aufwachens; nach der Applikation größerer Alkohol-Mengen werden die nächtlichen Aufwachsituationen häufiger. Alkohol reduziert auch die REM- und fördert die Delta-Schlafphasen, während bei Alkohol-Entzug REM- und Delta-Schlafphasen zunehmen.

Die Amphetamine verlängern die Einschlafzeit, führen zu häufigerem nächtlichen Erwachen, reduzieren REM- und Delta-Schlaf und verlängern den ‚Spindel-Schlaf'. Die Applikation hoher Coffein-Dosen fördert den REM- und ‚Spindel-Schlaf', reduziert jedoch den Delta-Schlaf. Die Wirkungen von Cocain auf den Schlaf sind sehr unterschiedlich. Der chronische Genuß von Marihuana führt zu einer Verlängerung der Einschlafzeit, zur Verstärkung der Faktoren des REM-Schlafs, dagegen aber zur Reduktion des Delta-Schlafs.

Aggressionskrankheiten

(ICD-Nrn. 291.4, 292.2, 309.4, 310)

Handlungen, die ausdrücklich zum Ziel haben, Menschen physisch zu verletzen oder Eigentum zu beschädigen, müssen unter Berücksichtigung zahlreicher Bedingungsfaktoren beurteilt werden. Aggression und Gewalttätigkeit sind Symptome, die Krankheitssymptomen entsprechen. Meistens sind medizinische Befunde relevant. Bei Zugrundelegung demographischer Daten ist der typische Aggressor häufig eine Person männlichen Geschlechts, jünger als 25 Jahre, Angehöriger einer Minorität, sozial und ökonomisch benachteiligt und Bewohner eines Innenstadtbezirks.

Individuen, die Aggressionshandlungen begehen, können zwei Persönlichkeitstypen zugeordnet werden. Der eine Typus ist dadurch charakterisiert, daß er bereits in der Jugend oder in der Kindheit physisch aggressiv gewesen ist und nur mäßig ausgeprägte Fähigkeiten entwickelt hat, mit Gleichaltrigen tragfähige Beziehungen zu pflegen. Er ist ein Schulschwänzer, der auch auf die ersten Arbeitsanforderungen mit Absenz reagiert hat. Ein Mitglied der Familie (meistens der Vater) weist bereits eine lange Anamnese mit antisozialen Verhaltensauffälligkeiten auf. Dieser Typus ist relativ häufig. Nicht so häufig ist der Typus des überkontrollierten, chronisch frustrierten Menschen, der gewissermaßen ‚kocht', bis eine ‚günstige' Gelegenheit ihm einen Anlaß zu einer heftigen aggressiven Überreaktion bietet. Bei beiden Typen spielen enthemmende Drogen (meist Alkohol) eine ganz wesentliche Rolle für die aggressive ‚Entladung'.

Überhaupt spielen Drogen eine wichtige Rolle für die Entäußerung aggressiven Verhaltens. Obwohl Drogen, die den Bewußtseinszustand beeinflussen, mit Aggressionshandlungen in Verbindung gebracht werden, muß festgehalten werden, daß die Sedativa eine immer größere faktorielle Bedeutung für Gewalthandlungen haben. Alkohol ist die gebräuchlichste sedative Droge. Sie ist dementsprechend auch bei den meisten Gewaltakten im Spiel. Selbst

kleine Mengen von Alkohol können eine pathologische Intoxikation verursachen und zu einem akuten hirnorganischen Syndrom führen. Barbiturate und immer häufiger auch Benzodiazepine (beide werden häufig in Kombination mit Alkohol konsumiert) sind ebenfalls häufige Faktoren von impulsiven aggressiven Ausbrüchen. Phencyclidin − eine Substanz, deren Konsum enorm zugenommen hat − wird zunehmend als Faktor für das Zustandekommen eines besonders bizarren Verhaltens im Sinne der Gewaltanwendung beschrieben. Die Behandlung der akuten Intoxikation entspricht der bei der Intoxikation mit anderen mißbräuchlich verwendeten Drogen (s. Abschnitt Drogenmißbrauch und Drogenabhängigkeit im Anschluß an dieses Kapitel, S. 930f.).

Psychotherapie ist nicht angezeigt bzw. nicht besonders erfolgreich, wenn die Zielsetzung darin besteht, die zugrundeliegenden Persönlichkeitsprobleme zu beseitigen. Besser tut man daran, bei den betroffenen Individuen dafür zu sorgen, daß durch strenge externe Kontrolle die Defizite an innerer Kontrolle ausgeglichen werden. In diesem Sinne hilfreich sind Erziehungsbeistandschaften und Bewährungshilfe, wenn sie sich nicht in formalen Zuständigkeiten erschöpfen. Besonders große Anstrengungen sollten darauf verwendet werden, den Klienten zu helfen, den Mißbrauch von Drogen zu vermeiden (d. h., daß hier die Anonymen Alkoholiker und die Drogen-Entziehungsprogramme beansprucht werden sollten).

Mit der Bezeichnung ‚episodisches Kontrollverlust-Syndrom' wird ein Bündel von Verhaltensweisen benannt, für die der Begriff Syndrom vielleicht gar nicht gerechtfertigt ist. Jedenfalls kann sich die entsprechende Krankheit darin manifestieren, daß die Ehefrau oder die Kinder mißhandelt werden, daß der Betreffende sich in irgendeiner Weise fortwährend intoxiziert, daß das Sexualverhalten durch Impulsivität charakterisiert ist und daß riskant Auto gefahren wird. Alle Versuche, dieses Syndrom mit Fehlfunktionen des Gehirns in Zusammenhang zu bringen, sind bislang im hypothetischen Stadium steckengeblieben, obwohl es genug elektroenzephalographische Befunde gibt, mit denen diese Hypothesen gestützt werden könnten. Die Behandlung besteht darin, daß die betroffenen Patienten angehalten werden, den Konsum von Drogen (insbesondere Akohol) zu meiden. Man sollte sich auch nicht scheuen, alle gesetzlichen Möglichkeiten auszuschöpfen, dafür zu sorgen, daß die dadurch gefährdeten Personen den Alkoholmißbrauch beenden. Zu den im engeren Sinne medizinischen Maßnahmen gehört eine sorgfältige Untersuchung des Zentralnervensystems auf Beeinträchtigungen hin. Es ist gerechtfertigt, einen Behandlungsversuch mit einer antikonvulsiven Medikation zu machen (z. B. 300 mg Phenytoin [= Zentropil®] pro Tag). Falls die antikonvulsive Therapie allein nicht ausreicht, kann eine antipsychotisch wirkende Substanz dazugegeben werden, z. B. 100–200 mg Thioridazin (= Melleril®) pro Tag.

Die sogenannten schweren psychischen Krankheiten wie die primär-affektiven Krankheiten, die schizophrenen Krankheiten und die hirnorganischen Störungen sind selten Grundlage gewalttätigen Verhaltens. Wenngleich aus den USA berichtet worden ist, daß unter den Kriminellen die manisch-depressiven Erkrankungen unverhältnismäßig selten diagnostiziert werden, gibt es keinen eindeutigen Hinweis darauf, daß die Manie oder andere psychotische Erkrankungen in aggressives Verhalten ,umschlagen‘ können. Wenn bei Manikern oder Psychotikern Gewalttätigkeit beobachtet wird, dann in der Regel in Situationen, in denen versucht wird, einen gerade psychotisch werdenden Patienten „zur Vernunft zu bringen".

Behandlung

Um gewalttätiges Verhalten unter Kontrolle zu bringen, bedarf es psychologischer Techniken. Man verhält sich situationsadäquat, wenn man sich langsam bewegt, langsam spricht und dabei darauf achtet, daß man eindeutige Reaktionen erhält. Auch sollte man jederzeit darauf bedacht sein, die Gesamtsituation richtig einzuschätzen. Man sollte sehr viel Mühe darauf verwenden, ein Setting herzustellen, das frei von Einflüssen ist, die das gewalttätige Individuum stören könnten. Von Drohungen oder Täuschungen sollte ebenso abgesehen werden wie von Körperkontakt oder Konfrontation mit vielen Menschen. Sollte es erforderlich sein, mit dem Kranken zu verhandeln, ist es zweckmäßig, sich der Unterstützung einer Person zu bedienen, zu der der Kranke eine vertrauensvolle Beziehung hat. Hier ist Offenheit und Ehrlichkeit außerordentlich wichtig. Falsche Versprechungen sollten vermieden werden. Bis die Situation unter Kontrolle ist, ist es wichtig, mit dem Patienten im Gespräch zu bleiben. Unabhängig davon, ob psychotherapeutische Aktivitäten erfolgreich gewesen sind, wird man auf pharmakotherapeutische Maßnahmen in der Regel nicht verzichten können. Bei psychotischen Aggressionszuständen ist das Medikament der Wahl Haloperidol (= Haldol®). Man gibt jede Stunde 10 mg intramuskulär, bis die Symptome deutlich gelindert sind. Ein ebenfalls sehr schnell wirkendes Butyrophenon-Präparat ist Droperidol (= Dehydrobenzperidol®). Die Verabreichungsform ist ebenfalls intramuskulär oder intravenös, z. B. 5–10 mg stündlich bis maximal 45 mg in 24 Stunden. Bei agitierten Patienten kann man Benzodiazepin-Sedativa geben, z. B. 5 mg Diazepam (= Valium®) oral oder intravenös alle 2–3 Stunden. Bei gefährlich gewalttätigen und psychotischen Patienten sollte man aber auf jeden Fall eine antipsychotisch wirkende Substanz geben.

Wenn psychotherapeutische und psychopharmakotherapeutische Maßnahmen nicht ausreichen, ist auch physische Behandlung angezeigt. Dazu gehört die demonstrative Anwesenheit mehrerer Personen, womit dem Patienten deutlich gemacht werden kann, daß trotz seines Kontrollverlusts die Situation unter Kontrolle ist. Sofern diese Demonstration nicht ausreicht, muß der Patient festgehalten und fixiert werden. Mit einem ganz geringen Verletzungsrisiko kann dies so geschehen, daß zwei Personen mit je einer Matratze als Schild den Patienten in eine Ecke drängen und zu Boden drücken. Besondere abgeschlossene Räume und Zwangsjacken sollten nur dann benutzt werden, wenn es gar nicht mehr anders geht. In diesen Fällen ist jedoch eine sorgfältige andauernde Beobachtung des Patienten unumgänglich.

Drogenmißbrauch und Drogenabhängigkeit

(ICD-Nrn. 291, 292, 303, 304, 305)

Die Bezeichnung Drogenabhängigkeit wird hier in einem weiteren Sinn gebraucht, sie schließt sowohl die Gewöhnung als auch die Sucht ein. Abhängigkeit im Sinne des fortgesetzten zwanghaften Konsums von Drogen besteht, wenn

1. der Betreffende psychisch auf die Wirkung einer bestimmten Droge angewiesen ist und bereit ist, nahezu „alles" zu tun, um sich die Droge („das Leben") zu beschaffen. Abhängigkeit besteht ferner

2. im Sinne einer physiologischen Notwendigkeit, wenn Entzugssymptome auftreten, sobald die Droge nicht mehr eingenommen wird. Und Abhängigkeit besteht, wenn

3. immer höhere Dosen der Droge appliziert werden müssen, um die gewünschten Effekte zu erhalten (Erhöhung der Toleranz).

Drogenabhängigkeit ist eine Funktion von kontinuierlich eingenommener Drogenmenge und Dauer der Einnahme. Die zur Entwicklung von Drogenabhängigkeit benötigte Menge hängt einerseits von der Art der Droge und andererseits von den Idiosynkrasien des Drogenkonsumenten gegenüber der Droge ab. In der Regel werden die Drogen täglich eingenommen und, wenn Abhängigkeit besteht, bereits länger als über 2–3 Wochen. Je größer die eingenommene Menge ist und je länger der Konsum andauert, umso größer ist der Grad der Abhängigkeit von der konsumierten Droge. Der Arzt ist beim Drogenmißbrauch mit 2 Problemen konfrontiert: Das erste besteht darin, daß in der Regel ärztliche Verordnungen von Sedativa, Stimulantien und Narkotika zur Abhängigkeit geführt haben; das zweite Problem ist die eigentliche Behandlung der Drogenabhängigen, die in der Regel auch Alkoholiker sind. Es kann nicht oft genug betont werden, daß die Verordnung von Medikamenten, die schnell zur Abhängigkeit führen, außerordentlich kritisch gehandhabt werden sollte. Wenn Medikamente, die zur Abhängigkeit führen, verordnet werden müssen, sollte der Patient eindringlich auf die Risiken hingewiesen werden. Schließlich sollten alle Ärzte bei der Ausbildung des Nachwuchses nicht müde werden, Hinweise auf alternative Möglichkeiten der Therapie zu geben, wo eventuell auch Indikationen für potentielle Suchtmittel bestehen.

Eine planmäßige Entgiftungsbehandlung ist bei denjenigen drogenabhängigen Patienten angezeigt, bei denen der erprobte Entzug zu lebensgefährlichen Entzugserscheinungen führen würde. Besonders schwerwiegende Probleme sind mit dem Entzug von Alkohol und Sedativa verbunden. Die im Hinblick auf Entzugsprobleme gefährlichsten Sedativa sind Barbiturate sowie Glutethimid, Ethinamat, Methyprylon und Methaqualon. Das für die Entgiftungsbehandlung angewandte Medikament sollte zu derselben chemischen Gruppe gehören wie die Droge, von der der Patient entgiftet wird. Außerdem sollte die Entgiftung behutsam erfolgen, d. h. ausreichend lange durchgeführt werden. Der allmähliche Entzug reduziert nämlich die Entzugssymptome auf ein Minimum und gibt den Behandlern Gelegenheit, die Einstellung des Patienten gegenüber dem Drogenmißbrauch einschneidend zu verändern.

Alkoholmißbrauch und Alkoholabhängigkeit (Alkoholismus)

(ICD-Nrn. 305 und 303)

Allgemeine Hinweise

Der Alkoholismus ist ein Syndrom, welches sich in zwei Phasen entwickelt: Auf das Problemtrinken folgt die Alkoholsucht. Problemtrinken ist der wiederholte Genuß von Alkohol, und zwar in der Absicht, affektive Spannungszustände aufzulösen oder emotionale Probleme zu lindern. Die Alkoholsucht ist eine wirkliche Sucht, ähnlich der, die sich bei der wiederholten Einnahme von Barbituraten und ähnlichen Stoffen entwickelt. Häufig besteht gleichzeitig eine Abhängigkeit von anderen Drogen wie Barbituraten, Sedativa und Hypnotika sowie Tranquilizern. Möglicherweise werden die genannten Medikamente eingenommen, um die durch den ausgiebigen Alkoholgenuß verursachten Ängste unter Kontrolle zu bringen oder, weil von den Betroffenen angenommen wird, daß man den mißbräuchlichen Alkoholgenuß mit Medikamenten aufhalten könne.

Klinische Befunde

A. Akute Intoxikation: Die Zeichen der Alkoholintoxikation gleichen denen der Intoxikation mit anderen Suchtstoffen aus den Gruppen der Narkotika, Barbiturate, Sedativa und Tranquilizer: Schläfrigkeit, Beeinträchtigung der Aufmerksamkeit, Enthemmung, Dysarthrie, Ataxie und Nystagmus. Bei einem 70 kg schweren Menschen verursacht 1 Glas Whisky, 1 Glas Wein oder 1 0,33 l-Flasche Bier einen Blutalkohol-Gehalt von ca. 0,25‰. Ein Blutalkohol-Gehalt von weniger als 0,50‰ zeigt kaum signifikante motorische Funktionsbeeinträchtigungen. Intoxikationserscheinungen wie Ataxie, Dysarthrie, Übelkeit und Erbrechen lassen auf einen Blutalkoholgehalt von mehr als 1,5‰ schließen. Letale Blutalkoholwerte liegen zwischen 3,5 und 9,0‰. In ernsten Fällen — bei Überdosierung — kommt es zu Atemdepression, Stupor, Schocksyndrom, Koma und Tod. Lebensgefährliche Überdosierungen sind meistens auf die kombinierte Einnahme von Alkohol und Medikamenten (Sedativa) zurückzuführen.

B. Entzugssymptome: Das Spektrum der Entzugserscheinungen bei plötzlicher Alkoholabstinenz ist breit: Es können von Angstzuständen über Zittern und Beben bis zu einem blühenden Delirium tremens alle möglichen Symptome auftreten. Sogar eine akute organische Psychose kann sich entwickeln, was gewöhnlich 24–72 Std nach dem letzten Alkoholgenuß geschieht (aber auch einmal 7–10 Tage später!). Ein derartiger psychotischer Zustand imponiert mit folgenden Charakteristika: affektive Verwirrung, Tremor, angespannte Wachheit und optische Halluzinationen (der Betreffende gibt an, Schlangen, Wanzen und dergleichen Tiere zu sehen). Das akute Entzugssyndrom tritt meist völlig unerwartet auf, und zwar häufig dann, wenn der Patient wegen irgendeines anderen therapeutischen oder diagnostischen Problems ins Krankenhaus eingewiesen wird. Jedes sich überraschend und auf zunächst unerklärliche Weise entwickelnde Delir sollte die Vermutung nahelegen, daß es sich um ein Alkoholentzugssyndrom handelt. In den ersten 24 Std des Entzugs kann es zu Krampfanfällen kommen, besonders häufig bei Personen, die schon mehrere Entzugssyndrome durchgemacht haben.

C. Alkoholhalluzinose (ICD-Nr. 291.3): Dieses Syndrom tritt entweder während eines Trinkgelages auf oder beim Entzug. Charakteristisch ist eine akute paranoide Symptomatik ohne Tremor, Verwirrung und ohne Beeinträchtigung des Sensoriums, wie man sie bei Entzugssyndromen sieht. Der Patient erscheint bis auf die Äußerung akustischer Halluzinationen unauffällig; es werden meist Verfolger halluziniert, wodurch der Patient zu aggressivem Verhalten provoziert werden kann.

D. Chronische alkoholbedingte Hirnfunktionsstörungen: Diese durch Enzephalopathien bedingten Störungen äußern sich zunächst uncharakteristisch

mit zunehmend unstetem Verhalten, Merkfähig-
keits- und Erinnerungsstörungen sowie wechselnder
Stimmung, − alles Zeichen, die man auch bei hirnorganischen Syndromen anderer Genese beobachten kann (s. den entsprechenden Abschnitt
S. 943 f.!).
Irreversiblen Schädigungen wie der Wernicke'schen
Enzephalopathie wird − sofern sie rechtzeitig erkannt und behandelt werden − mit intravenösen
Gaben von Thiamin und parenteraler Applikation
von Vitamin-B-Komplex vorgebeugt.

Differentialdiagnose

Es ist bei der Diagnose des Problemtrinkens wichtig,
zwischen dem primären Alkoholismus (dem keine
andere psychiatrische Diagnose zugrunde liegt) und
dem sekundären Alkoholismus zu differenzieren.
Der sekundäre Alkoholismus muß unter dem
Aspekt der Selbstmedikation beurteilt werden, da
der Alkoholabusus in diesem Fall eher symptomatischen Charakter hat und die Beeinträchtigung der
Urteilsfähigkeit oder den Leidensdruck der zugrundeliegenden Erkrankung (meist einer Schizophrenie
oder einer Depression) charakterisiert. Diese Differenzierung ist deswegen besonders wichtig, weil
beim sekundären Alkoholismus die Therapie selbstverständlich an den Erfordernissen der Grundkrankheit orientiert werden muß.
Für die Behandlung des alkoholischen Entzugssyndroms sind diagnostische Differenzierungen zunächst zweitrangig, da es in erster Linie darum geht,
die akute Symptomatik unter Kontrolle zu bringen.
Bei der dafür notwendigen medikamentösen Behandlung braucht man keine Rücksicht darauf zu
nehmen, welche Grundkrankheit vorliegt. Eine akute Alkoholhalluzinose dagegen muß gegen andere
akute paranoide Zustände, wie zum Beispiel eine
Amphetaminpsychose oder eine akute paranoide
Schizophrenie abgegrenzt werden. Bei den Bemühungen um Differenzierung ist meist die sorgsam
erhobene Anamnese ausschlaggebend. Dasselbe gilt
bei der Abgrenzung von alkoholbedingten chronischen hirnorganischen Syndromen gegen solche mit
anderer Ätiologie. Es reicht nicht aus, die phäno-
menologische Ausprägung des Syndroms exakt zu erfassen, da auch beim Lupus erythematodes chronische hirnorganische Syndrome auftreten, welche
sich − wie die alkoholischen hirnorganischen Syndrome − mit Konfabulationen manifestieren.

Komplikationen

Die sich aus dem Alkoholismus ergebenden medizinischen und psychosozialen Probleme sind mannig-
faltig und von Fall zu Fall verschieden. Auch die
verschiedenen Phasen des Verlaufs der Erkrankung
bieten sehr unterschiedliche Problemstellungen. Am
zentralen und peripheren Nervensystem manifestieren sich in erster Linie die folgenden Komplikatio-

nen: chronische hirnorganische Syndrome, zerebel-
lare Degeneration, periphere Neuropathien. Die alkoholbedingten Leberschäden münden nicht immer
und nicht ausschließlich in eine Zirrhose mit den
entsprechenden Leberfunktionsstörungen und den
Ösophagusvarizen als Folgeleiden, sondern auch in
Stoffwechselstörungen, pathologischen Serum-Ei-
weiß-Spektren und Gerinnungsstörungen.
Die Feten von Alkoholikerinnen weisen zu einem
hohen Prozentsatz die folgenden Entwicklungsdefi-
zite auf:
– Niedriges Geburtsgewicht und geringe Größe mit
  in der Folge verlangsamter Gewichts- und Größenzunahme
– Psychische Retardierung mit einem durchschnittlichen IQ von 60 und
– Unterschiedliche Körperdefekte, darunter häufig
  kardiale Abnormitäten; die Feten sind im Uterus
  auffällig ruhig, und es kommt häufig zu Sturzge-
  burten. Die postnatale geistige und körperliche
  Entwicklung der Neugeborenen ist nicht selten
  verzögert. Bei einer Trinkmenge von mehr als
  6 Schnäpsen oder einer entsprechenden Alkoholmenge pro Tag wird das Risiko für die genannten
  Fehlbildungen und Entwicklungsabnormitäten
  höher. Bei niedrigeren Trinkmengen kann das Risiko nicht näher bestimmt werden.

Behandlung des Problemtrinkens

A. Psychotherapie: Man kann nicht häufig genug
betonen, daß der Arzt dem Alkoholkranken keineswegs wertend und erst recht nicht als Richter begegnen sollte; das ist nicht gleichbedeutend mit einer
passiven oder gar resignativen Haltung. Wer (als
Arzt) nur stillschweigend zuhört, was der Kranke
beklagt, vermittelt diesem erfahrungsgemäß das Gefühl, zurückgewiesen zu werden. Es kommt darauf
an, gerade dem Alkoholkranken ein aktives, nicht-
autoritäres Interesse an seinen Problemen zu bekun-
den, und zwar möglichst dadurch, daß konkrete
Vorschläge dahingehend gemacht werden, wie man
diesen Problemen abhelfen kann. Besonders zu Beginn der Behandlung sollte seitens des Arztes deutlich gemacht werden, daß er eine günstige Entwicklung voraussieht, wenn der Patient sich im Sinne des
Behandlungsprogramms verhält.
Wertvolle Zeit kann allerdings damit vergeudet werden, daß man mit dem Kranken darüber diskutiert,
warum er trinkt. Sobald man allseits erkannt und
erfaßt hat, daß das Problem besteht, kommt es einzig und allein darauf an, wie man erreicht, daß der
Alkoholabusus nicht mehr fortgesetzt wird. Das hat
zur Folge, daß sehr frühzeitig der Ehepartner in die
Therapie einbezogen wird, und zwar unter dem
Aspekt, was er dazu beitragen kann, den Kranken
zur Aufgabe des Trinkens zu bringen. Erfahrungsgemäß ist die Prognose des Alkoholismus ungleich
besser, wenn Ehepartner oder Familie an der Be-

handlung mitwirken, als wenn dies nicht der Fall ist. Deswegen sollte in jedem Fall unverzüglich die Arbeit mit den relevanten Bezugspersonen begonnen werden, sei es nun in gemeinsamen Sitzungen mit dem Kranken oder in getrennten Sitzungen.

B. Sozialtherapeutische Ansätze: In den USA hat es sich als zweckmäßig erwiesen, den Patienten an die Anonymen Alkoholiker (AA) zu verweisen, den Ehepartner an Alanon und die Kinder (sofern sie zwischen 12 und 20 Jahre alt sind) an Alateen. Man kann sagen, daß der Erfolg der Kontinuität und Intensität der Mitarbeit des Patienten bei den AA proportional ist; dasselbe gilt für die Wahrnehmung der Behandlungsangebote anderer (kommunaler, konfessioneller usw.) sozialtherapeutischer Organisationen und Institutionen. Der Patient sollte ständigen engen Kontakt mit den Helfern haben, wobei es nicht darauf ankommt, wie lange die jeweiligen Kontaktnahmen andauern. Allerdings sollte für diese Betreuung ein den ökonomischen Verhältnissen des Patienten angemessenes Honorar von ihm erhoben werden.

Man sollte im Umgang mit Alkoholkranken niemals das Gewicht religiöser Bindungen unterschätzen, noch die Manifestation einer solchen Bindung etwa lächerlich machen, denn der Alkoholkranke ist auf Hilfe und Unterstützung angewiesen, wie er sie häufig nur in religiösen Glaubensgemeinschaften und in dem diese verbindenden gemeinsamen Glaubensbekenntnis findet. Manchmal kann ein rückfallgefährdeter Alkoholiker dadurch zur Besonnenheit gebracht werden, daß man rechtzeitig einen Geistlichen seiner Glaubensgemeinschaft verständigt.

Alkoholkranke sind durch ihr unstetes Arbeitsverhalten in der Regel in ihrer beruflichen Situation gefährdet. Häufig haben sie einen jahrelang gehaltenen Arbeitsplatz längst verloren und verdienen ihren Lebensunterhalt nur noch mit Gelegenheitsarbeiten. Sofern sie „erst" in der Situation sind, daß ihr Beschäftigungsverhältnis durch Unregelmäßigkeiten im Arbeitsverhalten gefährdet ist, sollte man mit dem Arbeitgeber Kontakt aufnehmen, um ihn darauf aufmerksam zu machen, wie er seinerseits dazu beitragen kann, daß die Risiken für den Betroffenen vermindert werden; folgende grundsätzliche Hinweise sind diesbezüglich angebracht:

1. Der Kranke sollte nicht sich selbst überlassen bleiben, wie das beispielsweise bei Handlungsreisenden der Fall ist.
2. Ein alkoholkranker Beschäftigter sollte nicht mit Arbeiten betraut werden, bei denen es auf eine terminbezogene Erledigung bestimmter Aufgaben ankommt.
3. Ferner sollte ein Alkoholkranker auch möglichst keine Gelegenheit haben, regelmäßig Aufträge außerhalb seines Betriebes auszuführen.
4. Bei alldem ist es wichtig, dem Betroffenen nicht das Gefühl zu vermitteln, daß er überwacht wird.

Zu seiner Beobachtung sollte man sich deswegen der Unterstützung nur der wichtigsten Mitarbeiter versichern, damit dem Betroffenen gegenüber die dem Problem angemessene Diskretion gewahrt bleibt.

5. Der Kranke sollte so selten wie möglich Situationen ausgesetzt werden, in denen er in Konkurrenz mit Mitarbeitern treten muß.
6. Für Positionen, in denen schnell über wichtige Angelegenheiten entschieden werden muß, sind Alkoholkranke nicht geeignet.

C. Medizinische Maßnahmen: Es ist nicht unbedingt notwendig, einen Alkoholkranken in stationäre Behandlung einzuweisen, es sei denn, man möchte einer akuten Dekompensation dadurch vorbeugen, daß man frühzeitig ein stationäres verhaltenstherapeutisches Programm durchführen will. Um zu erreichen, daß der Kranke sich auch in stationäre Behandlung begibt, ist es manchmal zweckmäßig, ihm sein Alkoholproblem besonders dramatisch darzustellen. Im übrigen kommt eine stationäre Behandlung nur bei medizinischer Indikation in Frage.

Es ist unumgänglich, einen Alkoholkranken auch körperlich gründlich zu untersuchen, und zwar auch unter Anwendung labortechnischer Methoden. Dabei ist auf Leberstörungen und Beschwerden und Symptome im Bereich des Nervensystems besonderes Augenmerk zu richten. Die Notwendigkeit dieser Maßnahme ergibt sich aus der hohen Quote medizinischer Komplikationen bei Alkoholkranken. Es ist nicht sinnvoll, Alkohol durch ein Sedativum zu ersetzen. Der Effekt ist meist, daß die betroffene Person Alkohol und das Sedativum konsumiert, woraus noch gravierendere Probleme resultieren.

Bei dem Bemühen, zu erreichen, daß ein Alkoholiker abstinent wird, kann die Verordnung von Disulfiram (Antabus®) zweckmäßig sein. Dies muß jedoch im vollen Einvernehmen mit dem Patienten geschehen. Es geht nicht an, daß dieses Medikament heimlich appliziert wird, beispielsweise indem der Ehepartner es dem Kranken in den Kaffee „mogelt". Letztere Applikationsform verbietet sich schon deswegen, weil das Medikament nicht unerhebliche Nebenwirkungen hat und bei unsachgemäßer Anwendung schwerwiegende Gesundheitsgefahren für den Patienten heraufbeschworen werden (beispielsweise ist ein hirnorganisches Syndrom keine seltene Komplikation). Der Betroffene sollte über die Wirkungsweise des Disulfiram voll informiert werden. Man verordnet Disulfiram wie folgt: Nach mindestens 12 Std Alkoholabstinenz gibt man 500 mg am Tag, und zwar morgens. In der Folge kann man diese Dosis bis auf 250 mg pro Tag reduzieren und gibt dieses Quantum dann für unbestimmte Zeit. Disulfiram (= Antabus®) verändert die Plasma-Clearance der Benzodiazepine. Es wird berichtet, daß Diazepam (= Valium®) die Intensität der Wirkung von Disulfiram (= Antabus®) auf Alkohol mindert. Die Applikation von Sedativa und Narkotika sollte deswegen mit Bedacht vorgenommen werden, wenn gleichzeitig Disulfiram (= Antabus®) verabreicht wird. Eine Disulfiram-Behandlung macht andere Behandlungsverfahren wie z. B. die von den AA angebotenen keineswegs überflüssig.

Ein weiteres Medikament zur Unterstützung der Alkoholentwöhnung und des Abstinenzwillens ist Nitrefazol (Altimol®), das im Rahmen eines Therapiekonzeptes zur Behandlung des chronischen Alkoholismus angeboten wird. In präklinischen und klinischen Studien hat sich ergeben, daß durch die Substanz eine alkoholaversive Reaktion bis zu 7 Tagen nach Präparateeinnahme hervorgerufen wird.

Das Präparat wird einmal pro Woche in der Praxis des Arztes in einer Dosierung von 800 mg (d. h. 4 Kapseln à 200 mg) gegeben. Die wöchentliche Einnahme verbessert die Compliance des Patienten und stellt damit die notwendige enge Arzt-Patienten-Bindung sicher. Der alkoholkranke Patient soll über die Wirkungsweise des Präparates vor der Behandlung informiert werden.

Aufgrund der selektiven Hemmung des Acetaldehyd-abbauenden Enzyms allein ist nur mit geringen Nebenwirkungen zu rechnen. (Kontraindikationen: Angina pectoris; zerebrale Durchblutungsstörungen; schwere Hypertonie; Schwangerschaft). Bisher ergaben sich keine Hinweise auf eine Hemmung oder Induktion mikrosomaler Enzyme. Deswegen sind Wechselwirkungen unwahrscheinlich.

D. Verhaltenstherapie: Konditionierungstechniken wurden in der Behandlung von Alkoholikern im Rahmen zahlreicher Settings angewandt, und zwar in der Regel mit dem aversionstherapeutischen Ansatz. So kann man dem Patienten beispielsweise einen Schluck Cognac oder Whisky zu trinken geben, um ihm gleich darauf Apomorphin zu injizieren, wodurch Erbrechen provoziert wird. Auf diese Weise wird bei dem Patienten eine Verknüpfung zwischen Erbrechen und Alkoholtrinken aufgebaut. Obwohl diese Art der Behandlung in einigen Fällen erfolgreich war, hat sie sich nicht bewährt, da diese Erfolge nur relativ kurze Zeit anhielten. Viele Menschen vergessen nämlich das negative Element (Erbrechen) der oben skizzierten Verknüpfung.

Behandlung der Entzugssymptome und der Halluzinosen

A. Medizinische Maßnahmen: Die Alkoholhalluzinose, die sowohl während einer Trinkperiode oder auch danach auftreten kann, ist kein typisches Entzugssyndrom und muß deswegen unterschiedlich behandelt werden. Wenn die Symptome einen psychotischen Charakter haben und das Sensorium ungetrübt ist, ist eine Behandlung wie bei jeder anderen Psychose angezeigt, d. h., daß in den meisten Fällen die stationäre Einweisung veranlaßt werden muß.

Im übrigen ist die Applikation von Neuroleptika angezeigt. Man gibt während der ersten 1–2 Tage 2 × tgl. 5 mg Haloperidol (= Haldol®) oral und reduziert die Dosis in dem Maße, in dem die Symptome verschwinden; da die Symptome in der Regel sehr schnell verschwinden, setzt man das Medikament ab, wenn der Patient über einige Tage symptomfrei geblieben ist. Dann ist es an der Zeit, in der oben geschilderten Weise mit der Behandlung des chronischen Alkoholabusus zu beginnen.

Wenn die Entzugssymptome nach einer scheinbar wenig eindrucksvollen Ausprägung immer dramatischer werden und sich schließlich ein Delirium tremens entwickelt, stellt sich ein medizinisches Problem, welches eine Morbiditäts- und vor allen Dingen auch eine Mortalitätsrate hat. Dies tritt gewöhnlich dann auf, wenn der regelmäßige Konsum von wenigstens 3–4 Litern Bier oder 0,5 Liter Spirituosen pro Tag plötzlich unterbrochen wird. Der Patient sollte stationär aufgenommen und mit Medikamenten behandelt werden, welche die Aktivität des ZNS reduzieren, damit die durch das plötzliche Absetzen des Alkohols bedingte erhöhte zentralnervöse Erregbarkeit nicht unkontrollierbare Ausmaße annimmt. Antipsychotisch wirksame Stoffe wie Chlorpromazin (Megaphen®) sollten aber nicht verordnet werden. Es kommt prinzipiell weniger darauf an, welches spezielle für die zentralnervöse Aktivität dämpfende Medikament man wählt, als darauf, eine Dosis zu applizieren, die den Patienten behutsam sediert. Die erforderliche Dosis ist von Patient zu Patient sehr unterschiedlich. Üblicherweise beginnt man die Behandlung mit der intravenösen Applikation von 10 mg Diazepam (Valium®) und gibt in der Folge alle 5 min weitere intravenöse Dosen von 5 mg, bis der Patient ruhig ist. Danach richtet man sich nach den klinischen Erfordernissen, ob man alle Stunde oder seltener, beispielsweise alle 4 Std 5–10 mg Diazepam oral verabreicht. Nach der Stabilisierung reicht es aus, alle 8–12 Std die zur Erhaltung der notwendigen Sedierung wirksame Dosis von Diazepam oral zu geben. Falls Unruhe, Tremor und andere Entzugssymptome persistieren, muß man die Dosis so lange steigern, bis sich eine ausreichende Sedierung einstellt. Man kann danach die Dosis bis zum vollständigen Entzug schrittweise reduzieren. Diese Behandlung dauert etwa 1 Woche. Clomethiazol (= Distraneurin®), bis zu 2 g/die in mehreren Dosen, wirkt eindrucksvoll sedierend und antikonvulsiv.

Immer sollte man peinlich genau darauf achten, ob sich nicht andere medizinische Probleme entwickeln, die besonderer diagnostischer Maßnahmen bedürfen. Alkoholiker haben bekanntlich häufig Lebererkrankungen und von daherrührende Blutgerinnungsstörungen; außerdem verletzen sie sich leicht. Es nimmt einen deswegen nicht Wunder, daß man bei ihnen häufig subdurale Hämatome findet, die aber fast genauso häufig nicht rechtzeitig diagnostiziert worden sind.

Die Verordnung von antikonvulsiven Medikamenten ist nur dann angezeigt, wenn in der Vorgeschichte Krampfanfälle angegeben werden. Dann gibt man Antikonvulsiva aus Gründen der Anfallsprophylaxe, wenngleich damit schon zuviel des Guten getan wird, da mit der Einnahme einer ausreichenden Dosis eines Sedativums bereits antikonvulsive Wirkungen erzielt werden. Hat man sich nun aber entschlossen, ein Antikonvulsivum zu verordnen, so beginnt man mit 500 mg Diphenylhydantoin (Zentropil®) oral und gibt wenige Stunden später nochmal 500 mg oral (d. h. 1000 mg verteilt auf 4–6 Std). Man kann die Behandlung mit Dosen von 300 mg pro Tag fortsetzen.

Eine vitaminreiche diätetische Kost hat sich als sinnvolle Ergänzung der obengenannten Therapie ergeben. Die Diät sollte tägliche Dosen von 3×100 mg Thiamin, 3×5 mg Folsäure, 2×100 mg Ascorbinsäure und 1×100 mg Pyridoxin enthalten. Vor Verabreichung der Vitamine sollte man keinesfalls Glukoselösungen infundieren. Sämtliche Behandlungsmaßnahmen müssen sorgfältig aufeinander abgestimmt werden; selbstverständlich ist für eine kontinuierliche ausreichende Flüssigkeitszufuhr zu sorgen. Da der Magnesium-Gehalt im Serum meist erniedrigt ist, sollte mit intravenöser Infusion von Magnesium-Sulfat-Lösungen mehrmals tgl. über einige Tage substituiert werden.

Chronische hirnorganische Syndrome, die sich als Sekundärfolgen aus einem langdauernden Alkoholabusus entwickeln, machen keine besondere Behandlung erforderlich, sind andererseits aber auch nicht durch irgendwelche spezifischen Behandlungsmaßnahmen beeinflußbar. Bezüglich der therapeutischen Beeinflussung der sozialen Auswirkungen hirnorganischer Beeinträchtigungen verweisen wir auf die weiter oben gemachten Ausführungen.

B. Psychotherapie und Verhaltenstherapie: Hier gilt, was unter diesem Aspekt bereits für das Problemtrinken ausgeführt wurde. Psychotherapeutische und verhaltenstherapeutische Aktivitäten sind erst dann angezeigt, wenn der Patient erfolgreich entzogen worden ist oder die Behandlung einer Alkoholhalluzinose abgeschlossen werden konnte. Es hat sich als zweckmäßig erwiesen, die psycho- und verhaltenstherapeutischen Maßnahmen kurz vor Entlassung des Patienten aus stationärer Behandlung einzuleiten. Dadurch werden die Möglichkeiten und Chancen einer kontinuierlichen nachstationären Behandlung erheblich verbessert.

Opiat-Abhängigkeit (ICD-Nr. 304.0)

Diagnostische Merkmale

- Großer Konsum, heftiges Verlangen; die Droge wird häufig hier und da „zusammengekratzt" und „geschossen" (intramuskuläre oder intravenöse Injektionen)
- Hohe Toleranz, psychische und physische Abhängigkeit
- Der Entzug kann quälend sein, ist aber nicht lebensbedrohlich
- Um die Droge zu erhalten, wird „das letzte" getan; deswegen ausgeprägte Tendenz zu diesbezüglichen kriminellen Handlungen

Allgemeine Hinweise

Das am häufigsten verwendete Narkotikum ist Heroin, das zu Morphin metabolisiert wird und ausschließlich illegal eingeführt wird. Weitere gebräuchliche Narkotika sind (nach abnehmender narkotischer Potenz aufgezählt) Methadon, Morphin, Meperidin und Codein. Alle diese Stoffe unterscheiden sich vom Heroin lediglich durch ihre nur wenig geringere Wirksamkeit und durch die Wirkungsdauer.

Daneben gibt es einige synthetische Gegenstücke wie das Propoxyphen, das in seiner Wirkung irgendwo zwischen einem Placebo, Aspirin® und Codein rangiert, und das Pentazocin (Fortral®). Beide Stoffe sind Antagonisten der obengenannten Narkotika, haben aber auch agonistische Eigenschaften. Sie haben leichte psychosomimetische Wirkungen, die dosisabhängig sind und in der Regel nur flüchtig auftreten. So können sie einerseits verhindern, daß bei einer narkotikasüchtigen Person Entzugssymptome auftreten, andererseits zu physischer Abhängigkeit führen. Es wird berichtet, daß bei Aussetzen der parenteralen Applikation Entzugssyndrome beobachtet wurden. Die Überdosierungserscheinungen aller Narkotika und der Stoffe mit ähnlicher chemischer Struktur, einschließlich Propoxyphen und Pentazocin, werden durch Naloxon aufgehoben. Es ist nicht gefährlich, Narkotika sofort und vollständig zu entziehen. Es gibt also keine lebensgefährlichen Komplikationen wie z. B. beim Entzug von Alkohol oder Barbituraten. Auch das physische Entzugssyndrom erreicht höchstens den Grad einer Grippe. Der Süchtige hält sich allerdings häufig für süchtiger als er wirklich ist. Deswegen ist ein aufwendiges Entzugsprogramm in der Regel überflüssig.

Die folgenden Ausführungen beziehen sich ausschließlich auf das Heroin, wenngleich sich für die anderen Narkotika nur geringe Abweichungen ergeben. Das gilt insbesondere für den Zeitfaktor (beispielsweise müssen beim Methadon die für das Heroin angegebenen Stunden-Zeiten mit dem Faktor 4 multipliziert werden).

Klinische Befunde

A. Geringgradige Intoxikation: Die Symptome und Zeichen einer geringgradigen Heroinintoxikation sind Analgesie, eine Hochstimmung („high"), welche als Euphorie und entspannte Sorglosigkeit beschrieben wird, Schläfrigkeit, Stimmungsschwankungen, trübe Stimmung, gelegentliche Dysphorie mit Angstgefühlen, häufige Übelkeit, gelegentliches Erbrechen, Miosis und Störungen der gastrointestinalen Funktionen. Bei häufigerem Gebrauch entwickeln sich Toleranz und physische Abhängigkeit. Die Droge kann laborchemisch im Urin nachgewiesen werden.

B. Überdosierung: Als Folge einer Narkotika-Überdosierung können alle Grade der Atemdepression resultieren, einschließlich des Atemstillstandes, daneben Übelkeit und Erbrechen, Tiefschlaf bis zum Koma, „Stecknadelkopfpupillen", periphere Vasodilatation, ausgeprägtes Lungenödem (möglicherweise durch sekundäre Verfälschungen wie mit Quinin) und EEG-Veränderungen (wie Hochvoltage und Frequenzminderung). Im Urin können Opiate nachgewiesen werden.

C. Entzugssymptome:

(ICD-Nr. 292.0)

Ausprägungsgrad 0: Heftige Begierde nach der Droge, Angst (ca. 4 Std nach Beginn des Entzugs).

Ausprägungsgrad 1: Gähnen, vermehrter Tränenfluß, „Schnupfen", Schwitzen (ca. 8 Std nach Beginn des Entzugs).

Ausprägungsgrad 2: Zusätzlich Mydriasis, „Gänsehaut", Zittern, Hitze- und Kälteschauer, Knochen- und Muskelschmerzen, Appetitlosigkeit (ca. 12 Std nach Beginn des Entzugs).

Ausprägungsgrad 3: Verstärkung der obengenannten Symptome, außerdem Schlaflosigkeit, Unruhe und Übelkeit; Blutdruckerhöhung, Temperaturerhöhung, Erhöhung der Atemfrequenz und der Atemtiefe, Tachykardie (ca. 18–24 Std nach Beginn des Entzugs).

Ausprägungsgrad 4: Die obengenannten Symptome sind noch stärker ausgeprägt, der Betroffene windet sich vor Schmerzen; Erbrechen, Durchfall, Gewichtsverlust (1–2 kg pro Tag), spontane Ejakulation mit oder ohne Orgasmus, Hämokonzentration, Leukozytose, Eosinopenie und Hyperglykämie (ca. 24 bis 36 Std nach Beginn des Entzugs).

Differentialdiagnose

Leichte Intoxikationen und Überdosierungen sind schwer von anderen Drogenreaktionen zu unterscheiden, wenn man nicht weitere Anhaltspunkte wie Injektionsstellen oder sonstige eindeutige Belege für eine einschlägige Vorgeschichte findet. Die Applikation eines Narkotika-Antagonisten wie Naloxon kann sehr schnell dazu beitragen, die Diagnose zu fundieren.

Komplikationen

Der Schlafablauf (Schlafmuster) kann bezüglich der Summe und der Verteilung der REM-Phasen über mehrere Wochen abnorm bleiben. Die oben beschriebenen Störungen der vegetativen Funktionen bilden sich erst 4 bis 6 Monate nach der Entziehung zurück. Die Injektion unsteriler Substanzen unter unsterilen Bedingungen führt häufig zu ernsten Infektionskrankheiten (wie z. B. Hepatitis) oder traumatischen Insulten (wie z. B. Arteriitiden mit arteriellen Spasmen und Gangrän). 50% der Patienten machen ein Lungenödem durch. Sehr häufig sind Pneumonien, septische Embolien und durch aspirierte Fremdstoffe (Erbrochenes) bedingte alveoläre Verschlüsse. Die kardialen Komplikationen bestehen in Tachykardien (meist ein Hinweis auf die Einnahme niedriger Dosen) oder Bradykardien (bei Einnahme hoher Dosen).

Behandlung

A. Behandlung der Überdosierungserscheinungen:

1. Man gibt einen spezifischen Morphinantagonisten, wie z. B. M-Allyl-normorphin, etwa Lorfan®, und zwar 1–2 mg i. v. und – falls nötig – weitere Injektionen mit 0,5–1 mg. Die Wirkung ist so eindrucksvoll, daß man annehmen muß, der Patient hat (eventuell zusätzlich) eine andere Droge eingenommen, wenn er auf die Applikation von Lorfan® keine Reaktionen zeigt.

2. In der Regel ist es unbedingt erforderlich, weitere medizinische Maßnahmen einzuleiten und Komplikationen zu behandeln.

3. Die Behandlung muß stationär durchgeführt werden, denn die Wirkungsdauer der Antagonisten ist wesentlich kürzer als die der eingenommenen Narkotika; das gilt insbesondere für Methadon. Während der ersten 24 Std der Behandlung ist erhöhte Aufmerksamkeit angebracht.

4. Sobald Entzugserscheinungen auftreten, kann die Diagnose als gesichert gelten.

B. Behandlung der Entzugssymptome

1. Medizinische Maßnahmen: Diese sind auf jeden Fall zunächst stationär durchzuführen. Man wartet ab, bis der Ausprägungsgrad 2 des Entzugssyndroms eingetreten ist. Alternativ kann man z. B. Lorfan® geben, um den Grad der Sucht zu bestimmen. Dann beginnt man mit der Applikation von Methadon, und zwar zunächst 10 mg oral; falls der Patient erbricht, ist parenterale Gabe angebracht. Sind auf diese Weise die Symptome nicht zu beeinflussen, gibt man 4 Std später erneut 10 mg usw., bis die Symptome verschwinden. Selten muß man mehr als 40 mg Methadon innerhalb von 24 Std applizieren. Man versucht dann mit der wirksamen Dosis eine Stabilisierung zu erreichen. Falls die gewünschte Wirkung erst mit 40 mg erreicht wurde, gibt man 12 Std nach dem Verschwinden der Symptome 20 mg und weitere 12 Std später noch einmal 20 mg Methadon. In der Folge reduziert man die Methadon-Dosis um 5–10 mg pro 24 Std, d. h., der Patient erhält nach weiteren 12 Std eventuell noch ein drittes Mal 20 mg, bei der nächsten Applikation auf jeden Fall aber nur 15 mg Methadon. Meist sind dies aber nicht die einzigen medikamentösen Maßnahmen, die erforderlich sind. Weitere medizinische Komplikationen bedürfen entsprechender Behandlung.

Andere Sedativa oder Tranquilizer sind in diesem Stadium des Entzugs in der Regel nicht erforderlich, es sei denn, daß anders in den ersten Nächten kein erholsamer Schlaf zu erreichen ist. Sehr hilfreich für die Unterdrückung von Entzugssymptomen ist Clonidin (= Catapresan®) in Dosen bis 17 µg/kg Körpergewicht pro die; man appliziert es am besten mehrmals täglich in kleineren Dosen.

Bei chronischen Rezidiven sind Methadon-Behandlungsprogramme angebracht. In den Vereinigten Staaten nehmen derzeit Zehntausende von Menschen im Rahmen solcher Programme regelmäßig Methadon ein. Bei der solchermaßen kontrollierten Behandlung werden Tagesdosen von 40–120 mg verabreicht, jedoch mit dem befriedigenden Effekt, daß die Betroffenen meist nicht mehr zum Heroin greifen, weil dessen euphorisierende Wirkung wegen der erreichten Toleranz größtenteils blockiert wird. Die in Methadon-Programmen behandelten Personen bleiben zwar süchtig, sie haben es jedoch nicht nötig, kriminelle Aktivitäten zu entfalten, um die für die Beschaffung ihrer Drogen notwendigen Geldsummen aufzutreiben. Es ist somit möglich, sie beruflich wiedereinzugliedern. Außerdem entfällt ein weiteres Problem: Viele Heroinsüchtige haben sich damit die benötigten hohen Geldbeträge verdient, daß sie Heroin und andere Drogen verkauften, was durch die kontrollierte Verteilung der Ersatzdroge Methadon nicht mehr nötig noch möglich ist. Neuerdings wird alternativ zum Methadon 1-Alpha-Acetylmethadol (LAAM) als Heroin-Ersatz-Droge gegeben. Der Vorteil dieser Behandlung besteht darin, daß man das Medikament nur 3× wöchentlich applizieren muß, womit der Betreuungsaufwand gegenüber dem in Methadon-Programmen üblichen um die Hälfte reduziert werden kann. Der Entzug des Methadon ist ein relativ langwieriger Prozeß. Und zwar wird die Dauer-Medikation alle 2 Wochen um 10 mg reduziert, bis die Tagesdosis 40 mg beträgt. Diese Dosis wird dann nur noch um 5 mg alle 14 Tage reduziert, bis eine Dosis von 10 mg erreicht ist. Während der nächsten 5 Wochen wird die Tagesdosis wöchentlich um 2 mg reduziert. Während der Entgiftungsperiode sollten keine Sedativa gegeben werden, nicht einmal dann, wenn – was häufig vorkommt – Symptome wie Angst, Schlaflosigkeit, Reizbarkeit und Depressivität auftreten. Dies wird in der Regel bei einer Tagesdosis unter 20 mg aktuell. Die durchschnittliche Dauer einer solchen Entgiftungsbehandlung ist 5,1 Monate.

2. *Soziale Hilfestellungen:* Selbsthilfeorganisationen und Selbsthilfegemeinschaften wie Synanon helfen hoch-motivierten Narkotikasüchtigen „clean", d. h. abstinent zu bleiben. Während es in den USA und im benachbarten europäischen Ausland, wie z. B. in den Niederlanden, darüber hinaus zahlreiche weitere private und öffentliche Hilfsangebote mit professionellen und nicht-professionellen Helfern für Drogensüchtige gibt, stehen die dafür zuständigen Organisationen und Institutionen in der Bundesrepublik Deutschland dem Drogenproblem immer noch vergleichsweise hilflos gegenüber.

3. *Verhaltenstherapie:* Die Methode der aversiven Konditionierung wird trotz ihrer nur kurz dauernden Erfolge immer noch häufig angewandt. In den therapeutischen Milieus der Synanon-Gemeinschaften und -Gruppen hat sich das Beobachtungslernen („modeling") als sehr hilfreich erwiesen. Im Rahmen eines Methadon-Programms sollte auf jeden Fall versucht werden, eine Extinktionsbehandlung durchzuführen. Das Ziel dieses Ansatzes ist, das Ritual der Ersatz-Drogeneinnahme aufzuheben.

4. *Psychotherapie:* Es wurden bereits die verschiedensten psychotherapeutischen Verfahren, einschließlich gruppentherapeutischer Techniken angewandt, bislang allerdings mit sehr begrenztem Erfolg.

Prognose

Es ist grundsätzlich möglich, die Folgen von Überdosierung therapeutisch in den Griff zu bekommen. Wenn der Patient ohne Zeitverlust medizinische Behandlung erfährt, gerät er so gut wie nie in Lebensgefahr. Auch die Entzugsbehandlung kann erfolgreich abgeschlossen werden, wenn während des Behandlungszeitraums sichergestellt ist, daß der Patient keinen Zugang zu Drogen hat. Eine langfristige oder gar dauernde Abstinenz zu erreichen, ist allerdings sehr schwer.

Die Methadon-Behandlung hat immerhin dazu geführt, daß die kriminellen Aktivitäten Narkotikasüchtiger abgenommen haben und rehabilitative Ansätze gemacht werden konnten. Was darüber hinaus langfristig erreicht werden konnte, steht zur Untersuchung an. Die Resultate aus der Behandlung von Cocainsüchtigen und Alkoholikern sowie weiterer Drogensüchtiger sind problematisch.

Abhängigkeit von Barbituraten, Sedativa, Hypnotika und Tranquilizern

(ICD-Nrn. 304.1, 304.6 und 304.8)

Diagnostische Merkmale

● Zeichen der Vergiftung sind Verwirrung, verwaschene oder unzusammenhängende Sprache,

Gähnen, Somnolenz, Amnesie, Ataxie, Stupor, Koma, Atemdepression und Tod
- Euphorie, Erregung oder aggressives Verhalten können ebenfalls im Vordergrund stehen
- Toleranz, psychische und schwere physische Abhängigkeit
- Die Vorgeschichte ist häufig frei von bemerkenswerten Ereignissen oder Symptomen; der Arzt sollte bei ungewöhnlichen Symptomen immer an Medikamentenmißbrauch denken

Allgemeine Hinweise

Da die obengenannten Pharmaka ähnliche Auswirkungen auf Verhalten und Körperfunktion haben, werden sie hier gemeinsam abgehandelt. Nur dem Alkoholproblem wurde weiter vorn ein gesondertes Kapitel gewidmet, weil seine gesellschaftliche Bedeutung einerseits außerordentlich ist und die langfristigen Alkoholwirkungen einer besonderen Betrachtung bedürfen. Die hier abzuhandelnden Pharmaka ergänzen sich in ihrer Wirkung additiv. Außerdem gilt für die meisten, daß sie zu gekreuzter Abhängigkeit führen (d. h., wer von einem Pharmakon aus dieser Gruppe abhängig wird, kann es durch ein anderes ersetzen, ohne daß damit der Abhängigkeitsgrad verändert wird). Wer Barbiturate, Sedativa, Hypnotika oder Tranquilizer einnimmt, konsumiert meist mehrere Mittel nebeneinander.

Wann man von Abhängigkeit im Sinne einer Sucht sprechen muß, hängt weitgehend von dem zu beurteilenden Individuum ab. Man kann für die kurz- und mittellangwirkenden Barbiturate, das Meprobamat und die barbituratfreien Sedativa und Hypnotika wie Glutethimid, Ethinamat, Methyprylon und das Methaqualon nach der Faustregel verfahren, daß bereits als süchtig beurteilt werden muß, wer 10 Tabletten oder Kapseln der üblichen Einzeldosis regelmäßig täglich einnimmt. Jeder höhere Konsum stellt bereits eine Indikation für eine Entgiftungsbehandlung dar. Bezüglich der längerwirkenden Pharmaka wie den Benzodiazepinen wird seltener eine Sucht entwickelt. Um von diesen Drogen abhängig zu werden, ist ein höherer Konsum erforderlich (beispielsweise 30 10 mg-Kapseln Chlordiazepoxid [= Librium®] täglich).

Der Grad der Gefährdung sollte am Serumgehalt dieser Stoffe „abgelesen" werden, weil das von erheblicher prognostischer Bedeutung ist. Zum Beispiel kann ein Serumbarbituratspiegel von 10 mg pro 100 ml bei Einnahme von langwirkenden Barbituraten tödlich sein, bei kurzwirkenden Barbituraten ist bereits ein Serumbarbituratspiegel von 3 mg pro 100 ml lebensgefährlich.

Klinische Befunde

A. Akute Intoxikation: Diese manifestiert sich in Schläfrigkeit, Schlaf, Atemdepression, Fehleinschätzung von Situationen, zu deren Bewältigung eine gute Urteilsfähigkeit erforderlich ist (daraus resultieren manchmal Verkehrsunfälle), Denkstörungen, Verlangsamung der Sprache, Beeinträchtigung des Erinnerungsvermögens, allgemeine Einengung der Aufmerksamkeit, allgemeine Enthemmtheit, Ataxie, Nystagmus und Dysarthrie. Um den Grad der Intoxikation einzuschätzen, ist es unbedingt notwendig, den Gehalt dieser Stoffe im Serum und im Urin zu bestimmen.

B. Überdosierung: Ausgeprägte Atemdepression, Koma, erhebliche Blutdrucksenkung, verminderte gastrointestinale Aktivität; der Babinski-Reflex kann ausgelöst werden; zunächst wird eine Miosis festgestellt; im weiteren Verlauf kommt es zu Weitstellung der Pupillen, Stupor, Entwicklung eines Schock-Syndroms, tiefem Koma und Tod. Zur Beurteilung der Situation sind häufige Bestimmungen des Serum-Spiegels unerläßlich.

C. Entzugserscheinungen: Zu den symptomatischen Manifestationen des Barbituratentzugs gehören Unruhe und Angst (nach 12–16 Std), später Übelkeit, Erbrechen, abdominelle Krämpfe, Appetitlosigkeit, Muskelzuckungen (myoklonische Muskelkontraktionen oder tonische Krämpfe im Bereich einer oder mehrerer Extremitäten), orthostatische Blutdrucksenkung, Tremor und ausgeprägte muskuläre Erregbarkeit. Gleichzeitig mit einer zunehmenden Reizbarkeit kommt es zur Exazerbation der obengenannten Symptome (nach 24–36 Std). Sehr früh können auch epileptische Krampfanfälle auftreten, einschließlich grand mal mit Bewußtseinsverlust und postkonvulsivem Stupor (eine diesbezügliche Gefährdung bleibt für die Dauer der ersten 2–3 Tage der Entziehung bestehen). Zudem können delirante Zustände mit optischen Halluzinationen, Desorientiertheit und paranoiden Erlebnissen (nach 3–7 Tagen) auftreten. Manchmal entwickelt sich eine Halluzinose mit paranoiden Erlebnissen und akustischen Halluzinationen bei im übrigen unbeeinträchtigtem Sensorium. Personen, die eine Sucht nach den längerwirksamen Pharmaka, d. h. auf die barbituratfreien Sedativa und Hypnotika und auf Benzodiazepine entwickelt haben, weisen die gleichen Entzugssymptome auf; allerdings manifestieren diese sich 24–36 Std später als beim Entzug von Barbituraten, Glutethimid und den anderen obengenannten Pharmaka.

Differentialdiagnose

Es gibt eine ganze Reihe anderer Drogen mit stoffwechsellähmenden Eigenschaften, welche auch noch die Entwicklung deliranter Zustände provozieren. Dazu gehören synthetische Stoffe, aber auch eine Reihe natürlicher Substanzen wie die Anticholinergika, die Psychedelika und die Bromide. Bei den differentialdiagnostischen Überlegungen sollte also auf alle Fälle geprüft werden, ob nicht auch diese Stoffe im Spiel sind. Ferner sollte an die Möglichkeit gedacht werden, daß auch organische Krankheiten wie die diabetische Azidose, Reaktionen auf Insulin, Hirnerkrankungen und Hirnverletzungen sich mit ähnlichen Zustandsbildern manifestieren. Auch primär neurotische oder psychotische Zustandsbilder können wie Reaktionen auf Sedativa imponieren.

Komplikationen

Häufig sind Pneumonien und Infektionen (wenn die Drogen parenteral verabreicht werden). Nach der parenteralen Gabe von Barbituraten kann es zu bullösen Hautveränderungen kommen. Im Gefolge ausgedehnter Muskelnekrosen können schwere Nierenschäden eintreten. Wenn jemand, der eine hohe Dosis eines Schlafmittels eingenommen hat, lange Zeit in einer bestimmten Position gelegen hat, finden sich häufig Folgen von Druckschäden peripherer Nerven. Schließlich kann es in allen Stadien der akuten Intoxikation zu Verletzungen aller Art kommen.

Behandlung

A. Überdosierung: Sofortige Einleitung einer Intensiv-(Notfall-)Therapie. Siehe auch im Therapieschema ,Narkotikaabhängigkeit' S. 961.

B. Entzugsreaktionen:

1. Medizinische Maßnahmen: Es ist sehr sorgfältig darauf zu achten, daß medizinische Komplikationen rechtzeitig erkannt werden. Dafür ist es erforderlich, daß der Patient ins Krankenhaus eingewiesen wird, denn erfahrungsgemäß wird der Patient, selbst wenn die Behandlung ambulant begonnen wurde, früher oder später doch ins Krankenhaus eingeliefert. Obwohl eine gekreuzte Abhängigkeit zu allen Medikamenten dieser Gruppe besteht, können doch einige für die Entgiftungsbehandlung vorgesehen werden. Häufig gibt man Pentobarbital (Nembutal®) in oralen Dosen von 200 mg alle 4 Std, bis die Entzugssymptome verschwinden. Hat man die wirksame Dosis festgestellt, gibt man sie noch einmal für den nächsten 24-Stunden-Zeitraum (und zwar $1/4$ der Gesamtdosis alle 6 Std). Dann reduziert man die Dosis alle 24 Std um 100 mg bis auf 0. Falls im Verlaufe dieser Behandlung Entzugssymptome auftreten sollten, gibt man wieder die Dosis, bei der noch keine Entzugssymptome aufgetreten waren. Anstelle von Pentobarbital wird häufig Phenobarbital (Luminal®) gegeben (30 mg Phenobarbital entsprechen 100 mg Pentobarbital). Die 24-Stunden-Reduktionsdosis wäre dann 30 mg Phenobarbital, bis das Medikament abgesetzt ist.

2. Soziale Hilfestellungen: Falls der Patient nicht bereit ist, Konsequenzen aus den fortdauernden Wirkungen seines Suchtverhaltens zu ziehen, sind soziale bzw. sozialtherapeutische Maßnahmen angezeigt. Zur Einleitung dieser Maßnahmen stehen heute die psychosozialen und Drogen-Beratungsstellen der freien Wohlfahrtsverbände, der Kommunen und der für die Unterstützung von Drogensüchtigen gegründeten Vereine zur Verfügung. Hier finden sich auch die jugendlichen Drogensüchtigen ein, die niemals freiwillig zu einem Arzt gehen würden. Inzwischen gibt es auch eine Reihe von sogenannten ,Therapiehilfen', die sich auf die langfristige Entzugsbehandlung von Drogenabhängigen spezialisiert haben. Notwendig ist eine langfristige breitangelegte Strategie der Drogenbekämpfung, in der die Betroffenen sowohl in der Familie als auch in der Schule und am Arbeitsplatz erreicht werden, und zwar über indirekte und direkte Beratung, wie auch — falls erforderlich — mit langfristig durchführbaren Therapieprogrammen. Anders dürfte ihre Wiedereingliederung in die Gesellschaft in der Regel ausgeschlossen sein.

3. Verhaltenstherapie: Die verhaltenstherapeutischen Methoden haben sich bei Schlafmittelsüchtigen im großen und ganzen als ineffektiv erwiesen. Mit einigen Ansätzen konnten allerdings Erfolge verbucht werden, und zwar dann, wenn die dem Schlafmittelabusus zugrundeliegenden Probleme erreicht wurden. So hat sich das Rollenspiel für passive Personen bewährt, bei denen im Verlauf der Therapie das Selbstwertgefühl gesteigert und ein selbstsicheres Verhalten vermittelt werden konnte.

4. Psychotherapie: Insgesamt hat dieser Ansatz enttäuscht. Familien- und Paartherapien sind nur dann mit einigem Erfolg durchgeführt worden, wenn sich der Medikamentenabusus auf familiäre oder eheliche Beziehungsstörungen zurückführen ließ.

Prognose

Die Folgen einer Schlafmittelüberdosierung sind medizinisch beherrschbar, sofern die eingenommene Medikamentendosis nicht zu hoch ist und mit der medizinischen Behandlung begonnen werden kann, bevor es zu hypoxischen Erscheinungen kommt. Die Entzugsbehandlung verläuft in der Regel ohne Komplikationen mit guten Aussichten, wenn zwischenzeitlich keine Schlafmittel außer den verordneten eingenommen werden. Langfristig ist die Prognose düster; die Rezidivrate ist sehr hoch.

Halluzinogene, Marihuana, Stimulantien und rezeptfreie Medikamente (ICD-Nrn. 304 u. 305)

Psychedelika (ICD-Nr. 304.5)

Es gibt ungefähr 6000 Pflanzenarten, denen man psychoaktive Eigenschaften zuschreibt. Alle gebräuchlichen Psychedelika rufen ähnliche physiologische und psychische Wirkungen sowie Verhaltensweisen hervor. Das gilt für LSD, Mescalin, Psilocybin, Dimethyltryptamin und andere Derivate des Phenylalanins und des Tryptophans. Ein initiales Spannungsgefühl wird durch emotionale Entspannungserlebnisse abgelöst, was häufig mit plötzlichem Aufschreien oder Aufwachen zum Ausdruck kommt (nach 1–2 Stdn.). Später entwickeln sich Wahrnehmungsstörungen, außerdem optische Täuschungen und optische Halluzinationen sowie Angst vor Ich-Zerfall (nach 2–3 Stdn.). Es folgt eine erhebliche Beeinträchtigung des Zeitempfindens mit gleichzeitiger Zunahme der Stimmungsschwankungen (nach 3–4 Stdn.). Bald darauf fühlt sich der Kranke wie von der Erde losgelöst und in die Allmacht einer schicksalhaften Bestimmung übergeben (nach 4–6 Stdn.). Die Reaktionen sind jedoch von Individuum zu Individuum unterschiedlich. Die neueren ,Straßendrogen' wie Phencyclidin (,,angel dust", PCP, Sernyl) bewirken ein völlig verändertes Zeitempfinden. Manchmal ist die erste Wirkung sehr unangenehm (,,bad trip"); sie kann u. U. lange Zeit andauern. In der Regel hängen die nach der Einnahme von Psychedelika gemachten Erfahrungen jedoch zum einen von der Einstellung des Konsumenten und zum anderen von der Umgebung ab, in der er sich den Drogenwirkungen ,ergibt'. Die meisten als Mescalin, LSD und THC gehandelten ,Straßendrogen' sind in Wirklichkeit Phencyclidin. Ihr Konsum hat inzwischen in der Tat epidemische Ausmaße erreicht (siehe weiter unten!). Bei Frauen hat der Konsum von Psychedelika in den ersten drei Schwangerschaftsmonaten eine hohe Inzidenz von spontanen Aborten zur Folge. Außerdem findet man bei Kindern von Frauen, die Psychedelika nehmen, sehr häufig angeborene Mißbildungen.

Die Behandlung einer akuten Intoxikation besteht in erster Linie darin, den Kranken in seinem affektiven und emotionalen Ausnahmezustand vor sich selbst und vor anderen zu schützen. In der Regel reicht es aus, ihn so lange in einer strukturierten Situation zu halten, bis die Droge metabolisiert ist. In ernsten Fällen appliziert man antipsychotisch wirkende Medikamente, die wenig Nebenwirkungen haben. In Frage kommt beispielsweise Haloperidol (= Haldol®), 5 mg i. m. alle 2–3 Stunden, bis der Betroffene die Selbstkontrolle wiedererlangt hat. Wenn ,,flashbacks" auftreten, reicht die Applikation kleiner Dosen von Neuroleptika (z. B. 5 mg Trifluoperazin [= Jatroneural®] täglich oral) aus. Als ,,flashback" bezeichnet man das plötzliche Wiederauftreten von Empfindungen in der Art, wie sie unter der Einnahme von Psychedelika erfahren worden waren; häufig werden sie durch den Genuß kleiner Mengen von Alkohol oder Marihuana oder durch ein psychisches Trauma ausgelöst.

Phencyclidin (ICD-Nr. 304.9)

Phencyclidin (BCP, ,,angeldust", ,,Friedenspille", ,,hog" Sernyl) wurde als Anaesthetikum für die tierärztliche Praxis entwickelt. Als ,Straßendroge' tauchte es zunächst unter der (betrügerischen) Bezeichnung Tetrahydrocannabinol (THC) auf. Weil es sehr leicht herzustellen ist und in vieler Hinsicht den traditionellen psychedelischen Drogen gleicht, lag es nahe, es als LSD oder Mescalin zu vertreiben. Angeboten wird Phencyclidin in Form von Kristall-Pulver, in Kapseln und Tabletten. Es kann inhaliert, injiziert, geschluckt oder geraucht werden. Meistens wird es dem Marihuana beigegeben.

Nach dem Inhalieren beim Rauchen wird es sehr schnell resorbiert. Die entsprechenden Symptome treten innerhalb weniger Minuten auf, die (erwünschten) Hauptwirkungen nach 15–30 Minuten. Bei geringgradiger Intoxikation wird ein Zustand von Euphorie und Betäubtheit erlebt. Nach der Einnahme von etwa 5–10 mg ist der Betroffene desorientiert, erlebt sich von der Umgebung abgehoben, hat ein verändertes oder verzerrtes Körpergefühl, verhält sich streitsüchtig und verliert die Fähigkeit, sensorische Erfahrungen zu integrieren. Letzteres betrifft insbesondere das Berührungsempfinden und die propriozeptiven Erfahrungen. Physische Symptome der mittelstarken Intoxikation sind: Schwindel, Ataxie, Dysarthrie, Nystagmus, Hyperreflexion, Tachykardie. Der Blutdruck ist erhöht, ebenso die Atemfrequenz, der Muskeltonus und die Harnausscheidung. Nach der Einnahme von 20 und mehr Milligramm von Phencyclidin treten die bereits beschriebenen Symptome in stärkerer Ausprägung auf. Außerdem kommt es zu cerebralen Krampfanfällen, hypertensiven Krisen, schweren psychotischen Beeinträchtigungen und Bewußtseinsveränderungen und schließlich zu komatösen Entwicklungen. Die Droge hat eine ausgesprochene Langzeitwirkung (Tage bis Wochen); sie ist sehr gut fettlöslich und wird auf dem Wege eines gastrointestinalen Recyclings und durch die Metabolisierung in aktive Zwischenprodukte mehrfach wirksam. Infolge der Einnahme einer sehr hohen Dosis des Stoffes kann nach einer hypertensiven Krise, Atemstillstand und cerebralen Krämpfen der Tod eintreten. Auch eine akute Rhabdomyolyse kann Folge einer Überdosierung von Phencyclidin sein; dann treten myoglobinurische Nierenfunktionsstörungen auf.

Die Differentialdiagnostik der Intoxikationserscheinungen muß als Verursacher sämtliche ,Straßendrogen' in Betracht ziehen, darüber hinaus aber auch die Sedativa, die Psychedelika und Marihuana.

Die Behandlung sowohl der leichten wie der gefährlichen Symptome besteht darin, den Patienten zum Erbrechen zu zwingen, wenn er wach ist. Wenn er bewußtlos ist, muß der Magen ausgepumpt werden. Darüber hinaus muß ihm ständig Flüssigkeit zugeführt werden. Außerdem ist es erforderlich, den Urin anzusäuern, am besten mit Ammoniumchlorid oder Ascorbinsäure. Cerebrale Krampfanfälle werden mit der intravenösen Applikation von Diazepam (= Valium®) behandelt, schwere hypertensive Zustände mit intravenöser Gabe von Diazoxid (= Hypertonalum®). Wenn psychotische Symptome auftreten, sollte darauf geachtet werden, daß Umgebungsreize möglichst ausgeschaltet werden. Am besten bedeckt man den Patienten von Kopf bis Fuß mit einer leichten Decke. Medikamentös gebe man 5 mg Haloperidol (= Haldol®) alle 1–2 Stunden intramuskulär, bis die Symptome deutlich reduziert sind. In den meisten Fällen ist das Syndrom in wenigen Tagen abgeklungen. Gelegentlich kann es jedoch über Wochen fortbestehen.

Marihuana (ICD-Nr. 304.3)

Cannabis sativa, eine Hanfpflanze, ist der Produzent des Marihuana. Die verschiedenen Pflanzenteile haben quantitativ unterschiedliche Wirkungen. Das harzige Exsudat der Blütenspitzen der weiblichen Pflanze (Haschisch, Charas) hat die höchste Wirkpotenz, nicht ganz so potent sind die getrockneten Blätter und die blühenden Schößlinge der weiblichen Pflanze (Bhang) und das Harz aus den kleinen Blättern der Blütenstengel (Ganja). Am wenigsten wirksam sind die unteren Stengel und Blätter der weiblichen Pflanze und alle Teile der männlichen Pflanze. Die größte Wirkung wird erzielt, wenn die Droge eingeatmet wird. Man erreicht die gewünschte Hochstimmung, wenn man 1 oder 2 Zigaretten geraucht hat. Die Wirkung setzt etwa 10–20 Minuten nach dem Rauchen ein und dauert 2–3 Stunden. Zigaretten von guter Qualität enthalten etwa 500 mg Marihuana (das entspricht einem Gehalt von 5 mg Tetrahydrocannabinol, dem aktiven Wirkstoff). Für die Wirkung des Marihuana gilt dasselbe, was bereits über die Einflußfaktoren bezüglich der Wirkung von Psychedelika gesagt wurde. Je positiver die Einstellung des Konsumenten und je tragender das soziale Setting sind, in dem sich der Konsument während der Zeit befindet, in der die Substanz wirkt, um so angenehmer ist das Drogenerlebnis und entsprechend gering die Komplikationsrate.

Mit der mittleren Wirkdosis von Marihuana werden zwei Symptomphasen produziert: Nach einer leichten Euphorie tritt Müdigkeit ein. Die akute Marihuana-Intoxikation bewirkt eine veränderte Zeitwahrnehmung, eine gelockerte emotionale Verfassung, eine Beeinträchtigung der Gedächtnisleistungen und konjunktivitische Erscheinungen. Psychotomimetische Effekte treten erst auf, wenn höhere Dosen inhaliert werden. Besondere Behandlungsmaßnahmen sind nicht notwendig, es sei denn, daß es zu einem „bad trip" kommt, was nur gelegentlich geschieht. Dann wird der Betroffene genauso behandelt, wie wenn er Psychedelika eingenommen hätte. Untersuchungen über die Auswirkungen chronischen Marihuana-Konsums haben noch nicht zu eindeutigen Ergebnissen geführt. Sicher nachgewiesen sind bislang nur Lungenschäden. Wie Nicotin bedingt Marihuana eine verstärkte enzymatische Biotransformation der meisten Pharmaka und Drogen. Es ist ein harmloses und effektives Antiemetikum für Patienten mit chemotherapeutisch behandelter Krebskrankheit.

Stimulantien (ICD-Nr. 304.4)

Der Mißbrauch von Stimulantien hat insbesondere seit dem 2. Weltkrieg zugenommen, zum Teil im Zuge der stärkeren Vermarktung von stimulierenden Pharmaka als Mittel gegen Übergewicht. Die Amphetamine einschließlich des Methedrins („speed"), des Methylphenidats und des Phenmetrazin werden auf Grund der entsprechenden Gesetzgebung unter kontrollierten Bedingungen in den Handel gebracht und ärztlich verordnet. Die illegale Verfügbarkeit der Amphetamine ist allerdings nach wie vor noch sehr hoch. In den vergangenen Jahren wurde daneben zunehmend mehr Kokain angeboten und konsumiert. Die Auswirkungen der Einnahme kleiner und mittlerer Dosen von Stimulantien bestehen in psychomotorischer Überaktivität, immer wiederkehrenden Verhaltensstereotypien, einem Gefühl erhöhter psychischer und physischer Leistungsfähigkeit und in sympathomimetischen Effekten. Es entwickelt sich schnell eine Toleranz. Bei Einnahme höherer Dosen entwickeln sich Mißtrauen und paranoide Einstellungen, Stereotypien und voll ausgeprägte psychotische Ausnahmezustände. Das klinische Bild der akuten Amphetamin-Intoxikation besteht in Schweißausbrüchen, Tachykardie, erhöhtem Blutdruck, Mydriasis, Überaktivität und einem akuten hirnorganischen Syndrom mit Verwirrung und Desorientierung.

Der Cocain-Konsum nimmt seit Jahren zu. Üblicherweise wird diese Substanz durch Schnupfen (häufige Komplikation: Nasenseptum-Ulzerationen) oder durch intravenöse Injektion aufgenommen. Im letzteren Fall ist die euphorisierende Wirkung ausgeprägter, es kommt aber häufiger zu gefährlichen toxischen Effekten. Da Coca (die bei der Herstellung von Cocain zuerst extrahierte Substanz) billiger ist als Cocain, wird es zunehmend mehr konsumiert. Basisches Cocain, wie es durch Extraktion in alkalischen Lösungen vom Konsumenten selbst zubereitet werden kann, wird zunehmend gebräuchlicher. Seine Wirkung besteht in einem minutenlangen Hochgefühl. Nebenwirkungen sind starke Stimmungsschwankungen, starkes Verlangen nach mehr Cocain, Paranoia und gelegentlich Lungenschäden durch die vasokonstriktive Drogenwirkung.

Stimulantien können (anders als die Sedativa) sofort abgesetzt werden. Dann kommt es zu längeren Schlafepisoden, Mattigkeit, verstärktem Hungergefühl und Tage bis Wochen andauernden depressiven Verstimmungszuständen. Manchmal entwickelt sich ein Abstinenzsyndrom, das gekennzeichnet ist durch Deliranz, Schlaflosigkeit und zunehmende motorische Aktivität. Es kann etwa 3–10 Tage nach dem Absetzen der Amphetamine auftreten. Bei psychotischen Zuständen kann man mit mittleren Dosen von antipsychotisch wirkenden Medikamenten rasch Behandlungserfolge erzielen.

Coffein (ICD-Nr. 305.9)

Die populärsten Psycho-Drogen sind Coffein, Nicotin und Alkohol. Jährlich werden -zig Milliarden Pfund Kaffee in der Welt konsumiert. Kaffee ist die Coffein-Hauptquelle. Tee, Kakao und Cola-Getränke steigern bei vielen Menschen noch den Coffein-Konsum bis zu häufig verblüffenden Mengen. Der Coffein-Gehalt pro Tasse (180 ml) der folgenden Getränke beträgt: Gefilterter Kaffee 80–140 mg, Instant-Kaffee 60–100 mg, coffeinfreier Kaffee 1–6 mg, Tee von Teeblättern 30–80 mg, Tee vom Teebeutel 25–75 mg, Instant-Tee 30–60 mg, Kakao 10–50 mg. Eine kleine Cola-Flasche enthält 15–50 mg Coffein. Symptome eines erhöhten Coffein-Konsums sind Ängstlichkeit und ängstliche Agitiertheit, Ruhelosigkeit, Schlaflosigkeit und affektive Gespanntheit. Daneben treten kardiale und gastrointestinale Beschwerden auf. Personen, die regelmäßig hohe Dosen von Coffein zu sich nehmen, imponieren in der Regel wie Patienten mit einer Angstneurose. Coffein und andere Stimulantien provozieren nicht selten ernsthafte Symptome bei einer kompensierten schizophrenen oder manisch-depressiven Erkrankung. Chronisch depressive Patienten pflegen coffeinhaltige Getränke als Selbstbehandlungsmethode zu ‚applizieren‘. Wird diese Selbstbehandlung in der Sprechstunde berichtet, hat der Arzt damit bereits eine wesentliche diagnostische Schlüsselinformation. Zahlreiche Patienten, die auf Coffein-Konsum mit einer Symptomreduktion antworten, reagieren auch positiv auf die Applikation von Mono-Amino-Oxydase-Hemmern (MAOH). Coffein-Entzug (bei regelmäßigem Konsum von mehr als 900 mg/die) kann Kopfschmerzen, Gereiztheit und gelegentlich Übelkeit zur Folge haben.

Rezeptfreie Medikamente (ICD-Nr. 304.9)

Die meisten der mißbräuchlich konsumierten rezeptfreien Arzneimittel sind anticholinergisch wirkende Präparate (davon sind mehrere hundert auf dem Markt), Bromide in zahlreichen Kombinationen und die verschiedensten Mittel gegen Husten, Heiserkeit und Erkältungen. Besonders wichtig sind die anticholinergisch wirkenden Pharmaka, weil sie sehr häufig als Schlafmittel verkauft und konsumiert werden. Sie enthalten Scopolamin, das in höheren Dosen hirnorganische Symptome provoziert. Diese Mittel werden in zunehmendem Maße auch in suizidaler Absicht eingenommen, was zur Folge hat, daß in den Notfall-Ambulanzen der Krankenhäuser immer mehr hirnorganische Syndrome registriert werden. Um die Effekte anticholinergisch wirksamer Drogen rückgängig zu machen, gibt man am besten 1–2 mg Physostigmin intramuskulär und wiederholt diese Applikation – falls erforderlich – in Abständen von 30 Minuten bis zu einer Gesamtdosis von 74 mg. Besonders disponiert für die Entwicklung eines durch Anticholinergika bedingten hirnorganischen Syndroms sind ältere Leute.

Viele der sogenannten ‚Straßendrogen‘ sind starke Anticholinergika. Deswegen sollten keinesfalls sedierende Phenothiazine verabreicht und statt dessen Physostigmin in Erwägung gezogen werden, wenn auf Grund der klinischen Symptomatik der Verdacht besteht, daß Atropin im Spiele ist.

In den letzten Jahren ist Amylnitrit als ‚Orgasmusverstärker‘ in Mode gekommen, ein Medikament, das gewöhnlich bei Angina pectoris indiziert ist. Eine weitere Wirkung dieses Pharmakons ist eine veränderte Zeitwahrnehmung. Die nicht-medizinische ‚Anweisung‘ für die Applikation von Amylnitrit ist danach: Inhalation kurz vor dem Orgasmus. Es entwickelt sich sehr schnell eine Toleranz. Andererseits gibt es keine Entzugssymptome. Eine Abstinenz von nur wenigen Tagen genügt, um die frühere Reaktionslage wiederherzustellen. Es ist nicht bekannt, wie die Auswirkungen langfristiger Einnahme von Amylnitrit sind.

Das ‚Schnüffeln‘ bestimmter Lösungen führt zu einem rauschähnlichen Zustand wie nach dem Inhalieren leicht flüchtiger Anaesthetika. Zu diesen ‚Schnüffel-Lösungen‘ gehören: Benzin, Toluol, Äther, Feueranzünderflüssigkeiten, Fleckreinigerlösungen, Farbverdünner, Nagelpolitur. Akute Vergiftungserscheinungen können Bewußtlosigkeit, Atemdepression oder Atemstillstand sein. Die chronische Exposition gegenüber diesen Lösungen hat zahlreiche Symptome zur Folge, die sich auf Leber-, Nieren- oder Knochenmarksschädigungen zurückführen lassen. Ergänzend sei angeführt, daß Untersuchungen an Arbeitern, welche chronisch Jet-Treibstoff-Dämpfen ausgesetzt sind, ergeben haben, daß sie mit großer Häufigkeit über neurasthenische Symptome wie Müdigkeit, Angstzustände, Stimmungsschwankungen, Gedächtnisstörungen und somatische Beschwerden klagen. Dieselben Symptome werden bei langem mißbräuchlichen Konsum von Lösungsmitteln registriert.

Hirnorganische Syndrome

(ICD-Nrn. 290, 291, 292, 293, 294, 310)

Diagnostische Merkmale

- Kognitive Beeinträchtigungen: Desorientiertheit, defektes Empfindungs- und Wahrnehmungsvermögen, Beeinträchtigungen der Gedächtnisleistungen und des Erinnerungsvermögens, formale und inhaltliche Denkstörungen
- Beeinträchtigung von Grundstimmung und Affektlage: Depressivität, Angst, Reizbarkeit, labile Impulskontrolle, Exhibitionismus, Tendenz zu sexuellen Ausschweifungen, Aggressivität
- Zahlreiche einschlägige ätiologische Faktoren in der Krankengeschichte (siehe weiter unten)

Allgemeine Hinweise

In demselben Sinne wie der Begriff „hirnorganisches Syndrom" wurden lange Zeit die Begriffe „Delir", „Verwirrtheitszustand" und „Bewußtseinstrübung" gebraucht. Außerdem können psychotische Symptome mit kognitiven Beeinträchtigungen, Denkstörungen, Wahnphänomenen und Halluzinationen (oftmals vom optischen Typ) gehören. Man unterscheidet nach akuten hirnorganischen Syndromen, die reversibel sind, und nach chronischen (wenn die Symptome sich über lange Zeit nicht zurückbilden oder verändern), die irreversibel sind. Es gibt keine Beziehung zwischen bestimmten Ursachen und den Manifestationsformen hirnorganischer Syndrome. Beispielsweise kann ein hirnorganisches Syndrom bei einem Lupus erythematodes einem hirnorganischen Syndrom sehr ähnlich sein, das sich infolge von chronischem Alkoholabusus entwickelt hat. Wenn psychotische Zeichen wie z. B. Wahnphänomene und Halluzinationen zusätzlich zu den diagnostischen „essentials" vorhanden sind, wird das Zustandsbild psychotisches hirnorganisches Syndrom genannt. Wenn eine allgemeine Beeinträchtigung der kognitiven Funktionen festgestellt wird und zudem noch Schlaflosigkeit und Agitiertheit registriert werden, spricht man von einem Delir. Das leichte hirnorganische Syndrom ist der Ausprägung nach ein Zustand geringgradiger Verwirrtheit. Wenn zudem noch psychotische Phänomene und Überaktivität auftreten, wird die Diagnose eines psychotischen hirnorganischen Syndroms gestellt. Der Terminus ‚Demenz' bezeichnet eine irreversible allgemeine Beeinträchtigung hinsichtlich der kognitiven Fähigkeiten. Die oben genannten diagnostischen Zuschreibungen schließen sich gegenseitig nicht aus. D. h. daß eine Person mit einer Demenz außerdem noch in einem deliranten Zustand sein kann. — Der Arzt sollte insbesondere beim Auftreten optischer Halluzinationen an eine hirnorganische Bedingtheit denken.

Ätiologie

A. Intoxikationen: Als Ursachen für hirnorganische Syndrome findet man häufig Alkohol- und Barbituratintoxikationen, aber auch Intoxikationen mit anderen Sedativa, mit Bromiden, anticholinergischen Stoffen, Tranquilizern, Antidepressiva, Analgetika (z. B. Pentazocin = Fortral®), Fleckreinigungsmitteln, (chronisch konsumierten) Salizylaten, Lösungen aller Art, den verschiedensten rezeptfreien oder auch rezeptierten Arzneimitteln und mit Chemikalien aus Haushalt, Landwirtschaft und Industrie (ICD-Nr. 291 oder 292). (Bezüglich endogener metabolischer Intoxikationen siehe weiter unten!)

B. Drogenentzug: Auch beim Drogenentzug kann sich ein hirnorganisches Syndrom entwickeln, insbesondere beim Entzug von Alkohol, Sedativa und Hypnotika sowie Tranquilizern (ICD-Nr. 292.1).

C. Wirkungen chronischen Alkoholmißbrauchs: Wernicke-/Korsakow-Syndrom (ICD-Nr. 291.1).

D. Infektionen: Hirnorganische Syndrome treten auf bei Septikämie, bei durch Bakterien, Viren, Pilze oder Tuberkulose-Erreger verursachten Meningitiden und Enzephalitiden und bei Syphilis des ZNS. Auch im Verlaufe von Erkrankungen nach bakteriellen oder Virusinfektionen können sich hirnorganische Syndrome ausprägen (ICD-Nr. 293 oder 310.9).

E. Endokrinologische Störungen: Besonders häufig sind hirnorganische Syndrome bei Thyreotoxikosis, Hypothyreoidismus und adrenokortikaler Dysfunktion (ICD-Nr. 293).

F. Atemfunktionsstörungen: Hypoxie, Hypokapnie und andere Beeinträchtigungen der Atemfunktion können ein hirnorganisches Syndrom bedingen (ICD-Nr. 293).

G. Stoffwechselstörungen: Bei nahezu allen Störungen im Stoffwechselgeschehen, sei es im Flüssigkeits- und Elektrolythaushalt oder im Säure-Basen-Haushalt, bei Leber-, Nieren-, Lungenkrankheiten oder bei endokrinologischen Störungen, können sich die verschiedensten Zeichen eines hirnorganischen Syndroms entwickeln. Dasselbe gilt auch für Störungen des Zucker-Stoffwechsels und bei Vitaminmangel (ICD-Nr. 293).

H. Traumen: Subdurale, subarachnoidale, intrazerebrale Blutungen, aber auch Commotio und Contusio cerebri sind Bedingungen für hirnorganische Syndrome (ICD-Nr. 310).

I. Herz-Kreislauf-Krankheiten: Hirnorganische Zeichen sind bei Herzerkrankungen zu beobachten, erst recht aber bei zerebrovaskulären Spasmen, Hämorrhagien, Embolien und anderen Verschlüssen (ICD-Nr. 293).

J. Neoplasmen: Primäre zerebrale oder meningeale Geschwülste können sich mit hirnorganischen Zeichen bemerkbar machen; dasselbe gilt für Hirnmetastasen woanders lokalisierter Neoplasien (ICD-Nr. 293). Cave: Hyperkalzämie bei Malignomen!

K. Idiopathische Epilepsie: Bei allen Formen idiopathischer Epilepsie kann sich ein mehr oder weniger stark ausgeprägtes hirnorganisches Syndrom ausbilden. Das gilt insbesondere für die grand mal-Epilepsien wie auch für Störungen der Temporallappen-Funktionen (ICD-Nr. 293).

L. Kollagen- und Immun-Krankheiten: Im Verlaufe eines Lupus erythematodes, aber auch im Rahmen von Immunreaktionen auf exogene Stoffe treten mitunter Zeichen eines hirnorganischen Syndroms auf (ICD-Nr. 293).

M. Degenerative Erkrankungen: Häufig ist ein hirnorganisches Syndrom Ausdruck einer Alzheimerschen oder Pickschen Erkrankung, einer Multiplen Sklerose, eines Morbus Parkinson, einer Huntington'schen Chorea oder eines Hydrozephalus (ohne Druckerhöhung). (ICD-Nr. 293 oder 310).

N. Ernährungsstörungen: Vitamin-Mangelerscheinungen, Fehlernährung.

O. Unterschiedliche Ätiologie: Tourette-Syndrom.

Klinische Befunde

Es gibt zahlreiche sehr verschiedenartige Manifestationen eines hirnorganischen Syndroms, wie zum Beispiel Beeinträchtigung des Orientierungsvermögens, Aufmerksamkeitsstörungen, Beeinträchtigung des Erinnerungsvermögens und der Gedächtnisleistungen, Beeinträchtigung der Urteilsfähigkeit, emotionale Labilität, Initiativemangel, Beeinträchtigung der Impulskontrolle, Denkstörungen, Depression (aller Ausprägungsgrade), Konfabulieren (und zwar nicht nur beim alkoholbedingten hirnorganischen Syndrom), Beeinträchtigung der intellektuellen Leistungsfähigkeit oder auch einzelner intellektueller Leistungen, optische Halluzinationen und Wahnphänomene. Je nachdem, wodurch das hirnorganische Syndrom bedingt ist, kann man auch dementsprechende physische Krankheitsbefunde erheben. Häufig weist das EEG unspezifische Unregelmäßigkeiten auf. Die sogenannte ,Katastrophen-Reaktion' beobachtet man, wenn der Patient seinen Defizit-Zustand wahrnimmt und mit Ärger, Wut oder Verleugnung darauf reagiert.

Differentialdiagnose

Patienten mit nichtorganischen bzw. sogenannten funktionellen Psychosen bleiben in ihrem Orientierungsvermögen unbeeinträchtigt. Ferner beginnt die Erkrankung meist allmählich, und wenn Halluzinationen auftreten, handelt es sich meist um akustische und nicht um optische Halluzinationen. Das intellektuelle Leistungsvermögen findet sich nicht beeinträchtigt, Gedächtnis- und Erinnerungsvermögen sind intakt, das EEG ist unauffällig. Organische Beeinträchtigungen fehlen.

Komplikationen

Manchmal ist die Chronifizierung der Symptome eine Funktion der frühzeitigen Wendung der organischen Grundstörung zum Schlechteren, wie zum Beispiel beim subduralen Hämatom oder beim „low pressure"-Hydrozephalus. Wenn reversible Bedingungen eines hirnorganischen Syndroms frühzeitig beseitigt werden, bilden sich in der Regel sämtliche psychischen Beeinträchtigungen schnell zurück.

Geachtet werden sollte insbesondere darauf, daß Unfälle Folge hirnorganisch bedingten impulsiven Verhaltens und verringerten Urteilsvermögens sein können. Depressivität und impulsives Verhalten in Folge hirnorganischer Beeinträchtigung führen nicht selten zu Suizidversuchen. Drogen, insbesondere Sedativa, verschlechtern die Denkfähigkeit, woraus allseits Probleme resultieren.

Behandlung

A. Medizinische Maßnahmen: Man sollte unbedingt dafür sorgen, daß der Patient bequem gelagert wird, wobei darauf zu achten ist, daß er sich nicht durch etwa herumliegende Gegenstände gefährden kann. Die Umgebung sollte freundlich sein, dem Patienten als bedrohlich erscheinende Aktivitäten sind zu vermeiden. Selbstverständlich ist sicherzustellen, daß er adäquate Pflege erhält. Die ersten diagnostischen Maßnahmen müssen dazu dienen, die zugrundeliegenden medizinischen Probleme zu erfassen. Die Computer-Tomographie leistet als nicht-invasive diagnostische Maßnahme unschätzbare Hilfe. Neuerdings kann die Kernspintomographie (NMR) als wertvolle Bereicherung der Diagnostik angesehen werden. Neuroleptika sollte man zunächst nur in kleinen Dosen verabreichen (z. B. 25 mg Thioridazin [= Melleril®] oral zur Nacht); später dosiert man nach Bedarf, je nachdem ob psychotische Äußerungen beeinflußt werden müssen oder ein schwerer Erregungszustand unter Kontrolle gebracht werden soll. Mit der Verabreichung von Neuroleptika zur Nacht erspart man sich die Anwendung von Sedativa und Tranquilizern, durch die häufig ein hirnorganisches Syndrom noch verschlechtert wird.

Sofern die Sinnesleistungen verbessert werden können, sollte man Entsprechendes veranlassen (z. B. Beschaffung eines Hörgerätes oder Operation einer Katarakt usw.).

B. Soziale Hilfestellungen: Die Angehörigen vieler Patienten sind nicht in der Lage, sie zu sich aufzunehmen. In diesen Fällen ist für Heimunterbringung oder für die Betreuung durch eine Gemeindeschwester zu sorgen. Erfahrungsgemäß sollte die erstbehandelnde Institution oder der erstbehandelnde Arzt sich vergewissern, daß die vorgeschlagenen Maßnahmen auch wirklich durchgeführt werden; das betrifft selbst die Details einer Heimunterbringung wie die Räumlichkeiten und den Ausbildungsstand sowie das Verhalten des Betreuungspersonals.

Wenn eine Heimunterbringung nicht möglich oder nicht nötig ist und der Patient ganz oder vorläufig bei Angehörigen untergebracht wird, sollte man diese nach Kräften unterstützen. Dazu gehört, daß man dazu beiträgt, alle möglichen finanziellen Ressourcen zu erschließen und auf vorhandene lokale oder regionale Hilfsdienste (wie z. B. ‚Essen auf Rädern‘, einen Gemeindepflegedienst oder eine Sozialstation) aufmerksam zu machen.

C. Verhaltenstherapie: Mit verhaltenstherapeutischen Methoden kann man versuchen, gewünschtes Verhalten zu induzieren und zu stabilisieren. Das gilt insbesondere für Patienten, deren hirnorganisches Syndrom durch eine mehr oder weniger starke Beeinträchtigung ihrer Kommunikationsfähigkeit akzentuiert ist.

D. Psychotherapie: Meist überfordern psychotherapeutische Angebote die noch verbliebenen intellektuellen Möglichkeiten des Patienten.

Prognose

Im Falle akuter (reversibler) hirnorganischer Störungen stellt sich die Prognose in der Regel günstig. Je länger eine schwere Symptomatik andauert, um so ungünstiger ist die Prognose.

Gerontopsychiatrische Krankheiten

(ICD-Nr. 290)

Diagnostische Merkmale
- Ältere Patienten
- Häufig sind Zeichen eines hirnorganischen Syndroms vorhanden
- In der Regel finden sich depressive Verstimmung, paranoide Vorstellungen und leichte Erregbarkeit
- Fast immer bestehen medizinische Probleme
- Der Patient ist häufig durch die Einnahme zahlreicher Medikamente in seinem Allgemeinbefinden beeinträchtigt
- Es besteht in der Regel Angst vor dem Sterben

Allgemeine Hinweise

Das Altern wird von drei Grundfaktoren bestimmt, und zwar *biologischen, soziologischen* und *psychologischen.*

Die *biologischen* Veränderungen, die sich im Alter einstellen, sind meist durch Erbfaktoren determiniert (die beste Garantie für ein langes Leben ist die Tatsache, daß schon die Eltern sehr alt geworden sind). Aber auch die Ernährung, der Zustand der Sinnesorgane (Hör- und Sehvermögen), Gesundheitszustand, Verletzungen und Lebensweise spielen eine große Rolle bezüglich des biologischen Alterns. Im Alter wird das Zentralnervensystem labiler, wodurch sogar leichte Erkrankungen oder mehrere ge-

ringfügige pathologische Beeinträchtigungen das kognitive und affektive Leistungsvermögen erheblich einschränken. Bei alten Leuten besteht ein statistisch gesicherter Zusammenhang zwischen Hörverlust und paranoiden Einstellungen. (S. auch Abschnitt „Hirnorganische Syndrome“, S. 943 ff.)

Die *soziologischen* Faktoren des Alterns lassen sich meist von Belastungssituationen im Arbeitsleben, in der Familie und in anderen sozialen Bereichen ableiten. Zudem wird ein Ablösungsprozeß bezüglich aller dieser drei Bereiche durchlaufen, weil Arbeitskollegen und Freunde sterben, die Kinder aus dem Haus gehen und die vertraute Umgebung sich ändert. Die Berentung bzw. die Pensionierung führt in der Regel zu einer krassen Veränderung des gewohnten Tageslaufes. Das ist insbesondere für solche Menschen belastend, die sich geradezu zwanghaft mit ihrer beruflichen Tätigkeit beschäftigt und keinerlei andere Interessen verfolgt hatten. Der Wegfall der gewohnten Berufstätigkeit ist dann gleichbedeutend mit dem plötzlichen Entstehen einer Erlebnislücke, die nur schwer ausgefüllt werden kann.

Unabhängig von der Zurückweisung, die ältere Menschen je nach kultureller Gesamtsituation erfahren (die Gesellschaft der westlichen Industrienationen hat sich in den letzten Jahren mehr und mehr ein jugendliches Image gegeben), stellen sich *psychische Verlusterlebnisse* ein. Häufig hängen diese mit der Abnahme des Selbstwertgefühls zusammen, was nicht selten aus zunehmender ökonomischer Unsicherheit resultiert. Ältere Menschen leiden auch darunter, daß sie mit abnehmender physischer und psychischer Leistungsfähigkeit immer abhängiger von anderen Menschen werden. Dazu kommt, daß sich allmählich Angst vor dem Tode einstellt. Niemand kann sich wohlfühlen, wenn er immer häufiger krank wird und bei abnehmender körperlicher Leistungsfähigkeit von der Furcht befallen wird, sich bald gegen nichts und niemanden mehr wehren zu können. Die meisten Menschen können es kaum ertragen, sich vorzustellen, daß ihre physische Attraktivität mit zunehmendem Alter nachläßt und nur für kurze Zeit durch Kunstgriffe der plastischen Chirurgie wiederhergestellt werden könnte. In einer Zeit, in der physische und sexuelle Aktivität so hoch geschätzt wird wie in der unseren, ist es beinahe unerträglich, sich alternd zu erleben. Das größte Problem, das sich mit zunehmendem Alter stellt, ist aber die Tatsache, daß der Tod einen höheren Wahrscheinlichkeitsgrad im Bewußtsein erhält und daß man deswegen allmählich sein Leben verändern, wenn nicht sogar völlig umstellen muß.

Klinische Befunde und Komplikationen

Die meisten psychiatrischen Syndrome bei alten Menschen sind hirnorganisch bedingt. Eine geringgradige Ausprägung dieses hirnorganischen Syndroms kann darin bestehen, daß der Betreffende unter leichten Orientierungs- und Wahrnehmungsstörungen in den Abendstunden leidet. Ernstere Beeinträchtigungen sind dann irreversible Zustände von Desorientiertheit mit Beeinträchtigungen des Erinnerungs- und des Urteilsvermögens. Nicht selten treten zudem psychotische Vorstellungen (meist paranoiden Charakters) auf. In leichten Fällen nimmt die betroffene Person die Defizite ihres Sensoriums wahr und reagiert darauf mit Depression. Die so bedingte Depression ist übrigens in vielen Fällen das erste offensichtliche Symptom eines altersbedingten hirnorganischen Syndroms.

Wenn in diesen Fällen nicht sehr sorgfältig untersucht wird, werden die hirnorganischen Grundlagen der Symptomatik übersehen, was zur Folge hat, daß die primären Störungen wie Sekundärsymptome der Depression behandelt werden.

Wenn bei älteren Menschen eine Depression auftritt, ohne daß hirnorganische Beeinträchtigungen gefunden werden können, so äußert sich diese in der Regel nicht in erster Linie mit depressiver Verstimmtheit, sondern mit somatischen Beschwerden. Da Magen-Darm-Beschwerden im Vordergrund stehen, diagnostiziert der konsultierte Arzt meist „hypochondrische Beschwerden". Die zunehmenden und bezüglich der Manifestationsorgane wechselnden Beschwerden sollen die Beeinträchtigung der psychischen Funktionen kompensieren oder davon ablenken. In sehr vielen Fällen ist die unübersehbare depressive Verstimmung eine Reaktion auf eine kritische Lebenslage. 80% der über 65-jährigen haben mehr oder weniger schwerwiegende Gesundheitsprobleme. Die Suizidhäufigkeit bei alten Leuten ist relativ hoch. Diese Tatsache läßt sich unmittelbar auf die Faktoren höheres Alter, Einsamkeit und Gesundheitsprobleme beziehen. Weil die somatischen Beschwerden eine ‚larvierte' Depression verstecken, ist es notwendig, bei alten Leuten mit solchen Beschwerden immer auf Suizidtendenzen zu achten. Wenn ein diesbezüglicher Verdacht besteht, sollte keinesfalls versäumt werden, direkt danach zu fragen, ob Selbstmordabsichten vorliegen.

Da der Stoffwechsel bei alten Menschen meist vielfältig beeinträchtigt, zumindest aber leicht zu beeinträchtigen ist, sollte bei der Verordnung von Psychopharmaka immer überdacht werden, wie der Wirkmechanismus der zu applizierenden Substanzen abläuft und wie sie metabolisiert werden. Bei alten Menschen werden gewöhnlich Antihistaminika als Einschlafmittel angewandt. Das kann zur Folge haben, daß die Betroffenen aufgrund der danach auftretenden Schläfrigkeit und Ataxie hinfallen und sich schwere Verletzungen zufügen. Selbstverständlich sollten auch die üblichen Wirkungen einzelner Pharmaka und die Wirkungen von Pharmakakombinationen (beispielsweise Guanethidin und trizykli-

sche Antidepressiva oder Phenothiazine) sowie die Effekte von Psychopharmaka auf die Leber und die von daher möglichen Stoffwechselveränderungen (beispielsweise wird durch die Wirkung von Phenobarbital auf die Leberenzyme indirekt der Abbau fast aller anderen Medikamente beschleunigt) bedacht werden. Auch die Ausscheidung von Pharmaka kann bei alten Menschen beträchtlich verändert sein, weil eine Funktionsstörung der Leber oder der Nieren besteht. Dadurch kommt es zu den wohlbekannten paradoxen Wirkungen mancher Substanzen (wie z. B. der Barbiturate). Das alternde Gehirn ist leichter ansprechbar für sogar niedrige Dosen anticholinergisch wirksamer Substanzen; infolgedessen kommt es häufig nach Applikation kleiner Dosen von Phenothiazinen zu Verwirrtheitszuständen, insbesondere bei Frauen. Wenn es schon bei jungen Menschen höchst problematisch ist, mehrere Psychopharmaka nebeneinander zu verordnen, so gilt das erst recht für alte Menschen. Dennoch sieht man nicht selten, daß alte Patienten 10 und mehr Medikamente nebeneinander einnehmen, und zwar aufgrund einer ausdrücklichen Anweisung ihres Arztes.

Behandlung

A. Soziale Hilfestellungen: Alle Überlegungen hinsichtlich der Prävention und Linderung psychiatrischer Altersprobleme sollten in konkrete Hilfestellungen bezüglich folgender Erfordernisse ausmünden: Verhinderung von Einsamkeit, weil Einsamkeit wahrscheinlich der gewichtigste pathogene Faktor ist; Erhaltung der vertrauten Umgebung oder Bereitstellung einer angenehmen Wohnsituation, fortgesetzte Beschäftigung, und zwar möglichst leistungsorientiert, mindestens aber strukturierte Beschäftigung in Gemeinschaft mit anderen. Rückzug und Isolierung sollten unbedingt verhindert werden, dafür bieten sich die verschiedensten Formen gemeinschaftlichen Lebens, gemeinschaftlicher Betätigung mit oder ohne Leistungsakzent an. Wenn bei einem alten Menschen schon eine stationäre psychiatrische Behandlung durchgeführt werden muß, dann sollte aber jede Möglichkeit genutzt werden, ihn in seine vertraute Umgebung zu beurlauben, bzw. ihn so lange dorthin zu entlassen, wie es vom medizinischen Standpunkt aus vertretbar erscheint. Die als Entwurzelung erlebte Trennung von der vertrauten Umgebung kann nämlich einen unaufhaltsamen Verfall einleiten, nachdem fast plötzlich jegliches Interesse an Sozialkontakten und Aktivitäten erlahmt ist. In der ihm vertrauten Umgebung dagegen kann man den alten Menschen mit geeigneten Mitteln fast immer daran hindern, sich vorzeitig aufzugeben. Problematisch ist das Krisenmanagement bei alleinlebenden kranken und behinderten alten Leuten. Hier sollte man unbedingt dafür sorgen, daß sich soziale Dienste, öffentliche Einrichtungen oder freigemeinnützige Organisationen dafür zuständig machen, anläßlich täglicher Visiten festzustellen, in welchem Maße Hilfe im Haushalt, ärztliche Hilfe und soziale Kontaktangebote erforderlich sind. Nur so können die vorhandenen Ressourcen für die entsprechenden Hilfestellungen mobilisiert werden, häufig sogar auf dem Wege der Nachbarschaftshilfe. Aber häufig wird nicht einmal im Krankenhaus darauf geachtet, welche Auswirkungen es hat, wenn man z. B. vier „abgebaute" alte Menschen in ein Vierbettzimmer legt; in einer solchen Situation fehlt jeder Stimulus, die evtl. durch den „Einweisungsschock" gelähmten Kräfte zu mobilisieren. Die Folge ist meist zunehmende Depression und manchmal die plötzliche Entwicklung einer floriden Psychose. Derartige Ausprägungen eines akuten Hospitalisierungseffektes kann man in der Regel dadurch vermeiden, daß man ältere und jüngere, aktive und passive Patienten zusammen in ein Krankenzimmer legt.

B. Medizinische Maßnahmen: Meistens orientieren sich medizinische Interventionen an akuten und reversiblen Symptomen eines hirnorganischen Syndroms. Die aus der Tatsache einer weitverbreiteten Selbstmedikation mit rezeptfreien Pharmaka resultierenden Störungen werden gewöhnlich nicht als solche erkannt, sondern durch die allzu schnelle Verordnung aus einem weiten Angebot sogenannter Geriatrika noch verstärkt. Es ist also unbedingt erforderlich, den Patienten eingehend danach zu fragen, welche Medikamente er bis zur Krankenhausaufnahme eingenommen hat (und zwar sowohl aufgrund einer ärztlichen Verordnung, als auch ohne eine solche), bevor man eine medikamentöse Behandlung veranlaßt. Für die meisten medikamentös verursachten Beeinträchtigungen sind Bromide und Anticholinergika verantwortlich. Ältere Menschen schlafen meist nicht durch, was man ihnen als für ihr Alter normal erläutern sollte. Der Arzt sollte bei älteren Menschen grundsätzlich seine Aufmerksamkeit auf das Schlafverhalten und die Verdauungs- sowie die Ausscheidungsfunktionen richten, da die zunehmende Selbstmedikation dazu geführt hat, daß diese physiologischen Funktionen häufig verändert bzw. beeinträchtigt sind. Wenn das Hör- oder Sehvermögen eingeschränkt ist, sollten die möglichen Korrekturen veranlaßt werden.

Psychotische Symptome wie paranoide Vorstellungen und Wahnphänomene sind sehr leicht mit kleinen Mengen von Neuroleptika günstig zu beeinflussen. 2 mg Trifluoperazin (= Jatroneural®) oder 1–2 mg Fluphenazin (= Lyogen®, Omca®) tgl. oral gegeben reichen gewöhnlich aus, derartige psychotische Zeichen nachdrücklich zum Verschwinden zu bringen. Falls der Patient zudem agitiert ist, wird man in der Regel mit der Gabe von 2 mg Haloperidol (= Haldol®) oral tgl. Erfolg haben. Bei Bedarf steigert man die Dosis so lange, bis die Symptome unter Kontrolle sind. Bei akuten paranoiden Zu-

ständen kann man auch die Depotform von Fluphenazin (z. B. Dapotum®) applizieren. Dabei beginnt man mit einer niedrigen Dosierung (2,5–5 mg) alle 8–10 Tage. Da bei älteren Leuten die extrapyramidalen Nebenwirkungen von antipsychotisch wirkenden Pharmaka häufiger auftreten, sollte man dementsprechend besonders aufmerksam sein.

Bei gereizten oder leicht erregbaren Patienten ohne psychotische Symptome hat sich Thioridazin (= Melleril®) bewährt, das man in einer Dosis von 50 mg oral zur Nacht gibt; der Patient schläft dann meistens gut und bleibt den folgenden Tag über ausreichend affektiv kontrolliert. Falls erforderlich, gibt man 2 Dosen pro Tag, und zwar eine höhere zur Nacht und eine kleinere morgens. Da die sedierend wirkenden Phenothiazine auch anticholinergisch und im Sinne einer alpha-adrenergischen Blockade wirken (Nebenwirkungen), sollte man die Behandlung mit kleinen Dosen beginnen und erst nach behutsamer Steigerung die Dauerdosis geben. Für diese Gruppe von Patienten hat sich als alternative Substanz Haloperidol (= Haldol®) als sehr hilfreich erwiesen; man gibt 2 mg oral zur Nacht und 2 mg am Morgen und steigert je nach Erfordernis.

Wenn man einiges Geschick in der Dosierung von Neuroleptika erlangt hat, wird man mit der medikamentösen Behandlung einen nicht unwesentlichen Beitrag dazu leisten können, daß ältere psychiatrisch auffällig gewordene Patienten in der gewohnten häuslichen Umgebung bleiben können, was gleichbedeutend ist mit der Verhinderung einer traumatischen Entwurzelung mit allen ihren Folgen. Wegen der leichten Ansprechbarkeit alter Leute auf anticholinergisch wirkende Pharmaka sollten nur Phenothiazine der Piperazin-Gruppe wie Perphenazin (Decentan®) und nach Möglichkeit keine Antiparkinson-Mittel verordnet werden. Alle psychoaktiven Substanzen haben bei älteren Menschen mehr Nebenwirkungen, weil sie langsamer metabolisiert und ausgeschieden werden. Antidepressiva gebe man nur, wenn depressive Zustände dies unbedingt erforderlich machen! Da Sedativa die symptomatischen Auffälligkeiten eher verschlimmern, sollten sie nicht verordnet werden. Auch die Verordnung von Lithium ist riskant, da die Substanz bei älteren Leuten schon in niedrigen Dosen toxisch wirkt. Sofern Wein und Bier in Maßen und aus besonderen Anlässen oder als Belohnung angeboten wird, hat das im Krankenhaus oder in einem Heim denselben eher positiven Stellenwert wie zu Hause.

C. Verhaltenstherapie: Die in der Regel eingeschränkten kognitiven Fähigkeiten geriatrischer Patienten lassen in nur begrenztem Umfang durchgeführte verhaltenstherapeutische Aktivitäten als gerechtfertigt erscheinen. Wenn die Patienten für angemessenes Verhalten gelobt werden, wird man sie sehr leicht dazu bringen, sich auch weiterhin so zu verhalten, daß sie wieder Lob verdienen. Auf diese Weise kann man sogar meßbare Verbesserungen des Erinnerungsvermögens und der Gedächtnisleistungen erzielen. Wichtiger erscheint aber noch, daß verhaltenstherapeutische Techniken offenbar geeignet sind, alte Leute an Gemeinschaftsaktivitäten zu beteiligen und damit ihren zunehmenden Rückzugstendenzen entgegenzuwirken.

Wenn man unangepaßtes Verhalten „auslöschen" oder wenigstens allmählich reduzieren will, muß man sorgfältig darauf achten, daß man nichts tut, was der Betroffene als Bestätigung oder gar Ermutigung hinsichtlich dieses Verhaltens erleben könnte. Andererseits sollte man bedenken, daß bestimmte unangepaßte und lärmende Verhaltensweisen häufig die Reaktion auf frustrierende Erfahrungen und auf Erlebnisse körperlicher Beeinträchtigung und Unfähigkeit sind. Dann wird man sich nicht damit begnügen können, eine Extinktionsbehandlung durchzuführen, sondern ein breites dichtstrukturiertes Aktivierungsprogramm anbieten müssen (Beschäftigungstherapie, gezielte Kontaktpflege mit professionellen und freiwilligen Helfern, Organisation von Patenschaften usw.).

D. Psychotherapie: Bei Patienten mit hirnorganischen Syndromen sind spezielle psychotherapeutische Interventionen in der Regel unangebracht. Wenn Depression, Einsamkeit, Gefühle zunehmender Entbehrlichkeit und Nutzlosigkeit und insbesondere Todesängste im Vordergrund stehen, dann können psychotherapeutische Gespräche Entlastung und Trost bringen (s. nächsten Abschnitt!).

Man kann den Patienten dadurch für neue Standpunkte und Zielsetzungen gewinnen, daß man ihm dabei hilft, andere, d. h. seinem Alter angemessenere Rollen und Verpflichtungen zu übernehmen. Dabei ist allerdings in Rechnung zu stellen, daß sich die Zukunftsperspektive alter Menschen von Tag zu Tag verkürzt. Viele alte Menschen versuchen die aus dieser Tatsache resultierende Einengung ihres Erlebnisfeldes dadurch auszugleichen, daß sie sich ausgiebig mit der Vergangenheit beschäftigen. Eine vordringliche psychotherapeutische Aufgabe kann es demnach sein, die Erlebnisfähigkeit des alten Menschen für die Möglichkeiten des „Hier und Jetzt" zu verbessern.

Sterben und Tod

Nach einem Dichterwort sind wir durch die Gewöhnung an ein langes Leben dem Sterben abgeneigt. Erst wenn wir mit dem eigenen Tode konfrontiert werden, lassen wir ihn als eine Dimension unseres Denkens und Fühlens zu.

Für jeden bedeutet Tod etwas anderes. Die einen sehen darin einen Ausweg aus unerträglichem Leid. Die anderen meinen, er sei der Beginn eines neuen transzendentalen Lebens. Von manchen wird der Tod gesucht, um ewigen Ruhm zu erlangen, sei es als Märtyrer oder sei es als Held. Es gibt auch Menschen, die den Tod als Sühne für wirkliche oder vermeintliche Schuld erleiden wollen. Wieder andere glauben, sich durch ihr Sterben die Liebe und Leidenschaft für die Zeit nach ihrem Tode erpressen zu können, die ihnen zu Lebzeiten nicht gewährt wurde.

Oft ist das Ableben einer Person für die Hinterbliebenen vernichtend, so daß die Frage danach, ob es so etwas wie einen qualvollen Todeskampf gibt, berechtigt erscheint. Viele Forscher verneinen dies. Sie scheinen mehr und mehr Bestätigung durch Aussagen von Personen zu erfahren, die nach einem Herzstillstand wiederbelebt werden konnten. Diese „Wiederauferstandenen" beschreiben ein Gefühl von Gelöstheit und friedlichem Dahinschweben. Bei manchen sterbenden Patienten ist man tatsächlich auch beeindruckt davon, wie unwillig sie auf Aktivitäten seitens der Ärzte und des Pflegepersonals reagieren, die den Prozeß des Sterbens aufzuhalten versuchen.

Die Art und Weise, wie sich jemand mit dem kurz bevorstehenden Tod auseinandersetzt, hängt nicht nur davon ab, was der Tod für dieses Individuum bedeutet. Diese Auseinandersetzung wird zudem ganz wesentlich von Mechanismen bestimmt, die auch beim Umgehen mit Lebens-Problemen eine wesentliche Rolle spielten. Bei Sterbenden kann man Verleugnungsverhalten, Ärger, Feilschen, Depression und schließlich ein Sich-Fügen beobachten, in der Regel sogar in dieser Abfolge, was den verschiedenen Stadien des Sterbens entspricht, welche viele Menschen in mehr oder weniger starker Ausprägung nacheinander durchschreiten. Selten wird beobachtet, daß sich nur eines dieser Stadien manifestiert, manchmal ist der Prozeß des Sterbens so komplex, daß die außerordentliche Stimmungslabilität und die sich schnell verändernde Einstellung des Sterbenden zu seinem Tod darauf schließen läßt, daß die o. g. Stadien nicht ineinander übergehen, sondern einander überlagern oder sogar gleichzeitig durchschritten werden.

Wenn jemand (schwer) krank ist, dann wird er zunächst einmal leugnen, daß er fürchtet, womöglich zu sterben. Später wird er dann zugeben, daß er fürchtet, einzuschlafen, weil er vielleicht nicht wieder aufwacht. In Krankenhäusern kann man dafür häufig eine Bestätigung in dem Wunsch vieler Patienten erkennen, doch nachts das Licht brennen zu lassen; aber auch das häufige Läuten wegen relativ nichtiger Beschwerden ist ein Ausdruck dieser Angst vor dem Sterben. Manche Menschen halten es für unbedingt notwendig, einem schwerkranken Patienten die Tatsache, daß er bald sterben wird, vorzuenthalten. Die Familien und auch die Ärzte solcher Patienten verschwören sich geradezu in einer „Verleugnungsgemeinschaft", ohne recht zu wissen, warum sie sich so verhalten. Hier wird nicht die Forderung vertreten, den Kranken nun unbedingt mit der „Wahrheit" zu konfrontieren, allerdings die Empfehlung gegeben, sich für Gespräche über den bevorstehenden Tod bereitzuhalten, wenn der Kranke dafür „reif" ist. Ein offenes Gespräch kann die Angst des Patienten erheblich lindern. Für viele ist es sehr tröstlich, sich aktiv mit ihrem Sterben auseinandersetzen zu können und auf diese Weise den Charakter ihres Todes zu bestimmen. Außerdem werden sie ruhiger, wenn sie vor ihrem Tode noch ihnen wichtig erscheinende Angelegenheiten erledigen können.

Die Reaktionen der betroffenen Familien auf das Sterben ihres Angehörigen kommen oft als Schmerz, Ärger und Wut, Trauer und Depression bzw. mit einer Mischung aus all diesen Zuständen zum Ausdruck. Die Adressaten dieser Reaktionen sind entweder andere Mitglieder der Familie, das Pflegepersonal oder der Patient selbst. Die überlebenden Angehörigen leiden häufig erheblich unter Schuldgefühlen, weil sie weiterleben (können), während der Kranke sterben muß. Manchmal ist es wichtig, sie aktiv von diesen Schuldgefühlen zu entlasten oder ihnen klar zu machen, daß sie nicht für den Tod des Kranken verantwortlich sind. Viele Angehörige wehren sich unbewußt dagegen zu glauben, daß der Verstorbene wirklich tot ist. Auch in diesen Fällen ist eine behutsame Hilfestellung bei der Realitätsorientierung notwendig. Die Ärzte und das Pflegepersonal sollten sehr behutsam mit der Familie umgehen, sie auf keinen Fall dem Kranken entfremden, damit sie sich in angemessener Weise um ihn sorgen kann. Es ist unvermeidlich und auch notwendig, daß auch die behandelnden Ärzte und das Pflegepersonal sich dem sterbenden Patienten emotional zuwenden. Dies sollte zwar mit dem den Betroffenen möglichen Einfühlungsvermögen, aber mit der angemessenen professionellen Zurückhaltung geschehen. Wer unsicher ist, wird einen Todesfall auf seiner Station wie ein berufliches Versagen erleben. Wer sich emotional gar nicht beteiligt fühlt, wird kühl und unsensibel wirken. Personen, die sich gar zu sehr vom Sterben anderer Menschen betreffen lassen, werden depressiv und geraten in Verzweiflung. Diese verschiedenen Reaktionsmöglichkeiten zeigen, wie schwer es ist, Sterbenden und deren Familienangehörigen verständnisvoll und hilfreich zur Seite zu stehen.

Deswegen sollten Ärzte und Pflegepersonen gut über ihre eigenen Befürchtungen und Ängste Bescheid wissen. Sie sollten in der Lage sein, sich in angemessener Weise vom Leiden des Sterbenden und von den Gefühlen seiner Angehörigen betroffen zu zeigen (wenn das unmöglich ist, sollte man das Personal lieber austauschen). Darüber hinaus

sollte das Personal es ermöglichen können, ein gutes kommunikatives Klima für den Patienten zu schaffen, insbesondere für ihn und seine Angehörigen. Schließlich sollten alle − Ärzte, Pflegepersonen und Familie − den bevorstehenden und unvermeidlichen Verlust als Gruppe zu ertragen versuchen, um für die am schwersten von dem Verlust betroffenen Personen die schmerzliche Trauer zu lindern.

Psychiatrische Probleme in der Inneren Medizin und in der Chirurgie

(ICD-Nrn. 308 und 309)

Diagnostische Merkmale

Akute Probleme

- Psychotisches hirnorganisches Syndrom bei organischer Grundkrankheit oder im Zusammenhang mit internistischen bzw. chirurgischen Problemsituationen oder als Auswirkung eines besonderen Behandlungsaufwandes wie z. B. dem einer Intensivpflegeeinheit oder einer Dialysestation
- Akute Angstzustände, die häufig aus der Unsicherheit bezüglich des aktuellen Krankheitszustandes erwachsen und auch von Sorgen um die Zukunft getragen werden

Nach längerer Krankheit erwachsende Probleme

- Depression als Ausdruck der Krankheit oder als Zeichen dafür, daß die Krankheit akzeptiert worden ist; häufig enthält diese Depression das Erleben eines wirklich oder vermeintlich hoffnungslosen Zustandes
- Fehlverhaltensweisen, die oft als Ausdruck mangelnder Krankheitseinsicht gesehen werden müssen; manchmal verläßt ein Patient sogar gegen ausdrücklichen ärztlichen Rat das Krankenhaus

Rekonvaleszenz-Probleme

- Abnehmende Kooperationsbereitschaft; der Patient erlebt die Besserung seines Krankheitszustandes und sieht nicht mehr die Notwendigkeit, sich an die ärztlichen Anweisungen zu halten
- Schwierigkeiten, sich wieder mit der Familie, der Berufstätigkeit und dem sonstigen sozialen Umfeld zu arrangieren

Allgemeine Hinweise
A. Kurzzeit-Kranke:

1. Das Postkardiotomiesyndrom ist gewöhnlich ein schnell vorübergehendes psychotisches hirnorganisches Syndrom, das von organischen, psychischen und äußeren Faktoren determiniert wird. Manchmal

wird bekannt, daß ein hirnorganisches Syndrom präexistent war.

2. Die „Intensivpflegeeinheit-Psychose" ist ebenfalls ein psychotisches hirnorganisches Syndrom, das multifaktoriell bedingt ist; Bedingungsfaktoren sind z. B. ängstliche Sorge, Überstimulierung, Schlafentzug, sensorische Monotomie, physisches Unbehagen, Nebenwirkungen der medikamentösen Behandlung (insbesondere bei Behandlung mit Sedativa, Analgetika und anderen psychotropen Substanzen, die zu Verwirrtheitszuständen führen können) und Stoffwechselunregelmäßigkeiten.

3. Die erste Reaktion von Patienten, die auf einer kardiologischen Station aufgenommen werden, ist Angst; dann entwickelt sich ein Verleugnungsverhalten mit entsprechenden Fehlverhaltensweisen; schließlich beherrscht depressive Verstimmung das Bild, woraus ein hoher Anspruch auf Zuwendung resultiert.

4. Die nicht seltenen prä- und postoperativen Angstzustände sind meist durch die mangelnde Informiertheit der Patienten über den vorgesehenen Eingriff (Operationsverfahren, Narkose, angestrebte OP-Resultate) bedingt.

5. Siehe auch die medizinischen Probleme, bei denen sich hirnorganische Syndrome entwickeln können (im Abschnitt ‚Hirnorganische Syndrome‘, S. 943 ff.).

6. Leicht vermeidbare iatrogene Probleme resultieren aus ungewöhnlichen Reaktionen auf bestimmte Medikamente, aus Komplikationen bei diagnostischen und therapeutischen Maßnahmen und aus unpersönlichen und unsympathischen Haltungen und Verhaltensweisen von Ärzten und Pflegepersonen.

B. Langzeit-Kranke: In der Zusammenarbeit mit lange in stationärer Behandlung befindlichen Patienten können sich nahezu alle Probleme konstellieren, die man sich im Umgang mit anderen Menschen vorstellen kann.

1. Aus Tuberkulose-Kliniken hört man häufig, daß sich depressive Zustände entwickeln, je länger der Krankenhausaufenthalt andauert; das hängt häufig mit der langen Trennung von der Familie, mit der Verschlechterung der Einkommenssituation des Patienten und mit Zukunftssorgen zusammen.

2. In orthopädischen Kliniken ist das Personal häufig mit Fehlverhaltensweisen konfrontiert, wie sie zum Beispiel antriebsstarke und aktive junge Männer demonstrieren, die durch einen Körpergips immobilisiert worden sind; dasselbe gilt allerdings auch für prämorbid persönlichkeitsgestörte Patienten (z. B. Drogensüchtige und Personen mit einer auffälligen Unfallneigung).

3. Langwierige medizinische oder chirurgische Maßnahmen engen den Bewegungsspielraum des Patienten erheblich ein und verursachen dadurch, daß er zunehmend reizbar und unleidlich wird; dies wirkt wiederum auf die behandelnden Ärzte und das zu-

ständige Pflegepersonal zurück, so daß es bald zu einer oft schwerwiegenden Beeinträchtigung der Beziehung zwischen Patient, Pflegepersonal und Ärzten kommt. Dies gilt insbesondere für die Gruppe der Patienten mit schweren Verbrennungen, die zunächst ein akutes hirnorganisches Syndrom durchmachen, dann verhaltensauffällig werden, während die großflächigen Verbrennungswunden allmählich zuheilen, und schließlich das Problem des Verlustes von Körperfunktionen und der Veränderungen ihres Körperbildes zu meistern haben. Das größte Problem ist in jedem Fall, sich auf den Verlust einer Mamma oder einer Gliedmaße oder auf narbige Veränderungen des Gesichtes einzustellen.

4. Jugendliche Patienten mit Diabetes mellitus verhalten sich häufig so, als nähmen sie ihre Erkrankung ihren Eltern oder ihrem behandelnden Arzt übel, woraus eine konsequente Verweigerung bezüglich der angebotenen Zusammenarbeit resultiert. Manche Patienten mit chronischen Erkrankungen, wie z. B. Rheumakranke, klagen besonders eindringlich über Schmerzen, weil sie fürchten, andernfalls vernachlässigt zu werden. Dies kann insofern zu besonderen Problemen führen, als lange Zeit nichts über die wirklichen Beschwerden geäußert wird, um den behandelnden Arzt nicht zu enttäuschen.

5. Dialyse-Patienten und Transplantatempfänger demonstrieren im Laufe der Zeit das ganze Spektrum der Probleme, die sich ergeben, wenn man an eine Maschine „angebunden" ist.

Klinische Befunde

Die bei allen diesen Patienten vorherrschenden Symptome können weitgehend den beim hirnorganischen Syndrom auftretenden entsprechen; zudem bestehen Angst und depressive Verstimmung. Die folgenden Verhaltensauffälligkeiten sind häufig: Mangelnde Kooperationsbereitschaft, zunehmende Klagen und Beschwerden, Forderungen nach Medikamenten, sexuelle Annäherungen an Schwestern, Drohungen, das Krankenhaus zu verlassen, und Verstöße gegen ärztliche Empfehlungen und Anordnungen.

Differentialdiagnose

Zunächst sollte ein hirnorganisches Syndrom ausgeschlossen werden, das mit ähnlicher Symptomatik (Angst, depressiver Verstimmung oder psychotischen Zeichen) imponiert. Auch die Schizophrenien können sich ähnlich darstellen wie die hier abgehandelten nicht primär psychiatrischen Syndrome. Persönlichkeitsstörungen, die bereits vor der Krankenhausaufnahme bestanden, können hier im krankenhaus-medizinischen Alltag in Form verschiedenster Verhaltensauffälligkeiten deutlich werden; meistens wird durch solche Patienten das Stationsleben erheblich beeinträchtigt.

Komplikationen

Ein längerer Krankenhausaufenthalt ist meistens mit großen Kosten, Störungen der Beziehung zwischen Patient und behandelndem Personal und oft auch mit iatrogenen und krankenversicherungsrechtlichen Problemen verbunden. Deswegen sollten die Möglichkeiten nach stationärer Behandlung in jedem Fall geprüft und – wo gegeben – wahrgenommen werden.

Behandlung

A. Psychotisches hirnorganisches Syndrom:

1. Medizinische Maßnahmen: s. den entsprechenden Absatz im Abschnitt ‚Hirnorganische Syndrome', S. 944.

2. Soziale Hilfestellungen: Wo dies möglich ist, sollten die relevanten sozialen Faktoren zur Verbesserung des Zustandes des Kranken berücksichtigt werden; das gilt insbesondere für Familienkontakte. Die Familie sollte ermutigt werden, so viel Zeit wie irgend möglich mit dem Patienten zu verbringen. Ferner sollten auch die Schwestern, Pfleger und Ärzte dazu beitragen, daß der Kranke schnell mit ihnen vertraut wird (z. B. sollte man den Patienten so oft wie möglich die Namen der für ihn zuständigen Pflegepersonen und Ärzte nennen). Der Patient sollte wiederholt klar und deutlich zu hören bekommen, was bei ihm vorliegt und mit welchen medizinischen Maßnahmen er zu rechnen hat. Ferner ist darauf zu achten, daß man einen Patienten mit einem psychotischen hirnorganischen Syndrom nicht in irgendein Krankenzimmer, sondern zu Patienten legt, die aufmerksam, hilfsbereit und fähig sind, den noch psychotischen Kranken zu besänftigen und zu beruhigen.

3. Psychotherapeutische Interventionen sind in diesem Stadium unangebracht, weil sie den Patienten zu sehr belasten und damit seinen Zustand beeinträchtigen.

B. Akute Angstzustände:

1. Psychotherapie: Ein kriseninterventorisches Arrangement kann wesentlich dazu beitragen, daß der Patient Einblick in seine Situation erhält und sich dann besser darauf einzustellen vermag. Sympathisches Verständnis und offene Darlegung der Befunde schließen den Kranken in der Regel für eine distanziertere Auseinandersetzung mit seinen Befürchtungen auf, so daß er allmählich auch seine Krankheit akzeptieren kann. Es hat sich als zweckmäßig erwiesen, die wichtigsten Familienmitglieder in die ersten psychotherapeutischen Kontakte mit dem Patienten einzubeziehen, da sie in der Folge wesentlich dazu beitragen können, daß er auch weiterhin gelassen und um Einsicht bemüht den aus seiner Krankheit resultierenden Beunruhigungen begegnet.

2. Medizinische Maßnahmen: Man kann vorübergehend Sedativa und Tranquilizer geben. Meist reichen schon gelegentliche Gaben von 5–10 mg Diazepam (= Valium®) oder 15–30 mg Oxazepam (= Adumbran®, Praxiten®) oral aus, die akute Angst zu lindern und dem Patienten zu helfen, die aktuelle Situation auszuhalten.

C. Depression und Fehlverhaltensweisen:

1. Psychotherapie: Sobald die ersten Anzeichen einer Depression auftreten oder sich Fehlverhaltensweisen ankündigen, sollte ein psychotherapeutisches Angebot gemacht werden. Denn gewöhnlich reicht es nicht aus, daß Angehörige und Schwestern oder Pfleger sich spontan freundlich verhalten, um beruhigend zu wirken. Das einer Depression zugrundeliegende Problem kann nur mit großer Geduld und geschulter Sensibilität erfaßt und behandelt werden. Der Arzt sollte sich also sehr viel Zeit nehmen, um sich dem Patienten zuzuwenden. Zunächst kommt es darauf an herauszufinden, wie der Patient seine Krankheit sieht und erlebt. Dann muß ihm das Gefühl vermittelt werden, daß der Arzt ihn versteht und größtes Interesse daran hat, daß er wieder gesund wird. Alle diese Bemühungen dürfen beim Patienten keineswegs den Eindruck erwecken, als gehe es darum, ihn bloß zu besänftigen, sondern sie müssen von dem aufrichtigen Interesse des Arztes an dem Kranken getragen sein. Bei schweren oder mit großer Wahrscheinlichkeit tödlich verlaufenden Erkrankungen ist es besonders wichtig, dem Patienten Gelegenheit zu geben, seine besorgten Fragen zu artikulieren. Die Antworten darauf sollten aufrichtig sein und es ihm ermöglichen, sich nach Kräften um die Genesung zu bemühen oder sich mit dem Sterben auseinanderzusetzen.

2. Soziale Hilfestellungen: Diese beginnen im Krankenzimmer, und zwar indem darauf geachtet wird, wer mit wem zusammengelegt wird. Einen depressiven Patienten mit einem Sterbenden zusammenzulegen, zeugt nicht nur von mangelndem Taktgefühl, sondern ist ein Behandlungsfehler. Die meisten Patienten verstehen sich am besten mit Menschen aus derselben rassischen oder ethnischen Gruppe, insbesondere wenn zwischen Patient und Pflegepersonal Sprachbarrieren bestehen. Beschäftigungstherapeutische Aktivitäten, Bücher, Fernsehen sollten ebenso angeboten werden wie andere Möglichkeiten, sich nach eigenem Gusto zu beschäftigen. Wesentlich ist, daß der Tageslauf aktiv strukturiert wird.

3. Verhaltenstherapie: Mit einem verhaltenstherapeutischen Programm kann verhindert werden, daß „invalide" Umgangsformen entwickelt werden. So kann das Pflegepersonal z. B. im Sinne der operanten Konditionierung bestimmter Verhaltensweisen agieren. Im Falle eines Patienten, der eine psychische Abhängigkeit von einem Respirator entwickelt hat, wäre es Aufgabe der Schwestern, die Besuchszeiten zu verlängern, wenn der Respirator nicht benutzt wird und umgekehrt, um dem Patienten zu helfen, immer längere Zeiten ohne Respirator auszuhalten. Unpassende oder gar kindische Forderungen sollten ignoriert werden, weil derartige Verhaltensweisen am besten auf diese Weise „auszulöschen" sind.

4. Medizinische Maßnahmen: Depressionen und Fehlverhaltensweisen dieser Art sind medikamentös kaum zu beeinflussen. Antidepressiva nützen nichts und Tranquilizer sind nur wirksam, solange der Patient schläft. Wenn der Kranke sehr erregt ist, kann man 2× tgl. ein Neuroleptikum geben (z. B. 25–50 mg Chlorpromazin [=Megaphen®] oral alle 12 Std). Man kann dem Patienten den Krankenhausaufenthalt etwas schmackhafter machen, wenn man ihm zu den Mahlzeiten Bier oder Wein servieren läßt. Allerdings sollten die Kontraindikationen zur Verabreichung von alkoholischen Getränken streng beachtet werden.

Prognose

Handelt es sich um reversible Zustände, ist die Prognose selbstverständlich immer günstig. Resultieren funktionelle Störungen oder Funktionsverluste, wodurch Arbeitsfähigkeit, Ausbildungsfähigkeit und die Möglichkeiten der sozialen Wiedereingliederung eingeschränkt sind, ist die Prognose nach dem Grad der Einschränkung und nach den Rehabilitationschancen zu bemessen. Bei progredienten und schließlich zum Tode führenden Erkrankungen wird die Prognose durch die möglichen medizinischen und chirurgischen Maßnahmen und Eingriffe bestimmt.

Psychiatrische Komplikationen nichtpsychiatrischer Medikamente

Jedes heute bekannte Medikament kann sowohl mit seinen beabsichtigten Wirkungen als auch mit seinen Nebenwirkungen psychiatrische Probleme provozieren. Wenn während der medikamentösen Behandlung einer physischen Erkrankung psychiatrische Symptome auftreten, ist es nicht immer leicht, herauszufinden, ob sie auf die angewandten Medikamente zurückgeführt werden müssen oder als psychische Auswirkungen der zur Behandlung stehenden Erkrankung zu sehen sind oder einer Prädisposition im Sinne einer psychischen Erkrankungsbereitschaft zugeordnet werden sollten.

Obwohl grundsätzlich sogar die am wenigsten schädlichen Pharmaka unerwartete psychiatrische Symptome provozieren können, ist doch auf eine Reihe von Substanzen hinzuweisen, die dadurch charakterisiert sind, daß sie entweder besonders häufig psychiatrische Symptome auslösen oder besonders schwere psychiatrische Reaktionen hervorrufen können:

1. Anticholinergika: Unruhe, Verwirrung, Delir, paranoide Vorstellungen.

2. Rauwolfia-Verbindungen: Depression, Agitiertheit, paranoide Vorstellungen.

3. Methyldopa: Depression, Agitiertheit, Delir.

4. Digitalisverbindungen: Schläfrigkeit, Verwirrung, toxische Psychosen.

5. Levodopa: Euphorie, Angst, toxische Psychosen.

6. Tuberkulostatika (INH): Schlaflosigkeit, Unruhe, toxische Psychosen.

7. Kortikosteroide: Breites Spektrum psychiatrischer Symptome, von Euphorie über hypomanische Zustände bis zu schweren depressiven Verstimmungen.

8. Antidiabetische Substanzen: Hypoglykämie, Unruhe, Verwirrung, Delir.

9. Antihistaminika, Cimetidin: Sedierung, Verwirrung.

10. Antimalariamittel: toxische Psychosen

11. Muskelrelaxantien (Baclofen): Depressionen, Verwirrtheit, Halluzinationen (bes. bei älteren Patienten möglich)

Literatur: Kapitel 18. Psychiatrie

In die Thematik des Kapitels einführende Literatur

Bauer, M. et al.: Psychiatrie. Stuttgart: Thieme 1976.
Beinhauer, A. (Hrsg.): Examens-Fragen Psychiatrie. Berlin–Heidelberg–New York: Springer 1974.
Bleuler, E.: Lehrbuch der Psychiatrie. Berlin–Heidelberg–New York: Springer 1983.
Bleuler, E.: Das autistisch-undisziplinierte Denken in der Medizin und seine Überwindung. Berlin–Heidelberg–New York: Springer 1976.
Bopp, J.: Antipsychiatrie. Frankfurt/Main: Syndikat 1980.
Dilling, H., Weyerer, S.: Epidemiologie psychischer Störungen und psychiatrische Versorgung. München: Urban & Schwarzenberg 1978.
Dörner, K., Plog, U.: Irren ist menschlich oder Lehrbuch der Psychiatrie/Psychotherapie. Rehburg-Loccum: Psychiatrie-Verlag 1980.
Harbauer, H. et al.: Lehrbuch der speziellen Kinder- und Jugendpsychiatrie. Berlin–Heidelberg–New York: Springer 1980.
Jaspers, K.: Allgemeine Psychopathologie. Berlin–Heidelberg–New York: Springer 1973.
Kisker, K. P. et al.: Psychiatrie der Gegenwart. Berlin–Heidelberg–New York: Springer 1972–1979.
Menninger, K.: Das Leben als Balance. München: Piper 1968.

Psychiatrie-Enquête / Bericht über die Lage der Psychiatrie in der Bundesrepublik Deutschland − Zur psychiatrischen und psychotherapeutisch/psychosomatischen Versorgung der Bevölkerung. Deutscher Bundestag. 7. Wahlperiode. Drucksache 7/4200. Bonn–Bad Godesberg: Heger 1975.

Redlich, F. C., Freedman, D. X.: Theorie und Praxis der Psychiatrie. Frankfurt: Suhrkamp 1975.

Stumme, W.: Psychische Erkrankungen im Urteil der Bevölkerung. München–Berlin–Wien: Urban und Schwarzenberg 1975.

Szasz, Th. S.: Psychiatrie − die verschleierte Macht. Frankfurt: Fischer 1978.

Weitbrecht, H. J., Glatzel, J.: Psychiatrie im Grundriß. Berlin–Heidelberg–New York: Springer 1979.

Übersichten zur Diagnostik

Argelander, H.: Das Erstinterview in der Psychotherapie. Darmstadt: Wissenschaftl. Buchgesellschaft 1970.

Bundschuh, K.: Einführung in die sonderpädagogische Diagnostik. München: Ernst Reinhardt 1980.

Davison, G. C., Neale, J. M.: Klinische Psychologie. München: Urban & Schwarzenberg 1979.

Diagnosenschlüssel und Glossar psychiatrischer Krankheiten, Deutsche Ausgabe der Internationalen Klassifikation der Krankheiten der WHO, ICD (= International Classification of Diseases), 9. Revision Kapitel V. Berlin– Heidelberg–New York: Springer 1980.

Eckes, Th., Roßbach, H.: Clusteranalysen. Stuttgart: Kohlhammer 1979.

Eysenck, H. J.: Intelligenz. Berlin–Heidelberg–New York: Springer 1980.

Kind, H.: Leitfaden für die psychiatrische Untersuchung. Berlin–Heidelberg–New York: Springer 1979.

Krayenbühl, H., Yaşargil, M. G.: Cerebrale Angiographie für Klinik und Praxis. Stuttgart: Thieme 1979.

Kurth, W.: Das Gutachten. München: Ernst Reinhardt 1980.

Laplanche, J., Pontalis, J.-B.: Das Vokabular der Psychoanalyse. Frankfurt: Suhrkamp 1972.

Niebeling, H.-G.: Einführung in die Elektro-Enzephalographie. Berlin–Heidelberg–New York: Springer 1980.

Rotter, J. B., Hochreich, D. J.: Persönlichkeit. Berlin–Heidelberg–New York: Springer 1979.

Tewes, U. et al.: Lexikon der Medizinischen Psychologie. Stuttgart–Berlin–Köln–Mainz: Kohlhammer 1977.

Wewetzer, K.-H. (Hrsg.): Psychologische Diagnostik. Darmstadt: Wiss. Buchgesellschaft 1979.

Therapeutische Ansätze und Therapieformen

Adler, M., Saupe, R.: Psychochirurgie. Stuttgart: Enke 1979.

Baeyer, W. v.: Die moderne psychiatrische Schockbehandlung. Stuttgart: Thieme 1951.

Battegay, R.: Der Mensch in der Gruppe (3 Bände). Bern: Huber 1976–1979.

Beese, F. (Hrsg.): Stationäre Psychotherapie. Göttingen: Vandenhoeck & Ruprecht 1978.

Benedetti, G.: Klinische Psychotherapie. Bern: Huber 1979.

Benkert, O., Hippius, H.: Psychiatrische Pharmakotherapie. Berlin–Heidelberg–New York: Springer 1980.

Berne, E.: Spiele der Erwachsenen. Reinbek b. Hamburg: Rowohlt 1967.

Bleuler, M.: Lehrbuch der Psychiatrie. (Insbesondere die Ausführungen zum Thema Elektrokrampfbehandlung, S. 151 ff.) Berlin–Göttingen–Heidelberg: Springer 1960.

Brand, M. et al.: Kosten-Nutzen-Analyse Antidepressiva. Berlin–Heidelberg–New York: Springer 1975.

Brengelmann, J. C. (Hrsg.): Progress in Behavior-Therapy. Berlin–Heidelberg–New York: Springer 1975.

Brenner, D.: Grundzüge der Psychoanalyse. Frankfurt a. M.: Fischer 1967.

Cumming, J., Cumming, E.: Ich und Milieu. Göttingen: Verlag für Medizinische Psychologie im Verlag Vandenhoeck & Ruprecht 1979.

Flügel, K. A. (Hrsg.): Neurologische und psychiatrische Therapie. Erlangen: Perimed 1978.

Foulkes, S. H.: Praxis der gruppenanalytischen Psychotherapie. München: Ernst Reinhardt 1978.

Freud, A.: Das Ich und die Abwehrmechanismen. 7. Auflage München: Kindler o. J.

Gershon, S., Shopsin, D. (Eds.): Lithium. London: Plenum 1975.

Goldfried, M. R., Davison, G. C.: Klinische Verhaltenstherapie. Berlin–Heidelberg–New York: Springer 1979.

Greenson, R. R.: Technik und Praxis der Psychoanalyse. Stuttgart: Klett 1973.

Haase, H.-J.: Therapie mit Psychopharmaka und anderen psychotropen Medikamenten. Stuttgart–New York: Schattauer 1972.

Harlfinger, H.: Arbeit als Mittel psychiatrischer Therapie. Stuttgart: Hippokrates 1968.

Hassler, R. et al.: Stereotaxis in Parkinson Syndrome. Berlin–Heidelberg–New York: Springer 1979.

Heigl, F.: Indikation und Prognose in Psychoanalyse und Psychotherapie. Göttingen: Verlag für Medizinische Psychologie im Verlag Vandenhoeck & Ruprecht 1972.

Heigl-Evers, A.: Konzepte der analytischen Gruppenpsychotherapie. Göttingen: Verlag für Medizinische Psychologie im Verlag Vandenhoeck & Ruprecht 1978.

Kallinke, D. et al. (Hrsg.): Die Behandlung von Zwängen. München–Wien–Baltimore: Urban & Schwarzenberg 1979.

Kayser, H. et al.: Gruppenarbeit in der Psychiatrie. Stuttgart: Thieme 1973.

Kraiker, Chr. (Hrsg.): Handbuch der Verhaltenstherapie. München: Kindler 1974.

Kulenkampf, C., Siebecke-Giese, E.: Gesamtverzeichnis der Einrichtungen auf dem Gebiet der Psychiatrie, Kinder- und Jugendpsychiatrie, Neurologie und Neurochirurgie, Psychotherapie, Psychosomatik, Psychohygiene, Heilpädagogik, Geriatrie. Frankfurt am Main: Eigenverlag des Deutschen Vereins für öffentliche und private Fürsorge 1969, Loseblattsammlung, wird laufend ergänzt (Frankfurt/Main, Beethovenstraße 61).

Legewie, H., Nusselt, L.: Biofeedback-Therapie. München–Berlin–Wien: Urban & Schwarzenberg 1975.

Lippert, H.: Einführung in die Pharmako-Psychologie. Zürich: Kindler o. J.

Lüth, P.: Sprechende und stumme Medizin. Freiburg: Herder 1974.

Mechanic, D.: Psychiatrische Versorgung und Sozialpolitik. München: Urban und Schwarzenberg 1975.

Meyer, V., Chesser, E. S.: Verhaltenstherapie in der klinischen Psychiatrie. Stuttgart: Thieme 1971.

Die Psychologie des 20. Jahrhunderts. 15 Bände. Zürich: Kindler 1976 ff.

Pearls, F. S.: Gestalt-Therapie in Aktion. o. O.: 1979.

Pörksen, N.: Kommunale Psychiatrie. Reinbek: Rowohlt 1974.

Rave-Schwank, M., Winter-von Lersner, L.: Psychiatrische Krankenpflege, Stuttgart: Fischer 1974.

Richter, H.-E.: Patient Familie. Reinbek b. Hamburg: Rowohlt 1970.

Rosa, K. R.: Das ist Autogenes Training. Zürich: Kindler 1977.

Rudnitzki, G., Huber, R.: Integrale Psychotherapie – Erfahrungen mit psychotherapeutischer Arbeit im Kommunikationsfeld „umfassender Rehabilitationsmaßnahmen". Heidelberg: Stiftung Rehabilitation 1975.

Ruitenbeek, H. M.: Die neuen Gruppentherapien. Stuttgart: Klett 1974.

Runde, P.: Die soziale Situation der psychisch Behinderten. München: Goldmann 1971.

Sager, C. J., Singer Kaplan H. (Hrsg.): Handbuch der Ehe-, Familien- und Gruppentherapie (3 Bände). (Edition der erweiterten deutschen Ausgabe Heigl-Evers, A.) München: Kindler 1973.

Schou, M.: Heutiger Stand der Lithium-Rezidivprophylaxe bei endogenen affektiven Erkrankungen. Nervenarzt **45**, 397 (1974).

Schulte, D. (Hrsg.): Diagnostik in der Verhaltenstherapie. München–Berlin–Wien: Urban und Schwarzenberg 1976.

Sommer, G., Ernst, H.: Gemeindepsychologie. München–Wien–Baltimore: Urban und Schwarzenberg 1977.

Stierlin, H.: Von der Psychoanalyse zur Familientherapie. Stuttgart: Klett-Cotta 1979.

Strotzka, H. (Hrsg.): Psychotherapie: Grundlagen, Verfahren, Indikationen. München–Berlin–Wien: Urban und Schwarzenberg 1978.

Tausch, R.: Gesprächs-Psychotherapie. Göttingen: Hogrefe 1970.

Yablonsky, L.: Psychodrama. Stuttgart: Klett-Cotta 1978.

Yalom, I. D.: Gruppenpsychotherapie. München: Kindler 1974.

Streßzustände und situative Konfliktreaktionen

Balint, E., Morell, J. S. (Hrsg.): Fünf Minuten pro Patient. Frankfurt am Main: Suhrkamp 1974.

Bräutigam, W.: Reaktionen, Neurosen, Psychopathien. Stuttgart: Thieme 1972.

Malan, D. H.: Psychoanalytische Kurztherapie. Stuttgart: Klett 1968.

Rechenberger, H. R.: Kurzpsychotherapie in der ärztlichen Praxis. Berlin–Heidelberg–New York: Springer 1974.

Stokvis, B., Wiesenhütter, E.: Lehrbuch der Entspannung. Stuttgart: Hippokrates 1980.

Angstkrankheiten

Balint, M.: Angstlust und Regression. Reinbek: Rowohlt 1972.

Balint, M.: Therapeutische Aspekte der Regression. Stuttgart: Klett-Cotta 1973.

Benedetti, G.: Psychodynamik der Zwangsneurose. Darmstadt: Wiss. Buchgesellschaft 1978.

Butollo, W. H. L.: Chronische Angst. o.O.: 1979.

Eysenck, H. J.: Neurose ist heilbar. Frankfurt: Fischer 1980.

Fenichel, O.: Hysterien und Zwangsneurosen. Darmstadt: Wissenschaftliche Buchgesellschaft 1973.

Glasser, W.: Realitäts-Therapie. Weinheim: Beltz 1972.

Hellwig, H.: Psychoanalytische Behandlung von schwer gestörten Neurosekranken. Göttingen: Verlag für Medizinische Psychologie im Verlag Vandenhoeck & Ruprecht 1979.

Höck, K., König, W.: Neurosenlehre und Psychotherapie. o. O.: 1979.

Hoffmann, S. O.: Charakter und Neurose. Frankfurt/Zürich: Suhrkamp 1979.

Horney, K.: Der neurotische Mensch unserer Zeit. München: Kindler 1979.

Kuiper, G. C.: Die seelischen Krankheiten des Menschen. Stuttgart: Huber/Klett 1976.

Mentzos, S.: Hysterie. o. O.: 1980.

Nunberg, H.: Allgemeine Neurosenlehre. Bern–Stuttgart: Huber 1975.

Quint, H.: Über die Zwangsneurose. Göttingen: Vandenhoeck & Ruprecht 1975.

Schepank, H.: Erb- und Umweltfaktoren bei Neurosen. Heidelberg–Berlin–New York: Springer 1974.

Schott, H.: Traum und Neurose. Bern: Huber 1979.

Schultz-Hencke, H.: Der gehemmte Mensch. Stuttgart: Thieme 1965.

Wolpe, J.: Praxis der Verhaltenstherapie. Bern–Stuttgart: Huber 1972.

Psychosexuelle Störungen

Arentewicz, G., Schmidt, G. (Hrsg.): Sexuell gestörte Beziehungen. Berlin–Heidelberg–New York: Springer 1980.

Benkert, O.: Sexuelle Impotenz. Berlin–Heidelberg–New York: Springer 1977.

Boss, M.: Sinn und Gehalt der sexuellen Perversion. München: Kindler 1976.

Eicher, W.: Die sexuelle Erlebnisfähigkeit und die Sexualstörungen der Frau. Stuttgart: Enke 1979.

Eicher, W. (Hrsg.): Sexualmedizin in der Praxis. Stuttgart: Gustav Fischer 1980.

Fisher, S.: Orgasmus – Sexuelle Reaktionsfähigkeit der Frau. Stuttgart: Hippokrates 1975.

Friedmann, L. J.: Virginität in der Ehe. München: Kindler o. J.

Giese, H.: Psychopathologie der Sexualität. Stuttgart: Enke 1955–1961.

Giese, H.: Der homosexuelle Mann in der Welt. München: Kindler o. J.

Kaden, R. (Hrsg.): Allgemeine Pathologie der Sexualfunktionen. Köln: Dt. Ärzte-Verlag 1980.

Kemper, W. W.: Die funktionellen Sexualstörungen. München: Kindler, 1974.

Kockott, G. (Hrsg.): Sexuelle Störungen. München: Urban & Schwarzenberg 1977.

Masters, W. H., Johnson, V. E.: Impotenz und Anorgasmie. Frankfurt/Main: Goverts Krüger Stahlbug 1973.

Masters, W. H., Johnson, V. E.: Homosexualität. Berlin: Ullstein 1980.

Sigusch, V. (Hrsg.): Ergebnisse zur Sexualmedizin. Köln: Wissenschaftsverlag 1972.

Sigusch, V. (Hrsg.): Therapie sexueller Störungen. Stuttgart: Thieme 1980.

Singer Kaplan, H.: Sexualtherapie. o. O.: 1978.

Wolff, Ch.: Bisexualität. Frankfurt: Goverts 1979.

Wyss, R.: Unzucht mit Kindern. Berlin–Heidelberg–New York: Springer 1967.

Psychophysiologische und psychosomatische Krankheiten

Alexander, F.: Psychosomatische Medizin. Berlin: de Gruyter 1977.

Ammon, G.: Psychoanalyse und Psychosomatik. München: Piper 1973.

Becker, H., Lüdeke, H.: Psychosomatische Medizin. Stuttgart: Kohlhammer 1978.

Bräutigam, W., Christian, P.: Psychosomatische Medizin. Stuttgart: Thieme 1975.

Eiff, A. W. v. (Hrsg.): Seelische und körperliche Störungen durch Streß. Stuttgart–New York: Fischer 1976.

Hahn, P.: Der Herzinfarkt in psychosomatischer Sicht. Göttingen: Vandenhoeck & Ruprecht 1971.

Hau, Th. F. (Hrsg.): Psychosomatische Medizin in ihren Grundzügen. Stuttgart: Hippokrates 1973.

Heigl-Evers, A. et al.: Ursprünge seelisch bedingter Krankheiten. Göttingen: Vandenhoeck & Ruprecht 1980.

Langen, D. (Hrsg.): Hypnose und autogenes Training in der psychosomatischen Medizin. Stuttgart: Hippokrates 1971.

Luban-Plozza, B., Pöldinger, W.: Der psychosomatisch Kranke in der Praxis. Berlin–Heidelberg–New York: Springer 1980.

Petzold, E., Reindell, A.: Klinische Psychosomatik. Heidelberg: Quelle & Meyer 1980.

Schiffter, R. (Hrsg.): Zentral-vegetative Regulationen und Syndrome. Berlin–Heidelberg–New York: Springer 1980.

Uexküll, Th. v. (Hrsg.): Lehrbuch der psychosomatischen Medizin. München–Wien–Baltimore: Urban und Schwarzenberg 1979.

Wesiack, W.: Grundzüge der psychosomatischen Medizin. München: Beck 1974.

Zepf, S.: Zur Theorie der psychosomatischen Erkrankungen. Frankfurt/Main: Fischer 1973.

Chronische Schmerzkrankheiten

Siehe *Literatur* zum Abschnitt ‚Psychophysiologische und psychosomatische Krankheiten', außerdem:

Fuchs, M.: Funktionelle Entspannung. Stuttgart: Hippokrates 1979.

Gerstenbrand, F. et al. (Hrsg.): Gesichtsschmerz. Stuttgart: Fischer 1979.

Kocher, R. et al. (Hrsg.): Nacken-Schulter-Arm-Syndrom. Stuttgart: Fischer 1980.

Wörz, R., Gross, D. (Hrsg.): Kreuzschmerz. Stuttgart: Gustav Fischer 1978.

Persönlichkeitsstörungen

Abraham, K.: Psychoanalytische Studien zur Charakterbildung und andere Schriften. Frankfurt/Main: Fischer 1969.

Guilford, J.P.: Persönlichkeit. Weinheim: Beltz 1974.

Haefner, H.: Psychopathen. Berlin–Göttingen–Heidelberg: Springer 1961.

Helwig, P.: Charakterologie. Stuttgart: Klett 1965.

Löwer, H.D.: Die sozialpädagogische Übungsgruppe. Freiburg: Alber 1975.

Reich, W.: Charakteranalyse. Frankfurt/Main: Fischer 1975.

Schwidder, W. (Hrsg.): Die Bedeutung der frühen Kindheit für die Persönlichkeitsentwicklung. Göttingen: Vandenhoeck & Ruprecht 1970.

Borderline-Syndrome

Ekstein, R.: Grenzfallkinder. München–Basel: Reinhardt 1973.

Grinker, R.R.: The Borderline Syndrome. Basic Books 1968.

Kernberg, O.: Borderline-Störungen und pathologischer Narzismus. Frankfurt/Zürich: Suhrkamp 1978.

Knight, R.P.: Borderline States. In: Knight, R.P., Friedmann, C.R. (Eds.): Psychoanalytic Psychiatry and Psychology. New York: International Universities Press 1954.

Konrad, C.: Die beginnende Schizophrenie. Stuttgart: Thieme 1979.

Masterson, J.: Psychotherapie bei Borderline-Patienten. Stuttgart: Klett 1980.

Rudolf, G.: Krankheiten im Grenzbereich von Neurose und Psychose. Göttingen: Vandenhoeck & Ruprecht 1977.

Saß, H., Koehler K.: Borderline-Syndrome: Grenzgebiet oder Niemandsland? in: Der Nervenarzt **54** (1983), 221–230.

Saß, H., Köhler, K.: Borderline-Syndrome; Neurosen und Persönlichkeitsstörungen in: Der Nervenarzt **53** (1982), 519–523.

Stumpfl, F.J.: Kriminalität, Pathorhythmie, Wahn. Berlin–Heidelberg–New York: Springer 1975.

Die Schizophrenien und andere psychotische Erkrankungen

Bateson, G., Jackson, D.D., Haley, J., Weakland, J.: Schizophrenie und Familie. Frankfurt/Main: Suhrkamp 1969.

Benedetti, G.: Ausgewählte Aufsätze zur Schizophrenielehre. Göttingen: Vandenhoeck & Ruprecht 1975.

Bleuler, M.: Die schizophrenen Geistesstörungen im Lichte langjähriger Kranken- und Familiengeschichten. Stuttgart: Thieme 1971.

Cancro, R. et al.: Behandlungstechniken bei Schizophrenie. München: Ernst Reinhardt 1978.

Federn, P.: Ichpsychologie und die Psychosen. Bern und Stuttgart: Huber 1956.

Freemann, Th. et al.: Studie zur chronischen Schizophrenie. Frankfurt: Fachbuchhandel für Psychiatrie 1980.

Hill, L. B.: Der psychotherapeutische Eingriff in die Schizophrenie. Stuttgart: Thieme 1958.

Hollingshead, A. B., Redlich, F. C.: Social Class and Mental
Illness. New York: John Wiley 1958.

Huber, G. (Hrsg.): Verlauf und Ausgang schizophrener Erkrankungen. Stuttgart–New York: Schattauer 1973.

Huber, G., Zerbin-Rüdin, E.: Schizophrenie. Darmstadt:
Wiss. Buchgesellschaft 1979.

Huber, G. et al.: Schizophrenie. Berlin–Heidelberg–New
York: Springer 1979.

Huber, R., Rudnitzki, G.: Familientherapie am sozialen
Ort — Beispiel einer vernetzten Familientherapie. Paper
für das Vth International Symposium on the Psycho-
therapy of Schizophrenia. Oslo, August 1975.

Janzarik, W.: Schizophrene Verläufe. Berlin–Heidelberg–
New York: Springer 1968.

Kaufmann, L.: Die Handhabung der Beziehung zwischen
Familie, Patient und Klinik. Z. Psychother. med. Psy-
chol. **19**, 221 (1969).

Laing, R. D.: Die Politik der Familie. Köln: Kiepenheuer &
Witsch 1974.

Laing, R. D., Esterson, A.: Wahnsinn und Familie. Köln:
Kiepenheuer & Witsch 1975.

Lidz, Th.: Zur Familienumwelt des Schizophrenen. Stuttgart: Klett (Sonderheft der Psyche) o. J.

Matussek, P. (Hrsg.): Psychotherapie schizophrener Psychosen. Hamburg: Hoffmann und Campe 1976.

Mendel, W. M.: Unterstützende Therapie bei chronischer
Schizophrenie. Stuttgart: Hippokrates 1980.

Ploeger, A.: Die therapeutische Gemeinschaft in der Psychotherapie und Sozialpsychiatrie. Stuttgart: Thieme
1972.

Poljakov, J. F.: Schizophrenie und Erkenntnisfähigkeit.
Stuttgart: Hippokrates 1974.

Rosenfeld, H. A.: Zur Psychoanalyse psychotischer Zustände. Frankfurt/München: Suhrkamp 1980.

Rudnitzki, G.: Therapieziel Beruf — Über Berufstherapie
im Kommunikationsfeld sozialpsychiatrischer Arbeit.
Die Schwester **13**, 8; 29–31 (1974).

Rudnitzki, G., Huber, R.: Familientherapie im Rehabilitationskrankenhaus. Die Schwester **14**, 4; 60–61
(1975).

Rudnitzki, G. et al.: Entwicklung und Veränderung der
Therapeuten-Patienten-Beziehung bei gescheiterten Fa-
milientherapien (mit psychotischen Patienten). Gruppenpsychotherapie und Gruppendynamik **16**, 60–75
(1980).

Schrenk, M.: Über den Umgang mit Geisteskranken. Berlin–Heidelberg–New York: Springer 1973.

Searles, H. F.: Der psychoanalytische Beitrag zur Schizo-
phrenieforschung. München: Kindler 1975.

Siirala, M.: Die Schizophrenie des Einzelnen und der Allgemeinheit. Göttingen: Vandenhoeck & Ruprecht 1961.

Smythies, J. R.: Biologische Psychiatrie. Stuttgart: Thieme
1970.

Stierlin, H.: Familientherapie mit Adoleszenten im Lichte
des Trennungsprozesses. Psyche **24**, 756–767 (1970).

Strotzka, H. et al.: Kleinburg. Wien, München 1969.

Süllwold, L.: Symptome schizophrener Erkrankungen.
Berlin–Heidelberg–New York: Springer 1977.

Szasz, Th. S.: Geisteskrankheiten — ein moderner Mythos?
Zürich: Walter 1974.

Szasz, Th. S.: Schizophrenie — das heilige Symbol der
Psychiatrie. Zürich/Wien: Europa-Verlag 1979.

Willms, H.: Musiktherapie bei psychotischen Erkrankungen. Stuttgart: Fischer 1975.

Weitbrecht, H. J.: Studie zur Psychopathologie krampfbe-
handelter Psychosen. Stuttgart: Thieme 1949.

Affektive Krankheiten

Böker, F.: Suicidversuche in der Großstadt am Beispiel der
Stadt Köln. Stuttgart: Thieme 1972.

Ditfurth, H. v.: Die endogene Depression. München: Kindler 1971.

Dubitscher, F.: Der Suicid. Stuttgart: Thieme 1957.

Dürkheim, E.: Der Selbstmord. Neuwied: Luchterhand
1973.

Faust, V. et al.: Depressionen — Diagnose und Therapie
für die Praxis. Stuttgart: Hippokrates 1980.

Flach, Fr. F.: Depression als Lebenschance. Reinbek: Rowohlt 1975.

Haase, H.-J.: Depressionen. Stuttgart: Schattauer 1976.

Hippius, H., Selbach, H. (Hrsg.): Das depressive Syndrom.
München: Urban und Schwarzenberg 1969.

Hoffmann, N. (Hrsg.): Depressives Verhalten. Salzburg:
Otto Müller 1976.

Janzarik, W.: Dynamische Grundstellationen der endogenen Psychosen. Berlin–Göttingen–Heidelberg: Springer
1959.

Kielholz, P.: Diagnose und Therapie der Depressionen.
München: Lehmanns Verlag 1971.

Kielholz, P. (Hrsg.): Depressive Zustände. München: Lehmanns Verlag 1972.

Kranz, H.: Depressionen. Ein Leitfaden für die Praxis.
München: Werk-Verlag 1970.

Leonhard, K.: Prognostische Diagnose der endogenen Psychosen. Stuttgart: Fischer 1964.

Linden, K. J.: Der Suicidversuch. Stuttgart: Enke 1969.

Lowen, A.: Depression. München: Kösel 1979.

Lungershausen, E.: Selbstmorde und Selbstmordversuche
bei Studenten. Heidelberg: Hüthig 1968.

Nissen, G.: Depressive Syndrome im Kindes- und Jugendalter. Berlin–Heidelberg–New York: Springer 1971.

Pöldinger, W. (Hrsg.): Die Abschätzung der Suicidalität.
Berlin–Stuttgart–Wien: Huber 1968.

Pohlmeier, H.: Depression und Selbstmord. München:
Manz 1971.

Ringel, E. (Hrsg.): Selbstmordverhütung. Berlin–Stuttgart-
–Wien: Huber 1969.

Stengel, E.: Selbstmord und Selbstmordversuch. Frankfurt/
M.: Fischer 1969.

Suicidprophylaxe — Theorie und Praxis. Mitteilungen der
Deutschen Gesellschaft für Selbstmordverhütung. 79
Ulm. Fabristraße 10. o. J.

Tellenbach, H.: Melancholie. Berlin–Heidelberg–New
York: Springer 1976.

Schlafkrankheiten

Enright, J. T.: The Timing of Sleep and Wakefulness. Berlin–Heidelberg–New York: Springer 1979.

Finke, J., Schulte, W.: Schlafstörungen. Stuttgart: Thieme
1979.

Aggressionskrankheiten

Ammon, G.: Gruppendynamik der Aggression. München: Kindler 1973.

Bach, G.R., Goldberg, H.: Keine Angst vor Aggression. Diederichs 1974.

Böker, W., Haefner, H.: Gewalttaten Geistesgestörter. Berlin–Heidelberg–New York: Springer 1972.

Denker, R.: Aufklärung über Aggression. Stuttgart: Kohlhammer o. J. (Urban-Taschenbuch Nr. 814).

Elhardt, S.: Aggression als Krankheitsfaktor. Göttingen: Vandenhoeck & Ruprecht 1973.

Ehrhardt, H. E. (Hrsg.): Aggressivität-Dissozialität-Psychohygiene. Berlin–Stuttgart–Wien: Huber 1975.

Eicke, D.: Vom Einüben der Aggression. München: Kindler 1972.

Glaser, H.: Sexualität und Aggression. Zürich: Kindler o. J.

Kneutgen, J.: Der Mensch — ein kriegerisches Tier. Stuttgart: Kohlhammer o. J. (Urban-Taschenbuch Nr. 806).

Künzel, E.: Jugendkriminalität und Verwahrlosung. Göttingen: Vandenhoeck & Ruprecht 1973.

Mees, U.: Vorausurteil und aggressives Verhalten. Stuttgart: Klett o. J.

Mueller, B. (Hrsg.): Gerichtliche Medizin. Berlin–Heidelberg–New York: Springer 1975.

Moser, T.: Jugendkriminalität und Gesellschaftsstruktur. Frankfurt/M.: Fischer o.J. (Taschenbuch Nr. 6158).

Rattner, J.: Aggression und menschliche Natur. Frankfurt/M.: Fischer o.J. (Taschenbuch Nr. 6173).

Schneider, H.J.: Jugendkriminalität im Sozialisationsprozeß. Göttingen: Vandenhoeck & Ruprecht 1974.

Selg, H. (Hrsg.): Zur Aggression verdammt. Stuttgart: Kohlhammer 1973.

Senghaas, D.: Aggressivität und kollektive Gewalt. Stuttgart: Kohlhammer 1972.

Stumpfl, F. J.: Kriminalität, Pathorhythmie, Wahn. Berlin–Heidelberg–New York: Springer 1975.

Witter, H.: Grundriß der gerichtlichen Psychologie und Psychiatrie. Berlin–Heidelberg–New York: Springer 1970.

Drogenmißbrauch und Drogenabhängigkeit

Amendt, G.: Haschisch und Sexualität. Stuttgart: Enke 1974.

Antons, K., Schulz, W. (Hrsg.): Normales Trinken und Suchtentwicklung. Göttingen: Hogrefe 1976/1977.

Benedetti, G.: Die Alkoholhalluzinosen. Stuttgart: Thieme 1952.

Beringer, K.: Der Meskalinrausch. Berlin–Heidelberg–New York: Springer 1969.

Biener, K.: Jugend und Drogen. Derendingen: Habegger 1977.

Brau, J.-L.: Vom Haschisch zum LSD. Frankfurt/M.: 1971.

Christiani, E., Stübing, G.: Drogenmißbrauch und Drogenabhängigkeit. Mit neuem Betäubungsmittelgesetz. Köln: Deutscher Ärzteverlag 1977.

Cremerius, J.: Was ist Süchtigkeit? Hamburg: Claassen 1960.

Feldhege, F.-J.: Selbstkontrolle bei rauschmittelabhängigen Klienten. Berlin–Heidelberg–New York: Springer 1980.

Feuerlein, W.: Alkoholismus, Mißbrauch und Abhängigkeit. Stuttgart: Thieme 1979.

Gelpke, R.: Vom Rausch im Orient und Okzident. Stuttgart: Klett 1966.

Glasser, E.M.: Die physiologischen Grundlagen der Gewöhnung. Stuttgart: Thieme 1968.

Heymann, K. (Hrsg.): Drogengefährdung als Zeiterscheinung. Basel–New York: Karger 1973.

Huxley, A.: Die Pforten der Wahrnehmung/Himmel und Hölle. München: Piper 1974.

Jellinek, E.M.: The Disease of Alcoholism. New Haven: College and University Press 1960.

Kielholz, P., Ladewig, P.: Die Drogenabhängigkeit des modernen Menschen. München: Lehmanns Verlag 1972.

Kryspin-Exner, K. (Hrsg.): Die modernen Formen des Suchtmittelmißbrauchs. Wien: Braumüller 1972.

Laubenthal, F. (Hrsg.): Sucht und Mißbrauch. Stuttgart: Thieme 1964.

Leonhardt, R.W.: Haschisch-Report. München: Piper 1970.

Luban-Plozza, B. und Knaak-Sommer, L.: Psychologie des Hasch- und Tabakrauchens. München: Goldmann 1972.

Olvedi, U.: LSD-Report. Frankfurt/M.: Suhrkamp 1972.

Rehm, W., Kohler, B. (Hrsg.): Jugend — Drogen — Gesellschaft. Stuttgart: Süddeutsche Verlagsgesellschaft 1973.

Scheidt, J.v. (Hrsg.): Drogenabhängigkeit. München: Nymphenburger 1972.

Scheidt, J.v. (Hrsg.): Die Behandlung Drogenabhängiger. München: Nymphenburger 1974.

Schenk, J.: Droge und Gesellschaft. Berlin–Heidelberg–New York: Springer 1975.

Scheuch, E.K.: Haschisch und LSD als Modedrogen. Fromm 1971.

Schwendtke, H., Krapp, F.: Drogen — Gesellschaft — Pädagogik. Dipa 1972.

Shader, R.J. a.o.: Psychiatric Complications of Medical Drugs. New York: Raven Press 1972.

Steinbrecher, W.v., Solms, H. (Hrsg.): Sucht und Mißbrauch. 1975.

Stringaris, M.G.: Die Haschisch-Sucht. Berlin–Heidelberg– New York: Springer 1972.

Thomas, K.: Die künstlich gesteuerte Seele. Stuttgart: Enke 1970.

Woggon, B.: Haschisch. Berlin–Heidelberg–New York: Springer 1974.

Yablonsky, L.: Synanon. Stuttgart: Klett-Cotta 1975.

Zander, W.: Drogenmißbrauch. Göttingen: Vandenhoeck & Ruprecht 1974.

Zauner, R.: Flucht zum Rausch. o. O.: 1971.

Hirnorganische Syndrome

Bleuler, E., Bleuler, M.: Lehrbuch der Psychiatrie. Berlin–Heidelberg–New York: Springer 1983.

Faust, Cl.: Das klinische Bild der Dauerfolgen nach Hirnverletzungen. Stuttgart: Thieme 1956.

Gobiet, E.: Intensivtherapie nach Schädel-Hirn-Trauma. Berlin–Heidelberg–New York: Springer 1981.

Jakob, H.: Die Picksche Krankheit. Berlin–Heidelberg–New York: Springer 1979.

Matthes, A.: Ärztlicher Rat für Anfallskranke. Stuttgart–New York: Thieme 1980.

Nissen, G.: Hirnschädigung, Heilpädagogik und Psychotherapie. Zeitschrift für Allgemeinmedizin, Heft 1.

Reuter, J.P.: Psychotherapie bei Hirnversehrten (Hirnverletzten). Stuttgart: Enke 1964 Heft 1, 9–13 (1975).

Toole, J. F., Patel, A. N.: Zerebro-vaskuläre Störungen. Berlin–Heidelberg–New York: Springer 1980.

Sperling, E.: Die psychosoziale Lage von Hirnverletzten. Stuttgart: Thieme 1967.

Stutte, H.: Über das organische Hirnsyndrom bei entzündlichen Hirnerkrankungen. Wien. Nervenheilk. **19**, 161 (1962).

Walther-Büel, H., Spoerri, Th. (Hrsg.): Zur Psychiatrie hirnorganischer Störungen. Basel–New York: Karger 1965.

Wunderlich, Ch.: Die Psychodiagnostik des organisch-hirngeschädigten Kindes. Stuttgart: Enke 1963.

Gerontopsychiatrie

Grond, E.: Praxis der psychischen Alternpflege. o. O.: 1978.

Hauss, W. H., Oberwittler, W. (Hrsg.): Geriatrie in der Praxis. Berlin–Heidelberg–New York: Springer 1975.

Holle, G. (Hrsg.): Altern. Berlin–Heidelberg–New York: Springer 1975.

Kunz, E., Lehnig, W.: Seniorenarbeit alternativ. Heidelberg: Quelle & Meyer 1979.

Lehr, U.: Psychologie des Alterns. Heidelberg: UTB 1972.

Lehr, U. (Hrsg.): Interventionsgerontologie. o. O.: 1979.

Lehr, U. (Hrsg.): Seniorinnen. o. O.: 1978.

Müller, Chr.: Alterspsychiatrie. Berlin–Heidelberg–New York: Springer 1967.

Müller, Chr., Ciompi, L. (Hrsg.): Senile Dementia. Berlin–Stuttgart–Wien: Huber 1968.

Narr, H.: Soziale Probleme des Alterns. Stuttgart: Kohlhammer 1974.

Oesterreich, K.: Psychopathologie des Alterns. Heidelberg: UTB 1975.

Pitt, B.: Psychogeriatrics – An Introduction to the Psychiatry of Old Age. Edinborough and London: Churchill and Livingstone 1974.

Politische Akademie Eichholz (Hrsg.): Anpassung oder Integration? Zur gesellschaftlichen Situation älterer Menschen / Materialien zur politischen Bildung. Bonn 1973.

Radebold, H. et al.: Psychosoziale Arbeit mit älteren Menschen. Freiburg: Lambertus 1973.

Reimann, H., Reimann, H. (Hrsg.): Das Alter. München: Goldmann 1974.

Sanford, J. R. A.: Tolerance of Debility in Elderly Dependants by Supporters at Home: Its Significance for Hospital Practice. 1975 III, 471–473.

Schenda, R.: Das Elend der alten Leute. Düsseldorf: Patmos 1972.

Schubert, R., Störmer, A. (Hrsg.): Schwerpunkte der Geriatrie III: Vorbereitung auf das Alter. München–Gräfelfing: Werk-Verlag 1974.

Stotsky, B. A.: The Elderly Patient. London–New York: Grune und Shatton 1975.

Tews, H. P.: Soziologie des Alterns. Heidelberg: UTB 1974.

Thieding, Fr.: Der alte Mensch und die Gesellschaft. Stuttgart: Thieme 1965.

Sterben und Tod

Aríes, Ph.: Geschichte des Todes. München: Hanser 1980.

Barney, G. G., Strauss, A.: Interaktion mit Sterbenden. Göttingen: Vandenhoeck & Ruprecht 1974.

Becker, P., Reiner, A.: Beobachtungen und Hilfen am Sterbebett aus ärztlicher und seelsorglicher Sicht. Heidelberg: Karl F. Haug 1979.

Eissler, K. R.: Der sterbende Patient. Stuttgart: Frommann–Holzboog 1978.

Engelke, E.: Sterbenskranke und die Kirche. München: Chr. Kaiser 1980.

Engelke, E. et al.: Sterbebeistand bei Kindern und Erwachsenen. Stuttgart: Enke 1979.

Kübler-Ross, E.: Leben bis wir Abschied nehmen. Stuttgart/Zürich: Kreuz-Verlag 1979.

Kübler-Ross, E. (Hrsg.): Reifwerden zum Tode. Stuttgart/Zürich: Kreuz-Verlag 1976.

Meyer, J.-E.: Tod und Neurose. Göttingen: Vandenhoeck & Ruprecht 1973.

Thomas, K.: Warum Angst vor dem Sterben? Freiburg: Herder 1980.

Wiesenhütter, E.: Blick nach drüben. Hamburg: Furche 1974.

Wittkowski, J.: Tod und Sterben – Ergebnisse der Thanatopsychologie. Heidelberg: Quelle & Meyer 1978.

Psychiatrische Probleme in der Inneren Medizin und Chirurgie

Siehe auch *Literatur* zu den Abschnitten ‚Psychophysiologische und psychosomatische Krankheiten' sowie ‚Hirnorganische Syndrome' und ‚Gerontopsychiatrie'.

Bleuler, M. et al.: Akute psychische Begleiterscheinungen körperlicher Erkrankungen. Stuttgart: Thieme 1966.

Engelhardt, H.: Der Patient in seiner Krankheit. Stuttgart: Thieme 1971.

Petersen, P.: Die Psychiatrie des primären Hyperparathyreoidismus. Berlin–Heidelberg–New York: Springer 1967.

Schaefer, H., Blohmke, M.: Sozialmedizin. Stuttgart: Thieme 1972.

Psychiatrische Probleme mit nicht-psychiatrischen Medikamenten

Tallarida, R. J., Jacob, L. S.: Dose-Reponse Relation in Pharmacology. Berlin–Heidelberg–New York: Springer 1979.

Therapieschemata zum Kap. 18: Psychiatrie (Stichwörter in alphabetischer Reihenfolge)

AFFEKTIVE KRANKHEITEN s. Depressionen

AGGRESSIONSKRANKHEITEN

1. Situationsgerechtes Verhalten gegenüber Gewalttätigen und Aggressiven bei richtiger Einschätzung der Gesamtsituation
2. Drohungen, Täuschungen, Körperkontakte, Konfrontationen meiden
3. offenes, ehrliches Gespräch mit dem Patienten mit Unterstützung einer ,Vertrauensperson' (d. h. einem Menschen, den der Kranke kennt und dem er vertraut)
4. bei notwendigen pharmakotherapeutischen Maßnahmen Gabe von Haloperidol, 10 mg i. m. stdl., oder Droperidol, 5–10 mg i. m. oder i. v. stdl. (maximal 45 mg in 24 Std)
5. bei *agitierten Patienten* Verabreichung von Diazepam, 5 mg oral oder i. v. alle 2–3 Std
6. notfalls Fixierung des Patienten und Einweisung in eine psychiatrische Klinik

ALKOHOLISMUS
(Alkoholmißbrauch und Alkoholabhängigkeit)

a) Behandlung des Problemtrinkens:

1. Psychotherapie (in erster Linie durch behandelnden Arzt und unterstützend durch Ehepartner und/oder Familienangehörige)
2. evtl. (z.B. bei zugrundeliegender Psychose oder fortwährender Suizidbereitschaft) Mitbehandlung durch Psychiater
3. Sozialtherapie (Anonyme Alkoholiker [AA]; Betreuung durch örtliche, oft konfessionelle Organisationen und Gemeinschaften; Unterstützung und Förderung – soweit möglich – im Arbeitsverhalten)
4. stationäre Behandlung nur bei medizinischer Indikation (Grundleiden!)
5. gründliche körperliche Untersuchung unter Anwendung labortechnischer Methoden
6. bei Einverständnis des Patienten Verordnung von Disulfiram, nach 12 Std Alkoholabstinenz anfangs 500 mg tgl. morgens, später 250 mg tgl. (Cave: Wechselwirkung mit Benzodiazepinen)
7. Als neues Medikament zur Alkoholentwöhnung und Stützung des Abstinenzwillens steht Nitrefazol, Dosierung: 1 × wöchentl. 4 Kps. à 200 mg, zur Verfügung
8. Verhaltenstherapie (Konditionierungstechnik, Gruppensetting)

b) Behandlung der Entzugssymptome und der Halluzinosen:

1. stationäre Einweisung

2. Gabe von Neuroleptika, z. B. Haloperidol, in den ersten 1–2 Tagen 2× tgl. 5 mg oral, dann Dosisreduzierung und Weitergabe des Präparats bis zur Symptomfreiheit
3. bei *Delirium tremens* Diazepam, anfangs 10 mg i. v., dann alle 5 min weitere 5 mg wiederum i. v. bis zur Ruhigstellung des Patienten; nach der Stabilisierung Übergang zur oralen Diazepam-Gabe zur Aufrechterhaltung der notwendigen Sedierung (Behandlungsdauer ca. eine Woche); notfalls auch Clomethiazol-Behandlung
4. bei *Krampfanfällen* in der Anamnese evtl. Verordnung von Antikonvulsiva zur Anfallsprophylaxe, z.B. Diphenylhydantoin, anfangs 500 mg oral, später Wiederholung der Dosis (nach 4–6 Std); evtl. Fortsetzung der Behandlung mit tgl. Dosen von 300 mg
5. vitaminreiche diätetische Kost
6. kontinuierliche ausreichende Flüssigkeitszufuhr (Cave: Magnesium-Spiegel; ggf. Gabe von Magnesium-Präparaten)
7. nach erfolgreicher Behandlung der Entzugssymptome bzw. der Alkoholhalluzinose vor Entlassung des Patienten aus stationärer Behandlung ergänzende Psycho- bzw. Verhaltenstherapie

ANGST-KRANKHEITEN s. Neurosen

BARBITURAT-, SEDATIVA-, HYPNOTIKA- UND TRANQUILIZER-ABHÄNGIGKEIT

a) bei Überdosierungserscheinungen:
s. ,,Narkotikaabhängigkeit", S. 961

b) bei Entzugsreaktionen:

1. Klinikeinweisung und -behandlung
2. Soforttherapie etwaiger medizinischer Komplikationen
3. Pentobarbital, 200 mg alle 4 Std oral bis zum Aufhören der Entzugssymptome; nach Feststellung der wirksamen Dosis nochmalige Gabe der Gesamtdosis in 4 Aufteilungen alle 6 Std, sodann allmähliche Dosisreduzierung
4. oder Phenobarbital (Acidum phenylaethylbarbituricum), (24-Std-Reduktionsdosis = 30 mg)
5. zusätzlich oder bei andauerndem Suchtverhalten soziale bzw. sozialtherapeutische Maßnahmen (Selbsthilfegemeinschaften etc.)
6. Verhaltenstherapie (nur in einigen Fällen erfolgreich)
7. Psychotherapie (gewöhnlich nur bei familiären oder ehelichen Beziehungsstörungen in Form

Kap. 18: Psychiatrie

von Familien- oder Paartherapie erfolgversprechend)

BORDERLINE-SYNDROME

(vgl. auch ‚Persönlichkeitsstörungen')

1. Psychotherapie (Einzel- und Gruppenpsychotherapie möglichst im Rahmen eines gemeindepsychiatrischen Programms)
2. bei Vorliegen einer akuten Psychose Klinikbehandlung: Verordnung von Neuroleptika, z. B. Thioridazin, alle 6–8 Std 100 mg oral; nach 1–2 Tagen Dosisreduzierung je nach Zustand des Patienten; bei Andauern der psychotischen Symptome vorübergehende Behandlung mit Perphenazin, zur Nacht 4–8 mg oral bis zur endgültigen Rückbildung der Symptome
3. sozialtherapeutische Hilfestellungen durch Tages- und Nachtkliniken (bei leichteren Fällen), aber auch bei schweren Erkrankungen teilstationäre Behandlung und Gruppentherapie, Kontakt mit Sozialbehörden und Arbeitsämtern
4. Verhaltenstherapie (Beobachtungslernen; bei Phobien Desensitivierung nach vorheriger genauer Symptombestimmung und -abgrenzung)

DEPRESSIONEN

(Affektive Krankheiten; Manie)

a) reaktive Depressionen:
1. individuelle Psychotherapie während der Krisensituation (evtl. auch Gruppen-, Familien- oder Paartherapie)
2. soziale Hilfestellungen: Herausführen aus der Einsamkeit, Integration in die Gemeinschaft (evtl. in Tageskliniken), Beratung und Unterstützung durch Selbsthilfegruppen, berufliche Rehabilitation
3. Alkoholverbot; Verhütung eines Drogenmißbrauchs
4. bei *Angstzuständen* Tranquilizer, z. B. Diazepam, 2–3× tgl. 5–10 mg oral
5. bei *exogenen Depressionen* Doxepin, z. B. zur Nacht 50–100 mg oral
6. Verhaltenstherapie: bei Phobien Desensitivierungsbehandlung, bei depressiv-passiven Patienten Rollenspiel

b) schwere affektive Depressionen:
1. stationäre Behandlung (Cave: Suizidrisiko!)
2. bei *hoher Suizidgefahr* oder *schweren psychotischen Symptomen* Elektrokrampftherapie
3. Antidepressiva, z.B. Lofepramin 140 mg oder Imipramin, anfangs 100 mg tgl.; anschl. Dosissteigerung jeweils um 35 bzw. 25 mg alle paar

Tage bis zur Remission oder zur tgl. Maximaldosis von 350 bzw. 300 mg (in resistenten Fällen können trizyklische Antidepressiva mit MAO-Hemmern vorsichtig kombiniert werden; bei *manisch-depressiven Krankheitsformen* ist Lithium angezeigt – Cave: regelmäßige Kontrolle des Serum-Lithium-Spiegels! – unter gleichzeitiger Gabe von Haloperidol, alle 2–3 Std 5 mg oral oder i.m. bis zur Symptom-[Manie-] Freiheit, danach – spätestens nach einer Woche – Verminderung der Haloperidol-Gabe)
4. gelegentlich ist eine Psychotherapie erforderlich
5. soziale Hilfestellungen: Tagesklinik (nicht für Suizidale!), Familienberatung, evtl. Berufswechsel bzw. -wiedereingliederung
6. ggf. Verhaltenstherapie

DROGEN-MISSBRAUCH
(DROGEN-ABHÄNGIGKEIT)

(Rezeptfreie Medikamente)

1. stationäre Aufnahme und Behandlung (nach gründlicher Untersuchung), notfalls Entgiftungsbehandlung (Cave: Entzugsprobleme!)
2. gezielte Therapie je nach Art der eingenommenen Droge
3. bei *hirnorganischem Syndrom* Verordnung von Sedativa
4. Psychotherapie unter Einschluß der Ehepartner bzw. Familienmitglieder (Paar- oder Familientherapie)
5. soziale Hilfestellungen: für ältere Menschen im Rahmen einer Clubarbeit, für jüngere Menschen durch spezielle Beratungsstellen oder durch Hilfsorganisationen

GERONTOPSYCHIATRISCHE
KRANKHEITEN

1. Verhinderung von Einsamkeit und Isolierung des alten Patienten (nach Möglichkeit Belassen in der vertrauten Umgebung, nur in Notfällen *stationäre* psychiatrische Behandlung bzw. Hospitalisierung)
2. häufigere Hausbesuche (auch seitens des behandelnden Arztes), soziale Kontakt- und Hilfsangebote, Nachbarschaftshilfe
3. vor einer medikamentösen Behandlung (Cave: Nebenwirkungen ‚psycho-aktiver' Medikamente!) Befragung nach Geriatrika- und sonstiger Pharmaka-,,Anamnese"
4. auf richtiges Schlafverhalten und normale Ver-

Kap. 18: Psychiatrie

dauung achten, evtl. Korrektur des Hör- und Sehvermögens
5. bei *psychotischen Symptomen* Gabe von Neuroleptika in kleinen Dosen, z. B. Trifluoperazin, 2 mg tgl. oral oder Fluphenazin, 1–2 mg tgl. oral − bei *akuten paranoiden Zuständen* Gabe von Fluphenazin-Depot, anfangs in möglichst niedriger Dosierung (2,5–5 mg alle 8–10 Tage)
6. bei *körperlicher Unruhe* Haloperidol, 2 mg bzw. Perphenazin, 4 mg tgl. oral, ggf. Dosissteigerung bis zum Nachlassen der Symptome
7. bei *leicht erregbaren (gereizten) Patienten* (ohne psychotische Symptome!) Gabe von Thioridazin, 50 mg zur Nacht oral (evtl. eine zusätzliche kleinere Dosis am Morgen); alternativ können Haloperidol oder Perphenazin, jeweils 2 mg bzw. 4 mg oral zur Nacht und am Morgen (mit evtl. Dosissteigerung) gegeben werden
8. in begrenztem Umfang Verhaltenstherapie zur Verbesserung des Erinnerungsvermögens, der Gedächtnisleistungen und der Gemeinschaftsaktivitäten (Beschäftigungstherapie)
9. psychotherapeutische Gespräche (bei Depression, Einsamkeit, Todesangst, aber auch zur Verbesserung der bewußten Erlebnisfähigkeit = Hinführung zum bewußten, altersgerechten Erleben)

HIRNORGANISCHE SYNDROME

1. bequeme Lagerung des Patienten
2. gründliche Untersuchung (eventuell Einsatz von CT-Scan zum Abklären der Diagnose) und adäquate Pflege
3. Neuroleptika in kleinen Dosen, z. B. Thioridazin, 25 mg zur Nacht oral; weitere Dosierung je nach Schwere des Syndroms
4. evtl. Heimunterbringung oder fortlaufende Betreuung durch eine Schwester oder sonstige örtliche kirchliche bzw. soziale Hilfsdienste
5. Verhaltenstherapie (operantes Konditionieren)

KONFLIKTREAKTIONEN, SITUATIVE

1. Psychotherapie unter Mitwirkung der Familie (z. B. in familientherapeutischen Sitzungen) oder des Ehepartners (oft auch in Form einer Gruppentherapie mit mehreren Ehepaaren)
2. bis zum Abklingen der akuten Symptomatik Sedierung, z. B. mit Acidum phenylaethylbarbituricum (Phenobarbital), 15–30 mg 2 × tgl. oder Diazepam, 5–10 mg, ebenfalls 2 × tgl.
3. soziale Hilfestellungen durch Arzt, Arbeitgeber, Arbeitskollegen, Sozialarbeiter etc.

4. gelegentliche Hilfestellungen durch Arbeitsamt, Jugend- und Sozialamt sowie Wohnungsamt

MANIE s. Depressionen

MARIHUANA-MISSBRAUCH

bei einem ‚bad trip‘ gleiche Behandlungsmaßnahmen wie beim Psychedelika-Mißbrauch (s. dort)

NARKOTIKAABHÄNGIGKEIT

(Drogenabhängigkeit, Opiat-Abhängigkeit, Heroin-Abhängigkeit)

a) bei Überdosierungserscheinungen:
1. stationäre Behandlung
2. Morphinantagonisten, z. B. Levallorphan, 1–2 mg i. v.; notf. weitere Injektionen mit 0,5–1 mg
3. evtl. Komplikationsbehandlung

b) bei Entzugssymptomen:
1. stationäre Behandlung
2. zur Bestimmung des Suchtgrads Levallorphan
3. Methadon, zunächst 10 mg oral, bei Erbrechen des Patienten parenteral; evtl. Wiederholung der Gabe bis zur Symptomfreiheit (maximal 40 mg in 24 Std), anschl. stufenweise Reduzierung der Methadon-Dosis; bei chronischen Rezidiven Methadon-Behandlungsprogramme; alternativ werden neuerdings auch Clonidin bei Entzugssymptomen sowie 1-Alpha-Acetylmethadol (LAAM) als Heroin-Ersatz-Droge gegeben
4. evtl. Komplikationsbehandlung (Angst, Depression, Schlaflosigkeit etc.)
5. soziale Hilfestellungen durch Selbsthilfeorganisationen oder -gemeinschaften
6. Verhaltenstherapie (aversive Konditionierung, Beobachtungslernen, Extinktionsbehandlung)
7. Psychotherapie (nur von sehr begrenztem Erfolg)

NEUROSEN (Angst-Krankheiten)

1. Psychotherapie (Psychoanalyse) nach vorheriger eingehender Psychodiagnostik (ggf. Gruppen-, Familien- oder Paar-Therapie)
2. bei *Konversionsreaktionen* Hypnose und Narkoanalyse
3. Verhaltenstherapie durch Fachtherapeuten
4. bei *akuten Angstzuständen* Sedativa und milde Tranquilizer, z. B. Chlordiazepoxid, 25–50 mg oral oder Oxazepam 30–60 mg oral (Cave: nicht zur Dauerbehandlung oder als alleinige *medikamentöse* Therapie geeignet!)

Kap. 18: Psychiatrie

5. oder Bromazepam 6 mg oral am Abend
6. soziale Hilfestellung durch Arzt, Familie und Sozialarbeiter

OPIAT-ABHÄNGIGKEIT

s. Narkotikaabhängigkeit

PERSÖNLICHKEITSSTÖRUNGEN

1. soziale Hilfestellungen in Tageskliniken, Teilzeithospitälern oder Wohngemeinschaften (Bedeutung der therapeutischen Gemeinschaft!), aber auch durch Schule und Elternhaus
2. Verhaltenstherapie (operantes und aversives Konditionieren, Extinktionsbehandlung)
3. Psychotherapie (Gruppen- oder Einzel-Gruppen-Therapie)
4. evtl. zeitweise (für die Dauer einer psychotischen Dekompensation) Neuroleptika und Tranquilizer, z. B. Chlorpromazin, alle 3–4 Std 50 mg oral oder Diazepam, 5–10 mg mehrmals tgl. oral

PHENCYCLIDIN-MISSBRAUCH

1. Patienten zum Erbrechen bringen (zwingen)
2. bei Bewußtlosigkeit Magenauspumpung
3. ständige Flüssigkeitszufuhr; Ansäuerung des Urins durch Ascorbinsäure oder Ammoniumchlorid
4. bei *zerebralen Krampfanfällen* i. v.-Applikation von Diazepam
5. bei *schweren hypertensiven Zuständen* i. v.-Gabe von Diazoxid
6. zur Behandlung der *psychotischen Symptome* Verabreichung von Haloperidol, 5 mg alle 1–2 Std i. m.

PSYCHEDELIKA-MISSBRAUCH

a) akute Intoxikation:
1. Beruhigung des Kranken durch schonendes Gespräch
2. notf. psychotrope Medikamente verabreichen (z. B. Phenothiazine)
3. bei *schweren Komplikationen* Haloperidol, 5 mg i. m., alle 2–3 Std; in *leichteren Fällen* Diazepam, anfangs 40 mg tgl. oral, sodann Reduzierung der Dosis innerhalb von 1–2 Wochen
4. bei *,flashbacks'* Trifluoperazin, 5 mg tgl. oral

b) chronische Intoxikation:
1. Psychotherapie (individuell – eventl. psychoanalytisch, aber auch Gruppentherapie)

2. soziale Hilfestellung (Arzt – Familie – Arbeitgeber – Selbsthilfegemeinschaften)
3. Sozial- und Verhaltenstherapie
4. bei *plötzlich wiederauftretenden psychischen Veränderungen* Gabe von Neuroleptika, z. B. Trifluoperazin, 5 mg tgl. oral (bei schweren Psychosen entsprechend höhere Dosierung)

PSYCHIATRISCHE PROBLEME IN DER INNEREN MEDIZIN UND IN DER CHIRURGIE

a) psychotisches hirnorganisches Syndrom:
1. zu den medizinischen Maßnahmen vgl. Abschnitt im Therapieschema „Hirnorganische Syndrome", S. 961
2. soziale Hilfestellungen durch Familie, Ärzteschaft, Schwestern, Pfleger und Mitpatienten

b) akute Angstzustände:
1. Psychotherapie unter Mithilfe der Familienmitglieder, der nächsten Angehörigen oder des Ehepartners
2. vorübergehende Verabreichung von Sedativa und Tranquilizer, z. B. Diazepam, 5–10 mg tgl. oral oder Oxazepam, 15–30 mg tgl. oral

c) Depression und Fehlverhaltensweisen:
1. Psychotherapie (geduldiges, einfühlsames Verhalten des behandelnden Arztes ist erforderlich)
2. Beschäftigungstherapie im Rahmen des Klinikaufenthaltes
3. Verhaltenstherapie (operante Konditionierung)
4. bei *starker Erregung des Patienten* Neuroleptika-Gabe, z. B. Chlorpromazin, 2×tgl. (alle 12 Std) 25–50 mg oral

PSYCHOSEXUELLE STÖRUNGEN

A. Störungen der sexuellen Erregung und der Geschlechtsrollenidentifikation:
1. Psychotherapie
2. Verhaltenstherapie (aversives oder operantes Konditionieren oder Kombination beider Techniken; gelegentlich auch Anwendung einer ,Modeling'-Strategie oder des Rollenspiels)
3. Soziale Hilfestellungen (Selbsthilfegruppen, psychosoziale Dienste; Wiedereingliederung am Arbeitsplatz etc.)
4. in ausgesuchten Fällen von Transsexualismus endokrinologische und/oder chirurgische Behandlung (mit Aussicht auf deutliche Besserung des psychischen Zustandes)

Kap. 18: Psychiatrie

B. Sexuelle Funktionsstörungen:

1. Sorgfältige Prüfung der Form und des Grads der Funktionsstörung sowie der Behandlungsaussichten
2. ggf. Behandlung von Partnerschafts-(Ehe-) Problemen
3. bei *Impotenz* notfalls (bei Versagen medizinischer oder psychotherapeutischer Maßnahmen) Penis-Implantate
4. Verhaltenstherapie (bei allen sexuellen Funktionsstörungen in Form von Entspannungstechniken sowie supportiven, psychotherapeutischen und kommunikationsfördernden Maßnahmen anwendbar)
5. Psychotherapie (individuell oder als Gruppentherapie)
6. Soziale Hilfestellungen (Einrichtung ehegerechter Wohnverhältnisse, Vermeidung von Schichtdienst etc.)

PSYCHOSOMATISCHE UND PSYCHOPHYSIOLOGISCHE KRANKHEITEN

1. regelmäßige Arzt-Patient-Gespräche, evtl. Konsultation eines Psychotherapeuten zur Beratung bzw. Mitbehandlung
2. anfängliche Psychotherapie durch Haus- oder Primärarzt, evtl. Weiterbehandlung durch Psychotherapeuten oder Psychiater (einzeln oder in der Gruppe)
3. Verhaltenstherapie („Biofeedback"-Technik)
4. soziale Hilfestellungen in Arbeitswelt und Familie des Patienten

SCHIZOPHRENIEN

1. Oft Krankenhauseinweisung (in Abstimmung mit der Familie)
2. Neuroleptika, anfangs z. B. Haloperidol, oder Perphenazin, 10–15 mg bzw. 16–24 mg mit wiederholter Gabe alle 3–4 Std oral, ebenfalls in wiederholter Gabe bis zur Beruhigung des Patienten (Cave: Gesamttagesdosis je nach Schwere der Erkrankung und Alter des Patienten!); ggf. ist eine parenterale Applikation (vornehmlich bei Medikamenteneinnahme verweigernden Patienten) angezeigt; nach Eintritt der Besserung schrittweise Reduzierung der Tages- und Nachtdosen
3. Soziale Hilfestellungen (Sozialpsychiatrische Einrichtungen, Selbsthilfegruppen, Rehabilitationszentren)
4. Psychotherapie (Gruppentherapie im stationären Bereich bzw. nach der Entlassung eine

analytisch orientierte Psychotherapie im Kreis der Familie oder des Ehepartners)
5. Verhaltenstherapie (Rollenspiel und Beobachtungslernen)

SCHLAFSTÖRUNGEN, KRANKHAFTE

(in allen Fällen von krankhafter Schlaflosigkeit hat der Arzt nach den Gründen der Schlafstörung zu suchen)

1. bei *Schlaflosigkeit* je nach Grund und Art der Begleiterkrankung individuelle Gabe von Antipsychotika (Sedativa, Antidepressiva, Lithium)
2. bei *Narkolepsie* Gabe von Amphetaminsulfat, 10 mg morgens bei allmählicher Dosissteigerung bis im allgemeinen zu 10–20 mg 3 × tgl.
3. bei *Schlaflähmung* Ansprechen und Anfassen des Patienten
4. bei *Schlafapnoe* Gabe von Clomipramin, notfalls (vor allem bei einer obstruktiven Apnoe) Tracheotomie
5. bei *Enuresis nocturna* (vornehmlich im Kindesalter) Verabreichung von tgl. 50–100 mg Imipramin; zusätzlich Verhaltenstherapie (aversives Konditionieren)
6. bei *Somnambulismus* Gabe eines Benzodiazepins; zur Vorbeugung von Unfällen Verschließen von Fenstern und Türen
7. bei *Pavor nocturnus* (vornehmlich im Kleinkindalter) Verabreichung eines Benzodiazepins

SCHMERZKRANKHEITEN, CHRONISCHE

1. ständige Behandlung durch **einen** Arzt, der ggf. Fachkollegen anderer Bereiche konsultiert
2. Weckung der Kooperationsbereitschaft des Patienten durch den behandelnden Arzt, dessen Behandlungsziel eine **Schmerzreduktion** sein muß
3. Mitinformation und Mitarbeit der Familienangehörigen während der gesamten Behandlungsdauer
4. nur Einsatz unbedingt notwendiger Medikamente (Analgetika, Antidepressiva)
5. häufiges Arzt-Patienten-Gespräch zur Abstimmung des Behandlungsprogramms und des Therapiekonzeptes

STIMULANTIEN-MISSBRAUCH

1. gewöhnlich stationäre Behandlung
2. sofortiges Absetzen der Stimulantien und

Kap. 18: Psychiatrie

eventuell Neuroleptika-Gabe, z. B. Chlorpromazin, alle 4–6 Std 50 mg oral bis zum Sedierungseintritt
3. bei *schweren Überdosierungen* mit Hyperthermieerscheinungen kalte Umschläge oder Eisbeutel, bei *Krampfzuständen* Diazepam, i. v., bei *schweren Atemfunktionsstörungen* Intubation
4. soziale Hilfestellungen (Selbsthilfegemeinschaften, Therapeutische Gemeinschaften, Mitbetreuung der Familie, Unterstützung bei Schul- oder Arbeitsplatzproblemen)
5. Psychotherapie (Gruppentherapie im Rahmen stationärer Behandlung)
6. Verhaltenstherapie (in der Klinik im Rahmen Therapeutischer Gemeinschaften oder in einer Selbsthilfeorganisation)

19. Psychosomatik*

(Psychosomatische Störungen)

Zum Begriff „Psychosomatische Störungen"

Die Bezeichnung „psychosomatische Störungen" ist in den letzten Jahrzehnten zunehmend fragwürdig geworden, obwohl sie in der Praxis sehr häufig Verwendung findet. Die Unterscheidung von somatischen und psychosomatischen Störungen legt fälschlich die Annahme nahe, daß einige körperliche Krankheitsbilder – üblicherweise denkt man dabei etwa an Asthma bronchiale, Ulcus duodeni, Morbus Crohn oder Colitis ulcerosa – eindeutig psychisch, während andere eindeutig organisch determiniert seien. Eine solche monokausale Betrachtungsweise körperlicher Krankheiten ist jedoch nach dem heutigen Stand der Forschung nur selten gerechtfertigt: Es gibt Beweise dafür, daß bei den meisten körperlichen Erkrankungen biologische und psychische Faktoren aufs engste zusammenwirken: *Lebensverändernde Ereignisse,* wie etwa Umzug, Stellenwechsel oder der Verlust einer wichtigen Bezugsperson, erhöhen das Rückfallrisiko von Herzinfarktpatienten; *psychische Belastungen* machen anfälliger für Infektions- und banale Erkältungskrankheiten; *Angst und Aufregung* können zu abnormen Blutdruckreaktionen oder zu Einschlafstörungen, Inappetenz und rezidivierenden Kopfschmerzen führen, die Schmerztoleranz senken und den Genesungsprozeß nach operativen Eingriffen verlangsamen. Schwierigkeiten in der *freien Äußerung von Gefühlen, spezifische psychische Konflikte* oder auch das Vorherrschen *streßerzeugender Denkmuster* haben offensichtlich krankheitsprädisponierende, -auslösende und -aufrechterhaltende Funktion. Bei chronischen Erkrankungen (z. B. Diabetes mellitus, Niereninsuffizienz, Rheuma) wird das Ausmaß des Beeinträchtigungserlebens weitgehend durch die *psychischen Verarbeitungsstile des Patienten* beeinflußt. Die Tatsache, daß ein Patient im Zusammenhang mit Krankheitsäußerungen *vermehrte Zuwendung* von seinen engsten Bezugspersonen erhält

bzw. daß er Beschwerden zum Anlaß für die *Vermeidung unliebsamer Situationen* nimmt, können zur Stabilisierung dieser Störung beitragen, wo immer dem Patienten „gesunde" Möglichkeiten fehlen, zu Beachtung zu gelangen oder spezifische Anforderungssituationen des Alltags zu bewältigen.

Dem skizzierten Forschungsstand entsprechend wird der Begriff „Psychosomatische Störungen" von den Autoren dieses Beitrags weit gefaßt: Sie verstehen ihn nicht als diagnostische Residualkategorie für Fälle, in denen kein bzw. kein zur Erklärung des Zustandsbildes ausreichender organischer Befund vorliegt, sondern verwenden ihn – ganz im Sinne eines biopsychologischen Krankheitsmodelles – zur Kennzeichnung körperlicher Krankheitsbilder, an deren Manifestation und Verlauf psychische Faktoren offensichtlich beteiligt sind.

Psychologische Diagnostik bei psychosomatischen Störungen

Zur Notwendigkeit einer psychologischen Diagnostik und Indikationsstellung durch den Arzt

Ärzte sind vielfach nur zögernd bereit, sich mit psychosomatischen Störungen auseinanderzusetzen. Diese Scheu dürfte eng mit der charakteristischen Dynamik des medizinischen Untersuchungsprozesses zusammenhängen: Der Arzt muß zuallererst jene möglichen Ursachen eines Krankheitsbildes in Betracht ziehen, die eine vitale Gefährdung des Patienten darstellen und deshalb unverzüglich erkannt und behandelt werden müssen. Danach versucht er, weitere mögliche Ursachen für die vorgetragenen Beschwerden auszuschließen, indem er bei seinen diagnostischen Erwägungen von gravierenden zu harmloseren bzw. von häufigeren zu selteneren ursächlichen Bedingungen fortschreitet. Läßt sich hierbei trotz vielfältiger Untersuchungen kein „organisches Substrat" für die Beschwerden nachweisen, so wird er feststellen, daß die Beschwerden des Patienten nicht Ausdruck einer körperlichen Erkrankung, sondern „nur" funktioneller Natur bzw. „psychisch bedingt" sind. Dem Kliniker ohne psy-

---

* Dieses Kapitel (Autoren: D. Kallinke und I. Florin) ist **neu** und in der englischen Ausgabe des Bandes nicht enthalten.

Uhr	Mo	Di	Mi	Do	Fr	Sa	So
6– 8							
8–10							
10–12							
12–14							
14–16							
16–18							
18–20							
20–22							
22–24							

Abb. 19-1. Protokollbogen (I) für Selbstbeobachtungen. x = spürbar; ⊗ = stark; ⊗! = sehr stark

chotherapeutische Weiterbildung bietet sich dann die Möglichkeit eines Behandlungsversuches durch Psychopharmaka oder einer Überweisung des Patienten an einen Psychiater oder Psychotherapeuten.

Die Indikation für eine ausschließlich pharmakologische Behandlung ist jedoch eingeschränkt, und die Überweisungsmöglichkeiten an Psychotherapeuten sind in der Regel gering. Die körperlichen Krankheitsbilder „ohne organisches Substrat" hingegen sind häufig: Sie betreffen nach Delius und Fahrenberg 20–40% aller Patienten. Außerdem haben sie ein erhebliches sozialmedizinisches Gewicht: nach Kijanski entfielen 1978 von 270000 stationären Heilbehandlungen in der Angestelltenversicherung 36,5% auf sogenannte psychovegetative Hauptdiagnosen; in der Arbeiterrentenversicherung waren es 16,5% von 330000. 25% aller Patienten erhielten die Nebendiagnose „körperliche Störungen", vermutlich psychogenen Ursprungs" bzw. „Nervosität und Schwächezustände".

Nicht selten stellen Patienten mit diesen Diagnosen eine besondere Belastung für die ärztliche Praxis dar: Sie fühlen sich mit ihren z. T. beträchtlichen subjektiven Beschwerden nicht hinreichend ernstgenommen, bitten immer wieder um erneute Untersuchungen oder wechseln häufig den Arzt.

Diese Situation könnte sich wesentlich ändern, wenn der Arzt, der auch für psychosomatische Patienten die erste Anlaufstelle darstellt, in die Lage versetzt würde, die Bedingungen psychosomatischer Störungen soweit über die Feststellung „nur psychisch" hinaus abzuklären, daß sich konkrete Überlegungen zu psychologisch orientierten therapeutischen Maßnahmen und ggf. zu geeigneten Kombinationen dieser Vorgehensweisen mit pharmakologischen Inter-

ventionen anschließen können. In diesem Sinne sollen die folgenden Ausführungen den Arzt anregen, einige psychologisch begründete Diagnose- und Behandlungsverfahren, die praktisch bewährt und wissenschaftlich überprüft sind, in die alltägliche Arbeit in Praxis und Klinik einzubeziehen.

Im folgenden soll zunächst auf das *diagnostische Vorgehen* und sodann auf *neue Möglichkeiten der psychologisch ausgerichteten Behandlung psychosomatischer Störungen* eingegangen werden.

Praktisches Vorgehen bei der diagnostischen Abklärung von psychosomatischen Syndromen

Von zentralem Interesse ist die Frage, ob die vorgebrachten körperlichen Beschwerden in Abhängigkeit von objektiv oder subjektiv belastenden Lebenssituationen auftreten. Dabei ist zunächst nach den Lebensumständen und dem Befinden des Patienten beim *ersten Auftreten* der Störung zu fragen; darüber hinaus ist abzuklären, in welchen *konkreten Situationen* die Beschwerden gegenwärtig erscheinen.

Diese Betrachtungsweise der Symptomatik ist für den Patienten meist völlig ungewohnt. Er wird seine Beschwerden bislang als relativ wenig veränderlich erlebt haben oder auch als etwas, was ihn wie aus heiterem Himmel — und sicherlich völlig unabhängig von subjektiv bedeutsamen Umständen — überfällt. Bittet man ihn jedoch, sich an einige Bedingungen, unter denen die Beschwerden in jüngster Zeit aufgetreten sind, möglichst genau zu erinnern und diese detailliert zu beschreiben, so gelingt es oft sehr rasch, Gemeinsamkeiten in diesen Situationen zu entdecken und so mögliche Anhaltspunkte für die symptombegünstigenden Belastungen zu gewinnen.

Selbstbeobachtungsprotokolle
Ein bewährtes Hilfsmittel psychologischer Diagnostik sind Selbstbeobachtungsbögen, in die der Patient zwischen den Konsultationen, z. B. über den Verlauf einer Woche, Auftreten und Stärke seiner Beschwerden einträgt (vgl. Abb. 19-1).

Durch diese Selbstbeobachtungsübung bemerken viele Patienten zum ersten Mal, daß sie die vorgebrachten Beschwerden nicht andauernd und nicht in stets gleicher Ausprägung haben, sondern daß es auch beschwerdefreie Intervalle bzw. Schwankungen im Ausmaß der Beeinträchtigung gibt. Diese Relativierung der Symptomatik wird den Aufmerksamkeitshorizont des Patienten verändern: Er hört auf, angstvoll ein isoliertes Symptom zu beobachten, und lernt, immer differenzierter wahrzunehmen, in welchen Lebenssituationen seine Befindensstörung auftritt und in welchen sie ausbleibt oder zumindest geringer wird.

Präzisierung der auslösenden Bedingungen

Beim gemeinsamen Betrachten der Selbstbeobachtungsbögen wird der Diagnostiker versuchen, den Patienten in seinem Bemühen um Einsicht in die funktionalen Zusammenhänge seiner Beschwerden zu unterstützen. Er wird also immer wieder nach jenen Umständen fragen, unter denen die Symptomatik auftrat bzw. stärker wurde; er wird den Patienten unter Umständen anregen, seine Aufzeichnungen um Notizen über die Begleitumstände zu ergänzen. Häufig ergeben sich dann typische Zusammenhangsmuster zwischen spezifischen Lebensumständen und den belastenden Körpersensationen – z. B. derart, daß eine Patientin dann Kopfschmerzattacken bekommt, wenn sie im Anschluß an ihre berufliche Arbeit in aller Eile noch einkauft, während wieder bei einer anderen Frau Spannungskopfschmerzen auftreten, wenn ihr Zeiten des Alleinseins bevorstehen. Solche Beobachtungen werden vom Diagnostiker zur Kenntnis genommen und ohne Bewertung angesprochen, wodurch wiederum der Patient zum Nachdenken und zur Fortsetzung seiner Aufzeichnungen über die ursächlichen Bedingungen seiner Befindensstörung angeregt wird.

Während die meisten Patienten auf das Selbstbeobachtungsverfahren gut ansprechen, wird es bei aller geduldigen Beharrlichkeit des Arztes doch immer eine Reihe von Personen geben, die nicht in der Lage sind, den funktionalen Zusammenhang ihrer Problematik zu erhellen. Diese Patienten sind mit Rücksicht auf die begrenzten zeitlichen Möglichkeiten in der Arztpraxis einem Fachpsychologen für Klinische Psychologie bzw. einem ärztlichen Psychotherapeuten vorzustellen.

Gelegentlich ist die funktionale Problemanalyse dadurch erschwert, daß die körperlichen Symptome eines Patienten verdeckt auftreten und damit der Selbstbeobachtung nicht unmittelbar zugänglich sind. So kann etwa ein Patient mit Ulcus duodeni subjektiv wieder beschwerdefrei sein, obwohl das Ulcus noch besteht. Es kann auch vorkommen, daß die körperlichen Symptome eines Patienten – etwa im Falle eines Hautekzems – auch nach Beendigung begünstigender psychologischer Belastungsmomente mit relativ gleichbleibender Intensität über einen längeren Zeitraum fortbestehen. In solchen Fällen ist es angezeigt, zunächst abzuklären, welche ständig wiederkehrenden Belastungserlebnisse bei dem Patienten kumulativ zu einer erhöhten emotionalen Erregbarkeit und damit letztlich zur Ausbildung der psychosomatischen Symptomatik führen. Besonderes Augenmerk ist hierbei auf Situationen im zwischenmenschlichen und beruflichen oder Leistungsbereich zu richten. Dabei ist zu beachten, daß die subjektiv belastenden Bedingungen bei weitem nicht immer auch als objektive Belastungen erscheinen. Viel häufiger handelt es sich um immer wiederkehrende, dem Außenstehenden relativ

Datum: ..... Wochentag: .... Name: .....

	Wie entspannt bzw. unruhig oder nervös waren Sie?	In welcher Situation befanden Sie sich? Mit wem waren Sie zusammen? Was taten Sie?	Welche Gedanken haben Sie beschäftigt?
6– 8			
8–10			
10–12			
12–14			
14–16			
16–18			
18–20			
20–22			
22–24			

Abb. 19-2. Protokollbogen (II) für Selbstbeobachtungen

belanglos erscheinende Alltagssituationen, denen der Patient sich aufgrund von Ängsten, unzureichenden Fertigkeiten zur Bewältigung von aufgabenbezogenen bzw. zwischenmenschlichen Anforderungen (Verhaltensdefiziten) oder auch aufgrund streßinduzierender Erwartungen (z. B. „ich darf keinen Fehler machen" oder: „was werden die anderen sagen?") und unzureichender Möglichkeiten der Verarbeitung von Mißerfolgserlebnissen (z. B. „das hätte mir nicht passieren dürfen" oder: „ich bin ein Versager") nicht gewachsen fühlt.

Auch hier haben sich Selbstbeobachtungsprotokolle als hilfreich für die diagnostische Abklärung der Problemlage des Patienten bewährt. Da es wesentlich darum geht, den Betroffenen für jene Bedingungen zu sensibilisieren, die seine emotionale und damit auch autonome Erregung erhöhen, kann man ihn anleiten aufzuzeichnen, wie behaglich und entspannt bzw. wie nervös und angespannt er sich im Verlaufe des Tages gefühlt hat, in welchen Anforderungssituationen er sich zu den entsprechenden Zeiten befunden hat und welche streßinduzierenden Gedanken ihn gegebenenfalls beschäftigt haben (vgl. Abb. 19-2).

Bereits die Ergebnisse dieser Selbstbeobachtungen veranlassen viele Patienten dazu, spontan Konsequenzen zu ziehen und bestimmte Lebensumstände zu verändern oder das Gespräch auf die Frage zu bringen, wie sich die psychischen Schwierigkeiten konkret beheben lassen. Andere reagieren erschrocken und ängstlich, weil ihnen ein Problem deutlich wird, das sie bisher übersehen haben. Im allgemeinen schwindet diese Beunruhigung, sobald dem Patienten im Gespräch vermittelt wird, daß die Ergebnisse seiner Selbstbeobachtung bereits einen ersten Schritt zur Bewältigung seiner Problematik darstellen und daß es konkrete Möglichkeiten gibt, die bestehenden Schwierigkeiten zu überwinden. Sollte der seltene Fall eintreten, daß der Patient auf die sich ergebenden Erkenntnisse so heftig reagiert, daß für den Arzt Anlaß zur Besorgnis besteht, so ist es angezeigt, fachlichen Rat einzuholen, um sich der Angemessenheit des weiteren Vorgehens zu vergewissern.

Analyse der beobachteten Funktionsstörungen in ihren Auswirkungen auf das Leben des Patienten selbst und seine soziale Umwelt

Sowohl der Patient selbst als auch seine Umwelt reagieren auf die psychosomatischen Beschwerden. Diese Auswirkungen der Störung sind bei der Diagnostik besonders zu beachten, denn sie tragen häufig beträchtlich zur Stabilisierung dieser Störung bei. Bereits die Analyse der symptomauslösenden Bedingungen gibt Hinweise darauf, welchen Belastungen sich der Patient ausgesetzt fühlt, welchen Überforderungssituationen er sich also möglicherweise durch die Störung entzieht. Doch sind die Konsequenzen der Störung noch weiter zu spezifizieren, damit sie im Rahmen der Behandlung angemessen berücksichtigt werden können. Bekommt der Patient z. B. Herzrhythmusstörungen, wenn er sich mit unangenehmen Aufgaben auseinandersetzen muß, so liegt es nahe, daß er sich zu seiner Schonung aus der Aufgabensituation zurückzieht. Dieser Rückzug bringt ihm unmittelbar Erleichterung. Die Beschwerden werden geringer, und der Patient erzielt so — meist völlig entgegen seiner bewußten Zielsetzung und Arbeitshaltung — einen *primären Krankheitsgewinn*. Die psychosomatische Störung bietet ihm eine Möglichkeit, sich bestimmten Anforderungen zu entziehen, ohne gleichzeitig sein Pflichtgefühl zu verletzen oder gleichzeitig die Auseinandersetzung (z. B. mit demjenigen, der die Aufgaben gestellt hat, bzw. im Falle des Pflichtgefühls: mit sich selbst!) wagen zu müssen.

Beschwerden können nicht nur einen Ausweg aus unangenehmen Situationen bieten; sie können auch Zugang zu angenehmen Begleiterscheinungen des Krankseins eröffnen. Insbesondere Menschen, denen es schwerfällt, auf „gesunde" Weise die gefühlsmäßige Zuwendung ihrer engsten Bezugspersonen zu erlangen, kann die Krankheit zu der ersehnten Beachtung und Verwöhnung (vgl. die analoge Situation bei Patienten mit unbehandelbaren chronischen Schmerzzuständen) verhelfen *(sekundärer Krankheitsgewinn)*.

Psychologische Therapie psychosomatischer Störungen

Die skizzierte psychologische Diagnostik baut auf der Erfahrung auf, daß psychosomatische Störungen bei verschiedenen Patienten oft in recht unterschiedliche Zusammenhänge eingebettet sind, d. h. daß von Fall zu Fall, selbst bei gleichartiger körperlicher Symptomatik (z. B. Ulcus duodeni), sehr verschiedenartige Bedingungen für die Manifestation und die Persistenz der Störung verantwortlich sein können. Ziel dieser Diagnostik ist es, das für den jeweiligen Patienten spezifische Bedingungsgefüge einer psychosomatischen Störung zu erhellen und so die Basis für eine konkrete, zielorientierte und effektive Beratung oder Behandlung des betroffenen Patienten zu schaffen. Aus der Erkenntnis, daß auch bei gleichartiger körperlicher Manifestation einer Störung kein für alle betroffenen Personen einheitlicher Problemzusammenhang angenommen werden kann, folgt, daß es nicht möglich ist, spezifische Störungsformen pauschal bestimmten Behandlungsverfahren zuzuordnen. Möglich ist es jedoch, verschiedene *Therapiebausteine* zu beschreiben, die — in Abhängigkeit von den Ergebnissen der psychologischen Diagnostik — bei der Behandlung psychosomatischer Störungen angewendet werden können.

Es bieten sich Therapiebausteine an, die folgenden Zielen dienen:
1. Verringerung von objektivem Streß
2. Allgemeine Reduktion erhöhter autonomer Erregung
3. Reduktion störungsspezifischer autonomer Erregungsmuster (Überwindung von Reaktionsstereotypien)
4. Behandlung von Ängsten und situationsspezifischen Erregungszuständen
5. Ausgleich symptombegünstigender Verhaltensdefizite
6. Verringerung streßinduzierenden Denkens
7. Veränderung krankheitsstabilisierender Konsequenzen der psychosomatischen Störung.

Verringerung von objektivem Streß

Gelegentlich zeigen die Ergebnisse der Selbstbeobachtung des Patienten, daß er durch berufliche, familiäre oder Freizeitverpflichtungen (Vereine, Verbände, Hilfeleistungen für Bekannte) dauerhaft überlastet ist, und es wird erkennbar, daß diese Streßquelle für die Manifestation der psychosomatischen Beschwerden mitverantwortlich ist. In diesem Fall ist es unumgänglich, zusammen mit dem Patienten — gegebenenfalls unter Einbeziehung der wichtigsten Bezugspersonen — zu durchdenken, auf welche Weise eine Entlastung herbeigeführt werden kann. Mitunter wird es – z. B. bei beruflichem Streß – schwer sein, eine angemessene Lösung zu finden. Oft aber bringt der Patient selbst gute Vorschläge, wie er seinen Alltagsablauf ökonomischer organisieren oder auch wie er andere Personen an den bislang von ihm allein übernommenen Arbeiten beteiligen kann. Bei allen Lösungen ist zu beachten, daß der Patient bei dieser Beschneidung seiner gewohnten Aufgaben- und Verantwortungsbereiche nicht den Eindruck gewinnt, ein Versager zu sein (z. B. wenn er es zur Sicherung seines Selbstwertgefühls benötigt, „überall gefragt" zu sein). Es kommt also entscheidend darauf an, jeweils konstruktive Wege zu finden, die dem Patienten Gelegenheit geben, seinen Alltag weniger anstrengend und auf eine für ihn doch annehmbare Weise zu gestalten. – Die Fortführung der protokollarischen Aufzeichnungen wird Aufschluß darüber geben, ob unter dem Einfluß der veränderten Organisation des Alltags gehäuft streßinduzierende Gedanken auftreten (z. B. „ich erfülle die Erwartungen meiner Freunde nicht"; „ich bin ein Versager"; „was werden die anderen von mir denken"). Gegebenenfalls ist zusätzlich eine gezielte Einflußnahme auf das belastungsintensivierende Denken einzuplanen (siehe Abschnitt ‚Verringerung streßinduzierenden Denkens', S. 971).

Allgemeine Reduktion erhöhter autonomer Erregung

Im Hinblick auf eine allgemeine Verringerung der autonomen Erregung haben sich Entspannungstrainings gut bewährt. Dies gilt sowohl für physiotrope Entspannungsmethoden, wie z. B. das autogene Training oder die progressive Muskelrelaxation in ihren vielfältigen Modifikationen, als auch für Verfahren, die vorrangig eine kognitive Entspannung anstreben. Der mögliche Beitrag von Entspannungstrainings zum Behandlungserfolg bei psychosomatischen Störungen wird bereits durch Luthes Abhandlungen (1969/70) über die Wirkung des autogenen Trainings eindrucksvoll belegt. Auch systematische Untersuchungen aus dem Bereich psychologischer Therapieforschung zeigen, daß allgemein physiotrop oder kognitiv entspannende Verfahren zur Behandlung psychosomatischer Störungen wichtige Beiträge leisten können. So wurden z. B. gute Wirkungen bei der Behandlung von Schlafstörungen und von essentieller Hypertonie erzielt, und bei der Behandlung etlicher anderer funktionaler Störungen, etwa des Asthma bronchiale, wurde die Bedeutung der Entspannung als Basistraining im Rahmen umfassenderer therapeutischer Maßnahmen deutlich. Das Behandlungsergebnis ist dabei offenbar weit weniger von der Art der induzierten Entspannung ab-

hängig als von dem Grad, in dem der Patient lernt, die Entspannung rasch und nicht nur unter Ruhebedingungen, sondern gerade auch in streßinduzierenden Situationen herbeizuführen. Wieweit dies gelingt, wird aber wiederum entscheidend davon abhängen, in welchem Maße dem Patienten geholfen wird, sich für die Analyse belastender Situationen und Gedanken ebenso wie für die Wahrnehmung körperlicher Erregungsmerkmale zu sensibilisieren, und wieweit er angeleitet wird, Entspannung über die Ruhelage hinaus partiell auch im Sitzen, Stehen oder Gehen herbeizuführen, in all den Haltungen also, in denen es in seinem Alltagsleben zu überhöhter autonomer Erregung kommen kann.

Reduktion störungsspezifischer autonomer Erregungsmuster

Ein globales Entspannungstraining ist bei weitem nicht in allen Fällen ausreichend, um auch störungsspezifische autonome Reaktionsstereotypien – etwa hartnäckige Bronchospasmen bei Asthma bronchiale, habituelle Überdehnung der Temporalarterie bei Migräne, überhöhte Anspannung des Frontalismuskels bei Spannungskopfschmerzen – zu beheben. In solchen Fällen kann es hilfreich sein, die störungsspezifischen biologischen Fehlreaktionen apparativ zu messen und dem Patienten optisch oder akustisch zurückzumelden, um ihm so Gelegenheit zu geben, die willkürliche Beeinflussung seiner Reaktionsstereotypien zu erproben. Tatsächlich konnte man durch solche Rückmeldeverfahren z. B. die Atemfunktion von Patienten mit Asthma bronchiale entscheidend verbessern. Auch bei Migränepatienten erzielte man beachtliche Erfolge: Biofeedbacktrainings zur Konstriktion der Schläfenarterie oder auch zur Handerwärmung führten in nur wenigen Sitzungen zu drastischer Verringerung der Kopfschmerzhäufigkeit, -intensität und -dauer und bewirkten so eine erhebliche Reduktion des Medikamentenverbrauchs. Ähnlich gute Effekte beobachtete man bei Patienten mit Spannungskopfschmerzen, wenn man sie über Biofeedback anleitete, die Frontalis-EMG-Spannung zu senken. Der Erfolg bei der Anwendung von Biofeedbackverfahren wird u. a. wesentlich davon abhängen, wieweit der Patient in der willkürlichen Steuerung der spezifischen autonomen Reaktionen von den externen Feedbacksignalen unabhängig wird. Er muß üben, auch außerhalb der therapeutischen Situation, insbesondere in den symptombegünstigenden Alltagsbedingungen (vgl. die Selbstbeobachtungsprotokolle), die neu erlernten Techniken zur Verringerung der symptomspezifischen Erregungsmuster einzusetzen.

Behandlung von Ängsten und situationsspezifischen Erregungszuständen

Bei situationsspezifischen Ängsten und Erregungszuständen hat sich die Anwendung psychologischer Desensibilisierungsverfahren in besonderem Maße bewährt. Ausgangspunkt für den systematischen Einsatz dieser Methoden war die Erfahrung, daß Entspannungs- und Biofeedbacktrainings allein den Patienten oft nicht hinreichend dazu befähigen, auch unter angstauslösenden Bedingungen Kontrolle über sein autonomes Erregungsniveau zu erlangen. Desensibilisierungsverfahren bauen in der Regel auf Entspannungsverfahren auf. Sie wollen den Patienten ausdrücklich darauf vorbereiten, daß er unter den für ihn angstbesetzten und deshalb in der Regel gemiedenen Umständen künftig ruhig, sicher und entspannt reagieren kann.

Um dieses Ziel zu erreichen, ordnet man zunächst mit dem Patienten gemeinsam die für ihn problematischen Situationen nach dem Grad ihrer angstauslösenden Wirkung, d. h. man erstellt eine sog. Hierarchie der angstauslösenden Situationen. (Eine Anorexie-Patientin etwa wird geringere Angst erleben, wenn sie allein eine Scheibe Knäckebrot mit Magerquark essen als wenn sie im Beisein anderer eine volle Mahlzeit zu sich nehmen soll; zwischen beiden Bedingungen ergeben sich viele mögliche Abstufungen. Ein Patient mit Asthma bronchiale wird bei leichten Erkältungsanzeichen möglicherweise bereits geringfügige Angstreaktionen zeigen; mit beginnenden Atembeschwerden wird sich seine Angst unter Umständen steigern. Bei einem Patienten mit funktionellem Harndrang schließlich wird die Angstintensität − und damit vermutlich auch die Intensität des Harndrangs − von der Erreichbarkeit einer Toilette abhängen). Nach Induktion tiefer Entspannung leitet man den Patienten sodann an, sich die schwächste Angstsituation der erstellten Hierarchie anschaulich auszumalen und sich gedanklich in sie hineinzuversetzen. Unter Zwischenschaltung von Entspannungsphasen führt man ihn immer wieder kurze Zeit in diese Situation hinein, bis schließlich keine Angstanzeichen mehr auftreten und die vormals ängstigende Bedingung ruhig, entspannt und gegebenenfalls ohne körperliche Beschwerden erlebt werden kann. Allmählich arbeitet man dann nach demselben Prinzip die gesamte „Angsthierarchie" durch, bis schließlich auch die anfangs stark angstbesetzten Situationen ohne Unbehagen angstfrei bewältigt werden. Um dem Patienten die Sicherheit zu vermitteln, daß seine Ängste nicht nur bei vorstellungsmäßiger, sondern auch bei realer Begegnung mit den Angstsituationen überwunden sind, wird er zusätzlich angeleitet, die in der Vorstellung angstfrei bewältigten Bedingungen tatsächlich aufzusuchen und seine Reaktionen dabei zu überprüfen.

Interessanterweise kann man als Ergebnis solcher Desensibilisierungen beobachten, daß die Patienten nicht nur den früheren Angstsituationen ruhiger begegnen können, sondern daß sie diese auch sicherer und zielstrebiger bewältigen. Diese Effekte werden offenbar dadurch erzielt, daß die Patienten sich während der Vorstellung der Angstszenen zugleich auch ausmalen, wie sie versuchen, die Situation aktiv zu bewältigen. Sie erproben also vorstellungsmäßig Handlungsalternativen, die ihnen helfen, die Angstsituationen zu meistern. Einige Variationen des Desensibilisierungsverfahrens sind ausdrücklich darauf ausgerichtet, dem Patienten zusätzlich zur Entspannung auch eine größere Handlungskompetenz für die Bewältigung von bislang gefürchteten und vermiedenen Situationen zu vermitteln. Sie sind bei ausgeprägteren Verhaltensunsicherheiten des Patienten dem nur auf Entspannung und Beruhigung abzielenden Vorgehen vorzuziehen.

In die Desensibilisierung wird man gegebenenfalls auch Erfahrungen einbeziehen, die der Patient zuvor mit Übungen zur Reduktion störungsspezifischer Erregungsmuster gemacht hat. So ist es z. B. denkbar, daß man einen Patienten mit psychogenem Asthma zunächst einem gezielten Bronchodilatationstraining unterzieht und danach psychologische Desensibilisierungsverfahren einsetzt. Dabei kann der Patient dann angeleitet werden, sich wiederum in die für ihn angst- und damit meist auch asthmainduzierenden Bedingungen hineinzuversetzen und jeweils bereits erste Anzeichen von körperlicher Unruhe, subjektivem Unbehagen oder beeinträchtigter Atemfunktion nicht nur mit Entspannung, sondern zugleich auch mit Bronchodilatation zu beantworten.

Die Anwendung psychologisch orientierter Verfahren macht allerdings beim Asthma bronchiale die pharmakologische Therapie kaum je überflüssig. Es gibt sogar Hinweise darauf, daß psychologische Verfahren, die ausschließlich auf eine Angstreduktion ausgerichtet sind, gegenindiziert sein können, da die Patienten u. U. gegenüber der früher ängstigenden Asthmasymptomatik gleichgültig werden und auf die notwendige Medikamenteneinnahme verzichten.

Ausgleich symptombegünstigender Verhaltensdefizite

Patienten mit psychosomatischen Störungen reagieren häufig deshalb mit ängstlicher Vermeidung bzw. „Flucht in die Krankheit", weil sie bestimmte Fertigkeiten nicht beherrschen, die zur Bewältigung spezifischer Anforderungssituationen des Alltagslebens erforderlich sind. Übungen zur Überwindung symptomfördernder Verhaltensdefizite sind bei der Behandlung solcher Patienten ein wichtiger Therapiebaustein. Besonders oft liegen die Verhaltensunzulänglichkeiten im Bereich des Sozialverhaltens: Die Betroffenen sind etwa nicht in der Lage, mit anderen Menschen Kontakt anzuknüpfen oder aufrechtzuerhalten; sie haben oft Schwierigkeiten, ihre Bedürfnisse zu vertreten und Kritik oder Lob anzunehmen oder zu äußern; vielfach können sie auch anderen keine Bitte abschlagen usw. Gelegentlich ist der Mangel an Handlungskompetenz auf einen engen, für den Patienten jedoch bedeutsamen Bereich beschränkt. Er bezieht sich etwa nur auf häufig wiederkehrende Problemsituationen am Arbeitsplatz oder auf sehr spezifische Konstellationen im Umgang mit einer engen Bezugsperson. In einem solchen Fall mag es genügen, die charakteristischen Problembedingungen in der Beratungssitzung zu simulieren. Dabei wird man dem Patienten im Rollenspiel, unterstützt durch Instruktionen, Modellverhalten (d. h. Vormachen) und differenzierte Rückmeldung seitens des Therapeuten, Gelegenheit zur Erprobung geeigneter Verhaltensalternativen geben, um so die Wirksamkeit und Flexibilität seines Sozialverhaltens zu verbessern. Speziell bezogen auf Personen mit psychosomatischen Störungen zeigten z. B. systematische Untersuchungen an Hypertonikern, daß derartige Übungen in beachtlichem Maße zur Stabilisierung niedrigerer Blutdruckwerte beitragen können.

Treten die Ängste und Verhaltensmängel des Patienten jedoch in einer Vielfalt von Situationen und in verschiedenen Lebensbereichen auf, so wird ein sogenanntes Sozialtraining nötig. Zweckmäßigerweise werden in solchen Fällen die Übungen in Gruppen durchgeführt: Die Beteiligung mehrerer Personen hat dabei im Vergleich zur Einzeltherapie den Vorteil, daß die neu zu erlernenden Verhaltensweisen sogleich in der Interaktion mit unterschiedlichen Sozialpartnern erprobt werden können. Darüber hinaus bietet die Gruppe Gelegenheit zu variationsreicheren Modellvorgaben (d. h. Verhaltensbeispielen) und zu vielseitigerer Rückmeldung über die Wirkung des geübten Verhaltens, als dies ein Therapeut allein leisten könnte. In der Literatur finden sich einige, weitgehend standardisierte Übungsprogramme zur Verbesserung der sozialen Kompetenz, die sich bei der Behandlung von Patienten mit Kontaktschwierigkeiten gut bewähren und damit eine gute Orientierungshilfe für die therapeutische Arbeit darstellen. Der positive Beitrag solcher Kontakt- und Kommunikationstrainings speziell zur Behandlung psychosomatischer Störungen ist durch Untersuchungsergebnisse aus dem Bereich psychologischer Therapieforschung bewiesen.

Verringerung streßinduzierenden Denkens

Manche Patienten zeigen starke Tendenzen, ihre Erregungsbereitschaft und ihr Belastungserleben durch streßinduzierende Gedanken zu erhöhen. Sie neigen etwa dazu sich zu sagen, daß sie in ihrem Handeln stets perfekt sein müssen, keinesfalls versagen und niemanden enttäuschen dürfen und daß sie es unerträglich fänden, jemandes Zustimmung oder Zuneigung zu verlieren. Durch diese unrealistischen Appelle an sich selbst — und gegebenenfalls auch an ihre Angehörigen und Freunde — erhalten viele, im Grunde harmlose Alltagssituationen subjektiv einen bedrohlichen Charakter.

Wird anhand der Selbstbeobachtungen eines Patienten deutlich, daß solche problematischen Denkmuster bei ihm vorherrschen, so ist es angezeigt, ihm gezielt Hilfen zu einer therapeutisch günstigen Veränderung dieser Denkgewohnheiten zu bieten. Ein Beispiel für diesen Therapieansatz liefert das Vorgehen, das an einer Gruppe von Migräne-Patienten erprobt wurde: Sie wurden angeleitet, jeweils bei auch nur geringfügigen Anzeichen innerer Unruhe zu folgenden Fragenbereichen schriftlich Stellung zu nehmen: (1) Welche Gedanken gehen mir gerade durch den Kopf? Was sind ihre kurzfristigen und langfristigen, positiven und negativen Auswirkungen (a) auf meine Gefühle, (b) auf mein inneres Erregungsniveau, (c) auf mein Verhalten? (2) Sind diese Gedanken vernünftig? Welche Argumente sprechen dafür und welche dagegen? (3) Falls meine Gedanken nicht vernünftig sind: Welche anderen Gedanken erscheinen in der vorliegenden Situation angemessener? Welches Verhalten leitet sich aus diesen neuen Gedanken ab? Wie will ich mich folglich konkret verhalten, wenn ich wieder in eine ähnliche Situation komme? Was werden die kurzfristigen und langfristigen, positiven und negativen Konsequenzen meines neuen Verhaltens sein? Dieses Training führte bei den Patienten zu einer drastischen Reduktion der Kopfschmerzaktivität.

Veränderung krankheitsstabilisierender Konsequenzen der psychosomatischen Störung

Legen die Ergebnisse der Selbstbeobachtungen (oder gegebenenfalls auch der Beobachtungen durch Dritte) nahe, daß die psychosomatischen Beschwerden eines Patienten durch die Reaktionen seiner Umwelt auf die Störung mit aufrechterhalten werden, so ist es wichtig, die beteiligten Personen zu einer Veränderung ihrer Reaktionsweise anzuleiten: Wenn sich z. B. ein Patient einer ihm unangenehmen Situation durchgängig zu entziehen versucht, sind Möglichkeiten zur Flucht und Vermeidung konsequent zu beschneiden. Ebenso ist darauf zu achten, daß die emotionale Zuwendung der engsten Bezugspersonen nicht einseitig auf „krankes" Verhalten, sondern im Gegenteil schwerpunktmäßig auf Anzeichen „gesunden" Verhaltens (also z. B. auf Ansätze, sich mit seinen Problemen auseinanderzusetzen) erfolgt. Zahlreiche Einzelfallstudien zeigen, daß die planmäßige Veränderung symptomstützender Konsequenzen von psychosomatischen Störungen die Überwindung der Beschwerden beschleunigt: Wird z. B. häufiges Erbrechen in der Schule durch die besondere Fürsorge des Lehrers und darüber hinaus auch durch Befreiung vom Unterricht stabilisiert, so ist diese Konstellation zu verändern. Das gleiche gilt für ein Kind, das sein Asthma unwissentlich „nutzt", um nicht in die Schule gehen zu müssen, oder das mit Hilfe allabendlicher, langanhaltender Atembeschwerden seinen Nachholbedarf an emotionaler Zuwendung seitens der Eltern stillt. Für den langfristigen therapeutischen Erfolg ist es dabei entscheidend, daß die Veränderung der Umweltreaktionen bei Auftreten der Symptomatik sowohl den Bedürfnissen des Patienten als auch seinen möglicherweise defizitären Fertigkeiten Rechnung trägt. Keinesfalls darf man ihm lediglich die Zuwendung entziehen, die bisher auf seine psychosomatische Symptomatik folgte. Der Patient würde depressiv, ängstlich oder mit einer „Symptomverschiebung" (oder besser: neuen Symptomen) reagieren, wenn er nicht im Verlaufe und auch nach Abschluß der Behandlung mindestens ebensoviel Beachtung und mitmenschliche Nähe erfahren würde wie vorher. Zu einer angemessenen Befriedigung seines Bedürfnisses nach sozialem Kontakt kann er aber nur gelangen, wenn man ihm hilft, Verhaltensweisen zu entwickeln, die auf „gesunde" Weise zu sozialer Zuwendung führen. So wird man im Falle des Kindes, das während des Schulunterrichtes häufig erbricht und das sich dadurch sowohl den Leistungsanforderungen entzieht als auch die Fürsorge des Lehrers erfährt, unbedingt dafür Sorge tragen müssen, daß es seine schulischen Fertigkeiten verbessern kann. Erst wenn das Kind gelernt hat, die Aufmerksamkeit des Lehrers durch unproblematische bzw. erwünschte Verhaltensweisen (z. B. Beteiligung am Unterricht) zu erlangen, ist es therapeutisch vertretbar, die psychosomatische Reaktion zu ignorieren bzw. das Fernbleiben vom Unterricht zu unterbinden.

Die krankheitsstabilisierenden Konsequenzen der Störung können also aufgrund ihrer kompensatorischen Funktion nur in Verbindung mit dem Ausgleich krankheitsbegünstigender Verhaltensdefizite behandelt werden (vgl. Abschnitt ‚Ausgleich symptombegünstigender Verhaltensdefizite', S. 970).

Selbst wenn es den Autoren gelungen sein sollte, den Leser ein wenig von der Rationalität psychologischen Vorgehens bei psychosomatischen Störungen zu überzeugen und den interessierten Arzt zu eigenen „Gehversuchen" zu ermutigen, so macht gerade auch das zuletzt aufgeführte Beispiel in seiner Komplexität deutlich, daß sich unter Umständen rasch ein Punkt ergeben kann, an dem er weiteren fachlichen Rat benötigt. Aus Gründen berufspoliti-

scher Neutralität wird deshalb empfohlen, Auskünfte über Arbeitsgruppen, die sich mit spezifischen psychosomatischen Störungen beschäftigen, bzw. über speziell qualifizierte psychologische und ärztliche Therapeuten in den Abteilungen für Klinische Psychologie an den Psychologischen Instituten der Universitäten einzuholen. Außerdem sei auf das Sekretariat des Deutschen Kollegium für Psychosomatische Medizin (DKPM), Zentrum für Innere Medizin, Abt. Psychosomatik, Robert-Koch-Str. 7, 3550 Marburg, Tel. 06421/284012 verwiesen.

Literatur: Kapitel 19. Psychosomatik

Allerdissen, R., Florin, I., Rost, W.: Psychological characteristics of women with bulimia nervosa (bulimarexia). Behavioral Analysis and Modification 4, 314–317 (1981).

Beck, A., Rush, A., Shaw, B., Emery, G.: Kognitive Therapie der Depression. München: Urban & Schwarzenberg (1981).

Borkovec, T.: Pseudo(experiential)-insomnia and idiopathic (objective) insomnia: theoretical and therapeutic issues. Advancements in Behaviour Research and Therapy 2, 27–55 (1979).

Creer, T., Weinberg, E., Molk, L.: Managing a hospital behaviour problem: malingering. Journal of Behaviour Therapy and Experimental Psychiatry 5, 259–262 (1974).

Delius, L., Fahrenberg, I.: Psychovegetative Syndrome. Stuttgart: Thieme 1966.

Ellis, A.: Rational-emotive Therapie. München: Pfeiffer 1978.

Florin, I.: Entspannung/Desensibilisierung. Leitfaden für die Praxis. Stuttgart: Kohlhammer 1978.

Florin, I.: Psychologische Behandlung des Asthma bronchiale bei Kindern und Jugendlichen, in: Schlottke, P., Wetzel, H. (Hrsg.): Behandlung von Kindern und Jugendlichen. München: Urban & Schwarzenberg 1980; 209–232.

Frederking, U.: Emotionale Bedingungen von Verhaltensstörungen zehnjähriger Schulkinder. Praxis der Kinderpsychologie und Kinderpsychiatrie 24, 258–265 (1975).

Grawe, K.: Verhaltenstherapeutische Gruppentherapie, in: Pongratz, L. (Hrsg.): Handbuch der Psychologie, Bd. VIII/2: Klinische Psychologie, Göttingen: 1978; 2696–2724.

Kallinke, D.: Psychologische Methoden zur Hochdrucktherapie, in: Bock, K. D., Haehn, K. D., Vaitl, D. (Hrsg.): Arzt und Hypertoniker. [2. Essener Hypertonie-Kolloquium, 17./18. 11. 1978] Braunschweig, Wiesbaden: Verlag Vieweg & Sohn 1979.

Kallinke, D.: Psychotherapie bei chronischen körperlichen Krankheiten In: Grundbegriffe der Psychotherapie (hrsg. von Bastine, R. u. a.), S. 200–203, edition psychologie. Chemie-Verlag Weinheim-Deerfield Beach-Basel: 1982

Kallinke, D.: Psychologische Ansätze zur Schmerzbekämpfung. [Vortrag beim Deutsch-Schweizerischen Rheumatologen-Kongreß, Konstanz 1. 10. 1981] Verf. Dt. Ges. Rheumatol. 7, 228–230 (1981).

Kallinke, D., Heim, P., Kulick, B.: Behaviour analysis and treatment of essential hypertensives. J. Psychosom. Res. 26, 541–549 (1982).

Kallinke, D., Kulick, B, Heim, P.: Psychologische Behandlungsmöglichkeiten bei essentiellen Hypertonikern. In: Zur Psychosomatik von Herz- und Kreislauferkrankungen (hrsg. von Köhle, K.). Forum Galenus Mannheim 8; Berlin-Heidelberg-New York: Springer 1982.

Kallinke, D., Florin, I.: Psychosomatische Störungen – Neue therapeutische Konzepte – (Sonderausgabe Promonta mit einem therapeutischen Anhangteil). Berlin-Heidelberg-New York-Tokyo: 1983

Kijanski, H.-D.: Psychovegetative Syndrome nicht verharmlosen. Ärztliche Praxis 33, [6], 131 (1981) (20. 1. 1981).

Kinsman, R., Dirks, F., Jones, N., Dahlem, W.: Anxiety reduction in asthma: Four catches to general application. Psychosomatic Medicine, 42, 397 (1980).

Knapp, Th., Florin, I.: The treatment of migraine headache by training in vasoconstriction of the temporal artery and a cognitive stresscoping training. Behavioural Analysis and Modification 4, 267–274 (1981).

Lader, M.: Psychophysiological research and psychosomatic medicine, in: Porter, R. and Knight, J. (Eds.): Physiology, Emotion and Psychosomatic Illness, (Ciba Foundation Symposium 8), Amsterdam, London, New York: Elsevier – Excerpta Medica – North-Holland 1972.

Lipowski, Z. I.: Review of Consultation Psychiatry and Psychosomatic Medicine; III. Theoretical Issues, Psychosomatic Medicine 30, 395–422 (1968).

Luthe, W. (Hrsg.): Autogenic therapy. Vol. I–VI, New York: Grune & Stratton 1969/70.

Meichenbaum, D.: Kognitive Verhaltensmodifikation. München: Urban & Schwarzenberg 1979.

Melamed, B., Siegel, L. J.: Reduction of anxiety in children facing hospitalization and surgery by use of filmed modeling. Journal of Consulting and Clinical Psychology 43, 511–521 (1975).

Mitchell, K. R., Mitchell, D. M.: Migraine: An exploratory treatment application of programmed behaviour therapy techniques. Journal of Psychosomatic Research 15, 127–157 (1971).

Neisworth, J. T., Moore, F.: Operant treatment of asthmatic responding with the parent as therapist. Behaviour Therapy 3, 95–99 (1972).

Richter, R., Dahme, B.: Bronchial asthma in adults: There is little evidence for the effectiveness of behavioral therapy and relaxation. Journal of Psychosomatic Research 26, 533–540 (1982).

Schultz, J. H.: Das autogene Training. Berlin: 1932.

Schultz, J. H.: Das autogene Training – Konzentrative Selbstentspannung. Stuttgart: 1974.

Seer, P.: Psychological control of essential hypertension: Review of the literature and methodological critique. Psychological Bulletin 86, 1015–1043 (1979).

Stoyva, J. M., Budzinski, Th. H.: EMG-Biofeedback bei unspezifischen und spezifischen Angstzuständen, in: Legewie, H., Nusselt, L.: Biofeedback-Therapie, München: Urban & Schwarzenberg 1975; 163–185.

Ullrich-de Muynck, R., Ullrich, R.: Einübung in Selbstvertrauen und soziale Kompetenz. Bde. 1–3, München: Pfeiffer Verlag 1976.

Vaitl, D : Entspannungstechniken, in: Pongratz, L. (Hrsg.): Handbuch der Psychologie, Bd. 8: Klinische Psychologie, 2. Halbband, Göttingen: 1978; 2104–2143.

Wendlandt, W.: Selbstsicherheitstraining. Salzburg: Müller 1976.

Wolf, M., Birnbrauer, J., Williams, T., Lawler, J.: A note on apparent extinction of the vomiting behaviour of a retarded child, in: Ullmann, L., Kranser, L.: Case studies in behaviour modification. London: Holt, Rinehart & Winston 1965; 364–366.

20. Endokrinologie

Die Feststellung ist wahrscheinlich nicht übertrieben, daß die Fortschritte im letzten Jahrzehnt auf dem Gebiet der Endokrinologie diejenigen auf anderen Gebieten der Medizin übertreffen. Unsere Vorstellungen über das endokrine System, die Wirkungsweise von Hormonen, die komplexen Wechselwirkungen unter den Hormonen zur Aufrechterhaltung des internen Milieus, ebenso wie die Diagnose und Therapie endokriner Störungen haben sich radikal verändert.

Es ist jetzt geklärt, daß alle Hormone intrazelluläre Mechanismen zur Produktion zellulärer Proteine regulieren und daß die Induktion od. Aktivierung dieser Proteine für die Wirkung der Hormone verantwortlich ist. Der Prozeß der Neubildung dieser Proteine ist sehr komplex. Wir wissen jetzt, daß viele Hormone Vorstufen ohne biologische Aktivität besitzen und daß diese „Prohormone" in aktive Einheiten transformiert werden müssen. Diese Veränderungen können im endokrinen Organ selbst stattfinden (z. B. bei vielen Hypophysenhormonen), in anderen peripheren Geweben, wie Leber oder Niere (z. B. die Vit.-D-Transformationen) oder innerhalb der Zielzelle (z. B. die Testosteron-Dihydrotestosteron-Transformatin in der Prostatazelle). Ebenso kann ein Hormon auch alle seine Wirkungen über einen Mediator erreichen, der in einem anderen Organ gebildet wird (Wachstumshormon − Somatomedin).

Hormone verbinden sich mit Zellen mittels spezifischer Rezeptoren entweder auf der Zelloberfläche (die meisten Peptidhormone) oder innerhalb des Zellzytoplasma (Steroidhormone). Die Bedeutung dieser Rezeptoren für die moderne Konzeption der Hormonwirkung ist außerordentlich. Unser Verständnis der endokrinologischen Krankheitsprozesse wird zur Zeit sehr verbessert durch die Erkenntnisse hinsichtlich der dynamischen Aspekte der Hormonrezeptoren, ihre Beeinflussung und Kontrolle und bezüglich endokriner Störungen.

Die Probleme der Diagnostik endokriner Erkrankungen:

Die Diagnostik endokriner Störungen wird durch folgende Faktoren kompliziert:

A. Wechselbeziehungen der endokrinen Drüsen untereinander: Da die endokrinen Drüsen in engen Beziehungen zueinander stehen, können die Symptome und Beschwerden jeder endokrinen Erkrankung auch sekundäre Störungen einer anderen inkretorischen Drüse oder sogar mehrerer repräsentieren. Ein diagnostischer Hinweis kann somit durch ein Organ gegeben werden, das sekundär durch Hypo- oder Hyperfunktion der betreffenden endokrinen Drüse beeinträchtigt wird. Eine Amenorrhoe kann z. B. eher durch eine Anomalie der Hypophysen- oder Nebennierenfunktion als durch eine primäre Ovarialläsion bedingt sein.

B. Homöostatische (kompensatorische) Mechanismen: Oft maskiert ein gut ausgeglichenes homöostatisches System das Vorliegen einer funktionellen Veränderung in einer endokrinen Drüse, z. B. die partielle Hypophysensuppression durch Cortisolverabreichung. Spezielle Belastungstests können zur Klärung der Diagnose erforderlich sein.

C. Relation der Läsionsgröße zum Ausmaß der Wirkung: Die Stoffwechselwirkung einer endokrinen Störung ist nicht proportional zur Größe einer Läsion. Ein kleiner Tumor kann eine ausgedehnte Störung hervorrufen, während eine auffallende Vergrößerung nur eine geringe pathologische Bedeutung haben kann.

D. Relation der physiologischen zu den pathologischen Zuständen: Die Grenzlinie zwischen einer physiologischen Aberration und einem pathologischen Zustand kann fließend sein. Z. B. wann ist eine Verzögerung der Pubertät pathologisch? Familienhintergrund, vernünftiger Gebrauch statistischer Daten und Beachtung nicht-endokriner Probleme, wie z. B. Ernährungs- und allgemeiner Gesundheitszustand sind oft wichtig bei der Suche nach endokrinen Anomalien.

E. Neurologische Integration: Viele endokrine Drüsen werden durch komplizierte neuro-humorale Faktoren im Hypothalamus reguliert, welche die Sekretion der Hypophysenhormone kontrollieren. Bis vor kurzem war die Diagnostik von Störungen im Bereich dieses Mechanismus außerhalb der Reichweite moderner Medizin. Die Synthese von TSH-und LH-Releasing-Faktoren und Somatostatin versprechen eine Hilfe für Diagnostik und Therapie in der Zukunft.

F. Multiple und nicht-endokrine Wechselbeziehungen: Die zunehmende Zahl erkannter Syndrome multipler endokriner Tumoren und von Autoimmun-Mangelzustände (oft familiär bedingt) und die mit nicht-endokrinen Karzinomen verbundenen Endokrinopathien haben die diagnostischen Probleme kompliziert. Bei einem Patienten kann das im Vordergrund stehende Symptom ein Nierensteinleiden sein, wobei er nicht nur eine Hypercalciämie aufgrund eines Hyperparathyreoidismus, sondern auch eine vergrößerte Sella turcica durch einen Prolactinausscheidenden Tumor aufweist (multiple endokrine Neoplasie-Typ I.) Umgekehrt kann ein Versagen multipler endokriner Organe auf Autoimmunmechanismen (z. B. simultane primäre Schilddrüsen- und Nebennierenrinden-Insuffizienz [Schmidt'sches Syndrom]) zurückzuführen sein. Ein Tumor eines nicht-endokrinen Organs (z. B. ein Bronchialkarzinom) kann gleichzeitig auch mehrere „ektopische" Hormone (z. B. ACTH und Vasopressin) produzieren.

G. Schwierigkeiten der Labordiagnose: Obwohl direkte chemische und Radioimmunteste verschiedener Hormone in Blut und Urin in zunehmender Zahl entwickelt wurden, sind immer noch Beobachtung am Krankenbett und empfindliche indirekte Untersuchungen notwendig, um eine richtige Diagnose bei vielen endokrinen Störungen zu stellen. Ein großer Fortschritt konnte in der radiologischen Diagnostik und Lokalisierung endokriner Tumoren erreicht werden. Das CT-Scan kann kleine Tumoren in unzugänglichen Regionen, z. B. dem Hypothalamus, nachweisen.

Erkrankungen des Hypothalamus und der Hypophyse

Die Funktion der Hypophyse wird durch regulierende Hormone (Faktoren) des Hypothalamus kontrolliert. Diese freisetzenden (releasing) und die Freisetzung hemmenden (release inhibiting) Hormone sind relativ einfache Polypeptide, von welchen einige identifiziert und synthetisiert wurden (Tab. 20-1). Eine klinische Störung kann auf einen Mangel oder Überschuß an Hypophysenhormon oder, öfter, Mangel eines freisetzenden oder hemmenden Faktors des Hypothalamus zurückzuführen sein. Es kann zu isolierten oder multiplen Störungen kommen. Präzise Radioimmunassays und Stimulationstests ermöglichen eine genaue Lokalisation der Störung. Die aufregende Arbeit von Guillemin und Schally, welche diese hypothalamischen Faktoren isoliert und synthetisiert haben, wird sich für die Diagnostik hypophysärer Funktionsstörungen (z. B. Wachstum, Fertilität) als sehr wertvoll erweisen. Nachdem manche dieser Fakto-

Tabelle 20-1. Die Hypophysenhormone und ihre hypothalamischen Regulationsfaktoren (Hormone)

Hormone	Regulierende Faktoren (Hormone)
Wachstums-Hormon (Somatotropin, STH)	Somatotropin-releasing-Faktor (SRF, GH-RH, GH-RF); Somatotropin-release-inhibiting-Hormon (SIF, Somatostatin)[a]
Corticotropin (ACTH)[a]	Corticotropin-releasing-Faktor (CRF oder CRH)
Thyreotropin (TSH)	Thyreotropin-releasing-Hormon (TRF, TRH)[a]
Follikelstimulierendes Hormon (SH)	Gonadotropin-releasing-Hormon (FSH-RH, GNRH, LRH)
Luteinisierendes Hormon (LH)	LH-RH, LH-RF, LRH
Prolactin (LTH, Mammotropin)	Prolactin-releasing-Faktor (PRF, PRH); Prolactin-release-inhibiting-Hormon (PRIH oder PIF)
Melanocyten-stimulierendes Hormon (MSH)	MSH-releasing-Faktor (MRH, MRF); MSH-release-inhibiting-Faktor (MRIH, MIF)

a Derzeit voll identifiziert und synthetisiert

ren, z. B. Somatostatin, multiple Wirkungen haben, versprechen sie Hilfe bei der Diagnostik und Therapie einer Vielfalt von Störungen (Acromegalie, Diabetes). Es trifft nicht zu, daß chromophobe Tumoren der Hypophyse hormonell inaktiv sind. Bei manchen ist festgestellt worden, daß sie im Überschuß ACTH, Wachstumshormon, Prolactin, Thyreotropin, LH und FSH ausscheiden. Es wurde eine gewisse Überlappung von Funktionen beobachtet, z. B. führt die Verabreichung von Schilddrüsenhormon zur Rückbildung einer Hypophysenvergrößerung und Lactation beim juvenilen Myxödem. Prolactin-Bestimmungen können bei der Frühdiagnose von hypophysären Läsionen äußerst wichtig sein.

Panhypopituitarismus und hypophysäre Kachexie

(Simmondsche Erkrankung)

Diagnostische Merkmale

- Sexuelle Dysfunktion; Schwäche; leichte Ermüdbarkeit; Toleranzminderung gegenüber Streß, Kälte und Hunger; Verlust der axillären- und Schambehaarung.
- Niederer Blutdruck; Gesichtsfeldausfälle möglich.
- Verminderung von: T_4, [131]Jod-Aufnahme, FSH, LH, TSH, 17-Ketosteroiden und Hydroxycorticosteroiden im Harn, Wachstumshormon.

● Röntgenuntersuchung kann eine Läsion der Sella turcica ergeben.

Allgemeine Betrachtungen

Die Hypophysenunterfunktion ist eine relativ seltene Störung, bei welcher die Inaktivität der Hypophyse zu Insuffizienzerscheinungen bei den Zielorganen führt. Alle oder einige der tropen Hormone können betroffen sein. Isolierte Störungen, z. B. der Gonadotropine, sind selten. Es besteht auch eine große Variabilität im Schweregrad der Läsionen, angefangen von jenen, welche nur zu einer Unterbrechung von Verbindungswegen führen (hypothalamische Läsionen), bis zur fast vollständigen Destruktion der Drüse selbst. Zur Ätiologie dieser Störung sind zu rechnen: Kreislaufkollaps aufgrund einer Blutung nach Entbindung und nachfolgender hypophysärer Nekrose (Sheehan-Syndrom), Granulome, Hämochromatose, Zysten und Tumoren (Rathke'sche Beutelzyste, chromophobes Adenom), chirurgische Hypophysektomie, externe Bestrahlung des Schädels, Trauma, Metastasen und Aneurysmen unter Beteiligung der Sella turcica. Echte hypophysäre Kachexie (Simmondsche Erkrankung) ist sehr selten.

Der Hypophysentumor kann ein Teil des Syndroms der multiplen endokrinen Adenomatose (Typ I) sein, bei gleichzeitiger Beteiligung der Nebenschilddrüsen und Pankreasinseln. Es können isolierte oder partielle Mangelzustände der Hormone des vorderen Hypophysenlappens (z. B. FSH, LH, TSH) oder ihrer Releasing-Faktoren auftreten und mit Hilfe von verfeinerten Methoden aufgedeckt werden.

Klinische Befunde

Diese variieren mit dem Grad der hypophysären Zerstörung und sind auf den Ausfall der Hormone der peripheren endokrinen Zielorgane zurückzuführen.

A. Symptome: Schwäche, mangelnde Toleranz gegen Kälte, Infektionen und Hunger sowie sexuelle Dysfunktion (mangelhafte Entwicklung der primären und sekundären Geschlechtsmerkmale oder Funktionsschwächen) sind die häufigsten Symptome. Bei expandierenden Läsionen der Sella kann es zu Überschneidungen mit den Tracti optici und zum Ausfall des temporalen Gesichtsfelds kommen, während ein Kraniopharyngiom Ursache von Erblindung sein kann. Fällt der Beginn der Erkrankung in die Wachstumsperiode, ist ein Minderwuchs gewöhnlich die Regel. Amenorrhoe und Galactorrhoe können die ersten Anzeichen eines Hypophysentumors sein. Bei Männern ist gewöhnlich Impotenz ein Frühsymptom.

Bei beiden Geschlechtern besteht eine spärliche oder ein Verlust der axillären und Schambehaarung, auch kann ein Schütterwerden der Augenbrauen und der Kopfbehaarung auftreten, welche oft seidenartig ist.

Die Haut ist fast immer trocken mit Schweißmangel, hat eine sonderbare Färbung und ist blaß gelblich („rehbraun"-farben). Es besteht ein Pigmentmangel, selbst nach Sonnenbestrahlung. Man beobachtet feine Falten und der Gesichtsausdruck ist „schläfrig".

Das Herz ist klein und der Blutdruck niedrig. Es besteht oft eine orthostatische Hypotonie. Es kann zu cerebrovasculären Symptomen und abnormaler Lactation kommen.

B. Laborbefunde: Der Nüchternblutzucker ist gewöhnlich niedrig und die Glukosetoleranzkurve flach. Es besteht oft eine Hyponatriämie. Eine Hyperkaliämie tritt nicht auf, da die Aldosteronproduktion nicht betroffen ist. Der Insulintoleranz-Test (man verwende nur 0,05 E/kg i.v.) zeigt eine deutliche Insulinempfindlichkeit und ist bei diesen Patienten gefährlich, da es zu schweren hypoglykämischen Reaktionen kommen kann. Der T_4-Spiegel ist niedrig. Die radioaktive Jodaufnahme ist erniedrigt mit einem Ansteigen nach TSH (hierzu kommt es beim primären Myxödem nicht). Die 17-Ketosteroide und 17-Hydroxycorticosteroide sowie das Plasmacortisol sind erniedrigt, aber steigen nach Verabreichung von Corticotropin langsam an (hierzu kommt es beim primären Morbus Addison nicht). Es kann sein, daß TSH und Corticotropin über mehrere Tage gegeben werden müssen. Der Metyrapon-(Metopiron) Test wird zum Nachweis einer eingeschränkten Hypophysen-ACTH-Reserve durchgeführt. Die Plasma-Spiegel der Geschlechtssteroide (Testosteron und Östradiol) sind vermindert ebenso wie die Harn- und Serum-Gonadotropine. Häufig besteht eine Anämie. Die direkte Untersuchung der Wachstumshormonspiegel im Blut durch immunochemische Methoden, wenn möglich, zeigt verminderte Spiegel mit geringer Reaktion auf Insulinhypoglykämie, Arginininfusion oder Levodopa. ACTH-, TSH-, LH-, und FSH-Spiegel sind vermindert. Das kürzlich synthetisierte TSH-Releasing-Hormon (TRH) ist eine neue diagnostische Möglichkeit zur Unterscheidung einer hypothalamischen von einer hypophysären Hypothyreose. Erhöhte Prolactin-Spiegel können ein Frühsymptom des chromophoben Adenoms sein.

Der Nachweis eines erniedrigten Hormonspiegels eines endokrinen Zielorgans bei gleichzeitig erniedrigtem Spiegel eines stimulierenden Hormons weist stark in Richtung einer hypothalamischen oder hypophysären Schädigung (niedriges Plasmacortisol *und* ACTH, T_4 *und* TSH, Östradiol oder Testosteron *und* LH).

C. Röntgenbefunde: Die Schädel-Röntgenaufnahme kann eine Läsion in oder über der Sella zeigen. Durch Polytomographie können winzige Läsionen

(Mikroadenome) nachgewiesen werden. Der CT-Scan ist bei der Feststellung des Grades der suprasellären Ausdehnung eines Tumors behilflich. Bei Kindern im Wachstum kann man eine Verzögerung des Knochenalters feststellen.

D. Augenuntersuchung: Gelegentlich sind Gesichtsfeldausfälle (bitemporale Hemianopsie) anzutreffen.

Differentialdiagnose

Anorexia nervosa kann eine hypophysäre Unterfunktion simulieren. Eine schwere Unterernährung kann zu einem funktionellen Hypopituitarismus führen. Die Kachexie ist viel häufiger bei der Anorexia nervosa zu finden, wobei der Verlust der axillären und Schambehaarung selten ist. Manchmal findet man einen leichten Gesichts- und Körperhirsutismus bei der Anorexia nervosa. Die 17-Ketosteroide sind niedrig-normal, aber nicht so niedrig wie beim Hypopituitarismus; Plasma- und Harncortisol können erhöht sein und sprechen schnell auf ACTH-Stimulation an; die Gonadotropine sind gewöhnlich erniedrigt. Die Schilddrüsenfunktionsteste sind bei der Anorexia nervosa – außer einem niedrigen T_3 – am wenigsten gestört. Bestimmungen des hypophysären Wachstumshormons zeigen bei der Anorexia nervosa hohe und beim Hypopituitarismus niedrige Spiegel. Die Diagnose kann anhand des Ansprechens auf Diät und Psychotherapie endgültig gesichert werden.

Primärer Morbus Addison und primäres Myxödem sind manchmal nur schwer von einer Hypophyseninsuffizienz zu unterscheiden, aber das Ansprechen auf ACTH und TSH hilft oft. Der direkte Radioimmunoassay von ACTH und TSH sind genauere diagnostische Methoden, da sie bei der primären Insuffizienz von Nebenniere und Schilddrüse stets erhöht sind.

Die Vergrößerung der Sella kann ein Pneumoencephalogramm oder ein Schädel-CT zum Ausschluß des „Syndroms der leeren Sella" erfordern, bei welchem nur minimale oder geringe endokrine Anomalien bestehen und Bestrahlung oder chirurgische Maßnahmen gewöhnlich kontraindiziert sind. Manchmal kann sich eine Hypophysenunterfunktion auch unter dem Bild einer „Nephrose" oder einer „perniciösen Anämie" verbergen.

Die schwere Hypoglykämie nach Fasten kann zu einer Verwechslung mit Hyperinsulinismus führen.

Die psychischen Veränderungen beim Hypopituitarismus können als primäre Psychose mißgedeutet werden.

Komplikationen

Zusätzlich zu jenen der Primärläsion (z. B. Tumor), können jederzeit Komplikationen als Folge der Unfähigkeit des Patienten, mit kleineren Streßsituationen fertigzuwerden, auftreten. Diese können zu hohem Fieber, Schock, Coma und Tod führen. Die Thyrosinempfindlichkeit kann eine Nebennierenkrise auslösen, wenn Thyroxin verabreicht wird. Selten kann es in großen Hypophysentumoren zur akuten Blutung kommen mit schnellem Verlust des Sehvermögens, Kopfschmerzen und Hinweis auf ein akutes Hypophysenversagen, so daß die Notfall-Dekompression der Sella erforderlich wird.

Behandlung

Die Hypophysenläsion, soweit es sich um einen Tumor handelt, wird durch chirurgische Entfernung (entweder durch Kraniotomie oder neuerdings durch eine transsphenoidale Methode mittels Mikrochirurgie), Röntgenbestrahlung oder beiden Methoden behandelt. Eine endokrine Substitutionstherapie muß zuvor, während und oft permanent nach solchen Maßnahmen angewandt werden. Mit Ausnahme des ACTH gibt es keine fertigen verfügbaren wirksamen Hypophysensubstitutionspräparate; die Therapie muß deshalb auf die Korrektur der Zielorganmängel ausgerichtet sein. Dies muß sich während des ganzen restlichen Lebens fortsetzen. Eine fast vollständige Substitutionstherapie wird mit Hilfe von Kortikosteroiden, Schilddrüsenhormon und Geschlechtssteroiden erreicht.

A. Kortikosteroide: Man gibt Hydrocortisontabletten, 15–25 mg/die oral in aufgeteilter Dosierung. Die meisten Patienten fühlen sich mit 15 mg am Morgen und 5–10 mg am späten Nachmittag recht wohl. Ein Mineralokortikoid ist selten notwendig, da die Nebenniere die Fähigkeit behält, Aldosteron zu bilden. Zusätzliche Mengen schnell wirkender Kortikosteroide müssen während Streßsituationen, z. B. Infektion, Trauma oder vor einem chirurgischen Eingriff gegeben werden.

B. Schilddrüsenhormon: Thyroxin (und Insulin) sollten selten, wenn überhaupt, beim Panhypopituitarismus gegeben werden, solange der Patient nicht Kortikosteroide erhält. Wegen einer Nebennierenunterfunktion können die Patienten außerordentlich sensibel auf diese Substanzen reagieren. Aus diesem Grund sollte man besonders sorgfältig die Differenzierung des primären Myxödems vom Hypopituitarismus vornehmen – oft ein schwieriges Problem.

Man beginnt mit kleinen Schilddrüsenhormondosen, z. B. 15–30 mg Thyreoidea/die und steigt allmählich bis zur Toleranzgrenze an: 60–120 mg sind gewöhnlich ausreichend. Laevothyroxin (L-Thyroxin), 0,1–0,2 mg/die ist geeigneter.

C. Geschlechtshormone*: 1. Wenn ein Keimdrüsen-

---

* Geschlechtshormone, besonders Östrogene, sollten bei jungen Patienten mit Panhypopituitarismus mit Vorsicht angewandt werden, da es sonst zum Epiphysenschluß kommen kann, bevor das Maximalwachstum erreicht ist. Die meisten Androgene wirken ähnlich – besonders wenn sie in großen Dosen verabreicht werden.

versagen besteht, sollte die entsprechende Substitutionstherapie mit Sexualsteroiden eingeleitet werden. Bei Männern gibt man Testosteron-enanthat, -propionat oder jedes andere langwirkende Ester – Präparat parenteral alle 3–4 Wochen (200–400 mg/ Dosis).

Wegen Leberkomplikationen werden orale Androgene für den Langzeitgebrauch nicht empfohlen.

2. Östrogene sind nützlich bei der Frau wegen ihres milden anabolischen Effektes und ihrer Wirkung auf die sekundären Geschlechtsmerkmale. Man gibt Diäthylstilböatrol 0,5–1 mg/die oral; Äthinyl-Östradiol, 0,02–0,05 mg/die oral; oder konjugierte Östrogensubstanzen (z. B. Presomen®), 0,625– 1,25 mg/die oral. Monatlich läßt man die Therapie für eine Woche aus.

3. Choriongonadotropes Hormon (APL) in Kombination mit humanem hypophysären FSH oder postmenopausalem Harngonadotropin kann mit dem Ziel, eine Fertilität herzustellen, angewandt werden.

4. Clomiphencitrat kann bei manchen Patienten mit hypothalamischem Hypogonadismus wirksam sein.

5. Der kürzlich synthetisierte LH-Releasing-Faktor bietet eine neue Möglichkeit der Diagnostik und Therapie bei Gonadotropinmangelzuständen.

D. Humanes Wachstumshormon: Dieses Hormon ist bei weitem die wirksamste Substanz zur Förderung des Wachstums, aber es ist nur für wenige Patienten verfügbar. Zur Zeit wird humanes placentares Lactogen als Ersatz für hypophysäres Wachstumshormon erforscht. Ein besseres Verständnis der Wachstumshormon-Releasing-Faktoren kann alternative Therapieformen in der Zukunft ermöglichen.

E. Andere Arzneimittel: Es liegen Berichte über erfolgreiche medikamentöse Behandlung mit Levodopa und Bromocriptin bei hypophysären Läsionen mit Laktation und Amenorrhoe vor.

Prognose

Diese ist von der primären Ursache abhängig. Wenn sie auf eine postpartale Nekrose (Sheehan-Syndrom) zurückzuführen ist, kann es zu einer partiellen oder sogar vollständigen Ausheilung kommen. Ein auf Hungern zurückzuführender funktioneller Hypopituitarismus und ähnliche Ursachen können sich ebenfalls korrigieren. Die kürzliche Beobachtung, daß manche Patienten mit Hypopituitarismus unter einem Versagen der hypothalamischen Releasing- oder Inhibiting-Faktoren leiden, gibt Hoffnung für eine einfachere Therapie in naher Zukunft.

Wenn die Drüse irreversibel zerstört wurde, muß man die Zielhormone ersetzen, da ein Ersatz durch hypophysäre trope Hormone noch nicht durchführbar ist. Eine Verlängerung des Lebens ist möglich, wenn Streßzustände, wie z. B. Hunger, Infektion oder Trauma durch prompte und adäquate Substitution behandelt werden. Wenn der Krankheitsbe-

ginn im Kindesalter liegt, wird die Endgröße des Patienten subnormal sein, falls nicht humanes Wachstumshormon angewandt wird. Chirurgische Maßnahmen, z. B. Hypophysektomie zur Erhaltung des Sehvermögens bei chromophobem Adenom, sind seit dem Aufkommen der Kortikosteroide sicherer geworden.

Hyperpituitarismus

(Eosinophiles Adenom des Hypophysenvorderlappens)

Gigantismus und Akromegalie

Diagnostische Merkmale

- Exzessives Wachstum der Hände (Zunahme der Handschuhnummer), Füße (Zunahme der Schuhnummer), Backenknochen (Vergrößerung und Hervortreten des Unterkiefers), sowie der inneren Organe; oder Riesenwuchs bei Erkrankungsbeginn vor dem Epiphysenschluß.
- Amenorrhoe, Kopfschmerzen, Gesichtsfeldverlust, Schwitzen, Schwäche.
- Erhöhter Serumspiegel des anorganischen Phosphors und erhöhter Grundumsatz; T_4 normal; Glykosurie.
- Erhöhter Serumspiegel des Wachstumshormons mit fehlender Supprimierbarkeit nach Glukosezufuhr.
- Röntgenbefunde: Vergrößerung der Sella und „Auflockerung" der Knochenstruktur der Endphalangen. Vergrößerter Fersenballen.

Allgemeine Betrachtungen

Das Wachstumshormon scheint seine peripheren Wirkungen durch die Freigabe mehrerer in der Leber hergestellter Somatomedine auszuüben.

Eine exzessive Menge Wachstumshormon, vermutlich aufgrund einer Überaktivität des eosinophilen Teiles des Hypophysenvorderlappens wird am häufigsten von einem benignen Adenom gebildet. Der Tumor kann klein sein. Selten ist er innerhalb der Sinus statt in der Sella lokalisiert. Die Erkrankung kann auch mit einem an anderer Stelle lokalisierten Adenom in Verbindung stehen, wie z. B. in der Nebenschilddrüse oder dem Pankreas. Auch carcinoide Tumoren können mit einer Akromegalie einhergehen. Wenn der Krankheitsbeginn vor dem Epiphysenschluß liegt, kommt es zum Riesenwuchs. Wenn die Epiphysen bei Krankheitsbeginn jedoch bereits geschlossen sind, kommt es nur zu einer Vergrößerung der weichen Gewebe und der terminalen

Skelettstrukturen (Akromegalie). Manchmal ist die Erkrankung vorübergehend („flüchtige Akromegalie"), gefolgt von hypophysärer Insuffizienz.

Klinische Befunde

A. Symptome: Eine Vermehrung anderer hormonerzeugender Zellen, besonders solcher mit gonadotropen Hormonen, verursacht Amenorrhoe und Libidoverlust. Die Produktion exzessiver Mengen von Wachstumshormon führt zu teigigen Vergrößerungen der Hände mit spatenähnlichen Fingern, großen Füßen, Kiefern, Gesicht, Zunge und inneren Organen, großen Zwischenräumen zwischen den Zähnen, und einer öligen, derben zerfurchten Haut und Kopfhaut mit multiplen fleischfarbenen Tumoren (Mollusca). Eine heisere Stimme kommt oft vor. Manchmal besteht eine Acanthosis nigricans. Druck des Hypophysentumors führt zu Kopfschmerz, bitemporaler Hemianopsie, Lethargie und Diplopie. Bei lange bestehenden Fällen kommt es zu sekundären hormonellen Veränderungen, einschließlich Diabetes mellitus, Struma und abnormaler Laktation. Manchmal können diese das Bild der Akromegalie beherrschen. Exzessives Schwitzen kann das verläßlichste klinische Anzeichen für eine Krankheitsaktivität sein.

B. Laborbefunde: Das anorganische Phosphor im Serum kann während der aktiven Phase der Akromegalie erhöht sein (über 4,5 mg/dl). Der FSH-Spiegel ist meist niedrig, kann aber auch normal oder erhöht sein. Glukosurie und eine Hyperglykämie bestehen und sind oft insulinresistent. Ebenso kommt eine Hypercalciurie häufig vor. Der Grundumsatz kann erhöht sein. T_4 ist normal oder verringert. Die 17-Ketosteroide und Hydroxycorticosteroide können erhöht oder vermindert sein, je nach Krankheitsstadium. Das Wachstumshormon im Blut ist während der aktiven Krankheitsphase erhöht (über 7 ng/ml). Die Verabreichung von Glukose führt nicht zum Abfall des erhöhten Serumspiegels (wie es für normale gesunde Personen zutrifft).

C. Röntgenbefunde: Röntgenaufnahmen des Schädels zeigen eine vergrößerte Sella mit zerstörten Clinoid-Fortsätzen, aber eine Sella von normaler Größe schließt die Diagnose noch nicht aus. Die Sini frontales können groß sein. Man kann auch eine Verdickung des Schädelknochens und der langen Röhrenknochen, mit typischer Wucherung der Wirbelkörper und schwergradigen Spornbildungen nachweisen. Eine dorsale Kyphose kommt oft vor. Es kann eine typische „Auflockerung" der Endphalangen der Finger und Zehen nachgewiesen werden, bei Größenzunahme der Os sesamoides. Die Seitenaufnahme der Füße zeigt eine verstärkte Dicke des Fersenbeins.

D. Augenuntersuchung: Gesichtsfelduntersuchungen können zur Aufdeckung einer bitemporalen Hemianopsie beitragen.

Differentialdiagnose

Bei schnellem Wachstum oder Wiederaufnahme des Wachstums nach einem Wachstumsstillstand (z. B. Zunahme der Schuh- oder Ringgröße), muß ein Wachstumshormonüberschuß in Betracht gezogen werden. Auch bei unerklärbarer Amenorrhoe, insulinresistentem Diabetes mellitus oder Struma mit erhöhtem Grundumsatz, welcher nicht auf antithyreoidale Behandlung anspricht, muß ebenfalls die Diagnose erwogen werden. Physiologischer Wachstumsspurt und Gewebsvergrößerung durch Belastung, Gewichtszunahme oder bei bestimmten Berufen müssen in die differentialdiagnostischen Erwägungen mit einbezogen werden. Das Syndrom des cerebralen Riesenwuchses mit psychischer Retardierung und ventrikulärer Dilatation, aber normalen Wachstumshormonspiegeln, ähnelt dem Riesenwuchs der Akromegalie. Auch Myxödem und, seltener, Pachydermoperiostitis können der Akromegalie ähneln. Serienfotografien können bei der Differenzierung des familiären nichtendokrinen Riesenwuchses und einer Gesichtsvergrößerung hilfreich sein. Es müssen auch noch andere Erkrankungen, welche eine Visceromegalie auslösen können, in Betracht gezogen werden.

Komplikationen

Zu den Komplikationen gehört Druck des Tumors auf umliegende Gewebe, Ruptur des Tumors in das Gehirn oder die Sinus, Komplikationen des Diabetes, Herzvergrößerung und Herzversagen. Das Karpal-Tunnel-Syndrom, bedingt durch Kompression des Nervus medianus am Handgelenk, kann zur Invalidität der Hand führen. Es kann auch zur Kompression des Rückenmarks durch große Bandscheiben kommen. Eine durch Myopathie bedingte Schwäche befällt oft die Glieder.

Behandlung

Die Therapie der Wahl aktiver Tumoren ohne Gesichtsfeldverlust war früher die Hypophysenbestrahlung, mit oder ohne Anwendung von Geschlechtshormonen. Wenn das Gesichtsfeld eingeschränkt ist, kann eine Röntgentherapie gefährlich sein, so daß ein chirurgischer Eingriff die Therapie der Wahl ist. Die neuen Erkenntnisse, daß die konventionelle Röntgentherapie einen langsamen Abfall des Wachstumshormonspiegels hervorruft, spricht sehr für eine Strahlenbehandlung oder eine chirurgische Hypophysektomie. Neuerdings kann bei den meisten Patienten durch Therapie mittels transsphenoidaler Mikrochirurgie das funktionsgesteigerte Gewebe unter Erhaltung der Funktion des Hypophysenvorderlappens entfernt werden. Anschließend ist eine periodische Kontrolle der Hypophysenfunktion ratsam. Beim „ausgebrannten" Fall ist, wie bei der Hypophysenunterfunktion, eine Hormonsubstitution erforderlich. Die medikamen-

töse Therapie der aktiven Akromegalie mit Progesteron und Chlorpromazin hat sich als enttäuschend erwiesen. Das kürzlich synthetisierte
Wachstumshormon release-inhibiting-Hormon (Somatostatin) bietet neue Möglichkeiten für die Therapie der Akromegalie und des Riesenwuchses.
Berichte über die medikamentöse Therapie mit Bromocriptin bieten einen neuen Weg an, aber Lang-
zeituntersuchungen müssen noch abgewartet werden.

Prognose

Die Prognose ist vom Alter bei Krankheitsbeginn
und insbesondere vom Alter, in welchem die Therapie eingeleitet wird, abhängig. Die Menstruation
kann wieder hergestellt werden. Schwere Kopfschmerzen können auch nach der Therapie noch
anhalten. Sekundäre Gewebs- und Skelettveränderungen sprechen nicht vollständig auf die Tumorentfernung an. Der Diabetes kann trotz adäquater
Hypophysenablatio aktiv bleiben. Der Patient kann
den kardiovaskulären Komplikationen erliegen.
Der Tumor kann „ausbrennen", indem er Symptome einer Hypophysenunterfunktion verursacht
oder er kann als „leere" Sella erscheinen.

Klinische Störungen der Prolaktinsekretion
Normale Physiologie

Obgleich das Prolaktin bereits seit über 40 Jahren
bekannt ist, wurden erst in den 70er Jahren ausreichende Kenntnisse über die mit diesem Hormon
verbundenen klinischen Störungen erarbeitet. Prolaktin ist ein Peptidhormon mit einem Molekulargewicht von 21000, welches in der Hypophyse sezerniert wird und bei Säugetieren die Laktation induziert. Das Hormon wird während der Schwangerschaft vermehrt sezerniert und die Plasmaspiegel
steigen bis zur Geburt ständig an. Unter der kombinierten Wirkung von Prolaktin, vermehrtem Östrogen und Progesteron entwickeln sich die Mammae
bis zur Milchbildung in den Acini. Nach der Entbindung führt der plötzliche Östrogenentzug durch
die Plazentaabstoßung zum Einsetzen der Laktation. Die Östrogene spielen − gemeinsam mit dem
Prolaktin − eine synergistische Rolle in der Differenzierung und Entwicklung der Mammae, aber sie
hemmen gleichzeitig das Prolaktin hinsichtlich der
konkreten Milchsezernierung. Prolaktin ist absolut
erforderlich für die Laktation. Während der Post-
partum-Periode ist der Saugakt ein ständiger Stimulus für die Prolaktinproduktion. Die Laktation er-
lischt, wenn die Prolaktinsekretion durch Prolaktin-
hemmende Medikamente oder Hypophysenzerstö-
rung unterbrochen wird. Prolaktin ist hinsichtlich
seiner Sekretionssteuerung ein ungewöhnliches
Hormon, da es ständig unter einer inhibitorischen
Kontrolle steht. Daher wird eine Unterbindung des
Hypophysenstiels zur verstärkten Prolaktinsekre-

Tab. 20-2. Ursachen einer Hyperprolaktinämie

Physiologische Ursachen	Pharmakologische Ursachen	Pathologische Ursachen
Schlaf (REM-Phase) Körperliche Anstrengung Streß (Trauma, Operation) Schwanger-schaft Puerperium Stillzeit	Phenothiazine Trizyklische Anti-depressiva Tranquilizer Reserpin Methyldopa Amphetamine Anästhetika Östrogene	Unterbrechung des Hypophysenstiels Hypothalamus-erkrankung Prolaktin-sezernie-rende Tumoren Nelson'-Syndrom Akromegalie Hypothyreose Nierenversagen Chronische Stimu-lation des Brust-korbs (Posthorako-tomie; Postmastek-tomie; Herpes-zoster, etc.)

tion führen. Auch die Verpflanzung der Hypophyse
resultiert in einer überschießenden Prolaktinbil-
dung. Es gibt zunehmend Beweise, daß das Dopamin der Prolaktin-inhibierende Faktor (PIF) ist und
daß somit die Prolaktinsekretion primär durch die
PIF-Sekretion gesteuert wird. Es gibt zwar auch einen Prolaktin-stimulierenden Faktor, seine Rolle ist
jedoch noch unklar. Prolaktin wird, wie andere
Peptidhormone, periodisch sezerniert, daher ist die
Konzentration im Blut nicht konstant (0−20 ng/ml).
Eine Prolaktinerhöhung findet sich bei zahlreichen
physiologischen und pathologischen Zuständen (s.
Tab. 20-2). Östrogene erhöhen die Prolaktinspiegel
durch Vermehrung der Prolaktin-produzierenden
Zellen im Hypophysenvorderlappen. Zahlreiche
Medikamente hemmen den Prolaktin-inhibieren-
den Faktor und führen dadurch zu einer vermehr-
ten Prolaktinproduktion.

Klinische Folgen einer Hyperprolaktinämie

Bei Frauen verursacht eine Hyperprolaktinämie
1. eine Störung der Hypophysen-Ovarien-Funktion
mit anovulatorischen Zyklen, Oligomenorrhoe oder
(häufig) Amenorrhoe; 2. eine Galaktorrhoe (weniger häufig); und 3. einen Hirsutismus (selten).
Bei Männern ist eine Prolaktinvermehrung verbunden mit 1. Impotenz und Abnahme der Libido (sehr
häufig); 2. Hypogonadismus (weniger häufig) und
3. Galaktorrhoe (sehr selten).
Von allen Patienten mit einer sekundären Amenorrhoe haben vermutlich 28% erhöhte Prolaktinspiegel. Die meisten Frauen mit einer Hyperprolaktinämie haben eine Amenorrhoe oder Zeichen einer
verkürzten lutealen Phase. Einige Syndrome sind
teilweise mit der Galaktorrhoe-Amenorrhoe verknüpft: Argonz-del Castillo Syndrom (Galaktorrhoe-Amenorrhoe bei Nullipara), Chiari-Frommel

Syndrom (Galaktorrhoe-Amenorrhoe nach normaler Entbindung) und Farbes-Albright Syndrom (Galaktorrhoe-Amenorrhoe begleitet von einer Hypophysenvergrößerung). Es ist jetzt geklärt, daß diese Syndrome nicht verschiedene klinische Einheiten darstellen, sondern vielmehr verschiedene Phasen desselben Basisproblems. Neuere Untersuchungen weisen darauf hin, daß die Amenorrhoe sehr viel häufiger ist als die Galaktorrhoe.

Die häufigste Ursache einer Hyperprolaktinämie ist ein Hypophysentumor. Etwa 65% aller Hypophysentumoren können mit einer Hyperprolaktinämie einhergehen. Diese Tumoren können klein sein (Mikroadenome) oder zu einer Sellavergrößerung führen (Makroadenome). In den letzten Jahren wurde eine große Zahl von Tests entwickelt, um einen Prolaktin-produzierenden Tumor von anderen Ursachen einer Hyperprolaktinämie zu differenzieren. Die meisten von ihnen sind unzuverlässig. Eine Ausnahme bildet vielleicht die Serum-Prolaktin-Reaktion auf die Verabreichung von TRH: bei Gesunden kommt es nach intravenöser Verabreichung von 400 μg TRH zu einem signifikanten Anstieg des Prolaktinwertes im Serum. Bei den meisten Patienten mit Prolaktin-sezernierenden Tumoren bleibt dieser Anstieg aus. Wichtiger ist jedoch die Bestimmung des aktuellen Prolaktinspiegels im Serum. Bei Patienten mit nachgewiesenen Hypophysentumoren liegen die Prolaktinwerte meist über 100 ng/ml. Tomogramme der Sella können in der Diagnose kleiner Tumoren hilfreich sein, welche nur subtile Knochenveränderungen verursachen.

Behandlung

Die Behandlung einer Hyperprolaktinämie hängt natürlich von ihrer Ursache ab. Bei exogener Östrogenverabreichung wird das Absetzen nach einigen Monaten zur Besserung führen. Das Absetzen psychotroper Medikamente führt meist zu einer schnelleren Besserung mit Wiedereinsetzen der Regel. Die meisten Prolaktin-sezernierenden Tumoren (Prolaktinome) sprechen nicht auf eine Bestrahlungsbehandlung an. Die transsphenoidale chirurgische Entfernung ist die Therapie der Wahl. Von einem erfahrenen Chirurgen durchgeführt, bilden sich nach dem Eingriff alle Symptome zurück. Bei einer Hyperprolaktinämie infolge einer Hypothyreose werden die Symptome unter einer Thyroxintherapie schnell verschwinden. Bromocriptin ist eine Substanz, welche sich an den hypophysären Dopaminrezeptor bindet. Dadurch hemmt es sowohl die spontane als auch die TRH-stimulierte Prolaktinsekretion und ist damit eine medikamentöse Therapiemöglichkeit bei hyperprolaktinämischen Syndromen. In einer Dosierung von 2,5–10 mg/die senkt es den Prolaktinspiegel prompt mit schnellem Wiedereinsetzen der Regel und Verschwinden der Galaktorrhoe. Bromocriptin hemmt das Wachstum von Prolaktinomen sowohl in vivo als auch in vitro. Leider führt ein Absetzen der Therapie meist schnell zum erneuten Auftreten der Hyperprolaktinämie und der Galaktorrhoe-Amenorrhoe. Da die Fertilität unter einer Bromocriptintherapie meist wiederhergestellt wird, kam es zu zahlreichen Schwangerschaften ohne Hinweise auf teratogene Schäden. Eine Schwangerschaft kann durch die daraus resultierende Übersekretion von Östrogenen zur massiven Vergrößerung des Tumors führen mit der Gefahr plötzlich einsetzender Sehstörungen. Eine sorgfältige Überwachung dieser Patienten ist daher notwendig.

Diabetes insipidus

Diagnostische Merkmale

- Polydipsie (4–20 l pro Tag); exzessive Polyurie.
- Spezifisches Gewicht des Harns < 1006.
- Unvermögen der Niere, den Harn nach Flüssigkeitsrestriktion zu konzentrieren. Hyperosmolarität des Serums.
- Vasopressin führt zur Verminderung der Harnausscheidung (ausgenommen bei nephrogenem Diabetes insipidus).

Allgemeine Betrachtungen

Der Diabetes insipidus ist eine relativ seltene Erkrankung mit einer höheren Frequenz bei jungen Männern, welche durch ein verstärktes Durstgefühl und erhöhte Harnmengen mit niedrigem spezifischen Gewicht charakterisiert ist. Der Harn ist ansonsten normal. Die Erkrankung kann akut auftreten, z.B. nach einem Kopftrauma oder chirurgischen Maßnahmen im Bereich der Hypophysenregion, oder sie kann chronisch und schleichend sein. Sie ist auf eine Insuffizienz des Hypophysenhinterlappens oder eine gestörte Funktion der supraoptischen Verbindungswege, welche den Wasserhaushalt regulieren, zurückzuführen. Seltener entsteht die Krankheit infolge einer Nichtansprechbarkeit der Niere auf Vasopressin (Pitressin) (nephrogener Diabetes insipidus).

Die **Ursachen** können wie folgt eingeteilt werden:

A. Vasopressin-Mangel: 1. Primärer Diabetes insipidus aufgrund eines Defektes in der Drüse selbst (wo keine organische Läsion nachweisbar ist), kann familiär bedingt sein und tritt als dominantes Erbleiden auf; oder häufiger sporadisch oder „idiopathisch".

2. Sekundärer Diabetes insipidus durch Destruktion infolge Trauma, Infektion (z.B. Encephalitis, Tuberkulose, Syphilis), primären Tumor oder metastatischen Tumor der Brust oder Lunge (häufig), vaskuläre Zwischenfälle (selten) oder Xanthomato-

se (eosinophiles Granulom oder Morbus Hand-Schüller-Christian).

Ein postpartaler Diabetes insipidus mit Amenorrhoe und Galaktorrhoe ist ebenfalls beschrieben worden.

B. „Nephrogener" Diabetes insipidus: Diese Erkrankung ist auf einen Defekt der Nierentubuli, welcher zu einer Störung der Wasserrückresorption führt und als X-gekoppelte rezessive Anlage auftritt, zurückzuführen. Patienten mit dieser Erkrankungsform werden als sogenannte „Wasserbabies" bezeichnet. Bei Erwachsenen kann die Erkrankung in Verbindung mit einer Hyperurikämie auftreten. Manchmal ist diese Form aquiriert, z. B. nach einer Pyelonephritis, Kaliumverarmung oder Amyloidose. Bestimmte Arzneimittel, z. B. Demeclocyclin, können einen nephrogenen Diabetes insipidus auslösen. Die Erkrankung spricht nicht auf Vasopressin an.

Klinische Befunde

A. Symptome: Die im Vordergrund stehenden Symptome der Erkrankung sind ein ungewöhnlich intensives Durstgefühl (besonders mit Verlangen nach Eiswasser) und Polyurie, wobei die Menge der aufgenommenen Flüssigkeit zwischen 4 und 20 Litern pro Tag schwankt, mit entsprechend großem Harnvolumen. Eine Flüssigkeitsbeschränkung führt zu beträchtlichem Gewichtsverlust, Dehydratation, Kopfschmerzen, Reizbarkeit, Müdigkeit, Muskelschmerzen, Hypothermie, Tachykardie und Schock.

B. Laborbefunde: Eine Polyurie mit über 6 Liter pro Tag bei einem spezifischen Gewicht von weniger als 1 006 ist sehr verdächtig auf Diabetes insipidus. Einfacher Wasserentzug mit Messung der Harnosmolarität ist diagnostisch verwertbar. Besondere Teste sind entwickelt worden, um einen echten Diabetes insipidus von einer psychogenen Polydipsie zu unterscheiden (Hickey-Hare- und Carter-Robbins-Test). Die letztere spricht oft auf die Verabreichung einer 3%igen hypertonen Kochsalzlösung (mit Reduktion der Harnausscheidung und Ansteigen des spezifischen Gewichtes) an; beim echten Diabetes insipidus trifft das nicht zu. Ein positives Ansprechen schließt im allgemeinen einen echten Diabetes insipidus aus. Auf ein negatives Resultat muß eine sorgfältige prolongierte Dehydratation und Messung von Urin und Plasmaosmolarität sowie des Körpergewichtes unter stationären Bedingungen folgen. Die Plasmaosmolarität wird normalerweise im Bereich von 285–290 mOsm/kg, verbunden mit ADH-Konzentrationen von 1–3 µU/ml im Plasma und 11–30 µU/h im Harn, gehalten. Eine gestörte Fähigkeit, ADH entweder zu synthetisieren oder freizusetzen führt zu einer Verminderung der Fähigkeit der Nieren, Wasser zu halten. Patienten mit schwerem Diabetes insipidus konzentrieren nach einer Dehydratation den Harn nur minimal. Nach

Verabreichung von 5 E Vasopressin, steigt die Harnosmolarität prompt an. Patienten mit leichterer Erkrankung können ADH als Reaktion auf Hyperosmolarität nicht freisetzen, aber behalten die Fähigkeit, auf nicht-osmotische Stimuli das Hormon freizusetzen. Manche Patienten sprechen auf einen osmotischen Stimulus nur an, wenn die Plasmaosmolarität normale Spiegel übersteigt („hochsitzende Osmorezeptoren"). Das Bestehen einer intakten Durstperzeption führt zur Polydipsie und Polyurie. Das Nichtansprechen auf Vasopressin (Pitressin) zeigt einen nephrogenen Diabetes insipidus an, wenn die Serum-Kalzium- und Kalium-Spiegel normal sind.

Ein kürzlich entwickelter Radioimmunoassay für Arginin-Vasopressin erleichtert die Differentialdiagnose des Diabetes insipidus und der psychogenen Polydipsie.

Wenn ein echter primärer Diabetes insipidus aufgrund der Tests als wahrscheinlich angenommen werden kann, sucht man eine mögliche Gehirnläsion mit Hilfe von Röntgenaufnahmen des Schädels, Untersuchungen des Gesichtsfeldes und Encephalogrammen. Man suche auch nach gleichzeitig bestehenden xanthomatösen Knochenläsionen mit Bestätigung durch eine Biopsie, ebenso nach einem primären Tumor der Lunge oder der Brust. Beim nephrogenen Diabetes insipidus schließt man eine Pyelonephritis oder Hydronephrose und die Einnahme von Demeclocyclin und Lithium aus.

Differentialdiagnose

Am wichtigsten ist die Unterscheidung von der „psychogenen" Gewohnheit des Wassertrinkens (siehe oben). Das kann schwierig sein, da Patienten mit lang bestehender Polydipsie eine echte Störung der Flüssigkeitskonzentration in der Niere entwickeln. Die Bestimmung der basalen Serum-Osmolarität ist nützlich, da Patienten mit psychogener Polydipsie niedrige Werte aufweisen, während die Serum-Osmolarität bei Patienten mit Diabetes insipidus normal oder erhöht ist. Eine Polydipsie und Polyurie kann auch bei Diabetes mellitus, chronischer Nephritis, Hypokaliämie (z. B. bei primärem Hyperaldosteronismus) und bei hyperkalzämischen Zuständen wie z. B. Hyperparathyreoidismus, auftreten. Das konstante niedrige spezifische Gewicht des Harns bei chronischer Nephritis steigt nach Verabreichung von Vasopressin nicht an. Andererseits ergeben, trotz der Unfähigkeit der Patienten mit Diabetes insipidus Harn zu konzentrieren, andere Nierenfunktionsuntersuchungen im wesentlichen normale Befunde.

Komplikationen

Wenn Wasser nicht leicht verfügbar ist, führt die exzessive Harnausscheidung zu schwerer Dehydratation, welche selten bis zum Schockzustand fortschreitet. Insomnie und Dysphagie können auftreten. Bei Patienten, welche auch einen gestörten Durstmechanismus haben und welche eine wirksame antidiuretische Therapie erhalten, besteht die Gefahr einer induzierten Wasserintoxikation. Bei unbehandelten Patienten können aufgrund der langjährigen Passage größerer Harnmengen eine Dilatation der Harnleiter und der Harnblase auftreten.

Behandlung

A. Spezifische Maßnahmen: Vasopressin-tannat (Pitressin Tannat), 0,5–1,0 ml in Öl i. m., ist seit vielen Jahren die Standardtherapie. Sie ist für 24–72 Stunden wirksam. Es ist gewöhnlich am besten, das Arzneimittel am Abend zu verabreichen, so daß die maximale Wirkung während des Schlafens erreicht wird. Die Patienten lernen, das Arzneimittel selbst zu verabreichen und die Dosierung wird dem Bedarf angeglichen. Der Patient ist anzuweisen, das Arzneimittel gut zu schütteln, bevor er die Spritze füllt. Bei Langzeittherapie kommt eine wäßrige Vasopressin-Injektionslösung nur selten zur Anwendung wegen ihrer kurzen Wirkungsdauer (1–4 Stunden). Gelegentlich können Patienten auf das tierische Vasopressin allergisch sein; ein synthetisches Substitut, Lysin-8-Vasopressin ist als Nasalspray (Lypressin) verfügbar. Diese Therapieform kann von Patienten mit leichter Erkrankungsform bevorzugt werden. Sie ist frei von lokalen Nebenwirkungen und es kommt auch nicht zur Wasserintoxikation, welche bei Vasopressin-Tannat in Öl nicht ungewöhnlich ist. Ein kürzlich synthetisiertes Analogum des Arginin-Vasopressins (Desmopressinacetat [DDAVP]=Minirin) ist länger wirkend und kann zur Therapie der Wahl werden, obwohl es zur Zeit noch recht teuer ist.

B. Andere Maßnahmen: Leichte (oder vasopressinresistente) Fälle benötigen keine andere Therapie als entsprechende Flüssigkeitsaufnahme. Bei der Reduzierung des Harnvolumens bei echtem oder nephrogenem Diabetes insipidus ist Hydrochlorothiazid, 50–100 mg/die (mit KCl) von einigem Nutzen. Chlorpropamid (Diabinese) hat sich als antidiuretisch wirksam erwiesen und kann bei leichten Fällen angewandt werden. Es hat keine Wirkung auf den nephrogenen Typ. Nach einer Initialdosis von 250 mg 2mal täglich reicht bei vielen Patienten eine Erhaltungsdosis von 125–250 mg/die aus. Zu den Nebenwirkungen zählen Nausea, Hautallergie, Hypoglykämie und eine Disulfiram-ähnliche Reaktion auf Alkohol. Andere Arzneimittel noch im Forschungsstadium sind Clofibrat, Halofenat und Carbamazepin (Tegretal®). Bei vielen Patienten mit einem Drang zum Wassertrinken kann eine Psychotherapie erforderlich sein.

C. Röntgentherapie: Diese kann im Rahmen der Therapie mancher durch einen Tumor ausgelöster Fälle (z. B. eosinophiles Granulom) angewandt werden.

Prognose

Ein Diabetes insipidus kann latent sein, besonders wenn er mit einer Unterfunktion des Hypophysenvorderlappens einhergeht; und er kann vorübergehend sein, z. B. nach einem Kopftrauma. Die endgültige Prognose bestimmt im wesentlichen die zugrundeliegende Störung. Da viele Fälle mit organischen Gehirnerkrankungen verbunden sind, ist die Prognose oft schlecht.

Eine chirurgische Korrektur der primären Gehirnläsion ändert selten den Diabetes insipidus. Wenn die Erkrankung auf ein eosinophiles Granulom des Schädels zurückzuführen ist, kann eine vorübergehende oder sogar vollständige Heilung durch Röntgentherapie bewirkt werden.

Die Prognose des nephrogenen Typs ist nur mäßig, da interkurrente Infektionen oft auftreten, besonders bei von dieser Krankheit befallenen Kindern. Die erworbenen Formen dieses Typs können reversibel sein, z. B. wenn eine Harnwegsinfektion oder Obstuktion beseitigt wird.

Inadäquate Sekretion von antidiuretischem Hormon

Dieses Syndrom, welches im wesentlichen eine Wasserintoxikation darstellt, besteht aus Reizbarkeit, Lethargie, Verwirrungszuständen und Krampfanfällen. Unerkannt kann es zum Koma und Tod führen. Zu den Laborbefunden gehört eine Hyponatriämie (aufgrund welcher man die Diagnose vermuten kann) und Serumhyperosmolarität, fortlaufende Nierenausscheidung von Natrium, Bildung hyperosmolaren Harns und vermehrtes Flüssigkeitsvolumen. Nebennieren- und Nierenfunktion sind normal. Die Plasma-Arginin-Vasopressin-Spiegel sind erhöht oder hoch-normal, aber inadäquat für die Plasmaosmolarität.

Die Erkrankung wird am häufigsten durch ein Bronchialkarzinom verursacht, aber sie kann auch bei Lungentuberkulose, Porphyrie, akuter Leukämie, Myxödem und Erkrankungen des zentralen Nervensystems auftreten. Bei Kindern kann sie eine Komplikation der Pneumoencephalographie sein. Sie kann durch Chlorpropamid, Vincristin, Cyclophosphamid und Kalium-ausschwemmende Diuretika ausgelöst werden.

Die Therapie wird am besten durch Wassereinschränkung erreicht, was zum Erfolg führt, wenn das Syndrom frühzeitig erkannt wird. In schweren Fällen von Hyponatriämie, wenn eine schnelle Korrektur notwendig ist, kann eine Furosemid-Diurese mit Elektrolytsubstitution angewandt werden. Lithiumcarbonat hat sich bei diesem Syndrom als wirksam erwiesen, aber es kann zur Lithiumintoxikation kommen. Demeclocyclin kann ein sicheres Arzneimittel sein, um die Antidiurese zu korrigieren. Man muß auch nach der primären Ursache der Erkrankung suchen. Wegen des fortgeschrittenen Stadiums des Syndroms zum Zeitpunkt der Diagnosestellung und der ernsten primären Störungen, die es hervorruft, ist die Prognose oft schlecht.

Erkrankungen der Schilddrüse

Das Schilddrüsenhormon greift in sämtliche zellulären oxydativen Vorgänge des gesamten Organismus ein. Gebildet wird es normalerweise innerhalb der Drüsenfollikel durch eine Kombination von anorganischem Jod (welches durch die Drüse unter dem Einfluß des hypophysären TSH festgehalten wird) und Thyrosin über die Zwischenstufen Monojodthyrosin und Dijodthyrosin, welches sich weiter zu Thyroxin und Trijodthyronin (T_3), dem wichtigsten Hormon der Drüse, verbindet. Die „Depot"-form des Hormons ist das Thyreoglobulin, eine Kombination von Thyroxin und thyreoidalem Globulin. In dieser kolloidalen Form wird das Hormon in den Drüsenfollikeln gefunden.

Bei Bedarf werden die aktiven Hormone aus der Drüse unter dem Einfluß von TSH freigesetzt. Das zirkulierende Thyroxin wird an Plasmaproteine gebunden, vorwiegend die Thyroxin-bindenden Globuline und Praealbumin. Sie können als „Proteingebundenes" Jod (PBJ) oder T_4 gemessen werden. Hohe Östrogenspiegel (z.B. bei Schwangerschaft oder Frauen unter oralen Kontrazeptiva) erhöhen die Spiegel des Thyroxin-bindenden Globulins und so auch das PBJ und T_4. Die Bindung kann durch bestimmte Verbindungen, z.B. Phenytoin oder hohe Acetylsalicylsäuremengen, welche das PBJ und T_4 senken, gehemmt werden. Die freien (ungebundenen) Mengen der zirkulierenden Hormone regulieren die TSH-Ausschüttung. Die physiologische Bedeutung von Trijodthyronin bei klinischen Störungen steht heutzutage fest. Die Verfügbarkeit von synthetischem TSH-releasing-Hormon (TRH) ist bei der Bewertung von hypophysären Reserven und in der Diagnostik von Hyper- und Hypothyreosen nützlich.

Der Bedarf an Jod ist minimal (ca. 20–200 µg/die), aber wenn ein echter Mangel aufkommt oder der Bedarf erhöht ist (z.B. während der Pubertät), ist die Hormonproduktion nicht ausreichend und die zirkulierenden Spiegel sinken. Dies führt zu einem Ansteigen der hypophysären TSH-Ausschüttung und es kommt zur Schilddrüsenhyperplasie.

Das meiste zirkulierende T_3 entsteht durch periphere Konversion von T_4. T_4 wird auch zu einer biologisch inaktiven Substanz metabolisiert, dem reverse T_3 (rT_3). Die Bedeutung dieser peripheren Konversion ebenso wie die durch das adrenerge Nervensystem geänderte hypothalamisch-hypophysäre Regulation wird jetzt klarer. Zusätzlich scheint ein Autoregulationsmechanismus innerhalb der Schilddrüse selbst die Konstanz der Schilddrüsenhormonvorräte zu erhalten.

Schilddrüsenerkrankungen können mit oder ohne diffuse oder noduläre Vergrößerung der Drüse (Struma) auftreten. Symptome können durch Druck oder durch Überfunktion oder Unterfunktion entstehen. Eine starke genetische Prädisposition für Schilddrüsenerkrankungen ist bekannt.

Da das Schilddrüsenhormon in alle vitalen Vorgänge des Körpers eingreift, ist der Zeitpunkt des Beginns eines Mangelzustandes hinsichtlich der psychischen und physischen Entwicklung äußerst wichtig. Eine prolongierte Insuffizienz, welche seit dem Kindesalter (Kretinismus) besteht, ruft irreversible Veränderungen hervor. Leichtere Formen von Unterfunktion, besonders bei Erwachsenen, können unerkannt bleiben oder als Symptome von Erkrankungen anderer Systeme, z.B. Menorrhagie maskiert sein. Die Diagnose wird dann vorwiegend von Laboruntersuchungen abhängig sein, besonders einem erhöhten TSH-Spiegel.

Wann immer ein isolierter Schilddrüsenknoten festgestellt wird, welcher nicht mit einer Überfunktion einhergeht und besonders, wenn eine Größenveränderung des Knotens bemerkbar ist, muß in jeder Altersgruppe immer an die Möglichkeit eines Neoplasmas gedacht werden.

Schilddrüsenfunktionsteste

Die größere Verfügbarkeit von spezifischen Tests der Schilddrüsenfunktion hat allmählich die meisten älteren diagnostischen Verfahren, wie den Grundumsatz, das BEJ, PBJ und T_4 durch Säulenchromatographie verdrängt. Die in der klinischen Praxis am häufigsten angewandten Tests sind T_4 – CPM – MP oder T_4 (D), oder T_4 (RIA) in Kombination mit Harzaufnahme von T_3 und Messung des freien Thyroxinindex (FTI). Die TSH (RIA)-Bestimmung ist bei der Diagnosestellung von großer Hilfe.

1. Schilddrüsenhormone im Serum

T4 CPB-MP:
Normalwert: 5,3–14,5 µg/dl

Tabelle 20-3. Adäquate Anwendung der Schilddrüsenteste

Zweck	Test	Anmerkung
Für Screening-Zwecke	T$_4$ (D) oder T$_4$ (RIA)	Schwankt mit TBG
	T$_3$-Harz-Aufnahme	Schwankt mit TBG
	Freier Thyroxin-Index	Nützliche Kombination
Bei Hypothyreose	Serum TSH	Primäre gegen sekundäre Hypothyreose „Feedback" mit T$_4$ und T$_3$
	TRH Stimulation	Unterscheidet hypophysäre und hypothalamische Erkrankungen
	Antithyreoglobulin und antimikrosomale Antikörper	Erhöht bei Hashimoto-Thyreoiditis
Bei Hyperthyreose	Serum TSH	Gewöhnlich supprimiert
	T$_3$ (RIA)	Erhöht
	123 J Aufnahme und Scan	Diffus erhöht, bzw. „heiße" Regionen
	Suppressionstest (100 µg T$_3$ für 7 Tage)	Autonomie. Bei atypischer Hyperthyreose mit normaler Aufnahme
	TRH Stimulation	Kein Ansprechen; sicherer als Suppressionstest
	Antithyreoglobulin und antimikrosomale Antikörper	Erhöht bei Hyperthyreose
	TSH Immunoglobulin-Verdrängungstest (TDJ)	Positiv bei Hyperthyreose
Bei Knoten	123 J Aufnahme und Scan	„Warme" gegen „kalte" Knoten
	99 m Tc Scan	Vaskulär gegen avaskulär
	Fluorescenz-Scan	Maligne Läsionen haben niedrige Aufnahme.
	Sonographie	Solide gegen Cysten. Reine Cysten sind nicht maligne
	Thyreoglobulin (TG)	Hoch bei metastatischen papillären oder follikulären Karzinomen
	Calcitonin	Hoch bei medullären Karzinomen

Hierbei wird das Gesamtthyroxin durch kompetitive Proteinbindung oder -Verdrängung bestimmt. Die Methode wurde von Murphy und Pattee entwickelt. Sie ist in den meisten Labors durchführbar und ersetzt PBJ, BEJ und T$_4$ durch Säulenchromatographie, da sie durch exogene Jodverbindungen nicht beeinflußt wird. Allerdings wird der Test durch Zustände einer veränderten Thyroxinbindung beeinträchtigt.

T$_4$ (RIA):
Normalwert: 5–13 µg/dl
Dieser Test, welcher das Thyroxin mittels Radioimmunassay mißt, ersetzt allmählich den T$_4$ CPB – MP oder T$_4$ (D)-Test. Er wird auch durch Zustände veränderter Thyroxinbindung beeinträchtigt.

Bestimmung des „freien" Thyroxin:
Normalwert: 1,4–3,5 ng/dl
Dieser Test mißt die metabolisch wirksame Fraktion des zirkulierenden T$_4$. Er ist ein schwer durchzuführender Test und nicht überall verfügbar.

Radioaktive T$_3$-Aufnahme von Harz
Normalwert: (schwankt je nach angewandter Methode) 25–35%. Dieser Test ist von exogenen organischen oder anorganischen Jodverbindungen unabhängig. Es handelt sich um eine indirekte Meßmethode des Thyroxin-bindenden Proteins und ist von Wert bei bestimmten Patienten, z.B. während der Schwangerschaft, wenn das T$_4$ aufgrund erhöhter Thyroxinbindung hoch und die T$_3$-Aufnahme niedrig ist. Im allgemeinen geht die T$_3$-Aufnahme parallel mit T$_4$, ausgenommen beim euthyreoten Patienten mit einem Mangel an Thyroxin-bindendem Protein, wo das T$_4$ niedrig, aber die T$_3$-Aufnahme normal oder hoch ist. Eine Kombination dieses Testes mit dem T$_4$-Test ist von größerem diagnostischen Wert.

Freier Thyroxinindex (FTI):
Normalwert: 0,75–2,6 E, wenn T$_4$ säulenchromatographisch bestimmt wird; 1,3–5,1 E bei Anwendung von T$_4$ (D) mit Harz-T$_3$-Aufnahme. Dieser Test ist eine Messung des Produktes von T$_4$ und Harz-T$_3$-

Aufnahme ($T_4 \times T_3$-Aufnahme). Das gleicht Abnormalitäten der Thyroxinbindung aus.

Thyroxinbindendes Globulin (TBG-RIA):
Normalwert: 2,0–4,8 mg/dl.
Das ist ein direkter und spezifischer Test für eine veränderte Thyroxinbindung und wird durch Veränderungen anderer Serumproteine nicht gestört.

T_3 durch Radiimmunoassay:
Normalwert: 60–210 ng/ml.
Dieser seit kurzem verfügbare Test ist von Wert bei der Diagnose der Thyreotoxikose mit normalen T_4-Werten (T_3-Thyreotoxikose) und bei manchen Fällen einer toxischen nodulären Struma.
Der T_3-Wert sinkt bei Mangelernährungszuständen, chronischen Krankheiten, Gewichtsreduktionsdiäten, usw. schnell ab.

2. In Vivo-Aufnahme der Schilddrüse

Radiojod (123 J)-Aufnahme der Schilddrüse:
Normalwert: 5–35% in 24 Stunden.
Der Normbereich in den USA ist aufgrund erhöhter diätetischer Jodaufnahme gesunken.
A. Erhöht: Thyreotoxikose, große Strumen mit Unterfunktion, Jod-Mangel; gelegentlich chronische Thyreoiditis.
Erniedrigt: Verabreichung von Jodiden (entsprechend den Faktoren, welche das PBJ erhöhen), T_4, Thyreostatika, Thyreoiditis, Hypothyreose.
Ein Szintigramm über der Schilddrüse kann Stellen verstärkter und verminderter Aktivität darstellen. Wenn die Aufnahme von 123 J blockiert ist, kann man Technetium 99 m Tc verwenden, um ein Szintigramm zu erhalten. Die Supression der Jodaufnahme nach Anwendung von 100 µg T_3 täglich über mehrere Tage erlaubt es, jene Stellen der Drüse festzulegen, welche entweder autonom oder TSH-abhängig sind. Die Verabreichung von TSH über 2 oder mehrere Tage mit darauffolgendem Anstieg der 123 J-Aufnahme über erniedrigte Kontrollspiegel hinaus, weist das Vorhandensein von Schilddrüsengewebe nach und zeigt damit, daß die vorher erniedrigte Radiojodaufnahme auf einen TSH-Mangel zurückzuführen war; die Verfügbarkeit von Plasma-TSH-Messungen hat diesen Test weitgehend überholt.
Fluoreszenz-Scanning: Diese relativ neue Technik bewertet die intrathyreoidale Jodspeicherung und liefert ein Verteilungsmuster ohne den Patienten radioaktiver Strahlung auszusetzen.
Sie erlaubt, Knoten, Überaktivität, Thyreoiditis mit niedrigen Werten, usw. zu beurteilen. Sie kann während der Schwangerschaft, bei Patienten unter Schilddrüsenmedikation oder solchen, welche kürzlich Kontrastmittel oder Jod erhalten haben, angewandt werden.

3. Verschiedene Schilddrüsenfunktionsteste

Serumcholesterin:
Normalwert: 150–280 mg/dl.
Dieser Test ist unspezifisch, da viele Faktoren den Cholesterinspiegel beeinflussen können. Der absolute Spiegel ist weniger wichtig als die Veränderung nach Therapieeinleitung.
A. Relativ erhöht: Hypothyreose.
B. Relativ vermindert: Thyreotoxikose (gelegentlich)
Grundumsatz (GU): Dieser Test wird heutzutage nur noch selten angewandt. Normalwert ist ±20%.
Zu Abweichungen von der Norm kommt es bei Hyperthyreose, Polyzythämie, Leukämie und Phäochromozytom (sehr hoch); bei Myxödem, beim Hypopituitarismus, Morbus Addison, Anorexia nervosa, chronischer allgemeiner Schwäche, Hungerzuständen und manchen Nephrosefällen (sehr niedrig).

Achilles-Sehnen-Reflex (Photomotograph):
Die Relaxationszeit ist bei Hypothyreose, aber auch bei Schwangerschaft, Diabetes, hohem Alter, usw. oft verlängert. Sie ist kurz bei Hyperthyreose. Obwohl es diesem Test an Spezifität zur Diagnostik mangelt, kann er bei der Beobachtung der Therapiereaktion von Wert sein. Normale Breite: 240–380 ms.

Thyreotropin-Immunassay und Ansprechen auf TRH (TRH-Test):
Normalwert: TSH-RIA weniger als 10 µU/ml; Reaktion auf TRH: TSH verdoppelt sich innerhalb von 30 Minuten nach Verabreichung von 400 ug iv. Der Radioimmunassay des Serum-TSH wird immer verfügbarer. TSH-Erhöhungen können bei subklinischer Hypothyreose (z.B. nach destruktiver Schilddrüsentherapie), bei Jod-Mangelstruma und bei manchen dyshormonogenen Strumen auftreten. Eine normale TSH-Erhöhung bei der nodulären Struma zeigt gewöhnlich eine autoimmune Schilddrüsenerkrankung an. Eine T_4-Therapie ist bei Patienten mit Struma und erhöhtem TSH rational. Nach adäquater T_4 Substitution sollten Patienten mit Myxödem nicht meßbare oder niedrige TSH-Spiegel aufweisen. Ein normales Ansprechen von TSH auf TRH schließt eine hypophysäre Hypothyreose aus. Ein prolongiertes und übermäßiges Ansteigen von TSH nach Verabreichung TRH bei Patienten mit grenzwertiger Erhöhung von TSH gibt einen weiteren Nachweis eines primären Schilddrüsenversagens. Patienten mit Hyperthyreose sprechen auf TRH nicht an, und ein normales Ansprechen schließt eine Hyperthyreose aus.

Serologische Tests:
Antikörper gegen manche Schilddrüsenbestandteile (Antithyreoglobulin und antimikrosomale) finden

sich am häufigsten bei der Hashimoto-Thyreoiditis, aber auch bei den meisten Patienten mit Morbus Basedow, einigen Patienten mit Strumen oder Schilddrüsenkarzinomen und gelegentlich auch bei normalen Patienten. Schilddrüsenspezifische stimulierende Autoantikörper wie z.B. LATS (long-acting-thyroid Stimulator) und HSTS-Protektor (welcher wahrscheinlich mit dem human-spezifischen Thyreoidea-Stimulator [HSTS] identisch ist), werden beim Morbus Basedow gefunden. Ein Gattungstest für diese und andere stimulierende Schilddrüsen-Immunoglobuline (TSI) mißt ihre TSH-Verdrängung in den Zellenmembranen der Schilddrüse. Ein Serum-Thyreoglobulin-Radioimmunassay wurde kürzlich neu eingeführt. Der Wert ist hoch bei malignen Schilddrüsenerkrankungen und kann bei der Differentialdiagnose zwischen benignen und malignen Läsionen von Nutzen sein. Die meisten dieser Faktoren können bis jetzt nur in Forschungslaboratorien gemessen werden.

Echoscan (Schilddrüsen-Sonographie):
Diese einfache Technik wird zur Feststellung solider oder cystischer Schilddrüsenveränderungen angewandt; im letzteren Fall kann eine Feinnadelpunktion die Diagnose und zugleich die Therapie erbringen. Zysten sind meist nicht maligne.

Calcitonin-Bestimmung:
Erhöht beim medullären Karzinom.

Tabelle 20-4. Typische Ergebnisse von Funktionstests der Schilddrüse bei verschiedenen Zustandsbildern. (N = Normale Schwankungsbreite, ↑ = erhöht, ↓ = vermindert). *Anmerkung:* Die direkten Tests unterliegen technischen Schwankungen. Sie sollten angewandt werden, wenn die Standardtests keine schlüssige Information liefern, da viele Arzneimittel diese Schilddrüsentests beeinträchtigen können

	T₄ CPB-MP, T₄ (D), T₄ (RIA)	T₃ Harz	Freier T₄ Index	RAJ(^{131}J) Aufnahme	Andere nützliche Tests und Anmerkungen
Hyperthyreose	↑	↑	↑	↑	TSH ↓
Hypothyreose	↓	↓	↓	↓	TSH ↑ beim primären Myxödem, beim hypophysären Myxödem
Euthyreose oder Hypothyreose-					
Therapie mit: T₄	N	N	N	↓	TSH ↓ mit 0,1–0,2 mg
T₃ (1)	↓	↓	↓	↓	TSH ↓ mit 50 µg T₃
Thyreoidea sicca (2)	N	N	N	↓	TSH ↓ mit 120–200 mg
Euthyreose nach (3)					
Röntgenkon-trastmitteln	N	N	N oder ↑	↓	Wirkungen können zwischen 2 Wochen u. Jahren persistieren
Schwangerschaft					
Hyperthyreose	↑	N oder ↑	↑	↑	Wirkungen peristieren
Euthyreose	↑	↓	N	↑	über 6–10 Wochen
Hypothyreose	N oder ↓	↓	↓	↓	post partum
Orale Kontrazeptiva	↑	↓	N	N	TSH normal
Nephrotisches Syndrom (4)	↓	↑	N	N	Niedriges TB u. TBG
Phenytoin, hohe Salicylatdosen, Testosteron	↓	↑	N	N	TSH normal
Jodmangel	N	N	N	↑	^{131}J ↓ bei T₄ oder T₃
Jodzufuhr	N	N	N	↓	^{131}J ↑ mit TSH

1) T₃ verursacht verminderte Meßergebnisse von Serum-Thyroxin, weil die T₄ Sekretion supprimiert ist, oder fehlt. T₃ Harz ist vermindert durch verringerte TBG-Saturierung mit T₄.

2) Vorausgesetzt normale T₃:T₄-Relation. Einzelne Serien des Schilddrüsenextraktes können voneinander abweichen.

3) Freier T₄ Index kann erhöht sein, wenn die T₄-Messung im Serum durch Kontaminierung erhöht ist.

4) Bei dieser Erkrankung geht TBG verloren, was das verminderte Serumthyroxin erklärt.

* Modifiziert und reproduziert, mit Erlaubnis nach Leeper RD: Current Concepts 1:1, 1972. Freundliche Genehmigung der Upjohn Co., Kalamazoo, Mich.

Einfache und noduläre Struma

Diagnostische Merkmale

- Schilddrüsenvergrößerung bei Patienten, welche in einer endemischen Kropfgegend leben.
- Keine Symptome, außer eventuellen Kompressionserscheinungen durch große Drüsen.
- T_4 und Serumcholesterin normal; radioaktive Jodaufnahme normal oder erhöht.
- TSH kann erhöht sein.

Allgemeine Betrachtungen

In vielen Teilen der Welt ist die einfache Struma auf Jodmangel zurückzuführen und tritt in endemischen Gegenden, welche von der Seeküste entfernt liegen, auf. Eine relative Jodinsuffizienz führt zur funktionellen Überaktivität und Hyperplasie der Drüse, welche sich mit jodarmem Kolloid füllt. Wenn der Mangel korrigiert wird, kann die Vergrößerung zurückgehen. Bei langanhaltenden Erkrankungsfällen persistiert die Struma und ist oft nodulär.

In den USA ist die Jodaufnahme jetzt so hoch (aufgrund von Jodzusätzen im Brot und anderen Jodquellen in der Kost), daß ein Jodmangel aufgrund zu geringer Jodzufuhr extrem selten ist.* Unbekannte Faktoren außer Jodmangel spielen eine Rolle in der Strumagenese. Eine einfache Struma kann vorübergehend auftreten, wenn ein größerer Bedarf an Schilddrüsenhormon besteht, z.B. zu Beginn der Pubertät oder während der Schwangerschaft. Selten tritt eine Struma trotz adäquater Jodaufnahme auf, dann, wenn die Bildung der Schilddrüsenhormone beeinträchtigt ist, z.B. aufgrund exzessiver Aufnahme bestimmter strumigener Gemüsesorten (verschiedene Rübensorten), Kontakt mit Thiocyanat, oder kongenitaler Mangel bestimmter Enzymsysteme. Es ist leichter, einer Struma vorzubeugen als sie zu heilen; seit der Einführung des jodierten Salzes ist sie seltener geworden. Einfache Strumen können bei der Biopsie eine chronische Thyreoiditis zeigen.

Klinische Befunde

A. Symptome: Die Drüse ist sichtbar vergrößert und tastbar. Es müssen keine Symptome bestehen. Symptome treten als Folge der Kompression der Hals- oder Brustorgane auf: Giemen, Dysphagie, respiratorische Behinderung. (Anmerkung: rezidivierende laryngeale Kompression ist selten.) Es kann gleichzeitig eine kongenitale Taubheit und Geschmacksstörung vorliegen.

B. Laborbefunde: T4 und Serumcholesterin sind gewöhnlich normal. Die Radiojodaufnahme der Drüse kann normal oder erhöht sein. Radioaktive

Aufnahmen über Knoten zeigen diese mit niedriger Aktivität (im Gegensatz zu toxischen nodulären Strumen).

Mit Spezialtechniken ist es möglich, Enzymdefekte in der Schilddrüsenhormon-Produktion oder abnormale zirkulierende Verbindungen bei einer beträchtlichen Patientenzahl mit Strumen nachzuweisen, besonders bei familiären Formen. Schilddrüsenautoantikörper können nachweisbar sein. Die TSH-Spiegel können erhöht sein.

C. Ultraschall-Untersuchung: Die Technik der Schilddrüsen-Sonographie ermöglicht es, Schilddrüsenknoten besser zu bewerten. Echogramme sind sicher und schnell erhältlich, und sie können zeigen, ob eine Veränderung des Schilddrüsengewebes von 1–4 cm zystisch oder solide ist. Ein cystischer Knoten enthält viel weniger wahrscheinlich eine maligne Läsion als ein fester Knoten. Ein Sonogramm kann auch zur Nachbeobachtung der Entwicklung von Schilddrüsenknoten verwendet werden, während der Patient unter Schilddrüsenhormon-Therapie steht.

Differentialdiagnose

Es kann schwierig sein, eine blande Struma von einer toxischen, diffusen oder nodulären Struma, besonders bei einem Patienten mit einer Vielzahl stark ausgeprägter nervöser Symptome, zu unterscheiden. Eine Anamnese des Aufenthaltes in einer endemischen Gegend bei Strumavorkommen in der Familienanamnese oder der Beginn während streßgeladener Lebensabschnitte (z.B. Pubertät oder Schwangerschaft) ist oft hilfreich. Wenn die Struma nodulär ist, und besonders, wenn ein einziger Knoten besteht, muß man an ein Neoplasma denken. Die Sonographie ist oft behilflich, wenn man benigne von malignen Knoten zu unterscheiden hat.

Prävention

Bei einer diätetischen Aufnahme von 100–200 µg Jod täglich, sollte eine blande Struma nicht auftreten können. Während streßgeladener Zeitabschnitte (Pubertät, Schwangerschaft und Laktation) kann die obere Grenze dieser Dosis notwendig sein. Diese Menge wird mit 1–2 g jodiertem Salz täglich zugeführt. Jod-angereichertes Öl wurde in verschiedenen Regionen der Welt als prophylaktisches Agens gegen die Struma eingeführt.

Behandlung

A. Spezifische Maßnahmen:

1. Schilddrüse: Thyreoidea sicca, 120–180 mg oder mehr oder Laevo-Thyroxin, 0,2 mg oder mehr — besonders, wenn die Struma multinodulär ist — scheint in den meisten Fällen von Nutzen zu sein. Die Struma hört auf zu wachsen und nimmt oft an Größe wieder ab. Als Therapieleitlinie sollte der T4-Wert an der oberen Normgrenze gehalten und

---

* Anm. d. Hrsg.: Die Bundesrepublik Deutschland ist ein endemisches Kropfgebiet

die TSH-Spiegel durch eine adäquate Substitutionstherapie supprimiert werden.

2. Jod-Therapie: Wenn die Vergrößerung frühzeitig entdeckt wird und sie auf einen Jodmangel zurückzuführen ist, kann sie mit adäquater Jodtherapie vollkommen verschwinden. 5 Tropfen einer saturierten Kaliumjodidlösung oder starken Jodlösung (Lugol'schen Lösung) täglich in ½ Glas Wasser reichen aus. Man führt die Therapie fort, bis die Drüse die normale Größe wieder erreicht hat und setzt den Patienten dann auf eine Erhaltungsdosis oder die Verwendung von jodiertem Speisesalz.

B. Indikationen für chirurgische Maßnahmen:

1. Druckanzeichen: Wenn Zeichen lokalen Drucks bestehen, welchen durch medikamentöse Therapie nicht abgeholfen werden kann, sollte die Drüse chirurgisch entfernt werden.

2. Potentielle Malignität: Bei jeder Schilddrüse mit einem einzigen „kalten" (niedrige 123 J oder 99 mTc-Aufnahme) nichtzystischen Knoten, sollte eine chirurgische Maßnahme in Betracht gezogen werden, da die Wahrscheinlichkeit eines einzelnen Knoten, maligne zu sein, hoch ist. Das trifft besonders für jüngere Patienten zu und dann, wenn trotz der Schilddrüsentherapie nach 3–6 Monaten keine Größenabnahme zu verzeichnen sind. Zystische Knoten können aspiriert werden.

Prognose

Eine blande Struma kann spontan verschwinden oder groß werden und auf lebenswichtige Organe Kompressionserscheinungen ausüben. Multinoduläre Strumen von langer Dauer, besonders bei Menschen im Alter von über 50 Jahren, können toxisch werden. Ob sie jemals maligne werden können, steht nicht fest.

Hypothyreose

In Anbetracht des tiefgreifenden Einflusses, welcher auf alle Körperorgane durch das Schilddrüsenhormon ausgeübt wird, kann ein Hormonmangel praktisch alle Körperfunktionen beeinträchtigen. Das Ausmaß der Schwere schwankt von leichten und unerkannten hypothyreoten Zuständen bis zum auffallenden Myxödem.

Eine Hypothyreose kann aufgrund der Primärerkrankung der Schilddrüse selbst oder eines Mangels an hypophysärem TSH oder hypothalamischem TRH zustande kommen. Eine echte Endorganresistenz auf normale Mengen zirkulierenden Hormons wurde postuliert, wird aber selten beobachtet. Obzwar grobe Formen der Hypothyreose, d.i. Myxödem und Kretinismus, leicht aufgrund der klinischen Befunde alleine erkannt werden können, entziehen sich die weit häufigeren leichten Formen ohne adäquate Laboruntersuchungen der Aufdeckung.

1. Kretinismus und juvenile Hypothyreose

Diagnostische Merkmale

- Zwergwuchs, psychische Retardation, trockene, gelbe, kalte Haut, „Trommelbauch" mit Nabelhernie.
- T4 vermindert; Serumcholesterin erhöht.
- Verzögertes Knochenalter; „Tüpfelung" der Epiphysen.
- TSH erhöht.

Allgemeine Betrachtungen

Die Ursachen des Kretinismus und der juvenilen Hypothyreose sind folgende:

A. Kongenital (Kretinismus):

1. Schilddrüse fehlt oder rudimentär (embryonaler Defekt; die meisten Fälle von sporadischem Kretinismus).

2. Schilddrüse vorhanden, aber defekt in der Hormonsekretion, strumatös oder sekundär atrophisch. Auslösend verantwortlich ein „Extrinsic"-Faktor (Jodmangel, strumatogene Substanzen (?), die meisten Fälle von endemischem Kretinismus); oder aufgrund materneller Faktoren (manche Fälle kongenitaler Struma). Viele Fälle treten familiär auf.

B. Aquiriert (juvenile Hypothyreose): Eine Drüsenatrophie oder defekte Funktion kann aufgrund unbekannter Ursachen, Thyreoiditis oder operativer Entfernung (Zungengrundstruma oder toxische Struma) oder sekundär wegen einer Hypophysenunterfunktion auftreten.

Klinische Befunde

A. Symptome: Es können alle Grade des Zwergwuchses beobachtet werden, mit verzögerter Skelettreifung, Apathie, physischer und psychischer Stumpfheit, trockener Haut mit grobem, trockenem, sprödem Haar, Obstipation, langsamer Zahnung, schlechtem Appetit, großer Zunge, „Trommelbauch" mit Umbilicalhernie, tiefer Stimme, kalten Extremitäten und Kälteempfindlichkeit, sowie echtem Myxödem des subcutanen und anderer Gewebe. Eine gelbe, karotinämische Hautfärbung ist nicht selten. Die Schilddrüse ist gewöhnlich nicht palpabel, aber es kann eine große Struma bestehen, welche diffus oder nodulär sein kann. Die Sexualentwicklung ist verzögert, aber zur Reifung kann es schließlich kommen. Bei älteren Mädchen kann man eine Menometrorrhagie oder Amenorrhoe beobachten. Selten treten Pubertas praecox und Galaktorrhoe mit Hypophysenvergrößerung auf. Gelegentlich kann mit einer Struma auch Taubheit einhergehen. Nephrokalzinose ist ein seltener Befund beim Kretinismus.

B. Laborbefunde: Die Grundumsatzrate ist wahrscheinlich der am wenigsten verläßlichste (besonders bei Säuglingen, Kleinkindern und Kindern) und der T4-Wert der verläßlichste Index der Schilddrüsenaktivität; letzterer liegt gewöhnlich unter 3 μg/dl. Das Serum-Cholesterin ist häufig erhöht. Die Radiojodaufnahme ist sehr langsam bei athyreoiden Personen, aber kann bei manchen strumatösen Kretins, bei welchen das Jod nicht in der Drüse gebunden ist und freigesetzt wird, hoch sein. Mittels spezieller Techniken sind bei manchen Patienten abnormale zirkulierende Jodverbindungen und Enzymdefekte der Schilddrüsenhormonproduktion und -Freisetzung nachweisbar. Andere zeigen zirkulierende Antikörper auf Schilddrüsenbestandteile. Durch Radioimmunassay nachweisbares TSH ist beständig erhöht − der beste Screening-Test, besonders bei Neugeborenen.

C. Röntgenbefunde: Ein ständiger Befund ist eine Skelett-Reifungs-Verzögerung, oft mit „Tüpfelung" der Epiphysen (besonders des Femurkopfes) und Abflachung; Erweiterung der Cortex der Röhrenknochen, Fehlen der kranialen Sinii, und verzögerte Zahnung können ebenfalls beobachtet werden.

Differentialdiagnose

Es ist von praktischem Interesse, eine primäre Hypothyreose von hypophysärem Versagen zu differenzieren, weil bei letzterer die Suche nach einer hypophysären Läsion unternommen werden muß. Bei der Hypothyreose, welche sekundär auf ein hypophysäres Versagen zurückzuführen ist, muß die Schilddrüsenhormon-Therapie mit Vorsicht eingeleitet werden, da es gelegentlich zu einer Nebennierenkrise kommen könnte. Eine Radiojodaufnahme-Untersuchung vor und nach der Verabreichung des exogenen TSH kann oft feststellen, ob eine Drüse vorhanden ist oder nicht. Wenn verfügbar, ist eine TSH-Bestimmung im allgemeinen die größte Hilfe bei der Differenzierung einer primären von einer hypophysären Hypothyreose. Echtes Myxödem und Hypercholesterinämie treten weniger oft bei Hypopituitarismus auf. Kretinismus wird am häufigsten mit Downs-Syndrom verwechselt, obwohl bei mongoloiden Kindern die Skelettentwicklung selten verzögert ist. Eine Makroglossie kann auf einen Tumor, z.B. Lymphangiom, zurückzuführen sein. Die trockene Haut der Ichtyose kann irreführend sein. Auch müssen alle anderen möglichen Ursachen verzögerten Wachstums und Skelettentwicklung in Betracht gezogen werden. Eher als die Entwicklung eines Kretinismus zu riskieren, sollte man den Versuch einer Schilddrüsentherapie als vernünftige Maßnahme wählen. Postnatale Screening-Programme führen zu früherer Diagnosestellung (z.B. in der Bundesrepublik Deutschland).

Behandlung

Siehe Myxödem, S.992.

Prognose

Das Fortschreiten und der Ablauf der Erkrankung sind zum großen Teil von der Dauer des Schilddrüsenmangels, der Exaktheit und Konsequenz der Therapie abhängig. Da die psychische Entwicklung oft auf dem Spiel steht, ist die frühzeitige Therapieeinleitung von größter Wichtigkeit.

Die Prognose der vollen psychischen und physischen Reifung ist viel besser, wenn der Krankheitsbeginn später im Leben liegt. Kongenitale Kretins erreichen meistens nie eine volle psychische Entwicklung. Skelett- und Sexualreifung finden unter der fortgesetzten Schilddrüsentherapie, wenn auch oft verzögert, statt.

Im großen und ganzen ist die Schilddrüsentherapie eine dankbare Maßnahme, aber sie muß gewöhnlich während des ganzen Lebens fortgeführt werden.

2. Hypothyreose und Myxödem des Erwachsenen

Diagnostische Merkmale

- Schwäche, Müdigkeit, Kälteempfindlichkeit, Obstipation, Menorrhagie, Heiserkeit.
- Trockene, kalte, gelbe, geschwollene Haut; spärliche Augenbrauen, dicke Zunge, „Wasserflaschen"-Herz, Bradykardie, verlangsamte Reflexezeiten.
- T4 und Radiojodaufnahme niedrig.
- Anämie (oft makrozytär).
- Beim primären Myxödem TSH erhöht.

Allgemeine Betrachtungen

Primärer Schilddrüsenmangel kommt viel häufiger vor als eine sekundäre Hypofunktion aufgrund einer hypophysären Insuffizienz. Das primäre Myxödem tritt auf nach Thyreoidektomie, Destruktion der Schilddrüse durch radioaktives Jod, Aufnahme von strumigenen Substanzen (z.B. Thiocyanat, Rutabagas, Lithiumcarbonat) oder chronischer Thyreoiditis. Es kann auch auftreten nach externer Röntgenbestrahlung des Halses (wie bei Patienten mit Lymphom). Die meisten Fälle jedoch sind auf eine Drüsenatrophie unbekannter Genese zurückzuführen, wahrscheinlich aufgrund eines Autoimmunmechanismus. Dieser kann auch bei anderen endokrinen Drüsen (z.B. Nebennieren) beim selben Patienten auftreten (Schmidt'sches Syndrom). Eine sekundäre Hypothyreose kann auf destruktive Läsionen der Hypophyse, z.B. chromophobes Adenom oder postpartaler Nekrose (Sheehan Syndrom) folgen. Sie manifestiert sich gewöhnlich durch gleichzeitig auftretende Störungen der Nebennieren und Gonaden. Da das Schilddrüsenhormon für alle endokrinen Funktionen notwendig ist, kann ein primäres Myxödem zu sekundärer Hypofunktion der

Hypophyse, Nebenniere, und anderer Drüsen führen und die Diagnosestellung erschweren.

Klinische Befunde

Diese können von dem eher seltenen ausgeprägten Myxödem bis zu leichten Formen der Hypothyreose reichen, wobei letztere weit häufiger auftreten und unerkannt bleiben, wenn nicht ständig daran gedacht wird.

A. Symptome:

1. Frühsymptome: Die hauptsächlichen Symptome sind Schwäche, Müdigkeit, Kälteunverträglichkeit, Lethargie, Trockenheit der Haut, Kopfschmerz und Menorrhagie. Nervosität ist ein häufiger Befund. Physikalische Befunde sind gering oder fehlen ganz. Im Vordergrund stehen dünne, brüchige Nägel, Verdünnung der Behaarung, welche brüchig sein kann; blasse Schleimhaut mit schlechtem Turgor. Oft findet man verlangsamte tiefe Sehnenreflexe.

2. Spätsymptome: Die Hauptsymptome sind langsame Sprache, mangelndes Schwitzen, Gewichtszunahme, Obstipation, peripheres Ödem, Blässe, Heiserkeit, verminderter Geschmacks- und Geruchssinn, Schmerzen, Dyspnoe, anginöse Schmerzen und Taubheit. Manche Frauen haben eine Amenorrhoe, andere eine Menorrhagie. Zu den physikalischen Befunden gehört Anschwellung des Gesichtes und der Augenlider, typische karotinämische Hautfärbung und gelegentlich Purpura, Verdünnung der äußeren Hälften der Augenbrauen, Verdickung der Zunge, stark dellenbildendes Ödem und Ergüsse in den Pleural-, Peritoneal-, und Perikardialräumen, ebenso wie in die Gelenke. Eine Herzvergrößerung („Myxödem-Herz") ist oft auf einen Perikarderguß zurückzuführen. Die Pulsfrequenz ist langsam; der Blutdruck ist öfter normal als niedrig und sogar eine Hypertonie, welche sich unter der Therapie zurückbildet, kann angetroffen werden. Bei lange andauernden Fällen von Hypothyreose kann es zu einer Hypophysenvergrößerung kommen, welche auf eine Schilddrüsen-Therapie reversibel ist. (Anmerkung: Adipositas ist bei Hypothyreose nicht häufig anzutreffen).

B. Laborbefunde: T4 liegt unter 3,5 μg/dl. Die Radiojodaufnahme ist vermindert (unter 10% in 24 Stunden), aber dieser Test ist nicht immer verläßlich. Die Radiojod-T3-Aufnahme ist gewöhnlich niedrig. Das Plasmacholesterin ist bei der primären und seltener bei der sekundären Hypothyreose erhöht (ein Abfall auf Schilddrüsentherapie ist ein empfindlicher Index). Eine makrozytäre Anämie kann bestehen. Die Serumkreatinphosphokinase (CPK) ist häufig erhöht. Ein Ansteigen der 131 J-Aufnahme und des T4-Wertes nach Verabreichung von 10–20 E. thyreotropen Hormon (gegeben über mehrere Tage) läßt eher an eine sekundäre Hypothyreose als an ein primäres Myxödem denken. Die 17-Ketosteroide können sehr niedrig sein. Der Radioimmunassay von TSH ist ein äußerst nützlicher Test, da er bei der primären Hypothyreose konstant erhöht und bei der hypophysären Hypothyreose niedrig ist.

Differentialdiagnose

Eine leichte Hypothyreose muß bei allen Zuständen der Neurasthenie, Menstruationsstörungen ohne grobe nachweisbare Beckenbefunde, unerklärbarer Gewichtszunahme und Anämie vermutet werden. Ein Myxödem gehört zur Differentialdiagnose eines unerklärbaren Herzversagens, welches nicht auf Digitalis oder Diuretika anspricht, ferner der „idiopathischen" Hyperlipidämie und unerklärbarem Aszites. Der Eiweißgehalt der myxödematösen Ergüsse ist hoch. Die dicke Zunge kann mit jener der primären Amyloidose verwechselt werden. An eine perniziöse Anämie kann man aufgrund der Blässe und des makrozytären Typs der Anämie, wie man sie beim Myxödem sieht, denken. Die Hypothyreose gehört ferner in die Differentialdiagnostik des myasthenischen und rheumatischen Syndroms. Manche Fälle von primärer Psychose und Zerebralarteriosklerose oder sogar Gehirntumoren müssen von ausgeprägtem Myxödem unterschieden werden. (*Anmerkung:* Der Proteingehalt des cerebrospinalen Liquors kann beim Myxödem erhöht sein.) Wenn die Laborbefunde nicht überzeugen, kann ein Ansprechen auf eine vorsichtige Schilddrüsenverabreichung den wahren Charakter der Störung aufdecken.

Komplikationen

Komplikationen sind am häufigsten kardialer Natur, da sie als Folge fortgeschrittener Koronararterienerkrankung und eines Herzversagens auftreten, welches durch zu intensive Schilddrüsentherapie ausgelöst werden kann. Es besteht eine erhöhte Anfälligkeit gegenüber Infektionen. Organische Psychosen mit paranoiden Wahnvorstellungen können auftreten („myxödematöses Irresein"). Selten kann eine Nebennierenkrise durch Schilddrüsentherapie des hypophysären Myxödems ausgelöst werden. Die Hypothyreose ist selten eine Ursache von Infertilität, welche auf Schilddrüsenmedikation ansprechen kann.

Cave:

Myxödematöse Patienten sind ungewöhnlich empfindlich auf Opiate und können an einer Durchschnittsdosis sterben.

Bei schwerem Myxödem kann man eine refraktäre Hyponatriämie beobachten, möglicherweise aufgrund einer unangemessenen Sekretion von antidiuretischem Hormon; allerdings wurde bei dieser Erkrankung kürzlich ein Defekt der distalen tubulären Natrium- und Wasserreabsorption festgestellt.

Behandlung

A. Spezifische Therapie: Es wird Thyreoidea sicca oder ein synthetisches Präparat verwendet. Die Initialdosis ist vom Schweregrad der Hypothyreose abhängig.

1. *Cave:* Bei der Behandlung von Patienten mit schwerem Myxödem oder myxödematöser Herzerkrankung oder älteren Patienten mit Hypothyreose und anderen Herzerkrankungen, beginnt man mit kleinen Schilddrüsendosen, 8–15 mg/die über 1 Woche, und erhöht die Dosis jede Woche um 15 mg täglich, bis zu einer Gesamtdosierung von 100–200 mg/die. Diese Dosierung sollte beibehalten werden, bis die Zeichen der Hypothyreose abgeklungen sind oder leichte toxische Symptome auftreten, wonach die Dosierung so stabilisiert werden sollte, daß sie das T4 auf einem normalen Spiegel hält.

2. Patienten mit *Früh-Hypothyreose* können größere Dosen erhalten, 30 mg/die, welche jede Woche um 30 mg bis zur Toleranzgrenze erhöht werden.

3. *Erhaltungsdosis:* Die Dosierung jedes Patienten muß so angepaßt werden, daß die Optimalwirkung erreicht wird. Die meisten Patienten benötigen 120–180 mg/die als Erhaltungstherapie. Die Optimaldosierung kann durch Beobachtung von T4 und TSH-Spiegeln geschätzt werden, aber ein klinisches Urteil ist oft der beste Anhaltspunkt.

4. Laevothyroxin-Natrium bzw. L-Thyroxin, 0,1–0,2 mg/die ist wahrscheinlich das *Schilddrüsenmittel der Wahl.* Seine Wirkung ist besser vorhersehbar als die von Thyreoidea sicca oder von T3.

5. *Wenn ein schneller Erfolg notwendig ist,* kann Trijodthyronin (T3) angewandt werden. Wegen der Wirkungsgeschwindigkeit beginnt man mit sehr kleinen Dosen. Man beginnt mit 5 µg und steigert langsam. *Anmerkung:* Der T_4-Wert kann nicht als Leitlinie der T_3-Therapie angewandt werden.

6. Mischungen von T_4 und T_3 in einem Verhältnis 4:1 wurden als *„vollständige"* Substitutionstherapie eingeführt. Da T_4 normalerweise in den extrathyreoidalen Geweben in T_3 umgewandelt wird, scheint an diesem Präparat kein Bedarf zu bestehen.

7. *Myxödematöses Koma* ist ein **medizinischer Notfall** mit einer hohen Mortalitätsrate. Trijodthyronin, 10–25 µg oder mehr durch Magensonde alle 8 Stunden verabreicht oder bevorzugterweise Levothyroxin-Natrium, 200–400 µg intravenös als Einzelinjektion und 1× in einer Dosis von 100–200 µg 12 Stunden später wiederholt, unter Hinzufügung von Hydrocortison, 100 mg alle 8 Stunden, kann lebensrettend sein. Der Patient muß gewärmt werden und eine adäquate Lungenbelüftung gewährleistet sein.

8. *Die Supprimierung des Serum-TSH* wird zu einem nützlichen Test der richtigen Erhaltungs- oder Substitutionstherapie bei der Hypothyreose.

B. Unnötige Anwendung von Schilddrüsenpräparaten: Die Anwendung von Schilddrüsenpräparaten als unspezifische stimulierende Therapie ist nur zu verdammen. Es konnte nachgewiesen werden, daß die gewöhnlich angewandten Dosen (100–200 mg) die Aktivität der patienteneigenen Drüse fast supprimieren.

„Metabolische Insuffizienz" ist ein fraglicher Begriff. Die Anwendung von Schilddrüsenpräparaten in Fällen einer Amenorrhoe oder Infertilität ist ausschließlich nur bei hypothyreoten Patienten gerechtfertigt.

Prognose

Der Patient kann, wenn die Therapie zu lange zurückgehalten wird, den Komplikationen der Erkrankungen erliegen, z. B. dem myxödematösen Koma. Bei Frühtherapie finden auffallende Veränderungen in der Erscheinung wie auch in den geistigen Funktionen statt. Die Rückkehr zu einem normalen Status ist möglich, aber Rückfälle treten bei Therapieunterbrechung auf. Im großen und ganzen ist das Ansprechen auf die Schilddrüsenhormontherapie bei echter Hypothyreose äußerst zufriedenstellend. Eine vollständige Rehabilitation des Patienten ist bei adäquater und lebenslang fortgeführter Therapie möglich. Eine chronische Erhaltungstherapie mit übermäßig hohen Schilddrüsenhormon-Dosen kann zu subtilen, aber wichtigen Nebenwirkungen führen (z. B. Knochendemineralisation).

Hyperthyreose
(Thyreotoxikose)

Diagnostische Merkmale

- Schwäche, Schwitzen, Gewichtsverlust, Nervosität, Durchfälle, Wärmeunverträglichkeit.
- Tachykardie; warme, dünne, weiche, feuchte Haut; Exophthalmus; starrer Blick, Tremor.
- Struma, Gefäßgeräusch.
- T_4, Radio-T_3-Harzaufnahme und Radiojodaufnahme erhöht. Keine Suppression nach T_3-Verabreichung.

Allgemeine Betrachtungen

Die Thyreotoxikose ist eine der häufigsten endokrinen Erkrankungen. Ihre höchste Frequenz liegt bei Frauen im Alter zwischen 20 und 40. Wenn sie in Verbindung mit Augensymptomen oder Augenstörungen und einer diffusen Struma auftritt, nennt man sie **Grave'sche Krankheit** (M. Basedow). Anstatt einer diffusen Struma kann eine noduläre toxische Struma bestehen. Alle metabolischen Merkmale der Thyreotoxikose können gelegentlich vorhanden sein, ohne sichtbare oder tastbare Schilddrüsenvergrößerung. Die letzte Form ist recht häufig bei älteren Patienten, bei welchen sogar manche der hypermetabolischen Anzeichen („Apathetische Graves'sche Krankheit") fehlen, aber zusammen mit einer therapierefraktären Herzerkrankung auftreten können. Schließlich kann ein schlecht zu erklärendes Syndrom ausgeprägter Augensymptome, oft ohne Hypermetabolismus, der Thyreotoxikose-Therapie vorangehen, sie begleiten oder auf sie folgen. Es wurde als exophthalmische Graves'sche Krankheit, exophthalmische Ophthalmoplegie und maligner (progressiver) Exophthalmus (infiltrative Ophthalmopathie) bezeichnet (im deutschen Sprachgebrauch = endokrine Orbitopathie). In manchen Fällen geht sie mit Befunden hoher Spiegel des „long-acting-thyroid stimulators" (LATS) einher, einem 7S-Gamma-Globulin extrahypophysärer Herkunft, obwohl dieser Faktor mit der Krankheit kausal nicht in Beziehung steht. LATS findet man konsistent bei der Dermopathie („praetibiales Myxödem") in Verbindung mit der Graves'schen Krankheit. Andere Substanzen (z. B. LATS-Protektor oder humanspezifischer Schilddrüsen-Stimulator (HSTS) und der Nachweis einer veränderten zellulären Immunität konnten kürzlich bei der Graves'schen Krankheit nachgewiesen werden. Zur Pathogenese der Graves'-Erkrankung vermutet man gegenwärtig auch die Bildung von Autoantikörpern, welche sich an den TSH-Rezeptor der Schilddrüsenzellmembranen binden und das Organ somit zur Überfunktion anregen. Diese thyreoideastimulierenden Immunglobuline (TSI) sind durch Spezialtechniken im Serum der meisten (nicht aller) Patienten mit Graves'-Erkrankung nachweisbar. Andere Ursachen der Hyperthyreose sind: 1. *Plummer'-Erkrankung* oder *autonomes toxisches Adenom* der Schilddrüse mit einem einzigen oder mehreren Adenomen. Dies ist keine Autoimmunerkrankung und nicht mit einer Orbitopathie oder Dermopathie verbunden. Antithyreoidea-Antikörper fehlen und TSI ist negativ. 2. *Der Jodbasedow* oder die jodinduzierte Hyperthyreose, die bei Patienten mit multinodulärer Struma nach Einnahme großer Jodmengen auftreten kann. 3. *Die Thyreotoxikosis factitia* infolge der Einnahme exzessiver Mengen von exogenem Schilddrüsenhormon. 4. Die *Struma ovarii* oder *hydatiforme Mole,* welche selten eine klinische Hyperthyreose hervorruft, obwohl eine asymptomatische T_4-Erhöhung bei Choriontumoren auftreten kann, vermutlich infolge der ektopischen Produktion eines TSH-ähnlichen Materials. 5. Ein TSH sezernierender Hypophysentumor ist außerordentlich selten Ursache einer Hyperthyreose. Viel häufiger sind diese Tumoren Ursache einer *Hypothyreose.* 6. *Eine Thyreoiditis* kann in der Initialphase mit einer transitorischen Hyperthyreose einhergehen.

Klinische Befunde

A. Symptome (vgl. Tabelle 20-5.): Ruhelosigkeit, Nervosität, Reizbarkeit; leichte Ermüdbarkeit, besonders während des späteren Tages; und unerklärlicher Gewichtsverlust trotz Heißhunger sind oft frühe Anzeichen. Es besteht gewöhnlich exzessives Schwitzen und Wärmeunverträglichkeit; schnelle Bewegungen mit Inkoordination schwankend von feinem bis zum groben Tremor. Weniger häufig werden von den Patienten Akkommodationsschwierigkeiten der Augen, von der Struma ausgehender Druck, Diarrhoe oder schnelle unregelmäßige Herzaktion angegeben.

Der Patient ist schnell in allen Bewegungen, einschließlich der Sprache. Die Haut ist warm und feucht und die Hände zittern. Meist kann man eine

Tabelle 20-5. Häufigkeit der Symptome bei 247 Patienten mit Thyreotoxikose[a]

Klinische Manifestationen	Prozentsatz	Klinische Manifestationen	Prozentsatz
Tachykardie	100	Schwäche	70
Struma[b]	100	Verstärkter Appetit	65
Nervosität	99	Augenbeschwerden	54
Hautveränderungen	97	Anschwellen der Beine	35
Tremor	97	Hyperdefäkation (ohne Diarrhoe)	33
Hyperhidrose	91	Diarrhoe	23
Überempfindlichkeit auf Wärme	89	Vorhofflimmern	10
Palpitationen	89	Splenomegalie	10
Müdigkeit	88	Gynaekomastie	10
Gewichtsverlust	85	Anorexie	9
Geräusch über der Schilddrüse	77	Palmarerythem	8
Dyspnoe	75	Obstipation	4
Augensymptome	71	Gewichtszunahme	2

a Leicht modifiziert und reproduziert (mit Genehmigung) nach Williams, R. H. (Hrsg.): Textbook of Endocrinology, 5th ed. Saunders, 1974.
b Fehlt bei ca. 3% der Patienten

diffuse oder noduläre Struma sehen oder tasten, wobei ein Schwirren zu palpieren oder ein Geräusch darüber zu vernehmen ist. Die Augen erscheinen hell, ein starrer Blick kann bestehen, zuweilen ein periorbitales Ödem und ein seltener Lidschlag, ferner Akkommodationsstörungen, Exophthalmus und sogar Diplopie. Haar und Haut sind dünn und von seidiger Beschaffenheit. Zuweilen kann eine verstärkte Hautpigmentierung vorliegen, aber es kann auch eine Vitiligo auftreten. Spinnenartige Angiomata und Gynaekomastie finden sich oft. Die kardiovaskulären Manifestationen reichen von einer Tachycardie, besonders während des Schlafes, bis zu paroxysmalem Vorhofflimmern und Herzversagen vom „high-output"-Typ. Zuweilen kann man ein rauhes, pulmonales systolisches Geräusch vernehmen (Mean'sches Geräusch). Lymphadenopathie und Splenomegalie können bestehen. Abbau von Muskel- und Knochengewebe (Osteoporose) sind häufige Merkmale, besonders bei länger bestehender Thyreotoxikose. Selten trifft man Nausea, Erbrechen und sogar Fieber und Ikterus an (in welchem Fall die Prognose schlecht ist). Psychische Veränderungen sind häufig und schwanken von einem leicht angeheiterten Zustand bis zum Delirium und Erschöpfung mit Übergang in eine schwere Depression.

Verbunden mit einem schweren oder malignen Exophthalmus ist manchmal ein lokalisiertes, bilaterales, hartes, nicht-dellenbildendes symmetrisches Ödem („prätibiales Myxödem") über der Tibia und dem Fußrücken (infiltrative Dermopathie) anzutreffen.

Manchmal bestehen Trommelschlägerfinger und Schwellung der Finger (Akropathie), die sich oft spontan wieder zurückbilden.

Schilddrüsen-„Sturm" (thyreotoxische Krise), unter der modernen Therapie heutzutage selten zu beobachten, ist eine extreme Form der Thyreotoxikose, die nach Streß, Jodrefraktärität oder nach Schilddrüsen-Operationen auftreten kann und durch schweres Delirium, erheblich Tachycardie, Erbrechen, Diarrhoe, Dehydratation und in vielen Fällen sehr hohem Fieber gekennzeichnet ist. Die Mortalitätsrate ist hoch.

B. Laborbefunde: Der T_4-Spiegel und Radiojod sowie Radio-T_3-Aufnahme sind erhöht. In seltenen Fällen kann der T_4-Spiegel normal, aber das Serum-T_3 erhöht sein („T_3-Thyreotoxikose"). Die Radiojodaufnahme kann nicht durch T_3-Verabreichung supprimiert werden. Bei der toxischen nodulären Struma (toxisches oder autonomes Adenom) kann eine hohe Radiojodaufnahme im Knoten diagnostisch sein, wenn sie in Verbindung mit einem erhöhten T_4 oder T_3 und niedrigen TSH-Spiegeln vorkommt. Das Serumcholesterin ist niedrig (variabel). Eine postprandiale Glykosurie wird gelegentlich beobachtet. Das Harnkreatin ist erhöht. Eine Lymphozytose ist häufig. Das Serumcalcium und -phosphat im Harn und manchmal auch im Serum sind erhöht. Das Serum-Kalium kann vermindert sein. Niedrige Spiegel von TSH, ein erhöhter Spiegel von LATS (long-acting-thyroid stimulator) und von Schilddrüsen-stimulierenden Immunoglobulinen (TSI) können im Serum von Patienten mit Graves-'scher Erkrankung vorhanden sein. Nach einer TRH-Verabreichung steigen die TSH-Werte nicht an (negativer TRH-Test).

C. Röntgenbefunde: Der Barium-Breischluck kann eine substernale oder intrathorakale Struma darstellen. Skelettveränderungen schließen diffuse Demineralisation oder manchmal resorptive Veränderungen (Osteitis) ein. Eine hypertrophe Osteoathropathie mit Proliferation von periostalem Knochengewebe kann bestehen, besonders in den Händen (Akropathie).

D. Elektrokardiographische Befunde: Das EKG kann eine Tachycardie, Vorhofflimmern und Veränderungen der P- und T-Wellen zeigen.

Differentialdiagnose

Zwischen Hyperthyreose und Angstneurose, besonders in der Menopause, ist schwer zu unterscheiden. Eine subakute Thyreoiditis kann mit toxischen Symptomen auftreten, die Drüse hierbei ist gewöhnlich ziemlich druckempfindlich. Die Schilddrüsen-Antikörper-Teste können positiv sein; T_4 kann erhöht, aber die Radiojod-Aufnahme sehr niedrig sein. Exogene Schilddrüsenverabreichung ergibt die gleichen Laborbefunde wie Thyreoiditis. Ein seltener Chorion- oder hypophysärer Tumor kann das Bild einer Thyreotoxikose mit hohen TSH-Spiegeln hervorrufen.

Ein hypermetabolischer Zustand aufgrund hauptsächlich einer Überproduktion von T_3 wurde neuerdings beschrieben („T_3-Thyreotoxikose"). T_4 ist normal oder niedrig und die Radiojodaufnahme ist normal oder mäßig erhöht, aber durch T_3-Verabreichung kommt es zu keiner Suppression. Das Serum-T_3 ist erhöht.

Manche Zustände des Hypermetabolismus ohne Thyreotoxikose, besonders schwere Anämie, Leukämie, Polyzythämie und Malignität, verursachen nur selten Verwirrungszustände. Jedoch können ein Phäochromozytom und eine Akromegalie mit Hypermetabolismus, Vergrößerung der Schilddrüse und profusem Schwitzen einhergehen und die Differentialdiagnose ohne zusätzliche Tests erschweren.

Eine Herzerkrankung (z. B. Vorhofflimmern, Herzversagen), welche auf eine Digitalis-, Chinidin- oder Diuretika-Therapie refraktär ist, sollte an die Möglichkeit einer zugrundeliegenden Hyperthyreose denken lassen. Andere Ursachen der Ophthalmoplegie (z. B. Myasthenia gravis) und des Exophthalmus (z. B. orbitaler Tumor) müssen in Betracht gezogen werden. Eine Thyreotoxikose muß auch bei der Differentialdiagnose von Muskelschwund-krankheiten und diffuser Knochenatrophie in Betracht gezogen werden. Eine Hyperkalziurie und Knochendemineralisation sind einem Hyperparathyreoidismus ähnlich. Die zwei Krankheiten können beim selben Patienten zu gleicher Zeit bestehen. Diabetes mellitus und Morbus Addison können gemeinsam mit einer Thyreotoxikose auftreten.

Komplikationen

Die Augen- und Herz-Komplikationen der lange anhaltenden Thyreotoxikose sind sehr ernst. Schwere Mangelernährung und Kräfteverfall mit Kachexie können irreversibel werden. Wenn ein Ikterus besteht, steigt die Mortalitätsrate an. Bei Orientalen kann die periodische Paralyse die Thyreotoxikose komplizieren. Eine thyreotoxische Krise wird selten beobachtet, kann aber letal ausgehen. Malignität kommt bei einem autonomen Adenom selten vor. Zu Therapiekomplikationen der Struma gehören Arzneimittelreaktionen auf Jod- und Thiouracil-Therapie, Hypoparathyreoidismus und Larynx-Lähmung nach chirurgischer Therapie und progressive Orbitopathie. Die Orbitopathie kann trotz adäquater Therapie bis zur Cornealulzeration und Augapfel-Destruktion fortschreiten, wenn nicht eine orbitale Dekompression vorgenommen wird. Hyperkalzämie und Nephrokalzinose können auftreten.

Behandlung

Die Therapie ist auf die Reduktion der exzessiven Schilddrüsenhormonsekretion ausgerichtet. Es sind verschiedene Methoden verfügbar; die Methode der Wahl ist immer noch in der Diskussion und variiert bei verschiedenen Patienten. Die am weitesten akzeptierte Methode in der Vergangenheit war die subtotale Entfernung nach entsprechender medikamentöser Vorbereitung. Gegenwärtig besteht eine größere Tendenz zur medikamentösen Langzeittherapie mit Thyreostatika, um eine Remission der Erkrankung zu erreichen und eher zum Versuch einer radioaktiven Jodtherapie als zur chirurgischen Thyreoidektomie, ausgenommen große multinoduläre Knoten.

A. Subtotale Thyreoidektomie: Eine adäquate Vorbereitung ist von größter Wichtigkeit. Ein oder zwei Arzneimittel sind im allgemeinen für die Vorbereitung erforderlich, eines aus der Thiouracil-Gruppe alleine oder bevorzugterweise ein Thiouracil plus Jod. Der β-Blocker Propranolol wurde erfolgreich als einziges präoperatives Medikament eingesetzt, allerdings wird hierdurch der Stoffwechsel nicht normalisiert.

1. *Präoperative Anwendung von Thiouracil und ähnlichen Arzneimitteln:* Es sind mehrere Thiouracil-

Medikamente oder ähnliche Derivate verfügbar: Propylthiouracil, Methimazol, Carbimazol und eines, welches im Molekül Jod enthält, Jodthiouracil. Der Wirkungsmodus der ersten 3 ist wahrscheinlich fast identisch; der Wirkungsmodus von Jodthiouracil ist noch nicht vollkommen klar und dieses Arzneimittel ist von zweifelhaftem Wert.

Propylthiouracil wird am meisten verwendet und scheint das am wenigsten toxische Präparat zu sein. Es ist das Thiouracil-Präparat der Wahl. In entsprechender Dosierung angewandt, verhindert Propylthiouracil innerhalb der Schilddrüse die Verwandlung von anorganischem Jod in seine organische (hormonelle) Form. Diese Wirkung ist schnell (innerhalb einiger Stunden) und besteht solange wie das Medikament verabreicht wird. Propylthiouracil scheint auch die periphere Konversion von T_4 in T_3 zu blockieren. Mit dem Abfall der zirkulierenden Hormonspiegel steigt der TSH-Wert langsam an. T_4 fällt beständig ab, die Abfallrate ist von der Gesamtmenge des zuvor von der Drüse erzeugten Hormons und des Hormons im zirkulierenden Blut abhängig. (Mehr Hormon ist vorhanden, wenn zuvor Jod gegeben wurde.) Die Durchschnittszeit, welche für T_4 erforderlich ist, um auf die Norm zurückzukehren, liegt bei 4–6 Wochen. Wenn die Dosierung des Medikamentes behalten wird, sinkt T_4 weiterhin ab, bis der Patient myxödematös wird.

Die Vorbereitung wird fortgeführt, bis T_4- und T_3-Werte normal sind. Es ist nicht erforderlich, den chirurgischen Eingriff zu beschleunigen und es besteht keine Gefahr der „Flucht" wie bei Jod. In schweren Fällen, ist eine Dosierung von 100–200 mg 4mal täglich (so nahe wie möglich bei einem 6-Stunden-Intervall angesetzt) im allgemeinen adäquat. Größere Dosen (z. B. bei Patienten mit sehr großen Drüsen) sind gelegentlich erforderlich. Bei leichteren Fällen sind 100 mg 3 mal täglich ausreichend, obgleich die höheren Dosierungen nicht unbedingt schädlicher sind.

Propylthiouracil scheint ein ideales Arzneimittel zu sein, ausgenommen von 2 Nachteilen: Die Gefahr der toxischen Reaktionen (besonders der Agranulozytose) und ein Überschneiden mit den chirurgischen Maßnahmen. Toxische Reaktionen auf Propylthiouracil sind jedoch selten. In der Praxis sollten die Patienten angewiesen werden, auf Fieber, Halsschmerzen oder Exanthem zu achten und ihren Arzt sofort zu verständigen, wenn eines von diesen Anzeichen auftritt, sodaß ein Blutbild und eine weitere Untersuchung vorgenommen werden können. Wenn die Leukocytenzahl unter 3 000/µl sinkt oder wenn weniger als 45% Granulocyten vorhanden sind, sollte die Therapie abgesetzt werden. Andere seltene Reaktionen sind Arzneimittelfieber, Exanthem und Ikterus. Der zweite Einwand ist technischer Natur; da die Drüse hyperplastisch und vaskulär bleiben kann, ist eine chirurgische Entfernung schwieriger. Aus diesem Grund ist die Therapie der Wahl zur Vorbereitung der Patienten für eine Thyreoidektomie die kombinierte Therapie mit Prophylthiouracil und Jod.

Methimazol hat einen den Thiouracilen ähnlichen Wirkungsmodus. Die Dosis beträgt 5–10 mg, maximal 15 mg alle 8 Stunden. Die geringere Dosierung ist keine Garantie gegen toxische Reaktionen, besonders Hautexanthem, welche bei diesem Medikament öfter auftreten als bei Thiouracilen.

Carbimazol (in den USA noch nicht erhältlich, aber häufig in Europa verwendet) wird schnell in Methimazol umgewandelt und ist in seiner Wirkung ähnlich. Die Dosis beträgt 5–10 mg, maximal 15 mg alle 8 Stunden. Toxische Nebenwirkungen kommen bei diesem Arzneimittel etwas häufiger vor.

2. *Präoperative Anwendung von Jod:* Jod wird in täglichen Dosierungen von 5–10 Tropfen einer starken Jodlösung (Lugol'sche Lösung) oder einer saturierten Lösung von Kalium jodatum bei nichtspezifischer Begleittherapie gegeben, bis das T_4 auf die Norm absinkt, die Symptome weniger ausgeprägt sind und der Patient beginnt, an Gewicht zuzunehmen. Die Nachteile der Vorbereitung mit Jod sind folgende: (1) manche Patienten sprechen nicht an, besonders jene, welche kurz zuvor Jod erhalten haben; (2) es kann eine Jodüberempfindlichkeit vorhanden sein; (3) wenn eine zu lange Wartezeit vor der chirurgischen Maßnahme liegt, kann die Drüse „flüchten" und der Patient entwickelt eine schwerere Hyperthyreose als zuvor; und (4) ist es meist nicht möglich, mit Hilfe von Jod allein den T_4-Wert auf die Norm zu senken.

3. *Kombinierte Propylthiouracil-Jod-Therapie:* Der Vorteil dieser Methode liegt darin, daß man die vollständige Hemmung der Schilddrüsensekretion zusammen mit dem Involutionseffekt des Jods erreicht. Das kann auf eine von 2 Arten geschehen: Propylthiouracil gefolgt von Jod scheint zur Zeit die präoperative Methode der Wahl zu sein. Man beginnt die Therapie mit Propylthiouracil; etwa 10–21 Tage vor dem Operationsbeginn (wenn alle Schilddrüsenteste normalisiert sind oder einen niedrigen Normwert aufweisen) beginnt man mit Jod und setzt noch 1 Woche nach der Operation damit fort.

Gleichzeitige Verabreichung der zwei Arzneimittel von Anfang an in Dosierungen wie für die einzelnen Medikamente, d.i. 100–200 mg Propylthiouracil 4mal täglich und eine starke Jodlösung, 10–15 Tropfen täglich. Diese Methode wird weniger häufig angewendet und ist weniger sinnvoll als die aufeinanderfolgende Verabreichung (wie oben angeführt).

Patienten, welche nach subtotaler Thyreoidektomie nicht euthyreot werden, können mit Propylthiouracil oder mit Radiojod wiederbehandelt werden.

4. *Propranolol:* Dieses Arzneimittel kann allein für die präoperative Vorbereitung des Patienten in einer Dosierung von 80–240 mg/die angewandt werden. Es ist der schnellste Weg, einige der toxischen Symptome der Krankheit zu beseitigen und es ist weniger Zeit erforderlich, um den Patienten für die Thyreoidektomie vorzubereiten. Es ist als Therapie der Wahl bei Thyreotoxikose während der Schwangerschaft vorgeschlagen worden. Da es den hypermetabolischen Zustand selbst nicht umkehrt, können „Flucht" und sogar eine thyreotoxische Krise auftreten.

B. Propylthiouracil-Langzeittherapie (medikamentöse Therapie): Von manchen Autoren wird eine Kontrolle der Hyperthyreose mit Propylthiouracil alleine, ohne chirurgische Maßnahmen, vertreten. Der Vorteil ist, daß dieser Weg die Risiken und postoperativen Komplikationen chirurgischer Maßnahmen vermeidet, z.B. Myxödem, Hypoparathyreoidismus. Der Nachteil ist die Möglichkeit toxischer Reaktionen und die Notwendigkeit, den Patienten sorgfältig auf Anzeichen einer Hypothyreose zu beobachten. Seit dem Aufkommen von Propylthiouracil scheint die Frequenz von toxischen Reaktionen nur gering zu sein.

Man beginnt mit 100–200 mg alle 6–8 Stunden und setzt fort, bis die T_4- und T_3-Werte normal sind und alle Anzeichen und Symptome der Krankheit abklingen; dann setzt man den Patienten auf eine Erhaltungsdosis von 50–150 mg/die, beobachtet die Schilddrüsenfunktionsteste periodisch, um eine Hypothyreose zu vermeiden.

Eine Alternativ-Methode ist es, mit Dosierungen von 50–200 mg alle 6–8 Stunden fortzufahren, bis der Patient hypothyreot wird und dann das T_4 auf normalen Werten mittels Schilddrüsenhormon zu halten. (Dies könnte die bevorzugte Therapie bei der Orbitopathie sein.)

Die Therapiedauer und die Rezidivrate bei der nichtchirurgischen Therapie sind noch nicht ganz geklärt. Gegenwärtig scheint es, daß von den Patienten mit Propylthiouraciltherapie von 6 bis 18 Monaten (die Dosierung langsam absinkend), ungefähr 50–70% keine Rezidive haben werden. Zunehmende Therapiedauer bis ca. 2 Jahre oder mehr steigert nicht die „Heilungs"-Rate. Periodische T_3-Suppressionsteste der 123 J-Aufnahme nach 6 Monaten Therapie können bei der Voraussage der Wahrscheinlichkeit einer Remission von Nutzen sein. Patienten, welche nach Ende der Therapie Rezidive bekommen, können wieder mit Propylthiouracil, Radiojod oder chirurgisch behandelt werden.

C. Fortlaufende Jod-Therapie: In der Vergangenheit wurde diese Methode bei ausgewählten Fällen leichter Hyperthyreose mit ziemlich guten Resultaten angewandt; jedoch wegen der „Fluchtgefahr" und weil Propylthiouracil ein besseres Arzneimittel ist, sollte Jod nur zur praeoperativen Vorbereitung angewandt werden. **Anmerkung:** Die Verabreichung von Jodiden an Patienten, welche nach einer Therapie der toxischen Struma als euthyreot gelten, kann ein Myxödem auslösen.

D. Radioaktives Jod (131 J): Die Verabreichung von Radiojod hat sich als ausgezeichnete Methode zur Destruktion von übermäßig funktionierendem Schilddrüsengewebe (entweder diffuse oder toxisch noduläre Struma) bewährt. Die wissenschaftliche Grundlage der Therapie besteht darin, daß das Radiojod, in der Schilddrüse konzentriert, die Zellen, in welchen es konzentriert ist, zerstört. Die einzigen Argumente bis heute gegen die Radiojod-Therapie sind die Möglichkeiten der Karzinogenese und der Schädigung des genetischen Pools des behandelten Patienten (bisherige Untersuchungen haben derartige Wirkungen jedoch nicht beweisen können). Aus diesen Gründen sollte die Anwendung von Radiojod im allgemeinen auf ältere Altersgruppen beschränkt werden (40 Jahre oder darüber); jedoch ist die Altersgrenze nicht absolut und manche Kinder können am besten mit Radiojod behandelt werden. *Dieses Arzneimittel darf nicht bei schwangeren Frauen angewandt werden.* Mehrere Jahre nach Einführung dieser Therapieform hat man eine hohe Frequenz von Hypothyreosen festgestellt, aber das wurde auch bei Patienten, welche auf andere Art behandelt wurden, beobachtet, und kann der natürliche Verlauf der Krankheit sein. Eine langzeitige Nachbeobachtung, bevorzugterweise mittels T_4- und TSH-Messungen, ist deshalb unerläßlich. Es besteht eine größere Tendenz für eine höher dosierte Radiojod-Ablatio mit nachfolgender Dauersubstitutions-Therapie mit Schilddrüsenhormon, als für die Anwendung kleinerer Dosen zu Anfang, wobei eine Wiederbehandlung notwendig sein kann, und trotzdem keine Garantie gegeben ist, daß nicht Jahre später ein Myxödem auftritt.

E. Lithium: Neuerdings ist über die Anwendung von Lithiumcarbonat entweder allein oder als Ergänzung der Radiojodtherapie berichtet worden. Die Ergebnisse sind nicht ermutigend.

F. Allgemeine Maßnahmen:
1. Der Patient mit Hyperthyreose sollte Bettruhe bewahren, besonders in schweren Fällen und während der präoperativen Vorbereitungszeit. Leichte Fälle können mit Propylthiouracil oder Radiojod auf ambulanter Basis behandelt werden. Allerdings beschleunigt frühzeitige Bettruhe die Erholungsphase.
2. Die Diät sollte kalorienreich, eiweißreich und vitaminreich sein. Hyperthyreote Patienten konsumieren große Nahrungsmengen, weisen im allgemeinen eine negative Stickstoff- und Kalziumbilanz auf und benötigen die Übermengen von Nahrung und Vitaminen wegen ihres erhöhten Stoffwechselbedarfs. Außerdem sollte als Zusatzpräparat Vitamin-B-Komplex verabreicht werden.

3. Sedierung: Anfangs sind die Patienten oft sehr nervös. Eine Sedierung ist immer von Nutzen, und hohe Dosen, z. B. Phenobarbital 30 mg 3–6 mal täglich, können notwendig sein.
4. Da viele Symptome den Wirkungen der Katecholamine ähneln, wurden sympathomimetische Blocker (Reserpin, Guanethidin, Propranolol) empfohlen. Ihre Anwendung ist kontrovers und sollte wahrscheinlich auf Zustände extremer Reizbarkeit beschränkt bleiben, z. B. thyreotoxische Krise. Propranolol ist besonders nützlich bei der schnellen Kontrolle von Tachycardie und kardialer Rhythmusstörungen, aber bei beginnendem oder manifestem Herzversagen muß es mit Vorsicht angewandt werden. Es ist besonders bei Patienten mit neuromuskulären Symptomen, z. B. periodischer Paralyse oder Symptomen des oberen motorischen Neurons wirksam.

G. Therapie der Komplikationen:
1. Exophthalmus: Die genaue Ursache des Exophthalmus bei der Hyperthyreose ist noch unbekannt. Obwohl er durch eine exzessive Sekretion eines Hormons (EPF?), welches sich vom TSH oder LATS (long-acting-thyreoid stimulator) unterscheidet, bedingt sein kann, sind die Beweise hierfür nicht überzeugend. Es wurde nachgewiesen, daß der Exophthalmus auf ein Ödem und zelluläre Infiltration der orbitalen Muskeln, wahrscheinlich aufgrund einer Autoimmunreaktion, zurückzuführen ist (Anm. d. Hrsg.: daher im deutschen Sprachgebrauch als endokrine Orbitopathie bezeichnet). Die Unterdrückung der Schilddrüsensekretion (durch Exstirpation oder Verabreichung von Thyreostatika) bessert nicht notwendigerweise diesen Zustand, kann ihn eventuell sogar verschlechtern, indem es zum malignen Exophthalmus kommt. Man vermutet, daß die Schilddrüsensekretion auf den Hypophysenvorderlappen eine hemmende Wirkung ausübt. Die Thyreoidektomie führt dann zu einer erhöhten Hormonausscheidung des Hypophysenvorderlappens, welche den Zustand verschlechtert. Deshalb erscheint es vernünftig, einen Exophthalmus durch Verabreichung von Schilddrüsenhormon oral zu behandeln. Weil jedoch die hypophysären TSH-Spiegel gewöhnlich bei Thyreotoxikose niedrig sind, ist es fraglich, ob eine solche Therapie von Nutzen ist, sofern nicht der Patient hypothyreot wird.
1) Behandlung mit Thyreoidea sicca bzw. Thyroxin: Sofort nach der Operation oder nachdem das T_4 unter Propylthiouracil-Behandlung auf die Norm zurückgekehrt ist, beginnt man mit der Verabreichung von Thyreoidea sicca, 100–200 mg/die oder L-Thyroxin 0,1–0,3 mg/die. Man gibt eine Dosis, welche das T_4 auf hochnormalen Spiegeln hält. Obzwar nicht immer wirksam, sollte diese Therapie angewandt werden, wann immer eine Progression des Exophtalmus oder eine Hypothyreose vorliegen.

2) Dunkle Gläser, Schutz vor Staub, Augenschutz, Tarsorrhaphie oder andere Maßnahmen können notwendig werden, um die Augen zu schützen. Eine ophtalmologische Beratung sollte erfolgen.

3) Corticotropin (ACTH) oder Kortikosteroide in hoher Dosierung haben sich in manchen Fällen als sehr nützlich erwiesen. Sie wirken durch Reduzierung der entzündlichen Reaktion in den periorbitalen Geweben. Sie können auch den LATS-Spiegel reduzieren.

4) Eine Östrogen-Therapie wurde mit fraglichem Nutzen angewandt.

5) Operation bei malignem Exophthalmus: Jeder Patient mit Exophthalmus sollte regelmäßig mit einem Exophthalmometer gemessen werden; man verlasse sich nicht auf die klinische Beurteilung, ob ein Exophthalmus besteht oder fortschreitet. Bei schweren progressiven Fällen, wo es zum Korneal-Ödem oder Ulzeration, Beschränkung der extraoculären Muskelbewegungen und einem Versagen des Sehvermögens kommt, kann eine orbitale Dekompression notwendig werden, um das Sehvermögen zu retten.

6) Bestrahlung der Orbita ist oft von Nutzen und sollte bei schweren Fällen in Betracht gezogen werden. Auch wird eine immunsuppressive Therapie empfohlen.

7) Die Ultraschall-Sonographie kann eine einfache und nützliche Hilfe für die Diagnostik und Nachbeobachtung von schilddrüsenbedingten Augenkrankheiten werden.

2. *Kardiale Komplikationen:* Eine Reihe von kardialen Komplikationen können zuweilen in Verbindung mit einer Hyperthyreose auftreten.

1) Ein gewisser Grad von Tachykardie wird fast immer festgestellt, wenn bei einer Thyreotoxikose ein normaler Rhythmus besteht. Reserpin ist manchmal von Nutzen. Phentolamin, Guanethidin oder Propranolol sollten die bevorzugten Arzneimittel sein.

2) Zur kardialen Dekompensation kann es bei langbestehender Thyreotoxikose kommen, besonders bei fortgeschrittenem Alter. Die Therapie ist die gleiche wie bei Dekompensation aufgrund anderer Ursachen.

3) Vorhofflimmern kann aufgrund einer Thyreotoxikose auftreten. Man behandelt wie bei jedem anderen Vorhofflimmern, sollte aber bei einem toxikotischen Patienten keine Kardioversion versuchen. Die meisten Fälle kehren zum normalen Rhythmus zurück, sobald die Toxikose behoben ist. Bei einem Flimmern 2 Wochen nach einer Operation oder 2–4 Wochen nach Normalisierung von T_4 unter Propylthiouracil-Therapie sollte man eine Kardioversion in Betracht ziehen, wenn keine Kontraindikationen vorliegen.

3. *„Krise" oder „Sturm":* Glücklicherweise ist dieser Zustand unter moderner Therapie selten geworden.

Die thyreotoxische Krise tritt vorwiegend bei mit Propylthiouracil und Jod inadäquat vorbereiteten Patienten ein, ferner bei solchen mit komplizierenden Infektionen, sofort nach subtotaler Thyreoidektomie oder seltener, nach 131 J-Therapie. Sie kann spontan oder nach einem plötzlichen Streß beim unbehandelten Patienten mit Hyperthyreose auftreten. Die Krise ist gekennzeichnet durch hohes Fieber, Tachykardie, Reizbarkeit des zentralen Nervensystems und Delirium. Die Ursache ist unbekannt, aber eine absolute oder relative Nebennierenrindeninsuffizienz kann ein zusätzlicher Faktor sein. Große Dosen schnell wirkender Kortikosteroide können lebensrettend wirken. Man gibt zusätzlich große Dosen von Propylthiouracil durch Nasogastraltubus. Jod-Natrium, 1–2 g i.v. und alle 12–24 Stunden wiederholt, wird ebenfalls empfohlen. Große Dosen Propranolol i.v. sind die wirksamste und schnellste Therapie der thyreotoxischen Krise. Bei Fällen, welche auf oben genannte Maßnahmen nicht ansprechen, wird die Plasmapherese angewandt. Cholestyramin, welches das Schilddrüsenhormon im Darm bindet, ist ein alternatives Arzneimittel. Allgemeine Maßnahmen bestehen aus Sauerstoff, kalten Packungen, Sedierung, Glukoseinfusionen, Multivitaminen, Kontrolle der Wasser- und Elektrolytbilanz etc. Die Behandlung sollte auf einer Intensivstation erfolgen.

4. *Dermatopathie:* Das ausgeprägte praetibiale Myxödem, eine eher seltene Komplikation der Hyperthyreose, spricht gut auf eine lokale Glukokortikoidtherapie an.

Prognose

Die Hyperthyreose ist eine zyklische Erkrankung und kann spontan abklingen. Häufiger jedoch schreitet sie fort, besonders unter rezidivierenden psychischen Traumen und anderen Streßursachen. Die Augen-, Herz-, und psychischen Komplikationen sind oft ernster als der chronische Gewebsabbau und sie können nach der Therapie irreversibel sein. Der progressive Exophthalmus ist vielleicht häufiger nach der chirurgischen als nach der „medikamentösen" Thyreoidektomie. Ein Hypoparathyreoidismus und eine Stimmbandlähmung nach chirurgischer Thyreoidektomie bestehen gewöhnlich permanent. Bei jeder Therapieform liegen die Rezidivraten bei ca. 20–30%, sofern nicht eine radikale Thyreoidektomie oder eine hochdosierte 131-J-Therapie angewandt wurden. Bei adäquater Therapie und langzeitiger Nachbeobachtung sind die Resultate gut. Wahrscheinlich ist es klüger, von einer induzierten Remission als von einer Heilung zu sprechen. Eine posttherapeutische Hypothyreose kommt häufig vor. Sie kann mehrere Jahre nach der aktiven Radiojod-Therapie oder der subtotalen Thyreoidektomie auftreten. Obwohl benigne und sogar maligne Schilddrüsenneoplasmen nach einer

Radiojod-Therapie auftreten können, zeigt eine neuere Übersicht, daß die Häufigkeit nicht größer ist als nach der subtotalen Thyreoidektomie. Patienten mit Ikterus und Fieber haben eine weniger günstige Prognose. Die thyreotoxische periodische Paralyse mit Hypokaliämie − für welche männliche Patienten orientalischer Abstammung prädisponiert sind − kann die Prognose ändern. Ein periorbitales Ödem und Chemosis gehen oft ernstem und progressivem malignem Exophtalmus, welcher zur Blindheit führt, voraus, und deshalb muß auf das Sehvermögen sehr sorgfältig geachtet werden.

Obwohl selten, hat die thyreotoxische Krise die schlechteste Prognose. Es ist am besten, sie durch sorgfältige präoperative Vorbereitung des Patienten zu vermeiden, als sie behandeln zu müssen, wenn sie bereits manifest ist.

Schilddrüsen-Karzinom

Diagnostische Merkmale

- Schmerzlose Schwellung in der Schilddrüsenregion, oder Schilddrüsenknoten, welcher auf Suppressionstherapie nicht anspricht. Normale Schilddrüsenfunktionsteste.
- Bestrahlungsanamnese im Bereich des Halses, einer Struma oder einer Thyreoiditis.

Allgemeine Betrachtungen

s. auch Tabelle 20-6)
Obwohl ein Schilddrüsen-Karzinom selten funktionelle Anomalien zeigt, muß es in die Differentialdiagnose aller Schilddrüsenerkrankungen einbezogen werden. Es kommt in allen Altersgruppen vor, aber besonders bei Patienten, welche eine Bestrahlungstherapie der Halsorgane (z. B. Thymus) erhalten haben. Der Zelltyp bestimmt zu einem großen Ausmaß die Art der erforderlichen Therapie und auch die Überlebens-Prognose. Die häufigsten Formen sind das papilläre und das follikuläre Karzinom, welche meist eine längere Überlebenschance haben. Der anaplastische Tumor ist selten und hat eine sehr schlechte Prognose. Schließlich ist das medulläre Karzinom (C-Zellenkarzinom) der Schilddrüse zu nennen, welches seinen Ursprung in den parafolliculären Zellen des letzten Kiemenbogens hat und amyloide Ablagerungen enthält. Es ist familiär und oft mit Phäochromozytomen (multiple endokrine Neoplasie Typ II) und dem Syndrom der multiplen Schleimhaut-Neurome (multiple endokrine Neoplasie Typ III) verbunden.

Klinische Befunde

A. Symptome: Die Hauptmerkmale des Schilddrüsen-Karzinoms sind ein schmerzloser Knoten, ein harter Knoten in einer vergrößerten Schilddrüse, sogenanntes laterales aberrantes Schilddrüsengewebe oder tastbare Lymphknoten bei Schilddrüsenvergrößerung. Anzeichen von Druck oder Invasion der Halsorgane bestehen bei anaplastischen bzw. länger bestehenden Tumoren.

B. Laborbefunde: Mit sehr wenigen Ausnahmen sind alle Schilddrüsenfunktionsteste normal, sofern die Krankheit nicht mit einer Thyreoiditis verbunden ist. Das Szintigramm zeigt meist einen „kalten" Knoten. Manchmal findet man Schilddrüsenantikörper im Serum. Die Thyreoglobulin-Spiegel sind bei metastasierenden papillären und follikulären Tumoren hoch. Beim medullären Karzinom sind die Calcitonin-Spiegel erhöht, besonders nach einer

Tabelle 20-6. Einige Charakteristika des Schilddrüsen-Karzinoms

	Papillär	Follikulär	Amyloid-solide	Anaplastisch
Häufigkeit[a] (%)	61	18	6	15
Durchschnittsalter[a]	42	50	50	57
Weibliche Patienten[a] (%)	70	72	56	56
Todesfälle durch Schilddrüsen-Karzinom[a, b] (%)	6	24	33	98
Invasion: Juxtanodal	+ + + +	+	+ + + + +	+ + +
Blutgefäße	+	+ + +	+ + +	+ + + + +
Entfernte Stellen	+	+ + +	+ +	+ + + +
Ähnlichkeit mit Schilddrüse	+	+ + +	+	±
131 J-Aufnahme	+	+ + + +	+	0
Malignitäts-Grad	+	+ + bis + + +	+ + +	+ + + + + + + +

a Die Daten basieren auf 885 Fällen, analysiert von Woolner & Mitarbeitern.
b Manche Patienten wurden über 32 Jahre nach Diagnosestellung nachbeobachtet

Kalzium-Infusion. Die Calcitonin-Bestimmung ist ein verläßlicher diagnostischer Hinweis für das klinisch stumme medulläre Karzinom, besonders bei familiärem Syndrom, obwohl gelegentlich auch ein extrathyreoidaler Tumor (z. B. der Lunge) ebenfalls Calcitonin produzieren kann.

C. Röntgenbefunde: Ausgedehnte Knochen- und Weichteilmetastasen (manche von diesen nehmen Radiojod auf) können nachweisbar sein.

Differentialdiagnose

(vgl. auch Tabelle 20-7)
Da nicht maligne Schilddrüsenvergrößerungen weit häufiger auftreten als ein Karzinom, ist es oft äußerst schwierig, die Diagnose ohne Biopsie (offene Biopsie oder Feinnadelpunktion) zu stellen. Die Sonographie kann bei der Differenzierung zystischer und solider Knoten von Nutzen sein. Rein zystische Läsionen sind fast immer benigne. Die Häufigkeit maligner Veränderungen ist viel größer bei einzelnen als bei multinodulären Knoten und weit größer bei hormonell inaktiven als bei hormonell aktiven Knoten. Die Differenzierung gegenüber einer chronischen Thyreoiditis ist manchmal äußerst schwierig und beide Läsionen können zusammen auftreten. Jede hormonell inaktive Veränderung in der Schilddrüsenregion, welche unter Schilddrüsentherapie an Größe nicht abnimmt oder rapide zunimmt, muß als Karzinom betrachtet werden, solange nicht das Gegenteil bewiesen ist.

Komplikationen

Die Komplikationen variieren mit dem Karzinom-Typ. Papilläre Tumore dringen in lokale Strukturen ein, wie z. B. Lymphknoten; follikuläre Tumore können durch den Blutstrom metastasieren; anaplastische Karzinome dringen in lokale Strukturen ein, lösen Konstriktionen und Nervenlähmungen aus, ebenso wie sie zu weitverbreiteten Metastasen führen. Zu den Komplikationen der radikalen Halschirurgie gehören oft permanenter Hypoparathyreoidismus, Stimmbandlähmung und Myxödem.

Behandlung

Für die meisten Schilddrüsen-Karzinome ist die chirurgische Entfernung, wenn möglich, die Therapie der Wahl. Papilläre Tumore können auf suppressive Schilddrüsentherapie ansprechen, welche auch bei anderen Formen (besonders nach Entfernung des Großteils der funktionierenden Drüse) von Wert sein kann. Manche follikuläre Tumore wurden mit Radiojod behandelt; Metastasen können radioaktives Jod nach Thyreoidektomie oder Jod-Verarmung aufnehmen. Externe Bestrahlung kann bei lokalen ebenso wie entfernten Metastasen von Nutzen sein. Postoperatives Myxödem und Hyperparathyreoidismus müssen wie üblich behandelt werden.

Berichte über Chemotherapie inoperabler Tumoren mit Doxorubicin sind ermutigend, aber die Substanz ist ziemlich toxisch.

Prognose

Die Prognose steht in direkter Beziehung zum Zell-Typ. Die anaplastischen Karzinome schreiten trotz einer frühen Diagnose und Therapie schnell fort,

Tabelle 20-7. Differentialdiagnose der Schilddrüsen-Knoten[a]

Klinischer Nachweis	Geringer Verdachtsindex	Hoher Verdachtsindex
Anamnese	Familiäre Strumaanamnese Aufenthalt in endemischer Strumagegend	Frühere therapeutische Bestrahlung von Kopf, Hals oder Thorax Heiserkeit
Physikalische Charakteristika	Ältere Frauen Weicher Knoten Multinoduläre Struma	Kinder, junge Erwachsene; Männer Solitäre, feste, dominierende Knoten Stimmbandlähmung Vergrößerte Lymphknoten Fernmetastasen
Serumfaktoren	Hoher Titer von Anti-Schilddrüsen-Antikörper	Erhöhtes Serum-Calcitonin
Scanning-Techniken Aufnahmen von 131-J Sonographie Termographie Röntgenogramm Technetium-Fluß	„Heißer" Knoten Zystische Läsion Kalt Schalenförmige Verkalkung Avaskulär	„Kalter" Knoten Feste Läsion Warm Punktförmige Verkalkung Vaskulär
Thyroxin-Therapie	Regression nach 0,3 mg/die über 3 Monate oder länger	Keine Regression

a Reproduziert (mit Genehmigung) nach Greenspan, F.S.: Thyroid Nodules and Thyroid Cancer. West. J Med 121: 359, 1974 während papilläre Tumore — trotz der häufigen Rezidive — fast niemals letal enden. Eine frühe Diagnose und Entfernung der medullären Karzinome durch den Nachweis erhöhter Calcitonin-Spiegel kann zu einer besseren Prognose führen. Im allgemeinen ist die Prognose bei älteren Patienten weniger günstig.

Thyreoiditis

Diagnostische Merkmale

- Schmerzhafte Schwellung der Schilddrüse, welche bei akuten und subakuten Formen Kompressionssymptome auslöst; bei chronischen Formen schmerzlose Vergrößerung.
- Schilddrüsenfunktionsteste variabel; Diskrepanz bei PBJ, T_4 und Radiojod-Aufnahme häufig.
- Serologische Autoantikörperteste oft positiv.

Allgemeine Betrachtungen

Seitdem in den vergangenen Jahren spezielle serologische Teste auf Schilddrüsenautoantikörper entwickelt wurden, wird eine Thyreoiditis heutzutage viel häufiger diagnostiziert. Diese heterogene Gruppe kann in 2 Untergruppen aufgeteilt werden: (1) aufgrund einer spezifischen Ursache (gewöhnlich Infektion), und (2) aufgrund unbekannter, oft autoimmuner Faktoren. Die zweite ist die häufigste Form.

Klinische Befunde

A. Symptome:

1. *Thyreoiditis aufgrund spezifischer Ursachen (pyogene Infektionen, Tuberkulose, Lues):* Eine seltene Erkrankung, welche schwere Schmerzen, Empfindlichkeit, Erythem und Fluktuation in der Region der Schilddrüse auslöst.

2. *Unspezifische (autoimmune?) Thyreoiditis:*

a) *Akute oder subakute nichteitrige Thyreoiditis (de Quervain'sche Thyreoiditis, granulomatöse Thyreoiditis, Riesenzellen-Thyreoiditis, Riesenfolliculäre Thyreoiditis):* Eine akute, gewöhnlich schmerzhafte Vergrößerung der Schilddrüse mit Dysphagie. Der Schmerz strahlt in die Ohren aus. Die Symptome können für mehrere Wochen persistieren und können mit Anzeichen einer Thyreotoxikose und allgemeinem Krankheitsgefühl einhergehen. Frauen im mittleren Lebensalter sind am häufigsten betroffen. Virusinfektionen werden als Ursache angenommen. Nach radioaktiver Jod-Therapie kann eine vorübergehende Bestrahlungs-Thyreoiditis beobachtet werden.

b) *Hashimoto's Thyreoiditis (Struma lymphatosa, lymphadenoide Struma, chronische lymphocytische Thyreoiditis):* Dies ist die häufigste Form der Thyreoiditis und wahrscheinlich auch die häufigste

Schilddrüsenerkrankung. Der Nachweis einer Autoimmungenese ist gesichert. Der Beginn der Schilddrüsenvergrößerung ist schleichend, mit wenigen Drucksymptomen. Anzeichen der Schilddrüsendysfunktion treten selten auf, aber in manchen Fällen schreitet die Krankheit zum Myxödem fort oder sogar zur späten Thyreotoxikose („Hashitoxikose"). Die Drüse kann eine beträchtliche Vergrößerung aufweisen.

c) *Riedel'sche Thyreoiditis (chronische fibröse Thyreoiditis, Riedel'sche Struma, holzige Thyreoiditis, invasive Thyreoiditis):* Dies ist die seltenste Thyreoiditis-Form und wird nur bei Frauen im mittleren Lebensalter festgestellt. Die Vergrößerung ist oft asymmetrisch; die Drüse ist steinhart und nicht verschieblich und verursacht Zeichen der Kompression und Invasion, einschließlich Dysphagie, Dyspnoe und Heiserkeit.

B. Laborbefunde: PBJ, T_4 und T_3-Harzaufnahme sind meist bei akuten und subakuten Thyreoiditiden beträchtlich erhöht, bei chronischen Formen normal oder verringert. Die Radiojod-Aufnahme ist charakteristischerweise bei subakuter Thyreoiditis sehr niedrig. Der TSH-Stimulationstest (TRH-Test) spricht bei den meisten Formen der Thyreoiditis nicht an. Leukozytose, beschleunigte BSG und Erhöhung der Serumglobuline sind bei akuten und subakuten Formen häufig. Schilddrüsenautoantikörper sind am häufigsten bei der Hashimoto-Thyreoiditis nachweisbar, aber werden auch bei anderen Formen gefunden. Der Serum-TSH-Spiegel ist erhöht, wenn zu geringe Mengen biologisch aktiver Schilddrüsenhormone von der Schilddrüse ausgeschieden werden.

Komplikationen

Bei den eitrigen Formen der Thyreoiditis können alle üblichen Infektions-Komplikationen auftreten; die subakuten und chronischen Formen der Krankheit sind durch die Kompressionswirkung auf die Halsorgane kompliziert: Dyspnoe und Stimmbandlähmung bei der Riedel'schen Struma. Die Hashimoto-Thyreoiditis führt oft zur Hyperthyreose. Ein Karzinom oder Lymphom kann gemeinsam mit einer chronischen Thyreoiditis auftreten und muß bei der Diagnose ungleichmäßigen schmerzlosen Vergrößerungen, welche trotz Therapie fortbestehen, in Betracht gezogen werden. Die chronische Thyreoiditis kann mit einem Morbus Addison (Schmidt'sches Syndrom), Hypoparathyreoidismus, Diabetes, perniziöser Anämie, Thymom, verschiedenen Kollagenkrankheiten, Zirrhose und Gonadendysgenesie verbunden sein.

Differentialdiagnose

Eine Thyreoiditis muß in der Differentialdiagnose aller Strumaformen in Betracht gezogen werden, besonders, wenn die Vergrößerung schnell zunimmt. In den akuten oder subakuten Stadien kann sie eine Thyreotoxikose simulieren und nur eine sorgfältige Bewertung mehrerer Laborbefunde wird die korrekte Diagnose ermöglichen. Die sehr niedrige Radiojod-Aufnahme bei der subakuten Thyreoiditis mit erhöhten T_4- und T_3-Werten und einer stark erhöhten BSG sind die größte Hilfe. Eine chronische Thyreoiditis, besonders, wenn die Vergrößerung ungleichmäßig ist und Druck auf die umliegenden Organe besteht, kann einem Karzinom ähneln und beide Erkrankungen können in derselben Drüse vorhanden sein. Die subakuten und eitrigen Formen der Thyreoiditis können jedem infektiösen Prozeß in oder nahe der Halsorgane ähneln; und das Bestehen von allgemeinem Krankheitsgefühl, Leukozytose und einer hohen BSG ist verwirrend. Die Schilddrüsenautoantikörperbestimmung ist bei der Diagnosestellung der chronischen Thyreoiditis von Hilfe, aber die Teste sind nicht spezifisch und können auch bei Patienten mit Strumen, Karzinomen und Thyreotoxikose positiv ausfallen. Eine Biopsie kann zur Diagnosestellung erforderlich sein.

Behandlung

A. Eitrige Thyreoiditis: Antibiotika und chirurgische Drainage, wenn die Fluktuation ausgeprägt ist.
B. Subakute Thyreoiditis: Die Therapie ist empirisch und muß für mehrere Wochen beibehalten werden, da die Rezidivrate hoch ist. Das Arzneimittel der Wahl ist Aspirin, welches Schmerz und Entzündungserscheinungen lindert. Schwere Fälle erfordern eine kurzzeitige Prednison-Therapie: 10 mg 3 mal täglich für 1 oder 2 Wochen sind wirksam, aber die Symptome können nach Absetzen des Medikamentes wieder auftreten. L-Thyroxin, Propylthiouracil und externe Röntgen-Halsbestrahlung wurden in der Vergangenheit angewandt, aber es liegen keine überzeugenden Daten vor, um ihre Anwendung zu rechtfertigen.
C. Hashimoto'Thyreoiditis: Thyreoidea sicca, Thyroxin oder Trijodthyronin in ausreichender Dosierung können die Größe der Drüse beträchtlich verringern; da die Erkrankung oft bis zum Myxödem fortschreitet, sollte diese Therapie wahrscheinlich auf unbestimmte Zeit fortgeführt werden. Eine Kortikosteroid-Therapie verkleinert die Drüse oft schnell (das kann von diagnostischem Nutzen sein).
D. Riedelsche Struma: Sie erfordert oft eine partielle Thyreoidektomie, um die Kompressionserscheinungen zu lindern; Adhäsionen an den umliegenden Organen können dies zu einer schwierigen Operation machen.

Prognose

Der Verlauf dieser Krankheitsgruppen ist ganz unterschiedlich. Spontane Remissionen und Exazerbationen sind bei der subakuten Form häufig und die Therapie ist unspezifisch. Der Krankheitsprozeß kann über Monate schwelen. Es kann zur Thyreotoxikose kommen. Die chronische Form kann Teil einer systemischen Kollagenose (z.B. Lupus erythematodes, Sjögren Syndrom) mit allen Komplikationen dieser Krankheit sein. Die rezidivierende subakute und, häufiger, die chronische Thyreoiditis führen bei einer großen Zahl von Patienten zu permanenter Destruktion der Schilddrüse, sowie zum Myxödem. Eine fortlaufende Substitutionstherapie mit Schilddrüsenhormon kann durch Supprimieren des TSH die Drüse zum Schrumpfen bringen. Sie kann auch die Tendenz zur malignen Transformation bei der chronischen Thyreoiditis mindern, wobei diese Ansicht gegenwärtig umstritten ist.

Nebenschilddrüsen

Hypoparathyreoidismus und Pseudohypoparathyreoidismus

(Vgl. Tabelle 20-8.)

Diagnostische Merkmale

- Tetanie, Karpopedalspasmen, Stridor und Giemen, Muskel- und abdominale Krämpfe, Harndrang, Persönlichkeitsveränderungen, psychische Stumpfheit.
- Positives Chvostek-Zeichen und Trousseau-Phänomen; brüchige Nägel und Zähne; Katarakte.
- Serumkalzium niedrig; Serumphosphat hoch; alkalische Phosphatase normal; Harnkalzium (Sulkowitch-Probe) negativ.
- Röntgenaufnahmen des Schädels zeigen Verkalkungen der Basalganglien.

Allgemeine Betrachtungen

Ein Mangel an Nebenschilddrüsen-Hormon wird am häufigsten nach einer Thyreoidektomie oder seltener nach einem chirurgischen Eingriff wegen eines Nebenschilddrüsen-Tumors beobachtet. Sehr selten ist er Folge einer Röntgenbestrahlung der Halsregion oder massiver radioaktiver Jodverabreichung bei Schilddrüsenkarzinom. Ein partieller Hypoparathyreoidismus tritt bei vielen Patienten nach einer Thyreoidektomie auf.
Ein vorübergehender Hypoparathyreoidismus kann in der Neugeborenenperiode (vermutlich aufgrund einer relativen Unteraktivität der Nebenschilddrüse), aufgrund eines Magnesiummangels oder außerordentlicher Beanspruchung der Nebenschilddrüse durch die Aufnahme von phosphatreicher Kuhmilch beobachtet werden. Ein ähnlicher Mechanismus ist wahrscheinlich für die Schwan-

Tabelle 20-8. Die wichtigsten Befunde bei den verschiedenen Nebenschilddrüsen-Syndromen[a]

Syndrome	Niedriges Serum Ca mit hohem Serum P	Alkal. Phosphatase im Serum	Katarakte; Kalcifikationen der Basal-Ganglien	Mikrodaktylie; Ektopische Knochen	Subperiostale Resorption (Osteitis)	Neben-schilddrüsen-Hyperplasie	Ellsworth-Howard Test[b]	PTH-Spiegel
Hypoparathyreoidismus	+	normal	+	0	0	0	+	0
Pseudo-hypoparathyreoidismus	+	normal	+	+	0	+	0	normal oder↑
Pseudopseudo-hypoparathyreoidismus	0	normal	0	+	0	0	+	normal
Sekundärer (renaler) Hyperparathyreoidismus	+ (NPN↑)	↑	0	0	+	+	±	↑
Pseudo-hypoparathyreoidismus mit sekundärem Hyperparathyreoidismus	+ (NPN normal)	↑	±	+	+	+	0	↑

a Modifiziert und reproduziert (mit Genehmigung) nach Kolb, F.O., Steinbach, H.L.: Pseudohypoparathyroidism with secondary Hyperparathyroidism and Osteitis fibrosa. J. Clin. Endocrinol. Metab. 22: 68, 1962
b Ansprechen auf Nebenschilddrüsenhormone

gerschaftstetanie zutreffend. Ein Magnesiummangel kann die Freisetzung des Parathormons verhindern und seine Wirkung auf den Knochenstoffwechsel verringern und zur Hypokalzämie führen, welche durch Magnesiumzufuhr behoben werden kann. Die Neugeborenen-Tetanie kann eine Manifestation des mütterlichen Hyperparathyreoidismus sein.

Der idiopathische Hypoparathyreoidismus, oft im Zusammenhang mit Kandidiasis, kann familiär sein und aufgrund einer Autoimmunerkrankung mit einem Morbus Addison und einer Thyreoiditis gemeinsam auftreten.

Der Pseudohypoparathyreoidismus ist ein genetischer Defekt, gekennzeichnet durch Minderwuchs, rundes Gesicht, Adipositas, kurze Metacarpalknochen, Hypertonie und ektopische Knochenbildung. Die Nebenschilddrüsen sind vorhanden und oft hyperplastisch, aber die Nierentubuli sprechen nicht auf das Hormon an. Diese Resistenz (vermutlich als Folge eines Rezeptordefekts) kann spontan oder nach Wiederherstellung normaler Serumkalziumwerte verschwinden. Neuere Untersuchungen lassen einen selektiven Mangel an 1,25-Dihydroxyvitamin D beim Pseudohypoparathyreoidismus vermuten. Verschiedene ungewöhnliche Syndrome wurden beschrieben, welche einige Merkmale des ursprünglichen Berichts von Albright (Albright'sche Osteodystrophie) aufweisen, aber andere vermissen lassen (Pseudopseudohypoparathyreoidismus, Pseudohypoparathyreoidismus Typ II, pseudoidiopathischer Hypoparathyreoidismus). Bei manchen Patienten führen hohe Parathormonspiegel zur Osteitis fibrosa, welche mittels Vitamin-D-Therapie reversibel ist.

Klinische Befunde

A. Symptome: Akuter Hypoparathyreoidismus verursacht Tetanie, mit Muskelkrämpfen, Reizbarkeit, Karpopedalspasmen und Krämpfen; Stridor, Giemen, Dyspnoe; Photophobie und Diplopie; abdominale Krämpfe und Harndrang. Die Symptome der chronischen Krankheitsform sind Lethargie, Persönlichkeitsveränderungen, Angstzustände, verschwommenes Sehen aufgrund von Katarakten und psychische Retardation.

Das Chvostek'sche Zeichen (Beklopfen des Nervus facialis nahe dem Kieferwinkel mit nachfolgender Muskelkontraktion) ist positiv und ebenso das Trousseau'sche Phänomen (Karpopedalspasmus nach Anlegen einer Manschette). Es kann zu Katarakten kommen; die Nägel können dünn und brüchig sein; die Haut trocken und schuppig, zuweilen mit Pilzinfektion (Candidiasis) und Haarverlust (Augenbrauen); Hyperreflexie der tiefen Reflexe. Gelegentlich kann bei einem Patienten eine Choreoathetose angetroffen werden, sie ist aber unter entsprechender Therapie reversibel. Eine Einengung der Papilla Nervi optici wird selten beobachtet. Wenn der Krankheitsbeginn im Kindesalter liegt, können die Zähne defekt sein. Kiemenanomalien (z.B. Gaumenspalte) können ebenfalls vorhanden sein. Beim Pseudohypoparathyreoidismus sind die Finger und Zehen kurz, mit Fehlen der Knöchel des 4. und 5. Fingers beim Faustschluß; eine ektopische Weichteilverkalkung kann gesehen und palpiert werden.

B. Laborbefunde: Das Serumkalzium ist erniedrigt, das Serumphosphat erhöht, Harnphosphor erniedrigt (TRP über 95%), Harnkalzium erniedrigt oder fehlend (negativer Sulkowitch-Test), die alkalische Phosphatase ist normal. Die alkalische Phosphatase kann dagegen beim Pseudohypoparathyreoidismus erhöht sein. Die Kreatininclearance ist normal. Beim idiopathischen oder postchirurgischen Hypoparathyreoidismus ist der Parathormon-Spiegel (RIA) erniedrigt oder nicht nachweisbar, beim Pseudohypoparathyreoidismus ist er normal oder sogar deutlich erhöht.

C. Röntgenbefunde: Röntgenaufnahmen des Schädels können Verkalkungen an den Basalganglien zeigen; die Knochendichte kann erhöht sein (beim Pseudohypoparathyreoidismus können kurze Metacarpalknochen und ektopisches Knochengewebe und Demineralisation des Knochens beobachtet werden).

D. Andere Untersuchungsbefunde: Spaltlampen-Untersuchungen können ein Frühstadium der Kataraktbildung nachweisen. Das EKG zeigt eine generalisierte Dysrhythmie (partiell reversibel) und verlängerte QT-Intervalle.

Komplikationen

Eine akute Tetanie mit Stridor, besonders in Verbindung mit einer Stimmbandlähmung, kann zur respiratorischen Obstruktion führen und eine Tracheotomie notwendig machen. Eine schwere Hypokalzämie kann Herzdilatation auf Digitalis und refraktäres Herzversagen auslösen. Die Komplikationen des chronischen Hypoparathyreoidismus sind großteils von der Dauer der Krankheit und dem Alter bei Krankheitsbeginn abhängig. Wenn er im frühen Kindesalter beginnt, kann es zum Minderwuchs, Mißbildung der Zähne und Retardation der psychischen Entwicklung kommen. Es kann mit einem Sprue-Syndrom, perniziöser Anämie und Morbus Addison verbunden sein, wahrscheinlich auf der Basis eines Autoimmunmechanismus. Beim Pseudohypoparathyreoidismus findet man oft eine Hypothyreose. Bei lange dauernden Erkrankungsfällen werden Katarakte und Kalzifikationen an den Basalganglien beobachtet. Ein permanenter Hirnschaden mit Krampfanfällen oder Psychose kann zur Einweisung in psychiatrische Anstalten führen. Zusätzlich kann es zu Komplikationen durch Überbehandlung mit Kalzium und Vitamin-D mit Nierenschädigung und Kalzinose kommen.

Differentialdiagnose

Die Symptome einer hypokalzämischen Tetanie werden am häufigsten mit einer Tetanie aufgrund metabolischer oder respiratorischer Alkalose verwechselt oder mißgedeutet, wobei allerdings das Serumkalzium normal ist. Angstsymptome sind in beiden Fällen häufig und Ohnmachtsanfälle sind beim Hyperventilationssyndrom nicht ungewöhnlich. Die typischen Blut- und Harnbefunde sollten die zwei Krankheitsbilder unterscheiden helfen. Das trifft auch für weniger häufige Ursachen der hypokalzämischen Tetanie zu, wie z.B. Rachitis und Osteomalazie im Frühstadium sowie für eine akute Pankreatitis. Bei diesen Erkrankungen ist das Serumphosphat meist erniedrigt oder niedrignormal; selten erhöht. Zu einer Verwechslung kann es mit der Tetanie aufgrund eines chronischen Nierenversagens kommen, bei welchem die Phosphorretention zu einem hohen Serumphosphor mit niedrigem Serumkalzium führen kann, eine Unterscheidung ist aufgrund der klinischen Symptome möglich (z.B. Urämie, Azotämie).

Beim primären Hyperaldosteronismus mit Tetanie (aufgrund Alkalose) besteht eine Hypertonie und Hyperkaliämie mit Unfähigkeit zur Urinkonzentration. Eine Hypomagnesiämie muß in Betracht gezogen werden, wenn eine Tetanie auf Kalzium nicht anspricht.

Die Symptome eines Pseudohypoparathyreoidismus ohne abnormale klinische Blutbefunde werden bei bestimmten Dysplasien beobachtet („Pseudopseudohypoparathyreoidismus").

Um einen echten Hypoparathyreoidismus, welcher auf Nebenschilddrüsenextrakt anspricht, von einem Pseudohypoparathyreoidismus, welcher nicht anspricht, zu unterscheiden, kann der Ellsworth-Howard-Test (Phosphaturie nach Verabreichung von 200 E. Nebenschilddrüsenhormon i.v.) vorgenommen werden. Es wurde nachgewiesen, daß die Resistenz gegenüber Parathormon auf eine fehlende Aktivierung der renalen Adenylcyclase mit mangelnder Exkretion der cAMP nach der Verabreichung des Parathormons zurückzuführen ist. Hohe Calcitonin-Spiegel konnten im Schilddrüsengewebe von Patienten mit Pseudohypoparathyreoidismus nachgewiesen werden, aber eine Thyreoidektomie ist kaum von Nutzen. Ein medulläres Karzinom der Schilddrüse zeigt selten eine Hypokalzämie trotz eines Überschusses an Calcitonin.

Gelegentlich kann ein Hypoparathyreoidismus als idiopathische Epilepsie, Choreoathetose oder Hirntumor (auf der Basis von Hirnverkalkungen, Krämpfen, Einengungen der Papillae optici) oder gelegentlich auch als „Asthma" (auf der Basis des Stridors und der Dyspnoe) fehldiagnostiziert werden. Andere Ursachen von Katarakten und Basalganglien-Verkalkungen treten in die Differentialdiagnose ebenfalls ein.

Behandlung

A. Notfalltherapie bei akutem Anfall (hypoparathyreoide Tetanie): Hierzu kommt es gewöhnlich nach einer Operation. Der Zustand erfordert eine sofortige Therapie (*Anmerkung:* Man vergewissere sich, daß die Atemwege offen sind).

1. Kalziumchlorid, 5–10 ml einer 10%igen Lösung langsam i.v., bis die Tetanie abklingt, oder Kalzium gluconicum, 10–20 ml einer 10%igen Lösung i.v., können gegeben werden. 10–50 ml einer der beiden Lösungen kann 11 5%iger Glukose in Wasser oder physiologischer Kochsalzlösung hinzugefügt werden und diese als langsame intravenöse Tropfinfusion verabreicht werden. Die Tropfgeschwindigkeit sollte so angepaßt werden, daß eine stündliche Bestimmung des Harnkalziums (Sulkowitch-Test) positiv ist. *Anmerkung:* Man behandle die Tetanie nicht zu energisch, da es ansonsten zu irreversiblen Gewebsverkalkungen kommen kann!

2. Kalziumsalze werden sobald als möglich oral gegeben, um 1–2 g Kalzium täglich zuzuführen; Kalzium gluconicum 8 g 3mal täglich; Kalziumlaktat-Pulver, 4–8 g 3mal täglich (manche Patienten bevorzugen die Tablettenform); oder Kalziumchlorid, 2–4 g 3mal täglich (als 30%ige Lösung). Kalziumcarbonat ist in kleineren Dosen als Kalzium gluconicum oder -laktat wirksam und wird besser vertragen als Kalziumchlorid. Es ist gegenwärtig das Kalziumsalz der Wahl.

3. Dihydrotachysterol und Calciferol: Man gibt die eine oder andere Verbindung sobald mit dem oralen Kalzium begonnen wurde. Man beginnt mit 4–10 ml Lösung Dihydrotachysterol (1,25 mg/ml) oral täglich über 2–4 Tage, reduziert die Dosis auf 1–2 ml/die über 3 Wochen und bestimmt dann den Erhaltungsbedarf. Reine kristallinische Präparate in Tabletten von 0,125, 0,2 und 0,4 mg stehen zur Verfügung. Die Initialdosis ist 0,8–2,4 mg/die über mehrere Tage. Calciferol, 80–160 000 E. (2–4 mg)/die ist fast ebenso wirksam (obzwar langsamer in der Wirkung) und sollte wahrscheinlich bei den meisten Patienten angewandt werden.

1 α, 25-Dihydroxycholecalziferol wurde zwar ursprünglich zur Behandlung der Hypokalzämie beim chronischen Nierenversagen entwickelt, ist aber bei der hypoparathyreoiden Tetanie ebenfalls außerordentlich gut wirksam (Dosierung 1–3 µg/die).

4. Parathormon-Injektionen sind heutzutage kaum noch erforderlich, nachdem die schneller wirkenden aktiven Metaboliten des Vitamin D verfügbar sind (25-Hydroxycholecalziferol; 1,25-Dihydroxycholecalziferol; 1 α-Hydroxycholecalziferol).

5. Phenytoin und Phenobarbital haben sich bei der Behandlung einer manifesten oder latenten Tetanie

ohne Alteration der Kalzium-Spiegel als nützlich erwiesen. Sie können zusätzlich in der Therapie refraktärer Patienten angewandt werden.

B. Dauertherapie:

1. Eine kalziumreiche, phosphatarme Diät (ohne Milch und Käse).

2. Kalziumsalze (wie oben, außer Chlorid) werden fortgeführt.

3. Dihydrotachysterol, 0,2–1,0 mg/die um das Blutkalzium auf Normalspiegeln zu erhalten.

4. Colecalciferol, 40–200 000 E. (1–5 mg)/die ist heute das Arzneimittel der Wahl für die Mehrzahl der Patienten. In manchen Fällen kann bis zu 7 oder 8 mg Calciferol/die erforderlich sein. Seine Wirkung ist wahrscheinlich ähnlich jener des Dihydrotachysterols. Die Initialwirkung des Vitamin-D scheint langsamer zu sein. Allerdings sind die Kosten für den Patienten niedriger als beim Dihydrotachysterol. Über längere Zeitabschnitte akkumuliert es im Körper; daher sollten die Serum-Kalziumspiegel regelmäßig kontrolliert werden (*Anmerkung:* Kortikosteroide sind wirksame Antidote bei Vitamin D-Intoxikation). – Die aktiven Metabolite des Vit. D (s. oben) sollten bei Calciferol-Resistenz und beim Pseudohypoparathyreoidismus verwendet werden.

5. Um die Serum-Phosphat-Spiegel im Anfangsstadium der Therapie senken zu helfen, kann Aluminiumhydroxid eingesetzt werden. Es ist selten bei der Dauertherapie erforderlich.

6. Chlortalidon, 50 mg/die in Verbindung mit einer natriumarmen Diät, bewährt sich nach einem neueren Bericht ohne Anwendung von Vitamin-D (welches mehr Komplikationen verursacht) bei der Behandlung eins Hypoparathyreoidismus.

Cave: Phenothiazin-Präparate sollten bei Patienten mit Hypoparathyreoidismus mit großer Vorsicht angewandt werden, da sie dystonische Reaktionen auslösen können. Furosemid sollte vermieden werden, da es eine bestehende Hypokalzämie verstärken kann.

Prognose

Die Aussichten sind günstig, wenn die Diagnose frühzeitig gestellt und die Therapie eingeleitet wird. Manche Veränderungen (z.B. im Elektroencephalogramm) sind reversibel, aber Zahnveränderungen, Katarakte und Hirnkalzifikationen bleiben bestehen. Sie können partiell genetisch verursacht sein und müssen nicht mit der Hypokalzämie per se in Verbindung stehen. Obwohl die Therapie des akuten Anfalls einfach und wirksam ist, ist die Dauertherapie mühsam und teuer, da ein gutes Parathormon-Präparat nicht verfügbar ist. Die entsprechende Mitarbeit eines intelligenten Patienten ist erforderlich, um eine Unter- oder Überbehandlung zu vermeiden. Es sind regelmäßige blutchemische Kontrollen notwendig, da eine plötzliche Veränderung in den Blutspiegeln eine Modifikation der Therapie notwendig machen kann. (*Anmerkung:* Die Harnkalziumkontrolle (Sulkowitch-Probe) ist kaum von Nutzen, da bei langzeitiger Vitamin-D-Therapie eine Hyperkalziurie unabhängig vom Blutkalziumspiegel auftreten kann. Das plötzliche Auftreten einer Hyperkalzämie, besonders bei Kindern, kann auf einen Morbus Addison zurückzuführen sein.)

Unerkannte oder Spätfälle findet man oft in psychiatrischen Anstalten.

Hyperparathyreoidismus

Diagnostische Merkmale

- Nierensteine, Nephrokalzinose, Polyurie, Polydipsie, Hypertonie, Urämie, therapierefraktäres Magenulkus, Obstipation.
- Knochenschmerzen, zystische Veränderungen und (selten) pathologische Frakturen.
- Serum- und Harnkalzium erhöht; Harnphosphat erhöht bei niedrigem bis normalem Serumphosphat; alkalische Phosphatase normal bis erhöht.
- „Bandförmige Keratopathie" bei der Spaltlampen-Untersuchung des Auges.
- Röntgen: Subperiostale Resorption, Verlust der Lamina dura der Zähne, renale parenchymale Kalzifikation oder Steine, Knochenzysten, Chondrokalzinose.
- Erhöhte Parathormonspiegel.

Allgemeine Betrachtungen

Der primäre Hyperparathyreoidismus ist eine relativ seltene Krankheit, aber es scheint, daß seine Frequenz zunimmt; bei frühzeitiger Diagnosestellung ist er potentiell heilbar. Neue Forschungsarbeiten lassen vermuten, daß bei 0,1% untersuchter Patienten eine Nebenschilddrüsenüberfunktion, oft als asymptomatische Hyperkalzämie, bestehen kann. (*Anmerkung:* Die Diagnose sollte bei jeder unklaren Knochen- und Nierenerkrankung, besonders beim Vorliegen einer Nephrokalzinose oder von Nierensteinen, in Erwägung gezogen werden.) Wenigstens 5% der Nierensteine entstehen durch diese Erkrankung.

Ca. 80% aller Fälle des primären Hyperparathyreoidismus werden durch ein einziges Adenom (selten 2 Adenome) verursacht; 15–20% durch eine primäre Hypertrophie und Hyperplasie aller 4 Drüsen und 2% werden durch ein Karzinom einer Drüse ausgelöst. Neuere Befunde deuten darauf hin, daß eine Hyperplasie häufiger vorkommt, als früher berichtet wurde. Multiple Neoplasien (oft familiär auftretend) von Pankreas, Hypophyse, Schilddrüse und Nebennieren können mit einem primären Hyperparathyreoidismus aufgrund eines Tumors oder, noch öfter, aufgrund einer Hyperplasie der Nebenschilddrüse auftreten. (Multiple endokrine Adenomatose Typ I und II a und II b) (siehe Tabelle 20-9). Ein sekundärer Hyperparathyreoidismus ist fast immer mit einer Hyperplasie aller 4 Nebenschilddrüsen verbunden, aber in seltenen Fällen kann auch ein autonomer Tumor in hyperplastischen Drüsen auftreten („tertiärer Hyperparathyreoidismus"). Er wird am häufigsten bei chronischer Nierenerkrankung beobachtet, aber auch bei Rachitis, Osteomalazie und Akromegalie.

Ein Hyperparathyreoidismus verursacht eine exzessive Kalzium- und Phosphat-Ausscheidung durch die Nieren; dies kann schließlich entweder zur Bildung von Steinen innerhalb des Harntraktes oder, weniger oft, zur diffusen parenchymatösen Verkalkung (Nephrokalzinose) führen. (Diese 2 Typen treten selten gemeinsam auf.) Wenn der exzessive Kalziumbedarf durch Nahrungsaufnahme gedeckt ist, wird den Knochen nicht notwendigerweise Kalzium entzogen (häufigste Form in den USA). Wenn die Kalziumaufnahme nicht ausreichend ist, kann es zur Knochenerkrankung kommen. Auch andere Faktoren als die Kalziumaufnahme, z. B. der Gehalt an zirkulierendem 1,25-Dihydroxyvitamin D, entscheiden darüber, ob es beim Hyperparathyreoidismus zu einer Knochenerkrankung oder zur Bildung von Nierensteinen kommt. Die Knochenerkrankung kann sich entweder durch diffuse Demineralisation, pathologische Frakturen oder zystische Knochenläsionen im ganzen Skelett („Osteitis fibrosa cystica") manifestieren.

Klinische Befunde

A. Symptome: DieManifestationen des Hyperparathyreoidismus können in jene, welche (1) das Skelett beteiligen, (2) Nieren- und Harntraktschäden auslösen und (3) eine Hyperkalzämie per se verursachen, eingeteilt werden. Da die Adenome klein und tief lokalisiert sind, können nur ungefähr 5% der Adenom-Fälle durch Bariumbreischluck, welcher eine Verlagerung des Oesophagus hervorruft oder durch Palpation einer Verhärtung im Halsbereich nachgewiesen werden. Das Adenom kann mit einem Schilddrüsen-Adenom oder -Karzinom verbunden sein. (*Anmerkung:* Manche Patienten haben überraschend wenig Symptome und die Tumore werden durch Zufall anläßlich blutchemischer Untersuchungen festgestellt.)

1. *Skeletmanifestationen:* Diese können vom einfachen Rückenschmerz, Gelenkschmerzen, schmerzhaften Schienbeinen und ähnlichen Beschwerden bis zu pathologischen Frakturen der Wirbelsäule, Rippen oder Röhrenknochen mit Größenverlust und zunehmender Kyphose variieren. Manchmal kann eine Epulis des Kiefers (tatsächlich ein „brauner Tumor") das Hinweiszeichen auf eine Osteitis

Tabelle 20-9. Multiple endokrine Hyperplasie oder Adenomatose (MEA)[a]

	Betroffenes Gewebe	Klinische Auswirkung
Typ I (MEA I)	Nebenschilddrüse	Adenom oder Hyperplasie
	Pankreas	Adenom (oft multipel) der Inselzellen, Gastrinom
	Hypophyse	Adenom (Akromegalie, Prolaktinom)
	Nebennieren	Adenom (cortical)
	Verschiedene	Lipome, Schilddrüsentumoren (andere als medulläres Karzinom)
Typ II oder II a (MEA II)	Schilddrüse	Medulläres Karzinom oder C-Zellen-Hyperplasie
	Nebennieren	Phäochromocytome
	Nebenschilddrüse	Hyperplasie oder Adenom
Typ III oder II b (MEA III)	Schilddrüse	Medulläres Karzinom oder C-Zellen-Hyperplasie
	Nebennieren	Phäochromocytome (Adenom oder Hyperplasie)
	Nervengewebe	Ganglioneurome
	Somatische Manifestation	Marfanoider Habitus, dicke Lippen, „schluchzende Zunge", Megakolon

[a] Modifiziert nach Deftos, L.J.: Calcitonin in Clinical Medicine. Adv. Intern Med. 23: 159, 1978

fibrosa sein. Trommelschlägerfinger treten seltener auf.

2. *Manifestationen am Harntrakt:* Frühzeitig im Krankheitsverlauf kommt es zur Polyurie und Polydipsie. Kalziumoxalat oder -phosphat-haltiger Gries oder Steine können mit dem Urin abgehen. Sekundäre Infektionen und Obstruktionen können eine Nephrokalzinose und Nierenschädigung auslösen, die bis zur Urämie führen kann.

3. *Hyperkalzämische Manifestationen:* Durst, Nausea, Anorexie und Erbrechen sind im Vordergrund stehende Symptome. Oft findet man die Anamnese eines Magengeschwürs, mit Obstruktion oder sogar Blutung. Es kann eine hartnäckige Obstipation geben, Asthenie, Anämie und Gewichtsverlust. Oft findet man eine Hypertonie. Manche Patienten präsentieren vorwiegend neuromuskuläre Störungen, wie z.B. Muskelschwäche, leichte Ermüdbarkeit oder Parästhesien. Es kommt zu Depression und Psychose. Von ungewöhnlichem Interesse ist eine Hypermotilität der Gelenke. Die Fingernägel und Zehennägel können ungewöhnlich stark und dick sein. Kalzium kann sich in den Augen ausfällen („bandförmige Keratopathie"). Beim sekundären (renalen) Hyperparathyreoidismus fällt Kalzium auch in den Bindegeweben aus, besonders um die Gelenke herum. Bei manchen Patienten kommt es zur rezidivierenden Pankreatitis.

B. Laborbefunde: Das Serumkalzium ist gewöhnlich hoch (Eiweißfaktor berücksichtigen!); das Serumphosphat ist niedrig oder normal; das Harnkalzium ist oft hoch, aber manchmal normal oder niedrig. Wenn das Serumphosphat niedrig bis niedrignormal ist (niedrige tubuläre Reabsorption des Phosphats; TRP unter 89–90%) besteht ein exzessiver Phophatverlust im Harn; die alkalische Phosphatase ist nur bei Vorliegen einer klinischen Kno-

chenerkrankung erhöht (bei ca. 24% der Fälle). Das Plasmachlorid und der Harnsäurespiegel können erhöht sein. (Beim sekundären Hyperparathyreoidismus ist das Serumphosphat aufgrund der Nierenretention hoch und das Kalzium gewöhnlich niedrig oder normal). Radioimmunassays für Parathormon stehen zur Verfügung, um die Diagnose bei fraglichen Fällen zu bestätigen und die Diagnose des „normokalzämischen Hyperparathyreoidismus" zu etablieren; allerdings gibt es bei allen Radioimmunassays noch große Probleme, da das zirkulierende Hormon heterogen ist.

(*Anmerkung:* Es wurde eine große Zahl spezieller Tests entwickelt, um die gestörte Phosphatdynamik beim primären Hyperparathyreoidismus nachzuweisen. Keiner von diesen ist so verläßlich wie mehrere exakte Serumkalziumbestimmungen, die eine Hyperkalzämie ohne andere faßbare Ursache nachweisen. Die Überwachung des mit der Nahrung aufgenommenen Phosphats ist wichtig, da eine erhöhte Aufnahme von Phosphaten Serumkalziumwerte im oberen Grenzbereich normalisieren kann. Kürzlich wurde die Messung des renalen cAMP als biologischer Test der Parathormonfunktion empfohlen.).

C. Röntgenbefunde: Selten kann man den Tumor röntgenologisch nachweisen; manchmal gelingt dies durch spezielle Angiographie. Wenn eine Knochenerkrankung besteht, kann man eine diffuse Demineralisierung, periostale Knochenresorption (besonders an der Radialseite der Finger) und oft einen Verlust an der Lamina dura der Zähne beobachten. Im ganzen Skelett können sich Zysten finden, ferner Fleckenbildung am Schädelknochen („Salz- und Pfeffer-Phänomen") oder pathologische Frakturen. Oft findet man Verkalkungen der Gelenksknorpel (Chondrokalzinose). Man kann Steine im

Harntrakt oder diffuse getüpfelte Kalzifikationen im Bereich der Nieren (Nephrokalzinose) finden. Gewebsverkalkungen um die Gelenke herum und in den Blutgefäßen können bei der renalen Osteitis beobachtet werden.

D. Andere Untersuchungsbefunde: Das EKG kann ein verkürztes QT-Intervall aufweisen. Spaltlampenuntersuchungen des Auges können Verkalkungen in der Kornea („bandförmige Keratopathie") zeigen.

Die Lokalisation von Nebenschilddrüsentumoren mit Hilfe von Selen-Methionin-Scanning oder in vivo-Nebenschilddrüsen-Färbung ist von wenig Nutzen; erst nach zuvor erfolglos unternommener Halsexploration führt man gewöhnlich eine selektive Radioimmunassaybestimmung via Venenkatheter durch, um Drüsen mit einer Überfunktion lokalisieren zu können. Mittels Angiographie kann man ektopische und intrathorakale Tumoren lokalisieren. Die Knochen-Densitometrie kann einen Verlust von trabekulärem Knochengewebe nachweisen, welcher sich auf der normalen Röntgenaufnahme nicht darstellt.

Die Thermographie kann bei der Lokalisierung ziemlich großer Adenome von Nutzen sein. Mittels Sonographie und CT-Scan kann man aberrante Tumoren lokalisieren.

Komplikationen

Obgleich die auffälligen Komplikationen jene sind, welche mit den Skelettschäden in Verbindung stehen (z. B. pathologische Frakturen), sind diejenigen ernster, welche sich auf die Nierenschädigung beziehen. Eine Harnwegsinfektion aufgrund eines Steines und Obstruktion kann zum Nierenversagen und zur Urämie führen. Wenn der Serumkalziumspiegel schnell ansteigt (z. B. aufgrund von Dehydratation oder Salzrestriktion), kann es zur „Nebenschilddrüsen-Vergiftung" kommen, mit akutem Herz- und Nierenversagen und einer schnellen Ausfällung von Kalzium in den Weichteilen (Hyperhyperparathyreoidismus). Ein Magengeschwür und eine Pankreatitis können vor der Operation therapierefraktär sein. Ein Pankreas-Inselzellen-Adenom mit Hypoglykämie kann daneben bestehen, oder es kann ein ulzerogener Tumor des Pankreas vorliegen. Oft findet man eine Hypertonie. Reversible Veränderungen der Glukosetoleranz und der Insulin-Sekretion kommen vor. Auch eine Hyperthyreose oder ein Schilddrüsen-Karzinom können daneben bestehen. Es gibt auch eine erhöhte Frequenz an Hyperurikämie und Gichtarthritis. Eine Pseudogicht kann einen Hyperparathyreoidismus sowohl vor als auch nach einer chirurgischen Entfernung von Tumoren komplizieren. Beim sekundären Hyperparathyreoidismus kann es zu subkutanen Weichteil- und extensiven vaskulären Kal-

zifikationen — ebenso wie Hautnekrose — kommen.

Differentialdiagnose

Wenn die chemischen Bestimmungen verläßlich sind, ist die Kombination eines hohen Serum-Kalziums, eines niedrigen Serumphosphats mit hohem Harnphosphat und Harnkalzium und normaler oder hoher alkalischer Phosphatase für einen Hyperparathyreoidismus fast pathognomonisch. Nur selten kann man diese Kombination auch bei multiplem Myelom, metastasierendem Karzinom (Niere, Blase, Schilddrüse) und Hyperthyreose beobachten. Das häufigste Problem ist die Differenzierung der idiopathischen Hyperkalziurie mit Nierensteinen vom primären Hyperparathyreoidismus mit Serumkalzium-Spiegeln im Grenzbereich. Wenn ein Nierenschaden besteht, kann das typische Bild verschleiert sein, d. h. die Serumphosphatwerte sind eventuell nicht vermindert. Andere Ursachen der Hyperkalzämie (z. B. Sarkoidose, Vitamin D-Intoxikation) sprechen auf die Verabreichung von Kortison (Cortison-Test) an, was gewöhnlich bei der Hyperkalzämie des primären Hyperparathyreoidismus nicht der Fall ist. Chlorothiazide können den Serumkalzium-Spiegel erhöhen. Auch eine Hyperkalzämie aufgrund einer Hypervitaminose-A muß als Möglichkeit in Betracht gezogen werden. Wenn eine Knochenerkrankung besteht, kann man aufgrund der typischen subperiostalen Resorption eine Osteitis fibrosa von einer nichtmetabolischen Knochenerkrankung (z. B. Neoplasma) und von einer Osteoporose unterscheiden. Eine Knochenbiopsie kann manchmal die Diagnose untermauern.

Neuerdings wurden nichtmetastasierende Karzinome (z. B. von Lunge, Nieren oder Ovarien) mit blutchemischen Veränderungen beschrieben, welche mit jenen des Hyperparathyreoidismus identisch sind; diese Veränderungen sind nach Entfernung oder nach Chemotherapie der Tumoren oft reversibel, sodaß angenommen wird, daß diese Tumore ein nebenschilddrüsenähnliches humorales Agens, möglicherweise ein Prostaglandin, ausscheiden. Wenn eine ausgeprägte Hyperkalzämie durch eine andere Erkrankung als einen Hyperparathyreoidismus hervorgerufen wird, sollte der PTH-RIA-Spiegel nicht meßbar sein, da die Nebenschilddrüsen supprimiert sind. In der Praxis ist das wegen der Schwierigkeiten mit dem RIA und der Tatsache, daß Störungen, welche eine Hyperkalzämie auslösen können und eventuell gemeinsam mit einem Hyperparathyreoidismus auftreten (z. B. Sarkoidose, Hyperthyreose, Mammakarzinom) nicht immer der Fall. Ein anderes familär erbliches Syndrom, die hypokalzurische Hyperkalzämie, welche einen relativ benignen Verlauf aufweist, wird nicht durch subtotale Parathyreoidektomie geheilt und sollte daher konservativ behandelt werden.

Behandlung

A. Chirurgische Maßnahmen: Wenn ein Nebenschilddrüsentumor nachgewiesen wird, sollte dieser chirurgisch entfernt werden. Der Chirurg muß sich dessen bewußt sein, daß multiple Tumoren vorliegen können; der Tumor kann sich in der Schilddrüse oder ektopisch, z. B. im Mediastinum, befinden. Hyperplasie aller Drüsen erfordert die Entfernung von 3 Drüsen und eine subtotale Resektion der 4., bevor die Heilung sichergestellt ist. Die routinemäßige Radikalresektion von 3,5 Nebenschilddrüsen bei allen Patienten mit Hyperparathyreoidismus zur Vermeidung von Rezidiven, wie es in manchen klinischen Zentren vertreten wird, ist kaum gerechtfertigt, wenn ein erfahrener Halschirurg den Patienten betreut und die chemischen Veränderungen beim Patienten auch postoperativ sorgfältig überwacht werden. Eine totale Parathyreoidektomie mit Transplantation einer normalen Menge funktionierenden Nebenschilddrüsengewebes in den Unterarm ist ein neuer experimenteller Weg bei Fällen von Schilddrüsenmalignität. Er ist nützlich, wenn eine totale Thyreoidektomie notwendig ist und in Fällen einer schweren primären oder sekundären Nebenschilddrüsenhyperplasie. Er vereinfacht die Therapie der rezidivierenden Hyperkalzämie und vermeidet eine permanente Hypokalzämie, welche hierbei oft vorkommt. Nach der Operation kann der Patient im Verlauf mehrer Stunden oder Tage als Folge des schnellen Blutkalziumabfalls eine (gewöhnlich vorübergehende) Tetanie entwickeln, obwohl der Kalzium-Spiegel nur bis auf die Norm oder niedrig-normale Werte absinkt. *Vorsicht:* Man vergewissere sich, daß die Atemwege frei sind. Die Therapie ist die gleiche wie bei der hypoparathyreoten Tetanie. Eine prolongierte Hypokalzämie aufgrund der Rekalzifikation des „hungrigen" Skeletts kann große Mengen von Kalzium oder Vitamin-D erfordern. Zusätzlich sollten postoperativ Magnesiumsalze gegeben werden.

B. Flüssigkeitszufuhr: Eine intensive Flüssigkeitszufuhr ist erforderlich, damit ein verdünnter Harn ausgeschieden wird, um die Bildung von Kalziumphosphatsteinen der Nieren zu verringern.

C. Therapie der Hyperkalzämie: Man verabreicht reichlich Flüssigkeiten oral und parenteral (Natriumchlorid i. v. ist am nützlichsten); der Patient wird angehalten, sich zu bewegen; man reduziert die Kalziumzufuhr; und führt zusätzlich auf oralem Wege Phosphat zu. Eine Kortisontherapie ist bei dieser Form der Hyperkalzämie meist unwirksam. Natriumsulfat und Natrium- und Kalium-Phosphat werden erfolgreich bei Patienten mit Hyperkalzämie als langsame i. v. Infusionen angewandt, sind aber risikoreich. Furosemid ist besonders wirksam; Etacrynsäure kann von Nutzen sein. Chlorothiazide sollten nicht gegeben werden. Wenn die Nierenfunktion gestört ist, kann die Hämodialyse lebensrettend sein, wenn auch nur für kurze Zeit. Mithramycin reduziert wirksam die Hyperkalzämie, welche auf einen Hyperparathyreoidismus oder Malignität zurückzuführen ist, aber dieses Medikament ist relativ toxisch. Calcitonin wurde bei der Therapie der Hyperkalzämie auch angewandt, aber sein Wert ist noch ungeklärt. (*Anmerkung:* Der Patient mit Hyperkalzämie ist sehr sensibel hinsichtlich einer Digitalisintoxikation. Propranolol kann zur Therapie der unerwünschten kardialen Auswirkungen der Hyperkalzämie nützlich sein).

D. Medikamentöse Therapie des leichten Hyperparathyreoidismus: Da diese Erkrankung häufiger durch routinemäßige chemische Screening-Maßnahmen erkannt wird, stößt man auf eine bestimmte Zahl älterer Patienten mit relativ leichter Hyperkalzämie und wenig Symptomen. Sie werden am besten durch reichliche Flüssigkeitszufuhr, Vermeidung von Immobilität und Chlorothiaziden behandelt; wenn die Nierenfunktion gut ist, fügt man Phosphatpräparate hinzu; bei Patientinnen in der Menopause gibt man außerdem noch Östrogene. Wenn der Patient nicht regelmäßig nachbeobachtet werden kann oder wieder Symptome —, z. B. einen Steinabgang — zeigt, muß eine eingehende Untersuchung des Halsbereiches erfolgen.

Prognose

Die Krankheit ist meist chronisch progressiv, sofern sie nicht erfolgreich chirurgisch behandelt wird. Manchmal kommen unerklärbare Exazerbationen und partielle Remissionen vor.

Über Spontanheilungen aufgrund einer Tumornekrose ist berichtet worden, sie kommt aber äußerst selten vor. Die Prognose steht in direkter Relation zum Grad der Nierenschädigung. Die Knochen heilen vollständig — trotz schwerer Zystenbildungen, Deformität und Frakturen —, wenn ein Tumor erfolgreich entfernt wird, dies kann jedoch mehrere Jahre erfordern. Sofern es zu einer stärkeren Nierenschädigung gekommen ist, schreitet diese auch nach der Entfernung eines Adenoms fort und die Lebenserwartung ist reduziert. Nicht selten kommt es zu einem sekundären Hyperparathyreoidismus aufgrund einer irreversiblen Nierenschädigung. Beim seltenen Nebenschilddrüsenkarzinom ist die Prognose nicht notwendigerweise hoffnungslos. Das Vorliegen einer Pankreatitis erhöht die Mortalität. Wenn die Hyperkalzämie ausgeprägt ist, kann der Patient einem plötzlichen Herzstillstand erliegen oder es kommt zum irreversiblen akuten Nierenversagen. Allerdings haben Frühdiagnostik und Heilung dieser Krankheit bei einer zunehmenden Zahl von Patienten zu dramatischen metabolischen Normalisierung und einem Rückgang der rezidivierenden Nierenstein-Bildungen geführt. Bei manchen Patienten kommt es auch zu einer Besserung der bizarren neuromuskulären Störungen (Neuropathie, Asthenie).

Nach erfolgreicher Operation kommt es oft, aber nicht immer zur Verbesserung der psychischen Fähigkeiten. Eine langzeitige postoperative Nachbeobachtung ist äußerst wichtig, um sicherzustellen, daß der Hyperparathyreoidismus beseitigt wurde. Die qualvolle Knochenkrankheit des sekundären Hyperparathyreoidismus aufgrund eines Nierenversagens (renale Osteodystrophie) kann teilweise durch sorgfältige Überwachung der Phosphat- und Parathormon-Spiegel verhindert und behandelt werden. Die Vitamin-D-Resistenz kann jetzt durch die neueren biologisch aktiven Derivate, d.h. 1,25-Dihydroxycholecalciferol und 1α-Hydroxycholecalciferol überwunden werden. Der „tertiäre Hyperparathyreoidismus", d.h. eine Hyperkalzämie nach Besserung eines Nierenversagens, wird bei entsprechend behandelten Patienten nur noch selten beobachtet und deshalb ist heutzutage eine Parathyreoidektomie bei dieser Erkrankung kaum noch erforderlich.

Metabolische Knochenerkrankungen

Osteomalazie und Rachitis

Diagnostische Merkmale
- Muskuläre Schwäche, Mattigkeit.
- Schmerzen und „Biegen" der Knochen.
- Serumkalzium niedrig bis normal; Serumphosphat erniedrigt; alkalische Phosphatase erhöht.
- „Pseudofrakturen" und „ausgewaschenes" Knochengewebe auf dem Röntgenbild.

Allgemeine Betrachtungen
(Vgl. auch Tab. 20-10)
Die Osteomalazie ist die Erwachsenenform der Rachitis. Es ist eine Erkrankung, welche auf einen Kalzium- oder Phosphatmangelzustand (oder beides) im Knochen zurückgeht. Sie kann auf eine mangelhafte Resorption aus dem Darm, entweder aufgrund eines Kalziummangels alleine oder eines Mangels an Vitamin-D oder auch aufgrund einer Vitamin-D-Resistenz, zurückzuführen sein. Bei Erwachsenen wird diese Form der Osteomalazie fast immer in Verbindung mit Erkrankungen der Fettresorption angetroffen (Diarrhoe, Sprue, Pankreatitis, Gastrektomie). Die andere, häufigere Form der

Tabelle 20-10. Störungen des Vitamin D-Stoffwechsels in Bezug auf Knochenerkrankungen: Ätiologie und Pathogenese[a]

Osteomalazie/Rachitis
1. Unzureichende Vit.-D-Zufuhr mit der Nahrung und/oder mangelnde Fähigkeit der Bildung aus Vorstufen in der Haut.
2. Malabsorption des Vit.-D aus dem Darm.
3. Stoffwechselstörungen des Vit.-D:
   a) Mangelnde Bildung von 25-Hydroxyvitamin D (wie bei Lebererkrankungen).
   b) Mangelnde Bildung von 1,25-Dihydroxyvitamin D (wie bei Nierenerkrankungen).
   c) Gestörter Stoffwechsel von Vit.-D oder seiner Metaboliten in Bezug auf andere, inaktive Komponenten (wie bei langzeitiger antikonvulsiver Therapie).
   d) Typ I Vit.-D abhängiger hypophosphatämischer Rachitis (autosomal rezessiv) mit Ansprechen auf geringe Mengen von 1,25-Dihydroxyvitamin D_3.
   c) Typ II Vit.-D abhängiger Rachitis mit mangelndem Ansprechen der Endorgane auf 1,25-Dihydroxyvitamin D_3.
4. Renale tubuläre Störungen mit Hypophosphatämie, hypophospatämischer (X-gebundener) Rachitis, ohne Ansprechen auf physiologische Mengen von 1,25-Dihydroxyvitamin D_3.
5. Hypophosphatämie bei Neoplasien, bei Therapie mit Phosphatbindern.
6. Azidose — wahrscheinlich als Folge verminderter 1,25-Dihydroxyvitamin D_3-Synthese oder einem gesteigerten 1,25-Dihydroxyvitamin D_3-Stoffwechsel.

Andere mit Defekten des Vit.-D-Stoffwechsels und Knochenerkrankungen einhergehende Krankheiten:
1. Hypoparathyreoidismus.
2. Hyperparathyreoidismus.
3. Pseudohypoparathyreoidismus.
4. Nephrotisches Syndrom.
5. Osteoporose.

[a] Mit Genehmigung aus Kumar, R. u. Riggs, B.L.: Vitamin D in the Therapy of Disorders of Calcium and Phosphorus Metabolism. — Mayo Clin. Proc. **56**, 327 (1981).

Osteomalazie wird in Verbindung mit renalen Kalzium- oder Phosphatverlusten („Vitamin-D-resistente-Rachitis") angetroffen. Dies ist oft eine familiäre Erkrankung. Sie wird bei tubulären Störungen, entweder tubulären „Lecks" von Phosphat und Kalzium aufgrund eines Reabsorptionsversagens oder aufgrund exzessiver Verluste in Verbindung mit tubulärer Azidose (Kalzium aus dem Knochen gelöst, um Natrium oder Kalium oder beides zu sparen) beobachtet. Daneben kann eine Glykosurie und Aminoazidurie (Fanconi-Syndrom) bestehen. Es sind Fälle von Osteomalazie beschrieben worden, welche auf eine chronische Phosphatverarmung durch langzeitigen Gebrauch von Aluminiumhydroxid sowie auf eine langzeitige antikonvulsive Therapie zurückzuführen waren. Ein seltener Fall von Vitamin D-resistenter Rachitis kann aufgrund eines mesenchymalen Tumors oder einer fibrösen Knochendysplasie auftreten.

Fast alle Formen der Osteomalazie sind mit einem kompensatorischen, sekundären Hyperparathyreoidismus verbunden, welcher durch den niedrigen Kalzium-Spiegel hervorgerufen wird. Aus diesem Grund zeigen viele Patienten nur einen leicht erniedrigten Serumkalzium-Spiegel (kompensierte Osteomalazie). Bei chronischen urämischen Zuständen wird das gemischte Bild einer Osteomalazie und eines sekundären Hyperparathyreoidismus beobachtet („renale Osteodystrophie"). Eine Vitamin-D-Resistenz aufgrund eines Versagens in Leber und Niere 25-Hydroxycalciferol und 1,25-Dihydroxydcholecalciferol, in die biologisch aktiven Formen zu konvertieren, konnte kürzlich nachgewiesen werden.

Eine spezielle Form der Osteomalazie ist das sogenannte **Milkman-Syndrom,** eine Röntgendiagnose multipler bilateral symmetrischer Pseudofrakturen. Die Rachitis, welche das Gegenstück der Osteomalazie beim wachsenden Kind ist, zeigt zusätzliche Merkmale, besonders an den Epiphysen, welche erweitert sind und auf dem Röntgenbild ein „Mottenfraß"-ähnliches Muster aufweisen. Es kommt ferner zur Rosenkranzbildung an den Rippen, zur Harrison'schen Furche, gebogenen Röhrenknochen der Beine und Wachstumsstörungen.

Im Gegensatz zur Osteoporose, wo Frakturen häufiger auftreten, ist die Osteomalazie öfter mit Verbiegungen der Knochen verbunden.

Klinische Befunde

A. Symptome: Die Manifestationen sind variabel und schwanken von geringer bis zu ausgeprägter muskulärer Schwäche und Mattigkeit. Es bestehen gewöhnlich leichte Knochenschmerzen, besonders der Röhrenknochen und der Rippen und eine Tendenz zu Verbiegungen. Im zeitigen Frühstadium und bei akuten Osteomalazien kann ein schnell abfallender Kalzium-Spiegel mit einer klinischen Tetanie einhergehen, obwohl diese selten ist. Sobald die Kompensationsmaßnahmen des Organismus anlaufen, fehlen tetanische Symptome. Bei Zuständen mangelhafter Absorption können andere Merkmale eines Sprue Syndroms, wie z. B. glänzende Zunge oder Anämie vorhanden sein. Ein Kaliummangelsyndrom mit muskulärer Schwäche und Lähmungen kann bei renalen tubulären Erkrankungen vorhanden sein.

B. Laborbefunde: Das Serum-Kalzium ist erniedrigt oder normal, aber niemals erhöht. Das Serum-Phosphat ist niedrig (kann im Frühstadium normal sein). Die alkalische Phosphatase ist erhöht, ausgenommen im Frühstadium. Harnkalzium und -Phosphat sind gewöhnlich bei Resorptionsstörungen niedrig und bei renalen Läsionen hoch. Der intravenöse Kalziuminfusions-Test demonstriert die Avidität des Knochens nach Kalzium (80–90% retiniert) bei Osteomalazie aufgrund einer Malabsorption. Der Blutspiegel des 25-Hydroxycholecalciferols kann niedrig sein, aber dieser Test ist im allgemeinen nicht verfügbar. Mit sehr elaborierten Techniken ist ein Rückgang der Knochenmasse meßbar. Laborbefunde der primären Steatorrhoe oder Nierenerkrankung können vorliegen. Bei der renalen tubulären Azidose ist das Serum-CO_2 niedrig und der Serum-Chlorid-Spiegel ist erhöht; das Serumkalium kann sehr niedrig sein; das Harn-pH ist im alkalischen Bereich fixiert. Beim Fanconi Syndrom findet sich eine Glykosurie und Aminoazidurie. In Fällen einer Malabsorption besteht häufig ein Magnesiummangel.

C. Röntgenbefunde: Beteiligung des Beckens und der Röhrenknochen mit Demineralisierung und Verbiegung; weniger oft Beteiligung der Wirbelsäule und des Schädels. Frakturen sind selten, ausgenommen „Pseudofrakturen". Bei Patienten mit renaler tubulärer Azidose kann man eine Nephrokalzinose beobachten.

D. Knochenszintigramm: Das Knochenszintigramm kann eine erhöhte Speicherung zeigen und damit Läsionen lokalisieren, welche auf dem konventionellen Röntgenbild nicht sichtbar sind, z. B. Pseudofrakturen.

E. Knochen-Biopsie: Dies kann der einzige Weg zur Diagnosestellung sein. Nichtentkalzifizierte Gewebsteile müssen unter Anwendung spezieller Färbemethoden untersucht werden, um eine Osteoid- und Osteoblasten-Überaktivität nachzuweisen.

Differentialdiagnose
(s. auch Tabelle 20-11.)

Nachdem sie eine potentiell heilbare Krankheit ist, ist es äußerst wichtig, eine Osteomalazie zu erkennen und sie in die Differentialdiagnose von Knochenerkrankungen einzubeziehen. Die Erkrankungsformen des Kindesalters können mit Osteogenesis imperfecta und anderen nichtmetabolischen Knochenkrankheiten verwechselt werden.

Die akuten Formen müssen von anderen Formen der Tetanie unterschieden werden. Die langandauernde Erkrankung tritt in die Differentialdiagnose jeder metabolischen oder generalisierten nichtmetabolischen Knochenerkrankung ein. Die Pseudofraktur ist oft nur der einzige Hinweis auf eine latente Osteomalazie. Gleichzeitig kann eine Osteoporose vorliegen und die Osteomalazie verschleiern. Manchmal wird die Diagnose durch einen Anstieg und späteren Abfall der alkalischen Serum-Phosphatase nach einer Therapie mit Vitamin D und Kalzium bestätigt. Die renale tubuläre Azidose ist eine Ursache der Nephrokalzinose und muß bei der Differentialdiagnose von Nierenkalzifikationen mit einer Knochenerkrankung wie z. B.

Tabelle 20-11. Differentialdiagnose metabolischer und nichtmetabolischer Knochenkrankheiten (TRP = Tubuläre Phosphat-Rückresorption)[a]

Krankheit	Serum					Urin			Bemerkungen
	Kalzium	Phosphat	Alk. Phosphatase	Harnstoff oder Kreatinin	Parathormon	Kalzium	TRP	Hydroxyprolin	
Hyperparathyreoidismus									
Primärer	↑	↓	↑ oder N	N oder ↑	↑	↑ oder N	→	↑	Phalangeale subperiostale Resorption.
Sekundärer "Tertiärer"	↓ oder N ↑↑	N oder ↓	↑ oder N ↑ oder N	↑ oder N ↑ oder N	↑ ↑	N oder ↓ ↑ oder N	→ oder ↓ →	↑ ↑	Tritt gewöhnlich nach Nierentransplantationen auf
Karzinom	↑	↑ oder N oder ↓	↑ oder N	↑ oder N	↑ oder N oder ↓	↑	N oder ↓	↑	Im Serum kann Parathormon abnormal sein; oder Prostaglandin
Sarkoid	↑ oder N	N oder ↓	↑	↑ oder N	→	↑	N oder ↓	↑	Gutes Ansprechen auf Kortikosteroide
Vit.-D-Intoxikation	↑	↑ oder N	N	↑ oder N	→	↑	N oder ↓	↑	Gutes Ansprechen auf Kortikosteroide
Hyperthyreoidismus	↑ oder N	N oder ↑	N oder ↑	N	N oder ↓	↑	N	↑	Serum-Thyroxin erhöht
Akute Knochenatrophie	↑ oder N	↑	N	N	N oder ↓	↑	N	↑	
Milch-Alkali-Syndr.	↑	↑ oder N	N	↑	N oder ↓	N	N oder ↓	N oder ↑	Alkalose trotz Niereninsuffizienz
Idiopath. Hyperkalzämie d. Kleinkindes	↑	↑ oder N	↑	↑	?	↑	N oder ↓	↑	"Elfen"-Ausdruck des Gesichts
Rachitis u. Osteomalazie									
Vit.-D-Mangel Vit.-D-"refraktär"	↓ N	↓ ↓	↑ ↑	N ↑ oder N	↑ ↑ oder N	↓ ↓	→ →	N N	Reizbarkeit, muskuläre Hypotonie Pseudofrakturen, Kleinwuchs
Hypophosphatasie	↑ oder N	N	→	N	?	↑ oder N	N	→	Phosphorylethanolamin im Harn erhöht; Rachitis
Hypoparathyreoidism.	↓	↑	N	N	→	↓	↑	N	
Pseudohypoparathyeoidismus	↓	↑	↑ oder N	N	↑ oder N	↓	↑	N oder ↑	Kurze ulnare Metacarpalknochen
Pseudopseudohypoparathyreoidismus	N	N	N	N	N	N	N	N	Kurze ulnare Metacarpalknochen, Kleinwuchs

Tabelle 20-11. (Fortsetzung)

Krankheit	Serum					Urin			Bemerkungen
	Kalzium	Phosphat	Alk. Phosphatase	Harnstoff oder Kreatinin	Parathormon	Kalzium	TRP	Hydroxyprolin	
Osteoporose, idiopathisch oder senil	N	N	N	N	N	N	N	↑ oder N	
Osteogenesis imperfecta	N	N	N oder ↑	N	N	N	N	↑ oder N	Blaue Skleren, Taubheit
Osteopetrose	N	N	N	N	N	N oder ↓	N	N oder ↓	Saure Phosphatase erhöht
Morbus Paget	N	N	↑	N	N	N	N	↑	Herzminutenvolumen erhöht
Fibröse Dysplasie	N	N oder ↓	↑ oder N	N	N	N	N	↑ oder N	Braune Flecken

ª Modifiziert und reproduziert (mit Genehmigung) nach Goldsmith, R. S.: Laboratory Aids in the Diagnosis of Metabolic Bone Disease. Orthop. Clin. North. Am. **3**: 546, 1972

dem Hyperparathyreoidismus, in Betracht gezogen werden. Andere Ursachen einer Hypophosphatämie, z. B. chronischer Alkoholismus, treten in die Differentialdiagnose ebenfalls ein. Die Gelenksschmerzen können als Arthritis fehlgedeutet werden. Die Kachexie läßt an Malignität denken. Eine Knochen-Biopsie (z. B. der Rippe) mit Tetracyclinmarkierung oder Mikroradiographie kann die Diagnose einer latenten Osteomalazie untermauern.

Behandlung

A. Spezifische Maßnahmen:

1. *Rachitis:* Vitamin-D, auch in kleinen Dosen, ist spezifisch; 2000–5000 E./die sind ausreichend, sofern nicht eine Vitamin-D-Resistenz besteht.

2. *Erwachsenen-Osteomalazie und renale Rachitis:* Vitamin-D ist spezifisch, aber sehr große Dosen sind erforderlich, um die Resistenz gegenüber seiner Kalzium-absorbierenden Wirkung zu vermindern und einem renalen Phosphatverlust vorzubeugen. Man behandelt solange, bis sich eine Wirkung am Blutkalzium zeigt. Die übliche Dosis ist 25000–100000 E. täglich. Dosierungen bis zu 300000 E. oder mehr pro Tag können notwendig sein, aber wenn sie über 100000 E./die liegen, müssen sie mit Vorsicht unter periodischer Bestimmung des Serum- und Urinkalziums angewandt werden; das Serumphosphat kann niedrig bleiben. Kristallines Dihydrotachysterol (0,4–1,0 mg/die) kann bei Zuständen gestörter Fettabsorption eine Alternative sein.

3. *Pankreas-Insuffizienz:* Eine ausreichende Substitutions-Therapie mit Pankreas-Enzymen ist von größter Wichtigkeit; eine hohe Kalzium- und Vitamin-K-Zufuhr sind ebenfalls von Nutzen.

4. *Sprue-Syndrom:* Folsäure und Vitamin-B 12 scheinen von Nutzen zu sein. Eine glutenfreie Diät sollte bei Patienten mit Gluten-Überempfindlichkeit verwendet werden.

5. *Einige seltene Formen der Nierenerkrankung:* Die Therapie zielt auf die geänderte Nierenphysiologie ab, z. B. Alkali-Therapie und Kalium-Substitution bei renaler tubulärer Azidose, Phosphat-Therapie bei Phosphaturie.

B. Allgemeine Maßnahmen: Eine kalziumreiche Diät und Calciumgluconat oder Calciumlactat, 4–20 g/die oder Calciumcarbonat, 4–8 g/die. Eine phosphatreiche Diät oder Phosphatsalze können bei bestimmten Formen der renalen Rachitis von Nutzen sein. Magnesiumsalze sollten hinzugefügt werden.

C. Vitamin D-Metabolite: In der Zukunft wird die zunehmende Verfügbarkeit der biologisch aktiven Metabolite des Calciferols, das 25-Hydroxycholecalciferol und das 1,25-Dihydroxycholecalciferol bei der Therapie der Osteomalazie mit Vitamin-D-Resistenz (z. B. chronische Lebererkrankung und

Nierenversagen) hilfreich sein. Das leichter zu synthetisierende 1α-Hydroxycholecalciferol kann sich als eine gleichwertig wirksame Substanz erweisen.

Prognose

Die Prognose der Resorptionsstörungen ist gewöhnlich ausgezeichnet, wenn sie frühzeitig diagnostiziert werden. Das trifft für bestimmte Vitamin-D-resistente Formen der Osteomalazie oder Rachitis oder für das Fanconi-Syndrom nicht zu, welche langsam oder gar nicht ansprechen, sofern nicht große Mengen Vitamin-D gegeben werden. Eine Hyperkalzämie kann als Komplikation der Therapie auftreten. Bei den renalen Formen ist die Endprognose jene der zugrundeliegenden Nierenerkrankung. Eine respiratorische Lähmung aufgrund einer Hypokaliämie kann letal ausgehen. Die größere Verfügbarkeit der metabolisch aktiven Vitamin-D-Metaboliten wird die Endprognose dieser Krankheit wesentlich verbessern können.

Osteoporose

Diagnostische Merkmale

- Geringer bis schwerer Rückenschmerz
- Spontanfrakturen und Wirbelkörperzusammenbruch ohne Rückenmarkskompression, oft „zufällig" bei Röntgenuntersuchungen entdeckt; Abnahme der Körpergröße.
- Serumwerte für Kalzium, Phosphor und alkalische Phosphatase normal.
- Demineralisierung der Wirbelsäule und des Beckens.

Die Osteoporose ist die in den USA am häufigsten angetroffene metabolische Knochenerkrankung. Sie wird durch eine Verminderung an Knochensubstanz charakterisiert, welche die strukturelle Integrität des Skeletts nicht mehr zu erhalten vermag. Es besteht ein größerer Verlust an trabekulärem Knochengewebe als an kompaktem Knochen. Infolgedessen kommt es zu Druckfrakturen der Wirbelkörper, Frakturen des Femurhalses und Frakturen des distalen Radiusendes. Die Mineralisation der vorhandenen Knochen ist zunächst normal. Die Osteoporose kann sekundär durch eine Reihe von Erkrankungen hervorgerufen werden, aber meist ist sie primär und unbekannter Genese. Da die übliche Verlaufsform klinisch im mittleren Lebensabschnitt und später auftritt — und weil Frauen weit häufiger betroffen sind als Männer — wird sie oft auch als „postmenopausale" und „senile" Osteoporose bezeichnet. Das Serumkalzium, Phosphat und die alkalische Phosphatase sind normal, auch die Knochenbildungsrate ist meist normal, während die

Knochen-Resorptionsrate erhöht ist. Die Vererbung einer geringeren Skelettmasse im jungen Erwachsenenleben (besonders bei weißen Frauen), der Verlust von Geschlechtshormonen zur Zeit der Menopause, die Auswirkungen des Alterns, Mangel an Aktivität, inadäquate Kalziumaufnahme mit der Nahrung, eine gestörte intestinale Kalziumresorption, eine hohe Phosphataufnahme, sonstige Ernährungsfehler, eine inadäquate Sekretion von Parathormon oder Calcitonin oder eine Kombination dieser Faktoren werden als mögliche beitragende Ursachen angesehen. Exzessives Zigarettenrauchen kann ein wichtiger Faktor sein.

Entstehung
A. Hauptsächliche Ursachen:
1. Mangel an Aktivität, z.B. Immobilisierung wie bei Paraplegie oder rheumatischer Arthritis. (Die Osteoblastenfunktion ist von Belastung und Streß abhängig.)
2. Mangel an Östrogenen („postmenopausale Osteoporose"). (Bei Frauen nehmen relativ früh im Leben die Östrogene ab. Ca. 30% der Frauen über 60 Jahre haben eine klinische Osteoporose. Ein gewisses Ausmaß der Osteoporose ist im Senium fast immer vorhanden.)
3. Neuerdings wird eine chronische niedrige Kalziumaufnahme als ätiologisch wichtiger Faktor angesehen.
4. Malabsorption, manchmal in Verbindung mit intestinalem Laktase-Mangel, kann ein wichtiger Faktor bei älteren Patienten mit Osteoporose sein.
5. Mangelnde Produktion von 1,25-Dihydroxyvitamin D in bestimmten Fällen.
B. Weniger häufige Ursachen:
1. Entwicklungsstörungen (z.B. Osteogenesis imperfecta).
2. Ernährungsstörungen (z.B. Eiweißmangel und Ascorbinsäuremangel).
3. Manche Autoren halten eine chronische Kalziumverarmung für eine mögliche Ursache der Osteoporose.
4. Endokrine Erkrankungen: Mangel an Androgenen (Eunuchoidismus, Senilität bei Männern), Hypopituitarismus (verursacht sekundäre Gonadeninsuffizienz), Akromegalie (Ursache unbekannt; möglicherweise aufgrund eines Hypogonadismus), Thyreotoxikose (nicht konstant; verursacht exzessiven Katabolismus des Skeletts), exzessive exogene oder endogene Produktion von ACTH oder Kortikosteroiden, welche einen Knochenkatabolismus auslösen (z.B. Morbus Cushing) und lange bestehender unkontrollierter Diabetes mellitus (selten). Eine neuere Forschungsstudie erbringt einen Nachweis für eine erhöhte Parathormon-Aktivität bei ca. 30% der Patienten mit postmenopausaler Osteoporose.
5. Knochenmarkserkrankungen: Das Vorhanden-

sein pathologischer Zellen im Knochenmark, wie z.B. bei Myelom oder Leukämie, kann die Osteoklastenaktivität steigern und eine Osteoporose verursachen, zusätzlich zum aktiven Ersatz des Knochenmarks durch Tumorzellen. Ein Knochenmarksfaktor mag ebenfalls bei der Entstehung der senilen Osteoporose eine ätiologische Rolle spielen.
6. Die Langzeitanwendung von Heparin kann zu Osteoporose führen.
7. Idiopathische Osteoporose: Die Ursache ist unbekannt. Sie tritt am häufigsten bei jungen Männern und Frauen auf, aber kommt gelegentlich auch bei älteren Patienten vor und spricht nicht gut auf die Therapie an.
8. Die idiopathische juvenile Osteoporose ist eine seltene Erkrankung, welche nach der Pubertät zu spontanen Remissionen führt.

Klinische Befunde

A. Symptome: Eine Osteoporose kann zuerst als Zufallsbefund auf dem Röntgenbild festgestellt werden oder sich als Rückenschmerz verschiedener Stärke manifestieren. In anderen Fällen stellt sie sich als Spontanfraktur oder Zusammenbruch eines Wirbelkörpers dar.
B. Laborbefunde: Serumkalzium, Phosphat und alkalische Phosphatase sind normal. Die alkalische Phosphatase kann bei Osteogenesis imperfecta und auch bei anderen Formen der Osteoporose nach einer kürzlichen Fraktur leicht erhöht sein. Die Kalziumausscheidung im Urin ist anfangs erhöht, bei chronischen Formen normal. Die Hydroxyprolinausscheidung im Urin kann bei der aktiven Osteoporose und der Osteogenesis imperfecta des Erwachsenen vermehrt sein.
C. Röntgenbefunde: Die Röntgenaufnahme zeigt gegebenenfalls die Kompression von Wirbelkörpern. Die wichtigsten Regionen der Demineralisation sind die Wirbelsäule und das Becken; im Bereich des Schädels und der Extremitäten ist die Entkalkung weniger ausgeprägt. Die Lamina dura ist erhalten. Nierensteine können gelegentlich bei akuter Osteoporose beobachtet werden.
D. Knochendensitometrische Messungen: Diese können bei der Frühdiagnose von Mineralverlust aus dem Knochengewebe nützlich sein.

Differentialdiagnose

(vgl. auch Tabelle 20-11, S. 1012 f.)
Es ist wichtig, die Osteoporose nicht mit anderen metabolischen Knochenkrankheiten, insbesondere der Osteomalazie und dem Hyperparathyreoidismus, zu verwechseln; oder mit einem Myelom oder in den Knochen metastasierende Erkrankungen, besonders der Brust und des Uterus, da eine Östrogen-Therapie diese verschlechtern kann. Knochen-Szintigramm und -Biopsie können notwendig sein, da diese Erkrankungen in der Postmenopause zusammen auftreten können.

Behandlung

A. Spezifische Behandlungsmaßnahmen: Die spezifische Therapie variiert je nach Ursache; gewöhnlich wird eine kombinierte Hormontherapie angewandt, obgleich ihre Effektivität noch nicht bewiesen werden konnte.
1. Postklimakterisch (meistens bei Frauen): Östrogene scheinen die Knochenresorption zu verhindern. Bevor man mit der Östrogen-Therapie bei einer Frau in der Postmenopause beginnt, nimmt man eine sorgfältige gynäkologische Untersuchung vor, um ein Neoplasma oder andere Anomalien auszuschließen und weist die Patientin oder einen Familienangehörigen darauf hin, daß es zu einer Vaginalblutung kommen kann. Man verabreicht Östrogen täglich, ausgenommen die ersten 5–7 Kalendertage jedes Monats, und wiederholt dann den Zyklus. Alle folgenden Präparate können angewandt werden: (1) Östradiol, 1–2 mg oral, (2) Äthinylöstradiol, 0,02–0,05 mg oral täglich je nach Toleranz. (3) Östronsulfat und konjugierte Östrogene werden gut toleriert und weitverbreitet angewendet. Die Dosierung beträgt 0,625–2,5 mg oral täglich. Die langwirkenden injizierbaren Östrogenpräparate können von Nutzen sein. Die Ergänzung durch Progestin (z.B. Medroxyprogesteronacetat), 10 mg zweimal täglich während der letzten Woche eines Östrogenzyklus, vermag einige Nebenwirkungen zu verringern.
Anabole Steroide wie z.B. Testosteron oder Methandrostenolon, oft in der Vergangenheit angewandt, sind von zweifelhaftem Wert, ausgenommen beim entkräfteten Patienten. Die Dosis muß niedrig gehalten werden, um unerwünschte Nebenwirkungen (z.B. Hirsutismus, Heiserkeit, Vergrößerung der Klitoris) zu vermeiden. Östradiolvalerat und Testosteronenanthat sind die bevorzugten Präparate.
2. Hohes Alter und idiopathische Osteoporose: Wie im Postklimakterium; Testosteron und Östrogene können bei Männern und Frauen angewandt werden. Bei sehr alten Patienten ist Vorsicht geboten.
3. Patienten mit Mangelernährung: Eine adäquate Diät ist von größter Wichtigkeit. Wenn der Patient auf Diät alleine schlecht anspricht, können Hormone gegeben werden.
4. Cushing-Syndrom — siehe S. 1023 ff.
5. Neuerdings wird bei refraktären osteoporotischen Patienten Natriumfluorid angewandt, aber dies muß noch als im Experimentierstadium angesehen werden. In Verbindung mit Kalzium und Vitamin D scheint es die Knochenbildung zu beschleunigen.
6. Zusätzliche Phosphatgabe kann bei bestimmten Osteoporose-Formen (z.B. nach Fraktur, Myelom) in Verbindung mit Kalzium nützlich sein.
7. Zur Zeit befindet sich die Calcitonin-Therapie noch im Forschungsstadium, aber es scheint, daß

sie bei der Kupierung der Osteoporose wenig wirkungsvoll ist. Sie kann bei der Osteogenesis imperfecta von Nutzen sein.

8. Die Therapie mit Wachstumshormon wurde auch als wenig wirksam befunden. Ein kürzlich unternommener Versuch war die Anwendung niedriger Dosen eines synthetischen Parathormon-Fragments, welches eine positive Kalziumbilanz hervorgerufen hat.

9. Kürzlich wurden Diphosphonate zur Hemmung einer exzessiven Knochenresorption (z. B. beim multiplen Myelom) versucht.

B. Allgemeine Maßnahmen: Die Diät soll proteinreich sein und ausreichende Mengen Kalzium (Milch- und Milchprodukte sind zu bevorzugen) sowie Vitamin D enthalten. Eine erhöhte Kalziumzufuhr durch die Verwendung zusätzlicher Kalziumsalze (z. B. Calciumlactat oder -carbonat), bis zu 1–2 g Kalzium pro Tag, kann gerechtfertigt sein. Zusätzliche Vitamin D-Gaben (2000–5000 E./die) können notwendig sein, wenn zusätzlich eine Malabsorption oder eine Osteomalazie bestehen. Die Patienten sollten bewegungsaktiv sein; bettlägrige Patienten sind aktiven oder passiven Übungen zu unterziehen. Die Wirbelsäule muß entsprechend gestützt werden (z. B. mit einem Stützkorsett nach Taylor), aber eine zu starke Immobilisierung muß vermieden werden.

Prognose

Bei entsprechender und prolongierter Therapie ist die Prognose der postklimakterischen Osteoporose gut. Die Wirbelsäulenbeteiligung ist röntgenologisch nicht reversibel, aber das Fortschreiten der Erkrankung wird oft angehalten. Im allgemeinen ist die Osteoporose mehr eine verkrüppelnde als eine tötende Krankheit und die Prognose entspricht im wesentlichen jener der Grunderkrankung (z. B. beim Morbus Cushing). Die idiopathische Form spricht auf keine Therapieform recht an, ausgenommen möglicherweise auf Fluorid. Sorgfältige regelmäßige Messungen der Größe des Patienten können einen Hinweis darauf geben, ob die Krankheit zum Stillstand gekommen ist. In Zukunft können periodische Messungen der Knochenmasse des Patienten unter Anwendung moderner Techniken (z. B. Knochendensitometrie) den Arzt frühzeitig auf einen fortschreitenden Knochenverlust hinweisen, bevor es überhaupt zu einem röntgenologisch oder klinisch faßbaren Nachweis der Osteoporose kommt. Maßnahmen zur Verhinderung einer fortschreitenden Knochenresorption können wirksamer sein als die Therapie der klinischen Erscheinungen.

Nichtmetabolische Knochenerkrankungen

Polyostotische fibröse Dysplasie

(Osteitis fibrosa disseminata)

Diagnostische Merkmale

- Schmerzlose Schwellung des betroffenen Knochens oder Fraktur bei minimalem Trauma.
- Knochen-Zysten oder hyperostotische Veränderungen; gewöhnlich multipel, aber gelegentlich auch einzeln, in segmentärer Verteilung.

Allgemeine Betrachtungen

Die polyostotische fibröse Dysplasie ist eine seltene Erkrankung, welche häufig mit einer Osteitis fibrosa generalisata aufgrund eines Hyperparathyreoidismus verwechselt wird, da beide durch Knochenzysten und Frakturen gekennzeichnet sind. Die polyostotische fibröse Dysplasie ist keine metabolische Knochenerkrankung, sondern eine kongenitale Dysplasie, bei welcher Knochen und Knorpel nicht zur Ausbildung kommen, sondern als fibröses Gewebe verbleiben.

Die polyostotische fibröse Dysplasie mit „braunen Flecken" und echter Pubertas praecox heißt bei der Frau **Albright-Syndrom.** Es können auch eine Hyperthyreose und eine Akromegalie bestehen.

Klinische Befunde

A. Symptome: Manifestationen sind schmerzlose Schwellung des betroffenen Knochens (gewöhnlich Schädel, oberes Femurende, Tibia, Metatarsalknochen, Metacarpalknochen, Phalangen, Rippen und Becken), entweder einzeln oder in multipler Verteilung, mit Zysten oder ostotischen Läsionen und zuweilen mit brauner Pigmentierung der darüberliegenden Haut. Die Beteiligung ist segmentär und kann unilateral sein. Eine echte geschlechtliche Frühreife kann bei Frauen mit Frühentwicklung der sekundären Geschlechtsmerkmale und schnellem Skelettwuchs auftreten.

B. Laborbefunde: Kalzium- und Phosphatwerte sind normal; die alkalische Phosphatase und die Hydroxyprolinausscheidung im Urin können erhöht sein.

C. Röntgenbefunde: Röntgenaufnahmen zeigen eine Verdünnung und Expansion der betroffenen Knochen oder eine Hyperostose (besonders der Schädelbasis). Frakturen und Deformitäten können auch sichtbar sein.

Differentialdiagnose

Knochenzysten und -Frakturen sollten durch ihre Verteilung und die Hautpigmentierung von jenen des Hyperparathyreoidismus und der Neurofibromatose unterschieden werden. Alle anderen Typen von Knochenzysten und -Tumoren müssen ebenfalls in Betracht gezogen werden. Die hyperostotischen Läsionen des Schädels müssen von jenen des Morbus Paget unterschieden werden. Eine Knochenbiopsie kann zur Sicherung der Diagnose notwendig sein.

Komplikationen

Eine ausgedehnte Knochenbeteiligung kann eine Extremitätenverkürzung oder -Deformierung nach sich ziehen. Die Beteiligung der Orbita kann zur Protrusio bulbi oder sogar zur Erblindung führen. Thyreotoxikose, Cushing-Syndrom, Akromegalie und Gynäkomastie können zusätzliche Erkrankungen sein. Auch eine Osteomalazie kann als Folge einer renalen Phosphaturie bestehen.

Behandlung

Es gibt keine Therapie, ausgenommen die chirurgische Korrektur der Deformierungen, z. B. von Frakturen, von expandierenden Zysten in der Orbita. Calcitonin wird bei aktiver Erkrankung angewandt, aber die Ergebnisse sind nicht eindeutig.

Prognose

Die meisten Veränderungen heilen, die Progredienz ist gering. Die Pubertas praecox kann bei Mädchen eine vorzeitige Gravidität begünstigen. Die erreichte Endgröße nach der Pubertät ist verringert, so daß sie kleinwüchsig sind. In seltenen Fällen kann es zu einer sarkomatösen Entartung des Knochens kommen.

Morbus Paget

(Osteitis deformans)

Diagnostische Merkmale

- Oft asymptomatisch. Knochenschmerz kann das erste Symptom sein.
- Kyphose, gebogene Tibien, großer Kopf, watschliger Gang und häufige Frakturen, welche mit der Lokalisation des Prozesses variieren.
- Serumkalzium und -phosphat sind normal; die alkalische Phosphatase erhöht; Hydroxyprolinausscheidung im Urin erhöht.
- Verdichtete, expandierte Knochen auf dem Röntgenbild.

Allgemeine Betrachtungen

Der Morbus Paget ist eine nichtmetabolische Knochenkrankheit unbekannter Ätiologie, obgleich es für möglich gehalten wird, daß er eine benigne Neoplasie knochenbildender Zellen darstellt. Eine mögliche virale Ätiologie wird neuerdings ebenfalls vermutet. Es verursacht eine exzessive Knochendestruktion und gleichzeitig Knochenneubildung mit Deformierungen, da die Neubildung unorganisiert vor sich geht. Bis zu 3% der Personen über 50 Jahre weisen isolierte Läsionen auf, aber die klinisch manifeste Erkrankung ist viel seltener. Bei Morbus Paget besteht eine starke familiäre Häufung.

Klinische Befunde

A. Symptome: Oft leicht oder asymptomatisch. Tiefer Knochen-Schmerz ist gewöhnlich das erste Symptom. Die Knochen werden weich, was zu Verbiegungen der Tibiae, Kyphose und häufigen Frakturen bei leichtem Trauma führt. Der Kopf wird groß und Kopfschmerzen sind ein hervorstechendes Symptom. Verstärkte Vaskularisierung über den betroffenen Knochen führt zu erhöhter Hautwärme.

B. Laborbefunde: Blutkalzium und -phosphat sind normal, aber die alkalische Phosphatase ist gewöhnlich deutlich erhöht. Die Harnausscheidung von Hydroxyprolin und Kalzium ist bei der aktiven Erkrankung erhöht.

C. Röntgenbefunde: Auf der Röntgenaufnahme sind die betroffenen Knochen expandiert und dichter als normal. Multiple Fissuren können in den Röhren-Knochen beobachtet werden. Die anfänglichen Veränderungen können destruktiv und röntgenstrahlendurchlässig sein, besonders im Bereich des Schädels („Osteoporosis circumscripta").

D. Knochenszintigramm: Flourid- oder Technetium-Pyrophosphat-Knochenszintigramme sind bei der Beurteilung der Knochenaktivität behilflich.

Differentialdiagnose

Man unterscheide von primären Knochenläsionen wie z. B. osteogenem Sarkom, multiplem Myelom und fibröser Dysplasie, sowie von sekundären Knochenläsionen, wie z. B. metastatischem Karzinom und Osteitis fibrosa cystica. Wenn das Serumkalzium erhöht ist, kann auch ein Hyperparathyreoidismus vorliegen.

Komplikationen

Frakturen treten häufig und bei minimalem Trauma auf. Bei Immobilisierung und übermäßiger Kalziumzufuhr kann es zur Hyperkalzämie und Nierensteinen kommen. Zusätzlich kann auch ein Hyperparathyreoidismus bestehen. Knochenwucherungen können auf lebenswichtige Organe, besonders die Nerven, einwirken und zur Taubheit und Erblindung führen. Ein Zusammensintern von Wirbelkörpern kann zur Rückenmarkskompression führen. Langdauernde Erkrankungsfälle können in ein Osteosarkom übergehen. Die verstärkte Vaskularisierung, welche wie multiple arteriovenöse Shunts wirkt, kann aufgrund eines hohen Herzminutenvolumens zum Herzversagen führen. Rheumatische Manifestationen und eine Hyperurikämie mit akuten und chronischen Knochenschmerzen komplizieren die Krankheit oft, insbesondere dann, wenn Gelenke in der Nähe des betroffenen Knochens beteiligt sind.

Behandlung
Leichte Fälle benötigen keine Therapie.
Erforderlich ist eine proteinreiche Kost mit adäquater Vitamin C-Zufuhr. Eine hohe Kalziumaufnahme ist wünschenswert, sofern der Patient nicht immobilisiert ist, in welchem Fall das Kalzium beschränkt werden muß. Vitamin D, 50 000 E. 3mal wöchentlich, ist bei manchen Patienten mit ausgeprägter osteoblastischer Überaktivität (hohe alkalische Serumphosphatase, aber niedriges Urinkalzium) von Nutzen. Anabole Hormone, z. B. Östradiol-Valerat und Testosteron-enanthat, 1–3 ml/ Monat, können wie bei Osteoporose gegeben werden.
Neuerdings wurden 3 neue therapeutische Substanzen zur Reduzierung der exzessiven Knochenresorption eingeführt. Ihre Anwendung sollte auf aktive und progressive Erkrankungsfälle beschränkt bleiben. Die Calcitonine (vom Schwein, Menschen und Lachs) wirken durch Reduzierung der osteoklastischen Aktivität. *Synthetisches Lachs-Calcitonin* steht jetzt zur Verfügung. Es muß parenteral in Mengen von 50–100 IU/die über mehrere Monate gegeben werden. Außer zu lokalen Überempfindlichkeitsreaktionen kommt es selten zu systemischen Nebenwirkungen. Obwohl die Therapie ziemlich sicher ist, ist sie doch teuer und eine Antikörperbildung ist üblich. Oft kommt es zur Abnahme der therapeutischen Wirkung und einem Wiederauftreten von Symptomen trotz Fortführung der Therapie.
Das *Diphosphonat EHDP* (Ethan-1-Hydroxy-1-1-diphosphon-Säure, Etidronsäure) ist seit kurzem auf dem Markt. Es ist als Dinatrium-etidronat (Diphos®) in 200 mg Tabletten erhältlich. Die sicherste Dosis ist 5 mg/kg/die über 90–180 Tage. In schweren Erkrankungsfällen kann 10 mg/kg/die über 90 Tage angewandt werden, mit Therapiepause vor einer zweiten Anwendung. Die Phosphonate überziehen den Knochenkristall und machen ihn einer exzessiven Resorption gegenüber weniger zugänglich. Das Dinatrium-etidronat hat oral geringere Nebenwirkungen, aber es sollte nur über kurze Zeitperioden und in niedriger Dosierung gegeben werden, um Nebenwirkungen auf den normalen Knochen zu vermeiden. Die neueren Diphosphonate (Dinatriumdichlormethylendiphosphat und 3-Amino-1-Hydroxypropylidon-1,1-biphosphonat [A. D. P.]) scheinen sicherer in der Wirkung zu sein, sind jedoch noch nicht allgemein verfügbar.
Mitramycin, eine Anti-Tumor-Substanz, wirkt sehr schnell in der Reduzierung der Aktivität der Knochenerkrankung, mit einem schnellen Abfall der alkalischen Serumphosphatase. Es muß als langsame intravenöse Infusion angewandt werden und ist recht toxisch. Während der Therapiephase müssen Blutbild und Leberfunktionsteste wiederholt kontrolliert werden. Die Wirkung ist manchmal so schnell, daß es zur Hypokalzämie kommt. Patienten können auf eine neue Substanz ansprechen, nachdem sie gegenüber einer anderen therapierefraktär geworden sind. Eine kombinierte Therapie, welche mehrere Substanzen zusammen verabreicht, ist zur Zeit im Erprobungsstadium. Die Wahl des besten Mittels und die Therapiedauer müssen individuell bestimmt werden.

Prognose
Die Prognose der leichten Form ist gut, aber sarkomatöse Veränderungen (bei 1–3%) oder renale Komplikationen sekundär auf eine Hyperkalziurie (bei 10%) ändern die Prognose ungünstig. Im allgemeinen ist die Prognose umso schlechter, je früher im Leben die Krankheit auftritt. Frakturen heilen gewöhnlich gut. Bei den schweren Formen, trifft man ausgeprägte Deformitäten, hartnäckige Schmerzen und Herzversagen an. Die kürzlich in die Therapie eingeführten neuen Substanzen können die Prognose günstiger gestalten.

Erkrankungen der Nebennierenrinde

Die totale Zerstörung beider Nebennierenrinden ist mit dem Leben des Menschen nicht vereinbar. Die Nebennierenrinde (NNR) reguliert durch die Sekretion von mehr als 30 Steroidhormonen, von denen zwei — Cortisol und Aldosteron — von besonderer Bedeutung sind, eine Vielzahl von Stoffwechselprozessen.
Der spezifische Stimulus für die Ausschüttung von Steroidhormonen aus der NNR scheint — vermutlich mit Ausnahme des Aldosterons — das adrenocorticotrope Hormon (ACTH) des Hypophysenvorderlappens zu sein, das andererseits auch wieder selbst unter hypothalamischer Kontrolle des Corticotropin-releasing-Faktors steht. Der Serumspiegel des freien Cortisol reguliert die ACTH-Sekretion. Im Gegensatz hierzu wird die Aldosteronsekretion prinzipiell durch Volumenrezeptoren, das Angiotensin II und auch die Kaliumkonzentration, kontrolliert. Klinische Syndrome der Nebenniereninsuffizienz oder -Überfunktion können so auf primäre Läsionen der Nebennieren selbst oder sekundär auf Erkrankungen der Hypophyse zurückzuführen sein. Obwohl diese Differenzierung oft vom diagnostischen Standpunkt her wichtig ist, ist die

Therapie gewöhnlich direkt auf die Störung der NNR selbst ausgerichtet, unabhängig davon, ob sie primärer oder sekundärer Art ist. Viele der von der NNR isolierten Steroide sind nicht aktiv, andererseits haben manche mehr als eine Funktion. Transcortin, ein Plasmaglobulin, bindet Cortisol und inaktiviert es damit. Östrogene erhöhen die Transcortin-Spiegel. Es besteht ein aktives Gleichgewicht zwischen gebundenem und freiem Cortisol. Die adrenocorticalen Hormone haben 3 hauptsächliche Wirkungen:

1) *Katabole Wirkung (Glukokortikoide):* Cortisol und verwandte Steroide, die „Streß-Hormone" der NNR sind unerläßlich für das Überleben. Sie sind glykostatisch und führen aus Eiweiß eine Glukoneogenese herbei. Sie spielen auch eine Rolle in der Kalium- und Wasserdiurese. Eine erhöhte Produktion oder exogene Verabreichung großer Mengen führt zu verstärkter Fettablagerung an besonderen Stellen (Gesicht, „Büffelnacken"), erhöhtem Blutdruck und verursacht eine leichte hypokaliämische Alkalose, Eosinopenie und Lymphopenie.

2) *Elektrolyt-regulierende Wirkung (Mineralokortikoide):* Das wichtigste Hormon dieser Gruppe ist das Aldosteron. Seine primäre Aufgabe ist die Natriumretention und die Kaliumexkretion und somit die „Regulation" des extrazellulären Flüssigkeitsraumes und des Blutdrucks. Es hat eine geringere Wirkung auf den Kohlenhydratstoffwechsel.

Die meisten klinischen Symptome von NNR-Insuffizienz und -Überfunktion können auf der Basis der beschriebenen Funktionen der Steroide erklärt werden. Da es allerdings zu Mischbildern kommt, und da ein Überschuß eines Steroids mit einem Mangel eines anderen zusammen auftreten kann (z.B. kongenitaler adrenaler Virilismus) ist eine exakte physiologische Zuordnung manchmal schwierig. Einige Phänomene, z.B. die Pigmentierung bei NNR-Insuffizienz, sind noch nicht ganz erklärt und könnten auf ein hypophysäres Intermedin oder ACTH-Überschuß zurückzuführen sein.

3) *Anabole Wirkung (Geschlechtssteroide):* Dehydroepiandrosteron und die verwandten C 19-Steroide wirken eiweißaufbauend, virilisierend und androgen; sie stellen die Hauptquelle der Androgene bei der Frau dar. Die NNR scheiden auch kleinere Mengen Östrogen und progesteronähnliche Steroide aus, aber diese sind von geringerer klinischer Bedeutung.

Verbesserte chemische Untersuchungsmethoden und Radioimmunassays verschiedener Hormone, Stimulations- und Suppressionsteste und verfeinerte radiologische Verfahren haben die Genauigkeit der Diagnosestellung von NNR-Erkrankungen erleichtert.

Nebennierenrinden-Unterfunktion
(NNR-Insuffizienz)

1. Akute Nebennierenrinden-Insuffizienz
(NNR-Krise, Addison-Krise)

Diagnostische Merkmale
- Einsetzen von Schwäche, abdominalen Schmerzen, hohem Fieber, Verwirrungszustand, Nausea, Erbrechen und Diarrhoe; bei Infektion oder NNR-Zerstörung oder Cortison-Entzug.
- Niedriger Blutdruck, Dehydratation, und verstärkte Hautpigmentierung.
- Serumnatrium niedrig, Serumkalium hoch, Blut- und Urin-Kortikosteroide vermindert.
- Eosinophilie, erhöhter Blutharnstoff.

Allgemeine Betrachtungen
Eine akute NNR-Insuffizienz ist ein echter medizinischer Notfall, welcher durch eine plötzliche ausgeprägte Entzugs- oder Mangelerscheinung an NNR-Hormonen bedingt ist. Zur Krise kann es im Verlauf einer chronischen Insuffizienz bei einem außer Kontrolle geratenen Morbus Addison-Patienten kommen oder sie kann die Erstmanifestation einer NNR-Insuffizienz sein. Sie kann als temporäre Erschöpfung ablaufen oder auch in eine permanente Insuffizienz übergehen. Eine akute Krise wird öfter bei Erkrankungen der NNR selbst beobachtet als bei Krankheiten der Hypophyse mit einer sekundären NNR-Unterfunktion.

Eine NNR-Krise kann unter folgenden Situationen auftreten: (1) Infolge von Streß, z.B. Trauma, Operationen, Infektionen oder prolongiertem Hungern bei einem Patienten mit latenter Insuffizienz. (2) Infolge eines plötzlichen Entzuges von NNR-Hormon nach Substitution bei einem Patienten mit normalen Nebennieren, aber mit temporärer Insuffizienz aufgrund einer NNR-Suppression durch die exogenen Glukokortikoide. (3) Infolge einer bilateralen Adrenalektomie oder der Entfernung eines NNR-Tumors, welcher die andere NNR supprimiert hatte. (4) Infolge einer plötzlichen Destruktion der Hypophyse (hypophysäre Nekrose) oder bei Verabreichung von Thyroxin oder Insulin bei einem Patienten mit Panhypopituitarismus. (5) Infolge einer Verletzung beider NNR durch Trauma, Blutung, gerinnungshemmende Therapie, Thrombose, Infektion oder (selten) einem in die NNR metastasierenden Karzinom. Bei schwerer Sepsis (vorwiegend durch Meningokokken) kann es zur massiven bilateralen NNR-Blutung kommen (Waterhouse-Friderichsen-Syndrom).

Klinische Befunde
A. Symptome: Der Patient klagt über Kopfschmerzen, Gleichgültigkeit, Nausea und Erbre-

chen, Bauchschmerzen und oft Diarrhoe. Es können auch Schmerzen und eine Druckempfindlichkeit im Kostovertebralwinkel (Rogoff'sches Zeichen) und Verwirrung und Koma bestehen. Die Temperatur kann 40,6 °C oder mehr betragen. Der Blutdruck ist niedrig. Andere Anzeichen sind Zyanose, petechiale Blutungen (besonders bei einer Meningokokkensepsis), Dehydratation, abnorme Hautpigmentierung mit spärlicher Behaarung der Axilla und Lymphadenopathie.

B. Laborbefunde: Eine hohe Anzahl an Eosinophilen bei Bestehen eines schweren Streß durch Trauma, Infektion oder andere Mechanismen, ist stark verdächtig für ein NNR-Versagen, ist aber nicht spezifisch. Die Blutglukose- und Serumnatrium-Spiegel sind niedrig. Das Serum-Kalium und der Harnstoff sind erhöht. Es kann eine Hyperkalzämie bestehen. Die Blutkultur kann positiv sein (meist Meningokokken). Die Urin- und Blut-Cortisol-Spiegel sind sehr niedrig. Das Plasma-ACTH ist deutlich erhöht, wenn der Patient eine primäre NNR-Erkrankung hat.

C. Elektrokardiographische Befunde: Das EKG kann eine Niedervoltage aufweisen.

Differentialdiagnose

Dieser Zustand muß von anderen Ursachen eines Komas oder Verwirrungszustandes, wie z. B. diabetischem Koma, zerebrovaskulärem Insult und akuter Intoxikation sowie auch anderen Ursachen hohen Fiebers differenziert werden. Eine Eosinophilie, welche bei anderen Notfällen fehlt und ein niedriges Plasma-Cortisol helfen bei der Differentialdiagnose (*Anmerkung:* Wenn die Diagnose vermutet wird, entnimmt man eine Blutprobe auf Cortisol und behandelt *sofort* mit Hydrocortison, 100–300 mg i.v., und physiologischer Kochsalzlösung, ohne die Laborresultate abzuwarten.)

Komplikationen

Wenn die Therapie eingeleitet ist, können bestimmte Komplikationen beobachtet werden: Hyperpyrexie, Bewußtseinsverlust, allgemeines Ödem mit Hypertonie und schlaffe Lähmung aufgrund einer Hypokaliämie können exzessiver intravenöser Flüssigkeits- und Kortikosteroidzufuhr folgen. Psychotische Reaktionen können unter einer Cortison-Therapie auftreten.

Behandlung

Der Patient muß energisch behandelt und konstant beobachtet werden, bis er außer Gefahr ist (*Anmerkung:* Es ist besser, über-, als unterzubehandeln).

A. Schwere Krise:

1. *Notfalltherapie:* Man leitet die Schocktherapie ein (s. Kapitel 1), besonders i.-v.-Flüssigkeitszufuhr und Plasma, vasopressorische Arzneimittel und Sauerstoff. Man gebe keine Narkotika oder Sedativa.

Man gibt Hydrocortison-phosphat oder Hydrocortison-natriumsuccinat, 100 mg i.v. sofort und setzt mit i.-v.-Infusionen von 50–100 mg alle 6 Stunden während des ersten Tages fort. Man gibt die gleiche Menge alle 8 Stunden am zweiten Tage und reduziert dann allmählich die Dosierung alle 8 Stunden. Wenn Hydrocortison-haemosuccinat oder Hydrocortison-phosphat nicht verfügbar sind, gibt man Cortison-acetat, 10–25 mg i.m. an 4 verschiedenen Stellen (bis zu einer Gesamtdosis von 40–100 mg), und setzt mit einzelnen Cortison-Injektionen, 25–50 mg i.m. alle 6 Stunden fort, allmählich verlängert man die Intervalle der Verabreichung auf 25 mg alle 8 Stunden.

Nach Bedarf gibt man Antibiotika, z. B. wie bei Meningokokken-Meningitis.

2. *Rekonvaleszenz-Therapie:* Wenn der Patient in der Lage ist, Nahrung aufzunehmen, gibt man oral Cortison, 12,5–25 mg alle 6 Stunden, und reduziert die Dosierung auf den Erhaltungsbedarf.

B. Leichte Krise: Wenn der Zustand des Patienten nicht kritisch erscheint und kein Schockzustand vorliegt, wird die oben beschriebene Therapie mit entsprechender Dosierungsreduzierung durchgeführt. Allerdings ist es auch bei der leichten Krise im allgemeinen besser, den Patienten während der ersten 24 Stunden eher überzubehandeln, als eine Unterbehandlung zu riskieren.

C. Komplikationen während der Therapie: Die exzessive Anwendung von intravenösen Flüssigkeiten und Kortikosteroiden kann zu einem generalisierten Ödem mit Hypertonie führen; eine schlaffe Lähmung aufgrund einer Kaliumverarmung sowie psychotische Reaktionen können auftreten. Während der Therapie sind Blutdruck und EKG laufend zu überwachen.

1. Eine Überwässerung, gewöhnlich aufgrund einer Natrium-Retention, kann zum Hirnödem (mit Bewußtlosigkeit oder Konvulsionen) oder zum Lungenödem führen. Man hält mit Natrium und Flüssigkeiten vorübergehend zurück und behandelt den vorliegenden Zustand.

2. Die schlaffe Lähmung durch Hypokaliämie tritt meist am 2.–4. Therapietage auf und wird mit Kaliumsubstitution behandelt.

3. Eine Hyperpyrexie ist bei den heutigen Therapiemethoden selten.

4. Bezüglich anderer Komplikationen der NNR-Steroid-Therapie (z. B. psychotische Reaktionen), siehe S. 1048 ff.

Prognose

Vor Aufkommen der Substitutionstherapie und der Antibiotika verlief eine akute NNR-Krise oft sehr schnell letal. Sogar heutzutage kann der Tod innerhalb mehrerer Stunden auftreten, sofern eine Therapie nicht frühzeitig und energisch genug eingeleitet wird. Sobald die Krise vorbei ist, muß der Patient sorgfältig beobachtet werden, damit das Ausmaß der permanenten NNR-Insuffizienz beurteilt werden kann.

2. Chronische Nebennierenrinden-Insuffizienz

(Morbus Addison)

Diagnostische Merkmale

- Schwäche, leichte Ermüdbarkeit, Anorexie, häufige Episoden von Nausea, Erbrechen und Diarrhoe.
- Spärliche Behaarung in der Axilla, verstärkte Hautpigmentierung in den Falten, Druckstellen und Brustwarzen.
- Hypotonie, kleines Herz.
- Serum-Natrium und -Chlorid sowie 17-Ketosteroide und 17-Hydroxycorticosteroide im Urin sind vermindert. Serum-Kalium und Harnstoff sind erhöht. Eosinophilie und Lymphozytose.
- Plasmacortisol-Spiegel sind niedrig oder fehlen und steigen nach Verabreichung von Corticotropin nicht an.
- Plasma-ACTH-Spiegel erhöht.

Allgemeine Betrachtungen

Der Morbus Addison war vor dem Aufkommen der Nebennierenchirurgie wegen Karzinom, Hypertonie und anderer Erkrankungen eine seltene Erkrankung. Er wird durch einen chronischen Mangel an für die Glukoneogenese und den Mineralhaushalt wichtigen Hormonen gekennzeichnet und verursacht unerklärliche und oft auffallende Hautpigmentierungen. Die Elektrolytstörungen können das dominierende Symptom sein und sogar mit einem Überschuß an NNR-Androgenen einhergehen (siehe adrenogenitales Syndrom). Wenn eine chronische NNR-Insuffizienz sekundär Folge eines hypophysären Versagens (Atrophie, Nekrose, Tumor) ist, wird eine Hypoglykämie häufiger angetroffen als Elektrolytstörungen und die Hautpigmentierungen werden dabei nicht beobachtet. Ein seltenes Syndrom des isolierten Aldosteronmangels wurde unter den Symptomen der persistierenden Hyperkaliämie, der periodischen Paralyse, Salzverlust und Azidose beschrieben. Die Mehrzahl dieser Patienten haben einen Hypoaldosteronismus aufgrund einer reduzierten Reninproduktion oder -Freisetzung.
Der Begriff Morbus Addison sollte der NNR-Insuffizienz aufgrund einer adrenokortikalen Erkrankung vorbehalten sein. Die Tuberkulose der Nebennieren ist heutzutage nicht mehr die häufigste Ursache, sie betrifft heute weniger als ⅓ aller Fälle. Eine idiopathische Atrophie ist bei den meisten anderen Fällen die Ursache. Daneben kann eine Thyreoiditis, Hypoparathyreoidismus, Hypogonadismus,

Diabetes mellitus, perniziöse Anämie und Candidiasis bestehen. Für diese und andere Ursachen der idiopathischen Atrophie ist neuerdings ein Autoimmunmechanismus postuliert worden.
Zu den selteneren Ursachen gehören metastasierendes Karzinom (besonders der Brust und der Lunge), Kokzidioidomykose der Nebennieren, luetische Gummata, Sklerodermie, Amyloidose und Hämochromatose.

Klinische Befunde

A. Symptome: Die Symptome sind Schwäche und Ermüdbarkeit, Anorexie, Nausea und Erbrechen, Diarrhoe, nervöse und psychische Reizbarkeit und Ohnmachtsanfälle, besonders nach Auslassen von Mahlzeiten. Die Pigmentveränderungen bestehen aus diffuser Bräunung an nichtexponierten ebenso wie an exponierten Teilen oder multiplen Sommersprossen; oder verstärkter Pigmentierung über Druckstellen und Brustwarzen, Gesäß, Damm und frischen Narben. Auf den Mundschleimhäuten können schwarze Flecken auftreten. 7–15% der Patienten weisen gleichzeitig ein Vitiligo auf.
Andere Befunde sind Hypotonie mit kleinem Herz, Hyperplasie der Lymphorgane, Steifheit und Kalzifikation der Ohrenknorpel (Thorn'sches Zeichen), spärliche bis fehlende axilläre und Schambehaarung (besonders bei Frauen), Unfähigkeit zu Schwitzen, schwere Zahnkaries und zuweilen Druckschmerz im Kostovertebralwinkel.
B. Laborbefunde: Das weiße Blutbild zeigt eine leichte Leukopenie (ca. $5000/\mu l$), Lymphocytose (35–50%) und eine Gesamteosinophilenzahl von über $300/\mu l$. Es besteht eine Hämokonzentration. Das Serum-Natrium und das Serum-Chlorid sind niedrig; die Serum-Natrium: Kalium-Relation liegt unter 30. Die Harnausscheidung der 17-Ketosteroide und der 17-Hydroxycorticosteroide ist erniedrigt. Der Nüchternblutzucker ist niedrig. Es kann Hyperkalzämie bestehen.
Niedrige Blut-Kortikosteroide (unter $5\mu g/dl$) um 8 Uhr morgens sind diagnostisch.
Bei ca. 10% der Fälle kann man im Röntgenbild eine Nebennierenverkalkung feststellen, am häufigsten bei granulomatösen Erkrankungen, wie z. B. Tuberkulose und Kokzidioidomykose.
C. Spezielle Teste: 1. *Der 8-Stunden-intravenöse-Corticotropin-Test* ist der spezifischste und verläßlichste diagnostische Test. Dabei gibt man jeden Tag über 3–4 volle Tage, 25 E. Corticotropin oder 0,25 mg des synthetischen Cosyntropin (Cortrosyn) in 1 000 mg physiologischer Kochsalzlösung in einer intravenösen Infusion. Bei primärem Morbus Addison steigen hierbei die 17-Hydroxycorticosteroide-Werte im 24-Stunden-Urin nicht an; bei der NNR-Insuffizienz sekundär auf eine Hypophyseninsuffizienz oder bei Patienten, welche eine suppressive Kortikosteroid-Therapie gehabt haben,

gibt es ein langsames stufenweises Ansteigen der 17-Hydroxycorticosteroide-Spiegel nach einigen Tagen der Stimulierung. (*Anmerkung:* Der Patient, bei welchem ein Morbus Addison vermutet wird, sollte vor unerwünschten Reaktionen während des Testes durch die Verabreichung von 0,5 mg Dexamethason geschützt werden, wodurch die Harnsteroid-Spiegel nicht verändert werden.)

2. Ein schnellerer Test ist das *Ansprechen von Plasma-Cortisol auf ACTH.* Plasma-Cortisol-Bestimmungen werden vor und 30 Minuten nach i.-m.-Injektion von 25 E. ACTH vorgenommen. Wenn das Plasma-Cortisol nicht mindestens um 10 μg/dl ansteigt, ist die Diagnose eines Morbus Addison wahrscheinlich.

3. Wasserausscheidungstests (Robinson-Kepler-Power oder die Soffer-Modifikation) zum Nachweis einer verzögerten Wasserdiurese sind nicht verläßlich.

4. Autoimmun-Antikörper auf NNR-Gewebe können bei der idiopathischen NNR-Atrophie gefunden werden.

5. Plasma-ACTH-Spiegel sind bei der primären NNR-Insuffizienz hoch.

D. Elektrokardiographische Befunde: Das EKG kann eine Niedervoltage und verlängerte PR- und QT-Intervalle aufweisen (normalisiert durch Cortison).

E. Elektroenzephalographische Befunde: Eine Verlangsamung der elektrischen Entladungen (normalisiert durch Cortison, aber nicht durch Desoxycorticosteron).

Differentialdiagnose

Man unterscheide von Anorexia nervosa, Sprue-Syndrom und malignen Tumoren. Der Schwächezustand muß differenziert werden von jenen des Hyperparathyreoidismus, der hyperthyreoten Myopathie und Myasthenia gravis; die Hautpigmentierung von jenen primärer Hauterkrankungen, Argyrie und Haemochromatose. Die Anomalien der Serum-Elektrolyte erinnern an jene der salzverlierenden Nephritis und Natrium-armen Zuständen, z.B. chronischer pulmonaler Erkrankung mit inadäquater Sekretion antidiuretischen Hormons.

Komplikationen

Alle Komplikationen der zugrundeliegenden Krankheit (z.B. Tuberkulose) können auftreten und der Patient ist auch für interkurrente Infektionen, welche eine Krise auslösen können, anfällig. Daneben kann ein Diabetes mellitus und, selten, eine Thyreotoxikose bestehen. Mit einem NNR-Versagen können Thyreoiditis, Hypoparathyreoidismus, perniziöse Anämie, ovariales Versagen, wahrscheinlich aufgrund eines Autoimmunmechanismus, verbunden sein. Eine Hyperkalzämie tritt am häufigsten bei Kindern auf, be-

sonders bei plötzlichem Absinken des adrenokortikalen Spiegels.

Die Gefahren einer übereifrigen Therapie ebenso wie einer inadäquaten Substitution müssen sorgfältig beachtet werden. Psychosen, Magenreizungen und ein Hypokaliämie-Syndrom können bei einer Kortikosteroid-Therapie auftreten. Die Kortikosteroid-Therapie kann die Widerstandsfähigkeit des Patienten gegenüber der Tuberkulose beeinträchtigen, welche sich somit weiter ausbreiten kann. Eine exzessive Hydroxycorticosteron-Verabreichung ist heutzutage selten, aber früher führte sie zu Hypertonie, Ödem, Anasarca, Muskelschwäche und Sehnenkontrakturen.

Behandlung

A. Spezifische Behandlungsmaßnahmen: Zu einer idealen Substitutions-Therapie gehört eine Kombination von Glukokortikoiden, Mineralokortikoiden und anabolen Steroiden. In leichten Fällen stellt Cortison allein – oder eine Kombination von Cortison und einem Mineralokortikoid – eine ausreichende Substitution dar.

1. Cortison und Hydrocortison sind die Arzneimittel der Wahl. Die meisten Addison-Patienten sind mit 20–30 mg Cortison oder 15–25 mg Hydrocortison oral täglich in 2–3 geteilten Dosen gut eingestellt. Unter dieser Dosierung können die meisten metabolischen Anomalien korrigiert werden. Allerdings kommt es bei vielen Patienten unter dieser Medikation nicht zu einem ausreichenden Retentionseffekt für Salz und sie benötigen deshalb Desoxycorticosteron oder Fludrocortison-Substitution oder extra diätetisches Salz.

2. Fludrocortison-acetat hat eine starke Natriumretinierende Wirkung. Die Dosierung beträgt 0,05–0,1 mg oral/die oder jeden 2. Tag, als Ergänzung zum Cortison oder Hydrocortison. Wenn es zur orthostatischen Hypotonie, Hyperkaliämie oder Gewichtsverlust kommt, hebt man die Dosis an. Bei Gewichtszunahme, Ödem, Hypokaliämie oder Hypertonie wird die Dosis vermindert.

3. Desoxycorticosteron-acetat kontrolliert das Elektrolyt-Gleichgewicht und nachdem es keine andere wichtige Stoffwechsel-Wirkung besitzt, muß es in Kombination mit Cortison oder Hydrocortison gegeben werden. Es wird initial i.m. verabreicht. Die gewöhnliche Dosis beträgt 1–4 mg i.m. täglich. Desoxycorticosteron-acetat wird heutzutage nur selten im Rahmen der Dauertherapie angewandt. (*Cave:* Bei der Anwendung von Desoxycorticosteron-acetat oder Fludrocortison vermeide man Überdosierungen. Patienten, welche diese Medikamente erhalten, sollten keine kaliumarme Diät bekommen, weil es zum Kaliummangel kommen könnte.)

4. Natriumchlorid in großen Dosen (5–20 g täglich) kann als Ergänzung der Cortison-Therapie anstatt

von Desoxycorticosteron-acetat oder wenn Desoxycorticosteron-acetat oder Fludrocortison nicht verfügbar sind gegeben werden.

B. Allgemeine Maßnahmen: Man gibt eine kohlehydratreiche, eiweißreiche Diät. Häufige kleine Mahlzeiten werden meistens besser vertragen als 3 große. Wenn die Substitutions-Therapie angemessen ist, benötigen die meisten Patienten keine Spezialdiäten oder andere Vorsichtsmaßnahmen, ausgenommen, daß ein Hungerzustand vermieden werden soll. Man vermeide Kontaktmöglichkeit mit Infektionen und behandle alle Infektionen sofort und energisch, wobei die Cortison-Dosierung entsprechend angehoben werden muß. Die Glukokortikoid-Dosis sollte auch im Falle eines Traumas, Operation, komplizierter diagnostischer Maßnahmen oder anderer Streß-Belastungen angehoben werden. Den Patienten ist zu raten, jederzeit eine Karte oder Armband mit der Information über ihre Krankheit und den Bedarf ihrer Hydrocortison-Dosis bei sich zu tragen. Das kann lebensrettend sein.

C. Therapie von Komplikationen: Man behandelt eine sich ausbreitende Tuberkulose (besonders Nierentuberkulose) und interkurrente Infektionen. Die Therapie von Komplikationen aufgrund inadäquater Dosierung oder Überdosierung von Kortikosteroiden besteht im Anpassen der Dosierung oder Änderung des Typs oder der Mischung der substituierten Steroide.

D. Kriterien der adäquaten Therapie bzw. der Überdosierung:

I. *Adäquate Therapie:*

1. Man bringt den Blutdruck auf die Norm zurück (kann 3–4 Monate benötigen).
2. Erhaltung eines normalen Nüchtern-Blutzucker-Spiegels.
3. Elektrolyte auf normale Spiegel bringen.
4. Gewichtszunahme (gewöhnlich aufgrund von Flüssigkeit).
5. Besserung des Appetits und des Kräftezustandes.
6. Normalisierung der Herzgröße.

II. *Überdosierung:*

Eine exzessive Verabreichung von Cortison oder Desoxycorticosteron-acetat muß vermieden werden, besonders bei Patienten mit kardialen oder renalen Komplikationen.

1. Anzeichen und Symptome einer Cortison-Überdosierung werden auf S. 1048 f. besprochen.
2. Entwicklung eines abhängigen Ödems oder exzessiver Gewichtszunahme.
3. Entwicklung einer Hypertonie.
4. Erhöhung des Herzdurchmessers über die Norm.
5. Entwicklung von Anzeichen eines Kaliummangels (Schwäche gefolgt durch Muskelschwäche und schließlich Lähmung), besonders wenn der Patient eine kaliumarme Diät einhält.

Prognose

Mit adäquater Substitutionstherapie ist die Lebenserwartung der Patienten mit Morbus Addison bedeutend verlängert worden. Eine aktive Tuberkulose spricht auf spezifische Chemotherapie an. Ein Therapieentzug oder erhöhter Bedarf aufgrund von Infektion, Trauma, Operation oder anderer Streß-Formen kann eine Krise mit einem plötzlichen letalen Ausgang auslösen, sofern nicht große Dosen eines parenteralen Kortikosteroides angewandt werden. Auf eine Schwangerschaft kann eine Exazerbation der Krankheit folgen. Psychotische Reaktionen können die Therapie beeinträchtigen. Eine hyperkaliämische Lähmung ist eine seltene, aber ernste Komplikation, wenn die Kaliumzufuhr nicht überwacht wird.

Die Endprognose ist zum Großteil von der Intelligenz des Patienten und der Verfügbarkeit medizinischer Überwachung abhängig. Für den Großteil der Patienten ist heutzutage ein vollkommen aktives Leben möglich.

Nebennierenrinden-Überfunktion

Eine Überaktivität der Nebennierenrinden wird entweder durch eine bilaterale Hyperplasie oder ein Adenom, seltener ein Karzinom, einer der Drüsen verursacht. Das klinische Bild hängt im wesentlichen davon ab, welche Arten von NNR-Hormonen vermehrt ausgeschieden werden; im allgemeinen können jedoch 3 große klinische Störungen voneinander abgegrenzt werden: (1) Cushing-Syndrom, bei welchem die Glukokortikoide vorherrschen; (2) das adrenogenitale Syndrom, bei welchem die NNR-Androgene vorherrschen (feminisierende Tumore sind selten); und (3) Hyperaldosteronismus, mit Veränderungen der Elektrolyte. Das klinische Bild ist beim malignen Tumor und bei bilateraler Hyperplasie am stärksten gemischt. Alle Syndrome der NNR-Überfunktion sind bei Frauen weiter verbreitet als bei Männern.

1. Cushing-Syndrom

(NNR-Überfunktion)

Diagnostische Merkmale

- Zentripetale Adipositas (Stammfettsucht), Neigung zu petechialen Hautblutungen, Psychose, Hirsutismus, purpurfarbene Striae.
- Osteoporose, Hypertonie, Glukosurie.
- Erhöhte 17-Hydroxycorticosteroide, niedriges Serum-Kalium und -Chlorid, niedrige Gesamt-Eosinophilenzahl und Lymphozytopenie.
- Mangelnde Suppression der Cortisol-Sekretion durch exogenes Dexamethason.

● Spezielle Röntgenaufnahmen können einen Tumor oder Hyperplasie der Nebennieren zeigen.

Allgemeine Betrachtungen

Der Terminus Cushing-Syndrom bezieht sich auf einen Hyperkortizismus, ganz gleich, welcher Ursache. Die primäre Läsion kann in der Hypophyse oder im Hypothalamus liegen, mit sich hieraus ergebender ACTH-Hypersekretion und anatomischer oder funktioneller bilateraler adrenaler Hyperplasie. Dies ist die häufigste Form der Erkrankung (ca. 70%) und wird gewöhnlich als Morbus Cushing bezeichnet. Ein Hyperkortizismus kann auch durch einen autonomen NNR-Tumor (Adenom oder Karzinom) oder durch ektopische Sekretion eines ACTH-ähnlichen Stoffes durch ein nichthypophysäres Neoplasma bedingt sein.

Ein Hyperkortizismus aufgrund eines Tumors einer Nebenniere ist gewöhnlich mit der Atrophie der kontralateralen Drüse verbunden. Ein Nebennierenrinden-Karzinom (5%) ist immer unilateral und metastasiert spät. Oft besteht ein gemischtes Bild mit Virilisierung.

Adrenale Resttumoren im Ovarium verursachen selten ein Cushing-Syndrom; sie stehen häufiger mit virilisierenden Syndromen in Verbindung. Ein Karzinom des Hypophysenvorderlappens ist eine seltene Ursache eines Morbus Cushing.

Die Verabreichung von Corticotropin führt zur adrenalen Hyperplasie; die Verabreichung von Glukokortikoiden verursacht eine adrenale Atrophie mit den meisten Merkmalen des Cushing-Syndroms. Diese Wirkungen sind bei Medikationsentzug partiell reversibel.

Bestimmte extraadrenale maligne Tumoren (z.B. bronchogenes Haferzell-Karzinom) können ACTH oder, seltener, einen Corticotropinreleasing-Faktor ausschütten und ein schweres Cushing-Syndrom mit bilateraler adrenaler Hyperplasie auslösen. Eine schwere Hypokaliämie und Hyperpigmentation kommen in dieser Gruppe oft vor.

Klinische Befunde

A. Symptome: Das Cushing-Syndrom verursacht ein „Vollmondgesicht" und einen „Büffelnacken", eine Adipositas mit hervorstehendem Abdomen und dünnen Extremitäten; ein plethorisches Aussehen; Oligomenorrhoe oder Amenorrhoe (oder Impotenz bei Männern); Schwäche, Rückenschmerzen, Kopfschmerzen; Hypertonie; leichte Akne und oberflächliche Hautinfektionen; Chloasma-ähnliche Pigmentierung (besonders im Gesicht), Hirsutismus (meistens Lanugobehaarung des Gesichtes und des oberen Rumpfes, der Arme und Beine), purpurfarbene Striae (besonders an Hüften, Brust und Abdomen); Neigung zu petechialen Blutungen (z.B. Hämatombildung nach Venenpunktur). Die psychischen Symptome können zwischen erhöh-ter Stimmungslabilität und manifester Psychose schwanken.

B. Laborbefunde: Die Glukosetoleranz ist herabgesetzt, oft mit Glukosurie. Der Patient ist Insulin-resistent. Die 17-Hydroxycorticosteroide im Urin und das Plasmacortisol sind hoch (das letztere über 20 µg/dl). (*Anmerkung:* Bei Östrogen-erhaltenden Patienten − z.B. orale Kontrazeptiva − sind die Plasmacortisol-Spiegel aufgrund der Zunahme eines Cortisol-bindenden Globulins erhöht.) Die üblichen Tagesschwankungen des Plasma-Cortisols fehlen beim Cushing-Syndrom. Die 17-Ketosteroide im Urin sind beim Cushing-Syndrom aufgrund eines Adenoms oft niedrig oder normal; normal oder hoch, wenn die Erkrankung auf eine Hyperplasie zurückzuführen ist; und sehr hoch, im Falle eines Karzinoms. Die Gesamt-Eosinophilen-Zahl ist niedrig (unter 50/µg), die Lymphozyten liegen unter 20% und Erythrozyten und Leukozyten sind erhöht. Das Serum-CO_2 ist hoch und das Serum-Chlorid und Kalium sind in manchen Fällen niedrig, besonders bei jenen mit einem malignen Tumor.

C. Röntgenbefunde: Eine Osteoporose des Schädels, der Wirbelsäule und der Rippen kommt oft vor. Man kann eine Nephrolithiasis beobachten. Intravenöse Urogramme oder retraperitoneale Pneumogramme können einen Tumor der Nebenniere oder eine bilaterale Vergrößerung zeigen. Röntgenaufnahmen sind gewöhnlich nicht von großem Nutzen, da basophile Adenome sehr klein sind, aber eine Tomographie kann ein hypophysäres Mikroadenom nachweisen.

Die jüngsten Verbesserungen der Computertomographie machen diese Technik am erfolgreichsten zum Nachweis von Nebennierenvergrößerungen.

Eine Angiographie der Nebenniere oder 131-J-19-Jodocholesterol-Scanning kann kleine Nebennierenrinden-Tumoren oder hyperplastische Drüsen nachweisen.

D. Elektrokardiographische Befunde: Das EKG kann Anzeichen einer Hypertonie und Hypokaliämie sowie ein kurzes P-R-Intervall zeigen.

E. Spezielle Teste: (*Anmerkung:* Ausnahmen von den folgenden Regeln werden gelegentlich beobachtet.)

1. *Dexamethason-Suppressions-Tests:* Diese Tests, welche ursprünglich von Grant Liddle beschrieben wurden, sind immer noch sehr nützlich. Die Verabreichung von Dexamethason in kleinen Dosen (0,5 mg alle 6 Stunden über 2 Tage) trennt Patienten mit allen Formen des Cushing-Syndroms von jenen, welche diese Erkrankung nicht haben. (Ein häufiges Problem ist, zu entscheiden, ob eine adipöse, hypertensive, leichten Hirsutismus aufweisende Frau nun einen Hyperkortizismus hat oder nicht.) Bei Patienten mit Cushing-Syndrom sind die 17-Hydroxycorticosteroide im 24-Stunden-Urin nicht

unter 3,5 mg am zweiten Tag der Dexamethason-Verabreichung reduziert.

Sobald es klar ist, daß der Patient einen Hyperkortizismus hat, setzt man mit dem hochdosierten Dexamethason-Suppressions-Test fort (2 mg alle 6 Stunden über 2 Tage). Bei Patienten mit *Morbus Cushing*, sind die 17-Hydroxycorticosteroide im Urin auf weniger als 50% des Ausgangswertes vermindert. Hierzu kommt es nicht bei jenen Patienten, welche einen NNR-Tumor oder eine ektopische ACTH-Produktion haben.

Ein schnellerer, weniger genauer Screening-Test für das Cushing-Syndrom ist die Verabreichung von 1 mg Dexamethason um Mitternacht. Bei den meisten gesunden Menschen wird der Plasma-Cortisol-Spiegel am nächsten Morgen auf weniger als 5 µg/dl gesenkt.

2. *ACTH-Stimulations-Test:* Die Verabreichung von ACTH verursacht eine deutliche Hypersekretion von Plasmacortisol sowie von 17-Hydroxycorticosteroiden und 17-Ketosteroiden im Urin, wenn ein Morbus Cushing vorliegt und oft auch bei Fällen mit einem Adenom. Er stimuliert nicht die Sekretion beim Vorliegen eines Karzinoms.

3. *Metyrapon (Metopiron®)-Stimulations-Test:* Das Nichtansteigen der Kortikosteroide nach einer 4-stündigen Infusion oder nach einer oralen Gabe von 500 mg jede Stunde über 6 Stunden spricht eher für die Diagnose eines Neoplasmas als einer Hyperplasie.

4. *Direkte Bestimmung des Plasma-ACTH:* Dieser Test ist nicht allgemein verfügbar. ACTH kann bei bilateraler NNR-Hyperplasie, aber nicht bei NNR-Tumoren im Plasma festgestellt werden. Es ist bei ektopischen Tumoren, welche ein Cushing-Syndrom hervorrufen, deutlich erhöht.

5. *Der freie Harn-Cortisol-Test:* Dieser Test (nicht allgemein verfügbar) ist höchst spezifisch für die Diagnose eines Cushing-Syndroms, da − im Gegensatz zu den 17-Hydroxycorticosteroiden − das freie Cortisol durch Arzneimittel, Adipositas, Streß, usw. nicht beeinflußt wird.

Differentialdiagnose

Ein schwieriges Problem ist die Differenzierung des echten Cushing-Syndroms von Adipositas bei Diabetes mellitus, besonders, wenn ein Hirsutismus und eine Amenorrhoe bestehen. Die Verteilung des Fetts, das Fehlen einer Virilisierung und die Laborbefunde helfen oft, aber sind nicht unfehlbar. Das Cushing-Syndrom muß vom adrenogenitalen Syndrom unterschieden werden, da das letztere einer medikamentösen Therapie zugänglich ist, wenn es nicht von einem Tumor verursacht wird. Die beiden Krankheiten können gemeinsam auftreten. Eine ältere Frau mit Osteoporose, Diabetes und leichtem Hirsutismus kann ein schwieriges Problem der Differentialdiagnostik sein. Man muß auch immer an

die exogene Verabreichung von Kortikosteroiden denken. Neuerdings wurde über einen sekundären Hyperkortizismus bei Alkoholismus berichtet (Pseudo-Cushing Syndrom).

In seltenen Fällen kann das im Vordergrund stehende Symptom des Morbus Cushing oder des Cushing-Syndroms nur ein Diabetes, Osteoporose, Hypertonie oder Psychose sein. Eine Erkrankung der Nebennieren muß bei Patienten mit diesen Erkrankungen, besonders beim Insulin-resistenten Diabetes mellitus ausgeschlossen werden, da eine Frühtherapie zur Ausheilung führen kann. Die Dexamethason-Suppressions-Tests sind bei der Differentialdiagnostik sehr hilfreich.

Komplikationen

Der Patient kann an einer der Komplikationen der Hypertonie, einschließlich Herzversagen, zerebrovaskulären Insulten und Angina pectoris, sowie an Diabetes leiden. Die Infektanfälligkeit, besonders der Haut und des Harntraktes, ist erhöht. Kompressionsfrakturen der osteoporotischen Wirbelkörper können zur Invalidität führen. Es kann zu Nierenkoliken kommen. Ein therapie-refraktäres Magengeschwür kann ebenfalls bestehen. Am ernstesten jedoch sind vielleicht die psychotischen Komplikationen, welche bei dieser Erkrankung nicht selten beobachtet werden. Nach einer Adrenalektomie können Hyperkalzämie und Pankreatitis die Rekonvaleszenz komplizieren. Eine Vergrößerung der Hypophyse (aufgrund eines chromophoben Adenoms) und Vertiefung der Hautpigmentierung sind nach einer Adrenalektomie wegen Hyperplasie, welches manchmal auch Gesichtfeldanomalien verursacht, beobachtet worden (Nelson Syndrom).

Behandlung

A. Spezifische Behandlungsmaßnahmen: 1. NNR-Tumore werden chirurgisch entfernt. Die totale (bevorzugt) oder subtotale Resektion beider Nebenneren ist die Therapie der Wahl bei Patienten mit diffuser bilateraler Hyperplasie bei schnell fortschreitendem Cushing-Syndrom. Neuerdings werden andere Therapieformen − z.B. Chemotherapie, Hypophysen-Bestrahlung und Resektion hypophysärer Adenome − zuerst versucht. Wenn diese Maßnahmen keine Remission der Krankheit herbeiführen, wird die totale Adrenalektomie vorgenommen. Eine adäquate präoperative Medikation und Pflege sind von größter Wichtigkeit.

Bei Durchführung der bilateralen Adrenalektomie gibt man hohe Dosen von Cortison, z.B. Cortisonacetat, 100–300 mg i.m., am Tag der Operation; man führt die i.-m.-Dosierung über 1–2 Tage nach der Operation weiter, dann senkt man allmählich die Dosis und geht zu einer oralen Hydrocortison-Erhaltungsdosis wie beim Morbus Addison über. Wegen der Gefahr der Auslösung eines Herzversagens muß darauf geachtet werden, daß nicht übermäßige Flüssigkeiten und Natrium zugeführt werden.

In Fällen eines unilateralen Tumors wird der Patient wie für eine totale Adrenalektomie vorbereitet. Nach der Operation muß Cortisol gegeben werden. Die Therapie mit Cortisol muß eventuell für Wochen und Monate fortgesetzt werden, da die Drüse ihre Funktion erst langsam wieder aufnimmt.

2. Röntgentherapie der Hypophyse ist die Therapie der Wahl bei den meisten leichteren Formen der Hyperplasie. Sie kann zuerst versucht werden; wenn sie ohne Erfolg bleibt, muß die totale Adrenalektomie vorgenommen werden. Eine partielle Destruktion der Hypophyse durch andere Methoden (Protonenbestrahlung, Ytrium-Implantat, Cryotherapie) wurden versucht. Bei großen chromophoben Adenomen kann eine Hypophysektomie notwendig sein.

Neuere Berichte über eine erfolgreiche „Heilung" eines Morbus Cushing durch Entfernung eines ACTH-ausscheidenden hypophysären Mikroadenoms über einen transsphenoidalen Weg sind sehr ermutigend. Ein erfahrener Neurochirurg ist hierzu erforderlich. An Langzeitnachbeobachtungen solcher Patienten fehlt es noch.

3. Die Entfernung eines malignen Tumors, welcher durch ektopische Ausscheidung von ACTH ein Cushing-Syndrom hervorruft, sollte, wenn durchführbar, unternommen werden.

4. Eine Chemotherapie durch adrenokortikale Inhibitoren ist weitgehend erfolglos geblieben. Das am wenigsten toxische Präparat, Mitotane (Lysodren), hat bei inoperablen Karzinomen einen beschränkten Wert. Metyrapon und Aminoglutethimid wurden angewandt, um die adrenokortikale Überfunktion zu reduzieren, aber die Ergebnisse sind widersprüchlich. Das Antiserotonin Cyproheptadin soll eine Krankheitsremission einleiten können, aber Bestätigungen hierüber fehlen noch.

B. Allgemeine Maßnahmen: Eine proteinreiche Diät sollte gegeben werden, obwohl diätetische Versuche, die negative Stickstoffbilanz zu korrigieren, niemals erfolgreich sind. Testosteron oder einer der neueren anabolen Substanzen kann bei der Beseitigung der negativen Stickstoffbilanz von Nutzen sein. Eine Zufuhr von Kaliumchlorid sollte die Verluste vor und nach der Operation ersetzen.

Insulin ist meist nicht erforderlich, da der Diabetes leicht ist; wenn die Hyperglykämie schwergradig ist, sollte es trotz der Insulin-Resistenz, welche gewöhnlich besteht, gegeben werden.

Prognose
Es handelt sich um eine chronische Erkrankung, welche zyklischen Exazerbationen (besonders bei einer Schwangerschaft) unterworfen ist und selten spontane Remissionen zeigt; sie ist ernst und oft letal, sofern sie nicht frühzeitig entdeckt und behandelt wird. Ein ziemlich schneller Verlauf läßt an einen malignen Tumor denken, aber dieser kann jahrelang schlummern.

Die beste Prognose besteht bei Patienten mit Entfernung eines benignen Adenoms und welche die Zeit der postoperativen NNR-Insuffizienz überlebt haben. Ca. 25–50% der Patienten mit bilateraler Hyperplasie sprechen auf Bestrahlung der Hypophyse allein an. Die Mikrochirurgie der Hypophyse, einschließlich der Entfernung kleiner Adenome, kann die Prognose in der Zukunft günstig beeinflussen. Die Hypophysentumoren, welche bei ca. 10–20% der Patienten nach einer bilateralen Adrenalektomie trotz der Hypophysenbestrahlung auftreten (Nelson-Syndrom), gehören zu den aggressivsten, mit schnellem Wachstum, Störungen des Sehvermögens und manchmal auch maligner Entartung.

Eine totale Adrenalektomie erfordert eine chronische Substitutionstherapie.

Maligne extraadrenale Tumoren sind meist schnell letal, selbst nach einem so drastischen Eingriff wie einer totalen Adrenalektomie.

2. Das adrenogenitale Syndrom vor der Pubertät

Adrenale virilisierende Syndrome im Kleinkindesoder Kindesalter sind für den Pädiater von großem Interesse und können auch durch eine exzessive Ausschüttung von Androgenen durch einen NNR-Tumor (benigne oder maligne) oder (häufiger) durch eine kongenitale NNR-Hyperplasie bedingt sein.

Kongenitale NNR-Hyperplasie
Der Terminus kongenitale NNR-Hyperplasie bezieht sich auf eine komplexe Serie seltener, aber gut geklärter, enzymatischer Stoffwechselstörungen, mit mangelhaften Spiegeln verschiedener Enzyme, welche in die Cortisol-Synthese eingreifen. Die häufigsten Formen sind der 21- und 11β-Hydroxylase-Mangel, beide gekennzeichnet durch übermäßige Ausschüttung von NNR-Androgenen infolge der durch den Hypokortizismus induzierten vermehrten ACTH-Produktion. Dieser Überschuß an Androgenen führt zur Maskulinisierung bei der Frau (vom leichten Hirsutismus und Klitoris-Hypertrophie bis zum offenen Pseudohermaphroditismus) und zur frühreifen Virilisierung beim Mann. In beiden Fällen besteht ein unterschiedlich ausgeprägter klinischer Hypokortizismus. Beim unbehandelten 11β-Hydroxylase-Mangel besteht eine Hypertonie aufgrund exzessiver Bildung von Desoxycorticosteron, einem Präkursor mit potenter Mineralokortikoideigenschaft. Eine Hypertonie tritt

dagegen beim unbehandelten 21-Hydroxylase-Mangel niemals auf; im Gegenteil besteht bei ca. 50% der Fälle eine salzverlierende Form mit Mineralokortikoidmangel. Bei beiden Enzym-Mangelzuständen findet man hohe Spiegel von ACTH, Plasmaandrogenen, Harn-Pregnanetriol- und 17-Ketosteroiden. Die spezifische Diagnose wird durch Nachweis der erhöhten Plasma-Spiegel der Stoffwechsel-Präkursoren direkt vor dem enzymatischen Block gestellt: 11-Desoxycortisol beim 11β-Hydroxylase-Mangel und 17-Hydroxyprogesteron beim 21-Hydroxylase-Mangel.

Der grundlegende Schritt in der Therapie der kongenitalen NNR-Hyperplasie ist die Verabreichung von ausreichend großen Mengen Glukokortikoid zur Supprimierung von ACTH und Umkehrung der metabolischen Anomalien. Ein Mineralokortikoid kann bei der salzverlierenden Form notwendig sein. Bei weiblichen Patienten mit doppelsinnigen Genitalien kann eine plastische Operation notwendig sein. Sie sollte frühzeitig im Leben vorgenommen werden.

3. Das adrenogenitale Syndrom und virilisierende Erkrankungen bei Frauen

Diagnostische Merkmale

- Menstruationsstörungen und Hirsutismus.
- Regression oder Umkehr primärer und sekundärer Geschlechts-Merkmale mit Glatzenbildung, heiserer Stimme, Akne und Vergrößerung der Klitoris.
- Gelegentlich ein tastbarer Tumor im Beckenbereich.
- 17-Ketosteroide bei NNR-Erkrankungen erhöht, variabel in anderen Fällen.
- Testosteron im Urin und im Serum erhöht.

Allgemeine Betrachtungen

Die Diagnose virilisierender Erkrankungen bei erwachsenen Frauen ist schwieriger als bei jungen Mädchen, da neben den NNR noch andere Quellen abnormaler Androgene existieren, vor allem die Ovarien. Die Diagnose bei einem ausgeprägten virilisierenden Syndrom ist schnell zu stellen. Die leichteren Formen, welche sich vorwiegend mit Defeminisierung oder bloß exzessivem Hirsutismus darstellen, können jedoch durch gleich ernste NNR- und Ovarial-Erkrankungen (z.B. Tumoren) ausgelöst werden. Eine plötzliche Veränderung in der Behaarung (anders wie in der Pubertät, Schwangerschaft oder Menopause) ist von größerer Bedeutung als ein Hirsutismus, welcher bereits das ganze Leben bestanden hat.

Neben einer NNR-Hyperplasie und Tumoren, können Syndrome von Androgenüberschuß durch folgende Erkrankungen ausgelöst werden:

1) *Ovariale Erkrankungen:* Stein-Leventhal-Syndrom (große, polyzystische Ovarien; am häufigsten); Theca-Luteinisierung (Thecosis ovarii); Arrhenoblastom, Hilus-Zell-Tumor oder Hyperplasie; NNR-Zellen-Reste; Dysgerminom (selten).

2) *Hypothalamisch-hypophysäre Erkrankungen:* Akromegalie (eosinophiles Adenom), Hyperostosis frontalis (Stewart-Morgagni-Morel-Syndrom).

3) *Plazentare Ursachen:* Schwangerschaft, Choriokarzinom.

4) *Verschiedene Ursachen:* Echter Hermaphroditismus, Thymustumoren, Arzneimittel (z.B. Testosteron).

Klinische Befunde

A. Symptome: Zu den Symptomen gehören spärliche Menstruationsperioden oder Amenorrhoe, Akne und Rauhwerden der Haut, übelriechender Schweiß und Heiserkeit oder Tieferwerden der Stimme. Der Hirsutismus besteht im Gesicht, auf dem Körper, den Extremitäten, mit Verdünnung oder Glatzenbildung des Kopfhaares. Die Muskulatur ist verstärkt und die femininen Konturen gehen verloren. Die Brüste und Genitalien atrophieren, die Klitoris und der „Adamsapfel" sind vergrößert. Ein Tumor kann bei der Beckenuntersuchung selten getastet werden (Arrhenoblastom, polyzystische Ovarien).

B. Laborbefunde: Bei der Diagnose des adrenogenitalen Syndroms ist die Bestimmung der 17-Ketosteroide im Urin der wichtigste Einzeltest. Er hilft, einen konstitutionellen Hirsutismus von NNR-Erkrankungen, bei welchen die 17-Ketosteroide bedeutend erhöht sind, zu unterscheiden. Sehr hohe Spiegel sprechen für die Diagnose eines NNR-Tumors. Beim Arrhenoblastom oder Stein-Leventhal-Syndrom können die 17-Ketosteroide normal oder leicht erhöht sein. Der Dexamethason-Suppressions-Test kann bei der Unterscheidung zwischen NNR-Tumoren, NNR-Hyperplasie und Erkrankungen der Ovarien helfen. Erhöhte Pregnanetriol-Spiegel lassen an eine NNR-Läsion denken. Die LH-Spiegel sind oft beim Stein-Leventhal-Syndrom erhöht. Wenn sie allgemein verfügbar sein werden, werden Plasma-11-Desoxycortisol (Compound S) und die 17-Hydroxyprogesteron-Assays genauere Bestimmungsergebnisse der enzymatischen NNR-Defekte liefern können, als die Bestimmungen der 17-Ketosteroide im Urin und des Pregnanetriols.

Das Assay des potentesten Androgens (Testosteron) im Blut ist der wichtigste Screening-Test bei virilisierten Frauen.

C. Röntgenbefunde: Die Ultraschall-Untersuchung ist als nicht invasives Verfahren geeignet zum Nachweis von Vergrößerung der Ovarien. Die Computertomographie, intravenöse Urogramme mit NNR-Tomographie, NNR-Angiogramme oder retraperitoneale Pneumogramme können einen NNR-Tumor aufdecken. Eine Hysterosalpingographie kann große Ovarien zeigen. Eine Becken-Pneumographie ist eine wertvolle Untersuchungsmethode, um vergrößerte Ovarien nachzuweisen.

D. Laparoskopie: Sie ist oft von Nutzen.

Differentialdiagnose

Da ein Hirsutismus das einzige Symptom eines NNR-Tumors sein kann, müssen bei der Differentialdiagnostik alle Erkrankungen, welche durch exzessive Behaarung gekennzeichnet sind, in Betracht gezogen werden. Vom praktischen Standpunkt aus gesehen ist die Diagnose oft davon abhängig, ob man es einfach mit einem rassischen, familiären oder idiopathischen Hirsutismus zu tun hat, wobei eine ungewöhnliche Endorgan-Sensibilität auf endogenes Androgen besteht; oder ob exzessive Mengen des männlichen Hormons erzeugt werden. Neuere Befunde lassen vermuten, daß die meisten Fälle des idiopathischen Hirsutismus auf eine ovarielle Anomalie der Testosteron- und Androstenedion-Produktion zurückzuführen sind und daß der Dexamethason-Test bei der Differenzierung zwischen NNR- und ovariellem Ursprung des Androgenüberschusses unzuverlässig ist. Im allgemeinen kann man einen Tumor der NNR oder Ovarien annehmen, wenn nicht nur ein Hirsutismus, sondern auch eine Vergrößerung der Klitoris, Vertiefung der Stimme, frontale Glatzenbildung, Entwicklung starker Muskulatur oder Brustatrophie bestehen und wenn der Krankheitsbeginn schnell ist. Unter diesen Umständen ist trotz zweifelhafter Labor- und physikalischer Befunde eine exploratische Operation unerläßlich. Obwohl eine Virilisierung beim Cushing-Syndrom nicht die Regel darstellt, trifft man zuweilen bei malignen NNR-Tumoren und seltener auch bei der Hyperplasie Mischzustände an.

Komplikationen

Abgesehen von der bekannten hohen Malignitätsfrequenz bei virilisierenden Tumoren, kann eine Störung der Feminität und nachfolgende Sterilität irreversibel sein. Diabetes und Adipositas können komplizierende Zustände sein. Manchmal begleiten psychische Erkrankungen den Zustand der Defeminisierung.

Behandlung

Die Therapie ist jeweils von der Ursache des Androgenüberschusses abhängig.

Wenn ovarielle oder NNR-Tumore bestehen, ist eine chirurgische Entfernung die Therapie der Wahl. In manchen Fällen von NNR-Hyperplasie, besonders jener, welche im Kindesalter beginnt, können nebenbei Symptome des Hypoadrenokortizismus (z.B. exzessiver Salz- und Wasserverlust und

die Unmöglichkeit, einen Nüchternblutzucker zu halten) bestehen. Dieser Zustand ist auf ein kongenitales Fehlen der hydroxylierenden Enzyme der NNR zurückzuführen. Die gebildeten „androgenen" Verbindungen haben keine Cortisol-Aktivität und sind unfähig, endogenes ACTH zu supprimieren; deshalb die fortgesetzte NNR-Stimulation und große Drüsen. Die Therapie mit Kortikosteroiden hat sich bei der Reduzierung der Drüsenaktivität (durch Supprimierung des endogenen ACTH) und als exogene Zufuhr der notwendigen Kortikosteroide als wertvoll erwiesen. Bei Erwachsenen scheint das Arzneimittel der Wahl Prednison oder Prednisolon, 5–15 mg/die oral oder Dexamethason, 0,5–1,5 mg/die oral in geteilten Dosen zu sein; man verwendet die kleinste Dosis, welche die 17-Ketosteroid-, Pregnanetriol- und Testosteron-Spiegel innerhalb der normalen Schwankungsbreite hält.

Das Ansprechen der kongenitalen NNR-Hyperplasie auf langzeitige Kortikosteroid-Therapie ist befriedigend, vermindert die Virilisierung und den Hirsutismus und führt schließlich eine normale zyklische Menstruation herbei. Eine plastische Operation (Entfernung der Klitoris und Korrektur des urogenitalen Sinus) ist erforderlich. Die Kortikosteroid-Therapie leichterer Formen von Androgenüberschuß (z.B. einfacher Hirsutismus) ist weniger erfolgreich. Eine Östrogen-Therapie kann von Wert sein, muß aber mit hoher Dosierung vorgenommen werden. Eine Kombination von Östrogen mit nichtandrogenem Progesterol kann bei einer Langzeit-Supprimierung von ovariellen Androgenen angewandt werden.

Bei vielen Fällen von Hirsutismus unbekannter Ursache ist zur Bestimmung der optimalen Therapie die Messung des freien, nicht eiweißgebundenen Serum-Testosterons sinnvoll.

Neue und noch nicht ausreichend belegte Therapieversuche wurden mit Spironolacton und Cimetidin durchgeführt. Die Anwendung von Testosteron-Antagonisten (z.B. Cyproteronacetat) ist immer noch im Experimentierstadium.

Prognose

Die Aussichten sind günstig, wenn ein maligner Tumor frühzeitig entfernt wird, da es häufig erst spät zu Metastasen kommt. Eine Glukokortikoid-Therapie kann bei NNR-Hyperplasie von Hilfe sein. Die Fertilität wird oft wiederhergestellt. Das endgültige Schicksal der virilisierten Frau ist nicht nur von der zugrundeliegenden Ursache (Tumor oder Hyperplasie) abhängig, sondern insbesondere vom Alter bei Beginn der Virilisierung und ihrer Dauer. Wenn die Virilisierung längere Zeit angehalten hat, ist die Wiederherstellung der normalen Femininität oder ein Verschwinden des Hirsutismus unwahrscheinlich, selbst wenn die ursächliche Störung erfolgreich entfernt wurde.

(*Anmerkung:* Viele Fälle des einfachen Hirsutismus bei Frauen sind nicht auf eine nachweisbare endokrine Erkrankung, sondern auf hereditäre oder rassische Faktoren zurückzuführen und können nicht wirksam mit systemischen Medikationen oder chirurgischen Maßnahmen behandelt werden. Epilation, bevorzugterweise durch Elektrolyse, ist die Therapie der Wahl.)

Primärer Hyperaldosteronismus

Diagnostische Merkmale
- Hypertonie, Polyurie, Polydypsie, muskuläre Schwäche, Tetanie.
- Hypokaliämie, Hypernatriämie, Alkalose, Nierenschaden.
- Erhöhter Harn-Aldosteron-Spiegel und niedriger Plasma-Renin-Spiegel.
- Tumore gewöhnlich zu klein, um auf der Röntgenaufnahme sichtbar gemacht zu werden.

Allgemeine Betrachtungen
Ein primärer Hyperaldosteronismus ist eine relativ seltene Erkrankung, welche durch einen Aldosteron-Überschuß bedingt ist. Er ist für weniger als 2% aller Hypertonie-Fälle verantwortlich. Er tritt häufiger bei Frauen auf. Die zwei Hauptformen des primären Hyperaldosteronismus sind auf (1) ein adrenokortikales Adenom und (2) eine makro- oder mikronoduläre kortikale Hyperplasie zurückzuführen. Ein Ödem ist beim primären Hyperaldosteronismus selten angetroffen, aber ein sekundärer Hyperaldosteronismus wird oft bei ödematösen Zuständen, wie z.B. Herzversagen und Leberzirrhose gefunden.

Klinische Befunde
A. Symptome: Hypertonie (gewöhnlich benigne), muskuläre Schwäche (zuweilen mit einer die periodische Paralyse simulierenden Lähmung), Parästhesien mit tetanischen Zuständen, Kopfschmerzen, Polyurie (besonders nachts) und Polydypsie sind die im Vordergrund stehenden Beschwerden. Ein Ödem wird selten beobachtet. Andererseits haben manche Patienten nur eine diastolische Blutdruckerhöhung ohne andere Symptome.
B. Laborbefunde: Niederes Serum-Kalium, Hypernatriämie und Alkalose sind charakteristisch, aber manchmal ist der Kalium-Spiegel normal. Verschiedene Grade des Nierenschadens manifestieren sich mit Proteinurie, alkalischem Harn, Nephrokalzinose und niedrigem spezifischem Gewicht des Urins mit Vasopressin-Resistenz. Wenn Spironolacton, 50–75 mg 4mal täglich über 5–8 Tage gegeben, das Serumkalium normalisiert, sollte man einen Hyperaldosteronismus vermuten. Die Harn- und Plasma-Aldosteron-Spiegel sind deutlich erhöht und die Plasma-Renin-Spiegel sind erniedrigt.

Der beste Screening-Test bei einem Patienten mit Hypertonie, bei welchem ein primärer Aldosteronismus vermutet wird, ist die Bestimmung des Plasma-Renins nach Natriumausschwemmung (diätetisch oder diuretisch) und nach einigen Stunden in der aufrechten Position. Diese Stimuli steigern gewöhnlich die Renin-Produktion. Beim primären Aldosteronismus bleibt der Renin-Spiegel charakteristischerweise erniedrigt.

Eine natriumreiche Diät, Kochsalzinfusionen oder Desoxycorticosteron-Acetat-Verabreichung sind nicht in der Lage, den erhöhten Aldosteron-Spiegel zu supprimieren.
C. Elektrokardiographische Befunde: Elektrokardiographische Veränderungen sind auf die länger bestehende Hypertonie und die Hypokaliämie zurückzuführen.
D. Röntgenbefunde: Eine Herzvergrößerung aufgrund der Hypertonie ist der einzige Röntgenbefund. Die Tumore sind gewöhnlich zu klein, um sichtbar gemacht zu werden, ausgenommen durch NNR-Angiographie oder 131-J-19-Jodocholesterol-Szintigraphie. Diese elaborierten Methoden zur Lokalisation der Läsion werden vermutlich – ebenso wie Messungen des Plasma-Aldosterons via Venenkatheter – in Zukunft allgemein verfügbar sein.
E. Weitere Befunde: Das Plasma-Volumen ist 30–50% über die Norm erhöht.

Differentialdiagnose
Diese wichtige reversible Ursache der Hypertonie muß bei jedem Patienten mit muskulärer Schwäche und tetanischen Manifestationen differentialdiagnostisch in Betracht gezogen werden; ähnliches gilt auch für die Differentialdiagnose von periodischer Paralyse, Kalium- und Natrium-verlierender Nephritis, nephrogenem Diabetes insipidus und Hypokaliämie (man muß sich vergewissern, ob der Patient nicht Diuretika bekommen hat). Eine exzessive Einnahme von Laxantien kann einen Hyperaldosteronismus vortäuschen. Orale Kontrazeptiva können bei manchen Patientinnen die Aldosteron-Sekretion steigern. Eine unilaterale renale Gefäßerkrankung mit sekundärem Hyperaldosteronismus und schwerer Hypertonie muß ausgeschlossen werden. Die Plasma-Renin-Aktivität ist beim primären Hyperaldosteronismus niedrig und bei renaler Gefäßerkrankung hoch. Eine exzessive Sekretion von Desoxycorticosteron und Corticosteron kann ein ähnliches klinisches Bild hervorrufen. Niedrige Renin-Spiegel werden bei ca. 25% der Patienten mit essentieller Hypertonie festgestellt. Ihr Ansprechen auf Diuretika und ihre Prognose sind besser als die der Patienten mit Hypertonie bei hohen Renin-Spiegeln. Manche halten einen Überschuß von einem noch nicht identifizierten Mineralokortikoid

für verantwortlich. Ein Aldosteronismus aufgrund eines malignen Ovarial-Tumors war Gegenstand eines Berichtes. Eine seltene Ursache des sekundären Hyperaldosteronismus ist die juxtaglomeruläre Zellhyperplasie (Bartter's Syndrom) oder ein Renin-ausscheidender Nierentumor.

Es ist wichtig, einen primären Aldosteronismus aufgrund eines Adenoms von einem aufgrund einer bilateralen nodulären Hyperplasie zu unterscheiden, da die Hypertonie durch Entfernung des Adenoms geheilt oder großteils gelindert werden kann, während sie gewöhnlich nach einer bilateralen Adrenalektomie bei Patienten mit Hyperplasie nicht anspricht. Patienten mit einem Adenom haben meistens niedrigere Serum-Kaliumwerte, höhere Aldosteron-Spiegel und niedere Renin-Werte in den Nierenvenen. Eine Katheterisierung der NNR-Venen zur Bestimmung der Aldosteron-Werte ist oft von Nutzen.

Komplikationen

Alle Komplikationen der chronischen Hypertonie werden beim primären Hyperaldosteronismus angetroffen. Eine fortgeschrittene Nierenschädigung ist weniger leicht reversibel als eine Hypertonie. Die Frequenz der Pyelonephritis und der Nephrokalzinose sind hoch.

Behandlung

Die spezifische Therapie des primären Hyperaldosteronismus ist die chirurgische Entfernung des Adenoms. Eine noduläre bilaterale Hyperplasie ist besser mit Spironolacton und Antihypertonika zu behandeln.

Gelegentlich spricht ein Patient auf Dexamethason-Suppression an.

Prognose

Die Hypertonie ist bei ca. ⅔ aller Patienten reversibel, aber persistiert oder tritt trotz chirurgischer Maßnahmen bei dem Rest der Patienten wieder auf. Die Nierenerkrankung ist partiell reversibel, aber sobald eine Pyelonephritis einmal vorhanden ist, kann sie ihren natürlichen Verlauf nehmen.

Durch Frühdiagnose mittels Laboruntersuchungen und Szintigraphie ist die Prognose heutzutage um vieles verbessert.

Erkrankungen des Nebennierenmarks

Phäochromozytom

Diagnostische Merkmale

- „Anfallsartige" Kopfschmerzen, verschwommenes Sehen, schwere Schweißausbrüche, vasomotorische Veränderungen beim jungen Erwachsenen, Gewichtsverlust.
- Hypertonie, oft paroxysmal („anfallsweise"), aber häufig gleichmäßig erhöht.
- Orthostatische Tachykardie und Hypotonie; Herzvergrößerung.
- Hypermetabolismus beim normalen T_4; Glukosurie, negativer Kaltwasser-Test; positive Provokations-(Histamin, Glukagon) und Blocker-(Phentolamin-)Tests.
- Erhöhung der Harn-Katecholamine oder ihrer Metaboliten.

Allgemeine Betrachtungen

Eine seltene Krankheit, charakterisiert durch paroxysmale oder gleichmäßige Hypertonie aufgrund eines Tumors des chromaffinen Gewebes, am häufigsten lokalisiert in einer oder beiden Nebennieren (90%) oder sonstwo entlang des Sympathicus und selten im Thorax, der Blase oder dem Gehirn. Die meisten Fälle treten in sporadischer Verteilung auf, jedoch bei etwa 10–15% in familiärer Häufung. Meist handelt es sich um einen einzelnen Tumor, bei ca. 10% der Patienten finden sich multiple Tumoren und diese Patienten haben eine familiäre Tendenz. Ein kleiner Prozentsatz wird maligne und kann metastasieren. Phäochrome Tumore treten in ca. 5% der Fälle (oft familiär) mit einer Neurofibromatose auf. Es liegen eingehende Untersuchungen von Familien mit Phäochromozytomen, medullärem Karzinom der Schilddrüse und Nebenschilddrüsen-Adenomen oder -Hyperplasie vor (multiple endokrine Neoplasie Typ II). In anderen Stammbäumen fanden sich Phächromozytome verbunden mit medullärem Karzinom der Schilddrüse und mit dem Syndrom der multiplen Schleimhautneurinome ohne Hyperparathyreoidismus (multiple endokrine Neoplasie Typ III). Ferner findet sich auch eine familiäre Häufung mit dem Morbus Hippel-Lindau (Hämangioblastome). Die Tumoren, welche öfter auf der rechten Seite lokalisiert sind, können in der Größe variieren und sind selten groß genug, um palpabel zu sein. Sie enthalten variierende Mengen Adrenalin oder Noradrenalin, wobei das letztere gewöhnlich vorherrscht (50–90%).

Klinische Befunde

A. Symptome: Ein Phäochromozytom manifestiert sich durch anfallsartige schwere Kopfschmerzen, Palpitation oder Tachykardie, profuses Schwitzen, vasomotorische Veränderungen (einschließlich Blässe oder Erröten des Gesichtes oder der Extremitäten), Präkordial- oder Abdominal-Schmerz, Nausea und Erbrechen, Sehstörungen (einschließlich verwaschenes Sehen oder Erblinden), Aphasie und Bewußtseinsverlust (selten), zunehmende Nervosität und Reizbarkeit, erhöhter Appetit, Dyspnoe, Angina und Gewichtsverlust. Zu den physikalischen Befunden gehört Hypertonie, entweder in Anfällen oder gleichmäßig, mit Herzvergrößerung; orthostatische Tachykardie (Schwankungen von mehr als 20 Schlägen/min.) und Hypotonie; leichte Erhöhung der Basalkörpertemperatur; tumoröse Verhärtung im Abdominal- oder Lendenbereich (bei ca. 5%); und (selten) vorübergehende Schwellung der Schilddrüse. Gelegentlich kann eine Retinablutung oder ein Papillen-Ödem auftreten.

B. Laborbefunde: Der Kaltwasser-Test (Cold pressor response) ist negativ (Blutdruckabfall oder ein Ansteigen von weniger als 20/15 mmHg); es besteht ein Hypermetabolismus; T4 ist normal; eine Glukosurie oder Hyperglykämie (oder beide) können bestehen. Eine Hochdruckattacke kann in seltenen Fällen durch Massage einer der beiden Lendenregionen hervorgerufen werden. Es besteht meist eine Hypovolämie.

C. Spezielle Teste: Pharmakologische Provokations- oder Suppressionstests sind obsolet geworden und nicht mehr zu empfehlen.

1. *Die Bestimmung der Harnkatecholamine im 24-Stunden-Urin* und der einfachere Test auf 3-Methoxy-4-Hydroxymandelsäure (Vanillinmandelsäure, VMS) oder Gesamtmetanephrine — sind heutzutage allgemein verfügbar. Die Spiegel dieser Harnbestandteile sind in allen Fällen der gleichmäßigen und in den meisten Fällen einer paroxysmalen Hypertonie aufgrund eines Phäochromozytoms erhöht. *Anmerkung:* Eine fälschliche Erhöhung der Katecholamine und der VMS durch bestimmte Nahrungsprodukte oder Arzneimittel muß in Betracht gezogen werden. (Thiazide, Clonidin und Ganglienblocker erhöhen VMS, Metanephrine oder Katecholamine nicht!).

Die meisten Patienten mit einem Phäochromozytom haben eindeutige Erhöhungen der Katecholaminwerte im Urin (normal bis 130 µg/24 Std.) und der VMS (Normbereich: 2–7 mg/24 Std.). Gelegentlich finden sich Patienten mit großen Tumoren, die eine normale Katecholaminausscheidung haben aber hohe VMS-Werte, vermutlich aufgrund einer intratumoralen Metabolisierung der Katecholamine. Andererseits kann ein sehr kleiner, aktiv Katecholamine freigebender Tumor mit normalen VMS-Werten, jedoch sehr hohen Urin-Katechola-

min-Werten einhergehen. Bei jedem Patienten mit einem Phäochromozytom kann die Sekretion der Katecholamine sporadisch und intermittierend auftreten.

2. Der verläßlichste Nachweis eines Phäochromozytoms in Verbindung mit paroxysmaler Hypertonie ist die direkte Adrenalin- und Noradrenalin-Bestimmung im Blut und Urin während oder nach einem Anfall. Hohe Adrenalinspiegel sprechen für die Lokalisation eines Tumors innerhalb der NNR. Das korrekte Vorgehen beim Sammeln der Proben ist wichtig. Die Bestimmung der Blutkatecholamine via Venenkatheter wird bei der Lokalisierung ektopischer Läsionen und Paragangliome nützlich sein.

3. *Röntgenologische Sichtbarmachung des Tumors* durch ein intravenöses Urogramm, retroperitoneale Sauerstoffuntersuchung oder Angiographie ist oft erfolgreich. Die Computertomographie ist sicherer und hat sich als sehr verläßliche Nachweismethode bewährt. Auch die Ultraschallsonographie ist sinnvoll zum Nachweis adrenaler oder extraadrenaler Veränderungen.

Differentialdiagnose

Ein Phäochromozytom sollte bei jedem (besonders einem jüngeren) Patienten mit labiler Hypertonie, zumal bei Vorliegen anderer Hinweise wie z. B. Hypermetabolismus oder Glukosurie vermutet werden. Wegen Symptomen wie Tachykardie, Tremor, Palpitation und Hypermetabolismus kann ein Phäochromozytom mit einer Thyreotoxikose verwechselt werden. Es sollte auch bei Patienten mit unerklärbaren akuten pektanginösen Anfällen in Betracht gezogen werden. Ca. 10% der Patienten werden wegen der Glukosurie als Diabetes mellitus fehlbehandelt. Ein Phäochromozytom kann auch als essentielle Hypertonie, Myokarditis, Glomerulonephritis oder andere renale Läsion, Schwangerschaftstoxikose, Eklampsie und Psychoneurose fehldiagnostiziert werden. Selten maskiert es sich als gastrointestinale Blutung und abdominelle Erkrankung mit Notfallcharakter. Serotonin-sezernierende Tumore können ein ähnliches klinisches Bild bieten, sind aber sehr selten. Umgekehrt führte das Vorliegen eines abdominellen Tumors (z. B. Aortenaneurysma oder Nierenzyste) bei Patienten mit einem falsch positiven Phentolamin-Test auf Phäochromozytom zu einer Fehldiagnose. Die Bestimmung der Harnkatecholamine hat die Diagnose viel genauer gemacht.

Komplikationen

Alle Komplikationen der schweren Hypertonie können angetroffen werden. Eine hypertone Krise mit plötzlicher Erblindung oder zerebralem Insult ist nicht ungewöhnlich. Solche Krisen können durch plötzliche Bewegungen ausgelöst werden, durch Manipulation während oder nach einer

Schwangerschaft, durch emotionalen Streß oder Trauma oder während der chirurgischen Entfernung des Tumors. Es kann sich eine Kardiomyopathie entwickeln.

Nach Entfernung des Tumors kann eine schwere Hypotonie mit Schock (Adrenalin- und Noradrenalin-resistent) folgen mit Auslösung eines Nierenversagens oder eines Myokardinfarkts. Diese Komplikationen können durch peinlich genaue präoperative und operative Anwendung von Katecholaminenblockern wie z. B. Phentolamin und Phenoxybenzamin und durch die Anwendung von Blut oder Plasma zur Auffüllung des Blutvolumens vermieden werden. Zur Hypotonie und Schock kann es durch eine spontane Infarzierung oder Blutung in den Tumor kommen, was eine notfallmäßige chirurgische Entfernung des Tumors erfordert.

Selten stirbt ein Patient als Folge der Komplikationen diagnostischer Tests oder während der Operation.

Manche Patienten weisen neben der Grundkrankheit ein medulläres Schilddrüsenkarzinom oder einen Hyperparathyreoidismus auf.

Es besteht eine Häufung mit gleichzeitig bestehender Cholelithiasis.

Behandlung

Die chirurgische Entfernung des Tumors oder der Tumoren ist die Therapie der Wahl. Dies kann eine Exploration des gesamten Sympathicus ebenso wie beider Nebennieren erforderlich machen. Die Verabreichung von Phenoxybenzamin und Blut oder Plasma vor oder während der operativen Maßnahme sowie die postoperative Erhaltungstherapie mit Noradrenalin und Cortison haben die Operation in den letzten Jahren um sehr vieles sicherer gemacht. Der Betablocker Propranolol ist bei der Therapie der Tachykardie und anderer Arrhythmien bei mit Phenoxybenzamin vorbehandelten Patienten von Nutzen.

Da mehrere Tumoren bestehen können, ist es äußerst wichtig, die Harnkatecholaminspiegel postoperativ mehrmals zu kontrollieren.

Eine Langzeittherapie mit Phentolamin ist nicht erfolgreich. Neuerdings wurde das orale Phenoxybenzamin als Dauertherapie bei inoperablem Karzinom und präoperativ bei allen Patienten erfolgreich angewandt. Sein Routineeinsatz über 7–10 Tage oder länger vor einer Operation ermöglicht eine Blutdruckstabilisierung und Normalisierung des Blutvolumens, und somit senkt es auch die intra- und postoperative Mortalitätsrate (*Anmerkung:* Der Blutdruck muß zur Vermeidung einer schweren Hypotonie laufend überwacht werden).

Eine kürzlich eingeführte Substanz, α-Methyl-L-Tyrosin, ist ein kompetitiver Blocker der Katecholaminsynthese und geeignet zur Therapie maligner oder inoperabler Tumoren.

Prognose

Die Prognose hängt vom Zeitpunkt der Diagnosestellung ab. Wenn der Tumor erfolgreich entfernt wird, bevor ein irreparabler Schaden am kardiovaskulären System eingetreten ist, läßt sich meist eine vollständige Heilung erreichen. Eine vollständige Heilung (oder Besserung) kann auch noch nach der Entfernung eines Tumors eintreten, welcher viele Jahre bestanden hat. Selten bleibt die Hypertonie bestehen oder tritt trotz der erfolgreichen Operation wieder auf. Nur ein kleiner Prozentsatz der Tumoren sind maligne.

Vor dem Aufkommen der blockierenden Substanzen betrug die chirurgische Mortalitätsrate 30%, nimmt jetzt aber schnell ab.

Wenn nach der Entfernung eines Tumors der Blutdruckabfall nicht zufriedenstellend ist, muß man immer an die Möglichkeit eines zweiten Tumores denken.

Es wird geschätzt, daß allein in den USA pro Jahr 800 Todesfälle auf unerkannte Phäochromozytome zurückzuführen sind.

Erkrankungen der Inselzellen des Pankreas*

Pankreastumoren mit Inselzellenfunktion

Die Pankreasinseln setzen sich aus drei Zelltypen zusammen, wobei jede unterschiedliche chemische und mikroskopische Eigenschaften aufweist: Die A-Zelle, B-Zelle und D-Zelle**. Die A-Zellen (20%) sezernieren Glukagon, die B-Zellen (75%) Insulin und die D-Zellen (5%) Somatostatin. Ein vierter Zelltyp, das humane Pankreaspolypeptid, wurde kürzlich beschrieben. Von jeder Zelle kann ein benignes oder malignes Neoplasma seinen Ursprung nehmen, kann multipel sein und sich mit einem klinischen Syndrom präsentieren, welches mit der Hypersekretion einer nativen oder ektopischen hormonellen Substanz in Beziehung steht. Die Tumordiagnose basiert auf dem Nachweis des spezifischen Hormons. Beim malignen Insulinom ist ein Ansteigen des Plasmaproinsulins – und beim

---

* Diabetes mellitus und die hypoglykämischen Zustände werden im Kapitel 21 behandelt.
** Ehemals als α-β-δ-Zellen bezeichnet.

Zollinger-Ellison-Syndrom des „big" Gastrins — der spezifischste Befund. Das genaue Hormon, welches für das „Pankreas-Cholera-Syndrom" verantwortlich ist, ist noch unbekannt, aber biologisch ist es eine dem Sekretin ähnliche Substanz und wurde als vasoaktives intestinales Polypeptid (VIP) bezeichnet. Glucagon-ausscheidende A-Zellen-Tumoren sind am seltensten, sie treten mit mildem Diabetes, migrierendem nekrolytischem Erythem und Stomatitis in Erscheinung.

Zusätzlich zu den nativen Hormonen, können aberrante oder ektopische Hormone von den Inselzelltumoren (einschließlich ACTH, Melanozytenstimulierendem Hormon, Serotonin und Choriongonadotropin) mit einer Vielzahl klinischer Syndrome ausgeschieden werden. Die Inselzelltumoren können Teil des Syndroms der multiplen endokrinen Adenomatose Typ I (mit hypophysärem und Nebenschilddrüsenadenom) sein.

Die Resektion des Tumors (oder der Tumoren), welcher sich oft nach den Seiten hin lokal ausbreitet, ist die primäre Therapieform für alle Typen des Inselzellneoplasmas, ausgenommen das Zollinger-Ellison-Syndrom, wo die Entfernung des Endorgans (totale Gastrektomie) die Therapie der Wahl ist. Neuerdings ist bei der Vorbereitung der Patienten und bei Patienten, welche eine totale Gastrektomie nicht tolerieren über einen Erfolg mit Cimetidin, einem H2-Rezeptoren-Blocker berichtet worden. Die Linderung bei diesen sezernierenden malignen Tumoren erfordert oft eine antihormonelle und eine Krebs-Chemotherapie. Die Anwendung von Streptozotocin, Doxorubicin und Asparaginase, besonders beim malignen Insulinom, hat einige ermutigende Resultate gebracht, wenn auch diese Arzneimittel ziemlich toxisch sind.

Die Prognose bei diesen Neoplasmen ist variabel. Trotz ausgedehnter Metastasierung wurde über längere Überlebenszeiten berichtet. Die jetzt mögliche frühere Diagnosestellung durch Hormonbestimmungen kann zu früherer Aufdeckung und einer höheren Heilungsrate führen.

Erkrankungen der Hoden

Männlicher Hypogonadismus

Der männliche Hypogonadismus kann je nach Zeit des Beginnes, d.h. in den präpuberalen und postpuberalen eingeteilt werden. Er kann auch als primärer oder sekundärer klassifiziert werden, was davon abhängig ist, ob die Läsion in den Hoden (hypergonadotroph) oder in der Hypothalamus-Hyophysenregion (hypogonadotroph) lokalisiert ist.

Die ätiologische Diagnose des Hypogonadismus (z.B. primärer oder sekundärer) basiert auf der sorgfältigen Anamnese, Untersuchung sowie Labortesten (Tab. 20-12).

1. Präpuberaler Hypogonadismus:

Die Diagnose des Hypogonadismus kann gewöhnlich bei Jungen unter 16–17 Jahren nicht gestellt werden, da es schwierig ist, ihn von einer „physiologischen" Pubertätsverzögerung zu unterscheiden.

Der präpuberale Hypogonadismus ist am häufigsten auf einen spezifischen gonadotropen Mangelzustand der Hypophyse zurückzuführen. Er kann familiär auftreten und mit Anosmie (Kallmann-Syndrom) einhergehen. Er kann auch als Folge destruktiver Läsionen nahe der Hypophysenregion (z.B. supraselläre Zyste) oder seltener als Folge einer Destruktion oder Fehlbildung der Hoden (präpuberale Kastration) auftreten.

Bei Fällen eines vollständigen hypophysären Defekts ist der Patient oft minderwüchsig oder wächst nicht weiter und erreicht auch keine Geschlechtsreife. In den anderen Fällen ist der Patient auffallend groß aufgrund eines übermäßigen Wachstums der langen Knochen. Die äußeren Genitalien sind unterentwickelt, die Stimme ist schrill und hoch, es besteht kein Bartwuchs, und dem Patienten mangelt es an Libido und Potenz. Im Erwachsenenleben

Tabelle 20-12. Laborteste bei der Diagnose des Hypogonadismus

Hypogonadismus-Typ	Gonadotropine im Harn oder Serum	Plasma-Testosteron, 17-Ketosteroide im Harn
Primäre testikuläre Insuffizienz	„Hypergonadotroph"	
Vollständig (z.B. Kastration)	Erhöht	Niedrig oder normal
Partiell: Nur Versagen der Leydig-Zellen	Mäßig erhöht	Niedrig oder normal
Tubuläre Insuffizienz (z.B. Klinefelter's Syndrom)	Erhöht	Normal oder niedrig
Sekundäre hypophysäre Insuffizienz	„Hypogonadotroph"	
Vollständig: Panhypopituitarismus	Sehr niedrig	Sehr niedrig
Partiell: Isolierter FSH-Mangel	Sehr niedrig	Niedrig
Sekundär durch verschiedene Faktoren		
Hunger, Anorexie, schwere Hypothyreose u.a.	Niedrig oder niedrig normal	Niedrig bis normal

zeigt er eine jugendliche Erscheinung mit Adipositas (oft in der Gürtellinie), dysproportional lange Extremitäten, Fehlen des temporalen Zurücktretens der Haarlinie und einen kleinen Adamsapfel. Gelegentlich besteht eine Gynäkomastie (aber eine offensichtliche Gynäkomastie kann auch nur Fettgewebe darstellen). Die Haut ist feinkörnig, faltig und blaß, besonders im Gesicht. Es besteht keine Akne oder Hautfettproduktion. Der Penis ist klein und die Prostata unterentwickelt. Die Behaarung in der Axilla und im Schambereich ist spärlich. Die Testes können im Skrotum fehlen (Kryptorchismus) oder können im Skrotum sehr klein sein. Selten und aus unbekannten Ursachen können sie gänzlich fehlen (Anorchie).

Das Knochenalter ist retardiert. Die Schädel-Röntgen-Aufnahmen zeigen eine Läsion der Sella oder darüber (z. B. ein Kraniopharyngiom). Es kann eine Anämie bestehen. Bei der testikulären Insuffizienz sind die 17-Ketosteroide im Harn niedrig oder normal; beim primären hypophysären Versagen sehr niedrig oder fehlend; beim primären hypophysären Versagen fehlt das Urin-FSH, bei Kastration oder testikulärer Insuffizienz ist der Wert erhöht. Die Testosteron-, FSH- und LH-Messungen im Serum sind spezifischer als die Bestimmung der 17-Ketosteroide und des „FSH"-Spiegels im Urin.

Die Reaktion auf Choriongonadotropininjektionen bei Fällen von hypophysärer Insuffizienz ist Reifung, Erhöhung des Plasmatestosterons und gelegentlich Deszendierung eines hochstehenden Hodens. (Bei der primären testikulären Insuffizienz kommt es zu keiner solchen Reaktion). Bei Patienten mit Hypopituitarismus zeigt die Hodenbiopsie unreife Tubuli und Leydig-Zellen.

Eine adäquate Testosterontherapie kann aus diesen Patienten offensichtlich normale Männer machen, allerdings können sie gewöhnlich keine Spermien bilden. Um eine Spermatogenese herbeizuführen, ist therapeutisch die Kombination eines FSH-Präparates, z. B. humanes menopausales Gonadotropin, mit einem humanen Chorion-Gonadotropin erforderlich. Diese Therapie ist teuer. Patienten mit einem präpuberalen Hypogonadismus müssen auf Testosteron eingestellt werden und lebenslänglich adäquate Dosen erhalten. Testosteronpräparate mit Langzeitwirkung in einer Dosierung von 200–300 mg i. m. alle 2–4 Wochen sollten eingesetzt werden. Eine Alternativmethode ist die orale Verabreichung anderer Androgene, sie ist aber durch die Schwierigkeiten und Gefahren der langzeitigen oralen Verabreichung belastet. Die Dosierung schwankt bei verschiedenen Patienten, aber 10–25 mg Methyltestosteron täglich oral ist gewöhnlich eine adäquate Dosis, um eine Reifung und Virilisierung auszulösen und zu erhalten. In dieser Altersgruppe kann das Fluoxymesteron in Dosen von 4–10 mg oral ein besseres Androgen

sein. (*Anmerkung:* Neuere Berichte lassen vermuten, daß eine Verbindung zwischen oraler androgener anaboler Steroidtherapie und der Entwicklung eines Leberschadens und eines hepatozellulären Karzinoms besteht.) Selten kann ein Patient mit einem Hypogonadotropinismus (z. B. Prader-Willi-Syndrom) auf Clomifencitrat ansprechen und eine normale Spermatogenese hervorbringen. Neuere Arbeiten, welche von einem dramatischen Ansprechen von FSH und LH auf den LH-releasing-Faktor berichten, lassen den Defekt beim isolierten hypogonadotropen Hypogonadismus im Hypothalamus vermuten und bieten neue Hoffnung für zukünftige Therapiemethoden.

2. Klinefelter-Syndrom:

Die häufigste primäre Entwicklungsanomalie, welche einen Hypogonadismus auslöst, ist das Klinefelter Syndrom (tubuläre Dysgenesie, Dysgenesie der Samenkanälchen). Sie befällt einen von 400–500 Männern. Sie wird durch das Vorliegen von einem oder mehr überzähligen X-Chromosomen verursacht und während oder kurz nach der Pubertät festgestellt. Manchmal tritt sie familiär auf. Am häufigsten besteht nur eine tubuläre Insuffizienz mit permanenter Sterilität. Die sekretorische Funktion der Leydig-Zellen schwankt zwischen normal bis ganz versagend. Eine Anomalie in der LH-feedback-Kontrolle ebenso wie eine Störung in der Steroidgenese konnte neuerdings beim Klinefelter Syndrom nachgewiesen werden.

Die klinischen Befunde sind Brustschwellung (Gynäkomastie), Sterilität, Mangel an Libido und Potenz (selten) und manchmal fehlende Entwicklung der Körperbehaarung bei weiblicher Schambehaarung. Es besteht ein übermäßiges Wachstum der langen Knochen. Ebenso kann eine psychische Retardierung vorliegen. Die Hoden sind gewöhnlich klein und fest. Der Penis und die Prostata sind meist normal groß. Das Ejakulat enthält gewöhnlich keine Spermatozoen, obwohl gelegentlich ein Fall mit Spermatogenese bei einer „Mosaik"-Abweichung beschrieben wurde. Die 17-Ketosteroide im Urin sind niedrig-normal oder normal. Das Serum-Testosteron ist meist niedrig bis normal. Die LH- und FSH-Spiegel sind stets erhöht. Das Serum Östradiol ist über die Norm erhöht. Die Hodenbiopsie zeigt eine Sklerose der Tubuli, Leydig-Zell-Nester und keine Spermatozoen. Die Zählung des Geschlechtschromatins ist am häufigsten 47 XXY (selten, XXXY oder „Mosaik") mit einem chromatinpositiven Wangenschleimhautabstrich. Das Knochenalter kann verzögert sein.

Alle Ursachen einer Gynäkomastie müssen beim Klinefelter Syndrom differentialdiagnostisch in Erwägung gezogen werden. Die Bestimmung von Serum-FSH und der Wangenschleimhautabstrich untermauern die Diagnose.

Eine Testosteronsubstitutionstherapie sollte eingeleitet werden, wenn die sekundären Geschlechtsmerkmale nicht aufgetreten sind, oder wenn eine Impotenz und ein niedriges Bluttestosteron sich später im Leben entwickeln. Für die Infertilität gibt es keine Therapie. Bei sehr ausgeprägter Gynäkomastie ist eine plastische Operation indiziert.

3. Postpuberaler Hypogonadismus:

Jede hypophysäre Schädigung (z. B. Tumor, Infektion, Nekrose) kann zu einem Mangel an Gonadotropin führen; oft ist ein Hypogonadismus das erste Anzeichen. Die Hoden können durch Trauma, Röntgenbestrahlung, Infektion oder auf andere Art und Weise geschädigt sein. Eine virale (Mumps) und bakterielle (Gonorrhoe, Lepra) Orchitis betrifft im allgemeinen nur die Samenkanälchen und die Spermatogenese, läßt jedoch die Leydigzellfunktion intakt. Gelegentlich findet man niedrige Plasma-Testosteronwerte und hohe LH-Werte. Viele Pharmaka können die Funktion der Testes beeinflussen. Cyclophosphamid verursacht sehr schnell eine Azoospermie, Leber- und Nieren-Versagen sind oft mit erniedrigten Testosteronspiegeln verbunden. Eine myotone Dystrophie (Morbus Steinert) sollte dann in die differentialdiagnostischen Erwägungen einbezogen werden, wenn eine Kombination von Myotonie, Stirnglatze und Diabetes vorliegt. Zustände der Unterernährung, Anämie und ähnliche Erkrankungen können zur funktionellen Hypofunktion der Gonaden führen. Das männliche Klimakterium, obwohl ein etwas umstrittenes Syndrom, existiert wahrscheinlich doch, nur tritt es etwa 20 Jahre später als die weibliche Menopause auf.

Die Symptome sind wechselnde Grade von Libido- und Potenzverlust; Nachlassen des Haarwachstums besonders im Gesicht; vasomotorische Symptome (Erröten, Schwindel, Frösteln); Mangel an Aggressivität und Interesse; Sterilität; Muskel- und Rückenschmerzen. Eine Atrophie oder Hypoplasie der äußeren Genitalien und der Prostata sind selten. Die Haut des Gesichtes ist dünn, zart, gefältelt und „rehfarben", der Bart ist spärlich. Eine Adipositas im Bereich der Gürtellinie und eine Kyphose der Wirbelsäule bestehen ebenfalls.

Die 17-Ketosteroide im Harn sind erniedrigt. Die Harn- und Plasma-Testosteron-Spiegel sind erniedrigt. Harn- und Serum-FSH oder -LH-Werte sind bei Fällen aufgrund von hypophysären Schädigungen erniedrigt beziehungsweise bei der primären testikulären Insuffizienz erhöht. Die Spermienzahl ist niedrig oder es können die Spermatozoen fehlen. Der echte Hypogonadismus des Erwachsenen muß von dem weit häufigeren psychogenen Libido- und Potenzmangel unterschieden werden. Die Bestimmung des Plasma-Testosteron ist hierbei nützlich. Zu Problemen kann es auch bei Männern kommen, welche adipös sind, einen spärlichen Bartwuchs und kleine Genitalien, aber eine normale Spermienzahl und normale Harn-FSH-Werte haben („fertile Eunuchen"). Diese Patienten könnten Beispiele für eine Endorganresistenz oder einen isolierten Mangel an luteinisierendem Hormon sein. Die gewöhnliche Form der männlichen Infertilität ist der „spermatogene Stillstand". Die Erkrankung kann nur durch Hodenbiopsie diagnostiziert werden. Die meisten dieser Patienten haben normale Gonadotropine und profitieren von einer Therapie nicht. Orales Methyltestosteron oder Fluoxymesteron sind wirksam. Um die Symptome zum Verschwinden zu bringen und den Eiweißverlust und eine altersbedingte Schwäche zu beeinflussen, sind oft nur Dosierungen von 5–20 mg täglich erforderlich. Diese Dosis kann für eine kurze Zeitperiode angewandt werden, um die Symptome zum Verschwinden zu bringen oder auf unbestimmte Zeit zur Beherrschung der Symptome und wegen ihres anabolen Effektes weitergeführt werden (s. Anmerkung bezüglich möglicher Leberschädigung, S. 1052). Die Verwendung der langwirkenden Testosterone durch Injektion ist praktischer für die Langzeittherapie und zu bevorzugen. Die Therapie des länger bestehenden Hypogonadismus mit Androgenen kann zu Angstzuständen und akuten emotionalen Problemen führen, die oft eine gleichzeitige Psychotherapie erfordern. Bei Fällen eines Hypogonadismus infolge einer Hyperprolaktinämie können durch die Verabreichung von Bromocriptin bzw. durch die operative Entfernung eines Prolaktinproduzierenden Tumors hervorragende Ergebnisse erzielt werden.

Prognose des Hypogonadismus

Wenn ein Hypogonadismus auf eine hypophysäre Schädigung zurückzuführen ist, bestimmt die primäre Erkrankung (z. B. Tumor, Nekrose) die Prognose. Die Prognose für die Wiederherstellung der Virilität ist gut, wenn Testosteron gegeben wird. Je früher die Verabreichung eingeleitet wird, desto weniger Stigmata des Eunuchoidismus bleiben zurück (sofern die Therapie nicht abgesetzt wird).

Die Prognose für die Fertilität ist gewöhnlich nicht gut. Sie ist nur in einigen Fällen besser, wo noch testikuläre Elemente vorhanden sind, aber aufgrund eines Mangels von hypophysären tropen Hormonen unstimuliert blieben. Eine Therapie kann mit der größeren Verfügbarkeit von Gonadotropin aus postmenopausalem Harn (humane menopausale Gonadotropine) durchführbar werden. Der synthetische LH-releasing-Faktor kann in naher Zukunft eine wirksame Therapie bei hypogonadotropem Hypogonadismus bieten.

Ein *Kryptorchismus* sollte chirurgisch frühzeitig korrigiert werden, da die Frequenz maligner testikulärer Tumoren bei ektopischen Hoden höher ist und die Aussichten einer Fertilität bei zu lange bestehenden Fällen, sogar nach einer Orchiopexie, gemindert werden.

Männlicher Hypergonadismus und Hodentumoren*

Bei Erwachsenen sind fast alle Läsionen, welche einen männlichen Hypergonadismus auslösen, funktionierende testikuläre Tumoren, welche sehr häufig maligne sind. Bei Kindern nimmt der männliche Hypergonadismus gewöhnlich die Form der echten Pubertas präcox an, und zwar aufgrund einer hypophysären oder hypothalamischen Schädigung; oder einer Pseudopubertas präcox, aufgrund von Erkrankungen der Hoden oder NNR.

1. Präpuberaler Hypergonadismus
(s. auch Tabelle 20-13.)

Die Symptome sind frühzeitiges Wachstum von Scham- und Axillarbehaarung, Bart und der externen Genitalien sowie eine exzessive muskuläre Entwicklung. Bei der echten Pubertas präcox aufgrund einer hypophysären oder hypothalamischen Störung vergrößern sich auch die Hoden und es kommt zur Spermatogenese. Bei der adrenalen Virilisierung oder einem Hodentumor besteht eine Hodenatrophie mit oder ohne tastbaren Knoten; eine Spermatogenese findet nicht statt. Im Kindesalter sind die hauptsächlichen Hodentumoren, welche in Betracht gezogen werden müssen, interstitielle Zelltumoren. Bilaterale interstitielle Zellknoten werden auch bei der adrenalen Hyperplasie beobachtet. Fälle von Hepatom mit echter isosexueller Frühreife infolge einer Gonadotropinsekretion durch den Tumor sind beschrieben worden. Mangel an 11- oder 21-Hydroxylase ruft nur beim männlichen Geschlecht isosexuelle Frühreife hervor.

Wenn die Ursache der Frühreife „konstitutionell" ist, bedeutet dies gewöhnlich eine harmlose Störung, obwohl die Geschlechtsaktivitäten dieser Kinder unter Kontrolle gehalten werden müssen, um sozial unerwünschte Konzeptionen zu verhindern. Bei einer Frühreife aufgrund einer hypothalamischen oder hypophysären Erkrankung ist die Prognose schlecht, da die meisten dieser Tumoren nicht entfernt werden können. NNR-Tumoren und Hodentumoren sind oft maligne.

Die meisten Patienten mit diesem Syndrom, welche bis ins Erwachsenenalter überleben, sind minderwüchsig als Folge vorzeitiger Reifung und Epiphysenschlusses.

Behandlung
In Fällen mit zugängigem Tumor ist die chirurgische Entfernung die Therapie der Wahl. Eine bilaterale NNR-Hyperplasie, welche eine Pseudopu-

---

* siehe auch Hodentumoren im Kapitel 16, S. 801 f.

Tabelle 20-13. Pubertas praecox nach isosexuellem Muster

Typen und Ursachen	Charakteristika
Neurogen	
Hirntumor	Die Hoden reifen normal; es
Enzephalitis	kommt zur Spermatogenese;
Kongenitaler Defekt mit	sekundäre Geschlechtsmerk-
hypothalamischer Betei-	male normal; Geschlechts-
ligung	hormone in normalen Er-
Hypophysär	wachsenenmengen ausge-
Idiopathische Aktivie-	schieden
rung; „konstitutioneller	
Typ"	
Gonadal	
Interstitieller Zellen-	Tumor in einer Gonade, die
tumor des Hodens	andere Gonade unreif oder
	atrophisch; es kommt nicht
	zur Spermatogenese; Ge-
	schlechtshormone in übermä-
	ßigen Mengen ausgeschieden
Adrenal	
Embryonale Hyperplasie	Die Hoden sind gewöhnlich
oder Tumor	klein und unreif, gelegentlich
	enthalten sie aberrierendes
	Nebennierengewebe; keine
	Spermatogenese; führt oft zur
	Nebennierenrinden-Insuffi-
	zienz bei Männern

bertas präcox auslöst, kann erfolgreich mit Cortison behandelt werden, nach welcher Therapie es zur normalen Entwicklung und auch Spermatogenese kommt. Die Anwendung von Progesteron-Präparaten bei der Behandlung der Pubertas präcox ist im Forschungsstadium. Diese Therapie kann zur permanenten Schädigung am Hodengewebe führen. Das Antiandrogen Cyproteronacetat wurde mit ähnlichem Resultat versucht.

2. Hodentumoren der Erwachsenen
(Testes-Tumoren)

Viele oder die meisten Hodentumoren sind aktiv (d.h. sie produzieren Androgene, Östrogene oder Choriongonadotropin), und die Mehrzahl sind hochmaligne (Tabelle 20-13). Sie sind manchmal sehr klein und werden klinisch durch ihre hormonellen Wirkungen oder eine Metastasierung erkannt. Das plötzliche Auftreten einer Gynäkomastie bei einem ansonsten gesunden männlichen Patienten sollte an die Wahrscheinlichkeit eines Hodentumores denken lassen. Sobald hormonelle Symptome ausgeprägt sind, ist im allgemeinen eine Heilung durch chirurgische Entfernung sehr unwahrscheinlich. Manche Tumore sind bilateral, z.B. die interstitiellen Zelltumoren. Oft besteht ein gemischtes Bild. Neuerdings wurden Gonadotropin sezernierende bronchogene Karzinome beschrieben.

Die Malignitätsfrequenz beim Kryptorchismus ist hoch.

Behandlung

Wenn die Diagnose frühzeitig gestellt ist, kann eine chirurgische Entfernung heilend sein; eine Bestrahlungstherapie ist als palliative Maßnahme bei radiosensitiven Formen durchführbar. Bei Chorionkarzinomen kann eine Chemotherapie das Wachstum hemmen. Die Serumkonzentration der β-Untergruppe des menschlichen Choriongonadotropins (HCG) ist bei Chorionkarzinomen erhöht, meist jedoch nicht bei anderen testikulären Tumoren. Der Therapieerfolg kann in solchen Fällen durch Verlaufskontrolle dieses Glykoproteins überprüft werden.

Erkrankungen der Ovarien*

Weiblicher Hypogonadismus

Das im Vordergrund stehende Symptom des weiblichen Hypogonadismus ist die Amenorrhoe. Es kann auch zu partiellen Mangelzuständen, vorwiegend Insuffizienz des Corpus luteum kommen; diese lösen zwar nicht immer eine Amenorrhoe aus, aber rufen häufiger anovulatorische Zyklen oder Metrorrhagien hervor.

Ein Östrogenmangel hat weitreichende Auswirkungen, besonders wenn er frühzeitig auftritt (z. B. Turner Syndrom).

Die primären hypophysären Erkrankungen sind viel seltener Ursachen des Hypogonadismus bei der Frau als die primären Ovarialerkrankungen und sind oft mit anderen Symptomen einer hypophysären Insuffizienz verbunden.

Eine Ovarialinsuffizienz, welche früh im Leben beginnt, führt zur Verzögerung des Epiphysenschlusses und retardiertem Knochenalter, was oft zu Hochwuchs mit langen Extremitäten führt. Andererseits ist bei der ovariellen Agenesie ein Zwergwuchs die Regel. Bei der ovariellen Insuffizienz der Erwachsenen sind die Veränderungen mit Regression der sekundären Geschlechtsmerkmale geringer. In jeder Altersgruppe trifft man beim länger bestehenden Östrogenmangel fast immer eine Osteoporose (besonders der Wirbelsäule) an, da das Östrogen den Knochen vor einer exzessiven Resorption schützt.

Eine relativ seltene Verlaufsform einer Ovarialin-

---

* Siehe auch Kapitel 12

suffizienz findet man bei Zuständen von Androgenüberschuß von der NNR oder den Ovarien, da die vorhandenen Östrogene, durch die Anwesenheit großer Mengen von Androgenen supprimiert werden.

Amenorrhoe

Da die regelmäßige Menstruation von der normalen Funktion der gesamten physiologischen Achse, welche sich von Hypothalamus und Hypophyse bis zu den Ovarien und dem Endometrium erstreckt, abhängig ist, überrascht es nicht, daß die menstruellen Störungen zu den häufigsten endokrinen Erkrankungen bei Frauen gehören. Eine korrekte Diagnose ist von der richtigen Bewertung aller Komponenten dieser Achse abhängig, wobei auch nichtendokrine Faktoren in Betracht gezogen werden müssen.

Definiert man die Menstruation als eine Abstoßung des Endometriums, welches vorher durch Östrogen oder Östrogen und Progesteron stimuliert wurde, (mit nachfolgendem Entzug dieser Hormone), so ist es einleuchtend, daß eine Amenorrhoe sowohl bei Mangelzuständen oder Fehlen von Hormonen auftreten kann, aber auch dann, wenn kein Hormonentzug erfolgt. Eine primäre Amenorrhoe bedeutet, daß die Menses noch nie eingesetzt haben. Diese Diagnose wird meist nicht vor dem 16. Lebensjahr gestellt. Eine sekundäre Amenorrhoe bedeutet, daß die Menses bereits im Gang waren und wieder aufgehört hatten (temporär oder permanent).

Der häufigste Typ der hypohormonalen Amenorrhoe ist die Menopause, d.h. das physiologische Aussetzen der ovariellen Funktion. Das häufigste Beispiel für eine hormonelle Amenorrhoe ist die Schwangerschaft, wenn ein zyklischer Entzug durch die plazentare Sekretion verhindert wird. Diese zwei Zustände sollten immer in Betracht gezogen werden, bevor extensive diagnostische Untersuchungen eingeleitet werden.

1. Primäre Amenorrhoe

Wegen der Häufigkeit, mit der eine „verzögerte Pubertät" bei sonst gesunden Frauen gefunden wird, sollte die Diagnose einer primären Amenorrhoe nicht gestellt werden, bevor der Patient nicht eindeutig über die Altersschwelle hinaus ist, in welcher die normale Menarche eintritt. In den USA ist das mittlere Alter der Menarche 12½ Jahre. Wenn die Menses im Alter von 16 Jahren noch nicht eingesetzt haben, dann liegt definitiv eine primäre Amenorrhoe vor und die Ursache sollte abgeklärt werden.

Die meisten Fälle der primären Amenorrhoe gehören dem hypohormonalen oder ahormonalen Typ an. Eine genaue Diagnose ist unerläßlich, um organische Läsionen entlang der Hypothalamus-Hypophyse-Gonaden-Achse auszuschließen. Das chromosomale Geschlechtsmuster muß in fast allen Fällen bestimmt werden. Eine Laparoskopie oder Vaginalexploration kann erforderlich sein, um die Diagnose stellen zu können. Bei großen Untersuchungsserien war die häufigste Ursache stets das Turner Syndrom. Die Ursachen werden wie folgt eingeteilt:

1) *Hypothalamische Ursachen:* Konstitutionsschwäche bei Beginn, Entkräftung, ernste organische Krankheiten, Mangel an LRF.

2) *Hypophysäre Ursachen:* (mit niedrigem oder fehlendem FSH) Suprasellärer Zyste, Hypophysentumoren (eosinophile Adenome, chromophobe Adenome, basophile Adenome), isolierter Mangel an Hypophysengonadotropinen.

3) *Ovarielle Ursachen:* (mit hohem FSH) Ovarielle Agenesie (Turner Syndrom), Destruktion der Ovarien (z. B. aufgrund einer Infektion oder möglicherweise Autoimmunerkrankung), „praemenarchale Menopause".

4) *Uterine Ursachen:* (gewöhnlich mit normalem FSH) Mißbildungen, Hymen imperforatus, Hermaphroditismus, resistentes oder atrophisches Endometrium.

5) *Verschiedene Ursachen:* Adrenaler Virilismus, d. h. Pseudohermaphroditismus (mit hohen 17-Ketosteroiden und Pregnanetriol-Spiegeln im Harn), verschiedene androgene Tumore. Testikuläre Feminisierung (mit Leistengonaden und blinder Vagina).

Behandlung

Da die primäre Amenorrhoe nur die Manifestation multipler und oft komplexer zugrundeliegender Defekte ist, muß die Therapie individuell auf die entsprechende spezifische Ursache hin ausgerichtet sein.

2. Sekundäre Amenorrhoe

Ein temporäres Ausbleiben der Menses ist außerordentlich häufig und erfordert keine ausgedehnten endokrinologischen Untersuchungen. Im gebärfähigen Alter muß eine Schwangerschaft ausgeschlossen werden. Bei Frauen jenseits des gebärfähigen Alters muß vor allem zuerst an die Menopause gedacht werden. Emotionaler Streß, Unterernährung, Anämie u. ä. Störungen können mit einer temporären Amenorrhoe einhergehen; eine Korrektur der primären Ursache wird auch gewöhnlich wieder zum Eintreten der Regel führen. Bei manchen Frauen kommt es zum Ausbleiben der regelmäßigen Menses über längere Zeit nach Absetzen von Kontrazeptiva; die Laktation kann ebenfalls mit einer Amenorrhoe in Verbindung stehen, entweder physiologisch oder mit abnormal langem Zeitabstand nach der Entbindung (Chiari-Frommel-Syndrom). Eine zunehmende Zahl kleiner Prolaktin-ausscheidender Hypophysentumore, welche zur sekundären Amenorrhoe und auch oft zur Laktation führen, wurde mittels Prolaktin-Bestimmung und Hypophysentomographie entdeckt.

Durch die Anwendung der „medikamentösen D u. C" (= Dilatation und Curettage, vgl. S. 1053 f.), d. h. die Verabreichung von Progesteron mit nachfolgendem Entzug, können diese Amenorrhoen willkürlich in die Amenorrhoe mit negativem D u. C und die Amenorrhoe mit positivem D u. C eingeteilt werden. Die erstere (mit Ausnahme einer Schwangerschaft) zeigt einen atrophen und östronarmen Typ des Endometriums; die letztere zeigt ein Endometrium des proliferativen Typs aber mit einem Mangel an Progesteron.

1) Die sekundäre Amenorrhoe mit negativem „medikamentösen D u. C" kann durch folgende Ursachen bedingt sein: vorzeitige Menopause, Hypophysentumor, Hypophyseninfarkt (Sheehan Syndrom). Die Messung des Serum-FSH und – LH ist außerordentlich hilfreich bei der Trennung ovarieller Ursachen (hohe Gonadotropine) von hypothalamisch-hypophysären (niedrige Gonadotropine). Weniger alltägliche Ursachen sind virilisierende Syndrome, z. B. Amenoblastom, Morbus Cushing, Morbus Addison oder auch Anorexia nervosa, ausgedehntes Myxödem oder Bestrahlung.

2) Die sekundäre Amenorrhoe mit positivem „medikamentösen D u. C" kann auf eine Metropathia haemorrhagica, Stein-Leventhal-Syndrom, Östrogenmedikation, d. h. Granulosazelltumoren (selten), Hyperthyreose und vielleicht Lebererkrankung zurückzuführen sein. Eine Erhöhung der Serum-LH mit normaler FSH ist bei der Diagnose des Stein-Leventhal-Syndroms von Nutzen. Eine häufige Ursache ist die „psychogene Amenorrhoe" durch emotionales Trauma (z. B. Ausbildungs- oder Berufsstreß, Scheidung). Die Menses setzen meist nach einigen Monaten auch ohne Therapie wieder ein.

Ein gewisser Grad der Überschneidung findet sich manchmal in diesen beiden Gruppen.

Behandlung

Das Ziel der Therapie ist nicht nur, die Menses wieder in Gang zu bringen (obzwar das aus psychologischen Gründen wertvoll ist), sondern auch, die Ursache der Amenorrhoe herauszufinden (z. B. Hypophysentumor) und die reproduktive Funktion wiederherzustellen.

Die Therapie ist von der zugrundeliegenden Erkrankung abhängig. Es ist nicht notwendig, alle Fälle temporärer Amenorrhoe oder unregelmäßiger Menses bei unverheirateten Mädchen oder Frauen zu behandeln. Diese Fälle regulieren sich gewöhnlich spontan nach einer Heirat oder der ersten Schwangerschaft.

Bei Patientinnen, welche normal auf Progesteron ansprechen, kann die Verabreichung dieses Hormons während der letzten 5–10 Tage jedes Monats, oral oder parenteral die Amenorrhoe beheben.

Bei Patientinnen, welche auf Progesteron nicht ansprechen und deren Harngonadotropinspiegel niedrig ist, kann die Therapie einer hypophysären Läsion die Menstruation wieder herstellen; Gonadotropine können hier von Wert sein und humanes Hypophysen-FSH ist mit einigem Erfolg experimentell angewandt worden. Dieses oder Gonadotropine aus postmenopausalem Harn haben bei der sekundären Amenorrhoe zu guten Erfolgen geführt. Clomifencitrat ist extensiv und oft erfolgreich bei diesen Patientinnen therapeutisch angewandt worden. In der täglichen klinischen Praxis wird bei nicht gewünschter Schwangerschaft Östrogen allein oder in Kombination mit Progesteron angewandt. Wenn die Gonadotropinspiegel hoch sind, sind die Gonadotropine nutzlos; man behandelt mit Östrogenen alleine oder mit Östrogenen und Progesteron. Ein oft angewandtes Therapieschema ist die orale Verabreichung von 1,2 mg konjugierter Östrogene von Tag 1–20 jedes Monats und 10 mg Medroxyprogesteron während der Tage 21–25. Kortikosteroide können die Menstruation bei bestimmten virilisierenden Erkrankungen in Gang bringen. Beim Stein-Leventhal-Syndrom kann oft eine Keilresektion der Ovarien die regelmäßige Menstruation wiederherstellen. Die Anwendung von LH-releasing-Hormon befindet sich zur Zeit im Forschungsstadium. Bei Patientinnen mit einem Galaktorrhoe-Amenorrhoe-Syndrom und erhöhten Prolaktinspiegeln kann die Wiederherstellung der ovulatorischen Menses durch Verabreichung von Bromocriptin erreicht werden. Auch die transphenoidale Resektion kleiner prolactinausscheidender Hypophysenadenome hat in ähnlicher Weise schon zur Wiederherstellung der Fertilität geführt.

Zu den allgemeinen Maßnahmen gehört eine diätetische Führung, um Über- oder Untergewicht zu korrigieren; in Fällen mit emotionalen Störungen ist eine Psychotherapie indiziert; und eine Korrektur von Anämien oder anderer Störungen (z. B. leichte Hypothyreose).

3. Hypothalamische Amenorrhoe

Die auf emotionale oder psychogene Ursachen zurückzuführende sekundäre hypothalamische Amenorrhoe ist bei jungen Frauen viel häufiger als die Amenorrhoe aufgrund organischer Ursachen (Schwangerschaft ausgenommen). Sie entsteht wahrscheinlich durch eine hypothalamische Blockade der Freisetzung der hypophysären gonadotropen Hormone, besonders des LH. Das hypophysäre FSH wird noch ausgeschieden und auch in normalen oder erniedrigten Spiegeln im Harn gefunden. Da LH bei der Bildung von Östrogen ebenso wie von FSH erforderlich ist, kommt es schließlich zu einem Zustand des Hypoöstrinismus mit atrophem Endometrium.

Anamnestisch findet sich häufig ein psychisches Trauma gerade vor Beginn der Amenorrhoe. Der Harn-FSH-Spiegel ist normal oder niedrig-normal und der 17-Ketosteroid-Spiegel ist niedrig-normal. Das Plasma-LH ist erniedrigt. Ein Vaginalabstrich und die Endometriumbiopsie zeigen leicht hypoöstrogene Wirkungen. Die Ansprechbarkeit auf Progesteron („medikamentöse D u. C") ist unterschiedlich. Das Endometrium spricht auf die zyklische Verabreichung von Östrogenen an.

Die Menses treten oft nach einer Gewichtszunahme oder nach mehreren induzierten „Zyklen" spontan wieder auf. Psychotherapie kann von Nutzen sein. Auch Clomifencitrat kann zur Wiederherstellung der Regel eingesetzt werden. Wenn eine Amenorrhoe über mehrere Jahre persistiert, treten schwere Östrogenmangelerscheinungen auf und müssen behandelt werden.

Es ist äußerst wichtig, dieses Syndrom zu erkennen und es nicht als organische Form der Amenorrhoe mit einer ganz anderen Prognose fehlzudeuten.

Turner-Syndrom

(Primäre ovarielle Agenesie, gonadale Dysgenesie)

Das Turner-Syndrom ist eine ziemlich seltene Erkrankung aufgrund kongenitalen Fehlens der Ovarien und ist mit einem Zwergwuchs und anderen Anomalien verbunden. Es ist nachgewiesen, daß den meisten Patienten mit diesem Syndrom einer der beiden X-Chromosome fehlt.

Zu den Hauptmerkmalen gehört eine kongenitale ovarielle Insuffizienz; genitale Hypoplasie mit infantilem Uterus, Vagina und Brüsten sowie eine primäre Amenorrhoe; spärliche axilläre und Schambehaarung; Minderwuchs, gewöhnlich zwischen 122 und 142 cm; erhöhter Tragewinkel der Arme; Pterygium colli (sehr häufig); Augenfehler; Schildbrust mit weit auseinanderstehenden Mamillen; kardiovaskuläre Störungen, besonders Aortenisthmusstenose; kongenitaler Herzklappenfehler; Osteoporose und andere Skelettanomalien (kurze Metakarpalknochen, Exostosen der Tibia, usw.) mit zunehmendem Alter; vorzeitige Alterungserscheinungen mit greisenhaftem Aussehen. Naevi sind häufig. Idiopathische Ödeme findet man bei Kindern.

Es besteht eine erhöhte Frequenz von Autoimmunthyreoiditis und Diabetes.

Die Harn- und Serum-FSH sind hoch und 17-Ketosteroide niedrig. Das Knochenalter ist retardiert. Das Chromatingeschlechtsmuster zeigt oft einen „negativen" Wangenschleimhautabstrich und ein XO-chromosomales Muster.

Eine exploratorische Operation erbringt ein „streifenartiges Ovarium" und manchmal Inseln interstitieller Zellen.

Die wichtigste Erkrankung, die differenziert werden muß, ist der hypophysäre Zwergwuchs. Bei dieser Erkrankung ist das Harn- und Serum-FSH niedrig oder fehlt und andere Anzeichen der hypophysären Unterfunktion sind vorhanden. Die axilläre und Schambehaarung fehlt bei hypophysärem Zwergwuchs; obzwar es beim Turner Syndrom spärlich ist, nimmt es mit Östrogenverabreichung zu. Andere Formen des konstitutionellen Zwergwuchses, wie z.B. das Laurence-Moon-Biedl-Syndrom, werden durch Harn-FSH- und Mangel an Stigmata wie Polydaktylie, Retinitis pigmentosa und anderen Anzeichen der Krankheit ausgeschlossen. Der Minderwuchs und gelegentliche Metakarpaldeformitäten können an den Pseudohypoparathyreoidismus erinnern, aber diese Patientinnen menstruieren normal.

Mit der Verabreichung von Östrogenen kann eine gewisse Zunahme im Größenwachstum erreicht werden, aber das reicht fast niemals aus, um die Körperlänge wesentlich zu verlängern; Androgene können auch das Wachstum fördern, besonders Fluoxymesteron in kleiner Dosierung. Manche Fälle sprechen auf hypophysäres Wachstumshormon an.

Unbehandelt hört das Wachstum schließlich auf, da die Epiphysen sich spontan schließen (wenn auch spät). Die Verabreichung von Östrogen führt zur Entwicklung der Brust und des Uterus und zu anovulatorischen Regeln unter zyklischem Entzug. (*Anmerkung:* Nach der Verabreichung von Diäthylstilböstrol wurde über ein Karzinom des Endometriums berichtet. Zur Fertilität kann es niemals kommen.)

Die mit dieser Erkrankung einhergehenden kongenitalen kardiovaskulären Anomalien können frühzeitig zum Tode führen oder eine herzchirurgische Maßnahme erfordern. Das Pterygium colli kann durch plastische Chirurgie korrigiert werden.

Neuerdings wurde über mehrere Varianten dieses Syndroms mit verschiedenen chromosomalen Mustern berichtet. Bei einer „reinen gonadalen Dysgenesie" bestehen nur „strichartige" Gonaden ohne andere Skelettanomalien. Bei der „gemischten" oder „atypischen" gonadalen Dysgenesie, einer Hermaphroditismusform, besteht eine „stricharti-

ge" Gonade auf einer Seite und eine abnormale Gonade, welche zum Neoplasma neigt, auf der anderen, welcher Zustand eine prophylaktische Entfernung ratsam machen würde. Es kann auch ein „Mosaikmuster" mit XO und X-Zellen in verschiedenen Verhältnissen und mit leichteren Manifestationen der Erkrankung vorkommen. Manche dieser Patientinnen menstruieren und einige sind fertil.

Das klimakterische Syndrom

Menopause

Diagnostische Merkmale
- Menstruationsunregelmäßigkeiten verbunden mit Hitzewallungen und Persönlichkeitsveränderungen.
- Altersbereich 45–55 Jahre (sofern nicht aufgrund einer Operation oder Bestrahlung).
- Vaginalabstrich vom hypoöstrogenen Typ; FSH-Spiegel erhöht; in späteren Jahren Osteoporose.

Allgemeine Betrachtungen
Der Terminus Menopause bezieht sich auf das permanente oder endgültige Ausbleiben der Menstruationsfunktion entweder als normaler physiologischer Ablauf oder als Folge einer Operation oder Bestrahlung der Ovarien. Im weiteren Sinn schließt der Begriff „menopausales Syndrom" alle Folgen des permanenten Ausbleibens der ovariellen Funktion ein, von welchen das Fehlen der Menstruation nur ein Teil ist.

Die meisten Frauen machen diese physiologische Menopause etwa im Alter zwischen 45 und 50 Jahren durch, aber es kann auch eine vorzeitige Ovarialinsuffizienz vor dem 30. Lebensjahr eintreten. Eine frühe Menopause kommt häufiger bei Frauen vor, welche eine Infektion oder chirurgische Erkrankung des Genitaltraktes durchgemacht haben. Bezüglich der Zeit des Menopausebeginns besteht oft ein familiärer Trend. Selten kann eine vorzeitige ovarielle Insuffizienz Teil einer generalisierten polyendokrinen Insuffizienz sein, vermutlich auf autoimmuner Basis. Über eine Cyclophosphamid-induzierte Ovarialinsuffizienz ist berichtet worden. Die chirurgische oder röntgenologische Menopause unterscheidet sich von der natürlichen Menopause durch ihren abrupteren Beginn und den größeren Schweregrad der Manifestationen.

Je früher die Ovarialinsuffizienz eintritt, desto schwerer sind die Auswirkungen auf gewisse Strukturen, vorwiegend das Skelett.

Die klinische Diagnose der Menopause ist zuweilen schwierig, da psychologische Faktoren die durch

Hormonmangel bedingten Symptome oft überschatten. Es ist auch von Interesse, daß viele Frauen niemals irgendwelche Beschwerden in der Menopause zeigen, während andere oft ernstlich leiden und es zu Psychosen kommen kann.

Die Therapie muß auf die direkten Symptome ausgerichtet sein, aber manchmal – und besonders wenn eine postmenopausale Osteoporose besteht – muß sie über lange Zeit fortgeführt werden.

Obgleich die Reproduktionsfunktion aussetzt, ist die sexuelle Aktivität nach der Menopause nicht gestört, sofern nicht psychische Faktoren und Fehlinformation zu einer emotionalen Sperre führen.

Klinische Befunde

A. Symptome: Der Amenorrhoe geht häufig eine Menometrorrhagie oder Oligomenorrhoe voraus. Hitzewallungen sind oft schwergradig, dauern wenige Minuten, aber treten immer wieder auf. Die Patientin klagt über ein Gefühl der Spannung, besonders ein Druckgefühl im Kopf. Es kommt oft zur Gewichtszunahme und nervöser Instabilität mit Depression, Aufheiterung oder Gleichgültigkeit. Verschiedene Schmerzen und „rheumatische Beschwerden" treten häufig auf. Zu den sexuellen Veränderungen gehören Dyspareunie, Libidoverlust oder in manchen Fällen gesteigertes sexuelles Interesse. Die Brüste können schmerzhaft sein. Eine Blasenreizung ist häufig.

Es gibt sehr wenig objektive Befunde. Man kann eine leichte Hypertonie, leichtgradigen Hirsutismus, Druckschmerzempfindlichkeit der Wirbelsäule und trockene Haut mit sprödem Haar vorfinden.

B. Laborbefunde: Ein Vaginalabstrich des hypoöstrogenen Typs und erhöhte Harn- und Serum-FSH- und LH-Spiegel sind die einzigen Laborbefunde.

C. Röntgenbefunde: In späteren Jahren kann die Röntgenaufnahme der Wirbelsäule eine Osteoporose zeigen.

Differentialdiagnose

Da die meisten Manifestationen des menopausalen Syndroms rein subjektiv sind, ist es oft schwierig, eine genaue Diagnose zu stellen, sofern nicht der Versuch einer Östrogentherapie eine auffallende Besserung herbeiführt. Am schwierigsten ist die Differenzierung von Angstzuständen mit Merkmalen der reaktiven Depression. Auch müssen ein Phäochromozytom und Hypothyreose in Betracht gezogen werden. Eine Vielzahl der Ursachen von Rückenschmerzen, einschließlich Osteoarthritis und rheumatischer Arthritis, müssen bei der Differenzierung von Schmerz aufgrund von Osteoporose und menopausaler Arthralgie in Erwägung gezogen werden. Bei der Hypothyreose bestehen ebenfalls Menstruationsunregelmäßigkeiten, emotionale Veränderungen und Schmerzen. Man muß sich vergewissern, daß nicht ein ovarielles oder uterines Neoplasma die Ursache der menopausalen Unregelmäßigkeit und der Rückenschmerzen ist.

Komplikationen

Die ernsten Komplikationen der Menopause sind Psychose und bei langwährenden Fällen die Osteoporose. Ein Diabetes mellitus kann mit der Menopause auftreten. Es kann auch zur senilen Vaginitis kommen. Die postmenopausale Patientin ist anfälliger für degenerative kardiovaskuläre Erkrankungen und Gicht.

Behandlung

A. Natürliche Menopause:

1. *Physiologische Aspekte (Östrogentherapie):* Wenn die Zyklen sehr unregelmäßig sind und die Patientin unter menopausalen Symptomen leidet, beginnt man mit Östrogenen etwa 5 Tage nach dem Beginn der letzten Menstruationsperiode und fährt in einem zyklischen Modus fort. Man gibt Äthinylöstradiol, 0,02–0,05 mg, Östradiol, 1–2 mg oder Östronsulfat, 0,625–1,25 mg oral täglich außer an den ersten fünf Tagen jedes Monats. Das können sich die Patientinnen leicht merken. Bei einer jüngeren Patientin, welche noch gelegentlich eine Menstruationsperiode hat, kann die Anwendung der anovulatorischen Präparate die bevorzugte Therapie darstellen und auch einen Schutz gegen ungewollte Schwangerschaft bieten. Es kommt auch gelegentlich vor, daß eine Patientin physiologische Östrogendosen nicht verträgt und mit schmerzvollen Brüsten, Flüssigkeitsretention usw. reagiert. Hierbei kann die Reduzierung der Dosis sowie die Anwendung von Diuretika und anderen Maßnahmen notwendig sein. Wenn es zur Schmier- oder „Durchbruch"-Blutung kommt, kann eine zyklische Progesterontherapie erforderlich werden. Wegen unerwünschter Nebenwirkungen (z.B. Hirsutismus, Stimmveränderungen) kann die Anwendung von Androgenen nicht empfohlen werden.

Wenn eine Patientin amenorrhoisch geworden ist, besteht kein Grund, hohe Östrogendosen zu geben, um die Regel in Gang zu bringen, man sollte nur die Symptome unter Kontrolle halten. Das ist nicht immer möglich.

Die Therapiedauer ist nicht standardisiert und muß dem individuellen Fall angepaßt werden. Drei Monate bis ein Jahr reichen gewöhnlich aus, aber in manchen Fällen kann es notwendig sein, die Therapie über eine längere Zeitperiode fortzuführen.

Wegen des anabolen Effektes der Östrogene und ihrer bekannten positiven Wirkung auf den Knochenstoffwechsel und die Blutgefäße, wurde eine lebenslange Östrogentherapie für postmenopausale Frauen empfohlen, die Frage ist letztlich noch ungeklärt. Wenn eine Patientin unter längerer Östrogentherapie steht, sollte sie eine genaue Aufzeichnung ihres Dosierungsschemas und der Blutungen führen. Uterine Myome können an Größe zunehmen, es kann zur Endometriumhyperplasie kommen. Wenn eine Blutung auftritt, die nicht mit der Liste im Einklang steht (während der Entzugsphase), muß ein Tumor vermutet werden. (*Anmerkung:* Eine gynäkologische Untersuchung einschließlich einer zytologischen Vaginaluntersuchung auf Malignität sollte einmal oder zweimal im Jahr erfolgen.)

Bei Patientinnen unter Langzeit-Östrogentherapie sollten regelmäßige Untersuchungen der Blutlipide vorgenommen werden, da diese Therapie eine bestehende Fettstoffwechselstörung verschlechtern kann. Neuere Untersuchungen berichten über eine höhere Frequenz chirurgisch bestätigter Gallenblasenerkrankungen bei unter Östrogentherapie stehenden postmenopausalen Frauen. Die Frequenz von venösen thromboembolischen Komplikationen oder Brusttumoren war nicht höher als bei unbehandelten Kontrollfällen.

2. *Psychologische Aspekte:* Viele Symptome der Menopause sind zweifellos psychologisch. Das häufigste Symptom ist Angst, aber es treten auch ernstere emotionale Störungen auf. Die ernsteste ist die involutive psychotische Reaktion oder Involutionsdepression. Sedative Tranquilizer können erforderlich sein. Clomiphen steht im Forschungsstadium für die Anwendung in der Therapie der vasomotorischen Symptome der Menopause. Metroxyprogesteron-acetat kann bei Patientinnen, welche Östrogene nicht vertragen, zweckmäßig sein. Eine einfache Aufklärung und Versicherung, daß das Leben durch die Menopause in keiner Weise verändert werden muß, reicht gewöhnlich bei den meisten Patientinnen aus. In schwereren Fällen kann die Hilfe eines Psychiaters notwendig werden.

B. Chirurgische- und Röntgenmenopause: Diese Fälle unterscheiden sich von der natürlichen Menopause nur durch die Abruptheit und den Schweregrad der Symptome. Es ist empfehlenswert, durch permanente hormonale Substitutionstherapie es diesen Patientinnen zu ermöglichen, ein so normales Leben wie möglich führen zu können. Wenn normale Zyklen nicht wieder in Gang gebracht werden können, aber die Patientin versteht, daß sich ihre sexuelle Funktion in unveränderter Weise fortsetzt, wird sie sich meist anpassen. Die Östrogentherapie ist die gleiche wie im Falle der natürlichen Menopause (siehe oben).

C. Therapie der Komplikationen:

1. *Osteoporose:* (Wird auf S. 1014 ff. besprochen).

2. *Senile Vaginitis:* Man gibt orale Östrogene täglich. Diäthylstilbestrol-Vaginalsuppositorien, welche 0,1–0,5 mg enthalten, sollten täglich über 10–14 Tage gegeben werden, während die orale Östrogentherapie fortgeführt wird. Vaginalcreme ist auch hilfreich.

Prognose

Die meisten Frauen überstehen die Menopause, ohne einer extensiven Therapie zu bedürfen. Eine kurzzeitige Östrogentherapie kann ihre Symptome lindern. Andere jedoch benötigen eine prolongierte und intensive Therapie. Die Durchschnittsdauer der Symptome beträgt 2–3 Jahre.

Manche Patientinnen zeigen eine schwere Depression (Involutionsdepression) oder psychotische Reaktion und sogar suizidale Tendenzen.

Neuerdings wird eine Langzeit-Substitutionstherapie mit Östrogen bei postmenopausalen Frauen in Betracht gezogen, um kardiovaskuläre Veränderungen, Osteoporose, usw. zu vermeiden. Ein solches Programm muß sorgfältig überwacht werden, da latente Neoplasmen der Brust und des Uterus durch eine langzeitige Östrogentherapie stimuliert werden können.

Weiblicher Hypergonadismus

Während der normalen weiblichen Reproduktionsphase wird eine Überproduktion ovarieller Hormone relativ oft angetroffen, welche meist übermäßige oder unregelmäßige Menstruationsblutungen auslöst, seltener zur Amenorrhoe führt. Ein Überschuß an Ovarialhormonen vor der Pubertät und nach der Menopause sollten allerdings genauestens untersucht werden, weil die Möglichkeit maligner Veränderungen groß ist. Ein Östrogenüberschuß kommt häufiger vor als ein Progesteronüberschuß, welcher während der Schwangerschaft und beim Chorionepitheliom beobachtet wird. Andere extraovarielle Quellen der Östrogene sind maligne Tumoren der Nebennieren, welche abnormale Mengen von Östrogenen ausscheiden. Da diese Tumoren gewöhnlich ebenso auch Überschüsse von Androgenen herstellen, sind ihre hyperöstrogenen Wirkungen bei der Frau klinisch selten entdeckbar.

Präpuberaler weiblicher Hypergonadismus

Es ist wichtig, organische Veränderungen der Hypophysen-Hypothalamusregion, welche eine echte Pubertas praecox bei Frauen auslösen können von einer Pseudopubertas praecox aufgrund von Granulosazelltumoren und Chorionkarzinom zu unterscheiden. Eine echte konstitutionelle Pubertas praecox kann partiell sein und dann nur aus einer frühen Entwicklung der Brüste und der Schambehaarung bestehen, oder sie kann mit einer frühzeitigen

Menarche verbunden sein. Sie tritt oft familiär auf. Das Albright'sche Syndrom verursacht eine echte Pubertas praecox mit fibröser Knochendysplasie (Osteitis fibrosa disseminata) und Pigmentveränderungen der Haut.

Granulosazelltumoren des Ovariums verursachen infolge ihrer Östrogensekretion uterine Blutungen, aber sie führen nicht zur Ovulation und diese Mädchen sind infertil. Das gleiche trifft gewöhnlich für das Chorionkarzinom zu, wobei diese Tumoren hochmaligne sind.

Einfache Follikelzysten des Ovariums, manchmal leicht tastbar, können eine Pubertas praecox auslösen.

Eine Pseudopubertas praecox kann auch durch die Einnahme von Östrogenen verursacht werden. Androgene Substanzen verursachen frühzeitige Schambehaarung. Die Bedeutung der Differenzierung zwischen echter und Pseudopubertas praecox besteht darin, daß bei der echten Pubertas praecox ovulatorische Zyklen auftreten können und die Patientin vor einer Schwangerschaft geschützt werden muß. Der verläßlichste Anhaltspunkt der Differenzierung ist die Bestimmung der Harn- und Serum-FSH. Das FSH ist gewöhnlich bei Mädchen vor dem Pubertätsalter kaum vorhanden und fehlt bei der Pseudopubertas praecox, während Mädchen mit echter Pubertas praecox beträchtliche Spiegel von FSH und LH aufweisen können.

Die Diagnose beider, der Pubertas praecox und der Pseudopubertas praecox, ist wichtig, weil viele Fälle auf Tumoren, welche gefunden und, wenn möglich, entfernt werden müssen, zurückzuführen sind (s. Tabelle 20-14). Unglücklicherweise sind die meisten Östrogensezernierenden Tumoren hochmaligne und Tumoren des 3. Ventrikels und andere Läsionen in der Nähe des Hypothalamus sind recht schwierig zu entfernen.

Eine vorzeitige Entwicklung der Brüste und frühes Einsetzen der Menses kann psychische Störungen auslösen. Kleinwuchs im Erwachsenenleben ist die Folge, da das Knochenalter beschleunigt ist und sich die Epiphysen frühzeitig schließen. Als Erwachsene leiden diese Patientinnen unter exzessiven Menstruationsblutungen, welche, wenn unkontrolliert, zur Anämie führen können. Eine zystische Mastitis ist ein chronisches Problem und die Frequenz der uterinen Adenofibrome ist hoch. Man weiß noch nicht bestimmt, ob ein langdauernder Hyperöstrogenismus eine höhere Frequenz von Brust- und Genitaltraktkarzinom hervorruft, aber es kann ein beitragender Faktor sein.

Die einzige Therapie ist die chirurgische Entfernung der Tumoren, aber die meisten sind maligne und metastasieren frühzeitig. Die Prognose der einfachen konstitutionellen Pubertas praecox ist nicht so ungünstig, obzwar diese Mädchen beaufsichtigt werden sollten, um einer Frühschwangerschaft vorzubeugen. Neuere Berichte über die Anwendung von Progesteron sind ermutigend, aber das therapeutische Ansprechen ist unterschiedlich und die möglichen Langzeitauswirkungen einer solchen Therapie sind noch ungewiß.

Tabelle 20-14. Hormone, welche von aktiv sezernierenden Ovarialtumoren gebildet werden

Typ	Hormonsekretion
Feminisierend	
Granulosazellen	Östrogene + + +
Thecazellen	Östrogene + +
Luteom (?)	Östrogene + und/oder Progesteron
Virilisierend[a]	
Arrhenoblastom	Androgene + + +
Nebennierenrinden- resttumoren (Lipoid- Zelltumor)	Androgene + + und Kortikosteroide
Hilus-Zelltumor	Androgene + + +
Verschiedene	
Chorionkarzinom	Gonadotropine + + + + und Östrogene, TSH
Dysgerminom[a]	Gonadotropine + und Androgene?
Gynandroblastom	Androgene + + und Östrogene + + +
Struma ovarii	Thyroxin +

[a] Die meisten Frauen haben eine komplette Amenorrhoe, da das Endometrium atrophisch ist.

Hypogonadismus bei der geschlechtsreifen Frau

Der Hypogonadismus der geschlechtsreifen Frau kann auf einen Östrogenüberschuß allein oder auf einen kombinierten Überschuß von Östrogen und Progesteron zurückzuführen sein. Ein Östrogenüberschuß ist durch Menorrhagie oder selten Amenorrhoe gekennzeichnet. Der Ovulationsmangel kann durch das Fehlen der Basalkörpertemperaturerhöhung und eines LH-Anstieges objektiviert werden. Sterilität ist die Regel. Die „medikamentöse D u. C" ist positiv, d. h. die Blutung beginnt nach einer kurzen Progesteronanwendung. Die Endometriumbiopsie zeigt ein proliferatives Endometrium. Die Harn- und Serum-FSH-Spiegel sind niedrig.

Der Hyperöstrogenismus der geschlechtsreifen Frau kann folgendermaßen verursacht sein: 1) durch Zustände, bei welchen es nicht zur Ovulation kommt, welche zur „Metropathia haemorrhagica" oder zur dysfunktionellen uterinen Blutung führen; 2) eine Lebererkrankung, welche in den Katabolismus der Östrogene eingreift; 3) Arzneimittelverabreichung (z. B. östrogenhaltige Cremes oder Tabletten); 4) Granulosazell- und Thecazell-Tumoren (beide Typen bestehen gewöhnlich zusammen); 5) Stein-Leventhal-Syndrom (siehe unten).

Ein Östrogen- und Progesteron-Überschuß verursacht oft eine Amenorrhoe ohne andere Anzeichen eines Hypogonadismus. Ein Überschuß beider Hormone kann auf folgende Umstände zurückzuführen sein: 1) Schwangerschaft. 2) Chorionkarzinom oder Teratom. 3) Luteom. 4) Maligner NNR-Tumor (möglicherweise). Pregnanediol findet man im Harn. Bei der Biopsie findet sich ein sekretorisches Endometrium. Die LH- und FSH-Spiegel (tatsächlich Choriongonadotropin) können hoch und die Schwangerschaftsteste positiv sein. 5) Hyperhormonale Wirkungen mit stromaler Luteinisierung können bei postmenopausalen Frauen wegen metastatischer Tumoren in den Ovarien (Krukenberg-Tumor) und als Folge einer ektopischen Ausscheidung von Choriongonadotropin durch Neoplasmen zustande kommen.

Die Therapie ist von der Ursache abhängig. Eine normale zyklische ovarielle Funktion wird manchmal durch zyklische Verabreichung von Progesteron, Keil-Resektion des Ovariums oder chirurgische Entfernung hormonausscheidender Tumoren wiederhergestellt. Neuere Berichte einer Therapie der funktionellen Anovulation mit humanem Hypophysen- oder Harn-FSH, Clomiphen und LRH (LH-releasing-Hormon) sind ermutigend.

Die Prognose entspricht jener der zugrundeliegenden Erkrankung. Die Therapie mit Progesteron allein oder mit Östrogen in zyklischem Modus ist bei temporären Ovulationsstörungen ziemlich wirksam. Eine hartnäckige Anovulation kann allerdings nach Absetzen der Therapie persistieren.

Virilisierende Störungen der Ovarialfunktion

Stein-Leventhal-Syndrom

Das Stein-Leventhal-Syndrom kommt bei jungen Frauen vor. Es ist gekennzeichnet durch bilateral vergrößerte zystische Ovarien, leichten Hirsutismus, Adipositas und Oligomenorrhoe oder Amenorrhoe. Das FSH ist normal oder niedrig, aber LH erhöht; das „medical Du. C" ruft gewöhnlich eine Entzugsblutung hervor, Östrogen ist vorhanden und die 17-Ketosteroide im Harn sind in hoch normalen Mengen vorhanden. Die Plasma-Testosteron-Werte können erhöht sein. Die Spiegel des gonadalen steroidbindenden Globulins im Plasma sind vermindert, so daß die freie (aktive) Fraktion des Testosterons erhöht ist, selbst wenn der Spiegel des Gesamttestosterons normal ist. Der Hirsutismus

konnte als Ursache einer abnormalen Produktion von Testosteron und verwandter Verbindungen durch die Ovarien und möglicherweise auch die Nebennieren, nachgewiesen werden. Hereditäre Faktoren können beteiligt sein. Eine Beckenpneumographie ist bei der Darstellung der bilateralen Ovarienvergrößerung oft von Nutzen. Bei der Operation werden diese vergrößerten Ovarien oft mit vielen Follikeln an der Oberfläche und mit einer dicken Kapsel umgeben vorgefunden („Austern-Ovarien").

Eine Keilresektion stellt oft die ovulatorischen Perioden und die Fertilität wieder her, aber dem Hirsutismus wird durch diese Maßnahme nicht abgeholfen, sofern nicht auch große Östrogendosen angewandt werden. Kortikosteroide können von Nutzen sein. Neuerdings konnte mit Hilfe des humanen Hypophysen- oder Harn-FSH und auch Clomiphen eine Ovulation, nach welcher es zur Schwangerschaft kam, herbeigeführt werden. Es besteht Gefahr der schnellen Vergrößerung der Ovarien aufgrund von Zystenbildung und Ruptur, wenn die Dosis nicht sorgfältig kontrolliert wird. Es kann auch zu multiplen Schwangerschaften kommen.

Diffuse Theca-Luteinisierung

Diese Störung ist dem Stein-Leventhal-Syndrom ähnlich, aber viele Follikel werden in den Ovarien nicht gefunden. Ein Hirsutismus und oft auch eine noch stärker ausgeprägte Virilisierung gehen mit einer Amenorrhoe einher.

Neuerdings konnte in Ovariumschnitten aus operativ entfernten Ovarien und aus dem Blut und Harn der gleichen Patientinnen eine exzessive Testosteron- und Androstenedion-Produktion nachgewiesen werden, was den Grad der Virilisierung erklären kann.

Bei diesen Patientinnen besteht eine größere Frequenz von Endometriumkarzinom, möglicherweise in Zusammenhang mit der fortgesetzten Östrogenstimulation.

Hormone und hormon-ähnliche Substanzen

Hypophysenvorderlappen- und Hypothalamus-Hormone

Alle Hypophysenvorderlappenhormone sind Eiweißsubstanzen und müssen deshalb parenteral verabreicht werden, um wirksam sein zu können. Wenn sie oral eingenommen werden, werden sie durch die Verdauungsenzyme inaktiviert. Mit der Ausnahme des Wachstums- und laktogenen Hormons, deren Wirkungen nicht direkt durch andere Drüsen vermittelt werden, scheinen die Hypophysenvorderlappenhormone eine regulatorische Funktion über die anderen Drüsen der inneren Sekretion zu besitzen. Der Hypophysenvorderlappen wiederum wird zu einem großen Maß durch Hypothalamus-Hypophysen-humorale „releasing"-Faktoren sowie „release-inhibiting"-Faktoren reguliert.

Mehrere dieser Hormone wurden in „reiner" oder „fast reiner" Form hergestellt: Adrenocorticotropin (ACTH, Corticotropin), Wachstums-, laktogenes (luteotropes), follikelstimulierendes (FSH), interstitiell-Zell-stimulierendes (luteinisierendes) und schilddrüsenstimulierendes (TSH) Hormon. Weitere Faktoren im Hypophysenvorderlappen sind noch nicht endgültig identifiziert. Von den reinen Präparaten sind zur Zeit nur Corticotropin und Thyreotropin kommerziell erhältlich. Die hypothalamischen TSH und LH-releasing-Faktoren und GH-release-inhibiting-Faktor (Somatostatin) wurden neuerdings isoliert und synthetisiert, aber sie sind noch nicht allgemein erhältlich.

Corticotropin (ACTH)

Das Corticotropin hat den Ruf, bemerkenswerte Wirkungen in der Sistierung vieler Krankheitsprozesse zu besitzen, welche durch andere Therapeutika nicht so zufriedenstellend beeinflußt werden können. Diese Ansprüche werden kontrovers beurteilt. Seine Wirkung wird hauptsächlich durch die Stimulierung der Nebennierenrinde vermittelt. Das Corticotropin ist ein Protein mit geringem Molekulargewicht; bestimmte Peptide, welche von ihm abgeleitet wurden, besitzen ähnliche und ebenso ausgeprägte physiologische Wirkungen wie das Hormon selbst.

A. Metabolische Wirkungen beim Menschen: In entsprechender Dosierung ruft ACTH beim gesunden Menschen durch Stimulierung von Cortison und anderen NNR-Hormonen folgende metabolische Wirkungen hervor: Erhöhte Ausscheidung von Stickstoff, Kalium und Phosphor; Retention von Natrium und sekundäre Retention von Wasser; Erhöhung des Nüchternblutzuckers und der diabetischen Glukose-Toleranz-Kurve; erhöhte Harnausscheidung von Harnsäure, Kalzium, 17-Ketosteroiden und Kortikosteroiden; Abfall der zirkulierenden Eosinophilen und Lymphozyten; und Erhöhung der polymorphkernigen Neutrophilen.

B. Klinische Auswirkungen, Nutzen und Dosierungen: (siehe S. 1048.)

Wachstumshormon (GH, STH, Somatotropin)

„Gereinigtes" GH wird angewandt bei normalen Menschen, hypophysären Zwergen und Patienten mit Panhypopituitarismus. Nur das Material, welches aus humanen und möglicherweise Affen-Hypophysendrüsen hergestellt wurde, hat eine wachstumsfördernde Wirkung bei Menschen mit Hypopituitarismus. Weil die Menge dieser Stoffe sehr klein ist, sind sie nur in beschränktem Umfang erhältlich. Die älteren, ungereinigten Wachstumshormonpräparate haben unter kontrollierten experimentellen Bedingungen keinen Nutzen erbracht.

Laktogenes (luteotropes) Hormon (Prolactin, Mammotropin)

Dieses Hormon wurde bei den Forschungsarbeiten in der Humanmedizin noch nicht in großem Maßstab eingesetzt. Seine Anwesenheit ist für die Einleitung und die fortdauernde Laktation in den Brüsten erforderlich, die durch Östrogene und Progesteron während der Schwangerschaft auf die Laktation vorbereitet wurden. Es gibt Berichte über eine „Wachstumshorm-ähnliche Aktivität" bei Menschen von Ei-Prolactin.

Follikelstimulierendes Hormon (FSH)

Das FSH hat bei Mann und Frau unterschiedliche Wirkungen. Bei der Frau stimuliert FSH die Entwicklung der Ovarialfollikel. Das menschliche Hypophysen-FSH und FSH aus dem Harn menopausaler Frauen sowie Choriongonadotropin, werden bei Patientinnen mit Amenorrhoe angewandt, um die Ovulation zu induzieren. Clomiphencitrat ist bei der Ovulationsinduktion fast gleich wirksam. FSH stimuliert beim Mann das Keimepithel des Hodens zur Produktion der Spermatozoen. Es hat offensichtlich keine Wirkung auf die Leydig-Zellen und beeinflußt deshalb die Testosteronsekretion nicht.

Luteinisierendes Hormon (LH; Interstitiazellenstimulierendes Hormon):

Bei der Frau hat LH offensichtlich eine Doppelfunktion, d.h. es stimuliert das Wachstum der Theca-Luteium-Zellen und transformiert die reifen Follikel in die Corpora lutea. Beim Mann stimuliert es die Leydig Zellen der Hoden zur Testosteronsekretion und möglicherweise auch Östrogen.

Es gibt kein gutes kommerzielles Hypophysen-LH. Daher werden Choriongonadotropine, welche eine ähnliche Wirkung haben, klinisch verwendet.

Schilddrüsen-stimulierendes Hormon
(TSH, Thyreotropin, Thytropar)

TSH ist außerordentlich wirksam bei der Stimulation der Schilddrüse. Es hat gegenwärtig einen beschränkten klinischen Nutzen; sein Hauptzweck ist die hypophysäre Hypothyreose von der primären Hypothyreose zu differenzieren oder von der niedrigen Radiojodaufnahme aufgrund exogener Schilddrüsenzufuhr oder Jod. Die Verfügbarkeit von TSH-Messungen hat diese Teste obsolet gemacht. Es wurde auch in einem Versuch, ein metastatisches Schilddrüsenkarzinom zur Aufnahme von Radiojod zwecks therapeutischer Zwecke zu „stimulieren", angewandt. (*Anmerkung:* Es kann zu allergischen und seltener zu anaphylaktischen Reaktionen kommen; mit diesen sollte gerechnet und sie müssen sofort behandelt werden.)

Hypophysenhinterlappen-Hormone

Die Hypophysenhinterlappenhormone sind aus 8 Aminosäuren zusammengesetzte Polypeptide. Ihre genaue chemische Struktur ist aufgeklärt und kürzlich sind sie auch synthetisiert worden. Ebenso wie die Hypophysenvorderlappenhormone sind sie nur bei parenteraler Verabreichung wirksam, aber sie können auch von den Nasenschleimhäuten absorbiert werden. Sie üben drei Funktionen aus: 1) sie steigern den Blutdruck (pressorische Wirkung); 2) sie führen zur Wasserretention ohne gleichzeitige osmotisch äquivalente Natrium-Retention (antidiuretische Wirkung); 3) sie lösen uterine Kontraktionen aus (oxytocinische Wirkung). Bis heute konnte man die antidiuretische und pressorische Wirkung nicht vollständig voneinander trennen; sie können auch identisch sein. Der oxytocinische Faktor hat eventuell auch eine pressorische Wirkung.

Klinische Indikationen

A. Pressorisch – antidiuretisch: Die pressorische und antidiuretische Wirkung wird vorwiegend für die Therapie des Diabetes insipidus benutzt. Chlorpropamid potenziert die Wirkung des Vasopressins und kann bei leichten Fällen von Diabetes insipidus angewandt werden.

B. Anwendung in der Geburtshilfe: Oxytocin wird in der Geburtshilfe zur Einleitung der Wehen und in der Nachgeburtsperiode zur Ausstoßung der Plazenta und Behandlung der postpartalen Blutung angewandt.

Hypophysenähnliche Hormone, welche von der Plazenta gebildet werden

Das wichtigste der von der Plazenta gebildeten hypophysenähnlichen Hormone ist das sogenannte „Choriongonadotropin". Seine physiologische Wirkung ist mit der von LH (siehe oben) fast identisch. Alleine gegeben ist es bei der Induzierung der Spermatogenese oder Ovulation oder zur Erhaltung eines funktionellen Corpus luteum von wenig Wert, aber es kann für diese Zwecke wirksam sein, wenn hypophysäres – oder Harn-FSH vorangehend ap-

pliziert wird. Viele der ihm zugeschriebenen Wirkungen sind auf die Anwesenheit von FSH zurückzuführen, dessen Wirkung durch Choriongonadotropin verstärkt werden kann.

Das plazentare Lactogen-(Prolactin) befindet sich zur Zeit als Substitut für das hypophysäre Wachstumshormon im Forschungsstadium.

Klinische Indikationen

Beim Mann kann Choriongonadotropin in manchen Fällen den Deszensus von kryptorchiden Hoden induzieren, ferner ist es bei gewissen Formen des Hypogonadismus von Nutzen (obwohl meist Testosteron bevorzugt wird). Bei der Frau hilft Choriongonadotropin bei einigen Fällen von Sterilität (wenn FSH in adäquater Menge vorhanden ist) bei der Induzierung der Ovulation und Erhaltung des Corpus luteum. Bei der Therapie der Adipositas haben niedrige Choriongonadotropindosen lediglich einen Placebo-Effekt.

Verfügbare Präparate

A. Choriongonadotropin, aus dem Harn schwangerer Frauen hergestellt, ist kommerziell unter einer Vielfalt von Handelsnamen verfügbar.

B. Pferdegonadotropine, hergestellt aus dem Serum schwangerer Stuten, ist ebenfalls kommerziell verfügbar. Dieses Präparat ist eine Mischung aus FSH und LH. Es wird im allgemeinen aber wegen seines sensibilisierenden Effektes (und weil es durch verlängerte Anwendung zur Antihormonbildung kommt) nicht empfohlen. Nur eine kurzzeitige Anwendung sollte hier in Betracht gezogen werden. Es wurde durch die Menotropine ersetzt.

Durchschnittsdosen

Die üblichen Dosen betragen 200–300 E i.m. jeden Tag oder jeden zweiten Tag; 5000–10000 E i.m. über mehrere Tage können zur Induzierung einer Ovulation notwendig sein.

Schilddrüsenhormone

Die aktiven Bestandteile der Schilddrüse scheinen die jodhaltigen Aminosäuren, Thyroxin (T4) und Trijodthyronin (T3) zu sein. Die Schilddrüsenhormone wirken im Organismus über eine allgemeine Stimulierung des Zellstoffwechsels mit sich hieraus ergebendem erhöhten Sauerstoffverbrauch (d.h. erhöhtem Grundumsatz). Ihr genauer Wirkungsmodus ist nicht bekannt.

Anwendungsmethoden

Das Schilddrüsenhormon, entweder in der Form von Thyreoglobin, T_4 oder T_3, ist in der oralen Gabe sehr wirksam. Es besteht ein beträchtlicher Unterschied in der Geschwindigkeit der Stoffwechselreaktionen zwischen T 3, Thyreoidea sicca oder T 4. Im Falle von T 4 wird nach einer Einzeldosis nach ungefähr 24 Stunden kaum eine Wirkung beobachtet, die Hauptwirkung tritt erst nach mehreren Tagen ein. Nach Absetzen der Behandlung kommt es zu einem langsamen Wirkungsverlust, welcher vom initialen T 4-Spiegel und dem Spiegel welcher während der Schilddrüsenmedikation erreicht wurde, abhängig ist. Im allgemeinen müssen nach einer Schilddrüsenmedikation wenigstens 3–6 Wochen vergehen, bevor man einigermaßen sicher sein kann, daß die Wirkungen verschwunden sind. Im Falle von T 3 wird die Spitzenwirkung nach 12–24 Stunden erreicht und klingt nach ca. 6–14 Tagen oder weniger ab.

Der rechtsdrehende Isomer von T 4 übt eine weniger ausgeprägte „metabolische" Wirkung in denselben Dosierungen wie T 4 und T 3 gegeben werden, aus. Er wurde vorwiegend als cholesterinsenkende Substanz empfohlen, aber Wert und Sicherheit sind fraglich. Andere Analoge — in welchen anstatt der Alanin-Seitenkette Propion – oder Essigsäure, oder weniger Jodatome im Molekül substituiert wurden, sind auch klinisch versucht worden.

Klinische Indikationen

Schilddrüsenhormon ist nur bei Schilddrüsenhormonmangelzuständen indiziert, also nicht als allgemeines Stoffwechselstimulans. Patienten mit einem Schilddrüsenmangelzustand benötigen selten mehr als 0,2 g Thyreoidea sicca (entsprechend etwa 0,3 mg L-Thyronin) täglich.

Bei Patienten mit einer Herzerkrankung kann eine Koronarinsuffizienz oder ein Herzversagen auch durch kleine Mengen von Schilddrüsenhormon ausgelöst werden.

Nebenschilddrüsenhormone

Das Nebenschilddrüsenhormon ist eine Proteinsubstanz, welche aus Nebenschilddrüsen hergestellt wird. Sie ist nur bei parenteraler Verabreichung wirksam.

Das Parathormon hat seine Hauptwirkung auf Kalzium und Phosphor und somit den Knochenstoffwechsel. Seine Wirkung verursacht eine erhöhte renale Ausscheidung von Phosphor und eine direkte Dekalzifikation des Knochens durch Stimulierung der Osteoklasten, was zur Mobilisierung von Kalzium und Phosphor aus den Knochen führt.

Wegen der hohen Kosten und der allgemeinen Schwierigkeit, Parathormon zu beschaffen, werden an seiner Stelle zwei andere Präparate — Dihydro-

tachysterol und Vitamin D — eingesetzt. Beide sind Sterine und oral wirksam. Vitamin D, welches weniger teuer ist, ist fast ebenso wirksam wie Dihydrotachysterol, aber seine Wirkung ist langsamer im Beginn und persistiert über längere Zeit.

Klinische Indikationen

Parathormon ist nur bei der postoperativen hypoparathyreoiden Tetanie (nach akzidenteller Entfernung der Nebenschilddrüsen) und für spezielle Teste (siehe Ellsworth-Howard-Test, S. 1004) indiziert.

Calcitonin

(Thyreocalcitonin)

Calcitonin, ein kalziumsenkendes Hormon, welches aus speziellen „C" Zellen der Schilddrüse und der Nebenschilddrüse hergestellt wird, und die Knochenresorption verhindert, ist neuerdings isoliert und von mehreren Spezies synthetisiert worden. Es ist hochwirksam bei der Therapie des aktiven Morbus Paget.

Nebennierenrindenhormone und ihre Antagonisten

Alle Hormone der Nebennierenrinde sind Steroide. Bis heute sind über 30 verschiedene Steroide aus tierischen Nebennieren oder dem Nebennierenvenenblut isoliert und identifiziert. Nur wenige von diesen haben nachweisbare metabolische Wirkungen. Sie können eingeteilt werden in 1) Glukokortikoide, welche die wichtigsten pharmakologischen Substanzen sind; 2) Mineralokortikoide, sowie 3) Androgene und östrogene Steroide.

Es ist auch die Frage gestellt worden, ob auch wirklich alle aus der Nebennierenrinde isolierten Steroide natürlich existieren oder ob sie Artefakte des chemischen Labors sind. Die Isolierung von Hormonen aus dem durch Katheterisierung der Nebennierenvenen gewonnenen Blut zeigt, daß ca. 90% der Glukokortikoide der Nebennierenrinde Cortisol sind und ca. 10% Corticosteron.

Aldosteron, das wichtigste Mineralocorticoid wurde aus Nebennieren isoliert. Dieses Hormon hat vorwiegend eine natrium- und wasserretinierende und kalium-ausscheidende Wirkung. Es ist ca. 20mal potenter als Desoxycorticosteron.

Klinische Anwendung von Corticotropin (ACTH) und den Kortikosteroiden

Tabelle 20-15. Verhältnis von systemischer zu topischer Kortikosteroidaktivität (Hydrocortison = 1 in Wirkung)

	Systemische Aktivität	Topische Aktivität
Prednisolon	4–5	1–2
Fluprednisolon	8–10	10
Triamcinolon	5	1
Triamcinolonacetonid	5	40
Dexamethason	30	10
Betamethason	30	5–10
Betamethasonvalerat		50–150
Methylprednisolon	5	5
Fluocinolonacetonid	5	40–100
Flurandrenolonacetonid		20–50
Fluorometholon	1–2	40

Das hypophysäre Adrenocorticotropin (ACTH) welches durch Nebennierenstimulation wirkt und die C-11-oxygenierten Nebennierensteroide (Kortikosteroide) haben eine tiefgreifende modifizierende Wirkung auf viele pathologische Prozesse, insbesondere solche, welche mit immunologischen Störungen und mit Entzündungen in Verbindung stehen. Diese Wirkungen können gegenwärtig im Rahmen der bekannten metabolischen und immunologischen Aktivitäten dieser Verbindungen noch nicht völlig erklärt werden.

Die entsprechenden Substanzen scheinen nicht „heilend" zu wirken. Ihre Wirkung ist vorwiegend antiphlogistisch und scheint eher mit multiplen Einflüssen auf Blutgefäße, Leukozyten, Makrophagen, Fibroblasten, Zellmembranpermeabilität, usw. in Verbindung zu stehen, als eine einzige distinkte umfassende Wirkung aufzuweisen. Sie supprimieren den entzündlichen Prozeß, aber greifen nicht in die zugrundeliegende Ursache des Krankheitsprozesses ein. Wenn sie abgesetzt werden, tritt die Krankheit oft wieder auf.

Im allgemeinen sind diese Substanzen untereinander austauschbar und es gibt keine Grundlage für die Behauptung, daß ein Patient oder ein Krankheitsprozeß auf die eine Substanz anspricht und auf die andere nicht. Die Wirkungsdauer variiert. Beide verursachen verschiedene Grade hypophysärer Suppression, während die Kortikosteroide zusätzlich nach langzeitiger Anwendung zur Nebennierenatrophie führen. Sie sollten nicht plötzlich abgesetzt werden, und während Streßperioden (Operation, Trauma) müssen zusätzliche Mengen schnell wirkender Steroide gegeben werden. Manche Patienten werden von Kortikosteroiden abhängig, ein Entzug ist schwierig.

Toxizität und Nebenwirkungen

Die Substanzen sind potentiell sehr gefährlich, aber mit entsprechenden Vorsichtsmaßnahmen können die meisten Gefahren vermieden werden. Kortikosteroide sind im allgemeinen während der Frühschwangerschaft kontraindiziert, ausgenommen beim adrenogenitalen Syndrom.

A. Die Hyperglykämie und Glykosurie: (diabetogener Effekt) ist von wesentlicher Bedeutung beim Früh- oder potentiellen Diabetiker.

B. Die ausgeprägte Natrium- und Wasser-Retention mit nachfolgendem Ödem, erhöhtem Blutvolumen und Hypertonie, wird durch die Anwendung neuerer Präparate verringert.

C. Eine negative Stickstoff- und Kalzium-Balance kann auftreten, mit Verlust von Körpereiweiß und nachfolgender Osteoporose.

D. Der Kaliumverlust kann zur hypokaliämischen Alkalose führen.

E. Hirsutismus und Akne sind besonders unangenehm bei Frauen. Es kann auch eine Amenorrhoe auftreten.

F. Cushing-Veränderungen oder Vollmondgesicht können bei langzeitiger Anwendung auftreten.

G. Ulcus ventriculi oder **Ulcus duodeni** können hervorgerufen oder verschlechtert werden.

H. Die Resistenz gegen Infektionen ist herabgesetzt.

Vorsichtsmaßnahmen zur Vermeidung oder Beseitigung von Nebenwirkungen

1) Soweit es mit dem klinischen Verlauf vereinbar ist, sollte die Dosierung immer so bald wie möglich reduziert werden. Die intermittierende umtägige Behandlung ist sicherer und deshalb vorzuziehen. Diese Methode funktioniert gut beim Prednison oder Prednisolon, aber nicht bei langwirkenden Arzneimitteln, wie z. B. Dexamethason.

2) Während der ersten zwei Therapiewochen sind Blutdruck und Körpergewicht sorgfältig zu kontrollieren. Zu Anfang fertigt man ein vollständiges Blutbild sowie eine BSG an, und wiederholt beides nach Indikation. Man bestimmt den Urinzucker; wenn reduzierende Substanzen im Urin gefunden werden, bestimmt man den Nüchternblutzucker. Serum-Kalium, CO_2 und Chlorid sollten gelegentlich kontrolliert werden, falls größere Mengen dieser Hormone über eine Periode von mehr als einigen Tagen gegeben werden müssen. Wenn Zweifel

an dem Ansprechen der Nebennieren auf das Corticotropin aufkommen, müssen die Plasma- oder Harn-Steroid-Spiegel bestimmt werden.

3) Alle Patienten sollten eine eiweißreiche Diät (100 g oder mehr Eiweiß täglich) bei entsprechender Kalziumzufuhr erhalten.

4) Wenn es zum Ödem kommt, setzt man den Patienten auf eine natriumarme Kost (200–400 mg Natrium täglich). Falls eine strenge Natriumrestriktion unmöglich ist, müssen Diuretika angewandt werden.

5) KCl, als 10%ige oder 20%ige Lösung, Brausetabletten oder Pulver, 3–15 g täglich in aufgeteilten Dosen, ist bei einer Langzeit- oder hochdosierten Therapie indiziert.

6) Bei Fällen, bei welchen die medikamentöse Verabreichung über lange Zeit fortgeführt wird, können anabole Präparate zur Aufhebung der negativen Eiweiß-, Kalzium-, und Kalium-Bilanz angewandt werden. Unglücklicherweise kann die Osteoporose nicht verhindert werden.

7) ACTH oder Kortikosteroide dürfen nicht abrupt abgesetzt werden, da ein plötzlicher Entzug einen schweren „Rebound"-Effekt des Krankheitsprozesses oder eine maligne nekrotisierende Vaskulitis auslösen könnte. Man denke auch daran, daß Glukokortikoide durch endogene ACTH-Hemmung eine Atrophie der Nebennierenrinde auslösen; ein plötzlicher Entzug kann zu Symptomen des Morbus Addison führen.

8) Bei der Behandlung leichter Erkrankungen ist die Verabreichung von Kortikosteroiden nur während des Morgens oder an umliegenden Tagen (umtägig) günstiger, weil so das endogene ACTH weniger supprimiert wird. Beim Absetzen der Therapie sollte man gegebenenfalls zuerst die Abenddosis weglassen.

Kontraindikationen und spezielle Vorsichtsmaßnahmen

A. Streß bei Patienten unter Erhaltungstherapie mit Kortikosteroiden: Patienten, welche Kortikosteroide (oder sogar ACTH) erhalten, müssen sorgfältig beobachtet werden, weil die Supprimierung des endogenen ACTH's die normalen Reaktionen bei streßgeladener Situationen (z. B. Operation oder Infektionen) beeinflußt. Die Patienten sollten auf diese Gefahr hingewiesen werden, sollten eine Identifikationskarte bei sich tragen, auf welcher der Name des Arzneimittels, die Dosierung und die Diagnose verzeichnet sind. Wann immer eine solche Situation auftritt oder auftreten kann, sollte die Cortison- oder Hydrocortison-Dosis angehoben werden oder parenterale Kortikosteroide (oder beides) gegeben werden. Wenn ein orales Cortison oder Hydrocortison gegeben wird, muß es wenigstens alle 6 Stunden in größeren Dosen verabreicht werden.

B. Herzkrankheiten: Die Substanzen sollten bei Patienten mit Hypertonie oder einem vorgeschädigten Myokard nur mit Vorsicht angewandt werden. Der Blutdruck kann durch Natriumretention oder Zunahme von Reninsubstraten im Plasma ansteigen. Die Zunahme der extrazellulären Flüssigkeit kann zu einer Herzdekompensation führen. Man beginne immer mit kleinen Dosen und setze den Patienten auf eine natriumarme Kost.

C. Prädisposition für Psychose: Diese Arzneimittel verursachen bei den meisten Personen ein Gefühl des Wohlbefindens und eine Euphorie, aber bei prädisponierten Patienten kann es zu einer akuten psychotischen Reaktion kommen. (Insomnie kann das im Vordergrund stehende Symptom sein.) In diesen Fällen sollte das Arzneimittel abgesetzt oder die Dosierung reduziert werden, wobei der Patient sorgfältig weiterbeobachtet und geschützt werden muß. Unter dem Einfluß dieser Präparate haben Patienten schon Suizid verübt.

D. Wirkung auf Ulcus ventriculi oder duodeni: Ein aktives Ulkus ist eine Kontraindikation für die Anwendung dieser Arzneimittel wegen der Gefahr einer Perforation oder Blutung. Die Substanzen haben auch die Tendenz Ulcera zu aktivieren und sollten nur in Notfallsituationen oder bei optimaler antiulceröser Therapie bei Patienten mit einer Ulkusanamnese angewandt werden. Ebenso ist auch über Fälle von akuter Pankreatitis berichtet worden.

E. Tuberkulose: Eine aktive oder erst kürzlich ausgeheilte Tuberkulose ist eine Kontraindikation für die Anwendung dieser Arzneimittel, sofern nicht gleichzeitig auch eine intensive antituberkulöse Therapie durchgeführt wird. Eine Thoraxröntgenaufnahme sollte zuvor und in periodischen Zeitabständen während der Kortikosteroid-Therapie durchgeführt werden.

F. Infektionskrankheiten: Weil diese Arzneimittel die Resistenz mindern und deshalb der Ausbreitung von Infektionen Vorschub leisten, sollten sie bei jeder akuten oder chronischen Infektion unter äußerster Vorsichtsmaßnahme, selbst wenn entsprechende Antibiotika verabreicht werden, angewandt werden. Es kann zur Thrombose kommen, besonders bei plötzlichem Absetzen oder zu schneller Reduktion der Dosis.

6. Myopathien: Eine besondere Steroid-Myopathie ist beschrieben worden, besonders bei Verabreichung der substituierten Steroide.

H. Fettleber: Es kann zur Fettleber und zur Fettembolie kommen.

I. Diagnostische Irrtümer: Die Verabreichung dieser Arzneimittel kann in bestimmte Immunmechanismen eingreifen, welche von diagnostischem Wert sind, z. B. bei Hauttesten und Agglutinationstesten. Sie führen zu Leukozytose und Lymphopenie, was oft verwirrend sein kann. Die potenten substituierten Kortikosteroide (z. B. Dexamethason) suppri-

mieren die Harnketosteroide und Hydroxycortico-
steroidwerte. Die Symptome einer Infektion können durch eine Kortikosteroid-Therapie maskiert
werden. Diese Arzneimittel können auch das normale Schmerzempfinden (z. B. Gelenkschmerz) beeinträchtigen, was nach lokaler oder systemischer
Kortikosteroid-Therapie zu einer Charcot-ähnli-
chen Desintegration der gewichttragenden Gelenke
führen kann.

Absetzen der Kortikosteroide: Die Langzeitverabreichung der Kortikosteroide führt zu einer kombinierten hypophysären-adrenalen Supression, welche bis zu einem Jahr nach Absetzen der Kortikosteroide andauern kann. Im Falle von Infektion,
Trauma, Operation oder anderen Formen des Streß
kann der Patient eine Nebennierenrinden-Insuffizienz entwickeln, falls ihm nicht zusätzlich Hydrocortison verabreicht wird.
Stets sind die Kortikosteroide *langsam* abzusetzen,
um das Wiederaufflackern der ursprünglichen Erkrankung zu vermeiden und um „Steroid-Entzugs-
reaktionen" (Arthralgien, Muskelschmerzen, Ermüdung, Übelkeit etc.) zu vermeiden.

Nebennierenmarkhormone und antagonistische oder blockierende Substanzen

Das Nebennierenmark enthält zwei engverwandte
Hormone, das Adrenalin (ca. 80%) und das Noradrenalin (ca. 20%). Sie haben unterschiedliche
Wirkungen, wie im weiteren ausgeführt wird.
Nachdem Adrenalin entweder synthetisiert oder
häufig aus Natursubstanzen hergestellt wird, ist es
infolgedessen oft mit Noradrenalin verunreinigt:
dies dürfte für die paradoxe physiologische Wirkung einiger Präparate verantwortlich zu machen
sein.
Adrenalin löst einen sofortigen Anstieg der Blutglukose durch Induzierung der Glycogenolyse in
der Leber und den Muskeln aus.

Adrenalin
A. Klinische Indikationen: Adrenalin wird bei einer
großen Anzahl klinischer Erscheinungen, einschließlich allergischer Erkrankungen (z. B. Bronchialasthma, Urtikaria, angioneurotisches Ödem)
angewandt; für die Behandlung oberflächlicher
Blutungen, besonders an Schleimhäuten; in Kombination mit lokalen Anästhetika, um die Resorption zu verlangsamen; selten bei kardiovaskulären
Erkrankungen (z. B. Adams-Stokes-Syndrom, Herzstillstand); und bei Tests zur Prüfung der Glykogen-
speicherung der Leber.

B. Verfügbare Präparate: 1. Die Adrenalin-Injektion wird gewöhnlich subcutan gegeben, kann aber
auch intramuskulär verabreicht werden und im Falle einer Verdünnung in 1 Liter Lösung sogar intravenös. Die Dosierung beträgt 0,2–1,0 ml einer
1:1000 Lösung je nach Indikation. 2. Adrenalininhalation, 1:100, nur zur Inhalation. 3. Adrenalin-
in-Öl-Injektion, 1:500, wird nur intramuskulär verabreicht. Die übliche Dosis 0,2–1,0 ml.

Noradrenalin
A. Klinische Indikationen: Noradrenalin wird fast
ausschließlich wegen seiner vasokonstriktorischen
Wirkung bei akuten hypotonen Zuständen (chirurgischer und nichtchirurgischer Schock, zentraler vasomotorischer Kollaps und Blutung), sowie bei der
postoperativen Therapie des Phäochromozytoms
angewandt.
B. Verfügbare Präparate: Noradrenalinbitartrat,
0,2%ige Lösung mit 1 mg freier Base/ml (1:1000) in
Ampullen mit 4 ml.
C. Verabreichungsmodus: Man fügt 4–16 ml Noradrenalin (oder gelegentlich mehr) einem Liter einer isotonischen Lösung hinzu und verabreicht
intravenös durch einen Dauertropf. Man beobachtet die Reaktion und reguliert dann die Tropfgeschwindigkeit entsprechend dem Blutdruck (übliche Geschwindigkeit, 0,5–1,0 ml/min). (*Anmerkung:* Levarterenol ist ein sehr potentes Arzneimittel und man muß bei seiner Verabreichung große
Vorsicht walten lassen. Die Lösung darf nicht ins
Gewebe infiltrieren, da es sonst zur Nekrose kommen kann.)

Angiotensinamid (Hypertensin)
Dieses Octapeptid spielt bei der normalen Blut-
druckregulation eine Rolle. Es ist ein potenter Vasokonstriktor. Es kann bei Fällen von Nutzen sein,
welche auf Noradrenalin refraktär sind.

Blockierende Substanzen
A. Alphaadrenergische Blocker (Alphablocker): Diese Arzneimittel kehren die vasokonstriktorische
Wirkung des Adrenalins und Noradrenalins.
1. *Phentolamin (Regitin®),* erhältlich in 5 mg Ampullen. Früher angewandt zum diagnostischen Test auf
Phäochromozytom. Wird bei der operativen Therapie des Phäochromozytoms noch mit Nutzen angewandt.
2. *Phenoxybenzamin (Dibenzyran®),* erhältlich in
10 mg Kapseln. Ein sehr nützliches Arzneimittel zur
präoperativen Therapie bei Phäochromozytom.
Wird auch bei der chronischen Therapie des inoperablen oder malignen Phäochromozytoms angewandt. Die gewöhnliche Dosis beträgt 20–100 mg
täglich.
B. Betaadrenergische Blocker (Betablocker): Diese
Arzneimittel kehren die Katecholamin-induzierte

Tabelle 20-16. Wirkungen von Adrenalin und Noradrenalin

	Blutgefäße	Herzminuten-volumen	Blutdruck	Blutzucker
L-Adrenalin	Vasodilatation (überall)	Erhöht	Erhöht	Erhöht
L-Noradrenalin (Levarterenol)	Vasokonstriktion (überall); aber Dilatator der Koronararterien	Keine Wirkung	Erhöht	Erhöht (um ⅛ der Adrenalinwirkung)

Vasodilatation und Beschleunigung der Herzfrequenz um. Sie werden zusammen mit Alphablockern bei der Therapie von Patienten mit Phäochromozytom und Thyreotoxikose angewandt.

Propranolol und Metoprolol sind die einzigen Arzneimittel dieser Gruppe, welche derzeit in den USA auf dem Markt sind.

C. Stoffwechsel-Blocker: Metyrosin ist ein seit kurzem verfügbares Präparat und blockiert den ersten Schritt der Katecholamin-Biosynthese und vermag daher die Spiegel des zirkulierenden Katecholamins zu senken (Dosierung: beginnend mit 250 mg 4 × täglich mit täglicher Steigerung um 250–500 mg bis zum Maximum von 4 g/die).

Geschlechtshormone (Gonadenhormone)

Männliches Geschlechtshormon

(Testosteron)

Von den vielen Steroidhormonen, welche aus dem Hoden isoliert wurden, ist das potenteste Androgen das Testosteron. Deshalb glaubt man, daß Testosteron das „männliche Geschlechtshormon" ist. Testosteron ist verantwortlich für die Entwicklung der sekundären Geschlechtsmerkmale beim Mann (Bartwuchs, tiefe Stimme, Entwicklung von Penis, Prostata und Samenbläschen). Die Verabreichung von Testosteron bei der Frau verursacht die Entwicklung männlicher sekundärer Geschlechtsmerkmale. Bei der Frau können die unerwünschten androgenen Nebenwirkungen nur teilweise durch gleichzeitige Verabreichung von Östrogenen abgeschwächt werden.

Wichtig ist auch die Eiweiß-anabole (gewebsaufbauende) Wirkung des Testosterons. Testosteron hat auch leichte Natrium-, Chlorid- und Wasserretinierende Wirkungen. Es sollte mit Vorsicht bei Kindern angewandt werden, um einen frühzeitigen Epiphysenschluß zu vermeiden.

Freies Testosteron und Testosteron-Propionat sind oral eingenommen unwirksam. Der einzige wirksame Weg der Verabreichung dieser Substanzen ist daher parenteral, durch intramuskuläre Injektion oder als implantierte Kristallkügelchen. Nicht natürlich vorkommende Testosteron-Präparate, wie z. B. Methyltestosteron, sind dagegen auch oral wirksam. Methyltestosteron induziert beim Menschen eine deutliche Kreatinurie und kann nach längerer Einnahme einen Ikterus auslösen. Ansonsten jedoch sind seine androgenen Wirkungen ähnlich jenen des Testosterons und des Testosteron-Propionats. Testosteron und Testosteron-propionat werden nach Injektion partiell (etwa zu 30–50%) als 17-Ketosteroide im Harn ausgeschieden. Für Methyltestosteron trifft dies nicht zu, da die Verabreichung zu verminderten 17-Ketosteroid-Spiegeln im Harn aufgrund einer verminderten endogenen Testosteron-Produktion führt.

Klinische Indikationen

Testosteron kann bei entkräftenden Krankheiten, bei Osteoporose oder bei Zuständen verzögerten Wachstums und Entwicklung (beiderlei Geschlechts) wegen seiner anabolen Wirkung indiziert sein. Bei bestimmten refraktären Anämien kann es in hoher Dosierung von Wert sein. Außerdem gibt es bei beiden Geschlechtern spezifische Indikationen.

A. Männer: Testosteron wird als Substitutions-Therapie bei endogener Testosteroninsuffizienz (z. B. primärem oder sekundärem Hypogonadismus) angewandt. Seine Anwendung bei psychogener Impotenz, Angina pektoris, Homosexualität, Gynäkomastie und benigner Prostatahypertrophie ist nutzlos.

B. Frauen: Testosteron wird bei Frauen für funktionelle uterine Blutungen, Endometriose, Dysmenorrhoe, prämenstruelle Spannung, fortgeschrittenes Mammakarzinom, chronische zystische Mastitis und Supprimierung der Laktation angewandt. Es bestehen Meinungsverschiedenheiten über die Indikation bei einigen dieser Störungen. Die virilisierenden Wirkungen beschränken die Gesamtmenge, welche verabreicht werden kann. Selbst kleine Dosen können empfindliche Patientinnen virilisieren.

Präparate und Dosierungen

Zahlreiche Androgen-Präparate sind verfügbar. Die langwirkenden Ester des Testosterons (Cypionat, Enanthat) sind vorzuziehen; sie werden intramus-

Tabelle 20-17. Übersicht der wichtigsten Anabolika

Handelsname	Hersteller	Chemische Formel	Anwendungsform
Dianabol®	Pharmazeutika Ciba	Methandrostenolon Methadienon	5 mg Tabl. Tropfen 1 mg/ml (pro inf.)
Deca-Durabolin®	Organon	Nandrolondecanoat	Amp. 25 mg 50 mg
Primobolan®	Schering/Berlin	Methenolonacetat	1 mg Tabl. (pro inf.) 5 mg Tabl. Amp. 20 mg Depot Amp. 100 mg
Proviron®	Schering/Berlin	Mesterolon	10 mg Tabl. 25 mg Tabl.
Steranabol®	Farmitalia Carlo Erba	Chlortestosteron	Stech-Amp. 40 mg
Stromba®	Winthrop/Frankfurt	Androstanazol	5 mg Tabl.

kulär verabreicht. Die durchschnittliche Dosierung beim Erwachsenen beträgt 300 mg alle 3 Wochen. Die oralen synthetischen Präparate (Methyltestosteron, Fluoxymesteron etc.) sind als virilisierende Substanzen weniger wirkungsvoll und können Leberschäden hervorrufen. Ihre Toxizität reicht von asymptomatischer Erhöhung der Leberenzyme bis zu Leberkarzinomen in seltenen aber gut dokumentierten Fällen. Aus diesen Gründen sind die oralen synthetischen Präparate weniger wünschenswert als die parenteralen.

(Cave: Männer unter Testosterontherapie sollten sorgfältig hinsichtlich Prostata- und Brustkrebs beobachtet werden. Der virilisierende Effekt des Testosterons bei Frauen und Kindern kann selbst nach Absetzen des Testosterons permanent sein.)

Androgene Steroide sind kontraindiziert bei schwangeren Frauen oder Frauen, die während des Therapieverlaufes schwanger werden könnten, da dies zur Virilisierung des Foeten zu führen vermag. Diese Hormone verändern die Serumlipide und es wäre denkbar, daß sie die Anfälligkeit für arteriosklerotische Erkrankungen erhöhen.

Östrogene

Die Östrogene kontrollieren die Proliferation des Endometriums und das Wachstum der uterinen Muskulatur, ferner die Veränderungen in den Vaginalzellen (Verhornung und Senkung des Vaginal pH unter 4,0), sowie die Milchgang-Proliferation der Brüste. Sie vermindern die Knochenresorptionsrate und haben eine leichte eiweiß-anabole Wirkung sowie einen mäßigen Kalzium-, Natrium-, und Wasser-retinierenden Effekt. Vielleicht wirken sie auch cholesterinsenkend.

Klinische Indikationen

Östrogene werden bei Frauen und Männern in der Therapie der Osteoporose eingesetzt. Bei Frauen findet Östrogen auch als Substitutions-Therapie bei Ovarial-Insuffizienz (z. B. Menopause) Verwendung. Bei Männern wird es als Adjuvenstherapie des Prostatakarzinoms eingesetzt.

Präparate und Dosierungen

Viele Substanzen haben eine östrogene Wirkung, auch manche Nichtsteroide (z. B. Diäthylstilbestrol, Dienestrol, Hexestrol). Allerdings werden nur einige Steroide klinisch verwendet. Es besteht kein Nachweis, daß bestimmte Östrogene weniger „toxisch" als andere sind. Die Toxizität (z. B. Nausea und Erbrechen) ist gewöhnlich auf eine Überdosierung zurückzuführen. Die meisten Östrogene üben eine tiefgreifende physiologische Wirkung in sehr kleinen Dosen aus, wobei ihre therapeutischen und toxischen Dosierungen sehr ähnlich sind. Der Arzt sollte mit der Anwendung von einem oder 2 Präparaten vertraut sein, und der Tendenz, neue Präparate auszuprobieren, widerstehen.

Es besteht zur Zeit wenig Notwendigkeit, Östrogene auf einem anderen als dem oralen Weg zu verabreichen; die Resorption im Gastrointestinaltrakt scheint vollständig zu sein und es gibt keinen Nachweis dafür, daß Nausea und Erbrechen durch eine parenterale Verabreichung verringert werden können. Es gibt auch keinen Beweis dafür, daß die „natürlich vorkommenden" Östrogene wirksamer seien als die synthetischen, obwohl sie möglicherweise besser toleriert werden. Vorsicht: Neue Berichte weisen auf das Vorkommen von Adenokarzinom der Vagina bei jüngeren Frauen hin, deren Mütter mit großen Dosen Diäthylstilbestrol in der Frühschwangerschaft behandelt worden waren. Deshalb muß eine Verabreichung dieses Präparates bei schwangeren Frauen vermieden werden. Obwohl

Östrogene offensichtlich bei tierischen Mamma-Tumoren eine Rolle spielen, bestehen wenig Anhaltspunkte dafür, daß sie auch beim Menschen ein Brust- oder Zervikalkarzinom auslösen, aber man sollte bei ihrer Anwendung vorsichtig sein. Zu empfehlen sind regelmäßige Brustuntersuchungen und Papanicolaou-Abstriche bei Patientinnen, welche über längere Zeit eine Östrogen-Therapie erhalten. Wenn Östrogene über längere Zeit gegeben werden müssen, ist immer eine zyklische Verabreichung der niedrigsten wirksamen Dosis vorzunehmen. Bei Patientinnen mit bekanntem Uterus- oder Brustkarzinom und bei Patientinnen mit Lebererkrankungen, Hypertonie, Migräne, Hyperlipidämie oder einer Anamnese von Thromboembolien sollte die Verabreichung von Östrogenen vermieden werden. Jede ungewöhnliche Genitalblutung während einer Östrogenverabreichung muß differentialdiagnostisch berücksichtigt werden.

A. Nichtsteroide Östrogene:

1. Diäthylstilbestrol — ein synthetisches nichtsteroides Östrogen; ein wirksames Präparat und am billigsten erhältlich. Die Dosierung beträgt 0,5–1,0 mg/die oral.

2. Hexestrol, Benzestrol, Dienestrol, Chlorotrianisen, Methallenestril. — Diese Präparate haben gegenüber Diäthylstilbestrol keinen Vorteil und sind teurer.

3. Diäthylstilbestroldiphosphat — zur Therapie des Prostatakarzinoms; wird in großen Dosen gut toleriert. Dosierung beträgt 50 mg 3mal täglich und mehr, je nach Toleranz.

B. Steroide Östrogene zur oralen Anwendung:

1. Äthinylöstradiol, ein ausgezeichnetes synthetisches Östrogen. Die Dosierung beträgt 0,02–0,05 mg täglich oral.

2. Konjungierte östrogene Substanzen (meistens Östrogensulfat), — ein „natürliches" Östrogen, welches gut toleriert wird. Die Dosierung beträgt 0,3–2,5 mg/die oral.

3. Piperazin-Östrolsulfat — die Dosis beträgt 1,5–5,0 mg/die.

4. 17β-Östradiol — diese Substanz wird neuerdings wieder häufiger verwendet wegen der Nebenwirkungen, über welche bei der Anwendung von Östron-Präparaten und Stilbestrol berichtet wurde. Die Dosierung beträgt 1–2 mg/die.

C. Östrogene zur Injektion:

1. Östron — zur Zeit wenig angewandt; die oben genannten konjungierten Östrogene werden vorgezogen. Die Dosierung beträgt 1 mg 2–3mal wöchentlich oder 1000 E./die i.m.

2. Östradiolbenzoat-Injektion in Öl — die Dosierung beträgt 0,5–1 mg jeden 2. Tag i.m.

3. Östradioldipropionat zur Injektion — das Präparat hat eine etwas längere Wirkungsdauer als Östradiolbenzoat. Die Dosierung beträgt 2–5 mg i.m. 1–2mal wöchentlich.

4. Östradiolvalerat in Sesamöl — ein langwirkendes Östrogen. Die Dosierung beträgt 10–20 mg i.m. alle 2–3 Wochen.

5. Östradiolcypionat — 1 und 5 mg/ml in Öl. Langwirkend. Die Dosierung beträgt 2–5 mg i.m. alle 3–4 Wochen.

6. Konjugierte östrogene Substanzen, 2,5 mg täglich i.m. Presomen® (20 mg) ist ein schnell wirkendes Präparat, welches bei der Behandlung von Blutungen bei Menorrhagien verwendet wird.

7. Diäthylstilbestrol-diphosphat, 0,25 g, zur intravenösen Anwendung, beim Prostatakarzinom.

D. Östrogene zur topischen Anwendung:

1. Diäthylstilbestrol-Vaginalsuppositorien, 0,1, 0,25 und 0,5 mg.

2. Dienestrol-Vaginalcreme, 0,01%.

Progestativa

(Gestagene)

Bis zur gegenwärtigen Zeit hat Progesteron in der klinischen Medizin nur eine beschränkte Anwendung gefunden. Neuerdings wurde eine Reihe neuer Verbindungen eingeführt.

Progesteron bewirkt die sekretorische Phase des Endometriums. Beim Fehlen von Östrogenen hat es keinen wesentlichen Einfluß auf den Uterus, d.h. der Uterus muß durch Östrogene stimuliert (proliferiert) werden, bevor das Progesteron wirken kann. Progesteron bewirkt auch die acinöse Proliferation der Brüste.

Klinische Indikationen

A. Menstruationsstörungen: Progesteron kann mit Östrogenen zur Erhaltung der zyklischen menstruellen Funktion bei Frauen, welche ansonsten nicht menstruieren, eingesetzt werden.

B. „Medikamentöses D- u. C-Schema": Progesteron wird angewandt, um die sogenannte „medikamentöse Dilatation und Curettage" herbeizuführen, welche tatsächlich ein Test auf eine ausreichende endogene Östrogen-Produktion ist. Wenn es nicht zur Entzugsblutung kommt, kann es auch bedeuten, daß die Patientin schwanger ist. Der Test kann auf 3 verschiedene Arten vorgenommen werden.

1. Man gibt 100 mg Progesteron in Öl i.m.; wenn es innerhalb von 3–10 Tagen zur Menstruationsblutung kommt, ist die endogene Östrogenproduktion ausreichend.

2. Man gibt 20 mg Norethindron oder 10–20 mg Medroxyprogesteron oral täglich über 4–5 Tage. Wenn es zur Menstruationsblutung innerhalb von 2–3 Tagen kommt, ist die endogene Östrogen-Produktion ausreichend.

3. Man gibt 250–275 mg Hydroxyprogesteroncaproat i.m. 1mal. Wenn eine Menstruationsblutung

innerhalb von 10–16 Tagen eintritt, ist die endogene Östrogen-Produktion ausreichend.

C. Anwendung als Kontrazeptivum: Manche der neueren Substanzen werden als wirksame Kontrazeptiva angewandt; sie wirken vorwiegend durch Verhinderung der Ovulation. Diese Arzneimittel bestehen aus Progesteronanteilen verbunden mit Östrogenen. Sie werden gewöhnlich beginnend am 5. Tag nach Eintreten der Menses täglich während der nächsten 20 Tage eingenommen; dann wird ihre Verabreichung am 5. Tage des Zyklus wieder aufgenommen, usw. Wenn es zur Durchbruchblutung kommt, kann die Dosierung gesteigert werden. Die geringe Dosierung eines synthetischen Progesterons, welches kontinuierlich angewandt wird („die Minipille"), wurde neuerdings als Kontrazeptivum eingeführt. Die Substanzen sind bei Frauen mit der Anamnese von Thromboembolien, schon vorhandenem Genital- oder Brustkarzinom, Lebererkrankungen oder zerebrovaskulären Durchblutungsstörungen kontraindiziert.

D. Endometriose:
Hier werden die Progesterone, manchmal in Verbindung mit Östrogenen, in großen Dosen angewendet.

E. Pubertas praecox: Die Progesterone werden neuerdings bei Kindern mit Pubertas praecox eingesetzt, aber sie müssen mit Vorsicht verwendet werden.

Präparate und Dosierungen
A. Progesteron, 5–10 mg täglich i. m., oder 100–200 mg täglich oral oder i. m. (bei drohendem oder habituellem Abort).
B. Hydroxyprogesteroncaproat, 125–250 mg i. m., alle 2 Wochen.
C. Ethisteron, 60–100 mg täglich oral.
D. Medroxyprogesteron, 10–30 mg/die oral, oder 100 mg i. m. alle 2 Wochen (nur bei Endometriose).
E. Dydrogesteron ist ein synthetisches Progesteron, welches die Ovulation nicht hemmt und nicht thermogen ist. Man gibt 10–20 mg/die in geteilten Dosen.
F. Norethindron, 5–20 mg/die.
G. Norethindronacetat, 2,5–10 mg/die.
H. dl-Norgestrel, 0,075 mg/die als Kontrazeptivum.
I. Megestrolacetat, für die Therapie des fortgeschrittenen Endometrium- und Brustkarzinoms. Die Dosierung beträgt 160–320 mg/die in geteilten Dosen.

Nebenwirkungen einer Therapie mit Progesteron, bzw. Progesteron plus Östrogen
Eine anhaltende Progesteron-Einnahme plus Östrogentherapie kann zur Vergrößerung des Abdomens, Gewichtszunahme, Nausea, Akne, Hautpigmentierung, Maskulinisierung eines weiblichen Foeten und muköse Abstoßungen („pseudomali-

gne Veränderungen") des Endometriums führen. Manche dieser Nebenwirkungen können durch eine niedrigere Dosis oder eine intermittierende Verabreichung verhindert werden. Es kann zu einer beträchtlichen Zunahme von Gallenblasenerkrankungen kommen. Nach Absetzen dieser Medikamente kann eine anhaltende Amenorrhoe eintreten.

Die folgenden *Nebenwirkungen* wurden in variierender Frequenz bei Patientinnen *unter oralen Kontrazeptiva* beobachtet: Nausea, Erbrechen, gastrointestinale Symptome, Durchbruchblutung, Schmierblutung, Veränderung des Menstruationsflusses, Amenorrhoe, Ödem, Chloasma, Brustveränderungen: Druckschmerz, Vergrößerung, Sekretion; Verlust der Kopfbehaarung, Hirsutismus und Akne, Gewichtsveränderungen (Zunahme oder Abnahme), Veränderungen der Zervixerosion und der Zervixsekrete, Supprimierung der Laktation bei Einnahme postpartum, cholestatischer Ikterus, Gallenblasenerkrankungen, Erythema multiforme, Erythema nodosum, hämorrhagische Hautexantheme, Migräne, Exanthem (allergisch), Juckreiz, Anstieg des Blutdrucks bei anfälligen Patientinnen, Zerebralthrombose und -Blutung, Psychische Depression.

Unter Einnahme von oralen Kontrazeptiva wurden schwere Zwischenfälle beobachtet (eine Ursachen- und Wirkungs-Beziehung konnte nicht einheitlich festgestellt werden). Es ist deshalb notwendig, *Untersuchungen auf Frühsymptome* folgender Erkrankungen vorzunehmen: Thrombophlebitis, Lungenembolie, Myokardinfarkt und Koronarthrombose, ischämische Colitis, neuro-oculäre Läsionen, karzinogenes Potential, besonders Lebertumoren mit oder ohne intraabdominale Blutung.

Die folgenden Laborbefunde können durch die Anwendung oraler Kontrazeptiva verändert sein: Bromsulphthalein (BSP)-Retention und Ergebnisse anderer Leberfunktionsteste: erhöht; Gerinnungsteste: Erhöhung bei Prothrombin, Faktor VII, VIII, IX und X; Schilddrüsenfunktion: Erhöhung von PBJ, EJ und T_4, Verminderung von T_3-Harzaufnahme-Werten (Radiojodaufnahme nicht betroffen); Metyrapon-Test; Pregnanediol-Bestimmungen; Glukosetoleranz-Test; Blutlipide; Plasma-Cortisol (Anstieg des cortisolbindenden Globulin)

Gegenwärtig ist es am besten, Patientinnen den Gebrauch eines Präparates zu empfehlen, welches die niedrigste Östrogendosis enthält, die noch eine Durchbruchblutung verhindern kann; sich regelmäßigen Kontrolluntersuchungen zu unterziehen und eine Einnahme der Präparate über die 5-Jahres-Grenze hinaus und bei älteren Patienten zu vermeiden. (*Anmerkung:* Janerich und Mitarbeiter sowie Heinonen und Mitarbeiter haben kürzlich über einen möglichen Zusammenhang bei der Anwendung von synthetischen Sexualsteroiden mit Geburtsdefekten berichtet, was die Sicherheit in der Anwendung oraler Kontrazeptiva in Zweifel stellt, da adäquate alternative Methoden zur Verfügung stehen. Bevor man einer Patientin orale Kontrazeptiva verschreibt, ist es daher notwendig, sich über das Nichtvorliegen einer Schwangerschaft zu vergewissern.)

Literatur: Kapitel 20.
Endokrinologie

Apostolakis, M., Voigt, K.D.: Gonadotropine. Stuttgart: Thieme 1973.

Bartelheimer, H. (Hrsg.): Klinische Funktionsdiagnostik. Stuttgart: Thieme 1973.

Cottier, H.: Pathogenese. Berlin-Heidelberg-New York. Springer 1980.

Dambacher, M.A.: Praktische Osteologie. Stuttgart: Thieme 1982.

Dambacher, M., Olah, A.J., Guncaga, J., Haas, H.G.: Die medikamentöse Therapie der Osteoporose. Therapiewoche 17, 1415 (1971).

Deck, K.: Endokrinologie. Stuttgart: Thieme 1976.

Faber, H., Haid, H.: Endokrinologie. Stuttgart: Ulmer 1972.

Freyschmidt, J.: Knochenerkrankungen im Erwachsenenalter. Röntgenologische Diagnose und Differentialdiagnose. Berlin-Heidelberg-New York: Springer 1980.

Freyschmidt, P.: Schilddrüsenerkrankungen. Stuttgart: Thieme 1981.

Gerdes, H.: Was ist gesichert in der Therapie der Hyperthyreose? Der Internist 16, [H. 12] 557 (1975).

Heesen, H. (Hrsg.): Laborbefunde in der Differentialdiagnostik innerer Krankheiten. Stuttgart: Thieme 1982.

Hegglin, M., Siegenthaler, W. (Hrsg.): Differentialdiagnose innerer Krankheiten. Stuttgart: Thieme 1980.

Jores, A., Nowakowski, H.: Praktische Endokrinologie und Hormontherapie nichtendokrinologischer Erkrankungen. Stuttgart: Thieme 1976.

Kaiser, H.: Cortisonderivate in Klinik und Praxis. Stuttgart: Thieme 1977.

Klein, E.: Die Schilddrüse. Berlin-Heidelberg-New York: Springer 1978.

Klempa, I.: Hyperparathyreoidismus. Chirurgische Therapie. Berlin-Heidelberg-New York: Springer 1981.

Körner, F.: Diagnose und Therapie der malignen Hodentumoren. Stuttgart: Enke 1970.

Kruse, H.-P.: Die primäre Osteoporose und ihre Pathogenese. Berlin-Heidelberg-New York: Springer 1978.

Kühne, D., Däßler, C.G.: Leitfaden der gynäkologischen Endokrinologie. Leipzig: Thieme 1972.

Kuhlencordt, F., Kruse, H.-P.: Was ist gesichert in der Therapie der Osteoporose und der Osteomalacie? Der Internist 15, [H. 12] 588 (1974).

Labhardt, A.: Klinik der inneren Sekretion. Berlin-Heidelberg-New York: Springer 1978.

Oberdisse, K., Klein, E., Reinwein, D.: Die Krankheiten der Schilddrüse. Stuttgart: Thieme 1980.

Peiper, H.-J., Creutzfeldt, W.: Endokrine Tumoren des Gastrointestinaltrakts. Der Chirurg 46, [H. 5] 194 (1975).

Pfannenstiel, P.: Ärztlicher Rat für Schilddrüsenkranke. Stuttgart: Thieme 1981.

Reinboth, R.: Vergleichende Endokrinologie. Stuttgart: Thieme 1980.

Reinwein, D., Benker, G.: Checkliste Endokrinologie und Stoffwechsel. Stuttgart: Thieme 1982.

Riccabona, G.: Die endemische Struma. München: Urban & Schwarzenberg 1972.

Rothmund, M. (Hrsg.): Hyperparathyreoidismus. Stuttgart: Thieme 1980.

Scheurlen, P.G.: Systemische Differentialdiagnose innerer Krankheiten (Heidelberger Taschenbücher, Bd. 188). Berlin-Heidelberg-New York: Springer 1982.

Schirren, C.: Praktische Andrologie. Berlin: Hartmann 1971.

Schwarz, G. (Hrsg.): Therapie von Schilddrüsenerkrankungen und Therapie mit Schilddrüsenhormonen. München: Urban & Schwarzenberg 1972.

Schwarz, K., Scriba, P.-H.: Endokrinologie für die Praxis. München: Lehmanns 1970.

Seifert, G. (Hrsg.): Pathologie der endokrinen Organe (Spezielle pathologische Anatomie, Bd. 14). Berlin-Heidelberg-New York: Springer 1981.

Stolecke, H.: Endokrinologie im Kindes- und Jugendalter. Berlin-Heidelberg-New York: Springer 1982.

Tausk, M.: Pharmakologie der Hormone. Stuttgart: Thieme 1979.

Träger, L.: Steroidhormone. Berlin-Heidelberg-New York: Springer 1977.

Therapieschemata zum Kap. 20: Endokrinologie (Stichwörter in alphabetischer Reihenfolge)

ADDISON-KRISE

s. Nebennierenrindeninsuffizienz, akute, S. 1060

ADRENOGENITALES SYNDROM

1. bei Vorliegen eines Tumors chirurg. Entfernung (Teilresektion oder Radikaloperation)
2. Langzeit-Kortikosteroidbehandlung zur Ruhigstellung der Nebenniere

Prednison ⎫ 5–25 mg tgl. oral, über
Prednisolon ⎭ den Tag verteilt
Dexamethason ⎫ 0,5–2,5 mg tgl. oral, in
Betamethason ⎭ mehreren Einzeldosen

3. gelegentl. plastische Operationen
4. bei Virilisierung bzw. einfachem Hirsutismus kann eine Östrogen-Behandlung (evtl. mit Ovulationshemmern) nützlich sein; ggf. Versuch mit Cyproteronacetat, Spironolacton oder Cimetidin

AKROMEGALIE

s. unter Gigantismus, diese Seite

AMENORRHOE

a) primäre Amenorrhoe
1. individuelle Behandlung der zugrundeliegenden organischen Leiden
2. gelegentl. plastische Korrekturen und Operationen der Vagina
3. vor Entwicklung der sekundären Geschlechtsmerkmale ist eine Östrogentherapie oft allein ausreichend

b) sekundäre Amenorrhoe
1. Behandlung der Grundkrankheit (z. B. Entfernung von Hypophysentumoren) und Wiederherstellung der reproduktiven Funktionen
2. Orale oder parenterale Gabe von Progesteron-Präparaten (während der letzten 10–14 Tage eines Monats)
3. Gonadotropinbehandlung oder Östrogentherapie (vor allem wenn die Harngonadotropine erhöht sind)
4. Clomifen
5. bei Menstruationsstörungen in Verbindung mit Virilisierungserscheinungen ist eine Verabreichung von Kortikosteroiden angebracht
6. beim Stein-Leventhal-Syndrom Keilresektion der Ovarien; bei Galaktorrhoe-Amenorrhoe-Syndrom Gabe von Bromocriptin
7. ggf. Diätkost, Psychotherapie, Behandlung von Stoffwechselkrankheiten

c) hypothalamische Amenorrhoe
1. Psychotherapie
2. Clomifen

3. evtl. Östrogenmangel durch sofortige Hormongaben beheben

CUSHING-SYNDROM
(NNR-Überfunktion)

1. chirurg. Entfernung des Tumors (oder subtotale Adrenalektomie)
2. zur Vorbereitung einer bilateralen Adrenalektomie Verabreichung von hohen Dosen Cortisonacetat (100–300 mg i. m. am Tag der Operation); Dosierung 1–2 Tage nach der Operation beibehalten, dann reduzieren und später auf orale Hydrocortisongaben übergehen
3. beim Vorliegen eines einseitigen Tumors erfolgt die gleiche Vorbereitung wie bei der beidseitigen Adrenalektomie; nach der Operation Gabe von Cortison oder ACTH
4. evtl. zusätzliche besondere Maßnahmen wie Röntgenbestrahlung der Hypophyse oder selektive Zerstörung mittels Protonenbestrahlung, Yttrium- und Iridium-Implantation oder Kryotherapie
5. eiweißreiche Diät, Anabolikagabe, Kaliumchlorid-Substitution; bei schwergradiger Hyperglykämie Insulingabe

DIABETES INSIPIDUS

1. Vasopressin-Tannat (Pitressin, 0,5–1 ml in öliger Lösung, i. m.) oder als synth. Präparat Lysin-8-Vasopressin (als Nasenspray) zur Behandlung der leichten Krankheitsformen
2. bei schweren Formen hat sich inzwischen Desmopressin (Minirin®) bewährt
3. ausreichende Flüssigkeitszufuhr bei milden Formen oder vasopressinresistenten Fällen
4. evtl. Diuretikagabe (z. B. Hydrochlorothiazid, 50–100 mg/Tag mit KCl-Substitution)
5. Chlorpropamid ist ebenfalls zur Anwendung bei leichten Fällen (Anfangsdosis 2 × 250 mg tgl., später nur 1 × 125 mg tgl.) geeignet
6. bei psychogener Polydipsie ist eine Psychotherapie notwendig
7. bei eosinophilem Granulom Röntgenbestrahlung

GIGANTISMUS

1. bei eingeschränktem Gesichtsfeld chirurgischer Eingriff als Therapie der Wahl
2. im allgemeinen Strahlenbehandlung oder alternativ chirurgische Hypophysektomie (neuerdings transphenoidale Mikrochirurgie)
3. evtl. zusätzlich Hormontherapie mit Somatostatin; in Erprobung ist auch Bromocriptin

Therapieschemata zum Kap. 20: Endokrinologie

HODENNEOPLASMEN

1. bei rechtzeitiger Diagnose chirurg. Entfernung
2. Röntgenbestrahlung (Palliativmaßnahme!)
3. bei Chorionepitheliomen Methotrexat

HYPERALDOSTERONISMUS, PRIMÄRER

1. chirurgische Entfernung des Adenoms
2. bei nodulärer bilateraler Hyperplasie Verabreichung von Spironolacton und Antihypertonika
3. evtl. medikamentöse Suppression mit Dexamethason

HYPERGONADISMUS DER FRAU

1. zyklische Anwendung von Progesteron, Teilresektion der Ovarien bzw. chirurg. Entfernung von sezernierenden Tumoren je nach Ursache des H.
2. Behandlung der funktionellen Anovulation mit menschlichen FSH-Präparaten und mit Clomifen

HYPERGONADISMUS, PRÄPUBERALER

1. nach Möglichkeit sofortige Entfernung des Tumors
2. bei beidseitiger NNR-Hyperplasie Gabe von Kortikosteroiden
3. bei Pubertas praecox evtl. Verabreichung von Progesteron oder Cyproteronacetat

HYPERPARATHYREOIDISMUS

1. nachgewiesene Nebenschilddrüsentumoren nach Möglichkeit sofort chirurgisch entfernen; bei Hyperplasie Entfernung von drei Drüsenkörpern und subtotale Resektion des vierten (Cave: Gefahr der Tetanie durch hohe Kalziumdosen bzw. reichliche Vitamin D-Zufuhr, ggf. auch durch zusätzliche Magnesiumgabe hemmen)
2. reichliche Flüssigkeitszufuhr
3. bei bestehender Hyperkalzämie forcierte Diurese (Furosemid; Etacrynsäure), Verminderung der Kalziumzufuhr sowie phosphat- und natriumreiche Kost
4. bei eingeschränkter Nierenfunktion evtl. Hämodialyse
5. evtl. Verabreichung von Calcitonin oder Mithramycin (Cave: Toxizität)
6. Cave: Digitalistherapie bei Hyperkalzämie! Bei kardialen Symptomen Propranolol
7. der leichtere H. wird mit reichlicher Flüssigkeitszufuhr, Chlorothiaziden und Bewegungstherapie behandelt

HYPERPROLAKTINÄMIE

Einzelheiten zur Behandlung s. S. 981

HYPERTHYREOSE

(Thyreotoxikose; Thyreotoxische Krise)

1. bei großen, multinodulären Knoten subtotale Thyreoidektomie nach sorgfältiger Vorbehandlung (evtl. mit Propranolol sowie)
   a) mit Thyreostatika:
   Propylthiouracil oder
   Methimazol oder
   Carbimazol oder
   b) mit Kombination von Jodpräparaten und Thyreostatika oder
   c) in Form einer kombinierten Therapie von Thyreostatika plus Schilddrüsenhormonen (= Methode der Wahl)
2. ohne Operation kontinuierliche interne (Langzeit-)Behandlung mit Prophylthiouracil (oder anderem Thyreostatikum), anfangs 100–200 mg alle 6–8 Std bis zur Normalisierung der Pulsfrequenz und bis zum Aufhören der Symptome, anschl. Erhaltungsdosis 50–150 mg Propylthiouracil (Cave: regelmäßig Pulsfrequenz, Blutbild und Hormonwerte kontrollieren!)
3. Jodtherapie (eine chronische Jodbehandlung ist nicht zu empfehlen [Myxödemgefahr bei manchen Patienten], Jodpräparate sollten der präoperativen Therapie vorbehalten bleiben; Cave: Radiojod ist bei Schwangerschaft kontraindiziert, außerdem ist es möglichst erst nach dem 40. Lebensjahr zu verordnen; regelmäßige Kontrolluntersuchungen durchführen)
4. Lithium hat sich zur ergänzenden Therapie als nicht erfolgreich erwiesen
5. allgemeine Ruhigstellung des Patienten (ggf. auch Bettruhe), hochkalorische, eiweiß- und vitaminreiche Ernährung, ggf. Sedierung; zur Wiederherstellung einer positiven Stickstoffbilanz Gabe von Testosteronpropionat, 25–50 mg i.m. tgl. oder 2–3 × pro Woche
5. Komplikationsbehandlung:
   bei *Exophthalmus* Radiojodgabe, evtl. auch Therapie mit Propylthiouracil, notf. Schilddrüsenexstirpation (Cave: Augen schützen, dunkle Augengläser etc. tragen, Facharzt konsultieren); außerdem können ACTH und Kortikosteroide, evtl. auch Östrogene nützlich sein; erforderlichenfalls auch Bestrahlung des Retroorbitalraumes — bei *kardialen Komplikationen* (z.B. Tachykardie, Herzinsuffizienz, Vorhofflimmern) ist eine sofortige gezielte Be-

Therapieschemata zum Kap. 20: Endokrinologie

handlung entsprechend der Erkrankung vorzunehmen – bei einer *thyreotoxischen Krise* („Sturm", Coma basedowicum) Gabe von hohen Dosen Propylthiouracil, zusätzliche Verabreichung von schnell wirkenden Kortikosteroiden wie auch von Natriumjodid (1–2 g i. v.) ist erforderlich; außerdem wird eine gleichzeitige hochdosierte Therapie mit Thyreostatika empfohlen; ferner sofort in hoher Dosierung Propranolol i. v. verabreichen, ggf. Plasmapherese; allgemein sollten eine Sedierung des Patienten, kalte Packungen sowie eine reichliche Flüssigkeitszufuhr vorgesehen werden. Die Behandlung sollte auf einer Intensivstation erfolgen.

HYPOGONADISMUS, PRÄPUBERALER

1. zeitlebens Gabe von Depot-Testosteron, 200–300 mg i. m. alle 2–4 Wochen
2. zur Erreichung einer Spermatogenese ist die kombinierte Gabe von FSH-Präparaten (Humegon®, Pergonal®) mit menschlichem Choriongonadotropin notwendig (Cave: diese Behandlung ist teuer!)
3. zur Dauertherapie evtl. auch Methyltestosteron, 10–25 mg tgl. oral, oder Fluoxymesteron, 4–10 mg tgl. oral (Cave: mögliche Leberschäden!)

HYPOGONADISMUS, PUBERALER

(Klinefelter-Syndrom)

1. Behandlung mit Testosteron (vor allem bei Potenzstörungen und im fortgeschrittenen Alter)
2. bei störender Gynäkomastie kosmetisch-chirurgische Therapie

HYPOGONADISMUS, POSTPUBERALER

1. Methyltestosteron oder Fluoxymesteron $\left.\right\}$ oral verabreichen
2. Anabolikagabe in niedriger Dosierung
3. statt einer oralen Dauertherapie mit Anabolika sollte Depot-Testosteron gegeben werden
4. evtl. ist auch eine Psychotherapie bestehender Erregungs- und Angstzustände vonnöten
5. bei durch Hyperprolaktinämie bedingtem Hypogonadismus Gabe von Bromocriptin bzw. operative Entfernung des Prolaktin produzierenden Tumors

HYPOPARATHYREOIDISMUS

(Pseudohypoparathyreoidismus)

a) Notfallbehandlung beim akuten tetanischen Anfall
1. obere Luftwege freihalten

2. langsame Injektion von 5–10 ml einer 10%igen Calciumchloridlösung i. v. bis zum Nachlassen der Tetanie (es kann auch Calciumgluconat, 10–20 ml einer 10%igen Lösung i. v. gegeben werden); anschl. Dauertropfinfusion mit dieser Lösung (10–50 ml plus 1 l 5%iger Glukose oder physiologischer Kochsalzlösung)
3. anschl. orale Kalziumzufuhr (1–2 g Kalzium tgl.):
   Calciumgluconat, 8 g 3 × tgl. oder
   Calciumlactat, 4–8 g 3 × tgl. oder
   Calciumchlorid, 2–4 g 3 × tgl. (als 30%ige Lösung)
   (in geringeren Dosierungen ist Calciumcarbonat wirksam und wird besser vertragen)
4. Dihydrotachysterol, anfangs 4–10 ml der öligen Lösung tgl. oral für 2–4 Tage, dann Reduzierung auf 1–2 ml tgl. oral für 1–3 Wochen, anschl. Dauerbehandlung (Cave: Wirkung und Preis des Medikaments) und Gabe von Vitamin D_3 (Vigantol®), 80–160000 I. E. (2–4 mg) tgl.
5. 1α, 25-Dihydroxycholecalciferol, 1–3 µg/die ist ebenfalls gut wirksam
6. Diphenylhydantoin $\left.\right\}$ zur Kontrolle der manifesten und latenten Tetanie
7. Phenobarbital

b) Dauerbehandlung
1. kalziumreiche, phosphatarme Diät (Milch und Käse meiden!)
2. Fortsetzung der Behandlung mit Kalziumsalzen (s. a/3)
3. Colecalciferol (Vitamin D_3), 40–200000 I. E. (1–5 mg) tgl., ggf. auch mehr (7–8 mg tgl.) als Mittel der Wahl
4. Dihydrotachysterol, 0,5–1 ml tgl.
5. zur Senkung des Serum-Phosphat-Spiegels Aluminiumhydroxid oral
6. evtl. zusätzliche Gabe von Barbituraten oder Diphenylhydantoin (bei latenter oder manifester Tetanie)
7. neuerdings wird besonders auch Chlortalidon, 50 mg/die, ohne Vitamin D-Gabe, aber mit einer natriumarmen Diät empfohlen

HYPOPHYSENTUMOREN

(Adenome des HVL)

1. Bestrahlung, Implantation von Radioisotopen, Gabe von Sexualhormonen bei H. *ohne* Gesichtsfeldeinschränkung
2. bei Gesichtsfeldeinschränkung chirurg. Eingriff (Hypophysektomie oder Kryophysektomie), anschl. hormonelle Substitution

Therapieschemata zum Kap. 20: Endokrinologie

HYPOTHYREOSE
(Myxödem)

1. Behandlung mit Schilddrüsenextrakten oder synthetischen Präparaten (vgl. Punkt 4; Cave: mit kleiner Dosierung beginnen, allmählich steigern!)
2. bei chronischer H. höhere Dosen wählen (Cave: sorgfältige individuelle Dauereinstellung mit Erhaltungsdosis ggf. unter klinischer Überwachung)
3. Levothyroxin-Natrium, 0,1–0,2 mg tgl., gilt im allg. als das Mittel der Wahl
4. zur Erzielung einer schnellen Wirkung kann auch Thybon® (T_3) gegeben werden (zunächst 5 μg, dann Steigerung bis 40–80 μg)
5. im übrigen werden „Mischpräparate" ($T_4 + T_3$) bevorzugt, z. B. Novothyral®, im allg. 1 Tbl. tgl. (Erhaltungsdosis ½–2 Tbl. tgl.)
6. bei Myxödemkoma (= medizinischer Notfall!) Gabe von Levothyroxin, 200–400 μg i. v. als Einzelinjektion, Wiederholung nach 12 Std. mit 100–200 μg (+ Hydrocortison, 100 mg alle 8 Std.) oder alternativ Trijodthyronin, 10–25 μg oder mehr parenteral oder durch die Magensonde alle 8 Std. (Cave: auf ausreichende Wärmung des Patienten und Belüftung der Lungen achten!)
7. bei herzkranken hypothyreoten Patienten kann Natriumdextrothyroxin (Nadrothyron®-D) gegeben werden
8. die Anwendung von Schilddrüsenpräparaten sollte stets sorgfältig überprüft werden a) gemäß Diagnose, b) hinsichtlich der jeweiligen Indikation

KLIMAKTERISCHES SYNDROM
(Menopause)

1. Östrogenbehandlung (0,05 mg Äthinylöstradiol; 0,5–1,0 mg Diäthylstilböstrol oder 1,25 mg Östronsulfat tgl. oral mit Ausnahme der ersten 5 Tage jedes Monats) (Cave: jüngeren Frauen Ovulationshemmer verordnen, alle Patientinnen regelmäßig gynäkologisch untersuchen)
2. Angstzustände und ernste emotionelle Störungen mit Psychopharmaka (Valium®, Librium® u. a.) behandeln, ggf. auch Psychotherapie
3. bei „künstlichem" Klimakterium (durch Bestrahlung oder Operation) ist eine dauernde Substitution mit Östrogenen angezeigt (Cave: Blutfette)
4. zur Osteoporosebehandlung s. S. 1015 f.; bei seniler Kolpitis verordnet man Diäthylstilböstrol oder andere Östrogene (tgl. als Tabl. und/oder Vaginalzäpfchen, 1 mg tgl. für 1–2 Wochen, zusätzlich Scheidencreme verwenden)

KLINEFELTER-SYNDROM
s. unter Hypogonadismus, puberaler; S. 1058

KRETINISMUS (HYPOTHYREOSE, JUVENILE)
s. unter Hypothyreose (Myxödem), diese Seite

KROPFERKRANKUNGEN
(Struma, einfache noduläre)

1. Verabreichung von Schilddrüsenpräparaten (getrocknete Thyreoidea, 120–180 mg, oder Levothyroxin, 0,2 mg oder mehr)
2. frühzeitige Jodbehandlung (tgl. 5 Tropfen gesättigter Lösung von Kaliumjodid), im Spätstadium ist diese Behandlung weniger erfolgreich
3. Novothyral®, ½–1 Tbl. tgl.
4. bei lokalen Druck- oder Verdrängungserscheinungen, die medikamentös nicht zu beheben sind, oder bei „kalten" Knoten chirurg. Kropfentfernung
5. zur Vorbeugung Zusatz von 100–200 μg Jod tgl. in der Nahrung

MORBUS ADDISON
s. Nebennierenrindeninsuffizienz, chronische, S. 1060

MORBUS PAGET
(Osteitis deformans)

1. eiweißreiche Kost mit reichlichem Vitamin C-Gehalt
2. Vitamin D-Gabe, 3 × 50 000 I. E./Woche
3. bei gleichzeitiger Osteoporose anabole Hormone verabreichen
4. evtl. Einsatz von Kortikosteroiden, Salizylaten oder von Natriumfluorid.
5. Neuerdings Gabe von Phosphaten (Diphosphonat; EHDP = Diphos®), Lachscalcitonin oder Mithramycin (Cave: Toxizität)

MYXÖDEM
s. Hypothyreose, diese Seite

NEBENNIERENRINDENINSUFFIZIENZ, AKUTE
(Addison-Krise, NNR-Krise)

1. Intensivtherapie und stete Überwachung des Patienten

Therapieschemata zum Kap. 20: Endokrinologie

2. Antischockmaßnahmen (Elektrolyt-, Plasmainfusionen, Sauerstoffzufuhr etc.) sowie Kortikoidgabe (Hydrocortison)
3. bei Meningokokkensepsis Antibiotika-Gabe (i.v. oder i.m.), evtl. auch Kochsalz- und Traubenzucker-Infusionen
4. bei Dauertherapie (nach einsetzender Aufnahme von fester Nahrung durch den Patienten) wird eine orale Cortison-Behandlung, 12,5–25 mg 6stdl., mit anschließender Erhaltungsdosis (25–50 mg tgl.) vorgenommen
5. Komplikationsbehandlung: bei *Ödemen* (infolge „Überwässerung") Natrium- und Flüssigkeitszufuhr aussetzen; bei *Hypokaliämie* Infusion von Kaliumsalzen und bei *psychischen Störungen* (akuten Psychosen) Psychotherapie
6. bei Kindern Kontrolle der Blutgerinnung und evtl. sofortige Heparinisierung (manchmal lebensrettend!) mit Liquemin® (Heparin, 500–1000 I.E./kg/KG/Tag in Form einer Dauertropfinfusion); später Übergang zu Cumarinen (Cumarin-Reihe/Acenocumarol), 1–2 mg tgl.

NEBENNIERENRINDENINSUFFIZIENZ, CHRONISCHE

(Morbus Addison)

1. als Mittel der Wahl Cortison (12,5–37,5 mg) oder Hydrocortison (10–40 mg) tgl. in 3–4 verteilten Dosen oral
2. evtl. zusätzlich Fluorcortison oder Fluorhydrocortison (beide 0,1–0,25 mg tgl. oder jeden 2. Tag oral; Cave: exzessive Salzretention) bzw. Desoxycorticosteronacetat (1–4 mg tgl. i.m., später bukkal 1 Tbl. à 2 mg oder 2× 1 Tbl. tgl., jeweils in Kombination mit Cortison oder Hydrocortison; Cave: Überdosierung und kaliumreiche Diät vermeiden!)
3. zur Ergänzung der Cortisolbehandlung und des Mineralhaushaltes gelegentl. auch Zufuhr von Natriumchlorid (Kochsalz, 5–20 g tgl.)
4. kohlenhydrat- und eiweißreiche Kost; kleine, häufige Mahlzeiten; Infektverhütung und -behandlung; bei marastischen Patienten Anabolikagabe
5. zu den Kriterien einer adäquaten Behandlung bzw. einer Überdosierung s. S. 1022 f.

OSTEITIS DEFORMANS

s. Morbus Paget, S. 1059

OSTEOMALAZIE

1. Vitamin D-Gabe (hohe Dosen, durchschnittl. 25–100 000 I.E. tgl.) bzw. bei Vitamin D-Resistenz Verabreichung von Calciferol-Metaboliten; bei gestörter Fettabsorption Gabe von Dihydrotachysterol, 0,4–1,0 mg/die
2. bei gleichzeitiger Pankreasinsuffizienz Substitution von Pankreasenzymen, hohe Kalziumzufuhr und Vitamin K-Gabe
3. bei Sprue-Syndrom Folsäure und Vitamin B_{12}-Gaben, glutenfreie Diät
4. kalziumreiche Diät und Zufuhr von Calciumgluconat oder -lactat, 4–20 g tgl., alternativ Calciumcarbonat, 4–8 g/die, bei renaler Rachitis phosphatreiche Diät oder Zusatz von Phosphatsalzen

OSTEOPOROSE

(Osteopenie)

1. in der postklimakterischen Phase nach sorgfältiger gynäkologischer Untersuchung (Neoplasmaausschluß!) Gabe von Östrogenen (Diäthylstilböstrol, 0,5–2 mg tgl. oral; Äthinylöstradiol, 0,02–0,05 mg tgl. oral oder konjugierte Östrogene, 1,25–2,5 mg tgl. oral) Ergänzung durch Progestin zur Verringerung der Nebenwirkungen; evtl. auch Depot-Präparate oder Kombination mit Testosteron-Präparaten verabreichen; evtl. zusätzlich Fluoridpräparate (z.B. Ossin®)
2. bei Mangelernährung adäquate Diät
3. bei verschiedenen Osteoporoseformen (z.B. Fraktur, Myelom) ist eine zusätzliche Phosphatgabe nützlich
4. kalzium- und eiweißreiche Kost (Milch und Milchprodukte); zusätzlich Vitamin C bei schwerer Malabsorption oder Osteomalazie
5. verstärkte Zufuhr von Kalziumsalzen (Calciumlactat oder -gluconat) bis zu 1–2 g Kalzium tgl.
6. aktive und passive Bewegungsübungen
7. ggf. Wirbelsäulenstützung (Korsett)

PANHYPOPITUITARISMUS

(Hypophysäre Kachexie; Simmondsche Erkrankung)

1. Hypophysentumor chirurgisch und/oder durch Röntgen- bzw. Isotopenbestrahlung behandeln
2. *zeitlebens* „Hypophysensubstitutionsbehandlung" mit Kortikosteroiden (z.B. Hydrocortison, 20–30 mg tgl. oral; Prednisolon, 5–7 mg tgl. oral; Dexamethason, 0,5–1 mg tgl. oral),

Therapieschemata zum Kap. 20: Endokrinologie

daneben mit Schilddrüsenhormonen (Novothyral®, anfangs ⅛–¼ Tbl. tgl., dann Steigerung auf 0,1 mg tgl.) und Geschlechtshormonen (bei Männern im allg. Testosteron in Depotform, 250 mg alle 3–4 Wochen; Methyltestosteron, 10–20 mg tgl. oral; Fluoxymesteron, 2–10 mg tgl. oral; bei Frauen gewöhnlich Diäthylstilböstrol, 0,5–1 mg tgl. oral; Äthinylöstradiol, 0,02–0,05 mg tgl. oral oder konjugierte Östrogene, 0,625–1,25 mg tgl. oral; Cave: Behandlung monatl. 1× für eine Woche unterbrechen; bei jugendl. Patienten Hormone mit Vorsicht einsetzen!)
3. zur Wiederherstellung der Fertilität ist die Kombination von Choriongonadotropin und menschlichem hypophysären FSH geeignet
4. Gabe von menschlichem Wachstumshormon (STH)
5. bei hypophysären Läsionen mit Laktation und Amenorrhoe können Levodopa und Bromocriptin verabreicht werden.

PANKREASTUMOREN
(mit Inselzellenfunktion)
s. S. 1032 f.

PHÄOCHROMOZYTOM

1. chirurg. Entfernung des Tumors (unter Anwendung von Phenoxybenzamin, Plasmaexpandern sowie intra- und postoperativer Noradrenalin- und Cortison-Substitution
2. bei Arrhythmien Propranolol
3. postoperative Überprüfung der Harnkatecholaminausscheidung
4. bei inoperablen Karzinomen zur chronischen Behandlung (auch präoperativ bei Schwerkranken) Phenoxybenzamin (Cave: Blutdruckkontrolle erforderlich!) oder α-Methyl-L-Tyrosin

PSEUDOHYPOPARATHYREOIDISMUS
s. Hypoparathyreoidismus, S. 1058

RACHITIS

1. Gabe von Vitamin D (auch in kleinen Dosen), im allg. 2000–5000 I. E. tgl.
2. weitere Behandlung s. Osteomalazie (Punkte 2–4)

SCHILDDRÜSENKARZINOM

1. in der Regel radikale chirurg. Operation (Thyreoidektomie)
2. bei papillären Tumoren evtl. auch Schilddrüsensuppressionsbehandlung (hochdosiert), bei follikulären Karzinomen evtl. Radiojodtherapie (mit vorübergehendem Erfolg!)
3. bei lokalen Tumoren und Metastasen externe Röntgenbestrahlung
4. bei inoperablen Tumoren kann eine Chemotherapie mit Doxorubicin (Cave: Toxizität!) versucht werden

STEIN-LEVENTHAL-SYNDROM

1. Teilresektion der Ovarien (führt häufig zum Wiedereinsetzen der Ovulation und Fertilität)
2. Kortikosteroide verabreichen
3. evtl. menschl. hypophysäres FSH oder Clomifen (Cave: Gefahr der Zystenbildung der Ovarien bzw. der Ovarienruptur!)
4. der Hirsutismus wird mit hohen Östrogendosen behandelt

THYREOIDITIS

1. bei *eitriger Th.* Antibiotikagabe und evtl. chirurg. Vorgehen
2. bei *subakuter Th.* im frühen Stadium Gabe von Kortikosteroiden (Prednison), zur Schmerzbehandlung Verabreichung von Salizylaten (hohe Dosen 6–8 g/Tag), zur Unterdrückung des Wachstumsanreizes Schilddrüsenhormonpräparate (Novothyral®, L-Thyroxin, Euthyrox®) verordnen; notf. niedrig dosierte (600–1200 r) Röntgenbestrahlung, selten ist eine chirurg. Spaltung des Isthmus, zur Druckentlastung oder für bioptische Zwecke erforderlich; gegen die toxischen Symptome verabreiche man Propylthiouracil oder Methimazol
3. bei *Hashimoto-Th.* lebenslange Verabreichung von Schilddrüsenhormonpräparaten (Thyreoidea sicca, L-Thyroxin); evtl. vorübergehende Kortikosteroidbehandlung, selten Röntgenbestrahlung (Wert zweifelhaft), Propylthiouracil-Gabe und partielle Thyreoidektomie
4. bei einer *Riedel-Struma* ist eine teilweise Thyreoidektomie angezeigt, um Druckerscheinungen zu mildern

THYREOTOXIKOSE; THYREOTOXISCHE KRISE

s. Hyperthyreose, S. 1057

TURNER-SYNDROM

1. Östrogen- und Androgentherapie, evtl. auch Gabe von hypophysärem Wachstumshormon
2. Beseitigung des Pterygium colli durch plastische Operation

21. Stoffwechselerkrankungen und Diätetik

Allgemeines

Die Ernährung des Menschen umfaßt viel mehr als nur traditionelle Vorstellungen, welche sich aus Untersuchungen über Ernährungsmängel ableiten lassen. Rassisch-kulturelle Gruppen unterscheiden sich nicht nur in der Bevorzugung bestimmter Nahrungsmittel, sondern auch in ihrer Fähigkeit, bestimmte Nahrungsmittel, z. B. Milchprodukte, auszunutzen. Selbst beim Vorhandensein unbeschränkter Nahrungsmittelvorräte auf der ganzen Welt würde es zweifellos weiterhin Ernährungsprobleme bei sonst gesunden Bevölkerungsgruppen geben, welche durch fehlerhafte Produktionsmaßnahmen, Lagerung, Verteilung etc. entstehen.

Eine ausgeglichene Kost besteht im allgemeinen aus 6 Grundbestandteilen der Nahrung:

1. Brot und Zerealien;
2. Gemüse und Obst;
3. Fleisch;
4. Milchprodukten;
5. Fetten und Ölen;
6. Zucker.

Diese Kost kann je nach Geschmack und Umständen verändert werden, bleibt jedoch ernährungsmäßig adäquat, wenn die richtigen Kombinationen und Quantitäten natürlicher Nahrungsstoffe dabei eingenommen werden. Leider können durch Armut, Unkenntnisse in der Auswahl und Präparation der Nahrungsmittel, diätetisches Sektierertum, Unkenntnis des Nahrungsgehaltes vorpräparierter Nahrungsmittel, z. B. Gefrierkost, Trockenprodukte usw., zwar die kalorischen Bedürfnisse erreicht oder sogar überschritten werden, ohne daß damit die echten Ernährungsbedürfnisse des Organismus erfüllt sind.

Unsere unzureichenden Kenntnisse über manche präzise Details der menschlichen Ernährung werden noch verstärkt durch die ungewöhnlichen oder bizarren „Diät-Philosophien", die von Zeit zu Zeit auftauchen. Obgleich im allgemeinen harmlos, entbehrt die Verwendung vieler sogenannter „Gesundheitsnahrungsmittel", „organischer Nahrungsmittel", „natürlicher Vitamine" häufig jeder wissenschaftlichen Grundlage. Die Kriterien über den Ernährungswert unserer Kost sollten daher immer wieder erneut überprüft werden. Am Schluß dieses Kapitels werden daher noch eine Reihe von erprobten Diäten besprochen werden.

Vitamine und Vitaminstoffwechselstörungen

Bei Krankheiten können beträchtliche Unterschiede im Vitaminbedarf des Körpers auftreten, die von Alter, Aktivität, Ernährungsweise, Stoffwechsel und anderen Faktoren abhängen, die die Vitaminaufnahme, -nutzung und -ausscheidung betreffen. Vitaminmangelzustände zeigen sich fast immer in vielfacher Form, obwohl ein bestimmter Symptomenkomplex vorherrschen kann.

Frühe Zeichen von Vitaminmangelzuständen sind gewöhnlich unspezifisch, unklar und beeinträchtigen das Wohlbefinden wenig. Sie werden leicht falsch interpretiert oder völlig übersehen. Die „Rohquellen", die mehrere Vitamine enthalten, sind häufig in der Therapie wirksamer als die reinen oder synthetischen Zubereitungen; als Regel kann gelten, daß es einzig bei ernsteren Verläufen oder in Fällen von spezifischen Mangelzuständen nötig ist, „reine Vitamine" zu verwenden. Der Gebrauch eines „reinen Vitamins" angesichts eines echten Mangels an mehreren Vitaminen könnte eher den Zustand verschlimmern als verbessern. Die Behandlung von Vitaminmangelzuständen besteht in der Gabe einer angemessenen, ausgewogenen, eiweißreichen und vitaminreichen Diät mit Vitaminzusätzen, wie im folgenden angegeben. Im allgemeinen empfiehlt es sich, die Vitamine therapeutisch so zu dosieren, daß sie das 5–10fache des Tagesbedarfes betragen.

Vitaminmangelschäden erblichen Ursprungs sind von erworbenen Vitaminmangelzuständen zu unterscheiden. Es sind nahezu ein Dutzend vitaminbedingter genetischer Erkrankungen beschrieben worden, die etwa mit 6 verschiedenen Vitaminen in Zusammenhang stehen (Thiamin, Nicotinamid, Pyridoxin, Vitamin B_{12} und Vitamin D). Diese Erkran-

kungen sprechen nicht auf eine physiologische Substitution, sondern nur auf sehr hohe pharmakologische Dosen des benötigten Vitamins an. Andererseits können die Patienten z. B. beim Vitamin D auf Dosen entgegengesetzt reagieren, die unter den prophylaktisch benötigten Mengen liegen.
Sehr hohe Dosen einiger Vitamine (Vitamine A, D und K z. B.) sind toxisch und können Krankheiten hervorrufen, besonders wenn sie über lange Zeiträume gegeben werden.

Vitamine und deren Stoffwechselstörungen beim Kinde s. S. 670ff.

Fettlösliche Vitamine

1. Vitamin A

Vitamin A ist ein Alkohol mit hohem Molekulargewicht, der in der Leber gespeichert wird. Ein großer Teil stammt aus der Umwandlung des Betakarotins der Nahrung in Vitamin A. Dieser Vorgang spielt sich hauptsächlich in der Mukosa des Dünndarms ab. Vitamin A ist nötig für die normale Funktion und den Aufbau aller Epithelzellen sowie für die Synthese des Sehpurpurs in den Stäbchen der Retina (also für das Dunkelsehen). Karotin allein kommt vor im Blattgrün, in gelben Früchten und gelbem Gemüse; Vitamin A und von Zeit zu Zeit Karotin findet man in Vollmilch, Butter, Eiern, Fisch und Leberöl. Die empfohlene Tagesmenge für Erwachsene beträgt 5000 IU; während der Schwangerschaft und der Stillzeit 6000–8000 IU.

Vitamin A-Hypovitaminose
A. Klinische Befunde: Leichte oder frühe Symptome bestehen in Hauttrockenheit, Nachtblindheit und follikulärer Hyperkeratose. Schwere oder späte Symptome sind Xerophthalmie, Atrophie und Keratinisierung der Haut sowie Keratomalazie.
B. Tests bei Mangelzuständen: Die Dunkeladaptation ist vermindert. Ein niedriger Serumspiegel von Vitamin A (unter 20 mikrogramm/100 ml) könnte bei der Diagnostik behilflich sein, ist jedoch nicht beweisend. Ein therapeutischer Test mit 25000 bis 75000 IU pro Tag über vier Wochen kann ebenfalls weiterhelfen.
C. Behandlung: Man gibt Vitamin A in Ölform 15–25000 Einheiten ein- oder zweimal täglich. Besteht eine Absorptionsstörung, kann es erforderlich werden, Gallesalze mit Vitamin A zu geben oder dieselbe Dosis in Öl gelöst i. m. (50000 Einheiten/ ml in Sesamöl). Hautläsionen oder ausgeprägte Unterernährung (z. B. Kwashiokor) können eine stärkere Behandlung erfordern.

Vitamin A-Hypervitaminose
Diese Störung kommt bei Erwachsenen selten vor. Sie kann bei Kindern als Ergebnis einer exzessiven Aufnahme von Vitamin A-reichen Zubereitungen auftreten. Die minimale toxische Dosis für den Erwachsenen liegt ungefähr bei 75–100000 Einheiten tgl. während sechs Monaten.
A. Klinische Befunde: Anorexie, Gewichtsverlust, Haarausfall, Hyperostose und periostale Abhebungen am Knochen, Hepatomegalie, Splenomegalie, Anämien, Hautausschlag und ZNS-Manifestationen.
B. Tests bei Überschuß: Der Vitamin A-Serumspiegel ist höher als 400 mikrogramm/100 ml.
C. Behandlung: Man schaltet die Quellen aus.

2. Vitamin D

Die D-Vitamine sind Sterine, die durch UV-Bestrahlung pflanzlicher Sterinvorläufer entstehen. Die beiden wichtigsten dieser Sterine sind Ergocalcipherol (Vitamin D_2) und Cholecalciferol (Vitamin D_3). Diese Umwandlung findet im allgemeinen in der menschlichen Haut statt. Der menschliche Organismus kann Provitamin D_3 (7-Dehydrocholesterol) synthetisieren, wobei das Vitamin durch Hautexposition gegenüber ultravioletten Strahlen zu Vitamin D_3 aktiviert und dann zu anderen Geweben im Organismus transportiert wird. Zur Zeit glaubt man, daß Vitamin D_3 im Körper in die biologisch viel aktiveren Metaboliten 25-Hydroxyvitamin D_3 und 1,25-Dihydroxyvitamin D_3 transformiert wird. Die D-Vitamine oder ihre Metaboliten spielen gemeinsam mit dem Parathormon und Calcitonin eine essentielle Rolle in der Kalzium-Homöostase. Die D-Vitamine bewirken eine Steigerung der Kalziumaufnahme im Darm und der Phosphorausscheidung mit dem Urin. Sie kommen in Fischleber vor; ihre Vorläufer finden sich in vielen Pflanzen. Der Tagesbedarf für den Erwachsenen ist nicht bekannt. Frauen während der Schwangerschaft und der Stillzeit werden 400 Einheiten empfohlen. (Vgl. auch Kap. ,Pädiatrie', Tabelle 13–19, S. 671 [,Vitaminbedarf des Kindes'])
Es besteht eine sehr verschiedene Ansprechbarkeit auf Vitamin D. So benötigen manche Patienten mehr als das 50fache der therapeutischen Dosis, um einen Mangelzustand zu beheben, während andere Patienten wieder bereits auf untertherapeutische Dosen übermäßig reagieren. Zu diesen Patienten gehören meist solche mit genetischen Schäden oder mit Erkrankungen, die von Hyperkalzämien oder Hyperphosphatämien begleitet sind.

Vitamin D-Hypovitaminose
Die Vitamin D-Hypovitaminose rührt gewöhnlich von ungenügender Aufnahme mit der Nahrung,

Mangel an Sonnenlicht oder von einer Absorptionsstörung her (z. B. Pankreatitis, Sprue).

A. Klinische Befunde: Vitamin D-Mangel führt bei Kindern zur Rachitis (s. S. 673). Einige Fälle der Erwachsenenosteomalazie scheinen mit einem gesteigerten Bedarf an Vitamin D in Zusammenhang zu stehen.

B. Tests bei Mangelzuständen: Serumkalzium und -phosphat können normal oder erniedrigt sein, die alkalische Serumphosphatase ist im allgemeinen erhöht, das Kalzium im Urin erhöht (Sulkowitsch-Probe ist positiv).

C. Behandlung: s. Osteomalazie.

Vitamin D-Hypervitaminose

Diese Störung wird im allgemeinen durch längere Aufnahme von 5000 bis 150000 Einheiten täglich hervorgerufen.

A. Klinische Befunde: Es treten die Symptome der Hyperkalzämie auf, die sich bis zu Nierenschäden und metastatischen Verkalkungen verschlimmern können.

B. Tests bei Überschuß: Erhöhung des Serumkalziumspiegels (mehr als 11,5 mg/100 ml) kommen vor, wenn hohe Dosen Vitamin D aufgenommen werden. (Stets sind auch andere Ursachen der Hyperkalzämie in Betracht zu ziehen!)

C. Behandlung: Man schaltet die überhöhte Zufuhr aus. Zu einer vollständigen Erholung wird es kommen, wenn die Überdosierung rechtzeitig beendet wird. Kortikosteroide oder Natriumphytat kehren eine Hyperkalzurie um, die durch eine Vitamin D-Intoxikation bedingt war.

3. Vitamin K

Die Vitamin K-Gruppe sind chemische Verbindungen, die für die Synthese von Gerinnungsfaktor II (Prothrombin), VII, IX und X in der Leber notwendig sind. Die Ähnlichkeit der chemischen Struktur des Vitamin K zu der des Coenzyms Q läßt annehmen, daß die K-Vitamine auch bei oxydativen Phosphorylierungsprozessen eine Rolle spielen. Sie kommen häufig in grünen Blättern von Pflanzen, im Eigelb und in Sojabohnen vor. Die natürlich auftretende Form des Vitamins wird Vitamin K_1 genannt. Vitamin K kann auch von Mikroorganismen im Intestinum synthetisiert werden und da es sich vom Vitamin K_1 in seiner chemischen Struktur etwas unterscheidet, wird es Vitamin K_2 genannt. Eine dritte synthetische Form des Vitamins liegt als Vitamin K_3 vor.

Der Tagesbedarf von Vitamin K ist nicht bekannt, aber er ist vermutlich relativ gering. Ein Vitamin K-Mangel aufgrund einer Mangelernährung ist außerordentlich selten.

Vitamin K-Hypovitaminose

Die Vitamin K-Hypovitaminose kann entstehen auf Grund von Leberkrankheiten, so daß die Prothrombinsynthese gestört ist, durch ungenügende Galleproduktion mit geringer Reabsorption oder durch die Aufnahme von Medikamenten, die die Prothrombinsynthese hemmen (z. B. Cumarine und Salizylate).

A. Klinische Befunde: Blutungen

B. Tests bei Mangelzuständen: Verlängerte Prothrombinzeit

C. Behandlung: s. unter: Leberkrankheiten, Dihydroxycumarinvergiftung und Hämorrhagie beim Neugeborenen.

Vitamin K-Hypervitaminose

Hohe Dosen von wasserlöslichem Vitamin K bei Kleinkindern, besonders bei unreifen, können hämolytische Anämie, Hyperbilirubinämie, Hepatomegalie und sogar den Tod hervorrufen.

4. Vitamin E (Tokopherol)

Vitamin E ist ein natürliches Antioxydans, das in der normalen Physiologie der Tiere eine Rolle spielt, möglicherweise auch in der des Menschen, obwohl die genaue Funktion beim Menschen unbekannt ist. Es ist relativ ungiftig. Es sind Anämien, die angeblich auf einen Vitamin E-Mangel zurückzuführen waren, bei Kindern berichtet worden, besonders bei Frühgeborenen, die bestimmte kommerzielle Fertignahrung erhalten hatten. Ein exakt definierter Mangel ist bei Erwachsenen nicht bekannt, obwohl das Vitamin als Entschuldigung für eine große Vielzahl von Störungen herhalten muß. Empfohlen werden als Tagesdosen für Männer 30 IU, für Frauen 25 IU, 30 IU während Schwangerschaft und Stillzeit.

Wasserlösliche Vitamine — Vitamin B-Komplex

Die Angehörigen des Vitamin B-Komplexes stehen in enger Beziehung zueinander, sowohl was ihr Vorkommen betrifft als auch ihre Funktion. Auf Grund dieser engen Beziehungen ist es zweifelhaft, ob es den Mangel eines einzelnen B-Vitamins überhaupt gibt, außer unter experimentellen Bedingungen. Der Mangel an einem Bestandteil des Vitamin B-Komplexes würde wahrscheinlich zu einem verminderten Stoffwechsel des anderen führen. Obwohl bestimmte klinische Bilder beim Fehlen eines Teiles des Komplexes vorherrschen können, folgt daraus jedoch nicht, daß der Mangel vollständig dadurch beseitigt werden kann, daß der Faktor allein gegeben wird. Daher besteht die „spezifische Therapie" immer in angemessener diätetischer oder parenteraler Zufuhr aller Bestandteile des Vitamin B-Komplexes.

1. Vitamin B₁ (Thiaminhydrochlorid)

Vitamin B_1 ist das Coenzym für die Decarboxylierung der Alpha-Ketosäuren (z. B. Brenztraubensäure und Ketoglutarsäure). Es ist also für die normale Kohlehydratoxydation wichtig. Diätetische Quellen sind Leber, mageres Schweinefleisch, Niere und Vollkornzerealien. Werden Nahrungsmittel gedünstet oder feuchter Hitze ausgesetzt, sinkt der Thiamingehalt. Der Tagesbedarf beträgt ungefähr 0,5 mg/1 000 Kalorien (im Durchschnitt 1–1,7 mg/Tag).

Vitamin B₁-Hypovitaminose (Beriberi)
Zur Vitamin B_1-Hypovitaminose kommt es durch ungenügende Aufnahme, die gewöhnlich von einer Nahrungsmittelüberempfindlichkeit oder übertriebenem Kochen und Bearbeiten der Nahrungsmittel herrührt. Der gesteigerte Bedarf an Vitamin B_1 bei Fieber, reichlicher Kohlenhydrataufnahme oder Thyreotoxikose kann ebenfalls zu einem Mangel führen.

A. Klinische Befunde: Leichte oder frühe Symptome bestehen in vielen unklaren Beschwerden, die auf Neurasthenie hindeuten, und schließen Anorexie, Ameisenlaufen, Muskelkrämpfe, Wadenschwäche, Parästhesien und Hyperaktivität, gefolgt von Hypoaktivität der Knie- und Knöchelreflexe ein. Schwere oder späte Symptome (Beriberi) sind Anorexie, Polyneuritis, seröse Ergüsse, subkutane Ödeme und Lähmungen (besonders in den Extremitäten). Hinzu kommt eine Herzinsuffizienz, die sich als Tachykardie, Dyspnoe, Ödeme, normale oder abgefallene Kreislaufzeit, erhöhten Venendruck und in unspezifischen EKG-Veränderungen äußert. Eine besonders virulente Form der Herzerkrankung bei Beriberi im Orient wird als „Shoshin Beriberi" bezeichnet.

B. Behandlung: Man gibt Thiaminhydrochlorid 20–50 mg tgl. oral, i. v. oder i. m. in geteilten Dosen zwei Wochen lang, später 10 mg pro Tag oral. Eine andere Möglichkeit ist die Gabe von getrockneter Hefe (Bierhefe), 30 g 3 × tgl. Wenn es vertragen wird, sollte eine ausgewogene Diät mit 2 500–4 500 Kalorien/Tag gegeben werden.

2. Vitamin B₂ (Riboflavin)

Riboflavin dient als Coenzym bei der Übertragung von Wasserstoffionen. Es kommt in Milch und Milchprodukten sowie in grünem Gemüse und Leber vor. Der Tagesbedarf für den Erwachsenen beträgt 1,5–1,7 mg; während Schwangerschaft und Stillzeit 1,8–2 mg.

Vitamin B₂-Hypovitaminose (Ariboflavinose)
Die ätiologischen Faktoren bei Ariboflavinose sind denen des Thiaminmangels ähnlich, jedoch ist hier die ungenügende Aufnahme von Milch bedeutungsvoll. Die Mangelsymptome wechseln stark und treten gewöhnlich zusammen mit denen des Thiamin- oder Niacinmangels auf, aber vielleicht auch schon früher.

A. Klinische Befunde: Leichte oder frühe Symptome sind orale Blässe, oberflächliche Fissuren an den Mundwinkeln, Konjunktivitis, Photophobie, Kraftlosigkeit, allgemeines Krankheitsgefühl, Schwäche und Gewichtsverlust. Schwere oder späte Symptome bestehen in Cheilosis (Fissuren an den Mundekken), Fissuren an den Nasenlöchern, fuchsinrote Zunge, mäßige Ödeme, Anämien, Dysphagie, korneale Vaskularisation, zirkumkorneale Injektion und seborrhoische Dermatitis.

B. Behandlung: Man gibt Riboflavin 40 bis 50 mg tgl. oral oder i. v., bis alle Symptome verschwunden sind. Eine andere Möglichkeit ist die Gabe von getrockneter Hefe (Bierhefe), 30 g 3 × tgl. Wenn es vertragen wird, sollte eine ausgewogene Diät von 2 500–4 500 Kalorien/Tag gegeben werden.

3. Nicotinsäure (Niacin) und Nicotinamid (Niacinamid)

Niacin und Niacinamid haben eine Funktion in wichtigen Enzymsystemen, die bei Redoxvorgängen wirken. Sie kommen in Leber, Hefe, Fleisch, Vollkornzerealien und Erdnüssen vor. Nicotinsäure kann vom Körper aus Tryptophan synthetisiert werden. Daher sichert eigentlich schon eine eiweißreiche Diät eine ausreichende Nicotinsäurezufuhr. Sechzig Milligramm Tryptophan werden gebraucht, um ein Milligramm Nicotinsäure zu ersetzen.

Der Tagesbedarf für Erwachsene beträgt 10–18 mg; für Heranwachsende 15–20 mg. Niacin kann auch therapeutisch verwandt werden als Gefäßdilatator bei Kopfschmerzen, Myalgien, neurologischen Störungen und Labyrinthödem (100 mg oder mehr über den Tag verteilt). Niacinamid besitzt diesen vasodilatierenden Effekt nicht. Da Niacin die Synthese der „low density Lipoproteine" sowie das Serum-Cholesterin senkt, wurde es für die Behandlung der Hyperlipoproteinämie vom Typ II, III, IV und V empfohlen.

Pellagra
Die ätiologischen Faktoren beim Fehlen dieser Komponente des B-Komplexes gleichen denen

des Thiaminmangels. Niacinmangel ist die hauptsächliche, aber nicht die alleinige Ernährungsstörung bei Pellagra; niedriger Tryptophangehalt mancher Nahrungsmittel spielt ebenfalls eine Rolle.

A. Klinische Befunde: Leichte oder frühe Symptome bestehen in mannigfachen unklaren Beschwerden, geröteter, rauher Haut, Rötung und Hypertrophie der Zungenpapillen. Schwere oder späte Symptome sind: auffallend rauhe Haut bei Lichtexposition sowie Diarrhoe, aufgetriebener Leib, scharlachrote Zunge mit Atrophie der Papillen, Stomatitis, Depressionen, geistige Abstumpfung, Rigidität und merkwürdige Saugbewegungen.

B. Behandlung: Man gibt Nicotinamid (Niacinamid), 50–500 mg pro Tag i.v., i.m. oder per os, bis die Symptome verschwinden. Nicotinsäure (Niacin) wird weniger häufig verwandt wegen seines vasodilatierenden Effektes; die Dosierung ist gleich. Ebenfalls gibt man therapeutische Dosen von Thiamin, Riboflavin und Pyridoxin. Eine andere Möglichkeit ist die Gabe von getrockneter Hefe (Bierhefe) 30 g dreimal täglich.

Wenn sie vertragen wird, sollte eine Diät mit 2500–4500 Kalorien pro Tag und hohem Eiweißanteil gegeben werden. Eine bestehende Demenz kann ständige Überwachung erfordern.

Nicotinsäurevergiftung

Sehr hohe orale Dosen Nicotinsäure können zu Flush und Brennen der Haut sowie zu Schwindelzuständen führen, sind jedoch im allgemeinen harmlos. Ein nach intravenöser Verabreichung auftretender Hypotonus kann schwerwiegend sein. Anaphylaxie tritt selten auf.

gen oder während der Rekonvaleszenz nach langwierigen Krankheiten (z.B. Tuberkulose). Kürzlich wurden Megadosierungen für die Behandlung banaler Erkältungen empfohlen. Neuere Untersuchungen lassen jedoch vermuten, daß eine Prophylaxe mit Vitamin C zu keiner Verringerung der Erkältungsneigung führt. Außerdem wird vermutet, daß hohe Dosen von Vitamin C nicht völlig frei von unerwünschten Nebenwirkungen sind.

Vitamin C-Hypovitaminose (Skorbut)

Skorbut ist normalerweise auf ungenügende Aufnahme von Vitamin C zurückzuführen, kann aber auch bei gesteigerten Stoffwechselbedürfnissen auftreten.

A. Klinische Befunde: Leichte oder frühe Symptome sind: Ödem und Hämorrhagie der Gingiva, poröses Dentin und Hyperkeratose der Haarfollikel. Schwere oder späte Symptome bestehen in tiefgreifenden muskulären Veränderungen, Gelenkschwellungen, Rarefikationen des Knochengerüsts, deutlicher Blutungsneigung, Blutextravasaten in fasziale Schichten, Anämie, Lockerung oder Verlust der Zähne und in schlechter Wundheilung.

B. Tests bei Mangelzuständen: Die Kapillarresistenz ist vermindert, Röntgenbilder der langen Röhrenknochen können typische Veränderungen zeigen. Epiphysenveränderungen bei Kindern sind pathognomonisch. Außerdem ist die Ascorbinsäure im Serum und in den Leukozyten verringert.

C. Behandlung: Man injiziert Natriumascorbat, 100–500 mg i.m., oder gibt Ascorbinsäure 100–500 mg pro Tag per os, solange wie der Mangelzustand anhält.

Vitamin C (Ascorbinsäure)

Vitamin C spielt eine Rolle bei der Bildung und Erhaltung der interzellulären Stützstrukturen (Dentin, Knorpel, Kollagen, Knochenmatrix). Seine biochemische Wirkung ist nicht bekannt. Zu den Quellen aus der Nahrung zählen: Zitrusfrüchte, Tomaten, Paprika, Glockenpfeffer und alle grünen Gemüsesorten. Der Ascorbinsäuregehalt der Nahrungsmittel wird durch Kochen, Zerkleinern, Kontakt mit Luft, durch Alkalien und durch den Kontakt mit Kupfergeschirr deutlich vermindert. Der in den Vereinigten Staaten empfohlene Tagesbedarf für Erwachsene beträgt 55–60 mg pro Tag.

Ascorbinsäure wurde bei der Behandlung von bestimmten Vergiftungen in Dosen von 0,5 g oder mehr angewandt. Ein Beweis für den Wert der Behandlung fehlt jedoch. In Dosierungen bis zu 200 mg täglich per os wird es benutzt, um die Heilung von Wunden und Geschwüren zu beschleuni-

Andere Vitamine

Viele andere Vitamine sind beschrieben worden. Einige sind wichtig bei der menschlichen Ernährung und bei Krankheit; die meisten spielen jedoch eine unbekannte Rolle.

Pyridoxinhydrochlorid

Pyridoxin könnte bei der Transaminierung und Decarboxylierung von Eiweißen von Bedeutung sein. Ein Mangel könnte bei einer bestimmten Form der hämolytischen Anämie von Bedeutung sein. Die empfohlene Dosis für den Erwachsenen beträgt ungefähr 2 mg pro Tag. Es kann nervöse Symptome und Schwächezustände bei Pellagrakranken mildern, wenn Niacin wirkungslos bleibt. Glossitis und Cheilosis können gebessert werden, wenn die Riboflavinbehandlung versagt. Seine Rolle — wenn es sie gibt — bei der menschlichen Arteriosklerose ist unsicher. Therapeutisch gibt man 10–50 mg tgl. i.v.

oder i. m. zusammen mit anderen Bestandteilen des Vitamin B-Komplexes.

Folsäure

Die Folsäure scheint für den Stoffwechsel von Zellkernsubstanzen notwendig zu sein. Sie ist wirksam bei der Behandlung von bestimmten makrozytären Anämien und bei der tropischen Sprue. Die empfohlene Tagesdosis für den Erwachsenen beträgt 0,4 mg. Während der Schwangerschaft steigt sie auf 0,8 mg, während der Stillzeit auf 0,5 mg.

Cyanocobalamin (Vitamin B$_{12}$)

Vitamin B$_{12}$ ist eine Phosphor und Kobalt enthaltende Substanz, die aus gereinigten Leberextrakten isoliert worden ist. Es ist der Wirkstoff (extrinsic factor), der bei der perniziösen Anämie und anderen Formen gastrointestinaler Resorptionsstörungen fehlt. Qualitative Thrombozytenveränderungen sind in Fällen eines schweren Vitamin B$_{12}$-Mangels berichtet worden. Es muß betont werden, daß ein Vitamin B$_{12}$-Mangel des Organismus selten auf eine mangelnde Nahrungszufuhr zurückzuführen ist. Die empfohlene Tagesdosis für den Erwachsenen beträgt 3 Mikrogramm.

Obesitas

Obesitas könnte definiert werden als Gewichtsanstieg auf über 10% des „Normalgewichts", der von einer generalisierten Fettablagerung im Körper herrührt. „Normalgewicht" ist schwer zu bestimmen; klinisch jedenfalls werden Tabellen für Standardalter, -größe und -gewicht für praktische Zwecke allgemein benutzt, obwohl sie nicht immer zuverlässig sind. Körperbau, Muskulatur, familiäre Anlagen und sogar sozialökonomische Faktoren müssen in Betracht gezogen werden.

Soziale Faktoren haben einen großen Einfluß auf die Fettsucht. Außerdem können die einzelnen Lebenssituationen die Eßgewohnheiten entscheidend verändern. Die Messung der Hautfalten-Dicke erweist sich als eine einfache und zuverlässige Methode der Adipositasbestimmung.

Vom stoffwechselmäßigen Standpunkt aus hat jede Fettsucht die gleiche Ursache: Aufnahme von mehr Kalorien als für die Stoffwechselenergie nötig sind. Die Gründe für die unterschiedliche „Futterverwertung" bei verschiedenen Personen, die es einem Menschen ermöglicht, seine Kalorien „wirksamer" auszunutzen als ein anderer, sind nicht immer bekannt. Bei fettsüchtigen Patienten wurde eine erhöhte Anzahl von Fettzellen sowie eine Übergröße der Fettzellen festgestellt. Eine Gewichtsreduktion bei diesen übergewichtigen Patienten vermag zwar die Größe der Fettzellen zu verringern, die Anzahl der Fettzellen bleibt jedoch konstant.

Obwohl die meisten Fälle von Fettsucht einfach auf übertriebenes Essen aus emotionalen, familiären, stoffwechselmäßigen oder genetischen Gründen zurückzuführen sind, führen einige wenige Stoffwechsel- und Hormonstörungen zu speziellen Formen der Fettsucht (z. B. M. Cushing und hypothalamische Läsionen). Zwanghafte Völlerei ähnelt in manchen Gesichtspunkten der Hingabe an Tabak und Alkohol. Besonders schwierig ist es, die Phänomene der Flüssigkeitsretention, Fettmobilisation und der Speicherung zu erklären.

Schilddrüsenunterfunktion geht nur selten mit Fettsucht einher. Eine extreme Manifestation massiver Obesitas ist das „Pickwick-Syndrom" mit kardiopulmonalem Versagen.

Behandlung

„Spezifische" gewichtsreduzierende, chemische Substanzen und Hormone, allein oder in Kombination gegeben, sind entweder wirkungslos oder gefährlich und haben in der Behandlung der Fettsucht nichts zu suchen.

Besonders die in der Jugendzeit bereits einsetzende Fettleibigkeit ist sehr schwer zu therapieren. Möglicherweise hängt dies mit metabolischen Störungen zusammen. Es ist daher außerordentlich wichtig, so früh wie möglich ein therapeutisches Programm aufzustellen.

A. Diät: Diät ist der wichtigste Faktor bei der Behandlung der Fettsucht. Diäten, welche durch die Bevorzugung bestimmter „Spezial"-Nahrungsmittel oder ungewöhnlicher Nahrungsmittelkombinationen den Anspruch einer schnellen Gewichtsreduktion erheben, sind nicht nur wertlos, sondern können durchaus schädlich sein. Zahlreiche Punkte sind zu beachten:

1. Kalorien: Um überflüssiges Gewicht zu verlieren, ist es erforderlich, die Nahrungsaufnahme unter die kalorischen Mindestanforderungen des Menschen zu senken. Eine Zufuhr von 500 Kalorien weniger als die normal erforderliche tägliche Kalorienmenge sollte zu einem Gewichtsverlust von ungefähr 0,5 kg pro Woche führen.

Die Höhe der Kalorienzahl pro Tag, die man einem Patienten verschreibt, hängt vom Alter, vom Temperament, von der Beschäftigung und von der Dringlichkeit des notwendigen Gewichtsverlustes ab. Eine tägliche Kalorienaufnahme von 800–1 200 Kalorien genügt für eine Abmagerungsdiät.

Es gibt keinen Beweis, daß eine überwachte rapide Gewichtsabnahme für den Körper schädlich ist. Bei jeder Diät sollte man jedenfalls versuchen, ein Stickstoffgleichgewicht zu halten, obwohl das nicht immer möglich ist. Bei Diäten mit deutlich eingeschränkter Nahrungszufuhr kann eine Ketonurie auftreten; sie ist jedoch für gewöhnlich nach den ersten Tagen sehr gering, eine Azidose ist niemals beobachtet worden. Wenn zudem die Patienten erfassen, daß sie unter einer Diät stehen, werden sie bereitwilliger dabei bleiben, wenn das Gewicht schnell abfällt, als wenn sich die Erfolge nur langsam einstellen.

2. Eiweiß: Eine Eiweißaufnahme von mindestens 1 g/kg sollte aufrechterhalten bleiben. Sollte es nötig werden, Eiweiß der kalorienarmen Diät zuzusetzen, kann man Proteinhydrolysate oder Casein (ohne Kohlenhydrate und Fett) verwenden.

3. Kohlenhydrate und Fett: Um Kalorienzahl und Ketosegrad niedrig zu halten, muß der Fettanteil gesenkt werden. Nachdem der Eiweißbedarf gedeckt worden ist, können die verbleibenden Kalorien zur Hälfte in Form von Kohlenhydraten und zur Hälfte in Form von Fett zugeführt werden.

4. Vitamine und Mineralien: Die meisten Abmagerungsdiäten enthalten wahrscheinlich zu wenig Vitamine, aber ausreichend Mineralien. Daher sollte man während der Zeit der Gewichtsreduktion den durchschnittlichen täglichen Erhaltungsbedarf an Vitaminen zusetzen.

5. Natriumbeschränkung: Es hat sich gezeigt, daß eine Normalperson unter einer salzfreien Diät 2–3 kg verliert; diese Abnahme ist temporär, denn das Gewicht kehrt zurück, wenn Salz der Diät wieder zugesetzt wird. Dasselbe gilt für den übergewichtigen Patienten, und trotz des augenscheinlichen dramatischen Effektes, der mit salzfreien Diäten erreicht wird, ist er nicht von dauerhaftem Erfolg.

6. Hungerkur: In jüngster Zeit ist wieder einmal das vollständige Hungern als Abmagerungskur empfohlen worden. Obwohl mit diesen Mitteln ein schneller Gewichtsverlust erreicht werden kann, könnte diese Methode ziemlich gefährlich sein und muß während eines Krankenhausaufenthaltes unter strenger Überwachung vorgenommen werden. Einige Todesfälle sind vorgekommen. Vollständiges Fasten führt weitgehend zu einem Abbau des Fettes, genauso kann es aber zu einem extremen Abbau des Eiweißes kommen; einer Schwäche, die auf eine Abnahme des extrazellulären Flüssigkeitsvolumens auf Grund eines Natriumverlusts zurückzuführen ist, sowie zu anderen unphysiologischen Folgen. Periodisches Fasten, bis eine Ketonämie aufgetreten war, schien einen beschleunigten Gewichtsverlust bei Patienten hervorzurufen, die auf die 1000-Kaloriendiät nicht besonders gut ansprachen. Dieser schnelle Gewichtsverlust ist jedoch unecht und repräsentiert lediglich einen Flüssigkeitsverlust auf Grund der Ketonurie.

Eine massive Gewichtsreduktion bzw. eine Mangelernährung unter Auslassung lebenswichtiger (essentieller) Nahrungsmittel können zu einer lebensbedrohlichen Hypokaliämie und zu einer schweren Leberfunktionsstörung sogar mit sehr ernst zu nehmenden Lebernekrosen führen.

7. Shunt-Operationen: Bei ausgesuchten Patienten, bei denen die Fettsucht bedrohliche Ausmaße angenommen hatte, hat man jejunoileale Shunts angelegt. Wenn auch diese Maßnahme zu einer dauernden Gewichtsreduktion führt, muß man doch hervorheben, daß sie noch im Forschungsstadium ist. Auf jeden Fall muß der Patient zur Vermeidung einer Malabsorption sorgfältig beobachtet werden. Der Langzeiteffekt ist noch ungewiß.

B. Medikamentöse Behandlung:

1. Appetitzügler: Amphetamine und verwandte Substanzen dürfen wegen ihrer suchtauslösenden Tendenz und ihrer zum Teil erheblichen Nebenwirkungen nicht mehr gegeben werden.

2. Medikamente mit stoffwechselsteigernder Wirkung: Anmerkung: Es gibt kein zufriedenstellendes Medikament, um den Stoffwechsel zu steigern! Schilddrüsenhormone nehmen keinen oder nur einen sehr geringen Platz in der Behandlung der Obesitas ein. Die Verbindung von niedrigem Grundumsatz und Obesitas ist lediglich in der Tatsache begründet, daß der Grundumsatz ein Maßstab für den Sauerstoffverbrauch bezogen auf die Körperoberfläche ist. Die Körperoberfläche von dicken Patienten ist vergrößert, diese Vergrößerung jedoch ist eher auf einen relativ geringen Sauerstoffverbrauch (Fettgewebe) zu beziehen als auf andere aktivere Gewebe. Daher erscheint ein niedriger Grundumsatz. Tatsächlich sind die kalorischen Grundbedürfnisse eines dicken Menschen höher, als wenn dieselbe Person normales Gewicht besäße. Denn Fettgewebe haben einen konstanten, aber langsamen Stoffwechsel. Es ist gezeigt worden, daß dicke Menschen mit niedrigem Grundumsatz 0,2 g Schilddrüsenhormon pro Tag oder mehr vertragen können, ohne daß sich der Grundumsatz ändert. Langdauernde Verabreichung von Schilddrüsenhormonen kann zu einer Suppression der normalen Schilddrüsensekretion des Patienten führen.

C. Bewegungsübungen: Obwohl zwar Bewegungsübungen den Energie-Output steigern, sind äußerste körperliche Anstrengungen nötig, um das Gewicht signifikant zu ändern. Beispielsweise heben 18 Löcher Golf den kalorischen Gesamtbedarf nur um 100–150 Kalorien. Dennoch ist eine allgemeine Aktivitätssteigerung ein wichtiger Faktor bei der Konstanthaltung des Gewichts auf längere Sicht.

D. Psychologische Faktoren: Übertriebenes Essen ist weitgehend eine Sache der Gewohnheit und kann mit psychologischen Problemen verknüpft sein. Eine psychotherapeutische Behandlung hat allerdings selten hinsichtlich einer Gewichtsreduktion länger anhaltenden Wert. Was auch immer der Grund sein mag, der Patient muß in seinen Eßgewohnheiten eingeschränkt werden und verstehen lernen, daß er nach Rückkehr zum normalen Gewicht wieder leicht dick werden kann, wenn er mehr als nötig ißt. Verhaltenstherapie und Selbsthilfegruppen von übergewichtigen Patienten (ähnlich wie die AA für die Alkoholiker) können bei einigen Patienten wirkungsvoll sein.

Anmerkung: Plötzlicher Gewichtsverlust bei emotionell unausgeglichenen Menschen kann schwere psychische Folgen haben, z. B. Anorexia nervosa, psychotische Reaktionen etc.

Anorexia nervosa

Die Anorexia nervosa ist eine relativ seltene, aber ernsthafte Eßstörung, die vorwiegend bei Frauen (Verhältnis 7:1) in der 2. und 3. Lebensdekade auftritt und durch eine extreme neurotische Aversion gegenüber Nahrungsstoffen geprägt ist. Die genaue Ursache ist nicht bekannt, zweifellos spielen multiple ätiologische Faktoren eine Rolle. Der Patient hat eventuell Schwierigkeiten mit der Selbstidentifizierung und assoziiert Nahrung mit nicht zu akzeptierenden sexuellen Phantasien oder sogar mit einer unbewußten Abwehr der Sexualität. Häufig hat der Patient eine Mutter, welche über Gebühr mit Problemen der Gewichtsreduktion und der Diät beschäftigt ist.

Die Beziehungen zwischen der extremen Unterernährung der Anorexia nervosa und gewissen neuroendokrinen Störungen sind nicht eindeutig.

Die Amenorrhoe ist ein konstanter Befund bei Frauen mit Anorexia nervosa im gebärfähigen Alter. Sie kann in seltenen Fällen dem Gewichtsverlust vorangehen und auch später persistieren, wenn das Gewicht normalisiert ist. Die Patienten klagen über eine Kälteintoleranz.

Ein gewisser Hirsutismus kann bestehen und klinisch und laborchemisch können auch Zeichen von Vitamin- und Mineral-Mangel vorhanden sein. Eine ernährungsbedingte Anämie ist häufig. Gonadotropin und 17-Ketosteroide können vermindert oder normal sein. Die Anorexia nervosa muß differentialdiagnostisch vom Panhypopituitarismus unterschieden werden.

Die Behandlung einer Anorexia nervosa ist schwierig und sollte nur von hierin erfahrenen Spezialisten durchgeführt werden. Im allgemeinen ist eine Langzeit-Psychotherapie nebst Führung der Diät erforderlich. Unbehandelt können Patienten mit Anorexia nervosa der Auszehrung, komplizierenden Infektionen oder dem Suizid erliegen. Die Mortalitätsrate liegt (z. B. in den USA) bei ca. 30%.

Eiweiß- und Kalorienunterernährung

Eiweiß- und Kalorienunterernährung kommen in einem klinischen Kontinuum vor, das sich von unzureichender Eiweißaufnahme bei ausreichenden Kalorien (Kwashiorkor) bis zu unzureichender Aufnahme von Eiweiß und Kalorien (Marasmus) erstreckt.

Kwashiorkor (s. auch S. 659)

Unter der Bezeichnung *Mehlnährschaden* wurde diese Eiweiß-Mangelernährung bereits vor 100 Jahren im deutschsprachigen Raum bekannt (Czerny) und vor rund 30 Jahren von den Amerikanern wiederentdeckt, wobei dann die Eingeborenen-Bezeichnung Kwashiorkor dafür verwendet wurde.

Marasmus

Marasmus oder Verhungern sind charakterisiert durch verzögertes Wachstum, Gewebeatrophie ohne Ödeme und Hautveränderungen wie bei Kwashiorkor.

Wichtige erbliche Stoffwechselkrankheiten

(Vgl. auch Kap. 13, S. 653 ff.)

Garrod's Originalbeschreibung der vier „inborn errors of metabolism" von 1908 wurde mit Interesse beobachtet. Diese Störungen wurden weitgehend jedoch für seltene medizinische Kuriositäten von geringer klinischer Bedeutung gehalten. Einige Hundert hereditäre Stoffwechselkrankheiten, über die wir gegenwärtig wenigstens eine geringe Kenntnis haben, schließen gewöhnliche und ungewöhnliche, gutartige und ernste Krankheiten, metabolische Störungen von fast jeder biochemischen Substanz und Krankheiten aller Organe und Gewebe des Körpers ein. Die bekannten Stoffwechselstörungen werden in schneller Folge berichtet (vgl. auch Kapitel 30). Diese Kenntnisse haben einen großen Beitrag zur menschlichen und tierischen Molekularbiologie geleistet.

Die Kenntnis metabolischer Anomalien ist nicht allein wichtig, um unser Verständnis von bisher unklaren, krankhaften Vorgängen zu fördern, sondern ist grundlegend für eine klare therapeutische Methode. Frühere Annahmen einer erblichen Übertragung körperlicher Anlagen einfach als dominant oder rezessiv mußten modifiziert werden, um die „asymptomatischen Träger" der Erbanlagen zu erklären. Biochemische Untersuchungen an Familienmitgliedern von Patienten mit erblichen Stoffwechselstörungen können klinisch latente Mängel aufdecken. Die Kenntnis des heterozygoten Trägers könnte äußerst wertvoll sein vom eugenischen Standpunkt (um möglicherweise Inkompatibilitäten der Partner vorzubeugen) und auch vom gesundheitlichen Standpunkt des einzelnen selbst (indem man z.B. spezielle diätetische Kontrolle oder geeignete Medikation anrät und Medikamentenidiosynkrasien verhindert).

Man ermittelt die genetischen Grundlagen von Stoffwechselstörungen durch eine sorgfältige Familienanamnese und geeignete biochemische Untersuchungen am Patienten und an verfügbaren Verwandten. Zu den biochemischen Untersuchungen gehören die Bestimmung wichtiger Blutbestandteile, abnormer Eiweißmoleküle, spezifischer Enzyme, abnormer Metabolite, Elektrolyte und renaler Transportmechanismen. Hinzu kommen Verträglichkeits- oder Auslassungsteste, die mit Nahrungsmitteln oder chemischen Substanzen durchgeführt werden.

Einige der erblichen Stoffwechselstörungen (z.B. Gicht), die sich auf besondere Organsysteme beziehen, werden in anderen Abschnitten dieses Buches besprochen.

Mangel an Plasmaeiweißfraktionen, Antikörpermangel-Syndrom

Agammaglobulinämie und Hypoglobulinämie

Der kongenitale Gammaglobulinmangel ist eine seltene, geschlechtsgebundene, rezessiv vererbte Störung, die durch den Mangel oder das Fehlen von Gammaglobulin bedingt ist. Sie tritt nur beim männlichen Geschlecht auf und wird klinisch bei wiederholten bakteriellen Infektionen manifest, die bereits im frühen Säuglingsalter auftreten: hartnäckige Mittelohrentzündungen, Bronchitiden, Pharyngitiden und Dyspepsien sind die häufigsten Initialerkrankungen. — Die typischen Mehrfach-Impfungen führen zu keiner Antikörperbildung; dagegen gehen die BCG-Impfung sowie die Polioschluck-Impfung normal an, da sie zellständige und nicht humorale Immunität bilden. — Die Reaktion auf virale Infektionen ist gewöhnlich normal. Immunreaktionen (z.B. bei der Blutgruppenbestimmung oder beim Immunisieren) kommen nicht vor. Oft besteht gleichzeitig eine ausgesprochene Lymphozytopenie. Die Diagnose wird gesichert durch den Nachweis eines eindeutigen Mangels oder Fehlens von Gammaglobulinen mit elektrophoretischen oder immunologischen Methoden.

Die Behandlung besteht in monatlichen intramuskulären Injektionen von Human-Gammaglobulin (bei Erwachsenen 0,1 g/kg KG) das ganze Leben lang, Früherkennung von bakteriellen Infekten und rechtzeitiger Behandlung der Infektion mit Gammaglobulin sowie entsprechenden antiinfektiösen Medikamenten.

Die sekundäre Agammaglobulinämie (vorzugsweise als Hypoglobulinämie bezeichnet) kommt am häufigsten bei älteren Kindern oder Erwachsenen vor. Sie tritt gewöhnlich im Zusammenhang mit folgenden Erkrankungen auf: 1. Krankheiten, die mit Hypoproteinämie einhergehen (z.B. Leberkrankheiten, Nephrose, Unterernährung, kongenitale Panhypoproteinämie, vorübergehende Dysproteinämie); oder 2. neoplastischen Erkrankungen (z.B. multiples Myelom, Lymphom, lymphatische Leukämie). Im allgemeinen wird sie von selbst bei wiederholten Infekten manifest, eine Immunreaktion ist aber normalerweise vorhanden. Obwohl die Gammaglobuline erniedrigt sind, fallen sie selten auf die sehr niedrigen oder fast fehlenden Werte, die für die primäre Agammaglobulinämie charakteristisch sind.

Die Behandlung richtet sich gegen das Grundleiden, Gammaglobuline werden wie bei der primären Agammaglobulinämie gegeben. Prophylaktisch wendet man hier Antibiotika nicht an; floride Infektionen sind aber bei ihrem Auftreten mit entsprechenden Antibiotika anzugehen.

Zu den äußerst seltenen Dysproteinämien gehören auch die *An-Albuminämie*, die (benigne) *An-Alpha-Lipoproteidämie* (gelbe Tonsillen, Hepatosplenomegalie, Schaumzellen im Knochenmark) und die *A-Beta-Lipoproteinämie* (mit Zöliakie-ähnlichen Enteritiden, Akanthozytose der Erythrozyten, Symptomen des ZNS und Debilität).

Anomalien der Molekülstruktur

Methämoglobinämie

Die kongenitale Methämoglobinämie wird entweder hervorgerufen durch den Mangel des spezifischen Enzyms, der erythrozytären Nukleotiddiaphorase, das für die Umwandlung des Methämoglobins in Hämoglobin erforderlich ist, oder durch das Vorhandensein eines abnormen Hämoglobins M. Klinisch stellt sie sich dar durch eine andauernde graue Zyanose, die nicht mit kardialen oder respiratorischen Veränderungen in Verbindung steht, und durch leichte Ermüdbarkeit, Dyspnoe, Tachykardie und Schwindelzustände bei Anstrengung. Das venöse Blut ist braun; die Sauerstoffkapazität des arteriellen Blutes ist vermindert; im Blut erscheinen exzessive Mengen von Methämoglobin. In manchen Fällen mildert die kontinuierliche Gabe von Methylenblau, 240 mg tgl. per os, die Symptome und besonders die Zyanose. Die Prognose quoad vitam ist gut.

Störungen des Aminosäurenstoffwechsels

(Vgl. auch Kap. 13, S. 661 ff.)

Albinismus

Albinismus ist eine seltene, autosomal rezessive Störung, die auf das Fehlen der Tyrosinase in den Melanozyten zurückzuführen ist. Er äußert sich klinisch durch das Fehlen von Pigment in der Haut, Haaren und Augen. Die Haut und die Haare sind weiß, die Iris ist rötlich, die Pupillen leuchten rot auf. Photophobie, Nystagmus und Sehschwäche können vorkommen.
Eine spezifische Behandlung gibt es nicht.

Alkaptonurie

Die Alkaptonurie ist eine seltene Stoffwechselstörung, die rezessiv vererbt wird. Sie ist bedingt durch das Fehlen eines Leberenzyms, der Homogentisinsäureoxydase, das für die Oxydation der Homogentisinsäure nötig ist. Durch das Fehlen des Enzyms wird die Homogentisinsäure unverändert im Urin ausgeschieden. Windeln oder Kleidung können (sich an der Luft dunkelbraun färbende) Flecken von der Urin-Homogentisinsäure zeigen. Fleckung der Nasen- und Ohrknorpel (Ochronose) kann bei älteren Patienten auftreten. Die Ochronose ruft manchmal an den Gelenken Knorpeldegeneration und schwere Arthritis hervor. Der Urintest für Homogentisinsäure (mit verdünnter Eisenchloridlösung) zeigt eine vorübergehende tiefblaue Verfärbung.
Eine spezifische Behandlung dieser benignen Anomalie steht nicht zur Verfügung.

Phenylketonurie, Phenylbrenztraubensäure-Schwachsinn (P. K. U.), Oligophrenia phenylpyruvica (Fölling)

Diese Krankheit ist die häufigste behandlungszugängliche Aminosäurenstoffwechselstörung und kommt bei rund 0,1‰ aller Neugeborenen vor. Die Ursache dieses rezessiv erblichen Leidens beruht im Fehlen des Enzyms Phenylalaninhydroxylase, das den Abbau von Phenylalanin zum Tyrosin bewirkt. Infolge dessen kommt es im Blut zum Aufstau des

Phenylalanins und seines Desaminierungsproduktes Phenylbrenztraubensäure sowie zu deren vermehrter Ausscheidung mit dem Harn. Das vermehrte Phenylalanin läßt sich säulen- und dünnschichtchromatographisch im Speziallabor quantitativ bestimmen (die optimale Zeit für die initiale Phenylalaninbestimmung im Blut ist offensichtlich nicht vor dem 6. Lebenstag und nicht später als nach 2 Wochen); als Suchtest hat sich der (mikrobiologisch durchgeführte) Guthrie-Test bewährt, der bei jedem Neugeborenen Ende der 1. Lebenswoche (in eigens damit beauftragten staatlichen Untersuchungsstellen) durchgeführt werden soll. Bei Anstieg des Phenylalanins (normal unter 2 mg% im Serum) auf über 10 bis 12 mg% wird im Harn (bzw. in der nassen Windel) die Föllingsche Probe auf Phenylbrenztraubensäure positiv (wenige Tropfen 10%iger Ferrichloridlösung färben den Harn dann deutlich zeisiggrün; Stäbchentest mit Phenistix®). Unbehandelt kommt es zu irreversiblen (toxischen) Hirnschäden der Kinder bereits binnen der ersten Lebenswochen, weshalb nur die Frühdiagnose und -therapie solche Patienten vor der Debilität oder gar Idiotie bewahren kann. Weitere Symptome dieser Patienten sind: in 90% der Kinder blauäugig und hellblonde Haare infolge Pigmentarmut (Phenylalanin wird normaliter über Tyrosin auch zu Melanin umgebaut) mit Photosensibilität der Haut und Lichtdermatosen, Lebervergrößerung bis -zirrhose; bei über der Hälfte der Kinder kommt es zu muskulärer Hypertonie infolge ZNS-Schäden, mit Ataxie, Tremor, evtl. auch Krampfleiden. Der Harn (die Windel) dieser Kinder riecht oft auffallend muffig.

Vorbeugung

Eugenische Beratung bei familiärer Belastung: Heterozygoten-Belastungs-Test bei den Brautleuten kann Unglück verhüten helfen.

Differentialdiagnose

Eine nur interkurrente Neugeborenen-Hyperphenylalaninämie (die klinischer Kontrolle zugeführt werden sollte). Jede andere schwere Aminosäuren-Stoffwechselstörung (s. Tabelle 21–1).

Behandlung

Ab Neugeborenen- bzw. frühem Säuglingsalter strenge Diät: keine Milch- oder üblichen Eiweiße, statt dessen Phenylalanin-arme Aminosäurenmischung (Präparate: z. B. Albumaid-XP, Lofenalac, P. A. M., PKU-Diät-Aponti).
Da das Phenylalanin eine essentielle Aminosäure ist, muß ein Minimum davon mit der täglichen Nahrung gegeben werden, um Wachstumsschäden (Skelet) und Dermatosen zu vermeiden. Der tägliche Mindestbedarf an Phenylalanin beträgt pro kg Körpergewicht: beim Säugling im 1. Lebenshalbjahr 25–30 mg, im 2. Halbjahr 20–25 mg und im

Kleinkindalter 15–20 mg. In diesen Mindestmengen müssen auch die relativ kleinen Phenylalaningehalte im Gemüse, Obst usw. mit berücksichtigt werden! (Im Mittel kann man sagen, daß das Phenylalanin etwa 5% des Gesamt-Eiweißes entspricht.) Die tägliche Zufuhr mit der Nahrung soll so bemessen sein, daß die (mikrobiologisch überprüfbare) Konzentration dieser Aminosäure im Blut etwa 3 bis 6 (bis 8) mg% beträgt.

Ab Schulkindalter wird einerseits die Toleranz dieser Kinder für Phenylalanin besser, d. h. das Gehirn ist ausgereift, andererseits wird dann der tägliche Eiweißbedarf/kg KG geringer, so daß eine Diätlockerung zulässig ist: Die Kinder können dann mit einer relativ „eiweißarmen" Nahrung (1 bis 1,5 g Eiweiß/kg/Tag) versorgt werden.

Prognose

Quoad vitam: gut. Jedoch unbehandelt: schwerste Hirnschäden. Bei guter und vor allem frühzeitiger Diäteinstellung können im Durchschnitt 85 bis 90% des normalen Intelligenzquotienten erwartet werden. Je später die Diät beginnt, desto schlechter der Erfolg. Diätbeginn jenseits des 3. bis 5. Lebensjahres ist praktisch vergeblich.

Bei Gravidität einer Phenylketonurikerin ist wieder besonders sorgfältige Diäteinstellung wichtig, um pränatale Hirnschäden des Kindes möglichst zu vermeiden.

Ahornsirupurin-Krankheit

(Hypervalin-Leucin-Isoleucinämie)

Die Ahornsirupurin-Krankheit ist eine sehr seltene (1:100000 bis 200000) rezessiv vererbte Störung, die durch das Fehlen einer Aminosäurendecarboxylase hervorgerufen wird. Sie führt zu einer Stoffwechselstörung der verzweigtkettigen essentiellen Aminosäuren. Schon beim Neugeborenen fällt der fast penetrante Harn- (und Körper-)Geruch des Kindes auf, der wie Maggi-Essenz (nach anderer Empfindung: muffig-süßlich, wie nach Mäusegeruch) imponiert. Schon bald erlöschen die Sehnenreflexe, und die Muskulatur wird hypoton; aber bald danach tritt allgemeine Spastizität auf mit starkem Opisthotonus, ausbleibender geistiger und statomotorischer sowie körperlicher Entwicklung. Meist erfolgt der Exitus Ende des ersten Lebensvierteljahres. Nur selten kann die Krankheit bis in die späte Kindheit latent bleiben und, erst durch eine Infektion oder ein Trauma bedingt, apparent werden. Eine Variante der Ahornsirupurin-Krankheit, die mit einer intermittierenden Ketonurie einhergeht, ist beschrieben worden. Desgleichen kommt eine interkurrente Hypervalin-Leucinämie beim Neugeborenen vor.

Die verzweigtkettigen Aminosäuren steigen im Blut und Harn stark an; sie bewirken eine toxische Hirnschädigung mit diffusen, spongiösen Zellnekrosen.

Behandlung

Eine frühestmögliche Diät (analog der bei der Phenylketonurie) mit äußerst Valin-Leucin-Isoleucinarmer (d. h. eiweißfreier) Nahrung kann bei manchen dieser Kinder die Gehirn- und sekundären Schäden hintanhalten, evtl. sogar vermeiden. Die Diät-Einstellung ist äußerst schwierig und praktisch nur in einer Fachklinik durchführbar.

Prognose und Phrophylaxe

Auch die Mehrzahl der diätetisch behandelten Kinder starb bisher im Kleinkindalter, wenngleich individuell deutliche Remissionen bis Fortschritte (vorübergehend) erreichbar waren. — Durch Belastungstests der Eltern und Verwandten sind heterozygote Merkmalsträger auffindbar, wodurch eine eugenische Beratung sinnvoll ermöglicht wird.

Zystinurie

Die Zystinurie ist eine erbliche Stoffwechselstörung, die durch einen gestörten renalen Transportmechanismus für dibasische Aminosäuren bedingt ist. Auf Grund der verminderten Reabsorption von Zystin, Lysin, Arginin und Ornithin werden diese dibasischen Aminosäuren im Urin ausgeschieden. Da Zystin in neutraler oder saurer Lösung relativ unlöslich ist, entstehen häufig kleine Harnsteine aus fast reinem Zystin.

Die Behandlung zielt darauf ab, die Steinbildung dadurch zu verhüten, daß man die Flüssigkeitsaufnahme steigert und den Harn alkalisiert (z. B. mit Albrightscher Lösung oder Zitratlösungen, bis das pH des frisch entleerten Harns etwa 8 beträgt). Bei schwerer Zystinurie kann es nötig werden, die Harnausscheidung von Zystin unter einer methioninarmen (und zystinarmen) Diät zu kontrollieren. Es ist berichtet worden, daß eine längere Therapie mit D-Penicillamin (Metalcaptase®, Trolovol®) zu einem dramatischen Absinken des Gesamtzystins mit Größenabnahme und sofortiger Auflösung der Zystinsteine führt. Erforderlich ist eine Behandlung über eine unbestimmte Zeit. Die Anwendung von D-Penicillamin sollte jedoch die konventionelle Therapie nicht ersetzen.

Zystinose

Bei der ebenfalls erblichen Zystinose, die relativ oft mit dem Debré-de Toni-Fanconi-Syndrom einhergeht, fallen typische (sechseckige) Zystinkristalle im RES auf und können mikroskopisch im Knochenmark sowie hornhautmikroskopisch auch in der Kornea nachgewiesen werden. Ab 3. Trimenon treten bei den Kindern Brechattacken und Fieberschübe auf, die zu Dystrophie führen. Im Harn sind Eiweiß, Zucker sowie Aminosäuren (besonders Prolin, Valin, Lysin, Arginin und Leucin) vermehrt. Später kommt es zur distalen Tubulusinsuffizienz mit Exsikkose, hypochlorämischer Acidose, Hypokaliämie und zur renalen Rachitis.

Tabelle 21–1. Spezielle Störungen des Aminosäuren-Stoffwechsels

	Blut	Harn	Resorption gestört	Lebervergrößerung	Krämpfe	Reflexanomalien	Spastik	{Debilität Hirnschaden	{Augenschäden Pigmentstörungen	Muffiger Harngeruch	Nierenschäden	Erbrechen	Azidose	Sonstige Symptome oder Synonyma	Besonderheiten
Alanin	+							+						Hyperoxalurie, Hyperglykämie	
γ-Aminobutter-säure	+							+							
Arginin-Bern-steinsäure	+			+	+	+		+				+		Abdominal-Sympto-me	Autosomal rezessiv erblich
Carnosin	+				+			+							
Citrullin	+	+		+	+	+		+				+		Beeinträchtigung im Harnstoffzyklus	
Cystathionin		+						+							
Cystin-Lysin-Arginin-(Orni-thin-)urie		+							+	+				Debré-De Toni-Fanconi-Syndrom. Zwergwuchs, Glykos-, Proteinurie, Hyperphosphaturie	Rezessiv erblich
Zystinose									+		+	+	+	Glykosurie; Cystin-Kristalle in Kornea und Lymphknoten, renale Rachitis	Meist letal im Kleinkindesalter
Zystinurie		+									+			Harnsteine	
Glykokoll	+	+			+	+	+	+				+	+	Nyhan-Krankheit; Thrombo-, Neutro-penie; Osteoporose	Autosomal do-minant erblich, früh-letal
Glykokoll-Glut-amin-Alanin (+generalis. Aminoacidurie)		+			+			+	+			+	+	Lowe-Syndrom (ocu-locerebro-renales Syndrom), Rachitis, Katarakt	X-chromosomal Rezessiv erblich
Histidin	+	+			+	+		+	+					Minderwuchs, Sprachstörungen	Rezessiv erblich
Homocystin		+			+			+	+					Methioninstoffwech-sel und Zystathionin-bildung gestört. Kno-chenschäden; Augen-linsenluxation	
(Hydroxy)prolin Glykokoll		+			+						+			Alport-Syndrom; Taubheit	Autosomal do-minant bis rezes-siv erblich
Leucin-Iso-leucin-Valin	+	+			+	+	+	+		+		+	+	Ahornsirupurin-Krankheit; verzweigt-kettige Aminosäuren	Meist früh-letal, rezessiv erblich
Lysin	+	+			(+)										

Tabelle 21-1. Fortsetzung

	Blut	Harn	Resorption gestört	Lebervergrößerung	Krämpfe	Reflexanomalien	Spastik	{Debilität {Hirnschaden	{Augenschäden {Pigmentstörungen	Muffiger Harngeruch	Nierenschäden	Erbrechen	Azidose	Sonstige Symptome oder Synonyma	Besonderheiten
Methionin	+				+					+					(Früh-letal)
Ornithin	+					+	+								
Phenylalanin	+	+			+		+		+	+				Föllingsche Krankheit; Phenylketonurie	Rezessiv erblich
Prolin	+	+			+						+			beim Alport-Syndrom; Taubheit	Familiäres Leiden
Tryptophanurie		+			+									Zwergwuchs	
Tryptophan-Resorptions-Störung, diffuse Aminoazidurie		+	+				+		+					Hartnupsche Krankheit; zerebellare Ataxie; pellagraartige Symptome	Rezessiv erblich
Tyrosin	+			+			+					+	+	(Rachitis)	

Behandlung mit zystinarmer Diät versagt, da der Organismus eine schwefelhaltige Aminosäure haben muß und die eine in die andere Form dieser Säuren umwandeln kann (z. B. aus Methionin).
Die **Prognose** ist fast stets infaust: bei Knaben etwa Ende des 2. Lebensjahres, bei Mädchen im frühen Schulkindalter.

Homozystinurie
Die Homozystinurie ist eine seltene, erbliche Störung des Aminosäurenstoffwechsels. Man glaubt, daß ihr ein Mangel des Enzyms Cystathioninsynthetase in der Leber zugrunde liegt, was zu einem Mangel des Zysteins in der Neugeborenenperiode führt, wenn der Bedarf für Zystein groß ist. Die Störung ist klinisch charakterisiert durch häufiges Auftreten von geistiger Retardierung, Linsendislokation, dünnes blondes Haar, lange dünne Extremitäten mit Genu valgum, Neigung zu arteriellen und venösen Thrombosen und emotionellen Verwirrtheitszuständen. Die Plasmawerte für Homozystin und Methionin sind erhöht. Die Harnausscheidung von Homozystin ist erhöht, der Urin zeigt beim Nitroprussidtest eine charakteristische Fuchsinfarbe. Gewöhnlich sind auch abnorme EEG-Befunde vorhanden.
Es ist keine Behandlung bekannt. Ein Versuch mit einer methioninarmen Diät mit Zystinzusatz könnte gerechtfertigt sein.

Fanconi-Syndrom
Das Fanconi-Syndrom ist eine erbliche Stoffwechselstörung, die wahrscheinlich mehrere Ursachen hat und mit vielfachen Störungen renaler Transportmechanismen in Zusammenhang steht. Es manifestiert sich klinisch durch Abmagerung, Zwergwuchs, renale Rachitis oder Osteomalazie (bei normalen Dosen Vitamin D-resistent), Dehydratation, Hypophosphatämie, Spontanfrakturen, Polyurie, Aminoazidurie, Proteinurie und Glukosurie. Diese Störung kann bis zum Erwachsenenalter verborgen bleiben, sollte aber in jedem Fall von Spontanfrakturen, Glukosurie und Aminoazidurie in Betracht gezogen werden. Homozygoten sterben als Kleinkinder.
Die Behandlung, gewöhnlich ohne Effekt, besteht in der Gabe von hohen Dosen Vitamin D, Alkalisierung des Urins mit Natrium- oder Kaliumbicarbonat und ausreichender Wasserzufuhr. Die Patienten sterben im allgemeinen am Nierenversagen.

Hartnup-Syndrom
Das Hartnup-Syndrom ist ein seltener, genetischer Defekt mit Resorptions- und Verwertungsstörung des Tryptophans. Klinische Befunde bestehen in Dermatitis mit pellagraartiger Pigmentierung der dem Sonnenlicht ausgesetzten Hautpartien (z. B. Nacken), zerebellarer Ataxie, geistiger Retardie-

rung, renaler Aminoazidurie und erhöhter Ausscheidung von Indol- und Indicankörpern.

Die Behandlung besteht in der Substitution des hierbei insuffizient gebildeten Nicotinsäureamids.

Leucinüberempfindlichkeit

Die Leucinüberempfindlichkeit ist eine genetische Stoffwechselstörung, charakterisiert durch eine abnorme Hypoglykämie. Klinisch manifestiert sie sich als Hypoglykämie, Flush, Schwitzen und Krämpfe. Es ist wichtig, die Leucinüberempfindlichkeit bei Kindern mit Hypoglykämie in Betracht zu ziehen. Überempfindlichkeit auf die hypoglykämischen Effekte von Leucin können auch bei Insulinom und der sogenannten idiopathischen Hypoglykämie vorkommen. Eine intravenöse Leucingabe kann schon beim Gesunden einen leichten Abfall des Blutzuckers hervorrufen.

Eine spezifische Behandlung steht nicht zur Verfügung. Symptomatisch gebe man bei Eiweißkost gleichzeitig auch reichlich Kohlenhydrate.

Aminoacidurien treten auch als Symptom bei der Rachitis, dem kindlichen Skorbut (Möller-Barlow), nach Bluttransfusionen, bei Muskeldystrophien und anderen (postoperativen oder traumatischen) Eiweißabbauprozessen, bei der Glykogenspeicher-Krankheit, der Galaktosämie, Leberzirrhose, Vergiftungen, dem Lowe-Syndrom (okulo-zerebro-renalen-Syndrom), dem Alport-Syndrom (familiäre Hämaturie mit angeborener Innenohrschwerhörigkeit) sowie der hepatolentikulären Degeneration (Wilson) auf.

Erkrankungen der Inselzellen des Pankreas

Diabetes mellitus*

Einteilung und Pathogenese

Der klinische Diabetes mellitus ist ein Syndrom mit gestörtem Stoffwechsel und nicht adäquater Hyperglykämie entweder infolge eines absoluten Mangels

---

* Anm. d. Hrsg.: Bewußt wurde interessehalber für diesen Abschnitt das amerikanische Original (von 1983) weitgehend unverändert, übernommen. Zur Ätiologie u. Pathogenese s. Lit.-Hinweis E. F. Pfeiffer

der Insulinsekretion oder einer Verringerung seiner biologischen Wirkung oder von beidem. Es kann aus einer Reihe von Ursachen entstehen. Da die ätiologischen Mechanismen noch weitgehend unbekannt sind, hat kürzlich ein workshop des National Institute of Health beschlossen, eine „funktionelle" Einteilung des Diabetes (die auf den Charakteristika der Insulinsekretion oder Insulinempfindlichkeit basiert) aufzugeben, bis die pathophysiologischen Mechanismen besser bekannt sind. Stattdessen schlug man eine „therapeutische" Einteilung vor, welche von der American Diabetes Association akzeptiert wurde. Es wird empfohlen, den Diabetes mellitus in 2 Haupttypen einzuteilen, bei denen das Alter zu Beginn der Erkrankung kein Kriterium mehr ist (s. Tab. 21–2).

Typ I: Insulin-abhängiger Diabetes mellitus

Diese schwere Form ist mit einer Ketose im unbehandelten Stadium verbunden. Es tritt meist bei Jugendlichen auf, aber auch gelegentlich bei Erwachsenen, besonders den nichtadipösen und denjenigen, welche bereits zum Zeitpunkt der Erstmanifestation der Hyperglykämie ein höheres Lebensalter haben. Es ist eine katabole Störung, in welcher das Insulin fehlt, das Plasmaglukagon erhöht ist und die B-Zellen des Pankreas auf keinerlei insulogene Reize reagieren. Daher ist exogenes Insulin erforderlich, um die Katabolie zu beseitigen, die Ketose zu verhindern, die Hyperglukagonämie zu verringern und den erhöhten Blutglukosespiegel zu senken.

Gewisse HLA-Antigene — B8, Bw15, Dw3 und Dw4 — hängen direkt, zumindest bei Nordeuropäern, mit der Entstehung des Typ I Diabetes zusammen. Ihre genetischen, auf dem sechsten menschlichen Chromosomen lokalisierten, Determinanten zeigen eine zunehmende Verbindung zu den genetischen Determinanten des Typ I Diabetes. Darüberhinaus wurden bei 85% der in den ersten Wochen ihres Diabetes getesteten Patienten zirkulierende Antikörper gegen Inselzellen gefunden.

Wegen dieser Immuncharakteristica vermutet man, daß der Typ I Diabetes aus einer infektiösen oder umgebungstoxischen Schädigung der Pankreas B-Zellen bei genetisch prädisponierten Personen entsteht. Exogene Faktoren, welche die Funktion der B-Zellen beeinflussen, umfassen die Schädigung durch Viren (z.B. Mumps oder Coxsackie B4), durch toxisch wirkende Chemikalien oder durch destruierende Cytotoxine und Antikörper von sensibilisierten Immunozyten. Ein vorbestehender genetischer Defekt auf dem Chromosom 6 hinsichtlich der B-Zellen-Replikation oder -Funktion könnte zur Entwicklung eines B-Zellen-Versagens nach Virusinfektion prädisponieren. Andererseits könnten spezifische HLA-Gene die Empfindlichkeit gegenüber einem diabetogenen Virus erhöhen oder

Tabelle 21–2. Klinische Einteilung idiopathischer Diabetes mellitus-Syndrome

Typ	Ketose	Inselzell-Antikörper	HLA-Verbindung	Behandlung
(I) Insulin-abhängig	vorhanden	bei Beginn vorhanden	positiv	(1) Insulin (Mischungen von schnell und verzögert wirkenden; wenigstens 2 × tägl.) (2) Diät
(II) Nicht Insulin-abhängig (a) nicht adipös	fehlt	fehlt	negativ	(1) eukalorische Diät allein (2) Diät plus Insulin oder Sulfonylharnstoffe
(b) adipös				(1) Gewichtsreduktion (2) hypokalorische Diät, plus Sulfonylharnstoffen oder Insulin zur symptomatischen Kontrolle

verbunden sein mit gewissen Genen der Immunantwort, welche Patienten zu einer destruktiven Autoimmunantwort gegen ihre eigenen Inselzellen prädisponieren (Autoaggression).

Das Rodentizid Vacos wurde mit der Entstehung eines Typ I Diabetes in Zusammenhang gebracht, in Verbindung mit einer akuten Neurotoxizität bei über 30 Fällen eines Suizidversuchs. Die von ihm hervorgerufene Zerstörung von B-Zellen des Pankreas (unter Ausschluß der A-Zellen) führt zu einem schweren Insulinmangeldiabetes mit Ketoazidose und der Entwicklung von Antikörpern gegen Inselzellen bei einigen — wenn auch nicht allen — Fällen. Diese Patienten stellen ein einzigartiges menschliches Modell eines erworbenen Typ I Diabetes dar, dessen Untersuchung wichtige Konsequenzen für die Pathogenese und Langzeitbeurteilung des Diabetes mellitus hat.

Typ II: Insulin-unabhängiger Diabetes mellitus
Dieser Typ stellt eine heterogene Gruppe dar, welche leichtere Formen des Diabetes umfaßt, die vorwiegend bei Erwachsenen, gelegentlich aber auch bei Jugendlichen auftreten. Das zirkulierende endogene Insulin reicht aus, um eine Ketoazidose zu verhindern, ist oft aber subnormal oder eher inadäquat bei vermehrtem Bedarf aufgrund einer verminderten Sensitivität des Gewebes. Es finden sich weder nachweisbare Antikörper, noch ein Bezug zum HLA-System. Der kürzliche Nachweis, daß das menschliche Insulin-Gen auf dem Chromosom 11 lokalisiert ist, hat die Aufmerksamkeit auf dieses Chromosom gelenkt, da es Faktoren besitzt, welche über die Insulinsynthese, die Speicherung und die Freigabe entscheiden. Der Nachweis phänotypischer Marker genetischer Determinanten auf dem Chromosom 11, welche bei gewissen Subtypen des Diabetes gestört sind, wäre für die künftige Klärung der Genese des Diabetes äußerst wichtig, besonders für die Insulin-unabhängige Variante.

Gegenwärtig werden zwei Untergruppen von Patienten — entsprechend dem Fehlen oder dem Vorhandensein einer Adipositas — unterschieden.

A. Nicht-adipöse Patienten mit Insulin-unabhängigem Diabetes:

Diese Patienten zeigen im allgemeinen eine fehlende oder mangelhafte Frühphase der Insulinfreisetzung gegenüber Glukose. Andrerseits kann sie oft durch andere insulinogene Stimuli, wie i.v. Verabreichung von Sulfonylharnstoffen, Glukagon oder Sekretin, in Gang gebracht werden. Zu dieser Subgruppe gehören auch Patienten, deren Diabetes als „Erwachsenen-Diabetes des Jugendlichen" oder „Mason Typ" charakterisiert wird. Die bei ihnen bestehende deutliche Familienanamnese einer milden Diabetes-Verlaufsform weist auf eine autosomal dominante Vererbung hin. Die Patienten haben eine hohe Häufigkeit von Flushbildung bei Exposition gegenüber Alkohol 12 Stunden nach Einnahme einer 250 mg Tablette von Chlorpropamid.

Die Hyperglykämie bei dieser Untergruppe von Patienten spricht oft auf orale hypoglykämische Substanzen an oder gelegentlich auch nur auf eine Diättherapie. Gelegentlich ist jedoch eine Insulintherapie zur Erzielung einer ausreichenden Blutzuckerkontrolle erforderlich, obwohl diese zum Vermeiden einer Ketoazidose nicht nötig wäre.

Eine gewisse Gewebsunempfindlichkeit gegenüber Insulin kann bei den meisten Patienten mit Typ II nachgewiesen werden, unabhängig vom Körpergewicht. Dies ist jedoch für die Therapie nicht relevant, da die Patienten meist ausreichend auf eine therapeutische Insulingabe reagieren, wenn nicht so seltene Störungen wie eine Lipoatrophie oder eine Acanthosis nigricans vorliegen.

B. Adipöse Patienten mit Insulin-unabhängigem Diabetes:

Diese Form des Diabetes entsteht sekundär aus extrapankreatischen Ursachen, welche eine Unempfindlichkeit gegenüber endogenem Insulin bewirken. Sie ist gekennzeichnet durch einen nicht-ketotischen leichten Diabetes, meist bei Erwachsenen, gelegentlich auch bei Kindern. Das Hauptproblem ist eine „Zielorgan"-Störung, welche zu einer uneffektiven Insulinwirkung führt (s. Tab. 21–3), die sekundär die B-Zellenfunktion beeinflußt. Häufig besteht eine Hyperplasie der B-Zellen, welche bei leichteren Fällen verantwortlich ist für die normale oder überschießende Insulinantwort gegenüber Glucose oder anderen Stimuli. In schwereren Fällen kann ein sekundäres (aber potentiell reversibles) Versagen der B-Zellensekretion nach längerer Hungerhyperglykämie entstehen. Häufig findet sich bei diesem Typ eine Adipositas als Folge exzessiver Kalorienzufuhr, welche vielleicht durch ein Hungergefühl nach leichter postprandialer Hypoglykämie wegen überschießender Insulinfreigabe gefördert wird. Bei adipösen Patienten ist die Insulinunempfindlichkeit mit dem Vorhandensein vergrößerter Adipozyten positiv korreliert, zugleich widersetzen sich Leber- und Muskelzellen der Ablagerung von zusätzlichem Glykogen und Triglyceriden in ihren Vorratsdepots.

Zur Erklärung der beobachteten Gewebsunempfindlichkeit auf Insulin bei Adipositas werden 2 Hauptmechanismen für möglich gehalten: Eine chronische Überernährung kann entweder zu (1) ständiger B-Zellen-Stimulation und zum Hyperinsulinismus, welcher in sich selbst eine Rezeptorenunempfindlichkeit auf Insulin induziert, führen; oder (2) ein Postrezeptoren-Defekt verbunden mit

überfüllten Lagerungsdepots und einer verminderten Fähigkeit, Nährstoffe aus der Zirkulation zu beseitigen. Ein hieraus sich ergebender Hyperinsulinismus induziert eine Rezeptorenunempfindlichkeit auf Insulin.

Unabhängig vom Mechanismus, kann eine Verminderung der Überernährung den Zyklus unterbrechen. Beim ersten Mechanismus würde eine beschränkte Diät die Insel-Stimulierung und damit die Insulinfreisetzung reduzieren, somit die Insulinrezeptorenempfindlichkeit wiederherstellen und zugleich die Gewebsempfindlichkeit auf Inuslin verbessern, wogegen bei der zweiten Situation die normale Gewebsempfindlichkeit mit der abnehmenden Belastung der Lagerungsdepots wieder zurückkehrt. In beiden Fällen könnte eine Reduktion der exzessiven postprandialen Insulinfreisetzung zu einer Verringerung des Hungergefühls führen.

Gegenwärtig gibt es keine ausreichenden Daten, um zu entscheiden, ob übergewichtige Diabetiker einen primären genetischen Defekt der B-Zellensekretion zusätzlich zu der bestehenden peripheren Gewebsunempfindlichkeit gegenüber Insulin aufweisen. Zur Klärung dieser Frage wird es wichtig sein, sorgfältig die Charakteristika der Insulinfreisetzung bei adipösen Diabetikern, welche ihr Normalgewicht zurückgewonnen haben, zu untersuchen, ebenso die auf das Insulin bezogene Genregion des Chromosom 11 hinsichtlich struktureller Veränderungen.

Zusätzlich zur Adipositas wurden chronische Muskelinaktivität oder Erkrankungen der Leber mit Kohlehydratintoleranz und Hyperinsulinismus als Reaktion auf Glukose in Verbindung gebracht.

Zu anderen sekundären Ursachen der Kohlehydratintoleranz gehören endokrine Erkrankungen — oft spezifische endokrine Tumoren —, welche mit einer excessiven Ausschüttung von Wachstumshormon, Glukokortikoiden, Katecholaminen oder Glucagon verbunden sind. Bei allen 4 Situationen ist die periphere Ansprechbarkeit auf Insulin gestört. Beim Überschuß an Glukokortikoiden, Katecholaminen oder Glucagon ist ein erhöhter hepatischer Ausstoß an Glukose ein beitragender Faktor; im Falle der Katecholamine ist eine verminderte Insulinfreisetzung ein zusätzlicher Faktor in der Auslösung der Kohlenhydratintoleranz.

Ein seltenes Syndrom der extremen Insulinresistenz in Verbindung mit Acanthosis nigricans wird auf Grund der klinischen und Labormanifestationen in 2 Gruppen eingeteilt: Gruppe A besteht aus jüngeren Frauen mit androgenen Merkmalen (Hirsutismus, Amenorrhoe, polycystische Ovarien), bei welchen die Insulinrezeptoren in der Zahl defekt sind. Gruppe B besteht aus älteren Patienten, meistens Frauen, bei welchen eine immunologische Krankheit vermutet wird (hohe BSG, Anti-DNA-Antikörper und ein zirkulierendes Immunglobulin, das sich

---

Tabelle 21–3.
Faktoren reduzierten Ansprechens auf Insulin

Prärezeptor-Hemmer: Anti-Insulin-Antikörper

Rezeptor-Hemmer:
Insulin-Rezeptor-Antikörper
„Regulation nach unten" („down regulation") von
Rezeptoren durch Hyperinsulinismus:
    Primärer Hyperinsulinismus (B-Zellen-Adenom)
    Sekundärer Hyperinsulinismus wegen
    Postrezeptoren-Defekt (Adipositas, Cushing-Syndrom,
    Akromegalie, Schwangerschaft) oder verlängerte
    Glykämie (Diabetes mellitus, Glukose-Toleranz-Test)

Postrezeptoren-Einflüsse:
Schlechtes Ansprechen von wichtigen Zielorganen;
    Adipositas; Lebererkrankung; Muskelinaktivität
Hormonüberschuß: Glukokortikoide, Wachstumshormon,
    orale Kontrazeptiva, Progesteron, humanes Chorion-
    Somatomammotropin, Katecholamine, Thyroxin.

an Insulinrezeptoren bindet und somit ihre Aktivität auf Insulin mindert).

Epidemiologische Betrachtungen

Die obigen Kommentare betonen nachdrücklich die Heterogenität der Erkrankung, welche als Diabetes mellitus bezeichnet wird, besonders beim „Erwachsenen"-Diabetes. Versuche, den Diabetes allein auf der Grundlage der abnormalen Kohlehydrattoleranz zu definieren, haben viel zur Verwirrung und Kontroverse in Bezug auf Vorherrschen, genetische Übertragung, Beziehung der Komplikationen zur Therapie und empfohlene therapeutische Maßnahmen beigetragen.

Es wird geschätzt, daß z. B. in den USA 5 Millionen Menschen einen Diabetes haben; ungefähr 86000 davon sind Kinder unter 15 Jahren. Die Information über die Epidemiologie des leichten Erwachsenen-Diabetes war ein großer Beitrag des University Group Diabetes Program (UGDP). Diese Untersuchung hat gezeigt, daß die überwiegende Mehrheit der Personen mit leichtem Erwachsenen-Diabetes adipös waren und so sehr gut eine Diabetesform repräsentieren könnten, bei welcher die Gewebsunempfindlichkeit auf Insulin ein fundamentales pathologisches Merkmal ist, während in einer kleineren Gruppe — besonders den nichtadipösen — die primäre Ursache der Kohlehydratintoleranz eine echte B-Zellen-Schädigung der Glukose-induzierten Insulinfreisetzung ist. Unglücklicherweise war die Zahl der nichtadipösen Patienten in der UGDP-Studie zu klein, um einen gültigen Vergleich über die Häufigkeit vaskulärer Komplikationen bei adipösen und nichtadipösen Patienten zu ziehen.

Klinische Befunde

Ganz gleich, ob der Primärdefekt ein absolutes (Typ I) oder relatives (Typ II) Fehlen von Insulin ist, treten die Merkmale des Insulinmangels auf. Bei dem Typ I kommt es zum erhöhten Katabolismus und Ketose.

A. Symptome (Vgl. Tabelle 21–4): Die klassischen Symptome Polyurie, Durst, rezidivierende Sehstörungen, Parästhesien und Müdigkeit sind Manifestationen der Hyperglykämie und so beiden großen Diabetesformen gemeinsam. Eine nächtliche Enuresis kann den Beginn eines Diabetes bei Kindern signalisieren; in ähnlicher Weise sind ein Pruritus vulvae und eine Vaginitis häufig initiale Beschwerden bei erwachsenen Frauen mit Hyperglykämie und Glykosurie aufgrund entweder eines absoluten oder relativen Insulinmangels. Gewichtsverlust trotz normalen oder verstärkten Appetits ist vorwiegend ein Merkmal der Insulin-abhängigen Form, währenddem ein Gewichtsverlust bei Insulin-unabhängigen Diabetikern, welche normale oder erhöhte zirkulierende Insulinspiegel haben, ungewöhnlich ist. Patienten mit der Insulin-insensitiven Form des Diabetes können relativ asymptomatisch sein und es kann vorkommen, daß sie nur durch die zufällige Feststellung einer Glykosurie oder Hyperglykämie anläßlich einer routinemäßigen Untersuchung als Diabetiker diagnostiziert werden. Diabetes sollte bei adipösen Patienten vermutet werden, bei welchen eine positive Familienanamnese vorliegt, ferner bei Patienten mit einer peripheren Neuropathie, bei Frauen, welche große Babys entbunden haben oder ein Polyhydramnion, eine Praeeklampsie oder unerklärte Aborte hatten.

B. Körperliche Symptome

1. Akutes Diabetes-Syndrom: Patienten im fortgeschrittenen Stadium des schweren Insulinmangels zeigen einen deutlichen Gewichtsverlust durch eine Kombination von Dehydratation, Verlust von subcutanem Fettgewebe und Muskelabbau.

Der Patient mit Insulin-unabhängigem Diabetes ist meist adipös und mit Ausnahme einer Vaginitis bei Frauen braucht er keine Charakteristica in Bezug auf den Diabetes zu zeigen. Jedoch kann eine Neuropathie, welche eine häufige Spätkomplikation des Diabetes darstellt, auch im Frühstadium der Krankheit vorhanden sein.

2. Chronisches Diabetes-Syndrom

a) Ophthalmologische Zeichen: In der Linse kommt es zu frühzeitigen Katarakten und refraktären Veränderungen. Eine Retinopathie kann zur „Hintergrund"-Form gehören, und besteht aus Microaneurysmen, intraretinalen Blutungen und harten Exsudaten; oder zum „proliferativen" Typ, zu welchem auch die Bildung von neuen Kapillaren und Verdoppelungen kleiner Venen gehört. Zu den Komplikationen der proliferativen Retinopathie gehören präretinale oder Glaskörperblutungen und Fibrose, welche auch zur Netzhaut-Ablösung und Erblindung führen kann.

b) Kardiovaskuläre Symptome: Okklusive vaskuläre Erkrankungen der distalen Extremitäten sind eine Kombination von Mikroangiopathie und Atherosklerose großer und mittelgroßer Arterien. Sie tre-

Tabelle 21–4. Klinische Merkmale des Diabetes

	Insulin-mangel- **Typ I**	Insulin-intensiver- **Typ II**
Polyurie und Durst	+ +	+
Schwäche oder Müdigkeit	+ +	+
Polyphagie mit Gewichtsverlust	+ +	−
Rezidivierende Sehstörungen	+	+ +
Vulvovaginitis oder Pruritus	+	+ +
Periphere Neuropathie	+	+ +
Nächtliche Enuresis	+ +	−
Oft asymptomatisch	−	+ +

ten häufiger nach dem 40. Lebensjahr auf (bei Diabetikern ist die Gangränfrequenz der Füße 20 mal höher als bei Nichtdiabetikern). Wenn sich beide Füße kühl anfühlen, kann noch eine gute Durchblutung bestehen; aber wenn einer kühler als der andere ist, besteht gewöhnlich im kühleren eine arterielle Verschlußkrankheit.

Mit fortschreitender Nierenbeteiligung entwickelt sich auch eine Hypertonie. Ferner scheint der Prozeß einer koronaren und cerebralen Atherosklerose mit all den Folgen dieser Erkrankungen bei Diabetikern beschleunigt zu sein.

c) *Neurologische Symptome:* Die Symptome der peripheren Neuropathie, welche vorwiegend vom sensorischen Typ ist, bestehen vorwiegend in den Extremitäten in Form abgestupfter Perzeption von Vibration, Schmerz und Temperatur. Eine bilaterale Atrophie der ersten Mm. interossei der Hand ist für die diabetische Neuropathie charakteristisch. Der Fersen-Klonus fehlt oft, aber der Knie-Klonus kann erhalten sein. Zur autonomen Neuropathie gehören Anzeichen der orthostatischen Hypotonie, vermindertes kardiovaskuläres Ansprechen auf das Valsalva-Manöver, wechselnde Anfälle von Diarrhoe (besonders nachts) und Obstipation, Blasenentleerungsstörungen und Impotenz. Impotenz aufgrund einer Neuropathie unterscheidet sich von der psychogenen Form darin, daß letztere intermittierend sein kann, mit Erektionen unter besonderen Umständen, während die diabetische Impotenz gewöhnlich persistiert.

d) *Haut- und Schleimhaut-Symptome:* Es kann zu chronischen pyogenen Infektionen der Haut kommen, besonders bei schlecht eingestellten Diabetikern. Ähnlich können bei über längere Zeit nicht eingestellten Patienten eruptive Xanthome auftreten. Eine ungewöhnliche Läsion, welche als „Necrobiosis lipoidica diabeticorum" bezeichnet wird, tritt häufiger bei Frauen auf und ist gewöhnlich auf der vorderen Fläche der Beine und dorsalen Oberfläche der Knöchel lokalisiert.

„Schienenbeinflecken" sind bei erwachsenen Diabetikern nicht ungewöhnlich. Es sind bräunliche, runde, schmerzlose atrophe Hautläsionen in der praetibialen Region, welche man bei Männern öfter antrifft als bei Frauen. Eine Candida-Infektion kann ein Erythem und ein Ödem der intertriginösen Regionen unter den Brüsten, in den Axillen und zwischen den Fingern hervorrufen. Sie verursacht ferner bei den meisten nicht gut eingestellten diabetischen Frauen eine Vulvovaginitis und ist eine häufige Pruritus-Ursache.

C. Laborbefunde: Zu diesen gehören Tests auf Glukose und Ketonkörper im Harn, ebenso wie Glukose-Spiegel im Plasma unter Nüchternbedingungen und nach Glukosebelastung. Unter bestimmten Umständen kann eine Messung der zirkulierenden Insulinspiegel ebenso wie anderer Hormone, welche bei der Kohlehydrathomöostase beteiligt sind, wie z. B. Glukagon oder Wachstumshormon, von Nutzen sein. In Anbetracht der ernsten Konsequenzen einer Atherosklerose beim Diabetes, sind Bestimmungen des Serumcholesterins und der Triglyzeride zur Abschätzung der Erkrankung und Therapieeinstellung notwendig.

1. Harnanalyse

a) *Glukosurie:* Die Clinitesttablette, in 5 Tropfen Harn mit 10 Tropfen Wasser versetzt, liefert eine schnelle, leichte und semi-quantitative Bestimmung des Glukosuriegrades. Ein Glukosespiegel von 0,25% im Harn ist erforderlich, um eine Spurreaktion (grün) zu zeigen und die Farben schreiten fort von gelb über orange, bis eine ziegelrote Färbung eine Glukosekonzentration von 2% oder mehr anzeigt. Wenn große Mengen Glukose vorhanden sind, kann der Test so modifiziert werden, daß 2 Tropfen mit 10 Tropfen Wasser die Abschätzung einer Glukosekonzentration bis zu 5% unter Anwendung einer speziellen Skala ermöglichen.

Eine spezifischere und bequemere Methode ist das mit Glucoseoxydase und einem Cromogensystem imprägnierte Papierstäbchen (Clinistix®, Diastix®, TesTape®), dessen Empfindlichkeit bis 0,1% Glukose im Harn reicht. Ein Nachteil, welcher die Nützlichkeit bei Insulin-abhängigen Diabetikern beschränkt, ist seine Unfähigkeit, die Menge der Glykosurie ebenso genau abzuschätzen, wie es der Fall bei der etwas schwerfälligeren Clinitestmethode ist, besonders, da die Empfindlichkeit der Enzyme sich durch Alter oder Luftkontakt verändern kann.

Einige häufig verordnete Medikamente interferrieren mit beiden Methoden. In großen Mengen eingenommen, können Ascorbinsäure, Salicylate, Methyldopa und Levodopa falsch-positive Clinitest-Messungen ergeben, ebenso wie bei Vorliegen einer Alkaptonurie. Sie geben falsch-negative Resultate, wenn die Glucoseoxydase-Methode angewandt wird, da diese stark reduzierenden Substanzen mit der Farbreaktion interferrieren und so die Aufdeckung von Glukose im Harn von Diabetikern verhindern. Beide Methoden sind von einer normalen Nierenschwelle für Glukose und verläßlicher vollständiger Blasenentleerung abhängig.

b) *Ketonurie:* Die qualitative Aufdeckung von Ketonkörpern kann durch die Nitroprussid-Teste (Acetest oder Ketostix) vorgenommen werden. Obzwar diese nicht die Hydroxybuttersäure aufdecken, welcher eine Ketongruppe fehlt, ist die semiquantitative Abschätzung der Ketonurie auf diesem Wege gewöhnlich für klinische Zwecke ausreichend.

2. Maßnahmen der Blutuntersuchung

a) *Methodisches Vorgehen und normaler Nüchternblutzucker:* Plasma oder Serum aus venösen Blutproben können hierzu verwendet werden und haben den Vorteil gegenüber Vollblut, daß sie Glukosewerte erbringen, welche vom Hämatokrit unabhängig sind und die Glukosekonzentrationen der Körpergewebe anzeigen. Daher, und weil Plasma und Serum mit automatischen Geräten leichter gemessen werden können, ersetzen sie gegenwärtig die Vollblutglukosemessungen, die bislang durchgeführt wurden. Ein flouridhaltiges Antikoagulans in der Abnahmekapillare verhindert eine enzymatische Glykolyse durch Blutkörperchen. Wenn Serum angewandt wird, sollten die Proben eingefroren und innerhalb einer Stunde nach der Abnahme von den Blutkörperchen getrennt werden. Die Glukoseoxydase- und die Alpha-Toluidin-Methode sind äußerst verläßlich, wobei sich die normalen Plasmawerte im Bereich von 70–105 mg/dl bewegen; Serum- oder Plasmamethoden, welche von der Kupfer- oder Eisenreduktion abhängig sind, geben geringfügig höhere Werte (bis 110 mg/dl).

Zur Aufdeckung des noch nicht identifizierten Diabetikers sind Plasma-Tests den Harntests vorzuziehen. Ein Plasma-Glukosetest 2 Stunden nach einer Standard-Kohlenhydrat-Belastung stellt den empfindlichsten Screening-Test überhaupt dar. Glukosebestimmungen aus dem Nüchtern-Plasma sind für Screening-Tests nicht zu empfehlen, weil sie nicht empfindlich genug sind. Wenn die Werte allerdings über 120 mg/dl liegen, sind sie von großer Bedeutung.

b) Kriterien für die Laborbestätigung eines Diabetes mellitus: Wenn der Nüchtern-Plasmazucker wiederholt über 140 mg/dl liegt, ist eine weitere Untersuchung des Patienten mittels einer Glukosebelastung nicht mehr notwendig. Wenn der Blutzucker bei Verdachtsfällen unter 140 mg/dl liegt, kann ein standardisierter oraler Glukosetoleranz-Test durchgeführt werden. Dieser besteht aus der Verabreichung von 75 g (oder 50 g bzw. 100 g) Glukose in 300 ml Wasser (bei Kindern 1,75 g/kg Idealgewicht) nach nächtlichem Fasten, wobei der Patient während der letzten 3 Tage vor dem Test wenigstens 150–200 g Kohlehydrate täglich zu sich genommen haben sollte. Zur richtigen Auswertung des Testes ist zu empfehlen, daß die Patienten normal aktiv bleiben und ansonsten gesund sind. Arzneimittel, welche die Glucosetoleranz beeinflussen können, sind Diuretika, Kontrazeptiva, Glukokortikoide, Nikotinsäure und Phenytoin.

Ein oraler Glukosetoleranztest (oGTT) wird als normal angesehen, wenn der Blutzuckerwert nach 2 Stunden unter 140 mg/dl liegt und innerhalb der zwei Stunden kein Wert über 200 mg/dl. Die sichere Diagnose eines Diabetes mellitus erfordert jedoch Werte über 200 mg/dl, sowohl nach 2 Stunden als auch zweimalig innerhalb der zwei Stunden.*

---

* Anm. d. Hrsg.: 2-Stunden-Werte zwischen 140–200 mg/dl können als „gestörte Glukosetoleranz" bezeichnet werden

Wegen der Schwierigkeiten der Interpretation oraler Glukosetoleranztests und dem Fehlen von Alters-Standards wird zunehmend auf die Dokumentation von hyperglykämischen Nüchternblutzuckerwerten zurückgegriffen.

c) Insulinspiegel während des Glukosetoleranz-Testes: Das Serum oder Plasma wird innerhalb 30 Minuten nach Abnahme getrennt und eingefroren. Die normalen immunoreaktiven Insulinspiegel schwanken von weniger als 10 bis 25 μU/ml im Nüchtern-Zustand und 50–130 μU/ml nach 1 Stunde und kehren gewöhnlich nach 2 Stunden auf Spiegel von unter 100 μU/ml zurück.

Ein Wert unter 50 μU/ml nach 1 Stunde und weniger als 100 μU/ml nach 2 Stunden bei gleichzeitig bestehender anhaltender Hyperglykämie deutet auf eine Unempfindlichkeit der B-Zellen auf Glukose als Hyperglykämieursache hin, während Spiegel, die zu diesen Zeiten bedeutend über 100 μU/ml liegen, eine Gewebsresistenz auf die Insulinwirkung vermuten lassen.

d) Glykosyliertes Hämoglobin (HbA_{1c}) ist nach neueren Befunden abnorm hoch bei Diabetikern mit chronischer Hyperglykämie und scheint die Stoffwechselsituation wiederzugeben. Die Hauptform des Glykohämoglobins ist das Hämoglobin A_{1c}, welches normalerweise um 4–6% des Gesamthämoglobins ausmacht. Es entsteht durch eine Reaktion zwischen Glukose und der endständigen N-Aminosäure beider B-Ketten des Hämoglobinmoleküls. Das verbleibende Glykohämoglobin (2–4% des Gesamt-Hb) besteht aus phosphorylierter Glukose oder Fruktose und wird als Hämoglobin A_{1a} und A_{1b} bezeichnet. Da die gesonderte Bestimmung des HbA_{1c} gegenwärtig noch technisch schwierig ist und in der klinischen Praxis keine weiteren Vorteile zu bieten scheint, bestimmen die meisten Laboratorien die Summe dieser 3 Glykohämoglobine u. bezeichnen sie als Hämoglobin A_1.

Da die Glykohämoglobine eine lange Halbwertszeit haben, reflektieren sie das Ausmaß der Glykämie der vorangegangenen 8 Wochen und geben damit die Möglichkeit einer verbesserten Methode der Diabeteskontrolle. Gegenwärtig laufen Untersuchungen, welche klären sollen, ob die Kenntnis der langzeitigen HbA_1-Werte die Diabetesüberwachung wirklich verbessert und ob eine positive Korrelation mit der diabetischen Mikroangiopathie besteht.

3. Kapillar-Morphometrie (Biopsie des Musculus quadriceps): Die Basalmembran der Kapillaren aus dem Skelettmuskelgewebe des Musculus quadriceps ist bei allen Fällen von manifestem Diabetes bei Erwachsenen mit einer Nüchternhyperglykämie von 140 mg/dl oder mehr abnormal verdickt, aber bei erworbenen Zuständen der Kohlehydratintoleranz aufgrund von Pankreatitis, Cushing Syndrom oder Phäochromozytom normal. Die Kapillar-

Morphometrie erscheint weniger nützlich bei diabetischen Kindern, da fast 60% von diesen im Alter von unter 18 Jahren normale Befunde zeigen. Kontrovers ist zur Zeit, ob die Verdickung der Basalmembran bei Diabetikern Folge der Hyperglykämie oder genetisch bedingt ist.

Differentialdiagnose

A. Harnzuckerausscheidung: Obzwar die Harnzuckerausscheidung eine Hyperglykämie bei über 90% der Patienten widerspiegelt, müssen 2 größere Gruppen nichtdiabetischer Harnzuckerausscheidungen berücksichtigt werden.

1. Nichtdiabetische Glukosurie (renale Glukosurie): Dies ist ein benigner, asymptomatischer Zustand, bei welchem trotz normaler Blutzuckerwerte entweder basal oder während eines Glukosetoleranz-Testes Glukose im Harn auftritt. Seine Ursache kann eine autosomal übertragene genetische Störung oder eine Störung aufgrund Dysfunktion des proximalen Nierentubulus (Fanconi-Syndrom, chronisches Nierenversagen) oder einfach die Folge einer erhöhten Glukosezufuhr in die Tubuli durch eine erhöhte glomeruläre Filtrationsrate während der Schwangerschaft sein. 50% aller schwangeren Frauen weisen normalerweise nachweisbaren Harnzucker auf, besonders während des 3. und 4. Monats. Bei diesem Zucker handelt es sich praktisch immer um Glukose, ausgenommen während der letzten Schwangerschaftswochen, wenn auch Laktose anwesend sein kann.

2. Nichtglykosurischer Harnzucker: Gelegentlich wird auch ein anderer Zucker als Glukose im Harn ausgeschieden. Die häufigste Form dieser Harnzuckerausscheidung ist die Laktosurie in den Spätstadien der Schwangerschaft und während der postpartalen Lactation; viel seltener sind andere Zustände aufgrund angeborener Stoffwechselstörungen, wobei Fruktose, Galaktose oder eine Pentose (L-Xylulose) im Harn ausgeschieden werden können. Mit Glucoseoxydase imprägnierte Teststreifen vermögen zwischen zwischen Glucose u. anderen Zuckern zu differenzieren.

B. Hyperglykämie: Wenn eine Hyperglykämie nachgewiesen wird, liegt ein diabetisches Syndrom vor. Zu den Ursachen einer mit Unempfindlichkeit der Endorgane auf Insulin verbundenen Hyperglykämie, gehören Adipositas, Akromegalie, Cushing-Syndrom, Lebererkrankungen, Muskelerkrankungen (myotone Dystrophie), Glukagonom, Lipoatrophie, Hämochromatose und Thyreotoxikose. Ein Phäochromozytom kann eine Hyperglykämie durch eine Vielzahl von Mechanismen auslösen, einschließlich der Endorganresistenz, Hemmung der Insulin-Freisetzung und Hypersekretion und Glukagon. Eine chronische Pankreatitis reduziert die Anzahl funktionstüchtiger B-Zellen und kann zur metabolischen Entgleisung führen, welche

der des genetischen Diabetes mellitus sehr ähnlich ist, außer wenn eine gleichzeitige Verminderung der A-Zellen des Pankreas die Glukagon-Sekretion trotz des Insulinmangels reduziert, was andererseits oft wieder die Glukagonspiegel anhebt. Eine insulinabhängige Form der Diabetes ist gelegentlich mit Morbus Addison und chronischer Thyreoiditis verbunden (Schmidtsches Syndrom). Sie tritt besonders bei Frauen auf und stellt wahrscheinlich eine Autoimmunkrankheit dar, bei welcher zirkulierende Antikörper gegen adrenokortikales, Schilddrüsengewebe, Thyreoglobulin und Belegzellen des Magens zu finden sind.

Grundsätze der Diabetes-Therapie

Eine rationale Diabetes-Therapie geschieht nach Grundsätzen, welche aus den derzeitigen Erkenntnissen über (1) die Natur der Erkrankung und (2) den Wirkungsmechanismus und die Wirksamkeit und Sicherheit der zur Verfügung stehenden Therapiemethoden (Diät, orale Antidiabetika und Insulin) abgeleitet werden. Bedauerlicherweise sind die derzeitigen Kenntnisse über diese Materie nicht immer genau und vollständig, und es bestehen Meinungsunterschiede darüber, was die beste Therapiemethode sei. Die Grundlage des Konfliktes ist die Frage, ob die Mikroangiopathie vom Bestehen und der Dauer der Hyperglykämie abhängt oder ob sie eine getrennte koexistierende genetische Störung darstellt. Unglücklicherweise können die derzeitigen Insulin-Präparate zur Regulierung der Hyperglykämie nicht so wirksam verabreicht werden, um eine wirkliche qualitative Blutzuckernormalisierung herbeizuführen, wie es zur Klärung dieser Frage notwendig wäre. Bis dieser Konflikt gelöst sein wird, empfehlen die kürzlich vom Executive Committe der American Diabetes Association genehmigten Therapierichtlinien die Wiederherstellung der metabolischen Entgleisung zur Norm in der Hoffnung, daß diese Bemühungen das Fortschreiten der Mikroangiopathie verlangsamen, wenn nicht verhindern.

Die allgemeinen therapeutischen Prinzipien, wie sie in diesem Kapitel betont werden, stützen sich auf die Unterscheidungen in Tabelle 21-2.

In allen Fällen wird eine **Diät** individuell verschrieben, um dem jeweiligen Bedarf zu entsprechen: eine kalorische Beschränkung für adipöse Patienten und in regelmäßigen Zeitabständen festgelegte Mahlzeiten mit einem Imbiss vor dem Zubettgehen für Patienten, welche auf Antidiabetika, besonders Insulin, eingestellt sind.

Körperliche Bewegung wird ebenfalls als Ergänzung zu Diät und Insulin-Substitution zur Reduzierung der Hyperglykämie beim insulinopenischen und zum Erreichen einer Gewichtsreduktion beim adipösen insulininsensitiven Diabetiker empfohlen.

Die Therapie des insulinopenischen Diabetikers ist auf die Normalisierung der endokrinen und metabolischen Anomalien ausgerichtet. In schwereren Fällen ist eine exogene Insulin-Substitution erforderlich. In leichteren Fällen eines Insulinmangels kann der Versuch, die endogene Insulinfreisetzung mit Hilfe von Sulfonylharnstoffen wiederherzustellen, den Vorteil haben, daß die Insulinfreisetzung intraportal vor sich gehen kann und über das tierische Insulin kein immunogenes Fremdeiweiß zugeführt wird. Die potentiellen Nachteile einer Sulfonylharnstoff-Therapie werden im Abschnitt über die Sicherheit der oralen Antidiabetika behandelt. Die Therapie des insulinunempfindlichen Diabetes ist auf die Ursache der Insulinunempfindlichkeit ausgerichtet, z.B. Gewichtsreduktion bei adipösen Fällen und Reduktion der endokrinen Hypersekretion bei Fällen von Akromegalie oder Cushing-Syndrom.

A. Verfügbare therapeutische Maßnahmen

1. Diät: Die richtige Diät bleibt ein grundlegendes Element der Therapie, besonders beim nichtketoazidotischen Typ. Allerdings halten sich mehr als die Hälfte aller diabetischen Patienten nicht an ihre Diät. Die Gründe dafür sind vielschichtig und sie schließen unnötige Kompliziertheit der Verschreibungsweise ebenso wie einen Mangel an Verständnis der Ziele durch Patient und Arzt ein. Ein Wiederaufkommen des Interesses an der Diättherapie beim Diabetes entstand aus den Befunden des UGDP-Berichts von 1970, in welchem Zweifel über die Wirksamkeit und Sicherheit der oralen Antidiabetika ausgesprochen wurden.

Auch die hohe Todesrate durch kardiovaskuläre Erkrankungen bei Diabetikern (60–70% im Vergleich mit 20–25% bei der vergleichbaren nichtdiabetischen Bevölkerung) verursachte Bestürzung und löste eine Neubewertung der möglichen atherogenen Merkmale der cholesterinreichen und hoch fettgesättigten ADA-Diät,* wie sie zuerst 1949 empfohlen und bis vor kurzem unrevidiert geblieben war, aus.

Revidierte ADA-Diät: 1971 wurden bestimmte empfohlene Veränderungen in der ADA-Diät vorgenommen und Mustermenüs standen von da an zur allgemeinen Verwendung im Herbst 1976 zur Verfügung. Die neue ADA-Diät betont wieder das Hauptziel einer kalorischen Beschränkung als Mittel zum Erreichen oder zur Erhaltung des Idealgewichtes. Die wichtigsten Veränderungen beziehen sich auf eine Beschränkung der Fettzufuhr auf 35% oder weniger der Gesamtkalorienmenge, ferner wird empfohlen, gesättigte Fette auf nur ⅓ hiervon

durch Ersatz mit Geflügel, Kalbfleisch und Fisch anstelle der roten Fleischsorten als Haupteiweißquelle zu senken.

Zur gleichen Zeit wird das Cholesterin auf weniger als 300 mg/die beschränkt. Kohlenhydrate können liberaler konsumiert werden (bis 45–50% der Gesamtkalorienmenge), solange raffinierte und einfache Zucker vermieden werden.

Zwei wichtige Beobachtungen wurden in die Empfehlungen der ADA-Diäten übernommen:

1) Aufgrund von wenigstens einer klinischen Langzeitstudie bei insulinbedürftigen Diabetikern und mehreren kurzzeitigen Untersuchungen bei Erwachsenen-Diabetikern liegt kein Anhaltspunkt dafür vor, daß ein erhöhter diätetischer Anteil von Kohlenhydraten die Therapie durcheinander bringt, besonders, wenn die Kohlenhydratschwelle in Form von Brot, Kartoffeln oder Reis und nicht durch einfache Zucker gehalten wird und solange die Gesamtkalorienmenge auf die Erreichung des Idealgewichtes ausgerichtet bleibt.

2) Die ADA betont, es wäre zwar denkbar, daß die Serumtriglyceride als Folge der erhöhten Kohlenhydrataufnahme bei bestimmten praedisponierten Patienten ansteigen könnten — und deshalb auch bei allen überwacht werden sollen —, man jedoch hoffen könne, daß eine Beschränkung der Gesamtkalorienmenge zum Erreichen oder zur Erhaltung des Idealgewichtes keine derart hohe Kohlenhydratzufuhr erfordert, daß sie zu einer überschüssigen Produktion von Triglyceriden führen würde. Tatsächlich konnte in einer Langzeitstudie von mit Insulin behandelten Diabetikern nachgewiesen werden, daß eine isokalorische Diät mit sogar 64% Kohlenhydratgehalt die Serumtriglyzeride nicht anhebt, wobei das Serumcholesterin unter Werte sank, wie sie bei den früheren ADA-Standard-Diäten festgestellt wurde.

Diätvorschriften: Beim Verschreiben einer Diät ist es wichtig, die Ziele der Diät mit dem Typ des Diabetes in Beziehung zu bringen. Bei adipösen Patienten mit einer leichten Hyperglykämie ist das Hauptziel der Diättherapie die Gewichtsreduktion durch kalorische Beschränkung. Somit besteht beim adipösen Diabetiker kaum die Notwendigkeit, Austauschtabellen aufzustellen oder die Zeiteinteilung der Mahlzeiten zu betonen.

Wegen des Vorherrschens adipöser leichtgradiger Diabetiker stellt dieser Patiententyp die häufigste und somit eine der wichtigsten Herausforderungen an den Arzt dar. Die Therapie erfordert ein energisches, tatkräftiges Programm durch Personen, welche sich der Mechanismen bewußt sind, durch welche die Gewichtsreduktion zur wirksamen Senkung der Hyperglykämie führt und welche von den günstigen Wirkungen der Gewichtskontrolle auf die Blutlipidspiegel ebenso wie auf die Hyperglykämie bei adipösen Diabetikern überzeugt sind. Die Ge-

---

* empfohlen von der American Diabetes Association (ADA)

wichtsreduktion ist ein Ziel, welches nur durch die ständige Beratung des adipösen Patienten erreicht werden kann.

*Diätetische Faserstoffe:** Pflanzliche Komponenten wie Zellulose und Pektin können vom Menschen nicht verdaut werden und werden als Faserstoffe bezeichnet. Es wurde eindeutig nachgewiesen, daß bei Einnahme solcher Faserstoffe zusammen mit Kohlenhydraten die Glukoseabsorption verlangsamt und die Hypoglykämie verringert wird. Die ADA-Diät empfiehlt daher Nahrungsmittel mit einem relativ hohen Fasergehalt.

Künstliche Süßstoffmittel: Diabetische Patienten, welche die Annehmlichkeit des süßen Geschmakkes verschiedener Nahrungsmittel nicht missen wollen, können Saccharin verwenden, welches für Patienten — trotz der Warnung durch die FDA** über seine allgemeine Anwendung*** — als Nahrungszusatzmittel zur Verfügung steht. Bei Kindern und Schwangeren sollte die Saccharinverwendung jedoch eingeschränkt werden.

Natürliche Süßstoffe — wie Sorbitol und Fruktose — haben in letzter Zeit an Popularität gewonnen. Außer in Bezug auf das Entstehen einer akuten Diarrhoe bei Einnahme großer Sorbitolmengen ist ihr relatives Risiko noch ungeklärt. Fruktose ist ein „natürlicher" Zucker mit großer Süßkraft, der nur geringe Erhöhungen des Blutzuckerspiegels verursacht.

2. Orale Antidiabetika: Hiervon gibt es 2 Haupttypen: Sulfonylharnstoffe und Biguanide.

Ihr Wirkungsmodus ist ganz verschieden, und es bestehen beträchtliche Meinungsverschiedenheiten über ihre Aktionsmechanismen, die therapeutischen Indikationen und besonders ihre Sicherheit bei Langzeitanwendung. Im Juli 1977 wurde auf Anordnung des US Department of Health, Education and Wellfare, das Medikament Phenformin, das einzige in den USA erhältliche Biguanid, aus dem Handel gezogen. Es wurde als eine direkte Gefahr für die Gesundheit betrachtet, da von einem Zusammenhang mit der Lactatacidose berichtet wurde. Daher bleiben nur die Sulfonylharnstoffe als orale Antidiabetika in den USA in Gebrauch.

a) Sulfonylharnstoffe: Diese Arzneimittelgruppe enthält einen Sulfonsäure-Harnstoff-Kern, welcher durch chemische Substitutionen modifiziert werden kann, um Substanzen zu bilden, welche qualitativ ähnliche Wirkungen haben, aber sich in der Potenz stark unterscheiden. Der Aktionsmechanismus der Sulfonylharnstoffe ist auf ihre insulinotrope Wirkung auf die B-Zellen des Pankreas zurückzuführen. Es bleibt allerdings unklar, ob diese gut dokumentierte akute Wirkung zusätzliche extrapankreatische Mechanismen (z. B. verstärkte Insulinbindung an die Rezeptoren) erfordert, um den hypoglykämischen Effekt der Sulfonylharnstoffe während Langzeitverabreichung zu erklären.

Die Entscheidung, welcher Typ von Diabetespatienten mit Sulfonylharnstoffen behandelt werden soll, setzt ein genaues Verstehen nicht nur der metabolischen Dysfunktion bei diesem Patienten, sondern auch des Wirkungsmechanismus des Mittels und seiner Sicherheit in der Langzeitwirkung voraus.

Sulfonylharnstoffe sind gegenwärtig beim juvenilen Typ des zur Ketose neigenden, insulinabhängigen Diabetikers nicht indiziert, da diese Arzneimittel von funktionierenden B-Zellen des Pankreas abhängig zu sein scheinen.

Die Sulfonylharnstoffe scheinen angebracht zu sein beim nichtadipösen, leichten Insulinmangeldiabetes des Erwachsenen, bei welchem die Verabreichung die frühe Phase der Insulinfreisetzung, welche auf die akute Glukosestimulation refraktär ist, wiederherstellt. Die Anwendung dieser Substanzgruppe ist wahrscheinlich nicht gerechtfertigt beim leichten adipösen Diabetiker und anderen mit peripherer Unempfindlichkeit auf zirkulierende — supernormale — Insulin-Spiegel. Bei diesen Patienten sollte die Hauptbetonung auf der Gewichtsreduktion liegen.

1) Tolbutamid (Artosin®, Rastinon®) steht in Tabletten von 0,5 und 1 g zur Verfügung. Es wird in der Leber schnell in eine inaktive Form oxydiert, die ungefähre Wirkungsdauer ist relativ kurz (6–10 Stunden). Tolbutamid wird wahrscheinlich am besten in geteilten Dosen verabreicht (z. B. 500 mg vor jeder Mahlzeit und zur Nachtzeit); allerdings benötigen manche Patienten nur 1 oder 2 Tabletten/die. Akute toxische Reaktionen sind selten, ebenso Hautexantheme. Über eine prolongierte Hypoglykämie wird selten berichtet; wenn, dann meistens bei älteren Patienten, welche bestimmte Arzneimittel erhalten (z. B. Dicumarol, Phenylbutazon oder manche Sulfonamide). Die letzteren Verbindungen führen offensichtlich mit den Sulfonylharnstoffen und den oxydativen Enzymsystemen in der Leber einen gewissen Wettbewerb, was zu hohen Spiegeln unmetabolisierter, aktiver Sulfonylharnstoffe im Kreislauf führt.

2) Chlorpropamid (Chloronase®, Diabetoral®) wird in Tabletten zu 250 mg geliefert. Dieses Arzneimittel mit einer Wirkungsdauer von 32 Stunden wird langsam metabolisiert und zu 20–30% unverändert im Harn ausgeschieden. Es kann ebenso mit den anderen oben erwähnten Arzneimitteln zu Wech-

---

* Seit kurzem steht auf dem deutschen Markt der Pflanzenfaserstoff GUAR (zu 80% Kohlenhydrat Galaktomannan; Warenzeichen Glucotard®) zur Verfügung. Dieses pflanzliche Diätregulans ist zur zusätzlichen oralen Behandlung des Diabetes mellitus sowie zur Senkung erhöhter Blutfette geeignet.

** (**F**ood and **D**rug **A**dministration)

*** (wegen möglicher Kanzerogenität in Bezug auf die Harnblase bei Langzeitanwendung)

Tabelle 21-5 a. Orale Antidiabetika

Verbindung bzw. Handelsname	Mengeneinheit	Verabreichungs- zeit (× -täglich)	Tgl. Gesamtdosis	Wirkungsdauer
GLIBENCLAMID Euglucon® N Semi-Euglucon® N	3,5 mg 1,75 mg 5 mg	1–2	1,75–10,5 mg	12–18 Std
TOLBUTAMID Rastinon® Artosin®	500 mg	1–2	500–2 000 mg	6–12 Std
CARBUTAMID Nadisan® Invenol®	500 mg/l bei Umstellung Auslaßperiode von 5–7 Tagen	1–2	500–1 000 mg	12 Std. und mehr
GLIPIZID Glibenese®	5 mg	1–2	2,5–30 mg	12–24 Std
GLIQUIDON Glurenorm®	30 mg	2–3	15–120 mg	12–24 Std
CHLORPROPAMID Diabetoral® Chloranase®	250 mg bei Umstellung Auslaßperiode von 5–7 Tagen	1	250–500 mg	bis zu 60 Std
GLISOXEPID Pro-Diaban®	4 mg	1–3	2–16 mg	12–24 Std
GLIBORNURID Glutril® Gluborid®	25 mg 25 mg	1–2 1–2	12,5–50 mg 19,5–50(75) mg	12–24 Std 12–24 Std
GLICLAZID Nordialex®	80 mg	1	40–240 mg	12–24 Std
TOLAZAMID Norglycin®	250 mg	1 oder 2	250–500 mg	12–24 Std
GLYMIDIN Redul® Redul® 28	500–1 000 mg	1–2	500–1 500 mg	6 Std
BIGUANIDE* Glucophage® retard	850 mg	1–2	850–1 700 mg	12–24 Std

* Hinsichtlich der Gegenanzeigen und Anwendungsbeschränkungen für Biguandide s. ROTE LISTE 1983 unter B 25, S. 13

selwirkungen kommen, welche vom Oxydationskatabolismus der Leber abhängen und ist deshalb bei Patienten mit Leber- oder Niereninsuffizienz kontraindiziert. Die Durchschnittsdosis beträgt 250 mg/die, als Einzeldosis am Morgen gegeben. Prolongierte hypoglykämische Reaktionen treten häufiger auf als beim Tolbutamid, besonders bei älteren Patienten, bei welchen die Chlorpropamid-Therapie mit besonderer Sorgfalt beobachtet werden sollte. Dosen von mehr als 250 mg oder 375 mg/die erhöhen das Ikterusrisiko, zu welchem es unter der normalen Dosis von 250 mg/die oder darunter, nicht kommt. Ein hyperämischer Flush kann unter Alkoholaufnahme bei Patienten mit einer gewissen genetischen Disposition auftreten. Diese Nebenwirkung ist die Grundlage eines dia-gnostischen Test geworden, um eine gewisse Untergruppe von Patienten mit Insulin-unabhängigem Diabetes zu identifizieren: Während weniger als 10% gesunder Menschen oder Patienten mit Insulin-abhängigem Diabetes bei 250 mg Chlorpropamid und 12 Stunden späterer Einnahme von 10 ml Aethylalkohol einen hyperämischen Flush entwickeln, weisen 80% der Patienten mit leichtem Typ II Diabetes in ihrer unmittelbaren Familie die Entstehung eines solchen Chlorpropamid/Alkohol-Flush auf, welcher innerhalb von 8 Minuten nach Alkoholeinnahme auftritt und für 10–12 Minuten anhält.

3) Tolazamid (Norglycin®) ist in Tabletten zu 250 mg im Handel. Es ist mit Chlorpropamid in der Potenz vergleichbar, hat aber eine kürzere Wirkungsdauer.

4) Glibenclamid (Euglucon® 5, Semi-Euglucon®) gehört zu den neueren oralen Antidiabetika. Obwohl es potenter als die anderen Substanzen ist, konnten bisher keine qualitativen Unterschiede in der Wirkung festgestellt werden. Glibenclamid liegt in Tablettenform (5 mg und 2,5 mg) vor. Es dient zur Behandlung des Erwachsenen-Diabetes (Typ II-Diabetes), sofern eine Diätbehandlung allein nicht ausreicht. Die wirksame Dosis schwankt zwischen 2,5 und 20 mg (wobei sich die Dosierung im wesentlichen nach der jeweiligen Stoffwechsellage richtet). Bei Besserung der Glukosetoleranz ist eine Dosisreduzierung möglich.

Cave: Das Nichtvertrautsein mit der hohen Wirkpotenz von Glibenclamid (100mal potenter als Tolbutamid) kann für die weltweit berichtete hohe Frequenz schwerer hypoglykämischer Reaktionen (mit gelegentlichen Todesfällen) verantwortlich gemacht werden. Besondere Vorsicht ist bei einer Anwendung dieses Arzneimittels bei Patienten mit kardiovaskulären Erkrankungen oder bei älteren Patienten zu empfehlen, bei welchen eine Hypoglykämie ein besonderes Risiko in sich darstellt.

Anmerkung: Seit 1982 steht Glibenclamid in den Ausbietungsformen Euglucon® N und Semi-Euglucon® N zur Verfügung. Die neue Tablettenzubereitung (mit weniger Glibenclamid, nämlich 3,5 bzw. 1,75 mg) garantiert eine völlige Resorption des Wirkstoffs und somit eine vollständige Bioverfügbarkeit.

b) Biguanide: Die Anwendung von Phenformin wurde wegen seiner zunehmenden Verbindung mit der Lactatacidose abgesetzt, was bei Fehlen jeglicher Beweise für seine Langzeitwirkung in der Diabetes-Therapie um so berechtigter geworden war. Metformin (Glucophage® retard) in Deutschland ebenso wie Phenformin in vielen Ländern der Welt werden angewandt, obzwar die Indikationen für eine Biguanid-Therapie beim Diabetes immer neu überprüft werden müssen.

3. Insulin: Insulin ist indiziert beim zur Ketose neigenden, juvenilen Diabetikertyp ebenso wie bei jenen Erwachsenen-Diabetikern mit Insulinmangel, welche auf die Diättherapie entweder allein oder in Kombination mit oralen Antidiabetika nicht ansprechen. Eine ideale Substitutions-Therapie würde Insulin derart verabreichen, daß sie mit dem sekretorischen Muster des Gesunden vergleichbar wäre. Es ist nicht möglich, den physiologischen Ablauf der Insulinsekretion mittels subcutaner Injektionen löslicher oder langwirkender Insulin-Suspensionen oder Insulin-Kombinationen vollständig zu reproduzieren. Trotzdem ist es möglich, mit Hilfe entsprechender Modifikationen der Diät und körperlicher Bewegung, durch Anwendung variabler Mischungen von kurz und länger wirkenden Insulinen, welche 2 mal täglich injiziert werden, eine akzeptable Kontrolle des Blutzuckers zu erreichen.

*a) Insulin-Präparate:** Es stehen 3 Haupttypen von Insulinen zur Verfügung: (1) kurzwirkende, mit schnellem Wirkungsbeginn; (2) mittelschnell wirkende; und (3) langwirkende, mit langsamem Wirkungsbeginn. Das kurz-wirkende Insulin (reguläres Insulin) ist ein kristallines Zink-Insulin, welches in löslicher Form geliefert wird und als klare Lösung vorliegt. Alle anderen kommerziellen Insuline sind speziell modifiziert, um eine verlängerte Wirkung zu erhalten und werden als milchige Suspensionen mit einem neutralen pH mit entweder einem Protamin in Phosphatpuffer (Protamin-Zink-Insulin und NPH) oder variierenden Konzentrationen von Zink in Acetatpuffer (Ultralente und Semilente) geliefert. Die Verwendung von Protamin-Zink-Insulin, Semilente- und Ultralente-Präparaten nimmt laufend ab und es gibt für ihre Anwendung kaum noch Indikationen. Die gegenwärtige Insulin-Therapie bezieht sich auf nicht mehr als 3 Insulinpräparate:

1) Reguläres Insulin (kristallines Zink-Insulin) ist ein kurz-wirkendes Insulin, dessen Wirkung innerhalb von 15 Minuten nach subkutaner Injektion eintritt und 5–7 Stunden anhält. Es ist besonders nützlich bei der Therapie der diabetischen Ketoacidose oder wenn der Insulinbedarf sich schnell verändert, wie z. B. nach einer Operation oder während akuter Infektionen. In Mischung mit intermediären Formen behält es offensichtlich seine schnelle Wirkung bei und ist bei der Anhebung des Insulinspiegels während Frühstück und Abendessen − wenn vor diesen Mahlzeiten verabreicht − von Nutzen.

2) Lente-Insulin ist eine Mischung von 30% Semilente mit 70% Ultralente-Insulin. Seine Wirkung ist im Wesentlichen identisch mit der von NPH-Insulin und seine Indikationen und Dosierungsschema sind ähnlich dem von NPH zu täglichen Insulinsubstitutionen.

3) NPH (Neutrales Protamin Hagedorn)-Insulin ist eine stabile Mischung von 2 Teilen kristallinem Zink-Insulin und 1 Teil Protamin-Insulin. Sein Wirkungsbeginn ist verzögert, und eine Mischung mit regulärem Insulin ist gewöhnlich zur adäquaten Substitutionstherapie bei mit Insulin behandelten Patienten notwendig. Es kann jederzeit mit regulärem Insulin je nach dem Bedarf des Patienten gemischt werden und wird für die tägliche Substitutionstherapie bei mit Insulin behandelten Patienten angewandt. Da seine Wirkungsdauer oft kürzer als 24 Stunden ist (sie schwankt zwischen 18–24 Stunden), benötigen die meisten Patienten wenigstens 2 Injektionen täglich, um die Insulinwirkung zu erhalten.

---

* seit 1982/83 stehen auf dem Pharmamarkt Human-Insuline, gentechnologisch/biosynthetisch hergestellt, zur Verfügung

Tabelle 21-5 b. Insulinpräparate*

Handelsbezeichnung	Spezies	Reinheitsgrad	pH	Lösung bzw. Suspension	Beschaffenheit bzw. Zusammensetzung (bei NI-Zusatz Handelsbezeichnung)	Wirkungsdauer (Std.)
Normalinsuline						
Insulin „Brunnengräber"	R	K	3,0	L	gelöstes Insulin	5–7
Insulin Hoechst	R	C	3,5	L	gelöstes Insulin	5–7
Insulin S Hoechst	S	C	3,5	L	gelöstes Insulin	5–7
Velasulin Nordisk	S	RI	7,3	L	gelöstes Insulin	5–7
Insulin Novo Actrapid[1]	S	MC	7,0	L	gelöstes Insulin	5–7
Optisulin CR	R	C	7,0	L	gelöstes Desphe-Insulin	5–7
Optisulin CS	S	C	7,0	L	gelöstes Desphe-Insulin	5–7

Normal-(Alt-)Humaninsulin Hoechst [H-Insulin Hoechst®] (für Notfälle und zur intermittierenden Behandlung)
Bio. Human Insulin ‚Eli Lilly' [Huminsulin®] (das erste gentechnologisch hergestellte, biosynthetische Human-Insulin)

Intermediärinsuline (nach Wirkungsdauer)						
Insulin Novo Semilente	S	MC	7,0	Sn	Insulin-Zink-Suspension von amorphem Insulin	10–12
Optisulin-Spezial CS	S	C	7,0	Sn	amorphes Desphe-Insulin	12
Komb-Insulin S Hoechst	S	C	3,5	L ⎫	⅔ Depot-Insulin Hoechst bzw. S. Hoechst ⅓ Insulin Hoechst bzw. S. Hoechst	12
Komb-Insulin Hoechst	R	C	3,5	L ⎭		12
Depot-Insulin S Hoechst	S	C	3,5	L	Surfen-Insulin	12–16
Depot-Insulin Hoechst	R	C	3,5	L	Surfen-Insulin	12–16
HG-Insulin S Hoechst	S	C	3,5	L	Human-Globin-Insulin	16
HG-Insulin Hoechst	R	C	3,5	L	Human-Globin-Insulin	12–16
Optisulin-Depot CR	R	C	7,0	Sn/L	25% gelöstes Desphe-Insulin 75% kristallines Insulin	12–16
Optisulin-Depot CS	S	C	7,0	Sn/L	25% gelöstes Insulin + Desphe-Insulin 75% kristallines Insulin	12–16
Insulin Initard Nordisk	S	RI	7,3	Sn/L	50% Insulatard, 50% Velasulin Nordisk	16
Insulin Mixtard Nordisk	S	RI	7,3	Sn/L	70% Insulatard, 30% Velasulin Nordisk	
Depot-Insulin „Horm"	R	C	3,0	L	Insulin-Zink-Protaminat und kristallines Insulin	16–20
Insulin Monotard[2]	S+S	MC	7,3	Sn	Insulin-Zink-Suspension von 30% amorphem S- u. 70% kristallinem S-Insulin	16–20
Deposulin	R	K	3,0	L	Protamin-Zink-Insulin	20
Insulin Insulatard Nordisk	S	RI	7,3	Sn	Protamin-Insulin-Kristalle	20
Insulin Novo Rapitard	R+S	MC	7,0	Sn/L	75% Insulin-Kristalle; 25% Actrapid	20
Optisulin-Long CR	R	C	7,0	Sn	30% amorphes Desphe-Insulin 70% kristallines Insulin	20–24
Optisulin-Long CS	S	C	7,0	Sn	30% amorphes Desphe-Insulin 70% kristallines Insulin	20–24

Depot-Humaninsulin Hoechst [Depot-H-Insulin Hoechst®] (zur Dauerbehandlung)

Langzeitinsuline						
Long-Insulin	S	C	7,0	Sn	Surfen-Insulin (amorph u. kristallin)	24
Insulin Novo Lente	R+S	MC	7,0	Sn	IZS von 30% amorphem S- u. 70% kristallinem R-Insulin	24–28
Insulin Novo Ultralente	R	MC	7,0	Sn	IZS von kristallinem Insulin	28

Abkürzungen: R = Rind, S = Schwein, K = Kristallisation, C = Gel-Chromatographie, MC = Monocomponent, RI = rare immunogenic, L = Lösung, Sn = Suspension, IZS = Insulin-Zink-Suspension

---

* Tabelle modifiziert nach H. Sauer, Insulintherapie in: Praktische Diabetologie. Gräfelfing bei München: Werk-Verlag Dr. Edmund Banaschewski 1981 (Wiedergabe mit freundlicher Genehmigung des Verlags)
1 seit Herbst 1982 steht dieses Novo-Insulin auch als *Human*-Monocomponent-Insulin (= Actrapid® HM) zur Verfügung
2 seit Herbst 1982 steht dieses Novo-Insulin auch als *Human*-Monocomponent-Insulin (= Monotard® HM) zur Verfügung

Alle kommerziellen Standard-Präparate bestehen aus Rinder-Insulin. Weitere Verbesserungen in der Reinigungstechnik haben kontaminierende Proteine mit Molekulargewichten eliminiert, welche größer als Insulin sind, und keine insulin-ähnliche Aktivität besitzen, jedoch in der Lage waren, Anti-Insulin-Antikörper bei Kaninchen hervorzurufen. Dieses hochgereinigte Insulin wird aufgrund seines Sephadex-Gel-Profils „eingipfliges" („single peak") Insulin bezeichnet und ist derzeit die in den USA kommerziell gehandelte Insulinform. Ein weiterer Reinigungsschritt, (um einige niedrigere Molekulargewicht-Unreinheiten zu entfernen) hat zu einem beschränkten Insulin-Vorrat ohne entdeckbare Unreinheiten geführt, bezeichnet als *„Einzelkomponente"* oder *„Monocomponent-Insulin"*. Es konnte auch nachgewiesen werden, daß es eine sehr niedrige oder keine Immunogenizität beim Menschen — auch während einer langzeitigen Insulintherapie — hervorruft. Es bewährt sich besonders gut bei der Therapie von sekundär auf Insulininjektionen auftretenden Insulin-Allergien und Lipodystrophie.

Da die Versorgung mit Schweineinsulin ungenügend ist [nicht in Europa; Anm. d. Hrsg.], um den Bedarf aller Diabetiker zu decken, sind die meisten kommerziellen Insuline vom Rind, welches mit 3 Aminosäuren sich vom menschlichen Insulin unterscheidet, während Schweineinsulin sich nur durch eine Aminosäure vom Humaninsulin unterscheidet. Die Forschung hinsichtlich der Massenproduktion von Humaninsulin mittels kombinierter DNA-Techniken ist recht vielversprechend. Eine Einführung von Humaninsulin — gewonnen durch Umwandlung von Schweineinsulin — ist im Herbst 1982, von *gentechnologisch hergestelltem* Humaninsulin im Februar 1983 erfolgt. (Hinsichtlich der in der Bundesrepublik Deutschland verfügbaren Insulinpräparate s. Tab. 21-5b, S. 1086).

b) Insulin-Verabreichung: Um die Verwirrung und Fehler bei der Insulin-Verabreichung zu vermindern, sollten alle Diabetiker, welche mit einer Insulintherapie beginnen, Mischungen von kurz- und lang-wirkenden Insulinen verabreicht bekommen. Der Einfachheit halber werden Einmalgebrauch-Plastikspritzen empfohlen, besonders für die Verabreichung außerhalb des Hauses. In Fällen, in welchen nur sehr niedrige Insulindosen verordnet sind, wie bei kleinen Kindern, steht eine spezielle kalibrierte 0,5 ml-Einmalspritze zur Verfügung, um die genaue Messung des Insulin in Dosen bis zu 50 E zu erleichtern. Die „low-dose"-Spritzen werden immer populärer, da Diabetiker im allgemeinen nicht mehr als 50 E Insulin in einer einzelnen Spritze erhalten sollten.

Seit 1972 sind die Insulinpräparationen in einem derartigen Maße gereinigt, daß ein saures pH nicht mehr erforderlich ist und zur Zeit weisen alle US-Insulin-Präparate ein neutrales pH auf. So kann auch reguläres Insulin mit entweder Lente oder NPH-Insulin gemischt werden. Beim Mischen von Insulin ist es notwendig, in beide Flaschen diejenige Luftmenge zu injizieren, welche ungefähr dem danach entzogenen Insulinvolumen entspricht. Es wird empfohlen, das reguläre Insulin zuerst aufzuziehen und dann das intermediäre Insulin. Man sollte keinen Versuch unternehmen, die Insuline in der Spritze zu mischen; die Injektion sollte man sofort nach Füllung der Spritze geben.

Jede Körperstelle, die mit lockerer Haut bedeckt ist, kann zur Injektion genommen werden, wie z.B. über dem Abdomen, Oberschenkeln, Oberarmen, Lenden und Glutäen. Es ist wichtig, die Stelle der subcutanen Insulin-Verabreichung zu wechseln, damit nicht 1 Stelle öfter als alle 3 Wochen verwendet wird, um Vernarbungen und Schwankungen in der Insulin-Resorption zu vermeiden. Reguläres Insulin ist die einzige Form, welche für die intravenöse Anwendung lieferbar ist.

Forschungs-Bemühungen, Insulin mittels „geschlossener Systeme" (Glukosefühler-Insulinreservoir-Insulinpumpe) zu verabreichen, scheitern vorerst an den technischen Schwierigkeiten, den Apparat auf einen möglichst kleinen Umfang zu reduzieren. Ein großes tragbares geschlossenes System, „Biostator", in welchem das Insulin in einer durch fortlaufende Blutzuckerspiegel-Messungen gelenkten Infusionsgeschwindigkeit verabreicht wird, hat sich neuerdings bei der Wiederherstellung einer Euglykämie bei diabetischen Patienten mit Ketoazidose und nach operativen Eingriffen als wirkungsvoll erwiesen. Obzwar es gelungen ist, bei genetisch ähnlichen Stämmen von Nagetieren beim experimentellen Diabetes Insel-Zellen des Pankreas erfolgreich zu transplantieren, hat man beim Menschen diesen Weg noch nicht mit Erfolg beschritten. Am meisten versprechen gegenwärtige Forschungsarbeiten über das „offene" System der Insulinverabreichung (Insulinreservoir und Pumpe programmiert auf die Insulinverabreichung mit einer vorgegebenen Geschwindigkeit ohne Glukosefühler), wobei offene Systeme weniger optimal für eine langzeitige Diabetes-Therapie sind als Inselzellen-Transplantate oder ein implantierbares geschlossenes System.

Die hochgereinigten Insuline, welche neuerdings verfügbar sind, scheinen ihre Wirkung sehr gut zu erhalten, so daß eine Aufbewahrung im Kühlschrank unnötig ist. Auf Reisen können somit Insulin-Reserven ohne Schwierigkeit über Wochen und sogar Monate mitgenommen werden, ohne daß sie ihre Wirkung verlieren, solange sie nicht extremer Hitze oder Kälte ausgesetzt werden.

B. Wirksamkeit und Sicherheit der oralen Antidiabetika: Das University Group Diabetes Programm (UGDP) berichtete, daß die Anzahl von Todesfällen aufgrund kardiovaskulärer Erkrankung bei diabetischen Patienten unter der Therapie mit Tolbutamid oder Phenformin excessiv erhöht war im Vergleich mit entweder Insulin-behandelten Patienten oder solchen, welche Placebos erhielten. Es besteht weiterhin Meinungsverschiedenheit über die Gültigkeit der Rückschlüsse, welche von der UGDP gezogen wurden, und zwar wegen der Heterogenität der untersuchten Bevölkerungsgruppen mit dem Überwiegen von adipösen Patienten und wegen bestimmter experimenteller Ansätze, wie z. B. der Verwendung einer fixierten oralen Arzneimitteldosis.

Von der Biometric Society wurde eine sorgfältige statistische Auswertung des UGDP-Reports veröffentlicht. Mit Rücksicht auf die Anzahl von Todesfällen aufgrund von kardiovaskulären Erkrankungen bei der Anwendung von Tolbutamid schließt der biometrische Report, daß der UGDP-Report Verdachtsmomente geliefert hat, die man aufgrund anderer derzeit verfügbarer Beweise nicht fallen lassen kann. Dieser Bericht hat die FDA veranlaßt, eine spezielle Warnung im Beipackzettel zu empfehlen, mit dem Hinweis, daß orale Antidiabetika mit einer erhöhten kardiovaskulären Mortalitätsrate in Verbindung stehen können, im Vergleich zu Fällen, welche nur mit Diät alleine oder Diät plus Insulin behandelt werden. Die FDA schlug 1979 vor, daß die Therapiewahl dem Arzt zu überlassen ist nach vorheriger Diskussion mit dem Patienten.

Allgemeine Betrachtungen zur Diabetes-Therapie: Patienten mit Diabetes können ein volles und zufriedenstellendes Leben führen. Allerdings werden „freie" Diäten und unbeschränkte Aktivität immer noch nicht für insulinbedürftige Diabetiker empfohlen. Bis neue Methoden der Insulinsubstitution entwickelt sein werden, welche ein normaleres Muster der Insulinverabreichung in Einklang mit dem metabolischen Bedarf zulassen, wird man weiter häufigere Mahlzeiten empfehlen müssen, und bestimmte Beschäftigungen, welche eine potentielle Gefahr für den Patienten oder andere darstellen, weiterhin verbieten.

Körperliche Bewegung steigert die Wirksamkeit des Insulins und eine mäßige körperliche Aktivität ist ein ausgezeichnetes Mittel, die Fett- und Kohlenhydrat-Nutzung beim diabetischen Patienten zu verbessern. Ein vernünftiges Gleichgewicht zwischen der Größe und der Häufigkeit der Mahlzeiten sowie mäßiger regelmäßiger körperlicher Bewegung kann oft die Insulin-Dosierung bei Diabetikern, welche leicht aus der Kontrolle entgleiten, stabilisieren. Anstrengende körperliche Bewegung kann beim unvorbereiteten Patienten eine Hypoglykämie auslösen und Diabetiker müssen deshalb angeleitet werden, ihre Insulin-Dosierung vor körperlich anstrengenden Aktivitäten zu reduzieren oder zusätzliche Kohlenhydrate zu sich zu nehmen. Eine Insulin-Injektion in eine Körperstelle, die von den am meisten beanspruchten Muskelgruppen am weitesten entfernt ist, kann die durch körperliche Bewegung induzierte Hypoglykämie abmildern helfen, da Insulin, welches proximal von den beanspruchten Muskeln injiziert wird, viel schneller mobilisiert wird. Mit zunehmender Kenntnis bezüglich der Zusammenhänge zwischen Kalorienaufnahme und -Verbrauch sowie Insulinbedarf kann der Patient allmählich etwas aus der Reglementierung befreit werden.

Alle diabetischen Patienten müssen adäquate Instruktionen zur persönlichen Hygiene, besonders hinsichtlich der Füße, Haut und Zähne (siehe S. 1089) erhalten. Alle Infektionen — besonders pyogene Infektionen mit Fieber und Toxikämie — provozieren eine Freisetzung hoher Spiegel von Insulin-Antagonisten wie Glukagon und führen somit zu einem Ansteigen des Insulinbedarfs. Das ist häufig ein auslösender Faktor der Ketose und Azidose und muß prompt und energisch behandelt werden. Zusätzliches reguläres Insulin ist oft erforderlich, um eine Hyperglykämie während einer durch Infektion bedingten Streßsituation zu korrigieren.

Bei der Diabetes-Therapie sind psychologische Faktoren von großer Wichtigkeit, besonders wenn die Krankheit schwer zu stabilisieren ist. Ein Grund, warum der Diabetiker eventuell besonders sensibel und emotional reagieren kann, ist die Tatsache, daß die A-Zellen der Diabetiker übermäßig stark auf physiologische Adrenalin-Spiegel ansprechen und somit exzessive Glukagon-Spiegel mit nachfolgender Hyperglykämie herbeiführen.

Die Beratung des Patienten sollte auf die Vermeidung von Extremen bezüglich selbstaufgelegter Strenge oder selbstzerstörerischer Nachlässigkeit ausgerichtet sein.

Schritte bei der Behandlung des diabetischen Patienten

A. Diagnostische Untersuchung: Es wird eine vollständige Anamnese und physikalische Untersuchung vorgenommen, um das Vorliegen einer gleichzeitigen oder komplizierenden Krankheit auszuschließen. Alle Merkmale des klinischen Bildes, welche eine Endorganunempfindlichkeit auf Insulin vermuten lassen, müssen identifiziert werden. Die Familienanamnese sollte nicht nur die Frequenz von Diabetesfällen bei anderen Familienmitgliedern dokumentieren, sondern auch das Alter bei Beginn, ob ein Diabetes mit Adipositas verbunden und Insulin notwendig war.

Zu den notwendigen Laboruntersuchungen gehört die Feststellung der Nierenschwelle für Glucose. Diese wird bestimmt, indem man den Patienten anhält, „doppelt" Harn zu lassen, — eine Praxis, welche die zukünftige Beurteilung der Diabeteseinstellung erheblich erleichtern kann. Die Glukosekonzentration der 2. Harnprobe, welche 30 Minuten nach der Blasenentleerung entnommen wird, entspricht eher der aktuellen Plasmaglucosekonzentration, so daß die gleichzeitige Messung des Plasmazuckers den Spiegel demonstriert, bei welchem das tubuläre Maximum für Glucose überschritten wird. Basisbefunde der Erstuntersuchung können bei der Bewertung späterer Komplikationen von Nutzen sein und sollten festgehalten werden. Hierzu gehören Plasmatriglyceride und Cholesterin, elektrokardiographische Untersuchung und Thoraxröntgenaufnahme, Nierenfunktionsteste, Pulsfrequenz, neurologische und ophthalmologische Untersuchungen.

B. Patienten-Erziehung: Da es sich beim Diabetes um eine lebenslange Krankheit handelt, ist die Erziehung des Patienten wahrscheinlich die wichtigste Verpflichtung des erstbehandelnden Arztes. Die geeignetsten Personen eine Krankheit zu meistern, welche so ausgeprägt durch die tägliche Fluktuation des Umweltstresses, der körperlichen Betätigung, Diät und Infektionen beeinflußt wird, sind die Patienten selbst und ihre Familienmitglieder. Den Patienten muß geholfen werden, die Tatsache zu akzeptieren, daß sie einen Diabetes haben; bis diese schwierige Anpassung getan ist, sind die Anstrengungen mit der Erkrankung fertig zu werden meist fruchtlos. Das „Unterrichtspensum" sollte Erklärungen des Arztes über die Natur des Diabetes und seine potentiellen akuten und chronischen Risiken enthalten. Die Wichtigkeit, regelmäßige Befunergebnisse von Glucose und Harnproben schriftlich festzuhalten, sollte betont und Instruktionen zur Durchführung der Teste gegeben werden. Der Patient ist zur persönlichen Hygiene einschließlich detaillierter Instruktionen über die Fußpflege (siehe S. 1093), ferner individuell zur Diät und spezifischen hypoglykämischen Therapie zu beraten. Patienten sollten über etwa vorhandene Diabetes-Beratungsstellen informiert werden.

C. Initialtherapie: Die Therapie muß aufgrund der Diabetesform und des spezifischen Bedarfes jedes Patienten individuell gehalten werden. Allerdings können gewisse allgemeine Prinzipien der Therapie für hyperglykämische Zustände verschiedener Formen aufgestellt werden.

1. Der adipöse Patient: Der häufigste Typ des diabetischen Patienten ist adipös und hat eine Hyperglykämie aufgrund einer Unempfindlichkeit auf normale oder erhöhte zirkulierende Insulinspiegel (insulinplethorischer Diabetes).

a) Gewichtsreduktion: Die Therapie ist auf die Gewichtsreduktion ausgerichtet und die Verordnung einer Diät ist nur ein Weg zu diesem Ziel. Eine Heilung kann erreicht werden durch Reduzierung der Fettlager, mit sich hieraus ergebender Wiederherstellung der Gewebsempfindlichkeit auf Insulin. Das Vorliegen eines Diabetes mit seinen zusätz-

lichen Risikofaktoren kann den adipösen diabetischen Patienten dazu motivieren, größere Anstrengungen zur Gewichtsreduktion vorzunehmen.

b) Hypoglykämische Substanzen: Hypoglykämische Substanzen, einschließlich Insulin, ebenso wie orale Antidiabetika, sind bei adipösen Patienten mit leichtem Diabetes nicht zur Langzeitanwendung indiziert. Wenn eine Insulintherapie angewandt wird, kann das Gewichtsreduktionsprogramm durch echte oder eingebildete hypoglykämische Reaktionen gestört werden; es ist auch möglich, daß die Verabreichung von Insulin bei einem adipösen Patienten, welcher schon exzessive zirkulierende Spiegel hat, die Insulinunempfindlichkeit der Rezeptorstellen weiter unterhält. Sie kann auch eine Störung der katabolischen Mechanismen während der kalorischen Reduktion auslösen. Der adipöse Diabetiker, welcher schon zuvor mit Insulin behandelt wurde — oft mit Unterbrechungen — und welcher hohe Dosen benötigt, um seine überschüssige Kalorienaufnahme auszugleichen und die Gewebsunempfindlichkeit zu bewältigen, kann eine Insulin-Immunresistenz entwickeln. Das steigert nicht nur den Bedarf an exogenem Insulin, sondern stört auch die Wirksamkeit des endogenen Insulins und kann eine Ketose auslösen.

Die Anwendung oraler Sulfonylharnstoffe oder von Insulin sollte besser für adipöse Patienten mit mäßig schwerem Diabetes und schwerer Glykosurie, kompliziert durch Candida-bedingter Vulvovaginitis, reserviert bleiben. In solchen Fällen kann eine Kurzzeittherapie (Wochen oder Monate) indiziert sein, um die Symptome zu mildern, bis die günstigen Auswirkungen der zur Gewichtsreduktion führenden kalorischen Beschränkung eintreten.

2. Der nichtadipöse Patient: Beim nichtadipösen diabetischen Patienten, ist die leichte bis schwere Hyperglykämie gewöhnlich auf eine gegenüber einer Glukosestimulation refraktäre B-Zellen (Insulinmangel-Diabetes) zurückzuführen. Die Therapie ist davon abhängig, ob der Insulinmangel schwer genug ist, um eine Ketoazidose auszulösen.

a) Diät-Therapie: Wenn eine Hyperglykämie leichtgradig ist, kann gelegentlich eine normale Stoffwechsellage erreicht werden durch mehrere Mahlzeiten einer Diät ohne Zucker und mit einem Kaloriengehalt, welcher ausreicht, das Idealgewicht zu halten. Die Einschränkung der gesättigten Fette und des Cholesterins wird ebenfalls dringend empfohlen.

b) Orale Antidiabetika: Im Gegensatz zu den adipösen Patienten mit Diabetes waren nichtadipöse Patienten mit Erwachsenen-Diabetes in der UGDP-Studie nicht in ausreichender Zahl vorhanden, um spezifische Schlüsse über ihr erhöhtes kardiovaskuläres Risiko durch die Anwendung oraler Antidiabetika zu erlauben. Wenn die Diättherapie zur Korrektur der Hyperglykämie nicht ausreicht, ist ein Versuch mit Sulfonylharnstoffen zur Verbesserung der Insulinfreisetzung oft erfolgreich.

c) Insulin-Therapie: Der Patient, welcher eine Insulintherapie benötigt, sollte anfangs unter den Bedingungen einer optimalen Diät und normaler körperlicher Bewegung eingestellt werden. Er sollte über die Vorteile der zweimaligen täglichen Insulininjektion und über die Notwendigkeit, Harnglukosemessungen wenigstens 4 mal täglich durchzuführen, aufgeklärt werden, mit dem Hinweis, daß dies zur Beurteilung der Insulindosis notwendig ist, bis eine stabile Insulinmenge erreicht ist. Ein typisches Initialdosisschema bei einem 70 kg schweren Patienten mit Einnahme von 2200 kcal in 6 oder 7 Mahlzeiten kann 10 E regulären und 10 E Lente-Insulins am Morgen und 5 E regulären und 5 E Lente-Insulins am Abend entsprechen. Der Morgenharn gibt ein Maß der Effektivität des Lente-Insulins, welches am Vorabend verabreicht wurde: der Mittagharn spiegelt die Wirkung des morgendlichen regulären Insulins wider: und der 17-Uhr- und 21-Uhr-Harn repräsentiert die Wirkung des Morgenlentes und des abendlichen Regulärinsulins. Ein richtig angeleiteter Patient kann dazu gebracht werden, die Insulindosierung durch Beobachtung der Harnzuckerausscheidung und der Korrelation mit der ungefähren Wirkungsdauer des Insulins selbst anzupassen (Abbildung 21-1). Solche Anpassungen sollten allmählich gemacht werden und nach Möglichkeit nicht öfter als alle 3–4 Tage. Bei Patienten mit milder Form des Insulinmangels kann evtl. eine einmalige morgendliche Injektion eines Intermediärinsulins ausreichend sein.

d) Glukagon-Suppression durch Somatostatin: Die Hyperglukagonämie bei insulinbedürftigen Diabetikern, welche erheblich zur postprandialen Hyperglykämie beiträgt, ist vermutlich durch eine gestörte Unterdrückbarkeit der A-Zellen des Pankreas durch Glukose beim Diabetiker bedingt. Die Insulinsubstitution senkt offensichtlich die erhöhten

Glukagon-Spiegel nicht wieder vollständig auf die Norm. Somatostatin, ein Tetradecapeptid, ursprünglich vom ovinen Hypothalamus gewonnen und gegenwärtig in synthetischer Form verfügbar, wurde als potenter Hemmer der Glukagonfreisetzung entdeckt. Sein potentieller therapeutischer Wert in Verbindung mit Insulin zur Behandlung des defekten „Langerhansschen Organs" wird durch seine allgemeine Hemmung einer Vielzahl sekretorischer Prozesse und seine kurze Wirkungsdauer eingeschränkt. Intensive Bemühungen zur Entwicklung spezifischer Analoga mit länger anhaltender Wirkungsdauer, sind zur Zeit im Gange.

Komplikationen der Insulintherapie

A. Hypoglykämie: Hypoglykämische Reaktionen, die häufigste Komplikation der Insulin-Therapie, können aufgrund einer verspäteten Mahlzeit oder ungewöhnlicher körperlicher Anstrengung zustandekommen. Bei älteren Diabetikern und jenen, welche nur länger wirkende Insuline nehmen, sind derartige Reaktionen weniger häufig, und die Manifestationen entsprechen vorwiegend einer gestörten Funktion des zentralen Nervensystems, d.h. geistiger Verwirrung, bizzares Verhalten, und schließlich Koma. Eine schnellere Entwicklung der Hypoglykämie aufgrund der Wirkungen des regulären Insulins führt zu Anzeichen autonomer Hyperaktivität, adrenergischer (Tachykardie, Palpitationen, Schweißausbrüche, Zittrigkeit) wie auch parasympathischer Reaktionen (Nausea, Hunger), welche bis zum Koma und zu Konvulsionen fortschreiten können. Alle Symptome der Hypoglykämie werden schnell durch Glukoseverabreichung gelindert.

Wegen der potentiellen Gefahr von Insulinreaktionen, sollte der diabetische Patient immer für den Fall des Auftretens hypoglykämischer Symptome Würfelzucker oder Bonbonrollen bei sich tragen. Eine Ampulle Glukagon (1 mg) sollte jedem Diabetiker, welcher unter einer Insulin-Therapie steht, zur Verfügung gestellt werden, damit diese im Falle

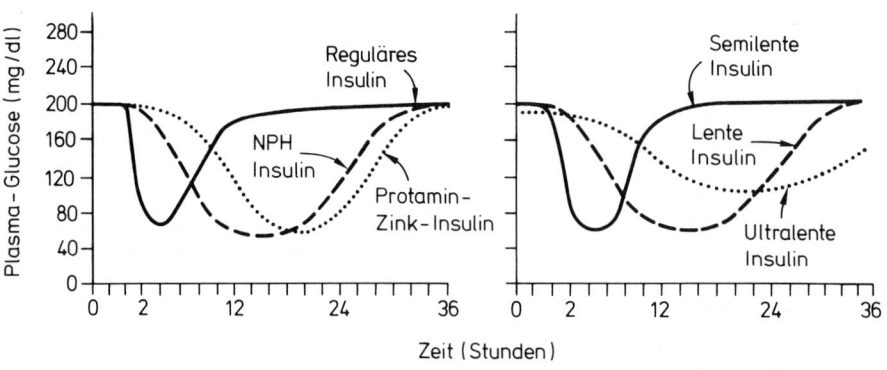

Abb. 21-1. Ausmaß und Wirkungsdauer verschiedener Insuline (bei einem nüchternen Diabetiker)

einer Bewußtlosigkeit durch Familienangehörige oder Freunde injiziert werden kann. Jeder Diabetiker sollte ein Identifikationsarmband, Halskette oder Karte in seiner Brieftasche mit sich tragen (siehe untenstehende Abbildung im Rahmen).

Ich bin Diabetiker und nehme Insulin

Wenn ich mich sonderbar verhalte, aber bei Bewußtsein bin und schlucken kann, geben Sie mir Zucker oder Bonbons oder langsam Orangensaft zu trinken. Wenn ich bewußtlos bin, rufen Sie sofort eine Ambulanz, bringen Sie mich zu einem Arzt oder in ein Krankenhaus und verständigen Sie meinen Arzt. **Ich bin nicht vergiftet.**

Mein Name ....

Adresse ....

Telefon ....

Mein Arzt ....

Anschrift des Arztes ....

Telefon ....

Therapie der Hypoglykämie

Symptome der Hypoglykämie werden schnell durch die Verabreichung von Glukose gelindert. Im Falle einer leichten Hypoglykämie bei einem Patienten, welcher bei Bewußtsein ist und schlucken kann, sollte Orangensaft, Glukose oder jedes zuckerhaltige Getränk oder Nahrung gegeben werden. Bei einer schwereren Hypoglykämie, welche zu Bewußtlosigkeit oder Stupor geführt hat, ist die Therapie der Wahl 20–50 ml 50%ige Glukoselösung durch intravenöse Infusion über einen Zeitabschnitt von 2–3 Minuten. Wenn eine intravenöse Therapie nicht verfügbar ist, gibt man 1 mg Glukagon intramuskulär, wodurch der Patient innerhalb von 15 Minuten zu Bewußtsein kommt und dann Zucker oral einnehmen kann. Die Familienmitglieder sollten für den Bedarfsfall in der Verabreichung von Glukagon instruiert werden. Wenn der Patient stuporös und Glukagon nicht verfügbar ist, können kleine Mengen Honig oder Sirup auf die Wangenschleimhaut gegeben werden, aber im allgemeinen ist orale Nahrungszufuhr bei bewußtlosen Patienten kontraindiziert. Die rektale Verabreichung von Sirup oder Honig (30 ml auf 500 ml warmes Wasser) ist ebenfalls wirksam.

B. Immunopathologie der Insulintherapie: Während der Insulintherapie kommt es zur Bildung von mindestens 5 Molekularklassen von Insulin-Antikörpern, einschließlich IgA, IgD, IgG und IgM.

1. Insulin-Allergie: Die Insulin-Allergie oder Sofortform der Hypersensibilität, ist eine seltene Komplikation, bei welcher die lokale oder systemische Urtikaria auf eine Histaminfreisetzung aus den Gewebszellen zurückzuführen ist, welche durch das Haften der Antiinsulin-IgE-Antikörper sensibilisiert wurden. In schweren Fällen kann es zur Ana-

phylaxie kommen. Weil die Sensibilität oft nicht durch Insulin, sondern eiweißhaltige Kontaminationen bedingt ist, haben die neuen hochgereinigten Insuline die Häufigkeit der Insulin-Allergie beträchtlich reduzieren können. Wenn eine Allergie auf Rinder-Insulin besteht, kann ein Wechsel zu einer anderen Sorte (z. B. reines Schweineinsulin) das Problem beheben. Antihistaminika, Kortikosteroide und selbst eine Desensibilisierung können notwendig sein, besonders bei systemischer Hypersensibilität.

2. Insulin-Immunresistenz: Alle mit Insulin behandelten Patienten entwickeln einen niedrigen Titer zirkulierender IgG-anti-Insulin-Antikörper, welche in geringem Ausmaß die Insulinwirkung neutralisieren. Bei manchen diabetischen Patienten, vorwiegend jungen, mit einem gewissen Grad von Gewebsunempfindlichkeit auf Insulin (wie bei den adipösen) und mit einer Anamnese unterbrochener Insulintherapie, kann es zur Entwicklung eines hohen Titers zirkulierender IgG-anti-Insulin-Antikörper kommen. Dies führt zu einem extrem hohen Bedarf an Insulin, oft mehr als 200 E täglich. Dieser — sich oft selbstlimitierende — Zustand kann spontan nach mehreren Monaten wieder abklingen. Allerdings in Fällen, in welchen der zirkulierende Antikörper spezifisch mehr mit Rinderinsulin reagiert — einem potenteren Immunogen beim Menschen als Schweineinsulin — kann ein Umstellen des Patienten auf ein weniger antigenes (Schweine) Insulin eine dramatische Reduktion der Insulindosis ermöglichen oder wenigstens die Dauer der Immunresistenz verkürzen. Zu anderen Therapieformen gehören sulfiertes Rinderinsulin (eine chemisch modifizierte Form des Rinderinsulins, welche durchschnittlich 6 sulfierte Gruppen pro Molekül enthält) und die Immunosuppression mit Kortikosteroiden. Bei manchen Erwachsenen ist es möglich, das Fremdinsulin vollständig abzusetzen und den Patienten auf Diät alleine mit oralen Sulfonylharnstoffen weiterzuführen. Dies ist allerdings nur möglich, wenn die zirkulierenden Antikörper das endogene (humane) Insulin nicht völlig binden.

C. Lipodystrophie an den Injektionsstellen: Selten kommt es an den Injektionsstellen zur Atrophie oder Hypertrophie des subcutanen Fettgewebes, was zu entstellenden Vernarbungen führen kann. Seit der Entwicklung hochkonzentrierter reiner Insulinpräparate mit neutralem pH ist diese Komplikation seltener geworden. Die Injektion dieser Präparate direkt in die atrophische Stelle führt oft zur Wiederherstellung der normalen Konturen.

D. Chronische Komplikationen und Prognose

1. Diabetische Retinopathie: Es bestehen zwei Hauptkategorien: Die Hintergrund- oder „einfache" Retinopathie, welche aus Mikroaneurysmen, Haemorrhagien, Exsudaten und retinalem Ödem besteht; und die proliferative oder „maligne" Retinopathie, welche aus neugebildeten Blutgefäßen besteht. Die proliferative Retinopathie ist die Hauptursache der Erblindung in den USA. Ihre gegenwärtige Therapie der Wahl, die Photokoagulation, wurde kürzlich durch den Bericht einer klinischen Untersuchung in großem Maßstab ausgewertet. Sie betraf mehr als 1 700 Patienten aus 15 medizinischen Zentren, wo zur Zeit 5 Jahresergebnisse einer Nachuntersuchung vorliegen. Die vorläufigen Befunde lassen vermuten, daß eine ausgedehnte „verstreute" Xenon- oder Argon-Photokoagulation und fokale Therapie neuer Blutgefäße einen schweren Sehverlust bei jenen Fällen verringern kann, bei welchen eine proliferative Retinopathie mit vor kurzem neu aufgetretenen Glaskörperblutungen verbunden ist oder bei welchen ausgedehnte neue Blutgefäße auf oder in der Nähe des Discus opticus lokalisiert sind.

2. Diabetische Nephropathie: Die Verdickung der kapillären Basalmembran der renalen Glomeruli führt zu verschiedengradiger Glomerulosklerose und Niereninsuffizienz. Das klinische Syndrom der progressiven diabetischen Nephropathie besteht aus Proteinurie verschiedenen Schweregrades, welche gelegentlich bis zum vollen Bild des nephrotischen Syndroms mit Hypalbuminämie, Ödem und Ansteigen der zirkulierenden β-Lipoproteine führt. Im Gegensatz zu allen anderen Nierenerkrankungen verschwindet die mit der diabetischen Nephropathie verbundene Proteinurie mit Fortschreiten des Nierenversagens nicht (die Patienten scheiden weiterhin 10–11 g täglich aus, während die Kreatininclearance abnimmt). Mit fortschreitender Niereninsuffizienz kommt es zu einer Erhöhung der Nierenschwelle hinsichtlich der Glykosurie.

Bei der Therapie der Niereninsuffizienz aufgrund diabetischer Nephropathie ist eine Dialyse nicht erfolgreich. Gegenwärtig ist die Erfahrung mit Nierentransplantationen − besonders von Verwandten-Spendern − vielversprechend und die Therapie der Wahl bei Fällen, bei welchen keine Kontraindikationen, wie z. B. eine schwere kardiovaskuläre Erkrankung, bestehen.

3. Gangrän der Füße beim Diabetes: Bei Diabetikern ist die Frequenz der Fußgangrän 20 mal höher als in Kontrollgruppen. Die hierfür verantwortlichen Faktoren sind Ischämie, periphere Neuropathie und sekundäre Infektionen. Die Ischämie betrifft in allen Fällen die kleinen Arterien; allerdings sind bei ⅓ aller Fälle diabetischer Gangrän Fußpulse tastbar, was darauf hindeutet, daß mittelgroße und größere Arterien ausgespart bleiben. Auf vorbeugende Maßnahmen von Fußerkrankungen (siehe S. 1093) ist großer Wert zu legen, da die Behandlung schwierig ist, wenn Ulzerationen oder Gangrän einmal aufgetreten sind. Manchmal ist eine Amputation der unteren Extremitäten notwendig.

Propranolol ist bei Patienten mit ischämischen Fußulzera kontraindiziert, weil die Substanz die periphere Durchblutung reduziert.

4. Diabetische Neuropathie: Die periphere und die autonome Neuropathie, die zwei häufigsten chronischen Diabeteskomplikationen, sind schwer erklärbar. Es gibt keine wirksamere Therapie als die optimale Diabetes-Einstellung. Ophthalmoplegien lösen sich innerhalb von 6–9 Wochen mit Sicherheit auf. Die mit einer autonomen Neuropathie verbundene Diarrhoe spricht gelegentlich auf eine antibiotische Breitspektrum-Therapie an, obwohl es auch oft zu spontanen Remissionen kommt. Eine Magenatonie kann so schwer sein, daß eine gastrojejunale Anastomose erforderlich werden kann. Die Impotenz ist gewöhnlich permanent. Bei der Leerung der atonischen Harnblase konnte gelegentlich eine Besserung durch Bathanechol (Urecholin) herbeigeführt werden. Bei manchen Patienten mit orthostatischer Hypotonie ist über Erfolge mit Mineralkorticoidtherapie und Druckanzügen berichtet worden. Fluphenazin und Amitriptylin werden für nächtliche Schmerzen in den distalen Extremitäten empfohlen, aber sollten nicht weiter verabreicht werden, wenn innerhalb von 5 Tagen keine Besserung eingetreten ist.

Prognose des Diabetes

Die Wirkung der diabetischen Therapie auf die Entwicklung der Komplikationen bleibt ein ungelöster Widerspruch. Die Beobachtung, daß offensichtlich gut eingestellte Diabetiker weiterhin erhöhte Haemoglobin-A_{1c}-Spiegel haben, eine Folge der aufrechterhaltenen Hyperglykämie, deutet auf die Unwirksamkeit der gegenwärtigen therapeutischen Methoden zur Kontrolle der Hyperglykämie. Diese wichtige therapeutische Frage, welche die Komplikationen betrifft, kann solange nicht optimal gelöst sein, bis Transplantate pankreatischer Inselzellen oder verbesserte Systeme der Insulinverabreichung zur Verfügung stehen. Der Patient mit jugendlichem, insulinabhängigem Diabetes ist hinsichtlich der Entwicklung von Mikroangiopathie der Nieren und Retina größeren Risiken ausgesetzt als der adipöse Diabetiker, dessen hauptsächliche Komplikationen eher die Erkrankungen der mittelgroßen und großen Arterien betreffen. Obzwar die Qualität der Diabetes-Therapie sicher eine Rolle spielt, können die Komplikationen nicht nur einer inadäquaten Therapie zugeschrieben werden.

Bis zur Klärung dieser Fragen, bleibt die Prognose offen. Einige Leitlinien jedoch stehen zur Verfügung. In einer Untersuchung von 164 juvenilen Diabetikern mit einem Durchschnittsalter bei Beginn von 9 Jahren, wurde nach 25 Jahren folgendes Resultat festgehalten: Von jeweils 5 Diabetikern auf Standard-Diät − und Insulintherapie war einer gestorben und einer litt an schwerer proliferativer Retinopathie und Nierenversagen. Zwei Patienten waren aktive Mitglieder der Gesellschaft, trotz leichter „Hintergrund"-Retinopathie mit leichter Nephropathie, Neuropathie und in gewissem Grad auch Ischämie der Füße, und einer war vollkommen frei von Komplikationen. Die Zeit wird zeigen, ob die adäquate Anwendung von 2 mal täglich verabreichten Insulinmischungen diese Erfahrung bessern kann, insbesondere wenn eine bessere Überwachung durch regelmäßige häusliche Blutzuckerbestimmung durch den Patienten erfolgt.

Der Zeitabschnitt zwischen 10 und 20 Jahren nach Beginn des Diabetes scheint kritisch zu sein. Wenn der Patient diese Periode ohne die genannten Komplikationen überlebt, ist es sehr wahrscheinlich, daß er sich weiterhin guter Gesundheit erfreuen kann. Es ist klar, daß die Intelligenz des Patienten, seine Motivation und das Bewußtsein der potentiellen Krankheitskomplikationen wesentlich zum Ausgang des Verlaufes beitragen.

Anleitung zur Fußpflege für Personen mit Diabetes mellitus oder vaskulären Erkrankungen

Fußhygiene

1) Man wäscht die Füße täglich mit einer milden Seife und lauwarmem Wasser. Zwischen den Zehen gut durch Druck abtrocknen. Nicht kräftig reiben, da das in der empfindlichen Haut zu Hautrissen führen kann.
2) Wenn die Füße gut trocken sind, reibt man sie gründlich mit Pflanzenöl ein, um sie weich zu halten und um Hautrisse zu vermeiden, Schuppen zu entfernen und Hauttrockenheit zu verhindern. Eine zu große Weichheit der Füße sollte vermieden werden.
3) Wenn die Füße zu weich und schmerzhaft sind, reibt man sie einmal wöchentlich mit Alkohol ein.
4) Beim Einreiben der Füße reibt man immer von den Zehenspitzen aufwärts. Wenn Krampfadern bestehen, massiert man die Füße sanft: niemals die Beine massieren.
5) Wenn die Zehennägel brüchig und trocken sind, erweicht man sie jeden Abend durch ein halbstündiges Fußbad mit lauwarmem Wasser und 1 Teelöffel Borax pro Liter. Danach reibt man sie um die Nägel herum mit Tafelöl ein. Der Nagelfalz um die Nägel herum wird in üblicher Weise gereinigt. Wenn die Nägel zu lang sind, werden sie mit einer Feile gekürzt. Man feilt sie gerade ab und nicht kürzer als das darunterliegende weiche Gewebe. Man schneidet nie die Ecken der Nägel aus.

6) Man trägt Schuhe mit niedrigen Absätzen aus weichem Leder, die der Fußform gut angepaßt sind. Schuhe sollten einen weiten Zehenraum haben, der keinen Druck ausübt, in der Fußwölbung gut passen und sich um die Ferse anlegen. Neue Schuhe trägt man am ersten Tag eine halbe Stunde und steigert jeden vollen Tag eine Stunde. Man trägt dicke, warme, lose Strümpfe.

Behandlung von Hühneraugen und Hornhaut

1) Hühneraugen und Hornhaut sind auf Reibung und Druckstellen von schlecht sitzenden Schuhen und Strümpfen zurückzuführen. Man trage deshalb gut passende Schuhe und solche, die keine Reibung oder Druck ausüben.
2) Um zu starke Hornhaut oder Hühneraugen zu entfernen, nimmt man ein Fußbad in lauwarmem (nicht heißem) Wasser unter Verwendung einer milden Seife und nach 10 Minuten reibt man das überschüssige Gewebe mit einem Handtuch oder Feile ab. Nicht abreißen. Unter keinen Umständen darf die Haut gereizt werden.
3) Hühneraugen und Hornhaut nicht schneiden. Wenn etwas getan werden muß, ist es besser, einen Fußpfleger in Anspruch zu nehmen.
4) Man verhindert Hornhautbildung an den Fußballen (a) durch Übungen; wie z.B. Abrollen und Ausstrecken der Zehen mehrmals täglich; (b) durch Beendigung jeden Schrittes auf den Zehen und nicht am Fußballen: und (c) durch das Tragen von Schuhen, welche nicht zu kurz sind und keine hohen Absätze haben.

Hilfen bei der Behandlung der gestörten Durchblutung (kalte Füße)

1) Tabak in jeglicher Form meiden! Tabak kontrahiert die Blutgefäße und reduziert die Durchblutung.
2) Warmhalten. Man trägt warme Strümpfe und andere Kleidung. Die Kälte kontrahiert die Blutgefäße und reduziert die Durchblutung.
3) Man trägt keine Strumpfgürtel und Strumpfbänder, welche die Blutgefäße zusammendrücken und den Blutfluß reduzieren.
4) Man sollte nicht die Beine übereinanderschlagen. Das kann die Beinarterien komprimieren und den Blutzufluß zu den Füßen abschneiden.

5) Wenn das Gewicht der Bettdecke unangenehm ist, legt man ein Kissen unter die Bettdecke am Fußende des Bettes.

6) Man sollte ohne Anleitung eines Arztes keine Medikamente für die Füße anwenden. Manche Medikamente wirken bei Füßen mit schlechter Durchblutung zu intensiv.

7) Man wendet keine Hitze in Form von heißem Wasser, heißen Wasserflaschen oder Heizdecken ohne ärztliche Beratung an. Auch mäßige Wärme kann der Haut schaden, wenn die Durchblutung schlecht ist.

8) Wenn die Füße feucht sind und der Patient zu Schweißfüßen neigt, sollte täglich an den Füßen, den Strümpfen und Schuhen prophylaktisch ein Puder angewandt werden. Man sollte Schuhe und Strümpfe wenigstens täglich oder öfters wechseln.

Therapie von Hautabschürfungen

1) Adäquate Erstbehandlung ist von größter Wichtigkeit, selbst bei offensichtlich kleineren Verletzungen. Bei jeder Rötung, Blasenbildung, Schmerz oder Schwellung sollte der Arzt hinzugezogen werden. Jeder Hautriß kann ulcerös oder gangränös werden, sofern er nicht adäquat ärztlich behandelt wird.

2) Dermatophytosie, welche mit einem Schälen und Jucken zwischen den Zehen oder Verfärbung sowie Verdickung der Fußnägel beginnt, sollte sofort durch einen Arzt oder Fußpfleger behandelt werden.

3) Man vermeide stark reizende Antiseptika, wie z. B. Jodtinktur.

4) Nach jeder Verletzung sollte man so bald als möglich die Stelle mit einem sterilen Verband, welcher in jeder Apotheke zu haben ist, bedecken. Wenn ein Festhalten des Verbandes an der Haut notwendig ist, sollte man nur einen feinen Papierpflasterstreifen oder Zellulosepflaster (Tesafilm) verwenden.

5) Bis zur Abheilung sollte man den Fuß so viel wie möglich hochlegen und möglichst wenig benützen.

Diabetisches Koma

Ein Koma kann eine Vielzahl von Ursachen haben, welche nicht direkt mit dem Diabetes in Verbindung stehen müssen, z. B. zerebrovaskulärer Insult, Alkohol oder andere Arzneimittelintoxikationen und Kopftrauma. Jedoch benötigen Komaursachen, welche direkt mit dem Diabetes in Verbindung stehen, eine Differenzierung: (1) Hypoglykämisches Koma aufgrund exzessiver Insulin-Dosen oder oraler Antidiabetika. (2) Hyperglykämisches Koma entweder in Verbindung mit schwerem Insulinmangel (diabetische Ketoazidose) oder leichte bis mäßige Insulin-Insuffizienz (hyperglykämisches nicht-ketoazidotisches hyperosmolares Koma). (3) Laktatazidose in Verbindung mit Diabetes, besonders, wenn Phenformin Patienten mit Niereninsuffizienz verabreicht oder in suizidaler Absicht eingenommen wurde und bei Diabetikern, welche an schweren Infektionen oder kardiovaskulärem Kollaps leiden.

Eine sorgfältige Untersuchung ist zur Klärung der Differentialdiagnose unerläßlich. Patienten in tiefem Koma aufgrund einer Hyperglykämie sind im allgemeinen schlaff und hypotherm und haben eine ruhige Atmung — im Gegensatz zu Patienten mit einer Azidose, welche dehydriert erscheinen und deren Atmung schnell und tief ist, wenn das pH des arteriellen Blutes auf 7,1 oder darunter sinkt. Das Labor bleibt der endgültige Schiedsrichter bei der Bestätigung der Diagnose, aber eine schnelle Abschätzung kann aufgrund der Blutzuckerkonzentration mit Hilfe der Papierstäbchen-Methode (Ketostix®) und der Plasmaketone entweder mit zerdrückten Acetest®-Tabletten oder den Ketostix®-Papierstäbchen erreicht werden.

1. Diabetische Ketoazidose

Klinische Befunde

A. Symptome: Im Gegensatz zum akuten Beginn des hypoglykämischen Komas gehen dem Auftreten des diabetischen ketoazidotischen Komas gewöhnlich 1 oder mehrere Tage einer Polyurie und Polydypsie, verbunden mit ausgeprägtem Müdigkeitsgefühl, Nausea und Erbrechen und schließlich psychischem Stupor, welcher bis zum neurologischen Koma fortschreiten kann, voraus. Bei der körperlichen Untersuchung bei einem stuporösen Patienten in dehydriertem Zustand mit schneller tiefer Atmung und einem „obstähnlichen" Atemgeruch nach Aceton bietet sich die Diagnose anhand dieser Symptome bereits an. Eine Hypotonie mit Tachykardie deutet auf eine tiefgreifende Dehydrierung mit Salzverarmung.

B. Laborbefunde: Eine Glykosurie von 4+, eine starke Ketonurie mit Hyperglykämie, Ketonämie, erniedrigtes arterielles Blut-pH und erniedrigtes Plasmabicarbonat sind typisch für eine diabetische Ketoazidose. Trotz einer totalen Kaliumverarmung des Körpers aufgrund einer protrahierten Polyurie oder Erbrechen ist das Serumkalium gewöhnlich zunächst leicht erhöht. Wenn die Entwicklung der Ketoazidose relativ langsam war, kann eine Lipidämie bestehen.

Tabelle 21-6. Labordiagnose des Komas bei diabetischen Patienten

	Harn		Plasma		
	Zucker	Aceton	Glucose	Bicarbonat	Aceton
In Bezug auf Diabetes					
Hypoglykämie	0^a	0 oder +	Niedrig	Normal	0
Diabetische Ketoazidose	+ + + +	+ + + +	Hoch	Niedrig	+ + + +
Hyperglykämisch nichtketotisch	+ + + +	0	Hoch	Normal oder leicht erniedrigt	0
Laktatazidose	0 oder +	0 oder +	Normal oder niedrig oder hoch	Niedrig	0 oder +
Ohne Bezug auf Diabetes					
Alkohol oder andere toxische Medikamente	0 oder +	0 oder +	Kann niedrig sein	Normal oder niedrig^b	0 oder +
Zerebrovaskulärer Zwischenfall oder Kopftrauma	+ oder 0	0	Oft hoch	Normal	0
Urämie	0 oder +	0	Hoch oder normal	Niedrig	0 oder +

^{a} In der Blase zurückgelassener Urin kann noch Zucker aus einer früheren Hyperglykämie enthalten
^{b} Alkohol kann das Plasmalaktat ebenso wie Ketosäuren mit Reduzierung des pH's erhöhen

Pathophysiologie
Die zwei hauptsächlichen metabolischen Veränderungen der diabetischen Ketoazidose sind Hyperglykämie und Ketoazidämie, beide aufgrund eines Insulinmangels in Verbindung mit Hyperglukagonämie.

A. Hyperglykämie: Zur Hyperglykämie kommt es durch verstärkte Glukoseproduktion durch die Leber ebenso wie durch eine verringerte Glukoseaufnahme durch periphere Gewebe. Der Glukoseausstoß der Leber ist eine Folge der erhöhten Glukoneogenese, welche durch den Insulinmangel ebenso wie durch die mit ihr verbundene Hyperglukagonämie bedingt ist. Die Hyperglykämie führt zu einer osmotischen Überlastung der Nieren, was eine Diurese mit kritischem Verlust an Elektrolyten und Wasser im Harn sowie eine intrazelluläre Dehydratation auslöst.

B. Ketoazidämie: Die Ketoazidämie repräsentiert die Auswirkung von Insulinmangel auf multiple Enzyme. In Verbindung mit erhöhten Wachstumshormonspiegeln und Glukagon trägt der Insulinmangel zu einer Steigerung der Lipolyse aus dem Fettgewebe und zur hepatischen Ketogenese bei. Zusätzlich führt eine reduzierte Ketolyse durch insulindefiziente periphere Gewebe zur Ketoacidämie. Die einzige vorhandene echte „Keto"-Säure ist die Acetoessigsäure, welche zusammen mit ihrem Nebenprodukt Aceton durch die Nitroprussid-

reagenzien (Acetest® und Ketostix®) gemessen wird. Die Empfindlichkeit auf Aceton ist jedoch schlecht, da sie über 10 mmol benötigt, was im Plasma von ketoazidotischen Patienten selten erreicht ist – obzwar diese Konzentration im Harn leicht erreicht werden kann. Somit wird durch diese Reagenzien nur Acetat im Plasma ketotischer Patienten gemessen. Die vorherrschende β-Hydroxybuttersäure hat keine Ketongruppe und ist deshalb durch konventionelle Nitroprussid-Teste nicht nachweisbar. Das hat spezielle Bedeutung bei dem begleitend auftretenden Kreislaufkollaps, bei welchem ein Ansteigen der Milchsäure durch Verschiebung des Redoxstatus auf Kosten der leicht verfügbaren Acetoessigsäure zu einer Steigerung der β-Hydroxybuttersäure führt. Die am Krankenbett verfügbaren diagnostischen Reagenzien wären dann unverläßlich, weil sie in Fällen, wo β-Hydroxybuttersäure ein größerer ursächlicher Faktor der Azidose ist, keine Ketonämie aufzeigen würden.

Behandlung
A. Prävention: Die Erziehung des diabetischen Patienten, die Frühsymptome und Anzeichen einer Ketoazidose zu erkennen, hat sehr viel zur Prävention schwerer Azidosen beigetragen. Wenn eine schwere Ketonurie und Glykosurie bei mehreren aufeinanderfolgenden Untersuchungen bestehenbleiben, sollten zusätzlich reguläres Insulin und

flüssige Nahrungsmittel, wie z. B. gesalzener Tomatensaft und Brühe, um die Flüssigkeiten und Elektrolyte aufzufüllen, verabreicht werden. Der Patient sollte instruiert werden, bei Fortbestehen der Ketonurie und besonders, wenn es zum Erbrechen kommt, den Arzt zu verständigen.

B. Notfallmaßnahmen: Wenn die Ketose schwer ist, sollte der Patient stationär in ein Krankenhaus aufgenommen werden zur Korrektur der Hyperosmolarität, ebenso wie der Ketoazidämie. Eine schwere Hyperosmolarität korreliert eng mit einer Depression des zentralen Nervensystems und Koma, während eine prolongierte Azidose das Herzminutenvolumen und den Gefäßtonus reduzieren kann, was beim dehydrierten Patienten zum Kreislaufkollaps beiträgt.

1. Therapeutisches Verlaufs-Krankenblatt: Einer der wichtigsten Schritte bei Einleiten der Therapie ist es, ein Verlaufs-Krankenblatt anzulegen, auf welchem alle vitalen Funktionen und die Zeitfolge der Laborwerte in Relation zu den therapeutischen Maßnahmen verzeichnet werden. Die Vermerke sollten betreffen: Harnglukose und Ketone ebenso wie arterielles pH, Plasmaglukose, Aceton, Bikarbonat und Elektrolyte. Ein Arzt sollte für die Führung dieses Krankenblattes und die Verordnung der Therapie verantwortlich sein. Bei allen komatösen Patienten ist ein Blasenkatheter erforderlich, der jedoch bei vollkooperierenden Patienten wegen der Gefahr der Einschleppung einer Blaseninfektion vermieden werden sollte. Die Flüssigkeitszufuhr und -ausscheidung müssen sorgfältig verzeichnet werden, ebenso wie Menge und Zusammensetzung aller Flüssigkeiten und Medikamente sorgfältig eingetragen werden sollten. Beim komatösen Patienten wird eine Magenintubation und Spülung mit Natriumbikarbonat empfohlen. Der Patient sollte keine Sedativa oder Narkotika erhalten. Jeder Fall muß je nach spezifischen vorliegenden Mängeln und auf die Initialtherapie eintretenden Reaktionen individuell behandelt werden.

2. Insulin-Substitution: Anfangs sollte bei allen Fällen schwerer Ketoazidose nur Normal-Insulin verwendet und sofort nach Diagnosestellung verabreicht werden. Die Substitution des Insulinmangels hilft, die Azidose durch Reduzierung des Fettsäurenzuflusses zur Leber zu korrigieren, indem sie die Ketonproduktion durch die Leber reduziert und auch die Entfernung der Ketone aus dem Blut verbessert. Die Insulintherapie reduziert die Hyperosmolarität durch Reduzierung der Hyperglykämie. Sie bringt dies durch vermehrte Entfernung der Glukose mittels peripherer Verwertung ebenso wie durch die Verminderung der Glukoseproduktion in der Leber zustande. Diese letztere Wirkung wird durch die direkte Hemmung der Glukoneogenese und der Glukogenolyse vollbracht, ebenso wie durch den geminderten Aminosäurenfluß vom Muskel zur Leber und die reduzierte Hyperglukagonämie.

Neuere Berichte empfehlen, daß man so niedrige Insulindosen wie z. B. 5–10 E pro Stunde, entweder in langsamer intravenöser Tropflösung oder intramuskulär geben sollte, da diese bei den meisten Patienten zumindestens ebenso wirksam sind wie die viel höheren zuvor empfohlenen Dosierungen, und in manchen Fällen sogar als Überlegen angesehen werden. Um den Optimaleffekt zu erreichen, sollte fortlaufenden niedrigdosierten Insulininfusionen immer eine schnelle intravenöse Injektion von 10–20 E regulären Insulins vorangehen, um die Gewebsinsulinrezeptoren vorzubereiten. Während der niedrigdosierten Insulininfusion sollte wenigstens 3,5 g Humanalbumin jedem Liter intravenöser Flüssigkeit hinzugefügt werden, um einen Adsorptionsverlust von Insulin im Behälter oder Tubus zu vermeiden. Allerdings ist es ohne Albumin möglich, den Insulinverlust zu verringern, wenn man die ersten 50 ml einer 500-ml intravenösen Infusionsflasche mit 25 oder mehr E. Insulin verwirft, bevor man mit der Infusion beginnt. Eine Bolusinjektion von 0,3 E/kg/Körpergewicht i. v. mit anschließend 0,1 E/kg/Std. in der Dauerinfusion oder i. m. ist bei den meisten Patienten zur Beseitigung des Insulindefizits ausreichend. Falls der Blutzuckerwert innerhalb der ersten Stunde nicht wenigstens um 10% absinkt, wird eine zweite Bolusinjektion empfohlen. Die Insulintherapie wird erheblich erleichtert, wenn die Blutzuckerwerte bereits einige Minuten nach der Blutentnahme vorliegen, wie dies mit modernen Laborgeräten möglich ist. Selten begegnet man einem Patienten mit Insulinresistenz, welche eine Verdoppelung der Insulindosis alle 2–4 Stunden notwendig macht, wenn sich die Hyperglykämie nicht nach den ersten zwei Insulingaben bessert. Bei resistenten Patienten mit einem hohen Insulinbedarf, muß man bei i. v. Verabreichung immer auf die Gefahr des anaphylaktischen Schocks achten. Bei der Therapie der diabetischen Ketoazidose kann die wirksame Hemmung des Wachstumshormons und der Glukagonsekretion durch Somatostatin eine wertvolle Ergänzung der Insulintherapie sein, wird jedoch meist nur bei schwerer Insulinresistenz erforderlich.

3. Flüssigkeits- und Elektrolyt-Substitution: Bei den meisten Patienten beträgt das Flüssigkeitsdefizit 5–10 Liter. Anfangs ist normale physiologische Kochsalzlösung die Lösung der Wahl, um das kontrahierte vaskuläre Volumen beim dehydrierten Patienten reexpandieren zu helfen, wodurch die renale Wasserstoffionenausscheidung gesteigert wird. Anwendung von Natriumbikarbonat wurde von manchen Autoren wegen folgender potentieller Konsequenzen zur Diskussion gestellt: (1) Die Hypokaliämie verschiebt sich in die Zellen. (2) Gewebsanoxie durch reduzierte Sauerstoffdissoziation aus Haemoglobin, wenn die Azidose schnell beseitigt wird. (3) Zerebrale Azidose aufgrund einer Reduktion des Liquor-pH. Jedoch sind diese Erwägungen unter bestimmten klinischen Umständen weniger wichtig und 1–2 Ampullen Natriumbicarbonat (44 mÄqu pro 50 ml-Ampulle) sollten jeder Flasche *hypotoner* Kochsalzlösung hinzugefügt werden, wenn das Blut-pH unter 7,1 oder das Blutbikarbonat unter 9 mÄq/l liegen. In der ersten Stunde sollte wenigstens 1 Liter Flüssigkeit infundiert werden und danach sollte sie mit einer Geschwindigkeit von 300–500 ml/h bei sorgfältiger Überwachung des Serumkaliums verabreicht werden. Wenn die Blutglukose über 500 mg/dl liegt, kann 0,45%ige NaCl-Lösung angewandt werden, da das Wasserdefizit den Natriumverlust beim unkontrollierten Diabetes mit osmotischer Diurese übersteigt. Wenn der Blutzucker auf weniger als 250 mg/dl fällt, sollten 5%ige Glukoselösungen angewandt und die Insulintherapie alle 2–4 Stunden fortgeführt werden, bis die Ketonämie abgeklungen ist. Die Verabreichung von Glukose hat den doppelten Vorteil der Verhütung einer Hypoglykämie und auch der Verminderung der Wahrscheinlichkeit eines Hirnödems, welches bei zu schneller Abnahme der Hyperglykämie entstehen könnte.

4. *Kalium- und Phosphat-Substitution:* Der Gesamtverlust an Kalium aus dem Körper durch Polyurie und durch Erbrechen kann bis 200 mÄq betragen. Allerdings kommt es durch Azidose zu Verschiebungen aus den Zellen, so daß das *Serum*-Kalium gewöhnlich bis nach den ersten Therapiestunden, wenn sich die Azidose verbessert und das Serumkalium in die Zellen zurückkehrt, normal oder hoch ist. Kalium sollte innerhalb von 3–4 Stunden nach Therapiebeginn, oder früher, wenn das Serumkalium inadäquat niedrig ist, in Dosierungen von 20–30 mÄq/h infundiert werden. Ein EKG kann bei der Überwachung des Patienten von Nutzen sein und den jeweiligen Stand der Kaliumbalance widerspiegeln, aber es sollte nicht als Ersatz genauer Laborbestimmungen dienen. Phosphat ist das bevorzugte Anion, welches mit Kalium zusammen zu verabreichen ist, da es bei ketoazidotischen Patienten unter Insulintherapie oft zu schwerer Hypophosphatämie mit meßbarer Reduktion der Sauerstoffdissoziation aus dem Haemoglobin kommt. Eine hälftige Mischung von Kaliumchlorid und neutralem Kaliumphosphat (je 20 mÄq/l Infusionsflüssigkeit) erleichtert die adäquate Kaliumsubstitution. Wenn sich der Patient soweit erholt hat, daß er Mahlzeiten zu sich nehmen kann, sind Nahrungsmittel mit hohem Kaliumgehalt zu empfehlen. (Tomatensaft und Grapefruit-Saft enthalten 14 mÄq Kalium pro 240 ml und eine mittelgroße Banane 10 mÄq.)

5. *Therapie von nebenbei auftretenden Infektionen:* Wenn es zu einer akuten bakteriellen Infektion kommt, welche oft ein auslösender Faktor ist, sollten Antibiotika verabreicht werden.

Prognose

Die Mortalitätsrate aufgrund diabetischer Ketoazidose ist durch die verbesserte Therapie bei jungen Diabetikern dramatisch verringert worden, aber diese Komplikation bleibt weiterhin ein gewichtiges Risiko bei älteren Patienten, sowie bei Patienten in tiefem Koma mit verzögertem Therapiebeginn. Der akute Myokardinfarkt nach einer länger dauernden Hypotonie oder die hämorrhagische Pankreatitis bei schwerer Ketoazidose haben eine hohe Mortalitätsrate. Ein ernstes prognostisches Anzeichen ist das Nierenversagen. Eine zuvor bestehende Nierendysfunktion verschlechtert die Prognose beträchtlich, weil die Niere bei der Kompensation massiver pH- und Elektrolyt-Verschiebungen eine Schlüsselrolle spielt. Über ein bei Normalisierung der metabolischen Störungen auftretendes Hirnödem wird selten berichtet. Dieses wird am besten durch die Verhinderung zu plötzlicher Umkehr einer schweren Hyperglykämie in eine Hypoglykämie vermieden, da massive Flüssigkeitsverschiebungen in das Hirngewebe durch osmotisch-aktive Partikel, welche sich während der Hyperglykämie in den Neuronen ansammeln, auftreten können.

2. Nichtketotisches hyperglykämisches (hyperosmolares) Koma

Diese zweithäufigste Form des hyperglykämischen Komas wird durch eine schwere Hyperglykämie mit Hyperosmolalität und schwerer Dehydratation bei Fehlen einer ausgeprägten Ketose charakterisiert. Sie tritt bei Patienten mit leichtem oder okkultem Diabetes im mittleren oder höheren Lebensalter auf. Eine vorher bestehende Niereninsuffizienz oder Herzinsuffizienz kommen häufig vor und verschlechtern die Prognose. Oft sind Pneumonie, Verbrennung, zerebraler Insult oder kürzliche Operation ein auslösender Faktor. Bestimmte Arzneimittel, wie z.B. Phenytoin, Diaxozid, Glukokortikoide und Diuretika spielen in der Pathogenese ebenso eine Rolle wie z.B. die Peritonealdialyse.

Pathogenese

Ein partieller oder relativer Insulinmangel kann das Syndrom durch Reduzierung der Glukoseverwertung im Muskel, Fettgewebe und der Leber auslösen bei Hyperglukagonämie und Steigerung des Glukoseausstoßes durch die Leber. Bei einer massiven Glykosurie kommt es verständlicherweise zu einem Wasserverlust. Wenn ein Patient wegen zusätzlich bestehender akuter oder chronischer Krankheit nicht in der Lage ist, eine adäquate Flüssigkeitszufuhr einzuhalten oder schon einen exzessiven Flüssigkeitsverlust erlitten hat (z. B. bei Verbrennungen oder Diuretika-Therapie) kommt es zu einer ausgeprägten Dehydratation. Mit der Verminderung des Plasmavolumens entwickelt sich eine Niereninsuffizienz und die hieraus resultierende Verringerung des Glukoseverlustes führt zu einem Ansteigen im Sinne hoher Blutzuckerwerte. Es kommt zu einer schweren Hyperosmolarität, welche psychische Verwirrung und schließlich Koma auslösen kann. Es ist nicht geklärt, warum eine Ketose unter diesen Umständen der Insulininsuffizienz nicht auftritt, obgleich verminderte Wachstumshormon-Spiegel angetroffen werden können.

Klinische Befunde

A. Symptome: Der Beginn kann über eine Periode von Tagen oder Wochen schleichend sein, mit Schwäche, Polyurie und Polydipsie. Das Fehlen der toxischen Merkmale der Ketoacidose kann die Erkennung des Syndroms und die Therapieeinleitung verzögern, bis die Dehydratation deutlicher hervortritt als bei der Ketoazidose. Eine verminderte Flüssigkeitsaufnahme ist ein häufiges anamnestisches Merkmal, entweder aufgrund von Durstmangel, gastrointestinaler Störungen oder einfach der Unerreichbarkeit von Flüssigkeiten, besonders bei älteren, bettlägerigen Patienten. Es kommt zur Lethargie und Verwirrung mit Übergang in Konvulsionen und tiefem Koma. Bei der körperlichen Untersuchung lethargischer oder komatöser Patienten ohne Kußmaulsche Atmung bestätigt sich die ausgeprägte Dehydratation.

B. Laborbefunde: Es besteht eine schwere Hyperglykämie, mit Blutzuckerwerten zwischen 800 und 2400 mg/dl. Bei leichten Fällen mit geringerer Dehydratation, kann eine Dilutionshyponatriämie ebenso wie die Natriumverluste im Harn das Serumnatrium auf 120–125 mÄq/l reduzieren, was zu einem gewissen Grade einen Schutz gegen extreme Hyperosmolarität darstellt. Wenn die Dehydratation weiter fortschreitet, kann das Serumnatrium 140 mÄq/l überschreiten und zu einer Serumosmolarität von 330–440 mOsm/kg führen. Eine Ketose und Azidose fehlen gewöhnlich oder sind nur mäßig ausgeprägt. Eine praerenale Azotämie ist die Regel, mit Harnstofferhöhungen bis 90 mg/dl als typischem Befund.

Eine bequeme Methode der Abschätzung der Serumosmolarität ist folgende (normale Werte beim Menschen sind 280–300 mOsm/l):

$$mOsm/l = 2\,[Na^+] + $$
$$\frac{Glucose\ (mg/dl)}{18} + \frac{Harnstoff\ (mg/dl)}{2,8}$$

Die berechneten Werte sind meist 10–20 mÄq/l niedriger als die Werte, welche durch kryoskopische Standard-Techniken bei Patienten mit diabetischem Koma gewonnen werden.

Behandlung

Die Therapie des nichtketotischen hyperosmolaren Komas unterscheidet sich von jener der diabetischen Ketoazidose:

1) Eine hypotone physiologische Kochsalzlösung ist der isotonischen Lösung als Initialsubstitutionslösung vorzuziehen, da die Patienten eine ausgeprägte Hyperosmolarität haben. Wegen der schweren Dehydratation können in den ersten 10 Stunden 4–6 Liter einer 0,45%igen physiologischen NaCl-Lösung notwendig sein. Nur bei Bestehen eines Kreislaufkollapses sollte die Flüssigkeitstherapie mit isotonischer physiologischer Kochsalzlösung eingeleitet werden. Sobald der Blutzucker eine Konzentration von 250 mg/dl erreicht, sollte die Flüssigkeitssubstitution aus einer 5%igen Dextroselösung in Wasser, 0,45%iger NaCl-Lösung oder 0,9%iger NaCl-Lösung bestehen. Das Endziel der Flüssigkeitstherapie ist, eine Harnausscheidung von 50 ml/h oder mehr wiederherzustellen.

2) Bei Fehlen der Azidose besteht initial keine Hyperkaliämie; somit geht viel weniger Kalium während des Initialstadiums der Glykosurie im Harn verloren. Das führt insgesamt zu einer weniger schweren totalen Kaliumverarmung als bei der diabetischen Ketoacidose, und deshalb ist auch eine geringere Kaliumsubstitution notwendig. Weil das initiale Serumkalium meist nicht erhöht ist, und es als Folge der Insulin-Empfindlichkeit des nichtketotischen Patienten schnell absinkt, sollte eine Kaliumsubstitution früher als bei ketotischen Patienten eingeleitet werden. Es kann 20 mÄq/h Kaliumphosphat mit der ersten Infusion gegeben werden, falls das Serumkalium des Patienten nicht erhöht ist.

Bei nichtketotischen Patienten kann zur Reduzierung der Hyperglykämie weniger Insulin notwendig sein als bei jenen mit diabetischem ketoazidotischem Koma. Eine Initialdosis von nur 25 E i.v. und 25 E s.c. regulären Insulins ist meist sehr wirksam und für die Folgedosen genügen oft 10–25 E subcutan alle 4 Stunden.

Prognose

Bei prompter Therapieeinleitung kann die Mortalitätsrate von fast 50% so weit gesenkt werden, daß sie nur noch mit dem Schweregrad der Begleiterkrankungen in Beziehung steht. Ein Harnstoffwert über 90 mg/dl hat eine schlechtere Prognose als ein Harnstoffwert unter 50 mg/dl, was vielleicht den Grad der Hydratation reflektiert.

Laktatazidose

Eine Laktatazidose wird durch Ansammlung exzessiver Milchsäure im Blut charakterisiert. Normalerweise sind die Hauptquellen dieser Säure die Erythrozyten (denen es an Enzymen zur aeroben Oxydation fehlt), der Skeletmuskel, die Haut und das Gehirn. Eine Konversion in Glukose und Oxydation hauptsächlich durch die Leber, aber auch die Nieren stellt die wichtigsten Wege für ihren Abbau dar. Eine Überproduktion an Milchsäure (Gewebshypoxie), mangelnder Abbau (Leberversagen) oder beides (Kreislaufkollaps) können eine Akkumulation exzessiver Milchsäuremengen auslösen. Eine Laktatazidose ist bei schwererkrankten Patienten, welche an Herzdekompensation, Lungeninsuffizienz, Leberversagen, akuter Septikämie, akutem Infarkt der Lunge, des Darms oder der Extremitäten, Leukämie oder terminalem metastatischem Karzinom leiden, nicht ungewöhnlich. Eine Hyperlaktatämie wird durch toxische Überdosen von Phenformin oder Alkohol hervorgerufen. Selbst bei Anwendung therapeutischer Phenformin-Dosen kann sie auftreten bei Patienten mit prädisponierenden Faktoren, welche den Laktatmetabolismus oder den Phenforminabbau beeinflussen, z. B. Nierendysfunktion, Lebererkrankung, Alkoholismus oder kardiopulmonale Dekompensation.

Klinische Befunde

A. Symptome: Die klinischen Hauptmerkmale der Laktatazidose sind ausgeprägte Hyperventilation und psychische Verwirrung, welche zum Stupor und Koma führen. Wenn die Laktatazidose sekundär auf eine Gewebshypoxie oder einen vasculären Kollaps zurückzuführen ist, sind die klinischen Merkmale unterschiedlich und entsprechen der Grunderkrankung. Bei der idiopathischen oder spontanen Form jedoch, ist der Beginn schnell (gewöhnlich über mehrere Stunden), der Blutdruck ist normal, die periphere Zirkulation gut und es besteht keine Zyanose.

B. Laborbefunde: Das Plasmabikarbonat und das Blut-pH sind stark erniedrigt und zeigen das Vorliegen einer schweren metabolischen Acidose an. Ketone fehlen gewöhnlich im Plasma und Harn. Der erste Anhaltspunkt kann eine hohe Anion-Lücke sein (Serum-Natrium minus Summe von Chlorid und Bikarbonat-Anionen [in mÄq/l] sollte nicht größer als 15 sein). Ein höherer Wert deutet auf das Bestehen eines pathologischen Anionraumes hin. Wenn dies nicht durch einen Überschuß an Ketosäuren (Diabetes), anorganischen Säuren (Urämie) oder Anionen aus Arzneimittelüberdosierungen (Salizylaten, Methylalkohol, Äthylenglycol) klinisch erklärt werden kann, dann ist wahrscheinlich eine Laktatazidose die richtige Diagnose. Beim Fehlen einer Azotämie kann eine bestehende Hyperphosphatämie ein Hinweis auf eine Laktatazidose sein. Die Diagnose wird durch eine nachgewiesene Milchsäurekonzentration des Plasma von 7 mmol/l oder höher (Werte bis 30 mmol/l sind berichtet) bestätigt. Die normalen Plasmawerte betragen im Durchschnitt 1 mmol/l, bei einer normalen Laktat/Pyruvat-Relation von 10:1. Diese Relation wird bei der Laktatazidose bei weitem überschritten.*

Behandlung

Das sofortige Ziel der Notfalltherapie der spontanen Laktatazidose ist die Alkalisierung mit intravenösem Natriumbicarbonat, um das pH über 7,2 zu halten. Es können massive Dosen erforderlich sein (bis 2 000 mÄq in 24 Stunden sind bei erfolgreich behandelten Fällen angewandt worden). Bei Fällen, welche große Natriummengen schlecht vertragen, kann eine Hämodialyse von Nutzen sein, besonders dann, wenn Phenformin das auslösende Agens ist, da Phenformin ebenso wie Laktat dialysierbar ist. Dichloroacetat, ein Anion, welches den Pyruvat-Abbau durch Aktivierung von Pyruvat-Dehydrogenase fördert, kehrt bestimmte Formen der Laktatazidose bei Tieren um und könnte sich bei der Behandlung mancher Formen von Laktatazidose beim Menschen als nützlich erweisen. Im Gegensatz zu früheren Berichten erweist sich Methylenblau, ein Redoxfarbstoff, als nicht sehr wirkungsvoll. Wenn eine Hypoxämie der auslösende Faktor ist, sollte eine energische Therapie erfolgen.

Prognose

Die Mortalitätsrate der spontanen Laktatazidose liegt bei fast 80%. Sie ist etwas geringer, wenn die Laktatazidose auf reversiblen Ursachen, wie z.B. Phenformin zurückzuführen ist, wobei die Alkalisierung nur so lange aufrecht erhalten werden muß, bis der Arzneimitteleffekt abgeklungen ist. Die Prognose der durch Hypoxie ausgelösten Fälle entspricht jener der Grunderkrankung, welche die Gewebshypoxie ausgelöst hat.

Hypoglykämische Erkrankungen

Die spontane Hypoglykämie kommt bei Erwachsenen in zwei Hauptformen vor: der Nüchternhypoglykämie und der postprandialen. Die Nüchternhypoglykämie ist oft subakut oder chronisch und tritt gewöhnlich mit einer Neuroglykopenie als ihrem Hauptsymptom in Erscheinung; die postprandiale Hypoglykämie ist relativ akut und kündigt sich oft durch Symptome einer Adrenalinausschüttung (Schwitzen, Palpitationen, Angstzustände, Zittern) an.

---

* Beim Abnehmen der Blutproben ist es wichtig, schnell abzukühlen, und das Blut zu trennen, um die Erythrozyten zu entfernen, da deren fortgesetzte Glycolyse bei Zimmertemperatur eine häufige Fehlerquelle zu hoher Plasma-Laktat-Konzentrationen ist. Das gefrorene Plasma bleibt stabil

Tabelle 21-7. Häufige Ursachen der Hypoglykämie bei Fehlen klinisch-offensichtlicher endokriner oder hepatischer Erkrankungen

---

Nüchternhypoglykämie
Hyperinsulinismus
   Beta-Zell-Tumor des Pankreas
   Heimliche Verabreichung von Insulin oder
   Sulfonylharnstoffen
Extrapankreatische Tumore

Postprandiale (reaktive) Hypoglykämie
Frühe Hypoglykämie (alimentär)
   Postgastrektomie
   Funktionell (gesteigerter Vagus-Tonus)
Späte Hypoglykämie (okkulter Diabetes)
   Verzögerte Insulin-Freisetzung aufgrund von
   Beta-Zell-Dysfunktion
Gegenregulatorische Defizienz
Idiopathisch

Alkoholische Hypoglykämie

Differentialdiagnose
(s. Tabelle 21-7, S. 1100)

Die **Nüchternhypoglykämie** kann bei bestimmten endokrinen Erkrankungen, wie z. B. Hypopituitarismus, Morbus Addison oder Myxödem und bei Lebererkrankungen, wie z. b. akutem Alkoholismus oder Leberversagen, auftreten. Diese Erkrankungen sind meist bekannt und die Hypoglykämie ist nur ein sekundäres Symptom. Wenn die Hypoglykämie ein primäres Symptom ist, welches sich bei Erwachsenen ohne offensichtliche endokrine Erkrankungen oder angeborene Stoffwechselerkrankungen des Kindesalters entwickelt, kommen differentialdiagnostisch in Frage: (1) Hyperinsulinismus, entweder aufgrund pankreatischer B-Zelltumoren oder heimlicher Verabreichung von Insulin (oder Sulfonylharnstoffen); und (2) Hypoglykämie aufgrund nichtinsulin-ausscheidender extrapankreatischer Tumoren.

Die **postprandiale (reaktive) Hypoglykämie** kann klassifiziert werden als frühe (innerhalb 2–3 Stunden nach einer Mahlzeit) oder späte (3–5 Stunden nach einer Mahlzeit) Form. Die frühe oder alimentäre Hypoglykämie tritt auf bei schneller Passage der Kohlenhydrate in den Dünndarm, gefolgt von schneller Glukoseresorption und Hyperinsulinismus. Sie kann nach einer Operation am Gastrointestinaltrakt, besonders in Verbindung mit dem Dumping-Syndrom nach einer Gastrektomie, beobachtet werden. Häufiger ist sie funktionell und ist eine Überaktivität des über den Vagusnerv vermittelten parasympathischen Nervensystems. Seltener ist sie auf defekte gegenregulatorische Reaktionen wie z. B. Mangel an Glukagon, Cortisol, Wachstumshormon oder autonome Reaktionen zurückzuführen.

Die **alkoholische Hypoglykämie** kann nach einer Fa-

stenperiode oder innerhalb einiger Stunden nach Alkoholgenuß in Kombination mit zuckerhaltigen Mischgetränken auftreten.

1. Hypoglykämie aufgrund von B-Zell-Tumoren des Pankreas: Eine Nüchternhypoglykämie bei einem ansonsten gesunden Erwachsenen ist am häufigsten auf ein Adenom der Langerhans'schen Inseln zurückzuführen. 90% dieser Tumoren sind einzeln und benigne, aber es können auch multiple Adenome ebenso wie maligne Tumoren mit funktionellen Metastasen auftreten. Eine B-Zell-Hyperplasie als Ursache einer Nüchternhypoglykämie ist bei Erwachsenen nicht häufig. Adenome können familiär auftreten und werden in Verbindung mit Tumoren der Nebenschilddrüse und der Hypophyse angetroffen (Wermer'sches Syndrom; multiple endokrine Adenomatose Typ I).

Klinische Befunde
A. Symptome: Die Anzeichen und Symptome sind jene der subakuten oder chronischen Hypoglykämie, welche in einen permanenten oder reversiblen Hirnschaden übergehen können. Verspätete Diagnosestellung hat oft zu prolongierter psychiatrischer Betreuung oder Therapie wegen psychomotorischer Epilepsie geführt. Bei chronischen Fällen kann es als Folge der erhöhten Nahrungsmitteleinnahme zur Linderung der Symptome zur Adipositas kommen.

Die Whipplersche Trias ist für die Hypoglykämie, unabhängig von deren Ursache, charakteristisch. Sie besteht aus (1) einer Anamnese hypoglykämischer Symptome, (2) einem dabei anzutreffenden Nüchternblutzucker von 40 mg/dl oder weniger und (3) sofortiger Besserung nach der Verabreichung von Glukose. Die hypoglykämischen Symptome beim Insulinom entwickeln sich am frühen Morgen oder nach dem Ausfallen einer Mahlzeit. Gelegentlich treten sie nach körperlicher Anstrengung auf. Typischerweise beginnen sie mit Anzeichen eines Glukosemangels des zentralen Nervensystems, d. h. verschwommenem Sehen oder Diplopie, Kopfschmerzen, Loslösungsgefühl, verwaschener Sprache und Schwäche. Die psychischen Veränderungen schwanken zwischen Angstzuständen und psychotischem Verhalten. Neurologische Störungen können zu Konvulsionen oder Koma führen. Schwitzen und Palpitationen treten bei der subakuten Hypoglykämie erst bei ausgeprägtem Schweregrad der Hypoglykämie auf.

B. Laborbefunde: B-Zell-Adenome reduzieren die Insulinausscheidung bei Vorliegen einer Hypoglykämie nicht und der entscheidende diagnostische Test soll inadäquat erhöhte Insulin-Serumspiegel bei Vorliegen einer Hypoglykämie nachweisen. Ein Serum-Insulinspiegel von 20 µU/ml oder mehr bei Vorliegen eines Blutzuckers von unter 40 mg/dl ist diagnostisch beweisend für einen Hyperinsulinismus. Die Quantitätsbestimmung der Insulinrezeptoren ist ohne diagnostischen Wert. Allerdings erlaubt die Beurteilung der reduzierten Rezeptor-Konzentration weitere Einblicke in die variablen hypoglykämischen Auswirkungen des Hyperinsulinismus bei einzelnen Patienten mit Insulinom. Andere Ursachen der hyperinsulinämischen Hypoglykämie müssen in Betracht gezogen werden, einschließlich Verabreichung von Insulin oder Sulfonylharnstoffen. Ein erhöhter zirkulierender Proinsulin-Spiegel ist charakteristisch für die meisten B-Zell-Adenome und kommt beim artefiziellen Hyperinsulinismus nicht vor.

C. Diagnostische Teste: 1. Ein verlängertes Fasten unter stationärer Kontrolle ist wahrscheinlich das verläßlichste Mittel, um eine Nüchtern-Hypoglykämie, besonders bei Männern, herbeizuführen. Bei Patienten mit einem Insulinom sinken die Blutzuckerwerte oft unter 40 mg/dl nach einer Fastenzeit von einer Nacht. Bei normalen Männern fällt der Blutzucker während einer 3-Tages-Fastenzeit nicht unter 55–60 mg/dl. Bei Frauen vor der Menopause hingegen sinkt bereits nach 24stündigem Fasten die Plasmaglukose normalerweise in einem solchen Ausmaß, daß sie unter Werte von 35 mg/dl (und auf weniger als 30 mg/dl nach 36 Stunden) absinken muß, um von diagnostischer Bedeutung zu sein. Nach 36 Fastenstunden erreichen Frauen vor der Menopause normalerweise so niedrige Glukosewerte, daß eine klinische Bewertung dieses Testes bezüglich eines Insulinom schwierig wird. In solchen Fällen jedoch führt der Nachweis einer *ansteigenden* Relation von Insulin zu Glukose (d.h. die Glukose fällt schneller als Insulin) zur Insulinomdiagnose, da normale Frauen während des Fastens eine fallende Insulin-Glukose-Relation aufweisen. Wenn sich bei einem männlichen Patienten nach 72 Fastenstunden unter mäßiger Körperbelastung keine Hypoglykämie entwickelt, muß ein Insulinom als unwahrscheinlich angesehen werden.

2. Das Prinzip eines neuerdings entwickelten diagnostischen Testes auf Insulinom ist die Supprimierung von C-Peptid während einer insulin-induzierten Hypoglykämie. Dieses kleine Peptid, welches A- und B-Insulinketten verbindet, wird in äquimolaren Mengen zusammen mit endogenem Insulin freigesetzt und reflektiert so die endogene Insulinsekretion, welche während einer Insulininfusion nicht direkt überwacht werden kann. Während normale Personen während einer durch 0,1 E Insulin pro kg Körpergewicht pro Stunde induzierten Hypoglykämie ihre C-Peptid-Spiegel bis 50% oder mehr supprimieren, läßt das Fehlen einer Suppression an das Bestehen eines autonomen Insulinsezernierenden Tumors denken.

3. Der Tolbutamid-Toleranz-Test ist risikoreich und sollte nur für schwierige diagnostische Probleme reserviert bleiben. Sein größter Vorteil besteht im Ausschluß von Insulinomen bei Fällen, bei welchen die Diagnose unwahrscheinlich ist.

Eine schwere Hypoglykämie kann vermieden werden, indem man den Test nur bei Serumglukosewerten über 50 mg/dl durchführt und ihn nach 20 min. durch Glukoseverabreichung beendet. Ein Anstieg des Plasmainsulins auf über 200 µU/ml 5, 10 oder 20 Min. nach i.v.-Gabe von Tolbutamid würde für die Diagnose eines Insulinoms sprechen, wenn keine anderen Ursachen eines evtl. Hyperinsulinismus (Adipositas, Akromegalie) bestehen.

4. Die Glukosetoleranztests haben sich bei der Insulinom-Diagnostik nicht als hilfreich erwiesen, weil das verschiedenartige Ansprechen des Adenoms auf Glukose eine verwirrende Vielfalt von Resultaten ergibt. Die meisten Adenome sprechen schlecht auf Glukose an, und das Ergebnis entspricht dann dem eines diabetischen oralen Glukose-Toleranztest. Bei den seltenen Tumoren, welche auf Glukose Insulin freisetzen, kann mit Schwierigkeiten bei der Stabilisierung des Blutzuckers während einer operativen Maßnahme gerechnet werden.

5. Glukagon intravenös (1 mg über 1 Min.) kann Grenzfälle des Fastentests klären helfen. Insulinwerte von 200 µU/ml oder mehr nach 5 oder 10 Min. sprechen für ein Insulinom, jedoch reagieren – ähnlich wie bei Tolbutamid – undifferenzierte Tumoren eventuell nicht. Glukagon hat den Vorteil, daß es eine Hypoglykämie eher korrigiert, als provoziert.

Leucin-Stimulation-Tests sind weniger nützlich, als Tolbutamid oder Glukagon.

6. Eine Arteriographie des Pankreas kann gelegentlich praeoperativ Tumoren lokalisieren, aber wegen der kleinen Größe von B-Zell-Adenomen (1 cm oder weniger in den meisten Fällen), hat die Arteriographie eine Genauigkeitsrate von nur 50% und eine falschpositive Rate von etwa 5%. Das CT-Scan hat sich bei der Diagnostik des Insulinoms nicht als hilfreich erwiesen, wegen der Unfähigkeit, kleine Tumoren innerhalb des Pankreas zu unterscheiden. Die Venenkatheterisierung des Pankreas mit Insulinbestimmung wird gegenwärtig als Untersuchungsmethode zur Lokalisierung von Insulinomen geprüft.

7. Es kann schwierig sein, eine artefizielle Hypoglykämie zu dokumentieren. Der Verdacht einer selbstinduzierten Hypoglykämie wird gestützt, wenn der Patient mit den Gesundheitsberufen in Verbindung steht oder Zutritt zu Insulin oder Sulfonylharnstoffen hat. Die Trias Hypoglykämie, hohes immunreaktives Insulin und supprimierte Plasma-C-Peptid-Immunreaktivität ist pathognomisch für exogene Insulinverabreichung. Der Nachweis zirkulierender Antikörper stützt diese Diagnose bei verdächtigen Fällen. Wenn Sulfonylharnstoffe als Ursache der künstlichen Hypoglykämie vermutet

werden, kann eine chemische Bestimmung aus dem Plasma erforderlich sein, um die Anwesenheit dieser Arzneimittel festzustellen und die Laborbefunde von jenen des Insulinoms zu unterscheiden.

Behandlung

A. Chirurgische Maßnahmen: Operation ist die Therapie der Wahl, bevorzugterweise durch einen erfahrenen Chirurgen, der fähig ist, das Pankreas zu mobilisieren und die posteriore Oberfläche adäquat zu explorieren. Der Blutzuckerspiegel muß während des chirurgischen Eingriffs monitorisiert und durch 10%ige Dextroseinfusionen gehalten werden. In Fällen, bei welchen die Diagnose feststeht, aber kein Adenom lokalisiert wird, ist gewöhnlich eine subtotale Pankreatektomie indiziert, welche Körper und Schwanz des Pankreas einbezieht. Eine totale Pankreatektomie ist heute angesichts der Wirksamkeit einer Langzeittherapie mit Diazoxid bei den meisten Patienten mit Insulinomen nicht mehr erforderlich. Die jüngste Entwicklung künstlicher B-Zellen erlaubt zudem ein Monitoring der Blutzuckerwerte und der Infusion von Dextrose.

B. Diät und Chemotherapie: Bei Patienten mit inoperablem, sezernierendem Inselzell-Karzinom oder bei Patienten, bei welchen eine subtotale Entfernung des Pankreas bezüglich Heilung versagt hat, muß man sich auf häufige Mahlzeiten verlassen. Da die meisten Tumoren auf Glukose nicht ansprechen, sind Kohlenhydratemahlzeiten alle 2–3 Stunden gewöhnlich zur Verhinderung einer Hypoglykämie wirksam, obwohl die Adipositas zum Problem werden kann. Glukagon sollte für den Notfalleinsatz zur Verfügung stehen. Bestimmte Arzneimittel, wie z.B. Diazoxid (Proglicem®), 300–600 mg täglich oral bei gleichzeitiger diuretischer Therapie mit Thiaziden, um die für Diazoxid charakteristische Natriumretention unter Kontrolle zu halten, haben sich wirksam gezeigt. Ein neues Arzneimittel, Streptozotocin, hat sich neuerdings bei Inselzell-Karzinomen zur Reduzierung der Insulinsekretion als besonders nützlich erwiesen und es konnten wirksame Dosen ohne die bei früheren Versuchen typischen toxischen Nierenkomplikationen erreicht werden.

Prognose

Wenn ein Insulinom frühzeitig diagnostiziert und chirurgisch behandelt wird, ist eine vollständige Heilung wahrscheinlich, obzwar auf eine schwere Hypoglykämie ein oft irreversibler Hirnschaden eintreten kann. Eine bedeutende Steigerung der Überlebensrate konnte bei Streptozotocin-behandelten Patienten mit Inselzell-Karzinom sowohl in Bezug auf eine Reduzierung der Tumormasse als auch einen verminderten Hyperinsulinismus erreicht werden.

2. Hypoglykämie aufgrund von extrapankreatischen Tumoren: Zu diesen seltenen Ursachen der Hypoglykämie gehören mesenchymale Tumoren, wie z.B. retroperitoneale Sarkome, Hepatome, NNR-Karzinome und verschiedene Epithel-Tumore. Die Tumoren sind häufig groß und gut tastbar, sowie auf dem Urogramm leicht sichtbar zu machen.

Die Laborbefunde zeigen eine Nüchtern-Hypoglykämie in Verbindung mit Serum-Insulinspiegeln, welche im allgemeinen unter $10\,\mu E/ml$ liegen. Von keinem dieser Tumoren konnte bis jetzt nachgewiesen werden, daß sie immunoreaktives Insulin freisetzen. Der Mechanismus ihrer hypoglykämischen Wirkung ist unbekannt.

Die Prognose dieser Tumoren ist im allgemeinen schlecht, und die chirurgische Entfernung sollte, wenn möglich, vorgenommen werden. Diätetische Maßnahmen sind bei dieser Hypoglykämie die Grundlage der Therapie, da Diaxozid meist unwirksam ist.

3. Postprandiale Hypoglykämie (reaktive Hypoglykämie):

Alimentäre Hypoglykämie nach Gastrektomie: Die reaktive Hypoglykämie nach einer Gastrektomie ist Folge des Hyperinsulinismus, welcher durch eine schnelle Magenpassage der Nahrung, die zur Überstimulierung der Vagusreflexe und einer Überproduktion von beta-zytotropen gastrointestinalen Hormonen führt, entsteht. Die Symptome ergeben sich aus der adrenergen Hyperaktivität als Reaktion auf die Hypoglykämie. Die Therapie ist entsprechend auf die Vermeidung dieser Ereignisfolge durch häufigere Mahlzeiten mit kleineren Portionen, weniger schnell assimilierbaren Kohlenhydraten und langsamer resorbierbaren Fetten und Proteinen ausgerichtet. Zusätzlich können anticholinergische Arzneimittel, wie z.B. Propanthelin (Corrigast®), 15 mg oral 4 mal täglich, zur Reduzierung der Vagusüberaktivität von Nutzen sein.

Funktionelle alimentäre Hypoglykämie: Dieses Syndrom wird als funktionell bezeichnet, wenn für eine alimentäre reaktive Hypoglykämie kein postoperativer Zustand vorliegt. Sie ist am häufigsten verbunden mit chronischer Müdigkeit, Angstzuständen, Reizbarkeit, Schwäche, schlechter Konzentration, verminderter Libido, Kopfschmerzen, Hunger nach den Mahlzeiten und Zittrigkeit. Allerdings haben die meisten Patienten mit diesen Symptomen keine Hypoglykämie; bei Vorliegen einer Hypoglykämie ist diese wahrscheinlich nur eine sekundäre Manifestation nervöser Unausgeglichenheit mit folgender Vagusüberaktivität, welche zu einer beschleunigten Magenentleerung und frühem Hyperinsulinismus führt.

Kritiklose Anwendung und Überbewertung der Glukosetoleranztests haben leider dazu geführt, die funktionelle Hypoglykämie zu häufig zu diagnostizieren. Bis ⅓ oder mehr der *normalen gesunden*

Menschen haben eine Hypoglykämie mit oder ohne Symptome, während eines 4-stündigen Glukosetoleranztests. Somit macht die Unspezifität des Glukosetoleranztests diesen zu einem höchst unverläßlichen Werkzeug bei der Bewertung von Patienten mit vermuteter postprandialer Hypoglykämie. Um die diagnostische Verläßlichkeit entsprechend zu steigern, sollte die Hypoglykämie während einer spontanen symptomatischen Episode unter normaler Tagesaktivität mit klinischer Besserung nach einer Mahlzeit objektiviert werden. Eine Persönlichkeitsstruktur schlanker, ängstlicher Patienten, vornehmlich Frauen, mit hyperkinetischem Zwangsverhalten läßt bei entsprechender Anamnese die Diagnose vermuten.

Bei Patienten mit nachgewiesener postprandialer Hypoglykämie auf funktioneller Basis ist die Reduzierung der Kohlenhydrate bei gleichzeitigem Anheben der Frequenz der Mahlzeiten harmlos und gelegentlich sogar nützlich; allerdings sollte nicht erwartet werden, daß diese Maßnahmen die Neurasthenie heilen, da die Reflexreaktion auf Hypoglykämie nur eine Komponente der generalisierten primären nervösen Hyperaktivität ist. Beratung und leichte Sedierung sollten die Grundzüge der Therapie sein, mit diätetischer Umstellung als Zusatz. In ausgeprägten Fällen können orale Anticholinergica nützlich sein.

Spät-Hypoglykämie (okkulter Diabetes): Diese Erkrankung wird durch eine Verzögerung der Insulinfreisetzung aus den pankreatischen B-Zellen charakterisiert, was zu einer initialen Hyperglykämie während eines Glukosetoleranztestes führt. Als Reaktion auf diese Hyperglykämie führt eine überschießende Insulinfreisetzung zu einer späten Hypoglykämie 4–5 Stunden nach Aufnahme der Glukose. Diese Patienten unterscheiden sich gewöhnlich beträchtlich von jenen mit Früh-Hypoglykämie, indem sie phlegmatischer und oft adipös sind sowie häufig eine Familienanamnese hinsichtlich eines Diabetes mellitus aufweisen.

Bei adipösen Patienten ist die Therapie auf die Gewichtsreduktion ausgerichtet, um das Idealgewicht zu erreichen. Wie alle Patienten mit postprandialer Hypoglykämie, ohne Rücksicht auf die Ursache, sprechen diese Patienten oft auf reduzierte Kohlenhydrataufnahme mit multiplen, zeitlich getrennten, kleinen eiweißreichen Mahlzeiten an. Sie sollten als Frühdiabetiker angesehen und ihnen regelmäßige Kontrollen empfohlen werden.

4. Alkohol-Hypoglykämie

Nüchtern-Hypoglykämie nach Alkohol. In der postabsorptiven Phase wird der normale Blutzuckerspiegel durch Glukoseabgabe der Leber aus Glykogenolyse und Glukoneogenese aufrecht erhalten. Bei längerem Fasten erschöpfen sich die Glykogenreserven innerhalb 18–24 Stunden, und die Glukosefreigabe aus der Leber hängt völlig von der Glukoneogenese ab. Unter derartigen Umständen kann bereits eine geringe Blutalkoholkonzentration von 45 mg/dl eine schwere Hypoglykämie durch Blockierung der Glukoneogenese hervorrufen. Vorbeugung besteht aus ausreichender Nahrungszufuhr während des Alkoholgenusses und Vermeidung von Alkoholexzessen. Die Therapie besteht in Glukoseverabreichung bis zur Auffüllung der Glykogenreserven und Wiedereinsetzen der Glukoneogenese.

Reaktive Hypoglykämie nach Alkohol. Wenn zuckerhaltige „soft drinks" zur Verdünnung von Alkohol (Gin und Tonic, Rum und Cola) verwendet werden, wird offensichtlich mehr Insulin freigesetzt als bei alleinigem „soft drink" mit dem Ergebnis einer nach 3–4 Stunden einsetzenden Spät-Hypoglykämie. Prävention würde im Verzicht auf zuckerhaltige Mixgetränke bestehen oder in gleichzeitiger Nahrungsaufnahme mit dem Ziel einer verlängerten Resorption.

Erkrankungen des Lipid-Stoffwechsels

Die 4 wichtigsten zirkulierenden Lipide beim Menschen sind (1) Triglyzeride, (2) freies Cholesterin, (3) Cholesterylester, und (4) Phospholipide. Diese werden als sphärische makromolekulare Komplexverbindungen, **Lipoproteine,** transportiert. In diesen wird ein innerer Kern hydrophober Lipide (Triglyzeride und Cholesterylester) von einer Membran umschlossen, welche aus verschiedenen Proteinen (Apolipoproteine oder einfach Apoproteine) in Verbindung mit hydrophilen Lipiden (freies Cholesterin und Phospholipide) besteht.

Einteilung der Lipoproteine: Die spezifischen Unterschiede zwischen den verschiedenen Lipoprotein-Gruppen bestehen hauptsächlich in den unterschiedlichen Gehalt dieser erwähnten Lipide, welche ihre Größe und Dichte bestimmen sowie in der Natur des Apoproteins der Membran. Diese Unterschiede lassen eine Einteilung der Lipoproteine aufgrund der Dichtemessung mittels Ultrazentrifuge zu, wobei jene, welche am meisten Triglyceride enthalten, als *„very low density lipoproteins" (VLDL) (Lipoproteine mit sehr niedriger Dichte)* und jene mit einem vorwiegenden Cholesteringehalt als *„low-density lipoproteins" (LDL) (Lipoproteine mit niedriger Dichte)* bezeichnet werden; wenn der Gesamtlipidgehalt etwas weniger als das Proteingewicht der Membran beträgt, ist die Dichte *hoch (HDL).*

Bei Einteilung aufgrund ihrer Wanderungsgeschwindigkeit in der Papierelektrophorese, werden LDL als Betalipoproteine, VLDL als Praebetalipoproteine und HDL als Alphalipoproteine bezeichnet. Diese 3 Lipoproteingruppen sind normalerweise im Nüchternserum enthalten. Eine 4. Klasse stellen die Chylomikronen dar, welche normalerweise nur nach der Aufnahme von Fett vorhanden sind. Diese sind von so niederer Dichte, daß sie selbst ohne Zentrifugierung flottieren und wegen ihrer Größe und dem verhältnismäßig niedrigen Eiweißgehalt wandern sie in der Papierelektrophorese nicht.

Beziehung der Lipoproteinämie zum Diabetes mellitus: Beim Diabetes mellitus sind die zirkulierenden Lipoproteinspiegel zusammen mit der Glukose oft erhöht. Die Chylomikronen, welche das aufgenommene Fett befördern, und die VLDL, welche das vom aufgenommenen Kohlenhydrat umgewandelte Triglycerid enthalten, werden im Plasma zu den Fettdepots befördert, wo sie durch eine Insulinabhängige Lipoproteinlipase gereinigt werden. Wenn die Insulinspiegel niedrig sind (Insulinmangel-Diabetes) oder unwirksam (insulin-insensitiver Diabetes), ist ein defekter Glukoseabbau mit einem gestörten Abbau der VLDL und der Chylomikronen verbunden. Eine Substitution von fehlendem Insulin oder Beschränkung der kalorischen Aufnahme, um eine Wirksamkeit des endogenen Insulins bei adipösen Diabetikern wiederherzustellen, erleichtert die Clearance dieser Lipoproteine. Zu ihren normalen Endprodukten gehört ein „Rest"-Partikel von sehr niedriger Dichte, welcher durch die Leber verstoffwechselt oder durch eine Leberlipase weiter hydrolisiert wird, um zirkulierendes LDL zu bilden. Die „low-density"-Lipoproteine sind für den Transport der Cholesterylester zu den peripheren Geweben verantwortlich, wo das transportierte Cholesterin zur Membransynthese verwendet wird und damit die endogene Cholesterinproduktion dieser Gewebe entlastet. High-density Lipoproteine tragen bei zum Lipidtransport durch Hilfe bei der Aktivierung der Lipoproteinlipase ebenso durch Erleichterung des Cholesterinabbaus mittels Aktivierung eines zirkulierenden Enzyms, der Lecithin-Cholesterol-Acyltransferase (LCAT). Diese stellt Cholesterylester her, die dann durch die HDL abgebaut werden und entweder rezirkulieren via „Rest"-Partikel und LDL für die Resynthese der Zellmembran oder von der Leber als biliäres Cholesterin oder Gallensalze ausgeschieden werden.

Lipoprotein-Erkrankungen: Ein Überschuß oder Mangel bestimmter Lipoproteine kann auf eine primäre genetische Erkrankung oder sekundär auf eine erworbene metabolische Dysfunktion zurückzuführen sein. Bis mehr Information verfügbar sein wird, um eine Einteilung aufgrund der Ursache vorzunehmen, wurde die Anwendung der Elektrophorese zur Definition der verschiedenen Phänotypen von dem WHO akzeptiert (siehe Tabelle 21-8). Diese Phänotypen umfassen wahrscheinlich die Haupttypformen der klinisch beobachteten Hyper-

lipidämien. Diese „Typen" sollten nicht als Krankheitseinheiten betrachtet werden, können aber bei der Bestimmung der rationalsten Therapie von Nutzen sein.

Hyperlipoproteinämische Erkrankungen

A. Primäre genetische Hyperlipoproteinämien

1. Typ I Hyperlipoproteinämie (Hyperchylomikronämie; Bürger-Grütz-Krankheit): Diese autosomalrezessive Erkrankung ist die seltenste Form der familiären Hyperlipoproteinämien und ist bei normaler Kost durch massive Chylomikronämie gekennzeichnet mit vollständigem Verschwinden der Chylomikronämie wenige Tage nach fettfreier Kost. Die lypolytische Postheparin-Aktivität des Serums fehlt, was darauf hinweist, daß die Störung ein Mangel an Lipoproteinlipase ist. Eine Lipemia retinalis wird beobachtet, wenn die Serumtriglyzeride 2 500 mg/dl überschreiten. Das Serumcholesterin ist oft sehr hoch, da es bis 10% des Gewichtes der Chylomikronen-Partikel ausmacht, jedoch ist das LDL-Cholesterin subnormal. Bei routinemäßigen Blutabnahmen kann es durch den hohen Fettgehalt zur Verschiebung des Plasmawassers kommen und somit zu einer fälschlichen Hyponatriämie. Eine Pankreatitis ist die Hauptgefahr. Patienten mit dieser Erkrankung müssen trotz einer Hypercholesterinämie keine vorzeitige Arteriosklerose aufweisen. Bei Kindern mit rezidivierenden Bauchschmerzen, besonders wenn eine Hepatosplenomegalie besteht, sollte man diese Diagnose vermuten. Eruptive Xanthome und rahmartiges Serum, welches sich in eine sahneartige Oberschicht und eine klare Unterschicht trennt, bestätigen die Diagnose.

Die Therapie besteht aus einer fetteingeschränkten Diät (25–30 g täglich), was gewöhnlich gut anspricht.

2. Typ II A (Hyperbetalipoproteinämie): Bei dieser Erkrankung konnte neuerdings nachgewiesen werden, daß sie durch das Vorhandensein defekter Zell-Rezeptoren bei Homozygoten und einer verringerten Anzahl solcher Rezeptoren bei Heterozygoten bedingt ist, wodurch die Clearance der Betalipoproteine beeinträchtigt wird. Dieser Rezeptordefekt verhindert auch eine normale Feed-back-Hemmung der Cholesterinsynthese durch die Betalipoproteine. Es ist eine der häufigsten familiären Hyperlipoproteinämien und wird als autosomale Dominante, wenigstens bei der schwereren Form, übertragen. Leichte Formen können durch Diätfehler bedingt sein. Die wichtigeren klinischen Symptome dieser Erkrankung sind vorzeitige Arteriosklerose, früher Myokardinfarkt sowie Sehnenxan-

Tabelle 21-8. Haupt-Typen der primären Hyperlipidämien[a]

Typ	Lipoprotein-Anomalien und Defekt	Aussehen des Serums[b]	Cholesterinveränderung[c]	Triglyzeridveränderung[c]	Klinische Symptome	Differentialdiagnostisch auszuschließen
I	Nüchtern-Chylomikronämie (aufgrund Lipoprotein-Lipase-Mangels) Selten.	Sahneartige Schicht über klarer Unterschicht	Erhöht (bis ca. 10% des Triglyzerid-Spiegels)	Oft 1 000–10 000 oder mehr	Sahneartiges Blut, lipämische Retina, eruptive Xanthome, Hepatosplenomegalie, rezidivierender Bauchschmerz; Beginn im Kindesalter	Pankreatitis, Diabetes
II A	Hyperbetalipoproteinämie (Mangel eines Zell-Oberflächen-Rezeptors für Abbau der LDL). Häufig	Klar	Gewöhnlich 300–600, evtl. höher	Keine	Xanthelasma, Sehnen-Xanthome, vorzeitige Atherosklerose; feststellbar im Kindesalter	Hypothyreose, Nephrotisches Syndrom, Leberobstruktion
II B	Gemischte Lipämie (LDL und VLDL-Erhöhung). Recht häufig	Trüb	Gewöhnlich 250–600	Gewöhnlich 200–600	Relativ häufig. Schwere Formen wie II A; leichtere Formen in Verbindung mit Adipositas oder Diabetes	Wie bei II A
III	Dysbetalipoproteinämie (Lipidämie aufgrund von Überschuß von „Resten"; Leber-Lipasemangel?). Selten	Trüb	Hoch variabel (von fast normal bis über 1 000)	Hoch variabel (175–1 500 beim selben Patienten)	Flache Xanthome, tuberöse Xanthome beim Erwachsenen. Relativ selten. Hyperglykämie, Hyperurikämie	Lebererkrankungen, Diabetes
IV	Hyperpraebetalipoproteinämie (Verzögerung der Clearance oder Überproduktion von VLDL). Häufig	Trüb	300–800	200–5 000	Am häufigsten, gewöhnlich bei Erwachsenen. Eruptive Xanthome; vorzeitige Gefäßerkrankung, leichte Glukosintoleranz, Hyperurikämie	Nephrotisches Syndrom, Hypothyreose, Glykogen-Speicherkrankheit; orale Kontrazeptiva
V	Gemische Lipämie (Chylomikronämie und VLDL); Defekte ähnlich wie bei I und IV. Selten	Sahnenartige Schicht über trüber Unterschicht	300–1 000	Gewöhnlich 500–10 000 oder mehr	Vorwiegend im Erwachsenenalter; Rezidivierende Bauchschmerzen, eruptive Xanthome, Hepatosplenomegalie	Insulinmangeldiabetes, Pankreatitis, Alkoholismus

[a] Modifiziert nach Fredrickson, Levy und Mitarbeitern
[b] Serum über Nacht bei 4 °C.
[c] mg/dl. Normales Cholesterin, 150–250 mg/dl; Triglyzeride < 150 mg/dl.

thome und Xanthelasmen. Die Diagnose stützt sich auf die Hypercholesterinämie bei klarem Serum, welches über Nacht bei 4 °C inkubiert war. Eine Diäteinschränkung hinsichtlich gesättigter Fette und Cholesterin ist bei schweren Fällen selten von Nutzen. Nach neueren Berichten sind energische Maßnahmen wie orale Verabreichung von Austauscherharzen zur Entfernung von Gallensalzen (Colestyramin oder Colestipol) — oder sogar eine Jejunoileale-Bypass-Operation — in der Lage, das Serumcholesterin um fast 50% oder mehr zu redu-

zieren, die Ergebnisse sind jedoch insgesamt eher entmutigend. Die chronische Plasmapherese ist teuer und aufwendig, vermag aber das Cholesterin und die Xanthome zu verringern. Seit kurzem steht Probucol (Lurselle®) zur Verfügung, das den erhöhten Cholesterinspiegel zu senken vermag und eine deutliche Rückbildung bestehender Xanthome und Xanthelasmen bewirkt. Bei leichten Fällen kann eine Diätanpassung zufriedenstellende Wirkung haben.

3. Typ II B (gemischte Hyperbeta- und Hyperpräbeta-

lipoproteinämie): Diese gemischte Hyperlipidämie ist ziemlich häufig und tritt oft bei betroffenen Verwandten mit dem Typ II A alternierend auf. Bei manchen Fällen ist die Hyperlipidämie besonders empfindlich auf Kalorienaufnahme und Zusammensetzung der Nahrung und kann mehrere verschiedene Erkrankungen darstellen. Die Triglyzerid/Cholesterin-Relation, das elektrophoretische Muster ebenso wie der Charakter der Serumtrübung nach einer nächtlichen Inkubation bei 4 °C sind von jenem des Typ III nicht zu unterscheiden. Die Ultrazentrifugenanalyse bestätigt die Diagnose durch Nachweis einer LDL- sowie einer VLDL-Erhöhung, währenddem beim Typ III ein „schwimmendes Beta"-Partikel angetroffen wird. Patienten mit dieser Erkrankung haben ein hohes Risiko hinsichtlich einer koronaren Herzerkrankung.

4. Typ III (Hyper-„Rest"-Lipoproteinämie: Dysbetalipoproteinämie): Diese seltene Erkrankung kann durch einen Defekt der Leber-Lipoproteinlipase, welche normalerweise Rest-Partikel in Betalipoproteine umwandelt, bedingt sein. Der genetische Modus ist nicht klar und das Manifestwerden als Hyperlipidämie scheint auslösende Faktoren, wie z. B. Adipositas oder Hypothyreose, zu benötigen. Die Erkrankung tritt vorwiegend bei Erwachsenen auf und ist bei Frauen vor der Menopause selten, da vermutlich Östrogene in der Lage sind, die Ansammlung von „Rest"-Partikeln zu vermindern. Die Patienten sind oft adipös und können tuberöse Xanthome, Xanthelasmen und eine vorzeitige Atherosklerose haben. Flache Xanthome auf den Handinnenflächen sind typisch. Eine abnormale Verteilung verschiedener argininreicher Apoproteine (Apoprotein E) in Lipoprotein-Partikeln mit der elektrophoretischen Wanderung von Beta-Globulinen, aber Flottierungseigenschaften bei Ultrazentrifugierung eines VLDL bestätigen die Diagnose. Die Therapie ist bei Typ III besonders dankbar. Die Reduktion bis auf das Idealgewicht beim adipösen Patienten und die Einhaltung einer cholesterinarmen Diät kann zu einer dramatischen Besserung oder gar Verschwinden der Hyperlipoproteinämie führen, besonders bei zusätzlicher Behandlung mit Clofibrat, 1 g 2 mal täglich neben der diätetischen Maßnahme. Eine Östrogenbehandlung vermag ebenfalls eine dramatische Abnahme der Rest-Partikel zu erreichen, obwohl die pathologische Apoprotein E-Verteilung nicht verändert wird.

5. Typ IV (Hyperpräbeta-Lipoproteinämie): Dieser Lipidämie-Typ ist im Vergleich mit Typ I der Hyperlipoproteinämie endogener Art und stellt ein Versagen des Abbaus der Praebeta-Lipoproteine dar.

Da die Kohlenhydrataufnahme die Produktion dieses Lipoproteins aus der Veresterung der endogenen Fettsäuren induziert, wird sie auch als kohlenhydrat-induzierte Hyperlipidämie bezeichnet.

Sie ist eine häufige Erkrankung, gewöhnlich bei Erwachsenen, und oft in Verbindung mit überkalorischer Ernährung, Adipositas und Hyperurikämie. Es kommt zur akzellerierten Koronararterienerkrankung, Adipositas, Hyperurikämie und eruptiven Xanthomen. Gelegentlich kann sich eine Chylomikronämie entwickeln, besonders, wenn eine Alkohol- oder Fettaufnahme im Überschuß besteht. Die Therapie ist auf die Gewichtsreduktion beim Adipösen ausgerichtet, wobei eine hohe Kohlehydrataufnahme oder Alkohol und ein kalorischer Überschuß zu vermeiden sind. Clofibrat, 1 g 2 mal täglich, ist gelegentlich von Nutzen.

6. Typ V (gemischte Lipämie): Dies ist eine seltene Erkrankung, bei welcher exzessive Praebetalipoproteine und Chylomikronen vorhanden sind. Der Beginn ist gewöhnlich im frühen Erwachsenenleben und wird durch rezidivierende Bauchschmerzen, Pankreatitis, Hepatosplenomegalie, eruptive Xanthome und Glukoseintoleranz charakterisiert. Die Erkrankung wird durch Alkoholexzesse besonders verschlechtert.

Die Therapie ist ähnlich wie beim Typ IV, ausgenommen, daß wie bei Typ I eine Fetteinschränkung notwendig ist.

B. Sekundäre Hyperlipoproteinämien:

Eine Hyperbetalipoproteinämie ist oft Folge einer Hypothyreose oder leichter Formen eines Nephrotischen Syndroms. Bei Auflösung einer Lipämie (z. B. bei Insulinverabreichung an Insulinmangel-Diabetiker) folgt unweigerlich der Clearance der größeren Triglyzerid-tragenden Partikel wegen der viel längeren Halbwertzeit der Beta-Lipoproteine eine Vermehrung der Beta-Lipoproteine.

Eine Hyperpräbeta-Lipoproteinämie und eine gemischte Lipämie sind auf einen unkontrollierten Diabetes mellitus, Alkoholexzess, Hyperöstrogenämie (wie in der Schwangerschaft oder durch orale Kontrazeptiva), Hypopituitarismus, Lipodystrophie, Nierenversagen mit Azotämie, schwere Hypothyreose, Hypergammaglobulin-Störungen oder fortgeschrittenes Nephrotisches Syndrom (mit Serumalbumin unter 2 g/dl) zurückzuführen.

Eine Dysbeta-Lipoproteinämie kann während einer Hypothyreose auftreten und sich unter einer Hormonsubstitution wieder latent zurückbilden.

In allen Fällen einer Hyperlipoproteinämie sollten sekundäre Formen ausgeschlossen werden, bevor die Diagnose einer primären genetischen Hyperlipoproteinämie gestellt wird.

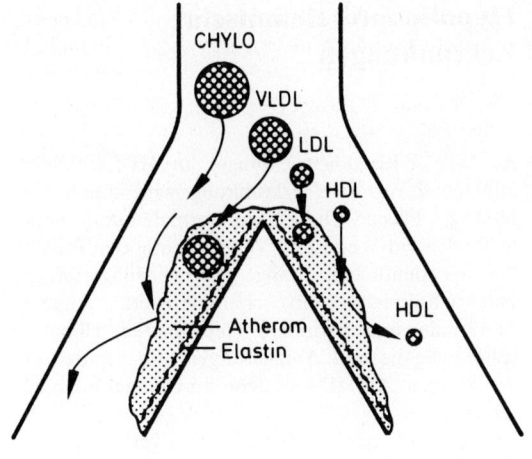

Beziehung der Lipoproteine zum Atherom
(s. Abb. 21-2.)

Neuere Forschungsergebnisse lassen vermuten, daß die arterielle Intimawand für kleine molekulare Komplexverbindungen in umgekehrtem Verhältnis zu ihrer Größe durchlässig ist. Außerdem hat Elastin, ein Bestandteil der Arterienwand, eine nachweisbare Affinität für Apoprotein-B, welches auf allen Proteinen außer HDL vorhanden ist. Dementsprechend treten kleine Lipoproteine wie z. B. HDL, LDL und gewisse kleinere VLDL und „Reste" durch Defekte und Risse in die Intima der Arterienwand ein, wo alle − außer HDL − am Elastin haften, welches ihren Austritt verzögert und zu ihrer Akkumulation führt. Dieses Konzept würde erklären, warum bei den Erkrankungen des Typ I Chylomikronen nicht als atherogen angesehen werden, trotz schwerer Hypercholesterinämie und warum Hypertonie, Alterung und Hyperlipidämie, entweder individuell oder (besonders) in Kombination normale atherogene Prozesse verstärken können.

Eine Anzahl neuer Untersuchungen haben eine negative Korrelation zwischen Plasma-HDL-Konzentration und klinisch manifester Atherosklerose dokumentiert. Bei seiner Passage durch die Wand der Arterie könnte HDL in seinem zentralen Kern Cholesterylester für den Transport zu den Ausscheidungssystemen der Leber inkorporieren. Die vermutete Rolle von HDL beim Abbau des Cholesterins aus den Geweben spricht für das beobachtete erhöhte Risiko der Atherosklerose in Fällen, in welchen die HDL-Spiegel relativ niedrig sind, wie bei Adipositas, Diabetes und Hyperlipidämien und bei körperlich inaktiven Männern. Im Gegensatz hierzu weisen Personen mit einem geringeren Atherosklerose-Risiko, wie z. B. chronische Alkoholiker, Frauen im Gebäralter und Marathonläufer einen hohen HDL-Spiegel auf. Diese „Straßenkehrer"-

Rolle der HDL beim Abbau des Cholesterins aus den Geweben könnte die Atherogenese verlangsamen und dadurch zum offensichtlichen Schutzeffekt hoher Plasma-HDL-Konzentrationen in Beziehung zur Atherosklerose beitragen.

Allgemeine Bemerkungen zur Therapie

Die Therapie der sekundären Hyperlipoproteinämien besteht, soweit möglich, aus der Therapie der primären Erkrankung, z. B. bei Hypothyreose, Nephrotischem Syndrom, Verschlußikterus oder Östrogenüberschuß durch orale Kontrazeptiva. Bei der primären Hyperlipoproteinämie ist bei allen Lipid-Transport-Störungen jede Diät unwirksam. Ebenso ist keines der Medikamente allgemein wirksam. Das Verständnis der Lipid-Transport-Mechanismen und der Arzneimittelwirkungen hat jedoch die Therapie der Hyperlipidämien verbessert.

A. Diät-Therapie: Wenn die Chylomikronen vermehrt sind, sollte die Gesamtfettaufnahme reduziert werden (einschließlich der mehrfach ungesättigten Fette). Bei allen anderen Hyperlipidämien, gelten bestimmte allgemeine Grundsätze: Einschränkung der Kalorien, um das ideale Körpergewicht zu erreichen oder zu erhalten, Alkohol meiden, die tägliche Cholesterinaufnahme auf 300 mg beschränken. Es wird empfohlen, die gesättigten Fettsäuren auf 10% der gesamten Kalorienaufnahme zu beschränken, mit einer Verschiebung der Relation der mehrfach ungestättigten zu den gesättigten Fettsäuren von den üblichen 1:5 zu 2:1. Die mehrfach ungesättigten Fette verbessern die Schmackhaftigkeit, wenn die gesättigten Fette beschränkt werden und können günstig für die Reduzierung der Thrombozyten-Faktoren sein, welche die Gerinnungsfähigkeit des Blutes erhöhen.

Die Empfehlung der oben genannten Diätgrundsätze für die allgemeine Bevölkerung als Mittel zur Reduzierung des Atheroserisikos bleibt ein Streitobjekt, unterstützt durch die meisten Lipidologen und viele Kardiologen, aber von anderen als unbewiesene Hypothese abgelehnt.*

B. Lipidsenkende Arzneimittel: Drei Gruppen von Arzneimitteln werden derzeit verwendet:

1. Nicotinsäure (Niconacid®): Die Nicotinsäure reduziert die Lipolyse und vermindert die Produktion der VLDL und der LDL. Die Dosierung beträgt initial 100 mg/3 mal täglich, allmählich steigernd bis zu 3–7 g täglich zu den Mahlzeiten. Wichtige Nebenwirkungen sind Hautrötung und Pruritus, eben-

---

* 1980 berichtete das Food and Nutrition Board der amerikanischen National Academy of Sciences, daß es keinen Grund gefunden hätte, bei durchschnittlich gesunden Menschen den Cholesterinverbrauch oder die Fettzufuhr zu beschränken außer zum Erreichen oder zur Erhaltung des Normgewichtes.

so gastrointestinale Störungen. Das Mittel ist besonders wirksam bei der primären Hyperbetalipoproteinämie in Kombination mit Harzen, welche Gallensäuren binden, aber es kann bei allen Typen der primären Hyperlipoproteinämie außer beim Typ I wirksam sein.

2. *Clofibrat (Regelan® N 500, Skleromexe® 500, Atheropront 500):* Clofibrat hat viele bekannte Wirkungen im Körper, es vermindert die VLDL-Synthese und erhöht ihren Katabolismus. Es ist das wirksamste Arzneimittel beim Typ III, aber ist gelegentlich auch von Wert bei Erkrankungen mit erhöhten VLDL (II b, IV, V). Bei der Hyperbetalipoproteinämie ist seine Wirkung weniger eindrucksvoll. Die Dosierung beträgt 1,5–2 g täglich. Nebenwirkungen sind gering, aber über Myositis ist berichtet worden, besonders wenn eine Hypoalbuminämie besteht, wie bei der Lipidämie in Verbindung mit Nephrotischem Syndrom. Es kann zu pharmakokinetischen Interaktionen mit Antikoagulantien kommen. Ferner besteht das Risiko einer erhöhten Häufigkeit der Cholelithiasis und ein möglicher Zusammenhang mit gastrointestinalen Karzinomen. (Eine große Studie in den USA zeigte keine positive Wirkung auf die Postinfarktmortalität bei Männern, es kam sogar zum gehäuften Auftreten von Arrhythmien. Obgleich eine kürzliche internationale Studie der WHO an 5000 Männern eine geringe Wirksamkeit in der Reduzierung nicht tödlicher Myokardinfarkte dokumentierte, kam es unter Clofibrat zu einer 36% größeren Mortalitätsrate aus nicht kardiovaskulären Ursachen. Aus diesen Gründen erfolgte in Westdeutschland vorübergehend ein Verbot der Substanz, in den USA hat die FDA empfohlen, der Packungsbeilage einen besonderen Hinweis auf das Clofibratrisiko hinzuzufügen). Alternativ werden neuerdings die Clofibrinsäure-Derivate Bezafibrat (Cedur®), Eto[fyllinclo]-fibrat (Düolip®, Lipo-Merz®) und Fenofibrat (Lipanthyl) gegeben.

3. *Harze zur Absorbierung von Gallensäuren (Colestyramin [Quantalan® 50], Colestipol [Colestid®]):* Colestyramin ist ein unlösliches Harz, welches Gallensäure absorbiert und so den Cholesterinkatabolismus steigern und den LDL-Abbau fördern kann. Es ist nicht sehr schmackhaft und 16–32 g täglich sind in 2–4 geteilten Dosen erforderlich, bevorzugterweise in Orangensaft oder Apfelsaft einzunehmen. Gastrointestinale Nebenwirkungen, besonders Obstipation, treten häufig auf. Ähnliche Dosen von Colestipol, ein neuerlich eingeführtes Harz, sind ebenso wirksam wie Colestyramin, wobei es etwas besser schmeckt. Einem VLDL-Überschuß wird hiermit nicht abgeholfen und kann durch diese Substanzen eher verschlechtert werden. Es sind die Arzneimittel der Wahl in der Therapie der Typen II A und II B.

Hypolipoproteinämische Erkrankungen

A. Tangier-Krankheit (Mangel an HDL): Diese autosomal rezessive Erkrankung wird durch ein niedriges Plasma-Cholesterin, normale oder erhöhte Triglyzerid-Werte und Vergrößerung der Tonsillen mit deutlichen orange-gelben Ablagerungen von Cholesterylestern charakterisiert. Andere Merkmale sind periphere Neuropathie, Hepatosplenomegalie und Ablagerungen von Lipiden in der Kornea. An HDL besteht ein Mangel oder sie fehlen ganz.

VLDL und Chylomikronen können vermehrt sein, da bei Abwesenheit von HDL die Aktivierung der Lipoproteinlipase reduziert ist (eine der kleineren HDL-Apoproteine, Apo-Lp-glutam, ist der Aktivator der Lipoproteinlipase). Wegen ihrer Seltenheit ist über die Prognose der Tangier-Krankheit wenig bekannt.

B. Abetalipoproteinämie (Bassen-Kornzweig-Syndrom): Diese seltene Erkrankung wird durch die Unfähigkeit, VLDL oder Chylomikronen zu synthetisieren, charakterisiert. Dementsprechend führt sie zu mangelhafter Fettresorption und ist mit Magerkeit verbunden. Bei allen Fällen findet sich eine Akanthozytose, eine Retinitis pigmentosa und eine Ataxie. Das Wachstum ist oft verzögert. Die Diagnose wird durch den Befund eines Plasmacholesterins unter 80 mg/dl und Triglyzeride, welche niedriger als bei jeder anderen Erkrankung sind und oft sogar nicht bestimmt werden können, bestätigt. LDL fehlen, ebenso wie VLDL und Chylomikronen. Die Prognose ist schlecht und es kommt zu fortschreitender Invalidität mit Deformierungen des Muskel- und Skelettsystems. Fetteingeschränkte Diäten sind erforderlich, wobei mittelkettige Triglyzeride empfohlen werden.

Eine Hypobetalipoproteinämie, entweder auf genetischer Grundlage oder sekundäre Folge einer schweren Malabsorption ist beschrieben worden.

C. Familiärer Lecithin-Cholesterin-Acyltransferase-(LCAT)-Mangel: LCAT ist ein Plasmaenzym, welches für die Umwandlung einer Fettsäure von Lecithin zu Cholesterin zur Bildung eines Cholesterylesters verantwortlich ist. HDL wirkt als das normale Substrat für LCAT und ist die Hauptquelle des Lecithins. Bei LCAT-Mangel ist die Cholesterylesterbildung gestört und nichtveresterte Cholesterin- und Phospholipide akkumulieren Niere, Milz, Leber, Arterienwände und Kornea. Wegen schweren Nierenversagens und vaskulärer Degeneration ist die Prognose bei dieser seltenen Erkrankung schlecht.

Störungen des Porphyrinstoffwechsels

Porphyrine sind zyklische Verbindungen, die aus vier Pyrrolringen bestehen. Sie sind die Vorläufer des Hämoglobins und anderer wichtiger Enzyme und Pigmente. Häm ist ein Komplex aus Eisen und Porphyrin, der sich mit einem Protein, dem Globin, zum Hämoglobin vereinigt. Störungen des Porphyrinstoffwechsels, die erblich oder erworben sein können, beziehen sich auf einen gestörten Ablauf der Synthetisierungsschritte im Porphyrinstoffwechsel. In jüngster Zeit hat es bedeutende Fortschritte gegeben, die Natur der stoffwechselmäßigen Veränderungen aufzudecken. Folgende porphyrischen Syndrome sind bekannt: 1. erbliche Porphyrien, entweder hepatisch (hepatogen) oder erythropoetisch (kongenital); und 2. erworbene Porphyrien.

Hepatische Porphyrien

Die hepatischen Porphyrien werden dominant vererbt und sind charakterisiert durch die exzessive Produktion von Porphyrinen und verwandter Substanzen in der Leber. Sie werden klinisch und biochemisch erst nach der Pubertät manifest. Gemischte oder untereinander kombinierte Formen können vorkommen. Die porphyrische Anlage kann in ihrer biochemischen Manifestation bei einzelnen ohne jede Symptomatik vorhanden sein.

A. Akute, intermittierende Porphyrie: Sie ist der häufigste Typ der Porphyrien. Sie ist charakterisiert durch Anfälle von gastrointestinalen Symptomen (Bauchkoliken, Erbrechen und Verstopfung), ZNS-Symptome (schlaffe Lähmungen, periphere Neuritis, psychische Verwirrtheitszustände und Krämpfe) und Sinustachykardien. Photosensibilität kommt nicht vor. Der frischgelassene Urin ist farblos, kann aber dunkel werden, wenn er steht oder ultraviolettem Licht ausgesetzt wird. Die modifizierte Ehrlichsche Probe im Urin (Watson-Schwartz-Test) ist positiv. Im Urin können erhebliche Mengen von Koproporphyrin Typ III und Uroporphyrin ausgeschieden werden. Akute Anfälle können durch Barbiturate, Alkohol und viele andere Chemikalien ebenso wie durch Menstruation, Schwangerschaft (Nachgeburtsperiode), Infektionen und psychische Traumen ausgelöst werden.

Die Behandlung ist unspezifisch. Medikamente aus der Phenothiazingruppe können, wenn sie bei Anfallsbeginn gegeben werden, die Schwere der Symptome vermindern. Alle anderen Medikamente und Toxine (besonders Barbiturate und Alkohol) müssen vermieden werden.

Die Gesamtmortalität beträgt 15–20%. Der Tod ist gewöhnlich das Resultat einer motorischen Paralyse während eines akuten Anfalls. Die meisten Patienten überleben jedoch die akuten Anfälle. Die Prognose quoad vitam ist bedeutend besser als früher angenommen.

B. Porphyria cutanea tarda: Diese Form kommt am häufigsten bei Personen mittleren Alters vor. Obwohl sie gewöhnlich erblich ist, kann sie auch als Folge anderer Leberstörungen auftreten. Verschiedentlich ist eine Photosensibilität der Haut vorhanden, die zu Ekzemen, Vesikeln und Blasen führt. Der Porphyringehalt der Leber ist stark erhöht, die Leberfunktion beeinträchtigt. Eine leichte Gelbsucht kann auftreten. Es findet sich kein Porphobilinogen im Urin, jedoch eine ungewöhnlich hohe Ausscheidung von Uroporphyrin und Koproporphyrin.

Die Behandlung besteht im Schutz der Haut vor starker Belichtung und Alkoholverbot. Es ist berichtet worden, daß der Entzug von 2 500–8 500 ml Blut während einer Zeit von 3–9 Monaten zu einer merklichen Senkung der Uroporphyrin-Ausscheidung mit klinischer Besserung geführt hat. Kürzliche Untersuchungen haben die erfolgreiche Besserung der Symptome und die Verringerung der Urinausscheidung von Porphyrinen durch tägliche Medikation von 100 ml wasserlöslichem Vitamin E oral belegt.

Porphyria erythropoetica

Sie ist eine seltene, rezessiv vererbte Störung. Sie ist im allgemeinen von Geburt an bekannt und rührt von einer Abnormität der Normoblastenentwicklung im Knochenmark her, die eine gesteigerte Porphyrinproduktion bewirkt. Die erythropoetische Porphyrie ist charakterisiert durch roten Urin, rosa Zähne mit Fluoreszenz bei UV-Licht, Photosensibilität der Haut mit nachfolgenden Vesikeln und Blasen sowie Narben und Pigmentationen der Haut, Hepatosplenomegalie und Anämie. Porphobilinogen taucht im Urin nicht auf, dagegen jedoch beträchtliche Mengen von Koproporphyrin Typ I und Uroporphyrin in Faeces und Urin.

Die kongenitale erythropoetische Porphyrie muß von der in letzter Zeit beschriebenen erythropoetischen Protoporphyrie unterschieden werden. Bei der letzteren sind Vesikel und Blasen sowie Anämie selten, Protoporphyrin hingegen ist in Plasma und Faeces erhöht.

Die Behandlung besteht in einem Schutz vor Sonne und ultraviolettem Licht; eine Splenektomie kann bei Hämolyse manchmal von Wert sein. Beta-Caroten (Solathen®) in hoher Dosierung (15–180 mg/Tag) als eine orale photoprotektive Substanz scheint eine sichere und wirkungsvolle Methode zu sein, bei den meisten Patienten die Photosensibilität zu bessern. – Wenige Patienten überleben das 40. Lebensjahr.

Erworbene (sekundäre) Porphyrinurien

Sekundäre oder „symptomatische" Porphyrinurien (Koproporphyrinurien) können als Folge einer Vergiftung mit Blei oder anderen Schwermetallen sowie vielen anderen organischen und anorganischen Giften auftauchen. Ebenfalls können sie bei hämolytischer und perniziöser Anämie, Krankheiten des Leberparenchyms, Verschlußikterus, Kollagenkrankheiten und ZNS-Störungen vorkommen.

Andere Stoffwechselstörungen

Zystische Pankreas-Fibrose (Mukoviszidose)
s. S. 684 ff.

Primäre Hyperoxalaturie (Oxalose)
Die primäre Hyperoxalaturie ist eine seltene, erbliche Stoffwechselerkrankung, charakterisiert durch eine kontinuierlich hohe Urinausscheidung von Oxalat (ohne Beziehung zur Oxalataufnahme mit der Nahrung). Wahrscheinlich besteht eine Beziehung zu einem Defekt in der Glyoxalattransaminierung. Klinisch manifestiert sie sich als progressive, bilaterale Urolithiasis mit Calciumoxalatsteinen, Nephrokalzinose und rezidivierenden Infektionen des Harntrakts. Zum Tod kommt es im allgemeinen frühzeitig durch Nierenversagen oder Hypertonie. Es gibt keine spezifische Behandlung, obwohl eine Oxalat-arme Diät und Wasserzufuhr, um die Löslichkeit zu steigern, eine gewisse Hilfe sein können. Calciumcarbamid 1 mg/kg pro Tag per os vorsichtig über einen längeren Zeitraum gegeben, hatte einen begrenzten Erfolg gezeigt und rechtfertigt weitere Untersuchungen.

Marfan-Syndrom
Das Marfan-Syndrom ist eine dominant vererbte Erkrankung des Bindegewebes. Der zugrundeliegende metabolische Defekt ist bis heute unbekannt. Die Krankheit schließt primär das Skelettsystem, das kardiovaskuläre System und die Augen ein, es gibt aber noch viele andere klinische Manifestationen. Die Kranken sind hochgewachsen und dünn. Die Extremitäten sind im Verhältnis zum Stamm ziemlich lang: Die Hände ähneln Spinnenbeinen (Arachnodaktylie) und haben dünne, spitz zulaufende Finger mit Schwimmhäuten. Pes planus, Pes cavus und Hammerzehen können auftreten. Turmschädel (langer, schmaler und zugespitzter Kopf), hoher Gaumenbogen, flügelförmige Schulterblätter sowie Hühner- oder Trichterbrust sind gängige Befunde. Linsendislokation (Ectopia lentis), Myopie, Retinaablösung und andere okuläre Abnormitäten können vorhanden sein. Die kardiovaskulären Deformitäten schließen Dilatation der Aorta und der Pulmonalarterien ein, was zu Klappeninsuffizienzen, Aneurysma dissecans und gelegentlich zum Atriumseptumdefekt führt. Die Mukoproteine im Serum sind erniedrigt, die Hydroxyprolinausscheidung im Urin ist erhöht. Leichte, unvollständige

(atypische) Formen der Krankheit können existieren.
Die Behandlung ist gegen kardiovaskuläre Komplikationen gerichtet, sonst lediglich symptomatisch. Die Sterblichkeit im Kleinkindesalter ist hoch. Zum Tod kommt es im allgemeinen wegen kardialer Komplikationen.

Amyloidose

Die Amyloidose ist eine bisher wenig verstandene Störung des Eiweißstoffwechsels. Sie kommt im allgemeinen als Folge einer chronischen Eiterung vor, kann jedoch auch als sogenannte primäre Form bei Patienten ohne augenscheinlich vorausgegangene Krankheit auftreten. Der Beginn ist heimtückisch. Die klinischen Symptome können weit variieren, wobei es von den Organen oder Geweben abhängt, in welchen das eigentümliche homogene, amorphe Glykoprotein (Amyloid) abgelagert wird. Es scheinen einige Beziehungen zu bestehen zwischen der Amyloidose und verschiedenen anderen Krankheiten, die mit abnormen Veränderungen des Serumglobulins einhergehen (z. B. dem multiplen Myelom).
Vier klinische Formen sind beschrieben worden:
1. Die primäre (hereditäre) Systemamyloidose, eine seltene autosomal dominante Störung, kommt bei Patienten ohne bekannte präexistierende Krankheit vor. Amyloid ist hauptsächlich in mesenchymalen Geweben abgelagert, was zu vielen Organstörungen führt. Die primäre Amyloidose ist durch Schwäche, Gewichtsverlust, Purpura, Makroglossie, Lymphadenopathie, Hepatosplenomegalie, kongestives Herzversagen, Nephrotisches Syndrom und Anomalien der Serumeiweiße charakterisiert.
2. Die Amyloidose in Verbindung mit dem multiplen Myelom könnte eine Variation der primären Systemform sein; die Beziehung ist jedoch unsicher.
3. Die primär lokalisierte (tumorbildende) Amyloidose ist eine seltene Störung, die den oberen Respirationstrakt befällt (z. B. den Larynx), wieder ohne präexistierende Krankheit und ohne Anzeichen von Amyloidose in anderen Geweben.
4. Die sekundäre Amyloidose, die häufigste Form, kommt im Zusammenhang mit chronischer Schwäche und chronischen Eiterungen vor. Amyloid wird weitverbreitet in parenchymatösen Organen abgelagert (Leber, Milz, Nieren und Nebennieren sind am häufigsten betroffen). Tuberkulose ist die häufigste prädisponierende Ursache, die Amyloidose kann aber auch auf rheumatoide Arthritis, Colitis ulcerosa, Osteomyelitis chronica und andere chronische aufbrauchende und eitrige Erkrankungen folgen.
Die Diagnose basiert zuerst auf dem Verdacht, daß sie vorhanden sein könnte, da die klinischen Mani-

festationen unterschiedlich und atypisch sein können. Vorausgehende, langdauernde Infektionen oder schwächende Krankheiten sollten an die Möglichkeit ihres Vorhandenseins denken lassen. Zur Diagnostik gehören die mikroskopische Untersuchung des Biopsiematerials oder einer Probeexzision nach geeigneter Färbung. Die intravenöse Injektion von Kongorot bei Patienten mit Systemamyloidose führt zu 90–100%igem Verschwinden der Farbe innerhalb einer Stunde (normalerweise verschwinden weniger als 40%).

Die Behandlung eines lokalisierten „Amyloidtumors" besteht in chirurgischer Entfernung. Es gibt keine wirksame Behandlung der Systemamyloidose, gewöhnlich kommt es zum Tod innerhalb von ein bis drei Jahren. Unterschiedliche Wirksamkeit von Kortikosteroiden ist berichtet worden. Die frühzeitige und ausreichende Behandlung einer pyogenen Infektion wird wahrscheinlich erheblich einer sekundären Amyloidose vorbeugen. Seit der Einführung von Antibiotika und anderer antiinfektiöser Medikamente in die Behandlung von Infektionen wird erwartet, daß das Auftreten der Amyloidose zurückgeht.

Retikuloendotheliosen

Die Retikuloendotheliosen umfassen einige sogenannte *distinkte* klinische Krankheiten: das eosinophile Granulom, die Hand-Schüller-Christiansche Erkrankung und den Morbus Abt-Letterer-Siwe. Man hat jedoch das Gefühl, da die pathologischen Befunde ähnlich sind und einige ineinander übergehende Fälle berichtet worden sind, daß diese klinischen Syndrome tatsächlich verschiedene Phasen oder Stadien derselben Krankheit darstellen könnten.

Die Retikuloendotheliosen treten nicht familiär auf, ihre Ätiologie ist nicht bekannt.

Eosinophiles Granulom

Das eosinophile Granulom ist eine relativ benigne Störung des retikuloendothelialen Systems, die gewöhnlich bei Kindern auftritt, aber auch in jedem anderen Alter. Die charakteristischen Skelettläsionen, die im Mark beginnen, zeigen eine Proliferation der Eosinophilen und der Histiozyten. Eventuell frißt die Läsion die Knochenrinde an, was zu einer Erweiterung der geschädigten Zone führt. Die Läsionen können solitär oder multipel sein; im allgemeinen kommen sie im Schädel, in den Knochen des Stammes und in den proximalen Extremitätenabschnitten vor. Die Granulome können ziemlich schmerzhaft sein; es kommt zu pathologischen Frakturen. Fieber, Leukozytose, Eosinophilie, Hautläsionen, Pleuritis oder intestinale, pulmonische Infiltrate kommen gelegentlich vor. Das Röntgenbild

zeigt runde Herde von Knochenrarefikation, oft wie ausgestanzt. Die Diagnose wird durch Biopsie gesichert.

Die Behandlung, die in Kürettage, Exzision oder Röntgenstrahlentherapie besteht, ist ziemlich erfolgreich.

Morbus Abt-Letterer-Siwe

Der Morbus Abt-Letterer-Siwe ist eine im allgemeinen schnell progressiv verlaufende Störung des retikuloendothelialen Systems mit tödlichem Ausgang. Sie tritt am häufigsten im Kleinkindesalter oder frühen Kindesalter auf, selten bei jungen Erwachsenen. Die pathologischen Läsionen bestehen in einer ausgedehnten Proliferation der Histiozyten, die den Knochen einbeziehen können, in einem viel größeren Ausmaß jedoch als das eosinophile Granulom. Ebenso greifen sie Haut, Lymphknoten und Eingeweide an. Klinische Manifestationen umfassen Fieber, Anämie. Blutungsneigung, Lymphadenopathie, Hepatosplenomegalie sowie Skelet- und verschiedene Hautläsionen. Die Diagnose wird gestellt durch Biopsie des Knochenmarks oder der Lymphknoten, die charakteristische Histiozyten ohne Lipid zeigen.

Die Behandlung ist symptomatisch. Antibiotika können für die Behandlung von Sekundärinfektionen erforderlich werden. Kortikosteroide sind ohne Wert. Röntgenstrahlen können das Fortschreiten der Knochenläsionen bremsen.

Hand-Schüller-Christiansche Erkrankung (Kraniale Xanthomatose)

Die Hand-Schüller-Christiansche Erkrankung ist eine chronische Störung des retikuloendothelialen Systems, charakterisiert durch eine Lipoidzellhyperplasie und eine Proliferation der Histiozyten. Der Beginn liegt in der frühen Kindheit. Zum klassischen Bild gehören einseitiger oder beidseitiger Exophthalmus, Diabetes insipidus, Erweichungszonen des Schädels und anderer platter Knochen. Otitis media ist eine häufig vorgebrachte Klage. Auf der Haut können multiple schmale Plaques der Kutis erscheinen, die oft der seborrhoischen Dermatitis ähneln. Lymphadenopathie, Hepatosplenomegalie und Anämie kommen häufig vor. Die Blutcholesterinwerte sind in vielen Fällen normal. Knochendefekte des Schädels und der platten Knochen sind auf dem Röntgenbild leicht zu erkennen.

Eine spezifische Behandlung steht nicht zur Verfügung, obwohl fettarme Diät empfohlen worden ist. Kortikosteroide können gelegentlich den Ablauf der Krankheit modifizieren. Der Verlauf ist chronisch und relativ benigne, es sei denn, daß eine ausgedehnte Schädigung von lebenswichtigen Organen vorhanden ist. Die Röntgenstrahlentherapie kann bei der Behandlung von spezifischen lokalen Läsionen von Wert sein.

Diätformen

Eine Diät muß folgende lebensnotwendigen Bestandteile enthalten: 1. Kalorien für den Betriebsstoffwechsel (hauptsächlich aus Kohlenhydraten stammend), 2. Eiweiß für Wachstum, Gewebeersatz und den Betriebsstoffwechsel, 3. Kohlenhydrate für den Betriebsstoffwechsel und zur Verhütung einer Azidose, 4. Fett für essentielle Fettsäuren und den Betriebsstoffwechsel, 5. Mineralsalze und Vitamine zur Aufrechterhaltung einer optimalen Gewebefunktion und des Elektrolytgleichgewichts und 6. Wasser für die Aufnahme, den Transport und die Ausscheidung von Nahrungsmitteln und ihren Abbauprodukten. Diese Forderungen können normalerweise erfüllt werden, wenn man sich an die Grundnahrungsmittel hält, die im folgenden angegeben werden. Dabei müssen die einzelnen Bestandteile der Diät den Bedürfnissen des einzelnen angepaßt werden. Persönliche Eßgewohnheiten, rassische und religiöse Vorschriften, Preis und Verfügbarkeit der Nahrung müssen bei der Planung einer jeden Diät berücksichtigt werden.
Die beste Diät ist zwecklos, wenn sie vom Patienten nicht gegessen wird.

Grundnahrungsmittel für eine ausgewogene Diät
A. Milch*: Vollmilch oder Magermilch, Erwachsene 2 Tassen (480 g), Kinder 4 Tassen (960 g).
B. Gemüse: Zwei oder mehr Mahlzeiten.
1. Stärkehaltiges Gemüse (z. B. Kartoffeln) oder zusätzlich Zerealien, eine halbe Tasse (100 g).
2. Gekochtes Gemüse, gelbes bevorzugt, eine halbe Tasse (100 g).
3. Rohes Gemüse (Salat oder Saft), eine halbe bis eine ganze Tasse (100–200 g).
C. Früchte: Zwei oder mehr Mahlzeiten
1. Roh (häufig Zitrusfrüchte oder Tomaten), eine halbe Tasse (100 g).
2. Sonstiges (farbige und ungesüßte Früchte bevorzugt), eine halbe Tasse (100 g).
D. Eier*: Drei bis fünf pro Woche
E. Fleisch,*, Käse,* Hülsenfrüchte,* Fisch:*
Eine oder mehr Mahlzeiten von einem der folgenden:
1. Fleisch mit niedrigem Fettgehalt, eine Mahlzeit (90–120 g).
2. Normales Fleisch, eine Mahlzeit (90 bis 120 g).

3. Scheibletten oder sonstiger Käse, 30 g.
4. Schichtkäse, eine halbe Tasse.
5. Gekochte Bohnen (reife), eine halbe Tasse (100 g).
F. Zerealien oder Brot: Vollkorn oder angereicherte Zerealien oder Brot, zwei oder mehr Portionen (eine Portion = eine halbe Tasse oder 100 g gekochte Zerealien oder 1–2 Scheiben Brot, 25 g/Scheibe).
G. Fette und Öle: Butter oder anderes Fett, zwei oder mehr Eßlöffel täglich. Soll der Anteil der essentiellen Fettsäuren (hochungesättigte) gesteigert werden, kann einer der folgenden Stoffe in die Diät aufgenommen werden:
1. Baumwollöl, Sojabohnenöl, Sonnenblumenöl.
2. Nüsse (Walnüsse bevorzugt).
3. Spezialmargarine (mit hohem Anteil an essentiellen Fettsäuren).

Grundformen der Diät

Die folgenden Diäten bauen auf den Grundnahrungsmitteln auf (s. oben), die den Kern einer ausgewogenen Diät bilden. Bei den verschiedenen Diäten sind Kohlenhydratgehalt der Nahrungsmittel, Eiweißkonzentration und Eiweißtyp sowie der Fettgehalt (hochungesättigte Fette eingeschlossen) angegeben. Diese Nahrungsmittel sind in den folgenden Tabellen analysiert.

Breidiäten
Nach einem regelmäßigen Plan werden reizarme säurepuffernde Mahlzeiten gegeben, die gesteigert werden.
Zusammensetzung: Stufe I: 90 g (90 ml) zur Hälfte Milch, zur Hälfte Sahne, stündlich von 7.00 bis 19.00 Uhr.
Stufe II: Stufe I plus drei Mahlzeiten aufbereiteter Zerealien (90 g-Mahlzeit), dazu dreimal pro Tag ein weichgekochtes Ei.
Stufe III: Stufe II plus Cremesuppen und pürriertes Gemüse.
Stufe IV: 90 g (90 ml) Milch und Sahne stündlich, dazu regelmäßige kleine Speisen aus magerem Fleisch, Kartoffeln, pürriertem Gemüse, aufbereiteten Zerealien und Brot, Eierrahm, Pudding, Sahne und Butter.

---

* Nahrungsmittel mit hohem Eiweißgehalt

Beschränkungen für: Fleischextrakte, Kleie, rohes Gemüse und rohe Früchte, Tee, Kaffee, Gewürze, Alkohol und kohlensäurehaltige Getränke.

Wenn die hochkalorischen Bestandteile und der Butterfettgehalt der oben angegebenen Diät kontraindiziert sind, benutzt man fettfreies Milchpulver, eine halbe bis eine ganze Tasse Wasser an Stelle von Milch und Sahne für eine 90 g-Mahlzeit; oder man kombiniert diese Mischung mit der gleichen Menge homogenisierter Milch. Bei Stufe III und IV kann man gekochtes, gebackenes oder gebratenes Hühnchen oder Fisch an Stelle von Ei benutzen.

Modifizierte Meulengrachtsche Diät

Man verwendet 5–6 Mahlzeiten milder, nichtreizender Nahrung (siehe Anleitungen unter Schonkost).

7.00 Uhr Milder Fruchtsaft oder geriebene Früchte. Gekochte, aufbereitete Zerealien, Milch, weißes Toastbrot, Butter, Gelee und Tee.

10.00 Uhr Eierrahm oder einfaches Gelatinedessert mit Sahne.

12.00 Uhr Zartes Fleisch, geröstete Rinderpastete, passiertes mageres Fleisch; gekochtes, gebackenes oder gebratenes Hühnchen oder Fisch. Aufbereitete, stärkehaltige Nahrungsmittel wie gebackene Kartoffeln (ohne Schale) oder gedünsteter Reis. Mild gekochte oder geriebene Früchte, einfache, knusprige Kekse. Tee, Melba-Toast, Butter oder Margarine.

15.00 Uhr Sago- oder Reispudding, Milch (warm oder kalt).

17.00 Uhr Milde, durchgeseihte Cremesuppen, zartes Fleisch (siehe 12.00 Uhr) oder Eier, Schichtkäse. Pürriertes Gemüse, getoastetes Weißbrot oder Sodacrackers, Butter, Gelee. Einfaches Speiseeis oder weiches, gekochtes Obst, Tee.

20.00 Uhr Warme Milch, Melbatoast oder gekochte, aufbereitete Zerealien mit Milch. Knusprig getoastetes Weißbrot, Zwieback mit Butter.

Schonkost

Es handelt sich um eine normale Diät, die so geändert wird, daß sie schonend, reizarm und milde im Geschmack ist. Sie kann auch als Diät mit niedrigem Gehalt an Ballaststoffen benutzt werden (man verwendet pürriertes, gekochtes Gemüse und Obst).

Zusammensetzung: Magere Fleischsorten, Fisch, Geflügel, Eier, Schichtkäse, Milch, Buttermilch, Kartoffeln, pürriertes oder unzerkleinert gekochtes Gemüse und Obst, verdünnter Orangensaft, reife Bananen, aufbereitete Zerealien und Brot, Eierrahm, Pudding, einfaches Speiseeis, Gelatinedesserts, Sahne, Butter, Margarine, Salatöl, Salz und Zucker; Kaffee und Tee in bescheidenen Mengen. Die Mahlzeiten sollten nicht zu groß sein; kleine, häufige Mahlzeiten sind zu bevorzugen. Stets gibt man eine Mahlzeit vor dem Schlafengehen.

Einschränkungen für: Gebratenes, rohes Gemüse und Obst (beachte Ausnahmen!), alle blähenden Gemüsesorten oder solche mit starken Säften, Früchte mit Samen oder Haut, Kleie, Vollkornzerealien oder Brot, stark gewürzte Speisen, kohlensäurehaltige Getränke und Alkohol.

Diabetikerdiät

Zusammensetzung: Eine ausgewogene, abgemessene Diät, aufgeteilt in drei Hauptmahlzeiten und 3 Zwischenmahlzeiten.

Einschränkungen für: Zucker oder exzessive Mengen von Stärke oder anderen Nahrungsmitteln mit hohem Kohlenhydratgehalt.

Blähfreie Diät mit niedrigem Fettgehalt

Zusammensetzung: Mageres Fleisch, Fisch, Geflügel, Magermilch oder Buttermilch, Schichtkäse, Zerealien, Brot, Gemüse und Obst bis auf die unten aufgeführten, Gelatinedesserts, Brauselimonade. Pudding ohne Sahne, Süßigkeiten und Gelees.

Einschränkungen für: Schweinefleisch, Schinken, Speck, Würste, kalten Aufschnitt, alle fetten Fleischsorten, Bratensoßen, alle Sorten Käse bis auf Schichtkäse, Sahne, Butter, Margarine, Mayonnaise, Öl, Nüsse, Schokolade, Torten und Gebäck und alles Gebratene. Gleichfalls sollte man blähende Nahrungsmittel einschränken wie alle Kohlsorten, Zwiebeln, Rüben, Gurken, Rettiche, Paprikaschoten, getrocknete Erbsen, Bohnen und andere Hülsenfrüchte, Melonen, rohe Äpfel und alle stark gewürzten Nahrungsmittel.

Diät mit hohem Eiweißgehalt, hohem Kohlenhydrat- und niedrigem Fettgehalt

Zusammensetzung: Eine Diät mit niedrigem Fettgehalt und Betonung auf großen Mahlzeiten von magerem Fleisch, Fisch und Geflügel, Magermilch (fettarme Trockenmilch in einer halben bis einer Tasse Wasser kann verwendet werden) oder Buttermilch, Schichtkäse, Zerealien, Brot, Fruchtsäfte, Zucker und Gelee. Man fügt fettarme Trockenmilch anderen Speisen hinzu (z.B. zu passiertem Fleisch, Zerealien, fettfreien Suppen). Die Höhe des Eiweißgehalts, der in der Diät gewünscht wird, sollte der Arzt festsetzen.

Einschränkungen: Dieselben wie für die Diät mit niedrigem Fettgehalt und die blähfreie Diät.

Diät mit niedrigem Gehalt an Ballaststoffen

Es handelt sich um eine Diät, die ein Minimum an Ballaststoffen enthält. Da der Hauptballaststoff für den Menschen die Zellulose ist, enthält die Diät wenig Früchte, Gemüse und unbearbeitete Zerealien. In vielen Diätplänen sind Milch und Milchprodukte ebenfalls eingeschränkt, es ist aber nicht bewiesen, daß jene einen wesentlichen Anteil an den Faeces haben.

Zusammensetzung: Eier, Fleisch oder Fisch, aufbereitete Zerealien, Sahne, Butter, Milch und Käse.

Einschränkungen für: Gemüse, Früchte, Vollkornzerealien.

Diät mit hohem Gehalt an Ballaststoffen

Zusammensetzung: Normale Diät mit einem Maximum an volumenreichen Stoffen. Alle Grundnahrungsmittel mit zusätzlichen Gaben von ungemahlenen Zerealien und Vollkornbrot, Gemüse, Obst und eine entsprechende Menge Flüssigkeit.

Einschränkungen: Keine.

Diät, die den Cholesterinspiegel senkt

Zusammensetzung: Eine Diät mit hohem Anteil an hochungesättigten Fettsäuren pflanzlichen Ursprungs. Fettes Fleisch muß gemieden werden.

Einschränkungen für: Eier, Fleisch und Butter.

Diät mit hohem Gehalt an Kalorien, Eiweiß und Vitaminen

Es handelt sich um eine normale Diät mit zusätzlichen Nahrungsmitteln, die viel Eiweiß und alle Vitamine enthalten. Mehr als 100–125 g Eiweiß/Tag gelten allgemein als reichlich.

Zusammensetzung: Alle Grundnahrungsmittel mit erhöhten Mengen Fleisch, Fisch, Geflügel, Leber, Eier, Milch, Käse, Vollkornzerealien, Mohrrüben, grünes Gemüse, Zitrusfrüchte, Butter oder Margarine.

Einschränkungen: Keine.

Diät bei Hypertriglyzeridämie

In den meisten Fällen mit erhöhtem Triglyzeridspiegel liegt die Ursache in einer gesteigerten Aufnahme von Kohlenhydraten, besonders von einfachen Zuckern. Die Behandlung zielt auf eine Erhöhung des Fettanteils in der Diät. Da viele Patienten mit Hypertriglyzeridämie auch noch eine Hypercholesterinämie haben, sollte das Fett einen hohen Anteil an hochungesättigten Fettsäuren haben. Die Diät, die den Cholesterinspiegel senkt, ist eine ausreichende Anfangsdiät bei Hypertriglyzeridämie, die durch Kohlenhydrate bedingt ist.

Diät mit niedrigem Kaloriengehalt

Es handelt sich um eine volumenreiche Diät, die einen angemessenen Anteil Eiweiß enthält, deren Kaloriengehalt jedoch niedriger liegt als der tägliche Bedarf des Patienten.

Man muß dem Patienten helfen, seine gegenwärtigen Eßgewohnheiten zu überprüfen, z. B. wenn das Frühstück weggelassen oder ein nicht ausreichendes Frühstück eingenommen wird, was dazu führt, daß kalorienreiche Speisen „genascht" werden, denen wertvolle Nahrungsstoffe fehlen. (Ein ausgiebi-

ges Nachtmahl zielt darauf, den Frühstücksappetit zu mindern.)

Diät mit niedrigem Eiweißgehalt

Es handelt sich um eine normale Diät mit eiweißhaltigen Nahrungsstoffen, die auf eine minimale, aber ausreichende Menge begrenzt sind. Das Minimum der Eiweißaufnahme für den Erwachsenen liegt bei ca. 0,5 g pro Körpergewicht und Tag. Der Arzt soll die Eiweißaufnahme in Gramm Eiweiß pro Tag angeben.

Diät mit niedrigem Glutengehalt

Diätformen mit niedrigem Gehalt an Gluten, dem Haupteiweiß des Weizens und bestimmter anderer gängiger Zerealien, können bei der Behandlung von manchen Malabsorptionssyndromen (z. B. der nichttropischen Sprue) von Nutzen sein. Die Diät soll gut ausgwogen sein und muß alle Nahrungsmittel, die Gluten enthalten, vermeiden (Weizen, Hafer, Roggen, Gerste). Viele dieser Zerealien sind in Nahrungsmitteln aufgenommen. Daher soll der Patient angeleitet werden, die Aufschriften auf den Packungen zu lesen. Die Kohlenhydrate stammen hauptsächlich aus Zuckern, Reis und Mais.

Diät mit niedrigem Puringehalt

Eine Diät mit niedrigen Nukleoproteingehalt war früher weitverbreitet bei der Behandlung der Gicht; in den meisten Fällen ist das von fraglichem Wert.

Einschränkungen: Folgende Nahrungsmittel sind strikt verboten: Leber, Niere, Bries, Sardinen, Sardellen, Hirn, Vollkornprodukte, Bratensoße, Suppen, Fleischextrakte, Spargel, Bohnen, Blumenkohl, Erbsen, Linsen und Pilze.

Begrenzte Mengen anderen Fleisches, Fisch und Geflügel können erlaubt werden.

Zusammensetzung: Alle anderen Nahrungsmittel sind erlaubt. Das meiste Eiweiß sollte aus Eiern und Molkereiprodukten stammen.

Diät mit niedrigem Natriumgehalt

Der Grad der Natriumeinschränkung ist unterschiedlich. Im allgemeinen gilt: je niedriger der Natriumgehalt, desto weniger schmackhaft ist die Diät; daher folgen die Patienten einer natriumarmen Diät (200 bis 500 mg/Tag) gewöhnlich nicht.

Nahrungen dürfen nicht mit Salz oder irgendeiner der Salzsorten mit Kräuter- oder Rauchgeschmack zubereitet werden. Man soll verzichten auf Rindfleisch, alles gepökelte Fleisch, Speck, Schinken, Würstchen, Gabelfleisch, Sardellen, Sardinen, gesalzenen Fisch, Nahrungsmittelkonserven mit Salzzusatz, Oliven und Mixed Pickles, alle Soßen einschließlich Chilisoße, Worcestershire, Sojasoße, Ketchup, Senf, Salatsoßen, Büchsensuppen, Bouillon (als Würfel oder aus der Büchse), Suppen, gesalzene Nüsse, Kartoffelchips, ande-

Tabelle 21-9. Kohlenhydratgehalt von Nahrungsmitteln

Durchschnittliche Portion	KH-Menge	Gesamtkalorien
Gemüse	4–8 g	25
Obst	12–15 g	50
Schnittbrot, Kartoffeln, Mais, Bohnen, Zerealien	15–20 g	75

re gesalzene Chips, gesalzene oder ungesalzene Sodacrackers, alle Naschkekse, Sauerkraut, Backpulver und Soda zum Backen. Die meisten Fertiggerichte enthalten einen Salzzusatz (man vergleiche die Aufschrift).

An Stelle von Salz empfehlen sich folgende Geschmackszusätze: alle getrockneten oder frischen Kräuter, Zitrone, Essig, Tomaten.

Tabelle 21-10. Eiweißgehalt von Nahrungsmitteln

	Portion	Eiweiß (g)	Fett (g)	KH (g)	Kalorien pro Portion
Fettarmes Fleisch[a]	30 g gekocht	7	2	–	45
Normales Fleisch[b]	30 g gekocht	7	5	–	65
Fettreiches Fleisch[c]	30 g gekocht	7	5–15	–	65–145
Schichtkäse	¼ Tasse (60 g)	7	2	2	50
Gekochte Bohnen (reife)	½ Tasse (100 g)	7	–	21	110
Nüsse (Walnüsse)	⅓ Tasse (30 g)	5	21	5	230
Vollmilch	1 Tasse (240 g)	9	10	12	165
Magermilch (fettarm) oder Buttermilch	1 Tasse (240 g)	9	–	13	90

[a] Geflügel, Fisch, Schellfisch, Leber, Herz, Bries
[b] alles andere magere Fleisch und magerer Aufschnitt
[c] Schwein, Schinken, Speck, fettes Fleisch, Würstchen, Frühstücksfleisch

Tabelle 21-11. Vitaminquellen der Nahrung

	Natürliche Quellen	empfohlener Tagesbedarf (Erwachsene)
Vitamin A	Milch, Butter, Leberöle, Karotinvorstufen: Mohrrüben, süße Kartoffeln, Aprikosen, Spinat, grünes Blattgemüse	Männer: 5000 IU, Frauen: 4000 IU; Schwangere und Stillende: 5000–6000 IU
Thiamin (B₁)	Vollkornbrot und Vollkornzerealien mit Vitaminanreicherung, Leber, Eigelb, Hefe, Fleisch, Bohnen	1,2–1,4 mg; Schwangere und Stillende: 1,4–1,5 mg
Riboflavin (B₂)	Milch, Fleisch, Leber, Eier, Hefe, Vollkornbrot und Vollkornzerealien mit Vitaminanreicherung	1,2–1,7 mg; Schwangere und Stillende: 1,5–1,7 mg
Niacinäquivalente	Vollkornbrot und Vollkornzerealien mit Vitaminanreicherung, Leber, Fleisch, Kleie, Hefe	13–19 mg Äquivalente
Vitamin B₆ (Pyridoxin)	Bananen, Zerealien, Huhn, Hülsenfrüchte, Eidotter, Blattgemüse, Fische, Schalentiere, Innereien, Nüsse, Erdnußbutter, Kartoffeln, Pflaumen, Rosinen, Hefe	1,8–2,2 mg; Schwangere und Stillende: 2,4–2,5 mg
Vitamin B₁₂ (Cyanocobalamin)	Nahrungsmittel tierischer Herkunft	3 µg; Schwangere und Stillende: 4 µg
Ascorbinsäure (C)	Zitrusfrüchte, Tomaten, Petersilie, Paprika, Radieschen, grünes Blattgemüse (roh)	50–60 mg; Schwangere und Stillende: 70–90 mg
Vitamin D	Butter, Fisch, Leberöle, Leber, Eigelb, angereicherte Margarine und Milch	400 IU
Vitamin E	Pflanzenöle, Salatöl, Margarine, Zerealien, Erdnüsse	12–15 IU
Folsäure (Folacin)	Grünes Blattgemüse, Hefe, Innereien, Leber, Nieren, trockene Bohnen, Erdnüsse, Weizenkeime	400 µg; Schwangere und Stillende: 500–800 µg
Vitamin K	Kohl, Blumenkohl, Spinat; Blattgemüse; Schweineleber; Salatöl	70–140 µg

Tabelle 21-12. Mineralien in der Nahrung*

	Natürliche Quellen	Empfohlener Tagesbedarf für Erwachsene
Kalzium[a]	Milch und Milchprodukte, grünes Blattgemüse (1 g Ca/Viertelliter Milch)	0,8 g für Erwachsene; 1,5–2 g für schwangere und stillende Frauen
Eisen[a]	Leber, Eigelb, Niere, Rindfleisch	12–15 mg für Kinder und 18 mg für menstruierende Frauen, für Männer 10 mg, für Kleinkinder weniger.
Zink[b]	in zahlreichen Nahrungsmitteln	15 mg
Schwefel[b]	Eiweißhaltige Nahrungsmittel	Angemessen bei adäquater Eiweißzufuhr
Kupfer[b]	Leber, Eigelb, Kleie, Haferspeisen	1–2 mg
Jod[b]	Jodiertes Salz; auf jodhaltigem Boden angebautes Gemüse	100–150 µg
Natrium[b]	Kochsalz, Milch, Eier, Gemüse	2–7 g
Phosphor[b]	Milch, Leber, Eigelb, Zerealien, Nüsse, Bohnen	0,8 g; 1,2 g während der Schwangerschaft
Magnesium[b]	Bananen, Zerealien, Hülsenfrüchte, Milch, Nüsse, dunkles Blattgemüse, Erdnüsse	300–450 mg
Kalium[b]	Alles Obst und Gemüse, Weinstein	2–6 g
Chlor[b]	Tafelsalz, Meeresfrüchte, tierische Produkte	0,5 g

[a] meist nicht ausreichend vorhanden
[b] meist ausreichend vorhanden
* Zusätzlich werden Spurenelemente gefunden

Diät mit hohem Kalziumgehalt
Man versteht darunter die Diät, die mehr als ein Gramm Kalzium pro Tag zuführt.
Zusammensetzung:
Nahrungsmittel mit hohem Kalziumgehalt sind: Milch, Käse, Eiskrem, Mandeln, Bohnen (besonders weiße Bohnen, gewöhnliche Bohnen und Sojabohnen) und einige Kohlsorten.
Calciumgluconat oder -lactat, ein bis zwei Gramm pro Tag kann man zusätzlich zur Diät geben, besonders bei Menschen mit einer Allergie auf Milcheiweiß.

Diät mit niedrigem Kalziumgehalt
Eine Diät mit niedrigem Kalziumgehalt (100 bis 200 mg Kalzium pro Tag) ist für die Behandlung von Störungen des Kalziumstoffwechsels (z. B. Hyperparathyreoidismus, Nierensteine aus Kalzium) vorgesehen oder als Testdiät, um die Kalziumausscheidung im Urin zu bestimmen. Alle Molkereiprodukte und Kalzium enthaltende Medikamente müssen gemieden werden (Butter ausgenommen). Die Diät mit kleinen Kalziummengen setzt sich zusammen aus: Eigelb, Vollkornzerealien, Haferspeisen, Hülsenfrüchten, Bohnen, Linsen, Nüssen, Schokolade, Feigen, Kohl, Rübenblättern, Blumenkohl und Spargel.

Diät mit niedrigem Oxalatgehalt
Gewöhnlich wird sie beim Versuch (meist ohne Erfolg), die Bildung von Oxalatnierensteinen zu beeinflussen, mit der kalziumarmen Diät kombiniert. Man muß Nahrungsmittel mit hohem Kalziumgehalt meiden (s. oben) sowie Rhabarber, rote Beete, Mangold, Endivien, Spinat, Kakao, Tee, getrocknete Feigen, Kartoffeln, Bohnen, Pflaumen und Erdbeeren.

Disaccharidunverträglichkeit
Wenn gastrointestinale Störungen von einer Disaccharidunverträglichkeit herrühren, muß das störende Disaccharid eliminiert oder dessen Aufnahme einschneidend gekürzt werden. Gewöhnlich ist das störende Disaccharid Laktose, die nur in der Milch gefunden wird, so daß die wirksame Behandlung in der Eliminierung von Milchprodukten besteht. Seltene Unverträglichkeiten von Rohrzucker und Invertzucker (in Früchten enthalten) sind berichtet worden.

Kaloriengehalt von Getränken

Bei den folgenden Getränken geben die Zahlen in den Klammern den Kaloriengehalt pro 30 g Getränke an.
schwarzer Kaffe (1)
Tee (0)
Ginger Ale (12)
andere kohlensäurehaltige Getränke (15)

Bier oder Ale (12–20)
herber Wein (20–25)
süßer Wein (40)
Spirituosen (75–80)
Der Kaloriengehalt von Bier, Wein und Spirituosen stammt hauptsächlich aus dem Alkohol.

Natriumgehalt der Nahrung (ohne Salzzusätze)

Nahrungsmittel mit sehr niedrigem Natriumgehalt (Spuren)

Kaffee	natürliche Kräuter
Zucker	Öl
Gelatine in Körnerform	ungesalzene Butter
Gelees	Tee

Frische Nahrungsmittel, die weniger als 5 mg Natrium/100 g-Portion enthalten

Spargel	Erbsen*
Mais*	Paprika
Gurken	Kartoffeln
getrocknete Bohnen	Kürbis
Auberginen	Tomaten
grüne Bohnen	Wachsbohnen
die meisten Früchte	gelbe Rüben
ungesalzene Nüsse	
(2 mg/100 g)	

Zerealien enthalten ungefähr 4–6 mg Natrium/100 g Trockengewicht. Folgende Nahrungsmittel liefern, wenn sie gekocht oder ohne Salzzusatz zubereitet worden sind, ungefähr 1 mg Natrium pro Portion (Beachte: Aufschrift lesen! Denn manche Schnellkochgerichte enthalten einen Natriumzusatz):
Haferspeisen, Weizenspeisen, Mehl, Maisspeisen, Grieß, Reis, Puffreis, Weizenschrot und kandierter Puffreis.

Nahrungsmittel mit 5–25 mg Natrium/100 g-Portion (oder gesondert angegeben)

ungesalzenes Brot	Gurken
(7 mg/25 g-Scheibe)	getrocknete Erbsen
Rosenkohl	trockener
Kohl	Schichtkäse
Blumenkohl	Zwiebeln
	Radieschen
	Rübenblätter

Nahrungsmittel mit hohem Natriumgehalt (Werte/100 g-Portion oder gesondert angegeben)

Artischocken (40 mg)	Schellfisch
Beete (40 mg)	(75–400 mg)

---

* Eingefrorener Mais und eingefrorene Erbsen enthalten viel mehr Natrium als frische(r)

Beeteblätter (130 mg)	Fleisch
Handelsbrot	(ungesalzen):
(180 mg/25 g)	Fisch (Meeresfisch
Karotten (50 mg)	bis auf Schellfisch),
Sellerie (100 mg)	Rind,
Mangold (100 mg)	Schwein, Kalb,
1 mittelgroßes Ei	Hühnchen,
(70 mg)	Truthahn
Grünkohl (80 mg)	(70–90 mg)
Würstchen (sehr hoher	weiße Rüben
Natriumgehalt)	(40 mg)
	Spinat (50 mg)

Natriumgehalt von Getränken

Bier (20 mg/240 g)	Ginger Ale
Coca-Cola	(20 mg/240 g)
(5 mg/240 g)	natriumarme Milch
Kaffee und Tee	(5 mg/100 ml)
(praktisch kein	Voll- od.
Natrium)	Magermilch
Buttermilch	(50 mg/100 ml).
(130 mg/100 ml)	

Kaliumgehalt von Nahrungsmitteln

Alle Nahrungsmittel sind in ihrem natürlichen Zustand gute Kaliumquellen, wie z. B. alle rohen und gekochten Früchte, wenn sie mit ihren Säften gegessen werden. Besonders reich an Kalium (300 mg oder mehr pro 100 g-Portion) sind folgende: Aprikosen, Bananen, Mirabellen und alle getrockneten Früchte. Fast alle Gemüsesorten enthalten 300 mg Kalium pro 100 g-Portion, aber richtiges Kochen und Verwendung der Gemüsesäfte sind nötig, wenn das Kalium erhalten bleiben soll. Kartoffeln, getrocknete Erbsen und Bohnen enthalten besonders viel Kalium.

Alle Fleischsorten, Huhn und Fisch (ausgenommen Schellfisch) liefern ungefähr 300 mg Kalium pro 100 g-Portion.

Milch enthält 150 mg/100 ml bzw. über 300 mg/Tasse.

Nüsse enthalten ungefähr 600 mg/100 g (eine Tasse faßt 100–150 g Nüsse).

Andere Nahrungsmittel mit viel Kalium sind Tee, Kaffee, Kakao, Schokolade, Sirup, Kleie, Weizenkeime und Brauhefe (getrocknet).

Weinstein (Kaliumbitartrat) enthält 1,45 g pro Eßlöffel. Man kann es in einem Glas Orangensaft servieren.

Ist es nötig, eine kaliumarme Diät zu verordnen, müssen kaliumreiche Nahrungsmittel gemieden oder in viel Wasser gekocht werden, wobei die Flüssigkeit anschließend verworfen wird.

Verschiedene Mineralien

Essentielle Spurenelemente (Chrom, Kobalt, Kupfer, Mangan, Molybdän, Zink und Zirkon) waren Gegenstand neuerer Untersuchungen. Danach ist es erwiesen, daß der Mangel an bestimmten Spurenelementen zu klinisch bedeutsamen Stoffwechselstörungen führen kann.

Sondenernährung

Sondenernährung wird dann benutzt, wenn der Patient die Nahrung peroral nicht aufnehmen kann oder will. Es ist eine bequeme Methode, die Nahrung durch einen kleinen Polyäthylenschlauch, der intranasal eingeführt wird, zuzuführen. Viele Nahrungsmischungen können so gegeben werden; die einzige Voraussetzung ist, daß die Nahrung flüssig oder als feinverteilte Suspension zur Verfügung steht.

Eiweißhydrolysate reizen häufig. Enthalten die Rezepte Eier, besteht die Gefahr, daß sich das Lumen von schmalen Schläuchen verschließt. Hervorragende Rezepte kann man zubereiten, wenn man Milch (gelegentlich treten Klümpchen im Schlauch auf), Calciumcaseinat, natriumarme Milch, passiertes Fleisch, Laktose, Saccharose oder Glukose benutzt. Fette wie Salatöl könnten hinzugesetzt werden, wenn sie in Polysorbat 80 oder ähnlichen Stoffen emulgiert werden. Vitamine und Mineralien werden wie oben angegeben hinzugefügt. Hierbei sollte der Proteinanteil ungefähr 20% der Kalorien ausmachen, der Kohlenhydratanteil 35–40% der Kalorien und der Fettanteil 30–45%. Eine geeignete Konzentration ist eine Kalorie/ml. Ein Erwachsener benötigt im Durchschnitt ungefähr 2,5 Liter Wasser in 24 Std.

Zu den Problemen, die bei der Sondenernährung auftreten, gehören das Wachstum von Bakterien auf diesem ausgezeichneten Nährboden und die Präzipitation von Eiweißstoffen im Schlauch mit anschließendem Verstopfen. Obwohl weite Schläuche einer Verstopfung vorzubeugen scheinen, bereiten sie doch dem Patienten ein starkes Unbehagen. Eine der besten Methoden für die Sondenernährung ist es, abgemessenes Volumen einer Tagesration alle Stunden mit einer Spritze in den Schlauch einzuspritzen. Mit ein wenig Wasser spült man den Schlauch nach. Dieses Vorgehen erscheint befriedigender als ein Dauertropf, obwohl in manchen Fällen die Dauertropftechnik ebenfalls brauchbar sein könnte.

Cave: 1. Man beginnt mit stärker aufgelösten Stoffen und läßt sie langsam einlaufen. 2. Die beste „Einlaufgeschwindigkeit" liegt gewöhnlich bei 3 l/ 24 Std. 3. Man gibt niemals mehr als 200 ml auf einmal. 4. Wenn Nahrungsmittel schnell gegeben werden müssen, erwärmt man sie auf Körpertemperatur. 5. Wenn der Verdacht einer Magenblähung besteht, saugt man mit einem Magenschlauch ab. 6. Komatöse Patienten behandelt man mit besonderer Sorgfalt, um einer Aspiration vorzubeugen.

Intravenöse Ernährung

Falls es nicht möglich ist, auf normalem Wege (einschließlich der Sondenernährung) eine ausreichende Ernährung sicherzustellen, kann auch über längere Zeiträume durch eine ausschließlich intravenöse Ernährung der Nahrungsbedarf gewährleistet werden. Bei zahlreichen Patienten hat sich diese Ernährungsform als wirksam und sogar lebensrettend erwiesen. Die Grundzüge einer Nahrungslösung für den durchschnittlichen Erwachsenen bestehen aus 20–25% Dextrose, 5% Fibrin-Hydrolysat, 40–50 mäq Natriumchlorid, 30–40 mäq Kaliumchlorid und 4–5 mäq Magnesiumsulfat. Der Vitaminbedarf wird tgl. der Lösung zugesetzt. Bei einer Fortführung der intravenösen Ernährung über mehr als einen Monat müssen auch Spurenelemente hinzugefügt werden.

Unter Berücksichtigung der üblichen strengen Kautelen erfolgt die intravenöse Ernährung am günstigsten über einen Subklaviakatheter.

Bei Kindern (bereits ab Neugeborenen-Alter möglich) erfolgt die parenterale Ernährung besser über eine periphere (Haut-)Vene. Die Nährlösungen enthalten außer den Elektrolyten (einschließlich Spurenelementen) und Vitaminen reine l-Aminosäuren-Gemische (am besten nach dem Muster der Kartoffel-Ei-Eiweiße), Dextrose oder Zuckeralkohole sowie (intermittierend oder simultan) Fettemulsionen zur Deckung des hohen Energiebedarfes. Diese Ernährungsform ist heute in jeder Kinderklinik durchführbar. (Vgl. auch Kap. 13, ‚Pädiatrie').

Die Ernährung des Krebspatienten

Krebspatienten, die im Laufe ihrer Erkrankung die Anzeichen einer Unterernährung entwickeln, bedürfen einer besonderen Ernährung. Der Ernährungszustand des Krebskranken wird nicht allein durch die Schwere seiner Krankheit (mit Anorexie, Mangelernährung, Blut- und Elektrolytverlust) bestimmt, sondern auch durch den Wirkungsgrad der speziellen Krebsbehandlung. Die meisten Patienten nämlich benötigen Diätformen abhängig von Art

Tabelle 21-13. Kaloriengehalt von Imbißnahrung

	Menge oder durchschnittl. Portion	Kalorien
„Gerade ein Häppchen"		
Hamburger mit Brötchen	1 Stück (ca. 8 cm)	500
Erdnußbutter	2 Teelöffel	370
Käse	45 g	400
Schinken	45 g	350
Getränke		
kohlensäurehaltige Getränke, Soda usw.	1 Glas (180 g)	80
Cola-Getränke	1 Glas (360 g)	150
Club-Soda	1 Glas (240 g)	5
Schokoladenmilch	1 Glas (300 g)	450
Ginger Ale	1 Glas (180 g)	60
Tee oder Kaffee (einfach)	1 Tasse	0
Tee oder Kaffe mit zwei Eßlöffeln Sahne und 2 Teelöffeln Zucker	1 Tasse	90
Alkoholische Getränke		
1 Ale	1 Glas (240 g)	130
1 Bier	1 Glas (240 g)	110
1 High Ball (mit Ginger Ale-Ladies style)	1 Glas (240 g)	140
1 Manhattan	Durchschnitt	175
1 Martini	Durchschnitt	160
1 Old Fasioned	Durchschnitt	150
1 Sherry	1 Glas (60 g)	60
Scotch, Bourbon, Roggenschnaps	1 Glas (30 g)	80
Früchte		
Apfel	1 (ca. 8 cm)	90
Banane	1 (ca. 16 cm)	100
Trauben	30 mittlerer Größe	75
Orange	1 (ca. 6 cm)	80
Birne	1	100
Gesalzene Nüsse		
Mandeln	10	130
Cashewnüsse	10	60
Erdnüsse	10	60
Pecannüsse	10 halbe	150
Süßigkeiten		
Schokoladenriegel		
einfache	1 Riegel (ca. 40 g)	190
mit Nüssen	1 Riegel	275
Riegel mit Schokoladenüberzug	1 Riegel	250
Schokoladenkrem, Bonbon, Kakaokrem	1 Stück 2,5 cm	90
Karamellen, einfache	1 Stück 2 cm-Würfel	35
Karamellen mit Schokolade-Nuß	1 Stück	60
Desserts		
Obsttorte: Früchte-Apfel u.s.w.	⅛ Torte, 1 durchschn. Portion.	560
Eierrahm	⅛ Torte, 1 durchschn. Port.	360
Zitronenbaiser	⅛ Torte, 1 durchschn. Port.	470
Kürbistorte mit Schlagsahne	⅛ Torte, 1 durchschn. Port.	460
Kuchen: eine Schicht Zuckerguß — 2 Schichten Kuchen	1 durchschn. Portion	345
Früchte — eine dünne Scheibe (2 cm)	1 Stück	125
Süßspeisen		
Eiskrem		
einfache Vanille	1 Portion (ca. 200 ml)	200
Schokolade und andere Geschmackssorten	⅔ Tasse (ca. 200 ml)	230
Milchsorbet	⅔ Tasse (ca. 200 ml)	250
Fruchteis, ein wenig Schokolade-Nuß mit Sahne	1 durchschnittliche Portion	400
Eiskremsoda, Schokolade	1 Glas (300 g)	270

Tabelle 21-13. Kaloriengehalt von Imbißnahrung

	Menge oder durchschnittl. Portion	Kalorien
Mitternächtliche Imbisse für		
„Eisschrankplünderer"		
kalte Kartoffel	½ mittlere Menge	65
Hühnerkeule	1 mittlerer Größe	88
ein Glas Milch	1 Glas (210 g)	140
ein kleines Stück Braten	ca. 1,5, 5,8 cm	130
ein Stück Käse	ca. 1,5, 5,8 cm	120
übriggebliebene Bohnen	½ Tasse	105
Gebäck mit Sahnefüllung	ca. 10 cm im Durchmesser	450
Schokoladenkeks mit Nüssen	ca. 2 à 5,5 cm	300

und Sitz des Krebses sowie von der besonderen Form der Therapie (medikamentös, chirurgisch, radiologisch). Enterale wie parenterale Ernährung können ebenso wie die orale Nahrungsaufnahme die Verluste an Kalorien, Eiweiß, essentiellen Fettsäuren, Mineralien und Vitaminen ausgleichen und so die Erscheinungen der Mangelernährung korrigieren. Periodische klinische und Laboruntersuchungen sollen den Ernährungsstatus des Krebspatienten überwachen helfen und die Wirksamkeit der Therapie wie das allgemeine Befinden des Patienten fortlaufend überprüfen. Es ist bekannt, daß Krebspatienten in einem guten Ernährungszustand weniger Komplikationen erleiden und besser die Behandlung vertragen als jene in einem schlechten Ernährungsstatus.

mit zunehmendem Alter zu vergrößern. Jenseits des 60. Lebensjahres finden sich bei diesen Patienten häufig Mangelerscheinungen hinsichtlich Eisen, Kalzium und Vitamin A. Das häufigste Ernährungsproblem ist jedoch ein bestehendes Übergewicht, welches öfter bei Frauen als bei Männern gefunden wird. Diese Ernährungsprobleme des alten Menschen müssen im Zusammenhang mit seinem allgemeinen medizinischen und psychosozialen Status gesehen werden. Ein starres Festhalten an bestimmten Ernährungskonzepten für den Alterspatienten ist zu vermeiden, vielmehr ist den persönlichen Ernährungsbedürfnissen und — soweit möglich und vertretbar — den besonderen Appetits- und Geschmackswünschen des Patienten Rechnung zu tragen.

Die Ernährung des Alterspatienten

Die Zunahme der älteren Menschen in der Bevölkerungsstruktur gerade in Europa und in den USA hat in den letzten Jahren zu einem wachsenden Interesse am Alterspatienten und auch seiner Ernährung geführt. Obwohl selbstverständlich individuell und unterschiedliche medizinische Gegebenheiten zu beachten sind, beeinflussen im allgemeinen folgende Faktoren seines Gesundheitszustandes die Ernährung des alten Menschen: geringerer Appetit; oft schlechtes Gebiß, trockener Mund, Beeinträchtigung des Geschmacks; verminderte gastrointestinale Absorption und Motilität; verminderter Stoffwechsel; beeinträchtigte Beweglichkeit des älteren Menschen und geringere körperliche Aktivität; Schmerzen und unterschiedliche Krankheiten; Einnahme zahlreicher Medikamente, außerdem häufig Alkoholzufuhr, psychische Probleme und geistige Retardierungen. Darüber hinaus vermögen die soziale Isolation und die wirtschaftliche Beschränkung des älteren Menschen oftmals seine Probleme

Literatur: Kapitel 21. Stoffwechselerkrankungen und Diätetik

Bachmann, K.-D. (Hrsg.): Diabetes mellitus im Kindes- und Jugendalter. Stuttgart: Thieme 1980.

Bässler, H.K., Fekl, W., Lang, W.: Grundbegriffe der Ernährungslehre (Heidelberger Taschenbücher. Bd. 119). Berlin-Heidelberg-New York: Springer 1979.

Berger, M., Jörgens, V.: Praxis der Insulintherapie (Kliniktaschenbuch). Berlin-Heidelberg-New York-Tokyo: Springer 1983.

Cremer, H.-D., Heilmeyer, L., Holtmeier, H.-J., Hötzel, D., Kühn, H.A., Kühnau, J., Zöllner, N. (Hrsg.): Ernährungslehre und Diätetik (Handbuch in 4 Bdn.). Stuttgart: Thieme 1972 ff.

Creutzfeldt, W., Köbberling, J., Neel, J.V. (Edit.): The Genetics of Diabetes Mellitus. Berlin-Heidelberg-New York: Springer 1976

Daweke, H., Haase, J., Irmscher, K.: Diätkatalog (Kliniktaschenbuch). Berlin-Heidelberg-New York: Springer 1979.

Dietze, G., Häring, H.-U.: Fettstoffwechselstörungen (Kliniktaschenbuch). Berlin-Heidelberg-New York: Springer 1982.

Drost, H., Jahnke, K.: Möglichkeiten der Diätbehandlung bei Diabetes mellitus in: Deutsches Ärzteblatt, Jg. 79 (1982), H. 23, S. 39–47.

Frehner, H. U.: Diabetes-Fibel. Stuttgart: Thieme 1972.

Gries, F. A., Berchtold, P., Berger, M.: Adipositas – Pathophysiologie, Klinik und Therapie. Berlin-Heidelberg-New York: Springer 1976.

Grosser, K.-D., Hübner, W.: Stoffwechselkrisen. Der Internist 16, [H. 3] 99 (1975).

Grüne Liste 1983: Verzeichnis diätetischer und diätgeeigneter Lebensmittel. Aulendorf: Editio Cantor 1983.

Hackl, M.: Parenterale Ernährung. Berlin-Heidelberg-New York: Springer 1982.

Heisig, H.: Diabetes und Schwangerschaft. Stuttgart: Thieme 1975.

Holtmeier, H.-J.: Diät bei Übergewicht und gesunde Ernährung. Stuttgart: Thieme 1981.

Holtmeier, H.-J.: Ernährung des alternden Menschen. Stuttgart: Thieme 1982.

Hürter, P.: Diabetes bei Kindern und Jugendlichen (Kliniktaschenbuch). Berlin-Heidelberg-New York: Springer 1982.

Irvine, W. J. (Ed.): Immunology of Diabetes. Teviot Scientific Publications: Edinburgh 1980.

Kerner, W., Pfeiffer, E. F.: Humaninsulin – Herstellung, Wirkung und therapeutische Anwendung, in: Deutsches Ärzteblatt, Jg. 79 (1982), H. 26, S. 25–30.

Korting, G. W.: Hautveränderungen bei Diabetes mellitus in: Deutsches Ärzteblatt; Jg. 79 (1982), H. 41, S. 39–45

Maske, H. (Hrsg.); Oral wirksame Antidiabetika (Handb. exp. Pharmak., Bd. XXIX). Berlin-Heidelberg-New York: Springer 1972.

Mehnert, H., Schöffling, P.: Diabetologie in Klinik und Praxis. Stuttgart: Thieme 1974.

Mehnert, H., Förster, H.: Stoffwechselkrankheiten, Biochemie und Klinik, Stuttgart: Thieme 1975.

Mehnert, H., Standl, E.: Ärztlicher Rat für Diabetiker. Stuttgart: Thieme 1979.

Mester, H.: Die Anorexia nervosa (Monographien aus dem Gesamtgebiet der Psychiatrie, Bd. 26). Berlin-Heidelberg-New York: Springer 1981.

Petrides/Weiss/Löffler/Wieland: Diabetes mellitus. München: Urban & Schwarzenberg 1972.

Pfeiffer, E. F.: Die pathogenetische Einteilung des Diabetes mellitus als Basis von Therapieplan und Prognose in: Deutsches Ärzteblatt, Jg. 79 (1982), H. 33, S. 17–31.

Pfeiffer, E. F. (Hrsg.): Handbuch des Diabetes mellitus. München: Lehmanns: 1969–1971.

Pfeiffer, E. F.: Wohin tendiert die Diabetologie? Teil I: Ätiologie und Pathogenese in: Deutsches Ärzteblatt, Jg. 79 (1982), H. 15, S. 42–48

Pfeiffer, E. F.: Wohin tendiert die Diabetologie? Teil II: Diagnose und Therapie in: Deutsches Ärzteblatt, Jg. 79 (1982), H. 16, S. 55–69.

Pudel, V.: Zur Psychogenese und Therapie der Adipositas. Berlin-Heidelberg-New York: Springer 1982.

Rifkin, H., Raskin, P. (Eds.): Diabetes Mellitus (5th ed.). New York: American Diabetes Association 1981.

Robbers, H., Traumann, K. J.: Diätbuch für Zuckerkranke. Stuttgart: Thieme 1980.

Sauer, H.: Insulintherapie (Handbuch der inneren Medizin, Bd. VII/2 B: Diabetes mellitus). Berlin-Heidelberg-New York: Springer 1977.

Sauer, H.: Insulintherapie in: Praktische Diabetologie. München-Gräfelfing: Werk-Verlag Dr. E. Banaschewski 1981.

Sauer, H.: Möglichkeiten und Grenzen der Insulintherapie in: Deutsches Ärzteblatt, Jg. 79 (1982), H. 24, S. 29–40.

Sauer, H.: Diabetestherapie (Kliniktaschenbuch). Berlin-Heidelberg-New York-Tokyo: Springer 1983.

Schatz, H.: Insulin. Stuttgart: Thieme 1976

Schettler, G. (Hrsg.): Fettstoffwechselstörungen. Stuttgart: Thieme 1971.

Schettler, G.: Neue Ergebnisse der klinischen Fettstoffwechselforschung (Sitzungsberichte der Heidelberger Akademie der Wissenschaften, Math.-naturwiss. Klasse, Jg. 1975, 4. Abh.), Berlin-Heidelberg-New York: Springer 1975.

Schlierf, G., Geiss, R., Vogel, G.: Ernährung bei Fettstoffwechselstörungen. Stuttgart: Thieme 1982.

Schlierf, G., Oster, P.: Diagnostik und Therapie der Fettstoffwechselstörungen. Stuttgart: Thieme 1978.

Schlierf, G., Wolfram, G.: Ernährungstherapie in der Praxis. Berlin-Heidelberg-New York: Springer 1975.

Schreier, K. (Hrsg.): Die angeborenen Stoffwechselanomalien. Stuttgart: Thieme 1979.

Veleminsky, J.: Störungen des Kohlehydrat- und Fettstoffwechsels bei der Fettsucht. Berlin: Volk und Gesundheit 1972.

Welsch, A.: Krankenernährung. Stuttgart: Thieme 1982.

Williams, H. E.: Behandlung genetisch bedingter Stoffwechselerkrankungen. Der Internist 16, [H. 8] 385 (1975).

Zöllner, N., Wolfram, G. (Hrsg.): Stoffwechsel-Ernährung-Endokrinium (Taschenbücher Allgemeinmedizin). Berlin-Heidelberg-New York: Springer 1975.

Therapieschemata Kap. 21: Stoffwechselerkrankungen und Diätetik
(Stichwörter in alphabetischer Reihenfolge)

AGAMMAGLOBULINÄMIE

1. monatl. i.m.-Injektionen von 0,1 g/kg/KG menschlichen Gammaglobulins während des ganzen Lebens; bei jungen Kindern 0,4–0,3 g/kg/KG, später abnehmend auf 0,2 g/kg/KG
2. rechtzeitige Erkennung und Behandlung von bakteriellen Infekten (ebenfalls mit Gammaglobulin und entsprechenden Chemotherapeutika)
3. bei der sekundären A. (Hypoglobulinämie) werden ebenfalls Gammaglobuline verabreicht; zusätzlich Antibiotikaprophylaxe und im übrigen Behandlung des Grundleidens

AHORNSIRUPURINKRANKHEIT
(Hypervalin-Leucin-Isoleucinämie)

1. frühestmögliche Diät mit äußerst Valin-Leucin-Isoleucin-armer (eiweißfreier) Nahrung (Diäteinstellung durch Fachklinik)
2. zur *Vorbeugung* eugenische Beratung bei familiärer Krankheitsbelastung (Heterozygotentest der Eltern)

ANOREXIA NERVOSA

1. Langzeit-Psychotherapie
2. Diätbehandlung und Ernährungsberatung
3. Notfalls parenterale Ernährung (vgl. S. 1118)

AZIDOSE, DIABETISCHE

1. Klinikeinweisung und individuelle Behandlung entsprechend den Bedürfnissen des Patienten
2. sofortige Verabreichung von hohen Dosen Insulin (z.B. Alt-Insulin, 50–200 I.E.; Anfangsdosis von 50–200 I.E. im allgemeinen halb i.v., halb s.c. geben; bei Kindern initial ½–1 I.E./kg/KG, zur Hälfte i.v., der Rest s.c./i.m., ggf. auch einem Dauertropf zusetzen (bei Kreislaufschock ist nur die i.v.-Gabe indiziert) plus ca. 4 g Dextrose/E Insulin i.v.! (Cave: komatösen Patienten niemals Depotoder Verzögerungsinsulin zuführen)
3. Flüssigkeitszufuhr (u.a. auch 0,45%ige Kochsalzlösung, am besten als i.v.-Dauertropfinfusion; bei Kindern physiologische Kochsalzlösung plus 5%ige Dextrose āā – nach Wiedereinsetzen der Diurese: Ringerlösung)
4. Glukoseinfusion (5%ige Lösung) und nach Wiedereinsetzen der Diurese Gabe von kaliumhaltigen Lösungen/Ringerlösung
5. ausreichende i.v.-Applikation von Natriumbicarbonat, Natriumchlorid oder Natriumlactat zur Überwindung der Azidose
6. Patienten warm halten, bei Kreislaufschock adäquate Behandlung (Plasmaexpander etc.)
7. ständige Blutzucker-, Elektrolyt- und Ketonkörperbestimmung
8. Dauerkatheter
9. evtl. Kaliummangelsymptome und EKG-Veränderungen prüfen und entsprechend behandeln.
10. nach Beendigung der Ketonurie und nach dem Ende der Bewußtlosigkeit des Patienten diesem kleine Mahlzeiten flüssiger oder halbflüssiger Nahrung (etwa alle 3–4 Std Tag und Nacht) zuführen; außerdem vermehrte orale Flüssigkeitsaufnahme und regelmäßige Harnzucker- und Acetonkontrollen in Abständen von 3–4 Std.
11. bei Besserung des Befindens nach 24–48 Std. Umstellung des Patienten auf reguläre Diabeteskost und erste oder erneute Insulineinstellung des diabetisch Kranken

DIABETES MELLITUS

1. leichte Formen werden durch eine diätetische Einstellung des Patienten mit oder ohne orale Antidiabetika behandelt; schwere Formen verlangen eine dauernde Insulintherapie; zusätzlich wird in jedem Fall körperliche Bewegung angeraten
2. Behandlung mit kurzwirkenden, langwirkenden oder intermediären Insulinpräparaten (vgl. S. 1086) (Cave: Injektionsstellen am Körper häufig wechseln; intermediäres oder langwirkendes Insulin niemals intravenös verabreichen!) Insulin ist für den zur Ketose neigenden, juvenilen Diabetiker wie für den Erwachsenen-Diabetiker mit Insulinmangel geeignet
3. Diät (Cave: Diabetiker auf Norm- oder leichtem Untergewicht halten; auf genügende Eiweißzufuhr zu achten; Kohlenhydrate in konzentrierter Form sind nicht erlaubt, hingegen zahlreiche Faserstoffe; Fettzufuhr entsprechend dem Kalorienbedarf festlegen, möglichst Fette mit hohem Anteil an ungesättigten Fettsäuren zuführen; kleine, aber häufige (z.B. 6) Mahlzeiten einnehmen; bei Diuretikagabe ist die zusätzliche Verabreichung von Kalium empfehlenswert); zum notwendigen Süßen von Speisen eines Diabetikers werden Zuckeraustauschstoffe empfohlen (Cave: Einschränkung bei Kindern und Schwangeren); neuerdings werden allerdings wieder natürli-

Kap. 21: Stoffwechselerkrankungen und Diätetik

che Süßstoffe (wie Sorbitol oder Fruktose) bevorzugt

4. orale Antidiabetika (s. S. 1084) der Sulfonylharnstoffgruppe (vorwiegend für leichten Insulinmangeldiabetes des Erwachsenen) (Cave: Ein abrupter Übergang von Insulin auf orale Antidiabetika ist nur bei Vorhandensein von körpereigenem Insulin möglich. Außerdem kann die Wirkung von Barbituraten und anderen Sedativa wie Schlafmitteln durch Antidiabetikagabe potenziert werden, wie auch umgekehrt andere Pharmaka die Wirkung der Sulfonylharnstoffe erhöhen können; durch das Biguanid Phenformin können eine Ketonämie, aber auch eine Laktatazidose ausgelöst werden, daher – wenn Biguanid-Behandlung – nur Metformin-Gabe).

5. übermäßige körperliche Belastungen sind dem insulinbedürftigen Diabetiker nicht zuzumuten; auf rasche und gezielte Behandlung von Fieber und Infektionskrankheiten ist zu achten; im übrigen ist eine ruhig-gleichmäßige und disziplinierte Lebensführung für den Patienten angebracht; auf persönliche Hygiene ist besonders zu achten

6. eine Betreuung des diabetischen Kranken ist von der Diagnose seiner Erkrankung an zeitlebens erforderlich; über die einzelnen Schritte seiner Behandlung s. S. 1081 ff.; bei *adipösen* Patienten ist auf eine Gewichtsreduktion zu achten; bei leichtem Diabetes des Adipösen werden Sulfonylharnstoffe im allgemeinen nicht gegeben, diese bleiben Adipösen mit schwerem Diabetes und schwerer Glykosurie vorbehalten. Der *nichtadipöse* Patient wird vornehmlich durch Diätverordnung behandelt

7. Komplikationsbehandlung während einer Insulintherapie:
a) bei *Hypoglykämie* im Fall einer leichteren Form sofort Zuckerstückchen, Traubenzuckertabletten oder gesüßte Fruchtsäfte verabreichen, bei Bewußtlosigkeit des Patienten (mäßige bis schwere Hypoglykämie) hingegen sind intravenöse Glukose-Gaben (20–50 ml 20%iger Glukose langsam i. v. = Behandlung der Wahl) oder i. v.-Injektion von 1 mg Glukagon (nach vorherigem i. m.-Test), evtl. auch (allerdings selten) Adrenalinzufuhr (0,5–1 ml Lösung 1:1000 s. c.) oder notf. eine rektale Glukosegabe (2 Teelöffel Sirup oder Honig auf ein Glas warmes Wasser) angezeigt
b) bei *allergischen Reaktionen* von Schweineinsulin auf reines Rinderinsulin übergehen; ggf. auch Desensibilisierungsbehandlung

c) bei *Lipodystrophie* (an den Insulin-Injektionsstellen) möglichst oft Injektionsstellen wechseln, verabreichte Insulinarten prüfen und nur an durch Kleidung bedeckten Körperstellen Insulin injizieren
d) vorbeugend sollte der Diabetiker immer einige Zuckerstückchen oder Traubenzuckertabletten sowie eine Ampulle Glukagon und einen Diabetikerausweis mit sich führen.

8. bei chronischer *diabetischer Nephropathie* Nierentransplantation; bei Gangrän der Füße notf. Amputation

9. bei *diabetischer Neuropathie* optimale Diabeteseinstellung; Begleiterscheinungen symptomatisch behandeln

10. Einzelheiten zur Behandlung des kindlichen Diabetes s. Kapitel 13, S. 653 ff.

FANCONI-SYNDROM

1. ausreichende Wasserzufuhr
2. Alkalisierung des Urins mit Natrium- oder Kaliumbicarbonat
3. Gabe von hohen Dosen Vitamin D

HARTNUP-SYNDROM

Nicotinamid

HYPERINSULINISMUS, FUNKTIONELLER

1. psychische und körperliche Belastungen vermeiden; auf regelmäßige Nahrungszufuhr, geregelte Arbeit, Sport und ausreichenden Schlaf achten; eine offene Aussprache mit dem Patienten über das Blutzuckerverhalten und die Reaktion des autonomen Nervensystems ist angezeigt.
2. Umstellung auf Diät (eiweißreiche und an schnell resorbierbaren Kohlenhydraten arme Kost); kleine, häufige Mahlzeiten
3. bei alimentären Hypoglykämien Gabe von anticholinergischen Präparaten, leichten Sedativa oder Tranquilizern
4. eine Verordnung von oralen Antidiabetika (Tolbutamid u. a.) kann *allgemein* nicht empfohlen werden

HYPERINSULINISMUS, ORGANISCHER

1. Differentialdiagnose und Prüfung möglicher Spezialteste in Vorbereitung der erforderlichen Therapie.
2. die Notfallbehandlung entspricht der Therapie von hypoglykämischen Reaktionen nach Insulinüberdosierung (vgl. Diabetes mellitus, Punkt 7)

Kap. 21: Stoffwechselerkrankungen und Diätetik

3. bei Erwachsenen mit H. Gabe von Zink-Glukagon, bei Kindern Anwendung von ACTH und Kortikosteroiden
4. kohlenhydratarme Diät; Nahrungszufuhr auf 6 oder mehr Einzelmahlzeiten über den Tag verteilen
5. Sedativagabe (Barbiturate, $4 \times 15-30$ mg tgl.) Cave: Barbiturate können Symptome der Hypoglykämie verschleiern
6. Einschränkung der körperlichen Aktivität
7. Der Patient sollte einen Ausweis wie der Diabetiker, außerdem stets Zuckerstückchen oder Dextrose-Tabletten mit sich führen
8. Anticholinergika einsetzen
9. bei funktioneller Hypoglykämie außerdem Psychotherapie
10. bei Hyperplasie oder Inselzelladenomen chirurg. Radikaloperation (Methode der Wahl), notf. auch totale Pankreatektomie

HYPERLIPOPROTEINÄMIEN, FAMILIÄRE (GENETISCH PRIMÄRE)

Nähere Einzelheiten zur Therapie der Typen I–V sind auf den S. 1104 ff. angegeben.

HYPERLIPOPROTEINÄMIEN, SEKUNDÄRE

1. Diät (Einschränkung der Kalorien, der Fettaufnahme; Meidung von Alkohol)
2. Nicotinsäure, initial 100 mg $3 \times$ tgl. mit evtl. Dosissteigerung
3. beim Typ III Clofibrat (Cave: Cholelithiasis!) oder alternativ Clofibrinsäure-Derivate (Bezafibrat, Etofibrat, Fenofibrat)
4. bei Typ II a oder II b Colestyramin oder Colestipol

HYPEROXALATURIE, PRIMÄRE

(Oxalose)

1. Oxalat-arme Diät und Wasserzufuhr
2. Calciumcarbamid 1 mg/kg KG pro Tag oral (vorsichtig über einen längeren Zeitraum geben)

HYPOGLOBULINÄMIE

s. Agammaglobulinämie, S. 1122

HYPOGLYKÄMIE, DURCH PANKREAS-TUMOREN BEDINGTE

1. chirurgischer Eingriff (subtotale Pankreatektomie)
2. Monitoring der Blutzuckerwerte; Dextroseinfusionen

3. bei inoperablem Pankreaskarzinom Diätbehandlung
4. notf. Glukagoneinsatz
5. Diazoxid, 300–600 mg tgl. oral; parallel Thiazid-Diuretika
6. Streptozotocin zur Reduzierung der Insulinsekretion

HYPOGLYKÄMISCHE ZUSTÄNDE

s. Hyperinsulinismus, funktioneller und organischer, S. 1123

KETOAZIDOSE, DIABETISCHE

1. in schweren Fällen Klinikeinweisung; Anlage eines ‚Verlaufs'-Krankenblatts zur Begleitung der Therapie
2. bestehende Infektionen gezielt behandeln; bei komatösen Patienten Blasenkatheter
3. Einsatz von Normal-Insulin (Dosierung je nach Stoffwechsellage); Flüssigkeitsbilanzierung, Kalium- und Phosphatsubstitution
4. bei nicht ausgeprägter Ketose entspricht die Behandlung einer unkomplizierten Diabetestherapie (s. auch Azidose, diabetische, S. 1122)

KOMA, NICHTKETOTISCHES HYPERGLYKÄMISCHES (HYPEROSMOLARES)

1. Gegen die schwere Dehydratation Gabe einer hypotonen physiologischen Kochsalzlösung (notf. 4–6 l in den ersten 10 Std.)
2. allg. bilanzierte Flüssigkeitstherapie und Wiederherstellung einer normalen Harnausscheidung
3. Verabreichung von Kaliumphosphat
4. Zur Reduzierung der Hyperglykämie Insulinzufuhr in kleinen Dosen

LAKTATAZIDOSE

1. Natriumbicarbonat in hoher Dosierung i. v.
2. Evtl. Hämodialyse
3. Dichloracetat kann versucht werden

METHÄMOGLOBINÄMIE

kontinuierliche Gabe von Methylenblau, 240 mg tgl. oral

OBESITAS

1. frühzeitige Aufstellung eines Therapieplans (Cave: niemals gewichtsreduzierende, chemische oder hormonelle Präparate allein oder in Kombination geben!)

Kap. 21: Stoffwechselerkrankungen und Diätetik

2. Diät (Kalorienbedarf errechnen, Eiweißaufnahme 1 g/kg KG pro Tag aufrechterhalten, Fettanteil senken, Erhaltungsbedarf an Vitaminen berücksichtigen, Natriumbeschränkung, Cave: keine radikalen Hungerkuren durchführen oder „Spezial"-Diäten von trügerischem Wert anwenden!)
3. medikamentöse Behandlung mit stoffwechselsteigernden Medikamenten (Cave: Eine langdauernde Verabreichung von Schilddrüsenhormonen ist wegen der Gefahr einer Suppression der normalen Schilddrüsensekretion des Patienten nicht angebracht)
4. allgemeine Aktivitätssteigerung (Bewegungsübungen)

PANKREAS-INSELZELLTUMOREN

Resektion des Tumors bzw. der Tumoren

PELLAGRA

1. Nicotinamid, 50–500 mg tgl. i.v., i.m. oder peroral
2. zusätzlich Vitamin B_1, B_2 und B_6 verabreichen
3. getrocknete Hefe (Bierhefe) 30 g 3 × tgl.
4. eiweißreiche Diät (mit 2500–4500 Kalorien pro Tag)

PHENYLKETONURIE

(Phenylbrenztraubensäure-Schwachsinn, Oligophrenia phenylpyruvica)
1. unmittelbar nach Diagnose der Stoffwechselerkrankung (mittels Guthrie-Test) strenge Diät (keine Milch- oder sonstige Eiweiße!)
2. Verabreichung von Phenylalanin-armen Aminosäurenmischpräparaten (z. B. Albumaid-XP, PAM®, Lofenalac®)
3. ständige Überwachung der Phenylalanin-Zufuhr (essentielle Aminosäure!), des Phenylalaningehalts im Blut und des körperlichen Mindestbedarfs
4. vom Schulkindalter an Diätlockerung: die eiweißarme Nahrung darf 1–1,5 g Eiweiß/kg/KG/Tag enthalten
5. zur *Vorbeugung* eugenische Beratung bei familiärer Belastung durch schwere Aminosäurestoffwechselstörungen (evtl. Heterozygotentest der Eltern)

PORPHYRIA CUTANEA TARDA

1. Haut vor starker Belichtung schützen
2. Alkoholverbot
3. evtl. Blutentzug (2500–8500 ml) während einer Zeit von 3–9 Monaten
4. Vitamin E, 100 mg tgl. oral

PORPHYRIA ERYTHROPOETICA

1. Lichtschutz (Schutz vor Sonne und UV-Bestrahlung)
2. evtl. Splenektomie

SPÄT-HYPOGLYKÄMIE

(Okkulter Diabetes)

1. Gewichtsreduktion bei adipösen Patienten
2. Reduzierte Kohlenhydrataufnahme (häufige, kleine Mahlzeiten)
3. regelmäßige kontrollierte Diabetesuntersuchungen

VITAMIN A-HYPOVITAMINOSE

1. Vitamin A (in Ölform) 15–25000 I. E. 1–2 × tgl.
2. bei einer Absorptionsstörung Gallesalze mit Vitamin A geben oder dieselbe Dosis in Öl gelöst i.m. (z. B. 50000 I. E./ml in Sesamöl); ggf. Dosis erhöhen

VITAMIN B_1-HYPOVITAMINOSE

(Beriberi)

1. Vitamin B_1 (Thiaminhydrochlorid), 20–50 mg tgl. oral, i.v. oder i.m. in geteilten Dosen zwei Wochen lang, später 10 mg tgl. oral
2. Gabe von getrockneter Hefe (Bierhefe), 30 g 3-× tgl.
3. ausgewogene Diät (2500–4500 Kalorien/Tag)

VITAMIN B_2-HYPOVITAMINOSE

(Ariboflavinose)

1. Riboflavin (Vitamin B_2) 40–50 mg tgl. oral oder i.v. bis zum Aufhören der Symptome
2. Verabreichung von getrockneter Hefe (Bierhefe), 30 g 3 × tgl.
3. ausgewogene Diät (2500–4500 Kalorien/Tag)

VITAMIN C-HYPOVITAMINOSE

(Skorbut)
1. Natriumascorbat, 100–500 mg. i.m. injizieren oder
2. Vitamin C (Ascorbinsäure), 100–500 mg tgl. oral bis zur Beendigung des Mangelzustandes

ZYSTINURIE

1. vermehrte Flüssigkeitszufuhr und Alkalisierung des Harns
2. bei schweren Formen Methionin- und Zystinarme Diät
3. D-Penicillamin zur Auflösung der Zystinsteine

22. Infektionskrankheiten*

Die wichtigste Prophylaxe gegen Infektionskrankheiten besteht in rechtzeitig und ausreichend durchzuführenden Schutzimpfungen, z. B. gegen Diphtherie, Keuchhusten, Masern, Pocken, Poliomyelitis, Röteln, Tetanus, Tuberkulose sowie im Schutz vor Kontakt mit Erkrankten bzw. von solchen benutzten und noch nicht desinfizierten Räumen und Gegenständen („Expositionsprophylaxe").

Viele Infektionskrankheiten sind laut Gesetz dem Gesundheitsamt zu melden. Dazu gehören folgende wichtige Krankheiten (Verdacht, Erkrankung und Todesfall, gegebenenfalls Ortswechsel des Patienten sind zu melden): übertragbare Kinderlähmung, übertragbare Gehirnentzündung, echte Pocken, Ornithose (z. B.: Psittakose), Tollwut, offene Tuberkulose, bakterielle Lebensmittelvergiftung, Paratyphus, übertragbare Ruhr und Typhus (von den letzten vier Krankheiten sind auch Bakterienausscheider zu melden); der Verdacht allein braucht bei folgenden Krankheiten nicht gemeldet zu werden: Diphtherie, übertragbare Genickstarre, Hepatitis infectiosa, Scharlach, Tetanus, Toxoplasmose sowie auch Bangsche Krankheit, Malaria, Trichinose und Weilsche Krankheit; nur bei Todesfall sind meldepflichtig: Keuchhusten, Masern und Virus-Grippe; Erkrankungen an Coli-Dyspepsie, Mumps, Röteln und Windpocken sind zu melden, wenn sie im Krankenhaus gehäuft auftreten. (Für die durch die Desinfektion entstehenden Kosten hat in der Deutschen Bundesrepublik – im Gegensatz zu vielen anderen Ländern, in denen der Staat die Kosten trägt – der Patient selbst einzustehen.)

Infektionskrankheiten: Viren und Rickettsien

Viruskrankheiten

Zur Diagnose einer Viruserkrankung sind vor allem drei Laboruntersuchungen wesentlich: (1) die Virusisolierung und -identifizierung (in vitro und in vivo); (2) die mikroskopische Untersuchung der Zellen, Körperflüssigkeiten und des Sputums; (3) die serologische Antikörperbestimmung.

Masern
(Morbilli)

Diagnostische Merkmale
- Prodromalstadium mit Fieber, Schnupfen, Husten, Konjunktivitis, Lichtscheu, Kopliksche Flecken
- Exanthem ziegelrot, unregelmäßig makulopapulös, Ausbruch 3 Tage nach Beginn der Prodrome, Ausbreitung vom Gesicht aus über den Rumpf zu den Extremitäten
- Leukopenie
- Inkubationszeit 10–14 Tage bis zum Ausbruch des Exanthems

Allgemeine Betrachtungen
Bei den Masern handelt es sich um eine generalisierte Viruskrankheit, die durch Tröpfcheninfektion übertragen wird. Am meisten gefährdet sind Kleinkinder. Die Erkrankung hinterläßt im allgemeinen

---

* Anmerkung: Die amerikanische Ausgabe von 1983 verfügt über ein Kapitel „Einführung in die Infektionskrankheiten", auf dessen Wiedergabe aus Raumgründen verzichtet werden mußte. – Im übrigen sei darauf hingewiesen, daß **organspezifische Infektionskrankheiten** – z. B. Pneumonie, Endokarditis, Zystopyelitis – in den entsprechenden **Organkapiteln** abgehandelt werden.

Tabelle 22-1. Diagnostische Merkmale einiger akuter Exantheme

Krankheit	Prodromal-erscheinungen	Art des Hautausschlages	Andere diagnostische Merkmale	Laboratoriumsuntersuchungen
Masern (Morbilli)	3–4 Tage Fieber, Schnupfen, Konjunktivitis und Husten	Makulopapulös, ziegelrot, beginnt am Kopf und Hals, breitet sich nach unten aus. Bräunung und Desquamation nach 5–6 Tagen	Kopliksche Flecken auf der Mundschleimhaut	Leukopenie, Virusisolierung (Zellkultur), Antikörpertest (Hämagglutinationshemmung), Neutralisationstest
Atypische Masern	Wie bei Masern	Makulopapulöses, zentripetales Exanthem	Zeitpunkt der Masernimpfung	Masernantikörper früher vorhanden, mit Titeranstieg während der Erkrankung
Röteln (Rubella)	Geringe oder keine Prodromal-erscheinungen	Makulopapulös, rötlich, beginnt am Kopf und Hals, breitet sich nach unten aus und verschwindet nach 3 Tagen. Keine Desquamation	Lymphadenopathie, postaurikulär und okzipital	Leukozytenzahl normal oder Leukopenie, serologische Untersuchungen zur Feststellung der Immunität
Windpocken (Varicella)	0–1 Tag Fieber, Übelkeit, Kopfschmerzen	Rasche Entwicklung von Flecken über Knötchen zu Blasen und Krusten. Alle Stadien sind gleichzeitig vorhanden, die Läsionen sind oberflächlich, zentripetale Ausbreitung	Läsionen an der behaarten Kopfhaut und auf den Schleimhäuten	Komplementbindungsreaktion und Neutralisationstest, Fluoreszenz-Antikörper-Test
Pocken (Variola)	3 Tage Fieber, schwere Kopfschmerzen, Übelkeit, Schüttelfrost	Allmähliche Entwicklung von fleckigem Ausschlag zu Papeln, Bläschen, Pusteln und Borken. Alle Läsionen befinden sich im gleichen Stadium; Ausbreitung zentrifugal		Virusisolierung, serologische Untersuchung zur Feststellung der Immunität, Fluoreszenz-Antikörper-Test
Scharlach	½–2 Tage Krankheitsgefühl, Angina, Fieber, Erbrechen	Generalisiert, punktförmig, rot vorwiegend am Hals, in der Achsel, Leistengegend, Hautfalten; Blässe um den Mund, Desquamation an Händen und Füßen beginnend	Himbeerzunge, exsudative Tonsillitis	Nachweis von hämolysierenden Streptokokken der Gruppe A im Rachenabstrich, Anstieg des Antistreptolysintiters
Dreitagefieber (Exanthema subitum)	3–4 Tage hohes Fieber	Bei krisenhaftem Abfall des Fiebers tritt ein rötliches makulopapulöses Exanthem auf, das in 1–3 Tagen abklingt		Leukopenie

Tabelle 22-1. (Fortsetzung)

Krankheit	Prodromalerscheinungen	Art des Hautausschlages	Andere diagnostische Merkmale	Laboratoriumsuntersuchungen
Ringelröteln (Erythema infectiosum)	Keine Prodromi, tritt meistens epidemisch auf	Rot, gerötete Wangen, Blässe um den Mund, makulopapulöser Ausschlag an den Extremitäten	Aussehen „wie geohrfeigt"	Weißes Blutbild normal
Meningokokkämie	Einige Stunden Fieber, Erbrechen	Makulopapulös, Petechien, Purpura	Meningeale Symptome, Toxizität, Schock	Kulturen aus Blut und Liquor, Leukozytose
Rocky Mt. spotted fever	3–4 Tage Fieber, Schüttelfrost, schwere Kopfschmerzen	Makulopapulös, zentrifugale Ausbreitung	Zeckenbiß in der Anamnese	Agglutination mit Proteus OX 19 und OX 2, Komplementbindungsreaktion
Fleckfieber (Typhus exanthematicus)	3–4 Tage Fieber, Schüttelfrost, schwere Kopfschmerzen	Makulopapulös, zentripetale Ausbreitung	Anwesenheit von Kleiderläusen, endemisches Vorkommen	Agglutination OX 19 Komplementbindungsreaktion
Infektiöse Mononukleose	Fieber, Lymphknotenschwellungen, Angina	Rötelnähnlich, makulopapulös, selten papulär-vesikulär	Milzvergrößerung	Atypische Lymphozyten im Blutbild, heterophile Agglutination mit Hammelblutkörperchen
Enterovirus-Infektionen	1–2 Tage Fieber, Übelkeit	Makulopapulös, rötelnähnlich, selten papulovesikulös oder petechial	Aseptische Meningitis	Virusisolierung aus Stuhlproben oder Liquor, Titer der Komplementbindung steigt an
Arzneimittelexanthem	Gelegentlich Fieber	Rötelnähnlich, makulopapulös, selten, papulovesikulär		Eosinophilie
Eczema herpeticum	Keine	Vesikulopustulöse Läsionen im Bereich des Ekzems		Isolierung des Herpes simplex-Virus Komplementbindungsreaktion, Fluoreszenz-Antikörper-Test
Kawasaki-Syndrom	Fieber, Adenopathie, Konjunktivitis	Rissige Lippen, Erdbeerzunge; makulopapulöses polymorphes Exanthem; Schälung der Haut an Fingern und Zehen	Ödeme der Arme und Beine; Angiitis der Koronararterien	Thrombozytose; EKG-Veränderungen

eine lebenslängliche Immunität. Die Ansteckungsgefahr ist während der Prodromalzeit am größten, jedoch ist auch während des Exanthems eine Ansteckung möglich.

Klinische Befunde

A. Symptome: Das Fieber steigt oft bis 40–40,6 °C an und bleibt während des Prodromalstadiums und des Exanthems (ungefähr 7 Tage) hoch, gelegentlich jedoch kommt es zu einem kurzdauernden Abfall des Fiebers bei Einsetzen des Exanthems. Allgemeines Krankheitsgefühl mit Schnupfen (Verstopfung der Nase, Niesen, Halsschmerzen) und anhaltendem trockenen Husten, der den Verdacht auf eine Pneumonie erwecken kann. Durch das Vorhandensein einer Konjunktivitis mit Rötung, Schwellung, Lichtscheu und Tränenfluß unterscheiden sich die Masern von anderen Infektionen der oberen Luftwege. Koplische Flecken können etwa 2 Tage vor Beginn des Exanthems für die Dauer von 1–4 Tagen beobachtet werden. Sie sehen wie winzige Salzkristalle auf der dunkelroten Wangenschleimhaut aus und sind oft auch auf den inneren Falten der Konjunktiva und der Vaginalschleimhaut zu finden. Sie sind pathognomonisch für Masern. Die Schleimhäute sind erythematös, auf den Tonsillen kann ein gelbliches Exsudat auftreten, die Zunge ist im Zentrum belegt, Spitze und Ränder sind gerötet. Eine mäßige generalisierte Drüsenschwellung ist meistens, eine Milzvergrößerung gelegentlich vorhanden. Das Exanthem tritt 4 Tage nach Beginn des Prodromalstadiums zuerst im Gesicht und hinter den Ohren auf. Zunächst sieht man stecknadelkopfgroße Follikelschwellungen, die später zu einem ziegelroten, unregelmäßigen fleckigen makulopapulösen Ausschlag, in schweren Fällen an manchen Stellen des Körpers sogar zu einem gleichmäßigen flächigen Erythem zusammenfließen können. Am zweiten Tag beginnt der Ausschlag zuerst im Gesicht zu konfluieren, und am Stamm zeigen sich die ersten Erscheinungen, die am dritten Tag zusammenfließen, während gleichzeitig der Ausschlag an den Extremitäten beginnt. Er verblaßt zuerst im Gesicht etwa am dritten Tag und verschwindet danach auch am übrigen Körper in der Reihenfolge seines Auftretens. Eine Hyperpigmentation kann bei hellhäutigen Patienten und in schweren Fällen zurückbleiben, eine leichte Abschuppung kann gelegentlich festgestellt werden. Im Frühstadium des Exanthems kommen differentialdiagnostisch Arzneimittelexantheme oder andere exanthematische Erkrankungen in Frage.

B. Laborbefunde: Leukopenie, wenn nicht bakterielle Komplikationen auftreten, Proteinurie. Über eine Schnelldiagnose aus dem Urinsediment mit fluoreszierenden Antikörpern ist neuerdings berichtet worden.

Komplikationen

Sekundäre bakterielle Infektionen sind häufig (bei ungefähr 15% der Patienten). Wenn das Fieber nach Abklingen des Exanthems anhält und eine Leukozytose auftritt, besteht der Verdacht auf eine Infektion durch Streptokokken, Staphylokokken, Pneumokokken oder andere Bakterien.

Häufig ist eine katarrhalische Otitis media; eine eitrige Mittelohrentzündung macht sich durch Fieber, Ohrenschmerzen und vorgewölbtes Trommelfell bemerkbar.

Bronchopneumonien sind die häufigste Todesursache bei Masern. Sie können durch den Masernvirus oder durch bakterielle Infektionen verursacht sein. Fieber, Tachypnoe, mittlere und feine Rasselgeräusche oder röntgenologisch nachweisbare Verdichtungsherde sind wichtige diagnostische Hinweise.

Eine Adenitis der Halslymphknoten ist gewöhnlich durch eine sekundäre bakterielle Infektion verursacht.

Eine leichte Pharyngitis, Heiserkeit, Krupp und Stridor sind auf die Wirkung des Masernvirus zurückzuführen. Schwerere Symptome dieser Art gehen auf eine Sekundärinfektion zurück und können zu einer Verlegung des Kehlkopfes führen.

Masernenzephalitis tritt mit unterschiedlicher Häufigkeit (ungefähr 1:1000–1:2000 aller Fälle) bei den verschiedenen Epidemien auf. Sie beginnt meistens 3–7 Tage nach dem Exanthem. Die Mortalität der Masernenzephalitis ist beachtlich, bei manchen Patienten bleiben Dauerschäden zurück. Die subakute sklerosierende Panenzephalitis (Dawson's) ist die sehr späte Form einer ZNS-Komplikation, wobei das Masernvirus als ein „langsames Virus" wirkt und diese degenerative ZNS-Erkrankung Jahre nach der initialen Infektion hervorruft.

Vorbeugung*

Eine wirksame Vakzine aus abgeschwächten lebenden Viren steht zur Verfügung. Sie sollte bei Kindern ohne Masernanamnese im Alter von 9 Monaten oder bald danach angewendet werden. Kindern, die einer Maserninfektion ausgesetzt waren und nicht aktiv immunisiert sind, kann unmittelbar nach der mutmaßlichen Ansteckung etwa 0,2–0,4 ml pro kg Körpergewicht Gammaglobulin gegeben und da-

---

* Atypische Masern ist ein bei Kindern, Adoleszenten oder Erwachsenen auftretendes Syndrom, welche eine inaktivierte Masernvakzine oder vor dem 12. Lebensmonat eine Vakzine aus lebenden Viren erhalten haben und daraufhin eine Überempfindlichkeit statt einer schützenden Immunität entwickelten. Wenn sie mit dem Masernvirus infiziert werden, erkranken sie mit hohem Fieber, ungewöhnlichem Exanthem (papulös, hämorrhagisch), Kopfschmerzen, Arthralgien und Pneumonie, oft mit schwerem Krankheitsverlauf und einer beträchtlichen Mortalitätsrate.

mit der Ausbruch der Krankheit verhindert werden. Mit einer geringeren Dosis (ca. 0,04 ml/kg) wird ein abgeschwächter Verlauf bewirkt. (S. Impfplan im Anhang des Buches, S. 1345 f.).

Nach Impfung mit der Lebendvakzine tritt bei 10% der Impflinge eine Reaktion mit Fieber, bei 5% ein modifiziertes Exanthem auf, wobei eine Immunität resultiert, die der natürlichen Immunität zu 99% entspricht. Wird Immunglobulin simultan gegeben, ist die Zahl der klinischen Reaktionen geringer, die Antikörperbildung wird jedoch nur wenig beeinflußt. Die Verwendung einer Vakzine aus abgetöteten Viren ist nicht empfehlenswert.

Behandlung

A. Allgemeine Maßnahmen: Isolierung des Patienten bei Einsetzen des Exanthems für eine Woche, Bettruhe bis zur Abfieberung. Gaben von Aspirin®, Sedativa und, wenn nötig, Hustensaft. Außerdem Augenspülungen mit Kochsalzlösung und vasokonstriktorisch wirkende Nasentropfen.
B. Behandlung der Komplikationen: Sekundäre bakterielle Infektionen des Mittelohres, des Rachens, der oberen Luftwege oder der Lunge werden mit den geeigneten Antibiotika behandelt. Die Masernenzephalitis kann nur symptomatisch behandelt werden: Lumbalpunktion zur Erleichterung des Kopfschmerzes sowie krampflösende Mittel.

Prognose

Die Mortalität der Masern liegt in den USA bei etwa 0,2%. In unterentwickelten Gegenden kann sie jedoch bis zu 10% betragen. Todesursachen sind hauptsächlich die Enzephalitis (mit einer 15%igen Mortalität) und die bakterielle Pneumonie.

Dreitagefieber

(Exanthema subitum, Roseola infantum)

Das Exanthema subitum ist eine übertragbare Viruskrankheit, die in erster Linie Säuglinge und Kleinkinder befällt. Eine Labordiagnose steht nicht zur Verfügung, da ein Virusagens noch nicht isoliert wurde. Beginn mit plötzlichem Fieber (bis zu 41°), das oft von einem Fieberkrampf eingeleitet wird und für das keine plausiblen Erkrankungssymptome zu finden sind; es dauert 1–5 Tage (im Durchschnitt 3 Tage) und fällt dann kritisch ab. Postokzipital und postaurikulär findet sich eine Lymphadenopathie. *Ein rosarotes, recht diskretes, rötelnähnliches Exanthem* tritt hauptsächlich am Rumpf auf, nachdem das Fieber abgefallen ist. Dabei findet sich dazu eine Leukopenie mit relativer Lymphozytose (rd. 90%). Die Therapie ist rein symptomatisch: während des Initialfiebers fiebersenkende Kinderzäpfchen (z. B.

Ben-u-ron®, Cibalen®, Pyramidon®, Pyroplant®, Treupel®) und kühle feuchte Wadenwickel. Die Prognose ist gut. Komplikationen sind nicht bekannt geworden.

Röteln

(Rubella)

Diagnostische Merkmale

- Kein charakteristisches Prodromalstadium, leichte Allgemeinsymptome (Fieber, Übelkeit, Schnupfen), die mit dem Auftreten des Exanthems beginnen
- Schwellung der hinteren Hals- und Nackenlymphknoten und der postaurikulären Lymphknoten
- Feinfleckiges makulopapulöses Exanthem von 3 Tagen Dauer; Ausbreitung vom Gesicht über den Rumpf zu den Extremitäten
- Leukopenie
- Inkubationszeit 14–21 Tage
- Arthralgie, besonders bei jungen Frauen

Allgemeine Betrachtungen

Die Röteln sind eine generalisierte Viruskrankheit, die durch Tröpfcheninfektion übertragen wird. Sie befällt vorwiegend ältere Kinder und Jugendliche und ist nur mäßig ansteckend. Die Krankheit hinterläßt eine lebenslängliche Immunität, die Inkubationszeit beträgt 14–21 Tage (im Durchschnitt 16 Tage). Eine Ansteckung kann schon eine Woche vor Ausbruch des Exanthems erfolgen.

Röteln kommen auch ohne Exanthem nur mit Fieber und Lymphknotenschwellung vor. Sie ähneln dann einer Mononukleose, einer Echovirus- oder Coxsackievirus-Infektion, von der sie nur durch serologische Untersuchungen unterschieden werden können. Das Rötelnexanthem ähnelt einem Arzneimittelexanthem, am dritten Tag auch häufig einem Scharlachausschlag.

Die wesentliche Bedeutung der Röteln liegt in der teratogenen Wirkung des Virus auf den Fetus in utero und in einer andauernden kongenitalen Infektion.

Klinische Befunde

A. Symptome: Etwas Fieber und leichtes Unwohlsein, schmerzhafte subokzipitale Lymphknotenschwellung, die schon eine Woche vor Ausbruch des Exanthems vorhanden sein kann. Ein geringer Schnupfen und bei 25% der Erwachsenen Gelenkschmerzen (Polyarthritis) gehören zum Krankheitsbild. Diese Symptome verschwinden bereits nach weniger als 7 Tagen. Postzervikale und postaurikuläre Lymphadenopathie ist sehr häufig. Im Gaumen und Rachen ist ein oft fleckiges Erythem zu finden.

Ein feinfleckiges, rosarotes, makulopapulöses Exanthem erscheint in rascher Folge innerhalb von 2–3 Tagen im Gesicht, am Rumpf und an den Extremitäten und verblaßt sehr schnell; meist ist es nur einen Tag in jedem Körperbereich zu sehen. Röteln ohne Exanthem kommen wahrscheinlich ebenso häufig vor wie die exanthematische Form der Krankheit. Die Diagnose hängt dann von den epidemiologischen Umständen innerhalb eines Gemeinwesens und dem gehäuften Vorkommen einer milden, fieberhaften und generalisierten Lymphadenopathie ab, erfordert jedoch auch eine labormäßige Bestätigung.

Laborbefunde: Eine Leukopenie kann schon früh vorhanden sein, ihr folgt ein Anstieg der Plasmazellen. Virusisolierungen und serologische Untersuchungen sind möglich. Neuerdings wurden ein schnell durchzuführender Hämagglutinationshemmungstest und ein Test mit fluoreszierenden Antikörpern entwickelt.

Komplikation

Embryonale Mißbildungen bedeuten eine ernste Bedrohung, wenn Röteln in den ersten 3 Monaten der Schwangerschaft vorkommen; sie führen zum „Gregg-Syndrom": Herzmißbildungen, Katarakt, (Innenohr-)Schwerhörigkeit bis Taubheit und Hirnmißbildungen (postenzephalitischer Ursache). Als Infektion in der späteren Schwangerschaft können sie das „Rubeola-Syndrom" verursachen, eine lang anhaltende, konnatale Infektion, die nach der Geburt durch verlängerte Virusausscheidung, Thrombozytopenie, Hepatosplenomegalie (selten) und mangelnde Reife gekennzeichnet sein kann. Selten treten sekundäre Streptokokken-Infektionen als Komplikation dazu. Die Diagnose wird durch Virusisolierung gestellt. Ein spezifischer Test für IgM-Antikörper gegen Röteln ist sehr nützlich für die Diagnosestellung beim Neugeborenen.

Embryonale Mißbildungen treten in 15 bis 25% der Kinder von im ersten Trimenon der Schwangerschaft Röteln-infizierten Frauen auf.

Vorbeugung

Da im Serum von Frauen, die möglicherweise mit dem Rötelnvirus infiziert wurden, sich durch einen schnell durchzuführenden Laboratoriumstest das Vorhandensein von Antikörpern feststellen läßt, kann bei ihrem Fehlen die Durchführung eines therapeutischen Abortes erwogen werden. (Das Risiko für den Fetus ist am höchsten im ersten Trimenon, besteht jedoch auch noch im zweiten).

Impfungen mit lebenden abgeschwächten Viren sind jetzt möglich und sehr erfolgreich. Geimpft werden sollten alle Mädchen vor der Menarche. Wenn sich eine schwangere Frau in der Familie befindet, ist die Rötelnimpfung kontraindiziert. Bevor eine erwachsene Frau geimpft wird, ist es unbedingt erforderlich, eine bestehende Schwangerschaft auszuschließen, eine Untersuchung auf Rötelnantikörper zu veranlassen und mindestens drei Monate nach der Impfung Geburtenregelung zu betreiben. (In den USA sind ungefähr 80% aller 20jährigen Frauen immun gegenüber Röteln).

Eine leichte bis mäßige Polyarthritis kann nach einer Röteln-Impfung auftreten.

Behandlung

Aspirin®, Ben-u-ron®, Gelonida®, Treupel® u. a. – falls eine Erleichterung der Krankheitserscheinungen notwendig ist. Enzephalitis und thrombozytopenische Purpura können nur symptomatisch behandelt werden.

Prognose

Die Krankheit ist leicht und dauert kaum länger als 3–4 Tage. Die konnatalen Röteln dagegen haben eine hohe Mortalitätsrate, und die konnatalen Mißbildungen erfordern jahrelange (medikamentöse und chirurgische) Behandlung.

Zytomegalie

(Einschlußkörperchen-Krankheit)

Die Mehrzahl der Zytomegalie-Infektionen tritt klinisch nicht in Erscheinung. Das Virus kann aus dem Speichel bei 10–25% gesunder Menschen isoliert werden, aus der Zervix bei 10% gesunder Frauen und aus dem Urin bei 1% der Neugeborenen.

Das Zytomegalievirus ist leicht aus dem Urin oder aus Körpergewebe der akut Erkrankten zu isolieren. Im Urin läßt es sich noch mehrere Monate nach der Geburt nachweisen. Charakteristische große Einschlußkörperchen sind in den Epithelzellen des Urinsedimentes zu finden („Eulenaugen"-, „Fischaugen"-Zellen).

Eine Infektion mit Zytomegalievirus ist besonders häufig bei Immunsuppression.

Klinische Befunde

A. Konnatale Form: Nach der Geburt setzt rasch eine *Gelbsucht ein mit Hepatosplenomegalie, Purpura, Hämaturie und Zeichen einer Enzephalitis.* Die Laboratoriumsbefunde zeigen eine Thrombozytopenie, eine Erythroblastose, Bilirubinämie und eine deutliche Lymphozytose. In großer Zahl finden sich atypische Lymphozyten vom Downey-Typ. Folgezustände sind intrakraniale Verkalkungen, Mikrozephalie, geistige Zurückgebliebenheit, Krampfanfälle und Optikusatrophie. Die Diagnose wird durch Isolierung des Zytomegalievirus aus dem Urin oder den Nachweis von IgM-Antikörpern beim Neugeborenen gestellt.

B. Akute erworbene Form: Das klinische Bild ähnelt einer infektiösen Mononukleose mit plötzlichem Fieber, Übelkeit, Gelenkschmerzen und Myalgien, leichte Pharyngitis (Symptome von seiten der Atemwege fehlen), generalisierte Lymphknotenschwellungen. Die Leber ist vergrößert und leicht druckempfindlich. Blutbild wie bei einer Mononukleose. Außerdem besteht eine Bilirubinämie. Heterophile Antikörper sind nicht nachweisbar. Die Infektion ist häufig nach massiven Transfusionen.

Behandlung

Eine ätiologische Behandlung ist nicht möglich. Fieber, Schmerzen und Krämpfe werden mit entsprechenden Medikamenten behandelt. Der Wert einer spezifischen antiviralen Chemotherapie ist nicht gesichert.

Windpocken und Herpes zoster

(Varizellen)

Diagnostische Merkmale

- Leichte Allgemeinsymptome (Fieber, Übelkeit) bereits vor oder gleichzeitig mit dem Auftreten des Ausschlages
- Ausschlag: Juckend, schubweise sich zentripetal ausbreitend, übergehend von der papulösen Form in Bläschen und Pusteln, die zu Krusten eintrocknen
- Leukopenie
- Inkubationszeit 10–20 Tage, durchschnittlich 14 Tage

Allgemeine Betrachtungen

Windpocken sind eine Viruskrankheit, die durch Tröpfchen oder durch abgefallene Krusten übertragen wird. Die Erkrankten sind meist Kinder, sie erwerben eine dauernde Immunität. Der Herpes zoster wird durch dasselbe Virus hervorgerufen und tritt bei Menschen mit der Anamnese von Windpocken auf.

Klinische Befunde
A. Windpocken:
1. Symptome: Die Allgemeinerscheinungen wie Fieber und Übelkeit sind im Kindesalter meist leicht, bei Erwachsenen sind sie ernster. Die Bläschen platzen bald und bilden kleine Geschwüre, die zuerst in der Mund- und Rachenschleimhaut zu sehen sind. Vom Ausschlag am meisten befallen sind das Gesicht, der behaarte Kopf und der Rumpf, weniger die Extremitäten (zentripetale Ausbreitung). Hände und Füße bleiben frei (im Gegensatz zu Variola). Aus den zunächst vorhandenen makulopapulösen Effloreszenzen bilden sich innerhalb weniger Stunden Bläschen, die sich rasch zu Pusteln weiterentwickeln und zu Krusten eintrocknen. Innerhalb von 1–5 Tagen (im Durchschnitt etwa 3 Tagen) treten neue Bläschen auf, so daß im allgemeinen alle Stadien des Ausschlages festgestellt werden können. Nach 7–14 Tagen fallen die Krusten ab. Die Bläschen und Pusteln sind oberflächlich, elliptisch und haben leicht gezackte Ränder. Die Verteilung und die ständig neu auftretenden Effloreszenzen unterscheiden die Windpocken vom Herpes zoster und den Pocken.

2. Laborbefunde: Leukopenie, mehrkernige Riesenzellen können im Geschabsel aus der Basis der Bläschen gefunden werden. Eine Isolierung des Virus ist möglich.

B. Herpes zoster: Dieses Syndrom wird durch dasselbe Virus wie die Windpocken hervorgerufen. Meist ist ein einziges, unilaterales Dermatom beteiligt. Ein gelegentlich sehr heftiger Schmerz kann dem Auftreten der Hautveränderungen vorangehen. Die Hauterscheinungen folgen dem Nervenweg. Die Hautveränderungen entsprechen denen der Windpocken und entwickeln sich in der gleichen Weise von der papulösen Form zu Bläschen und Pusteln. Die Antikörperspiegel sind beim Zoster höher persistierend als bei den Windpocken.

Komplikationen

Sekundäre bakterielle Infektionen der Bläschen sind häufig. Sie hinterlassen eine deutliche Narbe. Zellgewebsentzündungen, Erysipel oder ein Wundscharlach können vorkommen.

Pneumonien können durch das Varicella-Virus oder durch sekundäre bakterielle Infektionen hervorgerufen werden.

Eine Enzephalitis ist selten und hinterläßt meist keine Folgen.

Todesfälle kommen vor bei Patienten, die eine Kortikosteroidtherapie bekommen haben. Die Virusinfektion ist bei Patienten (vor allem Kindern), die unter einer immunosuppressiven Therapie stehen, gewöhnlich besonders schwer und kann tödliche Folgen haben.

Differentialdiagnose

Strophulus (der nie die Schleimhäute und den behaarten Kopf befällt), echte Pocken (deren Effloreszenzen alle im annähernd gleichen Stadium sind und die auch Hände und Füße befallen).

Vorbeugung

Ein zeitlich begrenzter Schutz kann, wenn auch nicht regelmäßig und mit Sicherheit, durch intramuskuläre Injektion von 20 ml Rekonvaleszentenserum erreicht werden. Das Zoster-Hyperimmunglobulin (ZHG) hat sich in der Prophylaxe als sehr effektiv erwiesen. Es ist allerdings nicht zur klinischen Therapie geeignet.

Eine aktive Immunisierung ist z. Zt. noch nicht
möglich.

Behandlung

A. Allgemeine Maßnahmen: Isolierung des Patienten, bis die Krusten abgefallen sind, und Bettruhe
bis zur Fieberfreiheit. Häufige Wannen- oder
Duschbäder,* wenn der Patient fieberfrei ist, um die
Haut sauber zu halten; PhisoHex® ist einer Seife
vorzuziehen, um sekundäre bakterielle Infektionen
zu vermeiden. Äußerliche Behandlung mit lindernden Mitteln und oral gegebene Antihistaminika
können den Juckreiz vermindern. Bei schweren
Verlaufsformen sind in letzter Zeit gegen die Vari-
cella-Zoster-Viren erfolgreich Vidarabin und Aciclovir eingesetzt worden.

B. Behandlung der Komplikationen:
Bakterielle Infektionen können mit Bacitracin- und
Neomycinsalben behandelt werden, bei ausgedehnten Eiterungen wird Penicillin intramuskulär gegeben. Enzephalitis und Pneumonie müssen symptomatisch behandelt werden. Gute Erfolge sollen mit
Kortikosteroiden erzielt werden, bakterielle Pneumonien bedürfen antibiotischer Behandlung.

Prognose

Vom Einsetzen der Symptome bis zum Abfall der
Krusten vergehen im allgemeinen nicht mehr als
zwei Wochen. Todesfälle sind selten, außer bei Patienten unter immunosuppressiver Therapie. Hier
sollte, wenn die Infektion selbst erkannt wird, die
Immunsuppressionsbehandlung möglichst unterbrochen und sofort hochdosiert γ-Globulin (0,5 bis
1 ml/kg K.-Gew.) oder besser Hyperimmunglobulin
gegeben werden.

Pocken

(Variola)

Diagnostische Merkmale

● Prodromalstadium mit starken Kreuz- und Kopfschmerzen, Fieber, Übelkeit mit Erbrechen, allgemeiner Schwächezustand 2–4 Tage vor Beginn
der Hauterscheinungen
● Zentrifugales makulöses Exanthem, das sich zu
Papeln, Bläschen und Pusteln entwickelt, die
schließlich eintrocknen und verschorfen. Gelegentlich tritt eine hämorrhagische Form der Effloreszenzen auf
● Zu Beginn Leukopenie, später Leukozytose
● Inkubationszeit 7–21 Tage (durchschnittlich
10–14 Tage)

---

* Anmerkung der Hrsg.: Dieser therapeutischen Maßnahme wird von anderen widerraten.

Allgemeine Betrachtungen

Pocken sind eine höchst ansteckende Krankheit, die
durch Tröpfcheninfektion oder durch infektiöse
Borken übertragen werden (Staubinfektion). Alle
Altersgruppen sind empfänglich in Abhängigkeit
von dem jeweiligen Immunitätszustand bzw. vom
Abstand zur letzten Impfung. Eine vorangegangene
erfolgreiche Impfung schwächt die Krankheit ab
(Variolois). Der Erreger der Variola major ist virulenter als der des Alastrim (Variola minor). Die Inkubationszeit beträgt 7–21 Tage, durchschnittlich
12 Tage.

Klinische Befunde

A. Symptome: 2–4 Tage vor Auftreten der Hauterscheinungen Fieber zwischen 38,9 und 40,6 °C. Es
geht dann leicht zurück und steigt im Stadium der
Pustelbildung wieder stark an. Übelkeit und Schwäche, Kopfschmerzen, Kreuzschmerzen, Erbrechen,
Schwindel und Verstopfung bilden zusammen ein
schweres Krankheitsbild.

Ein flüchtiger, erythematöser, hämorrhagischer
oder morbilliformer Ausschlag kann während des
Prodromalstadiums auftreten. Er beginnt im Gesicht
und auf der Kopfhaut, dann erscheint er im Bereich
der Handgelenke, der Hände, Nacken, Rücken,
Brust, Arme, Beine und Füße. In den folgenden 2–3
Tagen bilden sich rötliche Flecken, die schnell zu
Knötchen werden und sich in 3 Tagen zu Bläschen
entwickeln. Aus diesen entstehen etwa am 6. Tag
nach Beginn des Ausschlages die Pusteln, die vom
11. oder 12. Tage an eintrocknen und verkrusten.
Deutliche Ödeme und leichte Blutungen können
während des Pustelstadiums vorkommen. Die Borken haften eine Woche oder länger, besonders auf
den Handflächen und den Fußsohlen. Die einzelnen
Läsionen sind rund und tief in die Haut eingegraben.
Sie vermitteln bei der Palpation den Eindruck von
Einschußstellen. Ihre Verteilung ist auch in leichten
Fällen zentrifugal, am dichtesten entwickeln sie sich
im Gesicht und auf den distalen Enden der Extremitäten. In leichten Fällen treten die Hauteffloreszenzen nur vereinzelt auf, in schweren Fällen können sie konfluieren. In allen Hautzonen befinden sie
sich etwa im gleichen Entwicklungszustand. Läsionen der Schleimhäute können den Hauterscheinungen für kurze Zeit vorangehen.

Die von Beginn an hämorrhagisch auftretende Form
des Ausschlages kann von entsprechenden Erscheinungen auf den Schleimhäuten begleitet sein, der
Ausgang dieses Krankheitsbildes ist ausnahmslos
tödlich. Treten Blutungen später in Bläschen oder
Pusteln auf, so ist die Prognose nicht ganz so ungünstig.

B. Laborbefunde: In den Frühstadien kann eine
Leukopenie vorhanden sein, die im pustulösen Stadium in eine Leukozytose übergeht. Häufig Proteinurie. Der lichtmikroskopische Nachweis von

Elementarkörperchen und die elektronenmikroskopische Darstellung* der Erreger in Ausstrichen vom Bläschen- oder Pustelinhalt ist möglich. Auf der Hornhaut des Kaninchens treten 36–48 Std nach Skarifizierung mit Bläschen- oder Pustelinhalt Nekrosen auf (Paulscher Versuch).

Die Anzüchtung des Pockenvirus aus Blut oder Pustelinhalt im vorgebrüteten Hühnerei ist gelungen, wenn auf der Chorio-Allantois des Hühnerembryos Pockenblasen nachzuweisen sind. Mit spezifischen Immunseren kann das Pockenvirus serologisch identifiziert werden. Der Antikörpernachweis im Serum des Patienten mit Hilfe der Komplementbindungsreaktion oder der Hämagglutinationshemmung ist während oder nach der zweiten Woche der Krankheit möglich. Mit fluoreszierenden Antikörpern ist unter Umständen rasch das Pockenvirus im Pustelmaterial festzustellen.

Der unmittelbare Nachweis des virulenten Antigens ist durch eine Geldiffusion des Bläschenmaterials gegen spezifisches Hyperimmun-Serum möglich.

Behandlung

A. Allgemeine Maßnahmen: Penicillin kann im allgemeinen eine sekundäre bakterielle Infektion der Pusteln verhindern.

B. Lokale Maßnahmen: Im Frühstadium der Krankheit gute Mundhygiene, Einführen von Vaseline-Tupfern in die Nasenlöcher. Vorsichtige Reinigung der Haut ist ratsam. Wenn die Pusteln konfluieren oder vereitern, muß eine Behandlung wie bei einer Pyodermie durchgeführt werden. Juckreiz kann mit antipruritiven Lotionen bekämpft werden, eine Verabreichung von Sedativa ist oft nötig.

Prognose

Die Borken sind meistens nach 3 Wochen abgefallen. Die Schwere der Krankheit und die Sterblichkeit hängen von der Virulenz des Virusstammes ab. Letalität von Variola minor 1%, von Variola major 20%. Ein tödlicher Ausgang der abgeschwächten Pocken (Variolois) ist selten.

Impfpocken

(Vaccinia)

Die Vakzination ist zweifellos dafür verantwortlich, daß die Pocken praktisch in der westlichen Welt eliminiert werden konnten. In den vergangenen Jahren hat jedoch die Mortalität und Morbidität der Impfung diejenige der Pockenerkrankung selbst erreicht, zumindest in den USA und in Europa. Daher hat die WHO kürzlich empfohlen, auf Routine-impfungen zu verzichten in Ländern, in denen die Pocken nicht mehr endemisch sind. Die Impfung wird weiterhin empfohlen für Krankenhauspersonal und Reisende in endemische Gebiete.

Impfpocken bestehen aus einer Hautreaktion und gelegentlich auch aus Allgemeinreaktionen, die der Inokulation des Impfvirus zur Immunisierung gegen die Pocken folgen. Normalerweise ist nur eine lokale Hautläsion an der Impfstelle vorhanden, die in Abhängigkeit von der Immunitätslage des Patienten eine typische Entwicklung durchmacht.

Wenn auf eine Impfung keine Reaktion erfolgt, war entweder die Impftechnik ungenügend oder die Vakzine mangelhaft. Es kann nicht auf eine Immunität geschlossen werden.

Ekzeme, frische Verbrennungen, Impetigo sowie bestehende immunologische Störungen stellen Kontraindikationen für eine Impfung dar.

Formen der Impfreaktion

A. Erstimpflingsreaktion: Bei nicht immunen ungeimpften Patienten erscheint am 3. oder 4. Tag nach der Impfung ein Knötchen, auf dem sich am nächsten Tag ein eingedelltes Bläschen entwickelt. Es wird im Laufe von weiteren 3–4 Tagen von einer erythematösen Zone umgeben, wenn es zur Ausbildung einer Pustel kommt. Am deutlichsten ist dies vom 8.–12. Tag. Vom 12. Tag an trocknet die Pustel ein, und es bildet sich eine Borke, die in den folgenden Wochen unter Hinterlassung der typischen Impfnarbe abfällt. Fieber und Unwohlsein können vom 6. Tag an vorkommen und dauern im allgemeinen 1–2 Tage. Die Achsellymphdrüsen sind meistens geschwollen. Es kommt regelmäßig zu einer Virämie. Das Virus kann aus dem Rachenspülwasser isoliert werden.

B. Beschleunigte Impfreaktionen: Bei Personen mit einer partiellen Immunität ist der Verlauf der Impfpocken beschleunigt und weniger schwer. Innerhalb von 24 Std bildet sich ein Knötchen an der Impfstelle. Die Entwicklung zum Bläschen erfolgt rascher als beim Erstimpfling, ein Erythem wird seltener beobachtet. Der Höhepunkt der Reaktion, bei der es auch zur Pustelbildung kommen kann, ist zwischen dem 4. und 7. Tag erreicht. Die Allgemeinerscheinungen sind meistens leicht.

C. Allergische Reaktion: Diese Reaktion ist lediglich Zeichen einer Überempfindlichkeit gegen das Virusprotein, die von einer früheren Impfung oder Erkrankung herrühren kann. Sie kann auftreten bei immunen Personen, aber auch auf eine schlechte Impftechnik zurückzuführen sein, z. B. bei Personen, die zwar ihre Immunität verloren haben, aber noch gegen die Virusbestandteile überempfindlich sind. Sie läßt sich auch durch abgetötete Viren hervorrufen und bedeutet demnach nicht unbedingt, daß der Patient immun ist. In solchen Fällen muß die Impfung mit bekannter virulenter Vakzine und mit

---

* Ergänzung durch die Hrsg.

sorgfältiger Technik wiederholt werden. Die allergische Reaktion ist durch ein Knötchen oder eine Rötung innerhalb der ersten 24 Std nach der Impfung gekennzeichnet, der Höhepunkt der Reaktion kann bereits nach 3 Tagen überschritten sein. (S. Impfplan im Anhang, S. 1345)

Komplikationen

Durch Autoinokulation entstehen im Bereich der Impfstelle manchmal mehrere Begleitpusteln. Auch an anderen Körperstellen können sich auf diese Weise zusätzliche Pusteln entwickeln, ebenso kann es zu einer Konjunktivitis kommen. Bei einer generalisierten Vakzine treten an entfernten Körperregionen manchmal erst einige Tage nach der Impfung Pusteln und Bläschen auf. Eczema vaccinatum kommt bei Personen vor, die an ausgedehnten Dermatosen leiden und geimpft wurden oder mit anderen frisch geimpften Personen Kontakt hatten. Die generalisierten Effloreszenzen entwickeln sich vor allem im Bereich der Dermatose. Hohes Fieber ist das Zeichen einer schweren Allgemeinerkrankung, die tödlich enden kann. Differentialdiagnostisch muß ein generalisierter Herpes simplex bei Ekzematikern in Erwägung gezogen werden. Wenn abgeschwächte Vakzinen benutzt werden, scheint das Eczema vaccinatum nicht so häufig zu sein. Bei Personen mit einer Agammaglobulinämie oder einem Defekt der verzögerten Reaktion vom Tuberkulintyp kann die Impfung tödlich verlaufen.

Sekundärinfektionen der Impfpusteln durch Streptokokken, Staphylokokken oder sehr selten durch Clostridium tetani kommen vor.

Gelegentlich treten postvakzinal scharlachähnliche oder rötelnähnliche Exantheme auf, ein Erythema multiforme oder eine Gangrän der Impfstelle. Die postvakzinale Enzephalitis mit sensorischen Veränderungen, meningealen Reizerscheinungen und pathologischen neurologischen Befunden beginnt 7–12 Tage nach der Impfung. Es besteht eine hohe Mortalitätsrate. Bei Überlebenden sind Spätschäden vor allem in Form von spastischen Lähmungen und organischen Anfallsleiden häufig.

Behandlung

Bei unkompliziertem Verlauf der Impfung sind weder Behandlung noch Verband nötig. Sekundäre bakterielle Infektionen können mit heißen Kompressen, antibiotischen Salben und allgemeiner Chemotherapie behandelt werden. Bei einer generalisierten Vakzine oder einem Eczema vaccinatum können Immunglobulin 0,5 mg/kg intramuskulär gegeben werden. Für die postvakzinale Enzephalitis gibt es keine spezifische Behandlung.

Methylisatin-Thiosemicarbazon scheint eine gewisse Wirkung bei sich ausbreitenden Impfpocken zu haben.

Mumps
(Parotitis epidemica)

Diagnostische Merkmale

- Schmerzhafte Schwellung der Speicheldrüsen, meist der Parotis; Orchitis, Meningoenzephalitis, Pankreatitis
- Im Liquor lymphozytäre Pleozytose bei der Meningoenzephalitis
- Inkubationszeit 14–21 Tage

Allgemeine Betrachtungen

Mumps ist eine Viruskrankheit, die durch Tröpfcheninfektion verbreitet wird. Sie ruft im allgemeinen eine Entzündung der Speicheldrüsen hervor, weniger häufig Orchitis, Meningoenzephalitis, Pankreatitis und Oophoritis. Die meisten Patienten sind Kinder. Die Inkubationszeit beträgt 14–21 Tage (durchschnittlich 18 Tage). Eine Ansteckungsgefahr ist bereits 1 Tag vor Ausbruch der Symptome gegeben, sie besteht maximal 3 Tage und geht zurück, wenn die Schwellung abklingt.

Klinische Befunde

A. Symptome: Fieber und Krankheitsgefühl sind in unterschiedlicher Stärke vorhanden und bei kleineren Kindern oft sehr gering ausgeprägt. Hohes Fieber tritt im allgemeinen bei einer Orchitis oder einer Meningoenzephalitis auf. Schmerzen und Anschwellung beider oder nur einer Parotis oder anderer Speicheldrüsen können einander im Abstand von 1–3 Tagen folgen. Gelegentlich schwillt eine Drüse vollständig ab (meist nach 7 Tagen oder früher), ehe andere befallen werden. Bei 25% der Erkrankungen erwachsener Männer tritt eine Schwellung der Hoden (Orchitis) auf. Kopfschmerz und Lethargie weisen auf eine Meningoenzephalitis und Schmerzen im Oberbauch, Übelkeit und Erbrechen auf eine Pankreatitis hin. Ein leichter abdominaler Schmerz bei Frauen kann eine Oophoritis bedeuten.

Parotisschwellung ist der häufigste Befund (Cave: Differentialdiagnose!), Schmerzhaftigkeit ist meist vorhanden, ein Ödem nur gelegentlich. Schwellung und Schmerzhaftigkeit der submaxillären und sublingualen Drüsen kommen mitunter vor. Die Öffnung des Stensonschen Ganges (Ausführungsgang der Parotis) kann gerötet und geschwollen sein. Nackensteife und andere meningeale Zeichen sind im allgemeinen bei einer Meningoenzephalitis vorhanden. Schwellung und Druckempfindlichkeit der Hoden (bei 75% einseitig) sind Zeichen einer Orchitis, die jedoch praktisch erst nach der Pubertät vorkommt; eine Druckempfindlichkeit im Epigastrium kann für eine Pankreatitis sprechen, leichte abdominale Druckempfindlichkeit für eine Oophoritis. Die Diagnose ist allerdings oft schwierig. Die Schwellung der Speicheldrüsen muß abgegrenzt werden von einem Befall der vorderen Halslymphdrüsen, die Mumpsmeningoenzephalitis von anderen Formen der aseptischen Meningitis.

B. Laborbefunde: Eine relative Lymphozytose kann vorhanden sein, sonst bietet jedoch das Blutbild keine besondere diagnostische Hilfe. Die Serumamylase ist im allgemeinen mit und ohne Pankreatitis erhöht. Bei einer Meningoenzephalitis findet sich im Liquor eine lymphozytäre Pleozytose, die aber auch ohne Symptome vorkommen kann. Komplementbindungsreaktion und die Hemmung der Agglutination von Hühnerblutkörperchen werden zwei Wochen nach Krankheitsbeginn positiv.

Komplikationen

„Komplikationen" des Mumps sind alle weniger häufigen Manifestationen der Krankheit außerhalb der Speicheldrüsen. Diese folgen im allgemeinen der Parotitis, können ihr aber auch vorausgehen und kommen auch vor, ohne daß die Speicheldrüsen befallen sind: Die Meningoenzephalitis (30%), Orchitis (25% der erwachsenen Männer), Pankreatitis, Oophoritis, Thyreoiditis, Neuritis und Myokarditis.
Eine aseptische Meningitis im Verlauf der Mumps ist häufig (häufigste Form der Virusmeningitis). Es ist eine sehr gutartige Erkrankung, obgleich sich gelegentlich eine Enzephalitis entwickelt.

Vorbeugung

Mumps – Hyperimmungammaglobulin ist von höchst fragwürdigem Wert und nicht zu empfehlen. Die Annahme, es würde einen Schutz für den Patienten bieten, ist irreführend.
Eine Vakzine aus lebendem Mumpsvirus ist außerordentlich wirksam und für alle empfänglichen Personen im Alter über 1 Jahr zu empfehlen. Gegenindikationen sind fieberhafte Erkrankungen, Überempfindlichkeit gegen Eiereiweiß, Leukämie oder andere generalisierte maligne Erkrankungen, verminderte Resistenz und Schwangerschaft.

Behandlung

A. Allgemeine Maßnahmen: Isolierung des Patienten, bis die Schwellung abklingt, und Bettruhe während des Fiebers. Zur Bekämpfung der Schmerzen können Aspirin® oder Kodein gegeben werden sowie Mundspülungen mit alkalischen aromatischen Lösungen. Mumpsrekonvaleszentenserum 20 ml oder Mumpsgammaglobulin 2,5 ml intramuskulär können bei erwachsenen Männern das Risiko einer Orchitis vermindern.

B. Behandlung der Komplikationen:
1. Meningoenzephalitis (gelegentlich asymptomatisch): die Behandlung der aseptischen Meningitis ist rein symptomatisch.
2. Orchitis: Anlegen eines Suspensoriums und Eisbeutel. In schweren Fällen kann eine Inzision der Tunica nötig sein. Unter Umständen erfordern die Schmerzen Kodein- oder Morphingaben. Sie können auch durch eine Injektion von 10–20 ml einer 1%igen Procainlösung in den Samenstrang bekämpft werden. Die Entzündungserscheinungen lassen sich durch Gaben von Hydrocortison-Natriumsuccinat vermindern, und zwar gibt man 100 mg intravenös, anschließend oral 20 mg alle 6 Std für 2–3 Tage.
3. Pankreatitis: Nur symptomatische Behandlung und wenn nötig parenterale Flüssigkeitszufuhr.
4. Oophoritis: Nur symptomatische Behandlung.

Prognose

Die Krankheit dauert insgesamt selten länger als 2 Wochen. Todesfälle (durch Enzephalitis) sind sehr selten. Die Orchitis ist häufig subjektiv sehr unangenehm, führt aber sehr selten zur Sterilität.

Poliomyelitis

(Epidemische Kinderlähmung, Heine-Medinsche Krankheit)

Diagnostische Merkmale

- Muskelschwäche, Kopfschmerzen, Nackensteife, Fieber, Übelkeit, Erbrechen, Halsschmerzen
- Läsionen der peripheren motorischen Neuronen (schlaffe Lähmungen) mit abgeschwächten tiefen Sehnenreflexen und Muskelschwund
- Im Liquor erhöhte Zellzahlen, jedoch selten mehr als 500/mm^3, wobei Lymphozyten überwiegen

Allgemeine Betrachtungen

Der Übertragungsmodus ist nicht sicher bekannt. Das Virus findet sich im Rachenspülwasser und im Stuhl, die Infektion erfolgt entweder durch Tröpfcheninfektion oder oral über den Verdauungstrakt. Seit Einführung wirksamer Impfungen gingen die Erkrankungszahlen stark zurück. So ist die Poliomyelitis in weniger als einem Jahrzehnt eine seltene Krankheit geworden, außer in den sogenannten unterentwickelten Gebieten. Drei hinsichtlich ihrer Antigenstruktur unterschiedliche Typen des Poliomyelitisvirus sind bekannt, wobei innerhalb der einzelnen Typen zahlreiche serologische Varianten vorkommen. Es besteht keine Kreuzimmunität zwischen ihnen.
Die Inkubationszeit beträgt 5–35 Tage (gewöhnlich 7–14 Tage). Die Infektiosität ist während der ersten Woche am größten, aber die Ausscheidung der Viren im Stuhl setzt sich über mehrere (bis über 8) Wochen fort. Die Familie oder andere Kontaktpersonen der diagnostizierten Fälle können ohne klinische Symptome oder bei abortivem Verlauf der Krankheit als vorübergehende Überträger und Ausscheider in Frage kommen.

Klinische Befunde

A. Symptome:

1. Abortive Poliomyelitis: Die Symptome sind Fieber, Kopfschmerzen, Erbrechen, Durchfall, Verstopfung und anginöse Halsschmerzen.

2. Nichtparalytische Poliomyelitis: Kopfschmerzen, Schmerzen im Nacken, Rücken und in den Extremitäten, Fieber, Erbrechen, Bauchschmerzen, Schläfrigkeit und Reizbarkeit sind vorhanden. Muskelspasmen – spontane Verkürzung der Muskel oder hyperaktive Streckreflexe mit Bewegungseinschränkungen durch Schmerzen und Kontraktion – sind in der Streckermuskulatur von Nacken und Rücken immer festzustellen, öfters auch in den Kniebeugern und gelegentlich in anderen Muskeln. Bei der Nackenbeugung besteht ein Widerstand, dabei ist eine freie Beugung noch in verschiedenem Ausmaß möglich. Beim Aufsitzen nimmt der Patient die typische Dreifußstellung ein, wobei er durch rollende Bewegungen eine Beugung der Rückenmuskulatur vermeidet. Das Anheben der ausgestreckten Beine bis 90° ist nicht möglich. Spasmen können beobachtet werden, wenn der Patient in Ruhe ist, oder sie können ausgelöst werden, indem man den Muskel seinen maximalen Bewegungsbereich durchlaufen läßt. Der Muskel kann bei der Palpation druckempfindlich sein.

3. Paralytische Poliomyelitis: Lähmungen können während der ganzen Fieberperiode auftreten. Zu den Symptomen der nichtparalytischen Phase der Krankheit kommen Tremor und Muskelschwäche. Parästhesien und Harnverhaltung werden gelegentlich festgestellt. Verstopfung und aufgetriebener Leib (Ileus) sind häufig. Die paralytische Poliomyelitis läßt sich in zwei Formen einteilen, die nebeneinander vorkommen können: 1. die spinale Form mit Muskelschwäche, die von Rückenmarksnerven herrührt, und 2. die bulbäre Form mit Muskelschwäche, verursacht durch Beteiligung der Hirnnerven, mit variablen enzephalitischen Symptomen. Bulbäre Symptome sind Doppeltsehen (selten), Kauschwäche, Fazialisschwäche, Dysphagie, Dysphonie, nasale Stimme, Herausfließen von Flüssigkeiten aus der Nase, Schwäche der Sternocleido- und der Trapeziusmuskulatur, Schwierigkeiten beim Expektorieren von Speichel und Sekret. Besonders lebensbedrohlich ist die Atemlähmung durch die zentrale bulbopontine Form.

Für die Lähmung der Nackenbeuger ist das Zurückfallen des Kopfes beim Anheben des Patienten an den Schultern kennzeichnend. Die Paralyse des Schultergürtels geht oft einer Lähmung der interkostalen Muskulatur und des Zwerchfells voraus. Eine Teillähmung des M. rectus abdominis zeigt sich durch die Abweichung des Nabels bei der aktiven Nackenbeugung, die Schwäche der Interkostalmuskulatur und des Zwerchfells durch verminderte Brustausdehnung bei der Atmung, unrhythmische

„Schaukelpferd"-Atmung mit paradoxen Bewegungen des Zwerchfells, den Gebrauch von Hilfsmuskeln und die Verminderung der Vitalkapazität. Später können Zyanose und Stridor infolge einer Hypoxie auftreten. Die Paralyse kann sofort ihren Höhepunkt erreichen oder erst innerhalb mehrerer Tage voll ausgebildet sein, bis die Temperatur normal wird. Die tiefen Sehnenreflexe sind vermindert oder erloschen, oft nur einseitig in dem befallenen Gebiet.

Bei der bulbären Form findet sich Strabismus (selten), einseitige Fazialislähmung, Abweichen des Kinns beim Öffnen des Mundes, Verlust des Mundsperreflexes, Bewegungsverlust der Palato-pharyngeal-Muskulatur sowie Sekretansammlung im Nasenrachenraum, Abweichen der Zunge und Stimmbandlähmung. Die bulbär bedingte Atemnot ist gekennzeichnet durch ungleichmäßige Atmung (variierend im Rhythmus, der Tiefe und der Geschwindigkeit). Nach Aufforderung kann der Patient im allgemeinen tiefe Atemzüge machen. Lethargie oder Koma können sowohl von der Hypoxie als auch von der Enzephalitis herrühren. Solche Bewußtseinsstörungen werden aber meistens durch Hypoventilation verursacht.

Hoher und niedriger Blutdruck sowie Tachykardie können vorkommen, Krämpfe sind selten.

B. Laborbefunde:
Das weiße Blutbild ist nicht charakteristisch, die Blutsenkung kann normal oder leicht beschleunigt sein. Der Liquordruck ist normal oder leicht erhöht, Eiweiß normal oder leicht vermehrt, Glukose nicht vermindert, Zellzahl gewöhnlich unter 500/mm^3 (vorwiegend Lymphozyten, polymorphkernige können zunächst vermehrt sein). Bei 5% der Patienten sind die Liquorbefunde normal. Das Virus läßt sich aus dem Rachenspülwasser oder aus dem Stuhl isolieren. Neutralisierende und komplementbindende Antikörper sind im Serum während der ersten oder zweiten Woche nachweisbar.

Differentialdiagnose

Durch eine abortiv verlaufende Poliomyelitis kann eine akute Infektion der Atmungsorgane oder eine Gastroenteritis vorgetäuscht werden. Sie ist meist ungefährlich.

Eine nichtparalytische Poliomyelitis ist schwer von anderen aseptischen Meningitiden durch Enteroviren zu unterscheiden. Wenn Muskelschwäche und Spasmen vorhanden sind, weist dies auf eine Poliomyelitis hin. Den poliomyelitischen ähnliche oder mit ihnen identische Lähmungen werden neuerdings auch bei Infektionen mit anderen neurotropen Enteroviren oder beim Guillain-Barré-Syndrom beobachtet.

Komplikationen

Harnwegsinfektionen, Atelektase, Pneumonie, Myokarditis und Lungenödem können vorkommen.

Spätere Komplikationen betreffen Deformationen des Knochensystems und der Weichteile, Cor pulmonale, Osteoporose, Urolithiasis und chronische Blähung des Dickdarms.

Vorbeugung

Zur Schutzimpfung sind sowohl die inaktivierte Poliomyelitisvakzine nach Salk als auch die oral anzuwendende Lebendvakzine nach Sabin zugelassen. Da die Poliomyelitis von anderen Virusinfektionen des Zentralnervensystems (siehe Coxsackie- und ECHO-Virusinfektionen) nicht unterschieden werden kann, sollten beim Auftreten meningealer Reizsymptome strenge Bettruhe und eine genaue Überwachung besonders während der Fieberperiode garantiert sein.

Behandlung

A. Frühphase: Der Patient sollte Reisen, Anstrengungen und psychischen Streß vermeiden, auch müssen ihm unnötige Untersuchungen erspart werden. Pro Tag sollte bei akuten Fällen nicht mehr als eine kurze und oberflächliche Überprüfung der Muskulatur erfolgen. Diese darf keine stärkere Aktivität der Muskulatur von seiten des Patienten erfordern. Der Patient wird bequem, aber in wechselnden Lagen in einem Polio-Bett gelagert.

Heiße Wollpackungen und feuchtwarme Umschläge können auf die Extremitäten oder andere betroffene Körperteile gegeben werden, um während der Fieberperiode die Schmerzen zu lindern. Ganzpackungen sollten aber nur angewendet werden, wenn der Patient fieberfrei ist. Lagewechsel, Packungen der Extremitäten und schmerzstillende Mittel genügen im allgemeinen, um die Muskelkrämpfe zu beherrschen.

Entwässerung und Darmträgheit führen oft zur Einklemmung der Faeces. Durch ausreichende Flüssigkeitszufuhr sollte dies verhütet werden. Der Patient ist häufig darauf zu untersuchen. Wenn nötig, müssen Einläufe und Neostigmin intramuskulär verabreicht werden. Blasenschwäche kommt oft gemeinsam mit der Lähmung bestimmter Muskelgruppen vor, meistens in Form einer Querschnittslähmung. Während der Frühphase der Krankheit und solange der Patient bettlägerig ist, bekommt er eine neutralisierende Diät mit höchstens 0,5 g Kalzium täglich (keine Milch oder Milchprodukte). Außerdem ist die Flüssigkeitszufuhr so zu regeln, daß von Erwachsenen täglich etwa 1,5 bis 2,0 l mit niedrigem spezifischen Gewicht ausgeschieden werden.

B. Schwere Fälle:

Die Symptome einer schweren Poliomyelitis erfordern das Personal und die Einrichtung einer Intensivpflegestation. Dazu gehören Tankrespirator mit Einrichtung zur Überdruckventilation, Besteck zur Tracheotomie, Infusionsbesteck und Absaugungsvorrichtungen

C. Rekonvaleszenz und Rehabilitation:

Als Grundprinzip gilt, daß Deformitäten verhütet werden müssen. Übungen während der Fieberperiode sind daher zu vermeiden, doch soll frühzeitig bewegt, der vorhandene Bewegungsspielraum geübt und die Lage des Patienten während der Fieberperiode häufig gewechselt werden. Auch sollen so bald wie möglich aktive Übungen unter geschulter Leitung veranlaßt werden. Frühzeitige Anwendung von Stützen und Schienen für therapeutische Zwecke sind erforderlich, um das Therapieprogramm zu aktivieren. Zu beachten ist, daß alle Möglichkeiten physikalischer Therapie, der Arbeitstherapie sowie individueller und Gruppenpsychotherapie genutzt werden. Außerdem sind soziale Einrichtungen und alle medizinischen Fachrichtungen in den Rehabilitationsprozeß einzuschalten.

Prognose

Während der Fieberperiode (3–10 Tage) können fortschreitende Lähmungen auftreten. Eine diffuse leichte Muskelschwäche ist für die funktionelle Wiederherstellung günstiger als eine schwere Kraftlosigkeit weniger wichtiger Muskeln. Am schwersten ist eine Bulbärparalyse (10–20%) zu beurteilen. Die Gesamtsterblichkeit liegt bei 5–10%.

Enzephalitis

Diagnostische Merkmale

- Fieber, Unwohlsein, Nackensteife, Angina und Übelkeit mit Erbrechen leiten zu Stupor, Koma und Krämpfen über
- Zeichen einer Läsion übergeordneter motorischer Neuronen (gesteigerte tiefe Sehnenreflexe, fehlende oberflächliche Reflexe, pathologische Reflexe und spastische Lähmungen)
- Im Liquor sind Eiweißgehalt und Druck oft erhöht, gleichzeitig lymphozytäre Pleozytose

Allgemeine Betrachtungen

Enzephalitis ist eine pathologisch-anatomische Bezeichnung für eine Vielzahl von klinischen Einheiten, deren Ätiologie zum Teil unbekannt ist. Wir können folgende Formen unterscheiden: Virusenzephalitis (Arboviren, Herpes simplex, Mumps, Polio u. a.), Enzephalitiden bei Exanthemerkrankungen in der Kindheit (Masern, Mononukleose, Windpokken, Röteln), Enzephalitiden nach Vakzination (z. B. Pocken) und toxische Enzephalitiden, z. B. Reye-Syndrom (welche klinisch nicht von infektiösen zu unterscheiden sind).

Klinische Befunde

A. Symptome: Fieber, Unwohlsein, Angina, Übelkeit mit Erbrechen, Lethargie, Stupor, Koma und

Krämpfe, außerdem Nackensteife als Zeichen einer meningealen Reizung, Tremor, Krämpfe, Lähmungen der Hirnnerven, Lähmungen der Extremitäten, gesteigerte Tiefenreflexe und Fehlen der oberflächlichen Reflexe sowie pathologische Reflexe.

B. Laborbefunde: Die Leukozytenzahlen sind verschieden. Druck und Eiweißgehalt des Liquors sind oft erhöht, Glukose normal, lymphozytäre Pleozytose kann vorhanden sein (polymorphkernige Leukozyten herrschen bei einigen Formen zu Beginn der Krankheit vor). Bei Mäusen kann mitunter durch Injektion von Patientenblut eine Enzephalitis hervorgerufen werden. Eine Diagnose durch serologische Untersuchungen ist bei einigen spezifischen Formen der Enzephalitis möglich.

Differentialdiagnose
Leichte Enzephalitiden müssen von aseptischer Meningitis, von der lymphozytären Choriomeningitis und der nichtparalytischen Poliomyelitis unterschieden werden; schwere Fälle von zerebrovaskulären Zuständen, Hirntumoren und Hirnabszessen sowie Vergiftungen.

Komplikationen
Bronchopneumonie, Harnverhaltung mit Infektion, Dekubitus mit Geschwüren. Spätfolgen sind geistige Defekte, Parkinson und Epilepsie.

Behandlung
Obwohl eine spezifische Therapie für die meisten Enzephalitisformen nicht existiert, ist eine Vielzahl von Maßnahmen notwendig. Durch Mannit oder einen Harnstoff-Invertzucker muß für eine Reduzierung des intrakranialen Druckes gesorgt werden; Bekämpfung der Krampfneigung, Freihalten der Atemwege und Sauerstoffzufuhr. Zur geeigneten Ernährung kann im allgemeinen nach 72 Std. parenteraler Ernährung eine Magensonde gelegt und mit der intestinalen Ernährung begonnen werden. Vorbeugung und frühzeitige Behandlung von Dekubitus, Pneumonie und Infektion der Harnwege sind wichtig. Falls nötig, Gaben von Antikonvulsiva. Verschiedene antivirale Substanzen wurden in der spezifischen Behandlung der Virusenzephalitis versucht, unter ihnen hat sich jedoch nur Vidarabin bei der Herpes simplex-Enzephalitis als wirksam erwiesen. Für besonders gefährdete Personen stehen jedoch zur Vorbeugung seit einiger Zeit geeignete Impfstoffe zur Verfügung.

Prognose
Sie sollte vorsichtig gestellt werden, vor allem bei kleinen Kindern. Folgen treten oft erst spät in der Rekonvaleszenz auf, auch in Fällen, die geheilt erscheinen.

Lymphozytäre Choriomeningitis

Diagnostische Merkmale
- Influenza-ähnliche Prodromalerscheinungen mit Fieber, Schüttelfrost, Unwohlsein und Husten, gefolgt von einer Meningitis mit Nackensteife
- Kernigsches Zeichen, Kopfschmerzen, Übelkeit mit Erbrechen, Lethargie
- Liquor: Leichte Erhöhung des Eiweißes und lymphozytäre Pleozytose (500–1000 Zellen/mm³)
- Komplementbindende Antikörper innerhalb von 2 Wochen

Allgemeine Betrachtungen
Die lymphozytäre Choriomeningitis ist eine Virusinfektion des Zentralnervensystems. Das Erregerreservoir ist die infizierte Hausmaus, obwohl auch natürlich infizierte Meerschweinchen, Affen, Hunde, Hamster und Schweine gefunden wurden. Das Virus wird vom infizierten Tier durch Speichel und Nasensekret meistens über verschmutzte Nahrungsmittel und Staub auf den Menschen übertragen. Die Inkubationszeit ist nicht sicher bekannt, wahrscheinlich aber 8–13 Tage bis zum Auftreten von Allgemeinerscheinungen und 15–21 Tage bis zum Beginn der meningealen Symptome. Die Krankheit ist nicht von Mensch zu Mensch übertragbar, Komplikationen sind selten. In den U.S.A. kommt die Krankheit nicht westlich der Rocky Mountains vor. Sie ist beschränkt auf die Ostküste und auf die nordöstlichen Staaten.*

Klinische Befunde
A. Symptome: Das Prodromalstadium ist gekennzeichnet durch Fieber, Schüttelfrost, Kopfweh, Myalgien, Husten und Erbrechen, die meningeale Phase durch Kopfschmerz, Übelkeit mit Erbrechen und Lethargie. Während des Prodromalstadiums sind gelegentlich auch Zeichen einer Pneumonie vorhanden. In der meningealen Phase finden sich Nacken- und Rückensteife und ein positives Kernigsches Zeichen (meningeale Reizung). Bei einer schweren Meningoenzephalitis können die tiefen Sehnenreflexe gestört sein und Paralysen und anästhetische Zonen der Haut auftreten. Bereits nach den Prodromalerscheinungen können die Patienten voll genesen oder, nach einer kurzen Remission von wenigen Tagen, meningeale Erscheinungen bekommen.

B. Laborbefunde: Eine Leukozytose ist möglich. Im Liquor lymphozytäre Pleozytose mit Zellzahlen von 500–3000 Zellen/mm³ und geringe Eiweißvermeh-

---

* Anmerkung der Hrsg.: In Deutschland ist sie hauptsächlich in den nördlichen und westlichen Teilen des Landes beobachtet worden.

rung. Komplementbindende Antikörper sind während oder nach der 2. Woche nachweisbar. Das Virus kann aus Blut und Liquor im Mäuseversuch nachgewiesen werden.

Differentialdiagnose

Die influenzaähnlichen Prodrome und die Latenzperiode vor der Entwicklung der meningealen Zeichen unterscheiden die lymphozytäre Choriomeningitis von anderen aseptischen Meningitiden, Meningismus, bakterieller und eitriger Meningitis. Ein wichtiger diagnostischer Hinweis in der Anamnese ist Kontakt mit Mäusen.

Behandlung

Wie bei der Enzephalitis.

Prognose

Todesfälle sind selten. Die Krankheit dauert im allgemeinen 1–2 Wochen, jedoch kann die Rekonvaleszenz verlängert sein.

Denguefieber*

Diagnostische Merkmale

- Plötzlicher Beginn mit hohem Fieber, Schüttelfrost mit schweren Gelenk- und Muskelschmerzen, Kopfschmerzen, Halsschmerzen, Erschöpfungszustand, Depression
- Biphasische Fieberkurve: Initialphase 3 bis 4 Tage, Remission wenige Stunden bis 2 Tage, Sekundärphase 1–2 Tage
- Exanthem: Makulopapulös, scarlatiniform, morbilliform oder petechial. Es erscheint während der Remission oder der Sekundärphase und breitet sich von den Extremitäten zum Rumpf aus
- Leukopenie

Colorado-Zeckenfieber**

Diagnostische Merkmale

- Fieber, Schüttelfrost, Myalgie, Kopfschmerzen, Erschöpfungszustand
- Leukopenie

---

* **Anm. d. Hrsg.: Von einigen, im mitteleuropäischen Raum nicht zu erwartenden Infektionskrankheiten können aus Platzgründen nur die „diagnostischen Merkmale" bzw. „allgemeinen Betrachtungen" gegeben werden. Für Einzelheiten muß auf die Spezialliteratur verwiesen werden, gegebenenfalls ist auch das Therapieschema am Schluß des Kapitels heranzuziehen.**

** s. Anmerkung oben.

- Nach einer Remission von 2–3 Tagen folgt ein zweiter Fieberschub
- Beginn 3–6 Tage nach dem Zeckenbiß

Tollwut

(Rabies)

Diagnostische Merkmale

- Parästhesien, Hydrophobie, Aerophobie, Erregungszustände wechseln mit Ruhezuständen ab
- Krämpfe, Lähmungen, Bildung von dickem zähflüssigem Speichel
- In der Anamnese Tierbiß

Allgemeine Betrachtungen

Die Tollwut ist eine Viruskrankheit der Tiere und des Menschen, die durch infizierten Speichel übertragen wird, der durch einen Biß oder eine offene Wunde in den Körper gelangt. In den USA geht die menschliche Tollwut meist auf einen Biß eines infizierten Hundes zurück, obgleich auch Katzen, Wölfe, Skunks und Fledermäuse*** die Infektionsquelle sein können. Das Vorkommen der Tollwut wird nicht durch Klima, Geographie oder Rasse beeinflußt. Die Inkubationszeit kann 10 Tage bis zu zwei Jahre betragen, in den meisten Fällen aber 3–7 Wochen. Das Virus wandert entlang den Nervenbahnen ins Gehirn, wo es sich vermehrt und entlang der efferenten Nerven zur Speicheldrüse gelangt.

Klinische Befunde

A. Symptome: Gewöhnlich wird in der Vorgeschichte über den Biß eines Tieres berichtet. Schmerzen treten an der Bißstelle auf, meist gefolgt von einem Brennen. Die Haut ist überempfindlich auf Temperaturwechsel und Luftzug. Perioden der Erregung wechseln mit Intervallen der Ruhe ab. Trinkversuche führen zu äußerst schmerzhaften Laryngealspasmen, so daß der Patient schließlich das Trinken völlig ablehnt (Hydrophobie). Der Patient ist ruhelos und verhält sich vielfach abwegig. Muskelspasmen, Laryngospasmen und äußerste Erregbarkeit gehören zum Bild der Tollwut. Es kommt zu Krämpfen, die sich bereits durch ein leichtes Blasen auf die Rückseite des Halses des Patienten auslösen lassen. Große Mengen von dickflüssigem, zähem Speichel werden abgesondert.

B. Laborbefunde: Beißende Tiere, auch wenn sie scheinbar gesund sind, müssen eingesperrt und unter Beobachtung gehalten, kranke oder tote Tiere auf Tollwut untersucht werden. Die Tollwut kann aus

---

*** Anmerkung der Hrsg.: In Deutschland ist der wichtigste Träger des Tollwutvirus der Fuchs (silvatische Tollwut).

dem Gehirn eines verdächtigen Tieres mit Hilfe fluoreszierender Antikörper rasch diagnostiziert werden. Es lassen sich die charakteristischen Negri-Körperchen nachweisen.

Differentialdiagnose
Furcht vor der Krankheit kann in einen hysterischen Zustand ausarten, der genau die Tollwut nachahmt. Muskelspasmen können zu einer Verwechslung mit Tetanus führen.

Behandlung
Absolute Ruhe und Vermeidung jedes Reizes. Um Krämpfe zu verhüten, müssen wie beim Tetanus Sedativa gegeben werden. Spezifische Maßnahmen gibt es nicht.

Vorbeugung
Wenn möglich, sollte das fragliche Tier isoliert und 7 Tage beobachtet werden. Wenn das Tier gesund bleibt, kann angenommen werden, daß die gebissene Person nicht mit Tollwut infiziert wurde. Die Wunde sollte gründlich mit grüner Seife ausgewaschen und nicht genäht werden.
Nach einer positiven Tollwutdiagnose beim Tier oder nach einem Biß durch ein verdächtiges Tier, das nicht beobachtet werden kann, oder nach einem Biß im Bereich des Kopfes muß Tollwutvakzine gegeben werden. In den ersten 7 Tagen werden täglich Dosen der Vakzine nach Semple gegeben, die aus Nervengewebe hergestellt wird. Eine Vakzine aus Entenembryos wird für die folgenden täglichen Dosen und für zwei Auffrischungsimpfungen 10 und 20 Tage nach der letzten Gabe der ersten Immunisierungsreihe verwendet. Ein Tollwuthyperimmunserum sollte zusätzlich dann verabreicht werden, wenn aus der tierärztlichen Untersuchung das Bestehen einer Tollwut wahrscheinlich oder sicher hervorgeht.

Prognose
Sind die Symptome einmal aufgetreten, tritt der Tod unabwendbar nach 2 3 Tagen durch Versagen des Herzens und der Atmung oder durch eine allgemeine Lähmung ein.

Gelbfieber*

Diagnostische Merkmale
- Plötzlicher Beginn mit schweren Kopfschmerzen, Schmerzen in den Beinen und Tachykardie. Später Bradykardie, niedriger Blutdruck, Gelbsucht,

---

* s. Anmerkung S. 1140 (*)

Neigung zu Hämorrhagien (Kaffeesatz-Erbrechen)
- Proteinurie, Leukopenie, Bilirubinämie, Bilirubinurie
- Nur in Gebieten mit endemischen Vorkommen

Influenza
(Grippe)

Diagnostische Merkmale
- Plötzlicher Beginn mit Fieber, Schüttelfrost, Unwohlsein, Husten, Schnupfen und Muskelschmerzen
- Zu starke Allgemeinsymptome wie Schmerzen, Fieber und Schwächegefühl im Verhältnis zu den katarrhalischen Erscheinungen
- Leukopenie

Allgemeine Betrachtungen
Influenza wird über die Atemwege verbreitet. Während sporadische Fälle immer vorkommen, treten Epidemien und Pandemien in unterschiedlichen Intervallen auf, vorwiegend gegen Ende des Winters. Die drei Serotypen (A, B und C) rufen klinisch gleichartige Krankheitsbilder hervor. Die Inkubationszeit beträgt 1–4 Tage.
Es ist schwierig, eine Influenza außerhalb einer Epidemie zu diagnostizieren. Sie ähnelt zahlreichen anderen leichten, fieberhaften Erkrankungen, doch ist immer Husten dabei. Der plötzliche Beginn, oft innerhalb von Minuten, ist außerdem charakteristisch.

Klinische Befunde
A. Symptome: Die Krankheit beginnt plötzlich mit Fieber, Schüttelfrost, Unwohlsein, Muskelschmerzen, substernaler Empfindlichkeit, Kopfschmerzen, verstopfter Nase und gelegentlich Übelkeit. Bei schweren Infektionen kann der Patient stark geschwächt sein. Das Fieber dauert 1–7 Tage (meistens 3–5 Tage). Schnupfen, trockener Husten und Angina mit einer leichten Rachenrötung, aufgedunsenem Gesicht und Rötung der Konjunktiva gehören zur Symptomatik der Influenza.
B. Laborbefunde: Meistens Leukopenie, durch das Fieber bedingte Proteinurie. Aus dem Rachenspülwasser läßt sich das Virus durch Beimpfung von Hühnerembryonen isolieren. Die Komplementbindungsreaktion sowie die Hemmung der Agglutination von Hühnerblutkörperchen (Hirst-Test) werden während oder nach der zweiten Woche positiv.

Komplikationen
Die Influenza verursacht Nekrosen des respiratorischen Epithels, wodurch der Weg für eine bakterielle Superinfektion gebahnt wird. Die häufigsten Komplikationen sind akute Sinusitis, Otitis media,

eitrige Bronchitis, Bronchiolitis und Pneumonie. Diese kann durch Sekundärinfektion mit Bakterien (oft Staphylokokken) oder durch das Influenzavirus selbst verursacht werden. Das Kreislaufsystem ist nicht unbedingt in Mitleidenschaft gezogen, doch kommen Perikarditis, Myokarditis und Thrombophlebitis hin und wieder vor.

Die Pneumonie ist meist die Folge einer bakteriellen Infektion mit Pneumokokken oder Staphylokokken und selten durch das Influenzavirus selbst bedingt.

Als seltene, aber schwerwiegende Komplikation der Influenza und anderer Virusinfektionen ist das *Reye-Syndrom* zu nennen, welches vornehmlich im Kindesalter auftritt. Es besteht in einem sich rasch entwickelndem Leberversagen und in einer Enzephalopathie mit einer 30%igen Mortalitätsrate. Seine Pathogenese ist unbekannt.

Vorbeugung

Eine polyvalente Influenzavakzine, 1 ml subkutan oder 0,1–0,2 ml intrakutan zweimal im Abstand von 1–2 Wochen, verleiht einen gewissen zeitweiligen Schutz. Die Immunität hält wenige Monate bis zu einem Jahr vor. Mit Amantadin-Hydrochlorid, 200 mg täglich oral, kann der Ausbruch einer Influenza A 2 (asiatische Grippe) verhindert werden, wenn sofort begonnen und die Medikation 10 Tage fortgesetzt wird. Zur Verhütung anderer Viruskrankheiten erwies sich dieses Mittel jedoch als ungeeignet.

Behandlung

Bettruhe zur Vermeidung von Komplikationen ist am wichtigsten. Analgetische und sedative Hustensäfte können gegeben werden. Antibiotika sollen für die Behandlung der bakteriellen Komplikationen reserviert bleiben.

Prognose

Ohne Komplikationen dauert die Krankheit 1–7 Tage, wobei die Prognose sehr gut ist. Eitrige Bronchiolitis und Bronchiektasen können in eine chronische Lungenkrankheit und eine Fibrose übergehen und ein Leben lang bestehen bleiben. Die meisten Todesfälle gehen auf sekundäre bakterielle Pneumonien zurück. Die Pneumokokken-Pneumonie ist am häufigsten, aber die Staphylokokken-Pneumonie zeigt den schwersten Verlauf. In den letzten Epidemien war die Sterblichkeit gering, ausgenommen bei geschwächten Personen, besonders solchen mit schweren Herzkrankheiten.

Wenn das Fieber länger als 4 Tage anhält und der Husten mit Auswurf einhergeht oder die Leukozytenzahl über 12000/mm³ ansteigt, sollte eine bakterielle Infektion ausgeschlossen oder erkannt und behandelt werden.

Katzenkratzkrankheit

Diagnostische Merkmale

- Ein primäres Ulkus oder eine papulo-pustulöse Effloreszenz an der Stelle der Inokulation (in 50% der Fälle)
- Regional geschwollene Lymphknoten, die oft vereitern
- Hinweis auf Katze, die an der betroffenen Stelle gekratzt hat
- Positiver Intrakutantest

Allgemeine Betrachtungen

Die Katzenkratzkrankheit ist eine akute Infektionskrankheit unbekannter Ätiologie. Früher wurde angenommen, daß es sich um eine Viruskrankheit handele, sie könnte aber auch durch den Erreger der Psittakose oder des Lymphogranuloma inguinale (venereum) hervorgerufen sein. Sie wird durch gesunde Katzen übertragen, hauptsächlich durch Kratzen, es sind aber auch Fälle bekannt, wo sie durch einen Stich in die Haut, durch einen Splitter oder Dorn ausgelöst wurde. Die Krankheit ist weltweit verbreitet und scheint ziemlich häufig zu sein. Kinder werden öfter befallen als Erwachsene.

Klinische Befunde

A. Symptome: Bei etwa der Hälfte der Fälle entwickelt sich wenige Tage nach dem Kratzen eine primäre Läsion an der betroffenen Stelle. Sie erscheint als ein infiziertes verkrustetes Ulkus oder eine Papel mit zentraler Blase oder Pustel. 1–3 Wochen später treten die Symptome einer generalisierten Infektion auf (Unpäßlichkeit, Fieber, Kopfschmerzen), und die regionalen Lymphknoten vergrößern sich, ohne daß eine Lymphangitis vorhanden ist. Die Knoten können druckempfindlich und nicht verschiebbar sein bei gleichzeitigen oberflächlichen Entzündungserscheinungen. In manchen Fällen sind sie jedoch unempfindlich und stehen vereinzelt ohne Zeichen einer Entzündung in der Umgebung. Wenn sie vereitern, wird ein steriler Eiter entleert.

Die Lymphknotenvergrößerung muß unterschieden werden von einem Lymphom, einer Tuberkulose, dem Lymphogranuloma inguinale (venereum) und einer akuten bakteriellen Infektion.

B. Laborbefunde: Beschleunigte Senkung, Leukozytenzahl im allgemeinen normal, der Eiter ist steril. Der Intrakutantest mit einem von Lymphknoten präparierten Antigen ist in den meisten Fällen positiv (Reaktion vom Tuberkulintyp). Die Lymphknotenmorphologie ist ausreichend charakteristisch, so daß eine endgültige Diagnose durch Probeexzision erreicht werden kann.

Komplikationen

Enzephalitis ist selten, ein makulöses und papulöses Exanthem ist gelegentlich beschrieben worden.

Behandlung

Eine spezifische Behandlung gibt es nicht. Die gegenwärtig zur Verfügung stehenden antimikrobiellen Medikamente sind wirkungslos. Die chirurgische Ausräumung großer Knoten oder die Aspiration des verflüssigten eitrigen Inhalts bessern Symptome und Fieber.

Prognose

Die Krankheit ist gutartig und heilt von selber aus. Die Symptome können 5 Tage bis zu 2 Wochen anhalten.

Infektiöse Mononukleose

(Pfeiffersches Drüsenfieber)

Diagnostische Merkmale

- Fieber, Angina, Unwohlsein, Lymphadenopathie
- Oft Splenomegalie, gelegentlich ein makulopapulöses Exanthem
- Positive Agglutination von Schafblutkörperchen (über 1:100), Lymphozytose mit anormalen Lymphozyten
- Häufig Hepatitis und gelegentlich Myokarditis, Neuritis und Enzephalitis

Allgemeine Betrachtungen

Es handelt sich um eine akute Infektionskrankheit durch das Epstein-Barr-Virus. Die Krankheit ist weltweit verbreitet und kann in jedem Alter vorkommen, aber meistens befällt sie Patienten zwischen 10 und 35 Jahren. Sie tritt epidemisch oder in Einzelfällen auf. Auf welche Weise sie übertragen wird, ist unbekannt, doch vermutlich erfolgt die Ansteckung durch die Luft. Die Inkubationszeit beträgt wahrscheinlich 5–15 Tage.

Klinische Befunde

A. Symptome: Die Symptomatologie ist wechselnd, doch der typische Fall ist gekennzeichnet durch Fieber, eine nicht eitrige und leicht schmerzhafte und mäßige Schwellung der Lymphknoten, die einzeln tastbar sind und wobei besonders die hinteren Zervikallymphknoten betroffen sind. Außerdem ist ungefähr in der Hälfte der Fälle eine Milzvergrößerung festzustellen. Eine Angina ist oft vorhanden, toxische Symptome (Übelkeit, Appetitlosigkeit und Myalgien) finden sich häufig zu Beginn der Krankheit. Ein makulöses, papulöses oder gelegentlich auch petechiales Exanthem tritt in weniger als 50% der Fälle auf; exsudative Pharyngitis, Tonsillitis oder Gingivitis können ebenfalls vorkommen. Häufig ist eine Hepatitis mit Lebervergrößerung, Übelkeit, Appetitlosigkeit und Gelbsucht. Ein Befall des Zentralnervensystems macht sich durch Kopfschmerz, Nackensteife, Lichtscheu, neuritische Schmerzen und ein gelegentliches Guillain-Barré-Syndrom bemerkbar. Eine Beteiligung der Lunge zeigt sich mit Brustschmerzen, Dyspnoe und Husten, des Myokards mit Tachykardie und Arrhythmie.

Die Symptome der infektiösen Mononukleose sind sehr variabel, wobei Angina, Hepatitis, das Exanthem und die Lymphadenopathie schwierige differentialdiagnostische Probleme aufwerfen.

B. Laborbefunde: Anfänglich findet sich eine Granulozytopenie, die innerhalb einer Woche von einer lymphozytären Leukozytose abgelöst wird. Viele dieser Zellen sind größer als normale reife Lymphozyten. Sie zeigen oft Vakuolen im Zytoplasma und im Kern.

Die heterophile Agglutination von Hammelerythrozyten ist im allgemeinen positiv, aber manchmal bleibt sie bis zur 4. Woche negativ oder ist nur vorübergehend positiv. Ein Titer über 1:100 ist signifikant. Titeranstiege der Epstein-Barr-Virus-Antikörper können durch Immunofluoreszensmethoden nachgewiesen werden. Falsch positive Luesreaktionen werden bei 10% der Patienten festgestellt. Im Liquor finden sich bei Befall des Zentralnervensystems ein erhöhter Druck, Anstieg des Eiweißgehaltes und abnormale Lymphozyten. Die Beteiligung des Myokards ergibt im EKG eine abnormale T-Zacke und eine verlängerte P-R-Zeit. Leberfunktionsteste zeigen gewöhnlich abnormale Werte.

Komplikationen

Diese bestehen meistens aus sekundären Halsinfektionen durch Streptokokken, selten einer Milzruptur oder eines Hypersplenismus.

Differentialdiagnose

Erworbene Toxoplasmose, Hodgkinsche Krankheit, Lymphome bei maligner Diphtherie, Agranulozytenangina.

Behandlung

A. Allgemeine Maßnahmen: Eine spezifische Behandlung gibt es nicht. Bettruhe bis zur Fieberfreiheit und symptomatische Behandlung mit Aspirin®, Kodein, Halsspülungen mit heißer Salzlösung oder 30%iger Glukoselösung, 3- bis 4 mal täglich. Bei schwerkranken Patienten kann die symptomatische Behandlung durch eine kurzfristige Gabe von Kortikosteroiden unterstützt werden. Die Diagnose muß dann allerdings gesichert sein.

B. Behandlung der Komplikationen: Hepatitis, Myokarditis oder Enzephalitis werden symptomatisch behandelt. Milzrupturen erfordern eine rasche Splenektomie. Häufige kräftige Milzpalpationen sind nicht angebracht.

Prognose

Bei unkomplizierten Fällen verschwindet das Fieber nach 10 Tagen, die Lymphadenopathie und die

Milzvergrößerung in 4 Wochen. In manchen Fällen kann die Krankheit 2–3 Monate anhalten.

Tödlicher Ausgang ist sehr selten. Wenn ein Todesfall eintritt, so ist er meistens durch eine Milzruptur oder durch einen Hypersplenismus mit schwerer hämolytischer Anämie, thrombozytopenischer Purpura oder Enzephalitis bedingt. Folgeerscheinungen gibt es im allgemeinen nicht.

Epidemische Neuromyasthenie

(Encephalitis myalgica benigna)

Es handelt sich um einen variablen, längerdauernden Symptomenkomplex, der aus Kopfschmerzen, Übelkeit und Erbrechen, Durchfall, Myalgie, Depressionen, Gemütsstörungen, flüchtiger Muskelschwäche und leichter Nackensteifigkeit besteht, ohne daß andere physikalische Befunde erhoben werden können, und ohne Liquorveränderungen. Das Vorkommen kann epidemisch sein, die Behandlung ist symptomatisch.

Coxsackie-Virusinfektionen

Die Coxsackieviren können verschiedenartige klinische Syndrome verursachen. Wie bei anderen Enteroviren sind solche Infektionen im Sommer am häufigsten. Nach ihrem Verhalten in Babymäusen unterscheidet man 2 Gruppen, A und B. Außerdem sind mehr als 50 Serotypen bekannt, aber von diesen konnten viele bisher noch nicht als Ursache einer Erkrankung nachgewiesen werden.

Klinische Befunde

A. Symptome: Klinische Syndrome, die mit dem Coxsackievirus in Zusammenhang gebracht werden, können kurz folgendermaßen beschrieben werden:

1. Sommergrippe (Coxsackie A und B): Fieberhafte Erkrankung, hauptsächlich bei Kindern, die 1–4 Tage dauert. Andere, jedoch unbedeutende Symptome und Infektionen des Respirationstraktes sind oft vorhanden.

2. Herpangina (Coxsackie A 2, 4, 5, 6, 7, 10): Plötzlicher Fieberbeginn, der bis 40,6° C ansteigen kann, manchmal mit Fieberkrämpfen, Kopfschmerzen, Myalgien, Erbrechen und Angina sowie frühzeitig ein petechialer Ausschlag oder Papeln, die in drei Tagen zu flachen Geschwüren werden und dann ausheilen.

3. Epidemische Pleurodynie (Coxsackie B 1, 2, 3, 4, 5): Plötzliches Einsetzen rekurrierender Schmerzen im Bereich der Ansatzstellen des Zwerchfells (unterer Brustabschnitt oder Oberbauch). Während der Schmerzattacken bestehen oft Fieber, Kopfschmerz, Angina, Unwohlsein, Übelkeit, Schmerzempfindlichkeit bei Berührung, Hyperästhesie und Muskelschwellungen der betroffenen Zone. Orchitis, Pleuritis und aseptische Meningitis können vorkommen, Rückfälle in der Rekonvaleszenz sind nicht selten.

4. Aseptische Meningitis (Coxsackie A 2, 4, 7, 9, 10, 16 und B-Viren): Fieber, Kopfschmerzen, Übelkeit, Erbrechen, Nackensteife, Dösigkeit. Im Liquor Lymphozytose ohne chemische Veränderungen. Selten Muskellähmungen. Siehe auch Virusmeningitis.

5. Akute nichtspezifische Perikarditis (Coxsackie B Typen): Plötzlicher Beginn mit Brustschmerzen, die sich bei der Inspiration und in der Rückenlage oft verschlimmern. Fieber, Myalgie, Kopfschmerzen, perikardiale Reibegeräusche sind frühzeitig zu hören. Außerdem kann ein perikardialer Erguß mit paradoxem Puls, erhöhtem Venendruck und Herzvergrößerung auftreten. Die Perikarditis kann oft auch aus dem EKG- und Röntgenbefund diagnostiziert werden. Ein oder mehrere Rückfälle sind möglich.

6. Myokarditis neonatorum (Coxsackie B 3, 4): Herzversagen bei Neugeborenen ist mitunter die Folge eines angeborenen Herzfehlers, der durch eine Infektion der Mutter während der Schwangerschaft entstanden ist. Herzerkrankungen Erwachsener können von der Coxsackie-Virusgruppe B verursacht werden.

7. Hand-, Fuß- und Mundbeteiligung: Coxsackie Typ 16 und einige andere Typen verursachen eine Erkrankung, die durch eine Stomatitis und eine Gefäßrötung an den Händen und Füßen charakterisiert ist und epidemisch auftreten kann.

B. Laborbefunde: Die üblichen Routineuntersuchungen im Laboratorium zeigen keine charakteristischen Ergebnisse. Neutralisierende Antikörper erscheinen während der Rekonvaleszenz. Aus Rachenspülwasser und Stuhlproben kann das Virus isoliert werden, wenn das Material auf Babymäuse verimpft wird.

Behandlung und Prognose

Die Behandlung ist symptomatisch. Mit Ausnahme der Myokarditis sind alle durch Coxsackieviren verursachten Syndrome gutartig und heilen von selbst aus.

ECHO-Virusinfektionen

ECHO-Viren gehören zu den Enteroviren, die verschiedene klinische Syndrome verursachen können, besonders bei Kindern. Am häufigsten ist die Infektion im Sommer.

Mindestens 20 Serotypen sind bekannt. Typ 4, 6 und 9 verursachen Meningitis, die von einem röteln-ähnlichen Exanthem begleitet sein kann. Durch Typ 9 und 16 entsteht eine exanthematische Krankheit (Boston Exanthem), die durch einen plötzlichen Beginn mit Fieber, Übelkeit und Halsschmerzen und ein rötelnähnliches Exanthem über Gesicht und Rumpf von einer Dauer von 1–10 Tagen gekennzeichnet ist. Dabei kann eine Orchitis vorkommen. Typ 18 ruft einen epidemischen Durchfall mit plötzlichem Fieberanstieg und Durchfall bei Kindern hervor. Typ 18 und 20 verursachen eine Erkrankung der Atemwege (siehe Kapitel 6). Keine pathologischen Laboratoriumsbefunde. Ein vierfacher Anstieg des Antikörpertiters bedeutet eine akute Infektion. Die Behandlung ist symptomatisch, die Prognose ist ausgezeichnet. Bei der aseptischen Meningitis durch ECHO-Viren kommen sehr selten Lähmungen vor.

Adenovirusinfektionen

Von den Adenoviren sind mindestens 30 serologisch unterscheidbare Typen bekannt. Sie erzeugen eine Vielzahl von klinischen Erscheinungen, die meist von selbst ausheilen. Sie finden sich häufig bei Rekruten, obwohl auch sporadische Fälle bei der Zivilbevölkerung vorkommen.

Die Inkubationszeit beträgt 4–9 Tage.

Es gibt 5 klinische Typen der Adenovirusinfektion:

1. Die Erkältung: Viele Infektionen erzeugen Rhinitis, Pharyngitis und leichtes Unwohlsein ohne Fieber, nicht unterscheidbar von Infektionen, die mit anderen Viren die gleichen Symptome verursachen.

2. Akute indifferente Erkrankung des Respirationstraktes, exsudative, nicht durch Streptokokken bedingte Pharyngitis: Das Fieber dauert 2–12 Tage (meistens 5 Tage), begleitet von Unwohlsein und Myalgien. Außerdem findet sich eine Angina mit diffuser Rötung der Schleimhaut, einem fetzigen Belag und einer Schwellung der Halslymphknoten. Der Husten ist manchmal von Rasselgeräuschen begleitet und einer röntgenologisch nachweisbaren Pneumonie (primäre atypische Pneumonie). Eine Konjunktivitis ist oft vorhanden.

3. Pharyngokonjunktivales Fieber: Fieber und Unwohlsein, oft einseitige Konjunktivitis und leichte Pharyngitis.

4. Epidemische Keratokonjunktivitis (Schiffswerftauge): Einseitige konjunktivale Rötung, leichte Schmerzen und Tränenfluß. Schwellung der präaurikulären Lymphknoten. Bedingt durch den Adenovirus Typ 8 oder 19.

5. Akute hämorrhagische Zystitis bei Kindern.

Eine polyvalente Vakzine ist vorhanden, ihre An-wendung ist jedoch für den zivilen Bereich nicht zu empfehlen. Experimentell hat man auch eine Vakzine hergestellt, die den Typ 4 lebend enthält.

Die Behandlung ist symptomatisch.

Ringelröteln

(Erythema infectiosum, Exanthema variegatum) s. S. 694.

Erkrankungen durch Rickettsien (Rickettsiosen)

Bei den Rickettsiosen handelt es sich um eine Gruppe von fieberhaften Erkrankungen, die durch Mikroorganismen hervorgerufen werden, die man neuerdings für echte Bakterien hält. Sie sind klein und obligate Parasiten, sie sollen jedoch, wie allgemein üblich, im Rahmen der Viruskrankheiten besprochen werden. Auf den Menschen werden sie entweder durch den Biß eines Überträgers (Milben oder Zecken) oder durch die Inokulation von Faeces von Insekten übertragen. Das natürliche Reservoir der Rickettsien sind Arthropoden, die offenbar nicht krank werden. Im menschlichen Organismus vermehren sie sich schnell und verursachen eine fokale perivaskuläre Infiltration mit oder ohne Schädigung der Gefäßwand.

Manche Rickettsiosen sind nur in bestimmten geographischen Bereichen verbreitet, obgleich 2 oder mehrere Formen in derselben Region nebeneinander vorkommen können. Der Fieberverlauf ist von unterschiedlicher Schwere, er ist meist schon früh von einem Exanthem begleitet. Eine primäre Läsion an der Stelle des Bisses von Überträgern findet sich bei den Rickettsienpocken, bei Tsutsugamushi-Fieber und den Zeckenbißfleckfiebern der alten Welt. Nichtspezifische Proteusagglutinine (Weil-Felix-Reaktion) pflegen in der 2. oder 3. Woche der Krankheit zu erscheinen. Sie können differentialdiagnostische Hinweise geben. Durch die Komplementbindungsreaktion ist eine Differenzierung der verschiedenen Fleckfieberarten möglich. Die Züchtung des Erregers aus dem Blut, Urin oder anderen Körperflüssigkeiten ist aufwendig und klinisch meist nicht durchführbar.

Vorbeugung

1. Fleckfiebervakzine (vom Cox-Typ), 2 Injektionen von 0,5 ml subkutan oder intramuskulär im Abstand von mindestens 4 Wochen.

2. Rocky Mountain spotted Fever-Vakzine, 1,0 ml subkutan 3 mal in Intervallen von 5–7 Tagen.
Diese beiden Impfstoffe schützen nicht vor anderen Formen des Fleckfiebers. (Siehe Impfplan im Anhang des Buches, S. 1345)

Behandlung
Da alle Formen der Rickettsiosen auf Tetrazykline und Chloramphenicol ansprechen, kann ihre Therapie gemeinsam besprochen werden.
A. Spezifische Maßnahmen: Entweder (1) Tetracyclin 0,5–1,0 g oral alle 6 Std für 2–7 Tage oder 0,5 g intravenös alle 12 Std oder (2) Chloramphenicol 0,5 g alle 6 Std oral 2–7 Tage.
B. Allgemeine Maßnahmen: Parenterale Flüssigkeitszufuhr, Sauerstoff, Sedativa und, wenn nötig, andere unterstützende therapeutische Maßnahmen. Beim Läusefleckfieber muß eine Entlausung veranlaßt werden.

Fleckfieber

(Läusetyphus, Typhus exanthematicus)

Diagnostische Merkmale
- Unspezifische, grippeähnliche Prodromalerscheinungen, auf die unmittelbar Schüttelfröste, Fieber und ein allgemeiner Schwächezustand folgen
- Schwere Kopfschmerzen, anhaltendes hohes Fieber
- Exanthem vom 4. bis 8 Tag. Makulopapulös, allmählich hämorrhagisch werdend, vom Rumpf zu den Extremitäten
- Gesicht, Kopfhaut, Handfläche und Sohlen bleiben frei
- Milzvergrößerung (in etwa $^1/_3$ der Fälle)
- Bestätigung der Diagnose durch den Tierversuch, die Proteus OX 19-Agglutination, die Komplementbindungsreaktion oder die Weil-Felix-Reaktion

Allgemeine Betrachtungen
Fleckfieber wird durch die *Rickettsia prowazekii* hervorgerufen, die durch die Faeces von Kleiderläusen übertragen wird. Es tritt vor allem in kühleren Klimazonen und in der kalten Jahreszeit als schwere Krankheit auf, aber in endemischen Zonen kommen bei Kindern oft unerkannte Fälle vor. Die Brillsche Krankheit stellt eine Exazerbation dar, die sehr lange nach der Infektion erfolgen kann. Die Inkubationszeit beträgt 5–15 Tage (meist 10–14 Tage).

Klinische Befunde
A. Symptome: Prodromalerscheinungen wie Unwohlsein, Husten, Übelkeit, Schnupfen, Brust- und Kopfschmerzen sind oft schon vor dem eigentlichen Beginn der Krankheit vorhanden. Dieser ist plötzlich, mit Schüttelfrösten, Fieber und schweren Erschöpfungszuständen, Übelkeit und Erbrechen, Verstopfung oder Durchfall, Husten, Brustschmerzen (meist ohne Pleuritis), Stupor, Delirium und Muskelschmerzen.
Das Gesicht ist fleckig, und die Konjunktiven sind gerötet. Basale Rasselgeräusche sind oft zu hören, der Blutdruck kann abfallen. Milzvergrößerung findet sich etwa bei $^1/_3$ der Fälle. Das Exanthem zeigt charakteristische Merkmale und tritt vom 3. bis zum 8. Tag auf (gewöhnlich am 5. Tag). Es ist rosa, makulopapulös und wird oft hämorrhagisch, es beginnt am Rumpf und breitet sich über die Extremitäten aus. Das Gesicht, die Kopfhaut, Handflächen und Sohlen sind nicht befallen.
Nach 13–16 Tagen beginnt die Wiedergenesung mit einem raschen Abfall des Fiebers.
B. Laborbefunde: Die Leukozytenzahl ist inkonstant, in der 1. Woche meist Leukopenie, in der 2. Woche Leukozytose, Proteinurie und gelegentlich Hämaturie. Rickettsien können aus dem Blut durch Übertragung auf Meerschweinchen oder Beimpfung von Hühnerembryonen isoliert werden. Agglutinine gegen Proteus OX 19 und manchmal auch gegen Proteus OX 2 lassen sich am Ende der 1. oder während der 2. Woche nachweisen. Komplementbindende Antikörper sind nach der 2. Woche nachweisbar.

Differentialdiagnose
Es ist unmöglich, eine klinische Diagnose zu stellen, bevor das Exanthem ausgebrochen ist, da die Prodrome des Fleckfiebers uncharakteristisch sind. Das Exanthem klärt die Diagnose, jedoch fehlt es etwa bei 5–10% der Fälle. Bei Dunkelhäutigen ist es schwer zu erkennen.

Komplikationen
Pneumonie, Gangrän der Extremitäten, peripherer Kreislaufkollaps, Myokarditis und Parotitis kommen vor.

Vorbeugung und Behandlung
s. Seite 1145f.

Prognose
Das Fieber hält meist zwei Wochen an. Die Letalität des Fleckfiebers liegt zwischen 10% und 60% bei verschiedenen Epidemien und steigt mit zunehmendem Alter an. Sie wurde durch die spezifische Chemotherapie erheblich reduziert.
Die Fleckfieberform, die bei Personen vorkommt, die die endemischen Bezirke verlassen haben (Brill-Zinssersche Krankheit), soll unter dem murinen Fleckfieber besprochen werden, mit dem sie leicht verwechselt wird.

Murines Fleckfieber

(Floh-Fleckfieber)

Das murine Fleckfieber ist weiter verbreitet als das Läusefleckfieber. Die Krankheit kommt in warmen Klimazonen und während der warmen Jahreszeit vor. Das tierische Erregerreservoir sind Nagetiere, besonders Hausratten. Kleiderläuse können gelegentlich den Erreger, *Rickettsia mooseri,* von Patienten mit murinem Fleckfieber aufnehmen und auf andere Menschen übertragen, aber solche Ausbrüche sind von Infektionen im selben Haushalt durch infizierte Flöhe kaum zu unterscheiden. Das murine Fleckfieber ähnelt der Brill-Zinsserschen Krankheit mehr als dem schweren Läusefleckfieber. Es beginnt oft allmählich, die Dauer ist kürzer (6–13 Tage), das Exanthem und die Symptome sind weniger deutlich. Komplikationen sind selten und fast nie tödlich. Das zentripetale und relativ wenig entwickelte Exanthem, das Gesicht, Handflächen und Fußsohlen freiläßt, gestattet, das murine Fleckfieber von den Zeckenbißfleckfiebern zu unterscheiden (mit zentrifugalem Exanthem), die in denselben geographischen Bereichen vorkommen.

Die OX-19-Agglutination ist positiv, komplementbindende Antikörper sind nachweisbar. Prophylaxe und Behandlung siehe oben. 10% der unbehandelten Fälle enden tödlich.

Wolhynisches Fieber

Das Wolhynische Fieber kann zu den fleckfieberartigen Rickettsiosen gezählt werden, obwohl der Fiebertyp und die Merkmale der Infektion mit *Rickettsia quintana* (R. pediculi) völlig andere sind. Die Inkubationszeit beträgt 14 bis 30 Tage, allerdings gibt es Ausbrüche nach langer Zeit wie bei der Brill-Zinsserschen Krankheit. Epidemische Zonen finden sich wahrscheinlich hauptsächlich in Polen, Jugoslawien, in der Ukraine und neuerdings auch in Mexiko. Der Überträger ist die Kleiderlaus, das Erregerreservoir stellt der Mensch dar. Es kommt zu einer ersten plötzlichen Fieberattacke, die ungefähr 5 Tage dauert. In ungefähr der Hälfte der Fälle treten regelmäßig oder unregelmäßig Fieberschübe auf (etwa alle 3–5 Tage). Die Schmerzen hinter den Augen, im Rücken und in den Schienbeinen können an Denguefieber oder Influenza denken lassen. Milzvergrößerung, die bei dem Denguefieber selten ist, und eine Lymphadenopathie kommen häufig vor. Andere Befunde sind Kopfschmerzen und Nystagmus. Das Exanthem besteht aus relativ schwach ausgebildeten vorübergehenden erythematösen Flecken oder makulopapulösen Effloreszenzen. Sie ver-

schwinden auf Druck und erscheinen frühzeitig, aber unregelmäßig besonders im Bereich der Brust, am Rücken und am Bauch während des ersten Fieberschubes oder eines Rückfalles. Es ist bekannt, daß latente Infektionen mit dem Erreger im Blut vorkommen. Die Weil-Felix-Reaktion ist negativ. Über das Vorkommen spezifischer, komplementbindender Antikörper wurde berichtet. Proteinurie und Polyurie sind vorhanden.

Vorbeugung und Behandlung
s. S. 1145 f.

Prognose
Die Prognose ist gut, aber die Rekonvaleszenz dieses verhältnismäßig leicht verlaufenden Fiebers ist oft verlängert. Dabei sind funktionelle Störungen vorhanden, die denen gleichen, die die postfebrile Depression bei Dengue und Influenza begleiten.

Zeckenbißfleckfieber*

(Rocky-Mountain-Fever, Fièvre boutonneuse, Nord-Queensland-Zeckenbißfieber usw.)

Diagnostische Merkmale
- Unspezifische grippeähnliche Prodromalerscheinungen, denen Schüttelfröste mit Fieber, Unwohlsein, schweren Kopfschmerzen, Muskel- und Gelenkschmerzen, Rückenschmerzen, Ruhelosigkeit und Reizbarkeit folgen
- Milzvergrößerung (50%), gelegentlich Lebervergrößerung und Gelbsucht
- Exanthem: rot, makulös, wobei die Flecken größer werden und petechial sich verändern. Es breitet sich von den Handgelenken, Fußgelenken und dem Rücken zum Rumpf aus
- Serologische Untersuchungen und Übertragungsversuche auf ein Versuchstier bestätigen die Diagnose

Rickettsienpocken

Allgemeine Betrachtungen
Sie werden hervorgerufen durch R. akari, die durch Milben von Mäusen übertragen wird. Die Inkubationszeit beträgt 1–2 Wochen. Plötzlicher Beginn mit Schüttelfrost, Fieber, Muskelschmerzen, Kopfschmerzen und Lichtscheu. Die Primärläsion ist eine harte rote Papel, die sich zu einer Blase entwickelt und schließlich eine schwarze Borke bildet. 2–4 Ta-

---

* s. Anmerkung S. 1140 (*)

ge nach Beginn erscheint ein papulöser Ausschlag, der vesikulär-pustulös wird. Die Blasen trocknen in ungefähr 2 Tagen ein, die Borken fallen nach weiteren 1–2 Wochen ab. Leukopenie ist häufig, komplementbindende Antikörper erscheinen während oder nach der 2. Woche. Die Weil-Felix-Reaktion ist negativ. Die Rickettsienpocken müssen unterschieden werden von Varizellen, Pocken, Flohbißfieber, Rocky-Mountain-Fieber und Milbenfleckfieber. Die Behandlung siehe S. 1146.

Milbenfleckfieber

(Tsutsugamushi-Fieber)

Diagnostische Merkmale
- Nicht spezifische, grippeähnliche Prodrome mit schweren Kopfschmerzen und schnupfenartiger, konjunktivaler Injektion
- Schwarze, verschorfte oder ulzerierte Primärläsion an der Stelle der Infektion
- Im Abflußgebiet der Primärläsion Lymphdrüsenschwellung
- Bei 1/3 der Fälle vorwiegend am Rumpf fleckiger Ausschlag
- Serologische Untersuchungen und Tierversuche bestätigen die Diagnose

Allgemeine Betrachtungen
Die Krankheit wird verursacht durch *Rickettsia tsutsugamushi,* die durch Milben übertragen wird. Sie kommt in Japan, Südasien, Indonesien und auf den Inseln des südöstlichen Pazifiks vor. Die Inkubationszeit beträgt 6–18 Tage (gewöhnlich 10–12 Tage).

Klinische Befunde
A. Symptome: Während der Prodromalzeit (1–5 Tage) bestehen Unwohlsein, Schüttelfrost, Kopfschmerzen, Rückenschmerzen, retroorbitale Schmerzen, Übelkeit und niedriges Fieber. Darauf kommt es entweder zu einem plötzlichen oder allmählichen Anstieg des Fiebers. Bei Fieberbeginn entwickelt sich an der Bißstelle eine schwarze Primärläsion mit einem nekrotischen Zentrum, die von einem Erythem umgeben ist. Frühzeitig sind auch die regionalen Lymphdrüsen im Abflußgebiet der Primärläsion vergrößert. Im Höhepunkt der Krankheit findet sich eine generalisierte Lymphdrüsenschwellung. Bei 1/3 der Patienten erscheint vom 3. bis 8. Tag ein fleckiger Ausschlag, der am stärksten am Rumpf und etwas weniger an den Extremitäten ausgebildet ist. Das Gesicht ist nur gelegentlich befallen. Das Exanthem bleibt 1–8 Tage bestehen. Husten ist häufig.
Oft stehen enzephalitische Symptome im Vordergrund (Verwirrtheit, Desorientiertheit).

B. Laborbefunde: Ein ansteigender Titer der Weil-Felix-Reaktion (Proteus OXK) ist während oder nach der zweiten Woche festzustellen, ebenso komplementbindende Antikörper. Durch intraperitoneale Injektion von Vollblut bei weißen Mäusen können die Rickettsien nachgewiesen werden.

Differentialdiagnose
Eine klinische Unterscheidung des Tsutsugamushi-Fiebers von anderen Rickettsiosen, Malaria, Typhus abdominalis, infektiöser Hepatitis und Fieber unbekannter Herkunft ist in der ersten Woche der Krankheit schwierig oder unmöglich. Das Exanthem, die Primärläsion und die epidemiologischen Umstände können die Diagnose unterstützen. Die Lymphadenopathie muß von anderen Ursachen einer Lymphdrüsenvergrößerung unterschieden werden.

Komplikationen
Myokarditis, Neuritis, Pneumonie und peripherer Kreislaufkollaps.

Vorbeugung und Behandlung
s. S. 1145f.

Prognose
Das Fieber dauert gewöhnlich 2 Wochen. Bevor eine ätiologische Behandlung möglich war, betrug die Sterblichkeit 10–20%.

Q-Fieber

Diagnostische Merkmale
- Plötzlicher Beginn mit Unwohlsein, Schüttelfrösten, Fieber und gerötetem Gesicht
- Schwerer Stirnkopfschmerz oder retroorbitale Schmerzen
- Hartnäckiger Husten mit wenig Befunden bei der körperlichen Untersuchung
- In subakuten und chronischen Fällen niedriges Fieber, langdauernd oder mit Rückfällen, Schweißausbrüchen, Kopfschmerzen und Erschöpfung
- Im Röntgenbild der Lunge charakteristische Infiltration mit relativ leichten Symptomen von seiten der Atmungsorgane

Allgemeine Betrachtungen
Der Erreger des Q-Fiebers ist *Coxiella burneti,* eine sehr infektiöse und lebensfähige Rickettsie, die auf den Menschen durch Inhalation von Aerosolen, infiziertem Staub oder durch Genuß roher, infizierter Milch übertragen wird. Der Erreger befindet sich in Fäkalien, Urin und, besonders wichtig, in Plazenta oder Amnionflüssigkeit von Kühen, Schafen und

Ziegen, wobei es gelegentlich auch durch einge-
trocknete Faeces auf den Häuten und auf anderen
Wegen zur Infektion kommen kann. Es sind auch
Ausbrüche beobachtet worden, bei denen eine
Staubinfektion durch altes Stroh oder Verpackungs-
material erfolgte. Die Diagnose wird während eines
Ausbruches erleichtert, wenn die Lunge befallen ist.
Die Inkubationszeit beträgt ungefähr 1–3 Wochen.

Klinische Befunde

A. Symptome: Die Infektion kann subklinisch bleiben, jedoch kommen alle Übergänge bis zu einem
schweren Krankheitsbild vor, wobei eine große Zahl
von Infektionskrankheiten vorgetäuscht werden
kann. Plötzlicher Beginn mit Schüttelfrösten,
Krankheitsgefühl, Stirnkopfschmerzen und Re-
troorbitalschmerz, der bald allgemeiner wird. Das
Fieber dauert 10 Tage oder länger und ist meist begleitet von einem allgemeinen Erschöpfungszustand.
Der Husten ist zunächst trocken, später entleert sich
ein oft blutiges Sputum. Die physikalischen Befunde
sind gering, ein abgeschwächtes Atemgeräusch, wenige knisternde Rasselgeräusche und ein Dämp-
fungsbereich sind festzustellen. An einer solchen
Stelle kann eine Pleurareizung mit Erguß vorhanden
sein. Diese Zeichen sind nicht so deutlich, wie man
bei dem Zustand des Patienten eigentlich erwarten
würde. Weniger typische Fälle ähneln einer Influenza, sie dauern jedoch wesentlich länger, und das
Röntgenbild zeigt eine charakteristische Infiltration
der Lunge. Auch eine Bronchopneumonie oder eine
akute Septikämie können ein ähnliches Bild vortäuschen. Die Temperatur kann über eine Periode von
mehreren Monaten leicht erhöht sein. Solche Fälle
ähneln einer Bruzellose, andere gehen mit nervösen
Erscheinungen einher. Milzvergrößerung, Hepatitis
und myokardiale Erscheinungen können vorhanden
sein. Endokarditis ist selten. In den epidemisch und
endemisch verseuchten Gebieten verläuft die
Krankheit meist mild und zeigt außer Fieber von
3–5 Tagen keine anderen Symptome. Die Differentialdiagnose ist nur durch serologische Untersuchungen zu klären.
Subakute und chronische Formen können mit einer
Bruzellose und einer Tuberkulose verwechselt
werden.

B. Laborbefunde: Die Weil-Felix-Reaktion ist negativ. Komplementbindende und agglutinierende
Antikörper beginnen vom 7. Tag an anzusteigen.
Die serologische Untersuchung bei Verdacht auf Q-
Fieber sollte immer Psittakose und Bruzellose mit
einschließen (Komplementbindungsreaktion und
Agglutination) sowie Reaktionen zum Ausschluß einer Streptokokkeninfektion (MG-Agglutination
und Kälteagglutination)*.

Die Milch kann auf ähnliche Weise untersucht werden. Der Erreger läßt sich durch Übertragung von
Blut oder anderem infiziertem Material auf Meerschweinchen, Mäuse oder Hamster nachweisen.

C. Röntgenbefunde: Wiederholte Röntgenuntersuchungen der Lunge sind angezeigt. Verstreute Infil-
trationsherde ergeben ein charakteristisches Bild.
Sie werden oft bei völliger Abwesenheit irgendwelcher physikalischen oder sonstigen Lungensympto-
me gefunden.

Vorbeugung

Q-Fieber ist eine Berufskrankheit bei Landwirten
und Schlachthausarbeitern. Besondere Vorsicht ist
beim Kalben und Lammen geboten. Milch wird
durch Kochen, nicht aber durch Pasteurisierung**
desinfiziert.
Eine Vakzine ist zwar entwickelt worden, sie hat
jedoch den Nachteil, daß sie schwere lokale Reaktionen verursacht. Obwohl der Erreger sehr infektiös ist, scheint die Gefahr einer Übertragung von
Mensch zu Mensch gering zu sein. Dennoch werden
von manchen Behörden verschiedene Grade der
Isolierung empfohlen.

Behandlung und Prognose

Eine Behandlung mit Tetrazyklinen vermag die
Symptome zu unterdrücken und den klinischen Ver-
lauf zu verkürzen, beseitigt jedoch nicht immer die
Infektion. – Selbst bei unbehandelten Patienten ist
die Mortalität sehr gering – außer bei begleitender
Endokarditis.

Literatur: Kapitel 22. Infektionskrankheiten: Viren und Rickettsien und einführende Literatur zum Thema „Infektionskrankheiten"

Alexander, M., Raettig, H.: Infektionskrankheiten. Stutt-
gart: Thieme 1981.
Bonin, O.: Quantitativ-virologische Methodik. Stuttgart:
Thieme 1973.
Came/Caliguiri (Eds.): Chemotherapy of Viral Infections.
(Handbook of Experimental Pharmacology, Vol 61).
Berlin-Heidelberg-New York. Springer 1982
Daschner, F.: Infektionskrankheiten. Epidemiologie, Dif-
ferentialdiagnose und Prävention in Klinik und Pra-
xis (Kliniktaschenbuch). Berlin-Heidelberg-New York:
Springer 1983.

---

* Anmerkung der Hrsg.: Diese Reaktionen dienen dem
  Nachweis einer Mykoplasmenpneumonie

** Anmerkung der Hrsg.: Sichere Abtötung bei 72° C 15
   sec bzw. 85° C 7 sec in natürlich infizierter Milch.

Emond, R. T. D.: Infektionskrankheiten, (Diasammlung). Basel: Verlag Editones Roche/ROCOM 1981

Falke, D.: Medizinische Mikrobiologie. I. Virologie (Heidelberger Taschenbücher, Bd. 178). Berlin-Heidelberg-New York: Springer 1977

Fraenkel-Conrat, H.: Die Chemie und Biologie der Viren. Stuttgart: Fischer 1972.

Germer, W. D., Stickl, H.: Infektions- und Tropenkrankheiten, Schutzimpfungen (Taschenbücher Allgemeinmedizin). Berlin-Heidelberg-New York: Springer 1982

Gsell, O., Mohr, W.: Infektionskrankheiten. Berlin-Heidelberg-New York: Springer 1967–1972.

Haagen, E.: Viruskrankheiten des Menschen. Darmstadt: Steinkopff 1972.

Jawetz, E., Melwick, J. L., Adelberg, E. A.: Medizinische Mikrobiologie. Berlin-Heidelberg-New York: Springer 1980.

Klingmüller, G.: Viruskrankheiten im Bereich des weiblichen Genitale. Der Gynäkologe **8**, 160 (1975).

Krieg, A.: Arthropodenviren. Stuttgart: Thieme 1973.

Martini, G. A., Siegert, R. (Eds): Marburg Virus Disease. Berlin-Heidelberg-New York: Springer 1971.

Mohring, D. (Hrgs.): Touristikmedizin. Stuttgart: Thieme 1977.

Nasemann, Th.: Viruskrankheiten der Haut, der Schleimhäute und des Genitales. Stuttgart: Thieme 1974.

Nauck, E. G.: Lehrbuch der Tropenkrankheiten. Stuttgart: Thieme 1975.

Obrikat, K.: Bundes-Seuchengesetz. Textausgabe mit Einführung und Stichwortverzeichnis. Siegburg: Reckinger 1972.

Starke, G., Hlinak, P.: Grundriß der allgemeinen Virologie. Stuttgart: Fischer 1972.

Werner, H.: Anaerobier-Infektionen. Pathogenese, Klinik, Therapie: Stuttgart: Thieme 1981.

Therapieschemata zum Kap. 22: Infektionskrankheiten: Viren und Rickettsien

(Stichwörter in alphabetischer Reihenfolge)

COLORADO-ZECKENFIEBER

1. Acetylsalicylsäure,
2. Kodein

zur Fieber- und Schmerzbehandlung

DENGUEFIEBER

1. gegen Schmerzen Acetylsalicylsäure und andere Salizylate
2. während der verzögerten Rekonvaleszenz allmählich zunehmende Aktivität

DREITAGEFIEBER

(Exanthema subitum)

1. beim Initialfieber fiebersenkende Kinderzäpfchen
2. kühle feuchte Wadenwickel

ENZEPHALITIS

1. Senkung des intrakranialen Drucks durch Gabe von Mannit und Harnstoff-Invertzucker
2. Freihalten der Atemwege, Sauerstoffzufuhr, Magensonde, intestinale Ernährung
3. Krampfneigung beobachten und entsprechend behandeln (evtl. Antikonvulsiva verabreichen)
4. Dekubitusprophylaxe, evtl. Pneumonie-Behandlung und Therapie der Harnwegsinfektionen
5. bei Herpes simplex-Enzephalitis Gabe von Vidarabin
6. zur Vorbeugung Impfung gefährdeter Personen

GELBFIEBER

1. flüssige Diät mit hohem Kohlenhydrat- und Eiweißgehalt (je nach Toleranz)
2. Glukose und Kochsalz zuführen
3. Analgetika und Sedativa verabreichen
4. gegen Obstipation Einläufe mit salzhaltiger Flüssigkeit
5. prophylaktischer Individualschutz durch Impfung (vgl. S. 1345)

HERPES ZOSTER

s. Windpocken, S. 1133 und 1152

IMPFPOCKEN

(Vaccinia)

1. bei einem unkomplizierten Verlauf ist keine spezielle Behandlung nötig
2. bei sekundären bakteriellen Infektionen heiße Kompressen, antibiotische Salben und allg. Antibiotika- oder Chemotherapie
3. bei einer generalisierten Vakzine oder bei Eczema vaccinatum Gabe von Immunglobulin 1,0 ml/kg/KG i. m.

INFLUENZA

(Grippe)

1. Bettruhe
2. Analgetisch und sedativ wirkende Hustensäfte verordnen
3. bei bakteriellen Infektionen bzw. Komplikationen Antibiotikagabe
4. zur Prophylaxe
   a) polyvalente Influenzavakzine, 1 ml subkutan oder 0,1–0,2 ml intrakutan 2× im Abstand von 1–2 Wochen
   b) Amantadin-hydrochlorid, 200 mg tgl. oral für die Dauer von 10 Tagen (zur Verhütung der asiatischen Grippe)

MASERN

1. Isolierung des Patienten bei Einsetzen des Exanthems für eine Woche und Bettruhe bis zur Abfieberung
2. Acetylsalicylsäure, Sedativa und nötigenfalls Hustensaft verabreichen
3. Augenspülungen mit Kochsalzlösung, Nasentropfen verordnen
4. sekundäre bakterielle Infektionen gezielt mit Antibiotika behandeln
5. bei Masernenzephalitis Lumbalpunktion zur Erleichterung des Kopfschmerzes sowie eventl. Antikonvulsiva geben
6. zur Prophylaxe und Immunisierung Impfung mit Vakzine aus abgeschwächten lebenden Viren (eventl. auch Gabe von Gammaglobulin. 0,2–0,4 ml/kg/KG, nach der mutmaßlichen Ansteckung, vgl. auch S. 1345f.). Beachte Fußnote S. 1129.

MONONUKLEOSE, INFEKTIÖSE

(Pfeiffersches Drüsenfieber)

1. Bettruhe bis zur Fieberfreiheit
2. Verabreichung von Acetylsalicylsäure und Kodein
3. Halsspülungen mit heißer Salzlösung oder 30%iger Glukoselösung 3–4× tgl.
4. nach gesicherter Diagnose bei schweren Fällen zusätzliche Gabe von Kortikosteroiden
5. bei Milzruptur rasche Splenektomie (Cave: häufige kräftige Milzpalpationen vermeiden!)

Kap. 22: Infektionskrankheiten: Viren und Rickettsien

MUMPS

(Parotitis epidemica)

1. Isolierung des Patienten bis zum Abklingen der Schwellung und Bettruhe während des Fiebers
2. bei Schmerzen Verabreichung von Acetylsalicylsäure und Kodein
3. Mundspülungen mit alkalischen aromatischen Lösungen
4. zur Orchitisprophylaxe bei erwachsenen Männern Gabe von Mumpsrekonvaleszentenserum (20 ml i. m.) oder Mumpsgammaglobulin (2,5 ml i. m.)
5. bei Meningoenzephalitis ggf. Analgetikagabe und Lumbalpunktion sowie Verabreichung von Hydrocortison
6. bei Orchitis Anlegen eines Suspensoriums und eines Eisbeutels; in schweren Fällen Inzision der Tunica. Bei Schmerzen Kodein- oder Morphingabe, ggf. auch Injektion von 10–20 ml 1%iger Procain-Lösung in den Samenstrang. Gegen die Entzündung Verordnung von Hydrocortison, 100 mg i. v., anschl. oral 20 mg alle 6 Std für 2–3 Tage
7. bei gleichzeitiger Pankreatitis notf. parenterale Flüssigkeitszufuhr
8. zur Prophylaxe Vakzine aus lebendem Mumpsvirus verabreichen (vom 1. Lebensjahr an möglich; Kontraindikationen: Fieber, Eiereiweiß-Überempfindlichkeit, maligne Erkrankung bzw. Leukämie, verminderte Resistenz und Schwangerschaft)

POCKEN

(Variola)

1. zur Verhütung einer sekundären bakteriellen Infektion der Pusteln Verabreichung von Penicillin
2. im Krankheitsfrühstadium gute Mundhygiene, Einführung von Vaseline-Tupfern in die Nasenlöcher, vorsichtige Reinigung der Haut (evtl. Pyodermie-Behandlung)
3. bei Juckreiz Verabreichung von antipruritiven Lotionen, evtl. Sedativagabe
4. zur Prophylaxe Schutzimpfung (vgl. S. 1345)

POLIOMYELITIS

1. in der Frühphase Reisen, Anstrengungen, psychischen Streß und unnötige Untersuchungen vermeiden
2. Patienten in einem Polio-Bett lagern; tägliche Überprüfung seiner Muskulatur
3. während Fieberperiode heiße Wollpackungen

und feuchtwarme Umschläge auf Körper und Extremitäten (Cave: Ganzpackungen nur bei Fieberfreiheit!)
4. gegen Muskelkrämpfe Lagewechsel, Packungen auf die Extremitäten und Analgetikagabe
5. ausreichende Flüssigkeitszufuhr, bei Darmträgheit evtl. Einläufe oder Neostigmin i. m.
6. neutralisierende Diät (mit höchstens 0,5 g Kalzium tgl., d. h. keine Milch und Milchprodukte), evtl. Sondenernährung
7. bei schweren Fällen Behandlung in Intensivpflegestation mit Tankrespirator
8. nach der Fieberperiode aktive Übungen unter geschulter Leitung zur Rehabilitation beginnen (dabei frühzeitige Anwendung von Stützen und Schienen), anschl. physikalische Therapie, Arbeitstherapie, individuelle und Gruppenpsychotherapie
9. zur Prophylaxe Schutzimpfung (vgl. S. 1345 f.)

RICKETTSIOSEN

1. entweder Tetracyclin, 0,5–1,0 g oral alle 6 Std für 2–7 Tage oder 0,5 g i. v. alle 12 Std oder
2. Chloramphenicol, 0,5 g alle 6 Std oral für 2–7 Tage
3. parenterale Flüssigkeitszufuhr, Sauerstoffgabe, Verabreichung von Sedativa
4. zur Vorbeugung des Fleckfiebers Immunisierung durch Impfung (vgl. S. 1345 f.)

RÖTELN

(Rubeola)

1. zur Krankheitserleichterung Acetylsalicylsäure oder andere Analgetika/Antipyretika
2. zur Vorbeugung Impfung (vgl. S. 1345 f.; Cave: bei Schwangerschaft kontraindiziert!)

TOLLWUT

(Rabies)

1. absolute Ruhe, Vermeidung jedes äußerlichen Reizes
2. zur Krampfverhütung Sedativa
3. zur Prophylaxe Impfung mit Tollwutvakzine

WINDPOCKEN

(Varizellen)

1. Isolierung des Patienten (bis die Krusten abgefallen sind) und Bettruhe (bis zur Fieberfreiheit)
2. eventl. Wannen- und Duschbäder (umstritten!) nach Fieberfreiheit

3. pHisohex® zur Sauberhaltung und Desinfektion der Haut
4. äußerliche Behandlung mit lindernden Mitteln und orale Verabreichung von Antihistaminika gegen den Juckreiz
5. Bei schweren Verlaufsformen können Vidarabin oder Aciclovir verabreicht werden.
6. bakterielle Infektionen mit Bacitracin- und Neomycin-Salben behandeln, bei Pyodermien Gabe von Penicillin, i.m., bei Enzephalitis und Pneumonie evtl. Kortikosteroide, bei bakteriellen Pneumonien Antibiotika einsetzen
7. zur Prophylaxe i.m.-Injektion von 20 ml Rekonvaleszentenserum (auch Zoster-Hyperimmunglobulin eignet sich)

ZYTOMEGALIE

allgemeine Behandlung von Fieber, Schmerzen und Krämpfen mit Antipyretika, Analgetika und Spasmolytika

23. Infektionskrankheiten: Bakterien

Streptokokkenerkrankungen der oberen Luftwege und der Haut; Scharlach

Diagnostische Merkmale
- Plötzliches Einsetzen von Halsschmerzen, Fieber, allgemeines Krankheitsgefühl, Brechreiz und Kopfschmerzen
- Rötung und Schwellung der Rachenschleimhaut mit oder ohne Exsudat; Schwellung der zervikalen Lymphknoten
- Scharlachexanthem oder Pyodermie oder Erysipel
- Sicherung der Diagnose durch Rachenabstrich oder Hautkulturen und Anstieg des Antikörper-Titers im Serum

Allgemeine Betrachtungen
Erreger dieser Erkrankungen sind beta-hämolytische Streptokokken der serologischen Gruppe A; gelegentlich sind auch andere Streptokokken beteiligt, besonders der Gruppe B bei Neugeborenen. Übertragung der Erreger durch Tröpfcheninfektion oder durch Kontakt mit Kranken oder gesunden Keimträgern. Die Scharlacherreger bilden eine besondere Untergruppe von Streptokokken, welche das erythrogene Toxin bildet. Für Scharlach typisch sind das Exanthem und die Himbeerzunge. Inkubationszeit von 1–6 Tagen. Scharlach hinterläßt meistens eine dauernde Immunität.

Klinische Befunde
A. Symptome und Untersuchungsbefunde:
1. Streptokokkeninfekte der oberen Luftwege:
Meist plötzlicher Fieberanstieg mit Schüttelfrösten (bei jungen Kindern statt dessen Fieberkrämpfe), Halsschmerzen, Schluckbeschwerden, Schwellung der regionalen Lymphknoten, allgemeines Krankheitsgefühl und Brechreiz. Kinder neigen zu Erbrechen und Krampfanfällen. Pharynx, trockene Zunge und Tonsillen sind gerötet und geschwollen – ein eitriges Exsudat kann abgesondert werden.
Bei Scharlach kommt ein diffuses Exanthem hinzu, welches die Haut mit kleinen, punktförmigen roten Papeln übersät. Diese Hautefforeszenzen sind auf vergrößerte Hautpapillen zurückzuführen und sind besonders stark ausgebildet im Bereich der Achselhöhle, in der Leistenbeuge, Analspalte, am seitlichen Rumpf, auf der Beugeseite der Arme und auf dem Fußrücken. Unter Druck erblassen sie. Nach 2–5 Tagen klingt das Exanthem ab und hinterläßt eine feine Hautschuppung. Das Gesicht wird meist nicht von den Effloreszenzen befallen, jedoch ist es in der Titerphase fleckig gerötet, mit einer zirkumoralen Blässe (Milchbart). Auf der trockenen, belegten Zunge treten die Papillen besonders stark hervor: „Himbeerzunge".
2. Streptokokkeninfekte der Haut: Die Impetigo beginnt mit Papeln, die schnell in Bläschen und Pusteln übergehen, wobei letztere eine dicke, bernsteinfarbene Kruste haben. Die Haut ist kaum gerötet und die Krusten wirken auf der Haut wie aufgeklebt. Die Streptokokken-Pyodermie ist oft chronisch, macht aber wenig Beschwerden.
Streptokokken können auch durch die Haut, insbesondere durch Wunden, in die Subkutis eindringen und Erysipel oder „Wundscharlach" hervorrufen. Bei letzterer Erkrankung handelt es sich um Streptokokken, die erythrogenes Toxin bilden und Krankheitsbilder ähnlich dem Scharlach hervorrufen. Streptokokken der Gruppe B sind eine häufige Ursache der Meningitis und Septikämie des Neugeborenen.
B. Laborbefunde: Polymorphkernige, deutliche Leukozytose – in der Rekonvaleszenz oft Eosinophilie. Urinbefund: Eiweiß und vereinzelte Erythrozyten, oft auch Gallenfarbstoffe vermehrt. Die Kulturen vom Rachenabstrich und Haut zeigen hämolysierende Streptokokken der Gruppe A. Drei Wochen nach Krankheitsbeginn lassen sich im Serum die entsprechenden Antikörper-Titer nachweisen (Streptolysine O, Hyaluronidase, Streptokinase, Pnase u. a.). Der Titerabfall geht über Monate.

Komplikationen
Zu den eitrigen Streptokokkeninfekten der oberen Luftwege gehören Sinusitiden, Otitis media, Mastoiditis, Peritonsillarabszeß und Eiterungen der Halslymphknoten. Streptokokkeninfekte der Haut können zu Bakteriämie und Sepsis führen.
In 0,5–3% der Fälle treten rheumatisches Fieber und in 0,2 bis 20% Glomerulonephritiden auf. Ersteres folgt wiederholten Infekten durch Streptokokken der Gruppe A – meist 1–4 Wochen – nach einem akuten Infekt. Die Glomerulonephritis tritt

1–3 Wochen nach Beginn eines akuten Streptokokkeninfekts der Gruppe A auf.

Differentialdiagnose

Im Bereich der oberen Luftwege müssen Streptokokkeninfekte in erster Linie gegenüber Virusinfekten abgegrenzt werden (Adenoviren, Herpesviren). Die infektiöse Mononukleose unterscheidet sich durch eine generalisierte Lymphknotenschwellung, Splenomegalie, in typischen „lymphoiden" Fällen lymphoide Zellen im Blutbild und positive serologische Reaktion (Paul-Bunnel-Test); die Diphtherie ruft im Rachen konfluierende, grau-gelbe Pseudomembranen hervor; Candidainfektionen bilden an den Schleimhäuten weiße, scharf abgesetzte Flecken mit geringer Schleimhautrötung. Die Plaut-Vincent-Angina bildet im Bereich der gesamten Mundhöhle flache, nekrotisierende Geschwüre aus. Das Scharlachexanthem muß abgegrenzt werden gegenüber

1. Masern (Kopliksche Flecken und Leukopenie).
2. Röteln, welche ein ähnliches Exanthem haben, aber auch das Gesicht befallen.
3. ECHO-Virusinfektionen.
4. Erythemen, welche durch Sonne, Fieber und Arzneimittel hervorgerufen werden (Anamnese!).
5. Prodromalstadien bei Windpocken und Pocken.

Vorbeugung

Sinnvoll bei gefährdeten Personen wie chronisch Kranken, Kleinkindern, Schwangeren und alten Menschen: täglich Gabe von 400 000 E Penicillin G oder 1,2 Mill. E. Benzathin-Penicillin-G i. m. alle 4 Wochen gibt einen ausreichenden Schutz. Alternativ kann Sulfadiazin gegeben werden. Besondere Beachtung bei rheumatischer Anamnese! Die Behandlung muß ständig über Jahre durchgeführt werden!

Behandlung

Detallierte Behandlung s. Therapieschema des Kapitels, S. 1178.

A. Spezifische Maßnahmen: Bei Scharlach und anderen Streptokokkeninfekten ist die Therapie der Wahl die Verabfolgung von Penicillinen. Bei Penicillinallergie kann auf Erythromycin ausgewichen werden.

B. Allgemeine Maßnahmen: Bei Fieber und Halsschmerzen übliche Behandlung mit Antipyretika und Analgetika.

C. Behandlung der Komplikationen: An erster Stelle steht ebenfalls die energische Behandlung des Streptokokkeninfekts mit Penicillin. Bei rheumatischem Fieber und Glomerulonephritis siehe unter diesen Krankheitsbildern.

Prognose

Dank der Penicillin-Therapie und ihrer konsequenten Durchführung in der Phase des akuten Streptokokkeninfekts über 10 Tage verlaufen die geschilderten Krankheitsbilder meist subklinisch und die Komplikationen (Streptokokkenpneumonie oder Sepsis, rheumatisches Fieber, Glomerulonephritis) sind selten geworden.

Diphtherie

Diagnostische Merkmale

- Graugelbe Pseudomembranen auf der Rachenschleimhaut, Halsschmerzen, starke Nasensekretion, Heiserkeit, Fieber und allgemeines Krankheitsgefühl
- Myokarditis und Neuritis durch Exotoxin
- Eindeutige Diagnose durch Abstrich und Kultur

Allgemeine Betrachtungen

Diphtherie wird als akute, ansteckende Infektionskrankheit durch *Corynebacterium diphtheriae* hervorgerufen, das zuvor durch Bakteriophagen eine gewisse Transformation erfahren hat. Prädilektionsstelle für den Befall sind die oberen Luftwege — andere muköse Membranen oder Hautwunden können auch befallen werden. Eintrittspforte der Erreger sind die oberen Luftwege. Kranke oder gesunde Keimträger übertragen den Erreger durch Tröpfcheninfektion.

Inkubationszeit 2–7 Tage. Myokarditis und Neuritis durch Exotoxin der Erreger.

Klinische Befunde

A. Symptome:

1. Rachendiphtherie: Zähe, graue, fest haftende Pseudomembranen überziehen Tonsillen und die ganze Rachenschleimhaut. Dazwischen gerötete und geschwollene Schleimhautbezirke. Erste Symptome: Halsschmerzen, gering erhöhte Körpertemperatur und allgemeines Krankheitsgefühl — danach schnelle Verschlechterung des Gesundheitszustands infolge der Toxämie. Die Pseudomembranen können die oberen Luftwege verstopfen (Kehlkopfdiphtherie: Croup) und zum Tod führen.

Die Toxämie führt zu Myokarditis mit Tachykardie, gelegentlichen Herzrhythmusstörungen — später kardialer Dekompensation mit Rechts- und Linksherzinsuffizienz sowie Blutdruckabfall.

Toxische Neuritis mit bevorzugtem Befall der Hirnnerven: Sprachstörungen, Schluckstörungen, Doppeltsehen, Strabismus — an den peripheren Nerven motorische und Sensibilitätsstörungen.

2. Diphtherie der Nase: Seltenere Form mit isoliertem Befall der Nase (Pseudomembranen und blutigseröse Rhinitis), eine charakteristische Lokalisation bei der Säuglingsdiphtherie.

3. Hautdiphtherie: Impetigoähnliche Beläge von Wunden — meist in tropischen Ländern.

B. Laborbefunde: Proteinurie infolge toxischer Nephritis. Polymorphkernige Leukozytose. Rachenabstrich und Kultur zeigen bei Neisser-Färbung das Corynebacterium diphtheriae.

C. EKG-Befunde im Sinne einer Myokarditis: Rhythmusstörungen, Blockformen, T-Inversionen, Verlängerungen des PQ-Intervalls.

Differentialdiagnose

Ausschluß anderer Infekte der oberen Luftwege: Streptokokken-Angina, infektiöse Mononukleose, Virusinfekte, Angina Plaut-Vincent, Kandidamykose.

Komplikationen

Akute Otitis media, Bronchopneumonie sowie Myokarditis und toxische Neuritis.

Vorbeugung

Aktivimmunisierung von Kindern und Erwachsenen. Näheres s. Therapieschema des Kapitels, S. 1175. Bei akuter Exposition wird Auffrischungsimpfung empfohlen.

Behandlung

A. Spezifische Maßnahmen: Kann die Diphtherie nicht ausgeschlossen werden, so muß Diphtherieantitoxin gespritzt werden, um die Folgen der Toxinämie (Myokarditis, Neuritis) zu verhindern. Näheres s. Therapieschema des Kapitels, S. 1175.

B. Allgemeine Maßnahmen: Bei Myokarditis strenge Bettruhe. Alles Weitere s. Therapieschema des Kapitels, S. 1175.

C. Spezielle Behandlungsprobleme:

1. Myokarditis: Symptomatisch je nach Krankheitsbild. Eine spezifische Behandlung außer der Antitoxintherapie gibt es nicht.

2. Neuritis: Symptomatische Behandlung je nach Nervenbefall.

3. Bei Verlegung der oberen Luftwege durch Croup-Pseudomembrane (Croup) müssen die Intubation oder Tracheotomie durchgeführt werden.

Prognose

Die Mortalität liegt zwischen 10 und 30% und kann hauptsächlich den Folgen der Myokarditis angelastet werden. Die Neuritis hat eine meistens gute Prognose: die Paresen und die Myokarditis bilden sich im allg. in wenigen Monaten zurück. Sie ist aber tödlich, wenn eine Lähmung der Atemmuskulatur auftritt.

Aus nicht geklärten epidemiologischen Gründen ist die Diphtherie z. Zt. in Mitteleuropa ein äußerst seltenes Krankheitsbild.

Keuchhusten

(Pertussis)

Diagnostische Merkmale

- Uncharakteristisches katarrhalisches Prodromalstadium über 2 Wochen mit Schnupfen, Husten u. a.
- Anfallsweise auftretende Hustenstöße in Serien (Stakkatohusten) mit inspiratorischem Ziehen in der Pause (Reprise)
- Bevorzugter Befall von Kindern unter 2 Jahren
- Absolute Lymphozytose
- Diagnosesicherung aus der Kultur

Allgemeine Betrachtungen

Keuchhusten ist eine akute, sehr ansteckende Erkrankung der oberen Luftwege. Erreger: *Haemophilus pertussis.* Übertragung durch Tröpfcheninfektion. Inkubationszeit 7–17 Tage. Infektiosität am Anfang am höchsten. 40% der erkrankten Kinder unter 2 Jahren.

Klinische Befunde

A. Symptome: Wenig physikalische Befunde mit kaum erhöhten Temperaturen. Dauer der Erkrankung: 6 Wochen in drei typischen Stadien:

1. Katarrhalisches Stadium über 2 Wochen: Schnupfen, Husten und allgemeines Krankheitsgefühl.

2. Krankheitsstadium: Schnelle Folge von 5–15 Hustenstößen (Stakkatohusten), an die eine tiefe, schnelle Inspiration anschließt; mehrere solcher dicht aufeinanderfolgenden Anfälle werden als Reprise bezeichnet. Tägl. bis zu 50 derartiger Anfälle sind möglich. Äußere Anlässe und psychische Faktoren können diese Anfälle neu auslösen. Während des Hustens entleert sich eine reichliche Menge dikken, zähen Schleims. Oft Erbrechen während der Anfälle.

3. Stadium der Rekonvaleszenz: Abklingen der Hustenanfälle nach etwa 4 Wochen.

B. Laborbefunde: Leukozytose mit meist 60–80% Lymphozyten. Abstrich aus dem Nasenrachenraum und Kultur sichern die Diagnose.

Differentialdiagnose

Abgrenzung des Keuchhustens gegen Fremdkörperaspiration beim Kind, gegen Viruspneumonie, Influenza oder akute Bronchitis. Bei Lymphozytose Ausschluß einer akuten Leukämie.

Komplikationen

Asphyxie bei Kindern durch Einflußstauung während der Hustenanfälle, meningeale Reizung mit Neigung zu Krampfanfällen und anderen Zeichen intrakranieller Druckerhöhung. Sekundärpneumonien, Atelektase, interstitielles oder subkutanes Emphysem sowie Pneumothorax.

Vorbeugung

Aktivimmunisierung von Kleinkindern, meist in Form einer Mehrfachimpfung (Keuchhusten, Polio, Diphtherie, Tetanus und Masern). Näheres s. Therapieschema des Kapitels, S. 1176.

Behandlung

A. Spezifische Maßnahmen: Beim jungen Kinde Hyperimmunglobulin oder Tussoglobin® (0,2 ml/kg/KG i.m., 1–4× mit jeweils 1–2 Tagen Abstand). Haemophylus pertussis spricht gut auf Penicillin an. Näheres s. Therapieschema des Kapitels, S. 1176.

B. Allgemeine Maßnahmen: In der akuten Anfallsphase Füttern von kleinen Mahlzeiten. Trotz Erbrechen muß Nahrungs- und Flüssigkeitszufuhr gewährleistet sein. Symptomatische Therapie mit Sedativa und Antitussiva.

C. Behandlung der Komplikationen: Gezielte Antibiotikatherapie bei Pneumonien, Behandlung zerebraler Symptome mit Sedativa und Dehydrierung.

Prognose

Durch aktive Schutzimpfung und Antibiotikatherapie Mortalität bei Kindern unter 1 Jahr auf 1–2% gesenkt (früher über 20%). Bronchiektasen häufige Folgen des Keuchhustens.

Infektionen des Zentralnervensystems

Erreger aller Infektionskrankheiten können das ZNS befallen. Bevorzugte Erreger: pyrogene Bakterien, Mykobakterien, Pilze, Spirochäten und Viren. Allgemeingültige Symptome: Kopfschmerzen, Fieber, Verwirrtheitszustände, Nackensteifigkeit, positive Zeichen nach Kernig und Brudzinski und pathologische Liquorbefunde. Beim Säugling findet man dabei außerdem eine gespannte, vorgewölbte Fontanelle als auffallendes Zeichen. Beim Vorliegen dieser Befunde muß mit Infektionen des ZNS ge-

rechnet werden. Ermittlung der spezifischen Ursache durch sorgfältige Anamnese, gründliche physikalische Untersuchung und geeignete Laboruntersuchung des Liquors. Infektionen des ZNS können nicht ohne weiteres mit Meningismus gleichgesetzt werden. Meningismus ist ein Symptom sowohl bei Infektionen des ZNS als auch bei physikalischer Reizung der Meningen.

Eine Infektion des ZNS ist ein medizinischer Notfall! **Alle diagnostischen Maßnahmen sowie – bei pyogener Meningitis – die Therapie sind unverzüglich durchzuführen!**

Ätiologische Klassifizierung

Anhand der Liquordiagnostik Unterteilung in 3 Hauptkategorien (s. Tabelle 23-1).

A. Eitrige Meningitis: In 40% der Fälle durch Meningokokken hervorgerufen. Weitere häufige Erreger: Pneumokokken, Streptokokken, Haemophilus influencae, Staphylokokken u. a. Eitererreger.

B. Granulomatöse Meningitis: Wichtigster Erreger Mycobacterium tuberculosis, daneben Kokzidien, Cryptococcus, Histoplasma und andere Pilze oder Treponema pallidum (meningovaskuläre Syphilis).

C. Aseptische Meningitis: Meist benigner Verlauf, prinzipiell durch Viren hervorgerufen: besonders Mumps-Viren und Entero-Viren (einschließlich Coxsackie und ECHO-Viren). Vor der aktiven Schutzimpfung war das Poliovirus häufigster Erreger der aseptischen Meningitis.

Weitere Erreger: Virus der infektiösen Mononukleose u. a.

D. Behandelte bakterielle Meningitis: Bei nur teilweise effektiver antibiotischer Therapie Verlaufund Liquorbefund dieser Meningitiden wie bei aseptischen Meningitiden.

E. Meningitis infolge „Nachbarschaftsreaktionen". Eitrige Infektionserkrankungen in unmittelbarer Nähe des ZNS, wie Hirnabszesse, Osteomylitis der Wirbelsäule, Epiduralabszesse und Innenohrentzündungen, können zu Meningitiden führen (vgl. Tabelle 23-1).

Tabelle 23-1. Typische Liquorbefunde bei verschiedenen Krankheiten des Zentralnervensystems

Typ der Infektion	Zellzahl pro mm^3	Art der Zellen[a]	Druck	Protein mg/100ml	Glukose[d] mg/100ml
Eitrige Meningitis	>1000	PMN	+ + + +	>100	<40
Granulomatöse Meningitis	<1000	L[b]	+ + +	>100	<40
Virus-Infektionen	<1000	L[b]	normal bis +	<100	>40
Nachbarschaftsreaktionen[c]	variabel	variabel	variabel	variabel	>40

[a] PMN = polymorphkernige neutrophile Leukozyten, L = Lymphozyten
[b] Polymorphkernige Leukozyten können zunächst überwiegen
[c] Solche Reaktionen kommen vor bei Mastoiditis, Sinusitis, Hirnabszeß, Hirntumor und epiduralen Abszessen
[d] Der Glukose-Gehalt des ZNS muß in Relation zur Blutglukose (meist 50–60%) gesehen werden

F. Meningitis in der Neugeborenenperiode: In dieser Lebensphase völlig eigenständiges Krankheitsbild, welches oft mit Septikämie verbunden ist. Erreger meist gramnegative Stäbchen (z. B. E. coli). Oft asymptomatische Verläufe ohne Fieber und Meningismus – statt dessen Lethargie und Reizung der Hirnnerven.

Labordiagnose

Nur die Liquoruntersuchung (Lumbalpunktion) sichert die Diagnose Meningitis durch mikroskopische und kulturelle Untersuchung. Der zelluläre Befund erlaubt die Klassifizierung in der eben besprochenen Form.

1. Meningokokkenmeningitis

Diagnostische Merkmale

* Fieber, Kopfschmerzen, Erbrechen, Bewußtseintrübung, Delirium und Krämpfe
* Petechiales Exanthem von Haut und Schleimhäuten
* Nackensteifigkeit mit positivem Kernigschen und Brudzinskischen Zeichen
* Eitriger Liquor mit extra- und intrazellulär gelegenen gramnegativen Kokken
* Sicherung der Diagnose durch Kulturen aus Liquor und Blut sowie Aspirationsflüssigkeit aus Petechien
* Schock und intravasale Thromben können auftreten

Allgemeine Betrachtungen

Neisseria meningitidis der Gruppe A, B und C ruft die Meningokokken-Meningitis hervor. 15–40% der Normalbevölkerung sind Keimträger im Nasopharyngealbereich. Im Krankheitsfalle braucht die Bakteriämie klinisch nicht in Erscheinung zu treten, jedoch kann sie umgekehrt auch fulminant oder gar tödlich ohne Zeichen einer Meningitis verlaufen (Waterhouse-Friderichsen-Syndrom) mit petechialen Blutungen an Haut und Schleimhäuten, intravasaler Thrombose u. a. auch in der Nebenniere). Inkubationszeit 3–7 Tage, Infektiosität bereits mehrere Tage vor Auftreten der Meningitis.

Klinische Befunde

A. Symptome: Hohes Fieber, Schüttelfröste (beim jungen Kind statt dessen Fieberkrampf), Kopfschmerzen, Schmerzen im Rücken, Bauch und Extremitäten, Übelkeit und Erbrechen. Bei schwerem Verlauf Verwirrtheit, Delirium und Koma. Muskuläre Zuckungen oder generalisierte Krämpfe. Nackensteifigkeit mit positivem Kernigschen und Brudzinskischen Zeichen. Petechiales Exanthem von Stecknadelkopfgröße bis zur Ausbildung von Ekchymosen und sogar Hautgangrän in den meisten Fällen; Vorkommen an jedem Hautbezirk, an Schleimhäuten oder Konjunktiven – niemals in dem Nagelbett. Nach 3–4 Tagen Rückbildung. Infolge intrakranieller Druckerhöhung ballotiert beim Kleinkind die vordere Fontanelle. Cheyne-Stockesche oder Biotsche Atmung kann auftreten. Endotoxine können eine Schocksymptomatik hervorrufen.

B. Laborbefunde: Ausgeprägte Leukozytose (beim Kind oft mit deutlicher „Linksverschiebung"); im Urin Eiweiß, Zylinder und Erythrozyten. Trüber, eitriger Liquor bei Lumbalpunktion, unter erhöhtem Druck stehend. Im Liquor Eiweiß erhöht, Glukose und Chlorid erniedrigt. Zellzahl meist über $1000/mm^3$. Polymorphkernige Leukozyten mit intrazellulären gramnegativen Kokken. Diagnose der Meningokokkenmeningitis durch Fehlen von Bakterien im Grampräparat nicht ausgeschlossen. Erregernachweis mikroskopisch im Ausstrich oder durch Kultur. Materialgewinnung aus Liquor, Blut, Rachenabstrich oder Punktat der Petechien. Kontrolle von Thrombozyten und Gerinnungsstatus angezeigt, um frühzeitig Komplikationen der intravasalen Thrombose aufzudecken.

Differentialdiagnose

Ausschluß anderer Formen von Meningitis (Erregernachweis und Zelltyp im Liquor). Bei Kleinkindern mit Infekten der oberen Luftwege kann bei fehlender Nackensteifigkeit eine Meningitis übersehen werden. Infektionen durch Bakterien oder Echoviren können auch ein petechiales Exanthem hervorrufen.

Komplikationen

Arthritis, Hirnnervenschädigung (Nervus acusticus), Hydrocephalus internus und Iritis. In schweren Fällen Myokarditis, Nephritis, intravaskuläre Thrombose und Waterhouse-Friderichsen-Syndrom.

Vorbeugung

Eine Vakzine zur aktiven Immunisierung gegen Meningokokken der Gruppe C ist in Vorbereitung. In Epidemiezeiten 20–100% der Bevölkerung Keimträger. Antibiotikaprophylaxe bringt Gefahr der Resistenzbildung mit sich. (Antibiotikaprophylaxe s. Therapieschema des Kapitels, S. 1177)

Behandlung

A. Spezifische Maßnahmen: An erster Stelle steht die Penicillintherapie. Näheres s. Therapieschema des Kapitels, S. 1177.

B. Allgemeine Maßnahmen: Behandlung der zerebralen Symptomatik mit Sedativa und Antikonvulsiva. Bei Schock Kreislauftherapie, bei intravasaler Thrombose Heparin-Behandlung. Näheres s. Therapieschema des Kapitels, S. 1177.

Prognose

Kleinkinder, alte Menschen und chronisch Kranke sind besonders gefährdet. Letalität von 10%. Schlechte Prognose bei Störungen des Bewußtseins.

2. Meningitis durch Pneumokokken, Streptokokken und Staphylokokken

Symptomatisch ähnlich der Meningokokken-Meningitis. Hier jedoch Erstinfektion außerhalb des ZNS: Pneumonie (Pneumokokken). Mittelohr- und Nebenhöhlenentzündungen (Streptokokken und Staphylokokken). Sicherung der Diagnose durch Erregernachweis im Liquor (mikroskopisch und kulturell).
Pneumokokken und Streptokokken sprechen gut auf Penicillin an. Staphylokokken oft Penicillin-resistent. Näheres s. Therapieschema des Kapitels, S. 1177f. Bei Staphylokokkenmeningitis muß die Therapie konsequent über 2–4 Wochen durchgeführt werden, um Rezidive und Komplikationen auszuschalten.

Komplikationen

Retikulitis, Arachnoiditis, zerebrospinaler Liquorblock, Hydrozephalus. Schlechte Prognose bei Staphylokokkenmeningitis.

3. Meningitis durch Hämophilus influenzae

Am häufigsten sind Kinder unter 6 Jahren befallen. Katarrhalische Vorphase mit Erkrankung der oberen Luftwege. Kaum Unterschied zur Symptomatik der übrigen eitrigen Meningitiden. Z. Zt. der typischen Meningitissymptomatik im Liquor mikroskopisch oder kulturell Nachweis gramnegativer, pleomorpher Stäbchen. Serologischer Quellungstest mit Antiserum gegen Kapselantigene dieser Stäbchen.

Differentialdiagnose

Durch Erregernachweis Ausschluß anderer Ursachen der Meningitis.

Behandlung

Gutes Ansprechen auf Ampicillin. Näheres s. Therapieschema des Kapitels, S. 1176.

Vorbeugung

Seit kurzem ist Vakzine gegen Hämophilus influenzae der Gruppe B vorhanden.

Prognose

Letalität vor Antibiotika-Ära bei 100%, heute 5%.

Subduralerguß, Hydrom

(Pachymeningosis) s. S. 692

Tuberkulöse Meningitis

Diagnostische Merkmale

- Schleichender Krankheitsbeginn mit Teilnahmslosigkeit, Reizbarkeit und Appetitlosigkeit
- Kopfschmerzen, Brechreiz, Koma, Krämpfe, Nackensteifigkeit
- Tuberkulöser Herd im Organismus
- Im Liquor einige hundert Lymphozyten, Eiweiß vermehrt, Zucker erniedrigt – Spinnwebgerinsel und Häutchenbildung.

Allgemeine Betrachtungen

Befall des ZNS durch hämatogene Streuung von makroskopischen und mikroskopischen tuberkulösen Herden in den Lungen, in den peritrachealen, peribronchialen oder mesenterialen Lymphknoten oder Folge einer miliaren Aussaat. Meist Befall von Kindern zwischen 1 und 5 Jahren.

Klinische Befunde

A. Symptome: Schleichender Krankheitsbeginn mit Teilnahmslosigkeit, Reizbarkeit, Appetitlosigkeit, später Fieber, Kopfschmerzen, Brechreiz, nächtliche Schreie, Krämpfe und Koma. Bei älteren Patienten treten Kopfschmerzen und Verhaltensstörungen initial auf.
Im weiteren Verlauf treten Nackensteifigkeit, Opisthotonus und Lähmungen auf, wobei letztere bevorzugt die Augenmuskeln befallen. Am Augenhintergrund Nachweis von Tuberkeln in der Chorioidea. Gründliche körperliche Untersuchung deckt oft den streuenden Herd auf. Der Tuberkulinhauttest kann bei miliarer Aussaat oft negativ sein.
B. Laborbefunde: Xanthochromer Liquor, der oft unter erhöhtem Druck steht. Gewöhnlich 100–500/3 Zellen (Lymphozyten), erniedrigte Glukose (weit unter der Hälfte der gleichzeitigen Blutzucker-Konzentration). Bei längerem Stehen des Liquors Ausbildung von Spinnwebgerinsel und Häutchen. Im peripheren Blutbild mäßige Leukozytose. Rö-Thorax: Oft tuberkulöser Herd in der Lunge.

Differentialdiagnose

Der schleichende Beginn der Erkrankung und die Aufdeckung eines tuberkulösen Herdes im Organismus helfen, diese Form der Meningitis von anderen abzugrenzen.

Komplikationen

Nach Genesung können zerebrale Schäden in Form motorischer Lähmungen, Neigung zu Krampfanfällen, Beeinträchtigung der geistigen Entwicklung und abnormes Verhalten zurückbleiben. Nur frühzeitiger Therapiebeginn kann vor diesen Komplikationen einigermaßen schützen.

Vorbeugung
Konsequente Früherkennung und Behandlung jeder Form von Tuberkulose schützt vor der tuberkulösen Meningitis und ihren Komplikationen.

Behandlung
A. Spezifische Maßnahmen: Durchführung der modernen Kombinationsbehandlung mit Tuberkulostatika. (Cave: Ethambutol kann in seltenen Fällen eine retinale Neuropathie auslösen! Isoniazid kann hingegen eine periphere Neuropathie sowie mit zunehmendem Lebensalter eine Hepatitis herbeiführen!) Zusatztherapie mit Kortikosteroiden. (Näheres s. Therapieschema des Kapitels, S. 1177.)
B. Allgemeine Maßnahmen: Symptomatische Behandlung wie bei anderen Formen von Meningitis. (Näheres s. Therapieschema des Kapitels, S. 1177.)

Prognose
Ohne Therapie Tod innerhalb von 6–8 Wochen. Bei frühzeitiger Diagnose und Therapie zu 90% Aussicht auf Genesung. Bei Behandlungsbeginn im späten Stadium genesen 25–30% der Patienten.

Salmonellosen

Rund 900 Serotypen von Salmonellen können Infektionen hervorrufen. Drei klinische Verlaufsformen der Salmonellosen sind bekannt:
1. Typhus abdominalis, im allgemeinen hervorgerufen durch *Salmonella typhi*.
2. Akute Gastroenteritis, durch *Salmonella typhimurium* und viele andere Typen hervorgerufen.
3. Die „Septikopyämie", gekennzeichnet durch Bakteriämie und herdförmige Läsionen in verschiedenen Organen – am häufigsten durch *Salmonella choleraesuis* hervorgerufen.
Jeder der Serotypen kann eine dieser drei Formen hervorrufen. Die Erreger werden durch Aufnahme in infizierten Nahrungsmitteln oder Getränken übertragen.

1. Typhus abdominalis

Diagnostische Merkmale
• Allmählicher Beginn (über 1 Woche) mit Unwohlsein, Kopfschmerzen, Halsschmerzen, Husten und schließlich Erbsensuppenstühlen oder Verstopfung

• Langsamer und stufenweiser Anstieg des Fiebers bis zum Maximum – danach ebenso langsamer Abfall bis zur Normalisierung
• Roseolen, relative Bradykardie, Milzvergrößerung, aufgetriebenes und druckempfindliches Abdomen
• Leukopenie, positive Kulturen im Blut, Stuhl und Urin
• Erhöhter oder ansteigender Agglutinationstiter (Widal-Reaktion).

Allgemeine Betrachtungen
Erreger ist ein gramnegatives Stäbchen (*Salmonella typhi*), das über den Verdauungstrakt des Patienten aufgenommen wird und durch die Darmwand an die Mesenteriallymphknoten und in die Milz gelangt. Danach Bakteriämie. Abschließend lokalisiert sich die Entzündung hauptsächlich im lymphatischen Gewebe des Dünndarms, besonders in einem Bereich von 60–70 cm oberhalb der Ileozökalklappe. Entzündung der Peyerschen Plaques und Ulzeration. Diese Ulzeration führt zur Ablösung der Schleimhaut, was den Höhepunkt der Erkrankung in der 3. Krankheitswoche darstellt. Gelegentlich Erreger auch in Lunge, Gallenblase, Niere oder ZNS mit lokaler Entzündung.
Infektion durch Genuß infizierter Speisen oder Getränke. Dauerausscheider mit persistierenden Herden in der Gallenblase oder Niere kommen als Überträger (Schmierinfektion) in Frage. Inkubationszeit 5–14 Tage.
In Deutschland ist die Salmonella paratyphi B, in warmen Ländern Salmonella paratyphi A ebenfalls ein Erreger des Typhus abdominalis.

Klinische Befunde
A. Symptome: Meist schleichender Beginn, seltener bei Kindern; auch plötzlicher Beginn mit Schüttelfrösten und raschem Temperaturanstieg. Unbehandelter Typhus mit klassischem Verlauf in drei Stadien:
1. Prodromalstadium: In den ersten Wochen der Invasionsperiode durch Salmonella typhi Unwohlsein des Patienten, zunehmendes Krankheitsgefühl, Kopfschmerzen, Husten, allgemeine Gliederschmerzen, Halsschmerzen und Nasenbluten. Häufig auch Beschwerden seitens des Verdauungstrakts wie Bauchschmerzen, Verstopfung oder Durchfall mit Erbrechen. Stufenförmiger Anstieg des Fiebers von Tag zu Tag. Temperatur abends meist höher als morgens.
2. Höhepunkt der Krankheit: Nach 7–10 Tagen Stabilisierung des Fiebers und kaum Schwankungen über mehr als 1° C an einem Tag. Schwerkranker Patient mit intestinaler Symptomatik: Erbsensuppenstühle, schwere Verstopfung, Auftreibung des Leibes. In schweren Fällen „typhöser" Status, in dem der Patient bewegungslos, unansprechbar im

Bett liegt, Augen halb geschlossen, allgemeine Erschöpfung. Patient folgt meist noch einfacheren Anforderungen. Kinder haben zu dieser Zeit oft eine typische zweistreifig verfärbte Zunge: braun-borkig und rötlich.

3. Stadium der Entfieberung: Falls der Patient das zweite Stadium der schweren Toxämie überlebt, bessert sich das Befinden allmählich. Abfall des Fiebers spiegelbildlich zum Anstieg während des Prodromalstadiums über 7–10 Tage. Abklingen der abdominellen Beschwerden. Patient wird zunehmend munterer. 1–2 Wochen nach Normalisierung der Temperatur können Rückfälle eintreten. Dann im allgemeinen milderer Verlauf.

Bei Kindern ist der Verlauf oft leichter; je jünger das Kind ist, desto uncharakteristischer können die Symptome sein.

Im Prodromalstadium kaum physikalische Untersuchungsbefunde. Später Lymphknotenvergrößerung, aufgetriebener und druckempfindlicher Leib, relative Bradykardie, dikroter Puls, Galopprhythmus, Systolikum und gelegentlich Meningismus. Ausbildung des Exanthems in Form von Roseolen in der 2. Woche, wobei diese gruppenförmig bis zur Rekonvaleszenz auftreten können. Die einzelne Roseole ist eine rötliche Papel von 2–3 mm Durchmesser, die auf Druck verschwindet. Hauptsächlich Befall des Rumpfes – selten mehr als 12 Roseolen. Die einzelne Effloreszenz verschwindet nach 3–4 Tagen.

B. Laborbefunde: Blutkulturen sind während der ersten Woche schon positiv und bleiben, solange Roseolen vorhanden sind. Nach der 1. Woche auch positive Stuhl- und Urinkulturen, wobei der Erreger im Urin weniger nachweisbar ist. Während der 2. Woche Antikörper nachweisbar mit Anstieg des Titers am Ende der 3. Woche (Widal-Reaktion). Zum Ausschluß einer anamnestischen Reaktion durch andere Infektionskrankheiten oder durch eine Typhusschutzimpfung müssen die Antikörper gegen das somatische O-Antigen einen Titer von 1 : 60 aufweisen. Bestätigung der Diagnose durch ansteigenden Titer (zwei Blutentnahmen im Abstand von einer Woche). Im Höhepunkt der Krankheit meist mäßige Anämie, Leukopenie, Proteinurie.

Differentialdiagnose

Abgrenzung gegenüber Infektionen durch Salmonella paratyphi A, B, u. C. Weitere Abgrenzung gegenüber anderen fieberhaften Erkrankungen mit verminderten Leukozytenzahlen wie Tuberkulose, Viruspneumonien, Psittakose, bakterieller Endokarditis, Bruzellose und Q-Fieber.

Komplikationen

30% der unbehandelten Fälle haben Komplikationen, die für 75% aller Todesfälle verantwortlich sind. Darmblutungen treten gewöhnlich in der 3. Woche mit folgender Symptomatik auf: schneller Puls, plötzlicher Temperaturabfall, Schocksymptomatik und dunkles oder frisches Blut im Stuhl. Auch Darmperforationen mit plötzlichem Rigor, Temperaturabfall, Pulsbeschleunigung, abdominellen Schmerzen und Druckempfindlichkeit treten meistens in der dritten Woche auf. Seltenere Komplikationen: Harnverhaltungen, Pneumonie, Thrombophlebitis, Myokarditis, Psychose, Cholezystitis, Nephritis, Spondylitis und Meningitis.

Vorbeugung

Aktive Schutzimpfung in 2 Injektionen von je 0,5 ml subkutan im Abstand von 4 Wochen; bei Kindern 3 Injektionen zu 0,5–1,0–1,0 ml Vakzine s. c. Im allgemeinen nur zweimal revakzinieren durch eine Injektion von 0,1 ml intrakutan oder 0,5 ml. subkutan in Abständen von 4 Jahren (s. Impfplan im Anhang, S. 1345f.). Die Umwelthygiene sollte besondere Schutzmaßnahmen für Nahrungsmittel, Wasser und Abwasser ergreifen. Dauerausscheider müssen streng überwacht werden und dürfen nicht in Lebensmittelbetrieben beschäftigt werden.

Behandlung

A. Spezifische Maßnahmen: Der geschilderte Krankheitsverlauf wird Dank der gezielten Antibiotika-Therapie mit Ampicillin oder anderen Breitbandantibiotika nur noch selten beobachtet. (Näheres s. Therapieschema des Kapitels, S. 1179.)

B. Allgemeine Maßnahmen: Die symptomatische Behandlung muß besonders die lange Liegephase, die hohen Temperaturen und die abdominellen Erscheinungen mit Flüssigkeits- und Elektrolytverlusten berücksichtigen. Auch hier Näheres in dem Therapieschema des Kapitels, S. 1179.

C. Behandlung der Komplikationen: Bei Darmblutungen gezielte Schocktherapie einschließlich Bluttransfusionen. Bei Perforationen sofortige chirurgische Intervention. Sekundäre Pneumonien werden gezielt antibiotisch behandelt.

D. Behandlung der Dauerausscheider: Hier versagt oft die Chemotherapie, jedoch kann gelegentlich mit Ampicillin ein Dauerausscheider saniert werden. Manchmal ist auch die Cholezystektomie erfolgreich.

Prognose

Die Sterblichkeit behandelter Fälle beträgt 2%. Bei Kindern milder Verlauf. Besonders gefährdet sind ältere und chronisch Kranke. In 15% der Fälle Rückfälle. Komplikationen verschlechtern die Prognose. Trotz Chemotherapie Dauerausscheider nach Typhus.

2. Salmonellengastroenteritis

Früher wurden die übrigen Salmonellen als paratyphöse Erreger bezeichnet. Serotypisch gehören sie den Gruppen A, B und C an, während Salmonella typhi zur Gruppe D gehört.

Die akute Gastroenteritis ist die häufigste Form menschlicher Salmonellosen. Wichtigste Erreger: *S. typhimurium, Derby, Heidelberg; S. infantis, S. Newport* und *S. enteritidis* sowie zahlreiche andere.

Inkubation 8–48 Std nach Aufnahme infizierter Nahrungsmittel oder Getränke.

Klinische Symptomatik: Fieber (oft Schüttelfrost), Übelkeit mit Erbrechen, krampfhafte Bauchschmerzen und Durchfälle (letztere gelegentlich blutig). Krankheitsdauer ungefähr 3–5 Tage. Abgrenzung dieser Erkrankung gegenüber einer Virusgastroenteritis, Nahrungsmittelvergiftung, Shigellose (bakterielle Ruhr), Amöbenruhr, akuten ulzerösen Kolitis und anderen chirurgisch-akuten Baucherkrankungen. Gewöhnlich keine Leukozytose, Nachweis der Erreger gelegentlich im Stuhl oder im Blut. Im allgemeinen ist die Krankheit in sich selbst begrenzt, jedoch kann eine Bakteriämie auftreten mit generalisiertem Lymphknotenbefall (bei Kleinkindern und Patienten mit Sichelzellanämie).

Bei unkompliziertem Krankheitsverlauf symptomatische Therapie mit Nahrungskarenz und Flüssigkeitsausgleich. Nur in schweren Fällen Antibiotika-Therapie (Ampicillin).

(Näheres s. Therapieschema des Kapitels, S. 1178)

3. Septikopyämische Salmonellose

Seltene Erkrankung. Langanhaltendes und rekurrierendes Fieber können den Verdacht auf eine Salmonellainfektion lenken, wobei Bakteriämie und Abszeßbildung in verschiedenen Körperbereichen auftreten (Knochen, Gelenke, Pleura, Perikard, Meningen und Lunge). Behandlung wie bei Typhus abdominalis (s. dort); Drainage der Abszesse muß erwogen werden.

4. Lebensmittelvergiftung

Unter Lebensmittelvergiftung wird folgende Symptomatik verstanden: Anorexie, Brechreiz, Erbrechen oder Diarrhoe in Zusammenhang mit Nahrungsaufnahme. Es werden meist Gruppen von Personen von diesen Symptomen befallen, Fieber tritt nicht auf. Ursache sind meist akute Vergiftungen durch schädliche Agentien oder bakterielle Enterotoxine. Die Lebensmittelvergiftung kommt durch unsaubere Zubereitung, Verarbeitung, Lagerung, Verteilung oder Vertrieb der Lebensmittel zustande. Nahrungsmittelvergiftung sollte bei allen afebrilen oder subfebrilen gastrointestinalen Störungen in Betracht gezogen werden. Proben der Nahrung des Erbrochenen oder des Stuhls von Erkrankten können zur mikroskopischen oder kulturellen Diagno-

stik verwandt werden. Die Behandlung ist symptomatisch: Flüssigkeit mit Elektrolytausgleich bei Nahrungskarenz.

Jodochlorhydroxyquine und Derivate (Vioform®, Entero-Vioform®, Mexaform®, Intestopan®) sollten zur Prophylaxe oder Behandlung nicht verwandt werden.

Cholera

Diagnostische Merkmale

- Plötzlicher Krankheitsbeginn mit schweren, voluminösen und häufigen Durchfällen (bis zu 1 l/Std)
- Erbrechen ohne vorhergehende Übelkeit
- Stuhl und Erbrochenes sind grau, trüb und wäßrig („Reiswasserstühle") ohne typischen Stuhlgeruch, ohne Blut oder Eiter
- Schnelle Dehydratation und Störungen des Elektrolythaushalts mit Azidose, Hypokaliämie — Hypotension. Oft Schock und Urämie
- Positive Stuhlkulturen und Bestätigung durch Agglutinationstests in spezifischen Seren

Allgemeine Betrachtungen

Vibrio cholerae ist der Erreger dieser akuten Durchfallerkrankung. Ausbreitung in Form von Epidemien. Seit Ende der 50iger Jahre neue pandemische Welle in Asien vom Biotyp El Tor.

Infektion durch Aufnahme von Speisen oder Getränken, die durch Faeces akut Erkrankter oder Genesender verunreinigt sind. 3–20 Tage kann der Erreger im Wasser leben und sich vermehren — gute Bedingungen bei warmen Temperaturen. Primär Festsetzen des Erregers im Ileum; durch Zerfall Freiwerden eines Endotoxins, welches die Krankheit hervorruft. Das Toxin ruft eine massive Hypersekretion und Elektrolytausscheidung im Intestinum hervor. Diarrhoen bis zu 7 l in 24 Std (unbehandelte Fälle mit 50% Mortalität). Inkubationszeit 1–5 Tage. Echte Keimträger nicht bekannt, jedoch kann das El Tor-Vibrio sich in der Gallenblase festsetzen. Ausscheidung 4–5 Monate bei Rekonvaleszenten.

Klinische Befunde

A. Symptome: Leichte Verlaufsform möglich. Typischer Verlauf: Plötzlich einsetzender Durchfall mit voluminösen, häufigen und wäßrigen Stühlen, die ihren fäkalen Charakter verlieren. Graue Farbe, trüb (Reiswasser) mit degenerierten Epithelien und Schleim — wenig oder kein Blut oder Eiter. Immer schwerer werdendes Erbrechen ohne Übelkeit. Bald kann der Patient weder Nahrung noch Getränke bei sich behalten. Starke Exsikkose mit trockener Haut und Schleimhäuten, Zyanose, Durst, eingesunkene Augen, subnormale Temperaturen. Später Muskelkrämpfe, Abdominalkrämpfe. Nachlassen der Urinproduktion bis zur Anurie und Urämie.

B. Laborbefunde: Zeichen ausgeprägter Dehydratation mit hohem Hämoglobingehalt und hohem Hämatokrit, Leukozyten bis zu 25 000/mm³. Metabolische Azidose und Erhöhung des nichteiweißgebundenen Stickstoffs. Trotz hoher Kaliumverluste anscheinend normales Serum-Kalium infolge Dehydratation. Erregernachweis aus dem Stuhl — niemals aus dem Blut. Agglutinationsreaktionen mit spezifischem Serum sichern zusätzlich die Diagnose.

Differentialdiagnose
Ausschluß anderer akuter Durchfallserkrankungen. Leichte Verlaufsformen werden als einfache Durchfälle fehlinterpretiert. Ausschluß von Durchfallerkrankungen durch Shigella, Viren, Escherichia coli und Protozoen.

Vorbeugung
Subkutane oder intramuskuläre zweimalige Injektion von 0,5 und 1,0 ml Choleravakzine in Abständen von 1–4 Wochen, welche allerdings nur einen begrenzten Schutz gibt. Auffrischung nach 6 Monaten. (Näheres s. Impfplan im Anhang, S. 1345 f.) Sorgfältige Desinfektion der Ausscheidungen ist wichtig, eine strenge Isolierung der Patienten ist jedoch unnötig, ebenso wie die Quarantäne nicht wünschenswert ist. (In Ländern mit einem hohen Hygiene-Standard führt eine eingeschleppte Cholera selten zu größerer Verbreitung). In epidemischen Gebieten müssen Wasser, Milch, Gemüse und alle möglichen infizierten Küchengeräte gekocht werden. Fliegenschutz muß gewährleistet sein.

Behandlung
Im Vordergrund steht die schnelle und ausreichende Substitution von Flüssigkeit und Elektrolyten sowie die Behandlung der Azidose mit beispielsweise Natriumbicarbonat. Die Substitutions-Therapie muß den durch die Durchfälle entstandenen Verlusten angepaßt sein. Stuhlmenge, Hämatokrit, Serum-Elektrolyte und Eiweiß können zur Kontrolle herangezogen werden. Daneben muß auch auf ausreichende parenterale Kalorien- und Eiweißsubstitution geachtet werden.

Tetrazykline bieten sich zur gezielten antibiotischen Therapie an. (Näheres s. Therapieschema des Kapitels, S. 1175.)

Bei Choleraverdacht empfiehlt sich nach Grundimmunisierung eine Auffrischungsimpfung.

Prognose
Unbehandelt liegt die Mortalität im Schnitt bei 50% (20–80%). Die Prognose hängt vom Allgemeinzustand des Patienten und seiner ausreichenden und richtigen Behandlung ab. Die sofortige gezielte Behandlung senkt die Mortalitätsrate bis auf 1%.

Bazillenruhr
(Shigellosis, vgl. auch Kap. 10, S. 456 ff.)

Diagnostische Merkmale
- Krämpfe und Diarrhoe, oft mit blutig-schleimigen Stühlen
- Fieber, allgemeines Krankheitsgefühl, Schwäche und Benommenheit
- Eiter im Stuhl, spezifische Bakterien in Stuhlkulturen
- Charakteristische rektoskopische Befunde

Allgemeine Betrachtungen
Ruhr ist eine Allgemeinerkrankung mit oft mildem und atypischem Verlauf. Bazillenträger tragen oft zu Wasser- und Milchepidemien bei. Von großer Wichtigkeit ist die Verbreitung durch Insekten in Gebieten mit schlechten sanitären Verhältnissen. Die häufigsten Erreger sind *Shigella sonnei, Shigella flexneri, Shigella dysenteriae.* Die Erkrankung verursacht Veränderungen im Kolon und terminalen Ileum.

Klinische Befunde
A. Symptome: Es bildet sich ein Krankheitsbild mit Durchfall, Krämpfen im unteren Abdomen, Tenesmen, Fieber, Schüttelfrost, Anorexie, Übelkeit, Kopfschmerzen und Somnolenz aus. Bei typischem Verlauf sind die Stühle oft mit Blut und Schleim durchsetzt. Bei schwerer Intoxikation Krämpfe, Erschöpfung und Dehydratation. Fieber bis 39° C.

B. Laborbefunde: Polymorphkernige Granulozytose, erhöhter Hämatokrit. Blutige, schleimige und eitrige Stühle. Positiver Shigellanachweis im Stuhl.

C. Spezialuntersuchung: Bei der Rektoskopie follikuläre Hyperplasie mit Schleimhautschwellungen. Hyperämie und Hämorrhagie, gelegentlich auch Ulzerationen.

Differentialdiagnose
Abtrennung der Bazillenruhr von funktionellen Diarrhoen, parasitären und Virusinfektionen, von Colitis ulcerosa sowie von Salmonellen- und Staphylokokkeninfektionen.

Komplikationen
Perforationen und Peritonitis (selten), proktitische Entzündungen mit Abszessen und akute Arthritis.

Behandlung
A. Notfallmaßnahmen bei schweren Fällen: Isolierung des Patienten um Ansteckung zu vermeiden. Flüssigkeits- und Elektrolytsubstitution. Näheres Therapieschema des Kap. 10, S. 511.

B. Spezifische Maßnahmen: Breitspektrumantibiotika verhindern die schweren Verlaufsformen (vgl. Therapieschema des Kap. 10, S. 511).

C. Allgemeine Maßnahmen: (vgl. Therapieschema des Kap. 10, S. 511).

Prognose
Im allgemeinen gute Prognose auch bei Kleinkindern und chronisch kranken Patienten. Die Mortalitätsrate ist Dank der Antibiotikatherapie sehr gering geworden.

Reise-Diarrhoe

Bei Reisen von einem Land in das andere unter erheblichen Veränderungen des Klimas, der sozialen und sanitären Bedingungen leiden viele Reisende innerhalb der ersten 2–10 Tage an einer Diarrhoe. Es kann zu 10 oder mehr dünnen Stühlen täglich kommen, die häufig durch abdominelle Spasmen, Nausea, gelegentlich Erbrechen und selten Fieber begleitet sind. Meist sind die Stühle nicht schleimig oder blutig und abgesehen von Schwäche, Dehydratation und gelegentlicher Azidose finden sich keine systemischen Zeichen der Infektion. Im allgemeinen klingt die Erkrankung spontan innerhalb 1–5 Tagen ab. Selten dauert sie 2–3 Wochen an.
Bakteriologische Stuhlkontrollen zeigen fast nie Salmonellen oder Shigellen. Die Mehrzahl der Fälle dieser Reise-Diarrhoe scheint durch den Befall von *Escherichia coli*-Stämmen hervorgerufen zu sein, welche ein starkes Enterotoxin produzieren. Dieses Enterotoxin wird von den im Dünndarm wachsenden Organismen abgegeben, stimuliert die Adenylatcyclase und vermehrt die cyclische AMP-Konzentration im Dünndarm. Hieraus resultiert eine enorme Hypersekretion von Wasser und Elektrolyten in den Darm mit massiver Diarrhoe. Die individuelle Empfänglichkeit gegenüber diesem hitzelabilen Enterotoxin (LT) ist unterschiedlich.
Meist ist die Erkrankung nur kurz, wobei die Erscheinungen durch Opiate oder Diphenoxylat verringert werden können. Antibiotika sind im allgemeinen nicht indiziert und können sogar die Diarrhoe verstärken. In jedem Fall muß das Wasser- und Elektrolytgleichgewicht wiederhergestellt werden.

Bruzellose
(Bangsche Krankheit, Febris undulans)

Diagnostische Merkmale
- Uncharakteristischer Beginn mit leichter Ermüdbarkeit, Kopfschmerzen, Gelenkschmerzen, Appetitlosigkeit, Schweißausbrüchen und Reizbarkeit. Intermittierendes, undulierendes Fieber, das besonders nachts ansteigt mit chronischem Verlauf.
- Schwellung der zervikalen und axillären Lymphknoten, Hepatosplenomegalie.

- Lymphozytose, positive Blutkulturen, erhöhte Agglutinationstiter und Komplementbindungsreaktionen.

Allgemeine Betrachtungen
Von Tieren auf Menschen übertragene Infektionskrankheit, unterteilbar in drei Spezies: *Brucella abortus* (Rind), *Brucella suis* (Schwein) und *Brucella melitensis* (Ziege und Schaf). Übertragungsmodus: Durch direkten Kontakt mit Ausscheidungen infizierter Tiere durch kleinste Hautverletzungen, durch Genuß roher infizierter Milch oder Milchprodukte oder durch Kontakt oder Genuß rohen infizierten Fleisches (Schlachterkrankung). Meist Berufskrankheit von Personen, die Fleisch verarbeiten, im Fleischhandel tätig sind, Landwirten und Tierärzten. Verletzte Häute, Schleimhäute oder der Respirationstrakt sind Eintrittspforte der Erreger. Inkubationszeit zwischen wenigen Tagen und einigen Wochen. Die Krankheit neigt zu chronischem Verlauf und ist bei Erwachsenen hartnäckiger als bei Kindern.

Klinische Befunde
A. Symptome: Selten akuter Krankheitsbeginn mit Fieber, Schüttelfrösten, Schweißausbrüchen — in der Regel jedoch schleichender Krankheitsbeginn über Wochen mit Leistungsminderung, Erschöpfung nach geringer körperlicher Tätigkeit, Kopfschmerzen, uncharakteristischen abdominellen Schmerzen, Appetitlosigkeit und Verstopfung, Gelenkschmerzen und gelegentlichen periartikulären Schwellungen ohne lokale Hyperämie. Mit diesen relativ uncharakteristischen Symptomen wird der Arzt aufgesucht. Selten septischer Fiebertypus, meist intermittierendes „undulierendes" Fieber; Fieberanstieg gegen Abend unter Frösteln oder Schüttelfrost — Abfall des Fiebers unter Schweißausbrüchen (Nachtschweiß). Bei chronischer Verlaufsform undulierender Fiebertypus mit nur subfebrilen Temperaturen. Minimale körperliche Befunde: In der Hälfte der Fälle Vergrößerung peripherer Lymphdrüsen und Milzvergrößerung. Selten auch Lebervergrößerung.
B. Laborbefunde: Normale oder leicht erniedrigte Leukozytenzahl mit relativer oder absoluter Lymphozytose. Schwierige Züchtung des Erregers aus Blut, Liquor, Urin oder Gewebsproben (exzidierte Lymphknoten, Sternalmark). Im allgemeinen Nachweis der Erreger über Agglutinationstiter (positiv über 1:100) und Titerverlaufskontrollen. Der Nachweis einer aktiven Bruzellose durch intrakutane Hauttests ist wertlos und beeinflußt nur den Agglutinationstiter. Die Werte der Leberenzyme sind häufig erhöht.

Differentialdiagnose
Abgrenzung der Bruzellose gegen andere akute fieberhafte Erkrankungen, Q-Fieber und Typhus ab-

dominalis. Bei chronischem Verlauf Ausschluß eines Morbus Hodgkin, einer Tuberkulose oder einer Malaria. Auch Psychoneurosen müssen ausgeschlossen werden.

Komplikationen

Befall von Knochen oder Gelenken wie Spondylitis oder eitrige Arthritis, wobei meist nur ein Gelenk betroffen ist. Daneben subakute bakterielle Endokarditis, Enzephalitis und Meningitis. Seltener treten Pneumonien mit Pleuraerguß, Hepatitis oder Cholezystitis auf. Aborte treten beim Menschen nicht häufiger als bei anderen akuten bakteriellen Erkrankungen in der Schwangerschaft auf.

Vorbeugung

Vorbeugungsmaßnahmen betreffen die Ausrottung infizierter landwirtschaftlicher Nutztiere, Schutzimpfung gefährdeter Tiere und Pasteurisierung der Milch und Milchprodukte.

Behandlung

A. Spezifische Behandlung: Gabe von Tetrazyklinen in ansteigenden Dosen zur Vermeidung einer Herxheimerschen Reaktion. (Näheres s. Therapieschema des Kapitels, S. 1175.) Bei Kindern unter 10 bis 12 Jahren, bei denen Tetrazykline kontraindiziert sind, gebe man darmwirksame Sulfonamide, z. B. Intestin-Euvernil® (0,5 g/kg KG/Tag), auf 4–5 Portionen verteilt, oder Entera-strept® (40–60 mg/kg/KG Tag) oder Colistin, Myacyne® comp., Nebacetin®, Kaopectate® N (¹/₂ Tabl. kg/KG Tag 1 Woche lang), auch Bactrim®/Eusaprim®/Omsat® sowie Breitbandpenicilline (0,1 g/kg/Tag) sind oral gut wirksam.
B. Allgemeine Maßnahmen: Bei Fieber Bettruhe; Substitution von Vitaminen.

Prognose

75% der Patienten genesen vollständig innerhalb von 3–6 Monaten, weniger als 20% haben noch Restsymptome nach einem Jahr. In wenigen Fällen chronischer Verlauf über Jahre mit intermittierender Symptomatik. Antibiotikatherapie verkürzt erheblich den natürlichen Ablauf.
Nur selten tödliche Verlaufsformen. Eine Psychoneurose kann als Restsymptom zurückbleiben.

Gasgangrän

(Gasbrand)

Diagnostische Merkmale

- Im Bereich verunreinigter Wunden plötzliche Schmerzen und Ödembildung
- Braun bis blutig verfärbtes, wäßriges Exsudat mit Hautverfärbung in der Umgebung

- Nachweis von Gas im Gewebe durch Palpation oder Röntgenuntersuchung
- Erregernachweis in Kultur oder in mikroskopischen Präparaten des Exsudats

Allgemeine Betrachtungen

Erreger sind eine Gruppe anaerober, grampositiver Bazillen (*Clostridium perfringens, Cl. welchii, Cl. novyi, Cl. septicum* u. a.), die durch Verschmutzung einer Wunde mit Erde oder Fäkalien in das Gewebe gelangen. Vermehrung der Erreger unter anaeroben Bedingungen und Freisetzen von Toxinen, welche in das Gewebe diffundieren und es zerstören.
Lokale Reaktion mit Gasbildung, hämatogene Ausbreitung der Toxine mit Schädigung wichtiger vitaler Zentren möglich. Inkubationszeit 6 Std bis 3 Tage nach Verletzung.

Klinische Befunde

A. Symptome: Meist schneller Krankheitsbeginn mit starken Schmerzen in dem infizierten Gebiet, verbunden mit Blutdruckabfall und Tachykardie. Uncharakteristische Temperaturerhöhung ohne Beziehung zum Schweregrad der Erkrankung sind möglich. Später schwerer Erschöpfungszustand, Stupor, Delirium und Koma. Anschwellen des Wundgebiets mit Abblassung der umgebenden Hautpartien infolge von Flüssigkeitsansammlung. Danach Absonderung von braun bis blutig gefärbter, faulig riechender Flüssigkeit aus der Wunde. Im weiteren Verlauf wird die Umgebung der Wundzone dunkel verfärbt bis zu einer tiefen konfluierenden Rötung. Ausbildung von Flüssigkeitsbläschen. Im Gewebe kann Gas palpabel sein. Bei Septikämie Hämolyse, Ikterus und oft auch Nierenversagen.
B. Laborbefunde: Gasbrand ist mehr eine klinische als eine bakteriologische Diagnose. Kulturen vom Exsudat sichern die Diagnose — im mikroskopischen Präparat sind die typischen grampositiven Stäbchen sichtbar.
C. Röntgendiagnostik: Die Röntgenaufnahme zeigt Luftansammlungen in den Weichteilen entlang der Faszie.

Differentialdiagnose

Abgrenzung anderer, gasbildender Infektionen: Aerobacter, E. coli u. a. Clostridien können auch Puerperalinfektionen mit Hämolyse versursachen.

Behandlung

A. Spezifische Maßnahmen: Penicillintherapie. (Näheres s. Therapieschema des Kapitels, S. 1175)
B. Chirurgische Maßnahmen: Sorgfältige Wundtoilette und Ausräumung befallener Gewebe. Sauerstoffüberdrucktherapie. Notfalls sind an den Extremitäten Amputationen erforderlich.

Prognose

Unbehandelt ist diese Krankheit tödlich. Gute Prognose bei Behandlung im frühen, kutanen Stadium der Erkrankung.

Milzbrand

(Anthrax)

Krankheit von Schafen, Rindern, Pferden, Ziegen und Mauleseln durch *Bacillus anthracis* (grampositiver, sporenbildender Erreger). Übertragung auf den Menschen durch verletzte Haut, Schleimhäute oder seltener durch Inhalation. Menschliche Infektionen selten, am häufigsten bei Landwirten, Tierärzten, Arbeitern in Gerbereien und den Wolle verarbeitenden Betrieben. Mehrere klinische Verlaufsformen möglich.

Klinische Befunde:

A. Symptome:

1. Hautmilzbrand (Pustula maligna): Zuerst erythematöser Fleck im betreffenden Hautbezirk, dann Papeln, Vesikel mit festen purpurroten bis schwarzen Zentren. Umgebung geschwollen und ödematös mit einem dichten Ring herausragender Bläschen. Schließlich im Zentrum der Läsion nekrotischer Schorf und Abschilferung desselben. – Schwellung der regionalen Lymphknoten; Fieber in unterschiedlicher Höhe, Unwohlsein, Kopfschmerzen und Übelkeit mit Erbrechen. Nach Ablösen des Schorfs kann eine hämatogene Aussaat mit Sepsis, Zyanose, Schweißausbrüchen und Schocksymptomatik auftreten. Auch eine hämorrhagische Meningitis kann auftreten – in seltenen Fällen kann eine derartige Sepsis ohne vorausgegangene Hautläsion auftreten.

2. Malignes Ödem (Milzbrandödem): Diese Form der Krankheit zeigt Fieber, Unwohlsein und rasche Ausbreitung über die Haut und Schleimhäute mit Ablösung der Haut und Gangrän.

3. Lungenmilzbrand (Hadernkrankheit): Nach Inhalation von Sporen Auftreten von Fieber, starkem Krankheitsgefühl, Kopfschmerzen, Dyspnoe und Husten. Hyperämie in Nase, Rachen und Larynx. Auskultatorisch und röntgenologisch Zeichen einer Pneumonie.

(Außerdem kann der Milzbrand auch den Magen-Darmtrakt befallen).

B. Laborbefunde: Leukozytose oder Leukopenie. Sputum oder Blutkulturen weisen den Erreger nach. Hautabstriche zeigen die grampositiven Bazillen. Antikörper können durch einen indirekten Hämagglutinationstest nachgewiesen werden.

Behandlung

Tetrazykline oder Penicilline. Näheres s. Therapieschema des Kapitels, S. 1177.

Prognose

Bei frühzeitiger Behandlung gute Prognose der kutanen Form. Das maligne Ödem und der Lungenmilzbrand haben eine schlechte Prognose. Schlechte Prognose ebenfalls nach Bakteriämie.

Tetanus*

(Wundstarrkrampf)

Diagnostische Merkmale

- Kiefersperre und Spasmus der Kiefermuskulatur (Trismus)
- Steifheit des Nackens und anderer Muskeln, Dysphagie, Reizbarkeit, Hyperreflexie
- Im Endstadium schmerzhafte spastische Krämpfe, die durch minimale Reize auslösbar sind
- In der Vorgeschichte möglicherweise verunreinigte Wunden

Allgemeine Betrachtungen

Erreger ist *Clostridium tetani,* ein anaerober grampositiver Bazillus, der ein Toxin bildet. Dieses führt zu einer akuten Intoxikation des ZNS. Im Boden und in Faeces von Mensch und Tier Erregerreservoir. Infektion durch Verunreinigung von Wunden. Alle Formen von Verletzungen, auch Bagatellverletzungen, können Ausgangspunkt dieser Infektion sein – bevorzugt sind eitrige und nekrotisierende Wunden. Einwirkung des Exotoxins auf die motorische Endplatte, die Vorderhornzellen des Rückenmarks und auf den Hirnstamm. Nach Fixierung des Exotoxins im Gewebe Neutralisierung wahrscheinlich nicht mehr möglich.

Weg des Toxins in das ZNS (entweder über die Blutbahn oder entlang der motorischen Nerven) noch ungeklärt. Inkubationszeit 5 Tage bis 15 Wochen, mit einem Durchschnitt von 8–12 Tagen.

Klinische Befunde

A. Symptome: Gelegentlich am Anfang Schmerzen und Kribbeln im Bereich der Infektionsstelle mit später folgenden Spasmen der benachbarten Muskulatur. Typischer Krankheitsverlauf: Spasmus der Muskulatur mit Ausbreitung von kranial nach kaudal. Kiefersperre, Nackensteifigkeit, Spasmen der Kiefermuskulatur (Trismus) und der Gesichtsmuskulatur (Risus sardonius), Rigidität und Spasmen der Bauchmuskulatur, des Nackens und des Rük-

---

* Tetanus neonatorum s. S. 648.

kens. Zu diesem Zeitpunkt können bei vollem Bewußtsein des Patienten durch geringste äußere Reize (Licht, akustische Reize, Schmerzreize u. a.) schmerzhafte tonische Krämpfe ausgelöst werden. Während dieser Krämpfe können Atemmuskulatur und Muskulatur der Glottis in einen Spasmus gelangen, der zu Zyanose und zu Asphyxie führen kann. — Temperatur nur leicht erhöht.

B. Laborbefunde: Die Diagnose des Tetanus ist eine klinische. Meist besteht eine polymorphkernige Leukozytose.

Differentialdiagnose

Abgrenzung gegenüber anderen Formen akuter Infektionen des ZNS. Der Trismus muß unterschieden werden von iatrogen verursachten Spasmen durch Medikamente (Atarax®, Omca®, u. a.).

Komplikationen

Infolge der Dysphagie kann Mangelernährung auftreten. Harnverhaltung und Verstopfung sind Folge von Sphinkterspasmen. Atemstillstand und Herzversagen können auftreten.

Vorbeugung

Aktive Immunisierung mit Tetanustoxoid (2 Injektionen von 0,5 ml i. m. im Abstand von 4–8 Wochen und Auffrischung nach 12 Monaten). (Näheres s. Impfplan im Anhang, S. 1345 f.) — Bei akuter Exposition infolge verunreinigter Wunden Passivimmunisierung mit Tetanusantitoxin (Pferd oder Rind) in Höhe von 3000–5000 E und gleichzeitiger Beginn der aktiven Immunisierung. (Näheres s. ebenfalls im Impfplan im Anhang, S. 1345 sowie im Therapieschema des Kapitels, S. 1178 f.)

Behandlung

A. Spezifische Maßnahmen: Gabe von humanem Tetanus-Immunglobulin i. m. Falls dieses nicht erhältlich ist, Gabe von Tetanus-Antitoxin. (Näheres s. Therapieschema des Kapitels, S. 1178 f.)
B. Allgemeine Maßnahmen: Ausschaltung der Muskelspasmen, in leichteren Fällen durch Sedativa (z. B. Valium®), in schweren Fällen Therapie mit Muskelrelaxantien, bis Wirkung des Tetanus-Exotoxins auf das ZNS abgeklungen ist. Näheres s. Therapieschema des Kapitels, S. 1178 f.
In der Phase der Relaxation unter Behandlung mit Sedativa ist eine parenterale Ernährung oder Sondenernährung angezeigt. Außerdem muß durch antibiotische Abschirmung und physikalische Behandlungen in dieser Phase eine ausreichende Infektprophylaxe (Pneumonie, Dekubitus) betrieben werden.

Prognose

Hohe Sterblichkeit bei Kleinkindern, alten Leuten, bei sehr kurzer Inkubationszeit und bei zu spätem Therapiebeginn. Schlechte Prognosen bei frühauf-

tretendem Trismus. Die Sterblichkeit liegt z. Z. etwa bei 40%. Bei rechtzeitigem Behandlungsbeginn hängt die Prognose unter Sedativa oder Muskelrelaxantien entscheidend von den pflegerischen Maßnahmen ab. — Bei Überleben des Patienten völlige Ausheilung der Erkrankung.

Botulismus

Diagnostische Merkmale

- Plötzliche Lähmung der Hirnnerven, zuerst Augenmuskellähmung (Doppeltsehen!)
- In der Anamnese Verzehr selbsteingemachter Nahrungsmittel — Nachweis des Toxins in der verdächtigen Nahrung

Allgemeine Betrachtungen

Nahrungsmittelvergiftung durch Toxine von *Clostridium botulinum* (Typen A, B oder E). Befall des ZNS, besonders der bulbären Region. Interferenz dieses Toxins mit Acetylcholin-Bildung durch das Nervengewebe. Infektionsmodus: Meist Folge des Verzehrs von Nahrungsmitteln, die ungenügend konserviert wurden, besonders Gemüse und Fleisch. Hitzelabiles Toxin, das durch ausreichendes Kochen zerstört wird. Mortalität bis zu 70%.

Klinische Befunde

A. Symptome: Beginn der Symptomatik 18–36 Std nach Toxinaufnahme. Zunächst Sehstörungen (Doppeltsehen, Akkomodationsstörungen und verminderte Sehschärfe). Danach bulbäre Störungen mit Dysphagie, Dysphonie und Herausfließen der Nahrung aus der Nase. Schwäche und später fortschreitende Lähmung der Atemmuskulatur bis zum Ersticken.
B. Laborbefunde: Normalbefunde in Blut, Urin und Liquor. Das Sammeln aller verdächtigen Nahrungsmittel und die Untersuchung im Mäuseversuch weist das Toxin nach, welches mit einem spezifischen Antiserum identifizierbar ist.

Differentialdiagnose

Abgrenzung gegenüber der bulbären Poliomyelitis, einer Myasthenia gravis und einer infektiösen Neuronitis.

Komplikationen

Schluckbeschwerden können eine Aspirationspneumonie hervorrufen. Atemlähmung kann zum Tode führen.

Vorbeugung

Gründliche Sterilisierung aller Nahrungsmittel in Konserven. Hausgemachte Konserven müssen vor dem Essen 20 min gekocht werden. Vernichtung von Konserven oder Einmachgläsern mit undichtem Verschluß.

Behandlung

A. Spezifische Maßnahmen: So schnell wie möglich Botulismus-Antitoxin (bivalent Typ A und B) 10000 bis 50000 E i. m. (Näheres s. Therapieschema des Kapitels, S. 1175)

B. Allgemeine Maßnahmen: s. Therapieschema des Kapitels, S. 1175.

Prognose

Bei unbehandelten Patienten Mortalität zwischen 30 und 70%. Wenn das Antitoxin frühzeitig verabfolgt werden kann und eine ausreichende Atmung gewährleistet ist, liegt die Mortalität wesentlich niedriger. Bei Überleben keine neurologischen Residuen.

Tularämie

Diagnostische Merkmale

- Plötzliches Fieber, Schüttelfrost, Übelkeit, Erbrechen und allgemeine Erschöpfung
- An der Infektionsstelle Papel, Übergang in eine Pustel und schließlich glattes Geschwür
- Vergrößerung der regionalen Lymphknoten und auch Vereiterung derselben
- In der Anamnese Kontakt mit infizierten wilden Tieren, besonders Kaninchen
- Sicherung der Diagnose aus der Kultur des Abstrichs vom Primärgeschwür, der infizierten Lymphknoten oder aus dem Blut

Allgemeine Betrachtungen

Infektionskrankheit durch gramnegative *Pasteurella tularensis*. Infektionsmodus: Infiziertes Fleisch wilder Kaninchen oder aber Stiche oder Bisse von Insekten (Zwischenwirte). Infektion auch durch die unverletzte Haut möglich. Läsionen bestehen aus Bezirken herdförmiger Nekrosen, die über den ganzen Körper verstreut sind. Inkubationszeit 2–10 Tage.

Klinische Befunde

A. Symptome: Plötzlicher Krankheitsbeginn mit Fieber, Schüttelfrösten, Kopfschmerzen, Übelkeit und Erbrechen, Schweißausbrüchen und Schwäche. Innerhalb von 1–2 Tagen Bildung einer oder mehrerer Primärpapeln an der Infektionsstelle (ulzeroglanduläre Form). Papel geht über in Pustel, Ulzeration und Bildung eines sauberen und glatten Kraters. Schwellung regionaler Lymphknoten mit Einschmelzung und eitriger Sekretion. Bei pneumopleuritischer Form atypische Pneumonie mit Pleuritis – bei typhoider Form typhusähnliches Krank-

heitsbild (Folge des Genusses von infiziertem Fleisch). Kombinationen beider Typen sind auch möglich und entwickeln sich in 4–5 Tagen. Unspezifische, roseolenförmige Exantheme können auftreten. Milzvergrößerung und Perisplenitis sind möglich. Bei Erregereintritt im Bereich des Auges Entstehung einer Konjunktivitis mit Beteiligung der präaurikulären Lymphdrüsen. Asymptomatische Krankheitsverläufe sind möglich.

B. Laborbefunde: Unauffälliges weißes Blutbild oder relative bis absolute polymorphkernige Leukozytose. Nach dem 3. Tag positiver Intradermaltest und nach dem 10. Tag positive Agglutinationsreaktion (Titer über 1:80). Titererhöhung kann über Jahre bestehen. Positiver Hauttest, wenn indurierter Hautbezirk größer als 5 mm Durchmesser.

Differentialdiagnose

Abgrenzung akuter Infektionskrankheiten wie Viruspneumonie, Psittakose, Typhus abdominalis, infektiöse Mononukleose und Katzenkratzkrankheit. Bei längerem Verlauf Ausschluß einer Bruzellose.

Komplikationen

Bei hämatogener Streuung Befall aller Organe möglich mit Ausbildung von Meningitiden, Peritonitis, Perikarditis und Pneumonien.

Behandlung

Breitbandspektrumantibiotika (Tetrazykline, Streptomycin). (Näheres s. Therapieschema des Kapitals, S. 1179.)
Daneben symptomatische Therapie bei Befall der Lymphknoten (Drainage einschmelzender Lymphknoten kann erforderlich werden).

Prognose

Mortalitätsrate der unbehandelten ulzeroglandulären Tularämie liegt bei 5% – bei unbehandelter Lungentularämie bei 30%. Frühzeitige Chemotherapie bringt sofortigen Erfolg und schließt schwere Verläufe aus. Unbehandelte Fälle: 3–4 Wochen, Adenopathie 3–4 Monate und Krankheitsdauer 5–6 Monate. Todeseintritt innerhalb von 4 Tagen bis zu 9 Monaten.

Vorbeugung

Tötung infizierter Kaninchen (90% der Infektionsquellen).

Pest

Diagnostische Merkmale

- Plötzlicher Krankheitsbeginn mit hohem Fieber, Schüttelfrösten, Muskelschmerzen und allgemeiner Schwäche

- Regionale, axilläre oder inguinale Lymphadenitis (Bubo), Neigung zu Einschmelzung und Vereiterung
- Bakteriämie, Sepsis und Pneumonie
- In der Anamnese Kontakt mit infizierten Tieren oder Menschen mit Lungenpest. Sicherung der Diagnose durch positive Blutkultur oder Abstrich aus eiternden Lymphknoten

Allgemeine Betrachtungen

Pasteurella pestis (gramnegatives Bakterium) ist der Erreger dieser akuten epidemisch auftretenden Infektionskrankheit. Übertragung des Bacteriums von Nagetieren über Flöhe, welche das sterbende Tier verlassen, zum Menschen. Direkte Übertragung des Erregers durch Absetzen von Faeces der Flöhe auf durch Kratzeffekte verletzte menschliche Haut oder bei Saugen menschlichen Blutes. Pneumonische Form der Pest durch Tröpfcheninfektion von Mensch zu Mensch hervorgerufen. Sporadisch auch Infektion durch direkten Kontakt mit wilden Nagetieren möglich. Formen von Pest der oberen Luftwege wurden in Vietnam identifiziert. Inkubationszeit 2–10 Tage. Im Organismus Ausbreitung der Erreger über Lymphbahnen zu regionalen Lymphknoten, anschließend generalisierter Befall aller Organe wie Gehirn, Leber, Lunge und Milz mit herdförmigen Vereiterungen und Nekrosen.

Klinische Befunde

A. Symptome: Akuter Krankheitsbeginn mit hohem, intermittierendem Fieber, Schüttelfrost, Kopfschmerzen, Erbrechen, allgemeine Muskelschmerzen — dann Verwirrung, geistige Stumpfheit bis akute Manie. Patient zeigt Angst. Pneumonische Form: Tachypnoe, produktiver Husten, Zyanose und blutiges Sputum; fulminanter Verlauf möglich. Nasenbluten und intestinale Blutungen können auftreten. Selten Pusteln an der Infektionsstelle zu finden, jedoch regionale Lymphangitis deutlich feststellbar. Rote, druckempfindliche und später vereiterte Lymphknoten (Bubones) nach ungefähr 2 Tagen nachweisbar. Bei Septikämie am 3. Tag charakteristische, purpurfarbene Flecken der Haut (schwarze Pest).
Milz oft tastbar. Schneller Übergang in komatöses Stadium.

B. Laborbefunde: Gewinnung der Erreger aus Bubonen, blutigem Sputum oder Blutausstrich — mikroskopischer Nachweis durch Methylenblau oder Gramfärbung. Bestätigung der Diagnose durch Kultur oder Tierversuch.

C. Röntgenbefunde: Bei Lungenpest pneumonische Infiltrationen mit sehr schlechter Prognose.

Differentialdiagnose

Abgrenzung der Lymphadenitis der Pest von anderen Formen von Lymphadenitis bei Streptokokken- oder Staphylokokkeninfektionen, infektiöser Mononukleose, Syphilis, Lymphogranuloma inguinalis (venereum), Tularämie und Katzenkratzkrankheit. Abgrenzung der septischen Form gegenüber Sepsis bei Tularämie, Typhus abdominalis, Fleckfieber und Malaria. Die pneumonische Form ähnelt Viruspneumonien, der Psittakose und gelegentlich auch bakteriellen Bronchopneumonien (Staphylokokken).

Komplikationen

Lungenpest kann als Komplikation der Bubonenpest angesehen werden. Jedoch auch primäre Form durch Tröpfcheninfektion von erkrankten Menschen möglich. Weitere Komplikationen: Sekundäre bakterielle Infektionen vereiterter Bubonen oder der Lunge.

Vorbeugung

Bekämpfung der Nagetierplage und der Flöhe in endemischen Gebieten. Sofortige Isolation von pestkranken Menschen. Personen, die einem Infektionsrisiko ausgesetzt sind, können Prophylaxe mit Breitbandspektrumantibiotika oder Sulfonamiden betreiben (z. B. Tetrazykline).
Aktive Schutzimpfung ist möglich mit drei subkutanen oder intramuskulären Injektionen zu 0,5 ml in Abständen von 4–6 Wochen. (Näheres s. Impfplan im Anhang, S. 1345 f.)

Behandlung

Tetrazykline und Streptomycin zur spezifischen Therapie. Daneben symptomatische Behandlung. (Näheres s. Therapieschema des Kapitels, S. 1177.)

Prognose

In unbehandelten Fällen Letalität zwischen 20% und 60%. Bei frühzeitigem Einsetzen der Antibiotikatherapie Vermeidung schwerer Verlaufsformen. Bei Sepsis und Pneumonien schlechte Prognose. Das gleiche gilt für die primäre Pestpneumonie (Tröpfcheninfektion).

Lepra

Diagnostische Merkmale

- Blasse, schmerzempfindliche, fleckige oder knotige erythematöse Hautläsionen
- Oberflächliche Verdickung der Nerven mit Sensibilitätsstörungen
- In der Anamnese Aufenthalt in lepraendemischen Gebieten
- Säurefeste Bazillen in den Hautläsionen oder Nasenabstrichen oder charakteristische histologische Nervenveränderungen

Allgemeine Betrachtungen

Mycobacterium leprae (säurefestes Stäbchen) ist der Erreger dieser nur gering kontagiösen, chronischen Infektionskrankheit. Übertragungsmodus unbekannt — evtl. spielt eine längere Exposition in endemischen Gebieten während der Kindheit eine gewisse Rolle. Selten Erkrankung bei Erwachsenen. Versuche, menschliche Freiwillige zu infizieren, waren erfolglos. Möglicher erblicher Faktor für Empfänglichkeit von Lepra. Endemisches Vorkommen in tropischen und subtropischen Regionen in Asien, Afrika, in zentralen, südlichen und pazifischen Bereichen von Südamerika und im Süden von USA.

Klinische Befunde

A. Symptome: Schleichender Krankheitsbeginn. Beginn der Läsionen an Teilen des Körpers, die Abkühlung ausgesetzt sind, wie der Haut, der oberflächlichen Nerven, in der Nase, im Rachen, Kehlkopf, in den Augen und Hoden. Blasse, schmerzunempfindliche und fleckige Hautveränderungen mit einem Durchmesser von 1–10 cm. Diffuse oder gegeneinander abgrenzbare erythematöse infiltrierte Knoten mit einem Durchmesser von 1–5 cm oder aber diffuse Hautinfiltrationen. Bei Infiltrationen und Verdickung der Nerven Auftreten neurologischer Störungen in Form von Anästhesie, Neuritis, Parästhesien mit Ausbildung trophischer Geschwüre, Knochenschwund und Verkürzung der Finger. Z. T. extreme Entstellung durch Hautinfiltrationen und Folgen des Befalls der Nerven in unbehandelten Fällen.

Durch klinischen Verlauf und Laborbefunde Einteilung in zwei Krankheitstypen: *1. Lepromatöse Form* mit progressivem und malignem Verlauf. Knotenförmige Hautläsionen, allmählich meist symmetrischer Befall der Nerven, massenhaft säurefeste Bakterien in den Hautläsionen und negativer Lepromin-Hauttest. *2. Tuberkuloide Form:* Verlauf benigne und nicht fortschreitend mit fleckigen Hautveränderungen, ernsterem und asymmetrisch auftretendem Nervenbefall, welcher plötzlich beginnt. Keine Bakterien in den Läsionen und positiver Lepromin-Hauttest. — Bei lepromatöser Form Auftreten akutfieberhafter Perioden mit vorübergehenden Hauterscheinungen möglich. Bei beiden Typen, besonders aber bei dem lepromatösen Typ, Befall des Auges (Keratitis und Iridozyklitis), Narbengeschwüre und Nasenbluten möglich. Daneben Allgemeinerscheinungen wie Anämie und Lymphadenopathie.

B. Laborbefunde: Sicherung der Diagnose durch Nachweis säurefester Stäbchen aus Hautabstrichen von Läsionen und Abstrichen aus der Nase. Daneben histologische Diagnose aus exzidiertem Material der Hautläsionen oder verdickten Nerven mit typischen Befunden.

Differentialdiagnose

Ausschluß eines Lupus erythematodes, der Sarkoidose, der Syphilis, des Erythema nodosum, des Erythema multiforme und der Vitiligo. Bei neurologischer Symptomatik Ausschluß einer Sklerodermie.

Komplikationen

Interkurrente Tuberkulose ist bei lepromatösem Typ häufig. Die langandauernde Krankheit kann zur Amyloidose führen.

Vorbeugung

Die BCG-Schutzimpfung kann bei Kindern einen gewissen Schutz bieten.

Behandlung

Die medikamentöse Therapie muß vorsichtig und einschleichend begonnen werden. Sie muß sofort abgesetzt werden im Fall einer Exazerbation — Leprareaktion —, welche sich in Form von Fieber, fortschreitender Anämie und Leukopenie, schweren gastrointestinalen Symptomen, allergischer Dermatitis, Hepatitis und Bewußtseinsstörung äußert. Daher ist es wichtig, Temperatur und Blutbild sowie jede Veränderung und Neubildung von Läsionen während einer medikamentösen Therapie ständig unter Kontrolle zu haben. Die Dauer der Behandlung richtet sich nach dem Fortschritt der mikroskopischen Befunde. Meist Dauer über mehrere Jahre und nach Absetzen oft Rückfälle möglich. Für Patienten, die unter chemotherapeutischer Behandlung stehen, sind keine Isolierungsmaßnahmen nötig.

Die gebräuchlichsten Medikamente sind Dapson, Solapson, Diphenylthioharnstoff, Sulfoxon-Natrium, Thalidomid und Rifampicin. (Näheres s. Therapieschema des Kapitels, S. 1177.) Kortikosteroide sind oft auch hilfreich. Die chirurgische Versorgung der Extremitäten (Hände und Füße) bedarf besonderer Beachtung. Die Prophylaxe mit Dapson und einer BCG-Schutzimpfung bei Kindern und Familienangehörigen lepromatöser Patienten hat sich bewährt.

Prognose

Die unbehandelte lepromatöse Lepra ist progressiv und endet nach 10–20 Jahren tödlich. Die tuberkuloide Form kann spontane Rückbildungen nach 1–3 Jahren aufweisen — sie kann jedoch Verkrüppelungen und Deformitäten verursachen.

Unter Behandlung Rückbildung des lepromatösen Typs innerhalb von 3–8 Jahren. Heilung des tuberkuloiden Typs schneller. Rückfälle sind möglich, da die Erreger anscheinend niemals voll eliminiert werden können.

Weicher Schanker

(Ulcus molle)

Haemophilus ducreyi (dünnes, kurzes, gramnegatives Bakterium) ist der Erreger dieser akuten, lokalisierten, jedoch durch Autoinokulation sich oft ausbreitenden Geschlechtskrankheit. Infektion durch Kontakt infizierter Personen, besonders bei Geschlechtsverkehr. Inkubationszeit 3–5 Tage.

Initiale Läsion ist eine makulöse oder vesikopustulöse Effloreszenz, die bald aufbricht und ein scharf umschriebenes, druckempfindliches Geschwür mit nekrotischer Basis bildet. Umgebendes Erythem und unterminierte Ränder. Weitere Läsionen durch Autoinokulation möglich. In der Hälfte der Fälle Entzündung der Inguinaldrüsen 10–20 Tage nach Verschwinden der Primärläsion. Adenitis meist einseitig mit druckempfindlichen und konfluierenden Lymphknoten mäßigen Ausmaßes und darüber befindlichem Erythem. Erweichung und Aufbruch solcher Lymphknoten ist möglich. In diesem Stadium Fieber, Schüttelfrost und Unwohlsein.

Erregernachweis aus Abstrich an der Basis des Geschwürs durch Kultur oder durch Anfärbung. Positiver Hauttest 8–25 Tage nach Erscheinen der Primärläsion von begrenzter Bedeutung, da lebenslang positiv. In 12–15% Mischinfektionen mit Syphilis. Komplikationen: Balanitis, Phimose und Paraphimose. Außerdem Infektion des Geschwürs mit fusiformen Bakterien und Spirochäten nicht ungewöhnlich. Serpiginöse Form mit Ausbreitung von den Leisten bis zu den Schenkeln kann ebenfalls vorkommen. Therapie: Sulfonamide und Tetrazykline. Außerdem täglich sorgfältige Reinigung des Geschwürs mit Wasser und Seife. (Näheres s. Therapieschema des Kapitels, S. 1179.)

Meist gutes Ansprechen auf antibiotische Therapie. Auch ohne diese oft spontane Ausheilung.

Gonorrhoe

Diagnostische Merkmale
- Eitriger Ausfluß aus der Harnröhre mit Reizung der Öffnung und Brennen etwa 4–10 Tage nach der Ansteckung
- Andere Urogenitalorgane werden später befallen (Prostata, Bartholinische und Skenesche Drüsen, Vagina, Zervix, Uterus und Tuben). Peritonitis im kleinen Becken gelegentlich bei Frauen
- Generalisation möglich (Arthritis, Pleuritis, Myositis, Meningitis, Endokarditis)
- Gramnegative, intrazellulär gelegene Diplokokken können im mikroskopischen Präparat vom Eiter oder durch die Kultur nachgewiesen werden

Allgemeine Betrachtungen
Neisseria gonorrhoeae (gramnegativer Diplococcus) ist der Erreger dieser Geschlechtskrankheit, welche in den USA die häufigste, meldepflichtige Erkrankung ist (2,5 Mill. infizierte Fälle jährlich). Erregernachweis als intrazellulär gelegener Diplokokkus. Infektion der Schleimhäute des Urogenitalsystems bei Erwachsenen durch Geschlechtsverkehr. Daneben Infektionen durch Kontakt mit infiziertem Material (Instrumente, Waschlappen, Badewasser, Toilettenbrillen). Erreger stirbt bei Austrocknung oder bei Temperaturen über 41° C schnell ab. In schmutziger Umgebung und wenn eingefroren, kann Erreger tagelang lebensfähig bleiben. Inkubationszeit 2–8 Tage.

Klinische Befunde
A. Symptome: *1. Männer:* Erstes Zeichen akute Entzündung der vorderen Harnröhre. Anfangs geringer, seröser bis milchiger Ausfluß mit entzündetem Orifizium und Brennen beim Wasserlassen. Anschließend Entzündung der gesamten Urethra mit Ausfluß eines dicken, gelblichen Eiters in reichlichem Ausmaß – gelegentlich blutig verfärbt. Eine asymptomatische Infektion ist häufig. Eine rektale Infektion findet sich bei homosexuellen Männern.

2. Frauen: Zunächst oft asymptomatischer Verlauf, daneben oft eitriger Ausfluß aus der Harnröhre. Häufiges und schmerzhaftes Wasserlassen, Harndrang und Nykturie. Rötung des Ausgangs der Harnröhre und Schwellung. Vaginitis, Zervizitis und Entzündung der Bartholinischen und Skeneschen Drüsen.

3. Säuglinge und Kinder vor der Pubertät: Dieselben Symptome, doch akuter Beginn und rascher Verlauf mit schwerem Krankheitsbild.

B. Laborbefunde: Im dünnen Ausstrichpräparat vom Harnröhrenausfluß oder von Material aus der Zervix oder den Bartholinischen Drüsen Nachweis gramnegativer intrazellulär gelegener Diplokokken. Zwei-Gläser-Probe mit Urin: Erstes Glas trübe, zweites Glas klar. Spinnwebförmiges Sediment im ersten Glas zum Erregernachweis verwendbar. Erreger züchtbar auf Schokoladenagar. Komplementbindungsreaktion erst mehrere Wochen nach Infektionstermin positiv, aber nicht zuverlässig. Untersuchung mit fluoreszierenden Antikörpern mit Eiter oder Kulturausstrichen möglich.

Differentialdiagnose
Abgrenzung unspezifischer Urogenitalentzündungen wie Urethritis, Prostatitis, Trichomonaden- und Candida-Infektionen. Ausschluß anderer spezifischer Urogenitalinfektionen.

Komplikationen
1. Männer: Ausbreitung der Infektion in die hintere Urethra mit Prostatitis, Epididymitis. Zystitis ist sel-

ten. Harnröhrenstrikturen bei Gonorrhoe möglich. Nach bakteriologischer Ausheilung verbleiben oft therapierefraktäre Urethritis und Prostatitis.

2. Frauen: Abszesse der Bartholinischen Drüsen und chronische Infektionen der Skeneschen Drüsen. Übergreifen der Infektion auf Uterus und Tuben sowie umgebendes Beckengewebe. In dieser Phase Fieber, Schüttelfröste und Schmerzen im Unterbauch mit Symptomatik ähnlich einer akuten Appendizitis. Sterilität durch Verlegung der Tuben ist oft die Folge.

Bei beiden Geschlechtern infolge hämatogener Aussaat Arthritis, Myositis, Pleuritis, Meningitis und Endokarditis. Arthritis oft mit Iritis oder Iridozyklitis gekoppelt. Gonorrhoische Proktitis bei beiden Geschlechtern möglich.

Vorbeugung

Mechanischer Schutz durch Kondome und antibiotischer Schutz bei Verdacht auf Exposition können wirksam sein. Zunehmende Resistenz der Gonokokken auf Antibiotika verbietet andererseits prophylaktische Gabe von Antibiotika. Prophylaxe bei Neugeborenen in Form der Credeschen Prophylaxe (1% Silbernitratlösung in jeden Konjunktivalsack direkt nach der Geburt).

Behandlung

Immer noch ist die Penicillin-Therapie am effektvollsten. Daneben kann auch mit Ampicillin oder Spectinomycin behandelt werden. Bei Penicillin-Allergie oder bei Versagen der Penicillin-Therapie können auch Tetrazykline gegeben werden. (Näheres s. Therapieschema des Kapitels, S. 1175f.)

Prognose

In 90–95% der Fälle Ansprechen einer akuten Gonorrhoe auf den genannten Therapieplan. Jedoch wird eine allmähliche Resistenz der Gonokokken auf Penicilline beobachtet. Die Komplikationen der Gonorrhoe verursachen irreversible Schäden (Harnröhrenstriktur, persistierender Tuboovarialabszeß, Klappenveränderungen infolge Endokarditis, peritoneale Adhäsionen mit intestinalen Verstopfungen, Sterilität usw.). Nachuntersuchungen sind angezeigt, da ein gewisser Prozentsatz der Patienten gleichzeitig eine Syphilis erworben hat. Einmal infizierte Patienten neigen zu Reinfektionen.

Granuloma inguinale

Erreger: Donovania granulomatis, ein pleomorphes Stäbchen von 1–2 μ Länge, intrazelluläres Vorkommen einzeln oder in in Haufen, oft schwer nachweisbar. Chronische, zu Rückfällen neigende Infektions-

krankheit. Pathognomonische Zellen (25–70 μ) enthalten intrazytoplasmatische Zysten, die mit Körperchen angefüllt sind (Donovan-Körperchen) — mit Wrights Farbstoff anfärbbar. Inkubationszeit 8 Tage bis 12 Wochen. Schleichender Beginn mit Läsionen auf der Haut und den Schleimhäuten im Bereich der Genitalien und der Perianalgegend. Schmerzlose, infiltrierte Knoten, die abschilfern. Danach scharf demarkierte, flache Ulzera mit fleischrotem, bröckligem Grund aus Granulationsgewebe. Kontinuierliche Ausbreitung der Läsionen. Scharfe Grenze mit charakteristisch eingerolltem Rand aus Granulationsgewebe. Nicht selten Ausdehnung der Ulzerationen bis in den Bereich des Unterbauchs und der Unterschenkel. Auf der einen Seite Schorfbildung und Abheilung, auf der anderen Fortschreiten. Schmerzlose Verlangsamung und schließlich Stationärwerden des Prozesses möglich. In Gewebspartikeln aus dem Grund der Geschwüre charakteristische Donovan-Körperchen nachweisbar. Erregerzüchtung in Spezialmedien möglich. Komplementbindungsreaktion möglich, jedoch selten zum klinischen Gebrauch vorhanden. Häufig Superinfektion mit Spirochäten und fusiformen Stäbchen. Dann Geschwür eitrig, schmerzhaft, übelriechend und sehr schwer zu behandeln. Auch Superinfektion mit allen Geschlechtskrankheiten möglich. Seltenere Komplikationen: Aufgelagerte Malignität oder sekundäre elephantoide Schwellung der Genitalien.

Therapie: Tetrazykline oder Ampicillin (Näheres s. Therapieschema des Kapitels, S. 1176.)

Prognose

Nach langanhaltender Therapie Ausheilung der meisten Fälle. Bei resistenten oder unbehandelten Fällen massive Ausdehnung der Läsionen möglich mit Anämie, Kachexie und Tod.

Bartonellosis

(Oroya-Fieber, Carrionsche Krankheit)

Erreger: Bartonella bacilliformis, pleomorpher Mikroorganismus, übertragen auf den Menschen durch den Biß von Phlebotomen. Akute oder chronische Infektionskrankheit, in den Hochtälern der Anden von Kolumbien, Ekuador und Peru vorkommend. Erreger ist beim Menschen ein Zellparasit in den roten Blutkörperchen und den Zellen des RES. Initiales, nicht immer typisches Fieberstadium (Oroya-Fieber) mit intermittierendem und remittierendem Verlauf, Unwohlsein, Kopfschmerzen, Knochen- und Gelenkschmerzen. Schnelles Fortschreiten der Krankheit mit schweren megaloblastischen Anämien, hämorrhagischen Lymphknoten und Hepatosplenomegalie. In den Endothelzellen der Gefäße, im Zytoplasma massenhaft Bartonellen mit Verstopfung und Thrombose der Gefäße. In günstigen Fällen Dauer des Oroya-Fiebers 2–6 Wochen. Bei Überleben des Patienten danach eruptives Stadium (Verruga peruana) 2–8 Wochen später. Verruga peruana kann aber auch ohne vorangegangenes Fieber entstehen. Auftreten multipler miliarer und nodulärer Hämangiome in Gruppen, vorwiegend im Gesicht und an den Gliedmaßen. Neigt zu Blutungen und Ulzerationen. Bestand über 1–12 Monate. Abheilung ohne Schorfbildung. Erregernachweis durch Blutkultur zu Beginn des Oroya-Fiebers. Später Bartonellen in Erythrozyten nachweisbar. Schwere makrozytäre, hypochrome Anämie mit leichter Gelbsucht, deutlicher Retikulozytose und zahlreichen Megaloblasten und Normoblasten. Nachweis der Erreger in den verrukösen Läsionen in den Endothelzellen.

Therapie: Chloramphenicol oder ein Tetrazyklin, 2 g täglich oral. Bei schwerer Anämie sind Transfusionen notwendig.

Bedsonia-Infektionen (Chlamydia-Infektionen)

Lymphogranuloma venereum

(Lymphogranuloma inguinale)

Diagnostische Merkmale

- Vorübergehender herpesartiger oder ulzerierender Primäraffekt im Genitalbereich mit Lymphdrüsenvergrößerung, Einschmelzung und Vereiterung (Fistelbildung)
- Proktitis und Rektalstrikturen bei Frauen oder Homosexuellen
- Allgemeinerscheinungen von seiten der Gelenke, Augen und des ZNS
- Erhöhtes Serumglobulin

Allgemeine Betrachtungen

Erreger: Verhältnismäßig großer Mikroorganismus der Psittacosis – LGV-Trachoma-(Bedsonia)-Gruppe. Akute oder chronische ansteckende Geschlechtskrankheit, übertragen durch Geschlechtsverkehr oder Kontakt mit infektiösem Exsudat aus den Läsionen. Inkubationszeit 5–21 Tage. Nach Verschwinden der Genitalläsion Ausbreitung der Infektion über Lymphbahnen zu Lymphknoten der genitalen und rektalen Zone. Bei Personen mit erheblicher Promiskuität sind inapparente und latente Infektionen nicht selten.

Klinische Befunde

A. Symptome: Bei Männern initiale herpetiforme oder ulzerierende Läsion in den äußeren Genitalien – oft unbemerkt. Bubonen in der Leistengegend nach 1–4 Wochen, auf beiden Seiten. Lymphknoten verbacken, schmelzen ein und brechen durch mit multiplen Fisteln und später ausgedehnten Narbenbildungen. Rektoskopie ist zur Diagnostik und Kontrolle des Therapieerfolgs wichtig. – Bei Frauen Befall der analen und perirektalen Lymphknoten. Frühe anorektale Manifestation mit Proktitis und Tenesmen sowie blutig eitrigen Ausscheidungen. Im Falle später Manifestation treten chronische, narbenbildende Entzündungen des rektalen und perirektalen Gewebes auf. Verstopfungen, rektale Strikturen und gelegentlich rektovaginale und perianale Fisteln sind die Folge.

Generalisierung üblich mit Fieber, Gelenkschmerzen, Arthritis, Hautausschlag, Konjunktivitis und Iritis. Befall des Nervensystems mit Kopfschmerzen und meningealer Reizung möglich.

B. Laborbefunde: Positive Komplementbindungsreaktion und – gelegentlich – positiver Hauttest. – Kreuzreaktionen mit Erreger der Psittakose kommen vor. Beide Tests bleiben das ganze Leben positiv. Titerverlaufskontrolle weist frische Infektion nach. Serumglobulin oft erheblich vermehrt mit Inversion der Albumin-Globulinverhältnisse. Niedriger, falsch-positiver Titer in Luesreaktionen kann vorkommen.

Differentialdiagnose

Abgrenzung des Primäraffekts gegenüber syphilitischen Hauterscheinungen, Herpes progenitalis und Ulcus molle. Lymphknotenbefall muß abgegrenzt werden gegenüber Lymphomen, Tularämie, Tuberkulose, Pest und Neoplasmen. Bei Rektalstrikturen Ausschluß von Neoplasmen und ulzerativer Kolitis.

Komplikationen

Bei Befall der Lymphdrüsen Elephantiasis der äußeren Genitale mit extensiven Narbenbildungen möglich. Therapieresistente Rektalstrikturen erfordern unter Umständen Kolostomie.

Behandlung

A. Spezifische Therapie: Tetrazykline, Minocyclin oder Sulfadiazin. (Näheres s. Therapieschema des Kapitels, S. 1177.)

B. Lokale und allgemeine Maßnahmen: Konservative und chirurgische Therapie der befallenen Lymphknoten und der Rektalstrikturen können notwendig werden. (Näheres s. Therapieschema des Kapitels, S. 1177.)

Prognose

Schnelle Heilung und Vermeidung späterer Komplikationen durch frühzeitige Antibiotikatherapie. Personen mit anorektalem Lymphogranuloma venereum scheinen häufiger zu Rektumkarzinomen zu neigen.

„Unspezifische" Urethritis und Zervizitis

Bei einer Reihe von Patienten mit Urethritis respektive Zervizitis können keine Gonokokken isoliert werden. Diese Patienten sprechen auch nicht auf eine hochdosierte Penicillinbehandlung an. Durch entsprechende Labormethoden können in 35–50% der Fälle Erreger der Bedsonia-Gruppe isoliert werden, so daß diese Erreger eine wichtige ätiologische Rolle in der sogenannten „unspezifischen" bzw. „nicht durch Gonokokken bedingten" Urethritis spielen. Die Infektion kann auch zusammen mit einer Gonorrhoe auftreten und später zur „Postgonokokken-Urethritis" führen.

Psittakose

(Ornithose)

Diagnostische Merkmale

- Fieber, Schüttelfrost, Krankheitsgefühl, Schwäche, Husten, Nasenbluten und gelegentlich rote Flecken und Milzvergrößerung.
- Leicht verzögertes Auftreten einer Pneumonie. Isolierung von Bedsonia oder ansteigende Titer der komplementbindenden Antikörper.
- Kontakt mit infizierten Vögeln (Papageien, Tauben u. a.) 7–15 Tage vor Krankheitsbeginn.

Allgemeine Betrachtungen

Erreger: Verhältnismäßig großer Mikroorganismus der Psittacosis-LGV-Trachoma (Bedsonia)-Gruppe. Überträger sind Vögel (Papageien, Wellensittiche, Tauben, Hühner, Enten u. a.). Übertragung von Mensch zu Mensch selten. Inkubationszeit 7–15 Tage.

Klinische Befunde

A. Symptome: Plötzlicher Beginn mit Fieber, Schüttelfrösten, Kopfschmerzen, Rückenschmerzen, Unwohlsein, Myalgie, Nasenbluten, trockenem Husten und allgemeinem Schwächezustand.
Pneumonie perkuttorisch und auskultatorisch nachweisbar. Lungenbefunde können auch zunächst fehlen. Außerdem können rote Flecken, Milzvergrößerung, Meningismus, Delirium, Verstopfung oder Durchfälle sowie Leibschmerzen vorkommen.
B. Laborbefunde: Leukozyten normal oder vermindert mit leichter Linksverschiebung. Häufig Protein-

urie. Im Mäuseversuch Erreger aus Blut oder Sputum isolierbar. Nach der zweiten Woche komplementbindende Antikörper vorhanden. Titeranstieg durch frühzeitige Chemotherapie verzögert.
C. Röntgenbefunde: Zentrale Pneumonie, die sich später ausbreitet und wandert − dann von Viruspneumonien nicht mehr unterscheidbar.

Differentialdiagnose

Ausschluß akuter Viruspneumonien durch gründliche Anamnese (Vögel!). Ausschluß eines Typhus abdominalis (rötliche Flecken, Leukopenie).

Komplikationen

Myokarditis, sekundäre bakterielle Pneumonie.

Behandlung

Tetrazykline, 0,5 g alle 6 Std. oral oder 0,5 g alle 12 Std. i. v. für die Dauer von 10–14 Tagen. (Näheres s. Therapieschema des Kapitels, S. 1178.)

Prognose

Bei Behandlung Sterblichkeit sehr niedrig. Leichte Infektionen des Respirationstraktes (besonders bei Kindern) bis sehr schwere und langjährige Verläufe möglich.

Literatur: Kapitel 23. Infektionskrankheiten: Bakterien

(Vgl. auch Literaturangaben zum Kap. 22, S. 1149)

Ahnefeld, F. W., Burri, C., Dick, W., Halmágyi: Prophylaxe und Therapie bakterieller Infektionen (Klinische Anästhesiologie und Intensivtherapie, Bd. 8). Berlin-Heidelberg-New York: Springer 1975.

Alexander, M., Raettig, H.: Infektionskrankheiten. Stuttgart: Thieme 1981

Bartmann, K.: Antimikrobielle Chemotherapie (Heidelberger Taschenbücher, Bd. 137). Berlin-Heidelberg-New York: Springer 1974.

Brauss, F. W. (Hrsg): Antibiotika-Taschenbuch. Deisenhofen: Dustri 1972.

Gsell, O., Mohr, W.: Infektionskrankheiten. Berlin-Heidelberg-New York: Springer 1967–1972.

Jawetz, E., Melnick, J., Adelberg, A.: Medizinische Mikrobiologie. Berlin-Göttingen-Heidelberg-New York: Springer 1980.

Moeschlin, S.: Botulismus. In: Klinik und Therapie der Vergiftungen. Stuttgart: Thieme 1972.

Rufli, Th.: Die Gonorrhoe heute. Zur Diagnostik, Klinik und Therapie. Der Gynäkologe **8**, 137 (1975).

Rufli, Th.: Ulcus molle, Lymphogranuloma inguinale, Granuloma venereum. Der Gynäkologe **8**, 150 (1975).

Wiesmann, E.: Medizinische Mikrobiologie. Stuttgart: Thieme 1978.

Therapieschemata zum Kap. 23: Infektionskrankheiten: Bakterien
(Stichwörter in alphabetischer Reihenfolge)

BOTULISMUS

1. Botulismusantitoxin, 10000–50000 I. E. i. m.
2. absolute Ruhe, Lagerung im Bett mit erhöhtem Fußende
3. häufige Absaugung der Atemwege, notf. Tracheotomie
4. Sauerstoffzufuhr ggf. mittels Beatmungsgerät
5. evtl. i. v.-Flüssigkeitszufuhr
6. bei Pneumonie Antibiotikagabe

BRUZELLOSE

1. Tetracyclin, im allg. 2 g tgl. oral (am 1. Tag 50 mg, am zweiten Tag 2×50 mg, am 3. Tag 3×50 mg und schließlich 0,5 g alle 6 Std für 14–21 Tage) oder
   Streptomycin, 1 g tgl. i. m.
   (Für Kinder [unter 10–12 Jahren] darmwirksame Sulfonamide oder Breitbandpenicilline oral verabreichen)
2. bei Fieber Bettruhe; für hohe Vitaminzufuhr sorgen

CHOLERA

1. Ausgleich des Wasser- und Elektrolytverlustes sowie Azidosekorrektur (eventl. Kaliumersatz)
2. Tetracyclin, 500 mg alle 6 Std für die Dauer von 48 Std
3. zur Vorbeugung 2 Injektionen von 0,5 ml und 1 ml Cholera-Vakzine s. c. oder i. m. im Abstand von mindestens 4 Wochen; alle 4–6 Monate Reinjektion

DIPHTHERIE

1. auch bei noch unbestätigter Diagnose i. v. Gabe von Diphtherie-Antitoxin (vorher Konjunktival- und Hauttest durchführen, notf. Desensibilisierung)
2. Procain-Penicillin-G, 2,3 Mill. I. E. tgl. i. m.
3. absolute Bettruhe für mindestens 3 Wochen (oder bis zur Normalisierung des EKG), flüssig-breiige Kost, Rachenspülungen mit heißer Salzlösung oder 30%iger Glukoselösung 3–4× tgl.
4. zur Schmerzbekämpfung Acetylsalicylsäure und Kodein
5. bei gleichzeitiger *Myokarditis* Sauerstoffzufuhr (Zelt oder Maske), Verabreichung von 100 ml einer 20%igen hypertonischen Traubenzuckerlösung; bei *Arrhythmien* Gabe von Digitalis und Chinidin; bei *Schock* vasokonstriktorische Mittel verabreichen; bei *Schluck-*

lähmung Nahrungszufuhr durch Nasensonde, notf. Tracheotomie und maschinelle Beatmung, zusätzlich korrigierende Schienung und physikalische Therapie; bei *Verlegung der Atemwege* Absaugung von Membranen und Sekret unter direkter laryngoskopischer Kontrolle; bei *Atemnot* Intubation oder Tracheotomie
6. zur Vorbeugung
   a) bei Kindern 3 Injektionen i. m. von je 0,5 ml eines Diphtherietoxoids (Aluminium-Adsorbatimpfstoff oder Aluminiumphosphat-Präzipitatimpfstoff) im Alter von 2, 3 und 4 Monaten (evtl. auch in Kombination mit anderen Impfstoffen); zur Auffrischung im Alter von einem Jahr eine weitere Injektion von 0,5 ml i. m., dann weitere Auffrischungsimpfungen 3 und 7 Jahre nach der Grundimmunisierung und späterhin alle 4 Jahre, jedoch längstens bis zum 12. Lebensjahr
   b) bei Erwachsenen ist nach der derzeitigen epidemiologischen Situation im allgemeinen keine Schutzimpfung erforderlich (Cave: schwere Reaktion bei E.); im übrigen ist ein kombinierter Tetanus-Diphtherie-absorbatimpfstoff (2 Dosen im Abstand von 4–8 Wochen i. m., später Auffrischungsimpfung 12 Mon. nach der letzten Injektion) zu verwenden (vgl. S. 1345f.)

GASGANGRÄN
(Gasbrand)

1. Penicillin, 1 Mill. I. E. i. m. alle 3 Std
2. polyvalentes Gasbrandantitoxin 20000 I. E. i. v. alle 6–8 Std (Behandlungswert umstritten)
3. sorgfältige chirurg. Wundtoilette und Ausräumung von befallenem Gewebe
4. Sauerstoffüberdrucktherapie

GONORRHOE

1. bei akuter und chronischer unkomplizierter Urethritis (männlich und weiblich) Gabe von Procain-Penicillin-G; für Frauen 2,4 Mill I. E. i. m. an zwei aufeinanderfolgenden Tagen, für Männer 2,4 Mill. I. E. in einer Dosis
2. Probenecid + Ampicillin (oder Penicillin, Tetracyclin bzw. ein anderes Breitspektrumantibiotikum)
   Spectinomycin, besonders für die Akutbehandlung geeignet

Kap. 23: Infektionskrankheiten: Bakerien.

3. bei Penicillinallergie Verordnung von

Tetracyclin ⎫
oder   ⎪   sofort 1 g, anschl.
Erythromycin ⎬   alle 6 Std 0,5 g
oder   ⎪   in 4–6 Dosen
Oleandomycin ⎭

4. 1× wöchentl. für 3 Wochen nachuntersuchen (: Ausfluß, Primäraffekt, Exanthem; mikroskopisches Präparat anlegen!); nach 3 Wochen serologische Blutprobe, Wiederholung der Probe nach 3, 6, 12 und 24 Monaten

5. bei Versagen der ersten Penicillintherapie Wiederholung der Behandlung mit Penicillin oder Tetracyclin, Streptomycinsulfat oder auch Ampicillin

6. bei gleichzeitiger akuter oder chronischer Prostatitis *zusätzlich* heiße Sitzbäder und Alkalisierung des Urins

7. bei gleichzeitiger akuter Epididymitis außerdem Bettruhe, kalte Kompressen auf die Skrotalregion, Analgetikagabe je nach Bedarf sowie Anlegen eines Suspensoriums in der Rekonvaleszenz

8. bei einer akuten gonorrhoischen Salpingitis absolute Bettruhe, serologische Blutuntersuchungen, Verabreichung von Procain-Penicillin-G (tgl. 600000 I. E. i. m. für 5–10 Tage), bei Abklingen der Symptome wiederholte Blutbildprüfung und Rekonvaleszenzeinhaltung, bei Fortbestehen der Symptome zweite Penicillinkur (bei wiederholtem negativen Behandlungserfolg Gabe von Tetracyclin) (Cave: nach Klinikentlassung möglichst sitzende Lebensweise einhalten und Geschlechtsverkehr für 6–8 Wochen vermeiden; zusätzlich warme Spülungen 1–2× tgl. am besten in einer Badewanne)

9. bei einer subakuten Form der gonorrhoischen Salpingitis sind absolute Bettruhe und verlängerte Spülungen bis zum Abklingen der Symptome angezeigt; evtl. auch Gabe von Penicillin

10. bei der chronischen Form der gonorrhoischen Salpingitis ist eine Bettruhe während akuter Exazerbationen erforderlich; weiterhin Versuch einer Penicillin-bzw. Antibiotikatherapie; außerdem Diathermiekur und evtl. chirurg. Eingriffe

11. Nachuntersuchungen mit serologischen Tests sind stets angezeigt

GRANULOMA INGUINALE

1. Tetracyclin oder ⎫   1 g tgl. für
   Ampicillin   ⎬   1–2 Wochen
                   ⎭

Streptomycin, 1 g tgl. i. m. (für ungefähr 10 Tage) oder

2. Triacetyloleandomycin (als Mittel der Wahl; Cave: Leberschäden bei längerer Verabreichung)

HAEMOPHILUS INFLUENZAE-MENINGITIS

1. Ampicillin; Erw. 10–20 g tgl., Kdr. 100–200 mg/kg KG tgl., i. v. in 4–6 Einzeldosen bzw. Dauertropfinfusion oder

2. Streptomycin; Erw. 1,0 g, Kdr. 250 mg i. m. alle 6 Std für 1 Woche, außerdem 25 mg in 10 ml physiolog. Kochsalzlösung intralumbal bis zur Normalisierung der Liquorglukose oder

3. Tetracyclin, 0,5 g alle 6 Std oder

4. Sulfadiazin, 150 mg/kg KG tgl. mit ausreichender Flüssigkeit (zur Verhütung von Auskristallisationen)

5. allgemeine gute Ernährung und ausreichende Flüssigkeitszufuhr

KEUCHHUSTEN
(Pertussis)

1. Ampicillin, 50–200 mg/kg KG tgl. oder Erythromycin, 30 mg/kg KG tgl. oral
   nur in Notfällen:
   Streptomycin, 1 g pro Tag i. m. in aufgeteilten Dosen eine Woche lang
   (Cave: Nebenwirkungen)

2. Hyperimmunserum, 80 ml oder Hyperimmungammaglobulin, 10 ml i. m.; beim jungen Kind Hyperimmungammaglobulin oder Tussoglobin® (0,2 ml/kg/KG i. m., 1–4× mit jeweils 1–2 Tagen Abstand)

3. häufige kleine Mahlzeiten, bei Erbrechen Nachfütterung nach einer Mahlzeit; notf. hochkalorische Nahrung durch Magensonde geben bzw. Flüssigkeit parenteral zuführen

4. Verabreichung von sedativ und expektorierend wirkenden Hustensäften; bei schwerem Husten auch Atropingabe (Tinctura belladonnae) in steigenden Dosen alle 4 Std (anfangs 1 Tropfen, bis zum Eintritt einer Rötung im Gesicht Dosis erhöhen), notf. Äther in Öl per pectum geben

5. eine gleichzeitige *Pneumonie* sollte mit Penicillin, Ampicillin, Cephalotin, oder Cephaloridin entsprechend dem Antibiogramm behandelt werden, außerdem ist eine Sauerstoffzufuhr erforderlich; bei *Krämpfen* sind Sedierung, Inhalation von 100%igem Sauerstoff und eine Lumbalpunktion vorzunehmen

6. zur Vorbeugung
   a) aktive Immunität durch Pertussisvakzine (s. Schutzimpfung bis zum 3. Lebensjahr, S. 1345 f.)
   b) passive Prophylaxe durch Injektion von 20 ml Hyperimmunserum oder 2,5 ml Hyperimmungammaglobulin i. m.

LEPRA

1. eine medikamentöse Therapie ist während der Perioden der Exazerbation untersagt und darf sonst nur sehr vorsichtig mit langsam steigenden Dosen vorgenommen werden
2. regelmäßige Temperatur-, Blutbild- wie Krankheitskontrollen
3. die Dauer der Behandlung richtet sich nach den mikroskopischen Befunden (Krankheitsstadium, Läsionen etc.)
4. Therapie mit Dapson, Solapson, Diphenylthioharnstoff, Sulfoxonnatrium oder Thalidomid, s. S. 1170
5. eventl. auch Gabe von Rifampicin, in Verbindung mit einem Sulfonamid, und Einsatz von Kortikosteroiden
6. chirurg. Versorgung der Extremitäten
7. zur Immunisierung von Kindern BCG-Vakzination

LYMPHOGRANULOMA VENEREUM

(Lymphogranuloma inguinale)

1. Tetracyclin, 0,25–1 g 4× tgl. oral für 5–14 Tage oder Minocyclin, oral tgl. 200 mg
2. Sulfadiazin, 1 g 3–4× tgl. (zur Verhütung von Sekundärinfektionen geeignet)
3. Bettruhe, warme Kompression auf die Bubonen, Analgetikagabe nach Bedarf
4. fluktierende Knoten durch Aspiration (nach aseptischen Vorsichtsmaßnahmen) entleeren (Cave: Inzision und Drainage vermeiden!)
5. bei Rektalstrikturen Dilatationsbehandlung oder notf. Dickdarmverlagerung
6. bei chronischen anorektalen Formen erforderlichenfalls plastische Operationen

MENINGITIS, TUBERKULÖSE

1. Streptomycin, 30 mg/kg KG, tgl. i. m., aufgeteilt in mehrere Dosen in Abständen von 6–12 Std; die Behandlung geht über 5 Monate
2. Isoniazid, 10 mg/kg KG, in 2–4 Dosen tgl. plus in Kombinationsbehandlung Rifampicin (600 mg tgl.) und Ethambutol (15 mg/ kg KG tgl.) } jeweils für 1 Jahr (Cave: in seltenen Fällen schwere Nebenwirkungen, s. S. 1160)

3. in den ersten Wochen außerdem Kortikosteroide verabreichen
4. gute Ernährung, ausreichende Flüssigkeitszufuhr

MENINGOKOKKENMENINGITIS

1. in schweren Fällen sofortige Gabe von Penicillin G, 24 Mill. I. E. in 24 Std; für Kinder 400 000 I. E./kg in 24 Std. ¼ der Dosis wird sofort i. v. gegeben, der Rest alle 4 Std. in gleichen Einzeldosen. (Cephalosporine sind zur Behandlung nicht geeignet!)
2. bei Penicillin-Überempfindlichkeit wird die Gabe von Chloramphenicol, 2–4 g tgl. i. v. über 7 Tage empfohlen
3. bei Ruhelosigkeit Verabreichung von Paraldehyd, Natriumamobarbital i. v. oder Morphinsulfat
4. Flüssigkeitszufuhr mindestens 3 l tgl.; Flüssigkeitsverluste (z. B. durch Erbrechen) sofort ersetzen, notfalls parenteral
5. komatöse Patienten erhalten Nahrung und Medikamente durch die Magensonde zugeführt
6. Glukosespiegel im Liquor durch Lumbalpunktion kontrollieren, ebenso bei intrakranialer Drucksteigerung
7. bei septischem Schock s. Behandlung des Schocks, Kap. 1
8. zur Vorbeugung Rifampicin (2× tgl. 600 mg), Minocyclin (200 mg sofort, dann 100 mg alle 12 Std.) oder Penicillin, 300 000 I. E. 3× tgl. oral für 5 Tage

MILZBRAND

(Anthrax)

Procain-Penicillin-G, 10 Mill. I. E. tgl. i. v. oder
Tetracyclin, 0,5 g alle 6 Std

PEST

1. so früh wie möglich Streptomycin, 2–6 g tgl. i. m. in aufgeteilten Dosen
2. außerdem Tetracyclin, 0,5 g alle 6 Std
3. zur Prophylaxe Impfung mit Pestvakzine, s. Impfplan S. 1345 f.

PNEUMOKOKKEN-MENINGITIS

(auch Streptokokken- und Staphylokokken-M.)

1. Liquoruntersuchung zum Erregernachweis sowie Blutkultur anlegen und Antibiogramm aufstellen
2. Verabreichung von wasserlöslichem → Peni-

cillin, 1 Mill. I. E. alle 2 Std i. m. oder durch i. v.-Dauertropfinfusion
3. in schweren Fällen 20 000 I. E. Penicillin in 10 ml physiologischer Kochsalzlösung tgl. intralumbal injizieren bis zur Normalisierung der Liquorglukose
4. bei der Staphylokokken-M. können speziell Oxacillin, 6–12 g tgl. i. m. oder Methicillin, 10–12 g tgl. i. m. oder i. v. oder Nafcillin oder Cloxacillin gegeben werden (Cave: Die Therapie sollte für alle 3 Krankheitsformen 2–4 Wochen fortgesetzt werden)

PSITTAKOSE
(Ornithose)

1. Tetracyclin ⎱ 0,5 g alle 6 Std oral bzw. 0,5 g alle 12 Std i. v. für 10–14 Tage
2. bei Bedarf Sauerstoffzufuhr und Sedativagabe

REISE-DIARRHOE

1. Opiate (in niedriger Dosierung) oder
2. Diphenoxylat
3. Ausgleich des Wasser- und Elektrolythaushalts

SALMONELLENGASTROENTERITIS

1. teilweiser oder vollständiger Nahrungsentzug
2. Ausgleich des Flüssigkeits- und Elektrolytverlustes durch parenterale Flüssigkeitszufuhr
3. Dämpfung der Darmmotilität durch sedative bzw. antispasmodische Mittel
4. eventl. Ampicillin, oder Chloramphenicol ⎱ im allg. nur bei schwerkranken Patienten angezeigt

SCHARLACH

1. Procain-Penicillin-G, 300 000 I. E. tgl. i. m. für 10 Tage oder
orales Penicillin, 200 000 I. E. tgl. oder Phenethicillin, 250 mg alle 6 Std oder Benzathin-Penicillin-G, 1,2 Mill. I. E. tgl. i. m. (Cave: Eine lokale Penicillinbehandlung mit Lutschtabl. ist wertlos!) oder
Erythromycin, 0,2–0,5 g alle 6 Std. oder Tetracyclin, 0,25–0,5 g alle 5 Std. ⎱ sehr wirksam, doch ist Gabe oft mit klinischen oder bakteriologischen Rückfällen verbunden
2. Bettruhe (bis zur Fieberfreiheit und Normalisierung der Blutsenkung)

3. der Angina angepaßte Ernährung
4. Gurgeln oder Spülen mit heißen Salzlösungen oder 30%iger Glukoselösung
5. ggf. Verabreichung von Acetylsalicylsäure und Kodein
7. Behandlung der Keimträger mit Procain-Penicillin-G, 300 000 I.E. tgl. oder Benzathin-Penicillin-G, 1,2 Mill. I. E. tgl. ⎱ für die Dauer von 10 Tagen
7. zur Vorbeugung
a) Sulfonamide 0,5 g 2× tgl. oder
b) Penicillin-G, 100 000 I. E. 2× tgl. oral oder
c) Benzathin-Penicillin-G, 1,2 Mill. I. E. 1× monatl. ⎱ bei Patienten mit rheumatischen Symptomen

STAPHYLOKOKKEN-MENINGITIS

s. Pneumokokken-Meningitis S. 1177

STREPTOKOKKENERKRANKUNGEN DER OBEREN LUFTWEGE UND DER HAUT

s. Scharlach, diese Seite

STREPTOKOKKEN-MENINGITIS

s. Pneumokokken-Meningitis, S. 1177

STREPTOKOKKENPHARYNGITIS

s. Scharlach, diese Seite

TETANUS
(Wundstarrkrampf)

1. möglichst Humanes Tetanus-Immunglobulin, 5 000 I. E. i. m. verabreichen
2. anderenfalls Tetanusantitoxin, 1 000 000 I. E. i. v. geben (Cave: vorher erst Überempfindlichkeit gegen Pferdeeiweiß prüfen!)
3. absolute Bettruhe, Vermeidung äußerer Reize
4. sedative Therapie und Krampfbehandlung (Chlorpromazin, 50–100 mg 4× tägl. kombiniert mit Phenobarbital, Amobarbituraten oder Meprobamat)
5. zur Lösung von Muskelspasmen Gabe von Diazepam, (kombiniert mit anderen sedativen und krampflösenden Mitteln)
6. evtl. kann auch Paraldehyd, 4–8 ml i. v. (2–5%ige Lösung) kombiniert mit Barbituraten gegen die Krämpfe verabreicht werden

(selten ist eine allg. Ruhigstellung mit Curare plus künstl. Atemhilfe nötig)
7. bei Laryngealspasmen notf. Tracheotomie
8. zur Vorbeugung ist eine aktive Immunisierung mit Tetanustoxoid, s. Impfplan S. 1345 f. vonnöten.

TULARÄMIE

Tetracyclin, 0,5 g alle 6 Std oral für 5–10 Tage
oder
Streptomycin, 2 g tgl. i. m., aufgeteilt in 6stündigen Dosen

TYPHUS ABDOMINALIS

1. strenge Isolierung des Patienten, Desinfizierung der Ausscheidungen
2. Ampicillin, 100 mg/kg KG tgl. i. v. oder oral 6 g tgl. in Einzeldosen alle 4 Std. (Kinder 50 mg/kg KG tgl.) – die Behandlung geht jeweils über 3 Wochen (Cave: Blutbildkontrolle wöchentlich)
3. sorgfältige Mundhygiene, Dekubitusprophylaxe (Baden, Hautmassage, Gummikissen)
4. hochkalorische Nahrungs- (3600–4800 Kal. tgl.) und umfassende Vitaminzufuhr, außerdem Traubenzuckerlösung parenteral zur Erhaltung der Ausscheidung und zur Ergänzung des Flüssigkeitsbedarfs zuführen.
5. milde Darmspülungen, warme Umschläge
6. für den Durchfall Wismutsubcarbonat und Opium-Kampfertinktur verabreichen
7. bei schwer toxisch geschädigten Patienten ist die Verabreichung von Hydrocortison, 100 mg i. v. alle 8 Std. empfehlenswert

8. *sekundäre Pneumonien* werden mit Antibiotika oder Sulfonamiden je nach Art des Erregers behandelt; bei *Hämorrhagien* evtl. Transfusion vornehmen, bei *Perforationen* sofortige chirurg. Therapie; zur Prophylaxe und Behandlung des *Schocks* s. Kap. 1
9. bei Dauerausscheidern ist die Gabe von Ampicillin, angebracht (Cave: strenge Überwachung von Dauerausscheidern; sie dürfen nicht in Lebensmittelbetrieben beschäftigt werden!)
10. Zur *Vorbeugung* aktive Schutzimpfung in 2 Injektionen von je 0,5 ml s. c. im Abstand von 4 Wochen (im allg. zweimal Revakzinierung mit je 0,1 ml intrakutan oder 0,5 ml s. c. in Abständen von 4 Jahren); bei Kindern 3 Injektionen zu 0,5–1,0–1,0 ml Vakzine s. c.

WEICHER SCHANKER
(Ulcus molle)

1. Tetracyclin		0,5 g alle 6 Std
oder		5–7
Sulfadiazin	}	Tage lang
oder		1 g 4× tgl.
Sulfisoxazol		für 1 Woche

2. sorgfältige Reinigung des Geschwürs mit Wasser und Seife 2× tgl.
3. bei fortdauernden Läsionen mit Kaliumpermanganat (Lösung 1:10000) getränkte Umschläge oder Kompressen auflegen
4. fluktuierende Bubonen mit großen Nadeln (Nr. 16) punktieren und Flüssigkeit absaugen, anschl. warme Kompressen oder Wärmflaschen zur Beschleunigung einer Einschmelzung bzw. Rückbildung der Bubonen

24. Infektionskrankheiten: Spirochäten

Syphilis

Erreger: *Treponema pallidum-Spirochäten.* Akute oder chronische kontagiöse, venerische, granulomatöse Infektionskrankheit mit Befall aller Körpergewebe oder Organe. Ablauf in 3 Stadien (primäre, sekundäre und tertiäre Syphilis) mit Nachahmung (Imitator) vieler anderer Krankheiten des Organismus. Infektionsübertragung normalerweise beim Geschlechtsakt durch kleine Verletzungen der Haut oder der Schleimhäute der Genitalien — daneben Übertragung des Erregers durch infiziertes Blut oder Plasma (Frischblut) oder diaplazentar von der Mutter auf den Feten (kongenitale Syphilis). Extragenitale Ansteckungen möglich (Zunge, Brust, Finger). Erreger überlebt außerhalb des Körpers nicht — daher nur direkte Übertragung möglich.

Zurückdrängung der Syphilis durch Penicillin-Therapie. Trotzdem problematisch im öffentlichen Gesundheitswesen. Z. Zt. Zunahme unter Jugendlichen und Homosexuellen.

Nach Infektion Ausbildung von Antikörpern, die einen relativen, jedoch meist inadäquaten Schutz gegen Reinfektionen darstellen.

Infektiöse, granulomatöse Krankheit. Erstinfektion selten mit groben, sichtbaren Läsionen — meist geringe oder keine Gewebsreaktion, Gewebsschädigung oder Störung des Allgemeinbefindens. Später Vaskulitis, Nekrosen, Gewebszerstörung, Narbenbildung und dauernde gesundheitliche Schäden und Beeinträchtigungen.

Natürlicher Ablauf in 2 Abschnitten: Frühstadium mit primärer und sekundärer Syphilis einschließlich der Rezidive — Spätstadium mit Erkrankung des ZNS, des kardiovaskulären Systems, der Augen sowie mit gutartigen Haut-, Organ- und Knochenmanifestationen. Zwischen beiden Stadien liegt meist eine symptomfreie Zeit mit unaufhaltsamem Fortschreiten der Krankheit.

Laboratoriumsdiagnose

A. Serologische Syphilisreaktionen: Im Serum des Syphilispatienten wird Antikörperkomplex (Reagine) gegen Treponema pallidum mit Antigenen, die nicht von Treponemen stammen, nachgewiesen. Zwei Arten von Reaktionen: 1. Flockungsreaktionen (Meinicke, Kahn usw.) und 2. Komplementbindungsreaktionen (Wassermann, Kolmer). Mögliche quantitative Auswertung der Serumreaktionen durch Ansatz einer geometrisch progressiven Verdünnungsreihe — z. T. wertvoll für Diagnose und Kontrollen des Behandlungserfolges. Serumreaktionen meist 4–6 Wochen nach der Infektion oder 1–3 Wochen nach Auftreten des Primäraffekts positiv. Bei Sekundärsyphilis Titer meist hoch und in späterer Phase niedriger oder negativ. Bei Tabespatienten in 25 bis 50% der Fälle negative Reaktionen, dagegen bei Spätsyphilis anderer Organe z. T. wieder hohe Titer. Befriedigender therapeutischer Erfolg: a. fallender Titer einer frühbehandelten Syphilis — b. fallender oder gleichbleibender Titer bei latenter oder tertiärer Syphilis. Serologische Tests nicht voll spezifisch, deswegen Korrelation mit Anamnese, klinischen Befunden und anderen Laboratoriumsuntersuchungen nötig. Biologisch „falschpositive" Seroreaktionen: Kollagenkrankheiten, infektiöse Mononukleose, Malaria, Lepra, nichtsyphilitische Spirochätenkrankheiten und viele andere. Manche Personen mit ungeklärt positiver Seroreaktion. Falsch-positive Reaktionen mit meist niedrigen oder flüchtigen Titern.

B. Dunkelfelduntersuchungen: Nachweis von Tr. pallidum im Frühstadium aus Reizserum des Primäraffekts oder im Punktat aus regionären Lymphknoten bei mikroskopischer Betrachtung im Dunkelfeld. Saubere Materialgewinnung sowie Erfahrung beim Erkennen der Spirochäten sind notwendig.

C. Liquoruntersuchungen: Bei Neurosyphilis Gesamteiweiß im Liquor meist über 40 mg/100 ml sowie erhöhte Zellzahl. Positive Seroreaktionen. Selten biologisch falsch-positive Ergebnisse im Liquor. Bei positiven Liquorbefunden ohne Symptome von seiten des ZNS (asymptomatische Neurosyphilis) aktive Penicillinbehandlung nötig. Selten bei Syphilis des ZNS negativer Liquorbefund.

D. Treponemen-Antigenreaktionen: Komplizierter, teurer Syphilistest — spezifisch, aber nicht immer unfehlbar. Transport von Blut oder Liquor in Spezialgefäßen. Indikationen zur Durchführung des Treponemen-Immobilisationstests (TIT) und anderer neuerer Teste: 1. Patienten mit positiven oder widersprüchlichen Seroreaktionen trotz mehrfacher Kontrollen über 3 Monate zur weiteren Diagnostik

(meist Anamnese und klinische Untersuchung sonst leer).
2. Schwangere mit positiven Seroreaktionen ohne anamnestische oder klinische Zeichen einer Syphilis ohne Penicillinschutz. 3. Patienten mit Symptomatik der Spätsyphilis und negativen oder unklaren Seroreaktionen.
Treponemen-Antigentest im Frühstadium oder zur Kontrolle des Therapieeffekts nutzlos. Seren mit antikomplementärer Wirkung (Eigenhemmung) im Ergebnis nicht verwertbar.
E. Treponemen-Antikörpernachweis durch Fluoreszenz-Absorptionstest (FTA). Spezifische Tests empfindlicher als Treponemen-Immobilisations-Test. Abklärung klinisch falsch-positiver Seroreaktionen. Daneben positiver FTA-Test bei negativen Seroreaktionen.

Vorbeugung
Verbot unerlaubter sexueller Handlungen. Mechanischer Schutz durch Gummikondom nur für die bedeckten Stellen. Nach Kontakt baldmöglichste Waschung mit Wasser und Seife. Im Verdachtsfall Penicillintherapie unbedingt erforderlich. (Näheres s. Therapieschema des Kapitels, S. 1188.)

Behandlung
A. Spezifische Maßnahmen: An erster Stelle steht die Penicillintherapie. Bei Penicillinallergie: Tetrazykline und Erythromycin. (Näheres s. Therapieschema des Kapitels, S. 1188.)
B. Lokale Maßnahmen: Bei Primäraffekt meist nicht erforderlich.
C. Maßnahmen des öffentlichen Gesundheitsdienstes: Es wird empfohlen, asoziale und Patienten mit Neigung zur sexuellen Promiskuität zu isolieren oder in Quarantäne zu halten, bis die Ansteckungsgefahr beseitigt ist. In der Bundesrepublik nur Meldung von Personen, die sich der Behandlung entziehen — sonst nur Meldung des Krankheitsfalls ohne Namensnennung.

Komplikationen der spezifischen Therapie
Jarisch-Herxheimersche Reaktion wahrscheinlich durch massiven Zerfall der Spirochäten: Fieber und Verschlechterung des klinischen Zustands und der syphilitischen Hautläsionen. Meist in frühen Stadien der Syphilis. Trotzdem konsequente Fortsetzung der Behandlung, falls Symptome nicht zu ernst sind. Syphilitische Laryngitis, Neuritis der Gehörnerven oder Labyrinthitis kommen vor — irreversible Schäden sind möglich. Vermeidung oder Abschwächung der Herxheimerschen Reaktion durch Cortisongaben. Meist spontane Rückbildung innerhalb von 24 Std.

Verlauf und Prognose
Meist spontane Abheilung mit geringen Restzuständen bei primärer und sekundärer Syphilis. Bei spät-syphilitischen Formen sind destruierende Verläufe mit dauernden Schäden einschließlich Todesfälle möglich. Infolge Behandlung Seroreaktionen in frühen primären und sekundären Stadien negativ. Bei späteren oder latenten Stadien trotz Behandlung oft positive Seroreaktionen.
Verlauf der unbehandelten Syphilis: in einem Drittel Spontanheilung, in einem Drittel latenter Krankheitsverlauf und in einem Drittel Ausbildung spätsyphilitischer Schäden.

Stadien und Formen der Syphilis

1. Primäre Syphilis

Primäre Erregerinvasion kann unbemerkt bleiben. 2–6 Wochen nach Infektionsmöglichkeit Auftreten des Primäraffekts an typischer Stelle wie Penis, Labien, Zervix oder Analregion. Zunächst kleine Erosion (10–90 Tage — durchschnittlich 3–4 Wochen nach Ansteckung) und schneller Übergang in schmerzloses oberflächliches Geschwür. Regionale Lymphdrüsen vergrößert, gummiartig, gegeneinander abgrenzbar und nicht druckempfindlich. Schmerzhafte Sekundärinfektion der Ulzerationen können auftreten. Heilung ohne Behandlung möglich, jedoch meist Vernarbung. Typischer Primäraffekt: verhärtete, erodierte Stelle von 1–3 cm Durchmesser
Positive Seroreaktionen mit ansteigendem Titer 1–2 Wochen nach Entwicklung des Primäraffekts. Zu 95% Erregernachweis aus Primäraffekt nach wiederholten Dunkelfelduntersuchungen möglich. Normale Liquorbefunde.
Differentialdiagnose gegenüber Ulcus molle, Tularämie und Neoplasmen.

Behandlung
Benzathin-Penicillin-G. (Näheres s. Therapieschema des Kapitels, S. 1189.)

2. Sekundäre Syphilis

7–10 Wochen nach Ansteckung und 2–3 Wochen nach Auftreten des Primäraffekts Periode der Generalisation mit Fieber und Lymphadenopathie. Befall aller Körpergewebe möglich, am häufigsten jedoch Haut und Schleimhäute: Nichtjuckende, makulöse, papulöse, pustulöse und/oder follikuläre Hautefloreszenzen. Makulopapulöses Exanthem in generalisierter Form mit typischem Befall von Handteller und Fußsohlen am häufigsten. Bei Negern können Analläsionen wie bei Herpes tonsurans beobachtet werden.

Schleimhautläsionen: Ulzerationen und Papeln der Lippen, des Mundes, der Rachenschleimhaut, der Genitalien und des Anus sowie tiefe Rötung des Pharynx. In diesem Stadium sind Haut- und Schleimhautläsionen höchst infektiös. In diesem Stadium spezifische Condylomata lata: Zusammengeflossene Papeln auf befeuchteten Zonen von Haut und Schleimhäuten.

Weitere Organmanifestationen: Meningen mit Lähmungen der Gehirnnerven, Leber mit Auftreten von Gelbsucht, Niere mit Ausbildung eines Nephrotischen Syndroms, Knochen und Gelenke mit Periostitis, Kopfhaut mit Alopezie und Auge mit Iritis und Iridozyklitis. Flüchtige Myokarditiden sind im EKG nachweisbar. Seroreaktionen meist positiv. Aus Haut- und Schleimhautefflorescenzen Erregernachweis durch Dunkelfelduntersuchung. Flüchtige Liquorveränderungen mit Zellvermehrung und erhöhtem Eiweißgehalt (5% der Fälle). Proteinurie mit Wachszylindern und Retention der Gallenfarbstoffe im Blut sind ebenfalls möglich. Röntgenologisch Nachweis einer subperiostalen Osteoporose möglich.

Abgrenzung der Hautläsionen gegenüber infektiösen Exanthemen, Pityriasis rosea und Arzneimittelexanthemen. Bei Organbefall Ausschluß anderer Erkrankungen erforderlich.

Behandlung wie bei primärer Syphilis.

3. Rückfälle der Syphilis

Unzweckmäßige oder unzulängliche Therapie führen zu Rezidiven (meist zwischen 3. und 9. Monat). Rezidive manchmal nur serologisch ohne klinische Symptomatik diagnostizierbar. Organbefall wie bei sekundärer Syphilis möglich. Neurologische Rückfälle können fulminant oder gar tödlich verlaufen. Abgrenzung der Rezidive gegenüber erstmals positiv werdenden Seroreaktionen: Trotz Penicillintherapie können vorher negative Seroreaktionen später positiv werden. Behandlung wie bei primärer Syphilis.

4. Latente Syphilis

Klinisch ruhende Syphilis im Intervall zwischen sekundären Läsionen und tertiären Symptomen ohne klinische Erscheinungen bei positiver Seroreaktion. Negative Liquorreaktion, röntgenologisch und klinisch kein Anhalt für kardiovaskuläre Erkrankung. Ausschluß falsch-positiver Seroreaktionen erforderlich. Latente Syphilis dauert Monate oder das ganze Leben lang. Einteilung in infektiöse, frühe Latenzperiode (in den ersten 3–5 Jahren noch potentielle Infektiosität) und in nichtinfektiöse, späte Latenzperiode (nach 4 Jahren). Abgrenzung der latenten

Syphilis von falsch-positiven Seroreaktionen infolge von Schreibfehlern, akutem Fieber, Frambösie, infektiöser Mononukleose, Malaria, Lepra, Leishmaniose, Pockenimpfung, Lymphogranuloma venereum, Lupus erythematodes und anderen Kollagenosen.

Behandlung mit Benzathin-Penicillin-G. (Näheres s. Therapieschema des Kapitels, S. 1188.)

5. Spät-(Tertiär)-Syphilis

Tritt nach der sekundären Syphilis, oft noch nach Jahren der Latenz, auf. Wahrscheinlich allergische Reaktion des Gewebes auf den Erreger. Zwei Typen: 1. plötzlich einsetzende gummöse Reaktion und 2. schleichend beginnende, diffuse Entzündung mit charakteristischem Befall des ZNS und der großen Arterien. Auftreten knotiger oder knotig ulzeröser und gummöser Hautveränderungen. Gummen in allen Körperteilen und Organen nachweisbar. Aortenaneurysma, Aorteninsuffizienz oder Aortitis sowie diffuser Befall des ZNS.

Abgrenzung gegenüber Neoplasmen der Haut, Leber, Lunge oder des Magens oder des Gehirns sowie gegenüber Meningitiden und anderen primär-neurologischen Erkrankungen. Behandlung wie bei latenter Syphilis.

Hauptmanifestationen der Spätsyphilis: Haut

A. Knotige und knotig-ulzerative Form: Multiple, flache, umschriebene indurierte blutfarbene Läsionen (Durchmesser 0,5–3 cm), mit Schorf bedeckt (Syphiloderm), ulzerierend (nodulo-ulzerativ) oder sich auflösend mit atrophisch pigmentierten Narben.

B. Solitärgummen: Schmerzlos, freibewegliche subkutane Knoten, die sich vergrößern, in die darüberliegende Haut eindringen und evtl. ulzerieren. Geschwüre mit gummös ulzerierter Basis, die ausheilen und vernarben: Entstellungen und Verziehungen des Gesichts, der Kopfhaut, der Stirn und der Extremitäten.

Schleimhäute

Äußerst destruktive knotige Gummen oder Leukoplakien.

Knochensystem

Destruktiver Befall der Knochen mit Periostitis, Ostitis und Arthritis. Kaum Rötung oder Schwellung, jedoch ausgeprägte Myalgie und Myositis der benachbarten Muskeln. Nächtliche Schmerzen.

Augen

Gummöse Iritis, Chorioretinitis sowie Optikusatrophie und Hirnnervenlähmungen zusammen mit syphilitischen Schäden des ZNS.

Atmungsorgane

Gummöse Infiltrationen im Larynx, in der Trachea und im Lungenparenchym. Symptome: Heiserkeit und quälende Atembeschwerden infolge gummöser Schädigung oder Vernarbung bei Abheilung.

Magendarmtrakt

Gummen der Leber (gutartiges, asymptomatisches Hepar lobatum), Infiltrationen der Magenwand („Lederflaschen-Magen") und epigastrische Beschwerden (Unfähigkeit große Mahlzeiten zu essen, häufiges Aufstoßen und Erbrechen mit Gewichtsverlust). Bild der Laënnecschen Leberzirrhose.

Spätsyphilis des kardiovaskulären Systems

Fortschreitende und oft lebensbedrohende Krankheit mit häufig gleichzeitiger Erkrankung des ZNS (10–15% aller spätsyphilitischen Erkrankungen). Beginn als Arteriitis der Aorta ascendens mit Neigung zur Ausbreitung: 1. Verengung der Koronarabgänge mit Einschränkung des Koronarkreislaufs, Angina pectoris, kardialer Insuffizienz und Myokardinfarkt. 2. Vernarbung der Aortenklappen mit Ausbildung einer Aorteninsuffizienz. 3. Destruktion und Vernarbung der Aortenwand und Ausbildung eines Aortenaneurysma mit den Symptomen Dysphagie, Heiserkeit, Hustenreiz und Rückenschmerzen (vertebrale Erosion).

Neurosyphilis

Oft in Kombination mit kardiovaskulären Schäden (15–20% der Spätschäden). Vier klinische Formen:
1. Asymptomatische Neurosyphilis: Fehlende klinische Symptomatik. Positive Luesreaktionen in Liquor und Blut mit erhöhten Zellzahlen und erhöhtem Eiweißgehalt im Liquor.
2. Meningovaskuläre Syphilis: Veränderungen an den Meningen und/oder Gehirngefäßen.
Symptome: Leichter Meningismus (Kopfschmerzen, Reizbarkeit), Gehirnnervenlähmungen (Basilarmeningitis), ungleiche Reflexe, ungleiche und schwache Pupillenreaktionen auf Licht und Konvergenz. Akute zerebrovaskuläre Zwischenfälle (apoplektische Symptome) bei Befall größerer Gefäße. Selten klinisches Bild einer akuten Meningitis.
3. Tabes dorsalis: Chronisch fortschreitende Degeneration des Parenchyms der Hinterstränge des Spinalmarks und der hinteren sensorischen Ganglien und Nervenwurzeln.
Symptome: Abschwächung und Verlust der Tiefensensibilität mit Ataxie (breitbeiniger Gang und Unfähigkeit im Dunkeln zu gehen), Ausbildung des Argyll-Robertson-Phänomens mit schwacher Lichtreaktion der Pupillen und guter Konvergenzreaktion, Muskelhypotonie und Hyporeflexie. Parästhesien und Analgesien, daneben scharfe, wiederkehrende Schmerzen (einschießend von der Haut zum Knochen) in den Beinmuskeln. Tabische Krisen: Gastri-

sche Krisen mit starken Abdominalschmerzen, Übelkeit und Erbrechen (akutes Abdomen!), laryngeale Krisen mit krampfartigem Husten und Dyspnoe, Urethralkrisen mit schmerzhaften Blasenspasmen, Überlaufinkontinenz, Rektal- und Analkrisen. Plötzlicher Beginn der Krisen und abruptes Aufhören nach 4 Std bis zu einem Tag. Trophische, schmerzlose Geschwüre an Druckstellen der Füße. Gelenkschäden infolge mangelhafter Tiefensensibilität (Charcotsches Gelenk).
4. Progressive Paralyse: Allgemeiner Befall der Hirnrinde mit schleichendem Beginn: Zunehmende Konzentrationsschwäche, Gedächtnisschwund, Artikulationsstörungen, Tremor der Finger und Lippen, Reizbarkeit und leichte Kopfschmerzen. Persönlichkeitsveränderung des Patienten, der später nachlässig, teilnahmslos, verwirrt und psychotisch wird. Kombination der einzelnen Formen der Neurosyphilis möglich.

Besonderheiten der Behandlung der Neurosyphilis: Frühzeitige Diagnose und gleichzeitige Diagnose möglicher kardiovaskulärer Beteiligung wird empfohlen. Therapie mit Procain-Penicillin-G. Dauerüberwachung des Patienten und wiederholte Behandlungen können erforderlich sein. (Näheres s. Therapieschema des Kapitels, S. 1188.)

6. Pränatale Syphilis

Schwangere mit Syphilis müssen sich auf jeden Fall einer Penicillin-Therapie unterziehen. Ab 7. Schwangerschaftsmonat müssen die Penicillindosen höher als bei der Behandlung der primären Syphilis liegen. Bei Erkrankung im letzten Drittel der Schwangerschaft Ausheilung der Syphilis unter Penicillin-Therapie in über 90%. Kontrolluntersuchungen (Titer-Verlaufskontrolle der Seroreaktionen, in monatlichen Abständen bis zur Entbindung und auch danach erforderlich). Bei erneutem Titeranstieg oder anderen Stadien der Syphilis im Falle einer Schwangerschaft ist ebenfalls eine Penicillin-Therapie angezeigt. Bei Geburt Untersuchung des Kindes auf Syphilissymptome und weitere Kontrollen in den ersten 6 Lebensmonaten in Abständen von 3 Wochen. Serotiterverlaufskontrollen beim Kind und Penicillin-Therapie bei gleichbleibendem oder ansteigendem Titer. Hochspezifischer YM-Fluoreszenz-Treponema-Antikörper-Test im Blut des Neugeborenen. (Näheres s. Therapieschema des Kapitels, S. 1188 f.)

Konnatale Syphilis

(Vgl. auch S.693)

Diagnostische Merkmale

- Pemphigus, der alle Hautregionen befallen kann
- Rhagaden an After, Nase und Mund
- (Blutige) Rhinitis
- Derbe Leber- und Milzvergrößerung
- Peronychien
- Infiltrate der Fußsohlen und Handinnenflächen sowie groblamellöse Schuppung
- Röntgenologisch: „Pneumonia alba" sowie Osteochondritis

Allgemeine Betrachtungen

Die angeborene Syphilis ist eine diaplazentare Infektion in der 2. Schwangerschaftshälfte, eine Fetopathie, die infolge der sofortigen Spirochätämie dem Lues II-Stadium entspricht. Es werden 3 Haupttypen unterschieden: der primär beim Neugeborenen symptomarme Typ, bei dem sich die charakteristischen Zeichen erst im Verlauf des 1. Trimenons zeigen, der parietale Typ mit bevorzugtem Hautbefall und der viszerale Typ mit besonders schwerem Organbefall.

Klinische Befunde

A. Symptome und Untersuchungsbefunde: Außer den vorgenannten Leitsymptomen treten noch folgende Zeichen mehr oder minder ausgeprägt bzw. vollständig auf: Graue, fahle Hautfarbe mit Milchkaffee-Flecken, Anämie, Dystrophie bis Atrophie, (Schleim-)Hautblutungen aus Nase und Nabelgrund, glänzendrote, wie „mit Speck eingerieben" imponierende Hautinfiltrate an Händen und Füßen, zahlreiche, bis markstückgroße, schwappend-schlaffe Eiterblasen an allen Körperpartien, indolente Lymphknotenschwellungen, am Anus Kondylomata lata, später makulopapulöses Exanthem, Nephrotisches Syndrom, akut auftretende Parrotsche Pseudoparalyse einer Extremität (infolge Schonhaltung bei starkem Periost-Schmerz). Selten Meningitis, Chorioiditis, Hydrozephalus.

B. Laborbefunde: Die WaR und die Nebenreaktionen im Blut fallen positiv aus. Im Dunkelfeld kann man mikroskopisch massenhaft Spirochäten aus Hautefloreszenzen finden.

C. Röntgenbefunde: Trümmerfeldzonen zwischen Epi- und Diaphyse: aufgehellte Streifen, Verkalkungslinien sind unregelmäßig begrenzt; Zerstörungen der Epiphysen, eventuell Epiphysenabriß. Periostitische Begleitschatten der langen Röhrenknochen, Doppelkonturierung besonders am Calcaneus; selten Osteomyelitiden.

Differentialdiagnose

Pemphigoid des Neugeborenen; Epidermolysis bullosa hereditaria; Ichthiosis congenita. Rhinitis oder Omphalitis diphtherica. Milz-Leber-Schwellungen bei angeborenen Stoffwechselkrankheiten.

Vorbeugung

Bei jeder Schwangeren, die jemals eine Lues hatte, (auch bei eventuell seronegativen!) mindestens eine Penicillin-Sicherheitskur zu Beginn der 2. Schwangerschaftshälfte. Bei jedem Neugeborenen einer anamnestisch syphilitischen Mutter (Aborte ca. mens V, besonders bei mazerierten Früchten) eine Penicillin-Sicherheitskur!

Behandlung

Penicillin ist das Mittel der Wahl: Mindest-Dosis bei parenteraler Gabe 500 000 E/kg KG/10 Tage-Kur verteilt. Bei oraler Applikation die doppelte Dosis. Bei manifester Lues connata muß zusätzlich eine einschleichende Penicillin-Kur gemacht werden, um die (eventuell letale!) Herxheimersche Reaktion zu vermeiden: beginnend mit 2× je 2000 bzw. 3000 E pro Tag insgesamt binnen 1 Woche auf 4× 25 000 E steigern; erst danach beginnt die therapeutische „Mindestdosis" zu zählen.

Prognose

Bei früher Behandlung günstig; insgesamt aber noch rund 10 bis 20% Letalität.

Bleibt eine konnatale Lues unbehandelt, entsteht in einigen Jahren (die sehr selten gewordene) *Lues tarda* mit ihrer charakteristischen *Hutchinsonschen Trias:* tonnenförmige Schneidezähne mit halbmondförmiger Einbuchtung der Zahnschneiden, Innenohrschwerhörigkeit und parenchymatöse Keratitis (mit wolkiger Trübung der Kornea, die zur Erblindung führt). Dazu treten die syphilitische Sattelnase (mit Einsenkung der Nasenwurzel) und die „Säbelbeine".

Nach 10 bis 20 Jahren ohne Behandlung kommt es zur Nervensyphilis (Tabes dorsalis).

Die Spätformen können durch intensive Behandlung in ihrem Fortschreiten gehemmt werden, jedoch bereits eingetretene Schäden bleiben irreversibel.

Andere Treponematosen

Endemische Syphilis

(Bejel, Skerljevo)

Akute oder chronische Infektionskrankheit, deren Erreger morphologisch von Treponema pallidum nicht unterschieden werden kann. Fehlender Primäraffekt. Sekundäre Läsionen der Mundschleimhaut, des Nasenrachenraums (Plaques), der Fußsohlen (Plantarhyperkeratose). Auftreten in verschiedensten Ländern der Erde, z. B. in Lateinamerika, Afrika, in Bosnien. Jede Form mit typischem lokalem Charakter. Sekundäre orale Läsionen sind am häufigsten. Daneben generalisierte Lymphadenopathien und sekundäre und tertiäre Knochenschäden. Ausheilung von Sekundärläsionen in etwa einem Jahr.

Abgrenzung gegenüber sporadisch auftretender Syphilis: Kommt bei Kindern aus überfüllten Behausungen und ärmlichen Verhältnissen vor. Abgrenzung gegenüber Frambösie: Auftreten in Frambösie nicht endemischen Gegenden und Fehlen eines Primäraffekts.

Labordiagnostik und Therapie wie bei primärer Syphilis.

Pinta

Nicht-venerische Spirochätenkrankheit durch *Treponema carateum*. Endemisch in ländlichen Gegenden von Lateinamerika (Mexiko, Kolumbien und Kuba, auf den Philippinen und anderen Teilen des Pazifik). Nicht ulzerierende Primärpapel mit Übergang in papulosquamösen Plaque (schiefergraue, lila oder schwarze Verfärbung). 1 Jahr danach allmähliche Ausbildung von Sekundärläsionen, die den primären ähneln. Haut des ganzen Körpers bedeckt, am häufigsten an den Extremitäten. Leichte Lymphadenopathie. Später Atrophie und Depigmentation sowie atrophische Flecken an Fußsohlen und Handtellern mit oder ohne Hyperkeratose (von Filzlausframbösie nicht unterscheidbar). Laboratoriumsbefunde und Behandlung wie bei primärer Syphilis.

Frambösie

(Yaws)

Treponema pertenue ruft diese kontagiöse Krankheit hervor, die in warmen Ländern auftritt und durch granulomatöse Läsionen der Haut, der Schleimhäute und der Knochen charakterisiert ist. Selten tödlicher Verlauf, jedoch unbehandelt körperliche Behinderungen und Einschränkungen sowie Entstellungen. Übertragung von Mensch zu Mensch. Meist in der Kindheit erworben. Nach Inkubationszeit von 3–4 Wochen schmerzlose Papeln („mother yaw"), die ulzerieren. Örtliche Lymphadenopathie. Sekundärschübe nach 6–12 Wochen mit ähnlichen Läsionen über Monate und Jahre. Später gummöse Veränderungen und ausgedehnte Zerstörungen der Haut und des Unterhautgewebes. Spätfolgen der Frambösie: Verkürzungen der Knochen und Kontraktionen an Fingern und Zehen (ähnlich Lepra); ZNS, Herz und innere Organe selten befallen. Nachweis der Spirochäten durch Dunkelfeldmikroskopie sowie positive Seroreaktionen (Wassermannsche Reaktion und Flockungsteste).

Behandlung: Reinigung der Läsionen und Penicillin-Therapie. (Näheres s. Therapieschema des Kapitels, S. 1188).

Verschiedene Spirochäten-Erkrankungen

Rückfallfieber

Spirochäten der Gattung *Borrelia* rufen diese Gruppe, klinisch ähnlich verlaufender, akuter Infektionskrankheiten hervor. Übertragung auf den Menschen durch Arthropoden (Kopf- oder Kleiderläuse, Zecken). Übertragungsmodus: Nach Blutsaugen bei erkrankten Menschen (Läuse) Ansteckung Gesunder bei nächstem Biß oder Übertragung aus natürlichem Erregerreservoir (Zecken). Abgestorbene Überträger und deren Kot sind auch infektiös. Endemische Erkrankung in verschiedenen Teilen der Welt mit Inkubationszeit von 7–15 Tagen.

Klinische Befunde

A. Symptome: Rezidivierende Fieberanfälle in Intervallen von 1–2 Wochen — dazwischen symptomlose Perioden. Im weiteren Verlauf Verkürzung der Fieberepisoden und Genesung nach 3–10 Rückfällen.

Fieberanfall: Temperaturanstieg, Schüttelfrost, Tachykardie, Übelkeit und Erbrechen. Myalgie, Arthralgie, Bronchitis und Husten. Später Leber- und Milzvergrößerung mit Ikterus. Initial erythematöses Exanthem mit Übergang in rosafarbene Flecken, die sich über Rumpf und Extremitäten ausbreiten. Schwere Fälle mit neurologischen und psychischen Veränderungen. Kritischer Fieberabfall nach 3–10 Tagen. Bei Rückfällen Häufung von Gelbsucht, Iritis, Konjunktivitis, Hirnnervenschädigung und uterinen Blutungen.

B. Laborbefunde: Anfangs Proteinurie und Erythrozyturie möglich. Polymorphkernige Leukozytose sowie in 25% der Fälle falschpositive Luesreaktion. Mikroskopischer Borreliennachweis im peripheren Blut durch Dunkelfeldverfahren oder Giemsa- bzw. Wrightsche Färbung. Auch Nachweis durch Weil-Felix-Reaktion möglich (Titer über 1:80).

Differentialdiagnose
Abgrenzung gegenüber Malaria, Leptospirosen, Dengue-, Gelb- und Fleckfieber.

Behandlung
Penicillin, Tetrazykline und Erythromycin. (Näheres s. Therapieschema des Kapitels, S. 1188.)

Prognose
Unbehandelt Sterblichkeit bei 5%. Mit Behandlung Abkürzung des Initialfiebers und seltenere Rückfälle.

Rattenbißfieber
(Sodoku)

Durch Rattenbiß Übertragung von *Spirillum minus* auf den Menschen. Akute Infektionskrankheit mit Inkubationszeit von 5–28 Tagen.

Klinische Befunde
A. Symptome: Prompte Ausheilung des infektiösen Rattenbisses. Nach Inkubation an der Bißstelle Schwellung, schmerzhafte Induration mit dunkelroter Verfärbung und Ulzeration. Regionale Lymphangitis, Lymphadenitis, Fieber, Schüttelfrost, Übelkeit, Myalgie, Arthralgie und Kopfschmerzen. Gelegentlich Milzvergrößerung. An Rumpf und Extremitäten dunkelrotes, spärliches makulopapulöses Exanthem. Nach einigen Tagen Abklingen dieser Symptome und erneutes Auftreten nach wenigen Tagen. Abwechseln dieser rezidivierenden Fieberanfälle von 24–48 Std in gleichlangen fieberfreien Perioden über Wochen.
B. Laborbefunde: Meist Leukozytose und gelegentlich falsch-positive Luesreaktion. Erregernachweis aus Geschwürsexsudat oder Lymphknotenpunktat im Dunkelfeld. Auch Nachweis im Tierversuch.

Differentialdiagnose
Abgrenzung gegenüber anderen Fieberattacken durch Rattenbiß (Streptobazillen), außerdem Ausschluß von Tularämie und Rückfallfieber.

Behandlung
Penicilline und Tetrazykline. (Näheres s. Therapieschema des Kapitels, S. 1188.)

Prognose
Unbehandelt 10% Letalität, durch Antibiotika Prognose erheblich gebessert.

Leptospirosen
(einschließlich Weilscher Erkrankung)

Diagnostische Merkmale
- Plötzlicher Fieberbeginn, Schüttelfrost, Kopfschmerz, Schmerz und Druckempfindlichkeit der Muskeln, Lichtscheu und Rötung der Konjunktiven
- Hepatitis, Nephritis, Meningitis, Pneumonie. Iridozyklitis und Hautausschläge
- Proteinurie, Leukozytose
- Erregernachweis mikroskopisch, durch Tierversuch, Kultur und Agglutinationstiter

Allgemeine Betrachtungen
Akute Infektionskrankheit mit häufig schwerer Infektion und Beteiligung der Leber und anderer Organe – zahlreiche Leptospirenarten als Erreger möglich. Am häufigsten: *Leptospira icterohaemorrhagiae* der Ratten, *Leptospira canicola* der Hunde und *Leptospira pomona* der Rinder und Schweine. Weltweite Krankheitsverbreitung und häufiger als allgemein angenommen. Erreger für tierischen Wirt nicht pathogen und Übertragung durch verschmutzte Nahrungsmittel und Trinkwasser. Eindringen durch kleine Hautverletzungen und Konjunktiven ebenfalls möglich. Oft Infektion beim Baden in verseuchten Seen und Flüssen. Berufskrankheit der Kanalarbeiter sowie von Arbeitern in Reisfeldern und von Landwirten. Inkubationszeit 2–20 Tage.

Klinische Befunde
A. Symptome: Plötzlicher Fieberbeginn 39–40° C, Schüttelfrost, Leibschmerzen, Erbrechen und Muskelschmerzen. Schwere Kopfschmerzen möglich. Starke konjunktivale Rötung. Oft Leber palpabel und zu 50% am 5. Tag Gelbsucht und Nephritis. Selten Milzvergrößerung. Gelegentlich kapillare Blutungen und purpurartige Hautläsionen sowie meningeale Reizzustände mit entsprechenden Befunden. Bei prätibialem Fieber fleckiges Erythem der Haut der Unterschenkel mit Ausbreitung über den Körper. Abgrenzung einer Leptospirose mit Gelbsucht gegenüber Hepatitis, Gelbfieber und Rückfallfieber.
B. Laborbefunde: Normale Leukozyten oder Leukozytose bis $50\,000$ mm³ mit Überwiegen der Neutrophilen. Im Urin Gallenfarbstoffe, Eiweiß, Zylinder und rote Blutkörperchen möglich. Oligurie und Urämie können eintreten. Bei meningealer Beteiligung Erregernachweis im Liquor. Sonst Leptospiren im Dunkelfeld (erste 10 Tage), im Meerschweinchenversuch oder durch Kultur nachweisbar. Vom 10. Tag Erregernachweis im Urin möglich. Nach einer Woche spezifische Agglutinationstiter vorhanden. Titererhöhung über Jahre möglich. Die spezifi-

schen serologischen Tests sind besonders für die Diagnose der leichteren anikterischen Erkrankungsformen von Bedeutung.

Komplikationen

Myokarditis, aseptische Meningitis, Nierenversagen und massive Hämorrhagien treten gelegentlich auf. Iridozyklitis kann vorkommen.

Behandlung

Tetrazykline oder Penicillin. (Näheres s. Therapieschema des Kapitels, S. 1188.)

Prognose

Ohne Gelbsucht kein letaler Ausgang, sonst Letalität bei 15%. Tod infolge extremer Toxämie oder durch Komplikationen.

Literatur: Kapitel 24. Infektionskrankheiten: Spirochäten

(Vgl. auch Literaturangaben zum Kap. 22, S. 1149)

Gsell, O., Mohr W. (Hrsg.): Infektionskrankheiten, Bd. II/1 u. 2. Krankheiten durch Bakterien. Berlin-Heidelberg-New York: Springer 1967–1972.

Hjorth, N., Schmidt, H.: Praktische Venerologie. Stuttgart: Thieme 1979.

Krause, W.: Sexuell übertragbare Krankheiten. Stuttgart: Enke 1979.

Lischka, G.: Fortschritte in der Therapie der Geschlechtskrankheiten. Fortschr. Med. **90**, 101 (1972).

Nauck, E. G.: Lehrbuch der Tropenkrankheiten. Stuttgart: Thieme 1975.

Veltman, G.: Epidemiologie, Diagnose und Therapie der Syphilis. Der Gynäkologe **8**, 127 (1975).

Therapieschemata zum Kap. 24: Infektionskrankheiten: Spirochäten
(Stichwörter in alphabetischer Reihenfolge)

FRAMBÖSIE

1. Reinigung der Läsionen
2. Procain-Penicillin-G, 300000 I. E. i. m. tgl. 7–10 Tage lang oder
   Tetracyclin, 0,5 g alle 6 Std für 10 Tage

LEPTOSPIROSEN

frühestmögliche Behandlung mit Tetracyclin, 0,5 g alle 6 Std oder
Penicillin, 600000 I. E. i. m. alle 3 Std am ersten Tag, anschl. alle 6 Std die gleiche Dosis (Cave: Nierenfunktion fortlaufend überwachen!)

NEUROSYPHILIS

Gabe von (Depot-)Penicillin, 600000 I. E. i. m. (bis zu einer Gesamtmenge von 12 Mill. I. E.; notfalls ist die Penicillinkur zu wiederholen; Cave: 3 Monate nach Beendigung der Therapie muß eine Liquoruntersuchung durchgeführt werden!)

RATTENBISSFIEBER

Penicillin, 100000 I. E. alle 3 Std. i. m. oder Procain-Penicillin-G, 300000 I. E. i. m. alle 12 Std oder
Tetracyclin, 0,5 g alle 6 Std über 7 Tage

RÜCKFALLFIEBER

1. Tetracyclin, 0,5 g alle 6 Std oral für 7 Tage oder
   wasserlösliches Penicillin, 50000 I. E. i. m. alle 3 Std oder
   Procain-Penicillin-G, 600000 I. E. i. m. tgl. für 10 Tage
2. evtl. statt dessen auch Erythromycin

SYPHILIS, ALLGEMEINE BEHANDLUNG

1. sorgfältige Beurteilung der körperlichen Verfassung des Patienten vor Behandlungsbeginn
2. nach gesicherter Diagnose frühestmögliche Penicillin-Gabe (Benzathin-Penicillin-G oder Procain-Penicillin-G als Mittel der Wahl) (Einzelheiten s. bei den verschiedenen Formen der Syphilis)
3. bei Penicillin-Überempfindlichkeit können auch als Mittel der 2. Wahl oral Tetracyclin (30–40 g innerhalb 10–15 Tagen) oder Erythromycin (20–30 g in 10–15 Tagen) gegeben werden (Cave: sorgfältige Nachkontrolle erforderlich!)
4. lokale Maßnahmen sollen erst nach wiederhol-

ter Dunkelfelduntersuchung — und dann auch sparsam — vorgenommen werden (Cave: keine lokalen Antiseptika oder ähnliche Präparate für Primäraffekte verwenden!)

5. Isolierung von asozialen oder von zur Promiskuität neigenden Patienten (notf. Quarantäne!) bis zur Heilung
6. bei Herxheimerscher Reaktion evtl. Verabreichung von Kortikosteroiden
7. zur Vorbeugung werden die Meidung unerlaubter sexueller Kontakte, die gründliche Reinigung mit Wasser und Seife sowie eine abortive Penicillintherapie (2–4 Mill. I. E. Depotpenicillin i. m.) nach einem Kontakt mit Syphiliskranken empfohlen

SYPHILIS, KONNATALE

1. Penicillin als Mittel der Wahl, parenteral 500000 I. E./kg KG, auf eine 10 Tage-Kur verteilt (bei oraler Applikation doppelte Dosis wählen!)
2. bei manifester Lues connata zusätzlich zunächst *einschleichende* Penicillin-Kur (Cave: Herxheimersche Reaktion vermeiden!), erst dann folgt die Behandlung mit den therapeutischen Dosen
3. zur *Vorbeugung* bei bereits früher an Lues erkrankten, seropositiven oder -negativen Schwangeren eine Penicillin-Sicherheitskur zu Beginn der 2. Schwangerschaftshälfte — ebenso bei Neugeborenen anamnestisch syphilitischer Mütter

SYPHILIS, LATENTE

Benzathin-Penicillin-G, insgesamt 6–9 Mill. I. E. in Einzeldosen von 3 Mill. I. E. mit 7 Tagen Intervall oder
Procain-Penicillin-G, mit Aluminiumstearatsuspension, insgesamt 6–9 Mill. I. E. (in Dosen von 1,2 Mill. I. E. mit 3 Tagen Intervall) oder
Procain-Penicillin-G, insgesamt 6–9 Mill. I. E. in Dosen von 600000 I. E. tgl.

SYPHILIS, PRÄNATALE

1. werdende Mütter auf Notwendigkeit und Dringlichkeit der Therapie hinweisen
2. gezielte Behandlung (s. unter „Primäre S.", S. 1189) unverzüglich durchführen (Cave: bei Therapiebeginn nach dem 7. Schwangerschaftsmonat höhere Dosen einsetzen! Außerdem regelmäßige monatl. Nachkontrollen bis

einen Monat nach der Entbindung vornehmen: evtl. Wiederholung der Behandlung)
3. Kind bei Geburt und in Intervallen von 2–3 Wochen während der ersten 4–6 Lebensmonate auf Syphilissymptome untersuchen und Seroreaktionen kontrollieren

SYPHILIS, PRIMÄRE

Benzathin-Penicillin-G, 1,2 Mill. I. E. in jede Gesäßhälfte (insgesamt also 2,4 Mill. I. E.) injizieren oder

Procain-Penicillin-G, mit Aluminiummonostereat in Öl (PAM), anfangs $1 \times 2,4$ Mill. I. E. i. m., dann 1,2 Mill. I. E. jeden 2. Tag (insgesamt 4,8 Mill. I. E.) oder

Procain-Penicillin-G, 600 000 I. E. i. m. an 8 aufeinanderfolgenden Tagen

25. Infektionskrankheiten: Protozoen

Amöbiasis

(Amöbenruhr)

Diagnostische Merkmale

- Wiederkehrende Anfälle von Durchfall, die mit Verstopfung abwechseln, Darmspasmen
- Halbfeste Stühle, die keinen Eiter, aber blutige Schleimfetzen enthalten
- In bedrohlichen Fällen kommt es zur Entleerung blutigen Exsudats und einer starken Reduzierung des Allgemeinzustandes
- Die Leber ist häufig druckempfindlich und vergrößert
- Leberabszesse oft ohne offensichtlichen Zusammenhang mit der Dysenterie
- Amöben lassen sich im Stuhl oder im Abszeßpunktat nachweisen, Nachweis von Zysten im Stuhl bei symptomloser Infektion, die Feststellung von Erythrozyten phagozytierenden Formen ist ausschlaggebend für die Diagnose

Allgemeine Betrachtungen

Die Amöbenruhr ist eine Krankheit mit vielgestaltigen klinischen Manifestationen. Sie kommt in einem großen Teil der Welt vor und wird von *Entamoeba histolytica* hervorgerufen. Diagnose und Behandlung werden durch folgende Tatsachen besonders erschwert: Variationen der Invasionsfähigkeit und der Virulenz der potentiell pathogenen Stämme von Entamoeba histolytica, offensichtlich synergistische Effekte verschiedener gleichzeitig vorhandener Darminfektionen durch Bakterien oder Viren oder eines Wurmbefalls, zeitlich begrenzte Veränderlichkeit der Resistenz und der Empfindlichkeit des Patienten, fortgesetzte Behandlung wechselnder chronischer (oft iatrogener) Beschwerden, die fälschlich als Amöbenruhr angesehen werden, mit amöbiziden Mitteln, Fehldiagnosen im Laboratorium, wobei bestimmte apathogene, sehr ähnliche Amöben mit Entamoeba histolytica verwechselt werden, und schließlich durch falsche Auslegung von Laboratoriumsbefunden, in denen nicht zuverlässig zwischen der invasiven und der nicht invasiven Form unterschieden werden kann, sondern lediglich die Bezeichnung der gefundenen Amöbe mitgeteilt wird.
Vermutlich können an sich apathogene Amöben wie Dientamoeba fragilis gelegentlich Symptome verursachen, die nicht übersehen werden dürfen. Die pathogenen Amöben können in verschiedenen Formen beim Menschen vorkommen:
1. Sie leben als harmlose Kommensalen im Dickdarm (asymptomatische Amöbiasis oder Status des Amöbenträgers, jedoch sind manche Autoren fest davon überzeugt, daß durch sie immer minimale Läsionen verursacht werden). 2. Sie können unter besonderen Voraussetzungen in die Wand des Dickdarmes eindringen und die eigentliche Amöbenruhr hervorrufen sowie andere Organe (metastatische Infektionen), meistens die Leber, befallen (Leberabszeß). Mit anderen Worten, die Amöbiasis kann asymptomatisch, intestinal oder extraintestinal verlaufen. Die asymptomatische Amöbiasis erzeugt oft eine unnötige Aufregung, die intestinale Amöbiasis wird oft nicht richtig diagnostiziert, auch beim Leberabszeß sind Fehldiagnosen häufig, bis er sehr weit fortgeschritten ist.
Die Amöbenruhr kann epidemisch auftreten. Sie stellt ein gesundheitliches Risiko für Neuankömmlinge in Gebieten dar, in denen die sanitären Einrichtungen mangelhaft sind. Am häufigsten kommt sie vom 2. bis 4. Lebensjahrzehnt vor.
Eine Bakterien phagozytierende kleine Form, die Entamoeba hartmanni sein könnte*, wird allgemein als harmlos angesehen im Gegensatz zu der großen Form (Magna-Form), die rote Blutkörperchen phagozytiert und pathogen ist.
Der Lebenszyklus der Amöben besteht aus zwei vollständig verschiedenen Stadien (mit einer gewissen Intermediärphase): 1. Dem Zystenstadium, in dem die Amöbe in der Außenwelt überlebt und vom Menschen aufgenommen wird. Die Zyste kommt im Darmlumen und im Stuhl vor. 2. Aus dem Stadium der beweglichen Amöbe, die als Kommensale normalerweise im Dickdarm lebt (Minuta-Form) und aus der die invasive Form (Magna-Form) hervorgeht, die Läsionen der Darmwand hervorruft, zum Beispiel bei einer gleichzeitigen synergistisch wirkenden bakteriellen oder anderen Infektion des Darmes, bei Diätfehlern, Änderungen des Allgemeinzustandes des menschlichen Wirtes oder Kom-

---

* Anmerkung des Hrsg.: Im deutschen Schrifttum wird Entamoeba hartmanni als selbständige Amöbenspezies angesehen, die von der kleinen Form der Entamoeba histolytica (Minuta-Form) deutlich unterscheidbar ist.

binationen dieser Faktoren. Ein besonders virulenter Amöbenstamm kann, aber braucht nicht die Ursache der Aktivierung zur invasiven Form zu sein, d. h. die Virulenz der Stämme schwankt erheblich. Die kleinen Amöbenstämme sind verhältnismäßig unschädlich und werden daher leicht mit der apathogenen kleinen Species Entamoeba hartmanni verwechselt. Allgemein wird angenommen, daß die aktive virulente Form mit Phagozytose von Erythrozyten die große Form (Magna-Form) darstellt. Diese pflegen nicht in das Zystenstadium überzugehen und sich aus mittelgroßen amöboiden Formen oder aus großen Zysten zu entwickeln. Zysten gelangen durch fäkal verunreinigte Nahrungsmittel oder Getränke in den menschlichen Körper. Die bewegliche Amöbenform entsteht aus der Zyste, wahrscheinlich in der Gegend der Ileozökalklappen. Sie kann sich vermehren und lebt als Kommensale. Dabei bilden sich erneut Zysten, die in unregelmäßigen Intervallen ausgeschieden werden. Die größte Anhäufung der Amöben erfolgt überall da, wo die Fäkalien stagnieren, im Zökum, im Colon descendens, im Sigmoid und im Rektum. Während der invasiven Phase dringen die Amöben in die Schleimhaut ein und produzieren flaschenartige Mikroabszesse, welche sich vergrößern, konfluieren und flache unterminierte Geschwüre mit zottigen Rändern und einem lockeren gelben Exsudat bilden. In bedrohlichen Fällen dehnen sich die Geschwüre stark aus, und die Darmwand wird brüchig. Die Entzündung ist gering, daher ist die Fibrose nach der Heilung nicht sehr ausgeprägt. Während der akuten oder chronischen Dysenterie und manchmal sogar bei nur leichten Darmstörungen ist die Leber häufig druckempfindlich und vergrößert. Dies kann zwar unspezifisch sein, doch ist anzunehmen, daß es entweder die Folge von multiplen portalen Amöbenembolien oder von abortiven Abszessen ist. Die Amöben können, wenn sie in größerer Anzahl lebensfähig bleiben, einen nekrotisierenden, nicht entzündlichen Abszeß verursachen. Dieser kann auf eine subklinische Intestinalinfektion folgen. Ob ein Leberabszeß entsteht, hängt somit nicht von der Schwere der vorangehenden Amöbenruhr ab, über die nur etwa von einem Drittel der Patienten in der Vorgeschichte Angaben gemacht werden.

Ein Amöbengranulom ist eine Geschwulst im Kolon, meist im Zökum oder Sigmoid, das auf eine lokale Anhäufung von Granulationsgewebe, Bindegewebe oder manchmal auf Abszesse zurückzuführen ist. Dieser pathologische Prozeß kann Strikturen erzeugen, die vor allem im Rektum in Erscheinung treten. Ebenso wie der Leberabszeß sind auch Granulome und Strikturen nicht unbedingt mit einer klinisch typischen Amöbenruhr in Zusammenhang zu bringen.

Gesunde Zystenträger sind ziemlich häufig. 5–10% der Einwohner der USA (meist im Süden) und 50%

oder mehr aller Bewohner von endemischen Zonen mit mangelhaften hygienischen Einrichtungen können solche Überträger sein. Es handelt sich entweder um Rekonvaleszenten oder um Personen ohne jede klinische Anamnese. Viele der Zystenausscheider sind Überträger des kleinen Amöbentyps, der nur wenig virulent ist. Eine Verwechslung mit Zysten der nicht pathogenen Spezies oder Subspezies E. hartmanni ist häufig.

Klinische Befunde
A. Symptome: Der Beginn ist selten plötzlich. Wenn dies der Fall ist, spricht es für eine gleichzeitige Shigelleninfektion oder einen Diätfehler. Eine zunehmende schwere Diarrhoe oder eine mäßige Dysenterie entwickeln sich über einen Zeitraum von mehreren Tagen und werden von Unterbauchschmerzen und Tenesmen begleitet. Der Patient kann auf sein und zeigt in typischen Fällen keine Appetitlosigkeit oder eine Toxikose. Die Stühle (5–10 am Tag, in sehr akut verlaufenden Fällen auch bis zu 50 Entleerungen täglich) sind braun und breiig. Sie haben einen charakteristischen fauligen Geruch und enthalten blutig-gefleckte Schleimfetzen und in schweren Fällen Blut und reichlich Schleim. Gleichzeitig besteht ein unregelmäßiges und leichtes Fieber.

Die akuten Attacken lassen meist spontan nach, Remissionen und Rückfälle wechseln sich in der Folgezeit ab, wobei während der Remission die verschiedensten Abdominalsymptome vorkommen können. Dies führt unter Umständen schließlich zu einem schweren Schwäche- und Erschöpfungszustand, wobei die Patienten erheblich an Gewicht verlieren. Das Wiederaufflackern der Krankheit wird durch einen emotionalen Streß, Alkoholexzesse oder Ermüdung begünstigt. Für die Dysenterie sind die Magnaformen typisch, während der Remissionen werden die Zysten schubweise ausgeschieden. Darmgeschwüre können auch ohne Durchfälle und schwere dysenterische Zustände, auch ohne nachweisbare Amöben vorkommen.

B. Laborbefunde: Bei Diarrhoen und Dysenterie lassen sich Amöben der Magnaform in frischen Stühlen oder in Gewebepartikeln nachweisen, die bei der Endoskopie vom Rand eines Geschwürs gewonnen werden. Sie können nur in frischen oder sofort konservierten Stühlen gefunden und identifiziert werden, nicht jedoch in geformten Stühlen. Wenn möglich, sollte aus frischen Stuhlproben sofort im Laboratorium darin enthaltenes Exsudat sorgfältig entnommen werden, in Polyvinylalkohol konserviert, fixiert und, falls möglich, auch in Merthiolat-Jodformalin. In einem warmen frischen Stuhl zeigen die Amöben eine fließende Beweglichkeit. Einige von ihnen können phagozytierte Erythrozyten enthalten, die in der Amöbe eine kugelige Form annehmen und daher einen geringeren Durchmesser haben als freie Erythrozyten. Dieser Befund ist für die Krankheit pathognomonisch, jedoch muß darauf geachtet werden, daß die Amöben nicht mit gelegentlich vorhandenen Makrophagen verwechselt werden, die hin und wieder auch rote Blutkörperchen enthalten können. Zysten in geformten Stühlen und vegetative Formen müssen von eng verwandten Entamoeba coli, Entamoeba hartmanni und gelegentlich Entamoeba polecki, Jodamoeba bütschlii, Dientamoeba fragilis (die gelegentlich intestinale Störungen verursacht) und Endolimax nana unterschieden werden. Eine positive Diagnose erfordert große Sachkenntnis und Erfahrung. Im Stuhl sind Leukozyten und Makrophagen relativ selten (im Gegensatz zur bakteriellen Ruhr), wenn nicht gleichzeitig eine bakterielle Infektion besteht, wie sie in wechselnder Häufigkeit in den verschiedenen Endemie-Gebieten vorkommen. Charcot-Leydensche Kristalle können auch vorhanden sein. Die Zahl der Leukozyten ist während der akuten Attacke und oft bei einem Leberabszeß erhöht, aber es besteht keine Eosinophilie.

Material aus einem Leberabszeß wird durch Punktion gewonnen. Die nekrotischen Massen aus dem Zentrum des Abszesses sind gewöhnlich frei von Erregern. Es ist von typischer Beschaffenheit und wird oft mit Sardellenpaste verglichen. Das gewonnene Material wird in der Reihenfolge seiner Gewinnung in 20 bis 30 Einzelportionen aufgeteilt und nur die letzte Probe untersucht. Man sollte von der Einsendung nur einer größeren Portion aus dem gesamten Punktat an das Laboratorium absehen. Die Komplementbindungsreaktion ist bei Fällen mit Leberbeteiligung oft positiv.

Bei der Endoskopie sieht man die geschwürigen Veränderungen mit dazwischenliegender intakter Schleimhaut. Sie ist in erfahrenen Händen sehr wertvoll und sollte dann routinemäßig durchgeführt werden.

Differentialdiagnose

Unter günstigen hygienischen Verhältnissen in den gemäßigten Zonen muß man die Amöbenruhr von einer Colitis ulcerosa oder einer akuten nichtspezifischen Kolitis (durch Endoskopie und Stuhluntersuchung) unterscheiden, in tropischen Gebieten bei ungünstigen hygienischen Verhältnissen muß sie gegen eine bakterielle Dysenterie abgegrenzt werden. Diese beginnt mit wäßrigen Stühlen, die eitrig und blutig werden. Hin und wieder müssen auch Appendizitis, Schistosomiasis, Balantidiasis, Cholezystitis, regionale Enteritis und tuberkulöse Enterokolitis differentialdiagnostisch erwogen werden. Diese müssen durch Sigmoidoskopie und Kontrasteinlauf zur Röntgenuntersuchung und durch den Nachweis des Erregers erkannt werden.

Komplikationen

Der Leberabszeß ist die häufigste Komplikation der intestinalen Infektion. Selten gelangen Amöben vom Darm in die Lunge, das Gehirn oder in die Haut. Eine diffuse Hepatitis, die nach einer Behandlung mit Emetin oder Chloroquin verschwindet, ist nicht selten. Darmperforationen kommen ebenfalls gelegentlich vor; ein unbehandelter Leberabszeß kann in den benachbarten Pleuraraum durchbrechen und einen Erguß und Pneumonie verursachen. Die Darmwand ist sehr brüchig, chirurgische Eingriffe sind daher kontraindiziert. Amöbengranulome verschwinden gewöhnlich vollständig und pflegen nur eine geringe Vernarbung zu hinterlassen.

Behandlung

Bettruhe ist für alle Patienten mit klinischen Erscheinungen zu empfehlen, sie ist bei einer Emetinbehandlung unbedingt erforderlich (s. unten). Sobald wie möglich mit Einleitung der Therapie sollte hochkalorische, eiweißreiche, jedoch kohlenhydratarme Kost verabreicht werden. Bei einer Anämie muß Eisen (s. Kapitel 9) gegeben werden.

A. Intestinale Amöbiasis: Akute oder chronische Amöbenruhr:

1. Spezifische Mittel und kombinierte Therapie: Es gibt drei Typen von Medikamenten, die zur Behandlung der Amöbenruhr verwendet werden, nämlich solche, die auf die intestinalen Amöben wirken, solche, die daneben auf die pathogenen Darmbakterien wirken, und schließlich solche, die auf die metastatischen Gewebsamöben wirken. Die meisten intestinal wirkenden amöbiziden Mittel können eine akute Dysenterie nicht zuverlässig heilen, so daß Rückfälle zu befürchten sind, wenn sie allein verwendet werden. Deshalb kombiniert man sie heutzutage mit Sulfonamiden und Antibiotika, um auch die gleichzeitige bakterielle Infektion zu bekämpfen. (Akute Anfälle verschwinden sogar manchmal auf Antibiotika allein, aber es kommt dann zu Rückfällen.)

Die empfehlenswerten, intestinal wirkenden amöbiziden Mittel sind unten aufgeführt. Emetin (s. unten unter hepatische Amöbiasis) bedarf der intramuskulären Injektion und erfordert strenge Bettruhe, aber das synthetische Dehydroemetin (DHE), das ebenfalls intramuskulär gegeben wird, ist weniger toxisch und ein vielversprechendes Ersatzmittel. Weitere vergleichende Untersuchungen sind noch notwendig. Emetin und Dehydroemetin sind hauptsächlich Gewebsamöbizide wie Chloroquin (Chlordiaethylaminomethylbutylaminochinolindiphosphat) und deshalb bei Leberabszeß indiziert. Sie heilen aber eine akute Dysenterie allein nicht zuverlässig aus. Nichtsdestoweniger sollten zu Beginn der Behandlung einer akuten schweren Dysenterie zur Besserung der ernsten Symptome vor den intestinalen Amöbiziden Emetin oder DHE kurz gegeben werden, weil anzunehmen ist, daß sich die Amöben im Gewebe der Darmwand befinden.

Metronidazol in der dreifachen Normaldosis, d. h. 800 mg oral dreimal täglich für 10 Tage, scheint vielversprechend sowohl bei der intestinalen als auch bei der Gewebsamöbiasis. Weitere Versuche sind jedoch erforderlich (zumal kürzlich gezeigt wurde, daß die Substanz möglicherweise bei Tieren karzinogen und bei Bakterien mutagen wirkt).

Kombinationen, die gegen die Dysenterie empfohlen werden, sind Jodochlorhydroxychinolin oder Dijodohydroxychinolin und Chloroquin mit anschließender Gabe eines Arsenpräparates. Wenn eine zweite Kur nötig ist, wird Oxytetracyclin hinzugegeben. Bei schweren Fällen beginnt man mit Emetin oder DHE für eine sehr kurze Zeit, um die schwersten Symptome zu vermindern. Der Patient muß auf toxische Reaktionen sorgfältig beobachtet werden, besonders wenn Carbarson, Glycobiarsol, Emetin oder DHE gegeben werden.

a) Jodochlorhydroxychinolin 0,25 g 3× tgl. oral für 14 Tage. Es ist bei Nieren- und Leberkrankheiten kontraindiziert, jedoch sind toxische Wirkungen (Verdauungsstörungen, Durchfall) selten. Ein weiteres, ähnliches Medikament ist Dijodohydroxychinolin 650 mg 3× tgl. für 21 Tage.

b) Carbarson, 0,25 g 3× tgl. oral für 7–10 Tage oder Glycobiarsol 0,5 g 3× tgl. für 7 Tage. Die Arsenpräparate sind bei Lebererkrankungen kontraindiziert. Der Patient muß täglich auf toxische Symptome untersucht werden (Fieber, abdominale Beschwerden oder Schmerzen, Übelkeit und Erbrechen, Durchfall, Dermatitis), und die Behandlung muß sofort abgesetzt werden, wenn Verdacht auf toxische Erscheinungen besteht. Schweren Zuständen kann mit Dimercaprol entgegengewirkt werden.

c) Antibiotika werden bei der akuten Amöbenruhr benutzt, kombiniert mit einem direkt wirkenden Amöbizid. Man nimmt Oxytetracyclin 0,25 g 3× tgl. oral für 4–7 Tage. Fumagillin 30–60 mg oral tgl. für 10 Tage wird als ein direktes amöbizidwirkendes Mittel angesehen, ebenso Paromomycin.

d) Emetin-Wismutjodid in einer darmlöslichen Präparation 0,2 g tgl. am besten nach der Abendmahlzeit über 12 Tage, wobei zur Verminderung des Übelkeitsgefühls in den ersten Tagen Sedativa dazugegeben werden sollten. Dieses Mittel beherrscht auch die extraintestinale Amöbiasis in beachtlichem Maße.

e) Diloxanid-furoate 500 mg 3× tgl. für 10 Tage, besonders bei chronischer intestinaler Amöbiasis und für Massentherapie.

f) Metronidazol. Es wird in hohen Dosen von 750 mg peroral 3× tgl. für 5 Tage verabreicht und ist sehr wirksam bei der akuten Dysenterie. Der Nutzeffekt dieses Medikaments bei leichteren Intestinalinfektionen bedarf noch weiterer klinischer Untersuchungen.

2. Bewertung des Therapieerfolges: Bei jedem Patienten müssen zwei Wochen nach der Behandlung 6 Stuhlproben an 6 aufeinanderfolgenden Tagen oder besser noch in Intervallen von wenigen Tagen untersucht werden. Wenn die Stühle positiv sind, müssen die Patienten vollständig durchuntersucht und eine mögliche Reinfektion zu Hause oder am Arbeitsplatz ausgeschlossen werden. Außerdem muß mit spezifischen Amöbiziden und Erythromycin kombiniert behandelt werden. Wenn die Stühle negativ sind, wird die Schleimhaut mit dem Rektoskop nochmals kontrolliert und nicht weiter behandelt. Nach 3 Monaten wird die tägliche Stuhlkontrolle an 3–6 aufeinanderfolgenden Tagen und ebenso nach 6 Monaten oder, wenn neue Symptome auftreten, wiederholt. Es ist ratsam, auch die Rektoskopie zu wiederholen.

B. Hepatische Amöbiasis:

1. Hepatitisbehandlung:

a) Chloroquinphosphat ist bei hepatischer Amöbiasis das Mittel der Wahl. Gaben von 0,5 g (0,3 g der Base) 2× tgl. oral, dann 0,5 g tgl. 4 Wochen lang.

b) Emetin-Hydrochlorid als Injektionen 65 mg täglich intramuskulär oder subkutan 10 Tage lang. Diese Behandlung ist kontraindiziert bei Myokarderkrankungen. Sie muß für exakt diagnostizierte extraintestinale Amöbiasis reserviert bleiben, die nicht auf Chloroquin anspricht. Der Patient muß dabei strenge Bettruhe einhalten, der Puls muß stündlich und der Blutdruck täglich zweimal kontrolliert werden. Außerdem soll vor und nach der Behandlung eine EKG-Untersuchung durchgeführt werden. Bei Anzeichen einer beginnenden Toxizität, die sich mit Übelkeit, Erbrechen, Muskelschwäche, Neuritis, Myokarditis und Erschöpfung ankündigt, muß Emetin abgesetzt werden. Es kann durch Dehydroemetin (DHE)-dihydrochlorid 1,5 mg auf 1 kg Körpergewicht intramuskulär oder subkutan über 10 Tage verteilt (höchste Gesamtdosis 1 g) ersetzt werden.

c) Emetin-Wismutjodid kann in Betracht gezogen werden, Dosierung siehe oben.

d) Allgemein unterstützende Maßnahmen wie bei einer infektiösen Hepatitis sollten zusätzlich angeordnet werden. Vor Wiederholung einer Kur mit Chloroquin oder Emetin mit oder ohne Erythromycin muß eine zweiwöchige Pause eingehalten werden.

e) Bei allen Patienten sind ebenso wie bei der intestinalen Amöbiasis in Intervallen der Allgemeinzustand, Appetit, Gewicht und Leberfunktionen zu überwachen.

2. Behandlung des Leberabszesses:

a) Behandlung mit Emetin und Chloroquin und Dijodohydroxychinolin oder Metronidazol. Die Emetin-Dosis beträgt 1 mg/kg KG (maximal 65 mg) i. m. oder subkutan über 10 Tage. Die Chloroquin-Dosis beträgt 500 mg peroral 2× tgl. für 2 Tage und dann 250 mg 2× tgl. für 26 Tage. Die Metronidazol-Dosis beträgt 750 mg 3× tgl. peroral für 5 Tage.

b) Der Abszeß muß so genau wie irgend möglich lokalisiert werden (Röntgenuntersuchung). Unter streng aseptischen Bedingungen wird er punktiert und entleert, was nötigenfalls wiederholt werden muß. Eine Drainage des Abszesses nach außen muß vermieden werden, es sei denn, der Abszeß ist sekundär infiziert. In diesem Fall wird wie unten beschrieben vorgegangen. Die medikamentöse Behandlung muß wiederholt werden.

c) Sekundär infizierte Abszesse. Das gewonnene Abszeßmaterial enthält Eiter und Bakterien. Nach Züchtung und Identifizierung des Erregers wird die Antibiotikaempfindlichkeit festgestellt und mit einer vollständigen Chloroquinkur behandelt, kombiniert mit Tetracyclin oder einem anderen entsprechenden Antibiotikum. Die Drainage nach außen muß gut überwacht werden. Spülung mit antibiotischen Lösungen. Nach 1–2 Wochen wird die Kur wiederholt. Besondere Beachtung muß der Beteiligung der rechten Brustseite und einem eventuellen Durchbruch durch das Zwerchfell geschenkt werden.

C. Amöbiasis der Haut und anderer Organe: Bei der Amöbiasis aller inneren Organe behandelt man mit Emetin wie bei der hepatischen Amöbiasis. Chloroquin wirkt bei Befall anderer Organe und Gewebe als der Leber nicht so gut. In einigen Ländern (z. B. Mexiko) ist die kutane Amöbiasis viel häufiger, als allgemein angenommen wird. Viele Fälle werden deshalb nicht richtig diagnostiziert. Eine Amöbiasis sollte bei allen erodierenden Ulzerationen der perinealen, analen und Genitalregion (besonders bei Kindern mit Durchfällen und Wundsein) sowie bei etwaigen Fisteln der Abdominalwand vermutet werden. Die Diagnose kann mit Hilfe mikroskopischer Untersuchung von Gewebe aus dem Geschwürrand erhärtet werden. Behandlung mit Emetin, aber nicht mit Chloroquin, das in der Haut keine wirksamen Konzentrationen erreicht.

D. Asymptomatische Amöbiasis (Gesunde Überträger):
1. Vermeidung jeder Überbehandlung, wiederholte Stuhluntersuchungen wie bei der Amöbenruhr und Ausschaltung möglicher Reinfektionsquellen.
2. Jodochlorhydroxychinolin 0,25 g oral 3× tgl. über 14 Tage oder Carbarson 0,25 g oral 3× tgl. über 7–10 Tage oder Glycobiarsol oder Diloxanidfuorat 0,5 g 3× tgl. über 10 Tage.
3. Die epidemiologische Bedeutung des Zystenausscheiders muß ganz im Zusammenhang mit seiner Umgebung, der Ähnlichkeit und Verschiedenheit seiner Lebensweise in bezug auf die Gesamtbevölkerung und in bezug auf das endemische Vorkommen der Amöbenruhr betrachtet werden. So kann er manchmal einer fortgesetzten Überwachung und Behandlung bedürfen, oder die Zystenausscheidung kann zeitweise völlig ignoriert werden. Es ist sehr wichtig zu vermeiden, daß der gesunde Zystenträger den Eindruck gewinnt, eine potentielle Gefahr oder ein Kranker zu sein.

4. Einige Kliniker empfehlen eine Kur mit Chloroquin oder Emetin (wie bei der hepatischen Amöbiasis) als Vorbeugung gegen eine mögliche frühe Extraintestinalinfektion. Andere bevorzugen es, dem Patienten eine solche Therapie zu ersparen, bis die klinische Indikation eindeutig dafür vorhanden ist. Eine solche spätere Kur scheint rationeller zu sein. Die Ausscheidung von kleinen Zysten (von Entamoeba hartmanni) bedarf keiner Therapie.

E. Nachuntersuchungen und Kontrolle:
Eine komplette Nachuntersuchung besteht aus einer Rektoskopie und Kontrolluntersuchungen von Stuhlproben, und zwar je eine an 6 aufeinanderfolgenden Tagen oder besser 6 Untersuchungen mit Intervallen von wenigen Tagen, wobei eine Stuhlprobe nach Gabe eines salinen Abführmittels entnommen werden sollte. Die Untersuchungen müssen eventuell innerhalb von 3 Monaten wiederholt werden.

Prognose
Die Sterblichkeit bei unbehandelten Fällen von Amöbenruhr oder Leberabszeß kann 20–40% erreichen. Bei einer früh einsetzenden modernen Chemotherapie ist die Prognose jedoch sehr günstig.

Amöbenmeningoenzephalitis
(Naegleria-Infektion)

Eine freilebende Amöbe, die kürzlich als *Naegleria gruberi* identifiziert wurde, ist in den letzten Jahren als Erreger von mehr als 30 Fällen einer eitrigen Meningoenzephalitis in Australien, USA und der Tschechoslowakei beschrieben worden. Viele Patienten geben an, in Tümpeln oder Seen gebadet zu haben. Die Krankheit endet durchweg tödlich, eine wirksame Chemotherapie steht bis heute nicht zur Verfügung.

Malaria

Diagnostische Merkmale
- Oft periodische Anfälle von Schüttelfrost, Fieber und Schweißausbrüchen
- Splenomegalie, Anämie, Leukopenie
- Delirium, Koma, Krämpfe, gastrointestinale Störungen und Gelbsucht
- Charakteristische Parasiten in den Erythrozyten, die sich im dicken Tropfen oder im Blutausstrich nachweisen lassen

Allgemeine Betrachtungen

4 Arten der Protozoengattung Plasmodium sind für die menschliche Malaria verantwortlich. Heutzutage ist die Krankheit im allgemeinen auf die Tropen und Subtropen beschränkt, aber in den USA kommen zahlreiche eingeschleppte Fälle vor. Die Malaria der gemäßigten Zonen ist wegen ihres unstabilen epidemiologischen Verhaltens leichter zu beherrschen und auszurotten, die tropische Malaria dagegen ist stabiler. In den Tropen verschwindet die Malaria in Höhen über 1800 m. Die häufigsten Erreger, *Pl. vivax* und *falciparum* (Malaria tertiana und Malaria tropica), sind in allen Malariagebieten zu finden. *P. malariae* (Malaria quartana) ist zwar auch weitverbreitet, aber im ganzen seltener. Der vierte Malariaerreger, *Pl. ovale*, ist selten, aber in Westafrika scheint er allmählich die Stelle von Pl. vivax einzunehmen. Wenn auch künstliche Übertragungen bei Bluttransfusionen zunehmend wichtig werden, geschieht doch die natürliche Übertragung durch den Biß infizierter weiblicher Mücken der Gattung Anopheles. Während der sexuellen Phase des Lebenszyklus des Erregers ist die Mücke der Wirt, der Mensch ist der Zwischenwirt für die Stadien der ungeschlechtlichen Vermehrung. Nach der Infektion durch den Mückenstich entwickeln sich die Erreger zunächst in der Leber. Von der Leber gelangen sie $5^1/_2$ bis 11 Tage später in die Blutbahn. Sie dringen in die Erythrozyten ein, in denen sie sich durch Teilung vermehren. Nach 48 Std (oder 72 Std bei Pl. malariae) platzt der Erythrozyt und entläßt eine Menge neuer Merozoiten in das Plasma. Dieser Zyklus mit Eindringen, Vermehrung und Platzen der roten Blutkörperchen kann sich öfters wiederholen. Symptome treten erst auf, nachdem mehrere solche Zyklen abgelaufen sind. Die Inkubationszeit variiert beträchtlich, sie hängt von der Art und dem Stamm der Parasiten, von der Intensität der Infektion und der Abwehrlage des Wirtes ab. Für Pl. vivax und Pl. falciparum beträgt sie gewöhnlich 10–15 Tage, aber sie kann viel länger sein (in einigen Fällen sogar Monate). Bei Infektionen mit Pl. malariae ist sie im Durchschnitt 28 Tage. Die Vermehrung von Pl. falciparum ist nach dem ersten Zyklus in den Leberzellen (das präerythrozytäre Stadium) auf die roten Blutkörperchen beschränkt. Deshalb wird jede Behandlung, die die Parasiten aus dem Blut eliminiert, die Krankheit heilen. Ohne Behandlung kann die Infektion in weniger als 2–3 Jahren spontan ausheilen (meistens nach 6–8 Monaten). Die anderen 3 Plasmodienarten setzen ihre Vermehrung in den Leberzellen noch lange nach der initialen Invasion in das Blut fort. Dieser exoerythrozytäre Zyklus geht mit dem erythrozytären Zyklus Hand in Hand und kann bestehen bleiben, auch wenn die Parasiten offensichtlich aus dem Blut verschwunden sind. Eine erfolgreiche Behandlung von Patienten, die mit Pl. vivax, malariae oder ovale infiziert sind, muß daher nicht nur auf die Blutparasiten, sondern auch auf exoerythrozytäre Formen in der Leber abzielen. Infektionen mit Pl. vivax oder Pl. ovale können ohne Behandlung oft länger als 5 Jahre dauern, Infektionen mit Pl. malariae, die noch nach 40 Jahren bestanden, sind beschrieben worden.

Klinische Befunde

A. Symptome: Die Malariaanfälle sind eng an die Geschehnisse im Blut gebunden. Der Schüttelfrost, der 15 min bis zu einer Stunde dauern kann, beginnt mit einer neuen Generation der Parasiten, die die roten Blutkörperchen zum Platzen gebracht hat und in die freie Blutflüssigkeit ausgeschwemmt wurde. Übelkeit, Erbrechen und Kopfschmerzen sind zu diesem Zeitpunkt die üblichen Symptome, das darauffolgende Stadium der Hitze dauert einige Stunden und ist von einer Fieberzacke bis 40° C oder höher begleitet. Während dieser Phase befallen die Parasiten vermutlich neue Zellen. Die dritte oder auch als Stadium des Schweißausbruches bezeichnete Phase beschließt den Anfall. Das Fieber sinkt ab, der Patient schläft und fühlt sich beim Erwachen relativ wohl. Bei der Infektion mit Pl. vivax (benigne Malaria tertiana oder Malaria tropica) werden alle 48 Std die roten Blutkörperchen gesprengt, und die Anfälle treten auf. Bei Infektionen mit Pl. malariae (Malaria quartana) erfolgt dies alle 72 Std. In den frühen Stadien der Infektionen sind die Zyklen häufig asynchron, und die Fieberkurve ist unregelmäßig. Im weiteren Krankheitsverlauf tritt eine Milzvergrößerung und etwas weniger häufig auch eine Lebervergrößerung auf. Die Infektion mit Pl. falciparum ist ernster als die anderen, weil die Zahl der schweren oder tödlichen Komplikationen bedeutend höher ist.

B. Laborbefunde: Die Malariadiagnose stützt sich auf den dicken Tropfen oder den Blutausstrich, die nach Giemsa oder Romanowsky gefärbt werden. Das Blut soll für die Dauer von 2–3 Tagen mehrmals am Tage überprüft werden. Ausstriche sind für die Bestimmung der Plasmodienart geeignet, nachdem die Diagnose mit Hilfe des dicken Tropfens gesichert ist. Bei allen Formen der Malaria — außer der durch Pl. falciparum — beträgt die Zahl der infizierten roten Blutkörperchen selten mehr als 2%. Bei der Falciparuminfektion liegen die Zahlen jedoch zwischen 20 und 30% oder höher. Deshalb ist die Anämie bei dieser Form der Malaria besonders schwer. Sie ist normozytär mit Poikilozytose und Anisozytose . Während des Anfalls kann vorübergehend eine Leukozytose vorhanden sein, anschließend entwickelt sich eine Leukopenie mit einer relativen Vermehrung der großen, mononukleären Zellen. Im Anfall werden auch die Leberfunktionsproben häufig pathologisch, aber mit der Behandlung oder spontanen Ausheilung normalisieren sie sich wieder. Bei schweren Fällen kann sich eine hämolytische Gelbsucht entwickeln. Spezifische blutchemische Befunde gibt es nicht. Bei Infektionen mit Pl. malariae kommt es bei Kindern manchmal zu einer besonderen Form der Nephrose mit Eiweiß und Zylindern im Urin. Schwere Infektionen mit Pl. falciparum können dauernde Nierenschäden hinterlassen.

Differentialdiagnose

Unkomplizierte Malariafälle, besonders solche, die durch eine partielle Immunität abgewandelt sind, müssen von einer Vielzahl anderer Krankheiten, die mit Fieber, Anämie und Vergrößerung von Leber und Milz einhergehen, unterschieden werden. Einige Krankheiten, die bei der Diagnose der Malaria in den Tropen in Betracht gezogen werden müssen, sind Infektionen des Urogenitaltraktes, Typhus abdominalis, infektiöse Hepatitis, Denguefieber, Kala-Azar, Influenza, Leberabszesse durch Amöben, Leptospirosen und Rückfallfieber. Um atypische Malaria von diesen Krankheiten zu unterscheiden, ist die Untersuchung des Blutausstriches wesentlich.

Komplikationen

Schwere Komplikationen treten vornehmlich bei der Infektion mit Pl. falciparum auf, besonders bei Patienten, die schon wiederholte Attacken mit ungenügender Behandlung hinter sich haben. Solche Komplikationen, die unter der Bezeichnung perniziöse Malaria zusammengefaßt werden, sind folgende: zerebrale Malaria mit Kopfschmerzen, Krämpfen, Delirium und Koma, Hyperpyrexie, sehr ähnlich der Hitzehyperpyrexie, gastrointestinale Störungen ähnlich der Cholera oder der akuten bakteriellen Ruhr, die „kalte" Malaria, die in gewisser Hinsicht einer akuten Nebenniereninsuffizienz ähnelt. Das Schwarzwasserfieber muß getrennt von anderen Komplikationen der Falciparuminfektion betrachtet werden. Diese akute intravaskuläre Hämolyse entwickelt sich bei Patienten mit schon länger bestehender Malaria durch Pl. falciparum, die unregelmäßig Chinin bekommen haben. Die wichtigsten Befunde sind schwere Anämie, Gelbsucht, Fieber und Hämoglobinurie. Die Letalität kann über 30% liegen, in erster Linie infolge der Anurie und Urämie.

Behandlung

A. Spezifische Maßnahmen:

1. Chloroquin (Resochin®) wird prophylaktisch verwendet, um die Symptome der Malaria zu unterdrücken, aber es verhindert nicht die Infektion. Es ist das Mittel der Wahl vor allem während der akuten Anfälle. Es kann Falciparuminfektionen ausheilen und beugt Rückfällen bei Infektionen mit Pl. vivax vor, wenn es zusammen mit Primaquin verabreicht wird. Obwohl es auf die Augen toxisch wirken kann, wenn es in großen Dosen lange Zeit gegeben

wird, verursacht es doch bei der unten angegebenen Dosierung wenig toxische Symptome. Leichte Kopfschmerzen, Pruritus, Appetitlosigkeit, Sehstörungen (verschwommenes Bild), Unwohlsein und Urtikaria können vorkommen. Bei schweren Symptomen muß das Mittel abgesetzt und Ammoniumchlorid, zunächst 4 g und dann 1 g alle 4 Std, gegeben werden. Ansäuerung beschleunigt die Ausscheidung des Mittels.

a) Therapieplan: Man gibt Chloroquinphosphat 1 g als Anfangsdosis, nach 6 Std 0,5 g, in den nächsten zwei Tagen 0,5 g tgl. In dringenden Fällen wird Chloroquinhydrochlorid 0,2 bis 0,3 g als Base intramuskulär injiziert, dies falls nötig nach 6 Std wiederholt (maximal 1,0 g der Base in 24 Std) und sobald wie möglich eine orale Therapie angeschlossen. Es ist meist nicht notwendig, das Mittel intravenös zu geben, weil auch intramuskulär ein wirksamer Blutspiegel schnell erreicht wird.

b) Prophylaktische Behandlung: Chloroquinphosphat 0,5 g wöchentlich, das immer am selben Tag der Woche eingenommen werden muß. Dies wird noch 8–12 Wochen nach Verlassen des Malariagebietes fortgesetzt.

2. Amodiaquin-dihydrochlorid ist mit Chloroquin chemisch verwandt.

a) Therapieplan: Alle 6 Std 0,2 g 3×, dann tgl. 0,2 g 2× tgl. 2 Tage.

b) Prophylaktische Dosis: 0,4 g einmal wöchentlich.

3. Chinin: Wenn keines der neueren weniger toxischen Mittel verfügbar ist, stellt Chinin nach wie vor ein brauchbares Mittel dar, um akute Attacken aller Malariatypen zum Stehen zu bringen. In den folgenden Dosen kann es allerdings die Ursache einer Chininvergiftung bei manchen Patienten werden, die mit Ohrensausen, Schwindelanfällen, Taubheit, Kopfschmerzen mit Sehstörungen einhergeht. Auch die Gefahr eines Schwarzwasserfiebers, das während der Therapie oder anschließend auftreten kann, ist bei mit Chinin behandelten Patienten größer.

Therapieplan: Chininsulfat 0,65 g oral 3× tgl. über 7–10 Tage oder Chinindihydrochlorid 0,65 g in physiologischer Kochsalzlösung, Glukosesalzlösung oder Plasma im intravenösen Dauertropf mit wenigstens 30 min Infusionsdauer. Dies muß, falls nötig, nach 6 Std wiederholt werden. Mehr als 3 Injektionen dürfen in 24 Std nicht gegeben werden. Chininhydrochlorid kann auch als intravenöse Dauertropfinfusion in einer Menge von 2,0 g in 24 Std gegeben werden (sobald wie möglich Übergang auf die orale Behandlung).

4. Proguanilhydrochlorid ist zur Chemoprophylaxe bei allen Formen der Malaria geeignet. Man gibt 0,1 g oral tgl. oder bei Personen mit einer partiellen Immunität 0,3 g wöchentlich.

5. Pyrimethamin (Daraprim®), das zwar nicht für die Behandlung der akuten Form der Malaria empfohlen wird, ist als Chemoprophylaktikum gut wirksam.

Es kann auch in Kombination mit Sulfadoxin (= Fansidar®) gegeben werden. Eine solche Behandlung ist bei Infektionen mit Pl. falciparum, manchmal auch bei Plasmodium vivax angezeigt. Bei der richtigen Dosierung ist die Toxizität außerordentlich gering. Es werden 25 mg wöchentlich immer am selben Tag der Woche gegeben. Kinder bekommen 12,5 mg wöchentlich, eventuell aufgelöst in Sirup.

6. Primaquin (Primaquine Bayer): Dieses Mittel hat sich als außerordentlich wirksam gegen die Gewebsformen von Pl. vivax, Pl. malariae und Pl. ovale erwiesen. Es wird mehr dazu verwendet, diese Gewebsformen zu eliminieren, als die akute klinische Attacke zu behandeln. In den meisten Fällen kann es Rückfälle verhindern. Dabei muß der Patient sorgfältig beobachtet werden, denn es kommen bei manchen Patienten schwere hämolytische Reaktionen vor, besonders bei Negern, deren rote Blutkörperchen einen Mangel an G6PD aufweisen. Hämoglobinwerte und die Zahl der Erythrozyten müssen ständig kontrolliert werden.

Um Rückfällen vorzubeugen, werden 26 mg täglich in einer einzigen oder in aufgeteilten Dosen 14 Tage lang gegeben. Wird es während der akuten Phase der Malaria angewendet, muß diese Behandlung durch die Standardtherapie mit Chloroquinphosphat oder Amodiaquin ergänzt werden.

Manche Experten empfehlen in endemischen Gebieten Primaquin auch zur Chemoprophylaxe, kombiniert mit Chloroquin. 45 mg Primaquin können zusammen mit 0,5 g Chloroquin wöchentlich genommen werden, was noch 8–12 Wochen nach Verlassen eines endemischen Gebietes fortgesetzt werden sollte. Vor Einleitung einer Primaquinbehandlung sollte auf G6PD-Mangel untersucht werden.

Zur Beachtung: Stämme von Pl. falciparum, die gegen Chloroquin und viele andere Malariamittel resistent sind, werden in Südostasien und in Lateinamerika festgestellt. In chloroquinresistenten Fällen wird Pyrimethamin und entweder Sulfadiazin oder Dapson mit Chinin kombiniert. Todesfälle können jedoch trotz intensiver Chemotherapie auftreten. Agranulozytose und Todesfälle können die Dapson-Therapie komplizieren. Bei allen Personen mit akuten fieberhaften Erkrankungen, die in Südostasien waren, muß an Malaria gedacht werden.

B. Allgemeine Maßnahmen: Diese unterscheiden sich nicht von den auch bei anderen akuten fieberhaften Erkrankungen notwendigen Maßnahmen.

Prognose

Die unkomplizierte und unbehandelte erste Fieberperiode bei Infektionen mit Pl. vivax, ovale oder falciparum dauert gewöhnlich 2–4 Wochen, bei Pl. malariae dauert sie im Durchschnitt etwa doppelt so lang (4–8 Wochen). Jede Malariaform kann später zu einem oder mehreren Rückfällen führen, ehe die Infektion spontan ausheilt. Die Malaria tropica durch Pl. falciparum hat unbehandelt oder bei ungenügender Behandlung eine ungünstigere Prognose als Infektionen mit anderen Plasmodiumarten, da die Malaria tropica zu schweren Komplikationen neigt. Wenn sich Komplikationen wie die zerebrale Form der Malaria oder das Schwarzwasserfieber entwickeln, ist die Prognose trotz Behandlung mit den modernen Malariamitteln ungünstig. Jedoch ist im allgemeinen durch diese Chemotherapeutika die Prognose auch bei Auftreten von Komplikationen günstig.

Affenmalaria beim Menschen

Durch neuere Arbeiten konnte nachgewiesen werden, daß *Plasmodium knowlesi,* das bei malayischen Makaken vorkommt, unter natürlichen Umständen auf den Menschen übertragen werden kann. Diese 5. Plasmodienart wurde damit den bekannten 4 Malariaerregern zugeordnet. *Plasmodium brasilianum,* das bei süd- und zentralamerikanischen Affen vorkommt, ist morphologisch Pl. malariae ähnlich und experimentell auf den Menschen übertragbar. *Pl. cynomolgi* der südostasiatischen Makaken ist im Laboratorium ebenfalls leicht auf den Menschen zu übertragen. Eine auf natürlichem Wege erworbene Infektion mit *Pl. cynomolgi* könnte mit einer Infektion durch Pl. vivax verwechselt werden.

Burkitt-Tumor
(Burkitt-Lymphom)

Das Burkitt-Lymphom wird hier besprochen, weil neuere Untersuchungen gezeigt haben, daß es zwar teilweise durch gewisse Viren verursacht wird (Herpesvirus, Reovirus, vielleicht ist es auch der Erreger der infektiösen Mononukleose), aber auf ein abnormales lymphatisch-retikulo-endotheliales System aufgepfropft wird, in erster Linie bei der Krankheit der „großen Milz", die durch die endemische Malaria in einer voll durchseuchten Bevölkerung verursacht wird. Das Burkitt-Lymphom ist im tropischen Afrika und Neu-Guinea ziemlich häufig, doch kann es überall vorkommen. Normalerweise ist das Virus äußerst selten onkogen. Am häufigsten ist der Tumor bei Kindern. Besonders bei sehr jungen Kindern entstehen leicht frambösieartige Läsionen, sonst bildet sich der Tumor retroperitoneal und verursacht schlaffe Lähmungen, oder er entwickelt sich in den inneren Organen oder den Ovarien. Es gibt auch einen massiven Befall beider Brustseiten bei Jugendlichen und jungen Frauen, außerdem können die Meningen, das Gehirn und die Gehirnnerven betroffen sein. Es ist eine Eigenart des Tumors, daß er sich multipel, bilateral und sehr schnell entwickelt. Die Diagnose wird durch eine histologische Untersuchung bestätigt. Der Tumor spricht im allgemeinen auf eine Behandlung mit Methotrexat, Cyclophosphamid, Vincristin und andere Antimetaboliten gut an, mit Ausnahme derjenigen Läsionen allerdings, die durch die Blut-Hirnschranke geschützt sind. In diesen Fällen ist die Prognose immer schlecht. Auch über spontane Remissionen wurde berichtet.

Afrikanische Trypanosomiasis*

(Schlafkrankheit)

Diagnostische Merkmale

- Unauffällige lokale entzündliche Reaktion (Trypanosomen-Schanker)
- Unregelmäßiges Fieber, Tachykardie, Lymphadenitis, Milzvergrößerung, flüchtige Exantheme
- Protrahierter Verlauf *(Trypanosoma gambiense)* mit Persönlichkeitsveränderungen, Kopfschmerzen, Apathie, Somnolenz, Tremor, Sprech- und Haltungsstörungen, Appetitlosigkeit, Unterernährung, Koma
- Schneller Verlauf *(Trypanosoma rhodesiense);* Befunde wie oben, aber die Lymphknoten sind weniger oft vergrößert. Der Tod kann eintreten, bevor Symptome von seiten des ZNS vorhanden sind
- Trypanosomen können im Blut mit der Technik des „Dicken Tropfen" oder im Lymphdrüsenpunktat (Frühstadium) nachgewiesen werden
- Trypanosomen im Liquor, erhöhte Zellzahl und Eiweißwerte (Spätstadium)

Allgemeine Betrachtungen

Die Trypanosomiasis wird von zwei morphologisch ähnlichen parasitären Protozoen hervorgerufen, von *Trypanosoma rhodesiense* und *Trypanosoma gambiense.* Sie werden nur als reife Trypanosomenformen in der Blutbahn, in den Lymphknoten, im Myokard, im Liquor und im Gehirn gefunden. Die Krankheit kommt in einzelnen Herden auch außerhalb des tropischen Afrika vor. Beide Trypanosomenarten werden durch den Biß der Tse-Tse-Fliege (Glossina sp.) übertragen.

Amerikanische Trypanosomiasis*

(Chagas-Krankheit)

Diagnostische Merkmale

- Einseitiges palpebrales Ödem und Gesichtsödem sowie Konjunktivitis (Romaña's Zeichen)
- Feste, ödematöse rote und schmerzhafte Hautknoten (Chagom)
- Intermittierendes Fieber, Lymphadenitis, Hepatomegalie, Symptome einer akuten oder chronischen Myokarditis oder Meningoenzephalitis
- Nachweis der Trypanosomen im Blutausstrich, in der Kultur oder durch Tierversuch oder serologisch durch eine Komplementbindungsreaktion

Allgemeine Betrachtungen

Die Chagas-Krankheit wird durch *Trypanoma cruzi* verursacht, ein Blut- und Gewebsparasit des Menschen und vieler anderer Vertebraten. Diese Protozoen finden sich vom südlichen Südamerika bis zum nördlichen Mexiko, Texas und den südwestlichen USA bei wilden Tieren. Menschliche Infektionen sind nicht so weit verbreitet. Manche Spezies von Raubwanzen (Triatomidenwanzen u. a.) übertragen die Infektion, die durch Einreiben der während des Blutsaugens abgesetzten Wanzenfaeces in die Bißwunde entsteht. Beim Vertebraten vermehren sich die Trypanosomen in der Nähe der Eintrittspforte, wobei sie als ein Stadium ihrer Entwicklung die Leishmaniaform annehmen. Sie gelangen dann als Trypanosomen über die Blutbahn in Herz, Gehirn und andere Organe. Die weitere Vermehrung verursacht eine Destruktion der Zelle, Entzündung und Fibrose. Dabei nimmt der Parasit in diesen Geweben wieder als Bestandteil des Entwicklungszyklus die Leishmaniaform an.

Leishmaniasis**

Die drei Typen der Leishmaniase werden durch drei Spezies von Protozoen hervorgerufen, die mit den Trypanosomen verwandt sind und durch Sandfliegen (Phlebotomus sp.) übertragen werden, in denen sie einen Entwicklungszyklus durchmachen. Die Fliegen infizieren sich an Tieren wie Hunden und Nagetieren. Der Erreger der **viszeralen Leishmaniase** (Kala-Azar) ist *Leishmania donovani,* der Erreger der **Hautleishmaniase** (Orientbeule) ist *L. tropica* und der Haut- und **Schleimhautleishmaniase** (Espundia) *Leishmania brasiliensis.*

---

* s. Anmerkung S. 1140 (*)

---

* s. Anmerkung S. 1140 (*)
** s. Anmerkung S. 1140 (*)

1. Viszerale Leishmaniase
(Kala-Azar)

Diagnostische Merkmale

- Schleichendes, chronisches und unregelmäßiges Fieber, der Beginn kann auch akut sein
- Fortschreitende und ausgeprägte Splenomegalie und Hepatomegalie
- Fortschreitende Auszehrung, Anämie und Leukopenie
- Fortschreitende Dunkelverfärbung der Haut, besonders an der Stirn und den Händen
- Leishman-Donovan-Körperchen in Ausstrichen von Milz- und Sternalpunktaten nachweisbar
- Eine unspezifische Komplementenbindungsreaktion ist früh und häufig positiv
- Erhöhte Gesamtproteine aufgrund Vermehrung der IgG-Fraktion der Immunglobuline

Allgemeine Betrachtungen

Kala-Azar ist überall dort weitverbreitet, wo Sandfliegen als Überträger vorkommen. In jedem Gebiet hat die Krankheit ihren eigenen und besonderen klinischen und epidemiologischen Charakter. Sie kommt vor in den Küstengebieten des Mittelmeers, in Äquatorialafrika, Äthiopien, Ostindien, Zentralasien, China und in Südamerika. Obwohl der Mensch das Hauptreservoir darstellt, sind auch tierische Infektionsquellen wie z. B. der Hund wichtig. Die Inkubationszeit schwankt zwischen Wochen und Monaten. Die Parasiten treten im Körper nur als ovale Leishman-Donovan-Körperchen auf, die in den retikuloendothelialen Zellen parasitieren und zu einer Proliferation derselben führen. Sie können in der Milz, der Leber und im Knochenmark gefunden und gelegentlich auch im Blut nachgewiesen werden.

2. Hautleishmaniase
(Orientbeule)

Auf den Biß der Sandfliege, die mit *Leishmania tropica* infiziert ist, folgt nach einem Intervall von Wochen oder sogar Jahren eine Schwellung der betroffenen Hautpartie. Die Orientbeule ist weitverbreitet (Mittelmeerbecken, Naher und Mittlerer Osten, Teile von Indien). Die geschwollenen Hautpartien können ulzerieren und Eiter absondern, sie können aber auch trocken bleiben. Die trockene und die feuchte Form werden von zwei lokal unterschiedlichen Leishmanien verursacht.

3. Schleimhautleishmaniase
(Naso-Oralleishmaniase, Espundia)

Espundia ist eine chronische Infektion, die durch *Leishmania brasiliensis* oder *mexicana* hervorgerufen wird. Sie tritt in vielen Ländern Mittel- und Süd-

amerikas auf. Sie ist dadurch charakterisiert, daß die Haut und die Nasen- und Mundschleimhaut befallen sind. Die Hautveränderungen beginnen an den Ohren und sind vielfältiger als die der Orientbeule. Die Erscheinungen an der Nasen- und Mundschleimhaut folgen der Abheilung der Hautläsion, oft erst nach einem beachtlichen Intervall, oder sie entwickeln sich gleichzeitig.

Lambliasis
(Giardiasis)

Giardia lamblia ist ein weltweit verbreiteter Flagellat, der normalerweise im Duodenum oder Jejunum lebt und nur gering oder gar nicht pathogen ist. Zysten lassen sich oft in großer Zahl in den Stuhlproben gesunder Personen finden. Bei manchen scheint jedoch eine massive Lamblieninfektion zu Reizzuständen des oberen Dünndarmes mit akuter und chronischer Diarrhoe (die oft mit Verstopfung abwechselt), leichten Krämpfen, Flatulenz, aufgeblähtem Leib und Druckempfindlichkeit zu führen. Auch die Gallengänge und die Gallenblase können befallen sein, wobei es zu einer leichten Cholezystitis kommen kann. An eine gleichzeitig bestehende Lambliasis sollte bei einer langwierigen Dyspepsie, bei Ulcus pepticum und bei Pylorospasmus gedacht werden. Die typischen Zysten lassen sich in geformten Stühlen und Zysten und vegetative Flagellatenformen in weichen Stühlen nachweisen. Bei der Behandlung hat sich Chinacrinhydrochlorid 0,1 g oral 3× tgl. für 5 Tage bewährt bei einer Heilungsquote von 90%. Die Behandlung muß, falls erforderlich, wiederholt werden, oder man gibt Metronidazol 0,25 g 3× tgl. für 10 Tage (Vgl. auch Abschnitt, ‚Amöbiasis', S. 1190 ff.).

Balantidiasis
(Balantidienruhr)

Balantidium coli ist ein großes Darmprotozoon, das zu den Ziliaten gehört und sich überall in der Welt, besonders aber in den Tropen findet. Die Infektion erfolgt durch die Aufnahme lebender Zysten auf geformten Stühlen von Menschen oder Schweinen, die beide das Erregerreservoir darstellen können. Im neuen Wirt löst sich die Zystenwand auf, und die Parasiten wandern in die Mukosa und die Submukosa des Dickdarms und des unteren Abschnitts des Ileums ein, wo sie Abszesse und unregelmäßig runde Ulzerationen verursachen. Viele Fälle verlaufen asymptomatisch. Chronische rezidivierende Durchfälle, die mit Verstopfung abwechseln, sind die häufigsten klinischen Manifestationen, jedoch können auch intermittierend schwere Anfälle von Dysenterie mit blutig-schleimigen Stühlen, Tenesmen und Koliken auftreten. Die Diagnose läßt sich durch den Nachweis der vegetativen Formen in den flüssigen Stühlen und der Zysten in geformten Stühlen stellen. Behandelt wird mit Oxytetracyclin oder einem verwandten Antibiotikum, 1 g tgl. in 4 Dosen 4–5 Tage lang. Carbarson, Dijodohydroxychinolin, Jodochlorhydroxychinolin und Acetarsol wurden bei einigen wenigen Patienten ebenfalls mit Erfolg angewendet. Asymptomatische Infektionen können spontan aufhören. Bei einer sorgfältigen Behandlung haben Fälle mit leichten oder mäßigen Symptomen eine gute Prognose, schwere Fälle verlaufen trotz Behandlung manchmal tödlich.

Listeriose

(Granulomatosis infantiseptica)

Diese Erkrankung wird durch *Listeria monocytogenes* verursacht, deren Vorkommen bei Haustieren erwiesen wurde. Beim Erwachsenen führt diese Zoonose zu „grippalen" Symptomen mit Fieber, Durchfall, Rücken- und Nierenschmerzen.
Beim Fetus gelangt der Erreger von der Mutter auf dem Blutweg in die Nieren, aus den Nieren in das Fruchtwasser und mit diesem in die Lungen. Es kommt zur Frühgeburt und zu prolongiertem Neugeborenenikterus (das Fruchtwasser ist grünlich!). Wird das Kind unter der Geburt infiziert, resultieren meistens eine Meningitis, seltener septisch-metastatische Haut- und Organlisteriome sowie leichtes Exanthem.
Bei Verdacht auf diese diaplazentare Fetopathie müssen mütterliches Blut, Stuhl und Urin sowie kindliches Mekonium, Harn, Rachensekret, möglichst auch Liquor kulturell auf Listerellen untersucht werden. Spezielle serologische Untersuchungen fallen hier beim Neugeborenen stets negativ aus; ein Anstieg der Antikörper (2 Blutproben mit 2 Wochen Abstand) ist erst nach dem 1. Lebensvierteljahr zu erwarten. Ein AK-Titer über 1:80 bei positiver KBR ab 1:10 ist suspekt. Positive Intrakutanteste analog der Tuberkulinprobe erlauben keine Aussage über die derzeitige Aktivität der Infektion.

Differentialdiagnose
Beim Neugeborenen: Coli-Meningitis, geburtstraumatische Hirnschäden, angeborene Lues, Toxoplasmose, hämolytischer Neugeborenenikterus.

Behandlung
Kombinationen von Penicillin und Erythromycin hochdosiert mittels i. v. Dauertropfinfusion, auch

Sulfonamide und (hierbei **notfalls ausnahmsweise!**) Tetrazykline (50 mg/kg KG/Tag) oder gar Chloramphenicol (30 mg/kg/Tag).

Prognose
Beim Neugeborenen unbehandelt: infaust. Je eher die Therapie einsetzt, desto günstiger. Bei Infektion jenseits des 1. Trimenons: gut.

Toxoplasmose

(Konnatale Form s. S. 692)

Toxoplasmose Gondii, ein parasitäres Protozoon, wird überall in der Welt beim Menschen und bei vielen Tierarten gefunden (besonders in den Faeces von Hauskatzen). Die Übertragung erfolgt bevorzugt mit rohem Schweinefleisch (Steaks, Schinken, Wurst, Gehacktes). Es lebt intra- und extrazellulär im retikuloendothelialen System, in den Parenchymzellen und in Exsudaten. Infektionen mit klinischen Symptomen sind bei Erwachsenen selten. Aktive Erkrankungen finden sich am häufigsten bei Neugeborenen, die bereits intrauterin infiziert wurden, wenn eine Gravide eine Erstinfektion acquirierte (andernfalls können Aborte auftreten). Säuglinge und Kleinkinder können einen Hydrozephalus, Mikrozephalie, psychomotorische Störungen, zerebrale Verkalkungen und Chorioretinitis, Nystagmus, Mikrophthalmie, xanthochromen Liquor mit Zell- und Eiweißvermehrung, Krämpfe, evtl. Leberschaden und verstärkten Neugeborenenikterus haben. Bei Infektionen, die im Erwachsenenalter erworben wurden, kann es zu Fieber, Unwohlsein, Gelenkschmerzen, makulopapulösem Exanthem, Lymphadenopathie, Konjunktivitis und Myokarditis kommen. Die Toxoplasmen können direkt in Blutausstrichen, im Knochenmark, im Liquor oder im Exsudat nachgewiesen werden. Um die Diagnose zu stellen, ist es oft erforderlich, Versuchstiere zu infizieren oder serologische Teste anzustellen wie den Sabin-Feldman-Farbtest (Titer ab 1:512 gelten als signifikant), den Test mit indirekten fluoreszierenden Antikörpern, die Komplementbindungsreaktion und den Neutralisationstest. Der Hauttest dient hauptsächlich zu Reihenuntersuchungen und hat wenig diagnostischen Wert. Akute Infektionen können mit Pyrimethamin, 25–50 mg tgl. kombiniert mit Trisulfapyrimidinen, 1 g 4× tgl. über einen Monat behandelt werden. Während der Behandlung sollte der Verlauf der Krankheit mit Hilfe des Sabin-Feldman-Testes oder der Komplementbindungsreaktion laufend kontrolliert werden.
Die konnatal erworbene Krankheit verläuft oft tödlich. Wenn ein Säugling das akute Stadium überlebt, bleiben schwere Schäden im ZNS oder Augenläsio-

nen zurück. Auch beim Erwachsenen können akut ablaufende Toxoplasmosen tödlich enden, aber weitaus die meisten Infektionen verlaufen asymptomatisch.

Schwangere Frauen sollten ihr Serum auf Toxoplasmose-Antikörper untersuchen lassen. Diejenigen mit negativen Titern sollten sich vorbeugend im Sinne der Vermeidung einer Infektion verhalten, d. h. keinen Kontakt mit Hauskatzen haben, kein rohes Fleisch und rohes Gemüse essen.

Coccidiosis
(Isosporose)

Zwei über die ganze Welt verbreitete Arten von intestinalen Kokzidien *Isospora belli* und *Isospora hominis* werden beim Menschen gefunden. Die Infektion tritt meist sporadisch in den Tropen oder Subtropen auf, obwohl über sie auch in den USA berichtet wurde.* Der Mensch infiziert sich durch die Aufnahme lebender Zysten, und es ist wahrscheinlich, daß sich die Protozoen in der Darmmukosa vermehren. Etwa eine Woche nach der Infektion treten leichtes Fieber, Erschöpfung und Unwohlsein auf, darauf folgen leichte Durchfälle und allgemeine abdominale Beschwerden. Die Krankheit hört von selbst auf, die Symptome verschwinden innerhalb von 1–2 Wochen. Bei der Untersuchung von Stuhlproben muß eine Technik zur Konzentration angewendet werden, um die unreifen Oozysten von I. belli oder die reifen Sporozysten von I. hominis zu finden. Als einzige Therapie sind Bettruhe und eine leichte Diät erforderlich.

Pneumozystis-Pneumonie
(Interstitielle, plasmazelluläre Pneumonie)

An eine Pneumozystis-Infektion muß bei interstitiellen Pneumonien von Säuglingen und Patienten mit verminderter Resistenz gedacht werden. *Pneumocystis Carinii* ist ein Protozoon, das bisher nicht eingeordnet werden konnte. Es infiziert normalerweise verschiedene Tiere. Die Infektionen der Lunge bleiben meist latent, aber gelegentlich kommt es zu einer interstitiellen Plasmazellenpneumonie beim

Menschen und zumindest auch bei Nagetieren, die in der Hausgemeinschaft leben. Die Inkubationszeit beträgt 3–8 Wochen. Am anfälligsten für diese Art der Pneumonie sind Frühgeborene (s. S. 635), unterernährte Säuglinge sowie Kinder und Erwachsene, die Kortikosteroide, zytotoxische Mittel oder Antibiotika über eine lange Zeit bekommen, oder Patienten mit einer Agammaglobulinämie oder einer Leukämie. In Kinder- und Säuglingsheimen kann die Krankheit gehäuft auftreten. Die Pneumonie dauert 1–4 Wochen. Wegen der hohen Letalität (bis zu 50%) muß die Prognose vorsichtig gestellt werden. Bei der physikalischen Untersuchung sind kaum irgendwelche Befunde festzustellen. Das Röntgenbild zeigt eine interstitielle Pneumonie. Zysten mit 8 Kernen werden in großer Zahl im schaumigen Inhalt von Alveolen und Bronchiolen und unter den die Infiltrate bildenden eosinophilen Zellen und Plasmazellen gefunden, jedoch nur selten im Sputum oder in Abstrichen aus der Luftröhre.

Die bioptische Untersuchung von Lungenpunktaten wurde als erfolgreich beschrieben. Man behandelt mit Pentamidin-Isethionat 4 mg/kg intramuskulär tgl. über 12 bis 14 Tage, jedoch zeigen ca. 50% der Patienten Nebenwirkungen einschließlich gelegentlich schwerer renaler Reaktionen. Auf alles, was die Resistenz des Patienten mindern könnte, muß geachtet werden; z. B. Kortikosteroide werden abgesetzt, dagegen werden Transfusionen gegeben.

Literatur: Kapitel 25. Infektionskrankheiten: Protozoen
(Vgl. auch Literaturangaben zum Kap. 22, S. 1149)

Alexander, M.: Epidemiologie, Klinik und Therapie der Toxoplasmose. Med. Klinik **65**, 283 (1970).

Gsell, O., Mohr, W.: Infektionskrankheiten, Bd. IV, Rickettsien, Protozoen. Berlin-Heidelberg-New York: Springer 1967–1972.

Hofmann, L.: Malaria als Reisekrankheit bei Afrika-Urlaubern. Fortschr. Med. **90**, 537 (1972).

Kirchhoff, H., Langer, H. (Hrsg.): Toxoplasmose, Stuttgart: Thieme 1971.

Landmann, H.: Lungenkrankheiten durch Parasiten. Leipzig: Barth 1972.

Mohring, D.: Touristikmedizin. Stuttgart: Thieme 1977.

Nauck, E. G.: Lehrbuch der Tropenkrankheiten. Stuttgart: Thieme 1975.

Piekarski, G.: Medizinische Parasitologie. Berlin-Heidelberg-New York: Springer 1975.

Wiesmann, E.: Medizinische Mikrobiologie. Stuttgart: Thieme 1978.

---

* Anmerkung der Hrsg.: Etwa die Hälfte der menschlichen Fälle, die beschrieben wurden, fanden sich an der östlichen und zentralen Mittelmeerküste.

Therapieschemata zum Kap. 25: Infektionskrankheiten: Protozoen
(Stichwörter in alphabetischer Reihenfolge)

AMÖBIASIS
(Amöbenruhr)

1. Bettruhe (bei klinischen Erscheinungen, vor allem bei Emetinbehandlung)
2. hochkalorische, eiweißreiche und kohlenhydratarme Kost
3. bei Anämie Eisentherapie (vgl. Kap. 9)
4. bei *intestinaler Amöbiasis* (akuter oder chronischer Amöbenruhr) werden die amöbiziden Mittel mit Sulfonamiden und Antibiotika zur wirksamen Therapie kombiniert (z. B. bei der akuten Amöbenruhr mit Oxytetracyclin, 0,25 g 3× tgl. oral für 4–7 Tage); als Amöbizide kommen in Frage:

   Clioquinol, 0,25 g 3× tgl. oral für 14 Tage (Cave: bei Nieren- und Leberkrankheiten ist das Präparat kontraindiziert)

   Glycobiarsol 0,5 g 3× tgl. für 7 Tage (Cave: bei Lebererkrankungen kontraindiziert; ständige Therapiekontrolle, bei toxischen Symptomen Präparat sofort absetzen!)

   Metronidazol, 750 mg 3× tgl. peroral für 5 Tage und Emetin-Wismutjodid, 0,2 g tgl. in 3 Dosen nach der Abendmahlzeit über 12 Tage (in den ersten Tagen mit Sedativa kombinieren) (Cave: 2 Wochen nach der Behandlung bei dem Patienten Stuhlproben an 6 aufeinanderfolgenden Tagen durchführen, außerdem Rektoskopkontrolle; Wiederholung der Untersuchungen nach 3 und 6 Monaten; Therapie streng überwachen!)

   Diloxanidfuroat, 500 mg 3× tgl. 10 Tage lang, oder

   Dijodhydroxyquin, 650 mg 3× tgl. 21 Tage lang [diese Präparate sind besonders bei asymptomatischen oder leichten Infektionen anwendbar]
5. bei *hepatischer Amöbiasis* Hepatitisbehandlung Chloroquindiphosphat (Mittel der Wahl, 0,5 g 2× tgl. oral, dann 0,5 g tgl. für 4 Wochen oder mit Dijodhydroxyquin, 650 mg 3× tgl. für die Dauer von 21 Tagen oder mit Emetinhydrochlorid, 65 mg tgl. i. m. oder s. c. für 10 Tage bzw. mit Dehydroemetin-(DHE)-dihydrochlorid, 1,5 mg/kg KG i. m. oder s. c. über 10 Tage verteilt (höchste Gesamtdosis 1 g) (Cave: Emetin ist bei Myokarderkrankungen kontraindiziert; es muß eine **strenge** Bettruhe eingehalten werden, stündl. Pulskontrolle und 2× tgl. Blutdruckmessung sind erforderlich, außerdem EKG-Untersuchung vor und nach der Behandlung, die ständig überwacht werden muß und welche bei Anzeichen

einer Toxizität sofort abzubrechen ist); die Behandlung des Leberabszesses erfolgt mit Emetin (1 mg/kg KG i. m. oder s. c. über 10 Tage, Maximaldosis 65 mg tgl.), Chloroquin 500 mg 2× tgl. peroral für 2 Tage, anschl. 250 mg 2× tgl. für 26 Tage) oder Metronidazol (750 mg 3× tgl. peroral für 5 Tage); außerdem wird der Abszeß genau lokalisiert, punktiert und entleert; sekundär infizierte Abszesse werden mit einer Chloroquinkur (kombiniert mit einem Breitbandantibiotikum), mit zusätzlicher Drainage und durch Spülungen mit antibiotischen Lösungen behandelt (Kur nach 1–2 Wochen wiederholen)
6. bei *Amöbiasis der Haut und anderer innerer Organe* wird Emetin (nicht Chlorquin!) verabreicht (Dosierung s. hepatische A.)
7. bei *asymptomatischer Amöbiasis* jede Überbehandlung vermeiden, wiederholte Stuhluntersuchungen vornehmen und mögliche Reinfektionsquellen ausschalten; medikamentös ist folgende Therapie zu empfehlen: Glycobiarsol, 0,5 g 3× tgl. für 7 Tage oder Clioquinol, 0,25 g 3 × tgl. oral für 14 Tage
8. komplette Nachuntersuchungen (Rektoskopie + Stuhlprobenkontrolle) sollten wenigstens 2× innerhalb eines Jahres (jeweils 6 Untersuchungen mit Intervallen von wenigen Tagen) vorgenommen werden

BALANTIDIASIS
(Balantidienruhr)

1. → Oxytetracyclin, 1 g tgl. in 4 Dosen für 4–5 Tage
2. evtl. kann statt dessen auch Clioquinol versucht werden

BURKITT-TUMOR
Methotrexat oder
Cyclophosphamid oder
Vincristinsulfat

HAUTLEISHMANIASE
(Orientbeule)

1. einzelne Läsionen reinigen, auskratzen und mit einem Verband abdecken
2. bei Sekundärinfektionen Antibiotikagabe

LAMBLIASIS
(Giardiasis)

Chinacrinhydrochlorid, 0,1 g 3× tgl. oral für 5 Tage (Heilungsquote 90%) oder
Metronidazol, 0,25 g 3× tgl. für 10 Tage (Cave: Behandlung evtl. wiederholen)

Kap. 25: Infektionskrankheiten: Protozoen

LEISHMANIASE, VISZERALE

1. eiweiß- und vitaminreiche Kost
2. spezifische Behandlung mit 5wertigen Antimonpräparaten und aromatischen Diamidinen; alternativ mit Pentamidin (Lomidine®)
3. Patientenüberwachung für 6 Monate (Blutbild und Körpergewicht)
4. notf. vor Wiederholung einer Kur Splenektomie

LISTERIOSE

(Granulomatosis infantiseptica)

1. Kombination von Penicillin und Erythromycin (beides hochdosiert) als i. v.-Dauertropfinfusion oder
2. Sulfonamide und notfalls ausnahmsweise Tetrazykline (50 mg/kg KG/Tag) bzw. Chloramphenicol, 30 mg/kg KG/Tag

MALARIA

1. Chloroquindiphosphat *(für alle Formen der M., vor allem für akute Anfälle)*. Anfangsdosis 1 g, dann 0,5 g nach 6 Std, in den nächsten 2 Tagen 0,5 g tgl.; in dringenden Fällen Chloroquinhydrochlorid, 0,2–0,3 g als Base i. m. injizieren, evtl. nach 6 Std wiederholen; zur Prophylaxe 0,5 g Chloroquindiphosphat wöchentl., jeweils am selben Tag einnehmen oder Chinin *(bei akuten Attacken,* Cave: toxische Nebenwirkungen!), als Sulfat 0,65 g oral 3× tgl. für 7–10 Tage, als Dihydrochlorid 0,65 g in physiolog. Kochsalzlösung, Glukosesalzlösung oder Plasma im intravenösen Dauertropf (Cave: die Infusionsdauer sollte wenigstens 30 min betragen. Therapie notf. nach 6 Std wiederholen, höchstens 3 Injektionen in 24 Std vornehmen) oder
Pyrimethamin, 25 mg wöchentl. immer am selben Wochentag einnehmen; Kinder erhalten 12,5 g wöchentl. oder
Primaquinphosphat (Primaquine Bayer), 26 mg tgl. (evtl. in aufgeteilten Dosen) 14 Tage lang verabreichen (Cave: in der akuten Phase der M. durch Chloroquindiphosphat ergänzen; sorgfältige regelmäßige Blutbildkontrollen sind erforderlich); zur Prophylaxe in endemischen Gebieten 45 mg wöchentl. (komb. mit 0,5 g Chloroquin)

2. in chloroquinresistenten Fällen werden Pyrimethamin oder/und Sulfadiazin mit Chinin kombiniert gegeben

PNEUMOZYSTIS-PNEUMONIE

1. Kortikosteroide absetzen, Transfusionen vornehmen
2. bioptische Untersuchung von Lungenpunktaten
3. Chemotherapie (z. B. Pentamidin-Isethionat, 4 mg/kg KG i. m. tgl. für 12–14 Tage)

SCHLAFKRANKHEIT

(Afrikan. Trypanosomiasis)

1. gute Ernährung, Behandlung der Anämie und der Begleitinfektionen
2. Suramin-Natrium (Germanin) als Mittel der Wahl in den Frühstadien; zu Beginn Testdosis 100 mg i. v., dann bei Erw. jeweils 1 g i. v. in Abständen von 5–7 Tagen (Maximaldosis = 10 g; Cave: regelmäßige Harnuntersuchungen vornehmen, bei Nierenerkrankungen ist das Mittel kontraindiziert)
3. Pentamidin (Lomidine®), 2,5–3 mg/kg KG i.m. jeden 2. Tag
4. zur Prophylaxe 0,3–0,7 g Suramin-Natrium i. m. oder i. v. in einer Injektion (Schutz für 6–12 Wochen)

SCHLEIMHAUTLEISHMANIASE

(Espundia)

1. Antimon-Natriumgluconat, 600 mg i. m. oder i. v. tgl. für 6–10 Tage oder
Amphotericin B, 0,25–1 mg/kg KG tgl. oder alle 2 Tage in langsamer Infusion (maximale Therapiedauer 8 Wochen) oder
Pyrimethamin
2. die spezifische Behandlung kann ggf. mit lokaler oder allgemeiner Antibiotika- oder Sulfonamidtherapie kombiniert werden

TOXOPLASMOSE

1. akute Infektion mit Pyrimethamin, 25–50 mg tgl. (kombiniert mit Trisulfapyrimidinen, jeweils 1 g 4× tgl.) für einen Monat behandeln
2. während der Behandlung fortlaufende Kontrolle des Krankheitsverlaufes mittels des Sabin-Feldman-Testes oder der Komplementbindungsreaktion

26. Infektionskrankheiten: Metazoen* (Wurmerkrankungen)

Infektionen durch Trematoden

(Plattwürmer)

Schistosomiasis**

(Bilharziose)

Diagnostische Merkmale
- Flüchtige, juckende Petechien an den Hautstellen, die eben vorher frischem Wasser ausgesetzt waren
- Fieber, Unwohlsein, Übelkeit, Urtikaria und Eosinophilie
- Entweder 1. Durchfälle, Dysenterie, Leibschmerzen, Appetitlosigkeit, Gewichtsverlust, Splenomegalie und Aszites oder 2. Hämaturie aus den unteren Harnwegen, häufiges Wasserlassen, Schmerzen in Urethra und Blase

Allgemeine Betrachtungen
Drei Arten von im Blut vorkommenden Plattwürmern oder Trematoden sind für diesen weltweit verbreiteten Komplex und Krankheiten verantwortlich. *Schistosoma mansoni*, die die intestinale Schistosomiasis hervorruft, ist weitverbreitet in Ägypten, in bestimmten Bereichen des tropischen Afrika, im östlichen Südamerika und in Mittelamerika einschließlich Puerto Rico. Die Schistosomiasis der Blase und der Harnwege wird durch *S. haematobium* verursacht. Sie ist in Ägypten, in Afrika und in manchen Teilen Vorderasiens ziemlich häufig. Die asiatische intestinale Schistosomiasis durch *S. japonicum* ist in China, Japan und auf den Philippinen von Bedeutung. Verschiedene Arten von Wasserschnecken bilden die Zwischenwirte. Sie werden durch Larven infiziert, die aus den mit Faeces oder mit Urin ins Wasser gelangten Eiern ausschlüpfen. In der Schnecke entwickelt sich die infektiöse Larve (Cercarie), die die Schnecke verläßt. Sie durchdringt die menschliche Haut oder Schleimhaut, die mit dem Wasser in Berührung kommt. Die noch unreife S. mansoni wandert über die unteren Äste der Mesenterialvenen in die Wand des Dickdarmes. Hier reifen sie zu erwachsenen Formen heran, paaren sich und legen zahlreiche Eier ab. Von diesen gelangt ein Teil in das Darmlumen und geht mit den Faeces ab, andere verbleiben in der Darmwand, rufen dort eine Entzündung hervor, wodurch es zur Fibrose, Ulzerationen, Granulomen, Papillomen oder zur Bildung von Polypen kommt. Die Eier können auch zur Leber transportiert werden, wo ähnliche pathologische Veränderungen entstehen, die zu einer periportalen Zirrhose führen. Eine diffuse Leberzirrhose in fortgeschrittenen Fällen ist wahrscheinlich durch die gleichzeitig vorhandene Mangelernährung bedingt. Die portale Hypertension führt zu Milzschwellung und Aszites. Die Eier können sich auch außerhalb des Pfortaderkreislaufes einnisten, z. B. in den Lungen, im Rückenmark oder in anderen Organen.

Die reifen Formen von S. japonicum setzen sich in den Ästen der oberen und unteren Mesenterialvenen im Bereich der Wand des Dünndarms und des Dickdarms fest. Die Eier werden mit dem Stuhl ausgeschieden oder sie bleiben in der Darmwand und erzeugen ähnliche Veränderungen wie sie oben beschrieben wurden. Da von S. japonicum größere Mengen von Eiern produziert werden, ist die daraus entstehende Krankheit viel ausgedehnter und schwerer. Die Eier werden häufig in die Leber und gelegentlich auch in das ZNS verschleppt. Zirrhose und portale Hypertension sind häufig, da die unreifen Würmer durch die Blutgefäße der verschiedensten Organe wandern. Die reife Form von S. haematobium entsteht in dem Venenplexus der Blase, der Prostata und des Uterus. Die Eier werden mit dem Urin ausgeschieden oder im Gewebe zurückgehalten, besonders in der Blasenwand und den weiblichen Genitalorganen. Zur Bildung von Fibrosen, Ulzerationen, Granulomen und Papillomen kommt oft eine Verkalkung der Blasenwand, chronische Zystitis, Pyelitis oder Pyelonephritis. Blasenkarzinome sind bei fortgeschrittenen Fällen in Ägypten häufig.

---

* Aus Platzgründen werden im folgenden nur die wesentlichen, weitverbreiteten Metazoenkrankheiten dargestellt.
** s. Anmerkung, S. 1140 (*)

Infektionen durch Zestoden

Infektionen durch Bandwürmer

(s. auch Echinokokkose, S. 1207)

Diagnostische Merkmale

- Auftreten von Bandwurmgliedern in der Kleidung oder im Bett
- Die meisten Infektionen verlaufen asymptomatisch, gelegentlich kommt es zu Durchfällen und unklaren Leibschmerzen
- Charakteristische Eier oder Bandwurmglieder im Stuhl
- Selten (bei Zystizerkose) kommen zerebral bedingte Anfälle, geistiger Verfall sowie die Zeichen und Symptome eines Hydrozephalus vor

Allgemeine Betrachtungen

Zahlreiche Spezies aus der Gruppe der Bandwürmer sind als Parasiten des Menschen angesehen worden, aber nur 6 davon befallen den Menschen häufiger. *Taenia saginata,* der Rinderbandwurm, und *Taenia solium,* der Schweinebandwurm, sind weltweit verbreitet. Der Fischbandwurm *Diphyllobothrium latum* findet sich am häufigsten in Nordeuropa, Japan und USA, und zwar in der Gegend der großen Seen. Der Zwergbandwurm, *Hymenolepis nana* und *H. diminuta,* ist in tropischen und subtropischen Gebieten weitverbreitet. Der Hundebandwurm, *Dipylidium caninum*,* wurde gelegentlich bei Kindern in Europa und Amerika gefunden.

Der erwachsene Bandwurm besteht aus einem Kopf (Skolex), der als einfaches Befestigungsorgan dient, einem Nacken und einer Kette von einzelnen Gliedern (Proglottiden). Während H. nana selten länger als 2,5 bis 5 cm wird, erreichen Rinder-, Schweine- und Fischbandwürmer oft bis zu 3 m Länge. Befruchtete Glieder lösen sich selbst von der Kette und wandern intakt aus dem Darm des Wirtes aus. Wenn sie jedoch aufreißen, finden sich auch Eier im Stuhl. Bei Taenia saginata, dem häufigsten Bandwurm des Menschen in USA ebenso wie in Deutschland, lösen sich die Eier aus den Gliedern, wenn sie den Wirt verlassen haben. Die Eier setzen sich in der Darmschleimhaut der Rinder fest, aus ihnen schlüpfen die Embryonen, die sich in den Muskeln als Zystizerki (Finnen) einkapseln. Der Mensch infiziert sich durch den Genuß kurzgebratenen oder rohen Rindfleisches, das lebende Finnen enthält. Im menschli-

chen Darm entwickelt sich aus ihnen ein erwachsener Wurm.

Der Entwicklungszyklus des Schweinebandwurmes ist ähnlich, nur daß das Schwein der normale Zwischenwirt für das Finnenstadium ist. Jedoch kann auch der Mensch zum Zwischenwirt werden, wenn er zufällig Eier von Taenia solium aufnimmt. Ebenso wie im Schwein finden die Larven auch im Menschen ihren Weg in viele Teile des Körpers und kapseln sich als Zystizerki ein. Nur die, die sich im Gehirn ansiedeln, machen klinische Symptome (zerebrale Zystizerkose).

Zwischenwirte des Fischbandwurmes sind verschiedene Arten von Süßwasserkrustazeen und Fischen. Die Eier, die mit dem menschlichen Kot ausgeschieden werden, nehmen die Krustazeen auf, die von Fischen gefressen werden. Die menschlichen Infektionen kommen durch den Genuß roher oder wenig gekochter Fische zustande.

Der Lebenszyklus von H. nana ist insofern ungewöhnlich, weil im menschlichen Darm sowohl das Larvenstadium als auch die erwachsenen Formen des Wurmes gefunden werden. Die erwachsenen Würmer geben ihre Eier in das Darmlumen ab. Die Larven schlüpfen aus dem Ei und befallen die Schleimhaut. Dort entwickeln sie sich, wozu sie eine gewisse Zeit brauchen, bevor sie in das Darmlumen zurückkehren und dort zu erwachsenen Würmern heranreifen. Ein ähnlicher Zwergbandwurm, H. diminuta ist ein häufiger Parasit von Nagetieren. Viele Arthropoden, wie z. B. der Rattenfloh, Käfer und Küchenschaben dienen als Zwischenwirt. Der Mensch infiziert sich, wenn er zufällig ein infiziertes Insekt verschluckt, meist mit pflanzlichen Nahrungsmitteln oder gelagerten Produkten. Multiple Zwergbandwurminfektionen sind die Regel, obwohl der Mensch selten mehr als zwei der größeren reifen Würmer beherbergt.

Dipylidium caninum tritt vor allem bei kleinen Kindern auf, die in enger Gemeinschaft mit infizierten Hunden oder Katzen leben. Die Übertragung erfolgt durch Verschlucken der Zwischenwirte, Flöhe oder Läuse. Spargana, ein Larvenstadium gewisser Bandwürmer von Fröschen, Reptilien, Vögeln und manchen Säugetieren, kann eine Vielzahl von klinischen Erscheinungen (Sparganosis) mit lokal begrenzten schmerzempfindlichen Schwellungen (z. B. am Auge) bis zu einer Form der subkutanen Larvenwanderung hervorrufen. Eine Form zeigt eine Proliferation und bildet Verzweigungen, die sich abschnüren. Sie befallen alle Weichteile. Die Infektion kann durch Umschläge aus Frosch- oder anderem Fleisch erworben werden, wie sie im Orient bei Augenerkrankungen üblich sind, oder indem rohes Fleisch kleiner Tiere oder infizierter Süßwasserkrebse gegessen wird. Die Diagnose wird meistens nach der chirurgischen Ausräumung gestellt. Die Ärzte mit örtlicher Erfahrung stellen die Diagnose

---

* Anmerkung der Hrsg.: Nicht zu verwechseln mit dem auch beim Hund vorkommenden Echinococcus granulosus.

schon früher. Tierische Infektionen sind weitverbreitet, menschliche Infektionen sind mehr lokal begrenzt und hängen von den individuellen Lebensgewohnheiten ab.

Klinische Befunde

A. Symptome: Erwachsene Bandwürmer im menschlichen Darm machen normalerweise keine Symptome. Gelegentlicher Gewichtsverlust oder unbestimmte Leibschmerzen können Hinweise auf schwere Infektionen oder sehr große Würmer sein. Schwere Infektionen mit H. nana können jedoch Durchfälle, Leibschmerzen, Appetitlosigkeit, Gewichtsverlust und nervöse Störungen, besonders bei Kindern, verursachen. Bei 1–2% der Patienten mit einem Fischbandwurm findet sich eine unter Umständen schwere makrozytäre Anämie. Diese Anämie kann mit Glossitis, Lethargie und Zeichen von Nervenschädigungen einhergehen. Bei der Zystizerkose siedeln sich die Bandwurmlarven vorwiegend in der Muskulatur oder im umgebenden Gewebe an, wo sie keine Beschwerden machen und eventuell verkalken, im Gehirn können sie jedoch zur Ursache einer Vielzahl von Erscheinungen werden. Epileptische Anfälle, geistiger Verfall, Persönlichkeitsstörungen und ein interner Hydrozephalus mit Kopfschmerzen, Schwindel, Papillenödem und Nervenlähmungen sind die häufigsten Symptome eines Gehirnzystizerkus.

B. Laborbefunde: Der Befall mit einem Rinderbandwurm wird oft von dem Patienten selber entdeckt, wenn sich eine oder mehrere Proglottiden in seiner Leibwäsche oder im Bettzeug finden. Um festzustellen, welche Wurmart vorliegt, muß die Proglottide zwischen zwei Objektträgern leicht gepreßt und mikroskopiert werden. Die meisten Bandwurminfektionen werden durch mikroskopische Untersuchungen des Stuhls auf Eier und Proglottiden entdeckt. Bei der Zystizerkose werden die verkalkten Zystizerken in der Muskulatur durch die Röntgenuntersuchung nachgewiesen, jedoch verkalken die im ZNS befindlichen Zystizerken nur selten und können daher röntgenologisch nicht dargestellt werden. Wenn sich die Zystizerken im 4. Ventrikel ansiedeln, steigt der Druck im Liquor, in dem vermehrt mononukleäre Zellen und Skolices gefunden werden. Weitere diagnostische Hilfsmittel sind der Hauttest und die Komplementbindungsreaktion. Wenn eine makrozytäre Anämie bei einem Befall mit Fischbandwurm festgestellt wird, ist das Knochenmark megaloblastisch und im Magen im allgemeinen Salzsäure vorhanden. Diese Art der Anämie wird der Affinität des Wurmes für die Aufnahme von Vitamin B_{12} zugeschrieben.

Differentialdiagnose

Da die meisten Bandwurminfektionen symptomlos verlaufen, werden nur selten differentialdiagnostische Erwägungen notwendig. Wenn unklare Leibschmerzen und Gewichtsverlust eintreten, sind Stuhluntersuchungen unerläßlich, um andere Darmparasiten oder primäre gastrointestinale Störungen auszuschließen. Die Anämie beim Fischbandwurm kann eine perniziöse Anämie vortäuschen, aber das Vorhandensein der Magensäure und die Stuhluntersuchung können die Diagnose klären.

Bei allen Fällen einer Epilepsie von Patienten, welche in endemischen Gebieten leben, sollte eine Wurminfektion in Erwägung gezogen werden.

Komplikationen

Schweinebandwurm-Infektionen können durch eine Zystizerkose kompliziert werden, wenn der Patient sich unwissentlich die Hände mit Eiern beschmutzt und diese dann in den Mund bringt. Für solche Patienten ist auch Erbrechen ein Risiko, indem die Eier aus dem Dünndarm in den Magen geschleudert werden, wo sie dann reifen. Die makrozytäre Anämie, die mit der Infektion mit D. latum verbunden ist, muß als schwere Komplikation angesehen werden.

Behandlung

A. Spezifische Maßnahmen:

1. Niclosamid ist das Mittel der Wahl bei allen Bandwürmern mit Ausnahme von T. solium. Man gibt 4 Tabletten (2 g), die tgl. 5–7 Tage lang vollständig zerkaut als Einzeldosis genommen werden müssen. Es hat nur selten Nebenwirkungen und kann auch ambulanten Patienten ohne vorangehendes oder nachträgliches Abführen gegeben werden.

2. Chinacrinhydrochlorid ist das Mittel der Wahl bei T. solium. Es ist auch bei anderen Bandwurmarten wirksam, aber man muß darauf achten, Erbrechen zu vermeiden, da sonst die Gefahr einer Zystizerkose besteht. An dem Tag, bevor die Behandlung begonnen wird, sollte der Patient nur Flüssigkeit zu sich nehmen, Wasser, Tee ohne Milch oder Kaffee. Am Abend wird ein salines Abführmittel oder ein Einlauf mit Seifenlauge gegeben. Am Morgen des Behandlungsbeginns bekommt der Patient kein Frühstück und muß im Bett bleiben. Es wird ein Sedativum wie z. B. Chlorpromazin oder Phenobarbital gegeben, um Erbrechen zu verhüten. Eine Stunde später wird Chinacrin gegeben, und zwar 0,5 g für Kinder, die etwa 20 bis 35 kg wiegen. Erwachsene oder Kinder, die mehr als 50 kg wiegen, bekommen 1 g. Um das Risiko des Erbrechens zu vermindern, kann die Dosis aufgeteilt innerhalb von 30 min verabreicht werden. Patienten, die das Mittel immer wieder erbrechen, kann es mit der Duodenalsonde gegeben werden. 2 Std später oder 2 Std nach der letzten Gabe bei aufgeteilten Dosen wird nochmals mit einem salinen Abführmittel abgeführt. Nahrungsaufnahme wird nicht gestattet, bis der Darm gründlich entleert ist.

Die Heilung hängt vom Abgang oder dem Tod des Kopfes (Skolex) ab. Die Ausscheidungen müssen in einem Becken mit warmem Wasser gesammelt werden. Außerdem ist Toilettenpapier bereitzuhalten, damit getrennt nach Kopf und Proglottiden gesucht werden kann. Chinacrin, das vom Kopf absorbiert ist, fluoresziert unter Ultraviolettstrahlen (Woodsche Lampe, wie sie auch bei der Ringwurmkrankheit benutzt wird). Wenn kein Kopf gefunden wird, müssen die Stuhluntersuchungen nach Eiern und Proglottiden fortgesetzt werden, und zwar mindestens einmal im Monat über 6 Monate. Die Behandlung muß wiederholt werden, wenn der Stuhl positiv ist.

3. *Paromomycin* ist ein Antibiotikum, welches praktisch nicht vom Gastrointestinaltrakt resorbiert wird und wirkungsvoll ist in der Behandlung von T. solium und T. saginata in einer Dosierung von 1 g 4× tgl. für einen Tag. Gastrointestinale Nebenwirkungen sind häufig, aber nicht schwerwiegend.

4. *Dichlorophen* 6 g als Einzeldosis wird verwendet, wenn die Chinacrine versagen.

5. *Bithionol*, 50–70 mg/kg KG kann gegeben werden, wenn andere Mittel versagen.

6. *Aspidium oleoresin*. Die Verwendung dieses Präparats, das toxisch und daher häufig kontraindiziert ist, läßt sich bei der Behandlung der Wurmkrankheiten nicht länger rechtfertigen, da neuere Mittel besser anwendbar sind.

7. *Mebendazol*, 300 mg 2× tgl. für die Dauer von 3 Tagen, ist sehr wirksam gegenüber Taenia solium.

B. Allgemeine Maßnahmen: Oft ist die Aufnahme ins Krankenhaus für eine Bandwurmkur nötig. Der Erfolg der Behandlung hängt weitgehend von der Zusammenarbeit von Patient, Arzt und Laboratoriumspersonal ab. Eine gute Vorbehandlung und sorgfältige Untersuchung des Stuhls nach dem Abführen, um den Kopf zu finden, sind unbedingt erforderlich. Nach 6 Monaten sollte der Stuhl wieder untersucht werden.

Prognose

Bei der oft schlechten Prognose der zerebralen Zystizerkose ist die Abtreibung von Taenia solium von größter Wichtigkeit, mehr als die der anderen Bandwürmer, die gewöhnlich gutartig sind. Mit einer sorgfältig durchgeführten Behandlung und minimaler Belästigung des Patienten können erwachsene Bandwürmer sicher beseitigt werden.

Echinokokkose

(Hydatidenkrankheit)

Diagnostische Merkmale

- Zystischer Tumor in der Leber, der Lunge oder selten in Gehirn, Knochen oder anderen Organen
- Allergische Reaktionen wie Urtikaria, Asthma, Pruritus, Eosinophilie (5–50%)

- In der Vorgeschichte enger Kontakt mit Hunden in einem endemischen Gebiet
- Positive Komplementbindungsreaktion und Hautteste
- Häufig werden typische Röntgenbefunde erhoben

Allgemeine Betrachtungen

Die menschliche Echinokokkose entsteht durch die Larven des kleinen Bandwurmes *Echinococcus granulosus*. Dieser Bandwurm kommt in der ganzen Welt bei verschiedenen Wirten vor, aber am schwersten sind die Gebiete verseucht, in denen Schafzucht betrieben wird wie z. B. in Südamerika, Griechenland und anderen Mittelmeerländern. In USA findet sich die Echinokokkose nur noch sporadisch (auch in Deutschland), jedoch ist sie in Alaska und Nordwest-Kanada noch ein Problem, wo Indianer und Eskimos gelegentlich infiziert sind. Der Endwirt der erwachsenen Würmer ist meistens der Haushund, andere Kaniden wie Wölfe, Füchse und Schakale sind lokal wichtige Wirte. Das Schaf ist meist der Zwischenwirt für das Larvenstadium, doch können auch das Rind, Schweine, und im Nordwesten Nordamerikas, auch das Caribou und Elche infiziert sein. Der Mensch erwirbt die Infektion, indem er die mit Eiern verschmutzte Hand zum Mund bringt. Diese stammen meist vom Fell eines infektiösen Hundes. Wenn die Eier verschluckt sind, werden die Embryonen frei, die mit dem Blutstrom durch die Darmwand wandern und so in die Leber gelangen. Die meisten Larven werden in der Leber festgehalten und kapseln sich dort ein (als Hydatidenzyste), einige erreichen die Lunge, wo sie sich zu Lungenhydatiden entwickeln. Nur selten erreichen die Larven das Gehirn, die Knochen, die Skeletmuskulatur, die Nieren oder die Milz. Hydatidenzysten sind meistens einkammrig. Mehrkammrige oder alveoläre Zysten kommen bei der Infektion mit *E. multilocularis* vor, meist in Europa, aber auch in Lateinamerika und Australien, möglicherweise auch in Alaska und Kanada. Der Mensch wird dort durch Erde oder Beeren infiziert, die mit Eiern aus dem Kot von Füchsen verunreinigt sind. Das langsame Wachstum der Zyste in der Leber verursacht eine intrahepatische portale Hypertension mit Hepatomegalie, jedoch kein Fieber. Die Diagnose wird meist bei der Autopsie gestellt.

Klinische Befunde

A. Symptome: Eine Leberzyste bleibt oft 5–10 Jahre symptomlos, bis sie groß genug ist, um tastbar und als abdominale Auftreibung sichtbar zu werden. Solche Zysten erzeugen nur selten Drucksymptome und auch keine anderen Symptome, bis sie undicht werden oder einreißen. Wenn mit der Flüssigkeit auch der „Hydatidensand" aus der Zyste entweicht, können Pruritus, Urtikaria, Asthma und andere allergische Erscheinungen auftreten. Dabei steigt die Zahl der Eosinophilen an.

Gelbsucht mit Gallenkoliken und Urtikaria sind eine charakteristische Symptomentrias. Wenn die Zysten plötzlich einreißen, kann es zur Anaphylaxie und sogar zu einem plötzlichen Tod kommen. Auch Metastasen können sich bilden. Lungenzysten machen keine Symptome (außer wenn sie undicht werden), bis sie so groß sind, daß sie Bronchien verlegen, segmentale Kollapse verursachen, in einen Bronchus einbrechen und ihn zerstören. Zysten im Gehirn, die viel früher Symptome verursachen, können Anfälle oder die Zeichen eines gesteigerten intrakranialen Druckes hervorrufen.

B. Laborbefunde: Wenn die klinischen Befunde, das Röntgenbild und die Anamnese für eine Echinokokkuszyste sprechen, kann die Diagnose durch den Casoni-Hauttest, der bei 86% der Fälle positiv ist, und durch die Komplementbindungsreaktion, die bei 90% positiv ist, bestätigt werden. Ultraschall und CT können die Echinokokkuszysten z. B. in der Leber nachweisen und so ebenfalls die Diagnose sichern helfen. Bei asymptomatischen Fällen liegt die Zahl der Eosinophilen zwischen 5% und 20%, sie kann jedoch auf 50% ansteigen, wenn es zu allergischen Symptomen kommt. Gelegentlich kann die Diagnose auch aus ausgehustetem „Hydatidensand" (Skolices und Teile der Kurtikula) gestellt werden, der aus einer eingerissenen Lungenzyste stammt. Wegen der Gefahr der Ruptur sollte eine Probepunktion suspekter Zysten unterlassen werden. Die endgültige Diagnose kann oft erst nach chirurgischer Entfernung durch Untersuchung des Zysteninhaltes gestellt werden.

Differentialdiagnose

Hydatidenzysten können überall, wo sie im Körper vorkommen, mit bösartigen oder gutartigen Tumoren verwechselt oder für bakterielle oder Amöbenabszesse gehalten werden. In der Lunge kann eine Zyste auch mit einer fortgeschrittenen Tuberkulose verwechselt werden. Auch eine Syphilis kann fälschlicherweise angenommen werden. Die allergischen Erscheinungen bei vielen anderen Krankheiten unterscheiden sich nicht von denen, die durch das Undichtwerden einer Zyste hervorgerufen werden.

Komplikationen

Die plötzliche Zystenruptur, die zum anaphylaktischen Schock und manchmal auch zum Tode führt, ist die häufigste Komplikation. Wenn der Patient die Ruptur überlebt, besteht die Gefahr einer multiplen Aussaat von Sekundärzysten. Kollapse von Lungensegmenten, Sekundärinfektionen der Zysten, die Folgen einer intrakranialen Druckerhöhung und schwere Nierenschäden durch Zysten in der Niere sind weitere mögliche Komplikationen.

Behandlung

Die einzige Behandlung, die zu einer definitiven Heilung führen kann, ist die chirurgische Entfer-

nung der intakten Zyste. Oft wird das Vorhandensein einer Zyste erst bemerkt, wenn sie anfängt, undicht zu werden oder einzureißen. Ein solches Ereignis erfordert eine energische Behandlung der allergischen Symptome bzw. eine Sofortbehandlung des anaphylaktischen Schocks. Multilokuläre Zysten sind meist nicht operabel.

Prognose

Viele Patienten leben jahrelang mit einer verhältnismäßig großen Zyste, bevor ihr Zustand erkannt wird. Leber- und Lungenzysten können oft ohne große Schwierigkeiten chirurgisch entfernt werden. Bei Zysten, die für chirurgische Eingriffe nicht so gut zugänglich sind, ist die Prognose weniger günstig. Bei sekundären Echinokokkenzysten oder alveolären Zysten ist die Prognose immer ungünstig. Etwa 15% der Patienten mit einer Echinokokkose können an der Krankheit selbst oder an einer ihrer Komplikationen sterben.

Infektionen durch Nematoden

(Rundwürmer)

Trichinose

Diagnostische Merkmale

- Muskelschmerzen und Druckempfindlichkeit der Muskeln, Fieber, periorbitales Ödem und Neigung zu Blutungen
- Übelkeit, Erbrechen, Krämpfe und Durchfälle
- In der Vorgeschichte Genuß von rohem oder ungenügend gekochtem Schweinefleisch
- Eosinophilie (bis zu 75%)
- Positiver Hauttest, bioptische Muskeluntersuchung, serologische Untersuchungen

Allgemeine Betrachtungen

Die Trichinose ist eine akute Infektion, die durch den Rundwurm *Trichinella spiralis* hervorgerufen wird. Obwohl dieser Wurm in der ganzen Welt vorkommt, ist er aus Gründen der Ernährungsgewohnheiten in den gemäßigten Zonen ein größeres Problem als in den Tropen. Er ist der häufigste Parasit bei Schweinen, die mit Küchenabfällen gefüttert werden. Untersuchungen von Leichen in den USA haben ergeben, daß etwa 10 bis 20% der Bevölkerung sich mit Trichinen infiziert haben. Der Mensch erwirbt die Infektion, wenn er die eingekapselte Muskeltrichine mit rohem oder ungenügend gekochtem Schweinefleisch, Bärenfleisch oder Fleisch vom Walroß zu sich nimmt. Im Magen oder im Duodenum schlüpfen dann die Larven aus und wachsen rasch zu geschlechtsreifen Formen heran. Es kommt zur Befruchtung, und die weiblichen Würmer bohren sich in die Schleimhaut des Dünndarmes ein, wodurch mehr oder weniger schwere gastrointestinale Symptome in Abhängigkeit von der Zahl der Parasiten hervorgerufen werden. Das Weibchen setzt lebende Junge ab, die in die Blutbahn einwandern und in viele Teile des Körpers gelangen. Sie erreichen die quergestreifte Muskulatur, in der sie sich einkapseln und mehrere Jahre lebensfähig bleiben. Innerhalb eines Jahres pflegt die Verkalkung der Kapseln zu beginnen. Diejenigen Trichinenlarven, die die Muskeln nicht erreichen, werden unter Umständen zerstört. Erwachsene Würmer und Larven werden nur selten im Stuhl gefunden.

Klinische Befunde

A. Symptome: Das klinische Bild variiert beträchtlich. Die Schwere des Krankheitsbildes hängt von der Zahl der abgesetzten Larven, vom Gewebe, das befallen wird, und vom Allgemeinzustand des Patienten ab. So kann die akute Erkrankung leicht oder tödlich verlaufen. Falls gastrointestinale Erscheinungen vorkommen, so treten sie 2–3 Tage nach Genuß des infizierten Schweinefleisches auf. Diesen Reizsymptomen folgen einige Tage später als eine Manifestation der wandernden Trichinenlarven und der Muskelinvasion Fieber, Schüttelfröste, Muskelschmerzen und Druckempfindlichkeit, Beschwerden beim Schlucken und Sprechen, Blutungsneigung mit splitterartigen Hämorrhagien und periorbitales Ödem, Ödeme der abhängigen Partien, Urtikaria, konjunktivale Blutungen und Blutungen in der Retina und Lichtscheu. Noch später treten entzündliche Reaktionen durch diejenigen Larven auf, die die quergestreifte Muskulatur nicht erreichen konnten. Dadurch können Meningitis, Enzephalitis, Myokarditis, Pneumonie und Störungen der peripheren und der Gehirnnerven entstehen. Wenn der Patient überlebt, fällt das Fieber gewöhnlich in der 4. Woche ab, und die Genesung beginnt. Unklare Muskelschmerzen und allgemeines Unwohlsein können noch mehrere Monate bestehen bleiben.

B. Laborbefunde: In der 2. Woche nach Beginn der Symptome tritt eine Eosinophilie auf, die zu einem Maximum von 20 bis 75% in der dritten oder vierten Woche ansteigen kann. Sie fällt dann langsam wieder zu normalen Werten ab. Auf die intradermale Injektion von Trichinellaantigen kommt es zu Beginn der Krankheit (4. bis 7. Tag) zu einer Reaktion vom verzögerten Typ, die nach 12–24 Std abgelesen wird. Eine Sofortreaktion, die nach 5 min abgelesen wird, findet sich gewöhnlich von der dritten Krankheitswoche an. Der Hauttest kann bis zu 7 Jahren nach der Genesung positiv bleiben. Präzipitationsreaktion und Komplementbindungsreaktion werden in der 2. oder 3. Woche positiv. Der Präzipitationstest kann bis zu zwei Jahren, die Komplementbindungsreaktion bis zu neun Monaten positiv bleiben. Bei Stuhluntersuchungen werden nur selten erwachsene Würmer oder Larven gefunden, aber die Muskeltrichinen lassen sich durch Biopsie (Deltoides, Bizeps, Gastroknemius) in der 3. bis 4. Woche nachweisen. Während des akuten Zustandes kann das Röntgenbild des Thorax disseminierte oder lokalisierte Infiltrate zeigen.

Differentialdiagnose

Leichte Fälle und solche mit atypischen Symptomen sind oft schwer zu diagnostizieren. Wegen ihrer vielfältig wandelbaren Symptomatik ähnelt die Trichinose vielen anderen Krankheiten. Mäßige bis schwere Infektionen mit einigen oder den meisten der typischen Symptome können jedoch im allgemeinen leicht diagnostiziert werden. Oft finden sich zur selben Zeit zahlreiche Patienten mit ähnlichen Krankheitszeichen, was schließlich der entscheidende Hinweis für die Diagnose sein kann.

Komplikationen

Unter den wichtigeren Komplikationen sind sekundäre bakterielle Pneumonien, zerebrale Erscheinungen, Lungenembolie und Herzversagen zu nennen.

Behandlung

Die Behandlung ist lediglich symptomatisch. Schwere Fälle bedürfen der Krankenhausaufnahme und sorgfältiger Pflege. Corticotropin (ACTH) und die Kortikosteroide können eine deutliche Erleichterung der akuten Symptome bewirken. Eine Herabsetzung der Zahl der eosinophilen Zellen, der Abfall des Fiebers und das Verschwinden der splitterartigen Hämorrhagien sowie eine allgemeine Besserung des Allgemeinzustandes des Patienten sind Hinweise auf eine Wirksamkeit der Therapie. Im akuten Stadium muß in den ersten 24 bis 48 Std mit relativ großen Dosen von jedem Medikament behandelt werden. Im subakuten Stadium soll die Therapie über mehrere Tage oder Wochen fortgesetzt werden, um Rückfällen vorzubeugen. Dabei sollten die Präparate in reduzierten Dosen gegeben werden, die gerade ausreichen, um die Symptome unter Kontrolle zu halten. Tiabendazol wurde bereits mit Erfolg angewendet, um bei der akuten Trichinose das schwere Krankheitsbild zu bessern. Weitere Versuche mit diesem Mittel sind empfehlenswert. 2–4 Tage lang müssen 25 mg/kg KG zweimal tgl. per os gegeben werden. Nebenwirkungen können vorkommen (siehe unten bei Strongyloidiasis).

Prognose

Die Sterblichkeit der klinisch manifesten Trichinose beträgt im allgemeinen etwa 5%. Der Tod kann bei einer massiven Infektion in 2–3 Wochen eintreten, meistens sterben die Patienten jedoch nach 4–8 Wochen an schweren Komplikationen wie Pneumonie oder Herzversagen.

Trichuriasis

(Trichozephaliasis)

Diagnostische Merkmale

- Die meisten Infektionen sind symptomlos. Schwere Infektionen können Leibschmerzen, aufgetriebenen Leib, Flatulenz und Durchfall verursachen
- Charakteristische faßförmige Eier im Stuhl

Allgemeine Betrachtungen

Trichuris trichiura ist ein auf der ganzen Welt verbreiteter Darmparasit, der besonders in tropischen und subtropischen Gebieten vorkommt. Die kleinen schlanken Würmer, die oft auch Peitschenwürmer genannt werden, heften sich an die Schleimhaut des Dickdarms, besonders des Zökums an. Symptome verursachen sie nur, wenn sie in sehr großer Anzahl vorhanden sind. Die Eier werden mit den Fäkalien ausgeschieden und brauchen nach Erreichen des Bodens etwa 2–4 Wochen zur Entwicklung der Larven, d. h. bis zur Infektiosität. Die Infektion wird durch direkte Aufnahme der ausgereiften Eier in den Verdauungstrakt erworben.

Klinische Befunde

A. Symptome: Leichte und mäßige Infektionen rufen nur selten irgendwelche klinischen Symptome hervor. Schwere bis massive Infektionen (meist 10 000 Eier oder mehr pro g Faeces) können von einer Reihe klinischer Erscheinungen begleitet sein, die durch die Reizung der Darmschleimhaut bedingt sind. Die häufigsten sind Leibschmerzen, Tenesmen, Durchfall, aufgetriebener Leib, Flatulenz, Übelkeit, Erbrechen und Gewichtsverlust. Schwere Infektionen finden sich besonders oft bei unterernährten Kleinkindern. Eine Perforation der Darmwand mit Peritonitis und Rektalprolaps können vorkommen, der Blutverlust kann erheblich sein.

B. Laborbefunde: Wesentlich für die Diagnose ist der Nachweis der typischen Peitschenwurmeier im Stuhl. Eosinophilie (5 bis 20%) ist außer bei sehr leichtem Befall häufig. Eine hypochrome Anämie mit schweren Infektionen kann entstehen.

Behandlung

Asymptomatischer leichter oder mäßiger Befall kann unbehandelt bleiben. Bei schwereren Infektionen gibt man Mebendazol (100 mg 2× tgl. für 3 Tage) oder 1000–1500 ml 0,2%iges Hexylresorcin als Einlauf, der eine Stunde gehalten werden muß. Thiabendazol sollte wegen seiner Unwirksamkeit und Toxizität nicht gegeben werden.

Askariasis

Diagnostische Merkmale

- Pneumonie mit Fieber, Husten, blutigem Auswurf, Urtikaria und Eosinophilie
- Unklare abdominale Beschwerden und Koliken
- Entzündliche Reaktionen in Organen und Geweben durch eingewanderte reife Würmer
- Charakteristische Eier im Stuhl, Larven im Sputum

Allgemeine Betrachtungen

Ascaris lumbricoides, ein großer Rundwurm, ist der häufigste der intestinalen Würmer des Menschen. Er ist weltweit verbreitet, obwohl er besser in warmen, feuchten Klimazonen gedeiht. In den gemäßigten Zonen kommt er im allgemeinen dort vor, wo der Stand der persönlichen Hygiene niedrig ist. Der reife Wurm lebt im Dünndarm. Nach der Befruchtung produzieren die Weibchen enorme Mengen von charakteristischen Eiern, die durch Fäkaldüngung auf den Boden gelangen. Unter geeigneten Bedingungen werden die Eier in 2–3 Wochen infektiös, sie enthalten dann eine lebensfähige Larve. Der Mensch infiziert sich, indem er die ausgereiften Eier mit fäkal verunreinigten Nahrungsmitteln und Getränken zu sich nimmt. Aus den Eiern schlüpfen im Dünndarm bewegliche Larven, die die Darmwand durchwandern und über die Mesenterialvenen und die Lymphbahnen in das rechte Herz gelangen. Vom Herz aus erreichen sie die Lunge, wo sie die Alveolarwände durchbrechen und entlang dem Bronchialbaum aufwärts bis in den Rachenraum aufsteigen. Über den Ösophagus wandern sie schließlich wieder zurück in den Dünndarm. Die Larven reifen heran, und die Eiproduktion durch die Weibchen beginnt etwa 60–75 Tage nach der Aufnahme der infektiösen Eier. Der große erwachsene Wurm, der etwa 20 bis 40 cm lang werden kann, lebt unter Umständen ein Jahr oder länger.

Klinische Befunde

A. Symptome: Durch die Wanderung der Larven nach dem Schlüpfen entstehen zunächst keine Symptome. Erst wenn sie die Lunge erreichen, schädigen sie die Kapillar- und Alveolarwände, durch die sie ihren Weg erzwingen. Beachtliche Hämorrhagien können durch diese traumatische Schädigung entstehen. Eine Anhäufung von Leukozyten und serösem Exsudat in den Alveolen kann zu einer Infiltration führen. Gelegentlich entwickelt sich bei schweren Infektionen eine Pneumonie. Dabei kommt es zu Fieber, Husten, Hämoptyse, Rasselgeräuschen und anderen Zeichen einer lobulären Pneumonie. In diesem Stadium findet man gewöhnlich eine Eosinophilie, auch eine Urtikaria ist nichts Ungewöhnliches. Es ist anzunehmen, daß die Larven, nachdem sie die Lunge passiert haben, von ihrem normalen Wege abirren und sich im Gehirn, der Niere, im Auge, im Rückenmark oder in der Haut festsetzen können. Viele bizarre Symptome können durch einen solchen Organbefall entstehen. Eine kleine Zahl erwachsener Würmer im Dünndarm verursacht keine Symptome. Bei schwerem Befall treten unklare abdominale Beschwerden und Koliken auf, besonders bei Kindern. Askariasis-Infektionen bei Kindern können (obwohl dies noch nicht recht bewiesen ist) zu erheblichen Ernährungsstörungen führen, wenn ein starker Parasitenbefall mit einer niedrigen Proteinzufuhr zusammentrifft. Gelegentlich werden intakte Würmer ausgeschieden. Leichte allergische Erscheinungen wie Urtikaria und Eosinophilie können während der intestinalen Phase des Wurmbefalls bestehen bleiben. Bei schweren Infektionen, und besonders wenn die Würmer durch Diätfehler oder bestimmte orale Medikation erregt werden, kann es zur Wanderung kommen. So werden z. B. erwachsene Würmer ausgehustet, erbrochen oder kriechen aus der Nase. Sie können außerdem in den Gallengang, in den Ductus pancreaticus, in den Appendix, in Divertikel oder anderswohin eindringen. Eine mechanische Verlegung der Gänge und Entzündungen sind die Folge. Große Massen von Würmern können als besonders schwere Schädigung einen Ileus oder sogar eine Darmwandperforation hervorrufen, z. B. bei gleichzeitigem Typhus abdominalis. Es ist wichtig, daß die Wurminfektion vor chirurgischen Eingriffen ausgeheilt ist, da die Würmer postoperativ Darmnähte durchbrechen können.

B. Laborbefunde: Die Diagnose hängt vom Nachweis der charakteristischen Eier in Stuhlproben ab. Gelegentlich wird sie auch durch einen spontan abgegangenen Wurm bei einer vorher nicht vermuteten Infektion gestellt. Während der intestinalen Phase finden sich keine charakteristischen Veränderungen des Blutbildes. Hautteste sind für die Diagnose bedeutungslos. Während der Lungenwanderung kann eine Eosinophilie vorhanden sein, und mitunter werden Larven im Sputum gefunden.

Differentialdiagnose

Askariasis muß von allergischen Erkrankungen unterschieden werden, wie z. B. Urtikaria, Löfflersches Syndrom und Asthma. Die bei der Askariasis vorkommende Pneumonie ist anderen Pneumonieformen sehr ähnlich, besonders den Pneumonien bei der Hakenwurm- und der Strongyloidesinfektion. Durch Askariden verursachte Pankreatitis, Appendizitis, Divertikulitis usw. dürfen nicht mit Entzündungen anderer Genese verwechselt werden.

Komplikationen und Folgeerscheinungen

Eine bakterielle Pneumonie kann sich auf die durch die Larvenwanderung hervorgerufene Lungen-

entzündung aufpfropfen. Während der Wanderung der Larven können die allergischen Symptome sehr schwer werden. Da eine Anästhesie die Würmer zur Hypermotilität stimuliert, sollten sie vor einem chirurgischen Eingriff entfernt werden.

Behandlung

Manche Autoren vermuten, daß Sauerstoff im Magen oder rektal die Hypermotilität der Würmer reduziert.

Askaris- und Hakenwurminfektionen sind oft gleichzeitig vorhanden. Man behandelt zuerst den Askaridenbefall und anschließend die Hakenwürmer mit Bephenium gegen Ancylostoma und Tetrachloräthylen gegen Necator (s. unten).

A. Piperazin: Piperazin ist das Mittel der Wahl. Viele Sorten von Sirup oder Tabletten von Piperazincitrat oder -phosphat sind erhältlich. Gelegentlich verursacht es Kopfschmerzen, Schwindel und Sehstörungen und kann bei Epileptikern einen Krampfanfall auslösen. Gewöhnlich enthält 1,0 ml eines Sirups das Äquivalent von 100 mg Piperazinhexahydrat. Tabletten enthalten gewöhnlich 250 oder 500 mg. Die folgenden Tagesdosen können zu jeder Zeit ohne besondere Diät und ohne Abführen gegeben werden. Falls nötig, kann man die Kur nach einer Woche wiederholen:

Bis zu einem Körpergewicht

von 15 kg	1,0 g	⎫	
15–25 kg	2,0 g	⎬	einmal täglich an zwei
25–50 kg	3,0 g	⎪	aufeinanderfolgenden
über 50 kg	3,5 g	⎭	Tagen

B. Tiabendazol: Dieses Mittel ist ebenso wirksam wie Piperazin, aber Nebenerscheinungen sind wahrscheinlich häufiger. Man gibt 25 mg/kg KG oral 2× tgl. 2 Tage lang.

C. Hexylresorcin: Besonders bei schwerem Befall wird die Nahrung am Tage zuvor reduziert, am Abend kann ein leichtes Essen verabreicht werden. Dann darf keine Nahrung mehr aufgenommen werden, bis mindestens 5 Std nach der Gabe des Hexylresorcins vergangen sind. Vor und während der Behandlung besteht striktes Alkoholverbot. Hexylresorcin in Form von 5 Gelatinekapseln zu je 0,2 g (zusammen 1,0 g) wird am Morgen auf nüchternen Magen gegeben. Diese müssen als Ganzes geschluckt und dürfen keinesfalls gekaut werden. Dosierung für Kinder: Unter 6 Jahren 0,4 g, 6–8 Jahre 0,6 g, 8–12 Jahre 0,8 g. Zwei Stunden später gibt man 30 g Natriumsulfat in Wasser, um die Würmer aus dem Darm zu entfernen. Nach zwei weiteren Stunden kann, falls erforderlich, die Abführung wiederholt werden. Eine Woche später müssen an drei aufeinanderfolgenden Tagen Stuhlproben untersucht werden, um den Erfolg der Therapie festzustellen. Nach drei Tagen kann die Behandlung, wenn nötig, wiederholt werden.

D. Diäthylcarbamazincitrat*: Man gibt 3–6 mg/kg KG oral 3× tgl. für 7–11 Tage. In Form von Sirup, der 30 mg/ml des Wirkstoffes enthält, ist es für Kleinkinder empfehlenswert. Man gibt zunächst 12 mg/kg KG 1× tgl. für 4 Tage oder 6–10 mg/kg dreimal tgl. für 7–10 Tage. Wenn das Präparat zur Eliminierung von Askariden verwendet wird, ist Fasten vor der Behandlung und Abführen nach der Behandlung nicht notwendig.

E. Mebendazol: Dieses neue − breitwirkende − Antihelmintikum ist wirksam in einer Dosierung von 100 mg 2× tgl. für 3 Tage. Gastrointestinale Nebenwirkungen sind selten.

F. Pyrantelpamoat (Helmex®) und Tetramisol sind neuere hochwirksame Präparate, welche sich inzwischen sehr bewährt haben.

G. Sog. „Einmal"-Kuren erfassen nicht die derzeit in den Lungen sitzenden Parasiten und müssen (nach rd. 2 Wochen) wiederholt werden.

Prognose

Auch eine schwere Infektion ist gewöhnlich nicht gefährlich, solange die Würmer an ihrem Standort verbleiben. Die vielfältigen Komplikationen rühren von den aufwandernden erwachsenen Würmern her. Hinzu kommt die Möglichkeit des Darmverschlusses. Daher soll Askaridenbefall so früh wie möglich behandelt werden.

Strongyloidiasis**

Diagnostische Merkmale
- Juckende Dermatitis an den Stellen des Durchbruches der Larven
- Krankheitsgefühl, Husten, Urtikaria
- Kolikartige Leibschmerzen, Flatulenz, Durchfall wechselnd mit Verstopfung
- Eosinophilie, charakteristische Larven in frisch abgesetzten Stuhlproben

Allgemeine Betrachtungen
Die Strongyloidiasis wird durch den Rundwurm *Strongyloides stercoralis* hervorgerufen. Er ist in den tropischen und subtropischen Gebieten der Erde weit verbreitet. In den USA kommt er hauptsächlich in den südöstlichen Staaten vor. Der erwachsene weibliche Wurm bohrt sich in die Schleimhaut der Darmzotten ein und legt die Eier in das Gewebe ab. Am schwersten sind im allgemeinen das Duodenum und das Jejunum befallen. Aus den Eiern entwickeln sich die rhabditiformen Larven, die mit dem Stuhl ausgeschieden werden. Aus diesen entwickelt

---

* In Deutschland nicht mehr im Handel
** s. Anmerkung, S. 1140 (*)

sich im Freien die infektiöse filariforme Larve. Diese Larven durchdringen die Haut des nächsten Opfers, gelangen in die Blutbahn und werden in die Lunge verschleppt, wo sie aus den Kapillaren frei werden und von den Alveolen den Bronchialbaum bis zur Glottis aufsteigen. Sie werden dann verschluckt und in den Dünndarm transportiert, wo sie zu erwachsenen Würmern heranreifen. Die Zeit von der Penetration der Haut bis zur Eiablage durch die reifen Würmer beträgt ungefähr 4 Wochen. Die Lebensdauer eines erwachsenen Wurmes kann mehr als 5 Jahre betragen.

Eine Autoinfektion ist möglich, wenn die rhabditiformen Larven im verstopften Darm zurückgehalten werden oder eine fäkale Verunreinigung der perianalen Region vorhanden ist. Solche Infektionen kommen auch bei Durchfall vor. Die Autoinfektion ist für die Persistenz der Strongyloidiasis bei Personen verantwortlich, die die endemischen Gebiete längst verlassen haben.

Enterobiasis
(Madenwurminfektion, Oxyuriasis)

Diagnostische Merkmale
- Perianaler Pruritus, meistens in der Nacht, verbunden mit Schlaflosigkeit und Ruhelosigkeit
- Unbestimmte gastrointestinale Symptome
- Erwachsene Würmer im Stuhl, Eier auf der Haut der Perianalgegend

Allgemeine Betrachtungen
Enterobius vermicularis, ein kurzer spindelförmiger Rundwurm, der oft auch Madenwurm genannt wird, ist weltweit verbreitet und in den USA ebenso wie in Mitteleuropa die häufigste Ursache einer Wurminfektion des Menschen. Dieser ist für den Parasit der einzige Wirt. Kinder sind viel häufiger befallen als Erwachsene. Die erwachsenen Würmer bewohnen das Zökum und die benachbarten Darmabschnitte, wobei sie mit dem Kopf leicht an die Darmschleimhaut angeheftet sind. Wenn das befruchtete Weibchen gravid wird, wandert es abwärts in das Kolon und nach außen, wo es im Bereich der perianalen Haut zahlreiche Eier ablegt. Die Weibchen sterben nach der Eiablage. In wenigen Stunden werden die Eier infektiös. Sie können dann übertragen werden, indem sie durch Inhalation oder häufiger durch die verunreinigte Hand, verunreinigte Nahrung oder Getränke in den Mund gelangen. Die Eier sind gegen die im Haushalt verwendeten Desinfektionsmittel und Austrocknung resistent und können im Staub eine beachtliche Zeit infektiös bleiben. Eine Retroinfektion kann gelegentlich dadurch entstehen, daß die Larven bereits auf der perianalen Haut

aus den Eiern schlüpfen und durch den Anus wieder in den Dickdarm einwandern. Wenn die infektiösen Eier geschluckt werden, schlüpfen die Larven im Duodenum und wandern zum Zökum hinab, wobei sie sich unterwegs zweimal häuten. Die Entwicklung vom verschluckten Ei bis zum reifen, Eier ablegenden Weibchen dauert ungefähr zwei Monate.

Klinische Befunde

A. Symptome: Das häufigste und wichtigste Symptom ist der perianale Pruritus, der besonders nachts auftritt. Dieser muß von einem ähnlichen Pruritus durch Pilzinfektionen, allergischen oder psychischen Störungen unterschieden werden. Schlaf- und Ruhelosigkeit, Enuresis und Reizbarkeit sind häufige Symptome besonders bei Kindern. Viele leichte gastrointestinale Symptome wie Leibschmerzen, Übelkeit, Erbrechen, Durchfall und Appetitlosigkeit wurden ebenfalls der Enterobiasis zugeschrieben, obwohl der Zusammenhang schwer zu beweisen ist. Es wurde behauptet, daß diese Symptome das Ergebnis der Schleimhautreizung durch die erwachsenen Würmer im Bereich des Zökums und der angrenzenden Darmabschnitte seien.

B. Laborbefunde: Außer einer mäßigen Eosinophilie (4–12%) ist das Blutbild normal. Die Diagnose ist abhängig vom Nachweis erwachsener Würmer im Stuhl oder von Eiern auf der perianalen Haut. Eier werden bei der Stuhluntersuchung nur selten gefunden. Die zuverlässigste diagnostische Technik ist folgende: Man drückt einen kurzen Cellophanklebestreifen auf die Haut des perianalen Bereiches und breitet ihn dann zur Untersuchung auf einem Objektträger aus. Durch drei solche Präparate, die an drei aufeinanderfolgenden Morgen vor dem Baden und vor der Defäkation angefertigt werden, kann die Diagnose bei 90% der Fälle bestätigt werden. 5 bis 7 solcher Untersuchungen sind nötig, um die Diagnose mit Sicherheit auszuschließen.

Komplikationen

Es ist behauptet worden, daß die Anwesenheit einer großen Zahl von Würmern im Zökum zur Appendizitis prädisponiere, jedoch ist dies bisher nicht schlüssig bewiesen. Weibliche Würmer wandern gelegentlich in die Vagina ein und können in den Uterus und die Tuben gelangen, wo sie sich einkapseln (es kann eine Vaginitis entstehen).

Behandlung

A. Allgemeine Maßnahmen: Es müssen alle infizierten Familienmitglieder und sonstige Personen, die mit der Familie engen Kontakt haben, gleichzeitig behandelt werden, da Reinfektionen durch Kontakt mit nicht behandelten Personen häufig sind. Von besonderer Wichtigkeit ist die Belehrung über ein entsprechendes hygienisches Verhalten wie z. B.

sorgfältiges Händewaschen mit Wasser und Seife nach der Defäkation und vor den Mahlzeiten. Die Fingernägel müssen kurz und sauber gehalten werden. Der Patient darf an den befallenen Körperstellen nicht kratzen und seine Finger nicht in den Mund bringen.

B. Spezifische Maßnahmen: (In der Reihenfolge ihrer Wirksamkeit):

1. Piperazincitrat, erhältlich als Sirup, der 100 mg/ ml enthält oder als Tabletten von 250 oder 600 mg (vgl. auch S. 1211 unter „A. Piperazin"). Die Dosierung für eine Kur von 8 Tagen ist folgende:
Bis zu 7 kg Körpergewicht
250 mg tgl.
7–15 kg Körpergewicht
250 mg 2× tgl.
15–30 kg Körpergewicht
500 mg 2× tgl.
über 30 kg Körpergewicht
1,0 g 2× tgl.

2. Pyrvinium-pamoat in Sirup als Einzeldosis von 5 mg/kg KG (Maximaldosis 0,25 g), was nach 2 Wochen wiederholt werden kann. Es kann Übelkeit und Erbrechen verursachen und färbt den Stuhl rot.

3. Mebendazol: Dieses neue Antihelmintikum ist hochwirksam in einer Einzeldosis von 100 mg oral, unabhängig vom Körpergewicht (für Kinder unter 2 Jahren sollte es nicht verwendet werden). Nach 2 Wochen muß die Behandlung wiederholt werden. Gastrointestinale Nebenwirkungen sind selten, die Toxizität wurde jedoch noch nicht völlig ausreichend geprüft.

4. Pyrantelpamoat (Helmex®) ist ein neues, hochwirksames orales Mittel (vgl. auch S. 1212 unter „F").

Prognose

Obwohl der Madenwurmbefall lästig ist, verläuft er doch gutartig. Eine Kur mit einem der zahlreichen wirksamen Mittel ist leicht durchführbar, aber die Reinfektion ist in vielen Haushalten das Hauptproblem. Daher sind die oben erwähnten allgemeinen Maßnahmen äußerst wichtig.

Hakenwurmkrankheit*

Diagnostische Merkmale

- Mattigkeit, Müdigkeit, Blässe, Herzklopfen, Dyspnoe begleitet von einer hypochromen mikrozytären Anämie
- Durchfall, Flatulenz, abdominale Beschwerden, Gewichtsverlust

---

* s. Anmerkung, S. 1140 (*)

- Flüchtige Hustenanfälle mit Halsschmerzen und blutigem Sputum
- Juckende erythematöse, makulopapulöse oder vesikulöse Dermatitis
- Typische Eier im Stuhl, positive Guajakprobe im Stuhl

Allgemeine Betrachtungen

Die Hakenwurmkrankheit, die in den Tropen und den Subtropen weit verbreitet ist, wird durch *Ancylostoma duodenale* und *Necator americanus* hervorgerufen. In der westlichen Hemisphäre ist Necator die vorherrschende Art. Die erwachsenen Würmer, die ungefähr 1 cm lang sind, heften sich selbst an die Schleimhaut des Dünndarmes an, wo sie Blut- und Schleimsubstanzen saugen. Die Symptomatologie und Pathologie entsprechen der Zahl der Würmer, mit denen der Patient befallen ist. Mindestens 100 Würmer sind notwendig, um eine Anämie und andere Symptome bei Erwachsenen zu verursachen. Die von den Weibchen abgelegten Eier werden mit dem Stuhl ausgeschieden, die in feuchtwarmen Boden gelangen müssen, damit sich die Larven entwickeln können. Die infektiösen Larven bleiben im Boden, bis sie mit der menschlichen Haut in Berührung kommen. Nachdem sie durch die Haut in den Körper eingedrungen sind, wandern die Larven durch die Lungen und erreichen eventuell den Dünndarm, wo die endgültige Entwicklung zum erwachsenen Wurm stattfindet.

Viszerale Larva migrans

Es handelt sich um eine Infektion mit den Larven der Hunde- oder Katzenaskariden, *Toxocara canis* und *T. cati,* vor allem bei Kindern nach Aufnahme verschmutzter Nahrung. Die Larve, die in dem abnormalen Wirt nicht reifen kann, wandert durch den Körper und läßt sich in den verschiedensten Organen nieder, besonders in der Lunge, der Leber oder im Gehirn. Da die Krankheit nur schwer zu diagnostizieren ist, kennt man ihre Verbreitung nicht, vermutlich ist sie aber weltweit verbreitet. Fieber, Husten, Lebervergrößerung und Symptome von seiten des Nervensystems sind die häufigsten klinischen Befunde. Zahlreiche andere Symptome können jedoch dann verursacht werden, wenn Herz, Augen oder Nieren befallen sind. Viele Infektionen sind asymptomatisch. Eosinophilenzahlen von 30–80% und eine Leukozytose sind häufig vorhanden. Wenn die Leber stark befallen ist, kommt es zur Hyperglobulinämie.

Es gibt keine spezifische Behandlung, aber Thiabendazol kann versucht werden. Cortison, Antibiotika, Antihistaminika und Analgetika sind mitunter er-

forderlich, um für eine Linderung der Symptome zu sorgen. Die Erscheinungen können monatelang bestehen bleiben, die endgültige Prognose ist jedoch im allgemeinen gut.

Intestinale Kapillariasis

Über einige tödlich verlaufende Fälle menschlicher Infektion mit dem Leberparasit *Capillaria hepatica* ist schon in der Vergangenheit berichtet worden, aber das Syndrom der intestinalen Kapillariasis, das neuerdings aus den nördlichen Philippinen bekannt geworden ist, stellt ein neues klinisches Krankheitsbild dar. Der Parasit *C. filippinensis* wird in der Schleimhaut des Dünndarmes, besonders de Jejunums gefunden. Die Infektion verursacht einen unbehandelbaren Durchfall und viele Fälle enden tödlich. Stoffwechselstörungen sind Merkmale der Krankheit. Erwachsene Nematoden und Eier können im Stuhl nachgewiesen werden. Thiabendazol und Dithiazanin werden zur Zeit auf ihre Eignung zur Therapie geprüft.

Filariasis*

Diagnostische Merkmale

- Wiederkehrende Anfälle in unregelmäßigen Abständen von Lymphangitis, Lymphadenitis, Fieber, Orchitis
- Hydrozele, Chylurie, Elephantiasis der Beine, Arme, der Genitalien oder der Brüste
- Charakteristische Mikrofilarien im Blut
- Eosinophilie, positiver Hauttest oder Komplementbindungsreaktion

Allgemeine Betrachtungen

Die Filariasis wird durch einen der zwei Nematoden *Wuchereria bancrofti* und *Brugia malayi* verursacht. Die infektiösen Larven von B. malayi werden in Südindien, Ceylon, Südchina und Südostasien auf den Menschen durch bestimmte Stechmücken aus den Gattungen Mansonia und Anopheles übertragen. W. bancrofti, die in den tropischen und subtropischen Gebieten beider Hemisphären weit verbreitet ist, wird durch bestimmte Aedes- und Culexarten auf den Menschen übertragen. Während einer Periode von mehreren Monaten reifen die Parasiten in den oder in der Nähe der oberflächlichen oder tiefen Lymphbahnen oder Lymphknoten zu erwachsenen

---

* s. Anmerkung, S. 1140 (*)

Würmern heran. Diese produzieren eine große Zahl beweglicher Larven (Mikrofilarien), die im peripheren Blut erscheinen. Die Mikrofilarien von W. bancrofti werden hauptsächlich nachts im Blut gefunden (nächtliche Periodizität) außer bei einer Varietät mit nicht periodischem Zyklus, die im Südpazifik vorkommt. Die Mikrofilarien von B. malayi zeigen ebenfalls gewöhnlich einen nächtlichen Zyklus, doch oft nur einen halbperiodischen, d. h. die Mikrofilarien sind den ganzen Tag im Blut zu finden, jedoch mit einem geringen nächtlichen Anstieg. Während der Mensch der einzige Wirt für W. bancrofti ist, können Katzen, Affen und andere Tiere B. malayi beherbergen. Zahlreiche andere Spezies der Filarien können den Menschen infizieren, ohne daß irgendwelche besonderen Symptome auftreten. Die Mikrofilarien von zwei dieser Arten, *Tetrapetalonema perstans* (afrikanische und südamerikanische Tropen) und *Mansonella ozzardi* (Westindien und Südamerika) kommen im Blut vor und müssen von den pathogenen Spezies unterschieden werden. Außerdem liegen einige Berichte über zufällige Infektionen des Menschen mit Filarien der Gattung Dirofilaria vor, die jedoch meistens ohne weitere Folgen bleiben.

Loiasis*

Allgemeine Betrachtungen

Loiasis ist eine häufige und deutlich abgrenzbare Krankheit des tropischen Afrikas, die durch die Filaria *Loa loa* verursacht wird. Der Zwischenwirt aus der Gattung Chrysops (eine Bremsengattung), eine stechende Fliege, überträgt die Infektion vom Menschen oder Affen wieder auf den Menschen. Die infektiösen Larven, die durch den Biß der Fliege in die Blutbahn gebracht werden, entwickeln sich in ungefähr 12 Monaten zu erwachsenen Würmern. Die Wanderungen der erwachsenen Würmer durch das subkutane Gewebe verursachen die Krankheitserscheinungen der Loiasis, nicht die Mikrofilarien in der Blutbahn.

Viele infizierte Menschen bleiben symptomfrei, andere entwickeln schwere allergische Reaktionen gegen den Parasit und manchmal sogar sind geistige Verwirrungszustände vorhanden. Das erste sichere Zeichen der Krankheit ist das Auftreten der sogenannten Kalabarschwellung (Kamerunbeule) oder die Wanderung des Wurmes im Bereich des Auges.

Onchozerkiasis**

Allgemeine Betrachtungen

Der Mensch und die Kriebelmücken der Gattung Simulium sind die natürlichen Wirte von *Onchocerca volvulus,* einer Filarie, die in vielen Teilen des tropischen Afrikas und in begrenzten Gebieten von Mittelamerika und des nördlichen Südamerikas einschließlich Südmexiko, dem Hochland von Guatemala und dem östlichen Venezuela gefunden wird. Die Mücke führt beim Biß die infektiöse Larve in den Körper ein, die sich langsam im kutanen und subkutanen Gewebe des Menschen entwickelt. Die Mücken werden dadurch infiziert, daß sie beim Blutsaugen die Mikrofilarien aufnehmen. Erwachsene Würmer können jahrelang leben, häufig in fibrösen Knoten, die sich um einen oder mehrere Parasiten entwickeln. Die beweglichen und wandernden Mikrofilarien können in der Haut, den subkutanen Geweben, den lymphatischen Organen, den Konjunktiven und anderen Teilen des Auges gefunden werden.

Drakunkulose***

(Medinawurm, Guineawurm, Dracontiasis)

Allgemeine Betrachtungen

Dracunculus medinensis ist ein parasitärer Nematode des Menschen, der in Nord- und Mittelafrika, in Südasien und im nordöstlichen Südamerika gefunden wird. Er kommt auch im Bereich der Karibischen See vor, wird aber in den USA nur bei importierten Fällen gesehen. Der Mensch infiziert sich durch Verschlucken von Wasser, das den infizierten Zwischenwirt, Krebse aus der Gattung Cyclops, enthält, die in den Tropen in Brunnen und Tümpeln häufig vorkommen. Die Larven werden im menschlichen Wirt aus den Krebsen frei und reifen im Bindegewebe heran. Nach der Befruchtung stirbt der männliche Wurm, und der gravide weibliche Wurm, der über 1 m lang werden kann, bewegt sich zur Körperoberfläche hin. Der Kopf des Wurmes erreicht die Hautoberfläche, es entsteht eine Hautblase, die einreißt, und aus dem Uterus wird eine große Zahl von Larven entfernt, und zwar jedesmal, wenn das Geschwür mit Wasser in Kontakt kommt. Der Ausstoß von Larven setzt sich intermittierend etwa drei Wochen fort, bis der Uterus leer ist. Der weibliche Wurm stirb dann ab und wird entweder ausgestoßen oder resorbiert. Falls keine Sekundärinfektion eintritt, heilt die Ulzeration nach 4 bis 6 Wochen aus.

---

* s. Anmerkung, S. 1140 (*)

** s. Anmerkung, S. 1140 (*)
*** s. Anmerkung, S. 1140 (*)

Larva migrans cutanea

(Hautmaulwurf, Creeping Eruption)

Der Hautmaulwurf oder der kriechende Ausschlag, der vorwiegend in den Tropen und den Subtropen vorkommt, wird durch die Larven des Hakenwurmes der Hunde und Katzen, *Ancylostoma caninum* und *A. brasiliense,* verursacht. Es ist eine häufige Infektion des Menschen im Südosten der USA, besonders dort, wo die Menschen mit einem feuchten, sandigen Boden (Strand, Sandhaufen für Kinder) Kontakt haben, der durch Faeces von Hunden oder Katzen verunreinigt ist. Die Larven können in jede Hautstelle eindringen, am häufigsten sind jedoch die Hände und Füße befallen. Die Larven bleiben in der Haut mehrere Wochen oder Monate aktiv, wobei sie sich langsam fortbewegen, allerdings nur selten mehr als 5 bis 10 cm von der Infektionsstelle. Unter Umständen sterben die Larven, auch wenn sie nicht durch die Behandlung abgetötet wurden, und werden resorbiert.

Die frühen Stadien dürfen nicht mit der Hautaffektion durch den Hakenwurm, der Schistosoma-Dermatitis, der Hautreaktion auf die Larven von Strongyloides und Reaktionen auf einen Befall mit verschiedenen Fliegenlarven verwechselt werden. Wenn sich aber die serpiginösen Läsionen entwickeln, sollte die Diagnose nicht mehr schwierig sein. Einfache flüchtige Fälle bedürfen im allgemeinen keiner Behandlung.

Infektionen durch Arthropoden

Myiasis

Myiasis bedeutet ein Befall mit den Larven verschiedener Spezies von Fliegen. Spezifische Myiasen, bei denen die Fliegenlarven parasitieren und sich nur im lebenden Fleisch entwickeln (Dasselfliege, Schmeißfliege) verursachen die schwersten Läsionen. Sie sind weitverbreitet (z. B. als Dasselfliege der Pferde, Rinder und Schafe), aber nur wenige Spezies sind in verschiedenen geographischen Gebieten besonders wichtig, z. B. die Fleischfliege *Wohlfahrtia vigil* im Noden der USA und im angrenzenden Kanada, in Europa *W. magnifica* [Anmerkung der Hrsg.]. In Mexiko und im tropischen Südamerika spielt die menschliche Dasselfliege *(Dermatobia hominis)* eine

Rolle, welche wie die Tumbufliege in Afrika *(Cordylobia anthropophaga)* große beulenartige Schwellungen verursacht. Die wichtigsten Fliegenlarven des tropischen und subtropischen Amerika sind die von *Callitroga hominivorax* und *Cochliomyia americana,* welche die Gewebe mit erstaunlicher Schnelligkeit befallen. Bei den sogenannten halbspezifischen Myiasen entwickeln sich die Larven normalerweise in verdorbenem Fleisch, sie können aber auch Wunden und Hohlräume befallen. Bei der intestinalen oder akzidentellen Myiasis werden die Eier oder die Larven verschluckt, oder die Eier werden an den Körperöffnungen abgelegt.

Nasale, orale sowie Augen- und Ohrenmyiasis entstehen durch das Eindringen der Larven von *C. hominivorax,* die in den warmen Teilen der westlichen Hemisphäre vorkommt, von Schmeißfliegen der alten Welt im Orient und in Äthiopien *(Chrysomyia),* der Schafdasselfliege (der weltweit verbreiteten *Oestrus ovis*) oder der Fleischfliege Wohlfahrtia magnifica, die von den mediterranen Gebieten bis in die UdSSR vorkommt. Andere Fliegenlarven können sekundär eindringen. Dabei kann es zu ausgedehnten Gewebszerstörungen kommen.

Die intestinale Myiasis ist weltweit verbreitet und wird durch verschiedene Spezies verursacht. Die meisten Fälle wurden in Indien beobachtet. Eine urogenitale Myiasis durch Einwanderung der Larven vieler Spezies in die Blase oder die Vagina ist selten.

Die klinischen Erscheinungen sind unspezifisch und müssen den fortschreitenden Entzündungsprozessen zugeschrieben werden, die oft mit erheblichen Reizerscheinungen der benachbarten Hohlorgane verbunden sind. Die gastrointestinalen Störungen können mit Erbrechen und Melaena einhergehen, wobei die Larven meistens mit den Faeces spontan ausgeschieden werden. Im Konjunktivalsack oder dem Tränengang, in der Nasenhöhle oder den Nebenhöhlen lassen sich die Larven durch geeignete Verfahren nachweisen. Die Larven können durch Spülungen besonders erfolgreich entfernt werden, wenn 5–10% Chloroform in Milch oder einem leichten pflanzlichen Öl für 30 min instilliert wird, am besten nach einer vorhergehenden Spülung. Diese Behandlung muß fortgesetzt werden, um eine Heilung in Gang zu bringen. Bei der intestinalen Myiasis beherbergen die Opfer oft auch noch eine oder mehrere Spezies von Würmern. Abführen und die Durchführung von Wurmkuren sollten den Befall mit Parasiten vermindern.

Myiasis der Augen

Ein Befall der Konjunktiven mit Fliegenlarven kommt in den Tropen häufig vor, ist aber in den USA ebenso wie in Mitteleuropa selten. Zahlreiche Fliegenspezies wurden schon als Ursache angeschuldigt. Die Larven dringen in den Konjunktivalsack ein und verursachen eine unspezifische Entzündung. Wenn sie sich im Bereich des Auges und der Orbita ausbreiten, kann die Entzündung und die daraus entstehende Nekrose schwerwiegende Folgen haben. Der Inhalt der Orbita und die knöcherne Wand können zerstört werden und eine Invasion in die Meningen erfolgen.

Starkes Jucken und Reizerscheinungen sind die Kardinalsymptome. Die Konjunktiva ist gerötet und wund. Zahlreiche lange weiße Larven sind besonders in den Fornices zu sehen.

Die Behandlung besteht aus einer mechanischen Entfernung der Larven nach Instillierung von Kokain, das auf sie lähmend wirkt. Wenn die Larven in geringer Zahl vorhanden sind und entfernt werden können, ist die Krankheit beendet. Wenn jedoch eine weitere Ausbreitung möglich ist, wird die Prognose sehr ungünstig, da die Larven Gewebe befallen, in dem jede Behandlungsmöglichkeit außer dem Versuch eines chirurgischen Eingriffes hinfällig ist.

In solchen Fällen kommt es häufig zu einer Zerstörung der knöchernen Orbitalwand und ihres Inhalts.

Literatur: Kapitel 26. Infektionskrankheiten: Metazoen

(Vgl. auch Literaturangaben zum Kap. 22, S. 1149)

Jirovec, O.: Parasitologie für Ärzte. Jena: Fischer 1970.

Landmann, H.: Lungenkrankheiten durch Parasiten. Leipzig: Barth 1972.

Mohring, D.: Touristikmedizin. Stuttgart: Thieme 1977.

Nauck, E. G.: Lehrbuch der Tropenkrankheiten. Stuttgart: Thieme 1975.

Piekarski, G.: Medizinische Parasitologie. Berlin-Heidelberg-New York: Springer 1975.

Wiesmann, E.: Medizinische Mikrobiologie. Stuttgart: Thieme 1978.

Therapieschemata zum Kap. 26: Infektionskrankheiten: Metazoen
(Stichwörter in alphabetischer Reihenfolge)

ASKARIASIS

Piperazin (Mittel der Wahl), bis 15 kg KG 1,0 g, 15 bis 25 kg KG 2,0 g, 25 bis 50 kg KG 3,0 g und über 50 kg KG 3,5 g jeweils 1 × tgl. an zwei aufeinanderfolgenden Tagen (evtl. Kur nach einer Woche wiederholen) oder Tiabendazol, 25 mg/kg KG 2 × tgl. oral für 2 Tage (Cave: Nebenwirkungen wie Erbrechen, Schwindel und selten Leukopenie!) oder Mebendazol (100 mg 2 × tgl. für 3 Tage)

BANDWURM-INFEKTIONEN

1. ggf. Klinikaufnahme für eine Bandwurmkur
2. sorgfältige Untersuchung des Stuhls nach dem Abführen (erneute Kontrolle 6 Monate nach Behandlungsende)
3. Niclosamid (Mittel der Wahl, außer T. solium), 4 Tbl. à 0,5 g in tägl. Einzeldosis für 5–7 Tage
4. bei T. solium wird Chinacrinhydrochlorid gegeben, neuerdings sehr erfolgreich auch Mebendazol
5. bei T. solium und T. saginata kann auch Paromomycin verabreicht werden

BILHARZIOSE

(Schistosomiasis)
1. bei langdauernder B. sind unterstützende Allgemeinmaßnahmen, Diätverordnungen und korrigierende chirurg. Eingriffe vonnöten; von einer Chemotherapie bei Patienten mit Leberinsuffizienz ist abzuraten
2. in weniger fortgeschrittenen Krankheitsfällen wird eine medikamentöse Behandlung empfohlen (Cave: Periodische Laborkontrollen sind für mindestens 6 Monate erforderlich!) mit Praziquantel (Biltricide®) oder Stibophen.

CLONORCHIASIS

1. Chloroquindiphosphat, Erw. 250 mg als Base 3 × tgl. oral, nach Möglichkeit bis zu 6 Wochen
2. evtl. Emetin in Kombination mit Chloroquin

DRAKUNKULOSE

1. Bettruhe, betroffene Körperteile hochlagern
2. Läsion reinigen, feuchte Kompressen, Sekundärinfektionen mit Antibiotika behandeln
3. Niridazol, 25 mg/kg KG tgl. für die Dauer von

7 Tagen; auch Metronidazol oder Tiabendazol können gegeben werden.
4. chirurg. Entfernung des Wurmes unter Lokalanästhesie mittels Inzision nach vorheriger Antihistaminikagabe
5. Entfernung durch Extraktion

ECHINOKOKKOSE

chirurg. Entfernung der intakten Zyste

ENTEROBIASIS

s. Oxyuriasis, S. 1219

FASZIOLIASIS

Gabe von Emetinhydrochlorid, 1 mg/kg KG i. m. tgl. für 7 Tage (maximale Tagesdosis 65 mg)

FASZIOLOPSIASIS

Verabreichung von kristallinem Hexylresorcinol, Erw. 1 g tgl. oral (morgens auf nüchternen Magen), Kdr. erhalten 0,1 g pro Lebensjahr (bis zum 10. Lebensjahr)
(Cave: regelmäßig abführen, am Abend zuvor leichtes Essen einnehmen, Behandlung nach 3–4 Tagen wiederholen)

FILARIASIS

1. während fieberhafter und entzündlicher Perioden Bettruhe
2. Diäthylcarbamazin [Mittel der Wahl], 2–3 mg des Citrats pro kg/KG 3 × tgl. oral für 14 (–21) Tage; am ersten Tag nur eine Dosis geben, notf. Kur (mehrmals) wiederholen
3. alternativ Germanin Bayer
4. für Sekundärinfektionen Antibiotikatherapie
5. bei Orchitis u. ä. Anlegen eines Suspensoriums
6. zur Ödembehandlung Ruhigstellung und Hochlagerung der betroffenen Extremität und Anlegen einer Bandage
7. bei Elephantiasis ggf. chirurg. Behandlung (strenge Operationsindikation!)

HAKENWURMKRANKHEIT

1. Gabe von Tetrachloraethylin (Mittel der Wahl bei Necator), 0,12 ml/kg KG (maximal 5 ml in Gelatinekapseln à 1,0 ml) morgens auf nüchternen Magen (am vorherigen Abend Magnesiumsulfat oder -citratlösung verabreichen und ein leichtes Essen einnehmen); 1 Woche nach

Kap. 26: Infektionskrankheiten: Metazoen

der Behandlung an drei aufeinanderfolgenden Tagen Stuhluntersuchung vornehmen, evtl. Therapie nach zwei Wochen wiederholen; statt T. kann evtl. auch Hexylresorcin an 3 aufeinanderfolgenden Morgen gegeben werden (Cave: Tetrachloraethylen ist bei Alkoholismus, chron. gastrointestinalen Beschwerden, Lebererkrankungen sowie bei gleichzeitiger Schwermetallbehandlung kontraindiziert)
– Bepheniumhydroxynaphthoat
(Mittel der Wahl bei Ancylostoma und zur Massentherapie von Kindern geeignet), 5 g 2 × tgl. oral, an einem Tag verabreichen (gegebf. Dosis nach einigen Tagen wiederholen, Kinder unter 22 kg KG erhalten die halbe Dosis); bei Necator dieselbe Dosis 3 Tage lang geben (Cave: Nach der Behandlung nicht abführen!)
2. hochwertige eiweißreiche Kost
3. Eisentherapie zur Anämiebehandlung (z. B. mit Eisensulfat 0,2–0,3 g 3 × tgl. nach den Mahlzeiten)
4. Mitbehandlung einer gleichzeitigen Askariasis mit Piperazin

LARVA MIGRANS CUTANEA

1. in schweren und hartnäckigen Fällen Vereisung mit Chloraethyl an der Spitze der Hauteruptionen
2. Tiabendazol (Minzolum®) in Einzeldosis verabreichen
3. evtl. auch lokale Injektionen von Chloroquindiphosphat
4. ggf. Allgemeinbehandlung mit Diäthylcarbamazin, 2–4 mg/kg KG (heilt allerdings Infektionen nicht aus!)
5. bei Juckreiz Antihistaminikagabe; zur Behandlung von Sekundärinfektionen Verabreichung von Antibiotikasalben

LOIASIS

1. Diäthylcarbamazin, 2–3 mg/kg KG 3× tgl. oral nach den Mahlzeiten für 14 Tage (Cave: am ersten Tag nur Einzeldosis verabreichen, weitere Dosierung an den folgenden Tagen nach Reaktion des Patienten)
2. evtl. am Anfang der Kur zusätzliche Antihistaminikagabe

MYIASIS

1. Entfernung der Larven aus den Körperhöhlen durch Spülungen (5–10%iges Chloroform in Milch oder leichtem Öl)

2. evtl. zusätzliche Wurmkur
3. bei Myiasis der Augen mechanische Entfernung der Larven nach Instillation von Kokain

ONCHOZERKIASIS

1. Diäthylcarbamazin, 2–3 mg/kg KG 3× tgl. oral für 14–21 Tage (Behandlung zunächst in kleinen Dosen beginnen, Dosierung innerhalb von 3–4 Tagen steigern); bei Augenbefall anfangs tgl. Einzeldosis 0,25 mg/kg KG; Kur ggf. wiederholen.
(Cave: bei allergischen Symptomen Antihistaminika verabreichen) oder
Suraminnatrium, 1 g (in einer 10%igen Lösung in destilliertem Wasser) i. v. alle 4–7 Tage (maximale Gesamtdosis 5–10 g), Testdosis 0,2 g am Anfang der Behandlung
2. chirurg. Entfernung der Knoten (vor allem in der Nähe der Augen, aber auch aus kosmetischen Gründen)

OXYURIASIS

(Enterobiasis)
1. gleichzeitige Behandlung aller infizierten Personen (auch Kontaktpersonen)
2. sorgfältiges hygienisches Verhalten der Erkrankten
3. Piperazin als Citrat (Sirup 100 mg/ml-Tabl. à 250 oder 500 mg); Dosierung für eine 8-Tage-Kur: bis 7 kg KG 250 mg tgl., 7–15 kg KG 250 mg 2× tgl., 15–30 kg KG 500 mg 2× tgl. und über 30 kg KG 1,0 g 2× tgl. oder Pyrviniumembonat (als Suspension) Einzeldosis 5 mg/kg KG (Maximaldosis 0,25 g), Wiederholung der Dosis nach 2 Wochen möglich oder
Mebendazol (hoch wirksam, nicht für Kdr. unter 2 J. geeignet), Einzeldosis 100 mg oral; nach 2 Wochen Wiederholung der Behandlung

SCHISTOSOMIASIS

s. Bilharziose, S. 1218

STRONGYLOIDIASIS

1. bei gleichzeitigem Hakenwurm- und/oder Askarisbefall diese Erkrankungen zuvor behandeln
2. Tiabendazol (Minzolum®), 25 mg/kg KG 2× tgl. oral für 2 Tage (Mittel der Wahl, Cave: Nebenwirkungen wie Erbrechen, Schwindel, selten Leukopenie!)

Kap. 26: Infektionskrankheiten: Metazoen

TRICHINOSE

1. in schweren Fällen Klinikaufnahme und sorgfältige Pflege
2. ACTH und Kortikosteroide verabreichen (anfangs erhöht dosieren)
3. bei akuter Trichinose kann Tiabendazol (Minzolum®), 25 mg/kg KG 2× tgl. oral für 2–4 Tage, gegeben werden
4. evtl. Kombination von Tiabendazol mit Pyrviniumembonat

TRICHURIASIS

1. ein asymptomatischer leichter bis mäßiger Befall bleibt unbehandelt
2. bei schweren Infektionen Mebendazol oder Einlauf (für 1 Std) mit 1000–1500 ml 0,2%igem Hexylresorcin

27. Infektionskrankheiten: Mykosen*

(sowie Tabellen und allgemeine Literatur zur Antibiotika- und Chemotherapie)

Kokzidioidomykose**

Diagnostische Merkmale
- Grippeähnliche Erkrankungen mit Abgeschlagenheit, Fieber, Rückenschmerzen, Kopfschmerzen und Husten
- Pleuraschmerz
- Gelenkschmerz und periartikuläre Schwellung der Knie und Fußknöchel
- Erythema nodosum oder Erythema multiforme
- Streuung (selten) kann zu Meningitis oder granulomatösen Veränderungen in einzelnen oder auch allen Organen führen
- Die Röntgenbefunde variieren stark. Vom Bild einer Pneumonie bis zu Kavernenbildungen kann alles vorkommen
- Ein positiver Hauttest und serologische Tests sind aufschlußreich
- Im Sputum oder in den Geweben sind Endosporen enthaltene Kugelgebilde nachweisbar

Allgemeine Betrachtungen
An die Kokzidioidomykose sollte bei der Diagnostik jeder unklaren Erkrankung bei einem Patienten gedacht werden, der in einem endemischen Gebiet gelebt oder es besucht hat.

Zur Infektion kommt es durch Inhalation von Arthrosporen oder Myzelfragmenten von *Coccidioides immitis*, einem Pilz, der im Erdboden wasserarmer Regionen der südwestlichen USA, Mexikos und bestimmter Gebiete Zentral- und Südamerikas wächst. Etwa 60% aller Infektionen verlaufen ohne klinische Erscheinungen und werden nicht erkannt, es sei denn durch die spätere Entdeckung eines positiven Kokzidioidin-Hauttests. Bei den restlichen 40% können die Symptome sehr ausgeprägt sein und ärztliche Behandlung erfordern. Weniger als 1% zeigen Streuung, jedoch ist unter diesen Patienten die Mortalitätsrate hoch.

Die medikamentöse Behandlung erfolgt vornehmlich mit Ketoconazol oral. Weitere Behandlungsmöglichkeiten s. Therapieschema S. 1232.

---

* Oberfl. Mykosen sind in Kapitel 3, Dermatologie abgehandelt worden
** s. Anmerkung, S. 1140 (*)
*** s. Anmerkung, S. 1140 (*)

Histoplasmose***

Diagnostische Merkmale
- Von Symptomlosigkeit bis zu ausgeprägten Symptomen am Respirationstrakt mit Krankheitsgefühl, Fieber, Husten und Brustschmerzen
- Ulzerationen des Naso- und Oropharynx
- Hepatomegalie, Splenomegalie und Lymphadenopathie
- Anämie und Leukopenie
- Durchfall bei Kindern
- Positiver Hauttest; positive serologische Befunde; kleine Sproßpilzzellen, die man in retikuloendothelialen Zellen findet; die Kultur sichert die Diagnose

Allgemeine Betrachtungen
Die Histoplasmose wird durch *Histoplasma capsulatum* hervorgerufen, einem Pilz, der in den endemischen Gebieten (zentrale und östliche USA, Ostkanada, Mexiko, Zentralamerika, Afrika und Ostasien) aus dem Erdboden isoliert wurde. Sehr wahrscheinlich kommt es zur Infektion durch das Einatmen von Sporen oder Myzelfragmenten. Diese verwandeln sich in kleine Sproßzellen, die in der Lunge von phagozytierenden Zellen aufgenommen werden. Die Mikroorganismen vermehren sich und können mit dem Blut in andere Teile des Körpers getragen werden.

Es gibt keine spezielle Behandlung. Amphotericin B hat sich vor allem bei den leichteren Formen der Histoplasmose bewährt. Für die progressivere Form der H. kann alternativ Ketoconazol für die Dauer eines Jahres (200 mg tgl. oral) verabreicht werden.

Kryptokokkose

Die Kryptokokkose, eine chronisch verlaufende, disseminierende Infektion, die häufig das ZNS befällt, wird hervorgerufen durch *Cryptococcus neoformans*. Dies ist ein eingekapselter, hefeähnlicher Sproßpilz, der im Erdboden und in Taubennestern gefunden wurde. Infektionen des Menschen sind weltweit verbreitet.

Man nimmt an, daß eine Infektion meist durch Inhalation zustande kommt. In der Lunge kann sie entweder lokalisiert bleiben, ausheilen oder streuen. Nach einer Dissemination kann es zu Veränderungen an jedem Organ kommen, jedoch ist der Befall des ZNS die Regel und im allgemeinen auch die Todesursache. Die generalisierte Meningoenzephalitis tritt häufiger auf als das lokalisierte Granulom im Gehirn oder Rückenmark. Einzelne umschriebene Veränderungen können sich in der Haut und in seltenen Fällen in den Knochen und anderen Organen ausbilden.

Die Kryptokokkose wurde einmal für eine absolut tödlich verlaufende Erkrankung gehalten, es sind jedoch einige Fälle von spontaner Rückbildung (besonders bei Lungenbefall) beschrieben worden. Die Zahl tödlich verlaufender Fälle nimmt andererseits zu als Folge der zunehmenden Anzahl infizierter Personen, die in einem schlechten Allgemeinzustand sind.

Bei der pulmonalen Kryptokokkose gibt es keine spezifischen subjektiven oder objektiven Symptome, viele Patienten sind so gut wie symptomlos. Der Patient kann einen subakuten Atemwegsinfekt mit leichtem Fieber, Pleuraschmerz und Husten zeigen; Auswurf ist möglich. Die physikalische Untersuchung ergibt gewöhnlich Zeichen einer Bronchitis oder pulmonalen Verdichtung. Das Röntgenbild zeigt in der Regel eine solitäre, mäßig dichte Infiltration in der unteren Lungenhälfte mit wenig oder keiner Hilusvergrößerung. Eine mehr diffuse pneumonische Infiltration ebenfalls in den unteren Partien, eine ausgedehnte peribronchiale Infiltration oder miliare Veränderungen können ebenfalls vorkommen.

Bei ZNS-Befall bietet die jüngste Anamnese gewöhnlich einen Infekt der oberen Luftwege oder der Lunge. Immer stärker werdende Kopfschmerzen sind in der Regel erstes und auffallendstes Symptom. Schwindel, Übelkeit, Appetitlosigkeit, Augenstörungen und Minderung der geistigen Leistungsfähigkeit kommen hinzu. Nackensteifigkeit stellt sich ein, das Kernigsche und Brudzinskische Zeichen ist positiv. Die Patellar- und Achillessehnenreflexe sind oft abgeschwächt oder fehlen.

Die Hautveränderungen wechseln in ihren Erscheinungsformen. Akneiforme Schäden werden am häufigsten gesehen. Diese wachsen langsam, ulzerieren, verschmelzen untereinander und bedecken dann ein großes Areal. Knochenbefall ist schmerzhaft, das betroffene Gebiet ist oft aufgetrieben. Ein Befall des Auges kann durch direkte Ausbreitung über den Subarachnoidalraum in den Nervus opticus zustande kommen.

Eine leichte Anämie, Leukozytose und Senkungsbeschleunigung werden registriert. Die Liquorbefunde zeigen erhöhten Druck, viele weiße Zellen (im allgemeinen Lymphozyten), eingekapselte Sproßzellen, erhöhte Eiweiß- sowie verminderte Zucker- und Chloridwerte. Die Pilzelemente sind in einem mit Indisch Blau gefärbten Präparat leicht nachweisbar.

Es gibt für die Kryptokokkose inzwischen eine spezifische Therapie. Amphotericin B hat in Kombination mit Flucytosin (für 6 Wochen gegeben) gewöhnlich Erfolge gebracht, wenn die Behandlung vor einem stärkeren Befall des ZNS eingeleitet wurde. Amphotericin B wurde auch zur Bildung eines Zisternen- oder ventrikulären Reservoirs angewendet. Die chirurgische Resektion von Lungengranulomen hat Erfolge gezeigt.

Nordamerikanische Blastomykose*

Allgemeine Betrachtungen

Blastomyces dermatitidis ist der Erreger dieser chronisch verlaufenden, den ganzen Organismus befallenden Pilzinfektion. Die Erkrankung tritt häufiger bei Männern und in geographisch begrenzten Gebieten der zentralen und östlichen USA und Kanadas auf. Vereinzelte Fälle wurden in Mexiko, Südamerika und Afrika beobachtet.

Leichte oder symptomlose Fälle wurden nie gesehen. Nach erfolgter Aussaat werden Schädigungen am häufigsten in der Haut, den Knochen und dem ZNS gefunden, obwohl jedes oder auch alle Organe des Körpers gleichzeitig befallen werden können.

Über die mildeste, pulmonale Form dieser Erkrankung ist nur wenig bekannt. Husten, mäßiges Fieber, Dyspnoe und Thoraxschmerzen fallen als Symptome bei den Patienten auf. Die Symptome können entweder wieder verschwinden oder sich zu ausgeprägten Erscheinungen steigern wie blutigem und eitrigem Auswurf, Rippenfellentzündung, Fieber, Schüttelfrost, Gewichtsverlust und Entkräftigung.

Für die Blastomykose gibt es keine spezifische Therapie. Amphotericin B scheint das beste aller verfügbaren Mittel zu sein.

Südamerikanische Blastomykose**

(Parakokzidioidomykose)

Allgemeine Betrachtungen

Infektionen mit *Paracoccidioides brasiliensis* werden nur bei Patienten gefunden, die in Süd- oder Zentralamerika und Mexiko ansässig waren.

Eine Ulzeration im Naso- und Oropharynx ist im

---

* s. Anmerkung, S. 1140 (*)
** s. Anmerkung, S. 1140 (*)

allgemeinen erstes Symptom. Papeln ulzerieren und breiten sich sowohl an der Oberfläche als auch tiefer in das subkutane Gewebe aus. Ausgedehnte verschmelzende Ulzerationen können unter Umständen zu einer Zerstörung der Epiglottis, der Stimmbänder und der Uvula führen. Ausbreitung über die Lippen und das Gesicht kann vorkommen. Essen und Trinken sind außerordentlich schmerzhaft. Die Hautschäden sind variabel in ihren Erscheinungsformen, sie zeigen u. a. zentral einen nekrotischen Krater mit hartem hyperkeratotischem Rand. Den Schleimhautläsionen folgen immer Lymphknotenschwellungen, eventuell mit Ulzerationen und Bildung von Fistelhöhlen. Lymphknotenvergrößerung kann das zunächst ins Auge fallende Symptom sein, später folgen Vereiterung und Durchbruch durch die Haut. Bei einigen Patienten werden als erstes gastrointestinale Störungen bemerkt. Obgleich Leber und Milz vergrößert sind, fehlen spezifische gastrointestinale Symptome. Husten, manchmal mit Auswurf, zeigt eine Lungenbeteiligung an, aber oft sind die Beschwerden und Symptome gering, auch wenn im Röntgenbild schwere parenchymatöse Veränderungen der Lunge auffallen. Die ausgedehnte Ulzeration des ganzen Intestinaltrakts verhindert eine ausreichende Nahrungsaufnahme und Resorption. Die meisten Menschen werden früh kachektisch; der Tod tritt in der Regel durch Mangelernährung ein.

Neuerdings werden erste Behandlungserfolge mit Ketoconazol (200–400 mg tgl. oral für die Dauer von mindestens 6 Monaten) berichtet.

Kandidiasis

Kulturen von *Candida albicans* können bei etwa 65% der Bevölkerung aus Rachen- und Vaginalabstrich oder Stuhl gezüchtet werden. Die Kandidiasis kommt jedoch ausgesprochen bei geschwächten Personen vor. Mundfäule, Vaginitis, Hautschäden (oft in intertriginösen Bereichen), Nagelbettentzündungen und Paronychien durch diesen Pilz sind häufig. Das ist in diesem Buch an anderer Stelle behandelt worden (s. Kap. 3). Eine generalisierte Infektion wird gewöhnlich bei Patienten gefunden, die Lungenerkrankungen durchgemacht haben, an einem Diabetes mellitus leiden, allgemein geschwächt sind oder aber eine lange antibiotische Therapie hinter sich haben. Candida albicans ist häufiger Erreger einer sekundären Infektion bei schon bestehenden andersartigen Infektionen.

Bei der Allgemeininfektion gibt es zwei Typen: Die Endokarditis, die fast nur schon vorgeschädigte Herzklappen befällt, tritt gewöhnlich nach einer Herzoperation oder durch Inokulation mit verunreinigten Nadeln oder Kathetern ein. Splenomegalie und Petechien sind die Regel, Embolien sind häufig. Bei dem anderen Typ der Allgemeininfektion sind die Niere, das Myokard und das Gehirn der übliche Sitz der Infektion. Diese Form folgt häufig auf eine Antibiotika- oder Glukokortikoidtherapie wegen schwerer und kräftezehrender Erkrankungen. Die Kandidiasis des oberen Intestinaltrakts stellt oft den Ausgangspunkt dar. Splenomegalie und Petechien sind hier selten. Bei Befall der Nieren kommt es gewöhnlich zur Fungiurie; andererseits findet man gerade bei älteren Personen Candida-Organismen als Saprophyten in der Blase oder Urethra.

Es ist umstritten, ob es eine primäre bronchiale oder pulmonale Infektion gibt. Eine Infektion in diesen Gebieten ist so gut wie immer auf eine andere schwere Grundkrankheit aufgepfropft.

Candida albicans stellt sich als eine grampositive Sproßzelle (2,5–6,0 μ) und als Pseudomyzel dar. Sie ist auf Kulturmedien gut züchtbar. Candida albicans ist der häufigste Erreger der Allgemeinerkrankung, aber *Candida tropicalis* und *Torulopsis glabrata* sind nicht selten. Endokarditis kann durch viele Stämme hervorgerufen werden.

Als Mittel der Wahl gilt das neue Breitspektrumantimykotikum Ketoconazol, 200 mg tgl. oral.

Intravenöse Verabreichung von Amphotericin B (eventuell in Kombination mit Flucytosin) ist alternativ bei schwerer generalisierter Infektion möglich. Gleichzeitig bestehende orale, gastrointestinale und Hautschädigungen können auch mit Amphotericin B, Miconazol oder Nystatin in Form von Mundspülungen, Tabletten (500 000 Einheiten 3× tgl.) und Lösungen behandelt werden. Gentianaviolett, 1%ig in 10–20%igem Alkohol, ist ebenfalls wirksam bei Mund-, Haut- und Vaginalbefall. Antibiotikabehandlungen sollten wenn möglich abgebrochen werden. Gelegentlich genügt es, die Grundkrankheit zu beseitigen, um eine Kandidiasis auch ohne spezifische Therapie unter Kontrolle zu bekommen. Alle Patienten mit einer Kandidiasis sollten sorgfältig auf Diabetes mellitus untersucht werden.

Die Endokarditis spricht auf Amphotericin B meist schlecht an. Bei anderen Allgemeininfektionen ist die Prognose generell gut, wenn die zugrundeliegenden prädisponierenden Faktoren ausgeschaltet werden.

Nocardiose

Nocardia asteroides ist der Erreger der pulmonalen und generalisierten Nocardiose. Andere Nocardiastämme werden in dem Kapitel über das Myzetom noch abgehandelt. Die Mehrzahl der Nocardiosepatienten hat schwere Grundleiden, besonders Lymphosarkome, Leukämien und andere neoplastische Erkrankungen.

Ein Lungenbefall äußert sich zu Beginn gewöhnlich in Krankheitsgefühl, Gewichtsverlust, Fieber und Nachtschweiß. Husten und eitriger Auswurf machen die Hauptbeschwerden aus. Das Röntgenbild zeigt massive Verdichtungsgebiete, in der Regel in den Unterfeldern beider Lungen. Kleine Verflüssigungszonen, die durch Abszeßbildung innerhalb der verdichteten Massen entstehen, können zu multiplen Kavernen führen. Es kann zur Penetration durch die Brustwand bis nach außen kommen unter Mitbefall der Rippen. Pleuraadhäsionen kommen oft vor.

Die Dissemination, die gerade bei Patienten in schlechtem Allgemeinzustand nicht selten ist, kann jedes Organ erfassen. Schädigungen des Gehirns und der Meningen stehen an erster Stelle. Sie können im Anschluß an nur geringfügige pulmonale Symptome als Folge einer derartigen Streuung auftreten.

Eine erhöhte Senkung und Leukozytose mit Vermehrung der Neutrophilen werden bei der generalisierten Nocardiose gefunden. N. asteroides stellt sich gewöhnlich als feine, verzweigte, grampositive, teilweise säurefeste Filamente dar. Der eindeutige Nachweis erfolgt durch Züchtung.

Die Nocardiose spricht im allgemeinen auf Co-trimoxazol, 2 Tabl. 2 x tgl. oral, an. Zur Bestimmung eines geeigneten Antibiotikums, das gleichzeitig in hoher Dosierung verabreicht wird, sollten Resistenzprüfungen vorgenommen werden. Die Erkrankung reagiert nur langsam auf die Behandlung, deshalb sollte letztere auch nach Verschwinden aller klinischen Symptome noch über mehrere Monate fortgesetzt werden. Chirurgisches Eingreifen − wie Drainage und Resektion − kann unerläßlich sein.

Die Prognose der generalisierten Nocardiose ist ohne rechtzeitige Diagnose und Therapie schlecht.

Aktinomykose

Actinomyces israelii kommt in der normalen Flora des Mundes und der Tonsillarkrypten vor. Es handelt sich um einen anaeroben, grampositiven, verzweigtfädigen Mikroorganismus, der den Bakterien insofern ähnelt, als seine Filamente (1 μ im Durchmesser) leicht in bakterienartige Stücke zerfallen. Im erkrankten Gewebe sind diese Filamente als kompakte Masse, Drusen genannt, sichtbar. Wenn A. israelii zusammen mit Bakterien in Gewebe gelangt, wird er zum pathogenen Erreger. Derbe, indurierte, granulomatöse und eitrige Veränderungen entwickeln sich, die zur Ausbildung von Fistelgängen führen. Der häufigste Sitz der Infektionen ist der zerviko-faziale Bereich (etwa 60% der Fälle).

Sie tritt typischerweise nach einer Zahnextraktion oder einem anderen Trauma auf. Es kann zum Befall des Verdauungstraktes oder der Lungen kommen infolge Verschluckens oder Inhalation des Pilzes von seinem endogenen Ursprungsort im Mund her.

Die zerviko-faziale Aktinomykose schreitet langsam voran. Das Gebiet wird auffallend induriert, die darüberliegende Haut rötet sich oder wird zyanotisch. Die Oberfläche ist unregelmäßig. Innen entstehende und nach außen durchbrechende Abszesse halten sich hartnäckig über lange Zeit. Im Eiter lassen sich Drusen finden. Im allgemeinen ist der Schmerz gering, es sei denn, es besteht eine ausgeprägte Sekundärinfektion. Trismus zeigt an, daß die Kaumuskulatur mitbetroffen ist. Das Röntgenbild verrät eine eventuelle Knochenbeteiligung sowohl mit Schwund als auch Proliferation des darunterliegenden Knochens.

Die abdominale Form der Aktinomykose verursacht in der Regel Schmerzen in der Ileozökalregion, Fieberzacken und Schüttelfröste, Darmkoliken, Erbrechen und Gewichtsverlust. Unregelmäßige Gewebsmassen werden in der Ileozökalregion oder auch in anderen Bereichen des Abdomens palpabel. Fisteln nach außen können sich ausbilden. Das Röntgenbild zeigt unter Umständen Verdichtungen oder eine Vergrößerung der Bauchorgane. Wirbel oder Bekenknochen können miteinbezogen sein.

Die thorakale Form der Aktinomykose beginnt mit Fieber, Husten und Auswurf. Der Patient wird kraftlos, verliert an Gewicht und klagt unter Umständen über Nachtschweiß und Dyspnoe. Pleuraschmerz kann auftreten. Dysphagie kann ihre Ursache in einem Befall des Mediastinums haben. Multiple Fisteln können durch die Brustwand zum Herzen oder in die Bauchhöhle durchbrechen. Rippen sind möglicherweise mitbefallen. Das Röntgenbild zeigt massive Verdichtungszonen, häufig in den Lungenunterfeldern.

Die Blutsenkung kann bei Patienten mit progressivem Krankheitsverlauf erhöht sein. In der Regel bestehen Anämie und Leukozytose. Der anaerobe grampositive Mikroorganismus kann als Granulum oder als aufgelockertes, verzweigtes grampositives Filament im Eiter erscheinen. Um A. israelii von Nocardiastämmen zu unterscheiden, ist eine anaerobe Kultur notwendig. Diese gezielte Diagnostik mit Hilfe der Kultur zur Vermeidung einer Verwechslung mit der Nocardiose ist unerläßlich, weil die spezifische Therapie grundsätzlich anders ist.

Penicillin G ist das Mittel der Wahl. 10 bis 20 Millionen Einheiten werden 4–6 Wochen lang auf parenteralem Wege gegeben. Dann wird die Behandlung mit Penicillin V oral fortgesetzt. Massive Therapie über lange Zeit ist nötig, um wirksame Mengen des Präparates in die Abszesse, die den Erreger beherbergen, zu tragen. Sulfonamide oder auch

Streptomycin können noch zusätzlich gegeben werden, um gleichzeitig vorhandene gramnegative Mikroorganismen unter Kontrolle zu bekommen. Breitbandantibiotika sollten nur hinzugezogen werden, wenn Empfindlichkeitstests ergaben, daß der Erreger penicillinresistent ist. Ein sofortiger Rückgang der Symptome oder prompte Besserung können bei dem chronischen Charakter der Erkrankung nicht erwartet werden. Die Therapie sollte nach Verschwinden aller klinischen Erscheinungen noch über Wochen und Monate fortgesetzt werden, um die Ausheilung zu sichern. Chirurgisches Vorgehen wie Drainage und Resektion sind von großem Nutzen.

Sofern mit Penicillin behandelt und chirurgisch eingegriffen wird, ist die Prognose gut. Wegen der Schwierigkeiten bei der Diagnose kann es jedoch zu ausgedehnten Gewebszerstörungen kommen, bevor noch die Therapie eingeleitet wird.

Sporotrichose

Die Sporotrichose ist eine durch das *Sporotrichum schenkii* verursachte chronische Pilzinfektion. Sie ist weltweit verbreitet. Die meisten Patienten sind Leute, die beruflich Kontakt mit dem Erdboden, mit Pflanzen oder mit modrigem Holz haben. Es kommt zu einer Infektion, wenn der Erreger durch ein Trauma — häufig an Hand, Arm oder Fuß — in die Haut gelangt.

Die verbreitetste Form der Sporotrichose beginnt mit einem derben, nicht druckempfindlichen subkutanen Knoten. Dieser verbackt später mit der Oberhaut, ulzeriert (schankerartig) und kann sich in dieser Form über lange Zeit halten. Innerhalb weniger Tage bis Wochen entstehen in der Regel im Verlauf der Lymphbahnen dieses Gebietes ähnliche Knoten, die ebenfalls ulzerieren können. Die Lymphgefäße werden derb und sind leicht zu tasten. Die Ausbreitung der Infektion sistiert gewöhnlich, noch bevor die regionalen Lymphknoten befallen sind. Hämatogene Streuung ist selten. Das Allgemeinbefinden des Patienten ist in der Regel nicht beeinträchtigt, nur wenige Patienten klagen über erhebliche Schmerzen. Es kann vorkommen, daß die Hautinfektion sich nicht entlang der Lymphbahnen ausbreitet, sondern nur als warzige oder papulöse schuppige Läsion imponiert, die pustulös werden kann.

Die pulmonale Sporotrichose bietet keine charakteristischen Befunde. Die Patienten können symptomlos sein, andererseits sind aber Pleuraergüsse, Hiluslymphknotenschwellungen, Fibrosierung, Bildung verkäsender Knötchen und Kavernenbildungen beschrieben worden.

Die disseminierte Sporotrichose bietet ein Bild multipler, derber subkutaner Knoten, die über den ganzen Körper verteilt sind. Diese schmelzen ein, brechen aber nur selten spontan durch. Es kann zu Veränderungen auch in den Knochen, Gelenken, Muskeln und inneren Organen kommen.

Typische Laborbefunde gibt es nicht. Zur Sicherung der Diagnose ist die Kultur unerläßlich. Der Hauttest mit hitzegetöteten Erregern oder Sporotrichin fällt positiv aus.

Kaliumjodid, das in zunehmender Menge oral verabreicht wird, fördert eine schnelle Ausheilung, obwohl es keine fungiziden Eigenschaften hat. Man gibt es in Form einer gesättigten Lösung, 5 Tropfen $3\times$ am Tag nach den Mahlzeiten, steigert dann um einen Tropfen pro Gabe bis zu tgl. 3×40 Tropfen. Das gibt man 2 Wochen lang oder bis die Symptome der floriden Erkrankung verschwunden sind. Die Dosis wird dann um einen Tropfen pro Gabe vermindert bis zu 5 Tropfen pro Einnahme und wird dann abgesetzt. Vorsicht ist bei der Herabsetzung der Dosis geboten, sobald Symptome einer Jodvergiftung auftauchen. Amphotericin B — intravenös — hat sich bei der generalisierten Form als wirksam erwiesen. Chirurgisches Vorgehen ist im allgemeinen kontraindiziert, abgesehen von der einfachen Punktion sekundärer Knötchen.

Die Prognose ist für alle Formen der Sporotrichose gut mit Ausnahme der disseminierten, wo wahrscheinlich eine Abnahme der natürlichen Resistenz eine Rolle spielt.

Chromoblastomykose*
(Chromomykose)

Allgemeine Betrachtungen

Die Chromoblastomykose ist eine chronische, prinzipiell tropische Pilzinfektion, die durch mehrere Spezies eng verwandter Pilze mit dunklem Myzel *(Cladosporium [Hormodendrum] spp* und *Phialophora sp)* hervorgerufen wird. In der Natur wachsen diese Pilze als filamentöse Saprophyten im Erdboden und auf verwesenden Pflanzen.

Erst lange Zeit nach der Infektion kommt es zur Ausbildung charakteristischer klinischer Symptome.

Schädigungen treten am häufigsten an einer unteren Extremität auf, sie können aber auch an Händen, Armen oder anderen Stellen vorkommen. Zu Beginn erscheinen eine Papel oder ein Ulkus. Innerhalb von Monaten bis Jahren breiten sich diese aus und werden zu wuchernden, papillomatösen, verrukösen, erhabenen Knoten von blumenkohlähnlichem Aussehen oder zu ausgedehnten trockenen verrukösen Plaques.

Zur Behandlung s. Therapieschema S. 1232.

---

* s. Anmerkung, S. 1140 (*)

Mycetoma

(Maduromykose und aktinomykotisches Mycetoma)

Maduromykose ist die Bezeichnung für die Form des Mycetomas, die durch den echten Pilz hervorgerufen wird. Das aktinomykotische Mycetoma wird durch *Nocardia* und *Streptomyces sp.* verursacht. Die zahlreichen Spezies der erwähnten Pilze kommen im Erdboden vor. Durch Verletzungen bei barfuß laufenden Menschen gelangen sie ins Gewebe. Das Mycetoma kann auch an den Händen und anderen Körperteilen auftreten. Allmählich kommt es im Bereich der subkutanen Veränderungen zur Ausbildung von Fistelhöhlen, die sich sowohl zur Hautoberfläche hin öffnen als auch tief in Muskeln und Knochen vordringen. Der Pilz ist in Granula zusammengeballt, die mit dem Eiter abfließen. Die Erkrankung beginnt mit einer Papel, einem Knoten oder Abszeß, der über Monate oder sogar Jahre langsam fortschreitet und weitere multiple Abszesse sowie tief im Gewebe sich verästelnde Gänge bildet. Das ganze betroffene Gebiet wird induriert, die Haut verfärbt sich. Offene Gewebshöhlen oder atrophische Narben sind über die Oberfläche verteilt. In ausgedehnten Ulzerationen kann es zu bakteriellen Superinfektionen kommen. Röntgenologisch lassen sich destruktive Veränderungen im darunterliegenden Knochen erkennen. Ausgedehnte Fibrosierung des Gewebes führt zu Elephantiasis. Über starke Schmerzen wird erst im weit fortgeschrittenen Stadium der Erkrankung geklagt.

Der Pilz kommt als weißes, gelbes, rotes oder schwarzes Granulum im Gewebe oder Eiter vor. Die mikroskopische Untersuchung hilft bei der Diagnose weiter. Die Granula von Nocardia und Streptomyces bestehen aus feinen, grampositiven, verzweigten Filamenten von 1 μ Durchmesser. Die durch den echten Pilz hervorgerufene Maduromykose zeigt dagegen Granula, die aus 5 μ starken Hyphen bestehen, durchsetzt mit großen, dickwandigen Chlamydosporen.

Bei Patienten mit aktinomykotischem Mycetoma ist die Prognose günstig, da sie im allgemeinen gut auf Sulfonamide und Sulfone ansprechen, besonders bei früh einsetzender Therapie. Man gebe Co-trimoxazol, 2 Tabl. 2 × tgl. – Avlosulfon (Dapson), 100 mg 2 × tgl. nach den Mahlzeiten, oder aber andere Sulfone sollen sich als wirkungsvoll erwiesen haben. Alle diese Mittel müssen über lange Zeit verabreicht werden, selbst nach der klinischen Ausheilung noch einige weitere Monate, um einem Rückfall vorzubeugen. Chirurgische Maßnahmen wie etwa Drainage tragen bedeutend zur Heilung bei.

Für die Maduromykose gibt es keine spezifische Therapie; zur Zeit ist die Prognose noch schlecht. In Einzelfällen sollen Sulfone geholfen haben. Die chirurgische Exzision der ersten Gewebsveränderungen kann eine Ausbreitung verhindern. In weit fortgeschrittenen Fällen ist eine Amputation notwendig.

Infektionen mit bedingt pathogenen Pilzen (sog. Opportunisten)

Kräftezehrende Krankheiten und häufig auch die zu ihrer Behandlung verwendeten Medikamente (Kortikosteroide, Antibiotika, Antimetaboliten), ferner Schwangerschaft und andere Veränderungen des physiologischen Status können bei Patienten eine Empfindlichkeit gegenüber Pilzen, die in der Regel nicht krankmachend sind, hervorrufen. Derartige Faktoren können aber auch eine Infektion durch pathogene Pilze verschlimmern. Der Begriff **Phykomykosen** (Mucormykosen, Zygomykosen) wird angewendet für Infektionen mit Vertretern der *Genera Mucor, Absidia, Rhizopus, Mortierella* und *Basidiobolus*. Diese treten im Gewebe als breite, verzweigte, unseptierte Hyphen in Erscheinung, die eine spezielle Affinität zu den Blutgefäßen haben können. Die Infektionen der Nasennebenhöhlen, der Orbita, des Gehirns und des Verdauungstraktes sind oft mit einer diabetischen Azidose gekoppelt. Unerläßlich ist daher die Kontrolle der diabetischen Stoffwechsellage sowie eine fungistatische Therapie, die möglichst frühzeitig einsetzen muß. Amphotericin B und Kaliumjodid (s. unter Sporotrichose) ferner Nystatin und chirurgische Maßnahmen haben mitunter Erfolge gebracht, aber generell ist die Prognose schlecht.

Die **Aspergillose** kann durch verschiedene Spezies von Aspergillus hervorgerufen werden. Die Besiedelung eines erweiterten Bronchus, die dann zu einer kompakten Pilzmasse („Pilzball") führt, geht in der Regel mit einer gewissen Immunität einher; der Pilz haftet selten an einer Bronchuswand oder penetriert sie. *Aspergillus fumigatus* ruft schwere Infektionen hervor. Er befällt nekrotisches Gewebe oder Lungenkavernen andersartiger Ursache, manchmal mit späterer radialer Ausbreitung in das umgebende Gewebe und gelegentlich mit hämatogener Aussaat. Die Prognose ist schlecht, wenn auch Amphotericin B ebenso wie Flucytosin in einigen Fällen erfolgreich angewendet wurden. Manche Spezies reagieren auf Ketoconazol.

Aspergillus läßt sich im Gewebe oder Sputum als gabelig verzweigte, septierte Hyphen erkennen. In Lungenkavernen können Sporen gebildet werden. Eine mykotische Keratitis kann durch viele Spezies im Normalfall saprophytisch wachsender Pilze verursacht werden. Ein Trauma der Kornea mit anschließender Steroid- oder Antibiotikabehandlung ist in den meisten Fällen der prädisponierende Faktor. Sofortiges Absetzen der Kortikosteroide, Entfernung des infizierten nekrotischen Gewebes und die Applikation eines fungiziden Agens sind nötig, um damit fertig zu werden.

Die **mykotische Keratitis** wird durch zahlreiche Spezies der Saprophyten-Pilze hervorgerufen. Oft liegt ein Trauma der Hornhaut zugrunde, welches mit Steroiden oder Antibiotika behandelt wurde. Die Kortikosteroide sind sofort abzusetzen und Antimykotika (Miconazol, Natamycin, Flucytosin, Amphotericin B, Ketoconazol) zu verabreichen. Mit dem 1982 eingeführten Ketoconazol steht ein besonders wirksames **orales** Breitspektrumantimykotikum zur Verfügung.

Literatur: Kapitel 27.
Infektionskrankheiten: Mykosen

Gsell, O., Mohr, W.: Infektionskrankheiten, Bd. III, Mykosen, Aktinomykosen, Nocardiosen. Berlin-Heidelberg-New York: Springer 1967–1972.

Jawetz, E., Melnick, J. L., Adelberg, E. A.: Medizinische Mikrobiologie. Berlin-Heidelberg-New York: Springer 1980.

Koch, H.: Leitfaden der medizinischen Mykologie. Jena: Fischer 1973.

Male, O.: Medizinische Mykologie für die Praxis. Stuttgart: Thieme 1981.

Müller, E., Löffler, W.: Mykologie. Stuttgart: Thieme 1977.

Nolting, S., Fegeler, F.: Medizinische Mykologie (Kliniktaschenbuch). Berlin-Heidelberg-New York: Springer 1982.

Raab, W.: Mykosebehandlung mit Imidazolderivaten (Kliniktaschenbuch). Berlin-Heidelberg-New York: Springer 1978.

Kombinationsbehandlung mit antimikrobiellen Medikamenten

Indikationen: Gründe für eine Kombinationsbehandlung können sein:

1. Eine unverzügliche Behandlung bei schwerkranken Patienten mit Verdacht auf schwere bakterielle Infektion mit dem Ziel, zwei oder drei der wahrscheinlichsten pathogenen Organismen durch die Behandlung zu erreichen.
2. Um bei chronischen Infektionen durch nicht-kreuzresistente Medikamente die Entwicklung von Resistenzen zu verzögern (z. B. bei der Tuberkulose).
3. Mischinfektionen besonders nach schwerem Trauma.
4. Zur Erreichung eines bakteriziden Synergismus.

Nachteile:

1. Die Kombinationsbehandlung gibt ein falsches Sicherheitsgefühl und führt evtl. zum Nachlassen diagnostischer Anstrengungen.
2. Je mehr Medikamente gegeben werden, desto größer ist die Gefahr einer Sensibilisierung.
3. Unnötig hohe Kosten.
4. Die Kombinationen sind meist nicht wirkungsvoller als ein gezieltes Einzelmedikament.
5. Bei sehr seltenen Gelegenheiten kann sich ein Antagonismus gegenüber einer zweiten, gleichzeitig verabreichten Substanz entwickeln.

Synergismus: Synergistisch wirkende Medikamentenkombinationen müssen durch sorgfältige Laboranalysen entwickelt werden. Ein Beispiel wäre etwa die stufenweise Blockierung von Stoffwechselvorgängen bei Bakterien durch 2 verschiedene Medikamente, wie es etwa bei der gleichzeitigen Verwendung eines Sulfonamids mit Trimethoprim geschieht. Ein anderes Beispiel wäre der Schutz einer zweiten Substanz vor der Zerstörung durch ein Bakterienenzym.

Antimikrobielle Chemoprophylaxe

Durch antimikrobielle Medikamente können natürlich nicht alle Mikroorganismen aus dem Körper entfernt werden. Eine Chemoprophylaxe ist daher beschränkt auf die Wirkung eines spezifischen Medikaments auf einen spezifischen Mikroorganismus. Nur eine möglichst präzise gezielte Chemoprophylaxe kann daher in der Regel wirkungsvoll sein. Bei allen prophylaktischen Anwendungen muß das Risiko einer evtl. Infektion des Patienten gegenüber der möglichen Toxizität, den Kosten, der Unbequemlichkeit und dem verstärkten Risiko einer Superinfektion für den Patienten sorgfältig abgewogen werden.

Überlegungen einer Chemoprophylaxe werden sich besonders auf Patienten mit gesteigerter Empfänglichkeit gegenüber bakteriellen Infektionen beziehen müssen, so zum Beispiel bei Patienten mit kongenitalen oder erworbenen Herzklappenfehlern; funktionellen oder anatomischen Lungenveränderungen (etwa Bronchiektasien); bei Patienten mit chronischen Erkrankungen und immunosuppressiver Therapie u. ä.

Hinsichtlich der Prophylaxe im Bereich der Chirurgie haben einige gut dokumentierte Untersuchungen gezeigt, daß insgesamt die Häufigkeit postoperativer Infektionen durch die Verabreichung von antimikrobiellen Medikamenten nicht wesentlich verringert wird.

Tabellen zur Antibiotika-Behandlung*

Tabelle 27-1. Beispiele für Unverträglichkeit zwischen antimikrobiellen Mitteln und anderen Medikamenten

Antimikrobielles Mittel	Anderes Medikament	Ergebnis
In-vitro-Unverträglichkeit bei Mischung zwecks i. v.-Verabreichung:[a]		
Amphotericin B	Benzylpenicillin Tetrazykline, Aminoglykoside	Präzipitat
Cephalosporine	Calciumgluconat oder Calcium- chlorid, Polymyxin B, Erythromycin, Tetrazykline	Präzipitat
Chloramphenicol	Polymyxin B, Tetrazykline, Vancomycin, Hydrocortison, B-Komplex-Vitamine	Präzipitat
Gentamycin, Tobramycin	Carbenicillin, Ticarcillin	Inaktivierung in vitro
Methicillin	Säurehaltige Lösungen jeder Art, Tetrazykline, Kanamycin	Inaktivierung in 6 Std
Nafcillin	Säurehaltige Lösungen jeder Art, B-Komplex-Vitamine	Inaktivierung in 12 Std
Novobiocin	Aminoglykoide, Erythromycin	Unlösliches Präzipitat
Oxacillin	Säurehaltige Lösungen jeder Art, B-Komplex-Vitamine	Inaktivierung in 12 Std
Penicillin G	Säurehaltige Lösungen jeder Art, B-Komplex-Vitamine, Amphotericin B, Chloramphenicol, Tetrazykline, Vancomycin, Metaraminol, Phenylphrin	Inaktivierung in 12 Std Präzipitat
Polymyxin B	Cephalotin	Präzipitat
Tetrazykline, Lincomycin	Calciumhaltige Lösungen, Amphotericin B, Cephalosporine, Heparin, Hydrocortison, Poly- myxin B, Chloramphenicol, alle zweiwertigen Kationen	Chelatbildung, Inaktivierung, Präzipitat
Vancomycin	Heparin, Penicilline, Hydrocortison, Chloramphenicol	Präzipitat
Interaktionen zwischen Medikamenten:		
Aminoglykoside, Polymyxine	Andere Aminoglykoside, Polymyxine	Gesteigerter Nephrotoxizität, Ototoxizität, Neurotoxizität
Amphotericin B	Digitalis, Curare	Gesteigerte Digitalis- und Curare-Wirkung
Chloramphenicol	Diphenylhydantoin, Dicumarol, Äthanol, Tolbutamid	Erhöhte Blutkonzentration dieser Präparate
Griseofulvin, Rifampicin	Antikoagulantien	Verminderter Antikoagulantien- Effekt
Sulfonamide, Chloramphenicol, Tetrazykline, Nalidixinsäure	Antikoagulantien	Gesteigerter Antiko- agulantien-Effekt (vermutlich bedingt durch die Hemmung der Darmflora, die Vitamin K bildet)
Miconazol	Coumarine	Gesteigerter Antikoagulanten- effekt
Sulfonamide, Chloramphenicol	Sulfonylurea	Hypoglykämie
Sulfonamide (oral)	Methenamin (oral)	Unlösliches HCOH-Sulfonamid im Urin

[a] Viele andere Unverträglichkeiten können vorkommen

---

* Anm. d. Hrsg.: Gegenüber den vorhergehenden Auflagen mußte auch diesmal das allgemein einführende Kapitel über „Antibiotika und Chemotherapeutika" entfallen. Dies erscheint gerechtfertigt, da in den vorangegangenen Kapiteln über die Infektionskrankheiten ausführlich, in den einzelnen Therapieschemata und auch im Präparateverzeichnis die notwendigen Angaben über Antibiotika, insbesondere ihre Dosierungen und Nebenwirkungen, gegeben werden

Tabelle 27-2. Antibiotika-Dosierung bei Nierenschäden

Präparat	Hauptweg der Ausscheidung oder Entgiftung	Ungefähre Halbwertzeit im Serum		Vorgeschlagenes Schema bei Nierenschäden[b]		Signifikante Entfernung des Medikaments durch Dialyse (H = Hämodialyse, P = Peritonealdialyse)
		Normal	Nierenschäden[a]	Anfangsdosis und Verabreichungsform[a]	Man gibt die Hälfte der Anfangsdosis in Abständen von	
Penicillin G	Tubuläre Sekretion	0,5 Std	6 Std	6 g intravenös	8–12 Std	P, H nein
Ampicillin	Tubuläre Sekretion	1 Std	8 Std	6 g intravenös	8–12 Std	H ja, P nein
Carbenicillin	Tubuläre Sekretion	1,5 Std	16 Std	4 g intravenös	12–18 Std	H, P ja
Ticarcillin	Tubuläre Sekretion	1,5 Std	16 Std	3 g intravenös	12–18 Std	H, P ja
Nafcillin	Niere 20%, Leber 80%	0,5 Std	2 Std	2 g intravenös	4–6 Std	H, P nein
Cephalothin	Tubuläre Sekretion	0,8 Std	8 Std	4 g intravenös	18 Std	H, P ja
Cephalexin/ Cephadrin	Tubuläre Sekretion und glomeruläre Filtration	2 Std	15 Std	2 g oral	8–12 Std	H, P ja
Cefazolin/ Cefoxitin	Tubuläre Sekretion und glomeruläre Filtration	2 Std	30 Std	2 g i. m.	24 Std	H, P ja
Cefamandol	Tubuläre Sekretion und Leber	1 Std	16–20 Std	2 g intravenös	12–18 Std	H, P ja
Cefotaxim/ Moxalactam	Tubuläre Sekretion und glomeruläre Filtration	1–2 Std	20–30 Std	2 g intravenös	24 Std	H, P ja
Amikacin	Glomeruläre Filtration	2,5 Std	3 Tage	15 mg/kg i. m.	3 Tage	H, P ja
Gentamycin[c]	Glomeruläre Filtration	2,5 Std	2–4 Tage	3 mg/kg i. m.	5–8 Tage	H, P ja
Tobramycin	Glomeruläre Filtration	2,5 Std	3 Tage	3 mg/kg i. m.	2 Tage	H, P ja
Vancomycin	Glomeruläre Filtration	6 Std	6–9 Tage	1 g intravenös	8–10 Tage	H, P nein
Polymyxin B	Glomeruläre Filtration	6 Std	2–3 Tage	2,5 mg/kg intravenös	3–4 Tage	P ja, H nein
Colistinmethat	Glomeruläre Filtration	3 Std	2–3 Tage	5 mg/kg i. m.	3–4 Tage	P ja, H nein
Tetrazykline	Glomeruläre Filtration	8 Std	3 Tage	1 g oral oder 0,5 g intravenös	3 Tage	H, P nein
Chloramphenicol	Vorwiegend Leber	3 Std	4 Std	1 g oral oder intravenös	8 Std	H, P nein
Erythromycin	Vorwiegend Leber	1,5 Std	5 Std	1 g oral oder intravenös	8 Std	H, P nein
Clindamycin	Glomeruläre Filtration u. Leber	2,5 Std	4 Std	600 mg i. v. oder i. m.	8 Std	H, P nein

a Bezogen auf Patienten mit einer Kreatinclearance von 10 ml/min oder weniger

b Gültig für Erwachsene mit einem Körpergewicht von 60 kg bei schweren Allgemeininfektionen
Bei den „Anfangsdosen" wird verabreicht: intravenös in Form einer Infusion über 1–8 Std,
intramuskulär in Form zweier Injektionen innerhalb von 8 Std,
oral in Form von 2–3 Gaben innerhalb von 8 Std

c Aminoglykoside werden bei der Peritonealdialyse fast unverändert ausgeschieden. Gentamycin wird zu 60% bei der Hämodialyse ausgeschieden

Tabelle 27-3*. Medikamenten-Auswahl, 1982–1983

In Verdacht stehender oder nachgewiesener Erreger	Mittel der Wahl	Weitere(s) Mittel
Gramnegative Kokken		
Gonococcus	Penicillin[a], Ampicillin, Tetrazyklin[d]	Spectinomycin, Cefoxitin, Chloramphenicol, Sulfonamide
Meningococcus	Penicillin	
Grampositive Kokken		
Pneumococcus (Streptococcus Pneumonine)	Penicillin	Cephalosporin[c], Erythromycin[b],
nicht-Penicillinase-bildender Staphylococcus	Penicillin	Cephalosporin, Vancomycin
Streptococcus viridans	Penicillin + Aminoglykoside (?)	Cephalosporin, Vancomycin
hämolytischer Streptococcus	Penicillin	Erythromycin, Cephalosporin
Penicillinase-bildender Staphylococcus	Penicillinase-resistentes Penicillin[e]	Cephalosporin, Vancomycin
Streptococcus faecalis (Enterococcus)	Ampicillin + Aminoglykoide	Vancomycin
Gramnegative Stäbchen		
Acinetobacter	Gentamycin	Minocyclin, Amikacin
Bacteroides (außer B. fragilis)	Penicillin oder Chloramphenicol	Clindamycin
Bacteroides fragilis	Clindamycin, Cefoxitin	Chloramphenicol, Cefoxitin
Brucella	Tetracyclin + Streptomycin	Streptomycin + Sulfonamid[f]
Enterobacter	Aminoglykoside	Chloramphenicol
Escherichia		
E. coli bei Sepsis	Gentamycin	Cephalosporin, Ampicillin
E. coli bei Harnwegsinfektionen (erste Infektion)	Sulfonamid[g] oder Co-Trimoxazol[h]	Ampicillin, Cephalosporin
Haemophilus (Meningitis, Infektion des Respirationstraktes)	Chloramphenicol	Ampicillin, Co-Trimoxazol
Klebsiella	Cephalosporin oder Gentamycin	Chloramphenicol
Legionella pneumophila		
Pasteurella (Pest, Tularämie)	Erythromycin	Tetrazykline
Proteus	Streptomycin oder TetrazyklinE	Sulfonamid[f], Chloramphenicol
P. mirabilis		
P. vulgaris u. andere Arten	Penicillin, Ampicillin	Kanamycin, Gentamycin
Pseudomonas	Gentamycin, Amikacin	Chloramphenicol, Tobramycin
Ps. aeruginosa		
Ps. pseudomallei (Melioidosis)	Gentamycin + Carbenicillin	Polymyxin, Amikacin
Ps. mallei (Rotz)	Tetrazykline	Chloramphenicol
Salmonella	Streptomycin + Tetrazycline	Chloramphenicol
Serratia, Providentie	Chloramphenicol oder Ampicillin	Co-Trimoxazol
Shigella	Gentamycin, Amikacin	Co-Trimoxazol + Polymyxin
Vibrio (Cholera)	Ampicillin oder Chloramphenicol	Tetrazykline, Co-Trimoxazol
Grampositive Stäbchen	Tetrazykline	Co-Trimoxazol
Actinomyces		
Bacillus (z. B. Anthrax)	Penicillin[a]	Tetrazykline
Clostridium (Gasbrand, Tetanus)	Penicillin[a]	Erythromycin
Corynebacterium	Penicillin[a]	Tetrazykline, Cephalosporin
Listeria	Erythromycin	Penicillin, Cephalosporin
Säurefeste Stäbchen	Ampicillin + Aminoglykoside	Tetrazykline
Mycobacterium tuberculosis	INH + Rifampicin/Ethambutol (oder beide)	andere Antituberkulostatika
Mycobacterium leprae	Dapson, Sulfoxon	Rifampid, Amithiozon
Mycobacterium, atypisches	Ethambutol + Rifampicin	Rifampicin + INH
Nocardia	Sulfonamide[f]	Minocyclin
Spirochäten		
Borellia (Rückfallfieber)	Tetrazykline	Penicillin
Leptospira	Penicillin	Tetrazykline
Treponema (Syphilis, Frambösie)	Penicillin	Erythromycin, Tetrazykline
Mycoplasma	Tetrazykline	Erythromycin
Psittakose-, Lymphogranuloma-, Trachom-Erreger	Tetrazykline	Erythromycin
Rickettsien	Tetrazykline	Chloramphenicol

* Anmerkungen zur Tabelle 27-3. s. S. 1331

Allgemeine Literatur zur Antibiotika- und Chemotherapie

Bartmann, K.: Antimikrobielle Chemotherapie. Berlin-Heidelberg-New York: Springer 1974.

Brauss, F. W. (Hrsg.): Antibiotika-Taschenbuch. Deisenhofen: Dustri 1972.

Franklin, T. J., Snow, G. A.: Biochemie antimikrobieller Wirkstoffe. (Heidelberger Taschenbücher, Bd. 116). Berlin-Heidelberg-New York: Springer 1973.

Greuner, W.: Taschenbuch der Antibiotikatherapie. München: Urban & Schwarzenberg 1972.

Heintz, R. (Hrsg.): Erkrankungen durch Arzneimittel. Stuttgart: Thieme 1978.

Helwig, H.: Antibiotika − Chemotherapeutika. Stuttgart: Thieme 1976.

Holtmeier, H.-J., Weisbecker, L. (Hrsg.): Chemotherapie der Problemkeime. Stuttgart: Thieme 1974

Kewitz, H. (Hrsg.): Medizinisch und wirtschaftlich rationale Arzneitherapie. Berlin-Heidelberg-New York: Springer 1979

Leitfaden der antimikrobiellen Therapie: Deutsche Ausgabe von „Handbook of Antimicrobial Therapy" des Medical Letter. Übersetzt und herausgegeben von Adam, D. München: Marseille 1972.

Radenbach, K. L.: Zum gegenwärtigen Stand der antituberkulösen Chemotherapie. Der Internist **14**, 100 (1973).

Simon, C., Stille, W.: Antibiotikatherapie in Klinik und Praxis. Stuttgart: Schattauer 1970.

Werner, H.: Anaerobier-Infektionen. Pathogenese, Klinik, Therapie. Stuttgart: Thieme 1981

Anmerkungen zu Tabelle 27-3

[a] Alle oralen Penicilline müssen eine Stunde vor oder nach den Mahlzeiten gegeben werden, um eine Bindung oder Säureinaktivierung zu vermeiden. Die Blutspiegel aller Penicilline können durch gleichzeitige Verabreichung von Probenecid (0,5 g alle 6 Std) gesteigert werden. *Penicillin G* wird bei parenteraler Verabreichung bevorzugt; gepuffertes Penicillin G oder Penicillin V bei oraler Verabreichung. Nur hochempfindliche Mikroorganismen sollten mit oralem Penicillin behandelt werden

[b] *Erythromycinestolat* und *Triacetyloleandomycin* sind die am besten resorbierbaren oralen Formen, aber sie können cholestatische Hepatitiden hervorrufen

[c] *Cefazolin, Cephapirin, Cephalotin, Cefamandol* und *Cefoxitin* sind Cephaloporine zur parenteralen Anwendung; Cephalexin und Cephradrin sind die besten zur oralen Therapie

[d] Alle *Tetrazykline* haben den gleichen Wirkungsmechanismus gegenüber Mikroorganismen und eine vergleichbare therapeutische Aktivität sowie Toxizität. Die Dosierung der verschiedenen Präparate wird bestimmt durch die jeweils resorbierte Menge und die Ausscheidung

[e] *Methicillin, Oxacillin* und *Nafcillin* parenteral; *Dicloxacillin* oder andere Isoxazolylpenicilline oral

[f] *Trisulfapyrimidine* haben bei der oralen Verabreichung gegenüber *Sulfadiazin* den Vorteil besserer Löslichkeit im Harn. *Natrium-Sulfadiazin* ist zur intravenösen Injektion bei schwerkranken Patienten geeignet

[g] Bei vorher unbehandelten Harnwegsinfektionen ist ein sehr gut lösliches Sulfonamid wie *Sulfisoxazol* oder *Trisulfapyrimidin* das Mittel der Wahl. Co-Trimoxazol ist möglich

[h] Co-Trimoxazol (= 1 Teil Trimethoprim + 5 Teile Sulfamethoxazol)

Therapieschemata zum Kap. 27: Infektionskrankheiten: Mykosen

(Stichwörter in alphabetischer Reihenfolge)

AKTINOMYKOSE

1. Penicillin G (Mittel der Wahl), 10–20 Mill. I. E. 4 bis 6 Wochen parenteral verabreichen, dann längere orale Therapie mit Penicillin V (-Kalium) – (reichlich dosieren)
2. evtl. zusätzliche Gabe von Sulfonamiden und Streptomycin
3. notf. chirurg. Eingriff mit Resektion und Drainage

CHROMOBLASTOMYKOSE

1. Amphotericin B, 1 mg in 1 ml 5%iger Dextrose mehrmals wöchentl. direkt lokal injizieren (Cave: schwere Leber- und Nierenerkrankungen)
2. Flucytosin, 150 mg/kg KG tgl. oder Tiabendazol, 25 mg/kg KG tgl. oder Ketoconazol, 200 mg tgl. oral
3. im Frühstadium können auch Kaliumjodid und Calciferol (50000 I. E. 2× in der Woche) gegeben werden.

HISTOPLASMOSE

1. Bettruhe und sorgsame Pflege (bei der primären Form) bis zum Abklingen des Fiebers
2. Resektion von kavernenhaltigem Lungengewebe
3. bei *leichter* H. Amphotericin B
4. bei *progressiver* H. Gabe von Ketoconazol (200 mg tgl. oral) für die Dauer eines Jahres

KANDIDIASIS

1. Ketoconazol, 200 mg tgl. oral
2. bei schwerer Infektion alternativ i. v.-Verabreichung von Amphotericin B (Cave: schwere Leber- und Nierenerkrankungen), eventuell in Kombination mit Flucytosin
3. gleichzeitige orale, gastrointestinale oder dermale Schädigungen sollten mit Amphotericin B, Miconazol oder mit Nystatin, in Form von Mundspülungen, Lösungen und Tabletten (500000 I. E. 3× tgl.) behandelt werden (Cave: alle Patienten auf Diabetes mellitus untersuchen!)

KOKZIDIOIDOMYKOSE

1. bei primärer Infektion Bettruhe (bis zum vollständigen Rückgang der Krankheitssymptome)
2. Ketoconazol oral (200 mg tgl.)
3. bei Patienten mit Dissemination Amphotericin B als Suspension in 500 ml 5%iger wäßriger (nicht salzhaltiger) Dextroselösung i. v. innerhalb von 6 Std geben (Cave: schwere Leber- und Nierenerkrankungen); Erw.-Dosis 0,5–1

mg/kg KG; Therapie mit 1 mg/Tag beginnen und um 5 mg tgl. steigern bis zu einer maximalen Dosis von 20 mg/Tag (Cave: Phlebitisgefahr bei i. v.-Zufuhr durch Anwendung feiner Nadeln, Heparingabe etc. mindern) – Die Therapie sollte über 1–2 Monate fortgesetzt werden (Cave: regelmäßige Kontrolle der Nierenfunktion durch Kreatininclearancetest)
4. bei subkutanen Abszessen chirurg. Entleerung; bei sehr großen, infizierten oder rupturierten Kavernen thoraxchirurg. Eingriff; zur Beseitigung eines Fokus chirurg. Exzision (3–4 Wochen vor und nach dem chirurg. Eingriff Amphotericin B verabreichen)

KRYPTOKOKKOSE

Amphotericin B in Kombination mit Flucytosin für die Dauer von 6 Wochen

MADUROMYKOSE

(Mycetoma)

1. bei aktinomykotischem Mycetoma Verabreichung von Avlosulfon (Dapson), 100 mg 2 × tgl. nach den Mahlzeiten, oder
2. Co-Trimoxazol, 2 Tabl. 2× tgl. oral
3. evtl. chirurg. Eingriff mit Drainage
4. in weit fortgeschrittenen Fällen notf. Amputation

MYCETOMA

s. Maduromykose

NOCARDIOSE

1. Co-Trimoxazol, 2 Tabl. 2× tgl. oral
2. nach Resistenzbestimmungen (Antibiogramm) gezielte gleichzeitige Antibiotikatherapie in hoher Dosierung, ggf. über mehrere Monate
3. evtl. chirurg. Resektion und Drainage

SPOROTRICHOSE

1. Kaliumjodid (in zunehmender Menge oral verabreichen), anfangs 5 Tropfen (einer gesättigten Lösung) 3× tgl. nach den Mahlzeiten, allmähliche Steigerung um einen Tropfen pro Gabe bis zu tgl. 3× 40 Tropfen (im allg. für die Dauer von 2 Wochen), anschl. Reduzierung der Tropfen pro Gabe jeweils um einen Tropfen bis zu minimal 5 Tropfen pro Einnahme, dann Absetzen des Präparates (Cave: Symptome einer Jodvergiftung beachten!)
2. bei der generalisierten Form Amphotericin B i. v. geben (Cave: schwere Leber- und Nierenerkrankungen)
3. evtl. Punktion sekundärer Knötchen

28. Durch physikalische Einflüsse bedingte Erkrankungen

Erkrankungen durch Kälteeinwirkungen

Die Körperreaktion auf niedrige Temperaturen kann quantitativ oder qualitativ, lokalisiert oder systemisch sein. Es bestehen beträchtliche individuelle Schwankungen hinsichtlich der Kältetoleranz. Faktoren, welche die Verletzungsmöglichkeiten durch Kälteexposition erhöhen, sind allgemeiner schlechter Gesundheitszustand, fehlende Akklimatisierung, fortgeschrittenes Alter, systemische Erkrankungen, Anoxie sowie die Einnahme von Alkohol oder anderer Sedativa. Die Windgeschwindigkeit (der sog. Wind-Kälte-Faktor) kann den Schweregrad einer Kälteverletzung selbst bei geringen Minusgraden beträchtlich steigern. Eine hohe Windgeschwindigkeit bei einer geringen Außentemperatur führt zu einem unverhältnismäßig starken (doppelten oder dreifachen) Abkühlungseffekt auf den Körper.

Kälte-Urtikaria

Manche Personen haben eine familiäre oder erworbene Überempfindlichkeit gegenüber Kälte, so daß es bei ihnen selbst bei einem kurzfristigen Kontakt mit kaltem Wind zur Urtikaria kommen kann. Die Urtikaria tritt gewöhnlich nur an exponierten Flächen auf, aber bei ausgeprägt empfindlichen Personen kann die Reaktion generalisiert sein. Eintauchen in kaltes Wasser kann zu schweren systemischen Symptomen einschließlich Schock führen. Die familiäre Kälteurtikaria, die sich durch einen brennenden Schmerz der Haut etwa 30 Minuten nach der Kälteexposition manifestiert, scheint keine echte urtikarielle Erkrankung zu sein. Bei manchen Patienten mit erworbener Kälte-Urtikaria kann die Störung auf eine Grundkrankheit (z.B. Kollagenkrankheit, Lymphom, Multiples Myelom) verbunden mit einer Kryoglobulinämie, welche zur Purpura, zum Raynaud'schen Phänomen und zu Beinulzera führen kann, zurückzuführen sein. Die Urtikaria kann auch mit einer Kälte-Hämoglobinurie als Syphilis-Komplikation auftreten. Bei der Mehrzahl der Fälle erworbener Kälte-Urtikaria kann die Ursache jedoch nicht bestimmt werden.

Die Diagnose einer Kälte-Urtikaria kann gewöhnlich durch Auflegen eines Eiswürfels auf die Haut bestätigt werden. Histamin und andere bei der Kälte-Urtikaria-Reaktion freigesetzte Mittler sind mit jenen bei allergischen Reaktionen zu vergleichen. Bei der Prävention oder Therapie einer Kälte-Urtikaria sind jedoch die Antihistaminika von begrenztem Wert.

Unfallbedingte systemische Hypothermie

Zu einer unfallbedingten systemischen Hypothermie kann es durch eine verlängerte oder extrem starke Kälteexposition (atmosphärisch oder durch Immersion) kommen. Das kann bei sonst gesunden Personen im Rahmen der Berufsausübung oder während der Erholung sowie bei Unfällen und anderen Unglücken der Fall sein. Akuter Alkoholismus ist oft ein prädisponierender Faktor. Eine systemische Hypothermie kann sogar aufgrund einer Exposition bei relativ normalen Temperaturen auftreten, sofern eine veränderte Homöostase aufgrund Entkräftung oder Krankheit besteht. In kälteren Klimazonen sind ältere und inaktive Personen, welche in schlecht geheizten Häusern wohnen, besonders anfällig. Patienten mit kardiovaskulären oder zerebrovaskulären Erkrankungen, geistiger Retardation, Myxödem und Hypopituitarismus sind durch unfallbedingte Hypothermien verletzbarer als andere. Sedativa, Hypnotika und Tranquilizer können zusätzlich beitragende Faktoren sein.

Die innere Körpertemperatur kann bei unfallbedingter Hypothermie zwischen $25°$ und $35°C$ schwanken. Orale Temperaturmessungen sind nutzlos; ein spezielles rektales Thermometer, welches bis $25°C$ zurückreicht, ist erforderlich. Bei einer Rektaltemperatur von unter $35°C$ kann der Patient delirend, benommen oder komatös sein und kann aufhören zu atmen. Es kann zu einer metabolischen Azidose, Pneumonie, zu Kammerflimmern und Nierenversagen kommen. Bei der systemischen Hypothermie tritt der Exitus gewöhnlich aufgrund eines Herzstillstandes oder wegen Kammerflimmern auf.

Patienten mit leichter Hypothermie, welche ansonsten gesund sind, sprechen gewöhnlich gut auf ein warmes Bett oder auf eine schnelle Erwärmung durch ein warmes Bad oder warme Packungen und Decken an.

Patienten mit mäßiger oder schwerer Hypothermie (innere Körpertemperaturen von weniger als 32 °C) benötigen gewöhnlich eine intensive, rasche Aufwärmung mit individueller Pflege. Eine kardiopulmonale Reanimation kann notwendig sein. Die Notwendigkeit einer Sauerstofftherapie, einer endotrachealen Intubation, kontrollierten Beatmung, einer Zufuhr von aufgewärmten intravenösen Flüssigkeiten und einer Therapie der metabolischen Azidose sollte sich nach den Gegebenheiten einer sorgfältigen klinischen, physiologischen und labormäßigen Überwachung während des schnellen Aufwärmungsprozesses richten. Man sollte bedenken, daß ein zu rasches Aufwärmen gefährlich ist. Das Aufwärmen geschieht am besten in einem Bad mit 40–42 °C mit einer durchschnittlichen Aufwärmungsgeschwindigkeit von 1–2 °C pro Stunde. Manchmal werden spezielle hyperthermische Dekken oder Thermophore und Decken verwandt, besonders zum Aufwärmen eines Patienten, welcher einer Defibrillation bedarf. Während des Aufwärmens sollte die Körpertemperatur durch rektale, tympanische oder ösophageale Thermometer laufend überwacht werden, bis die Körpertemperatur die Norm erreicht hat. Bei Auftreten einer Pneumonie werden entsprechende Antibiotika verabreicht.

Bei entsprechender Pflege können 50–70% der im übrigen gesunden Patienten eine leichte oder mittelschwere systemische Hypothermie überleben. Die Prognose bleibt ansonsten infaust.

Kälteverletzungen der Extremitäten

Im Normalfall erzeugt Kälteeinwirkung unmittelbar eine lokalisierte Vasokonstriktion, gefolgt von generalisierter Vasokonstriktion. Fällt die Hauttemperatur auf 25 °C, so ist der Gewebsstoffwechsel verlangsamt, während der Sauerstoffbedarf größer ist als das Angebot infolge der verlangsamten Zirkulation – das betroffene Gebiet wird zyanotisch. Bei 15 °C ist der Gewebsstoffwechsel merklich eingeschränkt, und die Dissoziation von Oxyhämoglobin ist vermindert. Dadurch erscheint die Haut hellrot und ausreichend mit Sauerstoff versorgt. Bei dieser Temperatur sind die Überlebensaussichten gering. Gewebetod kann eintreten infolge Ischämie und Thrombose in den kleineren Gefäßen oder durch tatsächliches Erfrieren. Erfrierungen treten erst bei Hauttemperaturen zwischen − 4 und − 10 °C oder tiefer auf. Sie hängen ab von Faktoren wie Wind, Bewegung, venöser Stase, Unterernährung und arterieller Verschlußerkrankung.

Verhütung von Kälteschäden

Man sollte sich warm und trocken anziehen, möglichst mehrere Kleidungsstücke übereinander, wobei das äußere für den Wind undurchlässig sein sollte. Nasse Kleidung, wie Socken und Schuhe, sollten sobald wie möglich durch trockene ersetzt werden. Hält man sich in kalten oder eisigen Gebieten auf, so sollte man Socken, Überhandschuhe und Einlegesohlen zum Auswechseln bei sich haben. Unbequeme Haltung, enge Kleidung und zu langes Gehen oder Stehen sollten vermieden werden. Zur Aufrechterhaltung des Blutkreislaufes ist es nötig, Arme, Beine, Finger und Zehen zu bewegen. Es ist weiterhin wichtig, nassen und schlammigen Boden zu meiden und sich vor Wind geschützt zu halten. Gute Ernährung und Hautpflege sind notwendig. Besteht Erfrierungsgefahr, so sollten Tabak und Alkohol gemieden werden.

Frostbeulen
(Perniones)

Unter Frostbeulen werden rote, juckende Läsionen der Haut verstanden, die normalerweise an den Extremitäten lokalisiert sind und durch Kälteexposition ohne wirkliche Erfrierung des Gewebes entstehen. Sie können mit Ödem oder Blasenbildung einhergehen und verschlimmern sich in der Wärme. Hält die Kälteexposition an, so können Ulzera oder hämorrhagische Läsionen auftreten und in Narben, Fibrosen und Atrophien übergehen. Die Behandlung besteht in leichter Hochlagerung des befallenen Körperteiles unter gleichzeitiger schrittweiser Anpassung an Zimmertemperatur. Das geschädigte Gewebe sollte weder gerieben noch massiert werden, noch sollten Eis oder Hitze bei der Behandlung angewandt werden. Auch sollten Traumata und Sekundärinfektionen verhütet werden.

Erfrierungen

Erfrierungen sind Verletzungen des Oberflächengewebes durch Kälteeinwirkung. Man kann sie in 3 Schweregrade einteilen: Grad I: Erfrierungen ohne Blasenbildungen oder Schälen der Haut. Grad II: Erfrierungen mit Blasenbildung oder Schälen der Haut. Grad III: Erfrierungen mit Absterben der Haut und evtl. auch der tieferen Gewebe.

In leichten Fällen bestehen die Symptome in Taubheitsgefühl, Prickeln und Juckreiz. Mit zunehmender Schwere können sie Parästhesien und Steifheit machen. Auftauen der Haut bringt Rückkehr des Gefühles und gleichzeitig brennenden Schmerzen. Die Haut ist weiß oder gelb, verliert ihre Elastizität und wird starr. Ödeme, Blasen, Nekrosen und Gangrän können auftreten.

Behandlung

A. Sofortige Behandlung:

1. Erwärmen. Die Wirksamkeit des Erwärmens ist nicht überzeugend bewiesen, da Patienten mit bereits erfrorenem Gewebe selten beobachtet werden. Oberflächliche Erfrierungen der Extremitäten können an Ort und Stelle wie folgt behandelt werden: Sind die Finger betroffen, so sollte ein ständiger, fester Druck ausgeübt werden, indem man dieselben in die Achselhöhlen preßt; sind Zehen oder Fersen betroffen, so sollte das Schuhwerk ausgezogen werden, die Füße getrocknet und erwärmt werden und anschließend trockene Strümpfe und Schuhwerk angezogen werden. Schnelles Auftauen bei Temperaturen etwas oberhalb der Körpertemperatur senkt signifikant das Auftreten von Gewebsnekrosen. Es hat sich gezeigt, daß die Erwärmung am besten dadurch erreicht wird, daß man die unterkühlte Körperpartie mehrere Minuten mit auf 40,5 °C erhitztem Wasser behandelt. Ist der betroffene Körperteil aufgetaut und zu normaler Temperatur zurückgekehrt (was gewöhnlich innerhalb ½–1½ Std geschieht), so sollte die Wärmezuführung von außen abgebrochen werden. Keineswegs sollte man dem Patienten erlauben, auf aufgetauten Füßen oder Zehen gleich zu laufen, da dies ernste Zerstörungen des Gewebes nach sich ziehen könnte. Niemals sollte zugelassen werden, das Auftauen durch Bewegung oder Einreiben mit Schnee oder Eiswasser zu erreichen. Die Körpertemperatur des Patienten sollte aufrechterhalten werden, indem man ihn mittels einer Decke warm (nicht heiß) hält.

2. Sofortige Schutzmaßnahmen. Vermeiden von Trauma, Druck oder Reibung. Im frühen Stadium ist physikalische Therapie kontraindiziert. Der Patient sollte Bettruhe einhalten, wobei die betroffenen Körperpartien hochgelagert und bei Zimmertemperatur unbedeckt bleiben sollten. Die Anwendung von Güssen, Verbänden oder Bandagen sollte unterbleiben.

3. Infektprophylaxe. Nach dem Erwärmen spielt die Verhütung von Infektionen eine große Rolle. Lokale Infektionen können mit feuchten Verbänden behandelt werden. Prophylaktische Penicillininjektionen sind ratsam. Sind Ulzera aufgetreten, so sollten Tetanol®-Injektionen verabfolgt werden.

4. Antikoagulantien. Soweit Antikoagulantien hier überhaupt von therapeutischem Wert sind, sollten sie innerhalb der ersten 24 Std gegeben werden. Die Verlängerung der Gerinnungszeit durch Gabe von Heparin über mindestens eine Woche kann sekundäre Thrombosen in den benachbarten Gebieten verhindern.

B. Die Nachbehandlung: Langsam aufbauende physikalische Therapie zur Anregung der Blutzirkulation gewinnt an Bedeutung, sobald der Heilungsprozeß beginnt. Hierunter fällt auch aktive Fußgymnastik, wie sie bei der Behandlung arterieller Durchblutungsstörungen durchgeführt wird.

C. Chirurgische Behandlung: Es ist berichtet worden über sofortige regionale Sympathektomie zur Verhütung früher und später Folgen von Erfrierungen. Im allgemeinen sollten andere chirurgische Eingriffe vermieden werden. Amputationen sollten erst in Betracht gezogen werden, wenn das Gewebe tatsächlich abgestorben ist. Gewebsnekrosen – auch solche mit schwarzem Schorf – können ganz oberflächlich sein, und die darunterliegende Haut heilt meist spontan.

Immersionssyndrom

(„Immersion Foot")

Dieses Syndrom wird an Füßen und Händen beobachtet und hervorgerufen durch längeres Verweilen in kühlem oder kaltem Wasser oder Schlamm. Zunächst sind die betroffenen Körperteile kalt und gefühllos; später werden sie in der Hyperämiephase heiß, unter brennenden Sensationen und einschießenden Schmerzen. Die daran anschließende Vasokonstriktion zeigt blasse, zyanotische Verfärbung der Haut als Zeichen der verminderten Durchblutung. Später folgen Blasenbildung, Hautschwellung, Hitze, Rötung, Ekchymosen, Hämorrhagien oder Gangrän und sekundäre Komplikationen wie Lymphangitis, Zellulitis und Thrombophlebitis. Die Behandlung hat die besten Erfolgsaussichten im Stadium der reaktiven Hyperämie. Die Sofortmaßnahmen sehen einen Schutz der Extremitäten vor Trauma und Sekundärinfektionen vor und eine schrittweise Erwärmung an der kühlen Luft (nicht eisig oder heiß). Die erkrankte Haut sollte weder massiert noch befeuchtet oder in Wasser eingetaucht werden. Bettruhe sollte eingehalten werden, bis alle Ulzera abgeheilt sind. Der betroffene Körperteil wird hochgelagert, um den Abfluß der Ödeme zu unterstützen. Die besonders druckbelasteten Körperteile werden mit Kissen unterlegt. Tritt eine Infektion auf, sollte sofort Penicillin gegeben werden.

Die spätere Behandlung gleicht den Maßnahmen bei Morbus Bürger.

Erkrankungen durch Hitzeeinwirkungen

Übermäßige Hitzeexposition führt zu sofortiger peripherer Vasodilatation, Zunahme des Herzvolumens und Schwitzen. Die sich daraus ergebende Kreislauflabilität kann leicht zu Synkopen führen, wenn der Patient in aufrechter Haltung und ohne Bewegung bleibt, während Bewegung gewöhnlich das Auftreten von Synkopen verhindert.

Unter schwerer Arbeit und hohen Temperaturen kann der Flüssigkeitsverlust durch Schwitzen auf 3–4 l/Std ansteigen. Mit steigenden Außentemperaturen steigt der Salzgehalt des Schweißes auf 0,2–0,5%.

Unter ständiger Hitzeexposition erfolgt die Akklimatisierung nach 8–10 Tagen. Jedoch kann man auch nach völliger Akklimatisierung unter diesen Symptomen leiden, wenn zusätzlich komplizierende Faktoren auftreten: Übermüdung, schwere Infektionen, Alkoholintoxikation, Einnahme Belladonna-haltiger Präparate oder ungenügende Versorgung des Organismus mit Flüssigkeit, Salz und Kalorien. Alte oder fettleibige Personen sowie Patienten mit allgemeinschwächenden, chronischen Erkrankungen sind besonders anfällig gegenüber diesen durch anhaltende Hitze bedingten Erkrankungen. Der körperliche Zusammenbruch kann Folge einer Kreislaufstörung oder eines Versagens der Wärmeregulation über die Schweißproduktion sein. Das Versagen der Schweißproduktion kann den drohenden Schlaganfall oder Kreislaufkollaps anzeigen.

Die vier hauptsächlichen durch Hitzeeinwirkung bedingten Erkrankungen (in der Reihenfolge ihrer Schwere) sind: Hitzeschwäche, Hitzekrämpfe, Hitzekollaps, Hitzschlag.

Verhütung von Hitzeschäden

Einerseits sollte unnötige Hitzeexposition unterbleiben, andererseits eine ausreichende Flüssigkeits- und Salzzufuhr gewährleistet sein, wobei zum Trinken entweder 0,1%ige Kochsalzlösung oder Salztabletten und Wasser zu empfehlen sind. Körperliche Anstrengungen sollte man bis zur völligen Akklimatisierung langsam steigern. Es empfiehlt sich, vorzugsweise weiße, nicht eng anliegende Kleidung zu tragen, die für Feuchtigkeit durchlässig ist. Übermäßiger Alkoholgenuß, starke Müdigkeit und Infektionen sollten vermieden werden. Wichtig ist eine gesunde Ernährung.

Hitzekollaps

Dieses Krankheitsbild wird hervorgerufen durch Insuffizienz oder gar Kollaps der peripheren Kreislaufzirkulation als sekundäre Reaktion auf Salzmangel und Wasserverlust. Diese Bedingungen erfüllen meist Patienten mit kardialen, zerebralen oder Systemerkrankungen. Symptome sind Schwäche, Schwindel, Stupor und Kopfweh mit oder ohne Muskelkrämpfen. Die Haut ist kühl und blaß; es bestehen übermäßige Schweißbildung, Oligurie, Tachykardie und Hypotension. Es können geistige Verwirrung und unkoordinierte Bewegungen auftreten. Die Laboruntersuchungen zeigen Hämokonzentration und Salzmangel an.

Man soll den Patienten an einen kühlen Ort bringen, seine Beine hochlagern und massieren. Falls der Patient nicht an einem Herzfehler leidet, soll er 0,1%ige Kochsalzlösung oral oder 1000–2000 ml physiologische NaCl-Lösung i. v. erhalten. Im Falle eines Schockes sollte wie in Kap. 1 beschrieben vorgegangen werden. Zu schnelle erneute Hitzeexposition sollte vermieden werden.

Hitzschlag
(Sonnenstich)

Hitzschlag ist eine seltene Erkrankung, aber immer ein **medizinischer Notfall,** der durch plötzlichen Bewußtseinsverlust und Versagen der Wärmeregulation gekennzeichnet ist, was sich durch hohes Fieber und ein Versagen der Schweißproduktion auswirkt. Der Hitzschlag folgt gewöhnlich einer exzessiven Hitzeexposition oder einer anstrengenden körperlichen Tätigkeit unter atmosphärischen Hitzebedingungen, obwohl sich dieser Zustand bei älteren, instabilen oder anderweitig anfälligen Personen auch bei Fehlen ungewöhnlicher Hitzeexpositionen entwickeln kann. Fortgeschrittenes Alter, kardiovaskuläre Erkrankungen, Alkoholismus, Adipositas, zuvor durchgemachte fieberhafte Erkrankungen und Entkräftung können prädisponierende Faktoren sein. Diuretika, Sedativa und Anticholinergika können zu diesem Zustandsbild beitragen. Die extreme Hitze, die sich bei dieser Störung entwickelt, kann einen weitverbreiteten direkten Schaden an Körpergeweben auslösen und als Folge zerebraler, kardiovaskulärer, hepatischer und renaler Destruktion zu Morbidität und Exitus führen. Eine Rhabdomyolyse kann, wahrscheinlich als Folge des erhöhten Energieverbrauchs, auftreten.

Es können als Prodrome Kopfschmerz, Schwindelgefühl, Nausea, Verwirrung, Konvulsionen und Sehstörungen auftreten, welche danach bis zum

Koma fortschreiten. Die Haut ist heiß, gerötet und gewöhnlich trocken; der Puls ist kräftig und sehr schnell; der Blutdruck ist zuerst leicht erhöht, fällt aber später unter die Norm ab. Die Rektaltemperatur kann bis zu 43 °C betragen. Eine Hyperventilation kann anfangs eine respiratorische Alkalose auslösen, auf diese folgt oft eine metabolische Azidose. Zu den Laborbefunden gehören Hämokonzentration, verminderte Blutgerinnung und der Nachweis disseminierter intravaskulärer Gerinnung; außerdem ein konzentrierter Harn von niedrigem Volumen mit Eiweiß, tubulären Zylindern und Myoglobin; vermindertes Serum-Kalium und schließlich eine gesteigerte Serum-Transaminase.

Die *Therapie* ist zuerst auf die sofortige Temperaturreduktion ausgerichtet. Als erste Hilfemaßnahme bringt man den Patienten an einen schattigen, kühlen Ort und entfernt alle Kleidung. Man besprengt den ganzen Körper des Patienten mit Wasser oder reibt seine Haut großzügig mit Alkohol ein und kühlt sie durch Abfächeln. Sobald als möglich bringt man den Patienten in eine Badewanne mit kaltem Wasser oder hüllt ihn in kalte, nasse Betttücher oder Eispackungen ein. Sobald die Temperatur auf 39 °C fällt, senkt man die Temperatur nicht mehr so schnell. Eine fortgesetzte Temperaturüberwachung ist notwendig. Wenn die Temperatur des Patienten wieder ansteigt, nimmt man den Kühlungsprozeß wieder auf. Chlorpromazin, 25 mg i. m., kann bei Bedarf zur Kontrolle des Schüttelfrostes oder eines Deliriums gegeben werden und so die Therapie für den Patienten bei Bewußtsein erträglicher gestalten.

Man sorgt für freie Atemwege und verabreicht Sauerstoff in hoher Konzentration, um eine Hypoxie zu bekämpfen. Die arteriellen Blutgase und das pH sowie der zentrale Venendruck oder pulmonale Arteriendruck müssen überwacht werden. Wenn das PaO_2 unter 65 mmHg sinkt, ist gewöhnlich eine endotracheale Intubation erforderlich. Man verabreicht dann 1000–2000 ml kalter physiologischer Kochsalzlösung oder eine Ringer-Laktat-Injektion in Übereinstimmung mit den jeweiligen klinischen, hämodynamischen und Laborbefunden. Bei disseminierter intravaskulärer Gerinnung gibt man systemisch Heparin. Dextran sollte nicht angewandt werden. Inotrope Mittel (wie z. B. Isoproterenol, Dopamin) können bei Schock (siehe S. 9 f.) indiziert sein. Zur Therapie des akuten Nierenversagens, siehe S. 782 f.

Bei früher Diagnose und entsprechender rascher Versorgung können 80–90% der Patienten einen Hitzschlag überleben. Eine extreme Hyperpyrexie (über 41,1 °C rektal), Koma von mehr als 2 Stunden Dauer sowie eine ausgeprägte Hypertransaminasämie und Hyperkaliämie sind ungünstige prognostische Zeichen.

Patienten mit Hitzschlag sollten eine erneute Hitzeexposition vermeiden. Eine Überempfindlichkeit gegenüber hohen Temperaturen kann für eine beträchtliche Zeit andauern. Um einen neuen Fall eines Hitzschlags zu vermeiden, kann es notwendig werden, seinen Aufenthaltsort in ein gemäßigteres Klima zu verlegen.

Hitzekrämpfe

Hitzekrämpfe sind schmerzvolle Spasmen der autonomen Muskulatur des Abdomen und der Extremitäten. Sie werden direkt durch Salzverlust hervorgerufen. Die Haut ist feucht und kühl, und man kann fibrilläre Muskelzuckungen beobachten. Die Körpertemperatur ist normal oder nur leicht erhöht. Die Laborbefunde zeigen eine Hämokonzentration und niedriges Natrium im Serum an.

Die Anfälle sprechen oft sofort auf orale oder intravenöse Gabe von physiologischer Kochsalzlösung an oder, falls diese nicht greifbar ist, auf 1 g NaCl alle ½–1 Std, in großen Mengen Wasser gelöst. Der Patient ist kühl zu lagern, und die schmerzhaften Muskeln sollen leicht massiert werden. Für 1–3 Tage sollte je nach Schweregrad der Krämpfe Bettruhe eingehalten werden.

Verbrennungen

Verbrennungen werden infolge thermischer Verletzungen durch Flammen, heiße Flüssigkeiten oder Gase, Chemikalien, durch Elektrizität und Strahlung ausgelöst. Die meisten thermischen Verletzungen beruhen auf Entzündung von Kleidung, welche den Schweregrad der Verletzung noch steigert. Die allgemeinen therapeutischen Grundsätze sind bei allen Formen der der Verbrennung etwa die gleichen. Es bestehen jedoch beträchtliche Meinungsverschiedenheiten hinsichtlich der optimalen Therapieform für Verbrennungen.

Klinische Befunde

A. Allgemeiner Zustand des Patienten: Therapie und Prognose sind abhängig von dem Schweregrad und der Lokalisation der Verbrennung, der Zeit, welche vor der entsprechenden Therapieeinleitung vergangen ist, dem Alter des Patienten (die Aussichten sind weniger günstig bei älteren und sehr jungen Patienten) und dem Umstand, ob noch zusätzliche Verletzungen oder komplizierende medizinische Grundkrankheiten (wie z. B. Diabetes mellitus, kardiovaskuläre Erkrankungen oder Nierenerkrankungen) vorliegen. Die Inhalation von Produkten unvollständiger Verbrennung wie z.B. Rauch, Kohlenmonoxyd oder anderen Gasen kann aufgrund eines Ödems der oberen Luftwege, besonders der Glottis, zur Obstruktion führen. Hitze ist kein we-

sentlicher Schadensfaktor im Bereich der unteren Luftwege, da die tracheale Schleimhaut Hitze gut leitet und die Luft ein guter Isolator ist. Chemische Reizung der unteren Luftwege kann zur Lungenschädigung führen, mit der Folge eines abnormalen Gasaustausch über die Alveolarmembran. Das wiederum prädisponiert für Lungenversagen und Infektionen des Respirationstraktes.

Infolge der gesteigerten vaskulären Permeabilität, die zum Flüssigkeits- und Elektrolytverlust aus dem Kreislauf führt, kann es zum Schock kommen.

Dieser kann schnell zum Nierenversagen, Herzversagen und Exitus führen. Bei Patienten mit Verbrennungen von mehr als 15–20% der Körperoberfläche sollte mit einem Schock gerechnet werden.

B. Tiefe oder Grad der Verbrennung: Partielle Verbrennungen sind einer epidermalen Regeneration mittels der Epithelzellen, welche den Hautanhang (Haarfollikel, Hautschweißdrüsen und Fettdrüsen) umgeben, fähig. Tiefe Verbrennungen lassen lediglich insuffiziente überlebende Hautanhangsgebilde zur Heilung durch epidermale Regeneration übrig; sie heilen somit nur von den Ha021ändern her. Kleine Verbrennungen heilen auf diese Weise, bei schweren, tiefen Verbrennungen ist eine Hautübertragung erforderlich.

Klassifikation nach Schweregrad
1. Grad: Erythem. Zellnekrose über der Basalschicht der Epidermis.
2. Grad: Erythem und Blasenbildung. Nekrose innerhalb der Dermis.
3. Grad: Völliger Hautverlust.

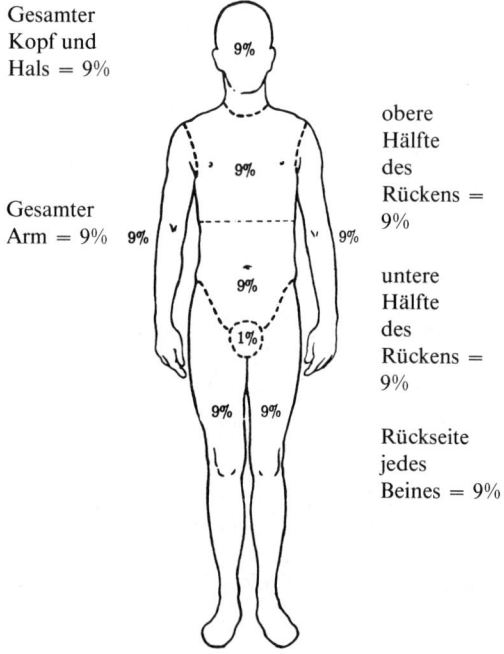

Gesamter Kopf und Hals = 9%

obere Hälfte des Rückens = 9%

Gesamter Arm = 9%   9%   9%

untere Hälfte des Rückens = 9%

Rückseite jedes Beines = 9%

Abb. 28-1. Berechnung der Körperoberfläche bei Verbrennungen (reproduziert mit Genehmigung nach Wilson, JL (editor): Handbook of Surgery, 5th ed. Lange, 1973.)

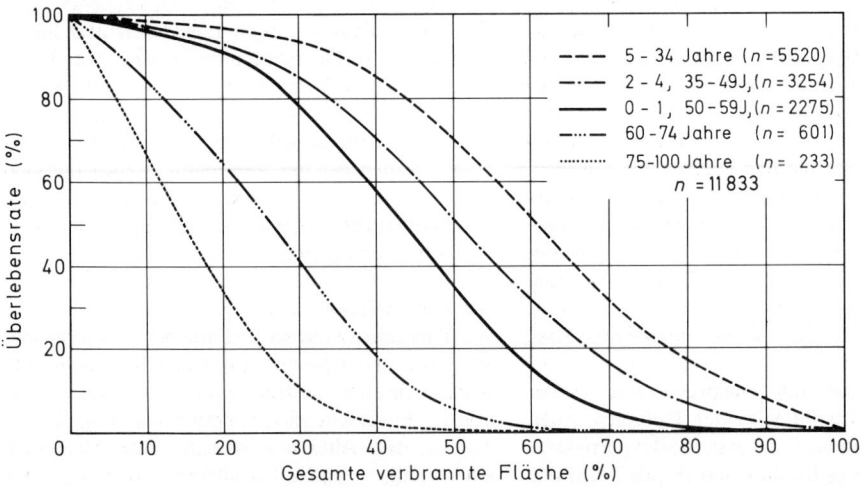

Abb. 28-2. Die Überlebensrate des Menschen in Abhängigkeit vom Prozentsatz der gesamten verbrannten Körperoberfläche und des Alters des Patienten. Die Überlebenskurven wurden aufgrund einer Analyse für 5 verschiedene Altersgruppen berechnet. (Reproduziert mit Genehmigung nach Feller I, Flora JD Jr., Bawol R: Baseline results of therapy for burned patients. JAMA 236: 1943, 1976. Copyright 1976, American Medical Association.)

C. Berechnung des Verbrennungsausmaßes: Die „Neuner-Regel" ist eine nützliche Methode zur groben Berechnung der verbrannten Körperoberfläche (Abb. 28-1). Sie erfordert nicht die Anwendung von Tabellen; allerdings läßt sie keine Differenz in der Relation zwischen Kopf und unteren Extremitäten bei Kindern und Erwachsenen zu. Für genauere Berechnungen der verbrannten Körperoberfläche sind andere, ähnlich modifizierte Tabellen notwendig. Verbrennungen 2. und 3. Grades von mehr als 15–20% der gesamten Körperoberfläche (10% bei Kindern und älteren Patienten) führen gewöhnlich zu einem starken Flüssigkeitsverlust und machen so eine intravenöse Flüssigkeitstherapie notwendig. Bei schweren Verbrennungen ist die Mortalitätsrate von der Tiefe und dem Ausmaß der Verbrennung sowie dem Alter des Patienten abhängig. Verbrennungen von über 50% der Körperoberfläche sind oft letal, besonders bei Säuglingen und älteren Patienten (Abb. 28-2).

Erste Hilfe

Bei der Betreuung des Verbrennungspatienten steht eine umfassende, und wenn möglich, Intensivbehandlung zur Rettung des Lebens im Vordergrund. Am Unfallort selbst hat die Verbrennungsverletzung keine Priorität; wie bei allen größeren Verletzungen hat die Sicherstellung freier Atemwege die erste Priorität.

A. Herstellung der Atemwege:
Ein ausreichender Atemweg ist lebenswichtig. Dieser kann ergänzend durch Sauerstoffinhalation über Maske, Resuszitator oder Endotrachealtubus und Beatmungsgerät erreicht werden. Wenn eine Rauchinhalation vermutet wird, sollte eine sofortige Blutprobe zur Bestimmung der arteriellen Gase und des Carboxyhämoglobins vorgenommen werden.

B. Eindämmung des Verbrennungsprozesses: Hierzu gehört der Abtransport des Opfers von der Unfallstelle, das Löschen brennender oder schwelender Kleidungsstücke und die Entfernung von Kleidungsstücken mit Resten heißer Flüssigkeiten.
Im Falle chemischer Verbrennungen, wenn das Antidot unbekannt oder bekannt, aber nicht erreichbar ist, sollte die verbrannte Fläche mit großen Mengen Wassers bei hoher Fließgeschwindigkeit über einen längeren Zeitraum gespült werden.
Bei Verletzungen durch elektrischen Strom bestehen Risiken auch für den Retter. Wenn der Stromkreis nicht abgestellt werden kann, muß adäquates isoliertes Material zur Entfernung des Opfers aus dem Stromkreis verwendet werden.

C. Wiederherstellung des Kreislaufs: Wenn der Patient pulslos ist, ist sofort eine kardiopulmonale Reanimation einzuleiten. Ist die verbrannte Fläche größer als 20% beim Erwachsenen oder 10–15% bei einem Säugling oder Kind, sollte in eine große Vene eine Sonde zur Dauertropf-Infusion gelegt und Ringer-Laktat-Lösung ohne Glukose infundiert werden. Ein großkalibriger Venenkatheter sollte in die innere V. jugularis oder subclavia eingeführt werden. Wenn möglich, sollte eine Venaesectio der V. saphena an der unteren Extremität vermieden werden.

D. Schmerzlinderung: Der Patient sollte sich den Umständen entsprechend erträglich fühlen, bequem liegen und Zuspruch erhalten. Kleine Narkotikadosen (Morphinsulfat, 2–5 mg) sollten intravenös gegeben werden, bis sich der Patient wohlfühlt.

E. Bestimmung der Harnausscheidung: Bei größeren und mittel-schweren Verbrennungen sollte beim Verletzten ein Foley-Katheter gelegt und mit einem fortlaufenden Drainagesystem verbunden werden, damit die stündliche Harnausscheidung gemessen werden kann.

F. Entfernung von einschneidenden Gegenständen: Einschneidende Gegenstände wie Ringe, Armbanduhren und Armreifen sollten sobald als möglich vor Auftreten von Schwellungen entfernt werden. Eine Rundum-Verbrennung einer Extremität mit einer kalten, pulslosen Hand (oder Fuß) sollte durch Escharotomie behandelt werden. Dabei werden durch die verbrannte Haut bis zur darunterliegenden Faszie entlang der medialen und lateralen Seiten der Extremität Inzisionen vorgenommen. Umfangreiche Verbrennungen in voller Dicke der Brust sollten durch multiple längsgerichtete Einschnitte gelindert werden, um eine Expansion der Brustwand zu ermöglichen.

G. Kühlung der Brandwunde: Kleine und mittlere Brandwunden können mit kaltem Wasser (5–10 °C) behandelt werden. Eis sollte nicht angewandt werden, da es eine thermische Verletzung auslösen kann. Größere Brandwunden können innerhalb der ersten Minuten nach der Verletzung kurz gekühlt werden. Man löscht schwelende Kleidungsstücke und kann so die Temperatur der verbrannten Gewebe vermindern. Verlängerte oder fortwährende Kühlung kann allerdings zur systemischen Hypothermie führen.

Maßnahmen nach der Reanimation

Nach der Reanimation sollten eine detaillierte Anamnese und eine ärztliche Untersuchung vorgenommen werden. Hierzu gehören die Details des Unfallhergangs, eine Berechnung des Ausmaßes und der Tiefe der Verbrennung, eine detaillierte Untersuchung auf andere bestehende Verletzungen, besonders Frakturen und Verletzungen des ZNS, sowie Prüfung bestehender Grundkrankheiten wie z. B. Diabetes mellitus, aber auch Ermittlung von starken Trinkgewohnheiten, Allergien, Blutungsneigungen und regelmäßigen Arzneimitteleinnahmen.

A. Klinische Untersuchungen: Die Vitalzeichen (Puls, Temperatur, Atmung und Blutdruck) sind in den ersten 24 Stunden stündlich und danach in entsprechenden Intervallen zu kontrollieren. Der allgemeine Status des Patienten ist in häufigen Intervallen sorgfältig zu beobachten, besonders ist auf Anzeichen von Schock, Infektion oder respiratorischer Insuffizienz zu achten. Die Flüssigkeitszufuhr und -ausscheidung müssen sorgfältig aufgezeichnet werden.

B. Laboruntersuchungen: Blutabnahmen sind erforderlich für ein vollständiges (großes) Blutbild, zur Bestimmung des Hämatokrit, der Blutgruppe und zur Kreuzprobe sowie zur Messung der arteriellen Blutgase, des Blutzucker, Harnstoff-Stickstoff, Kreatinin und der Elektrolyte zur Zeit der Aufnahme des Patienten und für Wiederholungen je nach Indikation. Zur Harnuntersuchung gehört die Bestimmung von Hämoglobin- und Myoglobin-Spiegeln.

C. Gastrointestinale Maßnahmen: Da größere oder mittlere Verbrennungen gewöhnlich mit dem schnellen Auftreten eines paralytischen Ileus verbunden sind, sollte ein solcher Patient keine oralen Mahlzeiten erhalten. Orale Mahlzeiten können zum Erbrechen und zur Aspiration führen. Ein nasogastraler Tubus sollte gelegt und mit einer fortlaufenden Absaugeinrichtung verbunden werden.

D. Tetanus-Prophylaxe: Auch ein früher bereits immunisiertes Unfallopfer sollte eine Tetanustoxoid-Auffrischimpfung erhalten. Wenn die verbrannte Fläche sehr groß ist oder der Patient keine Impfung erhalten hat oder auch in den letzten 3 Jahren keine Auffrischimpfung hatte, sollte er Humanes Tetanus-Immunglobulin i.m. erhalten. Wenn das Toxoid in einen Arm gegeben wird, sollte das Immunglobulin in das gegenüberliegende Bein gegeben werden.

Notfalltherapie der Brandwunde

Die Wunde sollte sanft mit isotonischer Kochsalzlösung oder mit einem milden Antiseptikum (wie z.B. Chlorhexidin) gespült werden. Hexachlorophen sollte nicht angewandt werden, da es durch die Brandwunde resorbiert werden und eine Schädigung des ZNS auslösen könnte. Die Wunde wird dann mit einem sterilen trockenen Verband bedeckt. Bis der Patient den Abschluß der Therapie erreicht, sollten keine Salben, Cremes oder topischen Medikamente für die Wunde verwandt werden. Es ist rechtzeitig Entscheidung zu treffen, ob der Patient in ein Krankenhaus oder in eine Spezialklinik für Brandverletzungen überführt werden soll.

Überführung von Patienten mit größeren Verbrennungen

Größere Brandwunden sollten in spezialisierten Einrichtungen (Unfall-Verbrennungs-Kliniken) behandelt werden. Auch mittlere Brandverletzungen sollten in einer spezialisierten Klinik behandelt werden, wo hinreichend Personal mit Erfahrung in der Versorgung von Brandverletzungen zur Verfügung steht. Brandverletzungen werden im allgemeinen folgendermaßen eingeteilt:

A. Größere Brandverletzungen: Partielle Verbrennungen: größer als 25% Körperoberfläche bei Erwachsenen oder 20% bei Kindern.
Tiefe Verbrennungen: 10% der Körperoberfläche oder mehr.
Verbrennungen der Hände, des Gesichts, der Augen, Ohren, Füße und des Perineum.
Durch Inhalationsverletzungen komplizierte Verbrennungen.
Elektrische und chemische Verbrennungen.
Durch Frakturen und andere größere Traumata komplizierte Verbrennungen.
Verbrennungen bei Patienten mit hohem Risiko (hohes Lebensalter, interkurrente Erkrankungen).

B. Mittlere, unkomplizierte Brandverletzungen: Partielle Verbrennungen von 15–25% Körperoberfläche bei Erwachsenen oder 10–20% bei Kindern.
Weniger als 10% tiefe Verbrennungen.
Verbrennungen, die nicht in die obengenannten Formen einzuordnen sind.

C. Kleinere Brandverletzungen: Partielle Verbrennungen von weniger als 15% Körperoberfläche bei Erwachsenen oder 10% bei Kindern.
Weniger als 2% tiefe Verbrennungen.

Maßnahmen für den Transport von Brandverletzten in eine spezialisierte Klinik

Vor der Überführung des Patienten muß die Möglichkeit einer stationären Aufnahme in dem nächstgelegenen spezialisierten Zentrum für Verbrennungs-Verletzungen sichergestellt sein. Bisherige Aufzeichnungen sollten den Patienten bei der Überführung in das Krankenhaus begleiten. Zu den Informationen gehören eine Berechnung des Prozentsatzes der verbrannten Körperoberfläche und der Tiefe, die anatomische Lokalisation der Verbrennungen, die Einzelheiten des Unfalls und die Zeit der Verletzung, das Alter des Patienten, sein Körpergewicht und eventuelle frühere medizinische Anamnesen sowie die Angabe über das Vorliegen etwaiger anderer Verletzungen. Es ist wichtig, eine Anamnese vorzunehmen, wenn der Patient bei Bewußtsein ist, da es schwieriger sein kann, die Details später im Verlauf der Therapie zu erheben.

A. Flüssigkeiten: Eine intravenöse Infusion von Ringer-Lösung durch einen großkalibrigen Katheter sollte in einer Menge von ungefähr 4 ml/kg Körpergewicht/% der verbrannten Körperoberfläche gegeben werden. Die Zeit wird vom Zeitpunkt der Verbrennung an berechnet. Jede Flasche sollte in der Reihenfolge der Verabreichung mit ihrer Infusionsgeschwindigkeit beschriftet sein. Die intravenöse Lösung sollte mit einer Geschwindigkeit infundiert werden, welche zu einer Harnausscheidung von 0,5–1,0 ml/kg/h führt. Eine Urinausscheidung von über 60 ml/Std ist gewöhnlich zu hoch und sollte zu einer Reduzierung der Flüssigkeitszufuhr führen.

B. Atmung: Sauerstoff ist durch Maske oder Nasalkatheter zu verabreichen. Bei Verdacht auf eine Kohlenmonoxyd-Vergiftung oder -inhalationsverletzung (bei Explosion, Feuer an einer geschlossenen Stelle; Bewußtseinsverlust, versengten Nasenhaaren, grauschwarzem Sputum) sind Blutproben zur Bestimmung von Carboxyhämoglobin und der arteriellen Blutgase abzunehmen. Der Patient sollte ohne Verzögerung in die Klinik überführt werden, ohne daß die Ergebnisse der Untersuchungen abgewartet werden. Bei hoher Wahrscheinlichkeit einer Inhalationsverletzung, zumal wenn das PaO_2 unter 60 mmHg Raumluft oder das $PaCO_2$ über 50 mmHg erhöht ist, sollten ein nasaler oder oraler Endotrachealtubus eingeführt und ein mechanisches Beatmungsgerät angewandt werden; außerdem sollten eine Krankenschwester oder ein Arzt den Patienten begleiten.

C. Nasogastrale Absaugung: Bei bewußtlosen Patienten und Patienten mit Verbrennungen über 30% der Körperoberfläche sollte ein nasogastraler Tubus eingeführt und mit einem Absauggerät verbunden werden. Nichts sollte oral verabreicht werden.

D. Schmerzlinderung: Analgetika sollten nur auf intravenösem Wege in kleinen Dosen verabreicht und im übrigen alle Medikationen auf der Infusionsflasche vermerkt werden.

E. Schutz der Wunde: Der Patient sollte in trockene, sterile Tücher gewickelt werden. Es sollte keine lokale Medikation erfolgen.

Versorgung des Patienten im Krankenhaus oder in einer Spezialklinik für Verbrennungen

Allgemeine Betrachtungen

A. Atemwege: Eine Obstruktion der oberen Atemwege wird am besten durch die frühe Einführung eines Endotrachealtubus mit Unterdruckmanschette und durch einen T-Tubus verabreichten warmen, angefeuchteten Sauerstoff behandelt. Wenn möglich sollten eine Tracheotomie und Krikothyroidotomie vermieden werden.

Eine Schädigung der unteren Atemwege durch Inhalation reizender chemischer Produkte der Verbrennung kann eine Schleimhautschädigung in den großen Luftwegen herbeiführen oder eine Obstruktion und einen Bronchospasmus verursachen sowie die alveolare Funktion beeinträchtigen. Physikalische Anzeichen und radiologische Veränderungen treten gewöhnlich später auf. Deshalb sind serienmäßige Blutgasuntersuchungen und – wenn möglich – eine fiberoptische endoskopische Untersuchung sowie Lungenfunktionsuntersuchungen und Lungenszintigraphie (mit markiertem Xenon) die besten Methoden der Diagnostik einer Inhalationsverletzung. Die Therapie besteht in der Einführung eines Endotrachealtubus mit Unterdruckmanschette und in positiver Druckbeatmung mit warmem, angefeuchteten Sauerstoff, welcher ausreicht, um adäquate PaO_2- und $PaCO_2$-Spiegel zu erhalten. Eine Tracheotomie sollte für Patienten mit schweren Infektionen der Atemwege und für solche, welche nicht in der Lage sind, die Sekretion zu fördern, vorbehalten bleiben.

B. Venöse und arterielle Blutbahnen: Ein großkalibriger intravenöser Katheter in einer großen Vene ist für die hohe Insufionsgeschwindigkeit, die bei der Therapie exzessiver Verbrennungen notwendig ist, wünschenswert.

Auf diese Weise kann auch der zentral-venöse Druck kontrolliert werden. Der notwendige Flüssigkeitsersatz kann am besten mittels eines Swan-Ganz-Katheters in der Venenarterie, welche den linken ventrikulären enddiastolischen Füllungsdruck reflektiert, berechnet werden. Dieser Katheter kann auch zur Messung des Herzminutenvolumens benutzt werden und ist deshalb bei der Reanimation von Patienten mit schweren Inhalationsverletzungen oder kardiorespiratorischen Erkrankungen von Nutzen. In Fällen einer Inhalationsverletzung, in denen ein Swan-Ganz-Katheter nicht benutzt wird, kann eine periphere arterielle Blutbahn benutzt werden, um die Notwendigkeit wiederholter arterieller Punktionen zur Blutgasbestimmung zu vermeiden. Diese könnte auch benutzt werden zur Überwachung des mittleren arteriellen Druckes, wenn konventionelle Methoden der Blutdruckmessung nicht möglich sind, da alle Extremitäten verbrannt sind.

C. Messung der Harnausscheidung: In einem geschlossenen sterilen Sammelsystem sollte das stündliche Harnvolumen gemessen werden. Eine Anpassung der intravenösen Infusionsgeschwindigkeit von Flüssigkeiten und osmotischen Diuretika (wie z.B. des Mannitol) kann notwendig sein, um eine Harnflußrate von 0,5–1 ml/kg/h zu erreichen. Patienten mit chemischen oder elektrischen Verbrennungen sollten in den ersten 8 Stunden eine höhere Harnflußrate haben, um die durch Chemikalien verursachte Schädigung der Nierentubuli oder gar eine Obstruktion der Glomeruli durch Hämoglobin oder Myoglobin auf ein Minimum zu reduzieren.

D. Berechnung des Schweregrades der Brandwunde: Bei Erwachsenen wird die Oberflächenregion des Körpers mittels der „Neuner-Regel" berechnet. Genaue Kontrollen können bei der Berechnung der Prozentsätze der verbrannten Körperoberfläche und der unverbrannten Fläche dadurch erzielt werden, daß man prüft, ob beide insgesamt 100% ergeben.

Die Tiefe der Brandwunde ist schwer zu berechnen und eine genaue Diagnose wird daher diesbezüglich üblicherweise retrospektiv gestellt.

E. Anamnese und ärztliche Untersuchung: Die Anamnese und die Prüfung des Unfallhergangs sollten noch während der initialen Reanimationsmaßnahmen und vor Aufkommen der eventuellen Notwendigkeit eines Endotrachealtubus aufgenommen werden. Eine initiale gründliche ärztliche Untersuchung sollte vorgenommen werden, um zusätzlich bestehende Verletzungen auszuschließen. Diese Untersuchung sollte aber nach der Reanimation, bevor die Wunden des Patienten versorgt werden, abgeschlossen sein.

F. Labor-Untersuchungen: Blutproben zu ersten Laboruntersuchungen können anläßlich der Anlegung des zentralen Zugangs vorgenommen werden. Bei Abnahme der späteren Blutproben aus dem zentralen Zugang sollte man sich vergewissern, daß sie nicht durch die Infusionsflüssigkeit kontaminiert sind.

G. Versorgung der Augen: Jede Konjunktiva sollte mit einem Lokalanaesthetikum (z.B. Tetracain) anaesthesiert und die Augen sollten mit einer isotonen Salzlösung zur Entfernung von Kohlepartikeln und Gewebstrümmern gespült werden. Die Kornea sollte sodann mit einer *sterilen* 1%igen Fluorescein-Lösung gefärbt und auf Ulzerationen hin untersucht werden.

H. Entfernung des Kopfhaares: Bei Verbrennungen des Kopfes und des Nackens sowie bei massiven Verbrennungen sollte das Kopfhaar kurz geschnitten werden – besonders, wenn sich chemisches oder radioaktives Material im Haar befindet. Die Kopfhaut selbst ist eine wertvolle hautspendende Quelle bei der Deckung von Verbrennungswunden.

I. Überwachung des Patienten: Die Rektaltemperatur sollte sobald wie möglich und dann fortlaufend gemessen werden, da es während der ersten Hilfemaßnahmen, des Transportes und der Reanimation zu einer systemischen Hypothermie kommen kann. Das ist besonders nach einer längeren Spülung chemischer Verbrennungen wichtig. Das EKG sollte ebenfalls fortlaufend überwacht werden, da Veränderungen der Serum-Kalium- und -Kalzium-Spiegel beim Verbrennungspatienten schnell auftreten können. Nach Elektrounfällen ist eine kardiale Überwachung besonders wichtig.

J. Vermeidung von Streß: Ein wichtiger therapeutischer Aspekt ist die Reduzierung der Katecholamin-Ausscheidung, welche für den verlängerten Hypermetabolismus bei Verbrennungspatienten verantwortlich ist. Dies macht eine Schmerzprävention durch umsichtige Behandlung und eine Schmerzlinderung mit Analgetika erforderlich. Zusprache und Erklärungen sind notwendig, um die Angst zu mindern. Ein zusätzlicher Streß durch Kälteexposition muß vermieden werden, besonders

während der Hydrotherapie und beim Verbandwechsel.

K. Kontakt zur Patientenfamilie: Sobald der Patient versorgt ist und sich einigermaßen wohlfühlt, muß seine Situation den Familienangehörigen erklärt werden. Eine Leitlinie für die Prognose kann (je nach Alter und Verbrennungsgrad) der Abb. 28-2 (S. 1238) entnommen werden. Bei einer ersten Besprechung mit den Familienangehörigen sollte von ausführlichen Details Abstand genommen werden. Bei Patienten mit schweren Verbrennungen sollten Besuche kurz, aber häufig sein und sich auf die engsten Familienmitglieder beschränken. Krankenschwestern und Ärzte sollten versuchen, die Weitergabe von Details über den Genesungsfortschritt des Patienten nur auf diese Familienmitglieder zu beschränken.

Für den Fall, daß ein Elternteil Brandverletzungen erlitten hat und Kinder zu betreuen sind, sollte eine Sozialhelferin gewonnen werden.

Flüssigkeitstherapie

A. Die ersten 24 Stunden: Patienten mit größeren Verbrennungen verlieren die meiste Flüssigkeit innerhalb der ersten 12–24 Stunden aus dem Kreislauf in die extravaskulären Gewebe. Sie profitieren innerhalb dieser 24-Stunden-Periode von einer schnellen Substitution des Flüssigkeitsverlustes eher als durch Verabreichung kleinerer Mengen über einen längeren Zeitabschnitt.

Die entzündliche Reaktion, welche auf die Verbrennungsverletzung folgt, führt zu einer Steigerung der vaskulären endothelialen Permeabilität innerhalb der Brandwunde. Bei Verbrennungen, welche über 30% der Körperoberfläche betreffen, ist die Steigerung der vaskulären Permeabilität generalisiert. Wasser, Elektrolyte (vorwiegend Natrium) und Proteine gehen aus der Zirkulation verloren und lösen eine Hypovolämie, verminderten osmotischen Druck und Gewebsödem aus.

Solange die gesteigerte endotheliale Permeabilität persistiert, ist die Verabreichung kolloidaler Lösungen, wie z.B. Albumin oder Plasma, unwirksam, da der Großteil in die extravaskulären Flüssigkeiten entströmt.

Die schnelle Verabreichung einer balanzierten Salzlösung, wie z.B. Ringerlaktat, korrigiert die Hypovolämie und verhindert eine metabolische Azidose aufgrund inadäquater Gewebsperfusion. Patienten mit größeren Verbrennungen sollten individuell behandelt werden. Das Volumen einer zu verabreichenden kristalloiden Lösung ist von der stündlichen Kontrolle der Vitalwerte des Patienten, besonders der Harnausscheidung, abhängig. Empfehlungen für eine allgemeine intravenöse Flüssigkeitstherapie bei Verbrennungspatienten sollten deshalb nur als Richtlinien verstanden werden.

Zum Beispiel bei der Ringer-Laktatlösung gibt man

im allgemeinen 3–4 ml/kg Körpergewicht/% der verbrannten Körperoberfläche, wobei die Hälfte während der ersten 8 Stunden und der Rest während der folgenden 16 Stunden gegeben wird.

Patienten mit einer Inhalationsverletzung sollten ausreichend Flüssigkeit bekommen, um die Nierenfunktion zu erhalten, aber wiederum weniger als das üblicherweise empfohlene Volumen, um so das Risiko eines Lungenödems zu mindern. In dieser Situation ist der Swan-Ganz-Katheter ebenso nützlich wie im Falle eines älteren Patienten mit kardiopulmonaler Erkrankung.

Der zentral-venöse Druck, die Harnausscheidung, der psychische Status, die Hauttemperatur (welche wiederum die periphere Perfusion reflektiert) und in manchen Fällen auch der mittlere periphere Arteriendruck oder der pulmonale Arteriendruck sowie das Herzminutenvolumen (wie mit dem Swan-Ganz-Katheter gemessen) werden zur Kontrolle der angemessenen Flüssigkeitszufuhr im Rahmen der Reanimation verwendet.

Die neuroendokrine Reaktion auf Streß führt zum schnellen Einsetzen einer mäßigen Hyperglykämie, anfangs durch Glykogenolyse in der Leber und später durch Glukoneogenese. Intravenöse Glukoselösungen werden üblicherweise in den ersten 24 Stunden wegen ihrer osmotisch-diuretischen Wirkung nicht angewandt.

Es gibt 2 Gruppen von Patienten, bei welchen die Serumglukose sorgfältig kontrolliert und Glukose während der ersten 24 Stunden gegeben werden sollte: Säuglinge und Alkoholiker. Bei diesen Patienten sind die Glykogenspeicher der Leber häufig beschränkt oder vermindert, und die Glukoneogenese ist defekt oder verzögert. (Alkohol hemmt direkt die Glukoneogenese in der Leber.)

Das Einsetzen der Hypoglykämie ist gewöhnlich mit einer Hypothermie verbunden. Sie tritt schnell auf und kann zu Konvulsionen, Koma und Exitus führen.

B. Nach 24 Stunden: Wenn die vaskuläre endotheliale Permeabilität zur Norm zurückkehrt – gewöhnlich am Ende des 1. Tages nach der Verbrennung – können kolloidale Lösungen zur Wiederherstellung des Plasmavolumens und zur Anhebung des onkotischen Druckes gegeben werden. Verbrennungen von mehr als 50% der Körperoberfläche machen 0,5 ml/kg/% der verbrannten Oberfläche und bei solchen mit weniger als 50% 0,3 ml/kg/% der verbrannten Oberfläche erforderlich. Elektrolytfreies Wasser kann mit Glukose gegeben werden. Die Serum-Natrium-, -Kalium- und die Osmolalitäts-Werte sollten während der nächsten Tage periodisch kontrolliert, und Anpassungen in der Aufnahme sollten je nach Indikation vorgenommen werden. Wasserverluste durch Verdunstung aus den Brandwunden kann den Bedarf an Wasser vergrößern.

C. Orale Nahrungsmittelzufuhr: Während des adynamischen Ileus sollte eine Absaugmöglichkeit über einen nasogastralen Tubus bestehen. Antazida werden über den Tubus verabreicht, und die nasogastrale Absaugeinrichtung wird für kurze Intervalle unterbrochen, um durch die Antazida die Magensäure neutralisieren lassen zu können. Während der Ileusperiode können 10%ige Glukoselösungen mit Insulin intravenös gegeben werden. Jedoch ist, sobald die Darmgeräusche wiederauftreten, eine hochkalorische, eiweißreiche Diät per Nasogastral-Tropf zu verabreichen. Der nasogastrale Tubus sollte dann durch eine Ernährungssonde mit schmalem Durchmesser ersetzt werden. Nährlösungen sollten anfangs verdünnt sein und dann allmählich auf volle Stärke gebracht werden, wobei die Serumosmolalität in gewissen Abständen kontrolliert werden sollte.

Versorgung der Brandwunden

Bei Patienten mit partieller Verbrennung (vereinzelten Brandwunden) ist das *therapeutische Ziel*, den Schmerz zu lindern, Infektionen zu verhüten und eine schnelle Heilung zu fördern. Bei tiefen Brandwunden muß es das Ziel sein, die tote, verbrannte Haut (den Brandschorf) sobald als möglich zu entfernen, um eine invasive Sepsis der Brandwunden zu verhüten und die Wunden mit Hauttransplantaten zu bedecken.

Bei der Versorgung der Brandwunden ist eine aseptische Technik wichtig. Sterile Kappen, Masken, Kittel und Handschuhe müssen getragen und sterile Instrumente wie steriles Verbandmaterial zur Deckung der Brandwunden verwandt werden.

Die erste Reinigung und danach folgende Entfernung des Verbandes sowie die Wundreinigung werden am besten in einem Hydrotherapie-Tank mit annähernd isomolarem Wasser, welches ein antibakterielles Mittel (Antiseptikum) enthält, vorgenommen. Große nekrotische Brandschorfe können bei dieser Gelegenheit relativ schmerzlos entfernt werden.

A. Offene oder geschlossene Therapie?
Brandwunden können entweder durch offene oder geschlossene Verbandtechniken behandelt werden.

1. Offene (Expositions-) Technik: Die offene Technik wird an den Stellen angewandt, die schwierig zu verbinden sind, wie z. B. das Gesicht, die Ohren und das Perineum – oder aber auch beim ganzen Körper in Situationen, in welchen Verbände Mangelware sind (Massenunfälle, unterentwickelte Länder). Wenn der Körper durch Exposition behandelt wird, ist die Kontrolle der Umgebungstemperatur und der Feuchtigkeit besonders wichtig.

Topisch werden antibakterielle Mittel gewöhnlich in dicker Schicht auf den Brandschorf aufgetragen (z. B. Sulfadiazin-Silber [Flammazine®] oder Mafenidacetat [Napaltan®-Creme], aber keine 0,5%ige

Silbernitratlösung), und bei Bedarf werden diese Mittel wieder angewandt, um die Schicht intakt zu halten. Sulfadiazin-Silber kann allerdings eine Leukopenie auslösen.

2. Geschlossene Therapie: Bei kleineren oder partiellen Verbrennungen, die gewöhnlich auf ambulanter Basis behandelt werden, wird im allgemeinen ein nichthaftender Verband auf die Wunde aufgelegt und mit einer absorbierenden Schicht Gaze mittels Bandage fixiert. Ein leichtes antibakterielles Wundbehandlungsmittel (z. B. Nitrofurazon [Furacin®]) kann dabei verwandt werden. Diese Verbände werden jeden oder jeden 2. Tag gewechselt.

Bei größeren Verbrennungen wird ein topisch-antibakterielles Mittel, gewöhnlich auch Sulfadiazin-Silber oder Mafenidacetat, entweder direkt auf die Wunde oder auf feingeflochtenen Mull aufgetragen. Diese Schicht wird durch Schichten absorbierender Gaze und mittels Bandagen fixiert. Die Verbände werden alle 8–24 Stunden gewechselt.

B. Haut-Transplantate: Haut-Transplantate könnten aufgeschoben werden, bis es zur spontanen Lösung des Brandschorfes kommt, aber diese Lösung des Schorfs wird durch die Anwendung topisch-antibakterieller Mittel verzögert und fördert so verstärkt Vernarbungen und Versteifung von Gelenken.

Deshalb wird eine frühzeitige chirurgische Exzision des nekrotischen verbrannten Gewebes immer mehr empfohlen. Diese Exzision kann bis auf die darunterliegende tiefe Faszie vorgenommen werden, welche, wenn nicht auch verbrannt, bereit ist, ein Transplantat anzunehmen. Diese Technik kann allerdings, wenn sie an einer Extremität nicht mit pneumatischer Staubinde durchgeführt wird, zu einem beträchtlichen Blutverlust führen und sollte auf weniger als 20% der Körperoberfläche bei jeder Operation beschränkt bleiben.

Wiederholte (serienmäßige) Exzisionen des Brandschorfes können unter allgemeiner Anästhesie vorgenommen werden. Das nekrotische Gewebe wird jedesmal so weit entfernt, bis es in der Dermis und in subkutanen Fettgewebe zu punktartigen Blutungen kommt. Die Wunde wird dann mit einem biologischen oder synthetischen Hautersatz wie z. B. Epigard® oder Bio Brane® temporär bedeckt. Der Hautersatz wird so oft als notwendig gewechselt, bis sich ein gutes Granulationsgewebe gebildet hat; zu dieser Zeit kann dann ein Autotransplantat verwandt werden.

Tiefe dermale Verbrennungen, die zur Heilung Monate benötigen und zu beträchtlichen hypertrophen Vernarbungen führen können, sind durch tangentiale Exzision des Brandschorfes bis zum Eintritt von Punktat-Blutungen der Dermis zu behandeln. Danach können ein Autotransplantat angewandt oder ein biologischer Hautersatz verwandt werden,

wonach mit Verzögerung weitere Autotransplantate vorgenommen werden können.

Komplikationen

Bei Patienten, die frühzeitig intravenös mit entsprechenden Mengen bilanzierter Salzlösungen behandelt werden, ist ein Schock selten. Nierenversagen ist ebenfalls ein seltener Zwischenfall, wenn die Flüssigkeitszufuhr frühzeitig eingeleitet und die Hämoglobinurie schnell beseitigt wird.

A. Infektion: Die Infektion in der Brandwunde bleibt ein Problem. Mikroorganismen dringen in das gefäßlose nekrotische Gewebe ein und können auch das darunterliegende lebensfähige Gewebe befallen.

Die Diagnose der invasiven Infektion stützt sich auf Kulturen aus Biopsieproben der Wunde(n). Zu den Symptomen und Anzeichen einer Infektion, gewöhnlich durch gramnegative Organismen, gehören psychische Verwirrung, paralytischer Ileus, anfängliche Temperatursteigerung, auf welche eine Hypothermie folgt, verminderte Leukozytenzahl, verschlechterter Heilungszustand der Wunden und Versagen von Hauttransplantationen.

Infektionsquellen außerhalb der Brandwunde sind Lunge, Urogenitaltrakt und intravenöse Katheter.

Zu Pilzinfektionen kann es bei topischer Anwendung von Mafenid oder Sulfadiazin-Silber kommen.

B. Komplikationen des Respirationstraktes:

1. Zu den Komplikationen aufgrund der initialen Verletzung gehören: ein kardiorespiratorischer Stillstand, besonders bei elektrischem Schock, eine Obstruktion der oberen Atemwege, eine Kohlenmonoxyd-Vergiftung und eine Inhalationsverletzung.

   Eine Inhalationsverletzung kann sogar zum Ablösen der tracheobronchialen Schleimhaut, zu Lungenödem und später zu akuter Bronchiolitis, Bronchopneumonie und fortschreitender Lungeninsuffizienz führen.

2. Zu den iatrogenen Ursachen einer respiratorischen Komplikation gehören: die intravenöse Flüssigkeitsüberladung während der Reanimation und die respiratorische Depression infolge Überdosierung von Narkotika.

3. Die Brandwunde kann eine Bakteriämie herbeiführen, aus welcher eine Pneumonie resultiert.

C. Gastrointestinaltrakt: Eine akute Ulzeration der Magen- oder Duodenal-Schleimhaut kommt häufiger vor, aber eine starke Blutung ist selten. Zu den Maßnahmen zur Verhinderung einer schweren Blutung aus diesen Ulzera gehören eine fortlaufende gastrale Aspiration über einen nasogastralen Tubus (Sonde) und die Gabe von Antazida während des Initialstadiums des Ileus gefolgt von einer frühzeitigen fortlaufenden Nahrungszufuhr über den nasogastralen Tubus.

Verbrennungen spezifischer anatomischer Regionen

A. Das Ohr: Wegen ihrer exponierten Stellung erleiden die Ohren häufig tiefe Verbrennungsverletzungen, die zu einer schweren Entstellung oder zum Verlust der Ohrmuschel führen können. Die verbrannten Ohren sollten in offener Technik mit Mafenid-Creme behandelt werden.

Ein übliches Kissen sollte nicht verwandt werden. Statt dessen sollte nur ein kleines, gefaltetes Handtuch unter den Kopf gelegt werden, um das Reiben der Ohren zu verringern.

Sorgfältig ist auf eine mögliche Zellulitis zu achten, welche zur Chondritis mit Zerstörung der aurikulären Knorpel fortschreiten kann.

Die Therapie besteht in einer Injektion von Aminoglykosiden in die Region der Zellulitis und späterhin in der Abtragung des nektrotischen Knorpelgewebes.

B. Die Hand: Die Hand sollte mittels einer Schiene immobilisiert werden, mit leichter Extensionsstellung des Handgelenkes und dabei die Finger im metakarpophalangealen Gelenk so weit wie möglich zu 90° flektiert, wie es das Ödem zuläßt. Die oberen Extremitäten sollten bis zum Abklingen des Ödems erhöht gelagert sein, und der Patient sollte ermutigt werden, die Hände während des Tages zu benutzen, um die Gelenke beweglich zu halten, bis eine Hautdeckung erreicht werden kann. Schienen sollten während der Ruheperioden und während des Schlafens angelegt werden.

C. Gelenke: Sie sollten während der Ruhephasen in optimaler Stellung mit Schienen fixiert und regelmäßig in häufigen Intervallen aktiv bewegt werden. Frühzeitige Hautdeckung ist zur Verhinderung von Versteifungen und Kontrakturen wichtig.

Spätere Betreuung

Der Patient wird gewöhnlich entlassen, wenn die Brandwunden geheilt und durch Hautübertragungen gedeckt sind. Eine Nachbeobachtung in regelmäßigen Intervallen durch Ärzte und Therapeuten zur Prüfung der Narbenbildung und der Gelenksbeweglichkeit ist sehr wichtig. Druckverbände und Hilfsmittel (wie z.B. geformte Gesichtsmasken) werden verwandt, um die Rate der Narbenreifung zu erhöhen. Statische und dynamische, nach Maß angefertigte Schienen werden angewandt, um eine Gelenkskontraktur zu verhindern und die Bewegungsbreite zu vergrößern. In Fällen, die auf eine physikalische Therapie nicht ansprechen, ist eine chirurgische Lösung der Narbenkontrakturen erforderlich.

Wenn ein Pruritus den Schlaf stört, können Antihistaminika, Sedativa und topische Steroid-Cremes eine Linderung herbeiführen.

Eine verheilte verbrannte Haut unterliegt bei minimalem Trauma und geringer Sonnenlichtexposition leicht einem Abbau. Ein Sonnenschutz ist unbedingt erforderlich, wenn eine derartige Exposition nicht vermieden werden kann. Hauttransplantate, verheilte Brandnarben und Spendestellen an den unteren Extremitäten können hyperämisch werden und beim Stehen abbauen. Stützstrümpfe oder elastische Bandagen können für die Dauer von 12 Monaten oder länger notwendig sein, um einem Hautabbau vorzubeugen. Durch Verbrennungen kosmotisch gestörtes Aussehen und gestörte Körperfunktionen können psychologische Probleme aufwerfen, welche eine teilnahmsvolle Unterstützung und gelegentlich psychiatrische Beratung notwendig machen.

Das *Ziel der Therapie* sollte immer die Wiederherstellung des Brandverletzten in seinen Status als vollwertiges Mitglied der Gesellschaft sein.

Immersionssyndrom bei warmem Wasser

Kann man die Füße mehrere Tage nicht richtig abtrocknen, wie dies in den Tropen der Fall sein kann, so hat man den gleichen Effekt, wie wenn die Füße längere Zeit in warmes Wasser eingetaucht wären. Ihre Haut wird runzlig und weiß, und ein Weitermarschieren wird durch Schmerzen erschwert. Das klinische Bild kann durch Infektionen kompliziert werden. Man darf dieses Krankheitsbild nicht mit den Schäden verwechseln, die beobachtet werden nach Exposition in feuchter Kälte.

Unter günstigen Bedingungen und bei der nötigen Zeit zur Pflege der Füße entwickelt sich dieses Krankheitsbild nicht weiter. Jedoch gibt es Situationen, z.B. Krieg, in denen dies nicht so leicht durchführbar ist. Nach Möglichkeit sollten die Füße 3mal täglich abgetrocknet werden und nachts ganz trocken bleiben. Behandelt man die Fußsohlen täglich mit einer silikonhaltigen Creme, so kann man die Entwicklung dieses Syndroms bis zu 5 Tagen aufhalten.

Ertrinken

Bei den unfallbedingten Todesursachen liegt das Ertrinken z.B. in den USA an 4. Stelle. Es gibt eine Reihe von Umständen, welche einen derartigen Zufall begünstigen: z.B. Alkohol oder die Einnahme von bestimmten Medikamenten, extreme Ermüdung, intensive Hyperventilation, plötzliche Notfallsituation (epileptischer Anfall, Myokardinfarkt),

Tauchunfälle, Unterwasserverletzungen (z. B. durch Haie, Bißverletzungen giftiger Fische etc.) oder die Taucherkrankheit (Caissonkrankheit). Die Zahl der Todesfälle durch Ertrinken könnte zweifellos wesentlich verringert werden, wenn genügend Schulungskurse über vorbeugende Maßnahmen und Unterricht in Erster Hilfe abgehalten würden. So früh wie möglich sollte jeder schwimmen lernen. Private Schwimmbäder sollten nach den üblichen Richtlinien erbaut sein, öffentliche Schwimmbäder sollten mit Rettungsschwimmern besetzt sein, und gefährliche Gewässer sollten ausreichend bewacht werden. Es ist wichtig, daß möglichst viele die richtige Technik der künstlichen Beatmung erlernen. Es ist angeregt worden, für Schulkinder den Unterricht in künstlicher Beatmung zur Pflicht zu machen. Schwimmer, die hyperventilieren, um anschließend länger unter Wasser schwimmen zu können, sollten davor gewarnt werden, da Hyperventilation Bewußtlosigkeit zur Folge haben kann.

Der ‚Vorgang des Ertrinkens' vollzieht sich nach dem Untertauchen innerhalb von 5–10 Minuten und ist durch folgende Sequenzen gekennzeichnet: Hypoxämie, Laryngospasmus, Flüssigkeitsaspiration, Kreislaufversagen, Hirnschädigung und Hirntod. Frisch Ertrunkene erholen sich meist spontan. Wenn das Opfer nicht mehr atmet, muß mit dem Finger notfalls der Pharynx gesäubert werden und dann sofort mit der künstlichen Beatmung begonnen werden, indem man den Hals überstreckt und intermittierend durch Mund oder Nase Luft bläst (siehe auch Anhang). Versuche, aus dem Ertrunkenen Wasser auszupumpen, sind von zweifelhaftem Wert und kosten nur wertvolle Zeit. Zum besseren Abfluß des Wassers aus der Lunge sind die Stellungen des Körpers in Beugung und Überstreckung gleich gut geeignet. Wenn eine intermittierende Druckbeatmung erforderlich ist, ist die gleichzeitige Verwendung von 100%igem Sauerstoff wertvoll. Die Mund-zu-Mund-Beatmung sollte niemals hinausgezögert oder unterbrochen werden; dies gilt für den Transport des Patienten oder beim Versuch des Einsatzes von Sauerstoffgeräten, Beatmungsgeräten, Defibrillatoren oder anderen Geräten. Die künstliche Beatmung sollte, so lange das Herz schlägt und unabhängig von der Stärke des Pulsschlages, fortgesetzt werden. Bei Aussetzen des Karotispulses werden künstliche Beatmung und externe Herzmassage weitergeführt (s. auch Anhang). Bis zum Transport ins nächste Krankenhaus müssen die Maßnahmen der Reanimation ununterbrochen fortgesetzt werden.

Da Süßwasser hypoton und Salzwasser hyperton sind, unterscheidet sich die Pathophysiologie dieser beiden Formen des Ertrinkens ebenso wie ihre Behandlung.

Bei Ertrinken in Süßwasser können folgende Komplikationen auftreten: Asphyxie, metabolische Azidose, Kammerflimmern, reflektorischer Hypertonus im Pulmonalsystem, Verdünnung des Blutes, Hypervolämie, Hämolyse und Hyponatriämie. Die Behandlung schließt künstliche Beatmung und Wiederbelebung ein; außerdem müssen Kreislaufstörungen, Hämolyse und Elektrolytstörungen behoben sowie das Blut-pH korrigiert werden.

Bei Ertrinken in Salzwasser gehören zu den pathologischen Befunden Asphyxie, metabolische Azidose, Lungenödem, Hämokonzentration, Hypovolämie, Hypoproteinämie und Hypernatriämie. Das Lungenödem wird mit Überdruckbeatmung (100%iger Sauerstoff) behandelt, und die Veränderungen im Plasma müssen behoben werden.

Bei Ertrinken in gechlortem Süßwasser liegen die Gefahren der metabolischen Azidose im Auftreten von Lungenödem und einer daraus resultierenden Hypoxie. Hämolyse tritt ebenfalls auf, sie verläuft aber leichter und entwickelt sich langsamer als bei Inspiration von reinem Süßwasser. Hier müssen in erster Linie Lungenödem, Aspirationspneumonie und Hypoxie behandelt werden. Sobald wie möglich sollte mit einer 100%igen Sauerstoffüberdruckbeatmung begonnen werden. Die prophylaktische Gabe von Antibiotika empfiehlt sich zur Verhütung einer Aspirationspneumonie.

Der elektrische Schlag

Die Möglichkeit von lebensbedrohenden Verletzungen durch elektrischen Strom existiert in allen elektrifizierten Zonen. Eine trockene Haut bietet eine hohe Widerstandsbarriere gegenüber der normalen Stärke des elektrischen Stromes. Eine feuchte Haut jedoch (durch Wasser, Schweiß, Salzlösungen, Urin) reduziert den Widerstand erheblich. Die Wirkung des elektrischen Stromes kann lediglich ein unangenehmes Gefühl bis zur schmerzhaften Sensation sein. Der Spannungstyp, die Dauer und die Expositionszone sowie der Weg des Stromes durch den Körper bestimmen das Ausmaß der Schädigung. Wenn das Herz im Stromschluß liegt, kann die Wirkung letal sein.

Gleichstrom ist nicht so gefährlich wie Wechselstrom. Wechselstrom ist wiederum bei hohen Frequenzen oder hoher Spannung weniger gefährlich als bei niedriger Frequenz und niedriger Spannung. Wechselstrom mit Frequenzen zwischen 25 und 300 und niedriger Spannung (unter 220 V) kann eher Kammerflimmern hervorrufen, während bei hoher Spannung (über 1000 V) häufiger Atemlähmung beobachtet wird; dazwischenliegende Spannungen

(220–1000 V) können beides hervorrufen. Häuslicher Strom von 110 bzw. 220 V mit niedrigen Frequenzen (ungefähr 60/sec) ist dementsprechend gefährlich für das Herz, da er Kammerflimmern hervorrufen kann. Die Strommarken sind gewöhnlich scharf begrenzte, runde oder ovale, schmerzlose graue Bezirke mit entzündlicher Reaktion. Zunächst laufen an der Strommarke wenig Veränderungen ab, nach einigen Wochen löst sich die Haut über einem verhältnismäßig großen Gebiet ab. Der elektrische Schlag kann kurze oder längere Bewußtlosigkeit auslösen. Kehrt das Bewußtsein wieder, so klagt der Betroffene über Muskelschmerzen, Müdigkeit, Kopfweh und allgemeine Übererregbarkeit des Nervensystems. Der physikalische Befund ist je nach Auswirkung des elektrischen Schlages verschieden. Beim Kammerflimmern sind die Herztöne nicht hörbar, der Puls ist nicht tastbar und der Patient ist bewußtlos. Für wenige Minuten wird die Atemtätigkeit fortgesetzt, wird dann als Zeichen der beginnenden Asphyxie stärker und hört schließlich bei Eintritt des Todes auf. Bei Atemlähmung fehlt die Atemtätigkeit gleich, und der Patient ist bewußtlos; der Puls kann tastbar sein, jedoch fällt der Blutdruck merklich ab, und die Haut ist kühl und zyanotisch. Der elektrische Schlag kann bei der Bedienung medizinischer Geräte ausgelöst werden, die normalerweise als harmlos angesehen werden (z. B. EKG-Geräte, Absaugeapparate, elektrisch bediente Operationstische, Röntgeneinrichtungen). Diese Unfälle können durch richtige Inbetriebnahme, fachmännische Bedienung und regelmäßige Wartung der Geräte verhindert werden. Batteriebetriebene Geräte bieten einen maximalen Schutz gegenüber Elektrounfällen. Elektrochemische Hautverbrennungen sind schon mit Gleichstrom von 3 V beschrieben worden.

Behandlung

A. Sofortmaßnahmen: Das Opfer muß sofort von der Stromquelle befreit werden. Dies kann auf viele Arten erfolgen, jedoch muß der Hilfeleistende sich selbst in acht nehmen. Man kann entweder den Strom abstellen; man kann den elektrischen Draht mit einer Axt durchtrennen, um deren Griff man ein trockenes Baumwollhandtuch gewickelt hat; man kann den Strom erden, oder man kann das Opfer vorsichtig mit einem trockenen Kleidungsstück oder einem Ledergürtel wegziehen.

Ist die Atemtätigkeit schwach oder fehlt sie ganz, muß sofort mit der künstlichen Beatmung begonnen werden und diese so lange fortgesetzt werden, bis die Spontanatmung zurückkehrt oder die Totenstarre eintritt (siehe auch Anhang).

Externe Herzmassage ist bei Kammerflimmern oder Herzstillstand angezeigt (siehe Anhang, S. 1372). Künstliche Beatmung und andere Maßnahmen können das Herz nicht mehr zu normaler

Aktion anregen. Als letzten Versuch kann man den Thorax eröffnen und direkte Herzmassage durchführen. Falls möglich, kann die elektrische Defibrillation durchgeführt werden.

Schock sollte sofort behandelt werden!

Falls durchführbar, sollte eine Überdruckbeatmung mit einem Gemisch von Sauerstoff und CO_2 erfolgen, oder man unterstützt die künstliche Beatmung durch zusätzliche Gabe eines Gemisches von Sauerstoff und CO_2 durch eine Maske.

B. Krankenhausbehandlung: Wenn die Wiederbelebung mit Erfolg durchgeführt worden ist, soll der Patient in einem Krankenhaus weiter überwacht werden, um rechtzeitig eine plötzliche Herzdilatation, einen Schock, eine Azidose, Myoglobulinurie oder eine sekundäre Blutung zu erkennen.

Werden Zeichen eines erhöhten intrakraniellen Druckes beobachtet, sollte lumbal punktiert werden.

Man behandelt die Verbrennung konservativ. Lage und Ausmaß der Gewebsschädigung können über Wochen unerkennbar bleiben. Zumindest anfangs spielen Infektionen keine Rolle. Bei der Behandlung sind Geduld und Ausdauer angebracht. Bevor chirurgische Maßnahmen ergriffen werden, sollte man die Ausbildung eines richtigen Granulationsgewebes abwarten. Blutungen können noch spät auftreten und sind dann oft schwer.

Die nicht vorherzusagende Schädigung tiefer Gewebsschichten bei elektrischen Verbrennungen macht es schwierig, das Flüssigkeitsbedürfnis bei Patienten, die im Schock sind, zu bestimmen.

Strahlenreaktionen

Die Folgen einer Strahleneinwirkung können sich während oder nach einer Röntgen- oder Radiumbehandlung sowie nach jeder Behandlung mit ionisierenden Strahlen bemerkbar machen (Röntgenstrahlen, Neutronen, Alpha-, Beta- oder Gamma-Strahlen). Der Grad der Strahleneinwirkung, der sowohl von der Menge als auch von der Art der Strahlen abhängt, welche auf den Körper einwirken, sowie die Dauer der Bestrahlung bestimmen die Reaktionen des Körpergewebes. Eine Röntgen- oder Gamma-Strahlen-Applikation von einmalig 300 bis 500 r (400–600 rad) auf den ganzen Körper kann sich schon verhängnisvoll auswirken. (Vergleichsweise liegt die Strahlenbelastung einer Routineaufnahme des Thorax bei 0,3 r.) Die Strahlenverträglichkeit ist im voraus schwer zu bestimmen, und es gibt keine Faustregel, um die Reaktionen für die einzelnen Ty-

pen und Stufen einer Strahlenbehandlung zu berechnen. Für Berufsgruppen, die einer täglichen
Strahlenbelastung ausgesetzt sind, hat man als zu-
lässige tägliche Belastung für den ganzen Körper
5 rem/Jahr festgelegt (multipliziert mit der Zahl der
Jahre bei Altersklassen über 18 Jahren).

Sofortreaktion des normalen Gewebes auf Bestrahlungen

Klinische Befunde

A. Schäden von Haut und Schleimhäuten: Strahlun-
gen können dosisabhängig Erythem, Enthaarung,
Zerstörung der Fingernägel oder Epidermolysis
hervorrufen.

B. Schädigungen tiefer liegender Gewebe:

1. Hämatopoetisches System. Schädigungen des
Knochenmarkes rufen eine Hemmung der Neubildung aller zellulären Elemente des Blutes hervor.
Am empfindlichsten reagieren Lymphozyten, dann
folgen polymorphkernige Leukozyten und schließlich Erythrozyten. Die Schäden schwanken von einer vorübergehenden Hemmung eines oder mehrerer blutbildender Organe bis zu ihrer völligen Zerstörung.

2. Kardiovaskulär: Eine Perikarditis mit Erguß oder
eine konstriktive Karditis können noch nach einer
Periode von vielen Monaten auftreten. Eine Myokarditis ist weniger häufig. Kleinere Gefäße, wie
Kapillaren und Arteriolen, können eher geschädigt
werden als größere. Bei geringer Schädigung können sie sich erholen.

3. Gonaden: Beim Mann rufen kleinere Strahlendosen (200–300 r) eine Aspermie und größere
(600–800 r) Sterilität hervor. Bei der Frau bewirkt
eine Einzeldosis von 200 r einen vorübergehenden
Ausfall der Periode und 500–800 r dauernde Kastration. Mittlere bis starke Bestrahlung des Embryo im Uterus führt zu Schäden des Fetus oder
zum Tod des Embryo und Abort.

4. Lungen: Hohe oder wiederholte mäßige Strahlendosen können noch nach Wochen oder Monaten
zu Pneumonie führen.

5. Die Funktion der Speicheldrüsen kann durch Bestrahlung gebremst werden; man benötigt dazu jedoch verhältnismäßig hohe Dosen.

6. Magen: Die Magensaftsekretion kann durch mittelhohe Strahlendosen vorübergehend – gelegentlich auch dauernd – eingeschränkt sein.

7. Darm: Mittelhohe Strahlendosen führen hier zu
Entzündungen und Ulzera.

8. Endokrine Drüsen und weitere innere Organe:
Schilddrüse, Hypophyse, Leber, Pankreas, Nebennieren und Blase sind bei normaler Funktion verhältnismäßig strahlenresistent. Hepatitis und Ne-

phritis können Spätwirkungen einer therapeutischen Bestrahlung sein.

9. Gehirn und Rückenmark können erst durch hohe
Strahlendosen aufgrund unzureichender Blutversorgung geschädigt werden.

10. Peripheres und autonomes Nervensystem sind
sehr strahlenresistent.

C. Allgemeinreaktionen (Strahlenkrankheit – Strahlenkater): Die Pathogenese dieser Erkrankung ist
nicht bekannt. Anorexie, Nausea, Erbrechen,
Schwäche, Erschöpfung, Müdigkeit und in manchen Fällen völlige Entkräftung können einzeln
oder zusammen auftreten. Eine Strahlenkrankheit
in Verbindung mit einer Röntgenstrahlentherapie
tritt meist bei großflächiger Gabe hoher Dosen über
dem Abdomen auf, schon seltener treten diese Reaktionen bei Behandlung des Thorax und noch seltener bei Bestrahlung der Extremitäten auf. Bei protrahierter Therapie werden diese Komplikationen
seltener beobachtet. Die Einstellung des Patienten
zu seiner Krankheit und zur Behandlung spielen
eine große Rolle; die geschilderten Symptome können überbewertet oder als geringe Belastung empfunden werden.

Vorbeugende Maßnahmen

Personen, die auf Grund ihrer Tätigkeit strahlenge-
fährdet sind, können die Strahlenbelastung schon
auf ein Minimum beschränken, wenn sie sich der
Bedeutung von Dauer, Abstand und Schutzmaßnahmen bei Strahleneinwirkungen bewußt werden.
Räumlichkeiten, in denen Röntgenapparate aufgestellt sind und radioaktives Material, müssen die
allgemeinen Schutzmaßnahmen erfüllen. Schlecht
oder nicht ausgebildetes Personal darf nicht mit
Röntgenapparaten und radioaktivem Material arbeiten. Jede unnötige Strahlenexposition muß bei
Diagnostik und Therapie vermieden werden. Röntgeneinrichtungen sollten in regelmäßigen Zeitabständen auf ihre Betriebssicherheit überprüft werden; es müssen sichere Filter angebracht sein. Falls
durchführbar, sollten besonders bei jungen Leuten
die Gonaden geschützt werden. Durchleuchtungen
sollten zeitlich von kürzester Dauer sein, wobei
Strahlenstreuung und -filterung optimal abzustim-
men sind. Der Abstand zwischen Tubus und Rönt-
gentisch sollte mindestens 45–50 cm (18 inches) betragen; das für die Untersuchung nötige Strahlen-
ausmaß muß auf ein Minimum beschränkt bleiben.
Zum Schutz gegen radioaktive Verseuchung empfiehlt es sich, eine besondere Schutzkleidung zu tragen. Im Falle einer unfallbedingten Strahlenverseu-
chung hat der Betroffene alle Kleider zu entfernen
und sich gründlich zu baden mit Wasser und Seife.
Danach soll mit einem Geigerzähler sorgfältig nach
Strahlungsquellen gesucht werden.
Eine intensive Forschung zur Entwicklung von
Pharmaka gegen die Schädigung radioaktiver

Strahlen hat begonnen (Glykokollhaltige Präparate, Alloxan und Polyäthylenverbindungen). Aber bis jetzt stehen noch keine zuverlässigen und wirksamen Medikamente zur Verfügung.

Behandlung

Es gibt keine spezifische Behandlung für die Strahlenschäden. Der Behandlungserfolg lokaler Strahlenschäden hängt von Ausmaß, Grad und Lage der Gewebsschädigung ab. Die Behandlung ist rein symptomatisch.
Die Strahlenkrankheit als Folge der Strahlentherapie ist zu vermeiden. Tritt sie dennoch auf, so ist sie ebenfalls symptomatisch zu behandeln. Man gibt Chorpromazin, 25–50 mg i.m. alle 4–6 Std oder 10–50 mg oral, ebenfalls alle 4–6 Std, je nach Bedarf. Gegen Nausea kann die Gabe von Dimenhydrinat (Vomex A®), 100 mg, oder Perphenazin (Decentan®), 4–8 mg, versucht werden: Jeweils 1 Std vor sowie 1 und 4 Std nach Strahlentherapie. Tritt Anämie auf, werden Bluttransfusionen erforderlich. Erst kürzlich hat man Knochenmarkszellen übertragen. Störungen des Flüssigkeits- und Elektrolythaushaltes erfordern eine entsprechende Substitution. Bei Sekundärinfektion gibt man Antibiotika.

Langzeitschäden nach Strahlenbehandlung mit übermäßig hohen Dosen

Klinische Befunde

A. Somatische Veränderungen: Als Spätfolgen können unter anderem Vernarbungen und Atrophie der Haut, Teleangiektasien, Thrombangiitis obliterans, Lungenfibrose und Darmstenosen auftreten. Durch Strahlenschäden der Linse können sich Katarakte ausbilden. Noch viele Jahre nach Bestrahlung können Leukämien – vielleicht nur bei dazu prädestinierten Personen – auftreten. Bei der normalen Strahlentherapie ist diese Komplikation selten. Das Auftreten von Katarakten ist bei strahlengefährdetem Personal genauso häufig wie bei der übrigen Bevölkerung.
Die Häufigkeit neoplastischer Erkrankungen ist bei Personen, die unter der Einwirkung sehr hoher Strahlendosen gestanden haben, gesteigert; dies gilt besonders für Gewebszonen, die von vornherein stark geschädigt sind.
Feten, die während der ersten 4 Monate der Schwangerschaft, aber auch noch später, in utero unter Strahleneinwirkung standen, können mit Mikrozephalie und anderen kongenitalen Mißbildungen geboren werden.

B. Genetische Störungen: Verschiebungen des Geschlechtsquotienten bei der Geburt lassen auf genetische Schäden schließen: Es kommen weniger männliche als weibliche Kinder zur Welt. Das Auftreten kongenitaler Mißbildungen, Totgeburten und Todesfällen von Neugeborenen ist bei Empfängnis nach Abschluß einer Strahlentherapie offensichtlich nicht häufiger.

Behandlung

S. unter Behandlung von Sofortreaktionen nach Bestrahlung, diese Seite.

Caissonkrankheit
(Taucherkrankheit)

Schon lange ist die Taucherkrankheit bei Berufstauchern, die zur Tiefseeforschung, als Bergungsmannschaften oder zum Bau unter Wasser eingesetzt werden, als Berufsrisiko bekannt. Berufstaucher und ihr Hilfsteam über Wasser sind vertraut mit Vorsorge, Erkennung und Behandlung dieser Krankheit. In jüngster Zeit ist das Sporttauchen mit Sauerstoffgeräten sehr populär geworden. Infolge Unkenntnis ist dadurch eine große Zahl von Personen den Risiken der Taucherkrankheit ausgesetzt.
Bei großen Tiefen preßt der stark erhöhte Druck (z.B. ist bei 30 m Tiefe der Druck 4mal so groß wie an der Wasseroberfläche) die Atemgase in das Blut und andere Gewebe. Während des Auftauchens aus Tiefen über 9 m sind die Atemgase in Blut und anderem Gewebe nicht mehr gelöst und entweichen mit Abnahme des äußeren Druckes. Das Auftreten von Symptomen hängt von Tiefe und Dauer des Tauchens, vom Ausmaß körperlicher Bewegung, von Alter, Gewicht und körperlicher Konstitution des Tauchers und der Schnelligkeit des Auftauchens ab. Größe und Zahl der im Gewebe freigesetzten Gasblasen (besonders Stickstoff) hängen von der Druckdifferenz zwischen atmosphärischem und Partialdruck des im Gewebe nicht mehr gelösten Gases ab. Dieses Freisetzen von Gasblasen ruft bestimmte Symptome hervor; letztere sind von der Lokalisierung der Gasfreisetzung abhängig.
Diese Erkrankung kann auch beim Aufstieg von der Höhe des Meeresspiegels in große Höhen bei unzureichendem Druckschutz auftreten. Die zu schildernden Symptome treten in der Hälfte der Fälle innerhalb von 30 min auf und ändern sich meist innerhalb der ersten 6 Std nicht. Folgende stark schwankende Symptome können beobachtet werden: Schmerzen (besonders in den Gelenken), juckender Hautausschlag, Sehstörungen, Schwäche oder Paralyse, alle Formen von Schwindel, Kopfschmerzen, Dyspnoe, Parästhesien, Aphasie und Koma.

Frühes Erkennen und sofortige Behandlung sind äußerst wichtig. Als Erste Hilfe ist die Gabe von Sauerstoff, unabhängig vom Vorhandensein einer Zyanose, angezeigt. Gegen Schmerzen kann man Aspirin® geben. Mit der Gabe von Narkotika sollte man sehr vorsichtig sein, da diese die Bewußtseinslage des Patienten verschleiern, wenn er wieder unter Druck gesetzt wird. Anschließend muß mit dem Patienten an geeigneter Stelle eine Überdruckbehandlung durchgeführt werden, damit die Symptome schwinden und keine Schäden zurückbleiben. Der Arzt sollte wissen, wo in näherer Umgebung eine Überdruckbehandlung durchgeführt werden kann. Örtliche Gesundheitsämter oder das nächste Hafenamt sollten diese Informationen verschaffen können. Die Notwendigkeit, ein vorhandenes Plasmadefizit auszugleichen, ist erst kürzlich hervorgehoben worden. Die Hypothermie kann als Behandlungsmethode auch in Erwägung gezogen werden.

Höhenkrankheit
(Höhenrausch, Bergkrankheit)

Die modernen, schnellen Transportmittel haben dazu geführt, daß heute mehr Personen als früher den Einflüssen großer Höhen ausgesetzt sind, ohne genügend Zeit zu haben, sich daran zu gewöhnen. Verantwortlich für die in diesem Zusammenhang auftretenden akuten und chronischen Störungen, die zurückzuführen sind auf Hypoxie in Höhen über 1750 m, sind in erster Linie zu geringe Zeit zur Akklimatisierung, vermehrte körperliche Tätigkeit und unterschiedlicher Gesundheitszustand. Die Hypoxie wird von Fall zu Fall verschieden gut toleriert.

Akute Höhenkrankheit (Bergkrankheit)
Als erste Symptome zeigen sich Schwindelgefühl, Kopfschmerzen, Schwäche, Schläfrigkeit, Frösteln, Nausea, Erbrechen, Blässe des Gesichts, Dyspnoe und Zyanose. Später folgen Rötung des Gesichts, Reizbarkeit, Konzentrationsschwäche, Drehschwindel, Ohrensausen, Seh- und Hörstörungen, Appetit- und Schlaflosigkeit, Zunahme der Dyspnoe und Schwäche bei Belastung, vermehrte Kopfschmerzen, Zittern, Tachykardie, Cheyne-Stockesche Atmung und Gewichtsverlust. Die genannten Beschwerden können durch bewußtes, periodisches Hyperventilieren gemildert werden. Meist klingen die Symptome innerhalb von 24–48 Std ab; manchmal kann jedoch der Zustand anhalten oder sich verschlechtern, so daß die Umkehr in niedrigere Höhen erforderlich wird. Im Notfall kann die Gabe von Sauerstoff die akuten Symptome sofort lindern. Bei manchen Erwachse-

nen mit Reizbarkeit und Schlaflosigkeit können Sedativa in richtiger Dosierung wirksam sein. Zu den vorbeugenden Maßnahmen zählen genügend Ruhe und Schlaf am Vortage der Reise, Einschränkung beim Essen, Meidung von Alkohol und Tabak sowie unnötiger körperlicher Belastung während der Reise.

Akutes Lungenödem bei Höhenkrankheit
Erst bei Höhen über 3000 m tritt diese ernste Komplikation auf. Zu den Frühsymptomen eines Lungenödems, welches innerhalb von 6–36 Std nach Erreichen dieser extremen Höhen auftreten kann, gehören trockener, anhaltender Husten, Ruhedyspnoe und substernaler Druck. Später können allgemeine Atemnot, feuchte Rasselgeräusche, Orthopnoe und Hämoptoe hinzukommen. An physikalischen Befunden lassen sich Tachykardie, leichtes Fieber, Tachypnoe, Zyanose und feuchte, feinblasige Rasselgeräusche erheben. Der Patient kann verwirrt und schließlich komatös werden; das klinische Bild gleicht dem einer schweren Pneumonie. Häufig findet man Mikrothromben in den Lungenkapillaren. Oft besteht eine leichte Leukozytose, während die Blutsenkung gewöhnlich normal ist. Röntgenologisch zeigen sich bei der Durchleuchtung der Lunge Befunde, die von unregelmäßigem, flockigem Exsudat in einer Lunge bis zu bilateralen, knötchenförmigen Verschattungen oder vorübergehender vermehrter Zeichnung der Lungenarterien reichen. Im EKG lassen sich vorübergehende, unspezifische Veränderungen, wie vermehrte Rechtsbelastung, nachweisen. Der Blutdruck in der A. pulmonalis ist erhöht, während der Druck in „wedge-Position" normal ist. Der Patient muß Bettruhe einhalten und sollte möglichst sitzen. Eine Dauerzufuhr von Sauerstoff im Sauerstoffzelt oder über die Maske (6–8 l/Std) ist zunächst angezeigt. Die subjektiven Beschwerden schwinden meist innerhalb von 30 min–2 Std, und innerhalb von 2–3 Tagen kann sich der Patient wieder vollkommen erholt haben. Bei unzureichenden örtlichen Behandlungsmöglichkeiten und guten Transportmöglichkeiten sollte der Patient so schnell wie möglich in niedrigere Höhenlagen gebracht werden. Für den Fall, daß die Sauerstoffbehandlung allein nicht zum Ziel führt oder gar Sauerstoff nicht verfügbar ist, kann man eine schnelle, intravenöse Digitalisierung durchführen. Eine Verbesserung des Gasaustausches durch die Verwendung von Diuretika ist berichtet worden. Eine bakterielle Pneumonie verlangt eine gezielte Therapie mit Antibiotika.
Vorbeugende Maßnahmen für die Höhenkrankheit: Bergführer sollten so geschult sein, daß sie ein sich anbahnendes Lungenödem rechtzeitig erkennen. Voraussetzung für eine entsprechende Reise ist ein optimaler körperlicher Zustand. Die Anpassung an den Höhenunterschied erfolgt durch einen etap-

penweisen Anstieg. Hat man extreme Höhen erreicht, sollte man eine 1–2tägige Ruhepause einschalten. Treten die erwähnten Symptome seitens des Respirationstraktes auf, muß sofort ärztliche Betreuung einsetzen; ist außerdem aus der Anamnese bekannt, daß im Rahmen einer Höhenkrankheit schon einmal ein Lungenödem aufgetreten ist, so ist es erforderlich, daß der Betreffende in einem Krankenhaus weiter beobachtet wird. Werden Bergtouren in Höhen über 3000 m und mehr durchgeführt und ist ein Krankenhaus nicht mehr schnell erreichbar, so sollte die Gruppe mit einem Sauerstoffvorrat für mehrere Tage versorgt sein. Außerdem wird die prophylaktische Gabe von Acetazolamid empfohlen. Personen mit Herz- und Lungenerkrankungen sollten diese Höhen von vornherein meiden.

Subakute Höhenkrankheiten

Diese Erkrankung tritt meist bei nicht akklimatisierten Personen in Höhen über 4500 m auf. Die hierbei auftretenden Symptome können wohl in erster Linie auf eine Anoxie des ZNS zurückgeführt werden; die beobachtete Hyperventilation ist nicht pulmonal bedingt; die Symptome ähneln denen der akuten Höhenkrankheit, sind jedoch schwerer und halten länger an. Als zusätzliche Komplikationen treten Dehydratation, Trockenheit der Haut und Pruritus auf. Der Hämatokrit kann erhöht sein. EKG und Röntgenaufnahme des Thorax deuten eine Rechtshypertrophie an. Die Behandlung besteht in Ruhe, Sauerstoffverabfolgung und Rücktransport des Patienten in niedrigere Höhen.

Chronische Höhenkrankheiten

Dieses seltene Krankheitsbild beobachtet man bei Menschen, die ständig in großen Höhen leben. Es ist klinisch schwer gegen eine chronische Lungenerkrankung abzugrenzen. Die folgenden Symptome sind für diese Krankheit typisch: Somnolenz, Antriebsarmut, Zyanose, Trommelschlegelfinger, Polyzythämie (Hämatokrit oft über 75%). Zeichen einer Belastung des rechten Ventrikels, im EKG Abweichung der Herzachse nach rechts mit Hypertrophie des rechten Vorhofes und rechten Ventrikels, im Röntgenbild Dilatation des rechten Herzens und verstärkte zentrale Zeichnung der Lungengefäße. Im Röntgenbild werden keine strukturellen Veränderungen des Lungengewebes sichtbar. Die Lungenfunktionsprüfung zeigt zwar eine alveoläre Hypoventilation und eine erhöhte CO_2-Spannung an, kann jedoch nicht einen verminderten Sauerstofftransport nachweisen. Das Atemzentrum hat einen erhöhten Schwellenwert für den CO_2-Gehalt im Blut. Die genannten Symptome können sich eventuell zurückbilden, wenn der Patient auf Höhe des Meeresspiegels zurückkehrt.

Folgen der Luftfahrt aus medizinischer Sicht und Auswahl von Patienten für Luftreisen

Will ein Patient eine Luftreise antreten, so hängt die Entscheidung darüber nicht nur von Art und Schweregrad seiner Erkrankung ab. Flugdauer, Flughöhe, Vorhandensein von Druckkabinen, die Möglichkeit zusätzlicher Sauerstoffgaben und die Gegenwart geschulten Flugpersonals sowie andere Gesichtspunkte sind hier zu berücksichtigen. Der moderne Luftverkehr kennt medizinische Zwischenfälle äußerst selten. Wenn nicht gerade Kontraindikationen vorliegen, ist der Luftweg das beste Transportmittel für Entfernungen, die über 300 km hinausgehen. Die Fluggesellschaften definieren einen untauglichen Passagier folgendermaßen: „Fluguntauglich ist jeder, der an einer körperlichen oder geistigen Störung leidet und aufgrund dieser Störung oder den Einwirkungen des Fluges auf diese Störung unfähig ist, sich selbst zu helfen. Diese Störung würde seine Gesundheit und Sicherheit oder anderer Passagiere oder des Flugpersonals in Gefahr bringen. Weiterhin könnte sie eine Belästigung für die anderen Passagiere sein."

Kardiovaskuläre Erkrankungen

A. Kardiale Dekompensation: Patienten mit dekompensierten Herzerkrankungen sollte eine Flugreise so lange untersagt bleiben, bis aufgrund geeigneter Behandlung eine Kompensation wieder eingetreten ist. Ausnahmen bilden Transportmöglichkeiten in Druckkabinen mit gleichzeitiger Gabe von 100%igem Sauerstoff während des ganzen Fluges.
B. Kompensierte Herzklappen- und andere Erkrankungen des Herzens: Diese Patienten sollten nur dann in Höhen über 2400–2800 m fliegen, wenn Druckluftkabinen vorhanden sind und jederzeit Sauerstoff bei Höhen über 2400 m gegeben werden kann.
C. Akuter Myokardinfarkt, rekonvaleszente und abgeheilte Myokardinfarkte: Man empfiehlt dem beschwerdefreien Infarktpatienten, falls er einen Flug plant, mindestens 6–8 Wochen nach dem Infarkteintritt zu warten. Ambulant behandelbare und kompensierte Patienten vertragen Flugreisen gewöhnlich gut. Sauerstoff sollte erreichbar sein.
D. Angina pectoris: Tritt bereits bei geringster körperlicher Belastung ein Angina pectoris-Anfall auf, so ist eine Flugreise nicht ratsam. In leichten und mittelschweren Fällen kann zum Flug geraten werden, besonders beim Flug in Druckkabinen; auch hier sollte Sauerstoff verfügbar sein.
E. Hypertonie: Gewöhnlich besteht für Hypertoniker keine Kontraindikation zu fliegen. Liegen Symptome eines drohenden zerebrovaskulären Insultes

vor, so sollte der Flug unterbleiben. Den meisten Hypertonikern kann man empfehlen, während des Fluges leichte Sedativa einzunehmen.

Lungenerkrankungen

A. Asthma bronchiale: Patienten mit geringen asthmatischen Beschwerden können Luftreisen unternehmen. Dagegen sollten Patienten im Status asthmaticus auf keinen Fall fliegen.
B. Pneumonie: Wenn die Pneumonie die Lungenfunktion nicht stark beeinträchtigt, können Patienten mit Pneumonie fliegen, wenn Sauerstoff vorhanden ist.
C. Tuberkulose: Patienten mit aktiver, offener Tuberkulose oder Pneumothorax dürfen nicht fliegen.
D. Andere Lungenerkrankungen: Bei nicht stärkerer Einschränkung der Lungenfunktion dürfen Patienten mit Bronchiektasen, Lungenabszeß oder Lungenkarzinom unter Beachtung entsprechender Vorsichtsmaßnahmen fliegen.

Anämie

Liegt das Hämoglobin unter 8–9 g%, ist Sauerstoffzufuhr erforderlich. Patienten mit schwerer Anämie sollen erst reisen, wenn das Hämoglobin vertretbare Werte erreicht hat. Patienten mit Sichelzellenanämie scheinen besonders gefährdet zu sein.

Diabetes mellitus

Diabetiker, die nicht Insulin-bedürftig sind, oder die sich während des Fluges das Insulin selbst injizieren können, dürfen ohne besondere Bedenken fliegen. Labile Diabetiker, die zu Hypoglykämien neigen, sollten vor dem Fluge optimal eingestellt sein und während des Fluges für den Fall einer hypoglykämischen Reaktion Zucker bei sich haben.

Infektionskrankheiten

Patienten mit Infektionskrankheiten dürfen nicht im normalen Linienverkehr reisen.

Frischoperierte

Patienten nach Thorax- oder Bauchoperationen sollten erst 10 Tage nach der Operation fliegen, vorausgesetzt, ihre Wunde ist verheilt und sie tragen keine Drainage mehr.

Kolostomie

Patienten mit Anus praeter naturalis dürfen Flugreisen antreten, wenn sie keinen Geruch verbreiten und die Stuhlbeutel vor dem Flug geleert haben.

Hernien

Patienten mit großen Hernien und ohne zusätzliche Schutzmaßnahmen wie Bruchbänder oder Binden sollten nicht in Flugzeugen ohne Druckkabinen fliegen, wegen der erhöhten Gefahr einer Inkarzeration oder Strangulation.

Postoperative oder posttraumatische Fälle in der Ophthalmologie

Druckkabinen und Sauerstoffverabfolgung sind angezeigt, um hypoxiebedingte Schädigungen der Retina zu vermeiden.

Psychosen

Auch in Begleitung von medizinisch geschultem Personal dürfen agitierte oder verwirrte Patienten sowie Personen mit schweren Formen von Psychosen keine Flugreisen unternehmen.

Neurosen

Sehr unruhige und furchtsame Patienten dürfen fliegen, wenn sie vor und während des Fluges entsprechende Sedativa und Tranquilizer erhalten.

Bewegungskrankheiten (Kinetosen)

Patienten, die zu diesen Erkrankungen neigen, sollten mehrmals täglich vor und während des Fluges Sedativa oder Antihistaminika (Dimenhydrinat oder Meclozin) bekommen. Kleine, leicht verdauliche Mahlzeiten in dem fraglichen Zeitraum verringern Brechreiz und Neigung zu Erbrechen.

Schwangerschaft

Schwangere, die nicht zu habituellem Abort oder Frühgeburt neigen, dürfen während der ersten 8 Schwangerschaftsmonate fliegen. Im 9. Schwangerschaftsmonat kann nur dann geflogen werden, wenn die geplante Reise nicht in die letzten 72 Std vor dem errechneten Termin fällt.

Neugeborene

Neugeborene sollten erst eine Woche nach ihrer Geburt in größeren Höhen oder über längere Strecken geflogen werden.

Literatur: Kapitel 28. Durch physikalische Einflüsse bedingte Erkrankungen

Ahnefeld, F. W.: Sekunden entscheiden – Notfallmedizinische Sofortmaßnahmen. Berlin–Heidelberg–New York: Springer 1981
Ahnefeld, F. W., Haug, H. U.: Verbrennungsschock. Der Chirurg **45**, [H. 3] 106 (1974).
Ahnefeld, F. W. (Hrsg.): Die Verbrennungskrankheit. Entstehung, Verlauf und Therapie (Reihe ‚Klinische Anästhesiologie und Intensivtherapie‘, Bd. 25). Berlin-Heidelberg-New York: Springer 1982.
Brinkmann, K., Schaefer, H. (Hrsg.): Der Elektrounfall. Berlin–Heidelberg–New York: Springer 1981.
Cobeit, J. R.: Verbrennungen, Folia traumatologica Geigy. Basel 1971.
Feldkamp, G., Koch, E.: Der Brandverletzte (Fortbildung

Operative Medizin). Berlin–Heidelberg–New York: Springer 1981.

Killian, H.: Cold and Frost Injuries – Rewarming Damages (Disaster Medicine, Vol. 3). Berlin–Heidelberg–New York: Springer 1981.

Lick, R. F., Schläger, H., Balser, D.: Der Elektrounfall. Anästh. Praxis 5, 353 (1970).

Matthys, H.: Medizinische Tauchfibel. Berlin–Heidelberg–New York–Tokyo: Springer 1983.

Messerschmidt, O., Feinendegen, E., Hunzinger, W. (Hrsg.): Industrielle Störfälle und Strahlenexposition (Strahlenschutz in Forschung und Praxis, Vol. 21). Stuttgart: Thieme 1980.

Möhrle, G. (Hrsg.): Erste Hilfe bei Strahlenunfällen. Gesundheit und Arbeitsumwelt, Bd. 47. Berlin: Verlag Volk und Gesundheit 1972.

Mohring, D. (Hrsg.): Touristikmedizin. Stuttgart: Thieme 1977.

Müller, B. H. C.: Flugmedizin für die ärztliche Praxis. Bonn: Kirschbaum 1973.

Neureuther, G.: Allgemeine Unterkühlung. Ärztl. Praxis 24, 833 (1972).

Schlosser, V.: Traumatologie. Stuttgart: Thieme 1980.

Steffen, R.: Reisemedizin. Berlin-Heidelberg-New York-Tokyo: Springer 1983

Wandel, A.: Das Tauchen, seine Gefahren und die Behandlungsmöglichkeiten bei Taucherzwischenfällen. Tauchtechnik – Diving Technics 8, 1 (1972).

Yang, Ch.-Ch.: Treatment of Burns. Berlin–Heidelberg–New York: Springer 1982.

Zimmermann, G.: Tauchen, Wasser- und Eisrettung. Stuttgart: Kohlhammer 1972.

Therapieschemata zum Kap. 28: Durch physikalische Einflüsse bedingte Erkrankungen

(Stichwörter in alphabetischer Reihenfolge)

BRANDWUNDEN (Versorgung in offener oder geschlossener Therapie)

(vgl. auch „Verbrennungen")

a) Frühversorgung (Notfalltherapie)

1. kleinere Verbrennungen sofort für etwa ½ Std in möglichst kaltes Wasser eintauchen
2. (kleinere) Verbrennungen 2. Grades mit milder Seife und Wasser abwaschen, große Blasen aseptisch punktieren, anschl. Druckverband (alle 5–8 Tage wechseln)
3. schwere Verbrennungen mit sauberen Tüchern bedecken bzw. umwickeln und Patient sofort in eine Klinik einweisen
4. daselbst Schmerzbehandlung mit Morphinpräparaten, Reinigen und Verbinden der Verbrennungen unter schonender Versorgung des Patienten (Narkotikagabe)
(Cave: die Behandlung der Brandwunden bzw. die Wundtoilette muß unter aseptischen Bedingungen vorgenommen werden!)
5. nur loses und nekrotisches Gewebe entfernen, Blasen aseptisch punktieren
6. die eigentliche Wundversorgung wird in einer „geschlossenen" oder „offenen" Behandlung vorgenommen (Einzelheiten s. S. 1243 f.)
7. bei begleitenden Infektionen erfolgt eine gezielte Antibiotikatherapie nach vorheriger Resistenzbestimmung; außerdem werden tägliches schonendes Baden und mehrmalige anschließende lokale Behandlungen mit sulfonamidhaltigen Präparaten empfohlen; bei allen größeren Verbrennungen (nicht bei Verbrühungen und Verätzungen) ist eine Immunisierung gegen Tetanus während der ersten 24 Std angezeigt
8. bei ausgedehnten *Verbrennungen am Kopf und Hals* sowie bei Brand in geschlossenen Räumen kann es zu schwerer Tracheobronchitis und Pneumonie oder zu obstruktivem Kehlkopfödem kommen, welche eine unverzügliche Tracheotomie erfordern; außerdem sind Sauerstoffzufuhr und Kortikosteroidtherapie, bei Lungenödem zusätzlich Diuretikagabe und notf. Überdruckbeatmung angezeigt – *bei Verbrennungen des Respirationstraktes* prophylaktisch Penicillin verabreichen, später gezielte Antibiotikatherapie aufgrund Sputumkulturen – bei *Verbrennungen der Augenlider* sind frühe Transplantationen nötig – bei *Verbrennungen der Hände* sorgfältige Säuberung, Einzelfingerverband (Gaze) und Schienung der ganzen Hand (Ruhigstellung auch durch zusätzlichen Druckverband); Gebiete mit Verbrennungen 3. Grades nach dem ersten Verbandwechsel in Blutleere exzidieren, anschl. Hauttransplantation – *Verbrennungen von Damm und Genitalien* offen behandeln (bei Genitalverbrennungen Dauerkatheter anlegen)

b) Weiterversorgung

1. streng aseptischer Verbandwechsel (erstmals nach 5–8 Tagen; bei Verbrennungen 2. Grades dann Anlegen eines neuen Druckverbands)
2. bei Verbrennungen 3. Grades spezielle Weiterbehandlung: Entfernung von Schorf (10–14 Tage nach der Verbrennung unter Allgemeinanästhesie), Hauttransplantation (möglichst innerhalb der ersten Wochen) und gezielte Antibiotikabehandlung bei bestehenden Infektionen (vorher Resistenzbestimmung); außerdem sind Reinigungsbäder und milde Salbenverbände zu empfehlen
3. hochkalorische, hochproteinhaltige und vitaminreiche Ernährung
4. Bluttransfusionen
5. Kaliumzufuhr (als Chlorid oral 3–4 g tgl. vom 3. oder 4. Behandlungstag an verabfolgen, am besten 3 × tgl. in Fruchtsaft oder Brühe)

CAISSONKRANKHEIT

(Taucherkrankheit)

1. Sauerstoffgabe
2. bei Schmerzen Verabreichung von Acetylsalicylsäure
3. Überdruckbehandlung
4. evtl. Plasmazufuhr, Hypothermie

ELEKTRISCHER SCHLAG

1. Opfer sofort von der Stromquelle befreien
2. bei schwacher oder fehlender Atemtätigkeit sofortige künstliche Beatmung bis zum Einsetzen der Spontanatmung
3. bei Kammerflimmern möglichst elektrische Defibrillation, bei Herzstillstand externe Herzmassage, notf. auch direkte Herzmassage
4. bei Schock sofortige entsprechende Behandlung
5. Überdruckbeatmung (mit Gemisch von Sauerstoff und CO_2)
6. weitere Überwachung und Behandlung des Patienten in einer Klinik (Beobachtung von Herz, Kreislauf, intrakraniellem Druck usw. und konservative oder operative Therapie der Verbrennungen, evtl. auch der Infektionen und Blutungen etc.)

Kap. 28: Durch physikalische Einflüsse bedingte Erkrankungen

ERFRIERUNGEN

1. sofortiges Erwärmen bzw. Auftauen (Finger in die Achselhöhlen pressen, Schuhwerk ausziehen, Füßetrocknung und -erwärmung, Strumpfwechsel; Eintauchen des erfrorenen Körperteils in maximal 40,6° warmen Wassers für einige Minuten; niemals Schnee oder Eiswasser zum „Auftauen" verwenden! Vielmehr den Patienten mittels Decken warmhalten)
2. Vermeidung von Trauma, Druck oder Reibung; Bettruhe, Hochlagerung des betroffenen Körperteils (Cave: anfangs keine physikalische Therapie, Verbände oder Bandagen anwenden)
3. lokale Infektionen mit feuchten Verbänden behandeln, prophylaktische Penicillininjektionen, bei Ulzera Tetanol®-Injektionen verabfolgen
4. Antikoagulantien (falls angebracht) innerhalb der ersten 24 Std verabreichen; Heparin, für mindestens eine Woche gegeben, kann sekundäre Thrombosen verhindern
5. In der Nachbehandlung aktive Fußgymnastik und Wiedereinsatz einer langsam aufgebauten physikalischen Therapie
6. evtl. sofortige regionale Sympathektomie zur Verhütung von Erfrierungsfolgen, notf. Amputation

ERTRINKEN

1. sofortige künstliche Beatmung (Mund- oder Nase-Beatmung: vgl. Wiederbelebungsmaßnahmen, S. 1371 ff.)
2. Beugung und Überstreckung des Körpers (zum Abfluß des Wassers aus der Lunge)
3. erforderlichenfalls intermittierende Druckbeatmung (100%iger Sauerstoff), externe Herzmassage und weitere Intensivbehandlung (im Rahmen des Möglichen) während des Transports in die Klinik
4. In der Klinik ggf. weitere künstliche Beatmung und gezielte Wiederbelebungsmaßnahmen, Beseitigung evtl. Kreislauf- und Elektrolytstörungen, Korrektur des Blut-pH, Behebung der Hämolyse und der Plasmaveränderungen sowie Behandlung eines Lungenödems mittels Überdruckbeatmung (100%iger Sauerstoff) und prophylaktischer Gabe von Antibiotika zur Verhütung einer Aspirationspneumonie (Cave: für die Maßnahmen beachten, ob in Süßwasser, Salzwasser oder gechlortem Süßwasser ertrunken)

FROSTBEULEN

(Perniones)

1. leichte Hochlagerung des betroffenen Körperteils
2. gleichzeitige schrittweise Anpassung an die Zimmertemperatur (Cave: geschädigtes Gewebe nicht massieren, keine physikalische Therapie vornehmen, Traumata und Sekundärinfektionen verhüten!)

HITZEKOLLAPS

1. Patienten an einen kühlen Ort bringen, Beine hoch lagern und massieren
2. 0,1%ige Kochsalzlösung oral oder 1000–2000 ml physiologische NaCl-Lösung i. v. verabreichen (Cave: Herzfehler!)
3. zur Behandlung des Schocks, s. Kap. 1 (S. 5 ff.)

HITZEKRÄMPFE

1. sofortige orale oder i. v.-Gabe von physiologischer Kochsalzlösung (ersatzweise 1 g NaCl alle ½–1 Std, in großen Mengen Wasser gelöst oral)
2. Patienten kühl lagern, schmerzhafte Muskeln leicht massieren
3. Bettruhe 1–3 Tage (je nach Schwere der Krämpfe)

HITZSCHLAG

(Sonnenstich)

1. Sofortige Temperaturreduktion
2. Patienten ohne Kleider kühl lagern, mit Wasser besprengen, später kalte Bäder (auch Eispackungen) zur Temperatursenkung (wenigstens bis 39°); ständige Temperaturüberwachung
3. Extremitäten massieren, Sauerstoffgabe; für freie Atemwege sorgen; PaO_2-Wert überprüfen und beobachten
4. Verabreichung von Heparin zur Verbesserung der Mikrozirkulation
5. nur bei Krämpfen Sedativa verabreichen, den deliranten Zustand durch mehrmalige Gabe kleiner Dosen Chlorpromazin i. v. bessern
6. physiologische NaCl-Lösung, 1000 ml langsam i. v. injizieren
7. Infektionen rechtzeitig mit Antibiotika behandeln
8. bei Schockzustand Isoproterenol verabreichen (Weiteres s. Kap. 1, S. 5 ff.)
9. Hitze, überhaupt hohe Temperaturen für längere Zeit meiden, evtl. milderes Klima aufsuchen

Kap. 28: Durch physikalische Einflüsse bedingte Erkrankungen

HÖHENKRANKHEIT

(Höhenrausch, Bergkrankheit)

1. in akuten Fällen Sauerstoffgabe, evtl. Verabreichung von Sedativa; im übrigen Ruhe, Schlaf, Vermeidung körperlicher Anstrengungen (auch zur Vorbeugung und Akklimatisation)
2. bei akutem Lungenödem (im Rahmen einer Höhenkrankheit) Bettruhe einhalten (Patient soll möglichst im Bett sitzen), Sauerstoffzufuhr mit Maske oder Zelt, evtl. Verlagerung in niedrigere Höhen, Digitalisierung, Antibiotikatherapie (z. B. bei bakterieller Pneumonie). Die Gabe von Acetazolamid wird zusätzlich empfohlen.
3. bei der subakuten Höhenkrankheit sind Ruhe, Sauerstoffzufuhr und Transport des Patienten in niedrigere Höhen angebracht
4. über Komplikationen bei Luftreisen (Fliegen über längere Strecken und in größeren Höhen) und ihre Behandlung aus luftfahrtmedizinischer Sicht s. Einzelheiten, S. 1251 f.

IMMERSIONSSYNDROM

1. Schutz der Extremitäten vor Trauma und Sekundärinfektionen
2. schrittweise Erwärmung an der kühlen Luft (Cave: erkrankte Haut nicht massieren oder in Wasser tauchen!) } als Sofortmaßnahmen
3. anschl. Bettruhe bis zur Abheilung aller Ulzera und Hochlagerung des betroffenen Körperteils (zum Abfluß der Ödeme), evtl. durch Unterlegen von Kissen an druckbelasteten Stellen
4. bei Infektionen Verabreichung von Penicillin
5. zum Immersionssyndrom bei warmem Wasser, s. S. 1245

STRAHLENSCHÄDEN/STRAHLEN-
KRANKHEIT

1. die Behandlung von Strahlenschäden hängt von Ausmaß, Grad und Lage der lokalen Gewebsschädigung ab, sie ist rein symptomatisch
2. bei Strahlenkrankheit wird die Nausea mit Vomex A®, 100 mg oder mit Perphenazin, jeweils 1 Std vor sowie 1 Std und 4 Std nach der Strahlentherapie, erfolgreich behandelt bzw. vermieden. Außerdem kann Chlorpromazin, 25–50 mg i. m. oder 10–50 mg oral, alle 4–6 Std, je nach Bedarf gegeben werden.
3. bei Anämie werden Bluttransfusionen verabreicht, evtl. auch Knochenmarkzellen übertragen
4. Störungen des Flüssigkeits- und Elektrolythaushaltes müssen durch entsprechende Infusionen beseitigt, Sekundärinfektionen mit Antibiotika behandelt werden
5. zur Vorbeugung ist ein sicherer Strahlenschutz erforderlich!

VERBRENNUNGEN

(s. auch unter „Brandwunden")

1. Verbrennungen erfordern eine **intensive** Therapie (in der Regel in einer Spezialklinik)
2. Berechnung des Ausmaßes der Verbrennung (Neunerregel für Erwachsene)
3. Klinische Überwachung (Puls, Temperatur, Blutgase, Atemfrequenz und Blutdruck sowie Flüssigkeitszufuhr und -ausscheidung) und Schocktherapie (vgl. Kap. 1, S. 5 ff.)
4. Hämatokrit- und Blutgruppenbestimmung, Kreuzprobe, Elektrolyt- und pH-Bestimmung aus Blut und Urin
5. Wiederherstellung des Kreislaufs; Schmerzlinderung
6. i. v.- oder orale Flüssigkeitszufuhr je nach Flüssigkeitsverlust, Urinausscheidung (Cave: evtl. Niereninsuffizienz!) und Flüssigkeitsbedarf (Plasma, Wasser, Elektrolyte); Einzelheiten s. S. 1242 f.
   (Cave: stets das *klinische Bild* des Patienten berücksichtigen!)
7. Kühlung der Brandwunden; Hauttransplantate (zuerst synthetischer oder biologischer Hautersatz, später Autotransplantate)
8. Azidosebehandlung
9. evtl. Vollbluttransfusionen oder Erythrozytensuspensionen
10. Patienten mit schweren Verbrennungen (über 25%) erhalten eine i. v.-Therapie (i. v.-Katheter), außerdem einen Dauerkatheter zur Kontrolle der Flüssigkeitsausscheidung
11. Orale Mahlzeiten meiden, da sie zu Erbrechen und Aspiration führen können
12. Tetanus-Prophylaxe; Behandlung eventueller Komplikationen (Schock, Nierenversagen etc.)
13. Vermeidung von Streß
14. Schonende Unterrichtung der Familie des Patienten über Schweregrad der Erkrankung
15. Spätbehandlung (spätere Betreuung) s. S. 1245

29. Toxikologie

Diagnose von Vergiftungen

Die Diagnose „Vergiftung" hängt, falls sie nicht von vornherein auf der Hand liegt, weitgehend davon ab, ob überhaupt eine Vergiftung möglich war. Wenn der Arzt in seine Differentialdiagnose eine Vergiftung einbezieht, wird er eher die notwendigen Schritte zum Ausschluß oder zur Bestätigung der Diagnose „Vergiftung" unternehmen. Folgende Schritte führen zur Diagnose „Vergiftung":
1. Sorgfältige Befragung des Patienten, seiner Verwandten oder seiner Mitarbeiter, ob Gifte in seiner Reichweite waren.
2. Sorgfältige Anamnese und vollständige ärztliche Untersuchung.
3. Entnahme von Laborproben, um das Gift zu identifizieren und um Organschäden abzuschätzen.
Vergiftungsfälle fallen im allgemeinen in eine der drei Kategorien: Fälle, bei denen
1. das Gift bekannt ist;
2. bekannt ist, daß eine unbekannte Substanz eingenommen wurde, die fraglich giftig ist;
3. ein Krankheitsbild unbekannter Ätiologie vorliegt, bei dem an eine Vergiftung gedacht werden muß.

Vergiftungen durch bekannte Substanzen

Bei den meisten Vergiftungen ist das verantwortliche Agens bekannt, und die Aufgabe des Arztes besteht nur darin, festzustellen, ob der Grad der Intoxikation mehr erfordert als Notfalls- und Erste-Hilfe-Maßnahmen. Zwar wird die genaue Menge des vom Patienten aufgenommenen Giftes nicht bekannt sein, jedoch kann der Arzt durch Untersuchen des Giftbehälters, aus dem die Substanz entnommen wurde, und durch Vergleichen der entnommenen Menge mit der bekannten tödlichen Dosis die größtmögliche Menge, die der Patient aufgenommen haben könnte, abschätzen. Die kleinste tödliche Dosis, die für die meisten Gifte nachzuschlagen ist, ist ein nützlicher Indikator für die relative Gefährlichkeit der giftigen Substanzen, jedoch kann die tödliche Dosis sehr stark schwanken. Wenn das Gift als ein starkes und oft tödliches bekannt ist, muß die Behandlung bei jeder Menge sehr energisch erfolgen.

Einnahme von möglicherweise giftigen Substanzen

Wenn ein Patient eine möglicherweise giftige Substanz von *unbekannter* Zusammensetzung eingenommen hat, muß der Arzt unverzüglich deren Beschaffenheit aufklären. Die unten genannten toxikologischen Auskunftstellen können u.a. klären, welche chemikalischen Substanzen in Präparaten enthalten sind, deren Handelsname bekannt ist.
Vergiftungszentralen sind in der Regel in der Lage, die Bestandteile von Handelsnamen (Präparaten) anzugeben, ihre Giftigkeit abzuschätzen und die notwendige Behandlung vorzuschlagen.

Zu empfehlende Bücher (vgl. auch Literaturverzeichnis, S. 1290 f.)
1. Heintz, R.: Erkrankungen durch Arzneimittel. Stuttgart: Thieme 1978.
2. Ippen, H.: Index pharmacorum. 2. Aufl., Stuttgart: Thieme 1974.
3. Klimmer, O. R.: Pflanzenschutz- und Schädlingsbekämpfungsmittel (Toxikologie und Therapie). 2. Aufl., Hattlingen: Hundt 1971.
4. The Merck Index, 9th ed.; Merck/USA: 1976.
5. Möschlin, S.: Klinik und Therapie der Vergiftungen, 6. Aufl. Stuttgart: Thieme 1980.
6. Negwer, M.: Organisch-chemische Arzneimittel und ihre Synonyma, 5. Aufl. Berlin: Akademie-Verlag 1978.
7. Rote Liste 1983. Verzeichnis von Fertigarzneimitteln der Mitglieder des Bundesverbandes. Herausgeber: Bundesverband der Pharmazeutischen Industrie e. V. Frankfurt a. M.
8. Wirth, W., Gloxhuber, Ch.: Toxikologie, 3. Aufl. Stuttgart: Thieme 1981.

Informationszentralen für Gifte*
(Liste der Informations- und Therapiezentren für Vergiftungsfälle)

<u>Bundesrepublik Deutschland</u>

Zentren mit durchgehendem 24-Stunden-Dienst

Medizinische Kliniken

Berlin   (0 30)
Reanimationszentrum der Medizinischen Klinik   Durchwahl 3 03 54 66/22 15
der Freien Universität im Klinikum Westend, Spandauer Damm 130,   Klinikzentrale 3 03 51
1000 Berlin 19

Braunschweig   (05 31)
Medizinische Klinik des Städtischen Krankenhauses, Salzdahlumer Str. 90,   Durchwahl 6 22 90,
3300 Braunschweig   Klinikzentrale 69 10 71,
                                                                  69 10 68

Hamburg   (0 40)
II. Medizinische Abteilung des Krankenhauses Barmbek, Giftinformationszentrale,   Durchwahl 6 38 53 45/3 46,
Rübenkamp 148, 2000 Hamburg 33   Zentrale 63 85-1

Kiel   (04 31)
I. Medizinische Universitätsklinik Kiel, Zentralstelle zur Beratung bei   Durchwahl 5 97 42 68
Vergiftungsfällen, Schittenhelmstraße 12, 2300 Kiel   Klinikzentrale 59 71

Koblenz   (02 61)
Städtische Krankenanstalten Kemperhof, Medizinische Klinik, Koblenzer Str.   4 60 21, App. 6 48
115–155, 5400 Koblenz

Köln   (02 21)
Med. Universitätsklinik, Vergiftungsinformationszentrale, Josef-Stelzmann-Straße,   4 78 44 21
5000 Köln

Ludwigshafen   (06 21)
Medizinische Klinik, Entgiftungszentrale, Bremserstr. 79, 6700 Ludwigshafen/Rh.   Durchwahl 50 34 31,
                                                                  Klinikzentrale 50 31

Mainz   (0 61 31)
II. Medizinische Universitätsklinik, Zentrum f. Entgiftung u. Giftinformation,   Durchwahl 2 23 33, 19 27 41
Langenbeckstraße 1, 6500 Mainz   und 19 24 18,
                                                                  Zentrale 191

München   (089)
II. Medizinische Klinik und Poliklinik rechts der Isar der Technischen Universität   Durchwahl 41 40 22 11,
München, Toxikologische Abteilung, Ismaninger Str. 22, 8000 München 80   Zentrale 4 14 01

Münster   (02 51)
Medizinische Klinik und Poliklinik, Westring 3, 4400 Münster   Durchwahl 8 36 67,
                                                                  Zentrale 8 31

Nürnberg   (09 11)
II. Medizinische Klinik der Städt. Krankenanstalten, Toxikologische Abteilung,   Durchwahl 3 98 24 51,
Flurstraße 17, Bau 39, EG, 8500 Nürnberg 5   Zentrale 39 81

Kinderkliniken

Berlin   (0 30)
Beratungsstelle für Vergiftungserscheinungen Universitätskinderklinik KAVH,   3 02 30 22
Heubnerweg 6, 1000 Berlin 19

Bonn   (02 28)
Universitäts-Kinderklinik, Informationszentrale gegen Vergiftungen,   Durchwahl 21 35 05,
Adenauerallee 119, 5300 Bonn   Klinikzentrale 21 70 51

---

* Aus Raumgründen können in folgendem nur die Entgiftungszentralen Deutschlands, Österreichs und der Schweiz angeführt werden. Demjenigen, der weitere Auskünfte wünscht, seien das Literaturverzeichnis (S. 1290 f.) sowie die Angaben
  im Band Daunderer/Weger, Vergiftungen (3. Ausg. 1982) empfohlen.

Informationszentralen für Gifte*
(Liste der Informations- und Therapiezentren für Vergiftungsfälle)

Freiburg
Universitäts-Kinderklinik, Mathildenstraße 1, 7800 Freiburg

(07 61)
Durchwahl 2 70 43 61,
Pforte 2 70 43 01,
Klinikzentrale 27 01

Homburg/Saar
Univ. Kinderklinik im Landeskrankenhaus, 6650 Homburg/Saar

(0 68 41)
16 22 57, 16 28 46

Saarbrücken
Beatmungs- u. Vergiftungszentrale Städt. Krankenhaus Winterberg,
6600 Saarbrücken

(06 81)
6 40 92, App. 25 44
(Tag- u. Nachtdienst), 26 43

Zentren mit noch nicht durchgehendem 24-Stunden-Dienst

Bremen
Zentralkrankenhaus, Allgemeine Anästhesie-Abteilung, St. Jürgenstraße,
2800 Bremen 1

(04 21)
Durchwahl 44 92 34 12
(Informationszentrum)
(diensthabender Arzt)
Zentrale 4 49 21

Göttingen
Universitäts-Kinderklinik und Poliklinik, Humboldtallee 38, 3400 Göttingen

(05 51)
Klinikzentrale 39 62–39/41
(Vermittlung an den
diensthabenden Arzt).
Zentrale 39 62–10/11

Papenburg
Marienhospital, Kinderabteilung, Hauptkanal rechts 75, 4490 Papenburg

(0 49 61)
Klinikzentrale 8 31
(Vermittlung an den
diensthabenden Arzt)

Europäische Informationsstellen für Vergiftungen

Bundesrepublik Deutschland

Landstuhl
US-Entgiftungszentrum, 6790 Landstuhl

(0 63 71)
Tags: 86 82 33,
Nachts: 86 81 18

Deutsche Demokratische Republik (DDR)

Berlin
Toxikologischer Beratungsdienst, Institut für Pharmakologie und Toxikologie der
Humboldt-Universität, Clara-Zetkinstraße 94, 1080 Berlin

2 20 24 10, 2 20 24 11
(8–16 Uhr)

Leipzig
Toxikologischer Auskunftsdienst, Härtelstraße 16–18, 7010 Leipzig

61 63 14, 20 00 32 (24 h),
3 19 16 (8–16 Uhr)

Magdeburg
Toxikologischer Auskunftsdienst, Institut für Pharmakologie und Toxikologie,
Leipziger Straße 44, 3010 Magdeburg

61 63 14

Österreich

Wien
I. Med. Univ.-Klinik, Vergiftungsinformationszentrale, I. Med. Univ.-Klinik,
Lazarettgasse, 14, 1090 Wien

(02 22)
43 43 43, 43 68 98

Psychiatrische Universitäts-Klinik, 1090 Wien

42 89/21 35, 42 89/23 99

Schweiz

Zürich
Centre Suisse d'Information Toxicologique, Klosbachstraße 107, 8030 Zürich

1/2 51 51 51, 1/2 51 66 66

---

9. Daunderer, M., Weger, N.: Erste Hilfe bei Vergiftungen (Kliniktaschenbuch). Berlin-Heidelberg-New York: Springer 1982.
10. Handbuch der gefährlichen Güter. Berlin-Heidelberg-New York: Springer 1983.

Der Hersteller oder seine örtliche Vertretung
Der Hersteller oder sein örtlicher Vertreter sind meist in der Lage, die Zusammensetzung ihrer Präparate anzugeben. Dort wird man Informationen über die Art der toxischen Wirkung, die bei der fraglichen Substanz auftreten kann, sowie Ratschläge für die Therapie bekommen.

Differentialdiagnose von Krankheitsbildern, die möglicherweise durch eine Vergiftung hervorgerufen sein könnten

Bei jedem Krankheitsfall mit fragwürdiger Ätiologie muß an eine Vergiftung gedacht werden. So läßt die große Zahl der an einigen medizinischen Zentren (z.B. in den USA) in letzter Zeit diagnostizierten Bleivergiftungen vermuten, daß viele solcher Fälle unentdeckt bleiben, denn einige dieser Patienten zeigten schon über mehr als ein Jahr Symptome der Vergiftung und waren von mehreren Ärzten untersucht worden, bevor die richtige Diagnose gestellt wurde. Zugegebenermaßen ist die Diagnose einer Bleivergiftung recht schwierig, aber bevor man diagnostische Schritte unternimmt, sollte man die Möglichkeit einer solchen Krankheit in Betracht ziehen. Der sicherste Weg zur Diagnose „Vergiftung" ist das Auffinden der Giftquelle und das Aufdecken des Vergiftungshergangs. Man sollte daran denken, daß sich der Patient die Substanz selber aus suizidaler, therapeutischer oder anderer Absicht zugeführt haben könnte. Es kann vorkommen, daß der Patient dies nicht zugibt, bis der Arzt durch die Laboruntersuchung oder auf anderem Wege handfeste Beweise hat. Die Hemmungslosigkeit, mit der manche Menschen ihnen unbekannte Substanzen zu sich nehmen, führt immer wieder zu gefährlichen Situationen. Auf der Straße verkaufte Drogen können mit potenten Giften (z.B. Strychnin) vermischt sein. Man kann die im Einzelfall in Frage kommende große Zahl von Giften durch eine Einteilung in Gruppen entsprechend der Modalität der Vergiftung einschränken.
Vergiftung 1. im Haushalt
         2. im medizinischen Bereich
         3. im industriellen Bereich
         4. in der Landwirtschaft
         5. in der Natur

Anamnese und Befund

In Ergänzung zur folgenden Tabelle muß der Arzt durch sorgfältige Nachforschungen herausfinden, ob das Gift absichtlich genommen wurde.

A. Allgemeiner Gesundheitszustand:
1. Gewichtsverlust: Jede chronische Vergiftung, im speziellen Bleisalze, Arsensalze, Dinitrophenol, Schilddrüsenhormone, Quecksilberverbindungen, chlorierte Kohlenwasserstoffe.
2. Asthenie: Bleiverbindungen, Arsensalze, Quecksilberverbindungen, chlorierte organische Verbindungen.
3. Appetitlosigkeit: Trinitrotoluol (TNT).

B. Kopf und ZNS:
1. Delirium, Halluzinationen: Äthylalkohol, Antihistaminika, Atropin und ähnliche Substanzen, Kampheröl, Bleisalze, Cannabis (Marihuana), Cocain, Amphetamin, Bromid, Chinacrin, Mutterkornalkaloide, Santonin, Rauwolfiaalkaloide, Salizylate, Phenylbutazon, Brommethyl, Pestizide.
2. ZNS-Depression, Schläfrigkeit, Koma: Barbiturate oder andere Hypnotika, Äthylalkohol, organische Lösungsmittel (Benzin, Benzol, Xylol, Phenol, Chloroform, Tetrachlorkohlenstoff, Dichloräthan, Trichloräthan), Antihistaminika, Pestizide, Atropin, kationische Detergentien, Bleisalze, Opium und Opiumalkaloide, Paraldehyd, Zyanide, Kohlenmonoxid, Alkohole, Phenol, Chenopodium (Wurmsamen), Santonin, Aspidium (Farnkrautrhizom), Salizylate, Chlorpromazin, Akee (Baghia).
3. Muskelzuckungen und Krämpfe: Insektizide, Strychnin, Brucin, Kampher, Atropin, Aspidium, Zyanide, Santonin, Äthylenglykol, Nikotin, Biß der Spinne „Schwarze Witwe" (Latrodectus mactan).
4. Kopfschmerzen: Nitroglycerin, Nitrite, Nitrate, Hydralazin, Trinitrotoluol.

C. Augen:
1. Verschwommene Wahrnehmung: Atropin, Physostigmin (Eserin), Phosphorsäureester, Kokain, organische Lösungsmittel, Dinitrophenol, Nikotin, Aspidium, Methylalkohol.
2. Farbsehstörungen: Santonin, Aspidium, Digitalis.
3. Doppelbilder: Alkohol, Barbiturate, Nikotin, Phosphorsäureester.

D. Ohren:
1. Tinnitus: Chinin, Salizylate, Chinidin.
2. Taubheit und Gleichgewichtsstörungen: Streptomycin, Dihydrostreptomycin, Chinin, Neomycin, Gentamycin.

E. Nase:
1. Anosmie: Phenolhaltige Nasentropfen, Chromsalze.
2. Foetor nasalis: Chromsalze.

F. Mund:
1. Zahnverlust: Quecksilberverbindungen, Bleisalze, Phosphorverbindungen.

2. Zahnschmerzen: Phosphorsalze, Quecksilbersalze, Wismutsalze.

3. Trockener Mund: Atropin und ähnliche Substanzen.

4. Speichelfluß: Bleisalze, Quecksilbersalze, Wismutsalze, Thalliumsalze, Phosphorsäureester, andere Schwermetallsalze.

G. Herz und Lungen:

1. Atembeschwerden: Brustschmerzen und Dyspnoe bei Anstrengung: Phosphorsäureester, Salizylate, Botulismus, Nickeltetracarbonyl, Biß der Spinne „Schwarze Witwe", Skorpionstich, Schalentiere, Fische, Physostigmin, Silikose, andere Pneumokoniosen, Zyanide, Kohlenmonoxid, Atropin, Strychnin.

2. Herzklopfen: Nitrite, Nitroglycerin, organische Nitrate, Sympathomimetika, Isoproterenol.

3. Husten: Rauch, Staub, Siliciumdioxidstaub, Beryllium.

H. Magen, Darm:

1. Erbrechen, Durchfall, „Bauchschmerzen": durch fast alle Gifte verursacht, im besonderen durch ätzende Säuren und Alkalien, Metallsalze, Phenole, medikamentöse Reizmittel, organische Lösungsmittel, Frostschutzmittel und bei Lebensmittelvergiftungen.

2. „Gelbsucht": Chlorierte Verbindungen, Arsensalze, andere Schwermetallsalze, Chromverbindungen, Cinchophen, Neocinchophen, Pilzgifte, Phenothiazine, Sulfonamide, Chlorpromazin, Äthylenchlorhydrin, Trinitrotoluol, Anilin.

3. Blutstuhl: Warfarin, Cumarinderivate, Salizylate, Eisen.

I. Urogenitalsystem:

1. Anurie: Quecksilberverbindungen, Wismutsalze, Sulfonamide, Äthylenchlorhydrin, Trinitrotoluol, Tetrachlorkohlenstoff, Formaldehyd, Phosphorsalze, Terpentin, Oxalsäure, Chlordan, Rizinussamen.

2. Polyurie: Bleisalze.

3. Zyklusstörungen: Östrogene, Bleisalze, Quecksilberverbindungen, andere Schwermetallsalze.

4. Gefärbter Urin: Cumarinderivate (rot), Vicia fava (rot), Hepatotoxine (orange).

J. Neuromuskuläres System:

1. Muskelschwäche oder Lähmung: Bleisalze, Arsenverbindungen, Botulismus, Schierling, organische Quecksilberverbindungen, Thallium, Tri-orthocresylphosphat, Pestizide, Chlordan, Schalentiere.

2. Muskelfibrillieren: Phosphorsäureester, Nikotin, Biß der Spinne „Schwarze Witwe", Skorpionstich.

K. Endokrines System:

1. Abnahme der Libido: Bleisalze, Quecksilberverbindungen, andere Schwermetallverbindungen, Sedativa und Hypnotika.

2. Mammavergrößerung: Östrogene.

L. Anämie:

Benzol, Chloramphenicol, Blei.

Körperliche Untersuchung
A. Allgemeinzustand:

1. Blutdruckabfall: Nitrate, Nitrite, Nitroglycerin, Veratrumalkaloide, Frostschutzmittel, Acetanilid, Chlorpromazin, Chinin, Chenopodium (Wurmsamen), flüchtige Öle, Aconit, Disulfiram, Eisensalze, Methylbromide, Arsenwasserstoffe, Phosphorwasserstoffe, Nickeltetracarbonyl, Stibine (Antimonwasserstoffe).

2. Blutdruckanstieg: Adrenalin oder Ersatzstoffe, Veratrumalkaloide, Mutterkornalkaloide, Cortison, Vanadium, Bleisalze, Nikotin.

3. Tachykardie: Kaliumbromat.

4. Bradykardie: Veratrumalkaloide, Zygadenusalkaloide.

5. Fieber: Dinitrophenol oder andere Nitrophenole, Stechapfel (Atropin), Borsäure.

6. Hypothermie: Akee.

B. Haut:

1. Zyanose ohne Atemdepression oder Schockzustand: Methämoglobinämie durch Anilin, Nitrobenzol, Acetanilid, Phenacetin, Nitrate aus Quellwasser oder Nahrungsmitteln, Bismuthum subnitricum, Chloramin-T.

2. Trockene Haut: Atropin und ähnliche Substanzen.

3. Vermehrtes Schwitzen: Äthylalkohol, Acetylsalicylsäure, Arsensalze, Fluorwasserstoffe, Insulin, Quecksilberchlorid, Muscarin, organische Phosphate, Pilocarpin.

4. Ätzungen und Gewebszerstörungen: Säuren oder Laugen, Permanganat.

5. Hepatogener Ikterus: Chlorierte Kohlenwasserstoffe, Arsensalze, Chromsaures Salz, Cinchophen, Neocinchophen, Pilztoxine, Phenothiazin, Sulfonamide.

6. Hämolytischer Ikterus: Anilin, Nitrobenzol, Pamachin, Pentachin, Primaquin, Benzol, Rizinussamen, Jequiritisamen (Abrus precatorius), Phosphorwasserstoffe, Arsenwasserstoffe, Nickeltetracarbonyl, Favabohne (Vicia fava).

7. Rötung: Kohlenmonoxid, Zyanide.

8. Fleckige Hautverfärbung: Jodwasserstoffe (schwarz), Salpetersäure (gelb), Silbernitrat (blauschwarz).

9. Exantheme: Bromsalze, Sulfonamide, Antibiotika, Giftsumach (Rhus toxicodendron), Salizylate, Trinitrotoluol, Chromsalze, Goldsalze, chlorierte Kohlenwasserstoffe.

10. Haarausfall: Thalliumsalze, Arsensalze, Sulfide, Strahlung.

C. Augen:

1. Erweiterte Pupillen: Atropin und verwandte Substanzen, Kokain, Nikotin, organische Lösungsmittel, Sedativa, Amphetamine, Halluzinogene, Sedativ-Hypnotika und Tranquilantien.

2. Verengte Pupillen: Morphin und verwandte Dro-

gen, Physostigmin und ähnliches, Phosphorsäureester, Phenofliazin.

3. Pigmentierte Sklera: Chinacrin (Quinacrin), Santonin, bei hämolytischen oder hepatogenen Ikterus.

4. Abblassung der Papille: Chinin, Nikotin, Schwefelkohlenstoff.

D. Perforiertes Nasenseptum: Chromsalze, Kokain.

E. Mund:

1. Schwarze Linie auf dem Zahnfleisch: Bleisalze,
Quecksilbersalze, Arsensalze, Wismutsalze.

2. Zahnfleischentzündung: Blei-, Quecksilber-, Wis-
mut- und andere Schwermetallsalze.

3. Speichelfluß: Phosphorsäureester, Quecksilbersalze, Pilztoxine.

4. Mundgeruch: als zu einer bestimmten Substanz
gehörig erkennbar (Alkohol, Äther, Paraldehyd,
Phenole und Kresole, Sulfide), galliger Geruch (Arsensalze, Parathion, Phosphor), Bittermandelge-
ruch (Zyanide).

5. Mundtrockenheit: Amphetamine, Atropin, Narkotika, Phenothiazine, Antihistaminika.

F. Lungen:

1. Pfeifgeräusch: Phosphorsäureester, Physostigmin,
Neostigmin, Pilzgifte (Amanita muscaria).

2. Verminderte Vitalkapazität: kieselsäurehaltiger
Staub, Berylliumstaub, anderer Staub.

3. Hochfrequente Atmung: Zyanide, Atropin, Kokain, Kohlenmonoxid, Kohlendioxid.

4. Verlangsamte Atmung: Zyanid, Kohlenmonoxid,
Barbiturate, Morphin, Botulismus, Aconit, Magnesiumsalze.

5. Lungenödem: Metalldämpfe, Schwefelwasserstoff, Methylbromid, Methylchlorid.

G. ZNS:

1. Krämpfe: Insektizide, Strychnin, Kampher, Atropin.

2. ZNS-Dämpfung, Schläfrigkeit, Koma: Barbiturate oder andere Hypnotika, Äthylalkohol, organische Lösungsmittel, Antihistaminika, Insektizide
oder Rattengifte, Atropin oder verwandte Substanzen, Bleisalze, Opium und Opiumalkaloide, Paraldehyd, Zyanide, Kohlenmonoxid, Phenol.

3. Taubheit oder Gleichgewichtsstörungen: Streptomycin, Dihydrostreptomycin, Neomycin, Chinin.

4. Abnahme der geistigen Leistungsfähigkeit: Alkohole, Thalliumsalze, Bleisalze, Quecksilbersalze.

H. Muskeln:

1. Muskelschwäche oder Lähmung (auch auf einen
Muskel oder eine Muskelgruppe beschränkt): Blei-,
Arsensalze, Botulismus, Schierling, organische
Quecksilberverbindungen, Triorthocresylphosphat,
Schwefelkohlenstoff, Insektizide.

2. Muskelzuckungen: Pestizide, Nikotin, Mangan-
salze, Schalentiere.

Laboruntersuchungen

Einfache Labortests

A. Phenistix®-Test: An frischem Urin ausgeführt
kann der Phenistix®-Test möglicherweise eine Sali-
zylat- oder Phenothiazineinnahme anzeigen. Bei
positivem Ausfall sollte eine quantitative Bestimmung des Serum-Salizylats folgen.

B. Salizylate im Urin: Zu 5 ml angesäuertem Urin
wird tropfenweise 10prozentige Eisenchloridlösung
gegeben, bis kein Niederschlag mehr ausfällt. Pur-
purfärbung bedeutet positives Ergebnis. (Kochen
des Urins entfernt Essigsäureanhydrid, welches
ebenfalls einen positiven Test ergeben würde.)

C. Bromid und Jodid im Urin: Zu 10 ml Urin werden
einige Tropfen rauchender Salpetersäure und 5 ml
Chloroform gegeben. Leicht schütteln und 3 min
stehen lassen. Das Chloroform setzt sich am Boden
ab und nimmt in Anwesenheit von Jodid eine rosa
oder violette, in Anwesenheit von Bromid eine gelbe Farbe an. Ein positiver Test ist nicht zwangsläufig ein Zeichen für eine Vergiftung, sondern nur für
die Anwesenheit von Bromid. Der Blutbromidtest
zeigt die Schwere der Vergiftung.

D. Phenothiazin-Tranquilizer im Urin: Zu 1 ml Urin
wird 1 ml Testlösung, die aus fünf Teilen 5prozenti-
ger Eisen-III-chloridlösung, 45 Teilen 20prozenti-
ger Perchlorsäure, und 50 Teilen 50prozentiger Salpetersäure besteht, gegeben. Es entwickelt sich sofort eine rosa bis purpurrote Färbung, die der aufgenommenen Substanzmenge proportional ist. Alle
Farben, die nach 10 sec auftreten, sind nicht zu verwerten.

E. Eisen im Mageninhalt: Der Mageninhalt oder
das Erbrochene müssen mit genügenden Mengen
Wasser verdünnt werden, um eine flüssige Probe zu
gewinnen. Dann muß filtriert und das Filtrat mit
1 ml 10prozentigem Kaliumferrizyanid behandelt
werden. Eisensalze werden durch intensive Blau-
färbung angezeigt. Wiederholen Sie den Test mit
10prozentiger Kaliumferrozyanidlösung. Das Ergebnis ist das gleiche.

Untersuchung auf spezielle Chemikalien

Chemische Untersuchungen auf Blei oder andere
Schwermetalle, Insektizide, Cholinesterase, Barbiturate, Tranquilizer, Alkaloide etc. können für
die Differentialdiagnose notwendig werden. Zur
Durchführung solcher Analysen sind die unten angeführten Laboratorien geeignet. Es ist zu empfehlen, schon vorher mit den Laboratorien Kontakt
aufzunehmen, um sicherzugehen, daß sie Proben
für die Analyse annehmen.

Die umfassendsten Untersuchungen machen in der
Bundesrepublik Deutschland die rechtsmedizinischen Institute der Medizinischen Fakultäten (Organische Arzneistoffe und Inhaltsstoffe und deren

Abbauprodukte, Insektizide, Barbiturate, Alkaloide, Schmerzmittel, Alkohole, Schwermetalle, Lösungsmittel, gewerbliche Gifte).

Weitere Laboratorien sind bei den Landesuntersuchungsämtern, bei den Landeskriminalämtern und beim Bundeskriminalamt in Wiesbaden.

Größere Krankenhauslaboratorien nehmen auch Proben zur Analyse (Barbiturat-Schnelltest, Alkaloide, Blutalkohol). Schicken Sie abgewogene und gefrorene oder mit der gleichen Menge 95prozentigem Alkohol haltbar gemachte Proben. Die Adressen der rechtsmedizinischen Institute entnehmen Sie der folgenden Tabelle:

Liste der rechtsmedizinischen Institute der Bundesrepublik Deutschland und der DDR sowie in Österreich und in der Schweiz

Bundesrepublik Deutschland
1. Berlin-Dahlem, Hittorfstr. 18, Tel: **(0 30) 8 38 36 80**
2. Bonn, Stiftsplatz 12, Tel: **(0 22 21) 73 83 10/13**
3. Düsseldorf, Moorenstr. 5, Tel: **(02 11) 3 11 23 85**
4. Erlangen, Universitätsstr. 22, Tel: **(0 91 31) 85 22 72**
5. Essen, Hufelandstr. 55, Tel: **(02 01) 79 91 36 00/01**
6. Frankfurt/Main, Kennedyallee 104, Tel: **(06 11) 63 01–75 53**
7. Freiburg, Albertstr. 9, Tel: **(07 61) 2 03–46 83** u. **3 64 14**
8. Gießen, Frankfurterstr. 58 A, Tel: **(06 41) 7 02 42 25**
9. Göttingen, Windausweg 2, Tel: **(05 51) 39 49 10**
10. Hamburg, Martinistr. 52, Tel: **(0 40) 4 68 21 27**
11. Heidelberg, Voßstr. 2, Tel: **(0 62 21) 56 54 60**
12. Homburg/Saar, Universitätsklin., Tel: **(0 68 41) 16 23 05**
13. Kiel, Hospitalstr. 17–19, Tel: **(04 31) 59 71** u. **5 97 25 20**
14. Köln, Melatengürtel 60–62, Tel: **(02 21) 4 78 42 50**
15. Mainz, Universitätsklin. Bau, 18, Tel: **(0 61 31) 19 23 87**
16. Marburg, Bahnhofstr. 7, Tel: **(0 64 21) 28 40 60–64**
17. München, Frauenlobstr. 7, Tel: **(0 89) 26 70 31/32**
18. Münster, v. Esmarchstr. 86, Tel: **(02 51) 83 51 51**
19. Tübingen, Nägelestr. 5, Tel: **(0 70 71) 29 20 31**
20. Würzburg, Versbacher Landstr. 3, Tel: **(09 31) 2 13 80**

DDR
1. Berlin, Humboldt-Universität, Hannoverschestr. 6, Tel: **42 00 54**
2. Dresden, Fetscherstr. 74, Tel: **6 61 21/6 62 01**
3. Greifswald, Schützenstr. 14, Tel: **21 65/66**
4. Halle, Franzosenweg 1
5. Jena, Goetheallee 23, Postschließfach 32, Tel: **20 00**
6. Leipzig, Johannisallee 28, Tel: **6 58 47**
7. Magdeburg, Leipziger Straße 44
8. Rostock, Friedrich-Engels-Str. 108, Tel: **3 70 01/06**

Österreich
1. Graz, Universitätsplatz 4, Tel: **3 15 81**
2. Innsbruck, Müllstraße 44, Tel: **2 10 36**
3. Salzburg, Ignaz-Harrer-Str. 79, Tel: **3 46 74**
4. Wien, Sensengasse 2, Tel: **42 62 78/79**

Schweiz
1. Basel, Pestalozzistr. 22, Tel: **43 45 05**
2. Bern, Bühlstr. 20, Tel: **23 64 04**
3. Genf, Boulevard d'Yvoy, Tel: **21 81 55** u. **21 81 58**
4. St. Gallen, Rorschacherstr. 25, Tel: **26 11 11**
5. Zürich, Zürichbergstr. 8, Tel: **2 57 11 11**

Erste Hilfe bei Vergiftungen

Die folgende Zusammenstellung soll dem Arzt eine Hilfe sein, wenn er einem Laien Anweisungen bei einem akuten Notfall geben muß (z. B. über Telephon). Außer der unter A. aufgeführten Ausnahme, können alle Maßnahmen von Laien ausgeführt werden.

A. Oral aufgenommenes Gift
Wenn der Patient krampft oder bewußtlos ist, sollte ein Laie keine Behandlung versuchen. Wenn der Patient ätzende Substanzen oder Petroleumprodukte (Petroleum, Benzin, Farbenverdünner, Feuerzeugbenzin) eingenommen hat, dürfen die unter Absatz 3 beschriebenen Maßnahmen nicht ergriffen werden.
1. Zum Verlangsamen der Giftresorption und zur Verdünnung veranlassen Sie den Patienten folgendes zu trinken: Milch, geschlagene rohe Eier, eine Suspension von Mehl, Stärke oder Kartoffelbrei in Wasser oder Wasser allein.
2. Geben sie Aktivkohle, wenn erreichbar.
3. Lösen Sie Erbrechen aus, indem Sie mit einem Finger oder einem Löffelgriff den Rachen bestreichen. Wenn auf diesem Wege kein Erbrechen zustandekommt, geben Sie 15 ml Ipecacuanhasirup in einem halben Glas Wasser.
4. Geben Sie ein Abführmittel: einen gehäuften Teelöffel Natriumsulfat (Glaubersalz), in einem halben Glas Wasser gelöst oral.
5. Halten Sie den Körper mit Decken warm. Vermeiden Sie Hitzezufuhr von außen.

B. Eingeatmete Gifte:
1. Bringen Sie den Patienten sofort an die frische Luft und öffnen Sie enge Kleidung.
2. Wenn nötig, künstliche Beatmung (Mund zu Mund-Beatmung). Entfernen Sie jeden Gegenstand vom Munde des Patienten, halten Sie sein Kinn hoch, beugen Sie seinen Kopf soweit wie möglich rückwärts und blasen Sie in seinen Mund oder Nase, bis sich die Brust hebt. Dies etwa 10–15mal in der Minute. Lassen Sie sich, um die Sauerstoffversorgung zu erleichtern, von Polizei, Feuerwehr oder medizinischen Stellen ein Wiederbelebungsgerät geben.

C. Giftwirkung über die Haut
1. Spülen Sie die Haut in einer Wanne oder unter der Dusche mit Wasser.
2. Richten Sie einen Wasserstrahl auf die Haut des Patienten, während Sie ihn entkleiden.
3. Benutzen Sie keine chemischen Antidots.

D. Giftwirkung über die Augen
1. Waschen Sie das Auge bei offengehaltenem Lidspalt 5 min unter fließendem Wasser mit einem nicht zu scharfen Wasserstrahl aus Schlauch, Hahn oder Augenspüler.
2. Gebrauchen Sie keine chemischen Antidots.

E. Schlangen-, Insekten-, oder Spinnenbisse
1. Immobilisieren Sie den Patienten unverzüglich.
2. Geben Sie sobald wie möglich das spezifische Antiserum.
3. Muß der Patient transportiert werden, so tragen Sie ihn so sanft wie möglich auf einer Bahre.
4. Inzision und Aussaugen kann in der ersten halben Stunde bis zu 10 Prozent des eingedrungenen Schlangengiftes entfernen.

F. Gifte per injectionem (Überdosierung von Medikamenten)
1. Bringen Sie den Patienten in Ruhelage.
2. Legen Sie eine Gummibinde (2,5 × 100 cm) proximal der Injektionsstelle an. Der Puls sollte weder in den distal der Binde gelegenen Gefäßen verschwinden, noch sollte der Patient ein Klopfen empfinden. Alle 15 min lösen Sie für eine Minute die Binde.

Identifizierung unbekannter Toxine
Die folgende Einteilung kann beim Versuch, eine toxische Substanz zu identifizieren, nützlich sein. Auch wenn Sie ein Giftinformationszentrum anrufen, sollten Sie ihre Informationen nach diesem Schema bereithalten:
1. Aggregatzustand (fest, flüssig oder gasförmig)
2. Geruch
3. Handelsname
4. Verwendungszweck
5. Vorhandensein eines „Gift"-Etiketts
6. Vorhandensein der Warnung „feuergefährlich".

Behandlungsregeln bei Vergiftungen

Bei der Notfallbehandlung jeder oralen Vergiftung sollte man folgendermaßen vorgehen:
1. Entfernen des Giftes durch Erbrechen, Spülungen und Gaben von Abführmitteln sowie schnellstmöglicher Steigerung der Diurese.
2. Inaktivieren des Giftes durch ein spezifisches oder unspezifisches Gegengift. Eine Magenspülung sollte folgen.
3. Bekämpfen von Schock, Kollaps oder giftspezifischen Symptomen von Anfang an.
4. Schützen der Schleimhäute mit Demulzentien.

Entfernung des Giftes
Cave! Verwenden Sie keine Magenkatheter sowie keine Brechmittel bei Vergiftungen durch Säuren, Alkalien oder andere ätzende Substanzen. Magenperforation!

A. Adsorption: Aktivkohle ist zur Adsorption fast jeden Giftes geeignet. Je Gramm Gift sollten 10 bis 15 g Kohle gegeben werden (Kohle-Compretten®; Carbo Guanicil®). Stellen Sie vorsorglich einige 500 ml-Polyäthylenflaschen bereit, von denen jede 50 g Aktivkohle enthält. Vor der Verwendung füllen Sie 400 ml destilliertes Wasser dazu und schütteln das Gemisch. Dies wird dann oral gegeben oder als Spülflüssigkeit benutzt.

B. Erbrechen: Der schnellste und wirkungsvollste Weg, um den Mageninhalt zu entfernen.
1. Indikation: Zum Entfernen nicht resorbierten Giftes beim zur Mitarbeit fähigen Patienten und als Schnellmaßnahme, die noch am Vergiftungsort und nur einige Minuten nach der Vergiftung ergriffen werden muß.
2. Kontraindikation: a) Schläfriger oder bewußtloser Patient oder nach Einnahme von Benzin o.ä. (Gefahr der Aspiration von Mageninhalt), b) bei ätzenden Giften oder krampferzeugenden Mitteln.
3. Technik: Legen Sie den Finger in den Rachen oder geben Sie erst ein Brechmittel und dann reichlich warmes Wasser. Das nützlichste Mittel ist ein Sirup (keine dünnflüssige Lösung) von Radix Ipecacuanhae. Als erste Dosis 15 ml und nötigenfalls dasselbe nach 20 min nochmals. Nach Kohlegaben ist Ipecac unwirksam. 0,06 mg/kg Apomorphin i.m. wird den Patienten in den meisten Fällen beruhigen und für gewöhnlich auch das Erbrechen einleiten. Apomorphin ist ein dem Morphin ähnliches zentral dämpfendes Mittel. Wenn das Erbrechen in Gang gekommen ist, geben Sie 0,02 mg/kg Laevallorphan i.m. als Apomorphin-Antagonist.

C. Magenaushebung und -spülung:
1. Indikationen: Zum Entfernen von a) nicht resorbierten, nicht ätzenden Giften, die späterhin vom Intestinaltrakt resorbiert werden könnten, b) ZNS-Depressoren, wenn kein Brechen auszulösen ist (Brechzentrum gelähmt), c) zum Sammeln und Prüfen des Mageninhaltes, um das Gift zu identifizieren, d) um wirkungsvoller Antidots geben zu können.
2. Kontraindikationen: a) bei weitgehender Verätzung des Gewebes, b) bei Patienten mit Krämpfen, Delirium, Stupor oder bei solchen im Koma. Gefahr der Aspirationspneumonie.

3. Technik: Schieben Sie einen schlüpfrig gemachten, weichen, aber nicht kollabierenden Katheter durch Mund oder Nase in den Magen. Manchmal ist es angebrachter, mit kleinen Flüssigkeitsmengen, dafür aber häufiger, zu spülen. Entfernen Sie immer den Überschuß an Spülflüssigkeit.

Wenn es angezeigt ist, sammeln und sichern Sie das Herausgewaschene in sauberen Behältern für die toxikologische Untersuchung. In forensischen Fällen versiegeln Sie die Behälter und stellen Sie sie in einen abschließbaren Kühlschrank. Geben Sie die Flaschen persönlich in der Toxikologie ab und lassen Sie sich eine Quittung geben. Wenn kein Kühlschrank vorhanden ist, erhalten Sie die Probe mit einer gleichen Menge 95prozentigen Alkohols. Benutzen Sie kein Formalin, weil dies ungünstig für die toxikologische Untersuchung ist.

4. Flüssigkeiten zur Magenspülung: a) Warmes Leitungswasser oder 1prozentige Salzlösung, b) Aktivkohle: 50 g in 400 ml Wasser umrühren, bis alles suspendiert ist. Die Suspension sollte eine leicht eingedickte Konsistenz von hoher Viskosität besitzen. c) Stärke in dünnflüssiger Lösung, d) 1prozentige Natriumbikarbonatlösung, e) 1prozentiges Natriumthiosulfat.

D. Abführen: 30 g Natriumsulfat auf 200 ml Wasser kann die Resorption wirksam verzögern.

Inaktivierung durch Demulzentien

Demulzentien fällen Metallsalze aus und helfen auf diese Weise, die Resorption vieler Gifte zu begrenzen. Diese milden Substanzen wirken auch lindernd auf entzündete Schleimhäute. Benutzen Sie das Weiße von 3 oder 4 Eiern in 500 ml Milch, Was-

Tabelle 29-1. Vergiftungen, bei denen eine Dialyse angezeigt erscheint*

Sedativ-Hypnotika	*Andere Metalle*
Alkohole	Kalzium
Chloralhydrat	Lithium
Äthanol	Magnesium
Äthyl-chlorvinyl	Kalium
Äthylenglykol	
Methanol	*Halogenwasserstoffe*
Barbiturate	Bromid
Carbamat	Fluorid
Ethinamat	Jodid
Meprobamat	
Paraldehyde	*Alkaloide*
	Chinin
Nichtnarkotische Analgetika	Chinidin
Acetylsalicylsäure	Strychnin
Methylsalicylsäure	
Paracetamol	*Verschiedenes*
Phenacetin	Amanita phalloides (Knollenblätterpilz)
	Anilin
Amphetamine	Antibiotika
	Borat
Schwermetalle (in löslichen Verbindungen	Chlorat
oder nach Chelat-Therapie)	Dichromat
Arsen (nach Dimercaprol)	Diphenylhydantoin
Eisen (nach Desferrioxamin)	Isoniazid
Blei (nach EDTA)	Nitrobenzol
Quecksilber (nach Dimercaprol)	Nitrofurantoin
	Tetrachlorkohlenstoff
	Thiocyanat

* Als nicht besonders wirksam hat sich die Dialyse bei Vergiftungen mit folgenden Substanzen erwiesen:

Amitriptylin	Halluzinogene
Anticholinergika	Heroin
Atropin	Imipramin
Antidepressiva	Methaqualon
Antihistaminika	Methyprylon
Chlordiazepoxid	Nortriptylin
Diazepam	Oxazepam
Digitalis	Phenelzin
Diphenoxylat	Phenothiazine
Glutethimid	Propoxyphen

ser, Magermilch oder dünnflüssiger Mehl- oder Stärkelösung geschlagen (und wenn möglich gekocht). Darauf lassen Sie eine Magenspülung folgen.

Unterstützende Maßnahmen und Maßnahmen zur Symptombekämpfung

Das Opfer einer akuten Vergiftung muß unter strenger Überwachung gehalten werden, um sofort oder verzögert auftretenden Komplikationen entgegenzutreten. Suizidpatienten brauchen besondere Überwachung und sollten von einem Psychiater überwacht werden.

A. Kreislaufversagen:

1. Schock (vgl. S. 5ff.): die Hauptmaßnahmen betreffen die Lagerung, Temperatur, Blut und parenterale Flüssigkeiten.

2. Herzversagen: Ruhigstellung des Patienten, Sauerstoffzufuhr und Digitalisierung.

3. Lungenödem: Geben Sie 100%igen Sauerstoff mit der Maske. Wenn das Lungenödem durch Gase erzeugt wurde, geben Sie, um die Bronchospasmen zu lösen, 0,5 g Aminophyllin i.v. Wenn das Lungenödem sich von einem Herzversagen herleitet, sind Morphin, Sauerstoff und Digitalis angezeigt. Schaumentwicklung in der Lunge kann durch 20prozentige Äthylalkoholbeimischung zum Sauerstoff mit erhöhtem Druck mittels Maske mit verstellbarem Ausgangsventil vermindert werden. Wegen der Lungenschädlichkeit keine O_2-Konzentration über 40%.

B. Atemanomalien:

1. Obstruktion der Atemwege: Helfen Sie mit einem Mund-Pharynx-Katheter, intratrachealer Intubation oder einer Tracheotomie.

2. Atemdepression: Entfernen Sie den Patienten aus der giftigen Atmosphäre. Wenden Sie nötigenfalls künstliche Beatmung an. Ein Wiederbelebungsgerät oder andere Mittel zur automatischen Ventilierung können benutzt werden, benötigen aber dauernde Überwachung. Stimulantien (Analeptika) sind besonders bei Vergiftungen mit ZNS-Depressoren ohne Wert.

3. Hypostatische Pneumonie: Die Grundmaßnahmen sind: Gaben von Antibiotika und nötigenfalls intratracheale Aspiration.

C. Beteiligung des ZNS:

1. ZNS-Stimulierung: Verordnen Sie Diazepam (Valium®) 10 mg i.v. und antikonvulsiv wirkende Drogen; Atemüberwachung.

2. Dämpfung des ZNS: Halten Sie die Atmung aufrecht.

D. Agranulozytose: Bei Fieber, Halsweh oder anderen Zeichen einer Infektion geben Sie täglich 1 Million Einheiten Penicillin oder ein Breitbandantibiotikum in Maximaldosierung, bis die Infektion unter Kontrolle ist. Wiederholte Frischbluttransfusionen, Isolierung des Patienten.

E. Methämoglobinämie: 100prozentiger Sauerstoff mit der Maske und 5–25 ml 1prozentige Methylenblaulösung langsam i.v.

Vermehrung der Giftausscheidung

A. Diuretika: Substanzen, die eine osmotische Diurese herbeiführen wie z.B. Mannitol und eine hypertone Glukoselösung oder saluretisch wirkende Mittel wie die Etacrynsäure können in schweren Vergiftungsfällen mit harnpflichtigen Giften wie z.B. den Salizylaten oder den Langzeitbarbituraten die Ausscheidung fördern. Die Phenobarbitalclearance kann durch Mannitol bedeutend erhöht werden. Die osmotische Diurese kann außerdem lindernd auf ein eventuell vorhandenes Hirnödem (Bleivergiftung) wirken.

Bei forcierter Diurese muß gleichzeitig parenteral Flüssigkeit gegeben werden, um das osmotische Gleichgewicht und die Flüssigkeitsmenge zu erhalten. Manchmal ist es gut, den Urin-pH auf einen Wert einzustellen, bei dem die Gifte optimal ausgeschieden werden. Basische Substanzen wie Amphetamin und Strychnin werden besser in saurem Milieu ausgeschieden, schwach saure Substanzen wie die Salizylate und die Langzeitbarbiturate besser in alkalischem.

Kontraindiziert auch bei genügender Flüssigkeitszufuhr ist die osmotische Diurese bei Niereninsuffizienz, Lungenödem, Herzinsuffizienz und schwerer Hypotonie.

B. Dialyse: Der anfängliche Enthusiasmus für die Behandlung akuter Vergiftungen mit der Peritoneal- und Hämodialyse wurde durch 2 Jahrzehnte klinischer Erfahrung gedämpft.

Im folgenden sind die Indikationen aufgezählt, die heute noch ein Grund zur Dialyse sind, vorausgesetzt, daß Apparate und geübtes Personal zur Verfügung stehen:

1. Eine dialysierbare Substanz liegt in letaler Menge vor (Tabelle 29-1.)

2. Bei Vergiftungen, die mit tiefem Koma, Apnoe, schwerer Hypotonie, Störungen des Flüssigkeits-, Elektrolyt- und Basen-Säure-Haushalts sowie mit nicht konventionell korrigierbaren extremen Schwankungen der Körpertemperatur einhergehen.

3. Bei Patienten mit schweren Erkrankungen der Nieren, des Herzens, der Lunge oder der Leber oder bei Schwangeren.

Vor, während und nach der Dialyse ist eine sorgfältige Beobachtung des Patienten nötig. Dauernde Kontrolle der vitalen Funktionen, des zentralen Venendrucks und häufige Laboruntersuchungen der Körperflüssigkeiten, der Elektrolytkonzentration und der Blutgase sind nötig.

Die Peritonealdialyse gilt weiterhin als die Hauptdialysemethode bei Vergiftungen, bei denen nicht die schnellstmögliche Dialyse durchgeführt werden muß. Die Dialyse sollte nicht an Stelle der anderen, gut eingeführten Notfallmaßnahmen angewandt werden, sondern als weitere Maßnahme zu diesen dazutreten (vgl. auch Tabelle 29-1, S. 1265).

Behandlung von häufig vorkommenden, spezifischen Vergiftungen in alphabetischer Reihenfolge

Äthylalkohol

Alkoholhaltige Getränke wurden in der Vergangenheit in weitem Maße ge- und mißbraucht. Obwohl die akuten und chronischen Wirkungen des Äthylalkohols hauptsächlich das Nervensystem und den Gastrointestinaltrakt betreffen, ist aus Tabelle 29-2 ersichtlich, daß auch viele andere Organe von der potentiell nicht harmlosen Wirkung dieser Droge erreicht werden.
Die ersten und hauptsächlichen Anzeichen einer Alkoholvergiftung sind ZNS-Dämpfung, Magenreizung, Schwindelgefühl und Erbrechen. Andere Zeichen sind Hypoglykämie, Krämpfe, Temperaturen bis zu 40–42 °C und Hirnödem mit schwerem Kopfweh. Nicht zu verwechseln mit einer Barbiturat- oder Paraldehydvergiftung, einer Kopfverletzung, geistigen Störungen oder insulinbedingter Hypoglykämie! Bei Schwangeren kann eine Alkoholvergiftung zu irreversiblen fetalen Hirnschäden führen. Die minimale letale Dosis (MLD) beträgt 300 ml oder 1 ml/kg KG bei Kindern. Ein möglicherweise letal wirkender Blutspiegel beginnt bei 3 mg Äthylalkohol/ml.

Behandlung der akuten Alkoholvergiftung

A. Notfallmaßnahmen: Entfernen Sie noch unresorbierten Alkohol durch Magenspülung mit Leitungswasser. Geben Sie 4 g Natriumbicarbonat.
B. Allgemeine Maßnahmen: (ähnlich denen bei Barbituratvergiftung)
1. Halten Sie die Luftwege offen und den Patienten warm.
2. Wenn der Patient komatös ist und Areflexie vorliegt, behandeln Sie wie bei der Barbituratvergiftung.
3. Sorgen Sie für eine angemessene stete Sauerstoffzufuhr.

4. Bestimmen Sie das Blut-pH, -PO_2 und -PCO_2 sowie den Alkohol- und Glukosespiegel im Blut.
5. Verabreichen Sie Glukose oral oder i. v. zur Vermeidung einer Hypoglykämie oder einer Ketoazidose.
6. Bei unstillbarem, würgendem Brechreiz oder akuter Alkoholexzitation geben Sie Diazepam, 10 mg i. v.

Antikoagulantien

Dicumarol, Äthylendicumarin, Phenindion und Warfarin werden in der Medizin verwandt, um den Gerinnungsvorgang durch Verhinderung der Prothrombinbildung in der Leber zu unterbinden. Ungewöhnliche Blutungen treten nur nach Langzeit-Anwendung dieser Mittel auf. Die MLD beträgt für Dicumarol und Warfarin 0,1 g, für Phenindion 0,2 g und für Äthylendicumarin 0,6 g. Der pathologische Befund besteht aus zahlreichen großen und mikroskopisch kleinen Blutergüssen.

Klinische Befunde
A. Symptome: Die Hauptanzeichen einer Vergiftung mit Antikoagulantien sind Blutungen: Hämoptysis, Hämaturie, Blutstuhl, Blutungen innerhalb der Organe, weitverbreitete Hämatome und Gelenkblutungen. Phenindion kann ebenso Ikterus, Hepatomegalie, Hautausschlag und Agranulozytose bewirken.
B. Laborbefunde: Nach der Gabe von Cumarin- und Chlorindionantikoagulantien ist die Prothrombinkonzentration herabgesetzt. Mikro- oder Makrohämaturie kann hierbei ebenfalls auftreten. Die Erythrozytenzahl kann vermindert sein. Desgleichen die Leukozytenzahl nach Phenindion.

Behandlung
A. Notfallmaßnahmen: Setzen Sie die Substanz beim ersten Anzeichen von Blutungen ab. Wenn Sie die Einnahme von mehr als 10 täglichen therapeutischen Dosen innerhalb zweier Stunden entdecken, entfernen Sie diese mit einer Magenspülung und der Gabe von Abführmitteln.
B. Allgemeine Maßnahmen: Geben Sie ein- bis dreimal täglich 75 mg Vitamin K_3 (Menandion) i. m. Ist eine schnellere Wirkung erwünscht, so geben Sie 10–50 mg Vitamin K_1 (Phytomenandion) i. v. Geben Sie bei ernsthaften Blutungen Transfusionen von frischem Blut oder Plasma. Absolute Bettruhe muß verordnet werden, um weitere Blutungen zu vermeiden.

Tabelle 29-2. Giftwirkung des Äthylalkohols

Psychoneurologisches Syndrom	Thrombozytopenie
Akuter Alkoholismus	fehlerhafte Granulozytenmobilisierung
Alkoholintoxikation	
Alkoholhypoglykämie	*Neuromuskuläres Syndrom*
Alkoholisches Koma	Periphere Polyneuropathie
Entziehungssyndrom	Akute und chronische Alkoholmyopathie
Alkoholhalluzinationen	
Alkoholkrämpfe	*Kreislaufsyndrom*
Delirium tremens	Alkoholische Kardiomyopathie
Stoffwechselsyndrom	
Wernicke-Korsakoff	*Metabolisches Syndrom*
Pellagra	Milchsäureazidose
	Hypoglykämie
	Hypomagnesämie
Gastrointestinales Syndrom	Hyperlipidämie
Akute und chronische Gastritis	Hypourikämie
Malabsorptionssyndrom	
Alkoholische Fettleber	*Krankheiten, die durch den Alkohol*
Alkoholische Leberzirrhose	*verschlimmert werden*
Zieve-Syndrom (Ikterus, hämolytische	Traumatische Enzephalopathie
Anämie und Hyperlipidämie)	Epilepsie
Akute und chronische Pankreatitis	Morbus Hodgkin
	Porphyrie
Hämatologisches Syndrom	Peptische Ulzera
Anämie als Folge von akutem und	
chronischem Blutverlust	*Drogen, neben denen Alkohol kontra-*
Zytoplasmavakuolisierung der Zellen	*indiziert ist*
der Erythropoese	Disulfiram
Megaloblastenmarkveränderungen	Sedativa
mit Anämie (Hemmung des Fetalstoff-	Hypnotika
wechsels)	Tranquilantien
Anormalitäten des Sideroblastenmarks	Phenformin
Hämolytische Anämie	

Arsen

Arsen befindet sich in Schädlingsbekämpfungsmitteln und Industriechemikalien. Die Vergiftungssymptome treten für gewöhnlich eine Stunde nach der Einnahme auf, können aber auch bis zu 12 Std verzögert sein. Es sind: Leibschmerzen, Schluckbeschwerden, anhaltendes Erbrechen, Diarrhoe, Harnverhalten und Krämpfe der Skeletmuskulatur. Später auftretende Symptome sind starker Durst und Schock. Die MLD ist 0,1 g.

Behandlung
A. Notfallmaßnahmen: Lösen Sie Erbrechen aus. Dann lassen Sie 500 ml Milch trinken. Spülen Sie mit 2–4 l warmen Leitungswassers in 200 ml Portionen. Behandeln Sie den Schock.
B. Gegengift: Injizieren Sie eine 10prozentige Lösung von Dimercaprol (BAL) in Öl. Die Nebenwirkungen sind: Schwindel, Erbrechen, Kopfweh, generalisierte Schmerzen und brennende Gefühle an Kopf und Gesicht. Diese lassen nach 30 min nach. Gibt man 30 min vor der Dimercaprolgabe 25 mg Ephedrin oral oder ein Antihistaminikum z. B. Di-

phenhydramin 25–50 mg, so lassen sich die Nebenwirkungen reduzieren.
1. Schwere Vergiftung: Geben Sie pro Injektion 3 mg/kg i. m. (1,8 ml/60 kg). Am ersten und zweiten Tag: Tag und Nacht alle 4 Std eine Injektion; dritter Tag: alle 6 Std eine Injektion; 4.–14. Tag: zweimal täglich eine Injektion, bis die Genesung vollständig ist.
2. Leichte Vergiftung: 2,5 mg/kg/Dosis (1,5 ml/60 kg). Erster und zweiter Tag: vier Dosen täglich, alle 4 Std eine Injektion; dritter Tag: zweimal täglich eine Injektion; 4. und folgende Tage: ein- oder zweimalige Injektion am Tag über 10 Tage oder bis zur vollständigen Gesundung.
C. Allgemeine Maßnahmen: Schmerzlinderung und Behandlung der Diarrhoe.
Durch Hämodialyse läßt sich das an Dimercaprol angelagerte Arsen schneller eliminieren.

Barbiturate und andere Hypnotika

(Sedativ-Hypnotika und Tranquilantien)

Die meisten akzidentellen und Suizidalvergiftungen gehen auf Rechnung der Barbiturate. Andere Sedativ-Hypnotika und besonders Alkohol können in Kombination zur Vergiftung führen.

Versuchen Sie, Informationen über die Art der Droge, über Dosis und Zeitpunkt der Einnahme vom Patienten selbst, seinen Verwandten, Freunden oder dem begleitenden Arzt zu bekommen. Die Symptome einer leichten Vergiftung sind Schläfrigkeit, Verwirrung und Kopfweh, Euphorie oder Reizbarkeit. Mäßige oder schwere Vergiftung bewirkt Delirium, Stupor, flache und langsame Atmung, Kreislaufkollaps, feuchtkalte Haut, Lungenödem, erweiterte und nicht reagierende Pupillen, Hyporeflexie, Koma und Tod. Die MLD beträgt 0,5–2 g. Der letal wirkende Serumspiegel kurzzeitig wirkender Barbiturate ist bei unbehandelten Patienten ungefähr 3,5 mg%, bei langzeitwirkenden 8 mg%.

Dabei muß die Analysemethode für die nichtmetabolisierte Substanz spezifisch sein.

Behandlung

Merke: Die Schwierigkeit bei der Barbituratvergiftung ist die notwendige ständige Überwachung des Patienten durch Ärzte und Pfleger, um einen physiologischen Funktionsablauf zu erhalten, bis die Ateminsuffizienz und die Kreislaufdepression vorüber sind.

A. Leichte Vergiftung: Erbrechen einleiten. Behalten Sie den Patienten unter Beobachtung, bis er außer Gefahr ist. Suizidpatienten sollten in psychiatrische Betreuung.

B. Mäßige und ausgeprägte Vergiftung: Die meisten Patienten überleben auch nach Tagen der Bewußtlosigkeit, wenn man den Luftweg freihält (üblicherweise mit einer Tracheotomie) und wenn man künstlich beatmet (einphasische Überdruckbeatmung, IPPB). Die Sauerstoffkonzentration sollte 40% nicht überschreiten. Der Patient sollte hospitalisiert werden und eine Antischockbehandlung eingeleitet werden. Untersuchen Sie den Patienten und notieren Sie die folgenden Werte in Intervallen von ein bis vier Stunden oder öfter, wenn die Situation des Patienten kritischer ist: Temperatur, Puls, Atmung, Blutdruck, den psychischen Zustand, den Bewußtseinszustand, Hautfarbe (Zyanose oder Blässe), Lungengrenzen (Lungenödem), Reflexe (Korneal-, Pupillar-, Würg- und Patellarsehnenreflex) und die Sensibilität (Schmerzreaktion).

1. Luftweg: Saugen Sie Schleim ab, ziehen Sie die Zunge nach vorne und bringen Sie eine Mund-Pharynx-Tubus an. Intratrachealintubation oder Tracheotomie und mechanische Hilfe kann zur Aufrechterhaltung der Luftversorgung notwendig werden. Reihenbestimmungen der Blutgase sind von großem Wert.

2. Spülen Sie mit zwei bis vier Litern warmem Leitungswasser, wenn möglich mit Aktivkohle. Dies ist jedoch von zweifelhaftem Wert, und kann gefährlich werden, wenn der Patient schläfrig oder komatös geworden ist. *Cave:* Die Gefahr einer Aspirationspneumonie ist groß bei Patienten in Stupor oder Koma.

3. Die Exkretion von Phenobarbital kann durch Alkalisieren des Urins oder Gaben von Mannitol gesteigert werden. Wenn die Niere normal funktioniert, geben Sie Natriumlactat oder Natriumbicarbonat oral oder i. v.

4. Legen Sie einen Dauerkatheter an und sammeln Sie über 24 Std den Urin für die toxikologische Untersuchung.

5. Parenterale Flüssigkeiten: Überwachen Sie den zentralvenösen Druck. Das Serum-Natrium sollte ebenfalls dauernd kontrolliert werden, um den Natriumgehalt der parenteralen Flüssigkeitsgaben regulieren zu können. Wenn keine Herzinsuffizienz vorliegt und die Niere normal arbeitet, geben Sie täglich einen Liter 0,45prozentiger Natriumchloridlösung und ein bis zwei Liter 5prozentiger Dextroselösung i. v., um einen Urinfluß von 1 bis 1,5 l/die zu erhalten. Außer bei starkem Flüssigkeitsverlust geben Sie während der ersten 24 Std nur 2–3 l Flüssigkeit, um die Gefahr eines Lungenödems zu verringern. Bei Phenobarbitalüberdosierung geben Sie bei erhaltener Nierenfunktion bis zu 100 ml/kg/die Flüssigkeit. Davon ⅓ als 20% Mannitol, ⅓ als 10% Dextrose in destilliertem Wasser und ⅓ 1,2% Natriumbicarbonat (0,145 Mol/l), dazu 5 mäq./l Kaliumchlorid. Die Flüssigkeitsmenge sollte nicht größer sein als die Verluste durch Perspiration (800–1 000 ml/24 Std) und Miktion. Wenn es zu einem Schock kommen sollte, geben Sie Plasma oder andere Flüssigkeiten i. v., um einen zufriedenstellenden Blutdruck aufrechtzuerhalten.

6. ZNS-Stimulantien (Analeptika oder krampferzeugende Substanzen) sind kontraindiziert. Sie verkürzen nicht die Wirkung des Giftes und, wenn es zu Krämpfen kommt, wird die postkonvulsive Depression noch zu der schweren Barbituratdepression hinzutreten. Nicht ungefährlich sind ebenfalls Hyperthermie und Herzarrhythmie.

7. Hämodialyse oder Peritonealdialyse sind in schweren Fällen angezeigt, wenn die notwendige Ausrüstung zur Verfügung steht und ausgebildetes Personal vorhanden ist, jedoch auch nur bei Patienten mit Leber- oder Nierenschäden. Bei der Glutethimid-Vergiftung ist die Dialyse von fraglichem Wert.

Belladonnaalkaloide

(Atropin und Scopolamin)

Die Belladonnaalkaloide wirken depressiv auf den Parasympathikus. Die Wirkung auf das ZNS ist variabel. Der Patient beklagt sich über trockenen Mund, Durst, Schluckbeschwerden und verschwommenes optisches Bild. Befunde: Dilatierte Pupillen, gerötete Haut, Tachykardie, Fieber, Delirium, Sinnesstörungen, Lähmung, Stupor und Ausschlag auf Gesicht, Nacken und den oberen Teilen des Rumpfes. Die MLD von Atropin beträgt 2–10 mg.

Behandlung
Entfernen Sie das Gift durch Spülung und Abführen. Bekämpfen Sie die Exzitation.
A. Notfallmaßnahmen: Induzieren Sie Erbrechen und spülen Sie mit 2–4 l Wasser, wenn möglich mit Aktivkohle. Lassen Sie eine Spülung mit 30 g Natriumsulfat in 200 ml Wasser folgen.
B. Allgemeine Maßnahmen: Kurzwirkende Barbiturate wie Secobarbital, 0,1 g oral, können benutzt werden, wenn sich der Patient im Exzitationsstadium befindet. Behandeln Sie die Atemnot wie bei der Barbituratvergiftung. Abreiben mit Alkohol oder kaltem Wasser ist angezeigt, um die erhöhte Temperatur zu bekämpfen. Halten Sie den Blutdruck aufrecht.
Um die zentralen und peripheren Effekte des Atropins aufzuheben, geben Sie 1–2 mg Physostigminsalicylat i. m. oder unter EKG-Kontrolle 1 mg langsam i. v. alle 5 Minuten bis zur Beherrschung der Symptome (*Cave:* Arrhythmien!).

Benzin und ähnliche Verbindungen

(Petroläther, Farbverdünner, Benzin, Rohöl, Heizöl)

Petroleumvergiftung kommt nur oral vor. Benzin oder andere flüchtige Kohlenwasserstoffe können eine Vergiftung auch über die Lunge bewirken. Orale Aufnahme ist besonders gefährlich, da Aspiration zu Lungenreizung führt und die intrapulmonale Toxizität 100mal größer ist als die perorale. Akute Symptome sind: Erbrechen, Lungenödem, Bronchopneumonie, Vertigo, unkoordinierte Muskelbewegungen, schwacher und unregelmäßiger Puls, Neuropathie, Zuckungen und Krämpfe. Chronische Vergiftung bewirkt Kopfweh, Müdigkeit, verschwommene optische Wahrnehmung, kalte und taube Hände, Schwäche, Gedächtnisverlust, Gewichtsverlust, Tachykardie, geistige Stumpfheit

und Verwirrung, schmerzende Stellen im Mund, Dermatosen und Anämie. Die MLD ist 10–15 ml.

Behandlung
Bringen Sie den Patienten an die frische Luft. Da eine Aspiration während des Erbrechens sehr gefährlich ist, ist der Gebrauch von Ipecacuanhasirup als Brechmittel oder zur Spülung nicht zu empfehlen. Das Entfernen von geschluckten Kohlenwasserstoffen ist nur bei Mengen von über 1 ml/kg angezeigt. Wenn eine Spülung vorgenommen wird, achten Sie sehr aufmerksam auf Aspiration. Benutzen Sie warme Kochsalzlösung und lassen Sie 60 ml Salatöl im Magen liegen. Dann geben Sie 30 g Natriumsulfat in 200 ml Wasser. 2–10 mg Prednisolon alle 6 Std oral kann die pulmonale Reaktion abschwächen. Achten Sie 3 oder 4 Tage besonders auf Symptome von Seiten des Respirationstraktes. Behandeln Sie ein Lungenödem mit leichter Sauerstoffdruckbeatmung. Dabei sollte die O₂-Konzentration nicht höher als 40% liegen. Bei Fieber geben Sie Antibiotika.

Blei

Bleivergiftungen kommen sowohl durch orale Aufnahme als auch durch Inhalation von Bleistaub und -dampf vor. Die Vergiftung macht sich durch einen metallischen Geschmack, Anorexie, Erbrechen, Diarrhoe und Obstipation, Reizbarkeit, Apathie, Darmkolik, Kopfweh, Beinkrämpfe, schwarzen Stuhl (Bleisulfid), Oligurie, Stupor, Konvulsionen, Lähmungen und Koma bemerkbar. Bei chronischer Bleivergiftung werden das ZNS, die blutbildenden Organe und der Gastrointestinaltrakt verschiedenartig involviert.
Diagnostische Laboratoriumsuntersuchungen: Blutbleispiegel (> 80 µg/100 ml), Urin – Koproporphyrin (> 500 µg/l), Urin δ-Aminolävulinsäure (> - 13 mg/l), Röntgenaufnahmen des Abdomen (Kontrastmittelbilder) und Röntgenaufnahmen der langen Röhrenknochen (Bleilinien). Die MLD für absorbiertes Blei beträgt 0,5 g.

Behandlung
A. Akute Vergiftung:
1. Stellen Sie einen adäquaten Urinfluß her (0,5–1 ml/min). Geben Sie über 1–2 Std Dextrose in 10prozentiger Wasserlösung (10–20 ml/kg Körpergewicht) oder 1 ml/min 20prozentiger Mannitollösung bis 10 ml/kg erreicht sind.
2. Bringen Sie Krämpfe mit Paraldehyd unter Kontrolle. Auch Diazepam kann anfangs gegeben werden, während Barbiturate besser aufgehoben werden für die Langzeitkrampfbehandlung nach der akuten Phase.

3. Bei Kindern mit Symptomen der Bleivergiftung einschließlich denen der Bleienzephalopathie geben Sie BAL (Dimercaprol) und EDTA (Acidum Edeticum): Beginnen Sie mit 4 mg/kg BAL i.m. und wiederholen Sie dies 5 Tage lang alle 4 Std (30 Dosen). 4 Std nach der ersten BAL-Injektion geben Sie i.m. eine 20prozentige EDTA-Lösung, 12,5 mg/kg, zusammen mit 0,5prozentigem Procain und zwar diese beiden an einer anderen Injektionsstelle als die BAL-Injektion. Wiederholen Sie diese Injektion alle 4 Std 5 Tage lang (30 Dosen). Wenn sich die Symptome bis zum 4. Tag nicht gebessert haben, dehnen Sie die Behandlung auf 7 Tage aus (je 42 Dosen BAL und EDTA). Wenn der Blutbleispiegel 14 Tage später noch über 80 µg 100 ml beträgt, wiederholen Sie mit beiden Drogen die 5-Tage-Kur.

4. Für Kinder ohne Symptome geben Sie eine 5-Tage-Kur mit BAL und EDTA wie oben, wenn der Blutbleispiegel über 100 µg/100 ml liegt. Wenn der Blutbleispiegel unter diesem Wert liegt, geben Sie allein EDTA 5 Tage lang alle 6 Std i.m. (20 Inj.).

5. Bei Erwachsenen mit Enzephalopathie, schmerzender Neuropathie oder abdominellen Symptomen geben Sie BAL und EDTA wie oben i.m. oder, wenn der Patient BAL-intolerant ist, 50 mg/kg EDTA als 0,5prozentige Infusionslösung über mindestens 8 Std.

6. Die darauffolgende Therapie für alle Krankheitsfälle: Geben Sie täglich zweimal ½ Std vor einer Mahlzeit Penicillamin oral. Für Kinder ist die Dosierung 30–40 mg/kg, für Erwachsene 500–750 mg. Die Therapie sollte für Erwachsene über 1 bis 2 Monate, für Kinder 3 bis 6 Monate ausgedehnt werden. Machen Sie keine orale Therapie, wenn das Blei möglicherweise oral aufgenommen wurde. Der Bleiblutspiegel sollte am Ende der Therapie unter 60 µg/100 ml liegen.

B. Chronische Vergiftung: Entfernen Sie den Patienten dauerhaft aus der Gefahrenzone und verordnen Sie eine angepaßte Diät mit Vitaminergänzungen. Kuren mit oral gegebenem Penicillamin wie bei einer akuten Vergiftung können durchgeführt werden, besonders wenn schon hämatologische Komplikationen vorliegen.

Bromide

Bromide sind ZNS-Dämpfer, die in Hypnotika und Antikonvulsiva zu finden sind. Akute Vergiftungen sind selten. Vergiftungsanzeichen sind Anorexie, Obstipation, Schläfrigkeit, Apathie und Halluzinationen. Befund: Dermatitis, Konjunktivitis, übelriechender Atem, pelzige Zunge, schmutzig, eitriger Mundbelag, ungleichgroße Pupillen, Ataxie, abnor-

me, oft überschießende Reflexe, toxische Psychose, Delirium und Koma. Die MLD beträgt 10 g oder mehr.

Behandlung

A. Notfallmaßnahmen: Spülen Sie reichlich mit Salzlösung, um unresorbiertes Bromid und später das, was in den Magen ausgeschieden wurde, zu entfernen. Darauf geben Sie 30 g Natriumsulfat in 200 ml Wasser als Abführmittel.

B. Allgemeine Maßnahmen: Geben Sie über die normale, mit der Kost aufgenommene Natriumchloridmenge hinaus a) 1000 ml physiologische Kochsalzlösung i.v. oder rektal ein- bis zweimal täglich, oder b) 1 bis 2 g in Form von Salztabletten alle 4 Std oral. Dies so lange, bis der Blutbromidspiegel unter 50 mg/100 ml liegt. Erhöhen Sie die Flüssigkeitszufuhr auf 4 l täglich. Diuretika können beim Ausscheiden der Bromide behilflich sein.

Digitalis

Da Digitalis, Digitoxin und verwandte Drogen eine prolongierte Wirkung haben, wird eine Vergiftung meist dann auftreten, wenn Patienten, die schon vorher Digitalismittel bekommen hatten, weitere große Mengen gegeben werden. Digitalisierende Dosen sollten deshalb nur Patienten gegeben werden, die seit mindestens einer Woche kein Digitalis genommen haben.

Klinische Befunde

Die Hauptmerkmale einer Digitalisvergiftung sind Erbrechen und unregelmäßiger Puls. Andere Zeichen sind: Anorexie, Schwindelanfälle, Diarrhoe, Gelbfärbung der Skleren, Delirium, langsamer Puls, Blutdruckabfall und Kammerflimmern. Das EKG kann eine verlängerte PR-Strecke aufweisen, AV-Block, Kammerextrasystolen, Tachykardie und eine gesenkte ST-Strecke. Die MLD für Digitalis beträgt 3 g und für Digitoxin 3 mg.

Behandlung

A. Notfallmaßnahmen: Verzögern Sie die Absorption mit Gaben von Leitungswasser, Milch oder Aktivkohle, die Sie dann wieder mit Magenspülung oder Erbrechen entfernen. Danach geben Sie Abführmittel. Applizieren Sie kein Adrenalin oder andere Stimulantien. Dies könnte Kammerflimmern verursachen.

B. Allgemeine Maßnahmen: Geben Sie alle Stunde 2 g Kaliumchlorid oral in Wasser gelöst. Oder 0,3prozentiges Kaliumchlorid in 5prozentiger Dextrose langsam i.v., während Sie das EKG beobachten, bis es eine Verbesserung oder Hinweise auf eine Kaliumvergiftung zeigt. Vor und während der Kaliumgaben muß das Serumkalium bestimmt werden. Unter Umständen müssen ein Defibrillator oder ein Schrittmacher eingesetzt werden.

Eisen

Eisensalze sind als antianämische Mittel weit verbreitet, teilweise als Rezepturen und teilweise als rezeptfreie „Blutstärkungsmittel". Auf sie gehen viele Fälle von leichten und schweren akuten sowie chronischen Vergiftungen zurück. Die akute Vergiftung ist gekennzeichnet durch Lethargie, Schwindelgefühl, Erbrechen, Teerstühle, Diarrhoe, schnellen schwachen Puls, Hypotonie, Dehydratation, Azidose und Koma innerhalb ½–2 Std nach der Einnahme. Wenn diese Phase nicht letal endet, können sich die Symptome innerhalb einiger Stunden für 12 bis 24 Std klären. Der Patient kann während dieser Zeit symptomfrei sein. Darauf kehren die Vergiftungszeichen (Zyanose, Lungenödem, Schock, Konvulsionen, Anurie, Hyperthermie und Tod im Koma innerhalb 24–48 Std) zurück. Spätschäden sind Leberfunktionsstörungen und Pylorusstenose. Die MLD beträgt 5–10 g.
Die chronische Vergiftung kann die Folge von langzeitig gegebenen exzessiven Dosen parenteral zugeführten Eisens sein. Die Folge ist eine exogene Hämosiderose mit Schäden an Leber und Pankreas.

Behandlung
Wenn Patienten, die weder im Schock noch komatös sind, noch nicht gebrochen haben, lösen Sie mit Ipecacuanhasirup Erbrechen aus. Darauf Magenspülung mit 5%igem Natriumdihydrogenphosphat, bis die Spülflüssigkeit klar ist. Lassen Sie am Ende der Spülung 50 ml einer 1,5%igen Natriumdihydrogenphosphatlösung im Magen liegen. Entnehmen Sie Blut zur Bestimmung von Hämoglobin, des weißen Blutbildes, des Serumeisens, der totalen Eisenbindungskapazität, der Elektrolyte, der Blutgruppe und für einen Schnelltest auf freies Serumeisen (z. B. Fischer-Test). Der Fischer-Test kann im Behandlungsraum durchgeführt werden, um die Schwere der Intoxikation abzuschätzen. Legen Sie eine Infusion mit physiologischer Kochsalzlösung an, um Störungen im Wasser- und Elektrolythaushalt zu korrigieren.
Wenn der Fischer-Test freies Serumeisen zeigt oder wenn Zeichen einer generalisierten Eisenvergiftung vorliegen, geben Sie 80 mg/kg Desferrioxamin i. v. über 8 Std. Dabei sollte der Blutdruck überwacht werden, um eine Hypotonie zu vermeiden. Wenn nach 12 Std Symptome oder Eisenbestimmung nicht gebessert sind, geben Sie nochmals Desfer-

rioxamin. Diese Substanz ist kontraindiziert bei schweren Nierenschäden und Anurie.
Gegen den Schock angemessene Flüssigkeitsgaben.

Fluoride, wasserlösliche

(Insektenpulver)

Anzeichen einer Vergiftung sind Erbrechen, Diarrhoe, Speichelfluß; flache, schnelle und erschwerte Atmung, Krampfanfälle, schneller Puls, Koma und Zyanose. Interferenz mit dem Kaliummetabolismus bewirkt schwere Schäden an Atem- und Kreislaufzentrum und kann den Tod durch Ateminsuffizienz herbeiführen. Die MLD beträgt 6 mg/kg KG.

Behandlung
A. Notfallmaßnahmen: Spülung mit Kalkwasser, einprozentigem Calciumchlorid, Calciumlactat oder Calciumgluconat; oder großen Mengen Milch, um unlösliches Calciumfluorid zu bilden. Geben Sie gegen Krämpfe i. v. 10–20 ml 10prozentiges Calciumgluconat oder 10–20 ml 5prozentiges Calciumchlorid. Als Abführmittel 30 g Natriumsulfat in 200 ml Wasser und als Demulzens das Weiße von Eiern in Milch geschlagen.
B. Allgemeine Maßnahmen: Behandeln Sie den Schock.

Insektizide, chlorhaltige

(DDT, Parathion, Rotenon, Toxaphen, Chlordan, Aldrin, Endrin, HCH)

DDT und andere chlorierte Insektizide sind ZNS-Stimulatoren und können durch orale Zufuhr, Inhalation und direkten Hautkontakt Vergiftungen hervorrufen. Die MLD ist für DDT ungefähr 20 g, 3 g für HCH, 2 g für Toxaphen, 1 g für Chlordan und weniger als 1 g für Endrin und Aldrin. Die Vergiftungen mit DDT-Lösungen stammen für gewöhnlich von dem organischen Lösungsmittel, während die Unglücksfälle mit den anderen chlorierten Insektiziden von diesen allein bewirkt werden. Anzeichen sind schlaffe und schmerzende Gliedmaßen, nervöse Reizbarkeit, geistige Trägheit, Muskelzuckungen, Krämpfe und Koma.

Behandlung
A. Notfallmaßnahmen: (Vermeiden Sie Adrenalin wegen der Gefahr des Kammerflimmerns). Geben Sie, wenn erreichbar, sofort Aktivkohle; spülen Sie mit großen Mengen warmen Leitungswassers und

geben Sie als Abführmittel 30 g Natriumsulfat in 200 ml Wasser.

B. Allgemeine Maßnahmen: 0,1 g Pentobarbitalnatrium oral kann genügen, um den Patienten zu beruhigen. Bei Krämpfen geben Sie Diazepam, 10 mg langsam i. v. Halten Sie den Luftweg frei und geben Sie Sauerstoff. Vermeiden Sie Stimulantien.

Jodwasserstoff

Klinisches Bild der Jodwasserstoffvergiftung: charakteristischer Mundbelag und Atemgeruch, gelbes oder bläuliches Erbrochenes, Schmerz und Brennen in Pharynx und Oesophagus, starker Durst, Diarrhoe (möglicherweise Blutstuhl), Schwäche, Schwindelgefühl, Ohnmacht und Krämpfe. Die MLD ist 2 g.

Behandlung
A. Notfallmaßnahmen: Geben Sie 15 g Stärke oder Mehl in 500 ml Wasser oder, wenn erreichbar, 250 ml einprozentige wäßrige Natriumthiosulfatlösung. Darauf geben Sie ein Brechmittel oder Magenspülung mit einprozentiger Natriumthiosulfatlösung und wiederholen Sie dies so lange, bis kein Jod mehr im Mageninhalt nachzuweisen ist. Dann geben Sie Linderungsmittel wie Milch.
B. Allgemeine Maßnahmen: Halten Sie Blutdruck und Atmung aufrecht.

Kohlenmonoxid

Die auf das Benutzen nicht ausreichend mit Sauerstoff versorgter Gas- oder Kohleöfen zurückzuführende Kohlenmonoxidvergiftung ist eine wichtige Ursache der Unglückstodesfälle. Auch in suizidaler Absicht wird Kohlenmonoxid häufig freiwillig eingeatmet. Das Gas entwickelt seine Giftwirkung, indem es mit dem Hämoglobin eine relativ stabile Verbindung eingeht (CO-Hämoglobin), welche dann sekundär eine Gewebeanoxie bewirkt. Vergiftungsanzeichen sind Kopfschmerzen, Mattheit, Schwindel, Ohrenklingen, Erbrechen, Ohnmacht, Vertigo, Gedächtnisverlust, Kollaps, Lähmung und Bewußtlosigkeit. In mehr als der Hälfte der Fälle verändert sich die Hautfarbe ins Rötliche. Zyanotische oder selten kirschrote Blasenbildung kommt vor.
Bei Personen, die dichtem Straßenverkehr ausgesetzt waren, wurden subklinische Intoxikationen festgestellt. Neurologische Komplikationen bleiben häufig bestehen.

Behandlung
Entfernen Sie den Patienten aus der Reichweite des Giftgases. Lockern Sie seine Kleidung und halten Sie ihn warm und in Ruhe. Wenden Sie mindestens eine Stunde lang künstliche Beatmung mit 100prozentigem Sauerstoff an. Geben Sie nötigenfalls 50 ml 50prozentige Glukoselösung i. v. zur Verhinderung von Hirnödemen. Halten Sie Körpertemperatur und Blutdruck aufrecht.
Bei Hyperthermie kühle Umschläge.
Bei Unruhe während der Erholungsphase gebe man Diazepam, 5–10 mg oral.

Laugen

Für gewöhnlich sind in den im Haushalt benutzten Reinigungsmitteln starke Basen enthalten, man kann sie an ihrer „laugigen" Beschaffenheit erkennen. Clinitest®-Tabletten kommen auch als Ursache der Vergiftung in Frage. Sie haben eine lokal ätzende Wirkung auf Schleimhäute und können Kreislaufstörungen verursachen. Symptome bei Ingestion sind: brennender Schmerz im oberen Gastrointestinaltrakt, Schwindelgefühl, Erbrechen sowie Schluck- und Atembeschwerden. Nähere Untersuchungen fördern Zerstörungen und Ödeme an den verletzten Hautpartien und den Schleimhäuten, blutiges Erbrechen und Blutstuhl zutage.
Die MLD beträgt 1 g.

Behandlung
A. Ingestion: Verdünnen Sie umgehend mit 500 ml verdünntem Essig (1 Teil Essig auf 4 Teile Wasser) oder Zitronensaft. Sofortige Ösophagoskopie, um die verletzten Gebiete direkt mit 1prozentiger Essigsäure zu befeuchten bis zur Neutralisation. So können auch die Ausdehnung des Schadens und die Behandlung der Wahl abgeschätzt werden. Lindern Sie den Schmerz und behandeln Sie einen eventuell auftretenden Schock. Kortikosteroide helfen Oesophagusstrikturen und Stenosen verhindern. Für Kinder von 1 bis 6 Jahren ist Prednisolon das Mittel der Wahl. Über 10 Tage geben Sie 1 mg/kg KG 4 × tgl.
B. Hautkontakt: Waschen Sie unter fließendem Wasser, bis sich die Haut nicht mehr glitschig anfühlt. Lindern Sie den Schmerz und bekämpfen Sie den Schock.
C. Kontakt mit den Augen: Waschen Sie mit aufgehaltenem Augenlid 30 min lang mit Wasser. Lindern Sie den Schmerz. Ziehen Sie einen Ophthalmologen hinzu.

Methylalkohol

Methylalkohol ist ein ZNS-Dämpfer, der im besonderen die Retinazellen schädigt. Seine Stoffwechselendprodukte bewirken eine metabolische Azidose. Die MLD beträgt 30 bis 60 ml. Symptome sind Kopfweh, Leibschmerzen, Dyspnoe, Schwindel, Erbrechen, Erblindung. Die Untersuchung zeigt Rötung der Haut oder Zyanose, Exzitation oder ZNS-Depression, Delirium, Koma und Krämpfe. Anwesenheit von Methylalkohol im Urin hilft bei der Diagnose.

Behandlung
Spülen Sie sorgfältig mit 1–2prozentiger Natriumbicarbonatlösung. Halten Sie den Patienten in einem dunklen Raum. Prüfen Sie den Bicarbonatpuffer im Blut. Geben Sie i.v. Flüssigkeiten, um eine metabolische Azidose zu bekämpfen. Dazu oral 5–15 g Natriumbicarbonat alle 2–3 Std. Geben Sie 0,5 ml/kg 50prozentigen Äthylalkohol alle 2 Std oral über 3 bis 4 Tage, um den Metabolismus des Methylalkohols zu blockieren, bis er ausgeschieden ist. Der Blutäthanolspiegel sollte bei 1–2 g/Liter gehalten werden. Es wurde auch vorgeschlagen, Insulin und Glukose zu geben. Eine Dialyse kann nützlich sein.

Morphin und andere narkotisierende Analgetika

Morphin wirkt hauptsächlich auf das ZNS und bewirkt dort Dämpfung und Narkose. Vergiftungserscheinungen durch Morphin oder seiner Substitute Heroin, Pethidin, Dextropropoxyphen und Methadon sind Kopfschmerz, Schwindel, Exzitation, ZNS-Depression, sehr enge Pupillen, langsame Atmung, Apnoe, schneller schwacher Puls, Schock und Koma. Bei empfindlichen Personen beträgt die MLD 65 mg.

Behandlung
Als Antidot bei Überdosierung geben Sie 0,4 mg Naloxon i.v. oder 0,1 mg/kg Nalorphin i.v. oder 0,02 mg/kg Laevallorphan i.v. Wenn mit der ersten Dosierung keine wirkungsvolle Steigerung der Atmung zu erreichen ist, kann die Dosis zweimal alle 15 Min wiederholt werden, bis die Atmung zur Norm zurückkehrt und der Patient auf die Stimuli reagiert. Halten Sie eine adäquate Atmung mit künstlicher Beatmung aufrecht. Wenn nötig mit Sauerstoff.

Oxalsäure

Oxalsäure ist ein Bestandteil von manchen Bleichmitteln und ätzend. Sie fällt mit ionischem Kalzium aus. Eine Vergiftung wird angezeigt durch Brennen in Mund und Rachen, starke Leibschmerzen, blutiges Erbrechen. Dyspnoe, Tremor, Oligurie und Kreislaufkollaps.
Die MLD ist 4 g.

Behandlung
A. Notfallmaßnahmen: Geben Sie unverzüglich eine der folgenden Substanzen, um unlösliches Calciumoxalat auszufällen: 30 g Calciumlactat oder ein anderes Kalziumsalz in 200 ml Wasser; oder große Mengen Milch. Geben Sie als Demulzens das Weiße von Eiern, in Milch geschlagen.
B. Allgemeine Maßnahmen: Geben Sie 10 ml einer 10prozentigen Calciumgluconat- oder Calciumlactatlösung i.v. und 1–2 g Kalzium oral viermal täglich.

Phenol und Derivate

Phenole gibt es in **Carbolsäure, Lysol, Kresol** und **Kreosotöl.** Hexachlorophen ist ein weitverbreitetes Desinfektionsmittel. Phenole sind lokal ätzend und haben eine ausgeprägte Systemwirkung auf das Nervensystem und den Kreislauf, sowohl nach oraler als auch nach Resorption durch die Haut. Anzeichen sind Brennen im oberen Teil des Verdauungstraktes, Durst, Schwindel und Erbrechen. Zerstörung der Schleimhäute, dunkelgefärbtes Erbrochenes, Oligurie, Muskelspasmen, Kreislaufkollaps und Ateminsuffizienz. Die MLD beträgt 2 g. Hexachlorophen war oral tödlich bei einem Kind in einer Dosis von 250 mg/kg.

Behandlung
A. Oral aufgenommenes Gift: Verzögern Sie die Absorption durch Gaben von Leitungswasser, Milch oder Aktivkohle und entleeren Sie dann den Magen durch wiederholte Spülungen mit Leitungswasser oder durch induziertes Erbrechen. Dann geben Sie 60 ml Rizinusöl und lassen Sie 30 g Natriumsulfat in 200 ml Wasser gelöst folgen. Benutzen Sie kein mineralisches Öl und keinen Alkohol zur Spülung. Geben Sie Allgemeinunterstützung im Rahmen einer Intensivtherapie.
B. Äußerliche Verbrennungen: Waschen Sie mit Reinigungsalkohol und dann mit Wasser und Seife. Entfernen Sie verseuchte Kleidungsstücke.

Phenothiazin-Tranquilizer

(Chlorpromazin, Promazin)

Chlorpromazin und ähnliche Substanzen sind synthetische Chemikalien, die in den meisten Fällen vom Phenothiazin abgeleitet sind. Sie werden als Antiemetika und Neuroleptika sowie als Verstärker für Analgetika und Hypnotika verwendet. Die akute tödliche Dosis scheint bei diesen Verbindungen bei etwa 50 mg/kg zu liegen. Es wurde von einer tödlichen Vergiftung durch oral aufgenommene 75 mg/kg Chlorpromazin berichtet.

Klinische Befunde

A. Symptome: Minimale Dosierung bewirkt Schläfrigkeit und geringe Hypotonie bei etwa 50 Prozent der Fälle. Größere Dosen verursachen Schläfrigkeit, schwere lagebedingte Hypotonie, Tachykardie, trockenen Mund, Schwindel, Anorexie, verstopfte Nase, Fieber, Obstipation, Tremor, verschwommenes Gesichtsfeld, Rigor und Koma. I. v.-Injektionen von Lösungen mit mehr als 25 mg/ml dieser Drogen verursachen Thrombophlebitis und Zellulitis bei einer geringen Anzahl von Patienten. Sehr lange Anwendung kann Leukopenie und Agranulozytose,

Ikterus und generalisierte makulopapulöse Eruptionen verursachen. Überdosierung zieht ein Syndrom nach sich, welches dem der Paralysis agitans ähnelt, mit spastischen Kontraktionen der Gesichts- und Nackenmuskeln, Strecksteife der Rückenmuskulatur, Karpopedalspasmen, motorische Unruhe, Speichelfluß und Konvulsionen.

B. Laborbefunde: Leberfunktionstest zeigt das Vorhandensein eines Stauungsikterus. Urin: Phenothiazinverbindungen können mit verdünnter Salpetersäure im angesäuerten Urin durch das Hinzufügen einiger Tropfen Eisen-III-chloridtinktur durch die auftretende violette Färbung entdeckt werden.

Behandlung

Entfernen Sie nichtresorbiertes Gift durch Magenspülung oder Erbrechen. Bei starkem Hypotonus wird Schockbehandlung nötig sein. Vermeiden Sie blutdrucksteigernde Drogen. Bringen Sie die Krämpfe mit Pentobarbital vorsichtig unter Kontrolle. Vermeiden Sie andere dämpfende Drogen. Bei unerträglichen extrapyramidalen Zeichen (Ataxie etc.) geben Sie Antiparkinsonmittel wie Benzatropin erst i. m. 0,05–0,1 ml/kg, darauf per os dieselbe Dosis bis zu 4 × tgl. Bei Fieber, Halsweh oder anderen Zeichen einer Infektion geben Sie täglich 1 Million Einheiten Penicillin oder ein Breitband-

Tabelle 29-3. Pilzvergiftungen

	Amanita muscaria (Fliegenpilz)	Amanita phalloides (Knollenblätterpilz)
Pharmakologische Wirkung	Muscarin- oder Atropin-ähnliche Wirkung	Direkte toxische Wirkung auf fast alle Zellen, besonders Leber, Herz und Niere
Krankheitsausbruch	Sofort (1–2 Std)	Verzögert (12–24 Std)
Symptome	Verwirrtheit, Exzitation, Durst, Schwindel und Erbrechen, Diarrhoe, pfeifender Atem, Speichelfluß, langsamer Puls, enge Pupillen (Muscarin), erweiterte Pupillen (Atropin), Tremor, Schwäche, Kollaps und Tod	Verwirrung, Benommenheit, Kopfweh, Krämpfe, Koma, Schwindel, Erbrechen, Blut im Erbrochenen und im Stuhl, schmerzhafte Vergrößerung der Leber, Ikterus, Oligurie, Lungenödem
Behandlung	1. Entfernen Sie den Mageninhalt durch Erbrechen und Spülung mit nachfolgender Gabe eines Abführmittels	1. Geben Sie Thioctsäure, 500 mg i. v. pro Tag über 24 Std verteilt.
	2. Antidot: 1–2 mg subcut. Atropinsulfat. Alle 10–30 min wiederholen, wenn Zeichen einer Muscarinvergiftung auftauchen; bei Anzeichen einer Atropin-Toxizität gibt man Physostigmin.	2. Nötigenfalls lindern Sie den Schmerz mit Narkotika
	3. Geben Sie Barbiturate gegen die Exzitation	3. Geben Sie Penicillin G, 250 mg/kg KG tgl. langsam i. v.
	4. Geben Sie in verstärktem Maße Flüssigkeiten (oral und parenteral)	4. Halten Sie den Blutzucker aufrecht (alle 24 Std bei normal funktionierender Niere 4–5 Liter 5%ige Dextroselösung)
	5. Behandeln Sie den Schock!	5. Behandeln Sie den Schock
		6. für Blutungen geben Sie Vitamin K
		7. Geben Sie Dexamethason, 20–40 mg tgl. i. v.
		8. Führen Sie sofort eine Hämodialyse durch!

antibiotikum in Maximaldosierung, bis die Infektion unter Kontrolle ist. Gegen den Ikterus sind keine anderen Maßnahmen erfolgreich gewesen als Absetzen der Droge.

Phosphat, anorganisch

(Rattengift, Feuerwerkskörper, Streichhölzer)

Phosphat kann durch Hautkontakt, Ingestion oder Inhalation seine Giftwirkung entfalten. Phosphor ist ein lokales Reizmittel und Organgift für Leber, Niere, Muskeln, Knochen und Kardiovaskularsystem. Die Giftwirkung stellt sich schnell heraus durch Knoblauchgeschmack, Schmerzen im oberen Intestinaltrakt, Erbrechen und Diarrhoe. Weitere Symptome sind Kopfweh, Pleuritis, extreme Schwäche, Ikterus, Oligurie, Petechien, Prostration und Kreislaufkollaps. Die MLD beträgt 50 mg.

Behandlung

A. Notfallmaßnahmen: Spülung mit 5–10 l Leitungswasser oder mindestens 3maliges Erbrechen mit je 0,5–1 l Mageninhalt. Geben Sie 30 g Natriumsulfat in 200 ml Wasser und 120 ml flüssige Vaseline. Andere Öle können nicht benutzt werden. Als Demulzens benutzen Sie das Weiße von Eiern in Milch geschlagen.

B. Allgemeine Maßnahmen: Mehrere Tage dauernde sorgfältige Beobachtung und wenn Zeichen von Ikterus oder sonstiger Leberbeteiligung auftauchen, Behandlung wie bei akuter Hepatitis.

Phosphate, organisch

(Kontaktinsektizide: Parathion, TEPP, Malathion, Thimet, EPN, PAM, Phenkapton, Diacinon, Dipterex)

Inhalation, Absorption durch die Haut oder Ingestion von Alkylphosphaten bewirken eine beträchtliche Senkung des Cholinesterasespiegels. Das Resultat ist eine langandauernde und exzessive Stimulierung des Parasympathikus. Anzeichen einer akuten Vergiftung erscheinen Stunden nach der Aufnahme: Kopfweh, Schwitzen, Speichel- und Tränenfluß, Erbrechen und Diarrhoe, Muskelzuckungen, Krämpfe, Dyspnoe und verschwommene Gesichtswahrnehmung. Puls und Blutdruck können extrem schwanken. Enge Pupillen mit den obengenannten Zeichen und die Möglichkeit der Vergiftung in den letzten 24 Std garantieren eine richtige Therapie. Die MLD beträgt 0,02–1 g.

Behandlung

A. Notfallmaßnahmen: Halten Sie die Luftwege offen und beatmen Sie künstlich. Wenn die Substanz oral aufgenommen wurde, entfernen Sie das Gift durch induziertes Erbrechen oder Magenspülung mit Leitungswasser. Entfernen Sie das Gift von der Haut und besonders aus den Haaren und unter den Fingernägeln durch reichliches Waschen (das Personal muß eine Kontamination vermeiden). Bekämpfen Sie die Stimulierung des Parasympathikus mit 2 mg Atropinsulfat i. m. alle 3–8 min, bis sich die Symptome legen oder die einer Atropinvergiftung auftauchen (dilatierte Pupille, trockener Mund). Wiederholen Sie die Behandlung nötigenfalls, um totale Atropinisierung zu erreichen. Es sind schon 12 mg Atropin in den ersten zwei Stunden gegeben worden. Geben Sie 1 g Pralidoxim, jedoch nur nach vollständiger Atropinisierung, in wäßriger Lösung langsam i. v. Nach 30 min. Wiederholung, wenn die Atmung nicht besser wird.

B. Allgemeine Maßnahmen: Geben Sie mit erhöhtem Druck 40%igen Sauerstoff, wenn ein Lungenödem oder Atemschwierigkeiten auftauchen. Langdauernde künstliche Beatmung kann nötig sein. Entnehmen Sie eine Blutprobe, um den Cholinesterasespiegel der Erythrozyten festzustellen. (Dies hat keinen praktischen Wert bei der Sofortdiagnose und Therapie einer akuten Episode, aber es hilft bei der Sicherung der Diagnose.)

Pilze

In Deutschland werden die meisten Pilzvergiftungen auf die Art Amanita zurückzuführen sein. Die Vergiftung durch Amanita muscaria (Fliegenpilz) ist gekennzeichnet durch schnellen Krankheitsausbruch, und sie reagiert sofort auf eine rechtzeitige Atropinbehandlung, während Amanita phalloides (Knollenblätterpilz) einen verzögerten Ausbruch der Symptome aufweist und nicht auf Atropin anspricht (vgl. Tabelle 29-3, S. 1275).

Psychotomimetische Substanzen

Einteilung

1. LSD (Lysergsäuredimethylamid): halbsynthetisch, vom Mutterkorn
2. DMT (Dimethyltryptamin): synthetisch sowie aus einer südamerikanischen Pflanze (Piptadenia peregrina)
3. DÄT (Diäthyltryptamin): synthetisch
4. „STP" DOM (2,5-Dimethoxy-4-methylamphetamin): synthetisch

5. Marihuana: ein aktives Prinzip ist Tetrahydro-cannabinol von der indischen Hanfpflanze (Cannabis sativa)

5. Mescalin (3,4,5,-Trimethoxyphenäthylamin): synthetisch, ebenso von dem Kaktus Peyote (Lophophora Williamsii)

7. Psilocybin und Psilocin: Derivate des 4-Hydroxytryptamin, synthetisch, ebenso von einem Pilz (Psilocybe mexicana)

8. Bufotenin (Dimethylserotonin): synthetisch, ebenso von Piptadenia peregrina, Amanita muscaria und der Haut der Kröte (Bufo marinus)

9. Ibogain: von der Pflanze Tabernante iboga

10. Harmin und Harmalin: aus Pflanzen (Peganaum harmala und Banisteria caapi)

11. Ditran und Phencyclidin: synthetisch

12. Amphetamin und ähnliche Drogen (s. Amphetamin)

13. MDA (Methylen-dioxyamphetamin), synthetisch

Klinische Befunde

Vergiftungszeichen, die eine medizinische Intervention verlangen, sind Übererregbarkeit, Verlust der Selbstkontrolle, Ataxie, Hyper- oder Hypotonus, Koma und länger anhaltende psychotische Zustände.

Behandlung

Geben Sie 0,5 bis 2 mg/kg Chlorpromazin i. m., um die akute Phase zu kontrollieren (bei einer STP-Vergiftung und vielleicht auch nach LSD soll dies gefährlich sein). Behandeln Sie das Koma wie bei einer Barbituratvergiftung.

Quecksilber

Eine akute Vergiftung, oral oder durch Inhalation, wird angezeigt durch metallischen Geschmack, Speichelfluß, Durst, Brennen im Rachen, Entfärbung und ödematöse Veränderung der Mundschleimhaut, Leibschmerzen, Erbrechen, blutige Diarrhoe, Anurie und Schock. Chronische Vergiftung bewirkt Schwäche, Ataxie, Intentionstremor, Reizbarkeit, Dämpfung und Muskelkrämpfe. Chronische Vergiftungen bei Kindern können Ursachen für Akrodynie sein. Die MLD beträgt ungefähr 70 mg bei Quecksilberdichlorid.

Behandlung

A. Akute Vergiftung: Als Ausfällmittel geben Sie Eiweiß geschlagen in Wasser oder Magermilch, gleichzeitig BAL wie bei der Arsenvergiftung. Als Abführmittel 30 g Natriumsulfat in 200 ml Wasser. Erhalten Sie die Harnausscheidung mit 1 000 ml i. v. gegebener physiologischer Kochsalzlösung. Wiederholen Sie dies nötigenfalls. Behandeln Sie die eventuell auftretende Oligurie und Anurie. Die Hämodialyse kann die Eliminierung des Quecksilber-Dimercaprol-Komplexes beschleunigen.

B. Chronische Vergiftung: Halten Sie den Patienten aus der Gefahrenzone.

Salizylate

Salizylatvergiftungen werden meist durch Einnahme von Acetylsalicylsäure (ASS) verursacht. Die Wirkungen bestehen in Störungen des Säure-Basen-Gleichgewichts, Hypoprothrombinämie, Gastroenteritis. Die Störungen des Säure-Basen-Haushaltes sind am gefährlichsten. Als erstes entsteht eine respiratorische Alkalose, die durch eine metabolische Azidose abgelöst wird. Salizylate stimulieren das Atemzentrum, produzieren Hyperpnoe, Verlust an CO_2, einen fallenden Serum-CO_2-Spiegel bei normalem oder hohem arteriellen Blut-pH. Diese Kombination stellt eine respiratorische Alkalose dar. Die Niere scheidet in kompensatorischen Bemühen wachsende Mengen Bicarbonat, Kalium und Natrium aus, aber hält Chlorid zurück. Während dieses Zustandes ist die Hauptgefahr Hypokaliämie und Dehydratation. Die Salizylate interferieren auch mit dem Kohlenhydratstoffwechsel, der mit der Bildung fester Säuren, wahrscheinlich Ketosäuren endet.

Wenn Sie den Patienten das erste Mal zu Gesicht bekommen, kann er sich entweder in der Alkalose oder Azidose befinden. Diagnose und Behandlung hängen ab von der Bestimmung des CO_2-, des Kalium-, Natrium- und Chloridspiegels im Serum und des arteriellen pH. Der Urin ist ein unzuverlässiger Indikator für Alkalose oder Azidose. Salizylate können Hyperthermie erzeugen.

Das klinische Bild zeigt Hyperpnoe, gerötetes Gesicht, Hyperthermie, Tinnitus, Leibschmerzen, Erbrechen, Dehydratation, spontane Blutungen, Zuckungen, Krämpfe, Lungenödem, Urämie und Koma. Salizylate können im Test eine falsch-positive Ketonurie und Glukosurie anzeigen, oder es kann eine echte Keton- und Glukosurie vorliegen. Der Phenistix®- oder der Eisen-III-chlorid-Test hilft bei der Diagnose (s. S.1262). Die MLD liegt bei 5–10 g.

Behandlung

A. Notfallmaßnahmen: Magenentleerung mit Hilfe von Brechmitteln. Ist das Erbrechen nicht gründlich genug, so saugen Sie den Mageninhalt ab, ohne noch vorher Flüssigkeit zu geben. Darauf Spülung mit 2–4 l warmem Leitungswasser mit Aktivkohle.

Nun ein mineralisches Abführmittel. Behandeln Sie den Schock mit Vollblut- oder Plasmatransfusionen.

B. Allgemeine Maßnahmen: Nur bei Kenntnis des Serum-Natrium, des Blut-pH, des Serum-CO_2 und der CO_2-Bindungskapazität kann die Salizylatvergiftung richtig behandelt werden. In der ersten Stunde sollten nach folgendem Schema Flüssigkeiten gegeben werden: $400 \, ml/m^2$ Körperoberfläche, wobei auf 100 ml 5%iger Dextroselösung 5 mäq Natriumchlorid und 2,5 mäq Natriumbicarbonat kommen. Nach der ersten Stunde kann mit einem Drittel der Initialmenge weitergefahren werden, bis wieder Urin gebildet wird, die Dehydratation korrigiert ist oder Zeichen für eine Niereninsuffizienz auftreten (Harnstoff-Erhöhung). Ist der Urinfluß wiederhergestellt, so kann bis zu 50% des Natrium in der obengenannten Lösung durch Kalium ersetzt werden (3 mäq/ltr.), je nach Kaliumdefizit. Eine starke Azidose bekämpfen Sie mit einer 7,5%igen Lösung von Natriumcarbonat in einer Dosierung von 3–5 mäq/kg oral oder i.v. gelöst in 5%iger Dextroselösung und über 2 bis 4 Std. Durch alkalischen Urin wird die Ausscheidung von Salizylat sehr beschleunigt, jedoch kann dies bei ernster kranken Kindern schwierig und gefährlich sein.

Weitere Berichtigungen des Natrium- und Kaliumspiegels sollten sich an Bestimmungen im Serum orientieren.

Eine spezifische Behandlung der durch die Vergiftung bedingten Alkalose ist kaum nötig.

Bei Hypoprothrombinämie wird einmal 50 mg Vitamin K_1 i.v. gegeben. Bei Thrombozytopenie wird Totalblut- oder Thrombozytentransfusion empfohlen. Peritonealdialyse oder künstliche Niere können bei kritisch Kranken mit hoher Serumsalizylatkonzentration oder bei Niereninsuffizienz lebensrettend sein. Behandeln Sie das Fieber mit Kaltwasser-Schwammabreibungen (10 °C).

Säuren, ätzende

Die starken mineralischen Säuren bewirken als Primärsymptome eine örtliche Ätzung der Haut oder der Schleimhäute. Bei schweren Verätzungen kann Kreislaufkollaps folgen. Die Symptome bei oraler Aufnahme sind starke Schmerzen im Hals und dem oberen Verdauungskanal, stark ausgeprägter Durst und blutiges Erbrechen, Schluckbeschwerden, Schwierigkeiten beim Atmen und Sprechen, Verfärbung und Zerstörung der Haut und der Schleimhäute in und um den Mund, Schock. Die MLD ist 1 ml konzentrierte Säure.

Inhalation von flüchtigen und rauchförmigen Säuren und Gasen wie Chlor-, Fluor-, Brom- und Jod-

wasserstoffen bewirkt schwere entzündliche Reizungen des Rachenraumes und des Atemtraktes mit anfallartigem Husten und Hinderung der Atmung. Meist folgt ein Lungenödem.

Behandlung

A. Oral aufgenommen: Verdünnen Sie sofort, indem Sie große Mengen Magnesiamilch, Aluminiumhydroxidgel, Milch oder Wasser zu trinken geben. Geben Sie mindestens 12 gequirlte rohe Eier als Demulzens. Versuchen Sie sehr vorsichtig, einen Nasen-Magen-Katheter anzulegen, und waschen Sie dann mit 2–4 l Magnesiamilch in 100 ml-Portionen. Lassen Sie den Tubus liegen, bis das Ausmaß der Verletzung bekannt ist. Geben Sie keine Bicarbonate oder Carbonate. Lindern Sie den Schmerz und behandeln Sie den Schock. Geben Sie Kortikosteroide.

B. Säuren auf der Haut: Spülen Sie 15 min mit Wasser. Benutzen Sie keine chemischen Antidots: die Reaktionswärme könnte weitere Verletzungen verursachen. Lindern Sie den Schmerz und bekämpfen Sie den Schock.

C. Kontakt mit den Augen: Spülen Sie 10 min lang mit aufgehaltenem Lid unter fließendem Wasser. Lindern Sie den Schmerz mit Lokalanästhetika.

D. Einatmen von Säuren: Entfernen Sie den Patienten aus der Gefahrenzone. Behandeln Sie das Lungenödem.

Schlangenbisse und Bisse von Giftechsen

Schlangen- und Echsengifte sind entweder überwiegend neurotoxisch oder überwiegend hämotoxisch (zytolytisch). Neurotoxine bewirken Atemlähmung, Hämotoxine dagegen Hämorrhagie, welche bedingt ist durch die Hämolyse sowie die Zerstörung von Endothelauskleidung der Gefäße. Vergiftungszeichen sind lokale Schmerzen, Durst, überreichliche Schweißausbrüche, Schwindel, Erbrechen, ZNS-Stimulierung mit folgender Dämpfung, lokale Rötungen, Schwellungen, Blutextravasate und Kollaps.

Behandlung

A. Notfallmaßnahmen: Immobilisieren Sie sofort den Patienten und besonders die Bißstelle. Vermeiden Sie Manipulationen an der Bißstelle. Anwendung von Tourniquets, Inzision oder Aussaugen entfernt höchstens, wenn die Maßnahmen in den ersten 30 min erfolgen, 10 Prozent des Giftes. Eine Inzision sollte 3–4 mm tief und im Gebiet des Bisses 6–7 mm lang sein. Wird ein Tourniquet angelegt, sollte es liegenbleiben, bis das spezifische Antiserum gegeben wird. Erlauben Sie dem Patienten nicht zu gehen oder zu laufen, alkoholische Getränke oder Stimulantien zu sich zu nehmen. Geben Sie das spezifische Antiserum i.v., nicht ohne vorher die Serumsensibilität mit 0,02 ml einer 1:100-Lösung des Antiserums in 0,9prozentiger Kochsalzlösung getestet zu haben (richten Sie sich nach der jeweiligen Gebrauchsanweisung). Tragen Sie den Patienten zu einem Auto und bringen Sie ihn in ein Krankenhaus, um ihn der weiteren Behandlung zuzuführen. Halten Sie den Blutdruck mit Bluttransfusionen aufrecht. Cortison oder Ähnliches kann zeitweilig die Symptome unterdrücken, aber es verringert nicht die Sterberate. Treten an einer Extremität Schwellungen mit Zeichen einer Nervenkompression auf, lindern Sie den Druck in den Faszienräumen durch Einschnitt.

B. Allgemeine Maßnahmen: Geben Sie reichliche Mengen warmer Flüssigkeit. Benutzen Sie nötigenfalls Barbiturate zur Beruhigung.

Spinnenbisse und Skorpionstiche

Die Toxine der weniger giftigen Spinnen und Skorpione verursachen nur örtliche Schmerzen, Rötung und Schwellung. Das der giftigeren verursacht, wie das der „Schwarzen Witwe" (Latrodectus mactans), generalisierte Muskelschmerzen, Krämpfe, Schwindel und Erbrechen, verschiedenartige Beteiligung des ZNS und Schock.

Behandlung
A. Notfallmaßnahmen: Wie bei Schlangenbissen (siehe dort), nur daß hier Inzision oder Aussaugen höchstwahrscheinlich nutzlos sind. Wenn die Absorption schon eingesetzt hat, geben Sie 10 ml 10prozentiges Calciumgluconat i.m. oder i.v. oder 10–30 ml zweiprozentiges Mephenesin i.v. und wiederholen Sie dies nötigenfalls. Patienten unter 14 sollten das spezifische Antiserum erhalten.
Bei schweren Fällen können Corticotropin und die Kortikosteroide helfen.
B. Allgemeine Maßnahmen: Zur Schmerzlinderung sind heiße Bäder wertvoll. Bei lokalem Schmerz ohne Beteiligung von Organen geben Sie kalte Kompressen. Angemessene Sedierung. Manchmal mag die frühe Exzision der Nekrose zu empfehlen sein.

Stimulantien: Strychnin

Strychninvergiftungen kommen sowohl oral als auch per injektionem vor. Kennzeichnend sind Krämpfe, Opisthotonus, Dyspnoe, Schaum vor dem Mund und Asphyxie.

Behandlung
A. Notfallmaßnahmen: Geben Sie Diazepam (Valium®), 10 mg i.v., gegebenenfalls alle 30 Minuten wiederholt. Bringen Sie die Krämpfe mit Succinylcholin (Suxamethonium) unter Kontrolle und beatmen Sie künstlich mit Sauerstoff. Wenn möglich, spülen Sie mit Aktivkohle, bevor die Symptome auftreten. Nachdem Zuckungen und Krämpfe aufgetreten sind, spülen Sie nicht ohne Gaben von Succinylcholin.
B. Allgemeine Maßnahmen: Halten Sie den Patienten ruhig in einem verdunkelten Raum.

Tetrachlorkohlenstoff

Tetrachlorkohlenstoff ist lokal reizend und ein Zellgift, das oral aufgenommen oder inhaliert, schwere Schädigungen an Herz, Leber und Niere verursachen kann. Die Wirkung wird gesteigert durch gleichzeitige Aufnahme von Alkohol. Vergiftungszeichen sind Kopfweh, Schluckauf, Schwindel, Erbrechen, Diarrhoe, Leibschmerzen, Schläfrigkeit, visuelle Störungen, Neuritis und Rausch. Frühe Zeichen sind gelbe Hautfarbe, weiche Leberkonsistenz, Oligurie und Urämie, Nephrose und Zirrhose können später auftreten. Die MLD ist 3 ml.

Behandlung
A. Notfallmaßnahmen: Bringen Sie den Patienten aus der Gefahrenzone und lagern Sie ihn warm. Bei oraler Vergiftung spülen Sie reichlich mit Leitungswasser und geben 30 g Natriumsulfat in 200 ml Wasser.
Keine Stimulantien.
B. Allgemeinmaßnahmen: Bei Atemdepression geben Sie mit der Maske eine Stunde lang 100prozentigen Sauerstoff und künstliche Beatmung. Behandeln Sie Herz-, Leber-, und Nierenkomplikationen symptomatisch. Keine alkoholischen Getränke oder Stimulantien. Bei intakter Niere halten Sie die Urinausscheidung mit osmotischer Diurese bei 4 ltr. pro Tag.

Wespen-, Bienen-, Hummel- und Hornissenstiche

Stiche dieser häufigen Insekten bewirken trotz lokaler Schmerzhaftigkeit nur milde Symptome von kurzer Dauer. Lokale kalte Kompressen, Anwendung von Natriumbicarbonat und orale Salizylate oder Antihistaminika genügen als Behandlung. Mehrere Stiche können eine schockähnliche Situation mit Hämoglobinurie hervorrufen. Empfindliche Personen können eine akute allergische Reaktion oder sogar einen tödlich endenden anaphylaktischen Schock nach einem einzigen Stich zeigen.

Behandlung

A. Notfallmaßnahmen: Geben Sie 0,2 bis 0,5 ml 1:1000 Adrenalinhydrochloridlösung subkutan oder i.m. Darauf 5–20 mg Diphenhydramin langsam i.v. Neuerdings stehen zur spezifischen Diagnose und Behandlung bei entsprechenden allergischen Reaktionen Reless®-Bienengift und Reless®-Wespengiftprotein zur Verfügung. Behandeln Sie den Schock.

B. Allgemeine Maßnahmen: Kortikotropes Hormon (ACTH) oder Kortikosteroide i.m. können notwendig werden, um die Schocktherapie zu unterstützen.

Zyanide

(Blausäure, Rattengifte, Cyclon)

Blausäure und Zyanide inaktivieren die Atmungsfermente und verhindern somit die Verwertung des Sauerstoffs durch das Gewebe. Die klinische Kombination von Zyanose, Asphyxie und der Geruch von bitteren Mandeln im Atem ist von hohem diagnostischem Wert. Die Atmung ist im Anfangsstadium stimuliert, später gedämpft. Ein ausgeprägter Blutdruckabfall kann vorkommen. Die MLD ist 0,05 g.

Behandlung

A. Notfallmaßnahmen: *Handeln Sie schnell!* Geben Sie Nitrite, damit sich Methämoglobin bildet. Dieses verbindet sich mit Zyanid und bildet das nichtgiftige Zyanmethämoglobin. Dann geben Sie Thiosulfat, welches das durch Dissoziation des Zyanmethämoglobins freiwerdende Zyanid in Thiozyanid umwandelt.

a) Vergiftung oral: Veranlassen Sie unverzüglich Erbrechen, indem Sie Ihren Finger in den Rachen des Patienten legen. Warten Sie nicht, bis ein Spültubus herangebracht ist: der Tod kann innerhalb weniger Minuten eintreten.

b) Inhalation: Legen Sie den Patienten in bequemer Ruhelage an die frische Luft. Entfernen Sie verseuchte Kleidung, beatmen Sie künstlich.

c) Geben Sie alle 2 min eine 15–30 sec dauernde Amylnitritinhalation.

B. Gegengifte: Geben Sie die beiden folgenden Substanzen auf einmal. Wiederholen Sie dies, wenn die Symptome wiederkehren: 1. 10–15 ml dreiprozentiges Natriumnitrit i.v. oder 50 ml einprozentiges i.v. Lassen Sie sich 2–4 min Zeit für die Injektion, während Sie gleichzeitig den Blutdruck beob-

achten. 2. 50 ml 25prozentiges Natriumthiosulfat i.v. Wiederholen Sie mit der halben Dosis, wenn die Symptome wiederauftauchen. Auch Cobaltäthylendiamin wurde verwendet.

C. Allgemeine Maßnahmen: Schockbekämpfung mit 100prozentigem Sauerstoff mit forcierter Atmung.

Behandlung weniger häufiger Vergiftungen spezifischer Art
[in alphabetischer Ordnung]

Acetaldehyd (Industrie)

Inhalation von Acetaldehyddämpfen verursacht schwere Irritation der Schleimhäute mit Husten, Lungenödem und folgender Bewußtlosigkeit. Orale Aufnahme hat Bewußtlosigkeit und Ateminsuffizienz zur Folge. Die MLD beim Erwachsenen beträgt ungefähr 5 g.

Entfernen Sie den Patienten aus der Gefahrenzone. Das Gift entfernen Sie durch Magenspülung, Erbrechen und folgende Gabe von Abführmitteln. Bei Atemnot Sauerstoff. Behandeln Sie das Lungenödem.

Acetylentetrachlorid (Lösungsmittel)

Anzeichen einer Vergiftung sind Irritationen von Auge und Nase, Kopfweh, Schwindel, Leibschmerzen, Ikterus und Anurie. Schädigung der Leberzellen kann durch geeignete Tests herausgefunden werden. Der Urin kann Protein, Erythrozyten, Zylindersediment enthalten. Die MLD ist 1 g.

Behandeln Sie wie bei der Tetrachlorkohlenstoffvergiftung.

Aconit (Liniment)

Vergiftungsanzeichen sind Taubheit und Prickeln in Mund, Rachen und an den Händen, verschwommene Wahrnehmung, schwacher Puls, Blutdruckabfall, flache Atmung, Krämpfe und Atem- oder Herzinsuffizienz. Die MLD für Aconit beträgt 1 g, für Aconitin 2 mg.

Magenspülung, Erbrechen und folgende Gabe von Abführmitteln. Beatmen Sie, wenn nötig, künstlich und geben Sie Sauerstoff; Digitalis, um eine Herzinsuffizienz zu bekämpfen. Behandeln Sie die Krämpfe. Geben Sie 1 mg Atropin, um eine vagále Verlangsamung der Herzfrequenz zu verhindern.

Äthylenglykol (Frostschutzmittel)

Die Anfangssymptome bei hoher Dosierung (über 100 ml in einer einzigen Dosis) sind die einer Alkoholvergiftung. Dann treten hinzu: Stupor, Anurie und Bewußtlosigkeit mit Krämpfen. Kleinere Mengen (10–30 ml) bewirken eine 24 bis 72 Std nach der Giftaufnahme beginnende Anurie. Der Urin kann Calciumoxalatkristalle, Protein, Erythrozyten und Zylindersediment enthalten.

Entfernen Sie oral aufgenommenes Glykol durch Magenspülung, Erbrechen und darauffolgende Gabe von Abführmitteln. Geben Sie 10 ml einer 10prozentigen Calciumgluconatlösung i. v., um das Oxalat auszufällen. Bei Atemdepression künstliche Beatmung mit Sauerstoff. Bei normaler Nierenfunktion vermehren Sie die täglich aufgenommene Flüssigkeitsmenge auf 4 l und mehr, um die Ausscheidung des Glykols anzukurbeln. Geben Sie, wie bei der Methylalkoholvergiftung, Äthanol. Urämiebehandlung wie bei der Tetrachlorkohlenstoffvergiftung.

Aminonaphthalin (Industrie)
S. Naphthylamin

Aminopyrin, Antipyrin, Phenylbutazon
(Analgetika)
Vergiftungszeichen sind Schwindel, Zyanose, Koma und Krämpfe. Langdauernde Anwendung dieser Mittel verursacht Schmerzen im Oberbauch, Urtikaria, Leukopenie, Leberschädigung, exfoliative Dermatitis, Magen- und Duodenalerosion und Nebennierennekrose. Die MLD beträgt 5–30 g.
Behandeln Sie eine akute Vergiftung wie die Salizylatvergiftung. Bei chronischer Vergiftung Absetzen der Droge.

Amphetamin, Metamphetamin, Dexamphetamin und Ephedrin (Sympathikomimetika)
Anzeichen sind Tachykardie, weite Pupillen, verschwommene Wahrnehmung, Spasmen, Krämpfe, schnappende Atmung, Herzarrhythmie, Psychosen und Ateminsuffizienz. Anfänglich ist der Blutdruck erhöht, später aber unter dem Normalwert. Die MLD beträgt 120 mg.
Entfernen Sie oral aufgenommene Substanz durch eine Magenspülung, Erbrechen und nachfolgende Gabe von Abführmitteln. Bei Zyanose künstliche Beatmung. Bei Kreislaufkollaps halten Sie den Blutdruck durch Flüssigkeitszufuhr aufrecht. Geben Sie 1 mg/kg Chlorpromazin i. m. (oder halb so viel, wenn die Droge mit Sedativ-Hypnotika zusammen genommen wurde).

Anästhetika, flüchtige: Äther, Chloroform, Halothan, Divinyläther, Cyclopropan, Chloräthhylen und Stickstoffoxide.
Vergiftungszeichen sind Exzitation, Bewußlosigkeit, Atemdämpfung und Lähmung. Bei Cyclopropan, Chloroform und Halothan treten Unregelmäßigkeiten in der Herzarbeit auf. Schwerer Blutdrucksturz oder Herzstillstand kommen ebenso vor. Die MLD beträgt 1–30 ml.

Entfernen Sie das flüchtige Anästhetikum mit künstlicher Beatmung. Den Blutdruck halten Sie mit Kochsalzlösung oder Bluttransfusion und mit Noradrenalin aufrecht. Verhindern Sie durch Sauerstoffzufuhr eine Hypoxie.

Anilin (Industrie, Kleidertinte)
Vergiftungserscheinungen sind Zyanose, flache Atmung, Blutdruckabfall und Krämpfe sowie Koma. Das mit dem Photometer gemessene Methämoglobin kann 60 Prozent oder mehr des totalen Hämoglobins erreichen. Die MLD beträgt 1 g.
Entfernen Sie Anilin von der Haut, indem Sie diese sehr gründlich mit Seife und Wasser waschen. Wenn oral aufgenommen: Magenspülung, Erbrechen und Gabe von Abführmitteln. Geben Sie Flüssigkeiten und Sauerstoff, wenn die Atmung flach ist oder wenn Zeichen für Lufthunger vorliegen. Als Antidot für Methämoglobin geben Sie 10 bis 50 ml einer einprozentigen Methylenblaulösung i. v.

Antimon (Farben)
Anzeichen sind schwere Diarrhoe mit Schleim und nachfolgend Blut, hämorrhagische Nephritis und Hepatitis. Die MLD ist 100 mg.
Entfernen Sie oral aufgenommenes Gift durch Erbrechen, Magenspülung und nachfolgender Gabe von Abführmitteln. Behandlung wie bei Arsenvergiftung.

Arsenwasserstoff (Industrie) [vgl. Arsenvergiftung S. 1268]
Vergiftungszeichen sind Pyrexie, Husten, Leibschmerzen, hämolytische Anämie, Hämoglobinurie, Anurie, Methämoglobinämie und Diarrhoe. Alkalisieren Sie den Urin wie bei der *Favabohnenvergiftung* geschildert (vgl. S. 1284). Bei schwerer Anämie Bluttransfusionen. Behandeln Sie die Anurie.

Barium (Rattengift)
Vergiftungszeichen sind Straffheit der Muskeln des Gesichtes und des Halses, Muskelfibrillieren, Schwäche, Atemschwierigkeiten, Unregelmäßigkeiten in der Herzarbeit, Krämpfe und Herz- sowie Ateminsuffizienz. Die MLD beträgt 1 g.
Geben Sie 10 ml einer 10prozentigen Natriumsulfatlösung langsam i. v. und wiederholen Sie dies alle 15 min, bis die Symptome verschwinden. Geben Sie ebenso 30 g Natriumsulfat in 200 ml Wasser oral oder durch einen Magenkatheter und wiederholen Sie dies eine Stunde später.

Benzol (Lösungsmittel)
Vergiftungszeichen sind verschwommene optische Wahrnehmung, Tremor, flache und schnelle Atmung, Kammerarrhythmien, Bewußtlosigkeit und Krämpfe. Wiederholte Einnahme bewirkt aplasti-

sche Anämie und abnorme Blutungen. Die MAK (Maximale Arbeitsplatzkonzentration) beträgt 10 ppm.
Entfernen Sie den Patienten aus der verseuchten Atmosphäre und beatmen Sie künstlich mit Sauerstoff. Behandlung bei oraler Aufnahme wie bei Benzinvergiftung, s. S. 1270.

Beryllium (Industrie)
Vergiftungsanzeichen sind akute Pneumonie, Brustschmerzen, Bronchospasmen, Fieber, Dyspnoe, Husten und Zyanose. Rechtsherzinsuffizienz kann vorkommen. Granulomatose der Lunge mit Gewichtsverlust und starker Dyspnoe können Jahre nach der ersten Aufnahme auftreten. Röntgenologische Untersuchung zeigt diffuse Verschleierung der Lungenfelder (Schneegestöber).
Verordnen Sie strikte Bettruhe und geben Sie 60 Prozent Sauerstoff mit der Maske gegen die Zyanose. EDTA wurde empfohlen. Die Anwendung von Kortikosteroiden oder ähnlichen Substanzen bewirkt ein Nachlassen der Symptome, aber hat keine heilende Wirkung.

Bleichlösung (Haushalt)
Die im Handel erhältlichen Bleichmittel bewirken Irritationen und Ätzungen der Schleimhäute mit Ödemen des Pharynx und Larynx. Perforationen des Oesophagus und Magens sind selten. Die MLD beträgt 15 ml.
Entfernen Sie oral aufgenommene Lösung durch Magenspülung oder Erbrechen, indem Sie dafür eine Lösung von Magnesiamilch oder noch besser von 30–50 g/l Natriumthiosulfat oder aber Milch benutzen. Nach der Spülung oder dem Erbrechen geben Sie ein Abführmittel bestehend aus 30 g Natriumsulfat und 10 g Natriumthiosulfat in 250 ml Milch oder Wasser. *Cave:* Verwenden Sie keine Säureantidots! Behandeln Sie fernerhin wie bei einer Laugenvergiftung, s. S. 1273.

Borsäure (Antiseptikum)
Zeichen einer Aufnahme durch den Mund oder über die Haut sind Fieber, Anurie, Hautrötung gefolgt von Abschuppung, Lethargie und Krämpfe. Die MLD beträgt 5–15 g.
Entfernen Sie die oral aufgenommene Borsäure durch Erbrechen oder Magenspülung und folgender Gabe von Abführmitteln. Erhalten Sie den Urinfluß, indem Sie oral Flüssigkeit zuführen oder bei Erbrechen i.v. fünfprozentige Dextroselösung geben. Bringen Sie die Krämpfe durch vorsichtige Anwendung von Äther unter Kontrolle. Entfernen Sie im Blut befindliche Borsäure durch Peritonealdialyse oder mit der künstlichen Niere. Behandeln Sie die Anurie wie bei der Quecksilbervergiftung.

Bromate (Frostschutzmittel)
Vergiftungszeichen sind Erbrechen, Leibschmerzen, Oligurie, Koma, Krämpfe, Blutdruckabfall,

Hämaturie und Proteinurie. Die MLD beträgt 4 g. Entfernen Sie das Gift durch Magenspülung, durch Erbrechen und Abführmittel und geben Sie 1–5 g 10prozentige Natriumthiosulfatlösung i.v. Behandeln Sie den Schock durch wiederholte kleine Bluttransfusionen.

Cadmium
S. Kadmium

Campfer
S. Kampfer

Cantharidin (Irritans)
Vergiftungszeichen sind schweres Erbrechen, Diarrhoe, Blutdruckabfall, Hämaturie und Tod in Ateminsuffizienz oder Urämie. Die MLD ist 10 mg. Entfernen Sie oral aufgenommenes Gift durch Magenspülung oder Erbrechen und lassen Sie Abführmittel folgen. Behandeln Sie den Kreislaufkollaps durch Bluttransfusionen und i.v.-Gaben von Kochsalzlösung. Behandeln Sie die Anurie.

Chinidin (antifibrillatorische Substanz)
Vergiftungsanzeichen sind Tinnitus, Diarrhoe, Schwindel, schwerer Blutdruckabfall mit Pulsverlust, Ateminsuffizienz, thrombozytopenische Purpura nach längerem Gebrauch, Urtikaria und anaphylaktoide Reaktionen. Das EKG kann eine Verbreiterung des QRS-Komplexes, ein verlängertes QT-Intervall, verfrühte Ventrikelkontraktion und ein verlängertes PR-Intervall zeigen. Die MLD ist 1 g.
Entfernen Sie oral aufgenommenes Gift durch Erbrechen, Magenspülung und nachfolgende Gabe von Abführmitteln. Erhöhen Sie den Blutdruck durch i.v. Kochsalzlösung- oder Blutinfusion oder mit Noradrenalin. Die Anwendung von 6molarer Natriumlactatlösung i.v. soll die kardiotoxische Wirkung des Chinidins reduzieren.

Chinin, Quinacrin [Chinacrin], Chloroquin (Malariamittel)
Anzeichen einer Vergiftung sind Tinnitus, verschwommene Wahrnehmung, Schwäche, Blutdruckabfall, Anurie und Herzunregelmäßigkeit. Wiederholte orale Gaben von Chinin bewirken Sehverlust zusammen mit Papillenblässe, Verengung der Retinagefäße und Papillenödem. Quinacrin verursacht Hepatitis, aplastische Anämie, Psychosen und Ikterus. Chloroquin bewirkt Schwindel und verschwommenes Gesichtsfeld. Der Urin kann Erythrozyten und Proteine sowie Zylindersediment enthalten. Die MLD ist 1 g.
Entfernen Sie oral aufgenommene Substanz durch Magenspülung oder Erbrechen und folgende Gabe von Abführmitteln. Behandeln Sie den Schock, Geben Sie täglich 2–4 l Flüssigkeit, um die Ausscheidung voranzutreiben. Behandeln Sie die Anurie.

Chlorate (Desinfektionsmittel)

Vergiftungsanzeichen sind Zyanose, Hämolyse, Anurie und Konvulsionen. Die MLD ist 15 g. Laboratoriumsbefunde sind Methämoglobinämie, hämolytische Anämie, Erhöhung des Serumkaliumspiegels.

Entfernen Sie oral aufgenommenes Gift durch Magenspülung oder Erbrechen und geben Sie darauf Abführmittel. Behandeln Sie die Methämoglobinämie mit Methylenblau. Erhöhen Sie bei normal funktionierender Niere die tägliche Flüssigkeitszufuhr auf 2 bis 4 l, um das Chlorat zu entfernen.

Chlorierte Kohlenwasserstoffe

Bei Vergiftungen mit flüchtigen chlorierten Kohlenwasserstoffen richten Sie sich nach den Bemerkungen unter Tetrachlorkohlenstoff, s. S. 1279. Bei nichtflüchtigen Kohlenwasserstoffen siehe unter DDT (Insektizide), S. 1272 f.

Chloriertes Naphthalin (Isolator)

Das Hauptanzeichen ist ein pustulöser akneartiger Hautausschlag, der sich zu einem größeren eitrigen Geschwür weiterentwickelt. Ikterus, Lebervergrößerung und allgemeine Schwäche treten ebenso auf. Leberfunktionsstörung zeigt sich durch geeignete Tests. Behandeln Sie die Leberschädigung wie bei Tetrachlorkohlenstoff, s. S. 1279.

Chrom und Chromate (Rostschutz)

Orale Aufnahme verursacht Leibschmerzen, Erbrechen, Schock, Oligurie oder Anurie. Hautkontakt führt zu einer Sensibilisierung der Haut und Kontaktekzem. Auch Ulzerationen treten auf. Ulzeration und Perforation des Nasenseptums kommen ebenso vor. Akute Hepatitis wurde beobachtet. Die Urinuntersuchung zeigt Proteinurie oder Hämaturie. Die MLD beträgt für lösliches Chromat 5 g. Entfernen Sie oral aufgenommenes Chromat durch Magenspülung, Erbrechen und Abführen. Behandeln Sie die Oligurie und den Leberschaden.

Cocain
S. Kokain

Coffein
S. Koffein

Colchicin (Gichtmittel)

Vergiftungszeichen sind Brennen im Rachen, wäßriger oder blutiger Durchfall, Kreislaufkollaps und Oligurie. Die MLD beträgt 6 mg. Entfernen Sie oral aufgenommenes Gift durch Erbrechen und Magenspülung, danach Abführmittel. Bei Atemschwierigkeiten Sauerstoff. Behandeln Sie die Oligurie.

Detergentien (Seifen, Detergentien und Desinfektionsmittel)

A. Kationische Detergentien: Hierher gehören Desinfektionsmittel vom Typ des vierwertigen Ammonium wie z.B. das Zephirol®. Vergiftungszeichen sind schweres Erbrechen, Schock, Krämpfe und Tod innerhalb von 1–4 Std. Die MLD beträgt 1–3 g. Entfernen Sie noch nicht resorbiertes Gift durch Erbrechen oder Magenspülung. Gewöhnliche Waschseife ist ein wirksames Antidot für die noch unresorbierten kationischen Detergentien, jedoch hat sie keinerlei Einfluß auf die Giftwirkung im Organismus.

Behandeln Sie die Atembehinderung und den Schock mit angemessenen Unterstützungsmaßnahmen. Kurzzeitbarbiturate können gegen die Krämpfe eingesetzt werden.

B. Anionische oder nichtionische Detergentien: Diese in den gewöhnlichen Waschmitteln für Textilien und Fußböden etc. vorhandenen Stoffe sind weniger giftig als kationische Detergentien. Manche Waschmittel enthalten jedoch Alkali und bei der Ingestion dieser Stoffe ist sofortige Behandlung der Ätzvergiftung nötig. Die Vergiftung mit Waschmitteln, die Phosphatzusätze haben, sollte mit parenteral gegebenem Kalzium behandelt werden.

Diaminobenzol (Haarfärbemittel)

Wiederholte Anwendung kann Sensibilisierung der Haut mit Dermatitis und Juckreiz verursachen. Vermeiden Sie weitere Verwendung.

Dinitrophenol (Insektizid)

Vergiftungszeichen sind Fieber, Entkräftung, Durst, exzessive Schweißausbrüche, Atemnot, Muskeltremor und Koma. Nach wiederholten Einnahmen tritt Katarakt auf. Die MLD beträgt 100 mg.

Entfernen Sie oral aufgenommenes Gift durch Erbrechen, Magenspülung und Abführmittel. Bei erhöhter Körpertemperatur bringen Sie den Körper durch Kaltwasserbäder oder durch kalte Umschläge auf Normaltemperatur.

Dioxan [= Diäthylendioxid] (Lösungsmittel)

Aufnahme über längere Zeit kann zu Nieren- und Leberschäden und zu Lungenödem führen. Entfernen Sie den Patienten aus der Gefahrenzone und behandeln Sie symptomatisch.

Disulfiram und Alkohol (Alkoholsensibilisator)

Vergiftungszeichen sind Erröten, Schwitzen, Tachykardie, Blutdruckabfall, Herzarrhythmie, Lufthunger und Herzschmerzen.

Geben Sie künstliche Beatmung mit Sauerstoff und 25 mg Ephedrin subcutan, um den normalen Blutdruck aufrechtzuerhalten.

Ergotamin (Migränemittel)

Vergiftungsanzeichen sind Erhöhung oder Senkung des Blutdrucks, schwacher Puls, Konvulsionen und Bewußtseinsverlust. Vergiftung über längere Zeit bewirkt Starre und Kälte der Extremitäten, Prickelgefühl, Brustschmerzen, Gangrän der Finger und der Zehen, Kontraktion der Gesichtsmuskulatur und Krämpfe. Die maximale noch nicht giftige Dosis ist pro Tag 6 mg.

Entfernen Sie oral aufgenommenes Gift durch Erbrechen, Magenspülung und Abführmittel. Behandeln Sie die Krämpfe wie bei Strychninvergiftung.

Favabohne (Pflanze; Vicia fava)

Vergiftungszeichen sind Fieber, Ikterus, dunkler Urin, Oligurie und Blässe. Im Urin kann Hämoglobin nachgewiesen werden.

Geben Sie Bluttransfusionen, bis die Anämie korrigiert ist. Alkalisieren Sie den Urin, indem Sie alle 4 Std 5–15 g Natriumbicarbonat geben, um ein Ausfällen von Hämoglobin in der Niere zu verhindern. Bei normaler Nierenfunktion erhalten Sie den gewöhnlichen Urinfluß durch Gaben von täglich 2–4 Liter Flüssigkeit oral oder i.v. Täglich 25 bis 100 mg Cortison. Behandeln Sie die Anurie.

Fischvergiftungen

Vergiftungszeichen sind Erbrechen und fortschreitende Muskelschwäche bis zur Lähmung, Leibschmerzen und Krämpfe.

Entfernen Sie den Fisch durch Magenspülung, Erbrechen und Abführmittel. Halten Sie die Luftwege frei oder beatmen Sie künstlich. Behandeln Sie die Krämpfe.

Fluoracetat (Rattengift)

Die Symptome treten innerhalb Minuten bis Stunden nach der Einnahme auf als Erbrechen, Übererregbarkeit, Krämpfe, Herzarrhythmie und Atemdepression. Die letale Dosis wird auf 50–100 mg geschätzt. Entfernen Sie oral aufgenommenes Gift durch Erbrechen, Magenspülung und Abführmittel. Bringen Sie die Krämpfe wie bei der Strychninvergiftung unter Kontrolle. Glycerinmonoacetat (im Handel als 60prozentiges Glycerolmonoacetat) wurde als Antidot vorgeschlagen. Die Dosierung ist 0,1 bis 0,5 mg/kg in 5 Teilen Salzlösung i.v.

Formaldehyd (Desinfizienz)

Vergiftungszeichen sind schwere Leibschmerzen, gefolgt von Kreislaufkollaps, Bewußtseinsverlust, Anurie und Kreislaufinsuffizienz. Die MLD beträgt 60 ml. Entfernen Sie oral aufgenommenes Gift durch Magenspülung, Erbrechen und Abführmittel, vorzugsweise 1prozentige Ammoniumcarbonatlösung.

Behandeln Sie den Schock durch Flüssigkeitsgaben.

Giftefeu, Giftsumach (Pflanzen)

Lokale Wirkungen setzen nach Verzögerung von Stunden bis Tagen ein und sind Jucken, Schwellungen, Blasenbildung. Andere Anzeichen sind generalisiertes Ödem, Proteinurie und Mikrohämaturie.

Verringern Sie die Kontamination durch Waschen mit Wasser und starker Seife. Entfernen Sie oral aufgenommenes Pflanzenmaterial durch Magenspülung, Erbrechen und Gabe von Salzabführmitteln. In der exsudativen Phase bringen Sie den Patienten an die Luft oder legen mit 1prozentigem Aluminiumacetat getränkte Verbände an.

Generalisierte Reaktionen können mit Cortison oder verwandten Steroiden in allerdings nur symptomatischer Behandlung behoben werden.

Glykol (Frostschutzmittel)

S. unter Äthylenglykol

Glykolchlorhydrin (Räucherdesinfizienz)

Vergiftungsanzeichen sind Leibschmerzen, Übererregbarkeit, Delirium, Atemverlangsamung, Blutdruckabfall, Muskelzuckungen, Zyanose und Koma mit Atem- und Kreislaufinsuffizienz. Die MLD beträgt 5 ml.

Verhindern Sie weitere Giftaufnahme und entfernen Sie oral aufgenommenes Gift durch Erbrechen, Magenspülung und Abführmittel. Behandlung wie bei der Methylbromidvergiftung, s. S. 1286.

Goldsalze (Antirheumatika)

Vergiftungsanzeichen sind Exanthem, Jucken, Geschwüre, metallischer Geschmack, Hepatitis, Granulozytopenie und aplastische Anämie. Geben Sie BAL (Dimercaprol)!

Hydralazin (Blutdrucksenkendes Mittel)

Vergiftungsanzeichen sind Fieber, diffuse erythematöse Gesichtsdermatitis, Lymphknotenvergrößerung, Splenomegalie, Arthralgie und ein Bild ähnlich dem generalisierten Lupus erythematodes.

Setzen Sie das Mittel beim ersten Anzeichen von Nebenwirkungen, besonders Exanthem, unverzüglich ab. Geben Sie tgl. 50–100 mg Cortison, bis die Symptome zurückgehen.

Hydrochinon (Fotoentwickler)

Wiederholte Giftwirkung führt zu Überempfindlichkeitsreaktionen der Haut. Eine oral aufgenommene Menge von 10 g wird Symptome bewirken, die denen der Phenolvergiftung ähneln. Behandlung wie bei der Phenolvergiftung, s. S. 1274.

Ipecacuanha (Brechwurz), Emetin (Brechmittel)

Anzeichen sind Ermüdung, Dyspnoe, Tachykardie, niedriger Blutdruck, Bewußtlosigkeit und Tod durch Herzinsuffizienz. Das EKG zeigt eine abgeflachte T-Welle und Arrhythmien. Die MLD beträgt für Emetin 1 g.

Entfernen Sie oral aufgenommenes Gift durch Magenspülung, Erbrechen und Abführmittel. Bei Myokardschwäche kann vorsichtige Digitalisierung nützlich sein.

Iproniazid, Isocarboxazid, Pheniprazin, Nialamid, Phenelzin (Stimulantien)

Überdosierung verursacht Ataxie, Stupor, Blutdruckabfall, Tachykardie und Krämpfe. Wiederholter Mißbrauch kann Schwäche, Halluzinationen, Sucht, Urinretention, Leberschädigung, Schwindelgefühl und Erbrechen zur Folge haben. Die MLD beträgt 5 g.

Entfernen Sie oral aufgenommenes Gift durch Magenspülung, Erbrechen und Abführmittel. Bei Atemdepression beatmen Sie künstlich. Halten Sie den Blutdruck aufrecht. Geben Sie keine Stimulantien. Setzen Sie die Drogen beim ersten Anzeichen von Ikterus ab. Behandeln Sie Leberschädigung wie bei der Tetrachlorkohlenstoffvergiftung.

Kadmium (Metallplattierungen)

Oral aufgenommen bewirkt es Diarrhoe, Erbrechen, Muskelschmerzen, Speichelfluß und Leibschmerzen. Inhalation verursacht Kurzatmigkeit, Brustschmerzen, schaumiges und blutiges Sputum und Muskelschmerzen. Chronische Giftwirkung verursacht dazu Anämie und röntgenologisch sind Verdichtungen in der Lunge nachzuweisen. Im Urin ist ein mit Sulfosalicylsäure anfärbbares Protein zu finden. Die MLD beträgt etwa 10 mg. Behandeln Sie das Lungenödem und geben Sie Natrium-Calcium-Edetat. Entfernen Sie oral aufgenommenes Gift durch Erbrechen, Magenspülung und Abführmittel.

Kampfer (Stimulans)

Vergiftungserscheinungen sind Spannungsgefühl, Schwindelgefühl, irrationales Verhalten, Muskelstarre, Tachykardie, Zuckungen der Gesichtsmuskulatur und generalisierte Krämpfe. Die MLD beträgt 1 g.

Entfernen Sie oral aufgenommenes Gift durch Magenspülung, Erbrechen und Abführmittel. Kontrollieren Sie die Krämpfe mit Diazepam.

Koffein (Coffein), Aminophyllin (Stimulantien)

Vergiftungserscheinungen sind Krämpfe, plötzlicher Kollaps und Herzstillstand innerhalb 1–2 min nach i. v. oder rektaler Gabe. Die MLD beträgt 1 g. Beatmen Sie künstlich mit Sauerstoff, halten Sie den Blutdruck aufrecht, entfernen Sie rektal gegebenes Aminophyllin mit Klistieren und kontrollieren Sie die Krämpfe wie bei einer Strychninvergiftung.

Kokain (Cocain) (Lokalanästhetikum)

Krankheitsanzeichen sind Ruhelosigkeit, Übererregbarkeit, Halluzinationen, Atemunregelmäßigkeiten, Konvulsionen und Kreislaufinsuffizienz. Die MLD beträgt 30 mg.

Entfernen Sie das Gift von der Haut oder den Schleimhäuten durch Waschen mit Leitungswasser oder gewöhnlicher Salzlösung. Entfernen Sie oral aufgenommenes Kokain durch Magenspülung, Erbrechen und nachfolgende Gabe von Abführmitteln. Begrenzen Sie die Absorption der Kokaininjektion mit Aderpresse oder Eispackung. Bringen Sie die Krämpfe mit Thiopental unter Kontrolle. Kommen Sie einer Hypoxie zuvor, indem Sie Sauerstoff geben.

Krotonöl

S. Oleum crotonis

Lebensmittelvergiftung, bakteriell

Vergiftungsanzeichen sind Schwindel, Erbrechen, Durchfall und über 12–24 Std zunehmende Schwäche. Leibschmerzen können sehr stark sein. Fieber, Schock und Dehydratation sind selten. Entfernen Sie das Gift aus dem Darmtrakt durch Magenspülung oder Erbrechen. Wenn keine Diarrhoe vorliegt, geben Sie ein Salzabführmittel. Geben Sie nichts durch den Mund, bis das Erbrechen abflaut. Dann 12 bis 24 Std Flüssigkeiten oral, wie sie vertragen werden, bevor Sie mit einer regelmäßigen Diät beginnen. Wenn Erbrechen und Durchfall schwer waren, erhalten Sie das Flüssigkeitsgleichgewicht, indem Sie 5prozentige Dextroselösung in Salzlösung i. v. geben. Geben Sie 30 mg Codeinphosphat oral oder subcutan oder 4–12 ml Tinctura opii camphorata, nach jedem Stuhlgang. Geben Sie 1 mg Atropinsulfat subcutan, wenn die gastrointestinale Hyperaktivität andauert. Geben Sie nach jedem Stuhlgang 1 g Wismuthydrogencarbonat.

Lebensmittelvergiftung, Nitrite

Vergiftungsanzeichen sind Rötung der Haut, Erbrechen, Schwindel, starker Blutdruckabfall, Zyanose und Atemlähmung. Die MLD beträgt 2 g.

Entfernen Sie oral aufgenommenes Gift durch Magenspülung, Erbrechen und lassen Sie Abführmittel folgen. Erhalten Sie den Blutdruck durch s. c.-Injektionen von 1 ml einer 1:1000 Adrenalin-Lösung oder mit Noradrenalin. Behandeln Sie die Methämoglobinurie durch langsame i. v.-Injektion von 5–25 ml einer einprozentigen Methylenblaulösung.

Magnesiumsalze (Abführmittel)

Vergiftungsanzeichen sind wäßriger Durchfall, gastrointestinale Irritationen, Erbrechen, Tenesmen, Kollaps, schlaffe Lähmung und bei geschädigter Nierenfunktion ein ernsthafter Blutdruckabfall. Die MLD beträgt 30–60 g.

Verdünnen Sie oral oder rektal gegebenes Magnesiumsulfat mit Leitungswasser. Beatmen Sie nötigenfalls künstlich. Geben Sie 10 ml einer 10prozentigen Calciumgluconatlösung als spezifisches Antidot langsam i. v.

Mangan (Industrie)
Orale Aufnahme bewirkt Lethargie, Ödeme und Symptome wie bei Verletzungen des extrapyramidalen Systems. Inhalation verursacht Bronchitis, Pneumonie und Lebervergrößerung. Zeichen von Parkinsonismus tauchen ebenfalls auf. Der Leberzellfunktionstest kann verschlechtert sein. Die MAK ist $6 \, mg/m^3$.
Schützen Sie vor weiterer Giftwirkung. Geben Sie EDTA.

Meprobamat (Sedativum)
Anzeichen einer Vergiftung sind Schläfrigkeit und Koordinationsstörungen bis zum Koma, Zyanose und Atemdepression. Die MLD beträgt 12 g.
Entfernen Sie oral aufgenommenes Gift durch Erbrechen, Magenspülung und Abführmittel. Bei Atemdepression wenden Sie Wiederbelebungsmaßnahmen an wie bei der Barbituratvergiftung.

Metaldehyd (Schneckenköder)
Vergiftungsanzeichen sind schweres Erbrechen, Leibschmerzen, Temperaturerhöhung, Muskelstarre, Krämpfe und Tod bis 48 Std durch Ateminsuffizienz. Die MLD beträgt 5 g bei Erwachsenen.
Behandeln Sie wie bei der Acetaldehydvergiftung, aber beachten Sie, daß Schneckenköder meist auch Arsen enthalten.

Metallrauch (Industrie)
Inhalation von Zinkoxid oder anderem Metallrauch bewirkt Fieber, Schüttelfrost, Muskelschmerzen, Schwäche. Lungenödem kann folgen. Behandeln Sie das Lungenödem. Bettruhe und Analgetika werden für gewöhnlich die Symptome lindern.

Methenamin (Harndesinfizienz)
Vergiftungsanzeichen sind Hautausschlag, Nieren- und Blasenreizung, Hämaturie und Erbrechen. Setzen Sie das Mittel ab.

Methylbromid und Methylchlorid
(Räucherdesinfizienz)
Vergiftungsanzeichen sind Schwindel, Schläfrigkeit, Blutdruckabfall, Koma und Lungenödem nach einer Latenzzeit von 1–4 Std.
Behandeln Sie die Krämpfe wie bei der Strychninvergiftung. Bei Lungenödem 40prozentigen Sauerstoff mit Maske. Setzen Sie dem Einatmungsgas 20prozentigen Äthylalkohol zu.

Methylsulfat (Industrie)
Orale Aufnahme oder Hautkontakt bewirken Ätzungen wie mit Schwefelsäure. Giftdampf bewirkt Reizung und Erythem der Augen, Lungenödem, Proteinurie und Hämaturie. Die MLD beträgt für Erwachsene etwa 1 g.
Behandeln Sie wie bei einer ätzenden Säure.

Methysergid (Migränemittel)
Das bei der Verhütung von Migräneanfällen sehr wirkungsvolle Methysergid kann gefährliche Fibrosierungen verursachen, zuerst im retroperitonealen Gebiet (Fibrosis retroperitonealis), aber auch die Möglichkeit fibrotischer Veränderung in der Aorta, an den Herzklappen und in der Lunge ist gegeben. Vergiftungszeichen sind weiterhin Brustschmerzen, Dyspnoe, Fieber, Pleuraergüsse, Rückenschmerzen und Schmerzen in Bauch und Becken, Hydronephrose, Niereninsuffizienz, Claudicatio intermittens und Ödeme der unteren Extremität.
Bei Absetzen der Methysergidtherapie teilweise oder totales Aufhören der Komplikationen. Chirurgische Eingriffe zum Entfernen der fibrotischen Verwachsungen können nötig werden.

Metol (Satropol, Fotoentwickler)
Wiederholte Kontamination kann eine Sensibilisierung der Haut, die durch nässende und verkrustete Haut charakterisiert ist, bewirken. Orale Aufnahme kann Methämoglobinämie mit Zyanose, ähnlich wie bei der Aminopyrinvergiftung, verursachen.
Entfernen Sie den Patienten aus der Gefahrenzone. Bei oraler Einnahme Behandlung wie bei Aminopyrinvergiftung, s. S. 1281.

Naphthalin (Mottenkugeln)
Vergiftungszeichen sind Diarrhoe, Oligurie, Anämie, Ikterus, Miktionsschmerz und Anurie. Die MLD beträgt für Erwachsene ca. 2 g.
Entfernen Sie oral aufgenommenes Naphthalin durch Magenspülung oder Erbrechen und nachfolgende Gabe von Abführmitteln. Alkalisieren Sie den Urin mit 5 g Natriumbicarbonat alle 4 Std oral oder so, daß der Urin alkalisch bleibt. Geben Sie wiederholt kleine Bluttransfusionen bis das Hämoglobin 60–80 Prozent des Normalwertes erreicht hat.

β-Naphthol (Industrie)
Die akute Vergiftung ist die gleiche wie die Phenolvergiftung. Längere Giftwirkung kann Blasentumoren, hämolytische Anämie und Katarakt verursachen. Zugabe von Eisenchlorid, um den Urin zu säuern, gibt eine violette oder blaue Farbe im Urin, die die Anwesenheit von phenolischen Verbindungen anzeigt. Die MLD ist 2 g. Behandlung wie Phenolvergiftung, s. S. 1274.

Naphthylamin (Aminonaphthalin, Industrie)
Wiederholter Kontakt kann Reaktionen der Haut mit Nässen und Verkrusten, und große Mengen können Methämoglobinurie mit Zyanose bewirken.
Verhindern Sie weitere Giftwirkung. Behandeln Sie die Zyanose wie bei Anilinvergiftung, s. S. 1281.

Nickelcarbonyl (Industrie)

Sofort auftretende Symptome sind Husten, Schwindel, Schwäche. Verzögerte Reaktionen sind Dyspnoe, Zyanose, schneller Puls und Atemstörungen. Die MAK ist 0,1 ppm.

Die Zyanose und Dyspnoe behandeln Sie mit 100prozentigem Sauerstoff durch die Maske. Behandeln Sie das Lungenödem, Geben Sie 50–100 mg/kg Natriumdiäthyldithiocarbamat oral oder i.m.

Nikotin (Tabak)

Vergiftungszeichen sind Atemstimulation, Schwindel, Diarrhoe, Tachykardie, Erhöhung des Blutdrucks, Speichelfluß und bei großen Mengen schnelles Fortschreiten zu Prostration, Krämpfen und Atemverlangsamung, Herzarrhythmie und Koma. Die letale Dosis bei reinem Nikotin ist etwa 1 mg/kg. Die MLD von Tabak beträgt 5 g.

Entfernen Sie Nikotin von der Haut durch Scheuern oder, wenn oral aufgenommen, entfernen Sie es durch gründliche Magenspülung. Injizieren Sie 25–50 g Hexamethonium subcutan. Wiederholen Sie dies stündlich, bis der Blutdruck zur Norm zurückkehrt. Behandlung der Krämpfe wie bei der Strychninvergiftung, s. S. 1279.

Oleum crotonis (Drasticum)

Vergiftungserscheinungen sind brennender Schmerz in Mund und Magen, Tenesmen, wäßriger oder blutiger Durchfall, Blutdruckabfall und Koma. Die MLD beträgt 1 g.

Entfernen Sie Crotonöl durch Magenspülung, Erbrechen und Salzabführmittel. Behandeln Sie den Schock. Verhindern Sie eine Dehydratation durch orale oder i.v. Flüssigkeitsgaben. Lindern Sie den Schmerz mit 10 mg Morphinsulfat.

Öle, ätherische (Terpentin, Menthol, Absinth, Sadebaum, Polei, Eukalyptus, Kiefernöl)

Vergiftungsanzeichen sind Erbrechen, Diarrhoe, Bewußtlosigkeit, flache Atmung, Hämaturie und Krämpfe. Die MLD ist 15 g.

Geben Sie flüssige Vaseline, 60–120 ml, oder Rizinusöl und entfernen Sie die Öle dann durch Magenspülung, wobei Aspiration sorgfältig zu vermeiden ist. Lassen Sie ein Salzabführmittel folgen. Wenn nötig, beatmen Sie künstlich. Bei normaler Nierenfunktion geben Sie, wenn die Gefahr eines Lungenödems gebannt ist, tgl. 2–4 l Flüssigkeit.

Östrogene (weibl. Sexualhormone)

Vergiftungszeichen sind exzessive Vaginalblutungen und Vergrößerung der Brüste. Brechen Sie die Behandlung ab.

Pamaquin (Wurmmittel)

Hämolytische Anämie und Methämoglobinämie kommen häufiger bei Negern vor. Magenschmerzen und Schwäche treten bei großen Dosen auf.

Reduzieren Sie die Dosis oder setzen Sie das Präparat ab. Behandeln Sie wegen der hämolytischen Anämie mit Natriumbicarbonat, um den Urin zu alkalisieren und so eine Ausfällung von Säurehämatin zu verhindern. Bei schwerer Anämie Bluttransfusionen.

Paraldehyd (Hypnotikum)

Geringe Mengen bewirken tiefen Schlaf und bei größeren (über 10 ml) manchmal Dämpfung der Herzarbeit. Behandlung wie bei Acetaldehyd- oder Barbituratvergiftung.

Pentetrazol (Stimulans)

Vergiftungszeichen sind gesteigerte Atmung, Zuckungen und Krämpfe, Ateminsuffizienz innerhalb weniger Minuten nach der Einnahme. Die MLD beträgt 1 g bei i.v.-Aufnahme. Behandlung wie bei Strychninvergiftung, s. S. 1279.

Permanganat (Antiseptikum)

Orale Aufnahme von festem Permanganat oder von konzentrierten Lösungen verursacht Larynxödem, Nekrose der Mundmukosa, Pulsverlangsamung und Kreislaufkollaps. Anurie kann auftreten. Die MLD beträgt 10 g. Entfernen Sie oral aufgenommenes Gift durch Erbrechen, Magenspülung und Abführmittel. Behandeln Sie den Schock und die Anurie.

Phenacetin, Acetanilid (Analgetika)

Akute Vergiftung ist ähnlich der Salizylatvergiftung. Längere Anwendung führt zu Nierenschädigung, Zyanose, hämolytischer Anämie und Hautausschlag. Die MLD beträgt 5–20 g.

Behandeln Sie wie bei der Salizylatvergiftung. Behandeln Sie die Methämoglobinämie mit langsamer i.v.-Gabe von 0,1 ml/kg KG 1prozentiger Methylenblaulösung.

Phenolphthalein (Laxans)

Vergiftungszeichen sind erythematöse juckende Hautausschläge, Durchfall, Kollaps und Blutdruckabfall. Verhindern Sie den weiteren Gebrauch dieser Drogen. Behandeln Sie den Blutdruckabfall mit Flüssigkeitsgaben.

Physostigmin, Neostigmin und verwandte Stoffe (Parasympathikomimetika)

Vergiftungszeichen sind Tremor, starke Darmperistaltik, unwillkürliche Defäkation und Miktion, sehr enge Pupillen, Atembeschwerden und Krämpfe. Die MLD beträgt 6 mg.

Geben Sie 2 mg Atropinsulfat i.v. oder i.m. alle 2–4 Std wie es nötig ist, um die Atembeschwerden und die anderen Symptome zu verbessern.

Picrotoxin (Stimulans)
Vergiftungszeichen sind gesteigerte Atmung, Zuk-
kungen, Krämpfe und eine 20 min bis 1 Std nach
der Einnahme auftretende Ateminsuffizienz, die bis
zu 24 Std anhält. Die MLD ist 20 mg.
Entfernen Sie oral aufgenommenes Gift durch Magenspülung, Erbrechen und Abführmittel, wenn
keine Krämpfe vorliegen. Krampfbehandlung wie
bei der Strychninvergiftung, s. S. 1279.

Procain (Lokalanästhetikum)
Vergiftungszeichen sind Schwindel, Schwäche,
Blutdruckabfall, Tremor und Kreislaufkollaps. Die
MLD beträgt 1 g.
Behandeln Sie wie bei der Kokainvergiftung, s.
S. 1285.

Propylthiouracil (Antithyroid)
Vergiftungsanzeichen sind Exanthem, Urtikaria,
Gelenkschmerzen, Fieber und Leukopenie. Behandeln Sie die Agranulozytose mit großen Dosen Penicillin oder einem Breitbandantibiotikum, um hin-
zutretende Infekte abzuwehren.

Rauwolfiaalkaloide (Antihypertonika)
Vergiftungszeichen sind Diarrhoe, verstopfte Nase,
Herzschmerzen, Extrasystolen, mangelnde Blutver-
sorgung und seelische Depression. Setzen Sie das
Mittel ab.

Rhodanid
S. Thiozyanat

Rizinus (Pflanze)
Vergiftungserscheinungen sind Erbrechen, Durchfall, starke Leibschmerzen, Zyanose, Kreislaufkollaps und Oligurie. Im Urin können Protein, Zylindersediment, Erythrozyten und Hämoglobin gefunden werden. Die MLD beträgt eine Bohne.
Entfernen Sie oral aufgenommenes Gift durch Magenspülung, Erbrechen und folgender Gabe von
Abführmitteln. Halten Sie den Blutdruck mit Bluttransfusionen aufrecht. Alkalisieren Sie den Urin
mit 5–15 g Natriumbicarbonat täglich, um eine Fäl-
lung von Hämoglobin oder Hämoglobinprodukten
in der Niere zu verhindern. Behandeln Sie die Anurie.

Ritterspornpräparate (Liniment)
Vergiftungszeichen sind prickelndes und brennen-
des Gefühl im Mund und auf der Haut, Erbrechen,
Diarrhoe, Blutdruckabfall, schwacher Puls und
Krämpfe.
Oral aufgenommenes Gift entfernen durch Magen-
spülung, Erbrechen und Salzabführmittel. Geben
Sie 2 mg Atropin subcutan. Künstliche Beatmung,
Blutdruck aufrechterhalten.

Schalentiere
Vergiftungszeichen sind Taubheit und Prickeln in
Lippen, Zunge, Gesicht und Extremitäten, Schwä-
che der Atmung und sogar Lähmung und Krämpfe.
Entfernen Sie gegessene Schalentiere durch Magen-
spülung, Erbrechen und Abführmittel. Geben Sie
künstliche Sauerstoffbeatmung und halten Sie den
Blutdruck aufrecht.

Schilddrüsenhormone (medizinisch)
Vergiftungsanzeichen sind Fieber, Tachykardie,
Hypertonie und Kreislaufkollaps bei Dosen von
0,3 g/kg.
Halten Sie die normale Körpertemperatur aufrecht
und geben Sie verstärkt Flüssigkeiten. Bei Herzschwäche Digitalis.

Schwefelwasserstoff, Schwefelkohlenstoff
(Räucherdesinfizienz)
Vergiftungsanzeichen sind schmerzhafte Konjunktivitis, Erscheinen von Lichthöfen im optischen
Bild, Anosmie, Lungenödem, Ruhelosigkeit und
Atemlähmung. Langdauernde Giftwirkung hat
dauernde Hypotonie, gestörten Gang und gestörtes
Gleichgewicht, Gedächtnisverlust, seelische Depression und parkinsonähnlichen Tremor zur Folge. Die MAK beträgt 10 bzw. 20 ppm. Verhüten Sie
weitere Giftexposition. Behandeln Sie das Lungenödem.

Schierling (Pflanze)
Vergiftungsanzeichen sind allmählich ansteigende
Muskelschwäche mit nachfolgender Paralyse und
Ateminsuffizienz; Proteinurie kommt ebenso vor.
Behandeln Sie die Ateminsuffizienz mit künstlicher
Sauerstoffbeatmung. Entfernen Sie oral aufgenom-
menes Gift durch Magenspülung, Erbrechen und
Abführmittel.

Silbernitrat (Antiseptikum)
Silbernitrat fällt Proteine aus. Eine Vergiftung wird
angezeigt durch Schwindel, Diarrhoe, Erbrechen,
blutigen Stuhl, Blauverfärbung um den Mund und
Schock. Spülen Sie den Magen mit Kochsalzlösung, um das Silberchlorid auszufällen. Geben Sie
das Weiße von Eiern in Milch geschlagen als Demulzens. 30 g Natriumsulfat in 200 ml Wasser als
Abführmittel. BAL (Dimercaprol) hat sich als nicht
wirksam erwiesen.

Stibine (Industrie)
Vergiftungsanzeichen sind Schwäche, Ikterus, Anämie und schwacher Puls. Die MAK ist 0,05 ppm.
Behandeln Sie mit Bluttransfusionen und alkalisieren Sie den Urin.

Streptomycin (Tuberkulosemittel)
Vergiftungsanzeichen sind Schädigungen des
8. Hirnnerven mit Tinnitus, Taubheit, Verlust des

Gleichgewichtssinnes und Vertigo. Setzen Sie das Mittel ab beim ersten Zeichen einer Statoacusticusschädigung.

Sulfonamide (antibakterielle Mittel)
Vergiftungsanzeichen sind Hautausschlag, Fieber, Hämaturie, Oligurie oder Anurie mit Azotämie. Im Urin sind Kristalle, Erythrozyten und Protein zu finden.
Bei normaler Nierenfunktion steigern Sie die tägliche Flüssigkeitszufuhr auf 4 ltr., um die Sulfonamidexkretion zu steigern. Behandeln Sie die Anurie.

Talkum (Puderstaub)
Längere Inhalation bewirkt feine Fibrosierung in der Lunge und Kalzifikation des Perikards. Verhindern Sie weitere Vergiftungsmöglichkeiten. Behandeln Sie wie bei einer Silikose.

Thallium (Rattengift)
Thalliumvergiftungen sind gekennzeichnet durch ein langsames Einsetzen von Ataxie, Schmerzen und Parästhesien der Extremitäten, durch beidseitige Ptosis, Haarverlust, Fieber und Leibschmerzen. Folgende Vergiftungsstadien zeigen Lethargie, Sprachstörungen, Tremor, Krämpfe und Zyanose, Lungenödem und Atemschwierigkeiten. Die MLD beträgt 1 g.
Entfernen Sie oral aufgenommenes Gift durch Erbrechen, Magenspülung und Abführmittel. Wenn keine Niereninsuffizienz auftaucht, halten Sie die Urinausscheidung bei 1 ltr. oder mehr täglich. Bei Niereninsuffizienz nur soviel Flüssigkeit geben, um die Verluste zu ersetzen. Halten Sie den Blutdruck aufrecht.

Thiozyanat [= Rhodanid] (Insektizide)
Vergiftungsanzeichen sind Desorientierung und Schwäche, niedriger Blutdruck, psychotisches Verhalten und Krämpfe. Der tödliche Serumspiegel für Zyanat ist 20 mg/100 ml.
Entfernen Sie oral aufgenommenes Gift durch Magenspülung, Erbrechen und Abführmittel. Geben Sie tgl. 2–4 l Flüssigkeit oral oder i. v., um eine angemessene Harnausscheidung zu erhalten. Peritonealdialyse und Hämodialyse nötigenfalls.

Thioglykolsaures Salz (Frostschutzmittel)
Wiederholte Anwendung auf der Haut kann Sensibilisierung der Haut mit Ödemen, Kontaktekzemen, Jucken, Brennen und Ausschlag bewirken. Verhindern Sie weiteren Mißbrauch des Mittels.

Tosylchloramid [= Chloramin-T]
(Desinfektionsmittel)
Vergiftungszeichen sind Zyanose, Schaum vor dem Mund und Ateminsuffizienz innerhalb einiger we-

niger Minuten bis zu einer Stunde nach oraler Aufnahme. Die MLD beträgt 0,5 g.
Entfernen Sie oral aufgenommenes Gift durch Magenspülung, Erbrechen und Abführmittel. Geben Sie Antidots wie bei der Zyanidvergiftung.

Trichloräthylen (Lösungsmittel)
Vergiftungsanzeichen sind Schwindel, Kopfweh, Exzitation, Bewußtseinsverlust. Manchmal unregelmäßiger Puls. Die MLD ist 5 ml. Bringen Sie den Patienten an die frische Luft und beatmen Sie ihn künstlich. Geben Sie kein Adrenalin oder andere Stimulantien.

Trinitrotoluol (Sprengstoff)
Vergiftungszeichen sind Ikterus, Dermatitis, Zyanose, Blässe, Appetitlosigkeit, Oligurie oder Anurie. Die Leber kann vergrößert oder atrophisch sein. Leberzellschädigung kann durch geeignete Tests herausgefunden werden. Die MLD ist 1 g.
Entfernen Sie das Gift von der Haut durch reichliche Waschungen mit Wasser und Seife. Verschlucktes Gift entfernen Sie durch Magenspülung, Erbrechen und Abführmittel. Die Leber schützen Sie mit 10 ml einer zehnprozentigen Calciumgluconatlösung i. v. dreimal täglich und einer Diät mit vielen Kohlehydraten und mit viel Kalzium, einschließlich mindestens einem Liter Magermilch täglich. Geben Sie täglich hohe Dosen Vitamin D.

Triorthocresylphosphat (Plastikweichmacher)
Nach einer Latenzzeit von 1–30 Tagen entwickelt sich eine Schwäche der distalen Extremitätenmuskulatur mit Erschlaffung des Fußes und der Handgelenke und mit Fehlen des Patellarsehnenreflexes. Tod kann durch Atemlähmung eintreten. Die MLD ist bei Erwachsenen etwa 5 g.
Entfernen Sie das Gift durch Magenspülung, Erbrechen und Abführmittel. Halten Sie die Atmung nötigenfalls künstlich aufrecht.

Veratrum, Zygadenus (Pflanzen)
Vergiftungszeichen sind Schwindel, schweres Erbrechen, Muskelschwäche, langsamer Puls und niedriger Blutdruck. Exzessive Mengen können einen starken Blutdruckanstieg bewirken. Entfernen Sie oral aufgenommenes Gift durch Magenspülung, Erbrechen und Abführmittel. 2 mg subcutanes Atropin wird den reflexiven Blutdruckabfall blockieren wie die Bradykardie. Hypertonie wird mit 25 mg Phentolamin subcutan alle 4 Std behandelt.

Zinkstearat (Puderstaub)
Inhalation verursacht Fieber, Dyspnoe, Zyanose und Bronchopneumonie.
Geben Sie 1 Mill Einheiten Penicillin i. m. täglich oder ein Breitbandantibiotikum, um eine Bronchopneumonie zu verhindern.

Zinksulfat (Adstringens)

Vergiftungsanzeichen sind brennender Schmerz in Mund und Rachen, Erbrechen, Diarrhoe, Anurie und Kreislaufkollaps. Die MLD beträgt 30 g.

Geben Sie Milch oder Stärkelösung, um das Gift zu verdünnen. Darauf Magenspülung. Ersetzen Sie den Flüssigkeitsverlust mit 5 Prozent Dextrose in Kochsalzlösung. Lindern Sie den Schmerz mit 10 mg Morphinsulfat.

Luftverschmutzung

Es liegen gewichtige Beweise vor, daß die in vielen größeren städtischen Gebieten in der Atmosphäre befindlichen Stoffe eine Konzentration erreicht haben, die die Gesundheit signifikant verschlechtert und Unbehagen auslöst. Die Luftverschmutzung nimmt weiter zu, und es liegt nahe anzunehmen, daß auch die damit verbundenen gesundheitlichen Schäden zunehmen werden. Toxikologische und epidemiologische Studien haben wahrscheinlich gemacht, daß die schädliche Natur der Atmosphäre von einem komplexen Verhältnis von Schmutzstoffen und meteorologischen Faktoren abhängt. Es bereitet Schwierigkeiten, das Reiz- und Giftpotential eines einzelnen Stoffes in einer städtischen Atmosphäre abzuschätzen. Die große Zahl von organischen und anorganischen Verbindungen in der Stadtluft ist je nach der Art, der Quelle und der Menge der Stoffe sehr verschieden (z. B. industrielle Abfälle, Autoabgase, Heizungsanlagen der Wohnhäuser und sonstige Verbrennungsprodukte). Zum anderen spielen klimatische Bedingungen eine Rolle (z. B. Temperatur, Sonneneinstrahlung, Luftfeuchtigkeit, Luftdruck und Winde).

Die Schmutzstoffe in der Luft werden meist in zwei Klassen eingeteilt:

1. Verbindungen von größerer Teilchengröße (Qualm, Staub, Asche, Nebel sowie Rauch in fester oder flüssiger Form)

2. Gase (Kohlenmonoxid, Schwefeloxide, Schwefelwasserstoff, Stickstoffoxide sowie Kohlenstoffverbindungen — darunter besonders diejenigen, die sich in der Atmosphäre in photochemischen Smog umwandeln)

Die Luftverschmutzung wird nicht für tödliche Krankheiten verantwortlich gemacht. Jedoch kann sie schon vorhandene Atem- und Herzbeschwerden verstärken (Smogalarm!). Die Reizwirkung der Schmutzstoffe auf die Augen und die oberen Atemwege ist bekannt. Das Einatmen von Reizstoffen kann eine Lungenfunktion beeinträchtigen, eine chronische Bronchitis aggravieren, chronische konstriktive Atemwegserkrankungen, Lungenemphysem und Bronchialasthma in ihrem Verlauf erschweren. Kohlenmonoxid (dieser Stoff wird vielleicht zum größten Problem werden) kann die Sauerstoffversorgung des Herzens und des Gehirns stören. Dies ist dann vielleicht ein kritischer Faktor bei Patienten mit Koronarerkrankungen sowie bei Polizisten und anderen Verkehrsteilnehmern, deren geistige Leistungsfähigkeit durch die zerebrale Hypoxie gemindert ist.

Die krankmachenden Wirkungen der luftverschmutzenden Stoffe werden besonders in akuten Zuständen ungewöhnlich hoher Verschmutzung deutlich. Eine signifikante Vermehrung der Krankheits- und Todesfälle, verursacht durch Herz- und Lungenschäden wurden z. B. aus dem Meuse-Tal in Belgien (1930), aus Donora, Pennsylvania (1948) und aus London (1952, 1962) gemeldet.

Über die heimtückischen Langzeitgiftwirkungen einzelner Stoffe oder von Kombinationen derselben ist noch nichts Näheres bekannt. Hingegen werden eine Reihe von Industriechemikalien (-stoffen) und Pestiziden gegenwärtig auf ihre länger anhaltende Toxizität und ihre mögliche Karzinogenität hin geprüft (z. B. Asbest, Vinylchlorid etc.).

Literatur: Kapitel 29. Toxikologie

Ariens, E. J., Mutschler, E., Simonis, A. M.: Allgemeine Toxikologie. Stuttgart: Thieme 1978.

Braun, W., Dönhardt, A.: Vergiftungsregister. Stuttgart: Thieme 1975.

Braun, W.: Prinzipien der Antidot-Behandlung. In: Wiederbelebung — Organersatz — Intensivmedizin, Suppl. 1. Darmstadt: Steinkopff 1971.

Bünger, P.: Peritonealdialyse und Vergiftungen. In: Wiederbelebung — Organersatz — Intensivmedizin, Suppl. 1. Darmstadt: Steinkopff 1971.

Daunderer, M., Weger, N.: Erste Hilfe bei Vergiftungen (Kliniktaschenbuch). Berlin-Heidelberg-New York: Springer 1982.

Dilger, J. (Hrsg.): Therapieschemata für die Akut- und Intensivmedizin. München-Wien-Baltimore: Urban & Schwarzenberg 1983.

Fischer, H.: Vergiftungen (Literaturübersicht). Therapiewoche **21**, 2177 (1971).

Grabensee, B.: Klinik und Therapie schwerer exogener Intoxikationen. Stuttgart: Thieme 1975.

Greif, St.: Medica-Buch der Vergiftungen. Stuttgart: Medica 1972.

Gross, R., Grosser, K.-D., Sieberth, H.-G.: Der internistische Notfall. Stuttgart: Schattauer 1973.

Gruska, H., Barkow, D., Heidrich, H., Humpert, U., Hüsten, J., Ibe, K., Weiss, D.: Die Therapie akuter Vergiftungen. Med. Klinik **65**, 701 (1970).

Habermehl, G.: Gift-Tiere und ihre Waffen. Berlin-Heidelberg-New York-Tokyo: Springer 1983.

Halhuber, J., Kirchmair, H.: Notfälle in der inneren Medizin. München: Urban & Schwarzenberg 1970.

Heintz, R.: Erkrankungen durch Arzneimittel. Stuttgart, Thieme 1978.

Ippen, H.: Index Pharmacorum. Stuttgart: Thieme 1974.

Kersten, E. (Hrsg.): Handbuch der Berufskrankheiten. Jena: Fischer 1972.

Klimmer, O. R.: Pflanzenschutz- und Schädlingsbekämpfungsmittel – Abriß einer Toxikologie und Therapie von Vergiftungen. Hattingen: Hundt 1971.

Kuemmerle, H. P., Goossens, N. (Hrsg.): Klinik und Therapie der Nebenwirkungen. Stuttgart: Thieme 1973.

Lawin, P. (Hrsg.): Praxis der Intensivbehandlung. Stuttgart: Thieme 1981.

Lehmann, H.-U.: Toxikologische Probleme und Risiken der Digitalisanwendung. Stuttgart: Thieme 1979.

Ley, H.: Differentialdiagnose der zerebralen Vergiftungen. In: Bodechtel, G., Differentialdiagnose neurologischer Krankheitsbilder. Stuttgart: Thieme 1974.

Loennecken, S. J.: Die Behandlung von Intoxikationen. In: Benzer, H., Frey, R., Hügin, W., Mayrhofer, O.: Anaesthesiologie, Intensivmedizin und Reanimatologie. Berlin-Heidelberg-New York: Springer 1982.

Ludewig, R., Lohs, K. H.: Akute Vergiftungen. Stuttgart: Fischer 1971.

Moeschlin, S.: Klinik und Therapie der Vergiftungen. Stuttgart: Thieme 1980.

Okonek, S.: Vergiftungen – Entgiftung – Giftinformation (Fortbildung – Innere Medizin). Berlin-Heidelberg-New York: Springer 1981.

Riecker, G., u. a.: Vergiftungen und Entgiftung. Der Internist 17, [H. 8] 373 (1976).

Schüring, K.-H., Böttcher, H.: Das Gegengiftdepot. Brandschutz 25, 164 (1971).

Sieberth, H.-G.: Dialysebehandlung von Vergiftungen. Der Internist 16 [H. 3] 116 (1975).

Sieberth, H.: Hämodialysebehandlung bei Vergiftungen. In: Wiederbelebung – Organersatz – Intensivmedizin, Suppl. 1. Darmstadt: Steinkopff 1971.

Thiess, A. M.: Maßnahmen bei Massenvergiftungen in Industriebereichen. Arbeitsmed. 3, 12 (1970).

Vieweg, C.: Akute Intoxikationen. Dtsch. Gesundh.-Wesen 25, 2480 (1970).

Wellhöner, H.-H.: Allgemeine und systematische Pharmakologie und Toxikologie (Heidelberger Taschenbücher, Bd. 169). Berlin-Heidelberg-New York: Springer 1982.

Wirth, W., Gloxhuber, Ch.: Toxikologie. Stuttgart: Thieme 1981.

Therapieschemata zum Kap. 29: Toxikologie (Stichwörter in alphabetischer Reihenfolge)

Vorbemerkung:

Nur die Therapiemöglichkeiten und -formen der häufigsten und besonders gefährlichen Vergiftungen werden hier nochmals stichwortartig zusammengefaßt; Näheres über Erste Hilfe und allgemeine Behandlungsregeln bei Vergiftungen findet der Leser auf den Seiten 1263 ff., die Behandlungsvorschläge für weniger häufige und spezielle Vergiftungen sind für den Benutzer in alphabetischer Reihenfolge der Giftstoffe auf den Seiten 1280–1290 angeführt.

ÄTHYLALKOHOL

1. Sicherung der Diagnose: Verwechslungen mit Barbituratvergiftungen oder mit einer insulinbedingten Hypoglykämie sind möglich!
2. Magenspülung und Instillation von 4 g Natriumbicarbonat
3. Freihalten der Luftwege, Warmhalten des Patienten
4. komatöse Patienten werden wie Barbituratvergiftete (s. S. 1269) behandelt
5. Angemessene, stete Sauerstoffzufuhr
6. Bestimmung des Blut-pH, -PO_2 und -PCO_2 sowie des Alkohol- und Glukosespiegels im Blut
7. Glukosegabe zur Vermeidung einer Hypoglykämie oder einer Ketoazidose.
8. bei starkem Brechreiz sowie bei akuter Alkoholexzitation verabreiche man Diazepam, 10 mg i. v.

BLEI

a) bei akuter Vergiftung

1. forcierte Diurese durch Dextrosezufuhr (in 10%iger Wasserlösung 10–20 ml/kg KG über 1–2 Std; es kann auch eine 20%ige Mannitollösung 1 ml/min, 10 ml pro kg KG, gegeben werden)
2. Krampfbehandlung mit Paraldehyd; Diazepam eher nach der akuten Phase
3. bei vergifteten Kindern und wenn Komplikationen bei vergifteten Erwachsenen auftreten wie Enzephalopathie, Neuropathie oder abdominelle Symptome Gabe von Dimercaprol bzw. EDTA (Calciumdinatriumaethylendiamintetraacetat) nach den Anweisungen auf Seite 1270 f.
4. anschl. für alle Fälle der Vergiftung D-Penicillamin, Erw. 500–750 mg, Kinder 30–40 mg/kg KG, 2 × tgl oral ½ Std vor einer Mahlzeit (Therapie für Erw. 1–2 Monate, für Kdr. 3–6 Monate fortsetzen)

(Cave: orale Therapie ist bei oraler Bleivergiftung ungeeignet!)

b) bei chronischer Vergiftung

1. Patienten aus der Gefahrenzone entfernen
2. Diät mit zusätzlichen Vitaminen verordnen
3. evtl. orale Kuren mit D-Penicillamin (besonders bei hämatologischen Komplikationen)

E 605 (ORGANISCHE PHOSPHATE)

1. bei oraler Giftaufnahme Entfernung des Gifts durch induziertes Erbrechen oder Magenspülung mit Leitungswasser
2. reichliches Waschen zur Beseitigung des Gifts von Haut und Haaren
3. Atropinsulfatgaben: i. m. 2 mg alle 3–8 min bis Pupillenerweiterung eintritt, Wiederholung, wenn Pupillen wieder enger werden
4. Toxogonin®: 1 Amp (= 200 mg) langsam (!) i. v. Evtl. weitere Injektion nach 30–90 min. Beachte: Toxogonin® ist nicht nur bei manchen Cholinesterasehemmern wirkungslos, sondern verstärkt deren Wirkung (s. Text)
5. bei Lungenödem oder respiratorischer Insuffizienz: Beatmung mit 40% Sauerstoff.

GIFTSCHLANGEN

(Giftechsen)

1. Ruhigstellung des Patienten, insbesondere der Bißstelle (der Patient darf nicht laufen, keine alkoholischen Getränke oder Stimulantien zu sich nehmen!)
2. evtl. Inzision (3–6 mm tief und 6 mm lang) und Aussaugen des Gifts
3. spezifisches Antiserum i. v. geben (vorher Serumsensibilität testen!)
4. weitere Behandlung in einer Klinik (Bluttransfusionen, Blutdruckkontrolle, evtl. Kortikoidgabe)
5. bei starker Schwellung der Extremität Faszien-Einschnitt zur Druckentlastung
6. reichliche Mengen warmer Flüssigkeit verabreichen, zur Beruhigung Barbituratgabe

KOHLENMONOXYD

1. Patienten außer Reichweite des Giftgases bringen, Kleider lockern, Körper warm und ruhig halten
2. künstliche Beatmung (100%iger Sauerstoff) für mindestens 1 Std
3. nötigenfalls zur Verhinderung von Hirnödemen Verabreichung von 50 ml 50%iger Glukoselösung i. v.

Kap. 29: Toxikologie

4. Körpertemperatur- und Blutdruckkontrolle, bei Hyperthermie kalte Umschläge
5. Bei Unruhe des Patienten verabreiche man Diazepam, 5–10 mg oral.

LAUGEN

1. sofort vorsichtige Ösophagoskopie: direkte Benetzung verletzter Stellen mit 1%iger Essigsäure, Abschätzung der Schwere der Verätzung und der optimalen Therapie
2. umgehende Verdünnung der aufgenommenen Lauge mit 500 ml verdünntem Essig (1 Teil Essig auf 4 Teile Wasser) oder Zitronensaft
3. Schmerzlinderung und evtl. Schocktherapie (vgl. Kap. 1, S. 5 ff.)
4. zur Vorbeugung von Ösophagusstrikturen und -stenosen Gabe von Kortikosteroiden, bei Kindern insbesondere Prednisolon, 10 Tage lang 1 mg/kg KG 4× tgl. verabreichen
5. bei Hautkontakt: mit fließendem Wasser spülen, bis die Haut sich nicht mehr seifig anfühlt
6. bei Augenkontakt: bei offengehaltenem Lid 30 min unter fließendem Wasser spülen, Schmerzbekämpfung

PILZE

rechtzeitige Atropinbehandlung (Einzelheiten s. Tabelle 29-3, S. 1275, Abschnitt „Behandlung")

SÄUREN

1. bei oral aufgenommenen ätzenden Säuren sofortige Verdünnung mittels 200 ml Magnesiamilch, Aluminiumhydroxidgel, Milch oder Wasser
2. zusätzlich mindestens 12 gequirlte rohe Eier als Schleimhautschutz
3. Nasen-Magen-Katheter anlegen (vorsichtig!) und Spülungen mit 2–4 l Magnesiamilch (in 100 ml-Portionen) vornehmen (Cave: keine Bicarbonate oder Carbonate geben!)

4. Schmerzlinderung, evtl. Schocktherapie (vgl. Kap. 1, S. 5 ff.), Verabreichung von Kortikosteroiden
5. bei Hautberührung durch Säuren Hautpartien 15 min lang mit Wasser spülen (Cave: keine chem. Antidots verwenden!)
6. bei Säurekontakt mit den Augen jedes Auge bei aufgehaltenem Lid 10 min unter fließendem Wasser spülen, zusätzlich Schmerzlinderung durch Lokalanästhetika
7. nach Einatmen von Säuren Patienten aus der Gefahrenzone entfernen und ggf. Lungenödem behandeln

SCHLAFMITTEL (BARBITURATE)

1. *Leichte Vergiftung:* Erbrechen induzieren. Beobachtung, psychiatrische Behandlung
2. *Schwere Vergiftung:* ständige Überwachung des Patienten und seiner Vitalwerte wie zentraler Venendruck, Blutgase, Serum-Na, -K, -Cl und Standardbicarbonat sowie der Nierenausscheidung (Intensivstation)
   a) Luftwege freihalten (Tubus, Tracheotomie, künstliche Beatmung)
   b) Entfernung unresorbierten Giftes (Magenspülung mit warmem Leitungswasser und Aktivkohle, Cave: Aspirationspneumonie bei nicht ganz bewußten Patienten)
   c) Giftausscheidung vermehren: Alkalisieren des Urins, forcierte Diurese. (Kontraindikationen: schwere Schockzustände. Herz- und Kreislaufversagen sowie Ödeme, speziell Lungenödem)
   d) parenterale Flüssigkeitszufuhr (je nach zentralem Venendruck, Nierenfunktion und Serumelektrolyten), Einzelheiten s. S. 1269; am ersten Tag nie über 2–3 l, danach nie mehr als die Summe aus Harnausscheidung und sonstigem Flüssigkeitsverlust
   e) i. a. keine Analeptika (s. auch S. 1269)
   f) in schweren Fällen Dialyse

30. Humangenetik

Für jeden Arzt ist ein gewisses Basiswissen auf dem Gebiet der Humangenetik für diagnostische Zwecke unerläßlich. Viele Fälle geistiger Retardation, Infertilität, Zwergwuchs, habitueller Abort und viele kongenitale Anomalien hängen mit Chromosomendefekten zusammen. Auch in Zellen verschiedener Tumoren findet man abnormale Chromosomenkomplemente, in vereinzelten Fällen sogar ganz bestimmte Veränderungen. Viele Stoffwechselstörungen sind erblich. Vereinzelt sind auch Arzneimittelschäden nicht durch die Droge, sondern durch den Patienten bedingt, der über einen ererbten Enzymdefekt nicht in der Lage ist, ein Medikament entsprechend zu detoxieren. Genetische Untersuchungen sollen unser Verständnis für Gründe und Mechanismen individueller Reaktionen auf Krankheiten wecken.

Allgemeine Betrachtungen

Angeborene Eigenschaften werden von Generation zu Generation durch die Chromosomen weitergegeben. Es handelt sich dabei um eine komplexe Proteinstruktur des Zellkerns. Der Mensch hat normalerweise 46 Chromosomen, die in 23 Paare angeordnet werden können. Eines dieser Paare bestimmt das Geschlecht des Individuums. Das sind die Geschlechtschromosomen, die als XX (weiblich) und XY (männlich) bezeichnet werden. Man nennt diese Kernschleifen Heterosomen. Die verbleibenden 22 Paare nennt man Autosomen (nicht geschlechtsbestimmend). Die Paare der Autosomen sind homolog, d.h. jedes Chromosom eines Paares trägt dieselbe genetische Information und hat dieselbe Struktur wie sein Partner. Auf der anderen Seite sind die Geschlechtschromosomen heterolog, d.h. das X-Chromosom unterscheidet sich in Größe und Struktur vom Y-Chromosom. Das X-Chromosom ist ca. 5mal größer als das Y-Chromosom. Sowohl das X- als auch das Y-Chromosom haben einen genetischen und einen geschlechtsbestimmenden Aspekt, jedoch ist auf dem X-Chromosom die genetische Information stärker. Beim Y-Chromosom ist die genetische Information so gering, daß sie erst kürzlich entdeckt wurde.

Gene

Chromosomen sind aus Tausenden von Genen zusammengesetzt, die die Grundlage der Vererbung bilden. Ein Gen ist die Informationsstelle für die Vermittlung angeborener Eigenschaften. Es ist linear am Chromosom angeordnet. Die genaue Lokalisation am Chromosom nennt man seinen ‚locus'. Jedes Chromosom hat Tausende von loci, die in ganz bestimmter Art angeordnet sind. Die Anzahl und die Anordnung der Gene auf homologen Chromosomen sind identisch. Gene mit besetzten homologen loci sind Allele oder Partnergene. Jeder Mensch hat also zwei Gene jeder Art, eines auf jedem Chromosomenpaar. Aus diesem Grunde sind Gene von Generation zu Generation stabil. Es sind jedoch auch Änderungen (Mutationen) möglich, die zu neuen oder geänderten Eigenschaften eines Individuums führen. Diese Veränderung wiederum wird auf die nachfolgenden Generationen weiter vererbt. Mutationen können spontan entstehen oder werden durch verschiedene Umweltfaktoren, wie Strahlen, Medikamente oder Virusinfektionen, induziert. Fortgeschrittenes Schwangerschaftsalter begünstigt die Mutation (bei Frauen ist die Trisomie 21 hierfür ein klassisches Beispiel. Bei Männern über 30 Jahre ist die frische Genmutation verantwortlich für sporadische Fälle von Archondroplasie, Hämophilie A und für das Marfan-Syndrom).

Es ist möglich, die Position der Gene auf den Chromosomen zu bestimmen. Bis 1977 wurden bereits 1200 Gen-loci entdeckt, davon 1100 autosomal, 96 auf dem X und 2 auf dem Y-Chromosom. Es sind Strukturgene, da sie die Aminosäuresequenz der Proteine bestimmen. Eine praktische Bedeutung ergibt sich für die genetische Beratung, da es möglich ist, in utero Erbstörungen zu finden, die biochemisch nicht nachweisbar sind (z.B. die Hämophilie A, Muskeldystrophien, Huntingtonsche Chorea).

Die biochemische Grundlage der Vererbung

(Der genetische Code)

Chromosomen sind aus vielen Desoxyribonuclein-säuremolekülen (DNS) zusammengesetzt. Jedes Molekül ist ein Gen. Die DNS hat zwei Aufgaben. Zum ersten ist es ihr möglich, sich selbst so genau zu verdoppeln, daß die Integrität der Vererbung für die nachfolgende Generation gesichert ist. Als zweites funktioniert die Basensequenz der DNS (Cytosin, Guanin, Adenin und Thymin) als genetischer Code. Dieser Code bestimmt die Entwicklung und den Stoffwechsel der Zelle. Die DNS ist verantwortlich für die Ribonucleinsäuresynthese (RNS). Die RNS (messenger-RNS und transfer-RNS) ihrerseits wiederum bestimmt durch ihre Basensequenz die Zusammensetzung der Proteine, und die wiederum die Funktion der Eiweiße. Die Form dieser Proteine (einschl. Enzyme) bestimmt die Funktion der Zelle.

Arten der Vererbung

1. Mendelsche (autosomale) Vererbung

Zum Studium verschiedener Arten der Vererbung kann ein einzelnes Merkmal herangezogen werden, das durch Umweltfaktoren nicht beeinflußt wird.

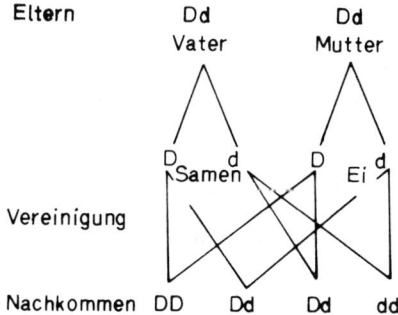

Abb. 30-1 a. Erbgang der Farbenblindheit ohne gleichzeitige Augenveränderungen

In Abb. 30-1 a ist ein klinisches Beispiel wiedergegeben: Eine Familie mit Farbenblindheit ohne gleichzeitig bestehende Augenveränderungen. Das Gen für die Farbenblindheit ist mit D bezeichnet, das für Normalsichtigkeit mit d.
Jedes Elter wird durch 2 Gene repräsentiert, das es seinerseits von Vater und Mutter ererbt hat. Die ge-

netische Konstitution wurde willkürlich mit Dd bezeichnet. Der männliche Elter ist in der Lage, Spermien mit D oder d gleichzeitig zu produzieren, ebenso ist der weibliche Elter in der Lage, Ovula D oder d zu erzeugen. Die Nachkommen können also die Konstitution DD, Dd oder dd haben.
Bei der klinischen Untersuchung auf Farbenblindheit zeigt sich, daß beide Eltern Dd, Dd und 3 von den 4 Kindern krank sind: und zwar DD, Dd, Dd. Man sagt zu Menschen, die dasselbe Merkmal tragen (in unserem Fall Farbenblindheit), sie haben denselben Phänotypus.
Ihre genetische Konstitution kann dabei jedoch verschieden sein: DD oder Dd (= Genotypus). Das heißt also, der Genotypus kann, aber muß nicht derselbe wie der Phänotypus sein. Die Farbenblindheit hängt vom Gen D ab, d.h. der Patient ist farbenblind, ob er den Genotypus DD oder Dd hat. In diesem Fall spricht man von einer *dominanten* Vererbung. Die Normalsichtigkeit hängt vom Gen d ab, tritt jedoch erst dann in Erscheinung, wenn der Genotypus dd vorliegt. In diesem Fall spricht man von einer *rezessiven* Vererbung. Hat ein Mensch bezüglich der Farbtüchtigkeit gleiche Gene (DD, dd), ist er *homozygot,* hat er verschiedene Gene (Dd), ist er *heterozygot.*
Auch die Verbindung dominanter und rezessiver Vererbung ist möglich, man spricht von intermediärer oder kondominanter Vererbung. Die Hämoglobin-S-Krankheit ist ein Beispiel dafür. Der S-Homozygote ist manifest an der Sichelzellanämie erkrankt, der S-Heterozygote trägt Sichelzellmerkmale, der Patient ohne S ist gesund.
Je nach Lokalisation der Gene auf Autosomen oder Heterosomen spricht man von autosomaler oder heterosomaler Vererbung. Die autosomal dominante Vererbung hat 3 Kriterien: 1. jede betroffene Person hat ein betroffenes Elternteil; 2. jede betroffene Person, welche eine normale heiratet, hat eine 1:2 Chance, daß das Kind auch betroffen ist; 3. jedes normale Kind einer betroffenen Person wird normale Kinder haben. Für die autosomal rezessive Vererbung gelten folgende Charakteristika: die Mehrzahl der betroffenen Personen hat äußerlich normale Eltern. Bei betroffenen Familien hat jedes Kind eine 1:4 Chance eines genetischen Defektes. Wenn eine betroffene Person und eine normale heiraten, werden ihre Kinder in den meisten Fällen normal sein. Wenn ein Kind betroffen ist, dann ist der „normale" Elternteil ein Heterozygot. Wenn 2 betroffene Eltern heiraten, werden auch alle ihre Kinder betroffen sein. Klinisch wird diese Konstellation bei heterosomal-rezessivem Erbgang, wie er zum Beispiel bei der Hämophilie vorliegt, wichtig. Eine Frau hat als Heterosomen die XX-Chromosomen. Die Hämophilie ist ein rezessives Merkmal, es muß auf beiden X-Chromosomen lokalisiert sein, damit die Krankheit manifest wird. Außerdem ist

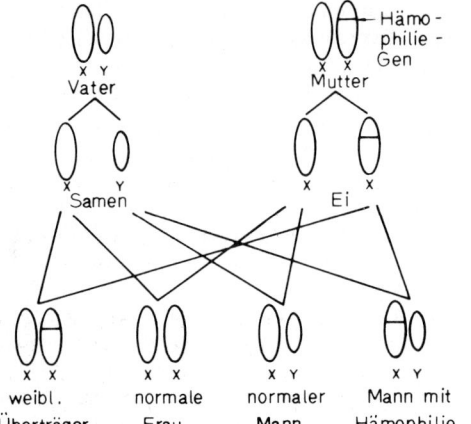

Abb. 30-1 b. Die Vererbung einer Hämophilie von einer selbst nicht manifest erkrankten Gen-Übertragerin; es illustriert die „Mutter-Sohn"-Vererbung einer heterosomal-rezessiv gebundenen Erkrankung

dieses Gen sehr selten in der Population. Die Chance, daß 2 defekte X-Chromosomen zusammenkommen, ist sehr gering. Das heißt, die Hämophilie kommt bei Frauen zwar vor, ist jedoch extrem selten. Bei Männern ist die Lage wieder anders. Seine Heterosomenzusammensetzung ist XY. Trägt sein X-Chromosom das für die Hämophilie verantwortliche Gen, wird die Krankheit manifest, weil das Y-Chromosom nicht in der Lage ist, den Defekt zu neutralisieren, d.h. es trägt kein dafür zuständiges Gen. Aus diesem Grunde ist die Hämophilie bei Männern weit häufiger als bei Frauen (Abb. 30-1 b). Die Funktion der Gene richtet sich nicht nach dem Alles-oder-nichts-Gesetz. Eine bestimmte Anzahl von Nachkommen zeigen keinerlei Auswirkungen eines Gens, sei es rezessiv oder dominant. Unter Penetranz versteht man das statistische Konzept, auf das die Häufigkeit zurückzuführen ist, mit der ein Gen oder Genotyp morphologisch bei den Nachkommen manifest wird. Ein ähnlicher Begriff, die Expressivität, beschreibt den Grad des phänotypischen Erscheinens eines Merkmals (z. B. forme fruste im Gegensatz zu voller Ausbildung). Diese Variablen machen die genetischen Analysen so schwierig. Genetisch bedingte Erkrankungen, die durch ein einziges Gen hervorgerufen werden, sind heute fast vollständig erforscht. Häufig handelt es sich um einen charakteristischen somatischen oder biochemischen Defekt, der durch viele Generationen hindurch verfolgt werden kann. Insgesamt gesehen aber sind diese genetischen Veränderungen selten. Vielleicht 1% aller lebendgeborenen Kinder werden zu irgendeiner Zeit ihres Lebens von einer autosomalen Störung betroffen sein. Viel schwieriger erkennt man die Art der Vererbung bei häufigen Erkrankungen mit genetischem Hintergrund (z. B.

Arteriosklerose). Diese Erkrankungen sind nicht nur durch die genetische Konstitution, sondern auch von Umweltfaktoren geprägt (z. B. Diät).

Erkrankungen mit bekanntem Erbgang

AD = autosomal dominant
AR = autosomal rezessiv
XD = X-gebunden (geschlechtsgebunden) dominant
XR = X-gebunden (geschlechtsgebunden) rezessiv

Zentralnervensystem
A. diffuse Zerebralsklerose (Typ Pelizaeus-Merzbacher): XD?, XR?
B. diffuse Zerebralsklerose (Typ Sholz): XD? XR?
C. Lowes okulo-zerebral-renal-Syndrom: XR
D. Retinoblastom: AD

Verdauungstrakt
A. Zystische Pankreasfibrose: AR
B. Hyperbilirubinämien:
1. kongenitaler nichthämolytischer Ikterus mit Kernikterus (Crigler-Najjar): AR
2. familiärer nichthämolytischer Ikterus (Gilbert): AD
3. chronisch idiopathischer Ikterus (Dubin-Johnson): wahrscheinlich AD
4. chronisch familiärer Ikterus (Rotorsyndrom): AD

Urogenitaltrakt
A. Zystinose: AR
B. Zystinurie: AR
C. Fanconi-Syndrom: (Kinder und Erwachsene): AR
D. Hartnup-Syndrom: AR
E. nephrogener Diabetes insipidus: XR
F. renale Glykosurie: AD
G. Vitamin D-resistente Rachitis: XD

Haut
A. Albinismus: AR
B. anhydrotische ektodermale Dysplasie: AR?
C. Xeroderma pigmentosa: AR

Blut
A. Zellveränderungen:
1. nichtsphärische, kongenitale hämolytische Anämie (Pyruvat-Kinase-Mangel): AR
2. Sichelzellanämie (homozygotes Hämoglobin S): AD
3. Sichelzellmerkmal (heterologes Hämoglobin S): AD

4. Sphärozytose: AD
5. Thalassaemia major (homozygot): AD
6. Thalassaemia minor (heterozygot): AD

B. Plasmaveränderungen:
1. kongenitale Agammaglobulinämie: XR
2. kongenitale Afibrinogenämie: AR
3. Hämophilie A (AHG-Mangel): XR
4. Hämophilie B (PTC-Mangel): XR
5. Hämophilie C (PTA-Mangel): AD
6. Hagemann-Faktor Mangelsyndrom (Faktor-XII): AR
7. Mangel des labilen Faktors (Faktor V, Plasma-Accelerator-Globulin, Plasma-AC-Globulin): AR
8. Mangel des stabilen Faktors (Faktor VII, Serum Prothrombin Conversions Accelerator, SPCA): AR
9. Stuart-Prower-Faktor-Mangelsyndrom (Faktor X): AR
10. von-Willebrand-Syndrom (Faktor-VIII-Mangel): AD

Muskel- und Skeletsystem
A. schwere generalisierte familiäre muskuläre Dystrophie (Duchenne): XR
B. muskuläre Dystrophie (Landouzy-Dejerine): AD
C. ophthalmoplegische progressive Dystrophie: AD
D. atrophische Myotonie: AD
E. progressive muskuläre Dystrophie (Becker): XR
F. Charcot-Marie-Tooth-Syndrom (Neurale Muskelatrophie): AD, AR
G. Pseudohypoparathyreoidismus: XR
H. periodische Lähmungen:
   1. Hyperkaliämisch: AD
   2. Hypokaliämisch: AD
   3. Normokaliämisch: AD

Endokrinum
A. Hypophyse:
hypophysärer Diabetes insipidus: AD
B. Schilddrüse:
   1. familiärer Kretinismus mit Struma:
      a) Jod-trapping Defekt: AR
      b) Jod-Organifikationsdefekt: AR? AD?
      c) Jod-Thyrosin-Koppelungs-Defekt: AR?
      d) Dejodinase-Defekt: AR
      e) abnormales Serum-Jod-Protein: AR
C. Nebenniere:
kongenitale virilisierende NN-Hyperplasie: AR

Stoffwechselveränderungen
A. Kohlenhydrate:
   1. idiopathische spontane Hypoglykämie: AR
   2. Diabetes mellitus: AR
   3. Galaktosämie: AR
   4. Glykogenspeichererkrankungen: Typ 1, 2, 3, 4, 5, 6, (von-Gierke-Syndrom): AR

5. Gargoylismus (Lipochondrodystrophie = Hurler-Syndrom): AR, XR
6. Hyperoxalurie: AR
7. erbliche Fructoseintoleranz und essentielle Fructosurie: AR
8. erbliche Laktoseintoleranz: AR
9. erbliche Disaccharidintoleranz: AR
10. Monosaccharidmalabsorption: AR
11. Mukopolysaccharidosen:
   a) Typ 1: Hurler-Syndrom: AR
   b) Typ 2: Hunter-Syndrom: XR
   c) Typ 3: Sanfilippo-Syndrom (Heparitinurie): AR
   d) Typ 4: Morquio-Syndrom: AR
   e) Typ 5: Scheie-Syndrom: AR
   f) Typ 6: Maroteaux-Lamy-Syndrom

B. Fett:
1. Die primären Hyperlipidämien –
   a) Typ I – familiäre Hyperchylomikronämie (Lipoproteinlipase-Mangel): AR
   b) Typ II – familiäre Hyperbetalipoproteinämie: (essentielle familiäre Hypercholesterinämie) AD
   c) Typ III – Hyperlipidämie („breite"-Beta-Erkrankung): AD
   d) familiäre kombinierte Hyperlipidämie (multipler Lipoproteintyp): AD
   e) familiäre Hypertriglyzeridämie: AD
2. familiäre HDL-[,high-density lipoprotein']-Krankheit (Tangier'sche Erkrankung): AR
3. A-β-Lipoproteinämie (Akanthozytosis): AR
4. M. Gaucher (Cerebrosid-Lipidose): AR, AD
5. M. Niemann-Pick (Sphingomyelinlipidose): AR
6. M. Tay-Sachs (infantile amaurotische Idiotie): AR
7. M. Vogt-Spielmeyer (juvenile amaurotische Idiotie): AR
8. Metachromatische Leukodystrophie (Sulfatidlipidose): AR
9. M. Fabry (Glykolipoid-Lipidose): XR

C. Eiweiß:
1. Aminosäuren:
   a) Arginosuccinyl-Acidurie: AR
   b) β-Aminoisobutyl-Acidurie: AR
   c) Citrullinämie: AR
   d) Cystathioninämie: AR
   e) Glucoglykinämie: AD
   f) Glycinurie: AR
   g) Histidinämie: AR
   h) Homocystinurie: AR
   i) Hydroxykynureninurie: AR
   j) Hydroxyprolinämie: AR
   k) Hyperlysinämie: AR
   l) Hyperprolinämie: AR
   m) Hypervalinämie: AR
   n) Isovalerinacidämie: AR
   o) Ahornsirupkrankheit: AR

p) Phenylketonurie: AR
q) Tryptophanurie: AD (?)
r) Thyrosinose: AR
2. Porphyrin:
   a) kongenitale erythropoetische Porphyrin-
      urie: AR
   b) erythropoetische Porphyrie: AR
   c) akute intermittierende Porphyrinurie: AD
   d) Porphyria cutanea tarda hereditaria: AD
3. Andere:
   a) Hypophosphatämie: AR
   b) Pseudocholesterinasemangel AR
   c) Glucose-6-Phosphat-Dehydrogenase-
      Mangel: XD
   d) Akatalasämie: AR
   e) Alkaptonurie: AR
   f) angeborene Methämoglobinämie: AR
   g) Hyperurikämie: AD
   h) angeborene Orotacidurie: AR
D. Minerale:
1. Hepatolentikuläre Degeneration (M. Wilson):
   AR
2. Hämochromatose: AD, AR.

2. Polygene Vererbung

Die Untersuchung einzelner häufiger Mißbildungen des Menschen zeigt eine verstärkte Häufung
dieser Mißbildungen bei monozygoten im Gegensatz zu dizygoten Zwillingen und in Familienunter-
suchungen. Die wahrscheinliche Erklärung hierfür
ist die Wirkung vieler Gene (polygenetisch) in spezifischer Kombination, da man sie bei Menschen
findet, deren genetische Struktur außerordentlich
ähnlich ist. (Beispiele wären Hasenscharte, Klumpfuß, Anenzephalie, Meningomyelozele, Hüftdislo-
kation, Pylorusstenose u. a.).

Zytogenetik

Darunter versteht man die Forschung über die
chromosomale Zellstruktur. Wegen der Konstanz
der Anzahl und auch der Morphologie der Chromosomen ist eine Klassifikation möglich. Als
grundsätzliche Merkmale gelten: Länge, Lage des
Zentromers, Armlänge, Satelliten. Die zwei Hälften
der Chromosomen nennt man Chromatiden. Das
Zentromer teilt ein Chromosom in zwei Armlängen.
Die Chromosomen werden nach der Lage ihres
Zentromers beschrieben: Zentromer in der Mitte:
metazentrisches Chromosom, Zentromer nahe der
Mitte: submetazentrisches Chromosom, Zentromer
am Ende der Chromatiden: akrozentrisches Chromosom.

Gelegentlich finden sich in Chromosomen auch sekundäre Konstriktionen. Das Chromosomenmaterial distal von einer derartigen Einschnürung nennt
man Satellit. Die Denver Nomenklatur ordnet die
Chromosomen in 7 Gruppen: diese sind abhängig
von der Gesamtlänge und der Lage des Zentromers: Gruppe A (Chromosomenpaare 1–3), Grup-
pe B (Paar 4 und 5), Gruppe C (Paar 6–12), Grup-
pe D (Paar 13–15), Gruppe E (Paar 16–18), Grup-
pe F (Paar 19–20) und Gruppe G (Paar 21 und 22).
Das X-Chromosom ist in der Gruppe C und das Y-
Chromosom in der Gruppe G zu finden. Allen Un-
tersuchern ist es möglich, die Chromosomen nach
Gruppen einzuordnen, es kann jedoch nicht festgestellt werden, zu welchen ein Chromosom gehört.
Leicht zu bestimmen sind die Chromosomenpaare 1, 2, 3, 16 und häufig Y. Im Gegensatz dazu sind
die Chromosomen der Gruppe C (6 bis 12) am
schwierigsten zu identifizieren. Das X-Chromosom
gehört zu Paar 6 und 7, häufig jedoch bestehen
Schwierigkeiten der genauen Lokalisation. In letzter Zeit wurden Autoradiographien mit ^{3}H-Thymi-
din durchgeführt. Dabei zeigte sich, daß es eine genau definierte Sequenz gibt, mit der die DNS-
Reduplikation jedes einzelnen Chromosoms beginnt und endet (S-Phase). Dadurch besteht die
Möglichkeit, jedes Chromosom im einzelnen zu
identifizieren. Die Methode ist jedoch nach wie vor
ein Forschungsobjekt. Die Chromosomenanalyse
wird in einheitlicher Form durchgeführt: Zuerst
Angabe der Gesamtzahl, Heterosomen (X, Y), und
schließlich Abnormitäten. Die Autosomen werden
nach ihrer Zahl (1 bis 22) bezeichnet. Können die
Autosomen nicht identifiziert werden, werden nur
die Chromosomengruppen (A–G) angegeben. Ein
Plus (+) oder Minus (−) zeigt die Zu- oder Abnahme von genetischem Material an. Der Buchstabe
„p" steht für den kurzen und der Buchstabe „q" für
den langen Arm. Andere Symbole: „i" = Isochromosom, „r" = Ringchromosom, „s" = Satellit, „t" =
Translokation, „inv" = Inversion, „mar" = Markierungschromosom, „end" = Endoreduplikation.

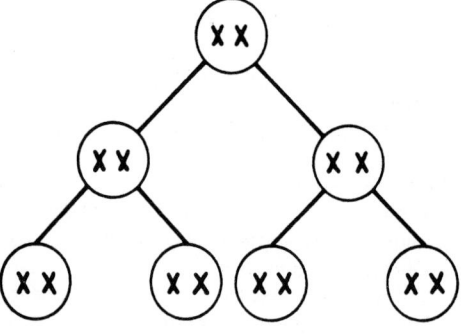

Abb. 30-2. Normale Mitose (weiblich)

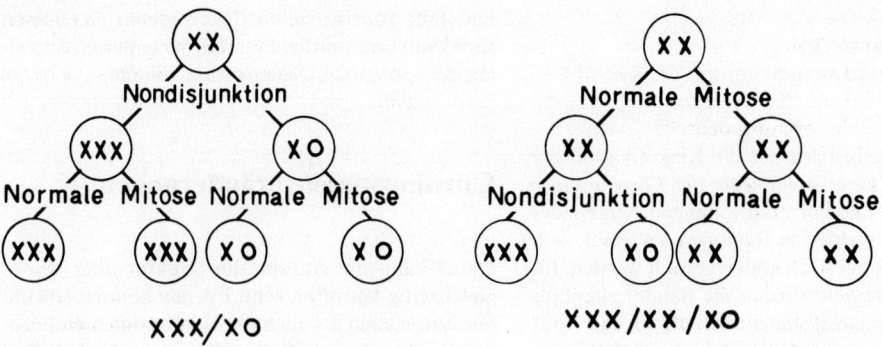

XXX/XO

Abb. 30-3. Mosaik mit 2 Stammzellen

XXX/XX/XO

Abb. 30-4. Mosaik mit 3 Stammzellen

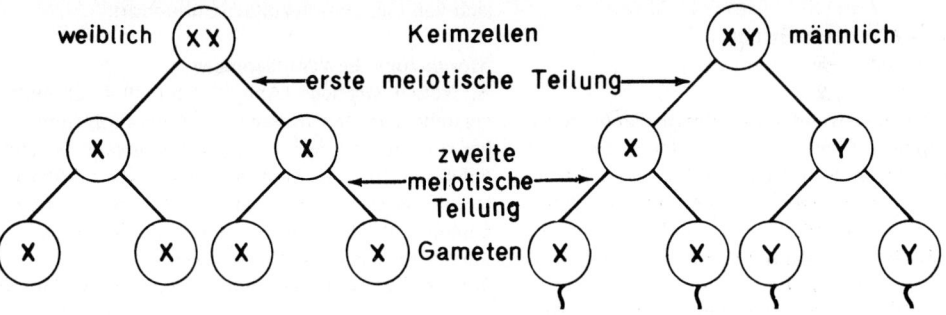

Abb. 30-5. normale Meiose

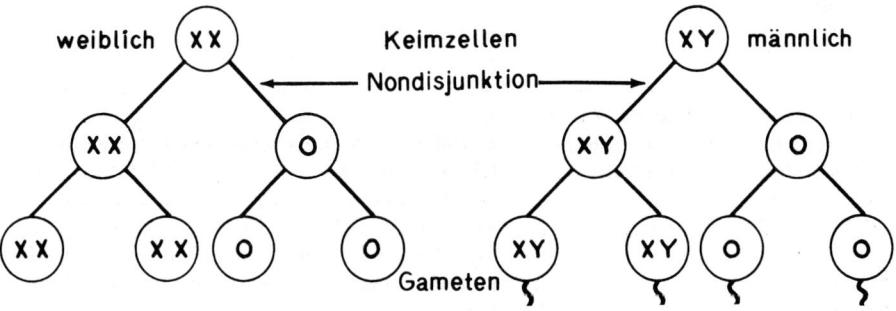

Abb. 30-6. Entstehung abnormaler Gameten durch eine Non-disjunction bei der 1. meiotischen Teilung

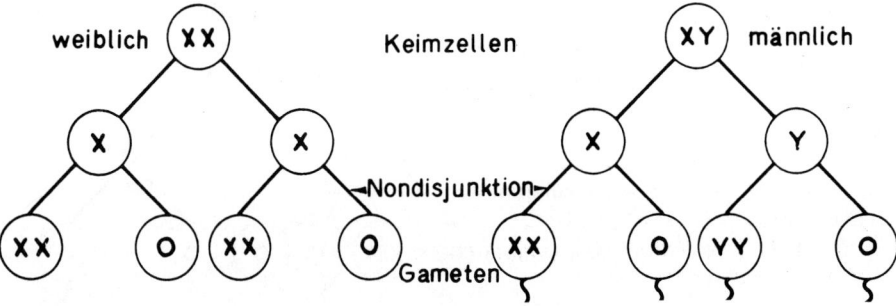

Abb. 30-7. Entstehung abnormaler Gameten durch eine Non-disjunction bei der 2. meiotischen Teilung

Beispiel:
normaler Mann: 46, XY
ein Mädchen mit Down-Syndrom: 47, XX, 21 (+)
ein Junge mit Cri-du-chat-Syndrom: 46, XY, 5 p (−)
Eine Konferenz in Paris hat die Klassifikation der kürzlich entdeckten *Bandmuster der Chromosomen* vorgenommen. Die kurzen und langen Arme jedes Chromosomen werden in Regionen eingeteilt, welche vom Zentromer nach außen gezählt werden. Innerhalb jeder Region werden die Bänder ebenfalls von proximal nach distal numeriert, so daß 4p21 bedeutet Chromosom 4, kurzer Arm, Region 2, Band 1.

Arten der Zellteilung

Zellen können sich auf 2 (3?) Arten teilen: durch Mitose, Meiose (amitotisch). Bei der Mitose teilt sich die Mutterzelle in zwei Tochterzellen. Dabei entstehen genau so viele Chromosomen mit identischer Zusammensetzung wie bei der Mutter. Dieser Typ der Zellteilung entspricht einer einfachen Multiplikation (2, 4, 8, 16, 32, ...).
Die zweite Form der Zellteilung, die Meiose, betrifft die Ei- und Samenzellen in Ei und Hoden. Sie verläuft in zwei getrennten Stufen. Das erste Stadium ist eine Reduktionsteilung, bei der die Keimzellen mit normaler Chromosomenzahl (n=46) in Zellen mit einer haploiden Chromosomenzahl (n=23) geteilt werden. Während dieser Teilung wird das Chromosomenmaterial zwischen gleichen Kernschleifen ausgetauscht. Dadurch erklärt sich die zufällige Verteilung mütterlicher und väterlicher Gene. Der zweite Schritt ist die Äquationsteilung (zweite Reifeteilung). Hierbei entstehen 4 Tochterzellen mit haploidem Chromosomensatz aus der Längsteilung der Chromosomen der ersten Reifeteilung. Beim Mann sind die 4 Gameten Samenzellen, bei der Frau ist nur eine der 4 Gameten groß und reift zum Ei heran. Die anderen 3 Gameten sind klein und werden Polarkörper genannt. Sie fallen der spontanen Degeneration anheim.

Chromosomenveränderungen

Dabei kann die Anzahl, die Struktur oder beides gleichzeitig betroffen sein. Ebenso können sowohl die Autosomen als auch die Heterosomen einbezogen werden. Am häufigsten findet man sie bei alten Müttern, bei Strahlenexposition, bei bestimmten Virusinfekten und Familien mit verschiedenen genetischen Defekten. Einmal entstanden, pflanzen sie sich von Generation zu Generation fort.

Morphologische Veränderungen
A. Non-disjunction: (Abb. 30-2 bis 30-8) Darunter versteht man den Mangel der Seperation homologer oder heterologer Chromosomenpaare der sich teilenden Zelle. Kommt es in der ersten oder zweiten Reifeteilung dazu, entstehen Gameten mit einem abnormalen Chromosomansatz. Bei Auftreten bei der Mitose kommt es zu einem Mosaik, d. h. ein Teil der Zellen des Organismus hat dieses und ein anderer Teil jenes Chromosomenmuster. In der medizinischen Praxis zeigen Patienten mit einem Mosaik ein inkomplettes und variables klinisches Bild. Es finden sich Grundzüge von jedem Syndrom, aus dem das Mosaik besteht.
B. Translokation: (Abb. 30-9) Bei der Translokation kommt es zum Austausch von Chromosomenmaterial zwischen zwei nicht homologen Chromosomen.
C. Deletion: Darunter versteht man den Verlust von Chromosomenmaterial während der Zellteilung.
D. Duplikation: Entsteht ein Chromatidenbruch während der Zellteilung, kann es vorkommen, daß auf einem Chromosom viele loci dupliziert sind und am anderen dazugehörigen Chromosom völlig fehlen.

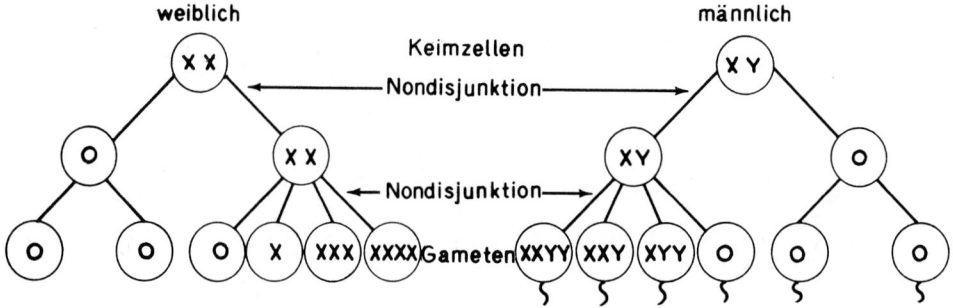

Abb. 30-8. Entstehung abnormaler Gameten durch eine Non-disjunction bei der 1. und 2. meiotischen Teilung

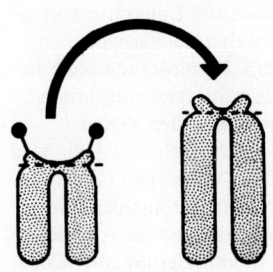
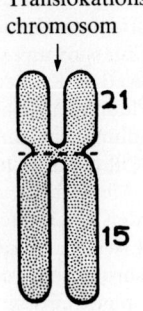

Translokations-
chromosom

Abb. 30-9. Schematische Darstellung der Chromosomen 21 und 15: Möglichkeiten zur Bildung eines Translokationschromosoms. Links ein normales Chromosom 21. Der Teil über der gestrichelten Linie ist abgebrochen und ging verloren. In der Mitte ein normales Chromosom 15: auch hier brach der Teil über der gestrichelten Linie ab und ging ebenfalls verloren. Das abnormale Translokationschromosom entstand aus der Vereinigung der übrig gebliebenen Teile der Chromosomen 21 und 15. (Wiedergabe mit Erlaubnis des Autors: Moore, K. L.: Human Chromosoms. Review article. Canad. med. Ass. J. **88**, 1071–1079 (1963)

Tabelle 30-1. Abnorme Geschlechtschromosomen[a]

Phänotyp	Geschlechts-Chromatin	Geschlechts-Chromosomen	Chromosomen-Zahl	Klinisches Erscheinungsbild
Weiblich	Positiv	XX	46	Normale Frau
Weiblich	Einige kleiner als normale Barr-Körper (7%)	Xẋ (teilweise Deletion)	46	Rudimentäre Gonaden. Keine sekundären Geschlechtsmerkmale. Amenorrhoe
Weiblich	Negativ	XO	45	Turner-Syndrom
Weiblich	Positiv für 2 Barr-Körper	XXX	47	Meist normal aussehende Frauen mit geistiger Retardierung. Gelegentlich Menstruationsstörungen und Fehlen sekundärer Geschlechtsmerkmale
Weiblich	Positiv für 3 Barr-Körper	XXXX	48	Normale Frau mit geistiger Retardierung
Weiblich	Positiv für 4 Barr-Körper	XXXXX	49	Geistige Retardierung (mit Mongoloidgesicht, Vierfingerfurche); Skeletdefekte entsprechend 49, XXXXY
Hermaphrodit	Positiv	XX	46	Variabler Phänotyp. In den Gonaden sowohl testikuläres als auch ovarielles Gewebe
Männlich	Negativ	XY	46	Normaler Mann
Männlich	Positiv für 1 Barr-Körper	XXY	47	Klinefelter-Syndrom
Männlich	Negativ	XYY	47	Fehlender Hodendeszensus. Evtl. geistige Retardierung. Zahnunregelmäßigkeiten. Erhebliche Körpergröße. Radio-ulnare Synostose
Männlich	Negativ	XYYY	48	Mäßige psychomotorische Retardierung. Inguinalhernie, fehlender Hodendeszensus, Pulmonalstenose, Zahndysplasie, Vierfingerfurche
Männlich	Positiv für 1 Barr-Körper	XXYY	48	Klinefelter-Syndrom
Männlich	Positiv für 2 Barr-Körper	XXXY	48	Klinefelter mit ausgeprägterer geistiger Retardierung und Hodenatrophie
Männlich	Positiv für 3 Barr-Körper	XXXXY	49	Geistige Retardierung, hypoplastisches äußeres Genitale, Skeletdefekte, Gesichtszüge an Down-Syndrom erinnernd

a Normaler Mann und normale Frau aus Vergleichsgründen ebenfalls aufgeführt

E. Auftreten von Isochromosomen: Das Isochromosom ist ein Chromosom, bei dem die Arme zu beiden Seiten des Zentromers dasselbe genetische Material in derselben Anordnung wie auf der anderen Seite tragen.

F. Inversion: Zu einer Inversion kommt es, wenn sich ein Frakturstück am selben Chromatid in umgekehrter Richtung wieder anlegt. Das genetische Material ist also gleich geblieben, die Anordnung hat sich jedoch geändert.

Strukturelle Veränderungen (Aneuploidie)

A. Monosomie (Chromosomenzahl 45):
Dabei fehlt ein Chromosom irgendeines Paares.
Beispiel: Stillborn, Monosomie 21–22.

B. Trisomie (Chromosomenzahl 47):
Ursache ist eine Non-disjunction eines Chromosomenpaares während der Reduktionsteilung in der Meiose.
Beispiel: Trisomie 13–15, 17–18, 21.

C. Polysomie (48 oder mehr Chromosomen):
Dazu kommt es, wenn ein Chromosom 4mal oder öfter vorhanden ist.
Beispiel: XXXXY.

D. Komplexe Aneuploidie: Man spricht von einer komplexen Aneuploidie, wenn 2 oder mehr Chromosomen öfter vorkommen. Die Struktur ist normal.
Beispiel: Trisomie 21 und XXX beim selben Patienten.

Methoden zum Studium der Chromosomen

Es gibt drei wichtige Untersuchungsmöglichkeiten für Patienten, bei denen eine Aberration vermutet wird:

1. Analyse segmentkerniger Leukozyten zur Feststellung von Kernanhängen, sogen. Drumsticks.
2. Untersuchung von Zellen auf Chromatinkörperchen (Barr-Körperchen) in den Zellkernen.
3. Fluoreszenzanalyse der Chromosomen nach Behandlung mit Chinacrin („quinacrine mustard").
4. Zählung der Chromosomen in den Zellen.

Die Methoden 1 und 2 sind einfach und billig und werden oft als Suchteste verwendet. Der Chinacrin-Test ist neu. Er kann als schneller Suchtest für das Y-Chromosom verwendet werden und − in seiner kompletten Form − zur Identifizierung aller Chromosomen. Die Chromosomenzählung ist verläßlich, aber teuer und kann zur Zeit nur von speziell ausgebildetem Personal in großen medizinischen Zentren durchgeführt werden.

Drumsticks im peripheren Blutausstrich
(Abb. 30-10)

Neutrophile segmentkernige Leukozyten zeigen im Ausstrich des peripheren Blutes Kernanhänge, die man Drumsticks nennt. Es handelt sich um solide kugelförmige Gebilde, die durch eine diskrete Chromatinbrücke an einem Segment des neutrophilen Kernes hängen. Der Durchmesser beträgt 1,5 μ. Man sieht sie am besten bei Vergrößerungen mit der Ölimmersion (90mal oder 100mal Objektiv) im Lichtmikroskop. Es handelt sich um das Geschlechtschromatin. Normale Frauen haben Drumsticks in 1–3%, Männer haben keine (Tabelle 30-1). Es müssen mindestens 200 segmentkernige Granulozyten ausgezählt werden.

Geschlechtschromatinanalyse
(Abb. 30-10)

Das X-Chromosom: Das Sex-Chromatin (Barr-Körperchen) ist eine solide, gut abgrenzbare plankonvexe Verdichtung von ca. 1 μm Durchmesser, die nahe oder direkt der inneren Oberfläche der

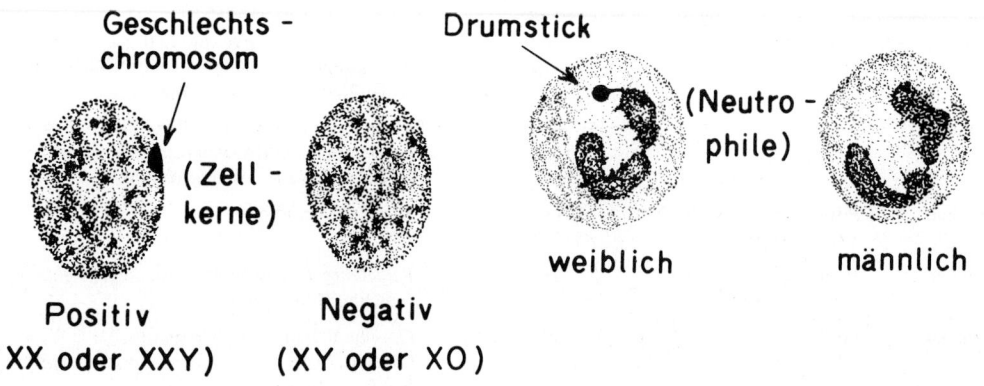

Abb. 30-10. Normales Chromatin und Drumsticks. Wiedergabe mit Erlaubnis des Autors: Eggen, R. R.: Cytogenetics. Review of newest advances in a new field of clinical pathology. Amer. J. Clin. Path. **39**, 3–37 (1963)

Kernmembran anliegt. Sie ist im Lichtmikroskop sichtbar und mit besonderer Färbung in praktisch jedem Körpergewebe nachweisbar. Meist verwendet man desquamierte Zellen: Wangenschleim, Vagina, Amnionflüssigkeit. Beim Sex-Chromatin handelt es sich um das heterochromatische X-Chromosom. Die Anzahl der Barr-Körperchen entspricht einem X-Chromosom weniger, als in der Zelle vorhanden ist. Man erwartet bei Frauen 40–60% Sexchromatinkörper, d.h. Frauen sind Chromatinpositiv (Barr-positiv). Männer haben kein Sexchromatin, man nennt sie daher Chromatin-negativ (Barr-negativ). Aus bislang unbekannten Gründen sind Chromatinkörperchen in den ersten Lebenstagen sowie während einer Behandlung mit ACTH, Kortikosteroiden, Testosteron oder Progesteron vermindert. Auf der anderen Seite verursacht Diäthylstilböstrol einen signifikanten Anstieg der Barr-Körperchen. Sexchromatin kann im Trophoblasten ab dem 12. Tag und im Embryo selbst ab dem 16. Tag nachgewiesen werden. Man kann das Geschlecht eines ungeborenen Kindes mit Hilfe der Analyse von Amnionzellen bestimmen.

Das Y-Chromosom: Chinacrinsenf ist ein fluoreszierendes Material und bindet sich an die chromosomale DNA und ergibt somit mit jedem Chromosomen ein charakteristisches Fluoreszenzmuster, das durch photoelektrische Sensoren identifiziert werden kann. Da die Fluoreszenz des distalen Teiles des Y-Chromosoms charakteristischerweise am hellsten ist, ist die visuelle Identifizierung des Y-Chromosoms möglich und verläßlich. Dies trifft zu für die sich teilende Zelle ebenso wie für die Zelle in der Interphase. Bei der Zelle in der Interphase sieht man den distalen Teil des Y-Chromosoms als einen fluoreszierenden Körper (den F-Körper oder den „männlichen Chromatin-Körper") in 25–50% aller Fälle. Bei XYY-Individuen werden 2 dieser fluoreszierenden Körper gesehen. Der Test ist für alle Körperzellen anwendbar.

Chromosomenanalyse

Diese müssen an Zellen durchgeführt werden, die in Gewebekultur gehalten werden können (Haut, Knochenmark, Testes oder peripheres Blut). Die Mitosen werden in der Metaphase durch Zellgifte (Colchicin) arretiert, wobei es zu einer Anreicherung von Metaphaseplatten kommt. Man muß eine statistisch signifikante Anzahl von Mitosen analysieren. Die Ergebnisse werden als Histogramm und Karyogramm wiedergegeben. Ein Karyogramm (Abb. 30-12, S. 1306) ist meist ein fotografisches Bild (Zeichnung) der Chromosomen einer Zelle, die mit der Schere ausgeschnitten werden und nach der Denver Nomenklatur angeordnet wurden.

Ein Idiogramm ist die diagrammatische Anordnung von Chromosomen einer oder mehrerer Zellen von einem oder mehreren Autoren. Gewöhnlich wird nur ein Chromosom eines Paares gezeigt. Das Histogramm gibt die numerischen Verhältnisse wieder. Die am häufigsten in einem Gewebe vorkommende Chromosomenzahl bei Auszählung der Metaphaseplatten nennt man Stammlinie. Eine Zelle mit diesem häufigsten Chromosomensatz nennt man Stammzelle. Zur Zeit gelten folgende Indikationen zur Durchführung dieser technisch schwierigen, aufwendigen und zeitraubenden Arbeit:

1. Patienten mit Mißbildungen, die auf eine autosomale Trisomie oder Deletionssyndrome verdächtig sind.
2. Eltern von Patienten mit einem Trisomiesyndrom, wenn die Eltern weniger als 30 Jahre sind oder wenn andere ebenfalls betroffene Kinder vorhanden sind.
3. Eltern von Kindern, die ein Down-Syndrom vom Translokations- oder Mosaiktyp zeigen.
4. Patienten mit abnormen Drumstick- oder Sexchromatinanalysen.
5. Kinder, die physisch oder psychisch stark retardiert sind, insbesondere wenn auch noch andere Abnormitäten bestehen.
6. Alle Fälle von Intersex.
7. Frauen mit Verdacht auf Turner-Syndrom, gleichgültig, ob sie Barr-positiv oder -negativ sind.
8. Alle Männer mit Klinefelter-Syndrom ohne Rücksicht darauf, ob sie Barr-positiv oder -negativ sind.
9. Frauen, die größer als 180 cm sind und ein ungewöhnliches Benehmen an den Tag legen.
10. Ehepaare mit verschiedentlichen Aborten der Ehefrau unbekannter Ursache.
11. Mädchen mit primärer Amenorrhoe und Jungen mit verzögerter Pubertätsentwicklung.
12. Bestimmte maligne und prämaligne Erkrankungen.
13. Bestimmte Familien (Stämme, Völker), welche außergewöhnliche chromosomale Abweichungen zeigen.
14. Personen, die längeren oder größeren Bestrahlungen ausgesetzt sind oder waren.
15. Infertilität bei Ehepaaren.

Pränatale Diagnostik

In den vergangenen 5 Jahren sind große Erfolge in der pränatalen Diagnostik erzielt worden, welche es erlauben, definitive Aussagen während einer bestimmten Schwangerschaft für eine Reihe von erblichen Erkrankungen zu machen. Die *Ultraschalldiagnostik,* eine ungefährliche Untersuchung, erlaubt die intrauterine Diagnose einer Anenzephalie oder von polyzystischen Nieren. Die *Röntgenuntersuchung* des Fetus deckt gröbere Skeletmißbildungen auf ebenso wie Knochenfehlbildungen, welche mit speziellen Krankheiten verbunden sind. Bei der *Amniographie* und *Fetographie* wird Kontrastmedium in die Amnionflüssigkeit gegeben, was die

Diagnose von Bindegewebsfehlbildungen und einigen Anomalien des Gastrointestinaltraktes erlaubt. Die *Fetoskopie* mit der Einführung eines Endoskops in den Uterus vermag grobe Anomalien zu diagnostizieren, wobei allerdings das Risiko eines Abortes nach der Untersuchung groß ist.

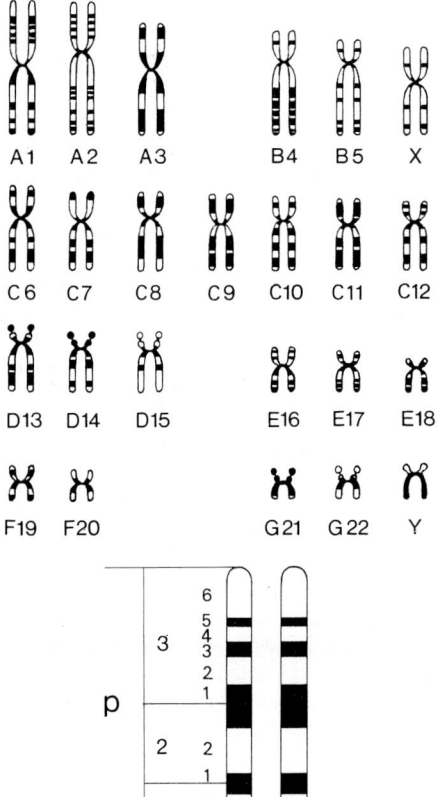

Abb. 30-11. **Oben:** Karyotyp eines normalen Mannes mit neuer Giemsa-Technik, welches das spezifische bandförmige Chromosomen-Muster zeigt. (Wiedergabe mit Erlaubnis der Autoren Drets, M. E., Shaw, M. W.: Proc. nat. akad. Sc. **68**, 2073, 1971).
Unten: Chromosom Nr. 1. Die Zahlen identifizieren die Regionen und Band-Zonen gemäß der Pariser Konferenz. Alle Chromosomen lassen sich vergleichbar identifizieren. (Aus: Paris Conference on Standardisation in Human Genetics. Birth defects **8**, 1, 1972)

Die *Amniozentese* ist das weitaus häufigste Vorgehen in der pränatalen Diagnostik. In der 12.–16. Schwangerschaftswoche werden 10–30 ml Amnionflüssigkeit transabdominal gewonnen. Die Amnionflüssigkeit wird für die chemische Analyse und die Amnionzellen nach Kultur für zytogenetische und enzymatische Analysen verwendet. Es ist gegenwärtig möglich, ca. 60 Stoffwechselerkrankungen zu diagnostizieren, bei denen eine jeweils spezifische Enzym-Störung nachgewiesen wurde (Tab. 30-2). Zusätzlich ist die chromosomale Analyse, die Identifikation spezifischer Syndrome, ebenso wie eine fetale Geschlechtsbestimmung insbesondere bei Familien, bei welchen bereits bekannte X-gebundene rezessive Erkrankungen vorliegen, möglich.

Beispiele für die **Indikation zur Amniozentese** wären:

1. Fortgeschrittenes Lebensalter der Mutter (Gefahr eines Down-Syndroms, da das Risiko von 1:2000 Lebendgeburten bei einer 20–25jährigen Mutter auf 1:40 Lebendgeburten der 45jährigen Mutter ansteigt);
2. Träger einer X-gebundenen Erkrankung (z. B. Hämophilie A, Muskeldystrophie Typ Duchenne);
3. Biochemische Erkrankungen (siehe Tab. 30-2);
4. Chromosomenstörungen der Eltern;
5. Frühere Trisomie;
6. Neurale Defekte (z. B. Anenzephalie, Meningomyelozele).

Bei mehreren tausend berichteten Fällen lag die Morbidität bei ungefähr 1%. Für die Mutter besteht die mögliche Komplikation in einer Infektion und Blutung, für den Fetus liegt das Risiko im Abort, der Punktion und einer möglicherweise induzierten Mißbildung.

Durch Chromosomenveränderungen bedingte Erkrankungen

Häufigkeit

Chromosomenveränderungen finden sich überraschend häufig. Bei Spontanaborten fand man in 10–20% Chromosomenabnormitäten. Am häufigsten sind Triploidien, Trisomie 18 und 45 X0 anzutreffen. Bei Lebendgeburten ist die Trisomie der Heterosomen am häufigsten. Der Genotyp XXX findet sich einmal bei 1000 weiblichen Geburten, der XXY-Typ zweimal auf 1000 männliche Geburten. Das Down-Syndrom (Mongolismus, Trisomie 21) ist die am häufigsten auftretende autosomale Anomalie. Die Frequenz liegt bei 1:2000 bei 25jährigen Müttern und bei 1:100 bei Müttern im 40. Le-

Tabelle 30-2. Hereditäre Erkrankungen, die in utero erkannt werden können

Erkrankung	Pränatale Diagnose
Ahornsirup[urin]-Krankheit	Möglich
Akatalasie	Ja
Anenzephalie	Ja
Arginosuccinaturie	Ja
Citrullinämie	Ja
Fabrysche Erkrankung	Ja
Fabersche Erkrankung	Ja
Fukosidose	Ja
Galaktosämie	Ja
Gauchersche Erkrankung, Erwachsenentyp (1)	Ja
Gauchersche Erkrankung, Erwachsenentyp (2)	Ja
Gauchersche Erkrankung, Jugendlichentyp (3)	Unsicher
Glykogenspeicherkrankheit, Typ 2	Ja
Glykogenspeicherkrankheit, Typ 3	Ja
Glykogenspeicherkrankheit, Typ 4	Ja
GM$_1$ Gangliosidose, Typ 1 (generalisiert) (viszerale Tay Sachs-Erkrankung)	Ja
GM$_1$ Gangliosidose, Typ 2 (juvenil)	Ja
GM$_2$ Gangliosidose, Typ 1 (Tay Sachs-Erkrankung)	Ja
GM$_2$ Gangliosidose, Typ 2 (Sandhoffsche Erkrankung)	Ja
GM$_2$ Gangliosidose, Typ 3 (juvenil)	Ja
Homozystinurie	Ja
Hyperammonämie, Typ 1	Möglich (?)
Hyperammonämie, Typ 2	Möglich
Hyperargininämie	Ja
Hypercholesterinämie (familiäre)	Ja
Hyperglycinämie	Möglich
Hyperlysinämie (persistierend)	Möglich (?)
Hypervalinämie	Ja
Intermittierende („branched chain") Ketonurie	Möglich
Isovalerianazidämie	Ja
Kongenitale Nebennierenhyperplasie	Ja, aber spät in der Schwangerschaft
Kongenitale erythropoetische Porphyrie	Möglich
Krabbesche Erkrankung	Ja
Lactossylceramidose	Möglich
Lesch-Nyhan-Syndrom	Ja
Lysosomaler saure Phosphatasenmangel	Ja
Mannosidose	Ja
Metachromatische Leukodystrophie	Ja
Methylmalonazidurie (auf B$_{12}$ nicht ansprechend)	Ja
Methylmalonazidurie (auf B$_{12}$ ansprechend)	Ja
Methylentetrahydrofolatmangel	Ja
Mukopolysaccharidose, Typ 1 (Hurler-Syndrom)	Ja
Mukopolysaccharidose, Typ 2 (Hunter-Syndrom, schwere Form)	Ja
Mukopolysaccharidose, Typ 2 (Hunter-Syndrom, leichte Form)	Ja
Mukopolysaccharidose, Typ 3 (San Filippo A-Syndrom)	Ja
Mukopolysaccharidose, Typ 3 (San Filippo B-Syndrom)	Ja
Mukopolysaccharidose, Typ 4 (Morquio-Syndrom)	Ja
Mukopolysaccharidose, Typ 5 (Scheie-Syndrom)	Ja
Mukopolysaccharidose, Typ 6 (Maroleaux-Lamy-Syndrom)	Ja
Orotazidurie	Ja
Phenylketonurie	Möglich (?)
Phosphohexaseisomerasemangel	Möglich
Pyruvatdecarboxylasemangel	Ja
Refsum-Syndrom	Ja
Sichelzellenanämie	Ja
Spina bifida	Ja
Sphingomyelinose, Typ A (Niemann-Pick-Erkrankung, akuter neuropathischer Typ)	Ja
Sphingomyelinose, Typ B (keine ZNS-Beteiligung, chronische Form)	Ja
Sphingomyelinose, Typ C (ZNS-Beteiligung, subakute Form)	Ja

Tabelle 30-2. (Fortsetzung)

Erkrankung	Pränatale Diagnose
Sphingomyelinose, Typ D (Nova Scotia Form)	Unsicher
Thalassämie	Ja
Testikuläre Feminisierung	Möglich
Vitamin B_{12}, metabolischer Defekt	Möglich
Wolmansche Erkrankung	Ja
Xeroderma Pigmentosum	Ja
Zystinose	Ja
Zystinurie	Ja

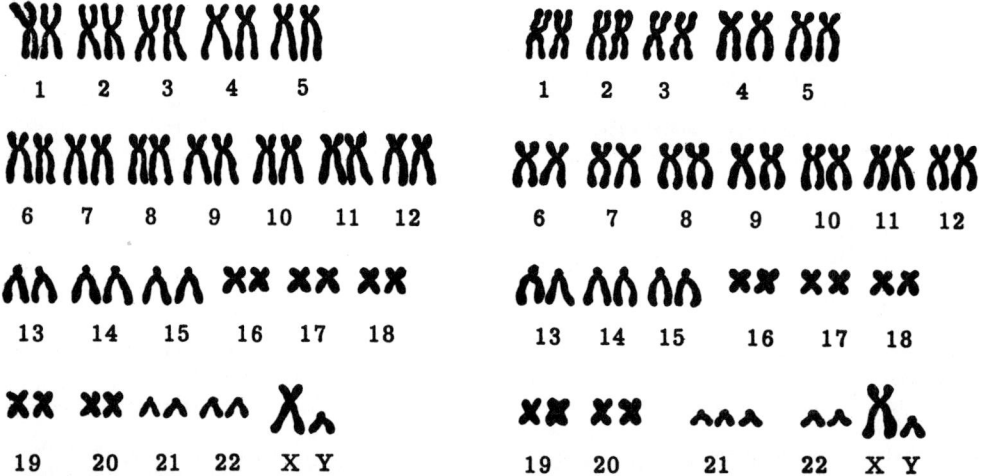

Abb. 30-12. Karyotypen: Links: normaler Mann. Rechts: Down-Syndrom (Mongolismus), beachte die Trisomie 21. Wiedergabe mit Erlaubnis der Autoren: Krupp, M.A. et al.: Physician Handbook. 20th ed. Lange 1981

bensjahr. Die Trisomie 13 findet sich bei 0,3 von 1 000 Geburten und die Trisomie 18 bei 0,2 von 1 000 Lebendgeburten.

Erkrankungen durch Veränderungen des X- und Y-Chromosoms

Die meisten Veränderungen der geschlechtsbestimmenden Chromosomen sind mit dem Leben vereinbar und rufen keine besonderen Abnormitäten des Phänotypus hervor. Sie gehen mit Ausnahme des Turner-Syndroms (X0) mit einer Vermehrung der Heterosomen einher. Sowohl eine Vermehrung der X- als auch der Y-Chromosomen bedingen verschiedene klinische Erscheinungsbilder. Es finden sich (einzeln oder kombiniert) geistige Retardation, Sterilität, abnorme Geschlechtsmerkmale und Skeletmißbildungen. In jüngster Zeit wurde festgestellt,

daß auch eine abnorme Körpergröße durch Heterosomenveränderungen hervorgerufen wird. Patienten mit einem Turner-Syndrom sind kleiner als 1,50 m, Patienten mit mehreren Y-Chromosomen sind größer als 1,80 m. Unspezifische Verhaltensstörungen sind bei multiplen Y-Syndromen häufiger als erwartet. Dies ist die einzige eindeutig gesicherte Beziehung zwischen chromosomalen Defekten und der Psychiatrie.

Derzeit sind weit mehr Personen mit multiplen X-Chromosomen als mit multiplen Y-Chromosomen bekannt. Dies mag darauf zurückzuführen sein, daß wir Suchmethoden für das Y-Chromosom erst seit einigen Jahren besitzen. Die Lyonsche Hypothese besagt, daß bei Patientinnen mit multiplen X-Chromosomen nur ein X-Chromosom genetisch aktiv sei und die genetische Information weitergibt. Die anderen X-Chromosomen würden durch einen unbekannten Mechanismus in der frühen Embryonalphase inaktiv. Dasselbe erwartet man für das Vorkommen von multiplen Y-Chromosomen. Dafür aber fehlen noch die Beweise.

Tabelle 30-3. Autosomale Erkrankungen

Chromosomendefekt	Klinische Zeichen
1q+	Spitznase, Mikrognathie, lange biegsame Finger, angeborene Herzfehler, Thymus klein oder fehlend.
4p+	Schwere psychomotorische und Wachstums-Retardierung. Mikrozephalie, abnorme Gesichtszüge, Wirbel- und Beckendeformierung.
4p– (Wolf-Syndrom)	Schwere Wachstums- und geistige Retardierung, Schädeldefekte, Krämpfe, abnorme Gesichtszüge, Hypospadie.
4q+	Erniedrigtes Geburtsgewicht, geistige Retardierung, Hypotonie, vorzeitiger Fontanellenverschluß.
5p– („Cri-du-chat"-Syndrom)	Mikrozephalie, katzenähnlicher Schrei, abnorme Gesichtszüge, abnorme Dermatoglyphen, niedriges Geburtsgewicht.
5q–	Langanhaltende nicht regenerierende makrozytäre Anämie.
7q+	Erniedrigtes Geburtsgewicht, geistige Retardierung, feine Haare, weite Fontanelle, abnorme Gesichtszüge, Knochendeformierungen (Kyphoskoliose, Hüftdislokation).
8+ (Trisomie 8)	Leichte geistige Retardierung, Strabismus, Skeletdefekte (Rippen, Wirbel).
8p+	Kleine Hände mit kurzem 5. Finger und dysplastische Zehennägel.
8q–	Geistige Retardierung, eingeschränkte Gelenkbeweglichkeit, Anomalien der Rippen und Wirbel.
9p+	Geistige Retardierung; mäßige Mikrozephalie, Kurzschädel, abnorme Gesichtszüge, abnorme Dermatoglyphen, Hypoplasie der Phalangen.
9p–	Geistige Retardierung, Hypertonie, abnorme Gesichtszüge, angeborene Herzfehler.
t (92+ : 22q–) (Philadelphia-Chromosom)	Assoziiert mit der chronischen myeloischen Leukämie.
9+ (Trisomie 9)	Mikrozephalie, abnorme Gesichtszüge, kleiner Penis, fehlender Hodendeszensus, lange überstreckbare Finger, schwere angeborene Herzfehler.
10q+	Schwere psychomotorische u. Wachstums-Retardierung, abnorme Gesichtszüge, Abnormalitäten der Finger.
11q+	Geistige Retardierung, Hypotonie, abnorme Gesichtszüge, Strabismus.
11q+	Geistige Retardierung, niedriges Geburtsgewicht, abnorme Gesichtszüge, angeborene Herzfehler, Nierenerkrankung.
13+ (Trisomie 13, Trisomie D, Patau-Syndrom)	Schwere geistige Retardierung, angeborene Herzfehler, zerebrale Mißbildungen (Aplasie der Bulbus olfactorius), abnorme Gesichtszüge, niedriges Geburtsgewicht.
132+[d]	Psychomotorische Retardierung, Mikrozephalie, abnorme Gesichtszüge, verzögerte und nicht normale Zahnbildung, vermehrtes fetales Hämoglobin.
13q–	Mikrozephalie, psychomotorische Retardierung, Augen- u. Ohrendefekte, hypoplastische od. fehlende Daumen.
14q+	Geistige Retardierung, Entwicklungsstörung, Krampfanfälle, Mikrozephalie, abnorme Gesichtszüge.
15q+	Schwere psychomotorische Retardierung mit normalem Wachstum, Strabismus, Hypotonie, Krampfanfälle, abnorme Gesichtszüge.
18+ (Trisomie 18, Trisomie E, Edward-Syndrom)	Schwere geistige Retardierung, langer schmaler Schädel mit prominentem Hinterhaupt, kongenitale Herzfehler, Fingermißbildungen, abnorme Gesichtszüge, niedriges Geburtsgewicht.
21+ (Trisomie 21, Down-Syndrom, Mongolismus)	Geistige Retardierung, Kurzschädel, ausgeprägter Epikanthus, Brushfield-Flecke, geringe Entwicklung des Nasensattels, kongenitale Herzfehler, Überstreckbarkeit der Gelenke.
21q– (G I-Deletions-Syndrom, Antimongolismus)	Geistige u. Wachstums-Retardierung, Mikrozephalie, Hypertonie, abnorme Gesichtszüge, Skeletdefekte.
22q+ (Katzenaugen-Syndrom)	Kolobom (Katzenauge) und/oder Analatresie, schwere psychomotorische Retardierung, kongenitale Herzfehler.
22+ (Trisomie 22)	Geistige u. Wachstums-Retardierung, Mikrozephalie, abnorme Gesichtszüge, abnorme Daumen.
22q– (G II-Deletions-Syndrom)	Geistige Retardierung mit Mikrozephalie, abnorme Gesichtszüge. Syndaktylie der Hände.
Monosomie 22	Mäßige geistige Retardierung, antimongoloide Augenstellung, Schaufelhände, abnorme Gesichtszüge.

Veränderungen der Autosomen

Die Autosomen werden viel seltener als die Heterosomen von Veränderungen betroffen. Das hängt jedoch möglicherweise mit dem Mangel geeigneter Suchmethoden für autosomale Aberrationen zusammen, so daß nur schwere Defekte entdeckt werden. (Einzelheiten s. auch Tabelle 30-3.)

Numerische autosomale Anomalien

Trisomie (Chromosomenzahl 47): Die Trisomie 13–15 und Trisomie 17–18 sind seltene Syndrome, die meist mit vielen Veränderungen einhergehen. Meist sind es Kinder älterer Mütter (Durchschnitt 30 Jahre). Gleichzeitig bestehen geistige Retardation sowie multiple Mißbildungen, die schon bei der Geburt erkannt werden können. Kinder mit einer Trisomie 13–15 sind meist behaftet mit schweren Mißbildungen der Augen, Ohren, Mund, Pharynx, Finger, Herz und Nieren. Patienten mit einer Trisomie 17–18 haben Defekte an Händen, Füßen, Ohren, Rachen und Herz. Die durchschnittliche Überlebensdauer beträgt 3 Jahre.

Trisomie 21: Diese Form findet sich bei 95% aller mongoloiden Patienten (Down-Syndrom). Etwa 5% der Fälle zeigen Translokation eines kurzen Armes vom Chromosom 21 zu den Typen 15/21, 21/21 und 22/21 (Abb. 30-3). *Mongolismus* tritt bei etwa 1 pro 600 Neugeborenen auf und ist meistens frühzeitig erkennbar.

Down-Syndrom*

(Mongolismus, Trisomie 21)

Klinische Befunde
A. Hauptsymptome sind: Brachyzephalie mit steil abfallendem Hinterhaupt; enge, nach lateral schräg aufwärts gerichtete Lidspalten; sichelförmige Hautfalte am nasalen Augenwinkel vom Ober- zum Unterlid (Epikanthus); helle, perlenkettenartige Flekken am Irisrand (Brushfield-Flecke), Sattelnase, verdickte Zunge, Vierfingerfurche einer Hand („Affenfurche"), Klinodaktylie des 5. Fingers, deformierte Ohrmuscheln, Nabelbruch; oft angeborene Herzfehler, Nystagmus; allgemeine Bänderschlaffheit; Debilität bis Idiotie.
Bis ins 2. Lebensjahr sind diese Kinder fast auffallend ruhig und bedürfnislos; sie lernen erst Ende des 2. Lebensjahres oder später stammelnd zu „sprechen" und zu laufen, bieten dann aber bereits in ihrer versatilen Ziel- und Planlosigkeit die Zei-

---

* Vgl. auch Kap. 13, S. 651

chen hochgradigen Schwachsinns. Sie werden auch erst verspätet oder nie „sauber".
B. Röntgensymptome: fast horizontale Hüftgelenks-Pfannendächer; elefantenohrartige Beckenschaufeln.

Komplikationen
Infolge mangelhafter Infektresistenz große Erkrankungsquote, meist an Pneumonie, mit dann hoher Letalität (50 bis 75% vor der Pubertät).

Behandlung
Frischzelltherapie sowie Überangebot an Vitaminen u. a. m. sind sinnlos! Evtl. frühzeitig in spezielle Anstaltsbehandlung, wo die Leistungsspuren dieser Kinder gefördert werden können.

Prognose
A. Für den Patienten selbst: 50–75% Sterblichkeit vor der Pubertät.
B. genetisch: Erwartung eines mongoloiden Kindes bei überjungen sowie überalterten (über 40jährigen Primapara) Müttern 1:40 bis 100. Sonstige Erwartung eines 2. solchen Kindes in einer Familie nach einem Mongoloiden: (unter) 1%. Bei Translokations-Genese 21–15: Wahrscheinlichkeit auf 1:3 erhöht, bei solcher 21–21 sogar 100%! Deshalb ist für eine sinnvolle genetische Beratung die Einschaltung eines Fachgenetikers erforderlich (Chromosomen-Analyse).

Trisomie G: Bei dieser Aberration finden sich Kinder mit verschiedenen klinischen Syndromen ohne charakteristischen Phänotypus. Man entdeckt diese Chromosomenanomalie bei Kindern mit einem eigenartigen Gesichtsausdruck und geistiger Retardation bzw. multiplen Mißbildungen.

B. Monosomie (2n = 45): Der erste gut dokumentierte Fall einer Monosomie 21–22 betraf ein geistig zurückgebliebenes, aber trainierbares Mädchen von 3½ Jahre mit nur leichten phänotypischen Veränderungen in Form von abwärtsgerichteten und auswärts verlagerten Augen (antimongoloid), angedeutetem Epikanthus, erweiterten Nasenlöchern, kleinem Mund, kleinen tiefsitzenden Ohren und kleinen, schaufelförmigen Händen.

Strukturelle autosomale Anomalien

A. Deletionen (partielle Monosomie) (2n = 46): Bei Patienten mit schwerer geistiger Retardierung und einem eigentümlichen Gesichtsausdruck finden sich gelegentlich Deletionen der Chromosomen 4, 5, 13 und 18. Bei keinem dieser Syndrome sind jedoch irgendwelche charakteristischen Gesichtsdefekte nachweisbar. Die Ohren können lang, kurz, weich oder abartig geformt sein, die Nase kann breit oder flach sein, bei der Untersuchung der Augen findet man Mikrophthalmie, Schielen, Epikanthus, weiterhin bestehen Gaumenspalten, Mikrognathie und ein Mikrozephalus. Das hochtönende Schreien der Kinder erinnert an Katzengeschrei (Cri-du-chat-Syndrom) und ist mit einer Deletion des kurzen Armes des Chromosoms 5 (5p−) verbunden.

Die übrigen Deletionen zeigen kein charakteristisches Syndrom. Die Defekte sind meist mit dem Leben vereinbar.

B. Chromosom 21 mit Deletion des langen Armes nennt man **Philadelphia-Chromosom.** Man findet es bei der chronisch-myeloischen Leukämie (s. unten).

Krebs

Untersuchungen von Krebspatienten weisen darauf hin, daß genetische Faktoren nur in einem sehr geringen Prozentsatz der Fälle eine Rolle spielen. Bei Karzinomen des Magens, der Brust, des Kolons, der Prostata und des Endometriums ist ein hereditärer Faktor mit seitenspezifischer Basis beteiligt, denn Verwandte eines Patienten mit diesen malignen Erkrankungen haben ein dreifach höheres Risiko, dieselbe Krebserkrankung zu bekommen. Nur selten werden die Mendelschen Erbgesetze deutlich. Im allgemeinen ist die Ursache bei der Mehrzahl der Krebsfälle unbekannt.

Chromosomen und Malignität

A. Syndrome bei Chromosomenbrüchen: Sechs erbliche Erkrankungen − Blooms-Syndrom, Fanconi-Anämie, Glutathionreductase-Mangel, Kostmannsche Agranulozytose, perniziöse Anämie und das Mme-Louis-Bar-Syndrom (Ataxiateleangiektasie) − neigen zu Chromosomenbrüchen und Reunionen in vitro. Bei allen sechs Krankheiten kommt es gehäuft zu Krebsen, primären Leukämien und Lymphomen. Vorläufig jedoch sind noch alle Erklärungen über Chromosomenbrüche als Krebsursache spekulativer Natur.

B. Leukämie: Die Trisomie 21 ist die einzige zytogenetische Erkrankung mit einer klaren Beziehung zur Leukämie. Kinder mit einer Trisomie 21 haben ein 20fach erhöhtes Risiko zur Entwicklung einer akuten Leukämie. Bei zytogenetischen Studien der Leukämie fand man zahlreiche Abnormitäten. Lediglich bei der chronisch-myeloischen Leukämie besteht eine konstante und signifikant nachweisbare Aberration (s. unten). Bei akuten Leukämien fand man in ca. der Hälfte der Fälle Chromosomenveränderungen. Meist handelt es sich um Aneuploidien, wobei jedoch nie ein bestimmtes Chromosom oder eine bestimmte Chromosomengruppe im Vordergrund stehen. Gegebenenfalls manifestiert sich der chromosomale Defekt während der Dauer der Erkrankung. Falls er bei einer Remission verschwindet, tritt er erneut mit Wiedereinsetzen der Leukämie auf. Das Christchurch-(Ch)-Chromosom wurde als familiär auftretendes Markierungschromosom identifiziert. Andere myeloproliferative Erkrankungen zeigten keine Chromosomenveränderungen.

Chronisch-myeloische Leukämie (CML)

Bei vielen Patienten mit einer CML läßt sich im peripheren Blut und im Knochenmark vor und nach Behandlung ein abnormales Chromosom (Ph = Philadelphia-Chromosom) nachweisen. 1973 entdeckte Rowley, daß das Ph-Chromosom eine Translokation zwischen Chromosom 22 und 9 ist. Kürzlich wurde die Translokation auch zwischen Chromosom 21 und 2, 19 und Homolog 22 gefunden − ohne Unterschiede im klinischen Bild der Erkrankung. Aufgrund dieses Chromosomendefektes kann man Patienten mit einer CML in zwei Gruppen einteilen: Ph-positive und Ph-negative. Ph-positive Patienten sind klinisch und hämatologisch typisch in der Erscheinungsform, sie sprechen sofort auf die Chemotherapie an, sind chemotherapeutisch leicht kontrollierbar, das Durchschnittsalter zur Zeit der Diagnose beträgt 48 Jahre, sie leben länger als Ph-negative Patienten. Das Ph-negative Patientenkollektiv (Durchschnittsalter 66 Jahre) ist klinisch und hämatologisch heterogen. Die meisten Kranken sprechen kaum auf die Behandlung an und sterben im ersten Jahr nach der Diagnosestellung. Es scheint also, daß Patienten mit einem Ph-Chromosom prognostisch günstiger als Ph-negative beurteilt werden können. Eine exakte Signifikanz steht jedoch noch aus.

Untersuchungen bei Patienten mit akuter myeloischer Leukämie zeigten wiederholt keine spezifische chromosomale Abweichung. Wichtig war jedoch, daß der Patient eine oder mehrere normale Metaphasen im Knochenmark hatte, da dies eine Erneuerung mit normalen Zellelementen nach der Behandlung der Leukämie bedeutet. Hat ein Patient dagegen keine normalen Metaphasen, wird er auf die Behandlung zunächst ansprechen, aber einen schlechten klinischen Verlauf zeigen.

C. Lymphome: Lymphome und andere solide Tumoren haben keinen charakteristischen Karyotyp. Meist findet sich eine Hyperploidie. Man fand in jüngster Zeit Deletionen des kurzen und langen Armes der Chromosomen E 17–18 in einigen Fällen von M. Hodgkin, Brill-Symmers und Retikulumzellsarkom. Man nannte diese Aberration das Melbourne-Chromosom und nimmt einen Zusammenhang mit den genannten Erkrankungen an.

D. Solide Tumoren: Einige Untersucher führten Karyotypuntersuchungen bei soliden Tumoren durch, bei denen man pathologische Mitosen und vergrößerte Zellkerne findet. Bislang konnte man jedoch noch kein Charakteristikum für einen bestimmten

Tumortyp finden. Gewisse allgemeine Schlußfolgerungen ließen sich aus diesen Untersuchungen jedoch ziehen:

1. *Veränderungen von Chromosomenzahl und -struktur:* Häufig findet man echte oder Pseudohyperploidien. Meist besteht eine Vermehrung von Chromosomen der bekannten Gruppen, nur gelegentlich tritt ein Markerchromosom auf. Weiterhin kommen Brüche und Reunionen vor.

2. *Große Streubreite der Chromosomenzahlen:* Im Gegensatz zu normalem Gewebe findet sich bei Tumoren fast immer ein breitbasiges Histogramm. Die Stammlinie ist nicht charakteristisch für irgendeinen Tumor.

3. *In jedem Tumor finden sich eine von 2 Stammlinien.* Stammzellen sind Mitosen mit gleicher Kernschleifenzahl und Struktur, die statistisch am häufigsten in einer Zellpopulation vorkommen. Diese Stammzellen sind meist für einen bestimmten Tumor charakteristisch und werden durch die Behandlung nicht verändert. Struktur und Zahl der Chromosomen eines malignen Ergusses oder von Metastasen unterscheiden sich meist nicht vom Ausgangstumor. Interessanterweise haben Tumoren mit denselben histologischen Kriterien nicht die gleichen Chromosomenveränderungen.

E. Gonadendyskinesie: Eine Übersicht der klinischen Literatur zeigt, daß Patienten mit Gonadendyskinesie jeden Types ein 25%iges Risiko maligner Entartung in ihren Gonaden haben, wenn ihr Karyotyp ein Y-Chromosom enthält. Es wird keine spezifische Entartung gefunden, jedoch ist das Gonadoblastom der häufigste Typus.

Chromosomen und ionisierende Strahlen

Die Hauptgefahr der ionisierenden Strahlen besteht nicht bei den letalen Dosen, sondern durch die niedrigen Dosen. Durch sie werden Änderungen des genetischen Materials hervorgerufen, die sich weiter vererben. Chromosomenaberrationen fanden sich nach diagnostischen und therapeutischen Anwendungen von Röntgenstrahlen als auch von β- und γ-Strahlen (z. B. ^{131}J, ^{32}P). Diese Strahlen wirken je nach Einstrahldauer und Halbwertszeit des Isotops. Bei In-vitro-Studien konnte eine direkte Korrelation zwischen Strahlendosis und Anzahl der Chromosomenabnormitäten gefunden werden.

Viren, Chemikalien und Chromosomen

Daß Viren und Chemikalien Chromosomenaberrationen bei Pflanzen und Tieren induzieren, ist seit mehr als einem halben Jahrhundert bekannt. Aus methodischen Gründen wurden jedoch erst im letzten Jahrzehnt Prüfungen an menschlichen Chromosomen durchgeführt. Nach Masern und Windpokkenerkrankungen finden sich noch viele Monate nach der klinischen Genesung Chromosomenveränderungen in den Leukozyten. Weiterhin führen Ozon, analoge und intermediäre Metaboliten von Nukleinsäuren sowie alkylierende Substanzen zu Chromosomenschäden. Arbeiten aus jüngster Zeit beweisen Chromosomenveränderungen bei Arbeitern, die mit leukämogenem Benzin zu tun hatten. Kürzlich wurde bei Patienten, welche Azathioprin und orale Kontrazeptiva nahmen, ein gehäuftes Auftreten von Chromosomenbrüchen nachgewiesen. Es ist zu hoffen, daß neuere Untersuchungen für unser Verständnis für „spontane" Chromosomenschäden ebenso wie für die chemische Karzinogenese beitragen.

Genetische Beratungen

Die Grundvoraussetzung für eine genetische Beratung ist die Stellung einer einwandfreien Diagnose. Dies ist insbesondere deshalb wichtig, seitdem bekannt ist, daß verschiedene Stoffwechseldefekte, besonders biochemische Veränderungen, stark unterschiedliche Erbgänge und Prognosen haben. In gewissen Fällen kann die intrauterine Diagnose durch Amniozentese (s. S. 1304) das Problem klären helfen. Zur Aufklärung der Vererbungsform muß eine subtile Anamnese von vielen Familienmitgliedern erhoben werden. Es müssen sowohl gesunde als auch suspekte Verwandte mit einbezogen werden. Ist die Diagnose der Erbkrankheit einwandfrei geklärt, obliegt es dem Arzt, der Familie die erbliche Natur der Erkrankung, die Chance von Wiederholungen und die Skala der Defektmöglichkeiten nahezubringen. Der Arzt muß sich jedoch vor allem bei der Information und den Empfehlungen gegenüber der Familie von seinem Hausverstand leiten lassen. Die Aufklärung soll den Eltern die Entscheidung erleichtern, ob sie sich noch weitere Kinder wünschen sollen. Humangenetische Institute mit Beratungsstellen stehen dem Arzt zur Erleichterung dieser Aufgabe zur Seite. **Genetische Beratungen werden in der Bundesrepublik, in Österreich und in der Schweiz vor allem an folgenden Stellen durchgeführt*:**

---

* aus: Fuhrmann/Vogel, Genetische Familienberatung, 3. Aufl.; Heidelberger Taschenbücher, Bd. 42, Berlin-Heidelberg-New York: Springer 1982

Bundesrepublik Deutschland:

Berlin	Heubnerweg 6 1000 Berlin 19 Telefon 0 30/3 20 33 76
Bochum	Universitätsstraße 150 4630 Bochum 1 Telefon 02 34/7 00 56 00
Bonn	Wilhelmstraße 31 5300 Bonn 1 Telefon 0 22 21/65 29 81 App. 346 od. 347
Braunschweig	Gaußstraße 17 3300 Braunschweig Telefon 05 31/3 91 25 30
Bremen	Leobenerstraße 2800 Bremen 33 Telefon 04 21/2 18 23 90 Horner Straße 60–70 2800 Bremen 1 Telefon 04 21/4 97 55 69
Düsseldorf	Universitätsstraße 1 Gebäude 2312 4000 Düsseldorf 1 Telefon 02 11/3 11 23 55 od. 39 63
Erlangen	Bismarckstraße 10 8520 Erlangen Telefon 0 91 31/85 23 19
Essen	Hufelandstraße 55 4300 Essen 1 Telefon 02 01/7 23 25 60 od. 25 61
Frankfurt	Kennedyallee 123 6000 Frankfurt/Main 70 Telefon 06 11/63 01 56 78
Freiburg	Albertstraße 11 7800 Freiburg Telefon 07 61/2 03 46 39
Gießen	Schlangenzahl 14 6300 Gießen Telefon 06 41/7 02 41 15 od. 41 46
Göttingen	Nikolausberger Weg 5a 3400 Göttingen Telefon 05 51/39 75 90
Hamburg	Martinistraße 52 2000 Hamburg 20 Telefon 0 40/4 68 31 20 Rübenkamp 148 Haus 36 2000 Hamburg 60 Telefon 0 40/6 18 54 00
Hannover	Karl-Wiechert-Allee 9 3000 Hannover 61 Telefon 05 11/5 32 32 00 od. 32 01

Heidelberg	Im Neuenheimer Feld 328 6900 Heidelberg 1 Telefon 0 62 21/56 38 91
Homburg	Universitätskliniken, Bau 68 6650 Homburg Telefon 0 68 41/16 22 72
Kiel	Schwanenweg 24 2300 Kiel Telefon 04 31/5 97 27 90 Schwanenweg 20 2300 Kiel Telefon 04 31/5 97 38 78
Lübeck	Ratzeburger Allee 160 2400 Lübeck Telefon 04 51/5 00 29 31
Mainz	Große Langgasse 29 6500 Mainz Telefon 0 61 31/1 07 91 (Zentrale)
Marburg	Bahnhofstraße 1 A 3550 Marburg/Lahn Telefon 0 64 21/28 22 13
München	Richard-Wagner-Straße 10/I 8000 München 2 Telefon 0 89/5 20 33 81 Goethestraße 29 8000 München 2 Telefon 0 89/51 60 37 20 od. 5 99 63 40
Münster	Vesaliusweg 12–14 4400 Münster Telefon 02 51/83 54 22 od. 54 23
Tübingen	Wilhelmstraße 27 7400 Tübingen Telefon 0 70 71/29 64 58
Ulm	Oberer Eselsberg 7900 Ulm/Donau Telefon 07 31/1 76 32 54 Prittwitzstraße 6 7900 Ulm/Donau Telefon 07 31/1 79 40 11

Schweiz:

Basel	Universitäts-Kinderklinik Römergasse 8, CH-4000 Basel
Genf	Institut für Humangenetik Universität, CH-1206 Genf
Zürich	Universitäts-Kinderklinik Cytogenetisches Labor, CH-8032 Zürich

Österreich:

Graz	Institut für Medizinische Biologie und Humangenetik Hans-Sachs-Gasse 3, A-8045 Graz

Literatur: Kapitel 30.
Humangenetik

Becker, P.E. (Hrsg.): Humangenetik. Stuttgart: Thieme 1968–1976.

Bresch, C., Hausmann, R.: Klassische und molekulare Genetik. Berlin-Heidelberg-New York: Springer 1972.

Burgio, G.R., Fraccaro, M., Tiepolo, L., Wolf, U. (Edit.): Trisomy 21 (An International Symposium Rapallo 1979 [veröffentlicht als Supplement der Zeitschrift „Human Genetics"]). Berlin-Heidelberg-New York: Springer 1981

Fuhrmann, W., Vogel, F.: Genetische Familienberatung (Heidelberger Taschenbücher, Bd. 42). Berlin-Heidelberg-New York: Springer 1982.

Göltenboth, F. (Hrsg.): Chromosomenpraktikum. Stuttgart: Thieme 1978.

Gottschalk, W.: Allgemeine Genetik. Stuttgart: Thieme und München: dtv 1978.

Hienz, H.A.: Chromosomen-Fibel. Stuttgart: Thieme 1971.

Kalmus, H.: Genetik. Stuttgart: Thieme 1976.

Langman, J.: Medizinische Embryologie. Stuttgart: Thieme 1980.

Lenz, W.: Medizinische Genetik. Stuttgart: Thieme 1979.

Moser, Hans: Genetische Beratung und Familienplanung. Bern-Stuttgart-Wien: Hans Huber 1980.

Passarge, E.: Elemente der klinischen Genetik. Stuttgart-New York: Gustav Fischer 1979.

Penrose, L.S.: Einführung in die Humangenetik (Heidelberger Taschenbücher, Bd. 4). Berlin-Heidelberg-New York: Springer 1973.

Schreier, K. (Hrsg.): Die angeborenen Stoffwechselanomalien. Stuttgart: Thieme 1979.

Starck, D.: Embryologie. Stuttgart: Thieme: 1975.

Vogel, F., Motulsky, A.G.: Human Genetics. Problems and Approaches. Berlin-Heidelberg-New York: Springer 1979.

Wendt, G.G., Theile, U.: Genetische Beratung für die Praxis. Stuttgart-New York: Gustav Fischer 1975.

Witkowski, R., Prokop, O.: Genetik erblicher Syndrome und Mißbildungen. Wörterbuch für die Familienberatung. Berlin: Akademie-Verlag 1982.

Zankl, H.: Humangenetik (Heidelberger Taschenbücher, Bd. 207). Berlin-Heidelberg-New York: Springer 1980.

31. Onkologie

Die neoplastischen Erkrankungen werden in diesem Buch bei den Organsystemen ihrer Herkunft diskutiert. Jedoch verlangen die Malignität als Allgemeinerkrankung und ihre Bedeutung für die Art der neoplasmatischen Bildung eine besondere Behandlung. Spezielle Probleme der Malignität sind:
1. unerwartete Symptome und Symptomgruppen, die das Auftreten von Neoplasmen begleiten und diagnostische wie therapeutische Wichtigkeit besitzen
2. das Auftreten von Notfallsituationen, die eine schnelle Diagnose und eine energische Therapie verlangen
3. die Krebschemotherapie fortgeschrittener Fälle und
4. die zusätzliche Chemotherapie bei Mikrometastasen von Primärkarzinomen.

Das paraneoplastische Syndrom

Als klinische Manifestationen der Bösartigkeit einer Erkrankung werden für gewöhnlich genannt:
Die Druckwirkungen von lokalem Tumorwachstum, die Infiltration oder metastatische Verpflanzung von Tumorzellen in verschiedene andere Organe oder aber eine „Allgemeinsymptomatik".
Abgesehen von aktiv sezernierenden Tumoren wie z.B. denen der endokrinen Drüsen ist diese „Allgemeinsymptomatik" der Bösartigkeit bei allen anderen Tumoren für gewöhnlich nicht spezifisch. Sie besteht einfach aus Schwächegefühl, Anorexie und Gewichtsverlust.
Beim paraneoplastischen Syndrom jedoch treten unerwartete Symptome auf, die klinische Befunde zur Folge haben, wie man sie sonst bei endokrinen, metabolischen, hämatologischen oder neuromuskulären Erkrankungen findet.
Zum gegenwärtigen Zeitpunkt werden die für diese Wirkungen verantwortlichen Mechanismen in 3 Gruppen gefaßt:
1. Tumorprodukte rufen die Wirkungen hervor (z.B. Karzinoidsyndrom)

2. Durch den Tumor zerstörtes ursprüngliches Gewebe (z.B. Hyperkalzämie bei osteolytischen Knochenmetastasen) als wirksame Substanz
3. Wirkungen unbekannter Mechanismen (z.B. Osteoarthropathie beim Bronchuskarzinom)
In einigen Fällen von paraneoplasmatischem Syndrom mit ektopischer Hormonproduktion wurde im Tumorgewebe selbst das Hormon, welches das Syndrom hervorruft, gebildet und ausgeschieden. Ektopisch gebildete Hormone von Tumoren sind häufig „Prohormone" mit höherem Molekulargewicht als die durch die stärker differenzierte normale endokrine Zelle sezernierten.
Das paraneoplastische Syndrom ist aus folgenden Gründen klinisch sehr bedeutsam:
1. Es tritt mitunter schon bei recht geringfügigem neoplastischen Wachstum auf und kann dem Kliniker ein früher Fingerzeig für bestimmte Tumorarten sein. In manchen Fällen kann diese frühe Diagnose die Prognose günstig beeinflussen.
2. Die pathologisch metabolischen und toxischen Wirkungen, die das Syndrom einschließt, können für das Leben des Patienten eine größere Gefahr darstellen als das zugrundeliegende bösartige Neoplasma (z.B. Hyperkalzämie, Hyponatriämie).
3. Die Effektivität der Krebsbehandlung kann abgelesen werden an der Zurückdrängung des paraneoplastischen Syndroms, und ein Wiederauftauchen dieser Komplikation bedeutet dann immer, daß der Tumor noch nicht ausgeheilt ist. Nicht jede endokrine und metabolische Symptomatik ist in Verbindung mit einer Krebsgeschwulst paraneoplasmatisch. In vielen Fällen sind normale Zellfunktionen nur dadurch ungeheuer in ihrer Größenordnung verändert, daß die Zahl der funktionierenden Zellen stark erhöht ist. Beispiele für eine solche maligne Vermehrung normal funktionierender Zellen sind das Nebennierenrinden- sowie das Inselzell-Karzinom und das Karzinoidsyndrom.
Symptomenkomplexe wie die Hyperkalzämie werden, obwohl man nicht viel über Einzelheiten weiß, durch sehr verschiedene Mechanismen ausgelöst.
Die Hyperkalzämie kann z.B. einmal die Folge einer Parathormonüberproduktion durch Wucherung der Nebenschilddrüsenzellen sein oder aber die Folge eines Osteoklasten-aktivierenden Faktors oder von Prostaglandinen oder von der Sekretion anderer Hormone durch den Tumor oder von di-

Tabelle 31-1. Das Auftreten paraneoplastischer Syndrome und einiger Störungen der inneren Sekretion bei verschiedenen Tumoren

	Bronchus-Karzinom	Mamma-Karzinom	Hyper-nephrom	Neben-nieren-Karzinom	Hepatom	Multiples Myelom	Lym-phom	Thymom	Prostata-Karzinom	Pankreas-Karzinom	Chorion-epi-theliom
Hyperkalzämie	++	++++	++	++	+	++++	+	+	++	+	+
Cushingoid	+++		+	+++				++	+	++	
übermäßige ADH-Sekretion	+++									+	
Hypoglykämie				+	++		+				+++
Gonadotropinüberproduktion	+				+		+				++++
Thyreotropinüberproduktion							+				+++
Polyzythämie			+++		++						
Aplastische Anämie				+			++	++			
Fieber			+++		+		++	++	+	+	
Neuromyopathie	++	++						++			
Dermatomyositis	++	+									
Koagulopathie	+	+			+		++		+++	++	
Thrombophlebitis			+			+			+	+++	
Immunologische Insuffizienz						+++	+++	+++			

rekter Invasion des Skelets durch Metastasen. In allen Fällen ist eine wirksame Behandlung der malignen Geschwulst mit der Normalisierung des Serumkalziums verbunden. Jedoch kann das Syndrom auch symptomatisch behandelt werden.

Die Tabelle 31-1 faßt die mit bestimmten malignen Prozessen einhergehenden, häufig auftretenden paraneoplastischen Syndrome auf Steigerungen der inneren Sekretion zusammen.

Diagnose und Therapie von durch bösartige Erkrankungen hervorgerufenen Notfallsituationen und Komplikationen

Zwar sind bösartige Erkrankungen meist chronischer Natur, aber sie können auch akute Notfallsituationen verursachen. Solche Komplikationen können sein:

a) durch lokales Wachstum des Tumors bedingt, wie z. B. die Kompression des Rückenmarks, die obere Einflußstauung durch Kompression großer Venen und verschiedene maligne Ergüsse.

b) den ganzen Organismus involvierende Allgemeinsymptome wie z. B. Hyperkalzämie, disseminierte intravaskuläre Koagulation, Hyperurikämie, Septikämie und das Karzinoidsyndrom.

Die schnelle und wirksame Behandlung solcher Komplikationen ist einer der wichtigsten Aspekte in der Behandlung bei fortgeschrittenem Krebsleiden.

Die Rückenmarkskompression

Die tumorbedingte Kompression des Rückenmarks macht sich bemerkbar durch progressive Muskelschwäche und Veränderungen in der Sensorik der unteren Extremität, durch Rückenschmerzen und Blockierung des Kontrastmittelflusses bei der Myelographie. Bei folgenden Tumoren ist sie keine seltene Komplikation: bei Lymphomen oder multiplen Myelomen, bei Karzinomen der Lunge, der Prostata, der Mamma und des Kolon sowie bei einigen anderen Neoplasmen.

In 80% der Fälle treten in der Höhe der Erkrankung Rückenschmerzen auf.

Da die Geschwulst für gewöhnlich extradural liegt, wird oft eine Mischsymptomatik gefunden, die auf Irritation sowohl der Nervenwurzeln als auch des Rückenmarks selbst zurückgeht. Die ersten Zeichen einer solchen Kompression können sehr schwer zu finden sein. Jedoch sollte die Möglichkeit dieser Komplikation bei allen Krebspatienten, die über Schwäche in der unteren Extremität und Schmerzen im Rücken klagen, in Betracht gezogen werden. Die Diagnose muß unverzüglich gestellt werden, sonst sind Paraplegien, Tetraplegien und andere irreversible Schädigungen des Rückenmarks die Folge. So ist zum Beispiel eine auf diese Weise entstandene Paralyse bleibend. Auf der anderen Seite können bei Patienten, die rechtzeitig und richtig behandelt werden, alle Funktionen erhalten bleiben. Dies ist besonders wichtig, wenn die Neoplasmen im weiteren Verlauf günstig auf die Krebstherapie ansprechen. Nicht selten verlangt die Rückenmarkskompression das schnelle Eingreifen eines Spezialistenteams. Der Onkologe sollte mit Hilfe des Radiologen, eines Strahlentherapeuten oder eines Neurochirurgen das diagnostische und therapeutische Programm koordinieren. Wenn die Symptome und Untersuchungsergebnisse auf eine Rückenmarkskompression hindeuten, sollte ein Notfallmyelogramm gemacht werden. Dies führt am besten der Neurochirurg durch, der dann nötigenfalls anschließend gleich eine drucklindernde Laminektomie unternehmen kann. Wenn das Myelogramm einen Block zeigt, wird das Kontrastmittel gern im Wirbelkanal gelassen, damit die durch die Behandlung erzielte Durchlässigkeit in einem späteren Röntgenbild nachgewiesen werden kann.

Die **Notfallbehandlung** besteht in:

1. 0,4 mg/kg Mechlorethamin (Chormethin, Stickstofflost) i.v.

2. über 5–7 Tage 60 mg/die Prednison oral mit ausschleichender Dosierung

3. Bestrahlung der betroffenen Region innerhalb 24 Std nach der Diagnose und in relativ kurzer Zeit bis zur Toleranzdosis.

Wenn diese Behandlung unverzüglich ins Werk gesetzt wird, braucht man selten die Laminektomie durchzuführen, außer bei Patienten mit extrem rascher Symptomentwicklung. Die Patienten müssen sorgfältig überwacht werden, da gelegentlich chirurgische Eingriffe notwendig werden.

Wenn der Block, der die Symptome gemacht hat, aufgehoben ist, sollte die Kontrastmittelverteilung im restlichen Teil des Wirbelkanals abgeschätzt werden, da die durch Tumoren und besonders durch das Lymphom bedingten Blocks oft multipel sind.

stinum metastasieren. Sie ist charakterisiert durch sulziges Ödem und flushartige Rötung an Kopf und Nacken sowie durch erweiterte Kopf- und Halsvenen. Die Erkrankung verläuft akut oder subakut. Der Venendruck ist erhöht, und die beidseitige Darstellung der Armvenen (durch Venographie oder Technetium-Szintigraphie) zeigt sowohl einen Block im Fluß des Kontrastmittels in das rechte Herz als auch das reiche Vorhandensein von Kollateralvenen. Oft ist geringes Herzminutenvolumen festzustellen, und es droht der plötzliche Tod durch Kreislaufversagen.

Auch wenn das zugrundeliegende Karzinom zu dem Zeitpunkt des Auftretens dieser Symptomatik unheilbar ist, kann doch die Notfalltherapie eine bis zu 6 Monaten wirksame Palliativmaßnahme sein. Das Auftreten dieser Komplikation ist also keineswegs gleichzusetzen mit dem Lebensende. Da sie aber leicht letal enden kann, sollte die Behandlung innerhalb einiger weniger Stunden eingeleitet werden. Auch wenn die Diagnose „Krebs" nicht histologisch gesichert ist, sollte man wie folgt verfahren, da die Wahrscheinlichkeit, daß ein Neoplasma der auslösende Faktor ist, sehr hoch ist und andererseits eine Thorakotomie oder Mediastinoskopie mit hoher Wahrscheinlichkeit zum Tode führen würden. In solchen unbewiesenen Krebsfällen sollte versucht werden, den Venenblock unzweideutig angiographisch darzustellen. Auch andere Tumorzeichen sollten sich bei der Röntgenkontrolle des Thorax zeigen.

Die **Notfallmaßnahmen** sehen so aus:

1. Cyclophosphamid, 1 g/m^2 i.v., oder 0,4 mg/kg frisch angesetztes Mechlorethamin i.v., um den Tumorschwund einzuleiten.

2. Intravenöse Injektion eines starken parenteralen Diuretikums (wie z.B. Etacrynsäure), um der ödematösen Komponente das Wasser abzugraben.

3. Eine innerhalb von 24 Std einsetzende Bestrahlung, um ein schnelles Verschwinden des Tumors zu gewährleisten; täglich sehr hohe Dosen, dafür aber nur kurze Gesamtbehandlungsdauer.

Bei intensiver Kombinationstherapie werden die Symptome in etwa 90% der Fälle zurückgedrängt. Bei subakuten Fällen genügt die alleinige Bestrahlungstherapie. Die weitere Prognose hängt von der Art des primären Neoplasmas ab. Selbst beim Bronchus-Karzinom sind Fälle berichtet worden, bei denen über einen weiten Zeitraum keine weiteren Symptome auftraten.

Obere Einflußstauung

Die obere Einflußstauung ist eine mitunter tödliche Komplikation des Bronchus-Karzinoms, des Lymphoms und anderer Neoplasmen, die in das Media-

Bösartige Ergüsse

Bei Patienten mit fortgeschrittenen neoplastischen Erkrankungen bereitet die Entwicklung von Ergüssen in geschlossenen Kompartimenten wie dem

Pleuraspalt, dem Herzbeutel und den Peritoneal-
räumen ernste diagnostische und therapeutische
Schwierigkeiten. Die meisten bösartigen Ergüsse
sind keine akuten Notfälle, aber sie können zu solchen werden, wenn sie sich ungewöhnlich rasch
entwickeln oder im Herzbeutel auftreten. Obwohl
die direkte tumoröse Beteiligung der serösen Häute
(tumoröse Verdickung) der häufigste erguβauslö-
sende Faktor zu sein scheint, müssen nicht alle Ergüsse bei Krebspatienten eine solche maligne Genese haben. Gutartige Prozesse wie die Lungenembolie, Verletzungen oder Infektionen (z.B. die Tuberkulose) sowie auch die angeborene Herzinsuffizienz können eine ähnliche Symptomatik hervorrufen. Blutige Ergüsse jedoch sind meist ein Malignitätszeichen. Gelegentlich aber sind sie auch bedingt
durch einen Embolus mit Infarkt oder Trauma.
Chylöse Ergüsse können durch Verlegung des Ductus thoracicus oder durch Lymphknotenpakete
beim Lymphom entstehen.
Histologische Untersuchungen der zelligen Bestandteile der durch Biopsie (Hakennadelbiopsie)
gewonnenen Erguβflüssigkeit sollten beweisen, daβ
der Erguβ wirklich neoplastischer Genese ist, bevor
lokale Therapie angewandt wird. Bei perikardialen
Ergüssen sollte ein Dauer-EKG abgeleitet werden
(V-Ableitung, Perikardiozentesisnadel), damit Veränderungen am Epikard unverzüglich festgestellt
werden können.
Die Therapie maligner Ergüsse sollte der Schwere
der Komplikation angepaßt sein. Ergüsse, die von
Karzinomen der Lunge, der Ovarien oder der
Mamma stammen, verlangen mehr als eine einfache Drainage. Bei anderen Neoplasmen genügt
manchmal diese Behandlung, besonders wenn
gleichzeitig eine wirksame Chemotherapie eingeleitet wird. Die Drainage eines großen Pleuraergusses
kann schnell und relativ sicher mit dem geschlossenen System, das gewöhnlich für Aderlässe verwendet wird, ausgeführt werden. Nachdem die Nadel
durch die Haut des Thorax gestoßen wurde, wird
sie mit einer Vakuumflasche verbunden. Eine in
dieser Weise ausgeführte Thoraxpunktion verlangt
nur sehr geringe Manipulation am Patienten und
verringert die Gefahr eines unbeabsichtigten Pneumothorax, wie sie beim Absaugen mit einer Stem-
pelspritze entsteht. Nach dem Absaugen sind Röntgenaufnahmen durchzuführen, um die Ergebnisse
abzuschätzen und einen Pneumothorax auszuschließen.
Wiederauftretende Ergüsse, die auf wiederholtes
Punktieren nicht ansprechen, können oft durch Instillation von Tetracyclin, Bleomycin, Chinacrin
(Mepacrin) oder Mechlorethamin unter Kontrolle
gebracht werden. Diese Substanzen unterdrücken
oder eliminieren bei etwa 60% der Patienten den tu-
morbedingten Erguβ. Bei einem Aszites haben sich
das alkylierende Mittel Thiotepa und das antibioti-

sche Bleomycin mehr bewährt, da sie weniger örtliche Beschwerden und Schmerzen im Peritonealraum verursachen als die anderen Mittel.
Bei solchen Instillationen geht man folgendermaßen vor:
Die Hauptmenge der Erguβflüssigkeit wird abgesaugt. Während noch Flüssigkeit herausfließt, wird
Tetracyclin (200 mg), Mechlorethamin (20–30 mg),
Thiotepa (30 mg) oder Bleomycin (60 mg) in den
Hohlraum instilliert. Nach der Injektion und dem
Herausziehen der Nadel muß der Patient abwechselnd in verschiedene Lagen gebracht werden, um
die Substanz im ganzen Hohlraum zu verteilen. Am
folgenden Tag wird dann die Restflüssigkeit entfernt. In dem Maße, wie eine Resorption von der
Hälfte des instillierten Mittels von Organen, die
dem Hohlraum anliegen, möglich ist, ist von einer
Behandlung mit diesen Mitteln bei Patienten, die
schon unter einer chemotherapeutisch bedingten
erheblichen Panzytopenie oder einer verminderten
Funktion des Knochenmarks leiden, abzuraten. In
diesen Fällen ist Bleomycin, Chinacrin oder Tetracyclin angezeigt, da sie das Knochenmark nicht
hemmen. Außerdem wird täglich die Residualflüs-
sigkeit abgesaugt. Erbrechen und Schwindel sind
oft Folgen der Mechlorethamininjektion. Diese Nebenwirkungen können jedoch durch prophylaktische Gabe von Antiemetika (Promecon®) vor der
Prozedur und noch eine Zeitlang nachher unter
Kontrolle gebracht werden. Die Bleomycin-Instilla-
tion kann Fieber hervorrufen. Auch können
Schmerzen in der Pleura und Fieber nach der Gabe
von alkylierenden Mitteln, Tetracyclin oder Chinacrin auftreten. Bei letzterem sind die Pleuraschmerzen aber häufiger zu beobachten. Während der akuten Phase sind starke Analgetika indiziert, jedoch
sind sie nach einigen Tagen nicht mehr nötig. Wenn
der Pleuraraum oder die anderen Körperhöhlen auf
diese Weise wirkungsvoll versiegelt wurden, gibt es
für gewöhnlich keine Probleme mehr mit weiteren
Rezidiven.

Hyperkalzämie

Die tumorbedingte Hyperkalzämie ist eine ziemlich
häufig auftretende medizinische Notfallsituation.
Gehäuft tritt sie beim Mamma-Karzinom und beim
multiplen Myelom auf, jedoch wird sie auch bei anderen Krebsen beobachtet. Alle diese Tumoren
müssen nicht erst in die Knochen metastasieren, um
das Syndrom auszulösen. Die typischen Symptome
sind Anorexie, Erbrechen, Schwindelgefühl, Verstopfung und Hyporeflexie. Weiterhin Verwirrungszustände, Psychosen, Tremor und Lethargie
sowie nicht zuletzt ein erhöhter Serumkalziumspie-

gel. Das EKG zeigt oft eine Verkürzung der QT-Strecke. Wenn der Kalziumspiegel im Serum über 12 mg% ansteigt, kann plötzlicher Tod durch Herzarrhythmie oder Asystolie auftreten.

Da der zugrundeliegende Krebs oft noch Jahre nach einer Episode der Hyperkalzämie palliativ behandelt werden kann, muß diese Komplikation durchaus nicht eine schlechte Prognose bedeuten und sollte als medizinischer Notfall energisch behandelt werden. Wenn Zeichen und Symptome einer Hyperkalzämie fehlen, sollte bei leicht erhöhtem Serumkalzium die Messung wiederholt werden, um Laborfehler auszuschließen.

Die **Notfallbehandlung** der auf bösartige Tumoren zurückzuführenden Hyperkalzämie sollte sein:
1. intravenöse Flüssigkeitsgabe, täglich 3 bis 4 Liter
2. kalziumarme Diät
3. 60–80 mg/die orales Prednison, 4–5 Tage lang, langsam ausschleichend
4. Calcitonin i.m. oder i.v.
5. i.v.-Gabe eines potenten Diuretikums (z.B. Etacrynsäure)
6. Für schwere Hyperkalzämien (über 15 mg%) bzw. behandlungsrefraktäre Fälle wird neuerdings Mithramycin, 25 µg/kg i.v. umtägig 2–4× gegeben. Obwohl die Mithramycin-Behandlung häufig wirksam ist, besitzt die Substanz eine hohe Toxizität insbesondere hinsichtlich potentieller Hämorrhagien. Meist sind jedoch nur wenige Behandlungen erforderlich, so daß die Komplikationsrate dadurch gering bleibt und das Medikament zur Initialbehandlung schwerer Fälle gehört.

Natriumphosphatinfusionen sind nicht angebracht, da bei ihnen die große Gefahr besteht, zu dem hypernatriämischen Effekt noch metastatische Kalzifizierung zu bewirken.

Wenn die akute hyperkalzämische Phase beherrscht ist, soll eine allgemeine Krebschemotherapie eingeleitet werden. Beim Mamma-Karzinom kann die Hyperkalzämie nach der Einleitung der Östrogentherapie immer wieder in Schüben auftreten. Meist ist es in diesem Fall ratsam, die Östrogentherapie aufzugeben und zu einer anderen Form der Chemotherapie überzugehen. Wenn eine auch nur geringgradige chronische Hyperkalzämie zurückbleibt, sollte der Patient mit kleinen Dosen Prednison behandelt werden. Behandlungsrefraktäre Fälle der chronischen Hyperkalzämie können gelegentlich mit 1× wöchentlich Mithramycin-Injektion (25 µg/kg i.v.) gebessert werden. Man sollte den Patienten ermuntern, viel Flüssigkeit zu sich zu nehmen, in der Hoffnung, einer Nierenschädigung vorzubeugen.

In den meisten Fällen, wo die zugrundeliegende bösartige Erkrankung auf die Therapie anspricht, läßt auch die Hyperkalzämie nach.

Hyperurikämie und akute Harnsäurenephropathie

Ein erhöhter Harnsäureblutspiegel wird oft bei Patienten mit Neoplasmen beobachtet, die sich einer Krebschemotherapie unterzogen haben. Die Hyperurikämie sollte eher als vermeidbare Komplikation der medikamentösen Therapie betrachtet werden, als daß man sie dem Tumor anlastet. Zumal eine übermäßige Harnsäurebildung prophylaktisch vermieden werden kann.

Zum gegenwärtigen Zeitpunkt tritt das Problem der Hyperurikämie am häufigsten nach der Therapie von hämatologischen Neoplasmen wie der Leukämie, dem Lymphom und dem Myelom auf. Jedoch kann dieses Krankheitsbild auch als Folge jeder Form von bösartigen Tumoren auftreten, bei denen eine schnelle Zellzerstörung das Freisetzen von Nucleinsäurebestandteilen bewirkt. In manchen Fällen wurde es auch ganz einfach versäumt, prophylaktische Maßnahmen zu treffen. Weniger häufig sind bestimmte schnellproliferende Neoplasmen, die einen hohen Nucleinsäure-turnover (z.B. die akute Leukämie) aufweisen, mit einer Hyperurikämie verbunden, auch wenn nicht chemotherapiert wurde. Wenn der Patient darüber hinaus noch ein Benzothiazin-Diuretikum erhält, kann das Problem durch eine verminderte Uratausscheidung kompliziert werden.

Aus diesen Gründen sollten die Routinenachuntersuchungen von chemotherapierten Patienten Messungen des Harnsäurespiegels und Kreatininspiegels ebenso wie ein vollständiges Differentialblutbild einschließen. Eine schnelle Erhöhung des Harnsäurespiegels bewirkt für gewöhnlich bei diesen Patienten keine gichtige Arthritis, jedoch bringt sie die Gefahr einer akuten Uratnephropathie mit sich. Bei dieser Form des akuten Nierenversagens setzen sich die Harnsäurekristalle im distalen Tubulus, in den Sammelrohren und im Nierenparenchym fest. Die Gefahr der Uratnephropathie tritt bei einer Serumkonzentration von über 15 mg% auf, diese kann manchmal 80 mg% erreichen. Die prophylaktische Therapie besteht in 3täglichen Gaben von 300 mg Allopurinol. Ein Tag vor Beginn der Chemotherapie soll die Behandlung mit dieser Substanz eingeleitet werden.

Allopurinol hemmt die Xanthinoxydase und verhindert die Umwandlung von gut löslichem Hypoxanthin und Xanthin in die relativ schlecht lösliche Harnsäure. Patienten, die als Krebstherapie Mercaptopurin oder Azathioprin (Imurek®) erhalten, sollten eine Dosis um 25–35% niedriger als die gewöhnliche Dosis bekommen, wenn sie gleichzeitig mit Allopurinol behandelt werden, da diese Substanz die Wirkung wie auch die Toxizität von Mercaptopurin verstärkt. Die **Notfallbehandlung** bei schwerer Hyperurikämie besteht aus:

1. Steigerung der Diurese durch tägliche Flüssigkeitsgaben (2–4 Liter)
2. Alkalinisierung des Urins mit 6–8 g Natriumbicarbonat täglich, um die Uratlöslichkeit zu erhöhen
3. 300 mg Allopurinol, 3 × tgl. oral
4. in schweren Fällen bei einem Serumuratspiegel von über 25–30 mg% eine Hämodialyse oder Peritonealdialyse.

Cave: Wenn eine Niereninsuffizienz durch Urateinlagerungen erst einmal vorliegt, sind die in Punkt 1 bis 3 aufgeführten Maßnahmen ziemlich gefährlich, ehe nicht eine Möglichkeit zur Ausscheidung der überflüssigen Flüssigkeit gegeben ist.

Da Patienten, die unter der Hyperurikämie leiden, oft am Anfang eines Prozesses stehen, der die Remission des Neoplasmas einleitet, ist die Prognose gut, wenn man der Nierenschädigung zuvorkommen kann.

Bakterielle Sepsis bei Krebspatienten

Viele Patienten mit systemischen Tumoren wie z. B. der Leukämie besitzen eine erhöhte Empfänglichkeit für Infektionen. In einigen Fällen ist dies auf eine tumorbedingte Abwehrschwäche des Organismus zurückzuführen (bei der akuten Leukämie, beim Morbus Hodgkin, dem multiplen Myelom und der chronischen lymphatischen Leukämie). In anderen Fällen liegt der Grund in der immunsuppressiven und knochenmarkschädigenden Wirkung der Chemotherapie. Beide Faktoren können kombiniert sein. Bei Patienten mit akuter Leukämie oder bei Granulozytopenie (unter 600 Granulozyten im mm^3) ist eine Infektion als Notfall zu betrachten. Bei diesen Patienten sowie beim multiplen Myelom und bei der chronischen lymphatischen Leukämie ist Fieber allein kein Beweis für eine Infektion, jedoch geht dort jede Infektion mit Fieber einher. Beim Myelom und bei der chronischen Leukämie findet man häufig Infektionen mit Pneumokokken und anderen gut therapierbaren Keimen, während bei akuter Leukämie oder Panzytopenie öfter mit therapieresistenten Keimen zu rechnen ist. In jedem Fall soll vor Therapiebeginn eine Kultur von geeignetem Material angelegt werden. Mit der antibiotischen Therapie kann jedoch im Regelfall nicht bis zum Eintreffen der Resistenzbestimmungsergebnisse gewartet werden. Nützliche therapeutische Hinweise gibt die einfache Gramfärbung, wenn sich im Sputum, Urin oder Liquor ein vorherrschender Keim finden läßt.

Notfallbehandlung

Die Kombination von einem Cephalosporin und Gentamycin oder Tobramycin hat sich bei akuter Sepsis als ausgesprochen günstig erwiesen, wenn nicht gleichzeitig eine Leukämie oder Granulozytopenie vorliegen. Da es sich um Breitbandantibiotika handelt, sollen Kombinationen dieser Art sorgfältig überlegt angewandt und auf jeden Fall durch spezifische Antibiotika ersetzt werden, sobald die Resistenzbestimmung vorliegt. Die septischen Infektionen mit Pseudomonas sind bei der heutigen intensiven Krebschemotherapie die häufigsten Infektionen bei granulozytopenischen Patienten. Sie verlaufen häufig foudroyant und enden innerhalb 72 Std tödlich. Die sofortige Kombinationstherapie mit Gentamycin und Carbenicillin bietet in solchen Fällen die größten Chancen. Diese beiden Substanzen müssen getrennt appliziert werden, da sie in Mischung miteinander reagieren. Gegen E. coli-Sepsis ist diese Kombination weniger wirksam und wird deshalb nicht angewandt. Bei Leukämie und Agranulozytose ist die initiale Infekttherapie eine Dreierkombination aus einem Cephalosporin, einem Aminoglykosid (z. B. Tobramycin) und Carbenicillin. Sobald jedoch der verantwortliche Keim bekannt ist, sollte die Kombination zugunsten einer spezifischen Therapie abgesetzt werden. Ist dies nicht möglich, soll die Dreierkombination bis zum Verschwinden der Infektion gegeben werden.

Therapeutischen Wert scheint nach bisherigen Erfahrungen die Granulozytentransfusion zu besitzen. Die Methode ist wegen des schwierigen und aufwendigen Vorgehens jedoch nicht allgemein eingeführt und wird im allgemeinen nur bei Krebspatienten mit Granulozytopenie (und Sepsis) verwandt.

Karzinoidsyndrom

Die Tumoren der silberaffinen Zellen sind selten und wachsen für gewöhnlich langsam. Sie haben jedoch die unangenehme Eigenschaft, eine Anzahl kreislaufaktiver Substanzen zu produzieren und zu sezernieren wie das Serotonin, Histamin, Katecholamine und vasoaktive Peptide. Diese Substanzen können schwere akute Kreislaufstörungen herbeiführen, die manchmal tödlich enden.

Karzinoidtumoren entstehen am liebsten im Ileum, Magen oder in den Bronchien. Sie metastasieren relativ früh, obwohl ihr Wachstum recht langsam ist. Die Symptome des Karzinoidsyndroms sind flushartige Rötung des Gesichts, Ödeme an Kopf und Hals (besonders schwere Fälle beim Bronchialkarzinoid), abdominelle Krämpfe und Durchfall, asthmatoide Symptomatik, Endokarderkrankungen (Pulmonal- und Tricuspidalstenose oder -insuffizienz), Teleangiektasien und erhöhte Ausscheidung von 5-Hydroxindolacetessigsäure (5-HIAA). Akute und schwere Symptome treten bei Patienten mit Bronchialkarzinoid auf. Es beginnt gewöhnlich mit einer Phase der Desorientiertheit und mit Tremor, es folgen Fieber und ein Flushzustand, der 3–4 Tage anhalten kann. Auch Hypotonie und Lungenödem wurden beobachtet. Selbst ein auf dem Röntgenbild nur markstückgroßer Herd in der Lunge besitzt die Fähigkeit, das ganze Syndrom hervorzurufen. Der Herd wird oft erst gefunden, wenn die Diagnose „karzinoid" biochemisch gestellt wurde. Deshalb sollten bei allen Patienten mit solcher Symptomatik biochemische Untersuchungen angestellt werden, auch wenn kein verantwortlicher Tumor zu finden ist. Ein quantitativer Urintest auf 5-HIAA ist in den meisten Fällen positiv und bedeutet, daß der Patient täglich etwa 20–30 mg 5-HIAA sezerniert. Der Test kann fälschlicherweise negativ ausfallen, wenn die Patienten Phenothiazine erhielten. Eine falschpositive Reaktion kann nach serotoninreicher Nahrung wie Bananen und Walnüssen beobachtet werden. Dasselbe kann bei Patienten auftreten, die guajaphesinhaltigen Hustensirup erhielten.

Deshalb sollte der Patient einige Tage vor der Urinentnahme keine Drogen zu sich genommen haben. Ein Provokationstest zum Herbeiführen eines Flush ist die Injektion von 5 µg Adrenalin (0,5 ml einer 1‰ Lösung 100fach verdünnt) i. v. Wenn der Test positiv ausfällt erscheinen die Gesichtsröte und eine geringgradige Dyspnoe innerhalb weniger Minuten.

Eine **Notfalltherapie** ist angezeigt bei Patienten mit Bronchialkarzinoid und mit verlängerten Flushperioden. Sie besteht aus einer täglichen oralen Gabe von 15–30 mg Prednison. Diese Behandlung hat eine dramatische Wirkung. Sie wird gewöhnlich über längere Zeit beibehalten.

Der Flush kann eher noch als auf das Serotonin auf die Anwesenheit von Kininen zurückgeführt werden. Kortikosteroide beeinflussen die Wirkung anderer flushvermittelnder Substanzen oft nicht.

Die anderen Manifestationen des Syndroms verlangen gesonderte Behandlung. Die abdominellen Krämpfe und die Diarrhoe können normalerweise mit Tinctura Opii unter Kontrolle gebracht werden. Diese Substanzen werden allein oder zusammen mit einem Serotoninantagonisten wie etwa dem Methysergid gegeben. Phenothiazine oder Cimetidin können auch den Flush zurückdrängen.

Patienten mit intestinalen Karzinoiden können noch 10–15 Jahre allein mit unterstützender Therapie leben. In diesen Fällen ist also eine Krebschemotherapie nicht immer angezeigt.

Wegen der aggressiveren Symptomatik des Bronchialkarzinoids muß eine Chemotherapie mit Zytostatika (etwa Doxorubicin plus Cyclophosphamid)

ins Auge gefaßt werden, wenn eine chirurgische Entfernung nicht möglich ist oder Metastasen vorliegen.

Krebschemotherapie

Die Anwendung von zytotoxischen Substanzen und Hormonen ist eine Spezialwissenschaft geworden. Hier liegen wachsende Behandlungsmöglichkeiten bei Patienten mit vielen Arten von bösartigen und weit fortgeschrittenen Tumoren. Die Behandlung ist im besten Fall von einem auf Onkologie spezialisierten Mediziner oder einem Krebschemotherapeuten zu leiten, der entweder selbst die Behandlung ganz übernimmt oder dem Hausarzt beratend zur Seite steht.

Das Ziel dieses Kapitels ist, den Nichtspezialisten mit einigen nützlichen Informationen über die Arten des fortgeschrittenen Krebses bekannt zu machen, die höchstwahrscheinlich auf die zur Zeit gängigen Chemotherapeutika ansprechen. Außerdem soll auf die Pharmakologie und Toxikologie dieser Mittel hingewiesen und bei der Bewertung der Behandlungsergebnisse geholfen werden. Eine echte Heilwirkung hat die Chemotherapie (vgl. Tab. 31-1a.) im Regelfall nur bei dem Chorionkarzinom der Frau und beim Burkitt-Lymphom. Verschiedentlich sind auch bei manchen Hodentumoren, in manchen Fällen der akuten Leukämie, bei Insulinomen und einigen anderen Tumoren Heilerfolge erzielt worden. Beim Wilms-Tumor steigert die Chemotherapie zusammen mit chirurgischen Maßnahmen und Bestrahlungen die Heilungsrate. Bei einigen weiteren Neoplasmen bringt die Chemotherapie eine deutliche Besserung der Symptome und eine Verlängerung der Lebenszeit wie z. B. bei der akuten Leukämie, dem Ewing-Sarkom und dem Retinoblastom der Kinder; bei Erwachsenen beim Morbus Hodgkin, bei Non-Hodgkin-Lymphomen, Mycosis fungoides, beim multiplen Myelom, der Makroglobulinämie Waldenström, dem Mamma-Karzinom, den Karzinomen des Endometriums, der Schilddrüse, des Magens, der Ovarien und der Prostata sowie beim kleinzelligen Lungenkarzinom. Auch bei Patienten mit einem Karzinom der Blase, des Pankreas, des Larynx und bei der chronischen Leukämie kann mit dieser Behandlung eine Erleichterung der Symptome erzielt werden. Eine Verlängerung der Lebenszeit ist hier aber noch unbewiesen.

Unwirksam ist die gegenwärtige Therapie gewöhnlich beim Lungenkarzinom sowie beim metastasie-

Tabelle 31-1 a. Indikationen für eine zytostatische Therapie

Geringe Therapieerfolge
(Therapieversuch nur in Ausnahmefällen)
   Magenkarzinom
   Kolonkarzinom
   Rektumkarzinom
   Pankreaskarzinom
   Bronchialkarzinom
   Hypernephrom
   Kollumkarzinom

Deutliche Remissionserfolge (auch von längerer Dauer)
(Hormon- oder Chemotherapieversuch zu empfehlen)
   Mammakarzinom
   Prostatakarzinom
   Korpus(uteri)karzinom
   Akute Myeloblastenleukämie
   Lymphosarkom
   Retikulosarkom
   Plasmozytom
Anhaltende Therapieerfolge (bis zu vielen Jahren)
(Eine zytostatische Therapie sollte erfolgen)
   Lymphogranulomatose
   Chorionepitheliom (der Frau)
   Chronische Lymphadenose
   Chronische myeloische Leukämie
   Akute Lymphoblastenleukämie
   Ovarialkarzinom
   Hodentumoren
   Wilmstumoren
   Burkitt-Lymphom

renden Melanom und beim Adenokarzinom des Kolon oder der Gallenblase.

Für Sarkompatienten gab es bis vor kurzem keine wirksame Chemotherapie. Diese Situation verbessert sich durch die Verwendung von Doxorubicin und verschiedener anderer Pharmaka.

Eine Zusammenstellung der Erkrankungen, die auf eine Chemotherapie ansprechen, bietet die Tabelle 31-2.* In einigen Fällen (z. B. Morbus Hodgkin) ist es günstiger, verschiedene Therapiearten zu kombinieren. So sollte bei Stadium I und II des M. Hodgkin neben der Chemotherapie immer eine Bestrahlung durchgeführt werden. Die Tabelle 31-3* zeigt die im allgemeinen verwendeten Dosierungen sowie die Toxizität der benutzten Mittel. Die Dosierungsangaben gelten nur für eine mit nur einem Mittel durchgeführte Therapie. Die Kombinationstherapie, wie sie heutzutage beim fortgeschrittenen Morbus Hodgkin, beim Hodentumor und einigen anderen Neoplasmen angewandt wird, verbindet Chemotherapie mit der Bestrahlungsbehandlung. Andernfalls nimmt die Toxizität unverantwortliche

---

* beide Tabellen befinden sich am Schluß des Kapitels vor dem Literaturverzeichnis und den Therapieschemata (S. 1323 ff.).

Maße an. Diese Kombinationstherapie sollte nur vom Spezialisten angewendet werden, der dann in Notfallsituationen die geeigneten Maßnahmen (z. B. Thrombozytentransfusionen) durchführen kann.

Inzwischen spielt auch die Hormontherapie eine bedeutende Rolle in der Krebsbehandlung (Mamma-, Prostatakarzinom).

Neuerdings gewinnt auch die Immuntherapie (BCG, Levamisol, Interferon, Thymosin) für bestimmte Tumorformen (z. B. Lungenkarzinom Stadium I, Ovarialkarzinom) an Bedeutung. Die Untersuchungen hierfür sind jedoch noch nicht abgeschlossen; gewisse Erfolge erlauben derzeit noch nicht eine gesichertes und endgültiges Urteil.

Zusätzliche Chemotherapie bei Mikrometastasen

Fehlschläge mit der primären und kombinierten Krebsbehandlung sind häufig auf okkulte Mikrometastasen außerhalb des Primärtumors zurückzuführen. Diese entfernten Mikrometastasen finden sich meist bei Patienten mit einem oder mehreren positiven Lymphknoten zur Zeit der Operation (z. B. beim Brustkrebs) und bei Patienten mit Tumoren mit bekannter früher hämatogener Aussaat (z. B. dem osteogenen Sarkom oder beim Wilms-Tumor). Das Risiko einer Metastasierung bei solchen Patienten kann extrem hoch (80%) sein. Nur eine systemische Therapie kann diese Mikrometastasen adäquat bekämpfen. Zahlreiche Arbeiten weisen nach, daß bei bestimmten Tumorerkrankungen eine Kombinations-Chemotherapie wahrscheinlich bessere Ergebnisse zeigt als diejenige mit einer Monotherapie. Eine kombinierte Chemotherapie beim Brustkrebs würde beispielsweise aus „CMF" (Cyclophosphamid-Methotrexat-Fluorouracil) und „D/C" (Doxorubicin-Cyclophosphamid) bestehen.

Toxikologie und Dosisfragen der Chemotherapie

Manche Krebschemotherapeutika haben auch auf schnellproliferierende Zellen im Knochenmark, in der Darmmukosa und in der Haut zytotoxische Wirkungen. Andere Substanzen wie die Vinca-Alkaloide verursachen Neuropathien, und Hormone haben oft psychische Wirkungen.

Die akute und chronische Toxizität der verschiedenen Substanzen wird in Tabelle 31-3 zusammengefaßt.

Tabelle 31-1 b. Schema für die Dosisvarianten bei der Krebschemotherapie

Leukozytenzahl in mm³	Thrombozyten im mm³	Dosis in % der vollen Dosis
>5000	>100000	100%
4000–5000		75%
3000–4000	75000–100000	50%
2000–3000	50000– 75000	25%
<2000	> 50000	0%

Frühzeitiges Erkennen von deutlich toxischen Wirkungen ist wesentlich, um sicher zu gehen, daß das Verhältnis des therapeutischen Nutzen zum toxischen Effekt günstig bleibt. Durch Dosismodifikationen kann man die Nebenwirkungen für gewöhnlich verringern, so daß die Therapie mit relativer Sicherheit durchgeführt werden kann.

Toxische Wirkungen auf das Knochenmark

Die Funktionsbeeinträchtigung des Knochenmarks ist im Regelfall der limitierende Faktor bei der Chemotherapie. Die für gewöhnlich benutzten Kurzzeittherapeutika mit Wirkung auf das Knochenmark sind die oral gegebenen alkylierenden Substanzen (Cyclophosphamid, Melphalan, Chlorambucil) sowie Mercaptopurin, Methotrexat, Procarbazin, Actinomycin D, Vinblastin, Doxorubicin und Fluorouracil. Die wirksamen Dosierungen haben oft eine Funktionsminderung des Knochenmarks zur Folge.

In diesen Fällen kann sich, sofern die Substanz nicht abgesetzt oder die Dosis verringert wird, eine schwere Knochenmarksaplasie mit Panzytopenie, Blutungen und Infektionsneigung entwickeln. Folgende einfache Richtlinien können für gewöhnlich schwere Knochenmarksschädigungen verhindern: Das vollständige Blutbild (mit weißem Blutbild, Differentialblutbild, Hämatokrit und Hämoglobinbestimmung) sollte häufig kontrolliert werden. Bei langzeitiger Therapie sollten die Blutuntersuchungen anfangs wöchentlich durchgeführt werden, und die Zwischenräume zwischen den Untersuchungen sollten nur dann verringert werden, wenn toxische Wirkungen des Präparates über längere Zeit (3–4 Monate) nicht zu erwarten sind und kumulierende toxische Effekte ausgeschlossen werden können.

Bei Patienten mit einem normalen Blutbild sollten die Substanzen von Anfang an mit der vollen Dosierung gegeben werden, und diese sollte dann soweit nötig vermindert werden, statt daß mit einer geringen Dosis angefangen wird und bis zu einer an der hämatologischen Toleranzgrenze liegenden Menge aufgestiegen wird. Wenn man nämlich die Dosis steigert, kann die toxische Wirkung oft nicht in genügendem Maße vorhergesehen werden, besonders beim Auftreten kumulativer Effekte. Au-

ßerdem ist die Markschädigung auf diese Weise oft schwerer.

Die Dosierung der Substanz kann auf einen festen Wert eingestellt werden gemäß den Untersuchungsergebnissen des weißen Blutbildes und des Thrombozytenbildes. Auf diese Weise kann eine sehr feine Dosiskontrolle für die oral gegebenen alkylierenden Substanzen und für die Antimetabolite ausgeübt werden. Eine Anleitung für die Dosismodifizierung gibt die Tabelle 31-1 b. Jedoch können Drogen mit erst spät auftretenden hämatologisch toxischen Wirkungen nicht immer nach einem solchen einfachen Schema gegeben werden. Im allgemeinen sollten sie nur von Spezialisten verwendet werden, die mit der spezifischen Toxizität dieser Substanzen vertraut sind.

Die toxischen Wirkungen etwa von Doxorubicin, Mitomycin, Bleomycin, Mithramycin, Carmustin, Lomustin, Semustin, Daunorubicin, Busulfan und Cytosin-Arabinosid verlangen eine besonders große Aufmerksamkeit während der Behandlung.

Toxische Wirkungen auf den Gastrointestinaltrakt und die Haut

Da die Antimetabolite wie Methotrexat und Fluorouracil ihre Wirkung nur auf schnell proliferierende Zellen entfalten, schädigen sie die Zellen der s,'leimhäute des Gastrointestinaltraktes. Methotrexat hat ähnliche Wirkungen auch auf die Haut. Diese Toxizität ist mitunter deutlicher ausgeprägt als die auf das Knochenmark. Deshalb sollte man routinemäßig bei der Therapie mit solchen Mitteln nach derartigen Veränderungen Ausschau halten. Ein Erythem der Mundschleimhaut ist ein frühes Zeichen der toxischen Wirkung auf die Schleimhäute ganz allgemein. Wenn die Therapie danach noch weitergeführt wird, werden sich Ulzerationen im Mundraum entwickeln. Im allgemeinen ist es sinnvoll, die Mittel beim Auftreten oraler Ulzerationen abzusetzen. Diese Befunde weisen nämlich darauf hin, daß sich auch in anderen Teilen des unteren Gastrointestinaltraktes mitunter recht schwerwiegende Ulzerationen entwickeln. Die Therapie kann jedoch für gewöhnlich wieder aufgenommen werden, wenn das orale Ulkus abgeheilt ist (in einer Woche bis zu 10 Tagen). Die Dosis sollte von diesem Punkt an verringert werden, bis eine Menge erreicht ist, deren Wirkung auf die Mukosa annehmbar ist.

Verschiedene, substanzspezifische toxische Wirkungen

Die Toxizität von verschiedenen Einzelsubstanzen wird in Tabelle 31-3 zusammengefaßt.

Einige dieser Wirkungen sollen jedoch gesondert besprochen werden, da sie bei häufig verwendeten Mitteln auftreten.

A. Durch Cyclophosphamid hervorgerufene hämorrhagische Zystitis: Stoffwechselprodukte des Cyclophosphamid, die auch zytotoxische Wirkungen entfalten, werden im Urin ausgeschieden. Manche Menschen scheinen nun etwas mehr von diesen aktiven Ausscheidungsprodukten herzustellen, als dies normalerweise der Fall ist, Wenn ihr Harn konzentriert wird, können schwere Blasenschäden auftreten. Deshalb ist es im allgemeinen angebracht, den Cyclophosphamidpatienten anzuraten, große Flüssigkeitsmengen zu sich zu nehmen.

Die ersten Symptome einer toxischen Schädigung sind Dysurie und Pollakisurie trotz fehlender Bakteriurie. Bei etwa 20% der Patienten, die diese Substanz erhalten, treten solche Symptome auf. Sollte sich eine mikroskopische Hämaturie entwickeln, ist es angebracht, für eine gewisse Zeit die Droge abzusetzen oder auf ein anderes alkylierendes Mittel überzugehen, die aufgenommene Flüssigkeitsmenge zu erhöhen und ein auf die Harnwege wirkendes Analgetikum wie z. B. Phenazopyridin zu geben. Bei schwerer Zystitis können große Teile der Blasenmukosa abblättern, und man kann über längere Zeit eine sichtbare Hämaturie feststellen. Solche Patienten sollten auf Zeichen von Harnwegsverlegungen untersucht werden. Zytoskopie kann zum Entfernen verstopfender Blutklumpen erforderlich sein.

Patienten, deren Tumor auf Cyclophosphamid anspricht, aber eine schwere Zystitis auf dieses Mittel entwickeln, sollten überhaupt keine anderen Substanzen erhalten, bis sich das Krankheitsbild geklärt hat. Dann sollten sie andere alkylierende Substanzen (Chlorambucil, Melphalan, Stickstofflost) erhalten, da sie eine gleichstarke Wirkung auf den Tumor entfalten, aber nicht diese toxische Wirkungen aufweisen.

B. Vincristin-Neuropathien: Die Neuropathie ist eine toxische Eigenart der Vinca-Alkaloide, die besonders bei Vincristin relevant wird. Die periphere Neuropathie kann motorische, sensorische, autonome Funktionen betreffen oder eine Kombination dieser. Die mildeste Form sind Parästhesien an Fingern und Fußzehen. Bei fortgesetzter Gabe breiten sich diese Erscheinungen auf die proximalen interphalangealen Gelenke aus. In der unteren Extremität kann eine Hyporeflexie beobachtet werden. In der Quadrizepsgruppe entwickelt sich manchmal

eine deutliche Muskelschwäche. An diesem Punkt ist es ratsam, die Vincristintherapie abzusetzen, bis die Neuropathie nachläßt. Ein nützliches Mittel herauszufinden, ob die periphere Neuropathie ausgeprägt genug ist, um die Behandlung zu unterbrechen, sind tiefe Kniebeugen oder der Versuch des Patienten, aus einem Stuhl ohne Zuhilfenehmen der Arme aufzustehen.

Verstopfung ist das erste und häufigste Zeichen der Neuropathie von autonomen Funktionen. Dieses Symptom sollte in jedem Falle schon prophylaktisch angegangen werden, indem der Vincristin-Patient gleichzeitig stuhlerweichende Mittel und milde Abführmittel erhält. Wenn man diese Komplikation nicht weiter beachtet, kann eine schwere Verstopfung mit atonischen Eingeweiden resultieren. Ernsthaftere Einbeziehung des autonomen Nervensystems kann zum *Ileus* mit dem Erscheinungsbild eines akuten Abdomens führen. Die *Blasenneuropathie* ist selten, wenn sie aber auftritt, kann sie sehr schwerwiegend sein.

Die beiden letztgenannten Komplikationen bedeuten eine absolute Kontraindikation für das Weiterführen der Vincristintherapie.

C. Busulfan-Toxizität: Das alkylierende Mittel Busulfan, das häufig bei der Behandlung der chronischen myeloischen Leukämie verwendet wird, hat folgende seltsamen, verzögert auftretenden toxischen Wirkungen:

1. starke Hautpigmentierung

2. ein Syndrom, welches an eine Nebennierenrindeninsuffizienz erinnert

3. fortschreitende Lungenfibrose.

Patienten, bei denen eine der beiden letztgenannten Komplikationen auftritt, sollten Busulfan absetzen und wenn nötig zu einer anderen Substanz, z. B. Melphalan, übergehen. Die Hautpigmentierung ist harmlos. Sie wird für gewöhnlich beim Absetzen der Therapie verschwinden. Wenn dies die einzige Komplikation ist, bleibt der Wechsel auf ein anderes Mittel freigestellt.

D. Methotrexattoxizität und Folsäure: Zusätzlich zu den üblichen Verwendungen des Methotrexat in der Chemotherapie wird diese Substanz zunehmend in sehr hoher Dosierung verabreicht, welche ohne ein Antidot zu fatalen Schädigungen des Knochenmarks oder der Epithelien führen würde. Es ist inzwischen bekannt, daß die Knochenmarktoxizität des Methotrexat völlig durch die frühe Verabreichung des Citrovorumfaktors (Folsäure) gehemmt werden kann. Bei einer Überdosierung von Methotrexat sollte eine Folsäure-Therapie sobald wie möglich, d. h. innerhalb 1 Std, begonnen werden. (Bis zu 75 mg sollten in den ersten 12 Std gegeben werden, anschließend 12 mg i. m. alle 4 Std etwa 6 ×). Eine bewußt verabreichte hochdosierte Methotrexat-Therapie zusammen mit Folsäure sollte nur bei Patienten mit sehr guter Nierenfunktion in

Erwägung gezogen werden. Tägliche Überprüfungen des Serum-Kreatinin-Wertes sind daher obligatorisch.

E. Bleomycintoxizität: Dieses Antibiotikum wird zunehmend bei der Krebschemotherapie aufgrund seiner Wirkungen auf squamöse Zellkarzinome, Hodgkin-, Non-Hodgkin-Lymphome und testikuläre Tumoren verwendet. Bleomycin ruft Ödeme der interphalangealen Gelenke und Verhärtungen der palmaren und plantaren Haut hervor, gelegentlich auch eine anaphylaktische oder Serum-Reaktion bzw. auch eine ernste bis letale Lungenreaktion. Wenn ein Husten ohne Auswurf, Dyspnoe und pulmonales Infiltrat sich entwickeln, muß das Medikament abgesetzt und Antibiotika wie hochdosierte Kortikosteroide müssen gegeben werden. Fieber allein ist kein Hinweis auf die Lungentoxizität und kann durch Prednison verhindert werden. Ungefähr 1% der Patienten können eine schwere oder sogar fatale Hypotonie nach der Initialdosis von Bleomycin entwickeln. Es sollte daher zunächst eine Testdosis von 5 mg verabreicht werden.

F. Doxorubicin-induzierte Myokarditis: Doxorubicin und Daunomycin haben eine verzögert auftretende kardiale Toxizität. Das Problem ist vorrangig bei Doxorubicin, da dieses Medikament eine führende Rolle in der Behandlung von Sarkomen, Brustkrebs, Lymphomen und anderen soliden Tumoren spielt. Kürzliche Untersuchungen weisen darauf hin, daß reversible Veränderungen der Funktion des linken Ventrikels und damit der Herzdynamik auftreten können. Wiederholte echokardiographische Untersuchungen können diese Störungen aufdecken. Ältere Patienten mit ausgeprägten kardialen Symptomen oder Erkrankungen sollten Doxorubicin nicht nehmen, auch sollte kein Patient eine Gesamtdosis über $550 \, mg/m^2$ erhalten. EKG-Kontrollen sollten regelmäßig durchgeführt werden.

G. Reaktionen gegenüber BCG: BCG wird als unspezifisches Immunostimulanz und auch in der Chemo-Immunotherapie verwendet. Bei Verabreichung von BCG tritt meist Fieber auf und als gelegentliche Komplikation eine sog. systemische BCG-Erkrankung, welche sich als rekurrierendes Fieber und Dysfunktion der Leber manifestiert (Behandlung mit Tuberkulostatika, vgl. Kap. 6).

H. Cisplatin-Nephro- und Neurotoxizität: Cisplatin ist besonders beim Hoden-, Blasen- und Ovarialkarzinom wirksam. Übelkeit und Erbrechen sind seine üblichen Nebenwirkungen, mögliche Nephrotoxizität und Neurotoxizität seine ernsten. Vermehrte Flüssigkeitszufuhr plus Mannitoldiurese können die Nephrotoxizität mindern helfen. Die Neurotoxizität des Cisplatin äußert sich in Neuropathien, die auf eine durch Cisplatin bedingte Hypomagnesiämie zurückzuführen sind. Die Behandlung besteht in parenteraler Zufuhr von Magnesiumsulfat.

Tabelle 31-2. Bösartige Tumoren und ihre Behandlung mit Chemotherapeutika

Diagnose	Gegenwärtige Therapie der Wahl	Andere wertvolle Therapeutika
Akute lymphatische Leukämie	Einleitung: Vincristin und Prednison, Rezidivprophylaxe: 6-Mercaptopurin, Methotrexat und Cyclophosphamid in verschiedenen Kombinationen	Doxorubicin, Cytosin-Arabinosid, L-Asparaginase, Daunorubicin, Carmustin, Teniposid (VM 26) – Allopurinol[a]
Akute myeloische Leukämie	Kombinationstherapie: Thioguanin, Cytosin-Arabinosid und Daunorubicin oder Doxorubicin, Vincristin, Cytosin-Arabinosid, Prednison	Methotrexat, Mercaptopurin; Allopurinol[a]
Chronische myeloische Leukämie	Busulfan	Vincristin, Mercaptopurin, Melphalan, Cytosin-Arabinosid, Hydroxyharnstoff, Allopurinol[a]
Chronische lymphatische Leukämie	Chlorambucil und wenn angezeigt Prednison	Vincristin, Androgene[a], Allopurinol[a], Doxorubicin
M. Hodgkin (Stadien III u. IV)	Kombinationstherapie: Mechlorethamin, Vincristin, Procarbazin, Prednison („MOPP")	Vinblastin, Doxorubicin, Bleomycin, Lomustin, Teniposid (VM 26), Dacarbazin
Andere Lymphome (Non-Hodgkin-Lymphome)	Kombination: Cylophosphamid, Vincristin, Prednison, Doxorubicin	Bleomycin, Carmustin, Lomustin, Teniposid (VM 26); BCG
Multiples Myelom	Melphalan und Prednison	Cyclophosphamid, Vincristin, Carmustin, Doxorubicin, Vindesin, Procarbazin, Androgene[a], Interferon

Tabelle 31-2. (Fortsetzung)

Diagnose	Gegenwärtige Therapie der Wahl	Andere wertvolle Therapeutika
Makroglobulinämie	Chlorambucil	Melphalan
Polycythaemia vera	Busulfan, Chlorambucil oder Cyclophosphamid	
Bronchus-Karzinom	Cyclophosphamid plus Doxorubicin, Methotrexat und Lomustin	Cisplatin, Mitomycin, Vincristin, Chinacrin, Fluorouracil, Etoposid (VP16)
Larynx-Karzinom	Methotrexat, Bleomycin und Cisplatin	Hydroxyharnstoff, Fluorouracil. Doxorubicin, Vinblastin
Endometrium-Karzinom	Doxorubicin plus Cyclophosphamid	Gestagene; Fluorouracil, Vinblastin, Cisplatin
Ovarial-Karzinom	Doxorubicin plus Cyclophosphamid und Cisplatin	Fluorouracil, Vincristin, Melphalan, Bleomycin; BCG
Zervix-Karzinom	Mitomycin plus Bleomycin und Vincristin	Cyclophosphamid, Doxorubicin, Methotrexat, Cisplatin, Lomustin
Mamma-Karzinom	1. Kombinations-Chemotherapie bei Lymphknotenbefall zum Zeitpunkt der Mastektomie 2. Zur Palliativbehandlung Tamoxifen	Cyclophosphamid, Vincristin, Fluororuacil, Doxorubicin, Mitomycin, Vinblastin, Methotrexat, Chinacrin[a]; Megestrol, Androgene; Prednison[a]
Chorion-Karzinom	Methotrexat, allein oder in Kombination mit Vincristin, Dactinomycin und Cyclophosphamid	Vinblastin, Mercaptopurin, Chlorambucil, Doxorubicin
Hoden-Karzinom	Kombination: Cisplatin, Vinblastin, Bleomycin	Methotrexat, Mithramycin, Doxorubicin, Cyclophosphamid, Etoposid (VP16), Dactinomycin
Prostata-Karzinom	Östrogene	Doxorubicin plus Cyclophosphamid und Cisplatin; Fluorouracil, Estramustin; Gestagene
Wilms-Tumor	nach chirurgischer und Strahlenbehandlung Vincristin plus Dactinomycin	Methotrexat, Cyclophosphamid, Doxorubicin
Neuroblastom	Cyclophosphamid plus Vincristin und Doxorubicin	Dactinomycin, Daunorubicin, Cisplatin
Schilddrüsen-Karzinom	Radiojod (^{131}I); Doxorubicin	Bleomycin, Fluorouracil, Melphalan
Adrenales Karzinom	Mitotan	Doxorubicin
Magenkarzinom/ Pankreaskarzinom	Fluorouracil plus Doxorubicin und Mitomycin	Hydroxyharnstoff, Lomustin
Kolon-Karzinom	Fluorouracil	Cyclophosphamid, Mitomycin, Semustin
Karzinoid	Cyclophosphamid plus Doxorubicin	Dactinomycin, Methysergid[a]
Insulinome	Streptozocin	Doxorubicin, Fluorouracil, Mitomycin
Osteosarkome	Doxorubicin oder Methotrexat in Ergänzung zur Chirurgie	Cyclophosphamid, Dacarbazin
verschiedene Sarkome	Dacarbazin plus Doxorubicin	Methotrexat, Dactinomycin, Cyclophosphamid, Vincristin, Vinblastin
Melanome	Dacarbazin und Dactinomycin	Lomustin, Cisplatin, Mitomycin, Vinblastin

[a] keine Onkolytika sondern Hilfstherapeutika

Tabelle 31-3. Dosierung und Toxizität verschiedener Krebschemotherapeutika

Substanz	Ungefähre Erwachsenen-dosis	Akute Neben-wirkungen	Toxizität
Alkylantien			
Mechlorethamin (Chlor-methin, Stickstofflost)	0,4 mg/kg i.v. als Einzeldosis oder aufgeteilt	Übelkeit, Erbre-chen	Allg. Störungen der Hämatopoese; leichte Hämatokritverminderung im peripheren Blut; sehr hohe Dosen ver-ursachen Knochenmarksdepression mit Leukopenie, Thrombozytopenie und Blutungen. Alopezie, Hyperurikämie und hämorrhagische Zystitis sind spezi-fische Nebenwirkungen des Cyclophosphamid; Chlorambucil, Melphalan und Busulfan können zur Hyperurikämie führen, Thiotepa zur Zystitis und zu Störungen der Sperma-togenese
Chlorambucil (Leukeran®)	0,1–0,2 mg/kg KG tgl. oral 3–14 Tage lang alle 2 Wochen	gastrointestinale Störungen möglich	
Cyclophosphamid (Endoxan®, Cyclostin®)	10 Tage 3,5–5 mg/kg/die oral; 10–40 mg/kg i.v. als Einzeldo-sis alle 3–4 Wochen	Übelkeit, Erbre-chen neurotoxische Störungen	
Ifosfamid (Holoxan®)	in der Regel: an 5 aufeinander-folgenden Tagen tgl. 50–60 mg/kg i.v. – bei Patienten mit her-abgesetztem Allgemeinzustand: an 10 aufeinanderfolgenden Tagen tgl. 20–30 mg/kg i.v. – bei therapierefraktären Fällen: an 2–3 aufeinanderfolgenden Tagen tgl. 80 mg/kg i.v. (nach dem Therapiekurs ist ein thera-piefreies Intervall von 3–4 Wo-chen einzuhalten)	gastrointestinale Störungen; gele-gentlich Desorien-tiertheit, depressive Verwirrtheitszu-stände	Störungen der Hämatopoese; Nieren-schäden; Haarausfall; Spermatogene-sehemmung – Cave: zur Verhütung der Urotoxizität Uromitexan® geben!
Trofosfamid (Ixoten®)	Anfangstherapie: 300–400 mg tgl.; Erhaltungstherapie: 50–100 mg tgl.	s. unter Ifosfamid	s. Ifosfamid
Melphanlan (Alkeran®)	0,2–0,3 mg/kg/die oral alle 3–6 Wochen 4–6 Tage lang	s. unter Chloram-bucil	s. unter dem o.g. Alkylantien
Thiotepa (Thiotepa „Lederle")	0,2 mg/kg i.v. 5 Tage lang	s. unter Chloram-bucil	s. unter dem o.g. Alkylantien
Busulfan (Myleran®)	2–8 mg/die oral; pro Kur 150–250 mg	s. unter Chloram-bucil	s. unter dem o.g. Alkylantien
Carmustin [BCNU] (Carmubris)	individuelle Dosierung je nach Krebsart und Zustand des Pa-tienten; evtl. in Kombination mit Glukokortikoiden (Predni-son) bzw. mit anderen Zytosta-tika – die allg. Dosierung be-trägt 200 mg/m² alle 6 Wochen i.v.	s. unter Ifosfamid plus neurotoxische Störungen, Übel-keit und Erbrechen	s. Ifosfamid plus Hyperurikämie; Leu-kopenie, Thrombozytopenie; selten Hepatitis
Lomustin [CCNU] (CiNU)	130 mg/m² als Einzeldosis oral alle 6 Wochen; bei einge-schränkter Knochenmarkfunk-tion Dosis auf 100 mg/m² alle 6 Wochen oral reduzieren	s. unter Carmustin	s. Carmustin
Estramustin (Estracyt®)	anfangs 300 mg tgl. i.v. für die Dauer von 20 Tagen; Erhal-tungsdosis: 300 mg 2 × wö-chentl. i.v.	gastrointestinale Störungen, Nausea, Erbrechen; Exan-theme; Hitzegefühl in der Prostatage-gend; pektanginöse Beschwerden	Thrombopenie, Leukopenie; Gynäko-mastie

Tabelle 31-3. (Fortsetzung)

Substanz	Ungefähre Erwachsenen-dosis	Akute Neben-wirkungen	Toxizität
Antimetabolite			
Methotrexat [Amethopte-rin, MTX] (Methotrexat „Lederle")	2,5–5 mg/die oral; 20–25 mg i.m. 2mal wöchentlich wird gut vertragen kann vorzuziehen sein; intrathokal werden 15 mg wöchentl. oder alle 2 Wochen in 4 Einzeldosen gegeben		Ulzerationen in Mund und Gastrointe-stinaltrakt, Knochenmarksdepression, Leukopenie, Thrombozytopenie Exantheme möglich
6-Mercaptopurin (Puri-Nethol®)	2,5 mg/kg/die oral	gastrointestinale Störungen möglich	Präparate werden gewöhnlich gut ver-tragen; hohe Dosen können Knochen-marksdepressionen verursachen
Thioguanin (Thioguanin-Wellcome®)	2,5 mg/kg/die oral	gastrointestinale Störungen möglich	
Fluor-uracil (Fluoro-uracil „Roche", Fluro-blastin®)	15 mg/kg/die i.v. 3–5 Tage lang oder 15 mg/kg wöchent-lich für wenigstens 6 Wochen	gastrointestinale Störungen möglich	Dermatitis, Haarausfall, Ulzerationen in Mund und Intestinum, Knochen-marksdepression
Cytosin-Arabinosid [Cy-tarabin] (Alexan®, Udi-cil®)	1–3 mg/kg/die i.v. 5–10 Tage lang entweder als kontinuierli-che ganztägige i.v.-Infusion oder in geteilten Dosen alle 8 Std.	keine	Schwindel, Erbrechen, Knochenmarks-depression, Megaloblastose, Leukope-nie, Thrombozytopenie
Hormone			
Androgene; Testosteronpropionat (Testoviron®)	250 mg i.m. alle 2 Wochen oder 3 × wöchentl. 50–100 mg	bei hoher Dosie-rung Hyperkalz-ämie möglich	Flüssigkeitsretention, Virilisierung; Spermatogenesehemmung
Fluoxymesteron (Ultandren®)	10–20 mg/die oral	bei hoher Dosie-rung Hyperkalz-ämie möglich	
Östrogene: Diethylstilbestrol (Cy-ren®-A)	anfangs: monatl. 25–50 mg (1–2 Preßlinge) später: 25 mg (1 Preßling) alle 2–3 Monate	keine	
Stilbestroldiphosphat [Fosfestrol] (Honvan®)	Anfangsbehandlung: 5–10 Tage lang 1 × tgl. 600 mg, anschl. 10–20 Tage lang 1 × tgl. 300 mg i.v.; Dauerbehandlung: 1–2 Monate wöchentl. 300–600 mg i.v. (3–4 Injektio-nen), anschl. für 2–4 Monate wöchentl. 300–600 mg i.v. (in 2 Injektionen), abschließend 1 × wöchentl. 300 mg i.v.	Brennen, Jucken, Schmerzen im Anogenitalbereich; Magenbeschwer-den, Übelkeit	Flüssigkeitsretention, Feminisierung, uterine Blutungen
Ethinylestradiol (Progynon® M)	im allg. 3–5 × 1–2 Tabl. (0,2–0,4 mg) tgl.; maximal 9 mg/Tag	Magenbeschwer-den, Übelkeit; Hy-perkalzämie mög-lich	Gewichtszunahme, Flüssigkeitsreten-tion; bei Männern unter hohen Dosen Spermatogenesehemmung, Gynäkoma-stie, Libido- und Potenzstörungen
Antiöstrogene: Tamoxifen (Nolvadex®)	20 mg tgl. oral	gelegentlich Hitze-wallungen, Vagi-nalblutungen, Pru-ritus vulvae	Flüssigkeitsretention; vorübergehende Thrombopenie oder Hyperkalzämie

Tabelle 31-3. (Fortsetzung)

Substanz	Ungefähre Erwachsenen-dosis	Akute Neben-wirkungen	Toxizität
Hormone			
Gestagene: Hydroxyprogesteron-caproat (Proluton® Depot)	250–500 mg i.m. wöchentlich	keine	gelegentlich Flüssigkeitsretention
Medroxyprogesteron (Clinovir®)	200–300 mg tgl. oral oder 200–600 mg 2 × wöchentl. oral oder (für fortgeschrittene maligne Erkrankungen) 1 × wöchentl. 500–1500 mg i.m.	Übelkeit	keine
Megestrol (Megestat®, Niagestin®)	40–60 mg tgl. oral	Übelkeit; Kältege-fühl	keine
Kortikosteroide: Prednison (Decortin®)	20–100 mg/die oral oder jeden zweiten Tag 50–100 mg oral	die bei längerer systemischen Anwendung üblichen Störungen	Flüssigkeitsretention, Hochdruck, Diabetes, erhöhte Infektanfälligkeit, Vollmondgesicht, Osteoporose, psychische Störungen
Sonstige			
Vinblastin (Velbe®)	0,1–0,2 mg/kg i.v. wöchentlich	Schwindel und Erbrechen, allg. gastrointestinale Störungen; Hautbläschen; neurotoxische Störungen	Alopezie, Nierenschäden, Hyperurikämie, Spermatogenesehemmung, Knochenmarksdepression
Vincristin (Vincristin, Lilly)	0,015–0,05 mg/kg i.v. wöchentlich	s. Vinblastin	Areflexie, Muskelschwäche, periphere Neuritis, paralytischer Ileus, weitere Angaben s. Vinblastin
Vindesin (Eldisine®)	bei normaler Knochenmark-funktion 3 mg/m² i.v. oder per i.v.-Infusion	Schmerzen der Skeletmuskulatur, Fieber, Hautausschlag; allg. gastrointestinale Störungen; neurotoxische Störungen	Störungen der Hämatopoese; Hyperurikämie; Haarausfall; Spermatogenesehemmung
Dactinomycin (Lyovac-Cosmegen)	0,01 mg/kg/die i.v. 5 Tage lang oder 0,04 mg/kg i.v. wöchentlich Gesamtdosis: 2,5–5 mg	Schwindel und Erbrechen	Stomatitis, Gastrointestinalbeschwerden, Alopezie, Knochenmarksdepression, Erytheme, Darmblutungen
Procarbazin (Natulan®)	50–300 mg/die oral, Dauertherapie bis zur Gesamtdosis von 5–10 g	Schwindel und Erbrechen; allg. gastrointestinale und neurotoxische Störungen möglich	Knochenmarksdepression, Haarausfall, Hautreaktionen, Störungen der Spermatogenese, Alkoholintoleranz, MAO-Hemmung
Dacarbazin (Dimethyltriazenoimidazolcarboxamid, DTIC-Dome)	250 mg/m²/Tag über 5 Tage alle 3 Wochen	Anorexie, Nausea, Erbrechen	Knochenmarksdepression
Mitomycin (Mutamycin)	20 mg/m² alle 6 Wochen	Nausea, Erbrechen	Thrombozytopenie, Leukopenie

Tabelle 31-3. (Fortsetzung)

Substanz	Ungefähre Erwachsenendosis	Akute Nebenwirkungen	Toxizität
Sonstige			
Daunorubicin [Daunomycin, Rubidomycin] (Daunoblastin®)	30–60 mg/m² tgl. i. v. für 3 Tage oder 30–60 mg/m² i. v. wöchentl.	gastrointestinale Störungen, Nausea; Fieber; rotgefärbter Urin	Kardiomyopathie; Knochenmarksdepression; Alopezie
Doxorubicin [Adriamycin] (Adriablastin®)	60 mg/m² alle 3 Wochen i. v.; maximale Gesamtdosis 550 mg/m²	gastrointestinale Störungen, insbesondere Nausea; rote Färbung des Urins Kardiomyopathie; Haarausfall; Störungen der Hämatopoese; ulzeröse Stomatitis; Knochenmarksdepression (reversibel!)	
Mithramycin (Mithramycin „Pfizer")	25–50 µg/kg KG jeden zweiten Tag i. v. (insgesamt bis zu 8 Dosen)	Übelkeit und Erbrechen	Thrombozytopenie; Leberschäden
L-Asparaginase (Crasnitin®)	im allg. tgl. 200 E/kg KG bzw. 5 000 E pro m² Körperoberfläche i. v.	gastrointestinale Störungen, Fieber, neurologische Störungen, allergische Reaktionen	Leberschäden; Hypoproteinämie; Gerinnungsstörungen
Bleomycin (Bleomycinum Mack)	bis zu 15 mg/m² 2 × wöchentl. i. v.; maximale Gesamtdosis 200 mg/m² i. v.	allergische Reaktionen, Fieber; Hypotension	Dermatitis; Lungenfibrose
Hydroxycarbamid [Hydroxyurea] (Litalir®)	300 mg/m² oral innerhalb von 5 Tagen	Übelkeit und Erbrechen	Störungen der Hämatopoese; Haarausfall; Haut- und Schleimhautschäden; Knochenmarksdepression (reversibel!)
Cisplatin (Platinex®)	50–75 mg/m² als Einzelgabe in Form einer i. v.-Infusion an 5 aufeinanderfolgenden Tagen mit behandlungsfreien Intervallen von 3–4 Wochen	Übelkeit und Erbrechen; weitere Nebenwirkungen s. unter ‚Alkylantien‘	Nierenschäden; neurotoxische und ototoxische Erscheinungen; Knochenmarksdepression; Haarausfall; Störungen der Spermatotenese und der Ovulation
Etoposid (Vepesid®)	100–130 ng/m² Körperoberfläche an 5 aufeinanderfolgenden Tagen oral in 21–28tägigen Therapieintervallen, Steigerung auf 300 mg/m² Körperoberfläche möglich; oder 60 mg/m² Körperoberfläche als i. v.-Infusion an 5 aufeinanderfolgenden Tagen in 2–3wöchigen Therapieintervallen oder auch 120–150 mg/m² Körperoberfläche am 1., 3. und 5. Tag in 3–4wöchigen Abständen	s. unter ‚Alkylantien‘	s. ‚Alkylantien‘
Teniposid (VM 26-Bristol)	Die Anwendung erfolgt in mehreren Zyklen, in denen die Dosierung pro Zyklus nach folgenden Schemata durchgeführt werden kann: a) an fünf aufeinanderfolgenden Tagen jeweils 30 mg/m² Körperoberfläche mit anschließender 10tägiger Pause (1 Zy-	s. unter ‚Alkylantien‘	s. ‚Alkylantien‘

Tabelle 31-3. (Fortsetzung)

Substanz	Ungefähre Erwachsenen-dosis	Akute Neben-wirkungen	Toxizität
	klus). 6–10 Behandlungszyklen sind notwendig. b) 2–3mal pro Woche 40–50 mg/m² Körperoberflä-che (1 Zyklus) über einen Zeit-raum von 6–9 Wochen. c) 1 Einzeldosis von 100–130 mg/m² Körperoberflä-che pro Woche über 6–8 Wo-chen (1 Zyklus). Im ganzen sol-len 6–9 solcher Zyklen in 2wö-chigen Intervallen durchgeführt werden. 2. Erhaltungstherapie 1 Einzeldosis von 150 mg VM 26-Bristol jede 2. Woche oder alle 10 Tage während mehrerer Monate.		
Mitotan (CB 313)	6–12 g tgl. oral	Übelkeit und Er-brechen; Diarrhoe; Muskeltremor	Dermatitis; Depressionen
Hilfstherapeutika			
Allopurinol (Zyloric®)	gewöhnlich 300 mg (maximal 800 mg)/die oral zur Besserung oder Prophylaxe einer Hyper-urikämie	gastrointestinale Störungen; selten allergische Reaktio-nen	für gewöhnlich keine, aber verstärkt Wirkung und Toxizität von 6-Mercap-topurin bzw. Azathioprin, deren Dosen auf 25% gesenkt werden müssen!
Mepacrin, Chinacrin	100–200 mg/die in Körperhöh-len instillieren, 6 Tage lang	lokaler Schmerz und Fieber	keine
Immunstimulantien			
BCG	6×10^8 lebende Keime alle 2–4 Wochen durch Skarifika-tion (Hautritzung) zuführen	Fieber; lokale Ent-zündungen	gelegentlich systemische BCG-Erkran-kung (mit ständig wiederkehrendem Fieber und Leberinsuffizienz)

Reaktion des Tumors auf die medikamentöse Behandlung

Da die Krebschemotherapie sowohl klinische Bes-serung bringen als auch deutlich toxische Wirkun-gen entfalten kann, ist es ziemlich wichtig, die posi-tiven Auswirkungen der Behandlung zu erkennen, damit festzustellen ist, ob die Gesamtwirkung mehr Heil oder mehr Unheil bringt.

Folgende Zeichen sind es, an denen man am besten eine erfolgreiche Therapie erkennen kann:

A. Größe des Tumors: Feststellen einer deutlichen Schrumpfung der Geschwulst mit Hilfe der physi-kalischen Untersuchung, von Röntgenaufnahmen oder anderen speziellen Untersuchungsmethoden wie CT, Sonographie oder Szintigraphie.

B. Anzeigesubstanzen (Tumormarker): Deutlicher Tumorschwund produziert eine Anzeigesubstanz, die ein Maß für die Menge des im Körper befindli-chen Tumorgewebes ist. Beispiele für solche Tu-mormarker sind beim multiplen Myelom oder bei der Makroglobulinämie die Paraproteine in Serum und Urin, beim Chorion-Karzinom das Choriongo-nadotropin, beim Nebennierenrinden-Karzinom und dem paraneoplasmatisch bedingten Cushing die Steroide im Urin und beim Karzinoid die 5-HIAA. Freigesetzte Tumorantigene werden seit der Entdeckung von α_1-Fetoprotein beim Hepatom, beim Teratoma embryonale und bei manchen Fäl-len von Magenkarzinom sowie von dem carcinoem-bryonalen Antigen (CEA) beim Kolonkarzinom im-mer bedeutender.

C. Organfunktionen: Die Normalisierung von vor-her durch den Tumor verschlechterten Organfunktionen ist ein nützlicher Indikator für die Wirksamkeit der Droge. Ein Beispiel für eine solche Verbesserung ist die (gut nachprüfbare) Normalisierung der Leberfunktion (Ansteigen des Serumalbumins) bei Patienten, die unter Lebermetastasen litten.

Das gleiche gilt für die Verbesserung der neurologischen Befunde bei Patienten mit Hirnmetastasen. Das Verschwinden des paraneoplastischen Syndroms fällt auch in diese Kategorie und kann als Zeichen für das Ansprechen des Tumors auf die Therapie gewertet werden.

D. Allgemeines Wohlbefinden und Allgemeinzustand: Ein wertvolles Zeichen klinischer Besserung ist das Wohlbefinden des Patienten. Obwohl dies eine Kombination von subjektiven und objektiven Faktoren ist und auch von Plazebo hervorgerufen werden kann, ist es trotzdem ein klares und nützliches Zeichen klinischer Besserung und kann der Anstoß zu einigen oben genannten objektiven Untersuchungen werden. Faktoren, die das gebesserte Befinden ausmachen, sind verbesserter Appetit, wieder ansteigendes Gewicht und steigendes subjektives Wohlbefinden (z. B. Aufstehen nach langer Bettruhe). Die Bewertung solcher Faktoren, wie etwa die allgemeine Aktivität, hat den Vorzug, die Wirkung und die Nebenwirkungen der Chemotherapie zusammenzufassen und den Arzt in die Lage zu versetzen, die Gesamtwirkung der Chemotherapie richtig beurteilen zu können.

Literatur: Kapitel 31. Onkologie

Beger, H. G., Bergemann, W., Oshima, H. (Hrsg.): Das Magenkarzinom. Stuttgart: Thieme 1980

Brunner, K. W., Nagel, G. A. (Hrsg.): Internistische Krebstherapie. Berlin–Heidelberg–New York: Springer 1979.

Deinhardt, F.: Zur Virusätiologie von Krebskrankheiten (Ontogene Viren). Der Internist **16**, [H. 5] 206 (1975).

Deutschsprachiger TNM-Ausschuß (Hrsg.): TNM Klassifikation der malignen Tumoren. Berlin–Heidelberg–New York: Springer 1979.

Dold, U., Sack, H.: Praktische Tumortherapie. Stuttgart: Thieme 1980.

Frentzel-Beyme, R., Leutner, R., Wagner, G., Wiebelt, H.: Krebsatlas der Bundesrepublik Deutschland. Berlin–Heidelberg–New York: Springer 1979.

Hambsch, K., Klugmann, H.-J.: Klinische Onkologie. Stuttgart: Fischer 1971.

Herzberg, J. J.: Kutane paraneoplastische Syndrome. Stuttgart: Fischer 1971.

Heyden, S.: Klinische Epidemiologie des Krebses. Stuttgart: Thieme 1972.

Illiger, H. J., Brade, W. P.: Arzneimittelwechselwirkungen bei der Chemotherapie maligner Erkrankungen. München: Zuckschwerdt 1982.

Jacob, W., Scheida, D., Wingert, F. (Hrsg.): Tumor-Histologie-Schlüssel (ICD-D-DA). Berlin–Heidelberg–New York: Springer 1978.

Jerusalem, F.: Paraneoplastische Syndrome und Krankheitsbilder. Der Nervenarzt **43**, 169 (1972).

Kärcher, K. H. (Hrsg.): Krebsbehandlung als interdisziplinäre Aufgabe. Berlin–Heidelberg–New York: Springer 1975.

Kaiser, R.: Hormonale Behandlung von Genital- und Mammatumoren bei der Frau. Stuttgart: Thieme 1978.

Lampert, F.: Krebs im Kindesalter. München: Urban & Schwarzenberg 1980.

Ott, G., Kuttig, H., Drings, P. (Hrsg.): Standardisierte Krebsbehandlung. Berlin–Heidelberg–New York: Springer 1982.

Scheurlen, P. G., Pees, H. W.: Aktuelle Therapie bösartiger Blutkrankheiten. Berlin–Heidelberg–New York: Springer 1982.

Schmidt, C. G.: Krebstherapie mit zytostatischen Verbindungen DMW **95**, 2207 (1970).

Union internationale contre le cancer (UICC): Klinische Onkologie: Berlin–Heidelberg–New York: Springer 1982.

Wagner, G. (Hrsg.): Tumor-Lokalisationsschlüssel. Berlin–Heidelberg–New York: Springer 1979.

Warnatz, H.: Tumorimmunologie. Stuttgart: Thieme 1975.

Therapieschemata zum Kap. 31: Onkologie (Stichwörter in alphabetischer Reihenfolge)

Therapie von durch bösartige Erkrankungen hervorgerufenen Notfallsituationen und Komplikationen:

EINFLUSSSTAUUNG, OBERE

Notfall-
maßnahmen:
a) Cyclophosphamid, $1 g/m^2$ i.v. oder 0,4 mg/kg KG frischangesetztes Mechlorethamin i.v.
b) i.v.-Injektion eines starken Diuretikums
c) Bestrahlung der betroffenen Region innerhalb 24 Std nach Diagnose (bei subakuten Fällen genügt die alleinige Bestrahlung!)

ERGÜSSE, BÖSARTIGE

1. Drainage (bei Pleuraerguß z.B. nach Thoraxpunktion)
2. bei wiederholten Ergüssen Instillation von Tetracyclin (200 mg), Mechlorethamin (20–30 mg), Thiotepa (30 mg) oder Bleomycin (60 mg); bei Aszites Instillation von Thiotepa (Cave: prophylaktische Gaben von Antiemetika [z.B. Benzquinamid] vor der Mechlorethamininstillation können unangenehme Nebenwirkungen verhindern)

HARNSÄURENEPHROPATHIE, AKUTE

s. Hyperurikämie (vgl. unten)

HYPERKALZÄMIE

Notfall-
maßnahmen:
a) täglich 3–4 l i.v. Flüssigkeit
b) kalziumarme Diät
c) 4–5 Tage lang 60–80 mg/die oral Prednison
d) Calcitonin i.m. oder i.v.
e) i.v.-Gabe eines starkwirkenden Diuretikums (z.B. Etacrynsäure)
f) für behandlungsrefraktäre oder sehr schwere Fälle Mithramycin

HYPERURIKÄMIE

1. zur Vorbeugung Allopurinol, $3 \times$ tgl. 300 mg (einen Tag vor Beginn der zytostatischen Therapie mit prophylaktischer Allopurinol-Behandlung einsetzen)
2. Notfall-
behand-
lung:
a) Diuresesteigerung = täglich 2–4 l Flüssigkeit
b) Alkalinisierung des Urins mit täglich 6–8 g Natriumbicarbonat
c) 3mal täglich 300 mg Allopurinol oral

d) bei Serumurat > 25–30 mg % Dialyse
(Cave: Bei Niereninsuffizienz sind die Maßnahmen a, b, c gefährlich!)

INFEKTIONEN MIT „OPPORTUNISTEN-KEIMEN"

Krebschemotherapie vorübergehend absetzen, gezielte Infektionsbehandlung und nach Heilungserfolg erneute zytostatische Therapie

KARZINOIDSYNDROM

1. bei Bronchialkarzinoid oder verlängerten Flushperioden tägliche orale Gabe von Prednison, 15–30 mg, über einen längeren Zeitraum
2. bei abdominalen Krämpfen und Diarrhoe Verabreichung von Tinctura Opii und Serotoninantagonisten (z.B. Methysergid)
3. das Bronchialkarzinoid verlangt eine zytostatische Therapie (etwa Doxorubicin plus Cyclophosphamid), falls ein chirurgischer Eingriff nicht möglich ist oder wenn Metastasen vorliegen

RÜCKENMARKSKOMPRESSION

1. therapeutisches Vorgehen mit Onkologen, Radiologen, Strahlentherapeuten und Neurochirurgen absprechen
2. Notfallmyelogramm anfertigen, evtl. danach druckmildernde Laminektomie
3. sorgfältige Patientenüberwachung (evtl. nötige chirurgische Eingriffe)
4. Notfallbehandlung:
a) 0,4 mg/kg Mechlorethamin i.v.
b) 5–7 Tage lang 60 mg/die oral Prednison (ausschleichen!)
c) Bestrahlung der betroffenen Region innerhalb 24 Std nach Diagnose

SEPSIS, BAKTERIELLE

1. bei bekannten Keimen: spezifisches Antibiotikum nach Resistenztest
2. bei unbekannten Keimen:
allgemein = Kombination von einem Cephalosporin mit Gentamycin oder Tobramycin
bei gleichzeitig bestehender Granulozytopenie (Pseudomonas-Verdacht) =
sofort Gentamycin und Carbenicillin getrennt applizieren
bei Leukämie oder Agranulozytose =

Dreierkombination: ein Cephalosporin plus ein Aminoglykosid (z. B. Tobramycin oder Gentamycin) und Carbenicillin

3. nach neueren Erfahrungen scheint die (allerdings schwierige und aufwendige) Anwendung von Granulozytentransfusionen therapeutischen Wert zu besitzen; diese werden im allgemeinen jedoch nur bei Krebspatienten mit Granulozytopenie (und Sepsis) angewandt.

32. Immunologie

Eine Vielzahl verschiedener Krankheitsbilder wird heute mit Störungen im Immunapparat erklärt. Die Ergebnisse neuerer Untersuchungen über Struktur und Funktion des humoralen und zellulären Immunsystems machen diese Störungen besser verständlich. Im folgenden werden Konzepte und Techniken der klinischen Immunologie dargestellt, die die Grundlage für das diagnostische und therapeutische Vorgehen bei Patienten mit immunologischen Krankheiten bilden.

Struktur und Funktion der Immunglobuline

Alle Immunglobuline (Ig) besitzen eine ähnliche Grundstruktur: vier Polypeptidketten, je zwei gleiche leichte oder L-Ketten (Molekulargewicht ~ 23000) und zwei gleiche schwere oder H-Ketten (MG 53-75000) sind durch Disulfidbrücken verbunden. Die Gesamtheit der Ig zerfällt in Untergruppen, die sich dadurch voneinander abheben, daß alle zu einer Gruppe gehörigen L- und H-Ketten an einem Ende des Moleküls eine konstante und für diese Untergruppe spezifische Aminosäurenfolge aufweisen (C-Ende). Das andere Ende dieser Ketten ist von Molekül zu Molekül verschieden (V-Ende). Diese variablen V-Enden von H- und L-Ketten zusammen bilden die Stelle des Ig-Moleküls, die für die spezifische Reaktion mit dem Antigen verantwortlich ist. (S. Abb. 32-1.) Zur Klassifizierung der H-Ketten bedient man sich der Aminosäurensequenz des C-Endes, bei den L-Ketten sowohl der Sequenz der C-als auch der V-Enden. So unterscheidet man fünf Klassen von H-Ketten (γ, α, μ, δ, ε) und zwei L-Ketten Typen (κ, λ). Die menschlichen Ig-Moleküle besitzen zu 70% κ-Typ L-Ketten und zu 30% λ-Typen.

Immunglobulinklassen

A. Immunglobulin M (IgM): Das IgM-Molekül ist aus fünf der oben beschriebenen Grundstruktureinheiten zusammengesetzt. Diese Einheiten sind alle identisch und bestehen aus H-Ketten vom μ-Typ und aus L-Ketten vom κ- oder λ-Typ. Schwefel-

Tab. 32-1. Einige Autoimmunerkrankungen und die ihnen assoziierten Antikörper (Übersicht)

Autoimmunerkrankung	Assoziierte Antikörper
Autoimmun-hämolytische Anämie	Anti-Blutgruppensubstanz-Antikörper
Autoimmun-Thyreoiditis	Antithyreoglobulin-Antikörper
Chronisch-aktive (aggressive) Hepatitis	Anti-glatte Muskulatur-, Antizytoplasmatische-, Antinukleäre-, Anti-Immunglobulin (Rheumafaktoren)-Antikörper
Goodpasture-Syndrom	Anti-Basalmembran-Antikörper
Idiopathische thrombozytopenische Purpura	Antithrombozyten-Antikörper
Pemphigoid	Anti-Basalmembran-Antikörper
Pemphigus vulgaris	Anti-Interzellular-Antikörper
Perniziöse Anäme	Anti-Parietalzellen-, Anti-Intrinsic Faktor-Antikörper
Polymyositis	Antinukleäre Antikörper
Primäre biliäre Zirrhose	Antimitochondrien-, Antinukleäre Antikörper
Rheumatoide Arthritis	Anti-Immunglobulin (Rheumafaktor-), Antinukleäre Antikörper
Sklerodermie	Antinukleäre Antikörper
Sjögren-Syndrom	Anti-Immunglobulin-, Anti-Speicheldrüsen-, Antinukleäre Antikörper
Systemischer Lupus erythematodes	Antinukleare-, Anti-DNA-, Anti-ENA (extrahierbares nukleäres Antigen)-, Anti-Immunglobulin-, Antilymphozyten-, Anti-Erythrozyten-Antikörper

brücken bilden die Verbindung zwischen den Einheiten.

Das Molekulargewicht der IgM beträgt ungefähr 900000 und der Sedimentationskoeffizient ist 19 S. IgM ist nur intravasal zu finden, es ist nicht plazentagängig.

B. Immunglobulin A (IgA): IgA ist in hoher Konzentration sowohl im Blut als auch in seromukösen Sekreten wie Speichel, Kolostrum, Tränenflüssig-

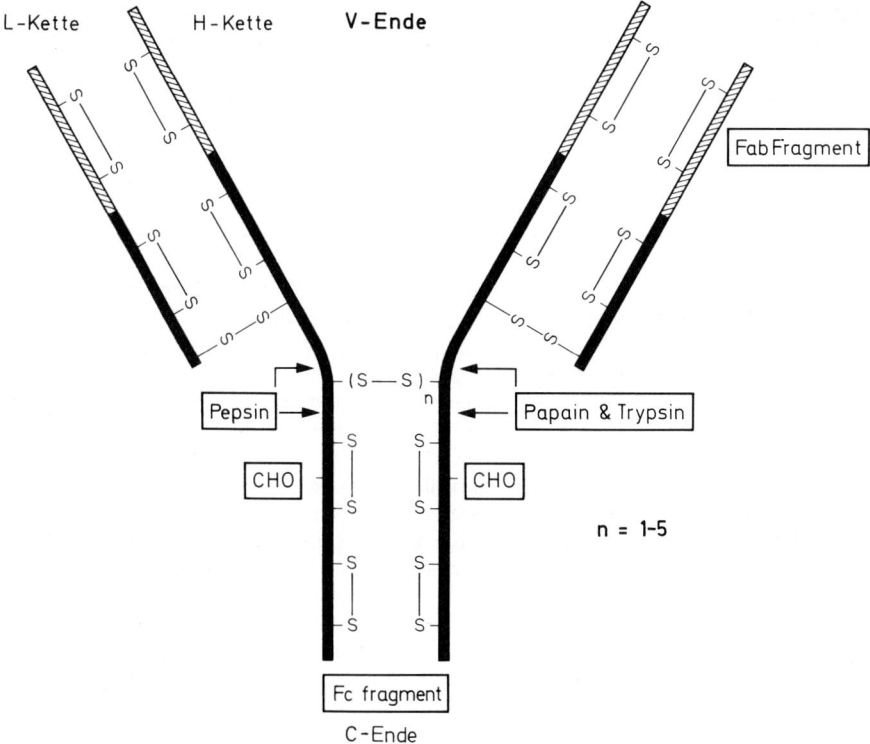

Abb. 32-1. Struktur der Immunglobuline. Die dargestellte Y-Form der Immunglobuline wurde elektronenoptisch herausgefunden. Die durchgezogenen Linien der Abbildung sollen Bereiche konstanter Aminosäurefolge andeuten, die durchbrochenen Stücke stellen inkonstante Sequenzen dar. Bemerkenswert ist die Symmetrie des Moleküls. Bei H- und L-Ketten überbrückt in Abständen von 110–120 Aminosäuren eine Disulfidschleife weitere 60 Aminosäuren. Die H-Ketten-Moleküle werden, abhängig von der jeweiligen Unterklasse, von 1 bis 5 Disulfidbrücken untereinander verbunden. Punkte der proteolytischen Spaltung durch Papain, Trypsin und Pepsin sowie ihre Beziehung zur Lokalisation der Schwefelverbindungen sind gekennzeichnet. (Mit Erlaubnis reproduziert aus: S. O. Freedman (Ed): Clinical Immunology. Harper 1971)

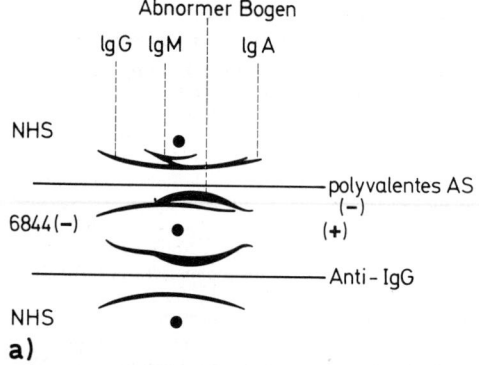

a)

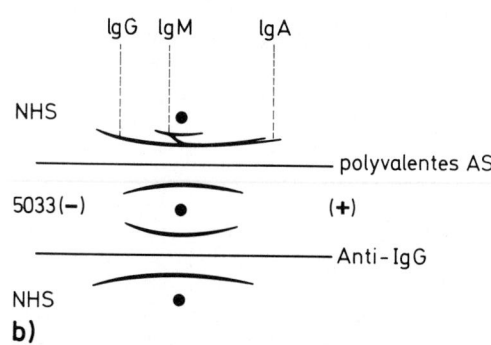

b)

Abb. 32-2. a Immunelektrophoretisches Bild eines monoklonalen Immunglobulins (Myelom-Protein). Oben: Normales Humanserum (NHS) diffundiert gegen polyvalentes Antiserum (Polyvalentes AS). Mitte: Serum eines Patienten mit abnormem Myelom-IgG diffundiert gegen polyvalentes AS und gegen spezifisches Anti-γ-H-Ketten-Antiserum (Anti-IgG). Unten: NHS diffundiert gegen Anti-IgG.
Dieses Myelom-Protein bildet einen dichten Präzipitationsbogen mit spezifischem Anti-κ-Ketten-Antiserum, nicht jedoch mit Anti-λ-Ketten-Antiserum.

b. Immunelektrophoretisches Bild bei Agammaglobulinämie. Oben: NHS diffundiert gegen polyvalentes AS. Mitte: Serum eines Patienten mit Agammaglobulinämie diffundiert gegen polyvalentes AS und gegen Anti-IgG. Unten: NHS diffundiert gegen Anti-IgG. (Mit Erlaubnis reproduziert aus: DHEW Publication No. (HSM) 72–1802: Radial Immunodiffusion Test and the Immunoelectrophoresis Test for Qualitation and Quantitation of Immunoglobulins. US Department of Health, Education, and Welfare, January, 1972.)

keit, Bronchial- und Magen-Darmsekreten enthalten. Das Serum-IgA besteht aus einer Struktureinheit mit H-Ketten vom α-Typ. Das exokrin sezernierte IgA ist aus zwei Einheiten zusammengesetzt, die durch ein sog. Transport- oder T-Stück verbunden sind. Das T-Stück (MG 60000) ist für den Transport des IgA-Moleküls in das Lumen der Drüse notwendig. Der dimere Sekrettyp des IgA scheint eine wichtige Rolle bei der Abwehr viraler und bakterieller Infektionen zu spielen. IgA ist nicht plazentagängig.

C. Immunglobulin G (IgG). 85% aller Serumimmunglobuline sind IgG: einfache Struktureinheiten mit H-Ketten vom γ-Typ. Das Molekulargewicht beträgt etwa 150000 und der Sedimentationskoeffizient ist 7 S. IgG findet sich auch in der extrazellulären Flüssigkeit und ist plazentagängig. IgG wie IgM reagieren mit Komplement dank eines Rezeptors in den C-Enden der H-Ketten (γ- bzw. μ-Typ).

D. Immunglobulin E (IgE): IgE (einzelne Strukturelemente mit H-Ketten vom ε-Typ) liegt im Serum in sehr geringen Konzentrationen vor. Jedoch etwa 50% aller Allergiker haben erhöhte Serum-IgE-Spiegel. Die IgE werden Reagine oder homozytotrope Antikörper genannt, denn sie lagern sich dank einer in den C-Enden lokalisierten Eigenschaft an Mastzellen an und können so Haut und Schleimhaut sensibilisieren: einer spezifischen Reaktion zwischen Antigen und den auf den Mastzellen festsitzenden IgE-Antikörpern folgt die Freisetzung von entzündungsfördernden Mastzellstoffen wie Histamin und Serotonin. Je nach dem Ort dieser Reaktion können urtikarielle Reaktionen der Haut oder schwere Bronchospasmen auftreten.

E. Immunglobulin D (IgD): IgD ist im Serum in sehr geringer Konzentration vorhanden. Es besteht aus einer Struktureinheit mit H-Kette vom δ-Typ. Die Rolle des IgD ist noch ungeklärt.

Messung der Immunglobuline im Serum

A. Immunelektrophorese: Die Immunelektrophorese wird hauptsächlich als Screeningmethode verwandt, wenn semiquantitative Bestimmungen der IgG, IgA oder IgM in Serum oder Urin gewünscht oder abnorme Immunglobuline (wie etwa beim Plasmozytom) gesucht werden. Die Methode ist weiterhin geeignet, das Fehlen bestimmter Ig-Klassen oder die Anwesenheit abnormer Ig-Moleküle, deren Konzentration so niedrig liegt, daß sie nicht mehr mit der Serumelektrophorese erfaßt werden, zu beweisen.

Die Immunelektrophoreseplatte besteht aus einer Gelplatte, in die lange Rinnen und ein Loch gestanzt wurden. Das Serum oder der konzentrierte Urin werden in das Loch eingebracht. An die Enden der Platte wird eine elektrische Spannung angelegt, unter deren Einfluß die verschiedenen Proteine der zu untersuchenden Flüssigkeit verschieden

schnell wandern. Nach Abstellen der Spannung wird in die Rillen Antiserum eingebracht (z. B. polyvalentes Antiserum, meist von Ziegen oder Pferden). Das durch die angelegte Spannung aufgefächerte Spektrum der humanen Globuline und die Globuline des Antiserums diffundieren nun aufeinander zu (Doppeldiffusion) und bilden Präzipitationsbögen. Durch diese Bögen ist eine Identifizierung der menschlichen Immunglobuline möglich, denn die Haupt-Ig-Klassen bilden charakteristische Bögen (s. Abb. 32-2). Die Dichte des Bogens ist ein Maß für die Konzentration der Ig. Abnorme Immunglobuline wie beim Plasmozytom bilden scharfe Bögen, die mit den Bögen der normalen Globuline derselben Ig-Klasse verschmelzen. Wenn so ein abnormes Globulin gefunden wird, kann durch Wiederholung der Prozedur mit spezifischen Antiseren die Klassenzugehörigkeit der H- und L-Ketten herausgefunden werden.

B. Quantitative Immunglobulinbestimmung: Radiale Immunodiffusion in zwei Dimensionen: Hier werden in eine Gelplatte, deren Agar homogen mit einem spezifischen Antiserum gegen eine menschliche Ig-Klasse durchmischt ist, Löcher gestanzt. Nachdem das zu untersuchende Serum in die Löcher gefüllt wurde, diffundiert es durch das Gel und bildet Präzipitationsringe. Der Durchmesser dieser Präzipitationsringe ist der Konzentration der Serumglobuline proportional. Die genaue Konzentration kann durch Vergleich mit einem Standard ermittelt werden.

Diese Methode erlaubt keine Unterscheidung von normalen und abnormen Immunglobulinen.

Die normalen Serumkonzentrationen der 3 bedeutenderen Immunglobulinklassen sind folgende (vgl. auch Anhang, Tabelle 6, S. 1358):

IgG 711–1536 mg/100 ml (92–207 IU/ml)
IGA 54–489 mg/100 ml (54–268 IU/ml)
IGM 37–212 mg/100 ml (69–287 IU/ml).

Die IgE- und IgD-Fraktion kann mit dem radialen Diffusionstest nicht erfaßt werden, da die Serumkonzentration zu gering ist, um sichtbare Präzipitationsringe zu bilden. Ihre Konzentration im Serum wird durch Radioimmunopräzipitation ermittelt.

Zelluläre Basis der Immunantwort

Entwicklung von T- und B-Lymphozyten: Lymphozyten sind in der Lage, mit Antigen zu interagieren und die Immunantwort bei den Vertebraten einzuleiten. Bei Vögeln konnten zwei Entwicklungslinien der Lymphozyten festgestellt werden: ein Lymphozytenpool entstammt dem Thymus, ein anderes der Bursa fabricii. Die Zellen die sich vom Thymus herleiten (T-Zellen) sind bei der zellulären Immunantwort beteiligt. Die Bursa-stämmigen (B-)Zellen sind für die humorale Immunantwort zuständig.

Auch die Lymphozyten der Mammalia können in zwei große Gruppen geteilt werden: T-Lymphozyten, die den Thymus-stämmigen der Vögel und B-Lymphozyten, die den Bursa-stämmigen analog sind. Ein Bursa-ähnliches Organ könnte jedoch bisher bei Säugern nicht nachgewiesen werden.

Sowohl die T- und B-Lymphozyten stammen von Vorstufen im Knochenmark ab. Im Falle der T-Lymphozyten wandern die Zellen der Vorstufe zum Thymus, wo sie einige der funktionellen und Oberflächen-Charakteristika reifer T-Zellen entwickeln. Daraufhin wandern die Zellen zu den T-abhängigen Gebieten des peripheren Lymphgewebes und treten in den Pool langlebiger Lymphozyten ein, welche vom Blut zur Lymphe zirkulieren. Eine Reifung von T-Zellen mag auch in den peripheren Geweben unter dem Einfluß eines humoralen Thymushormones (Thymosin) eintreten.

Zwei Abläufe der B-Zellreifung sind jetzt bekannt: Antigen-unabhängige und Antigen-abhängige Reifung. Antigen-unabhänige Reifung geht über die Entwicklung im Knochenmark über die jungfräuliche (virginale) B-Zelle (also einer Zelle, die noch nicht gegenüber Antigenen exponiert war), die man im peripheren Lymphgewebe findet. Die Antigen-abhängige Reifung tritt nach der Interaktion von Antigen mit virginalen B-Zellen auf. Antikörper-formende Zellen (Plasmazellen) sind das Endprodukt in dieser Entwicklungsreihe. Reife B-Zellen in der Peripherie werden vorwiegend in den Thymus-unabhängigen Gebieten der Lymphknoten und der Milz angetroffen.

Die Zellen der T-Linie bilden die Mehrheit der zirkulierenden langlebenden kleinen Lymphozyten. Biologische Charakteristika der B-Zellen sind noch nicht aufgeklärt. Die B-Lymphozyten sind die Vorläufer der Antikörper-bildenden Zellen. Die T-Zellen helfen den B-Zellen beim Aufbau der humoralen Immunantwort und sind gleichzeitig Vorstufen der Effektorzellen der zellulären Immunantwort. Zur Differenzierung von T- und B-Zellen macht man sich zunutze, daß zwar auf der Oberfläche der B-Zellen in hoher Konzentration Immunglobuline sitzen, nicht aber auf den T-Zellen. So kann man die B-Zellen mit fluoreszeinmarkierten Antiglobulinen sichtbar machen, weil an ihrer Oberfläche durch die stattfindende Antigen-Antikörper-Reaktion eine hohe Fluoreszeinkonzentration entsteht, während die T-Zellen ungefärbt bleiben.

Subpopulationen der T-Zellen: T-Lymphozyten sind in bezug auf die Eigenschaften ihrer Zelloberfläche und ihre funktionellen Charakteristika heterogen. Zur Zeit sind wenigstens 3 Subpopulationen der T-Zellen erkannt: Cooperator-Zellen, zytotoxische T-Zellen, Suppressor-T-Zellen.

Andere Zellen die bei der Immunantwort beteiligt sind:

1. Makrophagen, welche vermutlich eine wichtige Rolle in dem Prozeß spielen, welcher den T- und B-Lymphozyten erlaubt, sich an der Induktion der humoralen Antikörperantworten zu beteiligen.

2. „K-Zellen", welche vermutlich Lymphozyten im Ursprung sind, aber nicht direkt von der T- oder B-Zellinie abstammen. Sie sind in der Lage, eine Fremdzelle in vitro zu töten, nachdem sie mit Antikörpern, die spezifisch gegen die Fremdzelle gerichtet sind, inkubiert wurden.

Prüfung der zellulären Immunabwehr (T-Zell-Funktion)

A. Hauttest: Die zelluläre Abwehrlage kann geprüft werden, indem man die Hautreaktion auf die intradermale Injektion von Antigenen prüft, gegen die Menschen für gewöhnlich sensibilisiert sind. Es kommen in Frage: Streptokinase, Streptodornase, Tuberkulin, Trichophyton-, Dermatophyton- oder Candidaantigen. Wenn Zweifel bestehen, daß der Organismus einem der obengenannten Antigene je ausgesetzt war, kann Dinitrochlorbenzol (DNCB) auf die Haut gebracht werden, denn diese Substanz wirkt sowohl als sensibilisierendes Agens als auch als Testantigen. Schwache oder völlig fehlende Reaktion auf alle diese Substanzen deuten auf eine Störung der zellulären Abwehr.

B. In vitro-Stimulation der Lymphozyten des peripheren Blutes mit Phytohämagglutininen (PHA) oder mit allogenen Lymphozyten (Mixed lymphocyte culture = MLC): Die T-, jedoch nicht die B-Zellen verwandeln sich nach in vitro-Behandlung mit PHA oder mit allogenen Lymphozyten in Immunoblasten. Diese Umwandlung kann quantitativ erfaßt werden. Man mißt hierzu den Verbrauch von radioaktiv markiertem Thymidin, welches zum in-vitro-Medium hinzugegeben wird. Die Thymidinaufnahme ist ein guter Indikator für die Zell-Funktion. Die so gewonnenen Ergebnisse korrelieren gut mit den Ergebnissen der Hauttests.

Prüfung der humoralen Immunabwehr (B-Zell-Funktion)

1. Quantitative Bestimmung der Serum-Ig-Spiegel mit Hilfe der radialen Einfachdiffusion.

2. Bestimmung des Isohämagglutinationstiters.

3. Bestimmung der entsprechenden Antikörpertiter nach einmaliger oder wiederholter („boostern") Immunisierung mit Tetanustoxoid, Diphtherietoxoid (Schick-Test) oder Pertussisvakzine.

4. Prozentuale Bestimmung der Lymphozyten im peripheren Blut, die mit Hilfe der Immunfluoreszenzmethode markierbar sind.

Gammopathien

Krankheitsbilder, bei denen eine disproportionierte Proliferation eines antikörperbildenden Zellklonus vorliegt, wobei immer die gleichen H-Ketten, L-

Ketten oder komplette Immunglobuline produziert werden, nennt man Gammopathien. Die Aminosäuresequenz des variablen Endes ist bei allen diesen Molekülen gleich. Es wird nur ein Typ von L-Ketten hergestellt (κ oder λ).

Benigne monoklonale Gammopathie

Die Diagnose wird gestellt, wenn im Serum eines ansonsten normalen Individuums immunelektrophoretisch ein homogenes (monoklonales) Immunglobulin gefunden wird (welches entweder κ- oder λ-Ketten trägt, nie aber beide). Untersuchungen großer Populationen in Schweden haben gezeigt, daß die Häufigkeit des Auftretens von homogenen Immunglobulinen mit dem Alter ansteigt. Bei 70jährigen etwa in 3% der Fälle. Follow-up-Studien zeigen, daß einige wenige Prozent der scheinbar gesunden Personen mit einem homogenen Serumimmunglobulin ein Plasmozytom entwickeln. Eine günstige Prognose der „benignen" monoklonalen Gammopathie kann vermutet werden, wenn 1. die Konzentration des homogenen Immunglobulins kleiner als 1 g/100 ml ist, 2. kein deutlicher Anstieg der Konzentration seit Diagnosestellung sowie 3. kein Konzentrationsabfall der normalen Immunglobuline erfolgte, 4. keine homogenen L-Ketten im Urin gefunden werden (Bence-Jones-Proteinurie) und 5. ein normaler Hämatokrit und eine normale Serumalbuminkonzentration vorliegen.

Plasmozytom (Multiples Myelom)

Kennzeichnend für diese Krankheit ist die Verbreitung neoplastischer Plasmazellen im ganzen Knochenmark. Selten wird auch ein solitäres extraossäres Plasmozytom gefunden. Häufige Befunde sind: Anämie, Hyperkalziämie, erhöhte Infektanfälligkeit und Knochenschmerzen. Die Diagnose wird durch folgende Befunde gesichert: 1. Osteolytische Herde oder diffuse Osteoporose im Röntgenbild, 2. ein homogenes Serumimmunglobulin, ein einzelner Typ von L-Ketten im Urin (Bence-Jones-Proteinurie), 3. über 10% Plasmazellen im Knochenmark.

Makroglobulinämie Waldenström

Diese Krankheit ist durch die Proliferation von abnormen lymphoiden Zellen charakterisiert, die sowohl lymphozytäre als auch plasmozytäre Merkmale aufweisen. Diese Zellen produzieren ein homogenes Makroglobulin (IgM), welches immunelektrophoretisch leicht erkannt und charakterisiert werden kann. In 10% der Fälle findet man Bence-Jones-Proteinurie. Das klinische Bild wird häufig durch die physikochemischen Eigenschaften der Makroglobuline geprägt. Wenn die Moleküle in Kälte schlecht löslich sind (Kryoglobuline), findet man periphere Gefäßverschlüsse und das Raynaud-Phänomen. Makroglobuline hoher Viskosität verursachen retinale Blutungen, Sehstörungen und vorübergehende neurologische Ausfälle. Hämorrhagische Diathesen und hämolytische Anämien können auftreten, wenn die Makroglobuline mit Gerinnungsfaktoren Komplexe bilden oder die Oberfläche von Erythrozyten besetzen.

Primäre Amyloidose

Für gewöhnlich ist die primäre oder idiopathische Amyloidose verbunden mit einer gesteigerten Plasmozytose im Knochenmark und im lymphatischen Gewebe, einem homogenen Serumglobulin, einer Bence-Jones-Proteinurie sowie verminderten Konzentrationen der normalen Serumimmunglobuline. Nach neueren Untersuchungen entsteht Amyloid − zumindest in manchen Fällen −, wenn sich viele V-Enden von Ig aneinanderbinden, so daß eine lange Polypeptidkette entsteht. Diese Kenntnis bringt die primäre Amyloidose in die Nähe der Gammopathien. Die Infiltrate der primären Amyloidose bevorzugen folgende Gewebe: Herz, Zunge, Gastrointestinaltrakt, Bänder und Sehnen sowie die peripheren Nerven. Parenchymatöse Organe wie Milz, Leber und Niere werden ausgespart.

H-Ketten-Krankheit

Bei dieser seltenen Krankheit sind die abnormen Serum- und Urinproteine Teile einer homogenen H-Kette vom α, γ oder μ-Typ. Das klinische Bild ähnelt eher dem Lymphom als dem Plasmozytom. Man findet keine Knochendefekte. Die Alpha-Ketten-Krankheit ist häufig verbunden mit schwerem Durchfall und der Infiltration von abnormen Plasmazellen in die Lamina propria des Dünndarms.

Defektimmunopathien

Unter dem Begriff der Defektimmunopathien werden angeborene und erworbene Störungen sowohl der humoralen Immunität (B-Zell-Funktion) als auch der zellulären Abwehr (T-Zell-Funktion) zusammengefaßt. Die folgende Klassifizierung wird von der WHO empfohlen:

Infantile X-chromosomale Agammaglobulinämie (s. u.)
Selektives Immunglobulin-Mangelsyndrom (Dysgammaglobulinämie)
Frühkindliches transitorisches Immunglobulin-Mangelsyndrom
X-chromosomale Defektimmunopathie mit Hyper-IgM
Thymusaplasie (Di-George-Syndrom) (s. u.)
Episodische Lymphopenie mit Lymphozytotoxin
Defektimmunopathie mit normalen Serumglobulinen oder Hyperimmunoglobulinämie

Defektimmunopathie mit Ataxia teleangiectatica (s. u.)

Defektimmunopathie mit Thrombozytopenie und Ekzem (Wiskott-Aldrich-Syndrom) (s. u.)

Defektimmunopathie mit Thymom

Defektimmunopathie mit allgemeiner Hypoplasie des hämatopoetischen Apparates

Schwere kombinierte Form der Defektimmunopathie (s. u.)

a) mit Dysostose

b) mit Adenosindeaminase-Mangel

Inkonstante Defektimmunopathien (s. u.): häufiges Vorkommen, weitgehend unklassifiziert

Infantile X-chromosomale Agammaglobulinämie

Dieses erbliche Syndrom entsteht durch einen Defekt der B-Zell-Funktion bei weitgehend erhaltener T-Zell-Funktion.

Klinik

Die Diagnose fußt auf den folgenden Kardinalbefunden: erniedrigter IgG-Serumspiegel, geschlechtsgebundener Vererbungsgang und intakte zelluläre Immunität. Nach Antigenstimulation (z. B. Diphtherie-Tetanus-Pertussis-Impfung = DTP) findet man in den das Impfgebiet drainierenden Lymphknoten keine Plasmazellen.

A. Symptome und Befunde: Die ersten neun Lebensmonate verlaufen, vermutlich dank der schützenden Anwesenheit mütterlicher Antikörper, symptomlos. Im zweiten Jahr entwickelt das Kind eine erhöhte Empfänglichkeit für pyogene Infektionen (gram-positive Keime) und für Infektionen mit Hämophilus influenzae. Dies findet klinischen Ausdruck in rezidivierenden Furunkulosen, Pneumonien und Meningitiden. Die Anfälligkeit gegenüber exanthematischen Virusinfekten wie Röteln, Masern oder Windpocken ist normal. Andere charakteristische Befunde sind chronische Sinusitis, Bronchiektasen sowie Arthritis der großen Gelenke unter dem Bild einer rheumatoiden Arthritis.

B. Labor: Der IgG-Serumspiegel liegt unter 100 mg%, die Spiegel von IgA und IgM unter 1% der Norm. Isohämagglutinine fehlen oder sind nur in sehr geringer Konzentration vorhanden. Der Schick-Test ist positiv. Nach der DTP-Impfung ist kein Antitoxintiteranstieg zu beobachten. Die Lymphozyten des peripheren Blutes und die Haut verhalten sich nach Antigenreiz mit Candida, Tuberkulin oder DNCB normal. In den meisten Fällen können im peripheren Blut mit der Immunfluoreszenzmethode keine Lymphozyten mit Immunglobulin-Besatz nachgewiesen werden.

Behandlung

Durch dauernde Gabe von Gammaglobulin auf unbestimmte Zeit kann rezidivierenden bakteriellen Infekten vorgebeugt werden. Gammaglobulin wird für gewöhnlich i. m. appliziert. Die übliche Erstdosis beträgt 300 mg (ca. 1,8 ml) pro kg KG auf drei gleiche Injektionen aufgeteilt. Danach sind monatliche Gaben von 0,6 ml/kg nötig, um einen Serumspiegel (IgG) von wenigstens 200 mg% aufrechtzuerhalten.

Thymusaplasie (Di-George-Syndrom)

Zugrunde liegt eine Entwicklungsstörung der dritten und vierten Schlundtasche. Das Resultat ist eine Aplasie der Parathyreoidea und des Thymus. Das Di-George-Syndrom ist eine reine T-Zell-Funktionsstörung mit normaler B-Zell-Funktion.

Klinik

A. Symptome und Befunde: Die Hauptmerkmale sind Neugeborenentetanie, Hypertelorismus und gesteigerte Anfälligkeit für Virus-, Pilz- und bakterielle Infektionen. Diese Infektionen enden oft tödlich.

B. Labor: Die Serumimmunglobuline sind normal. Die humorale Immunantwort ist normal oder leicht schwächer als die Norm, je nach verwendetem Antigen (für die unternormale Antwort macht man die Abwesenheit von T-Hilfszellen verantwortlich). Die Hautreaktion nach intradermaler Injektion von Candida-Antigen oder nach DNCB-Test ist deutlich verringert. Ebenso die Bildung von Immunoblasten aus Lymphozyten des peripheren Blutes nach *in vitro*-Inkubation mit PHA oder allogenen Lymphozyten. Serumkalzium und Blutlymphozytenzal sind vermindert. Die Lymphknotenbiopsie zeigt normale Keimzentren, aber deutliche Störungen der thymusabhängigen Randzone.

Behandlung

Transplantationen von fetalem Thymusgewebe könnten die Störung der zellulären Abwehr aufheben und die normale Lymphozytenzahl im peripheren Blut wiederherstellen. Auch die thymusabhängigen Teile der Lymphknoten werden gewöhnlich bei den Transplantatempfängern wieder bevölkert.

Schwere kombinierte Defektimmunopathie

Bei diesem autosomal rezessiv oder X-chromosomal vererbten Leiden sind T- und B-Zell-Funktion deutlich beeinträchtigt. Auch sporadisches familiäres Vorkommen wurde berichtet.

Eine Dysostose und ein Adenosindeaminase-Mangel sind in einigen Fällen mit einer schweren kombinierten Defektimmunopathie verbunden.

Klinik

A. Symptome und Befunde: Ab dem 3.–6. Lebensmonat wird eine erhöhte Infektanfälligkeit bemerkt. Gewöhnlich überleben die Kinder nicht das zweite Lebensjahr. Wäßrige Diarrhoe, für gewöhnlich mit

Salmonellen- oder enteropathischen Coliinfektionen, kennzeichnen die Säuglingszeit. Häufig sind Lungenentzündungen durch Pseudomonas und Pneumocystis carinii sowie Candidainfektionen des Mundes und der Windelgegend. Die gewöhnlichen Virusexantheme wie Windpocken oder Masern sind oft tödlich.

B. Labor: Die Serumimmunglobulinspiegel liegen für gewöhnlich unter 1% der Norm. Auf Impfungen wie etwa die DTP-Impfung werden keine Antikörper gebildet. Im peripheren Blut sind weniger als 2000 Lymphozyten in mm³. Die verminderte zelluläre Immunantwort zeigt sich im Fehlen der Hautreaktion auf DNCB-Applikation oder intradermale Infektion von Candida-Antigen. Die Lymphknotenbiopsie zeigt das Fehlen von Lymphozyten, Plasmazellen und Lymphfollikeln.

Behandlung

Die Gabe von Gammaglobulin ist wirkungslos. In einigen Fällen war die Knochenmarktransplantation erfolgreich. Jedoch stehen die Komplikationen der Graft-versus-host-Reaktion sowie andere Sekundärerkrankungen der weiten Verwendung entgegen.

Defektimmunopathie mit Thrombozytopenie und Ekzem (Wiskott-Aldrich-Syndrom)

Diese Störung ist gekennzeichnet durch Ekzem, Thrombozytopenie und rezidivierende bakterielle und virale Infekte. Die Vererbung ist X-chromosomal. Die Kranken werden meist nicht älter als 10 Jahre. Dieser Krankheit scheint eine kombinierte Störung der T- und B-Zell-Funktion zugrunde zu liegen. Der IgM-Spiegel im Serum ist gering und Isohämagglutinine fehlen. Jedoch sind IgG- und IgA-Spiegel normal. Verringerte Hautreaktion auf die üblichen Pilzantigene und die abgeschwächte Antwort auf die PHA-Stimulation *in vivo* zeigen die Schwächung der zellulären Antwort.

Defektimmunopathie mit Ataxia teleangiectatica

Das klinische Bild der Ataxia teleangiectatica entwickelt sich in den ersten Lebensjahren mit Ataxie und choreatiformen Bewegungen. Teleangiektasien der Konjunktiven, des Gesichts, der Arme und der Augenlider treten erst 5–10 Jahre später auf. Es folgen chronische Sinusitiden und Infektionen der Luftwege. Die Kranken sterben im zweiten oder dritten Lebensjahrzehnt an interkurrenten Lungenentzündungen oder an lymphoretikulären Neoplasmen. In etwa 80% der Fälle fehlt das IgA in Serum und Sekreten. Darüber hinaus wird eine deutliche Funktionsschwäche der thymusabhängigen Abwehr zusammen mit einer Hypo- oder Dysplasie des Thymus beobachtet. Das Leiden wird autosomal rezessiv vererbt.

Inkonstante Defektimmunopathien

Primär erworbene Agammaglobulinämie

Der Krankheitsbeginn liegt im Erwachsenenalter und ist gekennzeichnet durch erhöhte Anfälligkeit besonders für pyogene Infekte. Häufige Sinusitiden und Pneumonien mit Bronchiektasenentwicklung, ein Sprue-ähnliches Krankheitsbild mit Diarrhoe, Steatorrhoe, Malabsorption und exsudativer Enteropathie sowie eine Hepatosplenomegalie vervollständigen das klinische Bild.

Jedoch gibt es hier keine Arthritis wie bei den angeborenen Agammaglobulinämien. Begleitende Autoimmunerkrankungen sind häufig. Meist liegt der Serum-IgG-Spiegel unter 500 mg%. Serum-IgA- und IgM-Spiegel sind inkonstant unter der Norm. In den Lymphknoten findet man eine deutliche Verringerung der Plasmazellzahl. In Milz, Lunge oder in der Haut findet man häufig nichtverkäsende Granulome.

Defektimmunopathie bei der Sarkoidose

Der Immundefekt bei der Sarkoidose ist gekennzeichnet durch einen partiellen Ausfall der T-Zell-Funktion, während die B-Zellen intakt sind. Die Sarkoidosepatienten zeigen häufiger (zu 50%) als Vergleichsgruppen keine Reaktion auf die intrakutane Injektion der gängigen Antigene (Candida, Mumps, Tuberkulin). Jedoch ist völliges Fehlen der Hautreaktion auf eine Batterie von Hauttests ungewöhnlich. Darüber hinaus ist die Reaktion abhängig von der antigenen Potenz des Stimulus. So kann z. B. eine negative Reaktion auf DNCB vorliegen, jedoch ein Extrakt aus Rhus toxikodendron (Giftsumach) vermag eine positive Reaktion auszulösen. Die positive Reaktion auf Tuberkulin entsteht immer bei einem aktiven tuberkulösen Prozeß, aber fehlt häufig nach der BCG-Impfung. Der Serumimmunglobulinspiegel ist normal oder hoch. Die Bildung spezifischer Antikörper ist im allgemeinen intakt.

Defektimmunopathie bei Morbus Hodgkin

Hier findet man eine mäßige bis schwere Funktionseinschränkung der T-Zell-Funktion bei intakter B-Zell-Funktion. Nur 10–20% der Hodgkin-Patienten zeigen Hautreaktionen auf Mumps-, Candida- oder Trichophytonantigen verglichen mit 70–90% bei den Kontrollen. Gewöhnlich findet man fehlende Reaktivität auf DNCB und eine verzögerte Abstoßung von Hautallotransplantaten. Sowohl Zahl als auch Funktion der Lymphozyten des peripheren Blutes sind unter der Norm. Eine Lymphopenie soll bei bis zu 87% der Hodgkin-Kranken beobachtet worden sein. 40–60% der Patienten zeigen abgeschwächte Antwort auf *in vitro*-Stimulation der Lymphozyten mit PHA. Die Serumimmunglobuline sind normal. Die Bildung spezifischer Antikörper ist bis auf agonale Fälle intakt.

Da die meisten Hodgkin-Patienten mit starken Immunsuppressiva behandelt werden, ist die klinische Bedeutung der Depression der zellulären Abwehr schwer abzuschätzen. Dennoch haben die häufigen Herpes zoster- und Cryptococcusinfektionen vielleicht etwas mit der Immunschwäche zu tun, die durch die Grundkrankheit bedingt ist.

Selektives Immunglobulin-Mangelsyndrom

Völliges Fehlen von IgA im Serum bei normalen IgG- und IgM-Spiegeln findet man bei einem kleinen Prozentsatz der normalen Individuen. Gelegentlich ist mit dem isolierten Fehlen des IgA jedoch ein Sprue-ähnliches Krankheitsbild mit Steatorrhoe verbunden. Die Behandlung mit dem gewöhnlichen Gammaglobulin (Cohn-Fraktion II) ist wirkungslos, da in diesen Präparaten IgA und IgM nicht enthalten sind. Häufige Plasmainfusionen (worin IgA enthalten ist) sind gefährlich, da sich Anti-IgA-Antikörper entwickeln können. Anaphylaktische Reaktionen oder die Serumkrankheit können die Folge sein.

Literatur: Kapitel 32. Immunologie

Bier, O.G., Götze, D., Mota, I., Dias da Silva, W.: Experimentelle und klinische Immunologie. Berlin – Heidelberg – New York: Springer 1979

Brandis, H.: Einführung in die Immunologie. Stuttgart: Fischer 1972.

Götz, H.C.: Immunologische Plasmaprotein-Diagnostik. Berlin: de Gruyter 1972.

Keller, R.: Immunologie und Immunpathologie. Stuttgart: Thieme 1977.

Kindler, U.: Paraproteinämien. Stuttgart: Thieme 1973.

Lindenmann, J.: Immunologie. Stuttgart: Thieme 1979.

Roitt, I.M.: Leitfaden der Immunologie. Darmstadt: Steinkopff 1975.

Rubinstein, A. (Hrsg.): Immunologie im Kindesalter. Pädiatrische Fortbildungskurse für die Praxis, Bd.35. Basel: Karger 1972.

Vorlaender, K.-O.: Diagnostik unter Verwendung immunologischer Methoden. Stuttgart: Thieme 1980.

Vorlaender, K.-O. (Hrsg.): Praxis der Immunologie; Grundlagen – Methoden – Klinik. Stuttgart: Thieme 1976.

Warnatz, H.: Tumorimmunologie. Stuttgart: Thieme 1975.

Weir, D.M.: Immunologie für Studenten. Stuttgart: Schattauer 1974.

Therapieschemata zum Kap. 32: Immunologie
(Stichwörter in alphabetischer Reihenfolge)

AGAMMAGLOBULINÄMIE, INFANTILE, X-CHROMOSOMALE

Verabreichung von Gammaglobulin, 300 mg/kg KG i.m., in 3 gleichen Teildosen; danach monatl. Injektionen von 0,6 ml/kg KG zur Aufrechterhaltung eines IgG-Spiegels von wenigstens 200 mg/100 ml

DEFEKTIMMUNOPATHIEN, SCHWERE KOMBINIERTE

evtl. Knochenmarktransplantation (in einigen Fällen erfolgreich)

THYMUSAPLASIE
(Di-George-Syndrom)

Transplantationen von fetalem Thymusgewebe

Anhang

Ratschläge
für Reisen ins Ausland

Ärztliche Ratschläge hängen vom Ziel, der Länge und Art der Reise, der Gesundheit des Patienten und der ärztlichen Versorgung im besuchten Gebiet ab. Besonders im Hinblick auf die benötigten Impfungen* sollte man spätestens 2 Monate vor Reiseantritt mit den Vorbereitungen beginnen.

In jeder Hinsicht ist eine gründliche ärztliche Durchuntersuchung vor Reiseantritt empfehlenswert.

Die Patienten sollten über die Notwendigkeit aufgeklärt werden, körperliche Erschöpfung, diätetische und alkoholische Exzesse zu vermeiden, und sollten die möglichen physiologischen Wirkungen der Zeitverschiebung kennen.

Aktive Immunisierung gegen Infektionskrankheiten

Jeder Reisende sollte in ausreichendem Maß gegen Infektionskrankheiten immunisiert sein. Vor Durchführung einer Schutzimpfung sollte man sich über den Impfmodus ausreichend informieren, da letzterer starken Schwankungen unterworfen ist (vgl. Tabellen 1 a + 1 b).

Regelmäßig einzunehmende Medikamente

Der Reisende sollte eine ausreichende Menge der andauernd benötigten Medikamente mit sich führen. Diese Vorsichtsmaßnahmen sind notwendig, da die gewohnten Medikamente in fremden Ländern oft unter anderem Namen und in wechselnder Qualität angeboten werden. Chronisch Kranke wie Diabetiker oder Herzkranke sollten einen Befundbericht sowie einen Therapievorschlag mit sich führen, um ihn einem zuzuziehenden Arzt zeigen zu können.

Diabetiker-, Antikoagulantien- und Schrittmacher-Ausweise sollten mitgeführt werden. Diabetiker sollten darüber informiert sein, daß Insulin kühl aufbewahrt werden muß. Reiseagenturen und Konsulate geben Auskunft über Ärzte und Krankenhäuser der zu besuchenden Gegend.

Reiseapotheke

A. *Allgemeine anti-infektiöse Medikamente:* Bei Reisen in infektiös verseuchte Gebiete sollte man sich mit den dafür notwendigen Medikamenten versorgen.

B *Lokale Schutzmaßnahmen:* Hierzu gehören Antibiotikasalben, Heftpflaster, Fußpuder, Sonnenöl.

C. *Antiemetika:* Die üblichen Antiemetika nimmt man am besten eine halbe Stunde vor Abreise.

D. *Antazida:* Bei geringen Magenbeschwerden und ungewohntem Essen zu empfehlen.

E. *Durchfallprophylaxe:*

1. *Vorsichtsmaßnahmen:* Geringe gastrointestinale Beschwerden hängen oft mit der veränderten Essenszubereitung zusammen. Verunreinigtes Wasser kann mit Halogenen, wie weiter unten beschrieben, gereinigt werden.

2. *Therapeutische Maßnahmen:* Mexaform® plus, 3 × 1 Dragée oder Intestopan®, 3 × 2 Kapseln; notfalls kann man auch Kohle-Compretten® oder Tinctura opii zusätzlich anwenden.

F. *Sedativa:* Diese Medikamente erfüllen voll ihren Zweck bei Angst vor Flugreisen oder Schlaflosigkeit.

G. *Analgetika:* Aspirin®, Kodein und Anaesthesin®-Salbe sollten immer greifbar sein.

H. *Brillenträger* sollten eine Ersatzbrille oder ein Rezept mit sich tragen.

I. *Prothesenträger:* Auch diese sollten einen Ersatz bei sich haben.

J. *Insektenschutzmittel:* Diese sollen nicht nur die Belästigung durch Insekten ausschalten, sondern auch mögliche Übertragung von Infektionskrankheiten ausschließen.

Wasser- und Lebensmittelhygiene

A. *Wasserreinigung:* Wasser kann mit einigen Tropfen Natriumhypochlorid trinkbar gemacht werden. Schon 1 Tropfen kann 1 Glas Wasser sterilisieren, wenn man es 15 min stehen läßt. Trübes Wasser sollte gefiltert werden oder zuerst abstehen, bevor man es mit 2 Tropfen Natriumhypochlorid versetzt.

Dieselben Halogenverbindungen stehen auch in Tablettenform zur Verfügung. Ein dabei auftretender brauner Niederschlag kann vernachlässigt werden.

Cave: Zweifelhaftes Wasser oder Eis sollten nicht verwendet werden. Dagegen kann maschinell abgefülltes Wasser zum Trinken und Zähneputzen benutzt werden.

B. *Nahrungsmittelhygiene:* Rohe Früchte und Gemüse sollten im allgemeinen nicht gegessen werden. Jedoch kann man sie unbedenklich in gut durchgekochter Form zu sich nehmen. Eintopfgerichte und rohes Hackfleisch sind fragwürdig. Werden Fleisch, Milch und andere Eiweißprodukte nicht gekühlt aufbewahrt, so können sie gefährlich werden.

---

* Ein Länderverzeichnis mit Angabe der erforderlichen Impfbescheinigungen bei Auslandsreisen ist über das Deutsche Grüne Kreuz, Schuhmarkt 4, 3550 Marburg/Lahn erhältlich

C. Badewasser: Nur nach Rücksprache mit den zuständigen Gesundheitsbehörden sollte man in den örtlichen Gewässern baden.

Impfplan für Erwachsene und Kinder/ Infektionsprophylaxe bei Auslandsreisen

Alle Erwachsenen sollten gegen Tetanus geimpft sein. Um Impfreaktionen zu vermeiden, sollte das Toxoid gereinigt sein. Es empfiehlt sich weiterhin, gegen Polio, Diphtherie und Pocken zu impfen. Jeder Reisende muß die Impfbestimmungen des zu besuchenden Landes beachten.
Es folgt ein allgemein gültiger Impfplan.

Tetanus

Bei ausreichender Grundimmunisation kann man alle 7–10 Jahre mit 0,5 ml Tetanus-Toxoid auffrischen.

Pockenimpfung

Die WHO forderte eine Re-Vakzination alle 3 Jahre. Auf jeden Fall sollte sich der Arzt über den Impferfolg informieren.

Typhus

Immunisierung mit einer Suspension von abgetöteten Salmonella-Typhi-Keimen, in Abständen von 4–6 Wochen zweimalig in je 0,5 ml subkutan. Zur Erhaltung des Impfschutzes ist alle 3 Jahre eine Auffrischimpfung nötig. In Deutschland kann auch eine perorale Immunisierung mit Typhoral® L durchgeführt werden.
Paratyphusvakzine kann z. Zt. nicht empfohlen werden, da ihre Wirksamkeit nicht ausreichend gesichert ist.

Gelbfieber

Abgeschwächter Lebendimpfstoff, 0,5 ml subkutan. Die WHO-Bestimmungen erfordern eine Registratur der Chargennummer. Etwa alle 10 Jahre muß die Impfung wiederholt werden.

Malaria

Man verabreiche prophylaktisch Chloroquinphosphat, 500 mg 1× wöchentlich, beginnend 1 Woche vor Antritt der Reise und endend 6 Wochen nach Abschluß der Reise. Alternativ kann zur Prophylaxe Fansidar® (Erw. 1 Tabl. pro Woche, jeweils am gleichen Wochentag; Beginn 1–2 Tage vor Reiseantritt) gegeben werden.

Tabelle 1 a. Empfohlener Impfplan für **Kinder** unter Berücksichtigung von Haut-Testen

Alter	Impfung	Haut-Test
3–4 Monate	DPT[a] Orale Poliovakzine[b], trivalent	Tuberkulin-Test
4–5 Monate	DPT Orale Poliovakzine, trivalent	Nach einer Woche
5–6 Monate	DPT Orale Poliovakzine, trivalent	Nachschau der Pockenimpfung
12 Monate	DT Orale Poliovakzine, trivalent	Test[e]
12–14 Monate	Masern-Impfstoff[c]	Tuberkulin-Test[e]
8–10 Jahre	Orale Poliovakzine, trivalent	
12–14 Jahre	Mumps-Impfstoff[d] TD[g]	
	Röteln-Impfstoff[f]	Tuberkulin-Test[e]

[a] *DPT:* Man verwendet zur Immunisierung Alaunpräzipitat oder ein aluminiumhydroxidabsorbiertes Diphtherie- und Tetanus-Toxoid in Verbindung mit bakteriellem Pertussis-Antigen, welche besonders für Kleinkinder geeignet sind. Gabe: Drei Einzeldosen von je 0,5 ml i. m. in Intervallen von 4–8 Wochen, die 4. Injektion folgt im Abstand von einem Jahr später.

[b] *Schluckimpfung mit Poliomyelitis-Lebend-Vakzine (SABIN)* der Typen 1, 2 und 3 kombiniert; diese Kombination wird dreimal in Intervallen von 6–8 Wochen verabfolgt und anschließend als Booster ein weiteres Jahr später. Die Immunisierung mit inaktivierten Viren (Salk) der Dreierkombination ist zwar möglich, kommt aber nur als Evtl.-Kombination mit der DPT-Impfung (als 4-fach-Impfstoff) in Betracht.

[c] *Masern-Lebendimpfstoff:* 0,5 ml i. m. Bei dem abgeschwächten Stamm (Schwarz) ist eine gleichzeitige Gabe von Gammaglobulin nicht angezeigt. Inaktivierter Masernimpfstoff sollte nicht verwendet werden.

[d] Lebender, abgeschwächter *Mumpsimpfstoff* 0,5 ml i. m.

[e] Die Häufigkeit des *Tuberkulintestes* sollte vom Expositionsrisiko abhängig gemacht werden.

[f] Die Impfung mit *Röteln-Vakzine* kann zwischen erstem Lebensjahr und Pubertät erfolgen, vorzugsweise jedoch vor Eintritt der Pubertät. Die Impfung erfolgt subkutan. Schwangere dürfen nicht geimpft werden (Gefahr einer Impf-Embryopathie). Nach erfolgter Impfung sollte eine Karenz bis zur nächsten Schwangerschaft von etwa 3 Monaten eingehalten werden. Innerhalb 4 Wochen nach der Impfung besteht eine 40%ige Chance für Frauen zur Entwicklung von Arthralgien bzw. Arthritis.

[g] Eine Auffrischimpfung mit gereinigtem und für Erwachsene geeignetem *Tetanus- und Diphtherietoxoid* sollte alle 10 Jahre erfolgen.

Cholera

Suspension mit abgetöteten Choleravibrionen, Erstinjektion von 0,5 ml und im Abstand von 4–6 Wochen noch einmal 1 ml i. m. Bei anhaltender Exposition ist alle 6 Monate eine Auffrischimpfung mit 0,5 ml notwendig. Ein sicherer Schutz ist nur bei regelmäßiger Auffrischimpfung gegeben.

Pest

Die Impfung erfolgt mit abgetöteten Pestbazillen durch 2 Injektionen von je 0,5 ml und im Abstand von 4–6 Wochen und einer 3. Injektion 6 Monate später.

Fleckfieber

Die Immunisierung erfolgt mit inaktivierten Rikkettsien durch 2malige Injektion von jeweils 0,5 ml im Abstand von 4–6 Wochen intramuskulär. Alle 6 Monate ist eine Auffrischimpfung mit 0,5 ml notwendig.

Hepatitis epidemica (Hepatitis A und B)

Die Möglichkeit einer aktiven Immunisierung ist derzeit gegeben. Seit Herbst 1982 ist auch in Deutschland ein Impfstoff zur Hepatitis B-Prophylaxe H-B-Vax® auf dem Markt. Eine vorübergehende Verbesserung der Abwehrlage kann eventuell schon durch intramuskuläre Injektion von humanem Gammaglobulin erfolgen. Dies wird für alle Teile der Welt empfohlen, in denen die hygienischen Verhältnisse schlecht und mit einem erhöhten Risiko der Exposition durch verunreinigte Nahrungsmittel oder Wasser verbunden sind.

Tabelle 1b. Kontraindikationen für Impfungen

A. Generelle Kontraindikationen

Erkrankungen aus dem allergischen und rheumatischen Formenkreis	Keine Impfungen durchführen, besond. nicht gegen Pocken u. Cholera, keine Diphtherie-Impfung; **Cave:** passive Immunisierung mit heterologen (tierischen Ursprungs) Antikörperpräparaten. Tet.-Auffrisch.-I. möglich, dgl. Applikation von homologen (menschlichen) Antiseren.
Chronische Nierenerkrankungen	Keine Impfungen durchführen
Immunmangelzustände (Bestimmung der Immunglobuline mit Elektrophorese)	Keine Impfungen mit Lebendimpfstoffen durchführen
Zerebralschäden	Keine Pocken-Erst- oder Wiederholungsimpfung; keine Pertussisimpfung
Blutgerinnungsstörungen	Keine Impfungen durchführen, vor allem nicht gegen Cholera, Typhus-Paratyphus (parenteral), sowie Gelbfieber (häufig: Thrombozytenabfall am 4.–6. Tag post vaccin).

Tabelle 1b. (Fortsetzung)

A. Generelle Kontraindikationen

Akute Infektionskrankheiten	Keine Impfungen durchführen
Rachitis	Keine Impfungen durchführen
Cortisonbehandlung	Keine Impfungen mit Lebendimpfstoffen durchführen

B. Zeitlich begrenzte Kontraindikationen

Rekonvaleszenz nach Infektionskrankheiten	Impfungen erst 8 Wochen nach Abklingen der Erkrankung
Ausklingende oder eben überstandene Infekte der oberen Luftwege	Impfungen erst 4 Wochen nach Abklingen der Erkrankung
Diabetes mellitus	Wenn der Diabetes nicht eingestellt ist, darf nicht geimpft werden. Bei bestehender Indikation und eingestelltem Diabetes keine Restriktionen.
Eitrige Hautausschläge	Bis 4 Wochen nach Abheilung keine Impfungen durchführen
Tonsillektomie	14 Tage vor und 14 Tage nach der Tonsillektomie keine Lebendimpfungen durchführen, vor allem nicht gegen Poliomyelitis. Ferner keine Cholera- bzw. parenterale Typhus-Paratyphus-Impfung.
Schwangerschaft	Keine Impfungen mit Lebendimpfstoffen durchführen. Bei bestehender Indikation Verwendung von Tot-Impfstoffen, z. B. gegen Tetanus, Tollwut, Grippe, Poliomyelitis mit SALK-Impfstoff u. a.

C. Empfehlungen

Höheres Lebensalter	Ab dem 6.–7. Lebensjahrzehnt möglichst keine Impfungen mehr vornehmen. Bei bestehender Indikation Pockenimpfung unter dem Schutz von Pocken-Immunglobulin oder simultane Gabe von Vaccine-Antigen, keine Impfungen gegen Cholera bzw. Typhus-Paratyphus (parent). Grippe-Impfung und Pneumokokkenimpfung, sowie Applikation von homologen Antikörper-Präparaten (z. B. Gammaglobuline, Tetanus-Immunglobulin, u. a.) möglich.
Während Polioepidemien	Nur Polio-oral-Impfung.

aus: Germer, W. D., Stickl, H. (Hrsg.): Infektions- und Tropenkrankheiten, Schutzimpfungen (Taschenbücher Allgemeinmedizin). Berlin-Heidelberg-New York: Springer 1982 S. 211/212.

Allergietests und Desensibilisierung

Allergietests

Vor Injektion eines Antitoxins oder ähnlicher Stoffe tierischer Herkunft empfiehlt es sich, die folgenden Überempfindlichkeitstests durchzuführen. Die Desensibilisierung entfällt, wenn die Tests negativ ausfallen. Dann kann eine volle Dosis des Antitoxins verabreicht werden. Fällt einer der geschilderten Tests positiv aus, so ist eine Desensibilisierung notwendig.

A. Intrakutan-Test: Injektion von 0,1 ml einer 1:10 verdünnten Antitoxinlösung intrakutan auf der Beugeseite des Unterarmes. Der Test fällt positiv aus, wenn innerhalb von 5–20 min eine große Quaddel mit umgebendem Hof erscheint.

B. Konjunktival-Test: Man bringt in das eine Auge einen Tropen einer 1:10 verdünnten Antitoxinlösung und in das andere einen Tropfen physiologischer Kochsalzlösung zur Kontrolle. Bei positivem Ausfall treten innerhalb 5–20 min Rötung, Juckreiz und Tränenfluß auf.

Desensibilisierung

A. Vorsichtsmaßnahmen:

1. Ein Antihistaminikum sollte vor Beginn der Desensibilisierung gegeben werden, um eine eventuell auftretende Reaktion abzublocken.

2. Noradrenalin, 0,5–1 ml einer auf 1:1000 verdünnten Lösung sollte injektionsbereit vorhanden sein.

Tabelle 2. **Mögliche unerwünschte Arzneimittelwirkungen am Auge [Tabellarische Zusammenstellung einiger besonders wichtiger Substanzen und Substanzgruppen mit unerwünschten Arzneimittelwirkungen am Auge nach dem Angriffsort]**

	Lider	Tränen-flüssigkeit	Bindehaut	Hornhaut	Linse	Refraktion Akkommodation	Netzhaut	Aderhaut	Optikus Sehbahn	Intraokularer Druck	Pupille	Motorik
Adrenalin	L	L	L	L	L	L	L	L		L	L	
Amiodaron				S	S		S					
Anthelmintika						S					S	S
Antidiabetika					S	S			S			
Antimalariamittel			S	S	S	S	S	S			S	S
Antiparkinsonmittel	S	S				S	S				S	S
Appetitzügler	S				S		S				S	
Betablocker	S	S	S	S	S, L	S				S, L	S, L	
Carboanhydrasehemmer					S	S	S					
Cholinesterasehemmer	L	L	L	L	L	L	L				L	L
L-Dopa	S						S			S	S	S
Ethambutol							S		S			
Ganglienblocker	S	S					S				S	
Herzglykoside							S		S			
Indometacin				S	S		S				S	
INH	S						S		S		S	S
Kontrazeptiva					S		S		S		S	S
Corticosteroide	S, L		S, L	S, L	S, L	S	S		S	S, L	S, L	S
Lokalanästhetika	L			L	L	L	L				L	
Miotika	L		L	L	L	L	L	L		L	L	
Mydriatika							L	L			S	S
Opiate					S	S						
Penicilline	S						S	S	S			S
Phenothiazine	S	S	S	S	S	S	S	S	S		S	S
Sulfonamide	S		S	S	S	S	S					S
Tranquilizer	S	S					S	S	S		S	S
Virostatika	L		L	L	L							
Zytostatika	S			S	S	S						S

L = bei lokaler Anwendung   S = bei systemischer Anwendung

* aus: Der Arnzeimittelbrief **16**, 59 (1982) (Wiedergabe mit freundlicher Genehmigung des Westkreuz-Verlages, Berlin)

B. Desensibilisierungsmethode:
Man kann nach folgendem Schema vorgehen, wobei man die Dosen des Antitoxins in Abständen von 30 min intramuskulär verabfolgt und die Reaktionen genau beobachtet.

1. Dosis: 0,1 ml (1:10 verdünnt)
2. Dosis: 0,2 ml (1:10 verdünnt)
3. Dosis: 0,5 ml (1:10 verdünnt)
4. Dosis: 0,1 ml (unverdünnt)
5. Dosis: 0,2 ml (unverdünnt)
6. Dosis: 0,5 ml (unverdünnt)
7. Dosis: 1 ml (unverdünnt)
8. und alle weiteren Dosen: jeweils 1 ml unverdünnte Antitoxinlösung wird in Abständen von je 30 min gegeben, bis die gesamte Menge der Testdosis gespritzt ist.

Behandlung der Reaktionen
A. Leichte Reaktionen: Bei Eintritt einer leichten Reaktion Rückgang auf die nächstniedrige Dosis und Fortführung der Desensibilisierung. Bei Eintritt einer schweren Reaktion sollte mit Noradrenalin behandelt und die Antitoxingabe eingeschränkt werden. Ist die Desensibilisierung dringend notwendig, so sollte mit unterschwelliger Dosiserhöhung des Antitoxins weiterbehandelt werden.
B. Schwere Reaktionen: Treten schwere Reaktionen auf, so müssen sofort 0,5–1 ml einer 1:1000 Noradrenalinlösung subkutan gegeben werden. Zu den dabei auftretenden Symptomen gehören Urtikaria, Ödeme, Dyspnoe, Husten, Keuchen und eventuell auch eine Schocksymptomatik. Der Patient muß streng überwacht und notfalls mit weiteren Noradrenalindosen und Hydrocortison behandelt werden.

Chemische Zusammensetzung von Blut und Körperflüssigkeiten

Bewertung der Laboruntersuchungen: Normalwerte sind Werte, die innerhalb der zweifachen Standardabweichung der Mittelwerte der Bevölkerung liegen. 95% der Untersuchungen liegen innerhalb dieses Normbereichs, der von zahlreichen Einzelfaktoren bestimmt und auch verändert werden kann. Unter den gleichen Bedingungen ergeben verschiedene Faktoren Werte, die unter den vorherrschenden Umständen als normal zu bezeichnen sind, aber unter anderen Gegebenheiten außerhalb der 95%-Grenze liegen. Zu diesen Änderungsfaktoren zählen Alter, Rasse, Geschlecht, Umwelt, Tag- und Nachtrhythmus und andere zyklische Schwankungen.

Normalwerte variieren je nach angewandter Untersuchungsmethode, Labor, Entnahmebedingungen und Konservierungsart.

Mit zunehmender Kenntnis geeigneter Laborkontrollen bezüglich Zeitpunkt und Methode nehmen die Schwankungen der Normalwerte ab. Die von den einzelnen Laboratorien benutzten Normalwerte sollten klar zum Ausdruck gebracht werden, um eine exakte Beurteilung zu ermöglichen.

Die Interpretation der Laborwerte sollte immer in unmittelbarer Verbindung mit den einzelnen Patienten erfolgen. Ein zu niedriges Ergebnis kann aus einem Mangel oder einem Verdünnungseffekt der zu bestimmenden Substanz resultieren, z.B. bei einem verminderten Natriumspiegel im Blut. Normabweichungen sind entweder verursacht durch eine bestimmte Erkrankung oder durch eingenommene Medikamente. Z.B. Gicht oder Behandlung mit Chlorothiaziden oder mit Zytostatika gehen mit einem erhöhten Harnsäuregehalt im Blut einher.

Weitere Ursachen für fehlerhafte Ergebnisse sind in der unsachgemäßen Gewinnung des Untersuchungsmaterials zu suchen. Hier lassen sich unvollständiges Sammeln des 24 Std-Urins, Hämolyse bei Blutproben, eine unangebrachte Antikoagulantienzugabe, Verunreinigung von Glasmaterial oder der Apparaturen anführen.

Im allgemeinen beziehen sich die Normalwerte von Blutuntersuchungen auf „Nüchtern-Serum", welches nach 8–12stündiger Nahrungskarenz gewonnen wird (das Trinken von Wasser ist im allgemeinen statthaft).

Auch die Lage bei der Blutabnahme spielt eine Rolle: Die Meßwerte sind niedriger, wenn der zu Untersuchende mehrere Stunden gelegen hat. Besonders beim Gesamteiweiß und Enzymen (plus 11%) und Calcium (+3–4%) sind im Stehen höhere Werte zu beobachten.

Auch die Länge der Stauung bei der Blutentnahme kann die gemessenen Werte beeinflussen.

Merke: Sobald ein Ergebnis ungewöhnlich erscheint, sollten vor Einleitung einer diesbezüglichen Therapie alle in Frage kommenden Fehlerquellen ausgeschlossen werden. Bei unklaren Ergebnissen sollte ein Laborarzt zu Rate gezogen werden.

Hinweis:
Künftig werden die Laborwerte neben den bisherigen Meßgrößen auch nach „SI-Einheiten" (Système International d'Unité) angegeben werden.

Albumin im Serum
s. Serum-Eiweiß S.1358

Tabelle 3a. Verfälschungen von klinisch-chemischen Tests durch Medikamente

Test	Medikament	Wirkung*	Grund
Serum			
Bilirubin	Coffein, Theophyllin	+	Unterdrückung der Farbreaktion
BSP	Farbstoffe wie Phenazopyridin	+	Interferenz der Farbreaktion
Chinidin	Triamteren	+	Fluoreszenzinterferenz
Chlorid	Bromid	+	Reaktion wie Chlorid
Cholesterin	Bromid Dianabol®		Farbverstärkung bei Benutzung des Eisenreagens
Eisen	Eisendextran i.v.	+	Vermehrung des Gesamteisens
Eisenbindungskapazität	Eisendextran i.v.	+	Absättigung des Transferrins
Glukose	Dextran	+	Kupferkomplex in Kupfer-reduktionsmethoden
Harnsäure	Ascorbinsäure Theophyllin	+	Phosphorwolframsäure-reduktion
Kalzium	EDTA	−	Verhinderung der Farbstoff-bindung
Protein	Dextran	−	Blutverdünnung
Urinuntersuchungen			
Katecholamine	Erythromycin Methyldopa, Tetrazykline, Chinin, Chinidin, Salizylate, Hydralazin, Vit. B in hohen Dosen	+	Fluoreszenzinterferenz
		+	Fluoreszenzinterferenz
Chlorid	Bromid	+	Reaktion wie Chlorid
Kreatinin	Nitrofuranderivate	+	Reaktion mit dem Farbreagens
Glukose	Vaginal-Puder	+	Enthalten Glukose
(Benedicts Reagens)	Salizylate	+	Ausscheidung als Salicyl-harnsäure
	Glukoroniert ausgeschiedene Medikamente	+	Reduktion des Reagens
	Ascorbinsäure in hohen Dosen	+	Reduktion des Reagens
	Choralhydrat	+	Metaboliten reduzieren
	Nitrofuranderivate	+	Metaboliten reduzieren
	Cephalotin	+	Schwarz-braune Farbe
5-Hydroxy-indolessigäure	Phenothiazin	−	Verhindert Farbreaktion
	Mephenesin und Carbamol	+	Gleiche Farbreaktion
17-OH-Steroide	Meprobamat, Phenothiazin	+	
17-Ketosteroide	Spironolacton, Penicillin G		
17-ketogene Steroide	Cortison		Hauptsächlich 17-OH und 17-ketogene Steroide
Pregnandiol	Mandelamin	+	Unbekannt
Protein	Tolbutamid	+	Metabolit wird durch Essig- und Salicylsulfonäure niedergeschlagen
Phenolsulphthalein	Farbstoffe u. BSP	+	Farbinterferenz
Harnsäure	Theophyllin, Vit. C	+	Gleiche Farbe
Vanillin-Mandelsäure	Methenamin (Mandelsäure)	+	Gleiche Farbe

* Falsch negativ oder verminderte Wirkung = −
* Falsch positiv oder verstärkte Wirkung = +

Erläuterung zur Tabelle 3a.:

Viele Medikamente und deren Metabolite reagieren mit Eisenchlorid und beeinflussen die Nachweise für Ketonkörper, Brenztraubensäure, Homogentisinsäure und Melanogen. Farbstoffe wie Methylenblau, Phenazopyridin, BSP, Phenolsulphathalein, Indigocarmin, Indocyanin und Azur A färben Plasma und Urin. Die meisten kolorimetrischen Nachweismethoden werden durch diese Stoffe affiziert. Einige Medikamente wirken als Indikator (z.B. Phenolphthalein und pflanzliche Laxantien) und beeinflussen Nachweismethoden, die bei einem bestimmten pH-Wert ausgeführt werden.

Aldolase im Serum
Normalwerte 4–14 E/ml (Bruns). Männer < 33E,
Frauen < 19E (Warburg und Christian).
A. Vorsichtsmaßregeln: Das Serum sollte möglichst
bald abgetrennt werden. Falls die Bestimmung
nicht sofort durchgeführt werden kann, empfiehlt
es sich, das Serum einzufrieren.
B. Physiologische Grundlagen: Aldolase spaltet
Fructose-1,6-di-phosphorsäure und Di-oxyaceton-
phosphat. Sie liegt in den Gewebezellen in höherer
Konzentration als im Serum vor. Bei Gewebszerstörungen kommt es zum Anstieg des Serumspiegels.
C. Interpretation: Erhöhte Serumspiegel finden sich
bei Herzinfarkt, Muskeldystrophien, hämolytischen
Anämien, metastasierenden Prostatakarzinomen,
Leukämien, akuter Pankreatitis und akuter Hepatitis. Bei Verschlußikterus oder Leberzirrhose finden
sich normale oder leicht erhöhte Serumaldolase-
werte.

Ammoniak im Blut
Normalwerte (Conway): 80–110 µg/100 ml Vollblut (SI: 47–65 µmol/l).
A. Vorsichtsmaßregeln: Keine Benutzung von am-
moniakhaltigen Antikoagulantien. Die geeigneten

Antikoagulantien enthalten Kaliumoxalat, EDTA
sowie ammoniakfreies Heparin. Die Untersuchung
ist sofort nach Blutentnahme durchzuführen. Bei
Aufbewahrung des Blutes in Eiswasser kann die
Untersuchung noch bis zu 1 Std nach Entnahme
durchgeführt werden.
B. Physiologische Grundlagen: Hauptsächlich zwei
Ursprungsquellen kommen für die Ammoniakbil-
dung in Frage: (1) Im Dickdarm setzen Fäulnisbak-
terien Ammoniak frei. (2) Im Eiweißstoffwechsel
fällt Ammoniak an. In der Leber wird Ammoniak
bei der Harnstoff-Synthese verwertet. Leberinsuffizienz geht mit einem Anstieg des Blutammoniaks
einher, in ausgeprägtem Maße bei erhöhtem Ei-
weißverbrauch oder intestinaler Blutung.
C. Interpretation: Der Blutammoniakspiegel ist erhöht bei Leberinsuffizienz oder beim portokavalen
Shunt, besonders bei erhöhter Eiweißzufuhr oder
bei intestinaler Blutung.
D. Medikamenteneinfluß auf Laborwerte: Erhöhung
durch Penicillin, Chlortalidon, Spironolacton. Verminderung durch Monoaminooxydasehemmer,
orale Antibiotika.

Amylase im Serum
Normalwerte: 16–128 WE (Wohlgemuth-Einhei-
ten) oder 80–180 Somogyi-Einheiten pro 100 ml
Serum; 0,8–3,2 IU/l
A. Vorsichtsmaßregeln: Bei Verzögerung der Bestimmung um mehr als eine Stunde besteht die Notwendigkeit, das Blut bis zur Bestimmung einzufrieren.
B. Physiologische Grundlagen: Normalerweise sind
im Blut nur geringe Mengen Amylase (Diastase),
die aus Pankreas und den Speicheldrüsen stammen,
vorhanden. Entzündliche Erkrankungen dieser
Drüsen oder Verschlüsse ihrer Ausführungsgänge
bewirken einen Enzymanstieg im Blut.
C. Interpretation:
1. Erhöhung bei akuter Pankreatitis, Verschluß der
Pankreasausführungsgänge (Karzinom, Stein,
Striktur, Sphinkterspasmus nach Morphingaben),
Mumps, gelegentlich bei Niereninsuffizienz, diabetischem Koma und Pankreasparenchymbeteiligung
bei perforierenden Magengeschwüren.
2. Verminderung bei akuter und chronischer Hepatitis, Pankreasinsuffizienz oder gelegentlich bei
Schwangerschaftsgestosen.
D. Medikamenteneinfluß auf die Laborergebnisse:
Erhöht bei Morphin, Kodein, Meperidin, Metacho-
lin, Pankreozymin, Cyproheptadin, Pentazocin,
thiazidhaltigen Diuretika. Pankreatitis kann unter
dem Einfluß von Indometacin, Furosemid, Chlortalidon, Etacrynsäure, Kortikosteroiden, Histamin,
Salizylaten und Tetrazyklinen ausgelöst werden.
Verminderung bei Barbituratvergiftung.

Tabelle 3 b. Medikamenteneinfluß auf Quick-Wert bei
Patienten, die unter einer Antikoagulantien-Therapie mit
Cumarin- oder Phenindion-Derivaten stehen

Quickverminderung durch:	Quickwert erhöht:
Heparin	Vitamin K (in Poly-
Salizylate	vitaminpräparaten und
(mehr als 1 g/Tag)	durch Diät)
Phenylbutazon	Kortikosteroide
Oxyphenbutazon	
orale Sulfonamide	Mineralöle
Breitband-Antibiotika	Barbiturate
(z.B. Tetrazykline)	
Clofibrat	Antihistaminika
Diphenylhydantoin	Chloralhydrat
D-Thyroxin	Diuretika
Schilddrüsenhormone	Digitalis (bei Herzfehler)
Anabolika	Griseofulvin
Metandienon	Glutethimid
Colestyramin	Orale Antikonzeptiva
Indometacin	Xanthine (z.B. Coffein)
Quinin, Quinidin	Meprobamat
Methylthiouracil	Rifampicin
Phenyramidol	
Amidopyrin	
Benziodaron	
ACTH	
Alkohol (große Mengen)	
Para-Aminosalicylsäure	
Mefenaminsäure	
Chloralhydrat	
Diazoxid	
Hydroxyzin	

Amylase im Urin

Normalwerte: 40–250 Somogyi-Einheiten/Std.

A. Vorsichtsmaßnahmen: Bei Aufbewahrung der Probe über eine Stunde muß der Urin eingefroren werden.

B. Physiologische Grundlagen: Vergleiche Serum-amylase. Bei normaler Nierenfunktion erscheint die Amylase frühzeitig im Urin. Der Urin soll in festgelegten Zeitabständen gesammelt werden, um die Urinausscheidung bestimmen zu können.

C. Interpretation: Eine Erhöhung der Urinamylase findet sich bei den gleichen Erkrankungen wie bei der Serumamylase. Bei einem pankreatischen Schub bleibt die Urindiastase nach Abklingen der erhöhten Serumwerte noch ca. 7 Tage lang erhöht. Daher ist es zweckmäßiger, nach einer etwas länger zurückliegenden Parnkreasaffektion die Urindiastase zu bestimmen. Eine gleichzeitig existierende Niereninsuffizienz läßt oft nur isoliert die Serumwerte ansteigen.

Bicarbonat im Serum oder Plasma

Normalwerte: 24–28 mVal/l oder 55 bis 65 Vol%. (SI: 24–48 mmol/l).

A. Vorsichtsmaßnahmen: Plasma oder Serum muß nach Entnahme unter Luftabschluß gehalten werden.

B. Physiologische Grundlagen: Das Bicarbonat-Kohlesäure-System hat als einer der wichtigsten Puffer die Aufgabe, in den Körperflüssigkeiten einen normalen pH-Wert aufrechtzuerhalten. Bicarbonat- und pH-Bestimmungen geben Aufschluß über den Säure-Basen-Haushalt.

C. Interpretation:

1. *Erhöhung bei:*

a) metabolischer Alkalose (erhöhter pH-Wert im arteriellen Blut) infolge Einnahme großer Mengen von Natriumbicarbonat und länger dauerndem Erbrechen von saurem Mageninhalt.

b) erhöhter Gabe von Natriumbicarbonat, bei großem Verlust von Magensäure durch Erbrechen und bei Natriumdefizit.

c) respiratorischer Azidose (Verminderung des arteriellen Blut-pH). Als Ursache kommen Lungenemphysem oder verminderte Ventilation bei zu stark erhöhter Sedierung, Narkotika und mangelhafter künstlicher Beatmung in Frage.

2. *Verminderung bei:*

a) metabolischer Azidose (erniedrigter arterieller Blut-pH-Wert). Vorkommen: Diabetisches Koma, Hungerzustände, anhaltende Diarrhoen, Niereninsuffizienz, Einnahme von großen Mengen säurebildender Salze und Salizylatintoxikation.

b) respiratorischer Alkalose (erhöhter arterieller Blut-pH-Wert). Vorkommen: Bei Hyperventilation.

Bilirubin im Serum

Normalwerte: Direktes Bilirubin 0,1–0,4 mg/100 ml. Indirektes unkonjugiertes 0,2–0,7 mg/100 ml. (SI: direkt bis 7 µmol/l; indirekt bis zu 12 µmol/l.)

A. Vorsichtsmaßnahmen: Die Abnahme sollte im nüchternen Zustand erfolgen zur Vermeidung von Trübungen des Serums. Bei späteren Bestimmungen sollte das Serum eingefroren und unter Lichtabschluß aufbewahrt werden.

B. Physiologische Grundlagen: Beim Abbau von Hämoglobin entsteht Bilirubin, das in der Leber mit Diglucuroniden verbunden wird; seine Ausscheidung erfolgt in die Gallenflüssigkeit. Ein Anstieg des Serum-Bilirubins findet man bei Leberinsuffizienz, Gallengangsverschlüssen und gesteigerter Hämolyse. Bei den seltenen Störungen des Enzymmusters für den Bilirubinabbau in der Leber (z.B. Fehlen der Glucuronyltransferase) kommt es zu erhöhten Bilirubinkonzentrationen.

C. Interpretation:

1. Erhöhung des direkten und indirekten Bilirubins: Akute oder chronische Hepatitis, Gallengangsverschlüsse, Medikamenteneinfluß, Chemikalien, Toxine, Dubin-Johnson- und Rotor-Syndrom

2. Erhöhung des indirekten Serumbilirubins: Gesteigerte Hämolyse, Fehlen oder Verminderung der Glucuronyltransferase wie beim Crigler-Najjar-Syndrom

D. Medikamenteneinfluß auf die Laborergebnisse: Erhöhte Werte durch Acetaminophen, Chlordiazepoxid, Novobiocin, Acetohexamid. Viele Medikamente haben eine Beeinträchtigung der Leberfunktion zur Folge.

CO$_2$-Bindungskapazität im Serum oder Plasma

Normalwerte: 24–29 mVal/l oder 55 bis 75 vol/100 ml. (SI: 24–29 mmol/l.)

Die Plasma- oder Serum-CO$_2$-Bindungskapazität ist unter den gleichen Umständen verändert wie das Plasma- oder Serum-Bicarbonat. Abnahme unter Luftabschluß ist nicht notwendig. Die Untersuchungsmethode ist mit der des Plasmabicarbonats identisch. Es wird lediglich mit einem Partialdruck von 40 mm Hg CO$_2$ gesättigt.

Interpretation: Siehe Bicarbonat.

Chlorid im Serum oder Plasma

Normalwerte: 96–106 mEq/l oder 340 bis 375 mg/100 ml. (SI: 96–106 mmol/l.)

A. Vorsichtsmaßregeln: Untersuchung im Vollblut ergibt niedrigere Werte als im Serum oder Plasma. Die Bestimmung sollte im Serum oder Plasma durchgeführt werden.

B. Physiologische Grundlagen: Chlorid gehört zu den wichtigen anorganischen Ionen der Extrazellularflüssigkeiten. Es spielt eine wichtige Rolle im Säure-Basen-Haushalt, obwohl es keine Pufferfunktion hat. Verluste von Chlorid als HCl oder NH$_4$Cl bedingen eine Alkalose, Chloridanstieg verursacht eine Azidose. Chlorid (in Verbindung mit Natrium) spielt eine wichtige Rolle bei der Osmolaritätsregulation.

C. Interpretation:

1. Erhöhung: Niereninsuffizienz (wenn Einfuhr größer als Ausfuhr), Nephrosen (gelegentlich), renale Azidose, ureterokolische Anastomose (Reabsorption von Chlorid im Dickdarm). Wasserdefizit (Hypoosmolarität und übermäßige Zufuhr von Salzlösung).

2. Verminderung: Erkrankungen des Gastrointestinaltraktes. (Erbrechen von Magensäure, Diarrhoe, Absaugen von gastrointestinalen Flüssigkeiten), Niereninsuffizienz (mit Salzverlust), Diuretika, chronische respiratorische Azidose (Emphysem), Coma diabeticum, starkes Schwitzen, Nebenniereninsuffizienz (NaCl-Verlust), Hyperkortizismus (chronischer Kaliumverlust), metabolische Alkalose (übermäßige NaHCO$_3$-Zufuhr, Kaliumverlust).

Chlorid im Urin

Die Chloridkonzentration im Urin wird von der Zufuhr, vom Säure-Basen-Haushalt, endokrinen Gleichgewicht, vom Elektrolythaushalt und der Wasserbilanz beeinflußt.

Cholesterin im Plasma oder Serum

Normalwerte: 150–280 mg/100 ml. (SI: 3,9–7,2 mmol/l.)

A. Vorsichtsmaßnahmen: Abnahme im nüchternen Zustand.

B. Physiologische Grundlagen: Familiäre Veranlagung, Nahrungszufuhr, endokrine Organe, Leber- und Nierenfunktion beeinflussen den Cholesterinspiegel. Der Cholesterin-Metabolismus ist eng verknüpft mit dem der Lipide.

C. Interpretation:

1. Vermehrung: Familiäre Hypercholesterinämie, Hypothyreoidismus, schlecht eingestellter Diabetes mellitus, Nephrotisches Syndrom, chronische Hepatitis, Leberzirrhose, Verschlußikterus, Hypoproteinämie (idiopathische, bei Nephrose oder chronischer Hepatitis) und Hyperlipidämie (idiopathisch, familiär).

2. Verminderung: Akute Hepatitis, M. Gaucher, Hyperthyreose, akute Infektionskrankheiten, Anämie, Unterernährung.

D. Medikamenteneinfluß auf die Laborwerte: Erhöhung durch Bromide, Anabolika, Trimetadion, orale Antikonzeptiva, Verminderung durch Haloperidol, Nicotinsäure, Salizylate, Schilddrüsenhormone, Östrogene, Clofibrat, Chlorpropamid, Phenformin, Kanamycin, Neomycin, Phenyramidol.

Cholesterinester im Plasma oder Serum

Normalwerte: 65–75% des Gesamtserum- oder Plasmacholesterins.

A. Vorsichtsmaßnahmen: Keine.

B. Physiologische Grundlagen: Cholesterin wird in der Mukosa des Dünndarms und in der Leber verestert. Es kommt im Serum oder Plasma in der freien Form (25–33%) und als Ester (67–75%) vor. Infolge einer akuten Leberinsuffizienz (z.B. akuter Hepatitis) ist die Konzentration der Ester vermindert.

C. Interpretation:

1. Erhöhung: Zusammen mit Cholesterin ohne gleichzeitige Hyperbilirubinämie. Das Verhältnis von Cholesterinester zu Totalcholesterin ist unter diesen Umständen normal. Die absoluten Werte können in Verbindung mit einer Hyperbilirubinämie erhöht sein, jedoch nicht im gleichen Ausmaß wie das Gesamtcholesterin, so daß der Quotient Ester/Total-Cholesterin weniger als 65% beträgt.

2. Verminderung: Akute Hepatitis: die Cholesterinester können ebenso bei der chronischen Hepatitis und chronischen Gallengangsverschlüssen vermindert sein. Hierbei übersteigt der Abfall des Cholesterinesters den des Gesamtcholesterins, woraus ein Verhältnis von Ester zu Gesamtcholesterin von weniger als 65% resultiert.

Eisen im Serum

Normalwerte: 50–175 µg/100 ml. (SI: 9–31,3 µmol/l.)

A. Vorsichtsmaßnahmen: Spritzen und Kanülen sollten eisenfrei sein, Hämolyse vermieden werden, das Serum frei von Hämoglobin sein.

B. Physiologische Grundlagen: Serum-Eisen-Spiegel wird von mehreren Faktoren beeinflußt: Intestinale Resorption, Speichervermögen von Darm, Leber, Milz, Knochenmark, Abfall oder Verlust von Hämoglobin und von Hämoglobinsynthese.

C. Interpretation:

1. Erhöhung: Hämochromatose, Hämosiderose (zahlreiche Transfusionen, exzessive Eisenzufuhr), hämolytische Erkrankungen, perniziöse Anämie, hypoplastische Anämien, Hepatitis.

2. Verminderung: Eisenmangel bei Infektionen, Nephrose, chronische Niereninsuffizienz, bei gesteigerter Blutneubildung.

Eisenbindungskapazität im Serum

Normalwerte: Gesamteisenbindungskapazität 250–410 µg/100 ml (SI: 44,8–73,4 µmol/l). Ungesättigte 150 bis 300 µg/100 ml.

A. Vorsichtsmaßnahmen: Keine.

B. Physiologische Grundlagen: Eisen wird an einem im Blut zirkulierenden Eiweißkörper als Transferrin oder Siderophilin gebunden. Dieses ist normalerweise nur zu einem Drittel mit Eisen abgesättigt. Der restliche Teil (ungesättigte Eisenbindungskapazität) beträgt zwei Drittel der Gesamtkapazität.

C. Interpretation der ungesättigten Eisenbindungskapazität:

1. Erhöhung: Bei niedrigem Eisenspiegel oder Eisenmangelanämie, akutem oder chronischem Blutverlust, Schwangerschaft, akuter Hepatitis.

2. Verminderung: Bei hohem Eisenspiegel, Hämochromatose, Hämosiderose, hämolytischen Erkrankungen, perniziöser Anämie, chronischen und akuten Infektionskrankheiten; Leberzirrhose, Urämie, malignen Tumoren.

Globulin im Serum s. Proteine

Glukose im Vollblut, im Plasma, im Serum
Normalwerte: Nüchternblutzucker (Hagedorn-Jensen) 65–110 mg/100 ml (SI: 3,6–6,1 mmol/l). Glukose-Oxydase-Methode („wahre Glukose") 60 bis 100 mg/100 ml. Plasma- und Serum-Spiegel sind gegenüber dem Vollblut leicht erhöht.
A. Vorsichtsmaßnahmen: Leicht erhöhte Werte können auf Nichteinhaltung der vorgeschriebenen Nahrungskarenz beruhen (auf evtl. glukosehaltige Infusionen achten!). Die Bestimmung kann im Vollblut, Plasma oder Serum durchgeführt werden, letztere sind vorzuziehen.
B. Physiologische Grundlagen: Die normale Glukosekonzentration in den extrazellulären Flüssigkeiten ist nur geringen Konzentrationsschwankungen unterworfen; dadurch wird erreicht, daß den Geweben eine ständige Energiequelle zur Verfügung steht und keine Glukose im Urin ausgeschieden wird. Hyper- und hypoglykämische Zustände sind unspezifische Zeichen von Störungen im Glukose-Stoffwechsel.
C. Interpretation:
1. Erhöhung: Diabetes mellitus, Hyperthyreoidismus, Nebennierenrindenüberfunktion, Hyperpituitarismus und gelegentlich Lebererkrankungen.
2. Verminderung: Hyperinsulinismus, akute und chronische Nebennierenrindeninsuffizienz, Hypopituitarismus, Leberinsuffizienz, funktionelle Hypoglykämie, Überdosierung von Antidiabetika.
D. Medikamenteneinfluß auf Laborwerte:
Erhöhung durch Kortikosteroide, Chlortalidon, thiazidhaltige Diuretika, Furosemid, Etacrynsäure, Triamteren, Indometacin, orale Antikonzeptiva, Isoniazid, Nicotinsäure (in hohen Dosen), Phenothiazine, Paraldehyd. Verminderung bei Acetaminophen, Phenacetin, Cyproheptadin und Propranolol.

Harnstoff und Harnstoff-N im Blutplasma oder Serum
Normalwerte: BUN, 8–25 mg/100 ml (SI: 2,9–8,9 mmol/l; Harnstoff, 21–53 mg/100 ml (SI: 3,5–9 mmol/l).
A. Vorsichtsmaßnahmen: Ammoniumoxalat sollte als Antikoagulans nicht benutzt werden, da das Ammoniak als Harnstoff gemessen wird (s. Methode). Zuviel Oxalat hemmt die Ureaseaktivität.

B. Physiologische Grundlagen: Harnstoff, ein Endprodukt des Eiweißstoffwechsels, wird über die Niere ausgeschieden. Im Glomerulumfiltrat liegt die gleiche Harnstoffkonzentration wie im Plasma vor. Die tubuläre Rückresorption des Harnstoffs ist abhängig von dem Filtrationsvolumen der Glomerula. Aus diesem Grunde ist der Harnstoff ein ungenaueres Maß der Glomerulafiltration als das nicht rückresorbierte Kreatinin. BUN schwankt mit der Eiweißaufnahme und der Harnstoffausscheidung.
C. Interpretation:
1. Erhöhung bei:
a) Niereninsuffizienz (akute und chronische Nephritis, akute Tubulusnekrose, Harnwegsobstruktionen).
b) vermehrtem Stickstoffmetabolismus, der mit einer verminderten renalen Durchblutung oder gestörten Nierenfunktion einhergeht. Dehydratation, gastrointestinale Blutungen.
c) Blutungsschock, Nebennierenrindeninsuffizienz, gelegentlich bei angeborenen Herzfehlern.
2. Verminderung: Leberversagen, Nephrose, Kachexie.
D. Medikamenteneinfluß auf Laborwerte:
Erhöhung nach Antibiotika, die die Nierenfunktion beeinflussen, Guanethidin, Methyldopa, Indometacin, Isoniazid, Propranolol und zahlreichen Diuretika (durch Abnahme des Blutvolumens und der Nierendurchblutung).

Harnsäure im Serum oder Plasma
Normalwerte: Männer, 3–8 mg/100 ml (SI: 0,18–0,48 mmol/l); Frauen, 1,5–6 mg/100 ml (SI: 0,09–0,36 mmol/l).
A. Vorsichtsmaßnahmen: Bei Plasmaverwendung sollte Lithiumoxalat als Antikoagulans benutzt werden. Natriumoxalat kann den Bestimmungsvorgang stören.
B. Physiologische Grundlagen: Harnsäure, ein Endprodukt des Nukleoproteinstoffwechsels, wird über die Niere ausgeschieden. Die Gicht weist eine vermehrte Plasma- oder Serum-Harnsäurekonzentration auf, einen Anstieg der gesamten Harnsäureablagerung im Gewebe. Ein erhöhter Plasma- und Serum-Spiegel findet sich bei einem vermehrten Nukleoproteinkatabolismus, bei einer Dyskrasie des Blutes, Therapie mit antileukämischen Substanzen oder thiazidhaltigen Diuretika oder bei verminderter Nierenausscheidung.
C. Interpretation:
1. Erhöhung: Gicht, Schwangerschaftsgestosen (Eklampsie), Leukämie, Polyzythämie, Therapie mit antileukämischen Substanzen und Niereninsuffizienz.
2. Verminderung: Akute Hepatitis (gelegentlich), bei Behandlungen mit Allopurinol und Probenecid.
D. Medikamenteneinfluß auf die Laborergebnisse:
Vermehrung durch thiazidhaltige Diuretika, Eta-

crynsäure, Spironolacton, Furosemid, Triamteren. Verminderung: Salizylate (geringe Dosen), Methyldopa, Ascorbinsäure, Clofibrat, Phenylbutazon, Sulfinpyrazon und Phenothiazine.

Jod, proteingebundenes Jod, PBI, Butanol-extrahiertes Jod (BEJ) im Organ, im Serum

Normalwerte PBI 4–8 µg/100 ml, BEJ 3 bis 65 µg/100 ml. Thyroxin (T4) 2,9–6,4 µg/100 ml; T_4 (kompetitive Proteinbindung) 3–7 µg/100 ml.

Hinweis:
Die Bestimmung des PBI und des BEJ ist in den meisten Ländern der Welt durch die Messung des T3- und T4-Wertes ersetzt worden!

A. Vorsichtsmaßnahmen: Man vermeide Jodverunreinigungen des Glasmaterials und die Benutzung von Jod zur Desinfektion vor der Venenpunktion. Der Patient muß nicht nüchtern sein.

B. Physiologische Grundlagen: Jodhaltige Hormone sind normalerweise die einzigen organischen Jodverbindungen, die in nachweisbaren Konzentrationen im Blut vorhanden sind. Daher ist das eiweißgebundene Jod ein Maß für das zirkulierende Thyroxin.

C. Interpretation:
1. Erhöhung: Hyperthyreoidismus, Thyreoiditis (aktive Phase), Schwangerschaft. Plötzlich erhöhte Werte kommen bei Gabe von hohen Dosen Schilddrüsenhormon, Einnahme von anorganischen und organischem Jodid, Anwendung von organischem Jodid bei der Röntgendiagnostik (Cholezystographie, Urographie, Myelographie, Bronchographie, Uterosalpingographie) vor. Diese diagnostischen Maßnahmen können eine über Jahre anhaltende Joderhöhung verursachen.

2. Verminderung: Hypothyreoidismus, nach Gebrauch von Quecksilberdiuretika (Effekt nur für einige Tage), während Reserpingabe oder während der Behandlung mit Trijodhyronin (Bremsung der Thyroxinproduktion).

D. Medikamentöse Beeinflussung der Laborwerte: Erhöhung: orale Antikonzeptiva, Östrogene, Pyrozinamid. Verminderung durch Salizylate, Anabolika, Gestagene, Cumarine, Diphenylhydantoin, Para-Aminobenzoesäure, Tolbutamid, Tolazamid, Thiocyanat.

Kalium im Serum oder Plasma

Normalwerte: 3,5–5 mEq/l; 14–20 mg/100 ml (SI: 3,5–5 mmol/l).

A. Vorsichtsmaßnahmen: Man vermeide Hämolyse, da das Erythrozytenkalium fälschlich hohe Werte entstehen lassen kann. Das Serum sollte umgehend von zelligen Bestandteilen getrennt werden, um eine Freisetzung des Kaliums aus den Erythrozyten zu verhindern.

B. Physiologische Grundlagen: Kaliumkonzentration im Serum bestimmt die neuromuskuläre und muskuläre Erregbarkeit. Erhöhte oder erniedrigte Konzentrationen beeinflussen die Muskelkontraktilität.

C. Interpretation:
1. Erhöhung: Niereninsuffizienz (insbesondere bei gleichzeitigem Anstieg des Eiweißes oder der Gewebssubstanzen), Nebennierenrindeninsuffizienz, zu schnelle intravenöse Kaliumzufuhr, Spironolacton-Medikation.

2. Verminderung:
a) Verminderte Zufuhr (Hungerzustände)
b) Verminderte Resorption oder große Verluste über den Darm (Erbrechen, Diarrhoe oder Malabsorptions-Syndrom).
c) Renale Verluste, sekundär bei Hyperadrenokortizismus (insbesondere Hyperaldosteronismus), bei Therapie mit Nebennierenrinden-Hormonen, bei metabolischer Alkalose, Diuretika-Therapie mit Chlorothiaziden und ihren Abkömmlingen sowie Quecksilber-Diuretika, renale Tubulus-Schädigungen wie De Toni-Fanconi-Syndrom, renale tubuläre Azidose.
d) Verteilungsstörungen zwischen den extra- und intrazellulären Räumen, z.B. Testosteron-Therapie.

D. Medikamenteneinfluß auf die Laborwerte: Erhöhung: Triamteren, Phenformin; Verminderung: Tetrazykline, Phenothiazine.

Kalzium im Serum

Normalwerte: 8,5–10,5 mg/100 ml oder 4,2 bis 5,2 mEq/l (SI: 2,1–2,6 mmol/l).

A. Vorsichtsmaßnahmen: Das Glasmaterial sollte kalziumfrei sein, der Patient nüchtern, das Serum bald von den zelligen Bestandteilen des Blutes getrennt werden.

B. Physiologische Grundlagen: Normalerweise wird die Kalziumkonzentration im Plasma und in anderen Körperflüssigkeiten durch endokrine, renale, gastrointestinale und Ernährungseinflüsse reguliert. Da ein Teil des Kalziums an Plasmaeiweiße, insbesondere Albumin, gebunden ist, sind veränderte Kalziumspiegel nur im Zusammenhang mit dem Albuminspiegel zu bewerten.

C. Interpretation:
1. Erhöhte Werte: Hyperparathyreoidismus, bösartige Tumoren, die Parathormon-ähnliche Stoffe produzieren, überhöhte Vitamin D-Gabe, Milch-Alkali-Syndrom, Plasmozytom und bösartige Tumoren mit osteolytischen Metastasen, M. Paget, M. Boeck und Immobilisation.

2. Verminderung: Hypoparathyreoidismus, Vitamin D-Mangel (Rachitis, Osteomalazie), Niereninsuffizienz, Hypoproteinämie, Malabsorptions-Syndrom (Sprue, Ruhr, Enteritis, Pankreasinsuffizienz), schwere Pankreatitis mit Pankreasnekrose, Pseudohypoparathyreoidismus.

Kalzium im Urin, tägliche Ausscheidung

Je nach Einfuhr 50–150 mg/24 Std (SI: 1,2–3,7 mmol/tgl.).

A. *Durchführung:* 3 Tage vor Untersuchung milcheiweißfreie Diät. Für eine exakte quantitative Aussage sollte eine schlackenfreie Nahrung mit ca. 150 mg Kalzium pro Tag 3 Tage lang gegeben werden. Für die Untersuchung ist sorgfältig gesammelter 24-Std-Urin notwendig. Als orientierende Suchmethode empfiehlt sich der Test mit dem Sulkowitsch-Reagens.

B. *Interpretation:* Bei Einhaltung der vorgeschriebenen Diät scheiden Normalpersonen 125 ± 50 mg Kalzium in 24 Std aus. Normalerweise erscheint bei der Sulkowitsch-Probe eine leichte Trübung bei milch- und käsefreier Diät. Hyperparathyreoidismus läßt Kalziumwerte von über 200 mg pro 24 Std erreichen. Erhöhte Serum-Kalziumwerte gehen im allgemeinen mit einem Anstieg der Kalzium-Ausscheidung einher.

Kreatin-Phosphokinase (CPK)

Normalwerte: Je nach Methode (10–50 IU/l).

A. *Vorsichtsmaßnahmen:* Das Serum soll umgehend von den zelligen Bestandteilen getrennt werden. Bei nicht sofortiger Durchführung der Untersuchung empfiehlt es sich, das Serum einzufrieren.

B. *Physiologische Grundlagen:* CPK spaltet Kreatin-Phosphat in Anwesenheit von ADP zu Kreatin plus ATP. Skelet und Herzmuskel sowie Gehirn weisen einen hohen CPK-Gehalt auf.

C. *Interpretation:* Die Normalwerte schwanken je nach Methode.

1. Erhöhung: Muskeluntergang bei Myokardinfarkt, Muskeltrauma, Muskeldystrophien, Polymyositis, stärkeren muskulären Belastungen. Nach Herzinfarkt steigt die CPK-Aktivität im Serum rasch an (innerhalb 3 bis 5 Std) und bleibt für ca. 2–3 Tage erhöht (kürzer als die SGOT oder die LDH).

2. Bei Lungeninfarkt oder parenchymatösen Lebererkrankungen bleiben die Werte normal.

(Möglich ist die Bestimmung der CPK-Isoenzyme: Fraktion 1, BB; Fraktion 2, MB; Fraktion 3, MM. Vorläufige Bewertung: Beim Herzinfarkt Vermehrung von Fraktion 2, MB; bei Skeletmuskeltrauma Vermehrung von Fraktion 3, MM; nach Hirnverletzung Vermehrung von Fraktion 1, BB.)

Kreatinin in 24-Std-Urin

Normalwerte s. Tabelle 4.

A. *Vorsichtsmaßnahmen:* Die Sammlung des 24-Std-Urins sollte korrekt erfolgen, das Untersuchungsmaterial muß entweder eingefroren werden oder mit 5%igem Thymol in Chloroform versetzt werden.

B. *Physiologische Grundlagen:* Kreatinin ist ein wichtiger Bestandteil von Muskel sowie Gehirn und

Tabelle 4. Normalwerte von Kreatin und Kreatinin im 24-Std-Urin

	Kreatin	Kreatinin
Neugeborene	4,5 mg/kg	10 mg/kg
1–7 Monate	8,1 mg/kg	12,8 mg/kg
2–3 Jahre	7,9 mg/kg	12,1 mg/kg
4–4½ Jahre	4,5 mg/kg	14,6 mg/kg
9–9½ Jahre	2,5 mg/kg	18,1 mg/kg
11–14 Jahre	2,7 mg/kg	20,1 mg/kg
Erwachsene Männer	0–50 mg	25 mg/kg
Erwachsene Frauen	0–100 mg	21 mg/kg

Blut. Als Kreatininphosphat stellt es eine Quelle für energiereiche Phosphatverbindungen dar. Normalerweise werden nur geringe Mengen Kreatinin im Urin ausgeschieden, aber bei kataboler Stoffwechsellage und Muskeldystrophien finden sich erhöhte Werte.

C. *Interpretation:*

1. *Erhöhung:* Muskeldystrophien wie progressive Muskeldystrophie, Myotonia atrophicans und Myasthenia gravis, Muskelzerstörung infolge akuter Poliomyelitis, amyotrophe Lateralsklerose, Myositis, Kachexien, Hungerzustände, Hyperthyreoidismus, hochfieberhafte Erkrankungen.

2. *Verminderung:* Hypothyreoidismus, Niereninsuffizienz.

Kreatinin im Plasma oder Serum

Normalwerte 0,7–1,5 mg/100 ml (SI: 60–130 µmol/l).

A. *Vorsichtsmaßnahmen:* Einflüsse von anderen Stoffen können fälschlich hohe Werte ergeben.

B. *Physiologische Grundlagen:* Das von Kreatin abstammende Kreatinin wird durch glomeruläre Filtration von der Niere ausgeschieden, während das endogene Kreatinin wahrscheinlich nicht tubulär sezerniert wird. Eine Kreatininretention ist somit ein Hinweis auf Niereninsuffizienz. Die Kreatinin-Clearance ist nahezu mit der Insulin Clearance identisch und ist ein gutes Maß für die Filtrationsrate der Niere.

C. *Interpretation:* Kreatinin-Erhöhungen kommen bei akuten oder chronischen Niereninsuffizienzen, Harnwegsobstruktionen und medikamentös bedingten, passageren Nierenfunktionsstörungen vor. Werte unter 0,8 mg pro 100 ml sind wahrscheinlich ohne Bedeutung.

D. *Medikamenteneinfluß auf die Laborwerte:* Erhöhungen durch Ascorbinsäure, Barbiturate, Sulfobromophthalein, Methyldopa und Phenolsulfonphthalein.

Kreatinin im Urin

Normalwerte s. Tabelle 4, diese Seite.

Lactatdehydrogenase im Serum, in serösen Flüssig-keiten, Liquor, Urin
Normalwerte: Serum 200–450 Einheiten oder 90–200 IU/l; in serösen Flüssigkeiten geringer als im Serum, im Liquor 15–75 Einheiten; 6,3–30 IU/l im Urin bis 8300 Einheiten in 24 Std.
A. Vorsichtsmaßnahmen: Geringste Hämolyse muß vermieden werden, da die Erythrozytenkonzentra-tion von LDH 100mal größer ist als im Serum. Heparin und Oxalate können die Enzymaktivität hemmen.
B. Physiologische Grundlagen: LDH katalysiert die Umsetzung von Milchsäure in Brenztraubensäure. Sie findet sich in allen Körperzellen und Flüssig-keiten.
C. Interpretation: Erhöhung findet sich bei allen Formen von Zelluntergängen, insbesondere von Herz, Erythrozyten, Niere, Skeletmuskel, Leber, Lunge und Haut. Die höchsten Aktivitäten findet man bei hämolytischen Anämien, Perniziosa, Fol-säuremangel, Polycythaemia rubra vera. Nach Herzinfarkt folgt ein Konzentrationsanstieg über 3 bis 4 Tage, dem sich ein langsamer Abfall über 5–7 Tage anschließt; hierbei müssen differential-diagnostisch Lungeninfarkt, maligne Tumoren und Megaloblastenanämie bedacht werden. Während bei der akuten Phase der Serumhepatitis die En-zymaktivität ansteigt, bleiben die Werte bei chroni-schen Lebererkrankungen meist normal.

Lactatdehydrogenase-Isoenzyme
Die Normalwerte teilen sich folgendermaßen auf: Isoenzym 1 = 28 (15–30) Relativprozent, Isoen-zym 2 = 36 (22–50) Relativprozent, Isoenzym 3 = 23 (15–50) Relativprozent, Isoenzym 4 = 6 (0–15) Rela-tivprozent, Isoenzym 5 = 6 (0–15) Relativprozent.
A. Vorsichtsmaßnahmen: Unter LDH.
B. Physiologische Grundlagen: LDH besteht aus 5 untereinander abgrenzbaren Eiweißkörpern; die 5 Isoenzyme können elektrophoretisch, chromato-graphisch und immunologisch unterschieden wer-den. Bei der elektrophoretischen Auftrennung ent-spricht die Wanderungsgeschwindigkeit der Isoen-zyme der der Alpha 1-, Alpha 2-, Beta-, Gamma 1- und Gamma 2-Serumproteine. Je nach ihrer Wan-derungsgeschwindigkeit werden sie von 1–5 nume-riert. In hoher Konzentration ist das Isoenzym 1 im Herzmuskel, in den Erythrozyten und in der Nie-renrinde vorhanden. Isoenzym 5 findet sich beson-ders in dem Skeletmuskel und in der Leber.
C. Interpretation: Nach Herzinfarkt sind die Alpha-Isoenzyme erhöht, insbesondere LDH 1, Quotient LDH 1:2 größer als 1,0. Ähnliche Alpha-Isoenzym-Erhöhungen beobachtet man nach Nierenrindenin-farkt und hämolytischen Anämien. LDH 5 und 4 sind relativ erhöht bei akuter Hepatitis, akutem Muskeltrauma, Dermatomyositis und Muskel-dystrophie.

D. Medikamenteneinfluß auf die Laborresultate: Verminderung bei Clofibrat.

Lipase im Serum
Normalwerte: 0,2–1,5 Einheiten/ml in 1/50 NaOH.
A. Vorsichtsmaßnahmen: Keine. Das Untersu-chungsmaterial kann bis zur Untersuchung 24 Std lang eingefroren werden.
B. Physiologische Grundlagen: Im zirkulierenden Blut finden sich nur geringe Lipasekonzentratio-nen. Die bei der Pankreatitis freigesetzte Pankreas-lipase bleibt in der Regel länger erhöht als die Amy-lase.
C. Interpretation: Serumlipasewerte sind erhöht: bei akuter Pankreatitis oder bei Obliteration der Pan-kreasgänge durch Stein oder Neoplasma.

Magnesium im Serum
Normalwerte: 1,5–2,5 mEq/l (1,8–3 mg/100 ml); (SI: 0,8–1,3 mmol/l).
V. Vorsichtsmaßnahmen: Keine.
B. Physiologische Grundlagen: Magnesium ist in er-ster Linie ein intrazelluläres Elektrolyt. Hier beein-flußt es die neuromuskuläre Erregbarkeit und die Reizbeantwortung. Ein intrazellulärer Magnesium-mangel kann ohne Verminderung der Serumwerte bestehen. Erniedrigte Magnesiumspiegel können Tetanie, Schwäche, Desorientiertheit und Somno-lenz zur Folge haben.
C. Interpretation:
1. Erhöhung: Bei Niereninsuffizienz, bei intravenö-ser oder intramuskulärer Überdosierung von Ma-gnesiumsalzen.
2. Verminderung: Bei chronischen Diarrhoen, bei akutem Verlust von enteralen Flüssigkeiten, Hun-gerzuständen, chronischem Alkoholismus, chroni-scher Hepatitis und Leberinsuffizienz. Es kann ver-mindert sein und zur persistierenden Hypokalzämie beitragen bei Hypoparathyreoidismus (insbesonde-re nach operativen Eingriffen an der Nebenschild-drüse).

Natrium im Serum oder Plasma
Normalwerte: 136–145 mEq/l (SI: 136–145 mmol/l).
A. Vorsichtsmaßnahmen: Das Glasmaterial sollte sorgfältig gereinigt sein.
B. Physiologische Grundlagen: Natrium liegt als Kation mit dem bei weitem größten Anteil im extra-zellulären Raum vor. Mit den assoziierten Anionen ist es bestimmend für den osmotischen Druck und für das Ausmaß der Zellhydratation. Ein Natrium-Einstrom in die Zellen oder ein Verlust im Extrazel-lulärraum hat eine Abnahme des Körperflüssig-keitsvolumens zur Folge.
C. Interpretation:
1. Anstieg: Bei Dehydratation (Wasserverlust), Trauma oder Erkrankungen des ZNS, M. Cushing, Connschem Syndrom, vermehrten Steroidgaben.

2. *Abfall:* Nebenniereninsuffizienz, Niereninsuffizienz (besonders bei vermehrter Natriumzufuhr); renale, tubuläre Azidose, Traumen oder Verbrennungen (Natriumeinstrom in die Zellen), Durchfälle, Erbrechen, massives Schwitzen. Bei durch Nieren- oder Herzinsuffizienz bedingten Ödemen kann das Natrium im Serum niedrig liegen, obwohl das Gesamtkörpernatrium erhöht ist. Wasserretention und eine ungewöhnliche Natriumverteilung auf den intra- und extrazellulären Raum sind für dieses paradoxe Verhalten verantwortlich. Hyperglykämien verursachen gelegentlich einen intrazellulären Wasseraustritt und somit eine relative Hyponatriämie.

Phosphatase (alkalische) im Serum

Normalwerte: 2–5 Einheiten nach Bodansky, 5–13 Einheiten nach King-Armstrong, 0,8 bis 2,3 Einheiten nach Bessey-Lowry, 30–85 IU/l; 3–10 Einheiten nach Gutmann; 2,2–8,6 Einheiten nach Shinowara; Kinder: 2,8–6,7 Einheiten.

A. Vorsichtsmaßnahmen: Das Serum kann 24–48 Std eingefroren aufbewahrt werden, wobei die Aktivität um 10% zunehmen kann, während nichteingefrorene Sera an Wert abnehmen.

B. Physiologische Grundlagen: Alkalische Phosphatase findet sich in hoher Konzentration in wachsenden Knochen und im Gallesekret. Die Blutkonzentration spiegelt die Phosphataseaktivität des wachsenden oder in Reparation befindlichen Knochens wider. Bei Leber-Gallengangs-Verschlüssen steigt die Blutkonzentration an. Die Serum-Phosphatase besteht aus einer Mischung von Isoenzymen, welche noch nicht eindeutig definiert sind. Offenbar ist das Enzym aus der Leber hitzeresistent, dasjenige aus dem Knochen hitzeempfindlich.

C. Interpretation:

1. Erhöhung:

a) Kinder (Knochenwachstum)
b) Osteoplastische Knochenprozesse, Hyperparathyreoidismus, Rachitis, Osteomalazie, Knochentumoren (Osteosarkom, Knochenmetastasen, Myelom), M. Paget (Ostitis deformans), Sarkoidose.
c) Von Stein, Striktur oder Neoplasma verursachte Leber- und Gallengangs-Verschlüsse.
d) Medikamentös bedingte Lebererkrankungen, z. B. nach Chlorpromazin, Methyltestosteron.

2. Verminderung: Hypothyreoidismus, verlangsamtes Wachstum bei Kindern.

D. Medikamenteneinfluß auf die Laborwerte: Erhöhung: Acetohexamid, Tolazamid, Tolbutamid, Chlorpropamid, Allopurinol, Sulfobromophthalein, Carbamazepin, Cephaloridin, Furosemid, Methyldopa, Phenothiazine, orale Antikonzeptiva.

Phosphatase (saure) im Serum

Normalwerte: 0,5–2 Einheiten nach Bodansky, 1–5 Einheiten nach King-Armstrong, 0,1–0,63 Einheiten nach Bessey-Lowry, 0,5–2 Einheiten nach Gutmann; 0–1,1 Einheiten nach Shinowara; Frauen: 0,2–9,5 IU/l; Männer: 0,5–11 IU/l.

A. Vorsichtsmaßnahmen: Man vermeide Hämolyse des Blutes, die durch Freisetzung von Erythrozytenphosphatase zu fälschlich hohen Werten führt. Das Serum kann für 24–48 Std bis zur Bestimmung eingefroren werden.

B. Physiologische Grundlagen: Bei einem pH-Wert von 4,9 findet sich aktive Phosphatase in hoher Konzentration in der Prostata und in den Erythrozyten. Erhöhte Serumwerte kommen beim Prostatakarzinom vor, das die Kapsel durchwachsen hat oder metastasiert ist.

C. Interpretation: Anstieg: bei über die Kapsel hinausgehendem Prostatakarzinom und davon ausgehenden Metastasen, gelegentlich bei akuter myeloischer Leukämie.

Phosphor (anorganisch) im Serum

Normalwerte: Kinder 4–7 mg/100 ml (SI: 1,3–2,3 mmol/l); Erwachsene 3–4,5 mg/100 ml oder 0,9–1,5 mEq/l (SI: 1–1,5 mmol/l).

A. Vorsichtsmaßnahmen: Man vermeide phosphathaltige Reinigungsmittel. Die Blutabnahme soll im nüchternen Zustand erfolgen, um den postprandialen Einfluß des Glukosetransports und des Metabolismus zu vermeiden.

B. Physiologische Grundlagen: Die Plasmakonzentration der organischen Phosphate ist abhängig von der Drüsenfunktion, der intestinalen Resorption, der Nierenfunktion, vom Knochenstoffwechsel und der Ernährung.

C. Interpretation:

1. Erhöhung: bei Niereninsuffizienz, Hypoparathyreoidismus, D-Hypervitaminose.

2. Verminderung: Hyperparathyreoidismus, D-Hypovitaminose (Rachitis, Osteomalazie), Malabsorptions-Syndrom (Steatorrhoe), einige Formen der tubulären Niereninsuffizienz, postprandial, Einnahme von Antazida, Hungerzustand oder Kachexie, chronischer Alkoholismus, Kohlenhydratzufuhr (insbesondere i. v.), Diuretika vom Thiazid-Typ, diabetische Ketoazidose.

Proteine, im Serum oder Plasma (inklusiv Fibrinogen); Serum-Eiweiß

Normalwerte s. Interpretation.

A. Vorsichtsmaßnahmen: Serum oder Plasma sollte hämolysefrei sein. Da Fibrinogen durch die Blutgerinnung verbraucht wird, kann es im Serum nicht nachgewiesen werden.

B. Physiologische Grundlagen: Die Eiweißkonzentration bestimmt den kolloidosmotischen Druck des Plasmas. Der Protein-Spiegel wird beeinflußt durch die Nahrungsaufnahme, Leber- und Nierenfunktion, Krankheiten wie Plasmozytom, metabolische Entgleisungen. Veränderungen in den einzelnen Eiweißfraktionen geben Hinweise auf bestimmte Erkrankungen.

C. Interpretation:

1. Gesamteiweiß im Serum: Normalwerte 6–8 g/100 ml (SI: 60–80 g/l).

2. Albumin im Serum oder Plasma: Normalwerte 3,5–5,5 g/100 ml (SI: 35–55 g/l).

a) Erhöhung: Dehydratation, Schock, Hämokonzentration, intravenöse Gabe von großen Albuminmengen.

b) Verminderung: Bei Fehlernährung, Malabsorptions-Syndrom, akuter oder chronischer Glomerulonephritis, Nephrosen, akuter oder chronischer Leberinsuffizienz, Neoplasma, Leukämie.

3. Globulin im Serum oder Plasma: Normalwerte 1,5–3 g/100 ml (SI: 15–30 g/l).

a) Erhöhung: Lebererkrankungen, infektiöse Hepatitis, Leberzirrhosen, biliäre Zirrhose, Hämochromatose, Lupus erythematodes disseminatus, akute oder chronische Infektionskrankheiten, Typhus, Leishmaniose, Bilharziose, Malaria, Plasmozytom, M. Boeck.

b) Verminderung: Fehlernährung, kongenitale Agammaglobulinämie, erworbene Hypogammaglobulinämie.

4. Fibrinogen im Plasma: Normalwerte 0,2–0,6 g/100 ml (SI: 5,9–17,6 µmol/l).

a) Erhöhung: Glomerulonephritis, Nephrosen (gelegentlich), Infektionskrankheiten.

Tabelle 5. Elektrophoretisch aufgetrennte Eiweißfraktionen

	Anteil an Gesamteiweiß
Albumin	52–68 Relativ %
Alpha-1-Glubulin	2,4–4,4 Relativ %
Alpha-2-Globulin	6,1–10,1 Relativ %
Beta-Globulin	8,5–14,5 Relativ %
Gamma-Globulin	10–21 Relativ %

b) Verminderung: Geburtszwischenfälle (vorzeitige Plazentalösung, Fruchtwasserembolie), sonstige intravasale Koagulopathien, akute und chronische Leberinsuffizienz, kongenitale Afibrinogenämie, gelegentlich bei Prostatakarzinom.

Tabelle 6. Quantitative Werte der Immunglobuline

IgA	90–450	mg/100 ml
IgG	700–1 500	mg/100 ml
IgM	40–250	mg/100 ml
IgD	0,3–40	mg/100 ml
IgE	0,006–0,16	mg/100 ml

Reststickstoff (RN, NPN) im Blut, Plasma oder Serum

Normalwerte 15–35 mg/100 ml.

A. Vorsichtsmaßnahmen: S. Harnstoff.

B. Physiologische Grundlagen und Interpretation: S. Harnstoff und Kreatinin.

Thyroxin (T$_4$), gesamt, im Serum

Normal: Radioimmunassay (RIA) 5–14 µg/100 ml

A. Vorsichtsmaßnahmen: Keine.

B. Physiologische Grundlagen: Der Gesamt-Thyroxin-Gehalt spiegelt nicht notwendigerweise die physiologische Hormonwirkung des Thyroxins wider. Die Werte des Thyroxins variieren mit der Konzentration des Trägerproteins (thyroxinbindendes Globulin und Präalbumin), welche z.B. von der Schwangerschaft und einer Reihe von Erkrankungen und Medikamenten beeinflußt werden. Jede Interpretation der T$_4$-Werte hängt von der Kenntnis der Konzentration der Trägerproteine (z.B. durch T$_3$-Bestimmung) ab. Die Konzeration des freien T$_4$ und T$_3$ bestimmt die hormonale Aktivität.

C. Interpretation:

1. Erhöhung: Bei Hyperthyreose, gelegentlich bei aktiver Thyreoiditis, Akromegalie und Erhöhung des thyroxinbindenden Globulins.

2. Verminderung: Bei primärer oder sekundärer Hypothyreose und mit Abnahme des thyroxinbindenden Proteins.

D. Medikamenteneinfluß auf die Laborwerte: Erhöht bei Einnahme von überschüssigem T$_4$. Vermindert durch Einnahme von T$_3$, welches die TSH-Sekretion hemmt und damit zur Abnahme der T$_4$-Konzentration führt. Die T$_4$-Synthese kann verringert werden durch Aminosalicylsäure, Kortikosteroide, Lithium, Thiourazile, Sulfonamide. Die Gesamt-T$_4$-Konzentration kann verringert werden durch Verdrängung vom Trägerprotein durch Aspirin®, Diphenylhydantoin, Tolbutamid u.a. Colestyramin kann die T$_4$-Konzentration durch Eingriff in den enterohepatischen Kreislauf verringern.

Thyroxin, freies, im Serum (FT$_4$)

Normal: 0,8–2,4 mg/100 ml

A. Vorsichtsmaßnahmen: Keine.

B. Physiologische Grundlagen: Die Stoffwechselaktivität des T$_4$ ist abhängig von der Konzentration von freiem T$_4$. T$_4$ wird offensichtlich in peripheren Gewebszellen weitgehend in T$_3$ umgewandelt. Sowohl T$_4$ als auch T$_3$ sind aktive Hormone.

C. Interpretation:

1. Erhöhung: Bei Hyperthyreose und zeitweilig bei aktiver Thyreoiditis.

2. Verminderung: Bei Hypothyreose.

D. Medikamenteneinfluß auf die Laborwerte: Erhöht durch Einnahme von überschüssigem Thyreoidea-Hormon T$_4$. Vermindert durch T$_3$, Thiourazile und Methimazol.

Thyroxinbindendes Globulin (TBG) im Serum

Normalwert (Radioimmunassay): 2–4,8 mg/100 ml

A. Vorsichtsmaßnahmen: Keine.

B. Physiologische Grundlagen: TBG ist das Hauptträgerprotein für T_4 und T_3 im Plasma. Veränderungen der Konzentration von TBG sind von Veränderungen in der Konzentration von T_4 begleitet.

C. Interpretation:

1. Erhöhung: Bei Schwangerschaft, infektiöser Hepatitis, bei erblichen Vermehrungen der TBG-Konzentration.

2. Verminderung: Bei konsumierenden Krankheiten mit Hypoproteinämie, Nephrotischem Syndrom, Leberzirrhose, aktiver Akromegalie, Östrogenmangel und erblichem TBG-Mangel.

D. Medikamenteneinfluß auf die Laborwerte: TBG oder die Bindungskapazität werden vermehrt durch Östrogene einschließlich oraler Kontrazeptiva, Perphenazin, Clofibrat. Vermehrt durch Androgene, anabole Steroide, Cortisol, Prednison, ACTH.

Transaminasen im Serum oder in serösen Flüssigkeiten

Normalwerte: Glutaminoxalacetat-Transaminase (SGOT) 5–40 Einheiten (6–25 IU/l), 2–19 mU/ml; Glutaminpyruvat-Transaminase (SGPT) 5–35 Einheiten (3–26 IU/l), 3–17 mU/ml.

A. Vorsichtsmaßnahmen: Keine.

B. Physiologische Grundlagen: Glutaminoxalacetat-Transaminase, Glutaminpyruvat-Transaminase und die Lactat-Dehydrogenase sind intrazelluläre Enzyme, die in hohen Konzentrationen im Muskel, in der Leber und im Gehirn vorkommen. Erhöhte Serumkonzentrationen sind ein Hinweis für Nekrosen oder Krankheiten dieser Organe.

C. Interpretation: Erhöhung: Myokardinfarkt, akute Infektionskrankheiten, Hepatitis epidemica, Leberzirrhose, Lebertumoren, Lungeninfarkt und Neoplasma-bedingte Transsudate in serösen Körperhöhlen. SGOT-Erhöhungen bei Muskeldystrophie, Dermatomyositis und paroxysmaler Myoglobulinurie.

D. Medikamentöse Beeinflussung der Laborwerte: Erhöhung: Überschießende Steroidgaben, Androgene, Clofibrat, Erythromycin und andere Antibiotika, Isoniazid, Methotrexat, Methyldopa, Phenothiazine, orale Antikonzeptiva, Salizylate, Acetaminophen, Phenacetin, Indometacin, Acetohexamid, Allopurinol, Cumarine, Carbamazepin, Chlordiazepoxid, Desimirpramin, Kodein, Morphin, Tolazamid, Propranolol und Guanethidin.

Triglyzeride im Serum

Normal unter 165 mg/100 ml (SI: < 165 g/l).

A. Vorsichtsmaßnahmen: Blutentnahme muß im Nüchternzustand erfolgen (nach Möglichkeit wenigstens 16 Std). Die Bestimmung kann verschoben werden, wenn das Serum sofort abgetrennt und eingefroren wird.

B. Physiologische Grundlagen: Das Nahrungsfett wird im Dünndarm hydrolysiert, durch die Muko-

sazellen absorbiert und resynthetisiert und als Chylomikronen in die Lymphbahn abgegeben. Durch die Lipoproteinlipase des Gewebes werden die Triglyzeride in den Chylomikronen abgespalten und gespeichert. Freie Fettsäuren des Fettgewebes sind Vorstufen der endogenen Triglyzeride der Leber. Der Transport der endogenen Triglyzeride geschieht mit den Beta-Lipoproteinen.

C. Interpretation: Die Konzentration der Triglyzeride, des Cholesterins und der Lipoprotein-Fraktionen müssen gemeinsam betrachtet werden. Störungen im normalen Verhältnis dieser Lipidbestandteile können primär oder sekundär sein.

1. Erhöhung: (Hyperlipoproteinämie):

a) primär: Typ II der Hyperbetalipoproteinämie, Typ III der breiten Betabande, Typ I der Hyperlipoproteinämie (exogene Hyperlipidämie), Typ IV der Hyperlipoproteinämie (endogene Hyperlipidämie) und Typ V der Hyperlipoproteinämie (gemischte Hyperlipidämie);

b) sekundär: Hypothyreoidismus, Diabetes mellitus, Nephrotisches Syndrom, chronischer Alkoholismus mit Fettleber, orale Antikonzeptiva, Gallenverschluß, Streß.

2. Verminderung (Hypolipoproteinämie):

a) primär: Tangiersche Krankheit (Alpha-Lipoprotein-Mangel), Abetalipoproteinämie;

b) sekundär: Mangelernährung, Malabsorption und gelegentlich Leberparenchymschäden.

Zäruloplasmin und Kupfer im Serum

Normalwerte: Zäruloplasmin 27–37 mg/100 ml (SI: 1,8–3,3 µmol/l), Kupfer 70–200 µg/100 ml (SI: 11–31 µmol/l).

A. Vorsichtsmaßnahmen: Keine.

B. Physiologische Grundlagen: ca. 5% des Serum-Kupfers gehen eine lockere Verbindung mit Albumin ein, 95% sind an Zäruloplasmin gebunden, eine zu den Alpha-2-Globulinen gehörige Oxydase. Beim M. Wilson findet man verminderte Kupfer- und Zäruloplasminwerte im Serum, erhöhte Kupferwerte im Urin.

C. Interpretation:

1. Erhöhung: Schwangerschaft, Hyperthyreoidismus, Infektionen, Anämie, akute Leukämie und Leberzirrhose sowie Morbus Hodgkin und Verwendung oraler Kontrazeptiva.

2. Verminderung: M. Wilson.

Normalwerte

Hämatologie

Blutsenkungsgeschwindigkeit (BSG): Nach

Westergren	1 Std-Wert	2 Std-Wert
Männer	3–8 mm	5–18 mm
Frauen	6–11 mm	6–20 mm

Blutungszeit: 1–7 min (Ivy); 3–5 min (Duke)

Erythrozytenzahl:

Männer	4,5–6,2 Mill./mm^3
	(SI: 4,5–6,2 × 10^{12}/l)
Frauen	4,1–5,5 Mill./mm^3
	(SI: 4,1–5,5 × 10^{12}/l)
Kinder	3,5–5,5 Mill./mm^3
	(SI: 3,5–5,5 × 10^{12}/l)
Neugeborene	6,0 Mill./mm^3
	(SI: 6,0 × 10^{12}/l)

Gerinnungszeit: 2–3 min; nach Lee-White 5–7 min bei 37 °C, 10–18 min bei Raumtemperatur.

Hämoglobin (B):

Männer   *14–18 g% (SI: 140–180 g/l)*
Frauen   *12–16 g% (SI: 120–160 g/l)*
Kinder
Neugeborene } *s. Tab. 7 a., diese Seite.*
(Serumhämoglobin 2–3 mg/100 ml)

Hämatokrit:

Männer	40–52% (SI: 0,40–0,52)
Frauen	37–47% (SI: 0,37–0,47)

Leukozyten und Differenzierung: 5–10 000 mm^3 (SI: 5,0–10,0 × 10^9/l)

Myelozyten	0%
Metamyelozyten	0–1%
Stabkernige	0–5%
Segmentkernige	40–60%
Eosinophile	1–3%
Basophile	0–1%
Lymphozyten	20–40%
Monozyten	4–8%

Osmotische Erythrozytenresistenz: Beginnend bei 0,45–0,38% NaCl, vollständig bei 0,36–0,3% NaCl.

Prothrombin (P) 75–125%

Retikulozyten: 7–15% = 35 000–75 000/mm^3

Retraktilität: Beginnend in 1–3 Std, vollständig in 24 Std

Thrombozyten: 200 000 bis 400 000/mm^3

Werte des Einzelerythrozyten:

Durchmesser: 7,3 µ (5,5–8,8 µ)

Mittleres Erythrozyten-Zellvolumen (MCV): 82–92 cµ (SI: 82–92 fl)

Mittleres Zellhämoglobin (MCH): 28–32 γγ (SI: 28–32 pg)

Mittlere Hämoglobinkonzentration im Einzelerythrozyten (MCHC): 32–37% (SI: 320–370 g/l)

Färbeindex: 1 (0,9–1,1)

Chemische Blut (B)-, Plasma (P)- oder Serum- (S)-Bestandteile

Hier sind alle gebräuchlichen Proben angeführt, die für die entsprechende Probe notwendige Blut (B)-, Plasma (P)- oder Serum (S)-Menge, der Nüchternwert und die Normalwerte. Die Werte schwanken je nach verwendeter Methode.

Acetonkörper: (P, 2 ml) 0,3–2 mg/100 ml.

Adrenalin: (P) < 0,1 µg/l.

Aldolase: (S, 4 ml) 4–14 E/ml (Bruns).

Männer: < 33 E;

Frauen: < 19 E (Warburg und Christian)

Aldosteron: (P) 0,003–0,01 µg/100 ml.

Tabelle 7 a. Normales Blutbild im Kindesalter

	Geburt	Neugeborenes	Säugling	Kleinkind	Schulkind	Erwachsener
Hämoglobin g/dl	17–18	22–19	16–11	13–14	13–15	14–16
Hb$_E$ γγ	35	37–38	33–34	32–33	30–32	30–32
Erythrozyten Mill./µl	5	6–5	5–3,5	4–4,5	4–5	4,5–5
Hämatokrit Vol.%	53–55	60–50	35–40	40–45	40–45	40–45
Retikulozyten‰	30–60	60–30	8–15	5–15	5–15	5–15
Leukozyten 1000/µl	12–15	30–15	12–8	8–10	6–8	5–8
Segmentkernige %	50	70–50	20–40	40–50	50–60	60–70
Eosinophile %	1–3	2–4	2–5	2–5	2–5	2–5
Monozyten %	4–8	3–12	5–15	4–8	4–8	4–8
Lymphozyten %	40	35–25	50–70	40–50	30–40	25–35

a) Neue Größenbezeichnung gemäß dem S.I.-System: mmol/l.

Synonyma: g% = g/dl = g/100 ml.

Umrechnungsfaktor: g% × 0,6206 = µmol/l.

b) cmm = µl

Tabelle 7 b. Wichtigste chemische Bestandteile im Blut!

	mg/100 ml[a]	mÄq/l = mval/l	mmol/l
Gesamte fixe Basen		150–160	
Na	315–336	137–146	
K	15–21	3,9–5,4	
Ca (gesamt)	10–12	5–6	2,5–3,0
Ca (ionisiert)	5–5,5	2,5–2,8	
Mg	2–3	1,6–2,5	0,8–1,25
Cl	340–385	95–108	
NaCl	555–630	95–108	
P (anorganisch)	4,5–5,5	2,6–3,2	1,5–1,8
Sulfat (SO_4)	2,5–5,0	0,5–1,0	0,25–0,5
Bikarbonat (HCO_3)	116–183	19–30	
Milchsäure	10–20		1,1–2,2
Fe	0,07–0,16		0,012–0,029
Cu	0,09–0,18	0,028–0,056	0,014–0,028
Zn	0,07–0,19	0,022–0,060	0,011–0,030
Brenztraubensäure (Pyruvat)	0,4–0,6		0,045–0,068
Gesamt-Rest-N	20–35		14,3–25,0
Aminosäuren-N	5–8		
Harnstoff-N	10–20		3,6–7,1
Harnstoff	20–40		3,34–6,67
Kreatin	0,2–0,5		0,012–0,038
Kreatinin	0,5–1,6		0,026–0,106
Harnsäure	2–6		120–360
Ammoniak	0,12–0,24		0,07–0,14
Gesamte Fette[b]	200–600		
Gesamte Fettsäuren	100–500		0,1–0,9
Neutralfette	190–420		6,7–14,8
Cholesterin	150–200		3,88–5,17
Triglyzeride	40–140		0,45–1,60
Bilirubin	0,2–1		0,0085–0,0255

Wasser	im Serum	91–92 g/100 ml	
	im Vollblut	79–81 g/100 ml	
pO_2	im arteriellen Blut	60–90 mmHg	8,0 –12,0 kPa
pCO_2		25–45 mmHg	3,33– 6,0 kPa
pH	im Blut, Plasma und Serum bei 38 °C		7,3 – 7,45

[a] alte Bezeichnung: mg%
[b] siehe Tabelle 9, S. 1362.

Aminosäure-Stickstoff: (P, 2 ml nüchtern) 3–5,5 mg/100 ml.

Ammoniak: (P, 2 ml) 80–100 µg/100 ml. Als Antikoagulans kein Ammoniumoxalat verwenden.

Amylase: (S, 2 ml) 80–180 E/100 ml (Somogyi), 0,8–3,2 IU/l.

Ascorbinsäure: (P, 7 ml) 0,4–1,5 mg/100 ml.

Bilirubin: (S, 3 ml). Direkt 0,1–0,4 mg/100 ml, indirekt 0,2–0,7 mg/100 ml.

CO_2-Bindungskapazität: (S oder P, 1 ml) 55–75 Vol. %.

CO_2-Gehalt (S oder P, 1 ml) 24–29 mEq/l, 55–65 Vol. %.

Carotinoide: (S, 2 ml nüchtern) 50–300 µg/100 ml.

Chlorid: (S, 1 ml) 96–106 mEq/l, 340–375 mg/100 ml.

Cholesterin: (S, 1 ml) 150–280 mg/100 ml.

Cholesterinester: (S, 1 ml) 50–65% des Gesamtcholesterins.

Cortisol: (P) 5–20 µg/100 ml (138–550 nmol/l).

Eisen: (S, 2 ml)
Männer: 100–120 gamma/100 ml
Frauen: 80–100 gamma/100 ml.

Eisenbindungskapazität: (S, 2 ml) 250–410 µg/100 ml, (Sättigung 20–25%).

Ferritin: Frauen 20–120 ng/ml
Männer 30–300 ng/ml.

Folsäure: (S, 4 ml) > 5–24 µg/ml.

Gesamtbasen: (S, 2 ml) 145–160 mEq/l.

Glukose: (B, 0,1–1 ml nüchtern) 65–120 mg/100 ml.

Haptoglobin (S): 40–170 mg der Hämoglobin-Bindungskapazität.

Harnsäure: (S, 1 ml) 3–8 mg/100 ml.

Harnstoff: (S oder B, 1 ml) 20–45 mg/100 ml.

Tabelle 8. Wichtigste Serum- (Plasma-)Fermente bei Kindern und ihre diagnostische Bedeutung

Ferment	übliche Abkürzungen	Säugling	Klein-, Schulkind	verändert bei (Organ-)Erkrankung
Diastase (Amylase)		alt: 32–64 Somogyi – E/100 ml neu: 0–2000 mE/ml	200–300 mE/ml	Pankreatitis (Mumps)
Phosphatase, alkalische	Phosph., alk.	20–100 mE/ml*	70–250 mE/ml (−450)	Rachitis, Knochen, Leber
Glutamat-Oxalacetat-Transaminase	GOT	5–30 mE/ml	5–23 mE/ml	Leber; Herzinfarkt
Glutamat-Pyruvat-Transaminase	GPT	13–25 mE/ml	3–20 mE/ml	Leber
Lactatdehydrogenase	LDH	100–400 mE/ml	120–300 mE/ml	Leber, Herzinfarkt Zöliäkie; Azidose
Malatdehydrogenase	MDH	50–200 mE/ml	50–120 mE/ml	Leber, Herzinfarkt, Thyreotoxikose
α-Hydroxybutyratdehydrogenase	α-HBDH	80–200 mE/ml	90–180 mE/ml	Leber; Herzinfarkt
Creatin (Phospho-)kinase	CK (CPK)	0–60 mE/ml	0–50 mE/ml	Muskulatur; Herzinfarkt
Leucin-Aminopeptidase	LAP	10–23 mE/ml	10–23 mE/ml	Leber; Nieren; Knochen
γ-Glutamyl-Transpeptidase	γGT	5–50 mE/ml	4–13 mE/ml	(sehr empfindlich!) Leber
Aldolase		1,5–8 mE/ml	1–5 mE/ml	Leber

* Ältere Bezeichnungen und Umrechnungswerte:
  5,4 mE (-milli-Enzymeinheiten) = 1 B.E. (= Bodansky-Einheit) ~2½ K.E. (King-Armstrong-Einheiten [besonders in anglo-amerikanischer Literatur])
  Synonyma: mE/ml = I.E./l = I.U./l

Tabelle 9. Normalwerte der Serum-Lipide und -Lipoproteide beim Kind in mg/dl

Lipoid-Fraktion	Neu-geborene	Säuglinge	Klein-kinder
Gesamt-Lipoide	200–260	260–530	500–700
Gesamt-Fettsäuren	70–170	250–350	290–500
Triglyzeride	60–80	100–140	80–200
Cholesterin, gesamt	60–120	110–200	130–250
freies	30	50	40–70
verestertes	40–90	60–130	100–150
Neutralfette	25–150	25–220	25–220
Phosphatide	25–200	150–250	150–270
Lipoidphosphor	2–5	11	11
α-Lipoproteide	70–170	120–250	150–320
β-Lipoproteide	50–160	210–300	230–500

Jod, Betanol – extrahierbar (BEI): (S, 10 ml) 4–8 µg/100 ml.

Jod, proteingebunden (PBI) (S, 5 ml) 3–6,5 µg/100 ml.

Jod, Thyroxin: (S, 5 ml) 2,9–6,4 µg/100 ml.

Kalium: (S, 1 ml) 3,5–5 mEq/1, 14–20 mg/100 ml.

Kalzium: (S, 2 ml nüchtern) 8,5–10,5 mg/100 ml; 4,2–5,2 mEq/l (variiert mit der Eiweißkonzentration).

Kreatin-Phosphokinase (CPK): (S, 3 ml 0–4,5 E = bis 1 mU/ml.

Kreatinin: (B oder S, 1 ml) 0,62–1,5 mg/100 ml.

Kupfer: (S, 5 ml) 70–133 µg/100 ml.

Lactat-Dehydrogenase (SLDH): (S, 2 ml) 215–540 E = bis 195 mU/ml (90–200 IU/l).

Lipase: (S, 2 ml) 0,2–1,5 E.

Lipide, gesamt: (S) 500–600 mg/100 ml.

Magnesium: (S, 2 ml) 1,5–2,5 mEq/l (1,8–3 mg/100 ml).

Milchsäure: (B, 2 ml) 0,44–1,8 mM/l; 4–16 mg/100 ml.

Natrium: (S, 1 ml) 136–145 mEq/l = 310–340 mg/100 ml.

Noradrenalin: (P) < 0,5 µg/l.

Osmolarität: (S, 5 ml) 285–295 mOsm/kg Wasser.

$^P CO_2$: (Arterielles Blut, 5 ml) 35–45 mmHg.

pH: (P [arteriell], 1 ml) 7,35–7,45.

Phosphatase; alkalische: (S, 2 ml) 5–13 E (King-Armstrong), 2–4,5 E (Bodansky), 3–10 E (Gutman), 2,2–8,6 E (Shinowara). Erwachsene: 0,8–2,3 E; Kinder: 2,8–6,7 E (Bessey-Lowry). Erw.: 30–85 IU/l.

Phosphatase, sauer: (S, 2 ml) 1–5 E (King-Armstrong), 0,5–2 E (Bodansky), 0,5–2 E (Gutman), 0–1,1 E (Shinowara), 0,1–0,63 E (Bessey-Lowry). Frauen: 0,2–9,5 IU/l, Männer: 0,5–11 IU/l.

Phospholipide: (S, 2 ml) 145–200 mg/100 ml.

Phosphor, anorganisch: (S, 1 ml nüchtern) 3–4,5 mg/100 ml (Kinder: 4–7 mg/100 ml); 1–1,5 mM/l.

Protein:
  Gesamt: (S, 1 ml) 6–8 mg/100 ml
  Albumin: (S, 1 ml) 3,5–5,5 mg/100 ml
  Globulin: (S) 1,5–3 mg/100 ml
  Fibrinogen: (P, 1 ml) 0,2–0,6 mg/100 ml.
  Elektrophoretische Auftrennung:
  s. Tabelle 5, S. 1358

Sauerstoff:
  Kapazität: (B, 5 ml) 16–24 Vol. % (variiert mit der Hämoglobinkonzentration)

Arterieller Gehalt: (B, 5 ml) 15–23 Vol. % (variiert mit der Hämoglobinkonzentration)

Arterielle Sättigung: 94–100% der Kapazität.

Arterieller PO_2: 80–100 mmHg.

Serotonin: (B) 0,05–0,2 µg/ml.

Spezifisches Gewicht: (B, 0,1 ml) 1,056 (variiert mit der Hämoglobin- und Protein-Konzentration). (S, 0,1 ml) 1,0254–1,0288 (variiert mit der Eiweiß-konzentration).

Stickstoff; nicht proteingebunden (NPN): S oder B, 1 ml) 15–35 mg/100 ml.

Sulfat: (P oder S, 2 ml) 0,5–1,5 mEq/l.

Transaminasen: (S, 2 ml)
Glutamat-Oxalacetat T. (SGOT) 5–40 mU/ml; 6–25 IU/l bei 30°

Glutamat-Pyruvat T. (SGPT) 5–35 mU/ml; 3–26 IU/l bei 30°.

Transferrin: (S, 2 ml) 200–400 mg/100 ml.

Triglyzeride: (S, 1 ml) < 165 mg/100 ml (5,4 mEq/l).

Trijodthyronintest (T 3, Hamolsky-Test): S, 3 ml)
Männer: 10,7–15,4%
Frauen: 10,1–14,9%.

Vitamin B_{12}: (S, 2 ml) < 100 pg/ml.

Volumen, Blut (Evans-Blau-Methode): Erwachsene: 2990–6980 ml; Frauen: 43,6–85,5 ml/kg, Männer: 66,2–97,7 ml/kg.

Zäruloplasmin: (S, 2 ml) 23–50 mg/100 ml.

Zink: (S, 3 ml) 50–150 µg/ml

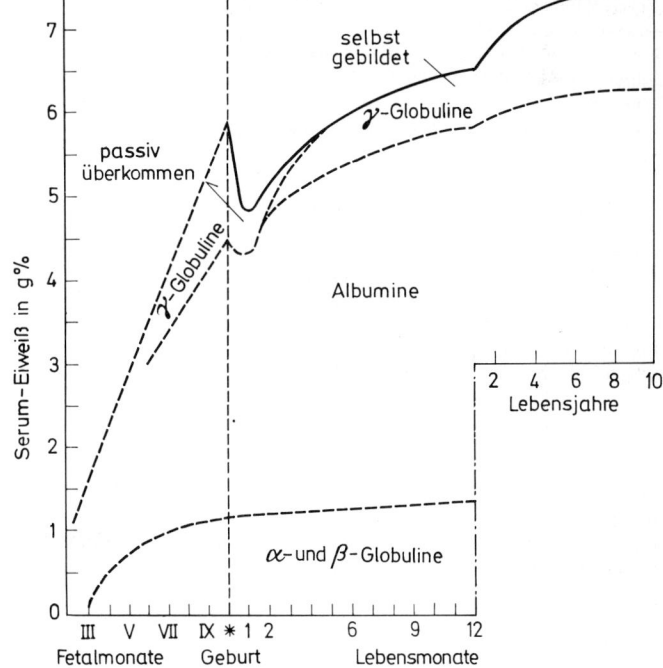

Abb. 1. Gesamt-Serum-Eiweiß Konzentration im Verlaufe der ersten 10 Lebensjahre: ———— (± 0,5 g% ist individuelle Streubreite). Anteilmäßige Zuordnung seiner Hauptfraktionen: - - - Albuminanteil an den Gesamteiweißen liegt beim Säugling höher als in späteren Lebensjahren: Albumine 60–75%, α-Globuline 10–15%, β-Globuline 5–15%, γ-Globuline 5–15%

Tabelle 10ᵃ. **Schnelltests (mittels Stäbchen, Streifen, Tabletten oder fertigen Sets) zur Untersuchung von Körperflüssigkeiten bzw. -ausscheidungen**

Substanz-Nachweis	Test-Name	im Untersuchungsmaterial				Genauigkeit	
		Blut	Serum	Harn	Stuhl (Mekonium)	quali-tativ	semi-quanti-tativ
Ketone	Acetest				+	+	
Cholinesterase	Acholtest		+				+
Eiweiße	Albustix			+			+
Eiweiße	Albym-Test			+			+
Blut	Ames-Bluttest			+	+	+	
Harnstoff	Azostix	+					+
Albumine	BM-Test (Mekonium)				(+)	+	(+)

ᵃ Zusammengestellt von G.-W. Schmidt

Tabelle 10. (Fortsetzung)

Substanz-Nachweis	Test-Name	im Untersuchungsmaterial				Genauigkeit	
		Blut	Serum	Harn	Stuhl (Meko-nium)	quali-tativ	semi-quanti-tativ
Bilirubin, Blut, pH, Eiweiße, Glukose, Ketone	Bili-Labstix			+		+	
Bilirubin, Urobilinogen	Bilugen-Test			+		+	(+)
Bilirubin	Bilur-Test		+	+		+	
Glukose (enzym.)	Clinistix			+		+	
Glukose (enzym.)	Clinitest			+			+
Blut, Eiweiß, Glukose, pH	Combi-Uristix			+		+	(+)
Eiweiß, Glukose, pH	Combur-Test			+			+
Eiweiß, Glukose, Blut, Urobilinogen	Combur-4-Test			+		(+)	+
Eiweiß, Glukose, Blut, Urobilinogen, Nitrit	Combur-5-Test			+		(+)	+
Eiweiß, Glukose, Ketone, Urobilinogen, Blut, pH	Combur-6-Test			+		+	(+)
Eiweiße, Glukose, Nitrite, Bilirubin, Urobilinogen, Blut, Ketone, pH	Combur-8-Test			+		+	+
wie zuvor: plus Leukozyten	Combur-9-Test			+		+	+
Leukozyten	Cytur-Test			+			+
Magensäure	Desmoid-Pille			+			+
Glukose (enzym.)	Dextrostix	+					+
Glukose	Diabur-Test 5000			+			+
Glukose	Diastix	+		+			+
Keimzahl	DIP SLIDE			+			+
Keimzahl	Dipinoc			+			+
Eiweiß, Glukose, Blut	Ecur-Test			+		+	+
Magensäure	Gastracid			+			+
Glukose (enzym.)	Glukotest			+			+
Glukose, Ketone	Gluketur-Test			+		+	
Glukose	Glukose GOD-UV Solo	+		+			+
Glukose (enzym.)	Haemo-Glukotest	+					+
Blut	Haemo-Merckognost			+	+	+	
Blut	Heglostix			+		+	
Bilirubin	Ictostix			+			+
Bilirubin	Ictotest		+	+		+	
Ketone	Ketostix		+	+		+	
Glukose, Ketone	Keto-Diabur-Test			+		+	+
Glukose, Ketone	Keto-Diastix			+		+	(+)
Ketone	Keto-Merckognost			+			+
Ketone	Keturtest			+		+	
Blut, Eiweiß, Glukose, Ketone, pH	Labstix			+		+	(+)
A-Streptolysin	Latex ASL-Reakt.		+				+
C-reakt. Protein	Latex CRP-Test		+			+	
Keimzahl	Merckognost-Bakteriurie			+			+
Cholinesterase-Aktivität	Merckognost-Cholinesterase		+				+
Lipaseaktivität	Merckognost Lipase		+				+
Bakterien	Merckognost TTC			+		+	
Keimzahl	Mikrostix			+		+	(+)
Eiweiß, Glukose, Ketone	Multistix			+		+	(+)
Eiweiß, Glukose, pH, Nitrit	N-Combur-Test			+		+	(+)
Blut, Eiweiß, Glukose, Ketone, Nitrit, pH	N-Labstix			+		+	(+)
Eiweiß, pH, Nitrit	Nephro-Merckognost			+		+	(+)
Eiweiß, Nitrit, Blut, pH	Nephur-Test			+		+	(+)
Nitrit (Bakterien)	Nitur-Test			+		+	

Tabelle 10. (Fortsetzung)

Substanz-Nachweis	Test-Name	im Untersuchungsmaterial				Genauigkeit	
		Blut	Serum	Harn	Stuhl (Mekonium)	quali-tativ	semi-quanti-tativ
Infektion	Patho-Tec-NR				+	+	
Konnatale Hypothyreose	Phadebas-TSH-Test	+					+
pH	pH-Indikator-Haury			+		+	
Phenylbrenztraubensäure	Phenistix			+		+	
Phosphatase, saure	Phosphatabs acid		+				+
Phosphatase, alkalische	Phosphatabs alkal.		+				+
Rheumafaktor	Polyartest		+			+	
Eiweiß, pH, Glukose	Rapignost			+		+	(+)
α-Amylase	Rapignost-Amylase			+		+	(+)
Eiweiß, Glukose, Blut, Ascorbinsäure	Rapignost-Basis-Screening			+		+	
Glukose, Ketone, Ascorbinsäure	Rapignost-Diabetes-Profil			+			+
Glukose, Ascorbinsäure	Rapignost Glucose			+		+	(+)
Bilirubin, Urobilinogen	Rapignost-Hepato-Profil			+		+	
Eiweiß, pH, Nitrit, Blut	Rapignost-Nephro-Profil			+		+	(+)
Nitrit	Rapignost Nitrit			+		+	
Eiweiß, pH, Nitrit, Blut, Bilirubin, Urobilinogen	Rapignost Organo-Profil			+		+	(+)
Eiweiß, pH	Rapignost Protein			+		+	(+)
Glukose, Eiweiß, Ketone, pH, Nitrit, Blut, Bilirubin, Urobilinogen	Rapignost Total-Screening			+		+	
Glukose, Nitrit	Ratio-Test			+		+	
Glukose	Reflotest-Glukose	+	+				+
Rheumafaktor	Rheumaton		+				(+)
Blut, Erythrozyten, Hb.	Sangur-Test			+		+	
Glukose	S-Glukotest			+		+	
ph	Spez. Inikatorstäbch.			+			+
A-Streptolysin, Streptok. A-Koenzym	Streptozyme		+			+	+
SGOT	Transaminase-Screening-Test		+			+	
Urobilinogen	Ugen-Test			+			(+)
Eiweiß	Urei-Test			+			+
Keimzahl	Uricult			+			+
Keimzahl	Urifekt			+			+
Eiweiß, Glukose	Uristix			+		+	(+)
Urobilinogen	Urobilistix			+			+
Keimzahl	Urotube			+			+
Glukose	Visidex	+					+

Leberfunktionstest

Bromsulphalein: Gabe von 5 mg/kg KG i.v.; 45 min nach der Injektion sollte die Bromthaleinretention unter 5% liegen. Bei einer Bromthaleingabe von 2 mg/kg KG i.v. sollte 30 min nach Injektion die Retention ebenfalls unter 5% liegen.

Cephalintest: (S) bis zu + + in 48 Std.

Galaktosetoleranz: 0,5 g Galaktose/kg KG wird i.v. verabreicht; nach 75 min sollen weniger als 5 mg/100 ml im Blut enthalten sein. Orale Verabreichung von 40 g: Im 75 min-Urin sollen weniger als 3 g ausgeschieden werden.

Hippursäure: 1,77 g Natriumbenzoat i.v.: Im 1 Std-Urin sollen mehr als 0,7 g ausgeschieden werden.

Thymoltrübungstest: Maximal bis 3 Mac-Lagan-Einheiten.

Zinksulfatreaktion (Gamma-Globulin): (S) maximal 12 E.

Normale Liquorwerte

Aussehen: Klar und farblos.

Chloride (als NaCl): 700–750 mg/100 ml; 120–130 mVal/l.

Globulin: 0–6 mg/100 ml.

Glukose: 50–85 mg/100 ml.

Goldsol: 0000110000

Hirndruck (in Ruhe)

Neugeborene: 30–80 mm H_2O

Kinder: 50–100 mm H_2O

Erwachsene: 70–200 mm H_2O.

Protein, gesamt: 20–45 mg/100 ml im Lumballiquor.

Spezifisches Gewicht: 1003–1008.

Zellgehalt:

Erwachsene: 0–5 Mononukleäre/mm³

Kinder: 0–20 Mononukleäre/mm³.

Nierenfunktionstest

p-Aminohippursäureclearance (PAH) (RPF):

Männer: 560–830 ml/min,

Frauen: 490–700 ml/min.

Filtrationsrate: (= glomeruläre Filtrationsrate [GFR] dividiert durch den Nierenplasmafluß ([RPF]). Männer: 17–21%; Frauen 17–23%.

Harnsäureclearance: Normal 40–65 ml/min, maximal 60–100 ml/min.

Inulinclearance (GFR): Männer 100–150 ml/min, Frauen 105–132 ml/min (bezogen auf 1,73 m²-Körperoberfläche).

Kreatininclearance, endogen (GFR): 90–170 ml/min.

Maximale Glukosekapazität:

Männer: 300–450 mg/min,

Frauen: 250–350 mg/min.

Maximale PAH-Sekretionskapazität: 80–90 mg/min.

Phenolsulfonphthaleintest (PSP): 1 ml wird i.v. verabreicht; in den ersten 15 min sollen 25 oder mehr % ausgeschieden sein, in 30 min 40% oder mehr, in 2 Std 55% oder mehr.

Spezifisches Gewicht des Urins: 1003–1030.

Verschiedene Normalwerte

Aldosteron im Urin: 2–26 µg/24 Std (schwankt leicht mit der Aufnahme von Natrium und Kalium).

Blei im Urin: 0–0,12 mg/24 Std.

Fett im Stuhl: Weniger als 30% des Trockengewichtes, normalerweise 3–5 g Fett in 24 Std.

Follikelstimulierendes Hormon (FSH) im Urin: Bis zur Pubertät > 5 Mäuse-Einheiten in 24 Std, nach der Pubertät 5–50 Mäuse-Einheiten in 24 Std, nach der Menopause bis zu 150 Mäuse-Einheiten in 24 Std.

11,17-Hydroxycorticoide im Harn: Männer 4–12 mg/24 Std, Frauen 4–8 mg/24 Std (verschieden je nach Methode).

Insulinbelastungsprobe: (B) Nach einer halben Einheit Altinsulin pro kg KG i.v. fällt der Glukosespiegel auf die Hälfte des Nüchternwertes innerhalb von 20–30 min ab und erreicht nach 90–120 min wieder den Nüchternwert.

Katecholamine im Harn: < 10 µg Adrenalin; < 100 µg Noradrenalin (schwankt mit der Methode).

17-Ketosteroide im Urin: Bis zum 8. Lebensjahr 0–2 mg/24 Std, im Heranwachsendenalter 2–20 mg/24 Std. Männer 10–20 mg/24 Std; Frauen 5–15 mg/24 Std (Unterschiede entsprechend der Methode).

Kongorotprobe (Bennhold): (S) Nach einer Stunde mehr als 60% Retention im Serum.

Quantitative Untersuchung des Urinsedimentes nach Addis:

Maximalwerte in 24 Std sind:

1 Mill. Erythrozyten

2 Mill. Leukozyten und Epithelien

100 000 Zylinder

30 mg Protein.

Urobilinogen im Stuhl: 40–280 mg/24 Std.

Urobilinogen im Urin: 0–4 mg/24 Std.

Vanillin-Mandelsäure im Harn: Bis zu 7 mg in 24 Std.

Umrechnungstabellen

Temperatur in Fahrenheit und entsprechend in Celsius

F°	C°	F°	C°	F°	C°	F°	C°
90 = 32,3		95 = 35,0		100 = 37,8		105 = 40,6	
91 = 32,8		96 = 35,6		101 = 38,3		106 = 41,1	
92 = 33,3		97 = 36,1		102 = 38,9		107 = 41,7	
93 = 33,9		98 = 36,7		103 = 39,4		108 = 42,2	
94 = 34,4		99 = 37,2		104 = 40,0		109 = 42,8	

Milliäquivalent Umrechnungsfaktoren

mEqu/l von:	Teile mg/100 ml oder Vol. % durch
Kalzium	2,0
Chloride (von Cl)	3,5
(von NaCl)	5,85
CO_2	2,222
Magnesium	1,2
Phosphor	3,1 (mM)
Kalium	3,9
Natrium	2,3

Kleine Maßeinheiten

deci	deci	10^{-1}
centi	centi (c)	10^{-2}
milli	milli (m)	10^{-3}
micro	micro (μ)	10^{-6}
millimicro	nano (mμ)	10^{-9}
micromicro	pico ($\mu\mu$)	10^{-12}

Umrechnungstabelle von Gramm in Ounces (Unzen) bzw. Grain (30 g = 1 oz, 1 g = 15 gr)

30	g	1	oz		75	mg	1¼ gr
6	g	90	gr		60	mg	1 gr
5	g	75	gr		50	mg	¾ gr
4	g	60	gr		40	mg	⅔ gr
3	g	45	gr		30	mg	½ gr
2	g	30	gr		25	mg	⅜ gr
1,5	g	22	gr		20	mg	⅓ gr
1	g	15	gr		15	mg	¼ gr
0,75	g	12	gr		12	mg	⅕ gr
0,6	g	10	gr		10	mg	⅙ gr
0,5	g	7½	gr		8	mg	⅛ gr
0,4	g	6	gr		6	mg	1/10 gr
0,3	g	5	gr		5	mg	1/12 gr
0,25	g	4	gr		4	mg	1/15 gr
0,2	g	3	gr		3	mg	1/20 gr
0,15	g	2½	gr		2	mg	1/30 gr
0,1	g	1½	gr		1,5	mg	1/40 gr
					1,2	mg	1/50 gr
					1	mg	1/60 gr
					0,8	mg	1/80 gr
					0,6	mg	1/100 gr
					0,5	mg	1/120 gr
					0,4	mg	1/150 gr
					0,3	mg	1/200 gr
					0,25	mg	1/250 gr
					0,2	mg	1/300 gr
					0,15	mg	1/400 gr
					0,12	mg	1/500 gr
					0,1	mg	1/600 gr

Idealgewicht von Männern und Frauen (kg)

Männer

Größe		Konstitutionstyp	
cm	asthen.	mittel	athlet.
155	50–54	53–58	57–63
160	52–55	55–60	58–65
163	53–57	56–61	60–66
165	55–58	57–62	61–68
168	56–60	59–64	62–70
170	58–62	60–66	64–72
173	60–63	62–68	66–75
175	61–65	64–70	68–76
178	63–67	66–72	70–79
180	65–69	67–74	72–81
182	66–71	69–76	74–83
185	68–73	71–79	76–85
187	70–75	73–81	78–87
190	72–77	75–83	80–89
192	74–79	77–85	82–91

Frauen

Größe		Konstitutionstyp	
cm	asthen.	mittel	athlet.
147	41–44	43–48	47–53
150	42–46	44–50	48–55
152	43–47	46–50	49–57
155	44–48	47–52	50–58
157	46–50	48–53	52–59
160	47–51	50–55	53–60
163	49–52	51–57	55–62
165	50–53	52–59	57–64
168	51–55	54–61	58–66
170	53–57	56–62	60–67
173	55–59	58–64	62–69
175	57–61	60–66	64–71
178	59–63	61–68	65–73
180	60–65	63–70	67–76
182	62–66	65–72	69–78

Umrechnung von „pound" in Kilogramm
(1 kg = 2,2 lb; 1 lb = 0,45 kg)

lb	kg	lb	kg	lb	kg	lb	kg	lb	kg
5	2,3	50	22,7	95	43,1	140	63,5	185	83,9
10	4,5	55	25,0	100	45,4	145	65,8	190	86,2
15	6,8	60	27,2	105	47,6	150	68,0	195	88,5
20	9,1	65	29,5	110	49,9	155	70,3	200	90,7
25	11,3	70	31,7	115	52,2	160	72,6	205	93,0
30	13,6	75	34,0	120	54,4	165	74,8	210	95,3
35	15,9	80	36,3	125	56,7	170	77,1	215	97,5
40	18,1	85	38,6	130	58,9	175	79,4	220	99,8
45	20,4	90	40,8	135	61,2	180	81,6		

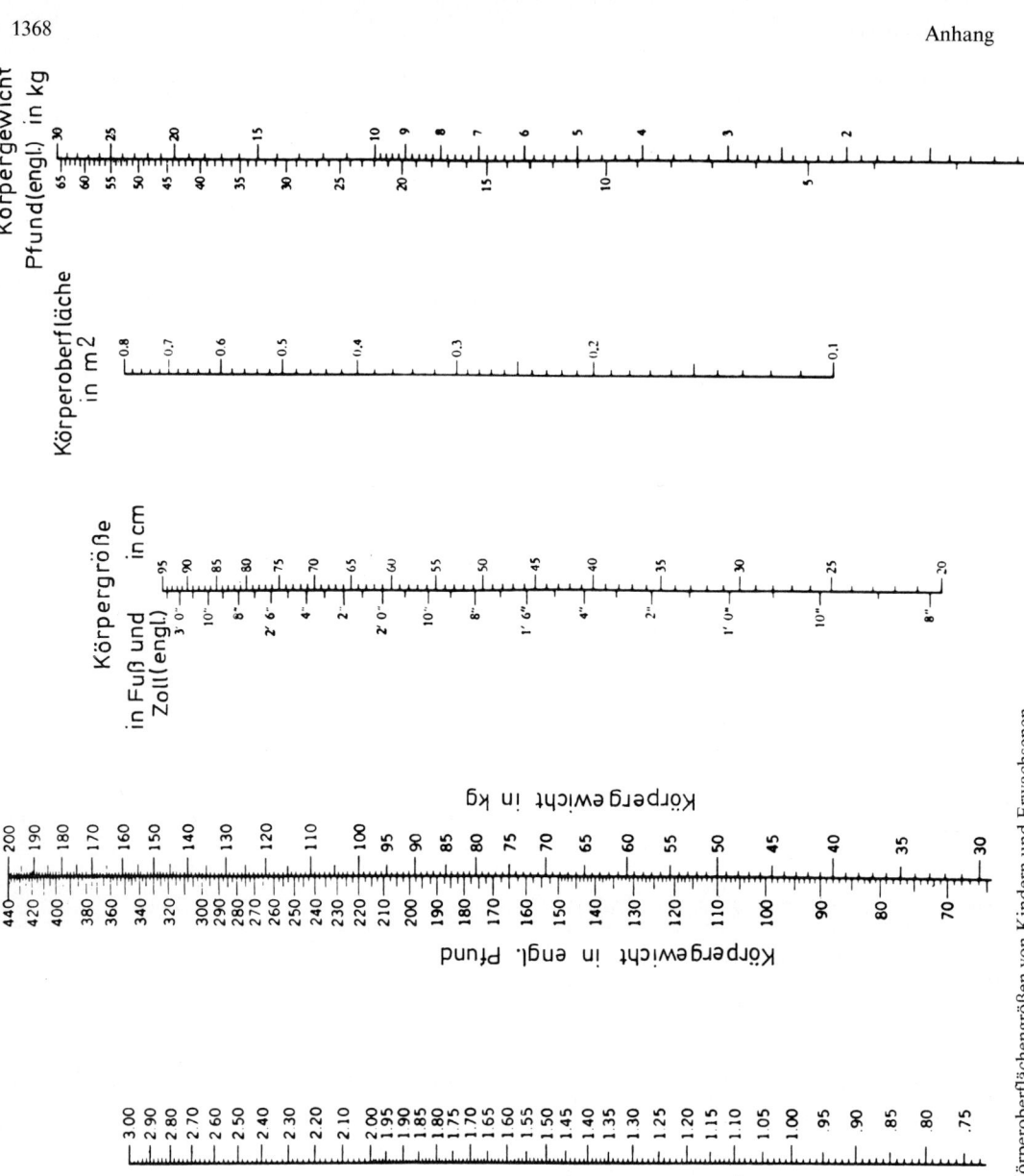

Nomogramme für die Bestimmung der Körperoberflächengrößen von Kindern und Erwachsenen

Umrechnungstabelle von „feet" und „inches" in cm
(1 cm = 0,39 in; 1 in = 2,54 cm)

ft	in	cm	ft	in	cm	ft	in	cm	ft	in	cm	ft	in	cm
0	6	15,2	2	4	71,1	3	4	101,6	4	4	132,0	5	4	162,6
1	0	30,5	2	5	73,6	3	5	104,1	4	5	134,6	5	5	165,1
1	6	45,7	2	6	76,1	3	6	106,6	4	6	137,1	5	6	167,6
1	7	48,3	2	7	78,7	3	7	109,2	4	7	139,6	5	7	170,2
1	8	50,8	2	8	81,2	3	8	111,7	4	8	142,2	5	8	172,7
1	9	53,3	2	9	83,8	3	9	114,2	4	9	144,7	5	9	175,3
1	10	55,9	2	10	86,3	3	10	116,8	4	10	147,3	5	10	177,8
1	11	58,4	2	11	88,8	3	11	119,3	4	11	149,8	5	11	180,3
2	0	61,0	3	0	91,4	4	0	121,9	5	0	152,4	6	0	182,9
2	1	63,5	3	1	93,9	4	1	124,4	5	1	154,9	6	1	185,4
2	2	66,0	3	2	96,4	4	2	127,0	5	2	157,5	6	2	188,0
2	3	68,6	3	3	99,0	4	3	129,5	5	3	160,0	6	3	190,5

Tabelle 11. Körpermaße des Kindes

%	Länge	Gewicht
+ > 25	Riesenwuchs	Fettleibigkeit (Adipositas)
+ > 10–25	Großwuchs	Übergewicht
± 10	„Normale"	individuelle Variationsbreite
− > 10–25	Kleinwuchs	Untergewicht (Dystrophie)
− > 25	Zwergwuchs	Kachexie (Atrophie)

Abweichungen von ± 10% der in Tabelle 12 zusammengestellten Körpermaße gelten als individuelle Variationsbreite (familiäre, rassische, endokrine [Thymus, Hypophyse, Schilddrüse] sowie Umwelt-Faktoren [Ernährung, Vitaminverzehr]).
Da das Körpergewicht weit mehr von der Körperlänge abhängt als vom Alter, dieses jedoch eher die Länge beeinflußt, geht man zur Feststellung Normbezogener Maße folgendermaßen vor:

$$Lebensalter \rightarrow Soll\text{-}L\ddot{a}nge$$
$$Ist\text{-}L\ddot{a}nge \rightarrow Soll\text{-}Gewicht$$
$$Ist\text{-}Gewicht$$

(Falsch: Das Soll-Gewicht auf das Lebensalter des Kindes zu beziehen!)

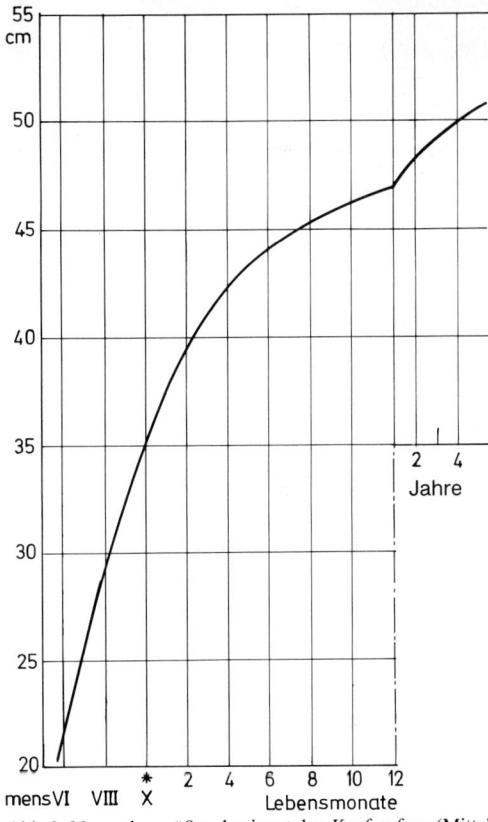

Abb. 2. Normaler größter horizontaler *Kopfumfang* (Mittelwertsangaben von Potter für die Fetalzeit und folgende Zeit)

Tabelle 12. Länge, Gewicht und Brustumfang des Kindes

Knaben							Mädchen
Alter	Brustumfang cm	Gewicht kg	Länge cm	Gewicht kg	Brustumfang cm	Alter
			50	3,3	33	Geburt
Geburt	33	3,4	51	3,5		
		3,6	52	3,6	34	½ Monat
½ Monat	34	3,8	53	3,9	35	1 Monat
1 Monat	35	4,1	54	4,2	36	

Tabelle 12. (Fortsetzung)

Knaben						Mädchen
Alter	Brustumfang cm	Gewicht kg	Länge cm	Gewicht kg	Brustumfang cm	Alter
	36	4,4	55	4,5	37	1½ Monate
1½ Monate	37	4,6	56	4,8	38	2 Monate
	38	4,8	57	5,1		
2 Monate	39	5,0	58	5,4	39	
	40	5,3	59	5,6	40	3 Monate
		5,6	60	5,8		
3 Monate	41	5,8	61	6,1		
		6,1	62	6,4	41	4 Monate
		6,4	63	6,7		
4 Monate	42	6,7	64	7,0	42	5 Monate
		7,0	65	7,3		
5 Monate	43	7,3	66	7,5	43	6 Monate
		7,6	67	7,8		
6 Monate	44	7,8	68	8,0	44	7 Monate
		8,1	69	8,3		
7 Monate		8,4	70	8,6	45	8 Monate
8 Monate	45	8,8	71	8,9		9 Monate
9 Monate	46	9,2	72	9,2	46	10 Monate
10 Monate	47	9,6	73	9,5		11 Monate
11 Monate		9,9	74	9,8	47	1 Jahr
1 Jahr	48	10,2	75	10,1		1 Jahr 1 Monat
1 Jahr 1 Monat		10,5	76	10,3	48	1 Jahr 2 Monate
1 Jahr 2 Monate		10,7	77	10,5		1 Jahr 3 Monate
1 Jahr 3 Monate	49	10,9	78	10,7		1 Jahr 4 Monate
1 Jahr 4 Monate		11,1	79	10,9	49	1 Jahr 5 Monate
1 Jahr 5 Monate		11,3	80	11,1		1 Jahr 6 Monate
1 Jahr 6 Monate	50	11,5	81	11,3		1 Jahr 7 Monate
1 Jahr 7 Monate		11,7	82	11,5		1 Jahr 8 Monate
1 Jahr 8 Monate		11,9	83	11,7		1 Jahr 9 Monate
1 Jahr 9 Monate		12,1	84	11,9		1 Jahr 10 Monate
1 Jahr 10 Monate		12,3	85	12,1		1 Jahr 11 Monate
1 Jahr 11 Monate		12,5	86	12,3	50	2 Jahre
2 Jahre	51	12,7	87	12,5		2 Jahre 2 Monate
2 Jahre 2 Monate		12,9	88	12,7		2 Jahre 3 Monate
2 Jahre 3 Monate		13,1	89	12,9		2 Jahre 4 Monate
2 Jahre 4 Monate		13,3	90	13,1		2 Jahre 5 Monate
2 Jahre 5 Monate		13,5	91	13,3	51	2 Jahre 6 Monate
2 Jahre 6 Monate		13,7	92	13,5		2 Jahre 8 Monate
2 Jahre 8 Monate		13,9	93	13,7		2 Jahre 10 Monate
2 Jahre 10 Monate	52	14,1	94	13,9		2 Jahre 11 Monate
2 Jahre 11 Monate		14,3	95	14,1		3 Jahre
3 Jahre		14,5	96	14,3	52	3 Jahre 2 Monate
3 Jahre 2 Monate		14,7	97	14,5		3 Jahre 4 Monate
3 Jahre 4 Monate		14,9	98	14,7		3 Jahre 5 Monate
3 Jahre 5 Monate		15,1	99	14,9		3 Jahre 6 Monate
3 Jahre 6 Monate		15,4	100	15,2		3 Jahre 8 Monate
3 Jahre 8 Monate	53	15,7	101	15,4		3 Jahre 10 Monate
3 Jahre 10 Monate		16,0	102	15,6	53	3 Jahre 11 Monate
3 Jahre 11 Monate		16,3	103	15,8		4 Jahre
4 Jahre		16,6	104	16,0		4 Jahre 2 Monate
4 Jahre 2 Monate		16,9	105	16,3		4 Jahre 4 Monate
4 Jahre 4 Monate	54	17,3	106	16,7		4 Jahre 6 Monate
4 Jahre 6 Monate		17,6	107	17,0		4 Jahre 8 Monate
4 Jahre 8 Monate		17,9	108	17,3	54	4 Jahre 10 Monate
4 Jahre 10 Monate		18,2	109	17,6		5 Jahre
5 Jahre	55	18,5	110	18,0		5 Jahre 2 Monate
5 Jahre 2 Monate		18,8	111	18,4		5 Jahre 4 Monate

Tabelle 12. (Fortsetzung)

Knaben						Mädchen
Alter	Brustumfang cm	Gewicht kg	Länge cm	Gewicht kg	Brustumfang cm	Alter
5 Jahre 4 Monate		19,2	112	18,8		5 Jahre 6 Monate
5 Jahre 6 Monate		19,5	113	19,2		5 Jahre 8 Monate
5 Jahre 8 Monate		19,9	114	19,6	55	5 Jahre 10 Monate
5 Jahre 10 Monate	56	20,3	115	20,0		6 Jahre
6 Jahre		20,7	116	20,5		6 Jahre 3 Monate
6 Jahre 3 Monate		21,1	117	21,0		6 Jahre 5 Monate
6 Jahre 5 Monate	57	21,5	118	21,5		6 Jahre 8 Monate
6 Jahre 8 Monate		22,0	119	22,0	56	6 Jahre 10 Monate
6 Jahre 10 Monate		22,5	120	22,5		7 Jahre
7 Jahre		23,0	121	23,0		7 Jahre 3 Monate
7 Jahre 3 Monate	58	23,5	122	23,4	57	7 Jahre 5 Monate
7 Jahre 5 Monate		23,9	123	23,8		7 Jahre 8 Monate
7 Jahre 8 Monate	59	24,4	124	24,3		7 Jahre 10 Monate
7 Jahre 10 Monate		24,9	125	24,7		8 Jahre
8 Jahre		25,4	126	25,2	58	8 Jahre 3 Monate
8 Jahre 3 Monate	60	25,9	127	25,7		8 Jahre 5 Monate
8 Jahre 5 Monate		26,3	128	26,2	59	8 Jahre 8 Monate
8 Jahre 8 Monate	61	26,8	129	26,7		8 Jahre 10 Monate
8 Jahre 10 Monate		27,3	130	27,2		9 Jahre
9 Jahre		27,9	131	27,8	60	9 Jahre 3 Monate
9 Jahre 3 Monate	62	28,4	132	28,3		9 Jahre 5 Monate
9 Jahre 5 Monate		28,9	133	28,8	61	9 Jahre 8 Monate
9 Jahre 8 Monate	63	29,5	134	29,4		9 Jahre 10 Monate
9 Jahre 10 Monate		30,1	135	29,9	62	10 Jahre
10 Jahre		30,7	136	30,5		10 Jahre 3 Monate
10 Jahre 3 Monate	64	31,3	137	31,1	63	10 Jahre 5 Monate
10 Jahre 6 Monate		31,9	138	31,8		10 Jahre 8 Monate
10 Jahre 9 Monate	65	32,6	139	32,5	64	10 Jahre 10 Monate
11 Jahre		33,2	140	33,3		11 Jahre
11 Jahre 3 Monate	66	33,9	141	34,1		11 Jahre 3 Monate
11 Jahre 6 Monate		34,6	142	34,9	65	11 Jahre 5 Monate
11 Jahre 9 Monate	67	35,4	143	35,7		11 Jahre 8 Monate
12 Jahre		36,1	144	36,5	66	11 Jahre 10 Monate
12 Jahre 3 Monate	68	36,8	145	37,3	67	12 Jahre
12 Jahre 5 Monate	69	37,5	146	38,0		12 Jahre 2 Monate
12 Jahre 8 Monate		38,3	147	38,8	68	12 Jahre 4 Monate
12 Jahre 10 Monate	70	39,1	148	39,6	69	12 Jahre 6 Monate
13 Jahre		39,9	149	40,4		12 Jahre 8 Monate
13 Jahre 3 Monate	71	40,6	150	41,2	70	12 Jahre 10 Monate
13 Jahre 5 Monate	72	41,4	151	42,0	71	13 Jahre
13 Jahre 8 Monate	73	42,2	152	42,9		13 Jahre 3 Monate
13 Jahre 10 Monate	74	43,0	153	43,8	72	13 Jahre 5 Monate
14 Jahre	75	43,8	154	44,8		13 Jahre 8 Monate
14 Jahre 2 Monate		44,8	155	45,8	73	13 Jahre 10 Monate
14 Jahre 4 Monate	76	45,7	156	46,8		14 Jahre
14 Jahre 6 Monate		46,7	157	47,9	74	14 Jahre 3 Monate
14 Jahre 8 Monate	77	47,7	158	48,9		14 Jahre 6 Monate
14 Jahre 10 Monate		48,6	159	50,0	75	14 Jahre 9 Monate
15 Jahre	78	49,6	160	51,5	76	15 Jahre

Wiederbelebungsmaßnahmen und Notfallbehandlung

I. Kardiopulmonale Wiederbelebung
(Modifiziert nach Safar)

1. Phase: Erste Maßnahmen zur ausreichenden Sauerstoffversorgung des Gehirns
Müssen innerhalb von 3–4 min eingeleitet sein, um eine optimale Wirkung zu erzielen und um das Risiko eines dauernden Hirnschadens auf ein Minimum herabzusetzen.

1. Schritt: Patient wird in Rückenlage auf eine feste Unterlage gelegt (Bett ungeeignet). (Sperrholzplatten von 120 cm auf 180 cm, die unter den Patienten gelegt werden können, sollten überall zur Verfügung stehen, wo man sich mit Wiederbelebungsmaßnahmen beschäftigt.)

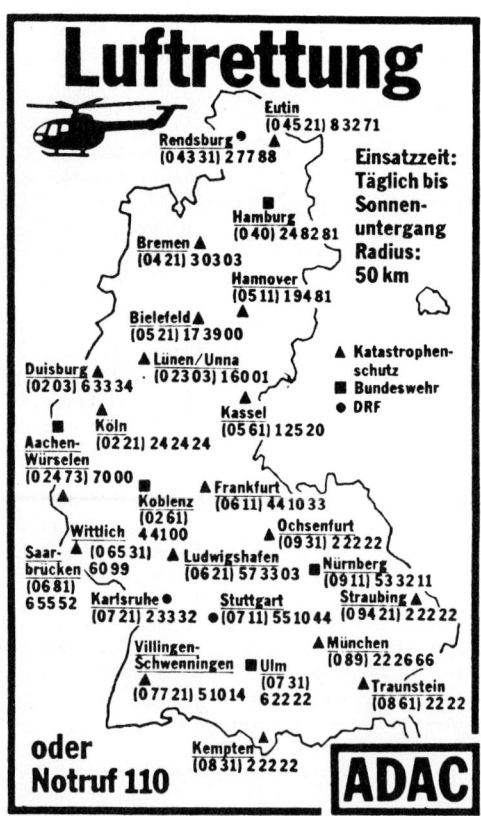

Abb. 3. Die Standorte der bundesdeutschen Rettungshubschrauber und die Telefonnummern der zuständigen Einsatzzentralen (DRF = Deutsche Rettungsflugwacht); nach ADAC (1980)

2. Schritt: Kopf des Patienten wird weit nach hinten gebogen und bleibt in dieser überstreckten Stellung. Unterkiefer muß durch starken Zug an den Kieferwinkeln nach vorn gebracht werden.

Wenn der Patient nicht atmet
3. Schritt. Mund und Rachen müssen von Schleim, Blut, Erbrochenem oder Fremdkörpern gereinigt werden.
4. Schritt: Mund muß so weit geöffnet werden, daß Atmung durch den Mund möglich ist.
5. Schritt: Wenn die Schritte 2, 3 und 4 die Luftwege nicht ausreichend eröffnen, muß Luft mit Druck durch den Mund (bei geschlossener Nase) oder durch die Nase (bei geschlossenem Mund) eingeblasen und die Lunge so 3–4× belüftet werden (bei jungen Kindern s. S. 620). Es ist dabei auf Thoraxbewegungen zu achten. Falls diese Maßnahmen nicht sofort die Atemwege eröffnen, den Patienten auf die Seite rollen und einen scharfen Schlag zwischen die Schulterblätter geben. Falls dies keinen Erfolg hat und Rachen- oder Trachealtubi vorhanden sind, diese sofort anwenden! Unter Umständen ist eine Tracheotomie vorzunehmen.
6. Schritt: Es ist zu überprüfen, ob Pulsationen der Karotiden oder Femoralarterie vorhanden sind:
a) Falls Pulsationen der Karotiden oder Femoralarterie vorhanden sind: Die Lunge muß durch Mund-zu-Mund-Beatmung (bei geschlossener

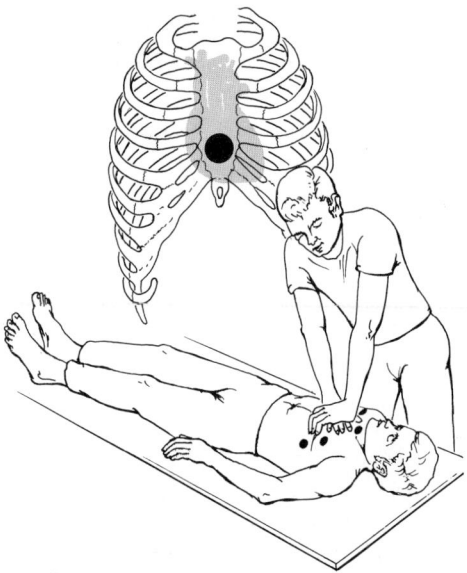

Abb. 4. Technik der Herzmassage bei geschlossenem Thorax. Der dunkle Punkt in der Herzzeichnung gibt die Stelle an, wo Druck ausgeübt werden soll. Die Kreise auf der in Rückenlage dargestellten Person geben die Punkte an, wo die Elektroden für eine Defibrillation angebracht werden sollen.

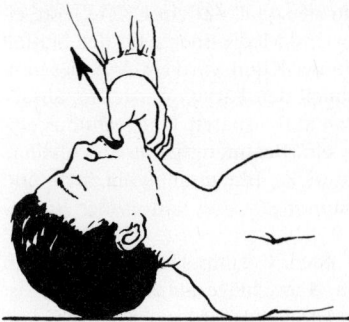 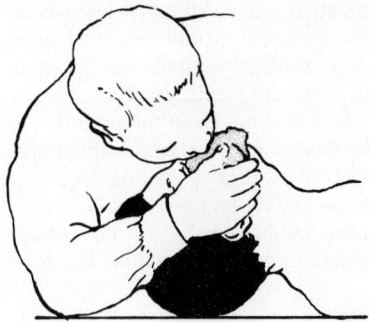

Methode A: Mund und Rachen sind zu säubern. Der Patient ist in Rückenlage zu bringen. Der linke Daumen ist zwischen die Zähne des Patienten einzuführen, dann soll der Unterkiefer fest in der Mitte ergriffen und so nach vorne (nach oben) gezogen werden, daß die Zähne des Unterkiefers die des Oberkiefers überragen. Die Nase des Patienten muß mit der rechten Hand verschlossen werden. Ein Gazetuch (wie gezeigt) oder ein Mundtubus können benutzt werden, sind aber nicht notwendig.

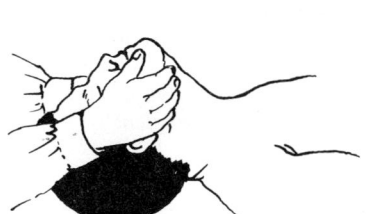 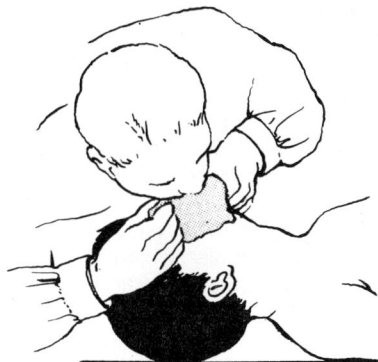

Methode B: Mund und Rachen sind zu reinigen. Der Patient ist in Rückenlage zu bringen. Es muß fest am Kieferwinkel nach vorne gezogen werden. Die Nase des Patienten muß durch die Wange des Helfers verschlossen werden. Ein Gazetuch (wie gezeigt) oder ein Mundtubus können benutzt werden, sind aber nicht notwendig.

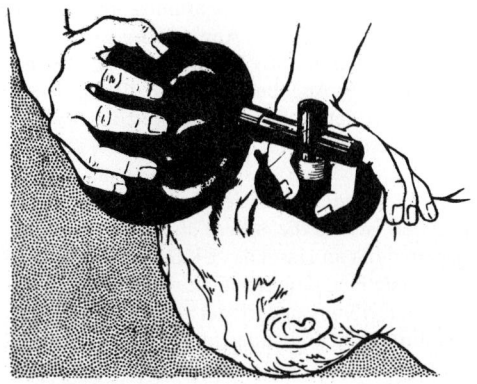

Abb. 5: *Anweisung für den Gebrauch eines manuell zu bedienenden Beatmungsgeräts:*
1. Mit einer Hand ist der Hals des Patienten anzuheben.
2. Der Kopf ist nach hinten zu beugen, bis er maximal überstreckt ist. Mund und Rachen sind zu reinigen und Zunge und Unterkiefer so weit nach vorne zu ziehen, daß die Atemwege frei sind.
3. Die Maske muß dichtsitzend Nase und Mund umgreifen, wobei das Kinn nach vorn gezogen und der Hals in gestreckter Stellung gehalten wird, wie die Zeichnung zeigt.
4. Auf den Beutel wird mit der Hand Druck ausgeübt, wobei eine Belüftung der Lunge durch das Heben des Thorax angezeigt wird.
5. Der Beutel wird losgelassen und dehnt sich spontan wieder aus. Der Patient exspiriert und der Thorax senkt sich wieder.
6. Die Schritte Nummer 4 und 5 müssen ungefähr 12mal pro min wiederholt werden.

Nase des Patienten) oder Mund-zu-Nase-Beatmung (bei geschlossenem Mund des Patienten) 12–15 × pro min belüftet werden, bis Spontanatmung auftritt, wobei die Inspiration 2 sec, die Exspiration 3 sec dauern sollte. Es ist fortzufahren, so lange die Pulse fühlbar und die vorher dilatierten Pupillen verengt bleiben. Eine Beatmung der Lunge mit Atemmaske und Beatmungsbeutel sollte Erfahrenen vorbehalten bleiben. Falls die Pulsschläge verschwunden sind, ist zu verfahren, wie in 6 b erläutert wird.

b) Falls Pulsationen der Karotiden oder Femoralarterie fehlen: Im Falle eines sicheren Herzstillstands oder bei Monitorüberwachung sollte ein einzelner scharfer und schneller Schlag mit der Faust auf die Sternum-Mitte gegeben werden. Wenn der Herzschlag nicht sofort zurückkehrt, muß die externe Herzmassage *ohne Verzögerung* begonnen werden. Abwechselnd Herzmassage (externe Herzmassage) und Belüftung der Lunge wie in 6 a beschrieben. Der Ballen einer Hand wird auf das untere Drittel des Sternums genau oberhalb des Proc. xiphoides aufgesetzt. Mit dem Ballen der anderen Hand darauf wird ein Druck in vertikaler Richtung ausgeübt, ausreichend, um das Sternum 4–5 cm weit (bei Kindern weniger) in Richtung Wirbelsäule zu pressen, und zwar 1 × pro sec. Bei Kindern ist die Massage nur mit einer Hand auszuführen; bei Säuglingen sind nur 2 Finger einer Hand zu benutzen, wobei 80–100 × pro min Druck ausgeübt wird. Nach 15 Massagestößen auf das Herz ist die Lunge 2 × zu belüften. Dieses alternierende Vorgehen muß so lange weitergeführt werden, bis zusätzliche Hilfe zur Verfügung steht. Wenn zwei Personen zur Reanimation zur Verfügung stehen, macht die eine nach jeweils 5 Massagestößen auf das Herz eine Pause, während derer der Partner eine Mund-zu-Mund-Beatmung durchführt. Nach einer Minute ist der Karotispuls zu kontrollieren, danach in Abständen von je 5 min. Die Pupillen sollten häufig überprüft werden. Weit dilatierte Pupillen sind ein Hinweis auf eine zerebrale Hypoxie und Hirnschädigung. Wiederbelebungsmaßnahmen müssen auf dem Transport in die Klinik kontinuierlich weitergeführt werden.

2. Phase: Wiederherstellung einer Eigenzirkulation

Es dürfen Beatmung und Herzmassage nicht unterbrochen werden, während die Schritte 5–13 (s. unten) durchgeführt werden und bis Spontanatmung und eigener Kreislauf wiederhergestellt sind. Hier sind drei grundlegende Fragen zu klären:
1. Was ist die Ursache für das Versagen von Atmung und Kreislauf und kann diese beseitigt werden?
2. Welcher Art ist der Herzstillstand?
3. Welche weiteren Maßnahmen sind nötig?
Der Arzt muß hierbei auf die Hilfe von ausgebildetem Krankenhauspersonal, auf ein EKG-Gerät, einen Defibrillator und Medikamente für den Notfall zurückgreifen. In der Klinik wird ein Arzt, der intubieren kann, schnell den Larynx darstellen, absaugen, einen großen aufblasbaren Trachealtubus einführen und an ein Beatmungsgerät anschließen. Fortlaufende arterielle Blutgasanalysen, pH- und Bicarbonatbestimmungen sind von großer Bedeutung.

7. Schritt: Falls nach 1–2 min Herzmassage noch keine spontanen Herzschläge aufgetreten sind, ist Noradrenalin (Adrenalin) in einer Dosis von 0,5–1 mg (0,5–1 ml einer wäßrigen 1:1000 Lösung) auf 10 ml verdünnt intravenös oder intrakardial alle 3–5 min zu verabreichen.

8. Schritt: Um den venösen Rückstrom zu verstärken und den Schock zu bekämpfen, sind die Füße des Patienten hochzulegen oder ist der Patient nach Trendelenburg zu lagern. Vorhandene intravenöse Infusionen sind, soweit dies notwendig ist, zu geben. Das Anlegen von Staubinden an den Extremitäten kann von Nutzen sein.

9. Schritt: Falls bei dem Patienten länger als 5 min keine Pulsschläge vorhanden waren, muß Natriumbicarbonat, 1 mEq/kg als 5% oder 7,5% Lösung, schnell intravenös gegeben werden, um die drohende metabolische Azidose zu bekämpfen. Das ist je nach Bedarf alle 5–10 min zu wiederholen.

10. Schritt: Falls die Pulsschläge noch immer nicht von selbst wiederkehren, muß die Art des Herzstillstandes durch das EKG geklärt werden:
1. Asystolie,
2. kardialer Schock (elektrische Entladungen, die nicht zu einer ausreichenden mechanischen Kontraktion führen) oder
3. Kammerflimmern.
Im Fall der Asystolie oder des kardialen Schocks müssen künstliche Beatmung und externe Herzmassage sowie die Gabe von Noradrenalin und Natriumbicarbonat weitergeführt werden. Je nach Lage kann auch Calciumchlorid 5–10 ml (0,5–1 g) einer 10%igen Lösung intravenös alle 5–10 min gegeben werden.

11. Schritt: Falls sich im EKG ein Kammerflimmern zeigt, sind künstliche Beatmung und äußere Herzmassage bis kurz vor Anwendung der äußerlichen Defibrillation aufrechtzuerhalten. Es ist ratsam, sich mit den Angaben der Hersteller für jeden einzelnen Typ der Defibrillatoren vertraut zu machen. Ein Defibrillationsschock von 200–400 Watt-Sekunden wird durch das Herz geschickt, wobei z. B. eine Elektrode fest an der Brust über der Herzspitze fixiert ist und die andere über dem Jugulum. Das Ergebnis ist an Hand des EKG zu überwachen. Falls normale Herztätigkeit nicht wiederkehrt, muß die externe Herzmassage wieder aufgenommen und die Defibrillation drei- oder mehrmals in Abständen von 1–3 min wiederholt werden. Falls die Herzaktion wiederkehrt, aber schwach bleibt, ist Calciumchlorid zu geben, wie oben beschrieben. Wenn das Flimmern weiterbesteht oder wiederauftritt, ist Lidocainhydrochlorid (Xylocain®) in einer Dosis von 50–100 mg intravenös zu geben, wobei dies je nach Bedarf wiederholt werden kann. Alternativ verabreicht man Procainamid (Novocamid®), 100 mg i.v. alle 5 Minuten mit einer Infusionsrate von 20 mg pro Minute. Wenn Lidocain oder Procainamid das Kammerflimmern nicht beherrschen können, ist eine Defibrillation angezeigt. Es kann notwendig sein, in solchen Fällen auch einen Schrittmacher anzuwenden, um den anomalen Rhythmus einzufangen oder zu überspielen. In einigen Fällen von Herzstillstand mit Sinusbradykardie ist Atropinsulfat in einer Dosis von 0,4–0,6 mg intravenös von Nutzen.

12. Schritt: In ausgewählten Fällen ist auch die Anwendung eines assistierten Kreislaufs in Betracht zu ziehen. Einige wenige Patienten, bei denen die konventionellen Reanimations-Maßnahmen nicht zum Ziel führen, können vielleicht durch die zusätzliche Anwendung eines teilweisen kardiopulmonalen Bypasses gerettet werden.

13. Schritt: Wenn die Funktion des Herzens, der Lunge, des Zentralen Nervensystems wiederhergestellt sind, muß bei dem Patienten sorgfältig auf Schock und Verbrauchskoagulopathie geachtet werden.

3. Phase: *Nachfolgende Maßnahmen:* Wenn Herz- und Lungenfunktion wiederhergestellt und ausreichend stabilisiert sind, muß besonders auf die Funktion des Zentralen Nervensystems geachtet werden. Die Entscheidung über die Art und die Dauer nachfolgender Maßnahmen muß von Fall zu Fall getroffen werden. Der Arzt muß entscheiden, ob er „Leben verlängert" oder nur „Sterben verlängert". Eine vollkommene Wiederherstellung der Funktionen des Zentralnervensystems ist bei einigen wenigen Patienten beschrieben worden, die noch bis zu einer Woche nach entsprechender Behandlung bewußtlos waren.

14. Schritt: Wenn Atmung und Kreislauf wiederhergestellt sind, aber das Zentralnervensystem innerhalb von 30 min keine Zeichen einer Erholung zeigt, kann eine Unterkühlung bei 30 °C über 2 bis 3 Tage das Ausmaß der Hirnschäden verringern.

15. Schritt: Atmung und Kreislauf müssen unterstützt werden. Jede andere mögliche Komplikation ist zu bekämpfen. Die Möglichkeit von Komplikationen aufgrund von externer Herzmassage (z.B. gebrochene Rippen, Rupturierung innerer Organe) darf nicht übersehen werden.

16. Schritt: Eine sehr gründliche Überwachung nach der Wiederbelebung ist erforderlich, besonders in den ersten 48 Std. Sehr sorgfältig ist auf verschiedene Rhythmusstörungen zu achten, beson-

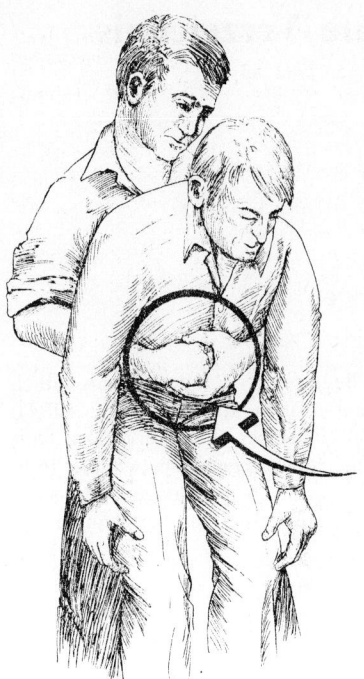

Abb. 6. Der ‚Heimlichsche' Griff

ders auf wiederkehrendes Flimmern oder Flattern oder Herzstillstand.

II. Notfalltherapie bei nahrungsbedingten Erstickungsanfällen oder akuter Atemwegsobstruktion

a) Ist der Patient bewußtlos und atmet nicht, ist sofort eine Mund-zu-Mund-Beatmung vorzunehmen, und es sind alle Maßnahmen der kardiopulmonalen Wiederbelebung einzuleiten (s. unter I.).

b) Ist der Patient bei Bewußtsein, die Atmung regelmäßig und die Obstruktion nur partiell, ist der ‚Heimlichsche Griff' nicht vorzunehmen. Vielmehr ist der Fremdkörper manuell oder chirurgisch zu entfernen.

c) Ist hingegen die Obstruktion komplett und der Patient unfähig, zu sprechen, zu husten oder zu atmen, ist der ‚Heimlichsche Griff' (s. Abb. 6) durch Pressen der rechten Faust in das Abdomen und durch schnelle, ruckartige Stöße (1–10×) anzuwenden. Notfalls haben sich ohne Zögern eine Tracheotomie bzw. Kriko(tracheo)-tomie – bei Versagen der Prozedur – anzuschließen.

Präparate-Verzeichnis

(Neueinführungen 1982/83)

Erläuterungen

Der Leser und Benutzer des Bandes sei hinsichtlich näherer Präparatangaben auf die ROTE LISTE 1983 (Stand: 30. November 1982) verwiesen. Dort findet er auch alle notwendigen Angaben über Indikationen, Dosierung, Nebenwirkungen und Kontraindikationen der in diesem Band erwähnten und besprochenen Präparate. – Alle wesentlichen **Neueinführungen** der Jahre 1982/1983, die z. T. noch nicht in die ROTE LISTE aufgenommen werden konnten, aber in dieser Auflage genannt sind, findet der Leser anschließend aufgeführt.*

---

* Stand 31. August 1983

Tabelle der Neueinführungen mit Handelsnamen (Warenzeichen®) und Generic names („Freizeichen")

Handelsname (Warenzeichen®)	Generic name — („Freizeichen")	Handelsname (Warenzeichen®)	Generic name — („Freizeichen")
Actrapid® HM	Human-Monocomponent-Insulin	H-Insulin Hoechst®	Humaninsulin
Arelix®	Piretanid	Huminsulin®	Bio. Human Insulin ‚Eli Lilly'
Augmentan®	Clavulansäure (+ Amoxicillin)	Imadyl®	Carprofen
Bufedil®	Buflomedil	Lurselle®	Probucol
Depot-H-Insulin Hoechst®	Humaninsulin	Monotard® HM	Human-Monocomponent-Insulin
Diphos®	Etidronsäure	Sostril®	Ranitidin
Flosin®	Indoprofen	Tambocor®	Flecainid
Fluniget®	Diflunisal	Tigason®	Etretinat
H-B-Vax®	Hepatitis-B-Impfstoff	Tinset®	Oxatomid
		Zantic®	Ranitidin

Präparate-Verzeichnis

Chemische Kurzbezeichnung Handelsname(n), Warenzeichen	Dosierung	Nebenwirkungen (N), Kontraindikationen (K), Texthinweise (T), besondere Hinweise (Cave)

Bio. Human Insulin ‚Eli Lilly'

Huminsulin®

Flaschen à 10 ml (400 I.E.) Huminsulin® Normal 40/Profil I 40/Profil II 40/Basal 40; individuelle Dosierung durch den Arzt

N: Insulin-Allergie und/oder Allergie gegen die Depot- bzw. Konservierungsstoffe; Lipodystrophie, Insulinresistenz
K: Überempfindlichkeit gegenüber Insulin
Cave: bei Überempfindlichkeitsreaktionen Verträglichkeit des Präparats durch intrakutane Hauttests prüfen!

Buflomedil

Bufedil®

Filmtabletten à 150 mg, Brechampullen à 50 mg; Filmtabletten: Erw. 3–4 Tabl. tgl., verteilt auf 2–3 Einzelgaben zu den Mahlzeiten; Brechampullen: individuelle Dosierung

N: Kopfschmerzen, Blutdruckabfall mit Schwindelgefühl; Verdauungsstörungen, Übelkeit, Juckreiz und flüchtige Hauterscheinungen können vereinzelt auftreten
K: Postpartal; bei schweren Blutungen; während der Schwangerschaft nur nach sorgfältig strengster Indikation; gefäßchirurgische Eingriffe
Cave: Überdosierung macht sich durch Erhöhung der Herzschlagfolge und durch niedrigen Blutdruck bemerkbar. Bei Erregungszuständen Gabe von Benzodiazepinen

Carprofen

Imadyl®

Tabletten à 150 mg; Erw. 2 × tgl. 1 Tabl. zu den Mahlzeiten; **Akuter Gichtanfall:** 2 × tgl. 2 Tabl., bei Nachlassen der Beschwerden Dosisreduzierung; Behandlungsdauer: 3–6 Tage; **Akute posttraumatische oder postoperative Schmerzen:** 2– maximal 4 × tgl. 1 Tabl.

N: Hauterscheinungen; selten Fotosensibilisierung; gastrointestinale Störungen, Kopfschmerzen, Schwindel, Müdigkeit gelegentlich; selten Seh- und Blasenentleerungsstörungen, Veränderungen des blutbildenden Systems und Erhöhung der Transaminasen
K: Carprofen-Überempfindlichkeit; hämorrhagische Diathese; Ulcus ventriculi et duodeni; schwere Herz-, Leber- und Nierenfunktionsstörungen; Schwangerschaft, Stillzeit; Kindesalter (unter 14 Jahren)
Cave: Gleichzeitige Einnahme von Kortikoiden, Cumarinen oder erhöhtem Alkohol kann zu Magen-Darm-Blutungen führen

Clavulansäure (+ Amoxicillin)

Augmentan®
Augmentan® S

Filmtabletten bzw. Tabletten zum Auflösen (= Augmentan® S) à 625 mg (125 mg Clavulansäure + 500 mg Amoxicillin); Erw. und Jugendliche: 3 × tgl. 1 Tabl., bei **schweren** Infektionen 3 × tgl. 2 Tabl. — Eine Einnahme nach den Mahlzeiten wird empfohlen. Augmentan® S ist wasserlöslich und muß daher vor der Einnahme in 2–3 Eßlöffeln Wasser suspendiert werden; außerdem ist stets Wasser nachzutrinken.

N: Allergische Reaktionen; selten anaphylaktischer Schock; makulopapulöse, morbilliforme Exantheme; gastrointestinale Störungen
K: Nachgewiesene Penicillinallergie; Pfeiffersches Drüsenfieber, lymphatische Leukämie, Schwangerschaft
Cave: Mögliche Kreuzallergie mit Cephalosporinen; bei eingeschränkter Nierenfunktion ist eine Dosisreduzierung erforderlich

Chemische Kurzbezeichnung Handelsname(n), Warenzeichen	Dosierung	Nebenwirkungen (N), Kontraindikationen (K), Texthinweise (T), besondere Hinweise (Cave)

Diflunisal

Fluniget®

Filmtabletten à 500 mg; im allg. im Abstand von 12 Std. je 1 Filmtablette (maximal 3 Tabl. tgl.)

N: Magenbeschwerden, Verdauungsstörungen, Übelkeit und Erbrechen. Selten Magen-Darm-Ulzera und -Blutungen. Vereinzelt Schwindelgefühl, Schläfrigkeit, leichtes Ohrensausen. Einige Fälle von Erythema multiforme sowie von Stevens-Johnson-Syndrom wurden berichtet

K: Akute, allergisch bedingte Asthmaanfälle (vor allem nach Salizylaten); akute Magen-Darm-Blutungen

Cave: Bei gleichzeitiger Einnahme von Aluminiumhydroxid kann die Resorption um 40% vermindert sein; bei gleichzeitiger Verabreichung von Cumarinen kann die Prothrombinzeit verlängert sein. Etwa 5% der Konzentration im Plasma wurde in der Muttermilch gefunden

Etidronsäure

Diphos®

Tabl. à 200 mg; **Erstbehandlung:** Tgl. 5 mg/kg KG für eine Behandlungsdauer von maximal 6 Monaten; vor einer evtl. Wiederholungsbehandlung ist eine Einnahmepause von mindestens 3 Monaten einzulegen! Die Einnahme erfolgt 2 Std. vor oder nach einer Mahlzeit (ohne Milch!) in Form einer Einzeldosis

N: Gastrointestinale Störungen; Diarrhoe; Nausea; Schmerzen; erhöhter Serumphosphatspiegel; Zunahme unverkalkten Osteoids

K: Schwere Nierenfunktionsstörungen; Entzündungen des Dünn- und Dickdarms; akute Knochenfraktur; Schwangerschaft, Stillzeit; Wachstumsalter von Kindern und Jugendlichen

Cave: Therapiekontrolle durch 4-wöchentliche Bestimmungen von Serum-Kalzium, Serum-Phosphat und der alkalischen Phosphatase im Serum; Nahrungsmittel mit hohem Kalziumgehalt können Wirkung und Resorption herabsetzen; bei eingeschränkter Nierenfunktion Dosis reduzieren!

Etretinat

Tigason®

Kapseln à 10 und 25 mg; *Initialdosis:* 0,75–1 mg/kg KG tgl., maximal 75 mg tgl. für die Dauer von 2–4 Wochen; *Erhaltungsdosis:* 0,5 mg/kg KG tgl. über weitere 6–8 Wochen bis zur maximalen Remission

N: *häufig:* Trockenheit der Lippen, Mund- und Nasenschleimhaut. Abschälung der Haut an Handflächen und Fußsohlen; *seltener:* Rötung, Schuppung und Verdünnung der gesunden Haut, Haarverlust, Juckreiz; Entzündungen von Nagelwall bzw. Bindehaut des Auges; Durst, Frieren; Pigmentverschiebungen der Haut und der Haare

K: Schwangerschaft; Leber- und Niereninsuffizienz; gleichzeitige Gabe von Vitamin A in größeren Mengen; Überempfindlichkeit gegenüber Etretinat

Cave: Präparat wirkt teratogen (bei Frauen im gebärfähigen Alter auf Empfängnisverhütung achten!). Eine Erhöhung der Leberfunktionswerte und der Blutfettwerte ist möglich, daher sind regelmäßige Laborkontrollen bei prädisponierten Patienten zu empfehlen. Eine kontinuierliche Behandlung mit Vitamin A muß vermieden werden.

Chemische Kurzbezeichnung Handelsname(n), Warenzeichen	Dosierung	Nebenwirkungen (N), Kontraindikationen (K), Texthinweise (T), besondere Hinweise (Cave)

Flecainid
  Tambocor®

Amp. à 10 mg/1 ml; 1 Tabl. à 100 mg; **Tabl.:** anfangs 2× tgl. 2 Tabl., Erhaltungsdosis 2× tgl. 1–1½ Tabl.; **Injektionslösung:** 300–400 mg tgl. i.v. (langsam injizieren!)

N: Visuelle Störungen (Doppeltsehen) sowie Schwindel Kopfdruck, Kopfschmerzen, Übelkeit. Bei zu schneller Injektion hypotone Kreislaufreaktionen

K: SA- und höhergradiger AV-Block; Sinus-Knoten-Syndrom, ausgeprägte Bradykardie; kardiogener, nicht arrhythmiebedingter Schock, Schwangerschaft und Stillzeit

Cave: i.v.-Gaben normalerweise unter EKG-Kontrolle; Herzinsuffizienzen und Elektrolytstörungen vor Behandlung mit Flecainid kompensieren; bei eingeschränkter Nieren- und/oder Leberfunktion Dosis der reduzierten Stoffwechselleistung anpassen

Hepatitis-B-Adsorbat-Impfstoff
  H-B-Vax®

Inj.-Fl. à 1 ml; zur Immunisierung werden insgesamt 3 Dosen der Vakzine i.m. gegeben: 1. Dosis zu Beginn der Impfserie, 2. Dosis 4 Wochen nach der ersten Injektion, 3. Dosis (Booster) ½ Jahr nach der 1. Injektion. Die 3 Einzeldosen betragen **bei Kindern von 3 Monaten bis zu 10 Jahren:** 0,5 ml − 0,5 ml − 0,5 ml; **bei Kindern über 10 Jahre und bei Erwachsenen:** 1,0 ml − 1,0 ml − 1,0 ml; **bei Dialyse-Patienten und bei Patienten mit Immunosuppression:** 2,0 ml − 2,0 ml − 2,0 ml. Nach 5 Jahren sollte jeweils eine Auffrischungsimpfung erfolgen

N: Lokale Reaktionen an der Injektionsstelle. Selten Fieber oder Gliederschmerzen

K: Überempfindlichkeit gegen eine der im Impfstoff enthaltenen Substanzen

Cave: Eine Impfung während Schwangerschaft oder Stillzeit wird nicht empfohlen. Bei schweren Infektionskrankheiten sollte die Impfung aufgeschoben werden. Während einer gleichzeitigen immunsuppressiven Behandlung kann der Impferfolg eingeschränkt sein oder ganz ausbleiben. Die Injektion erfolgt **nur intramuskulär!**

Humaninsulin
(Normal-, Alt-, Depot-Humaninsulin)
  H-Insulin Hoechst
  Depot-H-Insulin
  Hoechst®

Flaschen à 10 ml (= 400 I.E.); in der Regel individuelle Dosierung; *Normal-(Alt-)Insulin* [H-Insulin Hoechst®]: Erw. im allg. 8–24 I.E. als Einzeldosis, im Kindesalter entsprechend weniger. *Intermediärinsulin* [Depot-H-Insulin Hoechst®]: durchschnittl. Einzeldosis für Erw. = 40–50 I.E.

N: Allergische Reaktionen gegen Insulin, Konservierungsstoffe und/oder Protamin; Lipodystrophie, Insulinresistenz

K: *relative K.:* schwere Insulinallergie vom Soforttyp; starke körperliche Behinderung

Cave: auf optimale Einstellung (auch bei Präparatwechsel) achten! Hypo- bzw. hyperglykämische Reaktionen; Alkohol meiden! Nierenfunktionsstörungen überwachen!

Human-Monocomponent-Insulin
  Actrapid® HM
  Monotard® HM

Inj.-Fl. à 10 ml (400 I.E.); Einstellung wird stets durch den Arzt vorgenommen; **bei Neueinstellung** auf das Intermediär-Insulin Monotard HM werden (jeweils bis zu 40 I.E.) pro Tag empfohlen; evtl. später Dosisreduktion. Dosisreduzierung oder Insulinwechsel nur auf ärztliche Anordnung. Das Präparat kann sowohl s.c., i.m. wie auch i.v. verabreicht werden

N: Anfänglich sind vorübergehende Ödeme oder Sehstörungen möglich; allergische Reaktionen

K: Überempfindlichkeitsreaktion gegenüber Insulin

Cave: Aufbewahrungs- und Insulinzufuhrhinweise!

Indoprofen
  Flosin®

Tabl. à 200 mg; Erw. tgl. 1–4 Tabl. zu den Mahlzeiten

N: Gelegentlich gastrointestinale Störungen (Sodbrennen, Übelkeit, Magenschmerzen, Verdauungsstörungen)

K: Ulcus ventriculi et duodeni, schwere Gastritis, Colitis ulcerosa; Schwangerschaft und Stillzeit; Kindesalter

Chemische Kurzbezeichnung Handelsname(n), Warenzeichen	Dosierung	Nebenwirkungen (N), Kontraindikationen (K), Texthinweise (T), besondere Hinweise (Cave)
		Cave:Gleichzeitige Gabe von Plättchenaggregationshemmern. Bei gleichzeitiger Gabe von Sulfonylharnstoffderivaten oder Fibrinolytika ist eine regelmäßige Kontrolle der Blutglukosewerte und des Gerinnungsstatus zu empfehlen
Oxatomid Tinset®	Tabl. à 30 mg; Erw. 2–3 × tgl. 1 Tabl.	N: vorübergehende Müdigkeit, erhöhter Appetit K: akute allergische Zustände; Schwangerschaft, Stillzeit; Kinder unter 6 Jahren Cave: mögliche Beeinträchtigung des Reaktionsvermögens im Zusammenhang mit Alkohol beachten! Herzpatienten und Diabetiker während der Behandlung ärztlich überwachen!
Piretanid Arelix® Arelix® mite	Tabl. à 6 mg bzw. 3 mg (A. mite); **bei Ödemen:** Erw. 1 × tgl. 3–6 mg; **bei (leichter bis mittelschwerer) Hypertonie:** Anfangs 2 × tgl. 6 mg für die Dauer von 2–4 Wochen, als Erhaltungsdosis 1 × tgl. 6 mg. Tabl. nach dem Frühstück bzw. nach den Mahlzeiten unzerkaut einnehmen	N: Gastrointestinale Störungen und allergische Reaktionen sind selten. Nach langdauernder oder hochdosierter Therapie kann es zu Elektrolytstörungen kommen. In Einzelfällen Anstieg der Serumwerte von Kreatinin, Harnstoff und Harnsäure. Bei Prostatahypertrophie bzw. bei gestörter Blasenentleerung ist ein Harnverhalt möglich. Kreislaufstörungen, Hypokaliämie, Hyperurikämie und Hyperglykämie kommen gelegentlich vor. Bei Langzeitanwendung kann es zu einer allgemeinen Muskelschwäche bzw. zu Wadenkrämpfen kommen K: Schwere Niereninsuffizienz, Oligurie, Anurie, schwerer Elektrolytmangel, Hypovolämie; schwere Leberinsuffizienz, Leberkoma, Präkoma; Schwangerschaft (1. Trimenon), Stillzeit; Kindesalter Cave: Piretanid geht in die Muttermilch über und kann die Milchsekretion vermindern. **Wechselwirkungen** mit Antidiabetika (orale), Aminoglykosiden, Muskelrelaxantien und Indometacin. Während der Behandlung empfiehlt sich eine kaliumreiche Kost bei mäßiger Kochsalzeinschränkung
Probucol Lurselle®	Tabl. à 500 mg; Erw.: tgl. 2 × 1 Tabl. (morgens und abends)	N: Selten gastrointestinale Störungen (weiche Stühle, Durchfall, Blähungen, Bauchschmerzen); in Einzelfällen Kopfschmerzen oder Erbrechen K: Überempfindlichkeit gegenüber dem Wirkstoff; Schwangerschaft, Stillzeit; Stauung der Galleflüssigkeit; Leberentzündungen; entzündliche Darmerkrankungen; Kinder unter 14 Jahren, Frauen im gebärfähigen Alter Cave: Keine Interaktionen mit Antikoagulantien, mit Insulin oder oralen Antidiabetika
Ranitidin Sostril®	Filmtabletten à 150 mg, Ampullen à 50 mg/ 5 ml; **Filmtabletten:** 2 × tgl. (morgens und abends) 1 Tabl. **Injektionslösung:** als Injektion 50 mg (5 ml) **langsam** i.v., evtl. Wiederholung	N: Vorübergehend Kopfschmerzen, Diarrhoe, Hautausschlag, Müdigkeit oder Schwindel K: Schwangerschaft und Stillzeit; Kinder bis 14 Jahre

der Injektion nach 6–8 Std.; als Infusion 50 mg (5 ml) innerhalb 2 Std. (pro Std. = 25 mg) verabreichen, evtl. Wiederholung der Infusion nach 6–8 Std.

Zantic®   s. unter Sostril®

Cave: Bei Patienten mit eingeschränkter Nierenfunktion Dosis reduzieren! Aufbewahrungshinweise und Verfalldatum beachten!

N: s. unter Sostril® sowie vereinzelt Erhöhungen der Plasmakreatininwerte und der Serumtransaminasen; selten Hepatitis, Gynäkomastie, Amenorrhoe, Sexualstörungen; in Einzelfällen Verwirrtheitszustände

K: s. unter Sostril®

Cave: s. oben. Für geringfügige Magen-Darmbeschwerden ist Ranitidin nicht angezeigt. Bei Magenulzera Malignität ausschließen! Nach Verabreichung der Injektionslösung kann es zu einer Abnahme der Herzfrequenz bzw. zu einem Anstieg des Prolactinspiegels im Serum kommen. Ranitidin kann zusammen mit Antazida verabreicht werden. Interaktion mit Metoprolol.

Warnungsliste: Kontraindikationen bei Schwangerschaft*

In den ersten drei Monaten	In den letzten sechs Monaten	Grund
Progestagene (ausgenommen als Bestandteil von Kontrazeptiva)	dito	Maskulinisation des weiblichen Fetus
Östrogene (wenn für längere Zeit gegeben)	dito	Maskulinisation des weiblichen Fetus
Androgene	dito	Maskulinisation des weiblichen Fetus
Folsäureantagonisten, z. B. Co-Trimoxazol (Bactrim®-Eusaprim®), Aminopterin, Methotrexat	–	Mißbildungen
Salizylate, einschl. Aspirin®	dito	Achondroplasie, Hüftgelenkluxation, angebor. Herzfehler etc. Blutungen durch Schädigung der Thrombozyten und Faktor XII
Phenytoin, wenn zusammen mit Salizylaten gegeben	–	Kongenitale Fehler
Barbiturate, wenn zusammen mit Antiepileptika gegeben	dito	Gerinnungsdefekte mit Blutungen, Atmungsdepression, kongenitale Fehler
Eisen	–	Gerinnungsdefekte mit Blutungen, Atmungsdepression, kongenitale Fehler (geringes Risiko)
Antazida	–	Gerinnungsdefekte mit Blutungen, Atmungsdepression, kongenitale Fehler
Nicotinamid	–	Gerinnungsdefekte mit Blutungen, Atmungsdepression, kongenitale Fehler
	Tetrazykline	Zahnschäden, Hemmung des Knochenwachstums
	Chloramphenicol	Hemmung der Eiweißsynthese
	Sulfonamide, Novobiocin	Hirnschäden durch Hämolyse, Kernikterus
	Streptomycin, Kanamycin, Gentamycin, Vancomycin	Schäden am N. VIII
	Chloroquin	Netzhautschäden (sollte nur bei Malaria gegeben werden)
	Narkotika	Entziehungssymptome bei der Mutter können für den Fetus letal werden
	Chlorpromazin (Megaphen®) und andere Phenothiazine	Netzhautschäden
	Lithiumcarbonat	Struma
	Narkosemittel (wie Äther, Cyclopropan)	Atmungsdepression
	Reserpin	Bradykardie, Störung der Wärmeregulation, verstopfte Nase
	Thiazide	Thrombozytopenische Purpura
	Propranolol	Bradykardie, vermindertes Minutenvolumen
	Jodverbindungen	Struma und Hypothyreose
	Carbimazol (Neo-Morphazole®, Neo-Thyreostat®)	Struma und Hypothyreose

* aus: Der Arzneimittelbrief **8**, 24–25 (1974)
  (Wiedergabe mit freundlicher Genehmigung des Westkreuz-Verlages, Berlin)

In den ersten drei Monaten	In den letzten sechs Monaten	Grund
	Orale Antikogulantien	Sie passieren die Plazenta und sollten vier Wochen vor der Geburt durch Heparin ersetzt werden
	Kortikosteroide	Risiko der Nebenniereninsuffizienz gering. Sie sollten nur bei klarer Indikation benutzt werden
	Chlorpropamid, Tolbutamid	Passieren die Plazenta und können Hypoglyk-ämie verursachen. Es besteht keine Überein-stimmung über die Schädlichkeit ihrer Wirkung

Unerwünschte Arzneimittelwechselwirkungen*

Arzneimittel-Wechselwirkungen können viele verschiedene Ursachen haben und zeigen große individuelle Variationen. Hauptursachen sind
1. Hemmung oder Vermehrung der Aktivität der Lebermikrosomen und ihrer Enzyme.
2. Änderung in der Bindung von Arzneimitteln an Plasmaprotein oder an Geweberezeptoren.
3. Änderungen in der Ausscheidungsgeschwindigkeit.
4. Genetische Verschiedenheiten zwischen Individuen.
5. Dosisverschiedenheiten; Wechselwirkungen sind jedoch nur bei höheren Dosen häufig.

Die meisten der an Wechselwirkungen beteiligten Substanzen erscheinen in der Tabelle zweimal, um ihre Auffindung als primäre oder sekundäre Ursache des unerwünschten Effekts zu erleichtern.

Arzneimittel	unerwünschte Nebenwirkungen	wahrscheinlicher Mechanismus
Azetazolamid	wie Thiazid-Diuretika	
Alkylierende Stoffe mit Succinylcholin	verlängerte Curare-Wirkung	Hemmung der Plasma-Cholinesterase
Allopurinol mit		
Antikoagulantien, oralen	zunehmende Antikoagulantien-Wirkung	Hemmung mikrosomaler Enzyme
Azathioprin	zunehmende Azathioprin-Toxizität	abnehmender Azathioprin-Metabolismus
Cyclophosphamid	zunehmende Cyclophosphamid-Toxizität	nicht gesichert
Mercaptopurin	zunehmende Mercaptopurin-Toxizität	abnehmender Mercaptopurin-Metabolismus
Amantadin mit		
Anticholinergika	Halluzinationen, Verwirrung, Alpträume	nicht gesichert
Amikacin	wie Kanamycin	
Aminosalizylsäure (PAS) mit		
Probenecid	zunehmende PAS-Toxizität	verminderte renale Ausscheidung
Amitriptylin	wie Imipramin	
Amphotericin B mit		
curareähnlichen Arzneimitteln	zunehmende Curare-Wirkung	Hypokaliämie
Digitalis-Arzneimitteln	zunehmende Digitalis-Wirkung	Hypokaliämie
Miconazol	abnehmende Anticandida-Wirkung	nicht gesichert
Ampicillin mit		
Kontrazeptiva, oralen	abnehmende kontrazeptive Wirkung	nicht gesichert
Anästhetika, übliche, mit		
Antihypertensiva	Hypotension	gewöhnlich additiv

* aus: Der Arzneimittelbrief **15**, 115–116 (1981); **16**, 5–6 (1982); **16**, 31–32 (1982); **16**, 39–40 (1982); **16**, 46–48 (1982).
(Wiedergabe mit freundlicher Genehmigung des Westkreuz-Verlages, Berlin)

Arzneimittel	unerwünschte Nebenwirkungen	wahrscheinlicher Mechanismus
Anileridin mit		
curareähnlichen Arzneimitteln	zunehmende Atemwegs-depression	additiv
Antazida mit		
Digoxin	abnehmende Digoxin-Wirkung	abnehmende Digoxin-Absorption
Fluoriden	abnehmende Fluorid-Wirkung mit Aluminium-Antazida	abnehmende Fluorid-Absorption
Indometacin	abnehmende Indometacin-Wirkung	abnehmende Indometacin-Absorption
Isoniazid	abnehmende Isoniazid-Wirkung mit Aluminium-Antazida	abnehmende Isoniazid-Absorption
Salizylaten	abnehmende Salizylat-Spiegel	zunehmende Nieren-Clearance
Polystyren-Sulfonat-Natrium	metabolische Alkalose	verhindert die Neutralisation von Bikarbonat
Tetracyclinen, orale	abnehmende Tetracyclin-Wirkung	abnehmende Tetracyclin-Absorption
Antikoagulantien, orale, mit		
Allopurinol	zunehmende Antikoagulantien-Wirkung	Hemmung mikrosomaler Enzyme
anabolen und androgenen Steroiden	zunehmende Antikoagulantien-Wirkung	nicht gesichert
Barbituraten	abnehmende Antikoagulantien-Wirkung	Bildung mikrosomaler Enzyme
Carbamazepin	abnehmende Antikoagulantien-Wirkung	Bildung mikrosomaler Enzyme
Chloralhydrat	zunehmende Antikoagulantien-Wirkung	Verschwinden von Bindungs-stellen
Chloramphenicol	zunehmende Antikoagulantien-Wirkung	Hemmung mikrosomaler Enyzme
Cholestyramin	abnehmende Antikoagulantien-Wirkung	Bindung im Darmtrakt
Cimetidin	zunehmende Antikoagulantien-Wirkung	Hemmung mikrosomaler Enzyme
Clofibrat	zunehmende Antikoagulantien-Wirkung	Verschwinden von Bindungs-stellen
Kontrazeptiva, oralen	abnehmende Antikoagulantien-Wirkung	Faktor VII und X verstärkt (Prothrombin kann vermindert sein)
Dextrothyroxin	zunehmende Antikoagulantien-Wirkung	nicht gesichert
Disulfiram	zunehmende Antikoagulantien-Wirkung	Hemmung mikrosomaler Enzyme
Glutethimid	abnehmende Antikoagulantien-Wirkung	Bildung mikrosomaler Enzyme
Griseofulvin	abnehmende Antikoagulantien-Wirkung	Bildung mikrosomaler Enzyme
Hypoglykämika	zunehmende Sulfonylharnstoff-Hypoglykämie	Hemmung mikrosomaler Enzyme
Indometacin	zunehmendes Blutungsrisiko	Hemmung der Thrombozyten-funktion
Metronidazol	zunehmende Antikoagulantien-Wirkung	Hemmung mikrosomaler Enzyme
Miconazol	zunehmende Antikoagulantien-Wirkung	nicht gesichert
Nalidixinsäure	zunehmende Antikoagulantien-Wirkung	Verschwinden von Bindungs-stellen

Arzneimittel	unerwünschte Nebenwirkungen	wahrscheinlicher Mechanismus
Phenylbutazon oder Oxyphenbutazon	zunehmende Antikoagulantien-Wirkung	Verschwinden von Bindungs-stellen Hemmung mikrosomaler Enzyme
Phenytoin	zunehmende Phenytoin-Toxizität mit Dicumarol	Hemmung mikrosomaler Enzyme
Chinidin oder Chinin	zunehmende Antikoagulantien-Wirkung	nicht gesichert
Rifampicin	abnehmende Antikoagulantien-Wirkung	Bildung mikrosomaler Enzyme
Salizylaten	möglicherweise verstärktes Blutungsrisiko	Hemmung der Thrombozyten-funktion
mehr als 2 g/die	zunehmende Hypoprothrombin-ämie	Herabsetzung des Plasma-Prothrombins
Sulfinpyrazon	zunehmende Antikoagulantien-Wirkung	nicht gesichert
Sulfonamiden	zunehmende Antikoagulantien-Wirkung	Hemmung mikrosomaler Enzyme Verschwinden von Bindungs-stellen
Schilddrüsen-Hormonen	zunehmende Antikoagulantien-Wirkung	verstärkter Gerinnungsfaktor – Katabolismus
Triclofos-Natrium	zunehmende Antikoagulantien-Wirkung	Verschwinden von Bindungs-stellen
Vitamin E	zunehmende Antikoagulantien-Wirkung	nicht gesichert
Azathioprin mit		
Allopurinol	zunehmende Azathioprin-Toxizität	verminderter Azathioprin-Metabolismus
Barbiturate mit		
Antikoagulantien, oralen	abnehmende Antikoagulantien-Wirkung	Bildung mikrosomaler Enzyme
Antidepressiva, trizyklischen	abnehmende Antidepressiva-Wirkung	Bildung mikrosomaler Enzyme
Betablockern	abnehmende Betablocker-Wirkung	Bildung mikrosomaler Enzyme
Chloramphenicol	zunehmende Barbiturat-Wirkung	Hemmung mikrosomaler Enzyme
Kontrazeptiva, oralen	abnehmende Kontrazeptiva-Wirkung	Bildung mikrosomaler Enzyme
Corticosteroiden	abnehmende Steroid-Wirkung	Bildung mikrosomaler Enzyme
Digitoxin	abnehmende Digitoxin-Wirkung	Bildung mikrosomaler Enzyme
Doxycyclin	abnehmende Doxycyclin-Wirkung	Bildung mikrosomaler Enzyme
Haloperidol	abnehmende Haloperidol-Wirkung	Bildung mikrosomaler Enzyme
Meperidin	zunehmende ZNS-Depression	Ansteigen der Meperidin-Metaboliten
Phenothiazinen	abnehmende Phenothiazin-Wirkung	Bildung mikrosomaler Enzyme
Chinidin	abnehmende Chinidin-Wirkung	Bildung mikrosomaler Enzyme
Rifampicin	abnehmende Barbiturat-Wirkung	Bildung mikrosomaler Enzyme
Valproinsäure	zunehmende Phenobarbital-Wirkung	herabgesetzter Phenobarbital-Metabolismus
Benzodiazepine mit		
Cimetidin	zunehmende Chlordiazepoxid- und Diazepam-Wirkung	Hemmung mikrosomaler Enzyme
Disulfiram	zunehmende Chlordiazepoxid- und Diazepam-Wirkung	Hemmung mikrosomaler Enzyme

Arzneimittel	unerwünschte Nebenwirkungen	wahrscheinlicher Mechanismus
Carbamazepin mit		
Antikoagulantien, oralen	abnehmende Antikoagulantien-Wirkung	Bildung mikrosomaler Enzyme
Kontrazeptiva, oralen	abnehmende Kontrazeptiva-Wirkung	Bildung mikrosomaler Enzyme
Doxycyclin	abnehmende Doxycyclin-Wirkung	Bildung mikrosomaler Enzyme
Propoxyphen	zunehmende Carbamazepin-Wirkung	Hemmung mikrosomaler Enzyme
Troleandomycin	zunehmende Carbamazepin-Wirkung	Hemmung mikrosomaler Enzyme
Carmustin mit		
Cimetidin	zunehmende Knochenmark-depression	additiv
Cephaloridin mit		
Aminoglykosid-Antibiotika	zunehmende Nephrotoxizität	nicht gesichert
Etacrynsäure	zunehmende Nephrotoxizität	additiv
Furosemid	zunehmende Nephrotoxizität	additiv
Cephalotin mit		
Aminoglykosid-Antibiotika	zunehmende Nephrotoxizität	nicht gesichert
Chinidin mit		
Antikoagulantien	zunehmende Antikoagulantien-Wirkung	nicht gesichert
Barbituraten	abnehmende Chinidin-Wirkung	Bildung mikrosomaler Enzyme
curareähnlichen Arzneimitteln	zunehmende Curare-Wirkung	additiv
Digoxin oder Digitoxin	zunehmende Digitalis-Wirkung	veränderte Ausscheidung und Gewebebindung
Phenytoin	abnehmende Chinidin-Wirkung	Bildung mikrosomaler Enzyme
Rifampicin	abnehmende Chinidin-Wirkung	Bildung mikrosomaler Enzyme
Chloralhydrat mit		
Antikoagulantien	zunehmende Antikoagulantien-Wirkung	Verschwinden von Bindungs-stellen
Furosemid	vasomotorische Instabilität	nicht gesichert
Chloramphenicol mit		
Barbituraten	zunehmende Barbiturat-Wirkung	Hemmung mikrosomaler Enzyme
Dicumarol (Bishydroxy-Cumarin)	zunehmende Antikoagulantien-Wirkung	Hemmung mikrosomaler Enzyme
Hypoglykämika	zunehmende Sulfonylharnstoff-Hypoglykämie	Hemmung mikrosomaler Enzyme
Phenytoin	zunehmende Phenytoin-Toxizität	Hemmung mikrosomaler Enzyme
Chloroform	s. Halothan	
Cholestyramin mit		
Antikoagulantien, oralen	abnehmende Antikoagulantien-Wirkung	Bindung im Darmtrakt
Digitalis-Arzneimitteln	abnehmende Digitoxin-Wirkung	Bindung im Darmtrakt
Schilddrüsen-Hormonen	abnehmende Schilddrüsen-Wirkung	Bindung im Darmtrakt
Cimetidin mit		
Antikoagulantien, oralen	zunehmende Antikoagulantien-Wirkung	Hemmung mikrosomaler Enzyme
Benzodiazepinen	zunehmende Chlordiazepoxid- und Diazepam-Wirkung	Hemmung mikrosomaler Enzyme
Carmustin	zunehmende Knochenmark-depression	additiv
Theophyllin	zunehmende Theophyllin-Toxizität	Hemmung mikrosomaler Enzyme

Arzneimittel	unerwünschte Nebenwirkungen	wahrscheinlicher Mechanismus
Clindamycin mit		
curareähnlichen Arzneimitteln	neuromuskuläre Blockade	additiv
Diphenoxylat-Atropin und ähnlichen Verbindungen	zunehmende Diarrhoe, Colitis	nicht gesichert
Clofibrat mit		
Antikoagulantien, oralen	zunehmende Antikoagulantien-Wirkung	Verschwinden von Bindungsstellen
Hypoglykämika	zunehmende Hypoglykämie	nicht gesichert
Clonidin mit		
Anästhetika, üblichen	Hypotension	gewöhnlich additiv
Antidepressiva, trizyklischen	abnehmende Antihypertensiva-Wirkung	nicht gesichert
Hypoglykämika, oralen	abnehmende Anzeichen von Hypoglykämie	Hemmung der Katecholamin-Reaktion
Levodopa	abnehmende Levodopa-Wirkung	nicht gesichert
Propranolol	paradoxe Hypertension	nicht gesichert
sympathomimetischen Aminen	abnehmende Antihypertensiva-Wirkung	pharmakologischer Antagonismus
Tolazolin	abnehmende Antihypertensiva-Wirkung	nicht gesichert
Colistin	s. Polymyxin B	
Corticosteroide mit		
Barbituraten	abnehmende Corticosteroid-Wirkung	Hemmung mikrosomaler Enzyme
Diuretika (außer Spironolacton und Triamteren)	zunehmender Kaliumverlust	additiv
Ephedrin	abnehmende Dexamethason-Wirkung	nicht gesichert
Phenytoin	abnehmende Corticosteroid-Wirkung	Bildung mikrosomaler Enzyme
Rifampicin	abnehmende Corticosteroid-Wirkung	Bildung mikrosomaler Enzyme
Curare	s. d-Tubocurarin	
Cyclopropan mit		
sympathomimetischen Aminen	kardiale Arrhythmien	nicht gesichert
Cyclophosphamid mit		
Allopurinol	zunehmende Cyclophosphamid-Toxizität	nicht gesichert
Cycloserin mit		
Isoniazid	ZNS-Wirkungen (Schwindel, Schläfrigkeit)	nicht gesichert
Succinylcholin	verlängerte Curare-Wirkung	Hemmung der Plasma-Cholinesterase
Desimipramin	s. Imipramin	
Dextrothyroxin mit		
Antikoagulantien, oralen	zunehmende Antikoagulantien-Wirkung	nicht gesichert
Diazoxid mit		
Anästhetika, üblichen	Hypotension	gewöhnlich additiv
Phenytoin	abnehmende Antikonvulsiva-Wirkung	nicht gesichert
sympathomimetischen Aminen	abnehmende Antihypertensiva-Wirkung	pharmakologischer Antagonismus
Digitoxin mit		
Amphotericin B	zunehmende Digitoxin-Toxizität	Hypokaliämie
Barbituraten	abnehmende Digitoxin-Wirkung	Bildung mikrosomaler Enzyme

Arzneimittel	unerwünschte Nebenwirkungen	wahrscheinlicher Mechanismus
Cholestyramin	abnehmende Digitoxin-Wirkung	Bindung im Darmtrakt
Diuretika (außer Spironolacton und Triamteren)	zunehmende Digitoxin-Toxizität	Hypokaliämie
Chinidin	zunehmende Digitoxin-Wirkung	nicht gesichert
Rifampicin	abnehmende Digitoxin-Wirkung	Bildung mikrosomaler Enzyme
sympathomimetischen Aminen	zunehmende Tendenz zu kardialen Arrhythmien	additiv
Digoxin mit		
Amphotericin B	zunehmende Digoxin-Toxizität	Hypokaliämie
Antazida, oralen	abnehmende Digoxin-Wirkung	abnehmende Digoxin-Absorption
Diuretika (außer K⁺ sparenden)	zunehmende Digoxin-Toxizität	Hypokaliämie
Kaolin-Pektin	abnehmende Digoxin-Wirkung	abnehmende Digoxin-Absorption
Neomycin	möglicherweise abnehmende Digoxin-Wirkung	nicht gesichert
Penicillamin	abnehmende Digoxin-Wirkung	nicht gesichert
Chinidin	zunehmende Digoxin-Wirkung	veränderte Ausscheidung und Bindung im Gewebe
Chinin	zunehmende Digoxin-Wirkung	nicht gesichert
Sulfasalazin	möglicherweise abnehmende Digoxin-Wirkung	abnehmende Digoxin-Absorption
sympathomimetischen Aminen	zunehmende Tendenz zu kardialen Arrhythmien	additiv
Diphenoxylat und ähnliche Stoffe mit		
Clindamycin	zunehmende Diarrhoe, Colitis	nicht gesichert
Lincomycin	zunehmende Diarrhoe, Colitis	nicht gesichert
Dipyridamol mit		
Azetylsalizylsäure	zunehmende Thrombozyten-Wirkung (Gerinnung?)	Synergismus
Disulfiram mit		
Antikoagulantien, oralen	zunehmende Antikoagulantien-Wirkung	Hemmung mikrosomaler Enzyme
Benzodiazepinen	zunehmende Diazepam- und Chlordiazepoxid-Wirkung	Hemmung mikrosomaler Enzyme
Isoniazid	psychiatrische Episoden, Ataxie	Veränderung des Dopamin-Metabolismus
Phenytoin	zunehmende Phenytoin-Wirkung	Hemmung des Metabolismus
Dopamin mit		
Phenytoin	Hypotension, wenn in kritischen Fällen i. v. gegeben	nicht gesichert
Doxepin	s. Imipramin	
d-Tubocurarin mit		
alkylierenden Stoffen	verlängerte Curare-Wirkung mit Succinyl-Cholin	Hemmung der Plasma-Cholinesterase
Aminoglykosid-Antibiotika oder Polymyxin (parenteral)	neuromuskuläre Blockade	additiv
Amphotericin B	zunehmende Curare-Wirkung	Hypokaliämie
Clindamycin	neuromuskuläre Blockade	additiv
Diuretika (außer Spironolacton und Triamteren)	zunehmende Curare-Wirkung	Hypokaliämie
Lincomycin	neuromuskuläre Blockade	additiv
narkotischen Analgetika	zunehmende Atemwegsdepression	additiv
Chinidin	zunehmende Curare-Wirkung	additiv

Arzneimittel	unerwünschte Nebenwirkungen	wahrscheinlicher Mechanismus
Eisen, orales, mit		
Tetracyclinen	abnehmende Tetracyclin-Wirkung	abnehmende Tetracyclin-Absorption
Enfluran	s. Halothan	
Erythromycin mit		
Theophyllin	zunehmende Theophyllin-Wirkung	Hemmung des Theophyllin-Metabolismus
Etacrynsäure mit		
Aminoglykosid-Antibiotika	zunehmende Ototoxizität	additiv
Cephaloridin	zunehmende Nephrotoxizität	additiv
Corticosteroiden	zunehmender Kaliumverlust	additiv
curareähnlichen Arzneimitteln	zunehmende Curare-Wirkung	Hypokaliämie
Digitalis-Arzneimitteln	zunehmende Digitalis-Toxizität	Hypokaliämie
Lithium	zunehmende Lithium-Toxizität	abnehmende renale Lithium-Clearance
Fluoride mit		
Aluminium-Antazida	abnehmende Fluorid-Wirkung	abnehmende Fluorid-Absorption
Furazolidon	s. Phenelzin	
Furosemid mit		
Cephaloridin	zunehmende Nephrotoxizität	additiv
Chloralhydrat	vasomotorische Instabilität	nicht gesichert
Corticosteroiden	zunehmender Kaliumverlust	additiv
curareähnlichen Arzneimitteln	zunehmende Curare-Wirkung	Hypokaliämie
Digitalis-Arzneimitteln	zunehmende Digitalis-Toxizität	Hypokaliämie
Indometacin	abnehmende antihypertensive und natriuretische Wirkung	Prostaglandinhemmung
Lithium	zunehmende Lithium-Toxizität	abnehmende renale Lithium-Clearance
Phenytoin	abnehmende Diurese	nicht gesichert
Propranolol	zunehmende Beta-Blockade	nicht gesichert
Gallamin	s. d-Tubocurarin	
Gentamicin	s. Kanamycin	
Glutethimid mit		
Antikoagulantien, oralen	abnehmende Antikoagulantien-Wirkung	Bildung mikrosomaler Enzyme
Griseofulvin mit		
Antikoagulantien, oralen	abnehmende Antikoagulantien-Wirkung	Bildung mikrosomaler Enzyme
Guanethidin mit		
Anästhetika, üblichen	Hypotension	gewöhnlich additiv
Antidepressiva, trizyklischen	abnehmende Antihypertensiva-Wirkung	Blockade der Aufnahme am Zielort
Kontrazeptiva, oralen	abnehmende Guanethidin-Wirkung	nicht gesichert
Phenothiazinen	abnehmende Antihypertensiva-Wirkung	Blockade der Aufnahme am Zielort
sympathomimetischen Aminen	abnehmende Antihypertensiva-Wirkung	pharmakologischer Antagonismus
Haloperidol mit		
Barbituraten	abnehmende Haloperidol-Wirkung	Bildung mikrosomaler Enzyme
Lithium	zunehmende Haloperidol-Toxizität	nicht gesichert
Methyldopa	zunehmende Haloperidol-Toxizität	nicht gesichert
Phenytoin	abnehmende Haloperidol-Wirkung	Bildung mikrosomaler Enzyme

Arzneimittel	unerwünschte Nebenwirkungen	wahrscheinlicher Mechanismus
Halothan mit		
sympathomimetischen Aminen	kardiale Arrhythmien	nicht gesichert
Heparin mit		
Azetylsalizylsäure	zunehmendes Blutungsrisiko	Hemmung der Thrombozyten-funktion
Hydralazin mit		
Anästhetika, üblichen	Hypotension	gewöhnlich additiv
sympathomimetischen Aminen	abnehmende Antihypertensiva-Wirkung	pharmakologischer Antagonismus
Hypoglykämika, orale, mit		
anabolen Steroiden	zunehmende Hypoglykämie	nicht gesichert
Chloramphenicol	zunehmende Hypoglykämie	Hemmung mikrosomaler Enzyme
Clofibrat	zunehmende Hypoglykämie	nicht gesichert
Clonidin	abnehmende Anzeichen von Hypoglykämie	Hemmung der Katecholamin-Reaktion gegenüber Hypo-glykämie
Kontrazeptiva, oralen	abnehmende Hypoglykämie	nicht gesichert
Dicumarol	zunehmende Hypoglykämie	Hemmung mikrosomaler Enzyme
MAO-Hemmern	zunehmende Hypoglykämie	nicht gesichert
Methyldopa	zunehmende Hypoglykämie mit Tolbutamid	Hemmung mikrosomaler Enzyme
Oxyphenbutazon	zunehmende Hypoglykämie	Hemmung mikrosomaler Enzyme
Phenylbutazon	zunehmende Hypoglykämie	Hemmung mikrosomaler Enzyme
Propranolol	verlängerte Hypoglykämie	abnehmende Glykogenolyse
	maskiert Tachykardie und Tremor	Betarezeptor-Blockade
	Hypertension während Hypo-glykämie	blockierte Beta-Effekte von Epi-nephrin
Rifampicin	abnehmende hypoglykämische Wirkung	Bildung mikrosomaler Enzyme
Salizylaten	zunehmende Hypoglykämie, be-sonders mit Chlorpropamid	Verschwinden von Bindungs-stellen, additiv
Sulfonamiden	zunehmende Hypoglykämie	nicht gesichert
Imipramin mit		
Barbituraten	abnehmende Antidepressiva-Wir-kung	Bildung mikrosomaler Enzyme
Clonidin	abnehmende Antihypertensiva-Wirkung	nicht gesichert
Guanethidin	abnehmende Antihypertensiva-Wirkung	Blockade der Aufnahme am Zielort
Levodopa	abnehmende Levodopa-Wirkung	abnehmende Levodopa-Absorption
MAO-Hemmern	Hyperpyrexie, Krämpfe	nicht gesichert
Phenytoin	zunehmende Phenytoin-Toxizität mit Imipramin	nicht gesichert
sympathomimetischen Aminen	Hypertension, hypertensive Krise	Hemmung der Norepinephrin-Aufnahme
Indometacin mit		
Antazida, oralen	abnehmende Indometacin-Wirkung	abnehmende Indometacin-Ab-sorption
Antikoagulantien, oralen	zunehmendes Blutungsrisiko	Hemmung der Thrombozyten-funktion
Betablockern	abnehmende Antihypertensiva-Wirkung	möglicherweise durch Prosta-glandin-Hemmung
Diuretika	abnehmende Antihypertensiva- und Natriuretika-Wirkung von Thiaziden und Furosemid	möglicherweise durch Prosta-glandin-Hemmung

Arzneimittel	unerwünschte Nebenwirkungen	wahrscheinlicher Mechanismus
Lithium	zunehmende Lithium-Toxizität	abnehmende Lithium-Nieren-Clearance
sympathomimetischen Aminen	schwere Hypertension	nicht gesichert
Influenza-Vakzine mit		
Theophyllin	zunehmende Theophyllin-Wirkung	abnehmender Theophyllin-Metabolismus
Isocarboxazid	s. Phenelzin	
Isoniazid mit		
Aluminium-Antazida	abnehmende Isoniazid-Wirkung	Hemmung der Isoniazid-Absorption
Cycloserin	ZNS-Wirkungen (Schwindel, Schläfrigkeit)	nicht gesichert
Disulfiram	psychotische Episoden, Ataxie	Änderung des Dopamin-Metabolismus
Phenytoin	zunehmende Phenytoin-Toxizität	Hemmung mikrosomaler Enzyme
Rifampicin	zunehmende Hepatotoxizität von Isoniazid	Bildung mikrosomaler Enzyme
Kanamycin und andere Aminoglykoside mit		
Cephaloridin	zunehmende Nephrotoxizität	nicht gesichert
Cephalotin	zunehmende Nephrotoxizität	nicht gesichert
curareähnlichen Arzneimitteln	neuromuskuläre Blockade	additiv
Digoxin	mögliche abnehmende Digoxinwirkung mit Neomycin	Hemmung der gastrointestinalen Absorption
Etacrynsäure	zunehmende Ototoxizität	additiv
Polymyxin	zunehmende Nephrotoxizität	additiv
Kaolin-Pektin mit		
Digoxin	abnehmende Digoxin-Wirkung	abnehmende Digoxin-Absorption
Lincomycin	abnehmende Lincomycin-Wirkung	abnehmende Lincomycin-Absorption
Kontrazeptiva, orale, mit		
Ampicillin	abnehmende Kontrazeptiva-Wirkung	Bildung mikrosomaler Enzyme
Antikoagulantien, oralen	abnehmende Antikoagulantien-Wirkung	Ansteigen von Faktor VII und X (Prothrombin kann abnehmen)
Barbituraten	abnehmende Kontrazeptiva-Wirkung	Bildung mikrosomaler Enzyme
Carbamazepin	abnehmende Kontrazeptiva-Wirkung	Bildung mikrosomaler Enzyme
Guanethidin	abnehmende Guanethidin-Wirkung	nicht gesichert
Hypoglykämika, oralen	abnehmende Hypoglykämie	nicht gesichert
Phenytoin	abnehmende Kontrazeptiva-Wirkung	Bildung mikrosomaler Enzyme
Primidon	abnehmende Kontrazeptiva-Wirkung	Bildung mikrosomaler Enzyme
Rifampicin	abnehmende Kontrazeptiva-Wirkung	zunehmender Östrogen-Metabolismus
Tetracyclinen	abnehmende Kontrazeptiva-Wirkung	nicht gesichert
Troleandomycin	Gelbsucht	additiv
Levodopa mit		
Anticholinergika	abnehmende Levodopa-Wirkung	abnehmende Levodopa-Absorption
Antidepressiva, trizyklischen	abnehmende Levodopa-Wirkung	abnehmende Levodopa-Absorption

Arzneimittel	unerwünschte Nebenwirkungen	wahrscheinlicher Mechanismus
Clonidin	abnehmende Levodopa-Wirkung	nicht gesichert
MAO-Hemmern	hypertensive Krise, aber nicht mit Carbidopa	zunehmend bei Lagerung und Freisetzung von Dopamin, Norepinephrin oder beidem
Methionin	abnehmende Levodopa-Wirkung	nicht gesichert
Papaverin	abnehmende Levodopa-Wirkung	nicht gesichert
Phenothiazinen	abnehmende Levodopa-Wirkung	Hemmung der Dopamin-Aufnahme
Phenytoin	abnehmende Levodopa-Wirkung	nicht gesichert
Pyridoxin	abnehmende Levodopa-Wirkung, aber nicht mit Carbidopa	Erhöhung der Decarboxylation von Levodopa an der Peripherie
Lidocain mit		
Propranolol	zunehmende Lidocain-Wirkung	abnehmende Lidocain-Clearance
Lincomycin mit		
curareähnlichen Arzneimitteln	neuromuskuläre Blockade	additiv
Kaolin-Pectin	abnehmende Lincomycin-Wirkung	abnehmende Lincomycin-Absorption
Diphenoxylat-Atropin und ähnlichen Stoffen	zunehmende Diarrhoe, Colitis	nicht gesichert
Lithium mit		
Diuretika (außer Spironolacton und Triamteren)	zunehmende Lithium-Toxizität	abnehmende Lithium-Nieren-Clearance
Haloperidol	zunehmende Haloperidol-Toxizität	nicht gesichert
Indometacin	zunehmende Lithium-Toxizität	abnehmende Lithium-Nieren-Clearance
Methyldopa	zunehmende Lithium-Toxizität	nicht gesichert
Phenothiazinen	abnehmender Phenothiazinspiegel	nicht gesichert
Mannitol	s. Thiazid-Diuretika	
Meperidin [Pethidin] mit		
Barbituraten	zunehmende ZNS-Depression	zunehmende Mepiridin-Metaboliten
curareähnlichen Arzneimitteln	zunehmende Atemwegsdepression	additiv
MAO-Hemmern	Hypertension; Hypotension und Koma	nicht gesichert
Mercaptopurin mit		
Allopurinol	zunehmende Mercaptopurin-Toxizität	abnehmender Mercaptopurin-Metabolismus
Methadon mit		
curareähnlichen Arzneimitteln	zunehmende Atemwegsdepression	additiv
Rifampicin	Methadon-Entzugssymptome	Bildung mikrosomaler Enzyme
Methionin mit		
Levodopa	abnehmende Levodopa-Wirkung	nicht gesichert
Methotrexat mit		
Phenylbutazon	zunehmende Methotrexat-Wirkung	nicht gesichert
Probenecid	zunehmende Methotrexat-Wirkung	abnehmende Methotrexat-Nieren-Clearance
Salizylaten	zunehmende Methotrexat-Wirkung	abnehmende Methotrexat-Nieren-Clearance

Arzneimittel	unerwünschte Nebenwirkungen	wahrscheinlicher Mechanismus
Methoxyfluran mit		
Tetracyclinen	zunehmende Nephrotoxizität	nicht gesichert
sympathomimetischen Aminen	kardiale Arrhythmien	nicht gesichert
Methyldopa mit		
Anästhetika, üblichen	Hypotension	gewöhnlich additiv
Haloperidol	zunehmende Haloperidol-Toxizität	nicht gesichert
Lithium	zunehmende Lithium-Toxizität	nicht gesichert
sympathomimetischen Aminen	abnehmende Antihypertensiva-Wirkung	pharmakologischer Antagonismus
Tolbutamid	zunehmende Hypoglykämie	Hemmung mikrosomaler Enzyme
Metolazon	s. Thiazid-Diuretika	
Metoprolol	s. Propranolol	
Metronidazol mit		
Antikoagulantien, oralen	zunehmende Antikoagulantien-Wirkung	Hemmung mikrosomaler Enzyme
Miconazol mit		
Amphotericin B	abnehmende Anticandida-Wirkung	nicht gesichert
Antikoagulantien, oralen	zunehmende Antikoagulantien-Wirkung	nicht gesichert
Nadolol	s. Propranolol	
Nalidixinsäure mit		
Antikoagulantien, oralen	zunehmende Antikoagulantien-Wirkung	Verschwinden von Bindungsstellen
Neomycin	s. Kanamycin	
Nortriptylin	s. Imipramin	
Naproxen mit		
Probenecid	zunehmende Naproxen-Wirkung	abnehmende Nieren-Clearance
Oxyphenbutazon mit		
Antikoagulantien, oralen	zunehmende Antikoagulantien-Wirkung	Verschwinden von Bindungsstellen, Hemmung mikrosomaler Enzyme
Hypoglykämika, oralen	zunehmende Hypoglykämie	Hemmung mikrosomaler Enzyme
Papaverin mit		
Levodopa	abnehmende Levodopa-Wirkung	nicht gesichert
Pargylin	wie Phenelzin	
Penicillamin mit		
Digoxin	abnehmende Digoxin-Wirkung	nicht gesichert
Phenelzin mit		
Antidepressiva, trizyklischen	Hyperpyrexie, Krämpfe	nicht gesichert
Hypoglykämika	zunehmende Hypoglykämie	nicht gesichert
Levodopa	hypertensive Krise, aber nicht mit Carbidopa	zunehmende Anlagerung und Freigabe von Dopamin, Norepinephrin oder beiden
Meperidin [Pethidin]	Hypertension, Hypotension und Koma	nicht gesichert
sympathomimetischen Aminen	hypertensive Krise	zunehmende Anlagerung und Freigabe von Norepinephrin
Phenformin mit		
anabolen Steroiden	zunehmende Hypoglykämie	nicht gesichert
Clofibrat	zunehmende Hypoglykämie	nicht gesichert
Clonidin	abnehmende Anzeichen von Hypoglykämie	Hemmung der Katecholamin-Reaktion
MAO-Hemmern	zunehmende Hypoglykämie	nicht gesichert

Arzneimittel	unerwünschte Nebenwirkungen	wahrscheinlicher Mechanismus
Propranolol	verlängerte Hypoglykämie maskiert Tachykardie und Tremor hypertensive Episode während Hypoglykämie	abnehmender Glykogenabbau Beta-Rezeptor-Blockade blockierte Beta-Wirkungen von freigesetztem Epinephrin
Salizylaten	zunehmende Hypoglykämie	Verschwinden von Bindungs- stellen; additiv
Phenothiazine mit		
Barbituraten	abnehmende Phenothiazin-Wir- kung	Bildung mikrosomaler Enzyme
Guanethidin	abnehmende antihypertensive Wirkung	Blockade der Aufnahme am Zielort
Levodopa	abnehmende Levodopa-Wirkung	Blockade der Dopamin-Auf- nahme am Zielort
Lithium	abnehmende Phenothiazinspiegel	nicht gesichert
Phenytoin	abnehmende Mesoridazin-Wir- kung	Bildung mikrosomaler Enzyme
Propranolol	ansteigende Wirkung von Chlor- promazin und Propranolol	Hemmung des Metabolismus beider Arzneimittel
Phenylbutazon mit		
Antikoagulantien, oralen	zunehmende Antikoagulantien- Wirkung	Verschwinden von Bindungs- stellen Hemmung mikrosomaler Enzyme
Hypoglykämika, oralen	zunehmende Sulfonylharnstoff- Hypoglykämie	Hemmung mikrosomaler Enzyme
Methotrexat	zunehmende Methotrexat-Wir- kung	nicht gesichert
Phenytoin	zunehmende Phenytoin-Toxizität	Hemmung mikrosomaler Enzyme
Phenytoin mit		
Antidepressiva, trizyklischen	zunehmende Phenytoin-Toxizität mit Imipramin	nicht gesichert
Chinidin	abnehmende Chinidin-Wirkung	Bildung mikrosomaler Enzyme
Chloramphenicol	zunehmende Phenytoin-Toxizität	Hemmung mikrosomaler Enzyme
Corticosteroiden	abnehmende Corticosteroid-Wir- kung	Bildung mikrosomaler Enzyme
Diazoxid	abnehmende antikonvulsive Wir- kung	nicht gesichert
Dicumarol	zunehmende Phenytoin-Toxizität	Hemmung mikrosomaler Enzyme
Disulfiram	zunehmende Phenytoin-Wirkung	Hemmung des Metabolismus
Dopamin	Hypotension in kritischen Fällen, wenn Phenytoin i. v. gegeben	nicht gesichert
Doxycyclin	abnehmende Doxycyclin-Wir- kung	Bildung mikrosomaler Enzyme
Furosemid	abnehmende Diurese	abnehmende Furosemid- Absorption
Haloperidol	abnehmende Haloperidol-Wir- kung	Bildung mikrosomaler Enzyme
Isoniazid	zunehmende Phenytoin-Toxizität	Hemmung mikrosomaler Enzyme
Kontrazeptiva, oralen	abnehmende Kontrazeptiva-Wir- kung	Bildung mikrosomaler Enzyme
Levodopa	abnehmende Levodopa-Wirkung	nicht gesichert
Mesoridazin	abnehmende Mesoridazin-Wir- kung	Bildung mikrosomaler Enzyme
Phenylbutazon	zunehmende Phenytoin-Toxizität	Hemmung mikrosomaler Enzyme
Polymyxin B mit		
Aminoglykosid-Antibiotika	zunehmende Nephrotoxizität	additiv
curareähnlichen Arzneimitteln	neuromuskuläre Blockade	additiv

Arzneimittel	unerwünschte Nebenwirkungen	wahrscheinlicher Mechanismus
Primidon mit		
Kontrazeptiva, oralen	abnehmende Kontrazeptiva-Wirkung	Bildung mikrosomaler Enzyme
Probenecid mit		
Aminosalizylsäure (PAS)	zunehmende PAS-Toxizität	Hemmung der renalen Ausscheidung
Methotrexat	zunehmende Methotrexat-Wirkung	abnehmende Methotrexat-Nieren-Clearance
Salizylaten	abnehmende urikosurische Wirkung	nicht gesichert
Procarbazin	möglicherweise wie Phenelzin	
Propoxyphen mit		
Carbamazepin	zunehmende Carbamazepin-Wirkung	Hemmung mikrosomaler Enzyme
curareähnlichen Arzneimitteln	zunehmende Atemwegs-Depression	additiv
Propranolol mit		
Anästhetika, üblichen	Hypotension	gewöhnlich additiv
Barbituraten	abnehmende Betablocker-Wirkung	Bildung mikrosomaler Enzyme
Chlorpromazin	zunehmende Wirkung beider Arzneimittel	Hemmung des Metabolismus beider Arzneimittel
Clonidin	paradoxe Hypertension	nicht gesichert
Furosemid	zunehmende Betablockade mit Propranolol	nicht gesichert
Hypoglykämika, oralen	verlängerte Hypoglykämie maskiert Tachykardie und Tremor Hypertension während Hypoglykämie	abnehmende Glykogenolyse Betarezeptor-Blockade blockierte Beta-Effekte von Epinephrin
Indometacin	abnehmende antihypertensive Wirkung	möglicherweise durch Prostaglandin-Hemmung
Lidocain	zunehmende Lidocain-Wirkung mit Propranolol	abnehmende Lidocain-Clearance
sympathomimetischen Aminen	abnehmende antihypertensive Wirkung	pharmakologischer Antagonismus
	Hypertension mit Epinephrin, möglicherweise auch anderen Substanzen	ungehinderte alphaadrenerge Stimulation
Theophyllin	zunehmende Theophyllin-Wirkung mit Propranolol	abnehmende Theophyllin-Clearance
Protriptylin	s. Imipramin	
Pyridoxin mit		
Levodopa	abnehmende Levodopa-Wirkung, aber nicht bei Carbidopa	Erhöhung der Decarboxylierung von Levodopa an der Peripherie
Quecksilber-Diuretika	s. Thiazid-Diuretika	
Quinethason	s. Thiazid-Diuretika	
Reserpin mit		
Anästhetika, üblichen	Hypotension	gewöhnlich additiv
sympathomimetischen Aminen	abnehmende antihypertensive Wirkung	pharmakologischer Antagonismus
Rifampicin mit		
Antikoagulantien, oralen	abnehmende Antikoagulantien-Wirkung	Bildung mikrosomaler Enzyme

Arzneimittel	unerwünschte Nebenwirkungen	wahrscheinlicher Mechanismus
Barbituraten	abnehmende Barbiturat-Wirkung	Bildung mikrosomaler Enzyme
Chinidin	abnehmende Chinidin-Wirkung	Bildung mikrosomaler Enzyme
Corticosteroiden	abnehmende Corticosteroid-Wirkung	Bildung mikrosomaler Enzyme
Digitoxin	abnehmende Digitoxin-Wirkung	Bildung mikrosomaler Enzyme
Hypoglykämika, oralen	abnehmende hypoglykämische Wirkung	Bildung mikrosomaler Enzyme
Isoniazid	zunehmende Isoniazid-Hepato-toxizität	Bildung mikrosomaler Enzyme
Kontrazeptiva, oralen	abnehmende Kontrazeptiva-Wirkung	zunehmender Östrogen-Metabolismus
Methadon	Methadon-Entzugssymptome	Bildung mikrosomaler Enzyme
Salizylate mit		
Azetazolamid	zunehmende Salizylat-ZNS-Toxizität	zunehmende Plasma-Salizylate (nicht ionisiert) mit zunehmenden Hirnspiegeln
Antazida	abnehmende Salizylatspiegel	zunehmende renale Clearance
Antikoagulantien, oralen	möglicherweise zunehmendes Blutungsrisiko mit Aspirin zunehmende hypoprothrombinämische Wirkung (bei mehr als 2 g Salizylat/Tag)	Hemmung der Plättchenfunktion Reduktion von Plasma-Prothrombin
Dipyridamol	zunehmende Plättchenfunktionswirkung	Synergismus
Heparin	zunehmendes Blutungsrisiko	Hemmung der Plättchenfunktion
Hypoglykämika	zunehmende Hypoglykämie	Verschwinden von Bindungsstellen, additiv
Methotrexat	zunehmende Methotrexat-Toxizität	abnehmende Methotrexat-Nieren-Clearance
Probenecid	abnehmende urikosurische Wirkung	nicht gesichert
Spironolacton mit		
Anästhetika, üblichen	Hypotension	gewöhnlich additiv
Kalium-Salzen	Hyperkaliämie	additiv
sympathomimetischen Aminen	abnehmende antihypertensive Wirkung	pharmakologischer Antagonismus
Streptomycin	s. Kanamycin	
Succinylcholin	s. d-Tubocurarin	
Sulfamethoxazol-Trimethoprim	s. Sulfonamide	
Sulfasalazin mit		
Digoxin	möglicherweise abnehmende Digoxin-Wirkung	abnehmende Digoxin-Absorption
Sulfinpyrazon mit		
Antikoagulantien, oralen	zunehmende Antikoagulantien-Wirkung	nicht gesichert
Sulfonamide mit		
Antikoagulantien, oralen	zunehmende Antikoagulantien-Wirkung	Verschwinden von Bindungsstellen
Hypoglykämika	zunehmende Sulfonylharnstoff-Hypoglykämie	nicht gesichert
Thiopental-Natrium	zunehmende Thiopental-Wirkung mit Sulfisoxazol	abnehmende Eiweißbindung
Suxamethonium	s. d-Tubocurarin	

Arzneimittel	unerwünschte Nebenwirkungen	wahrscheinlicher Mechanismus
Sympathomimetische Amine mit		
Antidepressiva, trizyklischen	Hypertension, hypertensive Krisen	Hemmung der Norepinephrin-Aufnahme durch Neuronen
Antihypertensiva	abnehmende antihypertensive Wirkung	Hemmung der Norepinephrin-Aufnahme durch Neuronen
Betaadrenergen Blockern (nichtselektiv)	Hypertension mit Epinephrin, möglicherweise mit anderen Substanzen	ungehinderte alphaadrenerge Stimulierung
Cyclopropan und halogeniertem Kohlenwasserstoff-Anästhetika	kardiale Arrhythmien	nicht gesichert
Dexamethason	abnehmende Dexamethason-Wirkung mit Epinephrin	nicht gesichert
Digitalis-Arzneimitteln	zunehmende Tendenz zu kardialen Arrhythmien	additiv
Indometacin	schwere Hypertension	nicht gesichert
MAO-Hemmern	hypertensive Krisen	zunehmend bei Lagerung und Freisetzung von Norepinephrin
Tetracycline mit		
Antazida, oralen	abnehmende Tetracyclin-Wirkung	abnehmende Tetracyclin-Absorption
Barbituraten	abnehmende Doxycyclin-Wirkung	Bildung mikrosomaler Enzyme
Carbamazepin	abnehmende Doxycyclin-Wirkung	Bildung mikrosomaler Enzyme
Eisen, oralem	abnehmende Tetracyclin-Wirkung	abnehmende Tetracyclin-Absorption
Kontrazeptiva, oralen	abnehmende kontrazeptive Wirkung	nicht gesichert
Methoxyfluran	zunehmende Nephrotoxizität	nicht gesichert
Phenytoin	abnehmende Doxycyclin-Wirkung	Bildung mikrosomaler Enzyme
Wismut-Subsalizylat	abnehmende Tetracyclin-Wirkung	abnehmende Tetracyclin-Absorption
Zinksulfat	abnehmende Tetracyclin-Wirkung	abnehmende Tetracyclin-Absorption
Theophyllin mit		
Cimetidin	zunehmende Theophyllin-Toxizität	Hemmung mikrosomaler Enzyme
Erythromycin	zunehmende Theophyllin-Wirkung	Hemmung des Theophyllin-Metabolismus
Influenza-Vakzine	zunehmende Theophyllin-Wirkung	Hemmung des Theophyllin-Metabolismus
Propranolol	zunehmende Theophyllin-Wirkung	abnehmende Theophyllin-Clearance
Rauchen (Tabak und Marihuana)	abnehmende Theophyllin-Wirkung	zunehmender Metabolismus
Troleandomycin	zunehmende Theophyllin-Wirkung	Hemmung des Theophyllin-Metabolismus
Thiazid-Diuretika mit		
Corticosteroiden	zunehmender Kalium-Verlust	additiv
curareähnlichen Arzneimitteln	zunehmende Curare-Wirkung	Hypokaliämie
Digitalis-Arzneimitteln	zunehmende Digitalis-Toxizität	Hypokaliämie
Indometacin	abnehmende antihypertensive und natriuretische Wirkungen	möglicherweise durch Prostaglandin-Hemmung

Arzneimittel	unerwünschte Nebenwirkungen	wahrscheinlicher Mechanismus
Lithium	zunehmende Lithium-Toxizität	abnehmende renale Lithium-Clearance
Salizylaten	zunehmende ZNS-Toxizität mit Azetazolamid	zunehmende nichtionisierte Plasma-Salizylate mit ansteigenden Hirnspiegeln
Thiopental mit		
Sulfisoxazol	zunehmende Thiopental-Wirkung	abnehmende Albumin-Bindung
Thyreoid-Hormone mit		
Antikoagulantien, oralen	zunehmende Antikoagulantien-Wirkung	zunehmender Clotting-Faktor-Katabolismus
Cholestyramin	abnehmende Thyreoid-Wirkung	Bindung von Hormonen in den Eingeweiden
Tobramycin	s. Kanamycin	
Tolazolin mit		
Clonidin	abnehmende antihypertensive Wirkung	nicht gesichert
Tranylcypromin	s. Phenelzin	
Triamteren mit		
Kalium-Salzen	Hyperkaliämie	additiv
Trichloräthylen	s. Halothan	
Triclofos-Natrium mit		
Antikoagulantien	zunehmende Antikoagulantien-Wirkung	Verschwinden von Bindungsstellen
Trimipramin	s. Imipramin	
Troleandomycin mit		
Carbamazepin	zunehmende Carbamazepin-Wirkung	Hemmung mikrosomaler Enzyme
Kontrazeptiva, oralen	Gelbsucht	additiv
Theophyllin	zunehmende Theophyllin-Wirkung	nicht gesichert
Valproinsäure mit		
Phenobarbital	zunehmende Phenobarbital-Wirkung	abnehmender Phenobarbital-Metabolismus
Vitamin E mit		
Antikoagulantien, oralen	zunehmende Antikoagulantien-Wirkung	nicht gesichert
Zinksulfat mit		
Tetracyclinen	abnehmende Tetracyclin-Wirkung	abnehmende Tetracyclin-Absorption

Anmerkungen

(1) *Antidiabetika:* Insulin, Phenformin, **alle** Sulfonylharnstoffe wie Chlorpropamid, Glibenclamid und Tolbutamid. Jede Substanz mit erheblicher sympathomimetischer Wirkung kann die Insulinfreisetzung und so die Wirkung der Sulfonylharnstoffe potenzieren.

(2) Zu den *MAO-Hemmern* gehören

Furazolidin
Isocarboxazid
Paraglyn } (in der Bundesrepublik) nicht erhältlich)
Phenelzin
Tranylcypromin (Parnate)

(3) Zu den *Aminoglykosiden* gehören Gentamycin, Sisomicin, Tobramycin, Spectinomycin, Kanamycin, Neomycin und Streptomycin.

(4) Zu den *curareartigen Substanzen* gehören d-Tubocurarin (Curarin), Gallamin (Flaxedil) und Succinylcholin (z. B. Lysthenon).

(5) Zu den *trizyklischen Antidepressiva* gehören Amitriptylin (Laroxyl, Saroten, Tryptizol), Desimipramin (Pertofran), Doxepin (Aponal, Sinquan), Imipramin (Tofranil), Nortriptylin (Acetexa, Nortrilen) und Protriptylin (Maximed).

(6) Zu den *sympathomimetischen Aminen* gehören Amphetamin, Ephedrin, Adrenalin, Isoprenalin, Methylphenidat (Ritalin), Noradrenalin, Phenylephrin und mehrere Appetitzügler, ferner Amine bei Husten, Erkältungs- und Sinuserkrankungen einschließlich Nasentropfen.

(7) *Tyraminhaltige Nahrungsmittel* sind Käse, Chianti, Bier,

Sherry, saurer Hering, Hefeextrakte, Hühnerleber, Schokolade, Saubohnen, saure Sahne, Feigen in Dosen, getrocknete Trauben (Rosinen) und Sojasoße.

(8) Bei Patienten, die MAO-Hemmer bekommen, sind die gefährlichsten *Amine* Amphetamin, Ephedrin, Phenylephrin und Phenyl-Propanolamin.

Unerwünschte Wechselwirkungen mit Alkohol*

Arzneimittel	Reaktionen	möglicher Mechanismus
Azetaminophen	ansteigende Hepatotoxizität	ansteigende Produktion toxischer Metaboliten
Anästhetika	abnehmende Wirkung bei Anästhesie-Einleitung	ansteigende Toleranz gegen Anästhetika
	ansteigender Anästhesie-Spiegel	additiv
Antikoagulantien, orale	abnehmende Antikoagulantien-wirkung bei chronischem Alkoholmißbrauch	ansteigender Metabolismus
	ansteigende Antikoagulantien-wirkung mit akuter Vergiftung	abnehmender Metabolismus
Antihistamine	ansteigende ZNS-Depression mit akuter Vergiftung	additiv
Barbiturate	abnehmende sedative Wirkung bei chronischem Alkohol-mißbrauch	ansteigender Metabolismus
	ansteigende ZNS-Depression bei akuter Vergiftung	additiv; abnehmender Metabolis-mus
Benzodiazepine	ansteigende ZNS-Depression	additiv
Bromocriptin	Übelkeit, Leibschmerzen	möglicherweise ansteigende Dopaminrezeptor-Empfindlich-keit
Chloralhydrat	verlängerte hypnotische Wir-kung	Synergismus
Chloramphenicol	geringe antabusähnliche Symptome	Hemmung des Intermediär-Meta-bolismus von Alkohol
Cycloserin	zunehmende Neigung zu Krämpfen bei chronischem Mißbrauch	nicht gesichert
Disulfiram	Leibschmerzen, Hitzewallungen, Erbrechen, psychotische Epi-soden, Verwirrung	Hemmung des Intermediär-Meta-bolismus von Alkohol
Hypoglykämika, orale, Sulfonylharnstoffe	abnehmende hypoglykämische Wirkung bei chronischem Al-koholmißbrauch	ansteigender Metabolismus
	zunehmende hypoglykämische Wirkung bei Alkoholaufnah-me, besonders bei fastenden Patienten	Unterdrückung der Glukoneo-genese
	geringe antabusähnliche Symptome	Hemmung des Intermediär-Stoff-wechsels von Alkohol
	Flush-Syndrom nach Chlor-propamid	nicht gesichert
Isoniazid	zunehmende Entwicklung von Hepatitis	nicht gesichert
	abnehmende Isoniazid-Wirkung bei manchen Patienten mit chronischem Alkoholmiß-brauch	zunehmender Metabolismus

* aus: Der Arzneimittelbrief **15**, 87–88 (1981)
  (Wiedergabe mit freundlicher Genehmigung des Westkreuz-Verlages, Berlin)

Unerwünschte Wechselwirkungen mit Alkohol

Arzneimittel	Reaktionen	möglicher Mechanismus
Meprobamat	abnehmende sedative Wirkung bei chronischem Alkoholmißbrauch	zunehmender Metabolismus
	zunehmende ZNS-Depression bei akuter Intoxikation	additiv; abnehmender Metabolismus
Methisazon [Virostatikum]	zunehmende Methisazon-Toxizität	nicht gesichert
Metronidazol	milde antabusähnliche Symptome	möglicherweise Hemmung des Intermediär-Metabolismus von Alkohol
Narkotika	zunehmende ZNS-Depression bei akuter Intoxikation	additiv
Phenformin	Laktatazidose	Synergismus
Phenothiazine	ansteigende ZNS-Depression	additiv
Phenytoin	abnehmende antikonvulsive Wirkung bei chronischem Alkoholmißbrauch	zunehmender Metabolismus
	zunehmende antikonvulsive Wirkung bei akuter Intoxikation	abnehmender Metabolismus
Propranolol	maskiert Tachykardie und Tremor durch alkoholische Hypoglykämie	Betarezeptor-Blockade
Quinacrin	geringe antabusähnliche Symptome	Hemmung des Intermediär-Metabolismus von Alkohol
Salizylate	gastrointestinale Blutungen	additiv

Abkürzungs-Verzeichnis*

AA	= Anonyme Alkoholiker	AMV	= Atemminutenvolumen
AAG	= Aortoarteriographie	ANS	= Atemnotsyndrom
AAR	= Antigen-Antikörper-Reaktion	AOP	= Aortendruck („Aortic pressure")
ABO	= Blutgruppen-A-B-0-System	a. p.	= anterior-posterior
ACC	= Accelerin-Convertin	AP	= Alkalische Phosphatase
ACG	= Aortocoronarographie	APH	= Anterior pituitary hormone.
ACP-Virus	= Adeno-Conjunctival-Pharyn-		Hypophysenvorderlappen-
	geal-Virus		Hormon
ACS	= Aminocapronsäure	AR	= autosomal rezessiv
ACTH	= Adrenocorticotropes Hormon	ARD-Viren	= Acute-respiratory-disease-
AD	= autosomal dominant		Viren
ADH	= Antidiuretisches Hormon	ARG	= Aortorenographie
ADP	= Adenosindiphosphorsäure	ASE	= Anti-Streptolysin-Einheiten
ADT	= Adenosintriphosphat	ASL-Titer	= Anti-Streptolysin-Titer
AEACA	= Acetyl-epsilon-aminocapronic-	ASR	= Achilles-Sehnen-Reflex
	acid	ASS	= Acetylsalicylsäure
	Acetyl-epsilon-aminocapron-	AST	= Anti-Streptolysin-Test
	säure	AT	= Alt-Tuberkulin
AFP	= Alpha-Fetoprotein	AT	= Autogenes Training
AGKT	= Antiglobulin-Konsumptionstest	ATP	= Adenosintriphosphorsäure
AGS	= Adrenogenitales Syndrom	ATS	= Anti-Tetanus-Serum
AHF	= Antihämophiler Faktor	AV	= Atemvolumen
AHG	= Antihämophiles Globulin	AV	= atrioventrikulär
AHLS	= Antihuman-Lymphozyten-	AV-Block	= Atrio-ventrikulärer Block
	Serum	AVG	= Aortovenographie
AIP	= Akute intermittierende Por-	AVK	= Arterielle Verschlußkrankheit
	phyrie	AVP	= Arginin-Vasopressin
AIS	= Aortenisthmusstenose	AZ	= Allgemeinzustand
AK	= Antikörper	AZV	= Atemzeitvolumen
AKG	= Angiokardiographie	B II	= Billroth II
ALD	= (Fructose-1,6-Diphosphat-)-	BAL	= British Anti Lewisit
	Aldolase		(Dimercaprol)
ALDH	= Aldehyddehydrogenase	BCG	= Bacillus Calmette-Guérin
ALG	= Antilymphozyten-Globulin	BDR	= Bauchdecken-Reflex
ALL	= Akute lymphatische Leukämie	BE	= Broteinheit
ALP	= Alkalische Leukozyten-Phos-	BGA	= Bundesgesundheitsamt
	phatase	BGF	= Blutgerinnungsfaktor
ALS	= Antilymphozyten-Serum	BGZ	= Blutgerinnungszeit
AMCHA	= Amino-methyl-cyclohexane-	BHS	= Bluthirnschranke
	carboxylic-acid	BKG	= Ballistokardiographie
	Amino-methyl-cyclohexan-car-	BKS	= Blutkörperchensenkungsge-
	bonsäure		schwindigkeit
AML	= Akute myeloische Leukämie	BNS-Krämpfe	= Blitz-Nick-Salaam-Krämpfe
AMP	= Adenosinmonophosphorsäure	BSG	= Blutsenkungsgeschwindigkeit
AMS	= Antikörpermangel-Syndrom	BSP	= Bromsulphalein
		BTM	= Betäubungsmittel
		BTS	= Brenztraubensäure
		BV	= Blutvolumen

BWA	= Brustwandableitung	E. coli	= Escherichia coli
BWS	= Brustwirbelsäule	ED	= Einzeldosis
BZ	= Blutzucker	EDTA	= Ethylendiamin-tetraacetat
Ca	= Karzinom	EEG	= Elektroenzephalogramm
CAG	= Carotisangiographie	EF	= essentielle Fettsäuren
CAL	= Kalorie(n)	EKG	= Elektrokardiogramm
cAMP	= Cyclisches Adenosinmono-	EKV	= Elektrokardioversion
	phosphat	EKZ	= Extrakorporale Zirkulation
CEA	= Carcinoembryonale Antigene	EMB	= Ethambutol
CEE	= Zentral-europäische	EMC-Virus	= Enzephalomyokarditis-Virus
	Enzephalitis	EMD	= Einzel-Maximal-Dosis
CF	= Christmas factor. Faktor IX der	EMG	= Elektromyogramm
	Blutgerinnung	EMG	= Exomphalos-Makroglossie-Gi-
CG	= Choriogonadotropin		gantismus-Syndrom
CHE	= Cholinesterase	ENG	= Elektronystagmographie
Chr	= Chromosom	EOG	= Elektrookulographie
Cl	= Clearance	EPF	= Exophthalmus produzierender
CLL	= Chronisch lymphatische Leuk-		Faktor
	ämie	EPH-Syndrom	= Ödem (-Edema) -Proteinurie-
CM	= Capreomycin		Hypertonie-Syndrom
CMP	= Cytidinmonophosphat	EPL	= Essentielle Phospholipide
Co A	= Coenzym A	EPS	= Exophthalmus produzierende
CPK(CK)	= Kreatin-Phosphokinase		Substanz
CRF	= Corticotropin releasing factor	EPS	= Extrapyramidales System
CRP	= C-reaktives Protein	Eq	= Equivalent. Äquivalent
CS	= Cycloserin	ERG	= Elektroretinogramm
CT	= Computertomographie	ERPC	= Endoskopische retrograde Pan-
CTG	= Cardiotokographie		kreatiko-Cholangiographie
C-Viren	= Coxsackie-Viren	ERS	= Erregungsrückbildungsstörung
DAB	= Deutsches Arzneibuch	ES	= Extrasystole
DAT	= Differential-Agglutinations-	ETH	= Ethionamid
	Test	EZ	= Ernährungszustand
DC	= Dünnschichtchromatographie	EZF	= extrazelluläre Flüssigkeit
DD	= Differentialdiagnose	EZR	= Extrazellulärraum
DDAVP	= 1-Desamino-8-D-Arginin-	EZV	= Extrazellulärvolumen
	Vasopressin	FA	= Familienanamnese
DDT	= Dichlor-diphenyl-trichlor-me-	FDA	= Food and Drug Administration
	thylmethan	FFA	= Free fatty acids
DG	= Druckgradient		Freie Fettsäuren
DHB	= Dehydrobenzperidol	FFS	= Freie Fettsäuren
DKFZ	= Deutsches Krebsforschungszen-	FH	= Follikelhormon
	trum	FPI-Test	= Freiburger Persönlichkeitsin-
DL 50	– Dosis letalis 50		ventar-Test
DNS	= Desoxyribonucleinsäure	FSH	= Follikelstimulierendes
DNS-Viren	= Animale Viren mit Desoxyribo-		Hormon
	nucleinsäure	Gamma-GT	= Gamma-Glutamyl-Transpepti-
DOC	= Desoxycorticosteron		dase
DOCA	= Desoxycorticosteronacetat	GDH	= Glutamatdehydrogenase
Dopa	= 3,4-Dioxyphenylalanin	GE	= Gesamteiweiß
DPH	= Diphenylhydantoin	GF	= Glomerulum-Filtrat
DPT	= Diphtherie-Pertussis-Tetanus-	GFR	= glomeruläre Filtrationsrate
	(-Impfstoff)	GG-Test	= Gamma-Globulin-Test
DTIC	= Dacarbazin	GH	= Growth hormone.
EACA	= Epsilon-aminocapronicacid		Wachstumshormon
	Epsilon-Aminocapronsäure	GLDH	= Glutamat-dehydrogenase
EACS	= Epsilon-Aminocapronsäure	GM	= Gentamycin
ECHO-Viren	= Enteric-Cytopathogenic-	GN	= Glomerulonephritis
	Human-Orphan-Viren	GO	= Gonorrhöe

GOT	= Glutamat-Oxalacetat-Trans-aminase	
GPT	= Glutamat-Pyruvat-Transami-nase	
G6PD	= Glucose-6-Phosphat-Dehydro-genase	
GT	= Gereinigtes Tuberkulin	
GTT	= Glukose-Toleranz-Test	
GTH	= gonadotrope Hormone	
GU	= Grundumsatz	
GZ	= Gerinnungszeit	
HAA	= Hepatitis assoziiertes Antigen (Australia-Antigen)	
HAH	= Hämagglutinations-Hemmtest	
HB	= Hissches Bündel	
Hb	= Hämoglobin	
HBAg	= Hepatitis-B-Antigen	
HBDH	= (Alpha-)Hydroxybutyratdehy-drogenase	
HbE	= Hämoglobingehalt eines Ery-throzyten in pg.	
HbF	= fetales Hämoglobin	
HCG	= menschliches Choriongonado-tropin	
HDL	= High density lipoproteins. Lipo-proteine hoher Dichte	
HF	= Herzfrequenz	
Hg	= Quecksilber (Symbol)	
HGH	= Human growth hormone	
HHL	= Hypophysenhinterlappen	
HHL	= Hinterhauptslage	
HIES	= 5-Hydroxy-Indolessigsäure	
HKR	= Holzknechtscher Raum	
HLA-System	= Human-lymphocytic-antigen-System	
HLP	= Hyperlipoproteinämie	
HMG	= Human menopause gonadotro-pine. Humanes Menopausen-Gonadotropin	
HMV	= Herz-Minuten-Volumen	
HN	= Hirnnerven	
HPG	= Human pituitary gonadotropine	
HSG	= Hysterosalpingographie	
HV	= Herzvolumen	
HVL	= Hypophysenvorderlappen	
HWS	= Halswirbelsäule	
HWZ	= Halbwertzeit	
HZV	= Herzzeitvolumen	
i. a.	= intraarteriell	
i. c.	= intrakardial	
i. c.	= intrakranial	
i. c.	= intrakutan	
ICD	= Internationale Klassifikation der Krankheiten	
ICR	= Interkostalraum	
ICSH	= interstitielle Zellen stimulieren-des (luteinisierendes) Hormon	
IDU	= 5-Jod-2'-desoxyuridin	

IE	= Internationale Einheit(en)	
IF	= Intrinsic factor	
Ig	= Immunglobulin	
IgA	= Immunglobulin A	
IgD	= Immunglobulin D	
IgE	= Immunglobulin E	
IgG	= Immunglobulin G	
IgM	= Immunglobulin M	
IHSS	= Idiopathische hypertrophische Subaortenstenose	
i. l.	= intralumbal	
i. m.	= intramuskulär	
INH	= Isonicotinoylhydrazinum (Isoniazid)	
INN	= International non-proprietary name, generic name; Freiname	
i. p.	= intraperitoneal	
IQ	= Intelligenz-Quotient	
IRI	= Immunreaktives Insulin	
ISD	= Isosorbiddinitrat	
ISF	= interstitielle Flüssigkeit	
ITN	= Intratracheal-Narkose	
IU	= International unit. Internationa-le Einheit (= IE)	
IUCD	= Intrauterine contraceptive de-vice (Intrauterine Methoden zur Konzeptionsverhütung)	
i. v.	= intravenös	
IZF	= intrazelluläre Flüssigkeit	
IZR	= Intrazellulärraum	
J	= Joule (Einheit der Energie)	
KBR	= Komplement-Bindungs-Reak-tion	
KG	= Körpergewicht	
KH	= Kohlenhydrate	
KHK	= Koronare Herzkrankheit	
KM	= Kanamycin	
KM	= Kontrastmittel	
17-KS	= 17-Ketosteroide	
KTS	= Karpal-Tunnel-Syndrom	
KZ	= körperlicher Zustand	
LAP	= Leucin-Aminopeptidase	
LASER	= Light amplification stimulated emission of radiation	
LATS	= Long acting thyroid stimulater	
LD	= letale Dosis	
LDH	= Lactatdehydrogenase	
LDL	= Low density lipoproteins. Lipoproteine niedriger Dichte	
LE	= Lupus erythematodes	
LGL-Syndrom	= Lown-Ganong-Levine-Syn-drom	
LH	= luteinisierendes Hormon	
LK	= Lymphknoten	
LP	= Lumbalpunktion	
LP-X	= Abnormes Lipoprotein (bei sel-tenen Krankheitsformen)	
LSD	= Lysergsäurediaethylamid	

LSH	= Lymphozyten stimulierendes Hormon		NNR	= Nebennierenrinde
LSR	= Lues-Sero-Reaktion		NPL	= Neoplasma
LTH	= Luteotropes Hormon. Identisch mit Prolactin		NPN	= nicht proteingebundener Stick-stoff
LVP-Test	= Lysin-Vasopressin-Test		NPN	= Nitroprussid-Natrium
LWS	= Lendenwirbelsäule		NS	= Nephrotisches Syndrom
MAK	= Maximale Arbeitsplatz-Kon-zentration		o. B.	= ohne (pathologischen) Befund
			OD	= Oberflächendosis
MAO	= Maximal acid output		ODG	= Ophthalmodynamographie
MAO-Hemmer	= Monoaminoxydase-Hemmer		oGTT	= oraler Glukosetoleranztest
MASER	= Microwave amplification by stimulated emission of radia-tion		OXT	= Oxytocin
			p. a.	= posterior-anterior
			PAB	= p-Aminobenzoesäure
Mb.	= Morbus (Krankheit)		PAH	= p-Aminohippursäure
MCL	= Medioklavikularlinie		PAMBA	= p-Aminomethylbenzoic acid p-Aminomethylbenzoesäure
MD	= Maximaldosis		PAO	= Peak acid output. Maximale Säuresekretion
MdE	= Minderung der Erwerbsfähig-keit		PaPoVa-Viren	= Papilloma-Polyoma-Vacuolat-ing-Agent-Viren (= DNS-Viren)
MDH	= Malat-dehydrogenase			
MDP	= Magen-Darm-Passage			
MHK	= Minimale Hemmkonzentration		PAS	= p-Aminosalicylsäure
MKR	= Meinicke-Klärungs-Reaktion		PBJ	= Proteingebundenes Jod
MLD	= minimale letale Dosis		p. c.	= post cenam
MME	= Millimol-Einheit		PCG	= Phonokardiogramm
MMPI	= Minnesota multiphasic person-ality inventory (Persönlichkeits-test)		pcP	= primär chronische Polyarthritis
			PE	= Probeexzision
			PEG	= Pneum(o)enzephalographie
mOsm	= Milliosmol		PETN	= Pentaerythroltetranitrat
MÖT	= Mitralöffnungston		PG	= Prostaglandine
MPI-Test	= Multiphasic personality inven-tory-Test (zur Beurteilung psy-chosomatischer Störungen)		PGE	= Prostaglandine E 1–3
			PGF	= Prostaglandin F
			pH	= Wasserstoffionenkonzentration
MPS	= Mucopolysaccharide		pHa	= arterielles pH
M-RNS	= Messenger RNS. Boten-RNS		PHA	= Phytohämagglutinin
MS	= Multiple Sklerose		PK	= Pyruvatkinase
MSH	= Melanozyten-stimulierendes Hormon		PKU	= Phenylketonurie
			pm	= Punctum maximum
MTA	= Medizinisch-technische Assi-stentin		pp	= Primipara. Erstgebärende
			pp	= post partum
MTX	= Methotrexat		pp	= per primam
mU	= Milli-Units		PQ	= Überleitungszeit (Vorhofkam-mer) im EKG
NADH	= reduziertes Nicotinsäureamid-adenindinucleotid			
			PRA	= Plasma-Renin-Aktivität
NADP	= Nicotinsäureamidadenindinu-cleotidphosphat		PRF	= Proclatin releasing factor Prolaktin aktivierender Faktor
NAP	= Nervenaustrittspunkte		PRL	= Prolactin
NBZ	= Nüchternblutzucker		PSP(-Test)	= Phenolsulfonphthalein-(Test)
NEFA	= Non esterified fatty acids. Freie Fettsäuren		PSR	= Patellarsehnenreflex
			PTB	= Prothrombin
ng	= Nanogramm (10^{-9} g)		PTC	= Perkutane transhepatische Cholangiographie
nl	= Nanoliter (10^{-9} l)			
NM	= Neomycin		PTH	= Prot(h)ionamid
nm	= Nanometer (10^{-9} m)		PTT-Test	= Partial-thromboplastin-time-test
nMol	= Nanomol (10^{-9} Mol)			
NN	= Nebenniere		PTZ	= Prothrombinzeit
NNH	= Nasennebenhöhlen		PV	= Plasmavolumen
NNM	= Nebennierenmark		PVC	= Polyvinylchlorid

PVP	= Polyvinylpyrrolidin		SK	= Sinusknoten
PZA	= Pyrazinamid		SLE	= systemischer Lupus erythema-todes
QF	= Querfinger			
QRS	= Kammeranfangsgruppe im Elektrokardiogramm		SM	= Streptomycin
			SMON	= Subacute myelo-opticus neu-ropathy
QT	= Intervall im EKG			
QT	= Quick-Test		SMP	= Sulfamethoxypyrazin
r	= Röntgen		SMZ	= Sulfamethoxazol
RA	= rheumatoide Arthritis		SOP	= Subokzipital-Punktion
RAAS	= Renin-Angiotensin-Al-dosteron-System		SPM	= Spectinomycin
			SR	= Sinusrhythmus
rad	= röntgen absorbed dose		SR	= geschlechtsgebunden rezessiv
RAST	= Radio-Allergo-Sorbent-Test		SRF	= Somatotropin-releasing factor
RBBB	= Right bundle branch block. Rechtsschenkelblock		STH	= Somatropic hormone Somatotropin, somatotropes Hormon
RCM	= Red cell mass. Erythrozyten-masse bzw. -volumen			
			STP	= Sternalpunktion
RCR	= Retrocardialraum. Holzknecht-scher Herzhinterraum		T_3	= Trijodthyronin
			T_4	= Thyroxin
RDS	= Respiratory distress syndrome. Idiopathisches Atemnot-Syn-drom		TAB-Impfstoff	= Typhus-Parathyphus A und B-Impfstoff
			TAH	= Thrombozyten-Aggregations-Hemmer
REM	= Rapid eye movement			
REM	= Rasterelektronenmikroskop		TAO	= Thrombangiitis obliterans
rem	= roentgen equivalent man		TAT	= Tetanus-Antitoxin
Reo-Viren	= Respiratory-enteric-orphan-Viren		TB	= Tuberkelbakterien
			Tbc	= Tuberkulose
RES	= retikulo-endotheliales System		TBG	= Thyroxin-bindendes Globulin
RF	= Rheuma-Faktor		TCT	= Thyreocalcitonin
RFT	= Radiofibrinogen-Test		TD	= Tetanus-Diphtherie-Toxoid
RG	= Rasselgeräusche		TE	= Tonsillektomie
Rh	= Rhesusfaktor		TEA	= Thrombendarteriektomie
RIA	= Radioimmunoassay		TEG	= Thrombelastogramm
RKR	= Retrokardialraum. Holzknechtscher Raum		TEM	= Triaethylenmelamin
			TG	= Triglyzeride
RMP	= Rifampicin		THAM-Puffer	= Tris-hydroxymethyl-amino-me-than-Puffer
RNA	= RNS (international gebräuchli-ches Symbol für ~)			
			TLC	= tender loving care
RNS	= Ribonucleinsäure		TMP	= Trimethoprim
RPF	= Nierenplasmafluß		TNM-System	= System zur Klassifizierung von Karzinomen
RR	= Riva-Rocci			
RS-Virus	= Respiratory-syncytial-Virus		TPZ	= Thromboplastinzeit (Quickwert)
S-A	= sino-atrial			
SA-Block	= sinuaurikulärer Block		TRF	= Thyreotropin releasing factor
s. c.	= subkutan		TRH	= Thyreotropin releasing hor-mone
SD	= geschlechtsgebunden dominant			
			TRIS	= Tris-hydroxy-methyl-amino-methan. Gleichbedeutend mit THAM.
SD	= Standardabweichung			
SEA-Test	= Schaf-Erythrozyten-Agglutina-tions-Test			
			TSC	= Thiosemicarbazon
SEG	= Sonoenzephalographie		TSH	= Thyrotropic hormone Thyrotropin, Thyreoidea-stimu-lierendes Hormon
SFT	= Sabin-Feldman-Test			
SGOT	= Serum-Glutamat-Oxal-acetat-Transaminase			
			TSR	= Trizeps-Sehnen-Reflex
SGPT	= Serum-Glutamat-Pyruvat-Transaminase		TTFD	= Thiamintetrahydrofurfuryldi-sulfid
			TTH	= Thyreotropes Hormon
SI	= Système International d'Unités		TUR	= Transurethrale Elektroresektion

UFA	= Unesterified fatty acids	Vol	= Volumen; engl. Volume (Band)
UFS	= unveresterte Fettsäuren	VP	= Vasopressin
UGT	= Urogenital-Tuberkulose	VUR	= Vesikoureteraler Reflux
UKG	= Ultraschall-Kardiographie	VZ	= Verdünnungszeit
USP	= United States Pharmacopoeia	WaR	= Wassermann-Reaktion
UV	= Ultraviolett	WH	= Wachstumshormon
VCM	= Vancomycin	WHO	= World Health Organization
VCR	= Vincristin	WK	= Wirbelkörper
VG	= Ventrikulographie	WKB	= Weltmann-Koagulationsband
VK	= Vitalkapazität	WPW-Syndrom	= Wolff-Parkinson-White-Syn-
VLDL	= Very low density lipoproteins.		drom
	Lipoproteine sehr niedriger	WS	= Wirbelsäule
	Dichte	XXX	= Trisomie des X-Chromosoms
VM	= Viomycin	XXY	= Klinefelter-Syndrom
VMA	= Vanillyl mandelic acid.	ZNS	= Zentrales Nervensystem
	Vanillinmandelsäure	ZVD	= Zentraler Venendruck
VMS	= Vanillinmandelsäure		

Sachverzeichnis

Die **halbfetten Seitenzahlen** beziehen sich auf die Haupttextstellen.
Die **halbfetten Stichwörter** und die *kursiven Seitenzahlen* weisen auf die einzelnen Therapieschemata jeweils am Schluß der Kapitel hin.
Die *halbfett-kursiven Stichwörter und Seitenzahlen* verweisen auf die Kapitelüberschriften und -anfänge, die *kursiven Seitenzahlen* auf den Beginn der zugehörigen Therapieschemata

Therapie innerer Krankheiten

Herausgeber: **G. Riecker**
Zusammen mit E. Buchhorn, R. Gross, H. Jahrmärker,
H. J. Karl, G. A. Martini, W. Müller, H. Schwiegk,
W. Siegenthaler
Mit Beiträgen zahlreicher Fachwissenschaftler

5., völlig neubearbeitete Auflage. 1983. 29 Abbildungen. XXXII, 827 Seiten
Gebunden DM 98,-. ISBN 3-540-11922-1

Inhaltsübersicht: Herz und Gefäße. – Atmungsorgane. – Erkrankungen der Niere und ableitenden Harnwege. – Blut. – Stoffwechsel. – Gelenke, Knochen, Allergie. – Endokrinologie. – Gastroenterologie. – Erkrankungen des Nervensystems und der Skelettmuskulatur. – Infektionskrankheiten. – Allgemeine Behandlungsmethoden. – SI-Einheiten. – Sachverzeichnis. – Pharmakaverzeichnis.

Die *Therapie innerer Krankheiten* hat in der Praxisliteratur der Internisten und Allgemeinmediziner einen festen Platz eingenommen. Die 5. Auflage dieses weitverbreiteten Werkes gibt den aktuellen Stand der heute gültigen Therapie wieder.
In übersichtlicher Form wird umfassend und praxisgerecht auf die Wahl der Medikamente, auf Dosierungen, Nebenwirkungen und Kontraindikationen sowie auch auf prophylaktische Maßnahmen und Nachsorgeprobleme eingegangen und das jeweilige Behandlungsrisiko erörtert.
Mit besonderer Sorgfalt wurden Notfallprobleme für die Erstversorgung akuter Krankheitszustände ausgearbeitet.
Ein unfangreiches Sach- und Pharmaregister, das sowohl chemische Kurzbezeichnungen als auch die handelsüblichen Bezeichnungen aufführt sowie Umrechnungstabellen für SI-Einheiten erleichtern die praktische Benutzung.
Das übersichtlich gegliederte, textlich straffgehaltene Buch ist nicht nur für den „Allgemein-Internisten", sondern auch für den Studenten in den klinischen Semestern und im praktischen Jahr ein unentbehrliches Nachschlagewerk.

Aus den Besprechungen: „... einer der besten Leitfäden durch den Irrgarten der modernen Therapie innerer Krankheiten." *Der Internist*

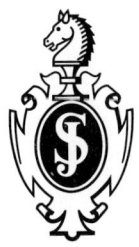

Springer-Verlag
Berlin
Heidelberg
New York
Tokyo

F. Anschütz

Indikation
zum ärztlichen Handeln

Lehre – Diagnostik – Therapie – Ethik

1982. 15 Abbildungen, 25 Tabellen. IX, 236 Seiten
(Heidelberger Taschenbücher, Band 218)
DM 32,–
ISBN 3-540-11437-8

G. Riecker

Klinische Kardiologie

Krankheiten des Herzens, des Kreislaufs und der Gefäße

Unter Mitarbeit von H. Avenhaus, H. D. Bolte, W. Hort,
B. Lüderitz, B. E. Strauer
2., neubearbeitete und ergänzte Auflage. 1982. 292 Abbil-
dungen. XV, 760 Seiten
Gebunden DM 138,–
ISBN 3-540-10787-8

H. Loeweneck

Diagnostische Anatomie

Eine Hilfe zum ärztlichen Handeln

Mit einem Geleitwort von H. Frick
Zeichnungen von S. Nüssel
1981. 122 teilweise farbige Abbildungen. X, 264 Seiten
DM 56,–
ISBN 3-540-11078-X

U. R. Fölsch, U. Junge

Medikamentöse Therapie
in der Gastroenterologie

Unter Mitarbeit von E. Fölsch, B. Kohlschütter
1982. XX, 287 Seiten. (Kliniktaschenbücher)
DM 29,80
ISBN 3-540-11389-4

R. Hänsel, H. Haas

Therapie mit Phytopharmaka

1983. 77 Abbildungen, 4 Tabellen. XVIII, 315 Seiten
DM 58,–
ISBN 3-540-11451-3

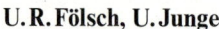

Springer-Verlag
Berlin
Heidelberg
New York
Tokyo